HANDBUCH DER NORMALEN UND PATHOLOGISCHEN PHYSIOLOGIE

MIT BERÜCKSICHTIGUNG DER
EXPERIMENTELLEN PHARMAKOLOGIE

HERAUSGEGEBEN VON

A. BETHE · G. v. BERGMANN
G. EMBDEN · A. ELLINGER†

FRANKFURT A. M.

SIEBENTER BAND / ERSTE HÄLFTE

BLUTZIRKULATION

ERSTER TEIL
(C/I. 2. HERZ)

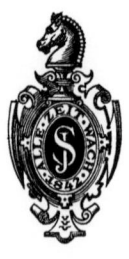

SPRINGER-VERLAG BERLIN
HEIDELBERG GMBH

1926

BLUTZIRKULATION

ERSTER TEIL

HERZ

BEARBEITET VON

L. ASHER · A. BETHE · H. DIETLEN · W. FREY · G. GANTER
E. GOLDSCHMID · E. GÖPPERT · R. HESSE · B. KISCH
J. G. MÖNCKEBERG † · FR. MORITZ · J. RIHL · C. J. ROTHBERGER
A. SCHOTT · H. STRAUB · V. v. WEIZSÄCKER · H. WINTERBERG

MIT 200 ABBILDUNGEN

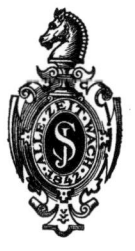

SPRINGER-VERLAG BERLIN
HEIDELBERG GMBH
1926

ISBN 978-3-642-48525-1   ISBN 978-3-642-48592-3 (eBook)
DOI 10.1007/978-3-642-48592-3

ALLE RECHTE, INSBESONDERE DAS DER ÜBERSETZUNG
IN FREMDE SPRACHEN, VORBEHALTEN.
COPYRIGHT 1926 BY SPRINGER-VERLAG BERLIN HEIDELBERG
ORIGINALLY PUBLISHED BY JULIUS SPRINGER IN BERLIN.
SOFTCOVER REPRINT OF THE HARDCOVER 1ST EDITION 1926

Inhaltsverzeichnis.

Allgemeines und Vergleichendes über Blutzirkulation.

Seite

Vergleichende Physiologie der Blutbewegung. Von Geheimrat Professor Dr. ALBRECHT BETHE-Frankfurt a. M. Mit 31 Abbildungen 3
   I. Übersicht über die Säftebewegung der Tiere 5
      a) Gastrovascularsystem und „Wassergefäßsystem" 5
      b) Cölom und primäre Leibeshöhle 9
      c) Blutgefäßsystem (Anordnung der Gefäße, Zahl, Lage und allgemeine Bedeutung der Motoren des Blutes) 12
   II. Technologische Betrachtungen zur vergleichenden Physiologie der Zirkulationsapparate 21
      a) Der allgemeine Bauplan des Gefäßapparates 23
      b) Ausgebreitete Gefäßperistaltik und instantane Pulsationen räumlich engbegrenzter Gefäßteile (Herzen) 27
   III. Physiologie der Motoren (Herzen) 33
      a) Systole und Diastole. 33
      b) Schlagfrequenz 37
      c) Antwort auf künstlich angesetzte Reize (Extrasystole, Herztetanus, Refraktärstadium). 39
      d) Der Ausgangspunkt der rhythmischen Herzbewegungen 44
   IV. Neurogen oder myogen? 49
   V. Die Herznerven und Gefäßnerven 60

Geschichte der Erforschung des Blutkreislaufs und des Lymphgefäßsystems. Von Professor Dr. ERNST GÖPPERT-Marburg. Mit 1 Abbildung 63
   1. Altertum. Galen 63
   2. Vorläufer HARVEYS, SERVET, COLOMBO, CAESALPINUS 65
   3. HARVEY. 69

Die Wege des Blutes. Von Professor Dr. ERNST GÖPPERT-Marburg. Mit 5 Abbildungen 73
   1. Kreislauf 73
   2. Embryonaler Kreislauf 73
   3. Arterien. 75
   4. Capillaren 76
   5. Venen 76
   6. Arterio-venöse Anastomosen 77
   7. Wundernetze 78
   8. Hämodynamische Bedingtheit des Blutgefäßsystems 81

Physiologie des Herzens.

Der funktionelle Bau des Säugetierherzens. Von Professor Dr. JOHANN GEORG MÖNCKEBERG†-Bonn. Mit 6 Abbildungen 85
   1. Das Herzskelett 86
   2. Der Herzmuskel 88
   3. Das spezifische Muskelsystem 97
   Nachtrag. Von Dr. ADOLF SCHOTT-Bad Nauheim 111

Herzmißbildungen und deren Folgen für den Kreislauf. Von Professor Dr. JOHANN GEORG MÖNCKEBERG†-Bonn 114
   Nachtrag. Von Dr. ADOLF SCHOTT-Bad Nauheim 130

Inhaltsverzeichnis.

	Seite
Die Größe des Herzens bei den Wirbeltieren. Von Professor Dr. RICHARD HESSE-Berlin	132

Größe und Gewicht des Herzens unter normalen und pathologischen Verhältnissen.
Von Professor Dr. EDGAR GOLDSCHMID-Frankfurt a. M. 141
    Schwangerschaftsveränderungen des Herzens 149
    Länge und Breite des Herzens 150
    Volumen und Kapazität 152
    Fettgewebe 153
    Gestalt des Herzens 154
    Masse und Gewicht pathologischer Herzen 154

Physiologie und Pathologie der Herzklappen. Von Geheimrat Professor
Dr. FRIEDRICH MORITZ-Köln a. Rh. Mit 15 Abbildungen 158
    I. Allgemeines über die Bedeutung von Klappen und klappenähnlichen Vorrichtungen für den Kreislauf 158
    II. Allgemeines über die Morphologie der Herzklappen im Tierreich . 161
    III. Spezielles über den Herzklappenapparat bei den höchststehenden Säugern einschließlich des Menschen 168
        A. Die Absperrvorrichtung zwischen Venen und Vorhöfen 168
        B. Der Klappenapparat zwischen Vorhöfen und Kammern 170
            1. Morphologisches über die Atrioventrikularklappen 170
            2. Physiologisches über die Atrioventrikularklappen 178
            3. Zusammenfassendes und Ergänzendes zur Physiologie der Atrioventrikularklappen 188
        C. Der Klappenapparat zwischen Kammern und großen Arterien . . 192
    IV. Fehler an den Klappenapparaten 199
    V. Die dynamischen Folgen von Funktionsstörungen der Herzklappen . . . 202

Der Spitzenstoß. Von Professor Dr. WALTER FREY-Kiel. Mit 10 Abbildungen . . 221
    1. Methodik 221
    2. Die Ursachen des Herzstoßes 222
    3. Die einzelnen Abschnitte des Kardiogramms 225
        a) Anspannungszeit 225
        b) Austreibungszeit 228
        c) Entspannungs- und Anfüllungszeit 230
    4. Der Spitzenstoß bei krankhaft verändertem Herzen 231
        a) Herzvergrößerung 231
        b) Herzfehler 232

Die Dynamik des Herzens. Die Arbeitsweise des Herzens in ihrer Abhängigkeit von Spannung und Länge unter verschiedenen Arbeitsbedingungen. Von Professor Dr. HERMANN STRAUB-Greifswald. Mit 16 Abbildungen 237
    1. Einleitung 237
    2. Der Ablauf der Druckschwankungen in den Herzhöhlen und den benachbarten großen Gefäßen 239
    3. Die Volumschwankungen der Herzkammern 245
    4. Die zeitlichen Beziehungen der Vorgänge in den einzelnen Herzabteilungen 247
    5. Die Dynamik des Herzens bei steigendem arteriellen Widerstand 250
    6. Die Dynamik des Herzens bei wechselndem Schlagvolumen 254
    7. Die Dynamik des Herzens bei wechselnder Frequenz 257
    8. Die Dehnungskurven (Druck-Volum-Kurven) des Herzens 259
    9. Die Dynamik des muskelschwachen Herzens 261
    10. Einiges über die Dynamik der Klappenfehler des Herzens 264

Herztöne und Herzgeräusche. Von Professor Dr. WALTER FREY-Kiel.
Mit 21 Abbildungen 267
    I. Methodik 267
        1. Auscultation 267
        2. Graphische Methoden 271
            a) Die Prinzipien der Schallregistrierung 271
            b) Übertragung des Schalls auf rein mechanischem Wege ... 276
            c) Optische Registriermethoden 277
            d) Elektrische Registriermethoden 286
    II. Die Herztöne 291
        1. Die Ursachen ihrer Entstehung 292

2. Daten über Schwingungszahl, Dauer, Stärke, Spaltung und Verdoppelung der Herztöne. Ihr zeitliches Verhältnis zu Kardiogramm, Ventrikeldruck, Elektrokardiogramm. Ihr Verhalten bei Arhythmien 296
III. Herzgeräusche 299
  1. Die Ursachen ihrer Entstehung 299
  2. Daten über die Schwingungsfrequenz, Stärke, Charakter, Fortleitung der Herzgeräusche 301
  3. Das zeitliche Verhältnis der Herzgeräusche zu den Herztönen 303

Herzgröße, Herzmeßmethoden; Anpassung, Hypertrophie, Dilatation, Tonus des Herzens. Von Professor Dr. HANS DIETLEN-Homburg (Saargebiet).
Mit 4 Abbildungen 306
  1. Herzgröße 307
  2. Methoden der Herzgrößenbestimmung 314
  3. Anpassung 316
  4. Hypertrophie 332
    a) Anatomisches 335
    b) Physiologisch-Klinisches 338
    c) Vorteile der Hypertrophie 348
    d) Versagen hypertrophischer Herzen 350
  5. Dilatation 353
  Herztonus 364
    a) Röntgenologisch-Klinisches 364
    b) Anatomisches 366
    c) Physiologisch-experimentelle Ergebnisse 368

Die Kranzarterien (Coronargefäße). Von Professor Dr. GEORG GANTER-Rostock . . . 387
  Mechanismus und Größe der normalen Kranzgefäßdurchblutung 387
  Abhängigkeit der Kranzgefäßdurchblutung von extra- und intrakardialen Faktoren 390
  Die Innervation der Kranzarterien 391
  Sperrung der Kranzarterien 395
  Angina pectoris-Stenokardie 397

Intrakardiales Nervensystem. Von Professor Dr. LEON ASHER-Bern.
Mit 11 Abbildungen 402
  Einleitendes und Grundsätzliches 402
  Die extrakardialen Nerven 403
  Symptomatologie der Herznervenwirkung 405
  Einfluß auf die Schlagzahl 406
  Einfluß auf die mechanischen Leistungen (Dynamik) des Herzens 413
  Einfluß auf die Leitungsgeschwindigkeit und auf das Elektrokardiogramm . . 420
  Einfluß auf die Erregbarkeit 427
  Einfluß auf die refraktäre Periode, die Erregungsbildung und auf das Flimmern 428
  Einfluß auf den Stoffwechsel 430
  Die Abhängigkeit der Herzwirkung von den Milieubedingungen 432
  Die Abhängigkeit von den chemischen Bedingungen 433
  Einfluß von Giften und Hormonen auf das Herznervensystem 436
  Theorie der Herznervenwirkung 440

Die Frequenz des Herzschlages. Von Professor Dr. JULIUS RIHL-Prag.
Mit 9 Abbildungen 449
  Einleitung 449
  Die Darstellung von Frequenz und Rhythmus des Herzschlages 450
  Herzfrequenz, Schlagfrequenz der einzelnen Herzabschnitte und Pulszahl . . . 452
  Herzschlagfrequenz bei verschiedenen Wirbeltierklassen 453
  Herzschlagfrequenz beim Menschen 457
    1. Lebensalter 457
    2. Körperlänge 460
    3. Geschlecht 460
    4. Stoffwechselgröße 461
    5. Minutenvolumen des Kreislaufes 461
    6. Tagesschwankungen der Herzschlagfrequenz 462
    7. Mindest- und Höchstfrequenz 463
    8. Ausmaß der Schwankung der Herzperiodendauer 464
  Analyse der Herzschlagfrequenz 464
    I. Allgemeine Gesichtspunkte 464

Inhaltsverzeichnis.

	Seite
II. Reizbildungsstelle	468
1. Ausgangspunkt der Herztätigkeit	468
2. Die Anzahl der funktionstüchtigen Elemente der Reizbildungsstelle	471
III. Die Herzschlagfrequenz beeinflussende Faktoren	471
1. Blutbeschaffenheit	472
2. Kreislauf	484
3. Atmung	492
4. Reflektorische Beeinflussung der Herzschlagfrequenz	498
5. Psychische Beeinflussung der Herzschlagfrequenz	503
6. Nahrungsaufnahme	505
7. Muskeltätigkeit	506
8. Atmosphärische Einflüsse	510
Verhalten der Herzschlagfrequenz bei krankhaften Zuständen	511
1. Herzschwäche	511
2. Herzklappenfehler	512
3. Arteriosklerose des Herzens	512
4. Herzneurose (irritable heart)	513
5. Essentieller Hochdruck	514
6. Aneurysma arterio-venosum	514
7. Infektionskrankheiten	515
8. Fieber	516
9. Anaphylaktischer Schock	517
10. Wundschock	517
11. Hirndruck	517
12. Periodisches Atmen	518
13. Ohnmacht	518
14. Puerperale Bradykardie	519
15. Hungerödem	519
16. Ikterus	519
17. Schilddrüsenstörungen	520
18. Krankhafte Frequenzänderungen auf reflektorischer Grundlage	522

Allgemeine Physiologie des Herzens. Von Professor Dr. C. Julius Rothberger-Wien.
Mit 32 Abbildungen ... 523

I. Allgemeiner Teil	523
1. Automatie	523
Die Automatie der verschiedenen Herzteile	532
2. Die Schwankungen der Erregbarkeit im Laufe einer Herzperiode. Refraktäre Phase	543
3. Die Reizstärke und ihre Beziehungen zur Reizbarkeit des Herzmuskels	550
4. Die Latenz bei künstlicher Reizung	552
5. Contractilität	555
Treppe	556
Tetanus	557
Alternans	559
Herztonus	561
6. Erregungsleitung	565
Die Reizleitung in geschädigtem Gewebe	575
7. Die anatomische Grundlage der Automatie und Erregungsleitung	579
II. Spezieller Teil	584
1. Der normale Ursprungsort der Herzbewegung	584
2. Der Ablauf der Erregung in den Vorhöfen	589
3. Die Fortpflanzung der Erregung von den Vorhöfen auf die Kammern	592
4. Die Ausbreitung der Erregung in den Kammern	594
III. Pathologische Physiologie der Reizbildung und Reizleitung	597
a) Pathologie der Reizbildung	598
1. Bradykardie, Tachykardie	598
2. Unregelmäßigkeit der normalen Reizbildung	601
3. Die Extrasystole	603
Art der Rhythmusstörung	603
Die Sinus-E.-S.	608
Die Vorhofs- (auriculäre) E.-S.	608
Die artrioventrikuläre (Knoten-) E.-S.	610
Die ventrikulare E.-S.	611

Inhaltsverzeichnis. IX

	Seite
Die interpolierte E.-S.	614
Beziehung der E.-S. zu den extrakardialen Herznerven	616
Die extrasystolische Allorhythmie	618
Das Wesen der E.-S.	619
4. Störung der normalen Schlagfolge durch das Hervortreten untergeordneter Zentren	625
b) Die Störung der Reizleitung	633
1. Zwischen dem Ursprungsort der Herzbewegung und dem Vorhof (Sinus-Vorhofblock)	633
2. Leitungsstörungen im Vorhof	636
3. Die Störungen der Reizleitung von den Vorhöfen zu den Kammern	637
Das Wesen der Leitungsstörung	649
Der komplette (totale) Block	651
4. Störungen der Reizleitung in den Tawaraschen Schenkeln und ihren Verzweigungen	656

Herzflimmern und Herzflattern. Von Professor Dr. HEINRICH WINTERBERG-Wien. Mit 2 Abbildungen 663

Begriffsbestimmung (Flimmern, Flattern, Wühlen, Wogen)	663
Entstehung des Flimmerns	665
a) Experimentelle Erzeugung von Flimmern	665
b) Entstehung des Flimmerns beim Menschen	667
Überdauern des Flimmerns (Nachflimmern)	667
Das Flimmern der Kammern, der Vorhöfe und von Stücken der Herzmuskulatur	667
Gegenseitige Beeinflussung der Vorhöfe und Kammern beim Flimmern und Flattern	668
Die Frequenz der Flimmerbewegung	670
Die Frequenz der Flatterbewegungen	671
Koordination und Inkoordination der Flatter- und Flimmerbewegung	671
Einfluß der Herznerven auf das Flimmern und Flattern	672
Einfluß des Vagus auf das Vorhofflimmern	672
Wirkung des Vagus auf die Frequenz der Flimmer- und Flatterbewegung	673
Aufhebung von Vorhofflimmern und Flattern durch Vagusreizung	673
Die Wirkung der fördernden Nerven (Accelerans) auf das Vorhofflimmern und Flattern	673
Die Wirkung der Herznerven auf das Kammerflimmern	674
Ist das Flimmern und Flattern neurogen oder myogen	674
Mittel zur Beseitigung des Flimmerns	675
Das Wesen des Flimmerns und Flatterns	676
Die Dissoziationstheorien	676
Die Theorie der Tachystolie	678
Die Theorie der Kreisbewegung	680
Vaguswirkung und Circus movement	683
Einwände gegen die Theorie des Circus movement	684
Die Etappentheorie von DE BOER	684
Einwände gegen die DE BOERsche Theorie	685

Stoffwechsel und Wärmebildung des Herzens. Von Professor Dr. VIKTOR Frhr. v. WEIZSÄCKER-Heidelberg. Mit 2 Abbildungen 689

Einleitung	689
I. Der Stoffwechsel des Herzens	690
1. Stoffwechsel und mechanische Leistung	690
2. Der Temperatureinfluß	696
3. Giftwirkungen	697
4. Zuckerstoffwechsel	699
II. Die Wärmebildung des Herzens	703
III. Übersicht. Pathologie	707

Pharmakologie des Herzens. Von Professor Dr. BRUNO KISCH-Köln a. Rh. Mit 35 Abbildungen 712

I. Einleitung und allgemeine Gesichtspunkte	712
Allgemeines über Wirkungen von Neutralsalzen und Ionen auf die Herztätigkeit	719
II. Die Pharmakologie der Herzreizbildung	724
A. Anorganische Stoffe	725
1. Kationen	725
2. Die Wasserstoffionenkonzentration	751
3. Anionen	753

	Seite
B. Organische Substanzen	758
1. Narkotica der Fettreihe	758
2. Kohlenhydrate	762
3. Digitalisstoffe	763
4. Adrenalin	768
5. Campher	772
6. Alkaloide einschließlich der Muscaringruppe	774
III. Pharmakologie der Erregungsleitung im Herzen	798
A. Anorganische Stoffe	799
1. Kationen	799
2. Wasserstoffionen	803
3. Anionen	804
B. Organische Substanzen	805
1. Narkotica der Fettreihe	805
2. Die Digitalisstoffe	805
3. Adrenalin	807
4. Campher	808
5. Die Alkaloide	808
IV. Pharmakologie der Erregbarkeit der Herzmuskulatur	813
A. Anorganische Stoffe	814
1. Kationen	814
2. Wasserstoffionen	818
3. Anionen	818
B. Organische Substanzen	819
1. Glyoxylsäure	819
2. Aldehyde	819
3. Narkotica der Fettreihe	820
4. Die Digitalisstoffe	820
5. Adrenalin	822
6. Campher	822
7. Die Alkaloide	823
V. Pharmakologie der Contractilität der Herzmuskulatur	826
A. Anorganische Stoffe	828
1. Kationen	828
2. Wasserstoffionen	837
3. Anionen	839
B. Organische Substanzen	841
1. Aldehyde	841
2. Die Narkotica der Fettreihe	841
3. Kohlenhydrate	843
4. Die Digitalisstoffe	845
5. Adrenalin	850
6. Campher	852
7. Die Alkaloide	853

Allgemeines und Vergleichendes über Blutzirkulation.

Vergleichende Physiologie der Blutbewegung.

Von

ALBRECHT BETHE

Frankfurt am Main.

Mit 31 Abbildungen.

Zusammenfassende Darstellungen.

BRÜCKE, E. TH. v.: Die Bewegung der Körpersäfte. In Handb. d. vergl. Physiol., herausgeg. von H. WINTERSTEIN, Bd. I, S. 827—1110. Jena 1925. — HESSE, R.: Der Tierkörper als selbständiger Organismus. In Tierbau und Tierleben, von R. HESSE u. FR. DOFLEIN, S. 417ff. Leipzig-Berlin 1910. — TIGERSTEDT, R.: Die Physiologie des Kreislaufs. Berlin-Leipzig 1921—1923.

In den folgenden Kapiteln soll nicht die große Zahl von Einzeltatsachen, die über die Blutbewegung der wirbellosen Tiere und der niederen Wirbeltiere bekannt ist, ausführlich besprochen werden. Das würde den Rahmen dieses Handbuches überschreiten, und es kann auch deshalb unterbleiben, weil BRÜCKE erst vor kurzem eine ausführliche Schilderung der vergleichenden Physiologie der Säfteströmung in Wintersteins Handbuch gegeben hat[1]). Hier soll es sich vielmehr nur um einen kurzen Abriß der wichtigsten und interessantesten Tatsachen und Gedankengänge handeln, deren Kenntnis das Bild, das sich die meisten — ja hauptsächlich auf die höheren Wirbeltiere und den Menschen eingestellten — Physiologen und Kliniker vom Blutkreislauf machen, wesentlich zu erweitern imstande ist.

Der Stoffverbrauch jedes lebenden Organismus bringt die Notwendigkeit eines Stofftransports zwischen seinen einzelnen Teilen mit sich. Schon bei den einzelligen Lebewesen, soweit ihre Größe überhaupt die Beobachtung zulassen, sind derartige Einrichtungen beobachtet, sei es, daß eine geordnete Protoplasmaströmung vorhanden ist, oder daß durch die rhythmischen Bewegungen contractiler Vakuolen oder durch die Lokomotionsbewegungen eine Durchmischung des Zellinhalts herbeigeführt wird[2]). Derartige, innerhalb der Protoplasten den Stoffaustausch fördernde mechanische Mittel werden auch noch bei Metazoen und Metaphyten eine Rolle spielen (wenngleich sie sich der direkten Beobachtung in der Regel entziehen), denn die einzige physikalische Kraft, welche allgemein in Frage kommt, die Diffusion, dürfte bei größeren Protoplasten dem schnellen

---

[1]) Auf die Anführung der Literatur, auch der mir selbst zugänglich gewesenen, habe ich vielfach verzichtet, da sie hier nur einen Ballast bilden würde. An vielen Stellen kann ich mich auf eigene, nicht veröffentlichte Beobachtungen stützen.

[2]) Siehe hierüber Band 8 dieses Handbuchs S. 1f. und S. 37f.

Austausch von Stoffen nicht genügen. Es erscheint aber von vornherein selbstverständlich, daß für alle Metazoen und Metaphyten, die eine gewisse Größe überschreiten, eine dauernde Durchmischung der Intercellularflüssigkeit sehr viel wichtiger ist als eine Bewegung des Zellinhalts. Diese Durchmischung wird sich um so komplizierter gestalten müssen, je reger der Stoffwechsel und je größer das Individuum ist. Von der Bewegung dieser Intercellularflüssigkeit und ihrer Abarten soll hier im folgenden die Rede sein.

Durch das im Prinzip sehr einfache Mittel der Bewegung der Intercellularflüssigkeiten wird eine Reihe von Aufgaben erfüllt:

1. Transport der Nahrungsstoffe von den resorbierenden Oberflächen zu den Verbrauchsstellen und den Depots (resp. von den Depots zu den Verbrauchsstellen).

2. Transport der Stoffwechselprodukte von den Bildungsorten zu den exkretorischen Organen oder zu Stellen der weiteren Verarbeitung.

3. Transport der Atemgase von und zu den respiratorischen Oberflächen (eine Aufgabe, die auch unter Punkt 1 und 2 untergebracht werden kann, wegen ihrer großen Bedeutung aber gewöhnlich als besondere Funktion aufgefaßt wird).

4. Transport von Zellen, welche sich nur zeitweise in den strömenden Leibesflüssigkeiten (Blut, Lymphe) aufhalten, durch Eigenbeweglichkeit aber auch imstande sind, sich außerhalb ihrer Bahnen, wenn auch wesentlich langsamer, fortzubewegen (Transport von „Wanderzellen").

5. Transport von Hormonen.

6. Transport von Schutzstoffen.

7. Transport von Wärme (selbstgebildeter bei Homoiothermen und — im wesentlichen — von außen aufgenommener bei Poikilothermen).

Hiermit sind nur die wesentlichsten Aufgaben der intercellularen und der in besonderen Bahnen eingeschlossenen Leibesflüssigkeiten gekennzeichnet. Es erhellt daraus, wie wichtig eine gute Durchmischung derselben für den Bestand eines jeden höheren Organismus ist, und in der Tat sehen wir, daß diese um so mehr gewährleistet wird, je höhere Anforderungen an das Individuum gestellt werden. Bei den einfacheren Metazoen ist die Durchmischung noch mehr oder weniger Zufälligkeiten überlassen; je komplizierter auch sonst die Maschine gebaut ist, desto sorgfältiger ist auch in der Regel für eine geordnete Bewegung der Flüssigkeiten gesorgt. Die Mittel variieren aber, wie dies im folgenden Kapitel gezeigt werden soll, von Tierart zu Tierart in sehr erheblicher Weise.

Die obengenannten Zwecke werden am besten und einfachsten durch eine einheitliche, in bestimmten Bahnen durch alle Teile des Körpers sich bewegende Flüssigkeit erreicht, weil sie es gestattet, die der Atmung, der Nahrungsverarbeitung, der Sekretion und der Exkretion dienenden Organe an einzelnen mehr oder weniger engbegrenzten Stellen zu konzentrieren. Die Natur hat aber häufig, besonders bei tieferstehenden Tiergruppen, andere Wege eingeschlagen und für eines oder mehrere dieser Ziele durch den ganzen Körper hindurchziehende, besondere Kanalsysteme geschaffen. Am bekanntesten ist das der Atmung dienende Kanalsystem der Tracheen bei den Insekten und Arachnoideen[1]). Der Ernährung und zum Teil auch der Exkretion dienende weitverzweigte Kanäle finden wir in den Gastrovascularsystemen der Cölenteraten, mancher Würmer und Echinodermen. Der Exkretion allein oder verbunden mit anderen Funktionen scheinen gewisse, manchmal neben einem Blutgefäßsystem oder einem Gastrovascularsystem auftretende besondere Röhrensysteme zu dienen, welche bei vielen parenchymatösen Würmern und Echinodermen große Bezirke oder den ganzen Körper durchziehen. Diese Einrichtungen, obwohl nicht zum eigentlichen Zirkulationssystem gehörig, sollen im folgenden auch mitbesprochen werden.

---

[1]) Siehe dieses Handbuch Bd. 2, S. 18.

I. Übersicht über die Säftebewegung der Tiere.

a) Gastrovascularsystem und „Wassergefäßsystem".

Im Tierkreis der Cölenteraten und vielfach auch noch im Kreis der Würmer fehlt ein Blutgefäßsystem vollkommen. Dabei erreichen manche Arten recht ansehnliche Größen; so kommen Medusen vor, deren Schirm einen Durchmesser von 1 m und eine Dicke von 10 cm und mehr erreichen kann. Der Stoffwechsel gerade dieser gallertigen Tiere spielt sich allerdings im wesentlichen an der äußeren und inneren Oberfläche ab, da die Gallerte so gut wie keinen Stoffumsatz hat. Für die Atmung ist also ein Gefäßsystem entbehrlich, nicht aber für die Verbreitung und gleichmäßige Verteilung der Nahrungsstoffe und für die

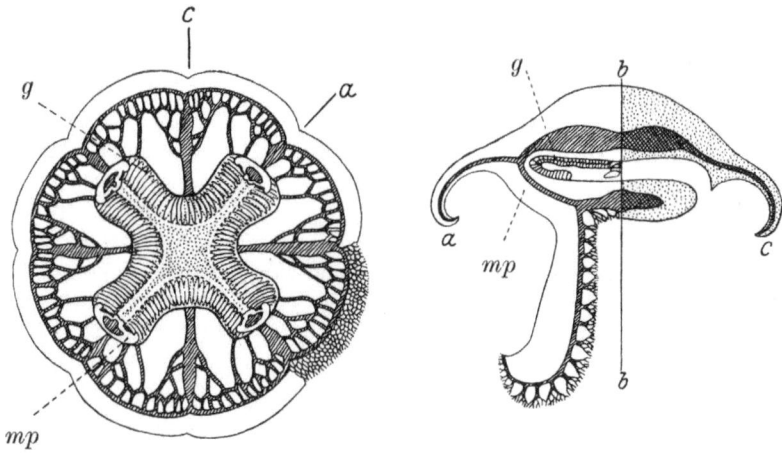

Abb. 1. Gastrovascularsystem (schwarz) der Meduse Cannorhiza. Links von der Subumbrella nach Entfernung des Magenstiels; Rechts Schnitt in der Richtung *a* und *c*. *g* Gonaden, *mp* Mundpfeiler. (Nach HAECKEL aus LANG: Lehrb. d. vergl. Anat.)

Ausscheidung der Schlacken. Diesem Zweck dient offenbar ein oft verzweigtes Kanalsystem, das sich an den eigentlichen Magen anschließt und daher mit diesem zusammen den Namen Gastrovascularsystem trägt (Abb. 1).

Dasselbe besteht bei den Medusen aus einem System von Kanälen, welche vom eigentlichen Magen radiär ausstrahlen, am Schirmrande ringförmig geschlossen sind und sich von hier aus weit in die Tentakeln hinein ausdehnen. Bei manchen Arten sind vielfache Anastomosen vorhanden. Bei den Polypen ist es wesentlich einfacher gebaut, zeigt aber überall dort, wo viele Einzelindividuen zu einem Stock vereinigt sind, Zusammenhänge mit den Nachbarn; so auch besonders bei den Siphonophoren, bei denen die Nahrungsaufnahme auf die Freßpolypen beschränkt ist, so daß durch dieses Kanalsystem den übrigen polypoiden oder medusoiden Individuen die Nahrungsstoffe zugeführt werden.

Für die Durchmischung des Inhalts des Gastrovascularsystems scheinen die Körperbewegungen nur eine geringe Bedeutung zu haben. Im wesentlichen scheint sie durch ein Flimmerepithel bewerkstelligt zu werden, welches die Kanäle auskleidet [siehe WIDMACK[1]); auch rhythmische Bewegungen der Kanäle sind beschrieben]. — Bei den Spongien (Schwämmen) finden sich meist weitverzweigte Kanalsysteme mit vielen Eingangsöffnungen und oft nur einer Ausgangsöffnung, in welchen sich zahlreiche Geißelkammern vorfinden. Durch die Be-

---

[1]) WIDMACK, M.: Zeitschr. f. allg. Physiol. Bd. 15, S. 35. 1913.

wegungen dieser Geißeln wird dauernd Seewasser als Atem- und Nahrungsstrom durch das ganze Tier hindurchgeführt (Abb. 2). — Bei den Anthozoen tritt an die Stelle des verzweigten Kanalsystems eine Durchsetzung des ganzen Körpers mit oft vielfach gefalteten Septen, durch die ebenfalls eine sehr wirksame Oberflächenvergrößerung bewirkt wird (Abb. 3).

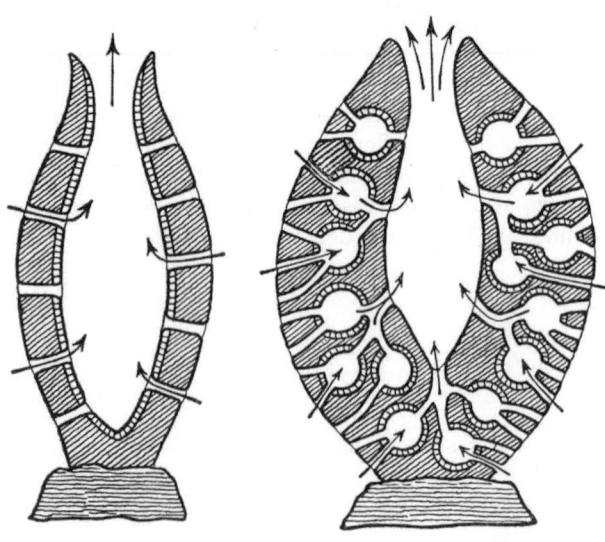

Abb. 2. Schema eines einfachen und eines kompliziert gebauten Kalkschwammes (unter Zugrundelegung einer Zeichnung von HAECKEL).

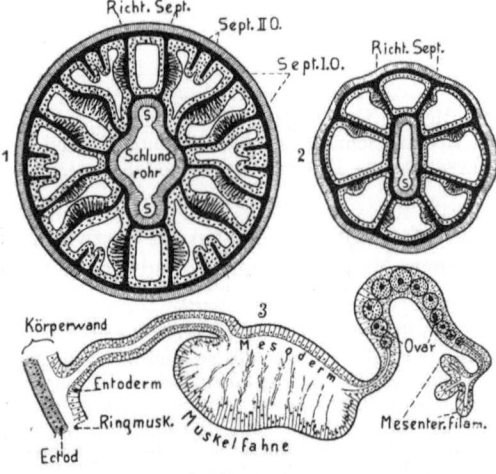

Abb. 3. Schematische Querschnitte von Anthozoen durch die Gegend des Schlundrohres 1. einer Actinie, 2. einer Hexakoralle, 3. Querschnitt durch ein größeres Septum. Die Gastralsepten unterteilen den Magen. (Nach HERTWIG aus BÜTSCHLI und BLOCHMANN: Vergleichende Anatomie.)

Der Körper der Turbellarien und Trematoden, die meist ebenfalls ein ausgebildetes Gastrovascularsystem besitzen, ist weniger massereich als der der größeren Medusen und Polypen. Daher reicht auch hier die Körperoberfläche zur Befriedigung des Atembedürfnisses aus, obwohl die Gewebe mit stärkerem Stoffwechsel nicht nur in der Oberfläche gelegen sind. Das ist trotz des Mangels eines eigentlichen Blutgefäßsystems möglich, weil die Oberfläche infolge eines platten Körperbaues sehr beträchtlich ist (so bei der Mehrzahl der Plathelminthen, Abb. 4). Sie können daher eine zirkulierende Blutflüssigkeit entbehren, und ihr Gastrovascularsystem wird im wesentlichen dazu dienen, die Nahrungsstoffe im ganzen Körper auszubreiten.

Der Transport der Nahrungsstoffe (und meist auch der Exkretstoffe), ebenso wie der Atmungsgase zu den tiefergelegenen Gewebsteilen hin und von ihnen fort bleibt bei allen diesen Tieren der Diffusion und den Verschiebungen der Intercellularflüssigkeit durch lokomotorische Bewegungen überlassen.

Aber auch bei den Nemertinen und Anneliden, die bereits ein richtiges Blutgefäßsystem besitzen[1], kommen noch, wenn auch nicht in derselben Ausbildung, Seitendivertikel des Verdauungsohrs vor (besonders bei den Hirudineen). Bei den Seesternen ziehen vom zentral gelegenen Magen verzweigte und mit Drüsen besetzte Seiten-

---

[1] Mit Ausnahme einiger kleiner Arten.

divertikel weit in die Arme hinein (Abb. 5). Bei ihnen ist ebenfalls ein als Blutgefäßsystem gedeutetes Kanalnetz vorhanden. Selbst bei Arthropoden, die im allgemeinen einen sehr einfach gebauten Darmtraktus haben, finden sich noch Formen mit sehr ausgebildeten Seitendivertikeln, so bei den Arachnoideen. Besonders bei den Pycnogoniden, welche im Meer leben und etwa die Größe und das Aussehen einer Schneiderspinne haben, sind sehr lange Seitendivertikel vorhanden, indem der Darm in jedes der langen Beine einen fast bis an die Spitze reichenden Blindsack entsendet.

In allen diesen Fällen finden wir also, daß eine Aufgabe, die bei Tieren mit einem ausgebildeten Zirkulationssystem

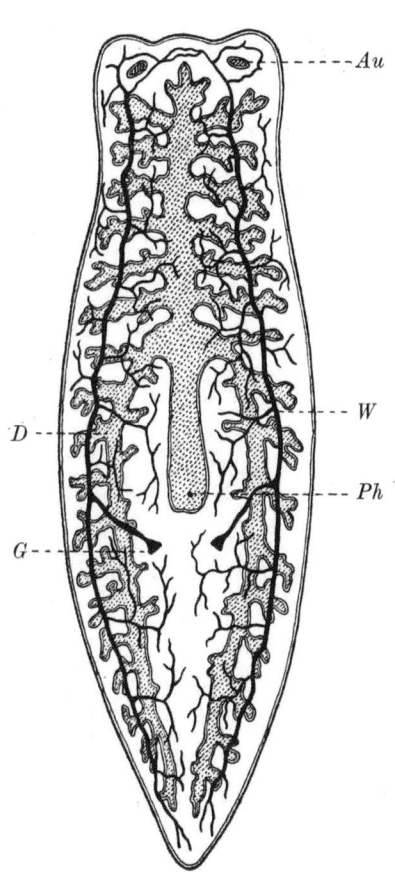

Abb. 4. Schema einer Turbellarie mit gegabeltem und vielfach verzweigtem Darm (*D*, hellschraffiert) und dem stark verzweigten Wassergefäßsystem (*W*, schwarz). *G* Ausführungsgang des Wassergefäßsystems, *Ph* Pharynx, *Au* Auge.

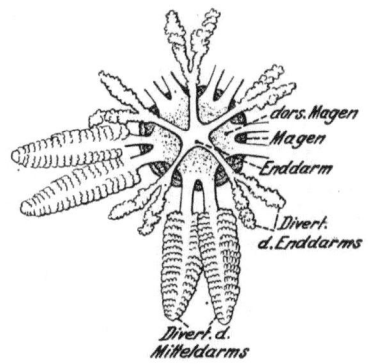

Abb. 5. Magen mit Magen- und Enddarmdivertikeln des Seesterns Culcita. (Aus BÜTSCHLI und BLOCHMANN nach MÜLLER und FROSCHEL.)

von diesem ganz oder fast ausschließlich erfüllt wird, nämlich die *Versorgung des Körpers mit resorbierten Nahrungsstoffen*, durch ein besonderes Kanalsystem besorgt oder wesentlich unterstützt wird. Das gleiche finden wir bei zwei anderen Aufgaben des Zirkulationsapparates wieder, nämlich beim *Gasaustausch* und bei der *Exkretion*.

Was die *Atmung* anbetrifft, so braucht hier nur an die feinverzweigten Tracheensysteme der Insekten und Arachnoideen und an die sog. Wasserlungen der Holothurien[1]) (Abb. 6) erinnert zu werden, die in weiten und mehrfach geteilten Ästen fast den ganzen Körper durchziehen, das aufgenommene Atemwasser also direkt an die Stellen des Bedarfs hinführen.

Ganz entsprechend gestalten sich bei vielen wirbellosen Tieren die Verhältnisse bei den *Exkretionsorganen*. Während diese bei den stark differenzierten Wirbellosen, z. B. den Cephalopoden und Crustaceen, geradeso wie bei den Wirbeltieren als kompaktes Organ an einer engumgrenzten Stelle des Körpers liegen

---

[1]) Die Bedeutung des Wassergefäßsystems der *Seeigel* ist noch nicht genügend geklärt.

und die zu secernierenden Stoffe durch die Blutbahn zugeführt bekommen, sind sie bei den Ringelwürmern und den Protracheaten segmental angeordnet oder durchziehen, beispielsweise bei den Amphineuren (Urmollusken), in vielfachen Verzweigungen den ganzen Körper (Abb. 7). Trotz des Vorhandenseins einer Blutzirkulation wird also hier doch der Harn mehr oder weniger an allen Stellen des Körpers bereitet. Daß solche, den ganzen Körper durchziehenden Exkretionsapparate („Wassergefäßsysteme") auch bei Tieren vorkommen, die einer eigentlichen Zirkulation ent-

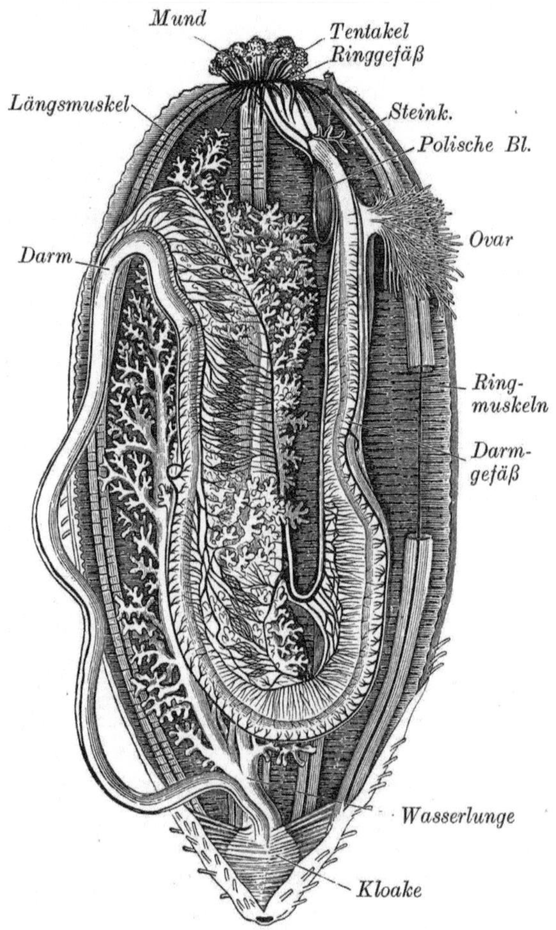

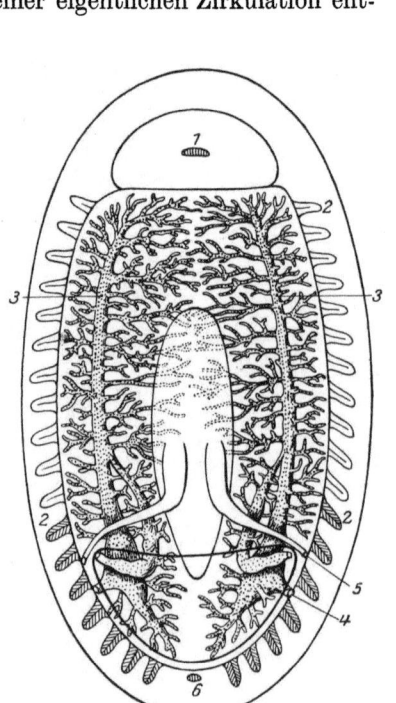

Abb. 6. Holothuria tubulosa geöffnet. Die Abbildung zeigt außer anderen Organen die weitverzweigte Wasserlunge und die tiefschwarz gehaltenen, fein verzweigten Blutgefäße, besonders am Darm. (Nach MILNE-EDWARDS aus BÜTSCHLI und BLOCHMANN.)

Abb. 7. Exkretionsapparat (Nephridialsystem, punktiert). 1. Mund, 2. Kiemen, 3. Hauptast des Nephridiums, 4. Nephridialöffnung, 5. Genitalporus, 6. Anus. [Von Chiton (schematisiert) nach A. LANG.]

behren, z. B. bei den Plathelminthen (Plattwürmern, Abb. 4), ist daher funktionell gut verständlich. Während bei den Cölenteraten wahrscheinlich das Gastrovascularsystem die Aufgabe der Exkretion mitübernimmt, ist die Zuführung der Nahrungssubstanzen und die Abfuhr von Exkretstoffen bei den Plathelminthen auf zwei ganz getrennte Kanalsysteme verteilt.

Ein Wassergefäßsystem findet sich bei allen Plattwürmern, auch bei den parasitischen, die eines Verdauungskanals entbehren. Nach den Untersuchungen von WESTBLAD[1]) sind

---

[1]) WESTBLAD, EINAR: Zur Physiologie der Turbellarien. Lund's Univ. Årskrift, N. F. Avel. 2, Bd. 18, Nr. 6. Lund u. Leipzig 1923, S. 1 (s. bes. S. 116 ff.).

die Geißelfäden, welche sich am blinden Ende der Kanäle vorfinden, nur dazu da, um die Flüssigkeit in Bewegung zu setzen. Der eigentliche sekretorische Teil sind das Epithel und drüsenartige Zellen in der Wand der Kanäle. Nach seiner Ansicht handelt es sich aber noch mehr um einen osmoregulatorischen Apparat, als um einen Exkretionsapparat für die Schlacken des Stoffwechsels. Er stützt sich dabei vor allem darauf, daß der Apparat bei Seewasserturbellarien weniger ausgebildet ist als bei solchen des süßen Wassers. Demselben Zweck dient ja aber zu einem Teil die Niere wohl aller Tiere[1]). Die contractilen Vakuolen einzelliger Lebewesen dürften sogar fast ausschließlich der Wasserexkretion dienen, da sie nur bei Süßwasserformen vorkommen.

b) Cölom und primäre Leibeshöhle.

Wenn auch die entwicklungsgeschichtlichen und vergleichend anatomischen Verhältnisse für uns im allgemeinen nur mittelbar von Interesse sind, so muß an dieser Stelle doch auf die Entstehungsgeschichte des Blutgefäßsystems kurz eingegangen werden, weil sie eine funktionelle Bedeutung besitzt. Leider ist über dieselbe eine vollständige Übereinstimmung der Meinungen der Morphologen bisher nicht herbeigeführt worden. Da eine Diskussion der verschiedenen Meinungen hier zu weit führen würde, so halte ich mich im folgenden, was die morphologischen Verhältnisse anbetrifft, in der Hauptsache an die Anschauungen eines der letzten Bearbeiter dieser Fragen, A. NAEF[2]), dem ich auch an dieser Stelle für die Durchsicht und Verbesserung der Korrekturfahnen des vorliegenden Kapitels danken möchte.

Nach der Trophocöltheorie A. LANGS[3]) sollten die Blutgefäße aus einem zwischen Cölomsäcken und Darm entstandenen „Darmblutsinus" entstanden sein, welcher sich bei höheren Würmern infolge der Reduktion von Darmdivertikeln niederer Würmer (Turbellarien) entwickelt hatte. Dieser Darmblutsinus, der eine vollständigere Versorgung des Körpers mit ernährender Flüssigkeit vermittelte, soll seine contractilen Wandungen durch (exotropische) Delamination vom Cölothel aus erhalten haben. Durch Abschnürung und Differenzierung aus diesem Darmblutsinus und also in strenger Abhängigkeit vom Cölom wären weiterhin die eigentlichen Gefäße samt propulsatorischen Apparaten gebildet worden.

Nach NAEF liegen aber die Verhältnisse wesentlich anders. Die Beziehungen zwischen Gefäßen und Leibeshöhle sind rein topographisch-mechanische, nicht direkt genetische:

Das Blutgefäßsystem leitet sich, mehr oder minder indirekt, von der *primären* Leibeshöhle (Blastocöl) ab, da es durch Bahnung geschlossener Kanäle und Spalten in einem diese wohl nie kompakt erfüllenden lockeren Bindegewebe, getränkt mit ernährender Flüssigkeit, entsteht. Aus dem umgebenden „Mesenchym" bezieht es seine zelligen Elemente, sowohl Blutzellen als auch Wandungen, welche stets einen „endothelialen" (pseudoepithelialen) Charakter behalten und weder Cilien noch andere Differenzierungen „echter Epithelien" an ihrer Höhlenfläche ausbilden. Wo sich Differenzierungen dieser Art finden, da liegt stets ein Anschluß von Teilen des echt epithelialen Cölomsystems oder der „sekundären Leibeshöhle" vor. (Diese ist bei allen Bilaterien [Cölomaten] als ein abgekapselter Teil des Urdarmes anzusehen.) Solche sekundären Verbindungen entstehen zum Teil nachweislich durch teilweise Einschmelzung der trennenden Wände. Mischbildungen dieser Art sind ganz besonders für die Arthropoden charakteristisch.

---

[1]) Siehe hierüber dieses Handbuch Bd. 17, S. 137 f.
[2]) NAEF, A.: Ergebn. u. Fortschr. d. Zool. Bd. 3, S. 374—378. 1913 und Bd. 7, S. 37 bis 42. 1923; Biol. Zentralbl. S. 40. 1926. Vgl. auch schon M. FERNANDEZ: Jenaische Zeitschr. f. Naturwiss. N. F. Bd. 32. 1904.
[3]) LANG, A.: Jenaische Zeitschr. f. Naturwiss. N. F. Bd. 31. 1903.

Im allgemeinen sind aber die Beziehungen zwischen Blutgefäßsystem und Cölom mehr mittelbare, indem die Gefäße und ihre sinusartigen Erweiterungen die Wand des Cöloms vor sich her treiben und einsacken (unter Beibehaltung einer doppelten Trennungswand). Die *physiologische Bedeutung* dieses Verhältnisses liegt in der dadurch bedingten Dehnbarkeit der Gefäße, indem das Cölom den Druck nach außen auf zum Ausweichen befähigte Teile überträgt. Das gilt insbesondere für die propulsatorischen Apparate (s. unten), die fast immer in sekundäre Leibeshöhle eingebettet sind und bleiben, auch da, wo diese sonst völlig verkümmert.

Daneben gibt es aber noch Formen eines „offenen Gefäßsystems", bei denen Beziehungen zu der sekundären Leibeshöhle, dem Cölom, nicht anzunehmen sind, indem das Blut neben Röhren mit eigener Wand auch Spalträume und Hohlräume durchfließt, die zwischen den Organen epithelialen Ursprungs gelegen sind und einer eigenen, deutlich geschlossenen Wand von Haus aus entbehren (Mollusken).

Die großen Hohlräume der „offenen Gefäßsysteme" sind also recht verschiedenen Ursprungs und jedenfalls nicht ohne weiteres als Cölomräume anzusehen. Für die funktionelle Betrachtungsweise kommt es aber im wesentlichen doch nur darauf an, daß solche weiten oder spaltförmigen, blutdurchflossenen Sinusbildungen bei manchen Tierformen vorhanden sind, während sie bei anderen fehlen.

Dort, wo sich im Stamm der Würmer die primäre Leibeshöhle in einfachster Form erhält (Nemathelminthen), besteht sie nur aus einem Spaltraum zwischen den inneren Organen, der mit einer spärlichen Menge von Flüssigkeit erfüllt ist. Eine auch nur streckenweise von der Leibeshöhle abgeschnürte Gefäßbahn und ein Motor fehlt. Die Bewegung der Lymphflüssigkeit scheint daher nur passiv durch die Lokomotionsbewegungen des ganzen Tieres zu erfolgen.

Auch in höherdifferenzierten Klassen der Wirbellosen, in denen die meisten Vertreter schon über ein Blutgefäßsystem verfügen, kommen in einzelnen Familien wieder Arten — meist von geringer Körpermasse — vor, bei denen keine Gefäßbahnen vorhanden sind, die vielmehr wieder nur eine mit viel oder wenig Flüssigkeit gefüllte allgemeine Leibeshöhle besitzen. Diese ist häufig in einzelne Lacunen unterteilt, welche manchmal durch längere, röhrenförmige Verbindungsstücke miteinander in Zusammenhang stehen. Die darin enthaltene „Hämolymphe" wird aber in vielen Fällen aktiv durch Flimmerepithel in Bewegung gesetzt (z. B. Bryozoen, kleine Chaetopodenarten[1]) und viele Brachiopoden). Hier liegt also der interessante Fall vor, *daß eine Art Blutzirkulation durch Flimmerhaare bewirkt wird*, die wohl cölothelialen Anteilen zugehören.

Bei einzelnen Ordnungen der zu den Krebsen gehörigen Entomostraken (nämlich bei den Ostracoden und Cirripedien) fehlt auch dieses Bewegungsmittel. Hier wird, wie es scheint, nur durch allgemeine Körperbewegungen und durch die des Darmes eine Durchmischung der reichlich vorhandenen Leibeshöhlenflüssigkeit zustande gebracht.

Bei anderen Brachiopoden ist ein Herz, d. h. ein pulsierender Gefäßteil, vorhanden, von dem meist nur kurze Gefäße in den See der allgemeinen Leibeshöhle hineinführen. Hier wird also die *Leibeshöhlenflüssigkeit* durch die *Bewegungen eines Herzens in Bewegung gehalten*. Dasselbe gilt unter den Entomostraken für die Copepoden, Cladoceren (Flohkrebse) und Phyllopoden. Besonders bei vielen

---

[1]) Sehr gut z. B. bei dem durchsichtigen Polychaeten Tomopteris zu beobachten. Die „Blutkörperchen" werden durch die Flimmerauskleidung in jeder Segmenthälfte am oralen Ende in die Parapodien getrieben und kehren auf der aboralen Seite zurück. Ein Übergang von einem Segment zum anderen kommt selten vor. Die „Zirkulation" ist also im wesentlichen segmental und halbseitig (BETHE).

Vertretern der beiden ersten Unterordnungen ist die Bewegung des Blutes wegen ihrer Durchsichtigkeit und der deutlich durch die Körperwand hindurch erkennbaren Blutkörperchen sehr leicht zu beobachten. Von dem großen, sehr schön und regelmäßig pulsierenden Herzen führt eine meist kurze, mit einer Klappe versehene „Aorta" kopfwärts in die großen, blutgefüllten und miteinander kommunizierenden Lacunen, die ihrerseits wieder durch die Organe und dünne Septen voneinander abgetrennt sind. Das Blut sammelt sich von hinten her zuströmend in einem perikardialen Sinus und tritt von hier durch „venöse", bei der Systole sich schließende Ostien wieder in das Herz ein. Die Hauptbahnen sind dem Blut vorgezeichnet, aber von einer geregelten Zirkulation kann nicht die Rede sein. Häufig kommen schon in den großen Lacunen hier und dort Stauungen und Wirbelbildungen vor, und besonders in den engen Teilen (Duplikaturen der Körperwand, Extremitäten usw.) sieht man zeitweise eine vollkommene Stase eintreten oder auch das Blut bald in dieser bald in jener Richtung fließen. Bei manchen Arten finden sich in den langen Extremitäten *akzessorische Motoren*[1]). Verhältnisse von ähnlicher Einfachheit finden sich in der Klasse der Arachnoideen bei einigen Milben-(Acarinen-)Arten, während andere, ebenso wie die Bärtierchen (Tardigraden), eines Zirkulationsapparates ganz entbehren.

Überall handelt es sich hier um Tiere von geringer Körpergröße, deren größere, meist auch besser differenzierte Verwandte (bei den Würmern zum Teil schon manche Plathelminthen [die Nemertinen] und weiterhin die meisten Anneliden, bei den Crustaceen die Malacostraken, bei den Arachnoiden die Araneen, Scorpioniden und andere Ordnungen) einen recht ausgebildeten Zirkulationsmechanismus besitzen. Nicht die Stellung im zoologischen System (oder wenigstens nicht diese in erster Linie), sondern im wesentlichen die Körpergröße und die Lebhaftigkeit des Stoffwechsels entscheiden über die Mittel des internen Stoffverkehrs des Organismus. *Wo die Diffusion im Verein mit den durchmischenden Lokomotionsbewegungen des Körpers ausreicht, da ist auf besondere Mittel zur Bewegung der Leibeshöhlenflüssigkeit verzichtet worden*; wenn das nicht mehr genügt, dann kommt der *Einbau eines einfachen Motors* und einiger Septen hinzu. *Bedeutendere Größe und stärkerer Stoffwechsel verlangen die Bildung längerer und verzweigter Gefäße*, die entweder mit den großen Hohlräumen (verschiedenen Ursprungs) in Verbindung stehen oder zur *geschlossenen Blutbahn* werden.

Unter den Würmern wird die *geschlossene Blutbahn* z. B. bei den Chaetopoden erreicht, nicht aber bei den Hirudineen (bei denen sie vielleicht auch wieder verlorengegangen ist). Bei den Arthropoden bleibt das Gefäßsystem auch bei den höchststehenden Formen, die sich unter den dekapoden Krebsen finden, überall offen. Unter den Mollusken ist nur bei den allerhöchsten Formen, den Cephalopoden (Tintenfischen), ein annähernd geschlossener Zirkulationsapparat vorhanden, während bei vielen anderen Vertretern trotz beträchtlicher Körpergröße und ziemlich hoher Differenzierung noch sehr große, mit Blut gefüllte Räume (wahrscheinlich der primären Leibeshöhle) in die Bahn eingeschaltet sind (z. B. bei den Opistobranchiern).

Die Zirkulationsverhältnisse in solchen unvollständig geschlossenen Gefäßbahnen beanspruchen in hohem Maße das Interesse der Physiologen, denn es ist recht schwer verständlich, wie bei dem verhältnismäßig recht geringen Blutdruck z. B. der Körper eines so großen und lebhaften Tieres, wie es etwa der Hummer ist, unter Einschaltung großer Blutseen genügend durchströmt werden kann.

---

[1]) So z. B. bei Leptodora. AUG. WEISMANN: Zeitschr. f. wiss. Zool. Bd. 24. 1874.

c) Blutgefäßsystem (Anordnung der Gefäße; Zahl, Lage und allgemeine Bedeutung der Motoren des Blutes).

Ob es einen einheitlichen Urtypus der Blutbewegung gibt, ist wohl bisher weder von den vergleichenden Anatomen noch von den Physiologen entschieden worden. Es hat den Anschein, als ob nach dem Auftreten von trennenden Septen in der (primären) Leibeshöhle und nach der Abschnürung einiger Gefäßröhren bald hier, bald dort bei Vertretern der niederen Tierstämme contractile Elemente in die Wände der Gefäße eingelagert worden sind. Bei manchen primitiveren Tierformen ist diese Contractilität auf einen kleinen Bezirk beschränkt, bei anderen tritt sie uns an mehreren, aber nicht gleichartigen Stellen der Blutbahn entgegen, bei wieder anderen besitzen fast alle mit einer eigenen Wand versehenen Gefäßteile die Fähigkeit, sich mehr oder weniger lebhaft rhythmisch zusammenzuziehen. Offenbar entscheiden auch hier nicht, oder wenigstens nicht allein, phylogenetische, sondern im wesentlichen funktionelle Gesichtspunkte. Dafür spricht schon die Tatsache, daß die Verhältnisse bei nahe verwandten Tieren recht verschieden liegen und daß häufig eine vollkommene Rückbildung stattfindet.

Wenn man die Annahme eines *primitiven Urtypus* machen will, so wird man ihn am ehesten in einer *allgemeinen Fähigkeit der Gefäße zu rhythmischer Tätigkeit* suchen dürfen und nicht die Ausbildung eines an bestimmter Stelle gelegenen engbegrenzten Motors, eines Herzens, als das Ursprüngliche annehmen. Aus einem solchen Urtyp wird man am besten die Tatsache ableiten können, daß sich die *Contractilität* (in einer für den Blutumlauf wirksamen Betätigungsform) *bald an dieser bald an jener Stelle konzentriert* und an anderen ganz verloren geht oder nur in einer rudimentären Form bestehen bleibt, die nur noch geeignet ist, die Blutfülle der Organe zu regulieren, aber nicht den Umlauf selbst in Gang zu halten, wie dies in besonders hohem Maße bei den Wirbeltieren der Fall ist.

Einen solchen *primitiven Zirkulationsapparat* können wir in dem Gefäßsystem mancher Würmer, auf das später eingegangen wird, und nach den Untersuchungen von O. Cohnheim[1]), Henri[2]) und Enriques[3]) in dem der Holothurien erblicken. Der Reichhaltigkeit der Gefäße und ihrer Verzweigungen nach (Abb. 6, S. 8) handelt es sich zwar um ein recht ausgebildetes System, aber funktionell steht es auf einer sehr niederen Stufe schon deswegen, weil Klappen oder andere Einrichtungen, die dem Blut eine bestimmte Richtung geben, fehlen. An den meisten großen Gefäßen, besonders aber an denen des Darmes, treten bald hier bald da, besonders in der Gegend von Verzweigungen, rhythmische Einschnürungen auf, welche sich peristaltisch ein Stück weit nach beiden Seiten fortsetzen. Da der Ort des Ausganges wechselt und wohl mehrere Stellen gleichzeitig als Ausgangspunkt dienen können, so kommt es zu keiner Zirkulation, sondern das Blut wird nur hin und her geschoben und mehr oder weniger lokal durchmischt.

Enriques gelang es, diese Bewegungen der Blutsäule auch photographisch aufzuschreiben. Die Bewegungen sind auch, ebenso wie die Füllung der Gefäße, nicht immer gleich stark, sondern von funktionellen Verhältnissen abhängig; sie werden besonders im Anschluß an die Nahrungsaufnahme deutlicher.

Rhythmische Kontraktionen an ausgedehnten Gefäßbezirken finden sich auch sehr häufig im Stamm der Würmer (Nemertinen und Anneliden). Hier laufen aber die *Kontraktionswellen* (und das verleiht diesen Gefäßsystemen den Charakter einer höheren Differenzierung) bereits bei den meisten Arten *in einer bestimmten*

---
[1]) Cohnheim, O.: Hoppe-Seylers Zeitschr. f. physiol. Chem. Bd. 33, S. 9—54 (18). 1901.
[2]) Henri, V.: Cpt. rend. des séances de la soc. de biol. Bd. 55, S. 1246. 1903.
[3]) Enriques: Archivio zoologico Vol. 1, S. 1—58. 1903.

Richtung, wodurch dann — manchmal unterstützt durch eingebaute Klappenapparate — der Strömung eine bestimmte Richtung erteilt wird. Das funktionell Wesentliche erscheint dabei aber einmal die *große Ausdehnung der pulsierenden Teile* und der *peristaltische Charakter* der Bewegung (Abb. 8).

So beschreibt BÜRGER[1]) bei den zu den Plathelminthen gehörigen *Nemertinen* ein einfaches aber geschlossenes Gefäßsystem, das im wesentlichen aus einem stärkeren Dorsalgefäß und zwei schwächeren Seitengefäßen besteht, die meist durch metamere Verbindungen miteinander kommunizieren und manchmal zahlreiche Seitenzweige abgeben (Abb. 8a). Stets zeigen die *3 Hauptstämme*, die den Körper in der ganzen Längsrichtung durchziehen, *rhythmische Kontraktionswellen*, welche im Dorsalgefäß von hinten nach vorn, in den Seitengefäßen von vorne nach hinten verlaufen. Das Blut fließt in den entsprechenden Richtungen. Die Bewegungen sind im Dorsalgefäß, das eine besser ausgebildete Muskelschicht hat, kräftiger. Bemerkenswert sind von BÖHMIG[2]) beschriebene Zellen in der Gefäßwand, welche sich bei der Systole in das Lumen vorwölben und einen Rückfluß verhindern.

Bei den *Anneliden*, die bis auf die Hirudineen ein geschlossenes Gefäßsystem besitzen, liegen die Verhältnisse im Prinzip ähnlich, nur sind sie meist viel komplizierter, außer bei den Formen, wo das Gefäßsystem zurückgebildet ist oder ganz fehlt (wie z. B. bei den Capitelliden). Neben dem fast überall vorkommenden Dorsalgefäß (Abb. 8b u. c, *D.G.*) findet sich meistens wenigstens *ein* ventrales Rohr, das zwischen Bauchmark und Darm verläuft (Chätognaten, Abb. 8b u. c, *V.G.*) oder das Bauchmark umschließt (ein Teil der Hirudineen). Die meisten Chätognaten besitzen noch ein zweites, unpaariges, ventral gelegenes Gefäß, das bei den Polychäten[3]) dicht unter dem Darm herzieht (Abb. 8b u. c, *D.S.*), bei den Oligochäten ventral vom Bauchmark verläuft (Abb. 8e, *S.G.*). Bei Nephelis und einigen anderen Hirudineen fehlt das Dorsalgefäß; es wird funktionell durch zwei Seitengefäße ersetzt (Abb. 8d, *L.G.*). Laterale Gefäße gibt es aber auch bei den meisten Chätognaten (Abb. 8b u. c, *L.G.* In die Abb. 8e sind sie nicht eingezeichnet, um sie nicht zu komplizieren). Diese längsverlaufenden Gefäße sind untereinander durch Ringgefäße verbunden; außerdem gehen von ihnen, sich oft vielfach verzweigende Seitengefäße zu den Organen. — Sowohl bei Polychäten[4]) wie bei Hirudineen[5]) kommen Gefäßerweiterungen (Ampullen) vor, welche im ersten Fall endständig sind, im zweiten Fall in die Hauptbahnen eingeschaltet sind.

In dieser kurzen und stark schematisierten Beschreibung des Gefäßverlaufes ist von einer Beziehung der Blutgefäße zum *Atemapparat*, die in den höheren Tierkreisen eine so große Rolle spielt, noch gar nicht die Rede gewesen. Bei der Mehrzahl der Würmer fehlen nämlich besondere Atemeinrichtungen, indem die ganze äußere Oberfläche dem Gasaustausch dient. Nur bei Polychäten kommen häufiger besondere Oberflächenvergrößerungen in Gestalt von äußeren Kiemen vor, die entweder in Anhängen des Vorderendes (Tubicolen) oder in Büscheln an den Parapodien (Errantien) bestehen. Die Blutversorgung ist in der Regel so, daß vom Rückengefäß aus in jede Kieme ein Seitenzweig hineinführt und ein zweites Gefäß von der Kieme zum Ventralgefäß zieht (Abb. 8c, *d.K.G.* und *v.K.G.*). Der Aufbautypus des Gefäßsystems wird aber durch die Atemapparate meist nicht wesentlich beeinflußt.

Die *Pulsationsfähigkeit* der Gefäße ist sehr verschieden ausgebildet. Bei Gephyreen kommen Formen vor (Phoronis), bei denen alle Gefäße selbständige Bewegungen ausführen können, und zwar zum Teil in ziemlich *ungeordneter Weise*, ähnlich wie bei den Holothurien, so daß das Blut bald in dieser, bald in jener Richtung fortbewegt wird[6]). Bei den Chätognaten und Hirudineen nehmen immer nur gewisse, aber meist sehr ausgedehnte Gefäßbezirke an den Pulsationen teil. Bei den Polychäten sind es in der Regel das Dorsalgefäß und die Ringgefäße, in geringerem Grade der Darmsinus (Abb. 8b u. c). Bei einigen Formen pulsiert aber nicht das ganze Dorsalrohr, sondern nur ein Teil, der bisweilen, wenn er sehr begrenzt ist, stark erweitert ist und den Namen eines Herzens mit Recht trägt. Bei den Oligochäten (Abb. 8e) pulsieren das Dorsalgefäß und entweder alle oder nur ein Teil der Ringgefäße. Das letztere ist z. B. bei den Regenwürmern der Fall, bei denen die pulsierenden Ringgefäße erweitert sind und als „Herzen" bezeichnet werden. Bei den Hirudineen sind es die

---

[1]) BÜRGER, O.: Bronns Klassen und Ordnungen des Tierreiches Bd. 4 (Suppl.), S. 241 u. 303. 1897—1907.
[2]) BÖHMIG, L.: Zeitschr. f. wiss. Zool. Bd. 64, S. 503. 1898.
[3]) MEYER, ED.: Mitt. d. zool. Stat. zu Neapel Bd. 7, S. 592. 1886 u. Bd. 8, S. 462. 1888.
[4]) MEYER, ED.: Mitt. d. zool. Stat. zu Neapel Bd. 8, S. 572. 1888.
[5]) BIDDER, A. 1868: Zitiert nach BRÜCKE. Dort auf S. 878.
[6]) Siehe S. 47.

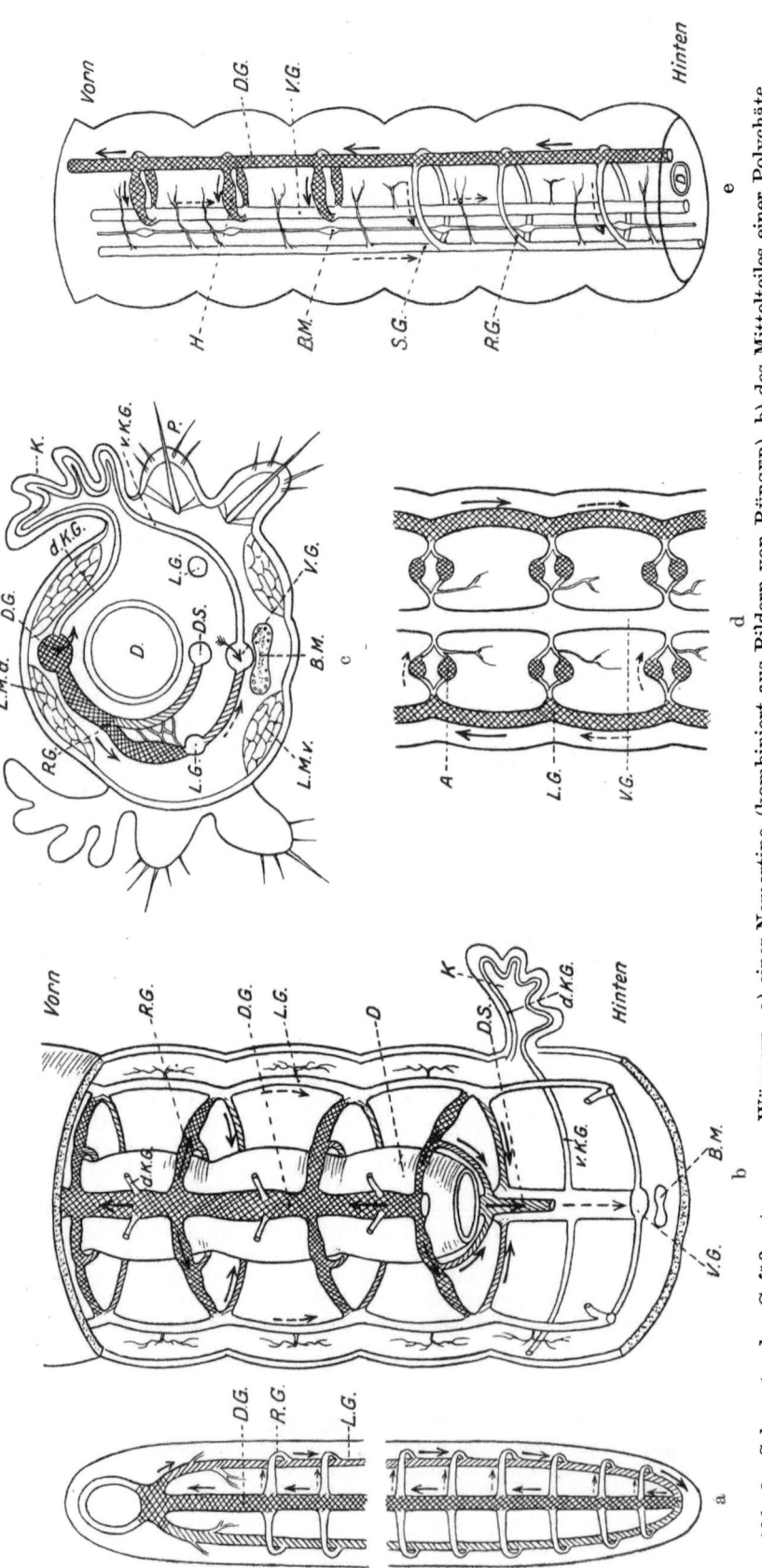

Abb. 8. Schemata des Gefäßsystems von Würmern, a) einer Nemertine (kombiniert aus Bildern von Bürger), b) des Mittelteiles einer Polychäte von der Dorsalseite geöffnet. Nur ein Parapodium angedeutet (kombiniert aus Bildern verschiedener Autoren). c) Querschnittsschema einer Polychäte, Aufsicht vom Kopfende (teilweise nach Ed. Meyer). d) Mittelteil von Nephelis (frei nach Jaquet und Bidder). e) Mittelteil einer Oligochäte (kombiniert). *Kreuzweise schraffiert* die Teile, welche sich *kräftig kontrahieren, einfach schraffiert* die Teile, welche *schwächer pulsieren, nicht schraffiert* die Teile, welche nicht oder nur bei einigen Arten pulsieren. Dunkel ausgezogene Pfeile zeigen die Richtung der Kontraktionswellen (und der Blutströmung), dünne gestrichelte Pfeile die Richtung der Blutströmung in den nicht pulsierenden Gefäßen. *A.* contractile Ampullen; *B.M.* Bauchmark; *D.* Darm; *D.G.* Dorsalgefäß; *D.S.* Darmsinus; *L.G.* Lateralgefäße; *R.G.* Ringgefäße; *S.G.* Subneuralgefäß; *V.G.* Ventralgefäß; *L.M. d.* und *L.M. v.* dorsale und ventrale Längsmuskeln; *H.* „Herzen".

Lateralgefäße, welche Pulsationen ausführen, und zwar, wie schon JOHANNES MÜLLER[1]) (1828) gesehen hat, *alternierend*. Schließlich pulsieren hier ebenso wie bei Polychäten, wenn sie solche besitzen, die Ampullen (Abb. 8d).

Bei den *Pulsationen der langen Gefäßröhren der Würmer* ist beachtenswert, daß dieselben *ausgesprochen peristaltisch verlaufen.* Die Kontraktionswellen, deren Richtung auf der Abb. 8 durch ausgezogene Pfeile angedeutet ist, beginnen meist am einen Ende (im Dorsalgefäß am Hinterende) und laufen zum anderen Ende fort. Am genauesten sind diese Verhältnisse von STÜBEL[2]) am Regenwurm studiert. Wichtig ist aus seinen Beobachtungen, *daß jede beliebige Gefäßstelle bei der Reizung zum Ausgangspunkt einer Kontraktionswelle werden kann.* Auch spontane Änderungen des Ausgangspunktes der Wellen sind von verschiedenen Autoren beschrieben worden[3]). Im wesentlichen ist es diese Peristaltik, durch die dem Blutumlauf eine bestimmte Richtung erteilt wird. Die Klappen, soweit solche vorhanden sind, scheinen eine untergeordnete Rolle zu spielen.

Auffallend ist die schon erwähnte Tatsache, daß sich bei Hirudineen *abwechselnd* das eine und das andere Lateralgefäß peristaltisch zusammenzieht [JOH. MÜLLER, GASKELL[4]) u. a.]. Dadurch wird das Blut bald von der einen, bald von der anderen Seite in die übrigen Gefäße hineingetrieben. Bei Nephelis soll sich die Welle nach BIDDER[5]) sogar in dem einen Lateralgefäß nach vorne, im anderen, alternierend, nach hinten bewegen. Eine wenn auch nicht regelmäßige Umkehr in der Peristaltik der Blutgefäße ist besonders schön bei Phoronis (Gephyree?) zu beobachten[6]).

Bei dem komplizierten Bau des Blutgefäßsystems der höheren Würmer, besonders der Chätopoden, ist es nicht zu verwundern, daß über die Einzelheiten der Blutströmung noch viele Kontroversen bestehen, die von BRÜCKE ausführlich und kritisch zusammengestellt sind. Über den Verlauf der Strömung in den größten Gefäßen bestehen aber kaum Meinungsverschiedenheiten. Die Stromrichtungen sind in den Bildern der Abb. 8 mit gestrichelten Pfeilen angedeutet. Zum Teil mögen die Meinungsverschiedenheiten darauf zurückzuführen sein, daß auch bei ein und demselben Tier die Strömung in den untergeordneten Gefäßen nicht immer die gleiche ist. *Das für uns an dieser Stelle Wesentlichste ist die große Ausdehnung der pulsierenden Teile und ihr peristaltischer Charakter.* —

Das Gefäßsystem der *Arthropoden*, soweit überhaupt vorhanden, zeigt eine sehr verschiedene Ausbildung, wenn auch der Grundtypus überall derselbe ist: ein stets dorsal gelegener, mehr oder weniger ausgedehnter, pulsierender Gefäßteil, der das Blut entweder direkt (vgl. S. 10) oder durch Vermittlung kürzerer oder längerer Gefäße in die Leibeshöhle schickt. Aus der Leibeshöhle tritt das Blut, manchmal durch Vermittlung besonderer Gefäße, in einen perikardialen Sinus, von wo es durch „venöse" Ostien in das „Herz" zurückgelangt. Im einzelnen gestalten sich die Verhältnisse etwa folgendermaßen:

Bei den *Insekten* pulsieren meist alle die Teile, die als wirkliche Gefäße mit eigener Wand angesehen werden können. Diese beschränken sich aber in der Regel auf ein dorsal den ganzen Körper durchziehendes, hinten geschlossenes Rohr, das segmental angeordnete Einschnürungen zeigt. Unter dem Herzrohr zieht das sog. Diaphragma hin, eine Membran, die im wesentlichen aus den „Flügelmuskeln" (M. alares) besteht. Diese Membran ist mit dem Herzen durch Bindegewebe verbunden. Andererseits ist das Herz am Thorax aufgehängt,

---

[1]) Zitiert nach BRÜCKE.
[2]) STÜBEL: Pflügers Arch. f. d. ges. Physiol. Bd. 129, S. 1—34 (25). 1909.
[3]) Siehe unten S. 27.
[4]) GASKELL, J. F.: Philosoph. Transact., Ser. B, Bd. 205, S. 153—211 (169). 1914.
[5]) Zitiert nach BRÜCKE. Dort S. 878.
[6]) Siehe unten S. 47.

so daß eine Verkürzung der M. alares diastolisch wirken kann [s. Abb. 15, S. 34][1]).
Auch hier haben die Bewegungen des pulsierenden Gefäßrohres einen ausgesprochen peristaltischen, ja manchmal sogar segmentalen Charakter, in dem sich die einzelnen Abteilungen von hinten nach vorn nacheinander kontrahieren[2]).

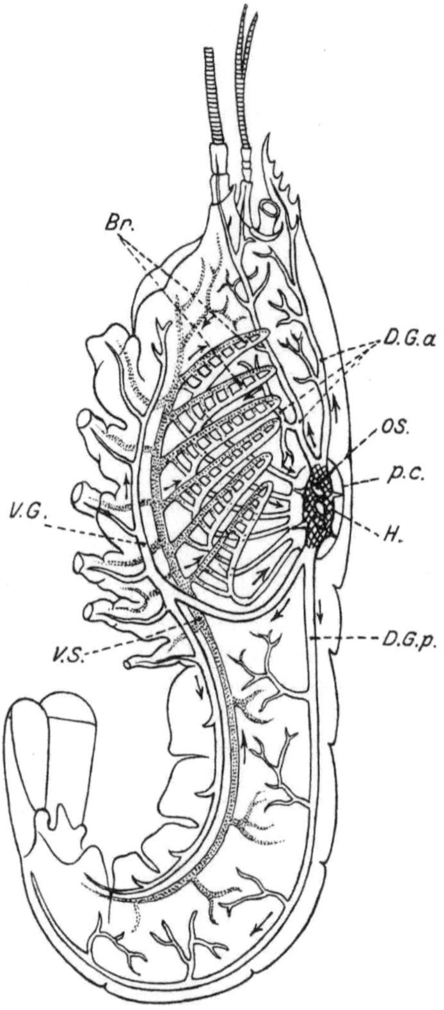

Das Blut wird aus dem Herzen entweder direkt oder durch Vermittlung wenig verzweigter Röhren nach vorne ausgeworfen und strömt in die durch Septen unterteilte Leibeshöhle[3]). In jedem Segment finden sich ein Paar „venöser" Ostien, durch die das Blut aus dem perikardialen Raum wieder in das Herz zurückströmt. Klappenartige Vorsprünge am Gefäßrohr tragen dazu bei, dem Blutstrom eine bestimmte Richtung zu geben. Die Zirkulation würde sehr unvollständig sein, besonders in den dünnen Beinen und den flachen Flügeln, wenn nicht bei sehr vielen Arten (Schmetterlinge, Heuschrecken, Ephemeriden usw.) „auxiliäre Herzen" an den Beinen, den Antennen und Flügeln eingebaut wären, d. h. Teile der Blutbahn mit differenzierter, muskulöser Wand, welche sich rhythmisch und unabhängig vom Dorsalgefäß kontrahieren.

Wenn die Insekten mit einem so einfachen Zirkulationsapparat auskommen können, so erklärt sich dies wohl daraus, daß der Gasaustausch durch die überall hindringenden Tracheen besorgt wird. Für die übrigen Aufgaben der Zirkulation (Zuführung von Nahrungsstoffen und Abführung nicht flüchtiger Stoffwechselprodukte) genügt offenbar auch ein weniger vollständig und weniger schnell arbeitendes System.

Allerdings finden sich bei den ebenfalls zu den Tracheaten gehörigen *Arachnoideen* zum Teil sehr viele vollkommenere Einrichtungen, so besonders bei den *Skorpionen*. Von dem langen Herzen, das im Abdomen gelegen ist, ziehen Gefäße mit eigener Wand und unter mehrfachen Verzweigungen durch den ganzen Körper und bis in die Spitzen der langen Extremitäten. Später ergießt sich aber auch hier das Blut in die Leibeshöhle. Bei den kleineren Formen (Milben, Tardigraden usw.) fehlt ein Zirkulationsapparat ganz oder ist auf ein kleines pulsierendes Herz reduziert.

Abb. 9. Gefäßsystem vom Hummer. Die pulsierenden Teile sind gekreuzt schraffiert. Die Pfeile geben die Strömungsrichtungen an. *H.* Herz; *D.G. a.* und *D.G. p.* vorderes und hinteres Dorsalgefäß; *V. G.* arterielles Ventralgefäß; *V. S.* Venensinus (punktiert); *Os.* Ostien mit Klappen; *Br.* Kiemen; *p.c.* Perikard. (Im wesentlichen nach HUXLEY.)

Langgestreckte Herzen mit vielen segmental angeordneten Ostien finden sich auch im

---

[1]) Eine eingehende Schilderung der morphologischen, zum Teil auch der funktionellen Verhältnisse findet sich bei A. BERLESE: Gli insetti Bd. 1, S. 760 ff. Milano 1909; ferner bei CHR. SCHROEDER: Handb. d. Entomol. Bd. I, S. 382—402. Jena 1913.

[2]) Siehe unten S. 28 u. 35.

[3]) LEONTOWITSCH (Zeitschr. f. allg. Physiol. Bd. 12, S. 337. 1911) hat in den Beinen und Antennen von Ranatra echte Gefäße mit Klappen gesehen. Eine Bestätigung ist abzuwarten.

Unterstamm der Crustaceen, so besonders bei den Amphipoden und Stomatopoden. Bei letzteren ist, wie man sehr deutlich an den durchsichtigen Larven sehen kann, dem annähernd synchron schlagenden Herzschlauch ein pulsierender Aortenteil vorgelagert, welcher sich wie der Bulbus aortae der Amphibien erst nach Entleerung des Hauptherzens zusammenzieht.

Die größte Vollkommenheit zeigt unter den Arthropoden der Zirkulationsapparat der höchststehenden *Crustaceen*, nämlich der *dekapoden Krebse* und ihrer nächsten Verwandten. Zwar ist derselbe auch noch offen, aber es sind doch lange und vielfach verzweigte Gefäße vorhanden, und auch in den Lacunen fließt das Blut in bestimmten Bahnen. *Nur ein kleiner Bezirk des Gefäßapparates* besitzt die Fähigkeit, *selbständige Pulsationen* auszuführen und das Blut herumzutreiben. Hier spricht man daher mit Recht von einem Herzen (Abb. 9). Der *Atemapparat* kommt in eine *feste Beziehung* zum Zirkulationsapparat und wird von der ge-

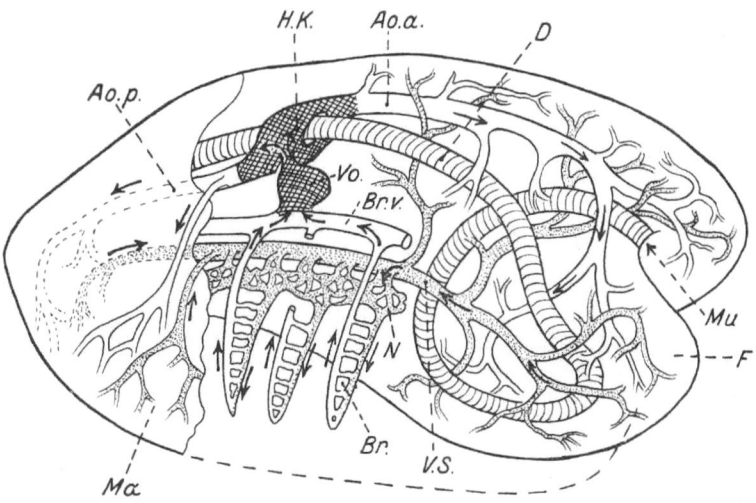

Abb. 10. Schema des Blutgefäßsystems einer Lamellibranchiate (Muschel), von der Seite gesehen. *Ao. a.* und *Ao. p.* vordere und hintere Aorta; *Br.* Kieme; *Br. v.* Hauptkiemengefäß; *D.* Darm; *F.* Fuß; *Vo.* Vorhof; *Ma.* Mantel; *Mu.* Mundöffnung; *H.K.* Herzkammer; *N.* Niere. Die Pfeile geben die Strömung des Blutes an. Pulsierende Teile sind gekreuzt schraffiert. Venöse Gefäße punktiert.

samten Blutmasse durchflossen. Das von den Kiemen herkommende arterielle Blut wird durch Gefäße mit eigener Wand in den Perikardraum hineingeführt und tritt von hier durch „venöse" Ostien in das Herz ein. Dieses wirft es nach vorne und hinten in den Körper, um dann in *lacunäre Räume* überzugehen. Von diesen sammelt es sich wieder in venösen Gefäßen (Abb. 9 punktiert) und wird den Kiemen zugeführt. Das *Herz* ist also im funktionellen Sinne *rein arteriell* und hat durch seine Arbeit einen *doppelten* Widerstand zu überwinden, zuerst im Körper und dann nochmal in den Kiemen. —

Recht kompliziert und in den einzelnen Gattungen verschieden, liegen die Zirkulationsverhältnisse bei den *Mollusken*. Außer bei den *Cephalopoden*, die ein fast geschlossenes System besitzen, sind überall mehr oder weniger große Lacunen der Leibeshöhle mit in den Apparat einbezogen, so daß die Menge der Hämolymphe meist sehr groß ist und einer geordneten Blutbewegung große Schwierigkeiten bereitet. In der Regel wird diese große Masse durch ein verhältnismäßig kleines Herz in Bewegung gesetzt, das insofern eine höhere Ausbildung zeigt, als ihm eine resp. ein Paar alternierend mit der Herzkammer pulsierende *Vorkammern* vorgeschaltet sind (Abb. 10 u. 11 *Vo.*). Alle anderen Gefäßteile sind, abgesehen von wenigen Ausnahmen, soweit man weiß, nur passiv beteiligt. Nur bei den höchsten Formen, den *Cephalopoden*, sind an verschiedenen Stellen „*auxiliäre Herzen*" vorhanden, und zwar überall da, wo ein größeres Gebiet feiner Gefäße zu durchströmen, also ein größerer Widerstand zu überwinden ist (Abb. 11).

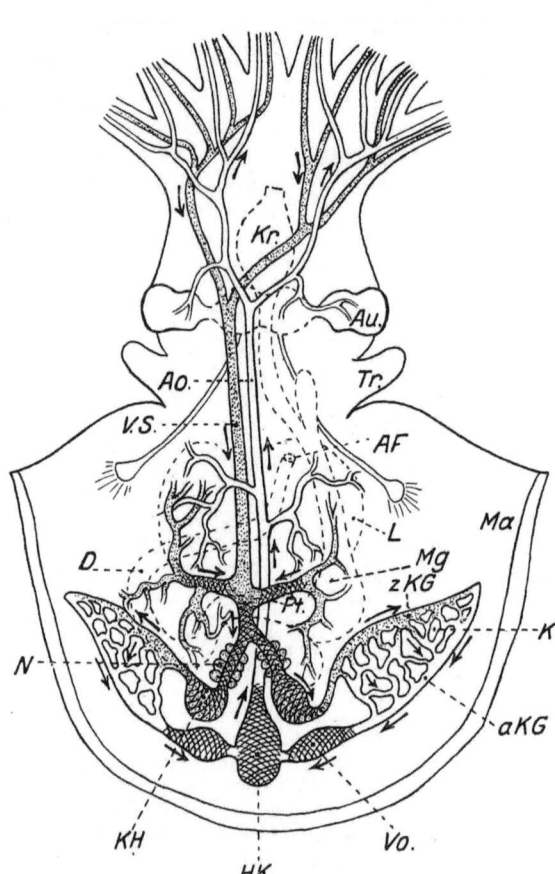

Abb. 11. Schema des Gefäßsystems eines Cephalopoden von der Bauchseite eröffnet. *H.K.* Herzkammer; *Vo.* Vorhof; *Ao.* Aorta; *K.* Kieme; *aKg.* und *zKg.* abführendes und zuführendes Kiemengefäß; *K.H.* Kiemenherz; *Au.* Auge; *D.* Darm; *Kr.* Kropf; *Ma.* Mantel; *Mg.* Magen; *N.* Niere; *Pt.* Peritonealtube; *Tr.* Trichter; *V.S.* Venensinus. Pulsierende Teile doppelt resp. einfach schraffiert. Venöse Gefäße punktiert. (Darmtractus gestrichelt.) (Unter Benutzung der Abbildungen von R. Hertwig und V. Bauer.)

Diese nacheinander zu durchfließenden Capillargebiete bestehen, vom eigentlichen Herzen (*H.K.*) ausgehend, 1. in den Gefäßen der Muskulatur, der Eingeweide (mit Ausschluß der Nieren), des Nervensystems und der Haut, 2. den Gefäßen der Niere, welche bei den Cephalopoden nur von einem Teil, bei den meisten anderen Mollusken vom gesamten venösen Blut durchflossen wird, und 3. den Verzweigungen in den Kiemen. Bei den Cephalopoden pulsieren nun 1. die Peritonealtuben (das sind die großen, venösen Gefäße, welche das Blut der Eingeweide abführen Abb. 11, *Pt.*), 2. die Vena cava, 3. die Nierengefäße und 4. eine paarige Erweiterung vor den Kiemen, die „Kiemenherzen" (*K.H.*). Durch die ersten drei nacheinander und mit peristaltischem Charakter sich zusammenziehenden großen Gefäße wird der Widerstand in den Nieren, durch die Kiemenherzen der Widerstand in den Kiemen überwunden. Die *pulsierenden Teile des Gefäßapparates* sind also *bei den Cephalopoden sehr ausgedehnt*.

Dieselben meist zwar weniger engen, aber mit Lacunen durchsetzten Capillargebiete sind auch bei den übrigen Mollusken zu durchfließen. Bei den Lamellibranchiaten (Abb. 10) geht sogar das ganze Blut durch die Niere, während bei einigen Gastropoden (so bei den Pulmonaten) nur ein Teil dieses Organ passiert (wie das auch bei den Cephalopoden der Fall ist). Wie diese großen Widerstände überwunden werden, ist noch ein ziemliches Rätsel[1]. Das Herz aller dieser Mollusken führt nur arterielles Blut, während

---

[1]) Siehe hierzu auch W. Straubs Arbeiten über das Aplysiaherz. Pflügers Arch. f. d. ges. Physiol. Bd. 86, S. 504—532. 1901 u. Bd. 103, S. 429. 1904.

bei den Cephalopoden zu diesem arteriellen Herzen noch das vorher beschriebene paarige, venöse Kiemenherz hinzukommt.

Auf die Verschiedenheiten, welche die einzelnen Klassen und Ordnungen der Mollusken aufweisen, und auf viele interessante Einzelheiten kann hier nicht eingegangen werden. BRÜCKE[1]) hat über dieselben eingehend berichtet, auf die vielen noch schwebenden Einzelfragen hingewiesen und das ganze Material kritisch gesichtet. —

Das Gefäßsystem der *Tunicaten*, das wegen der Durchsichtigkeit einzelner Vertreter, besonders der Salpen, leicht zu studieren ist und wegen der Verwandtschaft dieser Tiere mit den Wirbeltieren ein besonderes Interesse beansprucht, bietet mancherlei, sonst nur selten vorkommende Besonderheiten. Im Prinzip ist es sehr einfach gebaut und läßt sich am ehesten im anatomischen Aufbau mit dem der höheren Crustaceen vergleichen. Es ist aber in vollkommnerem Maße geschlossen, und das Blut fließt der einfachen Herzkammer, die der einzige pulsierende Teil ist, nicht aus dem Perikard durch Ostien, sondern direkt durch Gefäße (Abb. 12) zu.

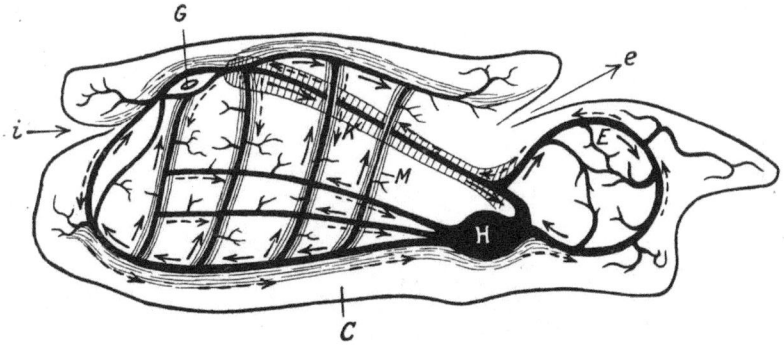

Abb. 12. Schema des Gefäßsystems (schwarz) einer Salpe (Tunicate). *C.* Cellulosemantel; *G.* Ganglien; *E.* Eingeweideknäuel; *e.* Egestionsöffnung; *i.* Ingestionsöffnung; *H.* Herz; *K.* Kieme; *M.* Muskelband. (Unter teilweiser Benutzung einer Abbildung von L. S. SCHULTZE.)

Vom Herzen gehen nach beiden Seiten Gefäße aus, die sich oralwärts entweder im Mantel und im Kiemenkorb (Ascidien) oder (bei den Salpen) in der Wand des Peribranchialraumes und in der bandförmigen Kieme (Abb. 12, *K.*) ausbreiten, nach der anderen Seite hin den Eingeweideknäuel (*E*) versorgen. Beide Gefäßbahnen gehen ineinander über. Das Herz liegt wie bei den Wirbeltieren ventral.

Die wesentlichste physiologische Eigenheit des Gefäßsystems der Tunicaten besteht darin, daß der *Herzschlag*, der *ausgesprochen peristaltischen Charakter* hat, nicht immer in der gleichen Richtung erfolgt, sondern *periodisch in seiner Richtung wechselt*[2]). Da sich je nach der Richtung bald das Kiemen-, bald das Eingeweideende des Herzens durch eine zirkuläre, zum andern Ende hinwandernde Einschnürung abdrosselt, so fließt das Blut bald kiemenwärts, bald eingeweidewärts, d. h., *das Herz ist in der einen Periodik venös, in der anderen arteriell.* —

Die Anatomie des Gefäßapparates von *Amphioxus* ist ziemlich genau bekannt (Abb. 13a), aber es gibt nur wenige Angaben über seine Physiologie. So viel ist aber sicher, *daß weite Bereiche der großen Gefäße pulsieren*, indem peristaltische Wellen in ziemlich regelmäßigen zeitlichen Abständen über dieselben hinlaufen. Am stärksten pulsiert das ventrale Gefäß und kleine Erweiterungen an den zirkulären

---
[1]) BRÜCKE, E.: Zitiert auf S. 3.
[2]) SCHULTZE, L. S.: Untersuchungen über den Herzschlag der Salpen. Jenaische Zeitschr. f. Naturwiss. Bd. 35, S. 221—328. 1901; hier auch ältere Literatur. Siehe auch weiter unten S. 46.

Gefäßen (Kiemengefäßen), schwächer das (arterielles Blut führende) Dorsalgefäß[1]). Die Verhältnisse liegen also ähnlich, wenn auch einfacher, wie bei den Chätopoden; nur ist dorsal und ventral vertauscht. —

Bei fast allen *Wirbeltieren* beschränken sich die aktiven pulsatorischen Bewegungen auf einen oder zwei Teile des Gefäßapparates von geringerer Ausdehnung. Ist es einer, so liegt der Motor vor dem Respirationsapparat; sind es zwei, so liegt der andere vor dem großen Widerstand der Körpergefäße.

Bei den *Fischen*, die in der Anordnung der Gefäße noch eine ziemlich große Übereinstimmung mit der des Amphioxus zeigen (Abb. 13b), pulsieren nur drei kurze erweiterte Abschnitte des präbranchialen Gefäßrohres, und zwar zeitlich

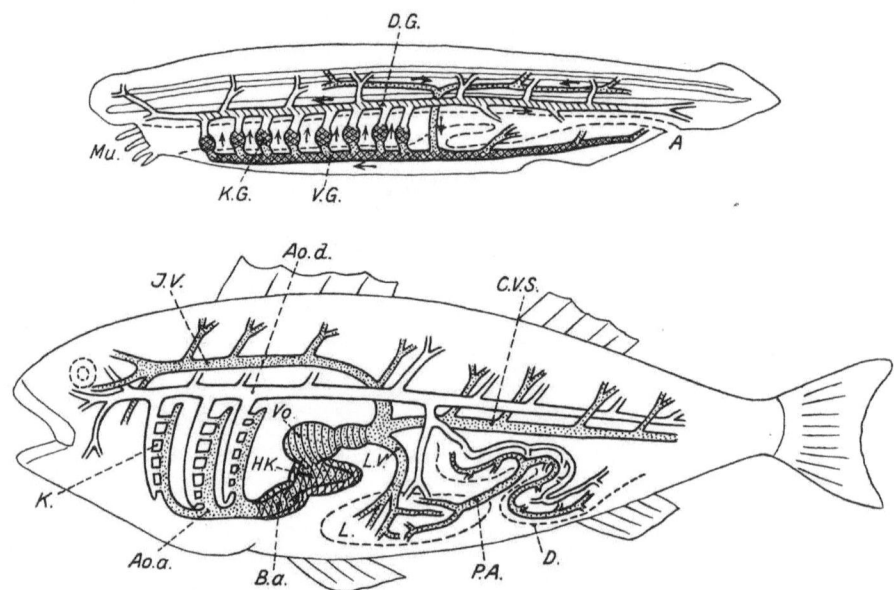

Abb. 13 a und b. a) Schema des Blutkreislaufes des Amphioxus (kombiniert). *A.* After; *D.G.* Dorsalgefäß; *K.G.* Kiemengefäß; *Mu.* Mundöffnung; *V.G.* Ventralgefäß. b) Schema des Blutkreislaufes eines Knochenfisches. *Ao. a.* Aorta ascendens; *Ao. d.* Aorta descendens; *B. a.* Bulbus Aortae; *C.V.S.* Cardinal-Venensinus; *D.* Darm (gestrichelt); *H.K.* Herzkammer; *J.V.* Jugularvene; *K.* Kieme; *L.* Leber (gestrichelt); *L.V.* Lebervene; *P.A.* Pfortader; *VO.* Vorhof. Venöse Gefäße punktiert. Pulsierende Teile geringelt.

nacheinander, der Vorhof, die Kammer und der „Bulbus arteriosus". Dieser Motor befördert bekanntlich nur venöses Blut in der Richtung auf die Kiemen. Hier arterialisiert, durchfließt es alle Organe, um durch die Venen zum Herzen zurückzukehren. Hierbei hat der eine einzige Motor zwei bzw. drei capilläre Widerstände zu überwinden: den der Kiemen und den der gesamten Organe, soweit es das Pfortaderblut anbetrifft, auch noch den der Leber. Die Schwierigkeiten für das Herz sind also dieselben wie bei den Lamellibranchiaten und Gastropoden. Während aber das Herz dort arterielles Blut führt, ist es hier venöses, was nicht als Vorteil für die Herzaktion angesehen werden kann.

Bei einigen Fischen, den Cyclostomen, kommen noch *akzessorische Herzen* vor, so bei Bdellostoma[2]) in der Pfortader und bei Myxine an den Venen des Hinterkörpers.

---

[1]) BRÜCKE, E.: Zitiert auf S. 3 (dort S. 1008). — STECHE, O.: Grundriß der Zoologie. S. 422 u. 432. Leipzig 1919. — ZARNIK, B.: Anat. Anz. Bd. 24, S. 609. 1904. — LEGROS: Mitt. d. zool. Stat. zu Neapel Bd. 15, S. 487 (495). 1902.

[2]) CARLSON, A. J.: The Heart of the California Hagfish. Zeitschr. f. allg. Physiol. Bd. 4, S. 264. 1904.

Die allgemeinen Zirkulationsverhältnisse der übrigen Wirbeltiere sind zu allgemein bekannt, als daß hier auf dieselben einzugehen wäre. Im Zusammenhang der hier behandelten Fragen soll nur noch darauf hingewiesen werden, daß selbst noch bei Säugetieren akzessorische Blutmotoren vorkommen. Das einzige sichere Beispiel sind die Venenherzen in den Flügeln der Fledermäuse[1]).

II. Technologische Betrachtungen zur vergleichenden Physiologie der Zirkulationsapparate[2]).

Es gibt kaum eine Einrichtung des tierischen Organismus, welche so dazu herausfordert, Vergleiche mit Erzeugnissen menschlicher Erfindungsgabe anzustellen, wie die Zirkulationsapparate. Fast alle Mittel, welche der Mensch zur Bewegung von Flüssigkeiten in der Technik anwendet, sind lange vor ihm schon in der Natur benutzt; Röhrenleitungen, Pumpen verschiedener Konstruktion, selbsttätige und gesteuerte Ventile und vieles andere. Man hat daher auch von den Anfängen physiologischer Forschung an die Bilder der Technik in die Sprache der Wissenschaft übernommen und sich den Sinn dieser in der Natur vorhandenen Apparate an den uns verständlicheren Apparaten der Technik klar zu machen gesucht. Man fragte sich: Warum ist diese und jene Einrichtung so und nicht anders getroffen? Kurz, die Frage nach dem Sinn oder der Zweckmäßigkeit hat, offen ausgesprochen, hier wie an anderen Stellen die Wissenschaft durch viele Jahre hindurch in hohem Maße beschäftigt.

Eine Zeitlang waren Fragen dieser Art in Mißkredit geraten, und man kam in den uns heute schon wieder etwas komisch anmutenden Verdacht, Teleologie zu betreiben, wenn man nur das Wort „Zweck" in den Mund nahm. Aber verblümt zogen sich Zweckmäßigkeitsbetrachtungen doch durch die Arbeiten dieser ängstlich rationalistischen Periode, und immer neue Worte wurden erfunden, um darüber hinwegzutäuschen, daß man ohne den Zweckbegriff doch nicht auszukommen imstande ist. Man fragte nicht mehr: Was hat diese oder jene Einrichtung für einen Sinn? sondern: Was bewirkt sie? und man erklärte sie nicht mehr für zweckmäßig, sondern für gut angepaßt[3]). Seitdem man sich daran gewöhnt hat, das Fragen nach dem Sinn einer Organisation oder eines Mechanismus als eine uns innewohnende Denkform anzusehen, hat die Behandlung solcher Probleme ihre Verfänglichkeit verloren, und es bleibt jedem überlassen, dabei stehen zu bleiben, daß es sich hier nur um eine „façon de parler" handelt, oder noch etwas weiteres dahinter zu suchen.

So soll denn auch hier der noch nicht oft im Zusammenhang behandelten Frage nach dem Sinn der großen Verschiedenheiten im Aufbau der Zirkulationsapparate nachgegangen werden.

Die Aufgaben des Blutumlaufs sind am Anfang dieses Aufsatzes schon einmal kurz aufgeführt[4]). Diese Aufgaben sind: Neu aufgenommene oder an irgendwelchen Stellen mobilisierte Nahrungsstoffe sollen allen Organen und Geweben zugeführt werden, Abfallstoffe bestimmten Organen übermittelt werden, um sie aus dem Körper herauszuwerfen, und intern erzeugte Substanzen und Zellelemente sollen dort hintransportiert werden, wo sie gebraucht werden. Auch ein unvollkommener Transportapparat wird diese Zwecke erfüllen können, wenn weder an eine bestimmt geregelte Zuteilung noch an die Schnelligkeit, mit der sie geschieht, besondere Anforderungen gestellt werden. Je lebhafter der Stoffwechsel eines Organismus ist, je empfindlicher er sich gegen Mangel an Sauerstoff und Anhäufung von Stoffwechselprodukten (im ganzen oder in

---

[1]) HESS: Pflügers Arch. f. d. ges. Physiol. Bd. 173, S. 243—264. 1919.
[2]) Vgl. auch die technologischen Betrachtungen von HESS in Bd. 7 (2. Hälfte) dieses Handbuchs.
[3]) Siehe hierzu u. a. J. v. UEXKÜLL: In- und Umwelt der Tiere. 2. Aufl. Berlin: Julius Springer 1921. — J. v. UEXKÜLL: Theoretische Biologie. Berlin: Gebr. Paetel 1920.
[4]) Siehe S. 4.

einzelnen seiner Teile) verhält und je schneller seine mechanischen Reaktionen ablaufen, um so geregelter wird die Blutbewegung sein müssen, denn die Menge der zu Gebote stehenden Flüssigkeit ist notwendigerweise beschränkt.

Wenn wir im chemischen Laboratorium mit einer beschränkten Menge eines Lösungsmittels eine Reihe von Operationen immer wieder von neuem vornehmen müssen, so ist uns das höchst unbequem, und wir führen dieselben gewöhnlich nacheinander und in vollständig getrennten Apparaten[1]) aus. Wohl hat man in Fabriken bisweilen Zirkulationsleitungen, die das Lösungsmittel mit dem jeweils gelösten von einem Apparat zum anderen und wieder zum ersten zurücktreiben, aber doch immer nur, wenn die Zahl der einzelnen Operationen nicht allzu groß ist und nicht bald mit einer Portion dieses mit einer anderen jenes und mit der Gesamtmenge wieder etwas anderes geschehen muß und dabei doch die Zusammensetzung der ganzen Masse im wesentlichen immer gleichartig gehalten werden soll. Technisch *denkbar* wäre aber auch die Lösung dieser Aufgabe besonders dann, wenn die Apparate, die die Einzelverrichtungen ausführen, nur der Durchleitung der Flüssigkeit bedürfen, wie das bei den Organismen der Fall ist, und wenn diese dann das übrige von sich aus übernehmen.

Je nach der Art der Aufgabe würde der Techniker zur Bewegung der gegebenen Flüssigkeitsmenge seine Röhrenleitungen verschieden anlegen und entweder einen oder mehrere Motoren aufstellen. Die Frage der Zeit, in welcher dieser oder jener Prozeß ablaufen muß, und der Grad der Genauigkeit, mit der die Zustände an den einzelnen Stellen aufrecht zu erhalten sind, wird für ihn bei seiner Konstruktion maßgebend sein. Eine Einrichtung, die im einen Fall ausreichend ist und als vollkommene Anpassnug an die geforderte Aufgabe angesehen werden kann, wird sich in einem anderen Fall als unbrauchbar erweisen.

Genau so bei den Organismen. Es gibt, wie dies v. Uexküll[2]) so treffend auseinandergesetzt hat, *keine schlecht angepaßten* oder unvollkommenen *Organismen*, denn sonst würden sie nicht existenzfähig sein. Das, was sie an Organen und Einrichtungen besitzen, ist für sie relativ[3]) vollkommen, und nur der naive Mensch, der das Kompliziertere und für gewisse Zwecke Überlegenere als das Bessere anzusehen geneigt ist, hält den Verdauungstraktus eines Wiederkäuers für etwas Vollkommeneres und Höheres als den geraden Darm eines Flußkrebses, oder die vier Füße eines Pferdes zur Fortbewegung für geeigneter als die Schlängelbewegungen einer Blindschleiche. Ein Automobil ist auch nicht deswegen vollkommener als ein Fahrrad, weil es schneller vorwärts kommt; jedes erfüllt an seinem Platz seine Aufgabe. Es kommt hier also auf die Bedürfnisfrage heraus.

Weshalb die Cölenteraten und manche Würmer, trotz oft ansehnlicher Körpergröße, ohne ein eigentliches Zirkulationssystem auszukommen imstande sind, weshalb dasselbe auch für sehr viele kleine Vertreter in anderen Stämmen der wirbellosen Tiere zutrifft, ist am Anfang[4]) zu erklären versucht worden.

---

[1]) Wir wollen beispielsweise eine feuchte Droge mit trockenem, sauerstofffreiem, kohlensäuregesättigtem Äther oftmals extrahieren. Dann werden wir möglicherweise genötigt sein, nach jeder Extraktion gewisse Stoffe aus der Lösung auszufällen, den Äther abzudampfen, zu trocknen, von Sauerstoff zu befreien und mit Kohlensäure zu beladen, bis wir ihn von neuem verwenden können. Das sind aber Prozeduren, die an Vielfältigkeit noch weit hinter dem zurückbleiben, was im Organismus zu leisten ist.

[2]) v. Uexküll: Zitiert auf S. 21.

[3]) Wenn Uexküll schlechthin sagt, jeder existenzfähige Organismus sei vollkommen in seine Umwelt eingepaßt, so kann das wohl als übertrieben gelten. Es genügt anzunehmen, wie man das früher auch getan hat, daß er gerade hinreichend angepaßt ist.

[4]) Siehe S. 5 ff.

Dort sind auch die Einrichtungen beschrieben, welche vikariierend für einen Zirkulationsapparat eintreten können. Wir haben daher hier nur auf Tiere einzugehen, die ein mehr oder weniger ausgebautes Blutgefäßsystem besitzen.

a) Der allgemeine Bauplan des Gefäßapparats.

Man kann hier nach funktionellen und morphologischen Gesichtspunkten zwei Grundtypen unterscheiden: einen *segmentalen Aufbau*, bei welchem durch alle Segmente mehrere Hauptgefäßstämme hindurchziehen, die in jeder Abteilung durch vielfache Querverbindungen miteinander und mit den in den Segmenten sich mehr oder weniger gleichmäßig wiederholenden Organen in Zusammenhang stehen, und einen *zentralisierten Aufbau*, bei welchem sich die Gefäße von einer Stelle (oder mehreren, aber nicht gleichwertigen) aus zu den Organen verteilen. Im ersten Fall (Nemertinen, Chätopoden usw.) handelt es sich also um eine *Nebeneinanderschaltung* aller von Blut durchflossenen Einzelteile, im anderen Fall (Arthropoden, Mollusken, Wirbeltiere) um eine *Hintereinanderschaltung* wenigstens einiger der wesentlichsten Organsysteme, während bei anderen die Nebeneinanderschaltung beibehalten ist. Dementsprechend dienen der Blutbewegung hier eine Reihe ineinander (meist ohne Grenze) übergehende Motoren, während dort nur ein Motor vorhanden ist, oder deren mehrere, die aber funktionell nicht gleichartig sind. Als Übergangsform[1]) zwischen beiden Typen kann der Amphioxus gelten.

Die *Hintereinanderschaltung mit einheitlichem Motor erscheint*, von rein technischen Gesichtspunkten aus betrachtet, *als das Vollkommenere*, weil sie eine *gleichmäßigere Versorgung* aller Organe mit sich bringt. Dieser Vorteil wird aber dadurch wieder aufgehoben, daß das *Leben* dieser Tiere *an der Integrität des einen Motors hängt*. Ein *Regenwurm* kann, wie viele andere Anneliden, in zwei oder *mehrere Stücke getrennt werden*, und jedes Teilstück kann weiter leben und die fehlenden Teile regenerieren, weil jedes sein in sich geschlossenes Gefäßsystem und die nötigen Motoren zum Umtrieb des Blutes besitzt (Abb. 14a). Bei allen Tieren mit *zentralisiertem Gefäßapparat* ist eine Querteilung, wenigstens für das eine Teilstück, *unbedingt tödlich*, und eine weitgehende Regenerationsfähigkeit würde ihm nichts nützen (Abb. 14b—h). Ebenso wird das lokale *Unwegsamwerden eines Kardinalgefäßes* beim Anneliden ohne jede schwere Folgen sein, nicht aber bei den Tieren mit Hintereinanderschaltung. Diese großen Nachteile müssen hier zugunsten der besseren Durchblutung mit in den Kauf genommen werden. Daher sind auch überall die Motoren und Kardinalgefäße in die Tiefe verlagert und nach Möglichkeit geschützt, während sie bei den Würmern zum Teil ganz oberflächlich verlaufen.

Bei den meisten Tieren mit *zentralisiertem Gefäßapparat* werden die *Respirationsapparate von der Gesamtblutmasse durchflossen*[2]), die übrigen Organe (mit Ausnahme der Niere bei den Lamellibranchiaten, Abb. 14d) nur von einem Teil. *Alle Organe hintereinander zu schalten*, würde außerordentliche Widerstände setzen und technisch große Schwierigkeiten bereiten. Ein Bedürfnis ist hierfür auch bei vielen Organen nicht einzusehen. Wohl aber beim Atemapparat, da eine *schnelle* und *weitgehende Befreiung des Blutes von Kohlensäure* und *Beladung mit Sauerstoff* meist für alle Organe *von Vorteil ist*. Alle anderen Prozesse haben mehr oder weniger Zeit: z. B. die Zuführung von Nahrungsstoffen, weil alle Gewebe und Zellen genügende Reserven haben, und die Abführung von nichtflüchtigen Substanzen

---

[1]) Im funktionellen, nicht im morphologischen Sinne gemeint.
[2]) Bei den Amphibien wird vermutlich nur ein Teil der gesamten Blutmasse bei jedem Umlauf durch die Lungen (resp. Kiemen) und die Haut gehen.

und von Wasser, da ein gewisser Spielraum besteht, wie schon daraus hervorgeht, daß Nierenexstirpation erst nach längerer Zeit zu Vergiftungserscheinungen führt. Es genügt daher offenbar, wenn nach einigen Umläufen das Blut Niere, Darm und andere Organe in seiner gesamten Masse durchströmt hat. Andererseits sind aber manche Organe vieler Tiere so empfindlich gegen Sauerstoffmangel, daß sich schon bald nach der Abdrosselung der Sauerstoffzufuhr Veränderungen in der Funktion nachweisen lassen.

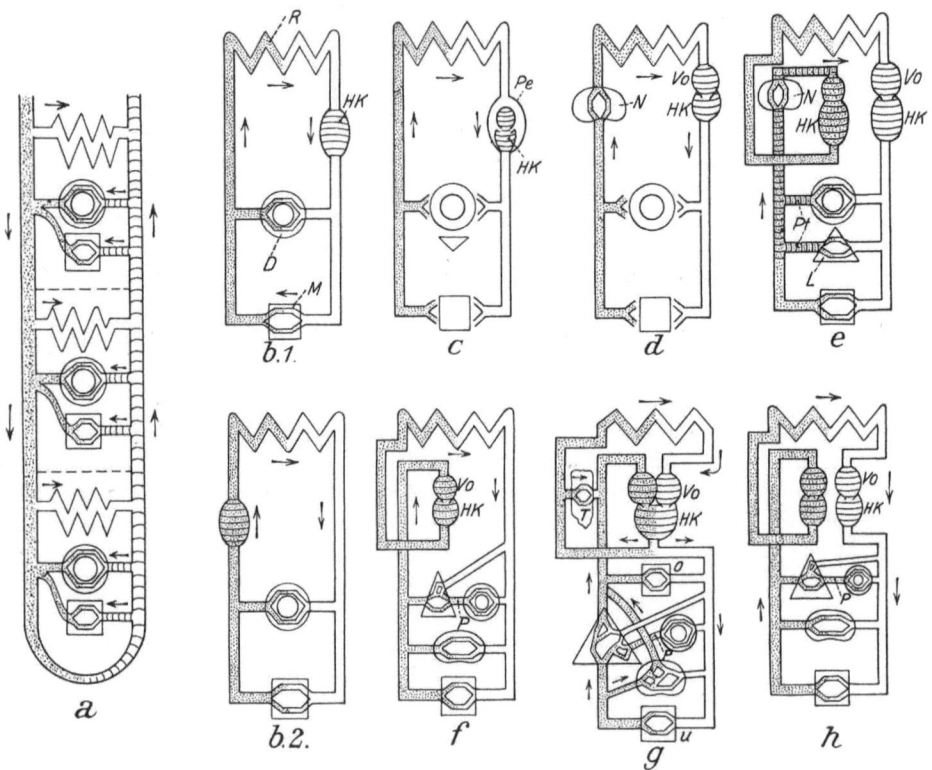

Abb. 14. Schematisch-technische Übersicht der Kreislauforgane verschiedener Tiertypen. Die Gefäße mit arterialisiertem Blut sind hell, die mit venösem Blut sind mit Punkten angefüllt. Die pulsierenden Teile sind geringelt. Der respiratorische Apparat (R) ist durch ein geschlängeltes Rohr, der Darmkanal (D) durch zwei konzentrische Kreise, die Leber (L) durch ein Dreieck, die Niere (N) durch eine Bohnenform, die Muskulatur und sonstige Organe (M) durch ein Viereck gekennzeichnet (in 14 g sind 2 Vierecke eingetragen wegen der verschiedenen Gefäßversorgung des Vorderkörpers o und des Hinterkörpers u. Hier ist außerdem wegen ihrer besonderen Versorgung noch die Haut T als unregelmäßig begrenzte Fläche gezeichnet). $H.K.$ Herzkammer; $P.$ Pfortader; $Pe.$ Perikard, $Pt.$ Peritonealtube; $Vo.$ Vorhof. a) Chätopoden, b) Tunicaten (b. 1. bei branchiofugalem, b. 2. bei branchiopetalem Herzschlag), c) höhere Crustaceen, d) Lamellibranchiaten, e) Cephalopoden, f) Fische, g) Amphibien (Frosch), h) Säugetiere.

Hiermit steht im besten Einklang, daß die *Tracheaten*, die zum Teil bei der Lebhaftigkeit ihrer Bewegungen einen sehr regen Stoffwechsel und hohen Sauerstoffverbrauch besitzen, mit einem *ganz primitiven Zirkulationsapparat auskommen*, weil durch die so feinverzweigten Tracheen Sauerstoff an alle Gewebe gebracht wird. Für die Zuführung von Nahrungsstoffen zu den Geweben und für die Fortschaffung nichtflüchtiger Stoffwechselprodukte reicht aber das einfache Herz (bei meist vollständigem Mangel verzweigter Gefäßbahnen) vollkommen aus. Wenn bald hier, bald da ein Stillstand der Blutbewegung eintritt, so kommt sie doch wieder in Gang, ehe Schädigungen auftreten.

Bei der Anlage der Schemata der Abb. 14 ist die Lage der *Respirationsapparate im Verhältnis zur Strömungsrichtung* des Blutes maßgebend gewesen. Sie sind also nach einem einheitlich *funktionellen* Gesichtspunkt entworfen, nicht aber nach einem vergleichend anatomischen, wenn auch in einigen der Schemata beide Auffassungen zum gleichen Bilde führen. Die *linke Seite* der Schemata (vom Beschauer aus gerechnet) *entspricht dem venösen Teil des Kreislaufs*, die rechte dem arteriellen.

Es empfiehlt sich, bei einer solchen vergleichend funktionellen Betrachtung das Wort *venös* und *arteriell nur im funktionellen* und nicht im anatomischen Sinne zu gebrauchen. Schon in der Physiologie der Säugetiere wird die doppelsinnige Benutzung der Worte „Vene" und „Arterie" oft störend empfunden, aber es ist wohl jetzt nach mehrhundertjährigem Gebrauch nicht mehr zu ändern, daß *das* Gefäß, welches venöses Blut vom Herzen zur Lunge führt, Lungen*arterie* heißt. Wo aber mehrere pulsierende Teile an verschiedenen Stellen angebracht sind, da wird man zweckmäßigerweise venös und arteriell nur im funktionellen Sinne verwenden und im Sinne der Strömungsrichtung von präbranchialen oder branchiopetalen [resp. präpulmonalen, präviszeralen usw.[1])] und postbranchialen oder branchiofugalen Gefäßen sprechen.

Ein Blick auf die Abb. 14 zeigt zunächst die allgemein bekannte Tatsache, daß bei den *Crustaceen* (c) und bei der Mehrzahl der Mollusken (*Lamellibranchiaten*, Gastropoden usw., d) der einzige vorhandene Motor in die arterielle Bahn eingeschaltet ist, bei den Fischen (f) dagegen in die venöse. Bei den *Tunicaten* (b) liegt das Herz abwechselnd in der arteriellen und venösen Bahn, je nachdem seine Schlagrichtung branchiofugal (b_1) oder branchiopetal (b_2) ist. Die Beobachtungen an den Tunicaten sind unter anderem deswegen so besonders wertvoll, weil sie den Schluß zulassen, daß es bei nur einem vorhandenen Motor ziemlich gleichgültig ist, ob dieser in die arterielle oder venöse Bahn eingeschaltet ist, denn die Zahl der Pulse einer Serie ist (wenigstens bei den Salpen) häufig in beiden Richtungen gleich groß oder bei einem Individuum in der einen, beim anderen in der anderen Richtung größer[2]). Hydrodynamisch wäre (bei Abwesenheit von Klappen) auch kein Grund einzusehen, warum dies anders sein sollte. Es liegt also von diesem Standpunkt aus kein Grund vor, unter *den* Tieren, bei denen Klappen eingebaut sind und bei denen das Blut nur in einer Richtung fließen kann, dem einen Typus den Vorzug zu geben. Schwierigkeiten werden sich in beiden Fällen durch die großen, hintereinandergeschalteten Widerstände ergeben.

Mit dem Auftreten eines lebhafteren Stoffwechsels und einer größeren motorischen Leistungsfähigkeit treten, wenn auch nicht überall, wieder *Hilfsmotoren* auf, je nach der Tierklasse in der venösen Bahn (*Cephalopoden*; Abb. 14e) oder in der arteriellen (*höhere Wirbeltiere*; Abb. 14g u. h); ja diese Hilfsmotoren können dynamisch das Übergewicht bekommen, sowie sie die größeren Widerstände (Körperkreislauf) zu überwinden haben.

Wenn man häufig die Ansicht vertreten sieht, die Entwicklung mehrerer Motoren bei den *höheren Wirbeltieren* verdanke dem *Luftleben* seine Entstehung, so kann das wohl als Irrtum angesehen werden, da sich bei den Mollusken derselbe Entwicklungsgang im Wasser zeigt. Hier kommt bei den Cephalopoden jederseits ein venöses Herz (Abb. 11; in 14 e ist nur eines gezeichnet) zur Ausbildung,

---

[1]) Diese Ausdrücke erscheinen mir handlicher als die häufiger gebrauchten Worte adpulmonal, adviszeral, abpulmonal und abviszeral, weil sie weniger leicht verwechselt werden.

[2]) SCHULTZE, L. S.: Jenaische Zeitschr. f. Naturwiss. Bd. 35, S. 225. 1901. — Für die gleichmäßige Verteilung aller Stoffe im ganzen Körper kann der Wechsel der Stromrichtung wohl sogar als vorteilhaft angesehen werden.

das den Kiemen vorgelagert ist und deren großen Widerstand überwindet. Vor den beiden Kiemenherzen liegt wiederum ein zeitlich früher pulsierendes Gefäßgebiet, das aus den Peritonealtuben der Vena cava und der Nierenvene besteht. Diese Teile kann man ohne großen Zwang funktionell mit dem rechten Vorhof der höheren Wirbeltiere vergleichen. Diese venösen Motoren beider Seiten sind in dem Schema (Abb. 14 e) zu einem Apparat zusammengefaßt, um den Vergleich mit dem Schema der Säugetiere vollständig zu machen.

In der Entwicklungsreihe der Wirbeltiere ist der Weg zur Erreichung eines sowohl auf der venösen wie auf der arteriellen Bahn mit hinreichenden Motoren versehenen Kreislaufes vergleichend anatomisch noch ziemlich deutlich zu verfolgen. Durch sehr komplizierte Schaltungen am Konus des Amphibienherzens[1]) wird in unvollkommener Weise bei nur einer Herzkammer das erreicht, was bei Vögeln und Säugern durch eine vollkommene Teilung in viel einfacherer Weise zustande kommt.

Eine Besonderheit der Wirbeltiere ist die Einschaltung des *Pfortadersystems* in die Blutbahn der Verdauungsorgane. Sie hängt mit der Ausbildung einer eigentlichen Leber zusammen, die als Gebilde von der gleichen Vielseitigkeit der physiologischen Aufgaben bei den wirbellosen Tieren fehlt. [Schon beim Amphioxus[2]) sind Leber und Pfortader vorhanden.] Durch die nochmalige Einschaltung eines Capillarnetzes wird hier ein neuer großer Widerstand geschaffen, der bei Bdellostoma (s. S. 20) durch ein besonderes Pfortaderherz überwunden wird. Im übrigen muß die vis a tergo allein genügen[3]). Daß dabei bald hier, bald dort vorübergehend Stasen auftreten, wird unausbleiblich sein; aber diese werden deswegen keine schweren Schädigungen mit sich bringen, weil die vom Pfortaderblut durchflossenen Teile auch noch unmittelbar durch arterielle Gefäße versorgt werden. Da der Zweck der Hindurchführung des von den Eingeweiden kommenden Blutes durch die Leber darin zu sehen ist, daß es hier durch Ablagerung resorbierter Stoffe auf seine normale Zusammensetzung zurückgebracht wird, und da andererseits Entleberung erst nach längerer Zeit Störungen des Gesamtorganismus hervorruft, so kann die Durchströmung des Pfortadersystems einen Grad von Unvollkommenheit besitzen, der bei anderen Organen, z. B. dem Atemapparat, deletäre Folgen haben würde. Unter normalen Verhältnissen genügt die geringe Triebkraft, die das Blut in der Pfortader noch hat. Die vielen Störungen, die sich aber unter pathologischen Bedingungen in der Leberfunktion zeigen, werden zum Teil mit diesen Unvollkommenheiten in Zusammenhang stehen.

Auch für die Beförderung der *Hormone* von den Stellen ihrer Bildung zu den Orten ihrer Wirksamkeit ist eine große Geschwindigkeit nicht erforderlich. Überall, wo eine schnelle Vermittlung zwischen zwei oder mehreren weit voneinander entfernten Organen notwendig ist, wird sie dem Nervensystem über-

---

[1]) Boas, J.: Morphol. Jahrb. Bd. 7. 1882. Ausführl. Referate über die vorliegende Literatur bei R. Tigerstedt: Zitiert auf S. 3 (dort auf S. 21) und bei E. Brücke: Zitiert auf S. 3 (dort auf S. 1025).

[2]) Zarnik, B.: Anat. Anz. Bd. 24, S. 609. 1904.

[3]) Diese vis a tergo ist bei allen Wirbeltieren mit venösem und arteriellem Herz noch einigermaßen groß. Bei den Fischen kann sie aber nur sehr gering sein, da der einzige, in der venösen Bahn gelegene Motor schon vorher den Widerstand der Kiemencapillaren und der Darmcapillaren zu überwinden hatte. Außerdem ist das Herz klein gegenüber der Körpermasse und der Blutdruck aus diesem Grunde und wegen der Vorschaltung eines elastischen Sackes (Bulbus aortae) schon in den Kiemengefäßen gering (W. Brünings: Pflügers Arch. f. d. ges. Physiol. Bd. 75, S. 599. 1899). Nach der Ansicht von Brünings ist daher eine Rückbeförderung des Blutes aus den Körpervenen und besonders aus der Leber zum Herzen nur dadurch möglich, daß eine Ansaugung des Blutes stattfindet. Diese soll so zustande kommen, daß das Perikard bei den Fischen relativ steif ist, so daß bei jeder Systole der Kammer nicht nur das in ihr enthaltene Blut in die Kiemen getrieben, sondern auch Blut aus den Venen in die Vorhöfe hineingesaugt wird.

lassen. Wo die Hormone als Vermittler eingreifen, da handelt es sich fast ausnahmslos um Vorgänge, bei denen es auf Sekunden, ja Minuten und selbst Stunden nicht ankommt. Dafür sind aber *diese* Wirkungen von Organ auf Organ um so anhaltender. So ist denn für die Verteilung der Hormonstoffe auch da hinreichend gesorgt, wo die Motoren des Blutes nur einen langsamen Umlauf gewährleisten oder wo durch Unterteilung des Blutstroms und gelegentliche Verlagerung von Blutbahnen die Ausschwemmung und Zuführung dieser Stoffe erst nach mehreren Umläufen zu Wirkungen führt. Die Notwendigkeit einer schnellen und alle Organe erreichenden Zirkulation liegt also vor allem auf dem Gebiet der Atmung, und sie ist um so dringender, je lebhafter der Stoffwechsel ist. Im allgemeinen reicht der Zirkulationsapparat selbst bei den höchsten Anforderungen, die an ein Tierindividuum gestellt werden, auch nach dieser Richtung hin aus, solange er intakt ist. *Selbst bei Tieren mit regem Stoffwechsel tritt auch bei größter körperlicher Arbeit das Versagen meist nicht von seiten der Zirkulationsorgane und der Atemapparate ein* (denn das Blut zeigt sich auch dann noch hinreichend arterialisiert), sondern von seiten der primär tätigen Apparate — der Muskeln — und der verarbeitenden Organe. So sammeln sich nach neueren Untersuchungen von A. V. HILL[1]) und seinen Mitarbeitern bei forcierter Muskelarbeit erhebliche Mengen von Milchsäure im Blut an, zu deren Zerstörung und Umwandlung in indifferente Substanzen die Organe längere Zeit brauchen[2]).

b) Ausgebreitete Gefäßperistaltik und instantane Pulsationen räumlich engbegrenzter Gefäßteile (Herzen).

Als ursprüngliche Form der Blutmotorik kann die peristaltische Bewegung aller Gefäße oder jedenfalls sehr ausgebreiteter Gefäßbezirke angesehen werden (s. S. 12 u. f.). Daß von vornherein eine Koordination in diesen Bewegungen, d. h. eine bevorzugte Richtung ihres Ablaufs, vorhanden war, ist wohl nicht anzunehmen, finden wir doch heute noch Tiere, bei denen sie fehlt, wo bald hier, bald dort eine Welle ihren Ursprung nimmt und sich nach beiden Seiten hin ausbreitet (Holothurien, einige Würmer). Bei den meisten jetzt lebenden Tieren mit Peristaltik der Gefäße laufen jedoch in der Regel die *Wellen in einer bestimmten Richtung* ab und treiben daher das Blut in nur einem Sinne vorwärts. Aber ebensowenig wie etwa bei den Bewegungen des Darmes der Wirbeltiere oder den periodischen Wellen der Körpermuskulatur der Würmer (welche der Lokomotion dienen) ist diese Richtung unabänderlich. Bei verschiedenen Tierarten der Articulaten kommen schon spontan hin und wieder antiperistaltische Systolen zur Beobachtung. Solche hat z. B. LASCH[3]) an dem langgestreckten Herzen von Hirschkäferlarven beobachtet. Sie erstrecken sich allerdings immer nur über wenige Segmente, bei Phoronis, einer Gephyree (?), sind solche Umkehrungen ganz physiologisch. Bei künstlicher Reizung sind sie beim Dorsalgefäß des Regenwurmes nach STÜBEL[4]) und eigenen Beobachtungen mit ziemlicher Sicherheit zu erzielen (lokale Kompression des Gefäßes, elektrische Reizung usw.). Die normale Wellenrichtung stellt sich allerdings meist bald wieder her. Bei einem Dytiscus (Wasserkäfer), dessen Herz zunächst in normaler Richtung (von hinten

---

[1]) Siehe hierüber die zusammenfassende Darstellung von A. V. HILL in Ergebn. d. Physiol. Bd. 22, S. 299 (320). 1923. — HILL, LONG u. LUPTON: Proc. of the roy. soc of London, Ser. B. Bd. 96, S. 438; Bd. 97, S. 84 u. 155. 1924.
[2]) Diese Versuche lassen allerdings noch eine andere Deutung zu, nämlich die, daß fixe Säuren zurückgehalten werden, um das CO_2-Defizit auszugleichen. Siehe hierzu G. V. ANREP u. R. K. CANNEN: Journ. of physiol. Bd. 58, S. 244. 1923.
[3]) LASCH: Zeitschr. f. allg. Physiol. Bd. 14, S. 312. 1913.
[4]) STÜBEL, H.: Pflügers Arch. f. d. ges. Physiol. Bd. 129, S. 1—34. 1909.

nach vorne) schlug, sah ich auf elektrische Reizung des Vorderendes den Herzschlag umkehren und während einer halben Stunde bis zum Absterben in der Richtung von vorn nach hinten erfolgen. Daß solche *antiperistaltische Wellen* möglich sind, erscheint von prinzipieller Bedeutung.

Wichtiger für die vorliegende Betrachtung ist die *Ausdehnung* der peristaltisch pulsierenden Gefäßteile. Hier finden sich fast alle Möglichkeiten realisiert. Bei den Würmern sind es bald alle Hauptgefäße, die solche peristaltische Bewegungen zeigen (Nemertinen, Phoronis, einige Hirudineen), bald nur einige derselben, während andere Hauptgefäße nicht nachweisbar an der Fortbewegung des Blutes aktiv beteiligt sind (Chätopoden). Ziemlich große Gefäßgebiete sind auch bei den *Cephalopoden* bei der Fortschiebung der Blutsäule tätig und weisen zum Teil deutlich *peristaltische* Bewegungen in einer bestimmten Richtung auf, während andere, die eigentlichen Herzen, sich fast in allen Teilen gleichzeitig zusammenziehen[1]). Bei den übrigen Mollusken pulsieren nur ganz beschränkte Teile *ohne* ausgesprochen peristaltischen Charakter. Dieser tritt im erwachsenen Zustand nur noch darin zutage, daß sich die Vorhöfe und die Kammer wie selbständig gewordene Teile eines peristaltischen Apparates nacheinander kontrahieren. *Dieser Rest des ursprünglichen funktionellen Zustandes* tritt auch bei den *Wirbeltieren*, besonders bei den Amphibien mit ihren vier nacheinander sich zusammenziehenden Herzabteilungen, noch deutlich zutage. Bei den Wirbeltieren läßt sich aber der *Übergang* von einer einheitlichen, *fortlaufenden, peristaltischen Welle* zu einer funktionellen Unterteilung in einzelne *aufeinanderfolgende Kontraktionen der Abteilungen* noch deutlich bei der individuellen Entwicklung verfolgen.

Sowohl beim *Hühnchen* wie bei *Rattenembryonen* beginnt der Herzschlauch am „venösen" Ende mit seinen Kontraktionen. Von hier läuft dann im folgenden Stadium eine peristaltische Welle zum Anfang der Aorta[2]). Später tritt mit der anatomischen Abgrenzung von Vorhof und Kammer an dieser Grenze eine kurze Pause im Ablauf der Bewegung ein. Der peristaltische Charakter bleibt aber in jeder Abteilung zunächst noch erhalten, und erst später ziehen sich alle Muskelelemente der gleichen Abteilung dem Anschein nach gleichzeitig zusammen. Derselbe *allmähliche Übergang einer fortlaufenden Peristaltik in eine abgehackte Peristaltik* ist nach Tschermak[3]) sehr schön bei der Entwicklung von *Fischembryonen* zu verfolgen.

Beim *Amphioxus*, der als Repräsentant der ursprünglichsten Wirbeltiere angesehen werden kann, bleibt der peristaltische Charakter mit bestimmter Richtung im Ablauf der Kontraktionswellen durch das ganze Leben erhalten. Hier sind es, wie bei den Würmern, sehr ausgedehnte Teile des Gefäßapparates, welche solche aktive Wellen zeigen[4]). Bei den *Tunicaten* haben die Bewegungen des pulsierenden Teiles auch ausgesprochen peristaltischen Charakter, aber wie bei den Wirbeltieren (von den Fischen aufwärts) beschränken sich die Pulsationen auf einen kurzen Gefäßabschnitt.

Unter den *Arthropoden* schließlich gibt es sowohl Vertreter, bei denen das (in diesem Fall sehr lange) Herz *peristaltische Wellen* zeigt, in deren Verlauf kurze Pausen an den Segmentgrenzen eingeschaltet sein können [Insekten[5])],

---

[1]) Vgl. S. 17.
[2]) Fano, G.: Cuore embrionale del pollo. Arch. per le scienze mediche. Vol. 14, S. 113—162. 1890. — Pickering, J. W.: The Embryonic heart. Journ. of physiol. Bd. 14, S. 391. 1893; Bd. 20, S. 169. 1896; hier auch ältere Literatur.
[3]) Tschermak, A.: Untersuchungen am embryonalen Fischherzen. Sitzungsber. d. Akad. d. Wiss., Wien. Mathem.-naturw. Kl. III, Bd. 118, 4. Febr. 1909.
[4]) Vgl. S. 20.
[5]) Hier kommen auch noch auxiliäre „Herzen" vor; s. S. 15.

als auch solche, bei denen das Herz sehr kurz ist und sich scheinbar in allen seinen Teilen gleichmäßig zusammenzieht (die meisten Crustaceen).

Man wird die Frage aufwerfen können, warum der ursprüngliche Typus weitausgebreiteter Gefäßpulsationen von peristaltischem Charakter so vielfach verlassen wurde und dem Typus engbegrenzter pulsierender Gefäße, die sich häufig in ihrer ganzen Ausdehnung gleichzeitig zusammenziehen, Platz gemacht hat. Jedem der beiden Typen wird man Vorteile und Nachteile zuschreiben dürfen.

Für die *schnelle Fortbewegung* eines leichtflüssigen Inhalts scheinen peristaltische Bewegungen von Röhren nicht besonders geeignet. Die Fortbewegung kann auch nur dann vollständig sein, *wenn die fortlaufende Kontraktionswelle das Lumen ganz zum Verschwinden bringt*[1]) oder wenn in *kurzen Abständen Klappen* eingebaut sind. Das erstere ist bisher nur bei Phoronis[2]) mit Sicherheit beobachtet worden; das letztere ist häufig der Fall. So finden sich sehr zahlreiche Klappen im Herzen der Insekten und an den Gefäßen der meisten Würmer.

Klappenapparate von Tieren mit lokal sehr ausgebreiteten Blutmotoren: Eine sehr große Zahl eigenartiger Klappen fand BÖHMIG[3]) bei der Nemertine Stichostemma. In den Gefäßwänden fand er in unregelmäßigen Abständen halbkugelige Zellen, welche in der Diastole nach außen vorspringen, sich aber während der Systole in das Gefäßlumen vorwölben. Bei den Chätopoden sind wiederholt Klappen, besonders im Dorsalgefäß, beschrieben, welche segmental angeordnet sind und sich in der Strömungsrichtung (nach vorne zu) öffnen. Am genauesten sind die Klappen bei Oligochäten (Regenwurm) studiert. Hier finden sich Klappen nicht nur an den Segmentgrenzen im Dorsalgefäß, sondern auch an den Abgangsstellen resp. Einmündungsstellen der Ringgefäße[4]). Zahlreiche Klappen finden sich auch bei den Hirudineen, und zwar hier nach den Beobachtungen von GASKELL[5]) in den *Lateralgefäßen*. Sie sind in der Regel geschlossen und öffnen sich erst, wenn die von hinten kommende peristaltische Welle die vordere Klappe jedes Segmentes erreicht. Dadurch wird das Blut vorzugsweise in die Ringgefäße hineingetrieben. — Auch bei den Insekten findet sich in der Regel im Herzen (Dorsalgefäß) an jeder Segmentgrenze eine Klappe, welche sich nach hinten zu schließt, wenn die Kontraktionswelle über das Segment fortgelaufen ist[6]). Bei allen diesen zuletzt genannten Klappen handelt es sich um sehr einfache, häutige Apparate, die in der Regel rein passiv bewegt werden. Aktiv ist dagegen bei den Arthropoden der Schluß der seitlichen Ostien, durch welche das Blut aus dem Perikardialraum bei der Diastole ins Herz hineinströmt.

Diese Klappen sind aber meist als insuffizient anzusehen, lassen also einen Teil des Blutes[7]) zurückströmen. Die Folge dieser Eigentümlichkeit ist, daß ein hoher Blutdruck nicht zustande kommen kann, und daß daher enge Capillaren ein unüberwindliches Hindernis bereiten würden. In der Regel erreichen die Capillaren bei den Tieren mit ausgesprochener Peristaltik der Blutgefäße (soweit sie feinere Gefäße überhaupt besitzen) auch längst nicht dieselbe Feinheit wie beispielsweise bei den höheren Wirbeltieren, und die Dichte der Capillaren ist geringer. Bei der relativen Trägheit ihres Stoffwechsels haben diese wirbellosen Tiere eine so ausgiebige Vascularisation auch nicht nötig.

---

[1]) Siehe hierüber die Ausführungen von HESS in seiner Arbeit über die Venenherzen im Fledermausflügel. Pflügers Arch. f. d. ges. Physiol. Bd. 173, S. 243. 1919.

[2]) Bei dem Wurm Phoronis ziehen sich die meisten Gefäße, besonders das Medialgefäß und die Gefäßblindsäcke, so vollkommen zusammen, daß sie ihren ganzen Inhalt vorwärtsschieben. (M. DE SELYS-LONGCHAMPS: Fauna und Flora des Golfs von Neapel. 30. Berlin 1907 und eigene, unveröffentlichte Beobachtungen.)

[3]) BÖHMIG: Zitiert auf S. 13.

[4]) JOHNSTON: Biol. bull. of the marine biol. laborat. Bd. 5. 1903.

[5]) GASKELL, J. F.: Philosoph. Transact. of roy. soc. of London, Ser. B. Bd. 205, S. 153 bis 210. 1914.

[6]) Literatur auf S. 16.

[7]) Da antiperistaltische Bewegungen sicher auch unter physiologischen Verhältnissen vorkommen und bisweilen zweckvoll sein können, so wären vollkommen suffiziente Klappen auch nicht von Vorteil.

Auf der anderen Seite ist für die Entwicklung eines höheren Blutdrucks und damit für die Überwindung größerer capillärer Widerstände ein einheitlicher Motor von großer Kapazität (oder auch deren mehrere, wenn sie in enger Koordination miteinander arbeiten) sehr zweckmäßig, besonders wenn sich das Reservoir an allen Stellen gleichzeitig zusammenzieht. Um dem Blut eine bestimmte Richtung zu geben, genügt das Vorhandensein *je einer vollständig suffizienten Klappe* am Eingang und am Ausgang des pulsierenden Reservoirs. Damit wird ein Übermaß an Engpässen vermieden, deren Vorhandensein jedesmal wieder zu einem Verlust an Triebkraft führen würde.

Klappenapparate bei Tieren mit engbegrenzten Blutmotoren: Selbst bei den Tieren, welche nur ein Herz, aber keine eigentlichen Gefäßbahnen haben (Copepoden, Cladoceren usw.) finden sich wohl ausgebildete und recht gut schließende Klappen bzw. Verschlußeinrichtungen. Die seitlichen, schlitzförmigen Ostien, durch die das Blut aus dem Perikardialraum einströmt, werden bei der Systole durch Ringmuskelzüge geschlossen. An der vorderen Ausströmungsöffnung ist eine häutige Klappe vorhanden, welche sich entweder passiv oder (bei manchen Copepoden) aktiv durch daran angebrachte Muskelfäden schließt und so das Zurückfluten des Blutes in das Herz in genügender Weise verhindert. Der Verschluß der Ostien geschieht auch bei *den* Crustaceen, welche über ein richtiges Gefäßsystem verfügen (Malakostraken und Xiphosuren), in der gleichen Weise wie bei den Entomostraken. Am Anfang der Aorta (oder der Aorten) finden sich aber manchmal bereits kompliziertere Klappenverschlüsse. So wird für die Xiphosuren angegeben, daß sie an dieser Stelle Semilunarklappen haben. Klappen dieser Konstruktion finden sich am Ausgang des Herzens auch bei den Lamellibranchiaten[1]) und Cephalopoden[2]), während der Verschluß am Eingang ins Herz durch Sphincteren besorgt wird. — Bei den Opistobranchiern sollen Klappen am Ausgang der Herzkammer fehlen. Wohl aber haben sie Atrioventrikularklappen[3]). Der Verschluß, der notwendig erscheint, um ein Rückströmen des Blutes während der Diastole zu verhindern, dürfte ähnlich, wie dies bei den Tunicaten geschieht (diese haben überhaupt keine Klappen und *können* keine haben, da das Herz periodenweise seine Schlagrichtung ändert), durch zirkuläre Einschnürungen an der Ausströmungsstelle erfolgen[4]). Bei allen diesen Tieren fällt gegenüber den Tieren mit ausgebreitetem Blutmotor die *Reduktion der Zahl der Klappen* (bzw. Verschlüsse) *auf das geringst mögliche Maß* auf. Dasselbe trifft auch für die *Wirbeltiere* zu. Hier sind zwar außer den *notwendigen* Klappen am Eingang und Ausgang der Kammern häufig noch Klappen in den Venen vorhanden, aber diese haben ja eine ganz andere Bedeutung als *die* Klappen, von denen hier die Rede ist (s. hierüber den Beitrag KAUFFMANN in Band 7, 2. Hälfte dieses Handbuches).

Von dieser Seite betrachtet, liegt offenbar der *größere Vorteil* auf seiten *der* Tiere, welche einen oder wenige *engbegrenzte Motoren* für die Blutbewegung haben. Dem stehen aber *sehr beträchtliche Nachteile* gegenüber, die bei den Tieren mit weitausgebreiteter Peristaltik der Blutgefäße fehlen. Setzen bei diesen Tieren die *Pulsationen an einem Teil des Gefäßapparates aus, so ist damit die Blutbewegung keineswegs aufgehoben,* und das Leben des Individuums ist nicht gefährdet. Über die nichtpulsierenden Stellen wird das Blut hinweggeschoben wie über diejenigen, meistens ziemlich ausgedehnten Gefäßstämme, welche keiner aktiven Bewegung fähig sind. Die Koordination der peristaltisch pulsierenden Gefäße ist auch die einfachste, die wir überhaupt kennen, und kann daher nicht leicht Störungen erleiden. Bei allen Tieren mit nur *einem* engbegrenzten Motor (Crustaceen) oder mit mehreren Motoren, die aber in steter Koordination miteinander arbeiten müssen (unter den Mollusken besonders die Cephalopoden und weiterhin die

---

[1]) WILLEM u. MINNE: Mém. de l'acad. de Belgique Bd. 57. 1898.
[2]) BAUER, V.: Mitt. d. zool. Stat. zu Neapel Bd. 19, S. 247. 1908.
[3]) STRAUB, W.: Pflügers Arch. f. d. ges. Physiol. Bd. 103, S. 429—432. 1904.
[4]) Diese zirkuläre und circumscripte Einschnürung, welche beim Tunicatenherzen jeweils an *dem* Herzende auftritt, von dem die Rhythmen zur Zeit ausgehen, ist von SCHULTZE (Jenaische Zeitschr. f. Naturwiss. Bd. 35, S. 221. 1901) eingehend beschrieben. Sie schließt das Herz, wie ich an vitalgefärbten Salpen (Salpa democratica) beobachten konnte, fast vollkommen nach rückwärts ab und läuft unter Vorwärtsschiebung der Blutmasse zum anderen Herzende hin. Dadurch wird zugleich ein Rückströmen verhindert.

höheren Wirbeltiere), *bringt schon eine Störung der Koordination* (Überleitungsstörungen) *schwere Schädigungen mit sich*, und ein Funktionsausfall des Motors führt notwendigerweise den Tod des Individuums herbei. Deshalb ist das Herz dieser Tiere als das für das Leben aller übrigen wichtigste Organ auch besonders gut geschützt, während die pulsierenden Gefäße, z. B. bei den Würmern, zum Teil dicht unter dem Hautmuskelschlauch liegen dürfen.

Die Fähigkeit vieler Anneliden, sich durch Querteilung zu vermehren oder bei akzidenteller Zerstückelung weiterzuleben und die fehlenden Teile durch Regeneration zu ergänzen, ist nur dadurch möglich, daß durch den ganzen Körper pulsierende Gefäße hindurchziehen. Während sonst z. B. beim Regenwurm die peristaltischen Wellen des Dorsalgefäßes am Hinterende des Tieres beginnen, stellt sich der Kreislauf bei querer Durchtrennung nach den Untersuchungen von STÜBEL[1]) und eigenen Beobachtungen auch am vorderen Halbtier dadurch schnell wieder her, daß in diesem die Wellen von nun an ihren Ausgangspunkt von seinem neuen Hinterende nehmen.

Die Koordination der Bewegungen mehrerer engbegrenzter Blutmotoren baut sich auf einen ursprünglich vorhandenen peristaltischen Typus auf, indem Gefäßteile, welche zwischen ihnen liegen, ihre Eigenbeweglichkeit mehr oder weniger verloren haben und nun im wesentlichen nur noch zur Überleitung dienen; andererseits sind meistens die noch stark pulsierenden Teile (jeder in sich) vom peristaltischen Typus in den synchronen Typus übergegangen[2]). Liegen diese pulsierenden Teile weit auseinander (Cephalopoden), so ist die Koordination wesentlich erschwert, weil dadurch besondere, den Pulsschlag regulierende Apparate nötig geworden sind[3]). Einfacher und um so störungsfreier werden die Verhältnisse dadurch, daß die einzelnen Motoren, obwohl sie in ganz verschiedene Teile des Gefäßapparates eingebaut sind, in nahe räumliche und funktionelle Beziehungen zueinander gebracht werden, wie das bei den höheren *Wirbeltieren* der Fall ist. Der Ausgangspunkt bleiben die Einströmungsöffnungen, aber sie gelangen durch quere Verbindungen in ein Abhängigkeitsverhältnis voneinander, und so wird in einem Teil des Gefolgsapparates (linke Herzseite) die Bewegungsrichtung gegenüber den ursprünglichen Verhältnissen umgekehrt. Die funktionelle Verknüpfung der Teile untereinander nach Art der peristaltischen Erregungsüberleitung wird hier dadurch deutlich, daß die einzelnen Abteilungen in umgekehrter Reihenfolge schlagen, wenn es gelingt, den normalerweise sich zuletzt kontrahierenden Teil (z. B. beim Froschherzen den Bulbus aortae) zum Ausgangspunkt der Erregung zu machen[4]).

Nur bei wenigen Tieren mit ausgedehnter Tätigkeit der Gefäße zeigen sämtliche oder wenigstens alle *großen* Gefäße rhythmische Peristaltik. Meist sind auch einige der großen Gefäße davon ausgenommen [Nermertinen, Chätopoden[5])]. Auch dies muß als zweckmäßig angesehen werden. Liefen über alle Gefäße Wellen ab, so würde eine geordnete Bewegung des Blutes Schwierigkeiten bereiten, denn bei der Überleitung der Wellen durch die verbindenden Ringgefäße würden sich die Wellen gegenseitig stören. Entweder gehen die Wellen von einem Longitudinalgefäß (meist dem Dorsalgefäß) noch auf die Ringgefäße über, aber nicht auf *die* Längsgefäße, in die sie einmünden (Oligochäten), oder alle Längsgefäße zeigen Pulsationen, aber die Verbindungsgefäße verhalten sich in ihrem ganzen Verlauf passiv (Nemertinen) oder wenigstens in der Nähe der Verbindungsstellen mit den Längsgefäßen (manche Hirudineen).

---

[1]) STÜBEL, H.: Zitiert auf S. 15.
[2]) Vgl. S. 28 die embryonalen Verhältnisse.
[3]) Siehe weiter unten S. 60 hemmende und fördernde Nerven.
[4]) Näheres in TIGERSTEDT: Zitiert auf S. 3. Hier Bd. II, S. 154 ff. Dieses Handbuch Bd. 7, Beitrag ROTHBERGER.
[5]) Siehe S. 13 ff.

Eine Ausnahme bilden die Blutgefäße von Phoronis[1]), einer Gephyree(?), welche alle (bis auf die Capillaren des Verdauungstraktus) rhythmische Bewegungen ausführen oder ausführen können. In der Regel verhält sich aber eines der Hauptgefäße mehr passiv, wenn das andere stark tätig ist. Die blindsackartigen Seitendivertikel (in den Tentakeln und in der Leibeshöhle) pulsieren ganz selbständig und ohne Rücksicht auf den Hauptkreislauf.

Häufig besitzen aber die in der Norm an der Blutbewegung aktiv nicht teilnehmenden Gefäße noch die Fähigkeit, unter Umständen wieder rhythmische Bewegungen aufzunehmen. So ist wiederholt bei Chätopoden beobachtet worden, daß das Ventralgefäß, das in der Regel nicht pulsiert, gelegentlich peristaltische Wellen zeigt, die aber keine besondere Kraft haben. Diese Eigenschaft mag dieses Gefäß dazu befähigen, im Bedarfsfall als Hilfsmotor zu dienen. Unter welchen Bedingungen diese Gefäße es tun, ist nicht bekannt; man darf aber vielleicht annehmen, daß die Ursache in Zirkulationsstörungen gelegen ist, welche zur Asphyxie führen. Zahlreiche Beobachtungen an anderen Tieren sprechen dafür, daß das Erstickungsblut nicht nur die Pulsationen *der* Gefäßteile, welche schon normalerweise rhythmische Bewegungen zeigen und als Motoren dienen, verstärkt und beschleunigt[2]), sondern daß es in anderen Gefäßen, die normalerweise keine Pulsationen aufweisen, soweit sie überhaupt noch mit Muskeln versehen sind, rhythmische Bewegungen peristaltischen Charakters hervorruft. So zeigen die Blutgefäße in den Armen von Cephalopoden gewöhnlich keine oder sehr schwache Pulsationen; werden die Arme aber vom Körper abgetrennt, so tritt, wie zuerst FREDERICQ[3]) sah, eine sehr deutliche rhythmische Peristaltik an denselben auf. Ebenso zeigen die Blutgefäße von Wirbeltieren nach dem Aufhören der Herzbewegungen zunächst keine Kontraktionen; mit der Zeit werden sie aber sehr deutlich[4]). Die an diesen Gefäßen auftretenden Bewegungen haben aber offenbar peristaltischen Charakter, und zwar vielleicht mit bevorzugter Richtung, wie man daraus schließen könnte, daß das Blut nach dem Tode des Gesamttieres aus den Arterien in die Venen und das rechte Herz gedrängt wird[4]).

Auch bei *den* Gefäßen, welche — beispielsweise bei den Chätopoden — schon normalerweise pulsieren, sieht man von den peristaltischen Wellen unabhängige Schwankungen ihrer Füllung. Derartige *„Tonusschwankungen"* scheinen *zu den primitiven Eigenschaften der Gefäße zu gehören.* Es ist daher die Möglichkeit nicht von der Hand zu weisen, daß bei *den* Tieren, bei denen sich die treibende Kraft für die Zirkulation an bestimmten engbegrenzten Gefäßstellen lokalisiert hat, den *übrigen* Gefäßen die Fähigkeit zu tonischen Schwankungen erhalten geblieben ist, während ihre Fähigkeit zu rhythmischen Kontraktionen in den Hintergrund trat. *Diese tonischen Eigenschaften der Blutgefäße,* so könnte man annehmen, sind bei höherer Entwicklung des Gefäßapparates durch Vermittlung vasomotorischer Nerven mehr oder weniger unter die Herrschaft des Zentralnervensystems geraten und dienen fortan zur *Regulation der Blutfülle* der einzelnen Organe und zur Regulation des Blutdrucks. *Eine Auffassung dieser Art gibt dem Bild der Entwicklung des Zirkulationsapparates eine größere Einheitlichkeit.*

Auch bei den engbegrenzten Motoren der Zirkulation ist ja andererseits

---

[1]) Literatur und Abbildung S. 47.
[2]) Beispielsweise werden die peristaltischen Pulsationen der „akzessorischen Herzen" in den Beinen von Heuschrecken und manchen anderen Insekten besonders lebhaft, wenn man die Beine vom Körper abtrennt. Erst nach Stunden werden sie schwächer, um schließlich zum Stillstand zu kommen.
[3]) FREDERICQ, L.: Arch. de zool. exp. Bd. 7, S. 535ff. 1878.
[4]) Siehe hierüber die Beiträge von ATZLER u. LEHMANN und von FLEISCH in Band 7, 2. Hälfte dieses Handbuchs.

die tonische Fähigkeit nicht verlorengegangen und tritt bei manchen Herzen, z. B. dem der Schildkröten[1]), mit besonderer Deutlichkeit hervor.

Da die *ursprünglich rhythmisch-peristaltischen Fähigkeiten* der Gefäße, auch wenn diese nur noch als Leitungsröhren von variablem Lumen dienen, fast nie ganz verlorengegangen sind, so ist es gut zu verstehen, daß sie im Bedürfnisfall an beliebiger Stelle des Zirkulationsapparates wieder *zur vollen Entfaltung kommen* und zur Bildung „auxiliärer Herzen" führen können, wie wir das im Kreis der Wirbeltiere bei den Portalherzen von Bdellostoma und den Venenherzen der Fledermäuse sehen.

III. Physiologie der Motoren (Herzen).

a) Systole und Diastole.

Bei allen Blutmotoren, die untersucht sind, liegt der Nachdruck der Bewegung in der Systole. Die Diastole ist in der Regel passiv und kann in den meisten Fällen auf die vis a tergo zurückgeführt werden.

Durch die Passivität des Ausdehnungsvorganges unterscheidet sich die Motorik des Blutes nicht unwesentlich von der der Atemapparate vieler Tiere. Beispielsweise bei den Säugetieren ist die Inspiration, also die „Diastole des Thorax", der aktivere Vorgang und die Exspiration erfolgt bei ruhiger Atmung passiv und nur bei forcierter Atmung aktiv. Ebenso ist bei den Insekten die Einatmung aktiver Natur, während die Ausatmung teilweise durch elastische Kräfte zustande zu kommen scheint.

Eine Füllung der pulsierenden Teile des Zirkulationsapparates durch das mit einem gewissen Restdruck zurückströmende Blut kann aber nur bei *den* Tieren eine Rolle spielen, bei denen die zurückführenden Gefäße unmittelbar in das Herz übergehen, die also ein im wesentlichen geschlossenes Gefäßsystem besitzen. Bei all *den* Tieren aber, die ein offenes Gefäßsystem haben, vor allem da, wo das *zurückströmende Blut zunächst in einen Perikardialraum* und von dort erst durch sog. „venöse Ostien" in das Herz gelangt (Crustaceen, Tracheaten), ist es mechanisch *ausgeschlossen, daß die vis a tergo das Herz mit Blut auffüllt.* Selbst wenn das Blut noch mit einem gewissen Druck in den Herzbeutel (resp. den Perikardialsinus) einströmen würde, so würde es auch bei vollkommen erschlaffter Herzwand keine Ursache haben, durch die geöffneten Ostien in das Herzlumen einzutreten. Hier *müssen also diastolische Einrichtungen vorhanden sein*, Einrichtungen, die das Herz selbst zu erweitern bestrebt sind, so daß eine Ansaugung von Blut aus dem Perikardialraum stattfindet. Diese Einrichtungen können passiver oder aktiver Natur sein. Die letzteren beanspruchen das größere Interesse.

Besondere *muskulöse Herzdilatatoren* sind bisher nur bei den Cladoceren und bei den Insekten beschrieben. Nach noch unveröffentlichten eigenen Beobachtungen scheinen auch die Squilliden Einrichtungen dieser Art, wenigstens im Larvenstadium, zu besitzen.

So sah WEISSMANN bei der Cladocere Leptodora feine Muskelzüge, welche dorsal und ventral von der Herzwand zur Körperwand hinziehen und sich während der Diastole rhythmisch unter gleichzeitiger Öffnung der Ostien kontrahieren. Ähnliche Beobachtungen können leicht auch an anderen Cladoceren (Daphnia-Arten) angestellt werden. Die Entscheidung, ob diese Muskeln sich wirklich bei jeder Diastole zusammenziehen oder nur tonisch gespannt sind und gegenüber der systolischen Verkleinerung des Herzens durch ihre Elastizität wirken, ist am normalschlagenden Herzen nicht leicht zu treffen. Bei stark verlangsamtem und unregelmäßig gewordenem Herzschlag während des Absterbens gewinnt man aber durchaus den Eindruck, daß eine aktive Tätigkeit vorliegt. Anderseits scheint

---

[1]) FANO, G.: Festschr. f. Carl Ludwig, S. 287. Leipzig 1887. — BOTAZZI, F.: Riv. di scienze biol. Bd. 2. 1900. — BOZTAZI, F.: Zeitschr. f. allg. Physiol. Bd. 6, S. 140. 1906. — OINUMA, S.: Pflügers Arch. f. d. ges. Physiol. Bd. 133, S. 500—517. 1910.

aber auch die Herzwand eine ziemliche Elastizität zu besitzen und sich wie ein Schwamm nach jeder Systole wieder auszudehnen, wodurch die Arbeit der diastolischen Muskeln wesentlich unterstützt würde.

Bei den Insekten sind lange Zeit die Musculi alares (Flügelmuskeln) des Herzens als Dilatatoren angesehen worden, bis diese Anschauung — wohl bei der Mehrzahl der Zoologen — hauptsächlich durch GRABER[1]) ins Wanken gebracht worden ist, — wie mir scheint, mit Unrecht.

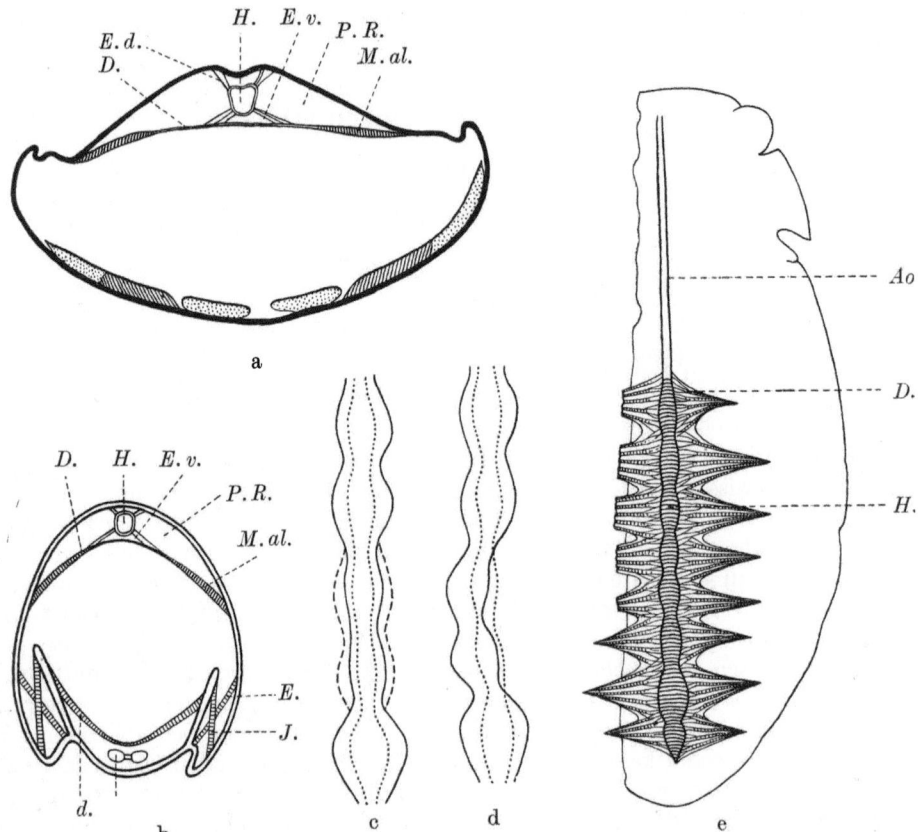

Abb. 15. Halbschematische Abbildungen des Insektenherzens und seiner topographischen Lage. a) Querschnitt durch den Hinterkörper eines Dytiscus nach KUHL (1924); b) dasselbe von einer Heuschrecke nach GRABER (1876); c) und d) Konturen des lebenden Herzens eines Dytiscus, c) nach doppelseitiger Durchschneidung der M. alares im Bereich zweier Segmente, d) nach einseitiger Durchschneidung derselben Muskeln. Die ausgezogene Kontur bedeutet die Stellung in Diastole, die punktierte die in der Systole. In c) ist die Diastolestellung vor der Durchschneidung der Muskeln gestrichelt angedeutet. e) Aufsicht eines freigelegten Herzens von Dytiscus von der Ventralseite gesehen (frei nach KUHL). *H.* Herz; *P.R.* Perikardialraum; *D.* „Diaphragma"; *E. d.* und *E. v.* dorsale und ventrale Aufhängebänder des Herzens; *M. Al.* Musculi alares; *d.* ventrales „Diaphragma"; *J.* Inspirations-, *E.* Exspirationsmuskeln; *Ao.* Aorta.

Die anatomischen Verhältnisse sind wiederholt genau beschrieben[2]) und besonders in neuerer Zeit durch KUHL[3]) an dem Wasserkäfer Dytiscus wieder eingehend untersucht. Das

---

[1]) GRABER, V.: Über den propulsatorischen Apparat der Insekten. Arch. f. mikroskop. Anat. Bd. 9, S. 129—196 (157!). 1873.

[2]) Siehe V. GRABER; ferner A. BERLESE: Gli insetti. Bd. I, S. 760. Milano 1909 u. CHR. SCHROEDER: Handb. d. Entomol. Bd. I, S. 382. Jena: Fischer 1913.

[3]) KUHL, W.: Bau des Zirkulationssystems von Dytiscus. Zool. Jahrb., Abt. f. Anat. Bd. 46, S. 75. 1924.

meist langgestreckte Herz (*H*) ist dorsal mit feinen, elastischen bindegewebigen Fäden am Chitinpanzer aufgehängt (Abb. 15 a u. b). Unter dem Herzen fort zieht das „Diaphragma" (*D*), eine vielfach durchlöcherte Membran, welche den perikardialen Raum (*P. R.*) ventralwärts von der Leibeshöhle abtrennt. Dieses besteht im wesentlichen aus den *Flügelmuskeln* (Abb. 15 a, b u. e, *M. Al.*), welche nach der Mitte zu in Bindegewebe übergehen und sich seitlich an den Tergiten anheften. *Das Diaphragma ist aber seinerseits wieder mit der Herzwand durch Bindegewebszüge verbunden.*

Diese Bauverhältnisse machen es von vornherein wahrscheinlich, daß eine *Verkürzung der Flügelmuskeln* während der Diastole, wie sie mehrfach und auch von GRABER beobachtet worden ist, *zu einer Erweiterung des Herzens führen muß*. Ein direktes Angreifen dieser Muskeln an der Herzwand, wie es *vor* GRABER angenommen wurde, wäre für den Zweck der Erweiterung weit ungeeigneter. GRABER sieht aber gerade in der indirekten und meist nur schwachen Verbindung zwischen Diaphragma und Herzwand und in der Tatsache, daß das Herz nach Durchtrennung der Flügelmuskeln noch weiterpulsiert, einen Beweis dafür, daß diese Muskeln nicht diastolisch wirken. Sie sollen nach seiner Ansicht auf die Körperhöhle drücken und so Blut durch die Zwischenräume des Diaphragmas in den Perikardialraum treiben[1]). Auch KUHL glaubt nicht an die diastolische Wirkung, weil er sich vergeblich bemüht hat, mit dem Mikroskop aktive Bewegungen an den Flügelmuskeln festzustellen.

Einige orientierende Versuche führen mich aber zu der Ansicht, daß die *alte Anschauung der diastolischen Wirkung doch zu Recht besteht*.

Durchtrennt man bei Dytiscus nach Freilegung des Herzens im Abdomen die Flügelmuskeln auf einer Seite im Bereich von 2—3 der mittleren Segmente, so wird das Herz an dieser Stelle nach der anderen Seite verlagert (Abb. 15 d). Die Flügelmuskeln sind also zum mindesten elastisch gespannt. Bei jeder Systole wird das Herz durch Längsverkürzung des Herzschlauches gegen die Mittellinie hingezogen (punktierte Kontur), um bei der Diastole wieder stark nach der Seite gezogen zu werden. Dabei sieht man, wie sich das ganze Gewebe um die Flügelmuskeln auf der unverletzten Seite seitwärts verschiebt. Die Diastole des Herzschlauches ist im Bereich der betroffenen Segmente, und zwar auf der verletzten Seite, abgeschwächt (Abb. 15 d). — Werden die Flügelmuskeln auch auf der anderen Seite im Bereich der gleichen Segmente durchschnitten, so rückt der Herzschlauch wieder in die Mitte (Abb. 15 c). Er pulsiert zwar auch hier, wie GRABER ganz richtig für den Fall der Durchtrennung aller Flügelmuskeln angibt, aber die Erweiterung und Verbreiterung während der Diastole ist sehr viel geringer als in den weiter nach vorn und nach hinten gelegenen Segmenten, an denen die Flügelmuskeln intakt sind.

Reizt man die Gegend der Flügelmuskeln unipolar, mit kurzen, faradischen Reizen, so sieht man häufig an der Reizstelle eine schnelle, vorübergehende Inskription in querer Richtung, also in der Verlaufsrichtung der Flügelmuskeln, auftreten[2]). Länger andauernde Reizperioden führen aber nicht zu einer lokalen Diastole, wenn auch die diastolische Erweiterung des Herzens im betreffenden Segment stärker und anhaltender zu sein scheint. Man könnte dies so deuten, daß die Flügelmuskeln eines dauernden Tetanus nicht fähig sind oder die Systole des Herzschlauches nicht überwinden können.

Alles dies zusammengenommen erweckt doch den bestimmten Eindruck, *daß sich die Flügelmuskeln während der Diastole aktiv zusammenziehen und dabei zu einer Erweiterung des Herzschlauches führen*.

Diese selbständige, diastolische Zusammenziehung ist allerdings meist schwer zu beobachten, weil es nicht leicht zu entscheiden ist, wieviel von den beobachteten Bewegungen auf das Konto der systolischen Zusammenziehung und der diastolischen Erschlaffung des Herzschlauches kommt. Ein ganz ähnlich aufgebautes, rhythmisch sich zusammenziehendes Diaphragma hat aber GRABER[3]) bei Orthopteren und Libellen auf der *Ventralseite* des Ab-

---

[1]) Eine derartige Funktion wäre wohl bei *den* Insekten möglich, bei denen das Diaphragma gewölbt ist (Abb. 15 b), nicht aber bei solchen, bei denen es ganz flach aufgespannt ist (a).

[2]) Zugleich können sich auch die darunterliegenden, dorsalen Längsmuskeln des Abdomens zusammenziehen.

[3]) GRABER, V.: Pulsierender Bauchsinus der Insekten. Arch. f. mikroskop. Anat. Bd. 12, S. 575—582. 1876.

domens beschrieben (Abb. 15 b, *d*). Bei diesem fällt der Einwand fort, daß die Bewegungen passiver Natur sein könnten. Diesem ventralen „Diaphragma" schreibt GRABER ebenfalls die Bedeutung zu, daß es bei der Kontraktion Blut durch seine Zwischenräume in den Ventralsinus hineinsaugt oder, wie KUHL will, als Schüttelapparat für das Blut dient. Diese Bedeutung des Diaphragmas kann nebenher wohl auch dem dorsalen „Diaphragma" (*D.*) zukommen, aber im wesentlichen wird man ihm doch eine diastolische Funktion für das Herz zuerteilen müssen. Bei all den Tieren, welche einen flachen Hinterleib haben und bei denen das Diaphragma nicht gewölbt ist (z. B. Wasserkäfer, Abb. 15 a), kann eine andere Funktion überhaupt nicht in Frage kommen.

Ligamente, welche das Herz dorsal und ventral zu beiden Seiten mit dem Panzer bzw. mit dem wieder an den umliegenden Organen befestigten Perikard verbinden, finden sich aber bei wohl allen Arthropoden, besonders schön bei den dekapoden Krebsen (Abb. 9, S. 16). Bisweilen sind in diesen Ligamenten Muskelfasern gefunden worden, aber zuverlässige Angaben über rhythmische Tätigkeit derselben fehlen. Sicher sind sie auch nicht allgemein verbreitet. Da die Ligamente dehnbar (elastisch) sind, so wird man ihnen die Rolle *passiv diastolischer Apparate* zuschreiben dürfen. Erst neuerdings hat HOSHINO[1]) nachgewiesen, daß die Füllung des Herzens bei Limulus nur unvollständig erfolgt, wenn die dorsalen Ligamente durchtrennt sind. Dasselbe ist auch für andere Arthropoden mit Sicherheit anzunehmen. Aber immerhin füllt sich das Herz auch noch nach Durchtrennung der dorsalen Ligamente und breiter Eröffnung des Herzbeutels recht gut, wie man sich leicht bei größeren Dekapoden überzeugen kann:

Entfernt man bei einem Flußkrebs, Hummer oder Taschenkrebs den hinteren dorsalen Teil des Carapax, so liegt das weiterschlagende Herz frei im blutgefüllten Perikardraum. Bringt man jetzt einen Tropfen einer Farblösung in diesen hinein, so sieht man, wie bei der nächsten Diastole das mit dem Farbstoff vermischte Blut durch die Ostien in die Kammer hineingesaugt und durch die Aorten bei der folgenden Systole ausgetrieben wird[2]). Auf diese Weise kann man die Tiere leicht vital injizieren. Auch am ausgeschnittenen, in Ringerlösung liegenden Herzen von Flußkrebsen sah ich, daß ein Tropfen einer Farblösung, auf die Ostien gebracht, bei der Diastole noch in das Herz gesaugt werden kann, wenn auch sehr viel unvollkommener und langsamer als beim Herzen in situ.

Als treibende Kräfte für die Füllung bei der Diastole bleiben also hier nur noch *Kräfte* übrig, *welche in der Herzwand selbst gelegen sind*. Wahrscheinlich sind es elastische Kräfte, die aber nicht sehr groß sein können, da das Herz bei größeren Arthropoden zusammenfällt, wenn es nicht in Flüssigkeit liegt.

Bei dem sicher sehr geringen Druck in den kardiopetalen Kiemengefäßen der dekapoden Krebse wird eine Ansaugung des Blutes in den Perikardraum der Zirkulation förderlich sein. Unbedingt notwendig ist sie zwar nicht, da ja, wie lange bekannt ist (s. oben), die Zirkulation noch nach Eröffnung dieser Höhle weitergeht. Diese *Aspiration in den Herzbeutel* kann aber mechanisch nicht durch die Aspiration der Herzkammer, während ihrer Diastole erklärt werden, wie LEONTOWITSCH[3]) offenbar meint. Vielmehr wird hier an ein ähnliches Prinzip gedacht werden müssen, wie es BRÜNINGS[4]) für die Ansaugung des Blutes in die Vorhöfe des Fischherzens aufgestellt hat: Zieht sich die Kammer zusammen, so wird bei steifem oder fest mit der Umgebung verwachsenem Perikard während jeder Systole der Herzkammer ein negativer Druck im Peri-

---

[1]) HOSHINO, N.: Pflügers Arch. f. d. ges. Physiol. Bd. 208, S. 245. 1925.
[2]) BETHE, A.: Arch. f. mikroskop. Anat. Bd. 44, S. 579 (585). 1895.
[3]) LEONTOWITSCH, A.: Zeitschr. f. allg. Physiol. Bd. 12, S. 337. 1911. L. durchschnitt bei Palaemon die Sinus vor den Kiemen und setzte die Tiere bei klaffender Wunde in Seewasser mit etwas defibriniertem Säugetierblut. Die Blutkörperchen waren nach einiger Zeit im ganzen Körper zu sehen, wodurch die Aspiration an sich bewiesen erscheint.
[4]) Vgl. S. 26, Anm. 3.

kardraum entstehen und dadurch Blut von den Kiemen her in diesen hineingesaugt werden. *Die Ansaugung in den Perikardraum wäre also systolisch, die Ansaugung aus dem Perikardraum diastolisch.*

Über die *Art der Kontraktion des Herzens* wirbelloser Tiere hat die Untersuchung des *Elektrokardiogramms*, die besonders durch P. HOFFMANN[1]) durchgeführt ist, zu wichtigen Schlüssen geführt. Es hat sich herausgestellt, daß die Zusammenziehung des spontan schlagenden Herzens bei allen untersuchten Arthropoden (Astacus, Maja, Limulus) einen ausgesprochen *tetanischen Charakter* hat. Wird bei Limulus ein Seitennerv des Herzens (s. S. 51) mit einem einzelnen Induktionsschlag gereizt, so erhielt HOFFMANN eine Einzelerregung des ganzen Myokards. Wird dagegen in derselben Weise der mediane, ganglienzellhaltige Nervenstrang gereizt, so weist das Elektrokardiogramm ganz den tetanischen Charakter der spontanen Systolen auf.

Bei den von HOFFMANN untersuchten Molluskenarten (Aplysia, Octopus und Eledone) handelt es sich dagegen bei der Systole des Herzens um Aktionsströme einfachen Charakters, welche darauf hindeuten, daß die spontanen Kontraktionen einem zuckungsartigen Typus, ähnlich dem des Wirbeltierherzens, entsprechen. Bei den beiden Cephalopodenarten ist die Ähnlichkeit mit dem Elektrokardiogramm der Wirbeltiere recht groß, während die Kurven von Aplysia einen peristaltischen Charakter der Kontraktion erschließen lassen.

b) Schlagfrequenz.

Die Zahl der Pulse in einer Minute variiert bei den wirbellosen Tieren ebenso wie bei Wirbeltieren, je nach Art und Größe der Tiere, in sehr weiten Grenzen. Einige Zahlen, die zum Teil auf eigenen Zählungen beruhen, zum Teil der großen Sammlung von Literaturangaben VON BRÜCKES[2]) entnommen sind, und die sich auf Zimmertemperatur beziehen, mögen hier angeführt werden.

Beim Regenwurm schlägt das Dorsalgefäß 15—20mal pro Minute, bei Hirudineen die Lateralgefäße 6—15mal. Das Medialgefäß von Phoronis zeigt 7—15 Wellen pro Minute; in den Tentakelgefäßen sind sie meist häufiger. Bei den Crustaceen ist die *Abhängigkeit von der Größe der Arten* sehr deutlich. Bei den recht kleinen Daphniden werden Frequenzen von 150—250 angegeben; das stimmt mit meinen eigenen Zählungen überein, ebenso wie die Angabe, daß bei den meist noch kleineren Copepoden die Frequenz kaum zählbar ist und jedenfalls oft über 250 liegt. Squillalarven von 1,5—2 mm Länge haben Pulsfrequenzen von 100—140. Bei Mysiden, die eine Länge von 10—20 mm haben, beträgt die Frequenz auch noch nahezu 200. Bei Taschenkrebsen (Carcinus und Cancer, Körperlänge 40—70 resp. 50—140 mm) schwankt sie zwischen 150 und 90 und bei den sehr großen Limulus zwischen 18 und 28 (CARLSON). Daß es nicht nur auf die Körpergröße ankommt, zeigen die Frequenzen von Maja (25—46), einem Brachyuren, der in der Größe zwischen Carcinus und Cancer steht, und der Vergleich zwischen den Macruren Astacus (Flußkrebs ca. 50) und Homarus (ca. 60) von denen der letztere wesentlich größer ist.

Relativ niedrig sind die Pulsfrequenzen auch bei den Insekten (Biene = Apis 66—80, Maikäfer = Melolontha 50—60). Besonders für die Insektenlarven werden meist recht niedrige Werte angegeben (Corethralarven 12—22, Hirschkäfer- [= Lucanus]-Larve ca. 14; ich selbst habe bei Corethralarven wiederholt wesentlich höhere Frequenzen gefunden).

Bei den Mollusken scheint sich die *Lebhaftigkeit des Stoffwechsels* deutlich in der Pulszahl zu dokumentieren. Bei der sehr trägen Teichmuschel Anodonta beträgt sie im Durchschnitt nur 15 pro Minute, während sie bei etwa gleich schweren, aber lebhafteren Schneckenarten 40—50 beträgt und bei den sehr schnell sich bewegenden, massereichen Tintenfischarten (Loligo) 70—80 erreicht. Nur die sehr großen Tintenfische haben wieder niedrigere Frequenzen (Octopus 35—38). Natürlich spielt hier auch die relative Herzgröße und das Schlagvolumen eine Rolle, so daß ein abschließendes Urteil bei dem Mangel an systematisch vergleichenden Versuchen nicht möglich ist.

---

[1]) HOFFMANN, P.: Elektrokardiogramm von Evertebraten. Arch. f. (Anat. u.) Physiol. 1911, S. 135—180.
[2]) BRÜCKE: Zitiert auf S. 3.

Fast überall, wo der *Einfluß der Temperatur* auf die Schlagfrequenz untersucht ist, hat sich gezeigt, daß dieselbe mit dem Steigen der Temperatur erheblich in die Höhe geht, bis schließlich kurz vor der Wärmelähmung wieder ein Abfall der Pulszahlen eintritt[1]). Ein komplizierteres Abhängigkeitsverhältnis von der Temperatur wurde bei Crustaceenherzen gefunden (FRÉDERICQ, MANGOLD [2]).

Sehr beachtenswert sind die Befunde über den *Einfluß der Wandspannung auf die Schlagfrequenz*, welche besonders an Mollusken und Crustaceen erhoben worden sind. Das entleerte Herz der Weinbergschnecke schlägt, wie FOSTER und DEW SMITH zuerst feststellten, nicht oder sehr langsam. BIEDERMANN[3]) hat den Einfluß der Wandspannung an ausgeschnittenen Herzen, in deren Ventrikelkanüle der Innendruck beliebig variiert werden konnte, genauer studiert: die Schlagfrequenz stieg beispielsweise von 11 pro Minute (bei einem Innendruck von 5 mm Wasser) auf 50 (bei einem Druck von 30 mm Wasser) an und sank bei 2 mm Druck auf Null ab.

Ähnliche Versuche hat STRAUB[4]) am Aplysiaherzen ausgeführt. Auch das Herz von Octopus schlägt nach FREDERICQ[5]) nicht spontan, wenn es leer ist, fängt aber an, sich rhythmisch zu bewegen, wenn es unter Druck gefüllt wird.

Die Veränderung der Wandspannung kann auch am leeren Herzen durch mehr oder weniger große Belastung des Schreibhebels vorgenommen werden. So fand SCHOENLEIN[6]) am suspendierten Aplysienherzen, wenn nur ein leichter Hebel an ihm hing, 2—3 Pulse, bei einer Zusatzbelastung von 2,5 g 5 Pulse, bei 20 g 15 Pulse, und CARLSON[7]) sah beim Helixherzen eine Steigerung der Frequenz auf das Dreifache bei Belastung des Hebels eintreten.

Ähnliche Verhältnisse liegen auch am Herzen der Crustaceen vor. Sowohl CARLSON (an Cancer) wie auch P. HOFFMANN (an Astacus) beobachteten, daß das Herz vor Eröffnung des Perikards wesentlich schneller schlägt als nach derselben, und daß die Frequenz am entbluteten und herausgenommenen Herzen noch weiter abnimmt. Diese Beobachtung ist leicht zu bestätigen. — Sehr genau hat CARLSON den Einfluß der Spannung auf das Limulusherz untersucht. Das spontan schlagende Herz, das also noch über seine Ganglien verfügt, wird durch Erhöhung des Innendrucks zu schnelleren und zunächst auch stärkeren Pulsen veranlaßt, die sich schließlich bis zu einem wilden und unkoordinierten Wogen steigern können. Der Einfluß der Spannung geht nach CARLSON *von den Ganglien aus, da das ganglienlose* und stillstehende *Herz* durch Erhöhung des Innendrucks *nicht wieder zum Schlagen gebracht wird*.

Dieser Befund kann wohl kaum durch die Feststellung HOSHINOS[8]) entkräftet werden, daß beim in situ gelassenen und von der Seite her ohne Zerstörung der Suspensionsligamente freigelegten Herzen die isolierten vorderen Segmente auch *nach* Abtragung ihrer Ganglien *wieder zu schlagen anfangen*. HOSHINO führt den Unterschied zwischen seinen Befunden und denen von CARLSON darauf zurück, daß bei seiner Methode das Herz *nicht kollabierte*. Die Wandspannung kann aber hier nicht größer sein als in CARLSONS Versuchen mit erhöhtem Innendruck. Man wird vielmehr daran denken dürfen, daß außer den dem Herzen aufliegenden Ganglien noch andere in den Suspensionsligamenten (oder noch weiter entfernte) vorhanden sind.

---

[1]) Siehe hierüber BRÜCKE: Zitiert auf S. 3.
[2]) MANGOLD, E.: Zeitschr. f. vergl. Physiol. Bd. 3, S. 512 u. 521. 1926. — POTONIÉ, H.: Ebenda S. 528.
[3]) BIEDERMANN, W.: Sitzungsber. d. Akad. d. Wiss., Wien. Mathem.-naturw. Kl. III Bd. 89. 1884.
[4]) STRAUB, W.: Pflügers Arch. f. d. ges. Physiol. Bd. 86, S. 504. 1901; u. Bd. 103, S. 429. 1904.
[5]) FREDERICQ, L.: Arch. internat. de physiol. Bd. 14. 1914.
[6]) SCHOENLEIN, K.: Zeitschr. f. Biol. Bd. 30, S. 187 (208). 1894.
[7]) CARLSON: Americ. journ. of physiol. Bd. 16, S. 47. 1906.
[8]) HOSHINO, N.: Pflügers Arch. f. d. ges. Physiol. Bd. 208, S. 245. 1925.

Die *Abhängigkeit der Frequenz* (und nach STRAUB auch des Schlagvolumens) *von der Wandspannung* bzw. dem Füllungsgrad ist nach FOSTER und SMITH *für die Regulation der Zirkulation von großer Wichtigkeit*, weil durch das schnellere Schlagen eine Überdehnung der Herzwand vermieden wird. Die Bedeutung dieser Erscheinung wird, wie BRÜCKE[1]) hervorhebt, noch größer durch die Beobachtung von YUNG und CARLSON, daß *die Lokomotionsbewegungen* der Schnecken, welche den Innendruck erhöhen, *auf offenbar rein mechanischem Wege zu einer Frequenzsteigerung führen* und so (den Bedürfnissen des Organismus entsprechend) den Blutumlauf beschleunigen.

Die *Einflüsse des Füllungsgrades auf Frequenz* (und Schlagvolum) *des Wirbeltierherzens* sind an anderer Stelle dieses Bandes geschildert. Hier sind sie aber beim unversehrten Herzen wesentlich geringer als bei den Herzen der genannten wirbellosen Tiere. Zu einem vollkommenen Herzstillstand bei fehlender Wandspannung kommt es beim intakten Wirbeltierherzen nie, wohl aber bei einzelnen Herzteilen. Wie schon lange bekannt ist, kann die abgetrennte und *stillstehende Herzspitze* des Frosches *durch erhöhten Innendruck* ebenso *wieder zum Schlagen gebracht werden* wie das leere Herz einer Schnecke. Auf diese *theoretisch wichtige Ähnlichkeit* des Verhaltens hat bereits BIEDERMANN[2]) aufmerksam gemacht.

c) Antwort auf künstlich angesetzte Reize (Extrasystole, Herztetanus, Refraktärstadium).

Künstlich angesetzten Reizen gegenüber verhalten sich die Herzen aller bisher untersuchten *Wirbellosen ähnlich* wie die Herzen *der Wirbeltiere*. Graduell sind aber recht beträchtliche Differenzen vorhanden derart, daß das Herz der höher entwickelten Wirbellosen (Cephalopoden, Tunicaten) in seinem Verhalten dem der Wirbeltiere nahekommt, während das Herz niederer Formen häufig Anklänge an die Eigenschaften der „Skelettmuskeln" aufweist.

Stillstehende Herzen, wie man sie bei manchen Arten infolge ungenügender Wandspannung, bei anderen im Beginn des Absterbens erhält, antworten wie das ruhende Froschherz auf Einzelreize (einzelne Induktionsschläge, Schließen oder Öffnen eines schwachen konstanten Stromes, Nadelstiche usw.) *mit einer einzelnen Kontraktion* (bei schwachen, schnell aufeinanderfolgenden Reizen kann auch erst der 2. oder 3. Reiz wirksam werden). Ein *kontinuierlicher Reiz* vermag meist das *stillstehende Herz wieder zum rhythmischen Schlagen anzuregen*, wobei die Frequenz unter allmählicher Erhöhung der Fußpunktslinie mit der Stärke des Reizes zunimmt. In dieser Weise wirkt z. B. ein genügend starker konstanter Strom oder faradische Reizung (schnell aufeinanderfolgende Induktionsschläge) bei dem opistobranchien Mollusk Aplysia [SCHOENLEIN[3])] und faradischer Reiz bzw. Eintauchen in reine NaCl-Lösung bei dem Xisophuren Limulus [CARLSON[4])]. Bei der faradischen Reizung ist, wie beim Wirbeltierherzen, von einer gewissen Reizfrequenz ab *für die Schnelligkeit des Rhythmus nicht die Zahl der Reize, sondern ihre Intensität maßgebend*. Unterscheidend ist aber, daß die Größe der so erzeugten Kontraktionen bei den Herzen der Wirbellosen meist über die der spontanen Systolen herausgetrieben werden kann (wenn man nämlich derartige Reizversuche an spontan schlagenden Herzen anstellt), und daß in vielen Fällen bei *genügend starkem Reiz ein wohl vollkommener Tetanus in Erscheinung tritt*[5]), Erfolge, die

---

[1]) BRÜCKE: Zitiert auf S. 3 (S. 974 u. 985).
[2]) BIEDERMANN: Zitiert auf S. 38.
[3]) SCHOENLEIN, K.: Zeitschr. f. Biol. Bd. 30, S. 187. 1894.
[4]) CARLSON, A. J.: Americ. journ. of physiol. Bd. 12, S. 471. 1905 u. Ergebn. d. Physiol. Bd. 8, S. 371—462. 1909.
[5]) Genaue Daten hierüber sind bei CARLSON und bei BRÜCKE (zitiert auf S. 3) zu finden.

beim Wirbeltierherz in der Regel nicht zu erzielen sind (Abb. 16). Auch unter den Wirbellosen gibt es Herzen, bei denen ein vollständiger Tetanus nicht oder nur schwer zu erzielen ist (Herzen der meisten Mollusken), während dies z. B. bei den Herzen der dekapoden Krebse leicht ist[1]).

Die direkte, faradische Reizung des Herzens wirkt nur bei denjenigen Mollusken accelerierend, welche keine Hemmungsnerven besitzen (Prosobranchier und Nudibranchier). Bei den Pulmonaten und Cephalopoden tritt dagegen beim Tetanisieren Stillstand in Diastole ein [Foster[2]), Ranson[3]), Biedermann[4])]. Dies beruht offenbar auf einer Mitreizung der hemmenden Nerven (s. weiter unten). Nach Vergiftung des Herzens mit Curare tritt auch bei diesen Herzen Beschleunigung der Pulse und bei stärkeren Reizen unvollständiger Tetanus ein [Ranson[3])].

Dies Verhalten gegenüber künstlicher Reizung hängt damit zusammen, daß die Ausbildung des Refraktärstadiums und die Gültigkeit des „Alles-oder-nichts-Gesetzes" bei den Herzen der Wirbellosen in weiten Grenzen schwankt. Carlson[5]), der beste Kenner dieser Verhältnisse, sagt:

„Das Herz aller Wirbellosen zeigt das typische Phänomen des systolischen refraktären Zustandes, d. h. eine Periode von verminderter Erregbarkeit am Anfang und während des größeren Teiles der Systole. Der Grad der Verminderung dieser systolischen Erregbarkeit variiert bei den verschiedenen Stämmen und Arten. Im ganzen ist der refraktäre Zustand bei den Tunicaten und den höheren Mollusken ausgesprochener als bei den niederen Mollusken und den Arthropoden. Der refraktäre Zustand ist jedoch bei allen Wirbellosen nicht absolut; der refraktäre Zustand ist eine Verminderung, nicht eine Vernichtung der Erregbarkeit. Es kann eine Stärke des Reizes gefunden werden, welche das Herz in jeder Tätigkeitsphase affiziert."

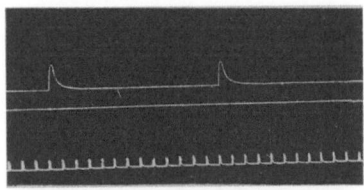
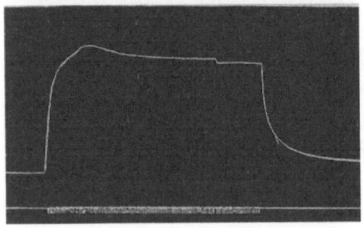

Abb. 16. Herz von Homerus Americanus. *A* Antwort auf 2 Einzelinduktionsschläge am stillstehenden Herzen. *B* Tetanus. (Nach Hunt, Bookman u. Tierney: Zentralbl. f. Physiol. Bd. 11. 1897.)

Sind die elektrischen (oder mechanischen) Einzelreize von geringer Stärke, aber doch stark genug, um am Ende der Systole oder während der Diastole eine Extrasystole hervorzurufen, so sind sie *am Anfang und während eines größeren Teiles der Systole unwirksam* (Abb. 17 u. 18). Hierbei ist es gleichgültig, ob das Herz spontan schlägt oder ob ein stillstehendes Herz durch langsame, rhythmische Einzelschläge zum Schlagen gebracht wird. Wenn einige frühere Autoren die Existenz eines *Refraktärstadiums* bei manchen Wirbellosen leugneten, so beruht das sicher darauf, daß sie zu starke Reize anwandten. Denn von einer gewissen Reizstärke an kann man bei den Herzen aller Wirbellosen in jeder Phase

---

[1]) Wie das Herz der Wirbeltiere verhalten sich kontinuierlichen Reizen gegenüber die *Medusen*, deren rhythmische Schirmbewegungen auch in anderen Beziehungen (s. weiter unten) mehr Ähnlichkeit mit den Bewegungen des Wirbeltierherzens aufweisen als mit denen des Herzens wirbelloser Tiere. Die durch Abschneiden der Randkörperchen zum Stillstand gebrachten Medusen zeigen bei faradischer Reizung je nach Stärke des Reizes mehr oder weniger schnelle Pulsationen. Bei spontan schlagenden Tieren wird der Rhythmus beschleunigt. Ebenso wirkt NaCl-Lösung. Siehe hierüber A. Bethe: Allgem. Anat. u. Physiol. des Nervensystems, S. 414 ff. Leipzig 1903; Pflügers Arch. f. d. ges. Physiol. Bd. 124, S. 541. 1908 u. Bd. 127, S. 219. 1909.
[2]) Foster, M.: Pflügers Arch. f. d. ges. Physiol. Bd. 5, S. 191. 1872.
[3]) Ranson, W. B.: Journ. of physiol. Bd. 5, S. 261—341. 1885.
[4]) Biedermann, W.: Sitzungsber. d. Akad. d. Wiss., Wien. Mathem.-naturw. Kl. III, Bd. 89. 1884.
[5]) Carlson, A. J.: Ergebn. d. Physiol. Bd. 8, S. 412. 1909; s. auch Carlson: Americ. journ. of physiol. Bd. 16, S. 67. 1906 u. Bd. 18, S. 71. 1907.

eine Wirkung hervorrufen. Diese Wirkung ist aber nicht immer mit Sicherheit positiv (Extrasystole); sie kann auch unter Umständen in einer Verminderung der gerade in Entwicklung begriffenen Kontraktion bestehen (CARLSON). Kommt es zu einer Extrasystole, so ist diese bei schwachen und mittleren Reizen in der Regel niedriger als die spontanen Systolen, und zwar um so niedriger, je näher der Reiz dem Anfang der Spontankontraktion lag (Abb. 17). Bei stärkeren Reizen, die auch im Beginn der Systole zu Extrasystolen führen, können diese die normalen Systolen an Höhe übertreffen (Abb. 18).

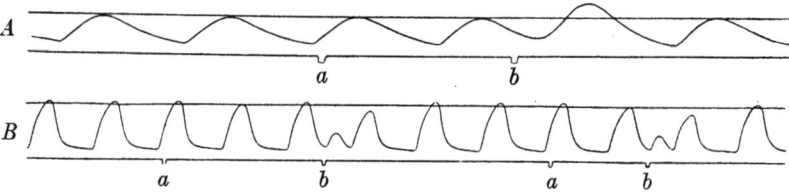

Abb. 17. Kurven des Vorderendes des Limulusherzens. Reizung mit einzelnen Induktionsschlägen, und zwar in A des Ganglions, in B des ganglienfreien Endes. Reize bei a (Beginn der Systole) unwirksam. (Nach CARLSON.)

Der Unterschied in der Ausbildung des Refraktärstadiums zwischen den extremen Formen der Wirbellosen und der Wirbeltiere ist sehr bedeutend; aber es bestehen doch alle Übergänge. So gibt es z. B. *Wirbeltierherzen* (oder Abteilungen derselben), *bei denen schon normalerweise genügend starke Reize in jeder Phase eine Extrasystole hervorrufen können*, so z. B. nach CARLSON[1]) bei Bdellostoma, einem zu den Cyclostomen gehörenden niederen Fisch. Dasselbe gilt nach *Engelmann*[2]) für den Bulbus Aortae des Frosches. Ferner sind Vergiftungserscheinungen bekannt, unter denen das Refraktärstadium des Herzens von Amphibien und auch höherer Wirbeltiere wesentlich verkürzt oder für starke

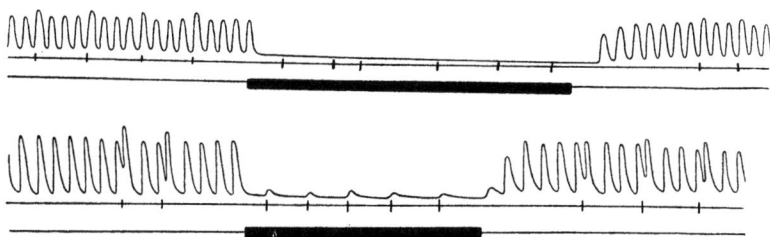

Abb. 18. Limulusherz, faradische Reizung der hemmenden Nerven während der Dauer, die das untere Signal angibt. Das obere Signal zeigt an, zu welchen Zeiten das Herz direkt zur Erzeugung von *Extrasystolen* mit einzelnen Induktionsschlägen gereizt wurde. (Nach CARLSON.)

Reize ganz aufgehoben werden kann[3]). Auch die bei den Herzen mancher Wirbellosen so leicht zu erhaltenden „übermaximalen Zuckungen" (s. Abb. 18) sind dem Froschherzen nicht ganz fremd; sie können [nach den Untersuchungen von BURRIDGE[4])] z. B. nach vorheriger Einwirkung von KCl-Lösung hervorgerufen

---

[1]) CARLSON, A. J.: Physiology of the Heart of Bdellostoma. Zeitschr. f. allg. Physiol. Bd. 4, S. 259. 1904.
[2]) ENGELMANN, W.: Bulbus Aortae des Froschherzens. Pflügers Arch. f. d. ges. Physiol. Bd. 29, S. 425—468. 1882.
[3]) Siehe hierüber die Beiträge von ROTHBERGER u. KISCH in diesem Band des Handbuches und TIGERSTEDT Bd. 2, S. 29.
[4]) BURRIDGE, W.: Journ. of physiol. Bd. 54. 1920.

werden, und Schott hat solche in unveröffentlichten Versuchen im Frankfurter Institut unter verschiedenen Salzeinwirkungen gefunden. Auch bei Vergiftung mit Chloralhydrat [Rohde[1])] treten sie auf, und nach Mines[2]) sind sie an Selachierherzen (Torpedo) schon normalerweise zu erzielen.

Das *Phänomen der Treppe* ist bei stillstehendem Herzen einiger wirbelloser Tiere gefunden worden, ist aber im allgemeinen wenig deutlich.

Das *„Alles-oder-nichts-Gesetz"* gilt nach der Ansicht vieler Untersucher bei den Herzen wirbelloser Tiere überhaupt nicht. In der Tat erhält man bei den Herzen der meisten wirbellosen Tiere, wenn sie zum Stillstand gebracht sind, bei Reizen von sehr unterschiedlicher Stärke *verschieden hohe Systolen;* aber diese gehen nicht unter ein gewisses Minimalmaß hinunter und wachsen bei Verstärkung des Reizes zunächst nicht an. Erst bei Reizen von beträchtlicher Stärke werden die Zuckungen höher und schließlich übermaximal. Man kann daher mit Carlson[3]) wohl davon sprechen, daß das „Alles-oder-nichts-Gesetz", wenigstens in gewissen Grenzen, auch für das Herz wirbelloser Tiere gilt. Offen muß auch die in diesem Zusammenhange auftauchende Frage bleiben, ob sich an der Systole beim Evertebratenherzen stets, wie das beim Wirbeltierherzen sehr wahrscheinlich ist, *alle* Muskelfasern beteiligen.

Eine echte, *kompensatorische Pause* ist bisher beim Herzen von wirbellosen Tieren nicht beobachtet. Wohl ist die Pause nach einer Extrasystole häufig etwas länger als eine normale (Abb. 18), manchmal ist sie auch wesentlich länger, aber das zeitliche Verhältnis ist doch nie so, wie wir das beim Wirbeltierherzen gewohnt sind. Es kommt auch vor, daß die auf die Extrasystole folgende *Pause verkürzt* ist. Die *Herzen der Wirbellosen verhalten sich also in dieser Beziehung so wie isolierte, spontanschlagende Abteilungen des Froschherzens* [Venensinus nach Tigerstedt und Strömberg[4]), Herzkammer nach Langendorff[5])], bei denen die Pause nach einem Extrareiz entweder von normaler Dauer oder ohne festes Verhältnis zeitlich verändert ist. Da bei den Herzen der wirbellosen Tiere meist nur die isolierte Kammer untersucht wird — soweit überhaupt mehr als ein Herzabteil vorhanden ist — so ist dieses Verhalten nicht als absonderlich anzusehen, wenn anders die sehr plausible, von Engelmann eingeführte Erklärung der kompensatorischen Pause richtig ist.

Bei der genauen Untersuchung mehrkammeriger Herzen wirbelloser Tiere mit bestimmter Schlagfolge, z. B. von höheren Mollusken, wird man doch auch vielleicht eine typische, kompensatorische Pause finden. Bei der gering ausgebildeten, refraktären Periode müßten aber grade eben wirksame Induktionsschläge zur Anwendung kommen, da sonst leicht — bei Reizung der Kammer — eine Übertragung der Extrasystole auf den Vorhof stattfinden würde, wodurch das zeitliche Verhältnis gestört würde. Um, im Fall eines negativen Erfolges, sicher behaupten zu können, daß es keine typische kompensatorische Pause bei den Herzen der Wirbellosen gibt, müßten zugleich mit den Kammerbewegungen auch die des Vorhofs aufgezeichnet werden, was allerdings bei seiner meist großen Zartheit auf Schwierigkeiten stößt.

Wenn nach dem bisher Bekannten alle Eigenschaften des Wirbeltierherzens bei den Herzen wirbelloser Tiere nur in mehr oder weniger abgeschwächter Form vorhanden sind, so darf daraus nicht der Schluß gezogen werden, daß die typischen Erscheinungen des absoluten Refraktärstadiums, des Alles-oder-nichts-Gesetzes, der kompensatorischen Pause und des Fehlens der Tetanisierbarkeit nur im Stamme der Wirbeltiere vorkommen. Wenn unter den Herzen der wirbel-

---

[1]) Rohde, Er.: Arch. f. exp. Pathol. u. Pharmakol. Bd. 54, S. 104—121. 1905.
[2]) Mines, G. R.: Journ. of physiol. Bd. 46, S. 349. 1913.
[3]) Carlson, A. J.: Americ. journ. of physiol. Bd. 16 S. 85. 1906.
[4]) Tigerstedt, R. u. Strömberg: Mitt. a. d. physiol. Inst. Stockholm Bd. 5, S. 37. 1888 (zitiert nach Tigerstedt).
[5]) Langendorff, O.: Pflügers Arch. f. d. ges. Physiol. Bd. 121, S. 54—74 (67). 1908.

losen Tiere auch keine bekannt sind, welche alles dies in demselben ausgesprochenen Maß besitzen, so gibt es doch andere Organsysteme bei wirbellosen Tieren, die in vielen wesentlichen Punkten dem Wirbeltierherz gleichen. Es sind dies die *Schwimmapparate der Medusen*[1]).

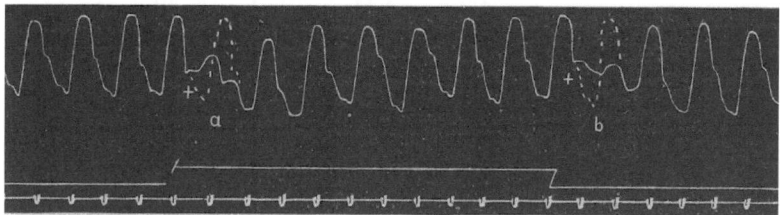

Abb. 19. Rhizostoma (Meduse). a) Extrasystole mit gutstimmender kompensatorischer Pause (Öffnungsinduktionsschlag). b) Ausbleiben einer Extrasystole bei frühzeitigem Extrareiz (Schließungsschlag) mit darauffolgender verkleinerter Systole an normaler Stelle (Lage der normalen Systolen gestrichelt eingezeichnet). Abstand der Zeitmarken 0,48 Sekunde.

Der Schirm der Medusen zeigt regelmäßige ryhthmische Zusammenziehungen, die bei einigen Arten kontinuierlich andauern, bei anderen Arten periodenweise auftreten. Im letzteren Fall zeigt sich am Anfang jeder Periode ein *deutliches Treppenphänomen*. Die Ausgangspunkte der rhythmischen Bewegungen sind die *Randkörper* (EIMER, ROMANES), Gebilde von deutlich nervösem Aufbau. Nach ihrer Abtragung hören die spontanen Bewegungen auf; kontinuierliche Reize rufen während ihrer Dauer von neuem regelmäßige Pulsationen hervor (ROMANES, v. UEXKÜLL, BETHE).

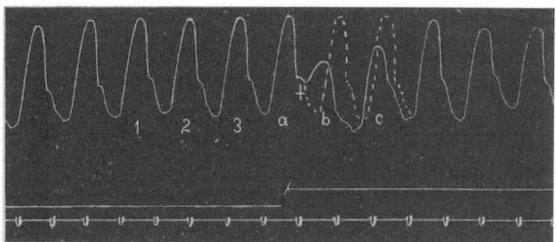

Abb. 20. Rhizostoma. Der Extrareiz bei + gibt Extrasystole. Die normale Schlagfolge stellt sich erst mit der übernächsten Normalsystole wieder her, so daß die Zeit $1 + 2 + 3 = a + b + c$ ist (s. Erklärung zu Abb. 19).

An solchen randkörperlosen Tieren oder Teilstücken, ebenso wie an unversehrten Tieren, läßt sich leicht die *Gültigkeit des Alles-oder-nichts-Gesetzes* (ROMANES, BETHE) und das Bestehen einer *absoluten, refraktären Phase* zeigen (BETHE). Nach wirksamen Extrareizen tritt in der Regel eine verlängerte Pause auf, welche bei Rhizostoma meist die *gesetzmäßige Dauer einer kompensatorischen Pause* zeigt (Abb. 19). Es kann auch die von TRENDELENBURG[2]) zuerst am Froschherzen beschriebene Erscheinung eintreten, daß nicht der auf die Extrasystole folgende Puls, sondern erst ein späterer den normalen Rhythmus wiederherstellt (Abb. 20 u. 21).

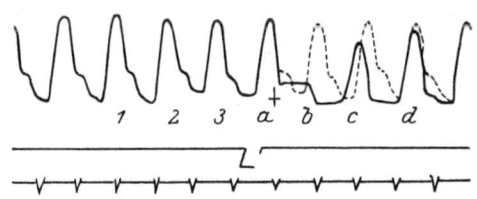

Abb. 21. Rhizostoma. Ausfall einer normalen Systole auf einen frühgesetzten Extrareiz (kompensatorische Pause ohne Extrasystole). Zeit $1 + 2 + 3 = a + b + c$ (s. Erklärung zu Abb. 19).

---

[1]) Literatur bei BETHE: Allgemeine Anatomie und Physiologie des Nervensystems. S. 410 ff. Leipzig 1903.

[2]) TRENDELENBURG, W.: Arch. f. (Anat. u.) Physiol. 1909, S. 137.

Andere, ebenfalls von TRENDELENBURG am Herzen beschriebene Abweichungen vom normalen Typus, die darin bestehen, daß bei frühzeitigem Extrareiz *nur eine kompensatorische Pause* (aber keine Extrasystole) auftritt oder daß die Extrasystole ausbleibt und der nächste Puls verkleinert ist, sind ebenfalls an der Meduse wiederzufinden[1]) (Abb. 19 u. 21).

Diese Analogien zwischen Herz und Meduse gehen recht weit und scheinen beachtenswert, weil bei der Meduse Leitung und Rhythmuserzeugung sicher nervöser Natur sind.

d) Der Ausgangspunkt der rhythmischen Herzbewegungen.

Die Ökonomie eines geordneten Blutumlaufs macht es notwendig, daß die Kontraktionen bei allen Tieren mit ausgedehnten pulsierenden Strecken des Gefäßsystems jeweilig von *einem* Punkt ihren Ausgang nehmen und sich von hier aus nach Art einer kontinuierlich fortlaufenden oder mehrfach abgesetzten, peristaltischen Welle in *einer* Richtung ausbreiten. Das gleiche gilt für Tiere mit einem enger begrenzten pulsierenden Gefäßbezirk, sowie derselbe aus mehreren hintereinandergeschalteten Abteilungen besteht. (Nur bei einkammerigen und gedrungenen Herzen liegt hierfür keine Notwendigkeit vor.) Die Ausbreitung der Erregungswellen von ihrem Ausgangspunkt wird am *zweckmäßigsten* durch Elemente geschehen, welche *in dem contractilen Rohr selbst* gelegen sind, wie das tatsächlich bei den meisten Hohlorganen und im speziellen bei allen genauer untersuchten Blutmotoren der Fall ist.

Eine Notwendigkeit liegt dafür allerdings nicht vor, und tatsächlich werden ja die den peristaltischen Bewegungen vieler Blutgefäße, des Darmes und des Ureters so ähnlichen Wellenbewegungen der Anneliden, Aale und Schlangen nicht innerhalb ihrer Körpermuskulatur, sondern durch das Zentralnervensystem von Segment zu Segment fortgeleitet. Dasselbe trifft nach Mosso für den Oesophagus der Säugetiere zu. Ausgangspunkt und Leitungssystem liegen also weit ab; aber auch hier muß *ein* Ausgangspunkt vorhanden sein und die Kontinuität der Übertragungsapparate in der Regel gewahrt werden.

Die *Fähigkeit, rhythmische Bewegungsantriebe auszusenden*, ist aber *bei keinem einzigen Blutmotor* und bei keinem sich in analoger Weise bewegenden Organ oder Gesamttier nur *auf die Stelle beschränkt, von der die Bewegungen normalerweise ihren Ursprung nehmen*. Werden diese Stellen von dem früheren Gefolge abgetrennt, so *übernimmt ein Teil des Gefolgsapparates die Führung*, und zwar in der Regel eine Stelle, welche dem verlorenen Ausgangspunkt zunächst gelegen ist. Von einem zerstückelten Wurm oder Tausendfüßer kann jeder Teil weiterkriechen, und zwar in der Richtung, in der früher der Kopf lag. Ebenso laufen beim zerstückelten Aal oder Darm die Wellen im alten Sinn, aber von einem neuen Ausgangspunkt aus, ab[2]). (Abweichungen von dieser Regel finden sich nur dann, wenn ein weiter entfernter Punkt bevorzugter Automatie vorhanden ist.)

An den *Kreislauforganen* läßt sich das gleiche Verhalten leicht am pulsierenden Dorsalgefäß von Würmern [z. B. dem Regenwurm, STÜBEL[3]), BETHE, oder Nereis, CARLSON[4])] und von Käfern (GRABER, BETHE) zeigen. Bei beiden Gefäßen laufen die Wellen von hinten nach vorn. Werden sie durchgeschnitten, so pulsiert auch das Vorderende weiter, indem auch hier wieder die Wellen kopfwärts verlaufen. Eine neue Unterteilung hat den gleichen Erfolg. *Das jeweils distale Ende ist der Ausgangspunkt der Bewegungen.* Hieraus, wie auch

---
[1]) BETHE, A.: Arch. f. (Anat. u.) Physiol. 1909, S. 385.
[2]) Andere Beispiele eines „Erwachens eigener Tätigkeit in funktionell abhängigen Organen nach der Lösung ihres physiologischen Zusammenhanges mit übergeordneten Zentren" sind von F. B. HOFMANN (Zeitschr. f. Biol. Bd. 72, S. 257. 1920) aufgeführt.
[3]) STÜBEL, H.: Pflügers Arch. f. d. ges. Physiol. Bd. 129, S. 26. 1909.
[4]) CARLSON, A. J.: Americ. journ. of physiol. Bd. 22. 1908.

aus der verschiedenen Dauer des Pulsierens der Teilstücke, kann geschlossen werden, daß die *Fähigkeit zur Automatie* bei diesen Gefäßen *von hinten nach vorn abnimmt*. Absolut bindend erscheint dieser Schluß jedoch nicht.

Nach der Durchschneidung gehen manchmal zunächst (ebenso wie nach elektrischer Reizung, STÜBEL, BETHE) für kurze Zeit die Rhythmen in beiden Teilstücken von der Reizstelle aus, aber bald überwiegt wieder, auch im Hinterstück, die Automatie des distalen Endes. Angaben über ähnliche Versuche an den Herzen anderer geeigneter wirbelloser Tiere liegen in genügender Zahl vor, und auch bei den gedrungenen, einkammerigen Herzen der dekapoden Krebse schlagen die Teilstücke weiter (die distalen meist länger als die proximalen). Bei Phoronis (s. S. 47) gehen die Wellen in den blind endenden Tentakelgefäßen auch nach Abtrennung meist von der Spitze resp. nach deren Abtragung vom neuen distalen Ende aus. Sie können aber auch bis zum Absterben vom proximalen Ende ihren Ursprung nehmen.

Die Weiterführung einer geordneten und normalgerichteten Bewegungsfolge *nach Abtragung des ursprünglichen Ausgangspunktes* ist auch *den Wirbeltierherzen nicht fremd*. Nach den Untersuchungen von ENGELMANN[1]) am Frosch und von KUPELWIESER an der Ringelnatter[2]) darf angenommen werden, daß die *normale Reizbildungsstätte nicht der Sinus ist*, sondern daß dieser seine Erregungen im unverletzten Tier von den ebenfalls pulsierenden *Hohlvenen* und Pulmonalvenen erhält. [Die entsprechenden Verhältnisse bei Säugetieren (Kaninchen), bei denen die Pulmonalvenen nach Versuchen von H. E. HERING[3]) nach Herausnahme des Herzens ebenfalls noch schlagen, scheinen eine gleichartige Schlußfolgerung noch nicht zuzulassen]. Erst am ausgeschnittenen Herzen übernimmt dann offenbar der nächstgelegene Teil, die Sinusgegend, die früher zum Gefolge gehörte, die Führung.

Außer bei denjenigen Herzen, bei welchen ein gewisser Innendruck normale Bedingung des Schlagens ist (Mollusken), kommt das Verhalten des Herzens vieler Wirbeltiere[4]), *daß einzelne Teile nach Zerstückelung* stillstehen, unter den Wirbellosen nur noch bei den Tunicaten vor. (Beim Säugerherzen und Fischherzen können auch ziemlich kleine Teile der Kammer noch spontan schlagen). *Auch in allen diesen Fällen fehlt die Automatie nicht.* Unter dem Einfluß einer faradischen Reizung, des konstanten Stromes, reiner Kochsalzlösung, erhöhten Innendrucks[5]) usw. *kommt sie wieder zum Vorschein.* Ganz ähnlich wie diese Herzteile verhalten sich randkörperlose Medusen[6]).

Die *Fähigkeit zu automatischen Bewegungen* ist also bei den bisher untersuchten Tieren *allen Teilen, die sich an der Blutbewegung aktiv beteiligen, eigen*. Sie ist aber bei einigen Herzteilen mancher Tiere so gering, daß die *autochtonen rhythmischen Erregungen unterschwellig bleiben* und durch besondere Maßnahmen auf ein höheres Niveau gehoben werden müssen, um manifest zu werden. Wenn auch bei den Herzen, bei denen alle oder jedenfalls mehrere Teile zur selbständigen Reizbildung befähigt sind, die normalen Pulse immer von einer bestimmten Stelle ausgehen und so eine geregelte Kontraktionsfolge sichern, so ist dies nach

---

[1]) ENGELMANN, W.: Pflügers Arch. f. d. ges. Physiol. Bd. 65, S. 109. 1897.
[2]) KUPELWIESER, E.: Pflügers Arch. f. d. ges. Physiol. Bd. 182, S. 50—73. 1920.
[3]) HERING, H. E.: Pflügers Arch. f. d. ges. Physiol. Bd. 82, S. 1—33 (22). 1900; s. auch TIGERSTEDT Bd. II, S. 94ff. und den Beitrag von ROTHBERGER in diesem Band.
[4]) Beim Frosch pulsieren z. B. nach Zerstückelung die Hohlvenen, der Sinus, die Atrioventrikulartrichter und der Bulbus, nicht aber Vorhöfe und Kammer (s. den Beitrag von ROTHBERGER in diesem Band).
[5]) Den vermehrten Innendruck, unter dessen Einfluß die Herzspitze der Amphibien wieder zu schlagen beginnt, kann man wirklich nicht mehr als *Reiz*, sondern nur als Bedingung der Automatie ansehen, seitdem wir Tiere kennen, bei denen *auch das unverletzte Herz stillsteht*, wenn es leer ist.
[6]) Siehe A. BETHE: Allgemeine Anatomie und Physiologie des Nervensystems. S. 410. Leipzig 1903.

einer alten und wohlbegründeten Anschauung J. LOEBS darauf zurückzuführen, daß eben diese Stelle den höchsten Grad von Automatie besitzt und daher *ihren schnelleren Rhythmus den übrigen Teilen aufzwingt*. Gelingt es, einer *anderen Stelle einen schnelleren Rhythmus aufzuprägen, so übernimmt diese*, wie vielfache Versuche und Beobachtungen am Herzen vom Frosch und anderen auch wirbellosen Tieren zeigen, *die Führung*, und es kommen Koordinationsänderungen zustande, die häufig zu schweren Schädigungen der Zirkulation, ja zu ihrer Aufhebung führen.

Andererseits ist es aber auch wieder als *zweckmäßig* anzusehen, *daß nicht nur ein einziger Teil zur Rhythmusbildung befähigt ist*, denn auf diese Weise kann bei Verlust des primären Ausgangspunkts oder bei Überleitungsstörungen immer noch eine Zirkulation aufrecht erhalten werden, indem eine andere Stelle die Führung übernimmt oder eine zweite zu der noch tätigen primären Ausgangsstelle hinzutritt. Über die hierzu bekannten pathologischen Verhältnisse wird an anderer Stelle berichtet[1]). Daß bei vielen zerbrechlichen, leicht verletzbaren oder auch spontan sich teilenden wirbellosen Tieren, besonders im Kreis der Würmer, diese Fähigkeit eine Existenzfrage ist, ist schon vorher angedeutet[2]).

Besondere Beachtung, sowohl in allgemein physiologischer Hinsicht als auch mit Rücksicht auf die pathologischen Verhältnisse, verdienen die Befunde, nach denen bei manchen wirbellosen Tieren schon unter natürlichen Verhältnissen der Ort der höchsten Automatie mehr oder weniger regelmäßig zwischen bestimmten Stellen wechselt oder gelegentlich seinen Platz in ungeordneter Weise ändert. Am bekanntesten ist hier der Herzschlag der Tunicaten [Ascidien und Salpen[3])], welcher peristaltisch in mehr oder weniger langen Pulsperioden abwechselnd vom visceralen zum branchialen Ende und umgekehrt verläuft (absvicerale und adviscerale Schlagrichtung). So betrug die Pulszahl einer Periode nach einem Versuch von NIKOLAI im Durchschnitt in der abviceralen Richtung 44 (23—55), in der adviceralen 51 (30—61).

Das *isolierte* Tunicatenherz schlägt mit Perioden *wechselnder Richtung* weiter. Wird es in der Mitte *durchschnitten*, so schlägt *jedes Teilstück* für sich, aber *immer in einer Richtung*, und zwar vom Ende zur Mitte hin. Hieraus geht bereits hervor, daß als Sitz der normalen Automatie die beiden Herzenden anzusehen sind. Eine weitere Teilung der beiden Hälften zeigt, daß die Herzmitte eine sehr geringe Automatie besitzt. Nach SCHULTZE[3]) beginnen nämlich solche Stücke aus der Mitte erst nach längerer Zeit wieder mit unregelmäßigen Pulsen. Daß der Wechsel zwischen beiden Herzenden auf einem Nachlassen der Automatie des zuletzt tätigen Herzendes beruht, erhellt daraus, daß Reizung eines Herzendes mit frequenten Induktionsschlägen die Pulse für *sehr lange Zeit* von hier ausgehen läßt (SCHULTZE). Die bevorzugte Automatie bestimmter Stellen des Tunicatenherzens geht sehr schön aus noch nicht veröffentlichten Versuchen von v. SKRAMLIK an Ascidienherzen hervor. Lokale Erwärmung oder Abkühlung wirkt nur dann frequenzsteigernd auf das ganze Herz ein, wenn sie an den Herzenden angebracht wird. Außer diesen beiden Prädilektionsstellen fand er noch einen dritten bevorzugten Punkt in der Mitte des Herzens, dessen Automatie aber sehr viel geringer ist und etwa die des Atrioventrikulartrichters des Froschherzens besitzt.

Ein ganz anderer Wechsel findet sich bei manchen Anneliden. Bei den Hirudineen kontrahieren sich die beiden Seitengefäße abwechselnd peristaltisch, z. T. sogar mit Umkehr der Richtung (siehe S. 15). Ein weniger regelmäßiger, aber besonders instruktiver Wechsel des Ausgangspunktes der Wellen findet sich bei der Gephyree (?) Phoronis, wo unter gewissen Umständen bald hier

---

[1]) Beitrag ROTHBERGER in diesem Band.
[2]) Siehe S. 23.
[3]) Am genauesten von L. S. SCHULTZE (Jenaische Zeitschr. f. Naturwiss. Bd. 35, S. 221. 1901) und G. F. NIKOLAI (Arch. f. (Anat. u.) Physiol. Suppl. 1908, S. 987) untersucht. Siehe auch diesen Beitrag S. 19.

bald dort in den fast überall pulsationsfähigen Gefäßröhren eine sich peristaltisch fortpflanzende Kontraktionswelle auftreten kann.

C. Cori[1]) war der Ansicht, daß das Blut in den Hauptgefäßen von Phoronis bald in der einen, bald in der anderen Richtung herumbefördert würde. Demgegenüber gibt M. DE SELYS-LONGCHAMPS[2]) an, daß die Zirkulation normaler Tiere sich immer in der Richtung vom Medialgefäß durch die Gefäße des Lophophors zum Lateralgefäß und von dort durch die Magencapillaren zum Medialgefäß zurück bewegte (Abb. 22). Nach meinen Beobachtungen stimmen die Angaben von SELYS bei *einer* Art, aber auch nur unter ganz ungestörten Bedingungen. Bei der von CORI untersuchten Art kommen schon an ganz normalen Tieren Umkehrungen der Strömungsrichtung vor. Stets sind sie bei sich regenerierenden Tieren vorhanden. Theoretisch wichtig ist, daß überhaupt eine Umkehr (meist mit unregelmäßigem Wechsel) möglich ist. (Siehe auch S. 32.)

Voraussetzung für eine wirksame Blutbewegung ist bei einer derartigen Lage der Ausgangspunkte der Wellen, daß entweder keine Klappen vorhanden sind (Tunicaten und Phoronis), oder daß sie nur an Stellen gelegen sind, die außerhalb der Hauptbahnen liegen (Hirudineen).

Auch bei den pulsierenden Gefäßen von Chätognaten (Borstenwürmer) und dem Herzen der Insekten können auf lokal gesetzte Reize, aber auch spontan, von beliebigen Punkten neue Erregungswellen ausgehen. Solche Wellen sah STÜBEL[3])

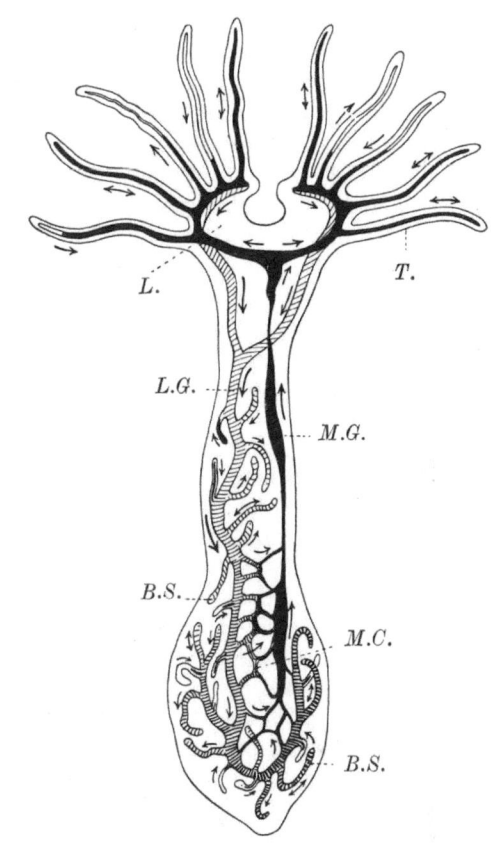

Abb. 22. Gefäßsystem von Phoronis (schematisch). *L.* Lophophor; *T.* Tentakeln; *L.G.* Lateralgefäß; *M.G.* Medialgefäß; *B.S.* Blindsäcke; *M.C.* Magencapillaren. Dargestellt ist ein Moment bei ganz ungestörter Blutbewegung. Strömungsrichtung im *M.G.* von hinten nach vorne, im *L.G.* von vorne nach hinten. Bisweilen kehrt auch in diesen Gefäßen die Strömungsrichtung um, besonders bei Beunruhigung der Tiere. In den Tentakelgefäßen und den Blindsäcken geht die Blutbewegung stets abwechselnd in der einen und der anderen Richtung.

beim Regenwurm nach beiden Seiten sich ausbreiten, wenn er eine Gefäßstelle reizte. Ich habe am Dorsalgefäß des Regenwurms auch spontan auftretende Wellen dieser Art gesehen, die aber immer bald wieder den normalen,

---

[1]) CORI, C.: Zeitschr. f. wiss. Zool. Bd. 51, S. 480, 547. 1891.
[2]) DE SELYS-LONGCHAMPS, H.: Fauna und Flora des Golfs von Neapel. Monographie 30 (Phoronis). S. 104. Berlin 1907.
[3]) STÜBEL: Zitiert auf S. 44.

vom Hinterende ausgehenden Wellen wichen. Ferner beobachtete LASCH[1]) bisweilen an unversehrten Hirschkäferlarven einige sich über nur wenige Segmente ausbreitende inverse Wellen vom Vorderende des Herzens ausgehen, die wohl notwendigerweise infolge der eingeschalteten Klappen zu Stauungen führen müssen. Am freigelegten Dytiscusherz sah ich in einem Fall, nachdem das Herz längere Zeit normal (von hinten nach vorn) geschlagen hatte, die Pulse langsam werden, worauf sie unvermittelt für längere Zeit am Vorderende ihren Ausgangspunkt nahmen. Später liefen sie wieder in normaler Richtung. Beispiele dieser Art ließen sich noch mehr anführen.

Nicht recht in Übereinstimmung mit der sonst recht gut fundierten Ansicht, daß immer *der* Teil führt, der die höchste Automatie besitzt, ist die Angabe von NIKOLAI[2]), daß sich die Schlagfrequenz des *Salpenherzens* innerhalb jeder Periode steigert und daß das Schlagen in einer Richtung *nahezu bei der Maximalfrequenz plötzlich abbricht*. Die neue Periode in der entgegengesetzten Richtung soll dann mit einer *niedrigeren* Frequenz beginnen als der Endfrequenz der vorhergehenden Periode entspricht! Diese Angabe ist so wichtig, daß eine Nachprüfung am Platze wäre. Für das Herz der Ascidien (Ciona intestinalis) trifft sie jedenfalls nach mir freundlichst zur Verfügung gestellten, noch unveröffentlichten Versuchen von v. SKRAMLIK nicht zu. Hier beginnt eine neue Pulsreihe stets mit einer höheren Frequenz des anderen Herzendes.

Bei den rhythmischen Bewegungen der *Medusen* ist leicht der Beweis zu führen, daß die Pulse des ganzen Schirmes (oder von Teilstücken) von *dem* Randkörper ausgehen, der die größte Zahl von Erregungen in der Zeiteinheit auszusenden imstande ist [BETHE[3])]. Beim normalen Pulsieren hat bald dieses bald jenes Randkörperchen die Führung, woraus sich nach einer Annahme von ROMANES der Befund erklärt, daß unversehrte Teile regelmäßiger schlagen als Teilstücke mit nur einem Randkörper.

Auch beim Herzen der Wirbeltiere ist es offenbar *nicht immer genau dieselbe Stelle* der primär automatischen Gegend, *welche der Ausgangspunkt der rhythmischen Bewegungen des ganzen Herzens ist*; man muß vielmehr nach den Versuchen von KUPELWIESER annehmen, daß auch hier bald diese bald jene Stelle der Gegend der Hohlvenen-Sinusgrenze die Führung übernimmt. Nur so ist nach KUPELWIESER[4]) der Befund an dem langgestreckten „venösen Vorherzen" der Ringelnatter zu deuten, daß die zeitliche Differenz zwischen zwei schreibenden Stellen dieser Gegend während des Versuchs wechselt.

Es ist wohl zunächst erlaubt, diesen Befund zu verallgemeinern und anzunehmen, *daß nirgends ein ganz fest lokalisierter Punkt der Ausgang rhythmischer Bewegungen ist*. Die angeführten Fälle von wirbellosen Tieren; (Salpenherz, Gefäße der Hirudineen und von Phoronis, Medusenschirm) sind nur lehrreiche Extreme einer allgemeinen Erscheinung.

Im *Embryonalstadium* kann sich der *Ausgangspunkt* der rhythmischen Bewegungen unter veränderten Bedingungen auch noch am *Wirbeltierherzen von Grund auf ändern*. Dieses muß aus Versuchen von STÖHR[5]) gefolgert werden, in welchen bei sehr jungen *Unkenlarven* die Herzanlage um 180° gedreht wurde. Das Herz akkommodierte sich den neuen Verhältnissen und kehrte seinen

---

[1]) LASCH, W.: Zeitschr. f. allg. Physiol. Bd. 14, S. 312. 1913.
[2]) NIKOLAI: Zitiert auf S. 46.
[3]) BETHE, A.: Pflügers Arch. f. d. ges. Physiol. Bd. 127, S. 219 (226). 1909.
[4]) KUPELWIESER, E.: Pflügers Arch. f. d. ges. Physiol. Bd. 182, S. 50—73. 1920.
[5]) STÖHR JR., PH.: Transplantation embryonaler Amphibienherzen. Arch. f. mikroskop. Anat. u. Entwicklungsgesch. Bd. 103, S. 555—592. 1924. — STÖHR JR., PH.: Über das embryonale Herz. Klin. Wochenschr. Jg. 4, S. 1004. 1925.

Schlag um, so daß das Blut in normaler Richtung durch die Gefäße strömte. Der Ausgangspunkt der Pulse war also später nicht mehr das dazu vorgesehene venöse Ende des ursprünglichen Herzschlauches, sondern *das* Ende, das ohne die Operation zum Bulbus aortae geworden wäre.

IV. Neurogen oder myogen?
Neuere zusammenfassende Darstellungen.

BETHE: Allgemeine Anatomie und Physiologie des Nervensystems. S. 408. Leipzig 1903. — HOFMANN, F. B.: Allgemeine Physiologie des Herzens; in Nagels Handb. d. Physiol. Bd. I, S. 223. 1905. — LANGENDORFF, O.: Neue Untersuchungen über die Ursache des Herzschlages. Ergebn. d. Physiol. Bd. 4, S. 763. 1905. — MANGOLD, E.: Münch. med. Wochenschr. 1906. S. 441. — NICOLAI, G. FR.: Die tatsächlichen Grundlagen einer myogenen Theorie des Herzschlages. Arch. f. (Anat. u.) Physiol. 1910, S. 1. — HABERLANDT, L.: Zeitschr. f. Biol. Bd. 76, S. 49. 1922. — TIGERSTEDT, R.: Physiologie des Kreislaufs Bd. II, S. 71—150. 1921 (s. hierzu H. E. HERING: Pflügers Arch. f. d. ges. Physiol. Bd. 193, S. 621. 1922).

Die Frage, ob der Rhythmus des Herzschlages in Nervenelementen erzeugt wird, oder ob er muskulären Ursprungs sei, die vor 20 Jahren noch mit einer ungewöhnlichen Heftigkeit umstritten wurde, scheint die Gemüter, mit wenigen Ausnahmen, heute nicht mehr sehr wesentlich zu bewegen. Es ist eine gewisse Resignation eingetreten, und man hat die Entscheidung einer späteren Zeit zugeschoben, glaubt wohl auch vielfach, daß sie nicht in einem einheitlichen Sinne stattfinden wird.

Wenn ich die Stimmung richtig beurteile, so neigen die Kliniker in ihrer Mehrzahl der myogenen Theorie der Reizerzeugung und Erregungsleitung zu, die Pharmakologen mehr der neurogenen, während die Physiologen sich auf beide Lager verteilen. Da das Augenmerk der Kliniker ganz, daß der Pharmakologen und vieler Physiologen vorzugsweise auf den Menschen gerichtet ist, so wird es verständlich, daß in der Regel nur die höheren Tiere als Vergleichsobjekt zugelassen werden und daß sowohl von Vertretern der einen wie der anderen Richtung die Verhältnisse bei wirbellosen Tieren, von denen in diesem Beitrag hauptsächlich die Rede ist, als nebensächlich angesehen werden.

Da die *vergleichende Physiologie* nicht den Menschen als Ziel ihrer Bestrebungen kennt, sondern Aufklärung über das Gesamtgebiet des Lebens sucht, so ist es begreiflich, daß sie in diesen Fragen anders sieht. Aber selbst wenn man nur den Menschen als Ziel aller Forschungsbemühungen ansieht, so scheint es unverständlich, lehrreiche Analogien bei weit entfernten Lebewesen außer acht zu lassen um so mehr, als einzelne Vertreter der genannten Wissenschaften oft gern bereit sind, ihre Vergleichsobjekte sogar in der unbelebten Natur zu suchen.

Es kann kein Zweifel darüber bestehen, daß die schönsten und am besten analysierbaren Beispiele rhythmischer Bewegungen überhaupt (und zwar bei Metazoen) auf eine *nervöse Ursache* dieser Bewegungen hindeuten. Das war auch der Grund dafür, daß man immer wieder versucht hat, nervöse Zentren im Herzen zu finden. Andererseits kann aber auch kein Zweifel darüber bestehen, *daß rhythmische Bewegungen auch ohne Beteiligung nervöser Elemente möglich sind*, ja man kann vielleicht sogar der Ansicht FRÖHLICHS[1]) beistimmen, daß Rhythmizität zu den Grundeigenschaften des Protoplasmas gehört: Rhythmisch sich kontrahierende Vakuolen kommen in zahlreichen einzelligen Lebewesen vor; die Bewegungen der Flagellaten und der Ciliaten wie auch der zu geschlossenen Verbänden vereinigten Wimperzellen der Metazoen haben etwas ausgesprochen

---
[1]) FRÖHLICH, FR. W.: Über die rhythmische Natur der Lebensvorgänge. Zeitschr. f. allg. Physiol. Bd. 13, S. 1—48. 1911.

Rhythmisches an sich[1]); viele glatte Muskeln ziehen sich auch noch nach Abtrennung vom Nervensystem rhythmisch zusammen, und quergestreifte zeigen solche Bewegungen unter besonderen Verhältnissen (s. weiter unten); auch bei Metaphyten finden sich zahlreiche Beispiele rhythmischer Bewegungen[2]). Nimmt man die periodischen Leuchterscheinungen, die rhythmischen elektrischen Entladungen einfacher Gewebe auf einen einmaligen Reiz und andere Erscheinungen rhythmischer Natur, die für unsere auf die Bewegungen gerichteten Betrachtungen weniger wesentlich sind, mit hinzu, so kann man schon von einer, wenn vielleicht auch nicht allgemeinen, so doch wenigstens sehr verbreiteten Fähigkeit der lebenden Substanz zur Rhythmuserzeugung sprechen.

Manche Gewebe der Metazoen haben, wie es scheint, die Rhythmizität früherer Entwicklungsstufen in hohem Maße bewahrt oder noch weiter gebildet (so besonders manche nervöse Zentren), andere haben sie mehr oder weniger eingebüßt. A priori ist es daher *ziemlich ebenso wahrscheinlich, daß die rhythmischen Bewegungen der Herzen auf nervöser Basis beruhen, wie, daß sie von den Muskeln selbst erzeugt werden.* Dasselbe gilt von der Erregungsleitung, die ja als eine der allgemeinsten Eigenschaften der lebenden Substanz anzusehen ist. Man wird daher von Fall zu Fall untersuchen müssen, ob sich für die eine oder die andere Erklärungsmöglichkeit Beweise beibringen lassen. Eine allgemeine Lösung der Frage ist kaum zu erwarten, denn es ist sehr gut denkbar, daß dasselbe Phänomen an ähnlich aussehenden und gleichen Zwecken dienenden Gebilden das eine Mal auf die eine, das andere Mal auf die andere Weise zustande kommt. Können wir doch auch Dauerverkürzungszuständen eines Muskels oder an ihm vor sich gehenden fibrillären Zuckungen ohne besondere Untersuchung nicht ansehen, ob sie idiomuskulären oder zentralen Ursprunges sind.

Bei Herzen, welche *keine nervösen Elemente enthalten* oder wenigstens keine solchen, welche die Charakteristica zentraler Apparate zeigen, entscheidet sich die ganze Frage von selbst. Aber gerade der *negative Befund* ist meist nur von geringer Bedeutung. In den Herzen vieler wirbelloser Tiere, so z. B. bei den Tunicaten, wurden von früheren Autoren nervöse Fasern und Ganglienzellen vermißt, während spätere Untersuchungen mit feineren Methoden solche aufwiesen. Im Herzen von Crustaceen sind Ganglienzellen und Nervenfasern schon lange bekannt, während im Herzen der ihnen verwandten Insekten früher selbst die Anwesenheit von Nervenfasern ganz geleugnet wurde; spätere Untersuchungen wiesen solche auf, aber sie sollen nach ZAWARZIN[3]) ausnahmslos ihren Ursprung außerhalb des Herzens haben, als rhythmische Zentren also nicht in Frage kommen können. Vielleicht werden auch einmal Ganglienzellen, auf deren Nachweis ich persönlich gar keinen so großen Wert legen möchte, in diesen Herzen mit besseren Methoden entdeckt.

Dort, wo reichlich Nervenfasern und auch Ganglienzellen vorhanden sind, wie besonders im Herzen der Wirbeltiere, da sind sie so innig mit den Muskelelementen *durchmischt*, daß eine operative Trennung nicht möglich ist. Es stand der Weg der *pharmakologischen Trennung* offen; aber dieser ist immer mit Zweifeln bestreut. Ein weiterer Weg, der Ausschaltung durch *Degeneration*, ist besonders von HABERLANDT[4]) mit Eifer beschritten worden. Er fand nach längerer Abklemmung der Herzspitze des Frosches, die auch schon von früheren Autoren zum gleichen Zweck angewandt wurde, die Nervennetze in der Muskulatur des

---

[1]) GELLHORN, E., u. F. ALVERDES: Dieses Handbuch Bd. 8, 1. Hälfte, S. 37. 1925.
[2]) SIERP, H., u. K. STERN: Dieses Handbuch Bd. 8, 1. Hälfte, S. 72 u. 94. 1925. u. STOPPEL: Dieses Handbuch Bd. 14.
[3]) ZAWARZIN, AL.: Zeitschr. f. wiss. Zool. Bd. 97, S. 481. 1911.
[4]) HABERLANDT, L.: Zeitschr. f. Biol. Bd. 76, S. 49. 1922.

abgeklemmten Teiles weder mit der GOLGIschen Methode, noch mit der Methylenblaumethode darstellbar, sah aber bei Abhebung der Klemme die Herzspitze wieder an den Pulsationen teilnehmen. Damit wäre zwar nichts für die Rhythmuserzeugung, wohl aber etwas für die Reizleitung bewiesen, wenn wirklich der Ausfall der Färbbarkeit als sicheres Zeichen der Degeneration angesehen werden kann. Wer Erfahrungen darüber hat, wie außerordentlich der Erfolg dieser Methoden von der Gewebsbeschaffenheit, besonders auch von der C_H, abhängig ist, wer weiß, daß sich auch im besten Fall nie alle Elemente färben, der wird auch durch diese schönen Versuche nicht überzeugt sein. Wie oft bekommt man mit diesen Methoden auch am normalen *Zentral*nervensystem nur ganz wenige oder gar keine Elemente dargestellt, und doch zweifelt in diesem Falle kein Mensch daran, daß hier Nervenfasern und Ganglienzellen vorhanden sind.

Schließlich hat HABERLANDT auch versucht, durch Kälteeinwirkungen die Nervenelemente zum Absterben zu bringen. In der Tat: die Herzen fingen beim Erwärmen wieder an zu schlagen und die Reizung des Vagus blieb dauernd unwirksam. Das ist sehr interessant, aber ein *sicherer Schluß*, daß hier nur noch die Muskelelemente am Leben waren, kann daraus wohl kaum gezogen werden, denn wir kennen so außerordentlich große Unterschiede in der Resistenz verschiedener nervöser Zentren, daß es sehr gut denkbar wäre, daß das von anderen Autoren supponierte selbständige Nervennetz noch nicht geschädigt war. Es sei auch an die Versuche von RAOUL PICTET erinnert, nach welchen bei vollkommen eingefrorenen Fröschen sogar das Zentralnervensystem sich vollständig wiederherstellt, wenn nur langsam genug aufgetaut wird.

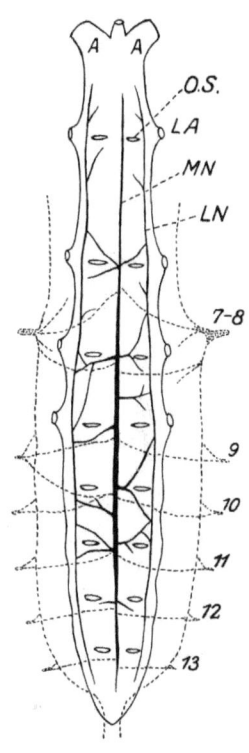

Abb. 23. Herznervensystem. *MN*. Medianer Nerv, *LN*. Lateralnerv, *A*. Aorten, *LA*. Seitengefäße, *Os*. Ostien. Punktiert sind die extrakardialen Nerven (fördernde und hemmende) gezeichnet. 7—8 kommen vom Gehirn, 9—13 vom Bauchmark. (Von Limulus nach CARLSON [kombiniert].)

Ein Herz, das ohne jeden Zweifel einen rein muskulären Rhythmus besitzt, ist zur Zeit nicht bekannt. Wohl aber gibt es ein Herz, dessen normaler Rhythmus nach den bisherigen Untersuchungen sicher neurogener Natur ist. Es ist das Herz des Molukkenkrebses Limulus[1]), das von CARLSON[2]) einer genauen Untersuchung unterzogen wurde.

Auf der Oberfläche des Herzens breitet sich ein Nervenstrang aus, der zahlreiche Ganglienzellen enthält. Dieser ist durch Commissurfasern mit zwei Seitennerven verbunden (Abb. 23). Von allen 3 Strängen gehen Nervenfasern in den Muskelschlauch hinein; andererseits sind Verbindungen mit dem Zentralnervensystem vorhanden. Alle Teile des 15—20 cm langen Schlauches schlagen gleichzeitig. Dieses Zusammenarbeiten aller Teile wird sofort gestört, wenn in einem Segment alle 3 Nervenstränge

---

[1]) Limulus wurde früher meist zu den Crustaceen gerechnet, wenngleich manches für eine Verwandtschaft mit den Arachnoideen sprach. Dies ist durch die Präcipitinreaktion des Blutes jetzt wahrscheinlicher geworden.
[2]) CARLSON, A. J.: The nervous origin of the heart beat in Limulus. Americ. journ. of physiol. Bd. 12, S. 67—74, 471—498. 1904/05. Zahlreiche weitere Mitteilungen in den nächsten Bänden bis Bd. 21. 1908. Aufgeführt in Ergebn. d. Physiol. Bd. 8, S. 373. 1909.

durchschnitten werden; es tritt also, wie nach Durchschneidung des HISschen Bündels, *Allorhythmie* auf. Wird dagegen der Herzschlauch unter Schonung der Nervenstränge durchschnitten, so bleibt die Koordination erhalten. *Wird der Mittelstrang abpräpariert, so bleibt das ganze Herz stehen.*

Die größte Automatie zeigt die Herzmitte. Hier sind im Dorsalstrang die meisten und größten Ganglienzellen vorhanden. [Nach NUKADA[1]), der im wesentlichen die Befunde von CARLSON bestätigt, sollen von den 3 Sorten von Ganglienzellen, die er findet, die großen Zellen der eigentliche Sitz der normalen Automatie sein. Die vordersten Segmente enthalten keine solchen Zellen und kommen daher, wie schon CARLSON zeigte, zum Stillstand, wenn ihre Nervenverbindungen zu den hinteren Segmenten durchschnitten werden.] Ein Präparat aus dem ersten Segment allein in Verbindung mit den Nervensträngen der mittleren Segmente schlägt weiter. Wird der Mittelstrang jetzt abgetrennt, so hört es zu schlagen auf. Bei Reizung der Seitenstränge mit Induktionsschlägen (oder kurzen, faradischen Reizen), wechselnder Stärke, antwortet der Herzrest mit einzelnen Kontraktionen von anfangs wachsender Höhe. Dauernd von den Seitennerven aus tetanisch gereizt, werden Tetani ausgelöst. Beim ganzen Herzen gibt dagegen direkte faradische Reizung des *Mittelstrangs* oder indirekte durch Vermittlung eines mit ihm verbundenen Seitennerven *keinen Tetanus*, sondern *beschleunigten Herzrhythmus*. Stand das Herz bereits still, so kann es auf diese Weise *wieder zum Schlagen gebracht werden*. Das ganze Herz, in reine isotonische NaCl-Lösung gebracht, schlägt schneller als vorher, und das durch Absterben bereits zum Stillstand gekommene *fängt wieder zu schlagen an*. Diese Wirkung geht vom Mittelstrang aus. Das frisch *durch Exstirpation dieses Stranges zum Stillstand gebrachte Herz pulsiert* in NaCl-Lösung zunächst *nicht*. Erst nach längerer Zeit beginnt es (wie eine randkörperlose Meduse) mit schnellen und unregelmäßigen Kontraktionen, die CARLSON mit den fibrillären Zuckungen von Skelettmuskeln vergleicht[2]).

Das leere Herz schlägt langsamer als das gefüllte. (Mit zunehmender Wandspannung nimmt bis zu einer gewissen Grenze die Frequenz zu.) Da aber *auch bei künstlich erzeugtem Innendruck*, die Pulse *nach Abtrennung des Mittelstranges erlöschen*, so ist kein Beweis gegen die neurogene Natur des Limulus-Herzschlages in dem Befund HOSHINOS[3]) zu erblicken, daß die drei vorderen Segmente nach Exstirpation des Stranges wieder zu schlagen anfangen, wenn man das Herz in seinem natürlichen Verband läßt, wobei der Innendruck nicht verändert wird[4]). — Wenn HOSHINO weiterhin beobachtet hat, daß das Vorderende des im Tierkörper gelassenen Herzens noch im Takt des ganzen Herzens weiterschlägt, nachdem die Nervenstränge zwischen dem 2. und 3. Ostium durchschnitten sind, so ist damit keineswegs eine myogene Reizleitung bewiesen, da außer den Nervensträngen, wie CARLSON angibt, noch ein Nervenplexus vorhanden ist. Der Widerspruch zwischen den Befunden CARLSONS und HOSHINOS könnte sich vielleicht dadurch erklären, daß durch die Aufhängebänder, die CARLSON durchschneidet, HOSHINO aber schont, noch weitere nervöse Verbindungen zwischen den einzelnen Herzteilen hergestellt werden. Übrigens leugnet HOSHINO im Schlußsatz nicht, daß das Limulusherz „*im physiologischen Zustand neurogen schlägt*" und daß die normale Erregungsleitung durch die Nervenstränge geht.

Nach alldem ist wohl nicht daran zu zweifeln, daß bei Limulus ein Herz vorliegt, dessen normaler Schlag rein neurogener Natur ist, sowohl in der Erzeugung der normalen Rhythmen wie in der Erregungsleitung. *Das ist aber beim Herzen bisher ein Unikum*, vielleicht wegen der sonst nirgends vorhandenen

---

[1]) NUKADA, S.: Das automatische Nervensystem des Limulusherzens. Pflügers Arch. f. d. ges. Physiol. Bd. 209, S. 65—69. 1925.

[2]) Viele andere interessante Einzelheiten der CARLSONschen Untersuchungen müssen in den Originalarbeiten nachgelesen werden.

[3]) HOSHINO, N.: Über die myogene Automatie des Limulusherzens. Pflügers Arch. f. d. ges. Physiol. Bd. 208, S. 245. 1925.

[4]) Siehe S. 38.

räumlichen Trennung von Nerven- und Muskelelementen. Es gibt aber noch eine *Tierart, die sich* in ihrer Hauptlebensäußerung *ganz wie ein Herz* — und zwar wie ein Wirbeltierherz — benimmt und dessen *Rhythmuserzeugung und Erregungsleitung ebenso sicher nervösen Ursprungs sind, die Medusen.* Sie stehen in ihrem allgemeinen Verhalten dem Wirbeltierherzen wesentlich näher als das Herz irgendeines wirbellosen Tieres, indem sie ein absolutes Refraktärstadium, Fehlen der Tetanisierbarkeit, Extrasystolen, kompensatorische Pause und anderes zeigen[1]). Hier sind der *Ausgangspunkt* der rhythmischen Bewegungen die Randkörper, muskelfreie Organe, *von zweifellos nervösem Aufbau* mit einem statocystenartigen Receptor. Die *Reizzuleitung zur Muskulatur* geschieht *durch ein Nervennetz*, und die bei einzelnen Arten voneinander ganz getrennten Muskelfelder sind wieder durch Nervennetze untereinander leitend verbunden[2]). Für eine muskuläre Erregungsübertragung von Muskelfaser auf Muskelfaser fehlt jeder Beweis. Ja, es kann sogar der Beweis dafür geführt werden, daß sie fehlt, indem die isolierte Reizung eines Muskelbündels nur dieses zur Kontraktion bringt, die Erregung sich also auch nicht rückwärts auf das Nervennetz ausbreitet[3]) (Analogon zur irreziproken Erregungsleitung zwischen Nerv und Skelettmuskel, wie sie z. B. durch den KÜHNEschen Zweizipfelversuch bewiesen wird).

Diese Analogie zwischen Wirbeltierherz und Meduse ist aber kaum für die Theorie der Herzaktion verwertet worden, und auch die meisten von *den* Autoren, welche der neurogenen Herztheorie zuneigen, haben wenig Wert auf sie gelegt. Mir scheint diese Analogie immerhin wertvoller zu sein, als die von manchen Vertretern der myogenen Theorie herangezogenen Analogie zwischen dem Herzen und leblosen Systemen, wie z. B. mit der pulsierenden Luftblase von QUINCKE und der rhythmischen Wasserstoffsuperoxydkatalyse an Quersilberoberflächen BREDIGS. Das sind Vergleiche, die gewiß für die Entstehung rhythmischer Vorgänge überhaupt sehr interessant sind, den speziellen Problemen, um die es sich hier handelt, aber doch recht fern liegen.

Andererseits liegen aus neuerer Zeit *Untersuchungen vor*, welche der *myogenen Theorie günstig sind* insofern, als sie für die *Möglichkeit* einer nicht nervösen Koordination auch größerer und komplizierterer Komplexe neue Beweise bringen.

Bereits RUDOLF WAGNER[4]), der als erster eine myogene Herztheorie aufgestellt hat, wies darauf hin, daß das embryonale Herz des Hühnchens zu einer Zeit zu schlagen beginnt, zu der es noch keine Nerven enthält. Daß hieraus keine Schlüsse auf das erwachsene Herz gezogen werden können, wird auch von vielen Verfechtern der myogenen Theorie eingestanden. Nicht einmal die myogene Natur des Herzschlages des Hühnchens wird dadurch bewiesen, denn zu der Zeit, wo das Herz zu schlagen beginnt, besteht es noch aus undifferenzierten Zellen und nicht aus Muskelfasern[5]). Daß Protoplasten im ganzen oder in einzelnen Teilen rhythmische Bewegungen zeigen können, ist aber durch vielfache Beispiele belegt. Auch die schönen Explantationsversuche mit embryonalen Herz-

---

[1]) Siehe S. 43.
[2]) BETHE, A.: Allgemeine Anatomie und Physiologie des Nervensystems. S. 104ff. Leipzig 1903.
[3]) BETHE, A.: A. a. S. S. 108.
[4]) WAGNER, R.: Nachr. d. Georg-Augusts-Univ. u. d. kgl. Ges. d. Wiss. zu Göttingen 1850, S. 209.
[5]) Siehe besonders OL. OLIVO: Sul inizio della funzione contractile del cuore e dei miotomi etc. Arch. f. exp. Zellforsch. Bd. 1, S. 427—500. 1925. Hier auch ältere Literatur. — OLIVO, OL.: Giorn. d. R. acad. di med. di Torino Bd. 86, S. 277. 1924. — OLIVO, OL.: Mon. zool. ital. Anico Bd. 36, S. 171. 1925.

anlagen von LEWIS, A. FISCHER u. a.[1]) ergaben für unsere Frage zunächst nichts Neues, denn diese pulsierenden Zellen enthielten keine Fibrillen, besaßen also nicht die Charakteristica von Muskelelementen. Neuerdings hat aber OLIVO[2]) in älteren Explantaten vom Hühnchenherzen Myofibrillen sich entwickeln sehen. Er stellt aber fest, daß (ebenso wie in explantierten Myotomen) das Auftreten der funktionellen Fähigkeiten der Differenzierung der Myofibrillen vorausgeht. Wie weiterhin FISCHER[3]) nachwies, fangen zwei explantierte Herzfragmente der gleichen Tierspezies (Hühnchen) an, synchron zu schlagen, wenn sie miteinander in Kontakt gebracht werden. Da diese Fragmente vollkommen nervenfrei sein sollen, so wäre damit ein Beweis für eine nichtnervöse Koordination gegeben. Neuerdings ist OLIVO[4]) eine solche funktionelle Vereinigung auch zwischen Explantaten von Huhn und Taube gelungen. Es sollen stets richtige Anastomosen zwischen den Geweben auftreten. Explantate von *Amphibienlarven*, die mit Ektoderm überzogen sind, zeigen aber bisweilen auch eine weitergehende Koordination, indem sie sich nach STÖHR[5]) in mehrere Abteilungen (bis zu vier) gliedern, die dann koordiniert *nacheinander* schlagen. Auch in diesen wurden *Nervenelemente vermißt*, womit allerdings, wie auch der Verfasser zugibt, noch nicht bewiesen ist, daß sie keine besitzen.

Seit BIEDERMANN die *fibrillären Zuckungen*[6]), welche am Skelettmuskel auftreten, wenn man ihn in gewisse Salzlösungen taucht, näher untersucht und LOEB[7]) diese Wirkung auf bestimmte Ionen zurückgeführt hat, sind diese Bewegungen vielfach mit den Herzbewegungen in Zusammenhang gebracht worden um so mehr, als ja auch die angeblich ganglienzellose Herzspitze in derartigen Lösungen zu schlagen anfängt. In der Tat können diese Zuckungen der Skelettmuskeln recht regelmäßig sein und in der Frequenz je nach den Bedingungen erheblich schwanken [MINES[8])]. In anderen Fällen lassen die Zuckungen jede Regelmäßigkeit in der Frequenz wie in der Größe vermissen (so z. B. in den durch Natriumoxalat und Natriumphosphat hervorgerufenen Kurven von WILMERS[9])]. Das Elektrogramm läßt im letzteren Fall ebenfalls keine Regelmäßigkeit erkennen[10]), während bei rhythmischem Verlauf der Zuckungen häufig neben kleineren Schwankungen der Saite große, regelmäßige und zu den einzelnen Zuckungen zugeordnete Aktionsströme auftreten[11]).

MINES vertritt den Standpunkt, daß der eigentliche Typus der fibrillären Zuckungen ausgesprochen rhythmisch ist und daß die Unregelmäßigkeiten dadurch zustande kommen, daß in verschiedenen Gebieten des gleichen Muskels mehrere Rhythmen nebeneinander bestehen. In der Tat hat es oft den Anschein, als ob unter der Salzeinwirkung trotz der mit anderen Methoden zutage tretenden funktionellen Isoliertheit der einzelnen Fasern eines Skelettmuskels ein Zusammenarbeiten stattfindet. Den gleichen Eindruck gewinnt man auch aus der Beobachtung der spontanen, mehr oder weniger rhythmischen Kontraktionen

---

[1]) Siehe den Beitrag ERDMANN in Bd. 14 dieses Handbuches. S. 956.
[2]) OLIVO: A. a. O.
[3]) FISCHER, ALB.: Journ. of exp. med. Bd. 39, S. 577. 1924.
[4]) OLIVO, OL.: Arch. f. exp. Zellforsch. Bd. 2, S. 191. 1925.
[5]) STÖHR, PH. JUN.: Explantation embryonaler Amphibienherzen. Arch. f. mikroskop. Anat. u. Entwicklungsgesch. Bd. 102, S. 426—451. 1924.
[6]) BIEDERMANN, W.: Elektrophysiologie. S. 89 (hier Zusammenfassung). Jena 1895.
[7]) LOEB, J.: Über Ionen, von rhythmischen Zuckungen der Skelettmuskeln hervorgerufen. Festschrift für FICK. S. 391. Braunschweig 1899.
[8]) MINES, G. R.: Journ. of physiol. Bd. 37, S. 408—443. 1908.
[9]) WILMERS, J.: Pflügers Arch. f. d. ges. Physiol. Bd. 178, S. 193. 1920.
[10]) RIESSER, O. u. W. STEINHAUSEN: Pflügers Arch. f. d. ges. Physiol. Bd. 197, S. 288 (292). 1924.
[11]) FISCHER, E.: Pflügers Arch. f. d. ges. Physiol. Bd. 203, S. 580—603 (594). 1924.

oder Tonusschwankungen solcher glatter Muskeln, die nach den bisherigen Befunden als zentrenfrei anzusehen sind [Regenwurm[1]), Blutegel[2])].

Es sieht demnach so aus, als *gewönnen die quergestreiften Skelettmuskeln* der Wirbeltiere unter dem Einfluß gewisser, von dem normalen Elektrolytmilieu abweichender *Ionengemische* die Fähigkeit, rhythmische Bewegungen auszuführen, eine *Eigenschaft*, welche viele *glatte Muskeln* schon *in normaler Umgebung* zu besitzen scheinen. Auch bei Skelettmuskeln können solche rhythmischen Bewegungen im natürlichen Milieu zustande kommen, wenn sie längere Zeit von den Zentralorganen abgetrennt sind. Beobachtungen dieser Art sind schon oft gelegentlich nach Nervendurchtrennung bei Säugetieren, besonders an der Zungenmuskulatur, erhoben worden, und auch bei Amphibien kommt Ähnliches vor[3]).

Alle diese fibrillären Zuckungen haben, wenn sie auch relativ regelmäßig verlaufen, im Verhältnis zur elektrisch oder durch andere plötzliche Reize hervorgerufenen Kontraktion eine geringe Größe und sehr geringe Kraft, so daß sie nur mit sehr leichten Hebeln aufgezeichnet werden können. Recht *kräftige und verhältnismäßig sehr hohe rhythmische Zusammenziehungen* können aber an quergestreiften Skelettmuskeln unter der Einwirkung gewisser Salzgemische und unter anderen noch näher zu beschreibenden Umständen durch *kontinuierliche* oder diskontinuierliche, dann aber in einem schnelleren Rhythmus erfolgende „Reize" hervorgerufen werden. Die von ihnen gewonnenen Kurven können in ihrem Charakter den Kurven einer einzelnen Herzabteilung recht ähnlich sehen. Es macht den Eindruck, als ob der „Reiz" hierbei nur die Rolle spielt, den bereits veränderten *Muskel auf ein gewisses höheres Erregungsniveau zu bringen, so daß rhythmische Fähigkeiten, die bereits in ihm schlummerten, nun zum Ausbruch kommen.* Es geschähe hier etwa dasselbe wie bei einem durch Absterben oder durch andere Maßnahmen zum Stillstand gebrachten Herzen, das durch den konstanten Strom oder durch tetanisierende Reize oder durch Reizung beschleunigender Nerven[4]) direkt oder indirekt wieder zum Schlagen gebracht wird. *Perioden von hoher und niedriger* (oder vollkommen fehlender) *Erregbarkeit wechseln miteinander ab* und bringen so durch das *Auftreten* eines mehr oder weniger langdauernden absoluten oder relativen *Refraktärstadiums die rhythmischen Bewegungen hervor.* Von der Dauer dieses, gegenüber dem normalen Muskel außerordentlich verlängerten Refraktärstadiums würde dann die Frequenz der auftretenden Rhythmen abhängen.

Die ersten Befunde dieser Art stammen von BIEDERMANN, der an Sartorien von Fröschen, deren eines Ende mit einer etwa 2proz. Natriumcarbonatlösung behandelt war, bei der Durchleitung eines *konstanten Stromes* hohe und regelmäßige Kontraktionen im Abstand von etwa einer Sekunde auftreten sah. Mehr oder weniger deutliche Zeichen von Rhythmenbildung *bei faradischer Reizung* von Froschmuskeln wurden von R. MÜLLER[5]), SYMONS[6]), BURRIDGE[7]) und F. FRÖHLICH[8]) beobachtet. SYMONS fand Wellen der Gipfellinie bei wenig frequenter Reizung (unvollständiger Tetanus) im Stadium der Ermüdung, BURRIDGE unter dem Einfluß von Milchsäure.

---

[1]) STRAUB, W.: Pflügers Arch. f. d. ges. Physiol. Bd. 79, S. 379—399 (386). 1900.
[2]) TESCHENDORF, W.: Pflügers Arch. f. d. ges. Physiol. Bd. 192, S. 136. 1921. — SAITO, Y.: Ebenda Bd. 198, S. 191. 1923.
[3]) HOFMANN, F. B.: Zeitschr. f. Biol. Bd. 72, S. 257. 1920.
[4]) Siehe S. 61.
[5]) MÜLLER, R.: Pflügers Arch. f. d. ges. Physiol. Bd. 107, S. 297—359 (348). 1905.
[6]) SYMONS, C. T.: Wave-Like variations in muscular fatigue curves. Journ. of physiol. Bd. 36, S. 385—399. 1907.
[7]) BURRIDGE, W.: Journ. of physiol. Bd. 41, S. 285—307. 1911.
[8]) FRÖHLICH, F. W.: Zeitschr. f. allg. Physiol. Bd. 7, S. 444—460 (460). 1907.

Die schönsten und regelmäßigsten *rhythmischen Bewegungen bei gleichmäßiger faradischer Reizung* wurden von M. FRAENKEL[1]) am Sartorius des Frosches *bei abklingendem Tetanus* (Abb. 24) *gefunden.*

Bei nicht allzu starker tetanischer Reizung dauert der glatte Tetanus oft nur wenige Sekunden und geht dann meist nach einigen unregelmäßigen Schwankungen für längere Zeit in einen Wechsel regelmäßiger Kontraktionen und fast vollkommener Erschlaffungen über. Die Höhe dieser Kontraktionen bleibt oft nur wenig hinter der des vorherigen Tetanus zurück. Verstärkung des Reizes ruft vorübergehend wieder glatten Tetanus hervor. Das Refraktärstadium dauert also lange, ist aber, wie es scheint, nicht absolut. Die Zahl der Bewegungen beträgt, sowie sie regelmäßig geworden sind, meist 4—5 in der Sekunde und ist unabhängig von der Zahl der Reize (16—220 pro Sekunde). Anfangs und nach langer

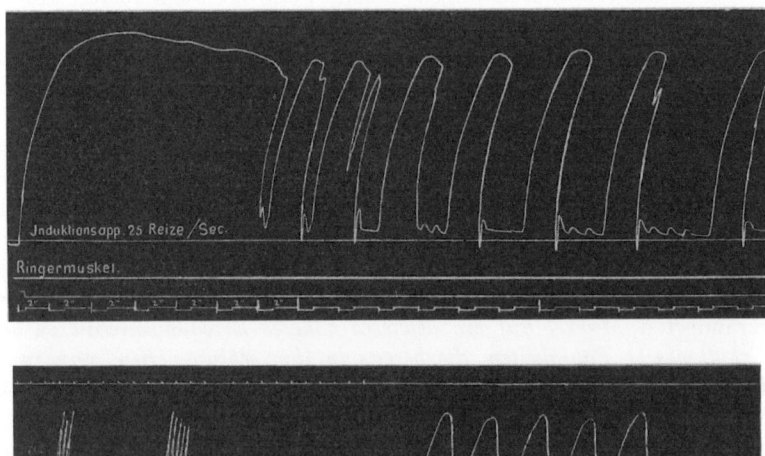

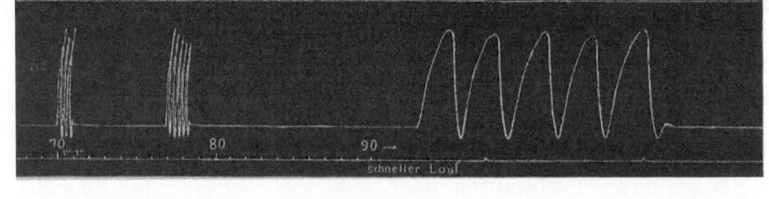

Abb. 24 a u. b. Sartorius Ran. temp. Entstehung von Rhythmen bei andauernder, tetanisierender Reizung. a) 25 Reize pro Sekunde. Am Anfang Tetanus der ziemlich unvermittelt in die Rhythmen (cca. 17/Min.) übergeht. Zeit 2 Sekunden. b) Dasselbe von einem längere Zeit andauernd mit 26 Reizen pro Sekunde gereizten Muskel. Die zu Anfang des Versuches gleichmäßigen Rhythmen (cca. 190/Min.) zeigen hier Gruppenbildung von 3—5 „Pulsen" (Refraktärstadium 2. Ordnung; CHEYNE-STOCKEsches Phänomen). Zeit 1 Sekunde. (Nach Versuchen von M. FRAENKEL.)

Reizung ist die Frequenz gewöhnlich geringer. Der Versuch gelingt auch bei anderen Muskeln des Frosches, aber verschieden gut; auch beim Sartorius ist er nicht immer in gleicher Schönheit zu erzielen. Die Frage, ob es sich hier etwa um periodische, durch die Verkürzung hervorgerufene Widerstandsänderungen handeln könnte, wurde eingehend geprüft. Bisher konnten aber keine Anhaltspunkte dafür gefunden werden.

Ähnliche Rhythmen konnten bei Reizung vom Nerven aus hervorgerufen werden. Der Nerv oder sein Endorgan scheint aber bei ihrer Ausbildung keine Rolle zu spielen, da die Erscheinung in gleicher Weise an tief curarisierten Muskeln auftritt. Es verdient dies besonders hervorgehoben zu werden, da FRÖHLICH[2]) am Schließmuskel der Krebsschere ebenfalls sehr deutliche rhythmische Kontraktionen bei faradischer Reizung von Nerven aus erhielt (etwa 1—3 Bewegungen

---

[1]) FRAENKEL, M.: Rhythmische Kontraktionen an kontinuierlich gereizten Muskeln. Pflügers Arch. f. d. ges. Physiol. Bd. 207, S. 320. 1925.
[2]) FRÖHLICH, F. W.: Zeitschr. f. allg. Physiol. Bd. 7, S. 393—443 (435). 1907.

in der Sekunde?), hier aber zu der nicht näher begründeten Ansicht kam, daß das Nervenendorgan an ihrer Bildung beteiligt sei[1]).

Ähnliche Rhythmen, wie sie am Froschmuskel in der „Ermüdung" auftreten, sind auch unter der Einwirkung verschiedener körperfremder Ionen (oder der Ionen des Serums in abgeändertem Verhältnis) zu erzielen. Unveröffentlichte Versuche[2]) dieser Art, die ich gemeinsam mit M. Fraenkel anstellte, erscheinen geeignet, auf das Zustandekommen der Rhythmen einiges Licht zu werfen.

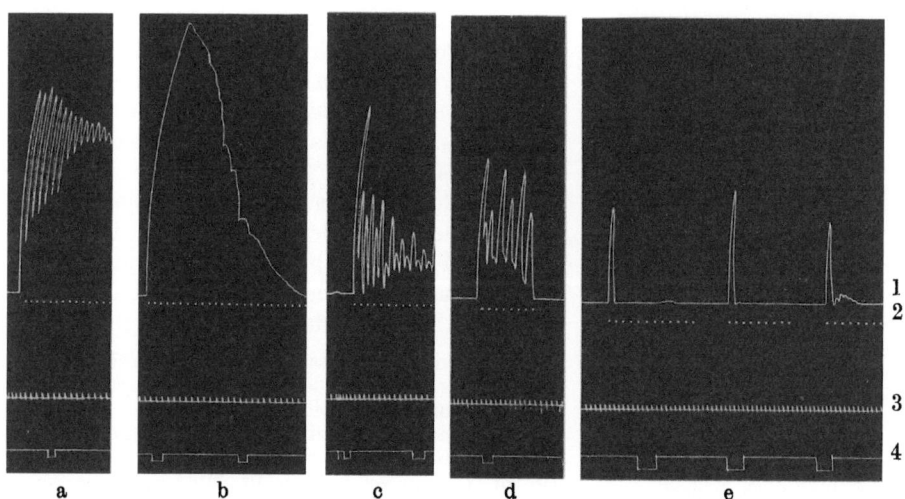

Abb. 25. Sartorius (R. temporaria) von 12 Uhr ab in isotonischer Lösung von sekundärem Na-Phosphat 1 Teil und 2 Teilen Ringerlösung. Rhythmische Reizung mit 8 Öffnungsschlägen pro Sekunde während der mit ...... bezeichneten Zeit. a) 12 Uhr 10 Min.: Jeder Reiz wird beantwortet, starke Erhöhung der Fußpunktslinie. b) 12 Uhr 30 Min.: Starke Verschmelzung mit Abfall der Erregbarkeit. c) 12 Uhr 45 Min.: Alternansbildung. d) 13 Uhr 5 Min.: Nur jeder zweite Reiz wird beantwortet. Die Zuckungen auf die wirksamen Reize haben wieder Alternanscharakter. e) 13 Uhr 45 Min.: Nur jeder erste Reiz nach der Reizpause wird beantwortet, selten kleine Zuckungen während der Reizdauer. 1. Zuckungskurve. 2. Reizdauer. 3. Reizfrequenz. 4. Zeitsignal. Eine volle Periode = 2 Sek. (26.XI.22).

Bereits Tr. Neugarten hatte bei ihren Versuchen mit Phosphatgemischen[3]) die Beobachtung gemacht, daß ein Sartorius in einem Gemisch von 1 Teil sekundärem Natriumphosphat und 1 Teil Ringerlösung bei Reizung mit Gruppen von 3—4 Einzelinduktionsschlägen im Abstand von 1 Sekunde unter

---

[1]) Auch sonst ist schon mehrfach das Auftreten rhythmischer Kontraktionen bei tetanisierender Reizung (resp. Reizung mit dem konstanten Strom) peripherer Nerven beschrieben worden, so z. B. bei Aplysia von Bethe (Allgemeine Anatomie und Physiologie des Nervensystems, S. 117 u. 407. Leipzig 1903) und Fröhlich (Zeitschr. f. allg. Physiol. Bd. 11, S. 277 u. 351. 1910). Da hier periphere Ganglienzellen und wahrscheinlich auch Nervennetze den Muskeln vorgeschaltet sind, so lag die Deutung nahe, daß es sich um *Rhythmen handelte*, die durch *nervöse Zentren erzeugt werden*. *Diese Ansicht bedarf* nach den Befunden an zentrenfreien und den Nerveneinflüssen entzogenen Muskeln *der Revision*. Diese Rhythmen können nervösen Ursprungs sein, müssen es aber nicht sein.

[2]) Trotz der sehr großen Zahl der Versuche war es bisher nicht möglich, die Versuchsbedingungen so zu gestalten, daß mit Bestimmtheit immer das Resultat vorauszusehen war. Oft gelangen die Versuche sehr gut, d. h. sie gaben unter gleichen Bedingungen gleiche Resultate, oft wurden aber auch vollkommen abweichende Befunde gemacht. Jeder Versuch zeigt eigentlich immer irgend etwas Neues. Individuelle und jahreszeitliche Unterschiede sind sicher nicht allein daran schuld.

[3]) Neugarten, Trude: Pflügers Arch. f. d. ges. Physiol. Bd. 175, S. 94. 1919.

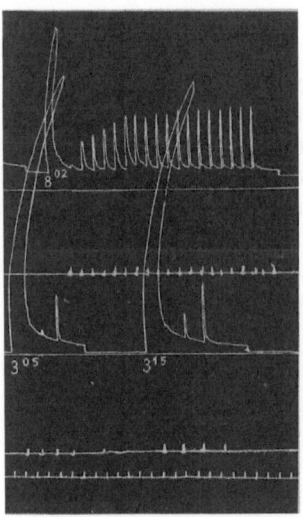

Abb. 26. Sartorius von Rana temporaria seit 12 Uhr in Phosphat-Ringerlösung (s. Abb. 25). Der erste Öffnungsreiz jeder Reizgruppe gibt eine hohe, langgezogene Kontraktion, die zweite bleibt meist unwirksam; die weiteren geben kleinere schnelle Zuckungen von steigender Höhe. 1. Zuckungskurve. 2. Abszisse. 3. Reizsignal (gegen die Kurve 1 nach rechts verschoben). 4. Zeit in Sekunden. (10. XI. 1924.)

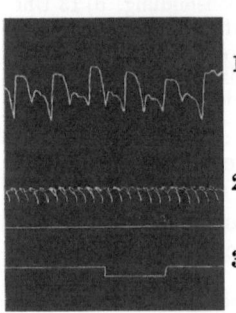

Abb. 27. Sartorius von Rana temporaria in Ringer 3 Teile + Natriumcitratlösung (isotonisch) 1 Teil. 18 Öffnungsreize pro Sekunde. Jeder zweite Reiz gibt eine Zuckung, nur jeder vierte Reiz eine große. 1. Zuckungskurve. 2. Reizsignal. 3. Zeit (wie in Abb. 25). (12. I. 1923.)

Einschaltung längerer Reizpausen zuerst auf jeden Schlag mit einer Zuckung antwortet, nach einiger Zeit aber, wenn die Zuckungen anfangen, niedriger zu werden, jedesmal *nur noch auf den ersten Schlag antwortete*, auf die späteren aber nicht reagierte. *Erst nach einer Reizpause* von einigen Sekunden oder gar Minuten *wurde der erste Reiz jeder Gruppe wieder wirksam*. Verstärkung des Reizes änderte hieran nichts. Es war also hier, wie es schien, bei einem Muskel, der normalerweise ein sehr kurzes Refraktärstadium hat, dieses außerordentlich verlängert, und es trat bei einer sehr langsamen Reizfolge dieselbe Erscheinung ein, die seit BERNSTEIN bei *sehr frequenter Reizung* unter dem Namen der „*Anfangszuckung*" bekannt ist[1]).

Die Genese dieser Erscheinung, die sich aber nicht immer in der gleichen Weise entwickelt und manchmal ganz ausbleibt, ist in Abb. 25 nach einem neuen Versuch bei frequenterer Reizung (8 in der Sekunde) dargestellt.

In *a* wirkt das Phosphatgemisch erst seit 10 Minuten ein. Es wird noch jeder Reiz beantwortet und es tritt Neigung zu unvollständigem Tetanus ein. In *b* ist der Tetanus trotz unveränderter Reizfrequenz bereits vollständiger, er sinkt aber schnell ab. In *c* und *d* ist von tetanischer Zusammenziehung nur noch wenig zu bemerken, dafür ist aber jeder zweite Reiz weniger wirksam oder unwirksam geworden, so daß eine Art Alternansbildung eintritt. Schließlich in *e* bewirkt nur noch der erste Reiz jeder Reizperiode eine Zuckung; die späteren sind ganz oder fast ganz unwirksam.

Nicht selten bringt der *erste Reiz eine sehr hohe, verlängerte Kontraktion hervor*, auf welche dann bei späteren Reizen zuerst sehr kleine und dann treppenförmig höherwerdende Zusammenziehungen folgen, die bald den Charakter gewöhnlicher, schneller Zuckungen bekommen (Abb. 26). Diese Kurven ähneln sehr den interessanten Bildern, welche SEO[2]) nach Einwirkung von Zuckerlösung unter dem Einfluß verschiedener Salzgemische erhielt.

Dieselbe Wirkung wie durch Phosphatgemische („Alternansbildung") kann durch Beimischung von Na-Citrat-Lösung zur Ringerlösung herbeigeführt werden (Abb. 27). Hier kann es bei *weiterer Ausbildung der Vergiftung und bei kontinuierlichem Reiz mit mäßig frequenten Einzelschlägen zu rhythmischen Bewegungen sehr verschiedener Frequenz kommen*, bei denen sich die Einzelschläge noch sehr deutlich (Abb. 28) oder nur noch schwach (Abb. 29) sowohl im aufsteigenden wie im absteigenden Schenkel bemerkbar machen. Bei frequenterer Reizung oder in späteren Vergiftungsstadien können die Einzel-

---

[1]) Ähnliches fand z. B. FRÖHLICH bei zwar schnellerer, aber doch nicht sehr frequenter Reizung der Krebsschere vom Nerven aus. Zitiert auf S. 56.

[2]) SEO: Pflügers Arch. f. d. ges. Physiol. Bd. 205, S. 518. 1924.

schläge ganz verschwinden, und dann nähern sich die Kurven denen, die auch am normalen Muskel bei der „Ermüdung" zu erzielen sind, nur daß die Zahl der Rhythmen in der Minute meist geringer bleibt. Wenn man nur den Hebel beobachtet, glaubt man, es würden die Bewegungen eines Herzens aufgeschrieben.

Es wird bei diesen Versuchen offenbar durch *Verlängerung der refraktären Phase des Muskels*, vielleicht in Verbindung mit einem erhöhten und periodisch schwankenden Summationsvermögen[1]) die *Fähigkeit zur rhythmischen Kontraktion* erzeugt. Mit demselben Recht kann man natürlich von periodischen Schwankungen der Erregbarkeit sprechen, die durch den fortdauernden Reiz (hier den von außen zugeführten, bei spontanen Rhythmen den im Gewebe wahrscheinlich selbst erzeugten) zur Erscheinung gebracht werden.

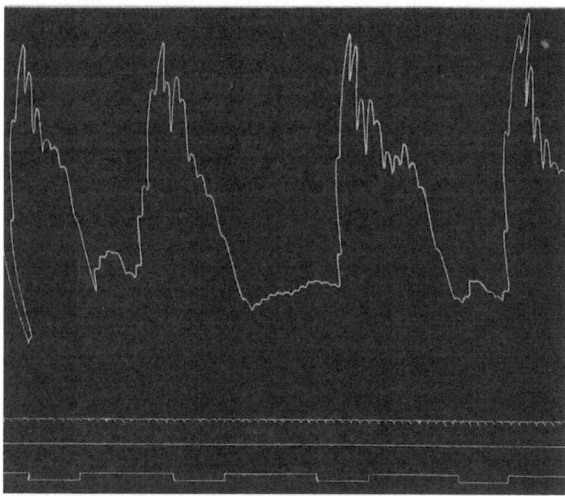

Abb. 28. Sartorius (Rana temporaria) in isotonischer Na-Citratlösung 1 Teil und 2 Teile Ringerlösung. Ziemlich rhythmische Erregbarkeitsschwankungen. „Pulsfrequenz" ca. 31 pro Minute. Oberes Signal: Kontinuierliche Reizung mit gleichstarken Öffnungsinduktionsschlägen, unteres Signal Zeit in 2 Sek. (9. I. 1923.)

Bereits FRÖHLICH[2]) hat auf den Zusammenhang zwischen der Ausbildung rhythmischer Bewegungsimpulse und einem *langsamen Ablauf der Lebensvorgänge* aufmerksam gemacht. Wenn dieser Zusammenhang auch sicher nicht allgemein ist (denn es gibt viele träge Muskeln, besonders glatte, und viele langsam reagierende Protoplasten, die keine deutlichen rhythmischen Bewegungen zeigen), so zeigen doch die angedeuteten Versuche und Erfahrung, daß bei all *den Maßnahmen, welche den Reaktionsablauf in quergestreiften Muskeln herabsetzen* (Degeneration, Einwirkung gewisser Ionen, „Ermüdung"), *langsam ablaufende rhythmische Kontraktionen an die Stelle von schnellen Zuckungen oder tetanischer Dauerkontraktionen treten.*

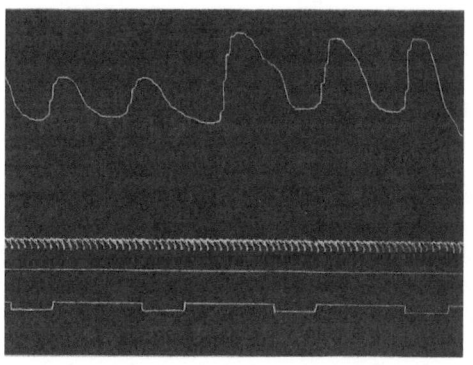

Abb. 29. Sartorius (Rana temporaria) in Na-Citrat (isotonisch) 1 Teil und 3 Teile Ringer mit 3fachem Ca-Gehalt. Rhythmische Erregbarkeitsschwankungen wie in Abb. 28, aber stärkere Verschmelzung. „Pulsfrequenz" ca. 52 pro Minute. (13. I. 1923.)

---

[1]) Das Summationsvermögen hat zuerst ROSENTHAL und dann BETHE (Allgemeine Anatomie und Physiologie des Nervensystems, S. 388) mit der Ausbildung rhythmischer Fähigkeiten in Zusammenhang gebracht. Später ist dies auch durch FRÖHLICH (Zeitschr. f. allg. Physiol. Bd. 13, S. 1. 1911) geschehen.
[2]) FRÖHLICH, FR. W.: Zeitschr. f. allg. Physiol. Bd. 13, S. 1—48. 1922.

Auch in den zuletzt geschilderten Versuchen ist kaum anzunehmen, daß jede Muskelfaser selbständig ihre Bewegungen ausführt; vielmehr deutet die direkte Beobachtung darauf hin, daß alle in dem selben Sinne arbeiten. Das wird am einfachsten durch die Annahme erklärt, daß sie unter den besonderen Umständen untereinander in einen funktionellen Zusammenhang auf dem Wege der Erregungsleitung treten. Eine Übertragung der Erregungen auf dem Wege der Aktionsströme ist wohl unwahrscheinlich.

Natürlich ist mit der künstlichen Erzeugung solcher, den Herzbewegungen ähnlicher Rhythmen an quergestreiften Muskeln durch Verzögerung des Erregungsablaufs *nichts für die myogene Theorie* der Pulsationen des Wirbeltierherzens *bewiesen*, aber sie wäre wohl imstande, die Entstehung rhythmischer Bewegungen im Herzmuskel selbst verständlicher zu machen[1]).

Eine Umkehr des Versuches am Skelettmuskel, nämlich den *Erregungsverlauf im Herzmuskel* durch entgegengesetzt wirkende Ionen *abzukürzen* und ihn dadurch dem Skelettmuskel ähnlich zu machen, ist trotz vielfacher Bemühungen von Dr. A. SCHOTT im hiesigen Institut bisher *nicht geglückt*. Das bedeutet aber noch nicht, daß unsere Gedankengänge unrichtig sind, und daß ein solches Bemühen vergeblich ist, denn die Zahl der möglichen Variationen ist unerschöpflich, und erst ein kleiner Teil ist experimentell geprüft.

V. Die Herznerven und Gefäßnerven.

Zusammenfassende Darstellungen.

CARLSON, A. J.: Comparative Physiology of the invertebrate heart. Biological bulletin Bd. 8, S. 123—169. 1905. — CARLSON, A. J.: Vergleichende Physiologie der Herznerven der Wirbellosen. Ergebn. d. Physiol. Bd. 8, S. 371—462. 1909.

Über die Herznerven der wirbellosen Tiere liegen viele zerstreute Angaben verschiedener Autoren und ausführliche vergleichende Untersuchungen von CARLSON vor, die er in zwei längeren, oben angeführten Arbeiten mit den früheren Erfahrungen zusammengefaßt hat. Es soll daher hier nur auf die wesentlichsten Gesichtspunkte hingewiesen werden.

Über besondere Herznerven ist bei Würmern und Tunicaten wenig Sicheres bekannt, wenngleich auch hier einige Angaben vorliegen, nach denen der Herzschlag oder die Bewegungen der pulsierenden Gefäße durch Einwirkung auf das Zentralnervensystem modifiziert werden können. Reichlich sind dagegen derartige Angaben bei Mollusken und Arthropoden, besonders Crustaceen, gemacht. Bald sind nur hemmende, bald nur fördernde Wirkungen bekannt; in einigen Fällen sind sowohl hemmende wie fördernde Nerven gefunden worden.

Mollusken. Bei den *Lamellibranchiaten* kann reflektorisch eine *Hemmung* des Herzens von den Siphonen aus hervorgerufen werden. Der Weg zum Herzen läßt sich durch die Visceralganglien und die Visceralnerven verfolgen. Beim Reizen dieser Nerven mit relativ schwachen faradischen Reizen steht das Herz *in Diastole* still, besonders leicht die Vorhöfe (E. YUNG, 1881). Während hier fördernde Nerven zu fehlen scheinen, sind bei den *Prosobranchiern, Chitonen und Tectibranchiern* nur den *Herzschlag fördernde Nerven* bekannt. Bei den letzteren sind besonders Aplysien untersucht. Die beschleunigende Wirkung der Reizung der Viceralnerven ist hier sehr bedeutend; da die Erschlaffung in der Systole unvollkommen bleibt, so tritt eine Art unvollkommenen Tetanus während der Reizung ein (DOGIEL 1877, SCHOENLEIN 1894, BOTTAZI und ENRIQUES 1901[2]), CARLSON 1905). Auch bei den *Nudibranchiern* fand CARLSON nur *fördernde* Nerven deutlich ausgebildet. Wird hier der Vorhof

---

[1]) Es ist daran zu erinnern, daß die Schirmmuskulatur der Medusen auch *quergestreift* ist, daß hier aber die normalen, rhythmischen Bewegungen sicher *nervösen Ursprungs* sind!
[2]) BOTTAZI, F. u. ENRIQUES: Arch. ital. de biol. Bd. 34. 1911.

vom Ventrikel getrennt, so tritt in *beiden* Teilen bei der Reizung der Visceralnerven die Beschleunigung auf.

Bei den *Pulmonaten* finden sich zum erstenmal *nebeneinander hemmende und fördernde Nerven*. Dieser von FOSTER und DEW SMITH 1875 zuerst gemachte Befund ist mehrfach bestätigt und besonders von CARLSON[1]) an Ariolimax weiter verfolgt. Beide Arten von Fasern verlaufen in den Visceralnerven. Die hemmenden sprechen schon bei schwächeren Reizen an, die beschleunigenden erst bei stärkeren. Wichtig ist der Befund, daß bei diesem Tier, wie auch bei einigen anderen Mollusken, das durch beginnendes Absterben *zum Stillstand gekommene Herz durch Reizung der fördernden Nerven wieder zum Schlagen gebracht werden kann* [Abb. 30][2]).

Am genauesten sind unter den Mollusken die *Cephalopoden* untersucht, zuerst von FREDERICQ[3]), weiterhin von RANSON, BOTTAZI und ENRIQUES, FUCHS und CARLSON. Auch hier sind *hemmende und fördernde Fasern in den Visceralnerven vereinigt*, wodurch die Untersuchung sehr erschwert wird. Die Einflüsse auf die einzelnen pulsierenden Teile sind recht verwickelt und durchaus noch nicht

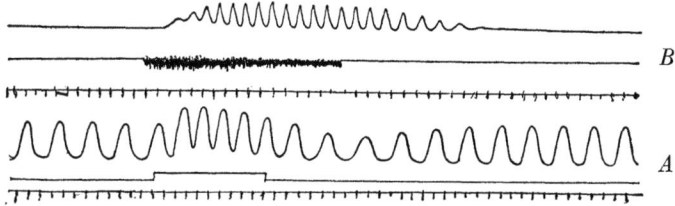

Abb. 30. Herzkurven von Ariolimax bei Reizung des Visceralnerven. *A* eines schlagenden Herzens, *B* Wiederbeginn des Pulsierens bei einem stillstehenden Herzen. (Nach CARLSON.)

ganz geklärt. Es scheinen aber alle pulsierenden Teile hemmbar und auch förderbar zu sein, so daß durch das Zusammenspiel dieser Nerven trotz der Komplikation des Apparates eine gute Koordination gewährleistet wird. Die Cephalopoden sind auch die einzigen wirbellosen Tiere, bei denen *Vasoconstrictoren und Vasodilatatoren* mit Sicherheit nachgewiesen sind.

Arthropoden. Von den *Arachnoideen* (im engeren Sinne) ist nichts, von den *Insekten* und niederen Crustaceen wenig Sicheres über die Existenz den Herzschlag regulierender Nerven bekannt. Über die *Dekapoden* liegen dagegen mehrere positive Befunde vor [JOLYET und VIALLANES[4]), CARLSON u. a.]. Es sind sowohl *hemmende wie fördernde Fasern vorhanden*, die in *getrennten* Bahnen verlaufen. So fand CARLSON bei Palinurus[5]), daß bei Reizung des vorderen Nervenpaares des dritten Thorakalganglions diastolischer Stillstand des Herzens eintritt, während Reizung des hinteren Nervenpaares den Herzschlag beschleunigt (Abb. 31).

Am genauesten sind die Herznerven durch CARLSON[5]) bei *Limulus* untersucht. Hier entspringen die hemmenden Fasern im Gehirn (Abb. 23, S. 51). Eine vollständige Hemmung (Abb. 18, S. 41) ist nur für kurze Zeit möglich; genau wie beim Vagus der Wirbeltiere fängt das Herz schon vor dem Ende der Reizung wieder zu schlagen an (schwächere Reizung bewirkt nur Verlangsamung). Eine Beschleunigung des Herzens kann auf verschiedene Weise, am

---

[1]) CARLSON, A. J.: Americ. journ. of physiol. Bd. 14. 1905.
[2]) Vgl. auch die auf S. 39 mitgeteilten Befunde über *hämodynamische* Regulierung des Herzschlages.
[3]) FREDERICQ, L.: Arch. de zool. exp. Bd. 7. 1878.
[4]) JOLYET, F., u. H. VIALLANES: Ann. des sciences natur. Bd. 14. 1892.
[5]) CARLSON, A. J.: Americ. journ. of physiol. Bd. 15, S. 127—135. 1906.

besten durch Reizung der ersten drei Abdominalganglien, erzeugt werden. Neben negativ und positiv chronotropen Wirkungen sind auch *negativ und positiv inotrope Wirkungen* zu verzeichnen. Andererseits wirken Extrareize, die vor der Reizung der hemmenden Nerven stark wirksam waren, während der Reizung nicht oder nur wenig (Abb. 18, S. 41). Es ist also ein deutlich *negativ bathmotroper* Einfluß zu erkennen.

Über die Herznerven der Wirbeltiere wird an anderer Stelle berichtet. Hier sei nur zum Vergleich darauf hingewiesen, daß Carlson bei dem Cyclostomen

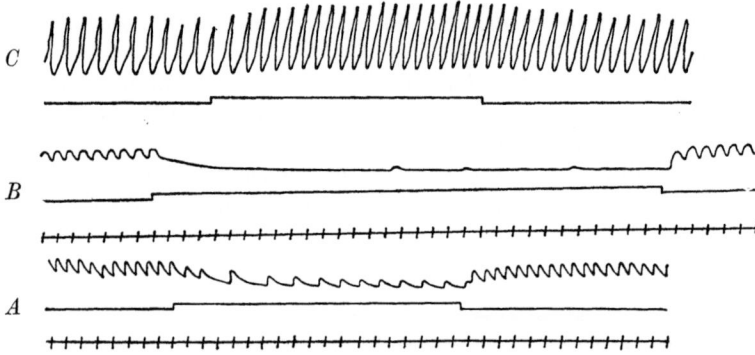

Abb. 31. Herzkurven von Palinurus. Reizung der hemmenden Nerven (*A* und *B*) und der fördernden Nerven (*C*). (Nach Carlson.)

Bdellostoma[1]) (einem niederen Fisch) herzhemmende Nerven vermißte. (Auch bei den *Tunicaten*, den nächsten Verwandten der Wirbeltiere unter den Wirbellosen, waren bisher keine sicheren nervösen Einflüsse auf den Herzschlag nachgewiesen. Ed. Day[2]) hat aber neuerdings solche bei Exstirpation des „Gehirns" gesehen.) Bei Selachiern fand v. Skramlik[3]) nur eine chronotrope Wirkung des Nervus vagus. Vielleicht ist dies damit zu erklären, daß bei diesen Tieren enge zeitliche Beziehungen zwischen Atemfrequenz und Herzfrequenz (wohl aus hämodynamischen Gründen) vorhanden sind.

---

[1]) Carlson, A. J.: Zeitschr. f. allg. Physiol. Bd. 4, S. 264. 1904.
[2]) Day, Ed.: Ref. in den Zool. Ber., Jena Bd. 1, S. 147. 1922.
[3]) Skramlik, E. v.: Ber. d. ges. Physiol. Bd. 32, S. 701. 1925.

Geschichte der Erforschung des Blutkreislaufs und des Lymphgefäßsystems.

Von

E. GÖPPERT

Marburg.

Mit 1 Abbildung.

Zusammenfassende Darstellungen.

HAESER, H.: Lehrbuch der Geschichte der Medizin. 3. Bearbeitung. Bd. II. 1881. — PUSCHMANN, TH.: Handbuch der Geschichte der Medizin, herausgeg. von M. NEUBERGER u. JULIUS PAGEL. Bd. II. 1903. — PAGEL, J. L.: Geschichte der Medizin. 2. Aufl. 1915. Bearbeitet von K. SUDHOFF.

1. Altertum. GALEN.

In der Geschichte der Entdeckung des Blutkreislaufes stehen zwei Persönlichkeiten im Vordergrund des Interesses, CLAUDIUS GALENUS aus Pergamon (131—201 p. Chr.) und WILLIAM HARVEY (1578—1657); GALEN als der Repräsentant der Forschungen des Altertums, Vermehrer und Vermittler ihrer Ergebnisse, Lehrmeister der nach ihm kommenden anderthalb Jahrtausende, HARVEY als der Reformator, der, sich befreiend von den Hemmungen uralter theoretischer Vorstellungen und auf die Natur selbst zurückgreifend, die Grundlagen schuf, auf denen unser jetziges Wissen sich aufbauen konnte.

Nach der von GALEN[1]) vertretenen Lehre über das Blut und seine Bewegung ist das Organ der Blutbildung die Leber (s. Abb. 1). Die in den Magen und Darm gelangte Nahrung wird unter dem wärmenden Einfluß der benachbarten Leber verdaut und der aus ihr entstehende Nahrungssaft durch die Venen, die zum Stamm der Pfortader zusammenfließen, der Leber zugeführt. In den engen Räumen der Leber erfolgt durch ihre Substanz (σάρξ) unter der Mitwirkung der Eigenwärme des Körpers (ἔμφυτος θερμότης), die vom Herzen als ihrer Quelle ausgeht und zu ihm wieder zurückkehrt, die Umwandlung des Nahrungssaftes in das Blut, das alle Teile des Körpers zu ernähren hat. αἵματος ὑγροῦ μὲν τὴν κρᾶσιν, ἐρυθροῦ δὲ τὴν χρόαν ἡ πρώτη μὲν ἐν ἥπατι γένεσις. Die Lebervenen führen das Blut in die φλὲψ μεγίστη, unsere Vena cava inferior.

Der in der Leber sich abspielende Vorgang der Umwandlung (μεταβολή) des Nahrungssaftes in Blut wird von GALEN mit der Gärung des Weines verglichen; wie dort, so entstehen auch hier Abfallstoffe (περιττώματα), die z. T. als Galle abgeführt werden. Ein anderer Teil wird von der Milz auf dem Wege ihrer Vene angezogen und, soweit noch für sie brauchbar, verwendet, soweit unbrauchbar, in den Magen ausgestoßen, wobei die Bahn durch Venen, unsere

---

[1]) GALENI, CL.: Opera omnia. Edit. D. Carolus Gottlob Kühn. Leipzig 1833.

Rami gastrici der Vena lienalis, gegeben ist. Die Aufnahme der Nahrungsbestandteile in das Pfortadersystem und ihre Fortbewegung durch die Leberwege erfordert einen erheblichen Zutritt verdünnender wässeriger Flüssigkeit aus dem Darm, welche später eine zwecklose Belastung der Venen bedeuten würde, da das Blut durch Eintritt der vom Herzen stammenden Wärme an sich schon dünnflüssiger wird. Die nun wieder überflüssigen wässerigen Massen, das ὑδατῶδες περίττωμα, ziehen die Nieren an, die dicht unter der Leber neben der Hohlvene liegen, und reinigen hierdurch das Blut.

Auf dem Wege durch die Venen wird nun das dunkelrote Blut zu allen Teilen des Körpers geführt und als Nahrung verbraucht. Es füllt auch das rechte Herz, steht also in Verbindung mit der Quelle der Eigenwärme und wird durch die φλέψ ἀρτηριώδης, die Vena arteriosa, unsere Arteria pulmonalis, der Lunge zugeführt, um auch diese zu ernähren.

Dem Venensystem gegenüber steht das linke Herz und das zu ihm gehörige Arteriensystem mit seinem hellroten, das πνεῦμα ζωτικόν, den Spiritus vitalis, führenden Blut. Beide Teile des Gefäßsystems, Arterien und Venen, stehen miteinander in Verbindung. Überall im Körper bestehen enge, für unsere Augen nicht erkennbare Wege, durch welche Arterien und Venen untereinander anastomosieren.

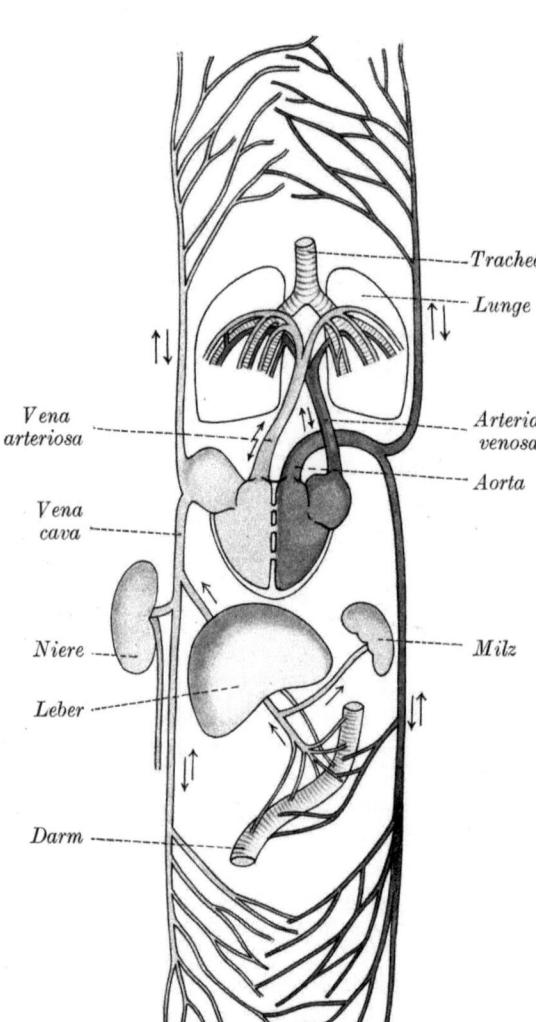

Abb. 32. Schematische Darstellung des Blutgefäßsystems nach der Vorstellung GALENS unter Benutzung einer Zeichnung von G. F. NICOLAI.

Diese „Synanastomosen" lehrte bereits die alexandrinische Schule mit einem ihrer Hauptvertreter ERASISTRATOS († 280 a. Chr.). Nach ihm sind dieselben aber gewöhnlich geschlossen. Sie öffnen sich nur in krankhaften Zuständen und lassen Blut in die sonst allein mit Pneuma gefüllten Arterien übertreten. Dasselbe geschieht aber auch bei Verletzungen von Arterien. Indem das Pneuma entweicht, dringt Blut aus den Venen nach und füllt die Arterien. Die alte Annahme, daß die Arterien nicht Blut, sondern Pneuma führen, die von GALEN endgültig experimentell widerlegt wurde, ist bekanntlich der Grund für ihre Benennung: ἀρτηρία εἴρηται παρὰ τὸ τηρεῖν τὸ ζωτικὸν ἀέρα.

Durch Vermittlung der Anastomosen zwischen den Ästen der Vena arteriosa und der Arteria venosa (ἀρτηρία φλεβώδης), d. h. zwischen Arteria pulmonalis und den Venae pulmonales tritt Blut in letztere und damit in das linke Herz. In der Substanz (σάρξ) der Lunge beginnt dabei die Bildung des πνεῦμα ζωτικόν, des Spiritus vitalis, aus der bei der Inspiration aufgenommenen Luft durch eine πέψις ἀέρος, eine Coctio, die mit der Bildung des Blutes aus der aufgenommenen Nahrung in der Leber verglichen wird. Auf dem Wege der Arteria venosa gelangt das Pneuma in die linke Kammer. Hier tritt durch angeblich bestehende Öffnungen im Septum ventriculorum aus der rechten Kammer noch weiteres Blut hinzu und wird die Bildung des pneumahaltigen arteriellen Blutes vollendet. αἵματος δὲ ξανθοῦ καὶ λεπτοῦ καὶ λεπτομεροῦς καὶ πνευματώδους ἡ μὲν πρώτη γένεσις ἐν τῇ τῆς καρδίας ἀριστερᾷ κοιλίᾳ. Die Arterien verteilen dieses Blut im Körper, das hier offenbar in demselben Maße verbraucht wird, als es vom Herzen nachfließt.

Mit der Bildung des Pneuma ist jedoch die Leistung der Lunge nicht erschöpft. Durch die inspiratorische Aufnahme von Luft wird das die Gefäße der Lunge herzwärts durchfließende Blut abgekühlt und dadurch die Erwärmung des Herzens, von dem die Eigenwärme des Körpers ausgeht (πηγὴ καὶ ἀρχὴ τῆς ἐμφύτου θερμασίας) gemäßigt.

Herz und Arterien kommt als kennzeichnende Eigenschaft das Pulsieren zu[1]). Wenn GALEN die Arteria pulmonalis als arterielle Vene und die Vena pulmonalis als venöse Arterie bezeichnet, so tat er dies, weil das Pulsieren oder Nichtpulsieren in beiden Gefäßen nicht mit voller Sicherheit festzustellen sei. Er benennt daher beide Gefäße weiter mit dem alten Namen der alexandrinischen Schule nach ihren Beziehungen zum Herzen unter Hinzufügung eines Adjektivums, welches die Beschaffenheit ihrer Wand ausdrückt. Die am Herzen und den Arterien zu unterscheidenden Bewegungsvorgänge, die Diastole und Systole, verdanken ihre Entstehung einer in der Herzwand lokalisierten Kraft, einer δύναμις ζωτική, die von hier aus in der Arterienwand nach der Peripherie zu ausströmt und die rhythmischen Zusammenziehungen und Erweiterungen der Arterien vermittelt, der sog. Vis pulsifica. „Wie das Herz bei seiner Erweiterung das, was seinen Öffnungen nahe ist, anzieht, bei der Zusammenziehung aber ausstößt, so ziehen die Arterien in der Diastole von allen Seiten an und stoßen bei ihrer Systole nach allen Seiten aus" [οὐ γὰρ ὅτι πληροῦνται, διὰ τοῦτο διαστέλλονται ἀλλ' ὅτι διαστέλλονται, διὰ τοῦτο πληροῦνται][2]). Die Diastole der Arterien wird der Einatmung der Lunge, die Ausatmung der Systole verglichen. Auf diesem Vorgang beruht es, daß auch Blut aus den Venen in die Arterien angesogen wird und umgekehrt Pneuma in die Venen übertreten kann[3]). Von allgemeiner Bedeutung ist er aber für die alten Vorstellungen von der διαπνοή, der Perspiratio. Die Arterienwände besitzen feine Öffnungen. Durch diese scheiden sie bei der Systole nach außen in die Umgebung unseres Körpers dunstige, rußige Stoffe aus (ἀτμῶδες καὶ καπνῶδες περίττωμα), die Fuligines der lateinischen Übersetzer, die wohl als Abfallprodukte bei der Bildung der Wärme oder des Pneuma entstehen, und nehmen umgekehrt bei der Diastole beträchtliche Mengen reiner Luft auf. An der Arteria venosa erfolgt die gleiche Abscheidung von Fuligo in die Lufträume der Bronchen, aus denen sie bei der Exspiration entweicht.

2. Vorläufer HARVEYS. SERVET, COLOMBO, CAESALPINUS.

Das ganze Mittelalter hindurch, bis in die Zeit des Wiedererwachens eigener Forschung in den späteren Zeiten der Renaissance, galten die Lehren GALENS, wie sie durch die arabischen Gelehrten erhalten, ihre lateinischen Übersetzer

---

[1]) GALENI, CL.: Opera omnia. Bd. V: De pulsuum liber. S. 164.
[2]) GALENI, CL.: Opera omnia. Bd. V: S. 168.
[3]) GALENI, CL.: Opera omnia. Bd. III: De usu partium. S. 455.

dem Abendlande vermittelt worden waren, auf dem Gesamtgebiet der Medizin und damit auch für die Lehre von dem Blut und seinen Bahnen. Den ersten Fortschritt verdanken wir zwei Männern, die um die Mitte des 16. Jahrhunderts augenscheinlich unabhängig voneinander, im wesentlichen gleichartig den Weg des Blutes im Gebiet des kleinen Kreislaufs klarstellten, dem Spanier MIGUEL SERVET (Reves) (1509—1553) und REALDO COLOMBO († 1559) aus Cremona.

SERVET war Theologe, hatte aber in Paris Medizin studiert und war auch als Arzt tätig gewesen. In einem theologischen Werk: Christianismi restitutio. Viennae Allobrogum 1553[1]), das seinem Verfasser in dem Genf CALVINS den Ketzertod auf dem Scheiterhaufen brachte, führt ihn in dem Kapitel, welches vom heiligen Geist handelt, die Besprechung der Seele, die von Gott dem ersten Menschen eingehaucht wurde, zu einer Darstellung des Weges des Lebenshauches, der von der Lunge zum linken Herzen und damit zum Blut führt, nach biblischer Vorstellung dem Sitz der Seele. Er spricht hierbei klar aus, daß die mächtige Vena arteriosa (Arteria pulmonalis) nicht nur zur Ernährung der Lunge dienen kann, sondern daß sie das Blut des rechten Herzens durch die Lunge hindurch auf Verbindungswegen in die Arteria venosa (Vena pulmonalis) überzuleiten hat, wo die Aufnahme eingeatmeter Luft erfolgt, andererseits die Abgabe qualmiger Abfallstoffe (Fuligo) mit der Exspiration vor sich geht. Die nunmehr hellrote Mischung von Blut und Luft wird durch die Diastole des linken Ventrikels in diesen eingezogen, der nur auf diesem Wege, nicht auch durch Öffnungen des Septums mit der rechten Kammer in Verbindung steht. Hier erfolgt die Bildung des Spiritus vitalis, der dann in die Arterien abfließt. Est spiritus tenuis, caloris vi elaboratus, flavo colore, ignea potentia, substantiam in se continens aquae, aeris, et ignis.

Im wesentlichen stimmt mit SERVET COLOMBO überein, der ehemalige Prosektor und Nachfolger VESALS in Padua, der später in Pisa und Rom lehrte, ein selbständiger, auch die Ablehnung GALENscher Angaben nicht scheuender Forscher, ein Gelehrter von besonderer Bedeutung durch die ausgiebige Heranziehung der eigenen Beobachtung am lebenden Objekt. In seinem Werke: De re anatomica libri XV. Venetiis 1559, heißt es: „In drei vollen Monaten wirst Du aus dem Buch GALENS über die Pulse nicht so viel Genuß und Fortschritt Deiner Erkenntnis haben als in einem Stündchen aus der Beobachtung des schlagenden Herzen eines Hundes." So konnte es ihm auch nicht entgehen, daß die Systole der Herzkammer mit der Diastole der Arterien zusammenfällt und bei der Diastole des Herzens die Zusammenziehung der Arterien erfolgt. Indem er die Undurchlässigkeit des Septum ventriculorum feststellt, sagt er: Sanguis per arteriosam venam ad pulmonem fertur, ibique attenuatur; deinde cum aëre una per arteriam venalem ad sinistrum cordis ventriculum defertur, quod nemo hactenus aut animadvertit aut scriptum reliquit. In dem linken Ventrikel vollendet sich die bereits in den Lungen durch Mischung von Blut und Luft begonnene Herstellung des Spiritus vitalis.

In einem merkwürdigen Gegensatz des wissenschaftlichen Standpunktes zu COLOMBO steht sein etwas jüngerer Zeitgenosse, der auch als Botaniker weit berühmte ANDREA CESALPINO aus Arezzo[2]), Lehrer der Anatomie in Pisa (1519 bis 1603). CESALPINO bringt in seinen Quaestiones peripateticae, die im Jahre 1571 zum erstenmal erschienen, eine Darlegung der Lehren des ARISTOTELES,

---

[1]) Siehe auch MICHAEL SERVET: Wiederherstellung des Christentums. Bd. 1—3. Übersetzt von SPIESH. Wiesbaden 1892—1896.

[2]) CAESALPINUS, ANDREAS: Quaestionum peripateticarum libri V. Venetiis 1593. Secunda editio. — CAESALPINUS, ANDREAS: Quaestionum medicarum libri II. primum editi. Venetiis 1593.

die er verteidigt und an welche er Erörterungen und Schlußfolgerungen anschließt. Man braucht nur das Vorwort seiner Quaestiones zu lesen, um sofort zu sehen, daß im Gegensatz zu dem Empiriker COLOMBO bei ihm die eigene Forschung gegenüber theoretischen Darlegungen überlieferter autoritativer Lehren zurücktritt. Hier heißt es auf Seite A. 1: „Enixus sum peripateticam disciplinam multorum altercationibus involutam pro viribus mihi concessis evolvere, ut summi philosophi sententiae ... in apertum exeant et reliquis ad veritatis complementum facientibus viam sternant."

Mit ARISTOTELES unterscheidet CESALPINO im Körper zwei Arten von Nährstoffen: alimentum auctivum und Alimentum nutritivum, von denen das erstere den Venen, das letztere den Arterien zukommt. Der Inhalt der Arterien wird auch als Ignis animalium, Aetherea facula, Flammae spiritus bezeichnet. Er kann durch die Wand der Arterien hindurchtreten, seine Wirkung besteht in Ernährung, Wachstum, Empfindung, Bewegung. Im dickwandigen Ventrikel und in doppelwandigen Gefäßen, eben den Arterien, verwahrt ihn die Natur, damit er nicht zu früh entweichen kann (Quaest. L. V, S. 125 A). Venen und Arterien haben ihr „Principium" im Herzen und enden an der Peripherie, indem sie sich auf das feinste in dünne Kanäle aufsplittern, in Capillamenta tenuissime scissa (L. V, S. 116 B). Dabei bestehen zwischen den feinsten Venen und Arterien, wenn auch nicht sehr reichlich, Anastomosen. Cor enim conjunctio est venarum et arteriarum maximis osculis, ideo principium est; in ductibus autem parvorum osculorum etiam communicatio apparet, sed imbecillis (L. V, S. 131 B).

Die in den Körper aufgenommene Nahrung erfährt unter dem Einfluß der Wärme, welche aus dem Herzen, das auch bei ARISTOTELES als „Fons caliditatis" gilt, dem Unterleib durch Venen und Arterien zugeführt wird, hier die erste Verarbeitung (coctio). In den Venen des Darmes, welche den Nahrungsstoff aufnehmen und dem Herzen zuführen, entsteht durch eine zweite Coctio das Blut, welches das Alimentum auctivum enthält. Die Leber ist also nach dieser ARISTOTELISchen Auffassung nicht der Ort der Blutbildung. Sie spielt hierbei nur eine Nebenrolle. Gemeinsam mit der Milz erhält sie durch Umfassung des Magens und der Darmvenen die vom Herzen stammende Wärme und unterstützt damit die Coctio; dazu kommt, daß sie dem Blute Abfallstoffe, das Excrementum biliosum, wie die Milz das Excrementum feculentum entzieht. Der Weg des Blutes durch die Leber erfolgt in geschlossenen Bahnen, während GALEN eine Unterbrechung der Blutbahn angenommen habe. Theoretisch begründet CERALPINO diese Ansicht: Venam continuam esse oportet usque ad cordis ventriculos, ut inde omnis virtus descendat; nec ullibi contingit disiunctam esse. Sanguis enim calore cordis destitutus concrescit et tandem putrescit (Lib. V, S. 118 E). Die Anastomosen mit den Arterien genügen also offenbar nicht, um die für das Blut der Venen notwendige Beziehung zum Herzen zu vermitteln. Das Blut gelangt nun auf der Bahn der Vena cava zum Herzen, wo die letzte Coctio erfolgt, muß sich aber nach dem Zusammenhang der ganzen Auffassung auch im ganzen Venensystem verbreiten, um allen Körperteilen das Alimentum auctivum zuzuführen.

Wie Feuer aus brennbaren Stoffen, so entsteht im Herzen aus dem im Venenblut enthaltenen Alimentum die Wärme und der Spiritus sowie das Alimentum nutritivum. Das Blut muß nun, um die Arterien zu erreichen, die Lunge durchfließen, welche das heiße Blut aus dem rechten Ventrikel durch die „Vena arteriis similis" heraussaugt und der „Arteria venalis" übergibt, um es dem linken Ventrikel zuzuleiten. Die Anlagerung der Zweige der Arteria venalis an die mit kühler Luft sich füllenden Bronchialäste vermittelt eine Abkühlung des

Blutes. Eine Verbindung zwischen beiderlei Räumen, wie sie GALEN voraussetzt, besteht nicht. Huic sanguinis circulationi ex dextro cordis ventriculo per pulmones in sinistrum eiusdem ventriculum optime respondent ea, quae ex dissectione apparent (Lib. V, S. 125 D). Vom Herzen strömt das Blut in die Arterien. Dabei erfolgt die Erweiterung des Herzens und gleichzeitig die der Arterien durch das Aufwallen des bei der Coctio siedenden Blutes. Es führt Alimentum nutritivum und Spiritus und zieht durch die von den Griechen als Anastomosen bezeichneten Verbindungen Alimentum auctivum aus den Venen an (ex venis elicit.) (S. 123 B). Indem der Spiritus durch die Arterienwand entweicht und das Blut als Nahrung für die Teile des Körpers verbraucht wird, sinken die Arterien ein, bis eine neue Welle von Spiritus sie wieder füllt und ausdehnt.

Richtig stellt CESALPINO die Klappen des Herzens und ihren Wert für die Sicherung der Richtung des Blutes dar, deren Notwendigkeit er entsprechend der eigenartigen Vorstellung von den Vorgängen im Herzen deutet. Ein rückläufiges Strömen könnte zustande kommen durch heftige Gemütserregungen (S. 125 C). Kurz darauf heißt es: Venae alimentum (Brennstoff) suppeditant, arteriae flammae spiritum recipiunt. Jure igitur arteriae magnae ostium adversus motum spiritus in Cor clauditur, ne eius copia suffocatur calor. Venae autem ostium adversus motum ex corde obsistit, ne cordis flamma copia alimenti extinguatur.

Wenn die von CESALPINO in mäßiger Zahl angenommenen Anastomosen (s. o.) Blut aus den Venen in die Arterien übertreten lassen, so ist auch das Umgekehrte möglich. Hierfür teilt CESALPINO die beim Aderlaß bekannte Erfahrung mit, daß aus der geöffneten Vene zuerst dunkles venöses, dann aber helleres arterielles Blut strömt (Quaest. medic. L. II, S. 212 C). Ferner soll unter normalen Verhältnissen im Schlafe der aus dem Herzen in die Arterien übergegangene Calor nativus durch die Anastomosen in die Venen und damit zum Herzen zurückgelangen (Quaest. medic. Lib. II, S. 234 C).

Von einer Erkenntnis der wirklichen Verhältnisse des großen Kreislaufes kann offenbar bei CESALPINO noch keine Rede sein, und nichts weist klarer darauf hin, als die Darstellung auf S. 234 des II. Buches seiner Quaestiones medicarum, in der er es noch einer besonderen Erörterung für wert hält, warum bei Anlegung einer Stauungsbinde die Venen unterhalb der Ligatur anschwellen, ein Vorgang, der doch bei richtiger Vorstellung als ganz selbstverständlich erscheinen muß: Forte recurrit eo tempore sanguis ad principium, ne intercisus extinguatur.

Einen prinzipiellen Fortschritt gegenüber GALEN, SERVET, COLOMBO können wir in den Werken CESALPINOS nicht feststellen, und es erscheint völlig unberechtigt, in ihm gar, wie es CERADINI[1]) tut, den Entdecker des Kreislaufs zu sehen. Dennoch ist die Darstellung seiner Lehre von Wert, weil sie uns mit dem Zustand der physiologischen Einsicht in den Kreislauf am Ende des 16. Jahrhunderts bekannt macht und den außerordentlichen Fortschritt erkennen läßt, den HARVEYS Werk bringen sollte.

Wäre durch CESALPINO wirklich der Vorgang der Blutbewegung richtig dargelegt worden, so hätte doch wohl die Bedeutung der Venenklappen nach ihrer genauen Beschreibung durch GERONIMO FABRICIO aus Acquapendente in Padua (1574) richtig aufgefaßt und als Beweis für die Strömungsrichtung des Blutes in den Venen herangezogen werden müssen. Die Annahme FABRICIOS wäre unmöglich gewesen: Venarum ostiola ea ratione, ut opinar, a natura genita, ut sanguinem quadamtenus remorentur, ne confertim ac fluminis instar aut ad

---

[1]) CERADINI, GIULIO: La scoperta della circolazione del sangue. Appunti storico-critici. Libro IV. Cesalpino. Opere del Dr. Giulio Ceradini Vol. II. Milano 1906; und: Difesa della mia memoria intorno alla scoperta della circulazione del sangue. Ibidem.

pedes aut ad manus et digitos universus influat. Anderseits ist die Kenntnis der Venenklappen, die HARVEY während seines Studiums bei FABRICIO (1599 bis 1602) in Padua vermittelt sein mußte, sicher nicht ohne Einfluß auf seine Entdeckungen geblieben, denen wir uns nun zuwenden.

3. HARVEY.

WILLIAM HARVEY wurde 1578 in Folkestone geboren. Nachdem er in Canterbury das Baccalaureat der freien Künste erworben hatte, ging er für mehrere Jahre nach Italien und weilte 1599—1602 als Schüler FABRICIOS in Padua, wo VESAL und COLOMBO gelehrt hatten. Nach Erwerbung des Dotorgrades kehrte er in seine Heimat zurück, wo er seine ärztliche Tätigkeit in London mit glänzendem äußeren Erfolge aufnahm. Besonderen Einfluß gewann unter seinen Zeitgenossen auf ihn FRANCIS BACON. Als Mitglied des Kollegiums der Ärzte in London wurde er mit 37 Jahren Professor der Anatomie und Chirurgie mit der Aufgabe, auch zootomische Vorlesungen zu halten. Vorübergehend wirkte er in Oxford, dann kehrte er, fast 70jährig, nach London zurück und starb hier 1657.

Nachdem er lange bereits seine Lehre vom Kreislauf in Vorlesungen vorgetragen hatte, entschloß sich HARVEY erst 1628, sie in der Exercitatio anatomica de motu cordis, einem kleinen Werk von nur 72 Seiten, in der Öffentlichkeit erscheinen zu lassen[1]).

In dem Procemium seiner berühmten Schrift bespricht und widerlegt HARVEY eine Reihe irrtümlicher Auffassungen auf dem Gebiete des Kreislaufs, die sich offenbar bis in seine Tage erhalten hatten. Hierher gehört die alte Vorstellung von der Perspiratio, der Lehre von der Anfnahme der Luft durch die Arterien während ihrer Diastole und der Abgabe von Verbrauchsstoffen (Fuligines = Ruß) während der Systole (s. S. 65), ferner die Lehre GALENS von der Vis pulsifica, der vom Herzen stammenden, in der Arterienwand sich ausbreitenden und eine aktive Diastole, also ein Ansaugen des Blutes vermittelnde Kraft.

Er bespricht auch als irrtümlich die Vorstellung von einer wesentlichen Verschiedenheit der Leistung der rechten und linken Kammer. Wie wäre es möglich, daß von den beiden so gleichartig gebauten Teilen der rechte nur die Ernährung der Lungen übernehmen solle, während der andere die Bildung des Spiritus vitalis und seine Zuführung zu allen Teilen des Körpers leistet. Endlich wendet sich HARVEY noch gegen die alte, schon durch SERVET und COLOMBO bekämpfte Lehre von den Poren des Septum ventriculorum und schließt mit den Worten: „So geht aus diesem und vielem Ähnlichen hervor, daß das, was bisher von den Früheren über Bewegung und Bedeutung des Herzens und der Arterien gesagt wurde, entweder unzutreffend oder unverständlich oder bei genauerer Überlegung unmöglich erscheint. Es wird also in hohem Grade nützlich sein, die Sache etwas näher in Augenschein zu nehmen, des Herzens und der Arterien Bewegungen nicht nur beim Menschen, sondern auch bei anderen ein Herz besitzenden Wesen zu betrachten, ja auch durch häufige Vivisektionen und durch vielfache unmittelbare Beobachtung die Wahrheit zu beurteilen und zu erforschen." Die Darstellung des Werkes beruht in der Tat durchaus auf eigensten Erfahrungen am Lebenden, zahllosen Beobachtungen und Experimenten an den verschiedensten Tierarten, unter Heranziehung der Entwicklungsgeschichte und der vergleichenden Anatomie.

Die erste wichtige Tatsache, die HARVEY festlegt, ist, daß die aktive Leistung des Herzens in seiner Zusammenziehung beruht. Durch sie preßt es das Blut

---

[1]) HARVEIUS, GUILELMUS: Exercitatio anatomica de motu cordis et sanguinis in animalibus. Francof. 1628. — HARVEY, WILLIAM: Die Bewegung des Herzens und des Blutes. 1628. Übersetzt und erläutert von R. v. TÖPLY. 1910. (Klassiker der Medizin von K. SUDHOFF.)

in die Arterien. Sie bedingt das Pulsieren der Arterien und der Vena arteriosa. Pulsus, quam nos in arteriis sentimus, nil nisi sanguinis a corde impulsus est. So spritzt eine angeschnittene Arterie bei ihrer Diastole. Die alte Vorstellung, daß die Erweiterung der Kammern oder der Arterien das Blut anziehen, ist abzulehnen.

Genau beobachtete HARVEY die Schlagfolge des Herzens, den Synchronismus der Zusammenziehung der Vorhöfe und der Kammern, den Beginn der Bewegung an den Vorhöfen, die ihren Inhalt in die Kammern schleudern, ihren Übergang auf die Kammern, von denen die rechte das Blut in die Vena arteriosa, die in Wirklichkeit eine Arterie sei, die linke in die Aorta treibt. Der Ablauf der Bewegung wird dabei in äußerst anschaulichen Vergleichen geschildert. HARVEY beobachtete ferner die Vorgänge beim Absterben des Herzens und stellte den rechten Vorhof als das Ultimum moriens fest.

Während bei den niederen Wirbeltieren, wie die unmittelbare Beobachtung lehrte, das Blut aus den Venen durch die Arbeit des Herzens direkt in die große Arterie geschafft wird, während beim Embryo des Menschen das Foramen ovale und der Ductus arteriosus den Übertritt aus dem Venen- in das Arteriensystem vermitteln, so muß im fertigen Zustand der rechte Ventrikel das Blut mittels der Vena arteriosa durch das Parenchym der Lunge auf Wegen, quomodo aqua per terrae substantiam permeans rivulos et fontes procreat, zur Arteria venosa und damit zum linken Herzen hinüberfließen lassen. Hierbei weiß sich HARVEY in Übereinstimmung mit GALEN und COLOMBO. Die Behandlung der Frage, warum gerade bei den höheren Tieren das Blut durch die Lunge hindurchgeseiht wird (transcolari), wird auf eine spätere Gelegenheit verschoben.

Der fortgesetzte Übergang von Blut aus dem Venen- in das Arteriensystem müßte aber allmählich zu einer Entleerung und Erschöpfung der Venen und einer Überfüllung der Arterien führen. Coepi egomet mecum cogitare, an motionem quandam quasi in circulo haberet, quam postea veram esse reperi. Auf Grund sichergestellter Tatsachen vorgenommene Überlegungen führen nun zur wirklichen Begründung der Lehre vom Kreislauf des Blutes, dem Motus circularis sanguinis. Wenn man die Blutmenge, die die linke Kammer bei jedem Schlage in das Arteriensystem preßt, auch noch so klein annimmt, muß in verhältnismäßig kurzer Zeit die ganze Blutmenge des Körpers das Herz durchlaufen haben. Da die aufgenommene Nahrung nicht genügend Nachschub liefern kann und auf der anderen Seite das in die Arterien gelangte Blut hier nicht zur Ernährung der Teile des Körpers gänzlich verbraucht werden kann, muß das Blut, wenn sich die Bewegung fortsetzen soll, aus dem Arteriensystem auf dem Wege der Venen immer wieder zum Herzen zurückkehren, sei es, daß es durch Anastomosen oder durch ,,Carnis porositates" oder auf beiden Wegen aus den Arterien in die Venen gelangt. Eine ganze Reihe von Erfahrungen bei Vivisektionen und beim Schlachten von Tieren werden angeführt. Von besonderer Bedeutung ist aber, daß HARVEY experimentell den direkten Nachweis für den Kreislauf erbringt, indem er bei einer Schlange die Erscheinungen schildert, die sich bei einer Unterbrechung des Stromes in der Hauptkörpervene und bei der Abklemmung der Aorta in kurzer Entfernung vom Herzen einstellen. Jederzeit leicht zu wiederholende Versuche bei starker oder schwacher Abschnürung einer Gliedmaße durch eine Aderlaßbinde ergeben Erfahrungen, die unmittelbar zeigen, daß durch die Arterien das Blut in die Peripherie geleitet und durch die Venen zurückgeführt wird. Endlich schließt sich die Reihe der Beweise durch die Feststellung, daß das Blut in den Venen nur herzwärts strömen kann, infolge der Anordnung der Venenklappen. HARVEY weist die bisherigen falschen Auffassungen zurück, die behaupteten, sie wären geschaffen, ne pondere deorsum sanguis in inferiora subito ruat oder daß ob metum apoplexiae sunt in jugularibus valvulae. Vielmehr sagt er: Omnino valvulae factae sunt, ne a venis magnis in minores moveretur sanguis, et sic illas dilaceraret, aut varicosas efficeret neve a centro corporis in extrema, sed potius ab extremitatibus ad centrum progrederetur. Er demonstriert die Klappenfunktion am abgebundenen Arm: Officium valvularum, ne retro sanguinem transcuntem remeare sinant, daß das Blut in den Venen also nur herzwärts strömen kann. Die Bewegungen des Körpers, der Druck der sich kontrahierenden Muskeln bilden Hilfseinrichtungen für die Blutströmung in den Venen.

Eine große Zahl von Erfahrungen aus der Pathologie und der vergleichenden Anatomie werden schließlich herangezogen, um zu zeigen, daß sie nur auf Grund der neuen Lehre vom Kreislauf verstanden werden können, daß auch sie also die HARVEYsche Lehre bestätigen.

Auch bei HARVEY spielt die Leber eine wichtige Rolle bei der Bildung des Blutes. Ihr wird durch die Wurzeln und den Stamm der Vena portae vom Darm Chylus zugeführt, der hier mit Unterstützung durch eine große Menge warmen Blutes aus der Milz in den ,,mäandrischen Wegen der Leber", in denen das Blut länger verweilt, verarbeitet wird. Die Vollendung der ,,Concoctio" erfolgt aber erst im Herz, dessen Bedeutung weit über die eines Motors für den Blutkreislauf hinausgehen soll. Noch immer ist es die Quelle der Eigenwärme, die von hier aus sich im Körper ausbreitet. Von ihm ruft HARVEY enthusiastisch aus: Cor principium vitae et sol microcosmi, cuius virtute et pulsu sanguis movetur, perficitur, vegetatur et a corruptione et grumefactione vindicatur, suumque officium nutriendo, fovendo, vegetando toti corpori praestat, lar iste familiaris, fundamentum vitae, auctor omnium.

Mag uns auch vieles in den Ansichten HARVEYS noch äußerst unvollkommen erscheinen, gegenüber den Lehren des ausgehenden 16. Jahrhunderts bringt er einen ganz außerordentlichen Fortschritt, der den Ruhm seines Namens voll berechtigt erscheinen läßt. Die anatomischen Grundlagen waren schon vor ihm gegeben; die Anastomosen zwischen Arterien und Venen waren schon im Altertum anerkannt, die Klappen des Herzens richtig gedeutet, der kleine Kreislauf und die Venenklappen waren bekannt. HARVEY zuerst hat aber, unbeeinflußt von der Lehre von der wesentlichen Verschiedenheit zwischen Venen und Arterien nach der Beschaffenheit ihres Inhaltes, seine vielseitigen Beobachtungen und Versuche kritisch verwertet und den wahren Zusammenhang innerhalb des im einzelnen längst bekannten Systems festgestellt. Auf dem von ihm Geschaffenen konnte die spätere Zeit weiterarbeiten, manches ändernd, in allen Teilen vervollständigend und vertiefend, ohne daß bis jetzt der Abschluß erreicht ist.

Für die Geschichte aller großen Entdeckungen ist es charakteristisch, daß sich neben begeisterten Anhängern ebenso schroffe Gegner erheben. So hatte auch HARVEY sofort mit scharfen Angriffen zu tun, die sachlich und persönlich gegen ihn gerichtet wurden; schienen ja doch durch seine Lehren auch GALENS medizinisch-therapeutischen Grundsätze ins Wanken zu kommen. Er hat nur gegen einen seiner Gegner selbst das Wort ergriffen, der ihm der bedeutendste zu sein schien, gegen den Pariser Anatomen JEAN RIOLAN den Jüngeren[1]).

Noch klaffte aber in der Beweisführung eine Lücke. Es fehlte der unmittelbare anatomische Nachweis der Verbindungen zwischen Arterien und Venen. Es war HARVEY nicht vergönnt, ihn noch zu erleben. Erst 3 Jahre nach seinem Tode gelang es MARCELLO MALPIGHI[2]) (1661) den Übergang des Blutes in der Froschlunge unter dem Mikroskop im Leben zu sehen und damit zugleich den wichtigsten Teil des peripheren Blutgefäßsystems, die Capillaren, zu finden.

---

[1]) HARVEIUS, G.: Exercitationes anatomicae duae de circulatione sanguinis ad J. Riolanum, J. Filium.
[2]) MALPIGHII, MARCELLI: Operum T. II. Londini 1686.

4. Entdeckung des Lymphgefäßsystems.

Kurz vor dem Erscheinen der HARVEYschen Schrift erfolgte die erste grundlegende Entdeckung auf dem Gebiet des Lymphgefäßsystems durch GASPARRE ASELLI (1581—1626) zu Pavia[1]), nachdem schon im Altertum und auch im 16. Jahrhundert durch FALLOPPIO († 1562) und EUSTACCHI († 1574) Teile desselben gesehen worden waren. ASELLI fand 1622 bei der Vivisektion eines kurz vorher gut gefütterten Hundes die Chylusgefäße und unterwarf diese „Venae lacteae" einer genauen Untersuchung bei Tieren verschiedener Art[2]). Er verfolgte sie bis zu der an der Wurzel des Mesenteriums gelegenen Lymphknotengruppe, die nach ihm als Pancreas Asellii bezeichnet wird, und fand, daß sich auch zwischen ihr und der Leberpforte Lymphgefäße ausspannen. Beherrscht von der Lehre von der Blutbildung in der Leber, sah ASELLI in letzteren die Fortsetzung seiner Venae lacteae und glaubte, in beiden Teilen die Bahn gefunden zu haben, auf dem die im Darm verdauten Nahrungsbestandteile der Leber zur Herstellung des Blutes zugeführt werden. Den Darmvenen kam danach nur noch die Aufgabe zu, den Darm zu ernähren. Schon 1628 gelang auch beim Menschen an einem Hingerichteten der Nachweis der Chylusgefäße.

Die Beseitigung des Irrtums ASELLIS und den nächsten wesentlichen Fortschritt verdankt die Wissenschaft JEAN PECQUET aus Dieppe[3]) (1647), damals Student in Montpellier. Er konnte zeigen, daß der Chylus nicht der Leber, sondern dem von ihm neu entdeckten Ductus thoracicus und durch ihn der Vena subclavia zugeführt wird, eine Entdeckung, die annähernd gleichzeitig und selbständig dem Holländer JOH. VAN HORNE in Leiden (1652) und dem Schweden OLAUS RUDBECK (1630—1702) in Upsala[4]) gelang. Weit darüber hinausgreifend, stellte RUDBECK aber zuerst die Lymphgefäße in allgemeiner Verbreitung fest und ermöglichte einen Einblick in den gesamten neu erkannten Teil des Gefäßsystems. An dem Ausbau der Kenntnis des Lymphgefäßsystems beteiligt sich in erfolgreicher Weise auch der berühmte dänische Anatom THOMAS BARTHOLIN in Kopenhagen, von welchem die Bezeichnung Vasa lymphatica ausgeht. Er sah in ihnen die Abführwege einer aus dem Blut stammenden, für die Ernährung der Körperorgane unbrauchbaren Flüssigkeit. Trotz der klaren Darstellung RUDBECKS gelang es erst im 18. Jahrhundert, dem System der Lymphgefäße, zu denen als nur vorübergehend besonderen Inhalt führende Teile die Chylusgefäße gehören, zu allgemeiner Anerkennung zu verhelfen. Über die Anfänge der Lymphbahnen, ihre Beziehungen zu den Lymphknoten, ihre Entwicklungsgeschichte konnte erst die neuere Zeit Aufklärung bringen.

Die Einführung der Technik der Injektion mittels Quecksilber durch ANTON NUCK (1692) ermöglichte die systematische Durcharbeitung der topographischen Verhältnisse des Lymphgefäßsystems, die in dem Werke von PAOLO MASCAGNI (1787) eine bewunderswürdige Darstellung fand und bis in unsere Zeit im einzelnen ständig Vervollständigung erfährt.

---

[1]) Geschichte der Entdeckung des Lymphgefäßsystems: WILH. HIS: Über die Entdeckung des Lymphsystems. Zeitschr. f. Anat. u. Entwicklungsgesch. Bd. 1. 1876; und PAUL BARTELS: Das Lymphgefäßsystem. Jena 1909.

[2]) De lactibus sive lacteis venis, quarto vasorum mesaraïcorum genere novo invento Gasp. Asellii Cremonensis, anatomici, Ticinensis dissertatio Mediolani 1627.

[3]) PECQUET, JOANNES: Experimenta nova anatomica, quibus incognitum chyli receptaculum et ab eo per thoracem in ramos usque subclavios vasa lactea detegunntur. Paris 1651.

[4]) RUDBECK, OLAUS: Nova exercitatio anatomica exhibens ductus hepaticos aquosos et vasa glandularum serosa, nunc primum inventa, aeneisque figuris delineata Arosiae 1653.

Die Wege des Blutes.

Von

E. GÖPPERT

Marburg.

Mit 5 Abbildungen.

1. Kreislauf.

Bei den Säugetieren ist im Abschluß einer langen phylogenetischen Entwicklung die völlige Trennung des Herzens in eine rechte venöse und linke arterielle Hälfte durchgeführt und damit zugleich eine völlige Sonderung des *kleinen oder Lungen-* und *großen oder Körperkreislaufes* erfolgt (Abb. 33). Das aus dem Körper auf dem Wege der Venen zum Herzen zurückkehrende Blut wird vom rechten Vorhof aufgenommen, dem rechten Ventrikel übergeben und von diesem durch die Arteria pulmonalis in das respiratorische Capillarnetz der Lunge getrieben. Hier arterialisiert, fließt es durch die Venae pulmonales zum linken Vorhof und weiter in den linken Ventrikel, der es durch die Aorta und ihre Äste in das Capillarnetz des Körperkreislaufes sendet. Im venösen Zustand nehmen aus ihm die Venen das Blut auf, um es mittels der beiden sog. Hohlvenen dem rechten Vorhof zuzuführen.

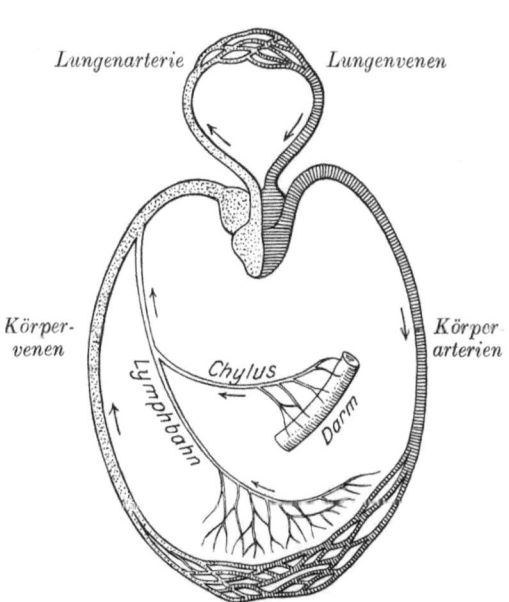

Abb. 33. Schematische Darstellung des Gefäßsystems mit den Lymph- und Chylusgefäßen. (Aus C. GEGENBAUR: Lehrbuch der Anatomie des Menschen.)

2. Embryonaler Kreislauf.

Zwei Besonderheiten kennzeichnen den *embryonalen Zustand des Blutgefäßsystems* gegenüber dem fertigen: einerseits das Bestehen des Dottersack- und Placentarkreislaufs, von denen der erstere mit' der zur Art. mesenterica superior werdenden Art. omphalo-mesenterica und den Vv. omphalo-mesentericae frühzeitig ausscheidet, während der letztere um so größere Bedeutung erwirbt, andererseits die Einrichtungen am Herzen, welche die Umgehung des bei dem nicht gedehnten Zustand der Lunge ungenügend wegsamen kleinen Kreislaufs vermitteln. Aus dem Capillarnetz der Chorionzotten der Placenta das arterialisierte Blut sammelnd, zieht die Vena umbilicalis durch den Nabelstrang in den fetalen Körper und am Rand des Ligamentum falciforme zur Porta hepatis.

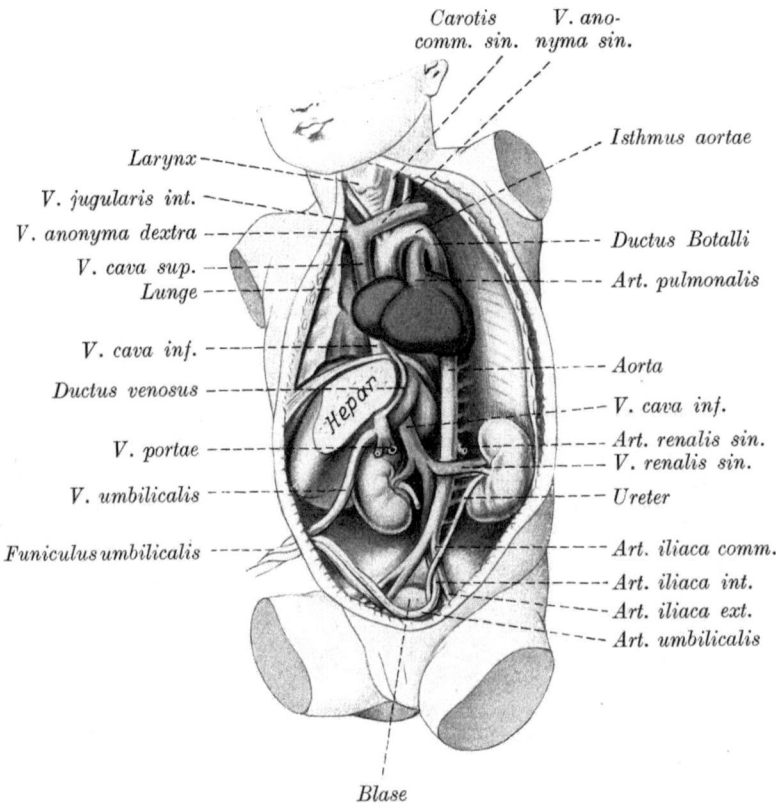

Abb. 34. Fetaler Kreislauf. (Aus C. Gegenbaur: Lehrbuch der Anatomie des Menschen.)

Schon bevor sie die Leber erreicht, mischt sich ihrem Blut durch kleine Venen von der vorderen Bauchwand herangeführtes venöses Blut bei. An der Unterfläche der Leber wird ein großer Teil des Umbilicalvenenblutes durch den Ductus venosus an der Leber vorbei in die Vena cava geführt. Die Hauptmasse durchfließt das Pfortadernetz der Leber, indem der Stamm der V. umbilicalis je einen starken Ast in den rechten und linken Leberlappen entsendet, von denen der rechte die noch schwache Vena portae aufnimmt. Durch die Vv. hepaticae gelangt auch dieses bereits stark venös durchmischte Blut zur Vena cava inferior und in ihr zum rechten Vorhof. Eine ehemalige Klappe am Eingang eines früher selbständigen Herzabschnittes, des Sinus cordis, die Valvula venae cavae inferioris (Eustachii) leitet den weitaus größten Teil des Blutes der Cava inferior zum Foramen ovale des Septum atriorum und in den linken Vorhof. Die klappenartige Einrichtung der Durchtrittsstelle verhindert den Rückfluß in den rechten

Vorhof. Das Cava-inferior-Blut gelangt weiter in den linken Ventrikel und in die Aorta, wo es ohne weiteren Zufluß den oberen Teilen des Körpers durch die Äste des Arcus aortae zugute kommt. Das rein venöse Blut der Cava superior fließt, vor einer Strudelbildung mit dem der Cava inferior durch den Vorsprung des Tuberculum intervenosum (Loweri) bewahrt, in den rechten Vorhof und durch ihn zum rechten Ventrikel, der es in die Arteria pulmonalis treibt. Aber nur eine unbedeutende Menge erreicht die Lunge und durch sie hindurch die Vv. pulmonales und den linken Vorhof. Die Hauptmasse wird durch den erhalten gebliebenen 6. Arterienbogen der linken Seite, den sog. Ductus arteriosus (Botalli), in die Aorta geleitet und mischt sich hier unterhalb des Ursprungs der Subclavia sinistr. mit dem verhältnismäßig sauerstoffreichen, aus der Cava inferior stammenden Blut. Durch die wie Endäste der Aorta erscheinenden von den Arteriae hypogastricae ausgehenden Arteriae umbilicales, deren Reste sich als Ligamenta umbilicalia lateralia zeitlebens erhalten, erreicht ein großer Teil des Aortenblutes die Placenta, tritt, das Capillarnetz der Chorionzotten durchfließend, in doppelsinnigen Austausch mit dem mütterlichen, die intervillösen Räume füllenden Blut und erreicht auf diesem Wege die Vena umbilicalis.

Die kurz geschilderten Einrichtungen des fetalen Herzens ermöglichen, daß trotz der Umgehung des Lungenkreislaufs durch einen großen Teil des Blutes doch die linke Hälfte des Herzens ausgiebig gefüllt wird und sich entsprechend ausbilden kann. Der Ductus arteriosus hat dabei aber nicht nur die Bedeutung, das Blut von dem Weg zur Lunge abzuleiten, sondern ermöglicht auch, daß der rechte Ventrikel den linken bei der Bewältigung des durch den Placentarkreislauf so außerordentlich stark belasteten großen Kreislaufs zu unterstützen imstande ist. Daher ist auch der rechte Ventrikel des Neugeborenen dem linken an Masse gleich, und erst in den Monaten nach der Geburt stellt sich allmählich das beim Erwachsenen bekannte Massenverhältnis zwischen rechter und linker Kammer her.

3. Arterien.

Die *Arterien* streben in der Regel auf dem kürzesten Wege, also in geradem Lauf, dem ihnen zugehörigen Gebiet zu und sind dabei in örtlich verschiedenem und stets gegen die Peripherie zu abnehmendem Grade der Länge nach gedehnt, so daß sie sich beim Durchschneiden oder bei der Herausnahme aus dem Körper verkürzen[1]). Einem erheblichen Wechsel unterliegt der Grad dieser Längsspannung mit den Bewegungen des Körpers. Mit dem höheren Alter nimmt allmählich die Differenz zwischen „gestaltlicher Länge" und „funktioneller Wechsellänge", auf der die Längsspannung beruht, ab. Unter der Wirkung des Blutdrucks kommt es sogar vielfach zu einer Verlängerung des Gefäßes über die notwendige Länge hinaus, also zu einer Schlängelung. Normalerweise finden sich Schlängelungen und Biegungen von Arterien sonst nur an Orten oder in Teilen des Körpers, die starke physiologische Gestaltsänderungen oder Verlagerungen erfahren. Einen besonderen Fall bilden die Biegungen der Carotis interna beim Durchtritt durch die Schädelbasis.

In den von ihnen versorgten Teilen des Körpers verzweigen sich die Arterien baumartig unter Zunahme des Gesamtquerschnittes ihrer Äste gegenüber der Querschnittsgröße des Stammes. Ihre kleineren und kleinsten Äste anastomosieren dabei vielfach miteinander, so daß benachbarte Arterien füreinander eintreten können (Kollateralkreislauf). Der Grad der Ausbildung der Anastomosen hängt

---

[1]) Roux, W.: Über die Verzweigungen der Blutgefäße des Menschen. Eine morphogenetische Studie. Jenaische Zeitschr. f. Naturwiss. Bd. 12. 1878.

offenbar von ihrer mehr oder minder großen Beanspruchung infolge von unter physiologischen Verhältnissen eintretenden lokalen Hemmungen der Blutbewegung ab. An manchen Stellen erfahren sie eine besondere Entfaltung, es entstehen Arteriennetze, wie an den Streckseiten des Ellbogen- und Kniegelenks, oder weite vielfache Zusammenhänge, wie in den bogenartigen Verbindungen zwischen den Arterien des Darmkanals. An anderen Orten sind sie auf ein ganz geringes Ausmaß beschränkt (sog. Endarterien Cohnheims), so daß embolische Verschlüsse von Arterienstämmchen zu einer Nekrose der von ihnen versorgten Gebiete führen müssen, wie es in der Milz, Niere, Leber, Lunge, im Zentralnervensystem und in der Retina der Fall ist.

Die Anastomosen zwischen den Ästen benachbarte Gebiete versorgender Arterien sind nicht nur unter pathologischen Verhältnissen bei der Bildung eines Kollateralkreislaufs von Bedeutung, sondern spielen eine gleiche Rolle auch bei dem während der embryonalen Entwicklung vielfach eintretenden Umbau und bei Verlegungen von Gefäßbahnen, als deren Veranlassung nur in einzelnen Fällen hämodynamische Verhältnisse nachgewiesen werden können, wie z. B. bei dem Ersatz des ursprünglichen Hauptstammes der unteren Gliedmaße des Menschen, der Arteria ischiadica, durch die einen kürzeren Weg zur Kniekehle vermittelnde Femoralis (E. NAUCK), oder dem mehrfachen Wechsel der Hauptblutbahnen während der Entwicklung der oberen Gliedmaßen des Menschen.

4. Capillaren.

Unter allmählicher Vereinfachung ihres Wandbaues setzen sich die letzten Verzweigungen des Arteriensystems in die *Capillaren* fort, in denen sich die Wechselbeziehungen zwischen Blut und Umgebung vollziehen. Die Capillaren bilden ein Netz, dessen Maschengestalt von der Struktur des zu ernährenden Gewebes, dessen Dichtigkeit und Länge von dem Nahrungsbedürfnis der zu versorgenden Teile abhängt. Auch die Querschnittsgröße der Capillaren ist durch letzteres bestimmt. Je größer das Nahrungsbedürfnis, desto enger sind die Capillaren, wobei der Durchmesser der roten Blutkörperchen die Grenze nach unten festlegt. Der Durchmesser der Capillaren schwankt zwischen etwa 0,01 und 0,005 mm; die Weite an derselben Stelle ist dabei einem vom autonomen Nervensystem beherrschten Wechsel unterworfen. Die Länge der Capillarbahn wird auf 0,4—0,7 mm gemessen.

5. Venen.

Bei langsamer Erweiterung und unter Anschluß von Bindegewebe an das epitheliale Rohr der Capillarwand gehen die Capillaren in die *Venen* über, deren kleinere Stämme in der Regel zu zweit den zugehörigen Arterien folgen, während die größeren Stämme selbständige Bahnen einschlagen. In größerem Maße als bei den Arterien bestehen im Venensystem netzförmige Verbindungen, so daß mit besonderen Namen belegte Venen sich vielfach nur als bevorzugte Strecken eines weitmaschigen Netzes darstellen.

Zur Sicherung der Richtung des Blutstromes bedürfen die Venen Klappeneinrichtungen. Winkel- oder Astklappen verhindern das Zusammenprallen der Blutströme an der Vereinigungsstelle zweier Venen. Im Verlauf der Venen, mit Vorliebe distal von der Mündung von Seitenästen, liegen die sog. Taschenklappen, gewöhnlich zwei einander gegenüberliegende halbmondförmie Falten, deren freie Ränder in die Richtung des Blutstromes eingestellt sind und denen schwache Ausbuchtungen der Venenwand entsprechen. Besonders zahlreich finden sie sich in den Gliedmaßen. Ein größerer Reichtum an Klappen besteht während des Fetallebens.

In eindringlicherem Grade als bei den Arterien zeigt sich im Venensystem die Abhängigkeit seiner Anordnung von den Bedingungen der Blutströmung. Namentlich an den Gliedmaßen entzieht sich ein großer Teil des Blutstromes dem Druck der sich kontrahierenden Muskulatur, indem er von oberflächlichen Venennetzen aufgenommen wird, die ihn an hämodynamisch günstigen Stellen zu den die tiefer gelegenen Arterien begleitenden Stämmen leiten. Die Belastung des Fußes, der Druck der Hand beim Fassen läßt das Blut aus beiden in die dorsal gelegenen Anfänge dieser Venennetze übertreten. Stellen, an denen bei bestimmten Bewegungen eine Saugwirkung auf den ihnen zugehörigen Venenstamm durch Anspannung der den Raum deckenden Fascie zustande kommt, sind kenntlich an einem hier erfolgenden Zusammenströmen zahlreicher Venen, die zur Mündung gelangen, wie z. B. das Trigonum subinguinale und die Achselhöhle[1]). Wenn endlich aus der völlig symmetrischen Anlage der Hauptströme des Venensystems im Laufe der embryonalen Entwicklung der asymmetrische Zustand des Abflusses durch die rechtsseitig gelegenen beiden Hohlvenen zustande kommt, so hängt dies mit der besonders günstigen Lage der letzteren als Weg zum rechts gelegenen Vorhof des Herzens zusammen.

Eigenartige Modifikationen der Venen bilden die Sinus der Dura mater, stets offene Abflußbahnen für das Hirnvenenblut, in denen die Venenwand ihre ursprüngliche Selbständigkeit gegen das Bindegewebe der Dura aufgegeben hat, ferner die die Corpora cavernosa der äußeren Genitalien bildenden Netze und Geflechte.

6. Arterio-venöse Anastomosen.

In allgemeiner Verbreitung bestehen bei Säugetieren an bestimmten Stellen des Körpers unmittelbare Verbindungen zwischen Arterien und Venen, die *arteriovenösen Anastomosen*, als Einrichtungen von wichtiger Bedeutung für den Kreislauf. Sie finden sich an den Ohren, der Nasenspitze, an den Lippen und der Schwanzspitze. Ihr Hauptsitz ist aber der Markraum der Endphalangen der Finger und Zehen, wo sie ihre stärkste Entfaltung bei den Chiropteren erfahren. Das Ende einer Digitalarterie tritt in den Markraum der Endphalanx ein, um, mit einzelnen Ästen distal austretend, die Krallenmatrix zu versorgen. Seitenzweige des Stammes gehen nun in oft großer Zahl — bei einem Kaninchen wurden gegen 40 gezählt (O. Grosser) — unmittelbar in die innerhalb des Markraumes die Arterie netzartig begleitenden oder sie umgebenden Venen über. Die die Verbindung herstellenden Arterien sind durch starke Bündel längsgestellter glatter Muskelzellen in der Intima ausgezeichnet. Unter plötzlichem Verschwinden der Bündel und Verdünnung der Media setzt sich die Arterie unvermittelt in eine Vene fort, die bald in einen größeren Stamm mündet[2]).

Außer in den Endphalangen finden sich arterio-venöse Anastomosen auch im Krallenbett bzw. der Matrix der Hufe. Nagelbett und Tastballen der Zehen und Finger sind auch beim Menschen der Ort sehr zahlreicher arterio-venöser Verbindungen. Am einfachsten sind sie im Bereich des Nagelbettes gebaut, wo dickwandige Arterien von 18—22 μ Durchmesser unmittelbar in kleine Venen übergehen. In den Tastballen liegen sie in Knäueln etwas oberflächlicher als die Glomi der Schweißdrüsen. Seitenäste von Arterien, die selbst der Peripherie zustreben, treten in die Knäuel ein, teilen sich in mehrere gewunden

---

[1]) Braune, W.: Die Oberschenkelvene des Menschen. Leipzig 1871, und: Das Venensystem des menschlichen Körpers. 1. Lief. Leipzig 1884.

[2]) Grosser, O.: Arch. f. mikroskop. Anat. u. Entwicklungsgesch. Bd. 60. 1902.

verlaufende dickwandige Zweige und gehen in Venen über, die an der Oberfläche der Knäuel ein Netz bilden. Als ein Organ, in dem arterio-venöse Anastomosen die Hauptrolle spielen, ist endlich noch das Glomus coccygeum, die Steißdrüse, zu nennen, in welcher ein Ast der Art. sacralis media eintritt, um sich in eine größere Zahl gewundener Äste aufzulösen, die in Venen übergehen. Aus letzteren entstehen noch innerhalb des Glomus ein oder mehrere ausführende Stämmchen, die in die Vena sacralis media einmünden[1]). Direkte Einmündungen von Arterien in venöse Räume bestehen auch an den Schwellkörpern der Genitalien. Übergänge kleinster Arterien in verhältnismäßig weite Venen wurden auch in der Dura mater, in der Diploë der Schädelknochen, auch im Mark der Röhrenknochen gefunden.

7. Wundernetze.

Unter der Bezeichnung *Rete mirabile*, Wundernetz, einem schon im Altertum gebrauchten und aus dem Eindruck, den diese Vorkommnisse an größeren Gefäßen auf den Beschauer machen mußten, verständlichen Namen, werden sehr verschiedenartige Besonderheiten im Verlauf und in der Verteilungsart der Blutgefäße zusammengefaßt. Aufteilungen von Arterien oder Venen in feinere Äste, die wiederum in Arterien oder Venen zusammenfließen, werden als bipolare Wundernetze bezeichnet. Arterielle bipolare Wundernetze bilden die Glomeruli der Nierenkörperchen, venöse die Auflösungen der Äste der Vena portae in den Capillaren der Leberläppchen, die sich in den Vv. centrales vereinigen.

Während die eben genannten Vorkommnisse dem physiologischen Verständnis ohne weiteres zugänglich sind, liegen die Verhältnisse an anderen Stellen wesentlich schwieriger. Hier handelt es sich um sog. unipolare Wundernetze, die wiederum arteriell oder venös oder gemischt sein können. Bei den Säugetieren sind am bekanntesten die Wundernetze an den Kopfarterien der Huftiere. Bei den Wiederkäuern und den Suiden, aber auch bei den Feliden, finden sie sich an der Schädelbasis in subduraler Lage. Beim Rind z. B. bilden die die Carotis interna vertretenden Arterien nach ihrem Eintritt in den Schädel zusammen mit der Arteria basilaris ein Gefäßnetz zur Seite der Hypophyse, das vor und hinter der letzteren mit dem anderseitigen zusammenhängt. Jederseits geht aus diesem Netz eine starke Arterie hervor, die nach Durchsetzen der Dura mater das Gehirn versorgt. Ein anderes Wundernetz wird von der Ophthalmica externa des Rindes gebildet. In analoger Weise löst sich bei den Feliden die Maxillaris interna in der Schläfengrube in ein Netz auf, aus dem sonst dem Stamme der Arterie entspringende Äste hervorgehen. Wundernetze bestehen ferner bei den Darmarterien der Schweine (SUS und DICOTYLES). Von den Ästen der Mesenterica cranialis bzw. den von ihnen gebildeten bogenartigen Anastomosen gehen in der Nähe des Darmes eine große Anzahl feiner Arterien ab,

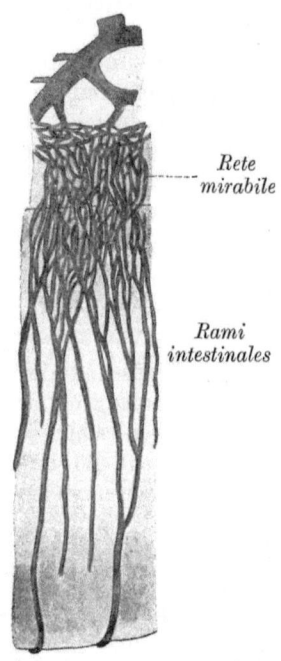

Abb. 35. Pterobalaena gigantea. Stück des Darmes mit dem zugehörigen Teil des von den Ästen der Arteria mesenterica cranialis gebildeten Wundernetzes. (Nach BARKOW. 1866.)

---

[1]) SCHUMACHER, S. v.: Verhandl. d. dtsch. anat. Ges. 1907.

die unter reicher Verzweigung ein dichtes, flach ausgebreitetes Wundernetz bilden, aus welchem durch Ramuli intestinales die Darmwand selbst versorgt wird. Das Rete mirabile begleitet Dünndarm, Coecum und einen großen Teil des Kolon. Eine ähnliche Einrichtung findet sich am Jejunum, Ileum und Coecum der Bartenwale (BARKOW) (Abb. 35). Dem arteriellen entspricht ein mächtig entwickeltes venöses Wundernetz.

Eigenartig stellen sich die Wundernetzbildungen an den Gliedmaßenarterien der Brachypodiden und Maniden und einzelner Prosimier: Nyeticebus, Stenops, Pterodicticus, dar. Als Beispiel diene die Arteria brachialis von Choloepus (Abb. 36). Schon im Bereich der Achselhöhle oder an der Grenze gegen den

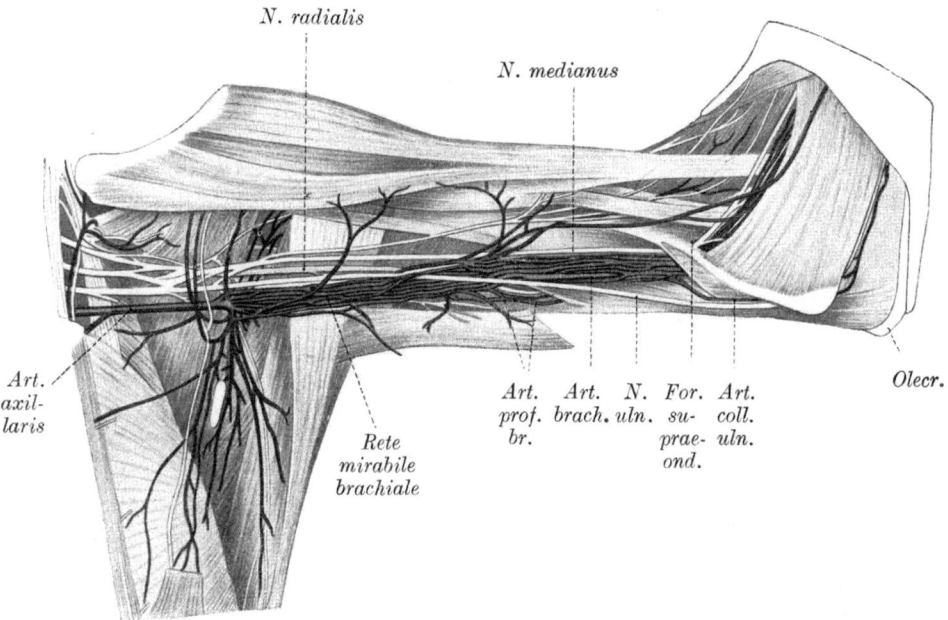

Abb. 36. Choloepus (zweizehiges Faultier). Oberarm mit dem Wundernetz der Arteria brachialis. (Nach E. GÖPPERT in BRONN: Klassen und Ordnungen des Tierreiches.)

Oberarm entspringen annähernd in gleicher Höhe aus dem Stamme eine größere Anzahl dünner Arterien, die unter fortgesetzten Teilungen distalwärts ziehen und durch Bindegewebe eng zusammengeschlossen eine dichte Hülle um die Arteria brachialis bilden. Zwischen ihnen bestehen schräge Verbindungen. Erst in der Nähe der Ellbogenbeuge tritt der Hauptstamm wieder zutage. Die ihn umgebende Gefäßhülle erschöpft sich allmählich, indem sich aus ihr dünnere oder dickere Bündel ablösen und distalwärts ihrem Endgebiet am Ober- oder Vorderarm zustreben. Für diese Art von Wundernetzen ist also kennzeichnend, daß die Äste, welche sonst in verschiedener Höhe vom Hauptstamm entspringen, alle hoch oben in annähernd gleicher Höhe den Stamm verlassen und dabei vielfach durch mehrere Gefäße vertreten sind, daß das Blut also gezwungen ist, erst auf langen und engen Bahnen abwärts zu laufen, ehe es das von ihm zu versorgende Gebiet erreicht. Zwischen den Arterien des Wundernetzes ziehen die zugehörigen Venen empor. Es handelt sich also um ein unipolares Rete mirabile mixtum.

Eine gemeinsame Besonderheit der Zahn- und Bartenwale (Denticeten und Mystacoceten) bildet ein mächtiges gemischtes Wundernetz, das an der Hinterwand des Thorax zu beiden Seiten der Aorta liegt, das Rete thoraco-cervicale (Plexus thoraco-cervicalis) (Abb. 37). Bei Phocaena communis liegt der Plexus, der hier zuerst von STANNIUS genau dargestellt wurde, als polsterartige Masse von einer dicken Fettschicht und der Pleura überdeckt, beiderseits von der Aorta. Beide Hälften hängen zwischen Aorta und Wirbelsäule miteinander zusammen. Seine kraniale Fortsetzung bildet ein dichtes, die Nackenmuskeln und das Hinterhaupt umspinnendes Geflecht. Dem arteriellen Netz ist ein fein verteiltes venöses Netz beigemischt. In den Plexus treten zahlreiche Äste aus allen benachbarten Arterien ein. Den Hauptteil versorgen vor allem Zweige der Arteriae intercostales, die selbst durch das Geflecht hindurchziehen. Der Plexus besteht aus Arterien, die stark geschlängelt, nach allen Richtungen

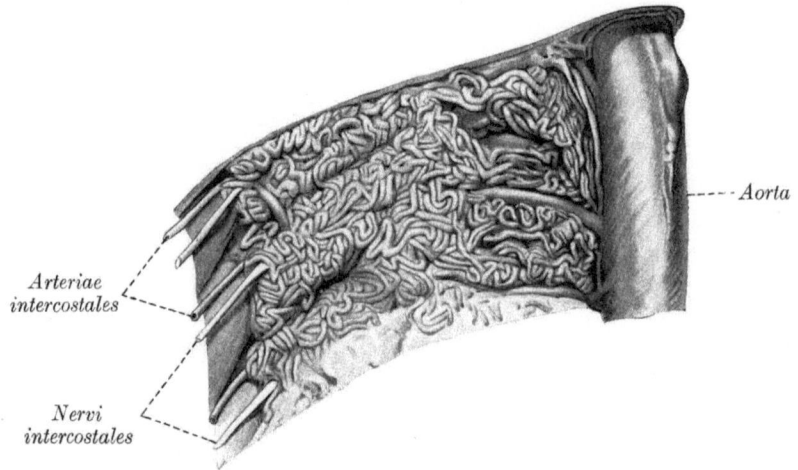

Abb. 37. Phocaena communis. Stück des Rete thoracicum. (Nach E. GÖPPERT in BRONN: Klassen und Ordnungen des Tierreichs.)

durcheinandergewunden und ineinander verschlungen sind. Zwischen den gebogenen Stämmchen bestehen vielfache Anastomosen. Nur wenige Äste gehen von dem Plexus zu seiner unmittelbaren Nachbarschaft. Den Hauptabfluß bilden starke Bündel, welche unter dem Plexus durch die besonders weiten Foramina intervertebralia in den Wirbelkanal eintreten und hier in einen mächtigen, von venösen Geflechten durchwundenen Plexus vertebralis übergehen. Dieser um die Dura mater spinalis gelagerte Plexus vertebralis begleitet und versorgt das Rückenmark in seiner ganzen Länge. Das aus ihm zurückkehrende venöse Blut gelangt zunächst in den Plexus vertebralis und von hier in das Venengeflecht der Rete thoracale. Durch das Foramen magnum steht der Plexus jederseits in weiter Verbindung mit einem mächtigen Plexus cranialis an der Innenseite der Schädelbasis, der von einer größeren Zahl von Ästen der Carotis interna gespeist wird. Ob und wie von ihm die Versorgung des Gehirns erfolgt, ist aus den bisherigen Beschreibungen noch nicht ersichtlich. Das Auftreten einer gleichartigen Einrichtung bei zwei genetisch völlig voneinander getrennten Tiergruppen weist darauf hin, daß sie mit der beiden gemeinsamen Lebensweise, dem Leben im Wasser und dem Tauchvermögen, in unmittelbarer Beziehung steht.

8. Hämodynamische Bedingtheit des Blutgefäßsystems.

Wir verdanken W. Roux[1]) den Nachweis, daß Gestalt und bis zu einem gewissen Grade auch der Verlauf der Blutgefäße *hämodynamisch* bestimmt sind, worauf wir zum Schluß noch kurz einzugehen haben. Die Gestalt, die Lichtung der Gefäße ist angepaßt an die Eigengestalt des Blutstrahles. Die Gefäße stellen daher bei geradem Verlauf zylindrische Röhren dar, während bei gebogenen Strecken der Querschnitt eiförmig wird. Die Seitenäste einer Arterie beginnen mit einem kurzen, kegelförmigen Anfangsstück, um dann erst Zylinderform anzunehmen. Roux erklärt diese Anpassung durch die Eigenschaft der Intima, so zu wachsen, daß sie vom Blutstrahl möglichst wenig „gestoßen" wird, eine Besonderheit, welche der Intima neben einer hohen Widerstandsfähigkeit gegen starken Seitendruck zukommt. Als Anpassung an hämodynamische Kräfte stellt sich der gerade Verlauf der großen Mehrzahl der Arterien und Venen dar, die Größe des Ursprungswinkels der Arterienzweige, endlich auch das Verhalten an der Abgangsstelle von Arterienästen und an der Stelle des Zusammenflusses von Venen. So wird bei der Abgabe eines Astes von nicht zu geringer Größe der Arterienstamm nach der dem Ast entgegengesetzten Seite um einen bestimmten Betrag abgelenkt. Teilt sich ein Arterienstamm in zwei gleich starke Zweige, so bilden beide in ihrem Anfangsstück mit der Achse des Stammes den gleichen Winkel. Treffen zwei Venen zusammen, so weicht der aus ihnen hervorgehende Stamm von der Richtung der stärkeren nach der der schwächeren hin ab, wenn der Kaliberunterschied beider nicht gar zu groß ist.

Nach Roux' Worten beruht der Nutzen der hämodynamischen Gestalt der Lichtung und Richtung der Blutgefäße auf einer Erleichterung der Zirkulation, nämlich ihres Betriebes unter einem Minimum an Reibung, also mit einem Minimum von Energie, und daher auch auf der Möglichkeit des Aufbaues der Gefäße mit einem Minimum von Wandmaterial. Es handelt sich dabei um eine funktionelle Anpassung.

Von dieser Bedingtheit besitzt aber der Organismus ein hohes Maß von Unabhängigkeit, und wir finden mannigfache Abweichungen von den hämodynamisch bestimmten Regeln der Gefäßgestalt und des Gefäßverlaufes, die sich als Anpassungen mannigfacher Art oder Wachstumsverschiebungen deuten lassen. Hierher gehören die oben bereits erwähnten Biegungen und Schlängelungen von Arterien, die rückläufige Bahn der danach als Arteriae recurrentes bezeichneten zum Rete articulare genus und cubiti emporsteigenden Gefäße, die gegen die Richtung des Blutstromes in den Sinus longitudinalis superior einmündenden Gehirnvenen, die prismatische Gestalt eines Teiles des Venensinus der Dura mater, die Wundernetzbildungen und manches andere.

---

[1]) Siehe Anm. S. 75 und Alb. Oppel: Über die gestaltliche Anpassung der Blutgefäße. Vorträge und Aufsätze über Entwicklungsmechanik, hrsg. von W. Roux, Heft X. 1910.

Physiologie des Herzens.

Der funktionelle Bau des Säugetierherzens[1].

Von

J. G. MÖNCKEBERG †
Bonn.

Mit 6 Abbildungen.

Mit einem Nachtrag von ADOLF SCHOTT - Bad Nauheim.

Zusammenfassende Darstellungen.

BORELLI: De motu animalium. Romae 1680. — GEGENBAUR: Lehrb. d. Anat. d. Menschen. Leipzig u. Berlin 1895. — GEGENBAUR: Vergleichende Anatomie. Leipzig 1901. — HENLE: Handb. d. systemat. Anat. d. Menschen Bd. III. 1876. — HALLER: Elementa physiologica. 1781. — HIS, W. SEN.: Anatomie menschlicher Embryonen. Bd. I—III. Leipzig 1880—1885. — KOCH, W.: Der funktionelle Bau des menschlichen Herzens. Berlin u. Wien 1922. — LANCISI, G.: De motu cordis. Romae 1735. — LOWER, R.: Tractus de corde. 1669 u. 1680. — LUDWIG, C.: Über den Bau und die Bewegung der Herzventrikel. Zeitschr. f. rat. Med. Bd. 7. 1849. — SÉNAC: Traité de la structure du cœur. Paris 1749. — TANDLER, J.: Anatomie des Herzens. Jena 1913. — WINSLOW, J.: Exposition anatomique de la structure du corps humain. Paris 1732. — WOLFF, C. F.: Acta academ. scient. Petropol. 1781.

Das Herz muß als Motor des Kreislaufs sich aus Gewebselementen zusammensetzen, deren funktionelles Zusammenwirken den geregelten Ablauf der Zirkulation garantiert. Der Fortbewegung des Blutes dient in erster Linie die contractile Muskulatur; daß sie dauernd in derselben Richtung erfolgt, wird bedingt durch die Gliederung des ursprünglich einheitlichen Herzschlauches in mehrere getrennt voneinander funktionierende Abschnitte und durch den Einbau des sog. Herzskeletts an der Grenze der Abschnitte, das einerseits als Insertionsstelle der Muskulatur bei deren rhythmischer Funktion jedesmal den gleichen motorischen Effekt verursacht und andererseits als Unterbrechung und Abschluß der einzelnen Abschnitte die Richtung des durch den Muskel in Bewegung gesetzten Blutes einsinnig beeinflußt. Für das Zentralorgan der Zirkulation ist weiter bei der Erfüllung seiner vielfachen Aufgaben, die in den stark wechselnden Ansprüchen der Teile des Organismus auf momentane Blutfüllung zum Ausdruck kommen, eine relative Unabhängigkeit von der Oberleitung des Zentralnervensystems unbedingt notwendig; der Herzmuskel besitzt in dem „neuromuskulären"

---

[1] Wir haben diese letzten Arbeiten (s. auch S. 114) des so früh dahingegangenen, verdienstvollen Forschers unverändert zum Abdruck gebracht. Da die Manuskripte bereits am 18. Februar 1924 abgeliefert wurden und da inzwischen neue Arbeiten erschienen waren, so haben wir Herrn Dr. SCHOTT gebeten, diese in einem Nachtrag zu besprechen. Große eingeklammerte Buchstaben im Text weisen auf die Nachtragsnotizen hin. Herrn Dr. SCHOTT sei auch an dieser Stelle hierfür und für die Korrektur des Haupttextes gedankt.

Die Herausgeber.

spezifischen Muskelsystem sein eigenes kardiomotorisches Zentrum, das durch das extra- und intrakardiale Nervensystem mit den nervösen Zentralorganen zwar in engem Konnex steht und von diesem aus mannigfach beeinflußbar ist, aber doch das Herz als automatisch funktionierendes Organ erscheinen läßt.

1. Das Herzskelett.

Ein bindegewebiges Septum, das gleichzeitig zur Fixierung des Klappenapparates und als Insertion der Muskulatur dient, teilt von früher Embryonalzeit her als sog. Herzskelett [POIRIER[1]), TANDLER[2])] den primitiven Herzschlauch in zwei gesonderte muskuläre Abschnitte: den venösen Abschnitt, die späteren Vorhöfe, und den arteriellen Abschnitt, die späteren Kammern. Während das Herzskelett, wie wir unten noch sehen werden, in seiner Bedeutung als Insertionsstelle für die Herzmuskulatur gerade in jüngster Zeit recht verschiedene Beurteilung gefunden hat, wird seine ausschlaggebende Wichtigkeit für die Fixierung des Klappenapparates allgemein zugegeben. Gerade der enge Zusammenhang zwischen ihm und den Klappen des Herzens läßt erkennen, daß die Genese des Herzskeletts in engster Beziehung zu der phylogenetisch sich entwickelnden Klappenfunktion steht. Darauf hat in jüngster Zeit KOCH[3]) ausdrücklich aufmerksam gemacht: im fertigen Säugerherzen dient nach KOCH der *Vorhof* „vor allem als *Sammelreservoir* der zuführenden Blutadern, die eingewebte Muskulatur zur Anpassung des Vorhofraumes an seine wechselnden Füllungszustände und wahrscheinlich nur in untergeordneter Weise zur eigentlichen Pumparbeit". Die *Ventrikel* dagegen stellen in ihrer Gesamtheit das *Triebwerk* des Herzens dar, während wir im Bulbus und in den ableitenden Schlagadern vorwiegend Leitungsröhren zu erblicken haben. Die so für den geregelten Blutstrom notwendige Differenzierung des ursprünglich einfachen Herzschlauches in mehrere Abschnitte mit ganz differenten Aufgaben macht die Trennung der Muskulatur an der Vorhofkammergrenze durch das Herzskelett insofern nach KOCH zweckmäßig, als „die Ventrikel infolge funktioneller Anpassung an ihre im extrauterinen Leben so gewaltige Aufgabe an Muskelmasse derart zunehmen, daß sie wegen ihrer von der Vorhofsmuskulatur so verschiedenen Funktion von dieser isoliert werden müssen". Die Isolierung einzelner Abschnitte des Herzens macht aber weiter den Einbau eines Klappenapparates an den Grenzen der Abschnitte notwendig, damit die Stromrichtung reguliert wird und dauernd gleichbleibt. „Zur Regulierung des Blutstroms sind deshalb Klappenapparate erforderlich, die bei dem so kompliziert gebauten und hochentwickelten menschlichen Herzen ebenfalls einen komplizierten Apparat darstellen." Die am Anfang der Ventrikelschleife, also an der späteren Atrioventrikulargrenze sich bildenden Klappen ermöglichen es nach KOCH, „daß die Muskulatur vom Anfang des Herzschlauches (Vorhöfe) nicht in ununterbrochener Flucht in die Fortsetzung, den Kammerschlauch (Ventrikel), überzugehen braucht". Das Auftreten des Herzskeletts mit dem ihm zugehörigen Klappenapparat erfüllt also gleichzeitig beide Forderungen, die sich aus der höheren phylogenetischen Entwicklung des Herzens ergeben haben: die Isolierung der einzelnen funktionell differenten Abschnitte des Herzens und die Regulierung des Blutstromes innerhalb der verschiedenen Abschnitte.

Dabei erfolgt die Abtrennung der Vorhöfe von den Kammern im fertigen Herzen durch die Annuli fibrosi, die als bindegewebige Ringe die Atrioventrikularostien umziehen. „Diese Faserringe (Annuli fibrosi) trennen die Muskulatur,

---

[1]) POIRIER, P.: Leçons sur le développement du coeur. Gaz. des hôp. civ. et milit. 1902.
[2]) TANDLER, J.: Anatomie des Herzens. Jena 1913.
[3]) KOCH, W.: Der funktionelle Bau des menschlichen Herzens. Berlin u. Wien 1922.

bilden aber auch zugleich Befestigungsstellen für die Züge derselben [GEGEN-BAUR[1])]." Während der rechte Annulus ein geschlossenes Oval bildet, hat der linke Faserring Hufeisenform: die nach rechts und vorn gerichtete Öffnung des Hufeisens wird geschlossen durch die Wurzel der Aorta, deren Wandung sich hier direkt in das mediale Mitralsegel fortsetzt. Im Septum treffen beide Annuli fibrosi zusammen. Der rechte Schenkel des hufeisenförmigen linken Annulus setzt sich dabei nach vorn hin in das unter der hinteren Aortenklappe befindliche Septum membranaceum fort, an welches von rechts her der Annulus fibrosus dexter resp. die Ansatzstelle des medialen Tricuspidalsegels herantritt. Der von den beiden Faserringen gebildete Winkel unmittelbar hinter dem Septum membranaceum wird ausgefüllt von derbem Bindegewebe; dieses bildet den „central fibrous body" der Engländer, den Nodus valvulae atrioventricularis dexter HENLES, das Trigonum fibrosum dextrum der Basler anatomischen Nomenklatur, das demnach nach vorn in das Septum membranaceum, nach hinten rechts in den Annulus fibrosus dexter, nach hinten links in den Annulus fibrosus sinister, nach vorn links in die Aortenwurzel resp. das vordere Mitralsegel übergeht und an dem oben die Vorhof-, unten die Kammerscheidewandmuskulatur inseriert. Der zentrale Bindegewebskörper ist dadurch, daß die beiden Annuli fibrosi nicht genau in einer Ebene liegen, der hintere Teil des rechten vielmehr tiefer als der vordere und als der mit diesem in gleicher Höhe befindliche linke liegt, schräg von links oben nach rechts unten gestellt.

Für die bindegewebige Fixierung und Verbindung der Aorta wird neuerdings auch die Bezeichnung Septum aortae benutzt [SCHWEIZER und UJIIE[2])]; an diesem wird der vordere zwischen Aorta und Pulmonalis befindliche Teil als Septum aortae superius, der zwischen Aorta und rechtem Ventrikel gelegene Abschnitt als Septum aortae inferius unterschieden und weiter wird ihm das zwischen beiden Ventrikeln gelegene Septum membranaceum mit dem Trigonum fibrosum dextrum s. posterius als wichtiger Bestandteil zugerechnet. Mit dem Septum aortae steht der Sehnenapparat der Aorta in engstem Zusammenhang; er setzt sich zusammen aus dem in das Septum membranaceum ausstrahlenden Ligamentum posterius, das dem Trigonum fibrosum dextrum s. posterius entspricht, aus dem mit dem Trigonum fibrosum sinistrum s. anterius identischen Ligamentum sinistrum und aus dem Ligamentum dextrum, das mit dem genannten Septum superius aortae zusammenfällt. Die Bezeichnung Aortenligamente ist von MALL[3]) eingeführt worden und liegt der von ihm inaugurierten Beschreibung des Muskelfaserverlaufs zugrunde. Als Konussehne wurde schließlich ein bindegewebiger Streifen, der an dem untersten Punkt der rechten Aortenklappe entspringt, im Dach des Konus nach vorn, oben und links zieht und bis zum Pulmonalisring reicht, wo er im Spatium intervalvulare posterius endigt, zuerst von KREHL als konstant beim Hunde, später von MALL auch beim Menschen beschrieben.

Die Berechtigung, das Trigonum fibrosum dextrum als Zentrum des Herzskeletts zu bezeichnen, liegt, abgesehen von der tatsächlich zentralen Lage im Herzen und den geschilderten mannigfaltigen Beziehungen dieses Teiles zu den übrigen Abschnitten des Bindegewebs- und Muskelapparates, in dem Befunde, daß in ihm die einzige persistierende konstante muskuläre Verbindung zwischen Vorhöfen und Kammern zustande kommt. Mit Rücksicht auf diese anatomische Tatsache erscheint vom physiologischen Standpunkte aus die Auffassung des rechten fibrösen Dreiecks als „die Grundlage des ganzen Herzmuskelskelettes" gerechtfertigter als die von TANDLER betonte Meinung, daß dem Septum membranaceum diese Stellung zuzuschreiben ist.

Ontogenetisch erfolgt die Unterbrechung der ursprünglich kontinuierlichen Muskulatur des Herzschlauches im Bereiche des Ohrkanals durch Einbeziehung

---

[1]) GEGENBAUR: Lehrb. d. Anat. d. Menschen. Leipzig u. Berlin 1895.
[2]) SCHWEIZER u. UJIIE: Zur makroskopischen Anatomie des Herzmuskels. Schweiz. med. Wochenschr. 1923, Nr. 4—6.
[3]) MALL, FRANKLIN P.: Muscular architecture of the human heart. Americ. journ. of anat. Bd. 11. 1910.

der basalen Vorhofabschnitte in den Ventrikel, Bildung des sog. Atrioventrikulartrichters, mit welcher der Einbau des Herzskeletts und des atrioventrikulären Klappenapparates in engstem Zusammenhang steht. Durch die an den einzelnen Abschnitten der Circumferenz des Ohrkanals verschieden liegenden anatomischen Verhältnisse wird es bedingt, daß der einheitliche Entwicklungsvorgang an derjenigen Stelle die muskuläre Kontinuität persistieren läßt, an welcher das Ventrikelseptum mit dem Rande des Ohrkanals in Konnex tritt, während er an allen übrigen Teilen der Circumferenz zur Unterbrechung der Muskulatur führt. So schiebt sich vom Epikard her kragenartig in die Falte des Atrioventrikulartrichters derbes Bindegewebe, das schließlich überall, bis auf den septalen Abschnitt, die in den Ventrikelraum eingestülpte Wandfalte durchbricht und so zur Bildung des Herzskeletts und gleichzeitig des atrioventrikulären Klappenapparates führt, während es gleichzeitig am oberen Rande der Kammerscheidewand die bindegewebige Isolierung der persistierenden hinteren atrioventrikulären Hauptverbindung [MALL[1])] bewirkt.

Der Bau des an das Herzskelett sich aufs engste anschließenden atrioventrikulären Klappenapparates wird noch dadurch kompliziert, daß es sich bei ihm im Gegensatz zu den völlig „mechanisierten" (KOCH) arteriellen Klappen um einen bei den höheren Säugern auch erst „halbmechanisierten" Apparat handelt: entsprechend der geschilderten Genese der Semilunarklappen aus eingestülpten Wandbestandteilen des primitiven Herzschlauches setzt sich der Apparat aus einem muskulären Anteil, der an die ursprüngliche Funktion als Schließmuskel an der Atrioventrikulargrenze erinnert, und aus dem sekundär hinzugekommenen, rein bindegewebigen Anteil zusammen, welch letzterer die halbe Mechanisierung des Apparates bedingt. Die Funktion der in die Basis der Klappensegel sich auf höchstens 3 mm (TANDLER) einsenkenden Vorhofmuskelfasern ist ebenso wie die noch spärlicheren einstrahlenden Kammermuskelfasern im menschlichen Herzen allerdings wohl ganz untergeordnet und rudimentär [TANDLER[2])]; dagegen sind aber die mit den Segelklappen durch die Chordae tendineae verbundenen Papillarmuskeln als integrierender, noch nicht „mechanisierter" Bestandteil des Klappenapparates aufzufassen, und aus dieser engen anatomischen und funktionellen Beziehung, die sich aus der Genese des Herzskeletts direkt ableitet, geht die physiologische Bedeutung des Skeletts für die Regulierung des Blutstroms im Herzen ohne weiteres auch dann hervor, wenn man seine Rolle als Insertionsstelle der Herzmuskulatur nur gering bewertet. Und das geschieht, wie gesagt, neuerdings von verschiedener Seite.

2. Der Herzmuskel.

Angaben über den *Faserverlauf* und die Schichtung der Muskulatur des Herzens reichen nicht weiter als in das 17. Jahrhundert zurück und sind an die Namen LOWER, BORELLI, HALLER, LANCISI, WINSLOW, SENAC und WOLFF geknüpft. Wie TANDLER hervorhebt, verdanken wir aber erst LUDWIG die erste sozusagen physiologisch brauchbare Beschreibung des Herzmuskels, der die von ihm inaugurierte „mehr kausale Untersuchungsart" gegenüber den bis dahin rein formalen, morphologischen Methoden zugrunde liegt. Nach LUDWIG[3]) ist es überhaupt nicht möglich, den Verlauf der verschiedenen Muskelschichten des Herzens durch Präparieren zu ermitteln; er suchte daher durch das Studium

---

[1]) MALL, FRANKLIN P.: On the developement of the human heart. Americ. journ. of anat. Bd. 13. 1912.

[2]) TANDLER, J.: Zitiert auf S. 86.

[3]) LUDWIG, C.: Über den Bau und die Bewegung der Herzventrikel. Zeitschr. f. rat. Med. Bd. 7. 1849.

der Faserrichtung an den verschiedenen Stellen des Herzens und durch genaue Analyse der Ursprungsstellen eine Vorstellung vom allgemeinen Aufbau und damit auch von der Funktion des Herzmuskels zu gewinnen. Dabei konstatierte er, „daß jedes Stückchen Kammer, insofern es nur eine ganze Wanddicke darstellt, bei Zerklüften an der äußeren Fläche eine Faserung zeigt, welche mit der inneren Fläche in kreuzender Richtung geht; zwischen diesen beiden Faserungen liegen nun in regelmäßiger Reihenfolge alle Übergänge der einen Richtung in die andere eingeschlossen". Sämtliche Muskelzüge endigen nur am Bindegewebe der Herzbasis und in der Spitze der Papillarmuskeln vermittels Sehnenenden, im übrigen Myokard kommen Sehnen überhaupt nicht vor. Die inneren Schichten des linken Ventrikels stellen nach LUDWIG die direkten Fortsetzungen der äußeren steil abwärts verlaufenden Muskelfasern dar, die an der Herzspitze nach innen herumschlagen und an der Innenfläche rückläufig zur Basis zurückkehren. Der größte Teil der schräg verlaufenden Fasern der Kammerfläche zieht an der Spitze in die steil aufwärts steigenden Fasern der rechten Scheidewandfläche und der Innenwand des linken Ventrikels. Nach LUDWIG verlaufen demnach „alle Fasern, welche an den tieferen Lagen um den Aortenumfang entspringen, zuerst schief abwärts, dann horizontal und endlich schief aufwärts um den Ventrikel", bilden also Achtertouren, deren Anfangs- und Endpunkte z. T. an der Basis zusammenfallen oder doch stark genähert sein können. Am rechten Ventrikel sind nach LUDWIG Fasern der freien Wandfläche und Fasern der rechten Septumfläche zu unterscheiden. Die ersteren entspringen vom Rande des rechten Atrioventrikularostiums, überqueren den vorderen Längssulcus und gehen in den Vortex über. An der rechten Septumfläche verlaufen Fasern, die vom hinteren Teil des rechten Annulus fibrosus entspringen und teils senkrecht zur Herzspitze verlaufen, wo sie in den Vortex übergehen, teils mehr horizontal nach links hinüberziehen und in der vorderen Längsfurche auf die linke Kammer übergehen. Außerdem kommen Fasern vor, die sich ausschließlich auf den rechten Ventrikel beschränken.

Durch die LUDWIGschen Untersuchungen wurden, wie TANDLER betont, trotz der Vernachlässigung der morphologischen Details unsere Kenntnisse von der Herzmuskelstruktur in genialer Weise gefördert. Eine Ergänzung und Erweiterung fanden die Untersuchungen durch den aus der LUDWIGschen Schule hervorgegangenen L. KREHL[1]), der im Zusammenhang mit dem Faserverlauf die *funktionellen Leistungen* der einzelnen Schichten am systolischen und diastolischen Herzen studierte und besonders auf die funktionelle Bedeutung der bei der Systole als Kontraktionsphänomene auftretenden Wülste hinwies. Während LUDWIG die alte WOLFFsche Lehre, daß Herzmuskelfasern ohne Sehnenbildung in sich zurückkehren, abgewiesen hatte und für alle Muskelfasern einen sehnigen Ursprung und ein ebensolches Ende postuliert hatte, wird von KREHL für das von ihm als *mittlere Schicht* der Kammermuskulatur beschriebene „*Triebwerk*" diese alte Lehre wieder als gültig aufgestellt.

Die dem *rechten Ventrikel* eigene Muskulatur ist nach KREHL in der Hauptsache zweischichtig; bei der Anordnung der beiden Schichten tritt die Sonderung der Kammer in eine Einfluß- und Ausflußbahn deutlich in die Erscheinung: die erstere besitzt eine dünne kontinuierliche äußere Muskellage mit hauptsächlich schräg von links hinten oben nach rechts vorn unten verlaufender Faserung, die stellenweise mit der Muskulatur des linken Ventrikels in Verbindung steht, und eine dickere, netzförmige Schicht kurzer Fasern, die nur dem venösen Abschnitt dieser Kammer angehören. Die Ausflußbahn (der Conus arteriosus der pathologischen Anatomen) hat eine äußere Ringmuskellage und eine innere, für ihn längsverlaufende Muskulatur, welch letztere bei der Kontraktion Längswülste bildet mit Polster

---

[1]) KREHL, L.: Beiträge zur Kenntnis der Füllung und Entleerung des Herzens. Abh. d. sächs. Ges. d. Wiss. Bd. 17. 1897.

am Ansatz der Pulmonalklappen. Die innere Schicht der Einflußbahn oder der sog. Recessus bildet eine besondere Schicht des Septums, ferner den Boden des Recessus und steigt an der Außenwand als Trabekel und Papillarmuskeln in die Höhe, um sich entweder mittels Chorden am Segel der Tricuspidalis oder mit mehr oder weniger kurzen Sehnen am Annulus fibrosus anzusetzen (KREHL).

Die Muskulatur der *linken Kammer* ist bedeutend dicker als die der rechten und läßt sich in drei, nicht scharf voneinander abgrenzbare Schichten zerlegen. Man hat nach KREHL sehnig endende und muskulös bleibende Fasern zu unterscheiden: aus ersteren besteht die innere und äußere, aus letzteren die mittlere Schicht des linken Ventrikels. Die Fasern der äußeren Schicht entspringen vom linken Annulus fibrosus und der Aortenwurzel und verlaufen nach der Herzspitze zum „Vortex cordis", wo sie nach innen umbiegen und an der Innenfläche der Kammer als innere Schicht sich zu Längswülsten zusammenschließen und entweder in den Papillarmuskeln oder am linken Annulus fibrosus und an der Aortenwurzel endigen, nachdem sie die Trabekel an der Innenfläche gebildet haben. Die dicke mittlere Schicht setzt sich aus ringförmig geschlossenen muskulös bleibenden Faserzügen zusammen, die einen Muskelkegel mit weiter oberer und enger unterer Öffnung bilden, das schon genannte KREHLsche „Triebwerk". In dieser Schicht verlaufen die Fasern der Horizontalen genähert außen vorn von rechts oben nach links unten, an der linken Seite und hinten außen in entsprechender Richtung und an der Innenfläche in umgekehrter Richtung, so daß vielfache Durchflechtungen zustande kommen. Die Fasern des „Triebwerks" stellen Schlingen dar, die zu ihrem Ausgangspunkt zurückkehren (KREHL); ein Teil von ihnen geht auch in die Papillarmuskeln über, deren Hauptmasse aber nach ASCHOFF von den Trabekeln der inneren Schicht gebildet wird.

Eine Sonderung des linken Ventrikels in eine Einfluß- und eine Ausflußbahn kommt nach ASCHOFF[1]) in der Anordnung seiner Muskulatur nicht so scharf zum Ausdruck wie rechterseits. Der auffallend lockere Bau der muskulären Innenschicht zwischen den Papillarmuskeln scheint aber bestimmt zu sein, bei der Kontraktion durch Wulstbildung zusammen mit den Papillarmuskeln zur Ausfüllung des Hohlraumes der linken Kammer beizutragen, „wobei nur diejenige Stelle des Ventrikels von Wulstbildungen frei bleibt, welche einer zusammenschiebbaren trabekulären Schicht entbehrt, das ist die Ausflußrinne der Aorta" (ASCHOFF). Die letztere wird bei der Kontraktion seitlich begrenzt und gleichzeitig vertieft durch zwei Längswülste, die sog. Aortenwülste KREHLS. Demnach hat das verschiebliche System der Trabekel den Zweck, durch Bildung stärkerer Wülste den Hohlraum der Kammer einzuengen und durch das gleichzeitige Zusammenstrahlen der bei der Kontraktion spiralige Form annehmenden Wülste das Blut unter Drehung des Stromes nach dem Aortenostium zu in die Aortenbahn zu leiten (ASCHOFF). So kommt bei der Funktion die Verschiedenheit der Einfluß- und Ausflußbahn auch bei der linken Kammer zum Ausdruck (vgl. Nachtrag A, S. 111).

Während den Verlauf der Kammermuskulatur betreffenden Angaben KREHLS in letzter Zeit mehrfach diskutiert, bestritten und abgeändert worden sind, herrscht über das Verhalten der *Muskulatur der Vorhöfe* Einstimmigkeit unter den Anatomen, Physiologen und Pathologen. HENLE[2]) gab für die Vorhöfe zwei Schichten an, deren Fasern sich rechtwinklig kreuzen, eine äußere transversale, dem Septum fibrosum atrioventriculare konzentrisch gerichtete, und eine innere vertikale, die senkrecht zur äußeren Schicht verläuft. Heutzutage werden lange Muskelfasern, die beiden Atrien gemeinsam sind, und kurze, die nur einem der Vorhöfe zugehören, unterschieden. Unter den ersteren unterscheidet TANDLER einen Fasciculus interauricularis horizontalis und einen Fasciculus interauricularis verticalis, während zu den letzteren die ringförmig die Venenmündungen und die Herzohröffnungen umgebenden Muskelzüge [SPALTEHOLZ[3])] gerechnet werden. Nach HENLE entspricht die Anordnung der Muskulatur in den Vorhöfen der des contractilen Gewebes in anderen Schläuchen und erfüllt die Forderung der Physiologie, den Erfolg der Kontraktion, die in allen Richtungen gleichmäßige Verengerung der Höhle, verständlich zu machen. KEITH hat auf die Bedeutung einzelner kurzer Faserzüge besonders aufmerksam gemacht, die gleichzeitig die Reliefgestaltung an der Innenfläche bewirken: die *Taenia terminalis*, die vom Trigonum fibrosum dextrum zunächst nach aufwärts verläuft, dann über die vordere laterale Umrandung der oberen Hohlvene nach hinten zieht und in die Crista terminalis eintritt, um schließlich in die Valvula Eustachii und in die Hinter- und Außenwand der unteren Hohlvene auszustrahlen; ferner die beiden *Limbusbänder*, von denen das obere den vorderen und oberen Schenkel des Limbus Vieussenii bildet, teils den Torus Loweri hervortreten läßt und in der Crista terminalis endigt, teils an der medialen Vorhofswand nach unten zieht und in die Wand der unteren Hohlvene ausstrahlt, während das untere Limbusband den unteren Schenkel des Limbus bildet und nach der vorderen und medialen Wand der Vena cava

---

[1]) ASCHOFF: Med. Klinik 1909, S. 269.
[2]) HENLE: Handb. d. systemat. Anat. d. Menschen. Bd. III. 1876.
[3]) SPALTEHOLZ: Handatlas der Anatomie des Menschen. Bd. II. Leipzig 1898.

inferior hinzieht. Die Taenia terminalis stellt nach ASCHOFF einen förmlichen Schließmuskel an der Sinus-Vorhof-Grenze dar, dessen Kontraktion einen mehr oder weniger vollständigen Abschluß der Venen von dem Vorhofe zustande kommen läßt und dadurch das Rückströmen des Blutes verhindert. Durch die Kontraktion der Limbusbänder wird dieser Abschluß vervollständigt: der obere Schenkel des Limbus geht verdickt und verkürzt in dem vom Torus Loweri gebildeten Wulst unter, der untere Schenkel verkürzt sich und spannt dabei die Valvula Eustachii an, wodurch der Zugang zur unteren Hohlvene eingeengt wird.

Den *Krehl*schen Untersuchungsresultaten ist in neuerer Zeit zunächst von FRANKLIN P. MALL in verschiedenen wesentlichen Punkten widersprochen worden. MALL[1]), der die von MAC CALLUM[2]) am Schweineherzen vorgenommenen Untersuchungen an Menschenherzen fortsetzte, betont in erster Linie, daß alle Muskelbündel der Ventrikel in den bindegewebigen Strukturen der Herzbasis oder in den Papillarmuskeln sehnig beginnen und endigen, und daß auch das KREHLsche „Triebwerk" hiervon keine Ausnahme macht. Nach ihrem Ursprung unterscheidet MALL zwei große Fasergruppen: solche, die vom arteriellen Ende des Herzens, dem Bulbus des Embryo, entspringen, und solche, die vom venösen Ende, dem Sinus, ausgehen; da nun die ersteren zum hinteren, die letzteren zum vorderen Horn des Vortex verlaufen, um hier nach der Innenseite der Kammer umzubiegen, muß der Verlauf beider spiralig sein, und MALL bezeichnet daher die vom arteriellen Ende kommenden Fasern als *Bulbospiralband* oder *-bündel* und die am venösen Ende entspringenden als *Sinospiralband* oder *-bündel*. Beide Bündel zerfallen in oberflächliche und tiefe Lagen, von denen die oberflächlichen spiralig zur Herzspitze verlaufen, hier den großen Vortex bilden und zur Innenfläche umbiegen, um schließlich an dem Bindegewebsapparat, von dem sie ausgingen, zu endigen. Dabei gehen Fasern, die an der Außenseite an einer bestimmten Stelle des Apparates entsprangen, an der Innenseite zu einer dem Ursprungsort entgegengesetzten Stelle des Apparates.

Dem KREHLschen „Triebwerk" entspricht nach MALL das tiefe Bulbospiralband, das von der linken Seite des linken Ostium venosum entspringt und durch den hinteren Längssulcus in das Septum zieht, um an der Dorsalseite der Aorta zu endigen. Das Septum wird gekreuzt von einem Bündel, das von der Aorta zur medianen Wand des rechten Ventrikels zieht, sich im vorderen Horn des Vortex mit dem Sinospiralband vermischt und sich schließlich in den Papillarmuskeln des linken Ventrikels verliert (Longitudinalband des rechten Ventrikels) (vgl. Nachtrag B, S. 111).

Von größter Wichtigkeit für die Funktion des Muskels ist es, daß nach den Untersuchungen von MALL die Papillarmuskeln in direktem Zusammenhange mit allen Hauptmuskelbündeln des Herzens stehen. Dadurch wird das Endigen des Atrioventrikularsystems in den Papillarmuskeln in ein neues Licht gerückt: ein durch das System geleiteter Impuls wird so auf einmal der ganzen Muskulatur der Ventrikel mitgeteilt.

Die Anordnung der oberflächlichen Fasern verursacht nach MALL bei ihrer Kontraktion eine Rotation des Herzens. Da die Rotation der Spitze von einem Geradewerden der spiraligen oberflächlichen Fasern begleitet wird, müssen sich die inneren spiraligen Fasern stärker krümmen, da sie in rechten Winkeln zu den äußeren Fasern verlaufen. Dadurch werden die Falten an der Innenfläche bei der Systole aufs äußerste verstärkt und das Lumen des linken Ventrikels wird nahezu verlegt.

Die Darstellung des Baues der Kammermuskulatur von MALL hat vielfach Anklang gefunden. So betont TANDLER, daß die von MALL beschriebene Anordnung der Herzmuskulatur den tatsächlichen Verhältnissen wohl am meisten

---

[1]) MALL, FRANKLIN P.: Zitiert auf S. 87.
[2]) MAC CALLUM: On the muscular architecture and growth of the ventricles of the heart. Johns Hopkins hosp. reports Bd. 9. 1900.

gerecht wird, doch kann er die MALLsche Nomenklatur vorderhand weder als entwicklungsgeschichtlich noch anatomisch gerechtfertigt anerkennen und gibt selbst rein deskriptive Bezeichnungen, die vor allem durch die Topographie der einzelnen Züge diktiert werden.

Vortexfasern nennt TANDLER[1]) diejenigen Muskelzüge, die an der ganzen Circumferenz des Sulcus coronarius entspringen, zunächst an der Oberfläche verlaufen, am Vortex untertauchen und schließlich die innerste Schicht des linken Ventrikels bilden. Ihr vorderer Anteil entspricht dem Bulbospiralband, ihr hinterer dem Sinospiralband MALLS. Als *Wandfasern des rechten Ventrikels* wird von TANDLER die Hauptmasse der Muskulatur der rechten Kammer bezeichnet, obwohl ihr Ursprung auf den linken Ventrikel hinüberreicht; sie entsprechen ungefähr dem MALLschen tiefen Sinospiralband. Das tiefe Bulbospiralband, das nach MALL fast ausschließlich der Wand des linken Ventrikels angehört und dem KREHLschen „Triebwerk" entspricht, stellen die *Wandfasern des linken Ventrikels* dar. Schließlich bezeichnet TANDLER als *interventrikulären Zug* einen relativ wenig mächtigen Faserkomplex, der allem Anschein nach beiden Ventrikeln funktionell gemeinsam ist, am unteren und hinteren Rande des Septum membranaceum entspringt, an der rechten Septumfläche steil nach abwärts zieht, in der Nähe der Herzspitze sich nach links wendet und mit den hier verlaufenden Wandfasern des linken Ventrikels zu den Papillarmuskeln der linken Kammer verläuft.

In neuester Zeit haben P. SCHWEIZER und M. UJIIE[2]), die unter HEDINGER arbeiteten, die Angaben MACCALLUMS (für das Schweineherz) und MALLS (für das Menschenherz) über die Möglichkeit, das gesamte Kammermyokard nach erfolgter Maceration zu einem einzigen Bande aufzurollen, an 14 Schweine- und 20 Menschenherzen nachgeprüft. Die beiden Autoren kommen zu dem Ergebnis, daß eine Art „Aufrollung" in der Tat möglich ist, daß aber bei ihr das Messer eine nicht geringe Rolle spielt, so daß man sich am Schluß einer geglückten Aufrollung des Herzens die Frage vorlegen muß, ob man sich nicht in der erhaltenen Muskelplatte ein Kunstprodukt „herausseziert" hat. Die Autoren weisen daher auch mit Recht darauf hin, daß die ganze Frage, ob das Herz in eine einzige Muskelplatte aufgelöst werden kann oder nicht, gar nicht die grundlegende Bedeutung besitzt, wie es nach den Arbeiten der Amerikaner den Anschein haben könnte, daß vielmehr die Resultate MACCALLUMS und MALLS und ihre eigenen Untersuchungen für Physiologie und Pathologie in ganz anderer Richtung wichtig und wertvoll erscheinen: dem „Triebwerk" von KREHL gebührt nach ihnen nicht mehr die Sonderstellung, die ihm sein Autor eingeräumt hat; es verhält sich vielmehr in bezug auf Ursprung und Ende wie ein anderer Herzmuskel, d. h. es entspringt und endigt sehnig am Herzskelett. „Damit aber nähert sich der Herzmuskel, als Ganzes betrachtet, außerordentlich einem gewöhnlichen Skelettmuskel, und seine grobanatomische Verschiedenheit zeichnet sich nur noch aus durch die ausgedehnte Anastomosenbildung der Muskelbündel untereinander." Auch gegen die Verallgemeinerung des MACCALLUMschen Satzes wenden sich die Autoren, daß das Herz sich aus Muskelbändern zusammensetze, die alle am Atrioventrikularring des einen Ventrikels entspringen, um im Papillarmuskel des anderen ihr Ende zu finden: neben Muskelsträngen, für die ein solches Verhalten zutrifft, fanden sie eine große Menge von Faserbündeln, die nicht in ein solches Schema eingezwängt werden können. „Vor jedem schablonenhaften Vorgehen bei der Beurteilung der Herzstruktur muß gewarnt werden."

Eine funktionelle Analyse der verschiedenen Muskelbündel rein theoretisch auf Grund der anatomisch gewonnenen Kenntnisse vorzunehmen, wie das von HESSE[3]) und KREHL[4]) für die physiologische und später von EHRENFRIED ALBRECHT[5]) für die pathologische Tätigkeit versucht worden ist, stehen nach SCHWEIZER

---

[1]) TANDLER: Zitiert auf S. 86.   [2]) SCHWEIZER, P., u. UJIIE, M.: Zitiert auf S. 87.
[3]) HESSE: Beiträge zur Mechanik der Herzbewegung. Arch. f. Anat. von His u. Braune. 1880.
[4]) KREHL: Zitiert auf S. 89.
[5]) ALBRECHT, EHRENFRIED: Der Herzmuskel. Berlin 1903.

und UJIIE gewichtige Bedenken entgegen: die Muskelbündel des Herzens sind nicht als isoliert in den Herzmuskel eingefügte Gebilde aufzufassen, sie stehen vielmehr durch Faseraustausch mit anderen Muskeln in engem Konnex; „die Funktion eines einzelnen Muskelbündels oder die Bedeutung eines solchen für die Gesamttätigkeit des Herzens ist daher nicht einfach zu bewerten als der mechanische Ausdruck einer Verkürzung in der Richtung des Faserverlaufes, sondern vielleicht ebenso groß ist die Rolle, die ein solch sich kontrahierendes Muskelbündel auf die Tätigkeit anderer Muskelbündel mittels seiner Anastomosen ausübt". Die Autoren glauben und hoffen, in ähnlicher Weise wie es für die Beurteilung der Bedeutung der einzelnen Hirnabschnitte geschehen ist, auch beim Herzen durch genaue Lokalisation der pathologischen Veränderungen im Herzmuskel, die klinisch mit bestimmten Funktionsstörungen einhergingen, einen Einblick in das „Gewirre" der Funktion der einzelnen Muskelfaserbündel gewinnen zu können.

Auch KOCH kommt in seiner schon mehrfach erwähnten Monographie über den funktionellen Bau des menschlichen Herzens zu dem Resultate, daß uns selbst die mühsamste Präparation des Faserverlaufes im Herzen eigentlich nur Kunstprodukte von geringem Wert für die Beurteilung der Herzmuskelfunktion liefert; er glaubt aber weiterzukommen in der Erkenntnis, wenn wir bei unseren Untersuchungen ausgehen von den Aufgaben des Herzmuskels und die Formveränderungen bei seiner Arbeit studieren, wobei wir immer die Entstehung des Herzens aus dem einfachen Schlauche vor Augen behalten müssen. Unter weiterer Berücksichtigung der Tatsache, daß die Herzmuskulatur in frühen Stadien der Entwicklung ein Syncytium darstellt mit spongiöser innerer und mehr parallel gerichteter äußerer Schichtung, können wir am ruhenden fertigen Herzen des Erwachsenen diese verschiedenen genetischen Faktoren noch erhalten sehen: die kompakten äußeren Wandschichten lassen noch durch ihren Verlauf vom Annulus fibrosus zu den abgehenden großen Arterien die Richtung des Herzschlauches erkennen. Dieser aus der Genese sich erklärende Hauptverlauf hat aber eine wesentliche Umformung während der embryonalen Entwicklung des Herzschlauches zum mehrkammerigen fertigen Herzen erfahren, einerseits durch den Einbau des Kammerseptums, andererseits durch die Nebeneinanderschaltung der beiden Kreisläufe und die Umschaltung, die KOCH ähnlich wie SPITZER[1]) als Folge der Torsion des arteriellen Endes des Herzschlauches zustande kommen läßt. Die Septumbildung erfolgt nach KOCH entsprechend der von KEITH[2]) begründeten Lehre durch Ausstülpung der Ventrikel beiderseits der Ventrikelseptumleiste; dadurch wird am Spitzenteil des Herzens eine Einstülpung der Muskelzüge in das Septum erzeugt. Die Septumbildung erklärt auch das von KREHL, MALL, TANDLER u. a. beschriebene „Eintauchen" der oberflächlichen Muskelzüge in die Herzspitze und ihre Rückkehr zur Basis als innere Schicht durch die dabei erfolgende Ausstülpung der Ventrikel nach außen und unten vom Foramen interventrikulare, dem späteren Septum membranaceum, in dessen Rand wir die ursprüngliche Umsäumung der Ventrikelschleife vor uns haben. Wenn daher die Muskelzüge im fertigen Herzen im Septum von der Spitze zum Rande der Pars membranacea hinauf und wieder zur Spitze hinab verlaufen, so entspricht dieser Verlauf nach KOCH durchaus der Anschauung vom Zustandekommen der Kammerseptumbildung durch Ausstülpung der Ventrikel. Bei der endgültigen Anordnung der Muskulatur in den Kammern ist weiter zu berücksichtigen, daß die rechte Ausflußbahn allein ein geschlossenes Rohr dar-

---

[1]) SPITZER: Über die Ursachen und den Mechanismus der Zweiteilung des Wirbeltierherzens. Arch. f. Entwicklungsmech. Bd. 45. 1919.
[2]) KEITH: The Hunterian Lectures on malformations of the heart. Lancet 1909.

stellt, die linke dagegen nur eine Halbrinne bildet, und daß die quantitativ verschiedene Funktion des rechten und des linken Ventrikels den Verlauf der Muskelfasern ebenso modifizieren wird, wie der durch Ausbildung des Coronarkreislaufs notwendig werdende muskuläre Schutz namentlich der größeren Gefäßstämme. Als solcher wird von KOCH die oberflächliche, beiden Kammern gemeinsame, subperikardiale Muskelschicht, das „subperikardiale Platysma" angesprochen, das sekundär als Anpassungserscheinung auftritt (vgl. Nachtrag C, S. 111).

Bei der Beschreibung des durch diese verschiedenen Faktoren umgeformten Verlaufes der Muskulatur in den ruhenden Kammern des Erwachsenen weist KOCH auf das starke Mißverhältnis zwischen der gewaltigen Masse der Kammermuskulatur und der als deren Fixpunkte angesprochenen bindegewebigen Strukturen des Herzskeletts hin und spricht die Vermutung aus, daß diesen Fixpunkten bisher eine viel zu große Rolle als Ansatzstelle der Ursprungssehnen von Herzmuskelfasern beigelegt worden ist. KOCH lehnt die Bedeutung der Fixpunkte als Insertionsstellen der Muskulatur nicht völlig ab, warnt aber vor Überschätzung dieser Bedeutung und betont, daß die Ausbildung größerer, der Muskelmasse entsprechender Ursprungs- und Endsehnen am Herzen deshalb nicht so notwendig sei, weil die Muskelzüge das Herz größtenteils sowohl im ganzen wie auch für die Ventrikel getrennt sphincterartig umkreisen und auch noch beim Erwachsenen in diesen Lamellen ein Syncytium darstellen.

Während man demnach auch noch im Herzen des Erwachsenen die genannte Hauptverlaufsrichtung der Kammermuskulatur mit den durch die Umformungen des Herzschlauches notwendig gewordenen Modifikationen erkennen kann, tritt insofern ein Unterschied in dem funktionellen Bau des fertigen Herzens gegenüber dem des primitiven Herzschlauches hervor, als namentlich links eine mächtige mittlere Muskellage, das KREHLsche „Triebwerk", das den Ventrikel sphincterartig umkreist, bei der weiteren Entwicklung eingebaut wird.

Ähnlich wie KREHL es schon versucht hatte, legt KOCH seiner Darstellung des funktionellen Baues der Herzmuskulatur die Beobachtung der Umformung zugrunde, die das Herz bei dem Übergange aus dem diastolischen Zustande in den systolischen erfährt. Bei der Systole geht die sackartige, weich begrenzte, an der Spitze sanft abgerundete äußere Form des Herzens in eine mehr tropfen- oder birnenförmige Gestalt über, wobei neben einer Verkürzung des Längendurchmessers eine erhebliche Verkürzung des Breitendurchmessers und eine Zunahme des Tiefendurchmessers maßgebend ist. Die bei der Systole „mehr scharf gewinkelt" hervortretende Herzspitze wird in dieser Phase allein vom linken Ventrikel gebildet, „da der rechte Ventrikel im Spitzenteil scharf gegen das Septum nach oben gezogen ist". An der Basis, die selbst zusammengeschnurrt erscheint, wölbt sich in der Systole die Muskulatur polsterartig vor, während gleichzeitig vorn rechts der Conus pulmonalis als länglicher Wulst und vorn links der „Herzbuckel", der klinische „Spitzenstoß", vortritt und der ganze Spitzenteil vom Buckel abwärts schnabelförmig nach hinten abgebogen wird. Bei Betrachtung von vorn wie von hinten her äußert sich die Phasenänderung ferner darin, daß bei der Systole die Ventrikel sich ungefähr zu gleichen Teilen an der Bildung der Vorder- resp. Hinterfläche beteiligen oder doch dem rechten vorn, dem linken hinten nur ein geringes Übergewicht zukommt, während am diastolischen Herzen der rechte Ventrikel vorn etwa zwei Drittel der Schaufläche einnimmt und hinten das Verhältnis beider Ventrikel umgekehrt ist. Die gleichzeitige S-förmige Krümmung der an Vorder- und Hinterfläche abwärts verlaufenden Kranzarterienäste in der Systole deutet ferner an, „daß rechter und linker Ventrikel sich in der Systole derart gegeneinander verschieben oder zu verschieben scheinen, daß die Spitze des linken Ventrikels nach rechts, die Basis nach links gedrängt wird und am rechten Ventrikel umgekehrte Verhältnisse Platz greifen, wobei noch ein Heraufrücken des rechten Ventrikels nach innen oben und ein Herunterrücken des linken Ventrikels nach innen unten (alles nur als Verschiebung der Herzteile gegeneinander gedacht) hinzukommt".

Genaue Messungen der Gipsmodelle vom selben erst diastolischen, dann systolischen Herzen ergeben nun, daß die systolische Verkürzung der gesamten Kammermaße tatsächlich nur sehr gering ist, „ja vielleicht überhaupt nicht stattfindet", daß dagegen der Umfang des diastolischen Herzens um 3,7 cm zunimmt, was auf eine ziemlich erhebliche Volumenzunahme in der Diastole schließen läßt. Bei der Systole erfolgt ferner gleichzeitig mit der allgemeinen Kontraktion der Muskulatur eine Torquierung beider Kammern umeinander im gleichen Sinne wie die normale Drehung der Aorta und Pulmonalis. Unter Berücksichtigung der Fehlerquellen bei den Messungen glaubt KOCH, Werte von 70—80 ccm für das Fassungsvermögen beider Kammern (abgesehen vom Residualblut) ungefähr als Norm aufstellen zu dürfen.

Große Schwierigkeiten bereitet die Frage der Umformung der Ventrikelhohlräume in der Systole, da einwandfreies Material diastolischer Herzen äußerst schwer zu erhalten ist. KOCH gibt an, daß an frontal durchschnittenen Vergleichspräparaten die Kammerwandungen im systolischen Herzen sich stark der Eiform nähern, während sie bei der Diastole einen nach oben zu breit offenen Trichter bilden, was durch spangenartige Einstülpung des oberen Randes der Kammerwand an der Atrioventrikularfurche gegen die Pars membranacea zu bedingt wird. Diese auf Verengerung des Klappenringes hinstrebende Muskelbewegung ist nach KOCH Vorbedingung für Funktionieren des Klappenschlusses. Gleichzeitig geht der Durchschnitt des Kammerseptums aus der schlanken diastolischen S-Form während der Systole in eine namentlich oberhalb und unterhalb der vorher spindelig verdickten Mitte stark verbreiterte Form in Gestalt einer oben abgerundeten, nach unten breit in den linken Ventrikel einstrahlenden Platte von annähernd paralleler Begrenzung über. Das so geformte Septum geht dabei im Spitzenteil so breitbasisch in die Außenwand des linken Ventrikels über, „daß das Septum und die Außenwand des linken Ventrikels ein Herz für sich zu bilden scheinen, dem die rechte Kammer nur als Adnex angelagert zu sein scheint", während im diastolischen Herzen das schlanke Septum die Herzkammern in ziemlich gleich große Teile teilt.

An der spongiösen Innenschicht ist die wichtigste systolische Veränderung das fast vollständige Verschwinden der trabeculären Lücken durch Vereinigung der Spongiosa mit der Außenschicht zu einer „kompakten, fast homogen aussehenden Wandung". Durch Zusammenschieben der Trabekel zu einzelnen dicken Balken wird die größtmögliche Beseitigung des Lumens, namentlich im rechten Spitzenteil, erreicht, während linkerseits der Spitzenteil derartig zusammengeschoben wird, daß jedes Lumen verschwindet und gleichzeitig die sog. Aortenwülste mit den vorderen und hinteren Zügen des linken Schenkels des Atrioventrikularsystems kräftig vorspringen. Die Papillarmuskeln verkürzen und verdicken sich in der Systole und nähern sich dem Septum so, daß man linkerseits im systolischen Herzen nach KOCH besser von einem lateralen und medialen als von einem vorderen und hinteren Papillarmuskel reden könnte. Gleichzeitig nähern sich die linken Papillarmuskeln einander „fast bis zur Berührung", so daß sie in der Systole ebenfalls dazu dienen, das Lumen der Einflußbahn zum Verschwinden zu bringen.

Durch die erwähnte muskuläre Verengerung des Atrioventrikularringes wird ein membranartiger Abschluß des Ostiums mit Querstellung des basalen Klappenteiles und Abknickung der Klappen an den Ansätzen der Sehnenfäden zweiter

Ordnung, wie er vielfach für den systolischen Klappenschluß angegeben worden ist, nicht nur nicht nötig, sondern erscheint sogar nicht möglich. Rechts wie links sind die Klappen im Gegenteil völlig gestreckt; ihr Schließungsrand berührt sich und greift zahnräderartig ineinander. Die im diastolischen Herzen weit offenen „Grenzscheiden" (KOCH) zwischen Ein- und Ausflußbahn werden rechts durch die Anlagerung des großen Papillarmuskels an das Septum, links durch Annäherung und Übereinanderschieben der Papillarmuskeln in der Systole fast völlig zum Verschwinden gebracht, „so daß der Weg zum Klappentrichter mehr oder weniger versperrt ist". Dabei wirkt die Rückstauung des Blutes in dem offen bleibenden komplementären Raum der Einflußbahn einerseits, in der Ausflußbahn andererseits günstig auf das nähere Aneinanderrücken der gestreckten Klappensegel, mithin auf den Klappenschluß.

Um in den Mechanismus der Ventrikelkontraktion bei der Systole einen Einblick zu bekommen, hat KOCH Herzen von Erwachsenen wie von Kindern und Feten auf Schnittebenen in den verschiedenen Richtungen mikroskopisch untersucht und den unter der Lupe festgestellten Verlauf der Muskelfasern schematisch verzeichnet. Dabei konnte zunächst festgestellt werden, daß im Herzen des Erwachsenen, abgesehen von den zahllosen Unterteilungen, Septierungen und Durchflechtungen, prinzipiell die gleiche Anordnung des Faserverlaufs sich ergibt wie beim Fetus, d. h. man gewinnt hier wie dort den Eindruck, daß man im großen und ganzen ein Syncytium vor sich hat, in dem die Fasern sich nach allen Richtungen ausbreiten, und daß nur unter der äußeren und inneren Oberfläche eine mehr parallelfaserige Anordnung der Muskulatur anzutreffen ist. Ein Unterschied zwischen dem Verhalten beim Erwachsenen und beim Fetus tritt nur insofern zutage, als im späteren Leben die mittlere Schicht, das KREHLsche „Triebwerk", besonders am linken Ventrikel sich in den Vordergrund drängt. Dieser Schicht, die nach KOCH nach wie vor als ein besonderer Wandabschnitt des Herzens, „allerdings auf funktionell sich entwickelnder Basis", zu betrachten ist, kommt in ihrer Trichterform und sphincterartigen Anordnung bei der Systole die Aufgabe zu, ein Auspressen des Ventrikelhohlraumes zu bewirken. Den hierbei wirksamen Mechanismus kann man auf stufenförmigen Horizontalschnitten durch die Kammern direkt ablesen: eine eigenartige „Fiederung" der Muskulatur mit ganz bestimmter Anordnung und Verlaufsrichtung läßt sich nach ASCHOFF am besten vergleichen mit dem System der Irisblende; es zeigt sich dabei, „daß das Lumen der Einflußbahn bis etwa zur Höhe der Papillarmuskelspitzen schräg nach der Ausflußbahn beider Ventrikel hin durch schraubenartige Bewegung der Trabekel und Triebmuskulatur im Sinne eines Irisblendenverschlusses zum Verschwinden gebracht wird". Aus der verschiedenen Richtung der Fiederung in den verschiedenen Abschnitten der Herzwandung ergibt sich ferner eine weitere Stütze für die Lehre von der funktionellen Differenzierung der Ein- und Ausflußbahn der Kammern sowie für die Anschauung, daß die Kammern Ausstülpungsprozessen ihre Entstehung verdanken und selbständige, in gewisser Beziehung voneinander unabhängige Herzabschnitte darstellen.

Auf Grund der neueren anatomischen Untersuchungen über den Bau und die Funktionen des Herzmuskels kann man also feststellen, daß der funktionelle Bau des fertigen Herzens noch manche Eigenschaften des ursprünglichen Herzschlauches erkennen läßt und so seine Genese aus diesem verrät. In erster Linie ist es die *Richtung der Faserung* in den alten äußeren und inneren Wandschichten, die dem Verlauf der Muskulatur des primitiven Herzschlauches entspricht; trotz der beim Erwachsenen immer deutlicher hervortretenden Schichtung läßt aber der ganze Herzmuskel sich auch noch im postfetalen Leben als ein Syncytium ansprechen und setzt dadurch der Analyse in einzelne funktionell trennbare

Bündel und Züge unüberwindbare Schwierigkeiten entgegen. Zu diesen uralten Eigenschaften des Herzens treten neue hinzu, die als Folgen der bei der weiteren Entwicklung notwendig gewordenen *Umformung des Herzschlauches* zu einem longitudinal und transversal gegliederten komplizierten Hohlraumsystem aufgetreten sind. Durch ungleichmäßiges Wachstum und durch Ausstülpungsvorgänge kommt es zunächst zu der Krümmung des Schlauches mit gleichzeitiger Septumbildung. Dadurch, daß sich die ausgestülpten Kammern im Septum eng aneinanderlegen, so daß beide Kammerhälften zusammen mit einem sackförmigen, oben offenen Gummiball zu vergleichen sind (KOCH), muß natürlich eine Umformung im Verlauf der Muskelfaserzüge im Bereiche der Kammern zustande kommen. Ebenso wie der mittlere (Kammer-) Abschnitt wird auch der Anfangs- und der Endteil des Herzschlauches bei und nach der Krümmung durch Septumbildung unterteilt; dabei treffen infolge der Krümmung alle drei Septensysteme am Foramen interventriculare, im fertigen Herzen an der Pars membranacea septi zusammen, welch letztere die ursprüngliche Umrandung des Herzschlauches noch im erwachsenen Herzen erkennen läßt. Weitere Umwälzungen in der muskulären Struktur der Wandungen kommen durch die Gliederung des Herzschlauches in *hinter*einandergereihte Abschnitte zustande, die als Folge der verschiedenen Arbeitsleistung dieser Abschnitte, durch Arbeitsteilung, notwendig wird. Durch den Einbau des Herzskeletts mit dem Klappenapparat wird einerseits die Kontinuität der Muskulatur des Herzschlauches bis auf eine persistierende Bahn an der Atrioventrikulargrenze unterbrochen und andererseits die Richtung des Blutstroms in dauernd gleiche Bahn gelenkt. Auch durch diese Umformung werden Änderungen in der Richtung und Anordnung der Muskelfasern eintreten müssen. Durch diese mannigfaltigen Umwälzungen während der Entwicklung wird es bedingt, daß der funktionelle Bau des fertigen Herzens nur andeutungsweise noch seine Entstehung aus dem ursprünglich kontinuierlichen primitiven Herzschlauch erkennen läßt, aber doch nur bei Kenntnis dieser Entstehung verständlich erscheint.

3. Das spezifische Muskelsystem.

Bei der Umformung des primitiven Herzschlauches zu dem aus funktionell differenten Abschnitten zusammengesetzten fertigen Säugerherzen geht, wie wir oben gesehen haben, in der Phylogenese allmählich durch den Einbau des Herzskeletts mit dem zugehörigen Klappenapparat an der Atrioventrikulargrenze die ursprüngliche muskuläre Kontinuität bis auf eine Stelle verloren: diese Stelle wird von der Unterbrechung der Muskulatur deshalb nicht betroffen, weil an ihr „die Bildung sekundärer Klappen durch das Kammerseptum unterbrochen und damit kein Grund zu einer Zerstörung der alten Muskelverbindung gegeben" ist [BENNINGHOFF[1])]. Die dauernd erhalten bleibende muskuläre Brücke stellt den wichtigsten Abschnitt des spezifischen Muskelsystems, das *Atrioventrikularsystem*, dar, das demnach seiner Genese nach zu den konservativsten Teilen des Herzens gerechnet werden muß. Aus der Geschichte seiner Persistenz gehen ferner die schon erwähnten, namentlich von ASCHOFF und KOCH immer wieder betonten innigen Beziehungen zwischen ihm und dem Klappenapparat ohne weiteres hervor.

Verfolgt man die Ausbildung spezifischer Muskulatur im Herzen, wie das neuerdings von BENNINGHOFF geschehen ist, retrograd in der Phylogenese, so gelangt man schließlich zu dem noch gänzlich aus primitiven, also spezifischen

---

[1]) BENNINGHOFF, A.: Über die Beziehungen des Reizleitungssystems und der Papillarmuskeln zu den Konturfasern des Herzschlauches. Anat. Anz. Bd. 57, Erg.-Heft. 1923.

Elementen aufgebauten Herzschlauch (KOCH), der sich in Form einer peristaltischen Welle kontrahiert, wobei die contractilen Teile wahrscheinlich zirkulär um das Rohr verlaufen. Bei den namentlich durch Ausstülpung erfolgenden Absetzungen der einzelnen Abschnitte des Herzens höherer Tiere behalten an den

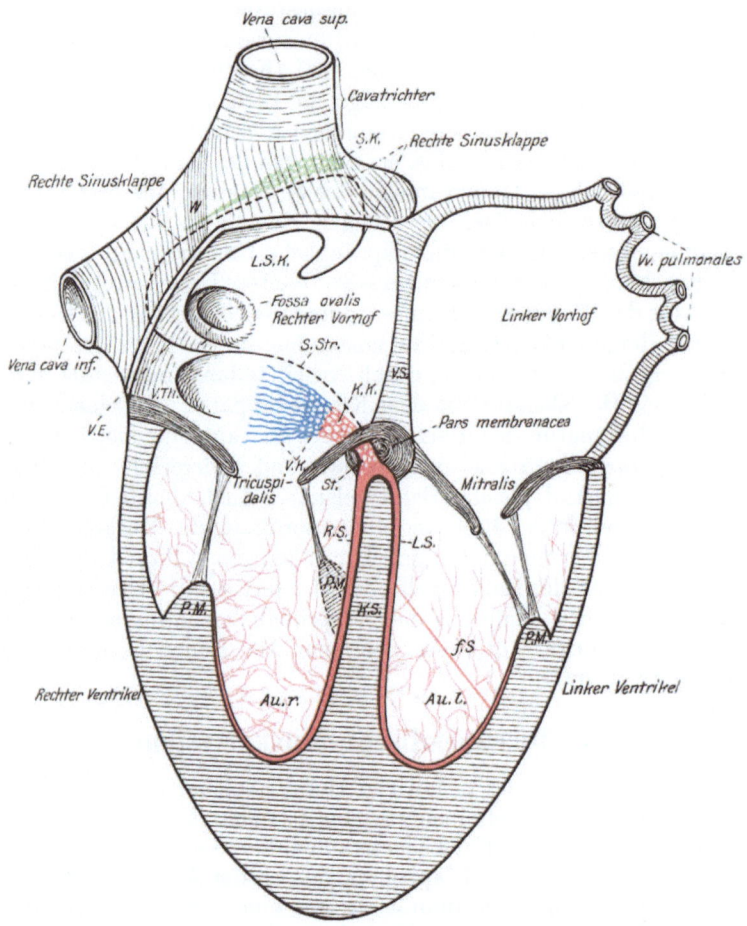

Abb. 38. Schematische Darstellung der spezifischen Muskelsysteme im menschlichen Herzen. Rechter Vorhof nur zum Teil eröffnet, die übrigen Herzhöhlen auf dem Durchschnitt. W WENCKEBACHscher Muskelzug; L. S. K. Linke Sinusklappe; V. E. Valvula Eustachii; V. Th. Valvula Thebesii; S. Str. Sinusstreifen; V. S. und K. S. Vorhofs- und Kammerscheidewand; S. K. (grün) Sinusknoten; V. K. (blau) Vorhofsknoten bzw. Vorhofsteil des ASCHOFF-TAWARAschen Knotens; Reizleitungssystem (rot); K. K. Kammerknoten bzw. Kammerteil des ASCHOFF-TAWARAschen Knotens; St. Stamm des Reizleitungssystems (HISsches Bündel); R. S. und L. S. Rechter und linker Schenkel des Reizleitungssystems; Au. r. und Au. l. Ausbreitungen des Reizleitungssystems; f. S. falscher Sehnenfaden. Nach ASCHOFF-KOCH. (Aus Zeitschr. f. experimentelle Pathologie und Therapie Bd. 16.)

eng bleibenden ringförmigen Zonen die Wandelemente ihren zirkulären Verlauf oder lassen ihn noch stärker hervortreten. Diese Ringfasern nehmen demnach an der Ausweitung des Herzschlauches nicht teil und stellen die Grenzzonen zwischen den hintereinander sich gliedernden Abschnitten des Schlauches dar. Dadurch, daß an den eng bleibenden Ostien zwischen den einzelnen Abschnitten

Endokardpolster an der Innenwand erscheinen, dienen die Ringfasern zusammen mit den Polstern als Sphincter einem ventilartigen Abschluß der benachbarten Abschnitte gegeneinander. „Das sind die einfachsten Beziehungen zwischen muskulösen Übergangszonen und Klappenapparaten" (BENNINGHOFF).

Es kann weiter als Gesetz gelten, daß, je einfacher die Klappeneinrichtung zwischen benachbarten Teilen des Herzschlauches ist, desto größere Abschnitte von der zugehörigen Ringmuskulatur (den späteren spezifischen Elementen) beherrscht werden, oder, mit anderen Worten, je weniger die Blutregulierung durch mechanische Klappenapparate gewährleistet wird, je mehr sie durch muskulös, sphincterartig in den Bau des Herzschlauches eingeschaltete und verankerte Regulationsmechanismen erfolgt, desto größer sind die Abschnitte der spezifischen Muskulatur und desto weiter greifen sie bis zur völligen Ringbildung um den gesamten Herzschlauch an den Grenzzonen, wo der Blutstrom reguliert werden soll, herum (KOCH). Mit diesem Gesetz hängt es zusammen, daß im hoch entwickelten Säugetierherzen für die Lokalisation der spezifischen Muskulatur nur solche Grenzzonen in Betracht kommen, in denen der Klappenapparat während der Phylogenese

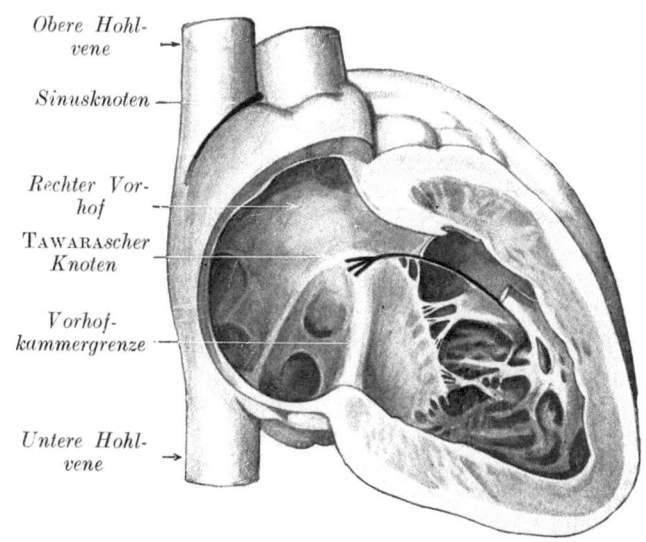

Abb. 39. Situationsplan des Reizbildungs- und Reizleitungssystems im menschlichen Herzen. Nach KOCH. (Aus Naturwissenschaften 1922. ROTHBERGER.)

noch nicht völlig „mechanisiert" worden ist: das ist die Sinusvorhofgrenze mit dem *Sinusknoten*, und die Vorhofkammergrenze mit dem *Atrioventrikularsystem* (s. Abb. 38 und 39). Auch an diesen beiden Stellen läßt sich eine allmähliche Reduktion der spezifischen Muskulatur mit fortschreitender Mechanisierung des Klappenapparates in der Phylogenese beobachten; bei niederen Tieren lassen sich hier die spezifischen Muskelelemente noch als vollständige oder teilweise unterbrochene und dafür zu einzelnen Zügen verstärkte Ringe an der Klappenbasis nachweisen, während bei den höheren Tieren eine weitgehende Reduktion zu bemerken ist.

Der komplizierte Bau und Verlauf des Atrioventrikularsystems im Säugerherzen findet nach KOCH und ebenso nach BENNINGHOFF eine plausible Erklärung, wenn man mit der KEITHschen Lehre[1]) annimmt, daß das Kammerseptum weniger durch Emporwachsen vom Boden des ursprünglich gemeinsamen Ventrikels aus nach oben zustande kommt als vielmehr dadurch, „daß sich von der ursprünglichen Umrandung des Herzschlauches, die noch in der Pars membranacea angedeutet ist, die Ventrikel zu beiden Seiten nach unten und abwärts stülpen und mit ihrer zusammengelegten inneren Wandung die Kammerscheidewand bilden"

---

[1]) KEITH: Zitiert auf S. 93.

(Koch). Für eine derartige Genese des Septums hat Benninghoff neue Gesichtspunkte aufgebracht.

Ontogenetisch fällt der Übergang der peristaltischen zur bleibenden Form der Herzbewegung nach W. His jun.[1]) zusammen mit dem Erscheinen von Trabekeln im Kammerraum. Diese Trabekel verlaufen senkrecht auf den Sphincter der Atrioventrikulargrenze, während die Fasern der Vorhofswand ebenfalls senkrecht auf den Atrioventrikularring auftreffen. Sie scheinen sich als rippenförmige Leisten auf der Innenwand der Kammer zu erheben, wobei die Furchen zwischen ihnen sich dadurch vertiefen, daß die kontinuierliche Außenschicht des Myokards, die Corticalis, zurückweicht. ,,Die Spongiosa der Kammer wächst demnach durch Apposition von außen, die jüngsten Fasern liegen an der Peripherie, die ältesten bleiben innen liegen, und indem dieser Anbau in den verschiedenen Dimensionen eine unterschiedliche Tiefe erreicht, wird um das Lumen des Herzschlauches herum die äußere Form der Kammer modelliert" (Benninghoff). Diese Bildungsweise der Kammern, die eine Erweiterung und Erklärung des von Keith zuerst behaupteten und dann von Aschoff und seinen Schülern übernommenen Ausstülpungsprozesses darstellt, ist nach Benninghoff ein allgemeingültiges Bildungsgesetz für die Kammer des Wirbeltierherzens. Benninghoff bezeichnet die innersten zentralen Trabekel, die am Aufbau der Spongiosa keinen aktiven Anteil nehmen, vielmehr ,,an alter Stelle als abgespaltene Reste des Herzschlauches liegen" bleiben und demgemäß unverändert den Kontakt mit dem Atrioventrikularring bewahren, als *Konturfasern* des Herzschlauches, weil sie zusammen mit den Ringfasern der Kammerostien annähernd die Kontur des Herzschlauches in seinen relativen Ausmaßen bezeichnen, wie sie kurz vor dem Auftreten der Trabekel bestand. Diese Bezeichnung soll nach Benninghoff ferner daran erinnern, daß die Fasern während des Anbaues der Kammermuskulatur ungestört ihre Verbindung mit dem Vorhof unter Einschaltung des Atrioventrikularringes bewahren. ,,Sie stellen somit ein System dar, das (bei niederen Tieren dauernd, bei Säugern in der ersten Entwicklungszeit) seine Kontinuität im Entwicklungsprozeß behauptet. Zugleich haben wir jene Elemente vor uns, auf deren Anordnungsweise die Erregungsleitung und die Umschaltung der peristaltischen Welle in die sakkadierte Bewegungsform an der Vorhofkammergrenze bezogen werden kann, danach erkennen wir in ihnen ein primitives ,,Reizleitungssystem".

Zu den ,,Konturfasern" gehört nach Benninghoff einerseits die phylogenetisch zuerst bei den Anuren als einheitliche Muskelplatte auftretende Bulboauricularlamelle, deren Elemente am freien Rande ,,jeweils eine nach den Ostien geöffnete Zirkulärtour aus der Wand des primitiven Herzschlauches" darstellen und andererseits das ,,als letzter bedeutungsvoller Erwerb zuerst im Herzen der Krokodilier" auftretende muskulöse Kammerseptum, das aus denjenigen trabeculären Konturfasern hervorgeht, die sich bei niederen Tieren in den ventralen Ausläufer der Bulbo-auricular-Leiste fortsetzen. Ein Homologon zu der Bulboauricular-Leiste stellt im Säugerherzen die Trabecula septo-marginalis (Tandler) oder das Kingsche Moderatorband dar, ein Gebilde, das ebenso wie der obere Rand des Kammerseptums in innigem Konnex mit dem Verlaufe des Stammes und der Teilungsprodukte des Atrioventrikularsystems steht. Da die Konturfasern nach allgemeingültigem Gesetze sich senkrecht zur Achse des Strombettes einstellen, so erfolgt weiter bei der im Säugerherzen stattfindenden Neuorientierung, die durch die Einschiebung der Aorta von rechts her in den linken Ventrikel und die dadurch neue Durchströmungsbahn vor sich geht, eine Umstellung in der Verlaufsrichtung der Konturfasern im linken Ventrikel, während die rechte

---

[1]) His jun., W.: Die Tätigkeit des embryonalen Herzens usw. Arb. a. d. med. Klin. Leipzig 1893.

Kammer ihre alten Strömungsverhältnisse und damit auch die überlieferte Anordnung der Konturfasern bewahrt.

Bei der Bildung der Kammerscheidewand handelt es sich auch nach BENNINGHOFF nicht um eine Erhebung durch Apposition von neuem Material auf den freien Rand über das Niveau der übrigen Konturfasern, sondern vielmehr um ein Liegenbleiben mit diesem freien Rand in der relativen Kontur des Herzschlauches, „während rechts und links von ihr die übrigen Konturfasern allmählich nach der Herzspitze zu absinken, wobei sich auch die Spongiosa zu einer Kompakta verdichtet". „Sobald aber die übrigen Konturfasern sich sekundär gegen die Herzspitze schieben, geht die durch sie bezeichnete Kontur des Herzschlauches verloren, der zentrale Kammerraum erweitert sich, und man ist nicht mehr berechtigt, von Konturfasern zu sprechen, sondern nur noch von in die Länge gezogenen Wandfasern des Herzschlauches" (BENNINGHOFF). Diese „Wandfasern" bleiben aber zu einem Verzweigungssystem zusammengeschlossen, das seine Wurzeln in der Konturfaser des Kammerseptums hat und das schließlich, in dem Herzen der Säuger, überhaupt die einzige muskuläre Verbindung zwischen Kammer und Atrioventrikularring und damit dem Vorhof darstellt. Diese Reduktion der atrioventrikulären Verbindungsmuskulatur kommt, wie BENNINGHOFF im Anschluß an GEGENBAUR[1]), HIS[2]), MALL[3]) und MÖNCKEBERG[4]) hervorhebt, durch die Umbildung der primären rein endokardialen Atrioventrikularklappen niederer Tiere zu dem sekundären Klappenapparat der Säugetiere zustande: die oben (S. 86) bereits erwähnten Vorgänge der Klappenbildung führen zur Durchbrechung der Muskulatur an der Atrioventrikulargrenze, mit alleiniger Ausnahme zweier Brücken, die dorsal und ventral zum freien Rand des Septums verlaufen. Im Bereich dieser beiden Brücken wird die Bildung sekundärer Klappen durch das Kammerseptum verhindert und damit ist kein Grund zu einer Zerstörung der alten Muskelverbindung gegeben. Die ventrale Brücke entspricht aber dem obenerwähnten ventralen Ausläufer der Bulbo-auricular-Leiste, der in den freien Rand des Kammerseptums einstrahlt und mit der Wanderung der Aorta nach links über die Medianebene des Septums nach links abgedrängt wird und so in das Gebiet des Trigonum fibrosum sinistrum, also in das Gebiet einer sekundären Klappenbildung, gelangt, wodurch die sekundäre Unterbrechung auch dieser muskulären Brücke nach BENNINGHOFF veranlaßt wird. So bleibt normalerweise als einzigste Vorhofkammerverbindung die dorsale bestehen, und diese wird im Säugerherzen zum persistenten Atrioventrikularsystem.

Einen Beweis für die Richtigkeit der entwickelten Anschauung über das Zustandekommen der Persistenz und der Reduktion der atrioventrikulären Verbindung erblickt BENNINGHOFF in den Untersuchungsresultaten MÖNCKEBERGS: „Bleibt die Septumbildung aus, dann gehen die Segelklappen kontinuierlich von einem Ostium ins andere über, der konservierende Einfluß des Kammerseptums auf die Erhaltung der Muskelbrücke geht verloren und dann schwindet, wie MÖNCKEBERG gezeigt hat, mit der dorsalen Brücke auch das Reizleitungssystem." In solchen Fällen kann aber die ventrale Brücke, eine der von MALL beschriebenen Nebenverbindungen, erhalten bleiben, vikariierend für die fehlende Hauptverbindung eintreten und zum alleinigen Atrioventrikularsystem sich entwickeln (MÖNCKEBERG); das wird dann der Fall sein, wenn gleichzeitig die Bedingungen für die normale Zerstörung der ventralen Brücke, also ihr Abdrängen in das Gebiet sekundärer Klappenbildung, nicht gegeben sind. Dies kann aber auch der Fall sein bei Persistenz der dorsalen Hauptverbindung: dann sehen wir, wie MÖNCKEBERG[5]) mehrfach nachweisen konnte, gleichzeitig

---

[1]) GEGENBAUR: Vergleichende Anatomie. Leipzig 1901.
[2]) HIS: Zitiert auf S. 100.   [3]) MALL: Zitiert auf S. 88.
[4]) MÖNCKEBERG, J. G.: Das spezifische Muskelsystem im menschlichen Herzen. Ergebn. von LUBARSCH u. OSTERTAG Bd. XIX, 2, S. 328. 1921.
[5]) MÖNCKEBERG, J. G.: Beitrag zur Entwicklungsgeschichte des Atrioventrikularsystems. Zentralbl. f. Herz- und Gefäßkrankh. Bd. III, S. 273. 1915.

neben der dorsalen auch die ventrale Verbindungsbrücke dauernd erhalten, und die Nebenverbindung geht, wie es nach den Ausführungen BENNINGHOFFS nicht anders zu erwarten war, auf dem Wege über das Kammerseptum eine Vereinigung mit der dorsalen Hauptverbindung ein.

Zusammenfassend betont BENNINGHOFF, daß er mit der Schilderung des Verlaufes der ,,Kontur- bzw. Wandfasern" im Säugetierherzen zugleich eine Beschreibung des Atrioventrikularsystems gibt, dessen Verlauf nur dadurch verständlich wird, daß man seine Entstehung im Zusammenhang mit dem Herzmuskel verfolgt. ,,Die Umschaltung der Vorhofsfasern in die der Kammer erfolgt ursprünglich im Atrioventrikularring und ist als möglicher Grund für die Verzögerung der Erregungsleitung an dieser Stelle anzusehen. Dieser Ring wird

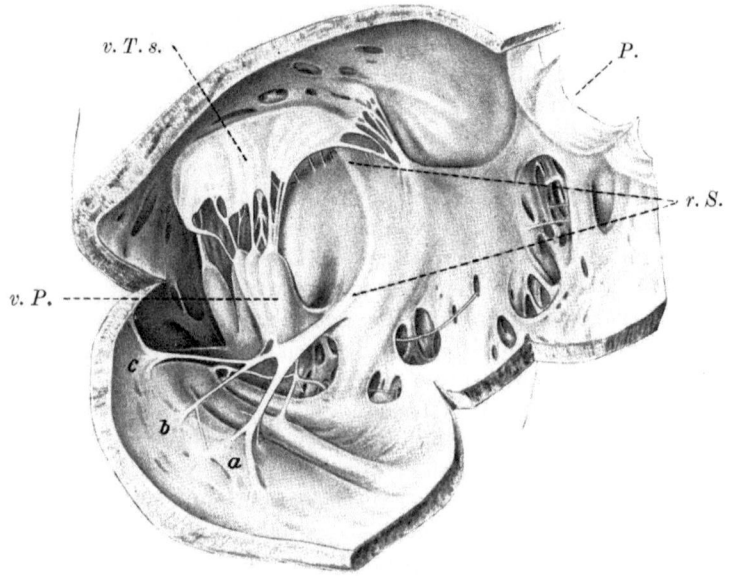

Abb. 40. Rechter Ventrikel des Hundeherzens, an der Außenseite geöffnet.
$v. T. s.$ vorderes Trikuspidalsegel; $v. P.$ vorderer Papillarmuskel; $P.$ Pulmonalis; $r. S.$ rechter Hauptschenkel, $a\ b\ c$ Äste desselben. Zeichnung nach der Natur. (Aus Zeitschr. f. d. ges. exp. Med. Bd. 5. ROTHBERGER und WINTERBERG.)

bis auf einen schmalen Abschnitt reduziert und an seiner Stelle findet man den ASCHOFF-TAWARAschen Knoten (s. Abb. 38, S. 98 und Abb. 39, S. 99), der kranial gegen die Vertikalzüge des Vorhofs schwer abgrenzbar ist, und in dem nach HERING die Verzögerung der Erregungsleitung lokalisiert bleibt. Dieser Knoten schiebt sich in seiner Fortsetzung von rechts her auf den Scheitel des Kammerseptums." ,,Der Stamm des Reizleitungssystems entspricht jener Konturfaser, die durch das Kammerseptum in ihrer ursprünglichen Lage erhalten wird. Die Teilung in zwei Schenkel, die bisher als besonders auffällig galt und scheinbar nur durch aktives Auswachsen erklärt werden konnte, kommt allmählich in der Tierreihe dadurch zustande, daß die übrigen Konturfasern sich in Harmonie mit der ganzen Herzentwicklung wie Stromabnehmer dem freien Septumrand anlegen und, nachdem sie gegen die Herzspitze zu abgesunken sind, mit ihren inneren Schenkeln an den seitlichen Abhängen der Scheidewand nach abwärts verlaufen. Da aus den äußeren Schenkeln die Papillarmuskeln sich bilden, so sind die Beziehungen des Reizleitungssystems zu den letzteren geklärt. Der rechte Schenkel (s. Abb. 40) folgt einer alten Bahn, die an der Grenze zwischen Bulbus und Kammer liegt und einem Anteil der Muskelleiste der Reptilien ent-

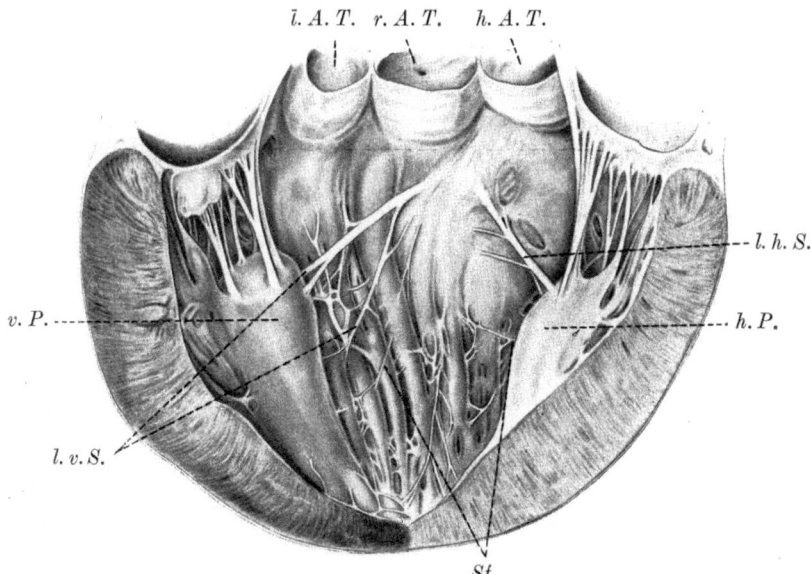

Abb. 41. Linker Ventrikel des Hundeherzens, an der Hinterfläche aufgeschnitten. *l. A. T.*, *r. A. T.*, *h. A. T.* linke, rechte, hintere Aortentasche; *v. P.*, *h. P.* vorderer, hinterer Papillarmuskel; *l. v. S.* linker vorderer Schenkel; *l. h. S.* linker hinterer Schenkel; *Sf.* Spitzenfasern. Zeichnung nach der Natur. (Aus Zeitschr. f. d. ges. exp. Med. Bd. 5. ROTHBERGER und WINTERBERG.)

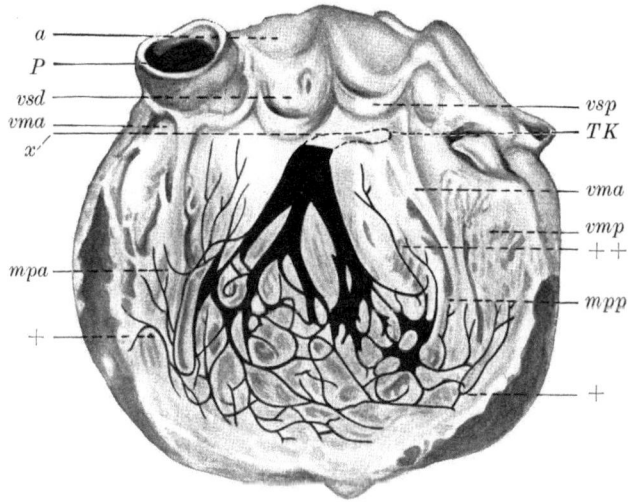

Abb. 42. Verlauf des linken Schenkels beim Hundeherzen. Nach TAWARA.
a Aorta; *P* Pulmonalis; *vsd* rechte Aortenklappe; *vsp* hintere Aortenklappe; *mpa* vorderer Papillarmuskel; *mpp* hinterer Papillarmuskel; *vma* vorderes Mitralsegel; *vmp* hinteres Mitralsegel; *TK* TAWARAscher Knoten; *x* Teilungsstelle des Verbindungsbündels in die beiden Schenkel; + Endausbreitungen des linken Schenkels; ++ von der Spitze des hinteren Papillarmuskels nach aufwärts frei durch die Ventrikelhöhle verlaufender sehnenfadenartiger Strang, welcher einen Zweig des linken Schenkels enthält. (Aus Naturwissenschaften 1922. ROTHBERGER.)

spricht, bei Säugetieren als Moderatorband oder Trabecula septomarginalis beschrieben wird. Ein Teil dieser Muskelleiste bildet auch den ventralen Abschnitt des Kammerseptums, daher zieht der rechte Schenkel des Reizleitungssystems in der Fortsetzung des Stammes am weitesten ventral. Demgegenüber ist der linke Schenkel (s. Abb. 41 und 42) ein jüngerer Erwerb, seine Bildung ist veranlaßt durch eine Neuorientierung, welche die Konturfasern unter dem Einfluß veränderter Durchströmungsbedingungen bei der Abtrennung der linken Kammer gewonnen haben. Diese Konturfasern beginnen im Menschenherzen dorsal und ventral am Atrioventrikularring mit mehreren Wurzeln, aus welchen Chordae tendineae und die Papillarmuskeln hervorgehen. Die einzelnen Papillarmuskelanlagen verschmelzen später zu je einer vorderen und hinteren Gruppe (SATO), und dieser Zusammenschluß kommt in der Verteilungsweise des linken Schenkels des Reizleitungssystems zum Ausdruck, das im weiteren Verlauf zum Scheitel des Kammerseptums fächerförmig zusammenstrahlt." Wenn die Fasern des linken Schenkels als sog. abnorme oder falsche Sehnenfäden das Ventrikellumen frei durchziehen (wie es am ausgesprochensten im Tapirherzen zu beobachten ist), wird nach BENNINGHOFF „der funktionelle Zerfall der Konturfasern besonders deutlich. Der erste Abschnitt wird zu den Chordae tendineae, die ebenso wie das Reizleitungssystem mit muskulösen Resten der Konturfasern vermengt oder gänzlich aus Muskelfasern bestehen können, der folgende zum Papillarmuskel, der Rest zum Reizleitungssystem. Die Chordae werden zum mechanisch wirkenden Zügel der Klappen, die Papillarmuskeln schließen sich als contractile Stümpfe an, das Reizleitungssystem aber behält die Verbindung dieser letzteren mit der Vorhofsmuskulatur. Ebenso wie der Zusammenhang der Klappen mit den Papillarmuskeln ein primärer ist, besteht auch die Verbindung der Bahn des Reizleitungssystems mit den Papillarmuskeln von Anfang an. Sehnenfäden, Papillarmuskeln und Reizleitungssystem besitzen in den Konturfasern eine gemeinsame Anlage".

In dieser wörtlich wiedergegebenen „Beschreibung" BENNINGHOFFS sind alle diejenigen Charakteristika im Verlauf des Atrioventrikularsystems des Säugerherzens gebührend hervorgehoben, die für den funktionellen Bau des Herzens, mithin für die physiologische Betrachtungsweise der Herztätigkeit von Bedeutung sind und die sich ohne weiteres aus der Entwicklungsgeschichte des Systems ableiten. Es bleibt noch übrig, die Fragen zu erörtern, weshalb man das System zur *spezifischen* Muskulatur des Herzens zu rechnen pflegt, sowie in welcher Beziehung es zu dem anderen Abschnitt jener spezifischen Muskulatur steht.

Die erste Frage ist ebenfalls von BENNINGHOFF[1] im Anschluß an ähnliche Erörterungen von ROMEIS[2] und MÖNCKEBERG[3] beantwortet worden. Als Unterschiede der atrioventrikulären Verbindungsfasern gegenüber den „gewöhnlichen" Myokardfasern sind hervorgehoben worden: „größerer Sarkoplasmareichtum, daher relative Fibrillenarmut, undeutlichere, zum Teil fehlende Querstreifung, größere blasse Kerne (BENNINGHOFF)." Nach MÖNCKEBERG[4] kann man das Atrioventrikularsystem nach der Struktur seiner Elemente in zwei Abschnitte zerlegen: in einen oberen schmalfaserigen und einen unteren breitfaserigen; der erstere umfaßt den Knoten, den Stamm oder das Crus commune (TANDLER) und die oberen Teile der beiden Schenkel (s. Abb. 38, S. 98), den letzteren stellen die unteren Teile der Schenkel, die sog. Endausbreitungen des Systems, die Äquivalente der PURKINJEschen Fasern der Huftiere (s. Abb. 43) dar

---

[1] BENNINGHOFF: Zitiert auf S. 97.
[2] ROMEIS: Beiträge zur Arrhythmia perpetua. Dtsch. Arch. f. klin. Med. Bd. 114. 1914.
[3] MÖNCKEBERG: Zitiert auf S. 101 [2]).
[4] MÖNCKEBERG, J. G.: Untersuchungen über das Atrioventrikularbündel. Jena 1908.

(vgl. Nachtrag D, S. 112). Die Fasern des oberen Abschnittes sind wesentlich schmaler als die Myokardfasern, die des unteren, sofern sie charakteristisch ausgebildet sind, was individuellen Schwankungen unterliegt, wesentlich breiter als die „gewöhnlichen" Herzmuskelfasern. Dabei ist aber in beiden Abschnitten das

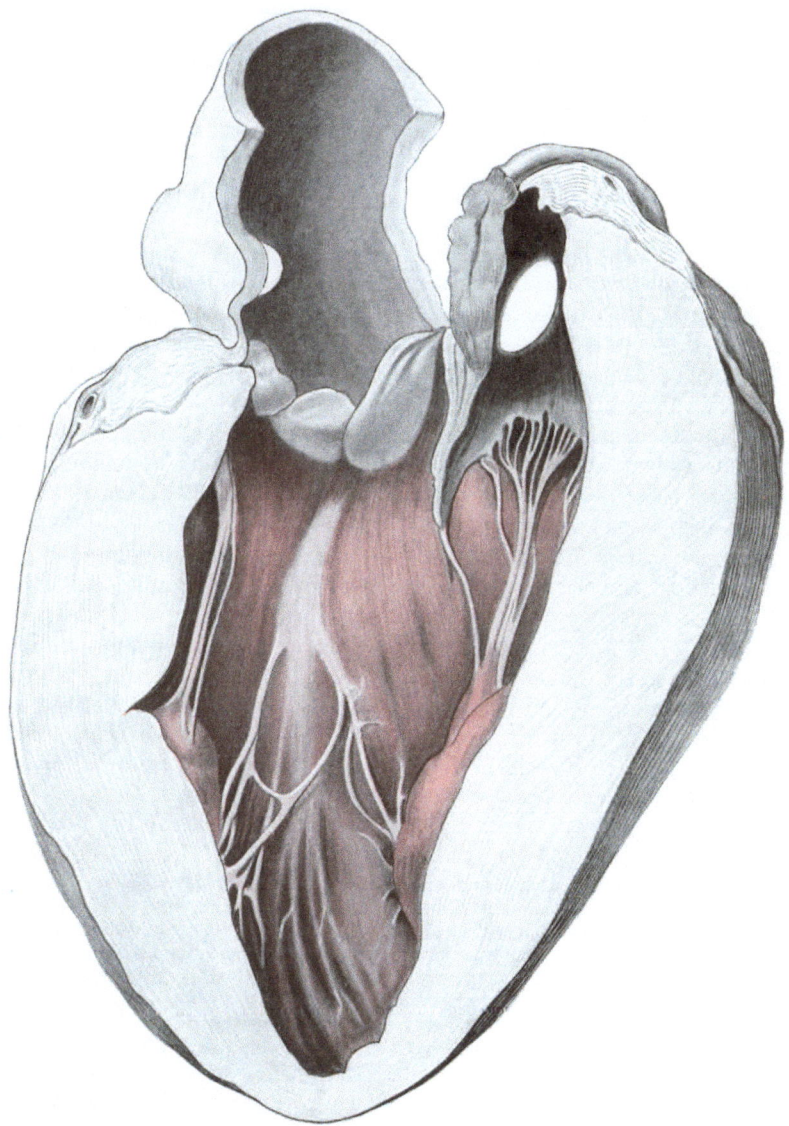

Abb. 43. Linker Schenkel des Hisschen Bündels beim Rind. (Nach Külbs.)

erwähnte Sarkoplasmafibrillenverhältnis zugunsten des Sarkoplasmas verschoben. In beiden Abschnitten, besonders aber im oberen schmalfaserigen, sind ferner die Beziehungen benachbarter Fasern zueinander anders als im Myokard: eigenartige Durchkreuzungen und Verflechtungen mit kompliziertem gegenseitigem Fibrillenaustausch und -übergang werden vielfach beobachtet und haben wegen ihrer Häufung im obersten Abschnitt zu der Bezeichnung *Atrioventrikularknoten* für diesen die Veranlassung gegeben. Als Charakteristica für den breitfaserigen unteren Abschnitt kommt nach MÖNCKEBERG zu dem bleibenden gestörten Sarkoplasmafibrillenverhältnis und der ebenfalls wie im oberen Abschnitt deutlichen Kontinuität der Fibrillen das außerordentlich wechselnde Kaliber seiner Fasern, das Auftreten größerer und kleinerer Hohlräume im Sarkoplasma und der Glykogengehalt dieser Hohlfasern hinzu. Dabei sind aber, wie gesagt, im menschlichen Herzen die Unterschiede gegenüber dem gewöhnlichen Myokard individuell sehr verschieden stark ausgeprägt. Nach ROMEIS stehen die Charakteristica in engsten Wechselbeziehungen zueinander, bedingen sich gegenseitig und haben ihren letzten Grund in der geringeren funktionellen Beanspruchung des Systems. Da z. B. das Glykogen an gewisse körnige und fädige Strukturen des Protoplasmas gebunden ist, so ist es selbstverständlich, daß, je größer die Sarkoplasmamasse, desto mehr Raum für glykogenbildende und -speichernde Strukturen vorhanden ist; die größere Protoplasmamasse führt aber zu geringerer Entwicklung der Fibrillen und ist bedingt durch geringere funktionelle Beanspruchung der Fasern als Kontraktionselemente, die ihrerseits wiederum aus der topographischen Lage und aus der das System quasi ausschaltenden Bindegewebshülle hervorgeht. Nach ROMEIS sind demnach die Strukturdifferenzen nicht eigentlich in der Natur der spezifischen Muskelfasern begründete und ihnen von Anfang an innewohnende Charaktere, vielmehr Eigenschaften, die sich aus den Beziehungen der Fasern zu anderen Geweben erst sozusagen sekundär ergeben, und demzufolge ist bei der Bezeichnung der Systemelemente als spezifische Muskelfasern das Hauptgewicht auf ihre Beziehungen zu den anderen Geweben, speziell zum Nervengewebe, zu legen. Nach MÖNCKEBERG[1]) findet die Zusammenfassung der muskulären Elemente zu einem spezifischen System ihre Berechtigung weniger in der Struktur der Einzelelemente als in den Korrelationen der Komponenten zueinander und zu den anderen Geweben des Herzens: „diese sind es, die die Gebilde überhaupt erst zu einem System und dann auch weiter zum spezifischen Muskelsystem machen." Und nach BENNINGHOFF sind „die Ansichten über das, was man als Struktureigentümlichkeit der Reizleitungsfasern zu betrachten hat, noch geteilt, so daß nach ROMEIS und MÖNCKEBERG ebenso das Spezifische weniger in der Struktur der Einzelelemente als in ihrem systemartigen Zusammenschluß und ihren Beziehungen zu anderen Geweben (bindegewebliche Umhüllung, Gefäß- und Nervenversorgung) zu suchen ist".

Dieser „systemartige Zusammenschluß" und die immer wiederkehrenden Beziehungen zu den anderen Geweben sind es auch, die alle diejenigen, die über eine größere Erfahrung in der Untersuchung des spezifischen Muskelsystems verfügen, davon abbringen, vereinzelt oder in kurzen Zügen, namentlich im Bereich des Vorhofs vorkommende „sarkoplasmareiche", also an die PURKINJEschen Fasern erinnernde Elemente dem spezifischen Muskelsystem zuzurechnen, wie das von verschiedener Seite [THOREL[2]), TANDLER[3]) u. a.] geschehen ist: das Fehlen des Zusammenschlusses dieser Elemente zu einem System sowie der Mangel konstanter Beziehungen zwischen ihnen und den anderen Geweben schließt ihre Zugehörigkeit zum spezifischen Muskelsystem trotz morphologischer Übereinstimmung der Einzelelemente aus.

Erst die bindegewebige Isolierung während des langen Verlaufes zu beiden Seiten des Kammerseptums macht das spezifische Muskelsystem zu dem „organon sui generis" (TANDLER), das seine Eigenart des weiteren durch die von HAAS[4]) nachgewiesene besondere und nach MÖNCKEBERG von der des umgebenden Myokards in weitem Maße unabhängige Gefäßversorgung bekundet. Die nahen Be-

---

[1]) MÖNCKEBERG, J. G.: Erkrankungen des Myokards und des spezifischen Muskelsystems. Handb. von HENKE u. LUBARSCH Bd. II. 1924.
[2]) THOREL, CH.: Pathologie der Kreislauforgane des Menschen. Ergebn. von LUBARSCH
[3]) TANDLER: Zitiert auf S. 86.
u. OSTERTAG Bd. XVII, 2, S. 90. 1915.
[4]) HAAS, G.: Über die Gefäßversorgung des Reizleitungssystems des Herzens. Anat. Hefte Bd. 43, S. 131. 1910.

ziehungen zum intrakardialen Nervensystem haben ferner verschiedene Morphologen veranlaßt, in den Knotenformationen des spezifischen Muskelsystems direkte Übergänge von Muskel- in Nervenfasern zu erblicken [„neuromuscular-contact" von KEITH[1]) und JVY MACKENZIE[2]); KEITH and JVY MACKENZIE: Recent researches on the anatomy of the heart. The Lancet. 8. January 1910] oder von einem in das Herz eingebauten Gewebe zu sprechen, dessen Zugehörigkeit zur Muskulatur ebenso zweifelhaft sei wie die zum Nervengewebe (TANDLER), bei dessen Betrachtung man aber „an nervöses Gewebe zu denken" sich veranlaßt sehe (KOCH). Durch die Untersuchungen von TAWARA[3]), FAHR[4]), A. E. COHN[5]), L. R. MÜLLER[6], GLASER[7], EVERSBUSCH[8]), WILSON[9]), ENGEL[10]) u. a. sind die nahen räumlichen Beziehungen zwischen den im Vorhofseptum und namentlich in dessen Coronarfurche konstant anzutreffenden Ganglien und Nerven und dem Atrioventrikularknoten bei den verschiedenen Säugerarten aufgedeckt worden; J. ENGEL und MORISON[11]) konnten ferner auch im Herzen eines erwachsenen Menschen „im Stamm des Bündels vor seiner Teilung in den rechten und linken Schenkel einzelne (marklose) Nervenfasern im Bündel und dicht neben ihm auffinden", und J. ENGEL sah weiter im linken Schenkel eines Erwachsenen Bündel von 6—10 Nervenfasern über die Muskelfasern hinwegziehen, die Stränge in der Richtung der Muskelfasern bildeten, mit benachbarten Nerven in Verbindung standen und in die schönsten Aufsplitterungen, Verflechtungen und Netze übergingen. In einem zweiten Falle fand J. ENGEL zwischen der Ventrikelmuskulatur und den spezifischen Muskelfasern, wenn auch nur spärliche Nervenfasern, die zu den Endausbreitungen hinzogen.

Diese positiven Befunde von nervösen Elementen im Atrioventrikularsystem beim Menschen sind, wie MÖNCKEBERG[12]) hervorgehoben hat, deshalb von größter Wichtigkeit, weil sie uns einerseits zeigen, daß der Konnex zwischen den marklosen Nervenfasern und den spezifischen Muskelfasern offenbar ein sehr inniger auch beim Menschen ist, und weil aus ihnen andererseits hervorgeht, daß die Beziehungen zwischen den beiden Geweben infolge des Fehlens von Ganglienzellen innerhalb der Geflechte doch wesentlich andere sind als bei den Huftieren, wo der Nachweis von Nervenfasern und Ganglienzellen relativ leicht gelingt; man ist daher nicht berechtigt, aus positiven Befunden bei diesen auf gleiche Verhältnisse beim Menschen zu schließen, wie das von verschiedener Seite [WILSON[9]), MORISON[11]), MEIKLEJOHN[13])] geschehen ist.

Der gleiche systematische Zusammenschluß und die analogen Beziehungen zu den anderen Geweben ermöglichen neben der strukturellen Identität auch die

---

[1]) KEITH: The auriculo-ventricular bundle of His. Lancet 1906, I.
[2]) MACKENZIE, JVY: Zur Frage eines Koordinationssystems im Herzen. Verhandl. d. dtsch. pathol. Ges. Bd. 14, S. 90. 1910.
[3]) TAWARA: Das Reizleitungssystem des Säugetierherzens. Jena 1906.
[4]) FAHR: Zur Frage der Ganglienzellen im menschlichen Herzen. Zentralbl. f. Herz- u. Gefäßkrankh. Bd. 2, S. 195. 1910.
[5]) COHN, A. E.: On the auriculo-nodal junction. Heart Bd. 1, S. 2. 1909.
[6]) MÜLLER, L. R.: Beiträge zur Anatomie, Histologie und Physiologie des Nervus vagus usw. Dtsch. Arch. f. klin. Med. Bd. 101. 1911.
[7]) GLASER: Der intramurale Nervenapparat des Herzens. Dtsch. Arch. f. klin. Med. Bd. 117. 1915.
[8]) EVERSBUSCH, Anatomische und histologische Untersuchungen über die Beziehungen der Vorhofsganglien zu dem Reizleitungssystem des Katzenherzens. Dtsch. Arch. f. klin. Med. Bd. 120. 1916.
[9]) WILSON: The nerves of the atrioventricular bundle. Proc. of the roy. soc. of London, Ser. B. Bd. 81. 1909.
[10]) ENGEL, J.: Beiträge zur normalen und pathologischen Histologie des Atrioventrikularbündels. Beitr. z. pathol. Anat. u. z. allg. Pathol. Bd. 48, S. 499. 1910.
[11]) MORISON: On the innervation of the sino-auricular node and the auriculo-ventricular bundle. Journ. of anat. Bd. 46, S. 319. 1912.
[12]) MÖNCKEBERG: Zitiert auf S. 106.
[13]) MEIKLEJOHN: On the innervation of the nodal tissue of the mammalian heart. Journ. of anat. Bd. 48, S. 1. 1913.

Beantwortung der zweiten oben aufgeworfenen Frage, die nach den Beziehungen des Atrioventrikularsystems zu dem anderen Abschnitt des spezifischen Muskelsystems. Dieser ist, wie oben bereits hervorgehoben, in dem an der Grenze zwischen Sinus und Vorhof gelegenen *Sinusknoten* zu erblicken und wurde von KEITH und FLACK[1]) 1907 bei der Nachuntersuchung des von WENCKEBACH irrtümlich als „spezifisch" bezeichneten Muskelbündels gefunden; die eingehende Kenntnis des im oberen Cavatrichter befindlichen Sinusknotens verdanken wir WALTER KOCH. Die Zurechnung dieses Gebildes zu dem „spezifischen Muskelsystem" des Herzens wurde direkt durch die Betrachtung der morphologischen Struktur, die in vielen Punkten der des oberen schmalfaserigen Abschnitts des Atrioventrikularsystems ähnelt, ermöglicht; es wurde gleichzeitig aber von den Entdeckern des Sinusknotens auf seine nahen räumlichen Beziehungen zum intrakardialen Nervensystem hingewiesen, und dieses Analogon mit dem Atrioventrikularknoten trug wesentlich zu der Identifizierung sowie zur Namengebung des Gebildes bei.

Als genaue Lokalisation für den Sinusknoten gibt KOCH die Einmündungsstelle der Vena cava superior in den rechten Vorhof an, „im Sulcus terminalis oder Sulcus des Cavatrichters, welcher sich vom Herzohr-Cava-Winkel auf die Cava inferior zu erstreckt, angelehnt an die starke Muskelleiste, welche als Crista terminalis über das Dach des Vorhofs zieht und den Abschluß gegen das Sinusgebiet, die einmündenden großen Herzvenen, vermittelt". Hier, an der Grenze zwischen Sinus und Vorhof liegend, zeigt der Sinusknoten im Laufe der Phylogenese die gleiche Reduktion bei gleichen Beziehungen zum Klappenapparat wie die übrigen Abschnitte der spezifischen Muskulatur. Man kann nach KOCH auch bei ihm das Prinzip gewahrt sehen, „daß die spezifischen Muskelsysteme nur zu dem muskulären Anteil von Klappeneinrichtungen Beziehungen haben und Beziehung behalten, während sie für die mechanisierten Klappenabschnitte nicht mehr in Frage kommen und sich daher überall an den Stellen zurückbilden, wo ursprünglich muskuläre Klappeneinrichtungen durch teilweise oder völlig mechanisierte Klappenapparate ersetzt sind". Im menschlichen Herzen ist von den für den Sinusknoten in Frage kommenden Klappen die linke Sinusklappe überhaupt nur rudimentär angelegt und entwickelt sich sehr schnell ganz zurück; von der rechten Sinusklappe persistiert nur der untere Abschnitt als rein mechanisch wirkende Valvula Eustachii und Thebesii, während der obere Abschnitt sich ebenfalls zurückbildet. „Wir finden aber gerade in dem ihm entsprechenden Abschnitt den Sinusknoten liegen (KOCH)." Die Lage und Ausdehnung des Knotens in der Crista terminalis, die in die Valvula Eustachii übergeht, korrespondiert nach KOCH „trotz seiner Reduktion doch noch ziemlich genau mit den Einrichtungen für den Abschluß der großen einmündenden Herzvenen unter Berücksichtigung der mechanisch wirkenden unteren Reste der rechten Sinusklappe".

Ebenso wie die Struktur der aufbauenden Elemente und die Lage des Sinusknotens in einem Grenzabschnitt des primitiven Herzschlauches die für die spezifische Muskulatur angegebenen Kriterien aufweisen, wiederholen sich auch beim Sinusknoten die charakteristischen Beziehungen zu den übrigen Gewebskomponenten. Eine vollständige Isolierung durch umhüllendes Bindegewebe, wie wir sie beim Kammerabschnitt des Atrioventrikularsystems antreffen, ist allerdings nicht zu finden, nach der Genese aber auch nicht zu erwarten. Der Sinusknoten stellt nicht die einzige muskuläre Brücke zwischen Sinus und Vorhof dar, entspricht vielmehr in seinen Zusammenhängen mit der Sinus- und Vorhofsmuskulatur dem Vorhofsabschnitte des Atrioventrikularsystems, der ebenfalls

---

[1]) KEITH u. FLACK: The form and nature of the muscular connections between the primary divisions of the vertebrate heart. Journ. of anat. Bd. 41. 1907.

allseitige fließende Übergänge seiner Elemente in die „gewöhnlichen" Myokardfasern zeigt. Der Reichtum an durchsetzendem und gleichzeitig umhüllendem Bindegewebe ist aber im Sinusknoten durchaus der gleiche wie im Atrioventrikularknoten, vielfach sogar noch stärker ausgesprochen, so daß der Knoten in nach van Gieson gefärbten Schnitten „leicht als roter Fleck bei Betrachtung mit schwacher Linse oder mit dem unbewaffneten Auge zu erkennen" (Koch) ist. Das Auffinden des Sinusknotens im oberen Cavatrichter wird aber weiter durch die von Koch[1]) beschriebene durchaus charakteristische Blutgefäßversorgung des Knotens erleichtert: die rechte Kranzarterie gibt bald nach ihrem Abgange einen Ast ab, der zwischen medialer Vorhofswand und Aorta am hinteren Rande des rechten Herzohrs nach oben zieht und einen die Vena cava superior von hinten her umkreisenden Zweig entsendet; letzterer tritt an der lateralen Seite in den Sulcus terminalis ein an der Stelle, wo das von Wenckebach beschriebene (nicht spezifische und inkonstante) Muskelbündel den Sulcus überbrückt, hier findet sich eine Anastomose mit einem anderen Ast der rechten Kranzarterie, der dicht vor dem Eintritt des unteren Cavatrichters in den Vorhof entspringt und an der lateralen Vorhofswand innerhalb der Musculi pectinati zum Sulcus terminalis emporsteigt; die aus der Vereinigung der beiden Äste entstehende Arterie verläuft im Sulcus mit dem Knoten zum Cava-Herzohr-Winkel (Koch), wobei sich die spezifischen Muskelelemente so dicht um die Arterie zu gruppieren pflegen, daß oft die Entscheidung, was noch zur Gefäßwand und was schon zum Knoten gehört, recht schwer ist (vgl. Nachtrag E, S. 112).

Von Koch wurde bereits in seiner ersten Mitteilung über den Sinusknoten angegeben, daß man nicht nur fast in allen Abschnitten irgendeinen kräftigen Nervenstamm in unmittelbarer Nähe des Knotens vorbeiziehen sieht, sondern auch Ganglienzellen reichlich in seiner Nachbarschaft eingelagert findet. Im Knoten selbst kann man nach Koch häufig genug Querschnitte von Nervenfasern beobachten, zuweilen sogar einen relativ kräftigen Stamm quer durch den ganzen Knoten hindurchziehen sehen. B. S. u. Adele Oppenheimer[2]) wiesen mit der vitalen Methylenblaumethode nach, daß die subepikardialen Nerven in der unmittelbaren Nachbarschaft des Sinusknotens im menschlichen Herzen Zweige in die Interstitien der Knotenmuskulatur entsenden. Eine Auflösung dieser Zweige in intermuskuläre Fibrillenplexus, wie sie sie beim Schaf, Schwein und Rind sahen, fanden die Autoren beim Menschen nicht. Dies ist deshalb wohl nicht auf den Mangel an frischem menschlichen Material zurückzuführen, weil es auch in frischen Hundeherzen, die bezüglich des Verhaltens des spezifischen Muskelsystems viel Ähnlichkeit mit den menschlichen Herzen zeigen, nicht gelang, intermuskuläre Fibrillenplexus zu beobachten, vielmehr in diesen nur vasomotorische Fibrillen (Dogiel) zu konstatieren waren. Dagegen sahen Oppenheimer bei Anwendung der van Gieson-Färbung gelegentlich Ganglienzellen im Knoten des Menschen (und des Schweines) selbst. Diesen Befund bestätigte Fahr, der allerdings Ganglien nur in verschwindenden Ausnahmen im menschlichen Knoten antraf. Bei der Katze fand Eversbusch ganz vereinzelt im Knoten Ganglienzellen; beim Schaf, Kalb, Ochsen und Hunde fehlen die Ganglienzellen nach Oppenheimer konstant, wiederum ein Beweis für die Verschiedenheit des Verhaltens des spezifischen Muskelsystems bei den verschiedenen Tierarten.

Im übrigen wird die funktionelle Sonderstellung des „spezifischen Muskelsystems" gegenüber dem übrigen Herzmuskel erwiesen und erhärtet durch die

---

[1]) Koch, W.: Über die Blutversorgung des Sinusknotens. Münch. med. Wochenschr. 1909, Nr. 46.
[2]) Oppenheimer, B. S. u. Adele: Nerve fibrils in the sino-auricular node. Journ. of exp. med. Bd. 16, S. 613. 1912.

Ergebnisse normal und pathologisch physiologischer Untersuchungen, von denen an anderer Stelle die Rede sein wird.

Vielfach ist schließlich die Frage erörtert worden, ob Sinusknoten und Atrioventrikularsystem die einzigen Abschnitte des spezifischen Muskelsystems im Säugetierherzen darstellen oder ob nicht außerhalb dieser noch weitere spezifische Strukturen vorkommen. Gewisse experimentelle und klinische Beobachtungen ließen derartige Befunde möglich und wahrscheinlich erscheinen und schienen sogar einen Zusammenhang zwischen Sinusknoten und Atrioventrikularsystem durch spezifische Faserbahnen zu postulieren. Eine solche Verbindung vermittels spezifischer Elemente, die „in jeder Hinsicht den Bau der PURKINJEschen Fäden haben", glaubte THOREL[1]) auf Grund von Serienschnittuntersuchungen des rechten Vorhofs entdeckt zu haben. Außer dieser Verbindung, die schräg über die hintere seitliche Vorhoffläche zum oberen vorderen Rand der Vena cava inferior und von da nach einwärts zur Coronarvene verlaufen sollte, um sich hier mit den Ausläufern des Atrioventrikularknotens zu vereinigen, beschrieb THOREL noch konforme Muskelzüge an der vorderen Seite des rechten Vorhofs, die ebenso wie einige die Fossa ovalis überquerende Fasern desselben histologischen Typus schräg zum Atrioventrikularknoten herab verlaufen. Das Vorkommen einer aus spezifischen Muskelfasern sich zusammensetzenden, im obengenannten Sinne als System zu bezeichnenden Verbindung zwischen den beiden Knoten ist von allen Nachuntersuchern abgelehnt worden [MÖNCKEBERG[2]), KOCH[3]), ASCHOFF[4]), FREUND[5]), RUGGERI[6]), TANDLER u. a.] und auch von den Physiologen als nicht notwendiges Postulat zur Erklärung der genannten Beobachtungen erklärt worden. THOREL scheint selbst im weiteren Verlaufe seiner Untersuchungen mehr zu der Meinung gekommen zu sein, daß es sich bei den von ihm beschriebenen PURKINJEschen Fasern um isolierte, d. h. nicht mit den Hauptabschnitten des spezifischen Muskelsystems in Verbindung stehende Elemente handelt.

Derartige Befunde von sarkoplasmareichen Fasern außerhalb des Sinusknotens und des Atrioventrikularsystems, namentlich in der Wand des rechten Vorhofs und der oberen Hohlvene, sind von verschiedenen Autoren bestätigt worden [TANDLER, ROMEIS, FREUND, HEDINGER[7]), SCHÖNBERG[8]), FAHR, TAWARA, MÖNCKEBERG[9])]. Gerade angesichts dieser Befunde hat MÖNCKEBERG[10]) die bereits oben beantwortete Frage erörtert, ob wir berechtigt sind, aus der Struktur der Einzelelemente und aus der Strukturdifferenz dieser gegenüber den gewöhnlichen Myokardfasern ihre Zuweisung zum spezifischen Muskelsystem abzuleiten, und ist zu dem ebenfalls schon betonten Resultate gekommen, „daß die allgemeine Struktur der einzelnen Fasern des spezi-

---

[1]) THOREL, Zitiert auf S. 106.

[2]) MÖNCKEBERG: Die anatomischen Grundlagen der normalen und pathologischen Herztätigkeit. Dresden u. Leipzig. Steinkopff 1919.

[3]) KOCH: Zur Entwicklung und Topographie der spezifischen Muskelsysteme im Säugetierherzen. Zentralbl. d. Physiol. Bd. 26, S. 1248. 1913.

[4]) ASCHOFF, L.: Herzstörungen in ihren Beziehungen zu den spezifischen Muskelsystemen des Herzens. Verhandl. d. dtsch. pathol. Ges. Bd. 14. 1910.

[5]) FREUND, H. A.: Klinische und pathologisch-anatomische Untersuchungen über Arrhythmia perpetua. Dtsch. Arch. f. klin. Med. Bd. 106. 1912.

[6]) RUGGERI: Contributo allo studio anatomo-patologico del sistemo atrioventricolare. Gazz. internaz. med.-chir. Bd. 15. 1914.

[7]) HEDINGER: Über Herzbefunde bei Arrhythmia perpetua. Frankfurt. Zeitschr. f. Pathol. Bd. 5. 1910.

[8]) SCHÖNBERG: Über Veränderungen im Sinusgebiete des Herzens bei chronischer Arrhythmie. Frankfurt. Zeitschr. f. Pathol. Bd. 2, S. 153 u. 462. 1909.

[9]) MÖNCKEBERG: Erg. d. allg. Pathol. u. path. Anat. von LUBARSCH u. OSTERTAG, Bd. XIV, 1, S. 605 u. 669.

[10]) MÖNCKEBERG: Zitiert auf S. 106.

fischen Muskelsystems beim Menschen nicht so charakteristisch ist, daß man aus ihr allein auf die Zugehörigkeit zweifelhafter Elemente zum spezifischen Muskelsystem schließen dürfte", daß vielmehr die Zusammenfassung örtlich voneinander entfernter und strukturell in ihren einzelnen Abschnitten voneinander abweichender Formationen unter dem Begriffe eines einheitlichen Systems ihre Berechtigung findet einerseits in den Korrelationen der Einzelelemente zueinander und zu den anderen Geweben des Herzens, andererseits in den Ergebnissen experimenteller Untersuchungen dieser Formationen. Will man also dem spezifischen Muskelsystem neue Abschnitte angliedern, so muß man morphologisch den Nachweis führen, daß die fraglichen Gebilde die gleichen oder doch analoge Beziehungen zueinander, zum Bindegewebe, zum Gefäßapparat und zum intrakardialen Nervensystem aufweisen wie der Sinusknoten und das Atrioventrikularsystem. Dieser Nachweis ist für die außerhalb der bisher anerkannten Teile des spezifischen Muskelsystems beobachteten, angeblich „spezifisch" strukturierten Muskelfasern nicht erbracht worden, so daß daran festgehalten werden muß, daß das spezifische Muskelsystem im menschlichen Herzen sich ausschließlich aus dem Sinusknoten und dem Atrioventrikularsystem zusammensetzt.

Nachtrag.

Von

ADOLF SCHOTT

Bad Nauheim.

(A) Im ersten Stadium der Hypertrophie und Dilatation des Herzens ist es ausschließlich oder vorwiegend die Ausflußbahn, welche betroffen ist, im zweiten Stadium beteiligt sich dann außer der Ausfluß- auch die Einflußbahn [KIRCH[1])]. Somit zeigen auch bei der Herzhypertrophie und -dilatation Ausfluß- und Einflußbahn ein verschiedenes Verhalten.

(B) Besonders gut ist dieser Muskel im Vogelherzen entwickelt, wie R. F. SHANER[2]) betont, der für das Vogelherz die MALLschen Angaben im wesentlichen bestätigen konnte.

(C) KEITH[3]) weist neuerdings wieder darauf hin, daß bei der Nebeneinanderschaltung der beiden Kreisläufe, wie sie in der Phylogenese beim Übergang zum Landleben auftritt, der Bulbus cordis, welcher bei den Fischen als Sicherheitsventil zwischen dem Pumpwerk des Herzens und den Capillaren der Kiemen eingeschaltet ist, seine funktionelle Sonderstellung im rechten Herzen beibehält und beim Säugetierherzen eine Schutzvorrichtung der Lungengefäße gegen plötzliche Drucksteigerung darstellt. Während der linke Ventrikel unmittelbar an die Aorta angeschlossen wird, bleibt rechts der Bulbus cordis auch im fertigen Säugerherzen in Gestalt des Infundibularteiles des rechten Ventrikels anatomisch und funktionell gesondert erhalten. Seine Muskulatur zieht sich später als die der eigentlichen Kammer zusammen; eine funktionelle Bedeutung für die Zirkulation schreibt KEITH dieser Tatsache nur während großer körperlicher An-

---

[1]) KIRCH, E.: Das Verhalten von Herz und Kreislauf bei rechtsseitiger („pulmonaler") Herzhypertrophie. Würzburger Abh. a. d. Gesamtgeb. d. Med. Bd. 22, Neue Folge Bd. 2, S. 73. 1925.
[2]) SHANER, R. F.: On the Muscular Architecture of the Vertebrate Ventricle. Journ. of anat. Bd. 58, S. 59. 1923/24.
[3]) KEITH, A.: Schorstein Lecture on the Fate of the Bulbus cordis in the Human Heart. Lancet Bd. 207, S. 1267. 1924.

strengungen zu, bei denen nach den neueren Untersuchungen in der Minute eine Blutmenge bis zu 30 Litern durch die Lungen strömen kann. In solchen Fällen wirkt die Kontraktion der Infundibularmuskulatur als Bremse und schützt die Lungencapillaren vor plötzlicher Überlastung.

(D) E. P. Pick[1]) hat in gemeinsam mit Ishihara durchgeführten Versuchen nachgewiesen, daß auf die den Herzen eben entbluteter Kaninchen, Katzen und Hunden entnommenen überlebenden, sich rhythmisch kontrahierenden Purkinjeschen Fasern die verschiedensten Stoffe ebenso wirken wie auf die ganze Kammer. Ein Tropfen einer Strophanthinlösung (1 : 1 000 000) steigerte die Stärke und die Frequenz der rhythmischen Kontraktionen des Fadens, größere Mengen bewirkten Contractur und Stillstand der Bewegungen. In ähnlicher Weise erwiesen sich die übrigen Kardiotonica in quantitativ verschiedenem Maße als Erregungsmittel der Purkinjeschen Fäden, während Chloroform, Oxalate, Kaliumsalze und Chinin die Bewegungen hemmten oder ganz aufhoben. Die besondere Widerstandsfähigkeit der Purkinjeschen Fäden geht daraus hervor, daß Blausäure ihre Bewegungen nicht hemmte. Überlebende Purkinjesche Fäden menschlicher Herzen zeigten das gleiche Verhalten. Versuche an Purkinjeschen Fäden, die mit Papillarmuskelstücken in Verbindung waren, zeigten, daß im Gegensatz zu den isolierten Purkinjeschen Fäden allein der Muskel durch Sauerstoffmangel in seiner Contractilität stark geschädigt wird und daß seine Reaktionsfähigkeit durch O_2-Speisung wiederhergestellt werden kann. Auch die Zunahme der Kontraktionsstärke und -frequenz am Papillarmuskelpräparat durch gleichzeitigen Zusatz von Insulin und Traubenzucker — ein Zusatz, der am isolierten Faden allein keine Wirkung hatte — beweist die große Wichtigkeit des Zustandes der Muskulatur für die Reaktionsfähigkeit auf den Impuls des Reizleitungssystems. Solche Teile der Kammermuskulatur, die keine Reizleitungsapparate enthielten, ließen sich nicht zu automatischen Kontraktionen anregen.

Aus den Resultaten dieser Versuche zieht Pick den Schluß, ,,daß das Herz, von morphologischen Schädigungen des Reizleitungssystems oder direkten Reizleitungsgiften abgesehen, *niemals an seinem Reizleitungssystem stirbt;* denn dieses scheint *immer das Ultimum moriens* zu sein, und seine Anteile in den Purkinjeschen Fasern sind die widerstandsfähigsten, vielleicht sogar die letzten Zellen des ganzen Körpers, die noch pulsierendes Leben bergen. Das *Primum moriens* dagegen ist der Aufnahmeapparat des Herzmuskels für die Kontraktionsreize der Reizleitung". Wenn auch ein anatomisches Substrat einer solchen Übergangsstelle bisher noch nicht gefunden ist, so zeigen doch diese Untersuchungen, daß die Fortleitung der Kontraktionsreize an einen ,,chemisch überaus empfindlichen Apparat im Muskel gebunden ist, der von dem Apparat, welcher die grobe mechanische Arbeit der Kontraktion des Herzmuskels zu leisten hat, grundverschieden ist".

(E) Spalteholz[2]) betont in seiner ausführlichen Monographie über die Arterien der Herzwand, daß die Gefäßversorgung der Gegend des Cavatrichters sehr variabel ist und daß die Gefäße in ungefähr der Hälfte der Fälle aus dem R. atrialis dexter ant. der rechten Coronararterie und annähernd ebensooft aus den Ästen der linken Coronararterie: R. atrialis sin. ant. und R. atrialis sin. intermedius stammen. Im Gegensatz zu Keith und Flack fand Spalteholz bei seinen Untersuchungen, daß das Vorhandensein eines arteriellen Ringes

---

[1]) Pick, E. P.: Über das Primum und Ultimum Moriens im Herzen. Klin. Wochenschr. Jg. 3, Nr. 16, S. 662. 1924.

[2]) Spalteholz, W.: Die Arterien der Herzwand. Anatomische Untersuchungen an Menschen- und Tierherzen. Leipzig: S. Hirzel 1924.

um den Cavatrichter nicht die Regel ist, und wenn ein solcher Ring vorhanden ist, wobei die Anastomosen übrigens sehr fein sind, so wird er nur ausnahmsweise von beiden Coronararterien gespeist. Dieser Befund ist deshalb wichtig, weil er zeigt, wie pathologische Prozesse sowohl in der rechten wie in der linken Coronararterie Störungen in der Reizbildung im Sinusknoten hervorrufen können.

Unter den Arterien des Vorhofes haben zwei nach SPALTEHOLZ eine besondere phylogenetische Bedeutung: der R. cristae terminalis des rechten Vorhofs und die Querarterien aus dem R. atrialis sin. intermed. des linken Vorhofs. Beide Gefäße verlaufen an Stellen, an denen phylogenetisch die Grenze zwischen zwei Herzabschnitten lag — erstere zwischen Sinus und Vorhof, letztere zwischen dem aus den primitiven Lungenvenen hervorgegangenen Vorhofteil und dem übrigen Vorhofabschnitt —, und SPALTEHOLZ nimmt an, daß diese Gefäße in ihrem Verlauf infolge ihrer phylogenetischen Abstammung auch dann fortbestehen, wenn sich die morphologischen Verhältnisse geändert haben, und nennt diese Erscheinung „Konservativismus" der Blutgefäße.

Herzmißbildungen und deren Folgen für den Kreislauf[1]).

Von

J. G. MÖNCKEBERG †
Bonn.

Mit einem Nachtrag von ADOLF SCHOTT-Bad Nauheim.

Zusammenfassende Darstellungen.

AHLFELD: Die Entstehung der Acardiaci. Arch. f. Gynäkol. Bd. 14, S. 321. 1879. — BROMAN, IVAR: Normale und abnorme Entwicklung des Menschen. Wiesbaden 1911. — HERXHEIMER, G.: Mißbildungen des Herzens und der großen Gefäße. In SCHWALBE: Die Morphologie der Mißbildungen. Jena 1910. — LUBARSCH, O.: Die allgemeine Pathologie. Wiesbaden 1905. — MARCHAND, F.: Die Störungen der Blutverteilung. Handb. d. allg. Pathol. von KREHL u. MARCHAND Bd. II, 1. 1912. — MÖNCKEBERG, J. G.: Die Mißbildungen des Herzens. In Handb. d. pathol. Anat. von HENKE u. LUBARSCH Bd. II, S. 1. 1924. — MÖNCKEBERG, J. G.: Herzmißbildungen. Jena 1912. — ROKITANSKY, Die Defekte der Scheidewände des Herzens. Wien 1875. — RECKLINGHAUSEN, F. v.: Handb. d. allg. Pathol. d. Kreislaufs u. d. Ernährung. Stuttgart 1883. — VIERORDT, H.: Die angeborenen Herzkrankheiten. NOTHNAGEL, Spez. Pathol. u. Therap. Bd. XV, S. 2. 1898.

Der Blutkreislauf im Embryo erfährt verschiedenartige Störungen, sobald die Entwicklung des Motors abnorme Bahnen einschlägt. Dabei ist aber zu berücksichtigen, daß die Bedeutung des Herzens für den ganzen Kreislauf während des Embryonallebens eine ganz andere und, wie aus manchen Fällen hervorzugehen scheint, eine wesentlich geringere ist als im späteren extrauterinen Dasein, und ferner, daß zuweilen primäre Kreislaufstörungen vorliegen, die sekundär zu Herzmißbildungen führen und dadurch tertiär weitere Zirkulationsänderungen zeitigen. Aus der verschiedenen Bedeutung des Herzens für den Kreislauf im Fetalleben einerseits, im postuterinen Dasein andererseits erklärt es sich, daß manche Mißbildungen des Herzens wohl mit der Fortdauer des Fetallebens vereinbar sind und die Ausreifung der Frucht ermöglichen, nach der Geburt aber so schwere Kreislaufstörungen hervorrufen, daß das extrauterine Leben überhaupt nicht oder nur kurze Zeit gefristet werden kann.

Die Emanzipation des fetalen Kreislaufs von seinem Motor kann unter bestimmten Bedingungen bis zur völligen Außerfunktionsetzung des Herzens vorschreiten. Das ist natürlich nur dann möglich, wenn ein anderer, dem nicht mehr arbeitenden Herzen überlegener Motor, der irgendwie in dem Embryonalkreislauf eingeschaltet oder doch einschaltbar ist, vikariierend für das versagende oder von vornherein fehlende Herz eintritt und den Kreislauf aufrechterhält, und diese Möglichkeit ist nur dann gegeben, wenn placentare Anastomosen die Kreisläufe von eineiigen Zwillingen miteinander verbinden und wenn unter

---

[1]) Siehe die Anmerkung auf S. 85.

dieser Voraussetzung das Herz des einen Zwillings die Überhand über das des anderen gewinnt und schließlich allein als Motor die beiden, nunmehr zu einem vereinigten Kreisläufe der Zwillinge beherrscht. So liegen die Verhältnisse bei der schwersten Mißbildung des Herzens überhaupt, bei der *Akardie*, die SCHATZ[1]) unter ausdrücklicher Betonung, daß nur diejenige Erklärung des Begriffs Akardie wissenschaftlich ist, ,,welche sich auf die Blutzirkulation im betreffenden Fetus stützt, also nicht auf das anatomische Vorhandensein eines Herzens, sondern auf die physiologische Tätigkeit eines solchen", als dann vorhanden definiert hat, ,,wenn in einem Zwillingsembryo die Blutzirkulation ganz oder wenigstens teilweise vom fremden Herzen besorgt wird, und zwar (in einem Teil des Gefäßsystems) in der der Norm entgegengesetzten Richtung". Aus dieser Definition ist zu entnehmen, daß theoretisch *zwei verschiedene Formen der Akardie* nach ihrer Entstehungsart zu unterscheiden sind: bei der einen handelt es sich um einen primären Defekt der Herzanlage in dem einen Zwilling, bei der anderen gewinnt das Herz des einen Zwillings das Übergewicht über das des anderen und setzt es außer Funktion. Ob die erste der theoretisch möglichen Formen überhaupt vorkommt, ist fraglich: Fälle von Holoakardie, d. h. völligem Fehlen auch jedes Herzrudimentes im einen Zwilling, lassen sich auch durch totalen atrophischen Schwund der ursprünglich vorhandenen, aber außer Funktion gesetzten Herzanlage erklären, zumal man alle Übergänge von relativ gut entwickelten, aber nicht als Motor fungierenden Herzen bei der Hemiakardie bis zur Holoakardie beobachtet hat. So wird man für die meisten Fälle von Akardie die von MARCHAND[2]) namentlich betonte Genese annehmen können: nach ihm erklärt sich die Akardie aus der ursprünglichen Ungleichheit der Anlage beider Zwillinge, die zwar dicht nebeneinander in Verbindung mit dem Chorion stehen, aber mit ihren vorderen Enden divergieren, da sich nur dann zwei getrennte Amnien bilden können; ,,der schwächere Embryo mit seinem Bauchstiel wird zu einem Anhang des anderen werden. Die Entwicklung größerer Gefäßanastomosen ist eine fast selbstverständliche Folge dieser Art der Entwicklung; ist der eine Embryo viel kleiner als der andere, so werden seine Allantoisgefäße schon bei der Entwicklung ihren Hauptzufluß von denen des größeren Embryos erhalten können, bevor es überhaupt zu einer eigentlichen Placentarbildung kommt". Somit wird der Akardius ,,funktionell nichts anderes als ein unter den ungünstigsten Zirkulationsverhältnissen stehendes Organ des gesunden Zwillings" (KEHRER[3]). Dabei soll die Umkehr des Blutstroms in den Gefäßen des Akardius dadurch zustande kommen, daß der Blutdruck des normalen Zwillings größer ist, und durch die Umkehr soll ,,das hereindrückende Arterienblut eine Rückstauung in die Aorta des verkümmerten Fetus und infolgedessen eine Störung in der Entwicklung des Herzens verursachen, indem das Blut vom linken Herzen ins rechte durch das Foramen ovale und den Ductus Botalli zurückstaut und umgekehrt durch die Nabelvene aus dem Körper austritt. Infolge der Asymmetrie dieses Kreislaufs erhält der eine Zwilling mehr Blut als er abgibt, der andere weniger, weshalb durch den erhöhten Blutdruck Polyhydramnie, Stauungserscheinungen, Herzhypertrophie des einen, erniedrigter Blutdruck, Oligohydramnie, Zurückbleiben in der Ernährung beim anderen Zwilling erfolgt" (M. SCHLEGEL[4]).

---

[1]) SCHATZ, FR.: Die Acardii und ihre Verwandten. Arch. f. Gynäkol. Bd. 53, S. 144. 1897; Bd. 55, S. 485. 1898; Bd. 58, S. 1. 1899; Bd. 60, S. 81. 1900.

[2]) MARCHAND, F.: Mißbildungen. Real-Enzyklopädie von EULENBURG 4. Aufl., S. 723.

[3]) KEHRER, E.: Zur Lehre von den herzlosen Mißgeburten. Arch. f. Gynäkol. Bd. 85, S. 121. 1908.

[4]) SCHLEGEL, M.: Die Mißbildungen der Tiere. Lubarsch-Ostertags Ergebn. Bd. XIX, 2, S. 650. 1921.

Die Gefäßverbindung zwischen dem Akardier und dem normalen Zwilling ist nach Hübner[1]) nicht selten derartig, daß die Gefäße des Akardius direkt aus dem des Zwillings hervorgehen; „es muß also der Akardius in diesen Fällen *ganz* ohne Zusammenhang mit dem in der Placenta kreisenden mütterlichen Blute sein". „Der ausgetragene Akardier verdankt die Eigentümlichkeiten seiner äußeren Erscheinung nicht zum wenigsten dem Umstande, daß er sein Blut von dem Zwilling erhält, daß das Blut ihm also schon teilweise verbraucht durch die Nabelarterie zugeführt wird und in seinem Körper in umgekehrter Richtung läuft, wie in dem eines normalen Embryos" (Hübner). „Das Blut hat also als Causa movens das Herz des gesunden Fetus und gelangt durch die Placentaranastomosen in die Nabelschnurarterien und Arterien des Akardius, wo es in umgekehrter Richtung verläuft, um dann durch die venösen Gefäße und Nabelschnurvene zunächst des Akardius, sodann durch die Placentaranastomosen auch des ausgebildeten Zwillings in dessen Herz zurückzugelangen" (Herxheimer[2]).

Durch dieses Verhalten des gemeinsamen Kreislaufs beider Zwillinge kommt es nun in beiden Kreislaufhälften zu Zirkulationsstörungen: an dem meist normal ausgebildeten Mitzwilling des Akardius findet man am häufigsten eine Vergrößerung des Herzens, „die als Arbeitshypertrophie aufzufassen ist, bedingt durch die Mehrarbeit, die der Zwilling dadurch leisten muß, daß sein Herz das Blut durch beide Körper treibt" (Hübner), und die Schatz veranlaßt hat, den Mitzwilling des Akardius als Makrokardius zu bezeichnen; in dem Akardius führt die Umkehr des Kreislaufs sowie die ihr zugrunde liegende und die durch sie bedingte weitere Entwicklungsstörung zu sehr erheblichen Störungen der Zirkulation und damit auch der Ernährung. Auffallend ist bereits an der äußeren Gestalt der Akardier das oft hochgradige Ödem und die Hypertrophie der Haut und des Unterhautfettgewebes; zuweilen finden sich überall im Bindegewebe Cysten mit wasserklarer Flüssigkeit; auch die Muskeln sind meist hochgradig ödematös und häufig verfettet. „Es erklärt sich dieses Verhalten aus der allgemeinen Stauung infolge mangelhaften venösen Abflusses" (Hübner). Die Umkehr des Blutstroms führt notwendigerweise zum Rudimentärbleiben bestimmter Abschnitte des Gefäßsystems und damit zum Zugrundegehen der von diesen Abschnitten versorgten Organanlagen; so erklärt sich das fast konstante Fehlen der Leber bei den Akardiern aus der frühzeitigen Ausschaltung der Dottergefäße, wobei allerdings auch die primäre Mangelhaftigkeit des Zirkulationsapparates bei der Akardie zu berücksichtigen ist. Wenn trotz dieser erheblichen Kreislaufstörungen und ihrer Folgen der Akardius bis ans Ende der Gravidität am Leben bleibt und eine relativ hohe Reife erreicht, so geht aus diesem Verhalten hervor, daß die wesentlichste Bedingung für die Erhaltung des Lebens des Fetus ganz im allgemeinen der Besitz eines funktionstüchtigen Herzens ist (Hübner), auch wenn dieses nicht im eigenen Körper schlägt, sondern durch Anastomosen das Blut in umgekehrter Richtung vom Zwilling aus durch den Organismus treibt; denn zahlreich sind die Beobachtungen, „bei denen Feten mit hochgradigen Mißbildungen das normale Schwangerschaftsende erreichten, wenn sie nur ein funktionierendes Herz hatten" (Hübner). Die Bedeutung des funktionierenden Herzens des Mitzwillings für das Leben des Akardius geht auch daraus hervor, daß die Akardii „schon intrauterin eines selbständigen Lebens nicht fähig sind und im Moment ihrer Trennung oder beim Tode ihres Mitzwillings absterben" (Hübner).

---

[1]) Hübner, H.: Die Doppelbildungen des Menschen und der Tiere. Lubarsch-Ostertags Ergebn. Bd. XV, 2, S. 111. 1912.

[2]) Herxheimer, G.: Mißbildungen des Herzens und der großen Gefäße. In Schwalbe Die Morphologie der Mißbildungen. Jena 1910.

In den einzelnen Fällen gestaltet sich der Kreislauf des Akardius natürlich verschieden, je nach dem morphologischen Verhalten des Zirkulationsapparates. Das Blut gelangt durch die gewöhnlich nur in der Einzahl vorhandene Nabelschnurarterie in die Aorta des Akardius resp. in ein dieser entsprechendes arterielles Gefäß. Hier wird, sofern die anatomischen Verhältnisse nur entfernt den normalen entsprechen, eine Teilung des Blutstromes in der Weise zustande kommen, daß das Blut in dem peripheriewärts von dem Abgang der Nabelarterie aus der Aorta gelegenen Abschnitt des Gefäßsystems in normaler Richtung weiterströmt und nach Passage des Capillargebiets durch die Vena cava inferior dem eventuell vorhandenen Herzrudiment zugeführt wird, während die Hauptmasse des einströmenden Blutes retrograd die Aorta durchfließt und so in umgekehrter Richtung entweder das Herz erreicht oder, falls dieses gänzlich fehlt, direkt in die Nabelvene einströmt und durch diese den Akardius wieder verläßt. Da in der Regel im Akardius die Lungen völlig fehlen, so kommt auch der kleine Kreislauf nicht zur Ausbildung, und in dem oft eine einheitliche „Cyste" darstellenden Herzrudiment findet die Mischung des in normaler Richtung aus den Venen einströmenden und des retrograd aus der Aorta hineingelangenden Blutes statt (vgl. Nachtrag A, S. 130).

Nächst der Akardie werden die schwersten Störungen der Zirkulation bei den infolge *Hemmung der Septierung* des Herzens zustande kommenden Mißbildungen beobachtet. Bei der Kompliziertheit der Entwicklung der verschiedenen Septensysteme im Herzen sind von vornherein zahlreiche Typen mißbildeter Herzen möglich, von denen jeder seine charakteristische Zirkulationsstörung nach sich zieht. Um zu einem Verständnis der verschiedenen Formen der „*Septumdefekte*" zu gelangen, ist zunächst die Frage nach den die *normale Septierung des Herzens bedingenden Faktoren* zu beantworten. Diese Frage ist neuerdings von SPITZER sehr eingehend bearbeitet worden. SPITZER[1,2]) hat in seiner „phylogenetischen Theorie der normalen Herzseptierung" darauf hingewiesen, daß eines der wichtigsten Ergebnisse der tiefgreifenden Umgestaltung der inneren Organisation, die die Wirbeltiere im Laufe ihrer Phylogenese beim Ersatz der Kiemen- durch die Lungenatmung erlitten haben, die Zweiteilung des Herzens in eine linke arterielle und in eine rechte venöse Hälfte, in der rezenten Tierwelt mit dem Auftreten der Lungenatmung beginnt. Dabei ist nach SPITZER die Lungenatmung die Ursache, die Herzseptierung die Wirkung, und die Lungenatmung verwirklicht ihr teleologisches Ziel, die Herzseptierung, aus eigener Kraft mechanisch. Infolge des größeren Energieverbrauches bei dem Leben auf dem Lande ist eine bessere Durchblutung der Lunge und gleichzeitig auch der Körperorgane notwendig; dieses Ziel ist nur dadurch zu erreichen, daß die bis dahin in der Tierreihe hintereinander geschalteten beiden Kreisläufe, der respiratorische und der nutritorische, beide nebeneinander direkt vor das muskulöse Pumpwerk des Herzens geschaltet werden. „Dies geschieht durch die Heranführung des in das Lumen des Truncus herzwärts vorragenden Teilungssporns zwischen Pulmonalis und Aorta — als Scheidewand zwischen beiden — bis an das Herz selbst." Um aber eine Vermischung des arteriellen und venösen Blutes in dem noch einfachen Herzen zu verhindern, muß die Scheidewand durch das ganze Herz der Länge nach durchgeführt werden, wodurch zugleich auch die Pumpwerke beider Kreisläufe voneinander gesondert werden müssen. „Koordi-

---

[1]) SPITZER, A.: Über die Ursachen und den Mechanismus der Zweiteilung des Wirbeltierherzens. I. Teil: Arch. f. Entwicklungsmech. Bd. 45, S. 686. 1919; II. Teil: Ebenda Bd. 47, S. 511. 1921.
[2]) SPITZER, A.: Über den Bauplan des normalen und mißbildeten Herzens. Virchows Arch. f. pathol. Anat. u. Physiol. Bd. 243, S. 81. 1923.

nation beider Kreisläufe durch Schaffung gesonderter Pumpwerke und Trennung beider Blutarten sind also die beiden Ziele (die Zwecke) der Lungenatmung, und das Mittel dazu ist die Septierung des Herzens."

Eine Schwierigkeit bei der Erreichung dieser Ziele liegt darin, daß mit der Trennung der beiden Kreisläufe eine Umschaltung in der Weise Hand in Hand gehen muß, daß das Blut aus dem rechten Herzen durch die Lunge in das linke Herz und aus diesem durch den übrigen Körper zurück in das rechte Herz getrieben werden muß. Eine gerade, in der Längsrichtung den Herzschlauch durchwachsende Scheidewand würde beide Kreisläufe völlig voneinander trennen und nicht zu der genannten Umschaltung führen. Diese wird dadurch erreicht, daß vor der Entstehung der Scheidewand „an dem arteriellen Ende eine nur auf diesen Teil beschränkte und bloß einfache Torsion um 180 Grad" erfolgt und sich nachher eine entsprechend gedrehte Scheidewand in dem arteriellen Abschnitte entwickelt: durch die torquierte Scheidewand wird das oxydierte Lungenvenenblut aus dem linken Ventrikel durch die rechts aufsteigende Aorta in den Körperkreislauf und das carbonisierte Körpervenenblut aus der rechten Kammer durch die linksgelagerte Pulmonalis in den Lungenkreislauf geleitet. Der Drehung am arteriellen Ende, die bei der späteren Gestaltung des Herzens in dem spiraligen Verlauf der Aorta und Pulmonalis umeinander zum Ausdruck kommt, muß eine Gegendrehung am venösen Ende entsprechen, da das Herz an seinen beiden Enden fixiert ist, und diese Gegendrehung ist nach SPITZER an der rechten Seite des fertigen Vorhofseptums noch deutlich markiert. Der Sitz dieser Gegendrehung zwischen dem rechten Körpervenen- und dem linken Lungenvenenvorhofe, die ursprünglich hintereinandergeschaltet waren, erfüllt ein weiteres Postulat der Herzseptierung: die Gegendrehung muß jenseits, d. h. peripher von der venösen Gabelung der beiden Kreisläufe stattfinden, da sonst die Gegendrehung die Wirkung der Torsion am arteriellen Ende ja aufheben würde. Ebenso wie das Vorhofseptum zunächst als Querseptum zwischen den hintereinandergeschalteten Arterien auftritt, ist auch das Kammerseptum primär quer zu dem Blutstrom, der die beiden ebenfalls hintereinandergeschalteten Ventrikel durchströmt, gestellt und wird erst zum Längsseptum durch die infolge der Krümmung des Herzschlauches erfolgende Nebeneinanderlagerung der beiden Kammern.

„Eine Reihe von ontogenetischen Tatsachen zeigt, daß die oben als Postulate vorausgesetzten Etappen der Phylogenese in der Ontogenese tatsächlich durchlaufen werden."

Nach der Krümmung des einfachen primitiven Herzschlauches kann man vier hintereinanderfolgende Erweiterungen an ihm unterscheiden: den Sinus, den Vorhof, die Kammer und den Bulbus. Durch die stärkste Knickung in der Mitte des Kammerabschnittes wird das ganze Rohr in einen venösen und einen arteriellen Schenkel geteilt. Im venösen Schenkel entstehen hintereinander zwei Septen: das Sinus-Vorhof-Septum und der Commissurenstrang, „aus deren frühzeitiger Vereinigung das venöse Septum hervorgeht". Im arteriellen Schenkel bilden sich drei hintereinandergeschaltete Septen: das Truncusseptum, das distale und das proximale Bulbusseptum, die sich zum arteriellen Septum vereinigen. „Arterielles und venöses Septum verschmelzen dann in der Kammerregion zu einem einheitlichen Längsseptum." Im Truncus geht die Trennung von Aorta und Pulmonalis dadurch vor sich, daß der Teilungssporn allmählich immer tiefer einschneidet, und in prinzipiell gleicher Weise erfolgt am peripheren Ende des venösen Schenkels die Bildung des Septum primum „durch herzwärts gerichtetes Vorwachsen des Teilungssporns zwischen Lungen- und Körpervenenstamm". Im distalen Bulbusabschnitt bilden sich vier gegen das Lumen vorragende Endokardlängsfalten der Wandung, von denen zwei gegenüberliegende (die Bulbuswülste I und III) immer höher werden und schließlich miteinander verwachsen: Im proximalen Bulbusabschnitt werden die entsprechenden Wülste mit A und B bezeichnet. Alle die Wülste und Septen verlaufen im arteriellen Schenkel schraubenförmig, so daß das wichtigste Postulat der Phylogenese in der Ontogenese tatsächlich realisiert wird. Die Realisierung erfolgt sowohl in der Phylogenese wie in der Ontogenese lediglich auf mechanischem Wege, durch die Druckkräfte des strömenden Blutes: den kontinuierlichen Seitendruck der Blutsäule, den intermittierenden Stoß der Pulswelle und den in der Längsrichtung wirkenden Anprall des Blutstromes. „Ihre Wirkung ist teils eine lokale Erweiterung, teils eine allgemeine Erweiterung und Verlängerung des Herzrohres." Durch die lokalen Erweiterungen werden Faltenbildungen, und zwar Längsfalten, in den einzelnen Abschnitten bedingt; im Truncus führt die durch den verstärkten Blutstrom bedingte quere Erweiterung zu einer Verkürzung in der Längsrichtung und damit zu einem zentralwärts gerichteten Zug an dem Teilungssporn und zu der „tatsächlich beobachteten, allmählichen, zentripetalen Vorschiebung des Truncusseptums"; die allgemeine Erweiterung und Verlängerung zieht die Krümmung des Herzschlauches nach sich. Der weiteren Verlängerung des Herzrohres „wird durch eine Zunahme der Windungen bis zur Knickung der Herzschleife und durch eine Torsion Raum geschaffen, da ein torquiertes Rohr eine kürzere Strecke einnimmt als ein gerade gestrecktes". „Am arteriellen Schenkel des Herzschlauches dokumentiert sich die Torsion embryonal in einer Umeinanderwicklung der großen Truncusgefäße, in einem schraubigen Verlauf des Truncusseptums, der distalen und proximalen Bulbuswülste und der aus ihnen hervorgegangenen Septen". Phylogenetisch setzt die Torsion mit dem Auftreten der Lungenatmung ein. Sie bewirkt, daß die Längsfalten schief auf die Richtung des Blutstroms gestellt werden und infolge des dadurch erhöhten hydrodynamischen Druckes des Blutstromes, den sie auszuhalten haben, namentlich in den verengten Strecken gedehnt werden, einander entgegenwachsen und „sich zu je einer Scheidewand ergänzen"; die Scheidewände benachbarter Abschnitte verschmelzen dabei zu einem einheitlichen Septum, und zwar „natürlich zunächst die den beiden Rohrenden benachbarten Teilsepten untereinander, also das Vorhofseptum mit dem nahen Commissurenstrang des Ostium atrioventriculare zum venösen Septum, ebenso die Septen im Truncus und Bulbus untereinander zum arteriellen Septum".

Die Gegentorsion am venösen Ende des Herzschlauches setzt, wie die Phylogenese fordert, auch in der Ontogenese peripherwärts von der Einmündung der Lungenvenen zwischen den zunächst hintereinandergeschalteten Vorhöfen ein: „die der arteriellen Torsion entgegen gerichteten Gegentorsionsfalten sind also tatsächlich auf das Gebiet peripher vom Lungenvenenvorhof beschränkt" und treten in der Septumbildung zwischen rechtem und linkem Vorhof, der zunächst allein mittels des noch einzigen Ostium atrioventriculare in die Kammerhöhle führt, an dem BORNschen Modell eines menschlichen Embryos von 36 mm Länge deutlich in die Erscheinung. Sekundär werden dann wiederum mechanisch durch den Blutstrom die beiden Vorhöfe nebeneinandergelagert, wobei der Teilungssporn zwischen beiden, das Septum primum, nach links gedrängt und mit seinem freien Rande gegen das nach rechts sich erweiternde Ostium atrioventriculare gedreht wird, „bis die Septumfalte in die Halbierungslinie des Ostium venosum gelangt, wodurch beide Vorhöfe selbständige Kammeröffnungen erhalten, nebeneinander geschaltet werden, und das Septum I aus einem Querseptum zu einem Längsseptum geworden ist". Das Septum II und die Valvula venosa sinistra werden als Gegentorsionsfalten durch den Blutstrom gegen das Septum I gedrängt, kulissenartig zusammengeschoben und ergänzen dadurch das Septum I.

Ebenso wie das Vorhofseptum muß aus Zweckmäßigkeitsgründen (die SPITZER ausführlich auseinandersetzt) das Kammerseptum „als ebenes Querseptum" quer auf die Rohrachse in der Knickungsebene angelegt werden und „durch eine nachträgliche Umformung zu einem Längsseptum oben Anschluß an Vorhöfe und Bulbus gewinnen", wobei die primäre Hintereinanderschaltung der Kammern in eine sekundäre Nebeneinanderordnung umgewandelt wird. Ontogenetisch bildet in der Tat das Kammerseptum zunächst eine quer zur Längsachse des Rohres stehende, von der apikalen Wand ausgehende und in der Knickungsebene gelegene Leiste, die sich erst nach der Ausweitung des Ostium atrioventriculare nach rechts hin in die Längsrichtung des aus diesem kommenden Blutstroms stellt. Gleichzeitig verschiebt sich der Bulbus vor den Vorhöfen und Kammern nach links, wodurch ein Auftreffen und Verwachsen des unteren freien Randes des spiralig herabwachsenden Bulbusseptums mit dem entgegenwachsenden oberen freien Rande des vorderen Abschnitts des Kammerseptums ermöglicht und erreicht wird. Dabei entsteht das Ventrikelseptum nach SPITZER „phylogenetisch aus dem auf die Kammerregion übergehenden, schraubig verlaufenden Bulbuswulstpaar A und B, indem diese Falten sich verlängernd und erhöhend auch hier einander entgegenwachsen und sich miteinander vereinigen". Die Verlängerung des Wulstes B wird zum hinteren venösen, die des Wulstes A zum vorderen arteriellen Kammerseptum, während die zwischen beiden gelegene Pars membranacea nach SPITZER „zwischen ihnen aufgeteilt wird" (vgl. Nachtrag B, S. 130). „Besonders am venösen Ende wird das hintere Septum zwischen die zwei Blutsäulen der beiden Ostia atrioventricularia gefaßt, in die Ebene des Septum atriorum gedrängt, dort fixiert und an das Vorhofseptum angeschlossen, während am arteriellen Ende der Anschluß des vorderen Septums an das Bulbusseptum schon durch die Kontinuität der erzeugenden Leisten gegeben ist."

„Zunahme der Windungen bis zur Höhe einer Knickung des Rohres und Torsion sind also jene mechanischen Folgen der Lungenatmung, durch welche die primäre Hintereinanderschaltung und sekundäre Nebeneinanderschaltung sowohl der Vorhöfe als auch der Kammern mechanisch verwirklicht werden."

Während bis hierhin die SPITZERsche phylogenetische Erklärung des Bauplans des normalen Homöothermenherzens mit den bekannten ontogenetischen Vorgängen im Einklang steht, nur für diese neue ursächliche Momente vorbringt, ergibt sich aus der vergleichenden Anatomie nach SPITZER, daß das schließlich einheitliche Septum der Lungenatmer phyletisch noch komplizierter gebaut ist, da es sich außer aus *hinter*einanderfolgenden auch aus *neben*einandergelagerten Bestandteilen zusammensetzt. Bei den Reptilien entstehen aus der Vereinigung der distalen Bulbuswülste I, III und IV zwei ins Kreuz gestellte Septen: das Septum aortico-pulmonale zwischen linker Aorta und Pulmonalis und das Septum aorticum zwischen linker und rechter Aorta. Das Septum aortico-pulmonale trennt bei den Reptilien den Lungen- vom Körperkreislauf, das Septum aorticum den arteriellen vom venösen Blutstrom. „Das einzige Septum der Homöothermen befindet sich nun einerseits zwischen Aorta und Pulmonalis — wie das Septum aortico-pulmonale —, andererseits geht es unten in das Kammerseptum über — wie das Septum aorticum der Krokodile. Es verhält sich daher so, als wäre es aus der Verschmelzung der beiden Reptiliensepten hervorgegangen, und wir bezeichnen es deshalb zum Unterschied von den ‚primären Septen' der Reptilien als ‚sekundäres Septum aortico-pulmonale'." Die beiden primären Septen sind aber nach SPITZER nicht auf der ganzen Länge zum sekundären Septum verschmolzen: das primäre Septum aortico-pulmonale läuft bei den Homöothermen ebenso wie bei den höchststehenden Reptilien „unten frei in die rechte Kammer aus" und bildet hier oben die Crista supraventricularis, unten die Trabecula septomarginalis (TANDLER), entspricht demnach der sog. „Muskelleiste" der Varaniden, die als unvollständige Scheidewand innerhalb der rechten Kammer den Ausströmungsteil der Pulmonalis von dem der rechtskammerigen Aorta voneinander trennt. SPITZER bezeichnet die ganze vom Septum aorticopulmonale gebildete Kammerleiste als Crista aorticopulmonalis und unterscheidet an ihr eine basale Teilstrecke (die Crista supraventricularis) und eine apikale oder septico-apikale Teilstrecke (die Trabecula septomarginalis i. e. S.). Ist die Homologisierung richtig, so scheidet die Crista aorticopulmonalis auch beim Menschen innerhalb des rechten Ventrikels den Ausströmungsteil der Pulmonalis von dem Ausströmungsteil der selbst obliterierten rechtskammerigen Aorta, während „eine, unten (apikal) von der Trabecula, oben (basal) vom Septum ventriculorum nach rechts und hinten abzweigende Leiste", die vordere Tricuspidalisleiste, den Einströmungsteil des rechten Ventrikels von dem (doppelten) Ausströmungsteil abtrennt, die man „selbst beim erwachsenen Menschen" „oft noch andeutungsweise" erkennen kann. Zwischen der Crista supraventricularis und der vorderen Tricuspidalisleiste liegt als rinnenförmige Nische an der Basis des Ausströmungsteils der rechten Kammer die „Aortenrinne" mit dem besonders beim Neugeborenen kuppelartig vertieften, medialen „Aortenkonus". „Also besitzt auch das menschliche Herz das Rudiment einer rechtskammerigen Aorta" (vgl. Nachtrag C, S. 130).

Mit der stetigen phyletischen Vergrößerung des Lungencapillarbezirkes wird die in den rechten Ventrikel einströmende Blutmenge mehr und mehr in die Pulmonalis abfließen, der Druck in der rechtskammerigen Aorta wird mehr und mehr sinken, während er gleichzeitig in der von der Lunge her gespeisten linkskammerigen Aorta natürlich steigt. „Die rechtskammerige Aorta wird so zwischen den zwei anderen Truncusgefäßen komprimiert", wobei schließlich die beiden primären Bulbussepten zu dem sekundären Septum aorticopulmonale verschmelzen und die rechtskammerige Aorta distal vom Herzen obliteriert. Durch die Linksverschiebung und die Rechtsdrehung des Bulbus wird auch ontogenetisch die Entfaltung der linkskammerigen Aorta auf Kosten der rechtskammerigen immer mehr befördert; sie ist auch ontogenetisch eine Folge der wachsenden Menge des in die linke Aorta einströmenden Blutes.

Aus dieser „Wanderung" der primären Septen, die bei den Reptilien sich schon angedeutet zeigt, erklärt sich auch die verschiedene Zahl der Klappen in den großen Gefäßen der Reptilien und der Homöothermen, die sich aus den vier distalen Bulbuswülsten entwickeln. Die Bulbuswülste bestehen „aus je einem klappenbildenden, valvulären Teilwulst", die Wülste I, II und IV außerdem „aus je einem septenbildenden, septalen Teilwulst", während der Wulst III reiner Klappenwulst ist. Bei der „Wanderung" zeigen die Klappenwülste die Tendenz, an Ort und Stelle ihrer Entstehung liegenzubleiben, die septalen Wülste, die seitliche Verschiebung der Septen mitzumachen.

„Die Seßhaftigkeit der Klappen bei der Wanderung der Septen bringt es mit sich, daß die Klappenwülste im Laufe der Phylogenese von den sie durchsetzenden Septen geteilt oder nach Überschreitung ihres Gebietes anderen Teillumina des Bulbus zugeteilt werden." Aus der Wanderung der Septen resultiert so der zunächst auffallende Befund, daß die drei Teilprodukte des Bulbus bei den Reptilien je zwei Klappen, die zwei Teilprodukte bei den Homöothermen je drei Klappen aufweisen.

Die Elementarwülste des arteriellen Abschnittes des Herzrohres sind nun nach SPITZER nichts anderes als Ausläufer bestimmter Teilungssporne der aus dem Truncus hervorgehenden Gefäße, die den arteriellen Herzschenkel in seiner ganzen Länge durchlaufen und in dessen verschiedenen Etagen in wechselnder Form und zum Teil auch in verschiedener Verwendung als Spornausläufer, distale, proximale Bulbuswülste und Kammerleisten bzw. -septum sich darstellen. In der Kammer bilden die Fortsätze der Bulbuswülste die Mitralisleiste, die Kammerseptumleiste, die Tricuspidalisleiste und die Crista aorticopulmonalis; von diesen werden die Mitralis- und die Tricuspidalisleiste „zur Bildung von Zipfelklappen und ihren Hilfsorganen (Chordae und Papillarmuskeln) verwendet", die beiden anderen zur Bildung von Septen (Fortsetzungen des Septum aorticum und des Septum aorticopulmonale); doch haben die aus Klappenwülsten sich fortsetzenden Leisten, die Mitralis- und die Tricuspidalisleiste, auch noch eine rudimentäre Septumfunktion insofern, als sie, quer auf die Richtung des Blutstromes gestellt, intermittierend den Blutabfluß regulieren — ein Beweis für die Verwandtschaft der Klappen- und der Septumfunktion.

Von Wichtigkeit ist nun ferner, daß bei den Säugern das Truncusseptum als Teilungssporn herabwachsend die Charaktere eines reinen Septum aorticopulmonale, das distale und proximale Bulbusseptum dagegen die eines Septum aorticum zeigt; das Bulbusseptum reicht also distal bis zum Übergang des Bulbus in den Truncus und setzt sich caudal in das Septum ventriculorum fort, während das Truncusseptum sich anfangs auf das Truncusgebiet beschränkt und erst sekundär bis zur Kammerbasis hinunter wächst, wo sein freier Rand die Crista aorticopulmonalis bildet. Die beiden Septen sind demnach bei den Säugern ein Stück weit gegeneinander verschoben oder zum Teil hintereinandergestellt. „Es war also nur in diesem mittleren Gebiet, der Bulbusregion, ein doppeltes Septum und zwischen dessen Blättern eine eigene rechtskammerige Aorta vorhanden, die durch nachträgliche Aneinanderlegung der Septen eben nur in dieser mittleren Region sekundär verschlossen werden konnte und zum Teil auch verschlossen wurde. Proximal von diesem obliterierten Mittelstück blieb —

infolge des Auseinanderweichens der zwei Septen — der Ausströmungsteil der rechtskammerigen Aorta samt dem Konus rudimentär erhalten, während distal davon — infolge des Schwundes des trennenden Septum aorticum — die zwei Aorten zu einer gemeinsamen, aufsteigenden Aorta verschmolzen, aus welcher beide Aortenbogen entsprangen, die daher beide offen blieben." Infolge der zunehmenden Torsion geriet bei den Säugern schließlich der linke Aortenbogen in die Richtung des schiefgestellten linkskammerigen Blutstromes und entfaltete sich zum eigentlichen Aortenbogen, während der rechte zu einem Ast des linken, zur Arteria subclavia dextra, wurde. Die bei den Säugern bis zur Zurückziehung auf die proximale Bulbus- und die Kammerregion fortgeschrittene Konzentration des Anlagematerials des Septum aorticum führt bei den Krokodilen zu dem durch sekundäre Dehiszenz des schon fertigen Septum aorticum auftretenden Foramen Panizzae zwischen den Wurzeln beider Aorten distal vom Ansatzniveau der Semilunarklappen. Die Lücke zwischen dem distalen Rande des Bulbusseptums und dem entsprechenden Truncussporn bei den Säugern ist nach SPITZER „ein phylogenetisch sekundäres, ontogenetisch primär gewordenes Foramen Panizzae, das ebenso wie bei den Krokodilen die beiden Aorten seitlich verbindet".

Das primäre Septum aorticopulmonale hat die Aufgabe der dynamischen, das Septum aorticum die der chemischen Trennung beider Kreisläufe; dementsprechend befindet sich Entstehungsort und Entstehungsursache des primären Septum aorticopulmonale zweifellos an dem Teilungssporn zwischen Pulmonalis und Aorta „und in dessen herzwärtsgerichteter Wachstumstendenz". „Die Bildungskraft des Septum aorticum hingegen liegt in der Trennungsebene der beiden Blutarten und besteht in der hier angreifenden Druck- und Zugkraft. Ihr Ausgangspunkt befindet sich also dort, wo diese beiden Blutarten das Herz betreten, also am venösen Herzende." Es ist also im Herzen „neben der im Auswachsen der Truncussporne sich anzeigenden, septenbildenden Kraft am arteriellen Ende des Herzrohres noch eine zweite, vom venösen Herzende kommende gleichartige Bildungskraft vorhanden". Daß die beiden primären Septen sich überkreuzen, liegt an der Torsion des Herzschlauches und an der Trägheit des flüssigen Blutstromes, welch letztere die Trennungsebene der beiden Blutströme, d. h. die Bildungsebene des Septum aorticum, gegenüber der Torsion des Rohres selbst, d. h. gegenüber der Ebene des Septum aorticopulmonale in der Richtung des Uhrzeigers zurückbleiben läßt.

Legt man diese Erklärung des Zustandekommens der Herzseptierung den verschiedenen Typen der „Septumdefekte" zugrunde, so ergeben sich ohne weiteres *zwei Kategorien von fehlerhaften Septumbildungen*, die einander entgegengesetzte Störungen der allgemeinen Zirkulation herbeiführen müssen: *einmal* kann die Trennung der beiden Kreisläufe, des respiratorischen und des nutritorischen, durch *unvollständige Septumbildung* ausbleiben, so daß eine *Mischung der beiden Blutarten* im Herzen erfolgt und nur ganz beschränkte Bezirke des Zirkulationsapparates die ihnen zukommende reine, d. h. ungemischte Blutart erhalten; das *andere* Mal werden beide Kreisläufe *vollständig voneinander getrennt* und nebeneinandergeschaltet, aber *ohne gleichzeitige Umschaltung*, so daß die in dem einen Kreislauf strömende Blutart dauernd in diesem bleibt und nicht infolge der Torsion am arteriellen Ende des Herzschlauches in den anderen Kreislauf hinübergeführt wird. Beide Möglichkeiten werden in der Tat beobachtet, die erste sehr viel häufiger als die zweite.

Die *erste Form* der angeborenen Zirkulationsstörung haben wir dann vor uns, wenn die Bildungskraft des in der Trennungsebene der beiden Blutarten vom venösen zum arteriellen Ende sich entwickelnden Septums (nach SPITZER das Septum aorticum) an irgendeinem seiner verschiedenen Abschnitte nicht zur völligen Trennung der Strombahnen ausreicht und aus dieser Bildungshemmung ein *Septumdefekt* resultiert. Der höchste Grad dieser Mißbildungsmöglichkeit ist dann gegeben, wenn die Septumbildung auf der ganzen Strecke vollkommen ausbleibt: im *Cor biloculare mit Truncuspersistenz*. Dabei ist die phylogenetische Nebeneinanderschaltung der beiden Kreisläufe zustande gekommen, dagegen die „Koordination beider Kreisläufe samt ihren Motoren und Scheidung beider Blutarten" (SPITZER) dadurch ausgeblieben, daß der Teilungssporn zwischen Pulmonalis und Aorta nicht als Scheidewand zwischen beiden bis an das Herz selbst und durch dieses hindurchgeführt wurde; die Folge ist das Erhaltenbleiben eines einfachen, nicht septierten Herzens und die Vermischung des arteriellen und venösen Blutes im Herzen. Da man nun nach entwicklungsmechanischen Grundsätzen für die Entstehung der Septumbildung eine primäre Trennung der Blutströme voraussetzen muß, weil die Septumbildung stets durch Ausfüllung des seitendruckfreien Raumes an den Randzonen von Strömen und Wirbeln von dem anliegenden Wandgewebe her erfolgt [BENEKE[1])], kann man sich das Ausbleiben der Septumbildung auf der ganzen Strecke des Herzschlauches nur unter Annahme einer primären Vermischung der Blutströme im Herzen vorstellen, wenn man nicht den höchst unwahrscheinlichen völligen Mangel an septumbildender Kraft bei normaler primärer Trennung der Blutströme zur Erklärung heranziehen will. Die primäre Vermischung der Blutströme setzt aber wieder andere Faktoren voraus, die das Auftreten einer Trennungsebene zwischen den beiden Blutarten und damit die Septumbildung durch in der Ebene angreifende Druck- und Zugkraft verhindern. Man kann z. B. annehmen, daß eine von der Norm abweichende Richtung des einströmenden arteriellen Blutes im Vorhofabschnitt zu einer Vermischung mit dem in normaler Richtung einfließenden Körpervenenblut führen muß oder umgekehrt das venöse Blut infolge Abweichung seiner Einströmungsrichtung sich sofort innerhalb des Herzens mit dem arterialisierten Lungenvenenblut vermengt: man findet in der Kasuistik des Cor biloculare in der Tat Angaben über Abnormitäten der Einmündungsstellen der Lungen- oder der Hohlvenen und muß diese dann als die das Ausbleiben der Vorhofseptumbildung letzten Endes bedingenden Faktoren ansprechen. Ist im Vorhof bereits eine Vermischung des Blutes eingetreten, so ist es für die allgemeine Zirkulation gleichgültig, ob es durch Wirbelbildung im Kammerabschnitt und durch die „Saugkraft der Organe" (BENEKE) im Truncus zu einer sekundären Sonderung des gemischten Blutes in zwei Ströme immer gemischt bleibenden Blutes kommt, oder ob auch in diesen Abschnitten die Septumbildung gänzlich ausbleibt oder nur unvollkommen zur Entwicklung gelangt: im ganzen Aortensystem wird das vermischte Blut zirkulieren, und nur in den Lungenvenen findet sich reines arterialisiertes Blut. Die allgemeine Zirkulationsstörung ist also die gleiche, ob ein Cor biloculare mit Truncuspersistenz vorliegt oder ob es sich um ein Herz mit einheitlichem Vorhof, aber getrennten Kammern und Scheidung des Truncus in Aorta und Pulmonalis handelt. Der Faktor, der maßgebend für die Form der Zirkulationsstörung ist, besteht in der Vermischung des Blutes beider Kreisläufe, die natürlich durch Septumbildung in den kranialen Abschnitten des Herzens nicht rückgängig gemacht werden kann, sobald sie im caudalsten Abschnitte einmal zustande gekommen ist.

Aus den Beziehungen zwischen Teilung der Strömung und Septumbildung im Herzen geht des weiteren hervor, *daß nicht jeder Defekt im Septum zu einer Vermischung der getrennt in den betreffenden Abschnitt eintretenden Blutströme führen muß*; die wenn auch unvollständige Septumbildung besagt vielmehr,

---

[1]) BENEKE, R.: Über Herzbildung und Herzmißbildung als Funktionen primärer Blutstromformen. Beitr. z. pathol. Anat. u. z. allg. Pathol. Bd. 67, S. 1. 1920.

daß in diesem Falle eine Trennungsebene zwischen den Strömen zustande gekommen ist, daß die in ihr die Septumbildung bewirkenden Druck- und Zugkräfte aber aus Mangel an verfügbarem Anlagematerial nicht eine völlige *organische Abgrenzung* herbeizuführen vermochten. So kann ein anatomisch offenes Foramen ovale vorliegen, ohne daß auch nur die geringste Vermischung des rechtsseitigen venösen mit dem linksseitigen arteriellen Blute einzutreten braucht. Erst wenn die Druckunterschiede zwischen rechts und links aufgehoben oder zugunsten der rechten Seite verschoben worden sind, kann unter Änderung der Stromrichtung rechtsseitiges Blut nach links übertreten. Diese Verhältnisse erklären auch das außerordentlich seltene Vorkommen der *paradoxen Embolie* bei der so häufigen Beobachtung eines Offenbleibens des Foramen ovale.

Die bei dieser ersten Form fehlerhafter Septierung des Herzens immer wieder beobachtete *Zirkulationsstörung* besteht in der meist im caudalsten Abschnitte des Herzens erfolgenden Vermischung der Blutarten beider Kreisläufe: während diese Vermischung im Verlaufe des embryonalen Lebens den normalen Zustand darstellt — wird doch im fetalen Kreislauf das arterialisierte Nabelvenenblut bereits im rechten Vorhof mit dem carbonisierten Körpervenenblut und weiter das „gemischt" durch das Foramen ovale in den großen Kreislauf einströmende Blut in dem linken Herzen mit dem Lungenvenenblute vermischt —, werden sich sofort nach Beginn der Lungenatmung Zirkulationsstörungen geltend machen müssen, die ihren Grund in der ausgebliebenen Scheidung der beiden Blutarten haben. Mit der „normalen" Blutmischung im Embryo hängt es zusammen, daß die schwersten Septumdefekte, eben das bereits genannte Cor biloculare mit Truncuspersistenz, während des embryonalen Lebens keinerlei krankhafte Erscheinungen zu zeitigen brauchen und daher auch die Austragung der Frucht in keinerlei Weise gefährden, auch keine irgendwelchen Folgen in der weiteren Entwicklung des Herzens oder anderer Teile nach sich ziehen, trotzdem aber mit einem längeren extrauterinen Leben nicht vereinbar sind. Die Erscheinungen, die sich meist sofort nach der Geburt einzustellen pflegen und oft unter schneller Steigerung zum Tode des Neugeborenen führen, beruhen in erster Linie darauf, daß überhaupt nur auf ganz beschränktem Gebiete, nämlich in den Lungenvenen, ungemischtes arterialisiertes Blut strömt, während im ganzen übrigen Organismus überall nur gemischtes, d. h. gegenüber dem normalen arteriellen Blute sauerstoffarmes und kohlensäurereiches Blut anzutreffen ist. Die dadurch bedingten Folgeerscheinungen für die Zirkulation und den Stoffwechsel des Individuums haben ihre letzte Ursache in dem fehlerhaften Verhältnis von Sauerstoff- zum Kohlensäuregehalt des Blutes, das eben zugunsten des letzteren verschoben erscheint. Das bemerkenswerteste äußere Anzeichen dieser Verschiebung besteht in dem Auftreten der namentlich an den gipfelnden Teilen meist besonders ausgesprochenen *Cyanose*, der Cyanodermie oder des Morbus coeruleus, der sich, der Ausdehnung der Blutvermischung entsprechend, im ganzen großen Kreislauf nachweisen läßt, während der kleine Kreislauf hinsichtlich des Sauerstoff- und Kohlensäuregehaltes seines Blutes annähernd normale Verhältnisse zeigt. Die Cyanose beruht, wie gesagt, auf der Vermischung der Blutarten beider Kreisläufe und wird daher auch geradezu als *„Mischungscyanose"* bezeichnet; sie unterscheidet sich infolge dieser Genese prinzipiell sehr wesentlich von der bei venösen Stauungen auftretenden Blaufärbung, die durch Erweiterung der Venen und Capillaren charakterisiert wird, während bei der „Mischungscyanose" Venenzeichnungen in dem verfärbten Gebiete völlig fehlen können, allerdings häufig unter gleichzeitigen weiter hinzutretenden Stauungserscheinungen beobachtet werden. Im allgemeinen liegen die Ernährungsbedingungen für die mit Blut versorgten Gewebe bei der „Mischungscyanose" günstiger als bei der passiven Hyperämie, da ja der Sauerstoffgehalt des gemischten Blutes keine absolute Reduktion erfahren hat, die Gewebe also in genügendem Maße mit Sauerstoff versehen werden können. Mit Recht wird aber die bei kongenitalen Herzfehlern so häufig zu beobachtende hochgradige Cyanose in der Praxis deshalb als ein bedrohliches Symptom angesprochen, weil sich zu der Mischungscyanose sehr häufig Stauungserscheinungen hinzugesellen, die entweder ihren Grund in der die Blutvermischung auch bedingenden Mißbildung haben oder durch akzessorische Herzmuskelinsuffizienz hervorgerufen werden. Theoretisch ist an dem Unterschied zwischen Mischungscyanose und passiver Hyperämie auch aus dem Grunde festzuhalten, weil beide Störungen verschiedenartige Folgeerscheinungen zeitigen: die bei der Mischungscyanose vorhandenen besseren Stoffwechselbedingungen kommen dadurch zum offenkundigen Ausdruck, daß bei ihr die Atemstörungen gewöhnlich gering sind, solange die Herzkraft und die Menge des arterialisierten Blutes genügen [BITTORF[1])], d. h. solange die Mischungscyanose rein vorhanden ist und nicht durch hinzukommende Stauungshyperämie kompliziert wird. Erst wenn ein sehr erheblicher Teil des im großen Kreislauf strömenden Blutes nicht arterialisiert wird, treten bei der Mischungscyanose irreparable Atemstörungen mit Erstickungsanfällen auf, während in leichteren Fällen eine kompensatorische Beschleunigung des Blutumlaufs eine genügende Sauerstoffversorgung der Gewebe herbeiführen kann. Die Sauerstoffversorgung kann sogar das Maß des normalen Bedarfes überschreiten: das bei der Mischungscyanose weit häufiger zu beobachtende Auftreten von „Trommelschlägelfingern und -zehen" spricht jedenfalls für eine mehr als ausreichende Sauerstoffversorgung in den von der Cyanose besonders stark befallenen peripheren gipfelnden Teilen, mag man diese eigenartige Folgeerscheinung dauernder Zirkulationsstörung im übrigen auch als unaufgeklärt bezeichnen [E. EBSTEIN[2]), MARESCH[3])].

Die „Mischungscyanose" stellt, entsprechend ihrer Genese, das wichtigste *differentialdiagnostische Symptom* der ersten Form fehlerhafter Septierung des Herzens dar gegenüber der zweiten Form, die sich zuweilen durch die auffallende Blässe des Hautkolorits schon äußerlich markant von jener unterscheidet. Aus diesem oft geradezu gegensätzlichen Verhalten beider Formen von fehlerhafter Septierung des Herzens geht schon zur Genüge hervor, wie wenig berechtigt man ist, die Bezeichnungen Morbus coeruleus, Maladie bleue und angeborener Herzfehler synonym zu gebrauchen, wie das früher oft und namentlich von klinischer Seite geschehen ist. Die „Mischungscyanose" fehlt selbstverständlich stets dann, wenn die Septumbildung zur vollkommenen Trennung beider Kreisläufe unter Ausbleiben der Umschaltung führt; in diesem Falle kann ein dauernder Sauerstoffmangel im nutritiven Kreislauf schwerste Blaufärbung des ganzen Organismus bedingen, die mit der Mischungscyanose aber nur das Symptom der Carbonisation des Blutes gemeinsam hat; es kann aber auch im Gegenteil die genannte tiefe Blässe der äußeren Haut vorliegen, die diese Form vielfach als Cyanosis alba (Cyanose blanche) von der Cyanodermie abgrenzen ließ. Aber auch bei der ersten Form ist die Cyanose nicht immer konstant, von Anfang an und in gleichmäßiger Ausdehnung vorhanden; nach HOCHSINGER[4]) kann sie sich vielmehr in verschiedener Weise äußern: „1. durch andauernde intensive Blau-

---

[1]) BITTORF, A.: Die Pathologie der Atmung. Handb. d. allg. Pathol. von KREHL u. MARCHAND Bd. II, 1. 1912.

[2]) EBSTEIN, E.: Zur klinischen Geschichte und Bedeutung der Trommelschlägelfinger. Dtsch. Arch. f. klin. Med. Bd. 89, S. 67. 1906.

[3]) MARESCH, R.: Ein Fall von hyperplastischer Periostitis. Verhandl. d. dtsch. pathol. Ges. Bd. 12, S. 309. 1908.

[4]) HOCHSINGER, C.: Erkrankungen des Kreislaufssystems. Handb. d. Kinderheilk. von PFAUNDLER u. SCHLOSSMANN Bd. III, 2. Aufl. 1910.

färbung der ganzen Körperoberfläche von der Geburt angefangen; 2. durch partielle Blaufärbung des Körpers, nur die peripheren Teile betreffend, von der Geburt angefangen; 3. durch partielle Blaufärbung wie sub 2., jedoch erst später entstehend; 4. durch allgemeine Cyanose wie sub 1., gleichfalls erst später entstehend." Nach Hochsinger tritt die sog. Mischungscyanose nur bei *wesentlichem* Überwiegen der Venosität im linken Ventrikel oder in der Aorta in Erscheinung, was „in erster Linie davon abhängt, ob das venöse Blut des rechten Herzens der Hauptsache nach in die Pulmonalis abfließen kann oder nicht". Der Grad der Cyanodermie ist ferner oft ein Anhaltspunkt für die dem vorliegenden angeborenen Herzfehler zu stellende Prognose: „Die bei der Geburt tief dunkelblauen Kinder bleiben in der Regel nicht lange am Leben, Kinder, bei welchen die Cyanose bald nach der Geburt milder wird, aber nicht gänzlich schwindet, erhalten sich gewöhnlich einige Monate, mitunter auch Jahre, solche, bei denen anfänglich keine Cyanose bestand oder, wenn sie bei der Geburt vorhanden war, rasch zurückgeht, können eine lange Lebensdauer erreichen" (Hochsinger). Auch Intermittieren der Cyanose wird gelegentlich beobachtet, d. h. sie kann „nur bei Erregungszuständen, stärkeren Bewegungen, forcierter Exspiration zum Ausdruck kommen (Cyanose congénitale intermittente, Variot)". Bei längerem Bestehen stellen sich nach Loubaud immer Strukturveränderungen der erweiterten Venen ein, deren Wandungen hypertrophieren und dadurch die Seltenheit von Ödemen bei angeborener Cyanose erklären lassen sollen.

Gegenüber der ersten Form fehlerhafter Septierung des Herzens mit ihrer charakteristischen Mischungscyanose ist die oben mehrfach erwähnte *zweite Form* dadurch ausgezeichnet, daß die vollständige Trennung beider Kreisläufe mit Ausbleiben der Umschaltung im extrauterinen Leben zu einem absoluten Sauerstoffmangel des nutritiven Kreislaufs führt und dadurch mit einem weiteren Bestande des Lebens nicht vereinbar ist. Wir treffen auf diese Form in ihrer typischen Ausbildung dann, wenn durch *Transposition der großen Arterien*, der Pulmonalis und der Aorta, bei gleichzeitig vollständiger Septumbildung und Verschluß der fetalen Gefäße das aus den Lungen in das linke Herz strömende arterialisierte Blut den linken Ventrikel durch die Pulmonalarterie wieder verläßt und so in die Lungen zurückkehrt, während gleichzeitig das Körpervenenblut durch das rechte Herz und die Aorta wieder in den großen Kreislauf einströmt. Im uterinen Leben wird durch das arterialisierte Nabelvenenblut die notwendige Arterialisierung des großen Kreislaufs garantiert und dadurch das Leben der Frucht erhalten, während gleichzeitig durch das offene Foramen ovale auch dem Lungenkreislauf der zu seinem Weiterbestehen nötige Sauerstoff herbeigeführt wird und eventuell auch bei Bestehen eines Ductus arteriosus rückläufig durch diesen der Lunge aus der Aorta arterialisiertes Blut zugeführt werden kann. Sobald nach der Geburt aber die fetale Kommunikation beider Kreisläufe aufhört, wird, wie gesagt, der große Kreislauf ausschließlich sauerstofffreies Blut erhalten und damit seine Funktion definitiv einstellen müssen. Es stellt somit diese Form fehlerhafter Septenbildung eine mit dem extrauterinen Leben nicht vereinbare Herzmißbildung dar und kommt für die Praxis der bei angeborenen Herzfehlern zu beobachtenden Zirkulationsstörungen nur insofern in Betracht, als sie eine Erklärung für die bei ihr immer wieder konstatierte *Lebensunfähigkeit* direkt in sich schließt.

Die weit häufigeren angeborenen Herzfehler, die ein längeres extrauterines Leben ermöglichen, sind größtenteils *Mischformen resp. Zwischenformen* zwischen den beiden genannten Typen fehlerhafter Septenbildung. Bleibt beispielsweise bei der Transposition der beiden Arterienstämme das Foramen ovale auch nach der Geburt funktionell weit offen oder kommt es durch fehlerhafte Einmündungsrichtung des venösen Blutstromes zu einem Ausbleiben oder einem Defekt der Septumbildung, so kann durch die erfolgende Mischung des Blutes im Herzen die fehlende Umschaltung der Kreisläufe insofern etwas kompensiert werden, als nunmehr auch im extrauterinen Leben eine gewisse Arterialisierung des Blutes im großen Kreislauf ermöglicht und damit der Fortbestand des Individuums garantiert wird, allerdings zum Teil nur nach Umkehr der Stromrichtung in bestimmten Abschnitten des Kreislaufs. Da die diesen Herzfehlern zugrunde liegenden Entwicklungsstörungen naturgemäß komplizierterer Art sind und sich vielfach deshalb auch mit Veränderungen der Klappenbildung oder Störungen in der Weite der Kommunikationsöffnungen zwischen verschiedenen Abschnitten des Zirkulationsapparates kombinieren, sind die durch sie bedingten Zirkulationsstörungen ebenfalls mannigfaltiger als die bei den genannten beiden einfachen Formen der fehlerhaften Septierung zu beobachtenden. So wird bei ihnen nur selten die Mischung des Blutes beider Kreisläufe zu einer reinen Mischungscyanose im großen Kreislaufe führen, vielmehr werden sich zu der reinen Mischungscyanose infolge anderweitiger akzessorischer Veränderungen am Herzen die Erscheinungen der Stauungshyperämie hinzugesellen, oder es wird die Blutversorgung des kleinen oder des großen Kreislaufs durch Stenosierungen an seinem Beginn quantitativ beeinträchtigt, und dadurch werden Zirkulationsstörungen bedingt. Da ferner durch sekundäre Eröffnung von Versorgungsbahnen und Anastomosen verschiedenartige Möglichkeiten der Kompensation extrauteriner Zirkulationsstörungen gegeben sind — ich erinnere in dieser Beziehung an die rückläufige Durchströmung des Ductus arteriosus bei Atresie der Lungenarterie und an die Versorgung der Lungen mit Blut durch die Bronchialarterien bei der gleichen Mißbildung —, stellen diese Misch- und Zwischenformen ein großes Gebiet mannigfaltiger Herzfehler mit verschiedenartigen Störungen der Zirkulation dar, aus denen sich nur einzelne Gruppen als immer wiederkehrende Typen herausgreifen lassen. Daß es zur Typenbildung unter den zahllosen Variationsmöglichkeiten überhaupt kommt, hat seinen durchaus plausiblen Grund in der Tatsache, daß eben nur ganz bestimmte Formen zu den notwendigen Kompensationen der Zirkulationsstörungen führen, und daß nur diese bis zum Ende der Gravidität und über diese hinaus am Leben bleiben und so zur Beobachtung gelangen, während andere Formen durch die mangelhafte Zirkulation schon frühzeitig den Fruchttod nach sich ziehen. So lassen sich aus der großen Zahl der Möglichkeiten gewisse Gruppen herausschälen, die bei gemeinsamer (allerdings sehr verschiedengradiger) Fähigkeit extrauterinen Fortbestehens verschiedenartige Zirkulationsstörungen immer wieder aufweisen. Daraus ergibt sich eine Einteilung der Hauptmasse angeborener Herzfehler nach vorwiegend physiologischen Gesichtspunkten, die bisher wohl noch nicht berücksichtigt worden sind.

Zu den Misch- oder Zwischenformen der aus der SPITZERschen phylogenetischen Theorie des Herzbaues sich ergebenden zwei Grundformen fehlerhafter Septierung des Herzens rechne ich die vier verschiedenen SPITZERschen Typen der „*Transposition*", mithin die weitaus überwiegende Zahl der praktisch überhaupt in Betracht kommenden angeborenen Herzfehler, wie namentlich die „*reitende Aorta*" und die *Stenose der Pulmonalarterie*; des weiteren aber auch die ohne Stellungsanomalien der großen Arterien, aber mit irgendwelchen Septumdefekten oder Offenbleiben fetaler Ostien oder Gefäße einhergehenden Mißbildungen, bei denen eine Mischung des Blutes beider Kreisläufe die Zurechnung zu den Zwischenformen rechtfertigt. Aus dieser großen Zahl verschiedenartiger Typen greife ich als Beispiel für eine charakteristische Form der immer wiederkehrenden Zirkulationsstörung den Befund heraus, den GROEDEL und *ich*[1]) bei einem typischen Fall von Pulmonalstenose mit Rechtsstellung der Aorta (also ,,reitender Aorta") und ,,subaortalem Septumdefekt" erheben konnten. In diesem Falle gelangte das Körpervenenblut ,,in normaler Weise aus dem rechten Vorhof durch das Tricuspidalostium in den rechten Ventrikel; hier fand eine Teilung des Blutstromes statt: während ein Teil des Blutes den normalen Weg einschlug und von der stark hypertrophischen Konusmuskulatur durch das verengte Pulmonalostium in die Lungenarterie und den kleinen Kreislauf getrieben wurde, gelangte das übrige venöse Blut durch das große Foramen interventriculare resp. direkt in das Vestibulum aortae, mischte sich hier mit dem durch das linke Herz aus den Lungen kommenden arterialisierten Blute und strömte weiter in die Aorta und den großen Kreislauf. Von diesem gemischten Blute gelangte ein Teil durch die erweiterte unpaare Arteria bronchialis zu den Lungen und wurde hier mit dem durch die Lungenarterie zugeführten Blute arterialisiert. Rein arterielles Blut war also nur in den Lungenvenen und im linken Herzen vorhanden" (vgl. Nachtrag D, S. 131).

Mutatis mutandis lassen sich nach diesem Beispiel die bei den verschiedenen Gruppen von Zwischenformen mehr oder weniger typisch wiederkehrenden Zirkulationsänderungen und -störungen konstruieren, wobei man aber nur selten in der Lage ist, aus den klinisch beobachteten Symptomen veränderter Zirkulation sichere Rückschlüsse auf die vorliegende Form des angeborenen Herzfehlers zu ziehen, da eben allen Vertretern dieser verschiedenen Gruppen als wichtigstes und verbreitetstes Merkmal die Mischungscyanose gemeinsam sein kann und diese vielfach anderweitige unterscheidende Symptome überdecken wird. —

Den aus der fehlerhaften Septierung des Herzens sich ergebenden angeborenen Zirkulationsstörungen schließen sich weiter solche Anomalien an, die bei intakter Nebeneinander- und Umschaltung beider Kreisläufe aus *Störungen der Klappenbildungen* mit resultierenden Stenosen oder Insuffizienzen hervorgehen. Abgesehen von den zu den oben aufgeführten Zwischenformen gehörigen, stets gleichzeitig mit Septumdefekten einhergehenden völligen Atresien der venösen oder arteriellen Ostien des Herzens gehören hierher Klappenfehler, die infolge ihres frühzeitigen Auftretens in dem noch nicht fertig entwickelten Herzen zu Zirkulationserscheinungen die Veranlassung geben, die sich wesentlich von den Folgen im fertigen Herzen zustande kommender analoger Klappenfehler unterscheiden. Hier ist der Häufigkeit des Vorkommens nach in erster Linie die unkomplizierte *angeborene Stenose des Aortenostiums* zu nennen, wie sie namentlich von RAUCHFUSS[2]), später u. a. von mir[3]) beschrieben worden ist. Kommt es im Laufe der Entwicklung sehr frühzeitig zu einer Verengerung der Ausflußbahn oder des Ostiums der Aorta aus dem linken Ventrikel, so wird die linke Herzhälfte und der aufsteigende Teil der Aorta je nach dem Grade der Stenosierung mehr oder weniger aus der Zirkulation ausgeschaltet und bleibt demzufolge in der Entwicklung zurück, rudimentär. Die Hauptmasse des aus den Lungen in den linken Vorhof strömenden Blutes tritt durch das offene Foramen ovale in das rechte Herz über und versorgt den großen Kreislauf unter Umgehung des linken Herzens und der aufsteigenden Aorta durch den Ductus arteriosus.

---

[1]) GROEDEL, TH. u. J. G. MÖNCKEBERG, Ein Fall von kongenitaler Pulmonalstenose usw. Zentralbl. f. Herz- u. Gefäßkrankh. Bd. 5, S. 1. 1913.

[2]) RAUCHFUSS, C.: Die angeborenen Entwicklungsfehler und die Fetalkrankheiten des Herzens und der großen Gefäße. Gerhardts Handb. d. Kinderkrankh. Bd. IV, S. 1. Tübingen 1878.

[3]) MÖNCKEBERG, J. G.: Demonstration eines Falles von angeborener Stenose des Aortenostiums. Verhandl. d. dtsch. pathol. Ges. Bd. 11, S. 224. 1907.

Die stärkere Anfüllung des rechten Ventrikels bedingt gleichzeitig mit dem Rudimentärbleiben der linken Kammer die Ausbildung eines eigenartigen und für diesen Herzfehler geradezu charakteristischen Supplementärraumes, der sich apikalwärts von rechts nach links unter dem kleinen linken Ventrikel, der nur als Appendix des großen rechten imponiert, hin erstreckt. Die geringere oder stärkere Ausbildung dieses Supplementärraumes erlaubt Schlüsse auf das spätere oder frühere Zustandekommen der Stenosierung am Aortenostium resp. der Ausschaltung des linken Ventrikels. Die immerhin unzureichende Versorgung des großen Kreislaufes mit arterialisiertem Blute auf dem Wege durch den Ductus arteriosus bedingte in dem von mir beobachteten Falle vom zweiten Tage p. p. ab eine Schlaffheit und relative Blässe der Haut, die am dritten Tage der zunehmenden Cyanose wich.

Im übrigen unterscheiden sich diese Klappenfehler ohne sonstige angeborene Anomalien in ihren Folgeerscheinungen nicht von den im extrauterinen Leben akquirierten Stenosen oder Insuffizienzen, was besonders für die erst in den späteren Monaten der intrauterinen Entwicklung auf entzündlicher Basis zustande kommenden Fehler gilt.

Als letzte Gruppe angeborener Zirkulationsänderungen seien die Störungen genannt, die sich bei intakter Entwicklung des Herzens einerseits aus dem Offenbleiben und eventueller sekundärer Erweiterung des Ductus arteriosus, andererseits aus der sog. Isthmusstenose der Aorta ergeben. Das als isolierte Anomalie klinisch in seiner Häufigkeit stark überschätzte und namentlich früher viel zu oft diagnostizierte *Offenbleiben des Ductus arteriosus* führt nur dann zu klinischen Erscheinungen, wenn das Lumen des Ganges eine gewisse Weite erreicht resp. beibehält; ein für eine Sonde durchgängiger Ductus arteriosus ist ohne irgendwelche Bedeutung für die Zirkulation. Bei weitem Lumen oder sekundärer Aneurysmabildung in dem offen gebliebenen Gange treten, abgesehen von auscultatorischen und röntgenologischen Phänomenen nur auffallend geringe Erscheinungen auf, insbesondere fehlt die Mischungscyanose bei der reinen Ductusapertur fast immer (HOCHSINGER). Dagegen pflegen sich bei der sog. *Isthmusstenose der Aorta* durch Ausbildung eines Kollateralkreislaufes recht charakteristische Zirkulationsveränderungen einzustellen. Die nach BONNET[1]) unter zweierlei Formen auftretende, als Persistenz eines embryonalen Zirkulationszustandes aufzufassende und recht verschiedene Grade erreichende Verengerung des Aortenbogens an der Einmündungsstelle des Ductus arteriosus führt bei höheren Graden der Anomalie in ähnlicher Weise wie die angeborene Aortenostiumstenose zu einer Umgehung des stenosierten Abschnittes seitens des Blutstromes oder, mit anderen Worten, zu einer Ausschaltung der Isthmusstenose, die besonders dann vollständig wird, wenn die Stenose bis zur völligen Atresie, evtl. mit Diastase der beiden blinden Enden, fortgeschritten ist. Der entweder aus Aorta und Ductus arteriosus oder nur aus ersterer in die Bogenäste eindringende Blutstrom tritt von diesen durch Anastomosen mit den Intercostal- und Bronchialarterien oder mit der Arteria epigastrica sup. unter gewaltiger Erweiterung dieser Kollateralen in die Aorta descendens oder deren Äste, umgeht also auf diese Weise den verengten oder verschlossenen Abschnitt des Aortenbogens und führt zu einer Umkehr der Strömung in den durchströmten Gefäßgebieten. Von den benutzten Anastomosen kommen besonders die Mammariae internae mit ihren Ästen in Betracht, die sich stark zu erweitern und zu schlängeln pflegen und infolge der Erhöhung des Blutdrucks in ihnen ebenso wie die Aorta atherosklerotische Veränderungen ihrer Wandung aufweisen können.

---

[1]) BONNET: Rev. de méd. Bd. 23, S. 108. 1903.

Nachtrag.

Von

ADOLF SCHOTT

Bad Nauheim.

(A) Die Entwicklung des Herzens bei den Thorakopagen, bei denen sich Verschmelzungen und Mißbildungen der verschiedensten Art finden, vollzieht sich nach YSANDER[1]) so, daß die beiden Keime, die sehr nahe beieinanderliegen, in dem „Champ cordal" verschmelzen. Die Vv. omphalomesentericae verschmelzen derart, daß die beiden vorderen Enden den Sinus venos. ant., die hinteren den Sinus venos. post. bilden. Die beiden in nächster Nähe voneinander liegenden Herzschläuche krümmen sich dann in der überwiegenden Mehrzahl der Fälle in derselben Richtung gegen die spätere Vorderfläche des Fetus, wobei das hintere Herz nach vorne und links gegen das vordere verschoben wird. Inwieweit eine Verschmelzung eintritt, hängt von dem Entwicklungsstadium und dem im einzelnen Fall verfügbaren Raum ab. Es verschmelzen zunächst die Sinus und Vorhöfe, getrennt gefunden werden am ehesten die Ventrikel. Die Verteilung der afferenten Gefäße ist derart, daß die von der Vorderseite des Fetus kommenden Abkömmlinge und Äste des D. Cuvieri zum rechten Herzen, die von der Hinterseite zum linken Herzen ziehen; im Gegensatz dazu ist die Verteilung der efferenten Gefäße so, daß jeder Individualteil (SCHWALBE) von dem ihm zugehörigen Herzen versorgt wird. Auf Grund dieser Befunde kommt YSANDER zu dem Schluß, daß es sich beim Herzen der Thorakopagen nicht um eine Verschmelzung zweier Anlagen handelt, von denen je eine einem Individualteil zugehört (SCHWALBE), vielmehr ist die Entwicklung auch bei den Thorakopagen im Prinzip dieselbe, wie sie von SCHWALBE für die Cephalothorakopagen angenommen wird, daß nämlich eine vordere und eine hintere Anlage besteht, die je zur Hälfte zu einem Individualteil gehört, wobei die beiden Anlagen aber dann beim Thorakopagus nicht durch die Anlage eines gemeinsamen, zentralgelegenen Oesophagus getrennt werden.

Der Zeitpunkt der Verschmelzung der Herzanlagen liegt nach dieser Auffassung vor der Vereinigung der ursprünglichen paarigen Anlagen der primitiven Herzschläuche zu einem unpaaren Organ.

(B) Über die Beteiligung des Septum intermedium an dem Verschluß des Foramen interventriculare sind auch in der neuesten Literatur die Ansichten noch geteilt; vgl. SCHLEUSSING[2]).

(C) FUCHS[3]) hat an der Hand der Entwicklung des Kiebitzherzens die vergleichend-anatomische Bedeutung der Trabecula septomarginalis und der Crista supraventricularis studiert, Untersuchungen, deren Resultat bei der prinzipiellen Ähnlichkeit zwischen Vogel- und Säugerherzen auf das Säugerherz übertragen werden können und die andererseits einen Vergleich mit den Verhältnissen bei den Reptilien gestatten. Die Trabecula septomarginalis besteht

---

[1]) YSANDER, FREDRIK: Studies on the morphology and morphogenesis of human thoracopagic monsters with special reference to the malformation of the heart. Inaug.-Dissert. Upsala 1924.

[2]) SCHLEUSSING, H.: Beiträge zu den Mißbildungen des Herzens. Virchows Arch. f. pathol. Anat. u. Physiol. Bd. 254, S. 579. 1925.

[3]) FUCHS, F.: Zur Entwicklung des Kiebitzherzens. Zeitschr. f. d. ges. Anat., Abt. 1: Zeitschr. f. Anat. u. Entwicklungsgesch. Bd. 75, S. 1. 1925.

aus zwei Teilen: einem Bulbusteil und einem ventrikulären Teil. Der *Bulbusteil der Trabecula septomarginalis* stammt letzten Endes von der proximalen Knickungsfalte. Durch den vom Ventrikel auf den Bulbus übergreifenden Unterminierungsprozeß wird das Myokard in eine Innen- und eine Außenlamelle gespalten, und die proximale Knickungsfalte wird zu einem Bestandteil der Bulbuslamelle. Durch den fortschreitenden Unterminierungsprozeß wird die Platte zum größten Teil zerstört, erhalten bleiben nur die Ränder, und es wird der freie proximale, gegen den Ventrikel blickende Rand zum Bulbusteil der Trabecula septomarginalis. In späteren Entwicklungsstadien verschiebt sich dieser Bulbusteil der Trabecula septomarginalis apikalwärts und gewinnt Beziehungen zu verdichteten, frontalen Trabekelzügen, aus denen der *ventrikuläre Teil der Trabecula septomarginalis* hervorgeht. „Beim Menschen wäre demgemäß die eigentliche brückenförmige Trabecula septomarginalis der Bulbusteil, ihr septaler und lateraler Insertionspunkt und die dazwischenliegenden Trabekel der apikalen Kammerwand der ventrikuläre Teil derselben." Diese Anschauung spricht einerseits für die von TANDLER angenommene Homologie von Trabecula septomarginalis und Muskelleiste der Reptilien, da letztere ebenfalls eine doppelte Entstehung aus einem Bulbusteil und einem ventrikulären Teil besitzt (GREIL), und steht andererseits mit den SPITZERschen Anschauungen über die Entstehung der Trabecula septomarginalis in Einklang.

Die Anlage der *Crista supraventricularis* ist der ventrikelwärts schauende untere Rand des Septum aorticopulmonale, das bei seinem Vorwachsen sich zu einem zwei Kanten tragenden Wulst verdickt: die eine Kante verschmilzt mit dem Ventrikelseptum, die andere, der A. pulmonalis zugewandte Kante bildet die Crista supraventricularis.

(D) ABBOTT, LEWIS und BEATTIE[1]) weisen auf Grund der Befunde bei einer größeren Zahl von Fällen von Pulmonalatresie und Pulmonalstenose darauf hin, daß ein gleichzeitig bestehender Ventrikelseptumdefekt bei der Pulmonalstenose eine ernste Komplikation darstellt, da ein mehr oder minder großer Teil des Blutes dadurch unarterialisiert in den großen Kreislauf gelangt, bei geschlossenem Septum dagegen die ganze Kraft des rechten Ventrikels benutzt wird, um das Blut durch das verengte Ostium zu treiben, während bei der Pulmonalatresie ein gleichzeitig bestehender Septumdefekt umgekehrt im Sinne einer Zirkulationserleichterung wirkt. Die Ergebnisse der Untersuchung über die Wirkung eines gleichzeitig bestehenden Septumdefektes beim Bestehen einer Pulmonalstenose bzw. -atresie auf den Grad der beobachteten Cyanose und des Höchst- und Durchschnittsalters geht aus folgender Tabelle hervor:

	Zahl der Fälle	Ausgesprochene Cyanose	Höchstalter	Durchschnittsalter
Pulmonalstenose	83			
a) mit geschlossenem Septum . .	19	2	57 Jahre	21,3 Jahre
b) mit Ventrikelseptumdefekt . .	64	37	28 „	8,7 „
Pulmonalatresie	24			
a) mit geschlossenem Septum . .	6	In allen extrem	6 Monate	16 Wochen
b) mit Ventrikelseptumdefekt . .	18	11	13 Jahre	3,7 Jahre

---

[1]) ABBOTT, M. E., D. S. LEWIS u. W. W. BEATTIE: Differential study of a case of pulmonary stenosis of inflammatory origin (ventricular septum closed) and two cases of a) pulmonary stenosis and b) pulmonary atresia of developmental origin with associated ventricular septal defect and death from paradoxical cerebral embolism. Americ. journ. of the med. sciences Bd. 165, S. 636. 1923.

Die Größe des Herzens bei den Wirbeltieren.

Von

R. Hesse
Berlin.

Zusammenfassende Darstellungen.

Pütter, A.: Studien über physiologische Ähnlichkeit. V. Ähnliche Herzgrößen. Pflügers Arch. f. d. ges. Physiol. Bd. 172, S. 367—412. 1918. — Hesse, R.: Das Herzgewicht der Wirbeltiere. Zool. Jahrb., Abt. f. allg. Zool. u. Physiol. Bd. 38, S. 243—364. 1921.

Bei den Wirbeltieren wird das Blut durch die Tätigkeit des Herzens umgetrieben, und zwar nicht durch peristaltische Zusammenziehungen eines Herzschlauchs wie bei den Manteltieren, sondern durch zuckende Kontraktion der quergestreiften Muskulatur der Herzkammern. Die glatte Muskulatur der Gefäße dient nur dazu, diese nach Bedürfnis zu verengern und damit die Blutzufuhr zu den Einzelteilen des Körpers zu regeln, nicht aber zum Umtrieb. Der Herzmuskel unterliegt, wie alle Muskeln, der funktionellen Anpassung und reagiert innerhalb bestimmter Grenzen auf erhöhte Beanspruchung durch Vergrößerung seiner Masse. Die bedeutende Größe des Herzens bei Sportsleuten, die Verstärkung der Muskulatur der rechten Herzkammer bei Lungenemphysem, die der linken Herzkammer bei Aortenstenose sind bekannte Beispiele dafür. Da nun das Herz fast ganz aus Muskelgewebe besteht und normalerweise nur verschwindend wenig Bindegewebe, besonders mehr oder weniger Fettgewebe in seine Zusammensetzung eingeht, so kann man die Masse, d. h. das Gewicht des Herzens (natürlich ohne Inhalt von Blut) fast genau als Maß seiner Leistung nehmen. Die Arbeit des Herzens besteht im Umtrieb des Blutes. Das Blut ist der Vermittler des Stoffwechsels; es bringt die durch die Darmwand aufgenommenen oder aus den Speichern freigemachten Nährstoffe zu den Verbrauchsstellen, den durch Haut, Kiemen oder Lungen aufgenommenen Sauerstoff zu den Bedarfsstellen, die Stoffwechselprodukte aus arbeitenden Organen zu den Ausscheidungsstellen in Niere, Lunge, Haut und Darmwand. Jeder Mehrverbrauch von Nahrung und Sauerstoff, jede Erhöhung der Exkretmassen verlangt vermehrte Durchblutung und damit erhöhte Herztätigkeit, mag sie nun durch Vergrößerung des Schlagvolumens oder durch Vermehrung der Pulszahl geleistet werden. Damit wird das Herz bei den Wirbeltieren geradezu zu einem *Maßstab für die Intensität des Stoffwechsels*. Es ist interessant, von diesem Gesichtspunkte aus die Herzen verschiedener Wirbeltiere untereinander zu vergleichen.

Eine solche Vergleichung aber kann nur unter besonderen Vorsichtsmaßregeln geschehen. Es geht nicht an, wahllos die Herzgewichte zu vergleichen, seien es absolute oder relative. Wir lernen wenig daraus, daß ein Katzenhai (*Scyllium*), ein Seeteufel (*Lophius*), eine Kröte (*Bufo vulgaris*), ein Dorndreher

(*Lanius collurio*), ein Buchfink (*Fringilla coelebs*) und ein Wiesel (*Putorius nivalis*) gleich schwere Herzen von 0,33 g haben, oder daß gleicherweise bei Kröte, Ringelnatter (*Tropidonotus*) und Wildkaninchen (*Cuniculus*) das relative Herzgewicht 3,2 $^0/_{00}$, bei Siebenschläfer (*Myoxus*), Maulwurf (*Talpa*) und Mensch etwa 5,5 $^0/_{00}$ beträgt. Durch die Verschiedenheit im Bau der Blutbahn sind bei so verschiedenen Tieren die Reibungswiderstände, zu deren Überwindung ein großer Teil der Herzarbeit verbraucht wird, sehr verschieden groß; die Hubhöhe ist für die Schlange anders als für den Vogel, für den Maulwurf anders als für den Menschen. Sie sind untereinander nicht unmittelbar vergleichbar. Wir müssen uns an die Vergleichung näher verwandter Formen, mindestens von Arten derselben Familie, besser noch an solche derselben Gattung, am besten an Stücke derselben Art halten, um daraus eindeutige Ergebnisse folgern zu können. Dabei muß bei verschieden großen Tieren nicht das absolute, sondern das relative Herzgewicht im Verhältnis zum Körpergewicht, das Herzverhältnis, verglichen werden. Dies Herzverhältnis wird am anschaulichsten in Promille ausgedrückt; die Verhältniszahl besagt dann, wieviel Gramm Herz auf 1 kg Körper kommen. Es wird daher im folgenden neben dem Körpergewicht (Kgew.) nur das Herzverhältnis (Hverh.) angegeben werden; aus diesen beiden Zahlen läßt sich ja das absolute Herzgewicht leicht berechnen. Die Bezeichnung „Körpergewicht" und „Herzverhältnis" kann sogar fortbleiben; jenes wird in Gramm (bzw. Kilogramm), dieses in Promille angegeben.

Wenn man die Herzgewichte der Fische vergleicht, fällt als besondere Eigentümlichkeit auf, daß innerhalb der gleichen Art das Herzverhältnis bei allen Wachstumsstufen konstant ist, daß also kleine und große Stücke ein relativ gleich großes Herz besitzen. Einige Beispiele mögen das zeigen: Hai *Pristiurus melanostomus* 137,6 g 0,76 $^0/_{00}$ und 367,5 g 0,76 $^0/_{00}$; Sternrochen (*Raja asterias*) 142 g 1,00 $^0/_{00}$ und 960 g 1,06 $^0/_{00}$; Spöke (*Chimaera monstrosa*) 460 g 0,34 $^0/_{00}$ und 895 g 0,35 $^0/_{00}$; der aalartige *Myrus myrus* 92 g 0,54 $^0/_{00}$ und 258 g 0,54 $^0/_{00}$; Himmelsgucker (*Uranoscopus scaber*) 47,6 g 0,47 $^0/_{00}$ und 277 g 0,45 $^0/_{00}$; Seeteufel (*Lophius piscatorius*) 268 g 1,27 $^0/_{00}$ und 17 000 g 1,10 $^0/_{00}$. Diese Konstanz ist verwunderlich, da nach den Untersuchungen von Zuntz, allerdings bei Süßwasserfischen, der Stoffwechsel, speziell auch die Ausscheidung stickstoffhaltiger Endprodukte, bei kleinen Stücken für die Oberflächeneinheit größer ist als bei großen derselben Art. Sollten die Reibungswiderstände in den Kiemen- und Körpercapillaren bei großen Stücken so zunehmen, daß damit die geringere Arbeit des Herzens für den Stoffwechsel ausgeglichen wird?

Im übrigen ordnen sich die Fische nach ihrem Herzgewicht in leicht verständliche Reihen. Das kleinste Herzverhältnis haben einige aalartige Fische, die, bis auf den Kopf im Sand eingewühlt, auf wehrlose Beute lauern, wie *Ophichthys imberbis* mit 0,15 $^0/_{00}$ und *O. serpens* mit 0,33 $^0/_{00}$; ihm schließt sich der eigentümliche träge Tiefenselachier, die Spöke (*Chimaera*) mit 0,34 $^0/_{00}$ an. Andere Aalartige und die Lauerfische des Meeresbodens, wie Schollen, Himmelsgucker (*Uranoscopus*), halten sich um 0,5 $^0/_{00}$. Etwas größer ist das Herzverhältnis bei den langsam schwimmenden Friedfischen (*Gadus, Serranus, Mugil, Zeus* u. a.) mit 0,6—0,7 $^0/_{00}$. Die größten Herzen unter den Knochenfischen haben die gewaltigen Schwimmer aus der Verwandtschaft der Makrelen, die als Bewohner des freien Wassers ohne oder mit unzureichender Schwimmblase Tag und Nacht in Bewegung sein müssen, um nicht unterzusinken; bei ihnen steigt das Herzverhältnis über 1 $^0/_{00}$ (*Scomber* 1,17 $^0/_{00}$, *Trachurus* 1,52 $^0/_{00}$) und erreicht bei dem dem Thunfisch nahestehenden Bonito (*Sarda sarda*) sogar 1,98 $^0/_{00}$. Interessant ist es, daß die beiden Modifikationen des Flußaals (*Anguilla anguilla*), der räuberisch von Fischen sich nährende Breitkopf und der Bodennahrung (Würmer,

Mückenlarven) bevorzugende Schmalkopf, einen beträchtlichen Unterschied in der Herzgröße zeigen; jener hat $0{,}92^0/_{00}$, dieser $0{,}59^0/_{00}$ Hverh.[1]). Die schwimmblasenlosen Selachier, bei denen die Schwimmarbeit nicht bloß die Fortbewegung, sondern auch das Schweben im Wasser leisten muß, haben meist ein Herzverhältnis von nahe an $1^0/_{00}$, und diese Größe wird nicht selten überschritten. Wenn aber bei dem trägen, im erwachsenen Zustande parasitisch lebenden Neunauge *Petromyzon marinus* das Herzverhältnis ganz besonders groß ist für einen Fisch, nämlich $2{,}77^0/_{00}$, so können dafür nicht Bewegungsleistungen des Tieres in Betracht kommen; vielmehr dürften vermutlich die Bauverhältnisse des Blutgefäßsystems, vor allem der Capillaren in den Kiemen und die hier besonders hohen Reibungswiderstände eine Erklärung dafür bieten.

Im Gegensatz zu dem Verhalten bei den Fischen sehen wir bei den Amphibien, wenigstens bei den Anuren, in genügend großen Untersuchungsreihen mehr oder weniger deutlich, daß innerhalb einer Art die kleineren Stücke auch das kleinere Herzverhältnis haben. So stellt Zepp[2]) für den Grasfrosch (*Rana fusca*) ♂ folgende Reihe auf:

Kgew. in g:	<10	10—20	20—30	30—40	40—50	50—60	>60
Hverh. in $^0/_{00}$:	2,40	2,58	2,91	2,82	2,93	2,93	3,50

und seine Reihen für das ♀ und für den Wasserfrosch (*Rana esculenta*) ♂ und ♀ bestätigen diese Regelmäßigkeit; oder für Kröten (*Bufo vulgaris*) aus Neapel finde ich:

Kgew. in g:	93,4	132,8	179,6
Hverh. in $^0/_{00}$:	2,35	3,45	5,54

Freilich tritt eine solche Regelmäßigkeit nicht immer deutlich heraus; das hängt damit zusammen, daß Amphibien, wenn sie nicht gleich nach dem Einbringen untersucht werden, häufig durch Verdunstung nicht unerhebliche Gewichtsverluste erleiden. Eine Erklärung für diese Größenverhältnisse steht noch aus.

Der Vergleich verschiedener Arten zeigt, daß die Schwanzlurche das niedrigste Herzverhältnis haben: Feuersalamander (*Salamandra maculosa*) ♂ $1{,}87^0/_{00}$, ♀ $1{,}63^0/_{00}$, und Kammolch (*Molge cristata*) ♂ $1{,}83^0/_{00}$, ♀ $1{,}65^0/_{00}$. Das ist durch die geringe Lebhaftigkeit dieser Tiere zur Genüge erklärt. In der Reihe der Froschlurche ist das Herzverhältnis bei den vorwiegend in der Luft lebenden Arten höher als bei denen, die den Aufenthalt im Wasser vorziehen. So übertrifft der Gasfrosch (*R. fusca*) mit ♂ $2{,}86^0/_{00}$ und ♀ $2{,}39^0/_{00}$ den Wasserfrosch (*R. esculenta*) mit ♂ $1{,}83^0/_{00}$, ♀ $1{,}74^0/_{00}$, die Kröte (*B. vulgaris*) mit ♂ $3{,}20^0/_{00}$ und ♀ $2{,}77^0/_{00}$ (in Deutschland) übertrifft die Unke (*Bombinator pachypus*) mit $2{,}7^0/_{00}$, und am höchsten ist das Herzverhältnis bei der Art, die dem Wasserleben am meisten entfremdet ist, dem Laubfrosch (*Hyla arborea*) mit ♂ $6{,}52^0/_{00}$ und ♀ $3{,}84^0/_{00}$. Einer der Gründe dafür wird darin zu suchen sein, daß das Blut bei den luftbewohnenden Formen viskoser, zäher ist durch die größere Menge der darin enthaltenen roten Blutkörper und wahrscheinlich auch durch den geringeren Wassergehalt des Serums gegenüber den Wasserbewohnern, wo es beständig durch eindiffundierendes Wasser verdünnt wird. Beträgt doch die durchschnittliche Maximalzahl der Blutkörper [d. h. die Durchschnittszahl aus *der* Jahreszeit, wo die wechselnde Blutkörperzahl der Anuren am höchsten ist[3])] bei der wasserliebenden Unke nur 382 000 in 1 cbmm, bei der Kröte aber 500 000, ja bei *Bufo variabilis* und *B. calamita* noch mehr (622 000 bzw. 653 000),

---

[1]) Törlitz, H.: Zeitschr. f. Fischerei Bd. 21, S. 1—48.
[2]) Zepp, P.: Zeitschr. f. d. ges. Anat., Abt. 1: Zeitschr. f. Anat. u. Entwicklungsgesch. Bd. 69, S. 84—180. 1923.
[3]) Heesen, W.: Zeitschr. f. vergl. Physiol. Bd. 1, S. 500—516. 1924.

beim Wasserfrosch 427 000, dagegen beim luftlebenden Grasfrosch 552 000, ja beim Laubfrosch sogar 688 000. Das Herz hat größere Arbeit zu leisten, wenn das Blut zäher ist. Außerdem wird viel mehr Muskelarbeit erfordert, um den Körper in der Luft zu tragen und fortzubewegen als im Wasser; beim Laubfrosch ist die Fortbewegung nicht auf ebenen Boden beschränkt, sondern verlangt beim Klettern auch noch ein vertikales Heben des Körpers.

Auffällig tritt bei allen untersuchten Amphibien der Unterschied im Herzverhältnis der beiden Geschlechter hervor: das ♂ hat stets das größere Herz. Die Zahlen sind oben schon angeführt. Zweifellos ist der Unterschied auf die größere Regsamkeit der ♂ zur Fortpflanzungszeit zurückzuführen, bei Konkurrenz um die ♀, Liebesspiel (Konzert) und Begattung.

Für das Herzgewicht der Reptilien liegen nur verhältnismäßig wenige Angaben vor. Von unseren Sauriern hat die träge Blindschleiche (*Anguis fragilis*) mit ♂ 1,61, ♀ 1,23°/$_{00}$ das niedrigste Herzverhältnis. Die relativen Herzgewichte unserer Eidechsen (*Lacerta agilis* mit 2,20, *L. vivipara* mit 2,18°/$_{00}$) sind gleich. Dagegen haben unsere Schlangen ein wesentlich höheres Herzverhältnis: die Kreuzotter (*Vipera berus*) mit 2,63°/$_{00}$ und die Ringelnatter (*Tropidonotus natrix*) mit ♂ 2,91 und ♀ 3,20°/$_{00}$; sie sind für ihre Fortbewegung weniger günstig gestellt als die von Beinen getragenen Saurier, indem weit zahlreichere Muskeln daran beteiligt sind und erreichen trotzdem bedeutende Geschwindigkeiten. Daß die Ringelnatter im Kampf mit ihren widerstrebenden Beutetieren zu größeren Anstrengungen genötigt ist als die Kreuzotter, die ihre Beute durch giftigen Biß lähmt, dürfte den Unterschied im Herzverhältnis der beiden erklären.

Bei den homöothermen Tieren ermöglicht die konstante Eigenwärme im allgemeinen weit bedeutendere Bewegungsleistungen als bei den Pökilothermen, und wahrscheinlich machen sich auch die Stoffwechselvorgänge, die für die Erhaltung der Eigenwärme notwendig sind, in ihrer Rückwirkung auf die Größe des Herzens bemerkbar. Bei den allermeisten Homöothermen ist daher auch das Herzverhältnis größer als bei den Pökilothermen; die niedrigste Zahl ist 2,7°/$_{00}$ für das Hauskaninchen, und unter den Vögeln 3,7°/$_{00}$ für das Haselhuhn (*Tetrastes bonasia*) bei 456 g Kgew. und 4,10°/$_{00}$ für den Jagdfasan (*Phasianus colchicus*) bei 1026 g Kgew. Die höchsten Zahlen kommen bei kleinen Vögeln vor; als höchstes fand ich 18,3°/$_{00}$ beim Weidenzeisig (*Phylloscopus sibilatrix*) von 10,2 g Kgew. Noch größer ist wahrscheinlich das Herzverhältnis bei kleinen Kolibris; zwar liegen keine Wägungen vor, aber nach BREHM ist hier das Herz „auffallend muskelstark, dreimal so groß wie der Magen in mäßig gefülltem Zustande und nimmt die Hälfte des Raumes der Leibeshöhle ein".

Die hier wesentlich für die Herzgröße in Betracht kommenden Einwirkungen lassen sich am besten analysieren, wenn man Stücke der gleichen Art untereinander vergleicht.

Am nächsten liegt es, die Herzverhältnisse in den verschiedenen Wachstumsstadien derselben Art zu betrachten. Für das Haushuhn ist das Herzverhältnis beim frischgeschlüpften Hühnchen von 29,7 g 9,1°/$_{00}$, beim jungen Kücken von 415,6 g 6,8°/$_{00}$, bei der erwachsenen Henne von 1392 g 6,1°/$_{00}$. Ähnlich ist der Gang beim Hauskaninchen:

Alter:	Neugeboren	14 Tage	4 Wochen	8 Wochen	Erwachsen ♂
Kgew. in g:	58,6	236,5	565,0	993,5	1987,0
Hverh. in °/$_{00}$:	5,85	3,91	3,77	2,05	2,70

Das Herzverhältnis nimmt also mit zunehmendem Körperwachstum ab, um häufig nach erreichter Reife wieder etwas zu steigen, wie beim Kaninchen auch beim Dachshund und beim Menschen. Die Abnahme des Herzverhältnisses ist eine Erscheinung, die leicht ihre Deutung findet. Beim Embryo muß das

Herz eine verhältnismäßig größere Arbeit leisten als beim neugeborenen Tier, weil das Blut nicht bloß durch den Körper, sondern auch durch das ausgedehnte Capillarnetz der Embryonalhüllen getrieben werden muß; das Herz ist daher beim Neugeborenen groß genug, um die für die Bewegung und für die erforderliche Wärmeproduktion notwendigen Leistungen noch auf sich zu nehmen und braucht mit dem Wachstum des Körpers zunächst nicht gleichen Schritt zu halten. Die Größe der Wärmeproduktion hängt ab von der Wärmeabgabe, und diese ist eine Funktion der Körperoberfläche. Das zeigen RUBNERS[1] berühmte Versuche über die Wärmeproduktion verschieden großer Hunde. Zwei Fälle aus seinen Versuchsreihen seien herausgegriffen; der eine Hund wog 20 kg, der andere 3,2 kg; beim großen maß die Oberfläche 7500 qcm, beim kleinen 2423 qcm; auf 1 kg kam beim großen 375 qcm Oberfläche, beim kleinen 757 qcm, also das Doppelte; der große Hund produzierte auf 1 kg Masse 45 Calorien, der kleine 88, also das Doppelte, entsprechend der doppelt so großen Oberfläche. Da der größere Körper die verhältnismäßig kleinere Oberfläche hat, nimmt mit zunehmendem Wachstum die Wärmeabgabe relativ ab, und das Herzverhältnis kann kleiner werden. Später wird durch größere Muskelarbeit und durch die Anforderungen der Geschlechtsreife wieder ein Ansteigen des Herzverhältnisses bewirkt.

Eine Abnahme der Herzverhältnisse mit Zunahme der Körpergröße ist auch beim Vergleich verschieden großer ausgewachsener Stücke der gleichen Art zu beobachten. So gibt PARROT[2] folgende Reihe vom Herzverhältnis des Strandläufers *Tringa ferruginea (subarquata)*:

Kgew. in g:	38,0	44,5	45,8	46,3	46,5	48,5	56,2	61,0
Hverh. in $^0/_{00}$:	19,9	19,1	19,8	17,7	18,7	17,5	15,7	15,7[3]

oder beim Bussard (*Buteo buteo*) ♂ haben die Stücke, deren Körpergewicht unter dem Durchschnitt 786 g liegt, mit im Mittel 692 g Kgew. ein Hverh. von 8,7 $^0/_{00}$, die von einem Körpergewicht über dem Durchschnitt mit 861 g ein Hverh. von 7,0 $^0/_{00}$. Das gleiche gilt von Säugern. Von unserer gemeinen Fledermaus (*Myotis myotis*) ♂ findet man folgende Reihe:

Kgew. in g:	9,9	12,1	14,3	14,6	16,1	16,6	18,2	20,0
Hverh. in $^0/_{00}$:	12,7	11,8	11,1	11,0	10,7	10,6	9,6	10,2

oder ähnlich bei Schlachtochsen:

Kgew. in kg:	501—600	601—700	701—800	801—900
Hverh. in $^0/_{00}$:	4,75	4,24	4,05	3,87

Diese wenigen Beispiele zeigen eine Regelmäßigkeit, die ganz allgemein verbreitet ist; wenn sie auch nicht überall in den Einzelwerten so in die Augen springt wie bei *Tringa* und *Myotis*, wegen individueller Verschiedenheiten, so wird sie doch mindestens in den Durchschnittswerten deutlich, wie beim Bussard und bei den Schlachtochsen. Die Tatsache, daß bei Warmblütern derselben Art in aufsteigenden Reihen des Körpergewichts bei erwachsenen Tieren das Herzverhältnis abnimmt, habe ich kurz als Reihenregel bezeichnet. Hier gibt höchstwahrscheinlich die geringere Wärmeabgabe durch die geringere Oberfläche des größeren Tieres die Grundlage für eine relative Verminderung des Stoffwechsels und damit für eine Herabsetzung des Herzverhältnisses.

Ein Beweis dafür, daß vermehrte Wärmeabgabe durch Steigerung des Stoffwechsels vergrößernd auf das Herzverhältnis einwirkt, kann darin gesehen werden,

---

[1] RUBNER: Zeitschr. f. Biol. Bd. 19, S. 535. 1883.
[2] PARROT: Zool. Jahrb., Abt. f. Syst. Bd. 7, S. 496—522. 1893.
[3] PARROTS Zahlen liegen im allgemeinen etwas höher als die von mir gefundenen; daher ist das Herzverhältnis dieser *Tringa* mit 19,9 $^0/_{00}$ größer als das von mir oben angegebene Maximum von 18,3 $^0/_{00}$ für *Phylloscopus*.

daß in einigen untersuchten Fällen die gleiche Tierart im kälteren Klima ein größeres Herzverhältnis aufweist. Unser Feldsperling (*Passer montanus*) ♂ hat in Süddeutschland bei 25,8 g Kgew. 13,1 $^0/_{00}$ Hverh., in Norddeutschland bei 24,8 g 14,0 $^0/_{00}$, in St. Petersburg bei 28,2 g 15,7 $^0/_{00}$; der Unterschied wird noch größer dadurch, daß die Stücke von St. Petersburg größer sind, also nach der Reihenregel ein kleineres Herzverhältnis haben sollten. In ähnlicher Weise steigt beim Eichhorn (*Sciurus*) das Herzverhältnis von 5 $^0/_{00}$ am mittleren Neckar (mittlere Jahrestemperatur M = + 9,3°) auf 5,7 $^0/_{00}$ in Wohlau, Schlesien (M = + 8,3°), auf 5,9 $^0/_{00}$ im Schwarzwald (M = + 6,6°), 6,2 $^0/_{00}$ in Ostpreußen (M = + 6,3°) und 6,9 $^0/_{00}$ im Brockengebiet (M = + 5,9°).

Zahlreich sind die Versuche, die Herzgröße bei Säugetieren durch reichliche Muskelarbeit zu beeinflussen. So konnte Külbs[1]) für einen Arbeitshund von 15 200 g Kgew. ein Hverh. von 10 $^0/_{00}$, für einen gleichschweren Kontrollhund ein solches von 6 $^0/_{00}$ feststellen, und in einer zweiten Versuchsreihe für den Arbeitshund von 19 200 g 8,9 $^0/_{00}$, für das Kontrolltier von 20 400 g 5,5 $^0/_{00}$. Grober[2]) u. a. bestätigten diese Ergebnisse. Damit erklärt es sich häufig, wenn innerhalb derselben Art, bei unserem Hauspferd z. B., das Herzverhältnis je nach Arbeitsleistung verschieden ist; es beträgt bei mageren belgischen Stuten von 734 kg Kgew. 5,6 $^0/_{00}$, bei ostpreußischen Stuten von 522 kg 7,3 $^0/_{00}$, bei leichten Militärpferden von 413 kg 10,1 $^0/_{00}$, bei Vollblutpferden im Durchschnitt 10,5 $^0/_{00}$, im Maximum 11,5 $^0/_{00}$, wobei allerdings ein Teil der Zunahme unter die Reihenregel fällt.

Nicht einheitlich gestaltet sich der Vergleich von Haustieren mit der wild lebenden Stammart. Haustiere sind ja gegen die Unbilden der Witterung, vor allem gegen niedere Temperatur, durch den Aufenthalt im Stall geschützt. Sonst aber liegen die Bedingungen sehr verschieden, je nach dem Zweck der Tierhaltung. Wo das Tier nur seiner Form und Farbe wegen (Tauben, Pfauen) oder als Fleischtier (Ente, Schwein) gehalten wird, werden von ihm geringere Muskelleistungen als von dem Wildtier verlangt; wo es aber als Arbeitstier oder für Sportleistungen gezüchtet wird (Pferd, Zieh- und Rennhunde, Kampfhähne), da werden die Anforderungen an seine Muskulatur denen bei den Wildtieren gleichkommen, sie vielleicht noch übertreffen. Die Zahlen für das Herzverhältnis bei Pferden im vorigen Absatz zeigen, welchen Einfluß die Beanspruchung auf das Herz hat. Bei Haustieren der ersteren Art aber ergibt die Untersuchung ein geringeres Herzverhältnis als bei den entsprechenden Wildtieren. Die Hausente hat, allerdings bei einem vergrößerten Körpergewicht gegenüber der Stammform, mit 1686 g ein Hverh. von 7,4 $^0/_{00}$, die Wildform *Anas boschas* ♂ bei 985 g 10 $^0/_{00}$; Hauskaninchen von kleiner Rasse, gleich schwer wie die Wildform, haben 2,3 $^0/_{00}$ Hverh., die Wildkaninchen (*Cuniculus cuniculus*) dagegen 3,1 $^0/_{00}$[3]). Ein Haustier ist auch der Kulturmensch, der sich durch Kleidung und Wohnung vor bedeutender Wärmeabgabe schützt und seine Muskelarbeit durch Maschinen und Verwendung von Haustieren meist auf ein geringes Maß herabsetzt. Er fällt daher heraus aus der Reihe gleich schwerer und ähnlich organisierter Tiere. Sein Herzverhältnis zur Grundlage vergleichender Betrachtungen zu machen, ist nur mit Vorsicht möglich, um so mehr, als wegen der überaus wechselnden Herzgröße bis jetzt nicht einmal Einstimmigkeit darüber herrscht, ob das Herz beim Mann oder beim Weibe schwerer ist. Ja, wenn das Herzverhältnis der Feuerländer bekannt wäre!

---

[1]) Külbs: Verhandl. d. 26. Kongr. f. inn. Med. (Wiesbaden) 1909.
[2]) Grober: Naturwiss. Wochenschr. N. F. Bd. 12, Nr. 13/15. 1913.
[3]) Timmann, O.: Zool. Jahrb., Abt. f. Physiol. Bd. 36, S. 621—656. 1919. — Müller, E.: Ebenda S. 505—588. 1919.

Es ist lange Zeit strittig gewesen, ob bei Säugern, insbesondere beim Menschen, die Schwangerschaft mit den vermehrten Ansprüchen an die Herzarbeit (vermehrte Reibungswiderstände, erhöhter Stoffwechsel) eine Vergrößerung der Herzmasse herbeiführt. Wenn für den Menschen durch die sorgfältigen Untersuchungen von W. FREY[1]) die Frage jetzt in bejahendem Sinne beantwortet ist, so wird das gestützt durch Wägungen an Tieren. Die Schwierigkeit liegt darin, daß das Körpergewicht eines Tieres nach dem Gebären herabgesetzt sein kann durch die Stoffabgabe an den Embryo, also nicht einwandfrei vergleichbar ist. Dagegen ist eine sehr konstante Vergleichsgröße im Hirngewicht gegeben, das ja durch mäßige Änderungen in der Ernährung nicht beeinflußt wird [Frau Dr. E. GERHARTZ-Bonn[2])]. Bei einer Versuchsreihe an Meerschweinchen wurde je mit einem trächtigen Tier, das sofort nach Ende der Gravidität abgetötet wurde, ein Kontrolltier desselben Wurfes verglichen; das Herzgewicht betrug in Prozenten des Gehirngewichts:

	I	II	III	IV	V
Trächtige Tiere	55,0	63,5	55,3	56,4	57,3%
Kontrolltiere	46,1	47,1	53,1	49,3	45,9%
Differenz	+8,9	+16,4	+2,2	+7,1	+11,4%

Also war das Herz des trächtigen Tieres stets größer als das des Kontrolltieres, z. T. um ein beträchtliches.

Schließlich ist noch eine Reihe von Beobachtungen über besondere Größe einzelner Herzabschnitte gemacht worden, in der Hauptsache zwar nicht innerhalb der gleichen Tierart, wohl aber bei Vergleichung von zwei nahe verwandten Arten, dem Moorschneehuhn (*Lagopus lagopus*) aus tieferen Gebieten Skandinaviens (etwa 600 m ü. M.) und dem Alpenschneehuhn (*L. mutus*) aus den Schweizer Alpen von 2000—3000 m ü. M.[3]). Das Alpenschneehuhn weist bei 389 g Kgew. ein Hverh. von 16,3⁰/₀₀ auf, das Moorschneehuhn bei 590 g 11,08⁰/₀₀. Die klimatischen Verhältnisse der Wohnplätze werden nicht viel Unterschiede bieten, und nach der Reihenregel ist ein gewisses Überwiegen des Herzverhältnisses bei dem kleineren Alpenschneehuhn zu erwarten; aber der Unterschied ist so groß, daß er daraus allein seine Erklärung nicht findet. Es zeigt sich aber, daß beim Alpenschneehuhn der rechte Ventrikel viel mehr an der Vergrößerung des Herzens beteiligt ist als der linke; er wiegt über die Hälfte des linken Ventrikels (0,562), während er beim Moorschneehuhn nur etwa ein Drittel (0,347) des linken ausmacht. Es scheint also, daß es sich bei diesen Höhentieren um eine Mehrbelastung des Lungenkreislaufes handelt, vielleicht infolge des herabgesetzten Luftdruckes — wie ja KRONECKER auch die Bergkrankheit als *mechanische* Wirkung der Luftverdünnung auffaßt derart, daß der Durchgang des Blutes durch die Capillaren der Lunge dadurch erschwert werde. Eine leichte, aber regelmäßig nachweisbare Verdickung der Wand des rechten Ventrikels hat LEMPEN[4]) auch beim Herzen des Kalbes in Höhen von 1500 m ü. M. festgestellt im Vergleich zu dem sonst gleich großen Herz bei Kälbern der Ebene.

Aus solchen Vergleichungen innerhalb derselben Tierart ergeben sich nun Hinweise für die Vergleichung der Herzen bei verschiedenen Arten homöothermer Tiere. Die Reihenregel weist darauf hin, daß Verschiedenheit der wärmeabgebenden Oberfläche sich im Herzverhältnis bemerkbar macht. Wenn man also Tiere mit gleicher Oberfläche vergleicht, etwa ähnlich gestaltete Tiere von gleichem

---

[1]) FREY, W.: Herz und Schwangerschaft. Leipzig 1923.
[2]) Nach einem Vortrag in der Niederrhein. Ges. f. Natur- u. Heilkunde in Bonn.
[3]) STROHL, H.: Zool. Jahrb., Abt. f. allg. Zool. u. Physiol. Bd. 30, S. 1—44. 1910.
[4]) LEMPEN, AD.: Contribution à l'étude de l'anat. du cœur du veau dans l'altitude et dans la plaine. Vet.-med. Dissert. Bern 1916 (1917).

Gewicht, so kommt jener Faktor in Wegfall, und es weisen Unterschiede im Herzverhältnis entweder auf Verschiedenheiten im Bau des Blutgefäßsystems (Reibungswiderstände) oder, wenn sich die Arten verwandtschaftlich nicht zu fern stehen, solche Verschiedenheiten deshalb unwahrscheinlich sind, auf Verschiedenheiten in den Körperleistungen und damit in der Intensität des Stoffwechsels hin. Turmfalke (*Tinnunculus tinnunculus*) und Lerchenfalke (*Falco subbuteo*) sind gleich groß, rund 220 g Kgew.; aber beim Turmfalken ist das Herzverhältnis $9,6^0/_{00}$, beim Lerchenfalken $11^0/_{00}$. Das erklärt sich ohne weiteres aus den verschiedenen Kraftleistungen der beiden Arten. Der Turmfalke ist ein harmloser, verhältnismäßig langsam fliegender Vogel, der sich hauptsächlich von Insekten ernährt und nicht mit kräftigem Widerstand seiner Beute zu rechnen braucht; der Lerchenfalke aber ist ein kühner Räuber, dessen Flug mit dem der Schwalben an Geschwindigkeit wetteifert, der seine Beute im Fluge schlägt und auch lebhaften Widerstand zu überwinden weiß. Ähnlich, doch noch weit größer, ist der Unterschied zwischen Bussard (*Buteo buteo*) und Wanderfalken (*Falco peregrinus*); das Bussard-♀ mit 1020 g hat $7,1^0/_{00}$ Hverh., das Wanderfalk-♀ mit 1104 g dagegen $16,5^0/_{00}$. — Wie sich ferner bei Stücken derselben Art ein verschiedenes Herzgewicht ergab, wenn sie in verschieden warmen Gegenden leben, so auch bei gleich schweren Tieren verwandter Arten. Unter den Edelfalken sind Lerchenfalke (*F. subbuteo*) und Merlinfalke (*F. aesalon*) gleich groß (Kgew. um 220 g) und gleich lebhaft und leistungsfähig; aber jener lebt im Sommer in Mitteleuropa, nördlich bis Südskandinavien, der Merlin aber ist im hohen Norden daheim und bewohnt die Tundra, zu uns kommt er nur auf dem Zug; dementsprechend hat der Lerchenfalke $11^0/_{00}$, der Merlin $16,7^0/_{00}$ Hverh. Der nordische Rauchfußbussard (*Archibuteo lagopus*) ♀ mit 958 g Kgew. hat ein Hverh. von $8,4^0/_{00}$, 10 mittelgroße Bussard ♀ (*Buteo buteo*) mit dem gleichen Durchschnittsgewicht haben $7,3^0/_{00}$ Hverh. Die im Norden heimische Sumpfohreule (*Asio accipitrinus*) ♂ mit 315 g Kgew. hat $9,8^0/_{00}$ Hverh., unsere Waldohreule (*Asio otus*) ♂ mit 265 g nur $8,15^0/_{00}$, obgleich sie etwas kleiner ist. Die Berglerche des Nordens (*Eremophila alpina*) hat bei 36 g Kgew. ein Hverh. von $17,2^0/_{00}$, während unsere allerdings etwas größere Feldlerche (*Alauda arvensis*) mit 45 g nur $12,8^0/_{00}$ aufweist.

Von Vergleichen zwischen einander ferner stehenden Tieren gleichen Gewichts mögen noch die zwischen Vögeln und Säugern in einigen Beispielen hier Platz finden. Waldmaus (*Mus sylvaticus*) ♂ 18,1 g $7,04^0/_{00}$: gemeine Fledermaus (*Myotis myotis*) ♂ 18,25 g 10,14 : Kohlmeise (*Parus major*) ♂ 17,8 g $13,26^0/_{00}$. Mauswiesel (*Putorius nivalis*) 54,4 g $9,78^0/_{00}$: Strandläufer (*Tringa ferruginea*) 49,5 g $15,78^0/_{00}$. Maulwurf (*Talpa europaea*) ♂ 68,2 g $5,82^0/_{00}$: Ziegenmelker (*Caprimulgus europaeus*) 66,2 g $10,47^0/_{00}$. Hermelin (*Putorius ermineus*) 232,1 g $9,39^0/_{00}$: Dohle (*Colaeus monedula*) 230,7 g $11,27^0/_{00}$. Hamster (*Cricetus cricetus*) ♂ 284,1 g $4,22^0/_{00}$: Schwarzspecht (*Picus martius*) 282,6 g $13,0^0/_{00}$. Überall zeigt sich der Vogel dem gleich großen Säuger im Herzverhältnis erheblich überlegen, obgleich er eine wesentlich kleine wärmeabgebende Oberfläche hat; das trifft selbst zu, wo das kräftige, räuberische Hermelin mit der verhältnismäßig schwachen Dohle verglichen wird. Es dürfte wohl die Muskelarbeit beim Flug sein, die ein so starkes Herz verlangt; so steht denn auch die Fledermaus dem Vogel im Herzverhältnis weit näher als die gleich große Waldmaus.

Viel schwieriger ist es, Arten von gleicher oder ähnlicher Lebhaftigkeit und Kraftleistung zum Vergleich auszuwählen; denn dafür sind objektive Anhaltspunkte nur bei wenigen Haus- und Laboratoriumstieren ermittelt, und die bloße Beobachtung reicht häufig nicht aus für eine sichere Schätzung. Umgekehrt könnte man gerade aus dem Herzverhältnis auf die Leistungen einen leidlich zuverlässigen Schluß ziehen. Ähnlichkeit der Leistung ist ja allerdings bei naher Verwandtschaft, etwa Zugehörigkeit zur gleichen Gattung, ähnlicher Lebensweise und Heimat nicht unwahrscheinlich, und in solchen Fällen kann die Vergleichung Reihen liefern, wie sie nach der Reihenregel innerhalb der Art vorhanden sind. So hat der Zwergtaucher (*Podiceps fluviatilis*) bei 181 g Kgew. 12,5$^0/_{00}$ Hverh., der Haubentaucher (*P. cristatus*) bei 970 g 9,8$^0/_{00}$, oder die Hohltaube (*Columba oenas*) mit 247 g hat 13,8$^0/_{00}$ gegenüber der Ringeltaube (*C. palumbus*) mit 507 g und 10,63$^0/_{00}$. In der Reihe der Strandläufer folgen sich regelrecht *Tringa alpina* 42,6 g 18,5$^0/_{00}$, *T. ferruginea* 48,3 g 17,8$^0/_{00}$, *T. canutus* 103,9 g 15,7$^0/_{00}$; aber *T. minuta* mit 21,1 g und 17,9$^0/_{00}$ fällt aus der Reihe heraus [Werte nach PARROT[1])]. Ähnliche Reihen lassen sich auch bei Säugern zusammenstellen, z. B. Mauswiesel (*Putorius nivalis*) 54 g 9,8$^0/_{00}$, Hermelin (*P. ermineus*) 197 g 9,3$^0/_{00}$, Iltis (*P. putorius*) 1123 g 6,9$^0/_{00}$; oder Zwergmaus (*Mus minutus*) 5,2 g 12,9$^0/_{00}$, Waldmaus (*M. sylvaticus*) 17,4 g 11,0$^0/_{00}$, Wanderratte (*M. norvegicus*) 220 g 4,1$^0/_{00}$. Auch innerhalb weiterer Verwandtschaftskreise treffen wir solche Reihen, z. B. Zwergfledermaus (*Vespertilio pipistrellus*) 3,7 g 14,4$^0/_{00}$, Ohrenfledermaus (*Plecotus auritus*) 6,4 g 12,9$^0/_{00}$, gemeine Fledermaus (*Myotis myotis*) 20,6 g 10,5$^0/_{00}$, oder unter den Eulen: Käuzchen (*Athene noctua*) 185 g 8,3$^0/_{00}$, Schleiereule (*Tyto alba*) 281 g 7,9$^0/_{00}$, Waldohreule (*Asio otus*) 290 g, 7,9$^0/_{00}$, Waldkauz (*Strix aluco*) 448 g 5,1$^0/_{00}$, Uhu (*Bubo bubo*) 1875 g 4,7$^0/_{00}$. Der Waldkauz steht hier freilich dem Uhu zu nahe; er ist eben mit den anderen Eulen nicht einwandfrei vergleichbar, ein träger Vogel und schwacher Flieger. Auch unsere Hühnervögel sind zu verschieden im Herzverhältnis, um sie zu einer Reihe zusammenzuschließen. Zwar stehen Birkhuhn (*Lyrurus tetrix*) mit 1262 g und 11,2$^0/_{00}$ und Auerhuhn (*Tetrao urogallus*) mit 4504 g und 9,1$^0/_{00}$ in leidlicher Übereinstimmung mit der Reihenregel; doch fällt das Haselhuhn (*Tetrastes bonasia*) mit 454 g und 3,7$^0/_{00}$, dem niedrigsten bei Vögeln beobachteten Herzverhältnis, ganz aus der Reihe seiner entfernten Verwandten heraus, auch beim Vergleich mit dem Rebhuhn (*Perdix perdix*) mit 341 g 6,9$^0/_{00}$; eher läßt es sich mit dem Jagdfasan (*Phasianus colchicus*) vergleichen, der, allerdings bei dem wesentlich höheren Körpergewicht von 1273 g, ein Hverh. von 4,1$^0/_{00}$ hat. Es ist sehr wahrscheinlich, daß ein so niedriges Herzverhältnis mit geringer Leistungsfähigkeit verknüpft ist; das Haselhuhn ist träge in der Bewegung; die Balz des Hahnes ist sehr gering, die Hähne sollen, im Gegensatz zu anderen Hühnervögeln, gar nicht um die Hennen kämpfen.

---

[1]) PARROT: Zool. Jahrb., Abt. f. Syst. Bd. 7, S. 496—522. 1893.

Größe und Gewicht des Herzens unter normalen und pathologischen Verhältnissen.

Von

EDGAR GOLDSCHMID

Frankfurt a. M.

Zusammenfassende Darstellungen.

Grundlagen. MÜLLER, WILHELM: Die Massenverhältnisse des menschlichen Herzens Hamburg u. Leipzig 1883. — WIDERÖE, SOFUS: Die Massenverhältnisse des Herzens unter pathologischen Zuständen. Christiania 1911. — VIERORDT, HERMANN: Anatomische, physiologische und physikalische Tabellen. Jena 1906. (Literatur.) — *Übersichten und Literatur.* MÖNCKEBERG, JOH. G.: „Herz" im Handb. d. spez. pathol. Anatomie u. Histologie Bd. II. Berlin 1924. (Literatur.) — THOREL, CH.: Pathologie der Kreislauforgane des Menschen. (LUBARSCH-OSTERTAG: Ergebn. d. allg. Pathol. u. pathol. Anat. XVII. Jg. II.) Wiesbaden 1915. (Literatur.) — KAUFMANN, ED.: Lehrb. d. spez. pathol. Anatomie. Berlin u. Leipzig 1922.

Gewicht des Herzens.

Größe und Gewicht des Herzens sind beim gesunden Menschen ziemlich konstant, d. h. es beträgt nach allgemeiner Annahme sein Gewicht beim Erwachsenen rund 300 g, und seine Größe entspricht der Faust der Leiche[1]). Aus dieser Anschauung geht ohne weiteres hervor, daß ein großer, muskelkräftiger Mann ein größeres und schwereres Herz haben muß als die zarter gebaute und weniger muskelkräftige Frau. So oberflächlich diese Angaben erscheinen, so muß sofort darauf verwiesen werden, daß die anscheinend so genauen Wägungen und Messungen mancher Autoren wissenschaftliche Zuverlässigkeit nur vortäuschen. Denn es ist leicht zu sehen, daß die oft nur wenige Gramm betragenden Unterschiede, die gelegentlich nachgewiesen werden, weniger auf Rechnung des Herzens selbst zu setzen sind, als auf das Überwiegen zufälliger Bestandteile, wie sie durch Fettgewebe und anhängende Gefäßwand dargestellt werden (Unterschied zwischen Brutto- und Nettogewicht). Nun besitzen wir eine sichere Methode zur Ermittlung des wirklichen Herzgewichtes, die von WILHELM MÜLLER[2]) im Jahre 1883 angegeben wurde. Das Verfahren hat aber den Nachteil der Umständlichkeit und Schwierigkeit. Die Angaben über Herzgröße und -gewicht, mit denen der Untersucher praktisch immer zu tun hat, stellen nur Annäherungswerte dar, d. h. sie sind nur in den allerseltensten Fällen nach dem MÜLLERschen Verfahren gewonnen, sondern sie sind meist dadurch erhalten,

---

[1]) LAËNNEC, R. TH. H.: De l'auscultation médiate ou traité du diagnostic des maladies du poumon et du coeur, fondé principalement sur le nouveau moyen d'exploration. Paris 1819. — LAËNNEC sagt über die Größe des Herzens: „Le coeur, y compris les oreillettes, doit avoir un volume un peu inférieur, égal ou de très peu supérieur au volume du poing du sujet."

[2]) MÜLLER, WILHELM: Die Massenverhältnisse des menschlichen Herzens. Hamburg u. Leipzig: Voss 1883.

daß bei der Sektion etwa das uneröffnete Herz in situ, und vielleicht noch einmal eröffnet, auf horizontaler Unterlage gemessen wurde. Das Gewicht wird im allgemeinen so gewonnen, daß das eröffnete Herz von Blutgerinnsel befreit, 1—2 Finger breit über den Aortenklappen von Aorta und Lungenarterien abgeschnitten wird. Wenn das bei diesem groben Verfahren erhaltene Weniger oder Mehr bei schweren Herzen nicht viel bedeutet, so müssen natürlich bei Kindern und Säuglingen Differenzen von wenigen Gramm bei eventueller Verrechnung beträchtliche Ungenauigkeit erzeugen. Die in zahlreichen Einzeluntersuchungen niedergelegten Erfahrungen über die Herzmaße geben daher für das gesunde Herz recht verschiedene Zahlen, so daß genaue, ein für allemal gültige Zahlen als Norm nicht anzugeben sind.

Da ein sicheres Arbeiten des Herzens für das Leben Grundbedingung ist, so ist anzunehmen, daß das Herz für seine Arbeit ausreicht, solange klinische Störungen nicht nachweisbar sind. Das Herz ist also in weiten Grenzen imstande sich anzupassen. Der anatomische Ausdruck dieser Anpassung ist die gelegentlich wechselnde Größe und Weite des Herzens (Sportherz!). Die dauernde Anpassung an pathologische Verhältnisse ist gekennzeichnet durch Erweiterung und Wandverdickung, Dilatation und Hypertrophie. Selbstverständlich ist das Herz gleichzeitig aber auch abhängig vom allgemeinen Ernährungszustand des Körpers. Wenn der Körper an Masse abnimmt, so geht auch Muskelsubstanz des Herzens verloren. Der anatomische Ausdruck hierfür ist die einfache oder die braune Atrophie. Der sinnfällige Vergleich dafür ist das Tropfenherz, ein kleines Herz, das wie ein Tropfen an der Aorta hängt. Im Gegensatz hierzu pflegt man das übermäßig große, hypertrophische Herz als Ochsenherz (Cor bovinum, Bukardie) zu bezeichnen. Nimmt man das Gewicht des gesunden, erwachsenen Herzens zu 300 g an, so kann man das Tropfenherz mit etwa 150 g ansetzen und das Ochsenherz mit 750 g und mehr.

Zwischen diesen weiten Grenzen, die durch einzelne Fälle noch nach beiden Seiten hinausgeschoben werden, liegen auf engem Gebiet umgrenzt die Normalwerte. Diese Werte setzen sich zusammen aus dem absoluten Gewicht des Herzens in den verschiedenen Lebensaltern, je nach dem Verfahren des Autors als Bruttogewicht oder Nettogewicht (nach W. Müller) berechnet, und dem relativen Gewicht oder dem Proportionalgewicht, d. h. dem Herzgewicht im Verhältnis zum Körpergewicht. Die zahlreichen Angaben in der Literatur sind zum großen Teil von H. Vierordt[1]) sorgfältig gesichtet und in Tabellenform zusammengestellt; es ist daher in erster Linie auf diese Tabellen zu verweisen.

Tabelle 1[1]). Herzgewicht vom 20. bis zum 80. Jahr nach W. Müller[2]) und Thoma[3]) (aus Vierordt).

Alter	Müller		Thoma
	männlich	weiblich	männlich
20—30	297,4	220,6	270
30—40	289,6	234,7	302,9
40—50	304,2	264,1	303*)
über 50	386,0	251,0	—
50—60	340,8	256,9	316,6
60—70	345,9	285,1	331,8
70—80	335,5	294,3	320,8
über 80	315,7	253,0	303,5

*) Entspricht der Mittelzahl, die Clendinning[4]) 1838 aus 400 Fällen gewonnen hat.

---

[1]) Vierordt, Hermann: Anatomische, physiologische und physikalische Daten und Tabellen. S. 40. Jena: Fischer 1906.
[2]) Vgl. Müller: Zitiert auf S. 141.
[3]) Thoma: Untersuchungen über die Größe und das Gewicht der anatomischen Bestandteile des menschlichen Körpers. Leipzig 1882.
[4]) Clendinning, John: Facts and inferences relative to the condition of the vital organs. Medico-chirurgical transactions. 2nd series, vol. III (XXI). London 1838.

Ein großer Teil der Einzelangaben ist wegen der Zusammensetzung des Materials unbrauchbar, da oft wahllos normale und hochpathologische Fälle gleichgesetzt werden. Immerhin ist es von Interesse, darauf hinzuweisen, daß eine der ältesten Angaben des Proportionalgewichtes mit den modernsten Zahlen übereinstimmt, welche an den Organen gesunder Soldaten im Weltkrieg ermittelt wurden.

Wir geben im folgenden ein paar kurze Tabellen, um eine schnelle Orientierung zu ermöglichen.

Tabelle 1 ergibt ein mittleres Herzgewicht von 304 bzw. von 303 g für einen Mann im Alter von 40—50 Jahren. Die Zahlen sind von drei verschiedenen Autoren an verschiedenem Material auf verschiedene Weise gewonnen.

Tabelle 2 zeigt recht verschiedene Resultate, doch ist dazu zu bemerken, daß die hohen Zahlen, wie bei BLOSFELD[1]), BOLLINGER[2]), GOCKE[3]), entschieden

Tabelle 2. Herzgewicht nach einigen meist älteren Autoren[4]).

männlich	weiblich	Autor	Datum
177—234	—	CRUVEILHIER[5])	1833
270—300	—	LOBSTEIN[6])	1835
245	—	BOUILLAUD[7])	1835
303	—	*) CLENDINNING[8])	1838
292	—	HENLE[9])	1855—1866
290	—	SCHWANN[10])	1844
275	—	GLUGE[11])	1850
332	—	BISCHOFF[12])	1863
346	310	BLOSFELD[13])	1864
367	—	DIEBERG[14])	1864
346	269	JUNKER[15]) (Mittelgewicht bei Männern 313, bei Weibern 310.)	1894
292	—	KRAUSE[16])	1879
340	273	GOCKE [München][17])	1883
340	275	BOLLINGER[18])	1893
332	264	KALMANNSOHN[19])	1897

*) Mittelgewicht in rund 600 Herzen, davon männlich 335, weiblich 268.

[1]) BLOSFELD, G.: Organosthatmologie. Henkes Zeitschr. f. Staatsarzneikunde. 1864.
[2]) BAUER, J. u. O. BOLLINGER: Über idiopathische Herzvergrößerung. Festschrift für PETTENKOFER. München 1893.
[3]) GOCKE: Über die Gewichtsverhältnisse normaler menschlicher Organe. Inaug.-Dissert. München 1883.
[4]) Modifiziert nach VIERORDT (S. 34, 35): Zitiert auf S. 142.
[5]) CRUVEILHIER, L.-J.-B.: Traité d'anatomie descriptive. Paris 1833 bzw. 1872—1879.
[6]) LOBSTEIN, J. C. G. F. M.: Traité d'anatomie pathologique. Paris, Straßburg, Brüssel 1829; Lehrbuch der pathologischen Anatomie. Stuttgart 1835.
[7]) BOUILLAUD, J.: Traité clinique des maladies du coeur. Paris 1835.
[8]) CLENDINNING: Zitiert auf S. 142.
[9]) HENLE, J.: Handbuch der systematischen Anatomie des Menschen. Braunschweig 1855—1866.
[10]) SCHWANN: Mémoires de l'Académie de Bruxelles XVI—XVII. 1843/44.
[11]) GLUGE, GOTTLIEB: Mémoires de l'Académie Royale de Belgique Bd. XX—XXI. Bruxelles 1846, und Atlas der pathologischen Anatomie. Jena 1850. Einl. S. 1—4.
[12]) BISCHOFF: Zeitschr. f. rationelle Medizin. III. Reihe, Bd. 20. 1863.
[13]) BLOSFELD: Siehe Fußnote 1.
[14]) DIEBERG: Caspers Vierteljahrsschr. f. gerichtl. u. öffentl. Med. Bd. 25. 1864.
[15]) JUNKER: Beitrag zur Lehre von den Gewichten der menschlichen Organe. Inaug.-Dissert. München 1894 (und Münch. Wochenschr. 1894).
[16]) KRAUSE: Handbuch der menschlichen Anatomie. 1879.
[17]) GOCKE: Siehe Fußnote 3.
[18]) BOLLINGER: Siehe Fußnote 2, BAUER u. BOLLINGER.
[19]) KALMANNSOHN: Beitrag zur Frage des Herzgewichts. Inaug.-Dissert. Zürich 1897.

pathologische Formen einschließen, da das Material aus stark alkoholverbrauchenden Gegenden stammt.

Tabelle 3 zeigt das dem zunehmenden Alter entsprechend steigende Herzgewicht im wachsenden Körper.

Tabelle 3. Gewicht des Herzens im wachsenden Körper von H. VIERORDT[1]).
(Zusammengestellt nach verschiedenen Autoren.)

Alter	Herzgewicht g männlich	Herzgewicht g weiblich	Alter	Herzgewicht g männlich	Herzgewicht g weiblich
0 Monate	23,6	24,0	10 Jahre	130,9	125,0
4—6 ,,	23,0	21,4	11 ,,	142,9	—
7—9 ,,	30,0	27,5	13 ,,	172,2	142,5
1 Jahr	41,2	32,8	14 ,,	216,1	173,8
1½ ,,	—	22,3	15 ,,	—	248,3
1¾ ,,	46,5	—	16 ,,	229,4	264,3
2 Jahre	51,9	51,3	17 ,,	250,9	234,4
2½ ,,	58,9	—	18 ,,	251,7	242,0
3 ,,	64,5	60,1	19 ,,	298,4	263,3
4 ,,	74,7	69,0	20 ,,	305,3	243,0
5 ,,	83,7	80,3	21 ,,	303,5	250,6
6 ,,	87,1	91,4	22 ,,	311,1	253,5
7 ,,	93,3	—	23 ,,	295,8	258,5
8 ,,	95,0	106,0	24 ,,	313,4	284,1
9 ,,	108,3	—	25 ,,	301,7	260,9

Auf Tabelle 4 ist das prozentuale Gewicht des Herzens im Vergleich mit dem Körpergewicht dem zunehmenden Alter entsprechend dargestellt.

Tabelle 4. Prozentuales Gewicht des Herzens im Vergleich zum Körpergewicht nach H. VIERORDT[2]).

kg	Alter	Herz	kg	Alter	Herz
3,1	0 Monat	0,76	21,6	8 Jahre	0,44
3,4	1 ,,	0,51	23,5	9 ,,	0,46
4,45	2, 3 Monate	0,48	25,2	10 ,,	0,51
5,91	4—6 ,,	0,38	27,0	11 ,,	0,52
7,41	7—9 ,,	0,40	33,1	13 ,,	0,50
8,23	10, 11 ,,	0,41	37,1	14 ,,	0,58
9,0	1 Jahr	0,46	41,2	15 ,,	0,48
8,96	1¼ ,,	0,50	45,9	16 ,,	0,51
9,66	1½ ,,	0,49	49,7	17 ,,	0,51
10,36	1¾ ,,	0,45	53,9	18 ,,	0,46
11,0	2 Jahre	0,47	57,6	19 ,,	0,51
10,92	2½ ,,	0,49	59,5	20 ,,	0,51
12,5	3 ,,	0,52	61,2	21 ,,	0,49
14,0	4 ,,	0,53	62,9	22 ,,	0,50
15,9	5 ,,	0,51	64,5	23 ,,	0,46
17,8	6 ,,	0,48	66,2	25 ,,	0,46*)
19,7	7 ,,	0,47			

*) MÜLLER, W.: 0,50.

Wir haben die obigen Tabellen zum Teil stark gekürzt, um weniger Wichtiges wegzulassen, zum Teil haben wir Zahlen ausgeschieden, die von einem zu kleinen oder sichtlich ungeeigneten Material gewonnen waren. Wir haben selbstverständlich darauf verzichtet, die Tabellen unter sich wieder zu vereinigen oder gemeinsame Zahlen aus ihnen zu berechnen.

---

[1]) VIERORDT, H. (S. 36, 37; gekürzt): Zitiert auf S. 142.
[2]) VIERORDT, H. (S. 38): Zitiert auf S. 142.

Das Verhältnis Herzgewicht zu Körpergewicht ist bei den verschiedenen Autoren verschieden berechnet, d. h. es ist das Herzgewicht in Gramm, das Körpergewicht in Kilogramm ausgedrückt, und, je nachdem, das Herzgewicht direkt dividiert durch das Körpergewicht $\left(\frac{H}{K}\right)$, oder das Herzgewicht ist mit 100 multipliziert resp. mit 1000 $\left(\frac{H \cdot 100}{K} \text{ bzw. } \frac{H \cdot 1000}{K}\right)$. Wir haben davon abgesehen, die Zahlen gleichmäßig zu schreiben, um nicht den Gebrauch der Originaltabellen zu erschweren durch Einführen einer anscheinend neuen Zahl, welche — trotz ihrer Zweckmäßigkeit — die bestehende Verwirrung nur vergrößern würde.

Das Anwachsen des absoluten Gewichts und das Absinken des relativen Gewichts im Verlauf des Lebens zeigt Tabelle 5.

Tabelle 5. Absolutes und relatives Gewicht des Herzens und sein relatives Wachstum [nach VIERORDT[1])].

Herz des Neugeborenen . . . . 23,6 g
„   „   Erwachsenen . . . . 300,6 g
„   „   Neugeborenen . . . . 0,76% von 3,1 kg Körpergewicht
„   „   Erwachsenen . . . . 0,46% „ 66,2 „   „

Der männliche Gesamtkörper wiegt das 21fache von dem des Neugeborenen, das Herz das 12,74fache.

Das Verhältnis des Herzgewichts zum Körpergewicht, männlicher und weiblicher „Index", von WIDERÖE[2]) für die Gewichte von 1—105 kg berechnet, ergibt Zahlen, die sich auch mit den auf das Alter berechneten Zahlen recht gut vergleichen lassen. Wie die Tabelle 6 zeigt, sinkt das Proportionalgewicht des Herzens bei steigendem Körpergewicht und bei zunehmendem Alter.

Tabelle 6. Verhältnis des Herzgewichtes zum Körpergewicht nach WIDERÖE.
$\left(\text{Gewonnen nach der Formel } \frac{\text{Gewicht des Herzens} \cdot 1000}{\text{Körpergewicht}}\right)$.

Körpergewicht in Kilogramm	Index männlich g Herzgewicht auf kg Körpergewicht	Index weiblich g Herzgewicht auf kg Körpergewicht	Körpergewicht in Kilogramm	Index männlich g Herzgewicht auf kg Körpergewicht	Index weiblich g Herzgewicht auf kg Körpergewicht
1— 5	6,33	6,39	55— 60	5,23	4,69
5—10	5,57	5,39	60— 65	5,03	4,49
10—15	5,24	5,42	65— 70	4,98	3,91
15—20	5,47	5,12	70— 75	5,43	3,82
20—25	5,54	5,45	75— 80	4,33	3,90
25—30	5,36	5,62	80— 85	5,56	2,80
30—35	5,49	5,32	85— 90	4,49	—
35—40	5,75	5,33	90— 95	3,75	4,00
40—45	5,32	5,21	95—100	4,27	—
45—50	5,12	4,77	100—105	3,91	3,02
50—55	4,91	4,46			

Neuere Untersuchungen von FAHR[3]) (1914—1917) an Soldaten und Zivilpersonen zwischen 18 und 50 Jahren haben folgendes Resultat ergeben: Unter

---
[1]) VIERORDT: (S. 44) Zitiert auf S. 141.
[2]) WIDERÖE, SOFUS: Die Massenverhältnisse des Herzens unter pathologischen Zuständen. Christiania: Dybwad 1911. S. 9.
[3]) FAHR, TH.: Verhalten des Herzens und der Herzkrankheiten, in ASCHOFF: Pathologische Anatomie Bd. VII des Handb. d. ärztl. Erfahrungen im Weltkrieg, herausgeg. von OTTO SCHJERNING. Leipzig: Barth 1921.

139 Soldaten mit einem Körpergewicht zwischen 43,6 und 47,5 kg haben sich Herzgewichte von 263,0—293,5 g und damit ein Proportionalgewicht von 0,00602 gefunden; d. h. Gramm Herzmasse auf Gramm Körpermasse berechnet. Das gleiche Proportionalgewicht hat sich bei 151 Zivilpersonen ergeben, deren Körpergewicht zwischen 44,1 und 49,1 stand, und deren Herzgewicht zwischen 257,5 und 291,7 betrug. (Die niedrigen Körpergewichte beruhen auf den Wirkungen des Steckrübenwinters 1916/17.) Bei 40 Personen, deren Körpergewicht bei einem Mittel von 54,6 kg zwischen 37,1 und 81,1 lag, fand sich ein Durchschnittsherzgewicht von 318,7 g (von 210—450 g). Das bedeutet ein Proportionalgewicht von 0,00584. Es ist also das Proportionalgewicht der Frontsoldaten niedriger als das Gewicht in der späteren Kriegszeit. Da bei allgemeiner *Abmagerung* in der Regel *das Herzgewicht langsamer fällt als das Körpergewicht* [Voit[1])], so steigt infolgedessen das *Proportionalgewicht des Herzens*.

Rössle[2]) hat, ebenfalls bei Kriegsuntersuchungen, ein Proportionalgewicht von 0,0058 gefunden, bei einem Durchschnittskörpergewicht von 54,26 kg und einem Herzgewicht von 318 g. Im Frieden hatte er bei Männern als Proportionalgewicht 0,0051 festgestellt. Im Gegensatz zu Fahr, welcher die Müllersche Methode leicht modifiziert hat, hat Dibbelt[3]), genau nach Müllers Vorschrift arbeitend, bei 22 Untersuchungen ein Durchschnittskörpergewicht von 65,8 kg, ein Durchschnitts-Nettoherzgewicht von 290,3 g und ein Proportionalgewicht von 0,00442 gefunden. Bei einem Vergleich der Bruttogewichte der Fahrschen, Rössleschen und Dibbeltschen Fälle, wie ihn Fahr angestellt hat, ergibt sich ein Druchschnittsherzgewicht von 325,8 und ein Proportionalgewicht von 0,00495. Entsprechend dem höheren Körpergewicht und dem höheren Herzgewicht ist also das Proportionalgewicht bei Dibbelt niedriger als bei Rössle und Fahr.

Tabelle 7. **Verhältnis von Körpergewicht zu Herzgewicht nach Dibbelt[3]), im Vergleich mit den Müllerschen Zahlen.**

Körpergewicht kg	Relatives Herzgewicht	Relatives Herzgewicht nach Müller	Körpergewicht kg	Relatives Herzgewicht	Relatives Herzgewicht nach Müller
45,1—50	0,00477	0,00512	65,1—70	0,00463	0,00498
50,1—55	0,00426	0,00491	70,1—75	0,00418	0,00543
55,1—60	0,00441	0,00523	75,1—80	0,00471	0,00433
60,1—65	0,00434	0,00503			

Neue Angaben über das Herzgewicht an Schußverletzung plötzlich zugrunde Gegangener gehen etwas hinaus über die älteren Zahlen, allerdings sind sie offenbar nicht nach Müller bestimmt. Oberndorfer[4]) hat 72 Herzen „systematisch gewogen" und hat dabei „nicht weniger als 50 Fälle mit Gewichten über 320 g, 28, die über 350 g wogen, gefunden". Er erklärt die Höhe des Gewichts als „Arbeitshypertrophie", als „Ausdruck der Herzkräftigung, da das Herz im Felde dauernd mehr in Anspruch genommen wird".

Im Gegensatz zu diesen hohen Zahlen stehen wieder die Angaben, welche O. Weber[5]) in den Jahren 1914—1918 gewonnen hat. Er hat (in Kiel) 865 Herzen

---

[1]) Voit, C.: Über die Verschiedenheiten der Eiweißzersetzung beim Hungern. Zeitschr. f. Biol. Bd. 2.

[2]) Rössle, R.: Kriegsärztliche Demonstrationen. Münch. med. Wochenschr. 1916, S. 610.

[3]) Dibbelt, W.: Die Beeinflussung des Herzgewichts durch körperliche Arbeit. Dtsch. med. Wochenschr. 1917, S. 4.

[4]) Oberndorfer: Pathologisch-anatomische Erfahrungen über innere Krankheiten im Felde. Münch. med. Wochenschr. 1918, S. 1154.

[5]) Weber, O.: Der Einfluß des Krieges auf die Organgewichte. Frankfurt. Zeitschr. f. Pathol. 1921, S. 43.

gewogen und den Durchschnitt für 445 Männerherzen mit 290 g, für 420 Weiberherzen mit 258 g bestimmt (nicht nach MÜLLER). Bei dem Versuch, die Gewichtsdifferenzen seiner Fälle auf die verschiedenen Ernährungsverhältnisse der Jahre 1914—1915 bzw. 1916—1918 zu beziehen, ergibt sich aber nur ein Unterschied von 9 bzw. 4 g!

Wie die Tabelle 8 ausweist, sind die Proportionalgewichte, wie sie sich aus den Zahlen älterer Autoren ergeben, mit Ausnahme von zwei Extremen, nicht sehr verschieden.

Zur Bestimmung des *relativen Herzgewichts* verwendet WIDERÖE[4]) das Verhältnis des linken Ventrikels zum Körpergewicht, ausgehend von der Ansicht, daß der linke Ventrikel zuerst von den Momenten betroffen wird, welche das Herzgewicht beeinflussen. Er berechnet in 10 Gruppen von Fällen (S. 23), deren Alter zwischen 2 Monaten

Tabelle 8. Aus älteren Autoren [vgl. JUNKER[1])] ergeben sich folgende Proportionalgewichte:

	Männlich	Weiblich
REID[2])	1 : 225 (0,0044)	
E. BISCHOFF . . .	1 : 209,6 (0,0047)	
VIERORDT	1 : 192,3 (0,0052)	
BLOSFELD	1 : 178 (0,0056)	1 : 169 (0,0059)
JUNKER	1 : 172,2 (0,0058)	1 : 186 (0,0054)
DIEBERG	1 : 166,6 (0,0059)	1 : 153,8 (0,0065)
TIEDEMANN[3]) . . .	1 : 160 (0,0062)	
CLENDINNING . . .	1 : 158 (0,0063)	1 : 149 (0,0067)
M. J. WEBER . . .	1 : 150 (0,0066)	
GOCKE	1 : 170 (0,0085)	1 : 183 (0,0054)

und 88 Jahren liegt, den Quotienten linker Ventrikel durch Körpergewicht mit der Formel $\frac{\text{Gewicht des linken Ventrikels} \cdot 1000}{\text{Körpergewicht}}$. Die Summe von 18,47 dividiert durch 10 ergibt den mittleren Index von 1,847 für den Mann. Eine ähnliche Berechnung ergibt einen Index von 1,774 für das Weib. Hierzu ist zu bemerken, daß die Anzahl seiner Fälle sehr gering ist, nämlich 34 bzw. 13, und daß außerdem die „Schwankungsbreite" in den einzelnen Gruppen groß ist. Er findet dabei ähnliche Resultate wie MÜLLER, welcher die „Schwankungskurve" für das *gesamte* Herz berechnet hat (vgl. W. MÜLLER S. 124 bis 127).

Das *Verhältnis der beiden Ventrikel und der Vorhöfe zueinander* ist besonders von W. MÜLLER[5]) und neuerdings von WIDERÖE untersucht worden. Bei WIDERÖE finden sich ausführliche Tabellen über 146 Männer und 165 Weiber, welche aus folgenden Angaben zusammengesetzt sind:

Diagnose. Alter. Linker Ventrikel. Rechter Ventrikel. Ventrikelseptum. Rechter Ventrikel : linkem Ventrikel. Linker Vorhof. Rechter Vorhof. Vorhofseptum. Rechter Vorhof : linkem Vorhof. Kapazität des linken Ventrikels. Kapazität des rechten Ventrikels. Kapazität des rechten Ventrikels : Kapazität des linken Ventrikels.

Bei einer zweiten Aufstellung dieser Fälle finden sich folgende Angaben: Körperlänge. Brustweite. Körpergewicht. Höhe des linken, Höhe des rechten Ventrikels. Dicke des linken Ventrikels, des Ventrikelseptums, des rechten Ventrikels. Weite der Arteria pulmonalis, der Aorta ascendens, Aorta thoracica, abdominalis I, abdominalis II. Nierengewicht. Lungengewicht.

Wir geben die Tabellen hier nicht wieder, weil wir uns weder von ihrem großen Nutzen überzeugen können, noch glauben, daß jemand sie ohne eingehendes Studium der Originalarbeit wird nachprüfen oder benutzen können.

---

[1]) JUNKER: Zitiert auf S. 143.
[2]) REID: On the measurements of the heart, and tables of the weights of some of the most important organs of the body at different periods of life. Physiological, anatomical and pathological researches. London 1843.
[3]) TIEDEMANN: Physiologie des Menschen. Darmstadt 1830.
[4]) WIDERÖE: Zitiert auf S. 141.
[5]) MÜLLER, W.: Zitiert auf S. 141.

Das *Gewichtsverhältnis des rechten zum linken Ventrikel*, nach W. MÜLLER[1]) 0,507 als Mittelzahl für beide Geschlechter, ist vom 2. Lebensjahr an ziemlich feststehend. WIDERÖE hat die gleiche Zahl etwas anders berechnet — ohne Berücksichtigung des Septums — und wir geben daher diese vergleichende Tabelle wieder:

Tabelle 9[2]).

Alter	Männlich rechter Ventrikel / linker Ventrikel		Weiblich rechter Ventrikel / linker Ventrikel	
	WIDERÖE	MÜLLER	WIDERÖE	MÜLLER
1 Woche	1,09	0,839	1,10	0,827
2 Wochen	0,86	0,698	0,91	0,733
3 ,,	0,83	0,680	0,80	0,678
4 ,,	0,71	0,635	0,73	0,634
2 Monate	0,68	0,594	0,63	0,571
3 ,,	0,61	0,561	0,64	0,545
4—6 ,,	0,59	0,532	0,55	0,522
7—12 ,,	0,54	0,502	0,55	0,575
2 Jahre	0,64	0,561	0,58	0,525
3 ,,	0,44	0,409	0,50	0,473
4—5 ,,	0,50	0,473	0,53	0,499
6—10 ,,	0,52	0,487	0,49	0,471
11—15 ,,	0,55	0,500	0,49	0,467
16—20 ,,	0,60	0,542	0,53	0,508
21—30 ,,	0,60	0,519	0,52	0,499
31—40 ,,	0,57	0,529	0,55	0,509
41—50 ,,	0,54	0,506	0,60	0,552
51—60 ,,	0,54	0,508	0,59	0,529
61—70 ,,	0,53	0,516	0,57	0,545
71—80 ,,	0,56	0,526	0,53	0,515
81—90 ,,	0,42	0,442	0,55	0,488

Bei dem Vergleich der Gewichte der einzelnen Herzabschnitte (s. o.) hat W. MÜLLER zwei „Indices" berechnet, welche für manche Fälle gut zu brauchen sind. Das Verhältnis des rechten zum linken Ventrikel nennt er den „funktionellen Index", das Verhältnis Vorhof zu Ventrikel heißt Atrioventrikularindex.

Tabelle 10. **Gewichtsverhältnisse der einzelnen Herzabschnitte bei beiden Geschlechtern** [WILH. MÜLLER[3])], **„Funktioneller Index" Vergleich zwischen beiden Herzhälften.**

Körpergewicht kg	Freier Abschnitt des		Septum	Berechnete Werte für		„Funktioneller Index" rechts : links
	rechten Ventrikels	linken Ventrikels		rechten Ventrikel	linken Ventrikel	
30,1—40	40,4	75,7	54,7	58,2	114,7	0,508
40,1—50	47,1	84,5	63,2	66,0	128,8	0,517
50,1—60	55,6	103,4	73,9	76,9	155,3	0,498
60,1—70	61,6	120,7	84,1	86,9	178,8	0,495
70,1—80 (Männer)	66,6	131,3	90,5	94,5	194,6	0,486
					Mittel	0,508

Die für das weibliche Geschlecht ermittelte Zahl ist 0,506.

Der Atrioventrikularindex beträgt für Männer bei 51—60 kg Körpergewicht 0,1921; für das Alter von 41—50 Jahren 0,1866, wie im einzelnen aus den beiden folgenden Tabellen hervorgeht:

---

[1]) MÜLLER, W. (S. 212; die zugehörigen Tabellen auf S. 175—209): Zitiert auf S. 141.
[2]) WIDERÖE (S. 13): Zitiert auf S. 141.
[3]) MÜLLER, WILH. (S. 214 unten): Zitiert auf S. 141.

Tabelle 11. „Atrio-Ventrikular-Index", Vergleich zwischen Vorhöfen und Ventrikeln.

Körper-gewicht in kg	Männlich				Weiblich			
	Zahl der Indiv.	Vorhöfe	Ventrikel	$\frac{a}{v}$	Zahl der Indiv.	Vorhöfe	Ventrikel	$\frac{a}{v}$
30,1—40	91	35,1	171,5	0,2088	136	31,5	154,5	0,2077
40,1—50	159	39,4	195,8	0,2038	132	36,9	183,6	0,2026
50,1—60	123	44,0	233,3	0,1921	50	41,1	210,5	0,1943
60,1—70	55	50,4	264,2	0,1934	28	44,9	224,3	0,2057

MÜLLER folgert hieraus (S. 165), daß mit der Körpermasse wohl die absoluten Werte für Vorhöfe und Ventrikel zunehmen, die Indices aber unberührt bleiben. „Daraus folgt, daß an der Ersparung von Motorkräften, welche die Zunahme der Körpermasse für den Herzmuskel gestattet, Vorhöfe und Ventrikel gleichen Anteil nehmen."

Tabelle 12. Atrio-Ventrikular-Index für die einzelnen Altersstufen berechnet [MÜLLER[1])].

Alter	Männlich				Weiblich			
	Zahl der Indiv.	Vorhöfe	Ventrikel	$\frac{a}{v}$	Zahl der Indiv.	Vorhöfe	Ventrikel	$\frac{a}{v}$
21—30 Jahre	64	34,2	200,3	0,1561	41	28,4	179,3	0,1605
31—40 „	64	36,2	210,9	0,1740	55	31,2	181,4	0,1742
41—50 „	78	38,5	212,3	0,1866	69	39,5	198,0	0,2021
51—60 „	78	43,8	196,9	0,2015	51	38,2	180,2	0,2120
61—70 „	79	49,5	224,6	0,2286	67	45,3	205,0	0,2307
71—80 „	65	51,0	206,7	0,2503	63	49,0	215,6	0,2355

„Der Unterschied von dem Verhalten der vorigen Mittel fällt auf den ersten Blick in die Augen: Nicht die Masse des Körpers, sondern das Alter ist der entscheidende Einfluß, welcher die Verteilung der Herzmuskulatur auf Vorhöfe und Ventrikel bestimmt."

Nach W. MÜLLER (Zusammenstellung ungekürzt bei H. VIERORDT) übertrifft das Gewicht des rechten Vorhofes das des linken beim Neugeborenen; vom 2. Monat bis zum Ende des 1. Jahres sind sie gleich. Die Masse des linken Vorhofes überwiegt vom 2. Jahr ab, die Differenz beträgt von der Zeit der Geschlechtsreife an das ganze spätere Leben hindurch ca. 5,5%.

Schwangerschaftsveränderungen des Herzens.

Die Angaben über Gewichtsveränderung des Herzens in der Schwangerschaft und im Wochenbett [vgl. MÜLLER[2]) und HIRSCH[3]) S. 627] sind einerseits nicht eindeutig, andererseits sind die Differenzen nicht groß genug, um sichere Schlüsse daraus ziehen zu können. Immerhin entspricht das Schwangerenherz nach HIRSCH (bei 21 MÜLLERschen Fällen und einem eigenen Fall) dem Verhalten des Herzmuskels bei Fettleibigen, d. h. es ist im Vergleich zum Körpergewicht abnorm niedrig. Dem gegenüber steht die ältere Angabe von DREYSEL[4]), nach welcher eine Gewichtszunahme von 0,44 g gleich 8,8% des Herzgewichts für

---

[1]) MÜLLER (S. 165): Zitiert auf S. 141.   [2]) MÜLLER: Zitiert auf S. 141.
[3]) HIRSCH: Zitiert auf S. 154.
[4]) DREYSEL: Über Herzhypertrophie bei Schwangeren und Wöchnerinnen. I.-Diss. München. 1891.

das Kilogramm des Körpergewichts eintritt. Auch v. ROSTHORN[1]) hat sich mit allen vorliegenden Angaben über die angebliche Schwangerschaftshypertrophie des Herzens auseinandergesetzt, jedoch ohne ihnen folgen zu können.

Länge und Breite des Herzens.

Angaben über Länge und Breite des Herzens sowie über seine Dicke finden sich bei Anatomen und Klinikern in ausreichender Anzahl. Von den mit rein klinischen Methoden gewonnenen Angaben, also Perkussion und Durchleuchtung, muß hier natürlich abgesehen werden. Von den zahlreichen älteren Angaben sollen hier nur die von BIZOT[2]) wiedergegeben werden.

Tabelle 13. Länge und Breite des Herzens (nach BIZOT).

Alter	Länge in cm		Breite in cm	
	männlich	weiblich	männlich	weiblich
1—4 Jahre	5,14	5,10	6,09	5,84
5—9 ,,	7,03	6,0	7,44	6,54
10—15 ,,	7,67	6,63	8,35	7,03
16—29 ,,	9,54	8,72	10,30	9,61
30—49 ,,	9,73	9,26	10,69	9,93
50—79 ,,	10,29	9,52	11,80	10,52

Auch die Höhe, Breite und Dicke der einzelnen Herzteile wird genau angegeben. Hierbei ist jedoch stets auf das Verfahren des Autors zu achten.

Bei 130 Soldaten zwischen 18 und 50 Jahren und einer Körperlänge zwischen 168,1 cm und 170,8 cm, also einer Durchschnittskörperlänge von 169,3 cm, hat FAHR[3]) eine Durchschnittsherzlänge von 12,5 und eine Durchschnittsherzbreite von 9,9 cm festgestellt. Bei 145 Zivilpersonen zwischen 18 und 50 Jahren hat FAHR bei einer Durchschnittskörperlänge von 168,9 cm eine Herzlänge von 12,6 und eine Breite von 10,0 cm gefunden. Aus diesen 275 Fällen berechnet er also eine Körperdurchschnittslänge von 169,1 cm, eine Durchschnittsherzlänge von 12,56 cm, eine Durchschnittsherzbreite von 9,97 cm.

Diese Angaben stimmen gut überein mit unseren Erfahrungen, nach denen es praktisch genügt, die Länge des Herzens am unvollständig entleerten und nicht eröffneten Herzen mit $12^1/_2$ cm anzunehmen, die größte Breite mit 10 cm, die Dicke mit 7 cm. Nach SAPPEY[4]) und nach TESTUT[5]) beträgt die Herzlänge beim Mann 9,8 cm, nach TESTUT die der Frau 9,4 cm; die Herzbreite wird von SAPPEY für den Mann mit 10,7 cm angegeben, von TESTUT die Herzbreite der Frau mit etwa 10 cm. Die Herzdicke beträgt nach SAPPEY beim Mann 5,7 cm. VIERORDT gibt an [nach BUHL[6]) und nach KRAUSE[7])]:

Länge des Herzens: entleert und mäßig zusammengezogen 12,9; mäßig und gleichförmig ausgedehnt 14,9. Größte Breite: w. o. 9,5 bzw. 10,8. Dicke: w. o. 6,8 bzw. 8,8.

---

[1]) v. ROSTHORN: Anatomische Veränderungen im Organismus während der Schwangerschaft. Im Handbuch der Geburtshilfe, herausgegeben von F. v. WINCKEL. Bd. 1. Wiesbaden 1903. (Literatur, auch ältere, S. 348—350.)

[2]) BIZOT, J.: Recherches sur le coeur et le système artériel chez l'homme. (Mémoires de la société médicale d'observation.) Paris 1837.

[3]) FAHR: Zitiert auf S. 145.

[4]) SAPPEY: Traité d'anatomie descriptive. 1847/63. Zitiert nach LETULLE: La pratique des autopsies. Paris 1903.

[5]) TESTUT: Traité d'anatomie humaine. Paris 1892. Zitiert nach LETULLE.

[6]) BUHL: Mitt. a. d. pathol. Inst. zu München. Herausgeg. von BUHL. 1874. (Nach VIERORDT.)

[7]) KRAUSE: Zitiert auf S. 143.

Nach KRAUSE beträgt die Höhe des *linken* Ventrikels .... 9,5 cm
Größter Durchmesser unterhalb der Basis .... 6,7 „
(Gesamte) Wanddicke .... 1,1—1,4 „
Länge des *rechten* Ventrikels vorn .... 10,8 „
„   „   „   „   hinten .... 8,5 „
Durchmesser an der Basis .... 8,8 „
(Gesamte) Wanddicke .... 0,5—0,7 „
Höhe des *linken* Vorhofs hinten .... 6,1 „
„   „   „   „   vorne .... 4,7 „
Ventrikelseptum [LUSCHKA[1])] Dicke .... 0,9—1,2 „
Vorhofseptum (LUSCHKA)   „   .... 0,25 „
Pars membranacea septi   „   .... 0,15—0,20 „
Vorhofswände (LUSCHKA)   „   .... 0,05—0,35 „

Zu den obigen Angaben über die Wanddicke der Ventrikel ist ausdrücklich zu vermerken, daß sie sich immer auf die gesamte Wand beziehen, also die eigentliche Muskelwand, das Epikard und die Myokardtrabekeln zusammengerechnet. Für praktische Zwecke ist es jedoch zweckmäßiger, Epikard und Trabekeln wegzulassen und Dickenangaben ausschließlich auf die eigentliche Myokardwand zu beziehen. Es findet sich dann für das gesunde Herz des Erwachsenen im linken Ventrikel 0,7—0,9 cm, im rechten Ventrikel 0,2 bis 0,3 cm als Wanddicke.

Eingehende Angaben über *Umfang und Weite der venösen Ostien* und den Flächeninhalt der Zipfelklappen finden sich bei CREUTZFELDT[2]). Hier sei nur angegeben:

Tabelle 14.
Männlich

Alter Jahre	Ostium venos. dextr.		Ostinum venos. sin.		Flächengehalt cm²	
	Umfang mm	Berechnete Weite cm²	Umfang mm	Berechnete Weite cm²	Tricuspid.	Mitralis
0	30,0	0,772	26,7	0,722	1,290	0,965
10—20	83,0	(5,480)	79,0	(4,970)	10,050	8,950
20—30	119,6	11,405	104,7	8,795	20,340	16,675
30—40	127,1	12,559	113,0	10,365	22,555	18,802
40—50	126,6	12,798	111,6	11,044	22,600	17,791
70—80	131,1	13,834	113,5	10,376	22,200	18,216

Weiblich

0	27,0	0,578	26,3	0,557	0,947	1,037
10—20	98,3	8,422	87,0	6,717	12,580	10,117
20—30	108,6	9,427	94,0	7,040	16,560	13,853
30—40	115,8	10,724	99,2	7,888	15,840	13,550
40—50	118,8	11,243	110,2	9,573	19,295	16,665
70—80	132,8	14,250	109,0	9,577	19,096	16,348

Nach KIRCH[3]), welcher mit linearer Herzmessung untersucht hat, verhalten sich die Herzabschnitte während des Lebensablaufes folgendermaßen: „Bis ins höchste Alter hinein wachsen dauernd weiter die beiden Vorhöfe, die vier großen Ostien, die an diese unmittelbar angrenzende Ventrikelmuskulatur und das zwischen dem Conus pulmonalis und aorticus befindliche oberste Kammerscheidewandstück. Dagegen nimmt der infrapapilläre Abschnitt des linken Ventrikels, der in der Regel die Herzspitze bildet, durch eine erst relative und späterhin auch absolute Verkürzung der hier befindlichen Längs- und Zirkulärfasern stetig ab, die Papillarmuskeln ‚rutschen herunter' und der infrapapilläre

---
[1]) LUSCHKA: Die Anatomie der Brust des Menschen. 1863.
[2]) CREUTZFELDT: Das Flächenwachstum der Atrioventrikularklappen. Inaug.-Dissert. Jena 1897.
[3]) KIRCH, E.: Über gesetzmäßige Verschiebungen der inneren Größenverhältnisse des normalen und pathologisch veränderten menschlichen Herzens. Zeitschr. f. angew. Anat. u. Konstitutionslehre Bd. 8, S. 24. 1921.

Raum wird allmählich kürzer und enger. Die mittleren Herzabschnitte erweisen sich demgegenüber beim Erwachsenen als verhältnismäßig konstant. Das Normalherz verändert demnach seine Gestalt während des Lebensablaufs in der Weise, daß es oben immer weiter wird und nach unten zu sich immer mehr und mehr zuspitzt."

Von den beiden arteriellen Ostien ist nach KIRCH das rechtsseitige bis etwa zum 4. Dezennium das größere; von da ab überholt das Aortenostium an Weite das Pulmonalostium und bleibt dann dauernd größer. Von den beiden venösen Ostien ist das Tricuspidalostium für gewöhnlich weiter als das Mitralostium, ebenso wie auch die rechte Vorhofsweite größer als die linke ist.

Nach PEACOCK[1]) und REID[2]) lauten die Mittelzahlen für die Ostien in abnehmender Größe: Tricuspidalis 12,0 (weiblich) bis 12,7 (männlich), Mitralis 10,4 w. bis 10,9 m., Pulmonalis 8,9 w. bis 9,2 m., Aorta 7,7 w. bis 8,0 m. Als Merkzahlen können gelten: Tric. 11 cm, Mitr. 10 cm, Pulmon. 9 cm, Aorta 8 cm.

Nach unseren[3]) Erfahrungen genügt es jedoch, folgende Zahlen zu merken:
Die Weite der Herzostien am Klappenansatz gemessen beträgt (beim Erwachsenen):

          Aorta . . . . 7 cm
          Pulmonalis . . . . 8 „
          Mitralis . . . . 10,5 „
          Tricuspidalis . . . . 12 „
Die Weite der aufgeschnittenen Aorta ascendens . . 7 cm
  „ „ „ „ „ thoracica . . . 4,5— 6 „
  „ „ „ „ „ abdominalis . 3,4—4,5 „

Der Umfang der Aorta erweitert sich mit dem Alter, und zwar von durchschnittlich 5,6 cm im 15. auf 8,0 cm im 70. Lebensjahre.

Volumen und Kapazität.

Das *Volumen des Herzens* beträgt nach BENEKE[4]) bei Männern 290—310 ccm, bei Weibern 260—380 ccm. Bei Männern hat der linke Ventrikel ein Volumen von 155 ccm (bei Weibern 128 ccm), der rechte Ventrikel 72 (62), die Vorhöfe 51 (42).

Diese Angaben sind jedoch, wie TANDLER[5]) hervorhebt, auf das Volumen der Muskulatur bezogen. Die Angaben von HIFFELSHEIM und ROBIN[6]) sind, wie VIERORDT angibt, nach Wachsausgüssen der Höhlungen bestimmt. Sie finden für den Erwachsenen:

    linker Ventrikel 143—212 ccm   linker Vorhof 100—130 ccm
    rechter   „   160—230 „   rechter   „   110—185 „

Für den Neugeborenen lauten die Angaben bei ihnen:

    linker Ventrikel 6—10 ccm   linker Vorhof 4— 5 ccm
    rechter   „   8—10 „   rechter   „   7—10 „

---

[1]) PEACOCK, TH. B.: On the weight and dimensions of the heart in health and disease. The monthly journal of medical science Bd. 19. 1854.
[2]) REID: Zitiert auf S. 147.
[3]) FISCHER, B.: Der Sektionskurs. Unter Mitwirkung von E. GOLDSCHMID u. B. ELKAN. Wiesbaden 1919.
[4]) BENEKE, F. W.: Die anatomischen Grundlagen der Konstitutionsanomalien des Menschen. 1878. — BENEKE, F. W.: Über das Volumen des Herzens. 1879. — BENEKE, F. W.: Über das Volumen des Herzens und die Umfänge der großen Arterien des Herzens. Schriften der Gesellschaft zur Beförderung der gesamten Naturwissenschaft zu Marburg Bd. II. Kassel 1881.
[5]) TANDLER: Anatomie des Herzens. (v. BARDELEBEN: Handb. d. Anat. d. Menschen Bd. III, I.) Jena 1913.
[6]) HIFFELSHEIM et ROBIN: Journ. de l'anat. et de la physiol. Bd. I, S. 419. 1864. Zitiert nach POIRIER et CHARPY, Traité d'anatomie humaine. Paris, o. J. S. 553—555.

(Nach TANDLER beziehen sich diese Angaben auf 5 Erwachsene, 1 Kind von 2 Jahren, 1 von 7 Monaten und 2 Totgeburten.)

Ein Vergleich zwischen Alter, durchschnittlicher Körperlänge und Herzvolumen findet sich auf Tabelle 15.

Es wächst also das Herzvolumen mit steigendem Alter und mit steigender Körperlänge bis zu einem Maximum im reifen Mannesalter. Von da aus erfolgt eine Abnahme, die dem Altersschwund der Organe entsprechen dürfte.

Der Versuch, das Fassungsvermögen, die *Kapazität*, der Herzhöhlen zu bestimmen, wurde, ebenso wie die Probe auf Schlußfähigkeit der Klappen, früher so ausgeführt, daß man das Herz mit den Händen offenhielt und Wasser hineingoß. WIDERÖE[3]) hat die erste Angabe hierüber bei SÉNAC[4]) (1749) gefunden. Er selbst legt auf diese Untersuchung großen Wert und hat sie zu einer brauchbaren Methode ausgearbeitet, von der er weitgehenden Gebrauch macht. Für das Verhältnis der Kapazität des rechten Ventrikels zu der des linken Ventrikels gibt er für Männer die Mittelzahl 1,468 an, für Frauen 1,395. Das Alter seiner Fälle liegt zwischen 3 Wochen und 90 Jahren; die „Schwankungsbreite" seiner Zahlen ist beträchtlich.

Tabelle 15. **Körperlänge und Volumen des Herzens in verschiedenen Lebensaltern** [BENEKE[1])].

Alter	Durchschnittliche Körperlänge cm	Volumen des Herzens cm³
Neugeborener	49	22,5
1½— 2 Jahre	77	42,5
6 — 6⅚ „	109,25	81,5
14½—15 „	150	161,6
19 —21 „	164	259
24 u. 31 „	161,25	300
47 —71 „	171,5	281
Neugeborener [nach ECKERLEIN[2])]	52	20

Eine Abbildung des Apparates, den WIDERÖE zu seinen *Kapazitäts*messungen benützt hat, findet sich bei ihm auf S. 41. Er erwähnt jedoch ausdrücklich, daß jede Messung 4—5mal ausgeführt wurde, da sich bis zu 7 und 8% Differenzen fanden.

Fettgewebe.

Eine wichtige Fehlerquelle ist durch das (epikardiale) *Herzfettgewebe* gegeben. W. MÜLLER[5]) und WIDERÖE haben versucht, die Menge des Fettgewebes zu bestimmen. MÜLLER fand mehr Fettgewebe bei Männern, WIDERÖE bei Frauen, und der letztere macht dafür lokale („nationale") Verschiedenheiten, wie den Biergenuß der Männer, verantwortlich. Die größte Menge Fettgewebe fand sich auf dem rechten Ventrikel, mit dem Alter zunehmend. Dann kommen die Vorhöfe, das Septum und schließlich der linke Ventrikel.

Die Untersuchungen MÜLLERs sind an 833 Individuen vorgenommen; seine Gesichtspunkte sind „die Fetthülle als Funktion des Körperfettes", „als Funktion des Geschlechts", „als Funktion des Alters". Hier sei nur erwähnt, daß er 2 Fälle verzeichnet, in welchen das abpräparierbare Epikardialfett rund die Hälfte des Herzbruttogewichtes betrug (43 bzw. 54%) — also Fettherzen von ausschließlich pathologischer Bedeutung.

Da hier viel von großen und kleinen Untersuchungsreihen die Rede ist, soll darauf hingewiesen werden, daß gerade W. MÜLLER sich über den Wert

---

[1]) Nach VIERORDT (S. 50): Zitiert auf S. 141. — BENEKE: Konstitution und konstitutionelle Krankheiten. 1881.
[2]) ECKERLEIN: Zeitschr. f. Geburtsh. u. Gynäkol. Bd. 19. 1890.
[3]) WIDERÖE (S. 32 u. 33): Zitiert auf S. 141.
[4]) SÉNAC, J. B.: Traité de la structure du coeur, de son action et de ses maladies. Paris 1749.
[5]) MÜLLER, W. (S. 56—66): Zitiert auf S. 141.

solcher Zahlen genaue Rechenschaft gegeben hat (S. 2—8). So berechnet er den „wahrscheinlichen Fehler des Mittelwertes" eines bestimmten Falles zu 4,1% des Wertes. Da das Mittel aus 73 Beobachtungen stammte, wäre zu einer 10fachen Genauigkeit das 100fache Material, also 7300 Beobachtungen notwendig. Da die Reihe aus Gliedern nach Dezennien zusammengesetzt ist, enthält sie für beide Geschlechter 20 Glieder. „Für den speziellen Fall würden demnach, wenn die Mittel bis auf 1% genau sein sollen, 23 360, wenn sie bis auf 1 g genau sein sollen, 146 000 Einzelbeobachtungen erforderlich sein." (S. 4.)

Näheres über den Fettgewebegehalt bzw. das Fettherz findet sich bei Hirsch[1]): „Muskelstarke Menschen haben ein muskulöses, muskelschwache ein muskelschwaches Herz. Bei Fettleibigen entspricht das Herz nicht der Masse des Körpers, sondern der Masse der Muskulatur. Bei muskelschwachen Fettleibigen ist daher das Herzgewicht für den großen Körper abnorm niedrig." (S. 623.)

Gestalt des Herzens.

Wie Kirch[2]) in mehrfachen Untersuchungen nachgewiesen und abgebildet hat, verändert das Herz während des Lebensablaufs seine *Gestalt* insofern, als es in den gesamten oberen Teilen immer weiter und nach unten zu enger wird, während es in der Ventrikelmitte seine Größe konstant beibehält. Im einzelnen wurde hierbei bestimmt die Vorhofsweite, der innere Umfang der vier großen Ostien, drittens der innere Umfang der beiden Ventrikel, viertens die Ventrikelspitzen. Hierdurch hat er zahlenmäßigen Nachweis für die altbekannte Tatsache erbracht, daß das Herz des kleinen Kindes rund, das jugendliche Herz stumpf, das Greisenherz spitz erscheint.

Maße und Gewicht pathologischer Herzen.

Die Schwierigkeit, brauchbare Maßzahlen für pathologische Herzen zu erhalten, ist nicht geringer als die bei der Untersuchung normaler Organe. Ältere Zusammenstellungen und Tabellen finden sich bei Hirsch[1]) für große und für kleine Herzen, das Herz der Fettleibigen, der Carcinomkranken, der Tuberkulösen sowie der Schwangeren und Wöchnerinnen usw. „Die Masse des Herzmuskels ist der Ausdruck der von ihm geleisteten Arbeit. Sie entspricht somit unter den eben erwähnten Verhältnissen der Entwicklung der Körpermuskulatur." (S. 632.) Weitere Untersuchungen (S. 320 ff.) befassen sich mit der Herzhypertrophie. Untersucht sind Arteriosklerose, Nephritis, der nephritische Biersäufer, Hyperplasie des Gefäßsystems, Obliteration des Herzbeutels, Mitralfehler, Lungenemphysem und Pleuraverwachsungen, Lungenphthise, Kyphoskoliose. Hirsch hat das Müllersche Verfahren verwendet.

Wenn man die positiven Ergebnisse betrachtet, welche Wideröe[3]) (S. 129 bis 131) bei seinen komplizierten Untersuchungen und Berechnungen erzielt hat, so wird man ohne sonderliche Zuversicht die Resultate bei pathologischen Fällen erwarten. Ganz allgemein findet sich in der Literatur die Angabe über Herzgewicht und Herzgröße in absoluten Zahlen, Gramm und Zentimetern, ausgedrückt. Wideröe[3]), welcher die W. Müllerschen[4]) Angaben verwertet und bestätigt, verwendet eine noch kompliziertere Technik und eine noch kom-

---

[1]) Hirsch, Karl: Über die Beziehungen zwischen dem Herzmuskel und der Körpermuskulatur und über sein Verhalten bei Herzhypertrophie. Dtsch. Arch. f. klin. Med. Bd. 64 u. 68. 1897 u. 1900.
[2]) Kirch: Zitiert auf S. 151.   [3]) Wideröe: Zitiert auf S. 141.
[4]) Müller, W.: Zitiert auf S. 141.

pliziertere Berechnung als MÜLLER, wie schon oben mehrfach erwähnt. Auch die von ihm zur graphischen Darstellung verwendeten Kurven sind nicht ohne weiteres verständlich.

„Während sich das Verhältnis zwischen dem linken Ventrikel und Körpergewicht im reifen Alter, praktisch betrachtet, unter physiologischen Umständen konstant verhält, ist es unter pathologischen Zuständen ziemlich bedeutenden Schwankungen unterworfen. Diese Variationen sind teilweise für die speziellen Krankheitsformen charakteristisch ..."

12 verschiedene Erkrankungen werden auf der Abszisse eines Koordinatensystems eingetragen, dessen Ordinate = linker Ventrikel : Körpergewicht angesetzt ist und von 1,0—4,6 steigt. Die Reihenfolge der Erkrankungen ist dann die folgende:

1. Hypernephrom.
2. Chronische Perikarditis.
3. Chronische Nierenkrankheit.
4. Aortenfehler.
5. Arteriosklerose.
6. Mitralinsuffizienz.
7. Kyphoskoliose.
8. Lungentuberkulose.
9. Mitralstenose.
10. Carcinom.
11. Nichttuberkulöse Lungenleiden.
12. Hochgradige Adipositas.

Bei Hypertrophie eines oder beider Ventrikel und der dadurch bedingten Verschiebung des Gewichtsverhältnisses der Ventrikel zueinander findet sich auf der Ordinate von 0,5—3,0 = rechter Ventrikel zu linkem Ventrikel und auf der Abszisse folgende Reihenfolge:

1. Chronische, nichttuberkulöse Lungenleiden.
2. Mitralstenose.
3. Lungentuberkulose.
4. Kyphoskoliose.
5. Chronische Perikarditis.
6. Mitralstenose.
7. Aortenfehler.
8. Chronische Nierenkrankheit.
9. Arteriosklerose.
10. Hypernephrom.

„Die Variationen bei den Atriengewichten schlagen dieselbe Richtung ein wie bei den Ventrikeln, sind aber viel geringer." Die Veränderungen im Verhältnis des Rauminhalts beider Kammern werden mit einer Ordinate dargestellt, welche den Quotienten Kapazität des rechten Ventrikels zu der des linken Ventrikels darstellt, mit den Zahlen von 0,37 bis etwa 1,30. Die Abszisse besagt dann:

1. Mitralstenose.
2. Kyphoskoliose.
3. Lungentuberkulose.
4. Chronische, nichttuberkulöse Lungenleiden.
5. Aortenfehler.
6. Mitralinsuffizienz.
7. Chronische Nephritis.
8. Arteriosklerose.
9. Hypernephrom.
10. Chronische Perikarditis.

„Bei akuten Krankheiten sind die hier besprochenen Herzveränderungen wenig charakteristisch."

Das Verhältnis der Nieren zum linken Ventrikel, mit den Zahlen 0,92 bis etwa 4,90 auf der Ordinate eingetragen, ergibt wie oben:

1. Lungentuberkulose.
2. Chronische, nichttuberkulöse Lungenleiden.
3. Mitralfehler.
4. Arteriosklerose.
5. Aortenfehler.
6. Chronische Nierenkrankheit.

Wenn auch unsere Kenntnisse von der Entstehung von Hypertrophie und Dilatation sowie Atrophie des Herzens recht bescheiden sind, so finden sich immerhin in den einschlägigen Lehrbüchern ausführliche Zusammenstellungen über die Erkrankungen, in deren Begleitung oder Folge sich Hypertrophie, Dilatation oder Atrophie finden. Auch an brauchbaren Abbildungen ist kein Mangel, so daß auch die Gestaltveränderung des Herzens bei den genannten Veränderungen vergleichbar wird. Immerhin ist dabei zu bedenken, daß auch hier die reinen Formen viel seltener sind als die Mischformen.

WIDERÖE[1]) (S. 46—58) gibt tabellarische Zusammenstellungen über Krankheitsdauer, Alter und das gegenseitige Verhältnis von linkem Ventrikel und Körpergröße, den Ventrikeln zueinander, den Vorhöfen zueinander, der Kapazität der Ventrikel zueinander und sucht Regeln für das Verhalten der Herzteile bei Erkrankungen daraus abzuleiten.

Bei der kachektischen Atrophie findet sich nach KIRCH[2]) die stärkste Veränderung am infrapapillären Teil des linken Ventrikels, der verkürzt, verengert und zugespitzt wird und in dem die stark atrophierten Papillarmuskeln vorzeitig „hinabrutschen". Die Kapazität beider Höhlen wird geringer. Weniger deutlich sind die Veränderungen an Kammerscheidewand, Ringmuskeln der Atrioventrikularostien und der Vorhofsweite. Der Umfang der arteriellen Ostien bleibt unverändert. (Ähnlichkeit mit einem verkleinerten Greisenherzen.)

Abnorme Kleinheit des Herzens kommt angeboren vor, die sog. Hypoplasie; sie kann verbunden sein mit Hypoplasie der Arterien und Enge des Aortensystems. Im Gegensatz zur Hypoplasie spricht man von Atrophie, wenn es sich um eine erworbene Verkleinerung des Herzens handelt. Das Rohgewicht des Herzens kann in solchen Fällen auf die Hälfte, selbst ein Drittel des normalen zurückgehen, also auf 150 g und selbst 100 g. Dieser höchste Grad der Atrophie kommt noch am ehesten bei Lungenphthise zur Beobachtung. Ferner finden sich die mittleren Grade der Atrophie bei allen zehrenden Krankheiten, bei Marasmus senilis und Kachexie. Es kommt dabei, wie schon oben erwähnt, zur Bildung kleiner, spitzer Herzen, an denen die Gefäßschlängelung oft sehr auffällig ist, und zur Erscheinung des sog. Tropfenherzens. Auch früher hypertrophische Herzen können atrophisch werden; besonders auffallend ist dann manchmal die braune Pigmentierung eines relativ großen Herzens.

Während bei der Atrophie das Herz gleichmäßig verkleinert erscheint, sind bei der Hypertrophie die Gestaltverschiedenheiten beträchtlich, je nachdem der eine oder andere Abschnitt des Herzens betroffen ist. Nur bei der angeborenen Vergrößerung des Herzens, der Hyperplasie, scheint das Herz gleichmäßig in allen Teilen zu groß. Gegenüber der Vergrößerung durch Massenzunahme steht die Vergrößerung durch Erweiterung. Die Verbindung von beiden ist die sog. exzentrische Hypertrophie, die Hypertrophie mit Dilatation.

Je nach der Ursache der Veränderung ändert sich die Gestalt des Herzens. Es sind also Längen-, Breiten- und Dickendurchmesser verändert. Es kommt daher zur Bildung von kurzen und breiten Herzen einerseits bei Hypertrophie des rechten Ventrikels und zu mehr länglichen, kegelförmigen oder walzenähnlichen Herzen bei Hypertrophie des linken Ventrikels. Plumpe, kugelige (kürbisähnliche) Formen entstehen, wenn die Dilatation des linken Ventrikels über seine Hypertrophie überwiegt.

Es scheint uns zwecklos, zu versuchen, Maße und Gewichte für einzelne Formen anzugeben. Doch es sei hervorgehoben, daß die absolut und relativ höchsten Grade von Hypertrophie (und Dilatation) bei Mißbildungen (Septumdefekt, Pulmonalstenose) vorkommen und bei allgemeiner Hypertrophie und

---

[1]) WIDERÖE: Zitiert auf S. 141.   [2]) KIRCH: Zitiert auf S. 151.

Dilatation, dem sog. totalen Herzaneurysma. Wie E. KAUFMANN[1]) angibt, kann das Herz in solchen Fällen das 4fache Gewicht der Norm übersteigen.

Untersuchungen über das Gewicht der einzelnen Herzteile bei linksseitiger Herzhypertrophie hat E. KIRCH[2]) angestellt und nachgewiesen, daß es ganz isolierte Hypertrophien des linken Ventrikels gibt, und daß auch bei längerem Bestehen der rechte Ventrikel, möglicherweise auch der linke Vorhof, unbeeinflußt bleibt, soweit seine durch Wägung bestimmbare Muskelmasse in Frage kommt. „Durch die linksseitige Hypertrophie wird auch die Innengestaltung des rechten Ventrikels konstant und gesetzmäßig beeinflußt, und zwar sind diese Formveränderungen prinzipiell die nämlichen wie diejenigen des linken, also des hypertrophischen Ventrikels, nur quantitativ geringer." Wie KIRCH hervorhebt, ähnelt das linkshypertrophische Herz einem vergrößerten Kinderherzen. Der infrapapilläre Wandteil ist vergrößert und abgestumpft durch „Emporsteigen" der Papillarmuskeln. Diese und die mittleren und oberen Abschnitte der Ventrikelwand hypertrophieren, und die Ventrikelhöhe ist vergrößert. Der Umfang der linksseitigen Ostien und die Weite des linken Vorhofes werden scheinbar nicht beeinflußt.

Ausführliches über die Entstehung von Atrophie, Hypertrophie und Dilatation findet sich bei MÖNCKEBERG[3]); Einzelheiten über die begleitenden oder ursächlichen Krankheiten bei THOREL[4]); kurze Zusammenstellung in den Lehrbüchern von KAUFMANN[1]) und von ASCHOFF[5]); Abbildungen, besonders einzelner Herzabschnitte, bei KAUFMANN[1]), ASCHOFF[5]) und E. KIRCH[2]). Farbige Bilder von Hypertrophie und Atrophie mit ausführlichen Angaben über Klinik und Anatomie finden sich bei CRUVEILHIER[6]), LEBERT[7]), KAST, FRAENKEL und RUMPEL[8]); besonders instruktive Stereoskopaufnahmen bei SCHMORL[9]).

---

[1]) KAUFMANN, ED.: Lehrbuch der speziellen pathologischen Anatomie. Berlin u. Leipzig 1922.
[2]) KIRCH: Zitiert auf S. 151.
[3]) MÖNCKEBERG, J. G.: „Herz und Gefäße" im Handbuch der speziellen pathologischen Anatomie und Histologie Bd. II. Berlin 1924.
[4]) THOREL, CH.: Pathologie der Kreislauforgane des Menschen. Wiesbaden 1915. (LUBARSCH-OSTERTAG: Ergebnisse d. allg. Pathol. usw. Bd. XVII, T. II.)
[5]) ASCHOFF, L.: Pathologische Anatomie. 4. Aufl., Bd. II. 1919.
[6]) CRUVEILHIER: Anatomie pathologique du corps humain. Paris 1829/42.
[7]) LEBERT: Traité d'anatomie pathologique générale et spéciale. Paris 1857.
[8]) KAST, FRAENKEL und RUMPEL: Pathologisch-anatomische Tafeln. Wandsbek und Leipzig 1892ff.
[9]) SCHMORL: Stereoskopisch-photographischer Atlas der pathologischen Anatomie des Herzens und der größeren Blutgefäße. München 1899.

Physiologie und Pathologie der Herzklappen.

Von

FR. MORITZ

Köln a. Rh.

Mit 15 Abbildungen.

Zusammenfassende Darstellungen.

COHNHEIM: Vorlesungen über allgemeine Pathologie. 2. Aufl. Berlin: Aug. Hirschwald 1882. Bd. I: Pathologie der Zirkulation. — JÜRGENSEN: Erkrankungen der Kreislauforgane, in Nothnagels Spezielle Pathologie und Therapie Bd. XV. — KOCH: Der funktionelle Bau des Herzens. Berlin: Urban & Schwarzenberg 1922. — KREHL: Pathologische Physiologie. 12. Aufl. Leipzig: F. C. W. Vogel 1923. Artikel: Der Kreislauf. — KÜLBS: Erkrankungen der Zirkulationsorgane. Handb. d. inn. Med. von MOHR-STÄHELIN Bd. II. — LESCHKE: Artikel: Endokarditis, in KRAUS-BRUGSCH: Spezielle Pathologie und Therapie innerer Krankheiten Bd. IV. — LUCIANI: Physiologie des Menschen. Jena: G. Fischer 1904. Kap.: Die Mechanik des Herzens. — MORITZ, in KREHL-MARCHAND: Handb. d. allg. Pathol. Bd. II, Abt. 2, Artikel: Die allgemeine Pathologie des Herzens. Leipzig: S. Hirzel 1913. — NICOLAI in Nagels Handb. d. Physiol. d. Menschen Bd. I. 1909. Artikel: Die Mechanik des Kreislaufs. — PLESCH: Artikel: Herzklappenfehler, in KRAUS-BRUGSCH: Spezielle Pathologie und Therapie innerer Krankheiten Bd. IV. — ROLLET in Hermanns Handb. d. Physiol. Bd. IV. 1880: Physiologie der Blutbewegung. — ROMBERG: Lehrbuch der Krankheiten des Herzens und der Blutgefäße. 4. u. 5. Aufl. Stuttgart: Encke 1925. — STADLER: Die Mechanik der Herzklappen. Ergebn. d. inn. Med. u. Kinderheilk. Bd. 5. — TANDLER: Anatomie des Herzens. Jena: Fischer 1913. — TIGERSTEDT: Physiologie des Kreislaufs. Berlin u. Leipzig: Walter de Gruyter & Co. 1921. Bd. I.

I. Allgemeines über die Bedeutung von Klappen und klappenähnlichen Vorrichtungen für den Kreislauf.

Die bewegende Kraft des Herzens wird erst durch die Herzklappen nach einer Richtung hin im Sinne eines Kreislaufs wirksam, und nur unter der Voraussetzung einer möglichst vollkommenen Funktion dieser Klappen kann sie ihr Höchstmaß auf die ökonomischste Weise erreichen.

Man kann die Bedeutung der Herzklappen für die Fortbewegung des Blutes etwa mit der Bedeutung vergleichen, welche der Abschluß eines Flintenlaufes hinter der Patrone für die Fortbewegung des Geschosses hat. Wenn man in einem Vorderlader zunächst eine Kugel, dann Pulver und zum Schluß wieder eine Kugel laden und hierauf die Ladung zur Explosion bringen würde, so käme natürlich doch nur die vordere Kugel mit der ganzen, aus den Bedingungen der Ladung und der Rohrbeschaffenheit sich ergebenden Beschleunigung zum Abschuß. Würde man aber nach dem Laden den Verschluß des Flintenlaufes entfernen und dann das Pulver entzünden, so würden beide Kugeln, die eine nach hinten, die andere nach vorn, beide aber mit wesentlich geringerer Kraft, in Bewegung kommen. Die vordere würde wahrscheinlich sogar im Lauf steckenbleiben. Auf den Herzventrikel übertragen, bedeutet der Laufverschluß den Abschluß der Atrioventrikularklappen, der Reibungswiderstand, den die vordere Kugel im Lauf findet, den auf den Semilunarklappen lastenden, vom Ventrikel zu überwindenden arteriellen Blutdruck. Bei regelrechtem Abschluß des venösen Ostiums kann nach Anwachsen des systolischen Ventrikeldruckes über den entgegenstehenden arteriellen Druck hinaus der Blutauswurf nur nach der arteriellen Seite hin erfolgen. Bei einer während der ganzen Systole bestehenden, hinreichend großen Insuffizienz der Atrioventrikularklappen aber würden bei der Ventrikelkontraktion nicht nur große Blutmengen rückwärts getrieben werden; es würde, nach Analogie der im Lauf steckengebliebenen Kugel, vielleicht sogar die Öffnung der Semilunarklappen überhaupt nicht mehr erfolgen.

Eine intercelluläre Flüssigkeitsströmung, wie sie in der Capillarströmung gegeben ist, mit der Aufgabe, alle für Energetik und Aufbau nötigen Stoffe an die Zellen heranzubringen und deren Reaktionsprodukte wenn nötig wieder von ihnen wegzuschaffen, erscheint für alle vielzelligen mehrschichtigen Organismen als eine Notwendigkeit, wenn anders nicht alle des Transportes bedürftigen Substanzen in zwiefacher Richtung — von außen nach innen und von innen nach außen — Zelle um Zelle sollten durchwandern müssen. Ein intercellularer Flüssigkeitsstrom muß um so mehr als eine Notwendigkeit erscheinen, je mehr in den Organismen das Prinzip der Arbeitsteilung auftritt und durchgeführt wird, je mehr bestimmte fundamentale Funktionen, wie die Aufnahme von Sauerstoff und Nährstoffen aus der Umwelt, gewisse chemische Umprägungen der letzteren, die Ausscheidung von Stoffwechselschlacken aus dem Körper u. a. m., bestimmten einzelnen Organen zugeteilt werden. Was den Zellen nur eines bestimmten Organes zugedacht ist, wird nicht erst den Weg durch die Zellen vieler anderer Organe einschlagen sollen. An sich brauchte freilich, rein theoretisch genommen, die Transportflüssigkeit dann noch nicht in einem geschlossenen Kreise bewegt zu werden und es wäre für diesen Fall auch eine völlig klappenlos arbeitende zentrale motorische Einrichtung denkbar. Es bedürfte dazu allerdings eines „Herzens", das das gesamte Blut des Organismus auf einmal zu fassen imstande wäre und es gleichzeitig nach allen Seiten hin durch Atmungs- und Nierenorgane hindurch in die Gefäßprovinzen abwechselnd vorstieße und wieder zurücksaugte. Aber schon für eine Saftströmung, wie sie bei den Tunicaten vorliegt, bei denen das Fließen abwechselnd nach der einen und dann nach der entgegengesetzten Richtung hin erfolgt[1]), müssen Möglichkeiten für periodisch einsetzende, nach bestimmten Richtungen hin wirksame Verschlüsse, also klappenartig wirkende Einrichtungen vorhanden sein.

Die Kreislaufklappen fallen im Prinzip unter alle die verschiedenen mechanischen Sperrvorrichtungen, welche dazu führen, daß eine potentiell nach mehreren Seiten hin wirksame Kraft sich tatsächlich nur nach einer bestimmten Richtung hin ausschließlich oder wenigstens vorwiegend auswirkt, bzw. daß von zwei entgegengesetzten Energien sich nur eine in lebendige Kraft umsetzt, während die andere dies nicht oder nur in beschränktem Maße zu tun vermag.

In der praktischen Mechanik finden sich mannigfache Beispiele für solche kräfterichtende und kräftewählende Einrichtungen, so der Hemmschuh eines bergauf gezogenen Wagens, der bei Nachlaß des Zuges das der Schwerkraft gemäße Hinabrollen verhindert; der Sperrhaken eines Zahnrades, der dieses nur in einer Richtung drehbar und dadurch für das Spannen einer Feder, für das Anziehen einer Bremsvorrichtung brauchbar macht u. a. m. Vor allem aber sind es die verschiedenen Formen der Ventile, mit denen die Herzklappen am nächsten verwandt oder vielmehr identisch sind. Bei unvollkommen wirksamen Sperrvorrichtungen wird der beabsichtigte mechanische Endaffekt auf alle Fälle vermindert. Die Größe der Minderung, die im ungünstigsten Falle sogar zu einer Aufhebung oder gar zur Umkehr des gewollten Effektes führen kann, ist eine Funktion des Grades der „Insuffizienz" der Sperrvorrichtung sowie der Zeit, während deren die Insuffizienz wirksam wird.

Betrachten wir diese Verhältnisse etwas näher, speziell unter dem Gesichtspunkte einer „im Kreise laufenden" Strömung. Damit in einem in sich geschlossenen Röhrensystem, durch ein zentrales Pumpwerk nur eine einseitig gerichtete Strömung zustande komme, muß offenbar dauernd nach einer Seite hin, nach „vorn" oder stromabwärts eine Förderung von Flüssigkeit, nach rückwärts, d. i. stromaufwärts, her aber eine ebenso große Entnahme von solcher stattfinden. Denn nur so kann es zwischen diesen beiden Punkten zu einem dauernden Druckabfall kommen, der für ein ununterbrochenes einseitig gerichtetes Strömen der Flüssigkeit die Voraussetzung bildet.

Dieses Postulat einer Pumpwirkung mit dauernd positivem Vorzeichen[2]) nach der einen und negativem nach der anderen Richtung kann aber auch bei insuffizienten Ventilvorrichtungen, und zwar sowohl bei den stromaufwärts als den stromabwärts von dem Motor gelegenen erfüllt sein. Die Bedingungen, unter denen dies möglich ist, sind unschwer ein-

---

[1]) NICOLAI: Beitrag zur Anatomie und Physiologie des Salpenherzens. Arch. f. (Anat. u.) Physiol. 1908, S. 87. — TANDLER: Anatomie des Herzens. S. 2. Jena: G. Fischer 1913.

[2]) Positiv bzw. negativ gegenüber dem Anfangsdruck bei ruhender Füllung, also nicht notwendig positiv bzw. negativ gegenüber Null.

zusehen. Es sind folgende: Für jede der beiden Sperren muß das „reguläre" Volumen, d. i. stromabwärts das „Auswurfs-" und stromaufwärts das „Einfluß-"Volumen, größer sein als das entsprechende „irreguläre" Volumen, das „Insuffizienz-"Volumen. Diese Beziehung ist in der gemachten Voraussetzung, daß im Endeffekt eine endgültige „Förderung" von Flüssigkeit stattfinden soll, ohne weiteres gegeben.

Bezeichnen wir das reguläre Aortenvolum beispielsweise mit R_a und ein eventuelles irreguläres Aortenvolum (Insuffizienzvolum) mit J_a und die entsprechenden Werte für die Mitralis mit R_m und J_m, so muß also sowohl der Ausdruck $R_a - J_a$ wie der Ausdruck $R_m - J_m$ eine positive Größe darstellen. Nicht nötig ist es aber, daß z. B. bei schlußfähiger Aorta, jedoch schlußunfähiger Mitralis auch der Wert $R_a - J_m$ positiv ist. Es kann, theoretisch genommen, ein beliebig großes Insuffizienzvolum an der Mitralis bestehen solange nur $R_m > J_m$ ist; denn solange das Einflußvolum an der Mitralis das Insuffizienzvolum daselbst übertrifft, kann sich ein dauerndes Aortenauswurfsvolum, und zwar von der Größe $R_m - J_m$ bilden. Die Größe des zwischen Ventrikel und Vorhof hin und her pendelnden Insuffizienzvolums ist also an sich für die Frage, ob letzten Endes eine einseitig gerichtete Strömung zustande kommt, belanglos.

Auch die Bedingungen, unter denen bei Insuffizienz sowohl der Aorta als der Mitralis eine Kreisströmung zustande kommen kann, sind einfach formulierbar. Es muß offenbar der Überschuß des regulären über das irreguläre Volum an beiden Klappen gleich sein, $R_a - J_a = R_m - J_m$. Bezeichnen wir die Differenz $R - J$ ganz allgemein als das bleibende, das „effektive" reguläre Volum (R_{eff}), so nimmt der letztgenannte Ausdruck die Form $R_{a\,eff} = R_{m\,eff}$ an. Er entspricht dann dem selbstverständlichen Postulat bei einem stationären Kreislauf, daß immer die gleiche Flüssigkeitsmenge von rückwärts her als Einfluß zur Verfügung stehen muß, wie sie nach vorwärts zum Auswurf gelangt. Aus der Formel $R_a - J_a = R_m - J_m$ läßt sich des weiteren ableiten: Wenn die irregulären Volumina an Aorta und Mitralis einander gleich sind, so sind es auch die regulären Volumina, d. h. es fließt diastolisch soviel Blut durch die Mitralis ein, als systolisch durch die Aorta ausgeworfen wird. Überwiegt aber das irreguläre Volum der Aorta das der Mitralis, so tut es auch das reguläre, und zwar um die Differenz $J_a - J_m$. Das Auswurfsvolum durch die Aorta übertrifft um so viel das Einflußvolum durch die Mitralis, als das Insuffizienzvolum der Aorta größer ist als das der Mitralis. Umgekehrt ist es, wenn das irreguläre Volum der Mitralis größer als das der Aorta ist. Es ist dann auch das reguläre Mitralisvolum größer als das der Aorta, und zwar um die Differenz $J_m - J_a$.

Da die „*effektiven*", in der Stromrichtung des Kreislaufes dauernd verbleibenden Volumina[1]) bei einem stationären Strömen an allen Punkten des Gesamtquerschnittes gleich sein müssen, so gilt die Regel, daß die Differenzen der Regulär- und Irregulärvolumina einander gleich sein müssen, selbstverständlich bei einem zweikammerigen Herzen auch für alle vier Herzklappen. Wären sie alle insuffizient, so hätte die Klappe mit der geringsten Insuffizienz auch das kleinste Regulärvolum und die anderen ein um so viel größeres, als die Differenz zwischen ihrem jeweiligen Irregulärvolum und dem der am wenigsten insuffizienten Klappe betrüge.

Unter der Voraussetzung. daß an allen Herzklappen ein Überschuß des regulären Volums über das Insuffizienzvolum gesichert ist, ist theoretisch also der Fortbestand eines Kreislaufs immer möglich. Es müßten sich nur alle Herzabschnitte mit ihrem effektiven Volum ins Gleichgewicht setzen. Ob aber der Kreislauf tatsächlich aufrechterhalten werden kann und mit dem Leben vereinbar ist, hängt davon ab, ob die Herzabschnitte die jeweils ihnen zukommende Summe von effektivem Regulärvolum plus Insuffizienzvolum zu bewältigen imstande sind und ob das effektive Volum groß genug ist, um dem Bedürfnis der Organe nach Blutversorgung zu genügen.

Die in einem Kreislaufsystem befindlichen Ventile können durch krankhafte Veränderungen insuffizient werden; sie könnten nach dem Gesagten aber auch „physiologisch" von vornherein unvollkommen angelegt sein, ohne daß deswegen der Kreislauf selbst in Frage gestellt zu sein brauchte. Ja, wenn wir uns rein theoretisch etwa ein einkammeriges, völlig klappenloses Herz in einem Gefäßkreis vorstellen, so würde schon eine ringförmige, vielleicht auf Kontraktion beruhende Verengerung der rückwärtigen Einmündung des Gefäßkreises in das Herz genügen, um bei einer ersten Herzkontraktion die Grundbedingung für das Zustandekommen eines Kreislaufes, nämlich ein Überwiegen des Flüssigkeitsauswurfs nach der Seite des geringeren Widerstandes hin und damit die Schaffung einer Druckdifferenz zwischen den beiden Kreislaufeinmündungen ins Herz, zu gewährleisten. Könnte nun aber bei der nachfolgenden diastolischen Erschlaffung des Herzens jetzt ohne weiteres auch die zweite von uns formulierte Kreislaufbedingung, nämlich an der Seite des höheren Druckes das Zurückbleiben des nun erfolgenden Insuffizienzvolums über das vorausgegangene

---

[1]) KISCH (Klin. Wochenschr. Jg. 4, Nr. 3, S. 107. 1925) gebraucht dafür den Ausdruck „zirkulatorisches" Volum.

Auswurfvolum und an der Seite des niederen Druckes das Überwiegen des nun kommenden Einflußvolums über das vorangegangene Insuffizienzvolum gegeben sein?

Die Größe eines in das Herz oder aus ihm strömenden Volums erscheint in Annäherung durch den Ausdruck Dt/Wd bestimmt, bei dem D den mittleren Druck bedeutet, der die Strömung bewirkt, t die Zeit während er wirkt, W den Querschnittswiderstand an der Aus- bzw. Einströmungsöffnung und d den mittleren Druck, gegen den das Stromvolum bewegt wird. Betrachten wir zunächst die Bedingungen des systolischen Insuffizienzvolums an der nach unserer Annahme verengerten rückwärtigen Einmündungsstelle des Kreislaufs in das Herz. D ist hier groß, entsprechend dem hohen Kontraktionsdruck des Ventrikels; er wirkt während der Zeitdauer der Systole (t_s); W, der Querschnittswiderstand an der verengten Ausströmungsstelle, ist ebenso als relativ groß anzunehmen; d, der Widerstands-„Druck" am „venösen" Ende des Gefäßkreises, aber als relativ klein. Zustande kommt unter diesen Bedingungen ein bestimmtes rückläufiges Volum. Wie werden sich nun die Vorgänge an dieser Stelle bei der darauffolgenden Diastole gestalten, die dem Kreislaufpostulat entsprechend zu einem größeren Einströmungen führen müßten, als es vorher das systolische Insuffizienzvolum war. D wird jetzt sehr klein, annähernd gleich dem venösen Widerstandsdruck bei der vorausgegangenen Systole; t kann bei einer die Systole übertreffenden Dauer der Diastole allerdings größer als vorher werden; der Mündungswiderstand W ist derselbe geblieben; der Widerstandsdruck, d. h. der diastolische Ventrikeldruck ist niedrig. Zwei Faktoren, die längere Dauer der Diastole und der niedrige Widerstandsdruck im Ventrikel, müssen also auf eine Vergrößerung des Einstromvolums hinwirken. Stark volumverkleinernd muß sich aber im Verhältnis zu dem vorher als Triebkraft wirksamen hohen systolischen Ventrikeldruck der geringe „venöse" Enddruck des Kreislaufs geltend machen, der jetzt die Rolle des treibenden Faktors, und zwar gegen einen unverändert gebliebenen hohen Mündungswiderstand übernommen hat. Unter diesen Umständen erscheint es nur unter ganz besonderen Voraussetzungen möglich, daß auch nur ein gleichgroßes, geschweige denn ein größeres reguläres Einstromvolum als das vorausgegangene irreguläre Insuffizienzvolum zustande kommt. Möglich nämlich nur dann, wenn die diastolische Einflußzeit sehr erheblich die Zeit der Systole überträfe und vor allem der Widerstandsdruck im Ventrikel sehr niedrig, womöglich nicht nur = Null, sondern negativ würde, d. h. sich in eine Ansaugung verkehrte. Letzteres ist aber in unserem theoretisch gesetzten Falle unmöglich; denn die Überlegungen, die wir für das venöse Ostium anstellten, gelten umgekehrt für das arterielle. Hier bildet für das Insuffizienzvolum der vorher systolisch gesetzte Arteriendruck jetzt den Triebdruck. Dieser ist also hoch. Er wirkt auch während der ganzen, als lang angenommenen Zeit der Diastole gegen den unverändert gebliebenen geringen Mündungswiderstand und gegen den eben als besonders niedrig angenommenen Widerstandsdruck des Ventrikels. Die Folge dieser Bedingungen muß also ein sehr großes rückläufiges Irregulärvolum sein, das den Widerstandsdruck im Ventrikel in einem für das eben betrachtete reguläre Einflußvolum ungünstigen Grade rasch anwachsen lassen muß. Wenn dieses arterielle Insuffizienzvolum aber, wie nach diesen Umständen anzunehmen ist, das Maß des vorangegangenen Ausflußvolums aus dem Ventrikel erreicht oder gar übertrifft, so wird auch hier, an der arteriellen Herzmündung, die Bedingung $R_a > J_a$ nicht erfüllt, kurz, es kommt kein Kreislauf zustande.

Ganz anders gestaltet sich aber das Bild, wenn wir den Fall setzen, daß die während der Systole am venösen Ende des Kreislaufs angenommene contractile Verengerung mit dem Beginn der Diastole zurückgeht und nun umgekehrt am arteriellen Ostium eine solche Verengerung sich ausbildet. Jetzt werden die Bedingungen günstig für das reguläre Einflußvolum am venösen, ungünstig für das irreguläre Rückflußvolum in den Ventrikel am arteriellen Ostium, und jetzt kann die Bedingung $R > J$ an beiden Ostien offenbar realisiert werden. Auch ohne eigentliche Klappen könnte also, bloß durch abwechselnde contractile Verengerung des venösen und arteriellen Ostiums des Herzens ein Kreislauf zustande kommen. Es wäre das eben im Grunde nichts anderes als eine klappenartige Funktion.

II. Allgemeines über die Morphologie der Herzklappen im Tierreich.

Ein Blick auf die in der Phylogenese der Wirbeltiere sich darbietenden Formen der klappen- und klappenartigen Einrichtungen des Herzens eröffnet uns eine bunte Mannigfaltigkeit. Das niedrigste unter den Wirbeltieren, das Lanzettfischchen (Amphioxus), besitzt noch kein differenziertes Herz, sondern nur einen Venensinus, der aber bei entsprechenden motorischen Eigenschaften und Ventileinrichtungen — diese, wie eben ausgeführt, im allgemeinsten Sinne gedacht — immerhin als Motor dienen könnte. Auch sollen alle Gefäßwände eine gut ausgeprägte Contractilität haben[1]). Falls hier besondere Klappengebilde fehlen sollten, was bei der Feinheit des ganzen Kreislaufapparates nicht unwahrscheinlich ist, so könnte man hier auch an einen peristaltischen Ablauf der Gefäßkontraktionen denken, derart, daß die Kontraktionen bestimmter Teilstrecken — auch des Sinus — wenigstens an ihren vorderen, stromabwärts gelegenen Enden sich erst dann lösen, wenn die nächste stromabwärts sich anschließende Strecke sich ihrerseits kontrahiert hat.

Auch bei den höheren Wirbeltieren, einschließlich des Menschen, kommen im Verlaufe der Ontogenese Entwicklungsstufen vor, bei denen Herzklappen im eigentlichen Sinne noch fehlen. Von den Fischen aufwärts durchläuft bekanntlich jedes Säugetierherz eine Entwicklungsperiode, in der der primäre muskulöse Herzschlauch sich in einen Vorhof und einen Kammerabschnitt teilt, von denen jener durch einen besonderen Sinus mit dem Venensystem, dieser durch den Bulbus (Conus) arteriosus mit dem Arteriensystem verbunden ist. Da nun periodisch in Vorkammer, Kammer und Arteriensystem durch entsprechende Muskelkontraktionen der Herzabschnitte der Innendruck wesentlich über den Innendruck der jeweils stromaufwärts anliegenden Kreislaufabschnitte ansteigt, so ist ein Schutz der letzteren gegen einen den Kreislauf in Frage stellenden übergroßen Rückstrom nötig. Ehe sich an den in Betracht kommenden Stellen, an der Sinus-Vorhof-, der Vorhof-Kammer- und der Kammer-Truncus-Grenze (Aortengrenze) klappenartige Einrichtungen ausgebildet haben, wird man als Ersatz wohl einen periodischen Wechsel in der Kontraktion ringförmig angeordneter Muskulatur im Sinne der oben gemachten Darlegungen annehmen dürfen.

Der Venensinus selbst vollführt, wenigstens in manchen Entwicklungsstadien, ebenfalls periodische Kontraktionen. Von einem Klappenschutz der einmündenden Venen gegen einen Rückstrom vom Sinus her, ist nichts bekannt. Auch hier spielen vielleicht Kontraktionen der Venenmündungen als relative Schutzeinrichtungen eine Rolle.

Sicher bekannt ist indessen auch darüber nichts und Beobachtungen an Larven von Fröschen, Tritonen und Salamandern haben bei den Sinuskontraktionen, wenn auch bei verlangsamtem Rhythmus und daher wohl nicht ganz normalen Verhältnissen, deutliche, wenn auch nicht sehr erhebliche Rückströmungen erwiesen[2]).

Die Wirkung solcher ringförmig verengernder Kontraktionen muß wesentlich erhöht werden, wenn sich zwischen den genannten Herzabschnitten durch Zurückbleiben im Wachstum schon an sich Verengerungen ausbilden. Das ist vor allem am „Ohrkanal" der im Stadium des noch einkammerigen Herzens die Grenze zwischen primärem Vorhof und Ventrikel bildet, deutlich. Die Vorstellung, daß der für den Kreislauf notwendige periodische Wechsel in den Mündungswiderständen zu bestimmten Zeiten der Herzentwicklung wesentlich durch Muskelwirkung erzielt wird, legt uns die Auffassung, daß auch später, nach Ausbildung von Klappen, noch Muskelwirkungen an den Absperrvorgängen beteiligt sein werden, von vornherein nahe.

Von gewissen Vogelklassen an bis zu den Säugetieren aufwärts geht in der Phylogenese der ursprünglich für alle in das Herz mündende Venen gemeinsame Sinus durch Einbeziehung in die Vorhofswand verloren, und es münden nun die Hohlvenen einzeln in den linken Vorhof ein. Mit diesem Vorgange, der sich

---

[1]) TIGERSTEDT: Physiologie des Kreislaufs Bd. I. S. 13, 2. Aufl. Berlin u. Leipzig: Vereinigung wissenschaftlicher Verleger: Walter de Gruyter & Co. 1921. — LEGROS: Mitt. a. d. zool. Stat. zu Neapel Bd. 15, S. 487. 1902. — ZARNIK: Anat. Anz. Bd. 24, S. 609. 1904. — LANGERHANS: Arch. f. mikroskop. Anat. Bd. 12, S. 336. 1876.
[2]) BUNZEL: Larven von Trichinen und Salamandern. Zeitschr. f. Heilkunde 1893, S. 46. — KNOLL: Beiträge zur Lehre von der Blutbewegung in den Venen. Pflügers Arch. f. d. ges. Physiol. Bd. 72, S. 321. 1898. — TIGERSTEDT: Zitiert auf S. 162 (S. 32 u. 33).

auch ontogenetisch abspielt, kommen sinoatriale Klappenbildungen bis auf wenige, später zu erwähnende Rudimente in Wegfall, so daß für einen Schutz der großen zentralen Venenstämme gegen einen atriosystolischen Rückstrom auch nurmehr Muskelwirkungen in Betracht kommen. Solche können beim Menschen im rechten Vorhof von vier Muskelzügen, dem an der Oberseite des Vorhofs in der Crista terminalis gelegenen Fasciculus terminalis, dem im Torus Loweri befindlichen Fasciculus Loweri und dem im oberen und unteren Schenkel des Limbus Vieussenii enthaltenen Fasciculus limbricus superior und inferior ausgehen[1]). Diese Muskeln gestalten die Mündungen der beiden Hohlvenen schlitzförmig und verengern die Kommunikation der Sinusgegend mit dem Vorhof.

Am linken Vorhof darf in gleicher Hinsicht einer zirkulären Muskelschicht um jede der vier Lungenvenen und zwei sich kreuzenden Muskelzügen dem Fasciculus interauricularis horizontalis, der vor den Lungenvenen vom linken Herzohr aus über beide Vorhöfe bis zur Cava superior verläuft und dem Fasciculus interauricularis verticalis, der sagittal über den linken Vorhof zwischen den beiden Lungenvenenpaaren zieht, Bedeutung zugesprochen werden[2]).

Als Übergänge zu den echten Klappen sehen wir ontogenetisch als vorübergehende, aber phylogenetisch gelegentlich auch als bleibende Einrichtungen knotige oder auch leisten- und wulstförmige Bildungen an den Abschnittsgrenzen auftreten, welche daselbst eine Verengerung des Lumens bewirken und so einen contractilen Abschluß erleichtern müssen, wenn sie auch für sich allein, wie wir oben darlegten, als stationäre bloße Verengerungen noch keine Ventilwirkungen ausüben können. Eine solche Rolle spielen offenbar die sog. Endokardkissen, die sich in einer bestimmten Entwicklungsphase, solange der Herzventrikel noch ungeteilt ist, ganz allgemein am Canalis auricularis (Ohrkanal) ausbilden und später bei den einkammerig bleibenden Herzen der Fische, des Amphioxus und teilweise der Reptilien in echte Taschenklappen umgebildet, bei den Organismen mit schließlich zweikammerigen Herzen aber, den Krokodiliern, Vögeln, Monotremen, Beuteltieren und höheren Säugern, in einem komplizierteren Entwicklungsvorgang durch Segelklappen ersetzt werden.

Zu tuberösen Bildungen, die zur Erleichterung von Mündungsverschlüssen dienen können, gehören ontogenetisch vorübergehend wohl auch die wulstartigen Verdickungen im Bulbus cordis, vor allem die distal gelegenen, welche später zu den Semilunarklappen werden. Ferner dauernd gewisse knotige Gebilde, die sich bei einigen Fischarten (Lepidosterus, Polypterus, Protopterus) an Stelle von Klappen an der sinoatrialen Grenze finden[3]), sowie Knötchen und Querleisten (s. unten Abb. 45), die neben verschiedenen Klappenformen im Conus arteriosus mancher Fische, so der Selachier und Ganoiden vorkommen[4]). Auch eine Durchsetzung lamellöser Klappen mit zahlreicheren größeren und kleineren Knötchen, die ihrerseits durch Fädchen mit der Vorhofmuskulatur verbunden sind, kommt an der Sinus-Vorhofgrenzef vor [bei Amia[5])].

Besonders eigenartige Verhältnisse bestehen bei den Dipnoern, Ceratodus und Protopterus, bei denen ein großer fibröser Wulst kuppelförmig in den Vorhof vorspringt und sich keilförmig in den Ventrikel fortsetzt. Er unterstützt bei dem Vorhandensein von nur rudimentären Sinusklappen sowohl den sino-atrialen als, in einer unten noch näher zu schildernden Art, den atrioventrikulären Verschluß[6]).

Die Herzklappen im engeren Sinne, die zumeist aus feinen Membranen bestehen, gelegentlich aber auch unter Zuhilfenahme von Muskulatur gebildet sind, können in sehr verschiedenen Formen auftreten, die man als Lippen-, Zungen-, Taschen- und Segelklappen unterscheiden kann.

---

[1]) TANDLER: Zitiert auf S. 159 (S. 83 u. Abb. 52).
[2]) TANDLER: Zitiert auf S. 159 (S. 84).
[3]) BOAS: Über Herz und Arterienbogen bei Ceratodus und Protopterus. Morphol. Jahrb. Bd. 6, S. 325 ff. 1880.
[4]) STÖHR: Über den Klappenapparat im Conus arteriosus der Selachier und Ganoiden. Morphol. Jahrb. Bd. 2, S. 197 ff. 1876.
[5]) RÖSE: Beitrag zur vergleichenden Anatomie des Herzens der Wirbeltiere. Morphol. Jahrb. Bd. 16, S. 36. 1890.
[6]) BOAS: Zitiert auf S. 163 (S. 325 ff.). — RÖSE: Zitiert auf S. 163 (S. 34 ff.).

Lippenklappen in Form zweier vertikal stehender, an ihren Seitenrändern miteinander verbundener Lamellen finden sich an der Sinus-Vorhofgrenze, gegen den Vorhof sich öffnend und bei dessen Systole gegen die Sinusmündung zurückschlagend und sie verschließend. Sie sind wohl bei den meisten Vertebraten, so auch beim Menschen eine wenigstens vorübergehend in der Ontogenese auftretende Einrichtung. Bei vielen Tierformen, so den meisten Fischen (Cyclostomen, Selachier, Teleostier) und den Reptilien (Schlangen, Schildkröten, Krokodilier), bleiben die Lippenklappen an der Sinus-Vorhofgrenze dauernd erhalten. Zu einem besseren Schluß derselben dienen „Spannmuskeln", die an den Vereinigungsstellen der beiden Lippen, gewissermaßen an den „Mundwinkeln" der Klappen ansetzen und entweder doppelseitig, oben und unten (bei den Fischen), oder einseitig, nur oben (bei den übrigen genannten Tiergattungen) angeordnet sind. Sie verlaufen in der Längsrichtung der Klappen und spannen diese bei ihrer Kontraktion straff an, ähnlich, wie man auch den Mund zu besonders festem Schluß in die Breite zu ziehen pflegt.

Die von GEGENBAUER zuerst so genannten „Zungenklappen" kommen als zungenförmige Läppchen, die mit der Basis an der Gefäßwand aufsitzen und durch feine, an den Seitenrändern entspringende Fäden mit ihr verbunden sind, gewissermaßen also seitlich durchlöcherten Taschen gleichen, im Conus arteriosus von Selachiern und Ganoiden vor[1]). Da sie zwischen den Fäden ihrer Seitenränder Blut durchlassen müssen, so ist klar, daß sie eine wirksame Absperrung nur bewirken könnten, wenn sie sich, dicht nebeneinanderstehend, in ihrer Schlußstellung mit einem Teil ihrer Flächen aneinanderzulegen imstande wären. Diese Bedingung dürfte nicht erfüllt sein. Sie kommen indessen auch nur hinter einer Reihe gut ausgebildeter Taschenklappen vor und sind nach STÖHR[2]) in Rückbildung begriffene Taschenklappen (s. unten Abb. 45).

Die weitest verbreitete und gelegentlich an allen Herzostien vorkommende Klappenform ist die der Tasche, d. h. einer Lamelle, die mit ihrer Basis und ihren Seitenrändern und zwar oft in Bogenform an der Wand des betreffenden Hohlraumes angeheftet ist. Mit ihrem freien Rand und damit auch mit ihrer Tasche sind sie stromabwärts gerichtet. Wenn ein stromaufwärts gerichteter Druckabfall eintritt, der ohne Klappe zu einer Stromumkehr führen müßte, entfaltet sich die Tasche. Sie behindert dadurch den Rückstrom oder sperrt ihn, sofern sie genügend groß ist, für sich allein ab. Meist tut sie das aber im Verein mit anderen Taschen, vorausgesetzt, daß diese dicht genug aneinanderstehen und in ihrer Summe den Mündungsquerschnitt zu decken vermögen. Auch bei der Taschenklappe kann der freie Rand stromabwärts durch Fäden mit der Wand des Herzens bzw. Gefäßes verbunden sein, wodurch ihre Widerstandsfähigkeit gegen Druck natürlich sehr gesteigert wird. Am seltensten ist die Taschenform der Klappe an der Sinus-Vorhofgrenze.

Nach RÖSE[3]) wird sie hier bei Knorpelganoiden (Accipenser), und zwar auf der einen Hälfte der Mündung in der Zahl von 4, auf der anderen von 5 Taschen gefunden. Wesentlich häufiger finden sich Taschenklappen an der Atrioventrikulargrenze. So bei den meisten Tieren, die ein einkammeriges Herz haben, d. h. fast bei allen Fischen, bei dem Amphioxus und der Mehrzahl der Reptilien. Bei den Fischen (Cyclostomen, Selachier, Teleostier) wird die Atrioventrikularöffnung in der Regel durch zwei Taschenklappen geschlossen[4]), während die Ganoiden ventral eine und dorsal mehrere atrioventrikuläre Taschenklappen aufweisen, zu deren Unterflächen einige Muskelfäserchen ziehen[5]). Bei den Amphibien finden sich wieder zwei Taschenklappen, nach deren Unterfläche, von der nischenartig unter ihnen ausgebuchteten Ventrikelwand her, von den Trabekeln abstammende, teilweise noch muskulöse, teilweise sehnig gewordene Fäden verlaufen[6]).

Bei der Mehrzahl der Reptilien ist der Ohrkanal des Herzens durch weiteres Herabwachsen des Septum atriorum schon in zwei Öffnungen getrennt. Für jede derselben findet sich hier nur eine, und zwar mediale, an der Vorhofscheidewand befestigte Taschenklappe, die also für sich allein für den Abschluß aufkommen muß[7]). Über die besonderen Verhältnisse bei den Krokodiliern folgt näheres weiter unten.

Ausnahmslos finden sich in der ganzen Vertebratenreihe Taschenklappen an der Grenze zwischen den Ventrikeln des Herzens und den großen Arterienstämmen als Ventile verwendet, freilich in verschiedener Zahl und Anordnung. Während bei Säugetieren, Vögeln, Reptilien und der größten Gruppe der Fische, den Knochenfischen (Teleostier), nur *eine* Querreihe von Klappen vorhanden ist, finden sich bei gewissen Fischarten, den Dipnoern, den Selachiern und Ganoiden immer eine Mehrzahl, und zwar von 2—9 (Lepidosteus) solcher Querreihen (Abb. 44). Auch den Amphibien kommen im Conus zwei Klappenreihen zu. Große Unterschiede bestehen wieder in der Zahl der eine Querreihe bildenden Klappen.

---

[1]) STÖHR: Zitiert auf S. 163 (S. 199). [2]) STÖHR: Zitiert auf S. 163 (S. 203).
[3]) RÖSE: Zitiert auf S. 163 (S. 35).   [4]) RÖSE: Zitiert auf S. 163 (S. 75).
[5]) RÖSE: Zitiert auf S. 163 (S. 76).   [6]) RÖSE: Zitiert auf S. 163 (S. 70).
[7]) RÖSE: Zitiert auf S. 163 (S. 77).

Die Reptilien haben an ihren drei großen Arterienstämmen (zwei Aorten und eine Pulmonalis) je zwei Semilunarklappen[1]), die Säugetiere und Vögel an Aorta und Pulmonalis je drei, die Amphibien in der vorderen Querreihe meist vier, in der hinteren drei Klappen[2]), die Dipnoer, Selachier und Ganoiden an der vorderen Reihe drei bis vier, an den hinteren häufig mehr, bis zu sieben, ja bei Einrechnung kleiner Zwischenklappen bis zu elf Klappen[3]) (Abb. 44). Dabei ist aber zu bemerken, daß die Klappen der verschiedenen Querreihen keineswegs untereinander gleichwertig sind. Vollkommen ausgebildete große Taschenklappen finden sich in der Regel nur in der vordersten Reihe, während die hinteren Reihen vielfach kleinere, rudimentäre, offenbar in Rückbildung begriffene Gebilde aufweisen. In ihnen sind neben Taschenklappen nicht selten auch die obengenannten Zungenklappen vertreten (Abb. 45). Auch quergestellte, leistenförmige Erhebungen und bloße Knötchen kommen hier vor. Die Klappen der hinteren Querreihen stehen auch keineswegs dicht nebeneinander, sondern lassen oft erhebliche Zwischenräume zwischen sich.

Bei den Doppelatmern unter den Fischen (Dipnoern) pflegen sich an eine besonders gut ausgebildete Klappe der vordersten Querreihe die direkt unter dieser stehenden Klappen der hinteren Querreihen anzuschließen, so daß sie alle zusammen eine geschlossene Längsreihe bilden, die vergleichsweise etwa das Bild einer Reihe ineinandergesteckter Tüten darbietet (Abb. 46a und b). Die auf diese Weise gebildete, in den Conus wie eine Scheidewand vorspringende Längsfalte hat anscheinend innerhalb des kontrahierten Gefäßes die Aufgabe für zwei getrennte Blutläufe, nämlich einen rein venösen und einen wenigstens teilweise in den Lungen schon arterialisierten, je einen besonderen Weg zu schaffen. Die Längsfalte wirkt als eine Scheidewand. Die arterielle Blutmischung gelangt dabei hauptsächlich in die den Kopf versorgenden Gefäße[4]).

Segelklappen, die letzte der oben unterschiedenen Formen, finden sich nur an der Atrioventrikulargrenze des Herzens, und zwar bei den Tierformen, die außer einer Vorhofsscheidewand auch eine Kammerscheidewand aufweisen, nämlich den Vögeln und Säugetieren. Übergangsbildungen zu Segelklappen kommen bei den Krokodiliern vor, die als einzige unter den Reptilien ein Ventrikelseptum bilden. Die Segel der Klappen sind in einer Ebene an der Atrioventrikulargrenze befestigt. An ihrem freien Rande und auf ihrer ventrikelwärts gerichteten Unterfläche stehen sie mit zahlreichen feinen sehnigen Fäden, den Chordae tendineae in Verbindung. Die meisten dieser Fäden vereinigen sich proximalwärts gruppenweise zu etwas dickeren Sehnen, die ihrerseits mit kleinen, frei aus der Ventrikelwand hervorragenden Muskelsäulen, den Papillarmuskeln, zusammenhängen. Eine Reihe der an der Unterfläche ansetzenden Chordae stehen auch einzeln mit ganz kleinen Muskelsäulchen in Verbindung

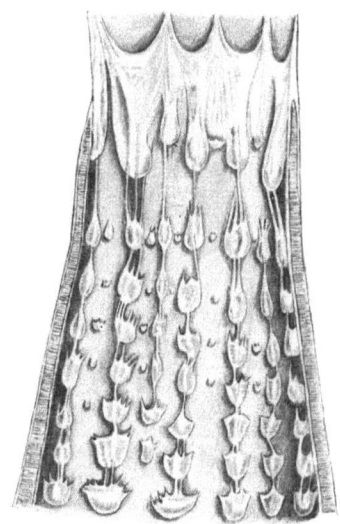

Abb. 44. Klappenapparat im Conus arteriosus von Lepidosteus osseus. 9 Querreihen von Klappen. In diesen, einschließlich rudimentärer Zwischenklappen, bis zu 11 einzelne Klappen. (Aus STÖHR: Klappenapparat und Conus arteriosus der Selachier und Ganoiden. Morphol. Jahrbuch Bd. 2, S. 197. 1876.)

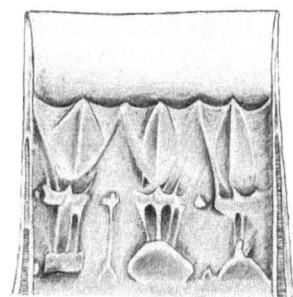

Abb. 45. Conus von Mustelus vulgaris. 4fache Vergrößerung. *I.* Erste Querreihe mit Taschenklappen. *II.* Zweite Querreihe aus leistenförmigen Erhebungen und Knötchen gebildet. *III.* Dritte Querreihe mit Zungenklappen. (Aus STÖHR: Klappenapparat und Conus arteriosus der Selachier und Ganoiden. Morph. Jahrbuch Bd. 2, S. 197. 1876.)

---

[1]) GREIL: Beitrag zur vergleichenden Anatomie. Morphol. Jahrb. Bd. 31, S. 266. 1903.

[2]) BOAS: Über den Conus arteriosus und den Arterienbogen der Amphibien. Morphol. Jahrb. Bd. 7, S. 513. 1882.

[3]) BOAS: Zitiert auf S. 163 (Tafel 14, Abb. 9 u. 10). — STÖHR: Zitiert auf S. 163 (Tafel 13, Abb. 7a).

[4]) BOAS: Zitiert auf S. 163 (S. 330 u. Tafel 14, Abb. 9 u. 10). — TIGERSTEDT: Zitiert auf S. 162 (S. 16).

oder scheinen unmittelbar aus der Ventrikelwand hervorzukommen. Daß die Segel durch ihre Befestigung an Sehnenfäden und Papillaren überhaupt erst funktionsfähig werden, indem so ein Zurückschlagen derselben in die Vorhöfe verhindert wird, liegt auf der Hand.

Bei den höheren Säugern, von den Beuteltieren aufwärts, ist der Abschluß des rechten venösen Ostiums durch drei Segel, ein mediales, am Septum inserierendes, und zwei laterale bewerkstelligt: „Tricuspidalis"[1]). Am linken Ostium venosum sind die zwei lateralen Segel in eines verschmolzen, so daß hier neben einem medialen nur ein laterales vorhanden ist: „Bicuspidalis", oder nach der Ähnlichkeit der beiden Segel mit einer Bischofsmitra: „Mitralis"[1]). Als Typus der Papillarmuskeln kann nach Röse[2]) bei placentären Säugern folgendes gelten: Im rechten Ventrikel befestigen sich die beiden lateralen Klappen an drei Papillarmuskeln (oder Muskelgruppen), einem stärksten lateralen, der bald am Septum, bald an der Ventrikelwand ansetzt, einem schwächeren vorderen oder konalen und einem schwächeren hinteren. Die mediale Klappe des Atrioventrikularostiums ist nur in geringerem Grade an dem vorderen und hinteren Papillarmuskel befestigt. Ihre Sehnenfäden gehen vielmehr meist direkt in die Wand des Ventrikelseptums über, oft durch Vermittlung kleiner Papillarmuskeln. Im linken Ventrikel finden sich zwei Gruppen von Papillarmuskeln, eine

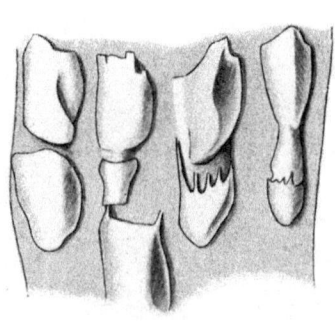 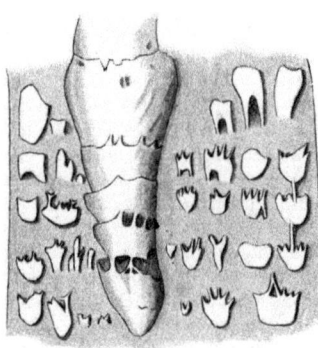

a   b

Abb. 46a vorderer, Abb. 46b hinterer Teil des Conus arteriosus von Ceratodus, aufgeschnitten und ausgebreitet. Abb. 46b schließt unmittelbar an Abb. 46a an. Durch Ineinanderstülpung hintereinander gelegener, besonders stark entwickelter Klappen ist eine Längsfalte gebildet. (Aus Boas: Über Herz und Aortenbogen bei Ceratodus und Protopterus, Morphol. Jahrbuch Bd. 6, S. 321ff. 1880.)

vordere und eine hintere, von welchen die Sehnenfäden für die mediale Klappe ausschließlich ausgehen. Zur lateralen Klappe geht außerdem auch noch eine Chorda tendinea direkt von der lateralen Kammerwand.

Zwischen den taschenförmigen Atrioventrikularklappen bei den Tieren mit einkammerigem Herzen und den eben beschriebenen Segelklappen finden sich Übergangsformen bei den Krokodiliern, den Vögeln und den Monotremen. Bei den Krokodiliern, von denen wir schon erwähnten, daß sie allein von den Reptilien ein vollständiges Ventrikelseptum bilden, verwächst dieses mit der Unterfläche der beiden primären, vorn und hinten sitzenden, zum Septum also quergestellten bindegewebigen atrioventrikulären Taschenklappen. Jede Hälfte der auf diese Weise halbierten Klappen verwächst mit ihrem Gegenüber. Auf diese Weise bildet sich auf jeder Seite des Ventrikelseptums eine neue mediale, am Septum inserierende Klappe, die vorn und hinten, wie man annimmt „durch Unterwühlung" der Ventrikelmuskulatur durch den Blutstrom, noch eine Verlängerung durch eine Muskelplatte erfährt. Diese steht auf ihrer Unterseite mit den Trabekeln des Ventrikels in Zusammenhang. Zugleich bildet sich lateral an den venösen Ostien beider Ventrikel, wiederum wie man sich vorstellt, durch Unterwühlung der Ventrikelwand, jetzt ebenfalls eine Muskelplatte aus, die an ihrer Unterseite mit Trabekeln zusammenhängt und so als eine fleischige Vorstufe einer atrioventrikulären Segelklappe betrachtet werden kann[2]). Es bilden bei den Krokodiliern also lateral eine Muskelplatte und medial eine Taschenklappe den atrioventrikulären Abschluß.

Bei den Vögeln, die zwei vollkommen ausgebildete Herzkammern haben, fehlt am rechten Ostium venosum eine mediale Klappe. Nur eine sagittal am Septum verlaufende

---

[1]) Siehe weiter unten die eingehendere Schilderung der Verhältnisse beim Menschen.
[2]) Röse: Zitiert auf S. 163.

Leiste deutet darauf hin, daß sie embryonal ursprünglich angelegt war. Lateral ist im rechten Ventrikel die fleischige Klappe der Krokodilier noch weiter ausgebildet, so daß diese Muskelplatte allein zum Schluß des rechten Ostium venosum genügt. Am linken venösen Ostium dagegen ist eine mediale Klappe, und zwar von der Art wie bei den Krokodiliern vorhanden. Lateral finden sich aber statt der einen fleischigen Klappe der Krokodilier zwei bindegewebige Segelklappen, deren Chordae durch drei Papillaren gehalten werden, von denen zwei an beiden Seiten der Klappen stehen, während die dritte sich an der lateralen Ventrikelwand befindet[1]).

Bei den Kloakentieren (Monotremen) ist an der rechten Atrioventrikularöffnung, ähnlich wie bei den Vögeln, nur eine laterale Klappe. Dieselbe ist aber nur in der Mitte fleischig, ventral und dorsal bindegewebig und wird vom Septum her von drei Muskelsäulen gehalten. Am linken Ostium venosum findet sich, wie bei den Vögeln und Krokodiliern, eine mediale, in der Mitte bindegewebige, ventral und dorsal aber fleischige Klappe, während zwei laterale Klappen, die ursprünglich im Embryonalstadium muskulär angelegt waren, bei der weiteren Entwicklung bindegewebig umgewandelt worden sind. Diese Segelklappen des linken Ventrikels werden von drei Papillaren gehalten, die aber nicht wie bei den Vögeln durch Sehnenfäden, sondern unmittelbar mit den Klappen verbunden sind, in deren Unterfläche sie fächerförmig ausstrahlen[1]). Der vorher gebrauchte Ausdruck, daß wir es bei den soeben geschilderten merkwürdigen Formen von Segelklappen mit Übergangsbildungen zu tun haben, wird verständlich, wenn wir nun einen Blick auf die *embryonale Entwicklung der Atrioventrikularklappen der höchststehenden Säuger* werfen[2]).

Unter Beteiligung sowohl der Vorhofs- als der Ventrikelmuskulatur haben sich an der Atrioventrikulargrenze zunächst Muskelwülste gebildet, in die vom Anulus fibrosus aus eine bindegewebige Lamelle eingewachsen ist. Diese Wülste vergrößern sich zu Platten, während sie zugleich von der Ventrikelseite her unterminiert werden. Sie bleiben dabei aber an ihrer Unterseite mit der trabekulären Muskulatur des Ventrikels in Verbindung. Aus dem proximalen Teil dieser Trabekeln werden durch Zusammenschluß und Hyperplasie die Papillaren, distal dagegen bilden sich die Trabekeln sehnig um, ein Teil fast in ihrer ganzen Länge, und werden so zu den Chordae tendineae. Durch Rückbildung und Umwandlung werden weiterhin aus dem ursprünglich muskulären Teil der Klappen ebenfalls fibröse Gebilde, und zwar zarte, von Endokard überzogene Lamellen, an deren oberer atrialer Seite nur noch eine geringe, etwa bis zum mittleren Drittel gehende Einlagerung von mit dem Vorhofsmyokard zusammenhängenden Muskelzügen besteht, während an der ventrikulären Seite nur eine noch geringere, aus dem Ventrikelmyokard stammende Muskelschicht an den primär rein muskulären Charakter der Klappe erinnert. Eine ursprünglich an dem Rand der Muskelplatte sich bildende Endokardleiste hat sich zu kleinen Knötchen, den Noduli Albini, zurückgebildet. Am Aufbau der feinen Segellamellen der atrioventrikulären Klappen scheinen auf den ersten Blick sich fast ausschließlich Bindegewebe und Endokard zu beteiligen. In Wirklichkeit aber hat, wie wir sehen, die Herzmuskulatur bei ihrer Bildung eine große Rolle gespielt.

Es erübrigt uns, nun noch zweier besonderer, nur bei einer Minderzahl von Tieren vorkommender Ventileinrichtungen zu gedenken, deren eine dem atrioventrikulären Abschluß dient, während die andere den Abschluß einer isoliert in den linken Vorhof einmündenden Lungenvene bewirkt. Wir haben oben schon den bei den Dipnoern Ceratodus und Propterus im Vorhof vorhandenen dicken fibrösen Wulst erwähnt, der sich keilförmig durch die Atrioventrikularöffnung in den Ventrikel fortsetzt und diesen unvollkommen teilt. Ihm gegenüber erstreckt sich in den Ventrikel hinein ein Sporn, der sich aus einer Verwachsung der Vorhofswand mit dem Konus herausgebildet hat. Dieser Sporn ist offenbar imstande, unter dem Druck des andrängenden Blutes sich als Klappe an den fibrösen Wulst anzulegen, der ihm durch die Ventrikelkontraktion angenähert wird. Auf diese Weise wird der systolische atrioventrikuläre Abschluß bewirkt. Eine besondere atrioventrikuläre Taschenklappe oder Segelklappe fehlt diesen Tieren.

Bei manchen Batrachiern (*Sieboldia*), ferner bei gewissen Reptilien (Schlangen, Eidechsen, Krokodiliern) mündet die Lungenvene als ein einzelnes Rohr in die rechte untere

---

[1]) RÖSE: Zitiert auf S. 163.   [2]) Siehe TANDLER: Zitiert auf S. 159.

Ecke des linken Vorhofs ein. Sie nimmt dabei einen schrägen Verlauf durch die Vorhofswand, ähnlich so wie der Ureter die Blasenwand schräg durchsetzt. Diese Anordnung führt dazu, daß das intramurale Endstück der Vene bei Druckerhöhung im linken Vorhof zusammengedrückt wird, so daß ein stärkerer Rückfluß nach der Lunge hin nicht stattfinden kann.

III. Spezielles über den Herzklappenapparat bei den höchststehenden Säugern einschließlich des Menschen[1]).

A. Die Absperrvorrichtungen zwischen Venen und Vorhöfen.

Ein besonderer Venensinus, in dem die Zuflußvenen zum rechten Herzen sich vereinigten und der seinerseits erst mit dem rechten Vorhof in Verbindung stände, besteht bekanntlich bei dem erwachsenen Säuger nicht mehr. Er ist im Laufe der Entwicklung allmählich vollständig in die Vorhofswand einbezogen worden, so daß die obere und untere Hohlvene sowie die Coronarvene nunmehr isoliert in den rechten Vorhof einmünden. In den linken Vorhof treten, übrigens ohne Beziehung zum ehemaligen Sinus, zu beiden Seiten je eine untere und obere Hohlvene ein.

Die embryonal gut ausgebildeten Sinuslippenklappen[2]) sind verschwunden bzw. zu spärlichen Überresten zurückgebildet, am meisten ist von der rechten Sinusklappe übriggeblieben. Sie ist durch Heranwachsen des „Sinusseptums" in eine obere und untere Falte getrennt worden, welch erstere als Valvula Eustachii die untere Hohlvene an ihrem äußeren Rand flankiert, während die letztere als Valvula Thebesii dem Sinus coronarius, d. h. der Einmündung der Vena coronaria cordis, anliegt[3]). Die linke Sinusklappe ist in enge Beziehungen zum Foramen ovale getreten, indem sie der Fläche nach mit der linken von den beiden das Foramen ovale zwischen sich nehmenden Lamellen, d. h. mit dem ursprünglichen Septum primum der Vorhöfe, verwachsen ist[4]), während ihr unterer Teil sich an den freien Rand der rechten Begrenzungslamelle des Foramen ovale, das ursprüngliche Septum atriorum secundum, angeschlossen hat. Dieser Rand bildet späterhin durch Muskeleinlagerung den Limbus Vieussenii.

Wir stehen also vor der immerhin auffälligen Tatsache, daß die in die Vorhöfe sich entleerenden venösen Gefäße, die, wie wir oben sahen, bei vielen Tiergattungen dauernd durch große Sinusklappen bzw. durch den schrägen Verlauf der Lungenvene in der Wand des linken Vorhofs gegen einen rückläufigen Blutstrom geschützt bleiben, bei den erwachsenen Säugern solcher mechanischer Schutzvorrichtungen nahezu oder ganz entbehren. Denn die Valvulae Eustachii und Thebesii sind in der Regel viel zu klein, um den Mündungsquerschnitt der unteren Hohlvene bzw. der Coronarvene decken zu können. Die obere Hohlvene wird lateral zwar ebenfalls von einer Endokardfalte, von der Crista terminalis, begrenzt. Aber auch diese kann keineswegs als ein genügendes Schutzventil gelten, und bei den Lungenvenen im linken Vorhof fehlt überhaupt jede Andeutung eines klappenartigen Gebildes. Anders stellt sich freilich die Frage eines Schutzes der venösen Zuflußgebiete gegen eine vorhofsystolische Rückströmung dar, wenn man die funktionellen, durch Muskelwirkungen gegebenen Möglichkeiten betrachtet, welche den Vorhöfen bzw. den großen in sie einmündenden Venenstämmen zur Abwehr eines rückläufigen Blutstromes zu Gebote stehen.

---

[1]) Auf die sehr interessanten Parallelen zwischen den ontogenetisch durchlaufenden Zwischenstufen des Säugetierherzens mit phylogenetisch fixiert gebliebenen Formen niederer Tierreihen (Fische, Amphibien, Reptilien) kann hier nicht eingegangen werden, s. hierüber z. B. TANDLER: Zitiert auf S. 159 (Kap. 1 u. 2).
[2]) TANDLER: Zitiert auf S. 159 (S. 19 ff. u. Abb. 13, 14, 15).
[3]) TANDLER: Zitiert auf S. 159 (S. 30). [4]) TANDLER: Zitiert auf S. 159 (Abb. 26).

Die Lungenvenen des Menschen besitzen in ihren intraperikardialen Anteilen eine Ringmuskulatur, die ihre zirkuläre Verengerung, theoretisch evtl. sogar ihren Verschluß, zu bewirken geeignet erscheinen. Desgleichen hat der Sinus coronarius, d. h. das Mündungsstück der Herzvene im rechten Vorhof, eine starke Ringmuskulatur, auch liegt in der Vena magna cordis selbst, unweit ihrer Mündung in den Vorhof, noch ein Klappenring, die sog. Valvula Vieussenii, Des weiteren aber zeigen Versuche mit Wärmestarre an den Vorhöfen[1]), daß durch Muskelwirkungen die Hohlvenenmündungen einander genähert und schlitzförmig verengt werden können[2]), so daß muskulär nahezu ein Abschluß der beiden Hohlvenen gegen den Vorhof bewirkt wird. Die in Betracht kommenden Muskeln sind 1. ein zwischen beiden Hohlvenen im Torus Loweri gelegenes starkes Muskelbündel, der Fasciculus Loweri, 2. ein an dem vorderen Mündungsrand der oberen Hohlvene in der Crista terminalis gelegenes Muskelbündel, der Fasciculus terminalis, und 3. ein an dem vorderen Mündungsrand der unteren Hohlvene gelegenes Muskelbündel, der Fasciculus limbricus inferior. Durch ihre gemeinsame Wirkung wird der eigentliche Vorhof gegen das ursprüngliche Sinusgebiet abgetrennt. Auch am linken Vorhof erscheint ein relativer Abschluß des Vestibulums, d. h. des Einmündungsgebietes der Lungenvenen, vom übrigen Raume durch Kontraktion eines frontal den Vorhof vor den Lungenvenen fast zirkulär umgreifenden Muskelzuges, des Fasciculus interauricularis horizontalis, möglich[3]).

Indessen so bestechend diese morphologischen Feststellungen auf den ersten Blick auch erscheinen, so erhebt sich doch die Frage, ob es unter den normalen Arbeitsbedingungen des Herzens tatsächlich zu so starken, geradezu maximalen Muskelaktionen kommt. Die Beobachtung des lebenden Herzens am Röntgenschirm scheint nicht gerade dafür zu sprechen. Pflegt man doch an dem der Besichtigung sehr gut zugänglichen Lateralrand des rechten Vorhofs nur sehr geringe vorhofsystolische Exkursionen zu sehen. Freilich spielen sich die eben geschilderten Formänderungen hauptsächlich an der dem Röntgenbild wenig zugänglichen Hinterwand des rechten Vorhofs ab, und es wäre immerhin möglich, wenn auch nicht gerade wahrscheinlich, daß sie unabhängig und ausgiebig zustande kämen, bevor die Gesamtkontraktion des Vorhofs erfolgt, und auch dann, wenn diese ihrerseits durchaus nicht maximal wäre. Man darf aber wohl auch die Frage aufwerfen, ob ein möglichst vollkommener Abschluß des Venensystems während der Vorhofssystole denn überhaupt als ein normophysiologisches Postulat angesehen werden muß. Teleologisch betrachtet, dürfte einem Abschluß des venösen Kreislaufs bei der Vorhofsystole in retrograder Richtung weniger die Bedeutung eines Schutzes für das Venensystem als vielmehr die einer Vorbedingung zu einer genügenden Propulsion des Vorhofblutes stromabwärts in den Ventrikel hinein zukommen. Im Venensystem ist das Blut an sich in einer beständigen Strömung begriffen. Wenn diese durch Erschwerung des Abflusses in den Vorhof bei dessen Systole, wie es ja selbstverständlich ist, behindert wird, so müssen die zentralen venösen Räume ja ohnehin schon einen Füllungs- und Druckzuwachs erfahren. Es ist wahrscheinlich nicht sehr belangreich, wenn sich hier noch ein atriogener Insuffizienzstrom hinzugesellt. Denn das zentrale Venengebiet ist so geräumig, daß schon erhebliche Blutquantitäten nötig sein dürften, um ernstlich störend zu wirken. Ungünstig wäre es nur, wenn ein Insuffizienzstrom des Vorhofs in die Venen hinein den regulären Propulsionsstrom in den Ventrikel wesentlich beeinträchtigte. Es würde dies der Fall sein, wenn

---

[1]) TANDLER: Zitiert auf S. 159 (S. 81 ff.).   [2]) Siehe auch oben S. 162 u. 163.
[3]) Siehe die Ausführungen TANDLERS über die Muskulatur der Vorhöfe: Zitiert auf S. 159 (S. 15]ff. u. Abb. 73—76).

das Produkt aus Mündungswiderstand und Widerstandsdruck für den Rückstrom in das Venensystem[1]) etwa erheblich kleiner wäre als das gleiche Produkt für den Einstrom in den Ventrikel. Denn dann würde eine Vorhofkontraktion ganz wesentlich nur Blut rückwärts und kaum welches vorwärts bewegen. Um dies zu verhindern, wird aber wahrscheinlich auch schon eine nur mäßige Erhöhung des Mündungswiderstandes der Venen durch eine nicht maximale Verengerung ihrer Mündungen genügen. Denn was den Widerstandsdruck anlangt, so dürfte dieser beim Ventrikel zu der Zeit, wo die Vorhofsystole einsetzt, in der Regel noch unter dem Druck in den großen Venen liegen. Es ist dies daraus zu schließen, daß man bei Verlängerung der Systole durch Vagusreizung die Herzfüllung immer noch zunehmen sieht. Es könnte dies offenbar nicht der Fall sein, wenn schon bei einer kürzeren Diastole Venendruck und Vorhofsdruck bzw. Ventrikeldruck sich miteinander ins Gleichgewicht gesetzt hätten.

Dazu kommt noch folgendes: Der reguläre Propulsionsstrom der Vorhofsystole in den Ventrikel geht in der Richtung einer schon vorhandenen und noch fortdauernden Strömung. Ein Insuffizienzstrom des Vorhofs nach den Hohlvenen zu aber muß gegen dieselbe gehen. Um Blut in die Venen zurückzuwerfen, muß der Normalstrom derselben nicht nur zum Stillstand gebracht, sondern umgekehrt werden, d. h. es muß eine wahrscheinlich nicht unerhebliche lebendige Kraft und hierauf ein nicht unerhebliches Trägheitsmoment überwunden werden. Auch dieser Umstand muß also eine Verkleinerung des Insuffizienzvolums nach den Venen hin zur Folge haben. Alles in allem erscheint also ein vollkommener Abschluß der Venengebiete für eine erfolgreiche Systole der Vorhöfe keineswegs notwendig. Die bekannte präsystolische Vorhofswelle im Venenpuls am Halse, die auf ein plötzliches Stocken und dadurch bedingtes Auflaufen des Blutstromes infolge der Vorhofkontraktion bezogen wird, kann sehr wohl auch das Zusammenprallen eines Insuffizienzstromes mit dem rechtläufigen Venenstrom einschließen.

B. Der Klappenapparat zwischen Vorhöfen und Kammern.

Ganz anders als für den Abschluß der Vorhöfe gegen die einmündenden Venen liegen die Verhältnisse für den Abschluß der Kammern gegen die Vorhöfe. Hier muß allerdings viel auf einen möglichst vollkommenen Abschluß während der Ventrikelsystole ankommen. Denn nun handelt es sich nicht mehr darum, wie bei der Vorhofsystole, mit Aufwand von verhältnismäßig geringer Kraft einen schon bestehenden Strom gegen geringe Mündungswiderstände und geringen Widerstandsdruck nur zu verstärken, sondern es liegt für den Ventrikel die Aufgabe vor, gegen den hohen arteriellen Widerstandsdruck zunächst den Semilunarklappenverschluß zu sprengen, dann die ruhende Blutmasse in Bewegung zu setzen und dasselbe Volum, das vorher durch das weite venöse Ostium eingeflossen war, in einer meist wesentlich kürzeren als der auf den Einfluß verwendeten Zeit durch die viel engere Öffnung der arteriellen Ostien herauszupressen. Dazu sind sehr hohe Kammerspannungen nötig. Bei diesen würden aber auch bei kleinen Insuffizienzöffnungen der Atrioventrikularklappen schon erhebliche Insuffizienzvolumina mit den noch zu erörternden schädlichen Folgen entstehen können, zumal ja der Widerstandsdruck in den Vorhöfen im Verhältnis zu dem in Aorta und Pulmonalis herrschenden verschwindend klein ist.

1. Morphologisches über die Atrioventrikularklappen.

Zunächst einiges über die Morphologie der Klappen, soweit es für die späteren funktionellen Betrachtungen wichtig ist.

---

[1]) Siehe unsere Ausführungen oben S. 161.

Die Atrioventrikularklappen stellen gewissermaßen kurze, sehr dünnwandige häutige Schläuche dar, die an der Grenze zwischen Vorhof und Ventrikel an einem fibrösen Ring befestigt sind und am leeren Herzen in den Ventrikel herabhängen. Wollte man mit einem von einem kreisförmigen Ring herabhängenden zylindrischen Gebilde die Fläche der Ringöffnung bedecken, so könnte man das nur, indem man es in Falten legte, die nach seinem freien Rand hin immer tiefer werden müßten. Wäre die Zylinderhöhe gleich dem Radius des Kreises, so würde gerade die Hälfte der Zylinderfläche in der Faltenbildung aufgehen müssen. Ein Zuschneider, dem die genannte Aufgabe gestellt würde, würde anders vorgehen. Er würde, statt Falten zu bilden, entsprechende dreieckige Ausschnitte in den Zylinder machen und die übrigbleibenden, ebenfalls dreieckigen Zipfel zur Deckung der Ringöffnung vereinigen. Denselben Weg ist im Prinzip auch die Natur gegangen, zwar nicht in schematischer Weise mit Bildung ganz symmetrischer Formen, doch aber so, daß sich in dem ursprünglich als zylindrisch vorstellbaren Schlauch eine Mehrzahl dreieckiger, mit der Spitze gegen den Insertionsrand der Klappe gerichteten Lücken sich finden, wodurch eine entsprechende Zahl einzelner „Zipfel" entstehen. Dabei gehen die Ausschnitte nicht ganz bis an den Insertionsrand der Klappe heran, sondern lassen immer noch ein schmales Stück des Zylinders übrig, das nun beim Schluß der Klappe in der Tat einer Faltenbildung unterliegt und dadurch den Verschluß fester und sicherer macht, als es möglich wäre, wenn die Lücken bis an den Befestigungsrand der Klappe heranreichten. Aus demselben Grunde sind auch die Klappenzipfel nicht nur gerade hinreichend, um das Ostium eben bedecken zu können. Sie haben vielmehr genügend Fläche, um längs ihres freien Randes auch noch eine bandartige Zone zu flächenhafter Aneinanderlagerung mit dem Nachbarzipfel zur Verfügung zu haben[1]).

Mit einer solchen von vornherein geeigneten Form, gewissermaßen einem zweckmäßigen „Schnittmuster", verbindet sich nun eine große Weichheit und Biegsamkeit der Segel[2]), die die Klappe befähigt, sich mit Leichtigkeit den Verschiedenheiten in der Form und Größe der Ostien anzupassen, wie sie allein schon mit dem physiologischen Übergang des Ventrikels von dem diastolischen in den systolischen Zustand verbunden sind.

Eigentlich dehnbar sind die Klappensegel dagegen nur in geringem Grade, wie auf meine Veranlassung angestellte Untersuchungen von HOCHREIN zeigen[3]). Er fand z. B. am septalen Segel der Tricuspidalis im Druckbereich des rechten Ventrikels (0 bis 60 cm H_2O) eine Dehnbarkeit von im Maximum nur 13%. Es bedeutet das eine erhebliche „Festigkeit" der Klappe, wie sie ja auch durchaus notwendig ist.

Das linke Ostium venosum bildet eine Ellipse mit hauptsächlich von vorn nach hinten gerichteter Längsachse. Für den Verschluß einer solchen Öffnung legt schon ein gewisses technisches Gefühl die Verwendung einer aus vier Zipfeln bestehenden Schlauchklappe nahe, wobei die an den Längsseiten befindlichen Zipfel stumpfwinklig, die an den Kuppen mehr spitzwinklig sind (Abb. 47). Dieses Formprinzip ist an der Mitralis denn auch in der Tat häufig verwirklicht. Nur weil die beiden großen Segel an den Längsseiten in erster Linie in die Augen fallen,

---

[1]) Über die Größenverhältnisse der Klappenflächen zu den Flächen der zu bedeckenden Ostien s. TANDLER: Zitiert auf S. 159 (S. 132, Tabelle XI).

[2]) Die von TIGERSTEDT [zitiert auf S. 162 (S. 36)] gemachte, anscheinend von TANDLER [zitiert auf S. 159 (S. 87)] übernommene Angabe, daß die Segel der Atrioventrikularklappen relativ steif seien und sich auch im herausgeschnittenen Zustand nicht in kleinere Falten legen ließen, kann ich für frische Präparate nicht bestätigen.

[3]) Die Arbeit HOCHREINS wird demnächst im Dtsch. Arch. f. klin. Med. veröffentlicht werden.

pflegt sie als die „zweizipfelige" bezeichnet zu werden. Ein vorderes und hinteres Zwischensegel wird selten vermißt. Geht man aber genauer vor, spannt man die ausgeschnittene und an der Spitze eines Einschnittes durchtrennte Klappe der Länge nach unter sorgfältiger Ausbreitung aller Zipfel auf, so sieht man, daß viele Variationen vorkommen. Gelegentlich findet man statt eines vorderen Zwischensegels ein vorderes Hauptsegel, das selbst die Größe des lateralen Segels übertreffen kann, oder ein Hauptsegel zerfällt in 2—3 Zwischensegel u. a. m.[1]) (Abb. 48 u. 49).

Am wenigsten Variationen unterworfen ist das mediale Längssegel der Mitralis, das eine unmittelbare Fortsetzung der Aortenwand darstellt und einen

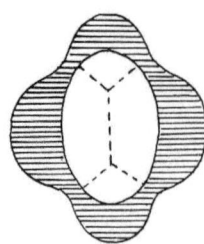

Abb. 47. Schematisches „Schnittmuster" zur Bedeckung einer elliptischen Öffnung. Die schraffierten Flächen stellen die vier Zipfel der Schlauchklappe, zwei Haupt- und zwei Zwischensegel, nach außen umgelegt, dar. Die innere punktierte Figur zeigt, wie sich die Berührungslinien der nach innen zusammengeschlagenen, möglichst in die Ebene der Ellipse gebrachten Klappenzipfel ausnehmen würden. Die über die innere Figur hinausgehenden Teile der Zipfel kämen beim Schluß zur Aneinanderlagerung.

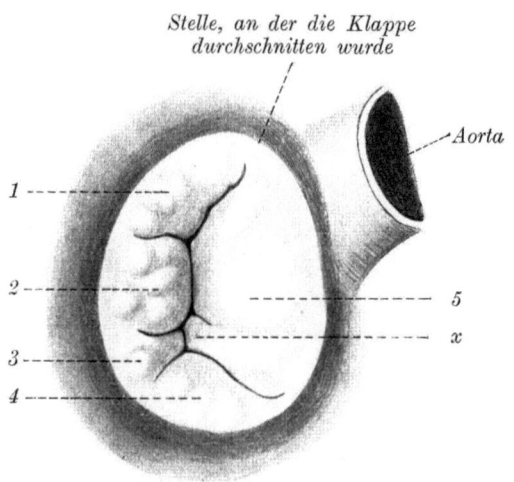

Abb. 48. Mitralklappe geschlossen, von oben gesehen. Menschliches Herz, 50 Jahre alte Frau. Die „Furchenfigur" läßt auf fünf Zipfel und einen kleinen Nebenzipfel (x) schließen. Auf den Segeln, mit Ausnahme des Aortensegels, eine Reihe rundlicher Vorwölbungen, dünnen vorgebuchteten Stellen entsprechend.

etwas stärkeren Bau als die übrigen Segel hat. Man bezeichnet es nicht unzweckmäßig als *Aortensegel* der Mitralis.

Bei der Systole des linken Ventrikels bleibt zwischen dem medialen Abhang der vorderen und hinteren, im übrigen nahe an das Septum herangetretenen Papillarmuskeln und dem Septum selbst ein rinnenförmiger Raum frei[2]). Derselbe läuft in die Aortenwurzel aus und ist oberhalb der Kuppe der Papillarmuskeln lateralwärts durch das Aortensegel der Mitralis begrenzt, das somit an der Bildung dieses „Ausströmungsteils" des linken Ventrikels beteiligt ist[3]).

Auch das rechte Ostium venosum ist im großen und ganzen elliptisch und von vorn nach hinten gerichtet. Nach vorn ist seine Fläche etwas in die Höhe

---

[1]) Über die Variabilität der Segel s. auch TANDLER: Zitiert auf S. 159 (S. 86).
[2]) Siehe KREHL: Beiträge zur Kenntnis der Füllung und Entleerung des Herzens. Abh. d. math.-phys. Kl. d. sächs. Ges. d. Wiss. Bd. 17, Abb. 8. 1891. — TANDLER: Zitiert auf S. 159 (S. 78, Abb. 49 u. S. 67, Abb. 41).
[3]) MAGNUS-ALSLEBEN: Zum Mechanismus der Mitralklappe. Arch. f. exp. Pathol. u. Pharmakol. Bd. 57, S. 57.

gebogen. Das Ostium liegt hier dicht hinter dem als Crista supraventricularis[1]) bezeichneten, vom Septum aus bogenförmig nach oben und außen verlaufenden Muskelzug. Vor diesem aber befindet sich der Eingang in den nach aufwärts strebenden Conus arteriosus[2]). Führt man an dieser Stelle vom Ostium her den Finger unter der Klappe und der Crista supraventricularis hindurch, so gelangt man unmittelbar in den Conus arteriosus. Nach vorn hat man dann noch eine einige Zentimeter lange Strecke bis zur Vorderwand des Ventrikels zu durchmessen. Denkt man sich von der Crista supraventricularis aus eine Ebene senkrecht nach abwärts gelegt — dieselbe würde etwa frontal gerichtet sein —, so trifft diese hier auf einen zweiten, nahezu konstanten Muskelzug, die von TANDLER[3]) so genannte Trabecula septomarginalis. Sie verläuft vom Septum aus, etwa in Höhe der Mitte des Ventrikels, bogenförmig nach unten und außen nach dem scharfen Rand (Margo acutus) des Herzens hin. Vor dieser Fläche

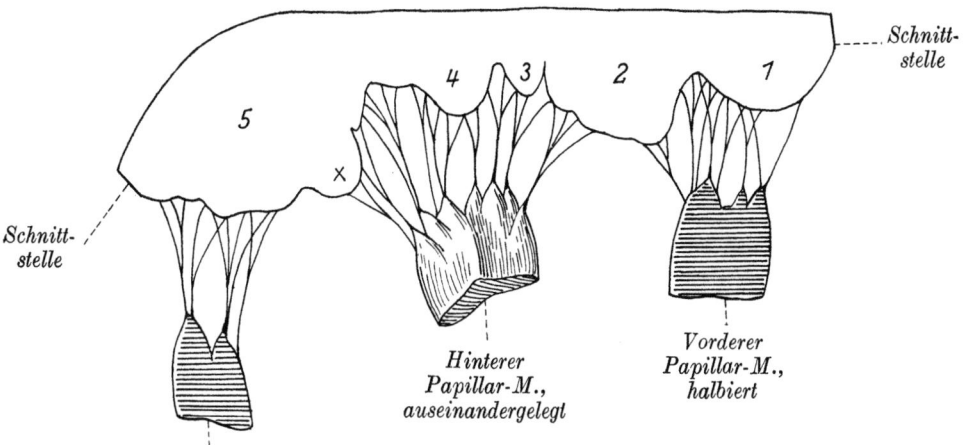

Abb. 49. Die Mitralklappe von Abb. 48 samt Papillarmuskeln und Sehnenfäden ausgeschnitten, ausgebreitet und mit Nadeln aufgespannt. Der Umriß, mit Bleistift genau umfahren, zeigt die fünf (bezw. sechs) Klappenzipfel, welche zu der Furchenfigur von Abb. 48 geführt haben.

liegt der „Ausströmungsteil" des rechten Ventrikels, der nach oben links in die Pulmonalis sieht, während hinter ihr der „Einströmungsteil", mit dem Blick senkrecht nach oben in das rechte Ostium ven., gelegen ist.

Der vordere Teil des rechten Atrioventrikularschlauches liegt also dicht hinter dieser Trennungsfläche, was auch darin seinen Ausdruck findet, daß der zum vorderen Teil der Klappe gehörige Papillarmuskel fast regelmäßig mit der Trabecula septo-marginalis zusammenhängt oder gar von ihr entspringt. Diese Lage weist dem vorderen Teil der rechten Atrioventrikularklappe eine ähnliche Rolle zu, wie sie bei der linken das Aortensegel spielt. Er hilft mit das Dach bzw. im systolisch kontrahierten Ventrikel auch die hintere Begrenzung des Ausströmungsteils zu bilden. Unter diesen Umständen ist es verständlich, daß sich bei der rechten Atrioventrikularklappe vorn kein kleines Zwischensegel, sondern ein Hauptsegel findet, das man auch als *Konussegel* bezeichnen kann.

---

[1]) TANDLER: Zitiert auf S. 159 (S. 61 u. Abb. 39).
[2]) Alle hier gebrauchten Richtungsbezeichnungen beziehen sich auf die für anatomische Beschreibungen übliche Lage des Herzens, bei der die Längsachse senkrecht, die Herzbasis aber horizontal gedacht ist.
[3]) Siehe TANDLER: Zitiert auf S. 159 (S. 62, Abb. 39 u. Abb. 64).

Es ist also das dritte im Bunde mit den beiden Längssegeln der Klappe, dem lateralen und dem septalen, und insofern erscheint der Name der Tricuspidales gerechtfertigt. Doch finden sich ebenso wie bei der Mitralis zwischen den Hauptsegeln fast regelmäßig Zwischensegel und durch Zerfallen einzelner Klappenzipfel in eine Mehrzahl solcher noch mannigfache andere Variationen. So weisen Abb. 50 und 51 die Zusammensetzung einer menschlichen Tricuspidalis aus in Wirklichkeit 8 Zipfeln auf.

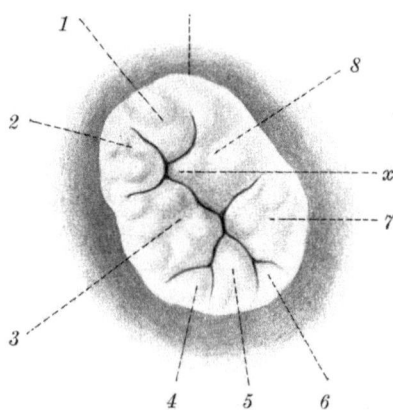

Stelle, an der die Klappe durchschnitten wurde

Abb. 50. Menschliche Tricuspidalis geschlossen, von oben. Frau von 50 Jahren. Die „Furchenfigur" deutet auf acht Zipfel und einen kleinen Nebenzipfel (x). Die Segel sind durch rundliche Vorwölbungen „gebuckelt".

Unter der glatten, wenn auch nicht gerade ebenen[1]) Vorhofseite einer geschlossenen Segelklappe verbirgt sich eine durch den Ansatz vieler Sehnenfäden sehr kompliziert gestaltete, geradezu zottig zu nennende Unterfläche (Abb. 52). Die in Verbindung mit den Papillarmuskeln stehenden, zum Teil auch unmittelbar aus der Ventrikelwand hervorgehenden Sehnenfäden setzen sich bekanntlich keineswegs bloß an den freien Rändern der Segel, sondern vielfach auch im weiteren Bereich der Unterfläche an [Chordae 2. Ordnung[2])] und verhindern so, daß sich die Segelmembranen unter dem Ventrikeldruck zu weit in den Vorhof ausbauchen. Diese reihenweise, vom freien Rand der Klappe nach dem Insertionsrand zu hintereinanderstehenden „Haltetaue"[3]) ermöglichen es auch, daß bei der systolischen Verengerung der Ostien sich der in der Ebene

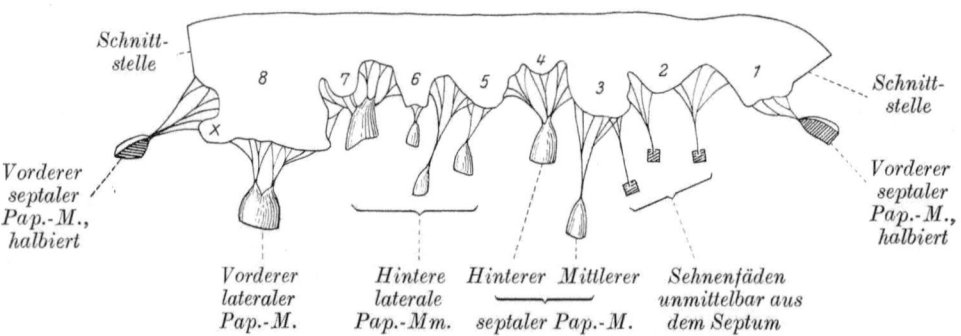

Abb. 51. Tricuspidalis von Abb. 50 mit Papillarmuskeln und Sehnenfäden ausgeschnitten und aufgespannt. Der genaue Bleistiftumriß zeigt die Zipfel (1—8, x), die dem Furchungsbild von Abb. 50 entsprechen.

der Ostien gelegene Teil der Segel immer mehr verkleinern kann, während der Rest im Innern der Ventrikel verschwindet (Abb. 53 und 54). Man darf in der peripherstein Ansatzlinie der Chordae an einem Segel wohl gerade die Grenze sehen, bis zu der dasselbe bei einer maximalen Systole seine ostiale Fläche ver-

---

[1]) Siehe unten S. 187.
[2]) Über die Bezeichnung der Sehnenfäden s. TANDLER: Zitiert auf S. 159 (S. 88).
[3]) LIAN: De la physiol. de l'appareil valvule mitrale. Journ. de physiol. 1909, S. 603, nennt sie „cordages tenseurs".

kleinern kann[1]). Die ihrer Haltefunktion entsprechend besonders stark gebauten Chordae 2. Ordnung endigen meist mit kleinen schaufelartigen, Gänsefüßen[2])

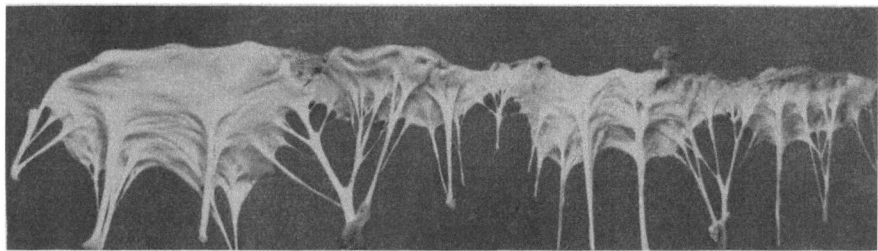

Abb. 52. Unterseite der Mitralklappe eines Ochsenherzens. Die Chordae 2. Ordnung stehen in mehreren Reihen hintereinander. Am Aortensegel reichen sie nicht so weit hinauf wie an den übrigen Segeln.

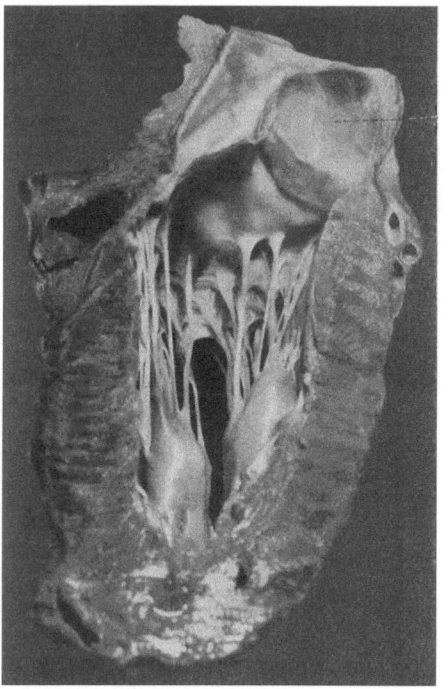
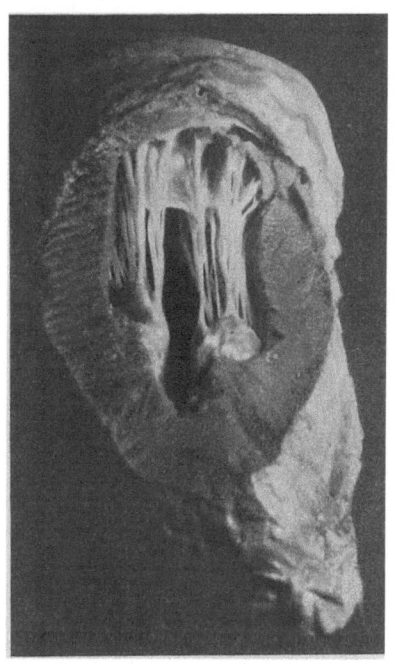

Abb. 53. Schweineherz. Blick in den linken Ventrikel von der Septumseite her. Das Septum und die Hälfte der Aorta sind abgetragen, die Mitralklappe in Schlußstellung. Man erkennt die straffe Spannung der am weitesten peripher am Aortensegel ansetzenden Chordae, während die mehr randständigen zum Teil schlaff sind.

Abb. 54. Schweineherz. Blick in den linken Ventrikel von den lateralen Wand her, die abgetragen ist. Man sieht wie die Chordae 2. Ordnung am lateralen Segel viel weiter peripherwärts sich ansetzen als am Aortensegel (Abb. 53). Das laterale Segel der geschlossenen Mitralklappe hängt mit dem größten Teil seiner Fläche senkrecht in den in halber Systole befindlichen Ventrikel hinein.

---

[1]) Vgl. die Photographie der Unterfläche der Ochsenmitralis (Abb. 52). Unter dem eben genannten Gesichtspunkt geht aus ihr hervor, daß das Aortensegel gerade bei systolisch maximal verengertem Ostium den Hauptanteil am Verschluß nehmen muß. Dies wird auch durch Abb. 53 und 54 bestätigt.

[2]) Auch LIAN (zitiert auf S. 174) spricht von „pattes d'oie".

ähnlichen Verbreiterungen, die parallel zum Insertionsrand des Segels zu stehen pflegen. Sie können mit ihrem Nachbarn derselben Reihe, aber auch mit ihrem jeweiligen Hintermann in der folgenden Reihe durch zierliche Bögen verbunden sein (Abb. 55). Die Endigungen der Chordae 2. Ordnung strahlen, wie im durchfallenden Licht deutlich zu erkennen ist, noch mit sternförmigen feinen Fäden in die Segelmembran aus. Auch die randständigen Sehnenfäden gehen vielfach in einer dem Rand parallel gelagerten schmalen Zone in ein dichtes Flechtwerk von Fäden über, wodurch diese Gegend stark verdickt wird, was auch in der Durchsicht wieder gut erkennbar ist (Abb. 56 und 57).

Verfolgt man die Sehnenfäden von ihrer Insertion an der Klappe nach dem Ventrikel hin, so sieht man sie etappenweise sich zu stärkeren Stämmchen zusammenschließen, die sich endlich zu Grundstämmen zusammenfinden, die aus den Papillarmuskeln, seltener auch aus der Wand des Ventrikels selbst (dies am häufigsten beim septalen Segel der Tricuspidalis) hervorgehen. Keineswegs schließen sich aber jeweils nur Chordae 1. oder 2. Ordnung zusammen, sondern fast ausnahmslos gesellen sich beide Kategorien zueinander.

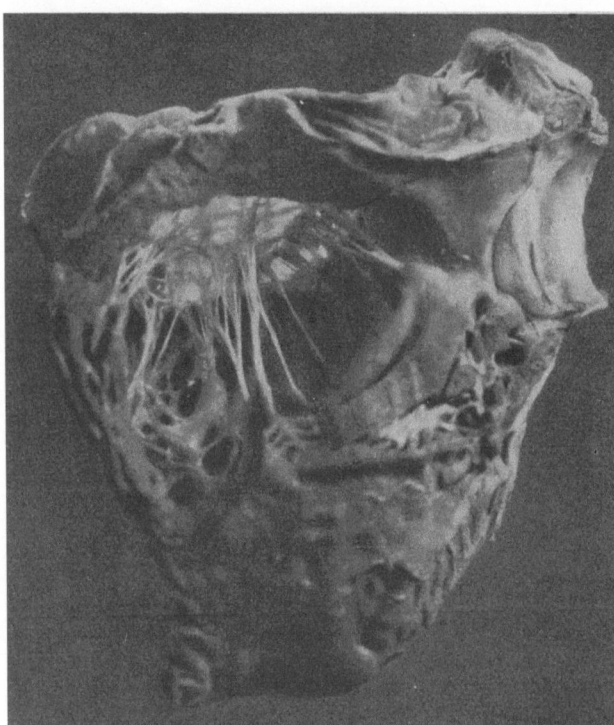

Abb. 55. Blick von unten auf die geschlossene Tricuspidalis eines menschlichen Herzens nach Abtragung der lateralen Wand des rechten Ventrikels. Die Tricuspidalklappe ist durch Beleuchtung von oben her durchscheinend gemacht. Man erkennt die schaufelartigen Ansätze der Chordae 2. Ordnung und ihre zahlreichen bogenförmigen Verbindungen untereinander. Das Präparat ist dasselbe, das Abb. 50 und 51 zugrunde liegt. Man sieht die meisten Papillaren, die in Abb. 51 der flach ausgebreitete Klappenapparat zeigt.

An der Mitralis eines Ochsenherzens habe ich beispielsweise 150 einzelne Endigungen an der Klappe, auch die feinsten Fäden mitgerechnet, gezählt. Unter diesen waren 77 Endfäden 1. und 73 2. Ordnung. Sie alle stammten aus 15 Grundstämmen, von den 13 gemischter Art waren. Nur einer enthielt ausschließlich Chordae 1. und ein anderer solche 2. Ordnung.

In physikalischer Hinsicht ist für die Chordae verständlicherweise, ebenso wie für die Segelmembranen, das maßgebende Prinzip Festigkeit und nicht Dehnbarkeit. HOCHREIN[1]) fand bei einem Druck von 100 cm Wasser, der wesentlich über den Normaldruck des rechten Ventrikels hinausgeht, für einen Sehnenfaden dieses Ventrikels eine Dehnung von nur 10%.

---

[1]) HOCHREIN: Zitiert auf S. 171.

Wie bei der Schilderung der Klappenzipfel, so macht sich bei den Autoren leicht auch bei der der Papillarmuskeln ein gewisser Schematismus geltend. Freilich läßt sich in vielen Fällen im linken Ventrikel ein vorderer und ein hinterer Papillarmuskel, unter Umständen mit mehreren Spitzen, nachweisen, bei denen dann in der Regel durch eine Furche auch noch eine Teilung in eine mediale und laterale Hälfte angedeutet ist. Nicht selten sind aber auch die Fälle, in denen ein Papillarmuskel oder auch beide doppelt angelegt sind, oder wo statt eines drei

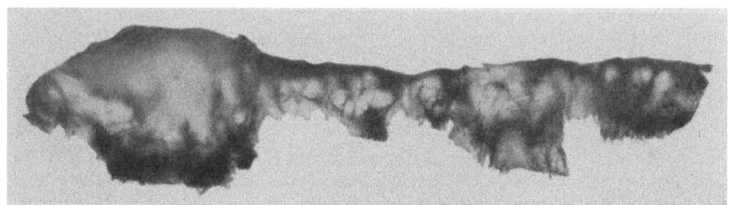

Abb. 56. Menschliche Mitralklappe zwischen zwei Glasplatten im durchscheinenden Licht photographiert. (Das gleiche Präparat wie in Abb. 48 und 49.)

sich finden u. a. am.[1]). Im rechten Ventrikel ist nahezu konstant ein kleiner hoch oben unter der Crista supraventricularis am Septum entspringender vorderer medialer Papillarmuskel[2]), der etwa horizontal nach hinten gehende Chordae zum vorderen (Konus-)Segel und zum septalen Segel bzw. den dort gelegenen Zwischensegeln schickt. Konstant und in der Regel am mächtigsten ist der vordere laterale Papillarmuskel, der, wie schon erwähnt, mit der Trabecula septomarginalis in Verbindung zu stehen pflegt und das Konussegel und laterale Segel oder wiederum auch Zwischensegel mit Sehnenfäden versorgt.

Als dritter findet sich dann in der Regel noch ein hinterer Papillarmuskel, der an der Hinterwand in der Nähe des Septums entspringt und den hinteren Teil des septalen und lateralen Segels versorgt. Mit diesem Schema decken sich

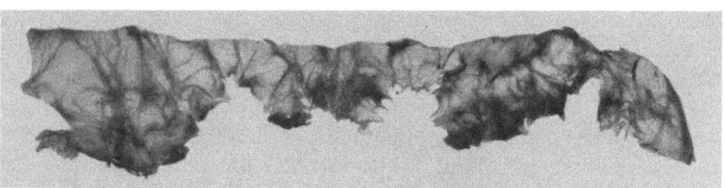

Abb. 57. Menschliche Tricuspidalis zwischen zwei Glasplatten im durchscheinenden Licht photographiert. (Das geiche Präparat wie in Abb. 50 und 51).

aber zahlreiche Fälle keineswegs, meist insofern, als rückwärts von dem vorderen lateralen Papillaren noch eine Reihe weiterer kleiner Papillarmuskeln gewöhnlich von der lateralen, seltener von der septalen Wand aus sich erheben.

Der Grund für all diese Verschiedenheiten liegt darin, daß enge Beziehungen zwischen Zahl und Anordnung der Papillarmuskeln und dem so variablen „Schnittmuster" der Klappe bestehen. Die Segelränder, die einen der dreieckigen Ausschnitte des Klappenschlauches begrenzen, stehen regelmäßig mit einer Gruppe von Sehnenfäden in Verbindung, die strahlenförmig nach einem gemeinsamen

---

[1]) Siehe auch KREHL: Zitiert auf S. 172 (S. 346) u. TANDLER: Zitiert auf S. 159 (S. 66).
[2]) „LANCISISCHER Muskel" s. TANDLER: Zitiert auf S. 159 (S. 92).

Punkte konvergieren, der in der Richtung einer den Spitzenwinkel eines Klappenausschnittes halbierenden Geraden gelegen ist. Diese selbst aber pflegt auf einen Papillarmuskel zu zielen und dort durch ein chordales Grundstämmchen oder die gemeinsame Wurzel mehrerer solcher bezeichnet zu sein (Abb. 49 und 51). In dieser symmetrischen Anordnung ist offenbar die einfachste Lösung für das Problem gegeben, die Zipfelränder und die ihnen benachbarten Flächen bei der Aufwärtsbewegung der Klappen ohne seitliche Verzerrungen zwangsläufig bis zu gegenseitiger Anlagerung aneinander zu nähern und in dieser Lage festzuhalten. Selbstverständlich ist dabei Voraussetzung, daß die Länge der einzelnen Sehnenfäden von vornherein auf die richtige Schlußstellung der Klappe abgestimmt ist. Denn durch Dehnbarkeit können und sollen die Fäden, worauf vorher schon hingewiesen wurde, ihre Länge ja nicht verändern und anpassen. Natürlich ist auch diese Darstellung wieder etwas schematisch. Wenn zwei kleinere dreieckige Ausschnitte nahe beieinander liegen, so können die ihnen zugehörigen Chordagruppen auch in denselben Papillarmuskel auslaufen. Auch kommen besondere Gruppen von Sehnenfäden mit zugehörigen Papillarmuskeln vor, die sich an solche Stellen des freien Klappenrandes inserieren, die auf eine größere Strecke hin ohne Einschnitte sind (Abb. 51). Im ganzen ist aber die aufgestellte Regel gültig, und man darf nach ihr um so mehr Papillarmuskeln erwarten, je mehr Zipfel eine Klappe aufweist.

2. Physiologisches über die Atrioventrikularklappen.

Wir sind hiermit schon zu funktionellen Erwägungen gelangt und gehen nunmehr zu der Kardinalfrage über, wie man sich den Schluß der Atrioventrikularklappen im einzelnen vorzustellen hat, eine Frage, auf deren Lösung außerordentlich viel Mühe und Überlegung verwendet worden ist.

Wie liegt denn das Problem? Die venösen Ostien sind während der Diastole eben noch mit einer durchschnittlichen Stromgeschwindigkeit links von etwa 11 und rechts von 9 cm/sec durchflossen worden[1]). Plötzlich erstarrt der Ventrikel zum systolischen Zustand, der Einstrom kommt zum Stillstand, und schon 0,05 Sekunden später[2]) beginnt nach Sprengung des Semilunarklappenschlusses die Austreibung des Blutes durch Aorta und Pulmonalis. Nach teleologischen Gesichtspunkten ist anzunehmen, daß die venösen Klappen sich nicht erst am Schluß dieser zwischen dem Ende des Einstroms und Beginn des Ausstroms liegenden „Anspannungszeit", sondern schon möglichst viel früher und also mit sehr großer Schnelligkeit schließen werden. Auch ist damit zu rechnen, daß sie ihren Schluß zu bewerkstelligen haben, während noch die größte diastolische Weite der Ostien besteht.

An sich erscheint das letztere nach dem Größenverhältnis, das normalerweise zwischen den Segeln und den Ostien besteht, auch durchaus möglich. Denn die Summe der Segelflächen übertrifft wesentlich die Fläche der Ostien[3]). Das Schlußproblem der Klappen wird sich bei diastolischer Ostiumweite aber doch wohl wesentlich schwieriger gestalten, als wenn die Ostien sich vorher schon verengert hätten. Ihre erhebliche Verengerung während der Systole,

---

[1]) Diesen Zahlen liegt die Annahme eines Schlagvolumens und also auch Einflußvolums von 50 ccm bei einer Ostiumweite für einen Mann zwischen 20 und 50 Jahren links von 1010, rechts von 1230 qmm und einer Diastolendauer von 0,445 Sekunden zugrunde [s. TIGERSTEDT: Zitiert auf S. 162 (S. 207 u. 215) u. TANDLER: Zitiert auf S. 159 (S. 131, Tabelle IX)].

[2]) TIGERSTEDT: Zitiert auf S. 162 (S. 215).

[3]) Siehe die diesbezüglichen Feststellungen von CREUTZFELD [bei TANDLER: Zitiert auf S. 159 (S. 132, Tabelle XI)].

und zwar vorwiegend in transversaler Richtung, steht ja nach vielen Untersuchungen fest[1]).

Die Klappen müssen sich also, so viel erscheint sicher, verschiedenen Weiten der Ostien anzupassen imstande sein. Und diese Anpassung muß nicht nur in horizontaler, sondern auch in vertikaler Richtung erfolgen. Denn wenn sich das Ostium, wie HESSE[2]) angibt, zu nahezu 50% während der Systole verkleinern kann, so muß das in horizontaler Richtung freiwerdende Klappenmaterial, soll es sich nicht in Falten werfen und gegen den Vorhof hin ausbauchen, in vertikaler Richtung in den Ventrikel hineingezogen werden. Wir wiesen darauf ja schon oben hin. Kurz, es liegt offenbar ein recht komplizierter Vorgang vor, zu dessen Bewerkstelligung denn auch, wie wir alsbald sehen werden, eine ganze Reihe von Einrichtungen dient.

In erster Linie kommt hier die Gesamtmuskulatur der Ventrikel in Betracht, die bei der Austreibung des Blutes tätig ist.

Solange die Semilunarklappen noch geschlossen und die Atrioventrikularklappen noch offen sind, muß sich das Blut bei der Kontraktion der Ventrikel nach den Vorhöfen zu in Bewegung setzen und dieser Bewegung müssen die Klappensegel folgen. So gelangen sie in ihre Schlußstellung.

In diesem einfachen Geschehen darf man den kardinalen Vorgang beim Schluß der Atrioventrikularklappen sehen. Er allein stellt schon, wenn auch nicht in vollkommener Weise, die Funktion der Atrioventrikularklappen sicher[3]). Ergänzt und vervollkommnet wird er durch weitere „Spezialleistungen" der Ventrikelmuskulatur. Ganz wesentlich ist hier die systolische Verengerung der Ostien, von der soeben die Rede war. Sie wird am linken Ostium durch kreisförmig dasselbe umgebende Muskelzüge und rechts ebenfalls durch mehr oder weniger transversal angeordnete Züge bewirkt, die hauptsächlich die laterale Wand dem Septum nähern. Es war sicher viel zu weit gegangen, wenn ONIMUS[4]) von den Klappensegeln ganz absehen und einen bloß muskulären Abschluß der Ostien annehmen wollte. Daß es aber die Ostiumverengerung ist, die den Klappenschluß dem hohen systolischen Innendruck des Ventrikels gegenüber erst haltbar macht, darüber dürfte kein Zweifel bestehen[5]). Je früher eine systolische Verkleinerung der Ostien einsetzt, um so mehr wird sie zu einem von vornherein vollkommenen Verschluß beitragen.

Denn ob die Ostien in ihrer diastolischen Form und Größe überhaupt schon zu einem völlig dichten Abschluß zu bringen sind, ist trotz des obigen Hinweises auf das Größenverhältnis zwischen Ostien und Klappensegeln nicht sicher. Beobachtungen, von denen später die Rede sein wird, lassen daran zweifeln. Wenn man annehmen dürfte, daß die Verkleinerung der Ostien den Beginn der Systole bildete und daß sich mit ihr zunächst noch keine Verkleinerung der

---

[1]) HESSE: Beiträge zur Mechanik der Herzbewegung. Arch. f. Anat. (u. Physiol.) 1880, S. 344. — KREHL: Die Mechanik der Tricuspidalklappe. Arch. f. (Anat. u.) Physiol. 1889, S. 288. — FUCHS, K. F.: Über Totenstarre am Herzen, Herztonus und funktionelle muskuläre Insuffizienz der Atrioventrikularklappen. Zeitschr. f. Heilk. Bd. 21. 1900. — FEUERBACH: Pflügers Arch. f. d. ges. Physiol. Bd. 108, S. 237. 1905. — LIAN: Zitiert auf S. 174. — TANDLER: Zitiert auf S. 159 (S. 79). — KOCH: Der funktionelle Bau des menschlichen Herzens S. 64. Berlin u. Wien: Urban & Schwarzenberg 1922.

[2]) HESSE: Zitiert auf S. 179 (S. 344).

[3]) Der Gedanke eines solchen „rein passiven" Schlusses der venösen Klappen ist zuerst von LOWER (1679) ausgesprochen worden (zitiert nach LUCIANI: Physiologie des Menschen. Bd. I, S. 148. Jena: Fischer 1905).

[4]) ONIMUS: Zitiert nach LIAN (dieser zitiert S. 174).

[5]) CHAUVEAU u. FAIVRE: Gaz. méd. de Paris 1856, S. 410. — HESSE: Zitiert auf S. 179 (S. 344). — KREHL: Zitiert auf S. 179. — LIAN: Zitiert auf S. 174. — FEUERBACH: Zitiert auf S. 179. — FUCHS: Zitiert auf S. 179. — FRANK, O.: Zur Dynamik des Herzmuskels. Zeitschr. f. Biol. Bd. 32, S. 386. 1895.

Ventrikelhohlräume verbände, dann würde darin zweifellos eine wesentliche Vervollkommnung des oben skizzierten Klappenschlußvorganges gegeben sein. Würde doch, wenn dann die Hohlraumverkleinerung des Ventrikels erfolgte, das nach rückwärts ausweichende Blut bereits wesentlich erleichterte Bedingungen für den Klappenschluß vorfinden. Wir wissen aber nichts Sicheres über das zeitliche Verhältnis der Ostienverengerung zu der übrigen systolischen Verengerung des Ventrikels und auch nichts darüber, ob mit der Zusammenziehung der Ostien, deren initiales Einsetzen vorausgesetzt, nicht doch unmittelbar auch die Druckerhöhung im Ventrikel beginnt.

Anführen möchte ich immerhin, daß BRAUN[1]) als erste Erscheinung bei der systolischen Umformung ein fast Kugeligwerden des linken Ventrikels hervorhebt. Es könnte dies bedeuten, daß sich, entsprechend der größten relativen Raumkapazität der Kugelform, Veränderungen an der Herzbasis im Sinne einer Verkleinerung der Ostien vollzögen, ohne daß gleich schon eine Pressung auf den Inhalt des Ventrikels erfolgte. FEUERBACH[2]) spricht es aus, daß der Ringmuskel des linken Ostium venosum sich vor der übrigen Kammer kontrahiere, ohne aber beweisende Argumente zu nennen. Auch KOCH[3]) weist auf eine frühzeitige Einbiegung des oberen Kammerrandes bei der Systole hin. DIETLEN[4]) glaubte nach röntgenologischen Beobachtungen annehmen zu dürfen, daß die Herzbewegung vom Vorhof nach der Spitze zu erfolge. In einer späteren Arbeit[5]) bemerkte er aber einschränkend, daß diese Frage noch unentschieden sei. CARLSON[6]) sah beim Salamander die Kontraktion des Conus arteriosus erst einen erheblichen Zeitraum nach Beginn der Ventrikelsystole erfolgen, und HERING[7]) konnte am Säugetierherzen nachweisen, daß die Kontraktion des Conus arteriosus später als die der Papillarmuskeln einsetze. Kurz, es gibt eine Reihe von Beobachtungen und Meinungen, die man zugunsten eines gewissermaßen peristaltisch von der Herzbasis nach der Spitze und den Ausströmungsteilen der Ventrikel fortschreitenden Bewegungsvorganges und damit auch zugunsten einer initialen Verengerung der venösen Ostien verwerten kann, die nötige Sicherheit über diesen wichtigen Punkt geben sie uns aber noch nicht.

Als eine weitere in die Systole fallende Sicherung des Klappenschlusses muß die während der Austreibungszeit erfolgende konzentrische Annäherung der Ventrikelwände an das Septum und das dadurch bedingte Aneinander- und vor allem Septalwärtsrücken der Papillarmuskeln betrachtet werden[8]). Es werden auf diese Weise mit Hilfe der Chorden die freien Ränder der Segel möglichst zusammengehalten[9]).

Noch eine weitere und besonders wichtige Funktion der Papillarmuskeln muß aber in ihrer eigenen contractilen Wirkung erblickt werden. Es ist klar, daß die geschlossenen Klappen trotz den an vielen Punkten ihrer Unterfläche sich ansetzenden Sehnenfäden sich unter dem hohen Ventrikeldruck vorhofwärts ausbauchen und dadurch ihren Schluß gefährden müßten, wenn sich die Papillarmuskeln nicht ebenfalls kontrahierten, dadurch erstarkten und gleichzeitig ihre Länge den Längeveränderungen der Ventrikel anpaßten.

Diese Darstellung der Aufgabe der Papillaren entspricht der wohl zuerst von SANDBERG und WORM-MÜLLER (1889) vertretenen Auffassung[10]). Diese

---

[1]) BRAUN: Über Herzbewegung und Herzstoß. S. 53. Jena 1898.
[2]) FEUERBACH: Zitiert auf S. 179 (S. 243).   [3]) KOCH: Zitiert auf S. 179 (S. 64).
[4]) DIETLEN: Ergebnisse des medizinischen Röntgenverfahrens für die Physiologie. Ergebn. d. Physiol. Bd. 10. 1910.
[5]) DIETLEN: Herz und Gefäße im Röntgenbild. S. 49.
[6]) CARLSON: Die Ganglienzellen im Bulbus arteriosus beim Salamander. Pflügers Arch. f. d. ges. Physiol. Bd. 109, S. 54. 1905.
[7]) HERING, E. H.: Über den Beginn der Papillarmuskelaktion und seine Beziehung zum Atrioventrikelbündel. Pflügers Arch. f. d. ges. Physiol. Bd. 126, S. 225—228. 1909.
[8]) KREHL: Zitiert auf S. 172 u. 179. — HESSE: Zitiert auf S. 179 (S. 347). — KOCH: Zitiert auf S. 179 (S. 68 ff.).
[9]) KREHL: Zitiert auf S. 172 (S. 354).
[10]) SANDBERG u. WORM-MÜLLER: Studien über den Mechanismus des Herzens. Pflügers Arch. f. d. ges. Physiol. Bd. 22, S. 412. 1880.

beiden Autoren dachten sogar an eine mathematisch genaue Einregulierung der Ebene des Klappenschlusses während der ganzen Systole. Das dürfte zuweit gegangen sein. Eine gewisse Ausgleichung der durch die Kammerkontraktionen bedingten jeweiligen Höhenveränderungen ihrer Fußpunkte ist aber für die Papillarmuskeln in ihrer contractilen Verkürzung sicher gelegen. Nach HESSE[1]) ist der Abstand der Papillarmuskelspitzen vom venösen Ostium im systolisch kontrahierten Herzen ebenso groß oder nur um wenige Millimeter kleiner als im diastolisch erschlafften. Auch LIAN[2]) spricht sich für eine solche Konstanz aus. Er glaubte beim lebenden Tier (Hund) mit dem in das Ostium venosum eingeführten Finger systolisch zwar eine gegenseitige Annäherung[3]) der Papillarmuskelspitzen, aber keine wesentliche Änderung ihrer Ostiumdistanz feststellen zu können. Vielleicht ist gerade der Umstand, daß die Papillarmuskeln ihre Faserzüge nicht nur aus der Innenschicht, sondern auch aus der Mittelschicht der Herzwand beziehen[4]), geeignet, ihre Kontraktion mit der Durchschnittsstärke der Gesamtkontraktion des Herzens in Einklang zu bringen.

In dem Maße, als die Ostien sich systolisch verengern, wird übrigens die Aufgabe der Papillaren, die Klappenebene im wesentlichen unverändert zu erhalten, leichter werden müssen, da sich der Ventrikeldruck dann auf eine kleinere Fläche auswirkt.

Ältere Autoren ließen freilich die Papillarmuskeln eine viel aktivere Rolle spielen[5]). MECKEL[6]) (1817), BURDACH (1820)[7]) und PARCHAPPE (1848)[8]) ließen sie die Klappen einander entgegenziehen. Nach BURDACH vollendete dann der Blutdruck den Schluß, während PARCHAPPE ihn ganz durch die Papillaren, allerdings unter einer gewissen Verengerung des Ostiums, geschehen ließ. Auch MOENS[9]) ließ die Papillarmuskeln und nicht das Blut die Klappen schließen, und ebenso wies MARC SEÉ[10]) (1876) ihnen einen wesentlichen aktiven Anteil beim Klappenschluß zu, indem sie im linken Ventrikel das Aortensegel lateralwärts, im rechten aber das laterale Segel medianwärts ziehen und durch Anlagerung an die gegenüberliegenden Segel einen tief in den Ventrikel reichenden Trichter bilden sollten. Diese Theorien gingen zum Teil zwar von anatomischen Gesichtspunkten aus, die aber an ungeeigneten (in Alkohol gehärteten) Präparaten gewonnen waren (MARC SEÉ). Im übrigen sind sie rein spekulativer Natur und widersprechen den topographisch-anatomischen Verhältnissen des Innenraumes der Ventrikel, wie sie sich an guten, den diastolischen Zustand darstellenden Herzpräparaten tatsächlich ergeben[11]). Ebensowenig läßt sich die Befestigungsweise der Sehnenfäden an den Segeln mit einer Aufgabe der Papillarmuskeln, die Klappen hin- und herzuziehen, in Einklang bringen[12]). Man darf daher die genannten alten Theorien wohl endgültig beiseite legen.

---

[1]) HESSE: Zitiert auf S. 179.
[2]) LIAN: Zitiert auf S. 174.
[3]) Diese gegenseitige Annäherung könnte der Ausdruck einer bloß passiven, durch die Ventrikelwand vermittelten Lageveränderung der Papillarmuskeln sein. Es ist aber auch an eine aktive Veränderung ihrer Richtung zu denken. Auch KOCH [zitiert auf S. 179 (S. 70)] spricht davon, daß sich die Spitzen der Papillarmuskeln systolisch gegeneinander neigen.
[4]) KREHL: Zitiert auf S. 172 (S. 346).
[5]) Siehe darüber auch die Ausführungen TIGERSTEDTS [zitiert auf S. 162 (S. 44)], LUCIANIS [zitiert auf S. 179 (S. 148 ff.)] und LIANS (zitiert auf S. 174).
[6]) MECKEL: Handb. d. menschl. Anat. Bd. III, S. 23. 1817.
[7]) BURDACH: Ber. v. d. anat. Anstalt zu Königsberg Bd. 3, S. 45. Leipzig 1820.
[8]) PARCHAPPE: Du cœur. Paris 1848.
[9]) MOENS: Der erste Wellengipfel in dem absteigenden Schenkel der Pulskurve. Pflügers Arch. f. d. ges. Physiol. Bd. 20, S. 531. 1879.
[10]) MARC SEÉ: Recherches anat., physiol. et pathol. sur les valvules du cœur. Arch. gén. de méd. Bd. 1, VI. Série, Bd. 27, S. 513–531. 1876.
[11]) Siehe darüber weiter unten S. 184.
[12]) Siehe auch LIAN (zitiert auf S. 174) bei seiner Kritik der Theorie von MARC SEÉ.

Wir wenden uns jetzt Vorgängen zu, die sich schon vor dem Eintritt der Ventrikelsystole an den Klappen abspielen und teils auf eine aktive Wirkung der Klappenmuskulatur, teils auf passive Bewegungen der Segel durch schon diastolisch im Ventrikel erzeugte Flüssigkeitsbewegungen zu beziehen sind. Die Klappenmuskulatur[1]) besteht wesentlich in einer Fortsetzung der Vorhofmuskulatur, und zwar von deren Längsfaserung auf das basale Drittel der Segel. Querverlaufende Fasern, wie sie GUSSENBAUER[2]) und KREHL[3]) beschrieben haben, scheinen nicht regelmäßig vorzukommen. Wenigstens gibt TANDLER[4]) an, sie nicht haben nachweisen zu können. Die Klappenmuskulatur wechselt in ihrer Ausbildung. Sie pflegt am Aortensegel der Mitralis und demnächst am vorderen Segel der Tricuspidalis am stärksten, am lateralen Segel der Mitralis am schwächsten zu sein. Auch vom Ventrikel aus können vereinzelte Muskelzüge eine Strecke weit in die Klappensegel, vornehmlich, wie es scheint, in den vorderen Zipfel der Tricuspidalis hineinziehen. TANDLER sieht in der gesamten Klappenmuskulatur eine rudimentäre Bildung, was, anatomisch genommen, in Hinsicht auf die entwicklungsgeschichtliche Entstehung der Klappen aus nahezu reiner Muskulatur gewiß richtig sein mag. Daraus folgt aber noch nicht, daß um deswillen diesen Muskelresten keine funktionelle Bedeutung zukommen könne.

Bei ihrer Kontraktion werden die in die Klappen eingelagerten dünnen Muskelplatten eine Verkürzung und Steifung erfahren müssen, und es wird dabei auch die Tendenz auftreten, sie wieder in die Verlaufsrichtung der Vorhofs- bzw. Ventrikelfasern zu bringen, gegen die sie im erschlafften Zustand abgebogen sind. Da diese Abbiegung nach unten gerichtet ist, so kann die ausgleichende Kontraktion die Richtung nur nach oben, d. h. nach der Schlußstellung der Klappe hin, nehmen. Für den atrialen Teil der Muskulatur muß diese Klappenhebung natürlich schon während der Diastole des Ventrikels in der präsystolischen Phase erfolgen.

Diese aus den anatomischen Verhältnissen abgeleitete Anschauung über eine Hebewirkung der Klappenmuskulatur entbehrt aber auch nicht der Stütze direkter Beobachtungen, deren wichtigste wir PALLADINO[5]) verdanken. Er gibt an (1876), am schlagenden Hundeherzen eine vorhofsystolische Hebung der Klappensegel gesehen zu haben. ROLLET[6]) bezeichnet auf Grund dieser Angabe die atriale Klappenmuskulatur geradezu als Antagonisten der Papillarmuskeln. Auch ERLANGER[7]) (1916) hat, allerdings nur einmal, bei einem im übrigen flimmernden Ochsenherzen schwache rhythmische Bewegungen eines Mitralsegels beobachtet, die er auf die Klappenmuskulatur bezieht.

Auf passive, durch Flüssigkeitsbewegungen verursachte Segelbewegungen, die durch die Vorhofstätigkeit bewirkt und für den Klappenschluß wichtig sein

---

[1]) Siehe darüber TANDLER [zitiert auf S. 159 (S. 98 ff.)]. Nach ihm ist die Klappenmuskulatur zuerst von REID (Artikel „Heart" in TODD: Cyclopaed. 1843] und bald darauf von KÜRSCHNER [Artikel „Herztätigkeit" in Wagners Handwörterbuch d. Physiol. Bd. 2, S. 61. 1844) beschrieben worden.

[2]) GUSSENBAUER: Über die Muskulatur der Atrioventrikularklappen. Sitzungsber. d. Akad. d. Wiss., Wien. Mathem.-naturw. Klasse. Bd. 57.

[3]) KREHL: Zitiert auf S. 179.

[4]) TANDLER: Zitiert auf S. 159 (S. 100).

[5]) PALLADINO: Contribuzioni all' anatomia, istologia e fisiologia del cuore. Napoli 1876. (Zitiert nach Jahresber. f. Anat. u. Physiol. Bd. 1, S. 250. 1876.) [Siehe auch die von der hier vertretenen Auffassung etwas abweichenden Ausführungen von E. ALBRECHT (Der Herzmuskel. S. 75 ff. Berlin 1903) über die Wirkungsweise der Klappenmuskulatur.]

[6]) ROLLET: Physiologie der Blutbewegung, in Hermanns Handb. d. Physiol. Bd. IV, Teil 1, S. 171.

[7]) ERLANGER: A note on the contractility of the musculature of the auriculo-ventricular valves. Americ. journ. of physiol. Bd. 40, S. 150. 1916.

könnten, hat zuerst BAUMGARTEN[1]) (1848) hingewiesen. Er sah in mit Wasser gefüllten Herzen die Segel einen nach abwärts gerichteten Trichter bilden. Nie kamen sie ganz in die Höhe, was er auf das Gegengewicht der Sehnenfäden bezog. (? s. unten S. 184.) Ließ er aber auf die schwimmenden Klappen einen Wasserstrahl auftreffen, so schlossen sie sich, sobald man den Strahl unterbrach, so vollständig, daß man das Herz umdrehen konnte, ohne daß Wasser herausfloß. (Aorta und Pulmonalis waren dabei mit Wachs verschlossen.) BAUMGARTEN bezog hier den Klappenschluß auf eine elastische Zusammenziehung des durch den Wasserstrahl gedehnten Ventrikels und folgerte, daß auch die Vorhofsystole analoge Wirkungen haben und daher zu einem präsystolischen Klappenschluß führen müsse. Die leicht zu kontrollierende Beobachtung von BAUMGARTEN ist sicherlich oft bestätigt worden. LUCIANI[2]) hob mit Nachdruck ihre Bedeutung für das Verständnis eines präsystolischen Klappenschlusses hervor, nahm außerdem aber noch einen durch den raschen Einstrom des Blutes in den Ventrikel erzeugten wandwärts aufsteigenden Flüssigkeitswirbel zur Erklärung der Klappenhebung an. Auch KREHL[3]) sieht die Hauptursache für das Aufsteigen der Klappen beim BAUMGARTENschen Versuch in einer solchen Wirbelbewegung.

In technisch sehr vollkommener Weise hat DEAN[4]) am überlebenden künstlich ernährten Katzenherzen die zeitlichen Beziehungen untersucht, die zwischen den Bewegungen, die am Aortensegel der Mitralis nachweisbar waren und den Kontraktionen einerseits des Vorhofs und andererseits des Ventrikels bestanden. Im Beginn der Vorhofkontraktion war eine leichte Bewegung des Segels ventrikelwärts, gegen Ende derselben aber eine rasche und deutliche Bewegung vorhofwärts festzustellen. Hierauf setzte wieder eine Bewegung nach dem Ventrikel zu ein, bis dann mit der Ventrikelsystole abermals eine und nun sehr ausgiebige Schlußbewegung der Klappe erfolgte. So war es aber nur, wenn das Intervall zwischen dem Ende der Vorhofsystole und dem Beginn der Ventrikelsystole mehr als 0,147 Sekunden betrug. War es kleiner, so traf die Ventrikelsystole das noch im ersten Aufsteigen begriffene Segel und vervollständigte nur noch diese Bewegung. Es war dann ,mit DEANS eigenen Worten, „only a single closure movement beginning before ventricular systole, a single movement, due in part to auricular contraction, and in part to ventricular contraction". DEAN ist offenbar geneigt, seine experimentellen Feststellungen im Sinne der BAUMGARTENschen Anschauung zu deuten. Auf eine recht interessante Möglichkeit, wie diese Vorhofswirkung auf den Klappenschluß noch in anderer Art zustande kommen könnte, hat v. VINTSCHGAU[5]) aufmerksam gemacht. Er weist darauf hin, daß das Endstück der großen Herzvene, der im Vorhof gelegene Sinus coronarius, zirkuläre Muskulatur besitzt, die sich wohl synchron mit dem Vorhof kontrahieren wird. Hierdurch muß eine Stauung in dem intramuralen Blutgehalt des Herzens entstehen, die eine gewisse Erektion und damit eine Erweiterung der Ventrikel im Gefolge hat. Würde nun mit Nachlaß der Vorhofsystole der Abfluß aus der Vena magna wieder freigegeben, so müßten sich auch die Ventrikel wieder zusammenziehen, wodurch eine leichte Rückwärtsbewegung des in ihnen enthaltenen Blutes nach den Vorhöfen zu mit entsprechender Schlußbewegung der Klappen bewirkt würde.

---

[1]) BAUMGARTEN: Über den Mechanismus, durch welchen die venösen Herzklappen geschlossen werden. Arch. f. Anat. u. Physiol. Bd. 1843, S. 463.
[2]) LUCIANI: Zitiert auf S. 179.   [3]) KREHL: Zitiert auf S. 179.
[4]) DEAN JR.: The mouvements of the mitral valve cusps. etc. Americ. journ. of physiol. Bd. 40, S. 206. 1916.
[5]) v. VINTSCHGAU: Einige Bemerkungen über die physiologische Bedeutung der Muskelfasern. Pflügers Arch. f. d. ges. Physiol. Bd. 64, S. 79. 1896.

Ich gehe nun zur Schilderung einer Reihe eigener Untersuchungen[1]) über, die ursprünglich nur der Frage, ob man an menschlichen Herzen noch nach dem Tode die Schlußfähigkeit der Atrioventrikularklappen exakt prüfen könne[2]), galten.

Bei dieser Frage mußte es darauf ankommen, die venösen Ostien möglichst unter die gleichen Bedingungen von Lage, Form und Größe zu bringen, unter denen sie voraussichtlich auch während des Lebens in der diastolischen, d. i. der nach unseren obigen Darlegungen für den Klappenschluß kritischen Phase sich befanden. Menschliche Herzen, die 24 bis 36 Stunden nach dem Tode dem Körper entnommen werden, pflegen diastolisch schlaff zu sein. Sie wurden nach Verschluß der Aorta und Pulmonalis sowie der Lungen- und Hohlvenen in geeigneter Weise an der Aorta aufgehängt und vom linken und rechten Vorhof aus unter einem für die Diastole dieser Herzteile physiologischen Druck (8—10 cm Wasser) mit Luft aufgeblasen. Es entfalten sich dabei alle Herzhöhlen zu einer Form und Größe, die ihrer Diastole im Leben entsprechen dürfte. Schon die hierbei sich ergebenden Aufschlüsse sind, namentlich in Hinsicht auf pathologische Ausdehnungen z. B. der Vorhöfe, recht lehrreich. Durch besondere Meßmethoden gelingt es sowohl die in dieser Hinsicht wichtig erscheinenden Längs- und Querschnitte des Herzens darzustellen, als auch die Kapazität der einzelnen Herzhöhlen zu bestimmen. Die Außenwand der Ventrikel wird für das weitere Vorgehen zunächst mit Stecknadeln, welche vorsichtig tangential in die Herzwand eingestochen werden, „gespickt" und dann mit einer dünnen Gipslage, in welche die Stecknadeln sich einbetten, überzogen. Hierauf wird das ganze Präparat, das nunmehr inkompressibel geworden ist, bis zum Sulcus coronarius in einer blumentopfartigen Form eingegipst. Während dieser ganzen Prozedur läßt sich der Innendruck des Herzens gleichmäßig auf der obengenannten Höhe halten.

Werden nach Erstarren des Gipses die Vorhöfe entfernt, so stellen sich die topographischen Verhältnisse der Ostien und des Innenraumes der Ventrikel in ihrer natürlichen Form und Lage dar, da die Herzwände in ihrer diastolischen Stellung durch den Gips fixiert sind. Der Anblick, der sich so bietet, ist überraschend schön. Die Ostien zeigen im ganzen elliptische Form meist mit leichter Abflachung ihrer medialen Seiten, wobei ihr Längsdurchmesser etwas schräg, von vorn links nach hinten rechts gerichtet zu sein pflegt. Die Fläche des rechten Ostiums ist, wie schon erwähnt, vorn, nach dem Conus arteriosus zu, leicht nach oben gekrümmt. In den Ventrikeln ist das reiche Netz- und Balkenwerk von Trabekeln und Papillarmuskeln völlig entfaltet, die Papillen sind steil in die Höhe gerichtet und von allen Seiten her durch Trabekel und Sehnenfäden fest verankert.

Die Klappensegel hängen im leeren Herzen in die Ventrikel hinab, meist die Herzwände berührend. Nur das Aortensegel der Mitralis und das laterale Segel der Tricuspidalis werden durch Sehnenfäden verhindert, sich an das Septum bzw. an die laterale Ventrikelwand anzulegen. Im ganzen sieht man im leeren Herzen von oben nicht allzuviel von den Klappen. Das ändert sich aber mit der Füllung des Herzens mit Wasser. Man ist überrascht, in welch reicher Flächenentwicklung nunmehr die Segel von allen Seiten herangeschwemmt werden.

Bringt man das ganze Herzpräparat unter Wasser und entfernt sorgfältig alle Luft aus demselben, so sieht man die Segel eine ihrer Schlußstellung angenäherte Lage einnehmen, wobei sie aber doch eine spaltförmige Lücke zwischen sich freilassen. Sie scheinen zu schwimmen, obwohl sie, wovon man sich an einer ausgeschnittenen Klappe leicht überzeugen kann, spezifisch schwerer als Wasser

---

[1]) Eine ausführlichere Mitteilung wird im Dtsch. Arch. f. klin. Med. erscheinen. Herrn Kollegen Dietrich, Direktor des pathol.-anatom. Instituts, möchte ich auch an dieser Stelle für die Liberalität, mit der er mir durch Überlassung zahlreicher menschlicher Herzen die geschilderten Untersuchungen ermöglicht hat, meinen aufrichtigen Dank aussprechen.

[2]) Über eine grobe Methode, bei der Sektion die Schlußfähigkeit der Mitralis zu prüfen, s. Schabert: Die Schließprobe an der Mitralis. Zentralbl. f. allg. Pathol. u. pathol. Anat. Bd. 18, Nr. 2. 1907.

sind und in ihm untersinken. Diese „Ruhestellung" der in Wasser eingetauchten Klappen entspricht einer Gleichgewichtslage derselben, die wohl durch die Anheftungsweise der Sehnenfäden an ihrer Unterfläche bedingt wird.

Ein ausgeschnittenes und beiderseits am Insertionsrand gefaßtes Segel kann man unter Wasser leicht mit der Vorhofsfläche nach innen zusammenrollen. Einem Zusammenrollen mit der Vorhofsfläche nach außen aber widerstrebt es. Verlagert man an dem in Wasser eingetauchten eingegipsten Präparat die Segel aus ihrer Ruhestellung heraus nach unten, indem man sie herabdrückt oder einen Flüssigkeitsstrom vom Vorhof nach dem Ventrikel zu gehen läßt, so kehren sie bei Nachlaß des Druckes wieder zur Ruhestellung zurück. Das gleiche ist der Fall, wenn man sie durch einen Wasserstrom vom Ventrikel her gegen den Vorhof zu in ihre „Schlußstellung" gebracht und dann den Strom unterbrochen hat. Doch ist die Rückkehr zur Ruhestellung in letzterem Falle langsamer als in ersterem. Die Tendenz der aus ihrer Gleichgewichtslage herausgebrachten Klappe zu Bewegungen in der Richtung auf die Schlußstellung hin, ist also größer als die zu Bewegungen nach der entgegengesetzten Richtung.

Diese „elastischen" Eigenschaften des chordo-valvulären Apparates dürfen wohl auch als ein unterstützender wenn auch nicht gerade erheblicher Faktor im Schlußmechanismus der Klappe angesehen werden.

Bringt man ein eingegipstes Herzpräparat in einem mit Wasser gefüllten Topf unter, der mit je zwei weiten Ein- und Ausflußröhren und einem wasserdicht schließenden Deckel aus Glas versehen ist, verbindet man die Ausflußröhren mit Aorta und Pulmonalis, die Einflußröhren aber mit Vorrichtungen, die es gestatten, unter variablem Druck Wasser in den Topf hineinzubringen, so kann man weitere, nicht uninteressante Beobachtungen machen. Man läßt beispielsweise aus einer MARIOTTEschen Flasche Wasser in den Topf hinein- und durch rechten Ventrikel und Pulmonalis hindurch durch ein ca. 2 cm weites Glasrohr, das am Ende einen Hahn mit weiter Bohrung trägt, herausfließen. Die Bedingungen sind dabei so zu wählen, daß ein Stromvolum bis zur Größe etwa des physiologischen Einflußvolums in den Ventrikel möglich ist.

Mit beginnender Strömung sieht man die Tricuspidalis alsbald aus ihrer Ruhestellung herausgehen, indem die Segel sich unter Vergrößerung der in der Ruhestellung freigelassenen Lücke schräger nach abwärts stellen. Letzteres ist in um so höherem Maße der Fall, je größer die Stromgeschwindigkeit ist. Doch wird auch bei raschestem Einstrom das laterale Tricuspidalsegel wegen des Widerstandes, den es an den Sehnenfäden, besonders denen des ungefähr in der Mitte des Ventrikelraumes stehenden vorderen lateralen Papillaren findet, nicht bis an die laterale Ventrikelwand herangedrängt. *Wird der rasche Strom nun durch plötzliches Schließen des Hahnes unterbrochen, so sieht man ein ruckartiges In-die-Höhe-Zucken der basalen Klappenteile, also eine Schlußbewegung, die durch eine im Augenblick der Stromunterbrechung entstehende, den Wänden des Ventrikels entlang gehende retrograde Flüssigkeitsbewegung bedingt sein muß.* Die Frage, ob diese Stromumkehr nur von außerhalb des Topfes, an dem Hahnverschluß ihren Ausgang nimmt und sich von da in den Ventrikel hinein fortsetzt oder ob für sie etwa auch die Spitze des Ventrikels oder der Conus arteriosus, letzterer vielleicht als elastischer Faktor, in Betracht kommt, bleibt dabei unentschieden. Die Möglichkeit des Auftretens solcher retrograder Flüssigkeitsbewegungen, auch unter völligem Ausschluß elastischer Faktoren, zeigt folgender Versuch: In einer Zuckerlösung von 5 Teilen Zucker auf 4 Teile Wasser ist frisch zugesetztes Sagogries nahezu schwebend. Läßt man diese Suspension aus einer hochgestellten MARIOTTEschen Flasche rasch durch ein horizontales Glasrohr von ca. 2 cm Weite laufen und schließt dann plötzlich am Ende des Glasrohrs einen Hahn[1]), *so sieht man die zentralen Körner sich noch 2—3 cm weiter nach vorwärts, die peripheren aber um ebensoviel sich zurückbewegen.* Man hat den Eindruck, daß beim Aufprallen der am raschesten bewegten axialen Stromfäden auf das Hindernis des geschlossenen Hahnes eine Umbiegung derselben nach den Stellen des geringsten Widerstandes, nämlich den am langsamsten fließenden Wandschichten stattfindet, in denen hierdurch eine retrograde Strömung erzwungen wird.

Bei Einfügung ausgesprochen elastischer Faktoren in analoge Versuchsanordnungen wird der retropulsive Effekt verständlicherweise viel größer. Es wurde in einem dahingehenden Versuch das Herzpräparat in der eben beschriebenen Weise in dem Topf untergebracht, die mit der Pulmonalis kommunizierende Ausflußöffnung aber statt mit Glasrohr und Hahn mit einem dicken birnenförmigen Gummiball verbunden, der ebenso wie das ganze übrige System mit Wasser gefüllt war. Durch Kompression mit der Hand wurde

---
[1]) Es ist zur Herstellung eines genügend raschen Stromes nötig, daß alle Schlauch- und Glasverbindungen, und auch der Hahn, ein möglichst weites Lumen haben.

der Ball dann durch den rechten Ventrikel hindurch — die Pulmonalis war insuffizient gemacht — nach dem Topf hin entleert. *Geschah dies sehr langsam, so schloß sich dabei die Tricuspidalis nicht ganz.* Aber auch bei stärkerem Druck, der für den Augenschein einen völligen Schluß der Klappe zur Folge hatte, ließ sich der Ball allmählich ausdrücken. *Offenbar sind die Klappen, obwohl man keine Lücken bemerkt, unter der gewählten Versuchsbedingung eines diastolisch weiten Ostiums doch nicht vollkommen schlußfähig, sondern lassen durch nicht sichtbare Spalten zwischen den Zipfeln langsam Wasser durch.*

Verharrte man nach völliger Entleerung des Balles in der Kompressionsstellung, so sanken die Klappensegel, da die Flüssigkeitsbewegung aufgehört hatte, langsam wieder in ihre Ruhestellung zurück. Ließ man den Ball nun los, so strebte er in seine ursprüngliche Form zurück und saugte dabei Wasser durch die sich weit öffnende Klappe ein. Fast unmittelbar nach dem er sich ganz gefüllt hatte, *ging aber die Klappe mit einem kräftigen Ruck ganz oder nahezu ganz in die Schlußstellung über.* Man sah kurz vorher den Boden der Gummibirne durch den Stoß der bewegten, plötzlich auf ihn aufprallenden Flüssigkeitsmasse sich über seinen Gleichgewichtszustand hinaus ausbauchen und wieder zurückschnellen. Dieser elastische Rückstoß war es, der die Klappe zum Schluß brachte.

In Analogie hierzu darf man wohl an die Möglichkeit denken, daß die während der Diastole rasch in den Ventrikel einströmende Flüssigkeit bei dem Übergang des Ventrikels in seine systolische Phase doch noch dehnbare Teile antrifft, die sie durch ihren Stoß etwas ausweitet und dann zum Zurückschnellen bringt. Man wird sich hier der Beobachtung HERINGS[1]) erinnern, daß der Conus ateriosus später als andere Herzteile in Kontraktion gerät. Auch nach den Feststellungen von BRAUN[2]) scheint die Zusammenziehung des Konus erst zuletzt zu erfolgen.

Aber auch in möglichst direkter, den natürlichen Verhältnissen nahekommender Weise wurde das Auftreten retrograder Flüssigkeitsbewegungen in den Ventrikeln am Ende der Diastole nachzuweisen versucht.

Von einem unter physiologischem Druck aufgeblasenen, in diastolischem Zustand befindlichen menschlichen Herzen wurde der durch den Sulcus coronarius gehende Horizontalschnitt bestimmt und eine entsprechende Figur aus einem Holzbrettchen ausgeschnitten. Das in diesen Ausschnitt genau eingepaßte Herz wurde unter Verwendung stark konzentrierter Gelatinelösung mit dem Brettchen verleimt. Nach Entfernung der Vorhöfe zeigte sich das gewohnte Bild der Ostien, die ja infolge der Verleimung des Herzens in ihrer diastolischen Form und Größe verharren mußten. Das Brettchen wurde dann mittels Gips und Leim wasserdicht in dem mit einem entsprechenden Loch versehenen Boden eines Metalltopfes befestigt und der Topf mit Wasser bis zur Höhe von etwa 10—12 cm über den Ostien gefüllt. Die unter dem Boden des Topfes heraushängenden, vorher schlaffen Ventrikel weiteten sich unter dem Wasserdruck aus und die Klappen stellten sich in Ruhestellung ein. Komprimierte man nun die Ventrikel mit der Hand, ahmte also eine Systole nach, so schlossen sich zunächst die Klappen, ließen dann aber doch, wie oben schon bemerkt, langsam das Wasser durch. Nach beendigter Auspressung der Ventrikel, die aber weiter komprimiert gehalten wurden, trat wieder eine langsame Senkung der Klappen in ihre Ruhestellung ein. Ließ man nunmehr die Ventrikel los, so drang unter Öffnung der Klappen das Wasser rasch in dieselben ein *und am Ende der Füllung ergab sich wieder eine kräftige, die Schlußstellung nahezu erreichende Bewegung der Klappen nach dem Vorhofe zu.* Hier hat offenbar der Flüssigkeitsstoß von der Spitze des Ventrikels aus eine nicht unerhebliche Gegenbewegung der Flüssigkeit ausgelöst, die die Klappen zum Schluß brachte.

Die bisher angegebenen Versuche bezogen sich alle auf das Auftreten retrograder Flüssigkeitsbewegungen bei einer plötzlich erfolgenden Stromunterbrechung. Über die Frage, ob vielleicht nicht erst am Ende, sondern schon *während* des Einstroms in die Ventrikel, wie LUCIANI[3]) es annahm, längs der Wände derselben ein Gegenstrom auftritt, der die Klappen in nur halbgeöffneter Stellung hält, sagen sie nichts aus. Denn der vorher beschriebene Durchströmungsversuch läßt auf die natürlichen Verhältnisse keinen Schluß zu. Bei diesen haben wir es nicht mit einem von vornherein schon diastolisch weiten, sondern mit einem während der Diastole sich erst erweiternden Ventrikel und nicht mit einem Durchstrom, sondern einem Einstrom zu tun. Viel eher wäre hier folgender einfacher Modellversuch zu verwerten: Streift man einen sehr dünnwandigen und daher durchsichtigen, mit Wasser gefüllten Gummifingerling (aus Condomgummi) mit der Öffnung über einen Wasserleitungshahn, preßt dann das Wasser aus ihm aus — das Wasser entweicht zwischen Gummi und Hahn — und öffnet nun den Hahn ein wenig, so füllt sich dieser

---

[1]) HERING: Zitiert auf S. 180.   [2]) BRAUN: Zitiert auf S. 180 (S. 97).
[3]) LUCIANI: Zitiert auf S. 179.

leere, ganz schlaffe „Ventrikel" zuerst an seiner Siptze und erst weiterhin auflaufend nach dem „Ostium" zu. Hatte man vorher ein spezifisch leichtes, aber doch in Wasser nicht schwimmendes, fein zerteiltes Material, z. B. Sägemehl von Eichenholz, in die Spitze des Fingerlings gebracht, so sieht man dieses bei der Füllung in die Höhe wirbeln. Ich halte die hier vorliegenden Versuchsbedingungen für vergleichbar mit den Bedingungen, unter denen sich der diastolisch erschlaffende Ventrikel füllt. Denn auch dieser wird dem einströmenden Blute kaum irgendwelchen Widerstand bieten und nicht erst einer „Bahnung" von oben nach unten bedürfen. Da die Herzspitze nicht nur im Stehen, sondern auch beim gewöhnlichen Liegen sich tiefer als die Ostien zu befinden pflegt, *so darf man sich als Regel also vielleicht die Füllung des Herzens gewissermaßen von unten nach oben vorstellen, worin ein Faktor gegeben sein dürfte, der ebenfalls die Segel während der Diastole zu heben bestrebt ist.*

Wenn man bedenkt, daß am Ende der Diastole auch in der Herzbasis ein wesentlich größerer Flüssigkeitsquerschnitt sich befinden muß als am Ende der Systole — ist für letztere doch gerade die Basisverengerung charakteristisch —, so beweist diese Überlegung eigentlich allein schon, daß auch während der Diastole ein Hinaufsteigen von Flüssigkeit im Ventrikel stattfinden muß, durch das die Klappen vorhofwärts bewegt werden. Eine Anfüllung des basalen Ventrikelraumes in rein transversaler Richtung ist unmöglich. Einer solchen stehen ja gerade die Klappen im Wege. Auch KREHL[1]) weist darauf hin, daß das Blut aus dem Vorhof durch das Ostium *hinter* die Klappen fließen müsse.

Auch um die Wirkung der Vorhofssystole in dem früher erörterten Sinne (BAUMGARTEN, DEAN) auf die Atrioventrikularklappen zu erweisen, ist unsere Versuchsmethodik mit dem Topfe sehr geeignet. Man verbindet sowohl ein Einflußrohr als ein mit der Pulmonalis kommunizierendes Ausflußrohr je mit einem dünnwandigen, mit Wasser gefüllten Gummiball. Zunächst bestehe Druckgleichgewicht, die Tricuspidalklappe befindet sich also, wenig geöffnet, in Ruhestellung. Drückt man nun nicht ganz schwach auf den Einflußball in Nachahmung der Vorhofsystole, so dehnt sich der Ausflußball, der den diastolisch schon nahezu ganz gefüllten Ventrikel darstellen soll, etwas aus, um mit Nachlaß des Druckes auf den Einflußball alsbald wieder zurückzugehen. *Sofort sieht man jetzt die Tricuspidalklappe sich völlig schließen.* Das Druckgleichgewicht stellt sich aber rasch wieder her und die Segel senken sich wieder. Wartet man dies aber nicht ab, sondern drückt nun kräftig in Nachahmung der Systole auf den Ausflußball, den Vertreter des Ventrikels, *so addiert sich diese Wirkung mit der vorausgegangenen des Vorhofballs, die Klappe wird noch fester geschlossen und durch den stärkeren Druck gegen den Vorhof vorgewölbt.* Wir haben in diesem Modellversuch somit eine genaue Nachahmung und Sichtbarmachung der Vorgänge, die DEAN[2]) bei seinem Versuch am Katzenherzen graphisch darstellte (s. S. 183).

Weitere Aufschlüsse über das Verhalten der Atrioventrikularklappen lassen sich durch ein Verfahren gewinnen, *mit dem sich an den eingegipsten Herzen auch die Frage, ob im Leben Schlußfähigkeit bestanden habe, prüfen läßt.* Man versieht am leeren, d. h. nicht mit Wasser gefüllten Präparat die Pulmonalis und Aorta mit Stopfen, die in einer Bohrung weite, bis in die Ventrikel reichende Glasröhren tragen. Diese laufen außen mit Hilfe eines Gabelrohrs in einem gemeinsamen Schlauch zusammen, der zu einer mit komprimierter Luft gefüllten Bombe führt. Läßt man nun unter geeigneten Vorsichtsmaßregeln einen genügend kräftigen Strahl von Preßluft durch das Herz gehen, so schließen sich plötzlich mit einem Ruck beide venöse Klappen. Man setzt dann den Zustrom von Luft so weit herab, daß die Klappen eben noch geschlossen bleiben. In diesem Zustand lassen sie sich fast beliebig lang vollkommen ruhigstehend erhalten, man kann sie bequem abzeichnen, photographieren, ja mit geeigneter Methodik abgipsen oder auch mit konzentrierter Gelatinelösung „festleimen", um so nach Auffüllung der Ventrikel mit Formalingelatine und nachfolgender Härtung für Durchschnitte und sonstige Präparationen geeignete Dauerpräparate mit Schlußstellung der Klappen zu erhalten.

Die in dieser Weise unter Druck geschlossenen Klappen bieten folgendes Bild. Ihre Fläche fällt im ganzen von allen Seiten her etwas nach dem Zentrum des Ostiums hin ab, so daß eine flach trichterförmige Bildung resultiert. Die abfallenden Flächen sind aber nicht eben, sondern weisen, besonders an der Tricuspidalis, zahlreiche kleine Buckel auf. Diese Stellen besonderer partieller Auftreibungen entsprechen den dünnsten Stellen der Segel, was auch daraus hervorgeht, daß sie durch bläuliche Färbung das Dunkel des darunterliegenden Ventrikels erkennen lassen. An der Peripherie der rundlichen Erhebungen ist die Segelmembran offenbar durch die Ansätze der Sehnenfäden verhindert,

---

[1]) KREHL: Zitiert auf S. 172 (S. 359).   [2]) DEAN: Zitiert auf S. 183.

dem Innendruck des Ventrikels nachzugeben. Örtliche sehnige Verdickungen sieht man an den Segeln wohl auch als weißliche Streifen durchschimmern. Von diesen durch die Buckel bedingten und sonstigen leichten Einziehungen der Klappen unterscheiden sich aber scharf die tiefen Furchen, die, wie eine Sondierung ergibt, in das Innere des Ventrikels führen. Sie entsprechen den Anlagerungsflächen der Klappenzipfel.

Es handelt sich bei diesen Furchen gewöhnlich um einen Hauptzug, der etwa der Längsachse der Ostiumellipse entspricht, mit einer variablen Zahl kleinerer Seitenzweige, von denen sich einige nach der Peripherie hin auch noch einmal gabeln können. Zwischen je zwei benachbarten derselben liegt immer ein Klappenzipfel und man kann somit aus den Verästelungen dieser „Furchenfigur" (s. Abb. 48 u. 50) die Zahl der Klappenzipfel ablesen und nach dem früher Ausgeführten auch in etwa die Zahl ihrer Papillarmuskeln entnehmen. Durch Unterbrechen und Wiederfreigeben des Luftstroms kann man den Schluß der Klappe beliebig oft lösen und wieder eintreten lassen. Immer erhält man dasselbe Furchungsbild. Bei zwei verschiedenen Individuen dürfte es nie identisch sein, *für das einzelne Individuum ist es konstant*, da es prästabilierte Faktoren, die Zahl, Größe und Anordnung der Zipfel und Sehnenfäden sind, von denen die Art der Faltung und Oberflächenbildung der Klappe abhängen. Trotz dieser grundsätzlichen Formgebundenheit hat die Klappe aber doch, worauf früher schon hingewiesen wurde, ein großes Maß von Anpassungsfähigkeit an etwaige Form- und Größenänderungen ihres Ostiums. Es muß dieselbe ja auch haben gegenüber den regelmäßig bei der Systole eintretenden Veränderungen. Da diese auf eine Verkleinerung des Ostiums hinauslaufen, so ist es aber nicht weiter wunderbar, wenn die Klappe sich ihnen mit Vergrößerung ihrer Anlagerungsflächen anpaßt und nicht allein schlußfähig bleibt, sondern nur noch schlußfester wird.

Daß sie sich aber auch Formänderungen des Ostiums in dessen diastolischem Zustand anpassen kann, kann man ersehen, wenn man ein diastolisches Herz, statt es einzugipsen, in Gelatine einbettet. In der biegsamen Gelatinehülle kann man jetzt die Form des Ostiums wesentlich verändern, ohne daß die im Luftstrom geschlossene Klappe dabei an Schlußfähigkeit einbüßt. Es mag diese Beobachtung immerhin auch eine physiologische Bedeutung haben, da es wohl möglich ist, daß die Form der Ostien bei den in der Diastole so weichen Herzen, je nach der Körperlage eine verschiedene ist. Kann man doch auf orthodiagraphischem Wege nachweisen, daß das diastolische Herz z. B. in Bauchlage größer als in Rückenlage, in letzterer wieder größer und anders geformt als im Stehen ist[1]) u. a. m.

3. Zusammenfassendes und Ergänzendes zur Physiologie der Atrioventrikularklappen.

Fassen wir die bisherigen Ausführungen über die Vorgänge und Verhältnisse, die für das Spiel der Atrioventrikularklappen von Bedeutung sein können, zusammen und vervollständigen und vertiefen sie noch an einigen Punkten, so läßt sich folgendes sagen.

Schon gegen das Ende der Ventrikeldiastole werden sich wahrscheinlich Tendenzen zur Hebung der Klappen geltend machen, indem das einströmende Blut, zunächst den Spitzenteil des Ventrikels voll auffüllend, von da erst nach der Basis hinauf und hinter die Klappen dringt Man darf sich ferner vorstellen, daß an dem plötzlich systolisch erstarrenden Ventrikel der eben noch in Bewegung befindliche Blutstrom gewissermaßen anprallt, was zu Wirbelbewegungen und längs der Wand wohl auch zu retrograden Flüssigkeitsbewegungen führen mag, die ebenfalls auf eine Klappenhebung hinwirken. Diese hydraulischen Vorgänge werden vielleicht auch noch durch elastische Wirkungen unterstützt, indem das bewegte Blut mit seiner kinetischen Energie dünnere Herzteile wie den Conus arteriosus oder die Aortenwurzel dehnt und zum Zurückfedern bringt, was besonders auf das vordere Tricuspidalissegel bzw. das Aortensegel der Mitralis wirken müßte. Möglicherweise entwickeln sich übrigens auch in der Ventrikelwand selbst, gewissermaßen auf der Grenze zwischen der diastolischen und der

---

[1]) Moritz: Dtsch. Arch. f. klin. Med. Bd. 82, S. 24 ff. — Moritz: Methoden der Herzuntersuchung, in Leyden-Klemperer: Die deutsche Klinik am Eingang des 20. Jahrhunderts Bd. IV, 2. Abt., S. 502 ff.

systolischen Phase, elastische Übergangszustände, durch die ein Abprallen des Blutes begünstigt wird.

Am Ende der Diastole ist den Papillarmuskeln eine ziemlich entfernte Stellung von bestimmten Wandbezirken, im linken Ventrikel vom Septum, im rechten von der vorderen und lateralen Wand, zugewiesen. Damit werden auch die mit den betreffenden Papillaren zusammenhängenden Segel von diesen Flächen fern und in einer für ihre Schlußbewegung günstigen Weise mehr nach der Mitte des Ventrikels, nach dessen idealer Achse hin, gehalten. Zu all diesem gesellt sich unterstützend noch das der Klappe selbst eigene Bestreben, ihrem elastischen Gleichgewichtszustand entsprechend, eine Ruhestellung nahe ihrer Schlußstellung einzunehmen.

Dieser Komplex von Vorgängen ist von jeder aktiven Vorhofswirkung unabhängig. In den pathologischen Fällen mit fehlender Vorhofskontraktion würde ihm also allein die Vorbereitung für das ventrikuläre Eingreifen in den Klappenschlußvorgang zufallen. Dieses selbst läuft auf eine Gesamtverschiebung des Ventrikelblutes nach der einzigen Richtung hin hinaus, die vor Eröffnung der Semilunarklappen möglich ist, nämlich nach dem Vorhofe zu. In und mit diesem Strom schließt sich die Klappe.

Aus den Preßluftversuchen ersahen wir, daß ein solcher Schluß schon bei der diastolischen Konfiguration des Ventrikels, also auch bei diastolisch weitem Ostium möglich ist. Ob er da freilich schon ganz vollkommen ist, ist fraglich, wie noch näher zu erörtern sein wird. Während der Systole, wahrscheinlich schon gleich in ihrem Beginn, fangen sich die Ostien nun zu verengern an, hauptsächlich in transversaler Richtung, und Hand in Hand damit werden immer größere Bezirke der Klappenfläche ins Innere des Ventrikels hinabgezogen, gleichsam verschluckt.

Die Länge der Sehnenfäden muß primär auf die diastolische Schlußstellung der Klappe abgestimmt sein. Da nun beide Ordnungen derselben, die rand- und die flächenständigen, in gemeinsamen Papillaren verankert sind, so kann sich ihr gegenseitiges Längenverhältnis auch weiterhin nicht wesentlich ändern. Manche der Sehnenfäden werden in der systolischen Ventrikelphase daher entspannt sein müssen. Auch darf man nicht annehmen, daß etwa die ganze „Vertikalquote" der Segelflächen, womit ihr jeweils herabhängender Teil bezeichnet sein soll, im systolischen Ventrikel durch den Ventrikeldruck aneinander gepreßt sei. Das ist eine physikalisch unmögliche Vorstellung. Nur durch Capillarattraktion, etwa wie zwei feuchte ebene Glasflächen, könnten die Teile der Segel, die in den Vertikal hinabgezogen wurden, auch weiterhin miteinander verbunden bleiben. Es ist aber fraglich, ob die Voraussetzungen hierfür gegeben sind. Eine feste capillare Verklebung der Segelflächen würde ja auch der Wiedereröffnung der Klappe beim Übergang in die Diastole nicht gerade förderlich sein. Durch Druck aneinandergepreßt können lediglich die „Knickstellen" der Segel sein, wo ihr jeweiliger Horizontalteil, auf dem der ganze Ventrikeldruck lastet, in den Vertikalteil übergeht.

Wenn die Vorhöfe aktiv tätig sind, so schaltet sich präsystolisch noch eine weitere Reihe wichtiger, beim Klappenschluß mitwirkender Vorgänge ein.

In dem Ventrikel wird durch das Füllungsplus, das die Vorhofskontraktion liefert, eine Druckzunahme bewirkt, mit Nachlaß der Kontraktion im Vorhof selbst aber eine wesentliche Druckverminderung herbeigeführt. Die so entstehende Druckdifferenz bewirkt, noch ehe die Ventrikelsystole beginnt, eine Rückwärtsbewegung des Blutes, die die Klappen zum Schluß bringt.

Die Druckhöhen, die im Ventrikel bei seiner diastolischen Füllung entstehen, sind zwar nur gering. In Versuchen an zwei Herzen großer Hunde fand ich vor Eintritt jeglicher Starre für eine Füllung von 20 ccm im linken Ventrikel einen Druck von 4,5 bzw. 5,0, bei 30 ccm einen solchen von 7,2 bzw. 7,1, bei 40 ccm von 8,2 bzw. 9,5 cm Wasser. Das Schlagvolum war bei den Tieren mit ca. 20 ccm anzunehmen, so daß der diastolische Enddruck des Ventrikels im Leben bei Annahme von 10 ccm Restblut etwa 7 cm Wasser betragen haben dürfte. Da der Vorhofsdruck nach Ablauf der Vorhofsystole auf Werte um Null herum abzusinken pflegt [Versuche an Katzen, H. STRAUB[1])], so kann jedenfalls am Ende der Diastole mit Druckdifferenzen von mehreren Zentimetern Wasser zwischen Ventrikel und Vorhof gerechnet werden. Diese genügen aber, wie Versuche an eingegipsten Herzpräparaten ergeben, vollkommen, um die Klappen zum Schluß zu bringen.

Es ist übrigens wohl nicht ganz von der Hand zu weisen, daß die Vorhofsystole auch noch durch die plötzliche Beschleunigung, die sie dem Einstrom verleiht, dem Klappenschluß dient, indem so ein stärkerer Rückprall von dem systolisch unmittelbar darauf erstarrenden Ventrikel stattfindet.

Synergisch mit der präsystolischen Drucksteigerung im Ventrikel müßte auch die von v. VINTSCHGAU (s. oben) postulierte vorhofsystolische Blutstauung in den Herzwänden wirken können. Ihre Bedeutung könnte, wie ich meine, auch darin liegen, daß sie durch Verminderung der Nachgiebigkeit der Kammerwände die vorhofsystolische Druckerhöhung im Ventrikel und mit ihr auch die Druckdifferenz gegenüber dem Vorhof noch steigert. Dabei wäre freilich die Voraussetzung zu machen, daß der Abschluß des Sinus cornarius die Vorhofsystole etwas überdauert.

Nicht unwichtig erscheint, und damit kommen wir zum Ende, dann noch die Wirkung der Klappenmuskulatur. Sie führt zu einer Aufrichtung des basalen Teiles der Segel, wodurch deren zentralen Teilen Gelegenheit gegeben wird, ihre elastisch bedingte Stellungstendenz nach der Schlußstellung hin noch stärker zu betätigen.

Es bleibt nun noch die theoretisch nicht unwichtige Frage zu erörtern, inwieweit unter physiologischen Verhältnissen der Atrioventrikularklappenschluß als vollkommen betrachtet werden kann. Die Ansicht, daß es sich um einen „ideal" arbeitenden Mechanismus handle, ist vorherrschend. Dahingehende Äußerungen wie die, daß die Atrioventrikularklappen „bei allen Füllungsgraden ohne Regurgitation schließen"[2]) oder daß „normalerweise jede Spur eines Rückflusses aus der Kammer in den Vorhof" ausgeschlossen sei[3]) oder „daß die Klappen so schnell, daß gar keine Regurgitation in den Vorhof stattfindet", wirken[4]), finden sich vielfach in der Literatur niedergelegt. Es sind aber doch wohl Zweifel an der Richtigkeit einer solchen Auffassung berechtigt.

Man wird bei einem Ventil zwei grundsätzlich verschiedene Arten von „Insuffizienz" zu unterscheiden haben. Die eine bezieht sich auf den Flüssigkeitsverlust, der „intraprozessual" während des Schlußvorganges selbst erfolgt und mit Erreichung der definitiven Schlußstellung sein Ende findet, die andere auf den Flüssigkeitsverlust, der von da ab etwa noch weiter stattfindet. Die erste Art müßte für die Verhältnisse des Organismus als „physiologische", die zweite als „pathologische Insuffizienz" bezeichnet werden. Die Größenordnung der ersteren muß von der Vollkommenheit des Konstruktionsprinzips des Ventils abhängen. Die letztere wird aber überhaupt erst dann auftreten können, wenn die Verschlußteile des Ventilapparates bei an sich gutem Konstruktionsprinzip von vornherein (kongenital) mit einem Schaden behaftet oder später schadhaft geworden sind.

Denkt man sich durch das Ostium venosum eine Ebene gelegt, so wird der gesamte Raum, der unterhalb derselben liegt, dem Ventrikel zuzurechnen sein, auch sofern er sich bei herunterhängenden Klappenzipfeln noch zwischen diesen befindet. Erst was oberhalb der Trennungsfläche liegt, gehört dem Vorhof an. Bei allen Betätigungen des Ventrikels nun, seien sie aktiv-contractiler oder mechanisch-elastischer Natur, bei denen es zu einer Verschiebung des Blutes vorhof-

---

[1]) STRAUB, H.: Druckablauf im Vorhof der Katze. Pflügers Arch. f. d. ges. Physiol. Bd. 143, S. 77. 1911.
[2]) KREHL: Zitiert auf S. 172 (S. 358).   [3]) LUCIANI: Zitiert auf S. 179 (S. 15).
[4]) TIGERSTEDT: Zitiert auf S. 162 (S. 39).

wärts kommt, muß der jeweils „*intravalvuläre*" Anteil desselben selbstverständlich in den Vorhof zurückgedrängt werden, denn anders kann die Klappe ihre Schlußstellung ja gar nicht erreichen. Gerade BAUMGARTEN[1]), auf den die Lehre vom präsystolischen Klappenschluß durch eine elastische Reaktion des Ventrikels zurückgeht, hat dies schon klar erkannt, wenn er sagt, daß natürlich „auch das in dem früher beschriebenen Trichter" (d. h. zwischen den Segeln) „liegende Blut sich nach der Aurikularhöhle bewegen" werde. Man muß sich die Klappensegel im Blute als nahezu schwebend vorstellen. Sie machen dessen Bewegungen einfach mit, als ob sie selbst Teile der Flüssigkeit wären[2]). Unter Umständen wird aber nicht nur der intravalvuläre Teil des Ventrikelinhaltes bei einer vorhofwärts gerichteten Gesamtverschiebung des Blutes in den Vorhof zurückströmen. Wenn die retrograde Strömung in ihren axialen Teilen rascher ist als in ihren peripheren, was zumal bei den durch das Trabekelwerk buchtigen Ventrikelwänden durchaus wahrscheinlich ist, so wird durch die zentralgelegene Öffnung der Klappe auch noch ein Teil des im axialen Stromgebiet liegenden *subvalvulären* Blutes in den Vorhof hinein entschlüpfen, ehe die.mit den peripheren Stromteilen, zumal jenseits ihrer elastischen Ruhestellung, langsamer sich hebenden Klappensegel den Schluß bewerkstelligt haben.

In diesen Vorstellungsbereich gehört ein mit dem oben beschriebenen Topf jederzeit leicht anzustellender Versuch hinein. Läßt man durch ein in dem Topf eingeschlossenes, in Gips fixiertes Herz retrograd nach dem Vorhof hin einen *ganz langsamen* Wasserstrom, der also nur eine sehr geringe lebendige Kraft besitzt, gehen, so bewegt sich auch eine gutfunktionierende Atrioventrikularklappe nicht wesentlich über ihre elastische Ruhestellung hinaus und läßt durch ihre dauernd bestehenbleibende zentrale Öffnung unbehindert Flüssigkeit in den Vorhof abströmen. Unter diesen Bedingungen geht also der Fall einer physiologischen Insuffizienz in den einer pathologischen über. Das Ventil ist bei so schwachem Strome überhaupt schlußunfähig.

Der öfter geäußerte Einwurf, daß eine physiologische Insuffizienz nicht bestehen könne, da die Druckkurven der Vorhöfe keine darauf beziehbaren Erhebungen zeigten, ist angesichts neuerer Untersuchungen nicht mehr haltbar. So zeigen Druckkurven der Vorhöfe von Katzen, welche mit empfindlichen Manometern gewonnen wurden [STRAUB[3]), PIPER[4])], nach der vorhofsystolischen Welle eine zweite kleinere, die mit der Kammersystole zusammenfällt. Sie wird von den Autoren auf eine systolische Ausbauchung der Atrioventrikularklappen bezogen. Es ist aber kein Grund ersichtlich, warum sie nicht auch auf eine physiologische Insuffizienz der Klappen im soeben dargelegten Sinne bezogen werden könnte.

Über die Größenordnung der „physiologischen" Insuffizienz der Atrioventrikularklappen läßt sich zur Zeit nichts Bestimmtes sagen. Sie dürfte nur gering sein, vermutungsweise vielleicht um 1—2 ccm schwanken. Alle in der Diastole etwa wirkenden Vorgänge, welche bei noch fortdauerndem ventrikelwärts gerichteten Axialstrome subvalvulär an den Wänden des Ventrikels einen

---

[1]) BAUMGARTEN: Zitiert auf S. 183.
[2]) Die Ausdrucksweise, daß der „Blut*druck*" es sei, der die Klappen bewege bzw. schließe, ist irreführend. Nicht der Blutdruck, sondern eine Druckdifferenz, die zu einer *Strömung* führt, kommt für den Klappenschluß in Frage. Ist die Klappe freilich einmal geschlossen, so wird sie ohne Strömungsvorgänge durch die Druckdifferenz geschlossen gehalten, und zwar um so fester, je größer letztere ist. Nur die Segelbewegungen, die muskulär, d. h. durch die Klappenmuskulatur oder auch durch die Ventrikelwand- und Papillarmuskulatur bedingt sind oder aber die durch die in der Klappe wirkenden elastischen Kräfte zustandekommen, sind von primären Flüssigkeitsbewegungen unabhängig. Sie müssen sogar ihrerseits Flüssigkeitsbewegungen verursachen.
[3]) STRAUB: Zitiert auf S. 190.
[4]) PIPER: Arch. f. (Anat. u.) Physiol. 1912, S. 381; 1913, S. 339. — Abbildung der Kurven bei TIGERSTEDT: Zitiert auf S. 162 (S. 125 u. 126).

aufsteigenden Strom zuließen, der die Klappe ja ebenfalls zum Aufsteigen bringen müßte, würden zu ihrer Verkleinerung beitragen Es würde dabei gewissermaßen ein Herumschlüpfen von Blut um die Klappen stattfinden, und der intravalvuläre Raum, der hauptsächlich das Maß der physiologischen Insuffizienz bestimmt, sukzessive kleiner werden.

Aber auch der subvalvuläre Anteil an dem physiologischen Insuffizienzvolum wird bei einer präsystolischen Vorbereitung des Klappenschlusses wohl kleiner ausfallen, als es bei einem rein systolischen Schlußvorgang der Fall sein würde. Denn es ist anzunehmen, daß die relativ langsame retrograde Blutbewegung, wie sie die Folge eines präsystolischen Zurückfederns des Ventrikels sein wird, weniger subvalvuläres Blut an den sich hebenden Klappen vorbei, dem intravalvulären Blutquantum zufügen wird, als es die wesentlich kräftigere systolische Pressung tun würde.

Bei den in diastolischem Zustand eingegipsten Herzen beobachtet man regelmäßig, daß die von den großen Arterien aus, sei es durch Preßluft, sei es bei in Wasser eingetauchtem Präparat, durch Einpressen von Wasser, für das Auge zu völligem Schluß gebrachten Klappen doch noch in geringem Maße Luft bzw. Wasser durch die Anlagerungsfurchen durchlassen. Ich glaube dies als eine physiologische Erscheinung ansprechen zu sollen. In ihrer diastolischen Form dürfte die Atrioventrikularklappe wahrscheinlich auch im Leben nicht vollständig schließen. Zum absoluten Schluß gehört vielmehr eine alsbald einsetzende systolische Umformung des Ostiums zu einer kleineren Öffnung. In manchen Fällen, indessen nur bei pathologischen Herzen, sieht man aber bei dem in Gips fixierten Herzpräparat bei einer im übrigen nicht krankhaft veränderten Klappe — es handelte sich meist um die Tricuspidalis — bei dem Schlußversuch mit Preßluft deutlich klaffende Lücken. Ich bin geneigt anzunehmen, daß es sich hier um Fälle handelt, bei denen im Leben eine sog. relative oder muskuläre Insuffizienz bestand, zumal gewöhnlich das Ostium besonders groß erschien und der rechte Vorhof erweitert war. Hier werden weitere Untersuchungen einzusetzen haben, die sich besonders auch auf den pathologisch-anatomischen Befund an der Ringmuskulatur des Ostiums beziehen müssen.

C. Der Klappenapparat zwischen Kammern und großen Arterien.

Bei den Klappen, welche den Schluß zwischen den großen Arterien des Herzens und den Ventrikeln zu besorgen haben, den Semilunarklappen, liegen die Verhältnisse einfacher wie bei den Atrioventrikularklappen, wenn auch nicht so einfach, als es auf den ersten Blick erscheinen mag. Die Abschnitte des Kreislaufs, die durch die Semilunarklappen gegen einen Verlust von Blut nach rückwärts geschützt werden sollen, die Aorta und die Pulmonalis, unterliegen keinen so großen Füllungs- und dementsprechend auch keinen so großen Druckschwankungen wie die Ventrikel, aber sie unterliegen doch immerhin solchen. Vor Beginn der Ventrikelsystole ist der Druck und damit auch die Ausdehnung des Bulbus der großen Arterien am geringsten. Ist doch während der ganzen Diastole des Ventrikels Blut aus den großen Arterien nach der Peripherie hin abgeflossen. Mit dem Blutnachschub während der Systole steigt der Druck rasch an, und es muß eine Ausdehnung der Bulbi erfolgen, deren Grad aber zum Teil wohl durch den Umstand vermindert wird, daß sich während oder wenigstens gegen Ende der Systole auch die Muskulatur der Ausströmungsteile der Ventrikel kontrahiert, die an den Arterienwurzeln bis in die Höhe der Semilunarklappenansätze, zum Teil sogar noch etwas darüber hinaus reicht[1]). Im linken Ventrikel

---

[1]) Siehe TANDLER: Zitiert auf S. 159 (S. 107).

werden Teile des Septums und der Vorderwand bei maximaler systolischer Kontraktion zu mächtigen längsgestellten Wülsten, die die Aortenwurzel spaltförmig verengern[1]). Die Basis der rechten und die an diese angrenzenden Hälften der linken und der hinteren Semilunarklappe der Aorta sitzen dann wie auf Polstern auf ihnen auf. Im rechten Ventrikel ist es der Conus arteriosus, der solche längsverlaufende, die ganze Röhre verengernde und bis zu den Semilunarklappen sich erstreckende, wenn auch weniger dicke Muskelwülste bildet. Diese Verengerung der Arterienwurzeln wird natürlich auch auf den Umfang der Ansatzlinie der Semilunarklappen Einfluß nehmen müssen.

Der Anfangsteil der großen Herzarterien nimmt unter dem hohen arteriellen Druck eine charakteristische zwiebelähnliche Gestalt an, wobei sich die den Klappentaschen gegenüberliegenden Wandteile, die wesentlich dünner als die übrige Arterienwand sind, als Sinus Valsalvae nach außen ausbauchen. Die einzelne Klappentasche hat, entfaltet, einen bogenförmigen freien Rand. Bei Aneinanderlagerung aller drei Taschen bildet ihre Berührungslinie dagegen einen geradlinigen, regelmäßigen, dreistrahligen Stern. Im Knotenpunkt des Sternes sind kleine Verdickungen aneinandergelagert, deren eine als Nodulus Arantii in der Mitte des freien Randes jeder Semilunarklappe sich zu befinden pflegt. Zu beiden Seiten des Nodulus liegt je eine besonders dünne, nach unten konvex begrenzte Stelle der Klappe, die Lunula, die sich beim Schluß an das gleiche Gebilde der Nachbartasche anlegt. Es bilden sich also beim Klappenschluß ganz analog dem Verhalten der Atrioventrikularklappen Berührungsflächen und nicht bloß Berührungsränder. Der Klappenschluß wird erst dadurch fest genug gestaltet.

In den Noduli Arantii laufen Bindegewebszüge zusammen, die den unteren Saum der Lunulae begrenzen und von größerer Dicke als die Lunulamembran selbst sind. So erklärt sich das Zustandekommen der „Knötchen" in einfacher Weise. Möglich auch, daß die mechanische Beanspruchung, die beim Schluß der Klappe an dieser Stelle besonders groß sein wird, zu der Verdickung beiträgt. Manchmal kommen zwei, selten sogar drei Knötchen untereinander vor, in deren Zwischenräume dann Knötchen der anderen Klappen eingreifen. Daß in solchen Fällen der Klappenverschluß einen noch mehr gesicherten Eindruck macht, ist zuzugeben, worauf besonders J. R. EWALD[2]) hingewiesen hat. Nötig sind solche „Sperrzähne" aber sicher nicht, sind sie doch auch keineswegs regelmäßig vorhanden. Wenn man sich experimentell mit den Klappen beschäftigt, so überzeugt man sich leicht, daß die Gefahr eines „Abrutschens" voneinander nicht besteht. Sind sie unter Druck mit Flüssigkeit belastet, so stützen sie sich gegenseitig. Schiebt man an einem solchen Präparat, an dem die Unterseite der Taschen freigelegt wurde, eine Tasche nach der Seite, so drängen die beiden anderen, sich stärker entfaltend, nach[3]). Wir begegnen hier also wieder der Eigenschaft einer besonderen Schmiegsamkeit und Anpassungsfähigkeit der Klappen, wie wir sie auch bei den Atrioventrikularklappen fanden. Man wird dieser Eigenschaft bei manchen pathologischen Vorkommnissen — Verkürzung einer Klappe durch entzündliche Schrumpfung, Auflagerungen auf eine Klappe usw. — wohl eine gewisse kompensatorische Bedeutung zusprechen dürfen. Die Einwebung feiner konzentrischer, randparalleler Bindegewebszüge in die Klappen[3]) erhöht ihre Festigkeit, ohne ihre Dehnbarkeit in radiärer Richtung, die

---

[1]) KREHL: Zitiert auf S. 172 (S. 348). — TANDLER: Zitiert auf S. 159 (S. 79). — HESSE: Zitiert auf S. 179 (S. 347).
[2]) EWALD, J. R.: Berl. klin. Wochenschr. 1905, Nr. 44 a.
[3]) LUCHSINGER: Zur Architektur der Semilunarklappen. Pflügers Arch. f. d. ges. Physiol. Bd. 34, S. 291. 1884.

nach dem eben Gesagten besonders wünschenswert erscheint und nach Versuchen von Hochrein[1]) tatsächlich auch größer als die in tangentialer ist, zu beeinträchtigen.

Über das funktionelle Verhalten der Semilunarklappen lassen sich leicht Beobachtungen anstellen, z. B. schon mit folgender einfacher Vorrichtung: Zwischen zwei durch einen Schlauch verbundene und somit miteinander kommunizierende Glaszylinder schaltet man ein „Pulmonalisklappenpräparat" ein[1]). Der Conus arteriosus steht mit dem Schlauch des einen Zylinders in Verbindung, während der Schlauch des anderen, unter Zwischenschaltung eines die Beobachtung der Klappen ermöglichenden „Speculums", die Pulmonalarterie fortsetzt. Das Speculum ist ein kurzes, weites, oben mit einem Glasdeckel versehenes Metallrohr, das unten in die Arterie eingebunden ist und zur Verbindung mit dem Zylinder einen seitlichen Ansatz hat. Werden nach Füllung des ganzen Systems mit Wasser die Zylinder so gehalten, daß der Wasserspiegel in beiden gleich hoch steht, zu beiden Seiten der Klappen der Druck also gleich ist, so können letztere ihre elastische Gleichgewichtslage, ihre „Ruhestellung" einnehmen.

Der Versuch zeigt nun, *daß sie in dieser Lage weit geöffnet sind.* Das hier geschilderte Vorgehen ist im Prinzip das von Ceradini[2]) (1872), mit dem er die Unrichtigkeit der Theorie von Burdach[3]), nach der die Klappen sich durch ihre Elastizität schließen sollten, nachwies. Er fand das soeben geschilderte Verhalten der Semilunarklappen, demzufolge sie in ihrer Ruhestellung offenstehen.

Senkt man in unserem Versuche nun den mit dem Conus verbundenen Zylinder, so daß jetzt über den Klappen ein höherer Druck als unter ihnen besteht, so werden sie sich, könnte man denken, alsbald schließen. Das ist indessen nur unter gewissen Voraussetzungen der Fall. Ist die Druckdifferenz nur gering, so fließt Wasser durch die Klappe hindurch, ohne sie zum Schluß zu bringen. Das gleiche Verhalten sahen wir ja auch bei den an sich noch viel leichter als die Semilunarklappen beweglichen Atrioventrikularklappen. Wenn bei diesen auch schon eine relativ sehr geringe Druckdifferenz oder, richtiger, sehr geringe Strömung genügte, um sie zum Schluß zu bringen, so blieben sie doch bei einem ganz langsamen retrograden Strom offen (s. oben S. 191).

Bei den Semilunarklappen bedarf es ziemlich erheblicher Druckdifferenzen, um die Stromgeschwindigkeit und mit dieser die lebendige Kraft zu erzeugen, die sie aus ihrer Ruhestellung heraus zum Schluß zu bringen vermag. 25 cm Druckdifferenz genügten in einem Versuch hierzu beispielsweise noch nicht, während bei 30 cm der Schluß erfolgte.

Der normale Überdruck in der Pulmonalarterie ist nun freilich höher als 30 cm Wasser. Wenn man aber an Fälle mit starker pathologischer Erniedrigung des Blutdrucks denkt, so muß es doch gegen die Auffassung, daß der Klappenschluß wesentlich nur auf die mit dem Aufhören der Systole zwischen Arterie und Ventrikel eintretende Druckdifferenz zu beziehen sei[4]), stutzig machen, wenn man Versuchsresultate wie das eben genannte erhält. Bedenklich stimmt ferner der Umstand, daß, wie sich experimentell leicht zeigen läßt, beim bloßen Druckdifferenzschluß der Klappen aus ihrer Ruhestellung heraus, recht beträchtliche Insuffizienzverluste entstehen können. Wir erhielten unter den genannten Bedingungen bei der Pulmonalis Insuffizienzvolumina von 5 ccm, also von etwa 10% des normalen Schlagvolumens. Und wie sollte es erst sein, wenn die Klappen beim Einströmen von Flüssigkeit sich noch weiter wandwärts stellten, also eine noch größere Öffnung freiließen, als sie ihrer Ruhestellung zukam? Mußte

---

[1]) Hochrein: Zitiert auf S. 171.
[2]) Ceradini: Der Mechanismus der halbmondförmigen Klappen. S. 34—35. Leipzig 1872.
[3]) Burdach: Zitiert auf S. 181.
[4]) Weber, E. H.: Brief an Hamernjk. Vierteljahrsschr. f. d. prakt. Heilk. Bd. 20, S. 105. Prag 1848. — Sandberg u. Worm-Müller: Zitiert auf S. 180. — Collier: On the physiology of the vascular system. S. 20. London 1889. — Moens: Zitiert auf S. 181.

dann nicht mit noch größeren Insuffizienzvolumina gerechnet werden? Die Annahme einer solchen Wandständigkeit der Semilunarklappen beim Einstrom des Blutes ist ja von BRÜCKE[1]) tatsächlich gemacht und sogar zu einer Theorie der „Selbststeuerung des Herzens" verwendet worden, die seinerzeit eine lebhafte Diskussion hervorrief. Er stellte sich vor, daß die Aortenklappen systolisch durch das einströmende Blut ganz gegen die Mündungen der Coronararterien gedrängt würden und diese verlegten. So würde das systolische Einpressen des Blutes in den Herzmuskel verhindert, das seiner Kontraktion nur hinderlich sein könnte, während nach Wiederfreigabe der Coronararterien mit dem Abschluß der Systole ein diastolischer Einstrom die Erweiterung des Ventrikels vorteilhaft unterstützte. Auch in dieser Frage gibt ein einfacher Versuch entscheidenden Aufschluß, freilich mit einem ganz anderen Resultat!

Durchströmt man ein mit einem Speculum versehenes Pulmonalisklappenpräparat (s. oben S. 194) vom Conus aus gegen einen gewissen Gegendruck (Pulmonalisdruck), so stellen sich die Klappen keineswegs weiter wandwärts, sondern, was zunächst geradezu paradox erscheint, sogar mehr zentralwärts,

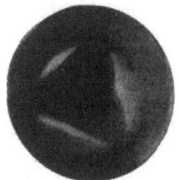 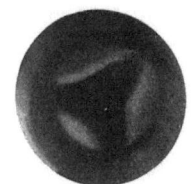 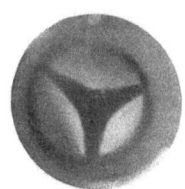 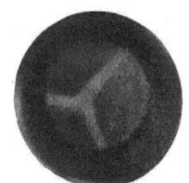

Abb. 58 a. Abb. 58 b. Abb. 58 c. Abb. 58 d.
Ruhestellung. Mäßig rascher Strom. Sehr rascher Strom. Plötzliche Unterbrechung des Stroms.

und zwar innerhalb gewisser Grenzen um so mehr, je größer die Geschwindigkeit des Einstroms ist (s. Abb. 58a—c). Und noch eine andere ganz überraschende Erscheinung läßt sich beobachten. Unterbricht man plötzlich den Einstrom, so sieht man die zentralwärts eingebogenen Klappen keineswegs sich alsbald wieder wandwärts begeben, sondern im Gegenteil, man sieht „jedesmal ohne Ausnahme eine blitzschnelle, in der Ebene des Sinusquerschnittes stattfindende gegenseitige Annäherungsbewegung der freien Klappenränder".

Diese Beobachtung ist ebenfalls schon von CERADINI[2]) gemacht worden, wie denn die angeführten Worte seiner berühmten Arbeit: „Über den Mechanismus der Semilunarklappen des Herzens" entnommen sind. Unter geeigneten Versuchsbedingungen kann man aber, wie wir zeigen und photographisch festhalten konnten, im Augenblick der Unterbrechung eines raschen Einstroms nicht nur eine weitgehende Annäherung der Klappen an ihre Schlußstellung, sondern geradezu einen so gut wie vollständigen Schluß derselben erreichen (s. Abb. 58d).

Wie erklären sich diese merkwürdigen Phänomene? Es ist abermals das Verdienst von CERADINI[3]), gestützt auf Versuche des französischen Ingenieurs DARCY[4]), hier den richtigen Weg gezeigt zu haben, ein Weg, der uns wieder zu

---

[1]) BRÜCKE: Der Verschluß der Kranzschlagadern an den Aortenklappen. Wien 1855.
[2]) CERADINI: Zitiert auf S. 194.
[3]) CERADINI: Zitiert auf S. 194.
[4]) DARCY: Recherche expérimentale relative au mouvement de l'eau. Academie des Sciences Bd. 15. Paris 1857. Zitiert nach VAN RYNBERK: Ein Demonstrationsverfahren zur Erläuterung des Schließmechanismus der Semilunarklappen des Herzens. Zeitschr. f. biol. Technik u. Methodik Bd. 2, S. 97. 1912.

den Flüssigkeitswirbeln, zu jenen Strömungen führt, die sich aus der gesetzmäßigen Erscheinung herleiten, daß in bewegten Flüssigkeitssäulen die axialen Stromfäden die größte, die wandständigen aber die geringste Geschwindigkeit haben. Auf hierher gehörige Erscheinungen haben wir in einem oben mitgeteilten Versuch, in dem ein Flüssigkeitsstrom durch plötzlichen Hahnschluß zum Stillstand gebracht wurde, schon Bezug genommen (s. S. 185). Dort ließen wir einen plötzlichen Abschluß am Ende der in Strömung befindlichen Flüssigkeitssäule erfolgen und es trat dabei eine „Inversionsbewegung" derart auf, daß es axial noch bei einer kurzdauernden Vorwärtsbewegung von Flüssigkeitsteilchen blieb, während im Ausgleich damit an der Peripherie eine Rückwärtsbewegung einsetzte. CERADINI zeigte mit Wasser, dessen Bewegung durch suspendierten Bärlappsamen sichtbar gemacht wurde, daß in bewegter Flüssigkeit die gleichen Erscheinungen einer kurze Zeit noch fortdauernden Vorwärtsbewegung bei gleichzeitig einsetzender peripherer Rückströmung auch auftreten, wenn man am *Anfang* der in Bewegung gesetzten Flüssigkeitssäule den Abschluß bewerkstelligt, ein Fall, der offenbar auf die Verhältnisse, wie sie am Ende der Systole, beim plötzlichen Anhalten der in die großen Arterien gerichteten Blutströmung bestehen, übertragbar ist. Es ist klar, daß ein retrograder peripherer Flüssigkeitsstrom sich in den Taschenklappen wird fangen und sie niederdrücken müssen. Die axial zwischen ihnen aber noch fortbestehende Vorwärtsbewegung der Flüssigkeit, die in der elastischen Arterie wahrscheinlich noch wesentlich ausgiebiger sein wird, als in starren Glasröhren, wird, gewissermaßen ansaugend, zu einer Entfernung der ventrikelwärts noch unter den Taschen befindlichen Flüssigkeit führen, so daß diese um so rascher niederklappen können. Es wird ihnen sozusagen der Boden entzogen, auf dem sie ruhen. Dazu kommt aber noch die besondere Bulbusform des Anfangsteils der großen Arterien, die gerade am Ansatz der Semilunarklappen beginnt und gegenüber jeder Klappe eine regelmäßig geformte kugelartige Erweiterung darstellt. Es ist eine hinlänglich bekannte Erscheinung, daß sich beim Übergang eines Stromes aus einem engeren Bett in einen erweiterten Abschnitt Flüssigkeitswirbel bilden. Es läßt sich unzweideutig erweisen, daß diese sich in den Sinus Valsalvae zu retrograden Stromschleifen gestalten, die auf die Klappentaschen in proximaler Richtung, also ventrikelwärts, wirken.

VAN RYNBERK[1]) hat zur Demonstration dieses Verhaltens ein Vorlesungsmodell angegeben, bei dem zwischen eine zu- und eine abführende Röhre eine kugelige Erweiterung eingeschaltet ist. Man sieht Sägespäne, die dem durchströmenden Wasser beigemischt sind, an den Wänden der Erweiterung rückwärtsströmen, während axial der Strom vorwärts geht. Bei Unterbrechung des Stromes dauert diese rückläufige Bewegung noch kurze Zeit fort, während der axiale Strom schon zur Ruhe gekommen ist. Kleine Aluminiumplättchen, die als künstliche Klappen an entsprechender Stelle in dem Modell gelenkig angebracht sind, werden beim Sistieren des axialen Stromes durch diese retrograden Kreisströme ganz nach Analogie der Semilunarklappen zum Schluß gebracht.

HOCHREIN[2]) hat dieses Modell noch wesentlich vervollkommnen können, indem er ihm nach Gipsabgüssen des ventrikulären Ausströmungsteils und des Arterienbulbus eine natürliche Form gab und damit manche Einwände, die man dem ursprünglichen Modell wegen seiner künstlichen Form machen konnte, entkräftete. Kleine, wandständig angebrachte Fähnchen aus feiner Gummimembran, welche die Richtung der Flüssigkeitsbewegung anzeigen, sieht man bei raschem Einstrom schon oberhalb des Sinus sich alsbald proximalwärts nach dem Ventrikel hin, also gegen die Richtung des Axialstroms einstellen, während sie an der gegenüberliegenden, nicht ausgebuchteten Wand distalwärts, mit dem Strom gerichtet sind.

Diese Wirbelströme an Strombetterweiterungen bilden sich nach hydraulischen Gesetzen um so stärker aus, je enger die Einströmöffnung und je stärker

---

[1]) VAN RYNBERK: Zitiert auf S. 195.   [2]) HOCHREIN: Zitiert auf S. 171.

die Stromgeschwindigkeit ist. Bei gegebenem Stromvolum wird, wie leicht ersichtlich ist, die letztere durch erstere bedingt. Unter diesem Gesichtspunkt tritt die Bedeutung einer „telosystolischen", d. h. am Ende der Systole erfolgenden Verengerung des Ausströmungsteiles der Ventrikel in ein besonderes Licht. Denn angesichts der unnötigen Erschwerung der Ventrikelentleerung, die durch eine Verengerung der Auslaßpforte während der ganzen Systole bedingt würde, ist wohl anzunehmen, daß die Verengerung des Ausströmungsteils erst am Schluß der Systole erfolgen wird. Daß nach Beobachtungen von HERING[1]) die Kontraktion des Conus arteriosus in der Tat erst nach der Kontraktion, wenigstens der Papillarmuskeln, zu erfolgen scheint, wurde früher schon erwähnt.

Die oben beschriebenen Muskelpolster, die durch die Kontraktion der Ausströmungsteile unter den Aortenklappen und in geringerem Maße auch unter den Pulmonalklappen entstehen, hat man als eine Unterstützung der Klappen gegen ihre Belastung durch den Arteriendruck angesprochen. Als solche könnten sie, und auch das nur für eine gewisse Zeit, doch nur funktionieren, wenn sie die Systole überdauerten. Ob dies tatsächlich der Fall ist, steht dahin. Daß die Klappen aber an sich ohne jede muskuläre Unterpolsterung, und zwar auch gegen höhere als die physiologischen Drucke, völlig schlußfähig sind, davon haben wir uns sicher überzeugen können. Wir sind dabei aber auf etwas anderes aufmerksam geworden. Wenn man die Arterienwurzel verengert, wie es durch die genannten Muskelkontraktionen geschieht, so nähert sich die elastische Ruhelage der Klappen von selbst schon mehr und mehr der Schlußstellung. Ein rascher Klappenschluß wird auf diese Weise also noch besonders begünstigt[2]).

Aus allem, was hier ausgeführt wurde, ergibt sich, kurz zusammengefaßt, für den Vorgang des Semilunarklappenschlusses folgendes Gesamtbild.

Schon während des systolischen Einstroms werden die Semilunarklappen durch Wirbelströme, die sich wandwärts längs der Sinus valsalvae entgegen der axialen Stromrichtung nach dem Inneren der Taschen zu bewegen, in einer über ihre Ruhelage hinaus der Schlußstellung genäherten Stellung gehalten. Der Grad dieser Annäherung ist die Resultante aus der Wirkung dieser retrograden Ströme auf die Oberseite der Klappen einerseits und der Wirkung des rechtläufigen Ventrikelstromes auf die Unterseite der Klappen andererseits. Die Verengerung, welche die Ausströmungsteile der Ventrikel bei der systolischen Kontraktion erfahren können, erstreckt sich bis zur Ansatzlinie der Semilunarklappen und bereitet, da sie die Klappenstellung schon hierdurch der Schlußstellung näher bringt, dann aber auch dadurch, daß sie die Stromwirbel verstärkt, ebenfalls den Klappenschluß vor. Mit dem Ende der Systole hört der Gesamteinstrom von Flüssigkeit auf, der axiale Strom aber geht, auch in der Nähe der Klappe[3]), zunächst noch kurze Zeit weiter, wobei er das Blut unter den Klappen gewissermaßen heraussaugt. Aber auch die retrograden Ströme in den Sinus valsalvae, ja sie besonders, überdauern das Ende der Systole, und in dieser Drehbewegung der Flüssigkeit, die ihnen unten die Stütze nimmt, oben sie weiter belastet, kommen die Klappen „blitzschnell" nahezu vollständig zum Schluß. Inzwischen ist die axiale Vorwärtsbewegung, rasch abnehmend und an einem Indifferenzpunkte nahe der Klappe den Nullpunkt durchlaufend, ebenfalls, durch die sich dynamisch jetzt geltend machende Druckdifferenz zwischen Arterie und Ventrikel, in eine rückläufige Bewegung übergegangen, in der der Klappenschluß vollendet wird. Es lastet jetzt der ganze „Druck" der Arterie auf der Klappe und hält sie für die Dauer der Diastole fest geschlossen.

---

[1]) HERING, E.: Zitiert auf S. 180.   [2]) Siehe HOCHREIN: Zitiert auf S. 171.
[3]) Im Gefäßsystem im ganzen geht er dank dessen elastischen (und muskulären?) Kräften ja überhaupt weiter.

Wie ist es nun mit der Frage einer etwaigen physiologischen Insuffizienz bei den Semilunarklappen?

Trotz der geschilderten Reihe schon in der Systole wirksamer Vorbereitungen sind wir doch nicht berechtigt, ihren Schluß geradenwegs als verlustlos anzusehen. Es ist vielmehr eine gewisse „intraprozessuale", mit dem Vorgang des Schlusses selbst verbundene Insuffizienz, und sei sie auch nur klein, theoretisch auch bei ihnen zu erwarten. Bezüglich der Abgrenzung der beiden für eine Insuffizienz in Betracht kommenden Räume, des Ventrikels einerseits und der Arterie andererseits, kann sinngemäß das früher bei den Atrioventrikularklappen Gesagte gelten (s. S. 190). Als Trennungsfläche ist die Unterfläche der Semilunarklappen zu betrachten, wie sie sich in der Schlußstellung der Klappe darbieten würde. Die Unterscheidung zwischen einer „physiologischen" Insuffizienz im Gegensatz zur „pathologischen", die wir für die Atrioventrikularklappen gemacht haben, übernehmen wir ebenfalls für die Semilunarklappen.

Versuche an Pulmonalklappen, teils vom Menschen, teils vom Schwein, die Hochrein[1]) auf meine Veranlassung angestellt hat, haben in der Tat nun ergeben, daß eine physiologische Insuffizienz der Semilunarklappen besteht, wenn auch, wie zu erwarten war, das Insuffizienzvolum keineswegs groß ist. Es schwankte das Insuffizienzvolum, wenn Wasser als Durchströmungsflüssigkeit verwendet wurde, bei erheblicher Stromgeschwindigkeit und einem Druck in der Pulmonalis von 65 ccm Wasser zwischen 0,5 und 1,5 ccm, sowohl bei menschlichen Klappen wie bei denen des Schweines. Interessant ist, daß bei Verwendung einer viscöseren Flüssigkeit (Ascitesflüssigkeit) das Insuffizienzvolum ceteris paribus um ca. 40% kleiner war. Auch ergaben sich bemerkenswerte Beziehungen zwischen der Größe des Insuffizienzvolumen und der Größe der Stromgeschwindigkeit sowie des Arteriendruckes. Wuchs die Stromgeschwindigkeit, so sank das Insuffizienzvolum (stärkere Stromwirbel), wuchs aber der Arteriendruck, so nahm das Insuffizienzvolum zu, wohl weil unter dem höheren Druck mehr Flüssigkeit axial den letzten noch offenstehenden Klappenspalt durcheilen konnte, ehe es zum Schluß kam.

Die Kleinheit des physiologischen Insuffizienzvolums der Semilunarklappen läßt dasselbe als praktisch bedeutungslos erscheinen. Man muß sich ja überhaupt darüber klar sein — ich brauche in dieser Hinsicht nur auf unsere einleitenden Bemerkungen hinzuweisen —, daß eine physiologische Insuffizienz auch größeren Ausmaßes den Kreislauf in keiner Weise zu stören brauchte, da sich ja das Herz von vornherein nach Muskelentwicklung und gegenseitigen Größenverhältnissen der Herzhöhlen darauf einstellen würde. Ein progressiver Charakter käme einer solchen physiologischen Besonderheit nicht zu. Es ist durchaus wahrscheinlich, daß im Verlauf der ontogenetischen Entwicklung das Herz auch des Menschen Stadien durchläuft, in denen die noch sehr unvollkommenen Ventilvorrichtungen des embryonalen Organs erhebliche intraprozessuale, physiologische Insuffizienzen bedingen, vielleicht überhaupt keinen völligen Abschluß ermöglichen. Da das Herz in der Fetalperiode aber weder besonderen physischen noch psychischen Belastungen — auf dem Umwege über den Blutdruck — ausgesetzt ist, so werden solche Perioden ohne Störungen ertragen. Wenn man ferner die Unvollkommenheit der Klappenapparate bei manchen niederen Tieren bedenkt, soweit sich dies nach den anatomischen Verhältnissen beurteilen läßt, so gewinnt man den Eindruck, daß hier unter Umständen Insuffizienzen dauernd mit in den Kauf genommen werden. So will es z. B. scheinen, wenn man die Abbildung betrachtet, die

---

[1]) Hochrein: Zitiert auf S. 171.

den Conus arteriosus des Ceratodus darstellt (s. Abb. 44). Hier stehen zwar 8 Querreihen von Taschenklappen hintereinander, aber keine Klappe grenzt unmittelbar an die andere. Vielleicht können die so entstehenden Rinnen bei der Kontraktion des ganzen Gefäßes geschlossen werden. Sollte diese Kontraktion aber, der man doch nicht zuletzt auch eine blutaustreibende Wirkung beilegen wird, wirklich während der ganzen Diastole anhalten? Angesichts der vielen Klappenreihen hintereinander hat es mehr den Anschein, als ob die Unvollkommenheit der einzelnen Barrieren möglichst durch die Vielheit derselben wettgemacht werden sollte, so wie man ja auch unter den Blättern eines Baumes bis zu einem gewissen Grade vor dem Regen geschützt ist.

IV. Fehler an den Klappenapparaten.

Aus den früher gemachten Ausführungen ging hervor, daß Störungen im Schluß der Herzklappen, der venösen wie der arteriellen, schon durch das Versagen gewisser muskulärer Hilfsapparate eintreten können. Die Muskelschädigung kann dabei durch eine Myokarderkrankung entzündlicher oder toxischer Natur, durch Ernährungsstörungen, ,,Überanstrengung" u. a. verursacht sein.

Für den Schluß der Arterioventrikularklappen kommt in erster Linie die wichtige muskuläre Verengung der venösen Ostien während der Systole in Betracht [HESSE[1]), KREHL[2]), LEWINSKI[3]), E. ALBRECHT[4]), MAGNUS-ALSLEBEN[5]) u. a.], sowie eine entsprechende Kontraktion der Papillarmuskeln, durch welche die Klappensegel verhindert werden, sich in den Vorhof auszubauchen oder gar umzuschlagen [LEWINSKI[3])]. Viele klinische Beobachtungen weisen auf das Vorkommen von Insuffizienzen sowohl der Mitralis als besonders auch der Tricuspidalis hin, die durch eine mangelhafte Funktion dieser Muskelapparate bedingt sind. Wenn man die verschiedenen Verhältnisse ins Auge faßt, unter denen die Klappe im Ablauf der Systole sich befindet — initialer Schluß bei diastolisch weitem Ostium mit großer ,,Horizontalquote" der Klappe, aber zunächst noch geringem Ventrikelinnendruck, weiterhin aber, bei rasch steigendem Ventrikeldruck, zunehmende systolische Verengerung des Ostiums mit Hereinziehen der zentralen Teile der Klappenfläche in das Innere des Ventrikels —, so ist man versucht, gewisse zeitlich verschiedene Formen von systolischen Herzgeräuschen, soweit sie überhaupt auf die Atrioventrikularklappen bezogen werden können, mit diesen wechselnden Bedingungen in Verbindung zu bringen.

Kurze, nur im Anfang der Systole hörbare Geräusche, man kann sie ,,archosystolische" nennen, kämen auf Rechnung von Veränderungen, die bei der späteren Umformung von Ostium und Klappe unwirksam werden (z. B. eine geringe Randschrumpfung eines Segels, eine bloß bei diastolisch weitem Ostium hervortretende Inkongruenz zwischen Ostium- und Klappengröße u. a.), Geräusche, die erst nach dem Beginn bzw. gegen Ende der Systole ,,telosystolisch" auftreten, könnten auf mangelhafter Umformung des Ostiums, also muskulärer Insuffizienz beruhen, die erst auf der Höhe des Innendruckes des Ventrikels manifest wurde[6]); Geräusche endlich, die während der ganzen Dauer der Systole ,,holosystolisch" vorhanden wären, würden auf Veränderungen hinweisen, die vom Anfang bis

---

[1]) HESSE: Zitiert auf S. 179.   [2]) KREHL: Zitiert auf S. 172 u. 179.
[3]) LEWINSKI: Virchows Arch. f. pathol. Anat. u. Physiol. Bd. 76, S. 292.
[4]) ALBRECHT, E.: Zitiert auf S. 182.
[5]) MAGNUS-ALSLEBEN: Zitiert auf S. 172.
[6]) Über derartige Verhältnisse beim Froschherz s. O. FRANK: Zitiert auf S. 179.

zum Ende der Systole den Klappenschluß vereiteln. Dahin können sehr wohl auch bloß muskulär bedingte Veränderungen gehören, insofern eine abnorme, schon von vornherein den Klappenschluß verhindernde Erweiterung des Ostiums sich mit ungenügender Umform desselben im weiteren Verlauf der Systole verbindet. Selbstverständlich aber können sich unter den genannten Gesichtspunkten auch myogene mit anatomischen Schädigungen kombinieren.

Daß systolische Geräusche, die nur in bestimmter, sei es vertikaler oder horizontaler Körperlage auftreten, auf ostialen Formänderungen beruhen könnten, die durch die betreffende Lage bedingt sind, sei mit Reserve angedeutet. In der Norm dürften ja die Klappen, wie oben schon bemerkt wurde, eine große Anpassungsfähigkeit an Formänderungen der Ostien haben. Gegen unsere früher ausgesprochene Ansicht, daß der Klappenschluß, solange das Ostium in diastolischer Weite verharrt, auch physiologisch nicht ganz dicht sei, wird man nicht geltend machen können, daß in der Norm ja keine Geräusche zu hören seien. Die supponierte Insuffizienz wird bei regulärer systolischer Umformung des Ostiums nur so kurz dauern und der Ventrikelinnendruck dabei noch so gering sein, daß die Bedingungen für einen hörbar werdenden Stromwirbel nicht gegeben sind. Aus den gleichen Gründen kann auch die während des Schließungsvorganges der Klappe sich ergebende „physiologische Insuffizienz" nicht zu einem hörbaren Geräusch werden.

Bei den Semilunarklappen wird es für das Zustandekommen muskulär bedingter Insuffizienzen weniger auf den Wegfall einer „Stützung" der Klappen durch systolisch sich bildende Muskelwülste (KREHL) ankommen, die ja nur wirksam sein könnten, wenn sie die Systole überdauerten, als auf eine ungenügende Vorbereitung des Klappenschlusses, insofern die telosystolische Verengung des Ausströmungsteiles des Ventrikels und damit auch der Arterienwurzel wegfiele (s. oben S. 197).

Die Bedingungen, unter denen die „physiologische" Insuffizienz der Semilunarklappen (s. oben S. 198) ein Maximum erreichen wird, sind in der Kombination von Hypertonie mit Herzschwäche gegeben, wobei der hohe Blutdruck sowohl durch Stärke und frühes Eintreten eines axialen Rückstromes als durch Erweiterung des Arterienbulbus, der zu einer großen Intervalvaröffnung führt, wirksam sind, während die Herzschwäche durch geringere Stromgeschwindigkeit und davon abhängige Schwäche der Stromwirbelbildung die Vorbereitung des Klappenschlusses schädigt. Je weiter der Arterienbulbus wird, um so weniger können sich auch die Klappen mit größeren Teilen ihrer Lunulae aneinanderlegen. Bei einem gewissen Grad der Erweiterung wird daher der Schluß ein nahezu linearer und damit kaum mehr genügender werden. Jenseits dieser Grenze, die unter pathologischen Bedingungen sehr wohl erreicht werden kann, liegt der Beginn einer pathologischen Insuffizienz, die über die definitive Schlußstellung der Klappen hinaus andauert.

Über klinische Beobachtungen, für die eine derartige Genese angenommen werden kann, liegen zahlreiche Mitteilungen vor [WELLS[1]), HEITLER[2]), AUFRECHT[3]), REICHE[4]), SCHLESINGER[5]), ORTNER[6]) u. a.]. Theoretisch muß es möglich erscheinen, daß eine solche pathologische „Erweiterungsinsuffizienz" sich nur im Beginn der Diastole in der Phase des höchsten Arteriendrucks und damit größten Bulbusumfanges geltend machte. Dem

---

[1]) WELLS: A collectiv investigation usw. Brit. med. journ. S.-Nr. 3100, S. 730; K. Z. Bd. 13, S. 207. 1920.

[2]) HEITLER: Drei Fälle von relativer Insuffizienz der Aortenklappen; in einem Fall vorübergehend, in zwei Fällen persistierend. Wien. med. Wochenschr. Jg. 70, Nr. 28, S. 1249; K. Z. Bd. 14, S. 148.

[3]) AUFRECHT: Zur Heilbarkeit von Herzklappenfehlern. Dtsch. med. Wochenschr. Jg. 46, Nr. 48, S. 1335. 1920.

[4]) REICHE: Über relative Aortenklappeninsuffizienz. Med. Klinik Jg. 18, Nr. 42, S. 1341. 1922.

[5]) SCHLESINGER: Relative Aorteniussuffizienz. Med. Klinik Jg. 20, Nr. 3, S. 84. 1924. K. Z. B. 37, S. 369.

[6]) ORTNER: Über akzidentelle diastolische Aortengeräusche. Med. Klinik Jg. 19, Nr. 13, S. 408.

könnte dann aber auch nur ein kurzes „archodiastolisches" Geräusch, vielleicht auch nur eine Unreinheit des zweiten Arterientons entsprechen. Freilich muß, sofern Hypertonie vorhanden ist, durch die Lautheit des zweiten Arterientons die Wahrnehmung solcher akustischer Feinheiten erschwert werden. Daß die physiologische „intraprocessuale" Insuffizienz der Semilunarklappen ebensowenig wie die der Atrioventrikularklappen zu einem Geräusch führt, kann bei der Kürze des Schließungsvorganges nicht wundernehmen.

Die anatomischen Klappenerkrankungen des Herzens entstehen meist auf infektiöser Grundlage durch die Wirkung von Bakterien (Streptokokken, Staphylokokken, Pneumokokken, seltener Gonokokken, Typhus-, Influenza-, Tuberkelbacillen u. a.) bzw. ihrer Toxine. Doch kommen auch andere Ursachen, besonders an der Aorta, wie Syphilis und Arteriosklerose, in Betracht.

Prognostisch pflegt man die „benigne", in der Regel mit der Bildung kleinerer wärzchenartiger Erhebungen in der Nähe der Klappenränder einhergehende Form (verrucöse Endokarditis) von der selteneren malignen, ulcerösen, mit Ansiedlung sehr zahlreicher Bakterien und unter Umständen starker polypenartiger Thrombenbildung auf den erkrankten Klappen verbundenen Form zu unterscheiden, die zu umfangreichen Zerstörungen zu führen pflegt und meist tödlich verläuft. (Hierher gehörig die Endocarditis lenta; große Neigung zu Embolien in die verschiedenen Organe.) Frischen Endokarditiden wohnt selbstverständlich die Fähigkeit des Fortschreitens an derselben Klappe und des Übergehens auf andere Klappen inne. Die besonders häufige Kombination von Aorten- mit Mitralfehlern findet durch die nahen räumlichen Beziehungen zwischen der Aorta und dem „Aorten"-Segel der Mitralis ihre Erklärung. Für die auffallende Neigung der Klappen des linken Herzens zu Endokarditiden ist wohl die wesentlich stärkere mechanische Beanspruchung dieser Herzhälfte verantwortlich zu machen, durch die eine lokale Disposition an den Klappen gesetzt wird.

Die zur Heilung kommenden Endokarditiden laufen in der Regel in Narbenbildung aus, durch welche die zarten Klappenmembranen, meist unter Schrumpfung, in derbe, schwielige, mitunter verkalkende Gebilde verwandelt werden können. Durch Übergreifen produktiver entzündlicher Vorgänge auf benachbarte Klappenzipfel kommt es häufig mit diesen zu Verwachsungen und dann zu mehr oder weniger hochgradigen Stenosen der Ostien. Auch die zarten Sehnenfäden verdicken und verkürzen sich oft und verschmelzen zu gemeinsamen Bündeln. Natürlich wird auch hierdurch die Beweglichkeit der Klappen schwer beeinträchtigt. Zu beachten ist, daß die Mitralsegel bei älteren Leuten auch ohne Endokarditis ein opakes Aussehen und, wie es scheint, auch eine etwas derbere Beschaffenheit annehmen können, ohne daß deshalb die Klappen insuffizient zu werden brauchen.

Besonders verhängnisvoll pflegen sich im Verlauf der malignen Endokarditis das Durchreißen von Sehnenfäden oder die, allerdings wesentlich seltenere, nekrotische Abstoßung ganzer Teile der Segel oder gröbere Perforationen derselben geltend zu machen. Es gewährt ein besonders charakteristisches Bild, wenn am eingegipsten Herzen beim Preßluftversuch, die infolge Durchtrennung von Sehnenfäden ihres Haltes beraubten Segel, eine breite Lücke nach dem Ventrikel hin freigebend, in den Vorhof hineinflattern, oder vom Ventrikel her unter Wasserdruck gesetzt, einen dicken Wasserstrahl herausschießen lassen.

Endokarditische Wärzchen dagegen, die ja mit Vorliebe in der Nähe der Segelränder sitzen, brauchen, wenn sie nicht allzu groß sind und die Segel selbst ihre Leichtbeweglichkeit und Schmiegsamkeit noch nicht verloren haben, keine wesentlichen Insuffizienzerscheinungen hervorzurufen. Denn die benachbarten Segelränder können sich lückenschließend um die kleinen Höcker herumlegen, die übrigens im Fortgang der Systole unter Umständen ja auch ins Innere des Ventrikels hinabgezogen und dadurch unschädlich gemacht werden.

Man kann sich am eingegipsten Herzen davon überzeugen, daß die unter Wasserdruck vom Ventrikel her geschlossenen Atrioventrikularklappen kaum insuffizient werden, wenn man z. B. einen Glasstab zwischen sie schiebt. So gut schmiegen sich die zarten Gebilde dem Fremdkörper an. Das gleiche gilt für die Semilunarklappen. Auch sonst ist es erstaunlich, beim Studium diastolisch fixierter pathologischer Herzen zu sehen, was gelegentlich auch bei schweren anatomischen Klappenveränderungen, offenbar durch die bildsam wirkende ununterbrochene Weiterfunktion der Klappe, noch an Anpassung und Ausgleichung geleistet wird, um eine Klappeninsuffizienz wenigstens möglichst zu verkleinern.

In selteneren, wohl leichteren Fällen scheinen endokarditische Insuffizienzen der klinischen Beobachtung nach einer völligen Ausgleichung oder vielleicht sogar Rückbildung fähig zu sein. Mehr als für sie gilt aber die Möglichkeit einer Rückbildung für myogene Klappeninsuffizienzen.

V. Die dynamischen Folgen von Funktionsstörungen der Herzklappen[1]).

Ventilstörungen des Herzens müssen infolge der Strömungsbehinderungen, die sie verursachen, ceteris paribus immer eine Verminderung der Stromgeschwindigkeit des Kreislaufs zur Folge haben. Außerdem bewirken sie Änderungen in der Verteilung des Blutes auf die einzelnen Abschnitte des Herzens und damit auch Änderungen in deren Füllung und in dem Drucke, unter dem sie stehen. Tatsächlich pflegen sich freilich in weitgehendem Maße Vorgänge einzustellen, welche der primären Stromverlangsamung wieder entgegenwirken, und zwar sind es, wie noch näher zu zeigen sein wird, gerade die Füllungs- und Druckänderungen in den Herzhöhlen selbst, welche diese ausgleichenden Prozesse anbahnen.

Daß *Insuffizienzen* wie *Stenosen* der Klappen an sich, ohne das Dazwischentreten von Ausgleichsvorgängen, das rechtläufige Stromvolum verkleinern müssen, ist leicht einzusehen. Geht doch bei ersteren ein Teil des Schlagvolumens jedesmal nach rückwärts verloren, während bei letzteren, wegen des abnormen Hindernisses, das nach vorwärtsbewegte Blutquantum von vornherein kleiner ausfallen muß. Das dergestalt zurückbewegte oder zurückbehaltene Blut muß einen abnormen Füllungszuwachs herbeiführen. Derselbe erfolgt immer in der rückwärts von der erkrankten Klappe gelegenen Herzhöhle und macht sich auf alle Fälle in deren *diastolischem* Volum geltend. Sofern nun das Schlagvolum des diastolisch voluminöser gewordenen Abschnitts nicht ebenfalls um den Betrag dieser Mehrfüllung, sondern weniger oder gar nicht größer wird, muß offenbar in Form von „Restblut"vermehrung auch das *systolische* Volum des Herz-

---

[1]) Allgemeines über die Dynamik des Herzens unter besonderer Berücksichtigung klinischer Gesichtspunkte, sowie die einschlägige Literatur findet sich in dem Krehl-Marchandschen Handb. d. allg. Pathol. bei MORITZ: „Die allgemeine Pathologie des Herzens und der Gefäße" zusammengestellt. Die dort gegebene Darstellung stützt sich vor allem auf die grundlegenden Untersuchungen von O. FRANK über die Dynamik des Froschherzens. (O. FRANK: 1. Zitiert auf S. 179; ferner 2. Isometrie und Isotonie des Herzmuskels. Zeitschr. f. Biol. Bd. 14, S. 14: und 3. Die Wirkung von Digitalis [Helleborein] auf das Herz. Sitzungsber. d. Ges. f. Morphol. u. Physiol., München 1897, Nr. 2.) Gestützt auf die FRANKschen Ergebnisse wurden auf Grund von theoretischen Überlegungen und Studien am Kreislaufmodell Schlüsse auch auf die Dynamik des Säugetierherzens und insbesondere auch auf pathologische Verhältnisse beim Menschen gezogen. Dieselben sind im wesentlichen durch neuere, speziell am Säugetier gemachte Untersuchungen bestätigt worden. (STRAUB, HERMANN: 1. Dynamik des Säugetierherzens. Dtsch. Arch. f. klin. Med. Bd. 115, S. 531. 2. Dynamik des rechten Herzens. Dtsch. Arch. f. klin. Med. Bd. 116, S. 409. 1914; 3. Der Druckablauf in den Herzhöhlen. Pflügers Arch. f. d. ges. Physiol. Bd. 143, S. 69; 4. Zur Dynamik der Klappenfehler des linken Herzens. Dtsch. Arch. f. klin. Med. Bd. 122, S. 156). Dort siehe auch die weitere neuere Literatur.

abschnittes zunehmen. Beides, sowohl eine bloß diastolische als auch eine diastolische und systolische Erweiterung eines Herzabschnittes ist natürlich logisch möglich. Tatsächlich sicher kommt das letztere vor. Ob in *strengem* Sinne auch das erstere, muß als zweifelhaft bezeichnet werden. Nach den von FRANK[1]) entwickelten Gesetzen der Herzdynamik wenigstens wächst zwar unter im übrigen gleichen Bedingungen, insbesondere bei gleichbleibendem Widerstand gegen die Austreibung innerhalb gewisser Grenzen, d. h. bis zum Punkt einer „Überdehnung", mit Vermehrung der diastolischen Füllung regelmäßig auch das Schlagvolum, aber nicht um den vollen Betrag der diastolischen Mehrfüllung, sondern um einen geringeren. Jede diastolische Volumvergrößerung eines Herzabschnittes muß demnach also auch zu einer systolischen führen. Die äußere *und* innere Begrenzung der „Raumschale", die beim Übergang aus dem diastolischen in das systolische Volum von einem Herzabschnitte durchmessen wird, wird peripherwärts gerückt. Es scheint eine solche obligate Verbindung einer diastolischen mit einer systolischen Erweiterung aber manchmal nur wenig deutlich zu sein. STRAUB[2]) hat das bei Versuchen mit experimentell erzeugten Klappenfehlern an Katzenherzen beobachtet. Um deswillen dürfte es aber doch nicht angängig sein, einen grundsätzlichen Unterschied hinsichtlich des Begriffs der „Erweiterung" zwischen diesen Fällen, in denen bei Erweiterung des ruhenden Herzmuskels die des kontrahierten gering ist, vielleicht zu fehlen scheint, und jenen zu machen, bei denen auch die letztere erheblich ist. Die Erweiterung eines Herzabschnittes auch im kontrahierten Zustand pflegt im Tierexperiment besonders dann deutlich zu sein, wenn seine diastolische Erweiterung durch eine Erhöhung der Widerstände gegen die Austreibung des Blutes, also von vornherein schon durch eine Erhöhung des Restvolums des kontrahierten Abschnittes zustande kommt. Denn dieses Restvolum ist ja nichts anderes als das Volum des kontrahierten Ventrikels abzüglich des Volums, das seine Wand ausmacht.

Zunahme des diastolischen Volums des Herzens ist unter Umständen eine durchaus physiologische Erscheinung, nämlich dann, wenn das Einzelschlagvolum des Herzens durch irgendwelche Umstände eine Zunahme erfährt. Das Herz holt dann für die größere Leistung gewissermaßen nur weiter aus. Das sind aber vorübergehende Zustände. Der Begriff der anormalen Erweiterung, für den man klinisch gern den Ausdruck der „Dilatation" gebraucht, beginnt da, wo eine Vergrößerung des Herzens — ausgesprochen immer an der äußeren, wechselnd stark, aber doch auch wohl immer an der inneren Fläche seiner „Aktionsschale" — *dauernd* und insbesondere auch bei Körperruhe vorhanden ist. Das Maß der „Größennorm" hat dabei bekanntlich eine gewisse Spielbreite. Entscheidungen über „normal" oder „anormal" sind im Einzelfalle auch pathologisch-anatomisch nicht immer leicht zu treffen. Über das Grundsätzliche des Vorkommens von Dilatationen bestimmter Herzabschnitte besteht aber klinisch wie pathologisch-anatomisch bei den Klappenfehlern kein Zweifel.

Es ist nach dem hier Gesagten zu erwarten, daß Fehler an der Aorta primär zur Erweiterung des linken Ventrikels führen, solche an der Mitralis zur Erweiterung des linken Vorhofs bzw. auch der Lungenstrombahn, solche an der Pulmonalis zur Erweiterung des rechten Ventrikels und solche an der Tricuspidalis zur Erweiterung des rechten Vorhofs und des anschließenden Abschnittes des venösen Systems. Die Beobachtung bestätigt denn auch im ganzen diese Deduktion, wenn auch der Grad der Erweiterung im einzelnen Falle verschieden ausfallen kann. Die Gründe für diese Verschiedenheiten sind mannigfaltiger Art. Zunächst ist selbstverständlich die Größe der Ventilstörung maßgebend. Dann kommt aber auch die individuelle Dehnbarkeit des der Dilatation ausgesetzten Herzteiles

---

[1]) FRANK: Zitiert auf S. 179 u. 202 (Nr. 2 u. 3).
[2]) STRAUB, HERMANN: Zitiert auf S. 202 (Nr. 4).

in Betracht, insofern etwa ein Vorhof leichter einer Dehnung unterliegen wird als ein Ventrikel und speziell wohl der wandstarke linke Ventrikel. Zu dem in irregulärer Richtung erfolgenden Füllungszuwachs eines Herzabschnittes durch eine Insuffizienz oder zu der Vermehrung seines Restblutes durch eine Stenose, zu diesen „tonogenen" Faktoren kann sich aber bei der so häufigen Komplikation von Klappenfehlern mit Myokardschädigungen auch noch eine „myogene" Vermehrung seines Restblutes durch Muskelschwäche gesellen[1]). Diesem Einfluß dürfte sogar besondere Wichtigkeit zukommen. Ferner kann für den Fall einer gleichzeitigen Erkrankung der nächsten stromaufwärts gelagerten Klappe auch noch die in regulärer Richtung stattfindende Füllung der in Frage stehenden Herzhöhle verändert sein. Auch mag ein im Myokard geschädigter Herzteil diastolisch dehnbarer und gegen den Einstrom dadurch nachgiebiger als ein muskelgesunder geworden sein.

Für die Wirkungsstärke einer Insuffizienz oder Stenose auf das diastolische Volum des betreffenden Herzabschnittes ist der Querschnitt des Insuffizienzspaltes bzw. der Stenosenöffnung, wahrscheinlich auch deren Form[2]) sowie die Druckdifferenz, unter der die Bewegung des Blutes durch diese Öffnungen vor sich geht, maßgebend. Nach dem TORICELLIschen Theorem kommt dabei die Quadratwurzel aus der Druckdifferenz in Betracht. Von diesen Faktoren, Druckdifferenz und Spaltweite, sowie der Zeitspanne, in der sie sich geltend machen (Dauer der Diastole bzw. Systole), wird demnach bei einer Insuffizienz die Menge des regurgitierenden, bei einer Stenose die des ausströmenden Blutes abhängen. Für den pathologischen Zuwachs an Restblut ist bei einer Stenose offenbar die Differenz des normalen und des pathologisch verminderten Auswurfvolums maßgebend. Man könnte hiernach versucht sein, theoretisch die Spaltweite ableiten zu wollen, bei welcher, gleiche treibende Kräfte und gleiche Einwirkungszeiten vorausgesetzt, die Insuffizienz einer Klappe denselben dilatierenden Effekt auf den rückwärtsgelegenen Herzabschnitt wie eine Stenose ausüben müßte. Solche Überlegungen sind indessen müßig, da die Prämisse gleicher Druckdifferenzen und Einwirkungszeiten bei der Insuffizienz und der Stenose einer Klappe tatsächlich wohl nie zutreffen wird und überdies die Größe der unter abnormen Bedingungen bei der Systole im Ventrikel sich entwickelnden Druckkräfte sich der Abschätzung entzieht. LÜDERITZ[3]) sah z. B. bei künstlicher Aortenstenose den Kammerdruck bei Kaninchen alsbald auf das 2—3fache, bei Hunden auf das 3—4fache steigen. Die Spannungen nähern sich eben bei wachsendem Widerstand den isometrischen Maximalspannungen. Dazu kommt nun noch, daß unter natürlichen Verhältnissen Hand in Hand mit der langsamen Entstehung einer Stenose, und zwar offenbar infolge der erhöhten Ventrikelspannungen, sich eine Hypertrophie des linken Ventrikels mit obligater Erhöhung der absoluten Herzkraft auszubilden pflegt[4]).

Wenn die Hypertrophie des Ventrikels mit der Ausbildung einer Klappenverengerung am arteriellen Ostium gleichen Schritt hält, so wird es bei *mäßigen Stenosen* nie zu erheblicher Abnahme des rechtläufigen Schlagvolumens und somit auch nicht zu einem erheblich gesteigerten Restvolum kommen. Es müssen damit also dilatierende Einflüsse auf den linken Ventrikel bei Aortenstenose fast ganz wegfallen, womit die klinische Tatsache einer in der Regel nur geringfügigen Dilatation bei diesem Klappenfehler in gutem Einklang steht. Das Tierexperiment weist bei der akut gesetzten Stenose dagegen die Tendenz zu erheblicher Dilatation auf[5]).

Im Gegensatz zu der Aortenstenose pflegen Klinik wie pathologische Anatomie bei der *Aorteninsuffizienz*, sofern sie nur irgend erheblich ist, eine deutliche, mitunter sehr hochgradige Erweiterung des linken Ventrikels festzustellen. Auf jeden Fall wird die Erweiterung dem Maße des Insuffizienzvolums entsprechen müssen. Daß dieses unter Umständen recht erheblich sein kann, steht außer Zweifel (s. unten S. 219).

Stellt man sich, um einmal irgendwelche quantitative Annahme zu machen, als recht grobe Störung ein Insuffizienzvolum von 100% des Schlagvolums vor, so würde offenbar der denkbar günstigste Fall einer Ausgleichung der sein, daß der linke Ventrikel durch

---

[1]) Näheres über die Begriffe der „tonogenen" und „myogenen" Erweiterung eines Herzabschnittes s. MORITZ: Zitiert auf S. 202 (S. 71).
[2]) LEWY, B.: Die Kompensierung der Herzklappenfehler des Herzens, S. 284. Berlin 1890.
[3]) LÜDERITZ: Ablauf des Blutdrucks bei Aortenstenose. Zeitschr. f. klin. Med. Bd. 20, S. 374. 1892.
[4]) MORITZ: Zitiert auf S. 202 (S. 77).
[5]) STRAUB, HERMANN: Zitiert auf S. 202 (Nr. 4).

Erhöhung seines Schlagvolums um 100% den Verlust wettmachte und so sein normales effektives Volum wieder herstellte. Die einfachste Verwirklichung hierfür wäre es, wenn der Ventrikel sich diastolisch um den Betrag des Schlagvolums, sagen wir um 50 ccm, erweiterte, die äußere Grenzfläche seiner „Aktionsschale" also entsprechend hinausschöbe, dabei aber seine innere beibehielte. Einen derartigen Vorgang in fast reiner Form hat STRAUB[1]) in der Tat bei Versuchen mit künstlicher Aorteninsuffizienz an Katzenherzen beobachtet, während SCHRAM[2]), allerdings bei weniger guter Durchblutung des Coronarkreislaufs, bei künstlicher Aorteninsuffizienz eine Vergrößerung auch des systolischen Ventrikelvolums fand. Nach den Versuchen STRAUBS müßte man auch bei der Aorteninsuffizienz des Menschen mit der Möglichkeit einer rein diastolischen Erweiterung rechnen. Tatsächlich hat man aber, sowohl nach Sektionsbefunden als nach Orthodiagrammen den Eindruck, daß die Kapazität des linken Ventrikels bei Aorteninsuffizienz größer ist, als man sie bei bloßer Addition des Insuffizienzvolums, das wir mit 50 ccm doch wohl schon sehr hoch annahmen, zu dem normalen Ventrikelvolum erwarten könnte. STRAUB[3]) kommt daher zu der Auffassung, daß die „*klinisch so häufig beobachtete Dilatation bei Aorteninsuffizienz nicht als primäre Folge der Ventilstörung*" betrachtet werden könne, sondern offenbar überwiegend eine „*muskuläre*" (myogene) Dilatation sei (s. unten).

Bedauerlicherweise bewegt man sich aber mit all diesen Überlegungen auf durchaus unsicherem Boden. Denn wie über die Größenordnung der Insuffizienzvolumina, so fehlen uns auch über die Zuwachsvolumina des linken Ventrikels bei Aorteninsuffizienz bisher zuverlässige zahlenmäßige Unterlagen (s. übrigens unten S. 219).

Besonders groß pflegt eine tonogene Dilatation auszufallen, wenn es sich um eine erhebliche Stenose vor einem muskelschwachen Vorhof handelt.

Der Umstand, daß Mitralstenosen im Verhältnis zur normalen Weite des Ostiums gewöhnlich hochgradiger sind als Aortenstenosen (es widerstrebt wohl das energisch ausgepreßte Blut des linken Ventrikels einer Verwachsung der Aortenklappe, wenn freilich wiederum die beim Bluteinstrom der Schlußstellung angenäherte Lagerung der Klappentaschen sie bis zu einem gewissen Grade begünstigen dürfte), daß ferner die Propulsionskraft des linken Vorhofs, auch für den Fall erheblicher Hypertrophie, schon wegen des Fehlens eines Abschlusses nach den Lungenvenen hin, eine sehr viel geringere als die des linken Ventrikels ist, und endlich, daß der dünne Vorhof dehnbarer ist als der dicke linke Ventrikel, alles dies erklärt es, daß Mitralstenosen in der Regel weit mehr dilatierend auf den linken Vorhof wirken als Aortenstenosen auf den linken Ventrikel. In vereinzelten Fällen von Mitralstenose hat man ganz erstaunliche Erweiterungen des linken Atriums, bis zum Fassungsvermögen von über $^1/_2$ l, gefunden[4]). Bis zu einem gewissen Grade dämpfend auf die Erweiterung des Vorhofs kann nur seine jederzeit offene Verbindung mit dem Lungenvenensystem wirken, durch die sich das Restvolum auf einen größeren Bezirk verteilt.

Da, wo es durch Klappenfehler zur Dilatation eines Herzabschnittes gekommen ist, pflegt im weiteren Verlaufe, gemäß der fast obligaten Verbindung von länger dauernder Dilatation mit Hypertrophie, immer auch eine Zunahme der Muskulatur und damit eine Erstarkung des Herzabschnittes einzutreten. Der genetische Zusammenhang ist unter dem Gesichtspunkte der Dynamik des Herzens leicht zu verstehen. Bei den Insuffizienzen veranlassen größere Füllungen (erhöhte Belastung) den Herzabschnitt zu absolut größeren Schlagvolumina, bei den Stenosen aber wachsen die Kontraktionsspannungen. In beiden Fällen wird also die Arbeit bzw. die „Anstrengung" des Herzteiles vergrößert und damit die Hypertrophie eingeleitet[5]).

Neben der in erster Linie erfolgenden Beeinflussung des nächsten, rückwärts von der erkrankten Klappe liegenden Herzabschnittes wird es unter Umständen zu Wirkungen auch noch auf weiter stromaufwärts liegende Teile des Herzens kommen.

---

[1]) STRAUB, HERMANN: Zitiert auf S. 202 (Nr. 4) (S. 193).
[2]) SCHRAM: De Dynamica van het Zoogdierenhart by Aorta insufficientie. Proefschrift Utrecht 1915.
[3]) STRAUB, HERMANN: Zitiert auf S. 202 (Nr. 4) (S. 197).
[4]) MARCHAND: Verhandl. d. med. Ges. zu Leipzig, 12. März 1907. — MÜLLER, G.: Zeitschr. f. klin. Med. Bd. 56, S. 520.
[5]) Über diese Zusammenhänge s. MORITZ: Zitiert auf S. 202 (S. 77).

Gesetzt, es sänke infolge einer Insuffizienz oder Stenose der Aorta das rechtläufige Stromvolum des linken Ventrikels wesentlich unter die Norm, so müßte eine Stauung des Blutes und Druckerhöhung im kleinen Kreislauf eintreten, welche auf den rechten Ventrikel als erhöhte Überlastung im Sinne einer dilativen Hypertrophie wirken würde.

Es müßte sich aber auch noch über den rechten Ventrikel hinaus, im rechten Vorhof, eine vermehrte Füllung einstellen, da das Sinken des sinistro-ventrikulären Stromvolums auch ein solches des dextro-ventrikulären nach sich ziehen und mithin Blut auch hinter dem rechten Ventrikel zur Aufstauung bringen muß.

Versuche an geeigneten, der Dynamik des Herzens angepaßten Kreislaufmodellen[1]) erweisen die Folgerichtigkeit dieser Überlegungen. Auch aus Tierexperimenten kennen wir z. B. bei Herbeiführung einer künstlichen Aorteninsuffizienz ein Abnehmen des Stromvolums und Ansteigen des Druckes im linken Vorhof[2]), also die Anfangsglieder der eben entwickelten Reihe. In neueren Versuchen fand auch STRAUB[3]) bei experimenteller Aorteninsuffizienz am Katzenherzen ein geringes Ansteigen des Drucks im linken Atrium. Damit scheint aber die Übereinstimmung zwischen Modellversuchen und Tierversuchen aufzuhören. Trotz deutlicher Verminderung des Stromvolums und Aufstauung von Blut im linken Ventrikel und Vorhof ließ sich z. B. bei künstlicher Aortenstenose keine Rückwirkung auf den rechten Ventrikel nachweisen[3]).

Beim pathologischen Geschehen am Menschen, das gewöhnlich ein langsameres Tempo als das gewaltsame Tierexperiment einhält, pflegen bei unkomplizierten Aortenfehlern, Stenose wie Insuffizienz, wegen alsbald einsetzender und mit der langsamen Ausbildung des Fehlers Schritt haltender Kompensationsvorgänge Erscheinungen, die auf eine Überfüllung des kleinen Kreislaufs hinweisen, in der Regel zurückzutreten. Das normale rechtläufige Stromvolum scheint annähernd erhalten zu bleiben. Vorgänge von Dilatation und Hypertrophie beschränken sich auf den linken Ventrikel. Findet freilich gelegentlich einmal eine brüske traumatische Zerreißung der Aortenklappen beim Menschen statt, wodurch *plötzlich* eine umfangreiche Ventilstörung gesetzt wird, so können unverkennbar auch die Zeichen ungenügenden Stromvolums mit obligaten Störungen im kleinen Kreislauf (starke Dyspnöe) zutage treten[4]).

Anders als bei den Aortenfehlern wird von der Klinik in Übereinstimmung mit Modellversuchen[5]) bei den Mitralfehlern die Rückstauung von Blut bis in das Pulmonalisgebiet hinein als eine geradezu obligatorische Folge angesehen. Hypertrophie des rechten Ventrikels als Reaktion auf eine vermehrte Überlastung durch Erhöhung des Pulmonalisdrucks und Verstärkung des 2. Pulmonaltons als dessen akustischer Ausdruck gehören klinisch durchaus zu dem Bild der Stenose wie der Insuffizienz der Mitralis. Auffallenderweise fehlt zu diesen klinischen Befunden indessen die tierexperimentelle Analogie. Die Versuche erbringen zwar für den linken Vorhof in Form eines gesteigerten systolischen wie diastolischen Drucks den deutlichen Nachweis einer stärkeren Füllung, lassen aber deren Fortsetzung in die Pulmonalarterie hinein wenigstens in einem Maße, daß daraus eine wesentliche Erhöhung des Druckes daselbst resultierte, vermissen.

In sehr exakten Versuchen STRAUBS[3]) mit künstlicher Mitralinsuffizienz ließ sich durch das Fehlen einer systolischen Druckerhöhung im rechten Ventrikel eine wesentliche Steigerung des Pulmonaldruckes ausschließen. Als vermehrte Überlastung des rechten Ventrikels hätte eine solche zu höheren Drucken in demselben führen müssen. Natürlich ist es keinem Zweifel unterlegen, daß die Fortsetzung einer Drucksteigerung vom Ende des kleinen Kreislaufs durch die Lunge hindurch bis in seinen Anfang möglich ist. Das haben u. a.

---

[1]) MORITZ: Über ein Kreislaufmodell usw. Dtsch. Arch. f. klin. Med. Bd. 66, S. 349. 1899.
[2]) ZOLLINGER: Arch. f. exp. Pathol. u. Pharmakol. Bd. 59, S. 193. — KORNFELD: Zeitschr. f. klin. Med. Bd. 29, S. 344 u. 450.
[3]) STRAUB, HERMANN: Zitiert auf S. 202 (Nr. 4).
[4]) STEINITZ: Dtsch. Arch. f. klin. Med. Bd. 90, S. 139.
[5]) v. BASCH: Allgemeine Pathologie und Physiologie des Kreislaufs. Wien: A. Hölder 1892. — MORITZ: Zitiert auf S. 206.

Versuche von D. GERHARDT[1]) direkt erwiesen. Doch mußte in ihnen die Druckerhöhung im Vorhof die Größe von etwa 7 cm Wasser überschreiten, wenn in der Pulmonalis eine Drucksteigerung erfolgen sollte. Die Versuche mit experimentell gesetzten Mitralfehlern haben nun in der Regel niedrigere Druckzunahmen im linken Vorhof ergeben[2]). Hierdurch könnte sich also zwanglos das Ausbleiben einer transcapillaren Wirkung bei ihnen erklären. Es könnte daher sein, daß der Unterschied zwischen dem klinisch beobachteten Verhalten des rechten Ventrikels und dem Tierexperiment nur quantitativ bedingt wäre. Es ist dies indessen unwahrscheinlich, da die Eingriffe GERHARDTs, die zu positiven Ergebnissen hinsichtlich einer Erhöhung des Pulmonaldrucks führten, so schwer waren (Aufblasen eines Gummiballons im Vorhof zur Verlegung des Mitralostiums), daß die gewöhnlichen „natürlichen" Mitralfehler ihnen kaum an die Seite zu stellen sein dürften.

Über den Grad der Steigerung des Lungenarteriendruckes bei Mitralfehlern ist beim Menschen nichts bekannt. Die Akzentuierung des 2. Tones scheint schon bei relativ geringer Druckerhöhung in der Pulmonalis einzutreten[3]). Durch Krankheiten entstandene Ventilstörungen an der Mitralis werden sich, wie die Störungen wohl an allen Klappen, in der Regel nur allmählich von geringeren zu höheren Graden fortentwickeln, so daß demgemäß auch eine Erhöhung des Pulmonalisdruckes, falls sie überhaupt eintritt, sich nur allmählich ausbilden wird. Es sind daher die oben für die Aortenstenose angestellten Überlegungen auch hier gültig. Man wird erwarten dürfen, daß der rechte Ventrikel in beständiger Anpassung an eine langsam wachsende Überlastung mehr und mehr hypertrophiert und sich einer stärkeren Dilatation dadurch entzieht. Tatsächlich stellen sich aber bei Mitralfehlern nicht selten auch erhebliche Dilatationen des rechten Ventrikels bei der Autopsie heraus. Auch hier ist man wieder versucht, ähnlich wie bei der Aorteninsuffizienz (siehe oben), an das Dazutreten myogener Faktoren zu denken[4]).

Möglicherweise wirken sich leichtere Muskelschädigungen bei infektiösen Klappenerkrankungen hauptsächlich nur an dem einer stärkeren Überlastung ausgesetzten oder zu einem größeren Schlagvolum genötigten Ventrikel in Form einer Dilatation aus. Die in den Klappentaschen der Aorta erfolgenden Stromwirbel erleichtern vielleicht die Einschleppung von infektiös-toxischem Material in den Coronarkreislauf. Freilich will das als Regel zu betrachtende Ausbleiben einer erheblicheren Dilatation bei der Aortenstenose in diesen Erklärungsversuch nicht recht hineinpassen. Auch in Hinsicht auf diese Fragen erscheint es dringend erwünscht, durch besondere Untersuchungen zunächst einmal ein zuverlässiges Material von Volumausmessungen der einzelnen Herzabschnitte zu sammeln. ROMBERG[5]) weist angesichts der Inkongruenz zwischen klinischer Beobachtung und Tierexperiment hypothetisch auf die Möglichkeit hin, daß infolge der abnormen Blutfüllung des Lungenkreislaufes bei Mitralfehlern sich „eine verminderte Dehnbarkeit und Anpassungsfähigkeit der Lungengefäße" ausbildet, infolge deren der erhöhte Vorhofdruck sich unmittelbarer als bei normalen Lungengefäßen auf die Lungenarterie fortsetze.

Die Wirkung der *Mitralinsuffizienz* erstreckt sich nun aber nicht nur auf die stromaufwärts von ihr gelegenen Abschnitte, die bisher allein Erwähnung fanden, sondern eben durch die Druckerhöhung im Vorhof auch auf den stromabwärts gelegenen linken Ventrikel. Druckerhöhung im linken Vorhof wirkt teils direkt, teils, solange sie innerhalb gewisser Grenzen bleibt, wohl auch durch Steigerung der Kontraktion des Vorhofs als erhöhte Belastung auf den linken Ventrikel und führt so zu Dilatation und dadurch zu größerem Schlagvolum, vermehrter

---

[1]) GERHARDT, D.: 1. Arch. f. exp. Pathol. u. Pharmakol. Bd. 45, S. 186; 2. 22. Kongr. f. inn. Med. S. 192.
[2]) GERHARDT, D.: Zitiert auf S. 207 (Nr. 2) (S. 192). — FRANK u. MORITZ: 22. Kongr. f. inn. Med. S. 200. — STRAUB, HERMANN: Zitiert auf S. 202 (Nr. 4).
[3]) WIESEL: Dtsch. Arch. f. klin. Med. Bd. 102, S. 552.
[4]) WEIL: Berlin. klin. Wochenschr. 1881, Nr. 7. — RIEGEL: Ebenda 1888, Nr. 20. — v. NOORDEN: Eulenburgs Realenzyklopädie Bd. X, S. 414.
[5]) ROMBERG: Lehrbuch der Krankheiten des Herzens und der Blutgefäße, 4. u. 5. Aufl., S. 319. 1925.

Arbeit und Hypertrophie[1]). Ein analoges Verhalten gilt für die Tricuspidalisinsuffizienz hinsichtlich des rechten Ventrikels[2]).

Dazu treten aber noch andere kompliziertere Faktoren, die neben dem vermehrten Zufluß die Dilatation des Ventrikels auch noch durch Vergrößerung seines Restvolums steigern[3]). Unter normalen Verhältnissen gewinnt der Ventrikel im Anfang der Systole in „isometrischer" Zuckung, d. h. ohne Verkürzung seiner Muskelfasern, die Spannung, die zur Öffnung der Aortenklappen nötig ist. Wieviel Kraft darüber hinaus er besitzt, um sein Schlagvolum gegen den Aortendruck aufzuwerfen, hängt von dem Maß ab, um das die Höhe seiner *maximalen* isometrischen Spannung die Höhe des Aortendruckes übertrifft. Dieses isometrische Spannungsmaximum des Ventrikels ist durch die „Länge" der Herzmuskelfasern (Füllungsgrad des Ventrikels) bestimmt, die im Augenblick der Semilunarklappenöffnung bestand. Insofern ist also die Unmöglichkeit für den Ventrikel, sich schon während seiner Anspannungszeit zu verkleinern, von großer Wichtigkeit. Dies ändert sich aber bei einer Insuffizienz der Atrioventrikularklappen. Hier verkleinert sich der Ventrikel schon während seiner Anspannungszeit, da in ihr ein Teil seines Inhalts nach dem Vorhof hin ausweicht. Infolgedessen sinkt beständig seine potentielle Maximalspannung, er erreicht die Höhe der Aortenspannung in weniger steiler Kurve, d. h. später, und mit geringerer Füllung, d. h. „schwächer", als es sonst der Fall gewesen wäre. Die Folge ist ein reguläres Schlagvolum, das dem normalen gegenüber, außer der Verminderung um die vorhofwärts ausgewichene Blutmenge, noch ein weiteres Defizit aufweist. Dieses Defizit häuft sich Systole für Systole als Zuwachs zu dem normalen Restvolum im Ventrikel an, erweitert ihn mehr und mehr und steigert dadurch wieder seine Kontraktionskraft, bis zwischen seinem anwachsenden rechtläufigen Schlagvolum und der diastolisch vom Vorhof her über sein jeweiliges Insuffizienzvolum hinaus in ihn einströmenden Blutmenge das Gleichgewicht hergestellt ist. Vom Grade dieser „kompensatorischen" Erweiterung des linken Ventrikels hängt es ab, wieweit die Höhe des normalen Schlagvolums erreicht wird.

Auch bei den Insuffizienzen der Semilunarklappen treffen wir auf den Vorgang einer Beeinflussung des stromabwärts von der erkrankten Klappe gelegenen Gebietes. So läßt sich bei Aorteninsuffizienz fast immer eine Erhöhung des maximalen Arteriendruckes feststellen, die nur auf einer abnorm starken systolischen Füllung des Aortensystems, also des stromabwärts von der insuffizienten Klappe gelegenen Abschnittes beruhen kann. Dieselbe findet bekanntlich ja auch anatomisch in einer Erweiterung der Aorta bei Aorteninsuffizienz ihren Ausdruck[4]).

Es sind mithin bei den Klappeninsuffizienzen die *beiden* angrenzenden Kreislaufabschnitte einer Änderung im Sinne einer Dilatation bzw. dilativen Hypertrophie unterworfen. Analog pflegen aber auch die *Stenosen* auf beide angrenzenden Abschnitte zu wirken, stromaufwärts, wie wir sahen, durch Restblutvermehrung im Sinne einer vergrößerten, stromabwärts aber, falls es durch die Stenose zu einer Verminderung des Schlag- bzw. Stromvolums gekommen ist, im Sinne einer verminderten Füllung. Daß eine solche Verkleinerung des Blutauswurfs

---

[1]) TRAUBE: Gesammelte Beiträge Bd. III, S. 234. — RIEGEL: Zitiert auf S. 207. — KREHL: Pathologische Physiologie, 12. Aufl. — ROSENBACH, O.: Lehrbuch der Herzkrankheiten. Berlin-Wien 1897. — MORITZ: Zitiert auf S. 206 (S. 344).

[2]) VOLHARD: Berlin. klin. Wochenschr. 1904, Nr. 20—21. — STADLER: Dtsch. Arch. f. klin. Med. Bd. 83, S. 71.

[3]) SCHWARZ: Zur Dynamik der Mitralinsuffizienz. Wien. klin. Wochenschr. 1905, S. 632. — STRAUB, HERMANN: Zitiert auf S. 202 (Nr. 4).

[4]) ROSENBACH: Arch. f. exp. Pathol. u. Pharmakol. Bd. 9, S. 1. — ROMBERG u. HASENFELT: Ebenda Bd. 39, S. 333. — INADA: Dtsch. Arch. f. klin. Med. Bd. 83, S. 274.

leichter bei geringen als bei großen, hinter der Stenose gelegenen Triebkräften eintreten wird, ist einleuchtend. So ist denn auch der kleine „Stenosenpuls" bei der Mitralstenose sehr viel häufiger als z. B. bei Aortenstenose. Schlagvolumverminderung mit Füllungsverminderung aller stromabwärts gelegenen Herzabschnitte und dementsprechend auch mit Verkleinerung des arteriellen Pulses muß aber selbstverständlich die Folge der Stenosierung jeder Herzklappe, sei es im linken oder rechten Herzen, sein können, falls sie nur hochgradig genug ist.

In dieser Hinsicht besteht zwischen einer Aortenstenose und einer Tricuspidalstenose kein Unterschied. Dasselbe gilt aber auch von den Klappeninsuffizienzen, sofern sie zu einer Verminderung des Stromvolumens führen. Eine hochgradige Pulmonalisinsuffizienz muß in diesem Falle ebenso zu einer Verkleinerung der Füllung des linken Herzens führen können wie eine Tricuspidalinsuffizienz.

Eine dauernd verminderte Füllung wirkt auf die Herzhöhlen im Sinne einer Verkleinerung des Lumens und, falls zeitlich genommen auch eine Verminderung der Herzarbeit eintritt (kleinere Schlagvolumina ohne entsprechende Frequenzerhöhung), im Sinne einer Atrophie ihrer Muskulatur.

So hat man Verkleinerung und Atrophie des linken Ventrikels bei hochgradiger Mitralstenose[1]), aber auch bei entsprechend starker Pulmonalstenose[2]) oder bei Tricuspidalinsuffizienz[3]) gefunden.

Das Verhalten des Druckes in den einzelnen Herzabschnitten bei Klappenfehlern läßt sich aus dem, was über die Veränderungen der Füllung zu sagen war, zum Teil folgern. Im allgemeinen wird man annehmen dürfen, daß eine größere diastolische Füllung eines Herzabschnittes auch mit Vermehrung des Druckes daselbst in der Diastole einhergehen wird, wenn auch zu bedenken ist, daß in einem dauernd dilatierten Herzabschnitt andere Kapazitätsverhältnisse gegeben sind, so daß größere Füllungen unter geringerem Drucke beherbergt werden können, als das bei normaler Kapazität der Fall wäre.

Auf das bestimmteste muß der irrigen Vorstellung entgegengetreten werden, daß der Innendruck des Raumes, aus dem bei einer Klappeninsuffizienz das Blut regurgitiert, als solcher in dem Raume, in den der Rückstrom stattfindet, zur Geltung käme. Das ist ebenso falsch, als wenn man annehmen wollte, daß beispielsweise bei einer Aortenstenose der abnorm hohe Innendruck der linken Kammer auch in der Aorta bestände. Der Innendruck des gebenden Herzabschnittes kommt für den des empfangenden nur insofern in Betracht, als von ihm die Menge des zurückströmenden Blutes abhängt. Ob aber die Blutmenge a aus einem Raume kommt, in dem der Druck p oder aber der Druck $p + x$ herrscht, ist an sich gleichgültig. Der diastolische Druck in einem Herzabschnitt ist ausschließlich abhängig von der Blutmenge, die sich in ihm aufhäuft, von seiner Kapazität und seiner Dehnbarkeit. Dem ersteren Faktor ist er direkt, den beiden letzteren indirekt proportional. Bei der großen Dehnbarkeit der diastolisch erschlafften Herzmuskulatur wird daher auch bei erheblichem Füllungszuwachs der Druckzuwachs kein sehr großer sein. Direkte Messungen, z. B. bei experimentell gesetzter Mitralinsuffizienz im linken Vorhof[4]) und bei künstlicher Aorteninsuffizienz im linken Ventrikel[5]) bestätigen die Richtigkeit dieser Deduktionen. Wenn, wie vorher gesagt wurde, bei einer Klappeninsuffizienz von bestimmtem Grade die Druckdifferenz zwischen gebendem und empfangendem Herzabschnitt für

---

[1]) DUNBAR: Dtsch. Arch. f. klin. Med. Bd. 40, S. 271. — HIRSCH, C.: Ebenda Bd. 68, S. 56 u. 320. — VOLHARD: 25. Kongr. f. inn. Med. S. 688.
[2]) VOLHARD: Zitiert auf S. 209.   [3]) STADLER: Zitiert auf S. 208.
[4]) GERHARDT, D.: Zitiert auf S. 207 (Nr. 1). — FRANK u. MORITZ: Zitiert auf S. 207.
[5]) GERHARDT, D.: Zitiert auf S. 207 (Nr. 2).

die Menge des regurgitierenden Blutes maßgebend wird, so führt der Weg natürlich über das von dieser Druckdifferenz abhängige Maß von Beschleunigung, das dem Blute durch den Insuffizenzspalt hindurch erteilt wird. In dieser Beschleunigung und in der Reibung am Insuffizenzspalt zehrt sich der Druck auf dem Wege vom gebenden zu dem empfangenden Herzabschnitt auf.

Die bei Klappeninsuffizienzen unter starker Beschleunigung und daher mit erheblicher lebendiger Kraft in den empfangenden Herzabschnitt eintretenden Flüssigkeitsteilchen können daselbst allerdings Stoß- oder Spritzwirkungen erzeugen. Auf sie sind gewisse Endokardverdickungen und Ausstülpungen zu beziehen, die sich bei Aorteninsuffizienz in der Richtung des Preßstrahles am Endokard des linken Ventrikels finden können[1]).

Steigt infolge eines Klappenfehlers, zumeist wohl eines Mitralfehlers, der mittlere Druck am Ende des Lungenkreislaufs (linker Vorhof und Lungenvenen) erheblich an, so wird er in der Regel auch in der Lungenarterie steigen. Freilich wird dies nicht um dasselbe, sondern um ein kleineres absolutes Maß geschehen. Denn selbst wenn das Schlagvolumen normal bleibt, wird es, da die stärker gefüllten Lungencapillaren erweitert sind und somit dem Strom weniger Widerstand bieten, nur eines kleineren als des normalen Stromgefälles bedürfen. Um so mehr ist das noch der Fall, wenn es zu einer Verminderung des Stromvolums gekommen ist.

Bei allen Ventilstörungen des Herzens sind Änderungen, zumeist Steigerungen, in der Funktion bestimmter Teile möglich, welche geeignet sind, den durch den Fehler angebahnten Kreislaufstörungen entgegenzuwirken. Man hat sich gewöhnt, sie als „*Kompensationsvorgänge*" zu bezeichnen, ein Ausdruck, der in Hinsicht auf ihre funktionell ausgleichende Wirkung trotz gewisser Einwände[2]) auch volle Berechtigung hat.

Der Begriff einer vollkommenen Kompensation kann natürlich nicht identisch sein mit dem Begriff einer Aufhebung aller durch den Klappenfehler bedingten Funktionsänderungen. Denn jeder Klappenfehler muß dauernd zu einer Mehrarbeit bestimmter Herzabschnitte, und zwar im allgemeinen zu einer um so größeren führen, je höher sich der Grad der Kompensation gestaltet. Das Mittel, über das das Herz zu einer größeren Arbeitsleistung ohne weiteres verfügt, ist, dem dynamischen Wechselspiel zwischen Anfangsfüllung und Kontraktionskraft entsprechend, die diastolische Erweiterung. Sie ist vergleichbar der stärkeren Spannung eines Bogens. Die Klappenfehler führen, wie wir sahen, eine Erweiterung bestimmter Herzhöhlen alsbald herbei. Sie setzen damit also eine Gegenaktion gegen die von ihnen verursachte Kreislaufstörung unverweilt selbst in Gang.

Da diese zwangsläufige Mehrarbeit eine dauernde ist, so führt sie an den betreffenden Teilen zu Hypertrophie und durch diese wieder, wie man annehmen muß, zu einem Wachsen der dynamischen Koeffizienten, d. h. einer Erhöhung der Kontraktionskraft. Sie gleicht der Verstärkung eines Bogens durch Anlagerung weiterer Schichten elastischen Materials.

Der hypertrophische, „kräftiger" gewordene Abschnitt bleibt den gesetzmäßigen dynamischen Beziehungen zwischen diastolischer Füllung und systolischer Kontraktionskraft ebenso unterworfen wie der normalwandige, normalkräftige. Das gleiche gilt übrigens auch von einem myogen geschädigten, „schwächer" gewordenen. Dessen dynamische Koeffizienten sind kleiner geworden.

---

[1]) ZAHN: 14. Kongr. f. inn. Med. S. 351. — WILKE: Dtsch. Arch. f. klin. Med. Bd. 90, S. 108. — STEINITZ: Zitiert auf S. 206.
[2]) v. BASCH: Kongr. f. inn. Med. 1895, S. 433.

Aber auch bei ihm wächst die Kontraktionskraft mit Vergrößerung der Anfangsfüllung, bedeutet die Dilatation also eine zweckmäßige Reaktion. Bei gleicher diastolischer Einstellung aber leistet der hypertrophische Muskel mehr, der geschwächte bzw. atrophische weniger als der normale.

Allen Klappenfehlern muß, wie wir eingangs schon hervorhoben, primär die Tendenz innewohnen, das Stromvolum des Kreislaufs herabzusetzen. Dieses theoretische Axiom findet sich in Versuchen an Kreislaufmodellen, deren Dynamik der des Herzens genau nachgebildet ist, ausnahmslos bestätigt[1]). Die dilatative Reaktion einzelner Herzteile auf die Ventilstörung wirkt aber dem Sinken des Stromvolumens entgegen. Man braucht am Kreislaufmodell nur die auf die Dilatation sich gründende Mehrarbeit auszuschalten, um zu sehen, wie stark das Stromvolum dann noch weiter absinkt.

In der Wiederherstellung und Beibehaltung eines normalen Stromvolumens auch unter den Bedingungen erhöhter Ansprüche an den Kreislauf, wie sie bei körperlicher Arbeit gegeben sind, darf daher das Hauptkriterium einer vollständigen Kompensation gesehen werden.

Mit der Aufrechterhaltung eines Stromvolumens von bestimmter Größe ist unter normalen Verhältnissen aber immer auch eine bestimmte Verteilung des Blutes auf die beiden Kreisläufe verbunden, und aus dieser Verbindung, zusammen mit einem mittleren Gefäßwiderstand, dem das Stromvolum begegnet, resultieren bestimmte Blutdruckhöhen am arteriellen und venösen Ende des großen und des kleinen Kreislaufs, die ceteribus paribus konstant gehalten werden.

Der arterielle Anfangsdruck wie der venöse Enddruck des großen Kreislaufs lassen sich am Menschen messen[2]), und für die Normalität des arteriellen Anfangsdruckes im kleinen Kreislauf haben wir in der Stärke des 2. Pulmonaltones einen approximativen Anhalt. Freilich wird es nach einem normalen Verhalten des 2. Pulmonaltons nicht sicher auszuschließen sein, daß im venösen Teil des kleinen Kreislaufs nicht doch eine gewisse Blutüberfüllung besteht. Aus den Versuchen GERHARDTS[3]) wissen wir ja, daß erst ein bestimmtes Maß von Druckerhöhung im Endabschnitt des Lungenkreislaufs eine Erhöhung des Pulmonalisdruckes herbeiführt. Wenn man daher voraussetzen kann, daß mit einer Erweiterung der Lungencapillaren durch eine stärkere Füllung eine wesentliche Herabsetzung des Stromwiderstandes geschaffen wird, so wird möglicherweise schon eine sehr geringe, akustisch nicht in die Erscheinung tretende Erhöhung des Pulmonalisdruckes genügend sein, um ein normales Stromvolum herbeizuführen. Klinisch tritt aber für die Frage der Kompensation die Normierung der Blutverteilung und der Blutdruckhöhe gegenüber der Normalgröße des Stromvolums selbst an Wichtigkeit zurück. Körperliche und geistige Frische und Leistungsfähigkeit, als summarischer Ausdruck einer genügenden Kompensation, erscheinen mit einer nicht geringen Variation in den Blutdruckhöhen und, nach der Verstärkung des 2. Pulmonaltones bemessen, auch mit einer gewissen Blutüberfüllung im kleinen Kreislauf vereinbar. Nur eine dauernde wesentliche Erhöhung des venösen Enddruckes im großen Kreislauf, die zu den bekannten Stauungsphänomen führt, pflegt mit Sicherheit auf eine Dekompensation, d. h. eben eine Verminderung des Stromvolums, hinzuweisen.

Theoretisch läßt sich die Arbeit eines Herzabschnittes, gemessen an dem Produkt aus dem bei der Kontraktion erzeugten Druck und dem Schlagvolum, bis nahe an den Punkt hin steigern, von dem ab bei Vergrößerung der diasto-

---

[1]) MORITZ: Zitiert auf S. 202.
[2]) MORITZ u. v. TABORA: Venendruckmessung. Dtsch. Arch. f. klin. Med. Bd. 98, S. 475.
[3]) GERHARDT, D.: Zitiert auf S. 207 (Nr. 1).

lischen Füllung (Anfangsspannung) keine Zunahme, sondern im Gegenteil eine Abnahme der isometrischen Spannung erfolgt. Jenseits dieses Punktes ist das Herz „insuffizient"[1]).

In bezug auf die kompensatorischen Vorgänge liegen die Verhältnisse am einfachsten für die Insuffizienz der Semilunarklappen. Hier erleidet das rechtläufig geförderte Flüssigkeitsvolum durch diastolisches Regurgitieren eines Teiles des Blutes jedesmal einen Verlust. Würde nun das Schlagvolum des betreffenden Ventrikels derart gesteigert, daß die Differenz aus dem Schlagvolum und dem Rückstromvolum doch immer noch die Größe des normalen rechtläufigen Schlagvolums hätte, so wäre die Kreislauffunktion im ganzen in Ordnung. Das Abnorme wäre dann nur mehr ein Hin- und Herpendeln des Rückstromvolums zwischen arteriellem System und Ventrikel und infolgedessen starke Füllungsschwankungen in beiden. Man kann die Richtigkeit dieser Überlegungen an passenden Kreislaufmodellen erweisen[2]), auch finden sie, wie oben schon bemerkt wurde, durch das Experiment am Säugetierherzen ihre Bestätigung[3]). Die durch die Bewältigung des vergrößerten Schlagvolums bedingte Mehrarbeit führt weiterhin zur Hypertrophie, welche die Kammern dann wohl noch zu einer weiteren Steigerung ihrer Tätigkeit und also einem noch besseren Ausgleich befähigt.

Nach dem klinischen Eindruck kommt es bei der Insuffizienz der arteriellen Herzklappen, insbesondere denen der Aorta, auf diese Weise häufig zu vollkommener Kompensation, d. h. nicht nur zur Herstellung eines normalen rechtläufigen Stromvolums, das auch bei Muskelarbeit entsprechend steigerungsfähig ist, sondern auch zu völliger Vermeidung einer Rückstauung in den kleinen Kreislauf.

Bei der Insuffizienz der Atrioventrikularklappen erleidet das Ventrikelschlagvolum nicht diastolisch, sondern systolisch einen Verlust. Auch dieser muß offenbar durch Steigerung des Ventrikelschlagvolums bis zu einer Größe, die der Summe des derzeitigen Rückstromvolums und des normalen rechtläufigen Schlagvolums gleichkommt, wettgemacht werden können. Es ist dann wiederum ein normales rechtläufiges Stromvolum vorhanden, und abnorm bleibt nur das Hin- und Hergehen des Insuffizienzblutes zwischen Ventrikel und Vorhof[4]).

Stellt man an einem geeigneten Kreislaufmodell derartige Verhältnisse, z. B. bei Mitralinsuffizienz, her, so läßt sich übrigens noch zeigen, daß nunmehr die vorher vorhanden gewesene Stauung im Lungenkreislauf sich vermindert und eventuell im arteriellen Teil, im Pulmonalarteriengebiet, ganz einem normalen Verhalten Platz macht[5]). Im Vorhof und dem angrenzenden venösen Abschnitt erfolgen freilich auf alle Fälle ventrikelsystolisch durch den Insuffizienzstrom abnorm große Füllungen. Ventrikeldiastolisch erfolgt aber wieder eine bis zur Norm bzw. sogar eine unter diese noch herabgehende Entleerung, so daß der mittlere Druck am Ende des Lungenkreislaufes der Norm entsprechen kann. Es kommt in diesen dehnbaren Räumen unter Umständen eben zu einer reinen „Aufspeicherungswirkung", welche die Anomalien von Füllung und Druck räumlich beschränkt und insofern „kompensatorische" Bedeutung hat.

Eine Verminderung der Dehnbarkeit des Vorhofs und der in ihn einmündenden Venen, vielleicht gerade durch deren starke Beanspruchung, sowie ihrer

---

[1]) STRAUB, HERMANN: Zitiert auf S. 202 (Nr. 4, S. 161).
[2]) MORITZ: Zitiert auf S. 202.
[3]) STRAUB, HERMANN: Zitiert auf S. 202 (Nr. 4, S. 190).
[4]) LEWY, B.: Zitiert auf S. 204. — MORITZ: Zitiert auf S. 202. — VOLHARD: Zitiert auf S. 208. — STADLER: Zitiert auf S. 208.
[5]) MORITZ: Zitiert auf S. 202.

passiven und aktiven Kontraktionsfähigkeit (Überdehnung, Atrophie der Muskulatur) würde vor allem bei der Tricuspidalinsuffizienz eine „partielle" Dekompensierung des Klappenfehlers bedeuten[1]), indem nunmehr die Stauungsphänomene sich weiter gegen die Peripherie hin fortsetzen müssen. Wäre der venöse Stauungsdruck nur genügend groß, so brauchte die Füllung des rechten Ventrikels trotz eventuellen Fortfalls der Kontraktion des „überdehnten" Vorhofs nicht zu leiden und es könnte dann, sofern der rechte Ventrikel den kompensatorischen Anforderungen gewachsen ist, ein genügendes rechtläufiges Stromvolum vorhanden sein, obwohl vielleicht Stauungsleber und Hydropsien bestehen. Voraussetzung wäre aber wohl eine Vermehrung der Gesamtblutmenge zur Deckung des durch die Füllungszunahme im Venensystem des großen Kreislaufs im übrigen Kreislauf entstandenen Defizits an Flüssigkeit.

Für den zugehörigen Ventrikel bedeutet bei den atrioventrikulären Insuffizienzen die obligate Überfüllung des Vorhofs den Anstoß zu eigener diastolischer Mehrfüllung. Dazu kommt noch die Vergrößerung seines Restvolums infolge der oben gekennzeichneten, der Insuffizienz der Atrioventrikularklappen eigentümlichen Abänderung des ventrikulären Kontraktionsablaufs. Die Dilatation der Kammer stellt, wie das schon wiederholt erörtert wurde, die Bedingung zu einer Vergrößerung ihres Schlagvolums dar, das sich, nachdem sekundär Hypertrophie eingetreten ist, wohl noch weiter steigern kann. Die Tatsache, daß Tricuspidalinsuffizienzen gut kompensiert, d. h. ohne Stauung in der Peripherie, ohne Ödeme, jahrelang bestehen können[1]), macht es wahrscheinlich, daß auch bei Mitralinsuffizienz der eben angeführte, aus Modellversuchen abgeleitete Modus einer Kompensation ohne Steigerung des mittleren Druckes stromaufwärts tatsächlich vorkommt. Es dürften manche Fälle mit systolischem Geräusch an der Spitze, aber ohne Verstärkung des 2. Pulmonaltons, hierher zu rechnen sein. Immerhin liegen aber bei den Insuffizienzen der venösen Herzklappen die Verhältnisse für einen derart vollständigen Ausgleich wesentlich ungünstiger als bei denen der arteriellen. Die völlige Funktionstüchtigkeit und Beschwerdelosigkeit, die ein Individuum mit Aorteninsuffizienz bei guter Beschaffenheit des linken Ventrikels selbst bei erheblichen Anstrengungen aufweisen kann, pflegt in Fällen ausgesprochener Mitralinsuffizienz kaum vorzukommen.

Wenn sich bei Mitralinsuffizienz eine Drucksteigerung im ganzen Pulmonalkreislauf einstellt, so ist dies ein Zeichen, daß der mittlere Druck in Vorhof und Lungenvenen gewachsen ist. Dadurch ist ein Stromhindernis entstanden, gegen das der rechte Ventrikel durch Aufpumpung den Druck in der Pulmonalis so weit erhöht hat, bis das zur Beförderung seines Schlagvolums nötige Gefälle wieder erreicht wurde. Durch diese Gewährleistung eines genügenden Stromvolums beteiligt sich der rechte Ventrikel in gewissem Sinne also auch an der Kompensation der Mitralinsuffizienz. Und dieser Ausgleich erfolgt ohne weiteres wieder aus der Dynamik des Muskels heraus, ganz ebenso wie der linke Ventrikel bei wachsendem Widerstand im großen Kreislauf alsbald den arteriellen Druck in die Höhe setzt. Die Hypertrophie des Ventrikels ist wieder sekundär und ein Bürge, daß seine Mehrarbeit Bestand hat und noch zunehmen kann.

Das Problem der Kompensierung jeglichen Klappenfehlers des Herzens läuft schließlich darauf hinaus, ob die beiden Ventrikel, sofern sie beide von den Folgen des Fehlers betroffen werden, ein genügendes Stromvolum zu erzeugen imstande sind. Denn in dieser Hinsicht sind sie ja vollständig aufeinander angewiesen. Keiner kann auf die Dauer ein größeres (rechtläufiges) Stromvolum liefern wie der andere. Es müßte sich ja sonst entweder das Reservoir des kleinen oder des großen Kreislaufs unter Überfüllung des andern schließlich entleeren. Die Mehrarbeit der rechten Kammer bei der Mitralinsuffizienz als

---

[1]) VOLHARD: Zitiert auf S. 208.

den wichtigsten Kompensationsfaktor zu bezeichnen[1]) geht aber doch nicht an, da, wie wir gesehen haben, der linke Ventrikel allein, sofern er nur sein Schlagvolum (Summe von rechtläufigem und Insuffizienzvolum) genügend steigert, die ganze Aufgabe der Kompensation auf sich zu nehmen imstande ist.

Theoretisch müßte übrigens bei Tricuspidalinsuffizienz der linke Ventrikel zur Überwindung des erhöhten Druckes in den Hohlvenen und im rechten Vorhof ebenfalls vermehrte Arbeit leisten. Doch ist dieser Zuwachs im Verhältnis zu den hohen Drücken, die er schon normal zu bewältigen hat, nur ein geringfügiger, wohl kaum merkbarer. Die Tatsache, daß bei experimenteller Tricuspidalinsuffizienz der linke Ventrikel atrophisch sein kann[2]), darf gegen vorliegende Überlegung nicht angeführt werden. Es ist schon zur Sprache gekommen, daß in diesen Fällen eine starke Herabsetzung des Stromvolums durch den Klappenfehler anzunehmen ist, so daß deswegen der linke Ventrikel sich unter Atrophie auf eine kleinere Arbeitsgröße einstellen könnte.

Bei den *Klappenstenosen* besteht weit mehr als bei den Insuffizienzen ein großer Unterschied in der Ausgleichsmöglichkeit, je nachdem sie an den arteriellen oder an den venösen Ostien gelegen sind. Bei den arteriellen Stenosen, also denen der Aorta oder der Pulmonalis, läßt meist, sofern sie nicht sehr hochgradig sind[3]), schon die Dynamik des normalen, noch mehr aber die des allmählich hypertrophierenden Ventrikels das Schlagvolum sich ausreichend und damit die Stromverhältnisse normal gestalten. Es gilt dies besonders für den Ruhezustand des Körpers, während in Situationen, wo erhebliche Steigerungen der Stromgeschwindigkeit gefordert werden, vor allem also bei körperlicher Arbeit, das Stromhindernis alsbald bedeutend größere, in geometrischer Progession steigende Ansprüche an die Herzkraft stellt. Auch ohne eigentliche Herzschwäche kann hier also „Bewegungsinsuffizienz" bestehen. Handelt es sich um sehr enge Stenosen, so kann freilich auch für den Ruhezustand das Stromvolum subnormal bleiben[4]). Bei den Stenosen der venösen Ostien liegen aber die Verhältnisse für die Herstellung eines normalen Stromvolums wesentlich ungünstiger als bei den arteriellen. Denn es gebricht für höhere Grade der Störung an genügenden Triebkräften, um die nötige Mehrbeschleunigung des Blutes durch die enge Stelle hindurch zu bewirken. In erster Linie fällt hier eine Mehrleistung dem Vorhof zu, der sie kraft seiner der der Ventrikel ganz analogen Dynamik auch alsbald aufnimmt. Seine größere Ausdehnung durch das hinter der Stenose sich aufstauende Blut befähigt ihn, und die Stenose selbst nötigt ihn zu größeren Kontraktionsspannungen, seine konsekutive Hypertrophie sichert dann deren Bestand und erhöht darüber hinaus noch seine Fähigkeit zu abermals größeren Leistungen. Alles das hat aber der schwachen Anlage des Vorhofs gemäß seine verhältnismäßig engen Grenzen. Zudem liegt die Gefahr einer *übermäßigen* Ausdehnung und dadurch einer Schwächung für ihn nahe, die für den muskelstarken Ventrikel den arteriellen Stenosen gegenüber fast nicht in Betracht kommt.

Die Kontraktionskraft des Vorhofs ist ja nun aber bloß ein Teil, und zwar ein auch zeitlich ganz beschränkter, erst am Ende der Diastole zur Geltung kommender Teil in dem möglichen Aufgebote an Propulsivkräften. Wenn eine verstärkte Vorhofkontraktion in ganz leichten Fällen vielleicht auch allein zur Kompensation genügen und sogar eine wesentliche Rückwirkung der Stauung in den Lungenkreislauf hinein verhindern mag, so steht ihr doch in den meisten Fällen als eine sehr wichtige Ergänzung der während der ganzen Diastole bestehende

---

[1]) GERHARDT, D.: Zitiert auf S. 207 (Nr. 1).   [2]) STADLER: Zitiert auf S. 208.
[3]) LEWY, B. (zitiert auf S. 204) führt aus, daß eine arterielle Stenose bis zu einer Größe von $3/5$ des normalen Ostiums nur wenig, von da an aber in rasch steigender Progression als Hindernis wirke.
[4]) So in einem von VOLHARD (25. Kongr. f. inn. Med. S. 688) mitgeteilten Falle von Pulmonalstenose mit nur stricknadeldicker Öffnung, in dem trotz „unglaublicher" Hypertrophie des rechten Ventrikels das Stromvolum sehr klein gewesen sein müsse, da der linke Ventrikel atrophisch war.

erhöhte „passive" Füllungsdruck des Vorhofs zur Seite. Bei der *Mitralstenose* ist dessen Höhe außer durch den Grad der Verengerung auch noch durch die Triebkraft des rechten Ventrikels mitbestimmt. Denn trotz gewisser Widersprüche, die in Experimentaluntersuchungen über Mitralstenose[1]) liegen, muß man doch wohl an der herrschenden klinischen und durch Modellversuche gestützten Anschauung festhalten, daß bei hochgradiger Mitralstenose die Blutanhäufung sich vom Vorhofe aus rückwärts bis in die Pulmonalarterie hinein fortsetzt und so eine Mehrarbeit des rechten Ventrikels mit obligater Hypertrophie bewirkt. Bei vollständigem Verschluß der Mitralöffnung müßte sogar theoretisch genommen eine Auffüllung des ganzen Lungenkreislaufs erfolgen, bis zur Höhe desjenigen isometrischen Druckmaximums, mit dem der rechte Ventrikel bei seiner infolge Nachlassens des venösen Zuflusses rasch sinkenden Anfangsspannung eben noch die Pulmonalklappen zu öffnen im Stande wäre. Sobald aber eine Strömung durch eine auch noch so kleine Öffnung in den linken Ventrikel statthat, kann der Vorhofsdruck selbstverständlich eine solche Höhe nicht mehr erreichen, da jedes Strömen ein Druckgefälle voraussetzt und der Vorhofsdruck daher ein Minus gegenüber dem Pulmonaldruck aufweisen muß. Dieses Minus muß um so größer sein, je größer das Stromvolum wird. Das Ziel eines normalen Stromvolums begreift mithin ganz von selbst schon den Verzicht auf einen sehr erheblichen Teil der potentiellen Spannung des rechten Ventrikels für die Zwecke der Propulsion des Blutes durch die Mitralenge hindurch in sich.

Dies ist ein wesentlicher Punkt, in dem die Mitralstenose mechanisch schlechter als die Pulmonalstenose gestellt ist, da auf diese die Kontraktionskraft des rechten Ventrikels ohne Abzug zur Wirkung kommt. Auch ist zu bedenken, was freilich in gleicher Weise auch für die Pulmonalstenose gilt, daß von dem Ventrikel bei der Förderung eines Schlagvolums nicht seine isometrischen Maximalspannungen, sondern niedrigere Spannungen aufgewandt werden. Es geht dies aus der Dynamik des Herzmuskels hervor. Alle diese Umstände vereinigen sich, um die Druckhöhe im linken Vorhofe zu beschränken, so groß sie, nach den gelegentlich außerordentlichen Erweiterungen des linken Vorhofs zu urteilen (s. S. 205), an sich auch wohl werden mag. Auf alle Fälle bleibt sie auch im Verein mit einem aktiven Kontraktionsdruck des Vorhofs ungenügend, um höhere Grade von Stenose zu kompensieren, und das vor allem dann, wenn irgend erhebliche Mehranforderungen an die Stromgeschwindigkeit gestellt werden. Die Fälle von in der Ruhe mehr oder weniger beschwerdefreien, aber durchaus bewegungsinsuffizienten Mitralstenosen, sind nicht selten.

Bei *Tricuspidalstenosen* dürfte es nicht zu so hohem passivem Vorhofsdruck wie bei den Mitralstenosen kommen, da der linke Ventrikel, schon aus Mangel an der nötigen Blutmenge, das venöse Gebiet des großen Kreislaufs nicht so aufpumpen kann, als es dem rechten beim kleinen Kreislauf möglich ist. Die Kompensationsbreite ist hier also eine noch geringere als bei den Mitralstenosen. Dafür fällt aber bei Kranken mit Tricuspidalstenose die Stauung in der Lunge weg, so daß sie ceteris paribus weniger Beschwerden als solche mit Mitralstenose zu haben pflegen.

Neben dynamischen lassen sich auch noch von zeitlichen Änderungen in der Herztätigkeit kompensierende Einflüsse auf Ventilstörungen erwarten[2]), sei es, daß bei Klappeninsuffizienzen die Phasen, in denen fehlerhafte Strömungen im Herzen entstehen, verkürzt, oder bei den Stenosen die Phasen, in denen das Hindernis überwunden werden muß, verlängert werden.

---

[1]) STRAUB, HERMANN: Zitiert auf S. 202 (Nr. 4, S. 107).
[2]) BAMBERGER: Lehrbuch der Krankheiten des Herzens. Wien 1857.

Bei normaler Schlagfrequenz fallen etwa 40% der Gesamtdauer einer Pulsperiode auf die Systole (Anspannungs- plus Austreibungszeit) und 60% auf die Diastole[1]). Änderungen in der Dauer einer Herzrevolution (durch Änderungen der Schlagfrequenz) wirken nun immer mehr auf die Diastole als auf die Systole ein, d. h. es verkürzt sich mit Abnahme der Pulsdauer (Zunahme der Pulsfrequenz) zwar auch die Systolendauer, aber in geringerem Maße als die der Diastole und umgekehrt[2]). Bei einer Beschleunigung der Herzfrequenz ist also in der Zeiteinheit die von der Summe der Systolen beanspruchte Zeitspanne größer als die der Diastolen, während bei langsamem Pulse die Diastolen den größeren, die Systolen den kleineren Bruchteil der gesamten Zeit ausmachen. Da es nun für die Insuffizienzen der arteriellen Ostien erwünscht ist, wenn weniger diastolische Regurgitationszeit, für die Stenosen, wenn mehr systolische Propulsionszeit vorhanden ist, so folgt daraus, daß die Klappenfehler der arteriellen Ostien im allgemeinen aus einer Vermehrung der Schlagfrequenz Nutzen ziehen werden[3]). Die Blutmenge, welche bei einer Insuffizienz der Aortenklappen infolge einer durch höhere Schlagfrequenz bedingten Verkürzung der Diastolenzeit am Rückfluß in den linken Ventrikel gehindert wird, braucht vom Ventrikel, behufs Erhaltung der Kompensation, dann auch nicht ausgeworfen zu werden. Es wird dadurch dem Herzen unter Umständen wesentlich Arbeit gespart[3]). Der Fall der Muskelarbeit mit obligater Pulsbeschleunigung liegt insofern demnach für die Aorteninsuffizienz relativ günstig, und damit steht die klinische Erfahrung im Einklang, daß gerade Kranke mit gut kompensierter Aorteninsuffizienz nicht selten auch starken Anstrengungen gewachsen sind. Übrigens scheinen manche Fälle von Aorteninsuffizienz an sich schon zu einer gewissen Pulsbeschleunigung zu neigen.

Bei den Insuffizienzen der Atrioventrikularklappen muß es günstig sein, wenn durch eine ausgiebige Diastole für das um das Insuffizienzvolum vergrößerte Einflußvolum in den Ventrikel und desgleichen bei den Stenosen, wenn für das zwar nicht vergrößerte aber durch die Enge behinderte Einflußvolum genügend Zeit gegeben ist. Es erscheint daher für die Fehler der venösen Ostien eine langsame Schlagfolge, die ja in dieser Weise auf die Zeitverteilung zwischen Systole und Diastole wirkt, vorteilhafter. In Dekompensationsfällen ist gerade für sie also auch die negativ chronotrope Wirkung der Digitalis erwünscht.

Unabhängig von Änderungen der Pulsfrequenz können Verschiebungen in dem Verhältnis der Dauer zwischen Systole und Diastole anscheinend auch noch durch die Klappenfehler selbst, und zwar in einem teleologisch günstigen Sinne erfolgen. Dahin gehört eine bei Aortenstenose vorkommende Verlängerung der Systole[4]). Ferner ist vielleicht bei Mitralstenose — der Auskultationseindruck scheint dafür zu sprechen — die Systole öfter abnorm kurz, die Diastole daher entsprechend verlängert.

Von dem gleichzeitigen Vorhandensein mehrerer Klappenfehler muß man Interferenzwirkungen auf das Herz erwarten. Häufig genug wird es zu einer Steigerung der ungünstigen Folgen kommen. Insuffizienz und Stenose an derselben Klappe müssen stromaufwärts zu stärkerer Stauung führen als jede für sich allein. Daher erschwert die Stenose, wenn sie belangreich ist, insofern die Kompensation der Insuffizienz, als sie einer Vergrößerung des Schlagvolums

---

[1]) TIGERSTEDT: Zitiert auf S. 162. — TIGERSTEDT: Skand. Arch. f. Physiol. Bd. 20, S. 248.
[2]) BAST: Arch. f. (Anat. u.) Physiol. 1878, S. 122. — JAQUET u. METZNER: Dtsch. Arch. f. klin. Med. Bd. 70. — Roos (Nr. 1): Ebenda Bd. 92, S. 327. 1908 u. (Nr. 2) Verh. d. 25. Kongr. f. inn. Med. 1908. S. 649.
[3]) LEWY, B.: Zitiert auf S. 204.   [4]) LÜDERITZ: Zitiert auf S. 204.

hinderlich ist, und zwar direkt durch „Ausflußbehinderung" bei den kombinierten Fehlern an den arteriellen Ostien, indirekt bei denen an den venösen, indem sie sich der stärkeren diastolischen Füllung des Ventrikels entgegenstellt („Einflußbehinderung").

Die Kombination Aorteninsuffizienz und -stenose wird von den Autoren insofern gewöhnlich als nicht ungünstig aufgefaßt, als die Stenose die Insuffizienz beschränke. Denn größer als die Stenosenöffnung kann die Insuffizienzöffnung natürlich auf keinen Fall sein. Das heißt genau genommen aber nur behaupten, daß eine Insuffizienz bestimmten Grades mit einer entsprechenden Stenose günstiger sei als eine wesentlich größere Insuffizienz allein. Auf das kommt es aber hier nicht an, sondern darauf, ob eine Insuffizienz gegebener Größe durch das Hinzutreten einer Stenose verbessert werde, und das ist zu verneinen. BAMBERGER[1]) hat bei Aorteninsuffizienzen mit mäßiger Stenose die enormsten Dilatationen und Hypertrophien des linken Ventrikels gesehen. Es kann sehr wohl sein, daß gerade eine zu mäßiger Stenose führende Verwachsung der Semilunarklappen die Insuffizienzöffnung größer werden läßt, als sie es sonst geworden wäre. Bei der erheblichen Beschleunigung, welche wegen des vergrößerten Schlagvolums bei Aorteninsuffizienz dem Blut durch das arterielle Ostium hindurch erteilt werden muß, wird sich auch eine mittlere Stenose schon als wesentliche Arbeitsvermehrung bemerklich machen. Insuffizienzen mit ganz geringfügiger Stenose wird man praktisch wesentlich nur als Insuffizienzen, Insuffizienzen mit hochgradiger Stenose aber in der Hauptsache als Stenosen betrachten dürfen.

Bezüglich der Dilatation eines Herzabschnittes muß bei kombinierten Klappenfehlern desselben Ostiums auch die zeitliche Aufeinanderfolge der einzelnen Fehler eine Rolle spielen, indem beispielsweise bei primärer Ausbildung einer Mitralinsuffizienz und nachfolgender Stenose eine Dilatation des linken Ventrikels, als der letzte Fehler eintrat, schon gegeben war. Unter diesen Bedingungen wird man daher die theoretisch für eine Mitralstenose geforderte geringe Ausbildung der Höhle des linken Ventrikels nicht erwarten dürfen.

Verwickeltere Verhältnisse entstehen, wenn gleichzeitig Fehler an mehreren Klappen vorhanden sind, wobei man günstigere und ungünstigere Kombinationen zu unterscheiden versucht ist. Wenig günstig scheint theoretisch beispielsweise die Kombination hochgradiger Aortenstenose mit Mitralinsuffizienz zu liegen. Beide tendieren an sich schon zur Verkleinerung des rechtläufigen Schlagvolums des linken Ventrikels. Ihre gemeinsame Wirkung in dieser Hinsicht entspricht aber nicht bloß der Summe ihrer Einzelwirkungen. Denn bei Aortenstenose kommt es, wie wir sahen, sowohl zu einer erheblichen Steigerung des systolischen intraventrikulären Druckes als zu einer Verlängerung der Systole, beides Faktoren, die den Insuffizienzstrom nach dem linken Vorhof vergrößern, die Wirkung der Mitralinsuffizienz also verstärken müssen. Weniger intensiv wird nach derselben Richtung die Kombination von Mitralinsuffizienz und Aorteninsuffizienz wirken, da es bei letzterer nicht zu so starken systolischen Drucksteigerungen im linken Ventrikel kommen dürfte wie bei Aortenstenose. Natürlich ist aber der linke Ventrikel, wenn er die beiden Fehler kompensieren soll, mehr belastet, als er es bei jedem einzelnen wäre.

Besteht neben einer Mitralstenose noch eine Aorteninsuffizienz, so braucht hierdurch, sofern die Aorteninsuffizienz völlig kompensiert ist, der durch die Mitralstenose behinderte Abfluß des Blutes in den linken Ventrikel nicht noch mehr erschwert zu werden. Es geht dies ja schon aus dem Verschontbleiben des

---

[1]) BAMBERGER: Zitiert auf S. 215.

kleinen Kreislaufs von Stauung bei kompensierter reiner Aorteninsuffizienz hervor. Ebenso enthält die Kombination Aortenstenose mit reiner Mitralstenose bei völliger Kompensation des ersteren Fehlers keine besonderen ungünstigen Faktoren.

Auf Einzelheiten bei sonst noch möglichen Klappenfehlerkombinationen, insbesondere solchen des rechten Herzens, soll nicht eingegangen werden, da die letzteren nur ein Spiegelbild derer im linken Herzen darstellen und nach den gleichen Grundsätzen zu beurteilen sind. Ebenso mögen über die bizarren Verhältnisse, wie sie durch *Mißbildungen* des Herzens geschaffen werden können[1]), wenige Worte genügen. Es kommen hier die eingreifendsten Anomalien vor, Transpositionen der großen Gefäße, bei denen Aorta und Pulmonalis aus den ungehörigen Ventrikeln entspringen und die beiden Kreisläufe also nebeneinander- statt hintereinandergeschaltet sind, hochgradige Verengerung bzw. Atresie der Pulmonalis oder Aorta, bei denen der Herzursprung eines Kreislaufs ganz verschlossen ist u. a. m. Wenn hier das Leben kürzer oder länger erhalten bleiben soll, so ist das nur möglich, wenn abnorme Wege für den Blutaustausch zwischen rechtem und linkem Herzen bzw. zwischen kleinem und großem Kreislauf zur Verfügung stehen. Solche Verbindungen können durch Defekte in der Vorhofs- (offenes Foramen ovale) oder Ventrikelscheidewand[2]) und durch Offenbleiben der fetalen Kommunikation zwischen Pulmonalis und Aorta, des Ductus Botalli, gebildet werden, wie sie gelegentlich auch für sich allein, ohne die genannten Gefäßanomalien, vorkommen. Auch kollaterale Verbindungen zwischen Bronchial- und Lungenarterienästen kommen in Betracht. Ungenügende Arterialisierung und vor allem direkte Beimischung venösen Blutes zu arteriellem bewirken in vielen solchen Fällen auffällige Cyanose.

Das Auftreten von Dilatationen und Hypertrophien einzelner Herzabschnitte richtet sich bei den Entwicklungsstörungen des Herzens nach den allgemeinen Prinzipien verstärkter Belastung und Überlastung.

Bei Defekten der Kammerscheidewände braucht in beiden Ventrikeln während der Systole trotz ihrer Kommunikation nicht der gleiche Druck zu herrschen. Vielmehr wird, ungleiche Muskelentwicklung in beiden vorausgesetzt, aus dem stärkeren, sofern er durch entsprechende Überlastung auch tatsächlich zu höheren Drücken veranlaßt wird, durch die Kommunikationsöffnung Blut in den schwächeren gepreßt werden, und in diesem wird nur nach Maßgabe dieses Füllungszuwachses sowie seiner Geräumigkeit und Dehnbarkeit ein Druckzuwachs über seinen „Normaldruck" hinaus erfolgen. Die gleiche Überlegung gilt für das Offenbleiben des Ductus Botalli. Es braucht bei demselben keineswegs in der Pulmonalarterie derselbe Druck wie in der Aorta zu bestehen. SCHITTENHELM[3]) sah bei offenem Ductus Botalli eine Dilatation des linken Ventrikels, den er auf den abnormen Füllungszuwachs zum kleinen Kreislauf bezieht.

Das nicht ganz seltene Offenbleiben des Foramen ovale hat als isolierte Störung funktionell wenig Bedeutung für die Zirkulation im Herzen. Pathogenetisch gelegentlich mehr, insofern es Gelegenheit zu sogenannter paradoxer Embolie (aus dem Venensystem in das arterielle System hinein) gibt, was gelegentlich einmal auch bei offenem Ventrikelseptum vorkommt[4]). Ein Blutaustausch

---

[1]) VIERORDT: Die angeborenen Herzkrankheiten. In Nothnagels Handb. Bd. XV, S. 186.

[2]) ROKITANSKY: Die Defekte der Scheidewände des Herzens. Wien 1875.

[3]) SCHITTENHELM: Beobachtungen über den offenen Ductus Botalli. Dtsch. med. Wochenschr. Jg. 46, Nr. 42, S. 1157. 1920.

[4]) ABBOT: Differential study of a case of pulmonary stenosis. Americ. journ. of the med. sciences Bd. 165, Nr. 5, S. 636—659. 1923.

zwischen den Vorhöfen, dessen Richtung im einzelnen Falle je nach dem Ort des Überdruckes verschieden sein würde, könnte wesentlich nur während der Ventrikelsystole in Frage kommen. Während der Ventrikeldiastole dürfte die Richtung des Stromes aus den Vorhöfen in ihre zugehörigen Ventrikel weitaus überwiegen.

Als eine Besonderheit ist noch die Kombination von offenem Foramen ovale mit Mitralinsuffizienz zu erwähnen. Es kann hier der Rückstrom aus dem linken Ventrikel auch in den rechten Vorhof hinübergeleitet werden, so daß er zu einem positiven Venenpuls in der Jugularis Veranlassung gibt, der in diesem Falle also nicht auf Tricuspidalinsuffizienz schließen läßt. Bei Kombination von Mitralstenose mit offenem Foramen ovale vermißte LUTEMBACHER eine stärkere Stauung in der Lunge und fand den linken Ventrikel noch kleiner wie gewöhnlich[1]). Die Verbindung mit dem weiten rechtsseitigen Venensystem wirkte mindernd auf Füllung und Druck des linksseitigen.

Über die Größe der bei Klappeninsuffizienzen regurgitierenden Volumina lassen sich unter Verwendung der oben angegebenen Methode, die Herzen in diastolischem Zustand einzugipsen, gewisse zahlenmäßige Vorstellungen gewinnen. Beispiel: Knabe von 16 Jahren, Mitralinsuffizienz, Aorteninsuffizienz (und mäßige Stenose). Sub finem vitae Puls 150 i. M. Blutdruck (RIVA-ROCCI) maximal 140 cm H_2O, minimal 54 cm H_2O.

1. Versuch: Nachdem die Aorta des eingegipsten und mit Wasser gefüllten Herzens mit einer MARIOTTEschen Flasche verbunden ist, wird unter einem Druck von 100 cm H_2O (mittlerer Aortendruck) Wasser eingeleitet. Durch die insuffizienten Aortenklappen fließen 11 400 ccm H_2O in 1 Minute ab.

2. Versuch: Versuchsanordnung wie in 1. Doch sind die Aortenklappen passiv möglichst weit geöffnet und der Einstrom findet, um die Druckverhältnisse im linken Ventrikel annähernd nachzuahmen, unter einem Druck von 140 cm Wasser statt. (Im Leben gemessener Maximaldruck in der Brachialis.) Es fließen in der Minute 3760 ccm durch die insuffiziente Mitralis ab.

Es wird nach Versuchen von Roos[2]) für eine Pulsfrequenz von 150 i. M. eine Dauer der Diastole von 0,18 Sek. und der Systole von 0,22 Sek. angenommen. Hiernach berechnet sich ein Insuffizienzvolum der Aorta von 34 ccm, der Mitralis von 14 ccm für die einzelne Herzrevolution. Macht man für das Herz gesunder Knaben die Annahme eines normalen Schlagvolums von 40 ccm bei einem Puls von 75 i. M.[3]), so würde sich dasselbe für einen Puls von 150 i. M. auf 20 ccm stellen. Das Insuffizienzvolum der Aorta von 34 ccm hätte bei unserem Kranken demnach 170% des vom Kreislauf an sich benötigten „effektiven"[4]) oder „zirkulatorischen" Volums [KISCH[5])] betragen. Das „reguläre", d. h. rechtläufige Schlagvolum des linken Ventrikels hätte sich auf 54 ccm erhöhen müssen, um dieser Anforderung gerecht zu werden. Nun hatte ferner aber noch der linke Ventrikel in dem Insuffizienzvolum der Mitralis ein „irreguläres" Volum von 14 ccm zu bewältigen, so daß von ihm statt 20 ccm ein Gesamtschlagvolum von 68 ccm, also 340% des Normalen gefordert wurde. Erst dann hätte er die Bedingungen zu einem normalen Effektivvolum geschaffen. Die Ausmessung des linken Ventrikels im diastolischen Zustande ergab bei dem Knaben eine Kapazität von rund 100 ccm. Unter diesen Voraussetzungen wären ihm also noch 32 ccm Restblut am Ende jeder Systole verblieben.

Noch wesentlich größer mußten natürlich die Anforderungen an den Ventrikel für die einzelne Systole bei einer Verminderung der Schlagfrequenz werden. Am Tage vor dem Tode bestand eine Pulsfrequenz von 120 i. M. Schätzen wir, wieder unter Zugrundelegung der Rooßschen Angaben[2]), bei dieser Schlagzahl den systolischen wie den diastolischen Anteil an der Gesamtschlagzeit von 0,5 Sek. je 0,25 Sek. und nehmen als effektiv benötigtes Volum von 25 ccm an, so ergeben sich ceteris paribus folgende Werte: Insuffizienzvolum der Aorta 47 ccm, Insuffizienzvolum der Mitralis 16 ccm; Gesamtschlagvolum des Ventrikels 88 ccm. Dieses enorme Schlagvolum würde damit schon die Kapazität des Ventrikels nahezu ganz beansprucht haben. Noch viel ungünstigere Verhältnisse würden sich bei weiterer Verlangsamung des Pulses ergeben. Natürlich stellen solche Ergebnisse nur Annäherungen dar. Für das Mitralostium ändern sich auch, anders wie bei der Aorta,

---

[1]) LUTEMBACHER: La sténose mitrale avec communication interauriculaire. Presse méd. Jg. 33, Nr. 15, S. 236. 1925.

[2]) Roos: Zitiert auf S. 216 (Nr. 1 u. 2).

[3]) TIGERSTEDT: Zitiert auf S. 162 (S. 207).

[4]) S. oben S. 160.

[5]) KISCH: Zitiert auf S. 160 (S. 107).

die mechanischen Bedingungen im Verlauf der Systole. Freilich war bei der derben schwieligen Beschaffenheit der Klappe im vorliegenden Falle eine wesentliche Verkleinerung des Insuffizienzspaltes während der Systole nicht wahrscheinlich. Auch waren die Bedingungen des Versuches in anderer Hinsicht auf Minimalannahmen gegründet. Das gilt vor allem von der Gleichsetzung des intraventrikulären systolischen Druckes mit dem im Leben an der Brachialis gemessenem Maximaldrucke. In Wirklichkeit müßte der intraventrikuläre Druck bei dem großen Schlagvolum nicht unwesentlich höher als der den Brachialisdruck natürlich auch noch übertreffende Aortendruck gewesen sein, auch die Systolendauer wohl größer, da für diese der Wert des Gesunden mit seinem viel kleineren Schlagvolum angenommen wurde. Letzterer Umstand, die Annahme einer zu kleinen Systole und daher zu großen Diastole, mußte andererseits wieder zu einem zu großen Wert für das Aorteninsuffizienzvolum führen. Man sieht, es kann sich nur um Annäherungen handeln. Immerhin aber dürften die angegebenen Zahlen doch ein interessantes Bild von der Größenordnung der im Leben vorhanden gewesenen Ventilstörungen geben.

Der Spitzenstoß.

Von

W. Frey

Kiel.

Mit 10 Abbildungen.

Zusammenfassende Darstellungen[1]).

FRANK, O. u. O. HESS: Untersuchung der Bewegungen des normalen und pathologischen Herzens. Ergebn. d. inn. Med. Bd. 14, S. 359. 1915. — WEITZ, W.: Studien zur Herzphysiologie und -pathologie auf Grund kardiographischer Untersuchungen. Ergebn. d. inn. Med. Bd. 22, S. 402. 1922. — TIGERSTEDT, R.: Die Physiologie des Kreislaufs. 2. Aufl. 1921.

1. Methodik.

Die in der Klinik übliche **Inspektion** und **Palpation** des Spitzenstoßes orientiert über die Lage des äußeren Herzrandes und die Höhe des Herzens im Verhältnis zum Zwerchfell. In der Regel wird der Spitzenstoß vom linken Ventrikel gebildet, so daß durch die Feststellung des Spitzenstoßes speziell dieser Herzabschnitt näher präzisiert wird. Der Spitzenstoß findet sich normalerweise im V. oder IV. Intercostalraum, in der Medioclavicular- und Mammillarlinie. Vergrößerung des rechten Herzens verlagert den Spitzenstoß nach außen, eine solche des linken Ventrikels nach außen und unten. Eine Verbreiterung des Spitzenstoßes ist meist das Zeichen einer Herzvergrößerung. Die Stärke desselben kann nur sehr bedingt als Ausdruck der systolischen Kontraktionsenergie betrachtet werden. In der Regel ist der Spitzenstoß positiv, wölbt die Brustwand während der Systole vor, bei Fixation des Herzens an seiner Unterfläche wird die Brustwand systolisch eingezogen (negativer Spitzenstoß). Man muß beachten, daß schon normalerweise in der Umgebung eines positiven Spitzenstoßes die Brustwand häufig systolisch hereingezogen wird.

Wichtige Aufschlüsse gibt die Untersuchung des Spitzenstoßes mit Hilfe der **graphischen Methoden.**

Die früher üblichen *Hebelapparate* und auch die Verwendung des vor allem von MAREY angewandten Sphygmographen sollen hier nicht mehr näher erörtert werden, die damit gewonnenen Kurven leiden zu sehr unter dem Trägheitsmoment der Apparaturen.

Eine wesentliche Verbesserung bedeutete das *Lufttransmissionsverfahren*. An Exaktheit steht es, wie schon FRANK bemerkte, wohl etwas hinter der direkten Registrierung zurück, die Bequemlichkeit seiner Anwendung ist aber so groß, daß es zur Zeit so gut wie ausschließlich angewandt wird.

---

[1]) Die in den Monographien ausführlich zitierte ältere Literatur ist im Hinblick auf die früher übliche vielfach unzureichende Methodik in der folgenden Darstellung nur zu einem kleinen Teil mit berücksichtigt.

Die verschiedenen derartigen Apparate unterscheiden sich vor allem durch die Art ihrer *Aufnahmekapseln* und das *Registrierverfahren* im engeren Sinne.

Die *Aufnahmekapsel* nach MAREY wird von einer Trommel gebildet, bespannt mit einer Gummimembran. Auf der Membran selbst ist eine Pelotte aufgeklebt. Die Trommel steht mit der Registriervorrichtung durch einen Schlauch in Verbindung und kann ihrerseits in bequemer Weise in einem Gehäuse mit Hilfe einer Mikrometerschraube auf- und abwärts verschoben werden. Das Gehäuse selbst sitzt dem Brustkasten fest auf. Die Apparatur von EDGREEN[1]) ist ähnlich gebaut. Seit langem wird auch ein einfacher Trichter gebraucht, den man frei oder mit Gummi bespannt der Thoraxwand aufsetzt. Dieses Vorgehen wird jetzt wohl am häufigsten angewandt. Der Trichter kann mit der Hand gehalten werden, obschon man sich vor störenden Mitbewegungen dabei sehr in acht zu nehmen hat. Besser ist die Fixation der Kapsel mit einem gummiartigen, um den Thorax herumgeführten Bandapparat oder einem soliden, von außen an den Thorax herangeführten Gestänge. Die Bewegungen des Thorax dürfen dabei nicht behindert werden. Am besten läßt man bei der Registrierung den Atem anhalten. Am Tier kann eine starke und beschleunigte Atmung die Aufnahme guter Kurven verhindern. Als sehr zweckmäßig hat sich mir oft die Verwendung kleiner Phonendoskope erwiesen.

In Verbindung mit der Aufnahmekapsel stehen die verschiedenen Arten von *registrierenden Vorrichtungen*.

Die MAREYsche Kapsel ist ungeeignet, die dem Spitzenstoß entsprechenden Volumschwankungen werden schlecht wiedergegeben. Ausgezeichnete Kurven erhält man mit den FRANKschen Segmentkapseln. Die Frequenz der Eigenschwingungen der aufgespannten feinen Gummimembran ist relativ hoch und gibt die einzelnen Wellen des Spitzenstoßes getreu wieder. Die Membran ist auch bei stärkerer Spannung genügend empfindlich. Das aufgeklebte Spiegelchen muß fest sitzen.

Ich habe zur Registrierung des Spitzenstoßes gelegentlich auch das Mikrophon benutzt. Als Aufnahmekapsel diente ein kleines, mit Gummi überspanntes Phonendoskop. Eine *geschlossene* Schlauchleitung von ca. $1/2$ m Länge führt zu dem erschütterungsfrei suspendierten Mikrophon. In dem primären Stromkreis liegen außer dem Mikrophon ein kleiner Akkumulator und im Nebenschluß ein Schieberheostat sowie die primäre Spule eines kleinen Transformators mit 100 Ohm Widerstand. In dem sekundären Stromkreis befinden sich die sekundäre Spule (0,9 Ohm) und das Saitengalvanometer von EDELMANN. Die erhaltenen Kurven geben die einzelnen Volumschwankungen nicht richtig wieder, weil die Form der Wellen neben der Größe der Volumschwankung vor allem von der Raschheit ihres Anstiegs abhängig ist. Durch Verschieben des Rheostats kann man die einzelnen Wellen auch beliebig groß und klein machen. Darin liegt ein Nachteil, aber auch wieder ein Vorteil des Verfahrens, das man speziell bei wenig ausgesprochenem Spitzenstoß verwenden kann. Die zeitlichen Verhältnisse des Spitzenstoßes heben sich auf den Kurven scharf ab.

2. Die Ursachen des Herzstoßes.

Über das Zustandekommen des Spitzenstoßes existierten früher verschiedene Theorien. So nahm SKODA[2]) (1842) an, es erhalte das Herz beim Hinaustreiben des Blutes einen Bewegungsantrieb nach der entgegengesetzten Seite, also gegen die Thoraxwand hin, ähnlich wie die Flinte beim Abfeuern des Schusses zurück-

---

[1]) EDGREEN: Skandinav. Arch. f. Physiol. 1889, S. 1.
[2]) SKODA: Abhandlung über Perkussion und Auscultation. Wien 1842.

schlägt. Durch AUFRECHT[1]) wurde später (1877) der Spitzenstoß mit der Füllung der großen arteriellen Gefäße in Zusammenhang gebracht. Es sollten diese durch das einströmende Blut gedehnt werden und das Herz nach unten drücken, weil ihre anatomische Lagerung eine Ausdehnung nach oben oder nach der Seite nicht zuließe. Eine gewisse Ähnlichkeit damit hat die von KORNITZER[2]) (1857) ausgesprochene Hypothese. Der durch die Entleerung der Kammern in den großen Gefäßen einsetzende Druckanstieg sollte diese Gefäße strecken und damit das Herz nach abwärts drücken. Und schließlich wurde noch angenommen, es beruhe der Herzstoß auf der plötzlichen Erweiterung, welche die Kammern in der Präsystole erfahren.

Alle die genannten Theorien haben sich als mehr oder weniger unrichtig erwiesen. Der Spitzenstoß beginnt nicht erst im Moment der Austreibungszeit, er steht nicht in Abhängigkeit von der Füllung oder dem Druck in den großen Gefäßen der Herzbasis, er entspricht auch nicht einem präsystolischen Vorgang, sondern fällt genau mit dem Beginn der systolischen Aktion des Herzens zeitlich zusammen. Der Beweis dafür liegt in der Tatsache, daß der Beginn des Spitzenstoßes synchron mit dem Anstieg des Ventrikeldrucks erfolgt, und in dem Nachweis, daß der 1. Herzton zeitlich mit dem Beginn des Spitzenstoßes zusammenfällt.

Die Kurve des Spitzenstoßes, z. B. geschrieben mit der FRANKschen Apparatur, zerfällt im wesentlichen in das Intervall der *Anspannungszeit*, die *Austreibungszeit*, *Verharrungszeit*, in das Stadium der *Anfüllungszeit* und die Zeit der im Spitzenstoß zum Ausdruck kommenden *Vorhofskontraktion*.

Bei der Analyse der Kurven braucht man am besten die von FRANK (HESS) eingeführten Abkürzungen:

Vo = Vorhofskontraktion;
Vk = Einwirkung der plötzlich einsetzenden Kammerkontraktion, Beginn der Anspannungszeit;
A I = Einwirkung der arteriellen Pulsation, Aortenöffnungswelle, Beginn der Austreibungszeit;
A II = Einwirkung der arteriellen Pulsation bei Anspannung der Aortenklappen, Incisur, Aortenschlußzacke;
E = Einströmungswelle, Öffnung der Atrioventrikularklappen.

Für das Verständnis der Kurven ist die Erkenntnis wesentlich, daß das Herz während der Systole und Diastole Veränderungen sowohl seiner Form wie seines Volumens erfährt und damit dauernd seine Lage zur Brustwand ändert. Eine stärkere Anlagerung bedingt im Kardiogramm eine Erhebung, ein Zurückweichen eine Senkung der Kurve.

Die *Volumveränderungen* entsprechen dem schwankenden Füllungszustand des Herzens. Wären sie allein maßgebend, so müßte die Kurve während der Systole dauernd absinken, um sich in der Diastole wieder zu erheben. Die beiden isometrischen Perioden der Anspannungszeit und Verharrungszeit würden als horizontale Intervalle hervortreten. Die Volumveränderungen kombinieren sich aber mit *Änderungen der Herzform*. Man kann dabei von positiven und negativen Formveränderungen sprechen, je nachdem die Brustwand dabei vorgewölbt wird oder zurückweicht. Der Beginn der Systole ist nun zweifellos durch den Übergang des Herzens von der Diastole zur Systole mit einer Annäherung der Herzspitze an die Brustwand verbunden. Das Herz streckt sich, richtet sich straff auf und muß seine Herzspitze nach vorn bewegen, weil die

---
[1]) AUFRECHT: Dtsch. Arch. f. klin. Med. Bd. 19, S. 580. 1877.
[2]) KORNITZER: Sitzungsber. d. Akad. d. Wiss., Wien. Mathem.-Naturw. Kl. 24, S. 120. 1857.

Basis mehr oder weniger fixiert ist. Gleichzeitig mit der Erhebung der Herzspitze findet eine Drehung des Herzens um seine sagittale Achse von außen nach innen statt. Der linke Ventrikel kommt dadurch mehr zum Vorschein. Die FRANKschen Untersuchungen[1]) haben ergeben, daß im Beginn der Systole die Basis des Herzens herabgezogen wird, mit der Erschlaffung des Herzens wieder nach oben rückt. Dieser letztere Vorgang würde zu keiner größeren Dislokation der Herzspitze führen, die beiden erstgenannten Momente müssen aber eine brüske Vorwölbung der Brustwand zur Folge haben.

Die Interferenz der Volumveränderungen mit den Formveränderungen des Herzens beeinflußt nun die einzelnen Wellen der Spitzenstoßkurve in hohem Maße.

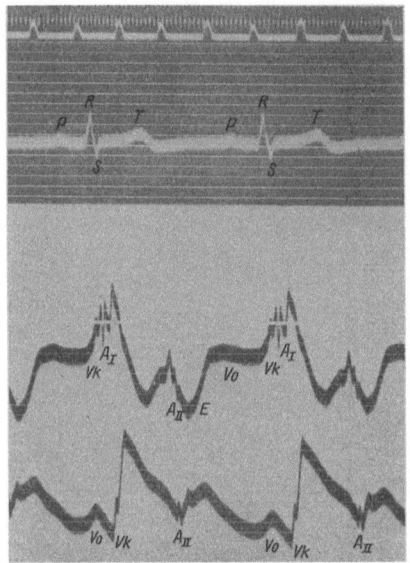

Abb. 59. Elektrokardiogramm (Abl. II), Spitzenstoß (V. Intercostalraum), Carotis links. Positive Austreibungswelle nach A_I (Aortenöffnungszacke).

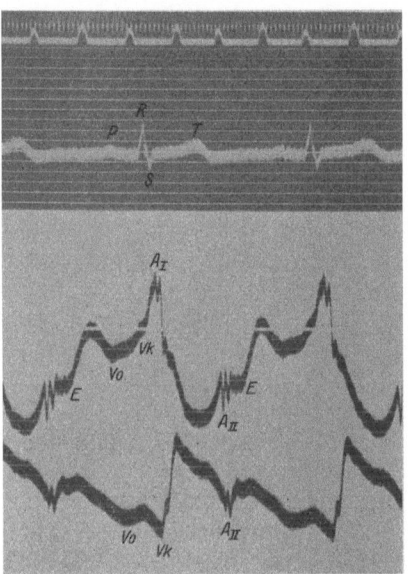

Abb. 60. Elektrokardiogramm, Herzstoß, aufgenommen nahe der Herzbasis, Carotis links. Negative Austreibungswelle.

Nimmt man den Spitzenstoß in der Höhe des V. Intercostalraums, innerhalb der Mammillarlinie auf, so pflegt die Formveränderung zunächst zu überwiegen, es resultiert eine deutliche positive Anspannungs- und Austreibungsschwankung. Erst später fällt die Kurve unter dem Einfluß der abnehmenden Herzfüllung. In Abb. 59, die außer dem Elektrokardiogramm und der Carotiskurve in der Mitte den Spitzenstoß enthält, ist die Anspannungs- wie die Austreibungswelle gespalten, entsprechend einer nicht ganz synchronen Kontraktion der beiden Ventrikel. Bei Registrierung des Herzstoßes näher an der Basis (Abb. 60) liegt der Beginn der Diastole oft nur wenig tiefer als der Beginn der Systole, weil sich an der Herzbasis die Füllung der großen Gefäße und die der Vorhöfe bemerkbar machen. Wichtig ist vor allem, daß die Welle der Anspannungszeit im Basiskardiogramm häufig negativ erscheint. Die Herzbasis wird systolisch abwärts gezogen und von der Brustwand entfernt. Der Abfall nach der spitzen Austreibungswelle erscheint in der beigegebenen Abbildung auffallend brüsk.

---

[1]) FRANK, O.: Kongreß innere Medizin. 1908.

Es ist für das Aussehen der Kurven also wesentlich, wo die Aufnahmekapsel appliziert wird.

Für das Aussehen des Herzens ist auch die Art der Entleerung der Herzkammern von großer Wichtigkeit. Erfolgt sie rasch, so überwiegt die *Formveränderung* und prägt sich dabei häufig als zweiter systolischer Gipfel aus. Ist die Füllung des Herzens dagegen eine besonders große, so kommt bei der systolischen, langsameren Entleerung der Ventrikel vor allem die *Volumveränderung* zur Geltung, wodurch die Kurve zu starkem Abfall gebracht wird (*Entleerungskardiogramm*, FRANK).

3. Die einzelnen Abschnitte des Kardiogramms.

a) Anspannungszeit.

Bei Registrierung des Herzstoßes nahe der Spitze pflegt der Beginn der Ventrikelkontraktion mit einer raschen positiven Schwankung einzusetzen, um dann schräg abzufallen. Die Anspannungswelle ist also meistens eine zweiphasische. Die positive Erhebung entspricht nach FRANK, HESS der Formveränderung des sich kontrahierenden Ventrikels, der negative Abfall dem Zurückweichen der atrioventrikulären Klappen, also einer Volumänderung.

W. WEITZ hat O. FRANK demgegenüber auf die PIPERschen Druckkurven[1]) verwiesen, wonach im *zweiten* Teil der Anspannungszeit die Vorhofsdruckkurve jäh heruntergeht. Man müßte also erwarten, daß die kardiographische Kurve nicht im zweiten Teil der Anspannungszeit, sondern im ersten Teil eine Senkung aufweise, wenn überhaupt eine Volumverminderung den Abfall der Kurve bedingte. In Wirklichkeit steigt aber die Kurve im ersten und sinkt im zweiten Teil. WEITZ gibt dafür nun folgende Erklärung: Sofort mit dem Anfang der Ventrikelkontraktion beginnt, während sich gleichzeitig der Muskel härtet, das unter Druck gesetzte Ventrikelblut nach der Stelle geringeren Drucks, d. h. nach den Vorhofsklappen hin, auszuweichen. Die Klappen werden vorhofswärts vorgewölbt. Nun sei das Herz um seine Aufhängestelle, die Aorta, ein sich leicht bewegender Körper. Den nach oben und hinten gerichteten Mitralklappen liegt der vordere und untere Teil des linken Ventrikels gegenüber. Ein Überdruck gegen diesen Teil wird nach der Annahme von W. WEITZ das bewegliche Herz hier an die Brustwand anpressen und die erste Erhebung des Spitzenstoßes hervorrufen. Ist dann nach Ausbuchtung der Mitralklappen der Ventrikelinnendruck überall der gleiche, auf der Fläche der von den Papillarmuskeln gehaltenen Klappen wie an der übrigen Innenwand, so hört die geschilderte passive Anpressung auf, und die Herzspitze sinkt in die Lage zurück, die der inzwischen eingetretenen Form des Herzens entspricht.

Die von WEITZ gegebene Deutung der Form der Anspannungswelle steht mit der FRANKschen Theorie vor allem hinsichtlich des zweiten Teils der Anspannungszeit in Widerspruch. Tatsächlich steht die Spitzenstoßkurve am Ende der Anspannungszeit fast immer erheblich tiefer als der Ausgangspunkt der Anspannungswelle. Die Herzspitze müßte sich also mit einer heftigen Bewegung von der Brustwand entfernt haben, ohne daß irgendeine Volumänderung dabei eingetreten wäre. Es würde eine relativ lange Zeit verstreichen, bis ein Druckausgleich innerhalb der Ventrikel eingetreten ist, und erst der Moment des Druckausgleichs sollte dann das Abfallen der Welle zustande bringen. Dies ist zweifellos ein schwacher Punkt der WEITZschen Hypothese.

---

[1]) PIPER: Arch. Anat. Physiol., Physiol. Abt. 1912. S. 366, 1912, S. 364, 1913, S. 376, 1914.

Vorhofdruckkurven dürfen zur Erklärung des Kardiogramms nicht ohne weiteres herangezogen werden. Durch die von Schneiders[1]) usw. einwandfrei nachgewiesene, besonders frühzeitig zustande kommende Kontraktion der Papillarmuskeln werden die Vorhofsklappen herabgezogen [Garten und Weber[2])], ein Vorgang, der an sich den intraauriculären Druck herabsetzen müßte. Gleichzeitig sollte der gesteigerte intraventrikuläre Druck die Vorhofsklappen aber nach dem Vorhof hin drängen. Zwei Faktoren mit gegensätzlicher Wirkung konkurrieren so in schwer zu übersehender Weise miteinander.

Im Beginn der Systole werden die Vorhofsklappen gespannt und halten dicht. *Die erste positive Welle im Kardiogramm entspricht einer reinen Form- und Konsistenzänderung der Ventrikelmuskulatur*, synchron mit dem Einsetzen der intraventrikulären Drucksteigerung. Der *abfallende zweite Teil der Anspannungswelle beruht entweder auf einem Ausweichen (relative Insuffizienz) der Vorhofsklappen oder einer Vorwölbung der Semilunarklappen nach der Aorta hin*. Die Kardiogramme der Herzfehler zeigen, daß beides für die Form des Kardiogramms von Bedeutung ist.

Die *Abgrenzung* der Anspannungswelle läßt sich gegenüber der vorangehenden Vorhofserhebung meist gut durchführen. Die Vorhofswelle ist flacher und von längerer Dauer, die Anspannungswelle spitz und kürzer. Das Ende der Anspannungswelle erscheint meist durch den steilen Anstieg der Austreibungswelle genügend charakterisiert. Dieser Punkt pflegt auch besonders tief zu liegen. Schwierigkeiten können eintreten, wenn die beiden Ventrikel sich ungleichzeitig kontrahieren, so daß nicht nur die Anspannungswelle, sondern auch der Beginn der Austreibungszeit sich als doppelte Erhebung in der Kurve ausprägen (Abb. 59). In solchen Fällen ist der Beginn der Austreibungszeit vor allem schwierig zu bestimmen, weil der eine sich *vorzeitig* kontrahierende Ventrikel zum Einsetzen der steilen Austreibungswelle führt und die *verspätete* Anspannungswelle gewissermaßen mit sich reißt, so daß diese im aufsteigenden Schenkel der Austreibungsperiode erscheint. Schließlich darf man bei Ausmessung von Kurven den initialen positiven Anstieg der Anspannungswelle, der kurz sein kann und häufig gegenüber dem zweiten negativen Teil stark zurücktritt, nicht übersehen.

Die *Dauer* der Anspannungszeit wurde von Chauveau und Marey[3]) beim Pferde zu 0,1 Sekunde angegeben. Beim Hund fanden Hürthle[4]), Frédéricq[5]), Lüderitz[6]), de Heer[7]) die Anspannungszeit zu 0,02—0,04 Sekunde, bei der Katze Piper[8]) zu 0,05 Sekunde, bei Kaninchen Lüderitz[9]) und C. Tigerstedt[10]) zu 0,02—0,04 Sekunde.

Beim Menschen wurden [R. Tigerstedt[11])] nebenstehende Werte gefunden.

Die Angaben sind je nach der angewandten Methodik verschieden. Die letztgenannten Autoren haben mit der Frankschen Apparatur gearbeitet, die für die Registrierung des Spitzenstoßes einzig als einwandfrei betrachtet werden kann.

Die Dauer der Anspannungszeit ist vom herrschenden arteriellen Druck weitgehend unabhängig. Die Herzkontraktion entspricht bekanntlich einer

---
[1]) Schneiders: Zeitschr. f. Biol. Bd. 65, S. 465. 1915.
[2]) Garten u. Weber: Zeitschr. f. Biol. Bd. 66, S. 83. 1915.
[3]) Chauveau u. Marey: Mém. de l'acad. de méd. 1863.
[4]) Hürthle: Pflügers Arch. f. d. ges. Physiol. Bd. 49, S. 61. 1891.
[5]) Frédéricq: Zentralbl. f. Physiol. Bd. 6, S. 259. 1892.
[6]) Lüderitz: Zeitschr. f. klin. Med. Bd. 20, S. 374. 1892.
[7]) de Heer: Pflügers Arch. f. d. ges. Physiol. Bd. 148, S. 16. 1912.
[8]) Piper: Engelmanns Arch. f. Physiol. Bd. 357, S. 366. 1912.
[9]) Lüderitz: Zeitschr. f. klin. Med. Bd. 20, S. 374. 1892.
[10]) Tigerstedt, C.: Skandinav. Arch. f. Physiol. Bd. 29, S. 247.
[11]) Tigerstedt, R.: Physiologie des Kreislaufs. 1921.

Überlastungszuckung des quergestreiften Muskels. Der Ausgangshöhe oder Anfangsspannung beim Skelettmuskel entspricht die Anfangsspannung oder Füllung des Herzmuskels, dem angehängten Gewicht der Aortendruck. Wie beim Skelettmuskel eine große Anfangsspannung und niedriges Gewicht den isometrischen Teil der Zuckungskurve verkürzen, so beim Herzen die starke Füllung und der niedrige Aortendruck. Die Dauer der Anspannungszeit ist bei hohem arteriellen Druck aber deshalb nicht immer verlängert, wie vielfach angenommen wurde, weil es bei steigendem Druck in der Aorta ganz gesetzmäßig zu einem Anwachsen der Ventrikelfüllung kommt („systolisches Restvolum") und damit eher zu einer *Verkürzung* der Anspannungszeit. Es konkurrieren hier zwei Faktoren mit gegensätzlicher Wirkung.

Beim Wechsel des arteriellen Drucks zu Beginn der Systole zwischen 58 und 140 mm Hg variierte die Anspannungszeit nach HÜRTHLE nur zwischen 0,022 und 0,038 Sekunden; ihre kürzeste Dauer von 0,022 Sekunde fand sich bei einem arteriellen Druck von 136 mm, ihre größte von 0,038 Sekunde bei einem Druck von 95 mm Hg. Damit stehen eigene Untersuchungen am Kaninchen in Übereinstimmung, in denen durch Kompression der Bauchaorta starke Änderungen des arteriellen Drucks herbeigeführt wurden. Bei einem Druck von 138 mm Hg betrug die Anspannungszeit 0,025 Sekunde, bei Druck 90 mm Hg 0,030 Sekunde. Es ist die Drucksteigerung in diesen Versuchen mit einer deutlichen Ver-

Anspannungszeit in Sek.	Autor
0,1	MAREY
0,073	RIVE
0,085	LANDOIS
0,096—0,087	EDGREEN
0,07	GRUNMACH
0,054	KEYT
0,06	HÜRTHLE
0,02—0,04	SCHMIDT
0,07—0,10	HOCHHAUS
0,05	R. TIGERSTEDT
0,07—0,08	ROBINSON u. DRAPER
0,05	O. HESS

kürzung der Anspannungszeit verbunden. WEITZ und GRANER[1]) fanden die Anspannungszeit bei experimentell gesteigertem Aortendruck bald verlängert, bald verkürzt.

Es wurde auch die Anspannungszeit mit der zwischen Kammer- und Aortendruck vorhandenen Druckdifferenz verglichen. So fand R. TIGERSTEDT bei einer Zahl aufeinanderfolgender Pulse bei einer Druckdifferenz von 50 bis 59 mm Hg die Anspannungszeit 0,017, bei einer Differenz von 60—70: 0,019—0,020, bei einer Differenz von 89—90: 0,022, von 100 mm: 0,025, von 125—128: 0,030—0,027. Mit Recht bemerkt aber R. TIGERSTEDT, daß bei diesen Beobachtungen hohe Werte des diastolischen Kammerdrucks mit niederen des arteriellen Drucks zusammenfallen, und umgekehrt. Es lasse sich deshalb nicht entscheiden, ob die Dauer der Anspannungszeit mehr durch den Kammer- oder durch den Aortendruck beeinflußt sei.

Man könnte erwarten, daß die Füllung der Ventrikel im Beginn der Systole für die Dauer der Anspannungszeit von ausschlaggebender Bedeutung sei. HÜRTHLE fand aber bei Durchtrennung der Vagi und andererseits bei elektrischer Reizung der sympathischen Herznerven nur sehr geringe und nicht immer im gleichen Sinne gehende Variationen. Ich kann das nach Versuchen am Kaninchen durchaus bestätigen. Bei einer Frequenz von 300 betrug die Anspannungszeit 0,011—0,018, bei Frequenz 90: 0,018 und bei Frequenz 210: 0,016. Die Kältebradykardie führt ebenfalls zu keiner deutlichen Veränderung der Anspannungszeit.

---

[1]) WEITZ u. GRANER: Dtsch. Arch. f. klin. Med. Bd. 116, S. 511. 1914.

b) Austreibungszeit.

Die nach FRANK geschriebenen Kurven zeigen nach der diphasischen, am Ende schräg abfallenden Anspannungswelle einen steilen Anstieg, der in der Regel vom tiefsten Punkt zur größten Höhe des Kardiogramms führt. Diese Welle fällt zeitlich mit der Öffnung der Aortenklappen zusammen. Sie wird von FRANK als *Aortenöffnungswelle* bezeichnet.

Die *Austreibungszeit* hat man dadurch bestimmt, daß man aus dem Carotis- und Radialpuls zunächst die Pulswellengeschwindigkeit ermittelte und unter Berücksichtigung der Entfernung zwischen Carotis und Aortenklappen die absolute Zeit errechnete, die der Puls für diese Strecke braucht. Die betreffende Distanz wurde sodann bei gleichzeitiger Registrierung von Carotis- und Herzpulsation auf das Kardiogramm übertragen. Das Verfahren ist recht unexakt, weil die Pulswellengeschwindigkeit in verschiedenen Gefäßgebieten bei verschiedener Wanddicke der Gefäße nicht die gleiche ist und außerdem die Länge der Aorta von den Klappen bis zur Carotis nicht genau bestimmt werden kann.

W. WEITZ bestimmt die Incisur des Carotispulses und vergleicht diesen Punkt mit der entsprechenden Welle im Kardiogramm. Die Entfernung zwischen den einander entsprechenden Punkten gibt die Zeit an, die der Puls nötig hat, um von den Aortenklappen nach der Aufnahmestelle an der Carotis zu kommen. Nach WEITZ beträgt dieses Zeitintervall etwa 0,5 Hundertstelsekunde. Wenn man aber berücksichtigt, daß die Bewegung des Pulses zu Anfang seiner systolischen Erhebung über die diastolisch schlaffen Arterien wegläuft, die Welle des Klappenschlusses zu Beginn der Diastole über gefüllte oder gespannte Gefäße, so kann man erwarten, daß die Fortpflanzungsgeschwindigkeit der Welle im letzteren Fall relativ größer ist, weil sie mit zunehmender Gefäßspannung ganz allgemein wächst. WEITZ verlängert nun das zwischen den beiden Incisuren gefundene Zeitintervall „um ein weniges" und trägt diese Distanz dann vom Beginn des Carotispulses rückwärts auf das Kardiogramm ab und bestimmt dadurch den Beginn der Aortenöffnungswelle. Das Verfahren ist nicht exakt. Dazu kommt, daß z. B. von O. HESS angenommen wird, es verschiebe sich die „zentrale Blutsäule" im Beginn der Diastole als Ganzes zentripetal. O. HESS stellte am Menschen fest, daß die Incisuren im Kardiogramm und der Carotis- pulskurve zueinander kaum eine Verspätung zeigen, die erste Schwingung des 2. Tons fällt mit dem Beginn der Incisur der Subclavia zeitlich genau zusammen.

Beide Verfahren sind unnötig, weil die Analyse des Kardiogramms allein zur Bestimmung der Austreibungszeit in der Regel völlig genügt. Der Beginn ist durch den steilen Anstieg der Welle gegeben, das Ende durch die Aorten- erschlaffungswelle, die Incisur oder den Beginn des 2. Tons.

Die einzelnen während der Systole in Erscheinung tretenden Wellen- bewegungen stehen, wie das ganze Kardiogramm überhaupt, in Abhängigkeit von Form- und Volumveränderungen des Herzens, die miteinander in verschie- dener Hinsicht interferieren. So erklärt sich die steile positive Schwankung im Beginn der Austreibungszeit nach HESS durch eine *Formveränderung*, die das Herz durch das Einströmen des Blutes in den Conus arteriosus erleidet. Nach WEITZ ist es die Lageveränderung des Herzens, die den Anstieg bedingt. WEITZ erinnert dabei an die älteren Vorstellungen über das Zustandekommen des Spitzenstoßes überhaupt, an die Rückstoß- und an die Dehnungs- und Streckungs- theorie. Für die Erklärung der Spitzenstoßwelle im Beginn der Austreibungs- zeit kann die Dehnung der Aorta beim systolischen Einströmen des Blutes allerdings von Wichtigkeit sein. Man kann dabei drei Stadien unterscheiden:

Ein erstes, in dem sich die Aorta stark ausdehnt, ein zweites, in dem sie ausgedehnt bleibt, und ein drittes, in dem sie zusammenfällt. Da alle Arterien, also auch die Aorta, eine Streckung erfahren, wenn sie pulsatorisch gedehnt werden, und da die Streckung der Aorta die Herzspitzengegend der Brustwand nähert, so müßte nach WEITZ das Herz im ersten Stadium an die Brustwand angedrängt, im zweiten Stadium ausgepreßt gehalten werden und im dritten Stadium wieder zurückfallen. Nun sieht man die erste Welle nach erreichter maximaler Höhe sofort wieder tief abfallen, um dann wieder anzusteigen. Diese Schwankungen kommen unter der Einwirkung der *Volumänderung* des Ventrikels zustande. Bei rascher Entleerung findet sich ein zweiter systolischer Gipfel, weil da das Herz immer noch von der Aorta her an die Brustwand herangepreßt wird; bei langsamer Entleerung überwiegt die Volumverminderung so sehr, daß nur *ein* systolischer Gipfel auftritt, nach dem die Kurve dann zunehmend sinkt.

Den Schluß der Austreibungszeit markiert die *Aortenerschlaffungswelle*, deren tiefster Punkt durch eine meist sehr deutlich ausgesprochene steile Zacke unterbrochen wird, entsprechend der Anspannung der Semilunarklappen. Dieser Punkt, die Incisur, hebt sich durch die eigenartige Form der Welle (A II) gut ab, während der Beginn der Aortenerschlaffung nicht immer deutlich erkennbar ist. Der Beginn der Diastole entspricht zweifellos dem Auftreten der steil abfallenden Aortenerschlaffungswelle. Ebenso wie die Dehnung der Aorta die Herzspitze nach vorn schleudert, so läßt ihre Erschlaffung die Spitzenstoßkurve absinken. Wenn vielfach die Incisur oder der 2. Herzton als Beginn der Diastole angesehen wird, so ist das theoretisch nicht völlig richtig.

Von der Dauer der Austreibungszeit sagt R. TIGERSTEDT, sie wäre von dem in der Aorta zu Beginn der Systole herrschenden Druck sowie von der Pulsfrequenz nur in einem sehr geringen Grade abhängig. Bei hohem Aortendruck pflegt sie aber doch immer etwas länger zu sein als bei niedrigem arteriellen Druck. In eigenen Versuchen am Kaninchen betrug z. B. bei einem arteriellen Druck von 90 mm Hg die Austreibungszeit 120 σ, bei einem Druck von 138 mm Hg 138 σ.

Bei steigendem arteriellen Gegendruck wird das nach einer Systole im Herzen zurückbleibende Restblut immer größer sein als bei niedrigerem Druck. Man wird also vermuten dürfen, daß bei größerer Füllung die Austreibungszeit auch eine längere sei. Diese Voraussetzung, deren Richtigkeit von vornherein sehr naheliegt, hat auch ihre Bestätigung gefunden bei künstlicher Herbeiführung von verlangsamter Herztätigkeit. Bei Vaguserregung macht sich der negativ inotrope Einfluß des Vagus, die Tendenz zur Verkürzung der Austreibungszeit, gewissermaßen störend bemerkbar. Bei intravenöser Zufuhr *kalter* Ringerlösung findet man aber folgende Werte:

Eingriff	Zeit	Frequenz	Anspannungszeit	Austreibungszeit	Systole	Diastole	Leistungszeit
—	11,52	270	17	95	112	100	52
	11,53	270	15	100	115	107	53
Kälte	11,56	240	18	107	125	140	47
		235	18	120	138	140	49
		230	18	115	133	155	46
		230	18	113	131	145	47
	11,58	270	17	107	122	110	52

Es wird bei der einsetzenden Bradykardie in erster Linie das diastolische Intervall vergrößert. Die Dauer der Austreibungszeit erfährt aber auch eine deutliche Verlängerung.

Dasselbe gilt von der *Systolendauer* überhaupt. Schon F. B. HOFMANN[1]) stellte am Froschherzen eine Zunahme der Systolendauer bei Verlangsamung der Herztätigkeit fest, eine Abnahme bei Frequenzvermehrung. Am Menschen fand LANDOIS[2]) die Dauer der Systole bei einer Pulsfrequenz von 55—65 = 300 bis 327 und bei Variationen der Systolendauer zwischen 55 und 113 die Werte 346—190. A. WEBER und A. WIRTH[3]) stellten bei 107 herzgesunden Menschen die Dauer der Systole zu 25—35 Sekunden fest. Bei ein und demselben Individuum könne die Dauer der Systole während einer halben Stunde trotz Variationen der Herzfrequenz ganz konstant sein. Auch TIGERSTEDT betont, daß trotz recht bedeutender Schwankungen der Pulsfrequenz die Dauer der Kammersystole doch merkwürdig gleich bleibe.

Der Grund für diese unklaren Ergebnisse bei Untersuchung des Menschen kann in *Einflüssen liegen, die mit der Erregung der extrakardialen Herznerven in Zusammenhang stehen.* In Bestätigung der älteren Angaben von F. B. HOFMANN fand BOHNENKAMP[4]), daß am Froschherzen bei Vaguserregung die Diastole verfrüht erscheint, auch wenn die Kraft der Kontraktionen noch nicht abgenommen hat. Auch O. FRANK bemerkt, daß bei Vaguserregung die Zusammenziehung etwas langsamer erfolge, besonders im späteren Teil, und die Erschlaffung etwas früher beginne, unter Verkürzung der Gipfelzeit, und schneller vonstatten gehe als sonst. Beim Säugetier überwiegt bei Vaguserregung immer der pulsverlangsamende Effekt, so daß diese Verkürzung der Systolendauer, die einer Förderung „distrahierender" Vorgänge entspricht, meist nicht beobachtet werden kann.

Bei elektrischer Reizung des Accelerans wird die Dauer der Gesamtkontraktionen verkürzt oder verlängert gefunden. Es konkurrieren hier wieder der positiv inotrope Einfluß, die Verstärkung und Verlängerung der der Kontraktion zugrunde liegenden Vorgänge, mit dem Effekt der Frequenzerhöhung. Die Einverleibung von Adrenalin beim Kaninchen führt auch zu wechselnden Resultaten.

Durch BRUGSCH und BLUMENFELD[5]) ist der Begriff der *Leistungszeit* des Herzens formuliert worden, entsprechend dem Verhältnis Systolendauer : Dauer der ganzen Herzrevolution. Die Verwertung dieses Intervalls stößt auf Schwierigkeiten, weil nicht nur die Systole, sondern auch die Diastole bei gewissen Einwirkungen, z. B. Kälte, verändert gefunden werden, so daß der Quotient trotz deutlicher Änderung der absoluten Werte keine oder sogar gegensätzliche Werte ergibt.

c) Entspannungs- und Anfüllungszeit.

Nach dem Ende der Aortenerschlaffungswelle erscheint die Aortenschlußzacke (A II) als sehr rasche spitze Erhebung. Daran schließen sich feine Schwingungen, die dem 2. Ton entsprechen. Die Erklärung dieser Wellenbewegungen bietet keine Schwierigkeiten. Der diastolische Rückprall des Blutes auf die Aortenklappen pflanzt sich bis zur Herzspitze fort.

Nach diesen Klappenschwingungen steigt die Kurve meist etwas an und bildet so eine erste diastolische Welle. Dann folgt die meist deutlich hervortretende stärkere Erhebung E und schließlich die der Vorhofskontraktion entsprechende Welle.

Für die *erste* diastolische Welle gibt W. WEITZ) die Erklärung, daß die Aorta, entsprechend der Rückstoßelevation in der Aortenkurve, nach statt-

---

[1]) HOFMANN, F. B.: Pflügers Arch. f. d. ges. Physiol. Bd. 84, S. 130. 1901.
[2]) LANDOIS: Die Lehre vom Arterienpuls. 1872.
[3]) WEBER, A. u. A. WIRTH: Dtsch. Arch. f. klin. Med. Bd. 105, S. 565. 1912.
[4]) BOHNENKAMP: Pflügers Arch. f. d. ges. Physiol. Bd. 196, S. 275. 1922.
[5]) BRUGSCH u. BLUMENFELD: Berlin. klin. Wochenschr. Bd. 11, S. 245. 1920.

gefundenem Klappenschluß wieder eine gewisse Dehnung erfahre, die sich dem Spitzenstoß mitteilt. Nach O. Hess) ist diese kleine Welle vermutlich durch eine Schwingung der geschlossenen Vorhofklappe nach der Ventrikelseite zu hervorgerufen; dadurch, daß die in dem gefüllten Vorhofe eingeschlossene, durch den arteriellen Rückprall in Bewegung gesetzte Blutmasse nicht nur nach der venösen Seite, sondern auch wieder nach dem Ventrikel zu auszuweichen sucht. Beide Einflüsse bedingen an sich eine positive Erhebung. Immer macht sich aber auch die zunehmende Erschlaffung des Ventrikelmuskels geltend, mit der Tendenz, die Kurve „negativ" zu machen. Das Aussehen dieses Kurvenabschnitts ist demnach vieldeutig, zeigt bei Mitral- und Aortenfehlern aber recht charakteristische Differenzen (s. unten).

Die *zweite* diastolische Welle ist von Wichtigkeit, weil sie mit dem Einstrom des Blutes von den Vorhöfen in die Ventrikel zeitlich zusammenfällt *(Einströmungswelle).* Diese Welle markiert somit das Ende der Entspannungszeit und den Beginn der Anfüllungszeit.

Die Vorhofskontraktion kommt als *dritte* diastolische Welle zur Geltung, von der vorangehenden Einströmungswelle meist wenig scharf abgesetzt, dagegen gut abgegrenzt gegenüber der nachfolgenden Welle der Anspannungszeit.

Die Diastole der *Basiskurve* beginnt ähnlich wie die der Spitze mit einer Anzahl scharf ausgeprägter spitzer Wellen, die durch das brüske Zurückströmen des arteriellen Blutes zum Herzen hervorgerufen werden. Nach diesen Pulsationen fällt die Kurve im Moment der Öffnung der Mitralklappe dann aber steil *ab*. Die Einströmungswelle prägt sich hier also in einer Negativität aus, entsprechend dem Abströmen des Blutes von den Vorhöfen zur Herzspitze. Erst später erhebt sich dann die Kurve während des Einstroms des Blutes in den Ventrikel. Dieser Anstieg ist viel weniger steil als der Anstieg in der Spitzenkurve und erfolgt stets einen beträchtlichen Zeitraum später (O. Hess).

Über die *Dauer der Entspannungszeit* können keine bestimmteren Angaben gemacht werden, weil der Moment der Öffnung der Vorhofsklappen außer vom Ventrikel auch in erheblichem Maße von der Füllung der Vorhöfe abhängt. Die Werte schwanken nach Weitz zwischen $9/100$ und $15/100$ Sekunde. Bei hoher Herzfrequenz sind sie im allgemeinen kürzer, bei niedriger Frequenz länger. Die Dauer der *Anfüllungszeit* entspricht dem diastolischen Intervall, das vor allem durch die herrschende Frequenz der Schlagfolge bestimmt wird, bei Bradykardie verlängert, bei Tachykardie verkürzt erscheint.

4. Der Spitzenstoß bei krankhaft verändertem Herzen.

a) Herzvergrößerung.

Im Gegensatz zu dem normalen Kardiogramm stehen Kurven von Herzen, die der Brustwand zu nahe anliegen. W. Weitz betont, daß es dabei gleichgültig sei, ob das Herz durch pleuritische Verwachsungen an die Brustwand herangezogen sei, durch einen pleuritischen Erguß herangepreßt, ob das normalgroße Herz in einer Trichterbrust oder einem sonst anormalen Thorax zu weit vorn liegt, oder ob zwar Lage und Brustkorb normal, das Herz selbst aber vergrößert ist.

Gemeinsam ist diesen Herzen, handelt es sich um Hypertrophie oder Dilatation, die *stark ausgeprägte Vorhofswelle.*

Die Anspannungszeit verhält sich verschieden. Hat man es mit einem vorwiegend hypertrophen Herzen zu tun oder einem aus einem bestimmten Grunde zu weit vorgelagerten normalen Herzen, so findet man das Ende der Anspannungszeit häufig im Bereich des aufsteigenden Schenkels der Austreibungsperiode. Ist dagegen die Herzvergrößerung mit stärkerer Dilatation und relativer Insuffizienz der atrioventrikulären Klappen verknüpft, so kann es zu einem stärker ausgesprochenen Rückschlag der Welle während der Anspannungszeit kommen. In dem ersten Fall überwiegt die Form-, im zweiten die Volumänderung der Kammern.

In dem Verhalten der Austreibungszeit unterscheiden sich die Hypertrophie meist von der Dilatation.

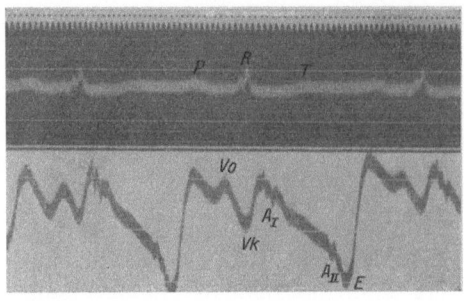

Abb. 61. „Entleerungskardiogramm" bei dilatiertem Herzen. Abfall der Kurve nach der Aortenöffnung (A_I), bis zur Öffnung der Vorhofsklappen (Einströmungswelle E).

Während die Kurve normalerweise vor der Aortenerschlaffungszacke in der Regel etwas ansteigt, zeigt sie bei vergrößertem *dilatierten* Herzen von der Höhe der Austreibungswelle ab meist einen tiefen Abfall (Abb. 61), der nicht einmal durch die Aortenschlußwelle wesentlich beeinflußt wird und erst im Moment der Vorhofsklappenöffnung durch eine steil ansteigende Einströmungswelle unterbrochen wird. Es ist das der Typus des sog. *Entleerungskardiogramms* (FRANK). Die Volumveränderungen überwiegen, nachdem im Beginn der Austreibungszeit eine kurze positive Welle als Ausdruck der Formveränderung des Herzens zustande gekommen war. Der Grund dafür, daß während der Entspannungszeit das Herz noch weiter von der Brustwand zurückweicht, unter Abfallen der Kurve, kann nur mit dem Nachlassen des Herzmuskeltonus erklärt werden, also einer reinen Formveränderung. Bei *hypertrophischem* Herzen (Abb. 62) fällt die Austreibungszacke weniger rasch ab, vor der Aortenschlußzacke findet sich eine kräftige Erhebung. Hier überwiegt zunächst die Formveränderung. Die Entspannungswelle zeigt wie bei Dilatation einen deutlichen Abfall.

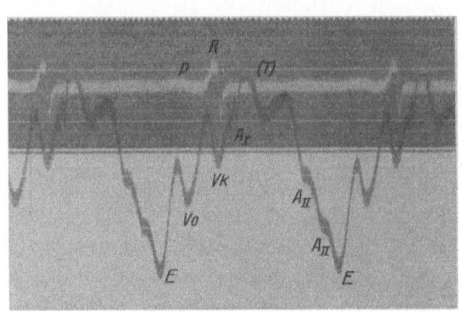

Abb. 62. Kardiogramm bei hypertrophischem Herzen. Nach der Aortenöffnung (A_I) mehrere positive Erhebungen.

Das Herz hat weniger Spielraum als in der Norm. Die im Spitzenstoß hervortretenden Bewegungen der Brustwand treten im ganzen stärker in Erscheinung und verändern das Kardiogramm in bestimmter Weise, je nachdem der Muskel vorwiegend hypertrophisch ist oder nicht.

b) Herzfehler.

α) *Mitralstenose.* Bei der relativ geringen Entwicklung des linken Ventrikels, mit entsprechend kleiner Füllung, treten die Volumveränderungen der Herzaktion im Spitzenstoß gegenüber der Formveränderung zurück. Wir sehen deshalb die Austreibungszeit dadurch charakterisiert, daß die systolische Erhebung eigentümlich breit erscheint (Abb. 63). Die Aortenschlußzacke unterbricht den Abfall der Kurve oft nur in geringem Maße, auch während der Entspannungszeit kann die Kurve weiter abfallen bis zur Einströmungswelle. Die Kurven haben dann eine gewisse Ähnlichkeit mit einem Entleerungskardiogramm. Die breite Form des systolischen Gipfels charakterisiert aber speziell die Mitralstenose.

Die Anspannungszeit erscheint oft gespalten, mit starker Amplitude und starkem Abfall der zweiten Hälfte (Abb. 64). Man wird daraus mit HESS auf eine leichte Insuffizienz der Vorhofskammerklappen schließen dürfen, wenn sie klinisch durch das Auftreten systolischer Geräusche auch nicht zu erkennen ist. Der starre Klappenring ist nicht nur verengert, sondern auch insuffizient. Die große Amplitude der Wellenbewegung trägt zu der Lautheit des 1. Tons bei der Mitralstenose bei. In anderen Fällen, besonders bei Kombination der Stenose mit Insuffizienz, ist der erwähnte Abfall aber gar nicht da, die Anspannungswelle erscheint mehr oder weniger von der Austreibungswelle mit hochgenommen.

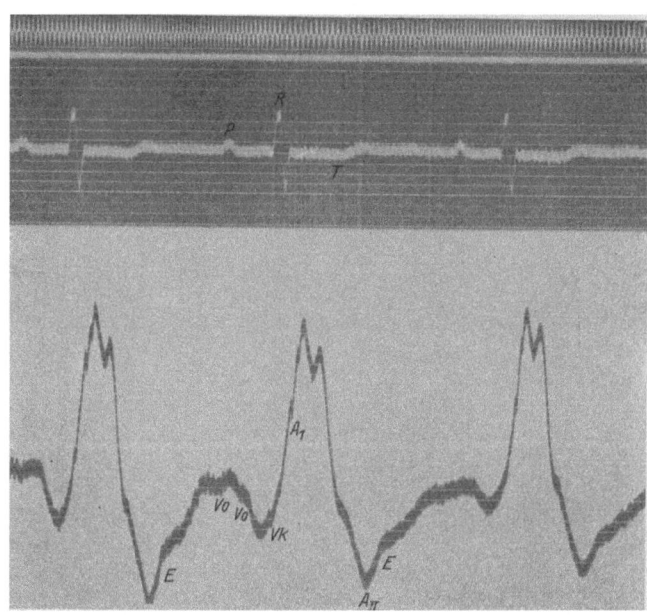

Abb. 63. Kardiogramm bei Mitralstenose. Mehrere Wellen nach A_I. Die Entleerung (negative Formveränderung des linken Ventrikels) kommt wenig zur Geltung.

Das diastolische Intervall von der Aortenschlußzacke bis zur Anspannungswelle zeigt weitere Eigentümlichkeiten. Zunächst fehlt häufig die erste, normalerweise meist leicht positiv verlaufende Welle während der Entspannungszeit. Die Streckung der Aorta fällt bei dem geringen Schlagvolum des linken Ventrikels wenig intensiv aus, so daß auch die Herzspitze kaum nach vorn bewegt wird. Die Erschlaffung des Herzens überwiegt. In Abb. 63 und 64 erscheint die Strecke A_{II}—E positiv, weil die Aufnahmepelotte nicht über der Herzspitze saß, sondern etwas weiter nach oben innen, so daß sich die abnorm starke Füllung der *Pulmonalis* bemerkbar machen konnte. Im Anschluß an die Entspannungszeit sieht man häufig *drei*

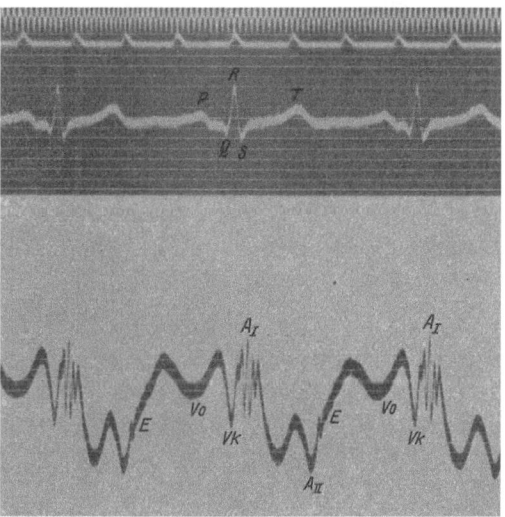

Abb. 64. Kardiogramm eines Falls von Mitralstenose. Die Anspannungs- (V_K) wie die Austreibungswelle (A_I) gespalten, mit relativ starker Amplitude. Große Vorhofswelle (V_0).

Wellen, die erste entsprechend der Einströmungswelle, die zweite und dritte als Ausdruck der Vorhofskontraktion. Jede dieser Wellen kann einen geräusch- oder tonähnlichen Eindruck hervorrufen, obschon man diese Aufteilung des diastolischen Intervalls meist mehr fühlen als hören kann. Die Einströmungswelle kann einen auffallend raschen Anstieg zeigen und eine ausgiebige Amplitude; es wird dabei die Füllung des rechten Ventrikels besonders zum Ausdruck kommen, während die des linken Ventrikels bei der Stenosierung der Mitralis auf Widerstand stoßen muß. Die Vorhofswelle erscheint zuweilen verdoppelt, ein Zeichen für die Überfüllung der Vorhöfe. Die erste Vorhofskontraktion, die HESS nach dem Vergleich mit der arteriellen Kurve auf den

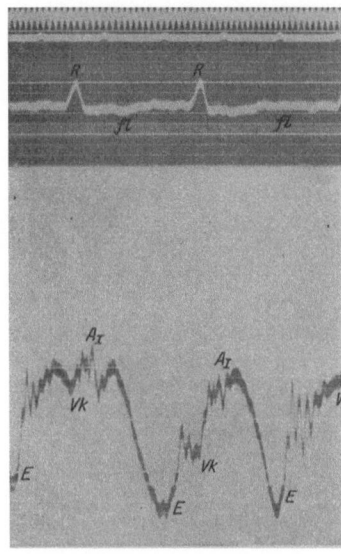

Abb. 65. Mitralstenose mit Vorhofsflimmern. Die Vorhofswelle fehlt. Deutliche Ausprägung des diastolischen Geräuschs.

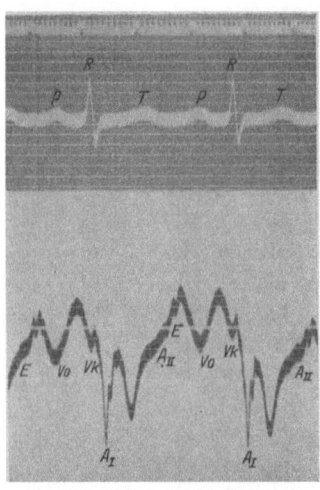

Abb. 66. Kardiogramm bei Mitralinsuffizienz. Tiefer Abfall der Kurve im zweiten Teil von V_K, im Verlauf der Anspannungszeit. Das Blut entweicht nach dem linken Vorhof hin. Große Vorhofswelle V_O.

rechten Vorhof bezieht, erscheint bei einer Registrierung des Kardiogramms links neben dem Sternum besonders deutlich, während der zweite Vorhofsanstieg, der nach HESS dem linken Vorhof zugeteilt werden muß, im Spitzenkardiogramm der größere ist. Die Vorhofswellen imponieren wie im Elektrokardiogramm auch hier durch ihre Größe. Beim Flimmern der Vorhöfe (Abb. 65) fehlen sie.

β) *Mitralinsuffizienz.* Im Gegensatz zu der Mitralstenose zeigt das Kardiogramm der Mitralinsuffizienz häufig den Typus des Entleerungskardiogramms mit systolischem Abfall über die Aortenschlußzacke hinweg bis zu einem tiefen Minimum, das durch eine kräftige Einströmungswelle unterbrochen wird. Der in der zweiten Hälfte der Anspannungszeit auftretende Rückschlag pflegt besonders stark ausgesprochen zu sein (Abb. 66). Bei höheren Graden der Insuffizienz kommt die ganze Anspannungswelle überhaupt nur wenig zum Ausdruck. Die Austreibungswelle ist abnorm niedrig und liegt häufig tiefer als die Anspannungswelle. In der Diastole können drei Wellen auftreten wie bei der Mitralstenose, von denen die erste die Einströmungswelle, die zweite und dritte die Kontraktion der Vorhöfe repräsentieren. Die Vorhofswellen zeigen keine Geräuschzacken wie bei der Mitralstenose.

γ) *Aorteninsuffizienz.* Die Kurven zeigen in der Systole den Typus des Entleerungskardiogramms. Im Gegensatz zu der Mitralinsuffizienz steigt die Kurve aber am Ende der Austreibungszeit vorzeitig an und erfährt auch nach der Aortenschlußzacke häufig keine Senkung mehr. Abb. 67 zeigt diese eigentümliche Veränderung. Den Anstieg zu Ende der

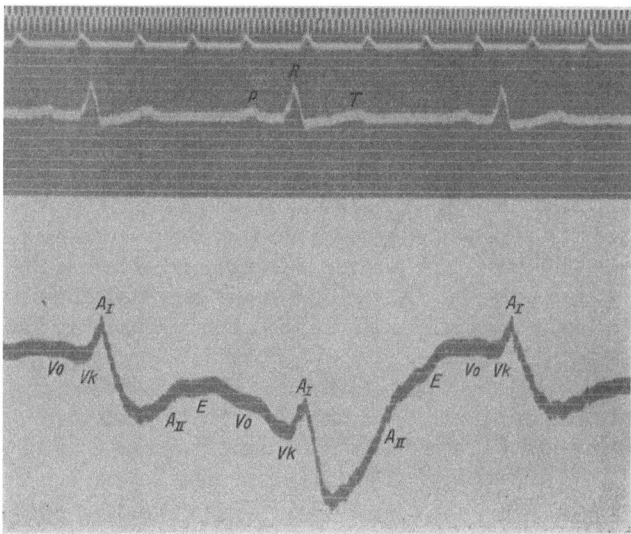

Abb. 67. Kardiogramm bei Aorteninsuffizienz. Abfall nach A_I, dem Moment der Aortenöffnung, nach Art eines „Entleerungskardiogramms". Keine Negativität nach A_{II}. Während der Erschlaffungszeit (A_{II}—E) kommt schon Blut in den linken Ventrikel zurück.

Systole führt HESS zum Teil auf die Anlagerung der breiten Herzspitze an die Brustwand zurück, zum Teil auch auf die Füllung der Aorta descendens. Das Fehlen einer Negativität im Beginn der Diastole wird damit erklärt, daß während der zweiten isometrischen Periode, bei der durch die hier fast ausschließlich stattfindende Formveränderung ein Abrücken des Herzens von der Brustwand stattfinden muß, bei der Aorteninsuffizienz eine Änderung der runden Herzspitze, die bei Systole und Diastole etwa dieselbe Form aufweist, nicht stattfindet. Man kann auch hervorheben, daß die Streckung der Aorta nicht nur im Beginn der Austreibungszeit, sondern auch in der Periode nach dem Aortenschluß bei der Größe des ausgetriebenen Schlagvolums besonders ins Gewicht fallen wird, so daß die positive Formveränderung aus diesem Grunde gegenüber der „negativen" Erschlaffungsbewegung des Herzens mehr hervortritt. HESS betont mit Recht, daß das Kardiogramm der Aorteninsuffizienz sich in diesem Punkt von vielen normalen Kardiogrammen, besonders aber

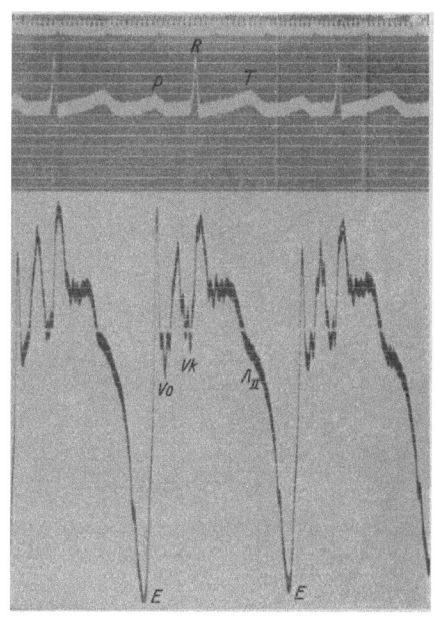

Abb. 68. Aorteninsuffizienz kombiniert mit Mitralinsuffizienz. Die Austreibungswelle A_I tritt als positive Welle gar nicht hervor. Die Kurve fällt nach der Anspannungswelle V_K stark ab. Hohe Entströmungswelle E.

von dem der Mitralinsuffizienz und der Mitralstenose unterscheidet. Bei der Mitralstenose kommt die Senkung im Beginn der Diastole um so mehr zur Geltung, als hier der Unterschied zwischen den kleinen systolisch verhärteten und dem diastolisch erschlafften Ventrikel viel beträchtlicher sei als bei der Aorteninsuffizienz. Die Entspannungszeit läßt sich häufig nicht genau bestimmen, weil der Fußpunkt der Einströmungswelle undeutlich ist. Es erklärt sich das daraus, daß die Anfüllung des linken Ventrikels bei der Aorteninsuffizienz schon kurz nach der sog. Aortenschlußzacke einsetzt und noch während der Entspannungszeit zu einem gewissen Ansteigen der Kurve Anlaß gibt. Die Anspannungswelle geht meist auf in dem aufsteigenden Schenkel der Austreibungswelle. Die Aortenklappe schließt auch während der Anspannungszeit schlecht und läßt eine isometrische Aktion des sich kontrahierenden Ventrikels nicht zustande kommen.

Sehr häufig findet man die Aorteninsuffizienz mit einer Insuffizienz der Mitralis kombiniert. Die Kurven (Abb. 68) imponieren dann durch die für die Mitralfehler typische, negative Austreibungswelle und hohe Einströmungswelle.

δ) *Aortenstenose.* Die Fälle sind ganz gewöhnlich kombiniert mit einer Insuffizienz der Aortenklappen und zeigen dann das Kardiogramm dieses Klappenfehlers.

Die Dynamik des Herzens. Die Arbeitsweise des Herzens in ihrer Abhängigkeit von Spannung und Länge unter verschiedenen Arbeitsbedingungen.

Von

H. Straub

Greifswald.

Mit 16 Abbildungen.

Zusammenfassende Darstellungen.

Frank, O.: Zahlreiche Arbeiten in Zeitschr. f. Biol. Bd. 32, 35, 37, 41, 46. 1895—1905. — Moritz, F.: Die allgemeine Pathologie des Herzens und der Gefäße. In Krehl-Marchand: Handb. d. allg. Pathol. Bd. II, 2. 1913. — Arbeiten von E. H. Starling u. Mitarbeitern in Journ. of physiol. Bd. 40ff. — Arbeiten von H. Straub in Dtsch. Arch. f. klin. Med. Bd. 115, 116, 118, 121, 122, 123, 130, 133. 1914—1920. — Tigerstedt, R.: Die Physiologie des Kreislaufs. Berlin u. Leipzig: Vereinig. wissensch. Verleger 1921. Bes. Bd. I. — Wiggers, C.: Circulation in health and disease. Philadelphia a. New York: Lea & Febiger 1923.

1. Einleitung.

Der mechanische Zustand eines Muskels ist eindeutig bestimmt, wenn Spannung und Länge seiner Elemente und deren Änderung mit der Zeit bekannt sind. Bei parallelfaserigen Muskeln bedeutet es keinen erheblichen Fehler, wenn man Spannung und Länge des ganzen Muskels als die Summe der Spannungen und Längen der Einzelelemente betrachtet und als mittlere Spannung und Länge des Elementes bezeichnet. Als Spannung ist die auf die Querschnittseinheit wirkende Kraft zu bezeichnen. Der Querschnitt ist nun auch bei *parallelfaserigen Muskeln* nicht über die ganze Länge konstant. Deshalb läßt sich die Spannung nur auf den mittleren Querschnitt beziehen. Daß auch dieser mittlere Querschnitt mit dem Kontraktionszustande veränderlich ist, wird bei der Analyse zumeist vernachlässigt, ohne daß die Größe des so eingeführten Fehlers ausreichend berücksichtigt würde. Mit größerem Recht kann die Längsdehnung über die ganze Muskellänge als einheitlich angesehen werden. Da sich jedoch die Muskelphysiologie ohnehin vielfach mit einer halbquantitativen mathematischen Analyse begnügen muß, kann selbst bei der Untersuchung des gefiederten Skelettmuskels die Verzeichnung von Spannung und Länge als eine für die meisten Zwecke ausreichende Zustandsbestimmung gelten. Nach diesen Grundsätzen wurde die Dynamik des Skelettmuskels vor allem durch Fick und v. Kries untersucht. Als Grenzfälle beanspruchten dabei vor allem zwei Arbeitsbedingungen des Muskels Interesse, nämlich die Zuckung unter Spannungsänderung bei (annähernder) Konstanz der Länge, die *isometrische* Zuckung, und die Zuckung unter Veränderung der Länge bei (annähernder) Konstanz der Spannung, die *isotonische* Zuckung. Die Gesetze aller anderen Zuckungsformen, bei denen gleichzeitig oder in bestimmter Folge sowohl Änderungen der Spannung als der Länge auftreten, lassen sich als zwischen den beiden Grenzfällen liegend schon aus den Zuckungsbedingungen theoretisch annähernd ableiten. Unter diesen Zuckungsformen war die *Unterstützungszuckung* von praktischer Bedeutung, bei der der Muskel durch ein unterstütztes Gewicht zunächst nur mit einem Teile des Gewichts gedehnt, sich ohne Verkürzung isometrisch zusammenzieht, bis seine Spannung den vollen Betrag des Gewichts erreicht hat. Die weitere Zuckung erfolgt dann bei der konstanten Spannung des Gewichts unter Verkürzung (isotonisch).

Nach denselben Grundsätzen wurde die *Dynamik des Froschherzens* von O. FRANK[1]) ermittelt. Den Längen- und Spannungsänderungen des Skelettmuskels entsprechen Änderungen des Volumens und des Druckes. Durch Messung dieser Größen und Feststellung ihrer zeitlichen Veränderungen kann man das Spiel der Kräfte des ganzen Herzens untersuchen. Freilich läßt sich nur innerhalb eines engen Kreises schwer übersehbarer Bedingungen ein Schluß von dem Herzinnendruck auf die Spannung der Wandelemente ziehen [v. WEIZSÄCKER[2])]. Für eine Kugel ist die Tangentialspannung der Wandelemente nicht nur proportional dem Innendruck, sondern auch dem Radius der Kugel. Bei gleichbleibendem Innendruck nimmt also die Wandspannung proportinal dem Radius zu und ab. Die Faserlänge andererseits wächst nur der dritten Wurzel des Volumens proportional. Das erweiterte Herz fördert dasselbe Volumen unter geringerer Verkürzung seiner Fasern, die aber unter stärkerer Spannung stehen. Obgleich demnach Druck und Volum beim Herzen mit Spannung und Länge beim Skelettmuskel nicht streng vergleichbar sind, so haben beide Begriffe, die der Isometrie und Isotonie des Herzmuskels (Isobarie und Isochorie nach v. WEIZSÄCKER) doch den Sinn, Grenzfälle vorzustellen, zwischen denen alle denkbaren Beziehungen von Druck und Volum bei der Herztätigkeit eingeschlossen sind.

Diese Grenzfälle lassen sich nur an den isolierten Herzabteilungen des Kaltblüterherzens verwirklichen. Am Froschherzen hat O. FRANK die maßgebenden Gesetze in abschließender Weise ermittelt. Am Warmblüterherzen läßt sich die Zuckung unter Grenzbedingungen nicht untersuchen, weil dabei die Forderung nach Aufrechterhaltung des Coronarkreislaufs nicht verwirklicht werden kann. Die Untersuchung am Warmblüterherzen hat also die Ermittlung der *Zuckungsgesetze der natürlichen Zuckungsform des Herzens* unter wechselnden Arbeitsbedingungen zur Aufgabe. Die zu variierenden Zustandsbedingungen sind dabei das Schlagvolumen (entsprechend der Verkürzung bei der Überlastungszuckung des Skelettmuskels), die Anfangsspannung (entsprechend dem durch die Unterstützung nicht getragenen Reste der Last bei der Überlastungszuckung des Skelettsmuskels), der diastolische Druck im stromabwärtsgelegenen Gefäßsystem (entsprechend der Last bei der Unterstützungszuckung des Skelettmuskels), die Weitbarkeit (der Elastizitätskoeffizient) und der Strömungswiderstand im Arteriensystem, sowie die Frequenz der Schlagfolge. Die Beziehungen des Ablaufs der natürlichen Zuckung des Herzens zu den Grenzbedingungen der Isometrie und Isotonie werden dadurch hergestellt, daß zwei Phasen der

---

[1]) FRANK, O.: Zur Dynamik des Herzmuskels. Zeitschr. f. Biol. Bd. 32, S. 370. 1895.
[2]) WEIZSÄCKER, V. v.: Pflügers Arch. f. d. ges. Physiol. Bd. 140, S. 135. 1911. Vgl. auch R. TIGERSTEDT, Bd. I, S. 236.

Herzaktion fast rein isometrisch verlaufen, die Anspannungszeit und die Erschlaffungszeit. Erstere ist für die Dynamik der Einzelzuckung des Herzmuskels in erster Linie bestimmend. Die Konstanthaltung aller oben angeführten Variablen unter stufenweiser Änderung nur einer läßt sich am intakten Blutkreislauf kaum verwirklichen. Eine Aufklärung der Dynamik des Säugetierherzens ließ sich darum erst ermöglichen durch Untersuchungen am künstlichen Kreislauf, zum Teil am Langendorffherzen, vorwiegend aber am Herz- Lungenkreislauf von Starling[1]), der zu den neueren Unteruschungen fast ausschließlich Verwendung fand [H. Straub[2])].

Die Aufgabe, den Druckablauf und die Volumveränderungen der Herzhöhlen zutreffend aufzuzeichnen, stellt an die Leistungsfähigkeit der Registrierinstrumente sehr hohe Anforderungen. Alle älteren Registriermethoden geben grobe Entstellungen des Kurvenverlaufs. Erst die Verwendung der nach Frankschen Grundsätzen gebauten Instrumente gestattete zutreffende Registrierung. Zur Druckregistrierung in den Herzhöhlen fand das Troikartmanometer von H. Straub[3]) und das ähnlich gebaute Manometer von Wiggers (l. c. S. 84) für optische Registrierung mit Spiegel, ein Stiftmanometer von C. Tigerstedt[4]) und das Manometer für elektrische Transmission von Garten[5]) Verwendung. Das Problem der Volumregistrierung ist für das Säugetierherz noch nicht endgültig gelöst. Mareykapseln mit Spiegelregistrierung geben zwar die wesentlichsten Züge der Volumkurve annähernd zutreffend wieder, genügen aber nicht zur Feststellung der Einzelheiten. Die einzige annähernd zureichende, aber technisch schwer zu handhabende Registriermethode ist die Seifenblasenmethode [H. Straub[6])]. Zutreffende Ergebnisse liefert die Integration des Tachogramms der Herzkammerbasis [H. Straub[7])], die einzige Methode, die feinere Einzelheiten des Kurvenverlaufs zu ermitteln gestattet, besonders die so überaus wichtigen Neigungswinkel (Strömungsgeschwindigkeiten) der steileren Kurvenabschnitte.

2. Der Ablauf der Druckschwankungen in den Herzhöhlen und den benachbarten großen Gefäßen.

Der Druckablauf in den Herzhöhlen wird durch das Eingreifen der Herzklappen in vier Phasen eingeteilt, die als Anspannungszeit, Austreibungszeit, Verharrungs- oder Erschlaffungszeit und als Füllungszeit bezeichnet werden. Während der letzteren wird durch die Vorhofssystole noch ein besonderer Zeitabschnitt abgegrenzt. Die Eröffnung und der Schluß der Klappen drückt sich im Ablauf der Druckkurven mehr oder weniger deutlich aus.

Der *Druckablauf in beiden Vorhöfen* zeigt im wesentlichen übereinstimmende Züge. Von älteren Untersuchern verfügten nur Chauveau und Marey[8]), sowie

---

[1]) Starling, E. H. in Abderhaldens Handb. d. biol. Arbeitsmethoden Abt. V, T. 4, 1, S. 827. 1923.
[2]) Straub, H.: Verh. d. 31. Deutsch. Kongr. f. innere Med. S. 413. 1914 u. Dtsch. Arch. f. klin. Med. Bd. 115, S. 531. 1914. Die Ergebnisse dieser Arbeit wurden bald darauf von Patterson, Piper u. Starling (Journ. of physiol. Bd. 48, S. 465. 1914) mit derselben Methodik bestätigt. Ehe Starling seine Versuche mit Piper begann, hatte er das druckfertige Manuskript meiner Arbeit in Händen.
[3]) Straub, H.: Druckablauf in den Herzhöhlen. Pflügers Arch. f. d. ges. Physiol. Bd. 143, S. 69. 1911.
[4]) Tigerstedt, C.: Acta soc. scient. fennic. Bd. 48, Nr. 4. 1919.
[5]) Garten, S.: Zeitschr. f. Biol. Bd. 66, S. 23. 1916.
[6]) Straub, H.: Diastolic filling etc. Journ. of physiol. Bd. 40, S. 378. 1910.
[7]) Straub, H.: Tachogramm. Dtsch. Arch. f. klin. Med. Bd. 118, S. 214. 1915.
[8]) Chauveau u. Marey: Mém. de l'acad. de méd. Bd. 26. 1863.

FREDERICQ[1]) über so leistungsfähige Manometer, daß wenigstens die wesentlichsten Züge des Druckablaufs zutreffend dargestellt wurden. Die Einzelheiten ergaben sich bei Verzeichnung mit optischen Manometern [H. STRAUB[2]), PIPER[3]), GARTEN und WEBER[4])[5])]. Bei eröffnetem Thorax (Abb. 69 u. 70) drückt sich die Vorhofsystole (AS) durch eine hohe Zacke mit rundem Gipfel, ohne Plateau, aus. Der Klappenschluß erfolgt nicht auf der Höhe dieser Welle, vielmehr fällt der Druck im Vorhof nochmals ab und erreicht oft wieder die Ausgangshöhe. In anderen Fällen verharrt namentlich im rechten Vorhof der Druck auf deutlich erhöhtem Wert (H. STRAUB). Selten ist die Welle der Vorhofsystole doppelgipflig. Mit Beginn der Kammersystole (VS) drückt sich der Klappenschluß in einer plötzlich ablaufenden spitzen Zacke aus, die durch das Vorschleudern der gestellten Klappensegel gegen den Vorhof hervorgerufen wird. Das Zurücktreten nennenswerter Blutmengen aus der Kammer in den Vorhof kann aus dieser Zacke nicht geschlossen werden (H. STRAUB). An die Klappenschlußzacke schließt sich eine Reihe weiterer Schwingungen an, die ein rasches Schwanken des Vorhofdrucks um eine Gleichgewichtslage anzeigen und dadurch als Eigenschwingungen träger Massen gekennzeichnet sind. Diese Schwingungen sind der Ausdruck des ersten Herztons, zu dessen Entstehung sie beitragen. In Abb. 70 entspricht ihnen die Schwingungszahl 73 (etwa = D). Während der unmittelbar an die Klappenschlußzacke anschließenden Drucksenkung erreicht der Vorhofdruck meist die tiefsten im Vorhof überhaupt beobachteten Werte. Ja der Druck kann unter den auf der Außenfläche des Herzens lastenden Druck herabsinken. Diese negative Zacke läuft jedoch so rasch ab, daß sie keine Saugwirkung auf die angeschlossenen trägen Blutmassen der herznahen Venen ausüben kann. PIPER[6]) fand in seinen Vorhofdruckkurven meist zwei der Klappenschlußwelle folgende Zacken, die er auf fortgeleitete Schwingungen aus der Aorta bzw. Pulmonalis bezieht. Andere Autoren haben diese regelmäßigen Beziehungen nicht feststellen können. Anschließend steigt der Vorhofdruck allmählich an, und zwar nicht nur

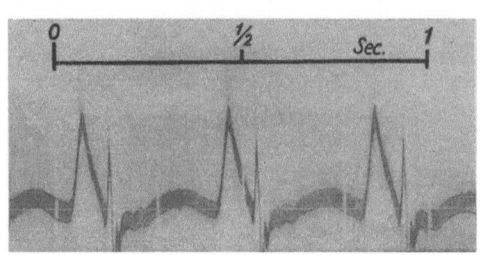

Abb. 69. Druckablauf im rechten Vorhof (Katze) bei eröffnetem Thorax.

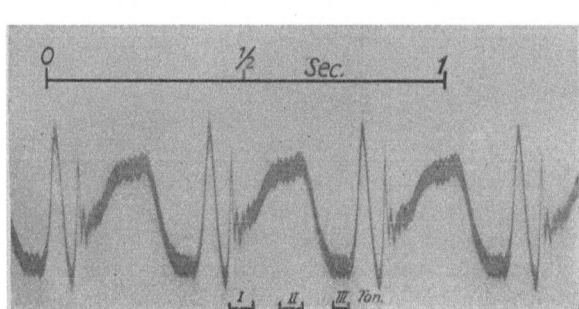

Abb. 70. Druckablauf im linken Vorhof (Katze) bei eröffnetem Thorax.

---

[1]) FRÉDÉRICQ, L.: Travaux du lab. Bd. 2, S. 120. 1888.
[2]) STRAUB, H.: Zit. auf S. 239.
[3]) PIPER, H.: Arch. f. (Anat. u.) Physiol. 1912, S. 343; 1913, S. 363; 1914, S. 365.
[4]) GARTEN, S.: Zit auf S. 239.
[5]) WEBER, A.: Münch. med. Wochenschr. 1913, Nr. 46. — GARTEN, S. u. A. WEBER: Zeitschr. f. Biol. Bd. 66, S. 83. 1916.
[6]) PIPER, H.: Arch. f. (Anat. u.) Physiol. 1913, S. 363; 1914, S. 365.

während der ganzen Dauer der Kammersystole, sondern auch noch eine ziemlich lange Zeit in die Kammerdiastole hinein. Am intakten Kreislauf ist der kammersystolische Anstieg des Druckes im linken Vorhof viel erheblicher als im rechten. Das dem rechten Herzen zuströmende Blut wird ohne starken Druckanstieg in erheblicher Menge schon in den herznahen Venen und in der Leber gesammelt, während die dem linken Herzen zuströmenden Blutmengen vorwiegend im Vorhof gesammelt werden müssen (H. STRAUB). Der Schluß der Semilunarklappen, das Ende der Kammersystole, macht sich durch das Einsetzen der Schwingungen des zweiten Herztons merklich (in Abb. 2 Schwingungszahl 68, etwa $= C$). Merkliche Zeit nach Abklingen des zweiten Herztones öffnen sich die Atrioventrikularklappen, die Vorhöfe entleeren sich. Der Druck sinkt stark ab. Kurz vor der Vorhofsystole bemerkt man Schwingungen, die dem dritten Herzton EINTHOVENS entsprechen. Ist die Pause zwischen den einzelnen Herzkontraktionen genügend lang, so steigt der Vorhofdruck in der diastolischen Periode mit zunehmender Füllung langsam wieder etwas an. Die bei geschlossenem Thorax aufgenommenen Druckkurven des rechten Vorhofs unterscheiden sich von den geschilderten dadurch, daß sich an die Atrioventrikularklappenschlußzacke eine wesentlich stärkere Drucksenkung anschließt als bei geöffnetem Thorax [WEBER[1]), GARTEN und WEBER[2])]. Diese Drucksenkung erklärt sich durch das Herabrücken der Vorhofkammergrenze während der Kammersystole, wodurch die Kammern wie der Stempel einer Spritze aus den Vorhöfen herausgezogen werden und so eine Saugwirkung ausüben, die nur bei geschlossenem Thorax zur vollen Geltung kommen kann.

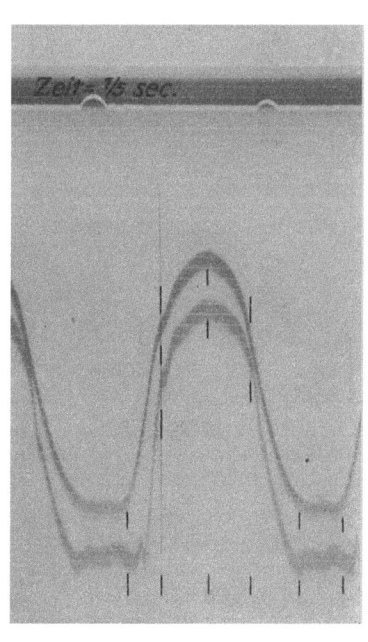

Abb. 71. Druckablauf in beiden Herzkammern (Katze), oben linke, unten rechte Kammer. Zeit $= \frac{1}{5}$ sec.

Auch der *Druckablauf in beiden Herzkammern* stimmt in wesentlichen Zügen überein (Abb. 71 u. 72). Gegen Ende der Kammerdiastole drückt sich die Vorhoftätigkeit in einem deutlichen Druckzuwachs aus, der wie im Vorhof, so auch in den Kammern zuweilen zwei Gipfel aufweist. Dann fällt auch in der Kammer der Druck in der Regel zunächst nochmals ein weniges. Mit Beginn der Kammersystole steigt der Druck in der linken Kammer zunächst langsam, bald aber sehr steil an und legt den größten Teil des Druckanstiegs mit wachsender Steilheit zurück. In der rechten Kammer wird die Systole oft (Abb. 71) von einer scharfen Zacke eingeleitet, der selten noch weitere Schwingungen des ersten Herztons folgen können [H. STRAUB[3])], ehe der Druck nunmehr in derselben Weise wie links steil anzusteigen beginnt. Eine allmähliche Abnahme in der Steilheit des Kurvenanstiegs zeigt die Öffnung der Semilunarklappen an, die also nicht ganz brüsk, sondern mehr allmählich erfolgt. Unmittelbar anschließend gerät die Blutsäule mit den Wandungen durch den Beginn der Austreibung in Eigenschwingungen, die bei niedrigem Blutdruck kaum erkennbar, bei hohem

---

[1]) WEBER, A.: Münch. med. Wochenschr. 1913, Nr. 46.
[2]) GARTEN, S. u. A. WEBER: Zeitschr. f. Biol. Bd. 66, S. 83. 1916.
[3]) STRAUB, H.: Pflügers Arch. f. d. ges. Physiol. Bd. 143, S. 69. 1911.

Blutdruck und gespannten Arterien in einer scharfen Zacke zum Ausdruck kommen [H. PIPER[1]), C. TIGERSTEDT[2]), H. STRAUB[3]), S. GARTEN[4]), C. WIGGERS]. Vom tiefsten Punkte dieser Zacke ab steigt die Druckkurve zunächst wieder steil an, manchmal fast ebenso steil wie im Anfangsteil des Druckanstiegs. Bald aber findet sich eine neue, flachere Welle, die der Ausdruck einer zweiten Eigenschwingung des bewegten Systems ist. Nunmehr biegt die Kurve konkav zur Abszisse um, wobei in der Regel ein deutliches Maximum erreicht wird, von dem aus die Kurve alsbald bogenförmig oder über eine längere Strecke fast geradlinig wieder abfällt [H. STRAUB[3]), PIPER[1]), WIGGERS]. Ein Plateau in dem Sinne, daß die Druckkurve länger als eine unendlich kurze Zeit der Abszissenachse parallel läuft, existiert nicht [O. FRANK[5])]. Der bei großer Registriergeschwindigkeit, geringer Kurvenhöhe und erschlafften Arterien sehr flache Verlauf dieses Kurvenabschnittes hat einzelne Autoren veranlaßt, den auf Grund unzureichender älterer Registriermethoden geprägten Ausdruck Plateau der Kammerdruckkurve auf diesen Abschnitt zu übertragen. Damit ist ein Ausdruck eingeführt, wie er sonst in der mathematischen Kurvenanalyse nicht üblich ist (O. FRANK). Die Austreibungszeit endet mit einem meist sehr ausgeprägten plötzlichen steilen Druckabfall im absteigenden Schenkel der Druckkurve [H. STRAUB[6])]. Die Schwingungen des zweiten Tones verraten sich im absteigenden Schenkel der Druckkurve der linken Kammer nicht oder höchstens bei photographischer Registrierung dadurch, daß die Kurvenlinie abwechselnd etwas dicker und dünner verläuft. Wo wirkliche Zacken verzeichnet sind, handelt es sich um Eigenschwingungen zu träger Manometer. Der absteigende Schenkel der Druckkurve der rechten Kammer stimmt oft mit dem der linken überein. Häufig sieht man die rhythmischen Verdickungen und Verdünnungen der Kurvenlinie (Abb. 71). Ausnahmsweise tritt rechts auch bei einwandfreier Registrierung unmittelbar an die steile Senkung anschließend eine kleine Zacke mit Hebung des Kurvenzuges auf, der noch einige weitere kleine Schwingungen folgen (Abb. 72). Der

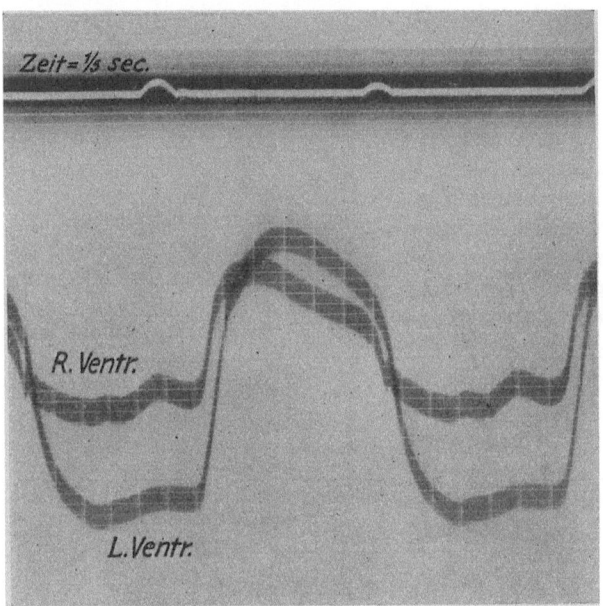

Abb. 72. Druckablauf in beiden Herzkammern (Katze).

---

[1]) PIPER, H.: Arch. f. (Anat. u.) Physiol. 1912, S. 343.
[2]) TIGERSTEDT, C.: Skandinav. Arch. f. Physiol. Bd. 28, S. 37. 1912; Bd. 29, S. 234. 1913; Bd. 31, S. 241. 1914; Acta soc. scient. fennic. Bd. 48, Nr. 4. 1919.
[3]) STRAUB, H.: Dtsch. Arch. f. klin. Med. Bd. 115, S. 531. 1914; Pflügers Arch. f. d. ges. Physiol. Bd. 169, S. 564. 1917.
[4]) GARTEN, S.: Zeitschr. f. Biol. Bd. 66, S. 23. 1916.
[5]) FRANK, O.: Zeitschr. f. Biol. Bd. 32, S. 370. 1895.
[6]) STRAUB, H.: Pflügers Arch. f. d. ges. Physiol. Bd. 143, S. 69. 1911.

absteigende Schenkel der Druckkurve ist nur im steilsten Teile annähernd so steil wie der aufsteigende. Nach der dem Klappenschluß entsprechenden sehr steilen Senkung biegt die Druckkurve meist rasch in einen weniger steilen Teil um und verläuft oft auffallend lange in die Diastole hinein, mäßig steil abfallend. Ein horizontaler Kurvenverlauf wird bei raschem Rhythmus meist nicht oder nur auf eine sehr kurze Strecke erreicht. Namentlich bei geschädigtem oder ermüdetem Herzmuskel, bei einem hohen Blutdruck und hoher Frequenz setzt sich die Welle der Vorhofsystole manchmal ziemlich hoch im absteigenden Kurvenschenkel auf. Bei langsamem Rhythmus biegt dagegen die Kurve allmählich in die horizontale Richtung ein, ja bei sehr niederer Frequenz (Vagusreizung!) kann sie gegen Ende der Diastole sogar langsam ansteigen, wodurch pralle Füllung bei völlig erschlafftem Herzmuskel angezeigt wird. Das zuerst geschilderte lange Fortbestehen eines Kontraktionsrückstandes ist jedoch entschieden das häufigere Vorkommnis, das für den Füllungsvorgang unter normalen und vor allem unter pathologischen Verhältnissen eine gar nicht hoch genug zu wertende Bedeutung besitzt. Eine Senkung des Kurvenzuges unter den auf der Außenfläche des Herzens bestehenden Druck, die eine Saugwirkung der Kammer anzeigen würde, kommt bei richtiger Registriertechnik nicht vor. Wo solche negative Drucke verzeichnet wurden, handelt es sich entweder um Eigenschwingungen träger Manometer oder um hydrodynamische Drucke, die durch Einführen des Manometers vom Vorhof her in der Stromrichtung künstlich erzeugt wurden (Mechanik der Wasserstrahlpumpe).

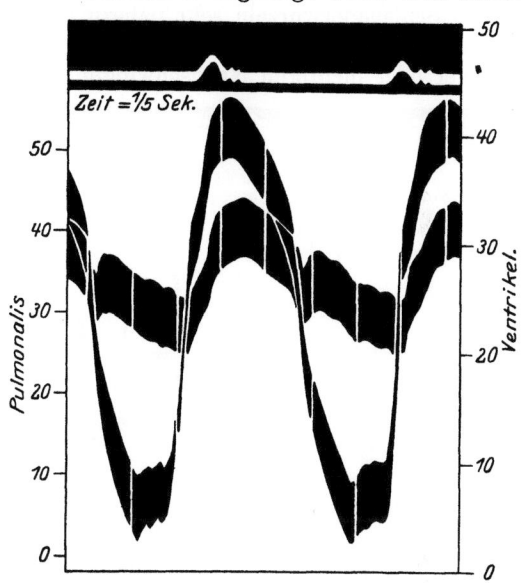

Abb. 73. Druckablauf im Stamm der Arteria pulmonalis, dicht hinter den Pulmonalklappen und im rechten Ventrikel (Katze).

Eine aktive Diastole im Sinne einer Saugwirkung kommt also am Säugetierherzen nicht vor[1]). Der Gipfel der Druckkurve liegt zeitlich im linken Ventrikel oft ziemlich genau in der Mitte der ganzen Druckwelle. Bei niederem Schlagvolumen und erschlafften Gefäßen kann er sehr früh in die Austreibungszeit fallen, so daß die Kurve während des größeren Teils der Austreibungszeit langsam abfällt. Diese Kurvenform findet sich vor allem auch in der rechten Kammer häufig. Bezüglich dieser Einzelheiten läßt sich kein allgemein gültiger Typus aufstellen.

Auch der *Druckablauf in den herznahen großen Schlagadern*, dem Stamme der Aorta [O. FRANK[2])] und der Pulmonalarterie [C. WIGGERS[3]), H. STRAUB[4])] zeigen in allen wesentlichen Punkten Übereinstimmung (Abb. 73). Man erkennt, entsprechend den Feststellungen von O. FRANK, gegen Ende des diastolischen Teiles die beiden Vorschwingungen. Deren erste, langgestreckt und manchmal

---

[1]) VON DEN VELDEN: Zeitschr. f. exp. Pathol. u. Therap. Bd. 3, S. 432. 1906.
[2]) FRANK, O.: Zeitschr. f. Biol. Bd. 46, S. 442. 1905.
[3]) WIGGERS, C.: Americ. journ. of physiol. Bd. 33, S. 1. 1914.
[4]) STRAUB, H.: Dtsch. Arch. f. klin. Med. Bd. 116, S. 409. 1914.

doppelgipflig (Abb. 73) verlaufende rührt von der Einwirkung der Vorhofsystole her, die in der Kammer einen Druckzuwachs erzeugt, der sich durch die geschlossenen Semilunarklappen auf die Wurzel der Schlagadern fortpflanzt. Die zweite Vorschwingung beginnt mit der Anspannungszeit und ist durch die Verminderung des Druckunterschieds zwischen Kammer und Schlagader hervorgerufen. Im Beginn des systolischen Teiles erkennt man die Anfangsschwingung, eine Eigenschwingung der während der Austreibungszeit in Bewegung gesetzten Massen. Der systolische Hauptteil zeichnet sich durch das Fehlen systolischer Wellen aus. Nach dem Maximum sinkt auch in den Schlagadern bei noch fortdauernder Systole der Druck ab bis zu einer Stelle, wo der Abfall plötzlich beschleunigt wird. Es entsteht ein starker Knick, die Incisur des Pulses, die das Ende der Systole anzeigt. Während der Austreibungszeit entspricht also der Druckablauf in den Schlagaderwurzeln sehr nahezu dem entsprechenden Teil der Kammerdruckkurve. Nach der Incisur erfolgt ein erneuter Anstieg der Druckkurve zu einer oder mehreren Nachschwingungen, die dem zweiten Ton entsprechen.

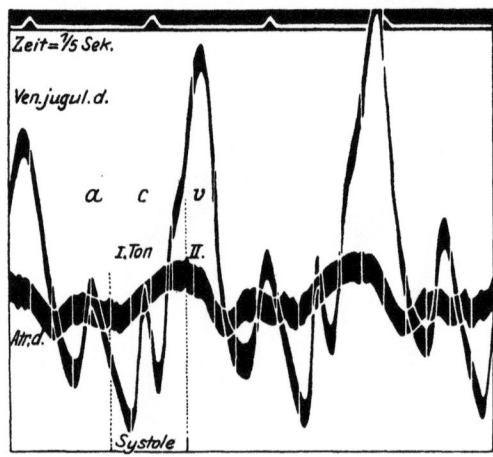

Abb. 74. Druckablauf in der oberen Hohlvene und dem rechten Vorhof (Katze).

Der *Druckablauf in den herznahen großen Venen* wird weitgehend durch den Druckablauf in den Vorhöfen beeinflußt. Beim Menschen werden in der Klinik die *Volum*schwankungen, vor allem des Bulbus jugularis, verzeichnet und als Venenpuls benannt. Auf die ausgedehnte Literatur über Form und Entstehungsweise dieses klinischen Venenpulses kann hier nicht eingegangen werden. Unter geeigneten Versuchsbedingungen ist es auch im Tierversuch möglich, *Druck*kurven der oberen Hohlvene zu verzeichnen, die in allen wesentlichen Einzelheiten mit dem klinischen Venenpuls des Menschen übereinstimmen (Abb. 74). Wenngleich also der klinische Venenpuls der Ausdruck von *Füllungsschwankungen* der Vene ist, so zeigt doch der Vergleich mit der Druckkurve, wie die Füllung der Vene in eindeutigen Beziehungen zum Druckablauf steht. Im Phlebotonogramm[1]) erkennt man im wesentlichen den Ausdruck der allerdings durch die große Trägheit in schlaffe Venenwandungen eingeschlossener Blutmassen stark entstellten Druckschwankungen des Vorhofs, die durch Änderung des Druckgefälles den Abfluß des Blutes aus der Vene wechselnd beeinflussen. Die Vorhofswelle a und die Kammerstauungswelle v des Vorhofsdruckes sind dementsprechend im Venenpulse gut wiederzufinden. Die Klappenschlußzacke des Vorhofdruckes dagegen wird wegen ihres spitzen Verlaufs durch die trägen Blutmassen überhaupt nicht auf den Venenpuls übertragen, oder sie kommt höchstens als kleine intersystolische Welle zum Vorschein. An sie können sich weitere Schwingungen des ersten Herztons auch im Venenpuls anschließen. Während der Austreibungszeit tritt in der Vene die Carotiswelle c auf, die durch die Einwirkung des ansteigenden Druckes in den großen Schlagadern zu erklären ist. Es handelt sich dabei vorwiegend um eine Stoßwirkung der anliegenden

---

[1]) STRAUB, H.: Dtsch. Arch. f. klin. Med. Bd. 130, S. 1. 1919; Bd. 133, S. 253. 1920.

Aorta auf die Vene, wodurch deren Inhalt in Eigenschwingungen versetzt wird. Zu einer Zeit, wo der Carotisdruck noch hoch ist, fällt diese Eigenschwingung wieder ab zu der kammersystolischen Senkung x. Der Anstieg der Kammerstauungswelle v, der die Füllung von Vorhof und Vene aus der Peripherie anzeigt, fällt beim gesunden Menschen meist, jedoch nicht ausnahmslos, erst in den ersten Beginn der Diastole, im Tierversuch jedoch oft in den letzten Teil der Systole, so daß man mit HERING einen systolischen und diastolischen Anteil dieser Welle unterscheiden kann, welche durch die Schwingungen des zweiten Herztones scharf geschieden werden. Wann die v-Welle anzusteigen beginnt, hängt von der Fassungskraft des Vorhofs und der anschließenden großen Venen, ferner von der Blutmenge, die bei der vorangehenden Kammerdiastole im Vorhof liegen blieb, und schließlich von der Größe des Schlagvolumens ab. Wie im Vorhof, so sinkt auch in der Vene die v-Welle erst am Schlusse der Erschlaffungszeit mit Öffnung der Atrioventrikularklappen zu der kammerdiastolischen Senkung y ab.

3. Die Volumschwankungen der Herzkammern.

Der Vorgang der Füllung und Entleerung der Herzkammern läßt sich aus plethysmographischen Kurven erschließen. Brauchbare Volumkurven der Vorhöfe stehen nicht zur Verfügung. Die eindeutig bestimmbaren Volumschwankungen einkammeriger Herzen haben praktisch geringeres Interesse als die Volumschwankungen des Säugetierherzens, dessen Kammern nicht getrennt plethysmographiert werden können. Da jedoch unter stationären Kreislaufverhältnissen bei unbeschädigtem Klappenapparat beide Kammern gleiche Schlagvolumina fördern müssen, und da ferner aus den Druckkurven geschlossen werden darf, daß die Dynamik beider Kammern auch im zeitlichen Ablauf im wesentlichen übereinstimmt, kann das Plethysmogramm beider Herzkammern ohne allzu große Bedenken der Analyse zugrunde gelegt werden. Nicht nur die Volumkurve selbst, sondern vor allem ihr Neigungswinkel, der die Geschwindigkeit des Füllungs- und Entleerungsvorgangs anzeigt, ist festzustellen. Diese gesuchte Geschwindigkeitskurve (der erste Differentialquotient der Volumkurve) kann direkt verzeichnet werden als „Tachogramm der Herzkammerbasis"[1]. Aus ihm läßt sich die Volumkurve durch Integration zuverlässiger als durch irgendein direktes Registrierverfahren ermitteln. Alle ausgezeichneten Punkte der Volumkurve sind in ihrer zeitlichen Lage durch das Tachogramm mit einer Schärfe fixiert, die selbst durch die genaueste Registrierung auf direktem Wege

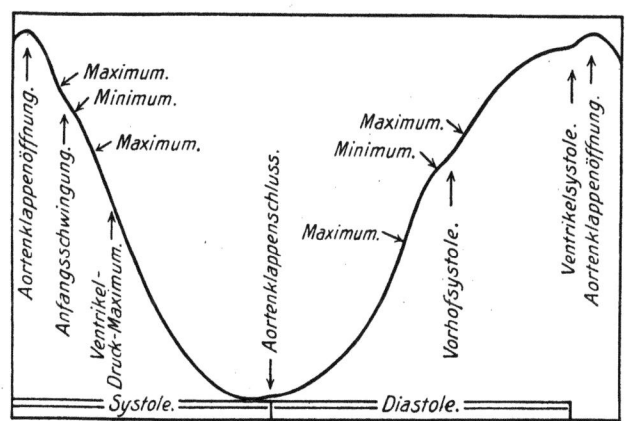

Abb. 75. Volumkurve der Kammern (Katze), durch Integration des Tachogramms der Herzkammerbasis erhalten. Horizontale Schrift: Maxima und Minima des Tachogramms; vertikale Schrift: ausgezeichnete Punkte der Druckkurve.

---

[1] STRAUB, H.: Dtsch. Arch. f. klin. Med. Bd. 118, S. 214. 1925.

nicht zu erreichen wäre. Feinere Einzelheiten im Ablauf der Volumkurve sind überhaupt nur auf diesem Wege genau darstellbar. Die Einzelheiten des Verlaufs der Volumkurve hängen natürlich von den Arbeitsbedingungen des Herzens ab. Grundsätzlich aber ergeben sich die aus Abb. 75 erkennbaren Einzelheiten.

Mit Beginn der Kammersystole steigt während der Anspannungszeit die Volumkurve noch ein wenig nach der diastolischen Seite. Dies erklärt sich durch den Zug der Papillarmuskeln an den Atrioventrikularklappen, wodurch diese etwas in die Kammern hineingezogen werden[1]). In den selteneren Fällen, wo der ansteigende Kammerdruck die Atrioventrikularklappen gegen den Vorhof ausbuchtet, zeigt die Volumkurve umgekehrten Verlauf. Im Augenblick der Aortenklappenöffnung hat die Volumkurve für unendlich kurze Zeit horizontalen Verlauf. Dann aber steigt sie sehr rasch immer steiler abwärts, das Blut wird mit rasch wachsender Geschwindigkeit ausgetrieben. Aber schon sehr frühzeitig, nachdem erst ein kleiner Teil des Ventrikelinhalts entleert ist, zeigt die Volumkurve eine deutliche Schwingung, die eine vorübergehende, nicht ganz unbeträchtliche Verzögerung der Entleerung herbeiführt. Zeitlich fällt diese Schwingung der Volumkurve mit der Anfangsschwingung der Druckkurve zusammen. Dann nimmt der Abstieg der Volumkurve an Steilheit zunächst wieder zu, die Ausströmungsgeschwindigkeit steigt. Aber lange, ehe die Entleerung vollendet ist, ja noch vor dem Druckmaximum der Kammerdruckkurve, wird der Abstieg zunehmend weniger steil. Das Maximum der Austreibungsgeschwindigkeit wird im vorliegenden Beispiele erreicht, nachdem ungefähr ein Drittel des Schlagvolumens entleert ist. Allmählich biegt nun die Volumkurve immer mehr nach der Abszisse konvex, schließlich, zeitlich etwas vor dem Aortenklappenschluß, in die Horizontale über. Von da ab verläßt kein Blut mehr die Kammern. Noch ehe die Taschenklappen sich schließen, biegt nun die Volumkurve aus der Horizontalen nach oben ab, um im Augenblicke des Klappenschlusses wieder in die Horizontale einzubiegen. Diese winzige Verschiebung der Volumkurve zeigt den Rücktritt einer minimalen Blutmenge in die Kammern an, vermutlich nur eben der, die sich zwischen den Klappen befindet. Nun endet die Systole.

Der diastolische Teil der Volumkurve steigt nach dem Semilunarklappenschluß zunächst nur ganz allmählich, dann immer steiler nach oben, ohne daß die Öffnung der Atrioventrikularklappen sich scharf abhebt. Nach einiger Zeit, je nach den Arbeitsbedingungen früher oder später im Zuge des Kurvenanstiegs, nimmt die Steilheit des Anstiegs zunächst nur allmählich, dann aber beträchtlich ab, ohne daß aber jemals, auch bei langdauernder Diastole bei Vagusreizung, ein der Abszisse auch nur annähernd paralleles Stück aufträte. Nun beginnt die Kurve wieder steiler zu steigen, sobald durch die einsetzende Vorhofsystole wieder ein steileres Strömungsgefälle entsteht. Der quantitative Anteil der Vorhofsystole an der Kammerfüllung ist sehr verschieden, jedoch in der Regel größer als meist angegeben wird. Er beträgt häufig ein Drittel bis zwei Drittel der ganzen Kammerfüllung und kann unter pathologischen Arbeitsbedingungen noch wesentlich darüber hinausgehen. Der Füllungsvorgang der Kammern und dementsprechend der diastolische Verlauf der Volumkurve kann unter verschiedenen Arbeitsbedingungen ungemein wechselnd sein. HENDERSONS[2]) Ansicht, der Anfangsteil der Füllungskurve sei konstant und werde durch Änderungen der Frequenz früher oder später abgeschnitten, ist ein durch unzureichende Registriertechnik hervorgerufener Irrtum. Ebensowenig gibt es eine Diastasis im Sinne von HENDERSON, der annimmt, daß die Füllung bei langsamem Rhyth-

---

[1]) STRAUB, H.: Journ. of physiol. Bd. 40, S. 378. 1910.
[2]) HENDERSON, Y.: Americ. journ. of physiol. Bd. 16, S. 325. 1906.

mus und bei Vagusreizung im Anfangsteil der Diastole vollendet werde und daß dann kein Blut mehr in die Kammern einfließe, so daß die Volumkurve nunmehr parallel zur Abszisse verlaufe (Diastasis).

4. Die zeitlichen Beziehungen der Vorgänge in den einzelnen Herzabteilungen.

Für das Zusammenwirken der einzelnen Herz- und Gefäßabschnitte an der Herztätigkeit ergibt sich aus dem Vorangehenden ein vollständiges Bild, das durch die Zusammenstellung der Abb. 76 ausgedrückt wird. Mit Einsetzen der Vorhofsystole steigt der Druck in den Vorhöfen an. Der Einstrom von Blut aus den Venen in die Vorhöfe hört auf, auch in ihnen steigt der Druck etwas an, vorwiegend durch die Stauung, weniger durch Rückfluß von Blut aus den Vorhöfen. Die dünnwandigen Venen erweitern sich stark (*a*-Welle des Venenpulses). Die Strömungsgeschwindigkeit durch die Ebene der Atrioventrikularklappen, die aus dem Tachogramm der Herzkammerbasis direkt abgelesen werden kann, nimmt in breitem Gipfel zu, die Volumkurve der Kammern zeigt steileren Anstieg, raschere Zunahme der Kammerfüllung. Auch in den Kammern bewirkt die von den Vorhöfen fortgepflanzte Welle einen zwar bescheidenen, aber deutlich merkbaren Druckanstieg, der die Stellung der Atrioventrikularklappen und damit deren Schluß vorbereitet und zudem die Anfangsspannung der Kammermuskulatur unmittelbar vor deren Systole erhöht, was für den folgenden Spannungsablauf von erheblicher Bedeutung ist. Der Anprall der aus den Vorhöfen in die Kammern geworfenen Blutmengen gegen die Taschenklappen ruft auch in Aorta und Pulmonalarterie eine flache Welle höheren Druckes hervor, die sich als erste Vorschwingung dem abfallenden Kurvenzug auflagert. Noch vor Beginn der Kammersystole fällt, wenigstens meist, der Vorhofdruck wieder ab, auch das Venenblut kann wieder in die entleerten Vorhöfe einströmen, so daß auch in der Vene Druck und Volumen abnehmen. Die Strömung durch die Atrioventrikularklappen hört auf, ja man findet wahrscheinlich eine hin und her gehende Bewegung, die den Klappenschluß einleitet.

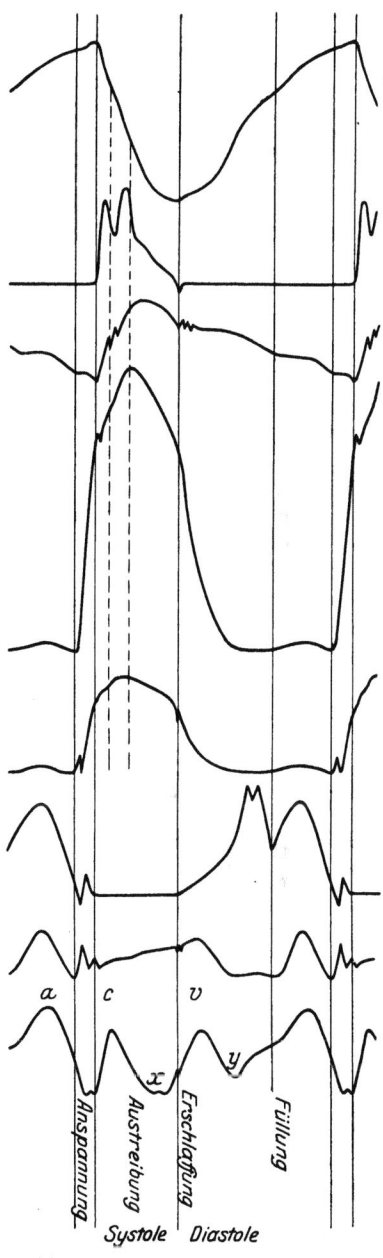

Abb. 76. Die zeitlichen Beziehungen des Druckablaufs, der Volumkurven und der Strömungskurven in den einzelnen Herz- und Gefäßabschnitten. Von oben nach unten: Volumkurve der Kammer, Stromkurve der Aortenwurzel, Druckkurve der Aortenwurzel, der linken und rechten Kammer, Stromkurve der Vorhofkammergrenze, Vorhofdruck und Venendruck.

Mit Einsetzen der Kammersystole werden nun die Atrioventrikularklappen mit jähem Ruck zugeschleudert, der Vorhofdruck zeigt einen spitzen Gipfel, der rasch abfällt und von einigen Schwingungen des ersten Tones gefolgt ist. Gleichzeitig mit der Klappenschlußzacke des Vorhofdruckes steigt auch der Kammerdruck, in der linken Kammer in einem Zuge, in der rechten geht dem Anstieg oft eine Zacke voraus als Ausdruck dafür, daß zwar die Kontraktion in beiden Kammern gleichzeitig beginnt, aber in ihrem Druckablauf doch keine gegenseitige strenge Abhängigkeit zeigt. Der steigende Kammerdruck ruft in den großen Arterien die zweite Vorschwingung hervor, ohne daß die Taschenklappen sich schon jetzt, in der Anspannungszeit, öffnen würden. Die Kammervolumkurve zeigt in der Anspannungszeit den beschriebenen etwas unregelmäßigen Verlauf, der durch das Verhalten der Atrioventrikularklappen erklärt wurde. Der steil ansteigende Druckablauf in den Kammern wird durch eine bei hohem Blutdruck scharf ausgeprägte Zacke unterbrochen, die in den Druckkurven beider Kammern genau gleichzeitig auftritt. Die Anspannungszeit dauert also in beiden Kammern genau gleichlang, wobei offenbar die Zeitdauer von den Arbeitsbedingungen des linken Ventrikels vorgeschrieben wird, während sich der rechte durch Einschaltung der am Anfang der Anspannungszeit beschriebenen Zacke diesem Zwange anpassen muß. Unmittelbar vor der Spitze der Klappenöffnungszacke im ansteigenden Schenkel der Kammerdruckkurven, da, wo der vorher steile Druckanstieg sich etwas neigt, ist der genaue Zeitpunkt der Taschenklappenöffnung anzusetzen. Auch er erfolgt nicht ganz brüsk. Sondern die Klappen werden durch den steigenden Kammerdruck zunehmend entspannt und schließlich ziemlich sanft auseinandergebogen. Doch ist die Klappenöffnung im Druckablauf der Aorta und Pulmonalis ziemlich scharf abgesetzt[1]). Die Strömung in der Aorten- und Pulmonaliswurzel kommt zuerst allmählich, bald sehr rasch in Gang. Die Volumkurve der Kammern fällt nun erst langsam, bald sehr steil ab. Die hier auftretende Klappenöffnungszacke des Kammerdruckes ist der Ausdruck des Übergangs von rein isometrischer Kontraktion in Arbeit mit Verkürzung infolge des plötzlich nachlassenden Widerstandes an den Arterienklappen. Diese erste Eigenschwingung kommt deshalb in den anderen Kurven nicht zum Ausdruck. Bald steigt auch der Kammerdruck beiderseits wieder steil an. Doch wird der aufsteigende Zug der Druckkurve nach einiger Zeit durch eine zweite Eigenschwingung unterbrochen, die Anfangsschwingung der Austreibungszeit. Ihr entspricht die Anfangsschwingung der Aorten- und Pulmonalisdruckkurve. Durch diese Eigenschwingung wird die Ausströmungsgeschwindigkeit in die großen Arterien hinein vorübergehend sehr stark verzögert, der Strompuls der Aortenwurzel zeigt eine tiefe Senkung, der absteigende Schenkel der Kammervolumkurve eine erhebliche Abflachung. Nochmals steigt jetzt der Druck in den Kammern steiler an, ehe er den Gipfel erreicht und in die Horizontale einbiegt. Das Druckmaximum wird in beiden Kammern gleichzeitig erreicht, soweit der Kurvenzug darüber eine Aussage gestattet, der das Maximum an dieser Stelle etwas weniger scharf zeitlich begrenzt. Das Maximum des Aorten- und Pulmonalisdruckes wird offenbar meist etwas später erreicht als das des Kammerdruckes. Auch bleibt der Druck in den großen Arterien etwas länger hoch und fällt etwas langsamer ab. Diesen Umstand erklären wir durch die Windkesselwirkung der Arterien, durch die Trägheit des in engen Röhren strömenden Blutes und durch die lebendige Kraft (kinetische Energie)

---

[1]) PIPER, H.: [Arch. f. (Anat. u.) Physiol. 1912, S. 343] hat die zeitlichen Beziehungen der Kammer- und Aortendruckkurve in diesem Teil anders dargestellt. Diese abweichende Auffassung PIPERS erklärt sich durch Nichtberücksichtigung parallaktischer Verschiebung, die in PIPERS Kurven infolge ungeeigneter Registriertechnik auftrat.

des gerade um diese Zeit rasch aus den Kammern gegen die Arterien strömenden Blutes. Die Strömungsgeschwindigkeit in der Klappenebene erreicht ihr Maximum etwas früher als das Druckmaximum der Kammern, etwa da, wo die Druckkurve zum letzten Male einen steilen Anstieg aufweist. Hier liegt dementsprechend auch die steilste Senkung der Kammervolumkurve.

In der zweiten Hälfte der Kammersystole sinkt der Kammerdruck ab, wodurch sofort die Strömungsgeschwindigkeit in der Aortenwurzel steil abnimmt, bis auf etwa die Hälfte ihres Maximalwertes. Im weiteren Verlauf aber senkt sich die Strömungsgeschwindigkeit dann mehr allmählich und im ganzen ziemlich gleichmäßig. Wo diese Strömung den Nullwert erreicht, endet die Kammersystole. Eine die rückläufige Strömung anzeigende Zacke des Strompulses zeigt den Klappenschluß an. Gleichzeitig hat der absteigende Teil der Kammerdruckkurve eine besonders steile Senkung, durch welche die Druckhöhe überschritten wird, in der im aufsteigenden Schenkel die Klappenöffnungszacke liegt. Im Druckablauf der rechten Kammer tritt an dieser Stelle manchmal eine besondere Zacke auf. Wiederum ist besonders hervorzuheben, daß der Augenblick des Klappenschlusses und die steile Stelle des Druckabfalles in beiden Kammern gleichzeitig auftritt, wobei anscheinend wieder die Arbeitsbedingungen der linken Kammer für den Zeitpunkt dieser Umschaltung maßgend sind, während die rechte Kammer die Gesamtdauer ihrer Systole den Vorschriften der linken Kammer anpassen muß. Im Druckablauf der großen Arterien drückt sich der Augenblick der steilen Kammerdrucksenkung in der Incisur aus, der die Nachschwingungen folgen. Die Volumkurve der Kammern gibt den Zeitpunkt des Klappenschlusses durch eine scharf abgesetzte kleine Verschiebung nach oben an. Während der ganzen Dauer der Kammersystole war der Druck in den Vorhöfen angestiegen, indem sie sich von den Venen her füllen, ohne sich in die kontrahierten Kammern entleeren zu können. Der Klappenschluß drückt sich durch die Schwingungen des zweiten Tones in der Vorhofdruckkurve deutlich aus. Der Venenpuls hatte während dieser Zeit die Carotiswelle c und die Senkung x aufgewiesen, die beide nicht in strengen zeitlichen Beziehungen zu den geschilderten Vorgängen im Herzen stehen. Bei gestörtem Füllungsvorgang erhält die Beeinträchtigung des x-Abfalls diagnostische Bedeutung.

Die Diastole beginnt mit der verschieden lange dauernden Erschlaffungszeit, während deren alle Klappen geschlossen sind. Der spätsystolische Anstieg des Vorhofdrucks setzt sich während dieser Zeit noch fort, weshalb auch in der Vene Druck und Volumen ansteigen zur Kammerstauungswelle v. Währenddem sinkt der Kammerdruck beiderseits mit abnehmender Steilheit ab. Allmählich sinken deshalb die stark gespannten Atrioventrikularklappen gegen die Kammern zurück, wodurch eine langsame Strömung durch die Klappenebene noch vor der eigentlichen Klappenöffnung einsetzt. Die Volumkurve der Kammern beginnt sich langsam zu heben. Sobald der Kammerdruck auf die Höhe des Vorhofdruckes abgesunken ist, öffnen sich die Zipfelklappen. Alsbald kommt durch die nun lebhafter werdende Blutströmung im Vorhofdruck eine starke Senkung zustande, die das Ende der Verharrungszeit deutlich anzeigt. Sofort sinkt auch der Venenpuls zu der Senkung y. Auch jetzt setzt sich das Absinken des Kammerdrucks je nach der Größe des Kontraktionsrückstandes sehr verschieden lange fort. Erst bei annähernd vollkommener Erschlaffung der Kammermuskulatur erreicht nun die Einströmungsgeschwindigkeit des Blutes in die Kammern ihr Maximum, wodurch die Volumkurve steil ansteigt. Mit zunehmender Kammerfüllung beginnt sich nun deren Muskulatur zu spannen und der dadurch bewirkte Widerstand setzt die Einströmungsgeschwindigkeit herab. Die Volumkurve neigt sich. Das Blut kann auch aus der Vene erschwert abströmen, der Venen puls hebt sich zu der diastolischen Welle d, die auch im Vorhofdruck zur Andeutung kommen kann. Die neue Vorhofsystole unterbricht diese Ereignisse und leitet die neue Herzrevolution ein. Der Puls in den großen Arterien wird während dieser Phase der Diastole kaum von den Ereignissen innerhalb des Herzens beeinflußt. Er steht unter dem Einfluß der Windkesselwirkung und des Abströmens von Blut in das Capillargebiet und weist dementsprechend ein allmähliches Absinken auf.

Die Abhängigkeit des Druckablaufs in der rechten von der Tätigkeit der linken Kammer, die durch die Gemeinsamkeit zahlreicher Muskelfasern bedingt ist, hat erhebliche praktische Bedeutung. Die absolute Druckhöhe in der rechten Kammer hängt, wie später gezeigt wird, vorwiegend von der Größe des Schlagvolumens ab. Sobald aber durch Erhöhung des Aortendruckes oder durch Klappenfehler der Druckablauf in der linken Kammer geändert oder gar die Dauer der Systole der linken Kammer verlängert wird, muß die rechte Kammer dem folgen. Bei gleichbleibendem Schlagvolumen sinkt dann das Druckmaximum der rechten Kammer, weil in der verfügbaren längeren Austreibungszeit dieselbe Blutmenge mit geringerem Druckgefälle bewältigt werden kann. So sinkt bei gleichbleibendem Schlagvolumen das Druckmaximum der rechten Kammer bei steigendem Aortendruck (Abb. 77), und, entgegen der geläufigen klinischen Auffassung, auch bei Mitralfehlern.

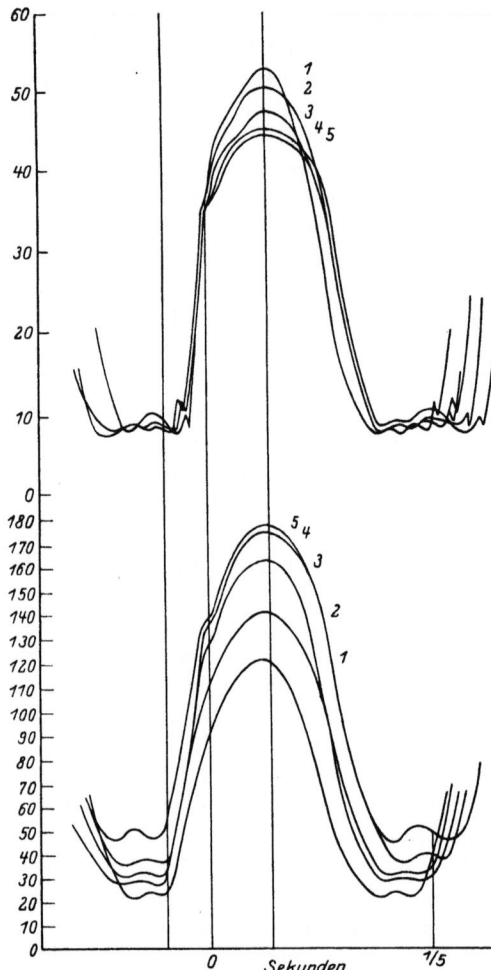

Abb. 77. Schar von Druckkurven beider Kammern bei steigendem Aortenwiderstand, oben rechter, unten linker Ventrikel (Herz-Lungenpräparat, Katze).

5. Die Dynamik des Herzens bei steigendem arteriellem Widerstand.

Die Gesetze der Herzarbeit können nur dann ermittelt werden, wenn von den Variablen arterieller Widerstand, venöser Zufluß, Herzfrequenz, Beschaffenheit des Herzmuskels und der Ernährungsflüssigkeit (einschließlich deren Gasgehalt) nur eine geändert wird unter Konstanthaltung aller anderen. Am Herz-Lungenkreislauf (STARLING) läßt sich diese Voraussetzung hinlänglich genau erfüllen [H. STRAUB[1]]. Abb. 78 zeigt eine so gewonnene Kurvenschar. Mit

---

[1]) STRAUB, H.: Dtsch. Arch. f. klin. Med. Bd. 115, S. 531. 1914. Wenig später bestätigt durch PATTERSON, PIPER u. STARLING (Journ. of physiol. Bd. 48, S. 465. 1914), vgl. Fußnote S. 239.

wachsender Überlastung (arteriellem Widerstand) steigt das Maximum des Ventrikeldruckes. Die Kurven verbreitern sich stetig, und die von Druckkurve und Abszisse eingeschlossene Fläche (das Integral der Spannungen) nimmt stetig zu. Der Kurvenanstieg erfolgt mit wachsender Anfangsspannung immer steiler.

Daraus ergibt sich, daß infolge des steileren Druckanstiegs die Zeitdauer der Anspannungszeit meist gleichbleibt oder doch nur ganz unbedeutend wächst. Dagegen verlängert sich in der Regel die Zeit steigenden Druckes und die Gesamtzeitdauer der Systole mit steigendem Aortenwiderstand, jedoch nur mäßig.

Die obigen Gesetze, die das Verhalten der natürlichen Zuckung des Säugetierventrikels bei wachsendem arteriellen Widerstande bestimmen, sind in derselben Weise von O. FRANK[1]) für die isometrische Zuckung des Froschherzventrikels bei wachsender Belastung (Anfangsspannung und Anfangsfüllung) und von A. FICK[2]) für die isometrische Zuckung des quergestreiften Skelettmuskels bei wachsender Anfangsspannung gefunden worden. Es ergibt sich also vollkommene Analogie, wenn sich zeigen läßt, daß die wachsende Überlastung bei der natürlichen Zuckung des Säugetierventrikels automatisch zu entsprechender wachsender Anfangsspannung und Anfangsfüllung führt. Dies trifft in der Tat zu. Der am Ende der Diastole in der Kammer herrschende Druck, die Anfangsspannung der nächsten Kontraktion, ist stets höher als der auf der Außenfläche des Herzens lastende Nulldruck. Mit wachsender Überlastung steigt tatsächlich, wie Abb. 78 zeigt, automatisch die Anfangsspannung. Entsprechend dem Steigen des diastolischen Ventrikeldruckkes bei steigender Überlastung des Ventrikels verschiebt sich auch die Vorhofsdruckkurve allmählich auf ein immer höheres Niveau. Dieser Anstieg des Vorhofdruckes tritt, wie ich entgegen den Angaben der Schule von MAGNUS betone, von allem Anfang an, nicht erst bei höheren Überlastungsdrucken ein[3]).

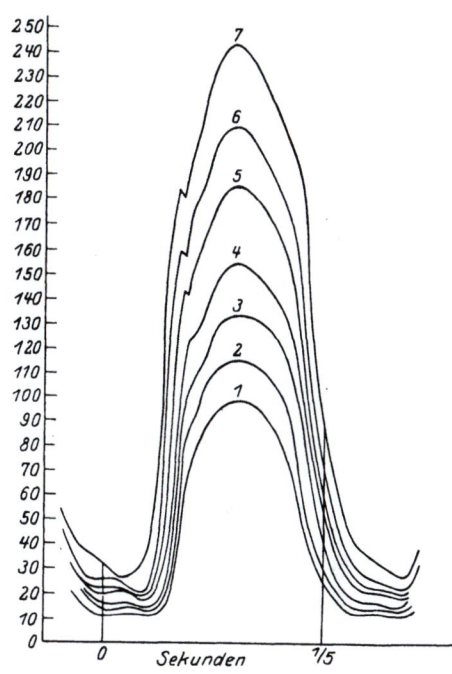

Abb. 78. Druckablauf im linken Ventrikel bei steigendem Aortenwiderstand (Herz-Lungenpräparat, Katze).

Bei Verwendung ausreichend empfindlicher Manometer habe ich in sehr zahlreichen Versuchen davon keine Ausnahme gesehen.

Der mechanische Zusammenhang zwischen steigender Überlastung und der dadurch gesetzmäßig hervorgerufenen Zunahme der Anfangsspannung findet seine Erklärung bei Betrachtung der Volumkurve (Abb. 79). Die Form der einzelnen Volumkurve der Kammern erleidet durch Erhöhung des arteriellen Widerstandes nur unwesentliche Veränderungen. Dagegen verschiebt sich die Mittellage der Volumkurve mit wachsender Überlastung um einen für jede Überlastung charakteristischen Betrag nach der diastolischen Seite, indem ein immer

---

[1]) FRANK, O.: Zeitschr. f. Biol. Bd. 32, S. 370. 1895.
[2]) FICK, A.: Mechanische Arbeit und Wärmeentwicklung bei der Muskeltätigkeit. Leipzig 1882.
[3]) STRAUB, H.: Dtsch. Arch. f. klin. Med. Bd. 121, S. 394. 1917.

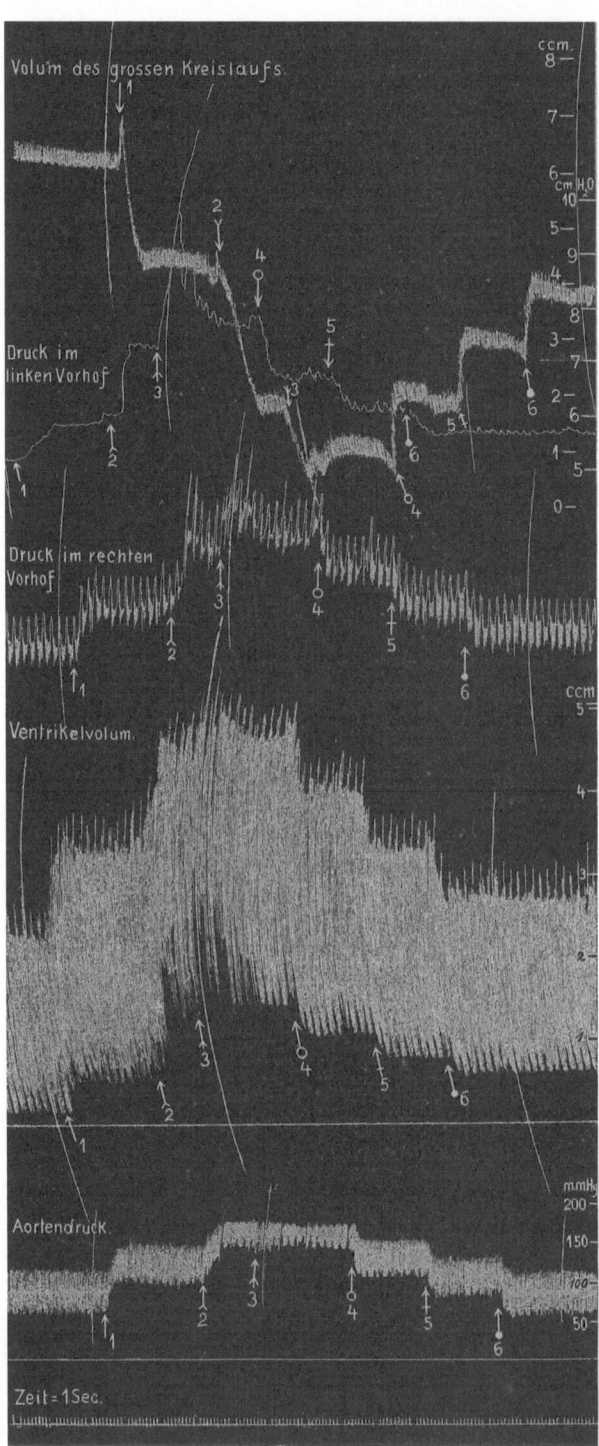

größerer systolischer Rückstand (Restblut) in der Kammer zurückbleibt (Abb. 79). Mit jeder Änderung des arteriellen Widerstandes verschiebt sich das Kammervolumen stufenweise auf eine neue Lage, in der es sich nach wenigen Kontraktionen konstant einstellt. Erhöhung und Senkung des Widerstandes bringt alsbald die jeweils charakteristische Einstellung hervor. Die Volumamplitude (das Schlagvolumen) bleibt konstant. Daß unter den genannten Versuchsbedingungen bei wachsendem Widerstand das Schlagvolumen des Säugetierherzens für alle praktisch in Betracht kommenden Druckwerte (zwischen 55 und etwa 180 mm Hg arteriellen

Abb. 79. Einfluß von Änderungen des arteriellen Widerstandes auf den Blutgehalt des großen Kreislaufs, der Ventrikel und auf den Druck in den Vorhöfen (Herz-Lungenpräparat, Katze). Die Volumkurve der Kammern zeigt Gleichbleiben der Amplitude (des Schlagvolumens) bei steigender Überlastung. Dagegen verschiebt sich mit wachsender Überlastung das Ventrikelvolum nach der diastolischen Seite. Jeder Überlastung ist eine bestimmte Einstellung des Volums charakteristisch. Ebenso steigt jedesmal mit Erhöhung des Widerstandes der Druck im linken Vorhof sprungweise und stellt sich auf ein neues Niveau ein, auf dem er verharrt. Bei *3* Auftreten von Extrasystolen, die zu Dilatation und Anstieg des Vorhofdrucks führen.

Druckes) und für ganz verschieden große Schlagvolumina konstant bleibt, ist genauer durch direkte Stromuhrmessungen von MARKWALDER und STARLING[1]) festgestellt und seitdem vielfach bestätigt worden.

Die Volumkurve beweist, daß sich das unter natürlichen Bedingungen arbeitende Säugetierherz niemals vollständig entleert. Dies war schon von O. FRANK[2]) für das Froschherz gefunden, das sich nur dann, wenn es geringe, für die Dynamik des Säugetierherzens praktisch nicht in Betracht kommende Drucke (bis zu etwa einem Drittel der absoluten Kraft) zu überwinden hat, vollständig zusammenzieht [O. FRANK[3])]. Die Zunahme des Restblutes bei steigender Überlastung zeigt, daß auch in diesem Punkte die Säugetierherzkammer den Zuckungsgesetzen des Skelettmuskels folgt. SCHWANN und HERMANN[4]) haben nämlich gefunden, daß bei der Überlastungszuckung des Skelettmuskels das Gewicht, das der Muskel zu heben vermag, um so geringer wird, je höher wir, von der natürlichen Länge ausgehend, den Muskel unterstützen. Ebenso vermindert das Säugetierherz zunächst sein Auswurfsvolumen, wenn bei gleicher Anfangsfüllung der Aortenwiderstand erhöht wird. Das dadurch zurückbleibende Restblut vermehrt dann aber die Anfangsfüllung und damit auch die Anfangsspannung für die nächste Kontraktion, weshalb diese alsbald nach den Zuckungsgesetzen größere Spannungen herbeiführt. STARLING[5]) erklärt diese Wirkung auf die nächste Zuckung durch die Zunahme der Anfangsfüllung, die eine Oberflächenvergrößerung des reagierenden Muskels erzeugt. Da es aber bisher nicht möglich war, experimentell die Anfangsfüllung unabhängig von der Anfangsspannung zu verändern und die sich so ergebenden Zuckungsgesetze getrennt zu untersuchen, beruhte diese Unterscheidung zunächst nur auf theoretischen Erwägungen. Für das unter Vagusreizung schlagende Säugetierherz trifft, wie eigene Versuche zeigen[6]), STARLINGS Annahme nicht zu. Trotz hoher Anfangsfüllung kann hier Anfangsspannung und Zuckungsgipfel erniedrigt sein.

Die ganz ausgezeichnete Anpassungsfähigkeit des Herzmuskels an jede geforderte äußere Arbeit erklärt sich also dadurch, daß er sich durch Änderung des systolischen Rückstandes automatisch auf die für die geforderte Kontraktion eben notwendige Anfangsspannung einstellt. Diese Fähigkeit zur sofortigen Leistung von Mehrarbeit bezeichnet man als *Reservekraft* des Herzens. Die Reservekraft beruht demnach auf den Zuckungsgesetzen des Herzens, auf der durch Veränderung der Arbeitsbedingungen automatisch bewirkten vermehrten Anfangsspannung und Anfangsfüllung.

Die Änderung der Druckverhältnisse in den Herzhöhlen führt nun aber zu Blutverschiebungen innerhalb des Gefäßsystems, die aus Abb. 79 ersichtlich sind: Erhöhung des arteriellen Widerstandes bei gleichbleibender Frequenz, gleichem Zufluß, gleicher Beschaffenheit des Herzmuskels, gleichen Bedingungen der Atmung und intaktem Klappenapparat führt zu Zunahme des Blutgehaltes der Lungen und Abnahme des Blutgehaltes im großen Kreislauf und umgekehrt. Die Blutfülle der Lungen hängt bei gleichem Zufluß von rechts her, gleicher Frequenz und gleichen Bedingungen der Atmung von dem Druckablauf im linken Vorhof ab.

Erhöht man bei gleichbleibendem Schlagvolumen den arteriellen Widerstand immer mehr, so kommt man schließlich an eine Grenze, wo die Kammer ihre Reservekraft erschöpft hat, wo trotz der geschilderten Kompensations-

---

[1]) MARKWALDER, J., u. E. H. STARLING: Journ. of physiol. Bd. 48, S. 348. 1914.
[2]) FRANK, O.: Zeitschr. f. Biol. Bd. 32, S. 327—328, 376, 380, 381, 419. 1895.
[3]) FRANK, O.: Sitzungsber. d. Ges. f. Morphol. u. Physiol., München 1897, S. 32.
[4]) SCHWANN u. HERMANN: Hermanns Handb. d. Physiol. Bd. I, S. 66.
[5]) STARLING, E. H.: Das Gesetz der Herzarbeit. Bern u. Leipzig: Bircher 1920.
[6]) STRAUS, H.: Zeitschr. f. d. ges. exp. Med. 1926.

einrichtungen das geforderte Schlagvolumen nicht mehr gefördert werden kann (Abb. 80). Durch erhebliche Vergrößerung des systolischen Rückstandes steigt in diesem Augenblicke der Druck im linken Vorhof stark an, die Druckkurve flacht sich ab, die Steilheit des Kurvenanstiegs wird geringer, die Kurve wird verbreitert, der Zuckungsgipfel erniedrigt (Kurve 4 der Abb. 80). Dasselbe Gesetz hatte O. FRANK[1]) für die isometrische Zuckung des Froschherzventrikels bei zunehmender Anfangsspannung und A. FICK[2]) für den Skelettmuskel gefunden. Mit Überschreiten der Suffizienzgrenze tritt damit die Druckkurve in den zweiten Teil der Kurvenschar ein. Die von der Spannungskurve und der Abszisse eingeschlossene Fläche (das Integral der Spannungen) nimmt mit wachsender Anfangsspannung stetig zu und kann sogar im zweiten Teil der Kurvenschar noch zunehmen. Die Grenze der Suffizienz des Herzmuskels bei konstantem Schlagvolumen und konstanter Frequenz wechselndem Widerstand liegt also bei derjenigen Zuckung, bei der das Maximum des systolischen Druckes und damit das Maximum an äußerer Arbeit geleistet wird. Der Übertritt in den zweiten Teil der Kurvenschar führt infolge der Abflachung des Kurvenverlaufs alsbald zu einer Verlängerung der Anspannungszeit, zu einer Verkürzung der Austreibungszeit mit Erniedrigung des Druckmaximums. Von besonders großer Bedeutung ist aber der langsamere Kurvenabfall in der Diastole, der die Verharrungszeit verlängert und damit die Füllungszeit stark verkürzt. Ein Kontraktionsrückstand bleibt bis lange in die Diastole hinein bestehen, die Wahrscheinlichkeit des Eintretens der neuen Systole vor völliger Erschlaffung nimmt zu.

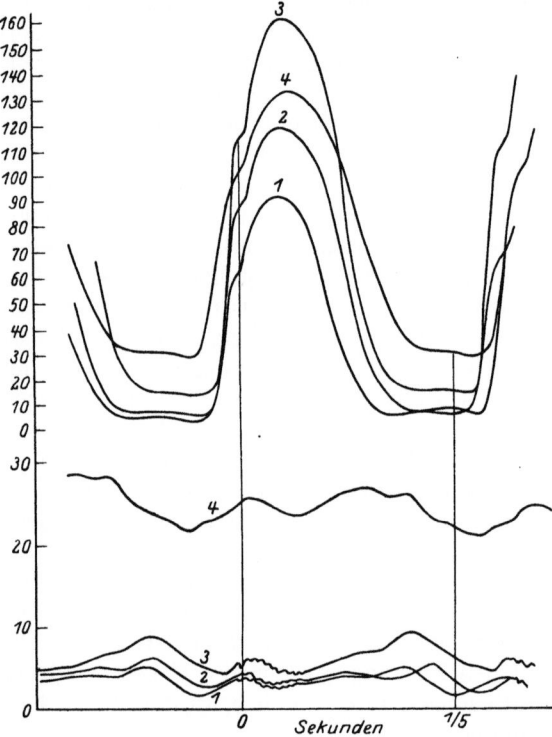

Abb. 80. Druck im linken Ventrikel (oben) und linken Vorhof (unten) bei steigender Überlastung. Die Abbildung zeigt bei steigendem Widerstand Steigen des Vorhofdrucks, entsprechend dem Steigen des diastolischen Ventrikeldrucks. Kurve 1—3, erster Teil der Kurvenschar, wird erhalten bei suffizientem Herzmuskel, Kurve 4, zweiter Teil der Kurvenschar, bei insuffizientem Herzmuskel. Die Insuffizienz ist gekennzeichnet durch Verbreiterung der Druckkurve, rapides Steigen des diastolischen und Sinken des systolischen Druckes. Der Ventrikel ist unfähig, seine Füllung gegen den arteriellen Widerstand auszutreiben.

6. Die Dynamik des Herzens bei wechselndem Schlagvolumen.

Im vorangehenden Kapitel wurde gezeigt, wie das Herz sein Schlagvolumen bei wechselndem arteriellen Widerstande konstant zu erhalten vermag. Anderer-

---

[1]) FRANK, O.: Zeitschr. f. Biol. Bd. 32, S. 370. 1895.
[2]) FICK, A.: Mechanische Arbeit u. Wärmeentwicklung b. d. Muskeltätigkeit. Leipzig 1882.

seits bestimmt aber nicht das Herz die Größe des Schlagvolumens, sondern diese wird dem Herzen durch den Blutbedarf der Gewebe von außen her vorgeschrieben. In die feineren Einzelheiten dieses Mechanismus haben wir zur Zeit noch keinen ausreichenden Einblick. Letzten Endes wird jedenfalls die Größe des Schlagvolumens durch den venösen Zufluß zum rechten Herzen bestimmt, der von der Weite und dem Strömungswiderstand in den Hohlvenen, vor allem aber von dem venösen Druckgefälle bestimmt wird. Letzteres hängt zentral von dem Druckablauf im rechten Vorhof ab, dessen Ablauf im einzelnen, namentlich bei wechselnd langer Dauer der Diastole, von großer Bedeutung für den Füllungsvorgang ist [KROGH[1]), H. STRAUB[2])]. Vor allem aber wird das venöse Druckgefälle und damit das Schlagvolumen durch die peripher regulierte Höhe des Venendrucks bestimmt. Auf demselben Wege kann, entsprechend den natürlichen Verhältnissen, auch im Experiment das Schlagvolumen bei Konstanthaltung aller übrigen Faktoren variiert werden.

Auf den Druckablauf der linken Kammer hat Veränderung des Schlagvolumens nur sehr bescheidenen Einfluß. Mit steigendem Schlagvolumen steigt die Anfangsspannung nur wenig, so daß auch der Druckanstieg während der Anspannungszeit kaum merklich beeinflußt wird. Die Druckdifferenz von der Aortenklappenöffnung bis zum Druckmaximum, die Pulsamplitude des Ventrikeldruckes, steigt mit wachsendem Schlagvolumen, so daß das Druckmaximum wächst. Auch verbreitert sich die Druckkurve etwas mit wachsendem Schlagvolumen, und zwar vorwiegend im zweiten Teile der Austreibungszeit, der Zeit sinkenden Druckes. Die Dauer der Systole wächst absolut und im Verhältnis zur Dauer der ganzen Herzrevolution. Das größere Schlagvolumen wird bewältigt, indem infolge größerer Druckdifferenzen in der Zeiteinheit größere Blutmengen durch den Stromquerschnitt fließen, dann aber auch durch Verlängerung der Austreibungszeit, und zwar vorwiegend deren zweiten Teiles. Die Veränderung der Volumkurve erfolgt in den Endpunkten fast ausschließlich durch Verschiebung des diastolischen Maximums, indem sich das Herz bei abnehmendem Zufluß diastolisch weniger stark füllt (Abb. 81). Das systolische Minimum dagegen, auf das sich das Herz zusammenzieht, bleibt fast absolut ungeändert, die Größe des Restblutes wird nicht von der Menge des Schlagvolumens, sondern ausschließlich von der Höhe des arteriellen Widerstandes bestimmt. Wenn überhaupt, so wird bei wachsendem Zufluß infolge der leicht erhöhten Anfangsfüllung der systolische Rückstand sogar etwas vermindert, falls das Herz in gutem Zustande ist. Die Dynamik der linken Kammer wird also von der Höhe des arteriellen Widerstandes, d. h. von den ihm durch die anliegenden Abschnitte des großen Kreislaufs vorgeschriebenen Arbeitsbedingungen beherrscht. Die Größe des Schlagvolumens ist für die Leistung der linken Kammer von geringerer Bedeutung. Die Neigung des systolischen Teiles der Volumkurve ist mit zunehmendem Schlagvolumen im ganzen Verlauf immer steiler[3]). Die Ausströmungsgeschwindigkeit ist also während der ganzen Dauer der Systole um so größer, je größer das Schlagvolumen. Die Anfangsschwingung der Volumkurven ist unter allen Umständen nachweisbar. Der diastolische Teil der Volumkurve zeigt, daß bei großem Schlagvolumen schon früh in der Diastole Blut mit sehr großer Geschwindigkeit einströmt, während bei kleinem Schlagvolumen die Einströmungsgeschwindigkeit viel allmählicher zunimmt. Der Grund ist in dem hohen Venendrucke zu suchen, der ein großes Schlagvolumen ermöglicht und schon früh den Spannungsrest des erschlaffenden

---

[1]) KROGH, A.: Skandinav. Arch. f. Physiol. Bd. 27, S. 126 u. 127. 1912.
[2]) STRAUB, H.: Dtsch. Arch. f. klin. Med. Bd. 116, S. 409. 1914.
[3]) STRAUB, H.: Dtsch. Arch. f. klin. Med. Bd. 118, S. 214. 1915.

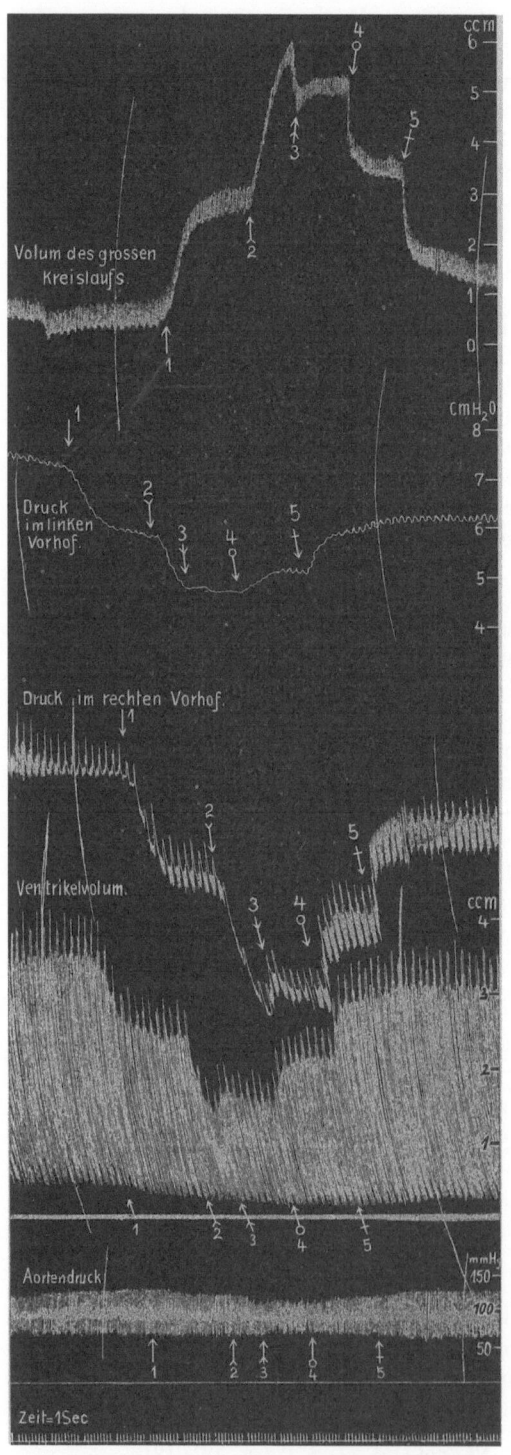

Ventrikels überwindet. Während sich nun weiterhin, wenn die Kammermuskulatur erschlafft ist, bei den kleinen Schlagvolumina die Einströmungsgeschwindigkeit auf ziemlich gleichmäßiger Höhe hält, tritt bei den großen Schlagvolumina einige Zeit nach Beginn der Diastole eine deutliche Verzögerung der Einströmung auf. Bei großem Zufluß wird nämlich die Kammer bald erheblich gedehnt, so daß weitere Füllung nur durch Dehnung unter deutlichem Druckzuwachs möglich ist, wodurch das Druckgefälle und damit die Einströmungsgeschwindigkeit abnimmt. Auch das Verhalten des Vorhofs, dessen Systole dabei in den zweiten Teil der Kurvenschar übertreten kann, ist von Einfluß auf diesen Teil der Füllungskurve.

Im Gegensatz zum Verhalten des linken Herzens wird die Dynamik der rechten Kammer vorwiegend von der Größe des venösen Zuflusses, also (wie die der linken) von dem angrenzenden Stücke des großen Kreislaufs beherrscht. Die Anfangsspannung, der diastolische Minimaldruck, steigt rechts mit Zunahme des Schlagvolumens[1]). Der systolische Maximaldruck steigt und fällt proportional dem Schlagvolumen. Mit steigendem Schlagvolumen verbreitert sich die Druckkurve, der Druckanstieg erfolgt steiler. Die Ursache der vermehrten Anfangsspannung ist

Abb. 81. Einfluß von Änderungen des venösen Zuflusses auf den Blutgehalt des großen Kreislaufs, der Ventrikel und auf den Druck in den Vorhöfen. Herz-Lungen-Präparat, Katze. Der Grad der systolischen Entleerung der Kammer ändert sich nicht wesentlich, nur die diastolische Füllung wächst mit steigendem venösem Zufluß.

---

[1]) STRAUB, H.: Dtsch. Arch. f. klin. Med. Bd. 116, S. 409. 1914.

in der vermehrten Anfangsfüllung zu suchen, die hier nicht durch Vermehrung des systolischen Rückstandes, sondern durch vermehrten venösen Zufluß entsteht. Der Druck im rechten Vorhof steigt bei geringem Zufluß langsam und fast geradlinig. Bei großem Zufluß dagegen findet sich am Ende der Vorhofsystole sehr niederer Vorhofdruck, großes Stromgefälle, rapide Füllung des Vorhofs, rasches Steigen des Vorhofdrucks. Deshalb rasche Abnahme des Gefälles und rasches Sinken des Zuflusses, dementsprechend im späteren Teil der Diastole langsameres Ansteigen des Druckes. Die Vorhofsystole bringt mit wachsender Füllung (Anfangsspannung des Vorhofs) wachsenden Druckzuwachs hervor. Diese Unterschiede im Druckablauf des Vorhofs sind, wie oben schon erwähnt, von großer Bedeutung für den Füllungsvorgang des Herzens.

Auch die Änderung des venösen Zuflusses zum Herzen führt zu Verschiebungen des Blutes innerhalb des Gefäßsystems, die aus Abb. 81 ersichtlich sind. Bei Verminderung des Venenzuflusses nimmt der Blutgehalt des großen Kreislaufes mächtig zu, in Abb. 81, die einem am Katzenherzen angestellten Versuche entnommen ist, um über 6 ccm, während der Blutgehalt des Herzens selbst (hier einschließlich der Vorhöfe registriert), nur um $1^1/_2$ ccm abgenommen hat. Die ganze übrige Blutmenge, rund $4^1/_2$ ccm, stammen also aus den Lungen, die entsprechend blutleer geworden sind. Mit Herstellung der alten Blutzufuhr zum Herzen stellt sich die alte Blutverteilung zunächst sehr rasch, dann aber erst allmählich vollständig auf den alten Wert ein. Verminderung des Blutzuflusses zum rechten Herzen setzt also die Blutfülle der Lungen herab, und zwar einmal durch Senkung des Pulmonalisdruckes, dann aber auch, wie Abb. 81 zeigt, durch Abnahme des Druckes im linken Vorhof, also sowohl durch Verminderung des Zu- als durch Erleichterung des Abflusses.

7. Die Dynamik des Herzens bei wechselnder Frequenz.

Über diese praktisch so wichtige Frage liegen leider nur ganz spärliche und noch dazu wenig eindeutige Versuchsergebnisse vor. Die Verhältnisse liegen verwickelt, da Änderungen der Frequenz notwendig den Füllungsvorgang und damit das Schlagvolumen ändern müssen. Die Bedingung lautet also Konstanz des arteriellen Widerstandes und des Zeitvolumens, nicht des Schlagvolumens. Auch dann noch kann die Frequenzänderung auf sehr verschiedene Weise erzielt werden. Abb. 82 zeigt den Erfolg einer Frequenzänderung am Herz-Lungen-Präparat durch Abkühlung der Durchströmungsflüssigkeit. Die Temperaturwirkung beschränkt sich dann nicht auf den Schrittmacher des Herzens im Sinusknoten, sondern erstreckt sich auf das ganze Herz. Unter diesen Versuchsbedingungen besteht die Wirkung der Frequenzänderung im wesentlichen einfach in einer Streckung der Kurve in der Richtung der Zeit-

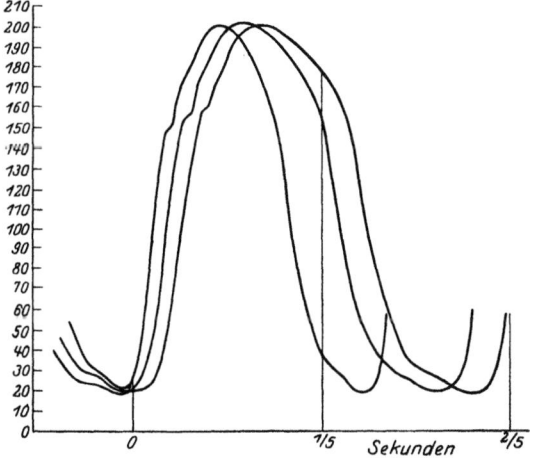

Abb. 82. Druckablauf in der linken Kammer bei Änderung der Frequenz durch Abkühlung der Durchströmungsflüssigkeit. 38°, 35°, 34°. Herz-Lungen-Präparat, Katze.

abszisse, wobei sämtliche Teile an der Dehnung des Ablaufs gleichen Anteil nehmen. Die Temperaturänderung hat also auf die energetischen Vorgänge in sämtlichen Herzabschnitten, auf Reizbildung, Reizleitung und Kontraktionsvorgang denselben Einfluß. Die Dauer der ganzen Herzrevolution hat für 38° den Wert von 0,258 Sekunden, für 35° 0,337 Sekunden und für 34° 0,358 Sekunden. Der Temperaturkoeffizient beträgt also für diesen Vorgang etwa 2,4, d. h. für eine Temperaturdifferenz von 10° wird die Reaktionsgeschwindigkeit mehr als verdoppelt. Das Säugetierherz folgt demnach in seinem Reaktionsablauf der RGT-Regel. Diese Tatsache darf als Beweis dafür angesprochen werden, daß Reizerzeugung, Reizleitung und Kontraktion nach Art chemischer Umsetzungen verlaufen.

Wesentlich anders liegen die Dinge, wenn die Frequenzänderung ausschließlich durch Beeinflussung des Schrittmachers erzeugt wird, ohne daß gleichzeitig eine Einwirkung auf die contractilen Elemente stattfindet. Ausreichende Versuche zur Klärung dieser Frage am Säugetierherzen liegen leider nicht vor. O. Frank hat darauf aufmerksam gemacht[1]), daß es bei dieser Frage auf das Verhältnis der Erschlaffungszeit zu der Zeit der Zusammenziehung ankommt. Es sei in diesem Zusammenhang nochmals betont, welch große Bedeutung speziell für die Pathologie der Erschlaffungsvorgang selbst und das oft die ganze Diastole überdauernde Fortbestehen eines Kontraktionsrückstandes besitzt. Marey hat am Froschherzen zuerst bemerkt, daß die Verlangsamung des Herzschlages eine Kräftigung der Kontraktion bedingt. Besteht von der vorangehenden Kontraktion her noch ein erheblicher Kontraktionsrückstand, so wird das Zuckungsmaximum der nächstfolgenden stark erniedrigt, die Zuckungsdauer verkürzt. Noch viel häufiger aber ist der Kontraktionsrückstand von Bedeutung für den Füllungsvorgang.

Am Froschherzen liegen einige experimentelle Daten zur Beurteilung des Einflusses der Frequenz auf die Arbeitsleistung vor. „Reine Frequenzänderungen" lassen sich auch an diesem Objekt nicht erreichen. Weizsäcker[2]) konnte zeigen, daß am Froschherzen für den Effekt (= die Minutenarbeit), das Minutenvolumen und das Schlagvolumen ein Frequenzoptimum besteht. Und Junkmann[3]) wies ganz neuerdings nach, daß die isometrischen Spannungsmaxima mit abnehmender Frequenz steigen, und zwar unabhängig von der bis zu einem gewissen Grade durch letztere herabgesetzten diastolischen Füllung.

Daraus ergibt sich die für die Pathologie so überaus bedeutungsvolle Feststellung von F. B. Hofmann[4]), wonach der Kontraktionsablauf nicht eigentlich von der Länge des Reizintervalls an sich, sondern vielmehr davon abhängt, in welche Phase der vorhergehenden Kontraktion die Reizung hineinfällt; entscheidend ist der der Kontraktion zugrunde liegende Stoffwechselvorgang. Ich[5]) habe diese Verhältnisse zur Erklärung des Auftretens alternierender Herztätigkeit herangezogen. Im Gegensatz zu H. E. Hering, der den Alternans durch partielle Asystolie eines Teiles der Muskelfasern entstanden denkt, glaube ich, daß in der menschlichen Pathologie nur die infolge mangelhafter Erholung von der vorangehenden Kontraktion eintretende totale Hyposystolie aller Kammerfasern zum Auftreten von Alternans führt. Alle in der Klinik des Alternans beobachteten Erscheinungen lassen sich auf diesem Wege zwanglos erklären. Frequenzänderung ist besonders bedeutungsvoll für die Dynamik des ermüdeten

---

[1]) Frank, O.: Zeitschr. f. Biol. Bd. 41, S. 1. 1901.
[2]) Weizsäcker, V. v.: Pflügers Arch. f. d. ges. Physiol. Bd. 140, S. 135. 1911.
[3]) Junkmann, K.: Arch. f. exp. Pathol. u. Pharmakol. Bd. 105, S. 169. 1925.
[4]) Hofmann, F. B.: Pflügers Arch. f. d. ges. Physiol. Bd. 84, S. 130. 1901.
[5]) Straub, H.: Dtsch. Arch. f. klin. Med. Bd. 123, S. 403. 1917.

Herzens mit seinem viel länger anhaltenden Kontraktionsrückstand. Auch für die Wirkung von Arzneimitteln (Digitalis, Coffein, Glyoxylsäure) sind diese Überlegungen von entscheidender Bedeutung.

8. Die Dehnungskurven (Druck-Volum-Kurven) des Herzens.

Um Ordnung in die große Mannigfaltigkeit der Erscheinungen zu bringen, ist es erforderlich, durch ein Diagramm die Beziehungen darzustellen, die bei den verschiedenen Zuckungsformen zwischen Spannung und Länge der Muskelelemente bestehen. Solche Beziehungen, die für alle Punkte während des Zuckungsablaufes festgestellt werden können, ergeben für jede Einzelzuckung eine Kurve, die als Arbeitsdiagramm[1]) bezeichnet wird. Wird als Abszisse der Druck, als Ordinate das Volumen aufgezeichnet, so umkreist das Arbeitsdiagramm während jeder einzelnen Herzrevolution eine Fläche, die als genauer Ausdruck der vom Herzen geleisteten äußeren Arbeit gelten kann. Das Arbeitsdiagramm der natürlichen Zuckung des Säugetierherzens besteht aus zwei langen, der Druckabszisse nahezu parallelen Strecken isometrischen Verlaufs während der Anspannungs und Erschlaffungszeit. Der Gipfel der beiden wird durch den zur Volumordinate konkaven Bogen der Austreibungszeit verbunden, der auch nicht annähernd isotonisch ver-

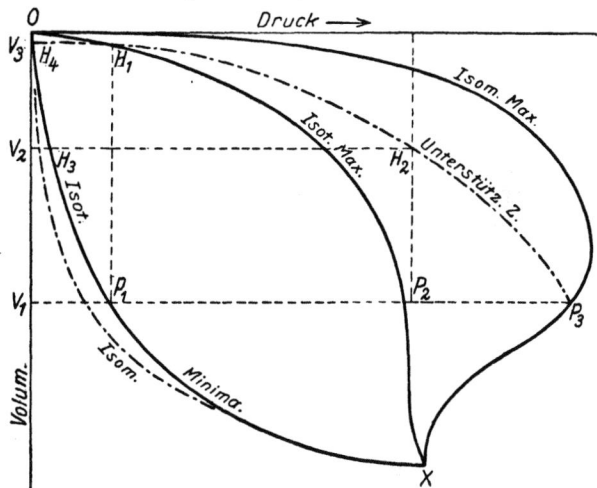

Abb. 83. Dehnungskurven (Druckvolumkurven) der Maxima und Minima der isometrischen, isotonischen und der Unterstützungszuckung des Froschherzens. Nach O. Frank.

läuft. Die Kurve der Füllungszeit verläuft zur Volumordinate konvex und nähert sich erst gegen Ende einigermaßen der „Dehnungskurve der isotonischen Minima".

Wichtiger als die Feststellung des Arbeitsdiagramms einer einzelnen Zuckung ist jedoch die Feststellung der Beziehungen von Spannung und Länge ausgezeichneter Punkte einer Schar von Zuckungskurven, vor allem der Maxima und Minima des Druckes und Volumens. Diese von Fick für die Analyse der Arbeit des Skelettmuskels eingeführte Betrachtungsweise ist von O. Frank[2]) auf die Dynamik des Froschherzens übertragen worden, wobei er zu den nachfolgenden wichtigen Feststellungen gelangte. Läßt man das ruhende Herz sich unter zunehmenden Füllungsdrucken ausdehnen und stellt für jeden Füllungsdruck die zugehörige Füllung fest, so erhält man in der Druckvolumebene (Abb. 83) eine Reihe von Punkten, deren Verbindung als die Dehnungskurve (= Druck-Volumkurve, = Elastizitätskurve) des ruhenden Herzens bezeichnet wird. Sie senkt sich im Anfang außerordentlich steil nach abwärts, so daß geringen Druckänderungen große Volumänderungen entsprechen. Man muß deshalb

---

[1]) Frank, O.: Zeitschr. f. Biol. Bd. 37, S. 483. 1899 u. Sitzungsber. d. Ges. f. Morphol. u. Physiol. in München 1898, S. 147. — Straub, H.: Pflügers Arch. f. d. ges. Physiol. Bd. 169, S. 564. 1917.
[2]) Frank, O.: Sitzungsber. d. Ges. f. Morphol. u. Physiol. in München 1898, S. 14.

besondere Sorgfalt auf die genaue Bestimmung dieser Anfangsdrucke verwenden. Läßt man nun das Herz von einem solchen Punkte der Dehnungskurve des ruhenden Herzens aus eine Zuckung unter Grenzbedingungen ausführen, indem man es an der Entleerung hindert (isometrische Arbeitsbedingung), so wird ohne Volumänderung der Druck steigen. Die Arbeit verläuft auf demselben Volum, d. h. auf einer Linie parallel der Druckabszisse bis zu einem für jeden Anfangsdruck charakteristischen Maximaldruck. Eine Reihe solcher von wechselnden Anfangsdrucken ausgehenden Zuckungen ergibt eine Reihe von Punkten der Maximaldrucke, deren Verbindung als Dehnungskurve (= Druck-Volum-Kurve) der Maxima der isometrischen Zuckungen bezeichnet wird. Sie verläuft im allgemeinen so, wie in Abb. 83 dargestellt, d. h. die Maxima der isometrischen Kurven steigen mit wachsender Anfangsspannung bzw. Füllung (I. Teil der Kurvenschar), um von einer gewissen Füllung an wieder abzunehmen (II. Teil der Kurvenschar). Ebenso kann man das Herz von bestimmten Anfangsfüllungen ausgehend jeweils isotonische Zuckungen ausführen lassen, wobei also keine Druckänderungen eintreten. Der Zuckungsablauf erfolgt dann auf einer der Volumordinate parallelen Geraden bis zu einem Grenzpunkte. Eine Reihe solcher Grenzpunkte werden verbunden durch die ,,Dehnungskurve der Maxima der isotonischen Zuckung". Bei den isotonischen Zuckungen steigen zuerst die Ordinatenabstände zwischen den Maxima und Minima, d. h. die ausgeworfenen Volumina (entsprechend der Hubhöhe des Skelettmuskels) mit wachsenden Drucken, um dann wieder zu fallen. Diese Dehnungskurven schließen den Bezirk der Druck-Volum-Ebene ein, innerhalb dessen sich alle natürlichen Zuckungen des Herzens bewegen. Bei Kenntnis der Dehnungskurven läßt sich die Arbeitsweise des Herzens für jede gegebene Arbeitsbedingung voraussagen. Die Maxima der Unterstützungszuckungen, die als erste Annäherung an die im Kreislauf beobachteten Verhältnisse gelten können, fallen zwischen die Dehnungskurven der isometrischen und der isotonischen Maxima. Die Dehnungskurve der isotonischen verläuft stets tiefer als die der isometrischen Maxima. Die Dehnungskurven der isometrischen Minima fallen im allgemeinen mit der Dehnungskurve des ruhenden Herzens zusammen. Die Spannungskurve des Froschherzens fällt nämlich während der Erschlaffung steil ab und verläuft dann schon vor dem Beginn der neuen Zuckung fast parallel zur Abszisse wie bei einer Nachdehnung. Die Dehnungskurve der isotonischen Minima ist verschieden von der der isometrischen und der des ruhenden Herzens, wenigstens für niedrige Füllungsdrucke, bei denen sie höher verläuft als letztere. Die isotonische Kurve jeder einzelnen Zuckung des Froschherzens fällt nämlich bei niedrigen Füllungsdrucken am Ende der Zuckung, ehe die neue einsetzt, noch mit fast ungeminderter Steilheit ab. Die Rückkehr der Muskelelemente in ihre Ruhelage ist also noch nicht vollendet. Dies trifft in hohem Maße auch für die natürliche Zuckung des Säugetierherzens zu, dessen Füllung ja unter nahezu isotonischen Bedingungen und bei niedrigen Füllungsdrucken erfolgt. Man kann hieraus ersehen, wie schwer es ist, eine einheitliche Definition des sog. Tonus festzustellen. Es dürfte sich empfehlen, den Gebrauch dieses Wortes, mit dem man nur unklare Begriffe verbindet, möglichst einzuschränken. Ganz unmöglich ist es jedenfalls, ohne daß man die Vorsichtsmaßregeln, die sich aus dem Gesagten ergeben, beachtet, aus den Minima der Kurven Schlüsse auf die Elastizitätsverhältnisse in der Ruhe zu ziehen (O. Frank). Als einzig brauchbare Definition des Tonus würde man die Dehnungskurve (= Druck-Volum-Kurve, = Elastizitätskurve) des ruhenden Herzmuskels ansehen müssen.

Von einer Änderung des Herzmuskeltonus dürfte man also nur dann sprechen, wenn eine Änderung der Dehnungskurve des ruhenden Herzmuskels nachgewiesen wäre. Ein solcher Beweis steht bislang noch aus. Große praktische Bedeutung besitzt der Abstand dieser Dehnungskurve von der der Minima der natürlichen Zuckung. Dieser Abstand wird durch jede Verbreiterung der Zuckungskurve, durch langsameren Druckablauf und auch durch Frequenzerhöhung vergrößert. Die hohe Bedeutung dieses Abstandes für den Ablauf der nachfolgenden Kontraktion ist wohl grundsätzlich, aber nicht in seinen Auswirkungen im einzelnen bekannt.

Eine Änderung der *Kontraktionskraft* des Herzens verrät sich durch eine Verschiebung der Dehnungskurve der Maxima. Ob nur die Höhe des Maximums sich ändert, oder ob auch das absolute Maximum der isometrischen Zuckungen unter wechselnden Arbeitsbedingungen bei verschiedener Anfangsspannung und Anfangsfüllung erreicht wird, darüber liegen bislang keine experimentellen Daten vor. Jedenfalls darf ein Herzmuskel als um so kräftiger angesprochen werden, je höher das absolute Maximum des von ihm erreichten Druckes ist. Als absolute Kraft eines gegebenen Herzmuskels definieren wir demnach mit FRANK[1]) das absolute Spannungsmaximum der isometrischen Kurvenschar.

In der Regel arbeitet das Herz unter natürlichen Bedingungen mit erheblich geringerer als seiner absoluten Kraft. Dadurch ist es in den Stand gesetzt, bei eintretendem Bedarf sofort eine wesentlich größere Arbeit zu leisten. Es besitzt *Reservekraft*. Wir haben gesehen, daß die Reservekraft auf den Zuckungsgesetzen des Herzmuskels beruht, auf der durch Veränderung der Arbeitsbedingungen automatisch vermehrten Anfangsspannung und Anfangsfüllung. Ein objektives Maß der Reservekraft gewinnen wir durch Bestimmung der Lage, die die Druck-Volum-Kurve des Herzens unter den augenblicklichen Arbeitsbedingungen einnimmt in Beziehung zu der Dehnungskurve der Maxima und Minima. Je weiter entfernt die augenblickliche Zuckungskurve ist von derjenigen Zuckung, bei der das Maximum an äußerer Arbeit geleistet werden kann, desto größer ist die Reservekraft des betreffenden Herzens [H. STRAUB[2])]. An Stelle des Maximums der äußeren Arbeit kann auch das absolute isometrische Spannungsmaximum als Grenze der Reservekraft genommen werden (MORITZ l. c.). Kompensation einer Kreislaufstörung allein durch Inanspruchnahme der Reservekraft ist also um so eher möglich, je größer die dem betreffenden Herzabschnitt zur Verfügung stehende Reservekraft ist und je weniger von der verfügbaren Reservekraft durch das Wesen der betreffenden Kreislaufstörung in Anspruch genommen wird. Die Kompensationsmöglichkeit einer Kreislaufstörung gipfelt also in der Frage, wieweit sie ihrem Wesen nach Anfangsfüllung und Anfangsspannung erhöht.

9. Die Dynamik des muskelschwachen Herzens.

Wird der Herzmuskel in seiner Contractilität geschädigt, so sinken die absoluten Maxima der Spannung, die er aufzubringen vermag. Offenbar gilt dies nicht nur für das absolute Maximum, sondern auch für das Spannungsmaximum, das er unter jeder gewählten Anfangsbedingung (Spannung und Füllung) erreicht. Die Herzmuskelschwäche drückt sich also in einer Verschiebung der Dehnungskurve der Maxima der Spannung auf niedrigere Werte aus. Die Einbuße an Reservekraft drückt sich in der Differenz zwischen dem absoluten Spannungsmaximum des normalen und des geschwächten Herzmuskels aus (MORITZ). Die Regeln, welche für die Dynamik des normalen Säugetierherzens gelten, behalten aber auch für das geschädigte Herz ihre Gültigkeit, sie erleiden

---

[1]) FRANK, O.: Zeitschr. f. Biol. Bd. 32, S. 370. 1895.
[2]) STRAUB, H.: Dtsch. Arch. f. klin. Med. Bd. 122, S. 156. 1917.

jedoch durch die Veränderung der systolischen Kraft des Herzens quantitative Verschiebungen der einzelnen zugrunde liegenden Faktoren gegeneinander [Socin[1])]. Trägt man durch die Versuchsbedingungen Sorge, daß das Säugetierherz dasselbe Schlagvolumen gegen denselben Widerstand auswerfen muß, so macht sich die Schädigung der Contractilität in einer Zunahme des Herzvolumens durch Zunahme des systolischen Rückstandes bemerkbar. Gleichzeitig steigt auch der diastolische Kammerdruck und der Vorhofsdruck an. Um also ein bestimmtes Schlagvolumen gegen einen bestimmten Widerstand auszuwerfen, hat das geschwächte Herz größere Anfangsspannungen und Anfangsfüllungen nötig. Genau wie das muskelstarke Herz nutzt also auch das geschädigte seine Reservekraft aus, um Widerstände und Schlagvolumina zu bewältigen, die es nicht mehr bei so niedrigen Anfangsspannungen und -füllungen zu überwinden vermag wie das kräftige Herz. Die erste Wirkung der Muskelschädigung ist unvollständige Entleerung, Zunahme des systolischen Rückstandes. Dadurch tritt innerhalb gewisser Grenzen vollständige Kompensation ein. Das kräftige Herz würde genau dieselben Anfangsbedingungen herstellen, wenn ihm ein vermehrter Widerstand entgegengesetzt würde. Der diastolische Zustand des Herzens ist dann in beiden Fällen absolut identisch, der Unterschied besteht nur in den Enddrucken, den arteriellen Widerständen, die das Herz bei den betreffenden Anfangsbedingungen zu überwinden vermag. Die Dilatation des muskelstarken Herzens bei Erhöhung der Widerstände bezeichnet die ältere Klinik als kompensatorische (tonogene), die des muskelschwachen Herzens als Stauungs- (myogene) Dilatation. Nur durch die Beziehungen des Anfangsvolumens und der Anfangsspannung zu dem zu überwindenden Widerstande lassen sich diese beiden Formen der Dilatation unterscheiden [H. Straub[2])]. Klinisch drückt sich das Nachlassen der Herzkraft aus diesem Grunde nicht in erster Linie in der Höhe des arteriellen Druckes oder in der Größe des Schlagvolumens aus, sondern in einer Erhöhung des diastolischen und Vorhofsdruckes, die zu einer Erschwerung des venösen Zuflusses, zum Zustande der venösen Stauung führt, und zweitens in einer Erweiterung des Herzvolumens über das normale Maß hinaus. Diese Erweiterung ist allerdings in ihren ersten Anfängen mit Hilfe der verfügbaren klinischen Untersuchungsmethoden kaum nachweisbar.

Da der Herzmuskel unter Ruhebedingungen nicht mit maximaler Kraft arbeitet, genügt der eben geschilderte Kompensationsmechanismus bei nicht zu hochgradiger Schädigung der Contractilität, um in der Ruhe einen normalen peripheren Blutkreislauf aufrechtzuerhalten. Die relativ zu große Herzfüllung und der relativ zu hohe Venendruck lassen sich dann klinisch nur mühsam nachweisen. Da aber das geschädigte Herz eine geringere Reservekraft besitzt, wird eine Erhöhung der Anforderungen bald die Anfangsbedingungen über jenen Punkt hinausführen, bei dem das absolute Spannungsmaximum erreichbar ist. Die Spannungskurve tritt in den zweiten Teil der Kurvenschar über. Die Reservekraft ist erschöpft, das Herz ist insuffizient für die geforderte Arbeitsleistung (Bewegungsinsuffizienz). Die Größe der Arbeit (Schlagvolumen mal arterieller Druck), bei der diese Insuffizienz eintritt, kann als Maß der Leistungsfähigkeit des Herzens betrachtet werden. Auch für das ganz gesunde Herz ist dieses Maximum der erzielbaren Arbeit verschieden. Als ungefähres Maß dieser eben erzielbaren maximalen Herzarbeit mag klinisch das Maximum der Muskelarbeit dienen, das ohne Herzstörung bewältigt werden kann. Beim Gesunden ist die Leistungsfähigkeit des Herzens jedoch so hoch, daß eher die Skelettmuskulatur

---

[1]) Socin, Ch.: Pflügers Arch. f. d. ges. Physiol. Bd. 160, S. 132. 1915.
[2]) Straub, H.: Dtsch. med. Wochenschr. 1919, Nr. 25.

als das Herz seinen Dienst versagt. Dadurch ist der Gesunde vor Überanstrengung des Herzens geschützt. Vermag das Herz auch bei äußerster Herabsetzung seiner äußeren Arbeit, also auch bei Bettruhe, den geforderten Kreislauf nicht aufrechtzuerhalten, so spricht man von „Ruheinsuffizienz".

Auch bei myogener Dilatation führt wie beim normalen Herzen, wenigstens soweit Befunde am Säugetierherzen bisher vorliegen, jede Erweiterung zu entsprechender Zunahme des diastolischen Druckes. Die bisher an Säugetierherzen gewonnenen Dehnungskurven verlaufen gleich, ob die Dilatation durch Erhöhung des Widerstandes oder durch Nachlassen der Muskelkraft hervorgerufen wurde [H. STRAUB[1, 2)]. Dieses Gleichbleiben der Dehnungskurve der Minima besagt, daß Stauungsdilatation nicht mit vermehrter diastolischer Dehnbarkeit, mit Nachlaß des diastolischen „Tonus" verbunden sein muß. Im Gegenteil haben sich experimentelle Stützen dieser vielverbreiteten Annahme bei Versuchen an Säugetierherzen bisher nicht finden lassen. Die letzte Ursache einer Dilatation sehen wir also nicht in einem diastolischen Vorgang (einem Tonusnachlaß), sondern in einem systolischen, einem Nachlassen der Kontraktionskraft. Die Möglichkeit, daß neben dieser am Säugetierherzen bis jetzt allein beobachteten auch eine andere grundsätzlich verschiedene Form der Dilatation vorkommt, bei der denselben Füllungsdrucken größere Anfangsvolumina entsprechen, ist durchaus zuzugeben. Die Froschherzversuche von BRUNS[3)] scheinen solche Verhältnisse wiederzugeben.

Neben den Dehnungskurven der Maxima und Minima ist aber auch der Spannungsablauf der Einzelzuckung des ermüdeten Herzens von praktischer Bedeutung. Schon HELMHOLTZ fand die Zuckung des ermüdeten Skelettmuskels verlängert, was von MAREY, FICK und vielen anderen bestätigt wurde. Die Tatsache, daß der Erschlaffungsteil der Muskelkurve von verschiedenen Bedingungen, besonders der Ermüdung, anscheinend unabhängig vom

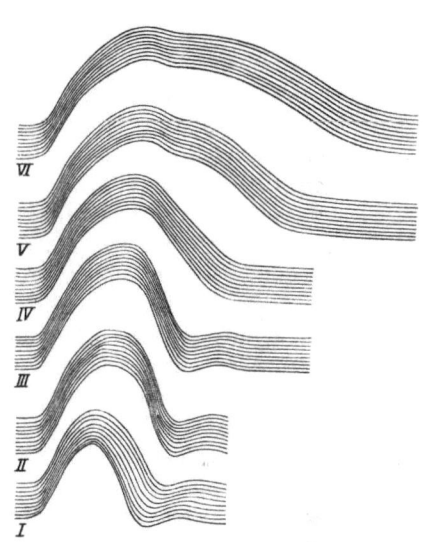

Abb. 84. Einfluß der Ermüdung auf den Zuckungsablauf des Skelettmuskels. Die Kurven der Scharen I bis VI stellen die ersten von je 50 dar, die durch rhythmische Reizung gewonnen wurden. (Nach O. WEISS.)

Kontraktionsteil beeinflußt wird, führte FICK zu der durch moderne Untersuchungen bestätigten Theorie, daß zwei verschiedene Vorgänge an der Antwort eines Muskels auf eine Erregung beteiligt sind, von denen einer die aktive Verkürzung, der andere die Erschlaffung bewirkt. Er vermutete, daß der mit der Tätigkeit verbundene Stoffumsatz in zwei Abschnitten verlaufen könnte. Bei Ermüdung durch wiederholte Reizung findet sich Abnahme der Zuckungshöhe und hochgradige Veränderung der Zuckungsdauer (Abb. 84). Der Verlauf der Kurve wird immer gedehnter, der absteigende Ast wird stark verlängert, während die Verkürzung ihren Ablauf sehr viel weniger ändert. In den vorhandenen Versuchen liegen Anhaltspunkte vor, daß dieselben Verhältnisse auch für das Säugetierherz Geltung besitzen. Die Verlängerung der Erschlaffungsperiode führt zum Fort-

---

[1)] STRAUB, H.: Pflügers Arch. f. d. ges. Physiol. Bd. 169, S. 564. 1917.
[2)] STRAUB, H.: Zitiert auf S. 261.
[3)] BRUNS, O.: Dtsch. Arch. f. klin. Med. Bd. 113, S. 179. 1913.

bestehen eines erheblichen Kontraktionsrückstandes noch spät in die Diastole hinein, wodurch der Füllungsvorgang stark behindert wird. Aber auch die nachfolgende Systole wird beeinflußt, da eine Zuckung um so weniger kräftig ausfällt, je höher oben im absteigenden Spannungsschenkel der vorangehenden Kontraktion der neue Reiz einsetzt. Das sind Bedingungen, die letzten Endes zum Auftreten von Herzalternans führen müssen. Daß auch die Latenz des Muskels durch diese Verhältnisse verlängert wird, mag nebenbei erwähnt werden. Die Auswirkungen dieser Verhältnisse auf die Dynamik des ermüdeten Herzens sind noch lange nicht ausreichend experimentell untersucht.

10. Einiges über die Dynamik der Klappenfehler des Herzens.

Die Zuckungsgesetze des Herzmuskels müssen auch dann noch Geltung besitzen, wenn dem Herzen durch Auftreten einer Ventilstörung Mehrarbeit auferlegt wird. Reine Verhältnisse ergeben sich dann, wenn der venöse Zufluß, das Schlagvolumen und der Mitteldruck im Arteriensystem trotz des Ventildefektes konstant erhalten werden. Vermag das Herz unter Inanspruchnahme seiner Reservekraft diese Bedingungen zu erfüllen, so nennt man den Klappenfehler kompensiert. Die Änderungen der hämodynamischen Verhältnisse, die sich bei Auftreten eines solchen kompensierten Klappenfehlers unmittelbar ergeben, lassen sich am Herz-Lungen-Präparat eindeutig erkennen [H. Straub[1])]. Im natürlichen Kreislauf bei langsam sich entwickelndem Klappenfehler werden sich sekundäre Veränderungen am Herzen, den Blutgefäßen und den Organen entwickeln, deren Einfluß auf die Dynamik des Herzens und auf die Kompensation des Klappenfehlers bisher nicht ausreichend untersucht ist.

Aortenstenose führt nur dann zu einer Beeinflussung der Herzdynamik, wenn die Stenose ziemlich hochgradig ist [Cohnheim, Lüderitz[2]), de Heer[3]), H. Straub[1])]. Unter dem Einfluß der Stenose nähert sich die Zuckungsform der linken Kammer der isometrischen. Die Aortenstenose macht sich im wesentlichen als Widerstandsvermehrung für die linke Kammer geltend. Dementsprechend steigt der systolische Rückstand, das Kammervolumen stellt sich auf eine mehr diastolische Lage ein, der diastolische Druck in der linken Kammer und dementsprechend auch der Druck im linken Vorhof steigen, der Druck in der rechten Kammer wird nicht merklich beeinflußt. Aus dem großen Kreislauf verschiebt sich infolge des Druckanstiegs im linken Vorhof etwas Blut nach dem kleinen Kreislauf. In den Lungen bleibt bei Einsetzen der Aortenstenose so lange Blut liegen, bis dadurch der Druck und die Füllung des linken Vorhofs und der linken Kammer ausreichend erhöht sind, um das alte Schlagvolumen wiederherzustellen.

Die *Aorteninsuffizienz* [Schram[4]), H. Straub[1])] ist derjenige Klappenfehler, der die geringsten Anforderungen an die Reservekraft des Herzens stellt. Mehr belastet ist fast ausschließlich die muskelstarke linke Kammer. Der Einfluß der Aorteninsuffizienz entspricht im wesentlichen demjenigen einer Vermehrung des Schlagvolumens, von der wir wissen, daß sie die Reservekraft der linken Kammer nur wenig beeinflußt. Auch bei hochgradiger Aorteninsuffizienz mit erheblichem Rückfluß von Blut durch die insuffiziente Klappe und entsprechend stark ausgebildetem Pulsus celer findet sich deshalb nur eine der Vermehrung des Schlagvolumens entsprechende Verschiebung des diastolischen Kammer-

---

[1]) Straub, H.: Zitiert auf S. 261.
[2]) Lüderitz, C.: Zeitschr. f. klin. Med. Bd. 20, S. 374. 1892.
[3]) Heer, J. L. de: Pflügers Arch. f. d. ges. Physiol. Bd. 148, S. 1. 1912.
[4]) Schram, P. W.: Proefschrift. Utrecht 1915.

volumens, während sich die Kammer systolisch auf dasselbe Volumen wie bei unverletzter Klappe zusammenzieht. Der Anstieg des diastolischen Druckes in der Kammer und des Druckes im linken Vorhof ist dementsprechend sehr bescheiden. Der Druck in der rechten Kammer wird nicht merklich beeinflußt. Aus dem großen Kreislauf findet nur eine geringe Blutverschiebung in die Lungen hinein statt.

Die *Mitralstenose* führt in erster Linie zu einem Druckanstieg im linken Vorhof. Dadurch wird bei kompensiertem Klappenfehler der Zufluß zur linken Kammer trotz der Verengerung des Ostiums auf die alte Höhe gebracht, so daß die Dynamik der linken Kammer und der Druckablauf in der Aorta keine Veränderung zu erleiden braucht. Wohl aber führt im akuten Experiment [H. STRAUB[1])] der Druckanstieg im linken Vorhof zu einer Blutverschiebung aus dem großen in den kleinen Kreislauf, so daß der Blutgehalt der Lunge wächst. Die Dynamik des rechten Herzens bei Mitralstenose im Tierversuch am Herz-Lungen-Kreislauf entspricht nicht vollkommen den auf Grund klinischer Beobachtungen abgeleiteten Vorstellungen. Während die Klinik aus der Blutstauung in den Lungen eine Widerstandserhöhung für die rechte Kammer folgerte und dementsprechend eine Steigerung des systolischen Maximaldrucks postulierte, fand sich im Experiment stets eine geringfügige, manchmal eine hochgradige Senkung, nie eine Erhöhung dieses Wertes. Der genaue Druckablauf in der rechten Kammer unter diesen Versuchsbedingungen ist bisher noch nicht verzeichnet worden. Auf Grund der analogen Beobachtungen über den Druckablauf in der rechten Kammer bei Erhöhung des Aortenwiderstandes muß jedoch angenommen werden, daß sich auch bei der Mitralstenose die Senkung des Druckmaximums in der rechten Kammer durch eine Verbreiterung der Druckkurve mit Verlängerung der Austreibungszeit erklären läßt. Die Fortpflanzung der Drucksteigerung durch die Lungencapillaren hindurch fehlt übrigens im Experiment nicht nur bei den Mitralfehlern, sondern auch nach Widerstandserhöhung in der Aorta und bei den Aortenfehlern, obgleich auch dabei eine Blutverschiebung aus dem großen in den kleinen Kreislauf stattfindet.

Die Dynamik der *Mitralinsuffizienz* bietet unter den Klappenfehlern des linken Herzens die verwickeltsten Verhältnisse. Im akuten Experiment [H. STRAUB[1])] werden der Aortendruck und der Druck im rechten Vorhof durch den Klappenfehler nicht beeinflußt. Der Druck im linken Vorhof ist stark erhöht, weil die Kammer bei jeder Systole erhebliche Blutmengen, das Pendelblut, in den linken Vorhof zurückwirft. Auch während der Kammerdiastole bleibt infolgedessen der Druck im linken Vorhof stark erhöht. Der Druckablauf in der rechten Kammer läßt keine deutlichen Veränderungen erkennen, jedenfalls sind weder die Maxima noch die Minima beeinflußt. Die Stromuhrwerte im großen Kreislauf zeigen mit Einsetzen des Klappenfehlers vorübergehenden Rückgang, bald Rückkehr zum Ausgangswert. Bei Beseitigung des Klappenfehlers steigt der Stromuhrwert vorübergehend über die Norm an. Aus dem großen Kreislauf wird während des Bestehens der Mitralinsuffizienz eine beträchtliche Blutmenge in die Lungen verschoben. Von besonderer Bedeutung sind die Volumkurven der Kammern. Während des Klappenfehlers wächst der systolische Rückstand sehr erheblich; z. B. bei einem Versuch, bei dem das Pendelblut 52% des Schlagvolumens vor Setzen des Klappenfehlers betragen hatte, war der systolische Rückstand um 78% dieses Schlagvolumens gewachsen. Aus dieser Vermehrung des systolischen Rückstandes ergeben sich neue Vorstellungen über die Dynamik der linken Kammer bei Mitralinsuffizienz. Die

---

[1]) STRAUB, H.: Zitiert auf S. 261.

gebräuchliche Vorstellung ging bisher dahin, daß dieser Herzteil dilatiere und hypertrophiere, weil er vergrößerte Schlagvolumina zu verarbeiten habe. Dann müßte der linke Ventrikel unter denselben Bedingungen stehen wie bei Aorteninsuffizienz. Durch letzteren Klappenfehler wird jedoch der systolische Rückstand nicht wesentlich beeinflußt. Infolge des vergrößerten Schlagvolumens müßte sich also bei beiden Klappenfehlern ungeändertes systolisches Volumen, Verschiebung des diastolischen genau um den Betrag des Pendelblutes ergeben. SCHWARZ[1]) hat zuerst darauf aufmerksam gemacht, daß die Arbeitsbedingungen für die linke Kammer durch die Mitralinsuffizienz besonders ungünstig gestaltet werden. Schon während der Anspannungs- und auch weiterhin während der ganzen Austreibungszeit geht durch den Rückfluß von Blut in den Vorhof der Kammer ein Teil ihrer Spannung verloren. Schon die Anspannungszeit verläuft nicht isometrisch, was zu einer Verlängerung der Anspannungszeit führen müßte, wenn keine Kompensation stattfände. Bei nichtisometrischen Arbeitsbedingungen würde die Kammer zur Erreichung des diastolischen Aortendruckes längere Zeit brauchen. Der Spannungsverlust durch den Klappenfehler ist der wesentliche Grund für seine besonders ungünstige Dynamik. Um diesen Spannungsverlust auszugleichen und zugleich die Anspannungszeit auf das normale Zeitmaß zurückzuführen, muß die Zuckung von höherer Anfangsspannung und -füllung ausgehen. Ehe dies erreicht ist, ragt der durch den Spannungsverlust erniedrigte Zuckungsgipfel der linken Kammer nur wenig über den diastolischen Aortendruck hinaus. Deshalb kann die Kammer nur wenig Blut in die Aorta treiben, der systolische Rückstand wächst so lange, bis die durch ihn erhöhte Anfangsfüllung und Anfangsspannung den Druckablauf entsprechend in die Höhe getrieben hat. Die linke Kammer muß ihre Zuckung zum Ausgleich des Spannungsverlustes so anlegen, als wollte sie ganz abnorm hohe Maximaldruckwerte erreichen. Dadurch gleicht die Dynamik der linken Kammer bei Mitralinsuffizienz derjenigen bei Erhöhung des Aortenwiderstandes. Bei beiden findet sich starke Zunahme der Anfangsspannung und Anfangsfüllung. Wie bei der Mitralstenose findet sich auch bei der Mitralinsuffizienz im Experiment nicht die Beeinflussung des Druckablaufs in der rechten Kammer, die nach den geltenden klinischen Vorstellungen zu erwarten wäre. Die Gründe sind dieselben wie dort. Die besonders ungünstige Kompensationsmöglichkeit der Mitralinsuffizienz erklärt sich durch den Spannungsverlust, der die Reservekraft besonders stark beansprucht. Daher kommt es, daß auch klinisch die Mitralinsuffizienz meist frühzeitig zu klinisch erkennbarer Dilatation des Herzens führt.

---

[1]) SCHWARZ, E.: Wien. klin. Wochenschr. 1905, Nr. 24, S. 632.

Herztöne und Herzgeräusche.

Von

W. Frey
Kiel.

Mit 21 Abbildungen.

Zusammenfassende Darstellungen.

Tigerstedt, R.: Die Herztöne. Physiologie des Kreislaufs. 2. Aufl., S. 54—72. Berlin 1921. — Frank, O.: Die Herztöne. Handb. d. physiol. Methodik Bd. II/2, Kap. 33, S. 195 bis 202. 1913. — Sahli, H.: Lehrb. d. klin. Untersuchungsmethoden. 6. Aufl. Bd. I, S. 396 bis 461. 1913. — Gerhardt, D.: Herzklappenfehler. Wien: Holder 1913.

I. Methodik.

Zur Wahrnehmung der Schallerscheinungen des Herzens bedient man sich der Auscultation und verschiedener Registrierverfahren.

1. Auscultation.

Die Auscultation der Herztöne wird entweder so geübt, daß man das Ohr der Brustwand direkt anlegt oder aber man benutzt eines der Stethoskope.

Bei der **direkten Auscultation** handelt es sich um die Übertragung frequenter Schwingungen vom Herzen durch die bedeckenden Weichteile hindurch (Muskulatur, Lunge, Haut) auf die Ohrmuschel, die knöcherne Umgrenzung des Ohrs bis zu den Nervenendigungen in der Schnecke (Leitung durch festen Körper), andererseits von der Thoraxwand durch den Meatus acust. ext. zum Trommelfell (Luftleitung).

Beim Auftreffen einer Schallwelle auf die Grenzschicht zweier Medien tritt ganz allgemein nur ein Teil der Schallenergie aus dem ersten Medium in das zweite über, während der Rest reflektiert wird. Das Verhältnis der übergehenden Schallenergie zu der auf die Trennungsfläche auftreffenden ist abhängig von den physikalischen Eigenschaften der beiden Medien, und zwar ist hierfür entscheidend das Produkt aus Fortpflanzungsgeschwindigkeit und Dichte („Wellenwiderstand", Hahnemann, Hecht und Lichte[1]). Die Theorie ergibt, daß der größte Anteil an übertretender Schallenergie bei senkrechtem Einfall der Schallwelle auf die Trennungsschicht erreicht wird und daß in diesem Fall das Verhältnis der übertretenden zur auffallenden Energie gleich dem Vierfachen der Wellenwiderstände ist, wenn die beiden Medien akustisch sehr unähnlich sind, d. h. ein sehr verschiedenes Produkt aus Fortpflanzungsgeschwindigkeit und Dichte haben. Für die beiden Medien Luft und Wasser verhalten sich die Wellenwiderstände wie 1 : 3600 und es könnte daher im günstigsten Fall nur etwa

---

[1] Hahnemann, Hecht u. Lichte: Zeitschr. f. techn. Physik Bd. 4, Nr. 3. 1923.

$1^0/_{00}$ Schallenergie aus dem einen Medium in das andere übertreten. Es scheint also, wie HAHNEMANN bemerkt, ziemlich ausgeschlossen zu sein, Schall von nennenswertem Betrag aus einem Medium in ein zweites überzuführen, das akustisch so verschieden ist wie Luft und Wasser.

Trotzdem ist es der Technik gelungen, Schallempfänger zu bauen, die auf direktem Wege unter Vermeidung jeder elektrischen Einrichtung (Mikrophon, Telephon) den Schall aus dem Wasser in die Luft übertragen, und zwar hauptsächlich dadurch, daß der fragliche Luftraum möglichst klein genommen wird. Es konnten so Empfänger mit Wirkungsgraden bis zu 20% gebaut werden, wobei allerdings zu beachten ist, daß in der Schallsignaltechnik meist keine höhere Schwingungsfrequenz als 1000 genommen wird. Für die direkte Auscultation spielt die Luftleitung ebenfalls eine wichtige Rolle, was ohne weiteres daraus hervorgeht, daß ein Verstopfen des äußeren Gehörgangs die perzipierte Schallintensität deutlich schwächt. Auch in diesem Fall sind die kleinen Dimensionen des vor der schwingenden Membran (Trommelfell) gelegenen Tonraumes, der nur 3—4 cm lange äußere Gehörgang, für die Schallaufnahme von großer Bedeutung. Durch Verkürzung einer schalleitenden Röhre wird deren Eigenschwingungszahl gesteigert. Bei der Kürze des äußeren Gehörgangs liegt der Eigenton sehr hoch, Resonanz wird dabei kaum mehr beobachtet, eine Garantie für die Echtheit der Schallübertragung. Die direkte Auscultation schafft für die Luftleitung schließlich auch deshalb günstige Bedingungen, weil der Abschluß des Schallkanals nach außen ein sehr guter ist. Die Konzentration der Schallstrahlen durch Reflexion wird dadurch optimal, ähnlich wie beim Sprachrohr.

Die Ohrmuschel vermittelt die Schalleitung durch festen Körper. Es ist nicht wie beim gewöhnlichen Hören, wo über die den Schall konvergierende Eigenschaft der Ohrmuschel diskutiert werden kann, die Bedeutung der Ohrknorpel als Reflektor das wesentliche, es handelt sich vielmehr ausschließlich um das Mitschwingen der knorpeligen und knöchernen Teile der einzelnen Ohrabschnitte.

Die Empfindlichkeit des Ohrs ist bei der direkten Auscultation eine sehr große. Die Herztöne mit ihrer Schwingungsfrequenz von 50—150 werden ebensogut perzipiert wie die Geräusche mit viel höheren Schwingungsfrequenzen. Das Ohr ist jeder Apparatur überlegen, nur die ganz langsamen Schwingungen werden von einem registrierenden Instrument, z. B. einem zur Spitzenstoßschreibung gebrauchten Kardiographen besser aufgenommen. Es handelt sich hier aber auch nicht mehr um Töne, sondern relativ langsam verlaufende Erschütterungen. Speziell die Herzgeräusche mit ihrem hauchenden, singenden oder pfeifenden Charakter, wo „viele verschiedenartige Klänge unregelmäßig gemischt und durcheinandergeworfen" [HELMHOLTZ[1])] sind und die Schwingungsfrequenzen weit über den Eigenton der Systeme hinausgehen, stellen an die Empfindlichkeit und Reproduktionsfähigkeit eines Registrierapparats bis jetzt noch unüberwindliche Anforderungen.

Der Nachteil der direkten Auscultation liegt neben dem rein subjektiven Charakter der Wahrnehmung speziell beim Herzen darin, daß die von den einzelnen Klappen und Gefäßabschnitten her kommenden Schallerscheinungen nicht genügend voneinander getrennt werden können.

Weit besser ist in der Hinsicht die Verwendung eines **Stethoskops.**

Auch hier kommt neben der Schalleitung durch festen Körper die Luftleitung stark in Betracht. Verstopft man die Öffnung eines Hörrohrs mit feuchter Watte, so wird der Schalleindruck deutlich schwächer.

---

[1]) HELMHOLTZ: Die Lehre von den Tonempfindungen. 6. Aufl.

Für die *Luftleitung*, d. h. die Amplitude der auf diesem Wege fortgeleiteten Schwingungen, ist der Anfangsquerschnitt des schallaufnehmenden Stethoskoptrichters von Wichtigkeit. Derselbe soll möglichst groß sein. MARTINI[1]) empfiehlt einen Durchmesser von 3 cm innerer Weite, wobei wenigstens zur Lungenauscultation die Lokalisationsmöglichkeit eine genügende ist. Zur Perzeption der Herzschallerscheinungen wird man nicht über 2 cm hinausgehen können. Der plötzlichere oder allmählichere Übergang des aufnehmenden Trichters in das zylindrische Rohr scheint innerhalb weiter Grenzen gleichgültig zu sein. Die von H. GERHARTZ[2]) aus theoretischen Erwägungen heraus vorgeschlagene Parabelform bringt nach MARTINI keinen Vorteil. Es liegt das wohl daran, daß Schallwellen angesichts ihres sphärischen Schwingungstypus und der im Verhältnis zu ihrer Wellenlänge sehr kleinen Dimensionen der Stethoskopinnenwandungen nicht nach einfachen geometrischen Gesetzen reflektiert, sondern, da sie ausweichen können, gebeugt weitergeleitet werden dürften. Das Lumen des zylindrischen Rohres soll nach MARTINI der äußeren Reibung wegen nicht kleiner sein als 0,4 cm, aber auch nicht unnötig weit, weil sich sonst immerhin eine Absorption durch die Massenzunahme bemerkbar machen könnte. Der Luftzylinder darf zur Vermeidung von störenden Resonanzerscheinungen nicht über 12 cm lang sein. Bei Stethoskopen mit weiter Ohrmuschel, wie z. B. beim TRAUBEschen Stethoskop, tritt eine Veränderung des Eigentons im Sinne einer Vertiefung ein, so daß sie bei noch kürzeren Längen resonieren; dazu scheint nach MARTINI der Resonanzbereich bei ihnen weiter zu sein. Der Schall erscheint sehr laut, was aber nur durch eine Fälschung des Klangcharakters erkauft werden kann.

Die *Schalleitung durch die festen Teile des Stethoskops* ist je nach Material derselben verschieden. Die Schallgeschwindigkeit kommt bei der kleinen Distanz weniger in Betracht als das Schalleitungsvermögen.

Stoff	Schallgeschwindigkeit in m pro Sek.	Stoff	Schallgeschwindigkeit in m pro Sek.
Aluminium	5105	Nußbaum	4781
Blei	1320	Tanne	5256
Eisen	5016	Papiersorten	1600—2700
Draht	4913	Schafleder	471
Stahl, weich	4982	Darmstreifen	1359
Gold	2082	Kautschuk, sehr hart	150
Kupfer	3984	„ Schlauch	27
Messing	3479	Kork	430
Silber	2642	Stearin	1378
Buche	3412	Talg	390
Eiche	3381	Wachs	880
Esche	4272	Jenaer Glas	2900—5600
Kirsche	4410		

In der beigegebenen Tabelle[3]) ist vor allem der große Unterschied auffallend zwischen der *Schallgeschwindigkeit* in Metall, Holz und Kautschuk. Diese drei Stoffe interessieren, weil die Stethoskope aus solchem Material gebraucht werden. Ein Gummischlauch leitet den Schall mehr als hundertfach langsamer wie derselbe mit Metall oder Holz.

Nach HESEHUS[4]) ist das *Schalleitungsvermögen* von zylindrischen Körpern direkt proportional dem Querschnitt und umgekehrt proportional der Länge,

---

[1]) MARTINI: Zeitschr. f. Biol. Bd. 71, S. 117. 1920; Habil.-Schr. München 1922.
[2]) GERHARTZ: Dtsch. Arch. f. klin. Med. Bd. 90, S. 501. 1907.
[3]) AUERBACH: Winkelmanns Handb. d. Physik Bd. II, S. 545. 1909.
[4]) HESEHUS: Zitiert nach AUERBACH: Handb. d. Physik Bd. II, S. 560.

verhält sich also genau wie das Wärme- und Elektrizitätsleitungsvermögen. Für Drähte aus 11 verschiedenen Metallen erhielt er folgende Rangordnung:

	m pro Sek.		m pro Sek.
Platin	58 300	Zink	24 850
Stahl	39 000	Aluminium	16 000
Eisen	37 000	Zinn	20 390
Kupfer	32 050	Blei	17 760

Besonders großen Widerstand für die Fortleitung von Schallwellen bieten feine, poröse Stoffe dar, teils wegen der großen Reibung, teils wegen der starken Wärmeübertragung von der Luft auf die festen Teilchen (in den Verdichtungen) bzw. umgekehrt (in den Verdünnungen). Schnee verschluckt den Schall bekanntlich sehr stark. Metall leitet aber sehr gut. In dem Handbuch von AUERBACH sind Versuche von WARBURG[1]) erwähnt, der das Ticken einer Uhr durch einen Wasserbeutel nahezu isoliert sah, so daß man in der Umgebung nichts von dem Ticken hörte, wohl aber, wenn die Fortleitung durch Stäbe oder Drähte erfolgte. Dabei dämpften die meisten der untersuchten Stoffe die verschieden hohen Töne gleich stark. Kautschuk, dünner Bleidraht und schwachgespanntes Hanfseil begünstigten besonders die tiefen Töne gegenüber den hohen. Erst bei sehr beträchtlicher Spannung des Kautschuks traten die hohen Töne hervor.

Diese Daten fallen bei Konstruktion von Stethoskopen sehr ins Gewicht.

Die Eigenschwingungszahl des schalleitenden Systems muß, wenn irgend möglich, höher liegen als die Frequenz der aufzunehmenden Schallschwingungen. MARTINI rechnet mit einer höchsten Schwingungszahl von 1000, sicherlich kommen aber speziell bei Herzgeräuschen noch weit höhere Frequenzen in Betracht. (vgl. S. 301). Die Schwingungszahl des longitudinalen Grundtones eines Stethoskops, die mit hinreichender Genauigkeit der eines gleichlangen zylindrischen Stabes aus gleichem Material entsprechen dürfte, ist bei fest-festen Enden gegeben durch $n = \frac{1}{2l}\sqrt{\frac{E}{\varrho}}$, wonach die Höhe des Grundtones also unabhängig vom Querschnitt des Leiters, umgekehrt proportional mit der Länge l und direkt proportional mit der Quadratwurzel aus dem Verhältnis von Elastizitätmodul E und Dichte ϱ ist. Es ergeben sich danach für Stethoskope von 12 resp. 20 cm Länge nach MARTINI folgende Schwingungszahlen:

	12 cm	20 cm		12 cm	20 cm
Eiche	13 500	8 100	Silber	10 000	6 500
Tanne	19 080	11 450	Elfenbein	12 500	7 800
Eisen und Nickel	19 000	11–12 000	Hart-Kautschuk	3–4 000	ca. 2 000

Der Anfangsquerschnitt ist für die Schalleitung durch festen Körper ohne Einfluß. Die Schallempfindung ist abhängig vom Massenverhältnis der Schallquelle zum Schalleiter, und zwar ist sie um so stärker, je kleiner die Masse des Leiters im Verhältnis zur Masse der Schallquelle. Es ist deshalb von jeher immer betont worden, daß möglichst leichtes Material zur Konstruktion von Stethoskopen genommen werden soll. Von den Hölzern sind die leichtesten: Linde (spez. Gew. 0,48), Fichte (spez. Gew. 0,47) und Erlenholz (spez. Gew. 0,50). Weiterhin betragen die durchschnittlichen spezifischen Gewichte für Birke 0,51, Esche 0,57, Ahorn 0,67, Apfel und Buche 0,75, Eiche 0,90, Elfenbein 1,88, Glas 2,6–3,0, Kautschuk 0,95.

---

[1]) WARBURG: Monatsschr. d. Berlin. Akad. 1869, S. 538.

Die Schallempfindung wächst mit der Festigkeit, die wieder mit dem Elastizitätsmodul und dem Querschnitt zu-, mit der Länge abnimmt. Die Wandstärke soll nach MARTINI der Zerbrechlichkeit halber nicht unter 2,5 mm betragen. Länge, Querschnitt, Dichte und Elastizitätsmodul wirken nur indirekt durch ihren Einfluß auf Masse und Festigkeit. Die Schallempfindung wächst schließlich mit dem Endquerschnitt des Stethoskops. Es ist wichtig, daß das Ohrstück der Ohrmuschel in breiter Fläche gut anliegt. Die Teile der Ohrmuschel leiten nach von MARTINI mit einer a'-Stimmgabel (435 Schwingungen) angestellten Versuchen in folgender Reihenfolge: Tragus, Spina helicis, Cavum conchae, Antitragus, Crus helicis inf., hinterer Bogen des Anthelix. So ist vor allem ein gutes Anliegen des Stethoskops am Tragus und den nach vorne gelegenen Teilen der Ohrmuschel wichtig.

Auch über die *Schalleitung durch Schläuche* resp. die häufig gebrauchten *Schlauchstethoskope* hat MARTINI Versuche angestellt.

Die Schläuche wurden im Hinblick auf ihr Schalleitungsvermögen verglichen. Die Lautstärke nahm begreiflicherweise ab mit der Länge, zeigte sich aber auch abhängig von der Weite des Schlauchs. Je kleiner das Lumen (unter 5—7 mm), um so schlechter das Schalleitungsvermögen infolge Zunahme der äußeren Reibung. Andererseits zeigte sich bei 1,2 cm innerer Weite wieder eine Schallabschwächung gegenüber engeren Schläuchen. Alle Schläuche verursachten Vertiefung des Klangcharakters, am stärksten die Schläuche mit weichstem Gummi. Je biegsamer die Wandung, desto mehr Schallenergie wird auf sie übertragen und dadurch absorbiert, wobei die höheren Schwingungsfrequenzen bekanntlich leichter durch Reibung vernichtet werden. Die Vertiefung des Klangcharakters kommt vor allem bei der Auscultation von Herzgeräuschen in Betracht und kann da zu Täuschungen Anlaß geben. MARTINI beobachtete auch, daß feinblasiges, leises Rasseln, leises Giemen und feine Reibegeräusche im Schlauchstethoskop manchmal vollkommen verschwinden.

Verstopfung des schallaufnehmenden Trichters, Abklemmen des Schlauchs führt zu starker Schwächung des fortgeleiteten Schalls. Die Schalleitung erfolgt bei Schlauchstethoskopen fast ausschließlich auf dem Luftwege. Die Länge der gebrauchten Schläuche soll nicht mehr als 30 cm betragen.

2. Graphische Methoden.

Es erscheint nicht nur für die Theorie, sondern auch für die Praxis von größter Bedeutung, die subjektive Methode der Auscultation durch ein Registrierverfahren zu ersetzen. Die bis jetzt erhältlichen Resultate sind namentlich in bezug auf die Erfassung der Herzgeräusche bis jetzt nur sehr wenig befriedigend. Jeder Fortschritt hängt gerade hier von der Vollkommenheit der Technik ab. Die Prinzipien der Schallregistrierung und die Konstruktion der verschiedenen Registriersysteme werden in folgendem eingehend behandelt. Sie sind die wertvolle Grundlage, auf der man weiter bauen muß.

a) Die Prinzipien der Schallregistrierung.

Wir folgen zunächst der Darstellung von O. FRANK[1]), die den Gegenstand in meisterhafter Weise zusammenfaßt.

Die Registriersysteme haben allgemein die Eigenschaften von elastischen Körpern, die durch die erregende Kraft in Mitschwingungen, „erzwungene Schwingungen", versetzt werden.

---

[1]) FRANK, O.: Zeitschr. f. Biol. Bd. 64, S. 125. 1914; Bd. 60, S. 358. 1913. — TIGERSTEDT: Handb. üb. d. physiol. Methodik Bd. II/2, S. 195. 1913.

Die Theorie dieser Schwingungen gibt die Mittel an die Hand, den richtigen Verlauf der Kraftveränderung oder der Bewegungen, die registriert werden sollen, zu ermitteln, entweder durch Korrektur der erhaltenen Kurven oder durch eine Verbesserung der Apparaturen so, daß die auftretenden Abweichungen nicht in Betracht kommen.

Die Unterlage für die Korrektur der Kurven im Einzelfall und die Beurteilung eines Systems kann sowohl die Bewegungsgleichung (Differentialgleichung) bilden, als auch die Gleichung, welche die tatsächlich ausgeführte Bewegung, d. h. die registrierte Kurve oder erzwungene Schwingung (das allgemeine Integral der Differentialgleichung) repräsentiert.

O. Frank diskutiert besonders die Gleichung der erzwungenen Schwingungen:

$$C = \frac{P/E}{\cos\varphi(1-R^2) - \frac{K}{\sqrt{mE}} R \sin\varphi}.$$

Dabei bedeuten:

$P =$ Kraft der erregenden Schwingung,
$E =$ Elastizitätskoeffizient,
$R = \dfrac{\text{Eigenschwingungszeit des Systems}}{\text{Schwingungszeit der erregenden Schwingung}}$,
$K =$ Dämpfungskoeffizient,
$m =$ Masse,
$\varphi =$ der die Phase bestimmende Winkel.

Für die Korrektheit der Aufschreibungen ist vor allem maßgebend R, das Verhältnis der Dauer der Eigenschwingung zur Periode der erregenden Schwingung oder den Perioden der Teilschwingungen der harmonischen Reihe, wenn es sich um einen komplizierteren Kurvenzug handelt. Die Ausschläge werden um so treuer wiedergegeben, je kleiner dieses Verhältnis ist, und nur dann, wenn es hinreichend klein ist, kann die registrierte Kurve nach Frank ohne Korrekturen als richtig gelten. Wenn das Verhältnis groß ist, so werden die Ausschläge nicht bloß verkleinert, sondern eine zusammengesetzte Schwingung wird vollständig entstellt wiedergegeben.

Bei der mathematischen Behandlung des Problems kann die Kraftveränderung (die erregende Schwingung) in Form einer Fourierschen Reihe entwickelt werden. Die Glieder der Reihe sind Sinus- (bzw. Cosinus-) Funktionen, deren Perioden in harmonischem Verhältnis stehen. Das Mitschwingen des Systems führt Bewegungen aus, die als erzwungene Schwingungen zu bezeichnen sind. Auch die erzwungene Schwingung stellt sich in der Form einer Fourierschen Reihe dar, bei der die einzelnen Glieder von derselben Form, d. h. Sinusfunktionen sind. Aber ihre Amplituden sind verändert und ebenso besitzen sie eine Phasenverschiebung gegenüber den Gliedern der erregenden Schwingung. Die Amplitudenveränderung und die Phasenverschiebung sind abhängig von R und D, wobei

$$D = \frac{K}{\sqrt{m \cdot E}}.$$

Das Resultat der Berechnung wird durch die folgende Kurvenschar (Abb. 85) veranschaulicht.

Q entspricht in der Abbildung der durch die Registrierung bewirkten Abweichung der Amplituden von den richtigen. Ist $Q = 1$, so wird die Amplitude richtig wiedergegeben. Veränderungen von R und D führen zu Abweichungen.

Wenn $D = 1$ ist, so verläuft die Eigenschwingung aperiodisch. In der Kurvenschar ist es die dick ausgezogene Linie. Wenn D unter 1 bzw. über 1 ist, so ist die Dämpfung unteraperiodisch bzw. überaperiodisch; die überaperiodischen Kurven verlaufen in der Abbildung unterhalb, die unteraperiodischen oberhalb der aperiodischen Kurven. Man kann drei Abschnitte der Kurvenschar unterscheiden. Nur in dem *ersten* Teil wird der Quotient Q für einen weiten Bereich von D zu 1, d. h. die Amplitude richtig. Der Abschnitt liegt zwischen $R = 0$ bis $R = 1/2$. Das gilt vor allem für die unteraperiodischen Dämpfungen. Es ist das der Bereich, den man nach FRANK, wenn möglich, für R auswählen muß, d. h. die Eigenschwingungsdauer muß kleiner sein als die Dauer der erregenden Schwingungen. Der *zweite* Abschnitt, für den R in der Nähe von 1, der Resonanz im engeren Sinne, liegt, zeichnet sich dadurch aus, daß Q außerordentlich von der Dämpfung abhängig ist, besonders bei unteraperiodischer Dämpfung. Bei aperiodischer Dämpfung ($D = 1$) wird der Quotient Q $1/2$, die Amplitude scheint nur halb so groß wie die richtige. Wenn Teilschwingungen, die für das Kurvenbild wesentlich sind, in den erregenden Kurven vorkommen, deren Periode gleich derjenigen der Eigenschwingung ist, so muß vor allem

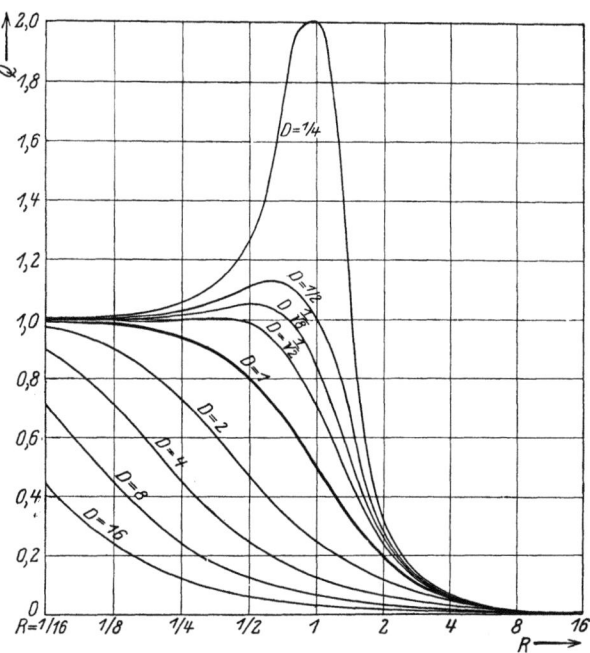

Abb. 85. Die Abhängigkeit der Amplitude der erzwungenen Schwingungen (Q) von Eigenschwingungszeit (R) und Dämpfungsgrad (D) des registrierenden Systems. (Nach O. FRANK.)

das Resonanzphänomen ausgeschlossen werden, d. h. es muß die Dämpfung D zwischen $1/2$ und der aperiodischen liegen. Man muß also hier gerade entgegengesetzt verfahren wie in der ersten Zeit der Registrierbestrebungen. Da man in Wirklichkeit nicht so exakt über den Betrag der Dämpfung verfügen kann, wird man die Dämpfung etwas höher als $1/2$ halten, aber nicht bis zur vollen Aperiodizität gehen. In dem *dritten* Abschnitt, wo R größer ist als 2, werden die Amplituden in keinem Fall richtig aufgeschrieben. Sie fallen mit wachsendem R sehr rasch, ohne konstant zu werden. Auch das Verhältnis der Amplituden von Schwingungen verschiedener Periode wird nicht richtig wiedergegeben.

O. FRANK kommt zum Schluß: Nur dann, wenn R, das Verhältnis der Dauer der Eigenschwingung des Registrierapparats zu der kürzesten für das Kurvenbild wesentlichen Teilschwingung der FOURIERschen Reihe kleiner als 1 ist, kann man Registrierungen erzielen, die als richtig angesehen werden können. Gelingt es nicht, Registrierapparate zu bauen, welche diese Bedingungen erfüllen, so muß immer eine Korrektur der Kurven vorgenommen werden. Die Dämpfung überaperiodisch zu gestalten, hat keinen Nutzen. Man wird sie immer nahe der aperiodischen halten, aber unter der aperiodischen Dämpfung. Man kann und wird sie um so niedriger halten, je kleiner R ist.

Demgegenüber vertritt L. Hermann[1]) einen vielfach stark abweichenden Standpunkt.

Bei seinen *hämodynamischen* Untersuchungen hatte Mach ebenso wie später O. Frank die Vorschrift aufgestellt, die Eigenschwingungszahl im Vergleich mit den in Betracht kommenden Partialschwingungszahlen der erregenden Schallquelle möglichst hoch zu wählen. Mach erwähnt auch, daß der Mareysche Sphygmograph, obwohl nicht auf theoretischer Basis konstruiert, dieser Vorschrift entspricht, da seine Feder eine im Vergleich zur Pulszahl sehr hohe Schwingungszahl hat (z. B. bei Machs Exemplar 130 pro Sekunde). Erhebliche Dämpfung wird von Mach verworfen, zumal sie auch die Empfindlichkeit vermindert. Bei *phonetischen* Aufnahmen liegen die Verhältnisse nach L. Hermann aber anders. Hier ist nicht daran zu denken, die eigene Schwingungszahl der Aufnahmevorrichtung so hoch zu wählen, daß diejenigen der in Betracht kommenden Partialtöne gegen sie verschwänden. Die phonetischen Schwingungszahlen reichen von etwa 80 pro Sekunde bis in die 6. Oktave, und wenn man die schwer erfaßbaren hohen Bestandteile der Zischlaute S, Sch unberücksichtigt läßt, schon für die Vokale bis in die Mitte der viergestrichenen Oktave hinauf. Eine so hohe Schwingungszahl des Systems würde nach Hermann einen so unerhörten Grad von Unempfindlichkeit mit sich bringen, daß jede Registrierung unmöglich wäre.

L. Hermann geht von folgender Gleichung der erzwungenen Schwingungen aus:

$$a = \frac{A}{m\sqrt{(q^2 - p^2)^2 + \frac{4e^2p^2}{m^2}}}.$$

Dabei bedeutet a die Amplitude der erzwungenen Schwingung, m die Masse, q die Eigenschwingungszahl der Masse m für den ungedämpften Zustand, p den die Phase bestimmenden Winkel, A die Kraft der erregenden Schwingung, e eine Dämpfungskonstante.

Wenn man die Formeln dadurch umgestaltet, daß man p und e durch ihre Beziehungen zu q ausdrückt, so ergibt sich

$$p = \varrho q \quad \text{und} \quad e = \lambda K \sqrt{m} = \lambda q m,$$

so daß ϱ, *welches ein echter oder unechter Bruch sein kann, das musikalische Intervall zwischen Fremd- und Eigenton bezeichnet* und sich mit $1/\varrho$ vertauscht, je nachdem das Intervall nach oben oder unten vom Eigenton liegt. Ferner wird $\lambda = 1$ als Ausdruck für Aperiodizität, $\lambda > 1$ als Ausdruck für Überaperiodizität genommen. Die obige Gleichung geht dann über in

$$a = \frac{A}{mq^2\sqrt{(1 - \varrho^2)^2 + 4\lambda^2\varrho^2}}.$$

Die Empfindlichkeit a ist in erster Linie umgekehrt proportional der Masse und dem Quadrat der Eigenschwingungszahl.

Bei allen Registrierungen zusammengesetzter Schwingungen durch elastische Systeme kann es sich nur darum handeln, daß der Nenner der obigen Gleichung entweder von ϱ so gut wie unabhängig wird — dies ist das Machsche phonetisch nicht verwendbare Prinzip — *oder daß eine einfache und gut übersehbare Abhängigkeit eintritt.* Dies letztere ist nach L. Hermann durch Verfügung über den Dämpfungsgrad des Systems erreichbar.

---

[1]) Hermann, L.: Pflügers Arch. f. d. ges. Physiol. Bd. 150, S. 92. 1913.

Bei dem gegebenen Eigenton q kommt es darauf an, daß der Inhalt der Wurzel im Nenner von den ϱ-Werten möglichst wenig oder in einfachster Weise beeinflußt wird. Dabei sind alle ϱ echte Brüche, wenn q höher liegt als alle Partialtöne, alle ϱ sind unechte Brüche im entgegengesetzten Fall; und wenn q im Bereich der Partialtöne selbst liegt, so kommen beiderlei Werte vor.

Für $\lambda = 0$ geht der Wert der Wurzel über in $\pm(1 - \varrho^2)$, für $\lambda = 1$ (Aperiodizität) in $1 + \varrho^2$. Je nachdem nun ϱ sehr klein oder sehr groß gegen 1 ist, geht der Wurzelwert über in 1 oder in ϱ^2. Im ersteren Falle wäre also:

$$a = \frac{A}{mq^2},$$

im zweiten:

$$a = \frac{A}{mq^2\varrho^2} = \frac{A}{mp^2}.$$

Ersteres wäre der höchste Grad der Treue, letzteres der höchste Grad von Untreue.

Zwischen diesen beiden Extremen muß sich die Registrierung halten. Der erstere Fall läßt sich, wie wir gesehen haben, nicht verwirklichen, der letztere würde erfordern, daß alle ϱ-Werte unechte Brüche über $\sqrt{10}$ sind, der Eigenton also mindestens eine Duodezime tiefer liegt als der tiefste Partialton. Dies ist sehr leicht zu verwirklichen. Um dann aus den Partialamplituden der analysierten Kurven die wahren Amplitudenverhältnisse zu entnehmen, müßte jede der ersteren mit dem Quadrat ihrer Ordnungszahl multipliziert werden.

Von außerordentlich großer Wichtigkeit ist dabei der Einfluß der *Dämpfung*. Die obige Gleichung zeigt, daß der Einfluß von ϱ auf den Wurzelwert um so geringer wird, je größer λ. Könnte $(1 - \varrho^2)^2$ vernachlässigt werden gegen $4\lambda^2\varrho^2$, so ginge der Wurzelbetrag über in $2\lambda\varrho$; in diesem Fall würden also die Partialamplituden im *linearen* Verhältnis der Ordnungszahlen verkleinert, so daß zur Korrektur jede aus der Analyse hervorgehende Amplitude einfach mit ihrer Ordnungszahl zu multiplizieren wäre. Als Bedingung hierfür würde sich ergeben, daß $4\lambda^2$ groß wäre gegen $(\varrho - 1/\varrho)^2$, oder daß für alle in Betracht kommenden ϱ-Werte $4\lambda^2$ nicht unter $10(\varrho - 1/\varrho)^2$ läge.

Die *Empfindlichkeit* eines Systems ist ganz allgemein am geringsten bei hohem Eigenton. Der Einfluß des Eigentons wird durch Dämpfung stark herabgesetzt und ist der Masse des Resonators umgekehrt proportional. Die *Treue* der Wiedergabe kommt dem Ideal am nächsten bei hohem Eigenton, besonders ohne oder mit mäßiger Dämpfung. Geht für hohen Eigenton die Dämpfung bis zur Aperiodizität oder darüber, so wirkt sie sogar etwas schädlich. *Für tiefen und mittleren Eigenton wird die Treue durch Dämpfung aber stark gefördert.*

Für die Richtigkeit der eben entwickelten Grundsätze spricht nach L. HERMANN durchaus die Erfahrung. Die unübertreffliche Treue eines guten Phonographen beruht sicher auf seiner enormen Dämpfung durch die Arbeit des Eingrabens des Stiftes, welche jedenfalls sehr weit über die Aperiodizität hinausgeht. Der Eigenton der Recorderplatten spielt für die Treue keine wesentliche Rolle, es macht nicht viel aus, ob man eine dickere oder dünnere Platte einsetzt; dickere Platten, also höherer Eigenton, wirken eher etwas schädlich durch ihre größere Masse, also geringere Empfindlichkeit. Auch die von L. HERMANN bei seinen Vokalversuchen benutzten Glimmerplatten waren durch Watte sehr stark gedämpft, und schließlich hatte HENSENs[1]) Sprachzeichner, der phonetisch brauch-

---

[1]) HENSEN: Hermanns Handb. d. Physiol. Bd. III, S. 2. 1880.

bare Kurven lieferte, keinen nennenswerten hohen Eigenton, aber ebenfalls sehr hohen Dämpfungsgrad. L. HERMANN pflegte auch immer darauf hinzuweisen, daß man dem Trommelfell neben seiner geringen Masse eine sehr hohe Dämpfung und eine äußerst geringe Elastizität, d. h. einen enorm tiefen Eigenton zuschreiben müsse. Nach HENSEN liegt der Eigenton des Trommelfells nicht höher als 700 Schwingungen pro Sekunde.

O. FRANK[1]) hat zu diesen Darlegungen von L. HERMANN Stellung genommen.

Er hält daran fest, daß man bei Konstruktion eines registrierenden Systems unter allen Umständen für ein genügend niedriges R (vgl. S. 273) zu sorgen hätte, selbst wenn dadurch die Empfindlichkeit herabgesetzt würde. Er hält es für bedenklich, eine überaperiodische Dämpfung anzuwenden. Die Dämpfung ist sehr schwer zu bestimmen, weil bei der überaperiodischen Dämpfung keine so einfache Methode wie die Feststellung des logarithmischen Dekrements zur Verfügung steht. Es müßte nach O. FRANK außerdem ermittelt werden, ob die Dämpfung wirklich als genügend konstant, d. h. unabhängig von der Amplitude und der Schwingungszahl anzusehen ist (bei niedrigen Dämpfungsgraden, die nur eine geringe Wirkung auf die Größe der Amplitude haben, ist dies nicht in dem Maße notwendig). O. FRANK bezeichnet es auch als technisch fast undurchführbar, eine überaperiodische Dämpfung bei akustischen Instrumenten überhaupt zu erzielen. Weder der Phonograph, noch das Mikrophon, noch das Trommelfell seien überaperiodisch gedämpft.

b) Übertragung des Schalls auf rein mechanischem direkten Wege.

In dem Sprachzeichner von V. HENSEN[2]) werden die Verhältnisse des Trommelfells nachgeahmt, er arbeitet mit starker Dämpfung und deshalb auch sehr kleiner Schrift.

Als schallperzipierende Membran wird eine Goldschlägerhaut genommen. Dieselbe ist auf den Rand einer Trommel gebunden, die 36 mm Durchmesser hat und ebenso tief ist und mit Hilfe eines Holzzylinders mit konischem Ende, der genau in die Trommel hineinpaßt, trichterförmig vorgetrieben werden kann. Die Membran wird durch ein Rohr besprochen oder besungen, welches am Ende durch eine völlig locker gebundene, feinste Kautschukmembran geschlossen ist und hier ein hölzernes Mundstück trägt. Die Goldschlägermembran selbst ist mit einer sehr spitzen, biegsamen Feder aus Aluminium in Verbindung, auf der Mitte der Membran mit Hilfe einer derselben innen anliegenden Metallplatte durch Schraube und Mutter befestigt. Schwingungen der Membran führen zu Verbiegungen der einzelnen Hebelabschnitte. HENSEN hat diese Biegungen absichtlich auf verschiedene Apparate verteilt, um die Eigenschwingung, welche jedem einzelnen dieser Teile unvermeidlich zukommt, durch Interferenz unwirksam zu machen. Der Hebel schreibt auf einer eben sichtbar berußten Glasplatte. Die Formen erscheinen dann noch sehr scharf, selbst wenn man 3—400fache Vergrößerung bedarf, um die Details zu erkennen. HENSEN betont, die Kurven wären meistens nur einige hundertstel Millimeter groß, die stärksten Elongationen würden selten 0,2 mm übersteigen.

Infolge der Festigkeit des Schreibhebels ist die Membran wenig empfindlich, reagiert aber doch bei Verwendung eines Mundstücks selbst auf Flüstersprache. Der Eigenton der Membran lag bei 650 Schwingungen, das Dekrement ist recht kurz. Nach einer Ablenkung von der Ruhelage von 11 Längeneinheiten maß die halbe Elongation der ersten halben Welle 5,1, die der dritten halben Welle 2. Es gäbe dies für die erste Schwingung ein Dämpfungsverhältnis von 2,1.

---

[1]) FRANK, O.: Zeitschr. f. Biol. Bd. 64, S. 125. 1914.
[2]) HENSEN: Zeitschr. f. Biol. Bd. 5, N. F. S. 291. 1881.

Der Apparat lieferte, wie später auch L. HERMANN hervorhob, durchaus brauchbare Kurven, kommt aber zur Registrierung des Herzschalls gar nicht in Frage, weil seine Empfindlichkeit viel zu gering ist. Die Dinge liegen ähnlich wie bei dem EDISONschen Phonographen, der die Töne und Sprachlaute in bis jetzt unübertroffener Weise wiedergibt, aber nur auf relativ große Schallstärke anspricht.

c) Optische Registriermethoden.

Während der HENSENsche Sprachzeichner die Größe der erhaltenen Ausschläge auf mikroskopischem Wege zu verbessern trachtet, arbeiten die optischen Methoden mit Linsensystemen, die die primären Schallschwingungen der verwendeten Membranen in vergrößertem Maßstabe zur Darstellung bringen.

Besonderes Interesse beanspruchen die Untersuchungen von L. HERMANN[1]).

Die angesungene Fläche besteht je nach Umständen aus einer Eisen-, Glimmer-, Holz- oder Papierplatte oder aus einer gespannten Membran. An diese lehnt sich ein sehr leichtes, versilbertes Glasspiegelchen von 10 mm Durchmesser und 0,08 g Gewicht. In der Entfernung von 2 m befindet sich eine Laterne mit vertikalem Spalt, dicht vor dem Spiegelchen eine Konvexlinse, so daß das Spiegelchen ein verkleinertes Bild des Spaltes entwirft. Dasselbe wird auf einem photographischen Kymographion mit feinem horizontalen Spalt aufgefangen. Später hat HERMANN die Dimensionen des Spiegelchens auf 5 mm Durchmesser und 0,2—0,3 mm Dicke reduziert. Die Spiegelchen wiegen dann weniger als 0,02 g und sind auf einem äußerst dünnen radialen Glimmersteg aufgeklebt, der auf der Fassung der Membran befestigt und mit dem Zentrum derselben durch ein winziges Holzstäbchen fest verbunden ist.

L. HERMANN gibt weiter keine Konstanten für seine Apparatur, hat die gewonnenen Kurven aber mit seinen phonophotographischen Kurven verglichen und für Töne und Vokale als richtig befunden. Von den Konsonanten bereiteten der Registrierung vor allem S und Sch Schwierigkeiten.

SAMOJLOFF[2]) benutzte bei seinen Vokalversuchen ebenfalls eine Membran, gegen die gesprochen wurde und deren Schwingungen auf einer beweglichen, lichtempfindlichen Platte aufgezeichnet wurden. Er macht darauf aufmerksam, daß schon 1883 RIGOLLOT und CHAVANON[3]) ein ähnliches Verfahren anwandten, die erhaltenen Vokalkurven aber nicht photographierten, sondern nur die Kurven mittels des KÖNIGschen rotierenden Spiegels beobachteten.

Die Membran bestand bei RIGOLLOT und CHAVANON aus *Kollodium*, das Spiegelchen drehte sich um eine Achse, die aus einem an den Spiegel angeklebten Kokonfaden bestand. Dem System fehlte offensichtlich der nötige Grad von Dämpfung. LEBEDEFF[4]) kam dann auf den Gedanken, die Membran aus *Kork* zu bereiten. SAMOJLOFF hebt hervor, daß die nichtelastischen, leicht biegsamen, aus Seide, Tuch u. dgl. geschnittenen Membranen den Vorzug verdienen, da sie keinen ausgesprochenen Eigenton besitzen. Es ist bekannt, daß EDISON bei der Konstruktion seines Phonographen von Anfang an eine Seidenmembran angewandt hat. Der Nachteil dieser biegsamen Membran besteht aber darin, daß man sie nicht sicher genug behufs Übertragungen der Schwingungen mit einem Spiegel resp. mit einem Hebel verbinden kann. Spannt man sie, um ihnen einen festen Halt zu geben, sehr stark, dann verlieren sie ihre Vorzüge und werden nach

---

[1]) HERMANN, L.: Pflügers Arch. f. d. ges. Physiol. Bd. 45, S. 582. 1889; Bd. 47, S. 44 u. 347. 1890; Bd. 58, S. 255. 1894; Bd. 83, S. 1. 1900.
[2]) SAMOJLOFF: Pflügers Arch. f. d. ges. Physiol. Bd. 78, S. 1. 1899.
[3]) RIGOLLOT u. CHAVANON: Journ. de physique (2) Bd. 2, S. 553. 1883.
[4]) LEBEDEFF: Journ. russ. physik.-chem. Ges. Bd. 26, S. 290. (Russisch.) Zitiert nach SAMOJLOFF.

SAMOJLOFF „ebenso unbrauchbar wie gespannte Gummimembrane". Der Kork vereinigt nach SAMOJLOFF gewissermaßen die bei der Registrierung in Betracht kommenden Eigenschaften der starren und leicht biegsamen, keinen ausgesprochenen Eigenton besitzenden Membran. SAMOJLOFF benutzte diejenige Korkmasse, die als „Suberit" im Handel ist und aus gepreßtem Korkpulver besteht. Derartige, 1 mm dicke Membranen wurden dann in eine Fassung mit Filzunterlage eingeklemmt. Der den Luftschwingungen ausgesetzte Teil der Membran hatte einen Durchmesser von 3 cm. An die Mitte der Membran ist ein kleines Korkstäbchen, angekittet und dieses steht wieder mittels 2—3facher Hebelvergrößerung mit einem 7 mm langen und 5 mm breiten Spiegelchen in Verbindung. Dadurch erscheint das ganze System stark gedämpft bei relativ geringer Masse. Nach Anschlagen eines Korkpendels ergab die Ausmessung der Elongationen, und zwar jedesmal des absteigenden Schenkels der ganzen Schwingung, Dämpfungsverhältnisse 3,54, 1,25, 1,2. Die fragliche Korkplatte, als Mikrophonplatte benutzt, ließ an dem Telephon verschieden hohe Töne, Geräusche, Vokale und Konsonanten, die vor der Membran erzeugt wurden (Schalltrichter), nach SAMOJLOFF mit vollständiger Deutlichkeit hören. Auch die photographische Registrierung machte keine Schwierigkeiten.

O. FRANK[1]) hat im Anschluß an seine Untersuchungen über die Leistungen des Lufttransmissionsverfahrens einen Apparat angegeben, mit dem man die Herztöne unmittelbar, d. h. ohne Vermittlung des Mikrophons registrieren kann. Die Apparatur besteht aus einem Phonendoskop oder einem Stethoskoptrichter, der durch einen Schlauch von 70 cm Länge mit der sog. *Herztonkapsel* verbunden ist. Über den Rand der Öffnung einer Röhre von 0,8 cm Durchmesser ist eine Gummimembran gespannt und darauf ein Spiegelchen aufgeklebt. Die Öffnung der Röhre ist nicht kreisförmig, sondern so gearbeitet, daß der Kreis oben durch eine Sehne abgeschlossen wird, entsprechend einem Ausschnitt von 90—150° (vgl. Abb. 86). Damit sich der Spiegel nicht verzieht, ist er nicht direkt auf die Membran, sondern auf ein trapezförmiges Celluloidplättchen geklebt. Wirkt auf die Membran ein Druck, so bewegt sich die Platte um die Sehne als Achse, seitliche Bewegungen kommen nicht vor. Der sehnenförmige gerade Rand und der Durchmesser des Spiegelchens fallen annähernd zusammen.

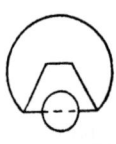

Abb. 86. Herztonkapsel. (Nach O. FRANK.)

Das Spiegelchen reflektiert die durch ein Objektiv parallel gerichteten Strahlen des glühenden Stäbchens einer Nernstlampe auf das photographische Kymographion. Abb. 87 zeigt die Aufstellung der Apparatur.

Die theoretisch wichtigen Konstanten zur Bestimmung der Druckempfindlichkeit, des Elastizitätskoeffizienten, der Eigenschwingungszahl des Systems finden sich in der Zeitschr. f. Biol. Bd. 50, S. 341. 1908 und Bd. 59, S. 526. 1913. Die Analyse muß bei jeder Apparatur besonders vorgenommen werden, weil die Empfindlichkeit mit der Weite des verwendeten Rohrs und vor allem der Dicke, der Form und dem Gewicht der das Spiegelchen tragenden Platte und der Spannung der Membran variiert. Mit einem Satz verschieden empfindlicher Kapseln kann man die für eine Aufnahme erforderliche Empfindlichkeit ausprobieren. In bezug auf die Herztöne, deren Schwingungsfrequenz zwischen 50 und 200 liegt, hat FRANK den Nachweis geleistet, daß die Empfindlichkeit der Vorrichtung und die Dauer der Eigenschwingungen des Apparates sich so bemessen lassen, daß die Aufzeichnungen vollständig getreu sind. Das Verfahren wurde auch zur Aufnahme der menschlichen Stimme mit Erfolg herangezogen [J. SEEMANN[2])].

---

[1]) FRANK, O.: Münch. med. Wochenschr. Nr. 22, S. 953. 1904.
[2]) SEEMANN, J.: Zeitschr. f. biol. Technik Bd. 1, S. 110. 1908.

Die Empfindlichkeit ist wesentlich besser als die des Phonographen; die Kapsel war dabei durch ein kurzes Schlauchstück mit einem Sprachtrichter in Verbindung gebracht, in den unmittelbar hineingesprochen wurde.

Das von O. WEISS[1]) zur Registrierung der Herztöne angegebene Phonoskop benutzt eine *Seifenhaut* als perzipierende Membran. Diese ist in einem kreisförmigen Loch von 10 mm Durchmesser ausgespannt. Das Loch ist der Ausgang einer konischen Öffnung von sehr scharfem Rande, die in einer Messingscheibe ausgedreht worden ist. Die Scheibe wird von einem Tubus getragen, der leicht verschiebbar zweckmäßig montiert ist, so daß die Seifenhaut in vertikaler Richtung auf und ab geschoben werden kann. Ein rechtwinklig gebogener, 18 mm langer, versilberter, 10μ dicker Glashebel, oben an einem Glasstäbchen mit Schellack angeklebt, hängt herab, der eine Hebelteil vertikal, das äußere Ende rechtwinklig umgebogen, mit einer kreisförmigen Öse an seinem Ende. Der

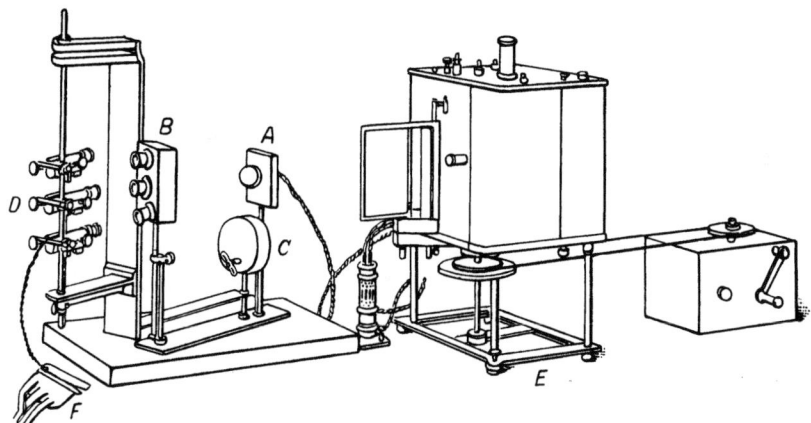

Abb. 87. Spiegelregistriervorrichtung. *A* Nernstlampe, *B* Objektive, *C* Zeitmarkierung, *D* Herztonkapseln, *E* Kymographion, *F* Aufnahmeplatte (Radialis). (Nach O. FRANK.)

horizontale Teil des Glashebels steht senkrecht zur Fläche der Lamelle, die kreisförmige Öse parallel der Lamellenfläche. Die Öse wird in die Seifenmembran eingesetzt und so gestellt, daß sie im Zentrum der Membran liegt. Das Bild des beleuchteten Hebels (Bogenlampe) wird auf einer Registrierfläche entworfen, deren Bewegung parallel dem Hebelbilde erfolgt und vor der sich ein Spalt befindet, der vertikal zum Hebelbild steht. Man kann die Schwingungen des Punktes auch in einem rotierenden KÖNIGschen Spiegel unmittelbar beobachten.

Das Gewicht der Seifenlamelle und des Hebels beträgt höchstens 0,05 mg.

Das Phonoskop diente zur Registrierung von Klängen von Instrumenten [E. HERRMANN[2])], von geflüsterten und leise gesungenen Vokalen und zur Untersuchung der menschlichen Herztöne und -geräusche. Die Membran reagierte noch auf gesprochene Vokale in 10 m Entfernung. Selbst die Konsonanten S und Sch werden von dem Phonoskop wiedergegeben. Sch gibt unperiodische Oszillationen in der Frequenz von 300—4400, das scharfe S ebenfalls unperiodische Schwingungen, deren Frequenzen zwischen 150 und mehr als 6000 pro Sekunde schwanken.

---

[1]) WEISS, O.: Dtsch. med. Wochenschr. Nr. 40, S. 1661. 1907; Kongr. f. inn. Med. 1908, S. 659; Zeitschr. f. biol. Technik Bd. 1, S. 49. 1908; Phonokardiogramme. Jena 1909; Pflügers Arch. f. d. ges. Physiol. Bd. 132, S. 539. 1910; Bd. 141, S. 423. 1911; Bd. 123, S. 341. 1908; Bd. 127, S. 74. 1909.

[2]) HERRMANN: Zeitschr. f. biol. Technik Bd. 1, S. 49. 1908.

Die Güte der Apparatur wird von O. FRANK[1]) angezweifelt. Der von WEISS verwendete Hebel schwinge nicht aperiodisch und hätte, ungedämpft, eine Schwingungszahl von nur 22 pro Sekunde. Die Einstellungszeit des ganzen Systems betrage mindestens $2/100$ bis $3/100$ Sekunden. Die von WEISS veröffentlichten Kurven würden zum Teil Eigenschwingungen des Registrierapparates sein.

R. MAY und L. LINDEMANN[2]) benutzten zu Versuchen über den Perkussionsschall ebenfalls eine Seifenhaut. Durch Eintauchen eines eisernen Ringes in eine Seifenlösung wird eine Seifenmembran von 15—27 mm Durchmesser hergestellt, von welcher das Bild eines intensiv beleuchteten vertikalen Eisenbandes auf den Horizontalspalt des photographischen Kymographions reflektiert wird. Die Autoren geben zu, daß die aufgezeichneten Bewegungen durch die Beschaffenheit der schwingenden Membran erheblich beeinflußt werden. Die Eigenschwingungen der Membran sind wenig gedämpft und überdauern daher manche Schallerscheinungen wesentlich. Die Kurvenaufnahmen mit kleiner Membran sind geeigneter, die Frequenz der Eigenschwingungen liegt dabei offenbar höher. Stimmgabelschwingungen bis zu 2080 konnten deutlich wiedergegeben werden. Zur Registrierung des Herzschalls ist die Methode nicht angewandt worden.

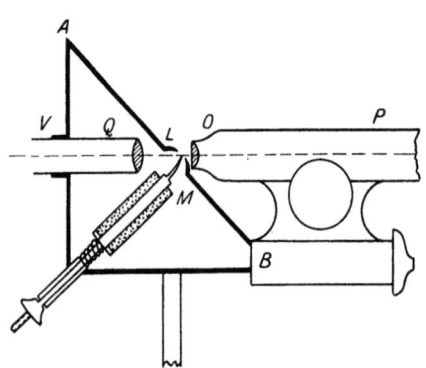

Abb. 88. Schallregistrierung. Seifenlamelle mit Eisenstäubchen als perzipierende Membram. (Nach S. GARTEN.)

Besonders erfolgreich war die Verwendung einer Seifenmembran zur Schallregistrierung durch S. GARTEN[3]). Der Autor registriert die Bewegungen eines zentralen Punktes der Seifenlamelle und erreicht das dadurch, daß ein feinstes Eisenstäubchen auf die Mitte der Blase gesetzt wird, seinerseits unverrückt durch die Pole eines Hufeisenmagnetes in seiner Lage gehalten. Bei jeder Schwingung der Membran wird das Eisenteilchen zwangsmäßig mitgeführt. Abb. 88 illustriert die Verhältnisse. Auf einem soliden, hier nicht abgebildeten Stativ befindet sich ein dreieckiger, aus dicken Metallplatten hergestellter Kasten, in der Abbildung im Durchschnitt gezeichnet. Die schräg nach oben gerichtete Fläche AB wölbt sich in ihrer Mitte L kuppelförmig vor. In der Mitte der Kuppel ist eine kreisförmige Öffnung für die Seifenmembran (1,5—8 mm). Der zur Fixierung des Eisenstäubchens dienende Elektromagnet M steht mit seiner Achse senkrecht auf der Fläche AB und ist durch Schrauben verschieblich. Abb. 89 zeigt die Ansicht der Membran von der Fläche. In der Mitte derselben befindet sich das Eisenteilchen F, genau in der Verbindungslinie der Spitzen zweier Polschuhe $H1$, $H2$. Zur Abbildung des Eisenstäubchens dient das horizontal liegende Mikroskop OP (Abb. 88), gegenüber steht das Beleuchtungssystem Q. Um im Innern des Kastens alle Störungen durch Resonanz nach Möglichkeit zu vermeiden, ist der ganze Kasten bis auf einen sehr kleinen Hohlraum unterhalb der Blasenöffnung L mit Watte ausgestopft. In seiner Form ist dieser Hohlraum, wie GARTEN bemerkt, etwa der unregelmäßigen Begrenzung der Paukenhöhle zu vergleichen. Die äußeren Wandungen des Kastens sind mit Filz bekleidet.

---

[1]) FRANK, O.: Zeitschr. f. Biol. Bd. 55, S. 530. 1911.
[2]) MAY u. LINDEMANN: Dtsch. Arch. f. klin. Med. Bd. 93, S. 500. 1908.
[3]) GARTEN, S.: Zeitschr. f. Biol. Bd. 56, S. 41. 1911.

Wie besondere Versuche ergaben, besitzen schwingende Seifenmembranen an sich eine geringe Dämpfung. In der folgenden Tabelle sind die Werte für die Schwingungsdauer in σ und die entsprechenden Mittelwerte des Dämpfungsverhältnisses wiedergegeben, wobei unter Dämpfungsverhältnis das Verhältnis zweier einander unmittelbar folgender, also in entgegengesetzter Richtung vom schwingenden

Durchmesser der Seifenlamelle in mm	Schwingungsdauer in σ	Mittelwert des Dämpfungsverhältnisses
6,0	3,27	1,26
9,6	6,9	1,24
14,7	12,4	1,24
20,3	19,6	1,16
26,5	28,5	1,22

Punkt zurückgelegter, ganzer Schwingungswege (Ordinatenabstände) zu verstehen ist (Tabelle). Von etwa 10—25 mm Membrandurchmesser ist die Abnahme der Schwingungsdauer fast direkt proportional dem Durchmesser der Lamelle. Wenn eine Seifenmembran in freier Luft schwingt (vgl. MAY und LINDEMANN), ist die Dämpfung der Eigenschwingung so gering, daß eine brauchbare, zuverlässige Wiedergabe der Schallschwingungen kaum ausführbar erscheint. Durch genügende Verkleinerung des unter der Blase befindlichen Hohlraums werden die Resultate aber erheblich besser. Mit einer Membran von 4,6 mm Durchmesser bekam GARTEN die Schwingungen schon nach 2,6 σ zur Gleichgewichtslage zurück. Bei einer Membran von 2,5 mm zeigte die Kurve nur eine einzige Nachschwingung, ließ aber bei Sprachversuchen alle Einzelheiten noch hinreichend deutlich erkennen.

Der Einfluß des Eigentones der Membran ist bei verschiedener Membrangröße ganz verschieden, die Wiedergabe der Partialtöne hängt ganz von der Verwendung von verschiedenen Membrangrößen ab. Bei kleinen Membranen ist die Bevorzugung der hohen Obertöne sehr merklich. GARTEN gibt zu, daß eine absolut zuverlässige Angabe der Amplitudengröße der vorkommenden Partialschwingungen deshalb nicht möglich ist. Auch bei gründlichster Dämpfung wird die Membranregistrierung immer an diesem Übelstand zu leiden haben. Auch bei guter Dämpfung werden die Schwingungen tiefster Töne von sehr kleinen Membranen nur sehr mangelhaft wiedergegeben. Dafür zeigen sie aber im Gebiet der Sprachlaute eine ziemlich gleichmäßige Empfindlichkeit. An Membranen, die vollkommen oder nahezu vollkommen aperiodisch gemacht waren, ließen sich die Kurven der Vokale mit all ihren charakteristischen Einzelheiten wiedergeben. Auch an geflüsterten Vokalen sind die Formanten mit der Methode sichtbar zu machen, und an den Konsonanten S und Sch treten die äußerst zahlreichen unregelmäßigen Schwingungen, für deren Registrierung die Geschwindigkeit des Films kaum ausreichte, deutlich hervor.

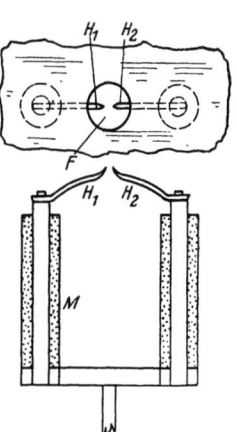

Abb. 89. Ansicht der Membran mit Eisenteilchen F an der Fläche. (Schallregistrierung nach S. GARTEN.)

Die Methode ist praktisch zur Registrierung des Herzschalls bisher nicht angewandt worden.

Die Methode von GERHARTZ[1]) sucht durch Verwendung einer abstufbaren

---

[1]) GERHARTZ: Zeitschr. f. exp. Pathol. u. Therapie Bd. 5, S. 105. 1908; Pflügers Arch. f. d. ges. Physiol. Bd. 124, S. 526. 1908; Bd. 131, S. 509. 1910. — GERHARTZ: Die Registrierung des Herzschalls. Berlin: Julius Springer 1911. — GERHARTZ: Abderhaldens Handb. d. biol. Arbeitsmethoden Bd. V/4, S. 925. 1923.

magnetischen Dämpfung den Einfluß der Eigenschwingungen der Membran bei der Registrierung zu beseitigen. Ein drehbares, vertikal aufgehängtes Eisenplättchen P wird durch zwei Magnetpole (Po) in der Verbindungslinie ihrer magnetischen Schwerpunkte festgehalten. Die beiden Pole sind durch eine Schlittenführung verschiebbar. Das äußerst feine Eisenplättchen trägt auf der einen Seite ein Spiegelchen Sp, ist andererseits aber auch durch ein leichtes horizontales Bambusholzstäbchen St mit einer *Kollodiummembran M* von 20 mm Durchmesser in Verbindung. Durch die Dämpfung der Bewegungen des Eisenplättchens wird auch die Membran entsprechend gedämpft. In Abb. 90 ist die Einrichtung schematisch dargestellt. Als Lichtquelle für den Spiegel dient eine Osramlampe von 2—4 Volt mit Vorschaltwiderstand. Der Schall wird durch ein Rohr (Z) von 6 mm Durchmesser zugeführt. Zur Trennung der groben Erschütterungen des Thorax (Kardiogramm) von den Schallschwingungen nimmt Gerhartz einen Trichter mit durchlöcherter Ansatzfläche.

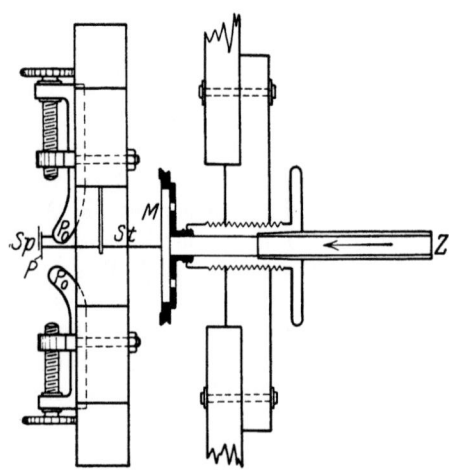

Abb. 90. Schallregistrierung nach Gerhartz vermittels gedämpfter Kollodiummembran.

Ohm[1]) verwendet als schallempfangende Membran ein *Gelatinehäutchen*, das einer Seifenmembran an Empfindlichkeit nicht nachstehen soll und den Vorzug lang dauernder Brauchbarkeit besitzt. Die große Empfindlichkeit der Membran ermöglicht eine weitgehende Dämpfung ihrer Eigenschwingungen. Das Gelatinehäutchen ist in dem zentralen Loch einer mit Griff versehenen Ringplatte ausgespannt (Abb. 91). Durch Benutzung von Ringplatten mit verschieden weiten Durchlochungen kann die Membrangröße beliebig abgeändert werden. Der Herzschall wird von der Brustwand weg durch einen Schlauch in das hintere Rohr T' geleitet (Abb. 92). Dieses kann durch Drehen an der Schraube S gegen das vordere Rohr T genähert und fest mit ihm verbunden werden. Je weiter die Trennung der Rohre, um so mehr Energie entweicht durch die Luftbrücke. Das vordere Ende von T ist bis auf eine nadelstichweite zentrale Öffnung verschlossen und dient ferner zur Aufnahme der Kapsel K, welche die Ringplatte Q der Gelatinehaut M trägt. Die Schwingungen gelangen also aus der feinen Öffnung des vorderen Rohrendes durch den Innenraum der Kapsel zur Membran. Als wirksame Dämpfung der Eigenschwingungen wirkt der zwischen Membran und Rohrende gelegene Hohlraum. Durch die Einrichtung an dem Apparat, die Kapsel K über das Rohrende verschieben zu können, ist die Möglichkeit einer beliebigen Verkleinerung des Hohlraumes gegeben. Die Membranmitte ist mit einem hebelartig wirkenden, sehr dünnen Streifen von feinem Papier in Verbindung, der durch eine Achse gehalten ist und nahe der Achse das beleuchtete Spiegelchen trägt.

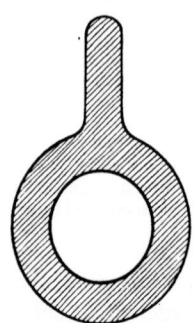

Abb. 91. Gelatinehäutchen mit Ringplatte. (Nach R. Ohm.)

---

[1]) Ohm: Dtsch. med. Wochenschr. 1911, S. 1432; Zeitschr. f. exp. Pathol. u. Therapie Bd. 11, S. 138. 1912; Bd. 19, S. 299. 1917. — Ohm: Monographie. Berlin 1914.

Der Herzschall wird durch eine besondere Einrichtung von der Brustwand abgeleitet (Abb. 93). Die starre und unbiegsame, $^1/_2$ cm dicke Holzplatte H wird auf die Herzgegend aufgeschnallt mit Hilfe eines um den Rücken gelegten Gurts (F). Oben auf der Platte am Rand sind an zwei gegenüberliegenden Stellen Stäbe montiert (S), an denen in entsprechenden Führungen der eigentliche Receptor (Abb. 94) gegen die Platte geführt wird. OHM benutzt eine Schalldose mit Hartgummiplatte als Schallreceptor. Ihrer schlechten Eigenschaft, hohe Töne nicht gut aufzunehmen, steht gegenüber ihre große Empfindlichkeit und das günstige Dekrement ihrer Eigenschwingungszahl. Die Verbindung des Receptors mit der Holz-

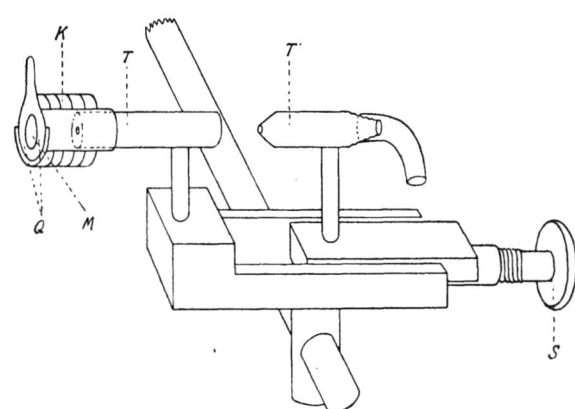

Abb. 92. Herzschallregistrierung nach R. OHM.

platte erfolgt entweder so, daß ein dem Zentrum der Schallmembran M aufgeleimtes Korkstückchen K der Platte aufliegt oder daß ohne direkte Verbindung zwischen Schallmembran und Holzplatte der Receptor auf einem dem Rande der Holzplatte aufliegenden Gummiring ruht. In diesem Falle schwingen die Membranen nach oben also frei und können von Erschütterungen nur durch den Gummiring und das Gehäuse der Membran hindurch getroffen werden. Die starre Holzplatte läßt die Herzstoßbewegung nicht durch und wirkt nach OHM überhaupt dämpfend.

Die Eigenschwingungszahl des gesamten Registriersystems, geprüft durch kurzes Anschlagen der in der Schalldose befindlichen Hartgummiplatte, liegt bei 200 pro Sekunde.

A. WEBER[1]) empfiehlt zur Registrierung der Herztöne die Verwendung einer *Mesenteriummembran* vom Meerschweinchen, die durch Glycerin gegen

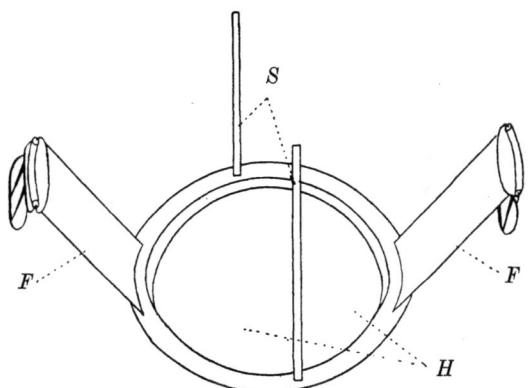

Abb. 93. Starre Holzplatte zum Abhalten der Erschütterungen des Thorax durch den Spitzenstoß. (Nach R. OHM.)

Fäulnis geschützt ist. Mesenterium ist dünner als Gummilamellen, wie sie bei der FRANKschen Methode in Gebrauch sind, und dabei von guter Festigkeit und Haltbarkeit. Einer FRANKschen Herztonkapsel von 5 mm lichter Weite wird ein Metallzylinder luftdicht eingeschliffen. Der Zylinder läßt sich bis auf eine Entfernung von $^1/_2$ mm an das freie, mit Mesenterium bespannte Ende der Kapsel vorschieben. In der Mitte ist er ausgebohrt. Die Weite der Bohrung verengt sich von 2 mm bis zu $^1/_2$ mm am vorderen Ende. Die in dem Registriersystem erzeugten Luftwellen müssen die Bohrung passieren und gelangen in

---

[1]) WEBER, A.: Münch. med. Wochenschr. Jg. 59, S. 815. 1912.

den $^1/_2$ mm tiefen Raum zwischen Membran und vorderem Ende des Zylinders. Durch diese Anordnung wird eine sehr starke Dämpfung der Membranschwingungen erreicht. Auf der Membran ist, ähnlich wie bei der FRANKschen Methode, eine sektorförmige Platte aus ganz feinen Flimmerlamellen, die sich unschwer von Glimmerdeckgläsern abspalten lassen, aufgeklebt. Diese Lamellen sind dünner als das feinste Seidenpapier, sehr leicht und trotzdem genügend stark. Celluloidplatten sind nach A. WEBER zu schwer. Auf der Platte ruht ein 0,3 mm dickes versilbertes Spiegelchen.

Die Eigenschwingungszahl des Systems beträgt 190—200. Die Empfindlichkeit ist größer als die der FRANKschen Herztonkapsel. Es ist ein Nachteil der Einrichtung, daß das Glycerin der Membran den Silberbelag des Spiegels verdirbt, wenn letzterer nicht vollkommen durch Öl und Glimmer vor der Berührung mit der Membran geschützt ist.

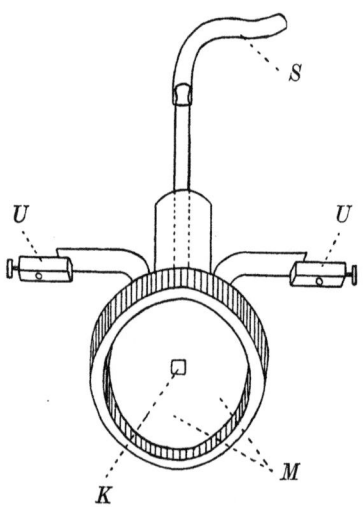

Abb. 94. Hartgummiplatte als Schallreceptor. (Nach R. OHM.)

Die letzte der bis jetzt zur graphischen Aufzeichnung der Herztöne und -geräusche gebrauchten optischen Methoden, wahrscheinlich auch die beste, stammt von W. R. HESS[1]).

Die schallaufnehmende Membran besteht aus *Paragummi*. Mit einem kurz in eine Lösung von Paragummi und Benzol eingetauchten Glasrohr von 15 mm lichter Weite wird ein seifenblasenähnliches Gebilde erzeugt, aus dem nach Verdunsten des Benzols eine äußerst zarte Gummimembran hervorgeht, welche so dünn werden kann, daß sie Interferenzfarben zeigt. Eine solch zarte Gummimembran besitzt meistens nur eine kurze Lebensdauer. Als sehr wirksames Mittel, diese zu erhöhen, ohne die Empfindlichkeit ernstlich zu beeinträchtigen, hat sich W. R. HESS die Verbindung des Gummihäutchens mit dem feinen, engmaschigen Spinngewebe (von Tegenaria) erwiesen. Die Druckschwankungen, welche der Membran zugeleitet werden, kommen so nur zum Teil zur Ausnützung, da sie sich durch die Maschen des Gewebes ausgleichen können. Die Dichtung des Maschensystems durch die beschriebenen Gummihäutchen vereinigt aber die Empfindlichkeit des Gummi mit der relativ hohen Resistenz des Spinngewebes, dessen zarte Fäden sich mit dem Häutchen beim Auftragen sofort fest verkleben.

Die Membran befindet sich (Abb. 95) auf einem besonders konstruierten Membranträger *MT*. Dieser findet seinen Platz in einer Hülse, an welcher der Stift *St* angebracht ist. Durch Drehen der Spannschraube *SS* läßt sich der Stift in der Richtung seiner Achse verschieben, so daß er mehr oder weniger über die Membranfläche hinausragt. Auf dem Stift befindet sich ein kleines Korkklötzchen, welches mit einer dünnen, gegen den Membranmittelpunkt gerichteten Nadel den Fadenträger *FT* ausmacht. Dieser letztere dient einem Platinfaden *PF* von 0,005 mm Durchmesser und 5—7 mm Länge als Punctum fixum. Das andere Ende des Fadens steht durch eine geeignet zugeschnittene Fußplatte *FP*, deren Spitze bis zum Rande des Membranträgers hinausreicht, mit der Membran selbst in Verbindung. Als Fußplatte wurde das Pfeilerchen genommen, welches

---

[1]) HESS, W. R.: Pflügers Arch. f. d. ges. Physiol. Bd. 180, S. 35. 1920.

beim Löwenzahnsamen den Haarschirm mit dem Samenkörnchen verbindet. Der Platinfaden (Wollastonfaden) besitzt an sich eine ziemlich starke Durchbiegung. In dem Apparat wird er so weit gestreckt, daß eben noch eine leichte Wölbung erkennbar ist. Er befindet sich also in einer erzwungenen Stellung, wirkt andauernd mit einem leichten Zug auf die Membran, die mit einem Gegen-

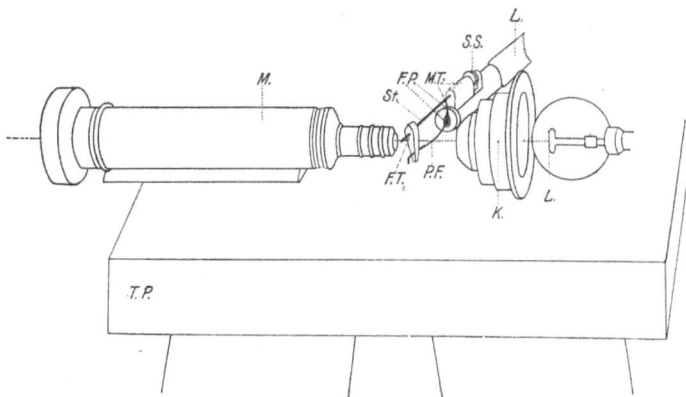

Abb. 95. Herzschallregistrierung nach W. R. Hess.

zug von derselben Stärke antwortet. In dieses Gleichgewicht zweier kleinster Kräfte greifen nun beim Auftreffen von Schallwellen (Leitungsschlauch LS) die Druckschwankungen ein, im Sinne zu- oder abnehmender Fadenspannung. Sehr wesentlich ist die Tatsache, daß die Membranschwingungen durch die Fadenbewegung 4—6 fach vergrößert wiedergegeben werden. Der Grad der Vergrößerung kann in einem gewissen Bereich dadurch variiert werden, daß man dem Faden eine größere oder geringere Biegung im Ruhezustand der Membran gibt. Und schließlich ist für die sehr guten praktischen Resultate, die man bei der Verwendung der Hessschen Methode erhält, sehr wichtig die Projektionsvorrichtung, die eine 500—1000 fache Vergrößerung der Fadenschwingungen ermöglicht. Die Dämpfung kann eine sehr weitgehende sein, und doch ist die Größe der auf dem Film registrierten Schwingungen des Fadens eine genügende. Als Lichtquelle dient eine 50 kerzige Nitralampe (L). Durch einen Aplanatkondensator (K) wird von dem leuchtenden Faden der Lampe ein stark verkleinertes Bildchen in der Schwingungsebene des Fadens entworfen, bzw. in kurzer Distanz vor demselben. Das Mikroskop M projiziert

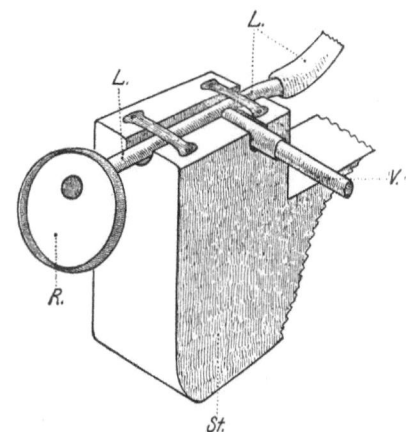

Abb. 96. Flache Metallschale als Schallreceptor. (Nach W. R. Hess.)

dieses Bildchen mitsamt dem Membranfaden, der aus dem Glühfadenbild eine Unterbrechung ausspart, auf das Photokymographion.

Als Schallreceptor (R) wird eine flache Metallschale genommen von 26 mm Durchmesser, bei einer größten Kammertiefe von 22 mm am äußeren Rand und 6 mm in der Mitte. Der Receptor besitzt eine exzentrische Durchbohrung und steht mit einem Schallzuleitungsrohr von 13,5 cm Länge (*L*) in Verbindung. In dem Rohr ist nahe dem Receptor eine seitliche Öffnung angebracht, welche mit verschiedenen auswechselbaren Ventilstücken (*V*) versehen werden kann (Abb. 96). Alle Teile des Registrierapparates sind, soweit angängig, auf solider Unterlage festgeschraubt.

Die Empfindlichkeit des Apparates dürfte bis zu einer Schwingungsfrequenz von 154 dem Ohr nicht nachstehen, bleibt dann aber mit zunehmender Schwingungszahl zurück. Die Frequenz der Eigenschwingungen wurde zu zirka 266 Schwingungen berechnet, die Dämpfung scheint eine sehr gute zu sein.

d) Elektrische Registriermethoden.

Die Schallschwingungen resp. die durch die Herzaktion zustande kommenden Erschütterungen der Brustwand werden bei den hier zu besprechenden Methoden einem Telephon oder Mikrophon zugeführt und durch Induktion an ein Registriersystem weitergegeben. Die im primären Stromkreis zirkulierende elektrische Energie ist das Mittel, welches beansprucht wird, um die minimalen Erschütterungen der schwingenden Membran mit vergrößerter Amplitude zur Registrierung zu bekommen.

L. Hermann[1]) unterzog 1891 die Übertragung der Vokale durch das Telephon und das Mikrophon einem genauen Studium.

Man hat es beim *Telephon* durch Wahl der Widerstände und der Potentiale, ferner durch eingeschobene Induktionen nach der damaligen Auffassung von Hermann ganz in der Hand, entweder alle Partialtöne gleichmäßig zu übertragen ohne Phasenveränderung und Änderung der Klangfarbe, oder die Partialtöne sehr verschieden, je nach ihrer Höhe zu übertragen, proportional der ersten, zweiten usw. Potenz der Schwingungszahl, und zwar beliebig mit größter oder mit verschwindend kleiner Phasenveränderung. Eine interessante Ergänzung dieser durch ausgedehnte Versuche erprobten und mathematisch abgeleiteten Feststellungen bildet die Prüfung des *Mikrophons*. Die Eigenpotentiale eingeschalteter Spiralen wirken gegenüber oszillierenden Strömen ganz wie ein Reibungs- oder Dämpfungswiderstand. Es äußert sich das einmal in einer Verminderung der Amplitude, um so mehr je größer die Geschwindigkeiten, also die Schwingungszahlen, und andererseits in einer Verzögerung der Phase. Die Dauer der Periode bleibt im letzteren Fall unbeeinflußt, nur für die von der periodischen Einwirkung unabhängige Eigenschwingung wird auch die Dauer der Periode durch Dämpfung beeinflußt.

Beim Telephon ist der primäre Vorgang entsprechend der Induktion eine periodisch wirkende elektromotorische Kraft, deren Amplitude der Schwingungszahl der Töne proportional ist und deren Phase um $\pi/2$ gegen die des einwirkenden Tones verschoben ist. Die im Kreise des Telephons befindlichen Spiralen vermindern aber die Amplituden um so stärker, je höher die Töne, und wenn die Potentiale genügend stark sind, bis umgekehrt proportional der Schwingungszahl, so daß in diesem Grenzfall die Wirkung der ersten Induktion gerade kompensiert, also alle Töne gleich stark übertragen werden. Ebenso kann die Phasenverschiebung bis 0 kompensiert werden. Beim Mikrophon ist der primäre Vorgang eine oszillatorische Veränderung des Widerstandes, frei von Induktion. Befindet sich das Hörtelephon mit der Kette zusammen direkt im Kreise des Mikrophons, so werden, wenn genügend starke Potentiale vorhanden sind, nach dem oben Gesagten die Amplituden umgekehrt proportional den Schwingungs-

---

[1]) Hermann: Pflügers Arch. f. d. ges. Physiol. Bd. 16, S. 264. 1878; Bd. 16, S. 314, 504; Bd. 17, S. 319; Bd. 47, S. 347. 1890; Bd. 48, S. 543. 1891; Bd. 141, S. 1. 1911.

zahlen übertragen. Ist aber, wie gewöhnlich, der Mikrophonkreis mit dem Telephonkreis durch eine Induktionsvorrichtung in Korrespondenz, so muß diese im letzt angeführten Fall die Verunstaltung der Amplitudenverhältnisse wieder kompensieren. Die Verunstaltung bleibt erhalten, wenn auch der zweite Kreis ein starkes Potential besitzt, so daß die eigene Wirkung der Induktionsvorrichtung selbst kompensiert wird.

Eine Übertragung ohne Änderung der Amplitudenverhältnisse und mit unendlich kleiner der Phasen erhält man also entweder bei Verwendung eines einfachen Telephonkreises, wenn das Potential der in ihm enthaltenen Spiralen in bezug auf sich selbst (Eigenpotential) sehr groß ist gegen den Widerstand des Telephonkreises, oder durch induktive Übertragung zwischen zwei oder mehr Kreisen, unter derselben Bedingung für jeden Kreis.

L. HERMANN überzeugte sich durch Versuche mit einer Drehorgel (Ariston) und dem Klavier von der Richtigkeit der angeführten Gesichtspunkte.

Einfacher Telephonkreis: Die Klangfarbe scheint wesentlich verändert, die hohen Töne stark bevorzugt, der Baß auffallend schwach. Die Musik klingt eigentümlich quäkend und unmelodisch. Noch mehr ist dies der Fall, wenn großeWiderstände, 10 000—20 000 Ohm. in den Kreis aufgenommen werden. Der Baß verschwindet jetzt vollständig, während der Sopran nur wenig geschwächt wird. Alles klingt stark quäkend. Wird dagegen die sekundäre Spirale eines größeren Schlitteninduktoriums (10 000 Windungen, 631 Ohm) in den Kreis mit aufgenommen, so klingt die Musik, wenn auch geschwächt, angenehmer, der Baß ist gut hörbar. Einschieben des Eisenkerns (Drahtbündel von 280 g) schwächt noch viel stärker, läßt aber den Baß neben dem Sopran hören.

Einfacher Mikrophonkreis (der Mikrophonkontakt mit 1 Daniel und dem Telephon): Derselbe verändert die Musik weit stärker und ungünstiger als der einfache Telephonkreis. Ungemein auffallend ist nach HERMANN vor allem das starke Überwiegen des Basses über den Sopran; ersterer erscheint zugleich sehr rauh. Die Musik hört sich etwa so an „wie eine etwas entfernte, schlechte und kratzende Musik von Streichinstrumenten". Der Sopran verschwindet gänzlich, wenn das Potential der Spirale in den Kreis eingeschaltet wird, zugleich mit erheblicher Schwächung der Musik. Große Widerstände schwächen den Schall bis zur Unhörbarkeit, nur die tiefsten Töne werden noch als leises Kratzen vernommen. Der einfache Mikrophonkreis verträgt überhaupt keine großen Widerstände.

Telephon mit sekundärem Telephonkreis: Als Übertrager wurde hier das kleine Induktorium eines Blake-Mikrophons mit Drahtkern genommen (primäre Spirale 0,58 Ohm, sekundäre Spirale 269 Ohm). Der Baß erscheint relativ schwach. Hinzufügen von Potentialen zum primären und sekundären Kreis hat außer Schwächung keinen merklichen Einfluß. Werden dagegen in den primären Kreis 10 000 Ohm aufgenommen, so wird der Baß vollständig ausgelöscht. Geschieht dasselbe auch im sekundären Kreis, so hört man nur noch die höchsten Noten, und zwar ohne ihre Höhe zu erkennen.

Mikrophon mit Telephon im sekundären Kreis: Bei dieser gewöhnlichen Anordnung bei Verwendung eines Mikrophons ist die Übertragung sehr kräftig. Der Baß erscheint relativ stark, der Sopran als knarrende oder näselnde Begleitung. Die Musik erinnert nach HERMANN an diejenige des Dudelsacks. Auch hier werden Widerstände im primären Kreis kaum vertragen. Große Widerstände im sekundären Kreis (10 000 Ohm) bewirken mäßige Schwächung, der Baß wird vollkommen ausgelöscht, der Sopran erscheint noch mehr näselnd als ohne Widerstand. Große Potentiale im sekundären Kreis (Rolle von ca. 10 000 Windungen, 631 Ohm, mit Eisenkern) schwächen mehr als Widerstände, machen aber die Klangfarbe normaler und angenehmer und gleichen Baß und Sopran ziemlich aus.

Die HERMANNschen Feststellungen sind für die Methodik der Herzschallregistrierung von bleibendem Wert.

HÜRTHLE[1]) gebührt das Verdienst, das Mikrophon zuerst bei Registrierung der Herztöne in Anwendung gebracht zu haben. Das Mikrophon ist an einer hölzernen Stimmgabel befestigt, diese wieder mit einem besonders konstruierten hölzernen Resonanzapparat in Verbindung und weiter mit dem Stethoskop. Das Mikrophon ist in den primären Kreis eines Induktionsapparates eingeschaltet,

---

[1]) HÜRTHLE: Zentralbl. f. Physiol. Bd. 18, S. 617. 1904; Pflügers Arch. f. d. ges. Physiol. Bd. 60, S. 263. 1895; Dtsch. med. Wochenschr. 1892, Nr. 4.

die sekundäre Spirale ihrerseits in Verbindung mit dem Nerv eines Froschmuskels. Jeder Schall von genügender Intensität veranlaßt eine Kontraktion des Muskels. Durch Vermittlung von zwei MAREYschen Kapseln, durch Luftübertragung, wurde dann die Zuckung einem berußten Kymographion zugeführt.

Man wird O. FRANK[1]) ohne weiteres zustimmen, wenn er die Brauchbarkeit der ganzen Apparatur stark bezweifelt. Die Einschaltung von Resonatoren führt dazu, daß die Schwingungen weder zeitlich noch in ihrer Größe die Veränderungen der einwirkenden Kraft richtig darstellen. EINTHOVEN bemerkt auch, daß die Methode den Charakter der Herztöne nicht genügend wiedergeben kann, weil die Zuckungen eines Froschmuskels relativ langsam sind und schon bei einer Reizfrequenz von 20—30 Reizen pro Sekunde vollkommen verschmelzen.

HOLOWINSKI[2]) befestigte das Mikrophon durch Bandage direkt auf dem Thorax und übermittelte die Stromschwankungen durch einen Transformator, ein optisches Telephon, dessen Diaphragma die NEWTONschen Farbenringe erzeugte. Die Versuche bezogen sich auf das Verhalten des Herzrhythmus und die Messung der Systolendauer, führten aber weiter zu keinem praktischen Ergebnis.

Einen großen Fortschritt bedeutete die *Verbindung des Mikrophons mit einem Capillarelektrometer* als registrierenden Apparat durch EINTHOVEN.

EINTHOVEN und GELUK[3]) gebrauchten ein Mikrophon von BERLINER, an die primäre Spule eines gewöhnlichen Schlittenapparates angeschlossen. Die Schraubklemmen der sekundären Rolle waren mit den Polen des Capillarelektrometers verbunden, während der selbstwirkende Stromunterbrecher festgesetzt war. Die Autoren geben keine genaueren Daten. Die Vibrationen einer Stimmgabel mit 1920 Schwingungen pro Sekunde (b''') waren in den photographischen Kurven deutlich sichtbar und leicht zählbar. Die Dauer eines Metronomschlags hob sich auf der Kurve ab zu 0,005—0,006 Sekunde, die Zahl der Eigenschwingungen wurde dabei zu 550 pro Sekunde berechnet.

Beim Registrieren der Herztöne machen sich Schwierigkeiten geltend. Die Intensität der Töne ist so gering, daß man gezwungen ist, das Herz in die unmittelbare Nähe des Mikrophons zu bringen. Die Autoren vermieden es, das Mikrophon der Brustwand direkt aufzusetzen, weil auf diese Art neben den Tönen die groben Herzbewegungen mitregistriert würden.

Bei Hunden und Kaninchen registrieren sie die Herztöne ohne jede mechanische Verbindung zwischen Brustwand und Mikrophon. Der Hartgummitrichter eines Schlauchstethoskops wird mit der Hand gegen die linke Brustwand des Tieres angedrückt, der elastische Schlauch verbunden mit einer kupfernen, starr fixierten Röhre; das Ende derselben wird in die Mikrophonröhre hineingeschoben, ohne jedoch dieselbe zu berühren.

Das Registrieren menschlicher Herztöne gelang nicht ohne mechanische Verbindung zwischen Brustwand und Mikrophon. Abb. 97 zeigt die angewandte Vorrichtung. *B* ist eine metallene Röhre mit einem Querstück *Z*, worin sich der Hahn *K* befindet. Die Röhre *B* ist fest mit einem steinernen Pfeiler verbunden. Mit ihrem einen Ende ist sie durch ein Kautschukröhrchen *C 1* an das Mikrophon *M* befestigt, das seinerseits auf einem schweren, durch vier Stücke Kautschuk isolierten Quaderstein festgeklemmt ist. Mit dem anderen Ende ist sie wieder durch ein Kautschukrohr *C 2* mit dem Trichter eines Stethoskops verbunden. Namentlich das letztgenannte Kautschukröhrchen soll schlaff und

---

[1]) FRANK, O.: Tigerstedts Handb. Bd. II/2, S. 195.
[2]) HOLOWINSKI: Zeitschr. f. klin. Med. Bd. 23, S. 362. 1893; Bd. 42, S. 186. 1901.
[3]) EINTHOVEN u. GELUK: Pflügers Arch. f. d. ges. Physiol. Bd. 57, S. 617. 1894.

dünnwandig sein, um zu verhüten, daß geringe Bewegungen des Stethoskops das Mikrophon in Wirkung setzen. Die Hauptsache an der Apparatur ist das in Z angebrachte Ventil. Ist der Hahn K geschlossen, so reagiert das Stethoskop auf alle ihm zugeleiteten Luftdruckveränderungen. Sobald der Hahn genügend geöffnet wird, bleiben die Effekte des sog. Ictus cordis, die langsamen Schwingungsfrequenzen zurück, und es werden nur die Töne und Geräusche mit ihren raschen Frequenzen fortgepflanzt.

L. HERMANN[1]) hat 1911 bei seinen Sprachlautversuchen ebenfalls mit dem Mikrophon und Capillarelektrometer gearbeitet. Er hebt aber hervor, daß beide den Schall meist in entstellendem Sinne beeinflussen. Das Mikrophon verhält sich den einwirkenden Schallschwingungen gegenüber wie eine stark gedämpfte schwingungsfähige Masse. Diese kann die einwirkenden Schwingungen immer nur mit mehr oder weniger verminderter Amplitude und verzögerter Phase aufnehmen. Sehen wir von den Phasen ab und betrachten nur die Amplituden, so wird jede Partialschwingung um so mehr

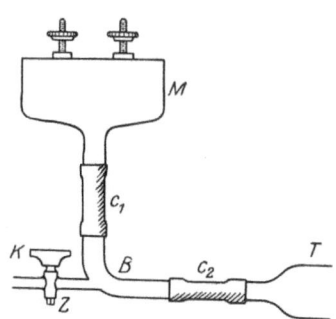

Abb. 97. Registrierung der menschlichen Herztöne. Mikrophon, Capillarelektrometer. (Nach EINTHOVEN und GELUK.)

geschwächt, je höher ihre Ordnungszahl. Der Schall wird also modifiziert. Der in angegebener Weise veränderte zeitliche Verlauf des einwirkenden Schalls wirkt nun in Gestalt einer Potentialschwankung auf das Capillarelektrometer. Dieses führt seinerseits weitere Modifikationen herbei, und zwar bestehen diese ebenfalls in Verminderung der Amplitude und in Verzögerung der Phase, um so stärker, je höher die Ordnungszahl des harmonischen Bestandteiles.

Es war deshalb von wesentlicher Bedeutung, als von W. EINTHOVEN[2]) 1907 an Stelle des Capillarelektrometers das *Saitengalvanometer* gesetzt wurde.

Abb. 98 zeigt die Anordnung der Apparatur, wie sie von BATTAERD[3]), einem Schüler EINTHOVENS, empfohlen wird.

Das Mikrophon M ist in JULIUSscher Suspension erschütterungsfrei aufgehängt, durch ein dünnes Gummi-

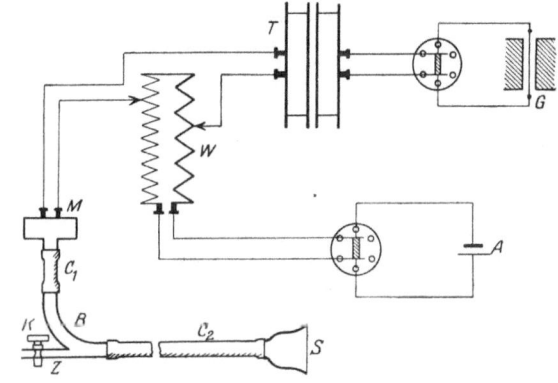

Abb. 98. Registrierung des Herzschalls mit Hilfe des Mikrophons und Saitengalvanometers. Anordnung von BATTAERD.

rohr C_1 in Verbindung mit dem unbeweglich fixierten Metallrohr B, und dieses wieder durch einen 55 cm langen Gummischlauch C_2 mit dem Stethoskop S. Der durch das Mikrophon fließende Strom kann durch einen parallelgelegten Schieberrheostaten W reguliert werden. Der Transformer T hat keinen Eisenkern. Der Widerstand der Primärspule P_1 ist so groß wie der des Mikrophons,

---

[1]) HERMANN, L.: Pflügers Arch. f. d. ges. Physiol. Bd. 141, S. 1. 1911.
[2]) EINTHOVEN, FLORIL u. BATTAERD: Pflügers Arch. f. d. ges. Physiol. Bd. 117, S. 461. 1907.
[3]) BATTAERD: Heart Bd. 6, S. 121. 1917.

der Widerstand der sekundären Windung P_2 entsprechend dem Widerstand der Saite. Zur Registrierung der Herztöne genügen 0,2—0,5 Volt im primären Stromkreis.

Die Spannung der Saite im Galvanometer G wird zur Erreichung der Aperiodizität möglichst hoch genommen. Je kürzer die Saite, um so besser. In der Regel verfährt man so, daß bei Gebrauch einer Akkumulatorenbatterie von 12 Volt und Verwendung der beim großen EDELMANNschen Saitengalvanometer üblichen Optik (Abb. 99) die Spannung der in dem magnetischen Feld befindlichen Saite so lange erhöht wird, bis 1 Millivolt einen Ausschlag von 0,2 cm auf dem registrierenden Film gibt. FAHR hat die Spannung der Saite ebenfalls so hoch genommen, daß $1/4$ cm Ausschlagsgröße 1 Millivolt entsprach, wobei allerdings der Körper der Versuchsperson angeschlossen war. Die Zahl der Eigenschwingungen der Saite betrug dabei etwa 200. In den Versuchen von BATTAERD hatte die Saite sogar eine Eigenschwingungszahl bis zu 3000. EINTHOVEN kam

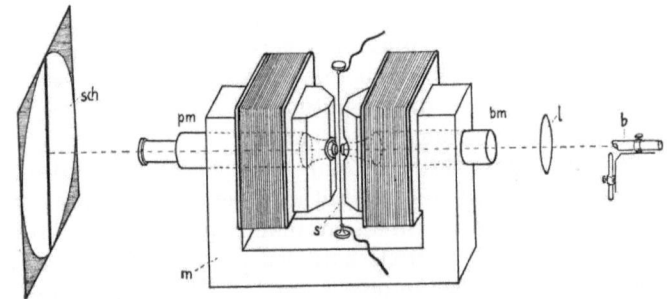

Abb. 99. Saitengalvanometer. *pm* Projektionsmikroskop, *bm* Beleuchtungsmikroskop, *s* Saite, *m* Elektromagnet, *l* Sammellinse, *b* Bogenlampe. *sch* Schirm (Registrierapparat). (Nach EINTHOVEN.)

mit einer 2,5 cm langen, 1 μ dicken und $1,5 \cdot 10^{-7}$ schweren Saite auf eine Eigenschwingungsfrequenz von 3200, ungefähr entsprechend der Höhe von gis'''' oder fast dem höchsten Klavierton.

Die elektrischen Leitungen sind in den Versuchen von BATTAERD in Kabel gelegt, um vor vagabundierenden Strömen sicher zu sein. Der Transformator muß nötigenfalls in einem eisernen Kasten untergebracht werden.

Die Herztöne und Herzgeräusche kommen so zur Registrierung, ohne daß das Kardiogramm auf den Kurven stärker in Erscheinung tritt. Das Seitenventil muß möglichst weit offengehalten werden. Die Atemschwankungen kann man dadurch eliminieren, daß der Patient aufgefordert wird, vor der Aufnahme tief und während längerer Zeit zu atmen. Die dabei zustande kommende Apnoe wird dann ausgenutzt.

An Stelle des Saitengalvanometers wird unter dem Namen *Oszillograph* jetzt vielfach auch ein Spulengalvanometer gebraucht (Abb. 100). Eine zwischen zwei Seidenfäden von regulierbarer Spannung aufgehängte leichte Drehspule aus Metalldraht in Form eines starren, rechteckigen Rahmens schwingt im Feld eines starken Magneten. Ihr ist ein winziges Spiegelchen aufgekittet. Die langen Seiten des Rahmens, Leiterbündel, in dessen einem der Strom aufwärts und in dessen anderem er abwärts fließt, werden wie die Saite des EINTHOVENschen Galvanometers seitlich herausgedrängt, aber nach entgegengesetzten Seiten, und drehen dadurch das Spiegelchen.

Die Empfindlichkeit des von Siemens & Halske gebauten Oszillographen scheint größer als die des Saitengalvanometers [SCHRUMPF und ZÖLLIG[1])]. Die größere Masse des Oszillographen muß aber die Eigenschwingungszahl des Systems in ungünstigem Sinne beeinflussen. Wenn auch für die Registrierung des Elektrokardiogramms die Eigenfrequenz der Apparatur genügt, so wird das bei den hohen Anforderungen, die die Registrierung der Herztöne stellt, doch stark ins Gewicht fallen.

Der Oscillograph ist bis vor kurzem auch nicht zur Registrierung der Herztöne gebraucht worden. WERTHEIM- SALOMONSON[2]) sucht nun die Apparatur durch Steigerung der elektromagnetischen Dämpfung zu verbessern unter Verwendung von $30\,\mu$ dicken, 53 mm langen Aluminiumdrähten als Leiter und Verwendung einer geeigneteren Optik. Die Einstellungsdauer des Systems beträgt dabei im allgemeinen weniger als 0,001 Sekunde. Wird die Feldspannung auf 12000 Gauß eingestellt und die Saite genügend gespannt, so kommt das System nach WERTHEIM-SALOMONSON auf eine Schwingungszeit von 2000 pro Sekunde.

Die publizierten Herztonkurven sind nicht sehr befriedigend.

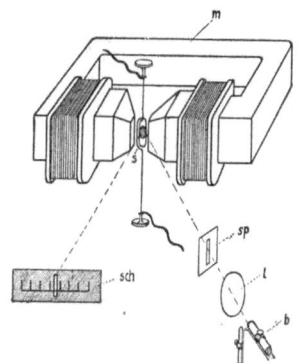

Abb. 100. Spulengalvanometer (Siemens & Halske). *s* Drehspule, *m* Elektromagnet, *b*, *l*, *sp* Bogenlampe mit Sammellinse und Spaltblende, *sch* Schirm (Registrierapparat).

Es bleibt das Ziel weiterer Forschung, die registrierende Apparatur so auszubauen, daß nicht nur die Herztöne, sondern auch die Geräusche mit ihrer sehr viel höheren Schwingungsfrequenz und sehr geringen Schallintensität registriert werden können. Die mit *Verstärkerröhren* unternommenen Versuche [HÖBER[3]), JACOBSOHN[4]), SCHÄFER[5]), eigene ausgedehnte Untersuchungen] haben bis jetzt zu keinem brauchbaren Ergebnis geführt, weil Nebengeräusche der Apparatur zu sehr stören. Das Mikrophon mit seinem wechselnden Eigenton und seiner lästigen Anlaufzeit dürfte in Zukunft vielleicht besser durch die Verwendung elektromagnetischer oder elektrodynamischer Apparate, d. h. durch Telephone ersetzt werden.

II. Die Herztöne.

Die vom Herzen an seine Umgebung abgegebenen Schallerscheinungen sind auch normalerweise keine Töne im akustischen Sinn, sondern zusammengesetzt aus Schwingungen mit ganz verschiedener und von stetig wechselnder Amplitude und Periode, d. h. Geräusche. Die Franzosen gebrauchen dafür den Ausdruck bruits normeaux. Unter pathologischen Bedingungen, speziell bei den Klappenfehlern, gesellen sich dann zu den Tönen die sog. Geräusche mit meist weit höherer Schwingungszahl und von oft sehr geringer Intensität.

Normalerweise sind über dem Herzen im Verlauf einer Kontraktionsperiode zwei Töne hörbar, unter krankhaften Bedingungen können drei und vier Töne wahrgenommen werden. Besondere Erwähnung verdient die Spaltung und Verdoppelung der einzelnen Töne.

---

[1]) SCHRUMPF u. ZÖLLIG: Pflügers Arch. f. d. ges. Physiol. Bd. 170, S. 553. 1918.
[2]) WERTHEIM-SALOMONSON: Pflügers Arch. f. d. ges. Physiol. Bd. 172, S. 413. 1918.
[3]) HÖBER: Pflügers Arch. f. d. ges. Physiol. Bd. 177, S. 305. 1919.
[4]) JACOBSOHN: Med. Klinik Bd. 9, S. 280. 1923.
[5]) SCHÄFER: Klin. Wochenschr. 1923, Bd. 43, S. 2058.

1. Die Ursachen ihrer Entstehung.

Der *1. Herzton* ist von jeher mit dem Einsetzen der Ventrikelsystole in ursächlichen Zusammenhang gebracht worden.

Dabei handelt es sich um die Frage, wieweit die Klappen (Atrioventrikular- resp. Semilunarklappen) an dem Zustandekommen des Tones beteiligt sind („Klappenschlußton"), wieweit die Kontraktion der Herzmuskulatur selbst („Muskelton"), wieweit der Anfangsteil der großen arteriellen Gefäße („Austreibungston").

Eine Beteiligung der *Atrioventrikularklappen* bei der Entstehung des 1. Herztones ist von vornherein sehr naheliegend. Kurz nach dem Aktionsstrom, nach Ablauf der mechanischen Latenzzeit (20—30 σ), sieht man bei Registrierung der Herztätigkeit den Beginn der mechanischen Kontraktion und gleichzeitig damit eine rasch zunehmende Steigerung des intraventrikulären Drucks. Die gesamte Umwandlung der Herzhöhle wird unter vermehrte Spannung gesetzt und dürfte am ehesten dort zu der Entstehung eines Tones Anlaß geben, wo das am besten schwingungsfähige Material zu finden ist. Das ist nun zweifellos an den Klappen mit ihrer membranösen Beschaffenheit der Fall. Das Maximum der Spannung liegt am Ende der Anspannungszeit, kurz vor dem Beginn der Austreibungsperiode, und so

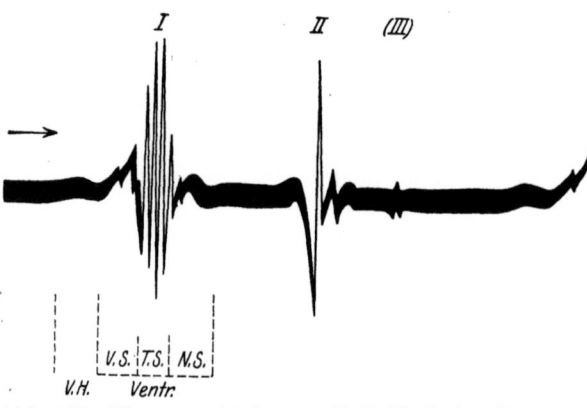

Abb. 101. Herztonregistrierung. *V.H.* Vorhofswelle, *V.S.* Vorsegment, *T.S.* Tonsegment, *N.S.* Nachsegment. (Nach W. R. Hess.)

sehen wir auch (Abb. 101) in diesem Zeitpunkt die Schwingungen von besonders großer Amplitude und rascher Frequenz („Tonsegment", W. R. Hess). Bei Mitralstenosen mit der dabei vorhandenen Verdickung der Klappe erscheint der 1. Ton klingend, hart. Bei Behinderung der Atrioventrikularklappentätigkeit hatte schon Williams mit seinen Mitarbeitern gefunden, daß der 1. Ton jetzt weniger deutlich und schwächer war als sonst. Die künstliche Anspannung der Klappen am toten Herzen [Bayer[1]), Giese[2])] ruft einen deutlichen Ton hervor. Die vielfach gemachten Einwände, es wären die Atrioventrikularklappen für die Tonerzeugung unwesentlich, weil auch am entbluteten Herzen Töne wahrnehmbar sind, sind nicht stichhaltig. Auch unter diesen Umständen wird eine Kontraktion der Papillarmuskeln zu einer Anspannung der Sehnenfäden und der Klappen Anlaß geben können. Es soll damit nicht gesagt sein, daß der 1. Herzton nur als Klappenschlußton aufgefaßt werden soll, die fraglichen Klappen haben aber an seiner Entstehung starken Anteil.

Die *Semilunarklappen* kommen andererseits ursächlich kaum in Betracht. Das Maximum des 1. Herztons fällt zeitlich mit der Öffnung der Klappen zusammen, d. h. mit ihrer Entspannung, und vor diesem Zeitpunkt, während der Anspannungszeit, bewirkt die intraventrikuläre Druckzunahme bei der besonderen Form der Klappen ebenfalls eine zunehmende Entspannung. Man sieht

---
[1]) Bayer: Arch. d. Heilk. Bd. 10, S. 1. 1869.
[2]) Giese: Dtsch. Klinik 1871, S. 393.

bei Verhärtung der Aortenklappen keineswegs eine Verstärkung des 1. Tones, wie bei der der Mitralis.

Eine große Literatur hat sich über die Bedeutung des sog. *Muskeltones* angehäuft.

Die Diskussion geht namentlich zurück auf die grundlegenden Arbeiten von DOGIEL und LUDWIG[1]). Die Autoren stellten fest, daß am Herzen von Hunden, das bis auf kleinste Blutmengen entleert war, bei dem sich also die Klappen wegen mangelnder Füllung scheinbar nicht anspannen konnten, doch noch Töne hörbar waren. Dasselbe Resultat ergaben Versuche an Herzen, deren große Gefäße abgebunden waren, so daß eine Blutströmung nicht mehr stattfinden konnte. Die Beobachtungen von LUDWIG und DOGIEL wurden von zahlreichen Autoren bestätigt[2]) und außerdem festgestellt, daß auch das ausgeschnittene, in der Hohlhand gehaltene Herz Töne erzeugt [GERALD, JEO und BARRET[3])]. Oben wurde schon erwähnt, daß auch nach Behinderung der Aktion der Atrioventrikularklappen Töne hörbar sind [WILLIAMS, KREHL[4]), KASEM-BECK[5]), HESS]. Diese Versuche sind wichtig, weil durch sie der Einwand von GUTTMANN[6]), daß auch im blutleeren Herzen eine Anstraffung der Sehnenklappen durch die Papillarmuskeln zustande kommen könnte, scheinbar hinfällig wurde.

Es kann demnach nicht daran gezweifelt werden, daß die bei der Zunahme des intraventrikulären Drucks zustande kommende plötzliche Anspannung der Herzmuskulatur einen Ton erzeugt. Es ist dies nicht wie bei der quergestreiften Muskulatur der Ausdruck einer tetanischen Kontraktion mit einer Aufeinanderfolge zahlreicher Einzelkontraktionen, sondern die Folge einer Einzelzuckung. HERROUN und JEO[7]) brachten den Nachweis, daß auch bei quergestreifter Muskulatur eine Einzelzuckung einen Ton erzeugen kann, es ist also nicht einzusehen, weshalb sich der Herzmuskel anders verhalten sollte. Eine Herzmuskelschwäche geht auch meist mit einer Abnahme der Tonstärke einher.

Von verschiedenen Autoren ist schließlich auch die Erschütterung der *großen arteriellen Gefäße* im Beginn der Austreibungszeit für die Erklärung des 1. Herztones mit herangezogen worden. SAHLI[8]) sieht den Beweis für die Richtigkeit dieser Annahme in den nicht ganz seltenen Beobachtungen (Mitral- und Tricuspidalinsuffizienzen), bei welchen man über der Auscultationsstelle der großen Gefäße systolische Töne hört, während dieselben über dem Ventrikel fehlen. Eine Überlagerung des Herzens mit Lunge kann aber in solchen Fällen unter Umständen die Unhörbarkeit des Tones über dem Ventrikel verursacht haben. Gegen die Beteiligung der großen Gefäße an dem Zustandekommen des Tones sprechen die alten Versuche von LUDWIG und DOGIEL, in denen trotz Unterbindung der großen Gefäße der Ton hörbar war. Es muß auch betont werden, daß in Fällen mit besonders großem Schlagvolumen (Aorteninsuffizienz), bei denen die systolische Dehnung des Anfangsteils der Aorta eine besonders starke sein muß, der 1. Herzton keineswegs verstärkt erscheint.

Der 1. Herzton dürfte nach dem Vorangehenden also vorwiegend auf einer Spannung der Atrioventrikularklappen und der Herzmuskulatur selbst beruhen.

---

[1]) LUDWIG u. DOGIEL: Ber. d. sächs. Ges. d. Wiss., Mathemat.-physik. Kl. 1868, S. 96.
[2]) Literatur bei R. TIGERSTEDT: Die Physiologie des Kreislaufs Bd. I, S. 54. 1921. — HESS, W. R.: Dtsch. Arch. f. klin. Med. Bd. 132, S. 69. 1920.
[3]) GERALD, JEO u. BARRET: Journ. of physiol. Bd. 6, S. 136. 1885.
[4]) KREHL: Virchows Arch. f. pathol. Anat. u. Physiol. 1889, S. 253.
[5]) KASEM-BECK: Pflügers Arch. f. d. ges. Physiol. Bd. 47, S. 53.
[6]) GUTTMANN: Arch. f. pathol. Anat. Bd. 46, S. 226. 1869.
[7]) HERROUN u. JEO: Journ. of physiol. Bd. 6, S. 290. 1885.
[8]) SAHLI H.: Lehrbuch klin. Untersuchungsmethoden. Wien VI. Aufl. 1913.

Er ist zugleich Klappenschlußton und Muskelton. Die im Anfang der Kammersystole auftretenden langsameren Schwingungen (Abb. 101) imponieren nicht als Ton, sie sind auch zum größeren Teil der Ausdruck von Formveränderungen des Herzens, wogegen die intraventrikulären Druckänderungen zunächst sich weniger bemerkbar machen. Erst gegen das Ende der Anspannungszeit, mit der Annäherung des Herzens an die Kugelform (HESS) kommt es zur intensiven Anspannung der die Ventrikelhöhle umgebenden Teile. Die Anspannungszeit ist keine rein isotonische Periode, sondern von ihrem Beginn an verbunden mit einer Steigerung des intraventrikulären Drucks [GARTEN[1]) usw.]. Das Maximum des Druckanstiegs führt zur Sprengung der Semilunarklappen, und dieser Vorgang mag für die Schwingungen der Klappen und Muskelteile insofern wieder von Bedeutung sein, weil mit der Entleerung der Ventrikel die dämpfende Masse geringer wird und die Vibrationen entsprechend dem Eigenton der fraglichen Teile ungehinderter vor sich gehen könnten.

Die Entstehungsursache des *2. Herztons* liegt klar.

Er signalisiert den Beginn der Diastole mit dem erfolgten Abfall des intraventrikulären Drucks. Während die Semilunarklappen im Verlauf der Systole zurückgeschlagen der Aortenwandung anliegen, werden sie beim ersten Nachlassen der Kontraktionsenergie der Kammern gestellt und beim weiteren Fortschreiten der Erschlaffung ruckartig gespannt. Zerstörung der Semilunarklappen verhindert das Zustandekommen des 2. Tons, eine Verdickung derselben führt zu einer Verstärkung der von den Klappen gelieferten Schallintensität.

TALMA[2]) trat aus physikalischen Gründen gegen die Annahme auf, daß die Schließung der Klappen an und für sich einen Ton erzeugen könne und erklärt, die Ursache des 2. Tons liege in den Schwingungen des Blutes, nicht in denen der Klappen. Als Beweis dafür dienen Versuche mit verschiedenlangen Glasröhren, die an ihrem einen Ende mit einer Lungenarterie und ihren Klappen geschlossen sind. Werden die Klappen mit der Hand nach oben gedrückt und dann wieder losgelassen, so entsteht ein Ton, und zwar erscheint die Höhe dieses Tones abhängig von der Höhe der Flüssigkeitssäule. Diese Versuchsanordnung beweist aber nichts gegen die Bedeutung der Klappen bei der Entstehung des 2. Tons. Mit wechselnder Höhe der Flüssigkeitssäule ändert sich auch der Druck, dem die Klappen beim Loslassen des Gegendrucks aufgesetzt werden, und damit die Spannung der Klappen. WEBSTER[3]) wies auch nach, daß bei Ersatz der am Ende der Röhren angebrachten Klappen durch tierische Häute der entstehende Ton mit der Dicke dieser Häute variiert.

Nicht selten werden über dem Herzen auch *3. Töne* hörbar. Die Erscheinung hängt mit dem sog. Galopprhythmus des Herzens zusammen. Der 3. Ton liegt dabei zwischen dem 1. und 2. Ton (mesosystolischer Galopprhythmus) oder nach dem 2. Ton (Nachklapp, protodiastolischer Galopprhythmus) oder schließlich vor dem 1. Ton (Vorschlag, präsystolischer Galopprhythmus).

Der mesosystolisch gelegene 3. Ton verdankt seine Entstehung einer ungleichzeitigen Anspannung der beiderseitigen Herzabschnitte, resp. der zu jedem Herzteil gehörenden schwingungsfähigen Teile, und stellt also einen Spezialfall der weiter unten zu besprechenden Verdopplung des 1. Herztons dar.

Ein protodiastolischer 3. Herzton wurde zuerst von EINTHOVEN[4]) registriert. Die Erscheinung hat nichts zu tun mit einer Spaltung oder Verdopp-

---

[1]) GARTEN, S.: Zeitschr. f. Biol. Bd. 66, S. 23. 1915.
[2]) TALMA: Pflügers Arch. f. d. ges. Physiol. Bd. 23, S. 275. 1880.
[3]) WEBSTER: Journ. of physiol. Bd. 3, S. 294. 1882.
[4]) EINTHOVEN, WIERINGA u. SNYDERS: Pflügers Arch. f. d. ges. Physiol. Bd. 120, S. 31. 1907.

lung des 2. Tons und ist somit unabhängig von einem besonderen Verhalten
der Semilunarklappen. Der fragliche 3. Ton erscheint 0,10—0,15 Sekunde nach
dem 2. Ton. Bei gleichzeitiger Registrierung von **Venenpuls** und Herztönen
[Abb. 102; Ohm[1]), Gibson[2])] erkennt man, daß er mit dem Abfall der Venenpulskurve zeitlich zusammenfällt, mit dem **Moment**, wo bei Öffnen der Atrioventrikularklappen das Blut fallartig in die Ventrikel einströmt. Weiterhin
kann man sich ohne weiteres davon überzeugen [Bridgman[3]), eigene Beobach-
tungen], daß der Ton mit der sog. Einströmungswelle des Kardiogramms zeitlich
koindiziert, also wieder mit dem Moment, wo das vor den Atrioventrikularklappen
zurückgehaltene Blut die Ventrikel plötzlich füllt. Der protodiastolische 3. Ton ist
also abhängig von der im Beginn der Diastole eintretenden Füllung der Herzkammern. Die schwingungsfähigen Teile derselben erfahren dabei eine gewisse
Spannung, eine Verdrängung aus ihrer Gleichgewichtslage, die um so stärker ist, je

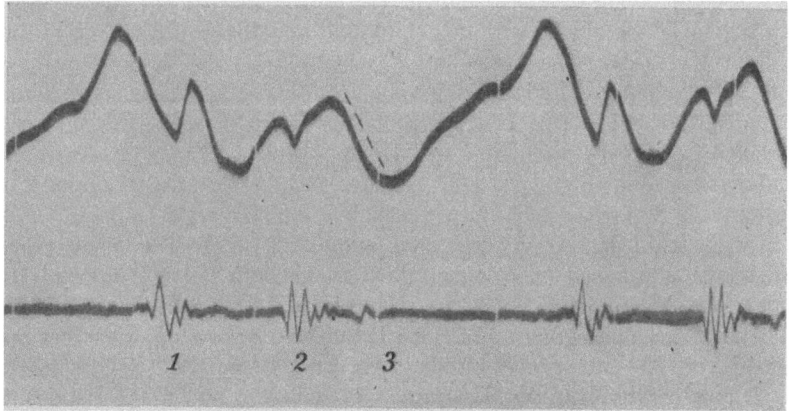

Abb. 102. Venenpuls und Herztöne. Abströmen des venösen Bluts gleichzeitig mit dem
Auftreten eines 3. Tons. (Nach R. Ohm.)

größer die einströmende Blutmenge ist, aber nach wenig Schwingungen um die
Gleichgewichtslage wieder zur Ruhe kommt. Der Ton hat meist dumpfen Charakter, erscheint wenig intensiv. In gleicher Weise wie bei Erklärung des 1. Herztons
wird man neben dem Muskelton dem Verhalten der Atrioventrikularklappen bei
dem Zustandekommen dieses 3. Tons eine besondere Bedeutung beimessen.
Ein Beweis für die Richtigkeit dieser Ansicht liegt in der Tatsache, daß gerade
bei sklerosierenden Prozessen der Mitralis (Mitralstenose) der Ton besonders
häufig gehört wird. Andererseits findet man den fraglichen 3. Ton auch bei
Herzinsuffizienz mit Überfüllung der Vorhöfe, die sich ihres Inhalts im Beginn
der Diastole entledigen und die Umwandung der Ventrikel zum Tönen bringen.
Einthoven sucht die Erklärung des Tons in Schwingungen der Aortenklappen,
zustande gekommen durch den Anprall des einströmenden Blutes.

Der präsystolisch gelegene 3. Ton ist der akustische Ausdruck einer Vorhofskontraktion. Er koinzidiert mit der Vorhofswelle im Kardiogramm und im
Venenpuls. Normalerweise reicht die Kraft der Vorhofsmuskulatur nicht aus,
um einen Muskelton hervorzubringen; der Blutstrom begegnet weiter auch
keinem Hindernis, wenn die Vorhöfe ihren Inhalt präsystolisch in die Ventrikel

---

[1]) Ohm: Dtsch. med. Wochenschr. Nr. 31, S. 1493. 1913.
[2]) Gibson: Lancet 1907, S. 1380.
[3]) Bridgman: Heart Bd. 6, S. 41. 1917.

werfen. Das zeitliche Intervall zwischen Vorhofsaktion und 1. Herzton (0,15 bis 0,2 Sekunde) wäre groß genug, um die beiden Schallerscheinungen für das Ohr kenntlich zu machen. Erst bei verstärkter Vorhofstätigkeit und behindertem Einstrom des Vorhofblutes, wie es z. B. bei der Mitralstenose der Fall ist, wird der präsystolische Ton aber hörbar. Und außerdem kann es auch zu einem präsystolischen Ton kommen, wenn die Reizleitung zwischen Vorhof und Kammer lädiert ist, unter Verlängerung des Intervalls zwischen Vorhofskontraktion und 1. Herzton, so daß die durch die Vorhofskontraktion bedingten Schallerscheinungen sich besser abheben können.

2. Daten über Schwingungszahl, Dauer, Stärke, Spaltung und Verdopplung der Herztöne. Ihr zeitliches Verhältnis zu Kardiogramm, Ventrikeldruck, Elektrokardiogramm. Ihr Verhalten bei Arhythmien.

Die älteren Angaben über die *Schwingungszahl und Dauer* der Töne nehmen keine Rücksicht auf die verschiedenen Abschnitte, die bei der Registrierung an den einzelnen Tönen sofort auffallen, und sind als Mittelwerte wenig brauchbar.

Schon BATTAERD[1]) hat aber auf die Dreiteilung des 1. Tons aufmerksam gemacht, wobei jeder Abschnitt seine eigentümliche Schwingungsfrequenz aufweist (vgl. Abb. 101). Die Initial vibrations [Vorsegment, HESS[2]), STRÄHL[3])] entsprechen der Anspannungszeit des Herzens und sind wie im Kardiogramm durch langsame Schwingungen von geringer Amplitude ausgezeichnet. In den Herztonkurven handelt es sich im wesentlichen um eine erste Doppelschwingung, der ein oder zwei Nebenschwingungen aufgesetzt sind. Die Main vibrations (Tonsegment) sind zahlreicher, zeigen 3—5 Zacken mit hoher Amplitude. Während das Vorsegment nach HESS eine Dauer von 2,5—5,6 Hundertstelsekunden mißt, beträgt das Tonsegment 5,63—7,5 Hundertstelsekunden, mit einer Schwingungszahl von 53—103 pro Sekunde. Als End vibrations (Nachsegment) bezeichnet man schließlich die langsam verlaufenden uncharakteristischen Bewegungen des registrierenden Systems, die sich an das Tonsegment anschließen und nach HESS eine Dauer von 2,5—5,6 Hundertstelsekunden besitzen.

Der 2. Ton präsentiert sich in der Form von 1—2 oder auch mehr Ausschlägen mit erheblicher Amplitude, einer Periode von ca. 2,5 Hundertstelsekunden und einer Totaldauer von 6,2—10 Hundertstelsekunden.

EINTHOVEN[4]) gab als Schwingungszahl des 1. Tones 39—88 an, als Schwingungszahl des 2. Tons 48—72; O. HESS[5]) mit der FRANKschen Methode als Schwingungszahl des 1. Tons 40—73, für den 2. Ton 58—125.

Der 3. Ton imponiert immer als besonders dumpfe Schallerscheinung, deren Schwingungszahl häufig unter der höheren Grenze liegt. BRIDGMAN berechnet die Dauer des von ihm registrierten 3. Tons zu 0,02—0,09 Sekunden mit einer Schwingungszahl von 30—50.

Den genannten Zahlen kommt keine größere Bedeutung zu, weil der Charakter der Töne auch beim Normalen erheblich variiert.

In der Klinik spielt die *Spaltung und Verdopplung* der Herztöne eine gewisse Rolle.

Die Spaltung des 1. Tons kann auf einem ungleichzeitigen Kontraktionsbeginn der beiden Ventrikel beruhen, bedingt durch ungleiche Füllung, und ungleiche Kontraktionskraft der Ventrikel oder eine Hemmung der Reizleitung

---

[1]) BATTAERD: Heart Bd. 6, S. 121. 1917.
[2]) HESS, W. R.: Dtsch. Arch. f. klin. Med. Bd. 132, S. 69. 1920.
[3]) STRÄHL: Dtsch. Arch. f. klin. Med. 1920.
[4]) EINTHOVEN: Pflügers Arch. f. d. ges. Physiol. Bd. 117, S. 461. 1907.
[5]) HESS, O.: Ergebn. d. inn. Med. Bd. 14, S. 461. 1915.

in dem einen Schenkel des Reizleitungssystems. Für andere Fälle liegt nach SAHLI[1]) die Annahme nahe, daß das erste Schallmoment der normale 1. Ton ist, während das zweite in der Austreibungszeit durch die in die Aorta oder Pulmonalis eindringende Pulswelle hervorgerufen wird. GEIGEL[2]) gibt auch an, daß man diesen Austreibungston neben dem intrakardialen Spannungston schon unter normalen Verhältnissen höre, wenn man die ganze Herzprojektion abhorche, von der Herzspitze bis zu den großen Gefäßen hin. In einem gewissen intermediären Bezirk soll die Spaltung nach GEIGEL immer hörbar sein, während dann von dieser Stelle aus nach oben der erste, nach unten der zweite Anteil des Doppelphänomens zurücktrete. Je nach dem Zeitintervall spricht man von Spaltung oder Verdopplung und schließlich von einem sog. 3. Ton, wenn die erste der Schallerscheinungen als Vorschlag erscheint, deutlich von dem 1. Ton abgetrennt und mit der Vorhofstätigkeit in ursächlichem Zusammenhang.

Eine Spaltung oder Verdopplung des 2. Tons kommt sehr häufig vor und beruht auf einem ungleichzeitigen Schluß der beiden semilunaren Klappen. Jeder Faktor, welcher einer raschen diastolischen Drucksenkung im Ventrikel entgegenwirkt, verzögert den Eintritt des 2. Tons der betreffenden Herzhälfte, während, wie von SAHLI näher ausgeführt wird, alle Faktoren, welche die Drucksenkung begünstigen, ihn beschleunigen. SAHLI hält es auch für möglich, daß in manchen Fällen von Verdopplung oder Spaltung des 2. Tons eine eigentliche Neubildung eines Tons im Spiele ist und nicht nur eine mangelhafte Koinzidenz der beiderseitigen Semilunarklappen. So ist es denkbar, daß unter Umständen stark ausgebildete sekundäre Elevationen (dikrote Welle, sog. Elastizitätselevationen oder reflektierte Wellen) des Aortenpulses einen überzähligen 2. Ton hervorrufen. Auch ein bei Mitralstenose neugebildeter diastolischer Mitralklappenton kann zuweilen statt eines dreiteiligen Rhythmus eine Verdopplung oder Spaltung des 2. Tons hervorrufen.

Die normale *Stärke* der Herztöne wurde von VIERORDT[3]) dadurch untersucht, daß verschiedene Holzscheiben zwischen Stethoskop und Auskultationsstelle gebracht wurden. Der lauteste Ton ist dabei der 1. Mitralton, dann folgen 2. Pulmonalton, 1. Tricuspidalton, 2. Aortenton, 2. Mitralton, 2. Tricuspidalton, 1. Pulmonalton, 1. Aortenton. Die Untersuchungen von BOCK[4]) mit seinem Differentialstethoskop ergaben für den 1. Mitralton, den 2. Aortenton und den 2. Pulmonalton das Stärkeverhältnis 90 : 60 : 50 resp. 60 : 40 : 35.

Unter pathologischen Verhältnissen ist die Stärke der Herztöne großen Schwankungen unterworfen. Neben Veränderungen der Füllung und des intraventrikulären Druckes ist für die Lautheit des 1. Herztons die anatomische Beschaffenheit der Mitralklappe von Wichtigkeit. Ähnliches gilt auch für den 2. Herzton. Nach den Untersuchungen von WIESEL[5]) verhalten sich Pulmonalis und Aorta verschieden. Der arterielle Druck, bei dem der 2. Aortenton und der 2. Pulmonalton gleiche Stärke, Höhe und Klangfarbe haben, ist für die Lungenarterie niedriger als für die Aorta. Zur Verstärkung des 2. Pulmonaltons genügt schon ein Druckzuwachs von 6—8 cm Wasser, während zur Verstärkung des 2. Aortentons 20—25 cm Wasser nötig sind.

Die Stärke der Herztöne steht auch in starker Abhängigkeit von der Lage des Herzens im Verhältnis zu den bedeckenden Weichteilen.

Das *zeitliche Verhältnis der Töne* zu *Kardiogramm, intraventrikulärem Druck* und *Elektrokardiogramm* ist stark abhängig von der Empfindlichkeit der ver-

---

[1]) SAHLI: Lehrbuch. 6. Aufl., S. 396 ff. 1913.
[2]) GEIGEL: Lehrb. d. Herzkrankh. 1923; Münch. med. Wochenschr. 1906, S. 17.
[3]) VIERORDT: Monographie. Tübingen 1884. [4]) BOCK: Zitiert nach SAHLI.
[5]) WIESEL: Dtsch. Arch. f. klin. Med. 1911, S. 102.

wandten Apparatur, namentlich auch davon, ob die sog. Initial vibrations mitgerechnet werden oder nicht.

Nimmt man sie als Beginn des 1. Herztons, so fallen die betreffenden Schwingungen, verglichen mit dem *Kardiogramm*, naturgemäß zeitlich mit den langsamen Schwingungen der Anspannungszeit zusammen, unter Berücksichtigung der mechanischen Latenzzeit von 0,02—0,03 Sekunde. Berücksichtigt man die durch die Höhe ihrer Amplitude und Frequenz ihrer Schwingungszahl in erster Linie als Ton imponierende mittlere Zackengruppe, das eigentliche Tonsegment (HESS), so liegt der Beginn des Tons kurz nach dem Einsetzen der Austreibungsperiode. Der 2. Ton fällt mit der sog. Aortenschlußzacke im Kardiogramm zeitlich genau zusammen.

Bei gleichzeitiger Registrierung der Herztöne und des *intraventrikulären Druckes* [S. GARTEN[1])] tritt die erste flache Schwingung, die durch die Mikrophonmembran vermittelt wird, fast genau gleichzeitig mit dem Druckbeginn ein. Dementsprechend bringt auch FAHR[2]) die Initial vibrations zeitlich in exakte Übereinstimmung mit der intraventrikulären Drucksteigerung. Die tiefste Stelle der sog. Incisur in der Ventrikeldruckkurve fällt fast genau mit dem Beginn des 2. Herztons zusammen.

Die gleichzeitige Registrierung von *Elektrokardiogramm* und Druckverlauf im Ventrikel ergab GARTEN, daß der Druck im Ventrikel im Gegensatz zu früheren Angaben [z. B. KAHN[3])] bereits vor der Spitze der R-Zacke und nicht erst nach Schluß der R-Zacke beginnt. Dementsprechend fand GARTEN den Beginn des 1. Herztons, namentlich bei direkter Ableitung der Aktionsströme vom freigelegten Herzen, vor dem Ende der R-Zacke. G. FAHR bestimmte den Beginn des 1. Herztons ebenfalls im aufsteigenden Schenkel von R, 0,01 Sekunde vor der Spitze von R und 0,02—0,03 Sekunde nach Beginn des Elektrokardiogramms.

Das Verhalten der *Herztöne bei Arhythmien* hängt nicht nur von der Frequenz und dem Rhythmus der Ventrikelaktion ab, sondern in letzter Linie besonders stark von dem Grad der zustande gekommenen intraventrikulären Füllung und dem intraventrikulären Druck.

Besonders deutlich zeigt sich das bei ventrikulären *Extrasystolen*, wo die verfrühte Systole und geringe Füllung der Ventrikel die Tonbildung stark beeinträchtigen. Man hört wohl meist einen 1., häufig aber keinen 2. Ton. Immerhin ist die überstürzte Aktion des Herzens durch die Auskultation doch immer feststellbar, im Gegensatz zu den *Überleitungsstörungen*, wo während der Intermission über dem Herzen völlig Ruhe herrscht. Bei *absoluter Irregularität* der Ventrikelaktion (Vorhofflimmern) wechselt die Stärke und der Timbre der Töne von Schlag zu Schlag entsprechend der regellos wechselnden Füllung der Ventrikel.

Unter *Pendelrhythmus* versteht man einen Rhythmus der Herztöne, bei welchem das Zeitintervall zwischen 1. und 2. Ton ungefähr gleich dem zwischen dem 2. und dem nachfolgenden 1. Ton ist. SAHLI[4]) hält es für möglich, daß diese Erscheinung mit einer pathologischen Verlängerung der Herzsystole, besonders einer Verlängerung der Anspannungszeit im Zusammenhang steht. Die Anspannungszeit verhält sich allerdings im allgemeinen nur wenig charakteristisch, und es fragt sich, wieweit eine Verlängerung der Anspannungszeit, deren Dauer

---

[1]) GARTEN, S.: Zeitschr. f. Biol. Bd. 66, S. 23. 1915.
[2]) FAHR, G.: Heart Bd. 4, S. 147. 1912.
[3]) KAHN: Pflügers Arch. f. d. ges. Physiol. Bd. 129, S. 291 u. 597. 1909; Bd. 133, S. 597. 1910.
[4]) SAHLI: Lehrbuch Bd. I, S. 425. 6. Aufl. 1913.

normalerweise 0,03—0,06 Sekunde beträgt, den ganzen Rhythmus so sehr zu verändern vermag, daß er den erwähnten pendelartigen Charakter erhält. Wichtig ist jedenfalls für das Zustandekommen eines Pendelrhythmus auch eine Verkürzung der Diastole. Ähnlich liegen die Dinge nach dem Urteil älterer Autoren auch bei der sog. *Embryokardie*. Diese Auffassung hat allerdings durch H. MÜLLER[1]) eine Korrektur erfahren: Bei hoher Herzfrequenz und niedrigem Blutdruck verschwinden in solchen Fällen die 2. Töne, so daß sich dann in gleichen Abständen lauter 1. Töne folgen.

III. Herzgeräusche.

1. Die Ursachen ihrer Entstehung.

Es empfiehlt sich, ganz allgemein zwischen endokardialen und parakardialen Geräuschen zu unterscheiden.

Für die Erklärung der *endokardialen* Geräusche sind die Experimente mit von Flüssigkeit durchströmten Röhren von prinzipieller Bedeutung, wie sie von CORRIGAN, KIWISCH, HEYNSIUS, TH. WEBER, CHAUVEAU, MAREY, THANN, NOLET[2]) ausgeführt worden sind.

Wenn in einer Glasröhre ab (Abb. 103) Wasser strömt, so geschieht dies bei geringer Strömungsgeschwindigkeit ohne daß der bei c Auskultierende ein Geräusch wahrnimmt. Bei erhöhter Strömungsgeschwindigkeit hört der Beobachter

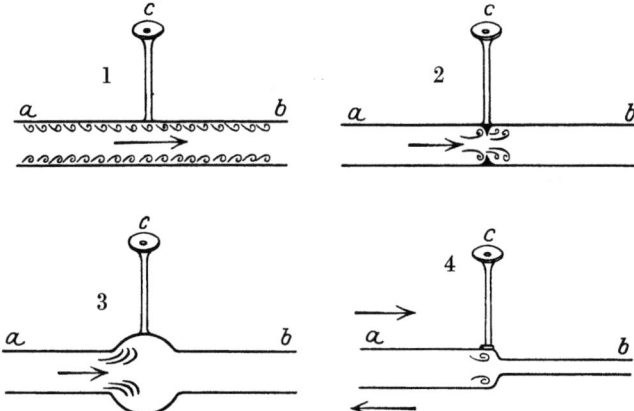

Abb. 103. Die Entstehung der Strömungsgeräusche. a und b Wasserleitung, c Stethoskop. (Nach SAHLI.)

bei c ein blasendes Geräusch von kontinuierlichem Charakter, wenn die Strömung eine kontinuierliche ist. Es geht daraus hervor, daß die *Strömungsgeschwindigkeit* für die Entstehung von Geräuschen wesentlich ist. Weiterhin bekommt man bei c Geräusche, wenn dort eine Verengerung (2) oder eine Erweiterung (3) angebracht wird. Dasselbe ist der Fall bei 4, wo die Strömung aus einem engen auf ein weites Rohr trifft, oder umgekehrt. Es ist also außer der Strömungsgeschwindigkeit eine *Änderung des Querschnitts* des Strombettes für die Erzeugung von Geräuschen von Bedeutung.

---

[1]) MÜLLER, H.: Volkmanns Samml. klin. Vortr. 1911, S. 197/198.
[2]) Vgl. SAHLI: Lehrbuch Bd. I, S. 427. 1913. — ROSENSTEIN-ZIEMSSEN: Handb. d. spez. Pathol. u. Therapie Bd. VI.

Wenn die Flüssigkeit vom engeren zum weiteren Querschnitt strömt, so entfaltet sie an der Übergangsstelle eine Saugwirkung, die unterhalb die Wandungen aspiriert. Hierdurch vermindert sich die Differenz des Lumens, die Saugwirkung nimmt ab und die Röhrenwand schwingt wieder zurück. Oberhalb kommt es gleichzeitig zu einer gegensätzlichen Bewegung der Wandung, weil durch die wechselnde Saugkraft bald mehr, bald weniger Flüssigkeit aus dem engen Teil abfließt. Durch die Veränderung des Lumens der Röhren geraten also die Wandungen in *transversale Schwingungen*, stromaufwärts und stromabwärts von der Stelle des Lumenwechsels. Diese Vibrationen teilen sich ihrer Umgebung mit, gehen z. B. vom Herzen auf die Thoraxwand und die schallregistrierende Apparatur über.

Eine Zunahme der Strömungsgeschwindigkeit wird zweifellos unter den gegebenen Umständen die Amplitude der Vibrationen erhöhen. Geräusche werden leichter entstehen, wenn die Wandungen dünn sind, als wenn sie dick sind. Rauhigkeiten auf der inneren Oberfläche der Röhren bewirken nach TH. WEBER durch die Vermehrung der Friktion, daß Geräusche leichter und schon bei einer geringeren Geschwindigkeit der strömenden Flüssigkeit zustande kommen. Je stärker die Viscosität der Flüssigkeit, um so weniger werden Geräusche entstehen.

Neben transversalen Schwingungen der Röhrenwandung kommt es ferner noch zu Vibrationen, die unter dem Einfluß von *Wirbelbildungen* an Stellen mit verändertem Querschnitt auftreten. SAHLI hebt hervor, daß diese Wirbelbewegungen an sich mit stehenden Schwingungen nichts gemein haben. Die Wandungen schwingen, einmal angestoßen, in ihrer Eigenschwingungsfrequenz. Wirbel erzeugen fortgesetzte diskontinuierliche Stöße, und so schwingt auch die Wand diskontinuierlich.

Die Kombination von transversalen, stehenden Wandschwingungen mit Vibrationen diskontinuierlicher Art, durch die Wirbelbewegungen hervorgerufen, wird beim Herzen weiter auch dadurch kompliziert, daß die Klappen selbst unter dem Druck der vorbeiströmenden Flüssigkeit als zarte Membranen leicht in Schwingungen geraten. Sie verhalten sich nicht wie die Stimmbänder oder die starren Löcher einer Sirene, die periodisch Wasser durchtreten lassen und dadurch das Stromgebiet abwärts in sinusartige Schwingungen versetzen, sondern können durch die Stromstöße selbst aus ihrer Gleichgewichtslage herausgebracht werden und mitschwingen. Dieser Vorgang muß auf die obengenannten transversalen Wandschwingungen störend einwirken und die Entstehung diskontinuierlicher Schwingungen von geräuschartigem Charakter, begünstigen.

Die schallgebenden Schwingungen sind zweifellos in der Wandung der Röhren gelegen, den Anstoß empfangen die membranösen Wandteile aber immer von der zirkulierenden Flüssigkeit.

Unter den endokardialen Geräuschen gibt es in der Klinik solche, die als endokarditisch im engeren Sinn zu bezeichnen sind und sog. funktionelle (accidentelle, muskuläre, relative) Geräusche.

Die *endokarditischen* Geräusche finden sich bei anatomisch veränderter Klappe, bei Stenose oder Insuffizienz derselben, je nachdem die abnormen Zustände an den Klappen bei der Öffnung oder dem Schluß der Klappen in Erscheinung treten. Die *funktionellen* Geräusche kommen bei intakten Klappen zustande, z. B. wenn ihre Fixation von seiten der Papillarmuskeln nicht mehr in genügendem Maße besorgt wird. Andererseits ist bei hydrämischer Beschaffenheit des Blutes die Gelegenheit zur Wirbelbildung bei der herabgesetzten Viscosität des Blutes eine besonders gute, die Strömungsgeschwindigkeit pflegt dabei ebenfalls erhöht zu sein; beide Momente geben die Erklärung für das häufige Zustandekommen der sog. anämischen Geräusche.

Die Entstehung der *parakardialen* Geräusche hat mit der Blutströmung an sich nichts zu tun.

Es handelt sich dabei einmal um die *perikarditischen* Geräusche, die beim Aneinanderreiben der entzündlich veränderten Perikardblätter zustande kommen. Sie können systolisch wie diastolisch sein, zeigen auch häufig einen dreiteiligen Rhythmus, wobei die dritte Schallerscheinung der Vorhofsaktion entspricht oder der protodiastolischen Füllung der erschlafften Ventrikel.

Weiterhin gibt es auch in dieser Gruppe der parakardialen Geräusche solche *accidenteller* Natur. Es sind das Geräuscherscheinungen ohne jede anatomische krankhafte Veränderung am Herz oder Herzbeutel, die auch als kardiopulmonale oder kardiosternale Reibegeräusche bezeichnet werden können. Je nach dem Dehnungszustand der Lungen erzeugt die Aktion des Herzens gelegentlich solche Geräusche; von besonderer Häufigkeit sind die über der Pulmonalarterie während der Exspiration hörbaren systolischen Geräusche, wobei der Conus pulmonalis an der Hinterwand des Sternum anpulsiert.

2. Daten über Schwingungsfrequenz, Stärke, Charakter, Fortleitung der Herzgeräusche.

Der Charakter der einzelnen Geräusche zeigt große Mannigfaltigkeit, vom rauhen Kratzen, Schaben über sanftere, blasende, bis zu den feinsten singenden Geräuschen. Die letzteren können unter Umständen einen tonähnlichen Charakter haben mit dem Überwiegen eines bestimmten Grundtons; bei der großen Mehrzahl der Herzgeräusche überwiegen aber die Obertöne, außerdem erfolgen die Schwingungen durchaus aperiodisch und zeigen so den ausgesprochenen Charakter akustischer Geräusche.

Während die Herztöne durch bestimmte Vokale (u, o, a) nachgeahmt werden können, entsprechen die Herzgeräusche mehr den Konsonanten, vom rollenden R bis zu den Zischlauten S, Sch, gelegentlich auch vom Charakter des Ch.

Die Analyse der Schwingungsfrequenz der Konsonanten stößt naturgemäß auf viel größere technische Schwierigkeiten als die der Vokale.

Die photographische Registrierung der geflüsterten Vokale ergab O. WEISS folgende Werte:

U 550 Schwingungen pro Sekunde
O 600 ,, ,, ,,
A 700 ,, ,, ,,
E 2000 ,, ,, ,,
I 2200 ,, ,, ,,

Bei Registrierung des Sch kam O. WEISS[1]) auf eine Schwingungsfrequenz von 300—4500, die kleinen unperiodischen Oscillationen mitgerechnet. Für das S gibt er Werte an von 150—6000.

FR. MÜLLER[2]) untersuchte die Atemgeräusche mit seinem Resonanzstethoskop. Die Ergebnisse dieser Untersuchungen sind auch da, wo es sich um die Herzgeräusche handelt, von Interesse, weil der Charakter vieler Herzgeräusche große Ähnlichkeit mit dem Ch des Bronchialatmens oder dem F des Vesiculäratmens zeigt. Für das Ch liegt die Schwingungsfrequenz nach FR. MÜLLER in Höhe der zweigestrichenen Oktave, entsprechend 500—1000 Schwingungen, ragt noch in die eingestrichene Oktave hinein und verhält sich also wie das Ch, dessen Frequenz nach v. BEZOLD zwischen g'' und g''' (775—1550 Schwingungen)

---

[1]) WEISS, O.: Zeitschr. f. biol. Technik Bd. 1, S. 49. 1908; Pflügers Arch. f. d. ges. Physiol. Bd. 123, S. 341. 1908; Zentralbl. f. Physiol. Bd. 21, S. 619. 1907.
[2]) MÜLLER, FR.: Kongr. f. inn. Med. Bd. 28, S. 181. 1911.

liegt. Das Vesiculäratmen scheint wesentlich tiefer zu liegen, in Höhe der großen Oktave bis in die oberste Lage der Kontraoktave (64—128 Schwingungen). Klingende Rasselgeräusche verhielten sich ähnlich wie Bronchialatmen, nichtklingende Rasselgeräusche zeigen eine erheblich niedrigere Schwingungsfrequenz.

Ausgedehnte Untersuchungen sind auch von WIERSCH[1]) vor allem mit Telephonen ausgeführt worden, zur Übertragung der für das deutliche Sprechen wichtigen Zischlaute. Während die Vokale durch das Zusammenwirken von Tönen mit relativ niedriger Schwingungszahl entstehen, resultieren die Zischlaute erst aus außerordentlich viel höheren Schwingungszahlen. Die Zischlaute sind auch gegenüber Vokalen stets leisere Schallerscheinungen. Mit dem KÖNIGschen Flammenapparat kam WIERSCH zu dem Ergebnis, daß die beim Sprechen gebildeten Zischlaute, wenn man von ihren tiefsten Partialtönen absieht, welche lediglich infolge Resonanz der Mundhöhle beigemischt sind, eine Schwingungszahl besitzen, welche minimal derjenigen des Grundtones der Luftsäule einer einseitig gedeckten Pfeife von ca. 14 mm Länge entspricht, maximal aber im Bereich der Unhörbarkeit liegt. WIERSCH erwähnt das Zirpen vieler Orthoptera und das Schäumen einer Flüssigkeit, bei der durch das Zerplatzen kleinster Bläschen die Laute Sch, Ch, S entstehen. Das menschliche Ohr ist zur Aufnahme von Tönen sehr hoher Schwingungszahl sehr geeignet, denn die verschiedenartigen Krümmungen des äußeren Ohrs sind als Träger von Luftsäulen geringer Länge Resonatoren sehr hoher Eigentöne, die in der Tonlage der Konsonantenschwingungen liegen. Für die graphische Registrierung sind die technischen Schwierigkeiten aber unter diesen Umständen natürlich sehr große.

Man war früher, wie SAHLI[2]) auch erwähnt, vielfach geneigt, die diagnostische Bedeutung des *Timbres, des Schallcharakters* der endokardialen Geräusche, zu überschätzen und daraus Schlüsse zu ziehen auf die Beschaffenheit der veränderten Klappe, evtl. auch auf den Grad eines Klappenfehlers. Es hat sich jedoch gezeigt, daß alle Schlußfolgerungen daraus, ob ein Geräusch rauh schabend oder weich blasend oder ob es musikalisch pfeifend oder singend ist, sehr trügerisch sind. Es hängt dieser spezielle Charakter eines Geräusches so sehr von Zufälligkeiten der Konfiguration der lädierten Klappe ab, daß man es in der Klinik im allgemeinen als wenig wichtig betrachtet, welche der erwähnten Eigenschaften an einem Geräusch zu konstatieren ist. Auch die Lautheit der Geräusche besitzt keine wesentliche Bedeutung, die stärksten Klappenstenosen kommen gelegentlich ohne jede Geräuschbildung zur Beobachtung, weil die Strömungsgeschwindigkeit des Blutes unter solchen Umständen nicht mehr genügt, um ein Geräusch hervorzubringen.

Die über einer Klappe entstandenen Geräusche werden mehr oder weniger stark nach ihrer Umgebung fortgeleitet, im Herzen selbst und auch nach außen, wo man sie auskultiert.

Die *Fortleitung der endokardialen Geräusche* erscheint abhängig vom Querschnitt des vibrierenden Herzabschnitts und der Strömungsrichtung des zirkulierenden Blutes. Wie bei jedem Rotationsvorgang rotieren die außen gelegenen Teilchen mit der größten Geschwindigkeit, so daß die unter dem Einfluß von Wirbeln zustande gekommenen Vibrationen der Herzwandung über einem größeren Querschnitt stärker in Erscheinung treten als über einem kleineren. Dazu kommt, daß die Druckschwankungen über einem größeren Querschnitt, entsprechend dem Gesetz der hydraulischen Presse, stärker sind als über einem kleinen Querschnitt, die Wandschwingungen sind dort also intensiver. Für die Fortleitung der Geräusche ist ferner von Bedeutung, daß der Wirbelfaden, die

---

[1]) WIERSCH: Ann. d. Physik Bd. 17, N. F. S. 999. 1905.
[2]) SAHLI: Lehrbuch Bd. I, S. 432. 1913.

Achse des Wirbels, von der strömenden Flüssigkeit mitgenommen und samt den um ihn rotierenden Flüssigkeitsteilchen wie ein biegsamer Schlauch fortgerissen wird, ohne daß sich die in ihm enthaltenen Teilchen mit den anderen vermischen. Daraus ergibt sich der klinisch wichtige Grundsatz, daß die Fortleitung der endokardialen Geräusche in der Richtung des Blutstromes eine besonders ausgiebige ist.

Nach außen hin haben die Geräuschschwingungen wie die der Töne die Weichteile des Thorax zu durchdringen und gelangen dann zu dem schallperzipierenden Apparat. Die Geschwindigkeit der Schalleitung spielt bei der wenige Zentimeter betragenden Distanz zwischen Klappen und Thoraxoberfläche keine größere Rolle. Wenn man für Muskulatur schätzungsweise eine Schallgeschwindigkeit von 500 m pro Sekunde annimmt, so legt der Schall die Strecke von 5 cm in 0,01 Sekunde zurück. Wichtiger ist das schlechte Schalleitungsvermögen der Weichteile und der Lunge. Auf S. 270 ist schon darauf hingewiesen worden, daß feine, poröse Stoffe der Fortleitung von Schallwellen großen Widerstand entgegensetzen. Schnee verschluckt den Schall bekanntlich sehr stark. Man sieht deshalb bei Inspiration, wo das Herz von Lunge überlagert wird, endokardiale Geräusche oft völlig verschwinden.

3. Das zeitliche Verhältnis der Herzgeräusche zu den Herztönen.

Systolische Geräusche sind endokardialen Ursprungs, entsprechen einer Insuffizienz der Atrioventrikularklappen oder einer Stenose der Semilunarklappen, oder aber sie sind parakardialer Art.

Bei Mitralinsuffizienzen muß der Geräuschbeginn mit dem systolischen Druckanstieg im Ventrikel zeitlich zusammenfallen, man sieht auch in den registrierten Kurven in solchen Fällen die langsamen Schwingungen der Anspannungszeit ersetzt durch frequente unregelmäßige Oscillationen. Bei Stenose der Aortenklappen wie auch bei den parakardialen systolischen Geräuschen beginnt das Geräusch erst mit der Austreibungszeit. Während bei Mitralgeräuschen der 1. Ton meist durch das Geräusch ersetzt erscheint, kann man bei den letzterwähnten Geräuschen gelegentlich ein kurzes Zeitintervall zwischen Ton und Geräuschbeginn eingeschaltet finden. Im Hinblick darauf, daß das Maximum des 1. Tons auch mit der Austreibungszeit zusammenfällt, pflegt die Trennung von Ton und Geräusch aber meist zu fehlen. JOACHIM und WEISS[1]) fanden für das Intervall zwischen Geräuschbeginn und Carotispuls bei der Mitralinsuffizienz 12,5—15 Hundertstelsekunden, bei anämischen Geräuschen 8—9 Sekunden, bei der Aortenstenose 8 Sekunden.

Die *diastolischen* Geräusche, soweit sie in die Protodiastole fallen, sollten der Theorie nach ebenfalls bei Aorteninsuffizienz und bei Mitralstenosen einen verschiedenen zeitlichen Beginn aufweisen, weil die insuffiziente Semilunarklappe das Blut sofort mit dem Einsetzen des Erschlaffungsvorgangs nach dem Ventrikel durchtreten läßt, während bei der Mitralstenose der Geräuschbeginn mit der Einströmungswelle, nach Ablauf der Verharrungszeit, zusammenfallen müßte. Das Ohr vermag diese Differenzen nur selten wahrzunehmen, und die Registrierungsmethoden geben in der Hinsicht auch keine sicheren Anhaltspunkte.

Eine lebhafte Diskussion hat sich in den letzten Jahren über den zeitlichen Beginn des *präsystolischen* Geräusches bei Mitralstenosen entsponnen [vgl. H. SAHLI[2]), W. WEITZ[3])]. Entgegen der älteren Auffassung, wonach die prä-

---

[1]) WEISS u. JOACHIM: Kongr. f. inn. Med. 1908, S. 659. — JOACHIM: Zeitschr. f. biol. Technik Bd. 1, S. 58. 1908.
[2]) SAHLI, H.: Lehrbuch Bd. I, S. 441. 1913.
[3]) WEITZ, W.: Ergebn. d. inn. Med. Bd. 22, S. 402. 1922; Dtsch. Arch. f. klin. Med. Bd. 134, S. 153. 1920.

systolische Vorhofskontraktion als Ursache für das Einsetzen des fraglichen Geräusches zu betrachten sei, vertreten BROCKBANK[1]), W. WEITZ[2]) u. a. die Ansicht, es handle sich hier nicht um einen präsystolischen, sondern einen systolischen Vorgang. Der bei Mitralstenose durch seinen harten Schallcharakter ausgezeichnete 1. Ton wäre nach BROCKBANK nicht wie in der Norm dem Be-

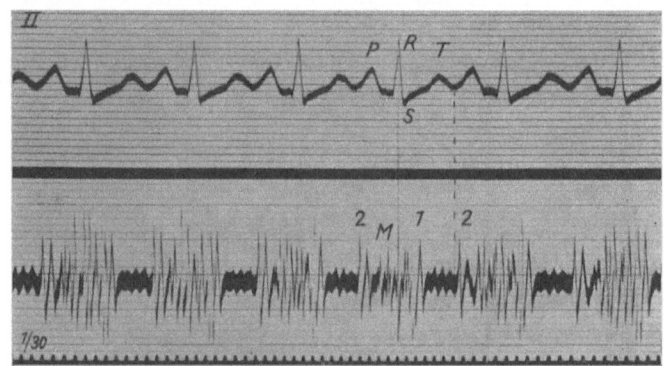

Abb. 104. Herztöne und Elektrokardiogramm bei einem Fall von Mitralstenose. Aufgenommen im V. Intercostalraum, vordere Axillarlinie. Deutliches präsystolisch-diastolisches Geräusch (M). (Nach Th. LEWIS.)

ginn der Herzsystole gleichzusetzen, sondern würde verspätet auftreten. BROCKBANK machte darauf aufmerksam, daß man ein Crescendogeräusch künstlich erzeugen kann, wenn man durch einen Gummischlauch bläst und das Lumen desselben mit den Fingern oder der Zunge plötzlich verschließt. BROCKBANK hat auch Versuche mit Flüssigkeitsströmungen vorgenommen unter Anwendung

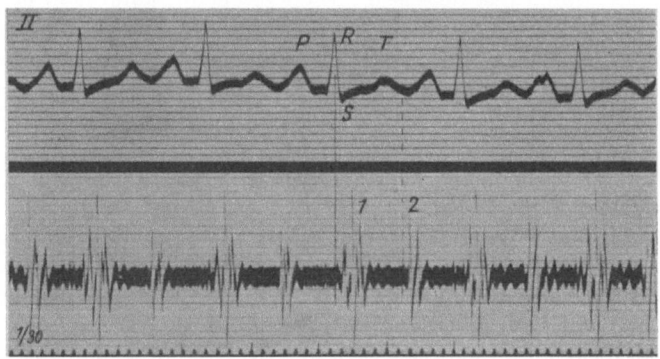

Abb. 105. Derselbe Fall. Die Herztonkurve $1^1/_2$ Zoll weiter nach dem Sternum zu aufgenommen. Kein diastolisches Geräusch. Der 1. Ton nicht verspätet.

bestimmt geformter Gummiventile, deren Starre genügend war, um im Anfang der gegen das Ventil gerichteten Flüssigkeitsströmung das Ventil insuffizient erscheinen lassen, während dann unter zunehmendem Druck der Strömung sich das Ventil verengert und dann plötzlich zusammenklappt. Nach BROCK-

---

[1]) BROCKBANK: Monogr. Edinburgh u. London 1899. — Brit. med. journ. 1909, 28. Aug.
[2]) WEITZ, W.: Med. Klinik 1919, S. 4; Dtsch. Arch. f. klin. Med. Bd. 134, S. 149. 1920.

BANK bietet eine stenosierte Atrioventrikularklappe analoge Verhältnisse dar, vorausgesetzt, daß sie gleichzeitig insuffizient ist und eine gewisse Starre besitzt. In diesem Fall ragt die Klappe im Beginn der Systole kegelförmig in die Ventrikelhöhle hinein, so daß beim Beginn der Ventrikelkontraktion etwas Blut durch die Klappe in den Vorhof zurückfließt. Im Verlauf der Systole wird der Kegel der Klappe mehr und mehr zusammengepreßt, die Öffnung verengert sich progressiv und infolgedessen nimmt das Geräusch nach BROCKBANK einen Crescendocharakter an. Schließlich kommt es zum Klappenschluß, der aber nicht, wie normalerweise, im Anfang der Systole, sondern in deren Mitte verlagert erscheint.

Die BROCKBANKsche Theroie hat vor allem durch TH. LEWIS[1]) unter Anwendung der EINTHOVENschen Registriermethode eine genaue Nachprüfung erfahren. Die beigegebenen Abbildungen zeigen die Aufnahme des Geräusches einmal (Abb. 104) im 5. Zwischenrippenraum, vordere Axillarlinie, wo ein kurzes, präsystolisches Geräusch hörbar war, und andererseits (Abb. 105) bei demselben Fall die Aufnahme über einem Punkt, der $1^1/_2$ Zoll innerhalb davon gelegen war und kein diastolisches Geräusch hören ließ. Man sieht, wie auch aus den übrigen Untersuchungen von LEWIS hervorgeht, daß der 1. Ton zu ganz normaler Zeit einsetzt, zusammenfällt mit dem Gipfel von R im Elektrokardiogramm. Das fragliche Geräusch liegt also zweifellos präsystolisch.

Die BROCKBANKsche Ansicht ist nicht berechtigt, soweit es sich um den zeitlichen Beginn des Mitralstenosengeräusches handelt. Das Crescendo der Mitralstenosengeräusche scheint überhaupt eine akustische Täuschung zu sein; in den von LEWIS publizierten Kurven nimmt die Amplitude der „Crescendo" geräusche bald zu, bald ab. Die starke Akzentuation des 1. Tons täuscht ein Crescendogeräusch vor, auch wenn bei der Registrierung von einer progressiven Vergrößerung der Amplituden nichts zu sehen ist. D. GERHARDT[2]) hat auf diesen Punkt zuerst hingewiesen. So erklärt es sich, warum auch bei fehlender Vorhofsaktion (Vorhofflimmern) gelegentlich Geräusche mit deutlicher präsystolischer Verstärkung wahrnehmbar sind. Wenn das vorhandene diastolische Geräusch an den 1. Ton heranreicht, so bekommt es in der Präsystole Crescendocharakter; liegt das Ende des Geräusches mitten in der Diastole, vom 1. Ton durch ein gewisses Zeitintervall getrennt, so fehlt die präsystolische Verstärkung.

---

[1]) LEWIS, TH.: Heart Bd. 4, S. 241. 1912.
[2]) GERHARDT, D.: Münch. med. Wochenschr. 1912, Nr. 50.

MIX
Papier aus verantwortungsvollen Quellen
Paper from responsible sources
FSC® C105338

If you have any concerns about our products,
you can contact us on
ProductSafety@springernature.com

In case Publisher is established outside the EU,
the EU authorized representative is:
**Springer Nature Customer Service Center GmbH
Europaplatz 3, 69115 Heidelberg, Germany**

Printed by Libri Plureos GmbH
in Hamburg, Germany

HANDBUCH DER NORMALEN UND PATHOLOGISCHEN PHYSIOLOGIE

MIT BERÜCKSICHTIGUNG DER EXPERIMENTELLEN PHARMAKOLOGIE

HERAUSGEGEBEN VON

A. BETHE · G. v. BERGMANN
FRANKFURT A. M.   BERLIN

G. EMBDEN · A. ELLINGER†
FRANKFURT A. M.

SIEBENTER BAND / ZWEITE HÄLFTE

BLUTZIRKULATION

ZWEITER TEIL
(C/I. 2. BLUTGEFÄSSE · KREISLAUF)

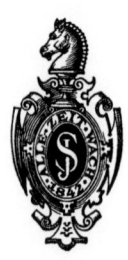

SPRINGER-VERLAG
BERLIN HEIDELBERG GMBH
1927

BLUTZIRKULATION

ZWEITER TEIL

BLUTGEFÄSSE · KREISLAUF

BEARBEITET VON

E. ATZLER · L. BRAUER · B. FISCHER-WASELS
HERMANN FISCHER · A. FLEISCH · W. FREY
E. GOLDSCHMID · W. R. HESS · K. HÜRTHLE
R. JAFFÉ · F. KAUFFMANN · B. KISCH · G. LEHMANN · J. NÖRR · R. RIGLER · C. J. ROTHBERGER
V. SCHMIEDEN · J. TANNENBERG

MIT 232 ABBILDUNGEN

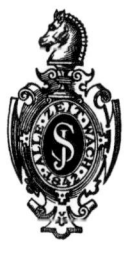

SPRINGER-VERLAG
BERLIN HEIDELBERG GMBH
1927

ISBN 978-3-642-48525-1   ISBN 978-3-642-48592-3 (eBook)
DOI 10.1007/978-3-642-48592-3

ALLE RECHTE, INSBESONDERE DAS DER ÜBERSETZUNG
IN FREMDE SPRACHEN, VORBEHALTEN.
COPYRIGHT 1927 BY SPRINGER-VERLAG BERLIN HEIDELBERG
URSPRÜNGLICH ERSCHIENEN BEI JULIUS SPRINGER IN BERLIN 1927.
SOFTCOVER REPRINT OF THE HARDCOVER 1ST EDITION 1927

Inhaltsverzeichnis.

Eigenschaften und Verhalten der Gefäße.

Gestalt und Eigenschaften des peripheren Gefäßapparates. Von Professor Dr. Alfred Fleisch-Tartu (Dorpat). Mit 10 Abbildungen ... 865
    Das Endothel ... 865
    1. Bau der Arterien ... 866
        Die Beziehung der Wandstärke zum Radius ... 866
        Der Abzweigungswinkel der Äste ... 868
        Die Verteilung von elastischem Gewebe und Muskulatur in der Arterienwand ... 869
    2. Bau der Venen und Venenklappen ... 870
        Die Venenklappen ... 870
    3. Die Elastizität des peripheren Gefäßapparates ... 871
        Elastizität der Venen ... 877
    4. Die Festigkeit der Arterien und Venen ... 878
    5. Bau der Capillaren ... 878
        Die derivatorischen Kanäle ... 881
    6. Anordnung, Zahl und Dimension der Capillaren ... 882
    7. Die Contractilität der Capillaren ... 884

Die Gesetze der Hydrostatik und Hydrodynamik. Von Professor Dr. Walter Rudolf Hess-Zürich. Mit 11 Abbildungen ... 888
    Größe und Verteilung des hydrostatischen Druckes ... 889
    Wesen und Wirkung der hydrostatischen Kräfte ... 890
    Innendruck und Wandspannung ... 891
    Das Strömen von Flüssigkeit in Rohren ... 893
    Die Druckverhältnisse in einem durchströmten Rohr ... 894
    Stromvolumen und Strömungsgeschwindigkeit ... 895
    Die Stromarbeit ... 896
    Der Widerstand ... 896
    Die gleitende und die wirbelnde Strömung ... 899
    Das Poiseuillesche Gesetz ... 901

Die Verteilung von Querschnitt, Widerstand, Druckgefälle und Strömungsgeschwindigkeit im Blutkreislauf. Von Professor Dr. Walter Rudolf Hess-Zürich. Mit 6 Abbildungen ... 904
    Einleitung und Historisches ... 904
    1. Die Wechselbeziehungen zwischen Querschnitt, Strombreite, Widerstand, Druckgefälle und Strömungsgeschwindigkeit ... 906
    2. Blutkreislauf und Poiseuillesches Strömungsgesetz ... 911
    3. Querschnittsverteilung (Strombreite) und Strömungsgeschwindigkeit ... 915
    4. Die Verteilung der Widerstände und des Druckgefälles im Gefäßsystem ... 922
    5. Über die Bedeutung der Querschnitts- und Widerstandsverteilung im Gefäßsystem ... 032

Gefäßreflexe und Vasomotoren. Von Professor Dr. Edgar Atzler-Berlin. Mit 2 Abbildungen ... 934
    I. Einführung ... 934
    II. Allgemeines über Gefäßreflexe ... 935
    III. Die receptiven Organe ... 936
    IV. Die Zentren des Reflexbogens ... 938
        a) Das Medullarzentrum ... 938
        b) Die Rückenmarkszentren ... 940
        c) Die gegenseitigen Beziehungen der Zentren ... 940

Inhaltsverzeichnis.

	Seite
V. Verlauf der afferenten Fasern im Zentralnervensystem	942
VI. Periphere Zentren und Pseudoreflexe	942
VII. Die efferenten Fasern des Reflexbogens	944
a) Geschichtliche Vorbemerkungen	944
b) Kritische Betrachtung der Methodik zum Nachweis der vasomotorischen Nerven	945
c) Das Verhalten der Vasomotoren bei künstlicher Reizung	948
d) Die gefäßverengernden Nerven	949
1. Die Vasoconstrictoren des Gehirns	949
2. Die Vasoconstrictoren der Kranzgefäße	950
3. Die Vasoconstrictoren der Lunge	950
e) Die gefäßerweiternden Nerven	951
f) Antidrome Nerven	954
Der Angriffspunkt des Reflexbogens	955
Schlußbetrachtung	958

Reaktionen der Gefäße auf direkte Reize. Von Professor Dr. EDGAR ATZLER und Privatdozent Dr. GÜNTHER LEHMANN-Berlin. Mit einer Abbildung 963

I. Problemstellung	963
II. Untersuchungen am Gefäßstreifen	964
III. Untersuchungen am intakten Gefäßapparat	968
a) Methodik	968
b) Die Bedeutung der Wasserstoffionenkonzentration des Blutes für die Gefäße	969
c) Adrenalin als Gefäßreiz	978
d) Andere chemische Reize und der Mechanismus ihrer Wirkung	985
Reaktionen der Gefäße auf mechanische Reize	988
Reaktionen der Gefäße auf thermische Reize	994
Anhang	996
Die rhythmischen Kontraktionen der Gefäße	996

Die Pharmakologie der Gefäße und des Kreislaufes. Von Dr. RUDOLF RIGLER und Professor Dr. C. JULIUS ROTHBERGER-Wien. Mit 26 Abbildungen 998

Einleitung	998
Methodischer Teil	999
A. Pharmakologische Reaktionen an den einzelnen Organen	1002
I. Die Gefäße des Atmungsapparates	1002
II. Die Gefäße des Herzens	1009
III. Die Gefäße des Gehirns	1014
IV. Die Gefäße des Digestionstraktes (Darm-, Leber-, Milzgefäße)	1020
V. Die Haut- und Muskelgefäße	1023
VI. Die Gefäße der Niere und Nebenniere	1028
VII. Die Gefäße des Generationsapparates	1036
B. Pharmakologische Beeinflussung der Gefäßkorrelationen und ihrer nervösen Regulierung	1037
Adrenalin und verwandte Körper	1037
Pituitrin	1043
Histamin (β-Imidazolyläthylamin), Organextrakte, Blutgifte	1045
Ergotamin (Ergotoxin), Apocodein	1047
Kohlensäure	1049
Kohlenoxyd	1050
Digitalis	1051
Äther	1057
Alkohol	1056
Chlor- und Bromäthyl	1059
Chloroform	1059
Chloralhydrat	1062
Andere Hypnotica	1063
Amylnitrit	1064
Ammoniak und Ammoniumsalze	1068

Die aktive Förderung des Blutstromes durch die Gefäße. Von Professor Dr. ALFRED FLEISCH-Tartu (Dorpat). Mit 2 Abbildungen 1071

I. Die Aspirationshypothese	1072

Inhaltsverzeichnis. VII

Seite
II. Aktive Förderung durch Pression 1073
Die Mechanik des Strömungsantriebes 1074
1. Beispiele aktiver Stromförderung durch Pression 1075
2. Die aktive Förderung durch die Arterien 1076
3. Nachweis der Nichtexistenz von Arteriensystolen 1081
4. Die aktive Förderung der Nabelstranggefäße 1083
5. Die aktive Förderung der Capillaren 1083
6. Die aktive Förderung der Venen 1087

Arteriosklerose. Von Professor Dr. BERNHARD FISCHER-WASELS-Frankfurt a. M.
und Professor Dr. RUDOLF JAFFÉ-Berlin. Mit 9 Abbildungen 1088
I. Begriff der Arteriosklerose 1088
II. Abgrenzung verwandter Veränderungen 1094
a) Fettige Usur 1094
b) Mediaverkalkung 1095
Arterionekrose (Adrenalin-Veränderungen) 1096
c) Menstruations- und Ovarialsklerose 1098
d) Arteriolosklerose 1098
e) Makroskopisch-klinische Diagnose und Abgrenzung 1101
f) Tierische Arteriosklerose 1102
g) Phlebosklerose 1102
III. Pathogenese 1103
a) Untersuchungen am Gefäßsystem der Kinder 1104
b) Tierexperimente und Stoffwechselstörungen 1106
c) Wirkung mechanischer Faktoren 1109
d) Nerveneinflüsse 1111
e) Ernährung der Gefäßwand 1113
f) Bedeutung physikalisch-chemischer Vorgänge 1117
IV. Ätiologie 1119
V. Physiologische Bedeutung der Erkrankung und Folgen 1119
a) Strömung 1119
b) Thrombose 1122
c) Blutdruck und Herzhypertrophie 1122
d) Veränderte Reaktion der erkrankten Gefäße und Funktionsfolgen . . . 1128
VI. Ergebnisse 1131

Varicen und Aneurysmen. Von Professor Dr. BERNHARD FISCHER-WASELS-Frankfurt a. M. und Professor Dr. RUDOLF JAFFÉ-BERLIN. Mit 2 Abbildungen 1132
A. Definition 1133
a) Varicen 1133
b) Aneurysmen 1134
Lokalisation von Varicen und Aneurysmen 1135
B. Pathogenese und Ätiologie der Varicen 1136
C. Pathogenese und Ätiologie der Aneurysmen 1145
Vergleich der Pathogenese und Ätiologie von Varicen und Aneurysmen . 1149
D. Folgeerscheinungen der Varicen 1150
E. Folgeerscheinungen der Aneurysmen 1151
Schlußsätze 1153

Verhalten der Gefäße beim Tod. Orte des Blutes. Von Professor Dr. EDGAR GOLDSCHMID-Frankfurt a. M. 1154

Kreislauf (Zusammenwirken von Herz und Gefäßen).

Das Schlagvolumen und das Zeitvolumen einer Herzabteilung. Von Professor
Dr. BRUNO KISCH-Köln a. Rh. Mit 5 Abbildungen 1161
1. Der Begriff des Schlagvolumens und des Zeitvolumens einer Herzabteilung 1162
2. Verfahren zur Feststellung von Schlag- und Zeitvolumen 1163
a) Verfahren, die die Blutmenge, welche eine Herzabteilung auswirft, unmittelbar messen 1163
b) Verfahren der Eichung des Blutstromes mit Hilfe einer Stromuhr . . . 1164
c) Die Herzplethysmographie als Verfahren zur Bestimmung des Schlagvolumens 1167
d) Berechnung des Schlagvolumens mit Hilfe Einbringens blutfremder Stoffe in den Kreislauf 1169
e) Gasanalytisches Verfahren zur Bestimmung von Schlag- und Zeitvolumen 1169

f) Sonstige Verfahren zur Bestimmung des Schlag- und Zeitvolumens einer Kammer 1174
3. Koeffizienten, von denen das Schlagvolumen abhängt 1175
   a) Der bioenergetische Zustand der Muskelfasern 1176
   b) Der Einfluß der Füllung einer Herzabteilung auf ihr Schlagvolumen . 1180
   c) Der Einfluß der arteriellen Widerstände auf das Schlagvolumen . . . 1187
4. Koeffizienten, von denen das Zeitvolumen einer Herzabteilung abhängig ist 1189
5. Das Verhalten des Schlag- und Zeitvolumens unter normalen und abnormen Bedingungen 1191
   a) Das Schlag- und Zeitvolumen der einzelnen Herzabteilungen 1191
   b) Die ermittelten Größen von Schlag- und Zeitvolumen in der Norm . . 1193
   c) Schlag- und Zeitvolumen unter besonderen Bedingungen 1197
   d) Schlag- und Zeitvolumen bei Funktionsstörungen der Herzklappen und bei sonstigen Erkrankungen 1201

Stromgeschwindigkeit und Kreislaufzeit des Blutes. Von Professor Dr. BRUNO KISCH-Köln a. Rh. Mit 5 Abbildungen 1205
1. Erklärung der Begriffe Stromgeschwindigkeit, Kreislaufzeit, Umlaufszeit, Stromweg und Stromzeit 1205
2. Verfahren, um Änderungen der Stromgeschwindigkeit festzustellen 1207
3. Koeffizienten, von denen die Stromgeschwindigkeit abhängt 1213
4. Das Verhalten der Stromgeschwindigkeit und Kreislaufzeit unter normalen und abnormen Verhältnissen 1218

Der arterielle und capillare Puls. Von Professor Dr. WALTER FREY-Kiel. Mit 34 Abbildungen 1223
   I. Der Volumpuls 1224
      Die Volumbolometrie nach SAHLI 1226
      Die praktischen Ergebnisse der Volumbolometrie 1234
      Celerität und Tardität des Pulses 1236
      Capillarpuls 1237
   II. Druckpuls und Pulswelle 1238
      Sphygmogramm 1239
      Der zentrale Puls 1240
      Der periphere Puls 1244
      Dikrote Welle (Nebenschlag) 1245
      Praktische Ergebnisse 1248
      Pulswellengeschwindigkeit 1251
   III. Die Pulsarbeit 1254
      Bolometrie nach H. SAHLI 1255
      Energometrie nach TH. CHRISTEN 1256
      Ergebnisse der Energometrie 1261

Der normale Blutdruck. Von Professor Dr. ALFRED FLEISCH-Tartu (Dorpat). Mit 7 Abbildungen 1267
1. Die Bedeutung des Blutdruckes 1267
2. Die Höhe des arteriellen Blutdruckes 1269
   Vergleich der blutigen mit der unblutigen Methode 1269
   Der Blutdruck in Abhängigkeit von Alter und Geschlecht 1270
   Der Blutdruck in Abhängigkeit von Körpergröße und Gewicht 1273
   Der Blutdruck in höherem Alter 1275
   Die Tagesschwankungen des arteriellen Blutdruckes 1277
   Verschiedene Einflüsse auf den arteriellen Blutdruck 1278
3. Der Blutdruck im Lungenkreislauf 1281
4. Die Druckschwankungen im Lungenkreislauf 1282
5. Die Druckschwankungen im arteriellen System 1285
   Die Druckschwankungen II. Ordnung 1285
      a) Mechanische Atemwellen 1286
      b) Die Traube-Hering-Wellen 1287
      c) Inspiratorische Beschleunigung der Herzfrequenz 1289
      d) Interferenzwellen 1290
   Die Druckschwankungen III. Ordnung 1290
   Übersicht der Blutdruckwellen 1292
6. Der Blutdruck in den Capillaren 1292
7. Der Blutdruck in den Venen 1295
   Die Schwankungen des venösen Blutdruckes 1296

Inhaltsverzeichnis. IX

	Seite
8. Der Blutdruck in vergleichend-physiologischer Beziehung	1298
Der arterielle Blutdruck bei Wirbellosen	1298
Der arterielle Blutdruck bei den poikilothermen Wirbeltieren	1298
Der arterielle Blutdruck der Vögel	1299
Der arterielle Blutdruck der Säugetiere	1300
Der Druck in Capillaren und Venen	1302

Pathologie des arteriellen Blutdruckes. Von Privatdozent Dr. FRIEDRICH KAUFFMANN-Berlin. Mit 12 Abbildungen 1303
    Einleitung 1304
    I. Die arterielle Blutdrucksteigerung 1305
        1. Beeinflussung des Blutdruckes durch veränderte Herztätigkeit 1306
        2. Anomalien der Gefäßfüllung und Blutdruck 1308
            a) Änderung der Gesamtfüllung 1308
            b) Relative Füllungsänderungen durch intravasale Blutverschiebung . 1313
        3. Blutdruck während des Geburtsaktes 1315
        4. Blutdruck bei Steigerung des intraabdominellen Druckes 1316
        5. Blutdruck und Blutviscosität 1318
        6. Bedeutung der peripheren Gefäße für das Zustandekommen der Blutdrucksteigerung 1318
        7. Liegen der arteriellen Hypertension Gefäßveränderungen organischer oder funktioneller Natur zugrunde? 1321
        8. In welchen Gefäßprovinzen findet die Arteriolenkontraktion bei der arteriellen Hypertension statt? 1330
        9. Chemische Beeinflussung des Blutdruckes 1333
            a) Adrenalin 1333
            b) Hypophysin 1342
            c) Cholesterin 1343
            d) Andere sensibilisierende Substanzen 1347
       10. Blutdruck bei Nervenreizung und im Schmerz; „Reflexhypertonie" von W. FREY 1348
       11. Dyspnöe und Blutdrucksteigerung, einschließlich des Blutdruckes im Hochgebirge 1354
       12. Beeinflussung des Blutdruckes durch Sauerstoffatmung 1357
       13. Blutdruck bei Körperarbeit sowie beim Valsalschen Versuch 1359
       14. Blutdruck und Harnabflußbehinderung 1361
       15. Blutdrucksteigerung und Niere 1363
       16. Essentielle Hypertension 1373
       17. Die Blutdruckschwankungen und die Blutdruckkurve 1389
       18. Örtliche Differenzen des Blutdruckes, besonders unter krankhaften Bedingungen 1393
       19. Funktionsprüfungen und Reaktionseigentümlichkeiten des hypertonischen Gefäßsystems 1395
            a) Die Reaktion auf Nitroglycerin 1395
            b) Die paradoxe Gefäßreaktion auf Abschnürung 1396
            c) Die Verlängerung der sog. Nachströmungszeit 1397
            d) Die inverse Gefäß- bzw. Blutdruckwirkung der Wärme 1397
            e) Störungen der Gefäßdurchlässigkeit bei Hypertonikern 1398
       20. Blutdruck im Schlaf 1399
       21. Beeinflussung des Blutdruckes durch Elektrolyte 1400
       22. Blutdrucksteigerung und Schlaganfall 1403
    II. Der niedrige arterielle Blutdruck 1407

Einfluß des hydrostatischen Druckes auf die Blutbewegung, Anpassung der Gefäße. Von Privatdozent Dr. FRIEDRICH KAUFFMANN-Berlin. Mit 5 Abbildungen . . . 1414
    Veränderungen unter dem Einfluß hydrostatischer Kräfte an den verschiedenen Gefäßabschnitten 1431
        1. Arterien 1431
        2. Capillaren 1435
        3. Venen 1438

Funktion der Venenklappen. (Einschließlich der Beziehungen der Venenklappen zur Entstehung der Varicen.) Von Privatdozent Dr. FRIEDRICH KAUFFMANN-Berlin. Mit 4 Abbildungen 1440
    I. Die Venenklappen in den pulsierenden Venen der Fledermausflügel . . . 1440

Inhaltsverzeichnis.

Seite

II. Funktion der Venenklappen bei den übrigen Säugetieren und beim Menschen 1442
   a) Physiologischer Klappenschwund, Widerstandsfähigkeit der Klappen gegen Druck, Mechanismus von Öffnung und Schließung, Ansichten Harveys 1442
   b) Venenklappen und hydrostatischer Druck 1445
   c) Venenklappen und Muskelaktion 1447
      Ledderhoses Atmungsphänomen 1448
III. Über die Beziehungen der Venenklappen zur Entstehung der Varicen 1453

Die mittlere Blutversorgung der einzelnen Organe. Von Geheimrat Professor Dr. Karl Hürthle-Tübingen. Mit 4 Abbildungen 1470
   A. Vergleichung des mittleren Widerstandes der einzelnen Organe 1470
   B. Die Lungenbahn 1477
   C. Die Körperbahn 1478
     I. Das Pfortadersystem 1478
     II. Die Leber 1482
     III. Die Bedeutung des Pfortaderstromes für den Gesamtstrom 1485
     IV. Niere 1488
     V. Speicheldrüsen 1489
     VI. Drüsen mit innerer Sekretion 1489
     VII. Gehirn 1490
     VIII. Auge 1491
     IX. Knochen 1492
     X. Skelettmuskel 1492
     XI. Coronarstom 1493

Die lokalen Kreislaufstörungen. Von Privatdozent Dr. Joseph Tannenberg und Professor Dr. Bernhard Fischer-Wasels-Frankfurt a. M. Mit 37 Abbildungen . 1496
   I. Einleitung 1496
   II. Die Funktion und nervöse Versorgung 1498
     A. Der Arterien 1498
       1. Eigenschaften der Arterienwand und deren funktionelle Bedeutung 1499
       2. Die nervöse Versorgung der Arterien 1500
         a) Die motorische Nervenversorgung 1500
         b) Die sensible Nervenversorgung 1506
       3. Schmerzempfindlichkeit der Arterien 1509
       4. Die direkte Reizwirkung auf die Arterienwand ohne Nervenvermittlung 1511
     B. Die Funktion und nervöse Versorgung der Venen 1512
       1. Eigenschaften der Wand 1512
       2. Bedeutung der kleinen Venen für den Wasseraustausch 1515
     C. Die Funktion und nervöse Versorgung der Blutcapillaren 1517
       1. Aufgabe der Capillaren 1517
       2. Die Bedeutung der Blutcapillaren 1518
       3. Die Morphologie der Blutcapillaren 1520
       4. Die selbständige Reaktionsfähigkeit der Capillaren 1523
       5. Nachweis der veränderlichen Permeabilität 1532
       6. Die nervöse Versorgung der Capillaren 1533
       7. Die Capillaren bei pathologischen Zuständen 1538
     D. Die Arbeitsleistung der Gefäßwand 1539
   III. Die einzelnen für die Gefäßfunktion wichtigen Faktoren 1542
     A. Die Gewebsstoffwechselprodukte 1542
       1. Die Fähigkeit des Gewebes direkt auf Reize zu reagieren 1543
       2. Stoffwechselprodukte als Einwirkungsmittel des Gewebes auf die Gefäße 1545
       3. Die Art der wirksamen Stoffwechselprodukte 1555
         a) Die Bedeutung der H-Ionenkonzentration 1555
         b) Einwände gegen die überragende Bedeutung der H-Ionenkonzentration bei der chemischen Regulation des Kreislaufes 1556
     B. Das Gefäßnervensystem 1558
       1. Schwierigkeit der Abgrenzung der durch Nerven bedingten Gefäßreaktion 1558
       2. Die Bedeutung der sensiblen Nerven für die Gefäßreaktion ... 1560
         a) Klinische und experimentelle makroskopische Beobachtungen 1560
         b) Experimentelle mikroskopische Beobachtungen 1564
         c) Abänderung der lokalen Kreislaufreaktionen durch chemische Mittel mit demselben Erfolg wie durch Nervenausschaltung 1574

Inhaltsverzeichnis.

Seite
3. Die Trophoneurosen 1580
4. Die Lehre Rickers und ihre experimentelle Widerlegung 1591
C. Die allergischen Zustände des Organismus 1598
   1. Die lokale Reaktion des allergischen Organismus gegen spezifische Antigene 1598
   2. Die lokale Reaktion des allergischen Organismus gegen unspezifische schädigende Reize 1603
   3. Die Bedeutung einer lokalen Allergie 1607
IV. Die Hyperämie 1610
   A. Die arterielle Hyperämie 1610
     1. Arbeitshyperämie, Farbe, Aussehen 1610
     2. Die pathologische Hyperämie 1612
     3. Ätiologie und Pathogenese 1616
   B. Die venöse Hyperämie 1617
     1. Kennzeichen 1617
     2. Entstehungsursachen 1618
     3. Folgen der venösen Hyperämie 1619
       a) Verhalten der Arterien 1619
       b) Verhalten der Venen und Capillaren 1619
       c) Verhalten des Gewebes 1622
         Der hämorrhagische Infarkt 1623
         Atrophische und hypertrophische Gewebsveränderungen . . 1625
V. Die Stase 1626
   A. Die Entstehungsursachen der Stase 1628
     1. Historisches 1628
     2. Die Stase als kolloid-chemisches Problem 1631
       a) Ursachen für die Suspensionsstabilität der Blutkörperchen in vivo und in vitro 1631
       b) Ursachen für die Senkungsbeschleunigung der roten Blutkörperchen in vitro und ihre Beziehung zur Stase 1634
       c) Die Bedeutung der pathologischen Gewebsabbauprodukte für die Entstehung der Stase 1637
     3. Das Verhalten der Pigmentzellen in der Froschhaut bei Staseentstehung 1639
   B. Die Folgen der Stase 1640
VI. Die Blutung 1643
   A. Die Rhexisblutung 1644
     1. Blutung durch traumatische Zerreißung der Gefäßwand 1644
     2. Blutung durch Arrosion 1645
     3. Die spontane Zerreißung großer Gefäße durch gesteigerten Blutdruck 1651
     4. Die neurotische Blutung 1653
   B. Die Diapedesblutung 1654
   C. Die Folgen der Blutung 1659
   D. Die Veränderungen des ausgetretenen Blutes 1661
VII. Die spontane Blutstillung 1663
VIII. Die Leukocytenauswanderung 1669
   A. Die Leukocytenauswanderung nach Beobachtungen am lebenden Tier (Kaninchen, Frosch) 1669
   B. Indirekte Beweise für die Leukocytenauswanderung 1674
   C. Erklärungsversuche für die Auswanderung 1675
     1. Physikalische Theorien 1675
     2. Die Bedeutung der H-Ionen 1678
     3. Die Bedeutung der Stoffwechselprodukte 1678
     4. Die Auswanderung als vitaler Vorgang 1683
   D. Die weiße Stase 1684
   E. Die Rückwanderung der Leukocyten in das Gefäß 1685
IX. Die lokale Anämie 1686
   A. Kennzeichen 1686
   B. Entstehungsursachen 1686
     1. Allgemeine (allgemeine Anämie, kollaterale Anämie, Lähmungen) . 1686
     2. Lokale Ursachen 1686
       a) Vermehrter Abfluß 1686
       b) Verminderter Zufluß 1687

C. Folgen der lokalen Anämie 1690
   1. Der Kollateralkreislauf 1692
   2. Die Infarktbildung 1698
   3. Die Bedeutung funktioneller Gefäßverschlüsse 1701
X. Das lokale Ödem 1711
  A. Begriffsbestimmung 1711
  B. Die für die Ödembildung wichtigen Eigenschaften des Gewebes, der Capillaren und der Körperflüssigkeiten 1712
  C. Die Kräfte, welche den Wasseraustausch zwischen Blut und Gewebe bewirken 1713
  D. Die für die lokale Ödementstehung wichtigen Faktoren 1717
   1. Die Veränderung des Gewebes und der Blutcapillaren 1718
   2. Die Abflußbehinderung im Lymph- und Blutgefäßsystem 1721
  E. Die Folgen des Ödems 1725
XI. Die Thrombose 1726
  A. Begriffsbestimmung und Morphologie 1727
   1. Die postmortalen Leichengerinnsel 1728
   2. Die Morphologie der Thromben 1730
   3. Die sekundären Veränderungen des Thrombus 1735
   4. Unterscheidungsmerkmale zwischen Thrombus und Embolus . . . 1740
  B. Die Blutplättchenfrage 1742
   1. Gründe für die Deutung der Plättchen als Zerfallsprodukte und als selbständige Blutelemente 1742
    a) Beweise für die Selbständigkeit 1745
    b) Gegen die Selbständigkeit der Blutplättchen erhobene Einwände 1752
  C. Die Entstehungsbedingungen der Thrombose 1754
   1. Historisches 1754
   2. Thrombose als physiologisches Geschehen und als Krankheit . . . 1756
   3. Die Blutgerinnung 1757
   4. Die Bedeutung der Stromverlangsamung und der Wellen und Wirbel im strömenden Blut 1758
   5. Die Bedeutung der Gefäßwandschädigung 1763
    a) Als mechanisches Stromhindernis 1763
    b) Die Bildung einer primären Fibrinmembran an der geschädigten Gefäßwand 1764
    c) Die Bedeutung der Gefäßwandschädigung für die Entstehung der Arterienthromben 1766
    d) Die Bedeutung der Funktionsstörung der Gefäßinnenhaut für Thrombusentstehung 1769
   6. Die Bedeutung der Blutveränderung 1771
    a) Thrombose bei Blutkrankheiten 1772
    b) Die Bedeutung der Infektion 1773
    c) Die Bedeutung resorbierter Gewebszerfallprodukte 1776
    d) Die Ergebnisse der direkten mikroskopischen Beobachtung der Thrombusentstehung beim lebenden Tier 1778
    e) Die Art der zur Thrombusentstehung notwendigen Blutveränderung 1779
   7. Die besondere „Disposition" zur Thrombose 1782
   8. Kurze Zusammenfassung 1782
XII. Die Embolie 1783
  A. Die Thrombo-Embolie 1784
   1. Häufigkeit und Lokalisation 1784
   2. Ursachen der Embolie 1786
   3. Die Folgen der Embolie 1786
  B. Die Fettembolie 1787
  C. Die Zell-, Gewebs- und Pigmentembolie 1789
  D. Die Gas- und Luftembolie 1791
  E. Die Embolie körperfremder Substanzen 1793

Die theoretischen Grundlagen der Hyperämiebehandlung. Von Professor Dr. VICTOR SCHMIEDEN-Frankfurt a. M. 1795

Vergleichende pathologische Physiologie der Kreislauforgane.

Von Professor Dr. JOHANNES NÖRR-Gießen. Mit 26 Abbildungen 1803
  Gefäße 1804
  Herz 1813

Anhang.

Herzbeutel- und Herzchirurgie.

Seite

Herzbeutelfunktion und Herzbeutelerkrankungen unter Berücksichtigung der Rückwirkungen auf die physiologische Funktion. Von Professor Dr. Ludolph Brauer-Hamburg und Dr. Hermann Fischer-Frankfurt a. M. Mit 22 Abbildungen 1836

    1. Entwicklungsgeschichtliche und anatomische Vorbemerkungen 1838
    2. Normale Funktion des Herzbeutels 1844
        a) Mechanisch-funktionelle Beziehungen zu den Nachbarorganen, mechanisch funktionelle Bedeutung für das Herz und die großen Gefäße 1844
        b) Einfluß des Herzbeutels auf Regelung der Herzschlagfolge 1853
    3. Die Erkrankungen des Herzbeutels unter Berücksichtigung der Rückwirkungen auf die physiologische Funktion 1857
        a) Akute Entzündungen 1857
        b) Folgezustände der Herzbeutelentzündungen 1862

Die Herzchirurgie unter Berücksichtigung physiologischer Fragestellungen. Von Professor Dr. Ludolph Brauer-Hamburg und Dr. Hermann Fischer-Frankfurt a. M. Mit 2 Abbildungen 1877

    1. Chirurgisches Vorgehen bei Perikardveränderungen 1877
    2. Chirurgie der Herzverletzungen 1882
    3. Operative Behandlung der Klappenfehler des Herzens 1889
    4. Trendelenburgsche Operation bei Embolie der Arteria pulmonalis . . 1893
    5. Herzwiederbelebung und therapeutische Herzpunktionen 1895

Sachverzeichnis 1903

Eigenschaften und Verhalten der Gefäße.

Gestalt und Eigenschaften des peripheren Gefäßapparates.

Von

A. FLEISCH

Tartu (Dorpat).

Mit 10 Abbildungen.

Zusammenfassende Darstellungen.

EBBECKE, U.: Die Regulierung der Blutverteilung in den Capillaren. Naturwissenschaften 1921, S. 629. — EBBECKE, U.: Gefäßreaktionen. Ergebn. d. Physiol. Bd. 22, S. 401. 1923. — HOOKER, D. R.: Evidence of functional activity on the part of the capillaries and venules. Physiol. reviews Bd. 1, S. 112. 1921. — HOOKER, D. R.: The functional activity of the capillaries and venules. Amer. Journ. of Physiol. Bd. 54, S. 30. 1920. — KROGH, A.: The Anatomy and Physiology of capillaries. New Haven 1922. Deutsche Übersetzung von U. EBBECKE. Berlin 1924. — MÜLLER, O.: Die Capillaren der menschlichen Körperoberfläche in gesunden und kranken Tagen. Stuttgart 1922. — NICKAU, B.: Ergebnisse der Capillarbeobachtung an der Körperoberfläche des Menschen. Ergebn. d. inn. Med. u. Kinderheilk. Bd. 22, S. 502. 1922. — REUTERWALL, O. P.: Über die Elastizität der Gefäßwände und die Methoden ihrer näheren Prüfung. Stockholm 1921. — ROUX, WILH.: Gesammelte Abhandlungen über Entwicklungsmechanik der Organismen. Leipzig: Engelmann 1895. — TIGERSTEDT, R.: Physiologie des Kreislaufes Bd. III. 1922. — TIGERSTEDT, R.: Die Strömung des Blutes in den Capillaren und Venen. Ergebn. d. Physiol. Bd. 18, S. 1. 1920. — ZIMMERMANN, K. W.: Der feinere Bau der Blutcapillaren. Berlin 1923.

Das Endothel.

Das ganze Gefäßsystem ist auf seiner Innenfläche von einem dünnen, spiegelglatten Endothel, der Intima, ausgekleidet, die dem strömenden Blute ein Minimum an Widerstand bietet. Öfters wurde die Meinung vertreten [FREUND[1]), HEUBNER[2]), R. THOMA[3])], daß das Blut die Intima nicht oder wenigstens nicht mit Sicherheit benetze. Demgegenüber aber wurde von LEWY[4]) und HIRSCH und BECK[5]) gezeigt, daß die Benetzung außer Zweifel sei. So bildet das Blut in der Aorta eines frisch getöteten Kaninchens einen konkaven Meniscus, der für die Benetzung beweisend ist. Arterienstücke frisch getöteter Tiere in Blut eingetaucht, zeigen ein Aufsteigen des Blutes infolge Capillarität, was nur bei

---

[1]) FREUND, E.: Wien. med. Jahrb. 1886, S. 46.
[2]) HEUBNER, W.: Die Viscosität des Blutes. Arch. f. exp. Pathol. u. Pharmakol. Bd. 53, S. 280. 1905.
[3]) THOMA, R.: Die Viscosität des Blutes usw. Dtsch. Arch. f. klin. Med. Bd. 99, S. 565. 1910.
[4]) LEWY, B.: Über die Adhäsion des Blutes an der Wandung der Blutgefäße. Arch. f. (Anat. u.) Physiol., Suppl. 1899, S. 89.
[5]) HIRSCH, C., u. C. BECK: Studien zur Lehre von der Viscosität usw. Dtsch. Arch. f. klin. Med. Bd. 69, S. 503. 1901; Bd. 72, S. 560. 1902 u. Arch. f. exp. Pathol. u. Pharmakol. Bd. 54, S. 54. 1906.

866   A. FLEISCH: Gestalt und Eigenschaften des peripheren Gefäßapparates.

Benetzung möglich ist. Nach Eröffnung eines Gefäßes und Abfließen des Blutes bleibt auf der Intima eine dünne, abwischbare Flüssigkeitsschicht liegen; bei Nichtbenetzung hingegen müßte die Intima nach Abfließen des Blutes trocken sein.

1. Bau der Arterien.
Die Beziehung von Wandstärke zum Radius.

Von älteren Untersuchungen sind die umfangreichen Messungen von VALERIE SCHIELE-WIEGANDT[1]) zu erwähnen. Daraus ergeben sich für das Verhältnis der Wandstärke zum Gesamtradius (= Radius des Lumens + Wandstärke) in Prozenten ausgedrückt folgende Daten:

Art. pulm. 10—15%, Aorta über den Klappen 12—19%, Aorta hinter der Subclavia 14—18%, Aorta abdom. vor der Teilung 20—30%, Carotis sin. am Ursprung 30—50%, Cruralis am Lig. Poup. 35—38%, Brachialis 42—60%, Radialis am Ursprung 56—76%, Radialis am Handgelenk 65—77%.

Darnach würde das Verhältnis der Wandstärke zum Gesamtradius nach der Peripherie hin sehr stark zunehmen. Mit Recht weist HÜRTHLE[2]) darauf hin, daß bei diesen und anderen älteren Untersuchungen dem physiologischen Dehnungsgrad der Arterien in vivo keine Rechnung getragen ist; die stark gekräuselte

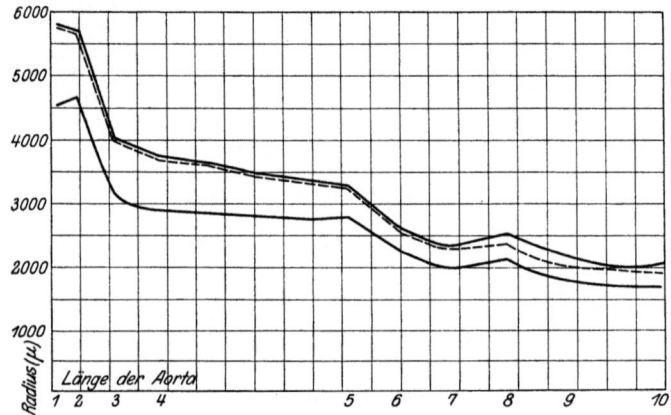

Abb. 201. Verhältnis der Wandstärke zum Radius in der Aorta des Hundes nach HÜRTHLE. Abszisse: Länge der Aorta in cm; Ordinate: Radius in μ. Die untere ausgezogene Kurve stellt die Abnahme des Radius längs der Aortenbahn dar; die obere die Abnahme des Gesamtradius; die Differenz der beiden ist die Abnahme der Wandstärke. Durch die gestrichelte Linie wird die Trennung der Wand in Media und Adventitia dargestellt. — *1* Aorta über den Aortenklappen, *2* kurz vor dem Arcus aortae, *3* kurz nach dem Arcus aortae, *4* vor der Art. intercost. I., *5* Coeliaca, *6* vor der Art. mesent. sup., *7* Mitte zwischen A. mesent. sup. und mesent. inf., *8* dicht über der Mesent. inf., *9* Lumbalis, *10* kurz vor der Teilung in die Art. iliacae.

Elastica interna der Abbildungen läßt vielmehr annehmen, daß namentlich die peripheren Arterien stark kontrahiert sind, wodurch die relative Wandstärke zu groß wird. Deshalb weichen davon die Messungen von HÜRTHLE zum Teil sehr stark ab. Diese sind an Gefrier- und Paraffinschnitten des injizierten Gefäßsystems vom Hunde gemacht. Über die Veränderungen der Wandstärke und des Radius der Aorta orientiert Abb. 201.

---
[1]) SCHIELE-WIEGANDT, VALERIE: Über Wanddicke und Umfang der Arterien des menschlichen Körpers. Virchows Arch. f. pathol. Anat. u. Physiol. Bd. 82, S. 27. 1880.
[2]) HÜRTHLE, K. (mitgeteilt nach Untersuchungen von HEPTNER): Über die Beziehung zwischen Durchmesser und Wandstärke der Arterien nebst Schätzung des Anteils der einzelnen Gewebe am Aufbau der Wand. Pflügers Arch. f. d. ges. Physiol. Bd. 183, S. 253. 1920.

Der Radius der Aorta verringert sich somit vom Anfang bis zur Teilung in die Iliacae in unregelmäßiger Weise. Die größte Abnahme erfährt der Radius am Arcus aortae infolge Abgabe der großen Gefäße zum Kopf und den oberen Extremitäten, eine weitere starke Abnahme findet nach Abgang der Coeliaca statt. Wie der Radius, so nimmt auch die Wandstärke nach der Peripherie hin ab, allerdings nicht in gleicher Proportion. Während das Verhältnis Wandstärke zu Gesamtradius am Anfang der Aorta 21—22% beträgt, sinkt diese Zahl gegen das Ende der Aorta hin auf etwa 15%. Von da ab beträgt das Verhältnis für alle Arterien bis zu solchen von 16 μ Durchmesser herunter im Mittel immer 15% mit Abweichungen von $\pm$ 4%.

In guter Übereinstimmung hierzu stehen die Messungen in vivo von Tschuewsky[1]) an bloßgelegten Arterien. Danach beträgt das Verhältnis von Wandstärke zu Gesamtradius für die Carotis 15,5% und für die Cruralis 18,2%. Dieses Verhältnis von 15% darf somit für die großen und größeren Arterien als gesichert betrachtet werden. Hingegen erscheint diese Zahl in dem Maße zu klein als der Durchmesser der Arterien nach der Peripherie hin abnimmt. Die Hürthleschen Messungen sind nämlich an dem mit einem konstanten Druck von 130 cm Wasser injizierten Gefäßsystem ausgeführt, wobei, um ein Abfließen durch die Capillaren zu verhindern, diese mit Leberzellen vom Schwein (Durchmesser 21 μ) verstopft wurden. Im allgemeinen wird wegen Fehlens eines Druckgefälles beim Erstarren dieser Druck von 130 cm Wasser auch auf den kleinen und kleinsten Arterien gelastet haben, wodurch bei diesen infolge Überdehnung ein zu kleines Verhältnis von Wandstärke zu Gesamtradius erhalten wird. Das richtige Verhältnis für die kleinen Arterien und Arteriolen dürfte somit zwischen 15% einerseits (überdehnte Gefäße) und 50—70% andererseits (vollständig kontrahierte Gefäße) liegen.

Interessante Schlußfolgerungen ergeben sich aus der Beziehung von spezifischer Wandbelastung durch den Innendruck einerseits und dem Verhältnis Wandstärke zu Radius andererseits.

Wird die Wandbelastung mit W_b, der Innendruck mit p, der Radius des Lumens mit r und die Wanddicke mit w bezeichnet, so existiert die Beziehung:

$$W_b = \frac{p \cdot 2r}{2w}$$

oder

$$p = \frac{w}{r} \cdot W_b.$$

Darnach sollte, wenn die spezifische Wandbelastung im Arteriensystem überall dieselbe ist, der Quotient $\frac{w}{r}$ in dem Maße nach der Peripherie hin kleiner werden, als der Druck abnimmt. Dies ist jedoch nicht der Fall. Im Gegenteil bleibt der Quotient $\frac{w}{r}$ nach der Peripherie hin konstant oder nimmt eher noch zu. Daraus folgt, daß die spezifische Wandbelastung nach der Peripherie stark abnimmt oder, mit anderen Worten, *je kleiner die Arterie, um so größer ist ihre relative Wandstärke*. Diese Erscheinung dürfte darin begründet sein, daß die spezifische Festigkeit des Wandungsmaterials nach der Peripherie hin abnimmt, indem die elastischen Platten und das Bindegewebe zugunsten des Muskelgewebes zurücktreten. Doch liegen über die spezifische Festigkeit noch keine Untersuchungen vor. Ein anderes Argument für die relativ große

---

[1]) Tschuewsky, J. A.: Über Druck, Geschwindigkeit und Widerstand in Arterien usw. Pflügers Arch. f. d. ges. Physiol. Bd. 97, S. 210. 1903.

Wandstärke der kleinen Arterien liegt in ihrer großen regulatorischen Valenz. Wenn nämlich bei starker Blutdurchströmung sich eine Arterie auf den doppelten Durchmesser erweitert, so steigt, wegen gleichzeitiger Abnahme der Wandstärke auf die Hälfte, die spezifische Wandbelastung auf den vierfachen Betrag. Wir haben hier somit eine Anpassung der Wandstärke an die regulatorische Funktion und an die dadurch bedingte Konstitution des Wandungsmaterials.

Eine ähnliche Anpassung der Wandstärke an die funktionelle Belastung existiert auch in anderer Beziehung[1]). So sind u. a. folgende Faktoren maßgebend für den Bau der Arterienwand: Druck von außen, Druck von Nachbarteilen, besonders von Muskeln und Knochen, Verstärkung und Abschwächung des Blutdrucks durch die Schwerkraft, Zug und Dehnung bei Bewegung der Gelenke [BÄRNER[2]), ROSSMÜLLER[3])]. Die einem Knochen anliegende Wand einer Arterie ist wesentlich dünner als die gegenüberliegende Wand. Ebenso zeigen ältere Messungen von STAHEL[4]), mit welcher Präzision die Arterienwand bis aufs kleinste den an sie gestellten Anforderungen angepaßt ist. So ist die Wandung des Aortenbogens auf der konkaven Seite dünner als auf der konvexen Seite, welche wegen Anprall und Richtungsänderung des Blutstroms einen größeren Druck auszuhalten hat. Die Gefäßwand einer Arterie erfährt überall vor Abgang eines Astes eine beträchtliche Dickenzunahme. Nach Abgabe des Astes wird die Gefäßwand wieder dünner, um gegen die Ursprungsstelle eines zweiten Astes von neuem stärker zu werden. Dies bedeutet eine Anpassung an die stärkere Belastung, welche die Arterienwand infolge der Diskontinuität der Wandung bei einer Astabgabe erfährt. Auch die dynamische Rückwirkung infolge Richtungs- und Geschwindigkeitsänderung führt zu größerer Belastung. Im gleichen Sinne sprechen die Untersuchungen von ROHNER[5]) und BLUM[6]), in welchen die angelegte Wandmasse durch Wägen ausgeschnittener Arterienstreifen bestimmt wurde. Die dünnste Stelle eines astlosen Arterienstückes befindet sich stets in der Mitte oder in der peripheren Hälfte, und gegen den Astabgang hin nimmt die Wandmasse wiederum zu. Auch HÜRTHLE[7]) findet sowohl vor als auch direkt nach Abgang eines Astes eine Wandverdickung, so daß der Quotient Wandstärke zu Gesamtradius auf 15—20% erhöht wird.

Der Abzweigungswinkel der Äste.

Wie die an Arterien angelegte Wandmasse, so gehorcht auch die Verzweigungsart der Gefäße dem Gesetze, die geforderte Leistung mit einem Minimum von Material und Kraft zu erfüllen. Wenn eine Arterie eine von ihrem Verlauf abseitsliegende Gewebestelle mit Blut zu versorgen hat und hierfür einen Ast abgibt, so ist es, wie W. R. HESS[8]) rechnerisch gezeigt hat, nicht gleichgültig, unter

---

[1]) Vgl. R. F. FUCHS: Zur Physiologie und Wachstumsmechanik des Blutgefäßsystems. Arch. f. (Anat. u.) Physiol. 1900, S. 102 u. Zeitschr. f. allg. Physiol. Bd. 2, S. 31. 1902.

[2]) BÄRNER, MAX: Über den histologischen Bau der Arterien beim Pferde usw. Dissert. Gießen 1905.

[3]) ROSSMÜLLER, E.: Über den histologischen Bau der Arterien beim Rinde usw. Dissert. Gießen 1906.

[4]) STAHEL, H.: Über Arterienspindeln und über die Beziehung der Wanddicke der Arterien zum Blutdruck. Arch. f. Anat. u. Entwicklungsgesch., anat. Abt. 1886, S. 54 u. 307.

[5]) ROHNER, HANS: Beziehung zwischen Blutdruck und Wandmasse bei Arterien. Dissert. Zürich 1920.

[6]) BLUM, E.: Die Querschnittsbeziehung zwischen Stamm und Ästen im Arteriensystem. Pflügers Arch. f. d. ges. Physiol. Bd. 175, S. 1. 1919.

[7]) HÜRTHLE, K.: Zitiert auf S. 866.

[8]) HESS, W. R.: Eine mechanisch bedingte Gesetzmäßigkeit im Bau des Blutgefäßsystems. Arch. f. Entwicklungsmech. d. Organismen Bd. 16, H. 4. 1903. — HESS, W. R.: Die Zweckmäßigkeit im Blutkreislauf. Basel: Benno Schwabe 1918.

welchem Winkel zur Richtung der Stammarterie dieser Ast entspringt. Einerseits ist es energetisch von Vorteil, wenn die Astabgabe möglichst frühzeitig, also unter spitzem Winkel zur Richtung des Stammes erfolgt, indem dabei der vom Blut zurückzulegende Weg durch das Stamm- und Astgefäß kürzer ist. Andererseits aber ist der Energieverbrauch für die Blutströmung geringer, wenn alles Blut möglichst lange in einem gemeinsamen Rohre strömt, wenn also der Abzweigungswinkel beinahe rechtwinklig ist. Denn der Energieaufwand bei Durchströmung eines Rohres beträgt nur die Hälfte des Energieaufwandes, der nötig ist, um das gleiche Minutenvolumen durch zwei getrennte Rohre vom gleichen Gesamtquerschnitt zu treiben. Diese beiden Bestrebungen bedingen die Größe des optimalen Abzweigungswinkels, bei dem der Gesamtenergieaufwand für die Strömung des Blutes ein Minimum ist. Durch Rechnung fand HESS: Der günstigste Abzweigungswinkel eines Astes ist derjenige Winkel, dessen Cosinus gleich ist dem Verhältnis des Energieverlustes, den das Blut im Stammgefäß erleidet, zu dem Energieverlust, den es in einem gleichlangen Aststück erfährt. Das heißt: der günstigste Abzweigungswinkel eines Astes ist um so größer, je dünner der betreffende Ast im Verhältnis zum Stamme ist. Für feine Äste sind somit größere Abzweigungswinkel zweckmäßig, für starke Äste hingegen kleine Abzweigungswinkel. Dieses Cosinusgesetz von HESS wird bestätigt durch schon früher von ROUX[1]) gemachte Beobachtungen über die Verzweigung der Blutgefäße des Menschen. Die von ROUX gefundenen Gesetze lauten: Teilt sich ein Stamm in zwei gleichstarke Äste, so stehen beide in gleichem Winkel zur Richtung des Stammes. Die Ablenkung des Hauptastes von der ursprünglichen Stammrichtung ist stets geringer als die Ablenkung des Nebenastes. Diejenigen Äste, welche so schwach sind, daß bei ihrer Abgabe der Hauptast keine Ablenkung erfährt, entspringen meist unter großen über 70° betragenden Winkeln. Starke Äste hingegen entspringen meist unter kleineren Winkeln als 70°.

Die Verteilung von elastischem Gewebe und Muskulatur in der Arterienwand.

Schon RANVIER[2]) unterschied einen elastischen und einen muskulösen Typus. Zum ersteren gehören die großen Arterien wie Aorta, Carotiden und Stamm der Art. pulmonalis; zum letzteren die Arterien der Gliedmaßen bis zu den Capillaren. Diese Trennung der Arterien in zwei Typen hat sich bestätigt. So rechnet GRÜNSTEIN[3]) die Aorta, Carotis und Subclavia zum elastischen Typus, zu welchem auch der obere Teil der Iliaca com. gehört, während der untere Teil bereits dem muskulösen Typus zuzurechnen ist. Auch in der Entwicklung unterscheiden sich die beiden Typen voneinander, indem beim elastischen Typus die relative Dickenzunahme der Intima stärker ist als die der Media, beim muskulösen Typus hingegen die Media die stärkste Entwicklung erfährt. Doch darf diese Scheidung nicht zu sehr schematisiert werden, indem ein langsamer Übergang und Variationen vorkommen. So rechnen ROSSMÜLLER und BÄRNER die Bauchaorta von Rind und Pferd zum muskulösen Typus.

Neuere Messungen von HÜRTHLE[4]) über die Anteile der Media und Adventitia an der Gesamtwandstärke beim Hunde ergeben, daß in der Aorta die Media mit ca. 90% den Hauptteil des Gewebes bildet (s. Abb. 201), von den Klappen bis zur

---

[1]) ROUX, W.: Gesammelte Abhandlungen über Entwicklungsmechanik des Organismus. Bd. I, S. 1. Leipzig 1895.
[2]) RANVIER: Traité technique d'histologie. Paris 1875, 1889.
[3]) GRÜNSTEIN, N.: Über den Bau der größeren menschlichen Arterien usw. Arch. f. mikroskop. Anat. Bd. 47, S. 583. 1896.
[4]) HÜRTHLE, K.: Pflügers Arch. f. d. ges. Physiol. Bd. 183, S. 267. 1920.

Teilung in die Iliacae aber relativ abnimmt. Bei den mittleren Arterien beträgt die Media ca. 50%, bei den Arteriolen ca. 70%. Ferner macht HÜRTHLE für die großen Gefäße Schätzungen über die Anteile der Media und Adventitia an Muskel, Bindegewebe und elastischem Gewebe. (Über die funktionelle Bedeutung des elastischen und muskulösen Typus s. S. 877.)

2. Bau der Venen und Venenklappen.

Ähnlich wie die Arterien zeigen auch die Venen im großen und ganzen eine Dreischichtung ihrer Wandung in Intima, Media und Adventitia. An den Venen der unteren Extremität ist diese Schichtung am deutlichsten, während sie an den übrigen Venen sehr viel weniger ausgeprägt ist als an den Arterien. Überhaupt ist die Venenwandung durch große Variabilität ausgezeichnet. So besitzen kleine Venen häufig eine starke Intima, während diese an größeren Venen (Cava, Jugularis) fast ganz fehlt. Auch die Ausbildung der die Muskulatur enthaltenden Media ist sehr verschieden; am stärksten ist sie an den Venen der unteren Extremitäten, entsprechend dem hydrostatischen Druck, den diese Wandung zu tragen hat. Aber selbst hier bildet die Muscularis keine so kompakte Schicht wie bei den Arterien, sondern sie ist von Bindegewebe durchsetzt. Neben der Ringmuskulatur sind bei den muskulösen Venen die Längsmuskelbündel sehr stark ausgebildet. Fast vollständig muskelfrei ist die dünne Wandung der Venen des Kopfes und Halses und speziell der Gehirn- und Schädelvenen. Die Adventia ist an den Venen stärker entwickelt als an den Arterien, und sie zeigt insofern eine gewisse Regelmäßigkeit, als ihre Stärke im allgemeinen mit wachsendem Venendurchmesser zunimmt. Die elastischen Elemente sind in den Venen lange nicht so reichlich wie in den Arterien, auch tritt die elastische Substanz in den Venen nicht in Form von elastischen Platten auf, sondern nur als Fasernetz.

Die Venenklappen.

Die Venenklappen sind Duplikaturen der Intima, die frei von Muskulatur sind, aber Bindegewebe und elastische Fasern enthalten. Sie erheben sich mit breiter Basis aus der Venenwand, um sich gegen den Klappenrand hin allmählich zu verdünnen. Fast ausnahmslos stehen einander zwei Klappen gegenüber, die den vollständigen Abschluß der Vene garantieren [BARDELEBEN[1])]. Am zahlreichsten sind die Venenklappen an den Venen der unteren Extremitäten. Vollständig frei von Klappen sind: alle Venen unter 1 mm Durchmesser [KLOTZ[2])], die Venennetze in der Submucosa des Darmes [KOEPPE[3])], ferner die Vena cava sup. und inf. In bezug auf Sitz der Klappen wurde gefunden (BARDELEBEN, KLOTZ), daß sie sozusagen regelmäßig in Zusammenhang mit der Asteinmündung stehen. Und zwar befindet sich ein Klappenpaar in der Stammvene kurz vor dem einmündenden Ast, und ein zweites Klappenpaar im Aste kurz vor dem Eintritt in den Stamm. Dieser Klappensitz bewirkt, daß das in der Stammvene zentralwärts strömende Blut unmöglich durch den Ast peripherwärts abgelenkt werden kann. Aber auch die Astvene kann in einem anderen Zeitmoment das Blut zentralwärts befördern, ohne daß durch die Hauptvene ein Abströmen nach der Peripherie möglich wäre.

Nach BARDELEBEN sollen die Abstände der Venenklappen gesetzmäßig das n-fache (1-, 2-, 3-, Vielfache) einer bestimmten Grunddistanz betragen.

---

[1]) BARDELEBEN: Das Klappendistanzgesetz. Jenaische Zeitschr. f. Naturwiss. Bd. 14, S. 515. 1880.
[2]) KLOTZ, K.: Arch. f. Anat. u. Entwicklungsgesch. 1887, S. 159.
[3]) KOEPPE, H.: Arch. f. (Anat. u.) Physiol., Suppl. 1890, S. 168.

Diese Grunddistanz steht in bestimmtem Verhältnis zur Länge der Extremität und beträgt für die untere Extremität 7, für die obere 5,5 mm. Von KLOTZ wird hingegen diese Gesetzmäßigkeit bezweifelt.

Allgemein wurde gefunden, daß die Zahl der ursprünglich angelegten Klappen wesentlich größer ist als am erwachsenen Menschen vorhanden sind. Der größte Teil der ursprünglich angelegten Klappen verfällt während der intrauterinen Entwicklung und dem postembryonalen Wachstum total oder partiell der Rückbildung. Die Rückbildung zeigt folgende Stadien: Insuffizienz in allen Abstufungen, Durchbrechung der Klappenmembran, Schrumpfen der Klappen bis zum vollständigen Verschwinden. Der Prozentsatz der geschrumpften Klappen in Abhängigkeit vom Alter beträgt nach KLOTZ: Fetus und Neugeborener 0%, 25jähriger Mann 17%, 48jähriger 29%, 54jähriger 40% und 70jähriger Greis 81%.

In betreff der Funktionsweise der Venenklappen hat DUCCESCHI[1]) gezeigt, daß ähnlich wie die Aortenklappen sich auch die Venenklappen beim Passieren der Flüssigkeit nicht vollständig öffnen, so daß nur eine längsovale Öffnung resultiert. Selbst bei sehr großen Stromgeschwindigkeiten bleibt immer noch ein beträchtlicher Raum zwischen Klappe und Venenwand bestehen.

Die Schließungsfähigkeit der Venenklappen wurde untersucht mit rückläufiger Durchströmung ganzer Organe [ROTHMANN[2])] oder an ausgeschnittenen Venenstücken (DUCCESCHI). Es ergab sich, daß der Verschluß durch die Venenklappen ein vollkommener ist selbst bei Druckwerten, die von der Größe des arteriellen Blutdrucks sind. Häufig bleibt die Klappe so lange suffizient, bis die Klappe oder die ganze Vene durch den Druck zerreißt.

3. Die Elastizität des peripheren Gefäßapparates.

Alle Versuche an ausgeschnittenen Arterienstreifen haben das Resultat von WERTHEIM[3]) bestätigt, daß keine Proportionalität zwischen Belastung und Dehnung besteht, sondern daß der Längenzuwachs für gleichen Belastungszuwachs um so kleiner wird, je größer die schon vorhandene Belastung ist. Die Dehnungskurve ist namentlich bei Verwendung von zirkulären Arterienstreifen frisch getöteter Tiere eine sehr angenäherte, manchmal auch eine exakte Hyperbel. [WERTHEIM, ROY[4]), MAC WILLIAM[5])].

Leider ist bei den Elastizitätsuntersuchungen der Forderung von REUTERWALL[6]), daß das zu untersuchende Gewebe akkommodiert sein muß, nicht immer genügend Rechnung getragen (s. S. 877).

Die biologische Fragestellung betrifft in erster Linie die Volumelastizität der Arterien, wobei die Dehnung der Gefäßwandung gleichzeitig in zwei Richtungen stattfindet. Die Arterien sind eben in vivo nicht nur in der Quer-, sondern auch in der Längsrichtung gedehnt. Wenn die Aorta aus der Leiche herausgeschnitten wird, so verkürzt sie sich und erhält dabei einen größeren Durch-

---

[1]) DUCCESCHI, V.: Arch. ital. de biol. Bd. 37, S. 146. 1902.

[2]) ROTHMANN, M.: Ist eine Umkehr des Blutstromes möglich? Berlin. klin. Wochenschrift 1912, S. 982.

[3]) WERTHEIM, G.: Mémoire sur l'élasticité et la cohésion des principaux tissus du corps humain. Ann. de chim. et de phys. (3) Bd. 21, S. 385. 1847.

[4]) ROY, C. S.: The elastic properties of the arterial wall. Journ. of physiol. Bd. 3, S. 125. 1881. — ROY, C. S.: Note on the elasticity-curve of animal tissue. Ebenda Bd. 9, S. 227. 1883.

[5]) MAC WILLIAM, J. A.: On the properties of the arterial and venous walls. Proc. of the roy. soc. of London Bd. 70, S. 109 (spez. S. 140). 1902.

[6]) REUTERWALL, O. P.: Über die Elastizität der Gefäßwände und die Methoden ihrer näheren Prüfung. Stockholm 1921.

messer [Fuchs[1])]. Die Längsdehnung ist für die verschiedenen Abschnitte der Aorta eine verschiedene. Die kleinste Längsdehnung besitzt der Aortenbogen, die größte die Aorta abdominalis und die Femoralis (Fuchs).

Das physiologische Interesse wird sich somit in erster Linie der Volumelastizität zuwenden. Ihre exakte Behandlung ist aber dadurch kompliziert, daß mit zunehmendem Innendruck durch die Erweiterung und Verlängerung des Gefäßes die vom Druck getroffene Fläche fortwährend größer wird. Zudem sind die Elastizitätskoeffizienten keine Konstanten, sondern sie werden mit zunehmender Dehnung größer. Die rechnerische Behandlung wurde von R. du Bois-Reymond[2]) für ein kugelförmiges, elastisches Gebilde zu lösen versucht.

Neuerdings ist die Elastität der Blutgefäße von O. Frank[3]) einer mathematischen Behandlung unterzogen worden. Da bei den Gefäßen Dehnungen bis auf 100% vorkommen, so kommt man mit der gewöhnlichen Elastizitätslehre, die sich im allgemeinen nur mit unendlich kleinen Deformationen beschäftigt, nicht aus, sondern es muß die Lehre von den endlichen Dehnungen erweitert und der Betrachtung zugrunde gelegt werden. Die mathematische Behandlung wird aber dadurch noch komplizierter, daß die Elastizitätsmodule in den drei in Betracht kommenden Richtungen (Tangential-, Längs- und Dickenrichtung) verschieden sind. Diese Verschiedenheit kommt wahrscheinlich nur dadurch zustande, daß die Elastizitätsmodule sich mit der Belastung ändern. Tatsächlich ist die Längsspannung gleich der halben Querspannung. Daraus resultiert, daß bei niederem Druck nur Querpulse und bei höherem nur Längspulse (Schlängelung) zu erwarten sind.

Über die kubische Erweiterung der Arterien liegen zahlreiche experimentelle Resultate vor, die aber zum Teil ziemlich stark voneinander abweichen. Die einen Autoren finden einen ähnlichen Kurvenverlauf wie bei Dehnung eines ausgeschnittenen Gefäßstreifens. Die Volumzunahme soll bei niederem Druck groß sein und mit zunehmendem Innendruck immer kleiner werden [Marey[4])]. Dieses Resultat wird durch Strasburger[5]), Fürst und Soetbeer[6]) für die Aorta descendens des Menschen ziemlich bestätigt, wobei bei kleinen Druckwerten allerdings Proportionalität zwischen Druck- und Volumzuwachs vorhanden sein kann [desgl. Hürthle[7]) und Pomrich[8])].

Im Gegensatz dazu stehen nun die Resultate von Roy[9]). Darnach nimmt der Volumzuwachs der Aorta für gleichen Druckzuwachs ziemlich stark zu bis zu einem Maximum, um von da ab bei noch höherwerdendem Druck wiederum kleiner zu werden, wie folgende Tabelle zeigt, die von der Aorta thoracalis und abdominalis eines frisch getöteten Kaninchens stammt.

---

[1]) Fuchs, R. F.: Die Längsspannung der Aorta. Zentralbl. f. Physiol. Bd. 12, S. 465. 1898. — Fuchs, R. F.: Zur Physiologie und Wachstumsmechanik des Blutgefäßsystems. Arch. f. (Anat. u.) Physiol. 1900, S. 102.
[2]) du Bois-Reymond, R.: Über die Beziehung zwischen Wandspannung und Binnendruck in elastischen Hohlgebilden. Biol. Zentralbl. Bd. 26, S. 806. 1906.
[3]) Frank, O.: Die Elsatizität der Blutgefäße. Zeitschr. f. Biol. Bd. 71, S. 255. 1920.
[4]) Marey: La circulation du sang à l'état physiol. etc. Paris 1881, S. 160.
[5]) Strasburger, J.: Über den Einfluß der Aortenelastizität auf das Verhältnis zwischen Pulsdruck und Schlagvolumen des Herzens. Dtsch. Arch. f. klin. Med. Bd. 91, S. 378. 1907 u. Dtsch. med. Wochenschr. 1907, S. 1033.
[6]) Fürst, Th., u. F. Soetbeer: Über die Beziehungen zwischen Füllung und Druck in der Aorta usw. Dtsch. Arch. f. klin. Med. Bd. 90, S. 190. 1907.
[7]) Hürthle, K.: Dtsch. med. Wochenschr. 1904, S. 1411.
[8]) Pomrich: Inaug.-Dissert. Gießen 1910, S. 31.
[9]) Roy, C. S.: The elastic properties of the arterial wall. Journ. of physiol. Bd. 3, S. 125. 1881.

In der ersten Zeile ist der Druckzuwachs in cm Hg, in der zweiten der Volumzuwachs in relativen Zahlen angegeben.

Druckzuwachs	0,1—1	1—2	2—3	3—4	4—5	5—6	6—7	7—8
Volumzuwachs	4,0	7,1	9,7	15,3	15,8	19,0	21,0	22,2
Druckzuwachs	8—9	9—10	10—11	11—12	12—13	13—14	14—15	
Volumzuwachs	19,7	11,9	9,7	7,4	5,9	4,0	2,5	

Das Maximum des Volumzuwachses findet Roy für die Kaninchenaorta regelmäßig zwischen 65 und 95 mm Hg, bei der Katze zwischen 110 und 120 mmHg und beim Hunde noch etwas höher. Die Aortenwandung besitzt demnach ihre größte Dehnbarkeit bei einem Innendrucke, der dem normalen Blutdrucke entspricht. Für verschiedene Tiere wurde für die Aorta und die großen Arterien das nämliche Resultat erhalten. Ebenso folgen die Aorten von gesunden Kindern dem nämlichen Gesetze. Wenn das untersuchte Gefäß hingegen von Personen oder Tieren mit Marasmus stammt, so findet sich diese größte Dehnbarkeit nicht bei mittlerem Drucke, sondern dann gilt das Gesetz von Marey, wonach die maximale Dehnbarkeit bei minimalem Innendrucke vorhanden ist.

Bestätigt wurden die Resultate Roys durch Zwaardemaker[1]) und Hürthle. Das Maximum der Dehnbarkeit fand Zwaardemaker bei Hunden zwischen 32 und 50 mm, bei Ochsen zwischen 100 und 150 mm Hg. Bei einem Versuche in situ an der Carotis eines lebenden Hundes lag das Dehnungsmaximum zwischen 75 und 100 mm Hg. Hürthle[2]) fand den maximalen Volumzuwachs bei Hundeaorten zwischen 160 und 200 mm Hg.

Dieses gegensätzliche Verhalten des Volumzuwachses konnte wenigstens teilweise aufgeklärt werden durch Mac William[3]). Danach folgt der Volumzuwachs dann dem Gesetze von Marey, wenn die untersuchte Arterie vollständig erschlafft ist (Abb. 202); je höher der Innendruck ansteigt, um so kleiner wird der Volumzuwachs. Bei der stark kontrahierten Ochsencarotis sind die Verhältnisse aber gerade umgekehrt (Abb. 203); hier nimmt der Volumzuwachs mit steigendem Innendruck fortwährend zu. Der gleiche Versuch an derselben

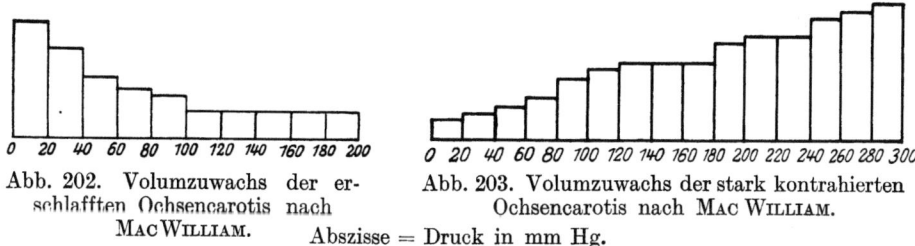

Abb. 202. Volumzuwachs der erschlafften Ochsencarotis nach Mac William.

Abb. 203. Volumzuwachs der stark kontrahierten Ochsencarotis nach Mac William.

Abszisse = Druck in mm Hg.

Arterie 24 Stunden später ausgeführt (Abb. 204), gibt ein ähnliches Resultat, aber die Dehnbarkeit ist jetzt bedeutend größer. Wenn hingegen eine schwach kontrahierte Ochsencarotis verwendet wird (Abb. 205), so resultiert das Gesetz von Roy, der größte Volumzuwachs ist bei einem mittleren Drucke vorhanden.

Der Verlauf der Volumzuwachskurve ist somit durch drei Faktoren bedingt, nämlich durch den Elastizitätskoeffizienten des Wandungsmaterials, die Vergrößerung der vom Druck getroffenen Fläche und durch die Mitwirkung der Muskulatur.

---

[1]) Zwaardemaker: Nederlandsch tijdschr. v. geneesk. Bd. 24, S. 61. 1888.
[2]) Hürthle, K.: Arch. f. exp. Pathol. u. Pharmakol. Bd. 30, S. 155. 1892.
[3]) Mac William, J. A.: On the properties of the arterial and venous walls. Proc. of the roy. soc. of London Bd. 70, S. 109. 1902.

Bei der vollständig erschlafften Arterie ist die Muskulatur fast vollständig ausgeschaltet, hier ist die Volumzuwachskurve eine Funktion der Elastizität. Da der Elastizitätskoeffizient der Gefäßwandung keine Konstante ist, sondern mit zunehmender Dehnung ansteigt, so muß der Volumzuwachs bei höheren Drucken kleiner werden, wie dies MAREY zuerst gefunden hat. Dabei ist allerdings möglich, daß der Volumzuwachs bei niederen Drucken konstant bleibt, ja sogar größer wird, weil durch die stattgehabte Volumzunahme die vom Druck getroffene Fläche vergrößert wird. Die Vergrößerung dieser Fläche und die Vergrößerung des Elastizitätskoeffizienten mit zunehmender Dehnung sind eben entgegengesetzt wirkende Faktoren, und vom Überwiegen des einen über den anderen hängt der Verlauf der Volumzuwachskurve ab. Eine quantitative Analyse dieser beiden Faktoren ist bis heute aber noch nicht erbracht.

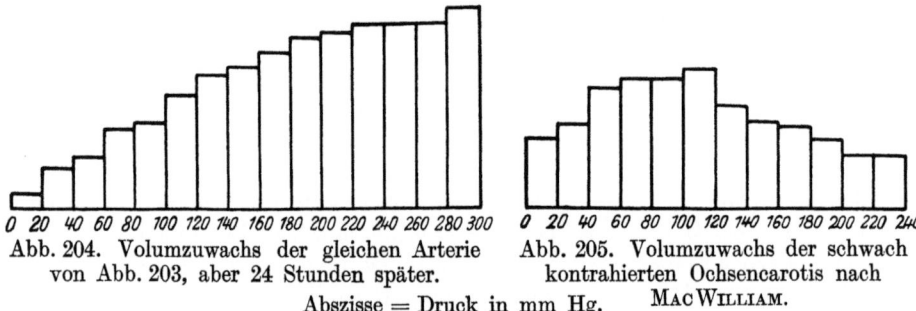

Abb. 204. Volumzuwachs der gleichen Arterie von Abb. 203, aber 24 Stunden später.
Abszisse = Druck in mm Hg.

Abb. 205. Volumzuwachs der schwach kontrahierten Ochsencarotis nach MACWILLIAM.

Noch komplizierter werden die Verhältnisse bei Mitwirkung der Muskulatur. Bei kontrahierten Arterien wird der Innendruck nicht vom elastischen Material der Gefäßwandung, sondern nur von der kontrahierten Muskulatur getragen. Dies zeigt der Vergleich der Abb. 203 und 204, wo am gleichen Gefäß der Volumzuwachs in einem späteren Versuch (Abb. 204) sehr viel größer ist als beim ersten Versuch. Da sich an der stärker dehnbaren Arterie von Abb. 204 das elastische Wandungsmaterial noch nicht geltend macht durch Abnahme des Volumzuwachses, so ist es sicher, daß bei der viel schwächer gedehnten Arterie von Abb. 203 der Innendruck nur durch die Muskulatur allein getragen wird[1]). Hier kommt also hauptsächlich der Elastizitätskoeffizient der glatten kontrahierten Muskulatur in Wirksamkeit, der offenbar viel weniger mit dem Dehnungsgrad variiert als derjenige des elastischen Gewebes. Von wesentlichem Einfluß ist weiter das kleine Anfangsvolumen der stark kontrahierten Gefäße. Denn durch einen bestimmten Volumzuwachs wird die vom Druck getroffene Fläche bei einem engen Gefäß relativ stärker vergrößert als bei einem weiten Gefäß. Die zunehmende Vergrößerung der vom Druck getroffenen Fläche bedingt aber bei konstantem Elastizitätskoeffizienten eine ansteigende Volumzuwachskurve.

Ein gesetzmäßiger Verlauf der Volumzuwachskurve kann somit gar nicht erwartet werden, sondern es sind drei prinzipiell verschiedene Typen möglich. Je nach dem Zustand des untersuchten Gefäßes wird der eine oder andere zur Geltung kommen. Eine abfallende Kurve des Volumzuwachses (Typus I, MAREY) wie in Abb. 202 kommt zustande bei einem wenig dehnbaren, durch Muskelkontraktion wenig beeinflußten Arterienrohr, bei welchem der Elastizitätskoeffizient rasch ansteigt (Aorten älterer Individuen). Der Typus II (Abb. 203 und 204) mit ansteigendem Volumzuwachs resultiert bei Gefäßen, die beim Nulldruck eine starke Verengerung besitzen. Diese kann durch Muskelkontraktion bedingt sein

---

[1]) Dafür spricht auch die **starke Kräuselung der elastischen Platten** an den kontrahierten Gefäßen. (Vgl. K. HÜRTHLE: Pflügers Arch. f. d. ges. Physiol. Bd. 183, S. 253. 1920.)

oder durch starke elastische Zusammenziehung von sehr dehnbaren Aorten, wie sie bei jugendlichen Individuen vorkommen [STRASBURGER[1])]. Die physikalischen Bedingungen für diesen Typus sind somit kleiner und möglichst konstanter Elastizitätskoeffizient. Der Typus III (ROY) ist ein Gemisch von Typus II und I, indem im Beginne der Dehnung der Typus II, bei höheren Drucken aber der Typus I vorherrscht.

Die Angabe von Roy, daß die größte Dehnbarkeit der Gefäße beim normalen mittleren Blutdruck vorhanden sei, scheint m. E. erst als bewiesen, wenn diese Resultate an vollkommen frischen, durch nichts veränderten Gefäßen bei Körpertemperatur (Kältereiz!) erhalten würden.

Die Dehnbarkeit für die verschiedenen Arterien ist eine ziemlich wechselnde. Roy[2]) fand das Verhältnis der Inhalte bei 200 mm Hg und beim Innendruck 0 für die Kaninchenaorta zu ca. 4, für die Carotis und die Femoralis des Kaninchens zu 5,3 bis 7,6, für die Hundeaorta zu 5, und für die Hundecarotis zu ca. 6,7. Die größte Dehnbarkeit besitzt die Art. pumonalis mit einem Verhältnis von 12 bei den Drucken von 38 bzw. 0 mm Hg.

Die Dehnbarkeit der arteriellen Bahn nimmt von ihrem Anfang bis zum Ende sukzessive ab [HÜRTHLE[3])]. Nimmt man als Maß für die Elastizität der lebenden Arterien den Bruchteil des Durchmessers, um welchen die Arterie durch eine pulsatorische Druckschwankung von 60 mm Hg gedehnt wird, so erhält man für die Aorta Werte von $1/4 - 1/7$, für die Carotis $1/25 - 1/40$, für die Cruralis $1/44 - 1/60$ und für die Arteriolen überhaupt keine nachweisbare Dehnung. Darnach betragen die Elastizitätsmoduln nach HÜRTHLE relativ für die Aorta 1,0, für die Carotis 6,6 und für die Cruralis 10,0.

Die Dehnbarkeit der Arterien nimmt mit zunehmendem Alter ab (ROY) [HERRINGHAM und WILLS[4])], und gleichzeitig verliert namentlich die Aorta die Fähigkeit, sich beim Innendrucke 0 stark zu kontrahieren. Infolgedessen haben die Aorten älterer Individuen gegenüber den jungen einen größeren Durchmesser bei der Sektion. Über das Volumen der Aorten und ihren Volumzuwachs orientiert folgende Tabelle von STRASBURGER[5]):

Lebensalter	Volumen bei 40 mm Hg	Volumen bei 240 mm Hg	Volumzuwachs in ccm bei Steigerung des Druckes von	
			80–160 mm Hg	40–240 mm Hg
18–28	93	132,4	18,8	39,4
31–38	109	147,8	16,3	38,8
42–48	126	159,8	13,9	35,9
50–58	167	204,1	14,4	37,1
62–67	197	225,5	10,5	28,5
70–80	169	190,8	8,3	21,8

Um die prozentuale Volumzunahme pro 1 mm Hg Drucksteigerung beim Menschen in vivo zu messen, haben BRAMWELL, MAC DOWALL und SWINEY[6]) eine sehr elegante Metode angegeben. Ihre Berechnung gründet sich auf die mit der Elastizität der Arterie in Verbindung stehende Fortpflanzungsgeschwindigkeit der Pulswelle bei verschiedenem intraarteriellen Druck. Sie fanden für die

---

[1]) STRASBURGER, J.: Zitiert auf S. 872.
[2]) ROY, C. S.: Zitiert auf S. 872 (spez. S. 140–141).
[3]) HÜRTHLE, K.: Vergleich der Druck- und Durchmesserschwankungen der Arterien. Pflügers Arch. f. d. ges. Physiol. Bd. 200, S. 49. 1923.
[4]) HERRINGHAM u. WILLS: Med. chir. transact. Bd. 87, S. 489. 1904.
[5]) STRASBURGER, J.: Zitiert auf S. 872.
[6]) BRAMWELL, MAC DOWALL u. SWINEY: The variation of arterial elasticity with blood pressure in man. Proc. of the roy. soc. of London, Ser. B. Bd. 94, Nr. B 663, S. 450. 1923.

Art. brachialis folgende Werte: Bei einem mittleren Druck von 0 mm Hg in der Arterie ist die prozentuale Volumzunahme im Durchschnitt von 10 Individuen 5,3% für 1 mm Hg Drucksteigerung. Bei steigendem Innendruck fällt die prozentuale Volumzunahme ab und beträgt bei 70 mm Hg 0,4%.

Selbstverständlich besitzen die Arterien in vivo in dem Sinne eine vollkommene Elastizität, daß nach jeder Dehnung die Arterie wieder auf das ursprüngliche Volumen zurückkehrt. An herausgeschnittenen Arterien bleibt hingegen häufig ein Dehnungsrückstand vorhanden sowohl an ausgeschnittenen Streifen als auch bei Untersuchung der Volumelastizität [THOMA und KAEFER[1]), MAC WILLIAM[2]), STRASBURGER[3])]. Da dieser Dehnungsrückstand längere Zeit bestehen bleibt, so ist es wahrscheinlich, daß er in der Hauptsache auf Dehnung der vorher kontrahiert gewesenen Muskulatur beruht, die sich bei der Entlastung nicht wieder zusammenzieht. Auf jeden Fall zeigen die herausgeschnittenen Gefäße eine sehr starke Akkommodation [REUTERWALL[4])], d. h. daß bei wiederholten Deformationen die ersten Dehnungskurven von den späteren stark abweichen. Erst durch häufige Dehnungen resultieren Dehnungskurven mit konstantem Verlauf. Dies entspricht, wie FLEISCH[5]) ausführt, der Elastizitätslehre der Physik. Werden an einem elastischen Körper Dehnungszyklen, d. h. wiederholte Dehnungen und Entdehnungen, ausgeführt, so resultieren die schematischen Kurven von Abb. 206.

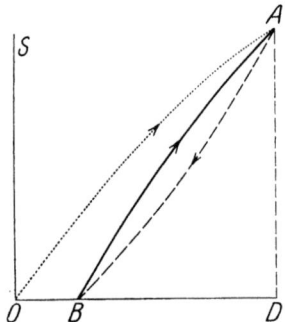

Abb. 206. Schematische Kurven von Dehnungszyklen. Als Abszisse ist die Dehnung, als Ordinate die zugehörige Spannung aufgetragen. Punktierte Linie OA = jungfräuliche Kurve, gestrichelte Linie AB = Entspannungskurve, ausgezogene Linie BA = Spannungskurve. Nach A. FLEISCH.

Bei der ersten Dehnung entsteht die sog. jungfräuliche Kurve OA, bei der Entdehnung die gestrichelte Kurve AB. Bei der folgenden Dehnung wächst die zugehörige Spannung entsprechend der ausgezogenen Kurve BA. Die folgenden Dehnungszyklen verlaufen nun in den gleichen Bahnen BA und AB. Der elastische Körper ist dadurch um die Strecke OB dauernd gedehnt worden. Bei den Dehnungszyklen weist die Spannungskurve BA durchweg größere Werte auf als die Entspannungskurve AB. Diese Erscheinung wird als Hysteresis (das Zurückbleiben) bezeichnet; sie ist eine Folge der elastischen Nachwirkung. Das durch die Spannungskurve BA und die Entspannungskurve AB umschriebene Flächenstück ist die Hysteresisfläche, welche gleich dem Arbeitsverlust ist, der bei dem Dehnungszyklus auftritt.

Unter Verwendung solcher zyklischer Dehnungen untersuchte FLEISCH die Energetik der Gefäßelastizität. Zur Verwendung kamen gleichlange zirkuläre Streifen der Aorta und Art. femoralis des Rindes. Über den Verlauf der registrierten Spannungs- und Entspannungskurve sowie über den resultierenden Arbeitsverlust orientiert Abb. 207.

Wird der gefundene Arbeitsverlust in Prozenten der für die Dehnung geleisteten Arbeit ausgedrückt, so ergeben sich für diesen prozentualen Arbeits-

---

[1]) THOMA, R., u. N. KAEFER: Über Elastizität gesunder und kranker Arterien. Virchows Arch. f. pathol. Anat. u. Physiol. Bd. 116, S. 16. 1889.
[2]) MAC WILLIAM: Zitiert auf S. 873 (spez. S. 138).
[3]) STRASBURGER: Zitiert auf S. 872.
[4]) REUTERWALL, O. P.: Über die Elastizität der Gefäßwände und die Methoden ihrer näheren Prüfung. Stockholm 1921.
[5]) FLEISCH, A.: Der Arbeitsverlust bei rascher Dehnung und Entspannung der Arterienwandung. Pflügers Arch. f. d. ges. Physiol. Bd. 183, S. 71. 1920.

verlust die folgenden Resultate. Je nachdem der Dehnungszyklus an einem schwach oder stärker gedehnten Arterienstreifen ausgeführt wird, ergeben sich verschiedene Werte für den prozentualen Arbeitsverlust, wie folgende Tabelle zeigt:
Prozentualer Arbeitsverlust der Aorta ascendens (Rind); der Dehnungszyklus dehnt den 20 mm langen Gefäßstreifen

von	20—23	23—26	26—29	29—32	32—35	35—38 mm
prozentualer Arbeitsverlust	6,5	2,83	1,91	2,28	2,45	5,94

Der prozentuale Arbeitsverlust erreicht somit ein ausgesprochenes Minimum. Interessanterweise tritt dieses Minimum bei demjenigen Dehnungsgrade auf, welchen die Arterie in vivo besitzt. Werden diese Minima von verschiedenen Arterien miteinander verglichen, so ergibt sich, daß dieses Minimum um so größer ist, je weiter das untersuchte Gefäß vom Herzen entfernt ist. Die von FLEISCH gefundenen Minima des prozentualen Arbeitsverlustes sind folgende:

Aort. ascend.	Aortenbogen	Aort. desc. hoch
1,91	1,08	2,6
Aort. desc. tief	Aort. abdom.	Art. femor.
2,95	6,7	12,9

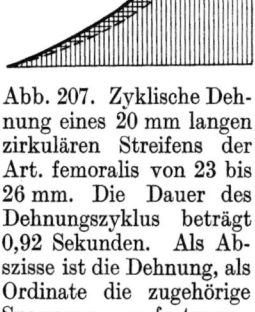

Abb. 207. Zyklische Dehnung eines 20 mm langen zirkulären Streifens der Art. femoralis von 23 bis 26 mm. Die Dauer des Dehnungszyklus beträgt 0,92 Sekunden. Als Abszisse ist die Dehnung, als Ordinate die zugehörige Spannung aufgetragen. Ausgezogene Linie = Spannungskurve, gestrichelte Linie = Entspannungskurve. Vertikal schraffierte Fläche = aufgewendete Arbeit, horizontal schraffierte Fläche = Arbeitsverlust. Nach FLEISCH.

Der Aortenbogen weist das kleinste Minimum auf. Dies dürfte dadurch bedingt sein, daß der Aortenbogen größere pulsatorische Exkursionen aufweist als die Aorta ascendens. Der Arbeitsverlust konnte auch an normal pulsierenden Arterien nachgewiesen werden.

Die früher erwähnte Differenzierung (S. 869) der Arterien in einen elastischen und muskulösen Typus findet somit auch ihren Ausdruck in dem Energieverlust der pulsatorischen Gefäßdehnung. In dem Maße, als der rein elastische Typus des proximalen Teiles der Aorta in den muskulösen Typus der Art. femoralis übergeht, nimmt der prozentuale Arbeitsverlust zu. Die gefundene starke Zunahme des Arbeitsverlustes nach der Peripherie dürfte dadurch teilweise kompensiert werden, daß die pulsatorische Dehnung der Gefäßwand nach der Peripherie abnimmt.

Elastizität der Venen.

Abgesehen davon, daß für die Dehnung der Venen viel kleinere Gewichte notwendig sind als für die Arterien, verhalten sich ausgeschnittene Venenstreifen ähnlich wie Streifen erschlaffter Arterien. Der Dehnungszuwachs ist bei geringen Belastungen am größten und nimmt mit fortschreitender Belastung ab [MAC WILLIAM[1])], wobei Zirkulär- und Längsstreifen sich fast gleich verhalten. Die Dehnungskurve ist nach BARDELEBEN[2]) eine angenäherte Parabel. In bezug auf die Volumelastizität gibt ROY[3]) an, daß der größte Volumzuwachs in direkter Nähe des Nulldruckes stattfindet. Mit zunehmender Erhöhung des Innendrucks nimmt der Volumzuwachs stark ab, wie folgende Zusammenstellung von der Vena cava inf. der Katze zeigt:

Druckzunahme	minus—1	1—10	10—20	20—30	30—40	40—50	50—60
relative Volumzunahme	16,3	11,0	5,6	3,2	2,3	1,7	1,1

---

[1]) MAC WILLIAM: Proc. of the roy. soc. of London Bd. 70, S. 139. 1902.
[2]) BARDELEBEN: Jenaische Zeitschr. f. Naturwiss. Bd. 12, S. 40. 1878.
[3]) ROY, C. S.: The elastic properties of the arterial wall. Journ. of physiol. Bd. 3, S. 125. 1881.

Daraus folgt, daß die Volumkapazität der Venen sehr stark variieren kann, ohne daß der Blutdruck in den Venen sich nennenswert verändert.

4. Die Festigkeit der Arterien und Venen.

Wie schon lange bekannt ist, besitzen die Arterien eine sehr große Resistenz gegenüber dem Innendruck. GRÉHANT und QUINQUAND[1]) bestimmten den Innendruck der notwendig ist, um die Arterien zu zerreißen. Bei den Carotiden des Hundes trat Zerreißen erst bei einem Innendrucke von 4—11 Atmosphären auf, also bei einem Drucke, der 20—56mal größer ist als der maximale Blutdruck. Als allgemeines Gesetz fanden sie, daß der notwendige Zersprengungsdruck um so größer ist, je enger die betreffende Arterie ist. So wurde der Aortenbogen schon durch ca. 2, die Aorta thoracalis durch 4 Atmosphären gesprengt. Eine Vergleichung einzelner Arterien am selben Hund ergibt: Aortenbogen 2,3, rechte Carotis 6,9, linke 7,8, rechte Iliaca 11,3, linke Iliaca 7 Atmosphären. Es entspricht dies der früher (S. 867) erwähnten Tatsache, daß mit abnehmendem Durchmesser der Arterien die Wanddicke relativ größer wird. Für die menschlichen Carotiden wurde ein Druck von 7—8 Atmosphären gefunden. Bei pathologischen Gefäßen von Patienten mit Hämorrhagien wurden niedrigere Drucke gefunden von nur 2—3 Atmosphären.

In bezug auf die Zerreißung der Venen fanden GRÉHANT und QUINQUAND in Übereinstimmung mit WINTRINGHAM[2]), daß die erforderlichen Drucke ebenfalls sehr groß sind, nämlich ca. 2 Atmosphären für die Vena cava und 4—12 Atmosphären für die Jugularvene. Häufig ist der Zerreißungsdruck für die Vena jugularis höher als derjenige für die Carotis des gleichen Tieres.

5. Bau der Capillaren.

Die Anordnung und der Bau der Capillaren ist ihrem Zwecke — dem Stoffaustausch — in hohem Maße angepaßt, indem eine nur sehr dünne Wandung existiert und das Prinzip einer möglichst großen Oberflächenentfaltung realisiert ist. Diese Oberflächenvergrößerung ist soweit getrieben, daß zugunsten einer großen Zahl der Durchmesser der einzelnen Capillare nahezu auf das Minimum reduziert ist, das mit der Strömung des Blutes noch vereinbar ist.

Im Interesse des raschen Stoffaustausches besteht die Wandung der Capillaren in der Hauptsache aus einem einfachen dünnen Endothelschlauch. Wie ROUGET[3]) und MAYER[4]) nachgewiesen haben, liegen auf dem Endothelrohr sternförmig verzweigte glatte Muskelzellen, die nach dem Entdecker als Rougetzellen bezeichnet werden und die schon von ROUGET mit aller Bestimmtheit als die contractilen Elemente der Capillaren betrachtet wurden.

Die Deutung der Rougetzellen als contractile Elemente wurde öfters in Zweifel gezogen [DOGIEL[5]), HOOKER[6]), HAGEN[7])], auch wird ihre Existenz an

---

[1]) GRÉHANT, N., u. H. QUINQUAND: Rupture des vaisseaux sanguins etc. Journ. de l'anat. et de la physiol. Bd. 21, S. 287. 1885.

[2]) WINTRINGHAM: vgl. ROLLETT: Hermanns Handb. d. Physiol. Bd. III (1), S. 329.

[3]) ROUGET, CH.: Mémoire sur le développement la structure et les propriétés physiologiques des capillaires sanguins. Arch. de physiol. norm. et pathol. Bd. 5, S. 604. 1873. — ROUGET, CH.: Cpt. rend. hebdom. des séances de l'acad. des sciences Bd. 79, S. 559. 1874 u. Bd. 88, S. 916. 1879.

[4]) MAYER, S.: Die Muskularisierung der capillaren Blutgefäße. Anat. Anz. Bd. 21, S. 442. 1902.

[5]) DOGIEL, A. S.: Über den Bau der Ganglien usw. Arch. f. Anat. (u. Physiol.) 1899, S. 130.

[6]) HOOKER, D. R.: Functional activity of capillaries and venules. Physiol. reviews Bd. 1, S. 118. 1921.

[7]) HAGEN, W.: Die Schwankungen im Capillarkreislauf. Zeitschr. f. d. ges. exp. Med. Bd. 14, S. 364. 1921.

sämtlichen Capillaren bestritten [KLEMENSIEWICZ[1]), O. MÜLLER[2])]. GOLUBEW[3]) und TARCHANOFF[4]) sowie auch MAREŠ[5]) betrachten die Lumenveränderungen nicht als Ausdruck einer echten Kontraktion, sondern nur als die Folge eines Anschwellens der in die Capillarwand eingelagerten Spindelelemente. Sie möchten die Querschnittsveränderungen als Quellungsphänomene bewertet wissen, wobei aber nach HOOKER Quellung zu einer Verengerung, nach HAGEN hingegen zu einer Erweiterung führen soll.

Die Existenz und die Funktion der Rougetzellen ist neuerdings durch VIMTRUP[6]) an fixierten und supravital gefärbten Präparaten einwandfrei nachgewiesen worden.

Als Objekt diente Zunge und Harnblase des Frosches. Außen auf der Endothelwand der Capillaren fand VIMTRUP stark verästelte Zellen, deren Abstand von Kernmitte zu Kernmitte nicht über 200 μ beträgt. Die Zellen sind willkürlich auf den ganzen Umkreis der Capillaren verteilt. Die Protoplasmamasse zeigt eine sehr unregelmäßige Begrenzung, indem sie gegen die Peripherie hin an Dicke abnimmt und zugespitzte Fortsätze bildet. Die meisten Fortsätze liegen quer zur Capillare, und sie sind so lang, daß sie mit denjenigen der entgegengesetzten Seite zusammenstoßen, so daß die Capillare faßreifenartig umsponnen wird (Abb. 208 a, b und c). Diese

Abb. 208 a—c. a) Sternförmige ROUGETsche Zellen mit den die Capillare faßreifenartig umspannenden Ausläufer nach ROUGET. b) ROUGETsche Zelle von Frosches, supravitale Methylenblaufärbung, nach BJ. VIMTRUP. c) Nickhaut des Frosches, supravitale Methylenblaufärbung, lebendes Präparat) nach BJ. VIMTRUP. Endothelkerne b deutlich hervortretend. Die ROUGETschen Muskelzellen a liegen zum größten Teil schräg oder parallel zur Längsachse der Capillare. Man sieht quer zur Längsachse verlaufende, vom Kern ausgehende Querbänder, die das Gefäß umgreifen und mutmaßlich Fibrillen der Protoplasmaausläufer entsprechen. Die roten Blutkörperchen r sind etwas in die Länge gezogen.

---

[1]) KLEMENSIEWICZ, R.: in KREHL u. MARCHAND: Handb. d. allg. Pathol. Bd. II, 1. Abt., S. 398. 1912.
[2]) MÜLLER, O.: Die Capillaren der menschlichen Körperoberfläche. S. 9. Stuttgart 1922.
[3]) GOLUBEW: Beiträge zur Kenntnis der Capillargefäße des Frosches usw. Arch. f. mikroskop. Anat. Bd. 5. 1869.
[4]) TARCHANOFF: Beobachtungen über contractile Elemente in den Blut- und Lymphcapillaren. Pflügers Arch. f. d. ges. Physiol. Bd. 9, S. 407. 1874.
[5]) MAREŠ, F.: Pflügers Arch. f. d. ges. Physiol. Bd. 165, S. 159. 1916.
[6]) VIMTRUP, BJ.: Beiträge zur Anatomie der Capillaren. Zeitschr. f. Anat. u. Entwicklungsgesch. Bd. 65, S. 150. 1922 u. Bd. 68, S. 469. 1923.

netzförmige Anordnung der contractilen Substanz ermöglicht einen raschen Stoffaustausch durch die Capillarwand hindurch.

Durch die Untersuchungen von KUKULKA[1]) und VIMTRUP sind diese Rougetzellen als contractile Elemente sichergestellt. Die Capillarkontraktion beginnt nämlich zuerst an den Kernen der ROUGETschen Zellen und breitet sich von da auf die übrigen Partien aus. Eine reine Quellung kann deshalb nicht in Frage kommen, weil mit dem Lumen auch der Totalquerschnitt verkleinert wird und die Wanddicke sich nur wenig verändert.

Durch die eingehenden Untersuchungen von ZIMMERMANN[2]) sind die Rougetzellen, die von diesem Autor als Pericyten bezeichnet werden, an den verschiedensten Tieren, sowohl Kaltblütlern als Warmblütlern, nachgewiesen worden. Auch von den menschlichen Capillaren gibt ZIMMERMANN gute Abbildungen der Pericyten, die er ebenfalls als die contractilen Elemente betrachtet.

Wenn auch heute die meisten Physiologen die Rougetzellen als die contractilen Elemente der Capillaren betrachten, so darf doch die entgegengesetzte Anschauung von MARCHAND[3,4]) und ASCHOFF nicht unerwähnt bleiben. MARCHAND, hauptsächlich von der Pathologie ausgehend, betrachtet die Rougetzellen als Adventitialzellen, die von den Endothelzellen herkommen. Wegen ihrer hochgradigen phagocytischen und farbstoffspeichernden Eigenschaften sollen sie bei der Entzündung eine große Rolle spielen, aber nicht als contractile Elemente in Betracht kommen können. Einen vermittelnden Standpunkt nimmt EBBECKE[5,6]) ein: Phagocythose und amöboide Bewegung gehören eng zusammen; amöboide Bewegung ist eine Form der Protoplasmabewegung, die mit der Flimmerbewegung und Muskelbewegung zusammen zu den Contractilitätserscheinungen gerechnet wird und deren unterste Stufe darstellt. Auch die embryonale Muskelzelle ist noch amöboid beweglich. Hiermit löst sich der Widerspruch. Auch schließt das Speicherungsvermögen dieser Adventitialzellen ihre Contractilität nicht aus. EBBECKE geht noch einen Schritt weiter und vermutet auch die Endothelzellen selbst, weil sie amöboid beweglich sind, als contractil.

Wenn auch der Übergang von den Arteriolen zu den Capillaren mehr ein allmählicher ist, so ist der Unterschied meistens doch deutlich. An den Arteriolen besteht nämlich eine kontinuierliche Muskelschicht aus Ringfasern, die das Endothelrohr vollständig bedeckt, währenddem bei den Capillaren das Endothel größtenteils frei zutage tritt. Eine kurze Übergangszone mit lückenhafter Muskelhülle kommt allerdings vor. Nach JACOBJ[7]) existieren an den kleinsten Arterien des Frosches wulstförmige Anhäufungen von Muskelfasern, die als Schleusenmuskeln bezeichnet werden. Ihre Aufgabe wird darin betrachtet, den Stromzufluß zu den einzelnen Capillargebieten beliebig öffnen und schließen zu können.

Die histologische Differenz zwischen Capillaren und kleinsten Venen ist viel weniger ausgesprochen, da die Muskelhülle der Venen sehr viel schwächer ist als die der Arteriolen. Wie schwer die Differenzierung sein kann, zeigen die

---

[1]) KUKULKA, J.: Über die mikroskopisch feststellbaren funktionellen Veränderungen der Gefäßcapillaren nach Adrenalinwirkung. Zeitschr. f. exp. Pathol. u. Therap. Bd. 21, H. 3. 1920.

[2]) ZIMMERMANN, K. W.: Der feinere Bau der Blutcapillaren. Berlin 1923. — ZIMMERMANN, K. W.: Zeitschr. f. Anat. u. Entwicklungsgesch. Bd. 68, S. 29. 1923.

[3]) MARCHAND, F.: Über die Contractilität der Capillaren und die Adventitialzellen. Münch. med. Wochenschr. Jg. 70, S. 385. 1923.

[4]) MARCHAND, F.: Die Störung der Blutverteilung, in KREHL-MARCHAND: Handb. d. allg. Pathol. Bd. II, 1. 1910.

[5]) EBBECKE, U.: Gefäßreaktionen. Ergebn. d. Physiol. Bd. 22, S. 454. 1923.

[6]) EBBECKE, U.: Endothelzellen, „Rougetzellen" und Adventitialzellen in ihrer Beziehung zur Contractilität der Capillaren. Klin. Wochenschr. Jg. 2, S. 1341, Nr. 29. 1922.

[7]) JACOBJ, W.: Arch. f. exp. Pathol. u. Pharmakol. Bd. 86, S. 49. 1920.

subpapillären Venen der menschlichen Haut, die in Wahrheit Riesencapillaren sind, da ihr Endothelrohr nur von Rougetzellen besetzt ist.

Während in fast allen Organen die Capillaren die normalen Schaltstücke zwischen Arterien und Venen sind, kommen an einzelnen Orten, wie speziell in der Milz, beträchtliche Abweichungen vor, indem zwischen Arterien- und Venencapillaren eine Zwischenschaltung retikulären Gewebes, also eine offene Blutbahn exitiert [BANNWARTH[1]), WEIDENREICH[2]), MOLLIER[3])]. Nach neuen Untersuchungen von NEUBERT[4]) findet das arterielle Gefäßsystem mit durchbrochen gebauten Endcapillaren im Pulpareticulum seinen Abschluß, indem die Lichtung der erweiterten capillären Enden sich frei in die Maschenräume des Parenchyms eröffnet[5]). Für die Ableitung des Blutes kommen besondere Einrichtungen, die Venenwurzeln, vor, die sich zum Venensinus vereinigen. Die von den SCHWEIGGER-SEIDELschen Hülsen umgebene und deshalb als Hülsencapillare bezeichnete arterielle Capillare soll wie ein Ventil wirken, die das Blut nur in der Richtung nach den Maschenräumen durchtreten läßt.

Die derivatorischen Kanäle.

Zwischen Arterien und Venen bestehen außer den Capillaren noch größere Anastomosen, die derivatorischen Kanäle, die eine Länge bis zu 0,7 mm und einen Durchmesser bis ca. 50 μ haben. Sie stellen einen abgekürzten Kreislauf mit Umgehung des Capillarnetzes dar. Sie sind von HOYER[6]) speziell an den vom Körper abstehenden Gebilden wie Ohren, Nasenspitze, Lippen, Zehen, Schwanzspitze und Geschlechtsorganen beschrieben, ferner in der Nierenkapsel [GEHBERG[7])] und in der Pia mater. Daß solche derivatorische Kanäle mit relativ großem Lumen existieren, wird keiner bezweifeln, der schon versuchte, die Capillaren durch größere corpusculäre Elemente von ca. 30—40 μ Durchmesser zu verstopfen. Man findet dabei regelmäßig, daß diese Körnchen trotz ihrem für die Capillaren viel zu großen Diameter zum Teil ins Venensystem übergehen. Von JACOBJ[8]) werden diese derivatorischen Kanäle als Stromcapillaren bezeichnet im Gegensatz zu den gewöhnlichen Netzcapillaren. Diese derivatorischen Kanäle nur als „Fehlkonstruktion" zu deuten, dürfte kaum angängig sein mit Rücksicht auf die durchweg bis in die feinsten Details hineingehende zweckmäßige Konstruktion des Organismus. Aber über ihre Bedeutung ist nichts Sicheres bekannt. JACOBJ vermutet, daß in ihnen hauptsächlich der Gasaustausch vor sich gehe, während die Netzcapillaren vorwiegend dem Transport von Baumaterial dienen, eine Anschauung, der kaum beigestimmt werden kann, da die derivatorischen Kanäle mit einer gut entwickelten Muscularis versehen sind. Ferner kommt die Möglichkeit in Betracht, daß es sich um wärmeregulierende Apparate handelt. Wahrscheinlicher ist die Hypothese, daß die derivatorischen Kanäle Überdruck-

---

[1]) BANNWARTH: Untersuchungen über die Milz. Arch. f. mikroskop. Anat. Bd. 38. 1891.
[2]) WEIDENREICH, FR.: Geschlossene oder offene Blutbahn der Milz? Anat. Anz. Bd. 20. 1901 u. Bd. 23. 1903.
[3]) MOLLIER: Über den Bau der Capillaren und Milzvenen (Milzsinus). Arch. f. mikroskop. Anat. Bd. 76. 1911.
[4]) NEUBERT, K.: Der Übergang der arteriellen in die venöse Blutbahn bei der Milz. Zeitschr. f. Anat. u. Entwicklungsgesch. Bd. 66, S. 424. 1922.
[5]) Siehe auch SZYMONOWICZ: Lehrb. d. Histologie, S. 168, Tafel X u. XI. Leipzig 1921.
[6]) HOYER, H.: Über unmittelbare Einmündung kleinster Arterien in Gefäßäste venösen Charakters. Arch. f. mikroskop. Anat. Bd. 13, S. 603. 1877.
[7]) GEHBERG: Über direkte Anastomosen zwischen Arterien und Venen in der Nierenkapsel. Intern. Monatsschr. f. Anat. u. Physiol. Bd. 2, S. 223. 1885.
[8]) JACOBJ, W.: Beobachtungen am peripheren Gefäßapparat unter lokaler Beeinflussung desselben durch pharmakologische Agentien. Arch. f. exp. Pathol. u. Pharmakol. Bd. 86, S. 49 (spez. S. 73). 1920.

ventile darstellen [GROSSER[1]), SCHUHMACHER[2]), JÜRGENSEN[3])]. Wenn aus irgendeinem Grunde, wie z. B. Kälte, der größte Teil der Capillaren dem Blutstrome verschlossen ist, so wird direkt vor und zum Teil auch in den Capillaren wegen Fehlen des Druckgefälles der hohe Blutdruck der größeren Arterien herrschen wodurch die dünne Capillarwandung gefährdet wird. Durch Offenbleiben der derivatorischen Kanäle bleibt das Druckgefälle erhalten, und die Blutstauung mit hohem Blutdruck in den präcapillaren Arterien wird vermieden. Hierfür wäre allerdings notwendig, daß die derivatorischen Kanäle gegenüber Kontraktionsreizen anders reagieren als die Netzcapillaren. In diesem Sinne ist die folgende Beobachtung von JACOBJ zu deuten: Wenn durch Adrenalin der Blutstrom in den Netzcapillaren der Froschschwimmhaut zum Stehen gebracht wird, so bleibt in diesen derivatorischen Kanälen der Blutstrom noch lange Zeit erhalten.

6. Anordnung, Zahl und Dimension der Capillaren.

Jedes Organ wird von den Capillaren netzartig durchflochten. Dabei zeigt die Anordnung der Capillarnetze in einzelnen Organen eine weitgehende Anpassung an die Struktur des Gewebes, so z. B. in den Papillen der Zunge[4]), der Haut[5]) und in der Leber. (Vgl. die Handbücher der Anatomie.) In den im Aufbau längsorientierten Organen, wie Sehnen, Nerven und Muskulatur, ver-

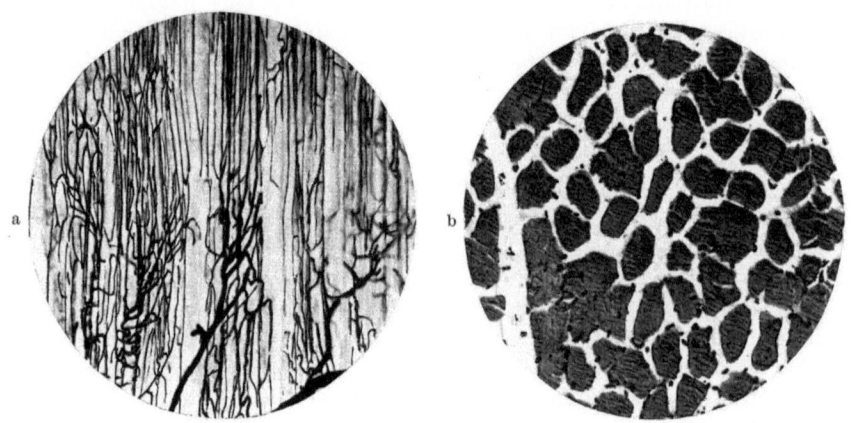

Abb. 209 a und b. a) Längsschnitt und b) Querschnitt durch den injizierten M. gastrocnemius des Pferdes. [Nach A. KROGH[6]).]

laufen auch die Capillaren hauptsächlich in der Längsrichtung, wodurch lange, schmale Capillarmaschen entstehen. Abb. 209 a und b sind Schnitte durch den injizierten M. gastrocnemius des Pferdes. Auf dem Längsschnitt (a) sind die ebenfalls in der Längsrichtung orientierten langen und schmalen Capillarmaschen

---

[1]) GROSSER, O.: Über arteriovenöse Anastomosen usw. Arch. f. mikroskop. Anat. Bd. 60, S. 191. 1902.
[2]) SCHUHMACHER, S. v.: Über den Glomus coccygeum des Menschen usw. Arch. f. mikroskop. Anat. Bd. 71, S. 58. 1908.
[3]) JÜRGENSEN, E.: Ein Beitrag zur pathologischen Physiologie des Kreislaufsystems. Dtsch. Arch. f. klin. Med. Bd. 132, S. 204. 1920.
[4]) NICKAU, B.: Ergebnisse der Capillarbeobachtung an der Körperoberfläche des Menschen. Ergebn. d. inn. Med. u. Kinderheilk. Bd. 22, S. 502. 1922.
[5]) MÜLLER, O.: Die Capillaren der menschlichen Körperoberfläche, S. 9. Stuttgart 1922.
[6]) KROGH, A.: The number and distribution of capillaries in muscles etc. Journ. of physiol. Bd. 52, S. 409. 1918/19.

sichtbar, während auf dem Muskelquerschnitt (b) die Capillaren fast ausschließlich quer getroffen sind.

Die Zahl der Capillaren pro Raumeinheit variiert stark von Organ zu Organ, entsprechend dem Blutbedarf. Sehr dicht mit Capillaren durchflochten sind Lunge, Aderhaut des Auges und Thyreoidea, währenddem die wenig blutbedürftigen Organe, wie Sehnen und Bänder, nur spärliche und weitmaschige Capillarnetze besitzen. Dazwischen hinein gruppieren sich Muskulatur, Haut, Schleimhäute, Drüsen und graue Substanz des Zentralnervensystems.

Es besteht ferner eine Abhängigkeit zwischen Stoffwechselgröße eines Tieres und der Dichtigkeit der Capillaren. So fand KROGH an der quergestreiften injizierten Muskulatur folgende Werte:

Tierart	Körpergewicht in kg	Stoffwechsel in Cal. pro kg u. Stunde	Zahl der Capillaren im qmm
Kabeljau	1	0,4	400
Frosch	0,04	0,4	400
Pferd	500	0,5	1400
Hund	5	3	2500
Meerschweinchen	0,5	6	3000

Einmal zeichnen sich die Warmblüter gegen die Kaltblüter dadurch aus, daß sie eine viel größere Capillaranzahl aufweisen. Aber auch bei den Warmblütern bestehen starke Unterschiede, indem sich die Capillaranzahl umgekehrt wie die Körpergröße, aber gleichsinnig mit der Intensität des Stoffwechsels verändert.

Die Angaben über die Länge der Capillaren können nur ungefähre Werte darstellen; denn Abgrenzung der Capillarlänge stößt auf Schwierigkeiten, weil die Übergangsstellen in die kleinsten Arteriolen und in die kleinsten Venen nicht scharf zu präzisieren sind. Die Abgrenzung wird durch die zahlreichen intercapillären Anastomosen und durch die häufige Hintereinanderschaltung mehrerer Capillaren noch mehr erschwert. Für die mittlere Capillarlänge im Musc. adduct. magn. des Kaninchens fand SPALTEHOLZ[1]) 0,69 mm. Es bestehen auch Längenunterschiede je nach Organ und je nach Tierart. So wächst nach v. HÖSSLIN[2]) die Capillarlänge gleicher Muskeln mit der Größe der Tiere. Die Capillarlänge ist eine Exponentialfunktion der Körpergröße K entsprechend der Formel:

$$\lambda = c \cdot K^x,$$

wobei c eine Konstante ist. Der Exponent x wurde angenähert zu 0,1—0,18 bestimmt. Ferner nimmt die Capillarlänge für die einzelnen Muskeln desselben Tieres mit der Höhe der mittleren Arbeit des betreffenden Muskels ab. Die Resultate v. HÖSSLINS für die Capillarlänge in μ sind bei mittlerer Spannung des Muskels folgende:

	Maus	Kaninchen	Mensch	Pferd
Oberschenkel	467	775	—	1250
Unterschenkel	435	545	—	—
Arm	345	—	800	—
Kopf	240	—	—	443

Die mittlere Länge der menschlichen Muskelcapillaren wird, entsprechend diesen Befunden, zwischen 0,6 und 1 mm variieren. Die Entfernung von der kleinsten Endarterie zur kleinsten Endvene beträgt ca. 1,1 mm.

---

[5]) SPALTEHOLZ: Abhandl. d. math.-phys. Kl. d. kgl. sächs. Ges. d. Wiss. 1888.
[6]) HÖSSLIN, H. v.: Beitrag zur Mechanik der Blutbewegung. Dtsch. Arch. f. klin. Med. Bd. 66, S. 102 u. 624. 1899.

Am Nagelwall fanden DIETER und CHOU-SUNG-SNENG[1]) die durchschnittliche Länge der Capillaren bei zwei Drittel der Fälle zu 0,16—0,4 mm und bei einem Drittel der Fälle zu 0,4—0,5 mm.

Der Durchmesser der Capillaren ist ein sehr variabler, je nach dem Durchblutungszustand des Gewebes. VON HÖSSLIN fand an mit Gelatine injizierter Muskulatur folgende Werte, wobei zu beachten ist, daß beim Erstarren der Gelatine der intracapilläre Druck nahezu Null war:

	Pferd	Mensch	Schaf	Kaninchen	Maus
Capillarweite in μ	6,08	7,6	4,9	5,5	5,6—6,0
Blutkörperchengröße im Mittel	5,95	7,9	4,6	6,6	5,95

Die Weite der Capillaren im ungespannten Zustand entspricht also ungefähr der Größe der Blutkörperchen. Im Gegensatz zur Länge scheint der Durchmesser der Capillaren unabhängig von der Körpergröße zu sein. Hingegen bestehen starke Differenzen je nach dem Organ. So haben die Lebercapillaren der Maus einen Durchmesser von 7,5 μ (Muskel 5,6—6,0), die der Leberzellenbalken aber 12, 3 μ.

In vivo findet man wegen des stark variablen Kontraktionszustandes Capillarweiten von 0—13 μ. Als Mittelwert dürfte für die menschlichen Capillaren etwa 8—10 μ angenommen werden. Am Nagelwall fand DIETER 10—30 μ für den arteriellen und bis zu 50 μ für den venösen Schenkel.

Bei Ruhe eines Organs ist immer ein großer Teil der Capillaren dem Blutstrome verschlossen und deshalb im mikroskopischen Bilde kaum sichtbar. Sobald aber eine lokale Gefäßerweiterung erzeugt wird (Urethan, KROGH), so tritt neben der Erweiterung eine starke Vermehrung der Capillaren ein, indem die vorher verschlossenen unsichtbaren Schlingen blutdurchströmt und sichtbar werden. So findet man die verschiedensten Durchmesser von 0—13 μ.

Wie sehr sich die Oberfläche der Capillaren, also die für den Stoffaustausch maßgebende Größe, der jeweiligen Funktionsintensität anpaßt, zeigen folgende Resultate von KROGH[2]). Darnach variiert die Gesamtoberfläche der Capillaren in 1 ccm Muskelsubstanz beim Frosch von 1,3 qcm bei Ruhe bis auf 70 qcm bei Arbeit. Für das Meerschweinchen wurde gefunden: Ruhe 3 qcm, Ruhe 8 qcm, Ruhe 32 qcm, Massage 200 qcm, Arbeit 360 qcm, maximale Dilatation 750 qcm. Beim Frosch kann somit eine Vergrößerung der Capillaroberfläche bis zum 54fachen, beim Meerschweinchen bis zum 250fachen Betrag vorkommen. Da die Aufgabe der Capillaren im Gas- und Stoffaustausch besteht und dieser mit der Größe der Gesamtoberfläche parallel geht, so erhellt daraus die wunderbare Adaptationsfähigkeit des Capillarsystems an die momentanen Bedürfnisse des Gewebes.

7. Die Contractilität der Capillaren.

Von physiologischen Gesichtspunkten ausgehend, ist die Contractilität der Capillaren als ein selbstverständliches Postulat zu betrachten. Denn so wie jede Funktion im Organismus reguliert ist, so muß auch der Gas- und Stoffaustausch in den Capillaren durch das Mittel der Oberflächenveränderung der Capillaren reguliert sein. Dafür ist die Contractilität der Capillaren notwendiges Erfordernis, und es mutet sonderbar an, daß diese trotz wiederholten experimentellen Feststellungen immer wieder bestritten wurde.

---

[1]) DIETER u. CHOU-SUNG SHENG: Zur Physiologie und Morphologie der Capillaren am Nagelwall bei gesunden Personen. Zeitschr. f. d. ges. exp. Med. Bd. 28, S. 234. 1922.

[2]) KROGH, A.: Det kgl. Danske Videnskab. Selskab. Biol. Meddelelser 1. 6. 1918 u. 3, 3. Cpt. rend. des séances de la soc. de biol. Bd. 84, A. 6. 1921.

Die erste Beobachtung über die Contractilität der Capillaren wurde von STRICKER[1]) erhoben. Andere Autoren konnten diese Befunde bestätigen [SEVERINI[2]), BIEDL[3])]. Die alte Anschauung, wonach die Weite der Capillaren nur eine Funktion des Blutdrucks sein sollte, mußte weichen; denn ROY und BROWN[4]) fanden, daß die Capillarweite unabhängig vom Blutdruck variiert und daß in einem Gebiet gleichzeitig einzelne Capillaren weit und andere kontrahiert sein können. Die Contractilität der Capillaren erhielt eine wesentliche Stütze durch die Entdeckung der ROUGETschen Zellen (s. S. 879), die von ROUGET und S. MAYER mit aller Bestimmtheit als contractile Zellen gedeutet wurden. In gleichem Sinne äußern sich STEINACH und KAHN[5]), denen es gelang, die Capillaren der Froschnickhaut sowohl durch direkte elektrische Reizung als auch durch Reizung des Sympathicus zur Kontraktion zu bringen. Bei der Zusammenziehung der Capillare entstehen feine, in das Lumen vorspringende Längsfalten des Endothels, welche beim Aneinanderrücken der Capillarwandung an Zahl, Deutlichkeit und Länge zunehmen, so daß bei maximaler Kontraktion die Capillare einen kompakten, längsgestreiften Strang darstellt [KUKULKA[6]), HEINEN[7])]. (S. Abb. 210a, b, c.)

Ebenso erzielten KROGH und REHBERG durch Reizung der sympathischen Ganglien im Lumbalabschnitt eine Capillarkontraktion an der Froschschwimmhaut.

Auch durch die Capillarmikroskopie der menschlichen Haut wurde der Nachweis geliefert, daß die Capillaren contractil sind und daß sie ihre Weite unabhängig vom Blutdruck variieren können [WEISS[8]), THALLER und DRAGA[9]), PRIBRAM[10]), NIEKAU[11]), O. MÜLLER[12])]. So beobachteten NEUMANN[13]), KYLIN[14]) und PARRISIUS[15]) an den Capillaren des Nagellimbus beim Menschen deutliche Contractilität, indem teils atonische Erweiterungen, teils spastische Einschnürungen auftreten, die sich gelegentlich peristaltikartig über die Capillare fortpflanzten.

[1]) STRICKER, S.: Untersuchungen über die capillaren Blutgefäße. Sitzungsber. d. Akad. d. Wiss., Wien. Mathem.-naturw. Kl. Bd. 51, II, S. 16. 1865. — STRICKER, S.: Über den Bau und das Leben der capillaren Blutgefäße. Ebenda Bd. 52, II, S. 379. 1866. — STRICKER, S.: Untersuchungen über die Contractilität der Capillaren. Ebenda Bd. 74, III, S. 313. 1877.

[2]) SEVERINI, L.: La contrattilità dei vasi capillari in relatione al due gas dello scambio materiale. Perugia 1881.

[3]) BIEDL, A.: Über experimentell erzeugte Änderungen der Gefäßweite. S. Strickers Fragm. a. d. Geb. d. exp. Pathol. Heft 1. Wien 1894.

[4]) ROY u. BROWN: The blood pressure in the arterioles and capillaries etc. Journ. of physiol. Bd. 2, S. 323. 1879/80.

[5]) STEINACH, E., u. R. H. KAHN: Echte Contractilität und motorische Innervation der Blutcapillaren. Pflügers Arch. f. d. ges. Physiol. Bd. 97, S. 105. 1903.

[6]) KUKULKA, J.: Über funktionelle Veränderungen der Gefäßcapillaren. Zeitschr. f. exp. Pathol. u. Therap. Bd. 21, S. 332. 1920.

[7]) HEINEN, W.: Beobachtungen über die Beeinflussung der Capillarweite usw. Zeitschr. f. d. ges. exp. Med. Bd. 32, S. 455. 1923.

[8]) WEISS, E.: Hautcapillaren. Dtsch. Arch. f. klin. Med. Bd. 119, S. 1. 1916.

[9]) THALLER u. DRAGA: Hautcapillaruntersuchungen am Menschen. Wien. klin. Wochenschrift 1917, Nr. 22.

[10]) PRIBRAM: Hypophyse und Raynaudsche Krankheit. Münch. med. Wochenschr. 1920, Nr. 54.

[11]) NIEKAU: Beobachtungen mit dem Hautcapillarmikroskop. Dtsch. Arch. f. klin. Med. Bd. 132, 5. u. 6. Heft. 1920.

[12]) MÜLLER, O.: Die Capillaren der menschlichen Körperoberfläche. S. 60. Stuttgart 1922.

[13]) NEUMANN: Capillarstudien. Berlin. klin. Wochenschr. 1920, S. 826.

[14]) KYLIN: Über peristaltische Bewegung der Blutcapillaren. Klin. Wochenschr. 1923, S. 14.

[15]) PARRISIUS, W.: Zur Frage der Contractilität der menschlichen Hautcapillaren. Pflügers Arch. f. d. ges. Physiol. Bd. 191, S. 217. 1921.

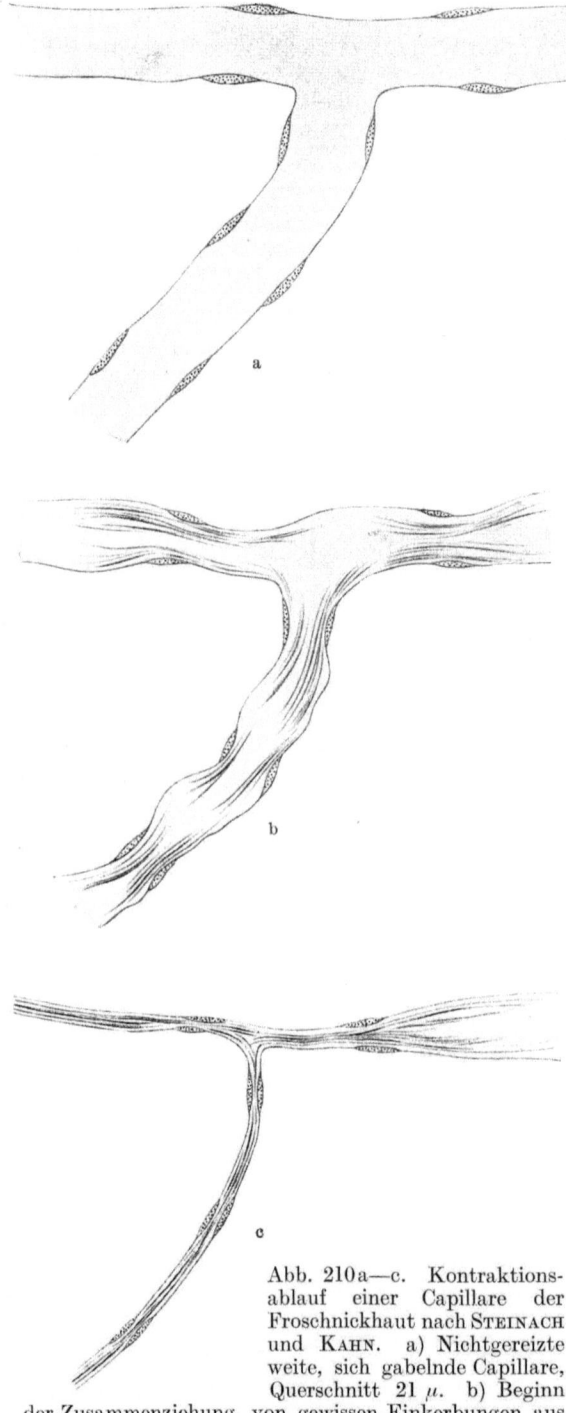

Abb. 210a—c. Kontraktionsablauf einer Capillare der Froschnickhaut nach STEINACH und KAHN. a) Nichtgereizte weite, sich gabelnde Capillare, Querschnitt 21 μ. b) Beginn der Zusammenziehung, von gewissen Einkerbungen aus weiterschreitend. Die Längsfaltung des Endothels ist an den kontrahierten Stellen deutlich. c) Maximale Kontraktion. Die Capillare ist zu einem kompakten, wegen der Faltung längsgestreiften Strang umgewandelt. Querschnitt 4 μ. Nach Aufhören der elektrischen Reizung nimmt die Capillare wieder Weite und Form von a an.

Da die physiologischen Aufgaben des Arteriensystems und des Capillarsystems voneinander wesentlich differieren, so müssen die Capillaren eine funktionelle Selbständigkeit besitzen. Diese ist dadurch zu dokumentieren, daß Arterien und Capillaren einen bestimmten Reiz verschieden beantworten. So beobachtete EBBECKE[1]) beim langsamen Austrocknen der Froschschwimmhaut, daß in einem gewissen Stadium sich die Arterien langsam kontrahieren, während die Capillaren gleichzeitig weit werden und neue Capillaren sich eröffnen. Ähnliche Beobachtungen machte NATUS[2]) am Mesenterium des Kaninchens. Auch bei der lokalen vasomotorischen Reaktion der Haut hat EBBECKE gezeigt, daß das Verhalten der Capillaren in vielen Fällen unabhängig und zuweilen entgegengesetzt ist dem Verhalten der Arterie [COTTON, SLADE und LEWIS[3])]. Das gleiche trifft zu für die Röte oder Blässe der menschlichen Haut, die EBBECKE mit Recht als der Ausdruck der in den Hautcapillaren und Venchen sich befindenden Blutmenge betrachtet. Hingegen ist die Temperatur der Haut abhängig von der Geschwindig-

[1]) EBBECKE, U.: Die lokale vasomotorische Reaktion der Haut und der inneren Organe. Pflügers Arch. f. d. ges. Physiol. Bd. 169, S. 1. 1917.

[2]) NATUS: Zur Lehre von der Stase. Virchows Arch. f. pathol. Anat. u. Physiol. Bd. 199. 1910.

[3]) COTTON, T. F., J. S. SLADE u. T. LEWIS: Heart Bd. 6, S. 227. 1917.

keit des Blutstroms. Da wir speziell an der Hand die Kombination von roter, aber kühler Haut finden, so deutet dies auf weite Capillaren, aber enge, den Blutstrom abdrosselnde Arterien hin, während umgekehrt blasse, aber warme Haut der Ausdruck weiter Arterien, aber enger Capillaren ist.

Ebenso wurde durch die Einwirkung hoher Temperaturen die Unabhängigkeit der Capillarkontraktionen von der Kontraktion der Arterien festgestellt [NATUS[1]]. RICKER und REGENDANZ[2]) tauchten die Ohren von albinotischen Kaninchen in Wasser von 60° und fanden, daß nach der Einwirkung die Capillaren erweitert bleiben, währenddem sich die Arterien fast vollständig schließen. Auch bei der Einwirkung von niederen Temperaturen [BRUNS und KOENIG[3]), CARRIER[4])] kombiniert sich eine Capillarerweiterung mit Arterienkontraktion, so daß eine blutreiche, aber schlecht durchblutete, cyanotische Haut resultiert.

Die Contractilität der Capillaren und ihre Selbständigkeit ist neuerdings von KROGH[5]) eingehend untersucht worden. Durch Reizung mit einem feinen Haar konnten sogar kurze Abschnitte einer einzelnen Capillare zur Erweiterung gebracht werden. Wird mit dem Reizhaar einer kleinen Vene entlang gefahren, so sieht man gelegentlich das Auftauchen einer Capillareinmündung. Reizt man diese Einmündungsstelle weiter, so öffnet sich die bisher verschlossen gewesene Capillare, und das Blut strömt von der Venenseite in sie ein. Bei diesen durch schwache Reize erzeugten Capillarerweiterungen kann der Durchmesser auf ein Mehrfaches des Ursprünglichen ansteigen. Durch starke Reize hingegen können einzelne Capillaren isoliert zur Kontraktion gebracht werden. So beobachtete MAGNUS[6]) bei Esmarchscher Blutleere oder an frisch amputierten Gliedmaßen, daß ein mechanischer Stich in eine Capillare dieselbe sofort zur Kontraktion bringt. Ebenso erhielt NI[7]) bei Fröschen, Kaulquappen, Fischen und Fledermäusen Capillarkontraktionen bei punktförmiger elektrischer Reizung, wobei sich die Kontraktion auf eine kurze Strecke einer einzelnen Capillare beschränken kann.

Durch diese Versuche ist auch einwandfrei sichergestellt, daß die Veränderungen des Capillarlumens vollständig unabhängig vom Blutdruck vor sich gehen können.

Auch innervatorisch und pharmakologisch ist eine gewisse Selbständigkeit der Capillaren nachweisbar. So beeinflußt die elektrische Reizung der Zungennerven nur die Arterien, aber nicht die Capillaren (KROGH). In bezug auf verschiedene Reaktionsweise von Arterien und Capillaren gegenüber chemischen Agenzien fand KROGH, daß Urethan in einer Konzentration von 5,25% nur die Capillaren erweitert, ohne auf die kleinen Arterien einzuwirken. Acetylcholin

---

[1]) NATUS: Zitiert auf S. 886.

[2]) RICKER u. REGENDANZ: Beiträge zur Kenntnis der örtlichen Kreislaufstörungen. Virchows Arch. f. pathol. Anat. u. Physiol. Bd. 231, S. 1. 1921.

[3]) BRUNS u. KOENIG: Über die Strömung in den Blutcapillaren der menschlichen Haut bei kalten und warmen Bädern usw. Zeitschr. f. physiol. u. diätet. Therapie. Bd. 24, S. 1. 1920.

[4]) CARRIER, E. B.: The reaction of the human skin capillaries to drugs and other stimuli. Americ. journ. of physiol. Bd. 61, S. 528. 1922.

[5]) KROGH, A.: Contractilité et innervation des capillaires. Cpt. rend. des séances de la soc. de biol. Bd. 83, Nr. 13, S. 498. 1920. — KROGH, A.: Studies on the capillariomotor mechanism. Journ. of physiol. Bd. 53, S. 399. 1920. — KROGH, A.: Studies on the physiology of capillaries. Journ. of physiol. Bd. 55, S. 412. 1921.

[6]) MAGNUS, G.: Der Beginn der Entzündung im Bilde direkter Capillarbeobachtung. Arch. f. klin. Chir. Bd. 120, S. 96. 1922.

[7]) NI, TSANG G.: The active response of capillaries etc. Americ. journ. of physiol. Bd. 62, S. 282. 1922.

hingegen erweitert die kleinen Arteriolen, wobei aber die Weite der Capillaren nahezu unverändert bleibt. Dem Pituitrin kommt ebenfalls eine spezielle Bedeutung zu, indem es in für die Arterien noch unwirksamen Konzentrationen die Capillaren verengt [Krogh, Harrop und Rehberg[1])].

Im Histamin schließlich besitzen wir ein Mittel, das, wie Dale und Richards[2]) gezeigt haben, auf Arterien und Capillaren in entgegengesetztem Sinne wirkt. Währenddem Histamin die Arterien verengert, erzeugt es eine Dilatation der Capillaren. Weitere Angaben über die chemische Beeinflussung der Capillaren sind im Abschnitt über die „Pharmakologie der Gefäße" enthalten.

---

[1]) Krogh, A., Harrop u. Rehberg: The innervation of the blood vessels in the hind legs of the frog. Journ. of physiol. Bd. 56, S. 179. 1922.

[2]) Dale u. Richards: The vasodilator action of histamine and of some other substances. Journ. of physiol. Bd. 52, S. 110. 1918.

Die Gesetze der Hydrostatik und Hydrodynamik.

Von

W. R. Hess

Zürich.

Mit 11 Abbildungen.

Zusammenfassende Darstellungen.

Winkelmann, K.: Handb. d. Physik Bd. I, 2. Hälfte. Leipzig: J. A. Barth 1908. — Müller-Pouillets, K.: Lehrb. d. Physik u. Meteorol. Bd. I, Kap. 5. Braunschweig: F. Vieweg & Sohn 1906. — Lamb: Lehrb. d. Hydrodynamik. Leipzig 1901. — Volkmann, K.: Die Hämodynamik. Leipzig 1850. — Tigerstedt, R.: Physiologie des Kreislaufes. Bd. III. 2. Aufl. Berlin u. Leipzig: Vereinig. wissensch. Verleger 1922.

Entsprechend der Einordnung dieses Abschnittes in das Kapitel Blutkreislauf ist das Ziel verfolgt, eine nach den hierfür maßgebenden speziellen Gesichtspunkten orientierte Darstellung der Hydrostatik und Hydrodynamik zu geben. Die Auswahl der Einzelthemata und deren Anordnung haben wir nach dem *Bedürfnis desjenigen gerichtet, welcher die Mechanik des Blutkreislaufes zu studieren* wünscht. Es erhalten Erscheinungen eine Betonung, welchen in der Darstellungsweise der physikalischen Schule weniger Beachtung geschenkt wird, und Vorgänge, die dem Physiker wichtig sind, werden nur gestreift. Wir machen diesen Hinweis, um die Absicht einer Abweichung von einer einfachen Übertragung einer vom Physiker geschriebenen Darstellung auszusprechen.

Der Blutkreislauf weist sehr verwickelte hydrodynamische Verhältnisse auf, besonders wenn man auch die Dynamik der Regulationsvorgänge in Betracht zieht. Die Kenntnis einzelner hydrodynamischer Gesetze ohne Einblick in deren Begründung genügt dabei kaum für das Verständnis der zirkulatorischen Erscheinungen. Mit Rücksicht darauf wurde versucht, an Stelle einer schematischen Einteilung des Materials eine solche zu wählen, bei welcher sich die einzelnen Größen und Gesetze auf Grund ihrer gegenseitigen Beziehung entwickeln lassen. Auch bei den erläuternden Skizzen wurde hierauf besonders Rücksicht genommen. Die Dynamik der Flüssigkeitswelle ist als mit der Pulserscheinung zusammenhängend hier nicht berücksichtigt.

Größe und Verteilung des hydrostatischen Druckes.

Beim Ablauf der Blutzirkulation kommen in erster Linie die Gesetze der Hydrodynamik zur Geltung. Gleichwohl spielen verschiedentlich auch die Gesetze der Hydrostatik eine Rolle. Es gilt dies insbesondere für die Belastung der Blutgefäßwandungen. Dabei ist zu beachten, daß infolge der elastischen Dehnbarkeit der Gefäße die statischen Kräfte einen indirekten, aber nicht unwesentlichen Einfluß auf die Blutbewegung erhalten. Ein Wechsel des statischen Druckes im Bereich eines Stromgebietes weitet die Gefäße aus oder läßt sie enger werden, je nach der Richtung des Druckwechsels. Die Folge davon ist die Veränderung der Widerstände, welche ihrerseits auf die Verteilung des Blutstromes zurückwirkt. Dieser Mechanismus tritt sehr häufig in Wirksamkeit, nämlich bei allen Änderungen der Körperstellung. Für den Menschen ist dies besonders wichtig, weil hier die *Körperstellungen* zwischen den Extremen — der horizontalen Lage und der vertikalen Stellung — gewechselt werden. Außerdem ist jede Stellungsänderung der Extremitäten von einer Verschiebung der im Zirkulationssystem obwaltenden statischen Verhältnissen begleitet. Die letzte Auswirkung dieses hämostatisch bedingten Zirkulationseffektes treffen wir in Regulationsvorgängen, deren Aufgabe es u. a. ist, fortlaufend die Schwankungen der statischen Kräfte auszugleichen. Infolge dieser Zusammenhänge hat also die Hydrostatik gerade für das Thema der Regulierung der Blutzirkulation nicht zu unterschätzende Bedeutung.

Ein anderes Thema, für welches die Hydrostatik Interesse hat, ist die Beziehung zwischen Bau und mechanischer Beanspruchung der Gefäßwandungen unter physiologischen und pathologischen Bedingungen (z. B. Varicen). Im weiteren bildet die Blutversorgung des Kopfes Anlaß, die Hämostatik in Betracht zu ziehen.

Ein Thema für sich sind die hämostatischen Erscheinungen, wie sie sich im physiologischen Experiment einstellen. Es gibt mannigfache Versuchsanordnungen in der Erforschung des Blutkreislaufes, bei welchen die Gesetze der Hydrostatik Berücksichtigung erfordern.

Wesen und Wirkung der hydrostatischen Kräfte.

Die hydrostatischen Kräfte gehen auf die Schwerkraft zurück. Abb. 211 stelle einen prismatischen vertikal gestellten Hohlkörper dar, der bis $A-B-C-D$ mit Flüssigkeit gefüllt ist. Die Bodenfläche ist beweglich gedacht, durch Druck von unten dicht angelegt. Die Größe des Druckes, welcher eben notwendig ist, den Boden gegenüber dem Flüssigkeitsdruck zu halten, entspricht dem hydrostatischen Druck, der auf die Bodenfläche wirkt. Er berechnet sich aus Fläche F mal Höhe der Flüssigkeitssäule h mal spezifisches Gewicht der Flüssigkeit s. Bezeichnen wir mit P die Kraft, welche dem Bodendruck der Flüssigkeit eben das Gleichgewicht hält, so ergibt sich die Beziehung $P = Fhs$. Den Druck, welcher auf die Flächeneinheit der Bodenfläche wirkt, nennt man den *spezifischen Druck*. Mit p bezeichnet, ergibt er sich durch Division des Gesamtdruckes P durch die Fläche F.

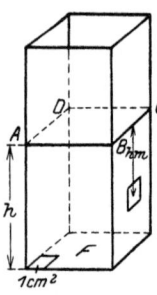

Abb. 211. Darstellung des hydrostatischen Druckes.

$$p = \frac{P}{F} = hs.$$

Da die Massenteilchen einer Flüssigkeit nicht wie im festen Aggregatzustand durch Kohäsionskräfte gegenseitig in fixierter Lage festgehalten sind, macht sich der Flüssigkeitsdruck nach *allen Seiten des Raumes geltend*. Auch die Seitenwände des Hohlkörpers haben einen hydrostatischen Druck auszuhalten, der sich nach denselben Regeln wie der Druck auf die Bodenfläche berechnet. Die Feststellung der Druckhöhe ist aber dadurch kompliziert, daß für verschiedene Punkte des in Betracht gezogenen Flächenstückes verschiedene Höhenwerte gemessen werden. Maßgebend ist die *mittlere Höhe* h_m. Der auf gleich großen Flächen ruhende hydrostatische Druck wächst gemäß dieser Relationen proportional mit dem senkrechten Abstand des Flächenstückes von der Oberfläche, d. h. bei einer inkompressiblen Flüssigkeit. Wasser und Blut können bei der in Frage kommenden Größenordnung von Kräften als inkompressibel gelten. Befindet sich eine Flüssigkeit im lufterfüllten Raum, so lastet der Druck der Atmosphäre auf der Flüssigkeitsoberfläche. In der Berechnung des Druckes, welcher unter solchen Bedingungen an irgendeiner Stelle in der Flüssigkeit herrscht, addiert sich der Atmosphärendruck zum hydrostatisch bedingten Druck. Gegen außen, z. B. gegen Boden oder Seitenfläche, kommt der Druck der Atmosphäre aber nicht zur Geltung, weil hier der Atmosphärendruck als Gegendruck wirkt, sofern der Hohlkörper auch nach diesen Richtungen durch den Luftraum begrenzt wird.

Handelt es sich um einen in einem geschlossenen Hohlkörper erzeugten Überdruck, so überlagert sich dieser — soweit es sich um die Belastung der Wandungen oder um den Druck der Flüssigkeit gegenüber dem freien Raume handelt — dem für jeden Punkt des Flüssigkeitsraumes geltenden hydrostatischen Druck. Wenn über einer Flüssigkeit eine zweite, evtl. eine dritte usw. Flüssigkeit geschichtet ist (z. B. bei Flüssigkeitsmanometern), so summieren sich ebenfalls die durch die einzelnen Schichten erzeugten Druckwerte, deren jeder sich aus der Beziehung $p = hs$ ergibt.

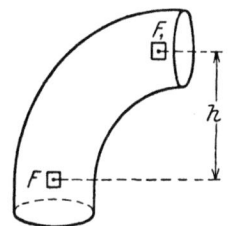

Abb. 212. Unterschied in der Druckbelastung zweier Flächenelemente, die sich auf verschiedener Höhe befinden.

Entsprechend unserer Skizze haben wir bis dahin den einfachen Fall eines Hohlkörpers mit ebenen Begrenzungsflächen in vertikaler Stellung angenommen.

Ändern wir Form und Stellung, so ändert sich der hydrostatische Druck für jeden Ort im Flüssigkeitsraum nur insoweit, als sein Abstand von der Oberfläche verändert worden ist. Die in der Formel festgelegten Beziehungen zwischen den einzelnen Größen bleiben unverändert. Dementsprechend ist es für den Boden- oder den Seitendruck irrelevant, ob der Hohlkörper sich nach oben verengt oder erweitert. Es ist auch ohne Einfluß, ob die Wände durch ebene oder irgendwie gewölbte Flächen gebildet werden, ob der Hohlkörper vertikal oder schief steht. Der Vertikalabstand zwischen zwei vom Druck getroffenen Flächenelementen bleibt mit dem spezifischen Gewicht der Flüssigkeit für die Differenz ihrer hydrostatischen Belastung auch dann maßgebend, wenn die Flächenelemente *nicht* vertikal übereinander liegen. Bei der in Abb. 212 dargestellten Form eines Hohlkörpers ist z. B. für die Berechnung der Differenz des hydrostatischen Druckes, welcher auf den beiden gleich großen Flächenelementen F und F_1 lastet, die Höhe h maßgebend.

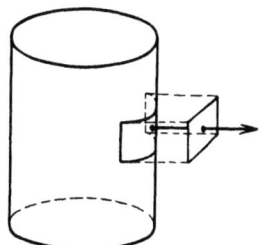

Abb. 213. Belastung eines gewölbten Flächenelementes durch Innendruck.

Handelt es sich wie hier und wie in Abb. 213 um die Feststellung eines Druckes, wie er in bestimmter Richtung auf einem Flächenelement von gewölbter Form lastet, so ist nicht der Inhalt der Gesamtfläche, sondern derjenige ihrer Projektion auf die zur Druckrichtung senkrecht gelegte Ebene in Betracht zu ziehen.

Innendruck und Wandspannung.

An dieser Stelle ist ein Thema zu berühren, welches zwar nicht direkt zur Hydrostatik gehört, aber doch mit derselben in enger Beziehung steht. Es handelt sich um die Beziehung zwischen Flüssigkeitsdruck und den in den Wandungen des Hohlkörpers erzeugten Spannungen. Diese Frage ist in gewisser Hinsicht für das Verständnis des Baues der Gefäßwand und weiterhin für eine Analyse der Dynamik der Gefäßmuskulatur von Bedeutung.

Der Innendruck in einem Hohlkörper erzeugt in den Wänden Spannungen. Überschreiten diese infolge steigenden Innendruckes eine Grenze, welche durch die *Zugfestigkeit* des Materials bedingt ist, so kommt es zur Kontinuitätstrennung der Wandung, zum Platzen bzw. zum Zerreißen. Maßgebend ist dabei die Kraft, welche auf eine bestimmte Querschnittsfläche des durch Zug beanspruchten Materials entfällt, z. B. auf einen Quadratmillimeter. Die auf die Flächeneinheit entfallende Belastung nennt man die spezifische Belastung des Materials. Die Spannungslinien durchschneiden jede Stelle im Material in allen Richtungen. Bei zylindrischen Röhren, der Form eines Blutgefäßes, interessiert speziell die Belastung des

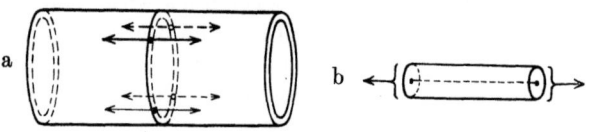

Abb. 214a und b. a) Belastung des Wandungsmateriales eines Rohres in axialer Richtung. b) Die gesamte Wandmasse ist in einen soliden Strang zusammengefaßt gedacht, um die Beanspruchung in axialer Richtung schematisch darzustellen.

Wandmaterials in zwei Richtungen, nämlich zirkulär und longitudinal. Die Spannung in longitudinaler Richtung würde bei Überschreiten der Zugfestigkeitsgrenze zu einem zirkulären Riß führen, die Überschreitung der Zugfestigkeitsgrenze in zirkulärer Richtung zu einem Längsriß. Die Unterschiede dieser beiden Belastungsrichtungen sind durch Abb. 214 und 215 erläutert, wobei die Abb. 214a und 215a die Zugrichtung in der normalen Form des Rohres demonstriert, während in Abb. 214b und 215b das Wandungsmaterial zu einem soliden Strang bzw. zu einem Band geformt gedacht ist. Die Zugfestigkeit eines Materials kann in verschiedenen Richtungen verschieden sein. Es hängt dies von seiner inneren Struktur ab. Auch die Beanspruchung des Materials kann mit der Richtung wechseln. Maßgebend hierfür ist die Form des Hohlkörpers.

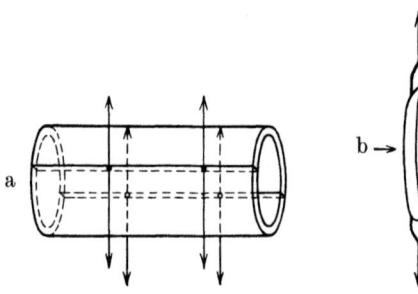

Abb. 215a und b. a) Belastung des Wandungsmateriales in tangentialer Richtung. b) Die Belastung in tangentialer Richtung schematisch illustriert.

Für die Mechanik der Blutgefäßwandung ist die Rohrform von Interesse. Die Gesamtbelastung in *longitudinaler* Richtung (Abb. 214a) ist gleich dem Gesamtdruck auf die Querschnittsfläche $pr^2\pi$. Dabei ist vorausgesetzt, daß das Rohrstück geschlossen sei bzw. daß es einen Ausschnitt aus einem geschlossenen Rohrsystem darstelle. Auf einen Wandungslängsstreifen von der Breite einer Maßeinheit entfällt $\frac{r^2\pi}{2r\pi}p = \frac{r}{2}p$.

Für die Größe der *Zirkulär*spannung ist neben dem Innendruck die Größe der nach Abb. 215a längs durch das Rohrstück gelegten Fläche maßgebend. Für ein Rohrstück von der Länge 1 beträgt die Belastung dementsprechend $2rp$. Diese Last verteilt sich auf die beiden sich gegenüberliegenden Wandungsabschnitte, welche die Ebene senkrecht schneiden (vgl. Abb. 215a u. b). Ein Wandstreifen trägt somit die Last rp. Wie erstmals O. FRANK berechnet hat, beträgt also die Longitudinalspannung die Hälfte der Zirkulärspannung. Für beide Spannungsrichtungen verhält sich die Wandbelastung bei Röhren mit verschiedenen Lichtweiten unter gleichem Innendruck wie die Rohrradien. Diese Proportionen müssen also auch die Wanddicken aufweisen, wenn sie auf gleiche spezifische Belastung des Wandungsmaterials eingestellt werden. Die *Gesamtmasse* eines (dünnwandigen) Rohrstückes von der Länge 1 ist $2 r \pi d$ (Dicke mal Umfang). Für sie ergibt sich bei der Voraussetzung eines gleichen Innendruckes und einer gleichen spezifischen Belastung Proportionalität zum Radiusquadrat, d. h. zum Querschnitt.

Die Beziehung zwischen Rohrweite und Wandbelastung bei gegebenem Innendruck hat nicht nur für die physikalische Interpretation des Baues der Gefäßwand Interesse, sondern insbesondere auch deswegen, weil bei gegebenem Innendruck mit der Betätigung der Gefäßmuskulatur eine Änderung der Belastung des Wandmaterials einhergeht. Zieht sich ein Gefäß zusammen, so reduziert sich die vom Innendruck belastete Fläche. Die Folge ist eine Entlastung des Wandmaterials in den eben festgestellten Proportionen. Da mit der Verengerung eines Gefäßes das Wandungsmaterial sich auf einen kleineren Umfang verteilt, werden die Wandungen dicker, annähernd reziprok zur Änderung des Radius. Die Abnahme der Gesamtlast einerseits, die Verdickung der Wand anderseits ergeben also eine doppelt bedingte Reduktion der *spezifischen Belastung* des Materials. Auf die Belastung des einzelnen histologischen Elementes bezogen spielt die Wandverdickung keine Rolle, da ja die Zahl der Elemente durch ihre Kontraktion nicht verändert wird.

Analoge Betrachtungen haben auch für anders geformte Hohlkörper ihre Geltung, z. B. für die Form des Herzens. Auch hier geht mit der Verkleinerung des Innenraumes eine Reduktion der Belastung des Wandungsmaterials einher.

Eine besondere Beanspruchung erfährt die Rohrwandung dort, wo der Flüssigkeitsstrom aus der geraden Richtung abgebogen wird. Der Flüssigkeitsstrahl übt eine *Stoßwirkung* aus. Dieselbe hat ihre Ursache im Beharrungsvermögen der Flüssigkeit. Die durch Stoßwirkung bedingten Kräfte sind im Kreislaufsystem im Vergleich zu den durch den Innendruck bedingten Spannkräften sehr klein.

Der Vollständigkeit wegen sei an dieser Stelle noch der sog. *Reaktionsdruck* zu erwähnen, der auftritt, wenn Flüssigkeit aus einer Öffnung in freiem Strahl austritt. Diese Erscheinung findet sich in der hämodynamischen Literatur bei Diskussion der Entstehung des Herzspitzenstoßes.

Das Strömen von Flüssigkeiten in Röhren[1]).

Die Ursache für Flüssigkeitsströmung sind Druckdifferenzen in dem von Flüssigkeit erfüllten Rohr. Als Folge einer Druckdifferenz ergibt sich, daß die einzelnen Flüssigkeitsteilchen von den beiden Seiten der Achsenrichtung einen ungleichen Druck erfahren. Der Überdruck von einer Seite wirkt als *bewegungserzeugende* Kraft. Sobald Bewegung entsteht, kommt es zur Reibung. Die *Reibung* macht sich im Sinne einer *hemmenden* Kraft geltend. Da diese hemmende Kraft mit steigender Geschwindigkeit zunimmt, führt der einseitige Überdruck nicht zu einer fortgesetzt beschleunigten Flüssigkeitsströmung. Der Beschleunigung ist bei derjenigen Geschwindigkeit eine Grenze gesetzt, bei welcher die Reibung als hemmende Kraft der Druckdifferenz als beschleunigende Kraft das Gleichgewicht hält. In diesem Gleichgewichtszustand besteht *kontinuierliche Strömung*.

---

[1]) WINKELMANN: Handb. d. Physik, 2. Aufl. Bd. I, 2. Teil, S. 936. — GRÜNEISEN: Wiss. Abhandl. d. Phys.-Techn. Reichsanst. Bd. 4, S. 153. 1905. — STAEHELIN, R. u. ALOIS MÜLLER: Experimente zur Hydromechanik und Hydrodynamik. Zeitschr. f. d. ges. exp. Med. Bd. 39ff. — MÜLLER, ALOIS: Ebenda Bd. 39, S. 157. 1924. — HESS, W. R.: Das Prinzip des kleinsten Kraftverbrauches usw. Arch. f. (Anat. u.) Physiol. S. 5. 1914. — HESS, W. R.: Über die periphere Regulierung der Blutzirkulation. Pflügers Arch. f. d. ges. Physiol. Bd. 168, S. 439. 1917. — Ferner: Ergebn. d. inn. Med. u. Kinderheilk. Bd. 23. 1923.

Die Druckverhältnisse in einem durchströmten Rohr.

Abb. 216 stellt ein Stück eines durchströmten Rohres dar, für welches auf seiner ganzen Länge derselbe Querschnitt angenommen ist. Am Anfang A betrage der Druck die Höhe H, am Ende B betrage er H_1. Diese Druckhöhen sind in der Skizze durch die Höhe der über den Querschnittsmitten errichteten Pfeile ausgedrückt. Gemäß dem Gesagten besteht unter solchen Bedingungen eine Strömung in der Richtung von A nach B. Untersuchen wir an einer dazwischen liegenden Stelle, z. B. im Bereiche des Querschnittes Q, den dort herrschenden Druck durch ein eingesetztes Steigrohr, so werden wir ihn kleiner als H und größer als H_1 finden. Die genaue Höhe ist durch das Gesetz eines gleichmäßigen Druckabfalles von H zu H_1 fixiert, wie dies in der Skizze dargestellt ist. Legen wir den Querschnitt Q im Abstand einer *Längeneinheit* von A, so stellen wir die Druckdifferenz zwischen zwei Punkten fest, die um eine Längeneinheit voneinander entfernt sind. In dieser Differenz besitzen wir ein Maß für die *Steilheit des Abfalles*, für das sog. *Druckgefälle*. Der formelmäßige Ausdruck für das Druckgefälle lautet $\dfrac{H - H_1}{l}$.

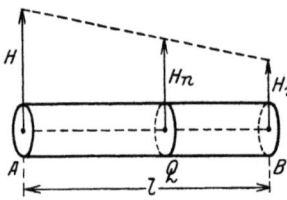

Abb. 216. Die Druckverhältnisse in einem durchströmten Rohr von gleichmäßigem Querschnitt.

Wir haben bis dahin den einfachsten Fall eines auf einer ganzen Länge gleich weiten Rohres angenommen. Das ist der Grund, weshalb wir auf der ganzen Länge das gleiche Druckgefälle finden. Für zwei an beliebige Orte gelegte Querschnitte, deren Distanz 1 cm beträgt, ist die Druckdifferenz immer gleich groß. Andere Verhältnisse treffen wir bei einem Rohr, dessen Querschnitte an verschiedenen Stellen verschieden sind. Als Beispiel verweise ich auf Abb. 217, welche ein Rohr darstellt, dessen Querschnitt in der Strömungsrichtung sich erweitert. Auch in diesem System ist eine Druckdifferenz von links nach rechts angenommen, welche stationäre Strömung unterhält. Untersuchen wir an verschiedenen Querschnitten den Druck, so stellen wir für das Teilstück $A-B$ ein anderes Druckgefälle fest als für das Teilstück $B-C$. Im engeren Rohrteil ist das Druckgefälle größer als im weiten. Es ist dies die Folge der Tatsache, daß die Flüssigkeit im zweiten Teilstück nicht so schnell strömen muß wie im ersten, weil ihr dort ein größerer Strömungsquerschnitt zur Verfügung steht. Wo größere Strömungsgeschwindigkeit herrscht, kommt es zu größerer Reibung; dies ist der Grund des steileren Druckabfalles. In der Verteilung des Druckgefälles eines beliebig formierten unverzweigten Rohres haben wir das Abbild der Verteilung der Widerstände entlang der Strömungsrichtung. Dabei ist allerdings die Druckverschiedenheit, welche durch eine Verschiedenheit der Strömungsgeschwindigkeit an verschiedenen Stellen des Rohres bedingt ist, außer acht gelassen. In einem durch Abb. 217 dargestellten Rohr verlangsamt sich infolge des zunehmenden Querschnittes die Strömungsgeschwindigkeit. Dabei kommt es gemäß dem Theorem von BERNOULLI im reibungslos gedachten System zu einem Druck-

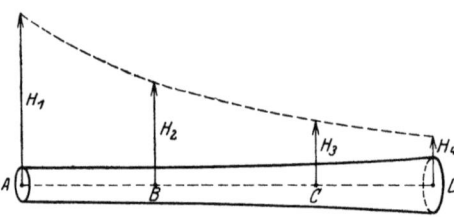

Abb. 217. Druckverhältnisse in einem durchströmten Rohr, welches sich in der Strömungsrichtung erweitert.

anstieg. In einem physikalischen System mit Reibung ist dieser Druckanstieg bei kleinen Geschwindigkeiten durch den Druckabfall als Folge der Reibung überdeckt. — Wo die Flüssigkeitsströmung eine Beschleunigung erfährt, kommt es auch im reibungslosen System zu einem Druckabfall. So ist der Druckunterschied in der linken Herzkammer und einer bestimmten Stelle in der Aorta nicht nur durch die Reibung bedingt, sondern auch durch den Unterschied der kinetischen Energie der bewegten Masse. Wir wissen, daß es sich aber hier nur um sehr kleine Energiebeträge handelt, so daß dieser Hinweis auf den Inhalt der BERNOULLIschen Gleichung der Hydrodynamik genügt.

Besondere Verhältnisse finden wir in unmittelbarer Nachbarschaft der Stellen, wo ein enger Querschnitt plötzlich in einen weiten übergeht oder umgekehrt. Die Flüssigkeit erleidet dort einen Geschwindigkeitswechsel. Ihr Beharrungsvermögen tritt dabei entweder als Triebkraft, d. h. wie Druckgefälle, oder hemmend, d. h. wie Reibung, in Erscheinung. Von Einfluß auf die Druckgestaltung ist ferner die Erscheinung, daß bei plötzlichem Querschnittswechsel die Flüssigkeitsteilchen aus geradliniger Bahn abgebogen werden. Alle diese Erscheinungen haben aber für den Blutkreislauf nur ganz untergeordnete Bedeutung, da im Bau des Gefäßsystemes plötzliche Querschnittsänderungen vermieden sind. Die Gestalt der durch die Gefäße gebildeten Strombahn ist dem Verlauf der Stromlinie derart angeschmiegt, daß sprungweise Änderungen des Druckgefälles nicht vorkommen können.

Stromvolumen und Strömungsgeschwindigkeit.

In Abb. 218 ist ein Stück eines von kontinuierlichem Flüssigkeitsstrom durchflossenen Rohres dargestellt. Senkrecht zu diesem denken wir uns eine Ebene $E-E$ gelegt. Die Schnittfläche entspricht dem Querschnitt des Rohres bzw. dem Querschnitt der in Strömung befindlichen Flüssigkeitssäule. Infolge der Fortbewegung derselben tritt in einer gegebenen Zeit ein bestimmtes Volumen von Flüssigkeit durch den bezeichneten Querschnitt. Dies nennen wir das *Stromvolumen V*. Beträgt der Zeitabschnitt, auf den sich die Beobachtung erstreckt, eine Sekunde, so spricht man von sekundlichem Stromvolumen oder *Sekundenvolumen*. Wir bezeichnen dasselbe durch V_s. In der Hämodynamik rechnet man mit Rücksicht auf die kleinen Sekundenvolumina häufig mit *Minutenvolumina*.

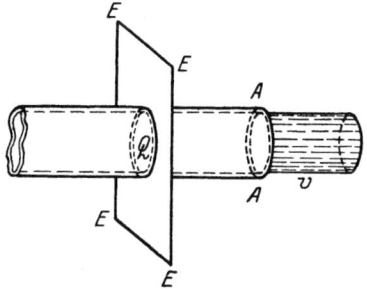

Abb. 218. Darstellung des Stromvolumens und der mittleren Strömungsgeschwindigkeit.

Ist das Rohr an einer Stelle abgebrochen, so daß die Flüssigkeit frei ausströmt, so wird das Durchflußvolumen zum Ausflußvolumen.

Das auf die Zeiteinheit bezogene Stromvolumen ist abhängig vom Rohrquerschnitt und von der mittleren Strömungsgeschwindigkeit; wir sprechen von mittlerer Geschwindigkeit, weil die einzelnen Flüssigkeitsteilchen nicht gleich schnell den Querschnitt passieren. Die wandnahen Teilchen bewegen sich langsamer als die achsennahen. Wir werden weiter unten darauf zurückkommen. Eine Erläuterung der Berechnung des Stromvolumens ergibt sich auf Grund einer Überlegung, welche wir an Abb. 218 anknüpfen. Wir denken uns die strömende Flüssigkeitssäule nach dem Austritt bei der Abbruchstelle des Rohres $A-A$ sich geradlinig mit einer einheitlichen Geschwindigkeit fortbewegend. Die in der Zeiteinheit austretende Flüssigkeitsmenge stellt sich als ein Zylinder dar, dessen Basis der Rohrquerschnitt, dessen Höhe die mittlere Strömungsgeschwindigkeit v ist. Der Inhalt dieses Zylinders, d. i. das *Ausfluß-* bzw. *Durchflußvolumen* V_s, ist $V_s = Q v_m$. Hieraus ergibt sich als mittlere Geschwindigkeit $v_m = \dfrac{V}{Q}$.

Die Stromarbeit.

Als Folge der Fortbewegung der Flüssigkeitssäule verschiebt sich die in Sekundenvolumina abgeteilt gedachte Flüssigkeitssäule von Orten höheren Druckes zu Orten niedrigeren Druckes. Dadurch erleidet die Flüssigkeit einen Verlust an potentieller Energie; er ist dadurch bedingt, daß im Strömen *Arbeit* geleistet wird. Diese Arbeit ist, wenn wir von der kinetischen Energie der bewegten Masse absehen können, von der Reibung „verzehrt" worden. Die gleichmäßig geordnete Bewegungskomponente der Flüssigkeitsteilchen (= Strömung) ist in die ungeordnete Wärmebewegung umgesetzt. Die Stromarbeit kann auf einen bestimmten Rohrabschnitt und die Zeiteinheit bezogen werden. In diesem Falle berechnet sich das umgesetzte Energiequantum als Produkt aus Druckdifferenz und Sekundenvolumen $E = (p - p_1) V_s$. Wollen wir den Energieaufwand E kennenlernen, welcher auf die *Volumeinheit der durch das Druckgefälle fortbewegten Flüssigkeit entfällt,* so dividieren wir noch durch das Stromvolumen. Wir erkennen so, daß die Druckdifferenz zwischen zwei Punkten eines Leitungssystemes ein direktes Maß für die auf der betreffenden Strecke aufgewendete Energie ist, berechnet auf die Volumeinheit der fortbewegten Flüssigkeit. Die Größe dieses Energieaufwandes ist für die Ökonomie des Kreislaufbetriebes von Bedeutung. Wir können sie als *spezifische Stromarbeit* (W. R. HESS) bezeichnen.

Der Widerstand.

Es ist ausgeführt worden, daß als Gegenkraft zur Strömung veranlassenden Druckdifferenz die Reibung wirkt. Die Strömung wird bei einer Geschwindigkeit stationär, wo sich die beiden Kraftwirkungen (Reibung als Kraft mit negativem Vorzeichen) das Gleichgewicht halten.

Bei dieser Geschwindigkeit resultiert für die betreffende Rohrweite ein bestimmtes Stromvolumen. Die Größe der Geschwindigkeit und damit des Stromvolumens hängt von der Natur der Flüssigkeit und der Gestalt des Leitungsrohres ab. Die Auswirkung der Faktoren, welche dem Druckabfall entgegengesetzt das Stromvolumen mitbestimmen, *ist der Widerstand* (W). Entsprechend dieser Definition ist er in der Formel dargestellt

$$V_s = \frac{P}{W}; \qquad W = \frac{P}{V_s}.$$

Dabei bedeutet V_s das Sekundenvolumen, P der Druckabfall und W der Widerstand. Es ist zu betonen, daß es sich bei der festgestellten Relation um eine *Definition* des Widerstandes handelt. In der Literatur der Hydrodynamik trifft man auch auf eine andere Widerstandsdefinition. Dabei erscheint der Widerstand als eine Funktion der Strömungsgeschwindigkeit[1]. Man geht von der Vorstellung aus, daß, um größere Geschwindigkeiten zu erzeugen, größere Drucke angewendet werden müssen. Es ist hier nicht der Ort, über die beiden verschiedenen Definitionsweisen zu diskutieren. Dagegen ist es ein Erfordernis, sich für die eine oder andere festzulegen, da sich natürlich, je nach dem Begriff

---

[1] WINKELMANN: Handb. d. Physik Bd. I, 2. Hälfte, S. 969. 1908.

des Widerstandes, verschiedenartige Beziehungen zu anderen hydrodynamischen Größen ergeben. In unseren Ausführungen ist der Widerstand für ein bestimmtes Stromsystem und eine bestimmte Viscosität konstant. Er ist also ausschließlich bedingt durch eine physikalische Eigenschaft von Flüssigkeit und durch die Dimensionen des Rohres.

Entsprechend der Formel $W = \dfrac{P}{V_s}$ ist der Widerstand im Stromvolumen meßbar, wenn ein Röhrensystem unter einem bekannten Druckabfall durchströmt wird. Schicken wir durch das Rohrsystem ein Sekundenvolumen von der Größe der Volumeinheit, so kommt der Widerstand direkt in der Größe des Druckabfalles zum Ausdruck.

Wir haben darauf hingewiesen, daß der Widerstand die Auswirkung verschiedener Faktoren ist. Von seiten der Flüssigkeit spielt die Viscosität, d. h. der Koeffizient der inneren Reibung, eine Rolle. Man kann die sich im Strömungswiderstand geltend machende Eigenschaft einer Flüssigkeit auch durch den Begriff der „spezifischen Strömungsfähigkeit" charakterisieren. Der gebräuchliche Ausdruck hierfür ist die *Fluidität*. Sie steht im reziproken Verhältnis zur Viscosität.

Von seiten des Leitungssystems sind Querschnittsverhältnisse und die Länge der Strombahn maßgebend, ferner eine allfällige Gliederung in eine Mehrzahl parallel gelagerter Einzelröhren. Auch die Beschaffenheit der von der Flüssigkeit bestrichenen Oberfläche und die Form von Verzweigungen können einen Einfluß haben.

Unter physiologischen Bedingungen ist die Gefäßwand glatt und von Flüssigkeit benetzt. Dadurch ist der Einfluß von seiten der Oberflächenbeschaffenheit ausgeschaltet. Die Verhältnisse liegen gleich wie bei allen glattwandigen benetzbaren Röhren.

Die quantitative Beziehung zwischen *Widerstand* und *Länge* ist einfach. Für Rohrstücke, deren Widerstandsverhältnisse auf der ganzen Länge einheitlich sind, ist der Widerstand proportional der Länge des Rohres. Dabei ist allerdings ein Minimum der Rohrlänge vorausgesetzt, welches Minimum u. a. vom Querschnitt, von der Strömungsgeschwindigkeit, von der Gestalt der Eintrittsstelle der Flüssigkeit in das Rohr abhängt. Auch das spezifische Gewicht und die Viscosität der Flüssigkeit haben einen Einfluß. Für die Verhältnisse des Gefäßsystems ist dieses Minimum für die einzelnen unverzweigten Gefäßstücke (Internodien) in der Regel überschritten, um so mehr als die Form der Verzweigungsstellen im Sinne einer möglichst ungestörten Überleitung des Blutstromes von einem Internodium in das andere gestaltet ist.

Die quantitative Beziehung zwischen *Widerstand* und *Querschnitt* ist dadurch kompliziert, daß die Flüssigkeit sich in verschiedenen Strömungsformen bewegen kann, nämlich einerseits in sog. *gleitender (laminärer) Strömung*, anderseits in *wirbelnder (turbulenter) Strömung*. Daneben kommen noch Mischungen beider Strömungsformen vor. Für die verschiedenen Strömungsformen sind die Beziehungen zwischen Querschnitt und Widerstand verschieden. Mit Rücksicht auf den Blutkreislauf sind in der Hauptsache die Verhältnisse der gleitenden Strömung maßgebend. Für sie ist der Widerstand eine Funktion des Querschnittsquadrates, und zwar in reziprokem Verhältnis. Bei turbulenter Strömungsform bewegen sich die einzelnen Flüssigkeitsteilchen auf krummliniger Bahn. Die am Stromvolumen gemessene Ergiebigkeit des Strömungsvorganges wird dadurch im Vergleich zur laminären Strömung herabgesetzt. In der Formel $W = \dfrac{P}{V_s}$ drückt sich dies als eine Vergrößerung des Widerstandes aus.

Die Bezugnahme auf das Blutgefäßsystem erfordert, daß wir speziell die Widerstandsverhältnisse an einem *verzweigten Röhrensystem* berücksichtigen. Ein solches System ist schematisch durch Abb. 219 dargestellt. Es ist durch seine *Gliederung* einerseits in *parallel*, anderseits *hintereinander geschaltete* Rohrstücke charakterisiert. Ein von links nach rechts gehender Flüssigkeitsstrom fließt erst in einem Rohrstück a. Dann wird er aufgespalten; der eine Teil wird durch das Rohrstück b_1, der andere Teil durch b_2 aufgenommen. Diese beiden letzten Rohrstücke stehen unter sich im Verhältnis der Parallelschaltung. Beide zusammen sind, als doppelröhriges Leitungssystem betrachtet, an das Rohrstück a angeschlossen. Sie liegen zu ihm im Verhältnis der Hintereinanderschaltung. Man spricht bei einem solchen Verhältnis auch von Serienschaltung. In den Rohrstücken c_1, c_2, c_3, c_4 haben wir wieder Strecken des Leitungssystems

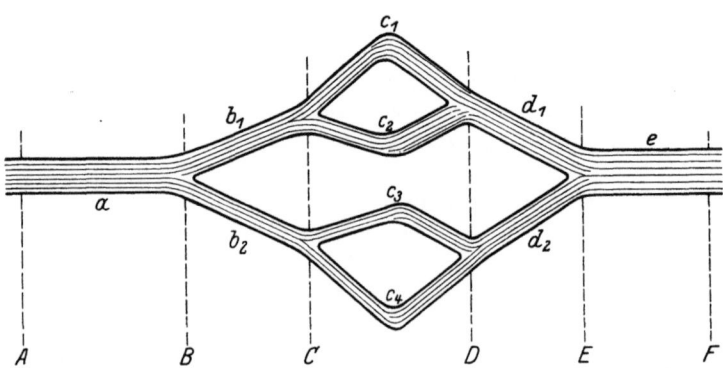

Abb. 219. Verzweigtes Röhrensystem, welches die Gliederung in parallel geschaltete und in hintereinander geschaltete Strombahnabschnitte aufzeigt. Die Verzweigung ist dichotom asymmetrisch, die Strömung von links nach rechts gedacht. Die aus der Vereinigung entstehenden Strombahnabschnitte (rechte Hälfte der Figur) sind weiter als die sich aufzweigenden Strombahnabschnitte (linke Hälfte der Figur).

vor uns, die unter sich parallel geschaltet sind, während die durch die Vertikalen ABC usw. abgeteilten Rohrgruppen die serienförmige Gliederung des Leitungssystems darstellen.

Über den *Gesamtwiderstand parallel geschalteter Rohrstücke* ist folgendes zu sagen: Lassen wir Flüssigkeit aus einem Gefäß gleichzeitig durch zwei getrennte Röhren ausfließen, so ist das Ausflußvolumen bei gegebenem Druck natürlich größer, als wenn nur eines der beiden Rohre die Ableitung besorgen würde. Die beiden Rohre als *einheitliches Ableitungssystem* betrachtet, haben gemäß der Formel $W = \dfrac{P}{V}$ einen kleineren Widerstand als jedes der Einzelrohre.

Auf Grund des reziproken Verhältnisses zum Stromvolumen läßt sich der Gesamtwiderstand auf einfache Weise berechnen nach der Formel

$$\frac{1}{W} = \frac{1}{W_1} + \frac{1}{W_2} + \frac{1}{W_3} \cdots$$

In dieser Formel bezeichnet W den Gesamtwiderstand, W_1, W_2, W_3 die Widerstände der parallel geschalteten Einzelröhren.

Bei der Durchströmung eines Systems *parallel geschalteter* Rohre kann auch die Frage von Interesse sein, wie sich das Gesamtstromvolumen auf die einzelnen Rohre verteilt, z. B. in einem durch Abb. 220 schematisiert dargestellten System. Voraussetzung für die Beantwortung dieser Frage ist, daß die Einzelwiderstände bekannt sind. Dann ergibt sich aus der oben erwähnten Relation zwischen Widerstand und Stromvolumen der Satz, daß die Stromvolumina parallel geschalteter Teile eines Rohrsystems in reziprokem Verhältnis zu den Teilwiderständen sind. Für den konkreten Fall von Abb. 220 ergibt sich

$$\frac{V_b}{V_b'} = \frac{W_b'}{W_b}.$$

Hierbei bedeuten V_b und V_b' die Stromvolumina, W_b und W_b' die Widerstände der parallel geschalteten Teilstücke. Voraussetzung ist hierbei, daß Anfangs- und Enddruck für beide Parallelröhren der gleiche ist. Bestehen z. B. am Ende der Teilsysteme verschiedene Druckverhältnisse, so ist die Verschiedenheit der in den Teilsystemen herrschenden Druckdifferenzen in Rechnung zu setzen, d. h. im Sinne der Abhängigkeit des Stromvolumens vom Druckabfall. Eine Zweiteilung der durch ein Stammrohr zugeführten Flüssigkeitsmenge erfolgt dann nach der Formel

$$\frac{V_s}{V_{s1}} = \frac{\dfrac{P}{W}}{\dfrac{P_1}{W_1}} = \frac{P W_1}{P_1 W}.$$

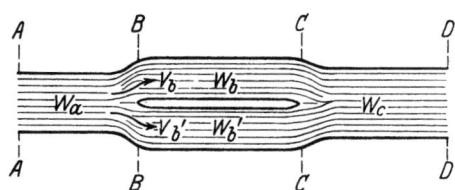

Abb. 220. Verteilung des Stromvolumens auf parallel geschaltete Strombahnen.

Die Erörterung der Frage, wie sich der Gesamtwiderstand eines Systems gestaltet, welches aus hintereinandergeschalteten Teilstücken zusammengesetzt ist, knüpfen wir ebenfalls an Abb. 220 an. Das dargestellte Rohrsystem besteht aus den drei Abschnitten A bis B, B bis C, C bis D. Der erste Abschnitt ist dargestellt durch ein einfaches Rohr, dessen Widerstand nach Länge und Querschnitt W_a betrage. Der zweite Abschnitt besteht aus zwei parallelgeschalteten Röhren, deren Gesamtwiderstand sich nach der eben besprochenen Formel aus den Teilwiderständen der Einzelrohre errechnen läßt. Wir bezeichnen ihn mit W_b^*. Der dritte Abschnitt ist wieder ein einheitliches Rohr; sein Widerstand betrage W_c. Wie die einzelnen Abschnitte aneinandergefügt sind, so fügen sich die Einzelwiderstände zum Gesamtwiderstand zusammen, nämlich als Summe $W = W_a + W_b^* + W_c$. Diese Formel bewahrt auch ihre Gültigkeit, wenn ein oder mehrere Abschnitte aus einer beliebigen Anzahl parallelgeschalteter Röhren bestehen wie z. B. die Capillaren im Blutgefäßsystem. Die Gültigkeit der Formel wird auch nicht beeinträchtigt, wenn an Stelle von zwei oder drei hintereinandergeschalteten Abschnitten sich deren eine beliebige Zahl folgen.

Für den Gesamtwiderstand hat bei einem Rohrsystem, welches aus hintereinandergeschalteten Teilstücken zusammengesetzt ist, der *Übergang* von einem Abschnitt zum andern noch besondere Bedeutung. Differenzen im Querschnitt der Strombahn geben Anlaß für Übertrittswiderstände infolge von Wirbelbildung. Der Bau des Blutgefäßsystems vermeidet aber jede sprungweise Änderung von Querschnitten. Infolgedessen spielen Übertrittswiderstände bei Verzweigungen keine bedeutende Rolle.

Die gleitende und die wirbelnde Strömung.

Es ist bereits darauf hingewiesen worden, daß die Fortbewegung von Flüssigkeit in Röhren verschiedene Formen annehmen kann. Die eine Form ist die sog. gleitende (*laminäre*), die andere die wirbelnde (*turbulente*) Strömung. Bei der ersteren bewegen sich die einzelnen Flüssigkeitsteilchen auf Bahnen, welche *der Rohrachse parallel sind*.

Es ist auch bereits gesagt worden, daß die einzelnen Flüssigkeitsteilchen nicht dieselbe Geschwindigkeit besitzen. Ein Flüssigkeitsteilchen, welches unmittelbar die Wandung begrenzt, wird von dieser durch Adhäsion festgehalten. Ein Teilchen, welches um die Dicke einer Molekülschicht von der Wandung entfernt ist, verschiebt sich gegen die von der Wand festgehaltenen Teilchen. Die Teilchen der nächstfolgenden Schicht rohreinwärts verschieben sich wieder gegenüber der zweiten Schicht usf. Jede Schicht, welche von der ruhenden Wandschicht einen größeren Abstand hat, eilt der Nachbarschicht um einen gewissen Geschwindigkeitsbetrag voran, so daß in der Mitte der Röhre die Geschwindigkeit am größten ist. Verfolgen wir die Flüssigkeitsteilchen, welche in einem gegebenen Zeitpunkt auf der geraden Linie eines Durchmessers liegen, so finden wir sie im nächsten Moment auf einer Parabel, deren Scheitel auf die Rohrachse fällt. In Abb. 221 ist diese Lage durch die Spitze der ausgezogenen Pfeile dargestellt. In einem folgenden Zeitpunkt ist die Verschiebung noch größer geworden, die Einzelteilchen liegen nun an der Spitze der punktierten Pfeile.

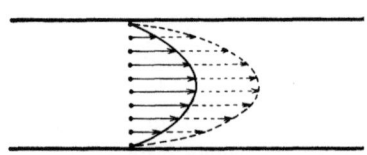

Abb. 221. Verteilung der Strömungsgeschwindigkeit auf einem Rohrlängsschnitt bei gleitender Strömungsform. Die ausgezogene Parabel ist der Ort von Flüssigkeitsteilchen, die einen Zeitpunkt vorher sich auf einem Durchmesser befanden. Die punktierte Parabel ist der Ort derselben Flüssigkeitsteilchen eine Zeitspanne später.

Was im Schnitt gesehen als Parabel erscheint, bedeutet für das körperliche Rohr ein Paraboloid. Beträgt der Beobachtungsabstand eine Sekunde, so stellt der Rauminhalt des Paraboloides das Sekundenvolumen dar.

Bei der Berechnung der mittleren Geschwindigkeit haben wir das Sekundenvolumen in die Form eines Zylinders gebracht (Abb. 218), dessen Höhe die mittlere Geschwindigkeit darstellt. Diese Höhe entspricht der halben Höhe eines Paraboloides mit gleichem Rauminhalt. Daraus folgt, daß die mittlere Geschwindigkeit der halben Achsengeschwindigkeit bzw. der halben Maximalgeschwindigkeit entspricht, da ein Paraboloid den halben Inhalt eines Zylinders von gleicher Basis und Höhe hat.

Steigt in einem Rohr, in welchem laminäre Strömung besteht, die Strömungsgeschwindigkeit, z. B. infolge einer Steigerung des Druckes, so tritt in der strömenden Flüssigkeit neben der achsenparallelen Bewegungsrichtung eine senkrecht dazu gerichtete Bewegungskomponente auf. Macht man den Weg, den die Flüssigkeit zurücklegt, durch einen Farbstofftropfen sichtbar, so wird der Tropfen in der gleitenden Strömung zu einem achsenparallelen Band ausgezogen. Treten neben der in der Achsenrichtung fortschreitenden Bewegung senkrecht dazu gerichtete Bewegungen auf, so wird das Band erst wellig, dann flatternd. Zum Schluß, d. h. bei zunehmenden Seitenbewegungen der Flüssigkeitsteilchen, wird die Farbstofflösung mit der ungefärbten Flüssigkeit vollständig durchwirbelt. An Stelle der laminären Strömung haben wir nun die *turbulente Strömungsform*. Die Geschwindigkeitsgrenze, oberhalb welcher die laminäre Strömung eine Störung erfährt, nennt man die *kritische Geschwindigkeit*. Die Unterlage für ihre Berechnung gibt die Formel für Reynolds[1]). Nach den Untersuchungen dieses Autors wird die laminäre Strömung labil und geht in die turbulente über, wenn sich die Geschwindigkeit $v = \dfrac{2000\,\eta}{2\,r\,\delta}$ nähert. Dabei bedeutet v die mittlere

---

[1]) Reynolds, O.: Philosoph. transact. Bd. 174, S. 935. 1883 u. Bd. 177 I, S. 171. 1886. Ferner Kohlrausch: Lehrb. d. prakt. Physik, 12. Aufl., S. 266. 1914.

Geschwindigkeit, δ die Dichte, r der Rohrradius, η die Viscosität der Flüssigkeit, alle Größen in $C\,G\,S$ ausgedrückt. Hohe Viscosität stabilisiert also die laminäre Strömung und verschiebt dadurch die kritische Geschwindigkeit in die Höhe. Mit dem Auftreten von Wirbelbewegung wird ein Teil der Strömungsarbeit für Bewegungsrichtungen der Flüssigkeitsteilchen verzehrt, welche nicht im Stromvolumen zum Ausdruck kommen (transversale Bewegungsrichtung). Dadurch erzielt die turbulente Strömungsform, bezogen auf den Energieaufwand, kleinere Stromvolumina als die gleitende Strömungsform. In der Formel $W = \dfrac{P}{V_s}$ drückt sich der Übergang von der gleitenden zur wirbelnden Strömungsart als eine Erhöhung des Widerstandes des durchströmten Systems aus.

Die spezifische Stromarbeit (vgl. S. 896) ist bei der turbulenten Strömungsform nicht nur höher als bei der laminären; sie besteht auch in beiden Fällen in einer anderen Abhängigkeit von der Strömungsgeschwindigkeit. Für die laminäre Strömung nimmt sie proportional für die turbulente proportional dem Quadrat der mittleren Strömungsgeschwindigkeit zu[1]).

Das Poiseuillesche Gesetz.

Unter den Bedingungen der laminären Strömung gilt ein zuerst von dem Arzte Poiseuille[2]) empirisch, hernach von Hagenbach[3]) theoretisch begründetes Gesetz. Dasselbe lautet

$$V = \frac{1}{\eta} \cdot \frac{1}{8\pi} \cdot \frac{q^2}{l} \cdot Pt.$$

In dieser Formel bedeutet V das Durchflußvolumen, η die Viscosität der Flüssigkeit, q der Querschnitt und l die Länge des Rohres; P ist der Druckabfall und t die Durchflußzeit. Aus der Formel ersieht man, daß das Durchflußvolumen umgekehrt proportional der Viscosität ist, daß es eine Funktion des Querschnittquadrates bzw. der 4. Potenz des Radius ist, daß es in umgekehrt proportionalem Verhältnis zur Rohrlänge variiert und wiederum in direkter Proportionalität zur Größe des Druckabfalles steht. Schließlich ist Proportionalität zur Dauer des Durchströmungsversuches festgestellt. Das Poiseuillesche Gesetz gibt uns die Möglichkeit, den Zusammenhang zwischen Widerstand und Rohrdimension genau festzulegen. Wir kennen die Beziehung zwischen Sekundenvolumen, Druckdifferenz und Widerstand: $V_s = \dfrac{P}{W}$. Fassen wir bei Versuchen mit einer bestimmten Flüssigkeit, z. B. mit Wasser, alle konstant bleibenden Größen in K zusammen, so lautet die Poiseuillesche Formel $V_s = \dfrac{q^2}{l} P K$. Durch Gleichsetzung der beiden Ausdrücke für V_s ergibt sich $\dfrac{P}{W} = \dfrac{q^2}{l} P K$ oder $W = \dfrac{l}{q^2} K$. Im Blutkreislauf spielt die *Widerstandsänderung* der Gefäße als Regulator für die Blutverteilung eine entscheidende Rolle. Die Längendimensionen der Gefäße bleiben bei diesen Regulationsvorgängen unverändert, so

---

[1]) Vgl. Winkelmann (zitiert auf S. 969), betreffend Widerstand. Die Definition des Widerstandes deckt sich dort nicht mit der von uns verwendeten (vgl. Abschnitt Widerstand).
[2]) Poiseuille: Mém. de l'inst. Bd. 9, S. 433. 1864 u. Pogg. Ann. Bd. 58, S. 424. 1843.
[3]) Hagenbach: Pogg. Ann. Bd. 109, S. 385 u. 402. 1886.

daß sie in die Konstante (C) einbezogen werden können. So ergibt sich der Ausdruck

$$W = \frac{C}{q^2} \quad \text{oder} \quad \frac{C'}{r^4}.$$

Der Widerstand eines Rohrsystems ändert sich also reziprok zum Quadrat des Querschnitts bzw. reziprok zur 4. Potenz des Radius.

Die aktiven Querschnittsänderungen der Gefäße werden durch die contractilen Elemente der Gefäßwandung herbeigeführt, welche also im Rohrumfang liegen. Eine Bezugnahme der Widerstandsänderung auf die Änderung des Umfanges zeigt uns die Beziehung zwischen Verkürzung der Muskelfaser und der dadurch herbeigeführten Widerstandsänderung. Diese Beziehung ist für die *Dynamik des Gefäßmuskelapparates* wichtig. Sie lautet, daß sich der *Widerstand* in reziprokem Verhältnis zur 4. Potenz der Faserlänge ändert, da der Umfang in direkter Proportionalität zum Radius steht. Man erkennt daraus die außerordentliche Wirksamkeit der Gefäßmuskulatur auf die Widerstandsgestaltung. Bei der eben durchgeführten Berechnung ist angenommen, daß die Dicke der Gefäßwand im Verhältnis zum Gefäßquerschnitt sehr gering sei. Soweit diese Voraussetzung nicht zutrifft, ist die Rückwirkung einer Faserverkürzung auf den Widerstand noch stärker ausgesprochen.

Die Gestalt des Blutgefäßsystems legt die Frage vor, inwieweit die Gültigkeit der POISEUILLEschen Gesetze durch *Verzweigungen und Biegungen*[1]) eines Rohres beeinflußt wird. Hierzu ist zu sagen, daß alles, was Wirbelbildung vermeidet, im Sinne der Aufrechterhaltung des Gesetzes wirkt. Biegungen, aber nicht Knickungen, stören die laminäre Strömung nur in der Nähe der kritischen Geschwindigkeit. Bei Verzweigungen ist die *Form* der Abzweigungsstelle entscheidend. Auch hier liegt das Störungsmoment in Verhältnissen, welche Wirbel veranlassen. Es sind dies plötzliche Querschnittsänderungen, scharfwinklige Abbiegungen, speziell wenn es sich um Rohre von weiten Querschnitten handelt. Das Minimum der Störung erfährt die gleitende Bewegung der Flüssigkeitsschichten dann, wenn die Gestalt der Verzweigungsstellen die Flüssigkeitsteilchen durch allmähliche Abbiegung in die neue Richtung eines Zweigrohres überführt und wenn Änderungen im Gesamtquerschnitt der Strombahn allmählich erfolgen. Auch hier wirkt hohe Viscosität im Sinne einer Dämpfung der Wirbelbildung. Anlaß für eine *Störung des POISEUILLEschen Gesetzes* kann schließlich dadurch gegeben sein, daß sich die Flüssigkeit nicht in kontinuierlichen, sondern in periodisch sich folgenden Schüben (pulsierend) bewegt. In der Phase der Verzögerung einer Periode kann durch das Beharrungsvermögen der Flüssigkeit Anlaß zu Transversalbewegungen bzw. Wirbelbildung gegeben werden. Dies tritt um so eher in Erscheinung, je plötzlicher der Geschwindigkeitswechsel ist. Begünstigend für Wirbelbildung wirken weiter Querschnitt, große Dichte der Flüssigkeit.

Wenn der Wechsel zwischen größerer und kleinerer Geschwindigkeit im Verlaufe einer Schubperiode nicht steil verläuft, so wird die frei werdende kinetische Energie fortlaufend von der Reibung der laminären Fortbewegung verzehrt, und zwar um so eher, je höher die Viscosität der Flüssigkeit ist. Unter diesen Bedingungen wird das POISEUILLEsche Gesetz nicht gestört bzw. nur unter Strömungsbedingungen, bei welchen die Strömungsgeschwindigkeit nahezu der kritischen Geschwindigkeit entspricht. Bei Versuchen mit Blut fand HÜRTHLE[2])

---

[1]) VOLKMANN: Hämodynamik. 1850. — GRÜNEISEN: Zitiert auf S. 893. — STAEHELIN, R. u. A. MÜLLER: Zitiert auf S. 893. — A. MÜLLER: Zitiert auf S. 893. — Ferner W. R. HESS: Zitiert auf S. 893.

[2]) HÜRTHLE, K.: Pflügers Arch. f. d. ges. Physiol. Bd. 82, S. 415. 1900.

für das pulsierende Strömen unter Verwendung von Capillaren zwischen 0,5 und 1 mm das POISEUILLEsche Gesetz gültig. Der Autor stellte, was hier auch erwähnt sei, gleichzeitig fest, daß corpusculäre Elemente, wie sie die roten Blutkörperchen darstellen, keine Abweichung vom POISEUILLEschen bedingen. In gleichem Sinne fielen Versuche aus, welche A. MÜLLER[1]) mit einem Glasrohr von einem inneren Durchmesser von 1,5 cm anstellte. Bei Beachtung bestimmter Bedingungen wurde ebenfalls Gültigkeit des POISEUILLEschen Gesetzes festgestellt.

Die Elastizität der Rohrwandung spielt in bezug auf das POISEUILLEsche Gesetz insofern eine Rolle, als sie einen Teil der in der Verzögerungsphase einer diskontinuierlichen Strömung frei werdenden Energie in Form von Spannung aufnehmen kann. Dadurch, daß die Spannung in der Beschleunigungsphase der nächsten Schubperiode als Antriebskraft wirkt, bleibt sie für die achsenparallele Fortbewegung der Flüssigkeit nutzbar und dem Verlust durch Wirbelbildung entzogen. Darin liegt wieder ein Moment, welches einer Einengung des Gültigkeitsbereiches des POISEUILLEschen Gesetzes entgegenwirkt.

---

[1]) MÜLLER, A.: Zitiert auf S. 893 (vgl. S. 247 der Schrift).

Die Verteilung von Querschnitt, Widerstand, Druckgefälle und Strömungsgeschwindigkeit im Blutkreislauf.

Von

W. R. Hess
Zürich.

Mit 6 Abbildungen.

Zusammenfassende Darstellungen.

Volkmann: Die Hämodynamik. Leipzig: Breitkopf & Härtel 1850. — Rollet: Physiologie des Blutes und der Blutbewegung. Hermanns Handb. d. Physiol. Bd. IV. 1880. — Tigerstedt: Die Physiologie des Kreislaufes. Bd. III u. IV. 1. Aufl. Berlin: Walter de Gruyter 1922 u. 1923. — Hess, W. R.: Die Regulierung des peripheren Kreislaufes. Ergebn. d. inn. Med. u. Kinderheilk. Bd. 23. 1923.

Einleitung und Historisches.

Während das Blut seinen Weg vom Herzen zur Peripherie zurücklegt, verringert sich die *Strömungsgeschwindigkeit* in dem Maße, als die Aufteilung der Gefäße fortschreitet. Die Ursache für die Abnahme der Strömungsgeschwindigkeit ist die Zunahme der *Strombreite*. Bei jeder Gefäßverzweigung ist die Summe der Astquerschnitte größer als der Querschnitt des Stammes, aus dem die Äste entsprungen sind (Aortaaufzweigung ausgenommen, vgl. unten).

Auch das *Druckgefälle* entlang der Strombahn ist in den peripheren Abschnitten des Zirkulationssystems verschieden vom Druckgefälle in den zentralen Abschnitten. Die Ursache für diesen Unterschied sind Verschiedenheiten in bezug auf die *Widerstandsverhältnisse*.

Ansätze, diese qualitative Erkenntnis in *quantitativer* Hinsicht auszubauen, reichen über ein Jahrhundert zurück. Es sei hier schon festgestellt, daß trotzdem auch *heute* noch nicht von einer endgültigen Abklärung gesprochen werden kann. Deshalb sind wir gezwungen, in die Einleitung zu unserem Thema das Bekenntnis einzufügen, daß wir die uns gestellte Aufgabe leider nur unvollkommen erfüllen können.

Die quantitative Erfassung des Zirkulationsbetriebes erweist sich als außerordentlich schwierig. Wir müssen uns dessen bewußt sein, um zu verstehen, wie sehr die Anschauungen im Laufe der Zeiten starke Wandlungen durchgemacht haben. Die Schwierigkeit liegt hauptsächlich darin, daß Eingriffe, welche vorgenommen werden, um das Druckgefälle oder die Strömungsgeschwindigkeit oder die Querschnittsverhältnisse zu bestimmen, die Strömungsbedingungen derart ändern, daß die Beobachtungsresultate nicht oder nur sehr bedingt auf das unversehrte Gefäßsystem übertragen werden können. Infolge dieser Schwierigkeiten nahmen einzelne Autoren zu Modellversuchen oder zu theoretischen Erörterungen Zuflucht, wobei natürlich das Resultat in Abhängigkeit von den von ihnen gemachten Voraussetzungen gebracht ist.

In der *Entwicklung* der *Fragen*, die uns hier beschäftigen, dreht sich die Diskussion hauptsächlich um das Problem, in welchem Abschnitt des Gefäßsystems der vom Herzen aufgebrachte Druck vorwiegend verbraucht wird.

In einer Berechnung, welche für ein für die damalige Zeit auffallend gut ausgebildetes Verständnis der Hydrodynamik zeugt, kommt THOMAS YOUNG[1]) zu dem Resultat, daß der Druck in Arterien, deren Weite wenig über dem Durchmesser eines menschlichen Haares liegt, noch volle neun Zehntel des zentralen Druckes ausmache. Erst von hier ab läßt YOUNG einen stärker ausgesprochenen Druckabfall eintreten. Indessen besteht bei YOUNG die klare Erkenntnis, daß ein gewisses Druckgefälle auch in den weitesten Gefäßen bestehen *muß* (1808). Um so auffallender sind die fast 20 Jahre später gemachten Angaben POISEUILLES[2]), nach welchen der in den verschiedensten Arterien gemessene Blutdruck bis auf den hundertstel Millimeter Quecksilber genau übereinstimme. Dies wäre gleichbedeutend mit einem vollständigen Fehlen eines Druckgefälles innerhalb weiter Abschnitte der arteriellen Bahn (1828). Eine solche Vorstellung lehnt VOLKMANN[3]) mit Entschiedenheit ab, indem er Versuchsresultate beibringt, die denjenigen POISEUILLES widersprechen. VOLKMANN tritt auf Grund seiner Beobachtungen dafür ein, daß ein *beträchtlicher Teil des Blutdruckes* auf dem Wege von den Stammarterien zu den kleinen Arterienzweigen verloren gehe (1850).

E. H. WEBER[4]) stellt sich zu dieser Auffassung in Widerspruch, indem er sich an die Resultate der YOUNGschen Berechnung anlehnt, indem er ferner aus der Übereinstimmung im Bau herznaher und herzferner Capillaren folgert, daß auf der ganzen Länge der arteriellen Bahn *nur unbeträchtliche Druckverluste* eintreten können. Sonst wäre der Druck des Blutes in den dem Herzen näheren und den von ihm entfernteren Gefäßgebieten beträchtlich verschieden, was sich in einem verschiedenartigen Bau der Haargefäße am einen und am anderen Orte auswirken müßte (1851). Es ist wohl als eine Zustimmung zu den Ansichten WEBERS zu deuten, wenn sich DONDERS[5]) in seiner Physiologie des Menschen und ROLLETT[6]) in HERMANNS Handbuch der Physiologie dahin äußern, daß die vom Herzen aufgebrachte Kraft *vorzugsweise zur Überwindung der Widerstände in den Capillaren* verwendet werde (1880). Welch große Unsicherheit trotz allen Bemühungen zu einer Abklärung zu kommen, blieb, findet in der Tatsache beredten Ausdruck, daß A. FICK[7]) alle bis dahin ausgesprochenen Ansichten verwirft und den Steilabfall des Blutdruckes jenseits der Capillaren, d. h. in die *Anfänge der venösen Bahn* verlegt. Es waren Beobachtungen an einem Kreislaufmodell, welche ihn zu dieser Ansicht führten.

Schließlich kehrt CAMPBELL[8]) insofern zu den Anschauungen VOLKMANNS zurück, als er einen wesentlichen Teil des Widerstandes auf der arteriellen Bahn

---

[1]) YOUNG, TH.: On the Fonctions of the Heart and Arteries. Philosoph. transact., Part 1, London 1809.

[2]) POISEUILLE: Recherches sur la force du coeur aortique. S. 31. Paris 1828.

[3]) VOLKMANN, A. W.: Die Hämodynamik. Leipzig: Breitkopf & Härtel 1850.

[4]) WEBER, E. H.: Über die Anwendung der Wellenlehre auf die Lehre vom Kreislauf usw. Arch. f. Anat. u. Physiol. 1851, S. 497 spez. S. 545.

[5]) DONDERS: Physiologie des Menschen. 2. Aufl. S. 131. 1859.

[6]) ROLLETT, A.: Physiologie des Blutes und der Blutbewegung. Hermanns Handb. d. Physiol. Bd. IV. 1880.

[7]) FICK, A.: Über den Druck in den Blutcapillaren. Pflügers Arch. f. d. ges. Physiol. Bd. 42, S. 482. 1888.

[8]) CAMPBELL, H.: The resistance to the blood-flow. Journ. of physiol. Bd. 23, S. 301. 1898/99.

sucht. Dabei nimmt er für die weiteren Arterien ein mäßiges, für die Arteriolen ein steiles Druckgefälle an (1898). In der Folgezeit scheint sich die Mehrzahl der Autoren an eine Auffassung, ähnlich derjenigen von CAMPBELL, gehalten zu haben.

Wenn wir nach dieser kurzen historischen Skizze an die Aufgabe herantreten, den heutigen Stand der Erkenntnis zu umschreiben und kritisch zu besprechen, empfinden wir das Bedürfnis nach einer Orientierung über *die gegenseitigen Beziehungen der einzelnen hämodynamischen Faktoren*, deren Verhalten uns hier interessiert. Zum Schlusse des Kapitels wollen wir dann auch versuchen, die Bedeutung, welche der Verteilung von Querschnitt, Widerstand, Druckgefälle und Strömungsgeschwindigkeit innerhalb des Gefäßsystems für den Kreislaufbetrieb zukommt, klarzustellen. Wir tun dies, weil wir der Meinung sind, daß erst dadurch die zu behandelnden Fragen ihren vollen Inhalt erhalten.

1. Die Wechselbeziehungen zwischen Querschnitt, Strombreite, Widerstand, Druckgefälle und Strömungsgeschwindigkeit.

Die Beziehungen zwischen den einzelnen in Diskussion stehenden hämodynamischen Faktoren lassen sich aus den Gesetzen der Hydrodynamik herauslesen. Wir verweisen auf Seite 889 dieses Bandes. Indessen erscheint es geboten, hier diejenigen Gesetze herauszuheben, welche speziell in Anwendung kommen.

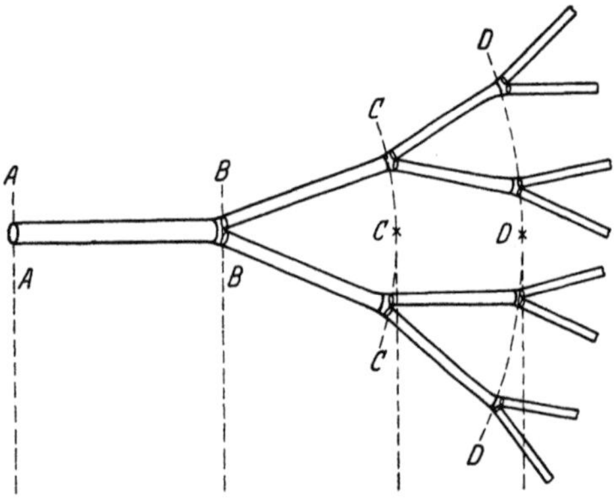

In den Mittelpunkt unserer Untersuchung stellen wir das Gesetz, welches die Abhängigkeit des in der Zeiteinheit zirkulierenden Stromvolumens (V), vom treibenden Druck (P) und vom Widerstand (W) darstellt. Es findet in der Formel Ausdruck:

$$V = \frac{P}{W}.$$

In Worten bedeutet dies, daß das auf die Zeiteinheit bezogene Stromvolumen in proportionaler Abhängigkeit zum treibenden Drucke steht und sich umgekehrt proportional zum Widerstand ändert. Hierzu ist im einzelnen noch folgendes zu sagen: Im Zeit-*Stromvolumen* (V) sind die Faktoren *Strömungsgeschwindigkeit* und *Querschnitt* der Strombahn (Strombreite) enthalten, indem das

Abb. 222. Leitungssystem mit dichotom symmetrischer Verzweigung. Die einzelnen Glieder des Systems (Internodien) sind gegeneinander abgesetzt gedacht. Mit jeder Verzweigung geht eine Verbreiterung des Strombettes einher. Der Faktor der Zunahme des Gesamtquerschnittes ist $\sqrt[3]{2}$. (Vgl. S. 933.)

Stromvolumen das Produkt beider genannten Größen darstellt. Der treibende Druck (P) entspricht dem *Druckabfall* zwischen zwei Querschnitten des Systems, zwischen welchem der Blutstrom den Widerstand W zu überwinden hat.

Dieser *Widerstand* ist durch die innere Reibung des Blutes und durch die Gestalt der Strombahn bestimmt, nämlich durch Länge, Querschnitt, ferner durch die Gliederungsverhältnisse. Die Interpretation des angeführten Gesetzes ist einfach, wenn es sich um eine ungeteilte Strombahn handelt, z. B. ein einzelnes, röhrenförmiges Gebilde, ein Gefäßinternodium. Komplizierter liegen die Verhältnisse bei einem verzweigten Leitungssystem. Da unser Interesse gerade in dieser Richtung geht, versuchen wir an Hand einer schematischen Darstellung, Orientierung zu gewinnen: Abb. 222 bedeutet ein verzweigtes Leitungssystem, ähnlich einem Ausschnitt aus dem mesenterialen Arteriensystem: Ein Gefäß, welches wir als den Stamm des betrachteten Abschnittes bezeichnen, teilt sich symmetrisch in zwei Äste, jeder derselben spaltet sich im gleichen Aufteilungsmodus in zwei Zweige, aus welchen wieder Zweige niederer Ordnung entspringen. Der im Stamm zu einer einheitlichen Blutsäule geschlossene Strom ist gemäß Skizze nach der dreimaligen dichotomen Verzweigung auf acht getrennte Strombahnen verteilt. Wir denken uns nun an verschiedenen Stellen durch das verzweigte Leitungssystem Querschnitte angelegt. Der erste Schnitt fällt an die durch die Linie $A-A$ angegebene Stelle. Der Schnitt trifft die Strombahn im Querschnitt des Stammes Q_A (Abb. 223). Eine zweite Schnittfläche legen wir entsprechend der Linie $B-B$. Diese Fläche schneidet die Strombahn in zwei getrennten Betten. Der Gesamtquerschnitt der Strombahn, die sog. *Strombreite*, entspricht hier der Summe der beiden Astquerschnitte. Ein Analoges ist von den in der Richtung $C-C$ und $D-D$ gelegten Schnittflächen zu sagen. In letzterem Fall ist die Strombreite gleich der Summe der Einzelquerschnitte der acht Zweige, auf welche hier das Stromvolumen des Stammes verteilt ist.

Für das zur Darstellung gebrachte, symmetrisch sich aufteilende System ist mit jeder Verzweigung eine *Zunahme der Strombreite* angenommen. Sie findet ihren graphischen Ausdruck in Abb. 223. Die nach den einzelnen Schnitten orientierten Kreisflächen sind so gezeichnet, daß sie die *Summe* der von den einzelnen Schnitten getroffenen *Querschnittsflächen* darstellen. Das Größerwerden der Kreisflächen von links nach rechts demonstriert den Grad des mit der Aufzweigung einhergehenden *Anwachsens der Strombreite*. Im

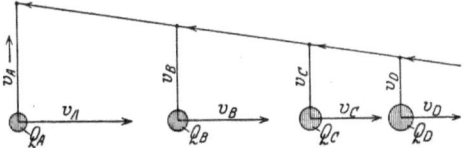

Abb. 223. Darstellung der mit der Verzweigung einhergehenden Zunahme der Strombreite. Die Kreisflächen entsprechen der Summe der von den einzelnen Schnitten getroffenen Querschnittsflächen. Die nach rechts gerichteten Pfeile geben die in den einzelnen Querschnitten herrschenden Strömungsgeschwindigkeiten an. Die mit v_A bis v_D bezeichneten Ordinaten haben dieselben Meßstrecken wie die Geschwindigkeiten. Die Verbindungslinie der Gipfelpunkte zeigt die mit der Querschnittszunahme verbundene Geschwindigkeitsabnahme.

konkreten Fall ist die Progression dieses Anwachsens so gewählt, daß mit jeder Aufzweigung eine Vergrößerung der Strombreite entsprechend einem Faktor $\sqrt[3]{2}$ stattfindet. Die Summe von zwei Ästen beträgt also das 1,26fache des Querschnittes des Gefäßes, aus dem die beiden Äste hervorgehen. Auf den Grund, weshalb wir gerade dieses Progressionsverhältnis wählen, werden wir weiter unten zu sprechen kommen.

Die Folge der Zunahme der Strombreite ist eine mit der Aufzweigung des Systems zunehmende *Verlangsamung der Strömung*. Durch jeden Gesamtquerschnitt des Systems geht dasselbe sekundliche Stromvolumen. Dieses ist das Produkt aus Gesamtquerschnitt und Strömungsgeschwindigkeit. Wenn der Gesamtquerschnitt zunimmt, muß dementsprechend die Strömungsgeschwindigkeit abnehmen, und zwar umgekehrt proportional zur Querschnittsänderung. Die aus den Kreisflächen nach rechts gehenden Pfeile sind in ihrer Länge so gewählt, daß sie dieses reziproke Verhältnis von Strombreite zu Stromgeschwindigkeit zum Ausdruck bringen. Die über den Kreisflächen errichteten Ordinaten entsprechen den Längen dieser Pfeile. Sie sind also eine graphische Darstellung der Geschwindigkeiten, welche in den verschiedenen Querschnitten herrschen. Die Verbindungslinie der Scheitelpunkte dieser Ordinaten zeigt *den Abfall der Strömungsgeschwindigkeit* vom zentralen nach den peripheren Abschnitten des Systems.

Für die durch die Schnittfläche abgetrennten Abschnitte des Systems wurden auch *die Widerstände* berechnet. Das Resultat der Berechnung ist in Abb. 224 dargestellt. Für den Stamm (Abschnitt $A-A$ bis $B-B$) geschah die Berechnung nach der Formel für ein unverzweigtes Rohrstück. Für den zweiten Abschnitt (zwischen Schnittflächen $B-B$ und $C-C$) mußte der Tatsache Rechnung getragen werden, daß die Strombahn aus zwei parallel geschalteten Gliedern besteht, die sich gegenseitig in der Fortleitung des vom Stamme zugeführten Blutes unterstützen. Die formelmäßige Grundlage für die Widerstandsberechnung dieses Gliederungstypus eines Leitungssystems ist an anderer Stelle gegeben worden (S. 898). In analoger Weise ist für den dritten und vierten Abschnitt der Widerstand entsprechend einer Gliederung in vier bzw. in acht parallel geschaltete Leitungsrohre berechnet worden. Die Ordinatenhöhen der *einfach schraffierten* Flächen sind so gewählt, daß die Größe der jedem Abschnitt zugeordneten Fläche dem *Gesamtwiderstand* dieses Abschnittes entspricht. Die *gekreuzt schraffierten* Teilstücke der einzelnen Flächen stellen den *Widerstand pro Zentimeter Wegstrecke* dar im Bereiche der einzelnen Abschnitte des Systems.

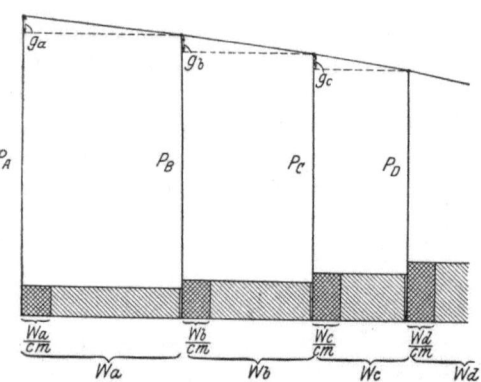

Abb. 224. Die über der Abszisse liegenden schraffierten Flächen bedeuten die Widerstände, welche die einzelnen Abschnitte des Systems unter den angegebenen Voraussetzungen aufweisen. Die in jeder Stufe abgetrennten kleinen Flächen mit gekreuzter Schraffierung sind die Maße für die Widerstände pro Zentimeter Wegstrecke. — Die Ordinaten P_A bis P_D bringen die Druckverhältnisse in den von den Schnitten $A-A$ bis $D-D$ getroffenen Querschnitten der Strombahn zur Darstellung. Die Verbindungslinie der Scheitelpunkte zeigt die zunehmende Steilheit des Druckgefälles. Die auf den Ordinaten abgetragenen Strecken g_a bis g_c demonstrieren den Druckabfall, welcher auf die einzelnen zwischen den Schnitten liegenden Teile des Leitungssystems entfällt.

In Proportionalität zum Widerstand steht die Größe des *Druckabfalles*, den die Flüssigkeit beim Durchströmen jedes Abschnittes erleidet. Über derselben Abszisse (Abb. 224) haben wir Ordinaten errichtet, welche den (durch die Widerstände bedingten) Druckabfall vor Augen führen. Für jede Verzweigung ergibt sich auf Grund unserer Rechnung eine Zunahme in der *Steilheit* des Abfalles. Es entspricht dies der zunehmenden Größe der auf den Zentimeter Wegstrecke bezogenen Widerstände.

Um die Beziehungen zwischen Strombreite, Strömungsgeschwindigkeit, Widerstand und Druckgefälle an Hand des konkreten Beispielfalles *quantitativ* darstellen zu können, sind wir gezwungen gewesen, verschiedene Voraussetzungen über den Bau des analysierten Leitungssystems zu machen. Die von uns gemachten Annahmen sind: dichotomsymmetrischer Verzweigungstypus, bestimmte Längendimensionen der einzelnen Internodien, eine — mit jeder Verzweigung einhergehende — zahlenmäßig definierte Veränderung der Strombreite. Für die Berechnung galt ferner die Voraussetzung, daß sich die Fortbewegung der Flüssigkeit in der sog. gleitenden Strömungsform vollziehe.

Um die auf das Schema bezogenen Ausführungen für die im lebenden Gefäßsystem obwaltenden Verhältnisse auswerten zu können, müssen wir uns darüber klar werden, in welcher Weise die von uns gemachten Annahmen im Resultat der Berechnung zur Auswirkung gelangen. Betreffend die Stromverbreiterung ist folgendes zu sagen: Im Faktor, welcher die Progression bestimmt, in welcher die Strombreite von Verzweigung zu Verzweigung zunimmt, kommt ein bestimmter *Bautypus* des Leitungssystems zum Ausdruck, für welchen die Verteilung des Druckgefälles entlang der Strombahn eindeutig bestimmt ist. Im konkreten Fall ist dieser Faktor zu $\sqrt[3]{2}$ ($= 1{,}26$) gewählt. Nehmen wir den Faktor größer, so heißt dies, daß die Strombreite im Aufteilungsvorgang rascher zunimmt als in unserem Beispielsystem. Weil Zunahme der Strombreite Widerstandsverminderung bedeutet, würde dann der Widerstand in der Richtung nach der Peripherie weniger rasch ansteigen, als dies in Abb. 224 dargestellt ist. Es *kann* bei genügend scharfer Progression der Stromverbreiterung sogar dazu kommen, daß der Widerstand peripherwärts *abnimmt*. Wir machen diese Feststellung, um hervorzuheben, daß aus der Feinheit der peripheren Gefäße nicht ohne weiteres auf einen hohen Widerstand geschlossen werden darf. Ein Hinweis auf diese Tatsache ist ganz besonders am Platze, wenn wir den richtigen Maßstab für die Beurteilung des Widerstandes des Capillarsystems gewinnen wollen.

Für die Ausbildung des Druckabfalls in den einzelnen Abschnitten des Gefäßsystems spielt auch der Umstand eine wichtige Rolle, daß die Längen der einzelnen Internodien, welche zwei aufeinanderfolgende Verzweigungsstellen verbinden, im allgemeinen um so kürzer werden, je weiter die Aufteilung fortschreitet. Der Widerstand pro Zentimeter Wegstrecke kann zunehmen, ohne daß deshalb der Gesamtwiderstand von Abschnitt zu Abschnitt anzusteigen braucht. In unserem Beispielfall nimmt der Gesamtdruckverlust pro Abschnitt peripherwärts sogar etwas ab, wie ein Vergleich der Strecken g_a, g_b, g_c ergibt. Es wird hier die Zunahme der Steilheit des Druckabfalles peripherwärts durch die Reduktion der Länge der Internodien übertönt. Diese Erscheinung ist natürlich im Zusammenhang mit dem Grad der Längenreduktion, welche wir auf Grund willkürlicher Voraussetzung von Internodium zu Internodium eintreten lassen. Es ist u. W. noch nicht systematisch untersucht worden, wie es sich in diesem Punkte beim natürlichen Gefäßsystem verhält.

Wie bereits erwähnt, liegt unserem Schema die Annahme zugrunde, daß sich alle Aufzweigungen *symmetrisch* vollziehen. Daraus resultiert, daß die Druckgefälle, welche in den verschiedenen Zweigsystemen herrschen, alle gleichartig verlaufen. Es macht keinen Unterschied in bezug auf die Widerstände, welchen ein Flüssigkeitsteilchen begegnet, ob es seinen Weg durch den einen Ast und dessen einen Zweig oder durch den anderen Ast und dessen anderen Zweig nimmt. Diese Übereinstimmung der Druckgefälle finden wir nicht, wenn die aus einem Ast hervorgehenden Zweigsysteme verschiedene Dimensionen aufweisen. Auf der kürzeren Strombahn wird das Druckgefälle, sofern ein ähnlicher Enddruck der einzelnen Zweigsysteme angenommen werden kann, zusammengedrängt. Auf den langen Bahnen wird es in die Länge gezogen. Unter solchen Verhältnissen können wir also nicht mehr von *einem* Druckgefälle reden. Die Gefälle der einzelnen Zweigsysteme gruppieren sich vielmehr mit einer gewissen *Streuung* um *ein mittleres Gefälle*. Im Blutgefäßsystem bestehen außerordentlich große Unterschied ein bezug auf die Gesamtweglänge. Die Extreme sind das Gefäßsystem des Herzens und das Gefäßsystem der Extremitäten. Entsprechend dem Gesagten haben wir für das erstere einen steilen Abfall, für das letztere einen in die Länge gezogenen Verlauf des Druckabfalles anzunehmen. Diese Gegensätze sind in Abb. 225 durch die Druckkurve *C.S.* (Coronarsystem) und *E.S.* (Extremitätensystem) zum Ausdruck gebracht.

Infolge der Asymmetrien *innerhalb* der einzelnen Systeme setzt sich die Zerstreuung der Druckgefälle innerhalb dieser Teilsysteme fort. Wir haben einen fortgesetzt asymmetrischen Verzweigungsmodus in der mittleren der sich aufsplitternden Druckgefällekurven in Abb. 225 dargestellt.

Für das Blutgefäßsystem ist zu sagen, daß das asymmetrische Verteilungsprinzip im allgemeinen um so mehr dem symmetrischen weicht, je weiter die Aufteilung fortschreitet, so daß die *Streuung der Endbüschel* der Druckgefällekurven nicht allzu groß sein kann.

Für ein System, in welchem die Widerstände peripherwärts zunehmen, werden die *Unterschiede* im Verlaufe *der Druckgefälle* in den verschiedenen Zweigsystemen dadurch gemildert, daß der Widerstand in den weiten Gefäßen, in denen das Blut die größte Entfernung zurücklegt, relativ gering ist. Dadurch nimmt der Druckabfall in den einzelnen Zweigsystemen zwar nicht von der gleichen, aber doch von einer *ähnlichen Höhe* seinen Ausgang. So urteilen wir, daß die Gefällekurven der einzelnen Teilsysteme im Bereiche des größten Druckverlustes im großen und ganzen *einen übereinstimmenden Verlauf aufweisen*.

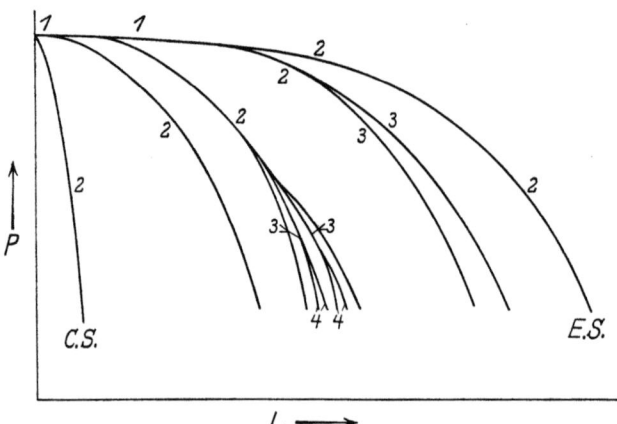

Abb. 225. Verlauf des Druckabfalles in verschiedenen Zweigsystemen des Körperkreislaufes. Je kürzer die durch ein Zweigsystem gehenden Stromschleifen sind, um so steiler wird der Druckabfall. Extreme sind *C.S.* (Coronarsystem) und *E.S.* (Extremitäten-Gefäßsystem). Die einzelnen Druckabfallkurven splittern sich, wie an der mittleren Kurve ausgeführt ist, peripherwärts immer weiter auf. Die Abszisse mißt die Länge (*L*) des arteriellen Schenkels einer Stromschleife. Auf der Ordinate ist der in den verschiedenen Entfernungen vom Herzen herrschende Druck abgetragen. Die Kurven sind nur soweit ausgeführt, als es sich um den Verlauf des Druckabfalles im Arteriensystem handelt.

Eine Folgeerscheinung der Ungleichheit im Druckgefälle innerhalb verschiedener Strombezirke ist das Fehlen einer festen Beziehung zwischen *Gefäßweite* und *Stromvolumen*. Im steilen Gefälle geht durch einen Querschnitt von bestimmter Weite ein größeres Stromvolumen als im flachen Gefälle. Dies bedeutet, daß die Strömungsgeschwindigkeit dort größer ist als hier.

Eine letzte Annahme, welche wir machen mußten, um den Zusammenhang zwischen Querschnittsverteilung (Strombreite) und Widerstandsverteilung bzw. Verlauf des Druckgefälles in einem konkreten Beispielfall aufzeigen zu können, bezieht sich auf die Art der *Strömung*. Wie an anderer Stelle (S. 899) ausgeführt worden ist, gelten verschiedene Strömungsgesetze, je nachdem eine Flüssigkeit ein Leitungssystem in turbulenter (wirbelnder) oder laminärer (gleitender) Strömung durchfließt. Für unser System haben wir *gleitende Strömung* vorausgesetzt. Es bedeutet dies die Annahme des POISEUILLEschen Gesetzes. Für die Übertragung unserer Erörterungen auf die Verhältnisse des Blutkreislaufes ist die Frage von entscheidender Bedeutung, ob und wieweit die für das Beispielsystem gemachte Voraussetzung im Blutkreislauf Geltung hat.

Der *quantitative Ausbau der Hämodynamik ist aufs engste mit der Rolle, welche das* POISEUILLE*sche Gesetz im Kreislauf spielt, verbunden.* Deshalb ist es geboten, daß wir über diesen Punkt Aufschluß suchen.

2. Blutkreislauf und POISEUILLEsches Strömungsgesetz.

Der Inhalt des POISEUILLEschen Gesetzes ist auf Seite 901 ausgeführt. Die Gültigkeit dieses Gesetzes im Blutkreislauf hängt von einer Reihe von Faktoren ab. Ein Grund der Abweichungen kann in Eigenschaften der Flüssigkeit, d. h. des Blutes, liegen. DU PRÉ, DEMNING und WATSON[1]) haben zuerst beobachtet, daß bei Blut mit großer Erythrocytenzahl Abweichungen vom POISEUILLEschen Gesetze bestehen. Für Röhren von weniger als 3 mm Durchmesser folgte bei ihnen das Durchflußvolumen nicht der in der Formel ausgedrückten Abhängigkeit von Querschnittsdimensionen und treibendem Druck. Auf Grund unserer eigenen Untersuchungen jedoch konnten wir feststellen, daß die von den genannten Autoren vorgenommene Begrenzung der Gültigkeit des POISEUILLEschen Gesetzes *nicht das Richtige* trifft. Der entscheidende Faktor ist das Druckgefälle oder, noch genauer ausgedrückt, die Größe der Scherungskraft, welche die Verschiebung der einzelnen Flüssigkeitsschichten gegeneinander bewirkt. Im Blute machen sich, wie bei bestimmten kolloidalen Lösungen, elastische Deformationswiderstände geltend, welche den Druckverlust merklich beeinflussen, *sofern das Gesamtdruckgefälle sehr niedrig ist.* (Über eine andere Deutung der Befunde von DU PRÉ, DEMNING und WATSON durch THOMA vgl. S. 912.)

Die von uns als Ausdruck eines sehr flachen Druckgefälles betrachteten Abweichungen vom POISEUILLEschen Gesetz wurden in der Folge von ROTHMANN[2]) und von ROTHLIN[3]) bestätigt. Unter dem Eindruck seiner Beobachtungen kommt ROTHMANN zu dem u. E. nicht begründeten Schluß, daß das Gesetz für die Strömung des Blutes im natürlichen Gefäßsystem keine Geltung habe. Dabei läßt er außer acht, daß das Druckgefälle im Blutkreislauf kaum je auf so niedrige Werte hinuntergeht, daß mit den in Frage kommenden Störungen in erheblichem Maße gerechnet werden müßte. Auch die theoretischen Bedenken, welche ROTHMANN mit v. KRIES[4]) teilt (ROTHMANN l. c. S. 320), gemäß welchen der *Suspensionscharakter* des Blutes das POISEUILLEsche Gesetz ausschließen soll, sind durch experimentelle Beobachtungen zerstreut. Sicher ist, daß in Glascapillaren vom Durchmesser von 0,1 mm die Blutkörperchen noch keine Störung veranlassen [HESS; ROTHLIN[5])].

Auch HÜRTHLE[6]), welcher mit Capillaren von 0,5 und 1,1 mm Durchmesser arbeitete, spricht sich auf Grund seiner Beobachtungen dahin aus, „daß das POISEUILLEsche Gesetz auch für Flüssigkeiten gilt, wenn diese geformte Bestandteile enthalten, welche sehr klein sind im Vergleich zum Durchmesser der Röhre". Damit ist auch gesagt, daß die eigentlichen Blutcapillaren und ihre nächsten Nachbargefäße von einer Anwendung des POISEUILLEschen Gesetzes

---

[1]) DU PRÉ, DEMNING u. WATSON: The viscosity of the blood. Proc. of the roy. soc. of London, Ser. B. Bd. 78. 1906.

[2]) ROTHMANN, M.: Ist das Poiseuillesche Gesetz für Suspensionen gültig? Pflügers Arch. f. d. ges. Physiol. Bd. 155, S. 318. 1914.

[3]) ROTHLIN, E.: Kritische Studie über die physikalischen Strömungsbedingungen bei der Bestimmung der Viscosität des Blutes usw. Zeitschr. f. klin. Med. Bd. 89, H. 3 u. 4, S. 1. 1921.

[4]) KRIES, J. v.: Über das Verhältnis der maximalen zu der mittleren Geschwindigkeit bei dem Strömen von Flüssigkeiten in Röhren. Festschr. f. C. LUDWIG, Leipzig 1887, S. 112.

[5]) HESS, W. R.: Gehorcht das Blut dem allgemeinen Strömungsgesetz der Flüssigkeiten? Pflügers Arch. f. d. ges. Physiol. Bd. 162, S. 187. 1915. — Ferner E. ROTHLIN: Vgl. Fußnote 2.

[6]) HÜRTHLE, K.: Über die Anwendbarkeit des Poiseuilleschen Gesetzes auf den Blutstrom. Pflügers Arch. f. d. ges. Physiol. Bd. 173, H. 1/3, S. 158. 1918. — HÜRTHLE, K.: Über eine Methode zur Bestimmung der Viscosität des lebenden Blutes. Ebenda Bd. 82, S. 433. 1900.

ausgeschlossen sind. Wir selbst stimmen dieser Auffassung zu, sind aber der Meinung, daß man die durch die Blutkörperchen veranlaßte Störung leicht überschätzen kann. Jedenfalls muß man im Auge behalten, daß es sich nicht um kugelförmige Gebilde handelt, sondern um Scheibchen, die sich zwischen die Ebenen der aneinander vorübergleitenden Flüssigkeitsschichten hineinlegen, so daß sie für den normalen Gleitprozeß ein Minimum von Störung bedeuten.

Ein weiterer Faktor, den wir hier zu diskutieren haben, ist die Wirbelbildung. REYNOLDS hat gezeigt, daß bei steigender Strömungsgeschwindigkeit eine Grenze erreicht wird, oberhalb welcher Wirbel auftreten. Infolgedessen treten Energieverluste ein, welche den Strömungsablauf außerhalb des POISEUILLEschen Gesetzes stellen. Die Grenzgeschwindigkeit, welche von REYNOLDS mit „kritischer Geschwindigkeit" bezeichnet wird, ist abhängig von den Querschnittsdimensionen des durchströmten Rohres und von den physikalischen Eigenschaften der strömenden Flüssigkeit. (Wir verweisen auf das an anderer Stelle Gesagte S. 900.)

Auf Grund der über die Blutzirkulation bekannten Daten haben wir seinerzeit die REYNOLDSsche Formel auf den Blutkreislauf interpretiert[1]). Es ergab sich das Resultat, daß selbst in der Aorta, wo die Bedingungen für das Auftreten von Wirbeln am günstigsten liegen, beim Menschen und bei Tierarten, deren Körpergröße nicht wesentlich über diejenige des Menschen hinausgeht, *keine Wirbelbildung* zu erwarten ist. Wir finden diesen Schluß durch HÜRTHLE bestätigt, der sich ebenfalls auf die Interpretation der REYNOLDSschen Formel stützt, wenn er sagt, daß die kritische Geschwindigkeit in allen Fällen höher liege, als bei der Blutzirkulation beobachtet werde. Das Resultat dieser Berechnungen sehen wir bestätigt durch die Tatsache, daß am gesunden Gefäßsystem keine *Strömungsgeräusche* wahrnehmbar sind. Auf diese Tatsache hat zuerst THOMA[2]) hingewiesen. Unsere eigenen Beobachtungen bestätigen dies. Wirbelbildung ist am ehesten bei großen Gefäßen mit akzentuiert pulsierender Strömung zu erwarten. Die direkte Auscultation der Aorta eines erwachsenen Bernhardinerhundes (bei geöffneter Brust) läßt keine Spur von Geräuschen wahrnehmen, sofern nicht durch Druck auf das Gefäß eine Stromschnelle erzeugt wird. Wirbelfreie Strömung beweisen auch Feststellungen, welche mit Farblösungen gemacht worden sind, die dem strömenden Blute beigemischt wurden[3]). Wir ließen dabei eine mit Blut isoviscöse Gummilösung, welche durch Methylenblau intensiv gefärbt war, vermittels einer durch die Carotis vorgeschobenen feinen Glaskanüle in die Aorta einströmen. Ein aus der Art. femoralis abgeleiteter Blutstrom führt diese Farblösung noch als deutlich abgesetztes Band. Man sieht dies, wenn das Femoralisblut durch ein Glasrohr mit genügendem Widerstand nach außen abfließt.

THOMA[4]) hat auf die Möglichkeit hingewiesen, die *laminäre* Strömung im Blutgefäßsystem durch direkte Beobachtung festzustellen. An Venen der Froschzunge sieht man nämlich unter geeigneten Versuchsbedingungen die aus zwei Venenzweigen zusammenstoßenden Blutsäulen im Stamm noch eine Strecke weit getrennt verlaufend. Das Bild, das sich dabei ergibt, wirkt sehr überzeugend. Die Bedeutung dieser Feststellung darf allerdings nicht überschätzt werden, weil die Frage nach der Entstehung von Strömungswirbeln in erster Linie für

---

[1]) HESS, W. R.: Viscosität des Blutes und Herzarbeit. Dissert. Zürich 1906 u. Vierteljahrsschr. d. Zürch. Naturforsch. Ges. 1906.
[2]) THOMA, R.: Die Viscosität des Blutes und seine Strömung im Arteriensystem. Dtsch. Arch. f. klin. Med. Bd. 99, S. 565. 1910.
[3]) HESS, W. R.: Über die periphere Regulierung der Blutzirkulation. Pflügers Arch. f. d. ges. Physiol. Bd. 168, S. 477. 1917.
[4]) THOMA, R.: Untersuchungen über die Histogenese und Histomechanik des Gefäßsystems. Stuttgart: Ferd. Enke 1893.

die *großen Arterien* in Diskussion steht. In kleinen Gefäßen sind die Strömungsbedingungen weit von der Grenze entfernt, welche gleitende und wirbelnde Bewegung trennt.

Die Beobachtungen, welche für das Fehlen von Wirbeln sprechen, erhalten dadurch erhöhtes Gewicht, daß bei *herabgesetzter Viscosität* des Blutes und bei gleichzeitig gesteigerter *Strömungsgeschwindigkeit*, wie dies die theoretischen Vorstellungen verlangen, Strömungsgeräusche auftreten. Die relativ hohe Viscosität des Blutes ist ein Faktor, welcher die gleitende Strömung stabilisiert und dadurch den Geltungsbereich des POISEUILLEschen Gesetzes ausdehnt. Die Tatsache, daß gelegentlich, d. h. unter gewissen pathologischen Zuständen, Strömungsgeräusche auftreten, beweist immerhin, daß das physiologische Geschwindigkeitsmaximum nicht allzu weit von der kritischen Geschwindigkeit entfernt sein kann. — Versuche über den Einfluß der *rhythmischen Strömung* auf die Gültigkeit des POISEUILLEschen Gesetzes wurden von HÜRTHLE durchgeführt, welcher das Ausströmen des Blutes durch eine Glascapillare unmittelbar unter dem Einfluß des pulsierenden Blutdruckes vor sich gehen ließ. Das Resultat der Untersuchungen bestätigt die Gültigkeit des POISEUILLEschen Gesetzes für die erwähnten experimentellen Bedingungen.

Ein drittes Moment, welches zu der hier diskutierten Frage in Beziehung steht, ist im Verhalten der Gefäßwand zu suchen. Das POISEUILLEsche Gesetz kann nur gelten, wenn die Gefäßwand durch das Blut *benetzt wird*. HEUBNER[1]) möchte das Zutreffen dieser Voraussetzung für die Verhältnisse des Blutkreislaufes bezweifeln. Indessen haben BENNO LEWY[2]), ferner C. HIRSCH und C. BECK durch die Feststellung eines konkaven Meniscus des Blutes in Arterienstücken frisch getöteter Tiere den Nachweis erbracht, daß Blut die Gefäßwand benetzt. Auch die direkte Beobachtung des aufgeschnittenen Gefäßes läßt die Benetzbarkeit der Intima durch Blut deutlich erkennen.

Der störende Einfluß, den die Wirbelbildung auf die Gültigkeit des POISEUILLEschen Gesetzes ausübt, gibt schließlich Anlaß zur Frage, ob nicht die Verzweigungsstellen besondere Strömungsverhältnisse schaffen. Hierzu ist zu sagen, daß auch über einer Verzweigung Strömungsgeräusche ebensowenig wahrgenommen werden wie im geraden Verlauf eines Arterienrohres. Zweifellos spielt hier die von W. ROUX aufgezeigte besondere Form der Ursprungsstellen von Gefäßästen eine Rolle. Ein Arterienzweig zeigt nämlich an seiner Wurzel eine Einziehung ähnlich wie ein frei aus einer Seitenöffnung eines Rohres ausspringender Flüssigkeitsstrahl. Dadurch, daß die Arterienwandung sich dieser Form anschmiegt, wird ein „toter Raum" und damit eine Ursache zur Wirbelbildung vermieden. Die Auswirkung einer solchen Anpassung der Gefäßgestalt an die Form der strömenden Blutsäule ist eine Verhinderung unnötiger Energieverluste. Überhaupt ist ganz allgemein zu sagen, daß alle Faktoren, welche die gleitende Strömungsform stabilisieren, den Strömungsablauf nicht nur dem POISEUILLEschen Gesetze unterwerfen, sondern auch im Sinne einer Ökonomisierung der zur Fortbewegung des Blutes aufzuwendenden Energie wirken.

Einen experimentellen Beweis, daß Verzweigungen mit dem POISEUILLEschen Gesetz vereinbar sind, gibt SCHLEIER. Er konstruierte ein Strömungsmodell mit 126 Verzweigungsstellen nach Art eines sich aufteilenden Arterien- und sich wieder vereinigenden Venensystems. An verschiedenen Stellen waren Steig-

---

[1]) HEUBNER, W.: Die „Viscosität" des Blutes. Arch. f. exp. Pathol. u. Pharmakol. Bd. 53, S, 280. 1905.
[2]) LEWY, BENNO: Die Reibung des Blutes. Pflügers Arch. f. d. ges. Physiol. Bd. 65, S. 447. 1897. — LEWY, BENNO: Über die Adhäsion des Blutes an der Wandung der Blutgefäße. Arch. f. (Anat. u.) Physiol. 1899, S. 89.

röhren zur Druckmessung eingesetzt. Auf Grund der bekannten Dimensionen berechnete SCHLEIER nach dem POISEUILLEschen Gesetz den Druckverlust in den einzelnen Abschnitten des verzweigten Systems. Gleichzeitig wurde die Druckverteilung mittels der Steigröhren gemessen. Der Vergleich zwischen Rechnung und Messung ergab eine befriedigende Übereinstimmung. Das berechnete Gefälle ist allerdings etwas kleiner als das gemessene. Die Abweichung beträgt im Mittel 6,9%. Dabei ist zu berücksichtigen, daß den Verzweigungsstellen eines Glasrohrmodells niemals die günstige Form einer Blutgefäßverzweigung gegeben werden kann! Anderseits ist aber auch im Auge zu behalten, daß die von SCHLEIER[1]) gewählten Querschnittsdimensionen (Radius zwischen 0,139 und 0,277 mm) in einer Größenordnung liegen, welche den Wert seiner Untersuchung für die Übertragung auf das Gefäßsystem beeinträchtigt. Es ist bereits erwähnt worden, daß das POISEUILLEsche Gesetz besonders bei den größeren Querschnittsdimensionen gefährdet ist. In Modellversuchen, welche R. STAEHELIN und A. MÜLLER[2]) über das Strömen in verzweigten Schläuchen angestellt haben, wurden Resultate erhalten, welche sich *nicht* als Ausdruck des POISEUILLEschen Gesetzes deuten lassen. Von einem Gegensatz der Resultate zu diesem Gesetz kann aber auch nicht gesprochen werden, da die Dehnung des elastischen Wandmaterials in die Resultate hineinspielt, ebenso die mit den Verhältnissen im Blutgefäßsystem nicht übereinstimmende Gestalt der Verzweigungsstellen und die nicht irrelevante Verlaufsrichtung der Zweiggefäße (Kinetische Energie als Störungsfaktor!).

Mit dem Hinweis auf den Einfluß der Elastizität des Wandungsmaterials kommen wir zur Besprechung eines letzten Faktors, von welchem eine Störung des POISEUILLEschen Gesetzes ausgehen kann, d. h. soweit es sich um die von diesem Gesetz geforderte Proportionalität zwischen Druck- und Strömungsgeschwindigkeit handelt. HÜRTHLE stellt sich auf den Standpunkt, daß eine solche Proportionalität in der Blutbahn nicht gelten könne, weil die elastischen, dehnbaren Gefäße ihre Querschnitte unter dem Einfluß der Druckschwankungen ändern. Dies ist zweifellos richtig. Es ist hierzu zu sagen, daß es nicht als ein Widerspruch zum POISEUILLEschen Gesetz gedeutet werden darf, wenn durch den erwähnten Mechanismus das Stromvolumen rascher zunimmt als der treibende Druck. Die Sache verhält sich so, daß die Interpretation des POISEUILLEschen Gesetzes durch elastische Dehnbarkeit der Rohrwandung *rechnerisch komplizierter* wird. Dies heißt aber nicht, daß die elastische Dehnbarkeit die Gültigkeit des Gesetzes stört. Bei diskontinuierlicher Strömung wirkt sie im Gegenteil im Sinne einer Begünstigung laminärer Strömung.

Versuchen wir, die Resultate der Untersuchungen und der theoretischen Betrachtungen betreffend Anwendbarkeit des POISEUILLEschen Gesetzes auf den Blutkreislauf in einem Urteil zusammenzufassen, so glauben wir dasselbe dahin formulieren zu können, daß die Bedingungen für die *laminäre Strömung* und damit auch für die *Gültigkeit des Poiseuilleschen Gesetzes weitgehend erfüllt sind*. Auszunehmen sind die Capillaren und wohl auch die an sie unmittelbar anschließenden feinsten Arterien und Venen. Eine besondere Bedeutung für die Stabilisierung der gleitenden Strömung kommt der relativ hohen Viscosität des Blutes und der besonderen Gestaltung der Gefäßverzweigung zu. Beide Momente wirken der Entstehung von Wirbeln entgegen und verhindern, daß Energie anders verbraucht wird als durch die *achsenparallele* Fortbewegung des Blutes.

---

[1]) SCHLEIER, J.: Der Energieverbrauch in der Blutbahn. Pflügers Arch. f. d. ges. Physiol. Bd. 173, S. 172. 1919.

[2]) STAEHELIN, R. u. A. MÜLLER: Experimentelles zur Hydromechanik und Hämodynamik. Zeitschr. f. d. ges. exp. Med. Bd. 31. 1924.

3. Querschnittverteilung (Strombreite) und Strömungsgeschwindigkeit.

Die Frage nach dem Gesamtquerschnitt des Blutstromes in den verschiedenen Abschnitten des Zirkulationssystems und die Frage nach dem Verhältnis der Strömungsgeschwindigkeiten in eben diesen Abschnitten decken sich, soweit es sich um die Feststellung relativer Verhältnisse handelt. Denn die Verteilung der Strömungsgeschwindigkeit ist durch das Verhältnis der Querschnittsverteilung eindeutig bestimmt. Im gleichen Grade, in welchem die Strombreite zunimmt, reduziert sich die Strömungsgeschwindigkeit. Diese Beziehung ist denn auch bei Messungen und Berechnungen mehrfach benützt worden. Am einfachsten liegen die Verhältnisse, wenn es sich um einen Vergleich von Aortenquerschnitt und Summe der Capillarquerschnitte handelt. Da das Stromvolumen der Aorta ascendens annähernd das meßbare Gesamtschlagvolumen des Herzens ausmacht, läßt sich — unter Berücksichtigung des Aortenquerschnittes — die mittlere Strömungsgeschwindigkeit des Aortenstammes ausrechnen. Bei den Capillaren ist die Strömungsgeschwindigkeit der direkten Messung zugänglich durch Beobachtung im Mikroskop oder durch photographische Registrierung nach der Methode von HÜRTHLE. Der Quotient aus mittlerer Geschwindigkeit in der Aorta und mittlerer Geschwindigkeit in den Capillaren entspricht dem Verhältnis der Breite des Capillarstrombettes zur Breite des Blutstroms in der Aorta.

Aus TIGERSTEDT[1]) führen wir hierzu folgende konkrete Rechnung an: Für die *Aorta* des Menschen setzt er eine mittlere Strömungsgeschwindigkeit von 100—200 mm ein, für die Capillaren eine solche von *0,5—1 mm*. Der größere Wert für die Aorta mit dem kleineren Wert für die Capillaren kombiniert ergibt ein Querschnittsverhältnis (reziprok zu den Geschwindigkeiten) von der Aorta zum Capillarsystem entsprechend 1 : 400. Der kleinere Wert betr. Aorta zum größeren Wert betr. Capillaren in Beziehung gesetzt läßt ein Verhältnis von 1 : 100 errechnen. Da der Querschnitt der Aorta beim erwachsenen Menschen auf ungefähr 8 qcm zu veranschlagen ist, ergibt sich für das Capillarsystem ein Gesamtquerschnitt von 800—3200 qcm. Es entspricht dies Kreisflächen von rund 5 bzw. von 10 cm Durchmesser.

Ein anderer Rechnungsmodus stützt sich auf das Durchmessermaß einer Capillare und das (aus der Strömungsgeschwindigkeit bestimmte) capillare Stromvolumen: das Stromvolumen der Einzelcapillare entspricht dem Aortenstromvolumen dividiert durch die Anzahl der Capillaren, auf welche sich das Aortenvolumen verteilt. Aus dem Verhältnis des Aortenstromvolumens zum Capillarstromvolumen kann also die Anzahl der Capillaren berechnet werden. Der Einzelquerschnitt der Capillare wird aus dem Durchmesser berechnet. Aus Zahl der Capillaren und Querschnitt der Einzelcapillaren ergibt sich dann der Querschnitt der Gesamtheit der Capillaren. Indem sich TIGERSTEDT auf FELDMANN stützt, führt er eine solche Berechnung mit folgenden Daten durch: Der mittlere Capillardurchmesser wird zu 0,01 mm Durchmesser veranschlagt. Ihr Querschnitt beträgt somit 0,000079 qmm. Für eine Capillarströmungsgeschwindigkeit von 0,5 mm in der Sekunde ergibt sich ein Capillarsekundenvolumen von 0,00004 cmm. Bei ruhenden Menschen ist die in der Sekunde aus dem Herzen ausgetriebene Blutmenge etwa 60 ccm. Es ist dies der 1 500 000 000 fache Betrag des Stromvolumens einer Einzelcapillare. Dementsprechend ist die Gesamt-

---

[1]) TIGERSTEDT: Physiologie des Kreislaufs. Bd. III. 2. Aufl., S. 371. Berlin 1922.

zahl der Capillaren auf ca. 1500 Millionen zu veranschlagen. Bei dem angenommenen Querschnitt von 0,000079 qmm für die Einzelcapillare resultiert für das ganze Gesamtcapillarsystem ein Querschnitt von 1185 qcm. Bei 8 qcm Aortenquerschnitt bedeutet dies eine Zunahme der Strombreite auf den *150fachen* Betrag. TIGERSTEDT betont ausdrücklich den aproximativen Charakter dieser Berechnung.

Schwer übersehbar ist das Verhalten der Strombreite auf der Zwischenstrecke zwischen Aorta und Capillaren, ebenso zwischen den letzteren und den zentralen Venen. Allerdings sind wir durch eine ziemlich große Zahl von Untersuchungen über die Strömungsgeschwindigkeit in mittelweiten Arterien orientiert, z. B. durch Untersuchungen von TSCHUEWSKY. Die in Frage kommenden Daten lassen sich aber für eine Berechnung der Strombreite nicht auswerten. Es ist unmöglich, aus der Strömungsgeschwindigkeit oder dem Stromvolumen in einzelnen Zweiggefäßen auf mittlere Geschwindigkeit und auf Gesamtstrombreite Rückschlüsse zu ziehen. Einen bedingten Ersatz bieten Ausmessungen von Injektionspräparaten, wie sie von I. P. MALL und W. S. MILLER[1]) durchgeführt worden sind. Solche Untersuchungen sind aber mit größter Vorsicht aufzunehmen. Infolge der Dehnbarkeit der Gefäße ist die Querschnittsentfaltung der einzelnen Gefäße dem Injektionsdrucke unterworfen. Wenn auch der Anfangsdruck der Höhe des Blutdruckes in den in Frage kommenden Gefäßgebieten entsprechend angepaßt werden kann, so wird es aber schwerlich gelingen, den natürlichen Druck*abfall* in der Richtung nach der Peripherie nachzuahmen und bis zum Moment der vollständigen Erstarrung der Injektionsmasse aufrechtzuerhalten. Wenn aber die Druckverteilung im Injektionsprozeß eine andere ist als im natürlichen Strömungsablauf, werden die einzelnen Gefäßabschnitte in unphysiologischen Proportionen gedehnt. Darin liegt eine Quelle für schwerwiegende Fehler, ganz besonders wenn es sich um einen Vergleich der Querschnitte der einzelnen Abschnitte handelt. Es kommt hinzu, daß von der Injektionsmasse aus Einflüsse auf die Gefäßwandung ausgehen können. THOMA[2]), welcher selbst an Injektionspräparaten gearbeitet hat, gibt Beispiele dafür, daß diese Fehler einen erheblichen Betrag ausmachen können. Die Ungleichheit der Dehnung im Bereiche verschiedener Abschnitte kann einen solchen Grad erreichen, daß das Fehlerhafte der Querschnittsdarstellung ohne weiteres auffällt. Die Zweifel an der Zuverlässigkeit des Injektionsverfahrens für quantitative hämodynamische Untersuchungen werden durch Berechnungen bestätigt, welche SCHLEIER[3]) auf Grund von Angaben MALLS ausgeführt hat, die sich auf systematische Ausmessung der Arteria hepatica und ihre Verzweigungen beziehen. SCHLEIER kommt dabei zu ganz unmöglichen Resultaten. Wenn er für ein physiologisch wahrscheinliches Stromvolumen einen Gesamtdruckverlust im System der Art. hepatica errechnet, der ungefähr *zehnmal so groß ist* wie der Druck, den wir für die Art. hepatica annehmen dürfen, so zeigt dies nur, wie groß die Fehlerquellen sind, mit denen man hier rechnen muß. Es läßt sich dies unschwer verstehen, wenn wir daran denken, daß das Stromvolumen bei gegebenen Druckgefälle eine Funktion der *vierten Potenz* des Durchmessers ist.

Trotz dieser Kritik sehen wir uns veranlaßt, die Messungsresultate von MALL und von MILLER hier anzuführen, weil heute nichts Besseres zur Ver-

---

[1]) MILLER, W. S.: The structure of the lung. Journ. of morphol. Bd. 8, S. 164. 1893. — MALL, J. P.: Die Blut- und Lymphwege im Dünndarm des Hundes. Abh. d. mathem.-physikal. Kl. Bd. 14, S. 153. 1888.

[2]) THOMA, R.: Pflügers Arch. f. d. ges. Physiol. Bd. 194, S. 391. 1922.

[3]) SCHLEIER, J.: Versuch einer Berechnung des Blutstromes in der Leberbahn auf Grund von Gefäßmessungen von MALL. Pflügers Arch. f. d. ges. Physiol. Bd. 197, S. 552. 1922.

fügung steht. Wir reproduzieren die Daten in Form von zwei Tabellen, welche von SCHLEIER ausgeführt worden sind. Sie enthalten die Originaldaten der genannten Autoren und als Ergänzung dazu eine Reihe von Rechnungsresultaten SCHLEIERS, welche uns in diesem Zusammenhang interessieren.

Tabelle 1.
Berechnung des Gefälles in der Bahn der Arteria mesenterica auf Grund der Messungen von MALL an Hunden von 5—7 kg.

Reihe	Bezeichnung bei MALL	Zahl der Gefäße	Radius cm	Gesamtquerschnitt qcm	Verhältniszahlen	Länge[1] cm	Geschwindigkeit cm/sk	Druckverlust cm Wasser $\eta = 0,03$	Druckverlust pro 1 cm Länge
1	Mesaraica	1	0,15	0,07	1 : 1,71	6,0	16,8	1,1	0,18
2	Hauptzweige	15	0,05	0,12	1 : 1,08	4,5	10,1	4,4	0,98
3	Endzweige	45	0,03	0,13	1 : 1,54	3,91	9,3	10,0	2,56
4	Kurze und lange Darmarterien	1 899	0,0068	0,20	1 : 2,85	1,42	5,8	32,0	22,5
5	Letzte Zweige der kurzen und langen Darmarterien	26 640	0,0025	0,57	1 : 4,35	0,11	2,1	9,8	89,00
6	Zweige zu den Zotten .	328 500	0,00155	2,48	1 : 1,68	0,15	0,48	7,3	49,00
7	Arterien der Zotten . .	1 051 000	0,00112	4,18	1 : 5,69	0,20	0,28	11,0	55,00
8	Capillaren der Zotten .	47 300 000	0,00040	23,776[2])		0,04	0,05	3,2	80,00
							Summe	78,8	
9	Venen der Zottenbasis .	2 102 400	0,00132	11,59	2,05 : 1	0,10	0,1	1,4	14,00
10	Venen vor dem Durchtritt in die Submucosa	131 400	0,00375	5,80	2,00 : 1	0,10	0,2	0,4	4,00
11	Letzte Zweige der Submucosa	18 000	0,0064	2,32	2,50 : 1	0,15	0,51	0,5	3,33
12	Letzte Zweige der kurzen Darmvenen	28 800	0,0032	0,93	2,49 : 1	0,11	1,3	3,4	3,09
13	Lange und kurze Darmvenen.	1 899	0,0138	0,84	1,11 : 1	1,42	1,4	1,9	1,34
14	Letzte Zweige der Mesenterialvenen	45	0,075	0,79	1,06 : 1	3,91	1,5	0,3	0,077
15	Zweige der Mesenterialvene	15	0,12	0,67	1,18 : 1	4,5	1,7	0,1	0,022
16	Mesenterialvene	1	0,3	0,28	2,39 : 1	6,0	4,2	0,07	0,012
							Summe	8,07	

Die zwei letzten Stäbe der Tabelle interessieren uns an dieser Stelle nicht. Sie sind im Hinblick auf die weiter unten zu behandelnde Frage betreffend Widerstandsverteilung und Druckverlust reproduziert. Wir werden also auf diese Tabelle weiter unten nochmals zurückkommen. Zur weiteren Erläuterung ist in Abb. 226 ein Diagramm wiedergegeben, welches SCHLEIER auf Grund der Messungen MALLS an der Bahn der Arterie mesenterica konstruiert hat.

Es soll hinzugefügt werden, daß natürlich auch diese graphische Darstellung nur im Sinne einer ganz aproximativen Orientierung interpretiert werden darf. Weitergehende Ansprüche werden auch von SCHLEIER selbst nicht gestellt.

Eine spezielle Fragestellung betreffend die Querschnittsverteilung im Gefäßsystem beschränkt sich auf die Untersuchung der einzelnen Gefäßverzweigung. Dabei handelt es sich darum, das Verhältnis der Querschnittssumme der Astgefäße zum Querschnitt des Stammes, aus dem die Äste hervorgegangen sind, festzustellen. Über diesen Punkt bestehen Untersuchungen von verschiedenen

---

[1]) Von MALL nicht angegeben.
[2]) MALL gibt 18,95 an. Aus SCHLEIER: Pflügers Arch. f. d. ges. Physiol. Bd. 173.

Autoren. Thoma[1]) hat Messungen, welche von F. W. Benke in bezug auf den Umfang von Arterien ausgeführt worden waren, so ausgewertet, daß er den *Aortenquerschnitt* zur Summe der Querschnitte der aus der Aorta hervorgehenden Äste ins Verhältnis setzen konnte.

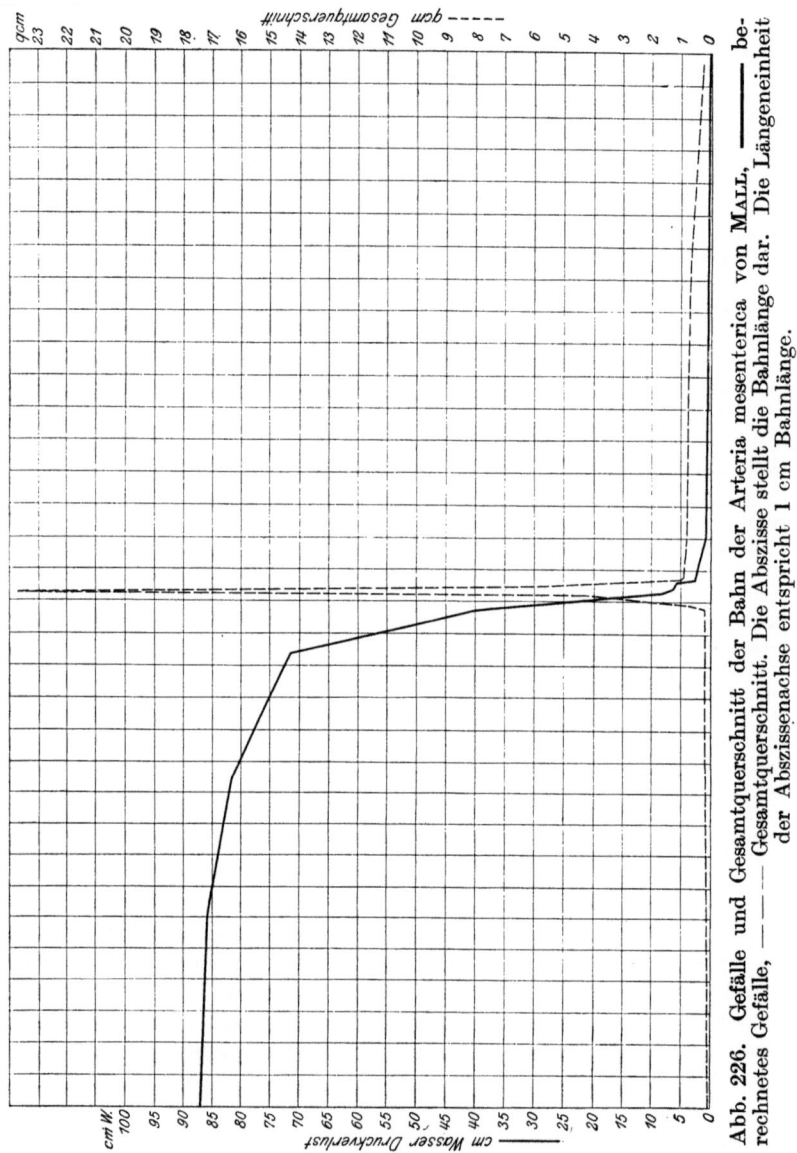

Abb. 226. Gefälle und Gesamtquerschnitt der Bahn der Arteria mesenterica von Mall, berechnetes Gefälle, ——— Gesamtquerschnitt. Die Abszisse stellt die Bahnlänge dar. Die Längeneinheit der Abszissenachse entspricht 1 cm Bahnlänge.

Die verfügbaren Daten erstrecken sich über alle Lebensalter des Menschen. Wir geben einen Auszug aus einer Zusammenstellung Thomas wieder (Tabelle 2 und 3). Aus den angegebenen Zahlen geht die Tatsache hervor, daß im Wachstumsalter die Aorta einen kleineren Querschnitt aufweist als die Querschnittssumme ihrer Zweige. Vom 18. bis zum 40. Altersjahr stimmt der Querschnitt der Gesamtheit der Aortenverzweigungen ziemlich genau mit dem Aortenquerschnitt überein.

---

[1]) Thoma, R.: Untersuchung über die Histogenese usw., zitiert S. 912, siehe dort S. 57.

Tabelle 2. Querschnittsflächen der Arterienlumina des Menschen (Quadratmillimeter).

1 Alter	2 Aorta asc.	3 Summe der Astquerschnitte	4 Verhältnis Aorta zu Äste	5 Zahl der Beobachtungen
Reife, während der Geburt gestorbene Kinder	27,8	47,9	0,58	7
Erste 11 Tage	28,7	45,3	0,63	3
11 Tage bis Ende 3. Mon.	44,3	54,8	0,81	28
4 Mon. bis Ende 1. Jahr	67,6	75,4	0,90	23
2. Lebensjahr	89,5	101,0	0,89	20
3. ,,	98,0	113,9	0,86	21
4. u. 5. ,,	126,1	134,7	0,94	8
6. u. 7. ,,	138,0	155,4	0,89	11
16. ,,	214,4	230,8	0,93	9
17. ,,	195,8	221,5	0,88	4
18. ,,	235,9	242,5	0,97	12
20. u. 21. ,,	262,0	259,4	1,01	21
22.—25. ,,	275,2	279,9	0,98	22
26.—30. ,,	291,8	304,5	0,96	46
30.—40. ,,	314,9	325,1	0,97	60
40.—50. ,,	378,3	360,1	1,05	55
50.—60. ,,	448,7	424,6	1,06	49
60.—70. ,,	486,6	449,0	1,08	33
70.—80. ,,	544,3	523,0	1,04	16

Vom 40. Altersjahr ab ist die Aorta dagegen weiter als die Querschnittssumme der Äste, so daß die Breite des Blutstroms mit dem Übertritt aus der Aorta in die ersten Zweiggefäße eine Einengung erfährt. Ein solches Verhalten steht im Gegensatz mit dem sonst im ganzen Gefäßsystem gültigen Verzweigungsgesetz, nach welchem die Querschnittssumme der Äste jeweils größer ist als der Stammquerschnitt. Dieser Gegensatz macht sich auch in jüngeren Lebensaltern geltend, wenn sich die Messungen auf die Aorta *abdominalis* und ihre Zweige beziehen. Tabelle 3 gibt einen Überblick über das Verhalten der Strombreite in diesen Teilgebieten des Arteriensystems. Für die Bewertung dieser Zahlen

Tabelle 3. Querschnittsflächen der Arterienlumina des Menschen (Quadratmillimeter).

Alter	a Aorta abdom.	b Iliaca comm. dext.	c Iliaca comm. sin.	d Kleinere Zweige	e Summe b bis c	f Verhältnis $\frac{a}{e}$	Zahl der Beobach- tungen
Reife, während der Geburt gestorb. Kinder	16,5	6,6	6,4	1,3	14,3	**1,15**	4
Erste 11 Tage	14,5	5,1	5,1	1,1	11,3	**1,28**	4
11 Tage bis 3 Monate	12,2	4,2	4,2	0,9	9,3	**1,31**	28
3 Mon. bis 1 Jahr	13,8	5,0	5,2	1,1	11,3	**1,22**	23
2. ,,	17,2	7,0	6,8	1,3	15,1	**1,14**	19
3. ,,	18,1	6,8	6,7	1,4	14,9	**1,21**	21
4. u. 5. ,,	21,4	9,7	9,7	1,6	21,0	**1,02**	8
6. u. 7. ,,	28,9	11,8	13,1	2,2	27,1	**1,07**	10
16. ,,	51,3	21,1	23,8	3,9	48,8	**1,05**	8
17. ,,	52,1	21,9	20,9	4,0	46,8	**1,11**	4
18. ,,	60,2	24,8	25,9	4,6	55,3	**1,09**	12
21. u. 21. ,,	60,6	27,7	28,7	4,7	61,1	**0,99**	21
22.—25. ,,	70,2	30,0	28,7	5,4	64,1	**1,10**	50
26.—30. ,,	77,9	30,9	30,9	6,0	67,8	**1,15**	42
30.—40. ,,	85,9	35,8	35,8	6,6	78,2	**1,10**	60
40.—50. ,,	101,7	44,1	42,1	7,8	94,0	**1,08**	55
50.—60. ,,	127,0	50,8	48,6	9,8	109,2	**1,16**	49
60.—70. ,,	132,8	49,3	54,2	10,2	113,7	**1,17**	33
70.—80. ,,	149,9	67,9	70,7	11,5	150,1	**1,00**	10

ist es wichtig zu wissen, daß die Ergebnisse auf Messungen beruhen, welche an den aufgeschnittenen, entspannten Gefäßrohren vorgenommen worden sind. THOMA fragt sich, ob diese Messungen auch für das durch die Wirkung des Blutdruckes gespannte und entsprechend erweiterte Gefäßrohr stichhaltig seien. Er bejaht diese Frage mit folgender Argumentierung: „Wenn der Blutdruck die Gefäße gleichmäßig, proportional ihrem *Umfange* oder, was gleichbedeutend ist, proportional ihrem Durchmesser oder Radius erweitert, so wird dadurch das Verhältnis zwischen den Querschnittsflächen des Stammes und der Äste nicht verändert" (Histog. S. 63). Im weiteren glaubt THOMA annehmen zu dürfen, daß die Dicke der Gefäßwand sich nach der Wandspannung richtet, welche die Aortawand während des Lebens zu tragen habe. Daraus wird die Schlußfolgerung gezogen, daß wenigstens annähernd der Blutdruck die Gefäße proportional ihrem ungedehnten Umfang erweitert.

Eine Bestätigung der Sonderstellung der Aorta in bezug auf die Strombreite bringen die Untersuchungen von THOMÉ[1]). Die Messungen dieses Autors wurden an injizierten Gefäßen durchgeführt, wobei der Injektionsdruck auf 200 mm Quecksilber gehalten war. Als Untersuchungsobjekte dienten Hunde verschiedener Größe. Ein konkretes Ergebnis war der Befund folgender Durchmesserquadrate [Durchmesser in Millimeter gemessen, das Durchmesserquadrat (d^2) als relatives Maß für den Querschnitt genommen]: Aorta engste Stelle $d^2 = 324$. Aorta weiteste Stelle 441. Summe der Durchmesserquadrate sämtlicher von der Aorta abgehenden Äste 316. HÜRTHLE bringt das Überwiegen des Aortenquerschnitts mit der Aufgabe der Aorta, als „Windkessel" zu wirken, in Beziehung.

Noch einfacher als bei der Aorta liegt der Fall, wenn die Frage nach dem Verhältnis der Strombreite bei einzelnen dichotomen Verzweigungen erhoben wird. Wir sprechen hier von „Querschnittsquotient", indem wir das Verhältnis der Querschnittssumme der zwei Äste zum Querschnitt des zugehörigen Stammes meinen. Durch die Wiederholung eines bestimmten, durch die Größe des Querschnittsquotienten charakterisierten Verzweigungsmodus erhält ein System seinen *Typus* in bezug auf die Querschnittsverteilung.

Untersuchungen betreffend den Vergleich zwischen Ast- und Stammquerschnitt hat THOMA[2]) angestellt, und zwar in Form von mikroskopischer Ausmessung von Gefäßen in Zunge und Schwimmhaut beim Frosch. Die Befunde von THOMA führen diesen Autor zur Schlußfolgerung, daß die Querschnittsfläche des Arterienstammes gleich sei der Summe der Querschnittsflächen seiner Verzweigungen. THOMA ist geneigt, dieses Gesetz der „gleichwertigen Verzweigung" auch annäherungsweise auf die Verzweigung kleinerer Arterien des Menschen anzuwenden.

Andere Messungen des Querschnittsquotienten haben wir[3]) selbst durchgeführt, und zwar — wie wir glauben — unter Bedingungen, welche am ehesten Gewähr gegen störende Einflüsse geben. Als Unterlage für die Messungen dienten uns photographische Aufnahmen vom lebenden Augenhintergrund, wie sie mir von DIMMER (Wien) in freundlicher Weise zur Verfügung gestellt worden sind. Für die mikroskopischen Ausmessungen wurden Gefäßverzweigungen (Venen und Arterien) ausgewählt, welche sich möglichst genau zweiteilen. Gleichzeitig wurde bei der Wahl auf den gestreckten Verlauf der zur Ausmessung gewähl-

---

[1]) THOMÉ, R.: Arteriendurchmesser und Organgewicht. Pflügers Arch. f. d. ges. Physiol. Bd. 82, S. 474. 1900.
[2]) THOMA, R.: Hystogenese usw. Zitiert auf S. 912.
[3]) HESS, W. R.: Das Prinzip des kleinsten Kraftverbrauches im Dienste hämodynamischer Forschung. Arch. f. (Anat. u.) Physiol. 1914, S. 1.

ten Gefäße Bedacht genommen, weil bei Krümmungen die Bestimmung des Durchmessers mit größeren Fehlern behaftet ist. Die an vier einwandfreien Verzweigungsstellen gemessenen Querschnittsquotienten liegen zwischen 1,19 und 1,26.

Zu diesen Zahlen ist die kritische Bemerkung zu machen, daß die mikroskopische Ausmessung von photographischen Gefäßkonturen auch bei guter Bildschärfe mit einer Schätzung verbunden ist, wie die Linien des Okularmikrometers in die Konturen des Gefäßes hineinzulegen sind. Der Fehler, den wir derart infolge der Kleinheit der Verhältnisse in Kauf nehmen müssen, soll nicht unterschätzt werden; er tritt aber an Bedeutung zurück gegenüber Störungen, wie sie infolge chemischer oder thermischer Reize auftreten können, wenn wir lebende Gefäße bloßlegen oder wenn wir uns den Fehlerquellen der Injektionsmethode aussetzen.

Wegen der Schwierigkeit, einwandfreie Messungen zu erhalten, haben wir auch versucht, auf indirektem Wege zum Ziel zu kommen. Wir stützten uns dabei auf die Voraussetzung, daß das Wandmaterial unmittelbar benachbarter Gefäßabschnitte den *gleichen spezifischen Belastungen* unterworfen sei. Unter dieser Voraussetzung kann die Bestimmung der Wandmassen gleich langer Stamm- und Aststücke zur Berechnung des Verhältnisses der Querschnitte herangezogen werden. Die Möglichkeit einer solchen Berechnung ist dadurch gegeben, daß auf Grund mathematischer Beziehungen bei gleichem Innendruck und gleicher spezifischer Belastung die Wandmasse gleich langer Abschnitte verschieden weiter Rohre proportional den Querschnitten ist. Unter Berücksichtigung des Druckabfalles kommt dabei E. BLUM[1]), welcher die Durchführung dieser Untersuchungen unternommen hat, für die dichotome Verzweigung zu Querschnittsquotienten zwischen 1,37 und 1,40, bei anderer Technik zu Quotienten zwischen 1,20 und 1,35.

Ebenfalls auf indirektem Weg ist FLEISCH[2]) vorgegangen. Aus dem Verhältnis der Stromvolumina größerer Gefäße und dem durchschnittlichen Stromvolum einer einzelnen Capillare berechnet FLEISCH die Zahl der zwischen großen Stammgefäßen und Capillaren liegenden Verzweigungen bei Annahme dichotomer Verzweigungsart. Die errechnete Zahl der Capillaren führt ihn unter Berücksichtigung der Dimensionen der Einzelcapillaren zum Gesamtquerschnitt der Capillaren. Damit sind die Daten vorhanden, aus welchen sich der auf die einzelnen Verzweigungen entfallende Querschnittszuwachs ergibt. Je nach der Strömungsgeschwindigkeit in den Capillaren, die FLEISCH der Rechnung zugrunde legt, kommt er zu folgenden Werten:

Bei der Einschätzung dieser Zahlen ist zu berücksichtigen, daß bei der Verzweigung der Arteriolen sich die Strombreite wahrscheinlich nach besonderen Gesetzen ändert, da die Capillaren in erster Linie Austauschorgane

Tabelle 4.

Mittlere Strömungsgeschwindigkeit in den Capillaren	Mittlerer Querschnittsquotient x_m
0,25 mm pro Sek.	1,280
0,4 ,, ,, ,,	1,264
0,5 ,, ,, ,,	**1,257**
0,6 ,, ,, ,,	1,251
1,0 ,, ,, ,,	1,232

sind. Ihr Querschnitt mag deshalb durch andere Faktoren bestimmt sein als die Querschnittsverhältnisse der Leitungsgefäße.

---

[1]) BLUM, E.: Die Querschnittsbeziehungen zwischen Stamm und Ästen im Arteriensystem. Dissert. Zürich 1919; und Pflügers Arch. f. d. ges. Physiol. Bd. 175, H. 1/2, S. 1. 1919.

[2]) FLEISCH, A.: Die Beziehungen zwischen Stamm- und Astquerschnitt im Arteriensystem. Zeitschr. f. Anat. u. Entwicklungsgesch. Bd. 64, S. 443. 1922.

4. Die Verteilung der Widerstände und des Druckgefälles im Gefäßsystem.

Widerstand und Druckgefälle gehören deshalb zusammen, weil das letztere die dynamische Auswirkung des ersteren darstellt. Wie an anderer Stelle näher ausgeführt wurde, ist der Widerstand durch die Querschnittsverhältnisse und Länge der Strombahn, bei einem zusammengesetzten System auch durch die Art der Gliederung bedingt. Von Einfluß ist schließlich noch die Viscosität der strömenden Flüssigkeit. Infolge dieser Zusammenhänge ergibt sich die Möglichkeit, die Widerstandsverteilung des Blutgefäßsystems zu berechnen, sofern man seinen Bau (d. h. seine Längen- und Querschnittsdimensionen) kennt, wenn man ferner über die Viscosität des Blutes orientiert ist. Solche Rechnungen sind mehrfach versucht worden. Wir werden weiter unten darauf eingehen.

Eine andere Methode geht von der Messung des Blutdruckes aus. Dieser wird gleichzeitig an verschiedenen Stellen des Gefäßsystems bestimmt. Das Total der Druckdifferenz ergibt — auf den zwischen den Messungspunkten gelegenen Strömungsweg bezogen — das Druckgefälle. Wenn gleichzeitig mit den Druckmessungen auch das Stromvolumen bestimmt wird, kann man den Widerstand des untersuchten Systemabschnittes nach der Formel $W = P/V$ berechnen (P = Gesamtdruckabfall, V = Stromvolumen, W = Widerstand).

Auf dieser Grundlage führte VOLKMANN seine bekannten Untersuchungen aus. Sie verdienen trotz ihres Alters Vertrauen, weil VOLKMANN[1]) bereits mit graphischer Registrierung gearbeitet hat. Dieses Vorgehen setzte ihn in den Stand, den wahren Mitteldruck zu bestimmen, und nicht nur — wie Autoren vor ihm — den arithmetischen Mittelwert zwischen pulsatorischem Druckmaximum und Druckminimum. Er lehrte die Mitteldruck-Berechnung aus der vom Pulswellenschreiber umrissenen Druckfläche. Tabelle 5 führt Resultate auf, welche VOLKMANN an einem großen Fleischerhund gefunden hat. Die Zahlen

Tabelle 5. **Beobachtungen an einem großen Fleischerhunde** [2]).

Beobachtung	Kopfschlagader			Seitenast der Schenkelschlagader		
	Höhenstand	Tiefenstand	Mitteldruck	Höhenstand	Tiefenstand	Mitteldruck
1	194	174	184	180	178	179
2	206	174	190	170	168	169
3	194	174	184	170	168	169
4	200	152	176	174	172	173
5	200	146	173	174	172	173
6	206	162	181	174	172	173
7	206	158	182	178	176	177
8	200	162	181	178	176	177
Mittel	200	162,7	181,3	174,8	172,8	173,8
reduziert [3])	190	154,6	**172,3**[4])	166,7	164,2	**165,1**[4])

bedeuten Millimeter Quecksilber. Die Tabellenwerte zeigen u. a., daß zwischen der Ursprungsstelle der Carotis und der Ursprungsstelle des Seitenastes der Schenkelschlagader ein Druckgefälle von durchschnittlich 7,2 mm besteht.

Andere Versuche VOLKMANNS stammen vom Kalb. Hier ergab sich für dieselben Abschnitte des Gefäßsystems, wie sie vom Hund referiert worden sind,

---
[1]) VOLKMANN, A. W.: Die Hämodynamik. Leipzig: Breitkopf & Härtel 1850.
[2]) Aus VOLKMANN: Hämodynamik, S. 167.
[3]) Diese Reduktion bezieht sich auf Abzug des Druckes, welchen die Kalilösung veranlaßt.
[4]) Im Original nicht fett gedruckt.

ein mittlerer Druckabfall von 165,5 mm auf 146 mm, das sind 19,5 mm Quecksilber. Eine größere Zahl von vergleichenden Druckmessungen führte VOLKMANN am zentralen und gleichzeitig am peripheren Stumpf der durchschnittenen Carotis aus. Die Druckdifferenzen sind meist recht erheblich.

Für die Beurteilung dieser Druckgefälle ist die Tatsache im Auge zu behalten, daß der Widerstand eines Leitungssystems eine Funktion der absoluten Dimensionen ist. Hieraus ist zu folgern, daß bei gleichen Tierarten von verschiedener Körpergröße anatomisch gleichwertige Abschnitte des Gefäßsystems sich dynamisch durchaus verschieden verhalten.

Auf VOLKMANN gehen auch Beobachtungen zurück, nach welchen der Druck in der Arteria cruralis höher sein kann als in der Arteria carotis. Solche Befunde fallen auf, weil das Blut vom Ursprung der Carotis in der Richtung zum Ursprung der Arteria cruralis fließt. Es hat also den Anschein, als ob es dem Druckgefälle entgegenlaufen würde. VOLKMANN ergänzt die hier in Frage kommenden Druckmessungen durch die Feststellung, daß in gleichen Zeiten mehr Blut durch eine Widerstandskanüle abfließt, welche in die Cruralis eines Kalbes eingebunden ist, als durch eine genau gleiche Carotiskanüle. Die Ausflußvolumverhältnisse, welche ein Maß für die Druckunterschiede darstellen, waren innerhalb 45 Sekunden in einem Fall bei einem schweren Kalb 201 g aus der Carotis gegenüber 223 g aus der Cruralis; bei einem anderen, ebenfalls großen Kalb verhielten sich die entsprechenden Ausflußvolumina wie 119 g zu 157 g.

Diese Befunde haben noch heute Wert, obgleich HÜRTHLE bei einer Überprüfung des Druckgefälles zwischen Carotis und Femoralis zu einem anderen Ergebnis als VOLKMANN kommt. HÜRTHLE schaltete zwischen zwei gleichzeitig registrierende Manometer einen Doppelweghahn ein. Durch das Drehen des Hahnes während des Versuches wird jeder der beiden Manometer abwechselnd der einen und dann der anderen Arterie zugeordnet. Durch dieses Vertauschen sollten Fehlerquellen von seiten des Manometers einigermaßen ausgeschaltet werden. Das Ergebnis HÜRTHLES ging dahin, daß der Mitteldruck in der Cruralis denjenigen in der Carotis bzw. Aorta — mit einer Ausnahme — niemals überstieg. Diese Ausnahme wurde mit einer Seitendruckkanüle beobachtet, wobei also sowohl in Carotis als auch in Cruralis Strömung bestand. Die Sonderstellung dieses Versuches könnte also durch ein steileres Druckgefälle in der Carotis bedingt sein. Beachtenswert sind die Befunde von HÜRTHLE betreffend den Einfluß der Depressorreizung auf das Druckgefälle in der Aorta. Am normalen Kaninchen fand er vor der Reizung einen Mittelwert von 2,9 mm Quecksilber Druckgefälleunterschied, auf der Höhe der Reizwirkung bestand eine Differenz von 6,4. HÜRTHLE deutet diese Differenz in der Weise, daß die Depressionswirkung den Widerstand der Strombahn herabsetzte, was eine Beschleunigung des Blutstromes zur Folge haben müsse. Daher die Verschärfung des Druckgefälles in der Aorta. Nach unserem Dafürhalten könnte es sich aber auch um eine indirekte Konsequenz der Druckentlastung der Aortawand während des Depressoreffektes handeln (Querschnittsabnahme infolge von Entspannung).

In bezug auf die experimentelle Bestimmung des Druckgefälles in der Aorta, beurteilt nach dem Unterschied zwischen Carotis- und Cruralisdruck, ist noch auf eine Fehlerquelle hinzuweisen. Die Winkel, in welchen das Carotisblut (beim Hund durch Vermittlung der A. brachiocephalica) und das Cruralisblut aus der Aorta abzweigen, sind sehr verschieden. Infolgedessen macht sich in der Druckbestimmung die kinetische Energie des Blutes an den beiden Orten in verschiedener Weise geltend. Vielleicht liegt hier auch der Grund für den Gegensatz zwischen der obenerwähnten Beobachtung von VOLKMANN und HÜRTHLE. Der Einfluß des Beharrungsvermögens des Blutes wechselt mit der Strömungsgeschwindigkeit. Tierart und Tiergröße spielen deshalb eine Rolle. Indessen geht aus dem vorliegenden Material doch genügend klar hervor, daß der Druckverlust des Blutes in der Aorta auf jeden Fall gering ist. Wir vermuten, daß er relativ um so mehr ins Gewicht fällt, je kleiner ein Individuum ist.

Für die Beurteilung von Widerstand und Druckabfall peripher von der Aorta können wir auf Untersuchungen von Tschuewsky, J. Schmid, Bogomolez, Winterstein, Seidel zurückgreifen. Bei Tschuewsky handelt es sich um Messungen des Blutdrucks und des Stromvolumens größerer Arterien. Auf Grund dessen errechnet Tschuewsky[1]) eine Größe, die er als Maß des äußeren Widerstandes einsetzt.

Das Maß findet er in der Form einer zylindrischen Röhre, welche unter gegebenen Bedingungen (betreffend Druck und Viscosität) dasselbe Stromvolumen ergibt, wie es im Versuch für die einzelnen Arterien gemessen wurde. Im weiteren reduziert er noch zu Vergleichszwecken die errechneten Widerstände auf die Gewichtsmasse des von der betreffenden Arterie versorgten Gewebes. Das Ergebnis seiner Untersuchungen ist in Tabelle 6 abgedruckt.

Tabelle 6[2]).

Anzahl der Versuche	Mittleres Körpergewicht der untersuchten Tiere	Untersuchter Körperteil	Zustand des untersuchten Körperteils	Mittleres Gewicht der durchströmten Körperteile		Stromvolum bei 100 mm Hg-Druck in ccm			Äuß. Widerstand, dargestellt durch eine Röhre v. 1 m Länge und x mm Lumen		Mittleres Lumen der zuführenden Arterien in mm	Mittlere Geschwindigkeit in der Arterie in mm bei 100 mm Hg-Druck
				a) im Ganzen in g	b) in Proz. des Körpergewichts	in der zuführenden Arterie pro Sek.	für 100 g des untersuchten Körperteils		a) in der ganzen Strombahn $x=$	b) für 100 g d. untersuchten Körperteils $x=$		
							pro Sek.	pro Min.				
7	13,7	hintere Extremit.	kein Eingriff	1111	8	0,871	0,078	4,68	1,74	0,95	2,5	177
7	14,6	hintere Extremit.	Extr. Nerven durchschnitt.	1140	7,8	2,236	0,20	12,0	2,20	1,20	2,80	363
8	14,1	Kopf	kein Eingriff	760,5	5,4	2,53	0,333	20,0	2,27	1,37	3,27	301
3	34,0	Musc. gracilis	kein Eingriff	78	0,23	—	0,202	12,12	—	1,20	—	—
3	21	Musc. gracilis	Nerv. obturat. durchschnitt.	53	0,25	0,500	0,442	26,50	—	1,44	—	—
5	27	Gland. thyreoid.	kein Eingriff	2,76	0,01	0,26	9,4	565	—	3,15	—	—
2	33	Gland. thyreoid.	Nerv. vagus durchschnitt.	2,0	0,01	0,292	14,6	876	—	3,52	—	—

Die Auswertungen der Untersuchungen Tschuewskys sind speziell in der Richtung zu suchen, daß sie einen Vergleich verschiedener kollateraler Stromgebiete ermöglichen. Über die Widerstandsverteilung und die Form des Druckabfalles *entlang der Strombahn* geben sie keinen Aufschluß.

Die Schwierigkeit, hierüber Anhaltspunkte zu gewinnen, hat uns zum Versuch geführt, auf indirektem Wege zum Ziel zu gelangen. Das Vorgehen folgte demselben Prinzip, welches wir für die indirekte Bestimmung des Querschnittsquotienten näher ausgeführt haben (s. S. 921). Es ist dabei die Verteilung der Wandmasse auf die Länge eines Internodiums als Kriterium für die Verteilung des Druckes (welcher die Wandbelastung bedingt) gewählt. Rohner,

---

[1]) Tschuewsky, J. A.: Über Druck, Geschwindigkeit und Widerstand in der Strombahn der Art. carotis und cruralis usw. Pflügers Arch. f. d. ges. Physiol. Bd. 97, S. 210. 1903.

[2]) Aus Tschuewsky: Pflügers Arch. f. d. ges. Physiol. Bd. 97.

welcher die Messungen an Arterien aus dem Mesenterialsystem des Kalbes durchgeführt hat, kommt zu dem Resultat, daß bei langgestreckten Internodien eine Wandmassenreduktion um 11—16% stattfindet. Gemäß der Begründung der Untersuchungen ist in diesen Zahlen ein Maß für den Druckverlust des Blutes in den kontrollierten Arterienstücken zu erblicken.

Analoge Versuche wie von TSCHUEWSKY wurden von JULIUS SCHMID durchgeführt. Sie stellen eine Ergänzung zu den Untersuchungen TSCHUEWSKYS dar, indem sie sich auf das Splanchnicus- und Pfortadersystem beziehen. Dabei ergab sich bei Katzen, daß das Gesamtdruckgefälle von 83 mm sich ungefähr im Verhältnis von 10 : 1 auf den Widerstand von Darm, Magen, Milz und Pankreas einerseits, das Pfortadersystem anderseits verteilt. Es entspricht dies dem Widerstand eines mittleren Pfortaderdruckes von 8,6 mm bei einem mittleren Aortendruck von 83 mm Hg (Durchschnitt aus 5 Versuchen). Unter Einrechnung des gemessenen Stromvolumens berechnet J. SCHMID, daß der Gesamtwiderstand des Zirkulationsapparates von Darm, Magen, Milz und Pankreas durch eine Röhre von 2 mm Durchmesser und 1,62 m Länge repräsentiert wird. Der Widerstand der Leber (Pfortadersystem) entspricht dem Widerstand eines gleich weiten Rohres von nur 0,18 m Länge.

Blutdruckbestimmungen, welche uns Einblick in den Druckverlauf zwischen Aorta und peripheren Arterien gewähren, sind von BOGOMOLEZ[1]) durchgeführt worden. Um die feinen Gefäße der Druckmessung zugänglich zu machen, verwertete er eine Art Kompensationsmethode. Dabei wurde eine Nadelkanüle in die Arterie oder Vene gegen den Blutstrom eingeführt, wobei die Nadel so gewählt war, daß dieselbe das angestochene Gefäß für das Blut vollkommen undurchgängig machte (also endständige Kanüle). Mittels des Okularmikrometers wurden die Gefäßweite durchweg unmittelbar vor und nach der Messung des Blutdrucks bestimmt. An den Arterien bezog sich die Messung auf das Stammgefäßchen, in dessen einen Ast die Nadel eingeführt war. Bei den Venen kam eine Anastomose des angestochenen Gefäßes zur Messung. Als Blutdruck wurde derjenige Stand des Quecksilbermanometers angenommen, bei welchem der im Messungssystem erzeugte Überdruck dem Blutdruck das Gleichgewicht hielt. Dieses Vorgehen von BOGOMOLEZ gibt Gewähr, daß die Druckmessung nicht durch die Widerstände in den feinen Gefäßen gefälscht ist. Einwände, wie sie gegen die Resultate BOGOMOLEZ' in dem Sinne erhoben worden sind, daß durch den Stichreiz Veränderung des Gefäßlumens herbeigeführt werden können, sind nur insofern am Platze, als eine allfällige Verengerung zentral über das verletzte Gefäß hinausgreift. Im Bereiche des angestochenen Gefäßes selbst kann eine Querschnittsänderung, sofern sie nicht zu vollständigem Verschluß führt, nichts ausmachen, da die Druckbestimmung in einem Moment des Strömungsstillstandes erfolgt. Wir geben nachstehend einige von BOGOMOLEZ aufgeführte Daten wieder.

Tabelle 7. Weißes männliches Kaninchen, Körpergewicht 1210 g[2]).

Versuchsbedingungen	Art. carotis communis		Arcus art. auric. med.		Anastomose der äußeren Randvene	
	D[3])	H[3])	D	H	D	H
Rechte Seite. Hyperämie infolge von Überhitzung	1,3	133	0,4	65	0,25 0,4	22 10
Linke Seite. Norm . . .	1,3	133	0,1	14	0,25	9

[1]) BOGOMOLEZ, A.: Über den Blutdruck in den kleinen Arterien und Venen unter normalen und gewissen pathologischen Verhältnissen. Pflügers Arch. f. d. ges. Physiol. Bd. 141, S. 118. 1911.
[2]) Aus Pflügers Arch. f. d. ges. Physiol. Bd. 141.
[3]) Mit D bezeichne ich in den Tabellen den Gefäßdurchmesser in Millimetern, mit H den Blutdruck in dem Gefäß in Millimetern der Quecksilbersäule.

Gemäß diesen Befunden kommt Bogomolez zum Schluß, daß beim Kaninchen der Blutdruckabfall von der Carotis communis bis zum Arcus der Arteria auricularis media 89,5% des ganzen Druckes ausmacht, welcher vom Herzen entfaltet wird. Die Untersuchungen mit besonderen Eingriffen (Ausschaltung der sympathischen Innervation und Hitzehyperämie) zeigen im übrigen, daß das Gefälle mit den Versuchsbedingungen stark wechselt. Spezielle Beachtung verdient der Unterschied zwischen dem in den feinsten Arterien und den feinsten Venen gemessenen Druck. Er ist ein Maß für den auf die äußerste Peripherie entfallenden Widerstand, inbegriffen die Capillaren. Auf Grund der angegebenen Daten weist Bogomolez mit Nachdruck darauf hin, daß die Größe des Gefälles auf der Strecke des Capillarsystems des Kaninchenohres unter normalen Verhältnissen im allgemeinen sehr gering ist. Mit der Erweiterung der dem Herzen näher liegenden Gefäße verschiebt sich das größte Gefälle des Blutdruckes in der Richtung der Peripherie. Dementsprechend steigt auch die Größe des Gefälles im Bereich des Capillarsystems.

Tabelle 8.
Weißes männliches Kaninchen, Körpergewicht 1170 g. Exstirpation des Ganglion cervicale superior nervi sympathici dextri. Eine halbe Stunde nach der Exstirpation werden Messungen des Blutdrucks vorgenommen[1].

Versuchsbedingungen	Art. carotis communis		Art. auricul. post.		Arcus art. auric. med.		Anastomose der äußeren Randvene		V. jugul. externa	
	D	H	D	H	D	H	D	H	D	H
Rechts. Exstirpation des Gangl. cervic. sup. n. sympathici	1,2	126	0,8	62	0,2	22	0,25	12	1,9	0
Links. Hyperämie durch Überhitzung	1,2	126	0,7	58	0,25	30	0,2	9	2,1	0
Norm	1,2	126	0,5	32	0,1	10	0,2	8	2,1	0

Die Resultate von Bogomolez sind geeignet, die ziemlich allgemeinverbreitete Auffassung zu modifizieren, daß für den arteriellen Widerstand in besonders hohem Maße die Arteriolen verantwortlich zu machen seien.

Eine Ergänzung der eben referierten Untersuchungen bringen neueste Beobachtungen von Seidel[2]). Auch hier werden die Druckmessungen in der äußersten Peripherie, d. h. in Arterien von $1/10$ mm Durchmesser, dem zentralen Druck gegenübergestellt. Auch hier kommen im weiteren die Druckverhältnisse in feinsten Arterien und feinsten Venen zum Vergleich. Seidel arbeitete mit unblutiger Methode. Als Versuchsobjekt diente der Mensch. Der zentrale Druck wurde mit Riva-Rocci-Manometer und Manschette nach Recklinghausen palpatorisch gemessen. Für die Bestimmung des peripheren Druckes erwiesen sich die vorderen unteren Ciliargefäße, die in der Regel kurz vor ihrem Eintreten in die Sclera nur einen Durchmesser von $1/10$ mm besitzen, als geeignet. Die Druckmessung erfolgte mit einer besonderen, auf ihre Zuverlässigkeit kontrollierten Apparatur, deren Prinzip darin besteht, daß durch ein zartes, durchsichtiges Häutchen das untersuchte Gefäß gegen die weiße Sclera gepreßt wird. Der Moment, wo der Membrandruck den Innendruck überwindet, kann von freiem Auge oder mit größerer Sicherheit vermittels des Hornhautmikroskops fest-

---

[1]) Aus Pflügers Arch. f. d. ges. Physiol. Bd. 141.
[2]) Seidel, E.: Über die Messung des Blutdruckes in der vorderen Ciliararterie; ferner: Über das Stromgefälle im Ciliargefäßsystem des menschlichen Auges usw. v. Graefes Arch. f. Opth. Bd. 114, S. 157 u. 163. 1924.

gestellt werden. Die näheren technischen Angaben zeigen, daß auf verschiedene Störungsmöglichkeiten Rücksicht genommen ist. Als Resultat gibt E. SEIDEL folgende Zahlen an:

Bei gesunden Personen mit normalem Blutdruck von 100—120 mm Hg in der Armarterie wird der systolische Blutdruck der vorderen Ciliararterien zu 55—75 mm Quecksilber, der diastolische Blutdruck zu 30—45 mm Quecksilber bestimmt. Das Ergebnis seiner Messung formuliert SEIDEL dahin, daß unter physiologischen Bedingungen von dem Betrag des systolischen Aortendruckes bis zu den vorderen Ciliararterien etwa 40—50% als Triebkraft verbraucht werden. Körperliche Arbeit, Ermüdung, psychische Erregung, ungenügende Nachtruhe sollen den Blutdruck in den Ciliararterien steigern.

Der Blutdruck in den Ciliarvenen liegt mit großer Regelmäßigkeit bei etwa 11 mm Quecksilber, selbst dann, wenn der Blutdruck in den Ciliararterien beträchtlich gesteigert ist. 14 mm Quecksilber wurden an normalen Augen in den nicht konstant aber doch häufig vorkommenden erheblich dickeren vorderen Ciliarvenen gefunden, deren Verlauf den Ciliararterien entspricht (Ciliarvenen „arterieller Typus" HERFORD). Die Befunde SEIDELS bestätigen diejenigen von BOGOMOLEZ insofern, als auf die Strecke zwischen großen zentralen und den feinen peripheren Arterien ein recht erheblicher Teil des Gesamtdruckverlustes entfällt. Immerhin ist der Druckabfall bei SEIDEL nicht so groß wie bei BOGOMOLEZ. Es ist nicht unwahrscheinlich, daß die Verschiedenheit des Organs, in dessen Bereich die peripheren Gefäße untersucht worden sind, den Unterschied bedingt. Bei den Ciliargefäßen ist jedenfalls zu berücksichtigen, daß der Druck immer über dem intraokulären Druck bleiben muß, da sonst das Blut nicht in den Bulbus eintreten kann. Es wäre möglich, daß das Druckniveau in den Ciliargefäßen deshalb höher liegt als in gleich weiten Gefäßen anderer Gefäßgebiete.

Gewisse Anhaltspunkte zur Beurteilung des Druckabfalles zentral von den feinsten Arterien geben auch die Beobachtungen, welche sich auf den Blutdruck in den *Netzhautarterien* beziehen. Auch hier handelt es sich um Bestimmungen mittels indirekter Kompression. BALLIARD, FELTER und NUNÈSE nennen Werte zwischen 30 und 35 mm Hg diastolischem Druck und 55—65 systolischem Druck. O. WEISS[1]) gibt einen systolischen Druck von 50—70 mm Hg an. Indessen wurden von anderen Autoren, wie DUVERGER, PARÉ, BRISTOL SMITH, sowohl für den diastolischen als auch für den systolischen Druck Werte, die 20—30 mm höher sind, gemessen. Die von SEIDEL gefundenen Zahlen stehen mit den *niedrigen* Daten besser im Einklang.

Über den Verlauf des Druckgefälles *zwischen feinen Arterien und Capillaren* zieht SEIDEL aus seinen Untersuchungen folgende Schlußfolgerungen: Der physiologische Augendruck beträgt etwa 20—25 mm Hg. Der mittlere Capillardruck muß etwas höher, d. h. um 30 mm herum, liegen. Daß er kleiner als 35 mm sein muß, folgt daraus, daß in der diastolischen Phase keine rückläufige Bewegung in den Capillaren des Auges entsteht. Auf Grund dieser Feststellung des Capillardruckes lassen sich die Druckintervalle zwischen Ciliararterien und Capillaren einerseits, zwischen Capillaren und Ciliarvenen andererseits eruieren. —

Schätzen wir den *Mitteldruck* für die Ciliararterie um einen Drittel des Druckintervalles zwischen diastolischem und systolischem Druck über dem diastolischen Druckniveau liegend (nach der von der pulsatorischen Druckschwankung umschriebenen Fläche beurteilt), so ergibt sich aus den Werten von SEIDEL für die Ciliararterien ein Mitteldruck von ca. 47 mm. Zum Capillardruck von 30 mm beträgt dann der Abfall 17 mm, von den Capillaren zu den Ciliarvenen 19 mm. Nach diesem Resultat scheinen in feinsten Arterien und feinsten Venen

---

[1]) WEISS, O.: Der Flüssigkeitswechsel des Auges. Pflügers Arch. f. d. ges. Physiol. Bd. 199, S. 462. 1923.

ungefähr dieselben Widerstandsverhältnisse zu herrschen. Wir sind uns indessen bewußt, daß bei einer Verallgemeinerung der Beobachtungen SEIDELS Vorsicht am Platze ist. Die Berechnung eines Capillardruckes von 30 mm Hg zeigt, daß diese Mahnung begründet ist. Wir verweisen auf das Kapitel „Capillardruck", insbesondere auch auf die Beobachtungen von CARRIER und P. B. REHBERG[1]). Indem diese Autoren neben den mit der subtilsten Methodik durchgeführten Capillardruckbestimmungen Messungen des Venendruckes kombinieren, vermitteln sie uns auch Kenntnisse betreffend die Größe des Druckgefälles in den äußersten Abschnitten des Venensystems. Da sich Capillar- und Venendruck infolge hämostatischer Einflüsse mit der Lage des untersuchten Körperteiles ändern, sind die Messungen in verschiedenen Lagen bzw. Gliedstellungen ausgeführt. Für ein einzelnes Individuum werden folgende Zahlen angegeben:

Tabelle 9. Vergleich des Capillardruckes und Venendruckes auf dem Handrücken.

5	cm unter der Clavicula			7,5	cm Wasser	⎫
7	„	„	„	7	„ „	⎪ Capillardrucke im Finger bei verschiedenen
10	„	„	„	7,5	„ „	⎬ Lagen der Hand.
13,5	„	„	„	12	„ „	⎪
21	„	„	„	17,5	„ „	⎭
3	cm unter der Clavicula			7	cm Wasser	⎫
8	„	„	„	9	„ „	⎬ Venendrucke auf dem Handrücken derselben Person
23	„	„	„	16	„ „	⎭

In diesem Zusammenhang ist die Erörterung der Frage gegeben, welchen Druckverlust das Blut bei dem Durchtritt durch das Capillarsystem, in anatomischer Umgrenzung verstanden, erleidet. In der Einleitung ist darauf hingewiesen worden, daß die Auffassung lange Zeit vorherrschend war, daß das Hauptdruckgefälle gerade auf diese Abschnitte des Gefäßsystems zu verlegen sei. Bei den Druckwerten, wie wir sie in bezug auf feine Arterien und Venen eben kennengelernt haben, kann von einer solchen Konzentrierung des Widerstandes auf das Capillarsystem keine Rede sein. Vielmehr ist die Anschauung begründet, daß selbst von dem beschränkten Anteil des Druckgefälles, welches auf die äußerste Peripherie entfällt, nur wieder ein kleiner Bruchteil den Capillaren selbst zukommt. Die capillaren Blutbahnen zeichnen sich dadurch aus, daß sie relativ weit sind. KROGH, welcher über außerordentlich zahlreiche mikroskopische Beobachtungen betreffend das Strömen des Blutes in den Capillaren und den angrenzenden Gefäßen verfügt, macht darauf aufmerksam, daß die feinen Arterien und speziell die Arteriolen normalerweise im Vergleich zum Querschnitt der von ihnen versorgten Capillaren sehr eng sind. Infolge der relativ großen Breite des Strombettes, welches im Bereiche der Capillaren dem Blute geboten ist, hat dieses nur geringe Strömungsgeschwindigkeit. Aus diesem Grunde muß ein sehr kleiner Druckabfall genügen, den Durchtritt zu bewerkstelligen. Es ist noch zu berücksichtigen, daß die Capillaren sehr kurz sind. Auch dieser Umstand wirkt im Sinne eines kleinen Capillarwiderstandes. Präzise Angaben für den Capillarwiderstand bzw. die Größe des capillaren Druckverlustes zu machen, ist derzeit nicht möglich. Wir glauben auf Grund der eben ausgeführten Motivierung, daß der Druckabfall in den Capillaren während der Ruhe höchstens den Betrag von einigen Millimetern Quecksilber ausmacht.

Wir stimmen in dieser Beurteilung, zum Teil auch in der Begründung, mit CAMPBELL[2]) überein, der sich den Druckabfall entsprechend Abb. 227 denkt. Dieser Autor möchte den Capillarwiderstand kaum entsprechend einem Druckabfall

---

[1]) CARRIER, E. B. u. P. B. REHBERG: Capillary and Venous pressure in man. Skandinav. Arch. f. Physiol. Bd. 44, S. 20. 1913.

[2]) CAMPBELL, H.: The resistance to the blood-flow. Journ. of physiol. Bd. 23, S. 301. 1898/99.

von 1 mm Quecksilber einschätzen. Unrichtig ist dabei allerdings der Punkt seiner Argumentierung, daß eine geringe Reibung unter anderem dadurch bedingt sei, daß der Blutdruck in den Capillaren niedrig sei. In Tat und Wahrheit ist der Reibungskoeffizient des Blutes vom Drucke, unter dem es steht, praktisch unabhängig. Die Verhältnisse liegen in dieser Beziehung bei inkompressiblen Flüssigkeiten anders als z. B. bei der Reibung fester Körper.

Es bleibt uns noch übrig, den Verlauf des Druckgefälles *zwischen feinsten Venen und mittelweiten Venen* des großen Kreislaufes und schließlich zwischen mittelweiten Venen und den großen Venenstämmen zu untersuchen. Hierüber können wir uns ein Urteil bilden, wenn wir die Druckwerte, welche für die feinsten Venen gefunden worden sind, mit den Blutdruckwerten der mittelweiten und der großen Venen vergleichen. Zu diesem Zwecke können wir auf Beobachtungen von JACOBSON[1]) und BURTON-OPITZ[2]) zurückgreifen. Durch die Untersuchungen dieser Autoren ist festgestellt, daß in mittelweiten Venen (Cruralis, Mesenterica, Gastrolienalis, Renalis) ein Druckwert von 9—15 mm Hg vorzuherrschen scheint. Andere, hämodynamisch der gleichen Klasse zuzurechnende Venen zeigen etwas niedrigere Werte (Facialis, Brachialis, Femoralis), nämlich 3—5,5 mm Hg. Für die zentralen Venen besteht ein Druck, der in der Nähe des Nullwertes, bzw. etwas darunter, liegt.

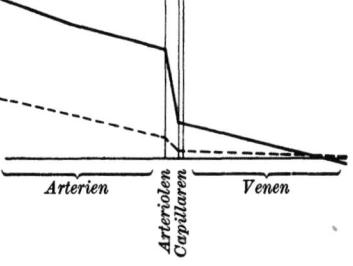

Abb. 227. Die ausgezogene Linie stellt den Blutdruckabfall im Körperkreislauf dar, die gestrichelte Linie den Abfall im Lungenkreislauf.

Für das Pfortadersystem mit seinen besonderen Strömungsverhältnissen ergibt sich aus den Untersuchungen von BURTON-OPITZ ein Gesamtdruckgefälle von ca. 9—10 mm Hg. Diese Zahl stimmt sehr gut mit Befunden, die von SCHMID[3]) angegeben werden, überein. Die aufgeführten Daten beweisen, daß im Venensystem ein sehr flaches Druckgefälle herrscht.

Stellen wir das Gesamtdruckgefälle des venösen Blutstromes dem Druckabfall in der arteriellen Strombahn gegenüber, so erhalten wir folgendes Bild:

Der zentrale Blutdruck des Menschen, in der A. brachialis gemessen, wird zu 111 bis 118 mm systolischer Druck und 75 bis 80 mm diastolischer Druck angegeben (vgl. A. FLEISCH, dieser Band). Hieraus errechnen wir einen *Mitteldruck* von 87—92 mm, wobei wir unter Bezugnahme auf die Form des Pulsdiagrammes diese mittlere Drucklage gleich dem diastolischen Druck, erhöht um den Dritteil des Pulsdruckes, eingesetzt haben.

Bei einem Capillardruck von 5—15 mm ergibt sich, daß 83—95% des zentralen Druckes auf dem Wege bis zu den Capillaren verbraucht werden. Für den venösen Schenkel des Zirkulationssystems verbleiben dementsprechend 17—5%.

Aus diesem Resultat können wir eine Schlußfolgerung ziehen, welche von Interesse ist. Nach dem POISEUILLEschen Gesetz ist der Widerstand eine Funktion des Querschnittsquadrates. Das erwähnte Verhältnis des arteriellen Gesamtwiderstandes zum venösen Gesamtwiderstand bedeutet also, daß bei einem im übrigen ähnlichen Bau von Venen- und Arteriensystem die Venen einen 2,2- bis 4,4 fach größeren Querschnitt als die zugehörigen Arterien aufweisen müssen.

---

[1]) JACOBSON: Arch. f. (Anat. u.) Physiol. 1867, S. 226.
[2]) BURTON-OPITZ: Americ. journ. of physiol. Bd. 9, S. 212. 1903; Pflügers Arch. f. d. ges. Physiol. Bd. 129, S. 216. 1909.
[3]) SCHMID, J.: Die Größe des Blutstromes in der Pfortader. Pflügers Arch. f. d. ges. Physiol. Bd. 125, S. 527. 1908.

Durch diese Zahlen ist also das Verhältnis der Strombreite im venösen und arteriellen System gekennzeichnet. In bezug auf die Strömungsgeschwindigkeiten stellen die reziproken Werte die relativen Maßzahlen dar. Dementsprechend haben wir — d. h. gemäß unserer Rechnung — die durchschnittliche Geschwindigkeit des venösen Blutstromes zu $1/2 - 1/4$ der mittleren arteriellen Strömungsgeschwindigkeit zu veranschlagen.

Sehr lückenhaft sind unsere Kenntnisse in bezug auf den *Pulmonalkreislauf*, soweit es sich um die Frage nach der *Widerstandsverteilung innerhalb des Pulmonalsystems* handelt. Vergleichende Druckuntersuchungen zwischen zentralen und peripheren Abschnitten des Pulmonalsystems sind uns nicht bekannt. Sicher ist, daß das Niveau, welchem die pulmonale Druckkurve folgt, bedeutend tiefer liegt als die Kurve des arteriellen Druckabfalls im Körpersystem. Dabei scheint eine Eigentümlichkeit des Pulmonalkreislaufes zu sein, daß die Größe des Widerstandes und damit das Gesamtdruckgefälle starken *Schwankungen* unterworfen ist. Es geht dies aus den außerordentlich wechselnden Befunden hervor, welche in bezug auf das Verhältnis zwischen Aortendruck (an Carotis gemessen) und Pulmonaldruck erhoben worden sind. Daß die beobachtete Differenz zum kleinsten Teil im Verhalten des Aortendruckes ihre Ursache haben kann, ist daraus zu schließen, daß die physiologischen Werte des Aortendruckes in relativ engen Grenzen liegen.

Bei der Beurteilung des Druckgefälles im Lungenkreislauf nach der Höhe des zentralen Pulmonaldruckes ist daran zu denken, daß unter Umständen Rückstauung vom linken Herzen her mitspielen kann, speziell unter experimentellen Bedingungen! Auch müssen wir uns bewußt sein, daß hier andere Proportionen in bezug auf die Verteilung des Druckgefälles zwischen arteriellem und venösem Schenkel herrschen können als im Körperkreislauf. Dies sind einige Gesichtspunkte, welche bei der Interpretation der nachfolgend reproduzierten Daten berücksichtigt werden müssen.

OPENCHOWSKI[1]) hat unter anderem folgenden Versuch am Hund mitgeteilt:

Tabelle 10.

Druck in der Carotis	112	144	157	156	171	202	222	231
Druck in der Pulmonalis	24	20	21	21	22	23	26	34

Aus ERIKSONS[2]) Versuchen an Katzen gibt TIGERSTEDT[3]) für das Verhältnis von Pulmonaldruck zu Aortendruck folgende Tabelle.

Tabelle 11.

Nr.	Grenzwerte, 1:	Nr.	Grenzwerte, 1:	Nr.	Grenzwerte, 1:
1	7,7—12,7	6	4,2— 9,1	11	4,8— 7,4
2	8,7—13,7	7	4,2—10,0	12	6,5—12,0
3	13,5—16,7	8	3,0— 8,4	13	5,4— 7,8
4	10,0—12,3	9	6,4—11,7	14	7,6—13,1
5	3,5— 8,3	10	4,0— 6,8	15	4,1— 7,3

An Kaninchen wurden von R. TIGERSTEDT[3]) folgende Verhältniswerte festgestellt:

Tabelle 12.

Nr.	Grenzwerte, 1:	Nr.	Grenzwerte, 1:	Nr.	Grenzwerte, 1:
1	1,4—3,6	5	2,3—4,1	8	2,3— 7,9
2	1,3—4,5	6	3,0—6,7	9	2,7— 7,7
3	3,3—8,0	7	2,7—6,2	10	2,6—12,8
4	2,2—6,0				

---

[1]) OPENCHOWSKI: Arch. f. d. ges. Physiol. Bd. 27, S. 258.
[2]) ERIKSON: Skandinav. Arch. f. Physiol, Bd. 19, S. 47.
[3]) TIGERSTEDT: Physiol. d. Kreislaufes Bd. 4, S. 12. 1923.

Über die Gründe, welche den Unterschied zwischen Gesamtdruckgefälle im Arterien- und im Pulmonalsystem bedingen, hat sich CAMPBELL näher ausgesprochen. Als Hauptursache betrachtet er die größere Lichtweite der arteriellen Gefäße im Bereich des Pulmonalsystems, d. h. verglichen mit den arteriellen Bahnen des Körperkreislaufes. Die Lungen*capillaren* seien hingegen im einzelnen enger als die große Mehrzahl der Capillaren des Körpersystems. Auch die Gesamtbreite des Capillarstromes (mittlerer Querschnitt der Einzelcapillare mal *Zahl* der Capillaren) sei im Zirkulationssystem der Lungen kleiner. Die Bedeutung solcher Unterschiede macht indessen nach CAMPBELL wenig aus, da es sich bei den Widerständen des einen wie des anderen Capillarsystems — wie oben ausgeführt worden ist — um relativ kleine Werte handelt. Ein Einfluß auf die Widerstandsgestaltung des Pulmonalsystems wird schließlich der Tatsache zuerkannt, daß die Lungengefäße kürzer sind als die Gefäße des Körpersystems. Aber auch dieser Unterschied spielt nach CAMPBELL eine untergeordnete Rolle. Die Stichhaltigkeit einzelner Argumente, durch welche er diese Beurteilung stützt, möchten wir allerdings dahingestellt sein lassen.

Zum Schluß des Kapitels betreffend Druck- und Widerstandsverteilung im Zirkulationssystem weisen wir noch kurz auf einige Arbeiten hin, welche versuchen, die Frage auf theoretischem Wege zu lösen. Zeitlich voran steht eine Abhandlung von THOMAS YOUNG[1]). Er berechnet die Form des Druckabfalles für ein theoretisches Zirkulationssystem, in welchem ausschließlich symmetrisch-dichotome Verzweigung vorkommt. YOUNG setzt ferner voraus, daß mit jeder Verzweigung die Summe der Astquerschnitte annähernd um ein Viertel größer sei als der Stammquerschnitt. Als Stammgefäß denkt er sich ein Rohr von der Weite der Aorta; die Endglieder seines theoretischen Systems sind Gefäße von einem Durchmesser, daß eben noch zwei Blutkörperchen gleichzeitig durchtreten können. Betreffend die Längen der einzelnen Segmente (Internodien), nimmt er eine mit der Aufzweigung einhergehende systematische Reduktion an. Das Resultat der Berechnung geht dahin, daß ein sehr kleiner Anteil des Gesamtwiderstandes durch die weiten Gefäße bedingt sei. Der Druckabfall ist auf weite Strecken so flach, daß in Arterien, deren Durchmesser die Dimension eines menschlichen Haares um wenig übertreffen, die Druckhöhe noch volle neun Zehntel des zentralen Druckes beträgt. (2 Inches Druckverlust auf die angenommenen 20 Inches Gesamtdruckverlust in Arterien, Capillaren und Venen.)

In höchstem Maße beachtenswert an der Arbeit von TH. YOUNG ist die Tatsache einer rechnerischen Behandlung des Problems zu einer Zeit, wo das POISEUILLEsche Strömungsgesetz noch unbekannt war!

Ein anderer rechnerischer Ansatz stammt von THOMA[2]). Er baut ein System auf die Annahme auf, daß die Randstromgeschwindigkeit des Blutes — gemessen in konstanter Entfernung von der Rohrwandung — in allen Abschnitten des Systems gleichgroß sei. Diese Annahme verbindet er mit der Vorstellung, daß das Querschnittswachstum der Gefäße durch Vermittlung einer „Perzeption" der Randstromgeschwindigkeit von seiten der Gefäßwand reguliert werde. Wenn in der Peripherie der Widerstand infolge gesteigerten Blutbedarfes absinkt, so nimmt in den zuführenden Gefäßen die Strömungsgeschwindigkeit zu. In Auswirkung des gedachten Regulationsmechanismus erweitert sich nun dieses Gefäß so lange, bis die Zunahme der Strombreite die Strömungsgeschwindigkeit auf den Ausgangswert zurückgeführt hat. Der funktionellen Regulation folgt die morphologische Anpassung auf dem Fuße. In der Durchführung der Berechnung zeigt THOMA, daß seine Resultate, soweit sie

---

[1]) YOUNG, TH.: Zitiert auf S. 905.   [2]) THOMA: Zitiert auf S. 912.

kontrollierbar sind, mit den Messungsbefunden in guter Übereinstimmung stehen. Dennoch halten wir die Annahme Thomas, daß die Querschnittregulierung der Gefäße durch den Reiz der Randströmung ausgelöst werde, für unzutreffend. Der wahre Grund dafür, daß das von Thoma theoretisch konstruierte System trotzdem durch die Messungsresultate bestätigt erscheint, liegt u. E. in der Beziehung des Thomaschen Systems zum *System der optimalen Querschnittsverteilung*, dessen Bedeutung und Kennzeichen wir weiter unten besprechen.

Beiläufig möge an dieser Stelle auch die interessante Tatsache Erwähnung finden, daß die wieder aus ganz anderen, offenkundig zufälligen Motiven entsprungenen Voraussetzungen des Youngschen Systems (vgl. oben) ebenfalls mit großer Annäherung zum „optimalen System" führen.

Auf eine konkrete Basis stellt Schleier seine Berechnungen über Widerstands-, Druck- und Geschwindigkeitsverteilung auf die verschiedenen Abschnitte des Gefäßsystems. Er geht von den Gefäßmessungen aus, welche einerseits von Mall und andererseits von Miller durchgeführt worden sind. Wir haben hierüber bereits an anderer Stelle berichtet (S. 916). Unter Ergänzung dieser Messungsresultate durch Schätzungen betreffend die Längendimensionen der Internodien berechnet Schleier[1]) nach dem Poiseuilleschen Gesetz die Widerstände und hieraus die Druckgefälle. In bezug auf die Resultate verweisen wir auf Tabelle 1, S. 917, speziell auf die zwei letzten Stäbe. Wir betonen dabei nochmals die kritischen Bemerkungen, die wir über den Grad der Zuverlässigkeit von Schlußfolgerungen gemacht haben, welche sich auf Messungen an Injektionspräparaten stützen.

5. Über die Bedeutung der Querschnitts- und Widerstandsverteilung im Gefäßsystem.

Soweit die experimentellen Untersuchungen einen Schluß über die Art der Widerstandsverteilung im Zirkulationssystem zulassen, kommt man zur Schlußfolgerung, daß mit der Aufzweigung der Gefäße eine Erhöhung des auf die Streckeneinheit entfallenden Widerstandes einhergeht. Man könnte geneigt sein, ein solches Verhalten, welches eine zunehmende Steilheit des Druckgefälles peripherwärts zur Folge hat, als eine unbedingte Folge der Abnahme der Gefäßlumina anzusehen. Entsprechend den Darlegungen in unserer Orientierung über die Wechselbeziehungen zwischen den einzelnen hämodynamischen Faktoren ist eine solche Schlußfolgerung nicht statthaft. Freilich führt die Aufsplitterung der Stromfäden zu einer Vergrößerung der Reibungsfläche des Blutes. Für die Steilheit des Druckabfalles ist aber auch die Strömungsgeschwindigkeit maßgebend. Diese nimmt nach der Peripherie hin ab infolge der mit der Aufzweigung des Gefäßsystems einhergehenden Zunahme der Gesamtstrombreite. Die Auswirkung solcher Verhältnisse besteht darin, daß der Widerstand peripherwärts *nicht in dem Maße ansteigt*, wie dies der Fall wäre, wenn das Strombett des Blutes zwischen Zentrum und Peripherie überall gleich wäre. Es ist der Fall denkbar, daß die mit der Aufsplitterung der Gefäße einhergehende Stromverbreiterung in einer so starken Progression vor sich geht, daß der Widerstand peripherwärts nicht zu-, sondern abnimmt. Die Rückwirkung auf den Gesamtwiderstand würde eine Sparung an Herzleistung bedingen. Mit Rücksicht auf die Bedeutung einer solchen Ökonomisierung des Kreislaufbetriebes erheben wir die Frage, welche

---

[1]) Schleier, J.: Der Energieverbrauch in der Blutbahn. Pflügers Arch. f. d. ges. Physiol. Bd. 143, S. 172. 1919.

Faktoren für den Grad der Progression — d. h. für die Art der Querschnittsverteilung im Gefäßsystem — maßgebend sind, welche Faktoren ganz allgemein der Querschnittsentfaltung der Blutgefäße entgegenwirken und dadurch die Widerstände und den Energieaufwand für deren Überwindung in die Höhe treiben. Wir haben seinerzeit versucht[1]), die Gesichtspunkte auszuführen, welche geeignet sind, das Verständnis über das angeschnittene Problem zu eröffnen. Eine entscheidende Rolle spielt die Tatsache, daß mit der Querschnittsentfaltung der Blutgefäße eine *Vermehrung der Blutmasse des Körpers* einhergehen muß, indem die Zunahme des mittleren Querschnitts eine entsprechende Vermehrung des Inhalts des Systems bedingt. Infolge dieses Zusammenhanges bedeutet eine *Beschränkung* der Querschnittsentfaltung der Gefäße *Einsparung* in bezug auf das Blutvolum, welches in toto für die Aufrechterhaltung des Zirkulationsbetriebes notwendig ist. Wir erkennen damit den Widerstreit zweier Ökonomisierungstendenzen, wovon sich die eine auf die energetische, die andere auf die stoffliche Seite bezieht. Die wirkliche Einstellung des mittleren Querschnitts erscheint in dieser Betrachtungsweise als Resultante aus dem Widerstreit der beiden antagonisierenden Prinzipien.

Zu beachten ist im weiteren, daß der Widerstand eines verzweigten Leitungssystems noch nicht eindeutig festgelegt ist, wenn die Verzweigungsart, die Längendimensionen *und der mittlere Querschnitt* des Systems gegeben sind. Es läßt sich durch Rechnung zeigen[1]), daß unter den unendlich vielen Möglichkeiten betreffend die Querschnittsverteilung im System *ein Bautypus* existiert, dessen Gesamtwiderstand ein Minimum beträgt. Wir haben ein solches optimales System ausgerechnet. Es läßt sich dadurch kennzeichnen, daß der Differentialquotient von Widerstand nach Querschnitt für alle Abschnitte der Strombahn der gleiche ist. Für die symmetrische dichotome Verzweigungsweise trifft dies zu, wenn mit jeder Verzweigung die Breite der Strombahn um den Faktor $\sqrt[3]{2}$ ($= 1,26$) zunimmt. Diese Feststellung ist der Grund gewesen, weshalb wir für das Beispielssystem, an welchem wir die Erläuterung der Beziehungen zwischen Strombreite, Geschwindigkeit usw. ausgeführt haben, den Querschnittsquotienten 1,26 gegeben haben (vgl. S. 906). Jene schematischen Darstellungen geben deshalb ein Bild über das Verhalten der einzelnen hämodynamischen Größen im System des kleinsten Widerstandes. Soviel sich auf Grund des vorliegenden Beobachtungsmaterials beurteilen läßt, sind im natürlichen System der Blutgefäße die Merkmale des Optimalsystems wiederzufinden! Es darf uns das nicht wundern, da der Ökonomisierung der Herzleistung eine viel größere Dignität zukommt als z. B. der Ökonomisierung des Baumaterials, wie wir sie in der Knochenstruktur so eindrucksvoll vor Augen haben. Wenn trotzdem die Kenntnis der Baugesetze des Zirkulationssystems nicht ein ähnliches Interesse zu erregen vermochte wie die Baugesetze der Knochenstruktur, so ist der Grund sicher nur darin zu suchen, daß im ersten Falle die Gesetze viel weniger sinnfällig in Erscheinung treten. Gleichwohl erkennen wir in der Bezugnahme auf das Ökonomieprinzip den Schlüssel für das Verständnis der ganzen in diesem Abschnitt behandelten Frage über die Verteilung von Querschnitt (Strombreite), Geschwindigkeit, Widerstand und Druckgefälle im Zirkulationssystem.

---

[1]) HESS, W. R.: Das Prinzip des kleinsten Kraftverbrauchs usw. Arch. f. (Anat. u.) Physiol. 1914; ferner: Die Zweckmäßigkeit im Blutkreislauf. Basel: Benno Schwabe 1918. — Ferner: Über die periphere Regulierung der Blutzirkulation. Pflügers Arch. f. d. ges. Physiol. Bd. 168, S. 439. 1917.

Gefäßreflexe und Vasomotoren[1]).

Von

EDGAR ATZLER
Berlin.

Mit 2 Abbildungen.

Zusammenfassende Darstellungen.

ASHER, L.: Die zentrale Gefäßinnervation und der periphere Gefäßtonus. Ergebn. d. Physiol. Bd. 1, II, S. 346. 1902. — HOFMANN, F. B.: Die Innervation der Blutgefäße. Nagels Handb. d. Physiol. Bd. I, S. 287. 1904. — BAYLISS, W. M.: Die Innervation der Gefäße. Ergebn. d. Physiol. Bd. 5, S. 319. 1906. — HESS, W. R.: Die Regulierung des peripheren Kreislaufs. Ergebn. d. inn. Med. u. Kinderheilk. Bd. 1. 1922. — TIGERSTEDT, R.: Die Physiologie des Kreislaufs. 2. Aufl. Berlin-Leipzig 1922/23. — BAYLISS, W. M.: The vasomotor system. London 1922. — KROGH, A.: Die Anatomie und Physiologie der Capillaren. Übersetzt von U. EBBECKE. Berlin 1923. — EBBECKE, U.: Gefäßreaktionen. Ergebn. d. Physiol. Bd. 22, S. 401. 1923.

I. Einführung.

Herz und Gehirn werden, — wohl als die lebenswichtigsten Organe des Körpers, — geradezu verschwenderisch mit Blut versorgt. Die Blutzufuhr zu den übrigen Körperbezirken erfolgt sparsamer; sie richtet sich nach dem jeweiligen Bedarf. Ein Organ, das in lebhafter Tätigkeit begriffen ist, stillt seinen Blutdurst auf Kosten solcher Organe, die sich entweder gerade in Ruhe befinden, oder deren Aktivitätsgrad ohne Schädigung für den Gesamtorganismus erniedrigt werden kann. Das Herz ist nicht imstande, diese Regulierung des Blutstromes von Organ zu Organ vorzunehmen. Es vermag nur den gesamten Kreislauf zu beeinflussen. Es müssen also andere Vorrichtungen bestehen, welche über eine zweckmäßige Verteilung des Blutes wachen.

Der Bau der Blutgefäße weist auf die Art dieser Mechanismen hin. Die Aorta, die Anfangsteile des Truncus brachiocephalicus, die Carotiden, die Subclavia und die Mammariae internae, kurz die Gefäße, welche man gelegentlich als Zentralarterien bezeichnet hat, enthalten in der Media neben dem Bindegewebe ungefähr ebensoviel Muskel-, wie elastisches Gewebe. In den kleinen und kleinsten Arterien, den Arteriolen, ist aber vorwiegend Muskulatur am Bau der Media beteiligt. Zwischen dem elastischen Typ der Zentralarterien und dem muskulären der Arteriolen gibt es noch einen Übergangstypus, der durch die Iliacae, die Stämme der Eingeweidearterien, und die peripheren Abschnitte der Arterien des elastischen Typs repräsentiert wird [HÜRTHLE[2])].

---

[1]) Manuskript abgeschlossen am 31. Mai 1924. Aus äußeren Gründen war es nicht möglich, nach Abschluß des Manuskripts erschienene Literatur zu berücksichtigen. Es wird auf die Übersichtsreferate in den Jahresberichten über die gesamte Physiologie im Verlage J. F. Bergmann, München und Julius Springer, Berlin, hingewiesen.

[2]) HÜRTHLE, K.: Pflügers Arch. f. d. ges. Physiol. Bd. 183, S. 253. 1920.

Die Zentralarterien fungieren als Zuleitungsröhren; sie haben in erster Linie die Aufgabe, vermöge ihrer Elastizität als Windkessel zu wirken, also die rhythmischen Stromstöße in jenes kontinuierliche Fließen des Blutes zu transformieren, das wir in den kleineren Gefäßen beobachten. Sie besitzen jedenfalls nicht die Fähigkeit, die Verteilung des Blutes in nennenswerter Weise zu variieren.

Wohl ist es möglich, daß an den Abgangsstellen der Seitenäste der großen Gefäße Vorrichtungen bestehen, die den Blutstrom aktiv zu regulieren vermögen. Die anatomische Beschreibung dieser Abzweigungsstellen verdanken wir DRAGENDORFF[1]). In dieser, leider von den Physiologen bisher zu wenig beachteten Arbeit werden eigentümliche Randwulstbildungen an den Abzweigungsstellen der Arterien beschrieben (siehe Abb. 228), die zu der Vermutung verleiten, daß sie als Regulationsorgane fungieren. Beobachtete doch DRAGENDORFF, daß die feinen Gefäßöffnungen auf den Längswülsten in den Salamanderaorten fast verschlossen sind und nach dem Tode durch Auseinanderziehen zu weitem Klaffen gebracht werden können. Leider fehlen noch Angaben über die Anordnung der Muskelfasern und die Innervation dieser Gebilde.

Je mehr wir uns dem Gebiet der kleinen Arterien nähern, um so größer wird, wie wir oben ausführten, der Anteil der vorwiegend zirkulär angeordneten Muskulatur am Aufbau der Gefäßwand. Diese Muskeln sind offenbar der von uns gesuchte Mechanismus, der die periphere Blutregulierung beherrscht.

Wir werden aber weiter unten sehen, daß neben den Arterien auch die Capillaren und Venen regulatorische Kaliberänderungen vornehmen. In den Capillaren wird hierbei die Kontaktfläche mit dem Gewebe, und somit die Intensität des Stoffaustausches verändert, während die Venen durch Änderung ihres Fassungsvermögens die Größe des Zustroms zum Herzen regeln.

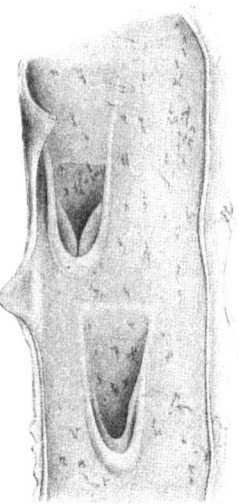

Abb. 228.
(Nach DRAGENDORFF.)

Die Gefäßmuskeln, denen diese Aufgaben obliegen, werden von den vasomotorischen Nerven versorgt. In der Mehrzahl der Fälle liegen den Gefäßreaktionen Reflexe zugrunde.

II. Allgemeines über Gefäßreflexe.

Die Reflexbögen haben ihr receptives Organ entweder in den Gefäßen selbst oder in anderen Organen. Der afferente Nerv zieht in der Regel nach dem Gefäßnervenzentrum, von dem die Erregung auf dem Wege der vasomotorischen Nerven den Muskeln der Blutgefäße zugeleitet wird.

Die Reflexe erstrecken sich teils auf große, teils auf kleine Körperbezirke. Bei den weitausgebreiteten Reaktionen werden Bedürfnisse des gesamten Organismus befriedigt. Bei einer allgemeinen Gefäßverengerung erhalten alle die Organe eine verstärkte Blutzufuhr, welche spärlich mit Vasoconstrictoren versorgt sind. Wir werden sehen, daß dies die lebenswichtigsten Organe (Herz, Gehirn) sind. Neben diesen echten Reflexen, die unter der Kontrolle des Zentralnervensystems stehen, kommen Pseudoreflexe vor, die wir gesondert besprechen wollen.

---

[1]) DRAGENDORFF, OTTO: Anat. Hefte H. 128, Bd. 42, S. 739. 1911: siehe hierzu auch R. KLEMENSIEWICZ: Abderhaldens Handb. der biol. Arbeitsmethoden, Abt. V. Teil 4, I, S. 4.

III. Die receptiven Organe.

Wird der zentrale Stumpf des durchschnittenen N. depressor gereizt, so erfolgt eine Senkung des allgemeinen Blutdrucks. Schon die Entdecker dieses Nerven, LUDWIG und CYON[1]) haben nachgewiesen, daß die Blutdruckerniedrigung neben einer Hemmung der Herztätigkeit auf einer ausgiebigen Gefäßerweiterung beruht. Die physiologische Aufgabe dieses afferenten Nerven erblickt man darin, mit seinen Endigungen in der Aorta auf Dehnungsreize so zu reagieren, daß das Herz gegen einen optimalen Widerstand Arbeit leistet. Dieser Reflex würde ein Analogon zu den proprioceptiven Reflexen der Muskeln bilden.

Eine Reihe von Autoren hat sich mit der Frage beschäftigt, ob auch von den übrigen Gefäßwandungen Reflexe auf den Kreislaufapparat ausgelöst werden. Die anatomischen Bedingungen sind jedenfalls erfüllt. Von DOGIEL[2]) sind zahlreiche sensorische Nervenendigungen in den Blutgefäßen nachgewiesen worden. Auch die Erfahrungen der Chirurgen und anderer Vivisektoren bei Gefäßoperationen sprechen durchaus für die Anwesenheit von Schmerznerven, die, wie kürzlich ODERMATT[3]) ausführte, vorwiegend in dem periarteriellen Gewebe liegen.

Die sensiblen Endorgane dieser afferenten Nerven sollen nach einer Theorie von LATSCHENBERGER und DEAHNA[4]) das receptive Organ für einen den allgemeinen Blutdruck regulierenden Gefäßreflex bilden. Der normale Blutdruck käme danach, wenn wir von den übrigen Kreislauffaktoren absehen, so zustande, daß die in einem mittleren Erregungszustande befindlichen Endorgane depressorische Impulse von mittlerer Intensität nach den Zentren aussenden. Einem Anstieg des Blutdrucks arbeiten dann die vermehrten depressorischen Impulse entgegen, während das Absinken des Blutdrucks dadurch verhindert wird, daß die Depressorimpulse nachlassen. In der Tat beobachteten die oben genannten Autoren nach Abklemmung der einen Art. femoralis des Hundes eine Blutdrucksteigerung in einem höheren Ausmaße, als sie rein physikalisch durch die Verkleinerung des Kreislaufs zu erwarten war.

Während die genannten Autoren als adäquaten Reiz für diesen Reflex den Druck im Gefäßinnern ansahen, glaubte ZUNTZ[5]) die infolge der Anämie entstehende asphyktische Reizung als reflexauslösendes Moment betrachten zu müssen. Es ist nicht entschieden, ob den Druckschwankungen gar keine Bedeutung für den Reflex zukommt; als sicher ist aber nach unseren heutigen Erfahrungen anzunehmen, daß die Stoffwechselprodukte bei der Auslösung dieses Reflexes beteiligt sind. HESS[6]) durchströmte den Hinterkörper eines Frosches, der nur noch nervöse Verbindungen mit dem Vordertier aufwies, abwechselnd mit Salzlösungen von $p_{H1} = 7,4$ und $p_{H2} = 6,4$. Bei der Umschaltung auf die saure Lösung wurde die Herztätigkeit für die Dauer der Durchströmung deutlich aktiviert. Bei der Untersuchung eines kollateralen Gefäßgebiets wären vielleicht Resultate erzielt worden, die den Befunden von LATSCHENBERGER und DEAHNA an die Seite zu stellen wären. Jedenfalls beweisen die HESSschen Versuche eine spezifische Sensibilität der Gefäße, die zu einer Zirkulationsregulierung führt.

Freilich ist damit nicht gesagt, ob sensible Endorgane in den Gefäßwandungen oder in den umliegenden Geweben auf den Asphyxiereiz ansprechen. Auch die

---
[1]) LUDWIG u. CYON: Ber. d. sächs. Ges. d. Wiss.; mathem.-phys. Kl. 1866, S. 307.
[2]) DOGIEL, A. S.: Arch. f. mikroskop. Anat. Bd. 52, S. 44. 1898.
[3]) ODERMATT, W.: Bruns' Beitr. z. klin. Chir. Bd. 127, S. 1. 1922.
[4]) LATSCHENBERGER u. DEAHNA: Pflügers Arch. f. d. ges. Physiol. Bd. 12, S. 181. 1876.
[5]) ZUNTZ: Pflügers Arch. f. d. ges. Physiol. Bd. 17, S. 404. 1878.
[6]) HESS, W. R.: Ergebn. d. inn. Med. u. Kinderheilk. Bd. 23, S. 55. 1923.

Versuche von HEGER[1]), PAGANO[2]) u. a., die nach Injektion von reizenden Substanzen, wie Nicotin, Silbernitrat, Eisencitrat usw., in die Gefäße eine Blutdrucksteigerung erhielten, schließen nicht den Einwand aus, daß außerhalb der Gefäße gelegene receptive Organe den Reiz aufgenommen haben.

Dagegen liegen einige Beobachtungen von FLEISCH[3]) vor, die zugunsten spezifischer, sensorischer Apparate in der Gefäßwandung gedeutet werden können. Dieser Autor erhielt an der hinteren Extremität eines Frosches mit intakten nervösen Bahnen bei Säuredurchströmung eines Gefäßbezirks eine Kontraktion in entfernteren, getrennt mit normaler Ringerlösung durchströmten Gefäßgebieten. Daß dieser Reflex nicht durch andere sensorische Nervenendigungen, z. B. in der Haut, ausgelöst wird, schließt FLEISCH aus dem Umstand, daß der Reflex ausbleibt, wenn sympathische Fasern zerstört, die zentripetalen und zentrifugalen Bahnen dagegen erhalten sind.

Außerhalb der Gefäße müssen sich eine große Anzahl receptorischer Apparate befinden, durch deren Reizung mit den verschiedensten Reizqualitäten Gefäßreflexe ausgelöst werden können. Mit der speziellen Lage dieser sensiblen Nervenendigungen hat man sich wenig befaßt. Wohl aber hat man durch Reizung der verschiedensten Organe und Nerven eine große Reihe von solchen Reflexen erhalten können. In dem Kapitel „Korrelationen" werden diese Reflexe von SCHILF im einzelnen behandelt werden. Erstrecken sich die ausgelösten Gefäßreaktionen auf einen größeren Körperbezirk, so machen sie sich auf den Blutdruck geltend, entweder im Sinne einer Steigerung oder Senkung. Man spricht dann von pressorischen und depressorischen Reflexen. Besonders von MARTIN und MENDENHALL[4]) wurde darauf hingewiesen, daß die Art der Reizung der afferenten Faser darüber entscheidet, ob eine pressorische oder depressorische Wirkung eintritt. Schwache Reizung begünstigt die Drucksenkung, kräftige die Drucksteigerung. Bei herabgesetzter Erregbarkeit der Zentren kann auch eine starke Reizung des afferenten Nerven nur von einem depressorischen Effekt gefolgt sein. Ob in den sensiblen Nerven pressorische und depressorische Fasern zugleich verlaufen, wie dies besonders BAYLISS annimmt, ist noch unentschieden. Einzelne Nerven, wie der N. depressor und N. glossopharyngeus, bewirken fast immer eine reflektorische Drucksenkung, sie würden also fast ausschließlich depressorische Fasern enthalten. Der N. saphenus und N. splanchnicus würden fast nur pressorische Fasern besitzen, während im Ischiadicus, Vagus und den meisten anderen Nerven beide Faserarten gemischt vorkommen.

Die Qualität des für die sensible Nervenendigung adäquaten Reizes richtet sich nach der speziellen Aufgabe des Vasomotorenapparates in dem jeweiligen Körperbezirk. An einigen Beispielen wollen wir das erläutern.

Der Blutstrom führt dem tätigen Muskel Brennmaterial zu und beseitigt die Stoffwechselschlacken. Die Annahme liegt nahe, daß die Endprodukte der chemischen Umsetzungen den adäquaten Reiz für die vasosensiblen Endorgane bilden. Mit HESS vermuten auch wir, daß die reflektorisch bewirkte Blutfülle des Splanchnicusgebietes im Verlauf der Verdauungsprozesse durch spezifische Reizstoffe entsteht. Soll, um ein weiteres Beispiel anzuführen, der Organismus vor Überwärmung geschützt werden, so muß das Blut Wärme vom Innern des Körpers nach der Haut transportieren. Man wird also auch sensible Apparate, die auf Temperatur reagieren, postulieren. Bei der Erwähnung des N. depressor

---

[1]) HEGER, P.: Beiträge zur Physiologie, C. LUDWIG gewidmet, S. 193. Leipzig 1887.
[2]) PAGANO, G.: Arch. ital. de biol. Bd. 33, S. 1. 1900.
[3]) FLEISCH, A.: Pflügers Arch. f. d. ges. Physiol. Bd. 171, S. 3. 1918.
[4]) MARTIN, E. G. u. MENDENHALL: Americ. journ. of physiol. Bd. 38, S. 98. 1915.

haben wir eine andere physikalische Reizqualität kennengelernt. Hier handelt es sich um einen Reflex der Gefäßwand, der durch einen Dehnungsreiz ausgelöst wird.

IV. Die Zentren des Reflexbogens.

Die afferenten Fasern, welche einen Pressorreflex vermitteln, treten durch die Hinterwurzeln in das Rückenmark ein und verlaufen nach RANSON und BILLINGSLEY[1]) im LISSAUERschen Strang aufwärts. Ein Teil der Fasern kreuzt nach der anderen Seite[2]). Die depressorischen zentripetalen Fasern verlaufen in den Seitensträngen, und zwar in der Gegend des Tractus spino-thalamicus. Pressorische und depressorische Fasern leiten die Erregung den Gefäßzentren zu.

a) Das Medullarzentrum.

CL. BERNARD[3]) entdeckte ein solches Zentrum für die vasomotorischen Reflexe in der Medulla oblongata. Seine große Bedeutung läßt sich aus den Untersuchungen von OWSJANNIKOW[4]) ermessen. Dieser durchtrennte den Hirnstamm, von oben nach unten gehend, Stück für Stück und beobachtete von einer gewissen Höhe an ein Absinken des Aortendruckes, bzw. eine Abnahme in der Stärke der Gefäßreflexe. In diesem Niveau mußte also die obere Grenze des Zentrums gelegen sein. Die untere Grenze entsprach jener Schnitthöhe, bei der kein weiteres Absinken des Aortendruckes mehr zu sehen war. DITTMAR[5]) ermittelte die genaueren anatomischen Verhältnisse. Dieses pressorische Zentrum ist paarig und liegt beim Kaninchen in der Gegend des oberen Teiles der Rautengrube, von wo es sich nach unten bis etwa 3 mm über der Spitze des Calamus scriptorius erstreckt. In neuerer Zeit gelang es RANSON und BILLINGSLEY[6]), in der Medulla auch ein schon von LAFFONT[7]) vermutetes vasodilatatorisches Zentrum nachzuweisen. Durch scharf lokalisierte, schwache, unipolare elektrische Reizung fanden sie im äußersten hinteren Teil des vierten Ventrikels neben dem Obex eine Stelle, von der sich regelmäßig ein depressorischer Effekt auslösen ließ. 3 Millimeter davon entfernt lag in der Apex der Ala cinerea oder der Fovea inferior ein zweiter Punkt, auf dessen Reizung eine Drucksteigerung erfolgte. Die streng lokalisierte Lage dieser beiden Punkte könnte dafür sprechen, daß es sich um Gefäßzentren handelt, wenngleich die Autoren selbst die Möglichkeit einräumen, daß sie mit ihrem Reiz afferente Fasern getroffen haben.

Besonders von L. R. MÜLLER und GLASER[8]) wird die Existenz dieses Gefäßzentrums in der Medulla oblongata bezweifelt. Zunächst ist der Irrtum von GLASER richtig zu stellen, daß außer den aus der LUDWIGschen Schule hervorgegangenen Arbeiten keine weiteren physiologischen Beweise vorliegen, welche zugunsten des vasomotorischen Zentrums im obersten Teil der Medulla oblongata sprechen. Wenn GLASER weiter meint, daß das Fehlen vasomotorischer Reiz- oder Lähmungserscheinungen bei den vielen Erkrankungen des verlängerten

---

[1]) RANSON, S. W., u. P. R. BILLINGSLEY: Americ. journ. of physiol. Bd. 40, S. 571—584. 1916; Bd. 42, S. 9—15. 1916; Bd. 42, S. 16—35. 1916.
[2]) MIESCHER: Ber. d. mathem.-naturw. Kl. d. kgl. sächs. Ges. d. Wiss. Leipzig Bd. 22, S. 404. 1870. — SHERRINGTON: Brain Bd. 9, S. 342. 1886.
[3]) BERNARD, CL.: Cpt. rend. des séances de la soc. de biol. 1851, S. 163; 1852, S. 169; ferner Cpt. rend. hebdom. des séances de l'acad. des sciences Bd. 34, S. 472. 1872.
[4]) OWSJANNIKOW: Sächs. Ber. Bd. 23, S. 135. 1871.
[5]) DITTMAR: Sächs. Ber. Bd. 22, S. 28. 1870.
[6]) RANSON, S. W., u. P. R. BILLINGSLEY: Americ. journ. of physiol. Bd. 41, S. 85—90. 1916.
[7]) LAFFONT: Cpt. rend hebdom. des séances de l'acad. des sciences Bd. 90, S. 705. 1880.
[8]) Siehe z. B. L. R. MÜLLER: Die Lebensnerven. 2. Aufl., S. 194. Berlin: Julius Springer 1924. — GLASER: Innervation der Blutgefäße.

Marks gegen die Existenz eines solchen Zentrums spricht, so könnte man dem entgegenhalten, daß der Blutdruck auch im Erkrankungsfalle durch vikariierende Zentren im Rückenmark aufrecht erhalten wird.

GLASER meint, „daß das Zwischenhirn, d. h. der Thalamus opticus, der Hypothalamus und das Höhlengrau des dritten Ventrikels als diejenige Stelle des Zentralnervensystems anzusprechen ist, wo lebhafte sensible Reize, und wo die durch Stimmungen bedingte Veränderung der allgemeinen Erregbarkeit auf vasomotorische Bahnen überspringen". Nun ist allerdings durch viele Autoren der Nachweis erbracht worden, daß von Hirnstellen, die vor dem Kopfmark liegen, vasomotorische Reaktionen ausgelöst werden können. Die Erfahrung des täglichen Lebens zeigt uns ja deutlich genug, welchen Einfluß die Affekte auf das gesamte vegetative System im allgemeinen und den Tonus der Gefäße im speziellen haben. In diesem Zusammenhang sind die Versuche von KARPLUS und KREIDL[1]) besonders interessant, die vom Zwischenhirn und der Regio subthalamica, der vegetativen Hauptstation, Gefäßreaktionen auslösen konnten. Besonders innige Beziehungen scheinen nach den Befunden von BARBOUR[2]) das Wärmezentrum im Corpus striatum mit den Gefäßzentren zu verknüpfen.

Sollten die bekannten WEBERschen Plethysmographenversuche sich als richtig erweisen, was allerdings zu bezweifeln ist, so würden auch sie ein Beispiel für eine vom Großhirn ausgehende Gefäßreaktion bilden. Jedenfalls sind wir vorderhand zu der Annahme berechtigt, daß in allen diesen Fällen afferente Fasern ihre Erregung dem Medullarzentrum zugeführt haben.

Das vasoconstrictorische und das vasodilatatorische Zentrum im Kopfmark scheinen in enger funktioneller Beziehung zueinander zu stehen. CYON und LUDWIG[3]) glaubten, daß beim Depressorreflex das constrictorische Zentrum gehemmt wird. OSTROUMOW[4]) hingegen vermutete eine Reizung des dilatatorischen Zentrums. Die Erfahrungen der neueren Zeit scheinen beide Anschauungen zu bestätigen.

Eine Reihe von Beweisen sind dafür erbracht worden, daß die Depressorreizung das gefäßverengende Zentrum hemmt. Wir begnügen uns mit dem Hinweis auf ein von BAYLISS[5]) ausgeführtes Experiment. Beraubt man die Glandula submaxillaris ihrer gefäßerweiternden Nerven (Durchschneidung des N. lingualis), so erfolgt auf Depressorreizung doch noch eine Vasodilatation, die nur auf eine Hemmungswirkung bezogen werden kann.

Um den erregenden Einfluß des N. depressor auf das vasodilatatorische Zentrum zu beweisen, muß man in entsprechender Weise die Analyse an Kreislaufbezirken vornehmen, in denen der Einfluß der gefäßverengenden Nerven ohne Beeinträchtigung der Vasodilatatoren ausgeschaltet werden kann. BAYLISS[6]) sowohl wie auch ASHER[7]) wählten die gleiche Drüse wie oben und durchschnitten den Halssympathicus. Bei Reizung des N. depressor erfolgte eine reflektorische Gefäßerweiterung. Damit war bewiesen, daß tatsächlich eine Erregung des vasodilatatorischen Zentrums stattgefunden hat.

Es liegen sonach hier ähnliche Verhältnisse einer reziproken Innervation vor, wie sie SHERRINGTON für die willkürliche Muskulatur beschrieben hat.

---

[1]) KARPLUS u. A. KREIDL: Pflügers Arch. f. d. ges. Physiol. Bd. 135, S. 401 u. Bd. 143, S. 109. 1911.
[2]) BARBOUR, H. H.: Arch. f. exp. Pathol. u. Pharmakol. Bd. 70, S. 1. 1912.
[3]) LUDWIG u. CYON: Ber. d. sächs. Ges. d. Wiss., mathem.-phys. Kl. 1866, S. 307.
[4]) OSTROUMOW, A.: Pflügers Arch. f. d. ges. Physiol. Bd. 12, S. 219—277. 1876.
[5]) BAYLISS: Journ. of physiol. Bd. 37, S. 266. 1908.
[6]) BAYLISS: Journ. of physiol. Bd. 37, S. 274. 1902.
[7]) ASHER, L.: Zeitschr. f. Biol. Bd. 52, S. 322. 1909.

Ob freilich diese gegenseitige nervöse Beeinflussung der Zentren für alle übrigen depressorischen und für die pressorischen Reflexe gilt, ist noch unentschieden[1]).

Porter[2]) glaubt, daß neben den Gefäßzentren, welche die Reflexe vermitteln, noch ein gesondertes Zentrum im Kopfmark vorhanden ist, das den Tonus der Gefäße beherrscht. Es gelang ihm an Säugetieren durch Curare eine Steigerung der vasomotorischen Reflexe zu erzielen, ohne daß der durch die Höhe des arteriellen Blutdrucks charakterisierte Tonus eine Veränderung erfuhr. Auch ließen sich durch Alkohol die Reflexe aufheben, ohne daß sich der Tonus änderte. Bayliss[3]) weist wohl mit Recht darauf hin, daß keine Beweise dafür erbracht werden können, daß die Gifte ihren Angriffspunkt allein im Zentralnervensystem haben, ganz abgesehen davon, daß, wie wir noch weiter unten ausführen werden, der Tonus der Gefäßzentren höchstwahrscheinlich zu einem erheblichen Teil durch chemische Einwirkungen des Blutes aufrechterhalten wird.

b) Die Rückenmarkszentren.

Durchtrennt man beim Kalt- oder Warmblüter das Halsmark unterhalb des Medullarzentrums, so sinkt zunächst der Blutdruck, weil das Blut in den hinteren Körperabschnitt strömt, dessen Gefäße erweitert sind. Nach einiger Zeit erlangen jedoch die ihres Tonus beraubten Gefäße denselben allmählich zurück. Wird an jungen Hunden das Rückenmark beim Übergang vom Dorsal- zum Lumbalmark durchschnitten, so erweitern sich vorübergehend die Gefäße der hinteren Extremität; aber auch hier stellt sich der normale Gefäßtonus wieder her. Nimmt man nunmehr eine periphere Nervendurchschneidung vor, so erweitern sich die Gefäße von neuem. Goltz[4]), der diese Erscheinungen zuerst studierte, erbrachte damit den Beweis für die Existenz vasomotorischer Zentren im Rückenmark. Aber auch vasodilatatorische Zentren konnte dieser Forscher[5]) hier nachweisen. Nach Durchtrennung des Rückenmarks in der Höhe des ersten Lumbalwirbels konnte er durch mechanische Reizung der Glans penis eine Erektion auslösen, also einen vasodilatatorischen Reflex erzeugen, der bei Zerstörung des Lumbalmarks verschwand. Eine reflektorische Hemmung eines spinalen vasoconstrictorischen Zentrums liegt hier offenbar nicht vor, da im Lumbosakralmark Constrictorenzentren kaum mehr anzutreffen sind. Alle diese Versuche wurden von einer großen Reihe von Autoren nachgeprüft und bestätigt.

Es kann somit als feststehend betrachtet werden, daß vor allem das Dorsalmark in seiner ganzen Ausdehnung vasomotorische Zentren enthält. Diese würden also in der Hauptsache in den Teilen des Rückenmarks gelegen sein, aus denen sympathische Fasern entspringen. Diese üben nicht allein einen tonisierenden Einfluß aus, sondern sie vermitteln auch Gefäßreflexe, wie dies von Schlesinger[6]) u. a. gezeigt wurde (siehe darüber näheres unter Korrelationen).

c) Die gegenseitigen Beziehungen der Zentren.

Welche funktionellen Beziehungen bestehen nun zwischen den Zentren im Kopfmark und denjenigen des Rückenmarks? Wir sahen, daß nach Halsmarkdurchtrennung die spinalen Zentren nicht sofort ihren Dienst aufnehmen.

---

[1]) Siehe hierzu W. M. Bayliss: Journ. of physiol. Bd. 14, S. 317. 1893 u. Hunt: Ebenda Bd. 18, S. 407. 1895.
[2]) Porter, W. T.: Americ. journ. of physiol. Bd. 27, S. 276—287. 1910; Bd. 36, S. 418 bis 422. 1915. — Porter, W. T., u. H. Turner: Ebenda Bd. 39, S. 236—238. 1915.
[3]) Bayliss: The vasomotor system. London 1922.
[4]) Goltz: Virchows Arch. f. pathol. Anat. u. Physiol. Bd. 29, S. 410. 1864.
[5]) Goltz: Pflügers Arch. f. d. ges. Physiol. Bd. 8, S. 463. 1874; Bd. 9, S. 189. 1874.
[6]) Schlesinger: Med. Jahrb. 1874, S. 20—34.

Es verstreicht eine gewisse Zeit, bis der Spinalschock überwunden ist. Man kann hieraus schließen, daß das Medullarzentrum dominiert, während die Spinalzentren untergeordnet sind. Denn das abhängige Zentrum pflegt ganz allgemein seinen Dienst vorübergehend einzustellen, wenn es von dem herrschenden Zentrum künstlich abgetrennt wird.

Auch in anderer Hinsicht sind Unterschiede zu verzeichnen. Ähnlich wie das Atem-, befindet sich auch das dominierende Vasomotorenzentrum bei der gewöhnlichen Blutzusammensetzung, wie sie etwa im Zustand der Körperruhe vorhanden ist, in einem mittelstarken Erregungszustand. Dieser sinkt bei geringerer und steigt bei höherer Venosität des Blutes. Am Tier kann man durch Erstickung das Zentrum so stark erregen, daß der Blutdruck ansteigt. Auch durch Zufuhr kohlensäurereicher Gasgemische mit der Atmung konnte dieser pressorische Effekt erzielt werden. Besonders KAYA und STARLING[1]) sowie ITAMI[2]) haben den Anteil, den das Herz und die Gefäße an dieser Blutdrucksteigerung haben, voneinander getrennt. Dabei ergab sich, daß alle Eingriffe, welche einen Sauerstoffmangel oder einen Kohlensäureüberschuß im Blut zur Folge haben, das pressorische Zentrum erregen. Auch durch Erhöhung der Wasserstoffionenkonzentration [MATHISON[3])], vielleicht sogar durch Verminderung des Pufferungsgrades des Blutes, läßt sich eine Blutdrucksteigerung bewirken.

Jedoch ist die hierbei zu beobachtende Blutdrucksteigerung nicht allein auf die Erregung vasomotorischer Zentren zu beziehen. Offenbar werden durch die Erstickung auch Zentren erregt, welche die Sekretion der Nebennieren beherrschen. Denn VON ANREP[4]) erhielt beim Erstickungsversuch in einer entnervten Extremität eine Gefäßverengerung, die nach Durchschneidung der Nebennierennerven nicht mehr beobachtet werden konnte.

SEPPAE[5]) zeigte aber, daß diese hormonale Blutdrucksteigerung allein nicht ausreicht, um den bei der Erstickung beobachteten Anstieg des Blutdrucks zu erklären.

Alle diese Versuche wurden an Tieren mit unversehrtem Zentralnervensystem unternommen. Es kann also nichts über den Anteil der einzelnen vasomotorischen Zentren ausgesagt werden. Man hat deshalb diese Versuche ergänzt an Tieren, deren Medullarzentrum von den spinalen Zentren durch einen Schnitt getrennt war. Nun zeigte sich, daß die spinalen Zentren eine geringere Empfindlichkeit besitzen, als das Medullarzentrum. Besonders charakteristisch ist die Beobachtung von KAYA und STARLING[6]), daß das Bulbuszentrum allein schon durch Kohlensäureüberhäufung erregt wird, während bei den spinalen Zentren noch Sauerstoffmangel hinzukommen muß, um den Erregungszustand auszulösen. Auch dieser Unterschied zwischen den beiden Arten von Zentren weist auf die dominierende Stellung des Gefäßzentrums im Kopfmark hin. Dann könnte man sich mit HEIDENHAIN[7]) wohl vorstellen, daß das Zentrum in der Medulla oblongata den Blutdruck generell reguliert, während die vielleicht segmental angeordneten Rückenmarkszentren begrenzte Gefäßreflexe vermitteln.

Von der Peripherie gehen dem Zentralnervensystem aus den einzelnen Körperbezirken vasosensible Impulse zu. Die Verteilung der Blutzufuhr nach den einzelnen Organen hat nun so zu erfolgen, daß einerseits der zur Aufrechterhaltung der Zirkulation nötige Blutdruck gewährleistet ist, anderseits müssen diejenigen

---

[1]) KAYA u. STARLING: Journ. of physiol. Bd. 39, S. 349. 1909.
[2]) ITAMI: Journ. of physiol. Bd. 45, S. 342. 1912.
[3]) MATHISON: Journ. of physiol. Bd. 42, S. 283. 1911.
[4]) v. ANREP: Journ. of physiol. Bd. 45, S. 320. 1912.
[5]) SEPPAE: Skandinav. Arch. f. Physiol. Bd. 38, S. 49. 1918.
[6]) KAYA u. STARLING: Journ. of physiol. Bd. 39, S. 353. 1909.
[7]) HEIDENHAIN u. KABIERSKE: Pflügers Arch. f. d. ges. Physiol. Bd. 14, S. 518. 1875.

Organe in erster Linie bedacht werden, deren normale Tätigkeit vom Gesamtorganismus unter allen Umständen gefordert wird. Diese Aufgabe vermag nur das übergeordnete Zentrum in der Medulla oblongata zu erfüllen. Diejenigen Regulationen des Blutstroms, welche enger begrenzt sind und eine mehr lokale Bedeutung besitzen, werden offenbar von den tieferen Gefäßzentren beherrscht.

Wie der Tonus dieser Gefäßzentren zustande kommt, ist nicht sicher entschieden. Die TRAUBE-HERINGschen Wellen beweisen eine Automatie der vasomotorischen Zentren. Wahrscheinlich wird das Hauptzentrum daneben aber auch reflektorisch erregt.

V. Verlauf der afferenten Fasern im Zentralnervensystem.

Die afferenten vasoconstrictorischen Fasern verlaufen im Rückenmark in der Hauptsache ungekreuzt, wie BROWN-SÉQUARD[1]) und SCHILF[2]) durch Hemisektionen des Rückenmarks nachwiesen. Daneben sind aber eine Reihe von Fällen sichergestellt, bei denen eine Kreuzung im Rückenmark erfolgt. Aus Durchschneidungsversuchen DITTMARS[3]) und aus klinischen Beobachtungen HELWEGS[4]) geht hervor, daß die Vasoconstrictoren vor allem in den Seitensträngen verlaufen.

VI. Periphere Zentren und Pseudoreflexe.

Neben diesen im Zentralnervensystem gelegenen vasomotorischen Zentren müssen noch periphere Mechanismen existieren, die befähigt sind, den Gefäßtonus aufrechtzuerhalten. GOLTZ[5]) machte als erster die Beobachtung, daß die Gefäße nach Durchschneidung ihrer Vasoconstrictoren nach der anfänglichen Erweiterung im Laufe von einigen Wochen wieder enger werden. Wenn man auch anfangs der Existenz solcher peripheren Zentren sehr skeptisch gegenüberstand, so häuften sich doch so viel Tatsachen zu ihren Gunsten, daß man heute die Tragweite der GOLTZschen Entdeckung wohl allgemein anerkennt[6]). Am beweiskräftigsten sind vielleicht die Beobachtungen, welche GOLTZ und EWALD[7]) an ihren Hunden mit fast total exstirpiertem Rückenmark anstellten. Trotzdem hier das Gebiet, dem die Gefäßnerven für die Baucheingeweide und die hintere Extremität entstammen, in mehreren Sitzungen entfernt war, blieben die Tiere am Leben. Es müssen also periphere Mechanismen zur Wiederherstellung des Gefäßtonus in Tätigkeit getreten sein. Es bliebe nur der Einwand, daß im Vagus verlaufende Constrictoren der Bauchgefäße die zur Aufrechterhaltung des Kreislaufs nötigen Bedingungen vermittelt hätten. FRIEDENTHAL[8]) durchschnitt daher auch diese Nerven und erhielt trotzdem das gleiche Resultat wie seine Vorgänger.

Vermutlich haben diese peripheren Zentren ihren Sitz in Ganglienzellen, die in die Bahn der gefäßverengenden Nerven eingeschaltet sind. Ein Versuch von LANGLEY[9]) könnte so gedeutet werden. Der lähmenden Wirkung des Nicotins geht eine erregende auf die Gefäßmuskulatur voraus, die sowohl nach Zerstörung des Rückenmarks, wie auch nach Degeneration der präganglionären

---

[1]) BROWN-SÉQUARD: Zitiert nach TIGERSTEDT, Kreislauf Bd. IV, S. 266.
[2]) SCHILF: Zitiert nach TIGERSTEDT, Kreislauf Bd. IV, S. 266.
[3]) DITTMAR: Ber. d. sächs. Ges. d. Wiss., mathem.-phys. Kl. 1873, S. 455.
[4]) HELWEG: Zitiert nach TIGERSTEDT, Kreislauf Bd. IV, S. 267.
[5]) GOLTZ: Pflügers Arch. f. d. ges. Physiol. Bd. 8, S. 463; Bd. 9, S. 189. 1874.
[6]) Näheres hierüber s. F. B. HOFMANN: Nagels Handb. Bd. I, S. 305—306.
[7]) GOLTZ u. EWALD: Pflügers Arch. f. d. ges. Physiol. Bd. 63, S. 362.
[8]) FRIEDENTHAL: Arch. f. Anat. u. Physiol. (physiol.) 1905, S. 127.
[9]) LANGLEY: Journ. of physiol. Bd. 25, S. 385. 1900; Bd. 27, S. 226. 1901.

Fasern mit unveränderter Intensität bestehen bleibt. Auch GLEY[1]) und EUGLING[2]) haben Versuche gemacht, die für diese Fragestellung wichtig sind. Allerdings konnten sowohl LANGLEY, wie auch EUGLING zeigen, daß nach Exstirpation gewisser sympathischer Ganglienzellen die Nervenplexus an den Gefäßen degenerieren.

Sind auch die postganglionären Fasern der Degeneration verfallen, so kann man sich schwer die Ausbreitung einer Gefäßverengerung auf nervösem Wege vorstellen. Damit ist aber nicht gesagt, daß die entnervten Gefäße auch dauernd ihres Tonus beraubt sind. MAGNUS[3]) stellte fest, daß an Katzen, deren postganglionäre Fasern für den ganzen Magen-Darmtraktus der Degeneration anheimgefallen waren, ein durchaus normales Verhalten des Blutdruckes zu beobachten war. Offenbar kann also der Tonus auch unabhängig von nervösen Einflüssen durch Stoffwechselprodukte aufrechterhalten werden. Daß die physiologischen Änderungen der Wasserstoffionenkonzentration sogar als regulierender Faktor mit in Frage kommen, konnte von FLEISCH[4]), sowie von ATZLER und LEHMANN[5]) für den Gefäßmuskel gezeigt werden.

Die peripheren Zentren vermögen auch ohne Beteiligung des Zentralnervensystems Pseudoreflexe zu vermitteln. So beobachtete ROSCHANSKY[6]) an Katzen, deren Rückenmark mit Ausnahme des Cervicalteiles zerstört war, bei Reizung des zentralen Endes des durchschnittenen N. splanchnicus eine deutliche Blutdrucksteigerung. Am eingehendsten hat wohl LANGLEY[7]) diese Pseudoreflexe studiert.

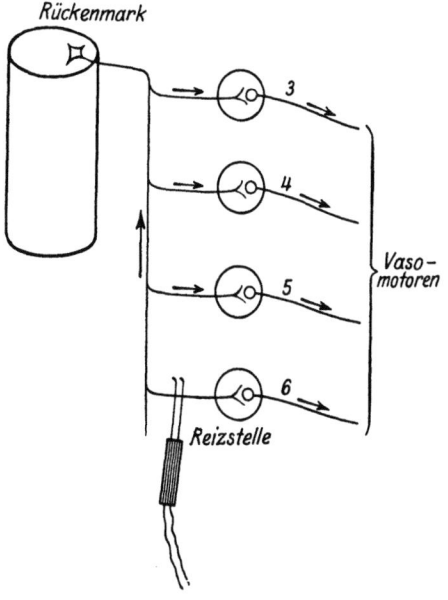

Abb. 229. LANGLEYs Pseudoreflex.

Er löste sämtliche nervösen Verbindungen zwischen dem Rückenmark und den sympathischen Ganglien. Reizte er sodann vor Eintritt der Degeneration den Grenzstrang unterhalb des 6. Lumbalnerven, so erfolgte eine Gefäßkontraktion in Bezirken, die den beiden nächsthöheren Lumbalnerven angehörten. Ist das 5. Lumbalganglion durch Nicotin vergiftet, so fällt in dem zugehörigen Bezirk der Reflex aus, nicht aber in dem höheren Segment, das dem 4. Lumbalnerven angehört. Das Reflexzentrum ist in den sympathischen Ganglien zu suchen. Die afferente Faser besitzt, wie sich aus Degenerationsversuchen ergab, ihr trophisches Zentrum im Rückenmark. Es übernimmt also in unserem Reflexbogen eine zentrifugale Faser die Rolle des afferenten Nerven (Axonreflex). Die beigefügte schematische Zeichnung wird diese Verhältnisse verdeutlichen.

Pseudoreflexe können aber auch ohne eine Ganglienzelle als Reflexzentrum zustandekommen. KROGH[8]) erzeugte in Gemeinschaft mit seinen Schülern

---

[1]) GLEY: Arch. de physiol. 1894, S. 706, 716; zitiert nach TIGERSTEDT, S. 273.
[2]) EUGLING: Pflügers Arch. f. d. ges. Physiol. Bd. 121, S. 289. 1908.
[3]) MAGNUS: Pflügers Arch. f. d. ges. Physiol. Bd. 115, S. 331. 1906.
[4]) FLEISCH, A.: Zeitschr. f. allg. Physiol. Bd. 19, S. 297. 1921.
[5]) ATZLER u. LEHMANN: Pflügers Arch. f. d. ges. Physiol. Bd. 190, S. 127. 1921.
[6]) ROSCHANSKY: Zentralbl. f. Physiol. 1889, S. 111.
[7]) LANGLEY: Journ. of physiol. Bd. 25, S. 377.
[8]) KROGH, A.: Anatomie und Physiologie der Capillaren, S. 66. Berlin 1924.

Rehberg und Harrop in der ausgespannten Zunge eines tief narkotisierten Frosches (R. esculenta) durch mechanische Reizung eine Hyperämie, die auf einer Erweiterung der Capillaren und der den hyperämischen Bezirk versorgenden Arterien beruhte. Durch Anästhesierung der Zungenoberfläche mit Cocain konnte die Reaktion aufgehoben werden, nicht aber durch eine Durchschneidung sämtlicher Zungennerven. Sind diese degeneriert, so ist die Gefäßreaktion auf den vom Reiz betroffenen Bezirken streng lokalisiert, während die Reaktion sich sonst ausbreitet. Krogh meint, daß die durch den Reiz ausgelöste Erregung nicht einer autonomen Ganglienzelle zufließt, sondern daß sensible Nervenfasern direkt mit den contractilen Elementen der Gefäße in Verbindung stehen. Bei sehr vorsichtiger Reizung gelang es ihm nämlich, die hyperämische Reaktion auf ein kurzes Capillarstück zu beschränken. Bei systematischer Steigerung der Reizstärke breitete sich der Reizerfolg auf einen immer größer werdenden Bezirk aus, wobei die Stärke der Reaktion eine sukzessive Abnahme erfuhr. Diese Änderung des Reizeffektes wäre schwer verständlich, wenn der Reiz einer als Zentrum wirkenden Ganglienzelle übermittelt worden wäre. Man hätte dann vielmehr erwarten müssen, daß alle von dem Zentrum innervierten Organe gleichzeitig und in gleichem Grade auf den Reiz ansprechen würden. Ähnliche Verhältnisse, wenn auch etwas komplizierter, liegen nach den Untersuchungen der Kroghschen Schule auch bei der Froschschwimmhaut vor.

Beim Menschen und beim Säugetier beruht das Reflexerythem auf einem echten Reflex. Beim Kaltblüter liegt, wie wir sehen, nur ein lokaler Axonreflex vor. Das ist um so interessanter, als es Rehberg und Krogh[1]) gelungen ist, diesen Reaktionstyp der niederen Tiere auch als funktionelles Rudiment beim Säugetier nachzuweisen. Vor diesen Autoren hatte schon Bruce[2]) für Warmblüter einen Reflex ohne eingeschaltete Ganglienzelle postuliert. Nachdem er für die Augenbindehaut, wie auch für die Haut gezeigt hatte, daß die durch Senföl erzeugte Hyperämie auf einem pseudoreflektorischen Vorgange beruht, an dessen Zustandekommen sich das Zentralnervensystem nicht beteiligt, wandte er sich der Frage zu, ob die Gegenwart peripherer Ganglienzellen nötig ist. Da der Senfölreflex auch nach Durchschneidung des Trigeminus peripher vom Ganglion Gasseri erfolgte, glaubte er, einen Pseudoreflex ohne autonome Ganglienzelle nachgewiesen zu haben. Bardy[3]) jedoch, der diesen Versuch wiederholte, konnte durch Nicotin den Reflex beseitigen. Es scheint sich also danach doch um einen echten Axonreflex im Sinne Langleys zu handeln.

VII. Die efferenten Fasern des Reflexbogens.
a) Geschichtliche Vorbemerkungen.

Es sind schon beinahe 200 Jahre verflossen, seit Pourfour du Petit[4]) die Beobachtung machte, daß sich die Augenbindehaut rötete, wenn der Halssympathicus durchschnitten wurde. Aber diese Entdeckung konnte erst befriedigend gedeutet werden, als Henle[5]) die Gefäßmuskeln nachwies. Benedikt Stilling[6]) folgerte danach aus physiologischen und klinischen Tatsachen, daß

---

[1]) Krogh, A.: Anatomie und Physiologie der Capillaren, S. 73. Berlin 1924.
[2]) Bruce: Quart. journ. of physiol. Bd. 6, S. 339. 1913.
[3]) Bardy: Skandinav. Arch. f. Physiol. Bd. 32, S. 198. 1914; siehe jedoch Takenaga: Pflügers Arch. f. d. ges. Physiol. Bd. 209, S. 131. 1925.
[4]) Pourfour du Petit: Cpt. rend. hebdom. des séances de l'acad. des sciences 1727, Mémoires S. 1—9 (zitiert nach Tigerstedt).
[5]) Henle: Wochenschr. f. d. ges. Heilk. 1840, S. 329 (S. 148 Tigerstedt).
[6]) Stilling: Physiologische Untersuchungen über die Spinalirritation, S. 164. Leipzig 1840.

die Gefäßmuskulatur von Gefäßnerven beherrscht wird. Er ging in seinen theoretischen Erwägungen sogar so weit, neben den vasoconstrictorischen auch vasodilatatorische Nervenfasern anzunehmen.

Den experimentellen Beweis für die Richtigkeit der STILLINGschen Überlegungen erbrachten unabhängig voneinander CL. BERNARD[1]), BROWN-SÉQUARD[2]) und WALLER SEN.[3]). Diese drei Autoren sind also als die Entdecker der Gefäßnerven anzusehen. BERNARD durchschnitt den Halssympathicus und beobachtete, wie vor ihm schon POURFOUR DU PETIT, eine vermehrte Blutzirkulation in dem Ausbreitungsgebiet dieses Nerven. Bei elektrischer Reizung des peripheren Sympathicusstumpfes erhielten CL. BERNARD sowohl wie auch BROWN-SEQUARD eine Kontraktion der vorher erweiterten Gefäße. Damit war der Beweis für die Existenz vasoconstrictorischer Nerven erbracht. Wenige Jahre später glückte CL. BERNARD auch der Nachweis vasodilatatorischer Nerven. Bei Reizung der Chorda tympani konnte er eine Gefäßerweiterung in der Gl. submaxillaris beobachten.

b) Kritische Betrachtung der Methodik zum Nachweis der vasomotorischen Nerven.

Will man feststellen, ob ein Nerv vasoconstrictorische Fasern enthält, so beobachtet man das Verhalten der Gefäße des Versorgungsgebietes nach der Durchschneidung des Nerven. Erfolgt nach einer rasch vorübergehenden Verengerung (Durchschneidungsreiz!) eine anhaltende Erweiterung, so ist unter unkomplizierten Bedingungen die Anwesenheit vasoconstrictorischer Fasern bewiesen. Tritt aber keine Vasodilatation auf, so ist damit noch nicht gesagt, daß gefäßverengernde Nerven fehlen. Ist der Tonus der Gefäße stark herabgesetzt, wie dies z. B. bei der hinteren Extremität des Hundes sehr häufig vorkommt, so wird man an den ohnedies erweiterten Gefäßen nach der Nervendurchschneidung höchstens als Reaktion auf den Durchschneidungsreiz eine rasch vorübergehende Verengerung beobachten können. Reizt man aber den peripheren Nerven elektrisch, so werden sich die erweiterten Gefäßbezirke nur dann verengern können, wenn Vasoconstrictoren zugegen sind.

Eine andere Möglichkeit, vasoconstrictorische Fasern nachzuweisen, besteht in der Anwendung von Adrenalin. Diese Substanz reizt sämtliche sympathische Fasern. Da — wie schon jetzt betont sei — fast alle Vasoconstrictoren sympathischen Ursprungs sind, wird eine Gefäßverengerung nach Adrenalingaben im allgemeinen für die Anwesenheit vasoconstrictorischer Fasern sprechen.

Um die Kaliberänderungen der Gefäße unter dem Einfluß der Vasomotoren festzustellen, stehen uns eine Reihe von Methoden zur Verfügung, auf deren Bedeutung wir kurz eingehen müssen.

Wo die Eigenfarbe der Gewebe nicht stört, genügt zuweilen die bloße Betrachtung, um zu beurteilen, ob eine Änderung der Gefäßweite eingetreten ist. Man muß hierbei aber berücksichtigen, daß die Farbänderung in der Hauptsache durch eine Capillarreaktion bedingt ist, sofern man nicht kleinere Arterien deutlich hervortreten sieht. An pigmentarmen Fußballen der Katzenpfoten kann man diese Reaktion z. B. sehr schön beobachten.

Durchschneidet man das untersuchte Organ, so kann man aus den Blutmengen, die aus der Schnittfläche treten, die Kaliberänderungen erschließen.

---

[1]) BERNARD, CL.: Cpt. rend. des séances de la soc. de biol. 1851, S. 163, 472; 1852. S. 489.
[2]) BROWN-SÉQUARD: Philadelphia med. examiner (zitiert nach TIGERSTEDT).
[3]) WALLER SEN.: Cpt. rend. hebdom. des séances de l'acad. des sciences Bd. 36, S. 378. 1853.

Freilich wird man meist keine näheren Angaben darüber machen können, ob die beobachtete Gefäßreaktion auf Arteriolen, Capillaren oder Venulae zu beziehen ist. Vielfach kann man das erwünschte Ziel auch erreichen, wenn man eine Vene durchschneidet und die austretende Blutmenge mißt. Das setzt aber voraus, daß die kollateralen Venen auf das gewissenhafteste unterbunden werden, und daß der Kreislaufapparat durch den sukzessiven Blutverlust keine Veränderung erlitten hat, die das Untersuchungsergebnis trüben kann. Auch kann bei dieser, wie auch bei der Schnittflächenmethode, durch Gerinnselbildung ein Fehler entstehen, der sich aber durch Anwendung von Hirudin bzw. Novirudin vermeiden läßt.

Zuweilen wird man entweder aus den Temperaturschwankungen oder aus Änderungen der Wärmeabgabe eines Organes Rückschlüsse auf die Gefäßreaktionen ziehen können. Quantitativ arbeitet diese Methode in der Form, die ihr Stewart[1]) gegeben hat. Hierbei wird nach den Grundsätzen der Calorimetrie die abgegebene Wärmemenge bestimmt. Begnügt man sich lediglich mit Temperaturmessung, die man am besten auf thermoelektrischem Wege ausführt, so spielt die Wärmedifferenz zwischen Organ und Luft eine ausschlaggebende Rolle für die Empfindlichkeit der Methode. Sind z. B. die Gefäße der Haut bei hoher Lufttemperatur erweitert, so kann bei Durchschneidung der constrictorischen Nerven überhaupt keine Temperatursteigerung mehr beobachtet werden. Sieht man von diesem Grenzfall ab, so wird man die Methode vielfach dann mit Vorteil anwenden, wenn man möglichst geringe operative Schädigungen setzen will. Die Temperatursteigerung eines verstärkt durchbluteten Organs kann nur durch eine Herabsetzung des peripheren Hauptwiderstandes bedingt sein; wir messen also Änderungen in der Gefäßweite der Arteriolen.

Durch das Spiel der Arterienmuskulatur wird auch die Strömungsgeschwindigkeit beeinflußt. Kontrahieren sich die Gefäße, so strömt das Blut in den Capillaren langsamer und gibt mehr Sauerstoff an das Gewebe ab.

Um die Gefäßreaktionen zu studieren, können wir also einmal Stromuhren benutzen, denen neuerdings von Hürthle[2]) und Trendelenburg[3]) sehr brauchbare Formen gegeben worden sind, oder wir bestimmen nach der Barcroftschen Methode die Sauerstoffzehrung des Blutes während seiner Passage durch das Austauschgebiet.

Vielfach wird der Plethysmograph zum Studium der Gefäßnerven herangezogen. Die Plethysmogramme sind aber nicht immer leicht zu deuten; sie geben Änderungen des Füllungszustandes der Gefäße an. Will man Rückschlüsse auf die Stromgröße ziehen, so muß die Bedingung erfüllt sein, daß nur die Arterien, nicht aber auch die Capillaren und Venen ihren Querschnitt ändern. Groß werden übrigens bei diesem fast hypothetischen Fall die Ausschläge der Kurve nicht sein, da die Zahl der reagierenden Arterien gegenüber denjenigen der Capillaren verschwindet. Auch muß man sich überlegen, ob eine Volumänderung auch ohne Gefäßreaktionen zustande kommen kann. So ist es z. B. bei der Nierenplethysmographie möglich, daß bei Nervenreizung eine Volumzunahme erfolgt, die auf vermehrte Harnbildung, nicht aber auf eine Gefäßerweiterung zu beziehen ist.

Besonders bei dieser Methode, aber auch bei den vorhergeschilderten schützt man sich vor Fehlschlüssen, wenn man den Druck in der Arteria carotis oder noch besser in der Aorta zur Kontrolle heranzieht. Bei allen experimentellen Eingriffen können vasomotorische Reflexe den allgemeinen Blutdruck ändern.

---

[1]) Stewart, G. N.: Heart Bd. 3, S. 33. 1911.
[2]) Hürthle, K.: Pflügers Arch. f. d. ges. Physiol. Bd. 167, S. 245. 1917.
[3]) Trendelenburg, W.: Zeitschr. f. Biol. Bd. 65, S. 13. 1915.

Die Blutverschiebungen, die zwischen dem Splanchnicusgebiet und den Hautgefäßen stattfinden sollen, sind zum Teil durch eine Methodik vorgetäuscht, bei der dieser Punkt nicht genügend bedacht wurde. Es muß entschieden werden, ob die in dem zu erforschenden Bezirk beobachtete Gefäßreaktion aktiver oder passiver Natur ist. Erweitern sich nämlich die Gefäße bei sinkendem Aortendruck oder verengern sie sich trotz steigenden Blutdrucks, so reagieren sie aktiv. Steigt aber beispielsweise sowohl das Plethysmogramm wie auch die Blutdruckkurve an, so können wir nicht entscheiden, ob die Reaktion aktiv oder passiv erfolgt. Ja, selbst wenn aus anderen Gründen eine aktive Reaktion anzunehmen ist, kann eine Vasoconstriction, aber auch eine Vasodilatation vorliegen. In unserem Beispiel würde die letztere durch den Blutdruck verstärkt, die erstere überwunden werden.

BAYLISS[1]) hat eine Methode ausgearbeitet, um diese auf Änderungen des Blutdrucks beruhende Fehlerquelle auszuschalten. Ein mit ungerinnbar gemachtem Blut angefülltes Gefäß, das durch ein Quecksilberreservoir auf konstantem Druck gehalten wird, steht mit dem Blutgefäßsystem in Verbindung. Bei sinkendem Blutdruck fließt Blut aus dem Vorratsgefäß in das Gefäßsystem, bei steigendem Druck erfolgt der Strom in der entgegengesetzten Richtung. Wenn die Druckschwankungen nicht allzu rasch erfolgen, so hält dieser „Kompensator" den Blutdruck auf gleicher Höhe. Vielfach genügt schon Evisceration, um die Blutdruckschwankungen so weit zu reduzieren, daß sie das Bild einer bestehenden Gefäßreaktion nicht mehr trüben.

Änderungen des Blutdrucks darf man nur dann auf Gefäßreaktionen zurückführen, wenn die Kraft und Größe der Herzaktion konstant bleibt und kein Blutverlust eingetreten ist.

In neuerer Zeit hat man auch die Methode der künstlichen Durchströmung herangezogen. Die Gefahr, daß die nervösen Elemente bei der Durchströmung mit den üblichen Nährlösungen unter Sauerstoffmangel leiden, scheint nach den Beobachtungen FLEISCHS[2]) u. a. nicht allzu groß zu sein. Jedenfalls bietet diese Methode den Vorteil, daß man die Reaktionen in einem definierten Wasserstoffionenmilieu sich abspielen lassen kann, und daß man durch ausreichende Pufferung den störenden Einfluß saurer Stoffwechselprodukte, auf den wir noch zu sprechen kommen, ausschalten kann. Gegenüber der direkten Methode der mikroskopischen Beobachtung der Gefäßweite hat die Durchspülungsmethode den Vorzug größerer Empfindlichkeit, da der Durchmesser der Gefäße linear, der Querschnitt aber quadratisch wächst[3]).

Der Nachweis von gefäßerweiternden Nerven kann mit Leichtigkeit durch Heranziehung einer der genannten Methoden geführt werden, wenn nur vasodilatatorische Fasern zugegen sind. Sind sie aber, wie das häufig vorkommt, mit motorischen oder sekretorischen Fasern gemischt, so kann die Gefäßerweiterung auch durch Stoffwechselprodukte entstanden sein. So entbrannte ein langjähriger Streit darüber, ob die Gefäßerweiterung, die man bei der Reizung motorischer Nerven in dem Muskel beobachtet, durch Stoffwechselprodukte oder durch gefäßerweiternde Nerven bedingt ist. Durch neuere Arbeiten ist klargestellt, daß schon geringe Schwankungen der Wasserstoffionenkonzentration des Blutes, wie sie in vivo tatsächlich vorkommen, genügen, um die Gefäße zu erweitern. GASKELL[4]) benutzte die Eigenschaft des Curare, in geringen Dosen zwar die willkürliche Muskulatur, nicht aber die vasodilatatorische Faser zu

---

[1]) BAYLISS: The vasomotor system.
[2]) FLEISCH, A.: Pflügers Arch. f. d. ges. Physiol. Bd. 171, S. 86. 1918.
[3]) ATZLER u. LEHMANN: Pflügers Arch. f. d. ges. Physiol. Bd. 190, S. 122. 1921.
[4]) GASKELL: Ludwigs Arbeiten Bd. 11, S. 45.

lähmen. Er konnte durch vorsichtige Curarisierung den Nachweis erbringen, daß die Gefäßerweiterung zwar in der Hauptsache als Säurewirkung aufzufassen ist, daß aber daneben noch vasodilatatorische Nerven eine Rolle spielen.

Selbst die vasodilatatorischen Qualitäten der Chorda tympani wurden eine Zeitlang in Zweifel gezogen [BARCROFT[1])]. Bei Reizung dieser Nerven werden die Zellen der Speicheldrüsen zur Sekretion angeregt. Es war also sehr wohl möglich, daß die dabei entstehenden Stoffwechselprodukte die Ursache der Gefäßerweiterung sind. Zwar kann man trotz Unterdrückung der Speichelsekretion mit Atropin oder Ergotoxin eine Gefäßerweiterung beobachten, aber BARCROFT konnte mit seiner Differentialmethode zeigen, daß trotz der Vergiftung der Drüsenstoffwechsel gesteigert war. BAYLISS[2]) betont aber, daß die Gefäßerweiterung, verglichen mit dem Sauerstoffverbrauch, so beträchtlich ist, daß an der Existenz vasodilatatorischer Fasern in der Chorda nicht zu zweifeln ist.

c) Das Verhalten der Vasomotoren bei künstlicher Reizung.

Besonders große Schwierigkeiten begegnen dem Forscher, wenn in einem Nerven gefäßverengernde und -erweiternde Nerven zugegen sind. Dann kann häufig der Fall eintreten, daß die Wirkung der gefäßerweiternden Nerven durch die gleichzeitig gereizten Gefäßverengerer unterdrückt wird. v. FREY[3]) reizte gleichzeitig und gleichstark die Gefäßverengerer (Halssympathicus) und -erweiterer (Chorda tympani) der Gl. submaxillaris. Zuerst verengerten sich die Gefäße der Drüsen, dann erweiterten sie sich. Während der Reizung übten also die Verengerer den größeren Einfluß aus; die Nachwirkung hielt dagegen bei den Gefäßerweiterern länger an, als bei den Gefäßverengerern. Es wäre hier allerdings festzustellen, wieweit diese Gefäßerweiterung durch Stoffwechselprodukte hervorgerufen ist; denn die Chordareizung regt ja, wie wir erwähnt haben, auch die Drüsentätigkeit an.

Die vasoconstrictorischen Fasern sprechen besonders leicht auf tetanische Induktionsschläge von höherer Frequenz, die vasodilatatorischen vorwiegend auf mechanische Reize (Scherenschnitte) an. BOWDITSCH und WARREN[4]) geben an, auch durch schwache Induktionsschläge eine isolierte Reizung der Vasodilatatoren erreicht zu haben. Ganz allgemein kann man sagen, daß die Vasodilatatoren durch schwache niederfrequente, die Vasoconstrictoren durch stärkere hochfrequente Ströme erregt werden.

Die Latenzzeit hat für die Gefäßverengerer wie auch für Erweiterer bei Zimmertemperatur praktisch die gleiche Dauer (0,6—1,5 Sekunden). Nur der N. erigens hat eine längere Latenzzeit (3,5—7 Sekunden).

Man kann bei Reizung eines gemischten Nerven die gefäßerweiternde Wirkung dadurch sichtbar machen, daß man die Gefäße durch Abkühlung verengt, umgekehrt wird bei einer durch Erwärmung hervorgebrachten Erweiterung der Einfluß der Gefäßverengerer erkennbar [LÉPINE[5])].

Auch durch Abkühlung (3° C) oder Erwärmung (53° C) einer peripher der Reizstelle befindlichen Nervenstrecke, in der Verengerer und Erweiterer verlaufen, kann man die vasoconstrictorische Komponente unterdrücken und eine Erweiterung der Gefäße erzielen[6]).

Durch Abkühlung (3° C) oder Erwärmung (53° C) lassen sich die Constrictoren leichter blockieren als die Dilatatoren. Sind die Nerven von ihrem trophi-

---

[1]) BARCROFT: Cambridge univ. press 320. 1914.
[2]) BAYLISS: The vasomotor system.
[3]) v. FREY: Arb. a. d. physiol. Anstalt zu Leipzig 1876, S. 89.
[4]) BOWDITSCH u. WARREN: Journ. of physiol. Bd. 7, S. 432. 1886.
[5]) LÉPINE: Mém. de la soc. de biol. 1876, S. 21.
[6]) DZIEDZIUL: Zitiert nach TIGERSTEDT Bd. IV, S. 194.

schen Zentrum getrennt, so degenerieren die Constrictoren rascher als die Dilatatoren. Die Verengerer sind im Ischiadicus bis zum 3.—4. Tage, die Erweiterer bis zum 6.—7. Tage erregbar [DZIEDZIUL[1])]. Die Erweiterer in der Unterkieferdrüse und in der Zunge sowie die N. erigentes behalten ihre Erregbarkeit bis zum 11., 8. und 9. Tage, während die Verengerer im Halssympathicus und Hypoglossus schon am 4. bzw. 3. Tage unerregbar wurden. Untersucht man den durchschnittenen N. ischiadicus zwei Tage nach der Durchschneidung, so ist die dilatatorische Wirkung stärker ausgeprägt als die constrictorische.

Auch die Regenerationszeit ist verschieden. HEAD und BAYLISS[2]) fanden, daß im N. radialis der Erweiterer eher regeneriert als der Verengerer.

Die gefäßerweiternden Nerven scheinen durch Wärme leicht erregbar zu sein. GRÜTZNER[3]) erregte die Vasodilatatoren der Haut durch Wärmereize von etwa 50° C, MISLAWSKI und BISTRENIN konnten in gleicher Weise durch Reizung des N. ischiadicus der hinteren Rückenmarkswurzeln oder des N. lingualis Gefäßerweiterung in den abhängigen Bezirken erzielen. Beim Bauchsympathicus gelang es ihnen dagegen nicht, durch Wärmereizung eine Gefäßverengerung zu erzielen.

d) Die gefäßverengernden Nerven.

Wie GASKELL zeigte, entspringen die vasoconstrictorischen Nerven als präganglionäre sympathische Fasern aus dem Rückenmark vom 1. Thorakal- bis zum 4. oder 5. Lumbalsegment. Sie versorgen nicht nur die Brust und Bauchorgane, sondern den gesamten Körper. Einzelne Körperbezirke werden vielleicht auch mit vasoconstrictorischen Nerven versorgt, die nicht aus dem sympathischen System stammen.

Der Verlauf der wichtigsten Gefäßnerven für die einzelnen Organe ist zur besseren Orientierung schematisch im Anhang wiedergegeben. Das Schema ist von Herrn Dr. ERICH MÜLLER ausgearbeitet worden. Gehirn, Herz und willkürliche Muskeln sind in dieser Übersicht nicht berücksichtigt. Die Gefäßinnervation dieser Organe ist noch so umstritten, daß eine gesonderte Besprechung notwendig erscheint.

1. Die Vasoconstrictoren des Gehirns.

Eine Reihe älterer Autoren beobachteten nach Durchschneidung des Halssympathicus oder auch nach Zerstörung des obersten Halsganglions eine Erweiterung der Hirngefäße. Diese Erscheinung konnte aber durch die nebenhergehende Steigerung des allgemeinen Blutdrucks rein mechanisch bedingt sein.

In den Versuchen von O. MÜLLER und SIEBECK[4]) nahm aber das Gehirnvolumen teils vor dem Anstieg des Blutdrucks, teils bei gleichbleibendem Blutdruck zu. Eine große Reihe von Autoren leugnen dagegen einen Tonus der Vasoconstrictoren des Gehirns. Auch bei Reizung des proximalen Sympathicusstumpfes erhielten die einzelnen Untersucher widersprechende Resultate. Man kann vielleicht sagen, daß die Hirngefäße zwar vom Sympathicus mit gefäßverengernden Nerven versorgt werden[5]), daß jedoch diesen Nerven für die Regulation der Blutzufuhr zum Gehirn keine bedeutende Rolle zufällt. Die Blutzufuhr des Gehirns scheint, wie BAYLISS und HILL[6]) betonen, praktisch

---

[1]) DZIEDZIUL: Zitiert auf S. 948.   [2]) BAYLISS: The vasomotor system.
[3]) GRÜTZNER: Pflügers Arch. f. d. ges. Physiol. Bd. 17, S. 230. 1878.
[4]) MÜLLER, O., u. SIEBECK: Zeitschr. f. exp. Pathol. u. Therap. Bd. 4, S. 67. 1907.
[5]) Siehe besonders HÜRTHLE: Pflügers Arch. f. d. ges. Physiol. Bd. 44, S. 575. 1889. — BIEDL u. REINER: Ebenda Bd. 79, S. 192. 1900.
[6]) BAYLISS u. HILL: Journ. of physiol. Bd. 18, S. 334. 1895.

nur vom arteriellen und venösen Druck abzuhängen. Soll das Gehirn stärker mit Blut versorgt werden, so kann dies nur unter Steigerung des allgemeinen Druckes auf Kosten anderer Organe erfolgen.

2. Die Vasokonstriktoren der Kranzgefäße.

Auch die Coronargefäße des Herzens werden offenbar nur sehr spärlich mit Vasomotoren versorgt. SCHAFER[1]) vertritt sogar die Ansicht, daß die Kranzgefäße überhaupt nicht vasomotorisch innerviert werden. Von mehreren Autoren wird übereinstimmend berichtet, daß im Vagus constrictorische Fasern verlaufen. Unstimmigkeit herrscht aber darüber, ob auch sympathische Vasomotoren das Herz versorgen. Adrenalin, das ja ein spezifisches Reizmittel für die sympathischen Nerven ist, erweitert die Kranzgefäße. Es wäre aber voreilig, daraus auf Vasodilatatoren sympathischen Ursprungs schließen zu wollen. Denn Adrenalin regt die Herztätigkeit an; dabei werden saure Stoffwechselprodukte gebildet, welche die gegen Änderung des Wasserstoffionenmilieus besonders empfindlichen[2]) Kranzgefäße erweitern.

3. Die Vasoconstrictoren der Lunge.

Die Erforschung der Innervation der Lungengefäße bereitet besonders große Schwierigkeiten. Eine Reihe von Autoren suchte die Existenz der Lungenvasomotoren durch vergleichende Druckmessungen im großen und kleinen Kreislauf nachzuweisen. Besonders FRANÇOIS-FRANK, LICHTHEIM sowie BRADFORD und DEAN[3]) haben diesen Weg beschritten. Wenn er auch nicht zu einer klaren Entscheidung führte, so ist es doch besonders BRADFORD und DEAN[4]) gelungen, das Vorhandensein der Lungenvasomotoren bis zu einem gewissen Grade wahrscheinlich zu machen.

Sie maßen am vagotomierten Tier das Verhalten des Druckes in der Aorta und in der Arteria pulmonalis bei Erstickung, und sahen, daß der Pulmonalisdruck gleichzeitig mit dem Aortendruck anstieg. Der Druck im linken Vorhof bleibt zunächst unverändert. Erst wenn in der folgenden Phase der Aortendruck zu sinken beginnt, steigt der Vorhofsdruck unter weiterer Drucksteigerung in der Lungenarterie. Dieser Versuch spricht zugunsten einer Gefäßkontraktion im kleinen Kreislauf. Die in der zweiten Phase zu beobachtende Drucksteigerung in der Pulmonalis ist zwar durch die Rückstauung vom linken Vorhof bedingt. Die linke Kammer entleert sich weniger, der Aortendruck sinkt, und die rechte Kammer pumpt weiter Blut in die Lungengefäße, das nur schwer in den unter hohem Druck stehenden linken Vorhof gelangen kann. In der ersten Phase fehlt aber eine Drucksteigerung im linken Vorhof; es kann also weder eine Rückstauung, noch ein vermehrter Zustrom in die Arteria pulmonalis die Drucksteigerung in diesen Gefäßen verursacht haben, sondern nur die durch die Erstickung hervorgerufene Verengerung der Lungengefäße.

Die gleichen Autoren durchschnitten das Rückenmark in der Höhe des 7. Brustwirbels und erhielten bei Erstickung eine unwesentliche Drucksteigerung in der Aorta, dagegen eine genau so hohe Druckerhöhung in der Lungenarterie wie bei intaktem Rückenmark. v. OPENCHOWSKI[5]) kam aber zu entgegengesetzten Resultaten, die ihn in seiner Ansicht bestärkten, die Existenz von Lungenvasomotoren zu bezweifeln.

---

[1]) SCHAFER: Arch. des sciences biol. Bd. 11, Suppl. S. 254. 1904.
[2]) IWAI: Pflügers Arch. f. d. ges. Physiol. Bd. 202, S. 356. 1924.
[3]) Zitiert nach TIGERSTEDT Bd. IV, S. 181.
[4]) BRADFORD u. DEAN: Journ. of physiol. Bd. 16, S. 34. 1894.
[5]) v. OPENCHOWSKI: Pflügers Arch. f. d. ges. Physiol. Bd. 27, S. 242. 1882.

Aus systematischen Durchschneidungsversuchen am Rückenmark zogen BRADFORD und DEAN in ihrer erwähnten Arbeit den Schluß, daß die gefäßverengernden Lungennerven in den Brustnerven verlaufen. Ihre Existenz erschlossen sie durch vergleichende Druckmessungen in der Aorta und in der Arteria pulmonalis. Durchuntersucht wurden in dieser Weise die Brustnerven 1 bis 7.

Eine Reihe ähnlicher Versuche sind von verschiedenen Autoren gemacht worden, über die TIGERSTEDT[1]) eingehend berichtet. Die komplizierten Versuchsbedingungen lassen aber eine klare Entscheidung nicht zu, so daß man schon frühzeitig andere Methoden zu Hilfe nahm.

In künstlichen Durchströmungsversuchen (Kaninchen) fand CAVAZZANI[2]) gefäßverengernde Nerven im Vagus und gefäßerweiternde im Halssympathicus. Beim Hunde sollen Vasoconstrictoren für die Lungen zwar auch im Vagosympathicus verlaufen, wenn sie auch größtenteils den Weg über andere Nerven einschlagen. Die Anwesenheit constrictorischer Fasern in der Vagusbahn widerspricht den Angaben fast aller übrigen Autoren. Vielleicht handelte es sich bei den Versuchen CAVAZZANIS um einen Reflex. E. WEBER[3]) fand nämlich, daß man bei Reizung des intakten Vagus bzw. des zentralen Stumpfes des durchschnittenen Vagus, Reaktionen der Lungengefäße erhält, nie aber bei Reizung des peripheren Stumpfes.

TRIBE[4]), der ebenfalls die Lungen künstlich durchströmte, konnte Vasoconstrictoren, die aus dem Sympathicus stammten, mit Sicherheit nachweisen. Vor ihm hatten schon FÜHNER und STARLING[5]) aus Adrenalinversuchen die Existenz sympathischer Fasern in den Lungenarterien erschlossen. Wenn frühere Autoren, wie BRODIE und DIXON[6]) u. a., bei ihren Durchströmungsversuchen keine Gefäßreaktionen erzielen konnten, so lag das an ungünstigen Versuchsbedingungen (zu hoher Perfusionsdruck, zu niedrige Temperatur).

Ziehen wir das Fazit aus den Beobachtungen der einzelnen Autoren, so drängt sich der Schluß auf, daß zwar Vasoconstrictoren vorhanden sind, daß sie aber keine bedeutende Rolle für die Regulierung des Lungenkreislaufs spielen. Offenbar ist das Herz viel besser in der Lage, die Durchblutungsgröße der Lungen zu regeln. Soll eine stärkere Arterialisierung des Blutes stattfinden, so genügt eine verstärkte Herzarbeit, um die Durchblutungsgröße zu steigern. Blutverschiebungen innerhalb der einzelnen Lungenpartien dürften unter normalen Verhältnissen kaum in Frage kommen, da wir doch wohl berechtigt sind, das gesunde Lungengewebe in allen Teilen als funktionell gleichwertig zu betrachten.

e) Die gefäßerweiternden Nerven.

Über den Ursprung und den Verlauf der Vasodilatatoren sind wir nicht so orientiert, als dies bei den Vasoconstrictoren der Fall ist. Das liegt daran, daß der physiologische Nachweis gefäßerweiternder Nerven schwer zu erbringen ist, und daß der anatomische Verlauf unregelmäßiger ist, als bei den Vasoconstrictoren. Die gefäßerweiternden Nerven des Kopfes und Halses verlassen das Zentralnervensystem als präganglionäre Fasern in Hirnnerven. Ihre Ganglienzellen befinden sich in den großen Kopfganglien, wie Ganglion sphenopolatinum, Ganglion oticum, Ganglion submaxillare und Ganglion sublinguale. Der Trige-

---

[1]) TIGERSTEDT Bd. IV, S. 184ff.
[2]) CAVAZZANI: Arch. ital. de biol. Bd. 16, S. 32. 1891.
[3]) WEBER, E.: Arch. f. (Anat. u.) Physiol. 1910, S. 420.
[4]) TRIBE: Journ. of physiol. Bd. 48, S. 167. 1914.
[5]) FÜHNER u. STARLING: Journ. of physiol. Bd. 47, S. 286. 1913.
[6]) BRODIE u. DIXON: Journ. of physiol. Bd. 30, S. 487. 1904.

minus führt Vasodilatatoren für die Gesichtshaut[1]), für die Conjunctivalgefäße des Auges[2]) und für die Schleimhaut der Lippen und des Zahnfleisches.

Die hintere Zungenpartie wird vom N. glossopharyngeus, die vordere von Facialisfasern, die durch die Chorda tympani auf den N. lingualis übertreten, mit Vasodilatatoren versorgt[3]). Der letztgenannte Nerv enthält auch Gefäßerweiterer für die Glandula submaxillaris[4]). Die N. laryngei führen gefäßerweiternde Fasern für die Schilddrüse und die Schleimhaut[5]) des Larynx.

Von einer Reihe von Autoren wird die Ansicht vertreten, daß auch im Halssympathicus gefäßerweiternde Nerven für die Organe des Kopfes verlaufen. So erhielten DASTRE und MORAT[6]) beim Hunde auf Reizung von Fasern, die aus den vorderen Wurzeln der 2.—5. Brustnerven entspringen und durch den Halssympathicus ziehen, eine starke Gefäßerweiterung in der Schleimhaut der Lippen, der Wangen, des Gaumens, der Nasenöffnungen und der Gesichtshaut. Mit diesem Befund würde eine Beobachtung von DZIEDZIUL[7]) sehr gut übereinstimmen, der zeigen konnte, daß 4 Tage nach der Durchschneidung des Halssympathicus die vasoconstrictorischen Fasern entsprechend der obenerwähnten Regel degeneriert waren, während die Gefäßerweiterer auf die Reize mit einer Vasodilatation der Ohrgefäße bis zum 11. Tage nach der Operation reagierten. Ferner gelang es ISERGIN[8]), zu zeigen, daß man die Gefäßerweiterer im Halssympathicus durch schwache elektrische Reize erregen kann. Nun weisen aber BARCROFT[9]) und andere Autoren darauf hin, daß hierbei neben vasoconstrictorischen auch sekretorische Fasern gereizt werden. Dabei entstehen Stoffwechselprodukte, die infolge ihrer gefäßerweiternden Wirkung die Anwesenheit von Vasodilatatoren im Halssympathicus vortäuschen können. Daß bei der Drüsentätigkeit vasodilatatorische Substanzen frei werden, dafür bringt DALE[10]) ein schönes Beispiel. Ergotoxin lähmt die sekretorischen, nicht aber die vasodilatatorischen Fasern. Reizt man den Sympathicus nach Ergotoxingaben, so sezerniert die Gl. submaxillaris nicht mehr, und es fehlt auch die Gefäßerweiterung.

Wir müssen also vorderhand große Zurückhaltung üben in der Frage, ob im Halssympathicus Vasodilatatoren enthalten sind. Die Reizversuche von ISERGIN und die Degenerationsversuche von DZIEDZIUL genügen durchaus nicht, um den Einwand von BARCROFT zu entkräften. Denn es ist wohl denkbar, daß nicht die hypothetischen gefäßerweiternden Fasern, sondern die sekretorischen Fasern es sind, die später degenerieren, bzw. auf eine andere Reizart besser ansprechen als die vasoconstrictorischen Fasern.

Auch für die übrigen Körperorgane ist die Frage, ob es Vasodilatatoren sympathischen Ursprungs gibt, noch ungeklärt. Nach Ergotoxin lassen sich die Vasoconstrictoren im Sympathicus isoliert reizen. Reizt man nun den Bauchsympathicus oder den N. splanchnicus, so erweitern sich in den innervierten Bezirken (hintere Extremität bzw. Darm) die Gefäße (DALE). Man könnte somit annehmen, daß beide Arten von Vasomotoren zugegen sind, wenn wir nicht aus anderen Versuchen wüßten, daß Ergotoxin mit vielen anderen Giften die Eigenschaft gemein hat, eine Erregung in Hemmung umzuwandeln.

---

[1]) DASTRE u. MORAT: Rec. exp. sur le système nerveux vasomoteur S. 100. Paris 1884.
[2]) VULPIAN: Leçons sur l'appareil vasomotrice, S. 159.
[3]) VULPIAN l. c.
[4]) BERNARD: Journ. de la physiol. Bd. 1, S. 651. 1858.
[5]) CYON: Zentralbl. f. Physiol. Bd. 11, S. 357. 1897; s. hierzu auch TIGERSTEDT Bd. IV, S. 202.
[6]) DASTRE u. MORAT: Rech. exp. S. 206ff.
[7]) DZIEDZIUL: Zitiert nach TIGERSTEDT Bd. IV, S. 199.
[8]) ISERGIN: Arch. f. (Anat. u.) Physiol. 1894, S. 445.
[9]) BARCROFT: Journ. of physiol. Bd. 36, S. 53. 1908.
[10]) DALE, H. H.: Journ. of physiol. Bd. 34, S. 163. 1906.

Man hat auch am Splanchnicus durch schwache elektrische Reize, auf die, wie wir oben ausführten, die Vasodilatatoren in einem gemischten Nerven besonders leicht ansprechen, versucht, die Existenz der gefäßerweiternden Faser nachzuweisen. In der Tat gelang es, eine Gefäßerweiterung zu erzielen. Wir wissen aber, daß bei der hierbei erfolgenden Mitreizung der Nebenniere Spuren von Adrenalin frei werden (ASHER), die für die Vasodilatation verantwortlich gemacht werden können. DALE und RICHARDS[1]) konnten nämlich zeigen, daß sich die Capillaren auf Adrenalin erweitern. Die Reizschwelle liegt für die Capillaren niedriger als für die Arteriolen. Vielleicht ist dieser Schwellenunterschied darauf zurückzuführen, daß an den Arteriolen die sympathischen Nervenendigungen von dem Adrenalin gereizt werden, während die Volumenänderung der Capillaren unter dem Einfluß dieser Substanz ohne Vermittlung des sympathischen Systems als direkte Einwirkung auf die contractilen Elemente erfolgt. Jedenfalls folgt hieraus, daß die bei Splanchnicusreizung beobachtete Erweiterung der Nierengefäße vielleicht durch die frei gemachte Adrenalinmenge bewirkt ist, die unterhalb des Schwellenwertes der sympathischen Endigung, aber oberhalb desjenigen der Capillaren liegt. Dann müßte nach Entfernung der Nebenniere bei Splanchnicusreizung die Gefäßerweiterung ausbleiben. In der Tat erhielten CANON und LYMAN[2]) unter diesen Bedingungen nur eine Vasoconstriction.

Mehrere ältere Autoren glaubten bei Reizung von vorderen Wurzeln Gefäßerweiterer für verschiedene Brust- und Bauchorgane nachgewiesen zu haben. Die Beweiskraft dieser Versuche ist aber gemindert, seit wir wissen, daß in den hinteren Wurzeln, die durch Stromschleifen leicht mitgereizt werden, Vasodilatatoren verlaufen.

Besser fundiert ist unser Wissen über Vasodilatatoren, die dem kranial- bzw. sakralautonomen System angehören, wenn auch hier noch Widersprüche genug sind.

Der Vagus soll Vasodilatatoren für die Kranzgefäße, für die Gefäße des Darms (am Hund, nicht aber bei Katze und Kaninchen), der Leber, der Bauchspeicheldrüse und der Niere enthalten[3]).

Neben der Chorda tympani ist der N. erigens s. pelvicus einer der typischsten Vertreter der Vasodilatatoren. Seine vasodilatierende Funktion entdeckte ECKHARD[4]), kurz nachdem CL. BERNARD seine Reizversuche an der Chorda tympani unternommen hatte. Die N. erigentes entstammen den vorderen Wurzeln[5]), verlaufen in dem 1. und 2. Sakralnerven, gelangen als präganglionäre Fasern zum Plexus hypogastricus und von hier vor allem zu den Corpora cavernosa und spongiosa des Penis. Bei seiner Reizung erigiert sich der Penis infolge des gesteigerten Blutstroms. Da auch die aus den Venen abfließende Blutmenge beträchtlich gesteigert ist, kommt eine venöse Abflußbehinderung des Blutstroms als Ursache der Erektion nicht in Betracht. Der N. erigens enthält keine sekretorischen Fasern; bei ihm fällt also das Bedenken, daß Stoffwechselprodukte die Gefäßerweiterung hervorrufen, weg. In den Lumbalnerven (N. pudendus) scheinen nach den Untersuchungen von LANGLEY und ANDERSON[6]) keine Vasodilatatoren für den Penis zu verlaufen, wie FRANÇOIS-FRANK[7]) angegeben hatte.

---

[1]) DALE u. RICHARDS: Journ. of physiol. Bd. 52, S. 110ff. 1918.
[2]) CANON u. LYMAN: Americ. journ. of physiol. Bd. 31, S. 376. 1913.
[3]) Siehe TIGERSTEDT Bd. IV, S. 207.
[4]) ECKHARD: Beitr. z. Anat. u. Physiol. Bd. 3, S. 140. 1863.
[5]) Nach GASKELL u. MORAT, siehe TIGERSTEDT Bd. IV, S. 208.
[6]) LANGLEY u. ANDERSON: Journ. of physiol. Bd. 19, S. 103. 1895.
[7]) FRANÇOIS-FRANK: Arch. f. Physiol. 1895, S. 142.

f) Antidrome Nerven.

Die Gefäße der vorderen und hinteren Extremität, vielleicht auch die des äußeren Ohres (Kaninchen), der Niere und des Dünndarmes, werden mit Vasodilatatoren versorgt, welche das Rückenmark in den hinteren Wurzeln verlassen. STRICKER[1]) hat als erster auf diese Verhältnisse hingewiesen. Man glaubte zunächst, daß diese Gefäßnerven nur den sensiblen Fasern der hinteren Wurzeln beigemischt seien. MORAT und WERZILOFF[2]) konnten aber in überzeugender Weise zeigen, daß tatsächlich gefäßerweiternde Nerven für die hintere Extremität in den hinteren Rückenmarkswurzeln des 4.—7. Lendennerven und des 1. Sakralnerven vorkommen. Die Vasodilatatoren für die vordere Extremität entstammen nach BAYLISS[3]) beim Hunde den hinteren Rückenmarkswurzeln des 6. Hals- bis 1. Brustnerven, nach LANGLEY des 5.—8. Brustnerven.

Wenn tatsächlich der vasodilatatorische Impuls zentrifugal durch eine afferente Faser geleitet wird, so wäre das BELLsche Gesetz durchbrochen. Bei der engen Nachbarschaft des Ramus griseus-sympathicus zu dem Spinalganglion taucht der Verdacht auf, daß vordere Wurzeln mitgereizt wurden.

BAYLISS ließ aber auf die betreffenden hinteren Wurzeln die verschiedensten Reize, wie elektrische, chemische, thermische und vor allem mechanische einwirken. Immer erhielt er eine Gefäßerweiterung in der hinteren Extremität. In neuester Zeit haben RANSON und WIGHTMAN[4]) die BAYLISSschen Versuche wiederholt und in vollem Umfange bestätigt.

Daß in rein sensiblen Fasern gefäßerweiternde Nerven verlaufen, konnten BAYLISS und HEAD[5]) auch auf einem anderen Wege zeigen. Ein Radialisnerv der Katze war in seiner Regeneration soweit vorgeschritten, daß weder sympathische noch motorische, wohl aber sensorische Fasern funktionstüchtig waren. Bei Reizung des peripheren Endes erhielten sie eine deutliche Erweiterung der Hautgefäße. Die Anwesenheit gefäßerweiternder Nerven in den hinteren Wurzeln kann somit als erwiesen gelten.

Diese Vasodilatatoren, die anatomisch nicht von den afferenten Fasern zu unterscheiden sind, degenerieren nicht, wenn sie zwischen Rückenmark und Spinalganglion durchschnitten werden, wohl aber, wenn der Schnitt peripher von den Ganglien liegt, oder wenn diese selbst entfernt werden. Da sich dann vom N. ischiadicus keine Vasodilatation mehr erzielen läßt, so folgt, daß die gefäßerweiternden Nerven der hinteren Extremität nur durch die hinteren Wurzeln das Rückenmark verlassen.

Die antidrome Gefäßerweiterung erstreckt sich in der Hauptsache auf die Gefäße der Haut, aber nicht ausschließlich. Enthäutet man die Extremität, so läßt sich noch ein, wenn auch geringer dilatatorischer Effekt nachweisen. Die Gefäße des Muskels sind also spärlich mit Dilatatoren versorgt. In der Hauptsache sind es wohl die bei der Muskeltätigkeit sich bildenden Stoffwechselprodukte, welche die verstärkte Durchblutung hervorrufen.

Die Theorie der antidromen Gefäßerweiterung ist durchaus noch nicht geklärt. Wenn tatsächlich der vasodilatatorische Impuls von derselben Faser zentrifugal geleitet wird, die den sensiblen Impuls zentripetal leitet, so drängt sich zunächst der Gedanke auf, daß eine Nervenfaser zwei Endorgane hat,

---

[1]) STRICKER: Sitzungsber. d. Akad. d. Wiss., Wien. Mathem.-naturw. Kl. III, Bd. 74, S. 173. 1876.
[2]) MORAT: Arch. de physiol. 1892, S. 689. — WERZILOFF: Zentralbl. d. Physiol. Bd. 10, S. 194. 1896.
[3]) BAYLISS: Journ. of physiol. Bd. 26, S. 203. 1900.
[4]) RANSON u. WIGHTMAN: Americ. journ. of physiol. Bd. 62, S. 405. 1922.
[5]) Siehe BAYLISS, The vasomotor system.

nämlich das sensible in der Haut und das motorische in der Gefäßwand. BAYLISS u. a. glaubten annehmen zu dürfen, daß die Nervenfasern der hinteren Wurzel sich an ihrem peripheren Ende teilen. Wahrscheinlich bestehen aber nervöse Verbindungen zwischen den sensiblen Apparaten der Haut und den Blutgefäßen. Die Erregung der hinteren Wurzel würde dann auf dieses Neuron überspringen.

In diesem Sinne ließen sich vielleicht folgende Versuche deuten. SPIESS[1]) erhielt nach Senföl keine Gefäßerweiterung, wenn die sensiblen Nervenendigungen der Haut durch Cocain gelähmt waren. Durchschneidungsversuche ergaben, daß es sich hierbei um keine Reflexe handelte. Ließ man aber die hinteren Wurzeln degenerieren, so trat auf Senfölreizung keine Gefäßerweiterung mehr ein. Es wird also die Erregung vom sensiblen Endorgan auf die Gefäße übergeleitet. Ob die bei Reizung der hinteren Wurzeln beobachtete antidrome Gefäßerweiterung einen Vorgang darstellt, der auch unter physiologischen Bedingungen erfolgt, ist nicht bewiesen. Die künstliche Erregung erreicht zweifellos das sensible Endorgan, das auf den Reiz sehr wohl in gleicher Weise ansprechen kann, wie auf das Senföl.

Der Angriffspunkt des Reflexbogens.

Wir sehen, daß die Arteriolenwand von allen Gefäßen den relativ größten Anteil an Muskulatur besitzt. Beobachtet man im Mikroskop die Froschschwimmhaut, so erkennt man die funktionelle Ursache dieser Sonderstellung der kleinsten Arterien. In ihnen herrscht nämlich eine hohe Strömungsgeschwindigkeit, während in den Capillaren das Blut meist träge dahinfließt. Der Hauptwiderstand für den Blutstrom liegt also in den Arteriolen; er wird durch deren kräftige Ringmuskulatur erzeugt. Es leuchtet ein, daß unter diesen Umständen die Gefäßnerven ihre Wirkung vor allem auf die Arteriolen erstrecken werden.

Auch die Capillaren werden von Vasomotoren versorgt. STEINACH und KAHN[2]) sahen beim Frosch nach Reizung des Halssympathicus eine Capillarkontraktion in der Nickhaut. Ähnliche Ergebnisse erhielten HOOKER[3]) am Katzenohr, sowie KROGH, HARROP und REHBERG[4]) am Hinterbein des Frosches. Die Capillarkontraktion beginnt an den Kernen der ROUGETschen Zellen, deren jede höchstwahrscheinlich von einer sympathischen Faser versorgt wird.

Neben diesen constrictorisch wirkenden Sympathicusfasern ist für einzelne Capillaren auch eine Innervation durch Dilatatoren nachgewiesen worden. BRUCK[5]) erhielt am Frosch bei elektrischer Reizung des N. glossopharyngeus eine Erweiterung der Capillaren der Lunge. Dieselbe Wirkung erzielt KROGH[5]) bei mechanischer Reizung dieses Nerven. In den Hinterwurzelfasern konnte er auch Dilatatoren für die Arteriolen und Capillaren der Schwimmhaut nachweisen [Dor[6])].

Für die Regulation des Gesamtkreislaufs ist die Kapazität des Venensystems außerordentlich wichtig; hängt doch von ihr die dem Herzen zugeführte Blutmenge und damit auch die Größe des Schlagvolumens ab. Das Fassungsvermögen wird natürlich durch den Kontraktionsgrad der Venenmuskeln bestimmt. Auch diese stehen, wie GOLTZ[7]) und MALL[8]) zeigen konnten, durch Vermittlung von Gefäßnerven, die man als Venomotoren bezeichnet, unter dem

---

[1]) SPIESS, G.: Münch. med. Wochenschr. Jg. 58, S. 345. 1906.
[2]) STEINACH u. KAHN: Pflügers Arch. f. d. ges. Physiol. Bd. 97, S. 105ff. 1903.
[3]) HOOKER-KROGH S. 59.   [4]) KROGH, HARROP u. REHBERG: KROGH S. 59.
[5]) BRUCK: Zitiert nach KROGH S. 61.   [6]) Siehe KROGH S. 61.
[7]) GOLTZ: Du Bois-Reymonds Arch. 1892, S. 409.
[8]) MALL: Med. Jahrb. 1892, S. 414.

Einfluß des Zentralnervensystems. HENDERSON, BARRINGER und HARVEY[1]) kommen auf Grund ihrer Versuche zu der Anschauung, daß die Venen nicht unter dem Einfluß des Nervensystems stehen. Sie setzen sich damit in Gegensatz zu den meisten anderen Autoren. PAL[2]) und MALL[3]) hatten an der Pfortader mit einiger Sicherheit nachgewiesen, daß dieses Gefäß vom N. splanchnicus zur Kontraktion gebracht werden kann. Neue Autoren, wie BURTON-OPITZ, SCHMID[4]) u. a., sicherten diesen Befund mit einwandfreier Methodik. Sie maßen gleichzeitig Blutstrom und Blutdruck in der Pfortader. Bei Splanchnicusreizung kontrahierten sich die Eingeweidegefäße, dadurch wurde mechanisch das Stromvolumen in der Pfordader erhöht; es nahm dann infolge Kontraktion dieses Gefäßes ab, wobei der Druck anstieg. Diese Blutdruckerhöhung kommt offenbar durch eine Erhöhung des peripheren Widerstandes zustande, deren Sitz in den peripheren Verästelungen der Pfortader zu suchen ist.

Venomotoren sind auch für die V. mesenterica inf. und sup., sowie für die oberflächlichen Venen der vorderen und hinteren Extremität nachgewiesen worden, Muskelvenen und die großen Hauptvenenstämme scheinen keine Venomotoren zu besitzen. Jedenfalls gelang es DONEGAN[5]) nie, diese Gefäße durch Nervenreizung zur Kontraktion zu bringen.

Venodilatatoren sind von DONEGAN[6]) nachgewiesen worden. Er beobachtete am Hunde bei Reizung der ersten hinteren Sakralwurzel eine Venenerweiterung in der hinteren Extremität.

Der Mechanismus der Gefäßverengerung unter dem Einfluß des constrictorischen Nerven ist ohne weiteres verständlich. Der Reiz bringt den Ringmuskel zur Kontraktion und bewirkt somit eine Querschnittsabnahme der Gefäße. Schwieriger ist es dagegen, nähere Angaben über den Vorgang der Vasodilatation zu machen.

Es wäre eine gewagte Hypothese, anzunehmen, daß die Ringmuskeln durch verengernde Gefäßnerven kürzer und dicker, durch erweiternde Nerven länger und schmäler werden. Diese von GRÜNHAGEN[7]) verfochtene Ansicht ist heute durch die Anschauung verdrängt, daß der vasodilatatorische Reiz die Ringmuskulatur lähmt, eine Erscheinung, die man als aktive Hemmung zu bezeichnen pflegt. Allerdings ist ein sicheres Analogon dieser Erscheinung nur bei Wirbellosen bekannt; so erschlafft der Schließmuskel der Krebsschere bei Reizung peripherer Nerven; oder der Adductormuskel von Anodonta, der gewöhnlich tonisch kontrahiert ist, kann durch Reizung gewisser Nerven zum Erschlaffen gebracht werden. Reizt man ein anderes nervöses Gebilde, so kontrahiert sich der Muskel. Da die Nerven ohne Zwischenschaltung von Ganglienzellen in die Muskulatur übertreten, haben wir den Fall verwirklicht, daß zwei entgegengesetzte Einflüsse direkt den Muskel beeinflussen [BIEDERMANN[8])].

Nehmen wir also zunächst an, daß die Vasodilatatoren die Ringmuskulatur hemmen. Dann muß ein Antagonismus zwischen den gefäßverengernden und gefäßerweiternden Nerven bestehen, der einen mittleren Kontraktionsgrad der Ringmuskulatur bedingt. Fällt die constrictorische Komponente weg, so dürfte

---

[1]) HENDERSON, BARRINGER u. HARVEY: Americ. journ. of physiol. Bd. 23, Proc. S. 30. 1909.
[2]) PAL: Med. Jahrb. 1888, S. 67.   [3]) MALL: Zitiert auf S. 955.
[4]) Siehe TIGERSTEDT Bd. IV, S. 189, 190.
[5]) DONEGAN, J. J.: Journ. of physiol. Bd. 55, S. 226—247. 1921.
[6]) DONEGAN: Journ. of physiol. Bd. 55, S. 237. 1921. — Siehe auch K. HORIUCHI: Beiträge zur Frage der Venodilatatoren, Pflügers Arch. f. d. ges. Physiol. Bd. 206, S. 473. 1924.
[7]) GRÜNHAGEN: Lehrb. d. Physiol. Bd. III, S. 309. 1886.
[8]) BIEDERMANN, W.: Sitzungsber. d. Akad. d. Wiss., Wien. Mathem.-naturw. Kl. III, Bd. 97. 1888.

eine Reizung der gefäßerweiternden Nerven keine Erweiterung erzielen. Im Experiment beobachtet man aber, daß Gefäße, die infolge Durchschneidung der Vasoconstrictoren erweitert sind, ihren Querschnitt auf Reizung der Vasodilatatoren noch weiter vergrößern.

Man suchte die Theorie der aktiven Hemmung durch die peripheren Zentren zu retten, die ja einen gewissen Tonus auch dann noch aufrechterhalten, wenn die gefäßverengernden Nerven durchschnitten sind. Wir sahen, daß nach Durchschneidung dieser Nerven der Tonus zurückkehrt, aber erst nach Tagen bis Wochen. In unserem Falle kann man aber den Reizungseffekt der vasodilatatorischen Nerven unmittelbar nach der Durchschneidung der Vasoconstrictoren beobachten. Es wäre noch denkbar, daß andere als nervöse Reize einen gewissen Kontraktionszustand der glatten Muskulatur auslösen. Es sei erinnert an chemische Substanzen, wie CO_2, Adrenalin usw., die im Stoffwechsel entstehen und ohne Vermittlung nervöser Elemente auf die glatte Muskulatur wirken; daß ein solcher „Tonus" durch einen nervösen Einfluß herabgesetzt werden kann, ist möglich.

Es ist aber auch denkbar, daß die gefäßerweiternden Nerven in ganz anderer Weise wirken, als wir das eben andeuteten. Nichts hindert uns an der Annahme, daß die Vasodilatatoren nicht die Ring-, sondern die Längsmuskulatur versorgen. Dann würde ein Antagonismus zwischen den beiden Arten von Gefäßmuskeln bestehen, und die Gefäßerweiterung käme durch eine Erregung der Längs- und Hemmung der Ringmuskulatur zustande.

Zwar behaupten viele maßgebende Autoren, wie HÜRTHLE, BAYLISS u. a., daß über die funktionelle Bedeutung der Längsmuskulatur bisher nichts Sicheres bekannt sei. Immerhin kann man bei der relativ einfachen anatomischen Beziehung zwischen Ring- und Längsmuskulatur zu gewissen Schlüssen gelangen, deren Richtigkeit wohl auch experimentell überprüft werden könnte. Eine der Aufgaben der Längsmuskulatur wird wohl darin zu erblicken sein, bei der Bewegung der einzelnen Gliedmaßen gegeneinander Abknickungen zu verhindern. Natürlich wird dieser Mechanismus nicht bei rasch wechselnden Bewegungen in Tätigkeit treten, da ja die glatte Muskulatur mit ihrer großen Latenzzeit dem raschen Spiel der quergestreiften Muskeln nicht zu folgen vermag. Die Längsmuskeln der Gefäße könnten nur dann diese Aufgabe erfüllen, wenn eine bestimmte Stellung längere Zeit beibehalten wird.

Man kann aus dem Bau der Gefäßwand erschließen, daß die Längsmuskulatur bei ihrer Kontraktion die Gefäßweite ändert. Eine einfache Überlegung zeigt uns, daß ein elastischer Schlauch bei seiner Verkürzung eine Querschnittszunahme erfährt. Wenn die Gefäße unter einer elastischen Längsspannung stehen, die durch die Verkürzung der Längsmuskeln gemindert wird, so ließen sich die Beobachtungen am elastischen Schlauch ohne weiteres auf die Blutgefäße übertragen[1]). Freilich muß man die Einschränkung machen, daß nur die für die Regulation wichtigen Teile des Gefäßrohres auf Kosten anderer Gefäßabschnitte verkürzt werden.

Wir hatten oben darauf hingewiesen, daß vor allem in den Arteriolen die Stelle des größten Widerstandes zu suchen ist. Hier wird also vorwiegend der periphere Kreislauf reguliert. Man müßte sich also — will man diese durchaus noch nicht gesicherte Ansicht akzeptieren — vorstellen, daß bei der Kontraktion der Längsmuskulatur einer Arteriole deren capillares und arterielles Ende genähert werden; dabei wird voraussichtlich das capillare Ende weniger beweglich sein als das arterielle. Erwägt man ferner, daß manche Gefäße vielfach ge-

---
[1]) Siehe hierzu EXNER: Sitzungsber. d. Akad. d. Wiss., Wien. Mathem.-naturw. Kl. III, Bd. 75, S. 6. 1877.

schlängelt verlaufen, und daß durch eine Längsmuskulaturzusammenziehung eine gewisse Streckung eintritt, die den Widerstand gegen den Blutstrom erniedrigt, so wird man zugeben, daß die Frage, ob die Längsmuskulatur die Gefäßweite mitreguliert, einer eingehenden Untersuchung wert ist.

Schlußbetrachtung.

Überblicken wir noch einmal kurz die Versorgung der einzelnen Organe mit Vasomotoren, so fällt vor allem auf, daß die lebenswichtigen Organe, wie Herz, Zentralnervensystem, Lunge, nur sehr spärlich mit Vasoconstrictoren versorgt werden. Auch die Muskulatur ist anscheinend nicht allzu reichlich mit gefäßverengernden Nerven ausgestattet. Doch fehlen hier noch genauere Untersuchungen. Vor allem wäre interessant, ob die für die primitiven Lebensverrichtungen vorwiegend in Betracht kommenden Muskelgruppen gegenüber den nur seltener und schwächer beanspruchten, eine ähnliche Sonderstellung einnehmen, wie wir dies eben für Herz, Gehirn und Lunge ausführten.

Die Gefäße der Haut und des Splanchnicusgebietes sind nach unseren bisherigen Kenntnissen am reichlichsten mit Vasoconstrictoren ausgestattet. Es handelt sich hierbei um Gefäßbezirke, die Organen bzw. Organkomplexen angehören, welche nur zeitweise besonders stark tätig sind. Die Verdauungsorgane haben nur in gewissen Zeitabständen nach der Nahrungsaufnahme ein stark erhöhtes Blutbedürfnis, das nur auf Kosten anderer Organe zu befriedigen ist. In der übrigen Zeit sorgen aber die Splanchnicusvasoconstrictoren dafür, daß das den übrigen Organen entzogene Blut vor allem der Muskulatur wieder zuströmt.

Die gewaltigen Blutmengen, die so im Wechsel des biologischen Geschehens von Organbezirk zu Organbezirk verschoben werden, verlangen eine sehr starke Ausstattung der Bauchorgane mit gefäßverengernden Nerven.

Auch die Durchblutungsgröße der Haut ist periodischen Schwankungen unterworfen. Bei starker Muskelarbeit beugt der Organismus einer Wärmestauung dadurch vor, daß eine Blutverschiebung nach der Haut einsetzt. Andererseits liegen auch Beobachtungen vor, daß bei starken körperlichen Anstrengungen (sportlichen Höchstleistungen) die Hautgefäße sich verengern; dies geschieht offenbar zur Aufrechterhaltung eines hohen Blutdruckes. Jedenfalls ist die Blutversorgung der Haut Schwankungen unterworfen, die zahlenmäßig für die Regulierung des Kreislaufs stark ins Gewicht fallen. Das erfordert aber eine reichliche Versorgung der Gefäße der Haut mit gefäßverengernden Nerven.

Auch erweiternde Nerven scheinen diese Gefäße in besonders reichem Maße zu erhalten.

Wir hatten darauf hingewiesen, daß die Untersuchungen durch das Dazwischentreten von Stoffwechselendprodukten erschwert werden, denen allein schon eine gefäßerweiternde Wirkung zukommt. Da erhebt sich nun die Frage, ob die Vasomotoren nicht ganz allgemein durch Vermittlung chemischer Produkte auf ihre Erfolgsorgane wirken. Ein Analogon dafür bieten die Loewischen Versuche an Froschherzen[1]), dem es gelang, bei Reizung des N. vagus bzw. sympathicus Stoffe nachzuweisen, welche bei einem zweiten Herzen den gleichen Effekt erzielten wie eine Reizung der entsprechenden Nerven. Es liegt nahe, auch für die Vasomotoren solche vasoconstrictorische bzw. vasodilatatorische Stoffe anzunehmen.

---

[1]) Loewi, O.: Pflügers Arch. f. d. ges. Physiol. Bd. 189, S. 239. 1921; Bd. 193, S. 201 1922.

Literatur zur MÜLLERschen Tabelle (S. 960).

1. KAHN: Zentralbl. f. Physiol. Bd. 18, S. 153. 1904.
2. ELINSON: Jahresber. d. Physiol. 1897.
3. MORAT u. DOYON: Arch. de physiol. 1892, S. 60.
4. LEBER: Graefe-Saemischs Handb. d. Augenheilk. Bd. II. 2, S. 144, 197, 400, 469. 1903.
5. DOYON: Arch. de physiol. 1891, S. 154.
6. v. SCHULTEN: Arch. f. Ophthalmol. Bd. 30 (3), S. 47. 1884.
7. RIEGER u. v. FORSTER: Arch. f. Ophthalmol. Bd. 27 (3), S. 145. 1881.
8. WEGNER: Arch. f. Ophthalmol. Bd. 12 (2), S. 10. 1866.
9. SCHIFF: Untersuchungen zur Physiologie des Nervensystems. 1855.
10. BENJAMINS u. ROCHAT: Pflügers Arch. f. d. ges. Physiol. Bd. 164, S. 125. 1916.
11. TSCHALUSSOW: Pflügers Arch. f. d. ges. Physiol. Bd. 151, S. 523. 1913.
12. BENJAMINS: Arch. néerland. de physiol. de l'homme et des anim. Bd. 1, S. 711. 1917.
13. HALLION u. MOREL: Journ. de physiol. et de pathol. gén. 1912, S. 1.
14. BERNARD: Journ. de physiol. et de pathol gén. Bd. 1, S. 652. 1858.
15. PRUSSAK: Ber. d. sächs. Gesellsch. d. Wiss., math.-physik. Kl. 1868, S. 116.
16. PIOTROWSKI: Pflügers Arch. f. d. ges. Physiol. Bd. 55, S. 240. 1894.
17. FLETSCHER: Journ. of physiol. Bd. 22, S. 259. 1896.
18. FRANÇOIS-FRANK: Journ. de physiol. et de pathol. gén. 1899, S. 1210.
19. LOVÉN: Ber. d. sächs. Ges d. Wiss., math.-physik. Kl. 1866, S. 91.
20. MOREAU: Mémoires de physiol. S. 160. Paris 1877.
21. MORAT: Arch. de physiol. 1891, S. 92.
22. ISERGIN: Arch. f. Anat. u. Physiol. 1894, S. 441.
23. FRÖHLICH u. LOEWI: Arch. f. exp. Pathol. u. Pharmakol. Bd. 59, S. 34. 1908.
24. BAYLISS: Journ. of physiol. Bd. 37, S. 256. 1908.
25. PIOTROWSKI: Zentralbl. f. Physiol. Bd. 1, S. 454. 1887.
26. VULPIAN: Leçons sur l'appareil vaso-moteur Bd. I, S. 95. Paris 1875.
27. FRÖHLICH u. LOEWI: Arch. f. exp. Pathol. u. Pharmakol. Bd. 59, S. 64. 1908.
28. FRANÇOIS-FRANK u. HALLION: Journ. de physiol. et de pathol. gén. 1908, S. 449.
29. WATTS: Americ. journ. of physiol. Bd. 38, S. 361. 1915.
30. OSSOKIN: Zeitschr. f. Biol. Bd. 63, S. 443. 1914.
31. v. CYON: Pflügers Arch. f. d. ges. Physiol. Bd. 70, S. 126. 1898.
32. SINAKEWITSCH: Arch. internat. de physiol. Bd. 4, S. 54. 1906.
33. HÉDON: Cpt. rend. des séances de la soc. de biol. 1906 (1), S. 952.
34. LANGLEY: Philosoph. transact. roy. soc. Bd. 97, S. 183. 1892.
35. DASTRE u. MORAT: Recherches sur le syst. nerv. vasomot. S. 325. Paris 1884.
36. LANGLEY u. DIKINSON: Proc. of the roy. soc. of London Bd. 46, S. 424. 1889.
37. LANGLEY: Journ. of physiol. Bd. 11, S. 153. 1890.
38. SCHÖLER: Inaug.-Diss. Dorpat 1869, S. 42.
39. MAGITOT u. BAILLART: Journ. de physiol. et de pathol. gén. Bd. 19, S. 534. 1921.
40. BERNARD: Journ. de physiol. et de pathol. gén. Bd. 5, S. 392. 1862.
41. BAYLISS u. BRADFORD: Journ. of physiol. Bd. 16, S. 10. 1894.
42. LANGLEY: Journ. of physiol. Bd. 17, S. 296. 1895.
43. HILL u. MACLEOD: Journ. of physiol. Bd. 26, S. 396. 1901.
44. CYON: Ber. d. sächs. Ges. d. Wiss., math.-physik. Kl. 1868, S. 73.
45. LANGLEY: Journ. of physiol. Bd. 12, S. 375. 1891.
46. v. BEZOLD u. BEVER: Untersuchungen aus dem physiol. Lab. in Würzburg Bd. 2, S. 320. 1867.
47. SCHIFF: Leçons sur la physiol. de la digestion. Bd. II, S. 433. Florenz 1867.
48. BURTON-OPITZ: Pflügers Arch. f. d. ges. Physiol. Bd. 153, S. 233. 1910.
49. BULGAK: Virchows Arch. f. pathol. Anat. u. Physiol. Bd. 69, S. 208. 1877.
50. SCHAFER u. MOORE: Journ. of physiol. Bd. 20, S. 37. 1896.
51. TARCHANOFF: Pflügers Arch. f. d. ges. Physiol. Bd. 8, S. 98. 1874.
52. ROY: Journ. of physiol. Bd. 3, S. 224. 1882.
53. BURTON-OPITZ: Pflügers Arch. f. d. ges. Physiol. Bd. 129, S. 210. 1909.
54. BURTON-OPITZ: Pflügers Arch. f. d. ges. Physiol. Bd. 146, S. 355. 1912.
55. FRANÇOIS-FRANK u. HALLION: Arch. de physiol. 1896, S. 908.
56. PAL: Med. Jahrbücher 1888, S. 71.
57. BURTON-OPITZ: Zentralbl. f. Physiol. Bd. 25, S. 332. 1911.
58. BURTON-OPITZ: Americ. journ. of physiol. Bd. 36, S. 203. 1915.
59. FRANÇOIS-FRANK u. HALLION: Arch. de physiol. 1897, S. 661.
60. FRANÇOIS-FRANK u. HALLION: Arch. de physiol. 1896, S. 493.
61. BUNCH: Journ. of physiol. Bd. 24, S. 91. 1899.
62. BURTON-OPITZ: Pflügers Arch. f. d. ges. Physiol. Bd. 135, S. 245. 1910.

MÜLLERsche Tabelle.

Region	Versuchstier	Ursprung aus Segment gesamt	Ursprung aus Segment maximal	Spezieller Verlauf	Vasoconstrictorisch innerviertes Organ	Ganglion des 2. Neurons
Kopf:	Hund, Katze	BI–Bv [34]	BII–BIII [34]		Kopf: [36, 37]	a) gl. cervic. supr.-thor.I. [36, 37]
	Kaninchen	BII–BVII [34]	BIII–Bv [35]		Gehirn (im Text)	
					Retina [1–7, 38, 39]	b) ggl. ciliare [2]
					sclera conj, chor. Iris [1–4, 6, 8, 9]	c)
					Tränenkanälchen [10]	d) ggl. cervic. supr. [10]
					Nasenschleimhaut [11–13]	e) ggl. sphenopalatin. [11]
					Wange, Lippe Stirn [9, 14, 15]	
					Ohr: Muschel [1, 3, 9, 15–18, 21]	f)
					Spitze, Seitenteile [9, 17, 19, 20]	g) ggl. stellatum [17]
					Zunge [11, 16, 22–26]	h) ggl. cervic. sup. [22]
					Speicheldrüse [14, 23, 24, 27]	
Hals: Schilddrüse	Hund	BII–BIX [28]	BI–BIII [28]		Schilddrüse [28–32]	i)
Larynx	Hund	BI–BIII [33]	BI–BII [33]		Larynx [33]	
Thymus	„chiots"	BI–Bv [13]	BI–BIv [13]			
Vordere Extremitäten:	Hund	BIII–BXI [41]	Bv–BIX [41]		Vordere Extremitäten: [9, 18, 26, 40–46]	k) ggl. stellatum [45]
	Katze	BIV–BIX [42]			Lunge, Herz (Im Text)	

Bemerkung: a) Nicht ggl. cervic. inf. [36, 37]; b) bei Affe und Katze nicht über Halssymp. [1]; c) für Iris nicht im Trigeminus [9]; d) nicht über Mittelohr [10]; e) nicht im n. infraorbitalis [11]; f) Ohrfasern nicht im Trigeminus [3]; g) Verlauf über plex. cervic. bestritten [17, 18]; h) nicht in n. lingualis b. Hund [16]; Zungenoberfläche [23]; nicht über Chorda [24]; i) nicht im recurrens u. laryng. sup. [28]; Hauptfasern im laryng. inf., Nebenfasern im sup. [31]; k) Wurzeln des plex. brach. enthalten keine Fasern [40, 44]; bei Mensch und Hund nicht im radialis [71].

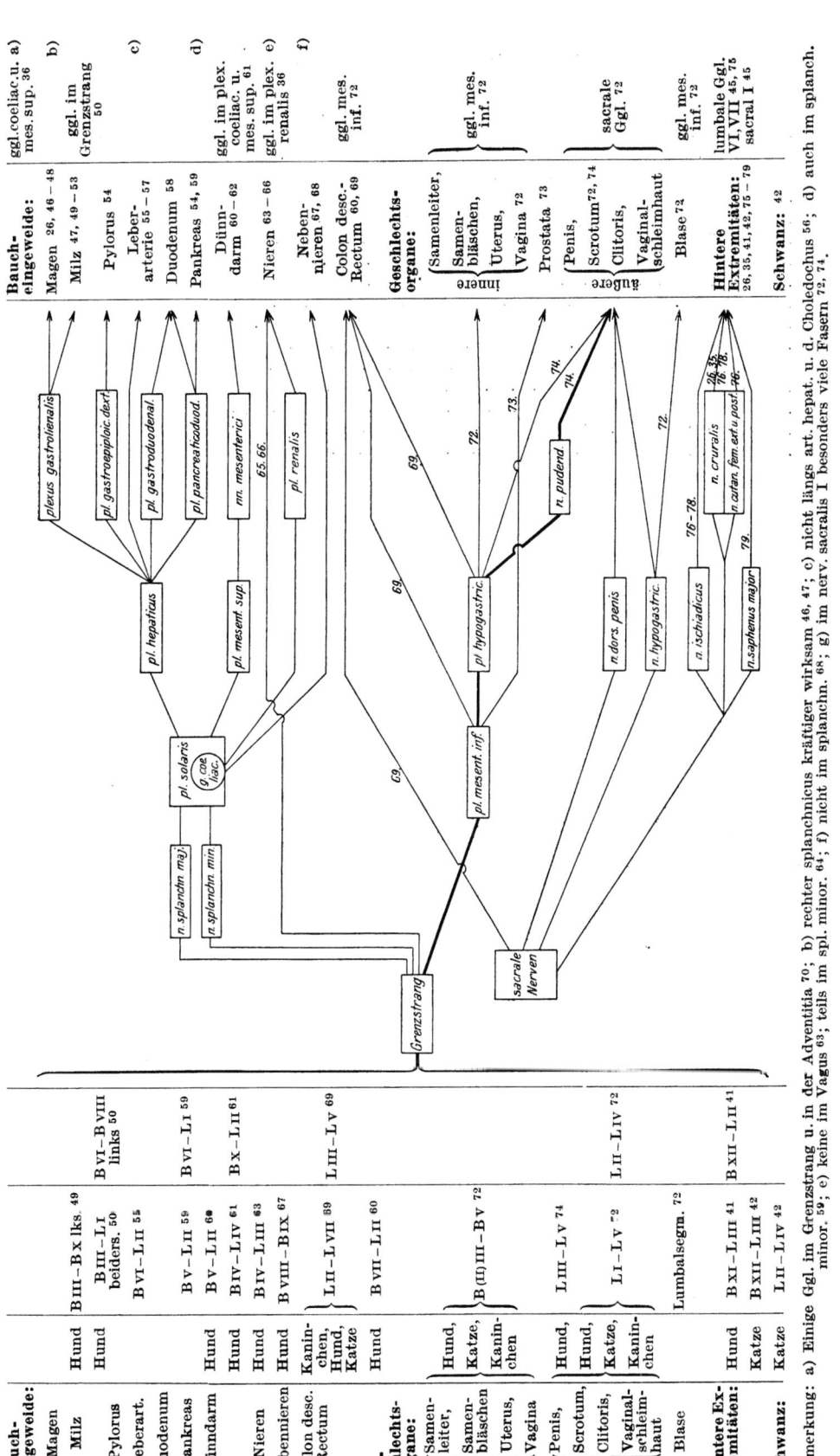

63. Bradford: Journ. of physiol. Bd. 10, S. 358. 1889.
64. Bernard: Leçons sur les liquides de l'organisme. Bd. II, S. 169. Paris 1859.
65. Asher u. Jost: Zentralbl. f. Physiol. Bd. 28, S. 1. 1914.
66. Jost: Zeitschr. f. Biol. Bd. 64, S. 455 u. 458. 1914.
67. Hallion u. Laignel-Lavastine: Cpt. rend. des séances de la soc. de biol. 1903, S. 187.
68. Gunning: Americ. journ. of physiol. Bd. 46, S. 364. 1918.
69. Langley u. Anderson: Journ. of physiol. Bd. 18, S. 67. 1895.
70. Langley: Journ. of physiol. Bd. 20, S. 225 u. 245. 1896.
71. Simons: Arch. f. Anat. u. Physiol. 1910, S. 559.
72. Langley u. Anderson: Journ. of physiol. Bd. 19, S. 87. 1896.
73. Mislawsky: Arch. internat. de physiol. Bd. 3, S. 381. 1906.
74. François-Frank: Arch. de physiol. 1895, S. 122 u. 138.
75. Barcroft: Americ. journ. of physiol. Bd. 1, S. 484. 1898.
76. Lewaschew: Pflügers Arch. f. d. ges. Physiol. Bd. 28, S. 397. 1882.
77. Piotrowski: Pflügers Arch. f. d. ges. Physiol. Bd. 55, S. 278. 1896.
78. Lapinsky: Arch. f. pathol. Anat. Bd. 183, S. 31. 1906.
79. Edgren: Nordisk med. arkiv 1880, S. 45 des S. A.

Reaktionen der Gefäße auf direkte Reize.

Von

EDGAR ATZLER UND GÜNTHER LEHMANN

Berlin.

Mit einer Abbildung.

Zusammenfassende Darstellungen.

ASHER, L.: Die zentrale Gefäßinnervation und der periphere Gefäßtonus. Ergebn. d. Physiol. Bd. 1. Abt. II. S. 346. 1902. — BAYLISS, W. M.: The vasomotor system. London 1922. — EBBECKE, U.: Gefäßreaktionen. Ergebn. d. Physiol. Bd. 22. S. 401. 1923. — HESS, W. R.: Die Regulierung des peripheren Blutkreislaufs. Ergebn. d. inn. Med. u. Kinderheilk. 1922. S. 1. — HOFMANN, F. B.: Innervation der Gefäße. Nagels Hdb. d. Physiol. 1904. Bd. 1. — KROGH, A.: Die Anatomie und Physiologie der Capillaren. Berlin, Springer 1923. — TIGERSTEDT, R. Die Physiologie des Kreislaufs. 2. Aufl. Berlin-Leipzig 1923. 4. Bd.

I. Problemstellung.

Die begrenzte Lebensdauer der Elemente des Blutes läßt es im Interesse der Ökonomie des Körperhaushaltes wünschenswert erscheinen, mit einer möglichst geringen Blutmenge auszukommen. Das setzt ein enges aber anpassungsfähiges Leitungssystem voraus, das große Anforderungen an die Fördertätigkeit des Herzens stellt. Aus den Arbeiten von HESS[1]) u. a. ergibt sich, daß im tierischen Organismus trotz der Enge der Leitungsbahnen die Widerstandsverteilung und die Verteilung des Druckgefälles im Verlaufe der Strombahn sehr günstig ist. Die hohe Zirkulationsgeschwindigkeit des Blutes gestattet es, die Bahnen bis zur Grenze ihrer Leistungsfähigkeit auszunutzen. Als Ganzes betrachtet, erfüllt daher der Kreislaufapparat seine Aufgabe mit einem Wirkungsgrade, der kaum höher sein könnte.

Wenn in gewissen Körperbezirken — vielleicht durch eine Steigerung der Stoffwechselvorgänge oder durch eine kollaterale Anämie — das Gleichgewicht zwischen Blutzufuhr und Blutbedarf gestört ist, so setzen Regulationsprozesse ein. Der Blutstrom wird von den Orten, die gerade einen geringen Blutbedarf haben, nach den Organen mit gesteigerter Stoffwechseltätigkeit umgelenkt.

Da alle Körperpartien ihr Blut aus dem gleichen Stammgefäß beziehen, so muß die Umsteuerung des Blutstromes nach den Orten gesteigerter Tätigkeit Rückwirkungen auf den ganzen übrigen Kreislauf ausüben, die sich in einer mehr oder weniger ausgeprägten kollateralen Anämie äußern. Die lebenswichtigsten Organe, wie Herz und Gehirn, müssen allerdings von einer solchen kollateralen Anämie durch besondere Vorkehrungen verschont werden. Sie stehen außerhalb jenes Wettstreites um das vom Herzen geförderte Blut, zu dem es häufig unter anderen Organen, die zufällig gleichzeitig einen erhöhten Blutbedarf haben, kommt.

Da die Interessen des Gesamtorganismus in erster Linie berücksichtigt werden müssen, darf die Verteilung des Blutstromes unter die konkurrierenden

---

[1]) HESS, W. R.: Das Prinzip des kleinsten Kraftverbrauchs im Dienste hämodynamischer Forschung. Habilitationsschr. Zürich 1913; Arch. f. (Anat. u.) Physiol. 1914, S. 5.

Organe nicht ausschließlich peripheren Mechanismen unterstellt sein. Die Regulierung muß vielmehr auf reflektorischem Wege von übergeordneten Gefäßzentren aus erfolgen. Nur wenn es sich innerhalb eines räumlich eng begrenzten Gebietes um die Verschiebung von Blutmengen handelt, die im Vergleich zur Blutmenge des Körpers keine Rolle spielen, so genügen entweder periphere nervöse Mechanismen, z. B. Axonreflexe oder Regulationsvorgänge ohne nervöse Vermittlung. Die letzteren unterscheiden sich von den peripheren nervösen Mechanismen dadurch, daß der Reiz direkt die Gefäßwand trifft und eine Reaktion auslöst, die auf die Zone der Reizwirkung beschränkt bleibt.

Es ist sehr wohl denkbar, daß sich diese phylogenetisch älteste Art der Zirkulationsregulierung auch beim höheren Tier erhalten hat. Denn das allgemeine Ökonomieprinzip im Tierleben läßt sich auch auf das funktionelle Gebiet übertragen: da, wo eine primitive Vorrichtung genügt, um eine bestimmte Aufgabe zu erfüllen, wäre es unzweckmäßig, darauf zugunsten komplizierterer Einrichtungen vollkommen zu verzichten. Wir werden sehen, daß die primitiven Mechanismen die komplizierten unterstützen.

Die peripheren Regulationsmechanismen werden unter physiologischen Bedingungen durch chemische, mechanische, vielleicht auch durch thermische und photische Reize ausgelöst. Ob im Einzelfalle der Reiz auf dem Wege über nervöse Gebilde zu den contractilen Elementen der Gefäße gelangt, oder ob er direkt auf die Gefäßmuskeln oder auf die myoneurale Zwischensubstanz einwirkt, ist mit unseren heutigen Versuchsmethoden entweder schwer oder überhaupt nicht zu entscheiden. Manche Beobachtungen am intakten Kreislauf scheinen dafür zu sprechen, daß in der Regel die nervösen und nichtnervösen Regulationsvorrichtungen gleichzeitig im Sinne eines Reaktionskomplexes betätigt werden. Dieses komplizierte Ineinandergreifen läßt sich nur durch künstliche Trennungen bis zu einem gewissen Grade entwirren.

Um die nichtnervösen Gefäßreaktionen rein untersuchen zu können, arbeitet man zweckmäßig zunächst am „überlebenden" Organ, d. h. am Gefäßstreifenpräparat. Die Gefahr, daß wir an einem solchen absterbenden Gebilde Erscheinungen beobachten und für wesentlich halten, denen gar keine physiologische Bedeutung zukommt, ist nicht allzu groß. Wissen wir doch besonders aus den Erfahrungen der KRAWKOWschen Schule, wie erstaunlich lange Gefäßreaktionen an isolierten Organen auslösbar sind. Freilich ist man auch am Gefäßstreifenpräparat nie ganz sicher, ob sich nicht Ganglienzellen und Nervenfasern der Gefäßwand an den Reaktionen beteiligen. Man muß daher diese Versuche ergänzen durch Studien an solchem Gefäßmaterial, das nachweislich frei von allen nervösen Elementen ist.

Wir stellen daher in unserer Darstellung die Untersuchungen am Gefäßstreifenapparat und am nervenlosen Gefäß an die Spitze unserer Betrachtungen, um später die an diesem Material gewonnenen Erfahrungen auf jene Erscheinungen zu übertragen, die bei künstlicher Durchströmung bzw. am intakten Kreislauf beobachtet worden sind.

II. Untersuchungen am Gefäßstreifen.

Die Methode des ausgeschnittenen, überlebenden Gefäßstreifens wurde von MCWILLIAM[1]), VON FREY[2]) und O. B. MEYER[3]) eingeführt. Eine besondere

---

[1]) MCWILLIAM: On the propert. of the art. and ven. walls. Proc. of the roy. soc. Bd. 70, S. 109. 1902.

[2]) FREY, M. v.: Beiträge zur Kenntnis der Adrenalinwirkung. Sitzungsber. d. phys.-med. Ges. Würzburg 1905.

[3]) MEYER, O. B.: Über einige Eigenschaften der Gefäßmuskulatur mit besonderer Berücksichtigung der Adrenalinwirkung. Zeitschr. f. Biol. Bd. 48, S. 352. 1906.

Vervollkommnung erfuhr sie durch ROTHLIN[1]). Excidiert man ein ringförmiges Arterienstück, so verfällt es bekanntlich in einen anhaltenden Spasmus. Dieser läßt sich lösen, wenn man den Ring in sauerstoffgesättigte Ringerlösung von Körpertemperatur bringt und künstlich dehnt. Das Präparat stellt sich sodann auf einen mittleren Tonus ein. Das gleiche läßt sich auch an Venenstreifen beobachten. Aus den Untersuchungen von GÜNTHER[2]) ergab sich, daß so behandelte Gefäße sich 7—10 Tage in funktionstüchtigem Zustande erhalten. Der Tonus bleibt nach SICCARDI und LORREDAN[3]) 10 Tage bestehen. Um gut reaktionsfähige Präparate zu erhalten, muß man für genügende Sauerstoffzufuhr sorgen. Der mittlere Tonus nimmt allmählich zu, wenn durch ein sauerstofffreies Medium Sauerstoff durchgeleitet wird.

Die Gefäßstreifen führen oft spontane Kontraktionen aus; sie lassen sich auslösen bzw. verstärken durch alle Mittel, welche den Tonus erhöhen. Alle tonusvermindernden Substanzen hemmen die Spontanrhythmik. Wir werden auf die Frage der spontanen Gefäßreaktionen in einem besonderen Kapitel zurückkommen; hier besprechen wir nur die Erscheinungen, die zu einer Verlängerung resp. Verkürzung des Streifens führen.

Wie alle glattmuskeligen Organe reagieren auch die Gefäßstreifen auf einen mechanischen oder elektrischen Reiz mit einer Kontraktion. Die Latenzzeit ist für den elektrischen Reiz 30—80 mal so groß als beim Skelettmuskel. Die Muskeln verkürzen sich bis zu einem Viertel ihrer Länge. Die Kontraktion geht wie bei anderen glatten Muskeln sehr langsam, in $1/2$ bis mehreren Stunden [VON FREY[4])], wieder zurück.

Auch auf Änderungen der Temperatur reagieren die Gefäßstreifen äußerst empfindlich. Nur bei Körpertemperatur gelingt es, durch den anfänglichen Dehnungsreiz einen genügenden mittleren Tonus zu erzielen. Dieser nimmt zu, wenn man die Temperatur der Ringerlösung bis auf etwa 42°C erhöht; bei höheren, ebenso bei sehr niedrigen Temperaturen verkürzt sich der Streifen (ROTHLIN). Offenbar spielt hierbei aber auch die Geschwindigkeit der Temperaturänderung eine Rolle. O. B. MEYER[5]), wie auch SCHMITT[6]) fanden, daß sich das Präparat bei langsamer Temperaturerhöhung von 10° auf 30°C ungefähr proportional der Erwärmung verkürzt; in den Grenzen 30—45°C nimmt dagegen die Streifenlänge mit zunehmender Temperaturerhöhung zu. Wird die Temperatur der Ringerlösung plötzlich von 15°C auf Körpertemperatur gebracht, so tritt eine thermische Reizwirkung auf, die sich in einer ziemlich raschen Verkürzung des Präparates geltend macht. Bei Temperaturen, die über 45°C liegen, verfallen die Gefäßstreifen unter Verkürzung in den Zustand der Wärmestarre. COW[7]) beschreibt die Erscheinung folgendermaßen: „Bei allmählicher Erwärmung von 12° auf 25°C tritt Erschlaffung ein, von 25°C an geringe Tonuszunahme, dann aber wieder Erschlaffung bis 45 oder 50°C, darüber geringe

---

[1]) ROTHLIN, E.: Experimentelle Studien über allgemeine und spezielle Eigenschaften überlebender Gefäße unter Anwendung der ehemaligen Reizmethode. Biochem. Zeitschr. 1920, S. 111, 219. — ROTHLIN, E.: Experimentelle Untersuchungen über die Wirkungsweise einiger ehemaliger vasomotorischer Substanzen organischer Natur auf überlebende Gefäße. Ebenda 1920, S. 111, 257, 299.
[2]) GÜNTHER, G.: Zeitschr. f. Biol. Bd. 65, S. 401. 1915.
[3]) SICCARDI, P. D. u. L. LORREDAN: Über die Kontraktion der Gefäßmuskeln mit besonderer Berücksichtigung der Organextrakte. Zeitschr. f. allg. Physiol. Bd. 15, S. 84. 1913.
[4]) FREY, M. v.: Beiträge zur Kenntnis der Adrenalinwirkung. Sitzungsber. d. phys.-med. Ges. Würzburg 1905, S. 43.
[5]) MEYER, O. B.: Zitiert auf S. 964.
[6]) SCHMITT, E.: Untersuchungen über die Physiologie der Placentargefäße. Zeitschr. f. Biol. Bd. 75, S. 19. 1922.
[7]) COW, D.: Some reactions of surviving arteries. Journ. of physiol. Bd. 42, S. 135. 1911.

Kontraktion und endlich bei 60° C Hitzecontractur. Die einzelnen Arterien verhalten sich dabei nicht ganz gleichartig, so reagieren z. B. die Art. gastrica und hepatica träger als die Carotiden."

Von chemischen Reizen hatten wir schon den Sauerstoff genannt. Er erhöht den Tonus, die Kohlensäure übt dagegen eine erschlaffende Wirkung aus. Während aber Cow, Rothlin, Loening[1]), Hooker[2]) sich mit der bloßen Feststellung dieser Tatsache begnügen, macht Schmitt[3]) den Versuch, sie auf die viel allgemeinere Wirkung der H- und OH'-Ionen zurückzuführen. In der Tat machen alle anderen schwachen Säuren die gleiche Erschlaffung des Streifens wie Kohlensäure; Erhöhung der Alkalescenz verkürzt dagegen den Streifen. Hierzu paßt auch die Beobachtung von Loening, der fand, daß die Sauerstoffwirkung im Blutplasma besser zur Geltung kommt als in einer Nährlösung; erreicht doch bei einer Durchperlung mit Sauerstoff Plasma einen viel höheren Alkalescenzgrad als Ringer- oder Tyrodelösung. In der Alkalescenz haben wir einen Faktor der tonuserhöhenden Wirkung des Blutserums kennengelernt. Meyer steht auf Grund seiner neuesten Untersuchungen[4]) auf dem Standpunkt, daß die Alkalescenz nicht der einzige Faktor ist. Wir kommen auf den Fragenkomplex bei Besprechung der Durchströmungsversuche zurück; wir begnügen uns zunächst mit der Feststellung, daß am Streifenpräparat Alkalescenz bzw. Blutserum den Tonus erhöht.

Von sonstigen chemischen Reizmitteln ist folgendes zu sagen: Cocain und Atropin erhöhen den Tonus [S. Weiss[5])]; Atropin setzt ihn herab (Meyer zitiert auf S. 964). Pepton erhöht den Tonus (Loening). Nach Cow (zitiert auf S. 965) bewirken Ergotin, Ergotoxin, Tyramin, Isoamylamin Konstriktion, die Nitrite Erschlaffung. Rothlin beobachtet bei Pituglandol Kontraktion; $BaCl_2$ bewirkt immer Kontraktion (Cow). Nach Siccardi und Loredan (zitiert auf S. 965) bewirken Extrakte von Hypophyse, Gl. thyreoidea, Leber, Pankreas, Milz, Nebennieren, Niere, Eierstock, Uterusschleimhaut, Hoden Kontraktion; die Extrakte aus Thymus und Galle sind nur in höherer Konzentration wirksam. Wir lassen die Frage offen, wie weit es sich bei der constrictorischen Wirkung dieser Extrakte um organspezifische Stoffe oder um pepton- bzw. histaminartige Körper handelt.

Einer besonderen Besprechung bedarf das Adrenalin. Diese Substanz wirkt im allgemeinen auf das Gefäßstreifenpräparat selbst in sehr starken Verdünnungen (1 : 10 Millionen) verkürzend. Aber es bestehen Ausnahmen. Stammt das Präparat aus der Coronararterie eines Rindes, Schweines oder Schafes, so erhält man nur bei geringer Adrenalindosis eine constrictorische Wirkung; höhere Dosen machen eine Erweiterung bzw. eine Verlängerung des Streifens (Rothlin). Die genannten Tierarten zeichnen sich dadurch aus, daß die Muskulatur ihrer Herzkranzgefäße sehr gut entwickelt ist. Coronararterien vom Typus equinus haben dagegen nur spärliche Muskulatur; darauf soll es zurückzuführen sein, daß aus diesen Gefäßen angefertigte Präparate auf Adrenalin in beliebigen Konzentrationen immer nur mit einer Verkürzung reagieren [Ebbecke[6])].

---

[1]) Loening, F.: Beobachtungen über vasotonisierende Eigenschaften des Blutserums unter besonderer Berücksichtigung der Sauerstoffwirkung. Zeitschr. f. Biol. Bd. 62, S. 54. 1913.

[2]) Hocker, D. R.: The effect of carbondioxide and of oxygen upon muscular tone in the bloodvessels and alimentary canals. Americ. journ. of physiol. Bd. 31, S. 47. 1913.

[3]) Schmitt, W.: Über den Einfluß der [H] auf die Gefäße der menschlichen Placenta. Zeitschr. f. Biol. Bd. 79, S. 45. 1923.

[4]) Meyer, O. B.: Untersuch. über die vasokonstrict. Eigenschaften des Blutserums. Zeitschr. f. Biol. Bd. 82, S. 400. 1925.

[5]) Weiss, S.: Über Spontankontraktion überlebender Arterien. Pflügers Arch. f. d. ges. Physiol. Bd. 181, S. 213. 1920.

[6]) Ebbecke, U.: Gefäßreaktionen. Ergebn. d. Physiol. Bd. 22. S. 401. 1923.

Die Bedeutung des Muskelanteils für den Ausfall der Adrenalinreaktion geht auch aus Untersuchungen hervor, die Cow[1]) an Gefäßstreifen aus der Arteria pulmonalis angestellt hat. Die Adrenalinkonstriktion fiel bei gleicher Dosierung um so schwächer aus, je weiter peripher der zu prüfende Streifen entnommen wurde; die intrapulmonalen Anteile verhielten sich sogar gegen Adrenalin gänzlich refraktär.

O. B. Meyer[2]) beobachtete als erster auf Adrenalinzusatz rhythmische Bewegungen des Gefäßstreifens, die er als eine Erstickungserscheinung deutete. Es zeigte sich aber bald, daß diese Rhythmizitäten an jedem vorschriftsmäßig behandelten Präparat spontan auftreten.

Interessant ist die Beobachtung von Meyer, daß bei niedriger Temperatur (unter 25° C) die Präparate auf Adrenalin nicht reagieren, und daß beim Absterben die Adrenalinempfindlichkeit früher erlischt als die elektrische Reizbarkeit. Wir sehen darin einen Hinweis auf die verschiedenen Angriffspunkte beider Reize. Das Adrenalin greift an der Langleyschen Zwischensubstanz an, die eine Brücke zwischen der eigentlichen Nervenendigung und dem Muskel bildet. Dabei bleibt es unsicher, ob man diese hypothetische Substanz dem Muskel- oder dem Nervengewebe zuordnen soll.

Besonders aufschlußreich sind die Untersuchungen an nervenlosen Gefäßen. Es ist von vornherein wahrscheinlich, daß bei solchen auch die hypothetische Zwischensubstanz nicht ausgebildet ist. Ein Untersuchungsobjekt, welches diesen Anforderungen entspricht, und welches noch dazu den großen Vorteil bildet, vom Menschen selbst zu stammen, bilden die Placentargefäße. Leider sind sie nur relativ selten zu physiologischen Untersuchungen verwandt worden.

Daß diese Gefäße, abgesehen vom Anfangsteil der Nabelschnurgefäße, nervenlos sind, wurde von Koelliker[3]), Bucara[4]) und Lochmann[5]) übereinstimmend angegeben, von Schmitt[6]) mit verbesserter Methodik bestätigt.

Auch in anderer Richtung weicht der Bau der Nabelschnur- und Placentargefäße von dem der übrigen Arterien ab. Es findet sich innen eine aus einzelnen Bündeln bestehende Längsmuskelschicht, die es bedingt, daß das Lumen meist sternförmig erscheint; eine eigentliche Elastica fehlt. Über der Längsmuskelschicht liegt außen eine sehr mächtige Schicht von Ringmuskulatur [Henneberg[7])].

Beobachtungen, die ältere Autoren an diesem Material anstellten, widersprechen einander. Lochmann (l. c.) fand, daß chemische Reize meist, thermische und faradische Reize immer unwirksam waren. Dagegen trat auf mechanische Reize, auf starke Lauge und bei anodischer Reizung Erweiterung auf. Bucara (l. c.) sah bei elektrischer Reizung eine auf die Reizstelle beschränkte Kontraktion auftreten; die gleiche Beobachtung machte Koelliker. Henneberg bestätigt die Erweiterungsreaktion bei mechanischer Reizung.

Es ist das Verdienst von W. Schmitt (l. c.), die Physiologie der Placentargefäße nach modernen Prinzipien untersucht und weitgehend geklärt zu haben. Er sah, daß diese Gefäße auf Temperaturschwankungen im gleichen Sinne rea-

---

[1]) Cow, D.: Some reactions of surviving arteries. Journ. of physiol. Bd. 42, S. 125. 1911.
[2]) Meyer, O. B.: Zitiert auf S. 964.
[3]) Koelliker: Mitt. d. naturforsch. Ges. Zürich 1848.
[4]) Bucara: Zeitschr. f. Heilk. Bd. 28, S. 12. 1907; Zentralbl. f. Gynäkol. Bd. 32, S. 183. 1908.
[5]) Lochmann: Zur Anatomie und Physiologie der Umbilicalgefäße. Inaug.-Dissert. Heidelberg 1900.
[6]) Schmitt, W.: Untersuchungen über die Physiologie der Placentargefäße. Zeitschr. f. Biol. Bd. 75, S. 19. 1922.
[7]) Henneberg, B.: Beiträge zur feinen Struktur, der Entwicklungsgeschichte und Physiologie der Umbilicalgefäße. Anat. Hefte Bd. 19, S. 523. 1902.

gieren, wie andere Gefäße. BaCl$_2$ wirkt kontrahierend, aber anscheinend nicht so stark, wie an anderen Gefäßen. Auch Histamin verengert die Gefäße. Faradische Reizung bewirkt am Längsstreifenpräparat Verkürzung, am Ringstreifen Verengerung. Serum wirkt kräftig verengernd. Auf Verschiebung der Wasserstoffionenkonzentration[1]) reagieren diese Gefäße außerordentlich empfindlich im gleichen Sinne wie die Blutgefäße in anderen Organen. Pituglandol wirkt verengernd, Amylnitrit erweiternd.

SCHMITT konnte im Durchspülungsversuch für die Nabelschnurgefäße und am Streifenpräparat für die fötalen Placentargefäße zeigen, daß der Adrenalinreiz entweder überhaupt nicht oder nur äußerst schwach beantwortet wird. Adrenalin in der Konzentration 1:20000 verkürzt den Streifen um 4%, Tierserum dagegen um 20%.

Während also, wie wir oben sahen, die gewöhnlichen Gefäßstreifenpräparate tagelang adrenalinempfindlich bleiben, reagieren die nervenlosen Nabelgefäße sehr schwach. Dieser Befund berechtigt zu der Schlußfolgerung, daß wir in dem positiven Ausfall der Adrenalinreaktion den Beweis für die funktionelle Intaktheit eines Mechanismus erblicken, der wohl mit der LANGLEYschen Zwischensubstanz identisch ist.

III. Untersuchungen am intakten Gefäßapparat.

a) Methodik.

Wollen wir das Verhalten der Gefäße im normalen Gewebsverbande untersuchen, so genügen die Kenntnisse, die wir am isolierten Gefäßstreifen gesammelt haben, durchaus nicht. Zwar besitzt das Streifenpräparat im Gegensatz zu den Placentargefäßen noch nervöse Gebilde; aber wir erfassen doch höchstens die periphersten nervösen Stationen, über deren Funktionstüchtigkeit wir nicht orientiert sind. Dazu kommt, daß die Möglichkeit nicht ohne weiteres von der Hand zu weisen ist, daß das isolierte Gefäß auf gewohnte und ungewohnte Reize anders anspricht als im normalen Gewebsverbande.

Wir können daher auf die Befunde nicht verzichten, die mit einer Methode gewonnen sind, bei welcher die Gefäße nicht aus dem Körper entfernt sind. Wenn man dabei meist künstliche Durchströmung, nicht aber die mikroskopische Beobachtung bei normaler Durchströmung anwendet, so sind die Gründe dafür in erster Linie methodische. Die Registrierung der Durchströmungsmenge und damit der Gefäßweite ist technisch einfacher und exakter. Kardiale und zentralnervöse Faktoren sind leicht auszuschalten. Das vom chemischen Standpunkte aus unübersichtliche Blut ist durch eine einfache, klar definierte Lösung ersetzt, welche die Wirkung von Zusatzsubstanzen deutlich erkennen läßt. Vor allem kann man aber die Gefäßweitenänderungen aus den Ergebnissen der Durchströmungsmethode viel genauer bestimmen, als dies die direkte Ausmessung eines blutdurchströmten Gefäßes mit Hilfe des Mikroskops erlaubt. Es fehlt bei der künstlichen Durchströmung nicht nur jeder subjektive Faktor; diese Methode ist auch aus dem Grunde wesentlich genauer, weil sich die Durchströmungsmenge in erster Annäherung mit der Gesamtdurchschnittsfläche, also mit dem Quadrate des Radius und nicht nur, wie das im Mikroskop beobachtete Lumen mit dessen linearer Größe ändert[2]). Die direkte Beobachtung bietet nur da Vorteile, wo es sich um abweichende Reaktionen eng nebeneinandergelegener Gefäße handelt.

---

[1]) SCHMITT, W.: Zeitschr. f. Biol. Bd. 79, S. 45. 1923.
[2]) ATZLER, E. u. G. LEHMANN: Über den Einfluß des [H] auf die Gefäße. Pflügers Arch. f. d. ges. Physiol. Bd. 190, S. 118. 1921.

Das Gefäßsystem des ganzen Tieres (Kaltblüter oder Warmblüter) oder Teile von ihm werden mit einer der üblichen künstlichen Nährlösungen durchströmt. Als besonders geeignet erweisen sich die von RINGER, LOCKE und TYRODE angegebenen Lösungen, besonders mit Gummi arabicum-Zusatz oder Blutkörperchenaufschwemmungen. In einzelnen Fällen wird man auch defibriniertes Blut anwenden.

Die Lösung strömt unter konstantem Druck kontinuierlich oder rhythmisch durch eine in eine Arterie gebundene Kanüle, durchläuft das Gefäßsystem, um durch eine aufgeschnittene Vene zu entweichen. Wenn während des Durchspülungsversuches kein Wasser retiniert wird, so können Änderungen der Aus- oder besser Einströmungsgeschwindigkeit auf Gefäßreaktionen zurückgeführt werden in dem Sinne, daß eine Zunahme der Einlaufgeschwindigkeit auf eine Erweiterung, eine Abnahme dagegen auf eine Verengerung der Gefäße bezogen wird. Will man feststellen, ob irgendeine Substanz die Gefäßweite beeinflußt, so durchströmt man zunächst mit der normalen Perfusionslösung und schaltet sodann auf eine zweite Lösung um, welcher die zu prüfende Substanz zugesetzt ist; oder man injiziert die zu prüfende Lösung vorsichtig durch den Gummischlauch der Arterienkanüle, ohne den Druck im System zu steigern.

Die Durchströmungsmethode zeigt Änderungen im Gebiet der Arterien und Arteriolen besonders empfindlich an; sie bietet daher eine willkommene Ergänzung zur Gefäßstreifenmethode, die sich naturgemäß nur für ganz große Gefäße eignet. Daneben wird aber auch das Resultat des Durchströmungsversuchs vom Capillargebiet, wenn auch in geringerem Maße, beeinflußt. Durch passende Versuchsanordnung kann man aber die Wirkung der Capillaren ausschalten. Schneidet man, wie dies DALE und RICHARDS[1]) getan haben, bei der Durchspülung der Mesenterialgefäße die Darmschlingen ab, so kann man das Verhalten der Arterien, die sich im Gewebsverbande befinden, getrennt studieren. Bei diesem Verfahren wird allerdings der Widerstand, den die Durchströmungslösung in den Gefäßen findet, sehr stark herabgesetzt, so daß sich Kaliberveränderungen, wie sie z. B. bei den rhythmischen Kontraktionen auftreten, viel weniger stark ausprägen.

b) Die Bedeutung der Wasserstoffionenkonzentration des Blutes für die Gefäße.

Besonders nützlich erwies sich die Durchströmungsmethode zur Klärung der Frage des Säureeinflusses auf die Gefäße. GASKELL[2]) beobachtete im Jahre 1880 bei künstlicher Durchspülung eines Frosches mit 0,75 proz. Kochsalzlösung das Verhalten der Blutgefäße im Musc. mylohyoideus mit Hilfe des Mikroskops. Er verglich die Wirkungen, welche der Zusatz von Säure oder Lauge zur durchströmenden Kochsalzlösung auf die Muskelgefäße hervorbrachte. Es ergab sich, daß Lauge die Gefäße vollkommen verschließt. Durch nachfolgende reine Kochsalzlösung konnte dieser Verschluß nicht wieder ganz gelöst werden, wohl aber durch Milchsäure, welche die Alkaliwirkung aufhebt. Unter dem Einfluß der Säure dilatierte sich das Gefäß etwas über seinen Anfangswert. Bestimmt man auf Grund der Angaben GASKELLS über die Zusammensetzung seiner Lösungen die Wasserstoffionenkonzentration, so ergeben sich die Werte $(H) = 1{,}88 \cdot 10^{-11}$ bzw. $1{,}83 \cdot 10^{-5}$. Es wurde also eine stark alkalische mit einer schwach sauren Lösung verglichen. Es ist also sehr wohl denkbar, daß die erweiternde Wirkung der Milchsäure durch den Wechsel der Perfusionslösungen vorgetäuscht ist.

---

[1]) DALE, H. H. u. A. N. RICHARDS: The vasodilatator action of histamine and some other substances. Journ. of physiol. Bd. 52, S. 110. 1918.
[2]) GASKELL: On the tonicity of the heart and blood vessels. Journ. of physiol. Bd. 3, S. 48. 1880.

Andere Autoren sahen bei Säuredurchströmung Konstriktion. So schreibt z. B. ROY GENTRY PEARCE[1]): „Weder Kohlensäure, noch Fleischmilchsäure wirken am LAEWEN-TRENDELENBURGschen Präparat gefäßerweiternd; ihre einzige Wirkung ist die Gefäßverengerung." Allerdings stand dem ein Befund von BAYLISS[2]) entgegen, der bei Durchströmung der enthäuteten hinteren Froschextremität mit kohlensäuregesättigter Ringerlösung und mit verdünnter Milchsäure (1:10 000) eine Vasodilatation erhielt. Wurde dagegen der ganze Frosch, dessen Zentralnervensystem zerstört war, durchströmt, so ließ sich keine Wirkung der Kohlensäure feststellen.

ISHIKAWA[3]) sah nur bei Kohlensäure gelegentlich vorübergehende Erweiterung, sonst immer Verengerung. Das gleiche beobachtete HEYMANN[4]). SCHWARZ und LEMBERGER[5]) sahen allgemein bei kleinsten Säuremengen an der Submaxillardrüse der Katze Gefäßerweiterung. Die gleiche Wirkung der Kohlensäure beschreiben HOOKER[6]) für den Frosch, ANREP[7]) bei stark verdünnten Säuren für das Kaninchenohr.

Die Autoren gruppieren sich somit in zwei Lager. Die einen beobachten eine konstriktorische, die anderen eine dilatatorische Wirkung der Säure. Seit man sich aber daran gewöhnt hat, bei solchen Untersuchungen die aktuelle Reaktion zu berücksichtigen, hat die Streitfrage durch die Arbeiten von ATZLER und LEHMANN[8]) einerseits und von FLEISCH[9]) andererseits volle Klärung erfahren. ATZLER und LEHMANN bestimmten als erste die Wasserstoffionenkonzentration der zum Vergleich kommenden Lösungen, teils mit Hilfe der NERNSTschen Gaskette, teils mit dem damals gerade aufkommenden MICHAELISschen Indikatorenverfahren. In einer ersten Versuchsreihe durchströmten sie Frösche mit einer Gummi arabicum-Ringerlösung, deren aktuelle Reaktion zunächst roh durch Zusatz von Säure oder Lauge variiert wurde.

Es zeigte sich, daß die Gefäße bei einem p_H der Durchströmungslösung von p_H 5—7 maximal erweitert sind. Läßt man das p_H kleiner als 5 werden, so kontrahieren sich die Gefäße; ebenso erhält man eine Gefäßverengerung, wenn das p_H über 7 erhöht wird, die näheren Einzelheiten stellen wir in Abb. 230 kurvenmäßig dar. Auf der Abscisse tragen wir die p_H-Werte der zum Vergleich kommenden Durchströmungslösungen auf, als Ordinaten die zu den einzelnen p_H-Werten gehörigen Kontraktionsgrade der Blutgefäße. Unsere hier geschilderten Versuche entsprechen der ausgezeichneten Kurve AB. Wie man sieht, sind die Gefäße in dem Bereich 5—7 maximal weit. Sowohl mit steigender Säuerung, wie auch mit steigender Alkalisierung nimmt die Stärke der Kontraktion der Gefäße immer mehr zu.

---

[1]) PEARCE, R. G.: Studien über antagonistische Nerven VIII. Zeitschr. f. Biol. Bd. 62, S. 243. 1913.

[2]) BAYLISS, W. M.: The action of carbon dioxide on blood vessels. Journ. of physiol. S. 32. 1900/01.

[3]) ISHIKAWA, H.: Die Erweiterung der Gefäße in tätigen Organen. Zeitschr. f. allg. Physiol. Bd. 16, S. 223. 1914.

[4]) HEYMANN, P.: Über die Wirkung kleinster Säure- und Alkalimengen auf die Gefäße und andere glattmuskelige Organe. Arch. f. exp. Pathol. u. Pharmakol. Bd. 90, S. 27. 1921.

[5]) SCHWARZ, C. u. FR. LEMBERGER: Über die Wirkung kleiner Säuremengen auf die Blutgefäße. Pflügers Arch. f. d. ges. Physiol. Bd. 141, S. 149. 1911.

[6]) HOOKER, D. R.: The chemic. regul. of vascul. tone as studied upon the perfuced blood vessels of the frog. Americ. journ. of physiol. Bd. 28, S. 361. 1911.

[7]) ANREP, G. v.: On local vasc. reactions and their interpretation. Journ. of physiol. Bd. 45, S. 318. 1912/13.

[8]) ATZLER, E. u. G. LEHMANN: Pflügers Arch. f. d. ges. Physiol. Bd. 190, S. 118. 1921.

[9]) FLEISCH, A.: Experimentelle Untersuchungen über die CO_2-Wirkung auf die Blutgefäße. Pflügers Arch. f. d. ges. Physiol. Bd. 171, S. 86. 1918 usw. Die [H] als peripher wirksames Agens der Blutversorgung. Zeitschr. f. allg. Physiol. Bd. 19, S. 269. 1921.

Für den Verlauf dieser Kurve ist es vollkommen gleichgültig, mit welcher Säure oder Lauge die aktuelle Reaktion der Gummi arabicum-Ringerlösung geändert wird. Nach den älteren Arbeiten war eine spezifische Wirkung der Kohlensäure wahrscheinlich. Doch konnte HERBST[1]) in einer speziell darauf gerichteten Untersuchung zeigen, daß auch die Kohlensäure nur infolge ihrer Wasserstoffionenkonzentration einwirkt. LEAKE[2]) glaubt gefunden zu haben, daß der Milchsäure eine spezifische Wirkung zukommt; jedoch hat eine Nachprüfung,

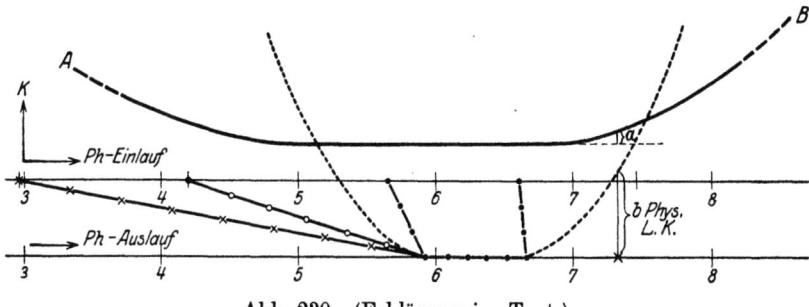

Abb. 230. (Erklärung im Text.)

die MÜLLER[3]) mit verfeinerter Methodik unternahm, ergeben, daß auch hier lediglich die Wasserstoffionenkonzentration der maßgebende Faktor für die Weite der Strombahn ist. Die Natur des Anions spielt in den unter physiologischen Umständen vorkommenden Konzentrationen keine Rolle. In höherer Konzentration, wie sie unter physiologischen Bedingungen nicht in Betracht kommt, lassen sich allerdings Unterschiede in der Wirksamkeit einzelner Anionen nachweisen. KECKEISEN[4]) konnte zeigen, daß sie sich hinsichtlich ihrer kontrahierenden Wirkung im alkalischen Bereich in der Anionenreihe $NO_3 > CNS > Cl >$ Citrat, im sauren Bereich ($p_H = 5,6$) in der Reihe $Cl > CNS > NO_3 >$ Citrat ordnen.

Für den physiologischen Wert der Kurve AB ist es wichtig, ob sich die aktuelle Reaktion der verwandten Lösung während des Durchlaufs durch den Tierkörper ändert. Wenn das der Fall ist, so muß bestimmt werden, welche Reaktion die Durchströmungslösung in dem Moment besitzt, wo sie auf die contractilen Elemente des Gefäßrohres einwirkt.

Von ATZLER und LEHMANN[5]) konnte der Nachweis erbracht werden, daß das nach LAEWEN-TRENDELENBURG durchströmte Froschgewebe bei Durchspülung mit Lösungen von verschiedener Wasserstoffionenkonzentration die Fähigkeit entwickelt, eine vom Normalen abweichende Reaktion der Blutreaktion anzunähern. Daß bei der Durchströmung eines Tieres mit einer Lösung von höherer OH-Ionenkonzentration, als sie das Blut aufweist, die aus der Venenkanüle abtropfende Flüssigkeit eine p_H-Verschiebung nach der sauren Seite erfährt, war schon bekannt; man denkt an den neutralisierenden Einfluß von

---

[1]) HERBST, R.: Über den Einfluß des CO_2 auf die Gefäße der Kaltblüter. Pflügers Arch. f. d. ges. Physiol. Bd. 197, S. 568. 1923.
[2]) LEAKE, HALL u. KOEHLER: The influence of the hydrion concentration on vasc. tonicity. I p. Americ. journ. of physiol. Bd. 65, S. 386. 1923.
[3]) MÜLLER, E.: Der Einfluß der Lactationen auf die Gefäßweite. Pflügers Arch. f. d. ges. Physiol. Bd. 205, S. 233. 1924.
[4]) KECKEISEN, K.: Über Quellungserscheinungen an Blutgefäßen. Dissert. med. vet. Berlin 1922.
[5]) ATZLER, E. u. G. LEHMANN: Weitere Untersuchungen über den Einfluß der (H) auf die Blutgefäße. Pflügers Arch. f. d. ges. Physiol. Bd. 193, S. 463. 1922.

Milchsäure und anderen sauren Stoffwechselprodukten. So beobachtete FLEISCH[1]), daß eine schwach gepufferte alkalische Lösung mit einer [H'] von $0,35 \cdot 10^{-7}$ beim Passieren des Gefäßsystems zweifellos infolge Aufnahme der sauren Stoffwechselprodukte gesäuert wird und mit einer [H'] von $1,77 \cdot 10^{-7}$ ausfließt. ATZLER und LEHMANN konnten aber zeigen, daß auch beim Durchströmen mit einer sauren Lösung ein Regulationsmechanismus in Tätigkeit tritt, welcher bewirkt, daß die Flüssigkeit weniger sauer aus dem Tiere austritt, als sie eingetreten ist.

Die Aufrechterhaltung der Wasserstoffionenkonzentration ist also nicht allein den Puffern des Blutes anvertraut, sondern auch die Gewebe sind an dieser Aufgabe beteiligt.

Ändert man die Reaktion der Durchströmungslösung durch Zusatz geeigneter Puffersalze, so ist zu erwarten, daß der Froschkörper eine geringere Änderung der abnormen aktuellen Reaktion der Perfusionslösung herbeizuführen vermag als bei der Verwendung von ungepufferten Durchströmungslösungen. Denn eine gepufferte Lösung zeichnet sich ja gegenüber einer ungepufferten Lösung von gleicher Wasserstoffionenkonzentration durch die große Zähigkeit aus, mit welcher sie ihre aktuelle Reaktion beibehält. Da dieses Pufferungsvermögen um so stärker ist, je höher die Puffersalze konzentriert sind, bzw. je näher die Dissoziationskonstante des Puffers mit dem Wasserstoffionenbereich, in welchem wir arbeiten, übereinstimmt, so ist zu erwarten, daß von zwei gepufferten Lösungen gleicher Wasserstoffionenkonzentration diejenige eine geringere Änderung bei der Tierpassage erleidet, welche die Puffersalze in stärkerer Konzentration enthält.

Die Gewebe regulieren eine Perfusionslösung von abnormer Reaktion offenbar dadurch, daß sie gewisse Stoffe aus den Geweben in die Blutbahn übertreten lassen und umgekehrt. Das Gewebe leistet eine um so größere Regulierarbeit, je weiter die Wasserstoffzahl der Perfusionslösung von der normalen Blutreaktion entfernt, und je höher ihr Pufferungsgrad ist. Denn je mehr die Wasserstoffionenkonzentration von der Blutreaktion abweicht, desto größer ist das Diffusionsgefälle zwischen Gewebe und Gefäßinhalt und desto stärker muß reguliert werden, um die Wasserstoffzahl auf den physiologischen Wert zu bringen. Diese Pufferungsleistung des Gewebes erschöpft sich allmählich bei Dauerdurchspülung. Für diesen Vorgang konnten ATZLER und LEHMANN aus experimentellen Daten, die sowohl am Säuger wie auch an Kaltblütern gewonnen waren, eine Formel ableiten[2]), welche der Newtonschen Abkühlungsformel ähnelt. Dabei zeigt sich weiter, daß das Pufferungsvermögen des Gewebes, das wir als „Pufferungspotenz" bezeichneten, gegen Säuren größer ist als gegen Alkalien[3]). Das ist teleologisch verständlich. Denn die Gefahr einer Acidose liegt näher als die einer Alkalose. Dazu paßt auch der von uns erhobene Befund, daß die Pufferungspotenz beim Warmblüter wesentlich höher ist als beim Kaltblüter. Der lebhaftere Stoffwechsel des Warmblüters führt zu einer stärkeren Bildung saurer Stoffwechselprodukte, als dies beim wechselwarmen Tier der Fall ist. Der Warmblüter benötigt also eine höhere Pufferungspotenz als der Kaltblüter mit seinem trägen Stoffwechsel.

Nach diesem Exkurs kehren wir zu unserer Kurve zurück. Die während des Durchströmungsversuches im Gebiet der contractilen Elemente herrschende

---

[1]) FLEISCH, A.: Die Wasserstoffionenkonzentration als peripher regulatorisches Agens der Blutversorgung. Zeitschr. f. allg. Physiol. Bd. 19, S. 310. 1922.

[2]) ATZLER, E. u. G. LEHMANN: Untersuchungen über die Pufferungspotenz des Warmblütergewebes. Pflügers Arch. f. d. ges. Physiol. Bd. 197, S. 206. 1922.

[3]) Vgl. auch G. LEHMANN: Biochem. Zeitschr. Bd. 133, S. 30. 1922.

Wasserstoffionenkonzentration ist bisher nicht gemessen worden. Wir können aber zu einem Näherungswert gelangen, wenn wir nicht nur die aktuelle Reaktion der einfließenden Lösung, sondern auch diejenige der ausgeflossenen Lösung bestimmen; und zwar wollen wir zunächst der Einfachheit halber annehmen, daß die Wasserstoffionenkonzentration des Ausflusses mit der tatsächlich wirksamen sehr nahe übereinstimmt.

Bei den oben erwähnten Durchspülungsversuchen mit der Gummi arabicum-Ringerlösung fanden wir, daß im p_H-Bereich 5—7 die Gefäße maximal weit sind. Diese Lösung ist schwach gepuffert. Verwenden wir dagegen eine ungepufferte Lösung von $p_H = 3$, so kann sie sich auf dem Wege bis zu den contractilen Elementen so stark entsäuert haben, daß sie nicht mehr sauer genug ist, um eine kontrahierende Wirkung auszuüben. Andererseits wird eine stark gepufferte Lösung ihre Wasserstoffionenkonzentration auf dem Wege bis dahin nur wenig ändern. So ist es zu verstehen, daß die in Abb. 230 zwischen p_H 5—7 stehende indifferente Zone mit zunehmendem Pufferungsgrade schmaler, mit abnehmendem breiter wird. In der Tat wurde dann auch gefunden, daß bei einer ungepufferten Lösung die unwirksame Zone zwischen p_H 2,90 und 9,35 liegt, während sie bei einer stark gepufferten Lösung nur einen Bereich von 5,65 bis 6,60 umspannt.

Auch eine stark gepufferte Lösung von p_H 5,65 wird auf ihrem Wege bis zu den contractilen Elementen etwas entsäuert; hat sie dagegen ein p_H von 6,6 so ist sie dem Gewebe fast isohydrisch, so daß sich ihre aktuelle Reaktion kaum ändert.

Es wird also die unwirksame Zone in Wirklichkeit noch etwas enger zusammenrücken, als wir dies im Experiment für die stark gepufferten Lösungen gefunden haben. Wir nähern uns damit den natürlichen Verhältnissen. Denn wir können ja die Wasserstoffionenkonzentration, welche auf das contractile Element einwirkt, durch Messung im Blute direkt bestimmen.

Das p_H des Säugerblutes liegt etwa bei 7,3—7,5; es müssen also die Blutgefäße bei dieser Reaktion schon etwas kontrahiert sein: wir sprechen daher von der „physiologischen Laugencontractur" der Blutgefäße. Bilden sich saure Stoffwechselprodukte, so nimmt die Wasserstoffionenkonzentration des Blutes nur wenig zu. Diese geringe Reaktionsverschiebung genügt aber doch bei dem steilen Kurvenverlauf, wie er aus der Abb. 1 ersichtlich ist, um eine beträchtliche Gefäßerweiterung hervorzurufen. Die gleiche Frage der H˙-Ionenwirkung auf die Blutgefäße wurde von A. FLEISCH[1]) untersucht. Dieser Autor hatte schon im Jahre 1918 bei der Durchströmung der hinteren Extremität curaresierter Frösche gefunden, daß Kohlensäure und Salzsäure in geringen Konzentrationen erweiternd, in hohen verengernd wirken. Er glaubte, daß der constrictorische Effekt der Säuren die Folge einer direkten Gefäßmuskelreizung sei, während die Dilatation unter Vermittelung nervöser Elemente zustande kommen sollte[2]). In späteren Versuchen an Warmblütern fand FLEISCH, daß nur bei gut erhaltenem Tonus die Gefäßerweiterung durch schwache Säuren auszulösen ist. Waren die Gefäße vorher schon durch Schädigung der Medulla stark erweitert, so wirkte die Säure nur schwach. Ein guter Gefäßtonus ist nach seiner Ansicht die conditio sine qua non für den Säureeffekt.

Wie wir sahen, deckt sich dieser Befund nicht mit den Erfahrungen, die ATZLER und LEHMANN sammelten. Auch HERBST und MÜLLER, die den Gesamtfrosch durchströmten, sowie NAKAGAWA[3]), der am isolierten Organ arbeitete,

---

[1]) FLEISCH, A.: Experimentelle Untersuchungen über die CO_2-Wirkung auf die Blutgefäße. Pflügers Arch. f. d. ges. Physiol. Bd. 171, S. 86. 1918.

[2]) FLEISCH, A.: Die [H˙] als peripher wirksames Agens der Blutversorgung. Zeitschr. f. allg. Physiol. Bd. 19, S. 269. 1921.

[3]) NAKAGAWA, CH.: Der Einfluß der [H˙] auf die Gefäße und die Harnbildung der künstlich durchströmten Niere. Pflügers Arch. f. d. ges. Physiol. Bd. 203, S. 612. 1924.

fanden keine Abhängigkeit der durch p_H-Änderungen auslösbaren Gefäßreaktionen vom nervösen Tonus; die genannten Autoren schließen sich vielmehr der Anschauung an, daß in diesen Durchströmungsversuchen die contractilen Elemente des Gefäßrohres direkt beeinflußt wurden.

Die Widersprüche sind offenbar auf die verschiedene Methodik zurückzuführen. Sowohl die von ATZLER und LEHMANN[1]) benützte Methode, wie die verschiedenen Tropfenzählmethoden für Kaltblüterdurchströmung, eignen sich zur Erfassung langsam eintretender Änderungen und Einstellungen auf ein neues Gleichgewicht, nicht aber zur Registrierung rasch verlaufender Reaktionen.

Bei der Differentialstromuhr von FLEISCH ist das Gegenteil der Fall. Wahrscheinlich hat also FLEISCH einen Reflexvorgang registriert, der neben der von ATZLER und LEHMANN beschriebenen Reaktion abläuft. Daß diese vom nervösen Tonus unabhängig ist, dafür sprechen sowohl die oben erwähnten Versuche an Gefäßstreifen (COW, LOENING, HOOKER) wie auch besonders die Untersuchungen von SCHMITT (l. c.) an Placentargefäßen; denn diese Gefäße reagieren äußerst empfindlich auf geringste Änderungen der Wasserstoffionenkonzentration, trotzdem sie keine Nerven enthalten.

Da nach den Befunden von ATZLER und LEHMANN auch die Gefäße von Salzfröschen, die schon über eine Woche tot waren und starken Fäulnisgeruch zeigten, in der beschriebenen Weise auf die Wasserstoffionen reagierten, so lag der Gedanke nahe, an einen rein physikalisch-chemischen Vorgang zu denken. Der isoelektrische Punkt des Organeiweißes liegt etwa bei $p_H = 6$, er fällt also in die Zone, bei welcher die Gefäße maximal weit sind. Nun wissen wir aber, daß Kolloide im isoelektrischen Punkt minimal gequollen sind. Nimmt die Alkalinität der umspülenden Lösung zu, so nimmt auch der Quellungsgrad des Organeiweißes zu, d. h. die Strombahn verengert sich.

Gegen diese Auffassung könnte eingewandt werden, daß durch die Quellung der contractilen Elemente das Gefäßrohr nicht eine Verengerung, sondern eine Erweiterung erfährt. Man könnte diese Behauptung mit dem gleichen Recht aufstellen, wie man geglaubt hat, durch Kontraktion der Gefäßlängsmuskeln eine Gefäßerweiterung erklären zu können. Geht man nämlich von der Vorstellung aus, daß die physikalische Struktur der Gefäße aus längsgerichteten, nebeneinanderliegenden Bündeln besteht, so könnte in der Tat deren Verdickung zu einer Erweiterung des Rohres führen. NICOLAI[2]) bedient sich bei der Besprechung der gleichen Erscheinung am Herzen eines anschaulichen Vergleichs, um das zu erläutern. Man bildet den Querschnitt des Gefäßrohres nach, indem man aus zehn kleinen Geldmünzen, z. B. Zehnpfennigstücken, einen Kreis in der Weise formt, daß sich die einzelnen Münzen berühren. Ersetzt man nun, um den Eintritt der Quellung der Längsbündel des Gefäßes zu versinnbildlichen, die Zehnpfennigstücke durch die gleiche Anzahl größerer Münzen, etwa Dreimarkstücke, so wird der Durchmesser des Kreises entsprechend weiter.

Es erscheint uns sehr unwahrscheinlich, daß die Quellung der Blutgefäße in diesem Sinne erfolgt. Beim Durchströmungsversuch quellen zuerst die innersten Teile des Gefäßrohres, welche von dem Flüssigkeitsstrom direkt bespült werden. Offenbar kann unter diesen Umständen nur eine Verengerung der Strombahn erfolgen. Etwas anders wird sich allerdings dieser Mechanismus gestalten, wenn wir die Wirkung der sauren Stoffwechselprodukte unter natürlichen Bedingungen betrachten. Die Säuren bilden sich ja im Gewebe und dringen in die Gefäße von außen nach innen, also auf dem umgekehrten Wege als bei dem Durchströmungs-

---

[1]) ATZLER, E. u. G. LEHMANN: Untersuchungen über den Einfluß der [H˙] auf die Blutgefäße von Säugetieren. Pflügers Arch. f. d. ges. Physiol. Bd. 197, S. 221. 1922.
[2]) NICOLAI, G. FR.: Die Mechanik des Kreislaufs, Nagels Handbuch. Bd. 4. S. 862.

versuch. Aber auch hierbei müssen wir eine Verengerung erwarten, zumal die einzelnen konzentrischen Schichten des Gefäßrohres bei der quer durch die Gefäßwand erfolgenden Säurepassage verschieden stark quellen.

Dazu kommt noch, was auch für den Durchströmungsversuch gilt, daß unter dem Einfluß der sauren Produkte, die sich bei erhöhter Organtätigkeit bilden, auch die Gewebe, welche die Gefäße umgeben, quellen. Wenn ihr räumliches Ausdehnungsvermögen durch bindegewebige Umkapselungen behindert wird, so wird die resultierende Steigerung des Gewebsdruckes rein mechanisch die Strombahn in den Capillaren und Venulae beengen.

Man darf wohl annehmen, daß die sauren Stoffwechselprodukte auch unter physiologischen Bedingungen zu einer lokalen Gefäßerweiterung führen. Wenn auch die Wasserstoffionenkonzentration des Blutes infolge seiner starken Pufferung nur geringen Schwankungen unterliegt, so sind diese doch groß genug, um zu einer deutlichen Gefäßreaktion zu führen. IWAI[1]) konnte am überlebenden Katzenherzen zeigen, daß die Coronargefäße, die mit einer Lösung von $p_H = 7,5$ durchströmt wurden, auf eine Erhöhung der Wasserstoffionenkonzentration um 0,1 mit einer deutlichen Verengerung, auf eine gleich starke Erniedrigung mit einer ausgesprochenen Erweiterung reagierten. FLEISCH fand eine Reaktion bei einer Änderung von etwa $p_H = 0,25$, SCHMITT bei 0,17. Im tätigen Muskel erleidet die Wasserstoffionenkonzentration mindestens die gleichen Schwankungen, die hier zur Auslösung einer Reaktion genügten.

Der Befund von IWAI, der sich mit der von MARKWALDER und STARLING[2]) beobachteten Wirkung der Kohlensäure auf den Coronarkreislauf deckt, ist aber noch in anderer Hinsicht bedeutungsvoll. Die Herzgefäße nehmen in innervatorischer und pharmakologischer Hinsicht eine Sonderstellung ein. Wenn sie also auf eine Änderung der Wasserstoffionenkonzentration der Durchströmungslösung im gleichen Sinne reagieren wie die Gefäße der übrigen Körperpartien, so kann man auch darin einen Beweis für die relative Unabhängigkeit der Säurereaktion von nervösen Mechanismen erblicken. Bisher sind keine Gefäße bekannt, bei denen die Änderungen der Wasserstoffionenkonzentration in anderer als der beschriebenen Weise wirken. Auch Nieren- und Lungengefäße, die sich ja in vielen Beziehungen anders verhalten als die übrigen Gefäße, nehmen hier keine Sonderstellung ein, wie die Untersuchungen von NAKAGAWA[3]) einerseits, L. ADLER[4]) andererseits zeigen.

Es ist allerdings sehr wohl denkbar, daß die sauren Stoffwechselprodukte noch in anderer Weise wirken. HESS[5]) sagt: „Die durch Säurereiz ausgelösten Schwankungen des Stromvolumens sind zwar markant, sie reichen aber doch bei weitem nicht an die Änderungen des Stromvolumens heran, die unter physiologischen Bedingungen vorkommen. Ein Anschwellen auf den doppelten Betrag stellt in den künstlichen Durchströmungsversuchen einen sehr starken Ausschlag dar. Ihm stehen aber physiologische Schwankungen um den 6—8fachen Betrag gegenüber, konstatiert an der Durchblutung von Drüsen und Muskeln. Dieser bedeutende quantitative Unterschied findet vielleicht darin eine Erklärung, daß

---

[1]) IWAI, M.: Untersuchungen über den Einfluß des [H˙] auf die Coronargefäße und die Herztätigkeit. Pflügers Arch. f. d. ges. Physiol. Bd. 202, S. 356. 1924.
[2]) MARKWALDER, J. u. E. H. STARLING: A note on some factors, which determine the blood flow through the coronary circulation. Journ. of physiol. Bd. 47, S. 275. 1913.
[3]) NAKAGAWA, CH.: Der Einfluß der [H˙] auf die Gefäße und die Harnbildung der künstlich durchströmten Niere. Pflügers Arch. f. d. ges. Physiol. Bd. 203, S. 612. 1924.
[4]) ADLER, L.: Untersuchungen zur Pharmakologie der Gefäße. Arch. f. exp. Pathol. u. Pharmakol. Bd. 91, S. 81. 1921.
[5]) HESS, W. R.: Die Regulierung des peripheren Blutkreislaufes. Ergebn. d. inn. Med. u. Kinderheilk. Bd. 23. S. 1. 1923.

im physiologischen Geschehen der Säurereiz in erster Linie im Gewebe selbst oder von außen her auf die Gefäße wirkt, bei den Durchströmungsversuchen dagegen von innen. Wenn der Dilatationseffekt durch Vermittlung von speziellen Reizakzeptoren zustande gebracht wird, so kann der Ort des Angriffs für das Ausmaß der Säurewirkung sehr wichtig sein."

Wahrscheinlich aber spielt für die Verschiedenheit der Stromvolumschwankungen im künstlichen Durchströmungsversuch und unter physiologischen Bedingungen auch der Umstand eine Rolle, daß der Säurereiz nicht nur rein physikalisch-chemisch durch Entquellung der contractilen Elemente der Gefäßwandung wirkt, sondern daß er daneben noch einen nervösen Mechanismus betätigt. Jedenfalls lassen die Versuche von FLEISCH eine solche Annahme gerechtfertigt erscheinen.

In dieser Frage können uns nur die Versuche weiter führen, die am völlig normal arbeitenden Kreislauf ausgeführt worden sind. Allgemein anerkannt ist die Auffassung, daß Stoffwechselprodukte gefäßerweiternd wirken oder, exakter ausgedrückt, daß Blut, welches Organe durchströmt hat, die sich in lebhafter Tätigkeit befinden, im Vergleich zu arteriellem Blut gefäßerweiternd wirkt. Der Nachweis der verstärkten Durchblutung tätiger Organe geht bekanntlich auf CHAUVEAU und KAUFMANN[1]) zurück. Die Rolle, die hierbei die Stoffwechselprodukte spielen, hat vor allem H. BARCROFT[2]) klargestellt, dem es gelang, bei seinen Untersuchungen an der Submaxillardrüse der Katze die direkte Wirkung der Stoffwechselprodukte von dem Erfolg der Gefäßnervenreizung zu scheiden.

Je venöser das Blut ist, um so stärker erweitert es die Gefäße [s. z. B. TOMITA[3]) und STEFANI[4])]. Asphyktisches Blut gestauter Extremitäten ruft eine mächtige Capillarerweiterung hervor, die beim Abnehmen einer ESMARCHschen Binde in der bekannten Hyperämie zur Geltung kommt. BIER[5]) sucht die reaktive Hyperämie auf andere Weise zu erklären. Die Capillaren sollen sich gegen den Eintritt venösen Blutes durch Verschluß wehren, dagegen arterielles Blut aktiv ansaugen. Diese Anschauung läßt sich aber mit den besonders von REHBERG und CARRIER[6]) beobachteten Tatsachen nicht in Einklang bringen.

Als Stoffwechselprodukte kommen in erster Linie Kohlensäure und Milchsäure in Frage; sie häufen sich in tätigen Organen an und gehen in das Blut über. Wie wir oben zeigen konnten, wirken diese Stoffe im Durchströmungsversuch nur durch ihre Wasserstoffionen.

Wir haben schon erwähnt, daß sich sowohl das Gewebe wie auch das Blut gegen eine Änderung der Wasserstoffionenkonzentration zur Wehr setzt. Man kann also in die Blutbahn relativ viel Säure einspritzen, ohne daß die aktuelle Reaktion des Blutes eine nennenswerte Änderung erfährt.

---

[1]) CHAUVEAU, M. A. u. M. KAUFMANN: Expériences pour la détermination du coefficient de l'activité nutritive et respiratoire des muscles en repos et en travail. Cpt. rend. des séances de la soc. de biol. Bd. 104, S. 112. 1887. — KAUFMANN, M.: Rech. exp. sur la circul. dans les muscles dans activité phys. Ebenda Bd. 24, S. 283. 1892.

[2]) BARCROFT, J.: The velocity and nature of the bloodemerging fr. the submaxill. gland of the cat during stimulation of the cervical symp. nerv. Journ. of physiol. Bd. 35, S. XXIX. 1907. — BARCROFT, J.: The Mechanism of vasodil. in the cats submax. gland. Ebenda Bd. 36, S. LIII. 1907/08.

[3]) TOMITA, C.: Über die Hyperämie der Haut nach v. Esmarchscher Blutleere. Pflügers Arch. f. d. ges. Physiol. Bd. 116, S. 299. 1907.

[4]) STEFANI: Arch. ital. de biol. Bd. 21, S. 248. 1894.

[5]) BIER, A.: Die Entstehung des Kollateralkreislaufes. Virchows Arch. f. pathol. Anat. u. Physiol. Bd. 147, S. 256 u. 444. 1897; Bd. 153, S. 306 u. 434. 1898.

[6]) REHBERG, P. B. u. E. B. CARRIER: Concerning the reaction of the humanskin capilleries to venous blood. Skandinav. Arch. f. Physiol. Bd. 42, S. 250. 1922.

Aber wir sahen ja im Durchströmungsversuch, daß die Blutgefäße auf sehr geringe Unterschiede der Wasserstoffionenkonzentration noch deutlich reagieren, jedenfalls auf Differenzen von einer Größenordnung, wie sie unter natürlichen Verhältnissen sicher vorkommen.

Trotzdem wird von manchen Autoren bezweifelt, daß die sauren Stoffwechselprodukte die funktionelle Aufgabe haben, an der peripheren Kreislaufregulierung teilzunehmen; sie weisen darauf hin, daß Puffergemische, die von außen auf das Gewebe gebracht werden, sehr sauer sein müssen, um eine eben sichtbare Capillarerweiterung hervorzubringen. HARROP[1]) ließ Puffergemische von verschiedener Wasserstoffionenkonzentration auf die ventrale Oberfläche von Froschzungen einwirken; er erhielt bei $p_H = 3{,}65$ keine Wirkung, bei $p_H = 2{,}96$ war der Erfolg fraglich, und erst bei $p_H = 1{,}94$ erweiterten sich nach einer kurzen Latenzzeit die Capillaren deutlich.

Die zu untersuchende Lösung muß bei dieser Art der Versuchsanordnung von der Oberfläche her durch das Gewebe bis an die contractilen Elemente der Gefäßwände hindurchdringen. Wir wissen aber aus den obigen Darlegungen, daß eine anisohydrische Lösung im Kontakt mit dem Organgewebe eine um so größere Reaktionsänderung erfährt, je größer der Grad der Anisohydrie ist und je weniger sie gepuffert ist. Es ist sehr wohl denkbar, daß das auf seine Wirksamkeit zu untersuchende Säuregemisch am Reaktionsorte sich so weit dem Wasserstoffionenmilieu des Körpers genähert hat, daß die p_H-Differenz gegenüber dem Blut nicht mehr genügt, um eine Änderung der Gefäßweite herbeizuführen.

Durch einen anschaulichen Versuch kann man sich von dieser Pufferungsleistung des Gewebes eine Vorstellung machen. Durchströmt man von der Aorta aus einen Frosch mit einer Ringerlösung von $p_H = 7{,}3$, dem man Methylrot zusetzt, so fließt aus der Venenkanüle eine gelb gefärbte Lösung ab. Injiziert man nunmehr in einem Lymphsack des Tieres von etwa $30 \text{ g} \frac{n}{1}$ HCl, so sind bei normaler Durchströmungsgeschwindigkeit ungefähr 30 ccm Säure nötig, um einen Farbumschlag des Indicators zu bewirken.

Dabei ist noch zu berücksichtigen, daß sehr viele Verbindungskanäle zwischen dem Blutgefäßsystem und den Lymphsäcken existieren, welche den Stoffaustausch erleichtern. Vergleichen wir damit die viel schwierigere Passage, welche das Säuregemisch in dem HARROPschen Versuch zu überwinden hat, so gewinnt unsere Ansicht an Wahrscheinlichkeit, daß in den Fällen, wo keine Gefäßerweiterung eintrat, die diffundierte Lösung am Reaktionsort mit einer Wasserstoffionenkonzentration angelangt ist, die nicht mehr genügt, um eine Gefäßreaktion auszulösen.

Sorgt man bei diesem Versuch für einen genügend hohen Säuregrad, so erhält man, wie wir sahen, eine deutliche Capillarerweiterung; auch die Arteriolen beteiligen sich an dieser Reaktion im gleichen Sinne. v. SKRAMLIK[2]) erhielt beim Aufbringen einer 0,5proz. Weinsäure auf die Zunge stets Beschleunigung des Blutstromes, die man in diesem Falle wohl unbedenklich auf Gefäßerweiterung zurückführen kann. Die Erweiterung breitet sich auch auf die weitere Umgebung des aufgebrachten Tropfens aus. Das könnte entweder durch eine Diffusion der Säure im Gewebe oder auf eine nervöse Übertragung des Reizes zu erklären sein. Im letzteren Fall werden sensible Nervenendigungen der Zunge den Säurereiz aufnehmen und weiterleiten.

---

[1]) HARROP, zitiert nach KROGH: Anatomie und Physiologie der Capillaren, S. 107.
[2]) SKRAMLIK, E. v.: Geschmacksreizung des Zungenkreislaufs. Zeitschr. f. d. ges. exp. Med. Bd. 12, S. 50. 1922.

Daß nervöse Mechanismen mitbeteiligt sind, konnte KROGH einwandfrei beweisen. Denn nach Durchschneidung der Zungennerven oder nach Cocainisierung der Zungenoberfläche fiel die Gefäßreaktion viel schwächer aus. Die Säure wirkt also hier zum größten Teil unter Vermittelung nervöser Elemente, zum geringen Teil direkt auf die contractilen Elemente der Gefäßwandungen.

Bei der Applikation von Säure arbeiten die nervösen und die nicht nervösen Mechanismen auf dasselbe Ziel hin; beide führen zu einer Gefäßerweiterung. Bei Laugen ist das dagegen nicht der Fall. Wir sahen im Durchströmungsversuch, daß Lauge immer eine Verengerung der Blutgefäße macht. Bei lokaler Applikation von Lauge im Hautversuch erhält man dagegen regelmäßig eine Erweiterung. Wir gehen wohl nicht fehl in der Annahme, daß der stärker wirkende nervöse Mechanismus, welcher erweiternd wirkt, den schwächeren lokalen Effekt der Laugenverengerung überkompensiert.

Eine andere Vorstellung vertritt EBBECKE[1]). Er meint, daß sowohl durch Säure wie auch durch Lauge im Stoffwechsel Abbauprozesse eingeleitet werden, die zu histaminartigen Spaltprodukten führen; diese erzeugen die Hyperämie. Experimentelle Belege lassen sich allerdings für diese Anschauungen nicht anführen. Immerhin soll nicht geleugnet werden, daß auch die Gewebsreizung den Ablauf der Gefäßreaktionen direkt oder indirekt zu beeinflussen vermag.

Umgekehrt kann man auch vom Innern der Gefäße aus Reaktionen auslösen, die den beim Durchströmungsversuch gemachten Erfahrungen nicht entsprechen [KIRIHARA[2])]. Kleine Mengen von Lauge oder Säure direkt in eine freigelegte Arterie injiziert, machen stets anfänglich Erweiterung. Daneben läßt sich bei etwas größeren Mengen die erweiternde Wirkung der Säure und die verengernde der Lauge als zweite Reaktion feststellen. KIRIHARA glaubt, daß es sich bei den Erscheinungen, die auch am amputierten Bein zu beobachten waren, um eine verschiedene Reaktion von Capillaren und Arterien bzw. Arteriolen handelt. Erstere reagieren stets mit Erweiterung, letztere dagegen in der oben beschriebenen Weise. Eine kleine Säuren- oder Laugenmenge kommt mit der Arterie zu wenig in Kontakt, um hier überhaupt eine Reaktion auszulösen, es tritt daher in diesen Fällen nur die Capillarreaktion auf.

c) Adrenalin als Gefäßreiz.

Das Adrenalin, gelegentlich als das physiologische Vasokonstringens kat exochen angesehen, stellt uns in seiner Gefäßwirkung vor mehr Rätsel als irgendeine andere Substanz. Die Adrenalinwirkung entspricht im allgemeinen einem Sympathicusreiz; aber auch nach Nervendegeneration wirkt diese Substanz auf die Gefäße. Die nervenlosen Gefäße der Nabelschnur und Placenta reagieren dagegen nicht auf Adrenalin. Die Annahme LANGLEYS von der Existenz einer „neuro muscular junction", die den eigentlichen Angriffspunkt bildet, ist also auch nach den neuesten Untersuchungen noch wohl begründet. Es würde zu weit führen, hier alle diejenigen Autoren anzuführen, welche in ihren Arbeiten die typischen vasoconstrictorischen Wirkungen des Adrenalins aufgeklärt haben. Wichtiger erscheint es uns, jene Fälle ausführlich zu behandeln, in denen der Adrenalineffekt atypisch verläuft. Diese sind es, welche unsere Erkenntnis weiter fördern können, so schwer auch oft die verschiedenen Einzelbeobachtungen in Einklang zu bringen sein mögen.

Die leichte Zerstörbarkeit des Adrenalins in künstlichen Nährlösungen, die durch geringen Zusatz von Serum aufgehalten werden kann, gehört hierbei nicht

---

[1]) EBBECKE, U.: Gefäßreaktionen. Ergebn. d. Physiol. Bd. 23, S. 401. 1923.
[2]) KIRIHARA, S.: Über den Einfluß kleinster Säure- und Laugenmengen auf den Blutdruck. Pflügers Arch. f. d. ges. Physiol. Bd. 203, S. 61. 1924.

eigentlich zu unserem Thema, wenngleich für eine Würdigung der physiologischen Bedeutung des Adrenalins die Schutzwirkung auch kleinster Eiweißmengen eine wichtige Rolle spielt [SWETSCHNIKOW[1]), SCHKAWERA und KUSNETZOW[2]), KUDRJAWZEW[3]), TAKENAGA[4])]. Interessant ist die Beobachtung von SWETSCHNIKOW, daß zerstörtes Adrenalin gelegentlich gefäßerweiternd wirkt. Eine Bestätigung dieser Beobachtung liegt allerdings noch nicht vor.

Sehen wir von der Zerstörbarkeit des Adrenalins ganz ab, so ist trotzdem noch das Milieu, in dem es sich befindet, für den Sinn und die Stärke der Reaktion von Bedeutung. HÜLSE[5]) beobachtete am TRENDELENBURGschen Froschpräparat, daß die Adrenalinwirkung durch Alkali verstärkt und durch Säure herabgesetzt wird. Auch SNYDER und CAMPBELL[6]) sahen bei einer Adrenalinkonzentration von $1 \cdot 10^{-9}$ und einem p_H der Durchströmungslösung von 7,8 einen starken, constrictorischen Adrenalineffekt, der bei einer Vermehrung der Wasserstoffionen auf p_H 7,0—7,2 in eine deutliche Gefäßerweiterung umschlug. Die gleiche Umkehr der Adrenalinwirkung beobachteten SNYDER und MARTIN[7]) an der von der Vena portae aus durchströmten Schildkrötenleber. Bei intracutaner Applikation von Adrenalin sahen VON GRÖER und MATULA[8]) Verstärkung der constrictorischen Wirkung durch Lauge, trotz der durch Lauge bedingten rascheren Zerstörung.

Aber nicht nur von der Wasserstoffionenkonzentration, sondern auch von der Elektrolytenkorrelation und deren Gesamtkonzentration wird die Adrenalinwirkung ihrem Sinne und ihrer Intensität nach maßgebend beeinflußt. HÜLSE[5]) konnte am LAEWEN-TRENDELENBURGschen Präparat zeigen, daß in hypertonischen Durchströmungslösungen die Adrenalinempfindlichkeit der Gefäße geringer ist als in isotonischen Lösungen; sie wird dagegen durch hypotonische Lösungen anfangs gesteigert, um allerdings im weiteren Verlauf des Durchströmungsversuches unter das normale Maß herabzusinken.

Setzt man der Durchströmungslösung KCl in kleinen Mengen zu, so wird die Adrenalinwirkung verstärkt; durch große Dosen KCl wird sie dagegen geschwächt. Offenbar beschleunigt das Kalium den Zersetzungsprozeß des Adrenalins. Auch $CaCl_2$, das von sich aus eine Gefäßerweiterung bewirkt, schwächt die Adrenalinwirkung [HÜLSE[5])].

Zu etwas anderen Ergebnissen gelangte LEITES[9]) bei seinen Durchspülungsversuchen am isolierten Kaninchenohr. Er fand, daß weder Kaliummangel noch Kaliumüberschuß an und für sich die Adrenalinwirkung zu beeinflussen vermögen. Nur beim Fehlen von Calcium schwächt ein Überschuß von Kalium

---

[1]) SWETSCHNIKOW, W. A.: Über die verschiedenen Bedingungen der Adrenalinwirkung. Pflügers Arch. f. d. ges. Physiol. Bd. 157, S. 47. 1914.

[2]) SCHKAWERA u. KUSNETZOW: Versuche an isolierten Nebennieren. Zeitschr. f. d. ges. exp. Med. Bd. 38, S. 37. 1923.

[3]) KUDRJAWZEW, N.: Fragen über die Veränderung von Adrenalin. Zeitschr. f. d. ges. exp. Med. Bd. 36, S. 35. 1923. — KUDRJAWZEW, N.: Über die verschiedene Bedeutung der Wirkung von Nebennierenflüssigkeit. Ebenda Bd. 41, S. 114. 1924.

[4]) TAKENAGA, K.: Gefäßreaktionen und Adrenalinbildung der isolierten Nebenniere. Pflügers Arch. f. d. ges. Physiol. Bd. 205, S. 284. 1924.

[5]) HÜLSE, W. Z.: Fragen der Blutdrucksteigerung I. Zeitschr. f. d. ges. exp. Med. Bd. 30, S. 24. 1922.

[6]) SNYDER, C. D. u. W. A. CAMPBELL: Vascular reaction to epinephrin. Americ. journ. of physiol. Bd. 51, S. 199. 1920.

[7]) SNYDER, C. D. u. L. E. MARTIN: Vascular reaction to epinephrin. Americ. journ. of physiol. Bd. 62, S. 185. 1922.

[8]) GRÖER, F. v. u. J. MATULA: Zur Kenntnis des Adrenalins II. Biochem. Zeitschr. Bd. 102, S. 13. 1920.

[9]) LEITES, S.: Bedeutung einiger Elektrolyten für die Adrenalinwirkung. Zeitschr. f. d. ges. exp. Med. Bd. 44, S. 319. 1925.

den Adrenalineffekt, wie auch DEL CAMPO[1]) am gleichen Versuchsobjekt zeigen konnte. Dieser Einfluß des Calciummangels ist, wenn auch in geringerem Grade, bei normalem Kaliumgehalt zu bemerken. Fehlt neben dem Calcium auch Kalium, so ist die Adrenalinwirkung ebenfalls abgeschwächt; sie ist dagegen verstärkt bei Calciumüberschuß und Kaliummangel. Hinsichtlich des Einflusses der Salzkonzentration kommt LEITES zu ähnlichen Ergebnissen wie HÜLSE. Auch LEITES findet, daß das Adrenalin in hypotonischen Lösungen stärker wirkt als in isotonischen. Er schreibt allerdings nicht, ob bei längerer Versuchsdauer die von HÜLSE beobachtete Umkehr des Adrenalineffektes eintritt. Jedenfalls geht aus den erwähnten Versuchen klar hervor, daß das Elektrolytmilieu für den Ausfall der Adrenalinreaktion eine bedeutende Rolle spielt.

Erwähnt sei ferner die potenzierende Wirkung des Cocains auf die Adrenalinreaktion [FISCHL[2]), FRÖHLICH und O. LOEWI[3])] sowie der Antagonismus, der zwischen Atropin in Dosen, die am normalen Präparat unterschwellig sind, und Adrenalin besteht [HILDEBRANDT[4])].

Von wesentlichem Einfluß auf die Wirkung des Adrenalins ist die Temperatur. SWETSCHNIKOW[5]) fand in seinen oben schon erwähnten Durchströmungsversuchen am Kaninchenohr, daß die Adrenalinwirkung mit steigender Temperatur der Perfusionslösung abnimmt; bei 36—39° C ist sie schon viel schwächer als bei Zimmertemperatur, und bei 41—46° C fehlt sie entweder ganz, oder es schlägt die Verengerung der Gefäße in eine Erweiterung um. Während aber dieser Autor das Nachlassen der Adrenalinwirkung mit steigender Temperatur nicht auf einen *Zerfall* bezieht, steht HÜLSE auf dem Standpunkt[6]), daß das Suprarenin, und zwar namentlich die Base, bei höheren Temperaturen schnell zerstört wird.

v. DALMADY[7]) sah dagegen die durch Iontophorese hervorgebrachte Adrenalinwirkung auf der Haut bei Anwendung von Wärme stärker werden. Beim Aufbringen von Eis auf die durch Adrenalin entfärbte Hautstelle verschwindet die Blässe. v. DALMADY glaubt, daß durch die Kälte eine Lähmung der neuromuskulären Verbindungsstücke eintritt.

Bekannt ist die außerordentliche Empfindlichkeit der Blutgefäße gegen Adrenalin, strittig aber die Frage, ob kleine Dosen dem Sinne nach anders wirken als größere. v. GRÖER[8]) sieht bei intracutaner Applikation noch bei einer Verdünnung von 1 : 20 Millionen nur Vasokonstriktion, aber keine Dilatation eintreten. DEL CAMPO fand am künstlich durchströmten Kaninchenohr, daß Adrenalin noch in Dosen von 1 : 1 Billion verengernd wirkt. Trotzdem die Dilatatoren des Ohres sympathischen Ursprungs sein sollen, konnte er eine Gefäßerweiterung nie beobachten. Die Coronargefäße dagegen, deren Dilatatoren ja sicher sympathisch innerviert sind, reagieren auf Adrenalin auch in kleinen Dosen mit einer

---

[1]) DEL CAMPO: Untersuchungen zur Dynamik der Adrenalinwirkung auf die Gefäße. Zeitschr. f. Biol. Bd. 69, S. 111. 1916.
[2]) FISCHEL, R.: Über die durch Cocain bedingte Empfindlichkeitssteigerung. Zeitschr. f. d. ges. exp. Med. Bd. 4, S. 362. 1916.
[3]) FROELICH, A. u. O. LOEWI: Über eine Steigerung der Adrenalinempfindlichkeit. Arch. f. exp. Pathol. u. Pharmakol. Bd. 62, S. 159. 1910.
[4]) HILDEBRANDT, F.: Über einen Antagonismus zwischen Atropin und Adrenalin. Arch. f. exp. Pathol. u. Pharmakol. Bd. 86, S. 225. 1920.
[5]) SWETSCHNIKOW: Zitiert auf S. 979.
[6]) HÜLSE: Zitiert auf S. 979.
[7]) DALMADY, Z. v.: Experimentelle Beiträge zur Kenntnis der reaktiven Hyperämie der Haut. Zeitschr. f. phys. u. diät. Therapie Bd. 16, S. 513. 1912.
[8]) GRÖER, F. v.: Eine einfache am Menschen anwendbare Methode biologischer Wertbestimmung. Zeitschr. f. d. ges. exp. Med. Bd. 7, S. 237. 1917.

kräftigen Erweiterung [MARKWALDER und STARLING[1])]. ANITSCHKOW[2]) sah am Menschenfinger nur Verengerung. Auch PEARCE[3]), der am Frosch arbeitete, konnte keine Adrenalindosis finden, die eine Gefäßerweiterung hervorruft. Einige Tage nach der Nervendurchschneidung beobachtete er allerdings auf Adrenalin in schwachen und mittleren Dosen eine Gefäßerweiterung. Wiederholte er aber längere Zeit nach der Durchschneidung den Versuch, so konnte er die Umkehr der Adrenalinwirkung nur manchmal beobachten; in der Regel reagierten die Gefäße mit Konstriktion, und zwar mit einer außerordentlich gesteigerten Empfindlichkeit.

Demgegenüber stehen die Befunde von MELTZER[4]), der am Kaninchenohr bei kleinen Dosen Erweiterung feststellte. BARDIER und FRÄNKEL[5]), MOORE und PURRINGTON[6]), CANNON und LYMAN[7]) und ELLIOT[8]) fanden, daß der Blutdruck bei kleinen Adrenalindosen sinkt, daß er bei mittleren steigt und dann sinkt, während er bei großen Dosen nur steigt. Durch Ausschalten einzelner Körperbezirke erbrachten sie den Nachweis, daß an dem verschiedenen Ausfall der Reaktionen nicht eine organspezifische Reaktionsweise die Schuld tragen könne. KRAWKOW[9]) sah erweiternde Wirkung auch größerer Adrenalindosen bei entzündeten Geweben. ROTHLIN[10]) beschreibt die erweiternde Wirkung kleinster Adrenalinmengen bei der künstlichen Durchströmung des Frosches. DALE und RICHARDS[11]) stellten sie plethysmographisch bei Säugetieren fest. RICKER und REGENDANZ[12]) sahen erweiternde Wirkung des Adrenalins in einer Verdünnung von 1 : 50 Millionen am Pankreas.

Unter besonderen Bedingungen erhielt OGAWA[13]) durch Adrenalin eine Gefäßerweiterung. Durchströmte er längere Zeit die Niere oder die hintere Extremität von Kaninchen, Hunden oder Katzen mit einer Lösung, der Adrenalin in der Konzentration 1 : 10 oder 1 : 20 Millionen zugesetzt war, so trat nach etwa 5 Minuten an Stelle der verengernden eine erweiternde Wirkung ein. Diese Umkehr des Adrenalineffektes trat um so später ein, je stärker die Adrenalinkonzentration gewählt wurde. OGAWA meint, daß das Adrenalin sowohl vasoconstrictorische wie dilatatorische Receptoren zu erregen vermag. Die letzteren kommen zur Geltung entweder nach langer Dauer der Durchströmung oder bei sehr kleinen Dosen.

---

[1]) MARKWALDER, J. u. E. H. STARLING: A note on some factors which determine the blood flow through the coron. circ. Journ. of physiol. Bd. 47, S. 275. 1913.

[2]) ANITSCHKOW, S. V.: Über die Tätigkeit der Gefäße isolierter Menschenfinger. Zeitschr. f. d. ges. exp. Med. Bd. 36, S. 43. 1923.

[3]) PEARCE, R. G.: Studien über antagonistische Nerven VIII. Zeitschr. f. Biol. Bd. 62, S. 243. 1913.

[4]) MELTZER, S. J. u. C. MELTZER: On the effects of subcut. inj. of the extracts of the suprarenal. Americ. journ. of physiol. Bd. 9, S. 261. 1903.

[5]) BARDIER u. FRÄNKEL: Journ. de physiol. et de pathol. gén. 1899, I, S. 960.

[6]) MOORE, B. u. C. O. PURRINGTON: Über den Einfluß minimaler Mengen Nebennierenextrakt. Pflügers Arch. f. d. ges. Physiol. Bd. 81, S. 483. 1900.

[7]) CANNON, W. B. u. H. LYMAN: The depressor effect of adrenalin. Americ. journ. of physiol. Bd. 31, S. 376. 1913.

[8]) ELLIOT, T. R.: The act. of adrenal. Journ. of physiol. Bd. 32, S. 401. 1905.

[9]) KRAWKOW, N. P.: Über die funktionellen Eigenschaften der Blutgefäße. Zeitschr. f. d. ges. exp. Med. Bd. 27, S. 127. 1922.

[10]) ROTHLIN, F.: Experimentelle Untersuchungen über die Wirkungsweise einiger chemischer Substanzen. Biochem. Zeitschr. Bd. 111, S. 257 u. 299. 1920.

[11]) DALE, H. H. u. A. N. RICHARDS: The vasodilat. action. Journ. of physiol. Bd. 52, S. 19, 110. 1918.

[12]) RICKER, G. u. P. REGENDANZ: Beiträge zur Kenntnis der örtlichen Kreislaufstörung. Virchows Arch. f. pathol. Anat. u. Physiol. Bd. 231, S. 1. 1921.

[13]) OGAWA, S.: Beiträge zur Gefäßwirkung des Adrenalins. Arch. f. exp. Pathol. u. Pharmakol. Bd. 67, S. 89. 1912.

Schilf und Feldberg[1]) zeigten, daß das Froschpräparat, welches auf eine erste große Adrenalindosis mit Verengerung reagiert hat, auf eine zweite mit Erweiterung reagiert. Es scheint also hier, ähnlich wie bei den Versuchen von Ogawa, entweder eine Umstimmung der Receptoren resp. der neuromuskulären Zwischensubstanz eingetreten zu sein, sofern man sich nicht auf den Standpunkt stellen will, daß durch das Adrenalin stets vasoconstrictorische und vasodilatatorische Reize gesetzt werden, und daß der Ausfall der Reaktion von der verschiedenen Schwelle beider abhängt. Eine Lähmung des constrictorischen Mechanismus durch eine große Adrenalindosis oder einen anderen Stoff muß dann eine Erweiterungsreaktion auch bei Dosen zur Folge haben, die sonst constrictorisch wirken. Das Verhältnis wäre also ein ähnliches wie bei der elektrischen Reizung eines Constrictoren und Dilatatoren enthaltenden Nerven.

Die bisher mitgeteilten Befunde bezogen sich auf das Gefäßsystem als Ganzes, bei der üblichen Art des Durchströmungsversuches auf Extremitätengefäße. Es blieb dabei unerörtert die Möglichkeit einer spezifisch verschiedenen Reaktionsweise parallel durchbluteter Gefäßbezirke wie auch eine solche hintereinanderliegender Gefäßstrecken. Gerade diese Untersuchung aber, die sich auf organspezifische Reaktionsweise und auf verschiedene Reaktion der einzelnen Gefäßabschnitte erstrecken, haben in neuerer Zeit das Problem der Adrenalinwirkung insofern gefördert, als wir durch sie veranlaßt werden, immer mehr von der schematischen Vorstellung: Adrenalin wirkt wie ein Sympathicusreiz, abzurücken.

Leidlich gute Übereinstimmung mit dieser alten Vorstellung zeigen zwar die Versuche am Coronarkreislauf. Die Mehrzahl der Untersucher sah hier auf Adrenalin eine Erweiterung eintreten, so z. B. Markwalder und Starling[2]) am Herzlungenpräparat des Hundes, Elliot[3]) am Coronarkreislauf der Katze. Krawkow[4]) erhielt beim Kaninchen entweder keine Wirkung oder eine Gefäßerweiterung. Je nach der Tierart reagieren die Coronargefäße verschieden auf Adrenalin. Rothlin[5]) sah beim Typus equinus immer Kontraktion, beim Typus bovinus, wie auch beim Schwein und Schaf, auf kleine Dosen Verengerung, auf große Erweiterung. Nach Krawkow[6]) werden die Kranzgefäße von Kindern und menschlichen Föten von Adrenalin erweitert oder überhaupt nicht beeinflußt, die von erwachsenen Menschen dagegen kontrahiert. An Kranzgefäßen der Schildkröte sah Drury[7]) auf Adrenalin Verengerung eintreten.

Ebenso widerspruchsvoll lauten die Berichte über die Reaktion der Lungengefäße auf Adrenalin. Adler[8]) beobachtete beim Frosch Konstriktion. Rothlin (l. c.) erhielt beim gleichen Tier bei kleinen Dosen Erweiterung, bei großen

---

[1]) Schilf, E. u. W. Feldberg: Über die gefäßerweiternde Wirkung des Adrenalins. Biochem. Zeitschr. Bd. 156, S. 206. 1925.

[2]) Markwalder, J. u. E. H. Starling: A note on some factors. Journ. of physiol. Bd. 47, S. 275. 1913.

[3]) Elliot, T. R.: The reactions of adrenalin. Journ. of physiol. Bd. 32, S. 401. 1905.

[4]) Krawkow, N. P.: Über die Wirkung der Gifte auf die Kranzgefäße. Pflügers Arch. f. d. ges. Physiol. Bd. 157, S. 501. 1914.

[5]) Rothlin, E.: Eine Untersuchung über die Wirkungsweise einer vasomotorischen Substanz. Biochem. Zeitschr. Bd. 111, S. 237. 1920.

[6]) Krawkow, N. P.: Über die funktionellen Eigenschaften der Blutgefäße. Zeitschr. f. d. ges. exp. Med. Bd. 27, S. 127. 1922.

[7]) Drury, A. N. u. F. M. Smith: Obs. relat. to the nerve supply of the corr. artery of the tortoise. Heart Bd. 11, S. 71. 1924. — Drury, A. N. u. J. J. Sumbse: Ebenda Bd. 11, S. 267. 1924.

[8]) Adler, L.: Untersuchungen zur Pharmakologie der Gefäße. Arch. f. exp. Pathol. u. Pharmakol. Bd. 91, S. 81. 1921.

Verengerung, bei allen Säugetieren dagegen nur eine schwache Verengerung. BRODIE und DIXON[1]) sahen entweder keinen Effekt oder aber Erweiterung. An der Milz von Mensch und Hund beobachtete SCHKAWERA[2]) nach anfänglicher Erweiterung eine Verengerung.

Die Gefäße der Leber wurden nach MAUTNER und PICK[3]) durch Adrenalin verengert, sofern sie von Carnivoren stammen, während die von Pflanzenfressern stammenden Lebergefäße nicht reagieren. NETSCHAEFF[4]) sah bei künstlicher Durchströmung innerer Organe menschlicher Leichen „gelegentlich" erweiternde Adrenalinwirkung, an der menschlichen Zehe nie. KRAWKOW[5]) fand, daß die Gefäße des stark entzündeten Kaninchenohres auf Adrenalin mit einer sehr schwachen Konstriktion, oft aber auch mit Erweiterung reagieren. LÄWEN und DITTLER[6]) dagegen erhielten am gleichen Objekt auf Adrenalin eine völlig normale Reaktion im Sinne eines Sympathicusreizes.

Selbst wenn man die Annahme einer weitgehenden Organ- und Artspezifität der Adrenalinwirkung macht, bleiben doch zahlreiche Widersprüche unter den wiedergegebenen Beobachtungen ungeklärt. Entweder handelt es sich um methodische Fehler oder es besteht die Möglichkeit einer falschen Deutung der Resultate. Dann ist aber um so größere Vorsicht geboten, die Unterschiede auf Art- und Organeigentümlichkeiten zu beziehen. Die mit der Gefäßstreifenmethode oder durch direkte Inspektion erhaltenen Versuchsresultate sind leicht zu deuten. Anders liegt der Fall bei den Durchströmungsversuchen; diese stellen in der Tat das Hauptkontingent an widerspruchsvollen Resultaten. In der Messung der Durchflußmenge spiegelt sich das Verhalten aller Teile des Gefäßrohres von der Arterie bis zur Vene wieder. Dabei spricht sich zwar eine Änderung der Weite des Arteriolenlumens am deutlichsten aus, kräftige Reaktionen von Arterien, Capillaren und Venen bleiben aber durchaus nicht ohne Einfluß auf die Durchströmungsmenge. Reagieren nun die einzelnen Abschnitte des Gefäßrohres verschieden auf Adrenalin, so kann je nach dem Zustand der einzelnen Gefäßstrecken (Tonus usw.), der mehr oder weniger von Zufälligkeiten abhängt und stets schwer zu beurteilen ist, der Ausfall der Adrenalinreaktion ganz verschieden sein.

Man glaubte schon seit langem, daß sich die Capillaren Reizen gegenüber anders verhalten als die übrigen Gefäßabschnitte. Aber erst in der letzten Zeit wurde zielbewußt Tatsachenmaterial gesammelt und kritisch gesichtet. Die Entwicklung, welche die Capillarphysiologie genommen hat, knüpfte sich an die Namen KROGH, RICKER, REGENDANZ, NATUS, EBBECKE. Besonders die Capillarmikroskopie und die Methode der direkten Inspektion erlaubt es, die Wirkung des Adrenalins auf die einzelnen Gefäßabschnitte zu analysieren.

Insbesondere konnte gezeigt werden, daß die Verengerungen und Erweiterungen der Capillaren unabhängig von dem Tonus der Arteriolen und Arterien

---

[1]) BRODIE, T. G. u. W. E. DIXON: Contribut, to the physiol. of the lungs. Journ. of physiol. Bd. 30, S. 476. 1904.
[2]) SCHKAWERA, G. L.: Über die Wirkung verschiedener Gifte auf die glatte Muskulatur. Zeitschr. f. d. ges. exp. Med. Bd. 33, S. 339. 1923.
[3]) MAUTNER, H. u. E. P. PICK: Über die durch Schockgifte erzielten Zirkulationsstörungen. Biochem. Zeitschr. Bd. 127, S. 72. 1922.
[4]) NETSCHAEFF JUN., A. A.: Über die Methoden der Funktionsprüfung isolierter Organe des Menschen. Zeitschr. f. d. ges. exp. Med. Bd. 35, S. 358. 1923.
[5]) KRAWKOW, N. P.: Über die funktionellen Eigenschaften der Blutgefäße. Zeitschr. f. d. ges. exp. Med. Bd. 27, S. 127. 1922.
[6]) LÄWEN, A. u. R. DITTLER: Experimentelle Beiträge zur Kenntnis der Wirkung der Bakteriengifte an der Gefäßwand. Zeitschr. f. d. ges. exp. Med. Bd. 1, S. 3. 1913.

erfolgen [Rouget[1]), S. Mayer[2]), Krogh[3]), Vimtrup[4]), Gobulew[5]), Steinach und Kahn[6]), Tarchanoff[7]), Ebbecke[8])]. Es stehen allerdings noch heute namhafte Forscher [Klemensiewicz[9])] auf dem Standpunkt, daß die Capillaren sich nicht aktiv zu erweitern oder zu verengern vermögen.

Aus den capillarphysiologischen Untersuchungen der genannten Autoren hat sich ergeben, daß Adrenalin auf die Capillaren auch in höheren Konzentrationen keineswegs immer verengernd wirkt; manchmal erweitert es, manchmal beeinflußt es die Capillaren und Arteriolen überhaupt nicht. Man gewinnt den Eindruck, daß hier nicht nur je nach Tierart und Organ verschiedene Reaktionsweisen vorkommen, sondern daß daneben sogar konstitutionelle Momente des Individuums eine Rolle spielen.

Eine erweiternde Wirkung des Adrenalins auf die Capillaren der Froschzunge beschreibt Krogh[10]). Hagen[11]) sieht am Frosch immer Erweiterung. Wirkungslosigkeit bei gleichzeitiger Arterienkontraktion beobachtet Jacoby[12]) an der Froschschwimmhaut. Krogh[13]) bestätigt die Beobachtung und erweitert sie dahin, daß sich auch gelegentlich kleine Arterien gegen Adrenalin refraktär verhalten. Ricker und Regendanz[14]) dagegen stellten an inneren Organen die capillarconstrictorische Wirkung großer Adrenalindosen fest. v. Gröer[15]) findet Beziehungen zwischen Alter, Kräftezustand, Hautbeschaffenheit, Pigmentierung, Temperatur und Durchblutungsgröße einerseits und der Adrenalinkonstriktion andererseits; er will diese Unabhängigkeit sogar zu diagnostischen Zwecken ausnutzen. Heinen[16]) fand am Mesenterium des Frosches Erweiterung, an der isolierten Nickhaut Verengerung der Capillaren. Ebenso sahen Kukulka[17])

---

[1]) Rouget, Ch.: Sur la contract. de cap. Cpt. rend. des séances de la soc. de biol. Bd. 88, S. 916, 1879. — Rouget, Ch.: Mémoire sur le développement, la struct. et les propr. des cap. Arch. de physique. Bd. 5, S. 603. 1873.

[2]) Mayer, S.: Die Muscularis der capillaren Blutgefäße. Anat. Anz. Bd. 21, S. 442. 1902.

[3]) Krogh, A.: The supply of oxygen. Journ. of physiol. Bd. 52, S. 457. 1919.

[4]) Vimtrup, B. I.: Über contractile Elemente in den Gefäßwänden der Capillaren. Zeitschr. f. d. ges. Anat., Abt. 1: Zeitschr. f. Anat. u. Entwicklungsgesch. Bd. 65, S. 150. 1922. — Vimtrup, B. I.: Beiträge zur Anatomie der Capillaren. Ebenda Bd. 68, S. 29 u. 469. 1923.

[5]) Gobulew: Beiträge zur Kenntnis des Baues und der Entwicklung der Capillaren. Arch. f. mikr. Anat. Bd. 5, S. 49. 1869.

[6]) Steinach, E. R. u. H. Kahn: Echte Kontraktion und Innervation der Blutcapillaren. Pflügers Arch. f. d. ges. Physiol. Bd. 97, S. 105. 1903.

[7]) Tarchanoff, I.: Beobachtungen über contractile Elemente. Pflügers Arch. f. d. ges. Physiol. Bd. 9, S. 407. 1874.

[8]) Ebbecke, U.: Endothelzellen, Rougetzellen und Adventitialzellen. Klin. Wochenschr. Bd. 2, S. 1341. 1923.

[9]) Klemensiewicz, R.: Abderhaldens Handb. d. biol. Arbeitsmethoden Abt. V, Teil 4, H. 1, S. 43.

[10]) Krogh, A.: The reaction to stimuli and the innervation of the bloodvessels. Journ. of physiol. Bd. 53, S. 399. 1920; vgl. auch A. Krogh: Anatomie und Physiologie der Capillaren. Berlin: Julius Springer 1924.

[11]) Hagen, W.: Die Schwankungen im Capillarkreislauf. Zeitschr. f. d. ges. exp. Med. Bd. 14—22, S. 364. 1921.

[12]) Jacoby, W.: Beobachtungen am peripheren Gefäßapparat. Arch. f. exp. Pathol. u. Pharmakol. Bd. 86, S. 49. 1920.

[13]) Krogh, A.: The reaction to local stimuli. Journ. of physiol. Bd. 55, S. 410. 1921. — Krogh, A.: Contraction et innerv. des cap. Cpt. rend. des séances de la soc. de biol. Bd. 84, S. 141. 1921.

[14]) Ricker u. Regendanz: Zitiert auf S. 981.

[15]) Gröer, F. v. u. A. Hecht: Pharmako-dynamische Untersuchungen. Zeitschr. f. d. ges. exp. Med. Bd. 33, S. 1. 1923.

[16]) Heinen, W.: Beobachtungen über die Beeinflussung der Capillarweite. Zeitschr. f. d. ges. exp. Med. Bd. 32, S. 455. 1923.

[17]) Kukulka, J.: Über die mikroskopisch feststellbaren Veränderungen der Gefäßcapillaren. Zeitschr. f. Pathol. u. Therapie Bd. 21, S. 332. 1920.

und CARRIER[1]) Kontraktion der Hautcapillaren an der Nagelbasis und an anderen Stellen der Oberhaut. Damit decken sich die Beobachtungen von LEWIS[2]). Auf die Venen wirkt Adrenalin entweder gar nicht oder schwach kontrahierend [ANITSCHKOW[3])].

Wird Adrenalin in die Blutbahn eines lebenden Tieres injiziert, so hält die Wirkung nur kurze Zeit an. Anscheinend wird das Adrenalin in dem Kreislauf sehr bald zerstört. GLEY und QUINQUAUD[4]) reizten direkt am Hunde die Nebenniere und entnahmen aus verschiedenen Partien des Gefäßsystems Blutproben, die sie an einem Testobjekt auf ihren Adrenalininhalt untersuchten. Sie konnten bis vor die Stelle, wo die Lebervenen einmünden, Adrenalin nachweisen; weiter kardialwärts und besonders im Herzen selbst gelang ihnen dies jedoch nicht mehr. Über ähnliche Versuche berichtet HÜLSE[5]). Ohne die Nebenniere zu reizen, entnahm er einem Kaninchen aus verschiedenen Gefäßbezirken Blutproben und untersuchte sie am LAEWEN-TRENDELENBURGschen Präparat auf ihren Adrenalingehalt. An empfindlichen Froschpräparaten gelang es ihm, Adrenalin bis zum Herzen nachzuweisen. Sobald aber das Blut die Lungengefäße passiert hatte, konnte mit der biologischen Methode kein Adrenalin mehr gefunden werden.

GLEY und QUINQUAUD erblicken in dem Adrenalin eine für den kardiovasculären Tonus bedeutungslose Substanz, die in sehr hohen, praktisch nie vorkommenden Konzentrationen, genau so wie andere Gewebsextrakte, eine Gefäßwirkung entfaltet. Die Aufgabe der Nebenniere liege in ganz anderer Richtung.

Zu einer anderen Schlußfolgerung gelangt HÜLSE; er weist darauf hin, daß die Adrenalinwirkung in den Übertragungsversuchen sehr wohl durch gefäßerweiternde, histaminähnliche Stoffe überdeckt werden könne. Ferner sei anzunehmen, daß unter natürlichen Verhältnissen Bedingungen gegeben sind, unter denen das Adrenalin als tonusregulierendes Agens wirken könne.

Diese Versuche mahnen jedenfalls zu einer großen Reserve. Wenn wir auch die Beweisführung von HÜLSE als nicht ganz befriedigend ansehen können, so möchten wir doch mit HESS[6]) meinen, daß noch kein vollgültiger Beweis gegen die kreislaufphysiologische Bedeutung des Adrenalins vorliegt. Gegen die angewandte Methodik ist einzuwenden, daß die Blutübertragung mit einer starken Verdünnung im Testtier verbunden ist, und daß zweitens die Nebenniere des Spendertieres durch die experimentellen Maßnahmen so erschöpft sein kann, daß keine wirksamen Adrenalindosen mehr ausgeschüttet werden können.

d) Andere chemische Reize und der Mechanismus ihrer Wirkung.

In den durch ihre H-Ionen wirkenden Stoffwechselprodukten hatten wir einen Gefäßreiz kennengelernt, der unmittelbar am contractilen Element angreift. Im Adrenalin fanden wir einen Reiz, der die myoneurale Verbindung trifft. Die übrigen Substanzen mit direkter Gefäßwirkung, deren Einzel-

---

[1]) CARRIER, E. B.: The reaction of the human skin cap. Americ. journ. of physiol. Bd. 61, S. 528. 1922.
[2]) LEWIS, TH.: The force everted by the minute vessels of the skin. Heart Bd. 11. S. 109. 1924 und The force exerted by contracted capillaries. Journ. of physiol. Bd. 58. S. 1. 1923.
[3]) ANITSCHKOW: Zur Pharmakologie der Venen. Pflügers Arch. f. d. ges. Physiol. Bd. 202, S. 139. 1924.
[4]) GLEY u. A. QUINQUAUD: La fonction des surrénals. I. Journ. de physiol. et de pathol. gén. Bd. 17, S. 807. 1917/18.
[5]) HÜLSE, W.: Zur Frage der Blutdrucksteigerung. II. Untersuchungen über die gefäßverengenden Stoffe im Blute. Zeitschr. f. d. ges. exp. Med. Bd. 30, S. 269. 1922.
[6]) HESS, W. R.: Die Regulierung des peripheren Blutkreislaufs. Ergebn. d. inn. Med. u. Kinderheilk. Bd. 23. S. 1. 1923.

besprechung Sache einer Pharmakologie des Gefäßsystems ist, lassen sich je nach ihrem Angriffspunkt vor, zwischen oder hinter die besprochenen anreihen. Wir beschränken uns daher im folgenden auf diejenigen Körper, die entweder wegen ihres Angriffspunktes unser besonderes Interesse erwecken, oder auf solche, die im Körper gebildet werden, bei denen demnach die Möglichkeit einer physiologischen Bedeutung als Gefäßregulans besteht.

Unbestritten ist die constrictorische Wirkung des Bariumchlorids; es greift unmittelbar an der Gefäßmuskulatur an. Es wirkt auch auf Herz-, Lungen- und alle sonstigen Organgefäße, die innervatorisch eine Sonderstellung einnehmen, kontrahierend. Nur bei gewissen Krankheiten, wie Rückfallfieber, sollen nach NETSCHAEFF[1]) die Gefäße nicht auf Bariumchlorid reagieren, ja es kann sogar zu einer Umkehr der Bariumwirkung kommen. Die Wirkung des Chlorbariums scheint sich fast ausschließlich auf die Muskulatur der Arterien und Arteriolen zu erstrecken. Die Capillaren werden nicht [KROGH[2])], die Venen nur sehr wenig beeinflußt [ANITSCHKOW[3])].

Als direkten Antagonisten des Adrenalins sehen einige Autoren das Histamin (β-Imidazoläthylamin) an [HANDOWSKY und PICK[4])]; es löst am Frosch eine bestehende Adrenalinkontraktion. Von anderer Seite aber wurde das Histamin gerade als eine Substanz genannt, die auch in stärkster Verdünnung noch gefäßverengernd wirkt (KRAWKOW und SCHÜLER). Die Widersprüche sind heute durch die Arbeiten von DALE und LAIDLAW[5]) und DALE und RICHARDS[6]) weitgehend geklärt. Das Histamin wirkt kontrahierend auf die Arterien, dilatierend auf die Capillaren. Das Reaktionsvermögen der beiden Gefäßabschnitte ist aber je nach der Art des Versuchstieres verschieden stark ausgebildet. Bei Menschen, Affen, Katzen, Hunden und Geflügel führt Histamin unter Blutdrucksenkung zu einem bedrohlichen Zustand, der große Ähnlichkeit mit dem traumatischen Schock hat. Die beiden Krankheitsbilder zeigen so weitgehende Übereinstimmung, daß man annahm, der traumatische Schock würde durch Histamin oder histaminähnliche Körper hervorgerufen, die sich bei der Gewebsverletzung bilden.

Injiziert man einem Kaninchen Histamin, so sieht man keine Drucksenkung, sondern Erhöhung des Blutdruckes.

Die verschiedene Reaktionsweise von Arterien und Capillaren auf Histamin ergibt sich aus folgendem Versuch. Durchströmt man ein Mesenteriumpräparat, dessen Darm abgeschnitten ist, so beobachtet man an den nunmehr allein durchströmten Arterien auf Histamin stets Kontraktion.

Um die capillarerweiternde Wirkung bei künstlicher Durchströmung zu zeigen, ist es meist erforderlich, der Lösung Blutkörperchen und eine geringe Menge Adrenalin zuzusetzen. Degeneration der Nerven läßt die erweiternde Wirkung meist deutlich hervortreten, während die verengernde hierdurch nicht beeinflußt wird. Im Plethysmogramm, das im Gegensatz zur Durchströmungsmethode in

---

[1]) NETSCHAEFF JUN., A. A.: Über die Methoden der Funktionsprüfung. Zeitschr. f. d. ges. exp. Med. Bd. 35, S. 358. 1923.

[2]) KROGH, A.: The reaction to stimuli. Journ. of physiol. Bd. 53, S. 399. 1920.

[3]) ANITSCHKOW: Über die Tätigkeit der Gefäße. Pflügers Arch. f. d. ges. Physiol. Bd. 202, S. 139. 1924.

[4]) HANDOWSKY, H. u. E. P. PICK: Untersuchungen über die pharmakologische Beeinflußbarkeit des peripheren Gefäßtonus. Arch. f. exp. Pathol. u. Pharmakol. Bd. 71, S. 89. 1913.

[5]) DALE, H. H. u. P. P. LAIDLAW: The physiol. action of β imidazol. Journ. of physiol. Bd. 51, S. 318. 1910. — DALE, H. H. u. P. P. LAIDLAW: Further observ. on the action of β imidazol. Ebenda Bd. 43, S. 182. 1911/12. — DALE, H. H. u. P. P. LAIDLAW: Histamineshock. Ebenda Bd. 52, S. 355. 1919.

[6]) DALE, H. H. u. A. N. RICHARDS: Vasodil. action of histamine. Journ. of physiol. Bd. 52, S. 110. 1918/19; s. auch H. H. DALE: Cap. poissons and shock. Bull. of the John Hopkins hosp. Bd. 31, S. 257. 1920.

allererster Linie Capillarreaktionen anzeigt, ist die Erweiterungsreaktion bei allen Organen und an den Extremitäten deutlich ausgesprochen, am kräftigsten erfolgt sie bei den Baucheingeweiden [SCHENK[1])]. Eine Sonderstellung nimmt nur die Niere ein, deren Volum sich infolge der Histamineinwirkung verringert (DALE und LAIDLAW).

Die scharfe Lokalisierung der erweiternden Histaminwirkung auf die Capillaren, der verengernden auf Arterien und Arteriolen trifft aber keineswegs in allen Fällen zu. RANSON, FAUBION und ROSS[2]) beobachteten eine erweiternde Wirkung auch an Arterien. EPPINGER[3]) erzeugt durch Histamin, welches die Gefäße für Blutplasma durchlässiger macht, eine Quaddel auf der Haut, die sich in nichts von einer echten Urticariaquaddel unterscheidet.

Dabei konnte er, allerdings bei Anwendung einer sehr hohen Histaminkonzentration (1 : 1000), ein Abblassen des Hautrisses und seiner Umgebung beobachten. CARRIER[4]) beschreibt die Wirkung auf die Hautcapillaren anders. Sie sah anfangs mächtige Capillarerweiterung und sehr rasche Strömung; es hatten sich wahrscheinlich auch die Arteriolen erweitert. Später trat ein Ödem auf, durch dessen Druck die Capillaren entleert wurden, so daß ein weißer Fleck auf der Haut erschien. Der Wirkung des Histamins ist die des Peptons außerordentlich ähnlich. Von vielen Autoren wird sie für identisch gehalten, während über dem anaphylaktischen Schock die Meinungen auseinandergehen. Über die Rolle, die hierbei die Lebergefäße spielen — die Vena hepatica der Carnivoren wird durch diese Gifte verschlossen —, sind wir durch die Untersuchung von MAUTNER und PICK[5]), die für den anaphylaktischen Schock den gleichen Mechanismus annehmen und von MANWARING, BOYD und FRENCH[6]) orientiert. Die letzteren zeigten, daß auch Hunde mit ECKscher Fistel oder eviszerierte Tiere einen anaphylaktischen Schock erleiden können, daß dieser also von der Leber ganz unabhängig sein muß.

War es schon beim Adrenalin fraglich, ob ihm eine physiologische Gefäßwirkung überhaupt zukommt, so gilt das noch viel mehr für alle anderen innern Sekrete. In großen Dosen entfalten zwar alle rein dargestellten Sekrete, wie auch die Extrakte der Drüsen selbst, eine mehr oder weniger deutliche Gefäßwirkung, so vor allem das Thyroidin und das Hypophysin, das auf Arterien und Capillaren kontrahierend wirkt.

Die meisten Extrakte von Drüsen innerer Sekretion wie von anderen Organen [VINCENT und SHEEN[7]), SICCARDI und LOREDAN[8]), KAUFMANN[9])] sind chemisch derart undefinierte Gemische, in denen Eiweißspaltprodukte aller Art vorkommen, daß aus der Wirkung dieser Gewebsextrakte keinerlei Schluß auf eine physiologische Bildung spezifischer Stoffe in den betreffenden Organen

---

[1]) SCHENK, P.: Über die Wirkungsweise des β-Imidazoläthylamins. Arch. f. exp. Pathol. u. Pharmakol. Bd. 89, S. 332. 1921.

[2]) RANSON, S. W. u. L. R. FAUBION u. S. ROSS: The intraarterial inject of histamine. Americ. journ. of physiol. Bd. 64, S. 311. 1922.

[3]) EPPINGER, H.: Über eine eigentümliche Hautreaktion. Wien. klin. Wochenschr. Bd. 63, S. 1413. 1913.

[4]) CARRIER, E. B.: The reaction of the human skin kap. Americ. journ. of physiol., Bd. 61, S. 528. 1922.

[5]) MAUTNER, H. u. E. P. PICK: Über die durch Schockgifte erzeugten Zirkulationsstörungen. Biochem. Zeitschr. Bd. 127, S. 72. 1922.

[6]) MANWARING, W. H., W. H. BOYD u. W. O. FRENCH: Reactions of the cap. endothel. in peptone shock. Proc. of the soc. f. exp. biol. a. med. Bd. 20, S. 52. 1922.

[7]) VINCENT, S. u. W. SHEEN: The affects of intravasc. inject. of extracts. Journ. of physiol. Bd. 29, S. 242. 1903.

[8]) SICCARDI, P. u. L. LOREDAN: Über die Kontraktion der Gefäßmuskulatur. Zeitschr. f. allg. Physiol. Bd. 15, S. 84. 1913.

[9]) KAUFMANN, P.: Über den Einfluß der Organextrakte auf die Blutgefäße. Zentralbl. f. Physiol. Bd. 27, S. 530. 1913.

erlaubt ist. Das „Vasodilatin" POPIELSKIS[1]) dürfte nach der Ansicht von DALE[2]) nichts anderes als Histamin sein.

Ebenso wie bei den Gewebsextrakten ist es bei der tonisierenden Eigenschaft des Blutes selbst noch nicht völlig geklärt, welche Stoffe dabei eine Rolle spielen. Wahrscheinlich handelt es sich überhaupt nicht um einen einheitlichen Körper, sondern um ein Zusammenwirken einer ganzen Reihe von Faktoren. Eine Rolle spielt zweifellos die Alkalescenz des Blutes (s. oben). Daß der verschwindend kleine Adrenalingehalt des normalen Blutes an der Erscheinung beteiligt ist, ist unwahrscheinlich, dagegen spricht auch das Wirksambleiben des Serums nach Apokodeinisierung, die die Adrenalinwirksamkeit aufhebt. Die constrictorische Kraft wird durch die Blutgerinnung erhöht [KAUFMANN[3])]. Das wesentliche Moment hierbei dürfte der Zerfall der Blutplättchen sein [ZUCKER und STEWART[4])], der einen Körper, vielleicht ebenfalls ein Eiweißspaltprodukt von stark constrictorischer Wirkung, frei macht. Mit dieser Annahme lassen sich auch die Beobachtungen, die KROGH und HARROP[5]) über die Tonussubstanz machten, in Einklang bringen.

Zur Bestimmung des Angriffspunktes der chemischen Reize haben sich gewisse Stoffe, mit deren Hilfe es gelingt, die Nervenendigungen zu lähmen, besonders bewährt. Zu diesen Stoffen gehören z. B. Atropin und die Mutterkornsubstanz. Durch Atropin läßt sich die erweiternde Wirkung des Acetylcholins aufheben, die des Nicotins nicht [RANSON und WIGHTMAN[6])]. Atropin verhindert die constrictorische Wirkung des Adrenalins, Hypophysins, Veratrins und Natriumnitrits, nicht aber die des Eserins, Chlorals, Alkohols, Chloroforms [RICHET FILS[7])]. Die erstgenannten Substanzen greifen demnach an den Nervenendigungen an, die letztgenannten direkt am Gefäßmuskel.

Chrysotoxin bewirkt ebenso wie andere Ergotoxinsubstanzen eine eigenartige Umstimmung, die wohl in der myoneuralen Verbindung ihren Sitz haben muß. Die constrictorische Wirkung des Adrenalins und Nicotins erscheint nach Chrysotoxin in eine Erweiterung umgewandelt. Auch Reizung des Sympathicus wirkt unter diesen Umständen erweiternd, nicht aber das an der Muskulatur selbst angreifende Bariumchlorid. DALE[8]), dem wir diese Beobachtung verdanken, glaubt, daß das Chrysotoxin die sympathischen Constrictorenendigungen lähmt, während die hypothetischen sympathischen Dilatatoren intakt bleiben und durch den Nervenreiz resp. das Adrenalin erregt werden.

Reaktionen der Gefäße auf mechanische Reize.

Wie man sich bei jeder Operation, speziell bei der jetzt oft ausgeführten sogenannten periarteriellen Sympathektomie[9]), überzeugen kann, verengern sich

---

[1]) POPIELSKI, L.: Über physiologische Wirkung von Extrakten. Pflügers Arch. f. d. ges. Physiol. Bd. 128, S. 191. 1909.

[2]) BARGER, G. u. H. H. DALE: β-Imidazoläthylamine a depressor const. of mucosa. Journ. of physiol. Bd. 41, S. 499. 1911.

[3]) KAUFMANN, P.: Über die vasoconstrictorische Wirkung des Blutserums. Zentralbl. f. Physiol. Bd. 27, S. 527. 1913.

[4]) ZUCKER, T. F. u. G. N. STEWART: Beobachtungen über vasoconstrictorische Wirkungen des Blutes. Zentralbl. f. Physiol. Bd. 27, S. 85. 1913.

[5]) HARROP, G. A. u. A. KROGH: On the substance respons. f. cap. tonus. Journ. of physiol. Bd. 54, S. 125. 1921.

[6]) RANSON, S. W. W. u. W. WIGHTMAN: The vasodilatator act. of nicotine. Americ. journ. of physiol. Bd. 62, S. 405. 1922.

[7]) RICHET FILS, CH.: Physiol. des vaisseaux libérés de leurs connexions. Journ. de physiol. et de pathol. gén. Bd. 22, S. 303. 1924.

[8]) DALE, H. H.: The physiol. action of krysotoxine. Journ. of physiol. Bd. 32, S. 59. 1905. — DALE, H. H.: On some physiol. action of ergot. Ebenda Bd. 34, S. 163. 1906.

[9]) BRÜNING, P. u. O. STAHL: Die Chirurgie des vegetativen Nervensystems. Berlin: Julius Springer 1924.

freigelegte Arterien und Venen auf einen mechanischen Reiz; selbst größere Gefäße, in denen ein starker Druck herrscht, können sich für längere Zeit bis auf Stricknadeldicke zusammenkrampfen. Auch Capillaren reagieren auf einen mechanischen Reiz mit einer Vasoconstriction, wie es TARCHANOFF[1]) am Kaulquappenschwanz schon im Jahre 1874 zeigen konnte. Der Kontraktionszustand beschränkt sich auf die Reizstelle und ihre nächste Umgebung. Die am Arterienstreifen und an den Gefäßen der Nabelschnur gesammelten Erfahrungen weisen darauf hin, daß es sich hierbei um eine direkte Beeinflussung der glatten Muskulatur, ohne das Dazwischentreten nervöser Mechanismen, handelt. Wir werden aber sehen, daß der mechanische Reiz auch nervöse Vorgänge auslöst.

KROGH[2]), der die Untersuchungen über den mechanischen Reiz ebenfalls auf die kleineren Gefäße ausdehnte, sah hier statt der Verengerung meist eine Erweiterung als Reaktion auf den Reiz. So sah er an der Froschzunge, deren Gefäße er[3]) mit der Binokularlupe beobachtete, bei mechanischer Reizung der Arteriolen wie auch der Capillaren regelmäßig eine Vasodilatation; auch unmittelbar nach der Nervendurchschneidung ließ sich diese Gefäßreaktion auslösen. Wurde aber Cocain gegeben oder wurde der Eintritt der Nervendegeneration abgewartet, so besaß das Gefäß nicht mehr die Fähigkeit, auf den Reiz anzusprechen. KROGH folgert also, daß der mechanische Reiz einen Axonreflex auslöst.

Die in den verschiedenen Körperpartien gelegenen Capillaren sind gegen Reize verschieden empfindlich. Die Capillaren der Froschschwimmhaut reagieren z. B. auf den gleichen mechanischen Reiz viel schwächer als diejenigen der Zunge. Zwischen diesen beiden Körperregionen zeigte sich sogar ein Unterschied im Reaktionssinn. Während bei der Froschzunge Arteriolen und Capillaren einen mechanischen Reiz regelmäßig mit einer Vasodilatation beantworten, sah KROGH an den Arterien der Froschschwimmhaut, daß auf schwache mechanische Reize eine Erweiterung, auf eine starke Verengerung erfolgt.

Am Menschen kann man durch die Einwirkung mechanischer Reize auf die Haut den sogenannten Dermographismus auslösen. Die Erscheinung wurde früher meist für pathologisch gehalten und diagnostisch verwertet, trotzdem schon in der älteren Literatur auf ihren physiologischen Charakter gelegentlich hingewiesen wurde. Es ist daher richtiger, nicht von Dermographismus zu sprechen, weil dieser Bezeichnung der Begriff von etwas Pathologischem anhaftet, sondern wie EBBECKE vorschlägt, von einer lokalen vasomotorischen Reaktion (L.V.R.). Der Erscheinungskomplex wurde zuerst von PETROWSKY[4]) beschrieben. In den letzten Jahren haben sich vor EBBECKE[5]), dem wir die exaktesten Untersuchungen über diesen Gegenstand verdanken, L. R. MÜLLER[6]), H. GÜNTHER[7]), COTTON, SLADE und LEWIS[8]) mit dieser Reaktion befaßt. Die lokale vasomotorische

---

[1]) TARCHANOFF, J.: Beobachtungen über contractile Elemente in den Blut- und Lymphgefäßen. Pflügers Arch. f. d. ges. Physiol. Bd. 9, S. 407. 1874.
[2]) KROGH, A.: The reaction to stimuli of the bloodvessels. Journ. of physiol. Bd. 53, S. 399. 1920.
[3]) KROGH, A.: Contract. et innerv. d. cap. Cpt. rend. des séances de la soc. de biol. Bd. 83, S. 498. 1920.
[4]) PETROWSKY: Verhalten der Haut gegen leichten mechanischen Reiz. Zentralbl. f. d. med. Wiss. 1873, S. 407.
[5]) EBBECKE, U.: Die lokale vasomotorische Reaktion der Haut der inneren Organe. Pflügers Arch. f. d. ges. Physiol. Bd. 169, S. 1. 1917.
[6]) MÜLLER, L. R.: Studien über Dermographismus. Dtsch. Zeitschr. f. Nervenheilk. Bd. 47/48, S. 413. 1913.
[7]) GÜNTHER, H.: Die mechanische Erregbarkeit der Hautmuskulatur und Hautgefäße. Ergebn. d. inn. Med. u. Kinderheilk. Bd. 15, S. 620. 1917.
[8]) COTTON, SLADE u. LEWIS: Obs. upon Dermographism. Heart Bd. 6, S. 227. 1917.

Reaktion tritt, je nach Art des Reizes, in verschiedenen Formen auf. Wir folgen dabei einer von EBBECKE gegebenen Beschreibung.

Drückt man z. B. mit einer stumpfen Spitze auf den Fingernagel oder eine Hautstelle, die für gewöhnlich bekleidet ist, so bemerkt man unmittelbar, nach dem Aufhören des Druckes, die Erscheinung des „*Nachrötens*". Man sieht einen roten Fleck, der genau dem gereizten Bezirk entspricht, der scharfe Ränder hat, von gleichmäßig arterieller Farbe ist und eine Zeitlang bestehen bleibt. Nach wenigen Minuten hat die Haut wieder ihren normalen Farbton angenommen.

An die eben beschriebene Erscheinung des Nachrötens kann sich das „*Nachblassen*" anschließen. Der rote Fleck verwandelt sich entweder in einen blassen oder es umziehen den geröteten Bezirk blasse Ränder von $1/4-1/2$ cm Breite. Die weißen Ränder entstehen später und verschwinden früher als der rote Fleck. Bei ganz schwacher lokaler Reizung fehlt die Rötung, es erscheint nur allmählich der blasse Fleck, der breiter als der gereizte Bezirk ist. Ein wenig stärkerer Reiz bedingt eine flüchtige Röte, der die weiße Reaktion folgt. Noch stärkerer Reiz macht Rötung mit blassem Saum, den die Röte allmählich verdrängt. Bei sehr starkem Reiz überdauert die Röte den blassen Saum.

Neben den beschriebenen Formen der L.V.R., die dem einfachen Dermographismus albus und ruber der Kliniker entsprechen, unterscheidet EBBECKE das *arteriellhyperämische Nachröten*, daß durch kräftige Reize, namentlich durch oft wiederholte (Stricheln) hervorgerufen wird und bei gleichzeitigem Bestehen einer Stauung besonders deutlich als hellroter Fleck sichtbar wird. Den Gegensatz hierzu bildet das bläuliche bis violette *venöshyperämische Nachröten* nach einem Schlag. Als *roten Hof* bezeichnet EBBECKE die diffuse, unregelmäßig, zackig begrenzte Rötung in der Umgebung der gereizten Stelle. Kleinflächiger, oft wiederholter Reiz (Stichelns) führt zur Bildung einer Quaddel. Die mit der Urticaria facticia der Kliniker übereinstimmende Erscheinung läßt sich bei den einzelnen Individuen verschieden leicht hervorrufen; sie beruht auf den Eintritt einer Exsudation.

Über den Mechanismus, der das Zustandekommen der einzelnen Formen der L.V.R. bedingt, besteht noch keineswegs volle Klarheit. Der rote Hof ist zweifellos ein echter Gefäßreflex, er fehlt bei Anwendung von Anaestheticis, bei Nerven- und Rückenmarksläsionen, er fehlt auch an innern Organen, deren Oberfläche im übrigen durchaus entsprechende Formen der L.V.R. zeigen. Das Nachblassen faßt EBBECKE als unmittelbare Reaktion der Capillarwände auf den sie direkt treffenden mechanischen Reiz auf. Ein Axonreflex kann weder zur Deutung des Nachblassens noch des Nachrötens als Erklärung herangezogen werden, da beide auch nach Degeneration der Nerven weiterbestehen. Fraglich ist nun, warum der mechanische Reiz einmal Verengerung, im anderen Falle Erweiterung hervorruft. EBBECKE meint, daß von dem Reiz, den wir auf die Haut wirken lassen, nicht nur direkt die glatte Muskulatur der Arteriolen, Capillaren und Venulae betroffen wird, sondern auch die Gewebe. Diese scheiden Stoffwechselprodukte ab, welche gewissermaßen nach Art einer funktionellen Hyperämie eine Vasodilatation herbeiführen. Wenn auch die Existenz solcher Stoffe, die sich bei mechanischer Reizung im Gewebe bilden sollen, noch fraglich ist, so besitzen wir doch gewisse Anhaltspunkte, die geeignet erscheinen, die EBBECKEsche Theorie zu stützen. EBBECKE denkt weniger an Säure als an Pepton, Histamin und ähnliche Körper. Der Gewebsreiz soll Permeabilitätsänderungen hervorrufen, was EBBECKE in weiteren Arbeiten[1]) nachzuweisen

---

[1]) EBBECKE, U.: Die lokale galvanische Reaktion der Haut. Pflügers Arch. f. d. ges. Physiol. Bd. 190, S. 230. 1921. — EBBECKE, U.: Über Gewebsreizung und Gefäßreaktion. Ebenda Bd. 199, S. 197. 1923.

sucht. Wird an einem anästhesierten Finger eine L.V.R. hervorgerufen, dann anämisiert, so bleibt der Fleck sehr viel länger bestehen als sonst. Wird dagegen Blut durchgeleitet und wieder anämisiert, so verschwindet der Fleck sofort. Das Blut scheint also die erweiternden Substanzen fortzuspülen.

EBBECKE postuliert den Gewebsreiz, der die Capillarerweiterung hervorruft, weil er von der Vorstellung ausgeht, daß glattmuskelige Organe auf einen mechanischen Reiz nur mit Kontraktion antworten können. Ob es richtig ist, diese allgemeine Auffassung auf die Gefäße zu übertragen, erscheint zumindest fraglich. Aus den erwähnten Untersuchungen von KROGH wissen wir, daß auch Arterien mit Erweiterung auf mechanische Reize reagieren können. Der eine von uns beobachtete (nicht veröffentlicht), daß beim Frosch selbst Hauptarterien oft mit Erweiterung auf mechanische Insulte reagieren. Es ist nun schwer, einzusehen, wie die im Gewebe gebildeten Stoffe in das Innere der Arterien gelangen sollen, es sei denn, daß man die Annahme macht, daß in diesem Falle die Gewebe der Arterienwand selbst die Bildungsstätte der fraglichen Substanzen sind.

Daß sich die Arteriolen bei der L.V.R. an der Gefäßerweiterung beteiligen, war schon nach den Untersuchungen von LENNARTZ[1]), der eine Zunahme der Strömungsgeschwindigkeit beobachtete, sehr wahrscheinlich. CARRIER[2]) lieferte den endgültigen Beweis; sie hält es nicht für erforderlich, neben der mechanischen eine andere Reizart anzunehmen.

Wird ein von Muskeln gebildetes Hohlorgan z. B. durch eine Drucksteigerung im Innern von einem Dehnungsreiz getroffen, so beantwortet es diesen Reiz im allgemeinen mit einer Kontraktion. BAYLISS[3]) glaubte, daß auch beim Blutgefäßsystem dieser Mechanismus als kreislaufregulierendes Prinzip Verwendung fände. Er erzeugte am entnervten Bein eines Warmblüters durch Reizung des N. splanchnicus eine Blutdrucksteigerung, welche zu einer passiven Dehnung der Blutgefäße der unteren Extremität führte. Dieser Dehnungsreiz löste, wie erwartet, eine Gefäßverengerung aus, die sich nach dem Aufhören des Splanchnicusreizes in einer Abnahme des plethymographisch bestimmten Beinvolumens weit unter das ursprüngliche Volumen dokumentierte. Gegen dieses Experiment wurde jedoch von v. ANREP[4]) der Einwand erhoben, daß diese Gefäßreaktion durchaus nicht auf die durch den Dehnungsreiz bewirkte Gefäßkontraktion bezogen zu werden braucht, daß sie vielmehr durch eine vermehrte Adrenalinausschüttung erklärt werden kann. Hatte doch ASHER den Beweis erbracht, daß durch die Splanchnicusreizung neben der Vasokonstriktion in den Darmgefäßen eine Reizung der Nebennieren stattfindet.

Auch die Erscheinung, daß nach Abschnürung einer Extremität eine Gefäßerweiterung einsetzt, konnte nicht ohne weiteres in dem Sinne gedeutet werden, daß die glatte Muskulatur der Blutgefäße auf den Entspannungsreiz mit einer Erschlaffung reagiert. Denn die Gefäßerweiterung konnte ja durch gefäßerweiternde Stoffwechselprodukte, die sich in der von der Zufuhr frischen Blutes abgeschnittenen Körperpartie anhäufen, bewirkt werden.

Erst als HÜRTHLE[5]) und TIGERSTEDT[6]) mit dem Saitengalvanometer auf

---

[1]) LENNARTZ, E.: Die Reaktion der Capillaren auf mechanischen Reiz. Pflügers Arch. f. d. ges. Physiol. Bd. 191, S. 302. 1921.
[2]) CARRIER, E. B.: The reaction of the human skin cap. Americ. of physiol. Bd. 61 S. 528. 1922.
[3]) BAYLISS, W. M.: On local reactions of the art. wall. Journ. of physiol. Bd. 28, S. 220. 1902.
[4]) ANREP, G. v.: On local vascul. reactions. Journ. of physiol. Bd. 45, S. 318. 1912/13.
[5]) HÜRTHLE, K.: Über pulsatorische elektrische Erscheinungen an Arterien. Skandinav. Arch. f. Physiol. Bd. 43, S. 100. 1913.
[6]) TIGERSTEDT, C.: Vermutliche Aktionsströme bei den Arterien. Skandinav. Arch. f. Physiol. Bd. 28, S. 433. 1913.

den rhythmischen Dehnungsreiz, dem die Arterien mit jedem Pulsschlage ausgesetzt sind, elektrische Schwankungen beobachteten, glaubte man die Binnendruckreaktion geklärt zu haben.

BLUMENFELDT[1]) konnte aber dieselben elektrischen Erscheinungen auch an toten Arterienstücken nachweisen; es handelt sich offenbar nicht um Aktionsströme, sondern um Strömungsströme, also wohl um das gleiche Phänomen, das WILKE und ATZLER[2]) bei einseitigem Druck auf Gelatinekegel erzielten.

Damit ist natürlich die BAYLISSsche Anschauung nicht widerlegt. Im Gegenteil, es lassen sich manche Tatsachen anführen, die sehr wohl zugunsten dieser Theorie sprechen. So weist EBBECKE[3]) darauf hin, daß sich die Arterienstelle, an der sich ein Embolus einkeilte, den man künstlich der Blutbahn einverleibt hatte, längere Zeit krampfhaft — vielleicht als Reaktion auf den Dehnungsreiz — kontrahierte. Eine ähnliche Beobachtung verdanken wir GOLDENBLUM[4]), der nach Ligatur einer Arterie das herzwärts gelegene Stück auf den anfänglichen Dehnungsreiz mit einer Kontraktion antworten sah. Ähnliche Beobachtungen machte neuerdings REICHERT[5]). WACHHOLDER[6]) sah, daß plötzliche Erhöhung des Innendruckes bei Säugetiergefäßen mit einer Latenz von 8—30, im Mittel 10—20 Sekunden, eine Kontraktion auslöste. KLEMENSIEWICZ[7]) beschreibt Versuche, die einen tieferen Einblick in den Wirkungsmechanismus dieser Reaktion gestatten. Zieht man das eine Bein eines in Hockstellung befindlichen Frosches nach unten, so kann man in den Arterien der Froschschwimmhaut sowohl eine Kontraktion wie auch rhythmische Bewegungen des Gefäßrohres beobachten. Die Zunahme des hydrostatischen Druckes wirkt also hier als Dehnungsreiz im BAYLISSschen Sinne. Diese Reaktion ist vom Zentralnervensystem unabhängig, denn sie läßt sich auch nach Durchschneidung des Plexus lumbosacralis auslösen (KLEMENSIEWICZ). Sie ist aber höchstwahrscheinlich auch nicht an die Intaktheit peripherer nervöser Mechanismen gebunden, denn die Latenzzeit ist sehr beträchtlich. Der Dehnungsreiz trifft also wohl direkt die Muskulatur.

Was die physiologische Bedeutung dieser Reaktion betrifft, so teilen wir die Meinung von EBBECKE[8]), der sagt, ,,daß aller Wahrscheinlichkeit nach die Arterienwand auf Dehnung oder Entspannung mit einer der physikalischen Wirkung entgegengesetzten langsamen Tonusänderung reagiert. Bei den schnellen Regulationen, die jede Änderung der Körperlage begleiten müssen, um die mechanisch bedingten Änderungen der Blutverteilung auszugleichen, und deren Versagen beim Menschen zur ungenügenden Durchblutung des Gehirns und Ohnmachtsanwandlungen führen kann, werden wir freilich hauptsächlich die Wirkung vasomotorischer Innervationen anzunehmen haben. Sehen wir doch ihr Versagen gerade in solchen Fällen (Rekonvaleszenten, morgens mehr wie tagsüber) ausgesprochen, wo wir sonst auch eine Schwäche und Labilität des Zentralnervensystems vorfinden''.

---

[1]) BLUMENFELDT, E.: Experimentelle Untersuchungen über die Natur der pulsatorischen Gefäßströme. Pflügers Arch. f. d. ges. Physiol. Bd. 162, S. 390. 1915.
[2]) WILKE, E. u. E. ATZLER: Experimentelle Beiträge zum Problem der Reizleitung der Nerven. Pflügers Arch. f. d. ges. Physiol. Bd. 146, S. 439. 1912.
[3]) EBBECKE, U.: Gefäßreaktionen. Ergebn. d. Physiol. Bd. 22, S. 401. 1923.
[4]) GOLDENBLUM, N.: Untersuchungen über den Kollateralkreislauf. Dissert. Dorpat 1889.
[5]) REICHERT, F.: An exp. study of the anastomotic circulation. Bull. of the Johns Hopkins hosp. Bd. 35, S. 385. 1924.
[6]) WACHHOLDER, K.: Haben die rhythmischen Spontankontraktionen einen nachwirkenden Einfluß auf die Blutströme? Pflügers Arch. f. d. ges. Physiol. Bd. 190, S. 222. 1921.
[7]) KLEMENSIEWICZ, R.: Abderhaldens Hdb. d. biol. Arbeitsmethoden, Abt. V, Teil 4, I, S. 32. 1921.
[8]) EBBECKE, U.: Gefäßreaktionen. Ergebn. d. Physiol. Bd. 22, S. 401. 1923.

Ob auch die Capillaren in der geschilderten Weise auf einen Dehnungsreiz reagieren, wie das z. B. Hinze[1]) meint, ist noch nicht mit Sicherheit zu sagen. Wir wissen nur aus den Versuchen von Krogh, Ebbecke, Steinach und Kahn, Lewis u. a., daß die Capillaren ihre Weite nicht nur passiv, sondern auch aktiv zu ändern vermögen. Die Unabhängigkeit des capillären Tonus vom allgemeinen Blutdruck spricht gegen eine kräftige Reaktion der Capillaren auf den Dehnungs- bzw. Entspannungsreiz, es müßte ja sonst jeder Blutdrucksteigerung eine Capillarverengerung und jeder Blutdrucksenkung eine -erweiterung folgen.

Roy und Brown[2]) waren wohl die ersten, welche zeigen konnten, daß die Capillarweite sich nicht änderte, trotzdem der arterielle Blutdruck auf Null gesunken war. Ein sehr instruktives Beispiel für eine vom allgemeinen Blutdruck unabhängige Capillarreaktion führt Ebbecke[3]) an. Er konnte an der frisch herausgeschnittenen Warmblüterniere auf leichte mechanische Reizung das „Nachblassen", auf stärkere Reizung das Nachröten beobachten. Dieses Beispiel ließe sich um viele weitere vermehren.

Eine passive Erweiterung der Capillaren läßt sich durch Stauung erzielen. So kann man z. B. mit der Müller-Weissschen Methode am menschlichen Fuß beim Übergang vom horizontalen Liegen zum Stehen eine Erweiterung der Capillaren beobachten. Sie kommt durch den vermehrten Druck im Venensystem zustande. Man könnte geneigt sein, aus diesem Beispiel zu folgern, daß die Capillaren nicht befähigt sind, auf einen vermehrten Binnendruck mit einer Verengerung zu reagieren. Dem ist jedoch entgegenzuhalten, daß wir hier keine reinen Versuchsbedingungen vor uns haben. Eine venöse Stauung führt zur Bildung von gefäßerweiternden Stoffwechselprodukten, welche einen Kontraktionszustand kompensieren, ja sogar überkompensieren können.

Zur Entscheidung dieser Frage fehlen noch quantitative Betrachtungen. Lewis[4]) hat in dieser Beziehung bemerkenswerte Ansätze gemacht, indem er die Größe der durch die kleinen Hautgefäße bei ihrer Kontraktion ausgeübten Druckkräfte maß. Er brachte kleine Hautgefäße zur Kontraktion, indem er eine Gruppe kleiner Tropfen von Adrenalinlösung 1:1000 auf den Vorderarm brachte, und mit einer Nadel die Haut durch jeden dieser Tropfen durchstach. Es entwickelten sich im Verlauf von einer halben bis einer Minute Abblassungsherde von 2—4 mm Durchmesser, die auch noch deutlich erkennbar waren, wenn eine reaktive Hyperämie erzeugt wurde.

Nun wurde der Venendruck durch eine Armmanschette graduell gesteigert und festgestellt, bei welchem Druck die Abblassungsherde verschwinden. Vorversuche hatten ergeben, daß man in dem abgelesenen Manschettendruck ein genügend exaktes Maß für den Venendruck besitzt. Es ergab sich nun, daß die Venulae im kontrahierten Zustand einem Dehnungsdruck von 90—100 mm Hg zu widerstehen vermögen. Der maximale Widerstand, gegen den sich die erweiterten Gefäße eben noch zu kontrahieren vermögen, ist dagegen klein. Wiederholt man den Adrenalinversuch am gestauten Arm, so erhält man anämische Bezirke bis zu einem Venendruck von 40—50 mm Hg. Steigt der Venendruck über 60 mm Hg, so gelingt es meist nicht mehr, Abblassungsbezirke zu erzeugen.

---

[1]) Hinze, A.: Die Füllungszustände der Blutcapillaren. Arch. f. klin. Chir. Bd. 118, S. 361. 1921.
[2]) Roy, C. u. I. C. Brown: The blood pressure in the arterioles, capill. and smaller veins. Journ. of physiol. Bd. 2, S. 322. 1879.
[3]) Ebbecke, U.: Die lokale vasomotorische Reaktion. Pflügers Arch. f. d. ges. Physiol. Bd. 169, S. 1. 1917.
[4]) Lewis, Th.: The force exerced by minute vessels of the skin Heart. Bd. 11, S. 109. 1923.

Reaktionen der Gefäße auf thermische Reize.

Im Durchströmungsversuch nimmt die Durchflußmenge mit steigender Temperatur zu. Das kann einen rein physikalischen Grund haben. Denn die Viscosität einer Lösung wird durch Erhöhung der Temperatur geringer. Roskam[1]) zeigte nun, daß bei Berücksichtigung dieser Viscositätsverminderung durch eine Steigerung der Temperatur der Perfusionslösung eine viel größere Zunahme der Durchflußmenge erfolgen müßte, als man sie in Wirklichkeit findet. Daraus folgt also, daß sich beim Umschalten von einer kalten auf eine wärmere Lösung die Gefäße, insbesondere die Arteriolen, verengern. Diese Beobachtung würde mit dem oben erwähnten Befund von Rothlin übereinstimmen, der eine der Temperatursteigerung symbate Verkürzung der Arterienstreifen beschreibt. Die ebenfalls bereits besprochenen Untersuchungen am Gefäßstreifen von O. B. Meyer Cow und Schmitt zeigten schon, daß die Reaktionen nicht streng schematisch verlaufen, daß vielmehr die Reaktionen in verschiedenen Temperaturzonen verschieden ausfallen. Keineswegs gilt für die Gefäße die allgemeine Regel, die P. Schultz[2]) für die glatte Muskulatur aufstellte: Wärme wirkt erschlaffend, Kälte kontrahierend. So ist es nicht verwunderlich, daß auch die Resultate der Durchströmungsversuche nicht einheitlich sind. Lewaschew[3]) und Goetz[4]) sahen bei Abkühlung Verengerung eintreten. Die periphere Natur der beobachteten Reaktion wurde durch ihr Bestehenbleiben nach Degeneration der Nerven bewiesen. Pissemski[5]) fand bei Durchströmung des Kaninchenohrs, daß es weniger auf die absolute Temperatur als auf die Temperaturkontraste ankommt. Bei raschem Wechsel von hoher auf niedrige Temperatur ist die primäre Reaktion eine Verengerung, die allmählich unvollständig zurückgeht. Beim umgekehrten Wechsel sah er eine starke, zum Teil zurückgehende Erweiterung. Tritt der Wechsel langsam ein, so fehlt die primäre Reaktion. Eine Temperatur von 43—44° ist kritisch, es tritt stets starke Verengerung ein. Wirken die Temperaturen nicht von seiten der Durchströmungslösung, sondern von außen ein, so fehlt eine primäre Reaktion, es tritt nur eine Akkommodation der Gefäßweite an die Temperatur im beschriebenen Sinne ein.

Bei der Durchströmung des Coronarkreislaufs sah Sassa[6]), daß bei einer Temperatur von 25—31° ein Optimum vorhanden war. Weitere Abkühlung wurde ebenso wie Erwärmung mit einer Verengerung beantwortet. Ein ähnliches Ergebnis hatten die Untersuchungen von Nakagawa[7]) am Herzlungenpräparat, während Langendorff[8]) angegeben hatte, daß am Coronarkreislauf Wärme erweiternd, Kälte verengernd wirkt.

Betrachten wir dagegen das Verhalten der Blutgefäße unter natürlichen Bedingungen, so liegen die Verhältnisse noch komplizierter, weil gerade bei den thermischen Reizen nervöse und nichtnervöse Mechanismen in schwer übersichtlicher Weise in Aktion treten; dazu kommt noch, daß vielfach die Arteriolen eines gereizten Hautbezirkes in anderer Weise auf einen thermischen Reiz

---

[1]) Roskam, L.: Action locale de la température sur les vaisseaux. Bull. de l'acad. de Belge 1913, S. 985.

[2]) Schultz, P.: Arch. f. Anat. (u. Physiol.) 1897, S. 1.

[3]) Lewaschew, S.: Über das Verhalten der peripheren vasomotorischen Zentren zur Temperatur. Pflügers Arch. f. d. ges. Physiol. Bd. 26, S. 60. 1880.

[4]) Goetz, F.: Über gefäßerweiternde Nerven. Pflügers Arch. f. d. ges. Physiol. Bd. 11, S. 52. 1875.

[5]) Pissemski, S. A.: Über den Einfluß der Temperatur auf die peripheren Gefäße. Pflügers Arch. f. d. ges. Physiol. Bd. 156, S. 426. 1924.

[6]) Sassa, K.: Untersuchungen über den Coronarkreislauf. Pflügers Arch. f. d. ges. Physiol. Bd. 198, S. 544. 1923.

[7]) Nakagawa: Journ. of physiol. Bd. 56, S. 340. 1922.

[8]) Langendorff: Pflügers Arch. f. d. ges. Physiol. Bd. 66, S. 388. 1897.

reagieren als die zugehörigen Capillaren. Für dieses entgegengesetzte Verhalten von Arterien und Capillaren führt EBBECKE ein instruktives Beispiel an.

Taucht man einen Arm in kaltes Wasser, so verengern sich reflektorisch die Gefäße, wie man aus der Senkung der plethysmographisch aufgenommenen Volumkurve des Armes ersehen kann. Es verengern sich also auf den Kältereiz hin die Arteriolen und Capillaren. Wiederholt man diesen Versuch am abgebundenen Arm, so rötet sich der eingetauchte Hautbezirk lebhaft arteriell. Die Rötung der Haut besagt, daß die Capillaren erweitert sind; der arterielle Farbton der Verfärbung kommt dadurch zustande, daß infolge der geringen Stoffwechselintensität in dem abgekühlten Arm das Capillarblut arteriell bleibt.

Daß die Rötung auf den vom Wasser umspülten Teil der Haut beschränkt ist, zeigt uns, daß es sich nicht um einen reflektorischen Vorgang, sondern um eine lokale Einwirkung des Kältereizes handelt. Eine solche lokale Wirkung läßt sich aber nur durch sehr niedrige bzw. durch sehr hohe Temperaturen erzielen. Geringe Temperaturdifferenzen lösen dagegen einen thermischen Reflex aus.

Meist wirkt der thermische Reiz auf die temperaturempfindlichen Endapparate der Haut und löst über das Zentralnervensystem den thermischen Gefäßreflex aus. Es sei hier nur an die von ROMBERG-MÜLLER beschriebene Eisreaktion erinnert, bei der auf Eintauchen eines Armes in warmes Wasser in allen Extremitäten eine Vasodilatation, dagegen bei Einwirkung von Kälte eine Vasokonstriktion erfolgt. Von diesen Reaktionen unterscheiden sich die nicht nervös vermittelten durch ihren langsamen Verlauf und ihre lokale Begrenztheit.

CARRIER[1]) gibt von der Einwirkung zunehmender Kälte auf die Gefäße der menschlichen Haut folgende Beschreibung: Im warmen Bad sind die Capillaren weit. Bei 20° tritt teilweise Kontraktion ein, Stasen entwickeln sich, und die Arteriolen verschwinden aus dem Gesichtsfeld. Bei 10° erschlaffen die Capillaren, füllen sich mit arteriellem Blut. Bei noch größerer Kälte wird die Hand blau, die Capillaren sind weit offen und mit venösem Blut gefüllt, Arteriolen und Venen sind verengt.

Eine Beschreibung, die HAGEN[2]) von den Vorgängen gibt, deckt sich ungefähr mit der von CARRIER. NATUS[3]) sah am Pankreas des lebenden Kaninchens bei Berieselung mit kalten Lösungen Verengerung auch der Capillaren eintreten. Innere Organe scheinen also anders zu reagieren als die äußere Haut.

Schöne Beobachtungen über die Temperaturwirkungen auf die Hautcapillaren verdanken wir v. DALMADY[4]). Legt man ein Stück Eis auf die Haut, so wird die Hautstelle zuerst weiß, dann rot. Bringt man nun in eine derartige kältegerötete Haut durch Iontophorese Adrenalin, so bleibt sie rot, während durch Wärme oder durch mechanischen Reiz gerötete Haut auf Adrenalin hin prompt blaß wird. Umgekehrt kann man durch Eis einen mit Adrenalin hervorgerufenen weißen Fleck in einen roten verwandeln, der aber nach Entfernung des Eises wieder weiß wird. Es scheint also, als ob durch die Kälteeinwirkung zunächst die Capillaren kontrahiert werden, dann tritt eine Lähmung ein, die Capillaren erschlaffen wieder. Der Sitz der Lähmung ist die myoneurale Zwischenschicht, daher wird das Adrenalin unwirksam, nach Verschwinden der Lähmung aber wieder wirksam.

---

[1]) CARRIER, E. B.: The reaction of the human skin capill. Americ. journ. of physiol. Bd. 61, S. 528. 1922.
[2]) HAGEN, W.: Die Schwankungen im Capillarkreislauf. Zeitschr. f. d. ges. exp. Med. Bd. 14/22, S. 364. 1921.
[3]) NATUS, M.: Beitrag zur Lehre von der Stase. Virchows Arch. f. pathol. Anat. u. Physiol. Bd. 199, S. 1. 1910.
[4]) DALMADY, Z. v.: Experimenteller Beitrag zur Kenntnis der reaktiven Hyperämie. Zeitschr. f. phys. u. diät. Therapie Bd. 16, S. 513. 1912.

Anhang.

Die rhythmischen Kontraktionen der Gefäße.

Die Frage nach der aktiven Beteiligung des Arteriensystems am Blutkreislauf, die auch in neuester Zeit immer wieder auftaucht [HASEBROEK[1]), MARES[2])], hat von jeher das Interesse zahlreicher Untersucher auf die Spontankontraktionen der Arterien gelenkt. Ein herausgeschnittener Streifen einer großen Arterie zeigt in Serum oder in sauerstoffreicher Ringerlösung suspendiert, Kontraktionen, die spontan mit einer Frequenz von etwa 1 Schlag pro 9 Minuten bis zu 2 Schlägen pro Minute erfolgen [FULL[3])]. Erhöhung der Temperatur beschleunigt im allgemeinen den Rhythmus. Sauerstoff ist für ihr Zustandekommen nicht unbedingt erforderlich, macht sie aber regelmäßiger [GÜNTHER[4])]. Allgemein gilt für die Spontankontraktionen am Gefäßstreifen, daß sie durch alle Stoffe gefördert werden, die den Gefäßtonus erhöhen (Adrenalin). Durch solche Stoffe werden sie auch oft bei nichtschlagenden Streifen ausgelöst. Umgekehrt lassen alle gefäßerweiternden Substanzen die Kontraktionen schwächer und unregelmäßig werden oder bringen sie zum Verschwinden. Die Verkürzung, die der Streifen bei der Kontraktion erfährt, kann ganz beträchtlich sein und bis zu 36% betragen [ROTHLIN[5])].

Die gleichen Tonusschwankungen sind in Durchströmungsversuchen an dem mehr oder weniger regelmäßigen Zu- und Abnehmen der Durchströmungsmenge [KRAWKOW[6])] kenntlich. Sie sind wohl bei allen Gefäßgebieten zu erhalten, wenn sie auch im einzelnen noch nicht überall nachgewiesen worden sind. SCHMITT[7]) fand sie auch an den nervenlosen Placentargefäßen und konnte dadurch, entgegen den älteren Anschauungen von FULL und GÜNTHER, den strikten Beweis der myogenen Natur dieser Erscheinung liefern.

In ähnlicher Weise, wie man am herausgeschnittenen Gefäßpräparat wie auch im Durchströmungsversuch durch einen Dehnungsreiz rhythmische Zusammenziehungen und Erschlaffungen erzielen kann, lassen sich auch am intakten Kreislauf solche, in gewissen Zeitabständen auftretende Rhythmizitäten beobachten. Schon lange weiß man [WHARTON JONES[8])], daß die Venen der Fledermausflügel und des Kaninchenohres [SCHIFF[9]), MOSSO[10])] Tonusschwankungen zeigen. STEPANOW[11]), der diese spontanen Kontraktionen an den Arterien der Froschschwimmhaut eingehend studierte, fand, daß sie zwar unmittelbar nach der Nervendurchschneidung verschwinden, aber später wieder auftreten. Daß bei diesen rhythmischen Spontankontraktionen eine nichtnervöse Komponente mitbeteiligt sein muß, lehren die Beobachtungen am isolierten Gefäßstreifen.

---

[1]) HASEBROEK, K.: Über den extrakardialen Kreislauf des Blutes. Jena 1914.
[2]) MARES, F.: Mechanismus des Eigenbetriebes der Blutdurchströmung. Pflügers Arch. f. d. ges. Physiol. Bd. 165, S. 381. 1916.
[3]) FULL: Versuche über die automatische Bewegung der Arterien. Zeitschr. f. Biol. Bd. 61, S. 289. 1913.
[4]) GÜNTHER: Zur Kenntnis der Spontanbewegungen überlebender Arterien. Zeitschr. f. Biol. Bd. 65, S. 406. 1915.
[5]) ROTHLIN, E.: Experimentelle Studien über die Eigenschaften überlebender Gefäße. Biochem. Zeitschr. Bd. 111, S. 240.
[6]) KRAWKOW, B.: Über die funktionellen Eigenschaften der Blutgefäße. Zeitschr. f. d. ges. exp. Med. Bd. 27, S. 127. 1922.
[7]) SCHMITT, W.: Untersuchungen zur Physiologie der Placentargefäße. Zeitschr. f. Biol. Bd. 75, S. 19. 1922.
[8]) WHARTON, JONES: Guy's hosp. reports 1851, S. 7.
[9]) SCHIFF: Arch. f. Heilk. Bd. 13, S. 525. 1854.
[10]) Mosso: Ber. d. Sächs. Akad. d. Wiss., Mathem.-phys. Kl. 1874, S. 317.
[11]) STEPANOW, G. J.: Über die spontane Kontraktion der Arterien. Skandinav. Arch. f. Physiol. Bd. 38, S. 1. 1919.

Auch an Capillaren wurden rhythmische Kaliberänderungen beschrieben. KYLIN[1]) beschreibt an den Nagelfalzcapillaren eines anämisierten Fingers eine Art von Capillarperistaltik. Auch HINSELMANN[2]) sah in den Nagelfalzcapillaren Stockungen des Blutstromes, die in gewissen unregelmäßigen Zeitabständen sich folgen. Ob diesen Eigenbewegungen der Arterien und Capillaren eine physiologische Bedeutung zukommt, ist noch nicht sicher erwiesen; ja wir können noch nicht einmal sagen, ob sie unter normalen Bedingungen überhaupt auftreten. Soviel ist aber sicher, daß diese spontanen Kontraktionen nicht imstande sind, den Blutstrom zu fördern und somit als peripheres Herz zu wirken [HÜRTHLE[3]), HESS[4]), FLEISCH[5])].

Bei der peristaltischen Bewegung der Venen der Fledermausflügel dürfte es sich um eine Erscheinung handeln, die sich prinzipiell von der Arterienkontraktion unterscheidet. Bei diesen Venen ist anzunehmen, daß der Blutstrom durch die Kontraktionen gefördert wird. Bei den im Vergleich zu den anderen Gefäßgebieten ungeheuer langen Wegstrecken, die das Blut in den Flügelvenen zurückzulegen hat, ist das Bedürfnis vorhanden, das Herz zu entlasten. In den Spontankontraktionen der Arterien — ob das gleiche für die Capillaren gilt, ist noch unsicher — haben wir eine rudimentäre Funktion zu erblicken, die darauf hinweist, daß Herz und Gefäße entwicklungsgeschichtlich gemeinsamen Ursprungs sind. Die bei niederen Tieren über das ganze System annähernd gleich verteilte Fähigkeit der rhythmischen Kontraktion ist bei den Arterien der höheren Tiere rudimentär und bedeutungslos geworden, beim Herzen dafür um so vollkommener ausgebildet.

---

[1]) KYLIN, E.: Über die peristaltische Bewegung in den Blutcapillaren. Klin. Wochenschr. 1923.

[2]) HINSELMANN, H.: Über die Unterbrechung der Capillarströme bei Schwangeren Zentralbl. f. Gynäkol. Bd. 46, S. 1426. 1922.

[3]) HÜRTHLE, K.: Untersuchungen über die Frage der Förderung des Blutstromes durch die Arterien. Pflügers Arch. f. d. ges. Physiol. Bd. 162, S. 301. 1915.

[4]) HESS, W. R.: Die Arterienmuskulatur als peripheres Herz? Pflügers Arch. f. d. ges. Physiol. Bd. 163, S. 555. 1916.

[5]) FLEISCH, A.: Enthält als Arterienpuls eine aktive Komponente. Pflügers Arch. f. d. ges. Physiol. Bd. 180, S. 138. 1920.

Die Pharmakologie der Gefäße und des Kreislaufes.

Von

R. Rigler und **C. J. Rothberger**
Wien.

Mit 26 Abbildungen.

Zusammenfassende Darstellungen.

Heinz, R.: Handb. d. exp. Pathol. u. Pharmakol. Bd. II, 1. Hälfte. Jena 1906. — Winterberg, H.: Die experimentelle Analyse der Herz- und Gefäßmittel. Im Handb. d. allg. Pathol. u. Therap. d. Herzens u. d. Gefäße, herausgeg. von Jagić. Wien 1914. — Gottlieb, R., in Meyer-Gottlieb: Die experimentelle Pharmakologie als Grundlage der Arzneibehandlung. 7. Aufl. Berlin-Wien 1925. — Entsprechende Kapitel aus A. Heffter: Handb. d. exp. Pharmakologie. Berlin 1920/23/24.

Einleitung.

Die folgende Darstellung gibt eine Zusammenfassung der chemisch bewirkten, sich innerhalb physiologischer Grenzen abspielenden Veränderungen der Gefäßtätigkeit und des Kreislaufes. Die erforderliche Kürze der Abhandlung erlaubt kein ausführliches Eingehen auf toxikologische Arbeiten; sie sind nur so weit berücksichtigt worden, als sie Berührungspunkte mit pathologisch-physiologischen Zuständen aufweisen. In den übrigen Fällen beschränken wir uns auf den Literaturhinweis, aber auch hierin sei kein Anspruch auf Vollständigkeit erhoben.

Die meisten Kreislaufmittel wirken zu gleicher Zeit auf das Herz und die Gefäße, und eine grundsätzliche Unterscheidung nach den beiden Wirkungsgebieten ist schon darum schwer möglich, weil Herz und Gefäßapparat nicht allein eine funktionelle, sondern ursprünglich auch eine morphologische Einheit darstellen. Nicht die Ausbildung eines an bestimmter Stelle gelegenen, abgegrenzten Motors, einer Herzmaschine, sondern die allgemeine Eignung der Gefäße zu rhythmischer Tätigkeit stellt, wie Bethe[1]) überzeugend zeigt, den Urtypus des Kreislaufmechanismus dar. Erst in der weiteren Entwicklung hat sich die Fähigkeit zur periodischen Kontraktion an bestimmten Stellen des Gefäßsystems verdichtet, während sie an anderen verloren ging oder nur mehr in rudimentärer Form erhalten blieb. Solchen entwicklungsgeschichtlichen Erinnerungen begegnen wir nicht selten, wenn es unter der Einwirkung irgendeines Mittels am Gefäßpräparat zur Erweckung einer rhythmischen Spannungszu- und -abnahme der Wandmuskulatur kommt. Aber abgesehen davon ergeben sich auch sonst wichtige Beziehungen der am Gefäßapparat zustande kommenden

---

[1]) Siehe diesen Band, erster Teil S. 12.

Wirkungen zu den Vorgängen am Herzen, was bei der gegenseitigen funktionellen Abhängigkeit weiter nicht wundernimmt. Es machen sich daher vielfache Hinweise auf die Geschehnisse am Herzen notwendig, die in einem eigenen Kapitel[1]) ausführlich besprochen worden sind.

Methodischer Teil.

Der Werdegang der Kreislaufpharmakologie ist eng verknüpft mit der Untersuchung der einzelnen am Kreislaufapparat mittätigen Faktoren. Diese durch die Folgen ihrer Ausschaltung oder Veränderung kennenzulernen, war die nächstliegende Absicht experimenteller Kreislaufforschung. Hierbei machte sich frühzeitig der Wunsch nach weniger eingreifenden Untersuchungsmethoden geltend, als dies beispielsweise die Abklemmung der Aorta (zur Erhöhung des Entleerungswiderstands) oder die Durchtrennung des Rückenmarkes (zur Ausschaltung des Vasomotorenzentrums) ist. Daß man vornehmlich die chemische oder toxikologische Beeinflussung im Auge hatte, ist bei dem großen Interesse, das alle als Gifte bekannten Substanzen erwecken, und dem zur damaligen Zeit noch kleinen positiven Wissen über ihre Wirkungsweise nicht verwunderlich. Es kamen somit zwei Bestrebungen einander entgegen.

Ursprünglich verfolgte man nur die Änderungen, die der in einem der großen Gefäße, z. B. der Carotis, gemessene Aortendruck unter der Einwirkung irgendeiner Substanz erfährt. Ohne eingehendere Analyse besagen aber solche Untersuchungen nichts über die Art des Zustandekommens der erzielten Wirkung, auch bleibt hierbei mancher lokal gebundene vasomotorische Effekt (wie beispielsweise die Erweiterung der Nierengefäße durch minimale Digitoxinmengen) unerkannt. Es erklärt sich dies daraus, daß der Aortendruck nicht eine einfache Größe ist, sondern der resultierende Ausdruck sämtlicher Kreislaufkomponenten, u. z. der Herzarbeit, der Gefäßspannung, sowie der ausgleichenden und stabilisierenden Tätigkeit übergeordneter nervöser Zentren. Normalerweise werden Änderungen des Aortendruckes durch Verstärkung oder Abschwächung der Herzleistung, Verengerung oder Erweiterung einzelner Gefäßgebiete im Kompensationswege nach Möglichkeit hintangehalten, und nur grobe Eingriffe, die die Leistungen des Ausgleichvorganges übersteigen, beeinflussen merkbar den Blutdruck in den großen Gefäßen des Körpers. Gerade das Bestreben, kleine Kreislaufveränderungen durch einen genau abgestimmten Regulationsmechanismus auszugleichen, erschwert aber den Einblick in die am Zirkulationsapparat unter der Einwirkung irgendeiner Substanz sich abspielenden Vorgänge. So wird es verständlich, daß es auf diese Weise kaum möglich ist, den primären oder doch vorwiegenden Angriffspunkt eines zu untersuchenden Körpers festzustellen. Der feineren Analyse dient eine Reihe besonderer Untersuchungsmethoden, die die Wirkungen auf die einzelnen Gefäßgebiete und Funktionsabschnitte getrennt zu verfolgen erlauben.

Erweist sich ein Mittel beim Versuch am intakten Tier als blutdruckwirksam, so gilt als nächste Frage, ob das Herz an der Wirkung mitbeteiligt ist. Durch weitgehende funktionelle Abtrennung vom übrigen Kreislauf und möglichst isolierte Beeinflussung, wie dies im reduzierten Herz-Lungenkreislauf von Hering[2]) und Bock[3]), am Herz-Lungenpräparat von Starling[4]), vollkommener noch am isolierten, nach Langendorff[5]) durchbluteten Säugetierherzen und den

---

[1]) B. Kisch: Die Pharmakologie des Herzens, dieser Band, erster Teil S. 712.
[2]) Hering, H. E.: Pflügers Arch. f. d. ges. Physiol. Bd. 72, S. 163. 1898.
[3]) Bock, J.: Arch. f. exp. Pathol. u. Pharmakol. Bd. 41, S. 158. 1898.
[4]) Starling, E. H. u. F. P. Knowlton: Journ. of physiol. Bd. 44, S. 206. 1912.
[5]) Langendorff, O.: Pflügers Arch. f. d. ges. Physiol. Bd. 61, S. 291. 1895.

verschiedenen Froschherzpräparaten der Fall ist, gelingt es, eine etwaige kardiale Wirkung festzustellen. Soll die Beteiligung des Herzens am Wirkungsbild ohne Störung des übrigen Kreislaufes geprüft werden, so dienen hierzu die Methoden der elektrokardiographischen Registrierung, der Bestimmung des Schlagvolumens mittels Plethysmographen [Roy und Adami[1]), Rothberger[2])], der Aufzeichnung von Suspensionskurven, des Myokardiogramms [Cushny und Matthews[3])] u. a. Mit Hilfe feiner, in die großen Gefäße, Ventrikel und Vorhof eingeführter Troikarmanometer [H. Straub[4])] können ferner die hier herrschenden Druckschwankungen verzeichnet werden.

Der Feststellung der Gefäßwirkung liegt folgende Überlegung zugrunde. Wirkt eine Substanz lähmend auf die Ursprünge der Vasomotoren, dann werden alle Reize, welche normalerweise das Vasomotorenzentrum in Erregung versetzen, wie Sauerstoffmangel bzw. Kohlensäureüberladung, Reizung sensibler Nerven, wirkungslos bleiben, ebenso die direkte elektrische Reizung des Kopfmarkes, während Reizung der Gefäßnerven, z. B. des N. splanchnicus, noch deutliche Verengerung in den entsprechenden Gefäßgebieten hervorruft. Desgleichen kann die Wirkung von Mitteln mit vorwiegend zentral vasoconstrictorischer Wirkung nach Durchschneidung der wichtigsten verengernd wirkenden Gefäßnerven leicht festgestellt werden, da dann die blutdrucksteigernde Wirkung ebenso wie nach Abtrennung des Halsmarkes ausbleibt. Allerdings beobachtet man beispielsweise beim Strychnin selbst nach Halsmarkdurchschneidung noch eine gewisse Wirkung auf den Blutdruck, und dieser Befund wurde geradezu als Beweis für das Vorhandensein untergeordneter, im Rückenmark verstreut liegender Vasoconstrictorenzentren angesehen. Schwierig, wenn nicht unmöglich, ist die genaue Angabe des Wirkungsortes peripher angreifender Substanzen. Die hier in Betracht kommenden Angriffspunkte sind die Endverzweigungen der Gefäßnerven, die neuroplasmatische Zwischensubstanz (Asher), endlich die Muskelzelle selbst. Aus dem verschiedenen antagonistischen Verhalten gegenüber einzelnen Nervenmitteln, z. B. Atropin, hat man auf den nervösen bzw. muskulären Angriffspunkt der untersuchten Substanzen zu schließen versucht (s. Abhandlung von Atzler und Lehmann, dieser Band).

Ist die Wirkung einer Substanz für ein bestimmtes Gefäßgebiet festgestellt, so darf daraus nicht auf die Gültigkeit für alle Gefäßbezirke geschlossen werden. Einzelne Abschnitte der Strombahn zeigen weitgehende Unterschiede in ihrer Reaktion gegenüber demselben Reiz, wie sie auch in ihrem sonstigen vasomotorischen Verhalten eine verschiedene Beeinflußbarkeit aufweisen — es sei kurz an die Sonderstellung erinnert, die Coronar-, Lungen- und Hirngefäße bei Reizung der entsprechenden hinzutretenden Nervenfasern einnehmen. Dies war der Anlaß zur Ausarbeitung verschiedener Untersuchungsmethoden, die es ermöglichen, die Durchströmungsgröße einzelner Organe und Gefäßgebiete gesondert zu bestimmen.

Zuvörderst sei noch die Anwendung der Stromuhren verschiedenen Systems [Ludwig[5]), Tigerstedt[6]), Hürthle[7])] erwähnt. Sie haben wertvollen Aufschluß

---

[1]) Roy, C. S. u. J. G. Adami: Philos. transact. of the roy. soc. of London Bd. 183, S. 199. 1892.
[2]) Rothberger, C. J.: Pflügers Arch. f. d. ges. Physiol. Bd. 118, S. 353. 1907.
[3]) Cushny, A. R. u. S. A. Matthews: Journ. of physiol. Bd. 21, S. 213. 1897.
[4]) Straub, H.: Pflügers Arch. f. d. ges. Physiol. Bd. 143, S. 69. 1911.
[5]) Veröffentlicht in der Abhandlung von J. Dogiel: Die Ausmessung der strömenden Blutvolumina. Sitzungsber. d. k. sächs. Ges. d. Wiss. zu Leipzig Bd. 20, S. 200. 1868.
[6]) Tigerstedt, R.: Skandinav. Arch. f. Physiol. Bd. 3, S. 145. 1891.
[7]) Hürthle, K.: Pflügers Arch. f. d. ges. Physiol. Bd. 147, S. 509. 1912 (Stromuhr mit optischer Registrierung).

über die Änderungen der Zirkulationsverhältnisse gebracht. Das gleiche gilt von der Untersuchungstechnik F. Picks[1]), welche mit der leichten Handhabung den Vorteil verbindet, zu gleicher Zeit mit demselben Apparat mehrere Gefäßgebiete untersuchen zu können. Die Erwähnung der Versuchsanordnung zur Messung des Hirnkreislaufes [Gärtner und Wagner[2]), Hürthle[3]), Roy und Sherrington[4]), Bayliss und Hill[5])], der Durchströmungsgröße von Säugetierlungen [Brodie und Dixon[6]), Heger[7]), Plumier[8]), Baehr und E. P. Pick[9]), Cloetta[10])], von Froschlungen [Rothlin[11])], der Kiemengefäße [Krawkow[12])], der Coronargefäße [F. Meyer[13]), Morawitz und Zahn[14])], der Lebergefäße [H. Mautner und E. P. Pick[15]), Lampe[16])], der Darmarterien [Dale und Richards[17])], der Nieren [Barcroft und Brodie[18])], der Splanchnicusgefäße des Frosches [A. Fröhlich[19])], der Froschbeine [Läwen[20]), Trendelenburg[21])], der Extremitäten von Säugetieren [Kobert[22]), Kochmann und Catel[23]), Bornstein[24])], von Kaninchenohren [Pissemsky-Krawkow[25])], des isolierten Kaninchenschädels [Heymans und Regniers[26])], menschlicher Finger [Krawkow[27])], der Placentargefäße [W. Schmitt[28])] gibt ungefähr einen Überblick über die auf methodischem Gebiet geleistete Arbeit. Daneben wird die Durchströmung noch anderer Organe (Milz, Niere) häufig mit Hilfe komplizierter, die rhythmischen Pulsationen des Herzens nachahmender Apparate geübt. Dies bietet im allgemeinen wenig Schwierigkeiten, wenn die Organe bald nach der Herausnahme aus dem Körper verwendet werden und der Druck, unter dem die Flüssigkeit einströmt, von Beginn an, um das Auftreten von Ödemen zu vermeiden, nicht zu hoch gestellt wird. Vorteilhafterweise verzichtet man dabei nach dem Vorgang von Atzler und Frank[29]) und Fleisch[30]) auf die Bestimmung der ausströmenden Flüssigkeitsmenge und begnügt sich mit der Feststellung der Veränderungen, die die

---

[1]) Pick, Fr.: Arch. f. exp. Pathol. u. Pharmakol. Bd. 42, S. 399. 1899.
[2]) Gärtner, G. u. J. Wagner: Wien. med. Wochenschr. 1887, S. 602.
[3]) Hürthle, K.: Pflügers Arch. f. d. ges. Physiol. Bd. 44, S. 561. 1889.
[4]) Roy, C. S. u. C. S. Sherrington: Journ. of physiol. Bd. 11, S. 85. 1890.
[5]) Bayliss, W. M. u. L. Hill: Journ. of physiol. Bd. 18, S. 334. 1895.
[6]) Brodie, T. G. u. W. E. Dixon: Journ. of physiol. Bd. 30, S. 476. 1904.
[7]) Heger, P.: Bull. de l'acad. de méd. de Belg. (4) Bd. 26, S. 335. 1912.
[8]) Plumier, L.: Bull. de l'acad. de méd. de Belg. (4) Bd. 26, S. 596. 1912.
[9]) Baehr, G. u. E. P. Pick: Arch. f. exp. Pathol. u. Pharmakol. Bd. 74, S. 65. 1913.
[10]) Cloetta, M.: Arch. f. exp. Pathol. u. Pharmakol. Bd. 63, S. 147. 1910.
[11]) Rothlin, E.: Biochem. Zeitschr. Bd. 111, S. 219. 1920.
[12]) Krawkow, N. P.: Pflügers Arch. f. d. ges. Physiol. Bd. 151, S. 583. 1913.
[13]) Meyer, F.: Med. Klinik 1912, Nr. 21 u. Arch. f. (Anat. u.) Physiol. 1912, S. 223.
[14]) Morawitz, P. u. A. Zahn: Zentralbl. f. Physiol. Bd. 26, S. 463. 1912.
[15]) Mautner, H. u. E. P. Pick: Arch. f. exp. Pathol. u. Pharmakol. Bd. 97, S. 306. 1923 (Festschr. f. H. H. Meyer).
[16]) Lampe, W.: Arch. f. exp. Pathol. u. Pharmakol. Bd. 117, S. 92. 1926.
[17]) Dale, H. H. u. A. N. Richards: Journ. of physiol. Bd. 52, S. 110. 1918.
[18]) Barcroft, J. u. T. G. Brodie: Journ. of physiol. Bd. 32, S. 21. 1905.
[19]) Fröhlich, A.: Zentralbl. f. Physiol. Bd. 27, S. 205. 1913.
[20]) Läwen, A.: Arch. f. exp. Pathol. u. Pharmakol. Bd. 51, S. 415. 1904.
[21]) Trendelenburg, P.: Arch. f. exp. Pathol. u. Pharmakol. Bd. 63, S. 161. 1910.
[22]) Kobert, R.: Arch. f. exp. Pathol. u. Pharmakol. Bd. 22, S. 77. 1886.
[23]) Kochmann, M. u. W. Catel: Zeitschr. f. d. ges. exp. Med. Bd. 32, S. 277. 1923.
[24]) Bornstein, A.: Arch. f. exp. Pathol. u. Pharmakol. Bd. 115, S. 367. 1922.
[25]) Pissemsky, S. A.: Russki wratsch 1912, Nr. 8 u. Pflügers Arch. f. d. ges. Physiol. Bd. 156, S. 426. 1914.
[26]) Heymans, C. u. P. Regniers: Cpt. rend. des séances de la soc. de biol. Bd. 90, S. 89. 1924.
[27]) Krawkow, N. P.: Zeitschr. f. d. ges. exp. Med. Bd. 27, S. 127. 1922.
[28]) Schmitt, W.: Zeitschr. f. Biol. Bd. 75, S. 19. 1922.
[29]) Atzler, E. u. L. Frank: Pflügers Arch. f. d. ges. Physiol. Bd. 181, S. 141. 1920.
[30]) Fleisch, A.: Pflügers Arch. f. d. ges. Physiol. Bd. 171, S. 86. 1918.

Einströmungsgeschwindigkeit unter der Wirkung irgendeiner Substanz erfährt. Zur graphischen Registrierung ausfließender Blutmengen hat sich ein neuerdings von R. Rössler[1]) angegebener Ausflußschreiber gut bewährt. Der Apparat (Abb. 231) besteht im wesentlichen aus zwei kommunizierenden Röhren, in deren einer (E) sich ein Schwimmer (F) befindet, der den Stand der aufgefangenen Flüssigkeit auf der berußten Fläche eines Kymographions verzeichnet. Die zweite als Auffang- und Sammelgefäß dienende Röhre (A) ist mit einer Hebereinrichtung (B, C, D) versehen, welche bei einer bestimmten Füllung die selbsttätige Entleerung des Apparates herbeiführt. Während der Entleerung wird durch die Betätigung eines Hebels ($1, 2, 3, 4$) ein weiteres Einströmen für den Augenblick verhindert, indem sich unter dem Druck der den Apparat verlassenden Flüssigkeit eine Rinne unter das vom Organ her kommende Abflußrohr (Z) vorschiebt.

Die Methoden der Untersuchung an isolierten Gefäßen und Gefäßstreifen sind zusammen mit den damit erhaltenen Resultaten ausführlich im Kapitel „Reaktionen der Gefäße auf direkte Reize" von Atzler und Lehmann[2]) besprochen.

Es erübrigt sich, nur noch kurz auf die an den Capillaren auftretenden Veränderungen einzugehen. Über ihre Reaktionsweise war man lange Zeit hindurch im unklaren, und erst seit neuerem wendet man ihnen wieder mehr Aufmerksamkeit zu. Dabei hat sich ihre Beobachtung am Nagelfalz durch eine mikroskopische Lupe, nachdem zuvor das Gebiet durch ein Tröpfchen Cedernöl optisch homogenisiert wurde, als zweckmäßig und leicht durchführbar erwiesen. Auch die plethysmographischen Messungen geben zu einem großen Teil Änderungen der Capillarweite wieder.

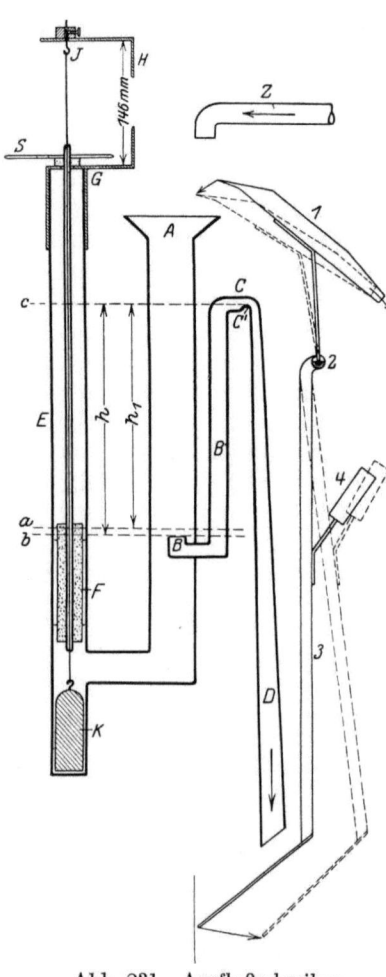

Abb. 231. Ausflußschreiber nach Rössler.

In der folgenden Darstellung soll der Versuch gemacht werden, über die Wirkung der einzelnen Mittel, nach Organgruppen und Gefäßgebieten zusammengefaßt, zu berichten.

A. Pharmakologische Reaktionen an den einzelnen Organen.
I. Die Gefäße des Atmungsapparates.

Die Druckverhältnisse im Lungenkreislauf zeigen eine weitgehende Unabhängigkeit gegenüber den Vorgängen im großen Kreislauf. Es sei daran erinnert, daß direkte oder reflektorische Erregung des Gefäßnervenzentrums zu einer bedeutenden Druckerhöhung im Aortensystem führt, ohne daß auch nur

---

[1]) Rössler, R.: Arch. f. exp. Pathol. u. Pharmakol. Bd. 118, S. 230. 1926.
[2]) Atzler, E. u. G. Lehmann, dieser Band.

eine annähernd ähnliche Druckschwankung im kleinen Kreislauf zu verzeichnen wäre. Anscheinend sind die Lungengefäße in ihrer vasomotorischen Reaktion zentralen Einflüssen in weitaus geringerem Maß, vielleicht überhaupt nicht unterworfen[1]), was man, da sich dieselbe Erscheinung an den Placentargefäßen wiederholt[2]), teleologisch so deuten kann, daß die Entwicklung des Organismus im Sinn einer denkbar gleichmäßigen, von Schwankungen ungestörten Durchströmung dieser der Sauerstoffaufnahme dienenden Gefäßgebiete vonstatten gegangen ist. So wird es auch verständlich, daß Mittel, die sonst von einer stürmischen Gefäßreaktion gefolgt sind, wie beispielsweise das *Adrenalin*, an Lungen- und Placentargefäßen fast ohne Wirkung sind. Zwar steigt nach Adrenalininjektion der Druck im kleinen Kreislauf gewöhnlich etwas an, doch rührt dies von der Verstärkung der Herztätigkeit, nicht aber von einer Verengerung der Lungengefäße her[3]), obschon eine solche an Streifen aus dem proximalen Teil der Art. pulmonalis beobachtet wurde[4]). Die feineren in der Lunge gelegenen Gefäßverzweigungen zeigen auf Adrenalin keine Verengerung[5]); doch wird demgegenüber behauptet, daß auch sie auf Adrenalin ansprechen, und zwar mit derselben Empfindlichkeit, nur wäre das Ausmaß ihrer Verkürzung geringer als das entsprechender Stücke anderer Gefäße[6]). Widerspruchsvoll wie die Angaben über die Reaktion der Gefäßstreifen lauten auch die Ergebnisse der Durchströmungsversuche. Während ein Teil der Untersucher an den Lungen verschiedener Tiere keine Verengerung, eher eine Erweiterung fand[7]) — an Kiemengefäßen hat sich eine solche mit Sicherheit feststellen lassen[8]) — wurde von einer Reihe von Nachprüfern das entgegengesetzte Verhalten vermerkt[9]). Wie schwankend und in ihrer Beurteilung zur Vorsicht mahnend die Ergebnisse der Durchströmungsversuche aber sind, läßt sich am besten an den Gefäßen der Froschlunge beobachten, die häufig auf kleine Adrenalinmengen mit Erweiterung, auf große mit Verengerung antworten, doch mitunter sich selbst gegen die stärksten Dosen refraktär verhalten[10]). Dabei scheint nicht immer auf das verwendete Adrenalinpräparat genügend Rücksicht genommen worden zu sein; wenigstens konnte nachgewiesen werden, daß ein Teil der abweichenden Ver-

---

[1]) BURTON-OPITZ, R.: Zentralbl. f. Physiol. Bd. 21, S. 95. 1907. — BRODIE, T. G. u. W. E. DIXON: Journ. of physiol. Bd. 30, S. 487. 1904. — BAEHR, G. u. E. P. PICK: Arch. f. exp. Pathol. u. Pharmakol. Bd. 74, S. 65. 1913.

[2]) SCHMITT, W.: Zeitschr. f. Biol. Bd. 75, S. 19. 1922.

[3]) VELICH, A.: Wien. med. Wochenschr. 1898, Nr. 26. — GERHARDT, D.: Arch. f. exp. Pathol. u. Pharmakol. Bd. 44, S. 161. 1900. — CLOETTA, M. u. E. ANDERES: Ebenda Bd. 76, S. 125. 1914.

[4]) LANGENDORFF, O.: Zentralbl. f. Physiol. Bd. 21, S. 551. 1907. — MEYER, O. B.: Zeitschr. f. Biol. Bd. 48, S. 352. 1906. — MACHT, D. J.: Journ. of pharmacol. a. exp. therapeut. Bd. 6, S. 13. 1914/15.

[5]) COW, D.: Journ. of physiol. Bd. 42, S. 125. 1911. — BARBOUR, H. G.: Arch. f. exp. Pathol. u. Pharmakol. Bd. 68, S. 41. 1912.

[6]) ROTHLIN, E.: Biochem. Zeitschr. Bd. 111, S. 257. 1920.

[7]) BRODIE, T. G. u. W. E. DIXON: Journ. of physiol. Bd. 30, S. 487. 1904. — HEGER, P. u. M. M. PHILIPPSON: Bull. de l'acad. méd. de Belg. (4) Bd. 26, S. 335. 1912. — BAEHR, G. u. E. P. PICK: Arch. f. exp. Pathol. u. Pharmakol. Bd. 74, S. 65. 1913. — BERESIN, W. J.: Pflügers Arch. f. d. ges. Physiol. Bd. 158, S. 219. 1914. — HIRAKAWA, K.: Acta schol. med. univ. imp. Kioto Bd. 7, S. 467. 1925.

[8]) KRAWKOW, N. P.: Pflügers Arch. f. d. ges. Physiol. Bd. 151, S. 583. 1913.

[9]) PLUMIER, L.: Journ. de physiol. et de pathol. gén. Bd. 6, S. 655. 1904. — WIGGERS, C. J.: Journ. of pharmacol. a. exp. therapeut. Bd. 1, S. 341. 1909. — CAMPBELL, J. A.: Quart. journ. of exp. physiol. Bd. 4, S. 1. 1911. — FARINI, A.: Zit. nach Zentralbl. f. Biochem. u. Biophys. Bd. 11, S. 727. 1911. — PLUMIER, L.: Bull. de l'acad. méd. de Belg. (4) Bd. 26, S. 596. 1912. — FÜHNER, H. u. E. H. STARLING: Journ. of physiol. Bd. 47, S. 286. 1913. — SCHÄFER, E. A. u. R. K. S. LIM: Quart. journ. of exp. physiol. Bd. 12, S. 157. 1919.

[10]) ROTHLIN, E.: Biochem. Zeitschr. Bd. 111, S. 257. 1920. — Vgl. auch E. WERTHEIMER: Pflügers Arch. f. d. ges. Physiol. Bd. 196, S. 412. 1922.

suchsergebnisse auf dem Gehalt an konservierenden Zusätzen, z. B. von Chloreton, beruht[1]). Aber auch diese Erklärungsmöglichkeit ist durch einen jüngst erhobenen Befund wesentlich eingeschränkt worden, und übrig bleibt demnach nur die Tatsache, daß es anscheinend keine Gesetzmäßigkeit in der Reaktion der Lungengefäße gegen Adrenalin gibt[2]). Durch das dem Adrenalin in mancher Beziehung ähnliche *Tyramin* scheinen die Lungengefäße schwach erweitert, jedenfalls nicht verengert zu werden[3]).

Einheitlicher sind die Ergebnisse mit solchen Stoffen, die normalerweise Beziehungen zu den Gefäßen des respiratorischen Gewebes erkennen lassen, wie beispielsweise die Produkte des Gasstoffwechsels. So ruft die *Kohlensäure* bei lokaler Einwirkung an den Lungen- und Placentargefäßen Erweiterung hervor und gibt auf diese Weise selbst die Möglichkeit zur eigenen beschleunigten Wegschaffung. Der Einfluß der Gase auf die Durchströmung konnte an einer in künstlicher Zirkulation gehaltenen Lunge gezeigt werden, deren Alveolarräume zuerst mit Sauerstoff oder atmosphärischer Luft, hernach mit Kohlensäure gefüllt waren. Solange die Lunge Sauerstoff enthielt, nahm die Durchströmungsgröße dauernd ab und stieg erst an, als Kohlensäure eingeblasen wurde[4]). Desgleichen ließen sich die Lungengefäße auch durch die Einwirkung der Kohlensäure von der Strombahn aus zur Erweiterung bringen[5]). Doch scheint die erweiternde Wirkung und der günstige Einfluß der normalen alveolaren Kohlensäurespannung auf die Lungengefäße nur so lange zu bestehen, als im Blut Adrenalin in physiologischen Konzentrationen vorhanden ist. Andernfalls tritt Verengerung ein[6]). An der Katzenlunge läßt sich nach Zusatz von *Ammoniak* zur Durchspülungsflüssigkeit gleichfalls Gefäßerweiterung beobachten[7]).

Der Wunsch, der in der Lunge im Gefolge zerstörender Krankheitsvorgänge auftretenden Blutungen Herr zu werden, ferner gewisse Zustände von Stauung und Anschoppung der Lungengefäße beseitigen zu können, läßt es verständlich erscheinen, daß in diesem Sinne eine große Zahl von Mitteln versucht worden ist. Es obliegt uns nun, bei einigen die Wirkung auf den Lungenkreislauf näher zu verfolgen. Daß *Digitalis* unter bestimmten Umständen (Herzschwäche) eine Stauung in der Lunge aufhebt, ist allgemein bekannt; ob sie aber die Lungengefäße auch durch unmittelbare Einwirkung zur Verengerung bringen kann, ist mit Sicherheit noch nicht entschieden. Zwar haben Durchströmungsversuche[8]), sowie Versuche an Streifen oder Ringen aus der Pulmonalarterie[9]) diese Möglichkeit nahegerückt, doch sind hierbei häufig außerordentlich hohe Dosen verwendet worden. Die Verfolgung des Druckes in der Pulmonalarterie hat zu wechselnden Ergebnissen geführt. Neben der Zahl der Untersucher, die eine Änderung des Druckes als Folge einer Gefäßverengerung in der Lunge überhaupt verneinen

---

[1]) TRIBE, E. M.: Journ. of physiol. Bd. 45, S. XX. 1912 u. Bd. 48, S. 154. 1914.
[2]) LÖHR, H.: Zeitschr. f. d. ges. exp. Med. Bd. 39, S. 67. 1923.
[3]) DALE, H. H. u. W. E. DIXON: Journ. of physiol. Bd. 39, S. 25. 1909/10. — Cow, D.: Ebenda Bd. 42, S. 125. 1911.
[4]) SEVERINI, L.: Zit. nach Zentralbl. f. d. med. Wiss. 1882, S. 165.
[5]) KETCHAM, C. S., J. T. KING JR. u. D. R. HOOKER: Americ. journ. of physiol. Bd. 31, S. 64. 1912/13.
[6]) LÖHR, H.: Zeitschr. f. d. ges. exp. Med. Bd. 39, S. 67. 1923 u. Klin. Wochenschr. 1923, Nr. 50.
[7]) MAGNUS, R., G. B. SORGDRAGER u. W. STORM VAN LEEUWEN: Pflügers Arch. f. d. ges. Physiol. Bd. 155, S. 275. 1914.
[8]) TSCHISTOWITSCH, N.: Zentralbl. f. d. med. Wiss. 1887, S. 513 (Helleborein). — PLUMIER, L.: Journ. de physiol. et de pathol. gén. Bd. 7, S. 455. 1905 (Digitalin, Digitoxin). — EPPINGER, H. u. R. WAGNER: Wien. Arch. f. inn. Med. Bd. 1, S. 83. 1920 (Digitoxin, Strophanthin). — LÖHR, H.: Zeitschr. f. d. ges. exp. Med. Bd. 39, S. 67. 1923 (Strophanthin, Gitalin).
[9]) MACHT, D. J.: Journ. of pharmacol. a. exp. therapeut. Bd. 6, S. 13. 1914/15.

und etwaige Schwankungen auf die Herzwirkung oder den Einfluß auf den großen Kreislauf zurückführen[1]), fällt die Verschiedenheit der Angaben über die Wirksamkeit der einzelnen Digitalispräparate auf. Anscheinend ist nicht immer der Alkoholgehalt, der möglicherweise bei der Druckerhöhung in der Pulmonalis mitspielt, genügend berücksichtigt worden[2]). Die Änderung des Lungenkreislaufes durch Digitalis dürfte demnach hauptsächlich sekundärer Natur sein, denn die Dosen, welche die Lungengefäße zur Verengerung bringen, stehen wohl außerhalb therapeutischer Belange[3]). Das saponinartige *Digitonin* und ebenso *Sapotoxin* zeigen an Gefäßstreifen aus der Lungenarterie eine erschlaffende Wirkung[4]).

Die den Digitaliskörpern in mancher Beziehung ähnlichen *Barytsalze* üben entsprechend ihren sonstigen constrictorischen Wirkungen auch auf die Gefäße der Lungen[5]) und der Kiemen[6]) einen mächtig verengernden Reiz aus. Dieser Kontraktionszustand läßt sich durch Bittersalz (SO_4''-wirkung) und Papaverin, nicht aber durch Atropin oder Adrenalin beseitigen[7]).

Als von der älteren Medizin bei Lungenblutungen häufig verwendete Mittel sind die aus dem *Mutterkorn* gewonnenen galenischen Präparate zu erwähnen, deren wirksame Bestandteile verschiedene im Eiweißstoffwechsel des Secalepilzes entstehende Amine darstellen. Aus allen hiermit angestellten Versuchen geht eindeutig hervor, daß *Secale* eine erhebliche und dauernde Drucksteigerung im kleinen Kreislauf hervorruft, die allem Anschein nach auf einer Kontraktion der Lungengefäße beruht. Für diese Deutung spricht ferner der Umstand, daß der Druck im großen Kreislauf in unmittelbarem Anschluß an die Injektion vorübergehend abnimmt, was durch die Verringerung der Blutzufuhr zum linken Herzen infolge der Gefäßsperre in der Lunge bedingt ist[8]). Auch das im Mutterkorn enthaltene Alkaloid *Ergotoxin* vermag die Lungengefäße zu verengern[9]), die in diesem Zustande sich ebenso wie nach Behandlung mit Apocodein, Pilocarpin, Muscarin, Physostigmin, Aconitin, Nicotin gegen den angeblich sonst constrictorischen Reiz des Adrenalins refraktär verhalten oder nur mehr mit Erschlaffung antworten. *Aconitin*[4]) und *Nicotin*[10]) selbst besitzen die Fähigkeit zur Constriction der Lungengefäße, jenes in schwächerem, dieses in stärkerem Ausmaß. Auf Nicotin antworten auch die Kiemengefäße mit Verengerung[6]).

---

[1]) POPPER, J.: Zeitschr. f. klin. Med. Bd. 16, S. 97. 1889 (Strophanthin). — OPENCHOWSKI, TH. v.: Ebenda Bd. 16, S. 201. 1889 (Helleborein). — BAYET, A.: La circulation pulmonaire. Thèse Bruxelles 1892 (Strophanthustinktur, Digitalin). — WOOD JR., H. C.: Americ. journ. of physiol. Bd. 6, S. 283. 1902 (Digitalistinktur). — MELLIN, G.: Skandinav. Arch. f. Physiol. Bd. 15, S. 147. 1904. — Hingegen beobachteten Drucksteigerung: J. R. BRADFORD u. H. P. DEAN: Journ. of physiol. Bd. 16, S. 34. 1894 (Digitalin, Strophanthin), auch G. MELLIN: Skandinav. Arch. f. Physiol. Bd. 15, S. 147. 1904 (Digitalin).
[2]) PLUMIER, L.: Journ. de physiol. et de pathol. gén. Bd. 7, S. 455. 1905.
[3]) LÖHR, H.: Zeitschr. f. d. ges. exp. Med. Bd. 39, S. 67. 1923.
[4]) MACHT, D. J.: Journ of pharmacol. a. exp. therapeut. Bd. 6, S. 13. 1914/15.
[5]) BRODIE, T. G. u. W. E. DIXON: Journ. of physiol. Bd. 30, S. 487. 1904. — BERESIN, W. J.: Pflügers Arch. f. d. ges. Physiol. Bd. 158, S. 219. 1914. — BAEHR, G. u. E. P. PICK: Arch. f. exp. Pathol. u. Pharmakol. Bd. 74, S. 41. 1913. — MACHT, D. J.: Journ. of pharmacol. a. exp. therapeut. Bd. 6, S. 13. 1914/15.
[6]) KRAWKOW, N. P.: Pflügers Arch. f. d. ges. Physiol. Bd. 151, S. 583. 1913.
[7]) LÖHR, H.: Zeitschr. f. exp. Pathol. u. Pharmakol. Bd. 39, S. 67. 1923.
[8]) MELLIN, G.: Skandinav. Arch. f. Physiol. Bd. 15, S. 147. 1904. — PLUMIER, L.: Journ. de physiol. et de pathol. gén. Bd. 7, S. 13. 1907.
[9]) WIGGERS, C. J.: Arch. of internal med. Bd. 8, S. 17. 1911. — MACHT, D. J.: Journ. of pharmacol. a. exp. therapeut. Bd. 6, S. 13. 1914/15. — Vgl. hierzu D. Cow: Journ. of physiol. Bd. 42, S. 125. 1911.
[10]) BERESIN, W. J.: Pflügers Arch. f. d. ges. Physiol. Bd. 158, S. 219. 1914. — MACHT, D. J.: Journ. of pharmacol. a. exp. therapeut. Bd. 6, S. 13. 1914/15. — LÖHR, H.: Zeitschr. f. d. ges. exp. Med. Bd. 39, S. 67. 1923. — Vgl. hierzu G. MELLIN: Skandinav. Arch. f. Physiol. Bd. 15, S. 147. 1904.

Dieselbe eigenartige Kreislaufstörung rufen die als Schockgifte bekannten Basen *Histamin, Ergamin* (= Histaminphosphat) und das nach der Vorstellung DALES durch seinen Histamingehalt wirkende *Pepton* hervor. Nach der Injektion von Propepton[1]) und Histamin[2]) steigt der Druck in der A. pulmonalis erheblich an, während er gleichzeitig in der Carotis beträchtlich heruntergeht (s. Abb. 232). Ihre völlige Aufklärung erfuhr diese Erscheinung durch das Ergebnis der Durchströmungsversuche, welche eine eindeutige Herabsetzung der durchfließenden Menge ergaben[3]): Sie darf mit Sicherheit auf eine Verengerung der Lungengefäße zurückgeführt werden, die nebst einer noch zu besprechenden, eigenartigen Veränderung am Portalkreislauf die wesentlichste Ursache der Schockwirkung dieser Körper darstellt[4]). Auch die Placentar-[5]) und Kiemengefäße[6]) werden durch Histamin verengt.

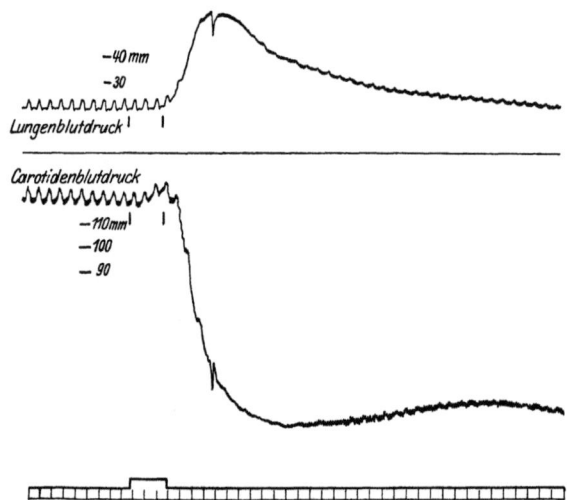

Abb. 232. Lungen- (obere Kurve) und Aorten- (untere Kurve) Druck der Katze nach 0,0005 g Ergamin. (Nach DALE und LAIDLAW.)

Von sonstigen auf die Lungengefäße verengernd wirkenden Substanzen sei noch *vanadinsaures Natrium*[7]) erwähnt; schwache Konstriktion wurde ferner mit *Strychnin* beobachtet, das aber in größeren Gaben auch das Gegenteil hervorzurufen vermag[8]).

Eine Erweiterung der Pulmonalgefäße durch *Alkohol*, die nicht zur Gänze auf eine verbesserte Tätigkeit des rechten Herzens zurückzuführen wäre, liegt entgegen einer anderslautenden Beobachtung[9]) nicht vor[10]); es haben sich vielmehr Anhaltspunkte für das Bestehen einer Neigung zur Verengerung gewinnen lassen[11]).

[1]) NOLF, P.: Acad. roy. de belgique, August 1902; Mémoires couronnés, Bd. 63. 1903; zit. nach Journ. de physiol. et de pathol. gén. Bd. 5, S. 575. 1903.
[2]) DALE, H. H. u. P. P. LAIDLAW: Journ. of physiol. Bd. 41, S. 318. 1910. — CLOETTA, M. u. E. ANDERES: Arch. f. exp. Pathol. u. Pharmakol. Bd. 76, S. 125. 1914. — WOLFER, P.: Arch. f. exp. Pathol. u. Pharmakol. Bd. 93, S. 1. 1922. — MCDOWALL, R. J. S.: Journ. of physiol. Bd. 57, S. 146. 1923. — SHARPEY-SCHAFER, E. u. A. D. MACDONALD: Quart. journ. of exp. physiol. Bd. 16, S. 251. 1926.
[3]) DALE, H. H. u. P. P. LAIDLAW: Journ. of physiol. Bd. 41, S. 318. 1910. — BERESIN, W. J.: Pflügers Arch. f. d. ges. Physiol. Bd. 158, S. 219. 1914. — MAUTNER, H. u. E. P. PICK: Münch. med. Wochenschr. 1915, Nr. 34. — MAUTNER, H.: Wien. Arch. f. inn. Med. Bd. 7, S. 251. 1923. — MANWARING, W. H. u. W. H. BOYD: Journ. of immunol. Bd. 8, S. 131. 1923. — MANWARING, W. H. u. H. D. MARINO: Journ. of immunol. Bd. 8, S. 317. 1923.
[4]) MAUTNER, H. u. E. P. PICK: Münch. med. Wochenschr. 1915, Nr. 34.
[5]) SCHMITT, W.: Zeitschr. f. Biol. Bd. 75, S. 19. 1922.
[6]) KRAWKOW, N. P.: Pflügers Arch. f. d. ges. Physiol. Bd. 151, S. 583. 1913.
[7]) BAEHR, G. u. E. P. PICK: Arch. f. exp. Pathol. u. Pharmakol. Bd. 74, S. 41. 1913.
[8]) LÖHR, H.: Zeitschr. f. d. ges. exp. Med. Bd. 39, S. 67. 1923. — Vgl. hierzu G. BAEHR u. E. P. PICK: Arch. f. exp. Pathol. u. Pharmakol. Bd. 74, S. 65. 1913 u. D. J. MACHT: Journ. of pharmacol. a. exp. therapeut. Bd. 6, S. 13. 1914/15.
[9]) WEBER, E.: Arch. f. Anat. u. Physiol. 1910, Suppl. S. 377 u. 1912, S. 383.
[10]) CLOETTA, M. u. E. ANDERES: Arch. f. exp. Pathol. u. Pharmakol. Bd. 76, S. 125. 1914. — Vgl. auch G. MELLIN: Skandinav. Arch. f. Physiol. Bd. 15, S. 147. 1904.
[11]) PLUMIER, L.: Journ. de physiol. et de pathol. gén. Bd. 7, S. 455. 1905.

Unter den Erweiterung hervorrufenden Mitteln nehmen die flüchtigen, das Lungenepithel passierenden Stoffe eine besondere Stellung ein. Die ersten Untersuchungen über die Einflüsse von *Amylnitrit* auf den Lungenkreislauf haben keine Änderung des Druckes in der A. pulmonalis ergeben, obschon die Spannung in der Carotis beträchtlich unter die in der Lungenarterie herrschende heruntergegangen war[1]). Bei neuerlicher Prüfung wurde, unabhängig von der Art der Aufnahme, eine Druckerhöhung beobachtet[2]), die, seither mehrfach bestätigt[3]), als gleichmäßige Zunahme des Druckes im arteriellen und venösen Teile des Lungenkreislaufes auftritt. Doch wurde hin und wieder auch eine Senkung vermerkt[4]). Die Feststellung, daß der venöse Druck ebenso wie der arterielle ansteigt, macht eine aus der Beobachtung am Gefäßstreifenpräparat erschlossene Verengerung[5]) der Lungengefäße, abgesehen von Durchströmungsversuchen, die das Gegenteil beweisen[6]), als Ursache des Druckanstieges ganz unwahrscheinlich. Eher ist an die Möglichkeit zu denken, daß unter der Herabsetzung des peripheren Gefäßwiderstandes im großen Kreislauf dem rechten Herzen mehr Blut zuströmt und dementsprechend auch größere Mengen in den Lungenkreislauf geschickt werden[7]). Es hat sich aber ein solcher vermehrter Zustrom von Blut zum rechten Herzen nicht nachweisen lassen. Wie neuere Untersuchungen ergeben haben, ist die Ursache der Druckerhöhung die Zunahme des Minutenvolumens, die aber nicht durch vermehrte Füllung des Herzens, sondern durch Erhöhung der Pulsfrequenz und Vergrößerung des Schlagvolumens zustande kommt. Beide Erscheinungen lassen sich auf eine gemeinsame Ursache zurückführen: Die erhöhte Pulsfrequenz auf eine Abnahme des Vagustonus als Folge der verringerten arteriellen Spannung, die Zunahme der Kontraktionsgröße auf die verminderte Belastung des Herzens, infolge der Verkleinerung der Strömungswiderstände. Doch kann die Kompensation, besser Überkompensation, nur so lange dauern, als das Herz für den vermehrten Auswurf auch hinlänglichen Nachschub erhält. Da unter normalen Bedingungen dem Herzen ein gewisser Überschuß an Blut zuströmt, vermag es eine Zeitlang seinen Mehrbedarf hieraus zu decken: und so lange hält auch die Drucksteigerung im kleinen Kreislauf an. Macht sich aber mit der Zeit ein Mangel an rückströmendem Blut infolge Anschoppung in den erweiterten Gefäßen des großen Kreislaufs geltend, dann hört die vermehrte Pumptätigkeit auf, und der Druck sinkt im kleinen Kreislauf ebenso wie im großen[8]). Abb. 233 zeigt deutlich den anfänglichen, kurz dauernden Anstieg und die darauffolgende Senkung.

Während der *Chloroformnarkose* haben LANGLOIS und DESBUIS[9]) eine Ver-

---

[1]) OPENCHOWSKI, TH. v.: Zeitschr. f. klin. Med. Bd. 16, S. 201. 1889. — Vgl. auch G. MELLIN: Skandinav. Arch. f. Physiol. Bd. 15, S. 147. 1904.
[2]) BRADFORD, J. R. u. H. P. DEAN: Journ. of physiol. Bd. 16, S. 34. 1894.
[3]) WOOD JR., H. C.: Americ. journ. of physiol. Bd. 6, S. 283. 1902 u. Journ. of exp. med. Bd. 14, S. 335. 1912. — PLUMIER, L.: Journ. de physiol. et de pathol. gén. Bd. 7, S. 484. 1905. — PETITJEAN, G.: Ebenda Bd. 10, S. 403. 1908.
[4]) WOOD JR., H. C.: Americ. journ. of physiol. Bd. 6, S. 283. 1902. — PETITJEAN, G.: Journ. de physiol. et de pathol. gén. Bd. 10, S. 403. 1908. — Siehe auch R. J. S. McDOWALL: Journ. of physiol. Bd. 56, S. XIX. 1922.
[5]) MACHT, D. J.: Journ. of pharmacol. a. exp. therapeut. Bd. 6, S. 13. 1914/15. — Siehe hingegen D. Cow: Journ. of physiol. Bd. 42, S. 125, 1911.
[6]) LEECH, D. J.: Brit. med. journ. Bd. 2, S. 4. 1893. — PLUMIER, L.: Journ. de physiol. et de pathol. gén. Bd. 7, S. 484. 1905. — LÖHR, H.: Zeitschr. f. d. ges. exp. Med. Bd. 39, S. 67. 1923. — Vgl. hierzu auch R. HUNT: Americ. journ. of physiol. Bd. 45, S. 197. 1917/18.
[7]) PLUMIER, L.: Journ. de physiol. et de pathol. gén. Bd. 7, S. 484. 1905.
[8]) WIGGERS, C. J.: Arch. of intern. med. Bd. 8, S. 17. 1911.
[9]) LANGLOIS, J. P. u. G. DESBUIS: Cpt. rend. hebdom. des séances de l'acad. des sciences Bd. 155, S. 1107. 1912.

längerung der Stromzeit gefunden. Leider erfuhren die Versuche keine Ergänzung durch Vergleich mit anderen Stromstrecken, so daß hieraus auf das vasomotorische Verhalten der Lungengefäße nicht geschlossen werden kann. Die beobachtete Wirkung dürfte allem Anschein nach eine Folge der Blutdrucksenkung sein, da sonst ein Hinweis auf eine verengernde Wirkung des Chloroforms auf die Lungengefäße nicht vorliegt[1]); Durchströmungen der Lungen nach BRODIE und DIXON[2]), sowie der Kiemengefäße[3]) haben vielmehr eine Erweiterung ergeben. Vergleichende Druckmessungen in der Pulmonalarterie und der Aorta zeigen ein paralleles Absinken des Blutdruckes während der Narkose; auch dies spricht gegen die Möglichkeit einer Verengerung[4]).

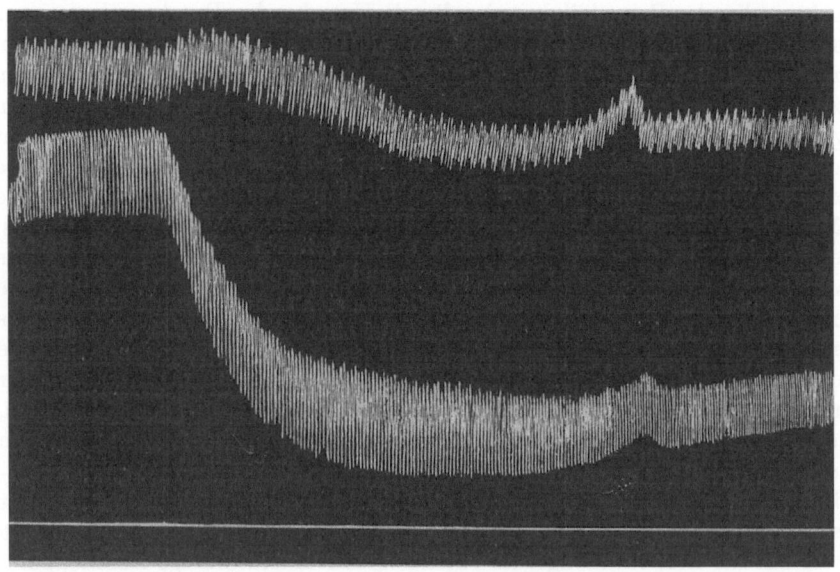

Abb. 233. Amylnitrit, enthirnter Hund. Druck aus der Carotis (unten) und der Lungenarterie (oben). (Nach DIXON.)

Dem *Äther* wird eine günstige Wirkung auf den Lungenkreislauf zugeschrieben. Die Zunahme der Strömungsgeschwindigkeit während der Ätherinhalation, gemessen nach der Methode von STEWART, ist recht beträchtlich[5]). Der experimentelle Befund, auf den sich diese Tatsache gründet, läßt aber die Frage offen, ob eine Gefäßerweiterung an der Wirkung beteiligt ist; es käme auch die gleichzeitige Blutdrucksteigerung als Ursache der verbesserten Durchströmung in Betracht. Doch haben Versuche am isolierten Organ mit künstlichem Kreislauf zweifellos eine Erweiterung des Gefäßlumens erkennen lassen[2]).

Auch *Stickstoffoxydul* und *Chloräthyl* erweitern die Lungengefäße[2]); desgleichen die nicht flüchtigen Narkotica *Chloralhydrat* und *Urethan*[2]), ferner *Cocain*[6]) und *Campher*[7]).

[1]) GASKELL, W. H. u. L. E. SHORE: Brit. med. journ. Bd. 1, S. 225. 1893.
[2]) LÖHR, H.: Zeitschr. f. d. ges. exp. Med. Bd. 39, S. 67. 1923.
[3]) KRAWKOW, N. P.: Pflügers Arch. f. d. ges. Physiol. Bd. 151, S. 583. 1913.
[4]) BRADFORD, J. R. u. H. P. DEAN: Journ. of physiol. Bd. 16, S. 34. 1894.
[5]) LANGLOIS, J. P. u. G. DESBUIS: Cpt. rend. hebdom. des séances de l'acad. des sciences Bd. 155, S. 1107. 1912. — Vgl. ARLOING: Ebenda Bd. 89, S. 246. 1879.
[6]) MACHT, D. J.: Journ. of pharmacol. a. exp. therapeut. Bd. 6, S. 13. 1914/15.
[7]) LIEBMANN, E.: Arch. f. exp. Pathol. u. Pharmakol. Bd. 68, S. 59. 1912.

Eine erweiternde Wirkung auf die durch Digitalis zur Verengerung gebrachten Lungengefäße ließ sich durch *Coffein* und *Papaverin* erzielen[1]). Durch Coffein werden außer den Lungengefäßen nach anfänglicher Verengerung auch die Kiemengefäße erweitert[2]). *Theobromin* besitzt keine derartige Wirkung, hingegen in ausgesprochener Weise *Chinin*[3]). Ebenso wurde nach *Atropin* und den ihm sonst in vielfacher Hinsicht entgegenwirkenden Mitteln *Pilocarpin*[4]) und *Physostigmin*[5]) eine Vermehrung der Lungendurchblutung beobachtet. Anderseits wird für Physostigmin eine Drucksteigerung in der A. pulmonalis infolge Verengerung der Lungengefäße nach Art der durch Histamin bewirkten behauptet[6]). Der gleiche Widerspruch liegt in den Angaben bezüglich der Wirkung des *Muscarins* vor; BRODIE und DIXON[7]) sahen Erweiterung, LÖHR[5]) hingegen Verengerung, u. z. bei derselben Versuchsanordnung. Unter *Acetylcholin* nimmt die Durchflußmenge ab[8]).

Von Hormonpräparaten wurde das Verhalten der *Hypophysenauszüge* genauer untersucht; ihre Wirkung auf die Lungen- und Placentargefäße weist indes keine deutliche Gesetzmäßigkeit auf, da sich sowohl Erweiterung wie Verengerung beobachten ließ. Die Verengerung scheint vorwiegend bei Anwendung hoher Dosen einzutreten und ist selbst dann nicht sehr erheblich[9]). Auf den Blutdruck im kleinen Kreislauf wirken histaminfreie Hypophysenhinterlappenauszüge zumeist senkend, doch je nach der Tierart auf verschiedenem Weg: Bei Hunden und Kaninchen durch Verlangsamung und Verkleinerung des Herzschlages, bei Katzen auf noch nicht geklärte Weise, jedenfalls nicht durch Änderung der Herztätigkeit[10]).

II. Die Gefäße des Herzens.

Ähnlich wie die Gefäße der Lunge, nur noch ausgesprochener, zeigen auch die Coronararterien ein in mancher Beziehung von den übrigen Gefäßen abweichendes Verhalten. Bei Reizung der zu ihnen tretenden Sympathicusfasern erweitern sie sich[11]) und unterliegen der gleichen Veränderung bei Einwirkung von *Adrenalin*. Dieser Körper ruft an isolierten Ringstreifen aus der Kranzarterie eine deutliche *Tonusabnahme* hervor[12]), die sich vor allem geltend macht,

---

[1]) EPPINGER, H. u. R. WAGNER: Wien. Arch. f. inn. Med. Bd. 1, S. 83. 1920. — BERESIN W. J.: Pflügers Arch. f. d. ges. Physiol. Bd. 158, S. 219. 1914.
[2]) KRAWKOW, N. P.: Pflügers Arch. f. d. ges. Physiol. Bd. 151, S. 583. 1913.
[3]) MACHT, D. J.: Journ. of pharmacol. a. exp. therapeut. Bd. 6, S. 13. 1914/15.
[4]) BRODIE, T. G. u. W. E. DIXON: Journ. of physiol. Bd. 30, S. 487. 1904. — BAEHR, G. u. E. P. PICK: Arch. f. exp. Pathol. u. Pharmakol. Bd. 74, S. 65. 1913. — LÖHR, H.: Zeitschr. f. d. ges. exp. Med. Bd. 39, S. 67. 1923.
[5]) LÖHR, H.: Zeitschr. f. d. ges. exp. Med. Bd. 39, S. 67. 1923.
[6]) Nach W. E. DIXON u. F. RANSOM in Heffters Handb. d. Pharmakol. Bd. 2/II, S. 795. Berlin: Julius Springer 1924.
[7]) BRODIE, T. G. u. W. E. DIXON: Journ. of physiol. Bd. 30, S. 487. 1904.
[8]) HUNT, R.: Americ. journ. of physiol. Bd. 45, S. 197. 1917/18.
[9]) DE BONIS, V. u. V. SUSANNA: Zentralbl. f. Physiol. Bd. 23, S. 169. 1909. — McCORD, C. P.: Arch. of intern. med. Bd. 8, S. 609. 1911. — ROTHLIN, E.: Biochem. Zeitschr. Bd. 111, S. 299. 1920. — SCHMITT, W.: Zeitschr. f. Biol. Bd. 75, S. 19. 1922.
[10]) WIGGERS, C. J.: Arch. of intern. med. Bd. 8, S. 17. 1911. — HALLION, L.: Cpt. rend. des séances de la soc. de biol. Bd. 76, S. 581. 1914. — SHARPEY-SCHAFER, E. u. A. D. MACDONALD: Quart. journ. of exp. physiol. Bd. 16, S. 251. 1926.
[11]) MAASS, P.: Pflügers Arch. f. d. ges. Physiol. Bd. 74, S. 281. 1899. — MORAWITZ, P. u. A. ZAHN: Dtsch. Arch. f. klin. Med. Bd. 116, S. 364. 1914. — ANREP, G. V. u. H. N. SEGALL: XII. Internat. Physiologenkongreß, Stockholm 1926.
[12]) LANGENDORFF, O.: Zentralbl. f. Physiol. Bd. 21, S. 551. 1907. — PAL, J.: Sitzungsber. d. k. k. Ges. d. Ärzte in Wien vom 4. Dez. 1908. — EPPINGER, H. u. L. HESS: Zeitschr. f. exp. Pathol. u. Therap. Bd. 5, S. 622. 1909. — DE BONIS, V. u. V. SUSANNA: Zentralbl. f. Physiol. Bd. 23, S. 169. 1909. — COW, D.: Journ. of physiol. Bd. 42, S. 125. 1911. — PARK, E.: Journ. of exp. med. Bd. 16, S. 532. 1912. — CRUICKSHANK, E. W. H. u. A. SUBBA RAU: Journ. of physiol. Bd. 61, S. XVIII. 1926.

wenn das Gefäßstück dem absteigenden Ast an der Grenze zwischen oberstem und mittlerem Drittel entstammt[1]). Die Erweiterung tritt auch an dem künstlich von den Kranzgefäßen aus durchspülten Herzen ein[2]), das gegebenenfalls, um Änderungen in der Durchblutung durch Veränderung der Schlagfrequenz auszuschalten, durch Strophantin stillgestellt[3]) oder durch rhythmische Reize vom linken Vorhof aus in eine willkürliche, die zu erwartende Frequenzzunahme durch Adrenalin übersteigende Schlagfolge versetzt wird[4]). Auch am flimmernden Herzen, das an sich schon eine erhöhte Coronardurchströmung aufweist, kommt der erweiternde Einfluß des Adrenalins noch zur Geltung[4]). Deutlich wird die dilatierende Wirkung vor allem dann, wenn die Durchströmungsflüssigkeit Blut enthält[5]). Auch am intakten Kreislauf oder am Herz-Lungenpräparat läßt sich die Zunahme der aus den Coronarvenen ausströmenden Blutmenge verfolgen[6]). Dabei ist die Erhöhung der Durchblutung nicht etwa lediglich die Folge der Druckzunahme in der Aorta, sondern außer dieser muß noch eine unmittelbar erweiternde Wirkung auf die Kranzgefäße zur Erklärung herangezogen werden. Doch kann diese Erscheinung nicht für alle Tiergattungen als Regel bezeichnet werden, da beispielsweise die Kranzgefäße des Pferdes[7]), der Schildkröte[8]) und nach Angaben, denen aber widersprochen wurde, auch die des Affen und des Menschen[9]) auf Adrenalin mit Verengerung antworten. Zuweilen scheint es, als ob die verschiedene Art der Wirkung in Beziehung zur angewendeten Dosis stünde. So ließ sich mit kleinen Adrenalinmengen an Kaninchen- und Rinderherzen gleichfalls Konstriktion erzielen, die alsbald bei Erhöhung der Gabe in Erweiterung umschlug, so daß möglicherweise die Kranzgefäße sowohl dilatatorische als auch constrictorische Impulse vom Sympathicus aus erhalten[10]), die der Schildkröte wahrscheinlich nur constrictorische. Hiernach würden letztere schon durch geringe Adrenalinmengen vermehrt, während die erweiternden Fasern, wo solche im Sympathicus vorhanden sind, erst durch stärkere Konzentrationen erregt werden.

Ähnlich erweiternd wirkt die *Kohlensäure*. Am isolierten, nach HEYMANS und KOCHMANN durchströmten Herzen läßt sich ein überraschendes Parallelgehen von Änderung der Gefäßweite im Coronargebiet mit der Kohlensäurebildung im Herzen feststellen[11]). Auf diese Weise leitet eine vermehrte Anhäufung von Stoffwechselprodukten im Herzmuskel selbst deren beschleunigte Wegschaffung in die Wege[12]). Neuere Versuche haben ergeben, daß auch im Herzen die Stoffwechselprodukte (Kohlensäure, Milchsäure) die Coronargefäße nur insoweit be-

---

[1]) BARBOUR, H. G.: Arch. f. exp. Pathol. u. Pharmakol. Bd. 68, S. 41. 1912.
[2]) ELLIOTT, T. R.: Journ. of physiol. Bd. 32, S. 401. 1905. — BARBOUR, H. G. u. A. L. PRINCE: Journ. of exp. med. Bd. 21, S. 330. 1915 (Kaninchenherz).
[3]) KRAWKOW, N. P.: Pflügers Arch. f. d. ges. Physiol. Bd. 157. S. 501. 1914.
[4]) HAMMOUDA, M. u. R. KINOSITA: Journ. of physiol. Bd. 61, S. 615. 1926.
[5]) RABE, F.: Zeitschr. f. exp. Pathol. u. Therap. Bd. 11, S. 175. 1912.
[6]) MEYER, F.: Berlin. klin. Wochenschr. 1913, Nr. 20. — MORAWITZ, P. u. A. ZAHN: Dtsch. Arch. f. klin. Med. Bd. 116, S. 364. 1914. — MARKWALDER, J. u. E. H. STARLING: Journ. of physiol. Bd. 47, S. 275. 1913/14.
[7]) ROTHLIN, E.: Biochem. Zeitschr. Bd. 111, S. 257. 1920.
[8]) DRURY, A. N. u. F. M. SMITH: Heart Bd. 11, S. 71. 1924. — DRURY, A. N. u. J. J. SUMBAL: Ebenda S. 285. — GRUBER, C. M.: Americ. heart journ. Bd. 2, S. 173. 1926.
[9]) BARBOUR, H. G.: Journ. of exp. med. Bd. 15, S. 404. 1912 und H. G. BARBOUR u. A. L. PRINCE: Ebenda Bd. 21, S. 330. 1915. — Vgl. hingegen N. P. KRAWKOW: Zeitschr. f. d. ges. exp. Med. Bd. 27, S. 127. 1921 u. E. W. H. CRUICKSHANK u. A. SUBBA RAU: Journ. of physiol. Bd. 61, S. XVIII. 1926.
[10]) BRODIE, T. G. u. W. C. CULLIS: Journ. of physiol. Bd. 43, S. 313. 1911. — ROTHLIN, E.: Biochem. Zeitschr. Bd. 111. S. 257. 1920. — SMITH, F. M., G. H. MILLER u. V. C. GRABER: Americ. journ. of physiol. Bd. 77, S. 1. 1926.
[11]) BARCROFT, J. u. W. E. DIXON: Journ. of physiol. Bd. 35, S. 182. 1907.
[12]) MARKWALDER, J. u. E. H. STARLING: Journ. of physiol. Bd. 47, S. 275. 1913.

einflussen, als sich hierbei die aktuelle Reaktion der durchströmenden Flüssigkeit ändert[1]).

Die *Digitaliskörper* sind in ihrer Wirkung auf die Kranzgefäße nicht gleichmäßig zu beurteilen. Neben Mitteln, die eine primäre Erweiterung verursachen [Adonidin[2]), Cymarin[3]), Digipurat[4])], gibt es solche, die keinen oder eher einen verengernden Einfluß [Digitoxin, Strophanthin?[5])] ausüben. Ausgeschnittene Gefäßringe scheinen sich auf die meisten Digitalispräparate zu verkürzen, obschon gelegentlich auch hierbei Verlängerung beobachtet wurde[6]). Die Beimengung saponinartiger Stoffe *(Digitonin)* befördert möglicherweise die erweiternde Wirkung[3]). Jedenfalls spielt der Einfluß der Digitaliskörper auf die Kranzgefäße beim Zustandekommen der therapeutischen Wirkung auf das Herz keine Rolle. Immerhin hat er insofern zur Erwägung Anlaß gegeben, als gelegentlich geraten wurde, einer etwaigen Verschlechterung der Coronardurchblutung im Gefolge der Anwendung von Digitalis durch gleichzeitige Verabreichung erweiternder Mittel (Coffein, Theobromin) zu begegnen[7]).

In gleicher Weise konstringierend am Gefäßstreifen[8]) wie am Langendorffpräparat[9]) wirkt *Bariumchlorid*. Da aber diese Wirkung an allen durchströmten Gefäßen eintritt, wofern nur das Verhältnis zwischen Muscularis und elastischer Substanz in der Gefäßwand für jene nicht zu ungünstig liegt, bedarf der für das contractile Gewebe typische Effekt wohl keiner eingehenderen Besprechung.

Für die gefäßwirksamen Xanthinkörper *(Coffein, Theobromin, Theophyllin, Euphyllin)* ließ sich sowohl am Gefäßstreifen[10]), am isolierten Herzen[11]) wie auch aus der Messung der bei sonst ungestörtem Kreislauf aus den Coronarvenen strömenden Blutmenge[12]) eine Erweiterung nachweisen. Wegen seiner tonusvermindernden Wirkung, die bei der vorbeugenden Behandlung von Gefäßkrämpfen eine wichtige Rolle spielt, wird das Coffein und das seiner geringeren zentralen, auch vasomotorischen Reizwirkung wegen zu erwähnende Theobromin (Diuretin) bei Zuständen von Angina pectoris gegeben. Zweckmäßig scheint namentlich die Kombination von Theophyllin und Äthylendiamin, das in besonders kräftiger Weise die Coronargefäße erweiternde Euphyllin[13]). Im Anfall selbst ist die Wirkung dieser Mittel aber meist zu schwach und setzt zu langsam ein, weshalb an ihrer Statt ein viel rascher, allerdings auch flüchtiger wirkender Körper, das Amylnitrit, Anwendung findet.

[1]) HILTON, R. u. F. EICHHOLZ: Journ. of physiol. Bd. 59, S. 413. 1925.
[2]) KAKOWSKI: Arch. internat. de pharmaco-dyn. et de thérapie Bd. 15, S. 21. 1905.
[3]) VOEGTLIN, C. u. D. J. MACHT: Journ. of pharmacol. a. exp. therapeut. Bd. 5, S. 77. 1913/14.
[4]) MEYER, F.: Arch. f. (Anat. u.) Physiol. 1912, S. 223.
[5]) KAKOWSKI: Arch. internat. de pharmaco-dyn. et de thérapie Bd. 15, S. 21. 1905. — EPPINGER, H. u. L. HESS: Zeitschr. f. exp. Pathol. u. Therap. Bd. 5, S. 622. 1909. — LOEB, P.: Arch. f. exp. Pathol. u. Pharmakol. Bd. 51, S. 64. 1904. — SAKAI, S. u. S. SANEYOSHI: Ebenda Bd. 78, S. 331. 1915.
[6]) MICULICICH, M.: Zit. bei O. LOEWI: Vortrag im Verein d. Ärzte Steiermarks, 1911.
[7]) BRAUN, L.: Zeitschr. f. exp. Pathol. u. Therap. Bd. 1, S. 360. 1905.
[8]) EPPINGER, H. u. L. HESS: Zeitschr. f. exp. Pathol. u. Therap. Bd. 5, S. 622. 1909.
[9]) KRAWKOW, N. P.: Pflügers Arch. f. d. ges. Physiol. Bd. 157, S. 501. 1914.
[10]) EPPINGER, H. u. L. HESS: Zeitschr. f. exp. Pathol. u. Therap. Bd. 5, S. 622. 1909. — PAL, D.: Dtsch. med. Wochenschr. 1912, Nr. 1.
[11]) HEDBOM, K.: Skandinav. Arch. f. Physiol. Bd. 9, S. 1. 1898. — LOEB, O.: Arch. f. exp. Pathol. u. Pharmakol. Bd. 51, S. 64. 1904. — KAKOWSKI: Arch. internat. de pharmaco-dyn. et de thérapie Bd. 15, S. 21. 1905. — KRAWKOW, N. P.: Pflügers Arch. f. d. ges. Physiol. Bd. 157, S. 501. 1914. — HEATHCOTE, R. ST. A.: Journ. of pharmacol. a. exp. therapeut. Bd. 16, S. 327. 1920. — IWAI, M. u. K. SASSA: Arch. f. exp. Pathol. u. Pharmakol. Bd. 99, S. 215. 1923.
[12]) MEYER, F.: Arch. f. (Anat. u.) Physiol. 1912, S. 223. — SAKAI, S. u. S. SANEYOSHI: Arch. f. exp. Pathol. u. Pharmakol. Bd. 78, S. 331. 1915.
[13]) GUGGENHEIMER, H.: Dtsch. med. Wochenschr. 1923, Nr. 31. — SMITH, F. M., G. H. MILLER u. V. C. GRABER: Journ. of clin. investig. Bd. 2, S. 157. 1925.

Die Nitrite, voran das *Amylnitrit*, beeinflussen die Kranzgefäße in erweiterndem Sinn. Diese Veränderung der Gefäßweite scheint fast selektiv zu sein, da sie anhält, wenn der Druck in der Aorta nach Beendigung der Einatmung seinen ursprünglichen Wert wieder erreicht hat[1]). Wenn man die in allerletzter Zeit erhobenen Befunde über die Bedeutung einer hinreichenden Blutversorgung des KEITH-FLACKschen Knotens berücksichtigt, deren Störung zu erheblichen Änderungen der P-Zacke im Elektrokardiogramm, selbst zu Atrioventrikularrhythmus führt[2]), so erscheint es nicht unwahrscheinlich, und klinische Befunde geben dieser Vorstellung Raum[3]), daß das Amylnitrit neben der allgemeinen Verbesserung der Coronarzirkulation eben durch die Aufhebung einer Ernährungsstörung im Sinusknoten dessen führende Rolle im Bedarfsfalle zu sichern vermag. Am Langendorffherzen läßt sich eine Erweiterung der Kranzgefäße erst mit toxischen, methämoglobinbildenden Konzentrationen erreichen[4]). Es dürfte daher eine unmittelbare Wirkung auf die Gefäßwand, obschon eine solche sich in Versuchen am isolierten Gefäßstreifen nachweisen ließ[5]), für die therapeutisch verwendete Dosis kaum in Betracht kommen. Doch sei bei der auch heute nicht mit völliger Sicherheit zu entscheidenden Frage über den zentralen oder peripheren Angriffspunkt der Amylnitritwirkung von einer einseitigen Auffassung der hier obwaltenden Verhältnisse Abstand genommen (vgl. die entsprechende Darstellung im Unterabteil B). Die einzelnen Nitrite (*Amylnitrit, Natriumnitrit*) und die im selben Sinne verwendeten Nitratester *Erythroltetranitrat, Mannitolhexanitrat, Nitroglycerin*, deren Wirksamkeit auf einer im Körper langsam vor sich gehenden Rückbildung zu Nitriten beruht, unterscheiden sich untereinander nur durch den Beginn und die Nachhaltigkeit der Wirkung. In dieser Hinsicht ist das Nitroglycerin dem Amylnitrit überlegen[6]), wird aber von ihm durch den rascheren Wirkungseintritt übertroffen.

Von den in der Kreislauftherapie sonst Anwendung findenden Mitteln scheint *Campher* eine Verbesserung der Coronardurchblutung durch Erhöhung des Blutdruckes in der Aorta zu bewirken[6]). Am künstlich durchbluteten Katzenherzen ließ sich eine erweiternde Wirkung nicht unmittelbar beobachten[7]), eher schon am Kaninchenherzen[8]), deutlich hingegen an dem der Campherwirkung anscheinend zugänglicheren Rattenherzen[9]). Auch am Menschenherzen soll sie eintreten[10]).

Vom *Chinin* ist eine erweiternde Wirkung aus Versuchen am Langendorffherzen her bekannt[11]).

Zahlreiche Untersuchungen beschäftigten sich mit der Feststellung der Wirkung parasympathischer Nervengifte, zumal von ihnen Aufschlüsse über die Innervationsverhältnisse der Coronargefäße erwartet wurden. *Atropin* bringt den Arterienstreifen zur Verlängerung[12]) und die Kranzgefäße bei der Durchspülung

---

[1]) SCHLOSS, K.: Dtsch. Arch. f. klin. Med. Bd. 111, S. 310. 1913.
[2]) ROTHBERGER, C. J. u. D. SCHERF: Zeitschr. f. d. ges. exp. Med. Bd. 53, S. 792. 1926.
[3]) SCHERF, D.: Wien. klin. Wochenschr. 1927, Nr. 4.
[4]) LOEB, O.: Arch. f. exp. Pathol. u. Pharmakol. Bd. 51, S. 64. 1904.
[5]) EPPINGER, H. u. L. HESS: Zeitschr. f. exp. Pathol. u. Therap. Bd. 5, S. 622. 1909. — PAL, J.: Dtsch. med. Wochenschr. 1912, Nr. 1. — VOEGTLIN, C. u. D. J. MACHT: Journ. of pharmacol. a. exp. therapeut. Bd. 5, S. 77. 1913/14.
[6]) MEYER, F.: Arch. f. (Anat. u.) Physiol. 1912, S. 223.
[7]) SELIGMANN, E.: Arch. f. exp. Pathol. u. Pharmakol. Bd. 52, S. 333. 1905.
[8]) LIKHATCHEVA, N. P.: Russkiy Vrach, Petrograd, zit. nach Journ. of the Americ. med. assoc. Bd. 67, S. 843. 1916.
[9]) FRÖHLICH, A. u. L. POLLAK: Arch. f. exp. Pathol. u. Pharmakol. Bd. 86, S. 127. 1920.
[10]) SAWODSKOJ, S. P., zit. nach Ber. d. ges. Physiol. Bd. 14, S. 529. 1922.
[11]) HEDBOM, K.: Skandinav. Arch. f. Physiol. Bd. 9, S. 1. 1898.
[12]) EPPINGER, H. u. L. HESS: Zeitschr. f. exp. Pathol. u. Therap. Bd. 5, S. 622. 1909.
— PAL, J.: Dtsch. med. Wochenschr. 1912, Nr. 1.

zur Erweiterung[1]), doch ist diese Wirkung nicht ausschließlich auf die Gefäße des Herzens beschränkt. Am isolierten Organ trat gelegentlich eine unbedeutende und rasch vorübergehende Verengerung ein; wurde das Atropin aber zusammen mit anderen Körpern gegeben, die selbst stark verengernd wirken, wie beispielsweise Nicotin und Histamin, so ließ deren vasoconstrictorisches Vermögen bedeutend nach[2]). Die durch ihre parasympathische Reizwirkung ausgezeichneten Stoffe *Pilocarpin*[3]), *Physostigmin*[4]), *Muscarin*[5]), *Cholin*[6]) haben bei ihrer Prüfung am Arterienstreifen und am Langendorffherzen fast stets eine Zunahme des Gefäßtonus erkennen lassen. Nur *Acetylcholin* wirkt erweiternd[7]), namentlich beim Schildkrötenherzen[8]). Da auch Vagusreizung die Menge des durchströmenden Blutes herabsetzt[9]), scheint es, als würden die gefäßverengernden Fasern in diesem Nerven verlaufen. Die Verhältnisse liegen aber für eine endgültige Entscheidung zu wenig klar, da die durch Reizung des Vagus bewirkte Blutdrucksenkung von sich aus eine Verschlechterung der Coronardurchblutung herbeiführen könnte[10]). Indes lassen neuere Versuche es nunmehr als ziemlich gesichert erscheinen, daß der N. vagus beim Säugetier (Hund) der Hauptsache nach verengernde Fasern für die Coronargefäße führt[11]).

Eines der wirksamsten gefäßverengernden Mittel ist das *Nicotin*. Es setzt die Ausflußgeschwindigkeit des aus den Coronarvenen strömenden Blutes herab, selbst wenn der Blutdruck in der Aorta unter seiner Einwirkung ansteigt[12]).

Cocain hingegen erwies sich am Arterienstreifen als tonusvermindernd[5]). Der gleichen Wirkung wegen werden bei spastischen Zuständen in diesem Gefäßgebiet *Yohimbin* oder zur Vermeidung gewisser Nebenwirkungen dessen Gemenge mit Urethan (*Vasotonin*) angewendet[13]). Die gleiche Wirkung besitzen die auch sonst als ausgezeichnet krampflösende Mittel bekannten Körper *Papaverin*[14]) sowie *Benzylbenzoat* oder *Benzylacetat*[15]). Der Einfluß von *Jodpräparaten*, z. B. von *Jodkali*, ist mit Sicherheit nicht festgestellt. Wohl wurde eine leichte Verbesserung der Durchblutung wahrgenommen[14]), doch scheint die günstige Wirkung der Hauptsache nach in einer Änderung der Blutviscosität zu beruhen[16]).

Die Wirkung des *Alkohols* auf die Gefäßweite ist anscheinend nur unbedeutend und nicht konstant, da eine gelegentlich festgestellte Erweiterung[17]) sich bei

---

[1]) HEDBOM, K.: Skandinav. Arch. f. Physiol. Bd. 9, S. 1. 1898.
[2]) KRAWKOW, N. P.: Pflügers Arch. f. d. ges. Physiol. Bd. 157, S. 501. 1914.
[3]) EPPINGER, H. u. L. HESS: Zeitschr. f. exp. Pathol. u. Therap. Bd. 5, S. 622. 1909. PAL, J.: Sitzungsber. d. k. k. Ges. d. Ärzte in Wien vom 4. Dez. 1908. — KRAWKOW, N. P.: Pflügers Arch. f. d. ges. Physiol. Bd. 157, S. 501. 1914.
[4]) EPPINGER, H. u. L. HESS: Zeitschr. f. exp. Pathol. u. Therap. Bd. 5, S. 622. 1909. — PAL, J.: Dtsch. med. Wochenschr. 1912, Nr. 1. — Erweiterung hingegen beobachtete K. HEDBOM: Skandinav. Arch. f. Physiol. Bd. 9, S. 1. 1898.
[5]) PAL, J.: Dtsch. med. Wochenschr. 1912, Nr. 1.
[6]) EPPINGER, H. u. L. HESS: Zeitschr. f. exp. Pathol. u. Therap. Bd. 5, S. 622. 1909.
[7]) SMITH, F. M., G. H. MILLER u. V. C. GRABER: Americ. journ. of physiol. Bd. 77, S. 1. 1926.
[8]) SUMBAL, J. J.: Heart Bd. 11, S. 285. 1924.
[9]) SASSA, K.: Pflügers Arch. f. d. ges. Physiol. Bd. 198, S. 543. 1923.
[10]) MORAWITZ, P. u. A. ZAHN: Dtsch. Arch. f. klin. Med. Bd. 116, S. 364. 1914.
[11]) ANREP, G. V. u. H. N. SEGALL: Heart Bd. 13, S. 239. 1926.
[12]) MEYER, F.: Arch. f. (Anat. u.) Physiol. 1912, S. 223. — KRAWKOW, N. P.: Pflügers Arch. f. d. ges. Physiol. Bd. 157, S. 501, 1914. — MORAWITZ, P. u. A. ZAHN: Dtsch. Arch. f. klin. Med. Bd. 116, S. 364. 1914.
[13]) MEYER, F.: Arch. f. (Anat. u.) Physiol. 1912, S. 223.
[14]) PAL, J.: Dtsch. med. Wochenschr. 1914, Nr. 4.
[15]) MACHT, D. J.: Journ. of pharmacol. a. exp. therapeut. Bd. 11, S. 419. 1918.
[16]) MEYER, H. H., in MEYER-GOTTLIEB: Die experimentelle Pharmakologie als Grundlage der Arzneibehandlung. 7. Aufl. Berlin-Wien 1925.
[17]) KUNO, Y.: Arch. internat. de pharmaco-dyn. et de thérapie Bd. 22, S. 355. 1912.

derselben Untersuchungstechnik früher nicht beobachten ließ[1]). Niedrige Konzentrationen (unter 0,01%) haben möglicherweise eine Dilatation zur Folge[2]).

Äther und *Chloroform* üben in den Konzentrationen, die therapeutisch verwendet werden, keinen Einfluß auf die Weite der Coronargefäße aus. In beträchtlich höheren vermögen sie diese zu erweitern[1]). Erschlaffend wirken ferner *Pyramidon*[3]) und verschiedene Barbitursäureabkömmlinge [*Luminal*[4])].

Auszüge aus Niere und Darm[5]), ebenso aus Hoden[6]) (*Spermin*) scheinen die Kranzgefäße zu erweitern. Doch ist der Gehalt dieser Präparate an den verschiedenartigsten Eiweißspaltprodukten ein viel zu mannigfacher, als daß sich die Wirkung auf einen bestimmten näher analysierbaren Bestandteil beziehen ließe. Einzelne Aminosäuren (*Glykokoll, Alanin, Phenylalanin, Leucin*) besitzen eine erweiternde Wirkung[7]).

Die proteinogenen Amine *Tyramin, Histamin* beeinflussen die Coronargefäße vorwiegend in verengerndem Sinn[8]). Beim Histamin ist aber diese Wirkung auf das Hunde-[9]) und Kaninchenherz[10]) beschränkt, während am Katzen-[11]) und Schildkrötenherz[12]) angeblich Erweiterung eintritt. Verengernd wirken ferner die in der Hypophyse enthaltenen wirksamen Stoffe und die daraus bereiteten Präparate (*Pituitrin, Pituglandol, Hypophysin* u. a.[13])]. Nur die Gefäße des Schildkrötenherzens weisen auch hier ein abweichendes Verhalten auf[12]). Indes ist die beobachtete Erweiterung nur Folge des Säuregehaltes, während die eigentliche Hypophysinwirkung sich auch an den Kranzgefäßen der Schildkröte in Verengerung ausdrückt[14]).

III. Die Gefäße des Gehirns.

Man kann nicht in die Diskussion über das pharmakologische Verhalten der Hirngefäße eintreten, ohne zugleich zur Frage ihrer vasomotorischen Innervation Stellung zu nehmen. Zwar wurde bei der histologischen Untersuchung das Vorkommen von Nervengeflechten in der Adventitia der Pia- und Plexusgefäße festgestellt[15]), doch hat ein hervorragender englischer Autor [W. M. BAYLISS[16])]

---

[1]) LOEB, O.: Arch. f. exp. Pathol. u. Pharmakol. Bd. 51, S. 64. 1904.

[2]) BACKMAN, E. L.: Skandinav. Arch. f. Physiol. Bd. 18, S. 323. 1906.

[3]) KAKOWSKI: Arch. internat. de pharmaco-dyn. et de thérapie Bd. 15, S. 21. 1905.

[4]) GRUBER, C. M. u. S. J. ROBERTS: Journ. of pharmacol. a. exp. therapeut. Bd. 27, S. 327. 1926.

[5]) HEDBOM, K.: Skandinav. Arch. f. Physiol. Bd. 9, S. 1. 1898.

[6]) KAKOWSKI: Arch. internat. de pharmaco-dyn. et de thérapie Bd. 15, S. 21. 1905. — MEYER, F.: Arch. f. (Anat. u.) Physiol. 1912, S. 223.

[7]) FRÉDÉRICQ, H.: Cpt. rend. des séances de la soc. de biol. Bd. 87, S. 373. 1922.

[8]) MEYER, F.: Arch. f. (Anat. u.) Physiol. 1912, S. 223. — BARBOUR, H. G.: Journ. of pharmacol. a. exp. therapeut. Bd. 4, S. 245. 1913. — KRAWKOW, N. P.: Pflügers Arch. f. d. ges. Physiol. Bd. 157, S. 501. 1914.

[9]) Zitiert nach G. V. ANREP u. H. N. SEGALL: Heart Bd. 13, S. 239. 1926.

[10]) DALE, H. H. u. P. P. LAIDLAW: Journ. of physiol. Bd. 41, S. 318. 1910/11. — GUNN, J. A.: Journ. of pharmacol. a. exp. therapeut. Bd. 29, S. 325. 1926. — CRUICKSHANK, E. W. H. u. A. SUBBA RAU, zit. nach ANREP u. SEGALL: Heart Bd. 13, S. 239. 1926.

[11]) CRUICKSHANK, E. W. H. u. A. SUBBA RAU, zit. nach ANREP u. SEGALL: Heart Bd. 13, S. 239. 1926. — GUNN, J. A.: Journ. of pharmacol. a. exp. therapeut. Bd. 29, S. 325. 1926.

[12]) SUMBAL, J. J.: Heart Bd. 11, S. 285. 1924. — Vgl. hingegen C. M. GRUBER: Americ. heart journ. Bd. 2, S. 173. 1926.

[13]) DALE, H. H.: Biochem. journ. Bd. 4, S. 427. 1909. — PAL, J.: Sitzungsber. d. k. k. Ges. d. Ärzte in Wien vom 4. Dez. 1908. — DE BONIS, V. u. V. SUSANNA: Zentralbl. f. Physiol. Bd. 23, S. 169. 1909. — Cow, D.: Journ. of physiol. Bd. 42, S. 125. 1911. — McCORD, C. P: Arch. of intern. med. Bd. 8, S. 609. 1911. — MORAWITZ, P. u. A. ZAHN: Dtsch. Arch. f. klin. Med. Bd. 116, S. 364. 1914. — ROTHLIN, E.: Biochem. Zeitschr. Bd. 111, S. 299. 1920.

[14]) GRUBER, C. M.: Americ. heart journ. Bd. 2, S. 173. 1926.

[15]) OBERSTEINER, H.: Jahrb. f. Psychiatrie u. Neurol. Bd. 16, S. 215. 1897. — STÖHR, PH., in L. R. MÜLLER: Die Lebensnerven. Berlin 1924.

[16]) BAYLISS, W. M.: The vaso-motor System. London: Longmans, Green & Co. 1923.

erst jüngst wieder auf das Unzulängliche hingewiesen, Gebilde, deren Funktion nicht sichersteht, nur ihrer anatomischen Beziehungen wegen als Gefäßnerven anzusprechen. Darin sind sich alle Untersucher einig, daß die Gefäße des Gehirns sich in wesentlichen Zügen von denen anderer Teile des Körpers unterscheiden. Ihr Anteil an der vasomotorischen Regelung der Blutverteilung ist beträchtlich kleiner und sie folgen in der Weite ihres Lumens mehr passiv den Schwankungen des Blutdruckes. Wenn eine auf die Zweckmäßigkeit eines Vorgangs gerichtete Betrachtung bei der Behandlung naturwissenschaftlicher Fragen zulässig ist, erscheint eine derartige Ausnahmsstellung eines der wichtigsten Gefäßgebiete nur im Interesse des Gesamtorganismus gelegen; denn auf diese Weise wird eine gleichmäßige, erheblicheren Schwankungen nicht unterworfene Durchströmung des wichtigsten seiner Organe gewährleistet. Doch soll nicht behauptet werden, daß die Hirngefäße ohne eigene Tätigkeit ausschließlich die Funktion von Leitungsröhren erfüllen, es haben sich im Gegenteil Anhaltspunkte für die Annahme gefunden, daß sie in ihrer Wand selbst die Fähigkeit zur Koordination bergen und beispielsweise auf Erhöhung des Drucks in ihrem Innern mit Verengerung, auf seine Erniedrigung mit Erschlaffung antworten[1]). Es scheint auch, daß sie nicht dem Einfluß des im verlängerten Mark gelegenen Gefäßnervenzentrums unterliegen, da nach dessen Zerstörung noch Volumschwankungen des Gehirns beobachtet wurden, die auf Änderungen in der Füllung seiner Gefäße zurückzuführen sind[2]).

Zur Klarstellung der Frage wurde auch hier der *Adrenalin*versuch herangezogen; aber auch hier haben zahlreiche Widersprüche in den Ergebnissen eine endgültige Entscheidung nicht möglich gemacht. So steht neben der Angabe beobachteter Erweiterung oder zumindest des Fehlens einer verengernden Wirkung die mit gleicher Bestimmtheit ausgesprochene Behauptung eines vasoconstrictorischen Einflusses auf die Hirngefäße. Am Gefäßstreifen[3]) und am durchströmten Hundehirn[4]) ließ sich eine Tonusherabsetzung nachweisen; ob sie ebenso in vivo eintritt, läßt sich schwer beurteilen, da die Erweiterung der Hirngefäße hier vorwiegend unter dem Einfluß des erhöhten Blutdruckes zustande kommt[5]). Eher wäre es möglich, unter solchen Umständen eine Verengerung wahrzunehmen, da diese entgegen der durch den erhöhten Innendruck erfolgten Dehnung der Hirngefäße zum Ausdruck käme. Es liegen nun mittels der HÜRTHLEschen Technik ausgeführte Versuche vor, deren Ergebnis im Sinne einer Einengung der Hirnstrombahn als unmittelbarer Folge der Adrenalinwirkung verwertet wurde[6]). Gegen diese Deutung läßt sich aber einwenden, daß hierbei die Drucke zweier verschiedener Gefäßgebiete, die im histologischen Aufbau ihrer Wand deutliche Unterschiede zeigen, miteinander verglichen werden (Circulusdruck : Aortendruck). Während sich bei der Aorta das Verhältnis zwischen elastischen und Muskelfasern nach der Seite der ersteren verschiebt[7]), weisen die Gefäße des Gehirns eine verhältnismäßig gut entwickelte Muscularis auf. Kommt es nun in der Hauptsache durch Einengung der Splanchnicusgefäße zur

---

[1]) BAYLISS, W. M.: Ergebn. d. Physiol. Bd. 5, S. 319. 1906.
[2]) WIECHOWSKI, W.: Arch. f. exp. Pathol. u. Pharmakol. Bd. 48, S. 376. 1902. — WEBER, E.: Zentralbl. f. Physiol. Bd. 22, S. 136. 1908. — FLOREY, H.: Journ. of physiol. Bd. 59, S. LXXXIII. 1925.
[3]) Cow, D.: Journ. of physiol. Bd. 42, S. 125. 1911.
[4]) DIXON, E. W. u. W. D. HALLIBURTON: VIII. internat. Physiologenkongreß, Wien 1910; Zentralbl. f. Physiol. Bd. 24, S. 808. 1910.
[5]) BIEDL, A. u. M. REINER: Pflügers Arch. f. d. ges. Physiol. Bd. 79, S. 181. 1900. — GERHARDT, D.: Arch. f. exp. Pathol. u. Pharmakol. Bd. 44, S. 161. 1900.
[6]) WIECHOWSKI, W.: Arch. f. exp. Pathol. u. Pharmakol. Bd. 52, S. 389. 1905.
[7]) Vgl. BARBOUR, H. G.: Arch. f. exp. Pathol. u. Pharmakol. Bd. 68, S. 41. 1912. — HEPTNER, nach K. HÜRTHLE: Pflügers Arch. f. d. ges. Physiol. Bd. 183, S. 253. 1920.

Blutdrucksteigerung, so wird unter dem Anwachsen des Innendruckes die Wand der Aorta elastisch nachgeben, während die Hirngefäße unter Tonussteigerung ihrer Muskelwand zu einem wenn auch nur geringen aktiven Widerstand befähigt sind (Selbstregulierung nach BAYLISS). Dies wäre also kein Beweis einer sympathischen Innervation der Hirngefäße. Außerdem steht zu erwägen, ob nicht durch die Einwirkung von Adrenalin auf den mit dem zweiten Manometer verbundenen peripheren Stumpf der Carotis interna eine Verengerung der Hirngefäße vorgetäuscht werden könnte. Auf denselben Umstand, d. h. auf die Mitreaktion extracerebraler Gefäße, kann wahrscheinlich das Ergebnis der Einspritzung von Adrenalin in die zuführenden Gefäße des Gehirns am ganzen Tier und von Durchströmungsversuchen, die eine Verengerung[1]) erbrachten, zurückgeführt werden[2]). Gegen eine constrictorische Wirkung sei noch erwähnt, daß, ebenso wie die Lunge bei Aufträufeln von Adrenalin nicht abblaßt[3]), sich auch die Gefäße der Hirnoberfläche bei unmittelbarer Berührung mit Adrenalin nicht verengern [Lupenbeobachtung[4])]. Neuere Untersuchungen zeigen hinwiederum, daß einzelnen Adrenalinpräparaten vielleicht doch die Fähigkeit zur Verengerung der Hirngefäße zukommt, wenn diese auch auffällig langsam einsetzt. Danach wäre die gelegentlich beobachtete Erweiterung nur eine Folge des Gehaltes einzelner Präparate an Säure oder konservierenden Zusätzen [Chloreton[5])]. Für *Tyramin*, einem dem Adrenalin in mancher Hinsicht verwandten Körper, wird eine erweiternde Wirkung angegeben[5]).

Das durch seine Sympathicuswirkung dem Adrenalin nahestehende *β-Tetrahydronaphthylamin* verengt die Hirngefäße des Hundes[6]), während die des Kaninchens hierdurch anscheinend erweitert werden[7]).

Durch die *Auszüge aus den Hinterlappen der Hypophyse* werden die Hirngefäße zunächst verengt[8]), worauf eine Erweiterung nachfolgen kann[9]). Die im Handel befindlichen säure- und vielfach histaminhaltigen Präparate haben fast nur eine erweiternde Wirkung[5]). Aufträufeln von Pituitrin auf die freiliegenden Piagefäße scheint ohne Einfluß auf deren Durchmesser zu sein[10]). *Histamin (Ergamin)* in phosphorsaurer Lösung erweitert die Hirngefäße[5]).

Die Körper der *Digitalis*gruppe wirken auf die Gefäße des Gehirns nicht gleichmäßig, insofern nämlich *Strophanthin* einen erweiternden, *Digitoxin* hingegen einen verengernden Einfluß ausübt. Doch ist die durch Strophanthin gesetzte Erweiterung nur Folge des gleichzeitig stark erhöhten Blutdruckes und mithin mechanisch bedingt[11]). Es ließ sich im Gegenteil nachweisen, daß auch den scheinbar erweiternd wirkenden Digitaliskörpern ein wenn schon wesentlich

---

[1]) BIEDL, A. u. M. REINER: Pflügers Arch. f. d. ges. Physiol. Bd. 79, S. 158. 1900. — WIGGERS, C. J.: Americ. journ. of physiol. Bd. 14, S. 452. 1905.

[2]) DIXON, W. E. u. W. D. HALLIBURTON: Journ. of physiol. Bd. 47, S. 215. 1913. — Vgl. hierzu C. J. WIGGERS: Journ. of physiol. Bd. 48, S. 109. 1914.

[3]) VELICH, A.: Wien. med. Wochenschr. 1898, Nr. 26.

[4]) HILL, L. u. J. J. R. MACLEOD: Journ. of physiol. Bd. 26, S. 394. 1901. — FLOREY. H.: Journ. of physiol. Bd. 59, S. LXXXIII. 1925.

[5]) GRUBER, C. M. u. S. J. ROBERTS: Journ. of pharmacol. a. exp. therapeut. Bd. 27, S. 335. 1926.

[6]) PICK, FR.: Arch. f. exp. Pathol. u. Pharmakol. Bd. 42, S. 399. 1899.

[7]) WIECHOWSKI, W.: Arch. f. exp. Pathol. u. Pharmakol. Bd. 52, S. 389. 1905.

[8]) FRAENKEL, L.: Zeitschr. f. exp. Pathol. u. Therap. Bd. 16, S. 177. 1914. — ROBERTS, FF.: Journ. of physiol. Bd. 57, S. 405. 1923. — HEYMANS, C.: Arch. internat. de pharmacodyn. et de therapie Bd. 30, S. 275. 1925.

[9]) DIXON, E. W. u. W. D. HALLIBURTON: Quart. journ. of exp. physiol. Bd. 3, S. 315. 1910.

[10]) FLOREY, H.: Journ. of physiol. Bd. 59, S. LXXXIII. 1925.

[11]) GOTTLIEB, R. u. R. MAGNUS: Arch. f. exp. Pathol. u. Pharmakol. Bd. 48, S. 262. 1902.

schwächerer, so doch deutlich verengernder Einfluß auf die Hirngefäße zukommt[1]). Auch nach *Chlorbarium* tritt Abnahme des Durchflusses ein[2]).

Bei Beobachtung der Hirngefäße durch die unverletzte Dura ließ sich nach Verabreichung von *Ergotin*[3]) eine deutliche Verengerung feststellen, die überdies auch für *Ergotoxin* wahrscheinlich gemacht wurde[4]), und beim Ergotin selbst noch anhielt, als das Tier *Amylnitrit* zu atmen bekam. Sonst wirkt Amylnitrit ausgesprochen erweiternd[5]) und vermag trotz sinkenden Aortendruckes eine beträchtliche Vermehrung des aus den Hirnvenen ausströmenden Blutes herbeizuführen[6]). Auch mit Hilfe der Druckdifferenzbestimmung (HÜRTHLE) ließ sich die Abnahme des Gefäßwiderstandes beobachten, obschon nicht mit der erwünschten Eindeutigkeit[7]). Ferner wurde die Volumszunahme des Gehirns nach Einatmung von Amylnitrit oder Aufnahme von *Nitroglycerin* auch an Menschen mit Defekten des knöchernen Schädeldaches beobachtet[8]).

Einatmung von *Kohlenoxyd* (Leuchtgas) läßt die nach Entfernung der Schädeldecke der unmittelbaren Beobachtung zugänglich gemachten Gefäße der Hirnoberfläche deutlich weiter werden[9]). Hiermit im Einklang stehen Befunde, die mit Hilfe der Druckdifferenzbestimmung im Circulus Willisii und in der Aorta eine Abnahme des Widerstandes in den Hirngefäßen unter der Einwirkung von Kohlenoxyd zeigten[7]). Ebenso ergab die Messung des aus den Hirnleitern strömenden Blutes eine deutliche Vermehrung der Ausflußmenge[10]). Ihrem Wesen nach ist die Zunahme der Gefäßfüllung des Gehirns die Folge der die Vergiftung mit Kohlenoxyd charakterisierenden Asphyxie.

Die Beimischung von *Kohlensäure* zur Atemluft verursacht Erweiterung der Hirngefäße[11]), eine Erscheinung, die bekanntlich auch beim Tode durch Erstickung eintritt.

Erhebliche Veränderungen, und zwar meist im Sinn einer Erweiterung erfährt der Hirnkreislauf unter dem Einfluß narkotisch wirkender Substanzen. So hat z. B. die Einatmung von *Äther* eine deutliche Expansion zur Folge[12]). Desgleichen steigt der Druck im Schädelraum nach intravenöser oder intraarterieller Ätherzufuhr an. Während diese Erscheinung bei Injektion in die Jugularvene auf einer venösen Stase beruht[12]), als Folge der Schädigung, die das Herz bei unmittelbarer Einwirkung hoher Ätherkonzentrationen erleidet, ist sie nach Einspritzung in die Carotis durch den gesteigerten arteriellen Blutdruck, also ebenso passiv bedingt[13]). Doch

---

[1]) WIECHOWSKI, W.: Arch. f. exp. Pathol. u. Pharmakol. Bd. 52, S. 389. 1905.
[2]) DIXON, E. W. u. W. D. HALLIBURTON: Quart. journ. of exp. physiol. Bd. 3, S. 315. 1910. — ROBERTS, FF.: Journ. of physiol. Bd. 57, S. 405. 1923. — FLOREY, H.: Journ. of physiol. Bd. 59, S. LXXXIII. 1925.
[3]) SCHÜLLER, M.: Berlin. klin. Wochenschr. 1874, Nr. 25 u. 26.
[4]) ROBERTS, FF.: Journ. of physiol. Bd. 57, S. 405. 1923.
[5]) HIRSCHFELDER, A. D.: Journ. of pharmacol. a. exp. therapeut. Bd. 6, S. 597. 1914/15. — FLOREY, H.: Journ. of physiol. Bd. 59, S. LXXXIII. 1925.
[6]) GÄRTNER, G. u. J. WAGNER: Wien. med. Wochenschr. 1887, Nr. 19 u. 20.
[7]) HÜRTHLE, K.: Pflügers Arch. f. d. ges. Physiol. Bd. 44, S. 596. 1889.
[8]) HEUPKE, W.: Zeitschr. f. d. ges. exp. Med. Bd. 44, S. 198. 1924.
[9]) ACKERMANN, TH.: Virchows Arch. f. pathol. Anat. u. Physiol. Bd. 15, S. 429. 1858.
[10]) PICK, FR.: Arch. f. exp. Pathol. u. Pharmakol. Bd. 42, S. 399. 1899.
[11]) SCHWARZ, C. u. FR. LEMBERGER: Pflügers Arch. f. d. ges. Physiol. Bd. 141, S. 149. 1911. — Auch M. SCHÜLLER: Berlin. klin. Wochenschr. 1874, Nr. 25 u. 26. — KNOLL, PH.: Sitzungsber. d. k. Akad. d. Wiss. zu Wien Bd. 93. 1886. — GÄRTNER, G. u. J. WAGNER: a. a. O. — ROY, C. S. u. C. S. SHERRINGTON: Journ. of physiol. Bd. 11, S. 85. 1890. — WERTHEIMER, E.: Arch. de physiol. norm. et de pathol. 1893.
[12]) ROY, C. S. u. C. S. SHERRINGTON: Journ. of physiol. Bd. 11, S. 85. 1890.
[13]) DEROUAUX, J.: Arch. internat. de pharmaco-dyn. et de thérapie Bd. 19, S. 63. 1909; daß die Zirkulationsverhältnisse des Gehirns eine weitgehende Abhängigkeit von Änderungen im großen Kreislauf aufweisen, zeigen auch die Versuche von W. M. BAYLISS u. L. HILL: Journ. of physiol. Bd. 18, S. 334. 1895.

geht die Volumzunahme in diesem Falle mit einer vermehrten Durchströmung einher, wie auch bei anderer Gelegenheit durch Messung der aus den Hirnleitern strömenden Blutmenge festgestellt werden konnte[1]).

Der Befund einer aktiven Erweiterung der Hirngefäße unter der Einwirkung von *Alkohol*[2]) hat sich nicht regelmäßig erheben lassen[3]). Der Hauptsache nach beruht die Veränderung der Gefäßfüllung wohl auf einer Vermehrung des Blutzuflusses zum Gehirn als Folge der passiven Verdrängung des Blutes aus anderen Kreislaufgebieten, z. B. den Splanchnicusgefäßen.

Ebenso scheint die Inhalation von *Chloroform* den Hirnkreislauf nicht unbeträchtlich zu ändern. Während die Strömungsgeschwindigkeit im übrigen Körper, die Splanchnicusgefäße ausgenommen, eine Verringerung erfährt, ergeben sich Anhaltspunkte für eine vermehrte Durchblutung der Hirngefäße während der Chloroformbetäubung. Bei der gleichzeitigen Abnahme des Blutdruckes in der Narkose läßt sich der recht erhebliche Strömungszuwachs in den cerebralen Gefäßen nur mit einer aktiven Erweiterung erklären[4]). Dem Einwand, daß die beobachtete Zunahme des Blutstromes aus der V. jugul. ext. (dem Hauptabfuhrweg des venösen Hirnblutes beim Hunde) eine Folge der Erhöhung des allgemeinen Venendruckes durch ungenügende Herztätigkeit sei[5]), konnte dadurch begegnet werden, daß bei künstlich geatmeten curarisierten Tieren der Venendruck durch starkes Aufblasen der Lungen gesteigert wurde, wobei keine Vermehrung der ausströmenden Blutmenge eintrat. Desgleichen ließ sich zeigen, daß auch die in der Chloroformnarkose eintretende Blutdrucksenkung nicht die Ursache der beobachteten Strömungszunahme in den Hirngefäßen sein kann, wie dies bei den eigenartigen Strömungsverhältnissen des Gehirns in Anbetracht der starren Schädelkapsel möglich wäre. Denn auf die durch Vagusreizung bewirkte hochgradige Verringerung des Blutdruckes folgte eine gleichsinnige Abnahme des Blutstromes in der V. femoralis und in der V. jugularis externa[6]). Auch aus manometrischen Messungen, die den Vergleich des Blutdruckes im Circulus Willisii mit jenem in unmittelbarer Herznähe zur Aufgabe hatten, ließ sich erkennen, daß in der Chloroformnarkose eine Verminderung der Widerstände in den Hirngefäßen eintritt, was sich in der verhältnismäßig stärkeren Abnahme des Blutdruckes in der Nähe des Gehirns[7]) kundgibt. Die Erschlaffung der Hirngefäße durch Chloroform läßt sich übrigens auch beim Fisch (Hecht) beobachten[8]). Dem gegenüber stehen nur vereinzelte Angaben, die eine erweiternde Wirkung des Chloroforms auf die Hirngefäße verneinen[5]) oder selbst eine Vasokonstriktion während der Narkose für möglich halten[9]). Daß unmittelbar vor Eintritt des durch die Chloroformnarkose bewirkten Todes bei stark geschädigter Zirkulation und fast auf Null gesunkenem Blutdruck die Piagefäße bei eröffneter Schädeldecke sich als blutleer erweisen[10]), ist weiter nicht verwunderlich, entscheidet aber nicht die Frage des unmittelbaren

---

[1]) BOECK, J. DE u. J. VERHOOGEN: Inst. Solvay, Brüssel 1890; zit. nach HERMANN-SCHWALBE: Jahresber. Bd. 19, II, S. 71. 1890. — PICK, FR.: Arch. f. exp. Pathol. u. Pharmakol. Bd. 42, S. 399. 1899.
[2]) ROY, C. S. u. C. S. SHERRINGTON: Journ. of physiol. Bd. 11, S. 85. 1890. — WEBER, E.: Arch. f. (Anat. u.) Physiol. 1909, S. 348. — HIRSCHFELDER, A. D.: Journ. of pharmacol. a. exp. therapeut. Bd. 6, S. 597. 1914/15. — BERESIN, W. J.: zit. nach Journ. of the Americ. med. assoc. Bd. 67, S. 844. 1916.
[3]) WIECHOWSKI, W.: Arch. f. exp. Pathol. u. Pharmakol. Bd. 48, S. 376. 1902.
[4]) GÄRTNER, G. u. J. WAGNER: Wien. med. Wochenschr. 1887, Nr. 19 u. 20.
[5]) BAYLISS, W. M. u. L. HILL: Journ. of physiol. Bd. 18, 334. 1895.
[6]) PICK, FR.: Arch. f. exp. Pathol. u. Pharmakol. Bd. 42, S. 399. 1899.
[7]) HÜRTHLE, K.: Pflügers Arch. f. d. ges. Physiol. Bd. 44, S. 596. 1889.
[8]) BERESIN, W. J.: zit. nach Journ. of the Americ. med. assoc. Bd. 67, S. 844. 1916.
[9]) ROY, C. S. u. C. S. SHERRINGTON: Journ. of physiol. Bd. 11, S. 85. 1890.
[10]) ACKERMANN, TH.: Virchows Arch. f. pathol. Anat. u. Physiol. Bd. 15, S. 401. 1858.

Einflusses des Chloroforms auf die Hirngefäße; im übrigen ließ sich mit ähnlicher Methode während früherer Stadien der Chloroformanästhesie nach vorübergehender Verengerung eine Erschlaffung der Piagefäße nachweisen[1]).

Dem Chloroform schließt sich in der Wirkung auf die Hirngefäße das ihm auch sonst in vieler Beziehung verwandte *Chloralhydrat*[2]) an. Nach seiner Anwendung sinkt der Blutdruck gleichzeitig mit der Erweiterung der intrakraniellen Gefäße. Doch hält diese nicht so lange an wie die Blutdrucksenkung. Ferner gehören hierher wegen der erschlaffenden Wirkung auf die Hirngefäße verschiedene *Barbitursäureabkömmlinge*, darunter das *Luminal*[3]).

In ähnlicher Weise erweiternd namentlich auf die Hirngefäße künstlich zum Fiebern gebrachter Tiere wirken die sog. „*Fiebernarkotica*", Mittel, denen man neben einem allgemein analgetischen, vor allem einen beruhigenden Einfluß auf die die Wärmebildung beherrschenden Zentren zumißt [*Antipyrin, Pyramidon, Phenokoll, Paramidophenol*[4])]. Zum Teil mag darauf, nämlich auf der gefäßkrampflösenden Wirkung, der günstige Einfluß beruhen, den sie bei gewissen Formen von Migräne ausüben. Verstärken läßt sich diese Wirkung durch das die Hirngefäße ebenfalls elektiv erweiternde *Coffein*[5]). Auch *Campher* vermindert die Strömungswiderstände[6]).

Von sonstigen die Hirngefäße erweiternden Mitteln seien noch erwähnt: *Atropin*[7]), welches in kleinen Dosen geringe Füllungszunahme der Gefäße, *Muscarin*[8]), das ebenso wie *Pilocarpin*[8]) Gefäßerweiterung, und *Chinin*[7]), welches nach vorübergehender Volumsabnahme anhaltende Vergrößerung des Gehirns bewirkt. Die anfängliche Abnahme des Hirnvolumens nach Chinin beruht, wie sich bei anderer Gelegenheit mit diesem und dem ihm chemisch verwandten *Optochin* (*Äthylhydrocuprein*) nachweisen ließ, auf einer Verengerung der Hirngefäße[9]). Als wirksame Gefäßerweiterer haben sich außerdem *Kaliumbromid*[7]), sowie die wirksamen Stoffe der *Baldriandroge*, ferner das synthetische *Diäthylvaleriansäureamid* [*Valyl*[10])] erwiesen. Vermehrte Durchblutung des Gehirns kommt auch nach *Cocain*[11]) und *Strychnin*[12]) zustande, bei diesem wohl nur auf

---

[1]) SCHÜLLER, M.: Berlin. klin. Wochenschr. 1874, Nr. 25 u. 26.

[2]) PICK, FR.: Arch. f. exp. Pathol. u. Pharmakol. Bd. 42, S. 399. 1899. — WIECHOWSKI, W.: Arch. f. exp. Pathol. u. Pharmakol. Bd. 52, S. 389. 1905. — BERESIN, W. J.: zit. nach Journ. of the Americ. med. assoc. Bd. 67, S. 844. 1916.

[3]) GRUBER, C. M. u. S. J. ROBERTS: Journ. of pharmacol. a. exp. therapeut. Bd. 27, S. 349. 1926.

[4]) WIECHOWSKI, W.: Arch. f. exp. Pathol. u. Pharmakol. Bd. 48, S. 376. 1902. — WEBER, E.: Arch. f. (Anat. u.) Physiol. 1909, S. 348. — HIRSCHFELDER, A. D.: Journ. of pharmacol. a. exp. therapeut. Bd. 6, S. 597. 1914/15. — BERESIN, W. J.: zit. nach Journ. of the Americ. med. assoc. Bd. 67, S. 844. 1916. — Vgl. hierzu J. KÜHN: Arch. f. exp. Pathol. u. Pharmakol. Bd. 94, S. 74. 1922.

[5]) ROY, C. S. u. C. S. SHERRINGTON: Journ. of physiol. Bd. 11, S. 85. 1890. — WIECHOWSKI, W.: Arch. f. exp. Pathol. u. Pharmakol. Bd. 48, S. 376. 1902. — HIRSCHFELDER, A. D.: Journ. of pharmacol. a. exp. therapeut. Bd. 6, S. 597. 1914/15. — BERESIN, W. J.: zit. nach Journ. of the Americ. med. assoc. Bd. 67, S. 844. 1916.

[6]) BERESIN, W. J.: zit. nach Journ. of the Americ. med. assoc. Bd. 67, S. 844. 1916.

[7]) ROY, C. S. und C. S. SHERRINGTON: Journ. of physiol. Bd. 11, S. 85. 1890. — Für Atropin und Chinin s. auch W. J. BERESIN: zit. nach Journ. of the Americ med. assoc. Bd. 67, S. 844. 1916.

[8]) DIXON, E. W. und W. D. HALLIBURTON: Quart. journ. of exp. physiol. Bd. 3, S. 315. 1910.

[9]) HIRSCHFELDER, A. D.: Journ. of pharmacol. a. exp. therapeut. Bd. 6, S. 597. 1914/15.

[10]) WIECHOWSKI, W.: Arch. f. exp. Pathol. u. Pharmakol. Bd. 52, S. 389. 1905.

[11]) WIECHOWSKI, W.: Arch. f. exp. Pathol. u. Pharmakol. Bd. 48, S. 376. 1902. — Vgl. auch TUMASS, L. J.: Arch. f. exp. Pathol. u. Pharmakol. Bd. 22, S. 107. 1887.

[12]) ROY, C. S. u. C. S. SHERRINGTON: Journ. of physiol. Bd. 11, S. 85. 1890. — BAYLISS, W. M. u. L. HILL: Journ. of physiol. Bd. 18, S. 334. 1895. — FLOREY, H.: Journ. of physiol. Bd. 59, S. LXXXIII. 1925.

dem Wege der Blutdrucksteigerung, bei jenem nicht weniger unregelmäßig, so daß sich mit beiden selbst Verengerung der Hirngefäße beobachten ließ[1]).

Für *Papaverin* wird eine erweiternde Wirkung angegeben[2]). *Opium* und *Morphium* haben hingegen keinen nennenswerten Einfluß auf den Hirnkreislauf[3]); zumindest sind die Änderungen, die sie setzen, zu vieldeutig und ungleichmäßig, als daß sich bestimmte Angaben machen ließen. Am ganzen Tier scheinen sie eher noch verengernd zu wirken[4]), während sich am Durchströmungspräparat vielleicht ein erschlaffender Einfluß geltend macht[5]).

Eine vorübergehende Verengerung ruft die *Salicylsäure* hervor. Die Wirkung tritt auch ein, wenn die Hirngefäße vorher durch Coffein oder Chloralhydrat erweitert worden waren[6]). Neuerdings wird diese Angabe aber bestritten und auf Grund von Versuchen mit nur wenig geänderter Methodik das Gegenteil behauptet[7]).

IV. Die Gefäße des Digestionstraktes (Darm-, Leber-, Milzgefäße).

Die *Gefäße des Darmes* zeigen in keiner Weise eine abweichende oder sonst irgendwie auffällige Reaktion auf chemische oder nervöse Reize, so daß sich eine eingehende Beschreibung ihres pharmakologischen Verhaltens erübrigt. Zum Teil wird bei der Besprechung der pharmakologischen Beeinflussung von Gefäßkorrelationen und deren nervöser Regulierung auf sie nochmals eingegangen werden. Hier soll nur die Wirkung einzelner Capillargifte erwähnt werden, wie die des *Arsens*[8]), des *Antimons*[9]), des *Emetins*[10]), des *Sepsins*[11]), bestimmter *Metallsalze*[12]), des *Histamins*[13]), und des *Colchicins*[14]) die gerade an den Haargefäßen des Darmes sich deutlich geltend macht. Der Angriffspunkt der aufgezählten Mittel ist peripher, denn auf elektrische Reizung des Splanchnicus nimmt mit fortschreitender Vergiftung das Ausmaß der Blutdrucksteigerung ständig ab. Sie selbst wirken dementsprechend blutdrucksenkend, doch ist beim Histamin nicht ausgemacht, daß nur hierauf seine druckerniedrigende Wirkung beruht. Die eigenartige Wirkung auf den Leberkreislauf läßt noch eine andere Erklärung zu[15]).

Die *Leber* nimmt durch die Art ihrer Gefäßversorgung den anderen Organen des Körpers gegenüber eine Sonderstellung ein. Nicht nur daß zwei getrennte Zufuhrstraßen, die erst im Capillargebiet aneinanderstoßen und deren jede Blut verschiedener Art und Herkunft führt, zu ihr hinleiten, auch ihre Abfuhrwege zeigen Besonderheiten, wie sie in ähnlicher Weise nur noch an den

---

[1]) HIRSCHFELDER, A. D.: Journ. of pharmacol. a. exp. therapeut. Bd. 6, S. 597. 1914/15.
[2]) GRUBER, C. M. u. S. J. ROBERTS: Journ. of pharmacol. a. exp. therapeut. Bd. 27, S. 335. 1926.
[3]) GÄRTNER, G. u. J. WAGNER: Wien. med. Wochenschr. 1887, Nr. 19 u. 20. — HÜRTHLE, K.: Pflügers Arch. f. d. ges. Physiol. Bd. 44, S. 596. 1889.
[4]) SCHÜLLER, M.: Berlin. med. Wochenschr. 1874, Nr. 25 u. 26. — ROY, C. S. u. C. S. SHERRINGTON: Journ. of physiol. Bd. 11, S. 85. 1890.
[5]) BERESIN, W. J.: zit. nach Journ. of the Americ. med. assoc. Bd. 67, S. 844. 1915. — GRUBER, C. M. u. S. J. ROBERTS: Journ. of pharmacol. a. exp. therapeut. Bd. 27, S. 335. 1926.
[6]) WIECHOWSKI, W.: Arch. f. exp. Pathol. u. Pharmakol. Bd. 48, S. 376. 1902.
[7]) KÜHN, J.: Arch. f. exp. Pathol. u. Pharmakol. Bd. 94, S. 74. 1922. — BERESIN, W. J.: zit. nach Journ. of the Americ. med. assoc. Bd. 67, S. 844. 1916.
[8]) BOEHM, R. u. S. UNTERBERGER: Arch. f. exp. Pathol. u. Pharmakol. Bd. 2, S. 89. 1874. — PISTORIUS, H.: Ebenda Bd. 16, S. 188. 1882.
[9]) SOLOWEITSCHYK, I.: Arch. f. exp. Pathol. u. Pharmakol. Bd. 12, S. 438. 1880.
[10]) v. PODWYSSOTZKI: Arch. f. exp. Pathol. u. Pharmakol. Bd. 11, S. 231. 1879.
[11]) FAUST, E. S.: Arch. f. exp. Pathol. u. Pharmakol. Bd. 51, S. 248. 1904.
[12]) HEUBNER, W.: Arch. f. exp. Pathol. u. Pharmakol. Bd. 56, S. 370. 1907.
[13]) DALE, H. H. u. P. P. LAIDLAW: Journ. of physiol. Bd. 41, S. 318. 1910/11.
[14]) LIPPS, H.: Arch. f. exp. Pathol. u. Pharmakol. Bd. 85, S. 235. 1920.
[15]) MAUTNER, H. u. E. P. PICK: Münch. med. Wochenschr. 1915, Nr. 34 u. Biochem. Zeitschr. Bd. 127, S. 72. 1922.

Vasa efferentia der Niere zu beobachten sind. Beide, Lebervenen und abführende Gefäße der Malpighischen Knäuel, vermögen durch die Änderung ihrer Weite den Füllungszustand der in der Stromrichtung vor ihnen liegenden Gefäßabschnitte und den hier herrschenden Druck, darüber hinaus aber noch die Zusammensetzung des Blutes durch Abpressung von Blutwasser zu beeinflussen. Während aber das in der Niere abgepreßte Blutwasser der Harnbereitung dient und den Körper zum großen Teil verläßt, erfährt es in der Leber durch den von H. MAUTNER und E. P. PICK in den abführenden Venen gefundenen Sperrmechanismus[1]) eine Umschaltung in die Gewebe, und zwar zunächst in die Lymphräume[2]), die die Lebercapillaren in Form von Scheiden umhüllen. Hierdurch wird die nach Flüssigkeitsresorption sonst zu erwartende Hydrämie und die vorzeitige Abgabe des aufgenommenen Wassers durch die Niere hintangehalten. So erklärt sich auch der frühere Eintritt der Diurese am Eckfistelhund bei peroraler Zufuhr

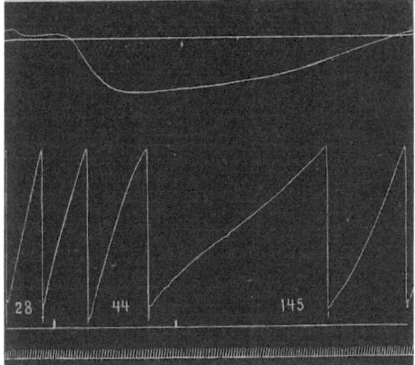
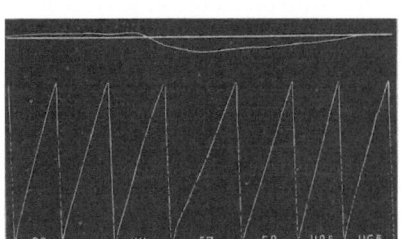

Abb. 234. Die Durchströmung von 135 ccm Adrenalin (1:2000000) setzt das Volumen einer Kaninchenleber um 4 ccm herab. Die Auslaufzeit für 23 ccm steigt von 28 auf 145 Sekunden. (Methode von RÖSSLER, s. S. 1002.) Nach LAMPE und MÉHES.

Abb. 235. 100 ccm einer 2%igen Pituitrinlösung (Physormon) setzen die Auslaufzeit für 23 ccm von 38 auf 57 Sekunden herauf. Die Leber verkleinert sich um 1,5 ccm. (Methode von RÖSSLER, s. S. 1002.) Nach LAMPE und MÉHES.

von Wasser[3]). Die Voraussetzungen zu dieser Annahme gipfeln in dem Nachweis, daß die Injektion einer hypotonischen Salzlösung in die Pfortader zu einer Sperrung der Lebervenen und einer Volumszunahme des Organs führt, während eine hypertonische Lösung im entgegengesetzten Sinn wirkt[4]). Demnach sind in der Leber Änderungen der Weite der zuführenden von solchen der abführenden Wege zu unterscheiden. Die folgende Darstellung stützt sich im wesentlichen auf die Ergebnisse einer Anzahl neuerer Arbeiten der Wiener pharmakologischen Schule[5]), die unter kritischer Würdigung früherer Untersuchungen mit einer bis ins Einzelne vervollkommneten Methodik durchgeführt wurden. Sie ergeben, daß *Adrenalin* die Präcapillaren der zuführenden Gefäße verengt, den Abfluß verringert und das Volumen des Organes — auch am Tier, in situ — abnehmen läßt (s. Abb. 234). Diese Wirkung ist an der Hunde- und Katzenleber sehr deutlich, geringer an der Kaninchenleber ausgeprägt[6]). In der gleichen Weise, aber wesentlich schwächer

---

[1]) MAUTNER, H. u. E. P. PICK: a. a. O.
[2]) LAMSON, P. D. u. J. ROCA: Journ. of pharmacol. a. exp. therapeut. Bd. 17, S. 481. 1921.
[3]) MOLITOR, H. u. E. P. PICK: Arch. f. exp. Pathol. u. Pharmakol. Bd. 97, S. 317. 1923.
[4]) MAUTNER, H.: Wien. Arch. f. inn. Med. Bd. 7, S. 251. 1923.
[5]) LAMPE, W.: Arch. f. exp. Pathol. u. Pharmakol. Bd. 117, S. 92. 1926. — LAMPE, W. u. J. MÉHES: Ebenda Bd. 117, S. 115. 1926 u. Bd. 119, S. 66 u. 73. 1926.
[6]) Auch H. MAUTNER u. E. P. PICK: a. a. O.

wirkt *Pituitrin* (s. Abb. 235), wobei sich auch hier wieder die Lebergefäße des Kaninchens weniger empfindlich erweisen als die der Katze. Die anscheinend stärkere Wirkung am lebenden Tier, bei dem es zu einer sehr deutlichen Verkleinerung der Leber unter der Pituitrinwirkung kommt[1]), erklärt sich durch den gleichzeitigen verengernden Einfluß auf die Darmgefäße, der an sich schon eine geringere Füllung der Portalgefäße zur Folge hat. Andere Organpräparate, wie *Insulin* oder die Auszüge aus *Schilddrüsen, Thymus, Epithelkörperchen, Hypophysenvorderlappen, Hoden, Ovarien* und *Corpus luteum* erweisen sich als unwirksam. Die Durchströmung mit *Ergotamin* führt zu einer nur ganz geringen, kaum merklichen Gefäßverengerung. Es tritt aber nichtsdestoweniger eine Veränderung der physiologischen Anspruchsfähigkeit der Lebergefäße ein, denn eine vorher stark wirksame Gabe von Adrenalin bleibt jetzt ohne Wirkung, und ähnlich wird auch der verengernde Einfluß des später noch zu erwähnenden *Cholacyls* aufgehoben. Hingegen rufen die schockauslösenden Eiweißspaltprodukte (*Pepton, Histamin, Anaphylatoxin*) an der Carnivorenleber eine erhebliche Einengung der Strombahn hervor, die fast ausschließlich den abführenden Schenkel betrifft, wie am Beispiel des Histamins sehr schön gezeigt wurde[2]). Dementsprechend tritt bei gleichzeitiger Verringerung des Abflusses eine Vergrößerung des Organes ein. Diese ist aber nicht zur Gänze von der Stauung abhängig, sondern zum Teil auch von dem schädigenden Einfluß des Histamins auf die Capillarendothelien, der zu einer vermehrten Durchlässigkeit und zum Auftreten von Ödem führt. Die Digitalisglykoside (*Strophanthin, Digitalin, Digitoxin, Verodigen*) verengern die Lebergefäße. Der Eintritt ihrer Wirkung ist aber wie am Herzen abhängig von einem bestimmten Grade der Digitalisspeicherung in den contractilen Elementen und einer hierauf folgenden Latenzzeit. Das in einzelnen Digitalispräparaten enthaltene *Saponin* besitzt gleichfalls die Fähigkeit zur Verengerung der Lebergefäße, doch tritt die Gefäßconstriction hier wesentlich rascher ein und klingt früher ab als bei den Digitaliskörpern. Auch *Bariumchlorid* setzt den Durchfluß herab; seine Wirkung läßt sich vornehmlich an der Leber von Hunden und Katzen, anscheinend nicht an der von Kaninchen beobachten. Verengerung bewirken weiter *Physostigmin* und *Cholacyl*, ein haltbar gemachter Cholinester von hohem Wirkungsgrad, dieser wahrscheinlich durch Erregung sympathischer Umschaltstellen in der Leber; denn nach großen Gaben von Atropin oder Nicotin bleibt die Cholacylwirkung im Gegensatz zu der des Adrenalins aus. *Nicotin* und *Atropin* sind an sich ohne Einfluß auf die Weite der Lebergefäße, desgleichen die sonst durch ihre gefäßerweiternde Wirkung bekannten Körper *Nitroglycerin, Amylnitrit, Coffein, Euphyllin* und *Yohimbin*. *Alkohol* führt nur in hohen (toxischen) Konzentrationen zur Vergrößerung des Durchflusses. Hingegen erweist sich *Papaverin* auch an der Leber als ausgezeichnetes gefäßerweiterndes Mittel.

Das Verhalten der *Milzgefäße* ist wegen der leichten Zugänglichkeit für plethysmographische und andere Untersuchungsmethoden bereits vielfach Gegenstand pharmakologischer Prüfung gewesen. Hierbei ergab sich, daß sie in ihrer Reaktion sich nicht von den übrigen Splanchnicusgefäßen, z. B. von denen des Darmes, unterscheiden. Die Tätigkeit der Milz in bezug auf den Kreislauf ist aber erst durch die Untersuchungen von J. Barcroft ins rechte Licht gerückt worden[3]). Danach kommt ihr (neben der Leber) ein besonderer regulierender Einfluß auf die im Kreislauf zirkulierende Blutmenge zu. Vermag die Leber durch ihren eigenartigen Sperrmechanismus die Menge des Blutwassers zu verändern, so wirkt die Milz gewissermaßen als Nachschubstation für verloren-

---

[1]) Mautner, H. u. E. P. Pick: Arch. f. exp. Pathol. u. Pharmakol. Bd. 97, S. 306. 1923.
[2]) Baer, R. u. R. Rössler: Arch. f. exp. Pathol. u. Pharmakol. Bd. 119, S. 204. 1926.
[3]) Barcroft, J.: Neuere Milzforschungen. Naturwissenschaften Jg. 13, H. 16, S. 325. 1925.

gegangene oder sonst irgendwie benötigte rote Blutkörperchen[1]). Hierzu ist sie durch ihre netzförmige Struktur befähigt, die es erlaubt, verhältnismäßig große Mengen von Blutzellen in den weitmaschigen Räumen einzulagern. Da die Capillaren der Milz in offener Verbindung mit den Pulparäumen stehen[2]), ist der Übertritt der hier aufgestapelten roten Blutkörperchen in die Blutbahn ohne weiteres möglich. Jeder Anspruch des Organismus an eine erhöhte respiratorische Leistung des Blutes wird demgemäß von ihr mit Verkleinerung des Volumens und Ausschüttung von Erythrocyten beantwortet. Dementsprechend verkürzen sich auf die meisten constrictorisch wirkenden Mittel nicht nur die glatten Muskelfasern in den Gefäßwandungen, sondern auch jene in den Trabeceln und der Kapsel des Organs. So läßt der Zusatz von *Adrenalin, Nicotin* oder *Chinin* zur Durchströmungsflüssigkeit einer anscheinend blutleer gespülten Milz eine deutliche Rotfärbung der ausfließenden Salzlösung erkennen; in geringerem Grad trifft dies auch für *Chlorbarium* zu[3]). Es handelt sich hierbei aber nicht um ein zwangläufiges Parallelgehen von Pulpa- und Gefäßreaktion. Während die obenerwähnten Körper (Chinin in kleinen Dosen) zugleich auch die Gefäße verengern, erweitert Chinin in großen Dosen die Strombahn, obschon sein constrictorischer Einfluß auf die glatte Muskulatur in den Trabeceln hiervon nicht berührt wird. Erregend auf die Trabecularis wirkt *Pilocarpin*[4]). *Hypophysenextrakt* verengert nur die Gefäße[4]), daher die im Vergleich zu Adrenalin wesentlich geringere Volumsverkleinerung[5]), die am lebenden Tier onkometrisch sich feststellen ließ. Zentral constrictorisch wirkende Mittel, wie z. B. *Strychnin*, sind ohne deutlichen Einfluß auf die Größe des Organs[6]). Durch *Natriumnitrit* und durch kleine Gaben von *Acetylcholin* läßt sich eine Erweiterung der Strombahn herbeiführen[7]). In hoher Konzentration wirkt Acetylcholin konstringierend[7]). *Atropin* erschlafft beides, Gefäßwand und contractiles Netzwerk[8]).

Auf die *Gefäße des Pankreas* wirken *Adrenalin* verengernd, *Secretin* erweiternd ein. Doch ist der Einfluß des Secretins auf die Gefäßweite kein unmittelbarer, sondern kommt auf dem Umweg über die Sekretionssteigerung zustande[9]).

V. Die Haut- und Muskelgefäße.

Die Gefäße der Haut reagieren auf subcutan verabreichtes *Adrenalin* mit Verengerung, die bei einzelnen Tieren (z. B. Meerschweinchen, Hund) so anhaltend sein kann, daß es an der Injektionsstelle durch Ischämie zum Gewebszerfall kommt[10]). Beim Menschen ist selbst die zehntausendfach verdünnte Adrenalinstammlösung noch imstande, bei der Einspritzung in die Haut deutliche Abblassung an Ort und Stelle hervorzurufen[11]). Die Muskelgefäße sind hingegen weit weniger empfindlich. Gelegentlich wurde sogar die Vermutung

---

[1]) BARCROFT, J., H. A. HARRIS, D. ORAHOVATS u. R. WEISS: Journ. of physiol. Bd. 60, S. 443. 1926.
[2]) Neuere Untersuchungen von W. SCHULZE: Verhandl. d. physik.-med. Ges. Würzburg Bd. 49, Nr. 3, S. 140. 1924.
[3]) SCHKAWERA, G. L.: Zeitschr. f. d. ges. exp. Med. Bd. 33, S. 339. 1923.
[4]) DE BOER, S. u. D. C. CARROL: Journ. of physiol. Bd. 59, S. 381. 1924.
[5]) PAGNIEZ, PH., F. COSTE u. A. ESCALIER: Presse méd. Jg. 33, Nr. 99, S. 1633. 1925.
[6]) PAGNIEZ, COSTE u. ESCALIER: a. a. O. — Vgl. auch PILCHER, J. D. u. T. SOLLMANN: Journ. of pharmacol. a. exp. therapeut. Bd. 6, S. 331. 1915.
[7]) HUNT, R.: Americ. journ. of physiol. Bd. 45, S. 197. 1918.
[8]) SCHKAWERA: G. L.: a. a. O.
[9]) MAY, O.: Journ. of physiol. Bd. 30, S. 400. 1904.
[10]) ELLIOTT, T. R. u. H. E. DURHAM: Journ. of physiol. Bd. 34, S. 490. 1906. — FALTA, W. u. L. IVCOVIĆ: Wien. klin. Wochenschr. 1909, Nr. 51.
[11]) v. GRÖER, F.: Zeitschr. f. d. ges. exp. Med. Bd. 7, S. 237. 1919. — BRAUN, H.: Arch. f. klin. Chir. Bd. 69, S. 541. 1903.

geäußert, daß Adrenalin sie aktiv erweitere[1]) (s. Abb. 236); doch ist ein Teil der beobachteten Erweiterung sicher auf den Umstand zurückzuführen, daß das Blut infolge der durch Adrenalin veranlaßten mächtigen Verengerung der Splanchnicusgefäße nach der Peripherie zu verdrängt wird[2]). Außer durch diese passive Dehnung wird die Erweiterung der peripheren Gefäße noch durch das Eingreifen besonderer Gefäßreflexe unterstützt, die bei der Einengung bestimmter Strombahnen durch die Verringerung des Widerstandes in anderen einer allzu starken Erhöhung des Blutdruckes entgegenwirken. Besonders deutlich läßt sich dies an dem Beispiel der *Digitalis* verfolgen. Hier kommt es nämlich, abgesehen von einer Verschiebung vom venösen nach dem arteriellen Schenkel des Kreislaufes, zu einer Umlagerung des Blutes aus den strotzend gefüllten Bauchorganen in die vorher mangelhaft durchbluteten Gefäße der Haut und der Extremitäten. Nicht daß die Digitalis diese Gefäßgebiete zu verengern unfähig wäre — *Digitoxin* ruft trotz seiner erheblichen Wirkung auf die Splanchnicusgefäße auch hier deutliche Verengerung hervor — sondern die Wirkung der meisten übrigen Digitalissubstanzen ist zu schwach, um den nervös regulatorischen Einflüssen und dem erhöhten Blutdruck gegenüber eine Verengerung dieser Gefäße zur Geltung zu bringen. Daraus resultiert dann die Erweiterung und bessere Durchblutung der peripheren Gefäße, die man namentlich nach Anwendung von *Digitalin* oder *Strophanthin* zu beobachten Gelegenheit hat[3]) (s. Abb. 237).

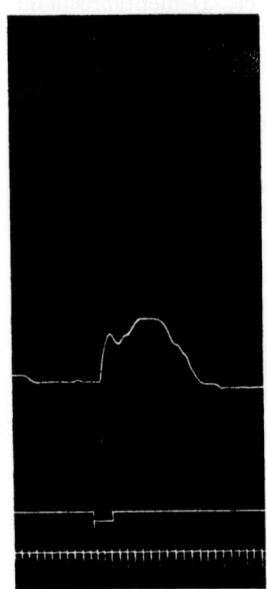

Abb. 236. Carotisdruck und Beinvolumen der Katze bei einer blutdrucksenkenden Adrenalineinspritzung (0,025 mg pro Kilo intravenös in 30 Sekunden). Der Blutdruck (Hg-Manometer) sinkt ab, gleichzeitig nimmt das Beinvolumen zu. Zeit in 10 Sekunden. (Nach Eichholtz.)

Die Capillaren der Haut erweitern sich unter der lokalen Einwirkung von *Kohlensäure*[4]), desgleichen die Capillaren der Membrana nictitans des Frosches[5]). Auch die Muskelgefäße der Hinterbeine von Fröschen, deren Rückenmark zerstört ist, weisen beim Durchspülen mit kohlensäuregesättigter Ringerlösung Erweiterung auf[6]). Daß die primäre, d. h. nicht von Nerveneinflüssen geänderte Wirkung der Kohlensäure auf die Gefäße eine erweiternde ist, zeigen auch Versuche an überlebenden Gefäßstücken[7]). Bleibt die nervöse Verbindung der Gefäße mit dem vasomotorischen Zentrum erhalten, so tritt auf Kohlensäure Verengerung ein, was bereits Thiry[8]) durch unmittelbare Beobachtung an den peripheren Gefäßen feststellte. Die

---

[1]) Hoskins, R. G., R. E. Gunning u. E. L. Berry: Americ. journ. of physiol. Bd. 41, S. 513. 1916. — Hartmann, F. A. u. L. McP. Fraser: Ebenda Bd. 44, S. 353. 1917. — Gruber, C. M.: Ebenda Bd. 45, S. 302. 1918.

[2]) Biedl, A.: Pflügers Arch. f. d. ges. Physiol. Bd. 67, S. 443. 1897. — Gerhardt, D.: Arch. f. exp. Pathol. u. Pharmakol. Bd. 44, S. 161. 1900. — Vgl. auch Fr. Pick: Ebenda Bd. 42, S. 399. 1899.

[3]) Gottlieb, R. u. R. Magnus: Arch. f. exp. Pathol. u. Pharmakol. Bd. 47, S. 135. 1902.

[4]) Tomita, Ch.: Pflügers Arch. f. d. ges. Physiol. Bd. 116, S. 299. 1907. — Liljestrand, G. u. R. Magnus: Ebenda Bd. 193, S. 527. 1922.

[5]) Severini, zit. nach Hoffmann-Schwalbe: Jahresber. Bd. 10, II, S. 78. 1881.

[6]) Bayliss, W. M.: Journ. of physiol. Bd. 26, S. XXXII. 1901.

[7]) Cow, D.: Journ. of physiol. Bd. 42, S. 125. 1911. — Hooker, D. R.: Americ. journ. of physiol. Bd. 31, S. 47. 1912.

[8]) Thiry, L.: Zentralbl. f. d. med. Wissensch. 1864, S. 722.

nämliche Ursache einer Verengerung kleinster Hautgefäße liegt auch der Einschränkung der physikalischen Wasserdampfabgabe bei der Atmung einer etwa 10% CO_2 enthaltenden Luft zugrunde[1]).

Nach länger dauernder Einatmung von *Kohlenoxyd* kommt es zu einer Erweiterung der peripheren Gefäße angeblich infolge Atonie der Gefäßmuskulatur. KLEBS[2]) hielt sie für die Ursache der eintretenden Zirkulationsstörung. Seine Annahme stützte sich neben Sektionsbefunden vorwiegend auf die direkte Beobachtung der Flughaut von Fledermäusen, wo sich namentlich die Arterien unter der Einwirkung von Kohlenoxyd stark erweiterten; als Gegenmittel wurde von ihm seiner vasoconstrictorischen Wirkung wegen Ergotin empfohlen. Bald zeigte sich aber, daß die Gefäße der Flughaut nicht dauernd erweitert,

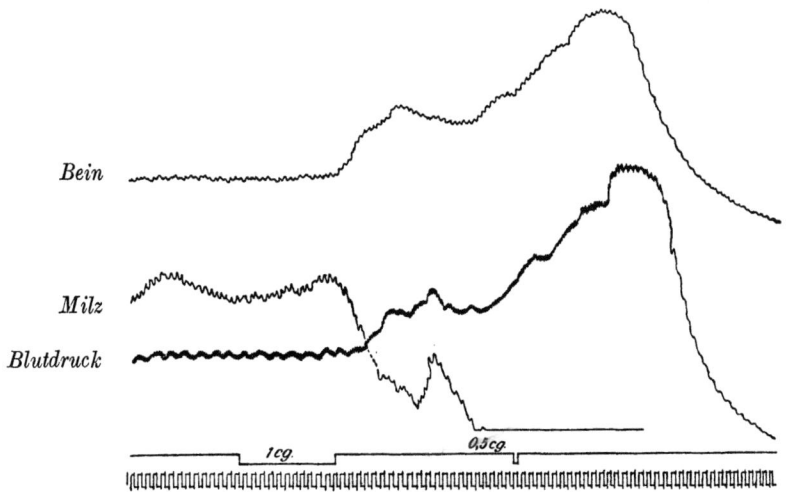

Abb. 237. Verhalten des Milz- und Beinvolumens bei der Blutdrucksteigerung durch Strophanthin. (Nach GOTTLIEB und MAGNUS.)

sondern im Gegenteil eher kontrahiert sind[3]). Die Dilatation, wie sie oben beschrieben wurde, beruht nur auf einem vorübergehenden Stadium vermehrter und verstärkter Herztätigkeit. Kaninchen, die unter CO-Wirkung stehen, weisen kollabierte periphere Gefäße auf und bluten beim Einschneiden in das Gewebe auffallend wenig. Damit stimmt überein, daß auch der Blutstrom in den Extremitäten während der Wirkung von Kohlenoxyd stark herabgesetzt gefunden wurde[4]).

Eine auffällige Erweiterung und verstärkte Durchblutung der Hautgefäße bewirken zahlreiche, auch als Narkotica verwendete, flüchtige Substanzen, unter denen das *Amylnitrit* im Vordergrunde steht (s. Abb. 238). Selbst nur sekundenlang andauernde Einatmung genügt, um beim Menschen die oberen Körperteile in lebhafte Rötung zu versetzen. Diese zeigt in ihrem Ausmaß viel Übereinstimmung mit psychogen verknüpften Gefäßerweiterungen in der Haut [z. B. der Rötung nach Zuständen der Aufregung, der Scham, des Schuldgefühls[5])]. Auch die Muskelgefäße erleiden unter der Amylnitritwirkung eine Erweiterung, und

---

[1]) LOEWY, A. u. W. WECHSELMANN: Virchows Arch. f. pathol. Anat. u. Physiol. Bd. 206, S. 79. 1911.
[2]) KLEBS, E.: Virchows Arch. f. pathol. Anat. u. Physiol. Bd. 32, S. 450. 1865.
[3]) POKROWSKY, W.: Arch. f. (Anat. u.) Physiol. 1866, S. 59.
[4]) BOCK, J.: Die Kohlenoxydintoxikation. Kopenhagen 1895. — PICK, FR.: Arch. f. exp. Pathol. u. Pharmakol. Bd. 42, S. 399. 1899.
[5]) FILEHNE, W.: Pflügers Arch. f. d. ges. Physiol. Bd. 9, S. 470. 1874.

zwar in nicht unerheblichem Ausmaß. Obgleich der Blutdruck und dementsprechend auch die Ausflußmenge aus der Femoralarterie eine deutliche Verminderung aufweist, zeigen die aus der entsprechenden Vene kommenden Blutmengen trotz gesunkener vis a tergo nur eine geringe oder überhaupt keine Abnahme[1]). Neuere Untersuchungen mit Hilfe der Stromuhr[2]) sowie Bestimmungen des peripheren Gefäßwiderstandes[3]) haben gleichfalls eine beträchtliche Gefäßerweiterung ergeben, die auch nach Ausschaltung sämtlicher Nerveneinflüsse zustande kommt.

In ähnlicher Weise wirkt *Alkohol* auf die Gefäße der Peripherie, was sich gleichfalls an der Rötung der Haut, dem zunehmenden Wärmegefühl und der ver-

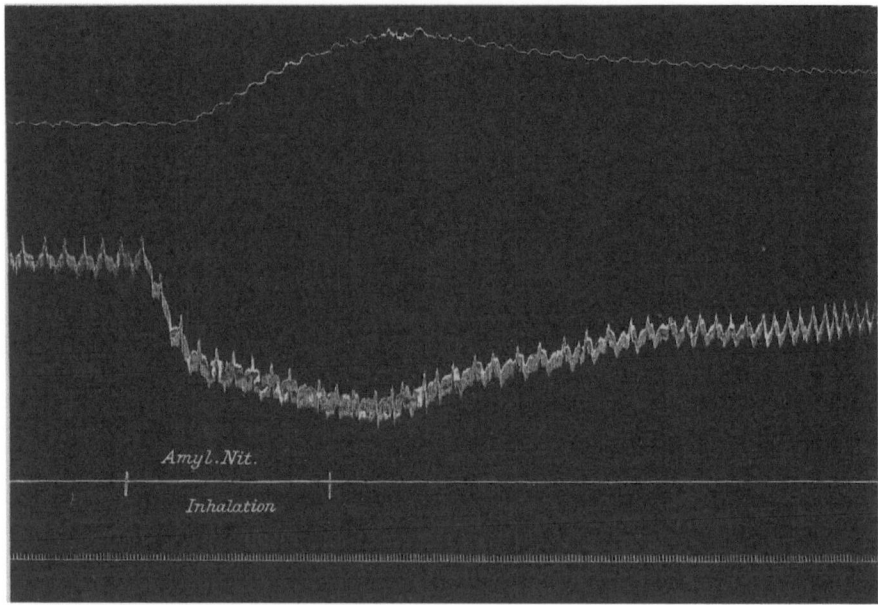

Abb. 238. Kurve des Blutdruckes (untere) und des Ohrvolumens (obere) beim Hund. Amylnitrit wurde zwischen den Zeichen auf der Signallinie eingeatmet. (Nach Dixon.)

mehrten Pulsfülle zu erkennen gibt[4]). Es handelt sich hierbei um eine primäre, anscheinend zentral bedingte Gefäßwirkung, die unabhängig von anderen Reaktionen durch Alkohol in derselben Weise ausgelöst wird, wie durch Äther, Chloroform und andere narkotisch wirkende Substanzen.

Äther ruft im Beginn der Narkose eine Rötung der Haut, namentlich des Gesichtes, hervor, die im Gegensatz zu der nach Chloroformanwendung auftretenden lange Zeit hindurch anhält. Anscheinend unterliegen die Vasomotorenzentren dieser Gebiete besonders leicht der lähmenden Wirkung. Zum Teil rührt die vermehrte Gefäßfüllung von einer passiven Verdrängung des Blutes aus den sich während der Blutdrucksteigerung kräftig kontrahierenden Eingeweidegefäßen her[5]) (s. Unterabteilung B, Seite 1057). Bei sehr tiefer Narkose mit

---

[1]) Pick, Fr.: Arch. f. exp. Pathol. u. Pharmakol. Bd. 42, S. 399. 1899.
[2]) Burton-Opitz, R. u. H. F. Wolf: Journ. of exp. med. Bd. 12, S. 278. 1910.
[3]) Dossin, F.: Arch. internat. de pharmacodyn. et thérapie Bd. 21, S. 425. 1912.
[4]) Binz, C.: Virchows Arch. f. pathol. Anat. u. Physiol. Bd. 53, S. 529. 1871. — Kochmann, M.: Arch. internat. de pharmacodyn. et de thérapie Bd. 15, S. 443. 1905.
[5]) Derouaux, J.: Arch. internat. de pharmacodyn. et de thérapie Bd. 19, S. 63. 1909.

bereits herabgesetztem arteriellen Druck erweist sich aber die Zirkulation in den Extremitäten in gleicher Weise wie während der Chloroformnarkose verschlechtert[1]).

Chloroform macht an den Gefäßen der Peripherie nahezu dieselben Erscheinungen wie die eben angeführten Körper. Im Tierversuch läßt sich die Erweiterung an der örtlichen Temperaturzunahme[2]) und der stärkeren Blutfüllung (Ohrgefäße) nachweisen. Der zentrale Angriffspunkt ergibt sich aus dem Verhalten der Gefäße nach Durchschneidung der entsprechenden Nerven (Halssympathicus). Die danach sich in mittlerer Weite einstellenden Gefäße ändern nach Einatmung von Chloroform ihr Lumen[3]) nicht mehr. Hingegen vermag elektrische Reizung des peripheren Nervenstumpfes auch während der Narkose die Gefäße zu verengern[4]). Die Gesichtsröte hält bei weiterer Einwirkung des Chloroforms im Gegensatz zur Äthernarkose nicht an; es tritt an ihre Stelle eine deutliche Blässe, die aber nicht durch Gefäßverengerung bewirkt wird, sondern die Folge der starken Senkung des Blutdruckes und der Ansammlung des Blutes in den mächtig erweiterten Unterleibsgefäßen ist. In diesem Stadium weisen, der gestörten Blutverteilung entsprechend, auch die Muskelgefäße eine herabgesetzte Durchblutung auf[5]).

In eigenartiger und anscheinend elektiver Weise vermögen einzelne bei der künstlichen Antipyrese Anwendung findende Körper, wie beispielsweise das *Antipyrin*, den im Fieber, namentlich im Schüttelfrost bestehenden Krampf der Hautgefäße zu beseitigen und durch deren verbesserte Durchblutung zur Herabsetzung der Körpertemperatur beizutragen. Die Zunahme der Durchströmung der Haut unter der Antipyrinwirkung läßt sich plethysmographisch[6]) sowie durch Messung der von der Hautoberfläche abgegebenen Wärmemenge verfolgen[7]). Wie sehr auch diese Wirkung zur Herabsetzung der erhöhten Körperwärme beiträgt, sie ist nicht die einzige und hauptsächliche; das Wesentliche ist vielmehr eine Beeinflussung der die Wärmeregulierung beherrschenden Zentren.

Auffällige Röte der Haut wird gelegentlich nach Anwendung von *Morphin*[8]) beobachtet. Daß diese ferner zum Vergiftungsbild des *Atropins*[9]) gehört, sei ebenso wie die Erweiterung der Hautgefäße durch *Pilocarpin*[10]) hier nur kurz erwähnt.

Von besonderem Interesse sind die Veränderungen, die die Haut des Menschen nach subcutaner Injektion von *Histamin* aufweist. Hier kommt es zu einer die ganze Hautoberfläche, namentlich deren unbedeckte Teile befallenden, rasch vorübergehenden Rötung[11]). Ferner läßt sich an Stellen, wo Histamin mit den Gefäßen des Coriums in Berührung gekommen war, das Auftreten von Urticariaquaddeln beobachten[12]), deren Entstehen nach neueren Vorstellungen auf einem Mißverhältnis in der Weite der zu- und abführenden Blut-

---

[1]) PICK, FR.: a. a. O.
[2]) BERNARD, CL.: Gaz. méd. de Paris 1854.
[3]) KNOLL, PH.: Sitzungsber. d. Akad. d. Wiss., Wien. Mathem.-naturw. Kl. III, Bd. 78. 1878.
[4]) SCHEINESSON, J.: Arch. d. Heilk. Jg. 10, S. 225. 1869.
[5]) PICK, FR.: a. a. O.
[6]) MARAGLIANO, E.: Zeitschr. f. klin. Med. Bd. 14, S. 309, 1888.
[7]) GEIGEL: Verhandl. d. physik.-med. Ges. in Würzburg Bd. 22, Nr. 1. 1889. — GOTTLIEB, R.: Arch. f. exp. Pathol. u. Pharmakol. Bd. 28, S. 167. 1891.
[8]) Nach MEYER-GOTTLIEB: Experimentelle Pharmakologie, 7. Aufl., S. 340. 1925.
[9]) ALBERTONI, P.: Arch. f. exp. Pathol. u. Pharmakol. Bd. 15, S. 248. 1882.
[10]) Nach DIXON u. RANSOM in Heffters Handb. d. exp. Pharmakol. Bd. II/2, S. 752. 1924.
[11]) EPPINGER, H.: Wien. med. Wochenschr. 1913, Nr. 23. — EPPINGER, H. u. J. GUTMANN: Zeitschr. f. klin. Med. Bd. 78, S. 399. 1913. — HARMER, J. M. u. K. E. HARRIS: Heart Bd. 13, S. 381. 1926.
[12]) EPPINGER, H.: a. a. O. — SOLLMANN, T. u. J. D. PILCHER: Journ. of pharmacol. a. exp. therapeut. Bd. 9, S. 309. 1917. — SOLLMANN, T.: Ebenda Bd. 10, S. 147. 1917/18.

wege, wahrscheinlich infolge Kontraktion der kleinsten Hautvenen beruht[1]), ähnlich den Erscheinungen, die dieser Körper und ihm verwandte, beim Eiweißzerfall entstehende Substanzen auf die Gefäße der Lunge und Leber ausüben.

Hierher würde ferner eine Besprechung der *Capillarreaktionen der Haut* gehören. Es sind aber in letzter Zeit mehrere ausgezeichnete Zusammenfassungen dieses ziemlich umfangreichen Gebietes der Kreislaufphysiologie erschienen (EBBECKE, KROGH, HEUBNER), so daß ein Eingehen hierauf in Anbetracht des beschränkten Raumes unterbleiben darf.

VI. Die Gefäße der Niere und Nebenniere.

Auf *Adrenalin* reagieren die Gefäße der Niere im wesentlichen nicht anders als beispielsweise die des Darmes, nur löst sich bei ihnen der Zustand der Verengerung anscheinend leichter. So kann man unmittelbar nach einer intravenösen Injektion als Ausdruck der Gefäßverengerung eine deutliche Verkleinerung der Niere feststellen[2]) — gelegentlich wurde diese als einzige Folge einer den Blutdruck nahezu unverändert lassenden Adrenalineinspritzung beobachtet[3]) —; später schlägt aber die Verkleinerung häufig ins Gegenteil um[4]). Hierbei dürfte es sich weniger um eine Nachwirkung des Adrenalins im Sinn einer Erweiterung handeln, wie eine solche unbeschadet der regelmäßig zunächst einsetzenden Verengerung[5]) an der künstlich durchströmten Niere[6]) und bei kleinen Adrenalingaben als erstes und einziges Zeichen auch an Gefäßstreifen[7]) aus der Nierenarterie beobachtet wurde, sondern um eine passive Verdrängung des Blutes aus dem mit kräftigerer und länger andauernder Verengerung antwortenden Gefäßsystem des Darmes in die bereits wieder nachgiebig gewordenen Nierengefäße. Möglicherweise bewirkt Adrenalin in der Folge dieser Erscheinung mitunter nur Volumzunahme[8]) (s. Abb. 239). Regelmäßig tritt diese hingegen ein, wenn im Blute zu gleicher Zeit harntreibende Stoffe kreisen und die Niere sich im Zustand erhöhter Tätigkeit befindet. Dann erweisen sich die Gefäße der Niere gegenüber der verengernden Wirkung des Adrenalins, aber auch der nervöser Reize weniger zugänglich, so daß die Durchströmungs- und in weiterer Folge auch die Organgröße unter dem Einfluß des durch die Adrenalininjektion erhöhten Blutdruckes deutlich zunimmt[9]). Bei dieser Gelegenheit sei aber gleich bemerkt,

---

[1]) MAUTNER, H.: Klin. Wochenschr. 1922, Nr. 46.
[2]) OLIVER, G. u. E. A. SCHÄFER: Journ. of physiol. Bd. 17, S. 9. 1894/95. — BARDIER, E. u. H. FRENKEL: Journ. de physiol. et de pathol. gén. Bd. 1, S. 950. 1899 (Abb. 1). — FRÖHLICH, A.: Zentralbl. f. Physiol. Bd. 25, S. 1. 1911. — HOSKINS, R. G. u. R. E. LEE GUNNING: Americ. journ. of physiol. Bd. 43, S. 304. 1917. — HARTMANN, FR. A. u. L. MCPHEDRAN: Ebenda Bd. 43, S. 311. 1917.
[3]) JONESCU, D.: Wien. klin. Wochenschr. 1908, Nr. 14.
[4]) OLIVER, G. u. E. A. SCHÄFER: Journ. of physiol. Bd. 18, S. 230. 1895 (Abb. 5). — BARDIER u. FRENKEL: a. a. O. (Abb. 2). — HOSKINS u. LEE GUNNING: a. a. O. (Abb. 2).
[5]) GOTTLIEB, R.: Arch. f. exp. Pathol. u. Pharmakol. Bd. 43, S. 286. 1899. — GIOFFREDI, C.: Atti d. reale accad. med.-chir. di Napoli Bd. 58, S. 169. 1904. — PARI, G. A.: Arch. ital. de biol. Bd. 46, S. 209. 1906. — SOLLMANN, T.: Americ. journ. of physiol. Bd. 13, S. 246. 1905. — SOLLMANN, T. u. R. A. HATCHER: Ebenda Bd. 21, S. 37. 1908. — CAMPBELL, J. A.: Quart. journ. of exp. physiol. Bd. 4, S. 1. 1911. — PENTIMALLI, P. u. N. QUERCIA: Arch. ital. de biol. Bd. 58, S. 33. 1912. — CUSHNY, A. R. u. C. G. LAMBIE: Journ. of physiol. Bd. 55, S. 276. 1921. — SCHMIDT, R.: Arch. f. exp. Pathol. u. Pharmakol. Bd. 95, S. 267. 1922.
[6]) OGAWA, S.: Arch. f. exp. Pathol. u. Pharmakol. Bd. 67, S. 89. 1912.
[7]) ROTHLIN, E.: Biochem. Zeitschr. Bd. 111, S. 257. 1920.
[8]) Vgl. Abb. 3 aus BARDIER u. FRENKEL: a. a. O. und Abb. 1 aus DON R. JOSEPH: Arch. f. exp. Pathol. u. Pharmakol. Bd. 73, S. 81. 1913.
[9]) ASHER, L. u. W. JOST: Zentralbl. f. Physiol. Bd. 28, S. 1. 1914. — JOST, W.: Zeitschr. f. Biol. Bd. 64, S. 441. 1914. — ASHER, L.: Dtsch. med. Wochenschr. 1915, Nr. 34.

daß an der Niere eine Zunahme der Durchströmung durchaus nicht immer zu einer Vergrößerung des Organs führen muß — durch Coffein ließ sich auch an der eingegipsten Niere ein Ansteigen der Durchblutung beobachten[1]), ohne daß etwa eine Erhöhung des allgemeinen Blutdrucks hierfür hätte verantwortlich gemacht werden können. Aber sogar das umgekehrte Verhalten konnte festgestellt werden: Anschwellen des Organs bei gleichzeitiger Abnahme der Durchströmungsgröße[2]). Aus diesem Umstand sowie aus der gleichzeitigen Vermehrung des Glomerulusfiltrats hat man auf den Sitz der Verengerung in den Abfuhrwegen der Glomeruluscapillaren geschlossen. Kontrahieren sich z. B.

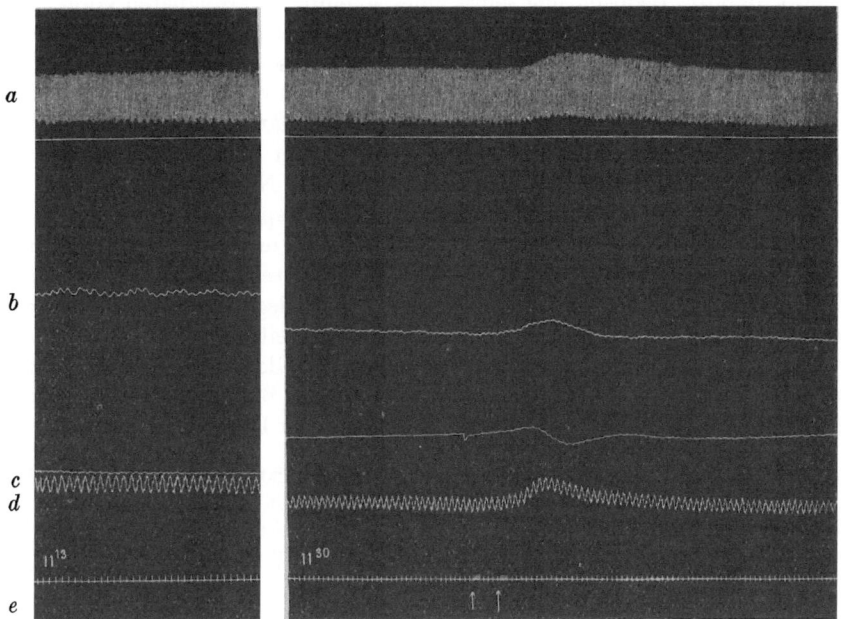

Abb. 239. Beispiel der Adrenalinwirkung auf Herz und Gefäße. *a* Innen. druck des linken Ventrikels, *b* Nierenvolumen, *c* Darmvolumen, *d* Blutdruck, *e* Zeit in Sekunden; Beginn des Versuchs 11,12 Uhr. Zwischen ↑↑ Injektion. (Kurve auf $^1/_2$ verkleinert.) (Nach JOSEPH, aus: Arch. f. exp. Pathol. u. Pharmakol. Bd. 73.)

unter Adrenalin die Vasa efferentia vor den übrigen Nierengefäßen, so muß der Druck in den Glomeruli wachsen, diese schwellen an und sondern infolge des erhöhten Filtrationsdruckes mehr Flüssigkeit ab, Organvolumen und ausgeschiedene Harnmenge nehmen zu, obschon die Durchströmung der Niere abgenommen hat oder sich zumindest nicht als vermehrt erweist[3]). Bei höheren Adrenalinkonzentrationen kontrahieren sich aber auch andere Teile der Nierenarterie, und ein Unterschied der einzelnen Gefäßabschnitte in ihrer Bereitschaft zur Verengerung läßt sich nur insoweit feststellen, als beispielsweise an der Froschniere nur jene Gefäße, die in das Glomerulussystem eingehen, der Verengerung unterliegen[4]), während die Tubulusgefäße, die der Nierenpfortader entspringen,

---

[1]) FLETCHER, W. M., V. E. HENDERSON u. O. LOEWI: Arch. f. exp. Pathol. u. Pharmakol. Bd. 53, S. 15. 1905.
[2]) RICHARDS, A. N. u. O. H. PLANT: Americ. journ. of physiol. Bd. 59, S. 191. 1922.
[3]) RICHARDS u. PLANT: a. a. O. und Americ. journ. of physiol. Bd. 59, S. 184. 1922. — RICHARDS, A. N. u. C. F. SCHMIDT: Ebenda Bd. 71, S. 178. 1924.
[4]) ZUCKERSTEIN, S.: Zeitschr. f. Biol. Bd. 67, S. 293. 1917.

bekanntlich hiervon freibleiben. Ähnliches gilt übrigens von der Wirkung der im Hinterlappen der Hypophyse enthaltenen Stoffe auf die Gefäße der Froschniere[1]).

Wegen der Streitfrage, wieweit die nach Injektionen von Hypophysenextrakt zu beobachtende Veränderung der Diurese auf die geänderten Zirkulationsverhältnisse in der Niere[2]), auf spezifische Beeinflussung ihrer sezernierenden Epithelien[3]) oder auf Umstimmung außerhalb gelegener, den Wasserhaushalt der Gewebe regelnder Einrichtungen[4]) zurückzuführen ist, war dem vasomotorischen Verhalten der Niere gegenüber den in Frage kommenden Stoffen von vornherein besondere Aufmerksamkeit geschenkt worden. Voraussetzend sei bemerkt, daß die Beobachtung selbst eines so einfach verfolgbaren Vorganges wie der Harnausscheidung je nach der angewandten Methodik zu verschiedenen Ergebnissen geführt hat[5]). Ohne auf den die Diurese betreffenden Teil der Untersuchungen weiter einzugehen, möge nur kurz erwähnt werden, daß sich eine deutliche Abhängigkeit, je nachdem die Versuche an narkotisierten oder nichtnarkotisierten Tieren durchgeführt wurden[6]), und von der Art der Narkose[7]) ergeben hat. Leider zeigen die Beobachtungen der Nierengefäße unter der Einwirkung von Hypophysenstoffen dieselben Widersprüche, ohne daß man hier imstande wäre, sie entsprechend aufzuklären. Vielleicht hängt dies mit einer ungleichen Zusammensetzung einzelner Hypophysenpräparate[8]) oder dem Zusatz von Konservierungsmitteln[9]) zusammen, doch liegen hierüber keine ausführlichen Versuche vor. So ergibt sich die Notwendigkeit, die einzelnen Befunde ohne verbindende Erklärung nebeneinanderzusetzen. In den Versuchen am ganzen Tier war die Hypophysininjektion unter gleichzeitiger Blutdrucksteigerung fast immer von einer Zunahme des Nierenvolumens[10]) und der Durchströmungsgröße[11])

---

[1]) BRUNN, FR. u. J. JEDLICKA: Zentralbl. f. inn. Med. 1920, Nr. 39, S. 674; auch NOGUCHI, I.: Arch. f. exp. Pathol. u. Pharmakol. Bd. 112, S. 343. 1926.

[2]) HOUGHTON, E. M. u. C. H. MERRILL: Journ. of the Americ. med. assoc. Bd. 51, S. 1849. 1908. — KING, C. E. u. O. O. STOLAND: Americ. journ. of physiol. Bd. 32, S. 404. 1913. — KNOWLTON, F. P. u. A. C. SILVERMAN: Ebenda Bd. 47, S. 1. 1918/19. — CUSHNY, A. R. u. C. G. LAMBIE: Journ. of physiol. Bd. 55, S. 276. 1921. — Vgl. auch KETIL MOTZFELD: Journ. of exp. med. Bd. 25, S. 153. 1917.

[3]) SCHÄFER, E. A. u. P. T. HERRING: Proc. of the Roy. soc. of London, Ser. B, Bd. 77, S. 571. 1906 u. Phil. transact. Bd. 199 B, S. 1. 1906. — HOSKINS, R. G. u. J. W. MEANS: Journ. of pharmacol. a. exp. therapeut. Bd. 4, S. 435. 1912/13. — CUSHING, HARVEY: The pituitary body and its disorders. 1912. — OEHME, C. u. M.: Dtsch. Arch. f. klin. Med. Bd. 127, S. 261. 1918. — ADDIS, T., G. D. BARNETT u. A. E. SHEVKY: Americ. journ. of physiol. Bd. 46, S. 52. 1918. — STOLAND, O. O. u. J. H. KORB: Ebenda (Proc.) Bd. 55, S. 305. 1921.

[4]) VEIL, W. H.: Biochem. Zeitschr. Bd. 91, S. 317. 1918. — BRUNN, FR.: Zeitschr. f. d. ges. exp. Med. Bd. 25, S. 170. 1921. — MEYER, E. u. R. MEYER-BISCH: Dtsch. Arch. f. klin. Med. Bd. 137, S. 255. 1921 u. Zeitschr. f. klin. Med. Bd. 96, S. 469. 1923. — MOLITOR, H. u. E. P. PICK: Arch. f. exp. Pathol. u. Pharmakol. Bd. 101, S. 169. 1924.

[5]) Vgl. die Literaturübersicht in K. MOTZFELD: a. a. O. — MOLITOR u. PICK: a. a. O.

[6]) SMITH, M. I. u. WM. T. McGLOSKY: Journ. of pharmacol. a. exp. therapeut. Bd. 24, S. 371. 1925.

[7]) MOLITOR, H. u. E. P. PICK: Arch. f. exp. Pathol. u. Pharmakol. Bd. 107, S. 185. 1925 u. Bd. 112, S. 113. 1926.

[8]) MAGNUS, R. u. E. A. SCHÄFER: Journ. of physiol. Bd. 27, S. IX. 1901. — CAMPBELL, J. A.: Quart. journ. of exp. physiol. Bd. 4, S. 1. 1911. — ABEL, J. J.: Physiological, Chemical and Clinical Studies on Pituitary Principles. Bull. of the John Hopkins hosp. Bd. 35, Nr. 404. 1924.

[9]) Vgl. CH. M. GRUBER: Americ. heart journ. Bd. 2, S. 38. 1926.

[10]) MAGNUS u. SCHÄFER: a. a. O. — SCHÄFER u. HERRING: a. a. O. — HALLIBURTON, W. D., J. P. CANDLER u. A. W. SIKES: Quart. journ. of exp. physiol. Bd. 2, S. 229. 1909. — OTT, I. u. J. C. SCOTT: Americ. med. Bd. 16, S. 79. 1910. — MOLITOR u. PICK: Arch. f. exp. Pathol. u. Pharmakol. Bd. 101, S. 169. 1924.

[11]) KNOWLTON, F. P. u. A. C. SILVERMAN: Americ. journ. of physiol. Bd. 47, S. 1. 1918/19. — CUSHNY, A. R. u. C. G. LAMBIE: Journ. of physiol. Bd. 55, S. 276. 1921. — MC FARLANE, A.: Journ. of pharmacol. a. exp. therapeut. Bd. 28, S. 177. 1926.

gefolgt, der gelegentlich eine nur kurz dauernde Abnahme voranging[1]). Häufig erreichte das Organ das Maximum seiner Ausdehnung erst, nachdem der Blutdruck zum Ausgangspunkt wieder zurückgekehrt war. Obzwar dies nicht unbedingt für eine Gefäßerweiterung spricht — es ließ sich nachweisen, daß eine Verengerung der Vasa efferentia unter Pituitrin durch Stauung des Blutes in den vorangehenden Gefäßabschnitten bei onkometrischer Messung eine aktive Erweiterung vortäuschen kann[2]) —, so hat man doch zunächst eine Zunahme der Gefäßweite für das wahrscheinlichste gehalten[3]). Unterstützt wurde diese Ansicht durch die Ergebnisse von Durchströmungsversuchen, die zum Teil ebenfalls für eine Erweiterung zu sprechen schienen[4]). Es fielen aber nicht alle Versuche in der gleichen Richtung aus, vielmehr wurde auch das Gegenteil, nämlich Verengerung, beobachtet[5]). Um so bedeutungsvoller waren deshalb Befunde, die sich an Querstreifen aus der Nierenarterie, und zwar verschieden an deren proximalem und distalem Abschnitt, erheben ließen. An jenem zeigte Pituitrin eine Verengerung, an diesem eine Erweiterung[6]), und die wechselnden Ergebnisse bei der Durchströmung schienen auf das jeweilige Überwiegen des einen über den anderen Gefäßabschnitt in der Reaktion auf Pituitrin zu beruhen. Indes wurde in einer neueren Arbeit auch diesem Befund widersprochen, wonach, gleichgültig ob das Gefäßstück dem proximalen oder distalen Abschnitt der Nierenarterie entstammt, sich nur Verengerung beobachten ließ[7]).

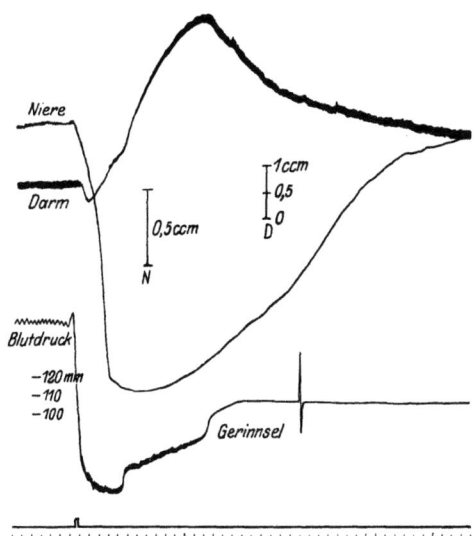

Abb. 240. Wirkung des Ergamins (0,0005 g) auf den Aortendruck (untere Kurve), das Darmvolumen (mittlere) und das Nierenvolumen (obere) bei der Katze. (Nach DALE und LAIDLAW.)

Die Injektion von *Histamin* bewirkt eine deutliche Abnahme des Nierenvolumens. Da aber zu gleicher Zeit auch der Blutdruck beträchtlich heruntergeht, ist die Entscheidung schwer, ob die Verkleinerung des Organs hierauf oder auf einer aktiven Verengerung der Nierengefäße beruht. Durchströmungsversuche sind nach den Erfahrungen, die

---

[1]) KING, C. E. u. O. O. STOLAND: Americ. journ. of physiol. Bd. 32, S. 404. 1913. — MCFARLANE, A.: Journ. of pharmacol. a. exp. therap. Bd. 28, S. 177. 1926.

[2]) RICHARDS, A. N. u. O. H. PLANT: Americ. journ. of physiol. Bd. 59, S. 191. 1922.

[3]) MAGNUS u. SCHÄFER: a. a. O. — SCHÄFER u. HERRING: a. a. O. — HERRING: Quart. journ. of exp. physiol. Bd. 1, S. 265. 1908. — HALLIBURTON, CANDLER u. SIKES: a. a. O. — HOSKINS u. MEANS: a. a. O. — KNOWLTON u. SILVERMAN: a. a. O.

[4]) CAMPBELL, J. A.: Quart. journ. of exp. physiol. Bd. 4, S. 1. 1911. — BECO, L. u. L. L. PLUMIER: Bull. de l'acad. roy. de méd. de Belg. (4) Bd. 27, S. 309. 1913. — HARTWICH, A.: Verhandl. d. dtsch. Ges. f. inn. Med. Bd. 37, S. 404. 1925.

[5]) DALE, H. H.: Biochem. journ. Bd. 4, S. 427. 1909. — MC CORD, C. P.: Arch. of internal med. Bd. 8, S. 609. 1911. — PENTIMALLI, P. u. N. QUERCIA: Arch. ital. de biol. Bd. 58, S. 33. 1912. — RICHARDS, A. N. u. C. F. SCHMIDT: Americ. journ. of physiol. Bd. 71, S. 178. 1924. — FROMHERZ, K.: Arch. f. exp. Pathol. u. Pharmakol. Bd. 111, Verhandl. d. dtsch. pharmakol. Ges., 5. Tag. Rostock, S. 39. 1926.

[6]) PAL, J.: Wien. med. Wochenschr. 1909, Nr. 3. — COW, D.: Journ. of physiol. Bd. 42, S. 125. 1911.

[7]) ROTHLIN, E.: Biochem. Zeitschr. Bd. 111, S. 299. 1920.

man mit Histamin bei anderen Organen machte, hierfür nicht ausschlaggebend. Immerhin ist die Volumabnahme der Niere so erheblich, daß sie wohl kaum zur Gänze passiv bedingt sein dürfte[1]) (s. Abb. 240).

Nach Behandlung mit *Secalealkaloiden* (ferner nach solcher mit *Yohimbin*) bleibt jede sympathische Gefäßwirkung, auch eine dilatierende, in der Niere angeblich aus; ihr Volumen folgt nur mehr passiv den Blutdruckschwankungen, die eine intravenöse Adrenalininjektion hervorruft[2]).

Die Körper der Puringruppe (*Coffein, Theobromin, Theocin*) verringern den Tonus der Nierengefäße, was zur Folge hat, daß die Durchblutung der Niere[3]) und in vielen Fällen auch ihr Volumen erheblich zunimmt[4]). Am narkotisierten Tier, bei dem die zentral erregende Wirkung des Coffeins auf die Gefäßnervenursprünge infolge der Narkose nicht zur Geltung kommt, läßt sich die peripher erweiternde besonders gut beobachten[5]). Dies soll auch der Grund sein, weshalb die Coffeindiurese am Kaninchen in Narkose viel beträchtlicher ausfällt als ohne diese[6]). Doch scheint eine derartige Erklärung nicht mehr stichhaltig zu sein, seit namentlich die erregende Wirkung des Coffeins auf das Vasomotorenzentrum sehr in Frage gestellt worden ist[7]). An der Froschniere läßt sich unter der Coffeinwirkung eine Zunahme der „aktiven", d. h. durchströmten Glomeruli und der im einzelnen Glomerulus voll durchbluteten Capillarschlingen beobachten[8]). Die Zunahme der Gefäßweite, die auch am künstlich durchströmten Organ eintritt[9]), scheint nicht an die gleichzeitige diuretische Wirkung des Coffeins gebunden zu sein[10]), da jene noch an der geschädigten Niere zustande kommt, wenn eine Zunahme der Diurese nicht mehr zu beobachten ist[11]). Aus dem Eintritt der Gefäßerweiterung auch nach Degeneration der Gefäßnerven schloß man auf einen rein muskulären Angriffspunkt der Coffeinwirkung[12]).

Digitalis bewirkt bekanntlich in großen Dosen Verengerung der Gefäße, an der sich auch die der Niere beteiligen[13]). Dies ist der Grund, weshalb im

---

[1]) DALE, H. H. u. P. P. LAIDLAW: Journ. of physiol. Bd. 41, S. 318. 1910/11.

[2]) RAYMOND-HAMET: Cpt. rend. hebdom. des séances de l'acad. des sciences Bd. 182, S. 170. 1926.

[3]) LANDERGREN, E. u. R. TIGERSTEDT: Skandinav. Arch. f. Physiol. Bd. 4, S. 241. 1893. — FLETCHER, W. M., V. E. HENDERSON u. O. LOEWI: Arch. f. exp. Pathol. u. Pharmakol. Bd. 53, S. 15. 1905. — CUSHNY, A. R. u. C. G. LAMBIE: Journ. of physiol. Bd. 55, S. 276. 1921. — TASHIRO, K. u. HIDEICHIRO ABE: Tohoku journ. of exp. med. Bd. 3, S. 142. 1922.

[4]) PHILLIPS, C. D. F. u. J. R. BRADFORD: Journ. of physiol. Bd. 8, S. 117. 1887. — ALBANESE, M.: Arch. ital. de biol. Bd. 16, S. 285. 1891. — FLETCHER, HENDERSON u. LOEWI: a. a. O.

[5]) GOTTLIEB, R. u. R. MAGNUS: Arch. f. exp. Pathol. u. Pharmakol. Bd. 45, S. 223. 1901.

[6]) v. SCHROEDER, W.: Arch. f. exp. Pathol. u. Pharmakol. Bd. 22, S. 39. 1886.

[7]) Siehe FLETCHER, HENDERSON u. LOEWI: a. a. O. — Auch JUNKMANN, K.: Arch. f. exp. Pathol. u. Pharmakol. Bd. 111, Verhandl. d. dtsch. pharmakol. Ges., 5. Tag., Rostock, S. 55. 1926.

[8]) RICHARDS, A. N. u. C. F. SCHMIDT: Americ. journ. of physiol. Bd. 71, S. 178. 1924.

[9]) KOBERT, R.: Arch. f. exp. Pathol. u. Pharmakol. Bd. 22, S. 77. 1886. — MUNK, I.: Zentralbl. f. d. med. Wissensch. 1886, S. 481 u. Virchows Arch. f. pathol. Anat. u. Physiol. Bd. 107, S. 291. 1887. — SAKUSSOW, W.: Dissert. St. Petersburg 1904; zitiert nach Malys Jahresber. 1904, S. 396. — BECO, L. u. L. PLUMIER: Journ. de pathol. et de physiol. gén. Bd. 8, S. 10. 1906.

[10]) RICHARDS, A. N. u. O. H. PLANT: Journ. of pharmacol. a. exp. therapeut. Bd. 7, S. 485. 1915. — CUSHNY, A. R. u. C. G. LAMBIE: Journ. of physiol. Bd. 55, S. 276. 1921. — SCHMIDT, R.: Arch. f. exp. Pathol. u. Pharmakol. Bd. 95, S. 267. 1922. — HARTWICH, A.: Ebenda Bd. 111, S. 206. 1926.

[11]) McNIDER, WM. DE B.: Journ. of pharmacol. a. exp. therapeut. Bd. 6, S. 123. 1914/15.

[12]) MUNK, I.: Virchows Arch. f. pathol. Anat. u. Physiol. Bd. 111, S. 434. 1888. — FLETCHER, W. M., V. E. HENDERSON u. O. LOEWI: Arch. f. exp. Pathol. u. Pharmakol. Bd. 53, S. 15. 1905.

[13]) CUSHNY, A. R. u. C. G. LAMBIE: Journ. of physiol. Bd. 55, S. 276. 1921. — BECO, L.: Arch. internat. de physiol. Bd. 18, S. 53. 1921.

Gegensatz zur Wirkung therapeutischer Gaben die Harnausscheidung unter solchen Umständen nicht nur keine Zunahme aufweist, sondern beträchtlich abnimmt oder völlig versiegt[1]). Somit ist sicher, daß die diuretische Wirkung der Digitalis nicht mit dem Anstieg des Blutdruckes zusammenhängt, soweit dieser auf einer Gefäßverengerung beruht. Da am Kaninchen die Zunahme der Diurese gerade nach kleinsten Mengen von Digitalissubstanzen zustandekommt[2]), scheint eine spezifische Wirkung auf die Niere vorzuliegen. Es hat sich in der Tat nachweisen lassen, daß die Gefäße der Niere wie unter der Einwirkung anderer Diuretica hierbei eine deutliche Erweiterung aufweisen[3]) (s. Abb. 241). Dagegen spricht nicht, daß sich gelegentlich im Onkometerversuch[4]) oder am künstlich

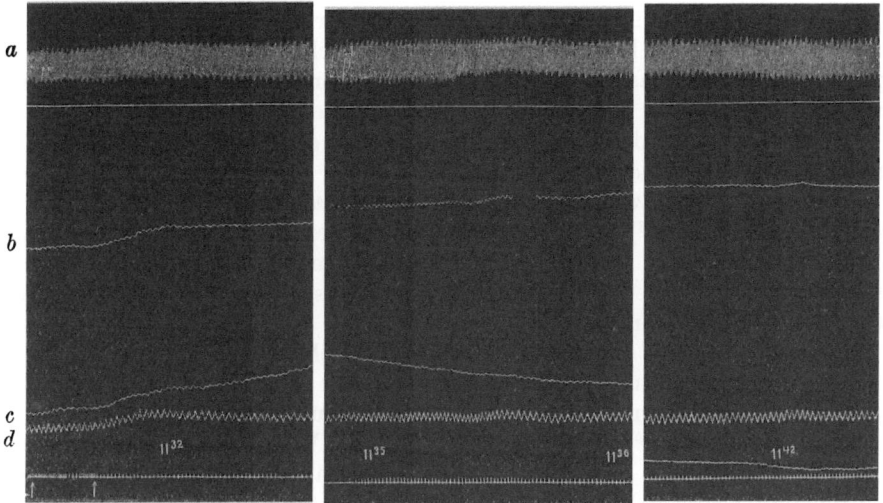

Abb. 241. Einwirkung kleiner Digitalisgaben ($^1/_{10}$ letale Dosis Digipuratum intravenös) auf Kammerdruckkurve und auf Nieren- und Darmgefäße. Bei ↑↑ 11,31 Uhr Injektion. a Innendruck des linken Ventrikels, b Nierenvolumen, c Darmvolumen, d Blutdruck. (Nach R. Joseph, aus: Arch. f. exp. Pathol. u. Pharmakol. Bd. 73.)

durchspülten Organ[5]) Verengerung zeigte, denn für die Art der Wirkung auf die Nierengefäße ist zum Großteil die angewendete *Konzentration* verantwortlich[6]). Da die Erweiterung der Nierengefäße auch nach völliger Entnervung und trotz ungeändertem Blutdruck eintritt, ist sie weder lokal depressorischen Reflexen noch der passiven Verdrängung des Blutes aus anderen Gefäßbezirken zuzu-

---

[1]) Brunton, T. L.: On Digitalis. London 1868. — Brunton, T. L. u. Power: Proc. of the roy. soc. of London 1874, Nr. 153; zit. nach Brunton, T. L.: Textbook of pharmacol., therap. a. mat. med., London 1887. — Pfaff, F.: Arch. f. exp. Pathol. u. Pharmakol. Bd. 32, S. 1. 1893. — Marshall, C. R.: Journ. de physiol. Bd. 22, S. 1. 1897/98.
[2]) Pfaff, F.: Arch. f. exp. Pathol. u. Pharmakol. Bd. 32, S. 1. 1893.
[3]) Jonescu, D. u. O. Loewi: Arch. f. exp. Pathol. u. Pharmakol. Bd. 59, S. 71. 1908.
[4]) Phillips, C. D. F. u. J. R. Bradford: Journ. of physiol. Bd. 8, S. 117. 1887. — Gottlieb, R. u. R. Magnus: Arch. f. exp. Pathol. u. Pharmakol. Bd. 47, S. 135. 1901.
[5]) Kobert, R.: Arch. f. exp. Pathol. u. Pharmakol. Bd. 22, S. 77. 1886. — Paldrock, A.: Arb. a. d. pharmakol. Inst. zu Dorpat Bd. 13, S. 1. 1896. — Marshall, C. R.: Journ. of physiol. Bd. 22, S. 1. 1897/98. — Sakussow, W.: Dissert. St. Petersburg 1904; zit. nach Malys Jahresber. 1904, S. 396. — Sollmann, T. u. R. A. Hatcher: Americ. journ. of physiol. Bd. 21, S. 37. 1908.
[6]) Joseph, Don R.: Arch. f. exp. Pathol. u. Pharmakol. Bd. 73, S. 81. 1913. Schemensky, W.: Ebenda Bd. 100, S. 367. 1923.

schreiben¹). Dabei weisen die Nierengefäße verschiedener Tierarten ziemlich das gleiche Verhalten auf. So reicht bei Katzen, Kaninchen und Hunden die gefäßverengernde Wirkung an der durchströmten Niere bis zu 1:1 Millionen (0,1 mg Strophanthin auf 100 Ringer) herab, während niedrigere Konzentrationen (1:1,7 und 2 Millionen) fast immer erweiternd wirken²). Auch an der Froschniere ist eine Zunahme des Durchflusses unter Strophanthin³) zu beobachten. Etwa 10 fach höher liegen die erweiternden Schwellenwerte für Digitoxin⁴). Allein die Art der Wirkung auch kleinster Gaben läßt sich namentlich in Versuchen am ganzen Tier nicht mit Sicherheit voraussagen. Auffallende individuelle Schwankungen spielen hierbei mit und es scheint, daß der Gefäßnervenapparat der Niere diesen Körpern gegenüber sehr labil ist. Selbst geringfügige Einflüsse können für den Ausfall der Gefäßreaktionen bestimmend werden, so daß es sich möglicherweise um ein Widerspiel zweier Wirkungen, einer erweiternden und einer verengernden handelt. Anscheinend sprechen die erweiternden Endapparate leichter und rascher an, wenn aber die verengernden miterregt werden, dann übertreffen sie an Intensität der Wirkung die vorerwähnten[5]).

In Kürze sei noch des Einflusses einiger Ionen gedacht, soweit diese nicht diuretisch wirken und hierdurch zu einer vermehrten Nierendurchblutung Anlaß geben (wie z. B. *Natriumsulfat, Natriumchlorid, Kaliumacetat* und *-nitrat*). Verengerung bewirkt *Baryt*[6]) und bei entsprechend abgestufter Dosierung läßt sich wie mit Adrenalin oder Pituitrin Volumszunahme und Vermehrung der Harnausscheidung bei gleichzeitiger Verringerung des venösen Ausflusses beobachten[7]). Auch *Calcium* wirkt ähnlich gefäßverengernd[8]).

Harnstoff erweitert die Gefäße der herausgeschnittenen Niere[3]), die des Säugetieres allerdings nur bei Durchströmung mit bluthältiger Flüssigkeit[9]); doch geht der Erweiterung selbst dann noch eine kurz dauernde Abnahme der Durchflußmenge voran[10]). Diese gefäßverengernde Wirkung läßt sich nahezu regelmäßig beobachten, wenn an Stelle von bluthältiger Tyrodelösung solche ohne Blutzusatz verwendet wird[10]). Ob hierbei osmotische Einflüsse mitspielen, die aber eher im Sinn einer Erweiterung wirken würden[11]), ist nicht ganz aufgeklärt; immerhin ist auffällig, daß selbst ein Harnstoffgehalt von nur 0,5⁰/₀₀ bei länger dauernder Durchströmung an der Hundeniere bereits deutlich verengernd wirkt[10]). Auch an der Niere im ganzen Tier konnte nicht immer entsprechend der eingetretenen Diurese eine Zunahme des Volumens verzeichnet werden[12]), wenn diese gelegentlich auch auftritt[13]). Ob aber und wie weit die

---

[1]) JONESCU, D. u. O. LOEWI: Arch. f. exp. Pathol. u. Pharmakol. Bd. 59, S. 71. 1908.
[2]) KASZTAN, M.: Arch. f. exp. Pathol. u. Pharmakol. Bd. 63, S. 405. 1910.
[3]) HARTWICH, A.: Arch. f. exp. Pathol. u. Pharmakol. Bd. 111, S. 206. 1926.
[4]) FAHRENKAMP, C.: Arch. f. exp. Pathol. u. Pharmakol. Bd. 65, S. 367. 1911.
[5]) SCHEMENSKY, W.: Arch. f. exp. Pathol. u. Pharmakol. Bd. 100, S. 367. 1923.
[6]) KOBERT, R.: Arch. f. exp. Pathol. u. Pharmakol. Bd. 22, S. 77. 1886. — SAKUSSOW, W.: Dissert. St. Petersburg 1904; zit. nach Malys Jahresber. 1904, S. 396. — SOLLMANN, T.: Americ. journ. of physiol. Bd. 19, S. 233. 1907.
[7]) MENDENHALL, W. L., E. M. TAYLOR u. A. N. RICHARDS: Americ. journ. of physiol. Bd. 71, S. 174. 1924.
[8]) SOLLMANN, T.: Americ. journ. of physiol. Bd. 19, S. 233. 1907.
[9]) ABELES, M.: Sitzungsber. d. Akad. d. Wiss., Wien. Mathem.-naturw. Kl. III, Bd. 87, S. 187. 1883. — THOMSON, H.: Dissert. Dorpat 1886. — KOBERT, R.: Arch. f. exp. Pathol. u. Pharmakol. Bd. 22, S. 77. 1886. — MUNK, I.: Virchows Arch. f. pathol. Anat. u. Physiol. Bd. 107, S. 291. 1887 u. Bd. 111, S. 434. 1888. — SOLLMANN, T.: Americ. journ. of physiol. Bd. 13, S. 286. 1905.
[10]) HORIUCHI, K.: Pflügers Arch. f. d. ges. Physiol. Bd. 205, S. 275. 1924.
[11]) EYSTER, J. A. u. A. G. WILDE: Journ. of pharmacol. a. exp. therapeut. Bd. 1, S. 391. 1909.
[12]) GOTTLIEB, R. u. R. MAGNUS: Arch. f. exp. Pathol. u. Pharmakol. Bd. 45, S. 223. 1901.
[13]) COHNHEIM, J. u. C. S. ROY: Virchows Arch. f. pathol. Anat. u. Physiol. Bd. 92, S. 424. 1883.

Volumsvergrößerung nur Folge des gleichzeitig durch Erregung des Vasomotorenzentrums gesteigerten Blutdruckes ist[1]), läßt sich nicht sicher aussagen, jedenfalls haben Bestimmungen des aus der Nierenvene ausströmenden Blutes keine auffällige oder lang andauernde Vermehrung ergeben[2]). Somit steht fest, daß die Änderungen der Zirkulation in der Niere, wenn solche überhaupt zustandekommen, nicht Ursache der diuretischen Wirkung sein können; diese ist zum Teil sicher außerhalb der Niere gelegen, da z. B. Harnstoff die in den Geweben angreifende Hemmung der Diurese durch Pituitrin zu beseitigen vermag[3]).

Daß die *ätherischen Öle* (*Species diureticae*), soweit sie Diurese bewirken, zugleich auch die Nierengefäße erweitern, nimmt nicht wunder, zumal ihnen als reizenden Stoffen an sich schon eine dilatierende Wirkung auf die Gefäße zukommt[4]).

Der Versuch einer Aufklärung der nervösen Versorgung der Niere hatte die Prüfung einer Anzahl sympathischer und parasympathischer Gifte zur Folge, von denen die Wirkung des Adrenalins und der Secalealkaloide bereits früher erwähnt wurde. Ähnlich wie Secale beeinflußt auch *Apocodein* die Gefäße der Niere, indem es die Wirkung einer nachfolgenden Adrenalininjektion auf deren Lumen aufhebt[5]). Selbst läßt Apocodein die Nierengefäße weit werden, wonach nur mehr Bariumchlorid Verengerung hervorzurufen vermag[5]). Auch für *Pilocarpin* wird eine Beeinflussung der Gefäßweite angegeben, doch widersprechen sich die Behauptungen bezüglich einer durchflußbeschleunigenden[6]) oder -hemmenden[7]) Wirkung. Eher erweiternd wirkt *Acetylcholin*[8]). *Atropin* scheint auf die Gefäße der Niere keinen unmittelbaren Einfluß auszuüben[9]) und die Ergebnisse einer Zunahme des Lumens[10]) haben möglicherweise mit unphysiologischen Gabengrößen zu rechnen. Indes vermag Atropin die durch Adrenalin gesetzte Verengerung der Nierengefäße aufzuheben[11]).

Chloroform erweitert die Nierengefäße[12]); *Chloral* wirkt ebenso[13]). *Alkohol* hat keinen[14]) oder möglicherweise sogar einen verengernden[15]) Einfluß. *Amylnitrit*

---

[1]) HORIUCHI, K.: Pflügers Arch. f. d. ges. Physiol. Bd. 205, S. 275. 1924.
[2]) SCHWARZ, L.: Arch. f. exp. Pathol. u. Pharmakol. Bd. 43, S. 1. 1900. — BARCROFT, J. u. T. G. BRODIE: Journ. of physiol. Bd. 32, S. 18. 1905 u. Bd. 33, S. 52. 1905/06. — CUSHNY, A. R. u. C. G. LAMBIE: Ebenda Bd. 55, S. 276. 1921.
[3]) MOLITOR, H. u. E. P. PICK: Arch. f. exp. Pathol. u. Pharmakol. Bd. 101, S. 168. 1924.
[4]) Darstellung nach MEYER-GOTTLIEB: Die experimentelle Pharmakologie als Grundlage der Arzneibehandlung. 7. Aufl., S. 450. Berlin-Wien 1925.
[5]) NAKAZAWA, F.: Tohoku journ. of exp. med. Bd. 5, S. 185. 1924.
[6]) MUNK, I.: Zentralbl. f. d. med. Wissensch. 1886, S. 481. — PAL, J.: Wien. med. Wochenschr. 1909, Nr. 3. — NAKAZAWA: a. a. O.
[7]) KOBERT, R.: Arch. f. exp. Pathol. u. Pharmakol. Bd. 22, S. 77. 1886. — DIXON, W. E. u. T. G. BRODIE, zit. nach DIXON in Hefters Handb. d. exp. Pharmakol. Bd. II/2, S. 772. 1924.
[8]) HUNT, R.: Americ. journ. of physiol. Bd. 45, S. 197. 1918.
[9]) NAKAZAWA, F.: Tohoku journ. of exp. med. Bd. 5, S. 185. 1924. — HARTWICH, A.: Arch. f. exp. Pathol. u. Pharmakol. Bd. 111, S. 206. 1926.
[10]) Mosso, A.: Arb. a. d. physiol. Anstalt zu Leipzig Bd. 9, S. 156. 1874. — KOBERT, R.: Arch. f. exp. Pathol. u. Pharmakol. Bd. 22, S. 77. 1886. — THOMSON, H.: Dissert. Dorpat 1886.
[11]) NAKAZAWA, F.: Tohoku journ. of exp. med. Bd. 5, S. 185. 1924.
[12]) SCHÄFER, E. A. u. H. J. SCHARLIEB: Transact. of the roy. soc. of Edinburgh Bd. 41, II, S. 311. 1904. — EMBLEY, E. H. u. C. J. MARTIN: Journ. of physiol. Bd. 32, S. 147. 1905. — CAMPBELL, A.: Ebenda Bd. 42, S. 33. 1911.
[13]) Mosso, A.: Arb. a. d. physiol. Anstalt zu Leipzig Bd. 9, S. 156. 1874. — KOBERT, R.: Arch. f. exp. Pathol. u. Pharmakol. Bd. 22, S. 77. 1886. — PALDROCK, A.: Arb. d. pharmakol. Inst. zu Dorpat Bd. 13, S. 92. 1896. — SAKUSSOW, W.: Dissert. St. Petersburg 1904; zit. nach Malys Jahresber. 1904, S. 396. — SOLLMANN, T. u. R. A. HATCHER: Americ. journ. of physiol. Bd. 21, S. 37. 1908.
[14]) KOCHMANN, M.: Arch. internat. de pharmacodyn. et de thérapie Bd. 13, S. 329. 1904.
[15]) JANUSZKIEWICZ, A. L., zit. nach KOCHMANN in Hefters Handb. d. exp. Pharmakol. Bd. I, S. 328. 1923.

weist in Gaben, die für das Blut allerdings schon toxisch sind (Methämoglobinbildung), auch hier seine Fähigkeit zur Erschlaffung der Gefäße auf[1]).

Die *Gefäße der Nebenniere* zeigen gegenüber *Adrenalin*[2]), aber auch gegen andere sonst zur Verengerung führende Eingriffe, wie Splanchnicusreizung, Einwirkung von *Strophanthin*, *Chlorbarium*, *Nicotin*[3]) eine auffallend geringe Empfindlichkeit. Reizung des Splanchnicus ist meist sogar von Erweiterung der Nebennierengefäße gefolgt[4]), und gelegentlich wurde mit Adrenalin am künstlich durchströmten isolierten[5]), durch die Lupe beobachteten[6]) oder plethysmographisch im Tier gemessenen Organ[7]) dieselbe Wirkung festgestellt. Im allgemeinen scheinen aber Adrenalin ebenso wie die übrigen aufgezählten Körper, zu denen sich noch *Tyramin*, *Pyrocatechin*, *Phenol*, *Coniin*[8]), *Histamin*, *Cholin*[9]) gesellen, doch hauptsächlich verengernd zu wirken, nur fällt die Reaktion ungleich schwächer aus als an anderen Organen, was bei Adrenalin und Nebenniere einigermaßen verständlich erscheint. Auf gefäßerweiternde Stoffe, wie *Coffein*[5]) oder einzelne Narkotica der Fettreihe [*Äthylalkohol*, *Amylalkohol*, *Äther*, *Chloroform*, *Chloralhydrat*[8])] sprechen hingegen die Gefäße der Nebenniere außerordentlich gut an. Nach intravenöser Einspritzung der blutdruckwirksamen Substanz aus dem *Hinterlappen der Hypophyse* nimmt die aus der Nebennierenvene abströmende Blutmenge zu[10]).

VII. Die Gefäße des Generationsapparates.

Von Mitteln, die in elektiver Weise auf die Gefäße des Genitalapparates Einfluß nehmen, ist nur das *Yohimbin* zu nennen. Wohl tritt gelegentlich auch nach Anwendung von *Cantharidin* verstärkte Neigung zur Erektion auf, doch sind die Reizwirkungen dieses Körpers auf die Harnausscheidungswege, vor allem die Niere, so erheblich, daß es nicht selten zum Austritt eiweiß- und bluthaltiger Flüssigkeit durch die entzündlich veränderten Glomerulusschlingen kommt[11]). Die genauere Erforschung der Yohimbinwirkung hat neben einer Erregbarkeitssteigerung sakraler, den Erektionsablauf beherrschender Zentren eine unmittelbare Beeinflussung der Gefäßwand ergeben, die auch nach Ausschaltung der nervösen Verbindungen eintritt[12]). Angeblich reagieren Streifen aus den Corpora cavernosa und der A. dorsalis penis des Hundes nur auf sympathische (*Adrenalin*, *Ergotoxin*), nicht auf parasympathische Gifte [*Pilocarpin*, *Physostigmin*, *Atropin*[13])]. Gegen den Befund in dieser allgemeinen Fassung läßt sich aber einwenden, daß auch nach *Acetylcholin* eine übrigens durch Atropin behebbare Zunahme des

---

[1]) MARSHALL, C. R.: Journ. of physiol. Bd. 22, S. 1. 1897; vgl. auch R. KOBERT: a. a. O. u. H. THOMSON: a. a. O.

[2]) NEUMAN, K. O.: Journ. of physiol. Bd. 45, S. 188. 1912/13. — MASUDA, T.: Acta scholae med. univ. imp. Kioto Bd. 5, S. 57. 1921.

[3]) SCHKAWERA, G. L. u. A. J. KUSNETZOW: Zeitschr. f. d. ges. exp. Med. Bd. 38, S. 37. 1923. — KUSNETZOW, A. J.: Arch. f. exp. Pathol. u. Pharmakol. Bd. 120, S. 156. 1927.

[4]) BIEDL, A.: Pflügers Arch. f. d. ges. Physiol. Bd. 67, S. 443. 1897. — Vgl. hierzu R. BURTON-OPITZ u. D. J. EDWARDS: Americ. journ. of physiol. Bd. 43, S. 408, 1917.

[5]) SCHKAWERA, G. L. u. A. J. KUSNETZOW: Zeitschr. f. d. ges. exp. Med. Bd. 38, S. 37. 1923.

[6]) WERTHEIMER, E.: Pflügers Arch. f. d. ges. Physiol. Bd. 196, S. 412. 1922.

[7]) HALLION, L.: Cpt. rend. des séances de la soc. de biol. Bd. 85, S. 146. 1921.

[8]) NIKOLAEFF, M. P.: Zeitschr. f. d. ges. exp. Med. Bd. 42, S. 213. 1924.

[9]) TAKENAGA, K.: Pflügers Arch. f. d. ges. Physiol. Bd. 205, S. 284. 1924.

[10]) PORAK, R.: Cpt. rend. des séances de la soc. de biol. Bd. 75, S. 693. 1913.

[11]) Nach MEYER-GOTTLIEB: Die experimentelle Pharmakologie als Grundlage der Arzneibehandlung. 7. Aufl., S. 603f. 1926.

[12]) LOEWY, A.: Berlin. klin. Wochenschr. 1900, Nr. 42. — MÜLLER, FR.: Arch. internat. de pharmacodyn. et de thérapie Bd. 17, S. 81. 1907.

[13]) MACHT, D. J.: Proc. of the soc. for exp. biol. a. med. Bd. 20, S. 90. 1922.

Penisvolumens beobachtet wurde[1]). Volumszunahme der Hoden wurde nach *Baldrian, Coffein, Alkohol, Amylnitrit, Hodenextrakt (Spermin)* gesehen. *Cantharidin* bewirkt zunächst unter Blutdrucksenkung Abnahme der Organgröße; wenn der Druck aber seine ursprüngliche Höhe wieder erreicht hat, erweisen sich die Testikel wesentlich blutreicher als früher. *Nicotin* und *Nebennierenextrakt* wirken auf die Gefäße des Hodens verengernd[2]).

B. Pharmakologische Beeinflussung der Gefäßkorrelationen und ihrer nervösen Regulierung[3]).

Adrenalin und verwandte Körper.

Adrenalin gehört zu den stärksten blutdrucksteigernden Mitteln. Sein Vorkommen im Organismus hat zur Vorstellung geführt, daß die aus den Nebennieren in die Blutbahn übertretenden Adrenalinmengen für die Aufrechterhaltung des normalen Blutdruckes von Bedeutung sind. Der Betrag an Adrenalin, der aber unter gewöhnlichen Bedingungen beim Kaninchen von den Nebennieren an den Kreislauf abgegeben wird, macht kaum 0,25 Milliontel Gramm pro Minute und Kilogramm Körpergewicht aus[4]), was unterhalb der blutdrucksteigernden Schwelle liegt, die mit 0,5 Milliontel Gramm pro Minute und Kilogramm Einströmungsgeschwindigkeit gefunden wurde[5]). Hieraus geht hervor, daß die Nebennieren keinen unmittelbaren Einfluß auf die Höhe des Blutdruckes ausüben[6]); ihre Entfernung aus dem Körper oder die Abklemmung ihrer venösen Abfuhrwege führt denn auch keineswegs zur sofortigen Blutdrucksenkung, wie man bei der außerordentlich großen Flüchtigkeit der Adrenalinwirkung und der fehlenden Nachbildung dieses Körpers erwarten sollte[7]).

Zur Feststellung des blutdruckwirksamen Schwellenwertes trug wesentlich bei, daß die Höhe, auf die sich der Blutdruck während der Infusion einstellt, so lange unverändert festgehalten wird, als der Zufluß von Adrenalin in gleichem Ausmaß anhält. So wird es möglich, auch kleine Druckunterschiede, da sie einer beliebig häufigen Kontrolle durch Unterbrechung der Adrenalinzufuhr zugänglich sind, zu verwerten. Ergänzend möge erwähnt werden, daß mehrere, selbst in kurzen Zeiträumen wiederholte Einzelinjektionen von gleicher Gabengröße stets auch die gleiche Blutdruckänderung hervorbringen[8]). Auf eine scheinbare Ausnahme (FRÖHLICH) kommen wir gleich zurück.

Um so auffallender, je mehr sich die Beweise häufen, ,,daß das im Blut unter normalen Bedingungen etwa vorhandene Adrenalin nicht als Dauerreiz auf das

---

[1]) HUNT, R.: Americ. journ. of physiol. Bd. 45, S. 197. 1917/18.
[2]) DIXON, W. E.: Brit. med. journ. 1900, 2. II, S. 1071.
[3]) Die Reihenfolge der in diesem Abschnitt behandelten Mittel ist nach ihrer physiologischen (und praktischen) Bedeutung gewählt.
[4]) O'CONNOR, J. M.: Arch. f. exp. Pathol. u. Pharmakol. Bd. 67, S. 195. 1912. — BORBERG, N. C.: Skandinav. Arch. f. Physiol. Bd. 27, S. 341. 1912. — TRENDELENBURG, P.: Arch. f. exp. Pathol. u. Pharmakol. Bd. 79, S. 153. 1915.
[5]) TRENDELENBURG, P. u. K. FLEISCHHAUER: Zeitschr. f. d. ges. exp. Med. Bd. 1, S. 369. 1913.
[6]) Vgl. auch HOSKINS, R. G. u. C. W. MCCLURE: Arch. of internal med. Bd. 10, S. 343. 1912. — HOSKINS, R. G. u. C. MC PEEK: Americ. journ. of physiol. Bd. 32, S. 241. 1913.
[7]) KAHN, R. H.: Pflügers Arch. f. d. ges. Physiol. Bd. 140, S. 209. 1911. — HOSKINS, R. G. u. C. W. MCCLURE: Americ. journ. of physiol. Bd. 30, S. 192. 1912. — TRENDELENBURG, W.: Zeitschr. f. Biol. Bd. 63, S. 155. 1914. — BAZETT, H. C.: Journ. of physiol. Bd. 53, S. 320. 1920.
[8]) STRAUB, W.: Sitzungsber. d. phys.-med. Ges. Würzburg 1907. — KRETSCHMER, W.: Arch. f. exp. Pathol. u. Pharmakol. Bd. 57, S. 423. 1907. — JACKSON, D. E.: Americ. journ. of physiol. Bd. 23, S. 226. 1908/09.

Gefäßsystem wirkt"[1]), ist die Empfindlichkeit des Organismus diesem Stoff gegenüber, wenn er den Bereich der unwirksamen Konzentrationen nur um weniges überschreitet. Der kontinuierliche Zustrom von $1^1/_2$ Milliontel Gramm pro Minute und Kilogramm Körpergewicht (Kaninchen) erhöht den Blutdruck für die Dauer der Infusion beiläufig um 10 mm Hg[2]), 5 Milliontel um 40—50 mm Hg[3]), während 20 Milliontel Gramm den Druck bereits in maximaler Höhe festhalten[4]). Dabei ist bemerkenswert, daß der Organismus diese Empfindlichkeit nur einer bestimmten Form des Adrenalins gegenüber zur Schau trägt. Adrenalin, Methylaminoäthanolbrenzcatechin (s. Strukturformel auf S. 1042) besitzt ein unsymmetrisches Kohlenstoffatom und zerfällt dementsprechend in zwei optisch aktive und eine die Mischung der beiden darstellende, optisch inaktive Form. Hierbei wirkt weitaus am stärksten das natürliche oder l-Adrenalin, das durch Extraktion aus den Nebennieren oder auf Grund seiner verschiedenen Löslichkeit aus dem synthetischen, zu gleichen Teilen die optischen Isomeren enthaltenden Racemkörper gewonnen werden kann. Das im Handel befindliche Suprareninum syntheticum ist auf diese Weise hergestelltes l-Adrenalin. Dem d-Adrenalin kommt eine annähernd 12—15 fach schwächere Wirksamkeit zu[5]).

Auffällig war, daß die Vorbehandlung mit genügenden Mengen von d-Adrenalin den Organismus gegen nachfolgende Injektionen selbst großer (Milligramm-) Dosen von giftigerem l-Adrenalin zu immunisieren schien[6]). So blieb in diesem Stadium jede weitere Einspritzung von l-Adrenalin, aber auch die Reizung des Splanchnicus und andere blutdrucksteigernde Eingriffe ohne Wirkung auf den Kreislauf[7]). Wie aber die weitere Analyse ergeben hat, kommt es unter der Einwirkung der im Körper angehäuften Mengen von d-Adrenalin zu einer nachhaltigen Verengerung der Splanchnicusgefäße, die sich in einer durch Stunden andauernden Verkleinerung der Bauchorgane kundgibt[8]). Dieser Zustand ist weder durch chemische noch durch nervöse (Splanchnicus-) Reizung weiter steigerungsfähig. Unter gewissen Voraussetzungen läßt sich aber derselbe Zustand auch durch l-Adrenalin erzielen und es besteht daher kein grundsätzlicher Unterschied in der Wirkung der beiden Formen[9]). Doch beziehen sich die meisten Untersuchungen auf das l-Adrenalin.

Sein Einfluß auf den Kreislauf äußert sich in einer der intravenösen Injektion fast unmittelbar folgenden Blutdrucksteigerung[10]). Die Latenzzeit beträgt dabei anscheinend nur so viel, als das Adrenalin braucht, um vom Ort seines Eintritts in den Körper an die Stätten seiner Wirksamkeit zu gelangen. Bei subcutaner Zufuhr erweisen sich die gleichen Adrenalinmengen als völlig unwirksam und es bedarf extrem hoher Dosen (80—100 mg), um auf diese Weise

---

[1]) TRENDELENBURG, P.: Zentralbl. f. Herz- u. Gefäßkrankh., April 1921, Nr. 7 u. 8. — Vgl. auch HOSKINS, R. G. u. C. W. McCLURE: Americ. journ. of physiol. Bd. 31, S. 59. 1912. — STEWART, G. N. u. J. M. ROGOFF: Journ. of pharmacol. a. exp. therapie Bd. 10, S. 1. 1917.
[2]) TRENDELENBURG, P.: a. a. O.
[3]) FREY, E.: Arch. f. exp. Pathol. u. Pharmakol. Bd. 76, S. 65. 1914.
[4]) KRETSCHMER, W: Arch. f. exp. Pathol. u. Pharmakol. Bd. 57, S. 423. 1907.
[5]) CUSHNY, A. R.: Journ. of physiol. Bd. 37, S. 130. 1908 u. Bd. 38, S. 259. 1909. — ABDERHALDEN, E. u. FR. MÜLLER: Hoppe-Seylers Zeitschr. f. physiol. Chem. Bd. 58, S. 185. 1908/09.
[6]) ABDERHALDEN, E. u. SLAVU: Hoppe-Seylers Zeitschr. f. physiol. Chem. Bd. 59, S. 129. 1909.
[7]) FRÖHLICH, A.: Zentralbl. f. Physiol. Bd. 23, S. 254. 1909.
[8]) FRÖHLICH, A.: Zentralbl. f. Physiol. Bd. 25, S. 1. 1911.
[9]) FRÖHLICH, A. u. E. P. PICK: Arch. f. exp. Pathol. u. Pharmakol. Bd. 71, S. 23. 1913.
[10]) OLIVER, G. u. E. A. SCHÄFER: Journ. of physiol. Bd. 18, S. 230. 1895. — CYBULSKI, N. u. L. SZYMONOWICZ: Pflügers Arch. f. d. ges. Physiol. Bd. 64, S. 97. 1896.

Druckänderungen hervorzurufen[1]). Die der Einspritzung folgende lokale Anämie des Unterhautzellgewebes steht der Resorption bei den meisten Versuchstieren so hindernd im Wege, daß es zu keinem Übertritt wirksamer Mengen von Adrenalin oder von anderen mit ihm gleichzeitig injizierten Substanzen in die Blutbahn kommt. Auf dieser örtlichen Fixierung beruht die scheinbare Verstärkung, die manche Lokalanästhetica durch Adrenalin in ihrer Wirkung erfahren[2]). Hingegen wird durch weniger stark, aber anhaltender wirkende Adrenalinabkömmlinge, z. B. durch den als „Stryphnon"[3]) mit Erfolg zur Blutstillung verwendeten Methylaminoketon, der Blutdruck auch bei subcutaner Zufuhr gesteigert[4]). Es hängt dies wohl mit der geringeren gefäßverengernden und resorptionshemmenden Wirkung dieses Mittels zusammen, die ein reichlicheres Übertreten in die Blutbahn erlaubt. Doch

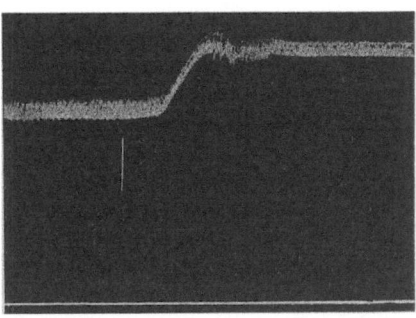

Abb. 242. Kaninchen. Adrenalinblutdruckkurve vor der Durchschneidung in der Vierhügelgegend. (Nach DRESEL, aus: Zeitschr. f. d. ges. exp. Med. Bd. 37.)

gelingt es beim Menschen, auch durch die Einspritzung von Adrenalin unter die Haut den Blutdruck nach einiger Zeit zu erhöhen[5]).

Der Druckanstieg bei der intravenösen Injektion ist außerordentlich steil und erreicht in wenigen Sekunden einen Höchststand, auf dem der Blutdruck eine Zeitlang verweilt, um dann langsam zur Ausgangshöhe und manchmal auch darunter abzusinken. Hin und wieder wird die Höhe, oft aber schon die ansteigende Kurve durch tiefe, rasch vorübergehende Senkungen infolge von Pulsausfällen unterbrochen. Der Puls, der anfänglich beschleunigt ist, zeigt häufig bereits im aufsteigenden Schenkel der Erhebung deutliche Verlangsamung. Diese Erscheinung wurde schon von den

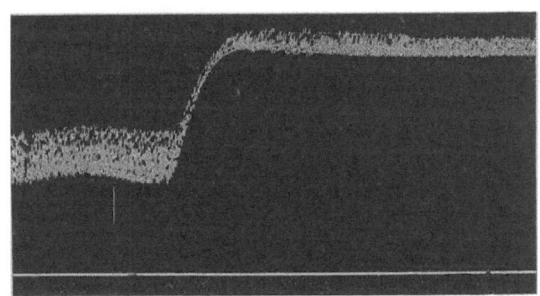

Abb. 243. Kaninchen. Adrenalinblutdruckkurve nach der Durchschneidung in der Vierhügelgegend. (Nach DRESEL.)

ersten Untersuchern auf eine zentrale Vagusreizung zurückgeführt, da sie nach beiderseitiger Vagusausschaltung ausbleibt, während die Blutdrucksteigerung

---

[1]) GOTTLIEB, R.: Arch. f. exp. Pathol. u. Pharmakol. Bd. 38, S. 99. 1897. — FÜRTH, O. v.: Hoppe-Seylers Zeitschr. f. physiol. Chem. Bd. 29, S. 105. 1900. — AMBERG, S.: Arch. internat. de pharmaco-dyn. et de thérapie Bd. 11, S. 57. 1903. — ELLIOTT, T. R.: Journ. of physiol. Bd. 32, S. 401. 1905. — LEERSUM, E. C. VAN: Pflügers Arch. f. d. ges. Physiol. Bd. 142, S. 377. 1911.
[2]) BRAUN, H.: Arch. f. klin. Chir. Bd. 69, S. 541. 1903.
[3]) ALBRECHT, P.: Wien. klin. Wochenschr. 1922, Nr. 50 u. 1923, Nr. 1.
[4]) LOEWI, O. u. H. MEYER: Arch. f. exp. Pathol. u. Pharmakol. Bd. 53, S. 213. 1905.
[5]) FALTA, W., L. H. NEWBURGH u. E. NOBEL: Zeitschr. f. klin. Med. Bd. 72, S. 97. 1911. — DRESEL, K.: Dtsch. med. Wochenschr. 1919, Nr. 35 u. Zeitschr. f. exp. Pathol. u. Therap. Bd. 22, S. 34. 1921. — FORNET, B.: Arch. f. exp. Pathol. u. Pharmakol. Bd. 92, S. 165. 1922. — SCHENK, P. u. A. HEINEMANN-TROSIEN: Zeitschr. f. ges. exp. Med. Bd. 29, S. 403. 1922. — PLATZ, O.: Ebenda Bd. 30, S. 42. 1922.

höhere Werte als zuvor erreicht. Die Vaguswirkung gibt sich im Tierversuch oft auch durch den Stillstand der Vorhöfe kund, wobei die Kammern in verlangsamtem Rhythmus weiterschlagen[1]).

Daß das Auftreten der Vaguspulse auf einem zentralen Vorgang beruht, wird bis auf eine Ausnahme[2]), die auf eine direkte Herzwirkung weisen würde, aber durch die außerordentliche Gabengröße auffällig ist, fast von allen Beobachtern bestätigt. Nur über die Art des Zustandekommens herrscht noch keine Übereinstimmung. Während auf der einen Seite die Vaguswirkung nur als Folge bzw. als Reaktion gegen den hohen Blutdruck aufgefaßt wird[3]), sehen andere darin eine unmittelbare Reizwirkung des Adrenalins auf das Vaguszentrum[4]). Neuerdings haben aber Versuche ergeben, daß oberhalb des vorderen Vierhügels ein Zentrum gelegen ist, nach dessen Ausschaltung der Blutdruck auf Adrenalin stärker als früher ansteigt (s. Abb. 242 u. 243), da er nicht mehr durch die Verlangsamung der Schlagfolge mit ihren typischen großen Druckschwankungen („Aktionspulsen") gehemmt wird[5]). Dieses Zentrum, von dem bei steigendem Blutdruck die Vaguspulse ausgehen, liegt zwischen Striatum und vorderem Vierhügel, also im Gebiet der subthalamischen Kerne, dem Sitz einiger anderer regulatorischer Vorrichtungen. Hierdurch scheint bewiesen zu sein, daß die Vaguspulse nach Adrenalininjektion nicht, wie man früher annahm, primär durch Reizung der parasympathischen Ganglienzellen in der Medulla oblongata zustande kommen, sondern erst sekundär von einer höheren Stelle aus veranlaßt werden[6]). Damit wird allen Versuchen, die sich mit der Feststellung der örtlichen Einwirkung von Adrenalin auf die freigelegte Rautengrube als Hilfsmittel zur Erklärung der Vaguswirkung bemühen[7]), der Boden entzogen.

Die Blutdrucksteigerung ist der Hauptsache nach durch periphere Gefäßverengerung bedingt, weil sie sowohl nach Durchschneidung des Halsmarkes[8]), wie auch dann eintritt, wenn die Gefäßnervenursprünge durch Gifte unerregbar geworden sind[9]). Ebenso ist die mechanische oder chemische Durchtrennung (Phenolätzung) der zu den Blutgefäßmuskeln ziehenden Nervenfasern auf das Zustandekommen der Adrenalinverengerung ohne Wirkung[10]) (s. Abb. 244). Dem Adrenalin fehlt sogar jeder erregende Einfluß auf das Gefäßnervenzentrum. Schaltet man beispielsweise ein Organ, dessen Gefäße sich auf zentrale Reizung deutlich verengern, unter Schonung seiner Nervenverbindungen aus dem Kreislauf

---

[1]) OLIVER, G. u. A. E. SCHÄFER: Journ. of physiol. Bd. 16, I. 1894; Bd. 17, IX. 1895; Bd. 18, S. 230. 1895. — CYBULSKI, N. u. L. SZYMONOWICZ: a. a. O.

[2]) VERWORN, M.: Arch. f. (Anat. u.) Physiol. 1903, S. 65.

[3]) BIEDL, A. u. M. REINER: Pflügers Arch. f. d. ges. Physiol. Bd. 73, S. 385. 1898 u. Bd. 79, S. 158. 1900. — CYON, E. v.: Pflügers Arch. f. d. ges. Physiol. Bd. 77, S. 215. 1899. — GERHARDT, D.: Arch. f. exp. Pathol. u. Pharmakol. Bd. 44, S. 161. 1900. — BUSH, A. D.: Journ. of pharmacol. a. exp. therapeut. Bd. 15, S. 297. 1920.

[4]) NEUJEAN, V.: Arch. internat. de pharmaco-dyn. et de thérapie Bd. 13, S. 45. 1904. — BROWN, E. D.: Journ. of pharmacol. a. exp. therapeut. Bd. 8, S. 185 u. 195. 1916. — HEINEKAMP, W. J. R.: Ebenda Bd. 14, S. 17. 1920. — Siehe auch BIEDL u. REINER: a. a. O.

[5]) In diesem Zusammenhang ist es von Interesse zu vermerken, daß sich übrigens die gleiche Erscheinung auch nach Vorbehandlung mit Chinin beobachten läßt (CLERC, A. u. C. PEZZI: Journ. de physiol. et de pathol. gén. Bd. 18, S. 1174. 1920).

[6]) DRESEL, K.: Zeitschr. f. d. ges. exp. Med. Bd. 37, S. 373. 1925; vgl. die hiermit in Widerspruch stehende Angabe von BIEDL u. REINER: Pflügers Arch. f. d. ges. Physiol. Bd. 73, S. 385. 1898 u. Bd. 83, S. 152. 1901; eigene Versuche konnten die Beobachtung DRESELS bestätigen.

[7]) FOA, C.: Arch. internat. de physiol. Bd. 17, S. 229. 1922.

[8]) OLIVER, G. u. A. E. SCHÄFER: a. a. O. — VELICH, A.: Wien. med. Blätter 1896. — BIEDL, A.: Verhandl. d. k. k. Ges. d. Ärzte in Wien, 21. Febr. 1896.

[9]) GOTTLIEB, R.: a. a. O.

[10]) LOEWI, O. u. H. MEYER: a. a. O.

aus, so lassen sich alle Erregungsschwankungen des Gefäßnervenzentrums an der Verringerung oder Verstärkung des Widerstandes erkennen, den das Organ seiner künstlichen Durchströmung entgegensetzt. Während auf die Injektion von Adrenalin sich die Gefäße des allgemeinen Kreislaufes entsprechend dem Adrenalingehalt des Blutes verengern, weist das isolierte Organ keine oder kaum eine Abnahme der durchströmenden Flüssigkeitsmenge auf[1]), obzwar die Ursprungsstelle seiner Gefäßnerven der Adrenalinwirkung ebenso ausgesetzt ist wie die der sich kontrahierenden Gefäße. In den Fällen, wo anscheinend doch eine Verengerung eingetreten war, kam sie aber auch nach Aortenkompression zustande; sie dürfte mithin die Folge der Blutdrucksteigerung sein. Ebenso zeigt der Frosch, dem die Hinterbeine isoliert durchströmt werden, nach Injektion größerer Mengen von Adrenalin in den übrigen, Hirn und Rückenmark versorgenden Kreislauf, keine Verengerung in den isolierten Gefäßen. Aber

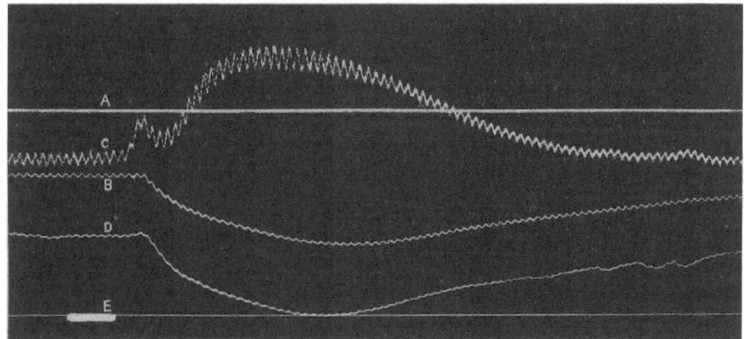

Abb. 244. Blutdruck und Beinvolumen nach der Einspritzung von Nebennierenextrakt. Hund, Halsmarkschnitt. A Zeit in $1/2$ Sekunde, B Volumen eines Vorderbeines, C Carotisdruck, D Volumen des anderen Vorderbeines, das entnervt wurde. In beiden Beinen nimmt das Volumen während der Drucksteigerung ab. (Nach OLIVER und SCHÄFER.)

hieraus dürfen keine weitgehenden Schlüsse gezogen werden, weil diese Tiere anscheinend kein Vasomotorenzentrum besitzen, zumindest keines, welches in pharmakologischer Hinsicht dem des Warmblüters entsprechen würde[2]). Außerdem weisen Frösche gegenüber der blutdrucksteigernden Wirkung des Adrenalins eine auffallend geringe Empfindlichkeit auf, so daß selbst hohe Dosen den Druck nur wenig erhöhen[3]). Das Fehlen einer Wirkung des Adrenalins auf das Gefäßnervenzentrum beim Warmblüter wurde auch in neueren Versuchen gefunden[4]).

Die nähere Analyse des unter dem Adrenalinreiz einsetzenden Kontraktionsvorganges der Gefäßmuskulatur, ebenso die Beschreibung des Verhaltens der einzelnen Gefäße und Gefäßabschnitte, einschließlich der Capillaren, sind im Kapitel „Reaktionen der Gefäße auf direkte Reize" von ATZLER und LEHMANN nachzusehen. Es erübrigt sich nur mehr, auf einige dynamische Veränderungen einzugehen, die der Kreislauf unter der Adrenalinwirkung erfährt. Entsprechend dem Umstand, daß nicht alle Gefäße sich auf Adrenalin kontrahieren, sondern einzelne unverändert bleiben (Lungengefäße) oder sich möglicherweise sogar

---

[1]) PILCHER, J. D. u. T. SOLLMANN: Journ. of pharmacol. a. exp. therapeut. Bd. 6, S. 339. 1915.
[2]) KOLM, R. u. E. P. PICK: Arch. f. exp. Pathol. u. Pharmakol. Bd. 87, S. 135. 1920.
[3]) KUNO, Y.: Pflügers Arch. f. d. ges. Physiol. Bd. 158, S. 1. 1914.
[4]) FOA, C.: a. a. O. — Vgl. E. D. BROWN: a. a. O.

erweitern (Hirngefäße? Herzkranzgefäße), erfährt auch die Durchströmungsgröße in den verschiedenen Organen eine ganz verschiedene Änderung. Während beispielsweise nach intravenöser Adrenalininjektion durch die Mesenterialgefäße erheblich weniger Blut fließt, steigt zu gleicher Zeit die vom Kopfe kommende, gelegentlich auch die aus den Gliedmaßen ausströmende Blutmenge an[1]). Indes ist die Zunahme des Blutstromes in den genannten Gefäßgebieten vorwiegend durch die passive Verdrängung des Blutes aus den Eingeweidegefäßen bedingt. Gerade darauf aber beruht der günstige Einfluß des Adrenalins bei Kollapszuständen, daß es durch Wiederverengerung der durch bakterielle[2]) oder mineralische Gifte [z. B. Arsen[3])] schwer geschädigten und dem Einfluß des Zentralnervensystems entzogenen Gefäße und Capillaren das hier angestaute Blut zum Herzen rückbefördert und neben der unmittelbar erregenden Wirkung dessen Tätigkeit auch noch durch die verbesserte diastolische Füllung, die ein Anwachsen der Pulsvolumina mit sich bringt, hebt. Begünstigt wird diese Umschaltung des Blutes durch den Umstand, daß die Nieren und Darmgefäße bereits normalerweise in ihrer vasoconstrictorischen Beeinflußbarkeit durch Adrenalin den Haut- und Muskelgefäßen gegenüber einen deutlichen Vorsprung aufweisen[4]). So läßt sich denn auch beim Menschen im Kollaps durch Adrenalininjektionen, besser durch intravenösen Einlauf adrenalinhaltiger Kochsalzlösung, der Tonusverlust im Splanchnicusgebiet wettmachen[5]) und so nicht selten die Gefahr der tödlichen Kreislaufschwäche dauernd bannen.

Hieran anschließend soll ganz kurz noch die Wirkung einiger dem Adrenalin pharmakologisch und auch chemisch verwandter Amine erwähnt werden. Es sind dies *Tyramin* und *Ephedrin*. Der besseren Übersicht und des Vergleichs ihres chemischen Aufbaues halber seien zunächst ihre Strukturformeln nebeneinander angeführt:

$$CH(OH) \cdot CH_2 \cdot NH(CH_3) \qquad CH_2 \cdot CH_2 \cdot NH_2 \qquad CH(OH) \cdot CH(CH_3) \cdot NH(CH_3)$$

Adrenalin. — Tyramin. — Ephedrin.

Was nun den Unterschied der einzelnen Körper in ihrer Wirkung auf den Blutdruck betrifft, so sei hervorgehoben, daß *Ephedrin* wohl eine länger dauernde, aber nicht so erhebliche Erhöhung des arteriellen Druckes setzt als Tyramin oder gar Adrenalin, ferner daß hierzu eine ungefähr 500mal größere Dosis erforderlich ist, als mit Adrenalin[6]). Hingegen kann der Umstand, daß es auch bei peroraler Zufuhr blutdrucksteigernd wirkt[7]), gelegentlich von Bedeutung sein. Möglicherweise hängt dies mit dem Mangel an phenolischen Hydroxylgruppen (s. Strukturformel) zusammen, der die Verbindung in biologischer und chemischer Hinsicht weniger leicht angreifbar macht. Auffallend hingegen ist die Immunität, die nach kurzfristig (10—20 Minuten) wiederholten Ephedrineinspritzungen eintritt und schließlich zu deren völligem Unwirksamwerden

---

[1]) Pick, Fr.: Arch. f. exp. Pathol. u. Pharmakol. Bd. 42, S. 399. 1899.
[2]) Heidenhain, L.: Mitt. a. d. Grenzgeb. d. Med. u. Chir. Bd. 18, S. 837. 1908; auch Meyer, Fr.: Arch. f. exp. Pathol. u. Pharmakol. Bd. 60, S. 208. 1909.
[3]) Holzbach, E.: Arch. f. exp. Pathol. u. Pharmakol. Bd. 70, S. 183. 1912.
[4]) Ogawa, S.: Arch. f. exp. Pathol. u. Pharmakol. Bd. 67, S. 89. 1912.
[5]) Beim Menschen von G. Rosenow nachgewiesen (Dtsch. Arch. f. klin. Med. Bd. 127, S. 136. 1918).
[6]) Chen, K. K. u. W. J. Meek: Journ. of pharmacol. a. exp. therapeut. Bd. 28, S. 59. 1926.
[7]) Chen, K. K. u. C. F. Schmidt: Journ. of pharmacol. a. exp. therapeut. Bd. 24, S. 339. 1924. — Miller, T. G.: Americ. journ. of the med. sciences Bd. 170, S. 157. 1925.

führt, während Tyramin und Adrenalin auch jetzt noch den Blutdruck zu steigern vermögen. Es spricht dies für einen vom Ephedrin verschiedenen, im übrigen aber den beiden letztgenannten Körpern wahrscheinlich gemeinsamen Angriffspunkt in der Peripherie, zumal die Adrenalin- wie die Tyramin-[1]), nicht aber die Ephedrinwirkung[2]) durch vorherige Ergotoxineinspritzung aufgehoben bzw. ins Gegenteil verkehrt wird. Außerdem hat aber *Tyramin* noch einen zentralen (ganglionären?) Angriffspunkt, denn vorangehende Behandlung mit Nicotin hebt die drucksteigernde Wirkung des Tyramins zum Teil[1]), die einzelner seiner Abkömmlinge sogar vollständig auf[3]), was bei Adrenalin und Ephedrin nicht der Fall ist. Sonst weist Tyramin mit Adrenalin viel Ähnlichkeit auf. Es ist vom Magen aus unwirksam[4]), seine Wirkung auf den Blutdruck läßt sich beliebig oft wiederholen, doch sind hierzu etwa 20 mal größere Gaben erforderlich als mit Adrenalin. Hingegen zeigt es ähnlich wie Ephedrin, nur nicht so ausgesprochen, eine länger anhaltende Nachwirkung. Hinsichtlich des Unterschiedes der beiden Körper in der Beeinflussung verschiedener Gefäßgebiete wird angegeben, daß Tyramin die Haut- und Splanchnicusgefäße beim Hund verengt[5]), Ephedrin die Milz- und anfänglich auch die Nierengefäße, während es am selben Tier die Darm- und Beingefäße erweitert[6]). Im Gegensatz zu Adrenalin erschlafft Tyramin die Extremitäten- und Splanchnicusgefäße des Frosches[7]).

Pituitrin.

Der folgende Absatz will ebensowenig wie der vorausgehende, vom Adrenalin handelnde, eine Zusammenstellung aller hierher gehörigen Arbeiten geben. Es wäre dies mit dem verfügbaren Raum nicht vereinbar gewesen und durfte um so eher unterbleiben, als von P. Trendelenburg erst kürzlich in den Ergebnissen der Physiologie[8]) ein ausführliches Referat über die Pharmakologie und Physiologie des Hypophysenhinterlappens erstattet wurde; dort ist auch die Literatur enthalten. Unsere Darstellung beabsichtigt nur in groben Umrissen, soweit dies für das Verständnis der am Kreislauf zustande kommenden Veränderungen erforderlich ist, die Wirkung der Hypophysenstoffe zu erwähnen. Bemerkenswerterweise ist deren Einfluß auf den Blutdruck je nach der Tiergattung recht verschieden. Es spielen hierbei mehrere Umstände mit: Zunächst Unterschiede in der vasomotorischen Reaktion — so erschlaffen die Gefäße der Vögel auf Pituitrin im Gegensatz zu denen der meisten Säuger und selbst des Frosches, bei dem es zwar in einzelnen Gefäßbezirken unter bestimmten Voraussetzungen ebenfalls zur Erweiterung kommen kann —, ferner besteht ein wechselnder Einfluß auf die Herztätigkeit, welcher bei einzelnen Tieren (Kaninchen, Hund, Frosch, nicht bei der Katze) unter Verlangsamung und Verkleinerung der Pulse zur Abnahme des Minutenvolumens, Verlängerung der Überleitungszeit, Herzblock, Auftreten von Kammerextrasystolen führt. Schließlich darf nicht vergessen

---

[1]) Dale, H. H. u. W. E. Dixon: Journ. of physiol. Bd. 39, S. 25. 1909/10.
[2]) Nagel, A.: Arch. f. exp. Pathol. u. Pharmakol. Bd. 110, S. 129. 1925. — Kreitmair, H.: Ebenda Bd. 120, S. 189. 1927.
[3]) Baehr, G. u. E. P. Pick: Arch. f. exp. Pathol. u. Pharmakol. Bd. 80, S. 161. 1917.
[4]) Sharp, J. G.: Proc. of the roy. soc. of med. Bd. 4, S. 114. 1911. — Chen, K. K. u. W. J. Meek: Journ. of pharmacol. a. exp. therapeut. Bd. 28, S. 59. 1926.
[5]) Dale, H. H. u. W. E. Dixon: a. a. O. — Bickel, A. u. M. Pawlow: Biochem. Zeitschr. Bd. 47, S. 345. 1912.
[6]) Chen, K. K. u. W. J. Meek: Journ. of pharmacol. a. exp. therap. Bd. 28, S. 31. 1926.
[7]) Handovsky, H. u. E. P. Pick: Arch. f. exp. Pathol. u. Pharmakol. Bd. 71, S. 89. 1913. — Amsler, C. u. E. P. Pick: Arch. f. exp. Pathol. u. Pharmakol. Bd. 85, S. 61. 1920.
[8]) Trendelenburg, P.: Ergebn. d. Physiol. Bd. 25, S. 364. 1926.

werden, daß in der Hypophyse noch andere blutdruckwirksame Stoffe enthalten sind — Histamin und ein histaminähnlicher Körper —, die, falls man hierauf nicht eigens achtet, in wechselnder Stärke in die Auszüge übergehen. Da diese Beimengungen aber selbst wieder von verschiedener Wirkung auf den Kreislauf in den einzelnen Tiergattungen sind (s. Histamin S. 1045), so ergeben sich neue, nicht immer leicht übersehbare Unterschiede. Es bildet dies auch die hauptsächlichste Schwierigkeit in der Beurteilung früherer Arbeiten.

Demnach setzt sich der Einfluß des Pituitrins auf den Blutdruck aus mehreren Teilen zusammen: Einer peripher an den Gefäßen angreifenden Wirkung, die auch nach Ausschaltung des Gehirnes und verlängerten Markes, sowie an Gefäßstreifen eintritt, — ob daneben noch das Vasomotorenzentrum an den Druckschwankungen ursächlich beteiligt ist, erscheint fraglich, wird aber neuerdings wieder behauptet — ferner einer Beeinflussung der Herztätigkeit, die sich in Reizung des vagalen Hemmungszentrums sowie in einer die Sinusautomatie und den gesamten Erregungsablauf unmittelbar schädigenden Wirkung kundgibt, von der anscheinend nur das Katzenherz ausgenommen ist. Beim Frosch tritt trotz herabgesetzter Herzleistung zumeist Erhöhung des Blutdruckes ein, bei Vögeln entsprechend der Gefäßerweiterung Blutdrucksenkung, die weder durch Vagotomie, noch durch Atropin zu verhindern ist. Beim Kaninchen steigt unmittelbar nach intravenöser Injektion von Pituitrin der Blutdruck an, um gleich hierauf ziemlich steil abzusinken. Während des Tiefstandes arbeitet das Herz überhaupt nicht oder nur mit sehr kleinen Schlägen. Dem Abfall des Blutdruckes folgt unter gleichzeitigem Anwachsen der Pulsgröße ein länger anhaltender, deutlicher Anstieg auf übernormale Werte, während die Schlagfolge herabgesetzt ist und meist auch noch so bleibt, wenn der Blutdruck zum Ausgangspunkt zurückkehrt oder selbst für einige Zeit darunter absinkt. Für die Pituitrinkurve beim Kaninchen ist der tiefe, oft mit Herzstillstand einhergehende Abfall und der darauffolgende, durch seine „Aktionspulse" gekennzeichnete Anstieg, auf dessen Höhe nicht selten die schon früher erwähnten Koordinationsstörungen der Herzbewegung zu beobachten sind, charakteristisch. Bei der Katze fehlt der unmittelbare Anstieg, es kommt sofort zum Absinken des Blutdruckes, und zwar nicht nur bei der ersten Injektion wie beim Kaninchen, sondern auch bei jeder folgenden. Da hierfür keine Gewöhnung eintritt, scheint die Senkung bei der Katze durch andere als die eigentlichen blutdruckwirksamen Stoffe der Hypophyse (durch Beimengung histaminähnlicher Körper) hervorgerufen zu werden, denn für Pituitrin ist die ziemlich rasch einsetzende Immunität des Kreislaufapparates gegen weitere Einspritzungen kennzeichnend. Dementsprechend fällt die Blutdrucksteigerung, welche ohne vorhergehende Senkung rein zur Geltung kommt, wenn zu den Auszügen frische, nicht gelagerte (nicht histaminhaltige) Drüsenlappen verwendet werden und der Ausgangsblutdruck niedrig ist (Rückenmarkkatze), bei Wiederholung der Einspritzung immer weniger deutlich aus, um sich schließlich ins Gegenteil zu verkehren. Was die Beziehung des Pituitrins zur Wirkung des besser bekannten, weil chemisch definierbaren Adrenalins anlangt, so hat sich ein vermuteter Synergismus der beiden Körper nur als scheinbarer erwiesen. Gelegentlich wurde nämlich beobachtet, daß die Injektion von Adrenalin am pituitrinvorbehandelten Tier von einem stärkeren Anstieg des Blutdruckes gefolgt war. Doch konnte dies auf die erhebliche Abnahme der Strömungsgeschwindigkeit infolge Schädigung des Herzens zurückgeführt werden, derzufolge das Blut in den Arterien das eingespritzte Adrenalin in einem niedrigeren Verdünnungsverhältnis als sonst enthält. Da aber die Stärke des Kontraktionsvorganges durch das Adrenalingefälle bestimmt wird, ziehen sich aus diesem Grunde, nicht wegen der Vorbehandlung mit Pituitrin, die Arterien kräftiger zusammen. Darüber hinaus haben sich aber Anhaltspunkte für das Vorhandensein eines Antagonismus der beiden Körper, nach Art des zwischen Ergotoxin und Adrenalin bestehenden ergeben. Hier sei nur auf die gelegentliche Abschwächung der Adrenalinblutdrucksteigerung an der Katze hingewiesen und der Umstand angeführt, daß die durch Adrenalin zuvor verengten Blutgefäße des Frosches auf Pituitrin nunmehr mit Erweiterung antworten. Auf die Capillaren wirkt Pituitrin verengernd und vermag selbst der durch Entzündungsreiz oder Histamin gesetzten Erweiterung entgegenzuwirken[1]). Möglicherweise ist es auch an der Aufrechterhaltung des normalen Capillartonus beteiligt[2]).

Histamin (β-Imidazolyläthylamin), Organextrakte, Blutgifte.

Histamin steigert den Tonus der glatten Muskulatur; lediglich der Rattenuterus macht hierin eine Ausnahme[3]). Um so mehr fiel es auf, daß der Blutdruck bei einzelnen Tierarten (Katze, Hund, Affe, Huhn) in der Narkose nach intravenöser Injektion von Histamin erheblich absinkt, während nur beim Kaninchen und beim Meerschweinchen die erwartete Steigerung eintritt[4]). Als Ursache der Blutdrucksenkung wurde eine Gefäßerweiterung nachgewiesen. Obzwar auch hier in einzelnen Gefäßgebieten (Lunge, Niere, s. S. 1006 u. 1031) Verengerung eintrat und sich bei der Durchströmung isolierter Organe zunächst keine Erweiterung, sondern nur das Gegenteil beobachten ließ, war die Tatsache der Gefäßerweiterung am lebenden Tier (Fleischfresser) nicht zu bezweifeln. Fraglich blieb, ob diese aktiv oder durch Verengerung der venösen Abfuhrwege zustandekäme. MAUTNER und PICK[5]) führen sie auf eine Sperrung der Leber- und z. T. auch der Lungenvenen zurück, INCHLEY[6]) neuerdings allgemein auf eine Venenverengerung. Demgegenüber hält DALE an seiner Ansicht fest, daß es sich um eine aktive Erweiterung, und zwar des capillaren Teiles der Blutbahn, beim Hund, Affen und Menschen, möglicherweise auch der feineren arteriellen Verzweigungen handelt.

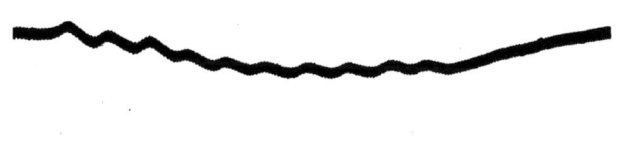

Abb. 245. Treppenförmige Senkung des Blutdruckes der Katze durch wiederholte intravenöse Einspritzungen von 0,001 mg (in 5 Sekunden). Zeitlinie = 80 mm Hg. (Nach CANNON und LYMAN: Amer. Journ. of physiol. Bd. 31.)

In neueren Versuchen konnte er am Durchströmungspräparat ebenfalls die erweiternde Wirkung nachweisen, wenn für die Aufrechterhaltung eines genügenden Capillartonus durch Zusatz von Adrenalin oder Pituitrin zur Durchspülungsflüssigkeit Sorge getragen oder der Histaminversuch zu einem Zeitpunkt durchgeführt wurde, wo die Spannung der Capillarwandung an sich noch genügend hoch war[7]). Ein Antagonismus zwischen Histamin

---

[1]) POULSSON, L. T.: Arch. f. exp. Pathol. u. Pharmakol. Bd. 120, S. 120. 1927 u. Physiol. papers. Copenhagen 1926 (Festschrift für KROGH), S. 232.
[2]) KROGH, A.: Anatomie und Physiologie der Capillaren. Berlin: Julius Springer 1924.
[3]) GUGGENHEIM, M.: Therapeut. Monatsh. Bd. 26, S. 795. 1912.
[4]) DALE, H. H., u. P. P. LAIDLAW: Journ. of physiol. Bd. 41, S. 318. 1910/11 u. Bd. 43, S. 182. 1911/12.
[5]) MAUTNER, H., u. E. P. PICK: Münch. med. Wochenschr. 1915, Nr. 34; Biol. Zeitschr. Bd. 127, S. 72. 1922. — Vgl. auch R. J. S. McDOWALL: Journ. of physiol. Bd. 57, S. 146. 1923.
[6]) INCHLEY, O.: Brit. med. journ. 1923, 1. II, S. 679 u. Journ. of physiol. Bd. 61, S. 282. 1926.
[7]) DALE, H. H., u. A. N. RICHARDS: Journ. of physiol. Bd. 52, S. 110. 1918/19. — BURN, J. H., u. H. H. DALE: Ebenda Bd. 61, S. 185. 1926.

und Adrenalin war zuvor schon an den Froschgefäßen nachgewiesen worden[1]), nach DALE spielt er auch unter physiologischen Bedingungen eine Rolle. So soll ein Überschuß des einen das vermehrte Auftreten des anderen Körpers in der Blutbahn zur Folge haben. Tatsächlich läßt sich nachweisen, daß die auf die Histaminsenkung namentlich bei niedrigem Anfangsblutdruck folgende Blutdrucksteigerung nach der Entfernung der Nebennieren oder Vorbehandlung mit Ergotamin ausbleibt. Angeblich beruht die nach kleinen Adrenalindosen beim Fleischfresser eintretende Blutdrucksenkung und Gefäßerweiterung (vgl. Abb. 245), welche sich bei der künstlichen Durchströmung der Organe niemals beobachten läßt, auf dem Freiwerden histaminähnlicher Substanzen im Körper. Da diese Drucksenkung bei intravenöser Einspritzung früher als bei intraarterieller eintritt, wird als Bildungsstätte dieses dilatierenden Körpers die Lunge vermutet. Wie es aber hier unter der Einwirkung von Adrenalin zur Histaminentstehung kommen soll, ist noch unbekannt.

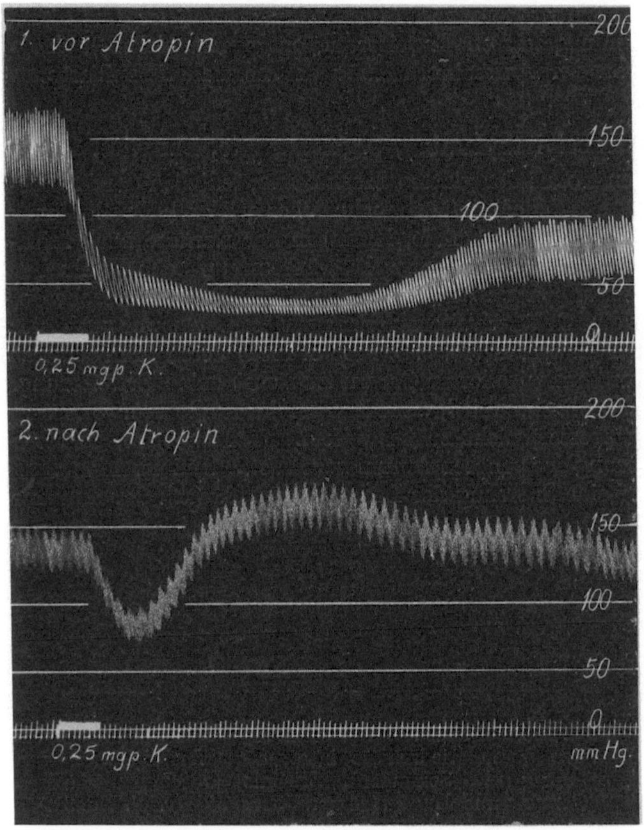

Abb. 246. Wirkung von 0,25 mg Acetylcholinhydrochlorid pro Kilogramm intravenös auf den Blutdruck der Katze, vor und nach Atropin (0,5 mg pro Kilogramm). Nach Atropin ist die Herzhemmung geschwunden, die Blutdrucksenkung viel geringer, und es tritt dann eine Drucksteigerung auf. Zeit = Sekunden.
(Die Acetylcholinlösung war zum Teil verseift.)
(Nach TRENDELENBURG: HEFFTER: Handb. d. Pharmakologie I.)

Es ergibt sich hier Gelegenheit, mit einigen Worten auf die Blutdruckwirkung von *Organextrakten* einzugehen. Wenn man von den Auszügen aus der Nebenniere und aus der Hypophyse, welche spezifische Körper enthalten, absieht, beruht die Wirksamkeit der meisten übrigen auf dem Gehalt an verschiedenen Eiweißspaltprodukten. Diese entstehen möglicherweise erst bei der Herstellung der Auszüge und sind wahrscheinlich nicht an ein bestimmtes Organ gebunden. Zum Teil verdanken die Extrakte ihre depressorische Wirkung der Gegenwart von Cholin und cholinartigen Körpern; bei diesen, z. B. beim Acetylcholin, läßt sich die Drucksenkung durch vorheriges Atropinisieren aufheben (s. Abb. 246); dies gilt nun zum Teil auch für die Organ-

---

[1]) HANDOVSKY, H. u. E. P. PICK: Arch. f. exp. Pathol. u. Pharmakol. Bd. 71, S. 89. 1913.

auszüge[1]). In den meisten von ihnen, namentlich in solchen aus der Lunge, aber auch in der Leber, ist neben Cholin als gefäßerweiternde Substanz noch Histamin nachweisbar, mit welchem auch das von POPIELSKI aus dem Darmtrakt und einer Reihe von anderen Organen isolierte „*Vasodilatin*" wesensgleich oder verwandt ist[2]).

Von besonderer Bedeutung sind ferner die im Blut bei der Gerinnung freiwerdenden Stoffe (*Blutgifte*). Ihr Auftreten ist nicht eine Folge des Gerinnungsvorganges, sondern des hiermit verbundenen Zerfalles der Blutplättchen[3]). Während nämlich frisches Citratblut auf Blutdruck und Puls ohne Einfluß ist, ändert es sein Verhalten unmittelbar nach dem Schütteln mit Glasperlen. Die gleiche Beobachtung läßt sich mit Citratplasma machen, in welchem durch vorsichtiges Abzentrifugieren der roten Blutkörperchen die Blutplättchen angereichert und dann durch Schlagen zerstört worden sind[4]). Die zustandekommende Giftwirkung tritt in zwei Phasen auf, denen wahrscheinlich auch zwei verschiedene Gruppen wirksamer Körper, die sog. *Früh-* und die *Spätgifte*, zugrundeliegen[4]). Die letzterwähnten sind bei weitem beständiger und wurden schon früher als die Ursache der gefäßverengernden Eigenschaft des Blutserums erkannt[5]). Sie erinnern in ihrer Wirkung sehr an die des Adrenalins, wurden sogar gelegentlich für dieses gehalten[6]). Über ihre chemische Zugehörigkeit ist man sich noch nicht einig; während sie die einen für kristalloide Körper halten[7]), rechnen sie die anderen zu den Kolloiden und finden sie dementsprechend nicht dialysierbar[8]). Ihr Auftreten ist an ein bestimmtes Intervall vom Zeitpunkt der Gerinnung an gebunden, um beim weiteren Stehen von da ab an Stärke zuzunehmen[9]). Unmittelbar nach der Gerinnung sind im Blut die sog. *Frühgifte* enthalten[10]), welche neben schwerer Schädigung der Herztätigkeit (Kaninchen) vor allem Blutdrucksenkung und Erweiterung der Gefäße hervorrufen. Beim Hund scheint der Angriffspunkt, ebenso wie an den Froschgefäßen, peripher zu sein, beim Kaninchen zentral, da Vagusdurchschneidung die Blutdrucksenkung aufhebt; an der Katze tritt die Wirkung nur unter besonderen Umständen (Kurare, künstliche Atmung) ein. Die Frühgifte sind aber mit Ausnahme der aufs Herz wirkenden in ihrer Anwesenheit im Blut zeitlich sehr beschränkt; meist weist das Blut eine Viertelstunde nach der Gerinnung nur mehr blutdrucksteigernde und gefäßverengernde Eigenschaften auf[10]).

Ergotamin (Ergotoxin), Apocodein.

Das Gemeinsame dieser Körper ist ihre sympathicuslähmende Wirkung. Während sich diese beim Apocodein zunächst nach Art des Nicotins auf die im Verlauf des Sympathicus eingeschalteten Ganglien beschränkt und erst bei

---

[1]) HALLIBURTON, W. D.: Journ. of physiol. Bd. 26, S. 229. 1900/01.
[2]) BARGER, G. u. H. H. DALE: Journ. of physiol. Bd. 41, S. 499. 1910/11. — BEST, C. H., H. H. DALE, H. W. DUDLEY u. W. V. THORPE: Journ. of physiol. Bd. 62, S. 397. 1926/27.
[3]) ZUCKER, T. F. u. G. N. STEWART: Zentralbl. f. Physiol. Bd. 27, S. 85. 1913.
[4]) FREUND, H.: Arch. f. exp. Pathol. u. Pharmakol. Bd. 86, S. 266. 1920; Bd. 88, S. 39. 1920 u. Med. Klinik 1920, Nr. 17.
[5]) O'CONNOR, J. M.: Arch. f. exp. Pathol. u. Pharmakol. Bd. 67, S. 195. 1912.
[6]) TRENDELENBURG, P.: Arch. f. exp. Pathol. u. Pharmakol. Bd. 63, S. 161. 1910. — Von TRENDELENBURG richtiggestellt im Arch. f. exp. Pathol. u. Pharmakol. Bd. 79, S. 154. 1916.
[7]) DITTLER, R: Zeitschr. f. Biol. Bd. 68, S. 223. 1918. GUGGENHEIM, M. u. W. LÖFFLER: Bioch. Zeitschr. Bd. 72, S. 325. 1916.
[8]) HANDOVSKY, H. u. E. P. PICK: Arch. f. exp. Pathol. u. Pharmakol. Bd. 71, S. 62. 1913. — HEYMANN, zitiert nach FREUND, Ref. a. d. 6. Tagung d. Dtsch. pharmakol. Ges., Düsseldorf 1926: Arch. f. exp. Pathol. u. Pharmakol. Bd. 119.
[9]) TRENDELENBURG, P.: Arch. f. exp. Pathol. u. Pharmakol. Bd. 79, S. 154. 1916. — WATANABE, M. u. T. ODAIRA: Tohoku journ. of exp. med. Bd. 1, S. 106. 1920.
[10]) FREUND, H.: Arch. f. exp. Pathol. u. Pharmakol. Bd. 88, S. 39. 1920.

weiterer Vergiftung auf die Endausläufer übergreift, werden durch Ergotamin und Ergotoxin, zwei chemisch und auch sonst einander sehr verwandte Körper, nur die Endigungen ergriffen; dies geht daraus hervor, daß bei der Apocodeinvergiftung Reizung des Splanchnicus wirkungslos sein kann, wenn die der postganglionären Fasern noch Blutdrucksteigerung und Volumsabnahme der Bauchorgane macht. Mit fortschreitender Vergiftung bleibt schließlich auch die Reizung der postganglionären Fasern ohne Einfluß und selbst Adrenalin erweist sich in seiner Wirkung auf den Blutdruck sehr abgeschwächt. So vermag es beispielsweise in Abb. 247 die Darmgefäße nicht mehr zu verengern, vielmehr erweitern sich diese, während der Blutdruck noch um ein Geringes ansteigt[1]). Vollständiger und mit wesentlich kleineren Dosen gelingt die Aufhebung der blutdrucksteigernden Wirkung des Adrenalins, aber auch des Nicotins, der Splanchnicus- und Rückenmarksreizung durch *Ergotoxin*. Die Drucksteigerung nach Bariumchlorid und Pituitrin erfährt hingegen keine Änderung. Es macht sich hierbei eine Erscheinung bemerkbar, die von DALE als „vasomotorische Umkehr" bezeichnet wurde; sie beruht darauf, daß die vasokonstriktorischen Sympathicusfasern durch Ergotoxin und Ergotamin gelähmt werden, während die inhibitorischen, gefäßerweiternden nach wie vor erregbar bleiben. Da sie wie jene auf Adrenalin ansprechen und ihr Einfluß auf den Blutdruck und die Gefäßweite nur wegen der gleichzeitigen Miterregung der kräftigeren konstriktorischen Fasern nicht oder höchstens als Nachwirkung zur Geltung kommt, bewirkt unter den geänderten Umständen ihre Erregung durch Adrenalin- oder Splanchnicusreizung nun eine Blutdruck-

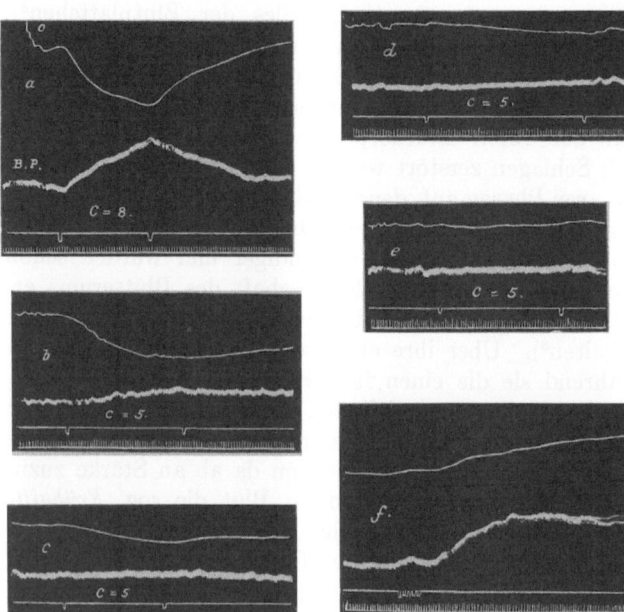

Abb. 247. Katze. Curare-Chloroform-Äther. Oben Darmvolum, darunter Blutdruck. Der linke Splanchnicus ist durchtrennt, ein Faden um die postganglionären Nerven längs der Mesenterialgefäße gelegt. Nach 8 cg Apocodein intravenös ist Splanchnicusreizung wirkungslos geworden. Dagegen bewirkt Reizung der postganglionären Fasern a) Blutdrucksteigerung um 28 mm und Vasokonstriktion. b) Nach Injektion von 14 cg Apocodein. Postganglionäre Reizung macht Blutdrucksteigerung um 14 mm und Vasokonstriktion. c) Dasselbe nach 20 cg. Drucksteigerung 8 mm, schwache Vasokonstriktion. d) Dasselbe nach 22 cg. Drucksteigerung 6 mm, minimale Vasokonstriktion. e) Dasselbe nach 24 cg. Keine Drucksteigerung und keine Vasokonstriktion. f) 0,2 mg Adrenalin intravenös macht eine geringe Blutdrucksteigerung und Expansion der Darmgefäße. Vor Beginn des Versuches hatten 0,05 mg Adrenalin den Druck um 180 mm erhöht. (Nach DIXON.)

---

[1]) DIXON, W. E.: Journ. of physiol. Bd. 30, S. 97. 1904.

senkung[1] (s. Abb. 248). Selbst am Durchströmungspräparat läßt sich die Umkehr der Adrenalinwirkung nachweisen[2]). Bemerkenswerterweise wird auch der Depressorreflex durch Ergotamin unterdrückt[3]). Neben dieser lähmenden besitzen Ergotamin und Ergotoxin noch eine auf die Arterienmuskulatur gerichtete, erregende Wirkung, die beim Ergotoxin auch nach Entfernung der sympathischen Ganglien eintritt (s. Abb. 249). Daher beobachtet man beim Hund und bei der Katze nach intravenöser Injektion eine meist nicht übermäßig hohe, aber ziemlich anhaltende Blutdrucksteigerung. Beim Kaninchen ist sie zwar auch

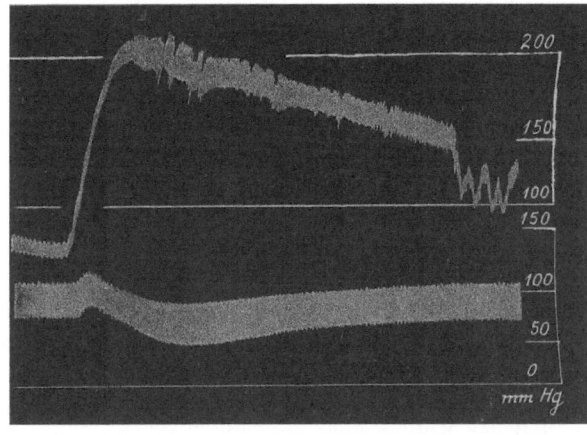

Abb. 248. Wirkung von 0,1 mg Adrenalin intravenös auf den Blutdruck des Hundes vor und nach Ergotamin. (Nach TRENDELENBURG: Handb. d. Pharmakologie II. 2.)

vorhanden, doch kehrt sie sich mit zunehmender Gabengröße bald zu einer Senkung um[4]). Da aber an künstlich durchströmten Gefäßen die verengernde Wirkung beim Ergotamin nur sehr undeutlich ausgedrückt ist, gelegentlich selbst Erweiterung eintritt, muß für die blutdrucksteigernde Wirkung dieses Körpers an einen außerhalb der Gefäßwand gelegenen Angriffspunkt (symp. Ganglien?) gedacht werden[2]).

Kohlensäure.

Kohlensäure bewirkt Blutdrucksteigerung [TRAUBE[5])], und zwar, wie schon THIRY[6]) aus der Beobachtung der peripheren Gefäße geschlossen hat, hauptsächlich durch Gefäßverengerung. Nach Durchtrennung des Halsmarkes

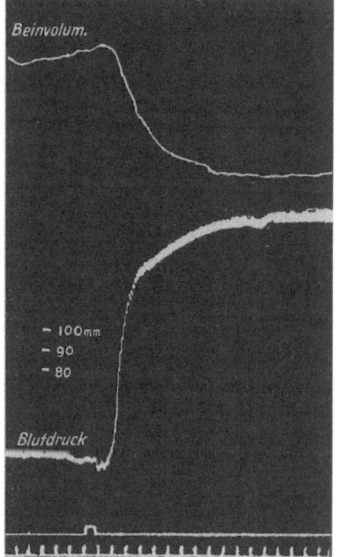

---

[1]) DALE, H. H.: Journ. of physiol. Bd. 34, S. 163. 1906. — BARGER, G. u. H. H. DALE: Biochem. Journ. Bd. 2, S. 240. 1907 u. Arch. f. exp. Pathol. u. Pharmakol. Bd. 61, S. 113. 1909. — DALE, H. H.: Journ. of physiol. Bd. 46, S. 291. 1913. — DALE, H. H. u. K. SPIRO: Arch. f. exp. Pathol. u. Pharmakol. Bd. 95, S. 337. 1922.
[2]) ROTHLIN, E.: Klin. Wochenschr. 1925, Nr. 30. — BURN, J. H. u. H. H. DALE: Journ. of physiol. Bd. 61, S. 185. 1926.
[3]) ROTHLIN, E.: Klin. Wochenschr. 1925. Nr. 30.
[4]) DALE, H. H.: a. a. O. — ROTHLIN, E.: Arch. internat. de pharmaco-dyn. et de thérapie Bd. 27, S. 459. 1923.
[5]) TRAUBE, L.: Allg. med. Central-Ztg., 9. Dez. 1863; Zentralbl. f. d. med. Wiss. 1865, S. 881.
[6]) THIRY, L.: Zentralbl. f. d. med. Wiss. 1864, S. 772.

Abb. 249. Wirkung von intravenös injiziertem Ergotoxinphosphat (0,002 g) auf Blutdruck und Vorderbeinvolumen (obere Kurve) der Katze. Das Ganglion stellatum wurde vorher entfernt, so daß die Kontraktion der Beingefäße, welche durch die Verminderung des Volumens gezeigt wird, auf peripherer Wirkung beruhen muß. (Nach BARGER und DALE.)

bleibt die Blutdrucksteigerung aus [KAYA und STARLING[1])], wenn nicht hohe Konzentrationen (25%) von Kohlensäure zur Anwendung kommen [MATHISON[2])]. Für die Reizung des medullären Vasomotorenzentrums genügen wesentlich geringere Kohlensäuremengen [MATHISON 5%, FRIEDLÄNDER und HERTER[3]) 6,6%, KAYA und STARLING 7%]. Die Vasokonstriktion ist jedoch nicht die einzige Ursache des gesteigerten Blutdruckes, vielmehr ist auch eine Erhöhung des Herzschlagvolumens, namentlich bei geringerer Kohlensäurespannung (16%), am Zustandekommen des Blutdruckeffektes beteiligt [MATHISON, ITAMI[4])]. Periodische Schwankungen des Tonus des Gefäßzentrums wurden von MATHISON bereits bei 5,9%, von KROPEIT[5]) bei höheren Kohlensäuremengen (bis 30%) wahrgenommen. Hohe CO_2-Konzentrationen lassen auf die Dauer die erregende Wirkung nicht erkennen. FRIEDLÄNDER und HERTER sowie KROPEIT beobachteten bei sehr hohen Kohlensäurespannungen (60—80%) nach rasch vorübergehender Blutdrucksteigerung ein anhaltendes Sinken des Druckes, das bis zum Tode währte. Dabei war in allen Versuchen für gleichzeitige, genügende Sauerstoffzufuhr Sorge getragen. MARES[6]), der 80% CO_2 neben 20% O_2 atmen ließ, vermißte nahezu jede erregende Wirkung und zog daraus irrigerweise die Folgerung, daß der Kohlensäure ausschließlich eine lähmende, narkotische Wirkung zukäme. Zusammenfassend kann also die Kohlensäure als ein in kleinen Dosen Herzkraft und Vasomotorentonus verstärkendes, in großen Gaben schädigendes Agens betrachtet werden. Auch die Blutviscosität erfährt unter der Einwirkung von CO_2 eine Veränderung im Sinne einer Erhöhung [HARO[7]), C. A. EWALD[8])], was hinsichtlich der für die Zirkulation sich ergebenden Folgen zu erwähnen ist.

Zufuhr von CO_2 in Dosen, die noch keine lähmende Wirkung auf die Zirkulation entfalten, hat Herabsetzung der Pulsfrequenz zur Folge, die nach Vagusausschaltung ausbleibt (TRAUBE). Ist es aber durch Anwendung größerer Dosen oder bei längerer Wirkung von mittleren Kohlensäurekonzentrationen zur Drucksenkung gekommen, so steigt die Pulsfrequenz wieder an, ohne indes die ursprüngliche Höhe zu erreichen (Vaguslähmung); diesem Stadium folgt schließlich bei schon sehr niedrigem Blutdruck die terminale Herabsetzung der Pulsfrequenz (Herzlähmung).

Die semiologische Ähnlichkeit, welche die Zustände vermehrter CO_2-Anhäufung, verminderter Sauerstoffspannung[9]) oder künstlicher Säurevergiftung aufweisen, haben dazu geführt, nach einer gemeinsamen Ursache dieser Erscheinungen zu forschen; MATHISON sieht sie in der hierbei auftretenden Änderung der [H˙] des Blutes.

Kohlenoxyd.

Seine Wirkung auf den Blutdruck (und ebenso auf die Pulsfrequenz) ist von der Größe der angewendeten Dosis abhängig. Hoher CO-Prozentsatz in der Atemluft oder Einatmung von reinem Gas ruft Veränderungen des Blutdruckes hervor, welche an die nach Vagusreizung zu beobachtenden erinnern

---

[1]) KAYA, B. u. E. H. STARLING: Journ. of physiol. Bd. 39, S. 346. 1909.
[2]) MATHISON, G. C.: Journ. of physiol. Bd. 41, S. 416. 1910 u. Bd. 42, S. 283. 1911.
[3]) FRIEDLÄNDER, C. u. E. HERTER: Hoppe-Seylers Zeitschr. f. physiol. Chem. Bd. 2, S. 99. 1878.
[4]) ITAMI, S.: Journ. of physiol. Bd. 45, S. 338. 1912.
[5]) KROPEIT, A.: Pflügers Arch. f. d. ges. Physiol. Bd. 73, S. 438. 1898.
[6]) MARES, F.: Pflügers Arch. f. d. ges. Physiol. Bd. 91, S. 529. 1902.
[7]) HARO, zit. nach HOFFMANN-SCHWALBE: Jahresber. Bd. 5. 1876.
[8]) EWALD, C. A., zit. nach HOFFMANN-SCHWALBE: Jahresber. Bd. 6. 1877.
[9]) JARISCH, A. u. H. WASTL: Journ. of physiol. Bd. 61, S. 583. 1926.

[POKROWSKY[1])]. Hinsichtlich dieser Wirkung sind Wasserstoff- und Kohlenoxydeinatmung einander gleich [POKROWSKY, MOSSO[2])]. Atmung kleiner CO-Mengen (0,28—0,30%) durch längere Zeit bewirkt eine langsame Abnahme des Blutdruckes, ähnlich der bei allmählich eintretendem Sauerstoffmangel [BOCK[3]), BENEDICENTI und TREVES[4])] (s. Abb. 250). Bei einem Kohlenoxydgehalt der Atemluft, der etwas höher liegt, beobachtete TRAUBE[5]) starke Blutdruckschwankungen, die wahrscheinlich auf ein Zusammentreffen einander entgegengesetzter Wirkungen zurückzuführen sind. Neben der auf das Zentralnervensystem gerichteten accelerierenden läuft, diese mitunter überdeckend, eine hemmende Wirkung einher, die ihren Sitz im Herzen und dessen nervösen Elementen selbst hat und demnach auch nach Vagusdurchschneidung zur Geltung kommt. POKROWSKY hat als Ursache der Blutdrucksenkung ebenfalls die starke Herabsetzung der Herzleistung angesehen, doch meint er, daß sie ausschließlich auf nervösem Wege

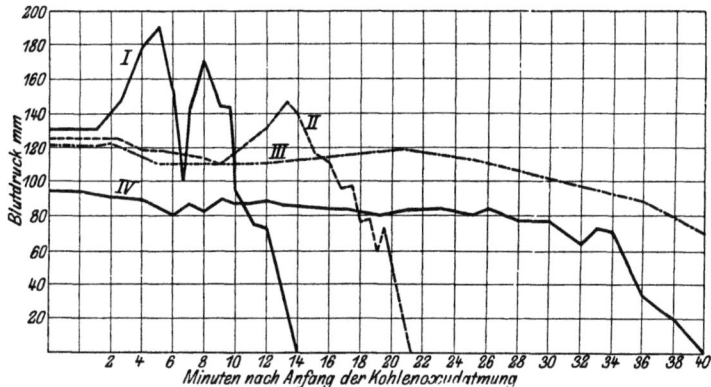

Abb. 250. *I* Kohlenoxyd 6%. *II* Kohlenoxyd 0,7%. *III* Langsame Entziehung des Sauerstoffes. *IV* Kohlenoxyd 0,3%. (Nach BENEDICENTI und TREVES.)

zustande käme, und zwar durch zentrale Vaguserregung, Erschöpfung des motorischen Herznervensystems bzw. Lähmung der Herzganglien. Es steht jedenfalls fest, daß die Schädigung des Herzmuskels in Verbindung mit der Lähmung der Gefäßnervenursprünge die Hauptursache des Druckabfalles darstellt. HALDANE[6]) berichtet über eine interessante Beobachtung, derzufolge bei einer Kohlenoxydintoxikation, die bislang erscheinungslos verlaufen war, durch geringfügige Muskeltätigkeit Symptome (von seiten des Sensoriums) hervorgerufen werden konnten. Es fließt normalerweise während körperlicher Tätigkeit ein vermehrter Blutstrom durch das Hirn; durch die vorausgegangene Kohlenoxydanoxämie wurde aber das Herz bereits geschädigt, so daß es den durch Öffnung zahlreicher Muskelcapillaren gesunkenen Blutdruck nicht mehr auf jene Höhe zu treiben vermochte, die die erforderliche (vermehrte) Durchströmungsgröße in den Hirngefäßen zuwege bringt.

Digitalis.

Ein klares Bild über die Wirkung der Digitaliskörper gibt die tabellarische Zusammenstellung der Veränderungen des Kreislaufs, die auf Grund

---

[1]) POKROWSKY, W.: Arch. f. (Anat. u.) Physiol. 1866, S. 59.
[2]) MOSSO, A.: Arch. ital. de biol. Bd. 35, S. 35. 1901.
[3]) BOCK, J.: Die Kohlenoxydintoxikation. Kopenhagen 1895.
[4]) BENEDICENTI, A. u. Z. TREVES: Arch. ital. de biol. Bd. 34, S. 372. 1900.
[5]) TRAUBE, L.: Beitr. z. Pathol. u. Physiol. Bd. 1, S. 416. 1871.
[6]) HALDANE, J.: Journ. of physiol. Bd. 18, S. 442. 1895.

einer mathematischen Auseinandersetzung SCHESTAKOFF[1]) aus der Beobachtung von Pulszahl, Blutdruck und Pulsamplitude gewonnen hat. Da die Einzelheiten für die Theorie der Digitaliswirkung von Wichtigkeit sind, möge eine Kolumne aus einer Tabelle dieser Arbeit angeführt werden:

Versuch Nr. 3. Hund, 9 kg, $^1/_{10}$ mg Strophanthin BOEHRINGER pro kg Körpergewicht intravenös (Femoralvene).

			Nach Curarisation	35' nach Strophanthinanwendung
Pulszahl		n	160	60	60
Systolische Pulszahl nach GARROD		xy	252	155	155
Mittlerer Blutdruck		h_m	153	171	190
Pulsamplitude		A	4	50	60
Koeffizient des Tonus (tonische Amplitude)		a	7	30,6	38
Sekundenvolumen		S	1285	884	982
Schlagvolumen		N	486	884	982
Amplitudenvolumen		Q	180	542	602
Relat. mittl. Querschnitt d. arter. Reservoirs	πx^2		45	10,8	10
Relativer mittl. Umfang d. arter. Reservoirs	V		6885	1846	1900

Als Grundlage der weiteren Besprechung können der Reihe nach die einzelnen Punkte der Tabelle dienen, soweit sie nicht in eigenen Kapiteln abgehandelt werden. Daß Digitalis eine Verlangsamung des Pulses herbeiführen kann, erwähnt bereits WITHERING[2]) und führt die heilsame Wirkung der Droge im Wesen darauf zurück. Tatsächlich bedeutet die Herabsetzung der Schlagfolge für das nicht selten in frequenter, aber ungenügender und daher erschöpfender Tätigkeit befindliche Organ eine erhebliche Verbesserung der Arbeitsbedingung, da unter der Zunahme der Diastole dem Herzen mehr Zeit zur Erholung gegönnt wird. Zugleich weist, wie die Tabelle lehrt, die systolische Pulszahl nach GARROD[3]) eine beträchtliche Abnahme (von 252 auf 155) auf, was gemäß der Bedeutung dieser Zahl als reziproker Ausdruck der Dauer einer Systole besagt, daß das Herz jetzt mehr Zeit zu einer Kontraktion aufwendet[4]). Dementsprechend erfährt auch das hierbei geförderte Blutquantum, das Schlagvolumen, eine beträchtliche Zunahme (486—884—982) so zwar, daß die Gesamtleistung des Herzens, beurteilt am Sekundenvolumen, trotz der Verringerung der Pulszahl auf fast ein Drittel (160—60) viel weniger absinkt (1285—884—982). Die Herabsetzung der Pulsfrequenz wurde bereits von den älteren Untersuchern auf einen verstärkten Einfluß des regulatorischen (Hemmungs-)Apparates zurückgeführt[5]), und nur WINOGRADOFF[6]) führt gegen die vaguserregende Wirkung an, daß diese sonst stets von einer Blutdrucksenkung gefolgt sei, die er in seinen Digitalisversuchen aber ebensowenig wie die Pulsverlangsamung hätte beobachten können. Hierin hat er zweifellos unrecht, denn fürs erste steht die pulsverlangsamende Wirkung der Digitalis durch unzählige Beobachtungen fest und gehört mit zum klinischen

---

[1]) SCHESTAKOFF, A. N.: Arch. f. exp. Pathol. u. Pharmakol. Bd. 108, S. 353. 1925.

[2]) WITHERING, W.: An Account of the Foxglove and some of its Medical uses; with Practical Remarks on Dropsy and other Diseases. Birmingham 1785.

[3]) GARROD, A. H.: Journ. of anat. a. physiol. Bd. 5, S. 17. 1871; zit. nach R. TIGERSTEDT: Die Physiologie des Kreislaufes, 2. Aufl., 1. Bd., S. 215.

[4]) Damit soll nicht bestritten werden, daß am isolierten, dem Vaguseinfluß entzogenen Herzen bei der Kontraktion unter Digitaliseinwirkung die Spannungszunahme der Muskelelemente ebenso wie ihre Verkürzung rascher erfolgt. (W. STRAUB: Sitzungsber. Würzburg 1907; R. MAGNUS u. S. C. M. SOWTON: Arch. f. exp. Pathol. u. Pharmakol. Bd. 63, S. 255. 1910; J. L. DE HEER: Pflügers Arch. f. d. ges. Physiol. Bd. 148, S. 1. 1912.

[5]) TRAUBE, L. 1851, abgedruckt in Gesammelte Beitr. z. Pathol. u. Physiol. Bd. 1, S. 190. 1871.

[6]) WINOGRADOFF: Virchows Arch. f. pathol. Anat. u. Physiol. Bd. 22, S. 457. 1861.

Wirkungsbild der Digitalistherapie[1]), anderseits ist seine Folgerung von der Unvereinbarkeit der Vaguswirkung mit fehlender Blutdrucksenkung nicht stichhaltig, denn er übersieht eine weitere Kreislaufwirkung völlig, die periphere Einengung der Gefäßbahn. Als Hauptsitz der Vaguswirkung wird allgemein der Ursprung dieses Nerven angenommen[2]), obzwar sonst keine Beobachtung vorliegt, die etwa wie die Morphinmiose die entsprechende Pulsverlangsamung auf eine zentrale parasympathische Reizwirkung verweisen würde und der Befund, daß durch Durchschneidung des Vagus oder noch vollkommener durch Atropinisierung[3]) die Pulshemmung sich wegschaffen läßt, sich auch mit einer verstärkten Empfindlichkeit des Herzens gegenüber dem normalen Vagusreiz erklären ließe[4]). Für das Froschherz ist die Zunahme der Vaguswirkung, d. h. die Herabsetzung des Schwellenwertes, unter Digitaliseinwirkung übrigens schon vor längerer Zeit nachgewiesen worden[5]).

Zur Annahme einer Erregung des Nervus vagus hat der Umstand viel beigetragen, daß sich in einem fortgeschrittenen Stadium der Vergiftung unter Wiederanstieg der Pulsfrequenz die elektrische Reizung als wirkungslos, der Nerv als gelähmt erweist[6]). Doch ist diese Lähmung nur eine scheinbare, denn es läßt sich nachweisen, daß die Unerregbarkeit der Vagi gegenüber der Faradisierung durch Kammerautomatie vorgetäuscht wird[7]). Gelegentlich wurde nebst einer Wirkung der Digitalis auf die Vagusendigungen[8]) auch die Blutdrucksteigerung[9]), zu der es fast stets kommt, als Ursache des Vagussymptoms beschuldigt. Gegen beide Behauptungen sind aber hinreichende Gegenbeweise vorgebracht worden[10]).

Wie aus der angeführten Tabelle zu ersehen ist, geht Hand in Hand mit der Pulsverlangsamung eine mäßig starke Blutdrucksteigerung (153—171—190). Blake[11]) schrieb sie als erster 1839 einer peripheren Gefäßverengerung zu, aber diese Erklärung geriet wieder in Vergessenheit, bis sie viele Jahre später neuerlich aufgegriffen und weiter ausgebaut wurde[12]). Inzwischen hatten aber die am

---

[1]) Fraenkel, A.: Arch. f. exp. Pathol. u. Pharmakol. Bd. 51, S. 84. 1903 u. Münch. med. Wochenschr. 1905, Nr. 32.

[2]) Traube, L.: In Traubes gesammelten Beitr. z. Pathol. u. Physiol. Bd. 1, S. 190. 1871.

[3]) Ackermann, Th.: Tageblatt d. Versamml. d. Naturforsch. u. Ärzte in Rostock 1871; Berlin. klin. Wochenschr. 1872, Nr. 3; Über die Wirkung der Digitalis. Volkmanns Samml. klin. Vorträge Nr. 48; Dtsch. Arch. f. klin. Med. Bd. 11, S. 125. 1872.

[4]) Straub, W.: Darstellung im Handb. f. exp. Pharmakol. von Heffter, Bd. II, S. 1422. 1924.

[5]) Boehm, R.: Pflügers Arch. f. d. ges. Physiol. Bd. 5, S. 153. 1872.

[6]) Ackermann, Th.: a. a. O. — Schroff jr., C. v.: Med. Jahrbücher 1874, S. 259 (Antiarin). — Klug, F.: Arch. f. (Anat. u.) Physiol. 1880, S. 457.

[7]) Rothberger, C. J. u. H. Winterberg: Pflügers Arch. f. d. ges. Physiol. Bd. 132, S. 233. 1910.

[8]) Traube, L.: a. a. O. — Kochmann, M.: Arch. internat. de pharmaco-dyn. et de thérapie Bd. 16, S. 221. 1906 u. Bd. 19, S. 327. 1909.

[9]) Meyer, A. B.: Untersuch. a. d. physiol. Laborat. d. Züricher Hochschule 1896, S. 36. — Brunton, T. L. u. A. B. Meyer: Journ. of anat. a. physiol. Bd. 7, S. 134. 1872.

[10]) Etienne, G.: Arch. internat. de pharmaco-dyn. et de thérapie Bd. 19, S. 119. 1919 u. Bd. 20, S. 265. 1910. — Kaufmann, A.: Rev. de méd. 1884, S. 381. — Bubnoff, N. A.: Dtsch. Arch. f. klin. Med. Bd. 33, S. 262. 1883. — Cushny, A. R.: Journ. of exp. med. Bd. 2, S. 245. 1897.

[11]) Blake, J.: Edinburgh med. a. surg. Journ. Bd. 51, Nr. 139, S. 330. 1839 u. Journ. of physiol. Bd. 4, S. 365. 1883.

[12]) Marmè, W.: Zeitschr. f. rat. Med. (3) Bd. 26, S. 1. 1866. — Legroux: Gaz. hebdom. 1867. — Brunton, T. L.: On Digitalis 1868. — Brunton, T. L. u. A. B. Meyer: Journ. of anat. a. physiol. Bd. 7, S. 134. 1872. — Gourvat: Gaz. méd. de Paris 1871. — Ackermann: a. a. O. — Mègevand: Paris 1872; zit. nach Journ. of anat. a. physiol. Bd. 8, S. 228. 1873. — Schroff jr. C. v.: Med. Jahrbücher 1874, S. 259. — Brunton, T. L. u. W. Pye: Proc. of the roy. soc. of London Bd. 25, S. 172. 1876. — Klug, F.: Arch. f. (Anat. u.) Physiol. 1880, S. 457. — Bubnoff, N. A.: Dtsch. Arch. f. klin. Med. Bd. 33, S. 262. 1883. — Siergiejenko: Zitiert nach Schmidts Jahrb. Bd. 220, S. 132. 1888.

Froschherzen gewonnenen Kenntnisse auch eine andere Erklärungsmöglichkeit nahegerückt und so wurde von einer Reihe von Forschern die Blutdrucksteigerung fast ausschließlich auf eine vermehrte Arbeitsleistung des Herzens zurückgeführt[1]). Zwar lassen sich die früher am isolierten Froschherzen angestellten Versuche nur mit starker Einschränkung für die Erklärung der Blutdrucksteigerung verwerten[2]) und neuere Forschungen zeigen, daß die Herzarbeit während der maximalen Drucksteigerung eher eine geringere ist und mithin nicht die Ursache der erhöhten arteriellen Spannung sein kann[3]). Aber für den kranken Organismus mit der geschwächten Herzkraft liegt es doch sehr nahe, eine Mitbeteiligung des jetzt kräftiger schlagenden Herzens anzunehmen. Soweit nun die Blutdrucksteigerung von einer Verengerung der Gefäße abhängt, beruht sie auf einer unmittelbaren Einwirkung der Digitalis auf die Gefäßwand. Dabei haben sich therapeutisch außerordentlich wichtige Beziehungen dieser Wirkung zu der am Herzen ergeben, denn die einzelnen Körper der Digitalisgruppe verhalten sich hierin durchaus nicht gleich[4]). Versuche, die sich bestrebten, eine Einwirkung auf das Gefäßnervenzentrum darzutun[5]), sind hinlänglich widerlegt[6]), und selbst in tiefer Chloralnarkose[7]) oder nach Ausschaltung des Rückenmarks[8]) wurde noch Blutdrucksteigerung beobachtet. Daß selbst eine unterstützende Mitwirkung seitens des Vasomotorenzentrums fehlt, haben PILCHER und SOLLMANN bewiesen[9]).

Den Berechnungen SCHESTAKOFFS zufolge zeigt der Tonuszustand der Gefäße oder was dasselbe ist, ihr mittlerer Querschnitt unter Digitalis eine beträchtliche Veränderung; dieser weist eine erhebliche Abnahme (45—10,8—10), jener die entsprechende Verstärkung (7—30,6—38) auf. Die unmittelbare Beobachtung der Gefäße hat wechselnde Ergebnisse gezeigt. Am Mesenterium von Kaninchen sah man die Gefäße selbst nach Rückenmarkdurchschneidung sich verengern[10]). An der Schwimmhaut von Fröschen wurden sie nach Digitaliszufuhr bald kontrahiert[11]), bald unverändert[12]) gefunden, und ähnlich widerspruchsvoll lauten die Angaben über das Verhalten der Ohrgefäße des Kaninchens[13]). Einheitlicher und zugleich überzeugender wurden die Resultate, als man anfing, die Änderung der Durchströmungsgröße nach Zerstörung des Zentralnervensystems am ge-

---

[1]) BOEHM, R.: Pflügers Arch. f. d. ges. Physiol. Bd. 5, S. 153. 1872 u. Dorpat. med. Zeitschr. Bd. 4, S. 64. 1873. — GÖRZ, N.: Dissert. Dorpat 1873, abgedruckt im Arch. f. exp. Pathol. u. Pharmakol. Bd. 2, S. 123. 1874. — POPPER, J.: Zeitschr. f. klin. Med. Bd. 16, S. 97. 1889. — SCHMIEDEBERG, O.: Arch. f. exp. Pathol. u. Pharmakol. Bd. 16, S. 149. 1883. — WILLIAMS, F.: Ebenda Bd. 13, S. 1. 1880. — KOPPE, R.: Ebenda Bd. 3, S. 274. 1875.
[2]) FRANK, O.: Sitzungsber. d. Ges. f. Morphol. u. Physiol. in München, Heft 2. 1897.
[3]) TIGERSTEDT, C.: Skandinav. Arch. f. Physiol. Bd. 20, S. 115. 1908.
[4]) PICK, E. P. u. R. WAGNER: Zeitschr. f. d. ges. exp. Med. Bd. 12, S. 28. 1921.
[5]) TRAUBE, L.: Berlin. klin. Wochenschr. 1871, Nr. 31. — Vgl. H. KÖHLER: Arch. f. exp. Pathol. u. Pharmakol. Bd. 1, S. 138. 1873. — MEIHUIZEN, S.: Pflügers Arch. f. d. ges. Physiol. Bd. 7, S. 201. 1873.
[6]) ACKERMANN, TH. u. N. GÖRZ: Arch. f. exp. Pathol. u. Pharmakol. Bd. 2, S. 123. 1874.
[7]) WILLIAMS, F.: Arch. f. exp. Pathol. u. Pharmakol. Bd. 13, S. 1. 1880. — CERVELLO, V.: Arch. f. exp. Pathol. u. Pharmakol. Bd. 15, S. 235. 1882.
[8]) STRICKER, S.: Sitzungsber. d. Akad. d. Wiss., Wien. Mathem.-naturw. Kl. III, Bd. 75. 1877.
[9]) PILCHER, J. D. u. T. SOLLMANN: Journ. of pharmacol. a. exp. therapeut. Bd. 6, S. 395. 1915. — Vgl. hingegen A. FRÖHLICH u. S. MORITA: Arch. f. exp. Pathol. u. Pharmakol. Bd. 78, S. 277. 1915 und hierzu R. KOLM u. E. P. PICK: Ebenda Bd. 87, S. 135. 1920.
[10]) ACKERMANN, TH.: a. a. O.
[11]) FOTHERGILL, J. M.: Digitalis. London 1871; Brit. med. journ., Juli 1871. — KLUG, F.: Arch. f. (Anat. u.) Physiol. 1880, S. 457.
[12]) MEYER, A. B.: Untersuch. a. d. physiol. Laborat. d. Züricher Hochschule 1896, S. 36. — BOEHM, R.: Pflügers Arch. f. d. ges. Physiol. Bd. 5, S. 153, 1872 u. Dorpat. med. Zeitschr. Bd. 4, S. 64. 1873.
[13]) LEGROUX: Gaz. hebdom. 1867. — KLUG: a. a. O. — Nicht beobachtet von KOPPE, R.: Arch. f. exp. Pathol. u. Pharmakol. Bd. 3, S. 274. 1875.

samten Tier oder an einzelnen Organen zu verfolgen. Übereinstimmend zeigte sich hier eine Verengerung[1]), die bald durch Onkometerversuche eine weitere Bestätigung erhielt[2]). Endlich ließ sich die Gefäßverengerung indirekt auch so erweisen, daß unter Digitalis der Blutdruck nach Stillstellung des Herzens durch Vagusreizung nur allmählich abnahm[3]), was gleichfalls für eine Vermehrung des peripheren Gefäßwiderstandes spricht. Aus dem gleichen Grund weist auch die aus der Vene ausströmende Blutmenge trotz des gesteigerten arteriellen Druckes keine Zunahme auf[4]), sie sinkt vielmehr nach einiger Zeit deutlich ab. Weitere über die Gefäßwirkung von Digitoxin, Digitalin, Strophantin und Konvallamarin angestellte Untersuchungen haben durch Verfolgung der Volumsänderung verschiedener Organe und Bestimmung der in den einzelnen Gefäßgebieten aus den Venen ausströmenden Blutmenge ergeben, daß all diesen Körpern eine gefäßverengernde Wirkung zukommt, am ausgesprochensten dem Digitoxin, während bei den übrigen Präparaten die Konstriktion sich vorwiegend auf das Splanchnicusgebiet beschränkt[5]). Diese Versuche leiten über zu Befunden, in welchen sich ein verschiedenes, mitunter selbst gegensätzliches Verhalten einzelner Gefäßgebiete, vor allem der Nierengefäße, ergeben hat, dessen Aufklärung neben Loewi und Jonescu[6]) namentlich die Heidelberger Schule[7]) beschäftigte. Damit wird die Frage aufgeworfen, ob den Digitaliskörpern unter Umständen auch eine gefäßerweiternde Wirkung zukommt, und sie findet ihre Lösung in den Ergebnissen der Durchströmung mittels äußerst niedriger Konzentrationen bzw. des Einflusses kleinster intravenöser Gaben, die allerdings unter auffälligen individuellen Schwankungen eine oft nur vorübergehende Erweiterung der Gefäße (Darm, Niere) ergeben haben. Die Gefäße der Niere zeigen auch hier vor den anderen eine erhöhte Bereitschaft zur Erweiterung[8]).

Messungen mit der Stromuhr von Ludwig haben erkennen lassen, daß kleine Mengen von Digitalis geeignet sind, die Strömungsgeschwindigkeit des Blutes anscheinend durch Verbesserung der Herztätigkeit zu erhöhen[9]); große Dosen verringern sie aber ungeachtet der Blutdruckerhöhung[10]). Auch aus der Abnahme der vom Herzen ausgeworfenen Blutmenge ist die Verlangsamung der Zirkulation ersichtlich[11]). Es könnten daraus Zweifel an der günstigen Wirkung der Digitalis für den Kreislauf entstehen. Am kranken Organismus liegen die Verhältnisse

---

[1]) Donaldson, H. H. u. L. T. Stevens: Journ. of physiol. Bd. 4, S. 165. 1883. — Ringer, S. u. H. Sainsbury: Medico-Chirurgical Transactions London 1884. — Am Gefäßpräparat nach Läwen-Trendelenburg und nach Fröhlich bestätigt von C. Amsler u. E. P. Pick: Arch. f. exp. Pathol. u. Pharmakol. Bd. 85, S. 61. 1920. — Bei der Durchströmung von Warmblüterorganen zuerst beobachtet von Schäfer, zit. nach Ringer u. Sainsbury: Medico-Chirurgical Transactions London 1884. — Thomson, H.: Dissert. Dorpat 1886. — Kobert, R.: Arch. f. exp. Pathol. u. Pharmakol. Bd. 22, S. 77. 1880. — Langgaard, A.: Therapeut. Monatshefte 1887.

[2]) Phillips, C. D. F. u. J. R. Bradford: Journ. of physiol. Bd. 8, S. 117. 1887.

[3]) Brunton, T. L. u. F. W. Tunnicliffe: Journ. of physiol. Bd. 20, S. 354. 1896.

[4]) Pick, Fr.: Arch. f. exp. Pathol. u. Pharmakol. Bd. 42, S. 399. 1899.

[5]) Gottlieb, R. u. R. Magnus: Arch. f. exp. Pathol. u. Pharmakol. Bd. 47, S. 135. 1901.

[6]) Jonescu, D. u. O. Loewi: Arch. f. exp. Pathol. u. Pharmakol. Bd. 59, S. 71. 1908.

[7]) Kasztan, M.: Arch. f. exp. Pathol. u. Pharmakol. Bd. 63, S. 105. 1910. — Fahrenkamp, C.: Ebenda Bd. 65, S. 367. 1911. — Joseph, Don R.: Ebenda Bd. 73, S. 81. 1913. — Schemensky, W.: Ebenda Bd. 100, S. 367. 1923.

[8]) H. Thomson (Dissert. Dorpat 1886) beobachtete als erster an der isolierten Niere, namentlich nach Digitalein, Erweiterung der Gefäße, doch war diesem Befund von A. Paldrock (Arb. a. d. pharmakol. Inst. zu Dorpat Bd. 13, S. 1. 1896) widersprochen worden.

[9]) Kramnik: Moskauer pharmakol. Arbeiten S. 143 (zit. nach Virchow-Hirschs Jahresbericht 1876, I, S. 433).

[10]) Hemmeter, J. C.: Med. record 1891, S. 292. — Vgl. A. Kaufmann: Rev. de méd. 1884, S. 381 (Hämodromograph).

[11]) Tigerstedt, C.: Skandinav. Arch. f. Physiol. Bd. 20, S. 115. 1908.

aber wesentlich anders. Hier spielt die Kräftigung des Herzens die wichtigste Rolle, während selbst die verengernde Wirkung auf die Gefäße keine Erschwerung für den Kreislauf bedeutet[1]), sondern nur die Umlagerung des Blutes aus den Gefäßen des Innern in jene der Peripherie, zu denen auch die Hirngefäße zählen[2]).

Alkohol.

Alkohol wird hinsichtlich seiner Kreislaufwirkung nicht völlig übereinstimmend beurteilt. Es kann aber als gesichert gelten, daß kleine Gaben, abgesehen von der noch in Frage stehenden Wirkung auf die Herztätigkeit, den Blutdruck erhöhen[3]) und eine für den Kreislauf vorteilhafte Änderung der Blutverteilung im Organismus herbeiführen. So konnte von verschiedenen Untersuchern gezeigt werden, daß das in den Eingeweiden angestaute Blut unter der Alkoholwirkung als Folge einer im Splanchnicusgebiet sich abspielenden Gefäßverengerung (s. Abb. 251) den übrigen Körperteilen wieder in stärkerem Ausmaß zufließt, während sich zu gleicher Zeit die Gefäße der Peripherie erweitern[4]). Diese Erweiterung kommt nicht ausschließlich passiv, d. h. durch Verdrängung des Blutes aus dem Inneren zustande, sondern

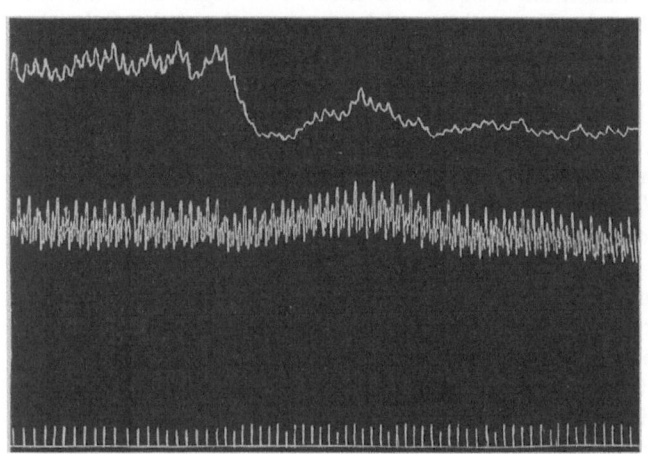

Abb. 251. Hund, 16 kg. Morphin-Chloroformnarkose. Oben plethysmographische Kurve des Darmes, unten Blutdruck. Starke Verengerung der Darmgefäße nach 8 ccm 50% Alkohols. (Nach DIXON.)

beruht auf einer besonderen Empfindlichkeit der Gefäßnervenursprünge der Hautgefäße gegenüber flüchtigen Stoffen (Äther, Chloroform, Amylnitrit). Die unter der Alkoholwirkung zu beobachtende Blutdrucksteigerung ist vom Zentralnervensystem teilweise unabhängig und kommt auch nach Ausschaltung der Gefäßzentren zustande. Doch konnte über die Ursache dieser Erscheinung keine Übereinstimmung erzielt werden. Jedenfalls spielt eine direkte vasoconstrictorische Wirkung auf die Gefäße keine Rolle, da sich irgendwelche Anhaltspunkte für die Annahme einer Kontraktion der Gefäßwände unter dem Einfluß des vorbeiströmenden Alkohols nicht ergeben haben[5]). Dieser Umstand hat auch KOCHMANN, der die Blutdrucksteigerung fast ausschließlich auf eine vom

---

[1]) Nach GANTER (Münch. med. Wochenschr. 1924, Nr. 16) kommt es unter der therap. Verwendung von Digitalis gar nicht zur Gefäßverengerung, sondern das Gegenteil soll der Fall sein; auf diese Weise wird angeblich eine Teilerscheinung der Herzinsuffizienz, nämlich die Einengung des Querschnitts der arteriellen Blutbahn, behoben.

[2]) Darstellung in MEYER-GOTTLIEB: Die experimentelle Pharmakologie, 7. Aufl. 1925.

[3]) HASKOVEC, L.: Wien. med. Wochenschr. 1901, Nr. 14—18.

[4]) KOCHMANN, M.: Arch. internat. de pharmaco-dyn. et de thérapie Bd. 13, S. 329. 1904 (Literatur). — DIXON, W. E.: Journ. of physiol. Bd. 35, S. 346. 1907.

[5]) KOBERT, R.: Arch. f. exp. Pathol. u. Pharmakol. Bd. 22, S. 77. 1887. — CATEL, W. u. R. MENNICKE: Zeitschr. f. d. ges. exp. Med. Bd. 32, S. 281. 1923.

Vasomotorenzentrum unabhängige Verengerung der Splanchnicusgefäße zurückführt, zur hypothetischen Annahme einer Reizwirkung auf die sympathischen Ganglien des Bauchraumes als Ursache der beobachteten Gefäßverengerung geführt. Nach anderer Ansicht ist aber die verbesserte Herztätigkeit an der nach Halsmarkdurchschneidung noch auftretenden Blutdrucksteigerung beteiligt[1]). Ob Alkohol aber unter normalen Verhältnissen eine Verbesserung der Herzleistung herbeiführt, ist noch nicht entschieden, zumindest nicht, ob dies eine primäre Wirkung darstellt; es käme auch eine verbesserte Durchblutung der Kranzgefäße infolge des zunehmenden Drucks im Aortensystem als Ursache der verstärkten Herzaktion in Betracht. Die unter Verengerung der Splanchnicusgefäße zustande kommende Blutdruckerhöhung hat ferner eine Zunahme der Strömungsgeschwindigkeit zur Folge, wie Messungen mit der Stromuhr ergeben haben[2]). Hierzu gesellt sich noch der Wegfall von Widerständen in Form der Erweiterung peripherer Gefäße, was nicht unwesentlich zur Erleichterung und Verbesserung des Kreislaufes beiträgt. Daß große Alkoholdosen entsprechend ihrer sonstigen lähmenden Wirkung die Zirkulation im gegenteiligen Sinn beeinflussen, wird weiter nicht wundernehmen[3]).

Äther.

Die Wirkung des Äthers weicht in wesentlichen Zügen von der des Chloroforms ab. Es wird ihm eher ein günstiger Einfluß auf die Zirkulation zugeschrieben. Auf dieser Vorstellung beruht seine in früherer Zeit häufig geübte therapeutische Anwendung in Form von subcutanen Einspritzungen bei verschiedenen Zuständen von Kreislaufschwäche[4]). Doch wäre dies im engeren Sinn kein Beweis für die spezifische Kreislaufwirkung, da auch der mit der Injektion verbundene Schmerzreiz zu einer Verbesserung der Zirkulationsverhältnisse führen könnte. So wurde beispielsweise festgestellt, daß der Effekt einer Einspritzung ins Gewebe ausbleibt oder wesentlich geringer ausfällt, wenn sie an einer Stelle erfolgt, die infolge Durchtrennung der sensiblen Fasern vorher unempfindlich gemacht worden war[5]). Es läßt sich aber nachweisen, daß eine Injektion von ätherhaltiger Kochsalzlösung in die Blutbahn, namentlich wenn sie in die Carotis geschieht, von einer Blutdrucksteigerung gefolgt ist[6]), die ihre Ursache in einer Verengerung der Splanchnicusgefäße hat (s. Abb. 252). Da hier die Möglichkeit einer reflektorischen Wirkung fortfällt, bleibt nur die Annahme einer direkten Reizwirkung auf das vasomotorische Zentrum übrig. Diese Vorstellung wird unterstützt durch Versuche, bei welchen durch unmittelbare Einwirkung von Ätherdämpfen auf das freigelegte Gehirn und Rückenmark des Frosches sich eine deutliche Verengerung der auf ihre Durchgängigkeit geprüften Splanchnicusgefäße ergab[7]). Allerdings fehlt es nicht an Autoren, die eine direkte Erregung des Vasomotorenzentrums in ihren Versuchen vermißten und die beobachtete Blutdrucksteigerung nur als die Folge einer durch die beginnende Atemlähmung hervorgerufenen Asphyxie gelten lassen wollen[8]). Die meisten Beobachtungen

---

[1]) BACHEM, C.: Arch. internat. de pharmaco-dyn. et de thérapie Bd. 14, S. 437. 1905.
[2]) DOGIEL, J.: Pflügers Arch. f. d. ges. Physiol. Bd. 8, S. 600. 1874. — HEMMETER, J. C.: New York med. record 1891, S. 292. — WOOD, H. C. u. D. M. HOYT: Proc. of the nat. acad. of sciences (U. S. A.) Bd. 10, S. 43. 1905.
[3]) ZIMMERBERG, H.: Dissert. Dorpat 1869. — GUTNIKOW, Z.: Zeitschr. f. klin. Med. Bd. 21, S. 153. 1892. — BIANCHI, V.: Sperimentale Bd. 61, S. 157. 1907.
[4]) PENZOLDT, F.: Lehrb. d. klin. Arzneibehandlung, 6. Aufl., S. 122. Jena 1904.
[5]) HEINZ, R.: Handb. d. exp. Pathol. u. Pharmakol. Bd. I, S. 978. 1905.
[6]) DEROUAUX, J.: Arch. internat. de pharmaco-dyn. et de thérapie Bd. 19, S. 63. 1909.
[7]) FRÖHLICH, A. u. S. MORITA: Arch. f. exp. Pathol. u. Pharmakol. Bd. 78, S. 277. 1915.
[8]) PILCHER, J. D. u. T. SOLLMANN: Journ. of pharmacol. a. exp. therapeut. Bd. 6, S. 401. 1915.

zeigen aber, daß die Blutdrucksteigerung hauptsächlich zu Beginn der Narkose auftritt, wenn von einer Schädigung der Atmung noch keine Rede ist[1]). Fortgesetzte Ätherzufuhr vermag aber, wenn sie zu einer Anreicherung des Blutes führt, wie sie zur Aufrechterhaltung einer reflexlosen Narkose notwendig ist (0,13—0,14%), eine Herabsetzung des arteriellen Druckes, namentlich bei hohen Ausgangswerten, herbeizuführen[2]). Diese Drucksenkung, die indessen kaum jemals bedrohlichen Charakter annimmt und wesentlich schwächer ausfällt als nach Anwendung von Chloroform, hat ihre Ursache in einer zentralen Herabsetzung des Vasomotorentonus. Die Schädigung, der die Gefäßnervenursprünge hierbei ausgesetzt sind, kann aber nicht sonderlich groß sein, da selbst bei einem

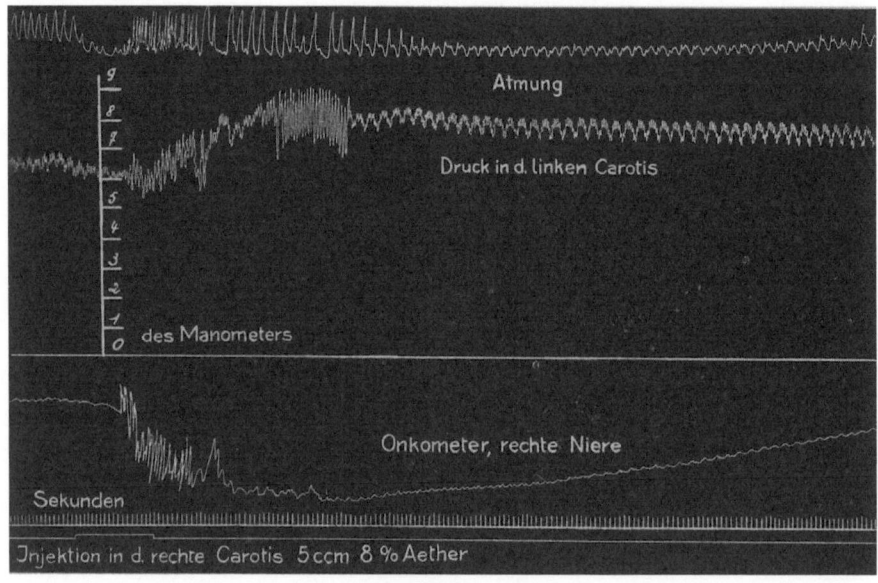

Abb. 252. Wirkung des Äthers auf Blutdruck, Blutfüllung der Niere und Atmung. (Nach DEROUAUX.)

zum Atemstillstand führenden Äthergehalt des Blutes (0,17%) die Reizung des N. ischiadicus, obschon minder stark, noch reflektorisch wirksam war[3]). Auch eine Mitbeteiligung des Vagus scheint vorzuliegen, obgleich die elektrische Erregbarkeit in der Narkose herabgesetzt gefunden wurde[4]), da Äther von vagotomierten Tieren besser vertragen wird[5]). Doch ist diese Vaguswirkung zu trennen von der unmittelbar beim Einleiten der Narkose sich ergebenden, reflektorischen auf Herzschlag und Blutdruck. Sie ist als HOLMGREN-KRATSCHMERscher Reflex bekannt und wird später noch besprochen werden.

---

[1]) GALL, J.: Dissert. Tübingen 1856; zit. nach K. VIERORDT: Ref. im Arch. f. physiol. Heilk. 1856, S. 269. — FAIRLIE, H. P.: Practitioner Bd. 86, S. 265. 1911.
[2]) GITHGENS, T. S. u. S. J. MELTZER: Proc. of the soc. f. exp. biol. a. med. Bd. 10, S. 27. 1912.
[3]) STORM, W., VAN LEEUWEN u. M. VAN DER MADE: Pflügers Arch. f. d. ges. Physiol. Bd. 165, S. 133. 1916.
[4]) ELFSTRAND, M.: Arch. f. exp. Pathol. u. Pharmakol. Bd. 43, S. 435. 1900.
[5]) KNOLL, PH.: Sitzungsber. d. Akad. d. Wiss., Wien. Mathem.-naturw. Kl. III, Bd. 78. 1878. — STORM, W., VAN LEEUWEN u. M. VAN DER MADE: Pflügers Arch. f. d. ges. Physiol. Bd. 165, S. 133. 1916.

Chlor- und Bromäthyl.

Chloräthyl. Die Zirkulation wird im wesentlichen nicht beeinflußt. Pulsfrequenz und Blutdruck weisen im Anfang der Narkose eine Zunahme auf, sinken dann aber langsam ab[1]). Sehr hohe Chloräthylkonzentrationen verursachen aber starke Blutdrucksenkung als Folge zentraler und peripherer Gefäßlähmung, zu der sich noch die toxische Wirkung auf das Herz gesellt. Auch hier ergibt sich der bemerkenswerte Umstand, daß ähnlich wie beim Äther vagotomierte Tiere der kreislaufschädigenden Wirkung dieses Mittels weniger unterworfen sind[2]). Doch wurde diese Abhängigkeit nicht durchwegs beobachtet[3]).

Bromäthyl bewirkt bei der Einatmung zunächst Pulsverlangsamung durch reflektorische Vaguserregung von der gereizten Nasenschleimhaut her; dann kommt es zu einer kurzdauernden Blutdrucksteigerung, auf die bei Eintritt der Gefühlslosigkeit unter neuerlicher Abnahme der Pulsfrequenz eine Herabsetzung des Druckes unter die Norm folgt. Anscheinend verläuft die Narkose nicht ohne Nachwirkung, da ihre Wiederholung leichter zu Blutdrucksenkung und Pulsverlangsamung führt[4]). Auch hier wird angegeben, daß Vagusdurchschneidung die Empfindlichkeit gegenüber der Wirkung auf den Kreislauf herabsetzt[5]).

Chloroform.

Chloroform wirkt blutdruckerniedrigend, worauf schon in der älteren Literatur des öfteren hingewiesen wurde[6]). Im Gegensatz zu Äther ist es auf die Dauer nicht möglich, eine hinreichend tiefe Anästhesie mit Chloroform zu unterhalten, ohne gleichzeitig eine merkliche Senkung des Blutdruckes in Kauf zu

---

[1]) KÖNIG, R.: Arch. f. klin. Chir. Bd. 99, S. 147. 1912.
[2]) EMBLEY, E. H.: Proc. of the roy. soc. of London, Ser. B, Bd. 78, S. 391. 1906.
[3]) WEBSTER, W.: Biochem. journ. Bd. 1, S. 328. 1906.
[4]) HOLLÄNDER: Internat. med. Kongreß, Berlin 1890, zahnärztl. Sektion.
[5]) LÖHERS, H.: Inaug.-Dissert. Berlin 1890.
[6]) LENZ: Dissert. Dorpat 1853; zit. nach J. SCHEINESSON: Arch. d. Heilk. Jg. 10, S. 238. 1869. — BRUNNER, G.: Zeitschr. f. rat. Med., N. F. Bd. 5, S. 336. 1854. — GALL, J.: Dissert. Tübingen 1856; zit. nach K. VIERORDT: Ref. im Arch. f. physiol. Heilk. 1856, S. 269.

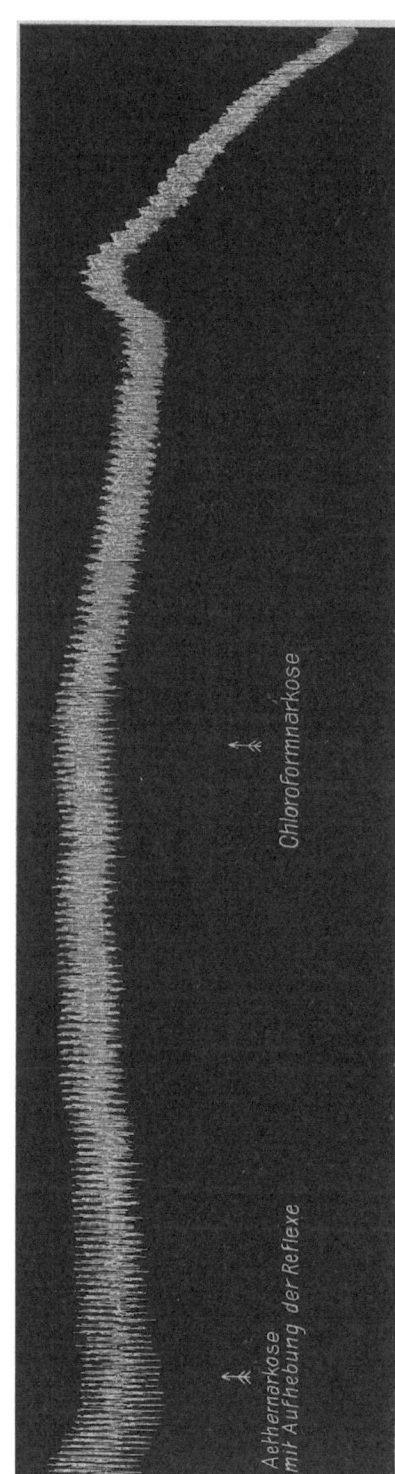

Abb. 253. Blutdruckversuch an der Katze. Zunächst tiefe Äthernarkose mit Aufhebung der Reflexe. Der Blutdruck bleibt hoch und steigt sogar etwas an. Bei Beginn der Chloroformnarkose Absinken des Blutdruckes. (Nach KOCHMANN.)

nehmen¹) (s Abb. 253). Selbst geringe Konzentrationen, die bei mehrstündiger Einwirkung nur einen leichten Grad von Hypnose hervorrufen, verringern den Blutdruck²). Angriffspunkt dieser Wirkung ist anscheinend der gesamte Zirkulationsapparat. Im Vordergrund dürfte aber, eine langsame und vorsichtige Chloroformzufuhr vorausgesetzt, das Vasomotorenzentrum stehen³), dessen Tonusverlust sich beim Kaninchen in Erweiterung der Ohrgefäße während der Narkose kundgibt⁴). Die zentrale Wirkung läßt sich dadurch erweisen, daß Reizung des Halssympathicus auch jetzt noch Gefäßverengerung zur Folge hat⁵). Von gleicher Herkunft, im übrigen nur durch das vorzeitige Auftreten gegen andere Gefäßerweiterungen bemerkenswert, dürfte die auffällige Gesichtsröte sein, die man nicht selten beim Menschen zu Beginn der Narkose beobachtet. Doch ist das Vasomotorenzentrum unter gewöhnlichen Umständen nicht soweit gelähmt, daß nicht Ischiadicusreizung oder Verringerung der Sauerstoffzufuhr noch Vasokonstriktion hervorbrächten⁶). Schwächere Reize, wie z. B. Anblasen oder Kältewirkung, bleiben allerdings dann wirkungslos⁷). Fortgesetzte Anreicherung des Blutes mit Chloroform führt aber mit der Zeit zu einer immer vollkommener werdenden Unerregbarkeit der Gefäßnervenursprünge. Es versagen schließlich selbst starke Reize [z. B. Aussetzen der Atmung bei künstlich geatmeten Tieren, Kompression beider Carotiden⁸)] und der Blutdruck nimmt jene Höhe ein, auf welche er sich nach Durchschneidung des Halsmarks einzustellen pflegt. Dabei braucht die Herztätigkeit, obschon vom Chloroform beeinflußt, noch nicht wesentlich abgeschwächt zu sein⁹). Anders bei plötzlicher Zufuhr großer Chloroformmengen, wie dies bei intravenöser Injektion oder Einatmung hoher Chloroformkonzentrationen der Fall ist. Dann ist das zuerst betroffene Organ das Herz, welches durch die plötzliche, fast lokale Einwirkung derartig geschädigt wird, daß Stillstand eintritt, ehe noch ein nennenswerter Zustand von Narkose erreicht worden war¹⁰). Aber selbst eine oberflächliche Chloroformnarkose (Inhalation von 0,5—1%

---

[1]) HARE, H. A. u. E. Q. THORNTON: Lancet Bd. 2, S. 996. 1893.

[2]) ROSENFELD, M.: Arch. f. exp. Pathol. u. Pharmakol. Bd. 37, S. 52. 1895.

[3]) MAC WILLIAM, J. A.: Brit. med. journ. Bd. 2, S. 831, 890, 948. 1890.
— HARE, H. A. u. E. Q. THORNTON: Lancet Bd. 2, S. 996. 1893.

[4]) KNOLL, PH.: Sitzungsber. d. Akad. d. Wiss., Wien. Mathem.-naturw. Kl. III, Bd. 78. 1878.

[5]) SCHEINESSON, J.: Arch. d. Heilk. Jg. 10, S. 225. 1869 (unveränderter Abdruck der Dissert. Dorpat 1868).

[6]) PILCHER, J. D. u. T. SOLLMANN: Journ. of pharmacol. a. exp. therapeut. Bd. 6, S. 349. 1915.

[7]) STURSBERG, H.: Mitt. a. d. Grenzgeb. d. inn. Med. u. Chir. Bd. 22, S. 1. 1911.

[8]) BOWDITCH u. MINOT: Boston med. a. surg. journ. 1874, 21. Mai; zit. nach Zentralbl. f. d. med. Wiss. 1875, S. 128.

[9]) KNOLL, PH.: Sitzungsber. d. Akad. d. Wiss., Wien. Mathem.-naturw. Kl. III Bd. 78. 1878. — HARE, H. A. u. E. Q. THORNTON: Lancet Bd. 2, S. 996. 1893.

[10]) MAC WILLIAM, J. A.: Brit. med. journ. Bd. 2, S. 831, 890, 948. 1890. — HILL, L.: Brit. med. Journ. Bd. 1, S. 957. 1897. — Dies erklärt sich leicht daraus, daß das mit Chloroform gesättigte Lungenvenenblut sofort in das linke Herz kommt, dort nur mit der sehr geringen Menge des Restblutes verdünnt wird und so fast unverändert in die Coronargefäße gelangt. So wird der Herzmuskel zunächst die schädigende Wirkung erfahren müssen. Wenn das Herz trotzdem noch weiter schlägt, wird das Blut doch um die im Herzen gebundene Chloroformmenge ärmer sein, es wird außerdem noch auf dem Wege in das Gehirn stärker verdünnt und so für das Zentralnervensystem weniger gefährlich sein. So kann man auch erklären, daß bei einer vorsichtigen Narkose die toxische Chloroformkonzentration für das Herz nicht erreicht werden muß, so daß man gewissermaßen einschleichend dem Zentralnervensystem die für die Narkose notwendige Chloroformmenge zuführen kann. Gestützt wird diese Ansicht durch die Tatsache, daß im Tierversuch Herzgifte bei Injektion in die Lungenvene rascher und in geringerer Konzentration wirken als bei Injektion in die V. jugularis.

Chloroformdampf) kann für das Herz gefährlich werden, da die Möglichkeit besteht, daß ein vom Eingriff herrührender (mit Adrenalinausschüttung verbundener?) Schmerzreiz den vagalen Hemmungsapparat, der gerade in diesem Stadium eine erhöhte Anspruchsfähigkeit aufweist[1]), zugleich mit den ebenfalls reizbarer gewordenen untergeordneten Zentren der Herzautomatie in Erregung versetzt; durch die zunehmende Hemmung der nomotopen und die vermehrte Gelegenheit zu heterotoper Reizbildung kann ein Zustand von hochgradiger Arhythmie, unter Umständen sogar tödliches Kammerflimmern herbeigeführt werden[2]). Die Empfindlichkeit des Herzens gegenüber Chloroform scheint an der allmählich eintretenden Blutdrucksenkung selbst bei geringen Konzentrationen, wenn sie genügend lange einwirken, beteiligt zu sein[3]). Einzelne sehen in ihr sogar die vorwiegende Ursache der Druckabnahme[4]). Doch dürfte hierbei die Dosierung sowie der Zeitpunkt der Narkose eine Rolle spielen. Brüske Chloroformzufuhr schädigt in erster Linie das Herz[5]), während einschleichende, langsame Darreichung zunächst Lähmung des Vasomotorenzentrums — bei noch wenig gestörter Atmung und relativ guter Herztätigkeit — verursacht.

Der Abnahme des Blutdruckes kann im Beginn der Narkose eine kurz dauernde Erhöhung vorangehen[6]), die durch sensible Reize von der Peripherie her ausgelöst wird. Möglicherweise spielt auch eine rasch vorübergehende, direkte Reizung des Vasomotorenzentrums hierbei mit[7]). Deutlicher wird die Blutdrucksteigerung, wenn man zuvor den Vagus ausschaltet[8]), da die gleichzeitige reflektorische Erregung dieses Nerven durch die Herabsetzung der Pulsfrequenz der Druckerhöhung entgegenwirkt. Die reflektorische Vaguserregung[9]) ist nichts für die Chloroformwirkung Spezifisches, da sie auch bei Einatmung anderer, die Nasenschleimhaut reizender Substanzen zustande kommt[10]) und sich überdies durch Trigeminusausschaltung hintanhalten läßt[11]).

Die Masse des Blutes erfährt in der Narkose eine Umlagerung, indem sich die Hauptmenge, wie aus der Vergrößerung der Bauchorgane geschlossen werden darf[12]), in den Splanchnicusgefäßen ansammelt, während die übrigen

---

[1]) Mac William, J. A.: Journ. of Physiol. Bd. 25, S. 233. 1900. — Morat, J. P. u. M. Doyen: Traité de Physiol. Bd. I, S. 108. — Embley, E. H.: Brit. med. journ. Bd. 1, S. 817, 885, 951. 1902 u. Journ. of physiol. Bd. 28, S. 1. 1902.

[2]) Levy, A. G.: Journ. of physiol. Bd. 42, S. III. 1911; Bd. 43, S. XVIII. 1911; Bd. 44, S. XVII. 1912. — Nobel, E. u. C. J. Rothberger: Zeitschr. f. d. ges. exp. Med. Bd. 3, S. 151, 1914.

[3]) Mac William, J. A.: Brit. med. journ. Bd. 2, S. 831, 890, 948. 1890.

[4]) Gaskell, W. H. u. L. E. Shore: Brit. med. journ. Bd. 1, S. 105, 164, 222. 1893. — Richet, Ch.: Anesthésie, Dictionnaire de Physiol. 1895. — Wood, H. C.: Brit. med. journ. Bd. 2, S. 384. 1890.

[5]) Snow: On Anaesthetics; zit. nach L. Hill: Brit. med. journ. Bd. 1, S. 957. 1897.

[6]) Engl. Chloroform-Komité 1864, Medico-chirurgical Transact. Bd. 47, S. 323. — Kratschmer, F.: Sitzungsber. d. Akad. d. Wiss., Wien. Mathem.-naturw. Kl. II, Bd. 62. 1870.

[7]) Mac William, J. A.: Brit. med. journ. Bd. 2, S. 831, 890, 948. 1890. — Gaskell, W. H. u. L. E. Shore: Ebenda Bd. 1, S. 105, 164, 222. 1893. — Embley, E. H.: Ebenda Bd. 1, S. 817, 885, 951. 1902 u. Journ. of physiol. Bd. 28, S. 1. 1902. — Duplay, S. u. L. Hallion: Arch. gén. de méd., N. S. Bd. 4, 2. Sem., S. 129. 1900.

[8]) Knoll, Ph.: Sitzungsber. d. Akad. d. Wiss., Wien. Mathem.-naturw. Kl. III, Bd. 78. 1878.

[9]) Holmgren, Fr.: Upsala läkareförenings forhandl. Bd. 2, S. 134; Virchow-Hirschs Jahresber. f. 1867, I, S. 450. — Dieulafoy u. Krishaber: Gaz. des hôp. Bd. 53, S. 214. 1869. — Kratschmer, F.: Sitzungsber. d. Akad. d. Wiss., Wien. Mathem.-naturw. Kl. II, Bd. 62. 1870.

[10]) Dogiel, J.: Arch. f. (Anat. u.) Physiol. 1866, S. 231 u. 415.

[11]) Kratschmer, F.: a. a. O. — Laborde, J. V.: Bull. de l'acad. de méd. Bd. 30, S. 46. 1893. — Rosenberg, M.: Berlin. klin. Wochenschr. 1895, S. 14.

[12]) Embley, E. H.: Brit. med. journ. Bd. 1, S. 817, 885, 951. 1902 u. Journ. of physiol. Bd. 28, S. 1. 1902.

Organe mit Ausnahme des Gehirns verhältnismäßig blutleer sind. Dementsprechend zeigt die Strömungsgeschwindigkeit in den Hirn- und Darmgefäßen eine Zunahme, in den Extremitäten hingegen ist sie vermindert[1]). Auch erweist sich die Gesamtumlaufzeit des Blutes, wie übereinstimmende Versuche ergeben haben, in der Narkose deutlich erhöht[2]).

Die peripher angreifende Gefäßerweiterung des Chloroforms spielt für die Blutdrucksenkung wohl kaum eine Rolle, da sie meist erst bei einem höheren Chloroformgehalt der Durchströmungsflüssigkeit, als sich während der Narkose im Blut nachweisen läßt, zustande kommt[3]). Zwar zeigt sich an Gefäßen vom Frosch auch mit physiologischen Konzentrationen eine Erweiterung[4]), am Warmblüterpräparat aber konnte die gleiche Wirkung nicht beobachtet werden[5]). Gelegentlich findet man sogar eine Gefäßverengerung bei lokaler Einwirkung[6]). Doch dürfte das die Folge der Anwendung besonders hoher Konzentrationen sein, die überdies irreversible Strukturänderungen im Protoplasma der Gefäßwandzellen bewirken[7]).

Chloralhydrat.

Der Einfluß des Chloralhydrats auf den Kreislauf hat vieles mit dem des Chloroforms gemeinsam, wie denn auch zahlreiche andere Ähnlichkeiten in der Wirkung beider Mittel seinerzeit zur Vorstellung geführt haben, daß das Chloral sich nach seiner Aufnahme ins Blut, ähnlich wie in alkalischen Flüssigkeiten, in Ameisensäure und Chloroform spalte und durch letzteres wirksam werde[8]). Dagegen wurde aber mit Recht geltend gemacht, daß man weder im Blut[9]), noch in der Exspirationsluft[10]), noch im Harn[11]) chloralisierter Menschen und Tiere jemals Chloroform nachzuweisen imstande war. Die Wirkung des Chloralhydrats ist demnach auf das Molekül als solches zu beziehen. Sein Einfluß auf den Kreislauf war schon in älteren Arbeiten Gegenstand genauer Untersuchung. Bei intravenöser oder intrakardialer Einspritzung konzentrierter Lösungen hörte das Herz zu schlagen auf, während die Atmung kurze Zeit noch weiterging. Wurde die gleiche Dosis aber nach und nach unter mehrmaligem Absetzen in Intervallen von einigen Sekunden injiziert, so blieb der Herzstillstand aus, das Tier verfiel in Narkose, die Atmung wurde langsamer und erlosch bei genügend großer Giftgabe schließlich vor dem Herzschlag. Letzteres Verhalten ließ sich namentlich dann beobachten, wenn die Einspritzung in eine Arterie geschah, wodurch das Herz vor der unmittelbaren Einwirkung der konzentrierten Chloralhydratlösung verschont wurde. Der Blutdruck sank in jedem Fall: bei rascher Injektion häufig bis zum Nullpunkt unter gleichzeitigem Verschwinden der Kammerpulse,

---

[1]) Pick, Fr.: Arch. f. exp. Pathol. u. Pharmakol. Bd. 42, S. 399. 1899.

[2]) Lenz: Dissert. Dorpat 1853. — Vierordt, K.: Die Erscheinungen und Gesetze der Stromgeschwindigkeiten des Blutes, S. 185. Frankfurt 1858. — Dogiel, J.: Pflügers Arch. f. d. ges. Physiol. Bd. 127, S. 357. 1909.

[3]) Meyer-Gottlieb: Die experimentelle Pharmakologie als Grundlage der Arzneibehandlung, S. 355. 1925.

[4]) Catel, W. u. R. Mennicke: Zeitschr. f. d. ges. exp. Med. Bd. 32, S. 281. 1923.

[5]) Kobert, R.: Arch. f. exp. Pathol. u. Pharmakol. Bd. 22, S. 77. 1886. — Thomson, H.: Dissert. Dorpat 1886. Vgl. hingegen E. H. Embley u. C. J. Martin: Journ. of physiol. Bd. 32, S. 147. 1905.

[6]) Schäfer, E. A. u. H. J. Scharlieb: Journ. of physiol. Bd. 29, S. XVII. 1903; Transact. of the roy. soc. of Edinburgh Bd. 41, II, S. 311. 1904. — Campbell, A.: Journ. of physiol. Bd. 42, S. XXXIII. 1911.

[7]) Filehne, W. u. J. Biberfeld: Zeitschr. f. exp. Pathol. u. Therap. Bd. 3, S. 171. 1906.

[8]) Liebreich, O.: Das Chloralhydrat. Berlin 1869; 3. Aufl. 1871.

[9]) Hammarsten, O.: Upsala läkareförenings förhandl. Bd. 5, S. 424. 1870.

[10]) Rajewsky, A.: Zentralbl. f. d. med. Wiss. 1870, S. 211 u. 225.

[11]) Tomaszewicz, A.: Pflügers Arch. f. d. ges. Physiol. Bd. 9, S. 35. 1874. — Musculus u. von Mering, zit. nach Hofmann-Schwalbes Jahresber. Bd. 4, S. 257. 1875.

bei langsamer Einspritzung ebenfalls beträchtlich, doch zeichneten sich die Herzkontraktionen noch deutlich auf der Blutdruckkurve ab. Im Zustandekommen der beiden Wirkungen liegt vor allem der Unterschied, daß das Herz das eine Mal durch die unvermittelte Aufnahme des Giftes zum Stillstand gebracht wird, ehe eine andere Wirkung hätte eintreten können, während im anderen Fall die Giftlösung im zirkulierenden Blut soweit verdünnt wird, daß zwar nicht mehr das Herz, wohl aber noch Gefäß- und Atemzentrum der lähmenden Wirkung unterliegen[1]). Ähnliches gilt übrigens auch vom Chloroform. Die Empfindlichkeit der Gefäßzentren gegenüber Chloralhydrat läßt sich daraus erkennen, daß der Blutdruck schon vor Eintritt der Anästhesie, bevor noch die Cornealreflexe verschwunden sind, zu sinken beginnt[2]). Ferner zeigt sich bei einigermaßen großen Gaben, daß es weder durch Unterbrechung der Atmung noch durch direkte elektrische Reizung der Gefäßzentren möglich ist, Blutdrucksteigerung hervorzurufen.

Einzelne Derivate des Chloralhydrats scheinen minder gefährlich zu sein. So läßt z. B. *Chloralamid* (Chloralum formamidatum $CCl_3COH \cdot HCO \cdot NH_2$) den Kreislauf verhältnismäßig ungeändert[3]), und selbst die intravenöse Injektion dieses Mittels, wofern sie nur einigermaßen vorsichtig durchgeführt wird, vermag den Blutdruck kaum zu senken. Ferner zeigt sich ein größerer Abstand zwischen narkotisierender und kreislaufschädigender Dosis als beim Chloralhydrat[4]). Völlig unbeeinflußt läßt dieses Mittel den Blutdruck nicht, was anscheinend mit einem mehr oder weniger langsamen Freiwerden von Chloralhydrat im Organismus zusammenhängt[5]).

Ebenso ist *Chloralose* (Glucochloral, eine Vereinigung von Glucose und Chloral unter Abspaltung eines Moleküls H_2O) für den Kreislauf ohne toxische Wirkung. Herztätigkeit und Vasomotorentonus erleiden keine Beeinträchtigung, der Blutdruck sinkt erst mit Eintritt der Atemlähmung[6]).

Isopral (Trichlorisopropylalkohol $CCl_3 \cdot CH \cdot OH \cdot CH_3$) schädigt in Gaben, die eben Schlaf herbeiführen, den Kreislauf kaum. Übersteigt man aber diese Dosis, so kommt es durch Lähmung des Vasomotorenzentrums zur Blutdrucksenkung; auch scheint bei höheren Konzentrationen (Durchströmungsversuch) eine unmittelbar erweiternde Wirkung auf die Gefäße vorzuliegen[7]).

Dormiol (Kondensationsprodukt von Chloralhydrat und Dimethyläthylcarbinol [Amylenhydrat] $CCl_3CH \cdot OH \cdot OC \Big\langle {(CH_3)_2 \atop C_2H_5} \Big\rangle$) ist in seiner Wirkung auf den Kreislauf dem Chloralhydrat an die Seite zu stellen.

Andere Hypnotica.

Aleudrin $\Big($Carbaminsäureester des Dichlorisopropylalkohols $\text{CH}_2\text{Cl} \atop {\text{CH} \cdot \text{OCONH}_2 \atop \text{CH}_2\text{Cl}}$$\Big)$ macht auch in toxischen Dosen nur geringe Kreislaufstörung[8]).

Hypnal (Kondensationsprodukt von Chloralhydrat und Antipyrin) schädigt die Vasomotion bei größeren als therapeutischen Gaben, und zwar entsprechend seinem Gehalt an Chloralhydrat[9]).

Metachloral[10]) und *Viferral*[11]) (Polymerisationsprodukte des Chlorals) sind angeblich ohne schädigenden Einfluß auf den Kreislauf.

---

[1]) ROKITANSKY, P.: Med. Jahrb. 1874, S. 294.
[2]) HÉGER u. STIENNON: Journ. de méd. de Bruxelles 1875, S. 197.
[3]) KNY, E.: Therapeut. Monatsh. 1889, S. 345.
[4]) MERING, J. v. u. N. ZUNTZ: Therapeut. Monatsh. 1889, S. 565.
[5]) LANGGAARD, A.: Therapeut. Monatsh. 1889, S. 461 u. 1890, S. 38.
[6]) HEFFTER, A.: Berlin. klin. Wochenschr. 1893, S. 475.
[7]) IMPENS, E.: Therapeut. Monatsh. 1903, S. 469 u. 533. — BERESNEGOWSKY, N.: Arch. f. klin. Chir. Bd. 101, S. 215. 1913.
[8]) MAASS, TH. A.: Dtsch. med. Wochenschr. 1912, S. 1231.
[9]) FILEHNE, W.: Berlin. klin. Wochenschr. 1893, S. 105.
[10]) BALEWSKI, M.: Inaug.-Dissert. Halle 1902.
[11]) WITTHAUER, K. u. S. GÄRTNER: Therapeut. Monatsh. 1905, S. 143.

Chloralurethan und *Somnal* (Kondensationsprodukte von Chloralhydrat, letzteres von äthyliertem, mit Urethan) schädigen schon in geringer Menge, selbst bei noch erhaltenen Reflexen, den Blutdruck[1]).

Amylenhydrat $\left(\text{Dimethyläthylcarbinol } \begin{matrix}OH\\C_2H_5\end{matrix}\!\!>\!\!C\!\!<\!\!\begin{matrix}CH_3\\CH_3\end{matrix}\right)$ läßt in tödlichen Gaben den Blutdruck durch Lähmung des Vasomotorenzentrums langsam und gleichmäßig absinken[2]).

Urethan[3]) (Äthylurethan $NH_2COOC_2H_5$), *Euphorin*[4]) (Phenylurethan $C_6H_5 \cdot NHCOOC_2H_5$) und *Hedonal*[5]) (Methylpropylcarbinolurethan $NH_2COOCH \cdot CH_3 \cdot C_3H_7$) sind ohne toxische Wirkung auf den Kreislauf.

Veronal $\left(\text{Diäthylmalonylharnstoff } \begin{matrix}C_2H_5\\C_2H_5\end{matrix}\!\!>\!\!C\!\!<\!\!\begin{matrix}CO\cdot NH\\CO\cdot NH\end{matrix}\!\!>\!\!CO\right)$ und das doppelt so wirksame *Proponal* $\left(\text{Dipropylmalonylharnstoff } \begin{matrix}C_3H_7\\C_3H_7\end{matrix}\!\!>\!\!C\!\!<\!\!\begin{matrix}CO\cdot NH\\CO\cdot NH\end{matrix}\!\!>\!\!CO\right)$ sind in toxischen Dosen heftige Kreislaufgifte, von welchen die Untersuchung des Veronals neben einer zentralen Gefäßlähmung auch eine solche peripherer Natur wahrscheinlich gemacht hat. Als Angriffspunkt dieser Wirkung werden die contractilen Elemente der Capillaren und letzten Arterienverzweigungen angesehen[6]).

Luminal $\left(\text{Phenyläthylmalonylharnstoff } \begin{matrix}C_6H_5\\C_2H_5\end{matrix}\!\!>\!\!C\!\!<\!\!\begin{matrix}CO\cdot NH\\CO\cdot NH\end{matrix}\!\!>\!\!CO\right)$ macht in größeren Gaben Blutdrucksenkung, die teilweise auf Herzschädigung, hauptsächlich aber auf Vasomotorenlähmung zurückzuführen ist[7]).

Dial $\left(\text{Dialylmanoylharnstoff } \begin{matrix}C_3H_5\\C_3H_5\end{matrix}\!\!>\!\!C\!\!<\!\!\begin{matrix}CO\cdot NH\\CO\cdot NH\end{matrix}\!\!>\!\!CO\right)$ macht Pulsverlangsamung und Blutdrucksenkung, welche angeblich infolge Vaguserregung durch die ungesättigte Allylkomponente zustande kommen[8]).

Amylnitrit.

Amylnitrit ist eines der wirksamsten blutdrucksenkenden Mittel. Die Veränderungen, die der Kreislauf unter seinem Einfluß erfährt, sind schon seit langem bekannt[9]) und haben frühzeitig zur therapeutischen Anwendung dieses Körpers geführt[10]). Seine Wirkung, die wegen des Fortfalls störender Reflexe von der Nasenschleimhaut (HOLMGREN-KRATSCHMERscher Reflex) erst bei der Einatmung durch die Trachealkanüle rein zur Geltung kommt[11]), besteht in einer fast augenblicklich einsetzenden Blutdrucksenkung, welche sich sehr deutlich beim Kaninchen, weniger gut beim Hund zu erkennen gibt. Der Unterschied in der Reaktionsweise beider Tiergattungen findet seine Erklärung in der erheblichen Zunahme der Pulsfrequenz, die der Hund bei der Einatmung von Amylnitrit aufweist, wodurch der Erweiterung der Gefäße entgegengewirkt und verhindert wird, daß der Blutdruck im selben Ausmaß wie beim Kaninchen sinkt.

---

[1]) LANGGAARD, A.: Therapeut. Monatsh. 1889, S. 515.
[2]) HARNACK, E. u. H. MEYER: Zeitschr. f. klin. Med. Bd. 24, S. 374. 1894.
[3]) SCHMIEDEBERG, O.: Arch. f. exp. Pathol. u. Pharmakol. Bd. 20, S. 206. 1886.
[4]) SANSONI, L.: Therapeut. Monatsh. 1890, S. 452.
[5]) DRESER, H.: Verhandl. d. Ges. dtsch. Naturforsch. u. Ärzte, München 1899, II. Teil, 2. Hälfte, S. 46.
[6]) JACOBJ, C. u. C. ROEMER: Arch. f. exp. Pathol. u. Pharmakol. Bd. 66, S. 261 u. 296. 1911. — JACOBJ, W.: Ebenda Bd. 86, S. 49. 1920.
[7]) IMPENS, E.: Dtsch. med. Wochenschr. 1912, S. 945.
[8]) CASTALDI, L.: Arch. di farmacol. sperim. e scienze aff. Bd. 19, S. 289. 1915.
[9]) GAMGEE: Persönliche Mitteilung an L. BRUNTON: Ber. üb. d. Verhandl. d. k. sächs. Ges. d. Wiss. zu Leipzig 1869, S. 285 u. 286.
[10]) BRUNTON, D. L.: Lancet 1867, 27. Juli.
[11]) FILEHNE, W.: Pflügers Arch. f. d. ges. Physiol. Bd. 9, S. 470. 1874.

Die Ursache der Frequenzzunahme beim Hunde liegt in der Herabsetzung des bei diesen Tieren verhältnismäßig hohen Vagustonus unter der Einwirkung von Amylnitrit. Durchschneidet man vorher den Vagus, so stellt sich auch beim Hund eine erhebliche Senkung ein[1]) (s. Abb. 254). Am Menschen läßt sich gleichfalls eine Verminderung des Blutdruckes um durchschnittlich 11—14% beobachten[2]), wobei der Puls unter gleichzeitiger Frequenzzunahme deutlich schnellend und dikrot wird. Beim Tier ist schon eine halbe Minute nach Beginn der Einatmung gewöhnlich der tiefste Punkt der Senkung erreicht. Die Erholung beginnt wenige Augenblicke nach dem Aufhören der Amylnitritaufnahme und geht anfänglich rasch, hernach langsamer vor sich[3]). Der Umstand, daß die Blutdrucksenkung

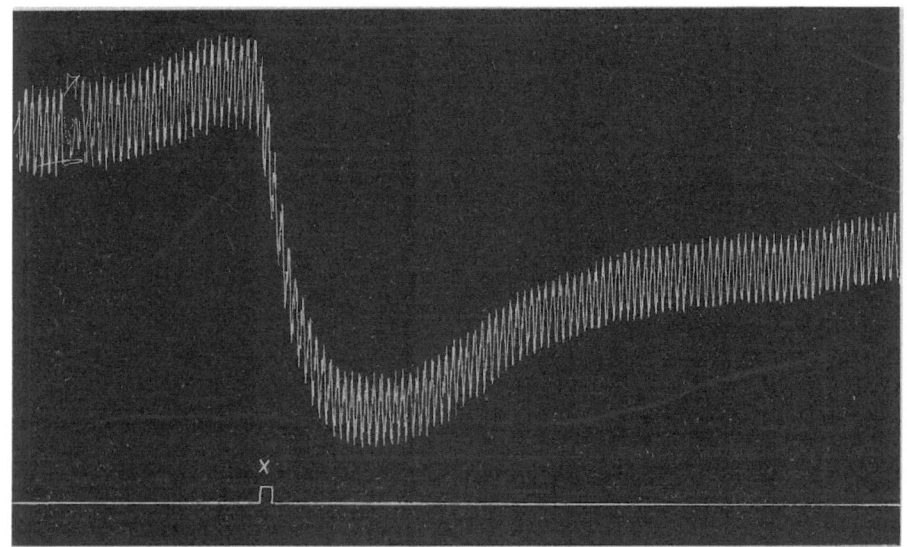

Abb. 254. Blutdruckkurve beim Hund; bei × Einatmung von Amylnitrit.
(Aus HEFFTER: Handb. d. Pharmakologie I.)

von einer Pulsbeschleunigung begleitet ist, ließ von Anfang an vermuten, daß die beobachtete Wirkung nicht auf einer Abnahme der Herztätigkeit, sondern auf Verringerung des peripheren Strömungswiderstandes infolge Gefäßerweiterung beruhen müsse. So zeigt die Abb. 555 eine starke Erweiterung der Mesenterialgefäße als Folge einer kurzdauernden Einatmung von Amylnitrit. Daß eine solche unter dem Einfluß von Amylnitrit stattfindet, war schon früher bekannt geworden[4]). Auch sprach hierfür, daß Aortenkompression die Senkung verringert[5]), was nicht der Fall wäre, wenn die Ursache der Blutdrucksenkung in einer Herabsetzung der Herzleistung läge. Auch die Ausschaltung der herzhemmenden und depressorischen Nerven erwies sich ohne Einfluß

---

[1]) BRUNTON, D. L.: Journ. of anat. a. physiol. Bd. 5, S. 95. 1870.
[2]) WALLACE, G. B. u. A. J. RINGER: Journ. of the Americ. med. assoc. 1909, II, S. 1629.
[3]) CASH, J. TH. u. W. R. DUNSTAN: Philosoph. transact. of the roy. soc. of London, Ser. B, Bd. 184, S. 505. 1893.
[4]) GUTHRIE,: Quart. journ. of the chem. soc. of London Bd. 11, S. 245. 1859. — RICHARDSON, B. W.: Transact. of the brit. assoc. 1863, S. 72.
[5]) BRUNTON, D. L.: Arb. aus Ludwigs Laborat. 1869, S. 101 u. Journ. of anat. a. physiol. Bd. 5, S. 95. 1870.

auf den Ablauf der Amylnitritwirkung[1]). Somit war der Angriffspunkt am Gefäßsystem zweifellos sichergestellt. Lange Zeit aber bestand ein heftiger Meinungsstreit über die Natur der beobachteten Gefäßwirkung, ob sie zentral, durch Einwirkung des Amylnitrits auf die Gefäßnervenursprünge, oder durch den unmittelbaren Kontakt der Gefäßwand mit dem amylnitrithaltigen Blut bewirkt werde. Unter anderem wurde angeführt, daß die Blutdrucksenkung weder durch vorherige Halsmarkdurchschneidung[2]), noch durch Unterbrechung der Hirnzirkulation aufgehoben werde, daß sie also auch zustande komme, wenn der vasomotorische Zentralapparat, wie die fehlende Reaktion auf den Erstickungsreiz beweist, außer Tätigkeit gesetzt ist[3]). Weiter ließ sich zeigen, daß die Gefäßerweiterung in Organen auch nach deren Entnervung eintritt[4]),

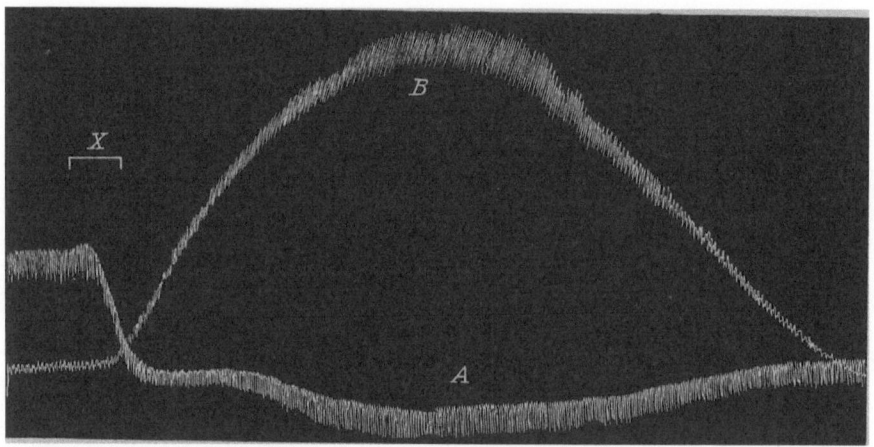

Abb. 255. Kurven des Blutdruckes (A) und des Darmvolumens (B) der Katze. An der mit X bezeichneten Stelle wurde Amylnitrit eingeatmet und deutliche Erweiterung der Mesenterialgefäße herbeigeführt. (Nach Dixon.)

und daß der periphere Widerstand in einem entnervten Bein unter der Amylnitritwirkung sogar stärker abnimmt als im gesunden[5]). Es sind dies alles Beweise für eine periphere Wirkung; gegen sie wurde eingewendet, daß die durch Amylnitrit bewirkte Gefäßerweiterung durch Reizung der gefäßverengernden Nerven aufgehoben werden kann[6]), was einer peripheren Lähmung widerspricht. Doch beweist dies nur, daß die elektrische Reizung in diesem Fall stärker war als die Erschlaffung der Gefäßmuskulatur. Ein Rückschluß auf die zentrale Wirkung des Amylnitrits läßt sich daraus nicht ziehen[7]). Tatsächlich konnte auch nachgewiesen werden, daß zur Beseitigung der Amylnitritwirkung eine stärkere Reizung der Vasoconstrictoren nötig ist als vorher, um die gleiche Gefäßverengerung zu erzielen[8]).

[1]) GAMGEE: a. a. O. — BRUNTON, D. L.: a. a. O.
[2]) BRUNTON, D. L.: a. a. O. — BERGER, O.: Allg. med. Zentralzeitung 1874, Nr. 94.
[3]) MAYER, S. u. J. J. FRIEDRICH: Arch. f. exp. Pathol. u. Pharmakol. Bd. 5, S. 55. 1876.
[4]) PICK, F.: Arch. f. exp. Pathol. u. Pharmakol. Bd. 42, S. 399. 1899.
[5]) DOSSIN, F.: Arch. de internat. pharmaco-dyn. et de thérapie Bd. 21, S. 425. 1911.
[6]) BERNHEIM, F.: Pflügers Arch. f. d. ges. Physiol. Bd. 8, S. 253. 1874.
[7]) PICK, R.: Zentralbl. f. d. med. Wiss. 1873, S. 865.
[8]) CASH, J. TH. u. W. R. DUNSTAN: Philosoph. transact. of the roy. soc. of London, Serie B, Bd. 184, S. 505. 1893. — MAYER, S. u. J. J. FRIEDRICH: Arch. f. exp. Pathol. u. Pharmakol. Bd. 5, S. 55. 1876.

Für eine zentrale Wirkung schien zu sprechen, daß die Ausbreitung der beim Menschen durch Amylnitrit bewirkten Hautrötung mit der Lokalisation gewisser psychisch bedingter, also sicherlich zentral ausgelöster Gefäßreflexe, z. B. der Schamröte, zusammenfällt[1]). Ferner daß die Gefäße des Kaninchenohres, wenn sie bei sonst erhaltener vasomotorischer Innervation aus dem Kreislauf des Tieres ausgeschaltet und künstlich durchströmt wurden, unter der Einatmung von Amylnitrit sich erweiterten, obzwar ihre Wand selbst nicht mit Amylnitrit in Berührung kam[2]). Weiter wurde behauptet, daß nach Abklemmung der zum Hirn führenden Gefäße Amylnitrit auf die Weite der Ohrgefäße keinen Einfluß ausübe, während sich diese sofort erweiterten, wenn nach Aufhebung der Zirkulationsunterbrechung das amylnitrithaltige Blut zum Gehirn gelangte[2]).

Gegen eine zentrale Wirkung sind aber nicht minder beweisende Argumente vorgebracht worden. So ließ sich an einem künstlich durchbluteten Bein, dessen vasomotorische Nervenversorgung nicht unterbrochen war, nach Einatmung von Amylnitrit keine Erweiterung beobachten[3]). Direkt in Frage gestellt wird aber die zentrale Wirkung durch Versuche, in welchen mit Hilfe eines gekreuzten Kreislaufs das Gehirn allein der Amylnitritwirkung ausgesetzt wurde. Es kam hier zu keiner Drucksenkung, obwohl das Blut so reichlich Gift enthielt, daß der Druck des spendenden Tieres um Beträchtliches abfiel[4]). Selbst bei unmittelbarer Einbringung von Amylnitrit in den vierten Ventrikel ließ sich keine Blutdrucksenkung erzielen[5, 6]). Auch bewirkt die hirnwärts gerichtete Injektion durchaus kein rascheres Heruntergehen des Blutdruckes; dieses ist im Vergleich zum Ablauf bei intravenöser Injektion eher verlangsamt[7]), mitunter selbst ins Umgekehrte verwandelt[8]). Ob aber eine solche Versuchsanordnung noch als physiologisch bezeichnet werden kann und die Berechtigung gibt, daraus weitgehende Schlüsse zu ziehen, sei bei der Möglichkeit grobchemischer Veränderungen der Hirnlipoide unter der Einwirkung von Amylnitrit (und ähnlicher lipoidlöslicher Körper) dahingestellt. Beweisender für eine zentrale Reizwirkung scheint die Zunahme des Strömungswiderstandes eines künstlich durchströmten, sonst aber in normaler Verbindung mit dem Körper belassenen Organes (Milz) unter der Einwirkung von Amylnitrit zu sein[9]). Doch dürfte die Erregung des Vasomotorenzentrums nur sekundär, als Folge der starken Blutdrucksenkung, zustande kommen. Nach allem Vorausgeschickten läßt sich sagen, daß eine zentrale Wirkung des Amylnitrits doch sehr zweifelhaft geworden ist; durch die neueren Untersuchungen scheint sie eher widerlegt zu sein[10]).

---

[1]) FILEHNE, W.: Pflügers Arch. f. d. ges. Physiol. Bd. 9, S. 470. 1874.
[2]) FILEHNE, W.: Arch. f. Anat. u. Physiol. 1879, S. 385.
[3]) BURTON-OPITZ, R. u. H. F. WOLF: Journ. of exp. med. Bd. 12, S. 278. 1910.
[4]) MAYER, S. u. J. J. FRIEDRICH: Arch. f. exp. Pathol. u. Pharmakol. Bd. 5, S. 55. 1876.
[5]) Hingegen beobachteten A. FRÖHLICH u. S. MORITA (Arch. f. exp. Pathol. u. Pharmakol. Bd. 78, S. 277. 1915) bei zentraler Einwirkung am Frosch eine Gefäßerweiterung im Splanchnicusgebiet; doch erscheinen ihre Befunde durch Beobachtungen von R. KOLM u. E. P. PICK (Arch. f. exp. Pathol. u. Pharmakol. Bd. 87, S. 135. 1920) über das Fehlen eines Vasomotorenzentrums beim Frosch stark eingeschränkt.
[6]) FOÀ, C.: Arch. internat. de physiol. Bd. 17, S. 229. 1922.
[7]) CASH, J. TH. u. W. R. DUNSTAN: Philosoph. transact. of the roy. soc. of London, Ser. B, Bd. 184, S. 505. 1893.
[8]) BIEDL, A. u. M. REINER: Pflügers Arch. f. d. ges. Physiol. Bd. 79, S. 188. 1900.
[9]) PILCHER, J. D. u. T. SOLLMANN: Journ. of pharmacol. a. exp. therapeut. Bd. 6, S. 323. 1915.
[10]) Für einen peripheren (muskulären) Angriffspunkt des Amylnitrits spricht unserer Meinung nach auch ein Versuch von A. FRÖHLICH (Zentralbl. f. Physiol. Bd. 25, S. 1. 1911), in welchem der Autor durch weitgehende Vorbehandlung mit dem weniger giftigen d-Adrenalin eine maximale Dauererregung der sympathischen Nervenendigungen, namentlich der sympathischen Vasoconstrictoren erhielt. Trotzdem kam es nach Einatmung von Amylnitrit unter sofort einsetzender Blutdrucksenkung zu einem starken Anstieg der Darmonkometer-

Das Gefäßstreifenpräparat zeigt unter der Einwirkung von Amylnitrit eine deutliche Tonusherabsetzung[1]), welche bei allen untersuchten Arterien, die nervenlosen Placentargefäße mit eingeschlossen[2]), zur Erscheinung kommt. Da sich außerdem ein auffallender Parallelismus zwischen der Giftigkeit für den quergestreiften Muskel und der blutdrucksenkender Wirkung der einzelnen Homologen in der Nitritreihe ergeben hat, dürfte man mit der Annahme nicht fehlgehen, daß die Wirkung des Amylnitrits hauptsächlich auf die Gefäßmuskulatur gerichtet ist. Die bei der Durchströmung überlebender Organe mit amylnitrithaltiger Flüssigkeit zu beobachtende Gefäßerweiterung hat so vielfache Bestätigung erfahren[3]),daß es sich erübrigt, hierauf weiter einzugehen. Lediglich die Splanchnicus- und Extremitätengefäße des Frosches scheinen sich hierin anders zu verhalten[4]).

Ammoniak und Ammoniumsalze.

Ammoniumsalze bewirken nach intravenöser Injektion eine rasch vorübergehende Blutdruckerniedrigung, die einer Auffassung zufolge das Ergebnis der Einwirkung auf den Herzmuskel oder die intrakardialen Zentren, also auf das Herz selbst ist, welches in seiner Tätigkeit nachlassend, jenes Sinken des Blutdrucks hervorruft[5]). Auf der anderen Seite schreibt man hauptsächlich einer Erregung des Vaguszentrums die Schuld an der Blutdrucksenkung zu. So wurde festgestellt, daß die Druckabnahme nach vorausgehender Vagusausschaltung geringer ausfallen oder gänzlich fehlen kann[6]), ebenso wie die darauffolgende Blutdrucksteigerung unter diesen Umständen höhere Werte zu erreichen vermag. Dem wurde aber durch Versuche widersprochen, in welchen sich ein Einfluß vorheriger Atropinanwendung auf den Ablauf der Drucksenkung nicht nachweisen ließ[7]). Schließlich hat man mit Hilfe onkometrischer Messungen während der Blutdrucksenkung eine Erweiterung der Splanchnicusgefäße festgestellt[7]), was an die Möglichkeit eines ursächlichen Zusammenhanges beider Erscheinungen denken läßt. Ebensowenig wie die Blutdruckabnahme ist die unmittelbar darauffolgende Steigerung in ihrem Wesen übereinstimmend aufgeklärt. Während auf der einen Seite das Zustandekommen der Drucksteigerung als unabhängig von der Tätigkeit des Vasomotorenzentrums durch Änderungen der Herzleistung oder des peripheren Arterientonus erklärt wird[8]), sehen andere hierin die Folge der Erregung bulbärer und spinaler Gefäßnervenzentren[9]), wofür zu sprechen

---

kurve, was sich mit der Vorstellung einer zentrallähmenden Wirkung nicht in Einklang bringen läßt. Denn eine solche müßte durch die fortdauernde Erregung der sympathischen Nervenendigungen von vornherein aufgehoben werden und eine Gefäßerweiterung könnte unter diesen Umständen nur zustande kommen, wenn durch Amylnitrit die Erregung der sympathischen Endverzweigungen beseitigt und ins Gegenteil verkehrt würde oder, was wahrscheinlicher erscheint, *wenn die Muskelzelle der Gefäßwand selbst der Sitz der lähmenden Wirkung ist.*

[1]) Cow, D.: Journ. of physiol. Bd. 42, S. 125. 1911.
[2]) SCHMITT, W.: Zeitschr. f. Biol. Bd. 75, S. 19. 1922.
[3]) KOBERT, R.: Arch. f. exp. Pathol. u. Pharmakol. Bd. 22, S. 77. 1886. — THOMSON, H.: Dissert. Dorpat 1886. — ATKINSON, G. A.: Journ. of anat. a. physiol. Bd. 22, S. 225 u. 351. 1888. — LEECH, B.: Brit. med. journ. 1893, I, S. 1305; II, S. 4. — MARSHALL, C. R.: Journ. of physiol. Bd. 22, S. 1. 1897.
[4]) AMSLER, C. u. E. P. PICK: Arch. f. exp. Pathol. u. Pharmakol. Bd. 85, S. 61. 1920.
[5]) FORMÁNEK, E.: Arch. internat. de pharmaco-dyn. et de thérapie Bd. 7, S. 229. 1900.
[6]) FUNKE, O. u. A. DEAHNA: Pflügers Arch. f. d. ges. Physiol. Bd. 9, S. 416. 1874; vgl. auch E. FORMÁNEK: a. a. O.
[7]) EDMUNDS, A.: Brit. med. journ. Bd. 1, S. 57. 1905.
[8]) LANGE, F.: Mitgeteilt vom R. BOEHM: Arch. f. exp. Pathol. u. Pharmakol. Bd. 2, S. 364. 1874.
[9]) FUNKE, O. u. A. DEAHNA: Arch. f. d. ges. Physiol. Bd. 9, S. 416. 1874. — FORMÁNEK, E.: a. a. O.

scheint, daß sich die Splanchnicusgefäße des Frosches bei unmittelbarer Einwirkung von Ammoniakdampf auf das freiliegende Hirn und Rückenmark verengern[1]). Eine periphere Wirkung auf die Gefäßwand im Sinne einer Verengerung darf wohl als ausgeschlossen gelten[2]). Die Blutgefäße überlebender Organe erweitern sich vielmehr bei der Durchströmung mit Flüssigkeit, welche Ammonsalze enthält. Dies gilt für die Nieren-, Milz-[3]) und Lungengefäße[4]). Die nach Zusatz von Ammoniak zur umgebenden Nährlösung beobachtete Kontraktion lebend erhaltener Gefäßstreifen[5]) dürfte eher die Folge der Alkaliwirkung sein, denn jede Alkalescenzerhöhung führt zu einer Verkürzung der Streifen, wie umgekehrt Vermehrung der H-Ionen die Erschlaffung unterstützt[6]).

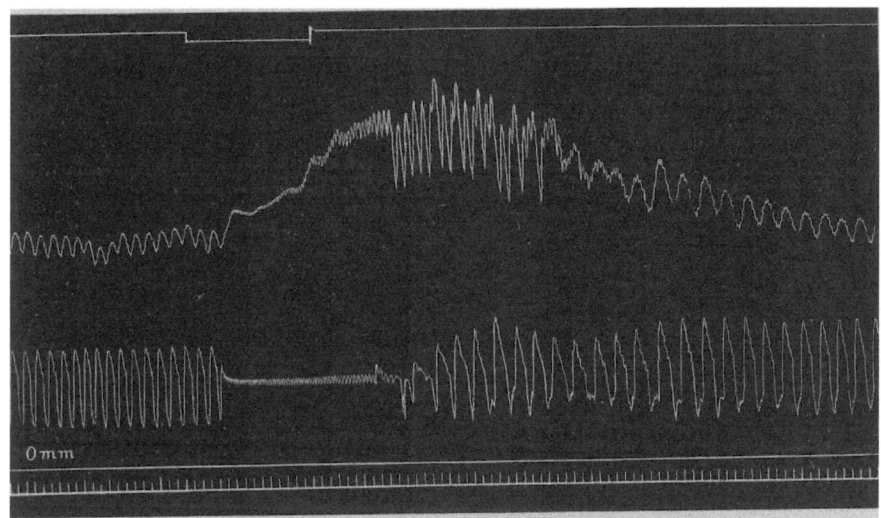

Abb. 256. HERING-KRATSCHMERscher Reflex beim Kaninchen. Blutdruck mit Quecksilbermanometer (Nullinie über der Zeitlinie), Atmung durch Nasenkanüle und MAREYsche Kapsel registriert. Zeitmarkierung = Sekunden. Während der markierten Zeit wird in das freie Nasenloch Ammoniakdampf geblasen. (Die feinen Zacken auf der Atmungskurve während des Respirationsstillstandes sind durch den Herzschlag verursacht.
(Nach TRENDELENBURG.)

Je größer die Dosis ist, desto mehr tritt die schädliche Wirkung auf den Kreislauf in den Vordergrund. Intravenöse Injektion tödlicher Mengen bewirkt unter raschem Druckabfall diastolischen Herzstillstand[2]). Kleinste Mengen von Ammoniumsalzen führen ohne vorherige Senkung gleich zum Blutdruckanstieg[7]). Damit im Einklang wurde der Blutdruck von Fischen (Rochen) nach kleinen Gaben gesteigert, nach großen herabgesetzt gefunden[8]).

Die Einatmung von Ammoniakdämpfen ruft reflektorische Hemmung des Herzschlages und Steigerung des Blutdruckes hervor (s. Abb. 256). Beide Reflexe

---

[1]) FRÖHLICH, A. u. S. MORITA: Arch. f. exp. Pathol. u. Pharmakol. Bd. 78, S. 277. 1915.
[2]) FORMÁNEK, E.: a. a. O.
[3]) THOMSON, H.: Dissert. Dorpat 1886.
[4]) MAGNUS, R., G. B. SORGDRAGER u. W. STORM VAN LEEUWEN: Pflügers Arch. f. d. ges. Physiol. Bd. 155, S. 275. 1914.
[5]) MÜLLER, FR.: Arch. f. (Anat. u.) Physiol. 1906, Suppl. S. 411.
[6]) SCHMITT, W.: Zeitschr. f. Biol. Bd. 79, S. 45. 1923.
[7]) BACKMAN, E. L.: Zentralbl. f. Physiol. Bd. 26, S. 166. 1912. — MENEGUZZI, R.: Arch. di farmacol. sperim. e scienze aff. Bd. 14, S. 411. 1913.
[8]) HYDE, I. H.: Americ. journ. of physiol. Bd. 23, S. 201. 1908/09.

werden von Endigungen des N. trigeminus in der Nasenschleimhaut ausgelöst, denn die Durchschneidung oder Vergiftung dieses Nerven bringt sie in Wegfall[1]). Im übrigen wird die gleiche Erscheinung ganz allgemein bei Einatmung reizender Gase (s. a. Äther, Chloroform) beobachtet[2]). Der Riechnerv hat mit dem Zustandekommen des Reflexes nichts zu tun. Die Vaguspulse fehlen nach Vagotomie, doch bleibt eine weiter nicht erforschte, geringe Pulsverlangsamung auch nachher bestehen; hingegen tritt nunmehr der Blutdruckanstieg deutlich in Erscheinung. Angeblich läßt sich die Hemmung der Herztätigkeit auch dann auslösen, wenn die ammoniakhaltige Luft unter Umgehung der Nasenwege direkt in die Alveolen gelangt. Es soll sich hierbei um einen durch die Lungenvagusfasern zentralwärts geleiteten Reflex handeln[3]). Die Wirkung auf den Kreislauf war aber nach Ausschaltung dieser Fasern immer noch vorhanden, was für die Möglichkeit einer Reflexleitung auf sympathischen Bahnen ausgelegt wurde[4]).

---

[1]) KRATSCHMER, F.: Sitzungsber. d. Akad. d. Wiss., Wien. Mathem.-naturw. Kl. II, Bd. 62. 1870. — FRANCOIS-FRANK: Travaux du laborat. de Marey Bd. 2, S. 221. 1876.
[2]) DOGIEL, J.: Arch. f. (Anat. u.) Physiol. 1866, S. 231 u. 415.
[3]) BRODIE, T. G. u. A. E. RUSSEL: Journ. of physiol. Bd. 26, S. 92. 1901.
[4]) CRAIGIE, E. H.: Americ. journ. of physiol. Bd. 59, S. 346. 1922.

Die aktive Förderung des Blutstromes durch die Gefäße.

Von

Alfred Fleisch

Tartu-Dorpat.

Mit 2 Abbildungen.

Zusammenfassende Darstellungen.

Carlson, A. J.: Vergleichende Physiologie der Herznerven und der Herzganglien bei den Wirbellosen. Ergebn. d. Physiol. Bd. 8, S. 371. 1909. — Fleisch, A.: Zusammenfassende Betrachtungen über die Frage nach der Existenz einer aktiven Förderung des Blutstromes durch die Arterien. Schweiz. med. Wochenschr. 1920, Nr. 24. — Hasebroek, K.: Über den extrakardialen Kreislauf des Blutes. Jena 1914. — Hürthle, K.: Ist eine aktive Förderung des Blutstromes durch die Arterien erwiesen. Pflügers Arch. f. d. ges. Physiol. Bd. 147, S. 582. 1912. — Niekau, B.: Ergebnisse der Capillarbeobachtung an der Körperoberfläche des Menschen. Ergebn. d. inn. Med. u. Kinderheilk. Bd. 22, S. 479. 1922. — Strasburger, J.: Über den Anteil der Blutgefäße an der Bewegung des Blutes. Münch. med. Wochenschr. 1910, S. 2453. — Volkmann: Die Hämodynamik. § 156. Leipzig 1850. — Weitz, W.: Hämodynamische Fragen. Klin. Wochenschr. 1922, S. 2553.

Für die Lehre vom peripheren Kreislauf ist es von fundamentaler Bedeutung, ob die Gefäße nur passive Leitungsröhren für den Blutstrom darstellen, oder ob sie aktiv zur Vorwärtstreibung des Blutstromes beitragen. Wenn dies letztere der Fall ist, so ist die Stromgeschwindigkeit nicht mehr eine reine Funktion von Druckgefälle, Querschnitt des Gefäßes und Widerstand der peripheren Gefäßbahn. In jedes Gesetz über Blutkreislauf würde sich der eine unbekannte Faktor „aktive Förderung des Blutstromes durch die Gefäße" einschleichen und die Auswertung des Gesetzes illusorisch machen. Die erfolgreiche rechnerische Behandlung von Kreislauffragen, wie sie namentlich von Hess[1]) durchgeführt wurde, würde bei Bestätigung einer aktiven Förderung durch die Gefäße zum großen Teil unmöglich.

Es ist zu betonen, *daß unter aktiver Förderung nur der Fall zu verstehen ist, wenn die Blutgefäße von sich aus Energie produzieren, die geeignet ist, das Blut vorwärts zu treiben.* Die Begünstigung der Blutströmung durch die Arterienelastizität ist keine aktive Förderung, da hierbei die Arterien nur die vom Herzen während der Systole aufgebrachte Energie aufspeichern als potentielle Energie der gespannten Arterienwandung, um während des diastolischen Druckabfalles diese gespeicherte Energie wieder in aktuelle Form überzuführen. Ebensowenig

---

[1]) Hess, W. R.: Das Prinzip des kleinsten Kraftverbrauches im Dienste hämodynamischer Forschung. Arch. f. (Anat. u.) Physiol. 1914, S. 8. — Hess, W. R.: Die Zweckmäßigkeit im Blutkreislauf. Basel: Benno Schwabe 1918. — Hess, W. R.: Die Regulierung des peripheren Blutkreislaufes. Ergebn. d. inn. Med. u. Kinderheilk. Bd. 23. 1923.

ist die Vergrößerung des Stromvolumens durch Gefäßerweiterung eine aktive Förderung, da alle Energie vom Herzen aufgebracht wird. Die verschiedenen akzessorischen Mechanismen, welche die Blutströmung in den Venen begünstigen (wie Kompression der Venen von außen durch Muskelaktion usw.), sind scharf zu trennen von aktiver Förderung, da die Energie nicht von der Venenwand selbst aufgebracht wird.

Eine aktive Förderung im oben definierten Sinne, wobei die Gefäße selbst irgendwie Strömungsenergie erzeugen, ist schon bald nach der Entdeckung des Blutkreislaufes vermutet und seither immer wieder behauptet worden. Alle älteren Argumente für eine aktive Förderung sind von VOLKMANN[1]) gründlich diskutiert und widerlegt worden. Später kommt HÜRTHLE[2]) in einer kritischen Überprüfung zum Schlusse, daß keine einzige Beobachtung oder Überlegung einen Beweis für aktive Förderung des Blutstromes durch die Gefäße enthält. Zum gleichen Resultat kommt auch WEITZ[3]). Trotzdem wurde von vielen Seiten [GRÜTZNER[4]), NATUS[5]), HASEBROEK[6]), MAREŠ[7]) und anderen] mit Zähigkeit die Ansicht vertreten, daß Arterien, Venen und Capillaren eine aktive Förderung erzeugen. Zugunsten der Hypothese der aktiven Förderung werden von ihren Vertretern zum größten Teil theoretische Erwägungen herangezogen, die aber in keiner Weise dazu angetan sind, die Hypothese zu beweisen oder nur wahrscheinlich zu machen. Deshalb wird auf sie hier nicht mehr einzutreten sein. Hingegen sollen diejenigen Tatsachen und experimentellen Befunde, die für eine aktive Förderung sprechen und in diesem Sinne ausgewertet wurden, eingehender abgehandelt werden.

Für das Zustandekommen einer aktiven Förderung sind von jeher zwei Momente geltend gemacht worden: Einerseits sollen die peripheren Gefäße oder auch das Gewebe das arterielle Blut auf irgendeine Weise anziehen bzw. ansaugen (*Aspirationshypothese*). Anderseits sollen die Gefäße durch aktive Kontraktionen das Blut vorwärts treiben, welche Anschauung als *aktive Förderung durch Pression* zu benennen ist.

I. Die Aspirationshypothese.

Eine schon von vornherein höchst unwahrscheinliche Hypothese besteht darin, daß die peripheren Arterien das Blut „ansaugen" sollen. MATTHES[8]) hat ihr eine größere experimentelle Arbeit gewidmet, indem er diese Saugkraft an Leichen festzustellen suchte, mit dem Resultat, daß er selbst eine solche Saugkraft als unwahrscheinlich hält. Die Tatsache, daß die Arterien durch den Blutdruck dauernd gedehnt sind, schließt eine solche Möglichkeit ohne weitere Diskussion vollkommen aus.

Hingegen hat eine *Aspiration des Blutes durch die Capillaren* zahlreiche Anhänger gefunden [ROSENBACH[9]), BIER, MAREŠ, HASEBROEK]. Es sollen

---

[1]) VOLKMANN: Die Hämodynamik. § 156. Leipzig 1850.
[2]) HÜRTHLE, K.: Ist eine aktive Förderung des Blutstromes durch die Arterien erwiesen? Pflügers Arch. f. d. ges. Physiol. Bd. 147, S. 582. 1912.
[3]) WEITZ, W.: Hämodynamische Fragen. Klin. Wochenschr. 1922, S. 2553.
[4]) GRÜTZNER, P.: Die Bedeutung der Gefäßmuskeln usw. Dtsch. Arch. f. klin. Med. Bd. 89, S. 132. 1906.
[5]) NATUS, M.: Zur Lehre von der Stase. Virchows Arch. f. pathol. Anat. u. Physiol. Bd. 199, S. 1. 1910.
[6]) HASEBROEK, K.: Dtsch. Arch. f. klin. Med. Bd. 102, S. 567. 1911. — HASEBROEK, K.: Über den extrakardialen Kreislauf des Blutes. Jena 1914. — HASEBROEK, K.: Zum Problem des extrakardialen Kreislaufes. Klin. Wochenschr. 1923, S. 1697.
[7]) MAREŠ, F.: Der allgemeine Blutstrom und die Förderung der Blutdurchströmung der Organe durch die Tätigkeit ihres Gefäßsystems. Pflügers Arch. f. d. ges. Physiol. Bd. 165, S. 159 u. 194, desgl. S. 337 u. 381. 1916.
[8]) MATTHES, M.: Zur Lehre vom Kreislauf in der Peripherie. Dtsch. Arch. f. klin. Med. Bd. 89, S. 381. 1906.
[9]) ROSENBACH, O.: Wien. med. Wochenschr. 1894, S. 363 u. Berlin. klin. Wochenschr. 1903, Nr. 46.

zum Teil Quellungs- und Entquellungsvorgänge in den Capillaren diese Aspiration hervorrufen (MATTHES und HASEBROEK). Dagegen ist aber einzuwenden, daß dies sehr langsam verlaufende Prozesse sind und daß durch die Quellung mit Verengerung des Capillarvolumens der normale Blutstrom unterbunden wird. Wenn bei der Entquellung der Capillare ihr Querschnitt sich vergrößert, so würde wegen Mangel eines stromrichtenden Faktors das Blut von der arteriellen und der venösen Seite gleichmäßig in die Capillare einströmen (siehe S. 1074). Eine aktive Förderung des Blutstromes in einer Richtung kann durch Quellungs- und Entquellungsvorgänge somit nicht resultieren.

Ein eifriger Verfechter der Aspiration durch die Capillaren ist BIER[1]), ohne daß er den Mechanismus dieser Aspiration darlegt. BIER stellt sich einfach vor, daß vom blutleeren Körperteil arterielles Blut mit großer Gewalt „angelockt" werde und daß die kleinen Gefäße die Eigenschaft hätten, venös gewordenes verbrauchtes Blut vorwärts zu treiben, eine Anschauung, die in jüngster Zeit von G. MAGNUS[2]) gebilligt wird. Die Experimente, auf die sich MAGNUS bei dieser Schlußfolgerung stützt, beweisen allerdings eher das Gegenteil. MAGNUS beobachtet die Capillarströmung am Fuß von Patienten mit Varicen und Venenklappeninsuffizienz in der V. Saphena. Am horizontal liegenden Patienten strömt das Blut in den Capillaren in normaler Richtung, bei Aufrichtung des Patienten hingegen in rückläufiger Richtung. Diese Erscheinung zeigt meines Erachtens viel eher, daß die Capillaren sich des venösen Blutes eben nicht entledigen können, sonst wären sie nicht von venösem Blut in rückläufiger Richtung durchströmbar.

Eine Saugfunktion der Capillaren sollte belegt werden durch den Nachweis eines negativen Druckes in den Capillaren. Es ist denn auch aus der Klinik BIERS eine Publikation von SCHULZE und BEHAN[3]) hervorgegangen, worin diese beiden Autoren im Markraum der angebohrten Tibia des Hundes einen negativen Druck beobachteten. Diese Versuche haben von ROTHMANN[4]) eine berechtigte Kritik erfahren, indem dieser Autor das Resultat von SCHULZE und BEHAN auf Versuchsfehler zurückführt. ROTHMANN fand bei seinen Nachprüfungen immer einen positiven Druck in der Markhöhle, wie es nicht anders erwartet werden kann, wenn in den zu- und abführenden Gefäßen ein positiver Druck herrscht.

Wenn auch die Aspirationshypothese von ihren Vertretern sehr eifrig behauptet wird, so ist doch noch nie ein Beleg dafür gegeben worden. Auch fehlt jede annehmbare Erklärung, wie eine solche Aspiration zustande kommen könnte. Es kann kein Zweifel darüber sein, daß diese *Aspirationshypothese* abgelehnt werden muß.

II. Aktive Förderung durch Pression.

Wenn eine aktive Förderung existiert, so kann dies im Gefäßsystem nur erreicht werden durch das Mittel der Pression, indem ein Gefäßabschnitt durch rhythmische Kontraktionen seinen Inhalt venenwärts treibt. Diese Anschauung wurde denn auch für die Gefäße der Säugetiere und Menschen eifrig vertreten von TURRO[5]), THÖLE[6]),

---

[1]) BIER, A.: Die Entstehung des Kollateralkreislaufes. Virchows Arch. f. pathol. Anat. u. Physiol. Bd. 147, S. 256 u. 444. 1897; Bd. 153, S. 306 u. 434. 1898.
[2]) MAGNUS, G.: Beobachtungen am Capillarkreislauf. Münch. med. Wochenschr. 1921, S. 908.
[3]) SCHULZE u. BEHAN: Über negativen Druck in den langen Röhrenknochen des Hundes. Münch. med. Wochenschr. 1912, Nr. 52, S. 2849.
[4]) ROTHMANN, M.: Über negativen Druck in den langen Röhrenknochen des Hundes. Münch. med. Wochenschr. 1913, S. 1664.
[5]) TURRÓ, RAMON: La circulation du sang. Paris 1883.
[6]) THÖLE, F.: Das vitalistisch-teleologische Denken in der heutigen Medizin. Stuttgart 1909.

Grützner[1]), Natus[2]), Hasebroek[3]) und Mareš. Auch Volhard[4]) und Langendorff[5]) lehnen sich dieser Auffassung an. Strasburger[6]) findet bei einer kritischen Erörterung dieses Problems, daß ein definitiver Schluß weder in der einen noch in der anderen Richtung gezogen werden könne.

Die Mechanik des Strömungsantriebes.

Über den Mechanismus, wie durch Pression eine aktive Förderung des Blutstromes zustande kommen soll, sind die Meinungen zum Teil sehr unklar. Schlossen doch verschiedene Autoren lediglich aus der Existenz von Kontraktionsvorgängen an Gefäßen ohne weiteres auf die Existenz einer aktiven Förderung. Eine eingehende Analyse der Mechanik des Strömungsantriebes durch Muskelschläuche hat W. R. Hess[7]) geliefert und diejenigen Bedingungen entwickelt, die für das Zustandekommen einer praktisch ins Gewicht fallenden Förderleistung notwendig sind. Da Gefäßkontraktion oft ohne weiteres mit Stromförderung identifiziert wird, sollen diese für das Zustandekommen einer aktiven Förderung grundlegenden Bedingungen resümiert werden.

Eine allfällige Arbeitsleistung der Arterienwand muß, da die Arbeit das Produkt aus Kraft mal Weg ist, stets mit einer Querschnittsänderung der Gefäße einhergehen, und zwar muß sich dieser Vorgang rhythmisch wiederholen, wenn es sich um eine kontinuierliche Leistung handeln soll. Doch genügt, wie Hess auseinandersetzt, eine solche Querschnittsänderung allein noch nicht, um einen einseitig gerichteten Strömungsantrieb zu erzeugen. Soll durch die Querschnittsveränderung ein Strömen nur nach der Peripherie bewirkt werden, so kann dies nur unter dem Einfluß eines zweiten Faktors geschehen, welcher die geleistete Arbeit in Form eines einseitig gerichteten Strömungsantriebs auswertet. Als solchen stromrichtenden Mechanismus können eventuell die Semilunarklappen eine Rolle spielen, allerdings nur für Querschnittsverengerungen der zentralen Arterien. Für die peripheren Arterien kommt dagegen nur das Prinzip der Peristaltik in Frage. Diese ist dadurch charakterisiert, daß sich eine Kontraktionswelle vom Zentrum nach der Peripherie fortpflanzt. Die peristaltische Welle liefert aber nur dann einen ins Gewicht fallenden Nutzeffekt, wenn die Welle so hoch ist, daß sie an ihrem Scheitel zu annähernd vollständigem Verschluß des Lumens führt. Im anderen Falle ist der Nutzeffekt wegen des partiellen Ausweichens des verdrängten Blutes in zentraler Richtung nur ein geringer. Je tiefer die peristaltische Welle einschneidet, um so größer ist der Nutzeffekt.

Die *Bedingungen für eine aktive Förderung durch Pression* lauten somit:

a) Die Gefäßkontraktionen müssen sich in Form einer peristaltischen Welle nach der Peripherie fortpflanzen.

---

[1]) Grützner, P.: Münch. med. Wochenschr. 1907, S. 1802; Dtsch. Arch. f. klin. Med. Bd. 89, S. 132. 1906.

[2]) Natus, M.: Beiträge zur Lehre von der Stase nach Versuchen am Pankreas des lebenden Kaninchens. Virchows Arch. f. pathol. Anat. u. Physiol. Bd. 199, S. 1. 1910. — Natus, M.: Versuch einer Theorie einer chronischen Entzündung usw. Ebenda Bd. 202, S. 417. 1910.

[3]) Hasebroek, K.: Dtsch. Arch. f. klin. Med. Bd. 77, S. 354. 1903; Pflügers Arch. f. d. ges. Physiol. Bd. 143, S. 519. 1912. — Hasebroek, K.: Über den extrakardialen Kreislauf des Blutes. Jena 1914.

[4]) Volhard, F.: Über Leberpulse und über die Kompensation der Klappenfehler. Berlin. klin. Wochenschr. 1904, Nr. 20 u. 21.

[5]) Langendorff, O.: Der Kreislauf des Blutes. Im Lehrb. d. Physiol. d. Menschen von Zuntz u. Loewy, S. 394. Leipzig 1909.

[6]) Strasburger, J.: Über den Anteil der Blutgefäße an der Bewegung des Blutes. Münch. med. Wochenschr. 1910, S. 2453.

[7]) Hess, W. R.: Über die funktionelle Bedeutung der Arterienmuskulatur. Korresp.-Blatt f. Schweiz. Ärzte 1914, Nr. 32. — Hess, W. R.: Die Arterienmuskulatur als peripheres Herz? Pflügers Arch. f. d. ges. Physiol. Bd. 163, S. 555. 1916.

b) Die peristaltische Welle muß von wesentlichen Querschnittsschwankungen begleitet sein, wenn sie einen nennenswerten Strömungseffekt zur Folge haben soll.

c) Die peristaltische Welle muß sich mit einer Geschwindigkeit fortpflanzen, die mindestens so groß ist wie die Stromgeschwindigkeit des Blutes in dem betreffenden Gefäß. Pflanzt sich nämlich die peristaltische Welle langsamer fort, so fördert sie den Blutstrom nicht, sondern hemmt ihn.

1. Beispiele aktiver Stromförderung durch Pression.

(Gefäßperistaltik bei niederen Tieren[1]) und die Venenherzen des Fledermausflügels.)

Die eben aufgeführten Bedingungen für eine aktive Förderung durch Pression lassen sich nun an den Objekten nachprüfen, bei denen eine aktive Förderung tatsächlich existiert. So ist lange bekannt, daß das *Rückengefäß bei Würmern*[1]) deutliche Pulsation zeigt, wodurch das Blut vorwärtsgetrieben wird. Diese Pulsation ist nun aber streng geordnet, indem sich eine Kontraktion in Form einer peristaltischen Welle über das Rückengefäß fortpflanzt. Der notwendige stromrichtende Faktor ist damit vorhanden und durch die Existenz von Klappen in idealer Weise gesichert. Wie aus den Untersuchungen von STÜBEL[2]) am Rückengefäß des Regenwurms hervorgeht, pflanzen sich die Kontraktionswellen sehr schnell fort, und ihre Frequenz ist 15—20 pro Minute. Ein ähnlicher Mechanismus existiert auch bei Insekten [BROCHER[3])]. Daß hier alle Bedingungen für eine aktive Förderung durch Pression vorhanden sind, ist zweifellos und ist auch nie bestritten worden.

Mit der phylogenetischen Entwicklung des Gefäßsystems wird nun aber diese aktive Förderung auf einen bestimmten Gefäßabschnitt beschränkt, der sich so differenziert, daß er mit hohem Nutzeffekt arbeitet. Den übrigen Gefäßen bleibt dann nur noch die Funktion der Leitungsröhren. *Beim Warmblütler ist nur ein Fall bekannt, wo eine aktive Förderung durch die peripheren Gefäße sicher vorhanden ist.*

Bei den *Venenherzen des Fledermausflügels*, die von WHARTON JONES entdeckt und später von SCHIFF, LUCHSINGER[4]) und KARFUNKEL[5]) beschrieben wurden, ist die aktive Förderung ganz offensichtlich und von jeher als solche anerkannt worden. Es handelt sich hier aber um einen Spezialfall, da die Länge der Strombahn durch die Flügel in gar keinem Verhältnis steht zur Länge der übrigen Strombahnen.

Diese Venenpulsationen haben eine normale Frequenz von 8—10 pro Minute; Schlaf und Abkühlung vermindert, Wärme erhöht die Frequenz. LUCHSINGER fand, daß bei nervöser Isolierung des Flügels und auch am amputierten Flügel bei künstlicher Durchströmung die Pulsationen noch kräftig weiter gehen. Druckerhöhung in den Venen wirkt als mächtiger Stimulus.

Zur Aufklärung der Mechanik der aktiven Gefäßpulsation hat W. R. HESS[6]) diese pulsierenden Venen kinematographiert. Durch nachherige Ausmessung der Bilder wurde festgestellt:

---

[1]) Über die Gefäßperistaltik bei niederen Tieren siehe: BETHE, A: Vergleichende Physiologie der Blutbewegung. Dieses Handbuch Bd. 7.

[2]) STÜBEL, H.: Die Peristaltik der Blutgefäße des Regenwurmes. Pflügers Arch. f. d. ges. Physiol. Bd. 129, S. 1. 1909.

[3]) BROCHER, F.: Le fonctionnement du vaisseau dorsal et la circulation du sang chez les insectes. Arch. de zool. exp. et gén. Bd. 60, S. 1. 1920.

[4]) LUCHSINGER, B.: Von den Venenherzen in der Flughaut der Fledermäuse. Pflügers Arch. f. d. ges. Physiol. Bd. 26, S. 445. 1881.

[5]) KARFUNKEL: Venenherzen der Fledermaus. Arch. f. (Anat. u.) Physiol. 1905, S. 538.

[6]) HESS, W. R.: Untersuchungen über den Antrieb des Blutstromes durch aktive Gefäßpulsationen. Pflügers Arch. f. d. ges. Physiol. Bd. 173, S. 159. 1918.

Die Gefäßdiastole beansprucht 0,69, die Gefäßsystole hingegen nur 0,31 Zeitteile der gesamten Revolutionsdauer, also langsame Erschlaffung, aber rasche Kontraktion. Weiterhin besteht bei diesen Venenherzen eine ausgesprochene Assoziation der aufeinanderfolgenden Gefäßabschnitte im Sinne einer von der Peripherie nach dem Zentrum hinlaufenden peristaltischen Welle. Die peristaltische Welle erzeugt einen tiefen Einschnitt, indem sich der Querschnitt bei der Systole auf 42—24% des diastolischen Querschnitts verengert. Schon durch diese tief einschneidende peristaltische Welle ist der notwendige stromrichtende Faktor gegeben. Er wird noch vervollständigt durch die Existenz von Klappen.

2. Aktive Förderung durch die Arterien.

In ähnlicher Weise wie bei den Venen des Fledermausflügels ist nun auch eine aktive Förderung der Arterien vermittels Pression behauptet worden (HASEBROEK). So wurden von GRÜTZNER (l. c. S. 1074) *die langsamen rhythmischen Querschnittsschwankungen*, welche an den *Ohrgefäßen des Kaninchens* sichtbar sind, als Ausdruck einer aktiven Förderung durch die Arterien gedeutet.

W. R. HESS[1]) hat diese Erscheinung auf die gleiche Weise analysiert wie die pulsierenden Venen des Fledermausflügels. Dabei ergab sich, daß von einer über das Gefäß fortschreitenden Kontraktion im Sinne einer peristaltischen Welle keine Rede ist. Die Kontraktion der verschiedenen Gefäßabschnitte erfolgt im Gegenteil ziemlich regellos, zudem verharren die Gefäße manchmal lange Zeit in vollständiger, die Zirkulation hemmender Kontraktionsstellung. Es fehlt somit hier der einseitig stromrichtende Mechanismus, ohne welchen die geleistete Kontraktionsarbeit keinen Nutzeffekt im Sinne einseitig gerichteten Strömens erzielen kann. Zudem ist der sekundliche Verkürzungseffekt, berechnet auf die ganze Zeitdauer der Kontraktion und Dilatation, für die Arterie des Kaninchenohres ein sehr geringer. Er beträgt nur 2,2—3,4% gegenüber einem sekundlichen Verkürzungseffekt der Fledermausvene von 11% und einem solchen des Herzens von 32%.

Da somit die rhythmischen Schwankungen der Arterien des Kaninchenohres unmöglich im Sinne einer aktiven Förderung gedeutet werden können, bleibt weiter zu untersuchen, ob die Arterienmuskulatur solche Merkmale und Erscheinungen aufweist, die als Grundlage oder Teilakte der peristaltischen Welle betrachtet werden können. Hier sind denn auch gewisse Tatsachen bekannt, die öfters als Belege für die stromfördernde Wirkung der Arterien betrachtet worden sind. Es sind dies *die rhythmischen Spontankontraktionen an überlebenden Arterienstreifen*. Die von MC WILLIAM eingeführte Methode der überlebenden Arterienstreifen hat eine sehr verbreitete Anwendung gefunden [MEYER[2]), FULL[3]), GÜNTHER[4]), ROTHLIN[5]), APITZ[6]), FRIEDMANN[7]), WEISS[8])]. Insbesondere ROTHLIN

---

[1]) HESS, W. R.: Zitiert auf S. 1075.

[2]) MEYER, O. B.: Über rhythmische Spontankontraktionen von Arterien. Zeitschr. f. Biol. Bd. 61, S. 275. 1913.

[3]) FULL, H.: Versuche über die automatischen Bewegungen der Arterien. Zeitschr. f. Biol. Bd. 61, S. 287. 1913.

[4]) GÜNTHER, G.: Zur Kenntnis der Spontanbewegungen überlebender Arterien. Zeitschr. f. Biol. Bd. 65, S. 401. 1915.

[5]) ROTHLIN, E.: Experimentelle Studien über die Eigenschaften überlebender Gefäße unter Anwendung der chemischen Reizmethode. Biochem. Zwitschr. Bd. 111, S. 219. 1920.

[6]) APITZ, G.: Rhythmische Kontraktionen überlebender Arterien. Arch. f. exp. Pathol. u. Pharmakol. Bd. 85, S. 256. 1920.

[7]) FRIEDMANN, H.: Über Spontankontraktionen überlebender Arterien. Pflügers Arch. f. d. ges. Physiol. Bd. 181, S. 206. 1920 u. Bd. 183, S. 271. 1920.

[8]) WEISS, S.: Spontankontraktionen usw. Pflügers Arch. f. d. ges. Physiol. Bd. 181. S. 213. 1920.

hat die Methodik und das Verhalten der überlebenden Arterienstreifen eingehend untersucht. Sehr häufig zeigen die zirkulären Arterienstreifen unter geeigneter Belastung und bei Sauerstoffgegenwart rhythmische Spontankontraktionen. Ihre Dauer variiert von $1/2-9$ Minuten für eine Kontraktion mit zugehöriger Erschlaffung. Die durchschnittliche Verkürzung beträgt gewöhnlich weniger als 10%. Nur in seltenen Fällen sahen ROTHLIN und WEISS Verkürzungen bis zu einem Drittel der Länge. Diejenigen Stoffe, welche den Tonus des Gefäßstreifens erhöhen, verstärken gewöhnlich auch die Spontankontraktionen. Auch bei künstlicher Durchströmung des abgeschnittenen Kaninchenohres oder von amputierten menschlichen Fingern machen sich solche Spontankontraktionen geltend, indem sie Variationen des Ausflußvolumens erzeugen [KRAWKOW[1])]. Desgleichen treten Spontankontraktionen auf bei Durchspülung der Lungengefäße von Katzen und Meerschweinchen [MC DOWALL[2])]. Auch die Schwimmhautarterien des Frosches zeigen dieselben [STEPANOW[3])]. Die Frequenz ist aber immer eine außerordentlich langsame von $1/5$ Welle bis einige wenige Wellen pro Minute. ROTHLIN und KRAWKOW betonen, daß diese Spontankontraktionen wegen ihres langsamen Verlaufes keine aktive Förderung erzeugen können.

Auch an den menschlichen Placentargefäßen sind von SCHMITT[4]) rhythmische Spontankontraktionen gefunden worden. Obwohl ihre Frequenz etwa 1 pro Stunde ist, betrachtet SCHMITT in Übereinstimmung mit anderen Autoren sie für fähig, eine aktive Förderung des Blutstromes zu bewirken.

Demgegenüber muß betont werden, daß eine Gefäßkontraktion, wenn sie stromfördernd wirken soll, rasch entstehen muß und sich rasch, mindestens mit der Geschwindigkeit des Blutstromes, nach der Peripherie fortpflanzen muß. Eine langsam entstehende und langsam sich fortpflanzende Kontraktionswelle wirkt nicht fördernd, sondern im Gegenteil strangulierend auf den vom Herzen produzierten Blutstrom. Da zudem bei diesen *Spontankontraktionen* jeder stromrichtende Faktor fehlt, können sie *keine aktive Förderung erzeugen*.

Eine Möglichkeit wäre noch vorhanden, um eine aktive Förderung durch die Arterien zu erzeugen, nämlich eine *peristaltische Welle, die synchron mit der Pulswelle über das Arteriensystem hinwegläuft*. Bei jeder Pulsation würde als Reaktion auf den pulsatorischen Druckanstieg eine aktive Kontraktion der Gefäßmuskulatur, also eine *Arteriensystole*, ausgelöst. Diese Gefäßsystole müßte, um die Pulswelle unterstützen zu können, mit dieser synchron und mit annähernd der gleichen Geschwindigkeit über das Gefäßsystem verlaufen. Es ist nicht zu bestreiten, daß eine solche peristaltische Welle im Prinzip stromfördernd wirken könnte.

Der Nachweis dieser mit der Pulswelle synchron peristaltischen Arteriensystole wurde von vielen Seiten auf verschiedene Weise versucht. Die Argumente Für und Wider werden im folgenden diskutiert.

Die Grundlage dieser Theorie der peristaltischen Welle bildet eine *reaktive Gefäßkontraktion auf Steigerung des Innendrucks*. Eine solche Beobachtung wurde von BAYLISS[5]) gemacht und von anderen Autoren als Beweis für eine aktive Förderung bewertet. Aber auch hier ist, wie bei den Spontankontrak-

---

[1]) KRAWKOW, N. P.: Funktionelle Eigenschaften der Blutgefäße isolierter Organe. Zeitschr. f. d. ges. exp. Med. Bd. 27, S. 127. 1922.

[2]) MC. DOWALL: Spontaneous movements of blood vessels. Journ. of physiol. Bd. 55, S. 1. 1921.

[3]) STEPANOW, G. J.: Skandinav. Arch. f. Physiol. Bd. 38, S. 1. 1919.

[4]) SCHMITT, W.: Zur Physiologie der Placentargefäße. Zeitschr. f. Biol. Bd. 75, S. 19. 1922.

[5]) BAYLISS, W. M.: On the local reactions of the arterial wall to changes of internal pressure. Journ. of physiol. Bd. 28, S. 220. 1902.

tionen, der Zeitfaktor von maßgebender Bedeutung. Die reaktive Gefäßkontraktion muß, wenn sie die Pulswelle unterstützen soll, sehr rasch, zum mindesten innerhalb der Zeit einer Herzperiode, auf den systolischen Druckanstieg folgen. Ist die Zeit des Latenzstadiums und der Kontraktion länger, so kann kein Nutzeffekt zustande kommen. Die von BAYLISS beobachteten Gefäßreaktionen nehmen nun aber einen Zeitraum von mindestens 10 Sekunden bis einigen Minuten in Anspruch, eine Zeitdauer, die für stromfördernde Gefäßpulsationen viel zu lang ist. Zudem haben sich diese Gefäßkontraktionen bei der Nachprüfung durch v. ANREP[1]) als Folge einer Adrenalinwirkung herausgestellt. Auch die reaktiven Gefäßkontraktionen, die an überlebenden Arterien bei plötzlich zunehmender Belastung auftreten [WACHHOLDER[2]), RONCATO[3])], haben einen viel zu langsamen Verlauf. WACHHOLDER findet für sie eine Latenzzeit von mindestens 8 Sekunden und eine Kontraktionsdauer von mindestens 20 Sekunden und bestreitet ihnen deshalb mit Recht jeden fördernden Einfluß auf den Blutstrom.

Da die Arterie zur Ausführung einer raschen reaktiven Gefäßkontraktion eventuell eines nervösen Impulses bedarf, ließ HESS[4]) in seinen Versuchen die Arterie in ihrem natürlichen Zusammenhang mit arteriellem Blut gefüllt. Um aktive Kontraktionen erkennen zu können, wurden die durch die Herzaktion erzeugten passiven Pulsationen durch Einführung eines Stopfbolzens in die Arterie abgedämpft. Das Einführen des Bolzens und der Kanüle zur Registrierung des Inhaltes des abgeschlossenen Gefäßstückes geschah zur Erhaltung der nervösen Verbindung durch einen Längsschlitz der Arterie ohne Anwendung von Ligaturen. Unter konstantem Druck zeigte dieses Arterienstück nun gar keine Volumschwankungen, welche eine Aktion der Arterienwand anzeigen würden. Aber auch auf einen künstlich erzeugten raschen Druckanstieg und Druckabfall konnte HESS gar keine Gefäßreaktion feststellen, die innerhalb einiger Sekunden ablaufen würde.

Es sind somit gar keine Anhaltspunkte dafür vorhanden, daß der pulsatorische Druckanstieg eine den Blutstrom fördernde reaktive Gefäßsystole auslöst.

Die Beobachtung von HÜRTHLE[5]), C. TIGERSTEDT[6]) und BITTORF[7]), daß bei der rhythmischen Durchströmung von Arterien synchron mit jedem Pulsstoß elektrische Ströme auftreten, schien die Existenz der aktiven Gefäßsystole zu bejahen. Denn diese *pulsatorisch-elektrischen Ströme* ließen sich als Aktionsströme, hervorgerufen durch die Reaktion der Gefäßmuskulatur auf den Dehnungsreiz, deuten. Bald darauf wurden von HÜRTHLE[8]) selbst und nachher von BLUMENFELDT[9]) bei Durchströmung von totem organischem Material (abgetötete Arterien, Gelatineröhrchen) ebenfalls elektrische Ströme nachgewiesen, welche gegenüber denen von lebenden Arterien keine prinzipiellen Unterschiede zeigen. Für eine physiologische Erklärung der Gefäßströme konnte BLUMENFELDT keinen Beweis finden. Damit war eine physikalisch-chemische Ursache dieser elektrischen Erscheinungen sichergestellt und ihre Deutung als Muskelaktionsströme hinfällig.

[1]) ANREP, G. v.: On the part played by suprarenals in the normal vascular reactions of the body. Journ. of physiol. Bd. 45, S. 310. 1912.
[2]) WACHHOLDER, K.: Haben die rhythmischen Spontankontraktionen der Gefäße einen nachweisbaren Einfluß auf den Blutstrom? Pflügers Arch. f. d. ges. Physiol. Bd. 190, S. 222. 1921.
[3]) RONCATO, A.: Arch. di fisiol. Bd. 20, S. 147. 1922.
[4]) HESS, W. R.: Die Arterienmuskulatur als peripheres Herz? Pflügers Arch. f. d. ges. Physiol. Bd. 163, S. 555. 1916.
[5]) HÜRTHLE, K.: Über pulsatorisch-elektrische Erscheinungen an den Arterien. Skandinav. Arch. f. Physiol. Bd. 29, S. 100. 1913.
[6]) TIGERSTEDT, C.: Vermutliche Aktionsströme bei den Arterien. Skandinav. Arch. f. Physiol. Bd. 28, S. 433. 1913.
[7]) BITTORF: Über das Elektrokardiogramm. XXX. Kongr. f. inn. Med. zu Wiesbaden 1913.
[8]) HÜRTHLE, K.: Über elektrische Erscheinungen bei pulsatorischer Dehnung toter Arterien. Berlin. klin. Wochenschr. 1913, S. 1590.
[9]) BLUMENFELDT, E.: Experimentelle Untersuchungen über die Natur der pulsatorischen Gefäßströme. Pflügers Arch. f. d. ges. Physiol. Bd. 162, S. 390. 1915.

Da der Nachweis einer reaktiven Kontraktion sowohl direkt als auch vermittels des Aktionsstromes versagt hatte und ein anderer direkter Nachweis am unversehrten Objekt wegen der unvermeidlichen Vermischung mit den Erscheinungen der Pulswelle große Schwierigkeiten hat, wurde ein anderer Weg eingeschlagen. *Der Versuch war naheliegend, die peristaltische Welle indirekt durch ihren Effekt auf das Stromvolumen nachzuweisen.* Dabei war die Vorstellung maßgebend, daß bei künstlicher Durchströmung lebender Organe die Mitwirkung der peristaltischen Welle nach Belieben veranlaßt werden könne durch Verwendung eines rhythmischen Durchströmungsdruckes. Bei konstantem Druck andererseits sollte eine peristaltische Welle ausbleiben, da sie als reaktive Kontraktion der Gefäßmuskulatur nur durch den pulsatorischen Dehnungsreiz ausgelöst wird.

SCHÄFER[1]) hat bei künstlicher Durchströmung der hinteren Extremitäten des Frosches mit abwechselnd konstantem und rhythmischem Druck beobachtet, daß das Stromvolumen in beiden Fällen gleichgroß ist bei gleichem Mitteldruck und gleicher Zeit. In einer weiteren Publikation mit gleicher Methodik aber mit Zusatz von Adrenalin zur Durchströmungsflüssigkeit konnte SCHÄFER[2]) feststellen, daß dabei der rhythmische Druck ein größeres Durchflußvolumen ergab als der konstante bei gleichem Mitteldruck und gleicher Zeit. Ebenso erhielt HÜHNE[3]) bei künstlicher Durchspülung der Säugetierniere eine starke Überlegenheit der rhythmischen Durchströmungsart über die konstante.

Diese Überlegenheit des rhythmischen Druckes bildete nun ein wesentliches Argument für die Hypothese der aktiven Förderung. Demgegenüber machte aber FLEISCH[4]) geltend, daß bei Durchströmung eines dehnbaren Widerstandes wie des Gefäßsystems, das Stromvolumen bei rhythmischer Durchströmung aus rein mechanischen Gründen größer sein muß als das Stromvolumen bei konstanter Durchströmung, auch wenn Mitteldruck und Zeit in beiden Fällen einander gleich sind. Die Überlegenheit des rhythmischen Druckes ist nämlich eine notwendige Konsequenz der Dehnbarkeit der Gefäße, die immer dann auftreten muß, wenn ein Druckanstieg eine Widerstandsherabsetzung der durchströmten Bahn erzeugt. Dementsprechend erhielt FLEISCH auch an einer toten elastischen Strombahn die Überlegenheit der rhythmischen Durchströmungsart. FLEISCH hat weiter gezeigt, daß in den Versuchen von SCHÄFER und HÜHNE bei steigendem Durchströmungsdruck tatsächlich eine Widerstandsherabsetzung der durchströmten Bahn eintritt, und daß somit aus rein physikalischen Gründen der rhythmische Druck überlegen sein muß. Die Beobachtung SCHÄFERS, daß namentlich Adrenalineinwirkung den rhythmischen Druck überlegen werden läßt, konnte durch FLEISCH ebenfalls aufgeklärt werden, indem die Widerstandsherabsetzung der Gefäßbahn bei Druckanstieg unter Adrenalin relativ viel stärker wird, was HÜRTHLE[5]) bestätigt. Ferner wurde von FLEISCH[6]) gezeigt, daß auch bei einem

---

[1]) SCHÄFER, F.: Vergleichung der bei konstantem und rhythmischem Druck durch die Hinterbeine des Frosches getriebenen Flüssigkeitsmengen. Pflügers Arch. f. d. ges. Physiol. Bd. 151, S. 97. 1913.
[2]) SCHÄFER, F.: Der Einfluß gefäßerregender Mittel auf die bei konstantem und rhythmischem Druck durch die Hinterbeine des Frosches getriebenen Flüssigkeitsmengen. Pflügers Arch. f. d. ges. Physiol. Bd. 162, S. 378. 1915.
[3]) HÜHNE, H.: Zur Frage einer Förderung des Blutstromes durch pulsatorische Tätigkeit der Blutgefäße. Pflügers Arch. f. d. ges. Physiol. Bd. 165, S. 180. 1916.
[4]) FLEISCH, A.: Die relative Überlegenheit der rhythmischen Durchströmungsart bei überlebenden Organen als Zeichen aktiver Fördertätigkeit der Arterien. Pflügers Arch. f. d. ges. Physiol. Bd. 174, S. 177. 1919.
[5]) HÜRTHLE, K.: Vergleich der Druck- und Durchmesserschwankungen der Arterien. Pflügers Arch. f. d. ges. Physiol. Bd. 200, S. 54. 1923.
[6]) FLEISCH, A.: Der Einfluß rhythmischer Druckschwankungen auf die Widerstandsverhältnisse im Gefäßsystem. Pflügers Arch. f. d. ges. Physiol. Bd. 178, S. 31. 1920.

Druckanstieg innerhalb Bruchteilen einer Sekunde eine Widerstandsherabsetzung der Gefäßbahn erfolgt. Damit war nun festgestellt, *daß die Überlegenheit der rhythmischen Durchströmungsart eine rein mechanische Konsequenz der Dehnbarkeit der Gefäßbahn ist und somit keinen Beleg darstellt für eine aktive Förderung des Blutstroms durch die Arterien*. Später wurden die Resultate von FLEISCH durch SCHLEIER[1]) bestätigt, und SCHLEIER schließt sich der Auffassung an, daß die Überlegenheit des rhythmischen Druckes lediglich auf Widerstandsherabsetzung der Strombahn bei Druckanstieg zurückzuführen sei.

In einer größeren Zahl von Abhandlungen hat HÜRTHLE[2]) auf eine neue Art versucht, dem Problem der aktiven Förderung beizukommen. HÜRTHLE registrierte den Druck und das Stromvolumen in der Arteria femoralis des Hundes und berechnete durch Analyse dieser beiden Kurven das pulsatorische Stromvolumen. HÜRTHLE geht dabei von der Voraussetzung aus, daß ohne Förderung der Arterien die berechnete Stromvolumkurve gleich der registrierten sein müsse. HÜRTHLE findet aber nun mit dieser Methodik, daß die registrierte Stromvolumkurve im Gipfel der Druckkurve und im Beginn des Druckabfalles einen größeren Wert ergibt als die berechnete, und er bezeichnet diesen Überschuß als *systolische Schwellung*. HÜRTHLE hat in zahlreichen Publikationen durch verschiedene Modifikationen der Versuchsbedingungen versucht, das Wesen der systolischen Schwellung zu ergründen mit dem Resultat, daß eine physikalische Erklärung nicht gefunden werden könne. HÜRTHLE hält deshalb eine physiologische Ursache — nämlich die Existenz einer aktiven Mitwirkung der Gefäße — für möglich. Diese systolische Schwellung wurde nun von anderen Autoren wie HASEBROEK[3]) und MAREŠ[4]) als Beweis für die aktive Förderung in Form einer peristaltischen Welle betrachtet. Diese systolische Schwellung bzw. der Berechnungsmodus, den HÜRTHLE anwandte, wurde von FLEISCH[5]) einer Kritik unterzogen mit dem Resultat, daß die systolische Schwellung HÜRTHLES durch einen Berechnungsmodus verursacht ist, der für das Gefäßsystem keine Gültigkeit hat[6]).

In einer jüngsten Arbeit gibt nun HÜRTHLE[7]) an, doch eine physikalische Erklärung für die systolische Schwellung gefunden zu haben, so daß sie als Argument für eine aktive Förderung endgültig dahin fällt.

Außer den bis jetzt angeführten und diskutierten Momenten sind noch verschiedene Erscheinungen manchmal in unkritischer Weise als Argumente für eine aktive Förderung angeführt worden. So sollen nach HASEBROEK[8]) die Vergrößerung der Pulsamplituden bei Muskelarbeit und nach HASEBROEK[9]) und WYBAUW[10]) auch die Veränderung der dikroten Pulswelle bei Muskelarbeit Belege für die Existenz aktiver Gefäßsystolen sein. Daß die Vergrößerung der

---

[1]) SCHLEIER, J.: Der Einfluß gefäßerregender Mittel auf die Elastizität der Arterienwand. Pflügers Arch. f. d. ges. Physiol. Bd. 193, S. 610. 1922.

[2]) HÜRTHLE, K.: Pflügers Arch. f. d. ges. Physiol. Bd. 147, S. 525. 1912; Bd. 162, S. 301, 304, 322, 338, 359. 1915.

[3]) HASEBROEK, K.: Über das Problem der selbständigen extrakardialen Blutbewegung. Berlin. klin. Wochenschr. 1919, S. 678.

[4]) MAREŠ, F.: Der allgemeine Blutstrom und die Förderung der Blutdurchströmung der Organe durch die Tätigkeit ihres Gefäßsystems. Pflügers Arch. f. d. ges. Physiol. Bd. 165, S. 159 u. 194, desgl. S. 337 u. 381. 1916.

[5]) FLEISCH, A.: Der Einfluß rhythmischer Druckschwankungen auf die Widerstandsverhältnisse im Gefäßsystem. Pflügers Arch. f. d. ges. Physiol. Bd. 178, S. 54. 1920.

[6]) Anmerkung: In seiner Erwiderung bestreitet HÜRTHLE[7]) die Berechtigung der von FLEISCH gegen den HÜRTHLEschen Berechnungsmodus erhobenen Kritik. Da HÜRTHLE aber seinen ursprünglichen Begriff der systolischen Schwellung vollständig fallen läßt, betrachte ich eine nochmalige Replik meinerseits als überflüssig.

[7]) HÜRTHLE, K.: Die Beziehung zwischen Druck und Geschwindigkeit des Blutes in den Arterien. Pflügers Arch. f. d. ges. Physiol. Bd. 200, S. 66. 1923.

[8]) HASEBROEK, K.: Physikalisch-experimentelle Einwände gegen die sog. arterielle Hypertension, zugleich ein Beitrag zur Frage der aktiven Arterienbewegung. Pflügers Arch. f. d. ges. Physiol. Bd. 143, S. 519. 1911.

[9]) HASEBROEK, K.: Über die Dikrotie des Arterienpulses nach Versuchen mit ihrer künstlichen Erzeugung in elastischen Röhren. Pflügers Arch. f. d. ges. Physiol. Bd. 147, S. 417. 1912.

[10]) WYBAUW, R.: Quelques expériences relatives à la circulation artérielle. Bull. de la soc. roy. des sciences méd. et natur. de Bruxelles Nr. 5. Mai 1914.

Pulsamplituden bei Arbeit durch das vergrößerte Herzschlagvolumen in Verbindung mit herabgesetztem peripheren Widerstand erzeugt wird, ist die wohl selbstverständliche Erklärung, die von FLEISCH[1]) hierfür gegeben wird. Dafür, daß die dikrote Erhebung in der Pulskurve die Folge einer aktiven Gefäßsystole sei, bestehen gar keine Anhaltspunkte.

Zugunsten der aktiven Förderung zitieren MAREŠ[2]) und KAUTSKY[3]) den folgenden von HARVEY stammenden Versuch: Wenn bei einem Frosch die Aorta abgeklemmt wird, so füllt sich das Herz maximal mit Blut. MAREŠ und KAUTSKY glauben, daß dies nicht anders als durch eine aktive Förderung des Blutstromes durch die Peripherie erklärbar sei. Dem ist entgegenzuhalten, daß die naheliegendste Erklärung die ist, daß wegen des Druckabfalles die Arterien und Capillaren sich kontrahieren und das Blut sich in den Venen und damit im Herzen anreichern muß. Wenn auch dieser HARVEYsche Versuch sich durch eine aktive Förderung deuten läßt, so ist er doch kein Beleg für eine aktive Förderung.

Ein Argument gegen die Existenz der aktiven Förderung hat im weiteren HÜRTHLE[4]) beigetragen. Auf Grund der Messungen der Blutbahnen von Art. mesenterica und Art. pulmonalis berechnet HÜRTHLE, ob der mittlere arterielle Blutdruck zur Unterhaltung der Strömung bei einem mittleren Tonus der Gefäße genügt oder nicht. HÜRTHLE kommt zum Resultat, daß die vom Herzen aufgebrachte und in der Höhe des arteriellen Druckes gemessene Kraft zur Unterhaltung der Strömung vollkommen ausreicht und die Annahme einer weiteren aktiven, von der Arterienwand selbst herrührenden Kraft zur Erklärung des Blutstromes überflüssig ist.

3. Nachweis der Nichtexistenz von Arteriensystolen.

Die Entwicklung des ganzen Problems, wobei alle zugunsten der aktiven Förderung vorgebrachten Argumente immer wieder als nichtig nachgewiesen wurden, sollte genügen, die Hypothese der aktiven Förderung durch Arterienarbeit endgültig zu verneinen. Denn tatsächlich existiert heute kein einziges Argument und keine Beobachtung, die nur mit einiger Wahrscheinlichkeit für diese Hypothese sprechen würden. Vielmehr konnte in allen darauf gerichteten Untersuchungen eine aktive Förderung durch die Arterien nicht gefunden werden. Die einzige Möglichkeit für eine aktive Förderung durch die Arterien wäre die Gefäßsystole, die in Form einer peristaltischen Welle synchron mit der Pulswelle über das Arteriensystem verläuft. Aber auch hier haben die experimentellen Untersuchungen, wie gezeigt wurde, nur ein vollständig negatives Resultat ergeben. Vollständige Gewißheit über die Existenz oder Nichtexistenz dieser Arteriensystole geben die folgenden Untersuchungen von FLEISCH[5]): An der normal pulsierenden, physiologisch und anatomisch vollständig intakten Arteria femoralis des Hundes wird der Querschnitt und direkt peripher dieser Stelle der Blutdruck mit empfindlichen Apparaten optisch registriert. Die erhaltenen Kurven erlauben einen eindeutigen Schluß über das Vorkommen einer Gefäß-

---

[1]) FLEISCH, A.: Die Frage nach der Existenz einer aktiven Förderung usw. Schweiz. med. Wochenschr. 1920, Nr. 24.

[2]) MAREŠ, F.: Démonstration de la propulsion du sang vers le coeur par des forces périphériques. Arch. internat. de physiol. Bd. 18, S. 173. 1921.

[3]) KAUTSKY, K.: Zur normalen und pathologischen Physiologie des Kreislaufes. Pflügers Arch. f. d. ges. Physiol. Bd. 171, S. 386. 1918.

[4]) HÜRTHLE, K.: Vergleich der gemessenen und berechneten Kräfte des Blutstromes. Dtsch. med. Wochenschr. 1918, Nr. 35.

[5]) FLEISCH, A.: Enthält der Arterienpuls eine aktive Komponente? Pflügers Arch. f. d. ges. Physiol. Bd. 180, S. 138. 1920.

systole als Teilakt der peristaltischen Welle. Findet keine Gefäßsystole statt, sind also bei vollständiger Passivität des Gefäßes die Querschnittsveränderungen lediglich eine Folge der pulsatorischen Druckschwankungen, so wird jede Änderung der Druckkurve eine gleichsinnige Änderung der Querschnittskurve zur Folge haben. Tritt hingegen in irgendeinem Zeitmoment des Pulsbildes eine Gefäßsystole auf, so wird ein entgegengesetzter Verlauf der beiden Kurven resultieren, indem die Querschnittsabnahme infolge aktiver Gefäßkontraktion von einer Drucksteigerung begleitet sein muß. Eine solche Diskrepanz zwischen Querschnitts- und Druckkurve ist, wenn sie auftritt, ein eindeutiger Beweis für die Existenz von Gefäßsystolen. Fehlt aber trotz der Intaktheit der untersuchten Arterie eine solche Diskrepanz, so ist damit der Beweis erbracht, daß aktive Gefäßsystolen nicht vorkommen und somit eine aktive Förderung des Blutstromes durch die Arterien nicht existiert.

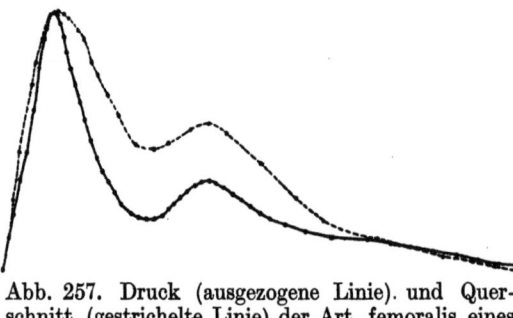

Abb. 257. Druck (ausgezogene Linie) und Querschnitt (gestrichelte Linie) der Art. femoralis eines Hundes während der Zeit einer Pulsation (Abszisse = Zeit). (Nach A. FLEISCH.)

Sämtliche registrierten Kurvenbilder ergaben nun, daß weder unter normalen Bedingungen, noch bei Bluthunger des Gewebes, noch unter Adrenalineinfluß irgendeine Andeutung einer Gefäßsystole auftritt (siehe Abb. 257). Die Querschnittsveränderungen der Arterie sind lediglich eine Funktion der Druckvariationen. Damit ist der Beweis erbracht, daß sich die *Arterie bei den pulsatorischen Druckschwankungen vollständig passiv* verhält.

Wenn die registrierten Kurven von Querschnitt und Druck so aufgezeichnet werden wie in Abb. 258, so ist feststellbar, ob bei der pulsatorischen Dehnung und Entdehnung der Arterie eine Arbeitsleistung oder ein Arbeitsverlust auftritt.

Wie Abb. 258 zeigt, tritt bei der pulsatorischen Dehnung der Arterien keine Arbeitsleistung der Arterie auf, sondern es resultiert ein Arbeitsverlust.

In ähnlicher Weise wie FLEISCH hat HÜRTHLE[1]) ebenfalls Querschnitt und Druck von normal pulsierenden Arterien registriert. HÜRTHLE zieht aus seinen Versuchen den Schluß, daß an Aorta, Carotis und Cruralis die pulsatorischen Durchmesserschwan-

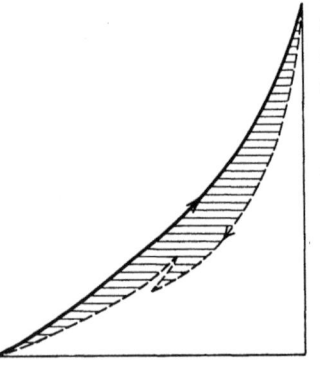

Abb. 258. Pulsbild der normal pulsierenden Art. femoralis eines Hundes. Als Abszisse ist der Querschnitt (gleich Dehnung), als Ordinate der gleichzeitig registrierte Druck (gleich Spannung) aufgetragen. Die ausgezogene Linie entspricht dem Druckanstieg (gleich Dehnung der Arterie), die gestrichelte Linie dem Druckabfall (gleich Entdehnung). Die schraffierte Hysteresisfläche repräsentiert die Größe des bei der Dehnung und Entdehnung aufgetretenen Arbeitsverlustes. Bei einer Arbeitsleistung der Arterie hätte die gestrichelte Kurve (Entdehnung) größere Ordinatenwerte als die ausgezogene Kurve. Die Zacke in der gestrichelten Kurve ist durch die dikrote Welle erzeugt, während welcher die Arterie infolge der elastischen Nachwirkung Zeit hat sich zu kontrahieren. [Nach A. FLEISCH[2]).]

---

[1]) HÜRTHLE, K.: Vergleich der Druck- und Durchmesserschwankungen der Arterien. Pflügers Arch. f. d. ges. Physiol. Bd. 200, S. 49. 1923.

[2]) FLEISCH, A.: Der Arbeitsverlust bei rascher Dehnung und Entspannung der Arterienwandung. Pflügers Arch. f. d. ges. Physiol. Bd. 183, S. 71. 1920.

kungen durchweg gleichsinnig und im wesentlichen dem Druck proportional verlaufen. Zeichen einer aktiven systolischen Tätigkeit der Arterien konnte HÜRTHLE in Übereinstimmung mit FLEISCH nicht beobachten. HÜRTHLE hat auch die Arteriolen des Froschmesenteriums in den Bereich seiner Untersuchungen gezogen und festgestellt, daß hier deutliche und regelmäßige Schwankungen des Durchmessers überhaupt nicht vorhanden sind.

Durch diese Feststellungen von FLEISCH und HÜRTHLE ist nun der positive Beweis erbracht, *daß weder die großen noch die kleinen Arterien des Körperkreislaufes eine Gefäßsystole ausführen. Die Arterien sind somit lediglich anpassungsfähige Leitungsröhren, aber sie erzeugen keine aktive Förderung des Blutstroms.*

4. Aktive Förderung der Nabelstranggefäße.

Die Existenz einer aktiven Förderung ist seit langem immer wieder für die Gefäße des Nabelstranges behauptet worden, und zwar hauptsächlich auf Grund einer kurzen Mitteilung GRÜTZNERS[1]) folgenden Inhalts: Bei der künstlichen Durchströmung frischer Nabelstrangarterien unter $1/2-1 1/2$ m Wasserdruck soll die Arterie bei konstantem, namentlich aber bei rhythmischem Druck in der Normalrichtung vielfach besser durchgängig sein. Bei abgestorbenen Arterien fehle das Phänomen. Leider macht GRÜTZNER keine näheren Angaben über die Resultate. Vor allem fehlt die Angabe, wie häufig die Arterie in der Normalrichtung und wie häufig sie in der umgekehrten Richtung besser durchgängig war. Merkwürdigerweise sind diese Versuche GRÜTZNERS nur immer zitiert, aber nie nachgeprüft worden, so daß das Problem der aktiven Förderung für die Gefäße des Nabelstranges noch nicht abgeklärt ist. Für die Existenz der aktiven Förderung könnte die Beobachtung BLUMENFELDTS[2]) gedeutet werden, daß bei Durchströmung der Nabelschnur die Arterie auf einen raschen Druckanstieg mit einem elektrischen Strom antwortet, dem sich vier bis sechs rhythmische Schwankungen von etwa 0,1 Sekunde Dauer anschließen.

Da keine weiteren Untersuchungen vorliegen, muß die Frage nach der Existenz einer aktiven Förderung durch die Nabelschnurgefäße heute als unentschieden betrachtet werden.

5. Die aktive Förderung der Capillaren.

Die mikroskopische Beobachtung des Capillarstromes hat verschiedene Erscheinungen zutage gefördert, die als aktive Förderung durch die Capillaren gedeutet wurden. In diesem Sinne wurden die Versuche von NATUS[3]) am Kaninchenpankreas ausgewertet. NATUS beobachtete, daß die Stromgeschwindigkeit in den Capillaren unabhängig von der Capillarweite stark variieren und sogar Stase bei weiten Capillaren auftreten kann. Deshalb glaubt NATUS, daß die Capillaren eine aktive Förderung besitzen und daß Stase dann auftrete, wenn die aktive Förderung sistiert. Die gleiche Schlußfolgerung ziehen HASEBROEK[4]) und KAUTSKY[5]). Ebenso deutet KYLIN[6]) einen Fall von Neuromyositis, bei dem

---

[1]) GRÜTZNER: Münch. med. Wochenschr. 1907, S. 1802.
[2]) BLUMENFELDT, E.: Experimentelle Untersuchungen über die Natur der pulsatorischen Gefäßströme. Pflügers Arch. f. d. ges. Physiol. Bd. 162, S. 390. 1915.
[3]) NATUS, M.: Zur Lehre von der Stase. Virchows Arch. f. pathol. Anat. u. Physiol. Bd. 199, S. 1. 1910.
[4]) HASEBROEK, K.: Dtsch. Arch. f. klin. Med. Bd. 102, S. 567. 1911. — HASEBROEK, K.: Über den extrakardialen Kreislauf des Blutes. Jena 1914.
[5]) KAUTSKY, K.: Zur normalen und pathologischen Physiologie des Kreislaufs. Pflügers Arch. f. d. ges. Physiol. Bd. 171, S. 386. 1918.
[6]) KYLIN, E.: Kann das Capillarsystem als ein peripheres Herz angesehen werden? Zentralbl. f. inn. Med. Jg. 43, S. 297. 1922.

verlangsamte Capillarströmung mit Erweiterung und Vermehrung der Capillaren einhergeht, als Verlust der aktiven Fördertätigkeit der Capillaren. Einer solchen Deutung ist aber entgegenzuhalten, daß die Capillaren in ihrer Contractilität unabhängig sind von Arterien und Venen[1]). Dementsprechend ist die naheliegende Erklärung für die Stase in weiten Capillaren, daß die zuführende Arterie oder die abführende Vene kontrahiert ist.

Eine ähnliche unhaltbare Argumentierung für die aktive Förderung liefert NIEKAU[2]) auf Grund der Versuche von HENDERSON und LOEWY[3]), die an der eingegipsten Speicheldrüse auf Chordareizung einen vermehrten Blutdurchfluß feststellten. NIEKAU glaubt, diese Erscheinung nur durch aktive Förderung der Capillaren erklären zu können. Die nächstliegende Erklärung ist m. E., daß am Orte des größten Widerstandes, nämlich in den präcapillaren Arterien bei Chordareizung, eine Erweiterung eintritt und dafür Bahnen mit kleinem Widerstand wie die Venen verengt werden. Dadurch wird bei konstantem Gesamtinhalt der Totalwiderstand der Gefäßbahn verkleinert.

Ein weiteres Argument für die aktive Förderung der Capillaren wird darin gesucht, daß bei plötzlichem Abklemmen der Gefäße am menschlichen Oberarm der Blutstrom in den Capillaren noch eine gewisse Zeit weitergeht. G. MAGNUS[4,5]) gibt für diese Zeit bis zu 28 Minuten an. WEISS und DIETER[6]) und ebenso NEUMANN[7]) hingegen finden eigentliche Capillarströmung nach Abklemmen des Oberarmes nur während 10 Sekunden bis 2 Minuten. Nachher fließt das Blut teilweise rückwärts und spielt pendelartig hin und her. Es ist wohl ganz selbstverständlich, daß der die Oberarmumschnürung überdauernde Capillarstrom dadurch bedingt ist, daß das Blut infolge der Druckdifferenz zwischen Arterie und Vene noch so lange weiterströmt, bis der Druckausgleich stattgefunden hat. Die Behauptung FULLS[8]), daß dieser Capillarstrom nur durch aktives Hinüberpumpen des Blutes erklärt werden könne, dürfte kaum Anhänger finden. G. MAGNUS[5]) glaubt auf eine hydraulisch motorische Funktion der Capillaren schließen zu müssen, weil am Arm mit ESMARCHscher Blutleere Capillarschlingen auf Reize hin sich mit Blut füllen. Da die Gefäße wohl blutarm, aber nicht blutleer sind, ist es aber ohne jede weitere Hypothese einleuchtend, daß bei einer Erschlaffung von Capillaren durch Reize diese passiv von der Umgebung gefüllt werden, insbesondere dann, wenn der Blutdruck in den Capillaren über Null ist, was wegen der bei Schnitt eintretenden schwachen Blutung offensichtlich der Fall ist.

Anläßlich der Capillarmikroskopie ist verschiedenen Autoren [PARRISIUS[9,10]),

---

[1]) Siehe FLEISCH, dieses Handbuch Bd. 7, S. 884.
[2]) NIEKAU, B.: Ergebnisse der Capillarbeobachtung an der Körperoberfläche des Menschen. Ergebn. d. inn. Med. u. Kinderheilk. Bd. 22, S. 479. 1922.
[3]) HENDERSON u. LOEWY: Arch. f. exp. Pathol. u. Pharmakol. Bd. 53, S. 49. 1905.
[4]) MAGNUS, G.: Beobachtungen am Capillarkreislauf. Münch. med. Wochenschr. 1921, S. 908.
[5]) MAGNUS, G.: Der Beginn der Entzündung im Bilde direkter Capillarbeobachtung. Arch. f. klin. Chir. Bd. 120, S. 96. 1922.
[6]) WEISS u. W. DIETER: Die Strömung in den Capillaren und ihre Beziehung zur Gefäßfunktion. Zentralbl. f. Herz- u. Gefäßkrankh. Jg. 12, S. 295. 1920.
[7]) NEUMANN, R.: Capillarstudien usw. Berlin. klin. Wochenschr. 1920, S. 826.
[8]) FULL, H.: Beteiligen sich die Gefäße aktiv an der Blutbeförderung? Klin. Wochenschrift 1922, S. 2322.
[9]) PARRISIUS, W.: Zur Frage der Contractilität der menschlichen Hautcapillaren. Pflügers Arch. f. d. ges. Physiol. Bd. 191, S. 217. 1921.
[10]) PARRISIUS, W.: Capillarstudien bei Vasoneurosen. Dtsch. Zeitschr. f. Nervenheilk. Bd. 72, S. 310. 1921.

Kylin[1]), Thaller und Draga[2]), Schickler und Mayer-List[3]), Pribram[4]), Halpert[5])] aufgefallen, daß an den Capillaren gelegentlich Schnürringe auftreten, die sich peristaltisch nach der Venenseite hin fortpflanzen. Das Phänomen ist an normalen Individuen wie auch am blutleeren Finger oder bei pathologischen Fällen gefunden worden. In einem Fall von lokaler Asphyxie gibt Parrisius an, daß sich der peristaltische Vorgang mehrmals in der Minute wiederholte, wobei allerdings eine Zeitmessung fehlte. Ähnliches sahen Thaller und Draga in einem Fall von Aorteninsuffizienz.

Diese *peristaltischen Capillarkontraktionen* werden von einer Reihe von Autoren wie Parrisius, Kylin, Niekau[6]), Hasebroek[7], [8]) als der Ausdruck einer aktiven Förderung des Blutstromes durch die Capillaren gedeutet. Die Capillaren stellen nach Kylin ein peripheres Herz dar, wobei allerdings die Capillarkraft das Herz nur in geringem Maße unterstützen könne.

Es ist zweifellos, daß die peristaltische Welle mit vollständigem Gefäßverschluß in ihrem Scheitel der ideale Mechanismus für eine Stromförderung durch röhrenförmige Gebilde darstellt. Bevor man aber aus den genannten Beobachtungen auf eine aktive Förderung der Capillaren schließt und die Capillaren als periphere Herzen darstellt, muß das quantitative Moment berücksichtigt werden.

Normalerweise wird eine Capillare von einem Blutkörperchen in ca. 1 Sekunde durchströmt. Wenn also eine peristaltische Welle den normalen, vom Herzen aufgebrachten Capillarstrom fördern soll, so muß sie sich mit größerer Geschwindigkeit über die Capillare fortpflanzen. Wandert die peristaltische Welle langsamer, so fördert sie nicht, sondern sie hemmt den normalen, vom Herzen aufgebrachten Blutstrom. Alle Beobachtungen über Capillarperistaltik lauten nun aber übereinstimmend dahin, daß die peristaltische Welle zum allermindesten 6, gewöhnlich aber 15 und noch mehr Sekunden braucht, um über eine Capillare sich fortzupflanzen. Deshalb muß der Schluß gezogen werden, *daß die Capillarperistaltik, wenn sie mit dem natürlichen Blutstrom interkurriert, diesen nicht fördert, sondern hemmt.* Dementsprechend schreiben auch Schickler und Mayer-List[9]), daß die peristaltische Kontraktion mit einer Stasis beginnt. Auch intensive Durchblutung bei Arbeit kann den Effekt der peristaltischen Welle nicht verbessern, sondern nur verschlechtern, weil wegen der gesteigerten Strömungsgeschwindigkeit das Mißverhältnis zur Fortpflanzungsgeschwindigkeit der peristaltischen Welle noch größer wird.

Es ist noch der Fall zu erörtern, ob die peristaltische Welle von nennenswertem Nutzeffekt sei, wenn der vom Herzen aufgebrachte Blutstrom ausgeschaltet ist. Da ist es von großem Interesse, daß Kylin[10]), Neumann[11]) und O. Müller[12]) angeben, daß auch *rückläufige Peristaltik* vorkommt. Leider fehlt

---

[1]) Kylin, E.: Klin. Wochenschr. 1923, S. 14.
[2]) Thaller, L., u. E. v. Draga: Die Bewegungen der Hautcapillaren. Wien. klin. Wochenschr. 1917, S. 687.
[3]) Schickler u. Mayer-List: Über Eigenbewegungen des peripherischsten Gefäßabschnitts. Dtsch. med. Wochenschr. 1923, S. 1077.
[4]) Pribram: Hypophyse und Raynaudsche Krankheit. Münch. med. Wochenschr. 1920, Nr. 45.
[5]) Halpert: Mikrocapillarbeobachtungen bei einem Fall von Raynaudscher Krankheit. Zeitschr. f. d. ges. exp. Med. Bd. 11, S. 125. 1920.
[6]) Niekau, B.: Ergebn. d. inn. Med. u. Kinderheilk. Bd. 22, S. 479. 1922.
[7]) Hasebroek, K.: Klin. Wochenschr. 1923, S. 1697.
[8]) Hasebroek, K.: Berlin. klin. Wochenschr. 1919, S. 678.
[9]) Schickler u. Mayer-List: Dtsch. med. Wochenschr. 1923, S. 1077.
[10]) Kylin, E.: Über die peristaltische Bewegung der Blutcapillaren. Klin. Wochenschr. 1923, S. 14.
[11]) Neumann, R.: Capillarstudien usw. Berlin. klin. Wochenschr. 1920, S. 825.
[12]) Müller, O.: Die Capillaren der menschlichen Körperoberfläche. S. 65. Stuttgart 1922.

eine zahlenmäßige Angabe, wie häufig prozentual die Peristaltik vorwärts und wie häufig sie rückwärts geht, und wie häufig ein Kontraktionsring längere Zeit am selben Ort bleibt. Schon die Tatsache allein, daß rückläufige Peristaltik vorkommt, muß uns äußerst skeptisch stimmen gegen die Deutung als stromförderndes Mittel. Es würde ein Kuriosum in unserem zweckmäßig arbeitenden Organismus sein, daß die zielgerichtete Arbeit einer Capillare durch die rückläufig gerichtete Peristaltik derselben oder einer benachbarten Capillare vernichtet wird. Sehr viel wahrscheinlicher als eine zielgerichtete aktive Förderung der Capillaren ist die Annahme, daß es sich bei dieser Peristaltik einfach um eine meistens unkoordinierte Contractilität der Capillaren handelt, deren Irritabilität bei gewissen pathologischen Fällen und bei Blutleere gesteigert ist. Dafür spricht, daß an den Capillaren häufig unregelmäßige Ausbuchtungen und Einschnürungen gesehen werden. Daß aber eine einmal entstandene Kontraktion auf die Nachbarschaft übergreift, hat bei der gewöhnlichen Fortpflanzung der Erregung nichts Überraschendes [EBBECKE[1])]. Die Bilder, die man bei Capillarmikroskopie sieht, machen auch gar nicht den Eindruck, als ob hier eine irgendwie nennenswerte Arbeit geleistet würde. Selbst O. MÜLLER[2]), der von der Existenz einer aktiven Förderung in der Peripherie überzeugt ist, muß zugestehen, daß die Capillarmikroskopie keinen Beweis gibt für eine regelmäßige Beschleunigung der Blutwelle in den Capillaren.

Eine einfache quantitative Überlegung wirft weiteres Licht auf die Arbeitsgröße durch diese Peristaltik. Wir wollen für diese Berechnung den günstigsten Fall annehmen, daß, was sehr selten ist, eine ausgesprochene Capillarperistaltik besteht und der vom Herzen aufgebrachte Blutstrom sistiert. Die Capillaren können dabei nur die Arbeit aufbringen, die notwendig ist, damit das Blut durch die Capillaren strömt. Eine Erzeugung von hohem Druck in den Venen ist ausgeschlossen, da, wie KYLIN selbst angibt, ,,die peristaltischen Kontraktionen in jeder Capillare für sich erfolgen und nicht gleichzeitig in mehreren". Wenn eine Capillare durch Peristaltik einen hohen Druck auf der Venenseite erzeugen würde, so würde das Blut einfach durch die benachbarten offenen Capillaren wieder rückwärts strömen. Der normale Druckabfall in den Capillaren beträgt nun aber höchstens 3 mm Hg [HESS[3])], die Arbeit für die Durchströmung der Capillaren mit einer Geschwindigkeit von ca. 1 mm pro Sekunde, somit höchstens $1/40$ der Herzarbeit. Wenn $1/5$ aller Körpercapillaren sich an der Peristaltik beteiligen, so ist die Herzarbeit weiter mit $1/5$ zu multiplizieren. Nehmen wir an, daß über die aktiven Capillaren pro Minute vier peristaltische Wellen verlaufen, wovon eine rückläufig ist, so resultieren pro Minute noch zwei effektiv fördernde Wellen, die eine Stromgeschwindigkeit von ca. 2 mm pro Minute erzeugen. Da die normale Stromgeschwindigkeit in den Capillaren ca. 60 mm pro Minute ist, so resultiert der Faktor $1/30$. Die von den Capillaren geleistete Arbeit beträgt somit:

$$\text{Herzarbeit } \tfrac{1}{40} \cdot \tfrac{1}{5} \cdot \tfrac{1}{30} = \tfrac{1}{6000} \text{ der Herzarbeit.}$$

Im besten Falle können somit die sämtlichen aktive Peristaltik aufweisenden Körpercapillaren zusammen eine Arbeit produzieren, die ca. $1/6000$ der Herzarbeit beträgt. Dies aber nur in dem nie auftretenden Falle, daß in sämtlichen Körpercapillaren Stase herrscht. Da, wo keine Stase herrscht, wirkt die Capillarperistaltik überhaupt nur hemmend. Wenn z. B. in beiden Händen, die vielleicht $1/100$ sämtlicher Capillaren enthalten, Stase herrscht, so können die Capillaren

---

[1]) EBBECKE, U.: Gefäßreaktionen. Ergebn. d. Physiol. Bd. 22, S. 447, 1923.
[2]) MÜLLER, O.: Die Capillaren der menschlichen Körperoberfläche. S. 19. Stuttgart 1922.
[3]) HESS, W. R.: Dieses Handbuch Bd. 7.

der Hände das Herz mit ca. $1/_{600\,000}$ der Herzarbeit unterstützen. Wenn dies auch nur eine rohe Überschlagsrechnung darstellt, so zeigt sie doch, *daß in quantitativer Hinsicht die blutstromfördernde Wirkung der Capillaren praktisch Null ist.*

6. Die aktive Förderung der Venen.

Genau wie für Arterien und Capillaren, so ist auch für die Venen eine aktive Förderung des Blutstromes behauptet worden, so namentlich von KAUTSKY[1]), NATUS[2]) und MAGNUS[3]). Daß für die Venen des Fledermausflügels eine aktive Förderung existiert, ist oben (S. 1075) ausführlich behandelt worden. Aber ein ähnliches Phänomen hat sich für die Venen der Säugetiere nie finden lassen. Die Spontankontraktionen überlebender Venen, die, wie RONCATO[4]) fand, namentlich durch Dehnungsreize ausgelöst werden, kommen wegen ihres langsamen Verlaufes für eine aktive Förderung des Blutstroms kaum in Frage.

Von theoretischen Gesichtspunkten ausgehend, muß zugestanden werden, daß, wenn im Kreislauf der Säugetiere irgendwo eine aktive Förderung notwendig ist, sie bei den Venen am zweckmäßigsten wäre. Denn das Druckgefälle in den Venen ist nur gering, und verschiedene akzessorische, von außen einwirkende Mechanismen vermögen bekanntlich den Venenstrom zu unterstützen. Aber Kräfte, die von der Venenwand selbst ausgehen und den Blutstrom unterstützen, sind bis heute nicht nachgewiesen worden.

---

[1]) KAUTSKY, K.: Zur normalen und pathologischen Physiologie des Kreislaufs. Pflügers Arch. f. d. ges. Physiol. Bd. 171, S. 386. 1918.

[2]) NATUS, M.: Zur Lehre von der Stase. Virchows Arch. f. pathol. Anat. u. Physiol. Bd. 199, S. 1. 1910.

[3]) MAGNUS, G.: Zirkulationsverhältnisse in Varicen. Dtsch. Zeitschr. f. Chir. Bd. 162, S. 71. 1921.

[4]) RONCATO, A.: Arch. di fisiol. Bd. 20, S. 147 u. 159. 1922.

Arteriosklerose[1]).

Von

B. FISCHER-WASELS und R. JAFFÉ
Frankfurt a. M.　　　　　Berlin.

Mit 9 Abbildungen.

Zusammenfassende Darstellung.

ASCHOFF: Über Atherosklerose und andere Sklerosen des Gefäßsystems. Beitr. z. med. Klinik 1908, H. 1. — ASCHOFF: Über Atherosklerose. Vorträge über Pathologie. Jena 1925. — CHALATOW: Die anisotrope Verfettung im Lichte der Pathologie des Stoffwechsels. Jena: G. Fischer 1922. — FABER, A.: Die Arteriosklerose. Jena: G. Fischer 1912. — FISCHER, B.: Über die Pathogenese der Arteriosklerose. Münch. med. Wochenschr. 1919, Nr. 3, S. 61. — HUECK: Über das Mesenchym. Beitr. z. pathol. Anat. u. z. allg. Pathol. Bd. 66. 1920. — HUECK: Wesen und Ursache der Arteriosklerose. Münch. med. Wochenschr. 1920, S. 535. — JORES: „Arterien". Im Handb. d. spez. pathol. Anat. u. Histol. v.HENKE-LUBARSCH. Berlin: Julius Springer 1924. — JORES: Wesen und Entwicklung der Arteriosklerose. Wiesbaden: J. F. Bergmann 1903. — LANGE: Studium zur Pathologie der Arterien, insbesondere zur Lehre von der Arteriosklerose. Virchows Arch. f. pathol. Anat. u. Physiol. Bd. 248, S. 462. 1924. — LUBARSCH: Über Arteriosklerose bei Jugendlichen und besonders Kriegsteilnehmern. Kriegspathol. Tagung d. dtsch. pathol. Ges. 1916, S. 55. — MARCHAND: Im Handb. d. allg. Pathol. v. KREHL-MARCHAND. Bd. II, 1, S. 229ff. Leipzig: Hirzel 1912. — MARCHAND: Über Arteriosklerose. Ref. Kongr. f. inn. Med. Leipzig 1904. — MÖNCKEBERG: Arteriosklerose. Referat, erstattet a. d. Tagung d. südwestdtsch. Pathol. zu Mannheim am 26. April 1924. Klin. Wochenschr. 1924, S. 1473. — MÜNZER: Gefäßsklerosen. In Brugschs Ergebn. d. ges. Med. 1923. — ROMBERG: Krankheiten des Herzens und der Gefäße. Stuttgart: Enke 1921. — ROTH: Die Arteriolosklerose. Referat, gehalten a. d. Tagung d. südwestdtsch. Pathol., Frühjahr 1924. Klin. Wochenschr. Bd. 4, S. 30. 1925. — THOMA: Über die Genese und die Lokalisation der Arteriosklerose. Virchows Arch. f. pathol. Anat. u. Physiol. Bd. 245, S. 78. 1923. — TRIEPEL: Einführung in die physikalische Anatomie. Wiesbaden: J. F. Bergmann 1902.

I. Begriff der Arteriosklerose.

So viel schon über Arteriosklerose gearbeitet worden ist, so ist doch bis in die letzte Zeit hinein keine Einigkeit darüber vorhanden, was eigentlich alles unter diesem Begriff zu verstehen ist. Wenn es auch nicht unsere Aufgabe sein kann, historisch alles das zusammenzutragen, was über den Begriff und die Umgrenzung des Bildes der Arteriosklerose geschrieben worden ist, so ist es doch erforderlich, ehe wir über die pathologischen Vorgänge, die mit der Arteriosklerose verknüpft sind, sprechen, festzulegen, was wir unter dem Begriff Arteriosklerose zu verstehen haben. Auf eine geschichtliche Darstellung können wir um so eher verzichten, als JORES erst in allerletzter Zeit einen ausführlichen Überblick über diese Frage gegeben hat.

---

[1]) Das Manuskript wurde im Herbst 1925 abgeschlossen. Später erschienene Arbeiten wurden, soweit möglich, noch nachträglich berücksichtigt.

Am wesentlichsten für die *Definition des Begriffes der Arteriosklerose* scheinen uns die Arbeiten von JORES zu sein. JORES wies nach, daß es zwei Formen von Intimaverdickung gibt: die „hyperplastische Intimaverdickung" und die „regenerative Bindegewebswucherung der Intima". Während die letztere Form besonders in einer Wucherung kollagenen Bindegewebes besteht, in das dünne elastische Fäserchen eindringen, die sich erst allmählich verdicken, ein Modus, wie er besonders nach Verletzungen, Unterbindungen usw. beobachtet wird, ist bei der hyperplastischen Intimaverdickung die Abspaltung elastischer Lamellen von der Elastica interna aus das primäre und wesentliche. Diese Form betrachtet JORES als vollkommen charakteristisch für die Arteriosklerose und zwar soll sie nicht nur in den buckligen Vorwölbungen, sondern auch außerhalb dieser zu beobachten sein. Die Form der regenerativen Bindegewebswucherung hingegen kann auch bei Arteriosklerose vorkommen, und zwar in den inneren Schichten, ist aber nicht als charakteristisch für die Arteriosklerose anzusehen. JORES betont nun aber weiter, daß die reinen Formen hyperplastischer Intimaverdickung nicht als Arteriosklerose zu bezeichnen seien, sondern erst durch das Hinzutreten von Verfettung dazu werden. Trotzdem sei die Verfettung nicht als sekundärer Vorgang aufzufassen, sondern ein durchaus wesentlicher Bestandteil der Arteriosklerose. Die lipoide Degeneration stehe in bestimmten Beziehungen zu den elastischhyperplastischen Gebilden und gerade die elastischen Fasern seien es, die zuerst verfetteten. Aus dieser Erklärung heraus rechnet JORES auch die als „fettige Usur" bekannten kleinen Intimaflecken mit zum Bild der Arteriosklerose. Als Folge der Verfettung ist weiterhin eine Zunahme des Bindegewebes der Intima zu beobachten. Letzteres wird allerdings von ASCHOFF und seinen Schülern bestritten, die vielmehr die Bindegewebsentwicklung in der Intima als einfachen Wachstumsvorgang betrachten. JORES betont also scharf, daß stets 2 Prozesse zusammenkommen müssen, um das Bild der Arteriosklerose zu ergeben, nämlich die elastisch-hyperplastische Intimaverdickung und die lipoide Degeneration. Liegt nur eine dieser Komponenten vor, so kann es sich um ein Vorstadium, aber nicht um das eigentliche Bild der Arteriosklerose handeln.

Wenn auch die Ansicht von JORES heute wohl die am meisten anerkannte ist, und wenn wir auch ausdrücklich betonten, daß wir auf eine historische Betrachtung und genaue Ausführung aller Ansichten verzichten wollen, so ist es doch erforderlich, noch einige der wichtigsten Definierungen wenigstens kurz anzuführen.

MARCHAND betrachtet als das Primäre eine Schädigung der Elastica der Media und der Intima. Da nach seiner Ansicht die Ernährung der Intima von der Media abhängt, so müssen weitere Schädigungen der Intima daraus entstehen, und zwar soll eine Quellung der Intima zustande kommen durch Übertritt von Flüssigkeit aus der Media, ferner aber durch Degeneration und Wucherung der Elemente der Intima.

THOMA sieht als wesentliches Moment eine Angiomalacie an, einen Prozeß, der in der Media zu lokalisieren ist, aber keine Strukturveränderung zu zeigen braucht, „wenn auch jedenfalls in vielen Fällen der Nachweis von fettigen, lipoiden und kalkigen Ablagerungen gelingt". Als Folge dieser angiomalacischen Dehnung der Gefäßwand tritt eine Verzögerung in der Randzone des arteriellen Blutstroms ein und als Folge davon kommt es zur Gewebsneubildung der Intima, und zwar besteht nach seiner Ansicht zwischen diesen beiden Vorgängen „ein direktes Abhängigkeitsverhältnis, welches sich dadurch kundgibt, daß die Gewebsneubildung in der Intima die pathologisch erweiterte Gefäßlichtung wieder in bestimmtem Maße verengert und ihr zugleich wieder eine regelmäßige kreisrunde Form verleiht". Die Neubildungen in der Intima stellt er sich so vor, daß sie „beginnen mit einer Neubildung von Vasa propria, deren letzte Gefäßschlingen zugleich der Intima etwas näher rücken. Der stärkeren Ausbildung der Vasa propria folgt dann alsbald die Gewebsneubildung in der Intima nach, wenn diese auch sowohl in der Aorta als in den mit eigenen Erweiterungsgefäßen ausgestatteten größeren und mittleren Arterien zu Anfang immer räumlich getrennt ist von den an Zahl allmählich etwas zunehmenden Vasa propria". Diese Gewebsneubildung soll die durch die Malacie bedingte Erweiterung so vollständig ausgleichen, daß

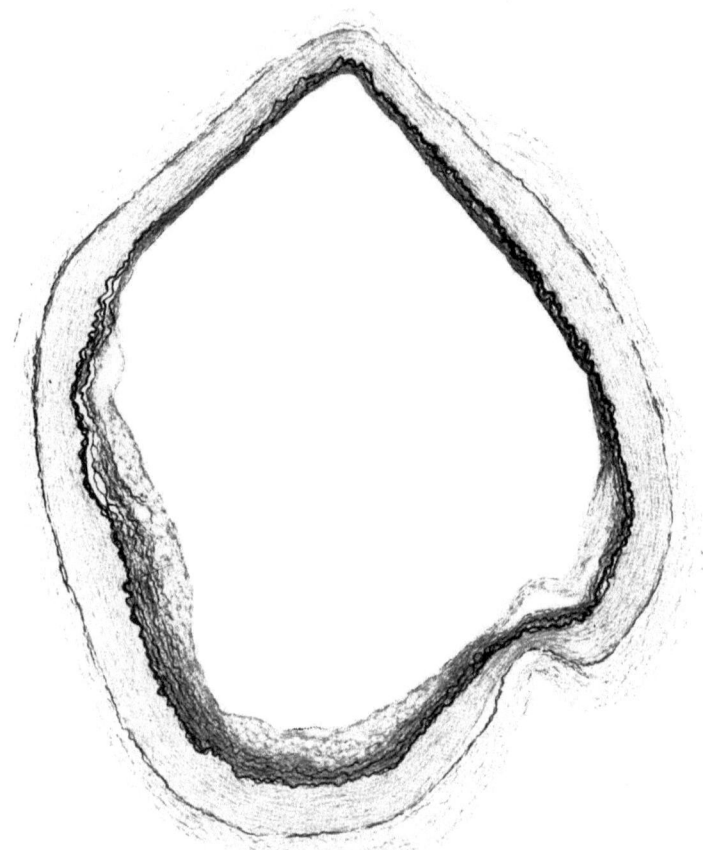

Abb. 259. Arteriosklerose der Carotis, 68jähriger Mann. Elasticafärbung, Lupenvergrößerung. Starke Hypertrophie der Elastica interna, Degenerationen der inneren Intimaschichten.

Paraffininjektionen arteriosklerotisch veränderter Aorten glatte und zylindrische Formen zeigen. THOMA schränkt allerdings später selbst diese Ansicht etwas ein und sagt, es resultiere nur eine Ermäßigung der malacischen Erweiterung. Die gleichzeitig zu beobachtende Ablagerung von Fett, Lipoiden usw. erklärt er dadurch, „daß die allgemeinen Stoffwechselstörungen, welche die Angiomalacie und die Arteriosklerose veranlassen, gleichzeitig Ursache dieser fremdartigen Ablagerungen in der Gefäßwand sind". Diese THOMAschen Ausführungen ermöglichen also keine scharfe Definierung des Begriffs Arteriosklerose, sie sollen vielmehr eigentlich nur das Zustandekommen der verschiedenen, bei der Arteriosklerose zu beobachtenden Erscheinungen erklären. Wir werden daher erst später nochmals auf seine Angaben zurückkommen müssen.

HUECK rechnet zum Wesen der Arteriosklerose: ,,1. hyperplastische Prozesse, vor allem Verdickung und Vermehrung der bindegewebig-elastischen Systeme der Gefäßwand, hauptsächlich in der Intima (elastisch-hyperplastische Intimaverdickung JORES), aber auch in der Media, hier vor allem auch Verdickung der Muskulatur.

2. Degenerative Vorgänge, die sich ebenfalls vorwiegend an den inneren Gefäßwandschichten abspielen und unter denen man wiederum

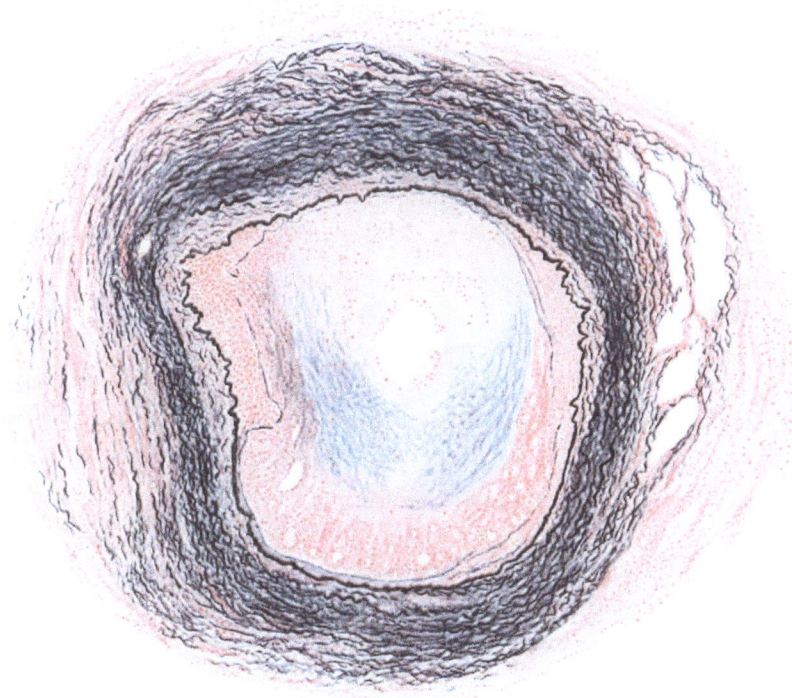

Abb. 260. Endarteriitis obliterans luetica der Carotis, 32jährige Frau. Keine Verdoppelung der Elastica interna, Granulationsgewebe in der Intima, Gummiknoten der Media. Elastinfärbung.

a) eine primäre schleimige Quellung und Entartung,
b) eine Verfettung,
c) eine primäre Verkalkung (diese hauptsächlich in der Media lokalisiert) und
d) eine primäre hyaline Entartung (vor allem in den Arteriolen der inneren Organe, wie Milz, Niere, Gehirn usw.)

unterscheidet". HUECK stimmt also weitgehend mit der Begriffsbestimmung von JORES überein. Es geht aber aus seinen Ausführungen nicht ganz deutlich hervor, ob er auch das Zusammentreffen verschiedener Prozesse für erforderlich hält, um von Arteriosklerose sprechen zu dürfen, oder ob er jeden dieser Begriffe einzeln für Arteriosklerose halten möchte. Es scheint fast das letztere zuzutreffen, denn er behauptet: ,,daß die Arteriosklerose lediglich ein Sammelbegriff ist für Vorgänge, die allerdings durch ein gemeinsames Prinzip zusammengefaßt werden können, — nämlich das einer ‚fortschreitenden Ernährungsstörung der Gefäßwand' — ..., die aber im einzelnen sehr wohl voneinander unterschieden werden müssen und auch hinsichtlich ihrer ‚Ursachen' auseinander zu halten sind". Wenn aus diesen Sätzen hervorzugehen scheint, daß HUECK jeden der genannten Prozesse allein als Arteriosklerose anzusprechen geneigt ist, so sagt er andererseits: „Wir werden also gut tun, die hyperplastischen Vorgänge von der Arteriosklerose zu unterscheiden und sie als rein funktionelle Anpassungen zum mindesten so lange gesondert betrachten, als sie noch keine degenerative Veränderungen erkennen lassen." Mit dieser Auffassung kommt HUECK also zu der gleichen Einschränkung des Begriffs Arteriosklerose wie JORES, und es scheint uns auch richtiger, ein bestimmtes Zusammentreffen von Veränderungen für die Bezeichnung Arteriosklerose zu fordern, als jede der genannten Prozesse für sich allein mit diesem

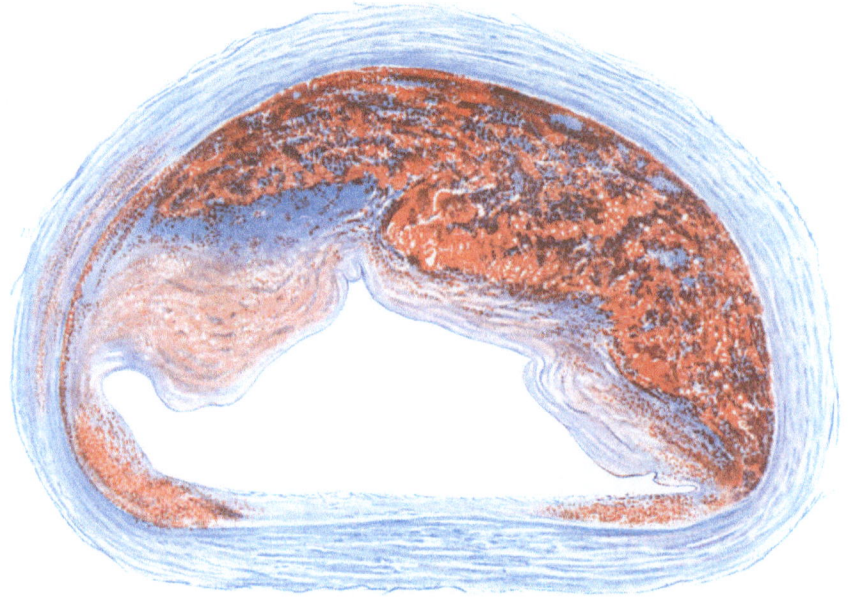

Abb. 261. Schwerste Arteriosklerose der Carotis, 38jähriger Mann. Scharlachrotfärbung, Lupenvergrößerung. Stärkste fettige Entartung der verdickten Intima.

Namen zu belegen. Wir werden auf diesen Punkt noch zurückkommen müssen. Auch können wir nicht HUECK zustimmen, wenn er weiterhin das Fortschreiten des Prozesses als charakteristisch für die Arteriosklerose betrachtet. Als Anatomen können wir dem Zustandsbild, das sich uns darbietet, nicht das Fortschreiten ansehen. Wir können also niemals sagen, ob Veränderungen, die sich uns als geringfügig zeigen, nicht doch weiter fortgeschritten wären, wenn der Patient am Leben geblieben wäre, und andererseits können wir auch bei hochgradigen Veränderungen nicht behaupten, daß der Prozeß ständig fortgeschritten ist und nicht in irgendeinem Stadium längere Zeit verweilt hat. Man kann HUECK aber viel weitgehender zustimmen, wenn er in seiner Schlußbetrachtung sagt, daß den Prozessen, die unter dem Sammelnamen Arteriosklerose zusammenzufassen sind, gemeinsam sein muß, „daß sie schließlich zu einer fortschreitenden Entartung, Desorganisation, oder wenn man will, „Umbau" der Gefäßwand führen". Ein solcher Umbau tritt ja auch nach der JORESschen Auffassung auf, denn durch die Intimawucherung (die elastisch-hyperplastische Intimaverdickung) und die Verfettung mit nachfolgender Bindegewebswucherung ist ja schließlich ein vollständiger „Umbau" eingetreten.

Auch SUMIKAWA[1]) hat einen Standpunkt vertreten, der dem von JORES sehr nahe kommt. Er sieht die degenerativen Erscheinungen nur als Folgeerscheinungen an und glaubt, ,,daß bei der Arteriosklerose Zellvermehrung und Bindegewebswucherung in der Intima voraufgehen, erst dann und zwar relativ schnell infolge von Ernährungsmangel diese gewucherten Elemente in Degeneration verfallen".

MÖNCKEBERG schließt sich in seinem im Frühjahr 1924 in Mannheim erstatteten Referat im ganzen der JORESschen Definition an. Auch er betont

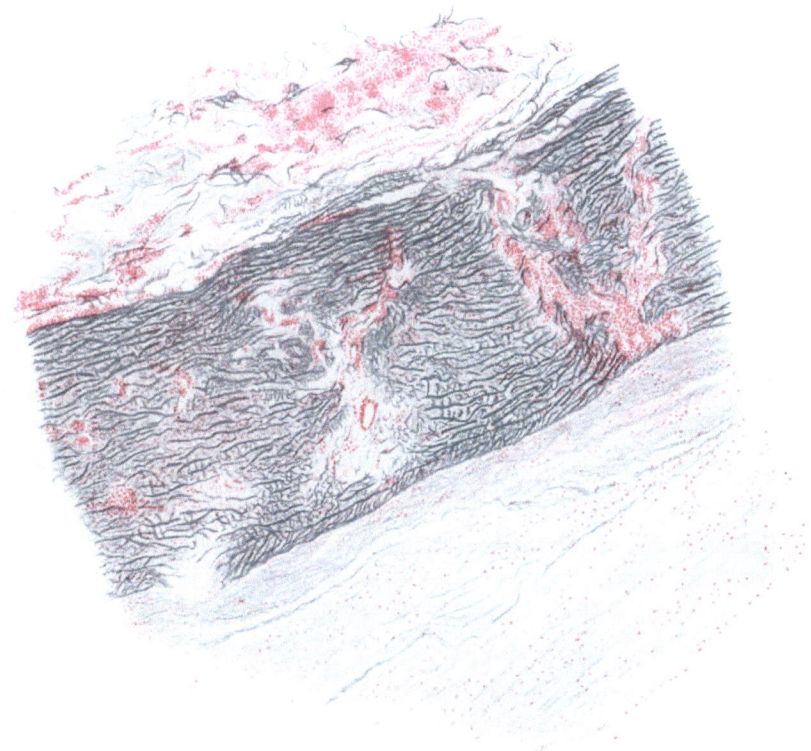

Abb. 262. Aortitis syphilitica bei einem älteren Manne mit Arteriosklerose. Entzündliche Zerstörung der Media.

wiederholt, daß die Arteriosklerose ein komplexer Vorgang ist und daß keine der beiden Komponenten allein als Arteriosklerose bezeichnet werden darf.

Wir schließen uns also nur der von den meisten Autoren gegebenen Definition an, wenn wir als Definition der Arteriosklerose sagen: *Die Arteriosklerose ist ein komplexer Prozeß, bestehend aus einer produktiven Komponente, der elastischhyperplastischen Intimaverdickung* (JORES) *und einer degenerativen Komponente. Die in Frage kommende Degeneration ist meist die Verfettung.*

Dieses Zusammentreffen von produktiven und degenerativen Prozessen werden wir überall im Gefäßsystem erwarten müssen, wenn wir den Ausdruck Arteriosklerose anwenden wollen. Es erscheint aber fast selbstverständlich, daß

---

[1]) SUMIKAWA: Über das Wesen der Arteriosklerose. Virchows Arch. f. pathol. Anat. u. Physiol. Bd. 196, S. 232. 1909.

der Grad der Beteiligung der einzelnen Komponenten, ihre Ausdehnung, Lokalisation usw. wechseln muß mit dem anatomischen und funktionellen Bau der einzelnen Gefäße. Man wird also von vornherein erwarten müssen, daß in den Gefäßen vom elastischen Typus, wie z. B. der Aorta, das Bild ein anderes sein muß als in Gefäßen von muskulärem Typus oder in den kleinsten Gefäßen, den Arteriolen. Wir werden bei dem so verschiedenen anatomischen und funktionellen Bau der verschiedenen Arterien nicht genau dasselbe Bild überall erwarten können, werden uns vielmehr damit begnügen müssen, daß der Prozeß, wenn er als Arteriosklerose bezeichnet werden soll, überall gleichwertig, im Wesen derselbe ist, während er aber anatomisch, besonders in der Beteiligung der einzelnen Faktoren und dem Befallensein der einzelnen Schichten je nach Aufbau und Funktion der Gefäße schwanken wird. Wir werden auf diese Fragen noch zurückkommen müssen.

II. Abgrenzung verwandter Veränderungen.

a) Fettige Usur.

Am meisten gestritten wurde wohl von jeher um den Begriff der *fettigen Usur*, die schon von VIRCHOW von der Arteriosklerose abgetrennt, später aber von vielen Autoren als nicht prinzipiell von der Arteriosklerose verschieden betrachtet wurde. Nach LUBARSCH kommt reine Intimaverfettung fast niemals vor. ,,Schon die einfachen gelben Streifen, die schon bei 4 Wochen alten Säuglingen gefunden werden können und am häufigsten dicht über den Aortenklappen, dann an Aortenbogen, Teilungsstellen der Carotiden, Mitralis und Abgang der Kranzarterien lokalisiert sind, zeigen die Verbindungen von Intimawucherungen mit Lipoidablagerung; nur in Fällen bei noch jüngeren Individuen, bei denen mit bloßem Auge überhaupt keine Veränderungen vorhanden waren, habe ich reine Intimaverfettungen gesehen".

WESTENHÖFER betonte erst wieder vor ganz kurzer Zeit, daß die Lipoidflecken und Streifen in der Aorta, die so oft scheinbar regellos in gewissen Gruppen auftreten, besonderen Ursachen ihre Entstehung verdanken. ,,Die Anordnung der Lipoidstreifen zu diesen Querbändern stellt nun aber nichts anderes dar als den Ausdruck der Druckwirkung, den die Intima zwischen Blutstrom und der jeweils vorhandenen Zwischenwirbelscheibe erfährt". Er trennt daher diese Lipoidflecke als ,,Druckflecke" von den Verdickungen an der Abgangsstelle der Coronararterien, ,,Zugschwielen", prinzipiell ab. Eine solche prinzipielle Abtrennung wäre nur berechtigt, wenn WESTENHÖFER nachgewiesen hätte, daß das histologische Bild beider Prozesse ein verschiedenes ist. Es können aber wohl zwei verschiedene physikalische Ursachen dieselben Veränderungen erzeugen, und in diesem Fall sind wir nicht berechtigt, trotz der Verschiedenheit der Ursachen, die Prozesse verschieden zu beurteilen.

In letzter Zeit tritt SALTYKOW[1]) wieder mit aller Entschiedenheit für die Einheit beider Prozesse unter genauer Berücksichtigung der einschlägigen Literatur ein. Er betont, ,,daß schon sehr frühzeitig eine Hyperplasie der Intima in den Verfettungsherden auftritt, so ,daß es kaum eine einigermaßen ausgesprochene Intimaverfettung ohne hyperplastische Vorgänge gibt' ". Er betrachtet reine Intimaverfettungen als Anfangsstadien und schließt, ,,daß man eben fließende Übergänge von den Intimaverfettungen der Kinder zu denjenigen der Jugendlichen und den Platten und Beeten des späteren Alters verfolgen kann".

---

[1]) SALTYKOW: Beginn und Häufigkeit der Atherosklerose. Verhandl. d. dtsch. pathol. Ges., Freiburg i. Br. 1926, S. 398.

Wir werden uns also an unsere oben gegebene Definition der Arteriosklerose halten und sagen, daß die fettigen Usuren dann zur Arteriosklerose zu rechnen sind, wenn bereits die elastisch-hyperplastische Intimaverdickung neben der Verfettung nachweisbar ist, also nach LUBARSCH in bei weitem den meisten Fällen. Ist aber in einem oder dem anderen Fall diese Kombination nicht nachzuweisen, so dürfen wir diesen Fall noch nicht zur Arteriosklerose rechnen. Es ist möglich, daß durch Hinzutreten von produktiven Prozessen eine Arteriosklerose sich aus der einfachen Verfettung entwickelt hätte, daß also ein präsklerotischer Zustand vorliegt; ob aber eine solche zweite Veränderung hinzugekommen wäre, können wir dem einzelnen Fall nicht ansehen, und wir sind infolgedessen gezwungen, diese Fälle reiner fettiger Usuren von der Arteriosklerose abzugrenzen oder als Vorstadium zu bezeichnen.

b) Mediaverkalkung.

Schwieriger ist die Frage der Zugehörigkeit der *Mediaverkalkung* zur Arteriosklerose zu entscheiden. FABER hat überhaupt in den Mittelpunkt des Arterioskleroseproblems die Verkalkung gestellt. Wenn man ihm darin folgen will, muß man logischerweise auch die Mediaverkalkung mit zum Bilde der Arteriosklerose rechnen. Hat er doch gezeigt, daß Kalkablagerungen in der Media auch an Gefäßen vom elastischen Typ stets nachweisbar sind.

Auch andere Autoren, z. B. OBERNDORFER[1]) haben die Mediaverkalkung zur Arteriosklerose gerechnet.

MÖNCKEBERG[2]) dagegen tritt schon seit Jahren dafür ein, daß die Mediaverkalkung nicht zur Arteriosklerose zu rechnen ist, ein Standpunkt, dem sich jüngst auch JORES angeschlossen hat. Wenn wir an unserer Definition wörtlich festhalten, können wir nur sagen, daß zwar Mediaverkalkung oft mit Arteriosklerose kombiniert vorkommt, aber auch allein vorkommen kann und dann nicht zum Bild der Arteriosklerose gerechnet werden kann. MÖNCKEBERG betont, daß

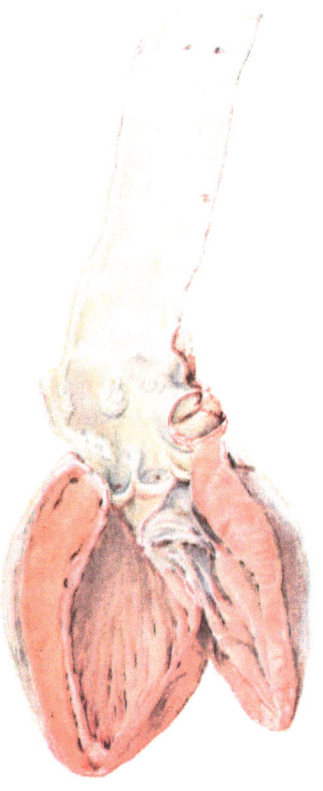

Abb. 263. Typische Arterionekrose des Arcus aortae: weiße Beete. (Kaninchen, B. FISCHER 1925, Nr. 553; 15 intravenöse Eiweißinjektionen, Versuchsdauer 40 Tage.) Vergrößerung 2:1.

man nicht deswegen 2 verschiedene Krankheitsbilder identifizieren darf, weil sie vielleicht auf ähnliche Ursachen zurückzuführen sind. Als Beweis gegen die Behauptung, daß die Mediaverkalkung die Arteriosklerose der Arterien von muskulösem Typus sei, führt er an, daß beim Kaninchen durch Adrenalininjektionen Veränderungen zu erzeugen sind, die der Mediaverkalkung nahe stehen, daß aber durch andere Eingriffe, Cholesterinverfütterung, ebenfalls beim Kaninchen an der Aorta, die ihrem Bau nach eher den Arterien vom muskulären Typus entspricht, Veränderungen entstehen, die ganz der menschlichen Arterio-

---

[1]) OBERNDORFER: Beitrag zur Frage der Lokalisation arteriosklerotischer Prozesse in den peripheren Arterien. Dtsch. Arch. f. klin. Med. Bd. 21, S. 515. 1911.

[2]) MÖNCKEBERG: Mediaverkalkung und Atheromatose. Virchows Arch. f. pathol. Anat. u. Physiol. Bd. 216, S. 408.

sklerose gleichen. Es müssen also 2 verschiedene Prozesse sein, wenn verschiedene Vorbehandlung bei demselben Tier an der Aorta die eine oder die andere Veränderung erzeugt.

Arterionekrose (Adrenalin-Veränderungen).

Dieser Einwand ist nicht berechtigt, im Gegenteil spricht dieser Befund eher im Sinne einer Gleichstellung beider Prozesse. Allerdings ist der Prozeß, wie er nach *Adrenalininjektion* beim Kaninchen entsteht, anatomisch von der Arteriosklerose zu unterscheiden und deswegen von B. FISCHER[1]) mit dem Namen *Arterionekrose* belegt worden. MÖNCKEBERG weist aber selbst auch darauf hin, daß die Aorta beim Kaninchen den Arterien vom muskulären Typus entspricht und an diesen sehen wir auch beim Menschen Mediaveränderungen, die den Adrenalinveränderungen der Kaninchenaorten weitgehend gleichen. Wenn man also diese Veränderungen so scharf von der menschlichen Arteriosklerose trennen will, so müßte man erst nachweisen, daß beim Menschen bei chronischer Adrenalinvergiftung auch in der *Aorta* die gleichen Mediaveränderungen wie beim Kaninchen entstehen. Dies scheint nun aber nach einem jüngst von BIEBL und WICHELS[2]) beschriebenen Fall keineswegs zuzutreffen, im Gegenteil fand sich in diesem Fall, der von den Autoren als chronische Adrenalinvergiftung betrachtet wird, typische allgemeine Arterio- und Arteriolosklerose. Die Wichtigkeit dieses Falles verlangt seine kurze Besprechung. Bei einem 26 jährigen Mann ergibt die Sektion doppelseitige chromaffine Tumoren beider Nebennieren, dabei ausgedehnteste Sklerose des ganzen Arteriensystems bis zu den Arteriolen, außerdem multiple Apoplexien. Im Leben war ein Hypertonus von 208/128 mm Hg festgestellt.

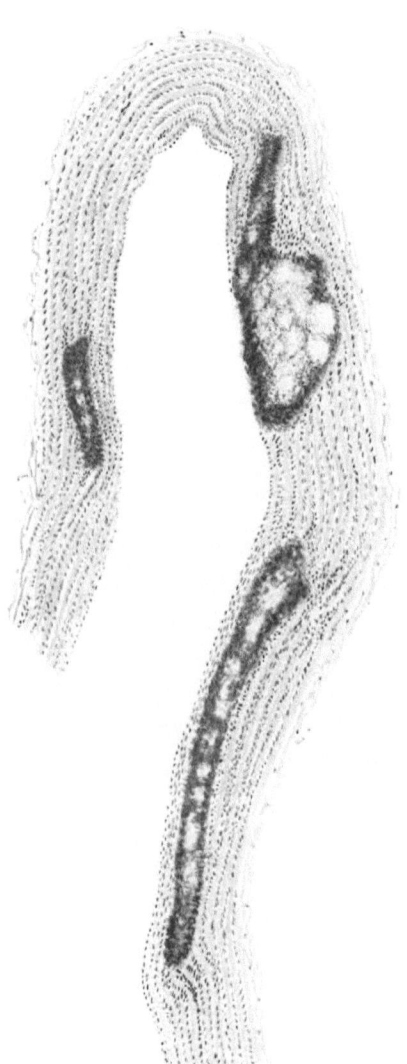

Abb. 264. Typische Adrenalinarterionekrosen mit Verkalkung. (Kaninchen, B. FISCHER 1905, Nr. 26; 40 intravenöse Injektionen 0,2—0,5 ccm Suprarenin 1 : 1000.) Arcus aortae, van Gieson-Färbung.

Wenn in anderen Fällen von Paragangliom schwere Arteriosklerose nicht beobachtet worden war, so halten die Autoren es für möglich, daß ein „unphysiologisches Produkt der geschwulst-

---

[1]) FISCHER, B.: 22. Kongr. f. inn. Med., Wiesbaden 1905, S. 235.
[2]) BIEBL u. WICHELS: Physiologische und pathologisch-anatomische Betrachtungen im Anschluß an einen Fall von Paragangliom beider Nebennieren. Virchows Arch. f. pathol. Anat. u. Physiol. Bd. 257, S. 182.

artig gewucherten Nebennierenmarkzellen, ungünstige Kreislaufs- und Ernährungsverhältnisse innerhalb des Gewächses, verursacht durch Venenthromben und Blutungen mit folgenden Nekrosen oder lokale Speicherung des gebildeten Adrenalins in Cysten" vorgelegen habe. BIEBL und WICHELS halten sich für berechtigt, ihren Fall als chronische Adrenalinvergiftung anzusprechen, bei dem „ständig das in gesteigertem Maße gebildete und auch biologisch wirksame Adrenalin ins Blut gelangt ist". Wenn auch diese Annahme nicht durch chemische Befunde erwiesen ist, so ist sie doch durch die Untersuchungen in hohem Grade wahrscheinlich. Sehr auffallend ist es nun, daß in diesem Falle nicht an den Gefäßen Befunde erhoben wurden, die der Arterionekrose bei Adrenalin vergifteten Tieren entsprechen, sondern vielmehr „die charakteristischen sklerotischen Veränderungen der Gefäßinnenhaut, wie sie der menschlichen Arteriosklerose eigen ist" und typische Arteriolosklerose. Die Autoren sehen selbst den Grund für den Unterschied in dem abweichenden Bau der Gefäße. Wir möchten uns dieser Auffassung anschließen, allerdings auch noch bedenken, daß auch eine andersartige Reaktion mitsprechen kann.

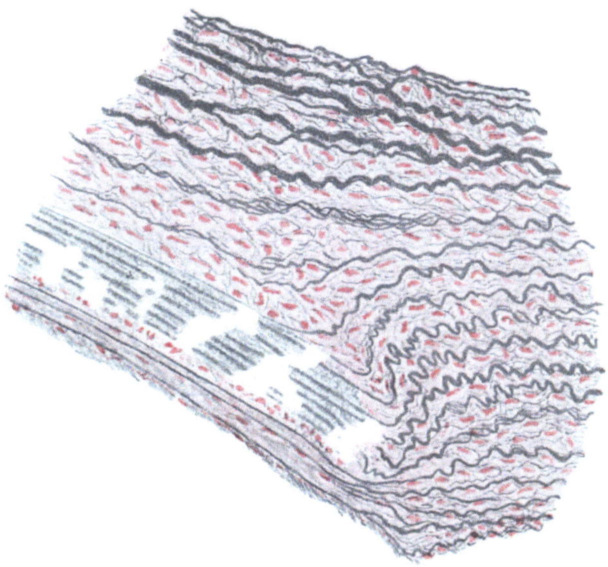

Jedenfalls beweist dieser Fall, daß eine chronische Vergiftung mit Adrenalin in der Aorta des Menschen (elastischer Typus!) ty-

Abb. 265. Typische Arterionekrose bei intravenöser Injektion von Suprarenin 1 : 1000; 40 Injektionen 0,2—0,5 ccm, Streckung und Zerfall der elastischen Fasern. (Kaninchen, B. FISCHER 1905, Nr. 26.) Arcus aortae, starke Vergrößerung.

pische Arteriosklerose hervorrufen kann, während nach Vergiftung mit demselben Gift in der Aorta des Kaninchens, deren Bau dem der muskulären Gefäße des Menschen entspricht, regelmäßig Mediaveränderungen beobachtet werden. Wenn also dasselbe Gift bei Arterien des elastischen Typs Arteriosklerose, bei solchen des muskulären Typs Mediaveränderungen hervorruft, so spricht dies unbedingt für die Gleichwertigkeit beider Prozesse.

Der gleiche Prozeß wie bei der Arterionekrose der Kaninchen ist aber andererseits, wenn auch erst einmal, beim Menschen beobachtet worden. JAFFÉ[1]) beschrieb einen Fall gleicher Veränderungen in der Arteria pulmonalis eines Neugeborenen bei Hydramnion der Mutter. Wenn auch ursächliche Faktoren in diesem Falle nicht mit Sicherheit zu beschuldigen waren, so zeigt dieser Fall doch, daß es Bedingungen geben kann, die beim Menschen diese sonst ungewöhnliche Veränderung hervorrufen, ebenso wie es Bedingungen gibt, die beim Kaninchen

---

[1]) JAFFÉ: Über Arterionekrose bei einem Neugeborenen. Frankfurt. Zeitschr. f. Pathol. Bd. 15, S. 118. 1914.

die für diese Tierart sonst ungewöhnlichen Veränderungen, die der menschlichen Arteriosklerose gleichen, erzeugen können.

Wir müssen uns also der schon vor Jahren von B. FISCHER ausgesprochenen Ansicht anschließen, der die Mediaverkalkung als echte Arteriosklerose betrachtete und sagte: ,,Für das Verständnis dieser Verschiedenheiten der arteriosklerotischen Gefäße ist wiederum der funktionelle Bau der Gefäßwand ausschlaggebend."

Als anatomische Veränderung der Media ist außer der Verkalkung eine fortschreitende fibröse Entartung sehr genau von STAEMMLER beschrieben worden. STAEMMLER fand bei alten Leuten regelmäßig diese Veränderungen. Wir können ihm nicht zustimmen, wenn er ,,die fibröse Entartung der Media zweifellos mit zur Arteriosklerose gehörig" bezeichnet, da er jede fortschreitende Ernährungsstörung der Arterienwand als Arteriosklerose ansieht. Er betont selbst, daß die fibröse Entartung der Media oft den Intimaveränderungen vorausgeht, also auch ohne diese gefunden wird.

c) Menstruations- und Ovarialsklerose.

Daß die *Menstruations- und Ovarialsklerose* von der Arteriosklerose abgetrennt werden muß, wurde schon 1908 von SOHMA[1]), einem Schüler ASCHOFFS, in sorgfältigen Untersuchungen dargetan. Er konnte zeigen, daß Arteriosklerose auch in Ovarien vorkommt, aber scharf von der Menstruations- und Ovarialsklerose zu unterscheiden ist. Letztere betrachtet er als ,,eine Art Vernarbungsprozeß nach hochgradiger Dehnung, und man möchte fast sagen, entzündlicher Schwellung der arteriellen Wandungen infolge des Ovulationsprozesses." Es ist ein Prozeß, der sich vorzugsweise in der Media abspielt. Spätere Autoren, in letzter Zeit HUECK, haben gleichfalls diese Prozesse von der Arteriosklerose abgetrennt.

d) Arteriolosklerose.

Am schwierigsten zu beantworten, aber auch am wichtigsten, ist die Frage, ob die oft an den kleinsten Arterienästen, den Arteriolen, zu beobachtenden Veränderungen der Arteriosklerose an die Seite gestellt werden dürfen. Die meisten Autoren neigen zu einer Beantwortung in positivem Sinne, wofür auch der Name *Arteriolosklerose* spricht, ein Name, der direkt besagt, daß es sich um den gleichen Prozeß handelt, der nur durch seine Lokalisation an den Arteriolen von der Arteriosklerose der größeren und großen Arterien zu unterscheiden ist. Aber schon die Tatsache, daß es überhaupt notwendig war, für diesen Prozeß einen eigenen Namen einzuführen, beweist, daß es sich um einen Prozeß handelt, der in seinem Auftreten, seiner Deutung, seiner Wertung spezielle Beachtung erfordert. ROTH hat kürzlich in einem ausführlichen Referat auf der Mannheimer südwestdeutschen Pathologen-Tagung die Arteriolosklerose in ihren morphologischen Einzelheiten genau besprochen, so daß wegen aller Literaturangaben auf dieses Referat verwiesen sei.

ROTH beschreibt die Arteriolosklerose, ähnlich wie die früheren Autoren und besonders in letzter Zeit HUECK, als ,,beginnend in den inneren Wandschichten und bestehend in einer Quellung und einem Hyalinwerden der Wandung, als hyaline Degeneration". Diese zeigt sich besonders schön bei van Gieson-Färbung in gelboranger Färbung. Fast stets kommt dann eine Ablagerung von Lipoiden an denselben Stellen hinzu. Er sagt wörtlich: Die Affektion beginnt ,,mit einer Auflockerung der intimalen Gefäßschichten (so daß das Endothel aus seinem geschlossenen Charakter in den Zustand einer mehr netzartig syncytialen Anordnung übergeht), infolge deren

---

[1]) SOHMA: Über die Histologie der Ovarialgefäße. Arch. f. Gynäkol. Bd. 84, S. 377. 1908.

Bestandteile des Blutes auch ohne Verletzung des Endothels in die inneren Gefäßschichten eindringen können. Die hierdurch bedingte Saftstauung führt eine hyaline Degeneration sowohl der Zellen selbst wie der Grundsubstanz herbei, wobei der allererste Beginn in die subendothelialen Schichten verlegt wird mit Fortschreiten nach außen. Die Einlagerung einer zunächst mehr flüssig und weich anzunehmenden Substanz verändert aus offenbar physikalisch-chemischen Gründen die eiweißartige Grundsubstanz in dem Zellprotoplasma der Gefäßwand selbst, so daß diese mit der eindringenden Substanz eine Verquellung erfährt und zu einer gemeinsamen Masse gerinnt, eben dem Hyalin. Es liegt hier also eine kolloid-chemische Desorganisation des Bindegewebes vor. Der zunächst noch reversible Vorgang kann dann weitere degenerative Vorgänge zur Folge haben, als deren hauptsächlichster Ausdruck die Ablagerung von Fetten und besonders Lipoid-Fettsäure-Gemischen hinzukommt; ... Diese Verfettung stellt offenbar als für sich verlaufende und durch besondere chemische Ursachen ausgelöste Stoffwechselstörung einen sekundären Prozeß dar (s. a. HUECK), der von den gleichen Bedingungen abhängig ist, die auch für die Verfettung der übrigen Gefäße eine Rolle spielen, während die hyaline Wandveränderung ihren eigenen Gesetzen folgt." Aus dieser ausführlichen Beschreibung geht klar hervor, daß die Arteriolosklerose sich aus 2 verschiedenen Prozessen zusammensetzt, die aber beide als degenerativ zu betrachten sind. Für die Lipoidablagerung, die aber nur sekundär ist, könnte es zweifelhaft sein, für die hyaline Entartung ist es aber klar ausgesprochen. ROTH erwähnt selbst, und wir können dies durchaus bestätigen, daß häufig hyaline Verdickung für sich allein vorkommt ohne jede Verfettung, und daß oft auch die Verfettung im Vergleich zur Hyalinisierung recht geringgradig ist. Das wesentliche des Prozesses der Arteriolosklerose ist also ein rein degenerativer Vorgang. Das muß besonders scharf hervortreten, wenn man mit FAHR und ROTH die sog. Arteriolonekrose, bei der zu der hyalinen und lipoiden Degeneration „Kernzerfall der Endothelien und völlige Nekrose der übrigen Wandung der Arteriolen" hinzukommt, als schwersten Grad der Arteriolosklerose betrachtet. Aus dem gleichen Grunde hat vor kurzem auch NAKONTSCHNY[1]) die hyalinen Veränderungen der Milzarterien nicht zur Arteriosklerose gerechnet, weil die hyperplastischen Veränderungen fehlen.

Wenn wir uns also die Frage vorlegen, ob die Arteriolosklerose dem Begriff der Arteriosklerose gleichbedeutend sei, nur mit dem Unterschied, daß der Prozeß sich an den kleinsten Arterien abspielt, so scheint es zunächst, als ob wir diese Frage nach unserer eingangs gegebenen Definition verneinen müßten. Wir haben als unbedingtes Postulat aufgestellt, daß zur Arteriosklerose produktive und degenerative Prozesse gehören. ROTH sagt: „In das große Gebiet der Arteriosklerose als Kollektivbegriff ist sie natürlich einzubeziehen, aber der gewöhnlichen Arteriosklerose nicht ohne weiteres gleichzusetzen, worauf schon ihr so häufiges, frühzeitiges Auftreten hinweist." Es wäre natürlich denkbar, daß der normal-histologische Bau der kleinsten Arterienäste, bei dem die Elastica fast keine Rolle mehr spielt, eine elastisch-hyperplastische Intimaverdickung nicht aufkommen läßt, daß also auch hier, wie bei der Mediaverkalkung der anatomische und funktionelle Aufbau der maßgebende Grund ist, der eine Abweichung von dem gewöhnlichen Bild der Arteriosklerose bedingt. Immerhin wäre diese Abweichung erheblich, wenn man bedenkt, daß wir für den Begriff der Arteriosklerose zwei Komponenten postuliert haben, und hier bei der Arteriolosklerose nur die eine dieser Komponenten vorhanden ist.

Nun haben wir andererseits schon darauf hingewiesen, daß viele Autoren, be-

---

[1]) NAKONTSCHNY: Über die pathologischen Arterienveränderungen in der Milz. Virchows Arch. f. pathol. Anat. u. Physiol. Bd. 245. 1923.

sonders auch JORES, betont haben, daß die beiden zur Arteriosklerose gehörigen Komponenten nicht immer an derselben Stelle in Erscheinung zu treten brauchen. Wenn dies nach Angabe dieser Autoren schon in der Aorta zutrifft, so muß es vielmehr hier, bei dem ganz anderen Bau der Arteriolen, vorausgesetzt werden. Es erhebt sich also die Frage, ob wir stets bei Arteriolosklerose auch hyperplastisch-produktive Prozesse, evtl. an größeren Gefäßen treffen oder mit anderen Worten, ob Arteriolosklerose immer mit echter Arteriosklerose vergesellschaftet ist. Daß Arteriolosklerose ohne schwere Grade von Arteriosklerose vorkommen kann und oft vorkommt, kann keinem Zweifel unterliegen. Dagegen will es uns scheinen, als ob hyperplastische Prozesse an den kleinen und kleinsten Arterienästen niemals fehlen, wenn überhaupt degenerative Veränderungen im Sinne der Arteriolosklerose vorliegen. Soviel wir in der Literatur sehen konnten, liegen exakte Untersuchungen größerer Reihen hierüber nicht vor, und wir können daher nur nach unseren eigenen Erfahrungen urteilen. Sollte sich diese Annahme aber bestätigen, so müßten wir sagen, daß die Arteriolosklerose der Arteriosklerose gleichwertig ist und nur infolge des funktionellen Aufbaus der Gefäßwand ein andersartiges Aussehen zeigt als die Arteriosklerose der größeren Gefäße. Es wäre dann nur nach den Gründen zu forschen, warum Arteriosklerose ohne Arteriolosklerose und umgekehrt angetroffen wird, wenn man beide Prozesse als gleichwertig ansehen will.

Abgesehen von dem andersgearteten Aufbau kommt für diese Frage auch wesentlich die verschiedene funktionelle Belastung in Betracht. Wenn HERXHEIMER[1]) besonders häufig Arteriolosklerose der Milz fand und diesen Befund mit der Mitbeteiligung der Milz bei so vielen Infektionskrankheiten in Beziehung bringt, so zeigt uns schon dies den Zusammenhang von Arteriolosklerose und übermäßiger funktioneller Belastung. Am häufigsten findet man diese Veränderungen der Arteriolen in den Nieren, und zwar stets im Zusammenhang mit Blutdruckerhöhung. Wir glauben dies in Übereinstimmung mit den meisten Autoren dahin deuten zu sollen, daß bei Blutdruckerhöhung die funktionelle Mehrbelastung gerade bei diesen schon normalerweise besonders stark belasteten kleinen Nierengefäßen am ehesten den Charakter der Schädigung annimmt. Bedenkt man nun aber, was für eine Vielheit von Ursachen für die Arteriosklerose überhaupt in Betracht kommt (worauf wir erst später genauer eingehen wollen), und wie die verschiedensten Kombinationen dieser ursächlichen Schädigungen zusammentreffen können, so ist es durchaus verständlich, daß es Kombinationen geben kann, die mehr ihre Wirkung auf die großen oder die kleinsten Gefäße ausüben.

In dem Sinne der Gleichstellung beider Prozesse spricht auch der oben erwähnte Fall von BIEBL und WICHERS, bei dem die Ursache in Form einer chronischen Adrenalinvergiftung nachweisbar war, und bei dem in gleicher Weise große Arterien und Arteriolen hochgradig verändert gefunden wurden. Auch die Kaninchenversuche mit Cholesterinfütterung, die erst später ausführlicher besprochen werden sollen, zeigen nicht nur das typische Bild der Arteriosklerose der Aorta, sondern auch eine typische Arteriolosklerose. Nach VERSÉ[2]) findet sich diese hier hauptsächlich an den am intensivsten arbeitenden Organen, Herz und Lunge.

Danach kommen wir zu dem Ergebnis, daß zwar die Arteriolosklerose anatomisch von der Arteriosklerose der großen Gefäße zu unterscheiden ist, daß sie ihr aber gleichwertig ist und prinzipiell nicht von ihr getrennt werden darf.

---

[1]) HERXHEIMER: Über das Verhalten der kleinen Gefäße der Milz. Berlin. klin. Wochenschr. 1917, Nr. 4.
[2]) VERSÉ: Zur Frage der experimentellen Atherosklerose. Dtsch. med. Wochenschr. 1925, S. 49.

e) Makroskopisch-klinische Diagnose und Abgrenzung.

Zum Schluß dieses Abschnittes muß noch die Frage geprüft werden, ob und wieweit es möglich ist, aus *makroskopisch-klinischen Befunden* an den Gefäßen die Diagnose auf Arteriosklerose zu stellen. Wir können an dieser Stelle natürlich nicht etwa die gesamte klinische Diagnostik der Arteriosklerose besprechen. Nur 2 Merkmale, die früher als besonders charakteristisch für die Arteriosklerose galten, müssen hervorgehoben werden, nämlich die Härte des Gefäßrohres und die Schlängelung der Arterien. Zunächst ist zu betonen, daß Veränderungen natürlich nur an den der Untersuchung zugänglichen Stellen festgestellt werden können, also besonders an den Extremitäten und dem Kopf. Rückschlüsse von diesen Gefäßen auf die der inneren Organe sind ganz unzulässig, da keineswegs die Veränderungen im ganzen Körper in gleicher Weise vorhanden zu sein brauchen. Auf die Frage der Lokalisation werden wir noch zurückkommen müssen.

Die der Palpation zugänglichen Gefäße sind nun aber ausschließlich solche von muskulärem Typus, und wir haben oben gesehen, daß gerade bei diesen Gefäßen ein Prozeß vorkommt, der zur Verkalkung, somit zu Verhärtung des Rohres führt, nämlich die Mediaverkalkung, die wir zwar auch zur Arteriosklerose gerechnet haben, die aber infolge des andersartigen funktionellen Aufbaus und der andersartigen funktionellen Belastung der befallenen Arterien keinerlei Schluß über die Beschaffenheit anderer Arterien, besonders der Aorta, zuläßt.

Die *Schlängelung*, wie sie besonders an der Arteria temporalis oft zu beobachten ist, hat aber direkt nichts mit der Arteriosklerose zu tun. Erst vor kurzem hat GEIGEL[1]) die Frage ausführlich behandelt. Er nimmt an, daß in den Gefäßen wie an jeder benetzten Rohrwand die alleräußerste, der Wand unmittelbar anliegende Wasserschicht vollkommen in Ruhe bleibt. Daher reibt das strömende Blut nicht an dem Endothel der Intima, sondern „an der molekular feinen Blutschicht, die, unverrückbar durch den Blutstrom, durch die Adhäsion festgehalten wird". Zu Dehnungen kommt es nun durch die Schubspannungen; diese werden zunächst durch die Elastizität ausgeglichen, im absteigenden Ast des Lebens kommt es aber zur Längsdehnung durch die dauernde Dehnung und dadurch an Stellen, wo das Gefäßrohr verschieblich ist, zur Schlängelung.

WINKLER[2]) hat sich GEIGEL angeschlossen. Er sagt: „Ich möchte nun dieses Moment der Auswirkung des Druckes in einer Flüssigkeit nach allen Seiten und seine Richtung gegen den Gegendruck der inneren Reibung, der insbesondere durch die Aufspaltung und damit Hand in Hand gehende Verengerung des Gefäßsystems gegeben wird, für das wesentlichste Moment und die ausschlaggebende Ursache der Schlängelung von Arterien im höheren Alter halten." Er meint allerdings, daß eine solche dauernde Schlängelung nur dann zustande kommen kann, wenn die Wandung schon in irgendeiner Weise geschädigt sei, wie das im höheren Alter so häufig der Fall sei. Als solche Schädigungen führt er an „Atrophie, fettige Degeneration oder Fettinfiltration, hyaline Entartung und ähnliche Prozesse der glatten Gefäßwandmuskulatur, sowie Auflockerung und Schädigung der dichten, festgefügten elastischen Elemente". Also selbst wenn man WINKLER mit dieser Einschränkung recht geben will, so kämen als Voraussetzung für die Schlängelung nicht nur arteriosklerotische, sondern auch alle möglichen anderen Prozesse in Betracht. Das wesentliche Moment aber, das zur Schlängelung führt, hat mit der Arteriosklerose überhaupt nichts zu tun.

---

[1]) GEIGEL: Die Schlängelung der Arterien. Münch. med. Wochenschr. 1923, S. 564.
[2]) WINKLER: Die Schlängelung der Arterien. Münch. med. Wochenschr. 1923, S. 1023.

f) Tierische Arteriosklerose.

Wenige Worte sind über die *Arteriosklerose der Tiere* zu sagen. Es kann hier nicht auf die ziemlich umfangreiche Literatur im einzelnen eingegangen werden, ich verweise hier nur auf die neuesten Arbeiten von SOLI[1]) und besonders die von KRAUSE[2]), die ausführliche Literaturangaben bringt. Die Frage, die uns hier interessiert, ist nur die, ob bei Tieren überhaupt spontan echte Arteriosklerose vorkommt. Diese Frage ist schon viel erörtert und meistens verneint worden. Diese Ablehnung basiert auf Abweichungen im histologischen Bild und auch in der Pathogenese. Wir haben schon oben bei der Besprechung der Befunde beim Menschen erörtert und ausgeführt, daß Veränderungen, die durch gleiche Bedingungen entstehen und gleich zu bewerten sind, auch als einheitlich aufgefaßt werden müssen, selbst wenn, durch den verschiedenen anatomischen und funktionellen Bau der normalen Gefäße bedingt, der Prozeß histologisch und pathogenetisch ein anderes Bild zeigt. Diese Umstände kommen wohl bei der Beurteilung der Prozesse beim Tier in noch höherem Grade in Betracht. KRAUSE weist mehrmals darauf hin, wie verschieden die Gefäße beim Tier in ihrem normalen Aufbau von denen des Menschen sind.

Aber noch ein weiterer Punkt kommt wesentlich in Betracht. Wir werden später noch sehen, daß für die Arterioskleroseentstehung der Lipoidstoffwechsel, im besonderen der Cholesterinstoffwechsel, von wesentlicher Bedeutung ist. Nun haben aber verschiedene Arbeiten (besonders JAFFÉ und seine Mitarbeiter) gezeigt, daß bei Pflanzenfressern z. B. beim Rind, der Lipoidstoffwechsel ein ganz anderer ist als beim Menschen. Wenn also einmal der anatomische Aufbau des betreffenden Organs, ferner aber die für den betreffenden pathologischen Prozeß wesentlichen Stoffwechselvorgänge bei verschiedenen Tierarten und dem Menschen so verschieden sind, so kann man unmöglich erwarten, daß das Bild des pathologischen Prozesses anatomisch und pathogenetisch identisch sei. Es besteht demnach nicht nur die Möglichkeit, sondern die Wahrscheinlichkeit, daß auch bestimmte Gefäßveränderungen beim Tier als denen des Menschen gleichwertig zu betrachten sind, und es wäre vielleicht eine lohnende Aufgabe, einmal von diesem Gesichtspunkte aus die tierische Arteriosklerose zu bearbeiten, d. h. also festzustellen, aus welchem Grunde die Abweichungen im Aufbau und in der Pathogenese der Gefäßveränderungen zwischen Tier und Mensch entstehen.

KRAUSE hat diese Fragen weitgehend untersucht. Er beschreibt die Unterschiede im Bau der tierischen und menschlichen Aorta in allen Einzelheiten und findet beim Rind, Pferd und Hund bindegewebige Intimaverdickungen sowie Mediaverkalkungen und Verfettungen. Der Vergleich der Krankheitsbilder bei den verschiedenen Tierarten ergibt unter anderem, daß der Kalkstoffwechsel bzw. starke Blutkalkgehalt bei den Pflanzenfressern die Ursache ist für die viel ausgedehnteren Verkalkungen bei diesen Tieren als beim Hund. Wir finden in seiner Arbeit viele Punkte, die für die Richtigkeit der oben entwickelten Anschauungen sprechen und glauben, daß eine weitere Verfolgung dieser Fragestellungen geeignet sein kann, überhaupt für manche Punkte des Arterioskleroseproblems Klärung zu bringen.

g) Phlebosklerose.

Zum Schluß muß noch die Frage erörtert werden, ob auch an den *Venen* die gleichen atherosklerotischen Veränderungen wie an den Arterien beobachtet

---

[1]) SOLI, UGO: Lesioni arteriose degli animali ed arteriosclerose umana. Ten. di clin. med. e di med. sperim. Jg. 14, S. 251. 1924.
[2]) KRAUSE: Zur Frage der Arteriosklerose bei Rind, Pferd und Hund. Beitr. z. pathol. Anat. u. z. allg. Pathol. Bd. 70, S. 121. 1922.

werden. Wenn wir oben ausgeführt haben, daß an den verschiedenen Arterien dem Wesen nach die gleichen Veränderungen vorkommen, die aber, abhängig von dem anatomischen und funktionellen Bau der Gefäße, ein morphologisch verschiedenes Bild zeigen können, so ist logischerweise zu erwarten, daß unter gleicher Einwirkung auch an den Venen prinzipiell dieselben Veränderungen auftreten, aber in ihrem Aussehen doch von der Arteriosklerose der Arterien zu unterscheiden sein werden. BENDA[1]), der die *Phlebosklerose* mit ausführlicher Literaturbesprechung jüngst behandelt hat, hebt mit Recht hervor, daß als Phlebosklerose alle reparatorischen oder kompensatorischen Wucherungen zusammengefaßt werden, die sich auf Grund der verschiedensten degenerativen und entzündlichen Prozesse entwickeln. Es ist ganz selbstverständlich, daß diese nicht alle als Atherosklerose anzusehen sind, und BENDA verlangt, diese Bezeichnung für die Form zu reservieren, „bei der wir im Innern schwieliger Intimaherde wenigstens Reste von Fett nachweisen können, oder andere Anhaltspunkte dafür haben, daß dort Gewebe fettig zerfallen ist". Solche Fälle gibt es aber tatsächlich, wenn auch recht selten, am ehesten in Varicen und besonders in der Pfortader. Auch die Pfortadersklerose hat sehr häufig andere Ursachen [Lit. s. z. B. bei WOHLWILL[2])], aber daneben kommen auch echte atherosklerotische Veränderungen vor.

BENDA[1]) hat einen Fall ausgedehnter reiner Atherosklerose der Lungenvenen bei schwerer Lipämie beobachtet, der anscheinend einzigartig ist.

Auch der Ductus thoracicus kann Sitz echter atherosklerotischer Veränderungen sein [OBERNDORFER[3]), BENDA[4])].

Wenn wir jetzt zur Besprechung der Physiologie der Arteriosklerose übergehen, so müssen wir unterscheiden zwischen den Vorgängen, die zur Arteriosklerose führen und den Vorgängen, die im Organismus als Folge der Arteriosklerose zu beobachten sind. Wir kommen somit zunächst zur Besprechung der

III. Pathogenese.

Wir können die Frage nach der Pathogenese wiederum in 2 Unterfragen teilen: 1. Welches sind die ersten Vorgänge bzw. wie folgen die verschiedenen Vorgänge aufeinander? und 2. wodurch ist die Lokalisation der Prozesse bedingt? Diese beiden Fragen lassen sich nicht scharf voneinander trennen, sondern müssen zusammen besprochen werden.

Die alte Fragestellung, ob die Arteriosklerose eine Entzündung oder eine Degeneration ist, braucht heute nicht mehr erörtert zu werden. VIRCHOWS Annahme, daß die Arteriosklerose ein entzündlicher Prozeß ist, ist wohl nur dadurch zu erklären, daß er noch die Aortitis syphilitica mit zu dem Bilde der Arteriosklerose rechnete. Aber auch die Frage, ob die Arteriosklerose als Degeneration aufzufassen sei, wofür sich MARCHAND bekanntlich besonders eingesetzt hat, hat sich im Laufe der letzten Jahre immer mehr verschoben. Besonders durch die Untersuchungen RIBBERTS, ASCHOFFS und seiner Schule und die vorzüglichen experimentellen Untersuchungen der russischen Forscher ist immer mehr die Frage in den Vordergrund gerückt, ob der primäre Vorgang wirklich eine lokale Degeneration sei oder vielmehr eine Folge einer allgemeinen Stoffwechselstörung und die Lokalisation bedingt sei durch irgendwelche mechanischen Momente.

---

[1]) BENDA: Abschnitt „Venen". Im Handb. d. spez. pathol. Anat. v. HENKE-LUBARSCH. Bd. II, S. 829. Berlin: Julius Springer 1924.
[2]) WOHLWILL: Virchows Arch. f. pathol. Anat. u. Physiol. Bd. 254. 1925.
[3]) OBERNDORFER: Verhandl. d. dtsch. pathol. Ges., Würzburg 1925.
[4]) BENDA: Unveröffentlichte Beobachtung.

Zur Klärung dieser Frage ist es von besonderer Wichtigkeit, den Prozeß der Verfettung genau zu untersuchen. Wenn wir auch eingangs erwähnten, daß die Verfettung allein nicht als Arteriosklerose bezeichnet werden darf, so haben wir doch andererseits gesehen, daß sie selten für sich allein, sondern meist bei Arteriosklerose vorkommt, und auch die Experimente haben ihre Bedeutung bei dem Prozeß der Arteriosklerose bewiesen.

a) Untersuchungen am Gefäßsystem der Kinder.

Verfettungen, besonders in der Aorta, kommen sehr häufig schon im Kindesalter vor. So hat z. B. ZINSERLING[1]) 302 Aorten von Kindern im Alter von 1 bis 15 Jahren untersucht und Intimaverfettung in 95,5% aller Fälle gefunden. Einen Zusammenhang mit Infektionskrankheiten, wie ihn z. B. MARTIUS[2]) angenommen hatte, konnte er nicht feststellen. KUSUNOKI[3]) weist darauf hin, daß gerade bei Lipämie bzw. Lipoidämie oft arteriosklerotische Veränderungen, selbst bei Kindern und manchmal ausgedehnte Fettflecke im Endokard und in der Gefäßwand nachweisbar sind.

SALTYKOW[4]) gibt nach genauer Berücksichtigung der einschlägigen Literatur an, daß makroskopisch erkennbare atherosklerotische Veränderungen bei Kindern von 3—6 Monaten in 7%, bei Kindern von 6 Monaten bis 1 Jahr in 17%, von 1—2 Jahren in 46%, von 2—4 Jahren in 45%, von 4—8 Jahren in 64% und bei Menschen über 8 Jahren in 100% aller Fälle gefunden werden. Die Angaben anderer Autoren, besonders die von ZINSERLING, stimmen weitgehend mit diesen überein.

MARTIUS hat schon vor Jahren gezeigt, daß die weißen Flecke der Mitralsegel (auch bei Kindern) auf einer Lipoidinfiltration derjenigen Endokardschicht beruhen, die ganz genau der elastisch-muskulösen Schicht nach JORES in der sklerotischen Arterienintima entspricht.

STUMPF[5]), der nur die Aorten von Kindern und Jugendlichen, die makroskopisch gesund waren, untersuchte, fand stets bei Kindern von 3—4 Jahren im Bulbus, und zwar über der linken Klappe, ferner auch an den Abgangsstellen der Gefäße „weißliche Verdickungen". Als erstes fand er dabei eine Verdickung der Intima, dann auch der Media. Er glaubt dies durch besondere mechanische Inanspruchnahme erklären zu können. „Wenn wir nun die Wahrnehmung machen, daß die nämlichen Stellen, welche der erste Sitz dieser Wandhypertrophie sind, auch zuerst von Entartungsprozessen betroffen werden, so können wir die Möglichkeit, ja die Wahrscheinlichkeit nicht von der Hand weisen, daß auch diese Degenerationen eine Folge der mechanischen Einwirkungen sind, um so mehr, als sie sich mit besonderer Vorliebe gerade in den neu erscheinenden Schichten der Intima lokalisieren.

Für die Richtigkeit einer solchen Annahme spricht auch die Tatsache, daß man die degenerativen Prozesse an den bezeichneten Stellen fast regelmäßig, wenn auch in wechselnder Ausdehnung, schon in frühester Jugend nachweisen kann."

STUMPF selbst behauptet, daß die von ihm gesehenen Bilder den Anfangsbildern bei Arteriosklerose gleichen und schließt daraus, daß sie „den Boden für

---

[1]) ZINSERLING: Verhandl. d. Tagung d. Petersburger u. Moskauer pathol. Ges. 1923.
[2]) MARTIUS: Frankf. Zeitschr. f. Pathol. Bd. 15, S. 136. 1914.
[3]) KUSUNOKI: Lipoiduntersuchungen in der Milz und im Leichenblut. Beitr. z. pathol. Anat. u. z. allg. Pathol. Bd. 59, S. 564. 1914.
[4]) SALTYKOW: Beginn und Häufigkeit der Atherosklerose. Verhandl. d. dtsch. pathol. Ges., Freiburg i. Br. 1926, S. 398.
[5]) STUMPF: Über die Entartungsvorgänge in der Aorta des Kindes und ihre Beziehungen zur Atherosklerose. Beitr. z. pathol. Anat. u. z. allg. Pathol. Bd. 59, S. 390. 1914.

die Entwicklung der Atherosklerose abgeben können und sich so als deren Vorläufer erweisen". Wir glauben, daß man nach den Beschreibungen STUMPFS und unserer oben gegebenen Definition diese Prozesse im Kindesalter nicht nur als Vorläufer, sondern als Anfangsstadien der Arteriosklerose ansehen muß. Es ist nun von Interesse, daß STUMPF für diese Veränderungen im Kindesalter auch dieselben Momente beschuldigt, die, wie wir noch zeigen werden, auch sonst meist als Ursache der Arteriosklerose angesehen worden sind. Er glaubt nämlich mechanische Verhältnisse ursächlich beschuldigen zu müssen. ,,Wie ich glaube, handelt es sich dabei um eine an bestimmten Stellen durch Druck und Zug auftretende Zirkulationsstörung der Lymphe in der Wand des Gefäßes, an die sich leicht eine Entartung des auf solche Weise geschädigten Gewebes anschließt." Er meint aber, daß noch andere Momente hinzukommen können, nämlich eine hereditäre Belastung im Sinne einer verminderten Widerstandskraft des elastisch-muskulösen Systems und infektiöstoxische Einwirkungen.

Wichtig an den Ausführungen STUMPFS scheint uns vor allem zu sein, daß er nachgewiesen hat, daß arteriosklerotische Veränderungen schon im Kindesalter so oft nachweisbar sind, und daß er ferner glaubt, zwei ganz verschiedene Prozesse, einen mechanischen und einen konstitutionellen,

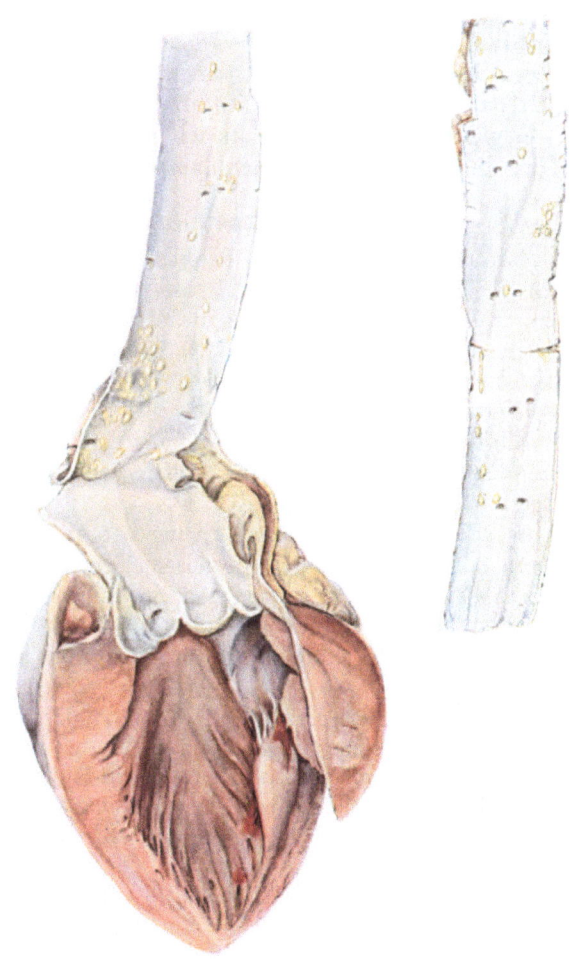

Abb. 266. Verfettungsherde der Intima aortae bei Cholesterin-Sonnenblumenölfütterung und gleichzeitiger Chloroformeinwirkung. Versuchsdauer 14 Wochen. (Kaninchen, JAFFÉ, Nr. 267.)

bzw. eine Störung des Stoffwechsels (denn nur so kann wohl der Einfluß der Infektionskrankheiten aufgefaßt werden) als wesentlich für deren Entstehung ansehen zu sollen. Für diese Rolle der Stoffwechselstörung sprechen auch die Befunde schwerer Atherosklerose von LÖWENTHAL[1]) bei nephrotischer Hyperlipoidämie im Kindesalter.

Die Bedeutung dieser beiden Faktoren muß noch etwas eingehender erörtert werden. Gerade die Untersuchungen der letzten Jahre haben die Be-

---

[1]) LÖWENTHAL: Zur Frage der Lipoidnephrose. Virchows Arch. f. pathol. Anat. u. Physiol. Bd. 261. 1926.

deutung von Stoffwechselstörungen für die Entstehung der Arteriosklerose besonders in den Vordergrund gerückt. Vor allem haben hier die experimentellen Untersuchungen gezeigt, daß Störungen des Stoffwechsels, und zwar des Cholesterinstoffwechsels, von ausschlaggebender Bedeutung sein können. Nachdem es verschiedenen Autoren, besonders STEINBISS[1]), SALTYKOW[2]), LUBARSCH, gelungen war, bei Kaninchen, die mit für diese Tiere unnatürlicher Nahrung, Milch, Eidotter, Leber u. ä., ernährt worden waren, echte Arteriosklerose zu erzeugen, konnten russische Autoren [IGNATOWSKI[3]), ANITSCHKOW[4]), CHALATOW[5]) u. a.] zeigen, daß der wesentliche Faktor dieser unnatürlichen Nahrung das Cholesterin ist. Es glückte ihnen, bei Kaninchen echte Arteriosklerose dadurch zu erhalten, daß sie die Tiere mit in Sonnenblumenöl gelöstem Cholesterin fütterten.

b) Tierexperimente und Stoffwechselstörungen.

Man könnte ja nun daran denken, daß nicht die Hypercholesterinämie als solche die Ursache der Arteriosklerose wäre, sondern durch sie erst andere Vorgänge ausgelöst würden, die als ursächlicher Faktor in Betracht kämen. Tatsächlich hat ja Frl. SCHMIDTMANN[6]) festgestellt, daß bei Kaninchen, die lange Zeit mit Cholesterin gefüttert waren, der Blutdruck erhöht ist. Wir müssen auf diese Versuche später noch einmal zurückkommen und wollen hier nur betonen, daß selbst, wenn der Blutdruckerhöhung eine ursächliche Bedeutung zukommen sollte, diese doch erst durch eine Stoffwechselstörung, die Hypercholesterinämie, bedingt ist.

Es kann zwar nicht scharf genug betont werden, daß Ergebnisse, die an unseren Laboratoriumstieren, in diesem Falle Kaninchen und Meerschweinchen, also Pflanzenfressern, gewonnen sind, nur mit größter Vorsicht auf den Menschen anwendbar sind, zumal der Cholesterinstoffwechsel bei Pflanzenfressern ein ganz anderer als der des Menschen ist [SORG und JAFFÉ, BÄR und JAFFÉ, LÖWENTHAL[7]) u. a.].

Allerdings ist es in letzter Zeit LÖWENTHAL[8]) gelungen, auch bei Omnivoren, Mäusen, typische arteriosklerotische Veränderungen zu erzielen. LÖWENTHAL ging von der Ansicht aus, daß der bisherige Mißerfolg bei Omni- und Carnivoren dadurch zu erklären sei, daß bei diesen Tieren das zugeführte Cholesterin zu schnell ausgeschieden würde. Nun wissen wir durch zahlreiche Untersuchungen am Menschen (z. B. BERBERICH) und am Tier (z. B. BACMEISTER), daß der Blutcholesteringehalt während der Gravidität, aber auch beim kastrierten Individuum, erheblich ansteigt, nach erfolgtem Partus aber schnell wieder absinkt. LÖWENTHAL wandte daher das Prinzip der Cholesterinfütterung bei kastrierten Tieren an und erzielte dabei positive Resultate, ebenso aber auch bei cholesteringefütterten Tieren, denen er gleichzeitig große Mengen Eiweiß gab. Er führte damit den Nachweis, daß auch bei Omnivoren durch Zunahme des Blutcholesterins

---

[1]) STEINBISS: Über experimentelle alimentäre Atherosklerose. Virchows Arch. f. Anat. u. Physiol. Bd. 212. 1913.
[2]) SALTYKOW: Die experimentell erzeugten Arterienveränderungen. Zentralbl. f. allg. Pathol. u. pathol. Anat. Bd. 19. 1908.
[3]) IGNATOWSKI: Über die Wirkung des tierischen Eiweißes auf die Aorta. Virchows Arch. f. pathol. Anat. u. Physiol. Bd. 192. 1909.
[4]) ANITSCHKOW: Über die Atherosklerose der Aorta beim Kaninchen und deren Entstehungsbedingungen. Beitr. z. pathol. Anat. u. z. allg. Pathol. Bd. 59, H. 2.
[5]) CHALATOW: Die anisotrope Verfettung im Lichte der Pathologie des Stoffwechsels. Jena: Fischer 1922.
[6]) SCHMIDTMANN: Virchows Arch. f. pathol. Anat. u. Physiol. Bd. 237, H. 1/2. 1922.
[7]) LÖWENTHAL: Experimentelle Atherosklerose bei Omnivoren. Frankfurt. Zeitschr. f. Pathol. Bd. 34. 1926.
[8]) LÖWENTHAL: Zur Ätiologie der Arteriosklerose. Therapie d. Gegenw. 1925.

Arteriosklerose zu erzeugen ist, wenn es nur gelingt, diese Hypercholesterinämie zu einer lange dauernden zu gestalten.

Vor kurzem konnten NUZUM, SEEGAL, GARLAND und OSBORNE[1]) zeigen, daß auch bei reiner Eiweißfütterung ohne Cholesterinzusatz bei Kaninchen Blutdruckerhöhung und Arteriosklerose erzeugt werden können. Diese Autoren glauben, daß die Aufrechterhaltung des Säurebasengleichgewichts äußerst wichtig sei, da sie fanden, daß Eiweißfütterung dann zu Hypertonie und Arteriosklerose führt, wenn eine Acidosis vorhanden ist, während bei Alkalosis trotz Eiweißfütterung Hypertonie und Arteriosklerose ausbleiben. Wenn sich diese Ansicht bestätigt, müßte man wohl alle anderen Experimente nochmals von diesem Gesichtspunkte aus nachprüfen.

KON[2]) konnte zeigen, daß auch bei Kaninchen, die erst kastriert und dann mit Lanolin gefüttert worden waren, die Atherosklerose viel stärker auftrat als nach einfacher Lanolinfütterung, während MURATA und KATAOKA[3]) zeigen konnten, daß diese Kastrationsatheromatose durch Lanolinfütterung durch gleichzeitige Gaben von Schilddrüsensubstanz verhindert werden kann, deutliche Hinweise, wie auch der Stoffwechselregelung durch das endokrine System eine bedeutsame Rolle bei der Entstehung der Arteriosklerose zukommt. Von größter Bedeutung bleibt also der durch diese Versuche erbrachte Nachweis, daß eine Erzeugung echter Arteriosklerose durch Beeinflussung des Lipoidstoffwechsels allein möglich ist. Diese Versuche, die besonders von russischen Forschern (IGNATOWSKI, CHALATOW, ANITSCHKOW), ferner auch von deutschen (STEINBISS, WACKER und HUECK u. a.) ausgeführt wurden, ermöglichten es auch, die verschiedenen Stadien der Entstehung genau zu verfolgen und besonders auch Einblick in die Vorgänge der Verfettung zu gewähren.

ANITSCHKOW[4]) nimmt nach seinen äußerst sorgfältigen Untersuchungen an, daß ein direktes Eindringen von Plasmabestandteilen aus dem Gefäßlumen in die Aortenwand stattfindet. Die eingedrungene Fettemulsion solle dabei zu allererst gerade in die Spalträume zwischen dem Endothel und der inneren elastischen Lamelle gelangen, wo auch eine primäre Ausscheidung von emulgierten Fetteilchen stattfinden sollte. Da es sich also nur um eine Ablagerung von Fettmassen handelt, spricht er diesen Prozeß auch als Infiltration an, den er „als ‚Lipoidimprägnation' der Zwischensubstanz bzw. der in dieser Substanz verlaufenden Zirkulationswege der Gewebslymphe" bezeichnet. Erst dieser Lipoidablagerung folgt eine Anhäufung von Wanderzellen, und zwar zwischen den Fettmassen, die phagocytiert werden, ferner hyperplastische Prozesse der elastischen Fasern und in geringerem Grade von Bindegewebe, da das Bindegewebe überhaupt nur sehr gering entwickelt ist. ANITSCHKOW betont, daß es sich um einen infiltrativ-hyperplastischen und nicht um einen degenerativ-hyperplastischen Prozeß handelt.

Der von ANITSCHKOW geschilderte Prozeß entspricht also sehr weitgehend dem, wie ihn zuerst RIBBERT[5]), dann ASCHOFF schon früher für den Menschen angenommen hatte. Neuerdings sprechen auch die schönen, später noch genauer zu besprechenden Befunde von PETROFF bei vitaler Färbung in dem gleichen Sinne.

---

[1]) NUZUM, FRANKLIN, BEATRICE SEEGAL, RUTH GARLAND and MARGARET OSBORNE: Arteriosklerosis and increased blood pressure. Experimental production. Arch. of internal med. Bd. 37. 1926.
[2]) KON, zitiert nach ASCHOFF: Vorträge über Pathologie. Jena 1925.
[3]) MURATA u. KATAOKA: Vorträge über Pathologie. Jena 1925.
[4]) ANITSCHKOW: Über die experimentelle Atherosklerose der Aorta beim Meerschweinchen. Beitr. z. pathol. Anat. u. z. allg. Pathol. Bd. 70, S. 265. 1922.
[5]) RIBBERT: Über die Genese der arteriosklerotischen Veränderungen. 8. Tagung d. dtsch. pathol. Ges. 1905.

Nach ANITSCHKOW ist also im Tierexperiment der erste Vorgang die Ablagerung von Lipoiden, und erst diesem folgt als zweiter Vorgang eine Zellvermehrung. Zu ähnlichem Ergebnis kommt CHALATOW in seiner Monographie über die anisotrope Verfettung. „Die Cholesterinverbindungen dringen aus dem Blut durch die Endotheldecke der Aorta in die Substanz der Intima, zum Teil aber werden sie wahrscheinlich durch die Vasa vasorum von der Außenseite herangeschwemmt und dringen durch die Gewebsspalten bis zur Intima vor. Besonders große Quantitäten von Cholesterin werden im dichten Netz der elastischen Fasern festgehalten, die die Membrana elastica interna bilden." Er glaubt, daß auch beim Menschen derselbe Prozeß maßgebend sei. „Die Cholesterinämie erscheint als hauptsächliche Ursache, die den xanthomatösen Erkrankungen der Aorta zugrunde liegt, die sich sowohl bei jugendlichen Individuen unter dem

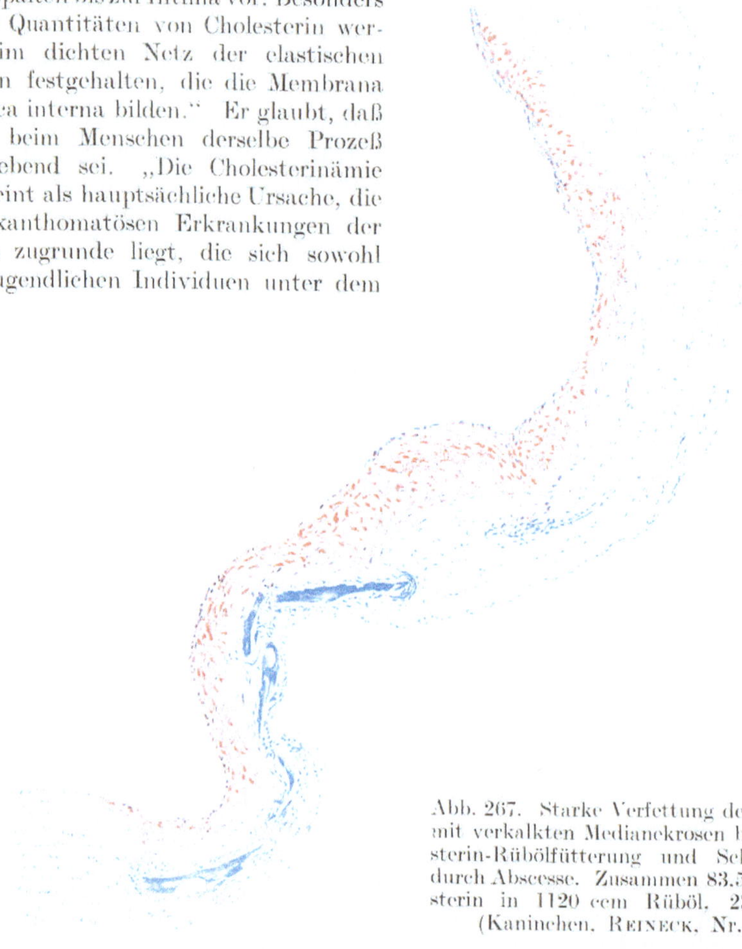

Abb. 267. Starke Verfettung der Intima mit verkalkten Mediannekrosen bei Cholesterin-Rübölfütterung und Schädigung durch Abscesse. Zusammen 83,5 g Cholesterin in 1120 ccm Rüböl. 230 Tage. (Kaninchen. REINECK, Nr. 12.)

Einfluß von akuten zeitlichen Störungen des Cholesterinstoffwechsels entwickeln können, aber auch bei bejahrten Subjekten." Wir haben schon oben darauf hingewiesen, daß die Verhältnisse des Cholesterinstoffwechsels beim Kaninchen und beim Menschen sehr verschiedene sind und wollen deshalb davor warnen, so einfach die Befunde beim Tier auf den Menschen zu übertragen. So wichtig es auch ist, daß es durch Experimente geglückt ist, echte Arteriosklerose künstlich zu erzeugen, so ist damit noch nicht erwiesen, daß die Vorgänge bei Mensch und Tier die gleichen sein müssen. Die Tierversuche legen ja die Vermutung nahe, daß auch beim Menschen Störungen des Cholesterinstoffwechsels eine ursächliche Bedeutung zukommt, aber die einzige Ursache sind sie wahrscheinlich nicht. Daß besondere Umstände darüber hinaus von besonderer Bedeutung sein müssen, geht schon aus dem Umstand hervor, daß ganz besondere Gefäßgebiete von dem Prozeß bevorzugt werden. WESTENHÖFER[1]) glaubt, eine Übereinstimmung in der Lagerung der Lipoidstreifen in der Aortenintima mit den Zwischenwirbelscheiben feststellen zu können und erklärt sie „als den Ausdruck der Druckwirkung, den die Intima zwischen Blutstrom und der jeweils vorhandenen Zwischenwirbelscheibe erfährt". Er trennt diese „Druckflecke" von den „Zugschwielen", wie sie z. B. an den Abgangsstellen der Coronararterien beobachtet werden. Entsprechend seiner Anschauung leugnet er die Bedeutung der Tierexperimente für den Menschen. Dagegen sprechen die Versuche von NAKONETSCHNY[2]), der durch Dehnungsversuche an Arterien mit verfetteter Intima nachwies, daß die Dehnungsfähigkeit unverändert bleibt, dafür, daß der Vorgang der Verfettung beim Menschen dem im Tierversuch entspricht. „Am richtigsten wäre es, die Lamellenverfettung als eine Ablagerung der Lipoidsubstanzen an der Oberfläche der Lamellen infolge Adsorption zu betrachten (ANITSCHKOW), ohne daß dabei etwaige destruktive Vorgänge in der Substanz der Lamellen bzw. Fasern selbst einzutreten brauchen."

Diese soeben geschilderten Beobachtungen sprechen für eine wesentliche Beteiligung von Stoffwechselvorgängen bei dem Zustandekommen der Arteriosklerose. Sehr interessant ist daher die Frage, ob auch mit anderen Mitteln beim Kaninchen arteriosklerotische Veränderungen zu erzielen sind und ob bei diesen gleiche Stoffwechselstörungen auftreten. Wir haben nun oben kurz erwähnt, daß beim Kaninchen durch chronische Adrenalininjektion in der Aorta Veränderungen erzeugt werden können, die histologisch von echter Arteriosklerose wesentlich verschieden sind, daß aber beim Menschen in einem Falle, der als chronische Adrenalinvergiftung gedeutet werden mußte, hochgradige typische Arteriosklerose gefunden wurde. Es ist nun sehr interessant, daß kürzlich STEINITZ[3]) feststellte, daß bei Kaninchen, die er mit Hypernephrin vorbehandelt hatte, keinerlei Veränderungen des Blutes in bezug auf seinen Gehalt an Serumeiweiß, Kochsalz, Zucker und Cholesterin gefunden wurden. Er schließt daraus, daß die mit Verfettung der Intima einhergehende Arteriosklerose und die Mediaverkalkung ihrer Genese nach verschieden sind. Vollkommen kann man dem nicht zustimmen; zeigt doch der Fall von BIEBL und WICHERS, daß beim Menschen durch chronische Adrenalinvergiftung echte Arteriosklerose entsteht. Wir müssen also vielmehr annehmen, daß eine ganz bestimmte Stoffwechsellage vorhanden sein muß, um das Bild der echten Arteriosklerose in Erscheinung treten zu lassen, und daß diese Stoffwechsellage beim Kaninchen fehlt und nur durch künstliche unnatürliche Ernährungsbedingungen hervorgerufen werden kann. Wir sehen daraus wiederum, wie außerordentlich mißlich es ist, Befunde am Versuchstier ohne weiteres auf den Menschen übertragen zu wollen.

c) Wirkung mechanischer Faktoren.

Während die bisher besprochenen Arbeiten die Bedeutung von Stoffwechselstörungen in den Vordergrund stellen, haben andere Autoren besonderes Gewicht auf die physikalischen lokalen Bedingungen gelegt. Als Vorkämpfer dieser Ansichten müssen die Arbeiten von THOMA eingehender besprochen werden. „Die Arteriosklerose beginnt mit einer passiven Dehnung der Arterienwand,

---

[1]) WESTENHÖFER: Das Lipoidrelief der Wirbelsäule in der Intima der Aorten. Med. Klinik 1924, Nr. 19.
[2]) NAKONETSCHNY: Virchows Arch. f. pathol. Anat. u. Physiol. Bd. 243, S. 39—43. 1923.
[3]) STEINITZ: Chemische Blutuntersuchungen bei chronischer Adrenalinvergiftung des Kaninchens. Zentralbl. f. d. ges. exp. Med. Bd. 44, S. 757. 1925.

welche kürzere oder längere Zeit rascher oder langsamer vorschreitet und, wie es scheint, während der ganzen Dauer der Erkrankung nicht leicht vollständig zur Ruhe kommt. Die Dehnung der Wand erfolgt durch den Druck des Blutes, der dabei in vielen Fällen nicht nachweisbar erhöht ist." Er bezeichnet diesen ersten Prozeß als Angiomalacie. Er nimmt aber selbst auch an, daß Stoffwechselstörungen außerdem eine Bedeutung zukommt. „Die Angiomalacie aber ist offenbar die Folge allgemeiner Stoffwechselstörungen, bei denen in vielen Fällen reichlichere Mengen von Fett, Lipoiden und Kalk im Blute auftreten." Thoma sieht nun in dieser Stoffwechselstörung nicht etwa die Ursache für die Lipoidablagerung oder für die Intimawucherung, sondern nur die Ursache für die Angiomalacie. Diese führt „zu einer Verlangsamung des Blutstromes in den großen und mittleren Arterien. Dabei betrifft selbstverständlich die Stromverlangsamung alle Teile des Querschnittes der Arterienlichtung. Die Verzögerung der Randzonen des Stromes aber verlangt nach dem ersten histomechanischen Gesetze eine Verkleinerung der Gefäßlichtung. In dem malacischen Gefäße ist jedoch die Tunica media nicht mehr imstande, die Verengerung der Lichtung durch eine tonische Kontraktion herbeizuführen, so daß jetzt diese Verengerung durch eine Gewebsneubildung herbeigeführt wird, welche an der Innenfläche der Gefäßlichtung einsetzt und zunächst zu einer Dickenzunahme der Intima führt." Diese Dickenzunahme soll also die Weite des Gefäßlumens ausgleichen. „Lokale angiomalacische Dehnungen der Media führen in der Regel zu einer entsprechenden Dickenzunahme der Intima, so daß die Gefäßlichtung, ungeachtet der Ausbauchung der Media, jederzeit ihre kreisrunde Gestalt beibehält." Für die Lokalisation kommt nun für die größeren knotigen Veränderungen noch ein anderes Moment hinzu. „Die größeren sklerotischen Knoten der Intima dagegen bilden sich zunächst durch den Zug abnorm gespannter Seitenzweige, welcher die Ursprungskegel derselben und die angrenzenden Teile der Gefäßstämme deformiert. Die größeren Knoten haben daher ihren Sitz zumeist an den Abgangsstellen der Seitenzweige und ihrer nächsten Umgebung." „Endlich findet man größere und kleinere sklerotische Knoten der Intima an der Stelle starker Verkrümmungen der sklerotischen Arterien, an welchen die Achse des Blutstromes eine Ablenkung aus der Achse der Gefäßlichtung erleidet."

Wenn Thoma somit die Entstehung der Intimaverdickung als Reaktion auf physikalische Einflüsse erklärt, ist es auch von Interesse, zu sehen, wie er sich das Zustandekommen der Fettablagerungen vorstellt. „Ablagerung von Fetten, Lipoiden, Kalk und anderen Substanzen in der erkrankten Gefäßwand sind zum Teil der einfache Ausdruck der bestehenden Stoffwechselstörungen. Zum Teil sind sie jedoch Folge lokaler Erhöhungen der Materialspannungen und kennzeichnen sich in diesem Falle als degenerative oder postnekrotische Veränderungen. Sie sind jedoch in keinem Falle als Ursachen der Gewebsneubildung in der Gefäßwand aufzufassen."

Die große Bedeutung der Thomaschen Untersuchungen liegt darin, daß er auf die Rolle physikalischer Momente bei der Entstehung der Arteriosklerose als erster und so nachdrücklich hingewiesen hat. Er ist aber wohl in der Bewertung dieser Vorgänge zu weit gegangen, denn abgesehen von theoretischen Erwägungen haben ja die eben besprochenen Tierexperimente gezeigt, daß Stoffwechselstörungen allein zu dem anatomischen Bild der Arteriosklerose führen können. Seine Angaben sind auch nicht unwidersprochen geblieben. Zuletzt war es besonders Ranke[1]) aus dem Aschoffschen Institut, der in ein-

---

[1]) Ranke: Über die Änderung des elastischen Widerstandes der Aortenintima und ihre Folgen für die Entstehung der Atheromatose. Beitr. z. pathol. Anat. u. z. allg. Pathol. Bd. 71, S. 78. 1923.

gehenden Darlegungen gegen THOMA Stellung genommen hat. Er hat die THOMAschen Versuche, die Aorta mit Paraffin zu füllen, nachgeprüft, ist aber zu anderen Ergebnissen als THOMA gekommen. Er erklärt das dadurch, daß THOMA mit einem zu geringen Druck gearbeitet hat. „Sobald eine noch zu erklärende Erhöhung des elastischen Widerstandes in der Intima der Aorta eintritt, ist, besonders bei erhöhtem Blutdruck, eine Auflockerung der Grenzschichten zwischen Intima und Media und eine besonders starke Zerrung in den die veränderte Stelle umgebenden Gebieten der Intima die notwendige Folge." Das Zustandekommen der Verfettung erklärt auch er durch Abfiltration aus dem strömenden Plasma. „In allen Fällen handelt es sich um eine auf Grund mechanischer Auflockerung oder Zustandsänderung im Sinne der Kolloidchemie bedingte Infiltration von Blutplasma in die Intima, welche je nach dem Cholesteringehalt des Blutplasmas mit einer mehr oder weniger starken Abfiltration der Fette an dem elastischen Netzwerk der Intima und Fettspeicherung in den Zellen verbunden ist." Aus RANKES Ausführungen ist also zu entnehmen, daß mechanische Bedingungen die Vorbedingung abgeben für die Fettinfiltration. „Daß die atheromatösen und sklerotischen Herde mit Vorliebe an der Hinterwand der Aorta sitzen, ist vor allem durch die übermäßigen Belastungen zu erklären, welche durch die als Aufhängebänder wirkenden Intercostalarterien unterhalb der Abgangsstellen derselben nach den von THOMA und in den obigen Ausführungen gegebenen Begründungen zu erwarten sind; daß sie im höheren Alter mit Vorliebe an den Abgangsstellen aller Seitenäste der Aorta sitzen, kann durch die mechanischen Belastungen erklärt werden, die nach Erhöhung des elastischen Widerstandes der mit zunehmendem Alter verdickten Intima durch die Öffnungen der Seitenäste in die Umgebung und in den Ursprungskegeln derselben zu erwarten sind..."

Diese Beispiele zeigen, daß pathogenetisch besonders zwei Momente von wesentlicher Bedeutung sind: mechanische und Stoffwechselstörungen. Die mechanischen Momente scheinen besonders für die Lokalisation von Bedeutung zu sein und lokal die Bedingungen zu schaffen, die erforderlich sind, um den gleichzeitig bestehenden allgemeinen Stoffwechselstörungen die Möglichkeit zu geben, an diesen Stellen morphologische Veränderungen zu erzeugen. Wir müssen jetzt aber noch die Frage erörtern, welche *Ursachen* zu diesen Störungen Veranlassung geben.

d) Nerveneinflüsse.

Oft ist die Arteriosklerose als Abnutzungskrankheit bezeichnet worden, d. h. also, die Veränderungen sollen als Folge der Abnutzung aufgefaßt werden. Dieser Begriff „Abnutzung" besagt aber nicht viel und ist eigentlich recht unklar, denn im Grunde genommen müßte man als Folge einer Abnutzung eine Wandverdünnung und nicht eine Gewebszunahme erwarten. Sieht man allerdings als Ursache der „Abnutzung" eine „Steigerung der Gefäßfunktion" (ASCHOFF) oder eine „funktionelle Überanstrengung" (MARCHAND, UMBERG, JORES, B. FISCHER) an, so wäre der Begriff „Abnutzung" nur so zu verstehen, daß eine pathologisch starke Funktion die Ursache der Veränderung sei.

Andere Autoren stellen die Bedeutung von Infektionen und auch von abakteriellen Giften in den Vordergrund, ohne aber erklären zu können, wie man sich diese Ursache wirksam vorstellen könnte.

Sehr interessant sind nun die Versuche, als ursächliches Moment Nerveneinflüsse heranzuführen. Daß vasomotorische Einflüsse von Bedeutung für das Zustandekommen der Arteriosklerose sein müssen, ist schon oft vermutet worden, und z. B. HUECK sagt: „Letzten Endes läuft alles auf die Arbeit der Vasomotoren hinaus; denn die Nerven beherrschen alle jene Momente, die

,ursächlich' für die Arteriosklerose in Frage kommen." Für die Bemühungen, anatomisch diese Zusammenhänge zu klären, sind vor allem zwei neuere Arbeiten von Wichtigkeit: die von STAEMMLER und von LANGE.

STAEMMLER[1]) hat nachgewiesen, daß in einem sehr großen Teil der Fälle von Arteriosklerose Veränderungen im sympathischen Nervensystem nachweisbar sind. Von 38 Fällen von Arteriosklerose fand er 28 mal schwere Veränderungen, 6 mal fehlten sie, während andererseits 4 mal solche vorhanden waren, ohne daß wesentliche Arteriosklerose bestand. Die Veränderungen waren zum Teil chronisch-entzündlicher Art, zum Teil degenerativer Natur. Er nimmt an, ,,daß dem atrophischen Endstadium, in welchem die Funktion zweifellos herabgesetzt sein muß, ein entzündliches Reizstadium vorausgeht, das zu einer allgemeinen oder lokalen Erhöhung des Kontraktionszustandes der Arterien und damit des Blutdruckes führt. Es ist nun möglich, daß dieses Reizstadium längere Zeit anhalten und so zu einer langdauernden Hypertonie führen kann, die ihrerseits die Grundlage für die Arteriosklerose abgibt." Diese Erklärung scheint uns nicht annehmbar. Denn wie wir noch in dem Abschnitt über Blutdruck und Arteriosklerose zu besprechen haben werden, stehen Arteriosklerose und Blutdruck nicht immer in direktem Abhängigkeitsverhältnis voneinander, ja, man findet viele Fälle langdauernder Hypertonie, bei denen keine oder wenigstens höchst geringgradige Arteriosklerose zu finden ist. Wichtiger erscheint uns dagegen die Annahme von Schwankungen im Blutdruck zu sein. ,,Ist nun diese reflektorisch-regulative Tätigkeit des Sympathicus durch seine Erkrankung gestört, so liegt es auf der Hand, daß es häufig zu abnormen Blutdruckschwankungen, bald im Sinne der Erhöhung, bald in dem der Erniedrigung kommen muß, ein Faktor, dessen Bedeutung für die Entstehung der Arteriosklerose allgemein anerkannt wird." STAEMMLER erscheint die Annahme, daß die Arteriosklerose erst auf dem Umwege über Erkrankungen des sympathischen Nervensystems zustande kommt, deshalb besonders überzeugend, weil er mit dieser Annahme auch die früher ätiologisch angeschuldigten Momente nicht auszuschalten braucht. ,,Das letzte zur Arteriosklerose führende Moment ist immer die Änderung der normalen Blutdruckverhältnisse. Diese kann direkt mechanisch bedingt sein (Isthmus der Aorta, Pulmonalsklerose bei Mitralstenosen usw.) oder auf dem Umwege über eine Schädigung des Sympathicus erzeugt werden, welch letztere ihrerseits den verschiedensten Giftwirkungen, besonders bakteriellen Toxinen, ihre Entstehung verdankt."

Zu ähnlichen Ergebnissen kam SHIRINDZU[2]) auf Grund experimenteller Ergebnisse. Er beobachtete Adrenalinüberempfindlichkeit der Gefäße nach Abtrennung von den sie vasomotorisch bedienenden Ganglienzellen. Er meint, daß vielleicht degenerative Veränderungen in den sympathischen Ganglien auf dem Wege einer Gefäßüberempfindlichkeit beim Zustandekommen atheromatöser Veränderungen beteiligt sein können. SATO[3]) konnte dagegen nach Durchschneidung des Ischiadicus und des Halssympathicus an den zugehörigen Gefäßen nur eine dünnere Wandung, sonst aber keine pathologischen Befunde erheben.

Die STAEMMLERschen Anschauungen haben viel Verlockendes für sich. Einstweilen ist aber überhaupt das von diesem Gesichtspunkte aus geprüfte

---

[1]) STAEMMLER: Zur Pathologie des sympathischen Nervensystems, im besonderen über seine Bedeutung für die Entstehung der Arteriosklerose. Beitr. z. pathol. Anat. u. z. allg. Pathol. Bd. 71, S. 388. 1923.

[2]) SHIRINDZU, KENMATOA: Versuche über die Steigerung der Adrenalinempfindlichkeit sympathisch innervierter Organe nach Abtrennung von den zugehörenden Ganglien. Arch. f. exp. Pathol. u. Pharmakol. Bd. 104. 1924.

[3]) SATO: Einfluß der Nerven auf das Wachstum der Arterien. Virchows Arch. f. pathol. Anat. u. Physiol. Bd. 254. 1925.

Material noch zu klein, um ein endgültiges Urteil zu fällen. Man wird zunächst weitere Untersuchungen abwarten müssen.

Noch sehr viel weiter geht LANGE, ein Schüler RICKERS, der zwar nicht das Nervensystem selbst untersucht hat, aber auf Grund ausgedehnter Arterienuntersuchungen zu dem Schluß kommt, daß sowohl Mediaverkalkung wie Arteriosklerose *rein nervalen Ursprungs* seien. Es ist hier nicht der Platz, ausführlich auf LANGES Arbeit einzugehen und sie einer umfassenden Kritik zu unterziehen. Vieles ist zweifellos interessant und wird die Grundlage für weitere Untersuchungen bilden müssen, vieles von seinen Behauptungen ist aber keineswegs bewiesen, und in vielem kann man auch nach seinen Untersuchungen zu entgegengesetztem Resultat kommen. Wichtig erscheinen uns besonders seine Untersuchungen über die Ernährung der Gefäßwand. Er wies nach, daß diese nicht nur durch die Vasa vasorum erfolgt, diese vielmehr nur die Adventitia und äußeren Mediaschichten versorgen, während die Intima vom Blutstrom aus direkt ernährt wird, wie das ja schon von vielen angenommen wurde. So ist die Lokalisation der ersten Veränderungen der Aortenwand erklärt als die Stelle, die die Grenze der beiden Ernährungszonen bildet. Im übrigen sei nur aus seiner Zusammenfassung zitiert: „Durch primäre Reizung des Nervensystems der Arterien und ihrer adventitiellen Strombahn, durch sekundäre Dehnung des Gewebes entsteht eine zunehmende Erweiterung der Arterie, in deren adventitieller Strombahn, ebenfalls durch nervale Reizung bewirkt, ein peristatischer Zustand herrscht. Infolge dieser doppelten Nervenreizung fließt der Flüssigkeitsstrom in der Arterienwand vermehrt und verlangsamt. Auf Grund dieser veränderten Beziehung zwischen der Gewebsflüssigkeit und dem Gewebe entstehen die Gewebsveränderungen, die die Arteriosklerose ausmachen: die Hyperplasie der Adventitia und ihrer Capillaren, die Vermehrung der Kollagen- und Elastinfasern in Intima und Media in beiden Häuten; Aufhören der Flüssigkeitsströmung läßt das neugebildete fettreiche Gewebe zum Atherom zerfallen."

Von einem Beweis dieser LANGE-RICKERSchen Hypothesen kann aber noch keine Rede sein. Es ist wohl möglich, daß der Nerveneinfluß einen wichtigen Faktor bei der Arteriosklerose wie bei der wechselnden oder dauernden Blutdrucksteigerung und Hypertonie abgibt, in ihm den einzigen sehen zu wollen, ist aber nicht angängig. Schon die Tierversuche mit Cholesterinfütterung sprechen dafür, daß diesem Faktor nicht ausschlaggebende Bedeutung zugesprochen werden kann.

Daß aber tatsächlich Nerveneinflüssen bei arteriosklerotisch erkrankten Gefäßen große Bedeutung zukommen kann, scheinen die Erfolge der Sympathektomie nach BRÜNING und LERICHE zu beweisen. Auf die umfangreiche Literatur, die bereits über diese Operation und ihre Erfolge besteht, kann hier nicht eingegangen werden, auch ist die Wirkungsart in ihrem Einfluß auf die Gefäßwand selbst noch so wenig bekannt, daß erst weitere eingehende Untersuchungen abgewartet werden müssen, ehe man vom pathologisch-physiologischen Standpunkt aus irgendwelche Schlüsse aus diesen Operationserfolgen ziehen kann.

e) Ernährung der Gefäßwand.

Dagegen scheinen uns LANGES Feststellungen betr. die Ernährung der Gefäßwand recht wichtig auch für Fragen der Pathogenese der Arteriosklerose. Bestätigt werden diese Angaben durch die schönen Untersuchungen von PETROFF[1]) aus dem Institut von ANITSCHKOW. Er konnte durch vitale Färbung

---

[1]) PETROFF: Über die Vitalfärbung der Gefäßwandungen. Beitr. z. pathol. Anat. u. z. allg. Pathol. Bd. 71, S. 115.

nachweisen, daß kolloidale Teilchen bestimmter Farbstoffe durch einfache Adsorption an die Oberfläche der Fasern die elastischen Fasern der Gefäßwand färben. Zuerst werden nur die elastischen Elemente der äußeren und inneren Mediaschichten gefärbt. Durch verschiedene Modifikationen der Technik gelang Petroff der Nachweis, „daß die im Blutplasma suspendierten Substanzen direkt in die inneren Schichten der Gefäßwand eindringen können". Diesen gleichen Prozeß glaubt Petroff für die Ernährung der Gefäßwand annehmen zu können, und er meint, daß das Einpressen von Plasma in die Wand der Arterien im Sinne Aschoffs und Torhorsts nicht durch erhöhten Blutdruck bedingt ist, sondern nur den normalen Ernährungsbedingungen entspricht. Bei einer Schädigung der Gefäßwand fand er überhaupt eine viel stärkere Adsorption vital färbender Substanzen durch die Wandelemente. Sehr merkwürdig ist ferner seine Feststellung, daß regelmäßig bei gespeicherten Kaninchen ein breiter Streifen in der Brustaorta frei blieb. Ob in diesem Abschnitt besondere Ernährungsbedingungen vorliegen, müßte erst genauer untersucht werden. Vielleicht können diese Befunde auch die Ursache für die Lokalisation pathologischer Prozesse, besonders auch der Arteriosklerose, dem Verständnis näherbringen.

Mit der Ansicht, daß dem Nerveneinfluß eine gewisse Wirkung für die Entstehung der Arteriosklerose einzuräumen ist, läßt sich auch die schon früher von französischen Autoren, in letzter Zeit auch mehr von deutschen Forschern ausgesprochene Ansicht der Bedeutung vasomotorischer Störungen gut vereinigen. Auch Oberndorfers[1]) Hinweis, daß die frei beweglichen Arterien, wie die Poplitea, Vertebralis usw., oft frei bleiben, wenn fest fixierte schon lange erkrankt sind, spricht für die Bedeutung vasomotorischer Prozesse, allerdings vielleicht in umgekehrtem Sinne, als von anderen Autoren gemeint wurde. Er sagt: „Die Ursache ... liegt also in ihrer Verschieblichkeit, in der Massage, der die Gefäßwand bei diesen Bewegungen unterworfen ist. Wie jede Massage, wird und muß auch diese zur besseren Saftdurchströmung und somit zur besseren Ernährung der durchströmten Teile führen."

Nachdem wir bisher die verschiedenen Ansichten, wie sie in speziellen Untersuchungen verschiedener Forscher niedergelegt sind, angeführt haben, müssen wir, ehe wir eine eigene Stellungnahme festlegen, noch kurz zeigen, zu welcher Auffassung die verschiedenen Autoren, die in den letzten Jahren zusammenfassend über die Arteriosklerose berichtet haben, gekommen sind.

Münzer weist in den Ergebnissen der gesamten Medizin 1923 darauf hin, daß bei der Arteriosklerose der großen Gefäße vielfach auch die Vasa vasorum als Arteriolen mitbeteiligt sind, „und es könnte so die Erkrankung der Vasa vasorum der großen Gefäße die Atherosklerose dieser Gefäße einleiten und herbeiführen". Diese Auffassung kommt also auch darauf hinaus, daß die Erkrankung der großen Gefäße eine Folge einer Ernährungsstörung sei. Das Neue in seiner Auffassung ist nur, daß die Ursache dieser Ernährungsstörung eine Arteriolosklerose der Vasa vasorum sein soll. Es müßte erst nachgewiesen werden, daß eine solche wirklich an den entsprechenden Stellen jedesmal vorliegt, und dann würde sich erneut die Frage erheben, wie diese nun ihrerseits entstanden ist. Eine wirkliche Erklärung der Ursache und Entstehung der Arteriosklerose erscheint uns durch diese Auffassung nicht gegeben.

Hueck weist darauf hin, daß „eine in jedem Fall wechselnde Konstellation von Bedingungen die ‚Ursache' der Erkrankung bildet", und zwar beschuldigt er mechanische und chemische Momente. Er meint auch, daß die verschiedenen Prozesse durch verschiedene Bedingungen ausgelöst werden. „Wir werden also

---

[1]) Oberndorfer: Beitrag zur Frage der Lokalisation atherosklerotischer Prozesse in den peripheren Arterien. Dtsch. Arch. f. klin. Med. Bd. 21, S. 515. 1911.

gut tun, die hyperplastischen Vorgänge von der Arteriosklerose zu unterscheiden und sie als rein funktionelle Anpassungen zum mindesten so lange gesondert zu betrachten, als sie noch keine degenerativen Veränderungen erkennen lassen."

Wenn man diese hyperplastischen Vorgänge als rein funktionelle Anpassung betrachten will, so läge es eigentlich nahe, als Ausdruck funktioneller Anpassungen der Arterienwand zunächst einen anderen Vorgang, nämlich eine Muskelhypertrophie, zu erwarten. Derartige Zunahme der Muskulatur ist tatsächlich mehrfach beobachtet und beschrieben worden, und zwar in der Media bei Herzfehlern und Blutdruckerhöhung, unter der Intima bei der schon oben besprochenen Ovarial- und Menstrualsklerose. Die Muskelhyperplasie in der Media scheint allerdings nach JORES[1]) (der auch eine ausführliche Literaturbesprechung bringt) recht selten beobachtet zu werden. Jedenfalls dürfte diese Form der funktionellen Anpassung von der, wie wir sie bei Arteriosklerose beobachten, scharf zu trennen sein.

Wir haben schon eingangs darauf hingewiesen, daß diese andere Form von hyperplastischen Vorgängen meist mit Degeneration verbunden ist und dann einen wesentlichen Bestandteil der Arteriosklerose bildet, und so muß man HUECKS Auffassung dahin deuten, daß den von ihm gemeinten funktionellen Anpassungen eine große Bedeutung auch für die Entstehung der Arteriosklerose zukommt. Die Verfettung kommt nach HUECKS Ansicht zustande durch Saftstauung — mechanisch-funktionelles Moment + chemisches Moment vielleicht lokales Auftreten von Säure u. ä. Daraus, daß er ausdrücklich darauf hinweist, daß eine verfettete Stelle noch nicht zur Arteriosklerose führen muß, geht hervor, daß, wenn man seiner Auffassung folgt, man eine Vielheit von Ursachen und pathogenetischem Geschehen annehmen muß, um schließlich das komplizierte Bild der Arteriosklerose zu erklären.

Nach unserer Ansicht wird man nicht in jedem einzelnen Falle die gleiche, aus zahlreichen, stets gleichen Einzelgliedern zusammengesetzte Summe von Ursachen erwarten dürfen. Dagegen sprechen die Tierexperimente, bei denen allein durch Änderung des Stoffwechsels die Erzeugung der Arteriosklerose gelingt. Allerdings wissen wir noch nicht, in welcher Weise bei einer solchen Stoffwechselstörung die verschiedenen mechanisch-funktionellen und chemischen Vorgänge beeinflußt werden.

Aber auch beim Menschen ist ein Fall beschrieben, bei dem *eine* Ursache allein erwiesen werden konnte. EUGEN FRÄNKEL[2]) beschrieb bei einem 29jährigen Soldaten, der 1½ Jahre vor seinem Tode einen Wirbelsäulensteckschuß in der Höhe des unteren Dorsalmarks erhalten hatte, folgenden Befund: Die Aorta war in ihrem Brustteil frei; es „fanden sich in der Bauchaorta, und zwar auch nur in ihrem unteren Abschnitt, von den Nierenarterien an abwärts, weißliche sklerotische Buckel, sowohl entsprechend den Abgangsstellen der Lendenarterien, als auch zwischen diesen, und ganz vereinzelte, unregelmäßig gestaltete, quergestellte Kalkplättchen." Die mikroskopische Untersuchung ergab echte Arteriosklerose. Den Zusammenhang mit dem Trauma erkennt FRÄNKEL in diesem Fall an. „Es müssen eben verschiedene, den Eintritt dieses Ereignisses begünstigende Momente vorhanden sein, unter denen, abgesehen von der Heftigkeit des Traumas, vor allem die Art der Einwirkung desselben in Betracht kommt. Diese darf nicht zu einer gröberen Verletzung der Gefäß-(Aorten-)wand führen, sondern nur zu einer gewissermaßen molekularen Erschütterung, unter deren

---

[1]) JORES: Abschnitt „Arterien". Im Handb. d. spez. pathol. Anat. von HENKE-LUBARSCH Bd. II. Berlin: Julius Springer 1924.
[2]) FRÄNKEL, EUGEN: Über Trauma und Arteriosklerose. Dtsch. med. Wochenschr. 1919, S. 1268.

Einfluß eine Art Dissoziation der elastisch-muskulösen Mediaschichten, wie in unserem Falle, herbeigeführt wird." FRÄNKEL nimmt also selbst für diesen auf den ersten Blick so einfach aussehenden Fall recht komplizierte Vorgänge an. Unter allen Umständen lehrt aber dieser Fall, daß rein physikalische Vorgänge primär allein zu denselben Veränderungen führen können, wie es im Experiment die Stoffwechselstörungen allein tun. Wie weit allerdings durch diese physikalischen Vorgänge lokale Stoffwechselstörungen ausgelöst waren, ist sehr schwer zu sagen.

JORES sieht in der hyperplastischen Intimaverdickung nur „eine geringe Abweichung vom physiologischen Zustand". Er betrachtet den Vorgang als eigentliche Hypertrophie und sieht dessen Ursache in einer funktionellen Mehrbelastung. Im übrigen sieht er in der fettigen Degeneration die Ursache der Entwicklung des Bindegewebes der Intima. „Zum Teil würde diese Bindegewebswucherung die Bedeutung der Ersatzwucherung für untergegangenes Parenchym haben, zum Teil auch den Charakter der reaktiven Entzündung."

Auch MÖNCKEBERG betont sehr scharf die Bedeutung des funktionell-mechanischen Momentes. „Die Masse des funktionierenden Gewebes richtet sich nach dem Bedarf." Er weist auf die zuerst von ERNST[1]) beschriebenen „funktionellen Strukturen der Aortenwand" hin, oft zu beobachtenden Wellenlinien in der Aorta des Kindes, die nach ERNSTS Untersuchungen aus elastischen Fasern bestehen. Daraus ist auf eine Erhöhung der Elastizität an der betreffenden Stelle zu schließen. „Da die Elastizität der Dehnung durch den Blutdruck als ihr reziproker Wert entgegenwirkt, wird man ferner folgern dürfen, daß die durch die Zunahme der elastischen Elemente zum Ausdruck kommende Erhöhung der Elastizität an Ort und Stelle durch eine Vermehrung des Blutdruckes zustande gekommen ist." Der von ERNST erbrachte Nachweis der Bedeutung der Funktion für das Zustandekommen dieser Strukturveränderungen ist sehr bedeutungsvoll für die ganze Frage nach dem Zustandekommen der hyperplastischen Intimaverdickung. MÖNCKEBERG führt sehr genau aus, wie auch die funktionellen Momente bei der Entwicklung des normalen Aufbaues der Aorta wirksam sind. Aber diese funktionell-mechanischen Störungen sind nicht das einzige wirksame Prinzip. Es handelt sich bei der Arteriosklerose um einen komplexen Vorgang, bei dem die degenerative Komponente von großer Bedeutung ist. Die einzelnen Glieder dieses Prozesses können allein für sich vorkommen. „Sie kombinieren sich so häufig und so vielgestaltig, weil einerseits durch die der degenerativen Komponente zugrunde liegende Auflockerung und Abänderung des Wandgewebes die auslösende Ursache für die durch hämodynamische Momente verschiedener Art hervorgerufene kompensatorische Hyperplasie gegeben erscheint, weil andererseits das ohne voraufgehende degenerative Wandveränderungen infolge lokaler Tonusstörungen, Dehnungen, Lähmungen oder dgl., in die Gefäßwand eingebaute kompensatorisch hyperplastische Gewebe an sich wegen seiner „chromotropen" oder „mucoiden" Beschaffenheit als „Lipoidfänger" wirken muß und zu andersartigen weiteren degenerativen Veränderungen neigt." In den Lipoidablagerungen sieht er des weiteren den „Ausdruck der Störung des Cholesterinstoffwechsels, wie wir sie namentlich im Verlaufe verschiedenartiger Infektionen kennen, ohne daß beim Menschen dabei eine erhebliche Vermehrung des Cholesteringehaltes des Blutes dauernd vorhanden zu sein braucht."

Überblicken wir diesen kurzen Auszug aus der sehr umfangreichen, die Pathogenese der Arteriosklerose behandelnden Literatur, so zeigt sich, daß es vor allem zwei Momente sind, die für die Entstehung der Arteriosklerose ver-

---

[1]) ERNST: Über eine funktionelle Struktur der Aortenwand. Beitr. z. pathol. Anat. u. z. allg. Pathol. Bd. 63, S. 141. 1916.

antwortlich gemacht werden: Mechanische, und zwar besonders lokale mechanische Momente, und Stoffwechselstörungen, und zwar konnte gezeigt werden, daß anscheinend diese beiden Gruppen jede für sich allein imstande zu sein scheinen, Arteriosklerose zu erzeugen. Dies wäre nun sehr auffällig, denn mechanische Störungen und Stoffwechselstörungen müssen auf den ersten Blick als zwei ganz verschieden zu wertende Faktoren erscheinen. Betrachten wir aber den Hergang etwas genauer, so zeigt sich, daß auch in den Fällen, wo anscheinend nur ein Faktor allein in Frage kommt, in Wirklichkeit wohl stets beide Faktoren gemeinsam gewirkt haben. Bei den mechanischen Momenten ist es niemals auszuschließen, im Gegenteil mit größter Wahrscheinlichkeit anzunehmen, daß sie immer von lokalen Stoffwechselstörungen begleitet werden. Am instruktivsten ist wohl der Fall von EUGEN FRÄNKEL, der nach einem lokalen Trauma (Schußverletzung) sich entwickelt hatte. Auch FRÄNKEL selbst nimmt ja an, daß hier eine „molekulare Erschütterung", „eine Art Dissoziation der elastisch-muskulösen Mediaschichten" die Ursache abgegeben haben. Daß derartige Vorgänge aber Stoffwechselstörungen in der Gefäßwand bedingen, ist wohl mit Sicherheit anzunehmen. Andererseits wissen wir, daß auch die reinen Stoffwechselstörungen (Cholesterinfütterung) zu mechanischen Störungen führen; hat doch Frl. SCHMIDTMANN[1]) nachgewiesen, daß bei mit Cholesterin gefütterten Tieren der Blutdruck erhöht ist, was neuerdings durch SCHÖNHEIMER[2]), WESTPHAL[3]) bestätigt werden konnte. Ähnliche Beobachtungen hatten schon vorher FAHR und VAN LEERSUM gemacht, aber als Eiweißwirkung gedeutet. Wir werden also sagen müssen, daß stets mechanische Momente und Stoffwechselstörungen zusammenkommen müssen, damit eine Arteriosklerose sich entwickeln kann. Vielleicht sind die mechanischen Momente dann von wesentlicher Bedeutung für die Lokalisation, die chemischen aber für das Zustandekommen überhaupt verantwortlich zu machen. Die Beteiligung der beiden Komponenten kann aber weitgehend schwanken und alle möglichen Übergänge zeigen, so daß schließlich einerseits mechanische Momente allein erst die Ursache für die lokalen Stoffwechselstörungen, andererseits die Stoffwechselstörungen die Ursache für die mechanischen Beeinflussungen abgeben können, worauf erst kürzlich auch LÖWENTHAL[4]) in zusammenfassender Darstellung hingewiesen hat.

Sehr wichtig sind für diese Frage die oben zitierten Versuche mit vitaler Färbung von PETROFF. Wenn dieser Autor nachwies, daß vom strömenden Blut aus kolloidale Teilchen durch Adsorption an die elastischen Fasern gebunden werden können, und daß dieser Vorgang beim Tier bei pathologischen Zuständen gesteigert ist, so ist die Annahme naheliegend, daß mechanische Schädigungen auch beim Menschen eine vermehrte Adsorption von Cholesterin an der Zwischensubstanz und den elastischen Fasern der Intima bedingen können, auch ohne daß der Cholesterinspiegel des Blutes erhöht sein muß, daß aber dieser Vorgang wesentlich stärker sein muß, wenn eine Hypercholesterinämie außerdem besteht. Dadurch wäre der arteriosklerotische Prozeß eingeleitet, der sich dann in der oben geschilderten Weise (ASCHOFF, ANITSCHKOW) weiter entwickelte.

f) Bedeutung physikalisch-chemischer Vorgänge.

Derartige Auffassungen von der primären Bedeutung chemisch-physikalischer Prozesse gewinnen noch dadurch wesentlich an Bedeutung, daß neuer-

---

[1]) SCHMIDTMANN: Virchows Arch. f. pathol. Anat. u. Physiol. Bd. 237, H. 1 u. 2. 1922.
[2]) SCHÖNHEIMER: Virchows Arch. f. pathol. Anat. u. Physiol. Bd. 249. 1924.
[3]) WESTPHAL: Zeitschr. f. klin. Med. Bd. 101, H. 5/6. 1925.
[4]) LÖWENTHAL: Neuere Probleme der experimentellen Arterioskleroseforschung. Med. Klinik 1926. Nr. 20.

dings [Krogh[1]), Ebbecke[2,3])] auch für die normale Funktion der Gefäße die überragende Bedeutung chemisch-physikalischer Vorgänge erwiesen ist. Es ist hier nicht der Ort, auf die umfangreichen Arbeiten über diese Fragen näher einzugehen, wir lassen nur das folgen, was Ebbecke in einer seiner letzten Arbeiten zusammenfassend sagt: ,,Auf Grund dieser Vorstellung sei versucht, ein Gesamtbild von dem Verlauf der Ereignisse bei einer Gewebsreizung zu entwerfen. Als Erfolg der verschiedensten mechanischen, chemischen oder elektrischen Reizarten und erst bei der normalen Funktion tritt eine Auflockerung der Zellmembranen, eine Permeabilitätssteigerung von Grenzschichten ein. Sie äußert sich je nach der angewandten Beobachtungsmethode elektrisch im Auftreten eines Aktionsstromes oder Flammstromes oder in einer Abnahme des Gleichstromwiderstandes, beides ein Zeichen dafür, daß eine den Ausgleich entgegengesetzt geladener Ionen verhindernde Zellschranke beseitigt ist. Bei contractilen Organen und Zellen können sich daran Bewegungserscheinungen anschließen. Aber auch dann, wenn wir den Zellen die Erregung nicht unmittelbar ansehen können, kommt es zugleich mit der den Austritt und Eintritt von Stoffen erleichternden Durchlässigkeitsänderung, die auch die Wirksamkeit intracellulär eingeschlossener Fermente begünstigt, zu einer Stoffwechselsteigerung, die bald durch den vermehrten Sauerstoffverbrauch und vermehrte Kohlensäurebildung bald durch Konzentrationszunahme und Gefrierpunkterniedrigung oder durch Aciditätszunahme der Gewebssäfte (Schade) nachweisbar wird. Infolge der Durchlässigkeitsvermehrung treten Stoffe des Zellinnern in der Umgebung der Zellen auf, die sich entweder wie bei der Embdenschen Phosphorsäureprobe chemisch nachweisen lassen oder sich durch ihre physiologische Wirkung auf die Umgebung verraten. Solche Wirkung kann sich auf benachbarte gleichartige Zellen oder auf Nerven erstrecken und betrifft andererseits die Zellen der Capillarwände, wobei die Folgen als Erweiterung des Capillarlumens, Vermehrung der Zahl durchbluteter Capillaren, Änderung von Druck und Störmungsgeschwindigkeit und bei höheren Graden als Austritt von Flüssigkeit aus der Blutbahn in die Gewebsspalten mikroskopisch und makroskopisch bemerkbar werden."

Ersehen wir aus diesen Arbeiten die Wichtigkeit physikalisch-chemischer Vorgänge für die Funktion der Gefäße und für das Zustandekommen pathologischer Prozesse, so geben uns weiterhin die Untersuchungen von Ruzicka[4]) vielleicht einen Hinweis dafür, warum gerade diese Störungen vorwiegend im höheren Alter zur Beobachtung kommen. Ruzicka beschrieb als Protoplasmahysteresis die durch ihn ,,festgestellte Tatsache, daß sich die Substanz der lebenden Organismen vom Beginne der Entwicklung ab bis zum Tode kontinuierlich verdichtet. Er sieht in diesem ‚progressiven Kondensationsvorgang' ‚die allgemeinste Ursache der Alterungsvorgänge'. Als ‚entferntere Ursache' dieses Vorganges weist er auf ‚die allmähliche Herabsetzung der elektrischen Ladung der Kolloide, welche die fortschreitende Verminderung deren Dispersität bedingt und also die Kondensation verursacht', hin. Wenn auch irgendwelche direkten Zusammenhänge zwischen Hysteresis und Arteriosklerose bisher nicht nachgewiesen, auch nicht untersucht worden sind, so ist uns doch hier ein Weg gewiesen, der uns vielleicht weiter hilft und bisher unklare Vorgänge dem Verständnis näherrücken kann.

---

[1]) Krogh: Anatomie und Physiologie der Capillaren. Berlin: Julius Springer 1924.
[2]) Ebbecke: Über elektrische Hautreizung. Pflügers Arch. f. d. ges. Physiol. Bd. 195, S. 300. 1922.
[3]) Ebbecke: Über Gewebsreizung und Gefäßreaktion. Pflügers Arch. f. d. ges. Physiol. Bd. 199, S. 209. 1923.
[4]) Ruzicka: Beiträge zum Studium der Protoplasmahysteresis und der hysteretischen Vorgänge. (Zur Kausalität des Alterns.) Arch. f. mikroskop. Anat. u. Entwicklungsmech. Bd. 101, S. 459. 1924.

Für Änderungen im chemisch-physikalischen Aufbau bei arteriosklerotischen Gefäßen sprechen auch die kurzen Angaben von DIETRICH auf der Tagung südwestdeutscher Pathologen in Mannheim im April 1924, der eine Herabsetzung des Quellungsvermögens arteriosklerotischer Gefäße in Salzlösungen und in Alkalien, besonders aber in Säuren beobachtete.

IV. Ätiologie.

Mit diesen Erklärungsversuchen ist aber noch nichts über die eigentliche *Ursache* gesagt. Cholesterinfütterung wird beim Menschen nicht in Betracht kommen, und auch die Fälle, in denen mechanische Störungen allein, z. B. ein Trauma, die Ursache abgeben, dürften außerordentlich selten sein. Aber alle die Schädigungen, die entweder zur Cholesterinämie oder zu lokalen oder allgemeinen mechanischen Störungen im Blutkreislauf führen, können ätiologisch in Frage kommen. So ist es verständlich, daß Infektionskrankheiten ebenso wie chronische Intoxikationen (chron. Nephritis usw.) eine Rolle spielen können, daß aber auch lokale Blutdrucksteigerungen (z. B. rechtsseitige Herzhypertrophie, Pulmonalsklerose) zur Arteriosklerose führen müssen. In diesem Sinne sind auch die Erklärungsversuche anzuerkennen, die Nerveneinflüssen eine wesentliche Bedeutung zumessen wollen. Denn es ist durchaus denkbar, daß einmal durch Nerveneinflüsse lokale mechanische oder lokale Stoffwechselstörungen erzeugt werden können.

Auch konstitutionelle Momente kommen in Frage, besonders auch als Ursache der Arteriolosklerose, worauf O. MÜLLER auf Grund seiner Capillaruntersuchungen hingewiesen hat. Man muß dann wohl annehmen, daß zunächst durch Störungen der Konstitution eine Erhöhung des Blutdruckes zustande kommt, die erst dann die Arteriosklerose bedingt. In diesem gleichen Sinne können endokrine Störungen ursächliche Bedeutung haben, wie z. B. der oben schon besprochene Fall von BIEBL und WICHERS zeigt, die ihren Fall hochgradiger allgemeiner Arterio- und Arteriolosklerose bei einem jungen Menschen als chronische Adrenalinvergiftung (Nebennierentumor) betrachten und auf einen funktionellen Gefäßspasmus und durch ihn verursachte Blutdruckerhöhung zurückführen.

Es gibt also nicht *eine* Ursache der Arteriosklerose, sondern all die Prozesse, die im Gefäßsystem mechanische und Stoffwechselstörungen bedingen, können als Ursache der Arteriosklerose in Frage kommen, aber nur dann, wenn beides an derselben Stelle zusammentrifft. Wir kommen also im Grunde genommen wieder auf die Anschauung von B. FISCHER zurück, der die funktionellen Momente in den Vordergrund stellte und sagte: „Bei günstigen Bedingungen und guter Anlage antwortet die Arterie auf erhöhte Funktion mit funktioneller Hypertrophie, bei ungünstigen Bedingungen mit Entartung". Wir müssen dabei berücksichtigen, daß als funktionelle Momente im weitesten Sinne alle die beschriebenen mechanischen, Stoffwechsel-, Konstitutions- u. a. Faktoren in Betracht kommen können, und daß auch die „ungünstigen Bedingungen" verschiedene Ursachen haben können.

V. Physiologische Bedeutung der Erkrankung und Folgen.

a) Strömung.

Haben wir bisher die Vorgänge erörtert, die im Organismus zusammentreffen müssen, damit eine Arteriosklerose sich überhaupt entwickeln kann, so bleibt jetzt noch übrig, die Vorgänge in den Bereich unserer Betrachtung zu ziehen, die als *Folge einer Arteriosklerose* anzusehen sind. Dabei können wir zweierlei unterscheiden: Die pathologischen Vorgänge, die als Wirkung der Veränderungen der Gefäßwand auf den Gefäßinhalt, d. h. also das Blut bzw. die Blutströmung, auftreten, und zweitens die Folgen solcher veränderten Strömungsbedingungen auf den Gesamtorganismus bzw. auf einzelne Organe.

Soviel auch über die physiologischen Vorgänge bei der Strömung des Blutes in unveränderten Gefäßen geschrieben ist, eine Einigung ist bis heute über viele Fragen noch nicht erzielt. Auffallend wenig ist aber bisher über die Strömungsbedingungen in pathologisch veränderten Gefäßen bekannt geworden. Unsere Kenntnisse sind kaum erweitert, seit MARCHAND auf dem Kongreß für innere Medizin 1904 sein Referat hielt. MARCHAND betonte als normale Eigenschaften der Arterie: Elastizität, Contractilität, Festigkeit (Widerstand gegen Zerreißung). ,,Die normale jugendliche Arterie besitzt (im Sinne der Physik) eine geringe, aber vollkommene Elastizität (THOMA), d. h., sie setzt der Gestaltveränderung durch äußere Einwirkung (Zug) einen geringen Widerstand entgegen, sie ist sehr dehnbar, aber sie vermag die Veränderung der Form in sehr vollkommener Weise auszugleichen. Bekanntlich ändert sich aber die Elastizität der Arterie durch die Kontraktion, denn die kontrahierte (gespannte) Arterie ist stärker elastisch als dieselbe Arterie in nicht kontrahiertem Zustande. Im reiferen Alter werden die Arterien (besonders die Aorta und ihre Hauptäste) weniger dehnbar, aber ihre Elastizität wird größer, hauptsächlich infolge der Verdickung der Intima, aber auch der Media." Noch größerer Verlust der Dehnbarkeit tritt bei Arteriosklerose ein. Je nach dem anatomischen Bild wird auch die funktionelle Schädigung wechseln, denn das Gefäß kann allgemein oder lokal überdehnt, erweitert oder aber verengt sein. MARCHAND betont daher, daß man keine allgemeinen Schlüsse auf das Verhalten der Zirkulation bei Arteriosklerose ziehen kann. ,,Die Strömung kann stellenweise verlangsamt sein, sie kann beschleunigt sein, der Druck kann vermindert sein, er kann gesteigert sein, die Organe können sehr viel weniger, aber auch sehr viel mehr Blut erhalten als in der Norm, das Resultat ist eine große Unregelmäßigkeit der Zirkulation."

Wir glauben MARCHAND ganz besonders darin recht geben zu müssen, daß sich allgemeine Regeln über die Wirkung der Arteriosklerose auf den Blutstrom nicht aufstellen lassen, daß sich vielmehr an den verschiedenen Stellen verschiedene Wirkungen einstellen müssen, und daß demnach die wichtigste Wirkung für den Organismus die Unregelmäßigkeit der Zirkulation ist. Selbstverständlich ist der Verlust der Dehnbarkeit und der Kontraktionsfähigkeit nicht ohne Bedeutung. Auch wird die stenosierende Arteriosklerose besonders in kleinen Gefäßen als Hindernis im Blutstrom wirken müssen, während eine umgekehrte Wirkung dann eintreten muß, wenn die Arteriosklerose zu einer Erstarrung der weiten Gefäße führt und somit die betr. Gefäße oder Gefäßäste dauernd in einem übermäßig weiten Zustand erhält.

Wenn man also die Wirkung der Arteriosklerose auf den Blutstrom analysieren will, so müßte man ganz genau unterscheiden die Art bzw. den Grad der Veränderung, die Lokalisation, die Ausdehnung usw. usw., da jeder dieser Faktoren für die Gesamtwirkung von ausschlaggebender Bedeutung sein kann. Diese genaue Analyse hat aber andererseits insofern praktisch nicht sehr viel Zweck, da so oft die verschiedensten Formen nebeneinander vorkommen, so daß also als Gesamtwirkung besonders die große Unregelmäßigkeit, die die Zirkulation zu erleiden hat, von Bedeutung ist.

Legen wir uns die Frage vor, wie sich die Strömungsänderungen in ihrem Einfluß auf den Körper und seine Organe bemerkbar machen, so gibt uns ROMBERG folgende Antwort:

„Die Arteriosklerose erschwert bei genügender Entwicklung durch die verminderte Dehnbarkeit der Arterien das Überfließen des Blutes in die Capillaren.

Eine dehnbare Arterie wirkt wie ein Windkessel eines Pumpwerkes. Sie unterhält einen dauernden Flüssigkeitsstrom. In einer völlig starren Arterie muß das Herz allein die Vorwärtsbewegung des Blutes besorgen. Eine so extreme Veränderung kommt kaum vor. Die verminderte Dehnbarkeit sklerotischer Arterien bildet aber bereits ein deutliches Hindernis für den Blutstrom. Die namentlich an den kleinen Arterien häufige Verengerung wirkt in gleicher Weise. Die an den mittleren und großen Arterien gewöhnlichere Erweiterung der Lichtung vermag nur bei sehr beträchtlichen Graden die Abnahme der Dehnbarkeit auszugleichen. In einem von mir angestellten Modellversuche mit einem dehnbaren Gummirohr und einem Glasrohre mußte das Glasrohr einen reichlich dreimal größeren Durchmesser haben, um den Widerstand gleichzumachen."

„Auch wenn die Behinderung des Blutstroms in der Ruhe noch nicht merklich wird, kann das sklerotische Gefäß sich nicht den wechselnden Ansprüchen des Lebens wie das normale anpassen. Die Sklerose erschwert den vermehrten Blutzufluß, dessen ein tätiges Organ bedarf. Bei allmählicher Zunahme der Veränderung kann die Blutzufuhr so sinken, daß jede Tätigkeit aufhört, daß selbst der anatomische Bestand der Organe gefährdet wird."

Diese Ausführungen von ROMBERG erscheinen so klar und eindeutig, daß jedes weitere Wort überflüssig erscheint. Es ist auch danach selbstverständlich, daß die allgemeinen Erscheinungen nur davon abhängig sein müssen, welchen Grad die arteriosklerotischen Veränderungen erreicht haben und welche Gefäßgebiete von ihr befallen sind. Immer wird die Folge eine schlechtere Ernährung der befallenen Organgebiete sein.

ROMBERG sagt: „Die allgemeinen Folgen der Arteriosklerose sind vielfach von den Erscheinungen des Alterns nicht scharf zu trennen. Die Haut wird welk und runzlig, die Muskeln und die parenchymatösen Organe atrophieren, die Knochen werden dünn und brüchig. Der Mensch wird körperlich und geistig weniger leistungs- und auch weniger widerstandsfähig."

Ließen sich schon mit ziemlich groben Methoden Unterschiede in der Strömung im Gefäßsystem bei Arteriosklerotikern nachweisen, so konnten neuere, feinere Untersuchungsmethoden diese Kenntnisse wesentlich erweitern. Hierher gehören die Versuche russischer Autoren mit Durchspülung überlebender Organe, die aber erst weiter unten ausführlicher besprochen werden sollen, da sie hauptsächlich Beobachtungen über die Reaktionsfähigkeit der Gefäße ergeben haben. Hierher gehören aber auch besonders die Untersuchungen der Strömung in den Capillaren mit der Methode von OTFRIED MÜLLER[1]) und WEISS. WEISS und DIETER[2]) fanden, daß die Strömungszeit (darunter verstehen sie die Zeit des Fortbestehens der Strömung nach Abschluß des Blutzuflusses durch eine Armmanschette) verkürzt ist bei Arteriosklerotikern mit mäßiger Hypertonie. Dabei besteht keine Rückströmung, die Strömung ist ganz träge. „Die verkürzte Strömungszeit ist neben der verminderten Dehnbarkeit und dem dadurch bedingten erschwerten Übertritt des Blutes in die Capillaren wohl in der Hauptsache durch die Verengerung des Lumens der kleinen Arterien verursacht." Bei reiner Arteriosklerose ohne Hypertonie fanden sie dagegen Verkürzung der Strömungszeit mit Rückstauung. „Die Strömung pflegte hier ganz träge zu sein, oft war sie sogar stagnierend." Sie sehen den Grund für die Verkürzung der Strömungszeit wiederum in der Verengerung der kleinen Arterien und der ver-

---

[1]) MÜLLER, O.: Die Capillaren der menschlichen Körperoberfläche. Stuttgart 1922.
[2]) WEISS u. DIETER: Die Strömung in den Capillaren und ihre Beziehung zur Gefäßreaktion. Zentralbl. f. Herz- u. Gefäßkrankh. Jg. 12, S. 295.

minderten Dehnbarkeit derselben. „Die verminderte Elastizität mag auch den Grund für die Rückströmung abgeben, denn in engen und starren Gefäßen mit mangelhaftem Tonus ... kann eine Rückströmung natürlich viel leichter erfolgen als in normalen elastischen Gefäßen mit gutem Tonus." — Bei hochgradiger Hypertension wurde in einigen Fällen benigner Nierensklerose Verlängerung der Strömungszeit ohne Rückströmung beobachtet. „Die Verlängerung der Strömung ist darauf zurückzuführen, daß bei gut gefüllten Gefäßen, hypertrophischer Gefäßmuskulatur und starker Hypertonie große Blutmengen ins venöse System hinübergepreßt werden. Es besteht eine beträchtliche Druckdifferenz, deren Ausgleich längere Zeit erfordert. Rückströmung kann wegen des hohen Tonus nicht zustande kommen."

O. MÜLLER beschreibt bei Hypertonikern an den Capillaren starke Kontraktion des arteriellen Schenkels bei stark erweiterten venösen Schenkeln. Die Capillaren sind dabei oft geschlängelt, „glomerulusähnlich". Er neigt dazu, diese eigentümlichen Schlängelungen der Capillaren als Anlage zu betrachten und somit in diesem Anlagefehler die primäre Ursache für den Hypertonus zu sehen.

b) Thrombose.

Kommen tatsächlich Störungen in der Blutströmung als Folge der Arteriosklerose zustande, so muß man erwarten, daß eine häufige Begleiterkrankung der Arteriosklerose die Thrombose sein muß, da als Vorbedingung für diese Blutstromverlangsamung und Gefäßwandschädigung verlangt werden, diese beiden Momente aber bei der Arteriosklerose vorliegen. Thrombose bei Arteriosklerose kommt tatsächlich vor, aber in relativ seltenen Fällen.

LUBARSCH[1]) fand unter 339 Fällen von starker Sklerose und Atheromatose der Aorta nur 40 mal Thrombenbildung = 11,8% und unter ihnen waren noch 9 Fälle von thrombosierten Aneurysmen, „bei denen also die Dilatation noch eine Rolle spielte". Etwas höher waren die Zahlen der Thrombosen peripherer Arterien, denn bei Hinzurechnung von 95 Fällen von hochgradiger Atheromatose peripherer Arterien ohne schwere Aortenveränderungen kommt LUBARSCH auf 425 Fälle starker Sklerose mit 95 Fällen von Thrombose = 22,2%.

Diese relative Seltenheit kann so erklärt werden, daß in der Aorta auch bei einer durch die Arteriosklerose bedingten Stromverlangsamung doch trotzdem die Strömungsgeschwindigkeit noch für die Bildung eines Thrombus zu groß bleibt. Wahrscheinlicher scheint es uns aber zu sein, daß doch relativ selten bei Arteriosklerose die beiden Momente: Blutstromverlangsamung und Wandschädigung an einer Stelle zusammentreffen. Wir haben eben erörtert, daß die Zirkulationsstörungen je nach dem Prozeß, der Ausdehnung, der Lokalisation verschiedene sein müssen. Es ist somit noch keineswegs gesagt, daß in einem Fall von Atheromatose, besonders wenn es sich um umschriebene atheromatöse Geschwüre handelt, wirklich an diesen Stellen Blutstromverlangsamung besteht. Aber nur wenn Blutstromverlangsamung im Gebiet von atheromatösen Geschwüren besteht, wird man Thrombenbildung erwarten können. Wenn wir aber in den peripheren Gefäßen, in denen eine Blutstromverlangsamung viel eher eintreten kann, Thromben auch relativ selten treffen, so dürfte das daran liegen, daß hier atheromatöse Geschwüre nur selten beobachtet werden.

c) Blutdruck und Herzhypertrophie.

Wenn wir gesehen haben, daß durch die arteriosklerotischen Veränderungen Störungen in der Blutbewegung erwartet werden können, so erhebt sich die

---

[1]) LUBARSCH: Die allgemeine Pathologie. Bd. I, Abt. 1, S. 175. Wiesbaden: J. F. Bergmann 1905.

weitere Frage, ob auch eine Änderung des *Blutdrucks* als Folge der Arteriosklerose auftritt. Man hat tatsächlich vielfach daran gedacht, daß Blutdruckerhöhungen durch Arteriosklerose vorkommen und war vielfach geneigt, die so oft klinisch zu beobachtenden Hypertonien auf Arteriosklerose zu beziehen. Es dürfte aber nicht angebracht sein, alle in dieser Beziehung geäußerten Ansichten zu registrieren, sondern es ist ausreichend, wenn einige exakte Beobachtungen aus letzter Zeit angeführt werden.

MARCHAND sagt im KREHL-MARCHANDschen Handbuch der allgemeinen Pathologie: „Selbstverständlich können die hierdurch entstandenen Veränderungen des Blutdrucks, ebenso wie in der Stromgeschwindigkeit und der Blutfülle der Organe sehr verschieden ausfallen. Die Annahme, daß Sklerose der Brustaorta sowie verbreitete Sklerose der peripherischen Arterien, ganz besonders der Arterien im Gebiete der Nervi splanchnici (HIRSCH, ROMBERG) eine erhebliche Steigerung des allgemeinen Blutdruckes zur Folge haben muß, läßt sich, soviel aus dem Verhalten des Ventrikels (Hypertrophie) geschlossen werden kann, nicht bestätigen. Dagegen ist sicher, daß eine diffus erweiterte Aorta (zylindrisches Aneurysma), ähnlich wie ein großes, sackförmiges Aneurysma, unter sonst gleichen Verhältnissen eine starke Herabsetzung des Druckes in den peripherischen Arterien bedingen muß."

Auch ROSENBERG sagt in seinem Lehrbuch der Herz- und Gefäßkrankheiten: „Entsprechend den anatomischen Feststellungen findet sich bei unkomplizierter Arteriosklerose in der Regel keine Blutdrucksteigerung bei Messung mit dem Riva-Roccischen Instrument (SAWADA, GROEDEL, FERRARINI)."

HUECK drückt sich noch schärfer aus: „Man kann übrigens damit rechnen, daß, wenn die reine Atherosklerose über das ihr gewöhnlich zugehörige Gebiet der Aorta und ihrer Organäste hinausgeht, in die Extremitätengefäße und deren Äste hinein, daß in solchen Fällen immer auch der Blutdruck erhöht war. Ich erwähne das nicht etwa, um die (meines Erachtens für *alle* Formen der Arteriosklerose völlig falsche) Vorstellung zu stützen, als sei diese ausgebreitete Atherosklerose die Ursache der Blutdrucksteigung, sondern um gerade umgekehrt auf die Analogie mit dem oben erwähnten Tierexperiment hinzuweisen: erst durch die künstliche (Adrenalinzufuhr) Erhöhung des Blutdrucks läßt sich die durch abnorme Lipoidfütterung erzeugte Atheromatose beim Tier von der Aorta bis in die peripheren Äste hineintreiben; so erkranken auch beim Menschen an der rein atheromatösen Form die Arterien entsprechend der Abnutzung durch den erhöhten Blutdruck. Die Hypertonie hat die Atheromatose zur Folge, nicht umgekehrt!"

Auch MÜNZER sagt vom klinischen Standpunkt: „Die Arteriosklerose, die Verkalkung der großen Gefäße hat mit Blutdrucksteigerung nichts zu tun."

Wenn der pathologische Anatom die Frage beantworten will, ob zwischen Blutdruckerhöhung und Arteriosklerose ein Zusammenhang besteht, so muß man sich zunächst überlegen, ob überhaupt anatomisch ein erhöhter Blutdruck nachzuweisen ist. Das ist tatsächlich der Fall, aber nur, wenn die Blutdruckerhöhung lange Zeit bestanden hat und wenn der Herzmuskel kräftig und reaktionsfähig genug ist, um mit einer Arbeitshypertrophie zu antworten. Nur aus der Hypertrophie des linken Ventrikels und evtl. der Arterienmedia vermögen wir auf das lange Bestehen einer Blutdruckerhöhung im großen Kreislauf zu schließen. Ist nun die Blutdruckerhöhung Folge der Arteriosklerose, so müssen wir bei jeder schweren Arteriosklerose Herzhypertrophie finden, besteht aber ein umgekehrter Kausalnexus, so können wir bei jeder Herzhypertrophie (ohne lokale Ursache) schwerere Formen von Arteriosklerose erwarten. Beides ist aber nicht der Fall. Wir können die Angabe von MARCHAND durchaus bestätigen, daß man oft schwerste Grade und ausgebreitetste Formen von Arteriosklerose sieht, ohne daß eine Spur von Herzhypertrophie festzustellen ist, im Gegenteil ist sogar mitunter in solchen Fällen das Herz atrophisch. Aber auch bei idiopathischer Herzhypertrophie kann jede schwerere Arteriosklerose fehlen. Man sieht mitunter die höchsten Grade von cor bovinum bei für das betreffende Alter auffallend zartwandigen Gefäßen. Trotzdem ist HUECK zuzustimmen, wenn er ausgebreitete Arteriosklerose in einen Zusammenhang mit erhöhtem Blutdruck bringt, nur muß zu dem erhöhten Blutdruck noch ein zweites Moment, z. B. Erhöhung des Blutcholesterinspiegels hinzukommen; und das ist bei der essentiellen Hypertonie gewöhnlich der Fall. WESTPHAL[1]) fand unter 88 Fällen von arteriellem Hochdruck 53 mit deutlich erhöhtem Blutcholesteringehalt. In diesem Sinne spricht der auch von HUECK angeführte Kaninchenversuch, der ergab, daß eine besonders ausgebreitete Arteriosklerose bei Cholesterin gefütterten Kaninchen bei gleichzeitiger Behandlung mit Adrenalin zu erzielen ist.

Die Bedeutung der Blutdruckerhöhung für das Zustandekommen der Arteriosklerose zeigen besonders die Fälle, in denen im umschriebenen Bezirk Blutdrucksteigerung und gleichzeitig Arteriosklerose beobachtet werden, und zwar besonders dann, wenn dieser Bezirk nicht als häufiger Sitz der Arteriosklerose bezeichnet werden kann. Wir denken dabei besonders an die Fälle von Pulmonalsklerose. Am bekanntesten ist der Fall von ALBRECHT[2]), bei dem ein atheromatöses Geschwür der Aorta in die Arteria pulmonalis durchgebrochen war und nun als Folge des jetzt in der Arteria pulmonalis wesentlich erhöhten Blutdrucks in dieser arteriosklerotische Veränderungen bis in die kleinsten Äste hinein entstanden waren. Auch sonst wird Pulmonalsklerose des öfteren bei Druckerhöhung im kleinen Kreislauf beobachtet, besonders bei Mitralstenose und bei der „idiopathischen rechtsseitigen Herzhypertrophie". Wir folgen JORES[3]) (bei dem sich übrigens ausführliche Literaturangaben finden), wenn wir den Kausalnexus in all diesen Fällen so annehmen, daß die Blutdruckerhöhung der primäre Faktor, die Pulmonalsklerose die Folge ist.

Müssen wir also die ursächliche Bedeutung der Arteriosklerose für die idiopathische Herzhypertrophie und somit für die Hypertonie ablehnen und eher einen umgekehrten Kausalnexus — wenigstens unter bestimmten Bedingungen — anerkennen, so liegt die Beurteilung ganz anders, wenn man die Frage eines Zusammenhanges zwischen Herzhypertrophie und Arteriolosklerose erörtern will. Arteriolosklerose, besonders der Nieren, und Herzhypertrophie findet man der Regel nach zusammen, und es ist viel darüber geschrieben, was die Ursache, was die Folge ist.

Der Umstand, daß die Arteriolosklerose bei Hypertonie fast niemals in der Niere fehlt, hat lange Zeit dazu geführt, in den Nierenveränderungen die Ursache für die Blutdrucksteigerung zu sehen. Auf alle hiermit zusammenhängenden Fragen einzugehen, kann nicht unsere Aufgabe sein. Über erhöhten Blutdruck und seine Ursachen sind schon Bände geschrieben, und es würde weit den Rahmen dieser Arbeit überschreiten, wollten wir diese äußerst interessante Fragestellung erschöpfend behandeln. Wir können hier nur die Fragen streifen, die unser Gebiet, die pathologische Physiologie der Arteriosklerose berühren.

---

[1]) WESTPHAL: Untersuchungen zur Frage der Entstehungsbedingungen des genuinen arteriellen Hochdrucks. Zeitschr. f. klin. Med. Bd. 101, H. 5/6. 1925.

[2]) ALBRECHT, zitiert nach JORES: Ann. d. Städt. Krankenhauses München r. d. Isar 1907.

[3]) JORES: Abschnitt „Arterien". Im Handb. d. spez. pathol. Anat. v. HENKE-LUBARSCH. Bd. II, S. 728. Berlin: Julius Springer 1924.

ROMBERG und seine Schüler [J. FISCHER[1]), HARPUDER[2])] haben besonders nachdrücklich den Standpunkt vertreten, daß Hypertonie ohne Nierenveränderung nicht vorkommt. Betrachtet man aber die von ihnen geschilderten Nierenveränderungen genauer, so zeigt sich, daß es häufig nur solche sind, wie sie bei keinem Menschen höheren Alters vermißt werden. Es handelt sich also hier nur um die Folgen arteriosklerotischer oder aber vielmehr arteriolosklerotischer Gefäßveränderungen. Gerade im letzten Jahrzehnt sind wir ja besonders durch die klassischen Arbeiten von LÖHLEIN in der Nierendiagnostik erheblich vorwärts gekommen und wissen genau, daß Rundzelleninfiltrate und verödete Glomeruli uns noch lange nicht zur Diagnose: „interstitielle Nephritis", berechtigen. Immerhin wäre es denkbar, daß die Veränderungen, die als Folge der Arteriolosklerose in der Niere beobachtet werden, die Ursache für die Blutdrucksteigerung abgeben. Da erhebt sich aber zunächst eine Zwischenfrage: Wird die Arteriolosklerose nur in der Niere oder auch in anderen Organen bei Hypertonikern gefunden?

Zahlreiche Autoren (HERXHEIMER, FAHR u. a.) haben sich mit dieser Frage beschäftigt und gefunden, daß in verschiedenen Organen die gleichen Veränderungen auftreten können, in der Niere wohl allerdings am regelmäßigsten. Damit wird es schon unwahrscheinlicher, daß gerade die Veränderungen eines Organes die Ursache für den gesteigerten Blutdruck abgeben sollen, und es erscheint vielmehr in den Bereich der Möglichkeit gerückt, daß umgekehrt die Blutdruckerhöhungen die Ursache und die Arteriolosklerose erst deren Folge ist.

Wollen wir aber die Nierenveränderungen als ursächlich für die Hypertonie beschuldigen, so müssen wir auch eine zweite Frage beantworten. Findet sich denn stets in all diesen Fällen von essentieller Hypertonie Arteriolosklerose der Niere und finden sich stets deren Folgen für das Parenchym? Die erste Frage ist nicht einfach zu beantworten, da eigentlich beide Nieren in Serien untersucht sein müßten, wenn man mit gutem Gewissen sagen will, daß es Fälle von Hypertonie ohne Arteriolosklerose der Nieren gibt. Derartige Untersuchungen liegen nicht vor, dürften aber praktisch auch unnötig sein; wenn man verschiedene Stellen aus beiden Nieren untersucht und keinen positiven Befund erheben kann, so heißt das praktisch so viel, als daß eine etwa doch übersehene Arteriolosklerose sehr wenig ausgebreitet und somit nicht die Ursache für die Blutdrucksteigerung sein kann. Derartige Fälle gibt es aber tatsächlich, wenn auch recht selten. Bei genauem Suchen findet man meist einzelne veränderte Arteriolen, oft aber erst nach langem Suchen und auch nur ganz vereinzelt. Selbst wenn man in solchen Fällen annehmen wollte, daß noch weitere Stellen stärkeren Befund zeigen könnten, so bleibt es doch sicher, daß genügend unveränderte Bezirke vorhanden sind, um ihre ursächliche Bedeutung für die Hypertonie abzulehnen.

Immerhin könnten Skeptiker doch zu dieser Annahme neigen. Dann aber wäre die Frage zu beantworten, wie man sich den Vorgang vorstellen sollte. Die mechanische Theorie ist wohl heute endgültig abgelehnt, es blieb nur die Annahme übrig, daß durch Parenchymschädigung entweder eine Retention oder evtl. auch eine Produktion toxischer Substanzen zustande käme, die entweder auf dem Umweg über nervöse Zentren oder endokrine Drüsen oder direkt auf die Gefäße wirkte und vielleicht Spasmen erzeugte und dadurch den Blutdruck zum Steigen brächte. Liegt nun aber tatsächlich eine

---

[1]) FISCHER, J.: Über die Beziehungen zwischen anhaltender Blutdrucksteigerung und Nierenerkrankung. Dtsch. Arch. f. klin. Med. Bd. 109, S. 469. 1913.
[2]) HARPUDER: Arteriosklerose, Schrumpfniere und Blutdruck. Dtsch. Arch. f. klin. Med. Bd. 129, S. 74.

solche Parenchymschädigung stets vor? Nein! Sicher nicht. Der Kliniker unterscheidet benigne und maligne Nierensklerose, d. h. „Nierensklerose" mit oder ohne Erscheinungen der Niereninsuffizienz. Der Anatom unterscheidet seit der Konferenz, die während des Krieges in Heidelberg zur Klärung der Fragen einer Einteilung der Nierenerkrankungen stattfand, eine Nephrocirrhosis arteriolosclerotica initialis und progressa und will damit andeuten, daß es sich um verschiedene Stadien desselben Prozesses handelt. In den frühen Stadien — und das sind bei weitem die Mehrzahl der Fälle — finden wir makroskopisch nichts, mikroskopisch einige veränderte Arteriolen, im übrigen intaktes Nierengewebe. Weiter führt eine direkte Stufenleiter bis zur genuinen Schrumpfniere, indem nach LÖHLEIN der Prozeß sich von den Vasa afferentia auf die Glomeruli ausbreitet oder auch infolge Verschlusses der Arteriolen die Glomeruli sekundär zugrunde gehen. Dies sind die Fälle, die klinisch die verschiedenen Grade der Niereninsuffizienz aufweisen. Es gibt also Fälle, in denen das Nierenparenchym — aber sekundär — geschädigt ist; in bei weitem der Mehrzahl der Fälle ist das aber nicht der Fall. Wir müssen es also ablehnen, in der Arteriolosklerose der Nieren die Ursache für die Hypertonie zu sehen. Wenn wir nicht in der Nierenschädigung die Ursache der Hypertonie sehen können, so wäre es aber denkbar, daß durch allgemeine Erkrankung der kleinen Gefäße eine derartige Erschwerung des Blutstromes verursacht würde, daß hierin die Ursache zu erblicken sei. Z. B. MÜNZER[1]) nahm diesen Kausalnexus schon 1910 an. Wir haben aber oben schon betont, daß besonders HERXHEIMER festgestellt hat, daß in den übrigen Organen Arteriolosklerose zwar auch, aber wesentlich seltener als in der Niere, vorkommt und daß große Bezirke, wie die Gefäße der Haut und der Muskulatur, fast stets vollkommen frei bleiben. Wenn aber derartig ausgedehnte Gefäßgebiete frei bleiben, so kann man nicht daran denken, in der Arteriolosklerose allein die Ursache der Hypertonien zu erblicken.

Wie soll man sich aber dann den Kausalnexus vorstellen? Denn daß ein Zusammenhang zwischen Blutdruckerhöhung und Arteriolosklerose besteht, dürfte bei der Häufigkeit des Zusammentreffens sicher sein. Vielleicht geben uns die Untersuchungen von OTFRIED MÜLLER hier weiteren Aufschluß. Sein Schüler NIEKAU[2]) hat kürzlich die Ergebnisse zusammenfassend berichtet, er sagt bei Besprechung der Hypertonie: „Die Capillaren haben stark gewundene Formen, die sog. Teppichklopfer- oder Knäuelformen. Die Strömung ist vorherrschend träge, und minutenlang anhaltende Stasen sind keine Seltenheit. Der venöse Schenkel ist überfüllt gelegentlich varikös ausgebuchtet. Die Capillarveränderungen in Form und Strömung sind offenbar bedingt durch anhaltende Spasmen im Bereich der supcapillären Plexus. Diese nicht durch Nierenerkrankung hervorgerufene dauernde Hypertension ist vererblich." Bedeutungsvoll werden diese Befunde nun dadurch, daß sie sich wesentlich von denen bei nephrogener Blutdrucksteigerung unterscheiden. „Die nephrogene Form der Hypertension, wie sie bei der sekundären Schrumpfniere sich findet, weist dagegen fast normale Capillarformen auf. Vielleicht sind die Schlingen etwas verlängert. Kennzeichnend sind dagegen die häufig auftretenden Spasmen im arteriellen Schenkel, die wohl als toxisch ausgelöst anzusehen sind." Interessanterweise finden sich nun aber bei reiner Arteriosklerose noch andere Bilder. „Sicher verlängerte Capillarschlingen mit auffallend dünnen Schenkeln und häufig anzutreffender Schlängelung machen das Capillarbild der Arteriosklerose aus. Die

---

[1]) MÜNZER: Med. Klinik 1910.
[2]) NIEKAU: Die Bedeutung der Capillarmikroskopie für die Klinik der Kreislauforgane, aus Moderne Methoden der Kreislaufdiagnostik (ärztl. Fortbildungskursus in Nauheim 1925). Thieme 1925.

Strömung ist träge, bisweilen körnig." Diese Veränderungen betrachtet er als Folge von Elastizitätsverlust und Drucksteigerung.

Diese Capillaruntersuchungen sprechen dafür, daß die Capillarbefunde bei Hypertonikern gewissermaßen als Mißbildung oder, wie OTFRIED MÜLLER selbst sich jüngst auf dem Karlsbader Fortbildungskurs ausdrückte, als konstitutionell bedingt anzusehen sind, wofür ja auch die Erblichkeit der Capillarveränderungen und auch der Hypertension spricht. Wir hätten dann vielleicht in diesen Capillarveränderungen überhaupt die erste Ursache für die Blutdrucksteigerung zu sehen. Durch diese würde die Arteriolosklerose hervorgerufen, und zwar besonders an den empfindlichsten Gefäßen, den Arteriolen der Nieren. Wir haben nun andererseits an den Versuchen der Durchspülung isolierter Organe nach KRAWKOW gesehen, wie gerade die Gefäße von Arteriosklerotikern zu Spasmen und Kontraktionen neigen, so daß also hierdurch gewissermaßen ein Circulus vitiosus geschaffen wäre und der Blutdruck wiederum im Sinne der Steigerung beeinflußt werden könnte.

Will man diese Erklärung noch nicht anerkennen, so läge es am nächsten, an eine zentral-nervöse oder endokrine Ursache zu denken, die entweder direkt den Blutdruck erhöht oder auf dem Umweg über Gefäßspasmen blutdrucksteigernd wirkt.

Jedenfalls müssen wir es ablehnen, die Hypertension als Folge der Arteriolosklerose anzusehen, vielmehr betrachten wir die Arteriolosklerose als Folge der Hypertonie.

Wenn wir somit auch nicht eine Einwirkung der Arteriosklerose auf das Herz im Sinne einer Hypertrophie anerkennen können, so wird doch eine so schwere Erkrankung des Gefäßsystemes, wie es die Arteriosklerose sein kann, nicht ohne Einfluß auf das Herz bleiben können. MÜNZER erwähnt auch unter den klinischen Symptomen: „veränderte Leistungsfähigkeit des Herzens, die zunächst bei körperlicher Anstrengung zur Geltung kommt." Wenn wirklich die Dehnbarkeit und Elastizität der Gefäße dem Herzen die Arbeit erleichtert — und nach den physikalischen Versuchen mit Durchströmung an Gummischläuchen und Glasröhren ist wohl kaum daran zu zweifeln —, so muß ein Verlust der Dehnbarkeit sich entweder in einer vermehrten Inanspruchnahme des Herzens oder aber in einer schlechteren Zirkulation zeigen. Ein Muskel wird aber nicht hypertrophisch zu dem Zweck, mehr Arbeit zu leisten, sondern aus dem Grunde, weil er gegen vermehrten Widerstand arbeiten muß. Hat nun die Aorta ihre Dehnbarkeit verloren, so wird in ihr, wie wir schon gesehen haben, der Druck nicht steigen, sondern eher sinken, da sie meist gleichzeitig erweitert ist. Das Herz pumpt also nicht gegen einen vermehrten, sondern eher gegen einen verminderten Widerstand. Das Herz wird also nicht hypertrophisch, eher atrophisch werden, ein Befund, der tatsächlich mitunter zu erheben ist, worauf wir schon hingewiesen haben. Wenn aber das Herz schlechter arbeitet, so werden auch die anderen Organe schlechter ernährt sein, auch wenn eine lokale Arteriosklerose an diesem Organ nicht besteht.

Auch ROMBERG weist auf das leichte Versagen des Herzens bei Arteriosklerose hin.

Daß andererseits eine pathologische Funktion der Organe, deren zuführende Arterie erkrankt ist, erwartet werden muß, ist selbstverständlich. MARCHAND sagt: „Starke Verengerung an der Abgangsstelle einer Arterie vom Hauptstamm, wie sie so häufig an den Coronararterien des Herzens, an der Arteria mesenterica usw. vorkommt, während die Arterie im weiteren Verlaufe normal oder sogar erweitert ist, bleibt als solche ganz ohne Einfluß auf den allgemeinen Blutdruck, hat aber selbstverständlich eine starke Herabsetzung des Druckes im Gebiet der Arterie, Stromverlangsamung, ungenügende Blutversorgung der Organe zur Folge, solange nicht durch Verbindung mit anderen Arterien Ersatz geschafft wird ..." Und Münzer führt an der oben schon angeführten Stelle bei Besprechung der klinischen Symptome an: „verminderte Anpassungsfähigkeit der einzelnen Organe, deren zuführende Arterien besonders stark erkrankt sind gegenüber gesteigerter funktioneller Inanspruchnahme". Wie sich nun die Folgen der schlechteren Ernährung in den einzelnen Organen zeigen, das kann hier nicht erörtert werden. Diese Folgen sind natürlich auch je nach dem Grad der Ernährungsstörung verschieden.

d) Veränderte Reaktion der erkrankten Gefäße und Funktionsfolgen.

Einige in Erscheinung tretende Veränderungen sollen aber kurz einzeln erwähnt werden. Wir folgen dabei hauptsächlich den Darstellungen Rombergs.

Zunächst findet sich häufig eine Beeinflussung des Pulses. „In den weniger dehnbaren Arterien sind die pulsatorischen Druckschwankungen größer. Der Puls wird höher. So erklärt sich in einem Teil der Fälle der etwas erhöhte Maximaldruck. Der Minimaldruck wird dabei oft niedriger, so daß der Mitteldruck etwa auf normaler Höhe bleibt." „Je stärker die Sklerose, um so größer wird im Durchschnitt die pulsatorische Schwankung des Blutdruckes." Auch Pulsdifferenzen zwischen rechts und links kommen zur Beobachtung.

Von wesentlicher Bedeutung ist die veränderte Reaktionsfähigkeit der erkrankten Gefäße oder, wie es Romberg ausdrückt, „die Störung im Spiele der Vasomotoren". Schon Romberg und Otfried Müller[1]) konnten nachweisen, daß die Reaktion arteriosklerotisch erkrankter Gefäße auf Kälte- und Wärmereize um so weniger ausgiebig und um so träger erfolgt, je stärker die Arterien erkrankt sind, ja, daß diese Reaktion mitunter vollkommen fehlen kann.

Sehr vielversprechende Ausblicke gewähren die neuesten Untersuchungen russischer Forscher mit der von Krawkow angegebenen und aussgearbeiteten Methode der Durchspülung isolierter Organe.

Netschaeff[2]) fand allerdings bei der Durchspülung isolierter Finger von Arteriosklerotikern mit Adrenalin, Coffein und Chlor-Barium normale Reaktion. Er sagt aber selbst: „Nicht immer sind die Gefäße in den Fällen funktionell geschädigt, in welchen man bei der Autopsie Veränderungen der großen Gefäße findet". Man kann gar nicht scharf genug betonen, daß bei Anwendung dieser Methode unbedingtes Erfordernis ist, das durchspülte, zur Funktionsprüfung benutzte Gefäß nach Abschluß des Versuches genauer histologischer Untersuchung zu unterziehen, da Rückschlüsse von dem Befund irgendwelcher Gefäßgruppen auf andere ganz unzulässig sind, worauf wir ja schon mehrfach hingewiesen haben.

Die für uns wichtigsten, mit dieser Methodik ausgeführten Versuche hat Anitschkow[3]) veröffentlicht. Er prüfte 8 Fälle von Arteriosklerotikern, von denen allerdings auch nur „manche" mikroskopisch untersucht wurden. Bei Durchspülung mit Adrenalin übertraf die Intensität der Reaktion die normaler Gefäße. (In 5 von 8 Fällen, zweimal war sie normal, einmal sogar abgeschwächt.) Bei Coffeinzusatz wurde in allen Fällen eine „Herabsetzung oder völliges Fehlen der erweiternden Wirkung dieses Giftes auf arteriosklerotisch veränderte Ge-

---

[1]) Romberg u. O. Müller: Über Bedeutung und Technik der plethysmographischen Funktionsprüfung gesunder und kranker Arterien. Zeitschr. f. klin. Med. Bd. 75, S. 93. 1912.

[2]) Netschaeff: Über die Methode der Funktionsprüfung des Gefäßsystems an isolierten Organen des Menschen. Zentralbl. f. d. ges. exp. Med. Bd. 35, S. 358. 1923.

[3]) Anitschkow: Über die Tätigkeit der Gefäße isolierter Finger und Zehen an dem gesunden und kranken Menschen. Zentralbl. f. d. ges. exp. Med. Bd. 35, S. 43. 1923.

fäße" festgestellt. Er kommt danach zu dem Schluß: „Bei Arteriosklerose und spontaner Gangrän nimmt die Erweiterungsfähigkeit peripherischer Arterien ab, während die Fähigkeit derselben, sich zu verengern und ihre Neigung zum Spasmus deutlich zunehmen. Es handelt sich hierbei scheinbar um das anfängliche Stadium des arteriosklerotischen Prozesses; in den weiteren Stadien der Arteriosklerose nimmt die Verengerungsfähigkeit ab, und die Gefäße hören vollständig auf, auf Gifte anzusprechen." Sehr interessant ist auch die Feststellung, daß der Spasmus, der bei der Durchströmung normaler Gefäße im Anfang stets vorhanden ist, bei Arteriosklerose viel stärker und länger beobachtet wird.

Diese Beobachtungen sind geeignet, viele Erscheinungen von Organinsuffizienz zu erklären, bei denen die Sektion durchaus durchgängige, aber arteriosklerotisch veränderte Gefäße zeigt. Allerdings sind bisher nur viel zu wenige Versuche gemacht. Nachprüfung an viel größerem Material erscheint unbedingt nötig. Besonders würde es nach den Untersuchungen von WALDMANN[1]), der die besondere Empfindlichkeit der Gefäße von Niere und Milz mit dieser gleichen Methode feststellte, wichtig erscheinen, diese Organe bei Arteriosklerose mit der Durchspülungsmethode zu untersuchen.

Die veränderte Reaktionsfähigkeit peripherer Arterien bei Arteriosklerose beschrieben auch WEISS und DIETER in der schon oben zitierten Arbeit, indem sie die Wirkung von Eisapplikation prüften. „Die Reaktionsfähigkeit der peripheren Arterien ergibt sich bei Eisapplikation aus den an den Capillaren prompt auftretenden Erscheinungen von Kontraktion und Tonussteigerung, welche bei arteriosklerotischen Gefäßen fehlen, bei Mediahypertrophie dagegen abnorm stark auftreten."

Über die Erkrankungen der verschiedenen Organe und deren Erscheinungen kann im Rahmen dieser Arbeit nicht viel gesagt werden. Es erübrigt sich auch, da schon des öfteren in zusammenfassenden klinischen Artikeln alles Notwendige zusammengestellt ist. Betonen wollen wir nur nochmals, daß die klinischen Erscheinungen und auch die anatomischen Befunde stets abhängig bleiben von dem Grade der Erkrankung und von ihrer Ausbreitung sowie von ihrer Verteilung auf groß- oder kleinkalibrige Gefäße. Da wir aber wiederholt hervorgehoben haben, daß gerade die Ausbreitung der Arteriosklerose auf einzelne Gefäßgebiete beschränkt sein kann und auch in den verschiedenen Gebieten ganz verschiedene Grade erreichen kann, so ist es durchaus verständlich, daß eine Fülle verschiedenster Symptome und Veränderungen resultieren muß. So können wir z. B. ausgebreitete Coronarsklerose beobachten, die keinerlei klinische oder anatomische Veränderungen nach sich zieht, wenn nämlich die Gefäße weit und durchgängig bleiben. Andererseits kann Coronarsklerose an ganz umschriebener Stelle, wenn sie Verengerung oder gar Verschluß des Lumens bedingt, ausgedehnte Schwielenbildung und plötzlichen Exitus bewirken.

Es gibt im Organismus kein Gefäßgebiet, das nicht bei allgemeiner Arteriosklerose oder auch isoliert bis zu den schwersten Graden erkranken könnte. Sehr wichtig in dieser Beziehung war ein Fall, der aus dem hiesigen Institut von ENGEL[2]) beschrieben wurde. Hier fanden sich bei einem jungen Mädchen neben genuiner Schrumpfniere ausgedehnte Pankreasnekrose und zahlreiche Darmgeschwüre auf der Basis einer Arteriolosklerose.

Wie wichtig die Frage der Lokalisation in größeren und kleineren Gefäßästen ist, zeigt besonders das Beispiel der Niere. Arteriosklerose größerer Äste

---

[1]) WALDMANN: Über die Leistungsfähigkeit der Gefäße isolierter Nieren und Milz des Menschen bei verschiedenen Erkrankungen. Zentralbl. f. d. ges. inn. Med. Bd. 35, S. 347. 1923.
[2]) ENGEL: Zur Pathologie der Fettgewebs- und Pankreasnekrose. Inaug.-Dissert. Frankfurt a. M. 1922.

der Arteria renalis findet sich wohl bei jedem älteren Menschen, aber ohne alle klinischen Erscheinungen, anatomisch durch kleinere und größere Narben erkennbar. Auch die Erkrankung der kleinsten Äste (Arteriolosklerose) kann ohne Erscheinungen von seiten der Niere bleiben. Nur wenn besonders zahlreiche Ästchen erkrankt sind oder der Prozeß von den Arteriolen auf die Glomerulusschlingen fortschreitet (LÖHLEIN), treten Erscheinungen von Niereninsuffizienz auf.

Aber nicht nur die mechanische Verengerung oder der Verschluß von Gefäßen führt zu Organveränderungen und -störungen. Wir haben oben an Hand der Versuche von O. MÜLLER und besonders der von ANITSCHKOW gezeigt, daß arteriosklerotische Gefäße auf Reize anders reagieren als gesunde Gefäße. So können sich auch gerade bei Arteriosklerotikern besonders häufig vasomotorische Neurosen entwickeln. ROMBERG rechnet hierher: Klagen „über Kälte und Absterben an Händen und Füßen und über gleichzeitigen Blutandrang zum Kopf, über lästige Völle im Leib und über Leere im Kopf, über menstruale Metrorrhagien, über unangenehmes Klopfen der Bauchaorta oder der Fingerarterien". Auch die Fälle von klinisch beobachteten Apoplexien ohne entsprechenden anatomischen Befund, die bei jedem größeren Material immer wieder vorkommen, mögen so zu erklären sein, ebenso Fälle von Herzschwielen bei weiten, nur wenig arteriosklerotisch veränderten Gefäßen. Ferner gehören hierher die RAYNANDsche Krankheit, die Erythromelalgie, die Akroparästhesien, das intermittierende Hinken, das schon von ERB mit Arteriosklerose in Zusammenhang gebracht wurde. ROMBERG sagt über diese Erkrankungen: „Ihr Vorkommen zeigt, daß die sklerotischen Arterien, die den gewöhnlichen Reizen nicht mehr in normaler Weise entsprechen, auf krankhafte, nervöse Impulse mit krampfartiger Verengerung oder lähmungsartiger Erweiterung reagieren."

Daß gerade bei Hypertonikern oft durch bestimmte Reize Spasmen entstehen, zeigen die schönen Versuche von WESTPHAL[1]). Er stellte fest, daß die Capillaren von Menschen, denen man durch Anlegen einer Gummimanschette den Blutstrom im Arm völlig unterbunden hat, nach Lösung dieser Blutstromunterbrechung sich stark erweitern, so daß eine deutliche, im Grade mit dem Alter wechselnde Hyperämie entsteht; bei Hypertonikern aber tritt im Gegenteil dazu eine langdauernde Anämie auf, die erst allmählich schwindet. „Diese inverse Reaktion des Hypertonikers auf kurze Anämisierung zeigt als Wesentlichstes, daß bei ihm die Erweiterungsfähigkeit der kleineren und kleinsten Gefäße auf das schwerste gestört ist und daß dieser Reiz sogar im Gegensatz zum Physiologischen zu einer noch größeren Verengerung führt und diese dann sehr lange Zeit krampfhaft beibehalten wird."

Wodurch kommt es nun aber zu der gesteigerten Kontraktionsbereitschaft der Arterien bzw. Arteriolen? Auf diese Frage geben uns vielleicht die Untersuchungen von WESTPHAL und HERRMANN[2]) eine Antwort oder wenigstens zeigen sie uns eine Möglichkeit der Antwort. Die Autoren nehmen an, daß das Cholesterin vielleicht die Eigenschaft eines Sensibilisators für die Gefäßwandmuskulatur habe und erwiesen diese Annahme durch Untersuchungen an überlebenden Gefäßstreifen nach der Methodik von MATTH. WILLIAM und O. B. MEYER. Sie stellen sich die Wirkung des Cholesterins als Abdichtung der Grenzmembran vor, durch die die Permenbilität für Wasser und Ionen beträchtlich herabgesetzt wird. „Beibehaltene Entquellung der glatten Muskelfasern der Gefäßwand nach

---

[1]) WESTPHAL: Untersuchungen zur Frage der Entstehungsbedingungen des genuinen arteriellen Hochdrucks. Zeitschr. f. klin. Med. Bd. 101, S. 545. 1925.

[2]) WESTPHAL u. HERRMANN: Untersuchungen zur Frage der Entstehungsbedingungen des genuinen arteriellen Hochdruckes, III. Zeitschr. f. klin. Med. Bd. 101, S. 566. 1925.

der Kontraktion infolge der auch gegen Wassereintritt abdichtenden Eigenschaften des Cholesterins, stärkere Reizantwort auf Kontraktionsanregung infolge stärkerer Phasengrenzflächenbildung und in größerem Maße entwickelte Oberflächenkräfte bei Adsorption von O_2 oder Suprarenin z. B., werden daher als Ursache des veränderten Effektes der Cholesterinzugabe, der langsam, aber stärker eintretenden und länger beibehaltenen Kontraktion angesehen."

Die Autoren zeigen aber weiterhin, daß nicht nur der Cholesteringehalt der betreffenden Flüssigkeit entscheidend ist, sondern auch der Eiweißgehalt, indem bei eiweißreicheren Lösungen stärkere Kontraktionen beobachtet werden. Sie glauben, daß dem Serumalbumin die Rolle eines Schutzkolloides zukommt, ,,das die Ausfällung des suspensoiden Cholesterins aus der wäßrigen Elektrolytlösung verhindert (FARADAY-ZSIGMONDY)." So kommt es also nicht nur auf die Menge des Cholesterins an, sondern auch auf den Zustand des kolloidalen Systems, in dem das Cholesterin sich befindet.

Es bleibt aber noch eine Frage zu erörtern: Können arteriosklerotisch veränderte Gefäße rupturieren? Es ist eine alte Annahme, daß die Apoplexien der Regel nach durch Arteriosklerose entstehen sollen. Es ist dabei höchst auffallend, daß derartige Gefäßrupturen einzig und allein im Gehirn vorkommen, denn daß die sog. Spontanrupturen der Aorta gewöhnlich bei Individuen und an Stellen beobachtet werden, an denen keine schwerere Arteriosklerose vorliegt, ist bekannt. Betrachtet man nun die Fälle von Apoplexie systematisch, so fällt es auf, daß es sich dabei gerade oft um Fälle handelt, bei denen die Gehirngefäße durchaus zart sind und bei denen mitunter überhaupt am Gefäßsystem jede schwerere Arteriosklerose vermißt wird. BÄR[1]) konnte in einer Dissertation aus dem hiesigen Institut zeigen, daß in allen Fällen von Apoplexie, bei denen nicht in Form von Aneurysmen usw. eine besondere lokale Ursache nachweisbar war, Herzhypertrophie, Arteriolosklerose der Nieren oder die klinischen Symptome des Hypertonus bestanden.

Es fanden sich nämlich bei 112 Fällen von Apoplexie 4mal = 3,6% akute oder chronische Glomerulonephritis, 2mal = 1,8% Aneurysma carotis interna, 3mal bestand ein Zusammenhang mit einem Trauma. Von den übrigen 101 Fällen war in 99 Fällen eine Hypertonie klinisch oder anatomisch sicher oder sehr wahrscheinlich, eine Arteriolosklerose der Nieren fand sich in 61 von 73 = 83,5% der untersuchten Fälle. DIETRICH hat nachgewiesen, daß in 3 Fällen von Apoplexie Arteriolosklerose der Gehirngefäße bestand, ein Befund, den wir am hiesigen Institut auch bestätigen konnten. Wir neigen daher auf Grund unserer hiesigen Untersuchungen dazu, daß die Apoplexien nicht als Folge von Arteriosklerose größerer Gefäße, sondern einer Arteriolosklerose zu betrachten und anzunehmen, daß die Gehirnblutungen sich aus multiplen einzelnen kleinen Blutungen zusammensetzen. Danach müßten wir die Möglichkeit oder wenigstens das häufigere Vorkommen von Ruptur arteriosklerotischer Gefäße ablehnen.

VI. Ergebnisse.

Wir kommen also zum Schluß zu dem *Ergebnis*, daß die Arteriosklerose eine Gefäßerkrankung ist, die sich aus verschiedenen anatomischen Vorgängen (Produktion und Degeneration) zusammensetzt, daß aber abhängig von dem anatomischen und funktionellen Aufbau der Gefäßwand der befallenen Arterien das Bild und auch die Beteiligung der verschiedenen Wandschichten wechseln kann. Für die Pathogenese sind verschiedene Faktoren von Bedeutung, und

---

[1]) BÄR: Apoplexie und Hypertonie. Frankfurt. Zeitschr. f. Pathol. Bd. 30, S. 128. 1924.

zwar besonders physikalisch-chemische. Letztere als Stoffwechselstörungen zu bezeichnen, liegt nahe, besonders da die Experimente die Bedeutung des Cholesterinstoffwechsels für die Pathogenese der Arteriosklerose gezeigt haben. Daß aber zur Ablagerung des Cholesterins in der Gefäßwandung besondere physikalisch-chemische Bedingungen nötig sind, zeigten die Ergebnisse der Untersuchungen von Westphal, der die Abhängigkeit der Ausfällung des Cholesterins vom Serumeiweiß bewies. Er sagt: „Das Gesamtverhältnis der dispergierenden Kräfte zum hydrophoben Cholesterin ist also für die Adsorptionsmöglichkeit an den Gefäßmuskeln und für die Wirksamkeit doch als tonogene Substanz entscheidend, wenn nicht ein plötzlich eintretendes Übermaß von Ausfällbarkeit des Cholesterins ein Ausfallen desselben schon in der Intima, besonders an mechanisch und toxisch geschädigten Stellen desselben bedingt. Durch eine solche übermäßig gesteigerte Ausfällbarkeit bliebe dann evtl. jede Beeinflussung der Media aus, es käme zur Bildung atheromatöser Herde und nicht zur gesteigerten Abdichtung der Mediamuskelfasern, auch beides zusammen geschieht anscheinend oft in der Pathologie."

Es liegt also auf der Hand, daß bei so komplexen Vorgängen je nach dem Vorwiegen einzelner Faktoren das anatomische Bild, die Lokalisation in großen oder kleinen Gefäßen, in verschiedenen Organen usw. und dementsprechend auch die Folgen für den Organismus stets wechseln müssen.

Auch ist es danach verständlich, daß die verschiedensten Ursachen, die überhaupt zu derartigen Stoffwechselstörungen Veranlassung geben können, den Komplex, der zur Arteriosklerose führt, auslösen können.

Varicen und Aneurysmen.

Von

B. FISCHER-WASELS und R. JAFFÉ
Frankfurt a. M.   Berlin.

Mit 2 Abbildungen.

Zusammenfassende Darstellungen.

BENDA: Die Arterienaneurysmen. Ergebn. d. allg. Pathol. von LUBARSCH-OSTERTAG. S. 196. 1902. — BENDA: Abschnitt „Venen". Im Handb. d. spez. pathol. Anat. u. Histol. von HENKE u. LUBARSCH. Bd. II, S. 892. — FORST: Über kongenitale Varicen. Frankf. Zeitschr. f. Pathol. Bd. 17, S. 137. 1915. — JORES: Aneurysmen. Im Handb. d. spez. pathol. Anat. u. Histol. von HENKE u. LUBARSCH. Bd. II: Herz und Gefäße. — LEHMANN, E.: Über Ätiologie, Pathogenese und histologische Struktur von Varicen. Frankf. Zeitschr. f. Pathol. 1926. (Aus dem Institut von Geh. Rat BENDA.) — NOBL: Der variköse Symptomenkomplex. Urban & Schwarzenberg 1918. — TRENDELENBURG: Über die Unterbindung der Vena saphena magna bei Unterschenkelvaricen. Bruns' Beitr. z. klin. Chir. Bd. 7, S. 195. 1891. — SCHMIDT, M. B.: Schußverletzungen der Gefäße. In Schjernings Handb. d. ärztl. Erfahrungen im Weltkriege 1914/18. Bd. VIII. Pathol. Anat.

A. Definition.

a) Varicen.

Unter Varicen verstehen wir Venenerweiterungen, und zwar solche, die nicht nur vorübergehender Natur sind, wie sie bei allen möglichen lokalen und allgemeinen Stauungen vorkommen können, sondern solche, die unabhängig von Blutfüllung dauernd bestehen bleiben. Diese Erweiterungen können der Form nach sehr verschieden sein: spindelförmig, sackförmig, kleine Stücke eines Venenrohres einnehmend oder ganze Geflechte bildend.

Man hat vielfach versucht, die Varicen in einzelne Untergruppen zu teilen. Es kann auch kein Zweifel bestehen, daß die diffuse zylindrische Erweiterung ein ganz anderes Aussehen bietet als die sackförmige, der eigentliche Varixknoten (einfache variköse Ektasie von VIRCHOW), wenn es auch vielfach Übergänge zwischen beiden Formen gibt. Ob es aber zweckmäßig ist, noch weitere Formen abzugrenzen, erscheint uns recht zweifelhaft. Dies gilt besonders auch für die Phlebectasis anastomotica (FÖRSTER), die wohl der kavernösen Ektasie (VIRCHOW) entspricht. Bei einem Teil dieser Fälle handelt es sich vielleicht nur um sekundäre Veränderungen in Varicen, bei anderen um geschwulstartige Fehlbildungen oder auch um echte Geschwülste. Schon dieser Hinweis zeigt, wie schwer es ist, eine prinzipielle Abgrenzung der Varicen gegenüber anderen, ähnlich aussehenden Gebilden vorzunehmen. Wenigstens morphologisch gibt es fließende Übergänge zu den Angiomen einerseits, den Phlebektasien andererseits.

Wir wollen daher die *Varicen* definieren als *dauernde Venenerweiterungen, die den ganzen Umfang oder nur einzelne Teile des Venenrohres betreffen können, kongenital bestehen oder erst im Laufe des Lebens erworben werden und kein geschwulstmäßiges Wachstum zeigen.* Nach dieser Definition hätten wir mit BENDA das Angioma racemosum mit in die Gruppe der Varicen zu rechnen.

b) Aneurysmen.

Auch die Definition des Aneurysma ist keineswegs stets gleich gewesen. Ohne uns auf die Streitigkeiten in dieser Frage einzulassen, wollen wir nur feststellen, was unbedingt zu dem Begriff Aneurysma gehört. JORES sagt: „Umschriebene Aussackungen, die neben der Gefäßwand gelegen sind und deren Höhlung mit den Gefäßlumen in Verbindung steht." Bei dieser Definition ist aber noch die Frage zu erörtern, ob die diffusen Arterienerweiterungen mit zu den Aneurysmen gehören. Da die diffusen Aneurysmen fließende Übergänge zu den circumscripten zeigen können, so wäre hierin kein sicheres Unterscheidungsmittel zu sehen, und man könnte höchstens nach den histologischen Befunden in der Wandung nach dem Vorbilde von EPPINGER u. a. Unterschiede feststellen. JORES betont aber dagegen mit Recht, daß der Ausdruck Aneurysma sich für Erweiterungen auch so eingebürgert hat, daß man gut tut, ihn für alle diese Begriffe anzuwenden. Aber auch in anderer Beziehung ist diese Definition zu eng begrenzt. JORES erörtert selbst ausführlich die Frage, ob das sog. Aneurysma spurium ein wahres Aneurysma ist. Ein Aneurysma spurium ist aber keine Aussackung, sondern eine traumatische Hohlraumbildung neben der Arterie. Dieser Hohlraum kommuniziert aber mit dem Arterienlumen, und wenn wir von Aneurysma in diesen Fällen sprechen sollen, so müssen wir fordern, daß nicht nur eine Kommunikation besteht, sondern daß auch der Hohlraum dauernd bestehen bleibt und durch Abkapselung gewissermaßen zu einer Appendix der Arterie wird. JORES betont daher auch mit Recht, daß das Wesentliche ist, „ob ein mit dem Arterienrohr kommunizierender Hohlraum sich gebildet hat".

BENDA sagt: „Eine Ruptur oder ein Trauma einer Arterie mit der Bildung eines einfachen periarteriellen Hämatoms muß entweder zum Verschluß der Kommunikationsöffnung oder zur Verblutung führen; wenn sich dagegen der Sack abgrenzt und die arterielle Pulswelle hinein- und herausströmen kann, bildet sich ein Aeneurysma, welches wir nicht berechtigt sind, durch das Anhängsel spurium zu diskreditieren."

M. B. SCHMIDT weist darauf hin, daß wahrscheinlich immer ein kommunizierender Hohlraum vorhanden ist und daß, auch wenn die Hauptmasse des traumatischen Hohlraumes durch Thrombusmassen verschlossen ist, doch ein kleiner Hohlraum übrigbleibt. Danach müssen wir also die Aneurysmata spuria zu den Aneurysmen rechnen, und wir werden nachher nur noch erwägen müssen, ob und wann der Ausdruck spurium berechtigt ist.

Schließlich wäre zu erörtern, ob das Aneurysma dissecans auch ein echtes Aneurysma ist. JORES sagt: „Die Erweiterung der Strombahn kann auch in den Gefäßwandschichten selbst liegen."

BENDA kommt zu dem Ergebnis: „Wenn Intima und Media einreißen und sich das Blut zwischen die Arterienhäute einwühlt, haben wir allerdings zunächst ein arterielles Hämatom der Gefäßwand (BIRSCH-HIRSCHFELD); wenn sich die Wand abgrenzt und der Blutstrom hindurchgeht, dürfen wir das jetzt entstandene Gebilde mit Fug und Recht als Aneurysma bezeichnen."

Uns scheint es ebenfalls nach der obigen Definition richtiger zu sein, auch hier den Hauptwert darauf zu legen, daß auch beim Aneurysma dissecans ein Hohlraum entsteht, der mit dem Arterienrohr kommuniziert (manchmal nur einseitig, öfters an beiden Seiten).

Wir hätten danach in Erweiterung der JORESschen Definition zu definieren:
Ein Aneurysma ist eine umschriebene Erweiterung, Aussackung oder Hohlraumbildung, die neben oder in der Gefäßwand gelegen ist und deren Höhlung mit dem Gefäßraum in Verbindung steht. Nach dieser Definition kann es dann keinem Zweifel unterliegen, daß das diffuse Aneurysma, Aneurysma spurium und Aneurysma dissecans mit zu dem Begriff des Aneurysma zu rechnen sind. Uns scheint es günstiger, die Definition so zu erweitern, daß diese Begriffe tatsächlich mit in die Definition fallen, als die Definition zu eng zu geben und dann doch andere, nahe verwandte Begriffe mit demselben Ausdruck zu belegen, besonders da es sehr schwer ist, diese verschiedenen Begriffe scharf prinzipiell voneinander zu scheiden. Bei unserer Definition bliebe es einzig noch fraglich, ob und wo eine Grenze zwischen Aneurysma und Arterieektasie zu ziehen wäre. Genau genommen, wäre aber die Arterieektasie als geringster Grad des diffusen Aneurysma anzusehen.

BENDA betont aber, daß alle diese Definitionen eigentlich physiologische, aber nicht anatomische sind. Im anatomischen Sinne fordert er eine offene Verbindung des Aneurysma-Lumens mit dem der Arterie, und eine, wenigstens stellenweise erkennbare Fortsetzung der glatten Gefäßoberfläche auf das Lumen des Aneurysma. Er bezeichnet dann solche Aneurysmen, die eine Endothelauskleidung zeigen, als „wahre", die, die das nicht tun, als „falsche". Diese morphologische Definition ist sicher nicht entfernt so günstig und klar wie die physiologische, denn ein traumatisches Aneurysma wird in den ersten Anfängen auch nicht stellenweise eine Endothelauskleidung zeigen, die aber späterhin sich entwickeln kann; auch die Einteilung in „wahre" und „falsche" Aneurysmen wäre hiernach nur graduell, denn BENDA weist selbst darauf hin, daß sich ein falsches Aneurysma später in ein wahres umwandeln kann. Es ist aber gar kein Grund einzusehen, warum man nicht an der günstigeren physiologischen Definition festhalten soll, wenden wir doch in der Pathologie oft genug physiologische Definitionen an.

Vergleichen wir nun unsere Definition der Varicen mit der des Aneurysma, so sehen wir schon, daß Varicen nicht einfach als Aneurysma der Venen zu bezeichnen sind. Denn als Varicen haben wir nur Venenerweiterungen bezeichnet, also muß erwartet werden, daß hier alle Schichten der Venenwand stets vorhanden, wenn auch vielleicht verändert sind. Beim Aneurysma der Arterie können wir aber überhaupt nicht fordern, daß Arterienwandungselemente in der Aneurysmawand nachweisbar sein müssen. Wir werden auf die prinzipielle Unterscheidung von Aneurysma und Varicen weiter unten noch einmal zu sprechen kommen.

Lokalisation von Varicen und Aneurysmen.

Varicen können überall im Bereich des gesamten Venensystems vorkommen, am häufigsten sind sie aber im Bereich der Unterschenkelvenen, besonders der Vena saphena. Nach LEHMANN sind sie beschrieben worden im Plexus pampiniformis, an den weiblichen Genitalien (Vagina und Lig. latum.), am Arm und Hals, Achselhöhle, Hand, Scrotum, im Gehirn, am Trommelfell, am Nervus ischiadicus, am Herzen, besonders am Foramen ovale, Magen und Darm. Außerdem sind solche beschrieben an der Pfortader, der Blase, den weichen Häuten des Rückenmarks, Oesophagus und ausnahmsweise an den Lungenvenen. Als Sitz kongenitaler Varicen gibt FORST, der sehr ausführliche Literaturbesprechung der Beschreibung eines Falls von geplatztem Varix der Vena jugularis anschließt, folgende Stellen an: Sinusvenen des Gehirns, Gesicht, Hals, Brust, Achselhöhle, Arme, Hände, Abdomen, Scrotum, Beine, Oesophagus, Magen, Dünndarm, Rectum. Dazu kommt noch die Nabelschnur (LIPMANN und BÖGER; einen derartigen Fall eines haselnußgroßen Varixknotens der Nabelschnur haben wir vor kurzem im hiesigen Institut gleichfalls beobachtet).

Auch Aneurysmen können theoretisch an allen Arterien erwartet werden und kommen auch tatsächlich überall zur Beobachtung, erfahrungsgemäß aber in verschiedener Häufigkeit. CRISP[1]) gibt folgende Zahlen an, die er an 551 beobachteten Fällen feststellte:

Aorta thoracalis	175
Art. poplitea	137
„ femoralis	66
Aorta abdominalis	59
Art. carotis	25
„ subclavia	23
„ anonyma	20
„ axillaris	18
Arterien anderer innerer Organe	8
Gehirnarterien	7
Art. pulmonalis	2

B. Pathogenese und Ätiologie der Varicen.

Legen wir uns jetzt die Frage vor, wie überhaupt Varicen entstehen können, so ist zunächst ganz allgemein zu sagen, daß für ihre Entstehung ein Mißverhältnis zwischen dem im Innern befindlichen Druck und der Stärke der Wandung bestehen muß. Jede Gefäßwandung ist in ihrer Stärke dem auf sie einwirkenden Druck angepaßt und es zeigt sich, daß die Wandstärke direkt abhängig ist von der Größe des Druckes. Denn kleinere Gefäße, die als Anastomosen bei Verschluß eines größeren Astes für diesen eintreten und somit einen stärkeren Druck auszuhalten haben, erhalten nicht nur ein größeres Lumen, sondern auch eine stärkere Wandung. Wir werden also als Ursachen für Ausbuchtungen und Ausweiterungen an den Venen rein theoretisch erwarten müssen: Zunahme des Druckes oder Schwächung der Wand.

Wenn wir aber soeben darauf hingewiesen haben, daß Kollateralgefäße, die nach Verschluß eines größeren Gefäßes vermehrte Arbeit leisten müssen und dadurch auch verstärktem Druck ausgesetzt sind, als Folge davon eine Verstärkung ihrer Wandung zeigen, so ist zunächst rein theoretisch zu erwarten, daß auch Venen, die vermehrten Druck auszuhalten haben, eine Wandhyperplasie, aber keine beträchtliche Erweiterung zeigen werden. Daß dies tatsächlich der Fall ist, haben Experimente mit Einschaltung von Venenstücken zwischen Arterien, z. B. von FISCHER und SCHMIEDEN, die weiter unten noch ausführlich besprochen werden müssen, gezeigt.

B. FISCHER[2]), der auf diesen Punkt scharf hinwies, nahm daher auch an, daß das wesentliche und primäre Moment für das Zustandekommen von Varicen immer eine Wanderkrankung sein müsse.

Es unterliegt natürlich keinem Zweifel, daß die Erweiterung der Vene erst eintritt, wenn der Blutdruck die funktionelle Leistungsfähigkeit der Wand übersteigt. Die genannten experimentellen Untersuchungen zeigen aber, daß die gesunde Venenwand selbst dem arteriellen Blutdruck in ihrer funktionellen Anpassungsfähigkeit gewachsen ist, und da auch unter pathologischen Verhältnissen ein Blutdruck von der Höhe des arteriellen in der Vene niemals beobachtet wird, so ist der Schluß zwingend, daß der Blutdruck allein die Erweiterung einer gesunden Vene nicht hervorrufen kann. Etwas anderes ist es, wenn infolge chro-

---

[1]) CRISP, zitiert nach KÜLBS: In Mohr-Stöckelins Handb. d. inn. Med., Bd. II. 1914.
[2]) FISCHER, BERNH.: Die Pathogenese der Phlebektasien. Arch. f. Dermatol. u. Syphilis Bd. 70. 1904.

nischer Blutstauung die Vitalität der Venenwand selbst (ebenso wie durch andere Schädigungen) herabgesetzt wird, dann kann auch schon eine geringe Erhöhung des Blutdruckes von Bedeutung sein.

Wir wollen zunächst einmal diese beiden Momente, Druckerhöhung und Wanderkrankung, gesondert besprechen.

Fassen wir zunächst den ersten Punkt ins Auge. Gerade an der häufigsten Stelle des Sitzes von Varicen, an den Beinvenen, wird der Druck eine große Rolle spielen. NOBL sagt: „Abgesehen von allen sonstigen Druckverhältnissen im Körper, lastet auf jeder Blutschicht die Masse des in vertikaler Richtung darüber befindlichen Blutes. Das ist für das Blut in den Füßen eines erwachsenen, stehenden Menschen eine Säule von 165 cm Blut (175 cm Wasser oder 15 cm Quecksilber), ein Druck, der fast so groß ist wie der durch die Herzarbeit erzeugte Aortendruck. Dementsprechend muß das Venenblut, wenn es von den Füßen zum Herzen aufsteigt, einen Druck überwinden, der der jeweiligen Höhe des Herzens über den Füßen entspricht, also bei einem aufrecht stehenden Menschen etwa 120 cm Blut = 9,3 cm Hg, während für das in den Venen des Oberkörpers zum Herzen hinströmende Blut — bei einer Differenz von 3,5 cm Hg — die Verhältnisse umgekehrt liegen." Ganz so ungünstig, wie man danach annehmen müßte, liegen die Verhältnisse für die Beinvenen nun allerdings nicht, aber auch sicher nicht ganz so günstig, wie man nach NOBLS weiteren Ausführungen annehmen könnte. „Da jedoch das Blut der Beine in einer U-Röhre zirkuliert, deren Schenkel durch die Arterien bzw. Venen, deren Verbindungsstück durch die Capillaren gebildet wird, so balancieren sich gegenseitig die arterielle und venöse Blutsäule, d. h. es ist gar keine Herzkraft notwendig, um das Blut in die Venen von den Füßen bis zum Herzen zu treiben. Die Schwere der Blutsäule im arteriellen System würde hierfür gerade genügen." Diese Auffassung wäre wohl richtig, wenn es sich um eine stehende Flüssigkeitssäule handelte. In Wirklichkeit aber handelt es sich um eine Blutsäule, die in ständiger Bewegung ist, und die ihren Bewegungsimpuls zunächst vom Herzen empfängt. Dieser Bewegungsimpuls kann sich aber nicht in das venöse System hinein unverändert fortpflanzen, da durch die unzähligen Verästelungen, die das arterielle System bis ins Capillarsystem hinein erfährt, infolge der Reibung ein großer Teil dieser Kraft aufgebraucht wird, so daß bekanntlich im Venensystem der positive Druck des arteriellen Systems in einen negativen verwandelt ist. Es muß also bei der Fortbewegungsmöglichkeit des Blutes im venösen System der hydrostatische Druck doch seine Rolle spielen, und daß er es tatsächlich tut, geht allein daraus hervor, daß der venöse Abfluß von den Beinvenen beim Liegen viel leichter vor sich geht wie beim Stehen, worauf auch NOBL selbst hinweist. Sehr wichtig ist ein weiterer Hinweis von NOBL auf die Bedeutung der rhythmischen Bewegung auf den Abtransport des Blutes, während ein kontinuierlicher gleicher Druck erschwerend für die Blutströmung wirkt. Gerade in dem Ausfall des „kontinuierlichen Muskelspiels" bei vielen Berufsarten sieht er eine Disposition für die Varicenentstehung.

Wenn wir also annehmen müssen, daß schon regelmäßig der Druck in den Beinvenen eine besondere Rolle spielt, und wenn wir gerade den rhythmischen Bewegungen eine besondere Rolle zuschreiben müssen, so liegt es nahe, auch den Venenklappen eine besondere Bedeutung für den Blutstrom beizumessen. Denn wir müssen wohl annehmen, daß der Blutstrom nicht kontinuierlich unverändert läuft, sondern je nach den verschiedenen Hilfsmaßnahmen, zu denen noch Tonus, Elastizität usw. zu rechnen sind, Phasen stärkerer und schwächerer Strömung wechseln können. Dann wird aber ein guter Verschluß der Klappen von großer Bedeutung sein, schon um den hydrostatischen Druck, der auf den einzelnen Abschnitten der Wandung wirkt, abzuschwächen.

Für diese Frage ist von ganz besonderer Bedeutung die schon 1891 erschienene Arbeit von TRENDELENBURG. Er weist darauf hin, daß die Varixknoten besonders in der Gegend der Venenklappen zu finden sind, „aber nicht oberhalb der Klappen, wie man glauben sollte, sondern vielmehr unterhalb derselben, nicht zentralwärts, sondern peripher". „Augenscheinlich ist dicht unterhalb der Klappen die Venenwand am schwächsten, da sie auch bei normalen Verhältnissen hier den geringsten Druck auszuhalten hat. Wird die Klappe durch Erweiterung der Vene insuffizient und kommt die Venenwand damit unter den abnormen starken Druck einer längeren Blutsäule, so wird diese Stelle dem Druck am leichtesten nachgeben, also hier sich ein circumscripter Varix entwickeln."

SLAWINSKY[1]) ist also im Irrtum, wenn er in seiner 1899 erschienenen Mitteilung meint, daß er erstmalig auf die Lokalisation unterhalb der Venenklappen hinweist.

TRENDELENBURG nimmt an, daß von besonderer Bedeutung für die Saphenenvaricen die Insuffizienz der Venenklappen ist und beweist dies durch einen einfachen Versuch. Legt man einen mit Saphenavaricen behafteten Patienten horizontal und erhebt das Bein über die Höhe des Herzens, so fließt schnell alles Blut ab, die Venen kollabieren. „Wo beim stehenden Kranken das Konvolut dicker geschlängelter Wülste prominierte, da sehen wir jetzt ein in der Form genau entsprechendes System von Gruben und Rinnen, ausgetrockneten Flußbetten vergleichbar." Beim Aufrichten des Oberkörpers und Senken des Beines strömt das Blut sehr schnell wieder in die Vene. Auch schon beim Liegenden, dessen Bein nur wenig über Herzhöhe erhoben ist, läßt sich durch Hustenstöße oder Pressen eine flache Blutwelle in der Vena saphena feststellen. Besonders beweisend ist aber eine weitere Verfeinerung des Versuches. Läßt man nämlich den Patienten aufstehen, während man mit dem Finger den Stamm der Saphena komprimiert, so bleibt diese zunächst leer, füllt sich aber momentan durch Einschießen des Blutes von oben her, sobald die Kompression aufhört. Diese Füllung der Varicen des Unterschenkels durch den Druck der Blutsäule von der Vena cava aus, läßt sich aber nicht nur für die Varicen des Stammes der Vena saphena, sondern auch für die kleinsten Äste ebenso beweisen.

Auf diese Überlegungen gründete TRENDELENBURG seine Operationsmethode der Unterbindung der Vena saphena. Der Erfolg zeigt, daß seine Überlegungen richtig waren.

Mit diesen Angaben stimmen nicht die Befunde von SLAWINSKI[2]) überein. Er präparierte an zahlreichen Leichen die Venen (in der Arbeit zahlreiche Abbildungen der präparierten Venen) und fand, daß die Zahl der Venenklappen bei der Varicenbildung niemals vermindert, ja sogar nicht selten gegen die Norm anscheinend vermehrt ist. Bei einseitiger variköser Erkrankung der Vena saphena magna ist die Zahl der Venenklappen am gesunden Bein oft kleiner als am erkrankten.

Im Gegensatz zu diesen anatomischen Befunden von SLAWINSKI stehen aber neuerdings wieder die funktionellen Untersuchungen von MAGNUS[3]).

MAGNUS ging von der Vorstellung aus, daß durch die TRENDELENBURGschen Versuche bewiesen ist, daß theoretisch ein Rückstrom in den varikösen Venen der unteren Extremitäten erfolgen muß, d. h. also, daß in diesen Venen das Blut vom Herzen zur Peripherie fließt. „Wenn nämlich die leere variköse Saphena

---

[1]) SLAWINSKY: Beitrag zur Anatomie der Varicen der unteren Extremität. Zentralbl. f. Pathol. Bd. X, S. 997. 1899; Dissert. Warschau 1903 (in russischer Sprache).

[2]) SLAWINSKI, zitiert nach B. FISCHER: Die Pathogenese der Phlebektasie. Arch. f. Dermatol. u. Syphilis Bd. 70, S. 1. 1904; Dissert. Warschau 1903 (in polnischer und russischer Sprache erschienen).

[3]) MAGNUS: Zirkulationsverhältnisse in Varicen. Zentralbl. f. Chir. Bd. 162, S. 71.

bei aufrechter Körperhaltung leer bleibt, sobald man sie oben absperrt, obwohl der physiologische Zustrom vom capillaren Quellgebiet mit der treibenden Kraft des Herzens dahinter frei ist, wenn andererseits die volle Krampfader unter den alten Bedingungen sich durch das Muskelspiel des gehenden Beines leerpumpen läßt, so folgt, daß bei offener Strombahn der Zufluß lediglich von oben erfolgt. Denn wenn die Vis a tergo nicht imstande ist, durch das Capillarnetz hindurch die leere Vene mit Blut zu füllen, so wird sie erst recht nicht eine Blutsäule von $1^1/_2$ m Höhe vor sich herschieben können, um eine physiologische zentripetale Zirkulation zu bewerkstelligen." MAGNUS wollte nun nachweisen, ob tatsächlich die Verhältnisse dieser Vorstellung entsprachen. Er bediente sich des Hämodromometers von VOLKMANN, das beiderseits mit dem Stumpf einer durchtrennten Vene verbunden wird und leicht die Ablesung, nach welcher Richtung das Blut strömt, gestattet. Diese Feststellungen wurden am liegenden und senkrecht aufgerichteten Patienten gemacht. Außerdem wurden mittels Gravitationsmanometer der Druck festgestellt. Er fand in 7 Fällen, daß das Blut beim liegenden Patienten von der varikösen Vena saphena zum Herzen, bei aufrechter Körperhaltung aber vom Herzen zur Peripherie floß. Nur ein Patient zeigte stets Fließen zum Herzen, aber bei Husten und Pressen ließ sich auch hier die Stromrichtung umkehren. MAGNUS schließt daraus, daß Blut in den Varicen unnatürlich lange bleibt, daher übermäßig kohlensäurereich wird; dadurch ist auch die schlechte Gerinnbarkeit des Varicenbluts erklärlich, ebenso die Ernährungsstörungen, die die Gewebe und besonders die Haut im Bereich von Varicen so oft aufweisen. Auffallenderweise konnte MAGNUS aber weiterhin zeigen, daß stets eine Vene vorhanden war, die gewissermaßen die ganzen Umwege der Varicen abschnitt und die kürzeste Verbindung zwischen den Enden darstellte. In dieser war stets die Strömungsrichtung zentripetal und in dieser funktionierten noch die Klappen, während sich an den varikösen Venen nach Herauspräparieren durch Injektionsversuche auch das Nichtfunktionieren der Klappen leicht zeigen ließ.

Wenn TRENDELENBURG und MAGNUS ihre Schlüsse auf Grund funktioneller Befunde erhoben, so ist ihre Ansicht auch durch anatomische Befunde bestätigt. Darauf hat z. B. ASCHOFF in einer Diskussionsbemerkung zu dem Vortrag von MAGNUS auf der Tagung der Deutschen pathologischen Gesellschaft in Jena 1921 hingewiesen.

ASCHOFF hat an exstirpierten varikösen Venen völlige Klappenlosigkeit gesehen. „Der Schwund ist so auffallend stark, daß er bis auf die Wand fortzuschreiten schien."

Von ganz anderen Vorstellungen geht HASEBROEK[1]) aus. Er glaubt den arteriopulsatorischen Wellen eine große Bedeutung für die Strömungsverhältnisse in den Venen zuschreiben zu müssen. Um nun „Klarheit über das Verhältnis zwischen Wellen- und Massenbewegung zu erhalten", konstruierte er in recht geistreicher Weise Modelle. Diese Modelle entsprechen aber doch, worauf auch LEHMANN scharf hinweist, keineswegs den Verhältnissen am Menschen. Und wenn BENDA sagt, daß ihm die HASEBROEKschen Vorstellungen „zum Teil mechanisch unverständlich geblieben sind, wenigstens soweit sie die Genese der Varicen besser erklären sollen, als irgendeine andere Hypothese", so müssen wir uns ihm anschließen. HASEBROEK betont ja auch selbst sehr stark die Bedeutung der Klappen und bezeichnet als sein Experimentresultat, „daß die Klappen nur im ruhenden aber nicht im strömenden System die Druckwellen aufhalten, daß also im Körpervenensystem Eigenschwingungen des Inhalts nach beiden Richtungen hin möglich sind. Die Bedeutung, der Klappen muß daher in einer ganz anderen

---

[1]) HASEBROEK: Über die Bedeutung der Arterienpulsationen für die Strömung in den Venen und die Pathogenese der Varicen. Pflügers Arch. f. d. ges. Physiol. Bd. 163, S. 191. 1916.

Richtung liegen, und zwar in der Ermöglichung einer Art bedeutend stromfördernder hydraulischer Widdermechanik. Die Klappen werden hierdurch zu mechanisch tätigen Gliedern in der Kette einer ununterbrochenen kinetischen Strömungsmechanik".

Wenn also HASEBROEK auch die Bedeutung der Venenklappen in anderer Richtung sucht, so gibt er doch deren Wichtigkeit für die Blutströmung im Venensystem zu. Trotzdem glaubt er nach seinen Modellversuchen zu einer anderen Erklärung der Varixentstehung zu kommen. Er glaubt, nach seinen Experimenten folgendes sagen zu dürfen: „Einerseits die Übereinstimmung der mechanischen Bedingungen am Körper und Modellsystem, andererseits die absolute Ähnlichkeit der klappendistalen sackförmigen Varicen mit den am Modell sich einstellenden entsprechenden Gebilden sowie die bisher bestehende Verlegenheit einer Erklärung des klappendistalen Varix aus den hydrostatischen Verhältnissen erlauben es, am Körper das Vorhandensein einer bedeutenden, der Hammerklopfung analogen arteriopulsatorischen Triebwirkung auf die Venenströmung als bewiesen zu betrachten ..." „Erst dadurch, daß die physiologische arteriopulsatorische Mechanik bei Muskelarbeit zu oft und überforciert ausgelöst wird, führt die Energie einer Widderwirkung als Gelegenheitsursache zur Entstehung der Varix." Auch wenn wir die völlige Übereinstimmung des Modellversuchs mit den Verhältnissen am Lebenden nicht anerkennen können, so müssen wir doch zugeben, daß die Anschauung der arteriospulsatorischen Wirkung auf die Strömung in den Venen viel für sich hat. Daß aber durch die HASEBROEKschen Anschauungen die Entstehung der Varicen erklärt sein soll, können wir nicht zugeben. Denn wir müssen doch bedenken, daß wir beim lebenden Menschen nicht Gummiröhren vor uns haben, sondern lebendes Gewebe, das auf geänderte funktionelle Beanspruchung reagiert, und daß pathologisches Versagen erst dann eintritt, wenn aus irgendeinem Grunde die Reaktion in nicht genügender Weise erfolgen kann.

Von großer Bedeutung für die Frage nach der Pathogenese der Varicen sind die Versuche, die durch Transplantation eines Venenstückes in eine Arterie weitere Klärung erhoffen ließen. Solche Experimente wurden von B. FISCHER und SCHMIEDEN[1]), STICH und ZÖPPRITZ[2]) und BORST und ENDERLIN[3]) unternommen. Wenn auch die Befunde dieser Autoren nicht in allen Einzelheiten übereinstimmen, so geht doch das mit Sicherheit aus allen diesen Arbeiten hervor, daß niemals varicenähnliche Bildungen gesehen wurden, daß vielmehr die Venenwand durch Dickenzunahme sich den veränderten Druckverhältnissen angepaßt hat. LEXER[4]) beschrieb einen analogen Fall beim Menschen, der 5 Jahre nach der Operation beobachtet werden konnte.

Dazu stimmen auch die Befunde, wie sie an Venenstücken aus arteriovenösen Aneurysmen erhoben wurden. HERMANNES[5]) hat kürzlich über 3 derartige Befunde berichtet und seine Befunde mit den älteren Literaturangaben verglichen. Er fand zwar eine Erweiterung der Vene, aber in viel stärkerem Grade eine Verdickung der Wandung, besonders der Media, in der nicht nur das Bindegewebe, sondern auch die Muskelelemente bedeutend vermehrt waren. „Die Erweiterung

---

[1]) FISCHER, B. u. SCHMIEDEN: Experimentelle Untersuchungen über die funktionelle Anpassung der Gefäßwand. Frankfurt. Zeitschr. f. Pathol. Bd. 3. 1909.

[2]) STICH u. ZÖPPRITZ: Zur Histologie der Gefäßnaht, der Gefäße und Organtransplantationen. Beitr. z. pathol. Anat. u. z. allg. Pathol. Bd. 46. 1909.

[3]) BORST u. ENDERLIN: Über Transplantation von Gefäßen und ganzen Organen. Dtsch. Zeitschr. f. Chir. Bd. 99, S. 54. 1909.

[4]) LEXER: Dauererfolg eines Arterienersatzes durch Venenautoplastik nach 5 Jahren. Zeitschr. f. Chir. 1917, S. 569.

[5]) HERMANNES: Zur Frage der arterialisierten Venen beim arteriovenösen Aneurysma. Bruns' Beitr. z. klin. Chir. Bd. 130, S. 40. 1924.

der Vene in ihrem Lumen kommt zustande durch den kombinierten Reiz der pulsatorischen Druckschwankung unter Erhöhung des Gesamtdruckes und den nervösen und neuromuskulären Reiz vom hungernden Parenchym auf die Gefäßwand, wodurch die Einlagerung der neu gebildeten Elemente nicht nur in die Tiefe, die Dicke erfolgt, wie bei den aus ihrer Nervenverbindung getrennten Venensegmenten in Arterien, sondern durch Einlagerung in zirkulärer Lichtung zwischen die vorhandenen Elemente." Dem Druck will HERMANNES nur einen sehr unbedeutenden Einfluß auf die Erweiterung zuschreiben.

Auch M. B. SCHMIDT fand in arteriovenösen Fisteln die Wandung der Venen erheblich verdickt, so daß sie einer Arterie gleichkommen, „dies beruht nicht nur auf einer bloßen Hypertrophie der Muskulatur, sondern der Hauptsache nach auf einer Zunahme des Bindegewebes, sowohl desjenigen der Intima als desjenigen der Media". Trotzdem entwickeln sich nach M. B. SCHMIDT bei arteriovenösen Fisteln sehr häufig Venenerweiterungen und ausgedehnte Varicen. „Die spindeligen Erweiterungen sind direkter Effekt der Übertragung des arteriellen Druckes auf die Venenwand, die nach der Peripherie zu entwickelten Varicen Folge der venösen Stauung in den peripher vor dem Einströmungsgebiet des arteriellen Blutes gelegenen Venenverzweigungen." Von der Fistelstelle aus können sich nach M. B. SCHMIDT sowohl peripher als auch zentral bis in die kleinsten Äste hinein die Venen erweitern und schlängeln. Am häufigsten trifft man dies an den Stellen, wo auch sonst am öftesten Varicen beobachtet werden, an den Unterschenkeln. M. B. SCHMIDT nimmt an, daß in diesen Fällen eine Insuffizienz der Venenklappen begünstigend wirkt.

Alle diese Angaben und Untersuchungen weisen darauf hin, daß eine unveränderte Venenwand sich weitgehend funktionellen Ansprüchen anzupassen vermag, und daß es erst zur Erweiterung bzw. Varixbildung kommt, wenn ein gewisses Maß von Anpassungsmöglichkeit evtl. als Folge einer Wandschädigung überschritten ist. Da ist es von Interesse, einige Zahlen anzuführen, die wir den Angaben von NOBL entnehmen, um zu zeigen, wie hoch tatsächlich die Leistung der Venenklappen ist. So konnte BRAUN bei 85% der Fälle den Widerstand der Klappen erst bei einem Druck von 180 mm Hg überwinden, 15% aber hielten noch höherem Druck stand. LÖWENSTEIN erhielt an der Vena saphena mit einer Quecksilbersäule von 500 mm keine Klappeninsuffizienz, auch bei 600 mm Druck blieben die Klappen suffizient, und es kam zu einer Ausbauchung der Wandung.

Unsere bisherigen Darstellungen haben also ergeben, daß eine unveränderte Venenwand sich in sehr weitgehendem Maße veränderten Bedingungen und insbesondere erhöhtem Druck anzupassen vermag. Es erscheint danach wahrscheinlich, daß Veränderungen in der Venenwand selbst vorliegen müssen, um eine funktionelle Anpassung unmöglich zu machen, d. h. also, daß nur dann Varicen entstehen, wenn durch eine strukturelle Änderung des Gewebes der Venenwand eine funktionelle Anpassung unmöglich wird. Daß hierbei Veränderungen der Venenklappen und dadurch bedingte funktionelle Störungen eine sehr große Rolle spielen, haben wir bereits oben ausgeführt. Wir müssen jetzt nur noch erörtern, wodurch solche Veränderungen der Venenwand hervorgerufen werden können und Hand in Hand damit betrachten, wie überhaupt die Venenwand bei Varicen aussieht. Es kann aber im Rahmen dieses Handbuchs nicht unsere Aufgabe sein, alle Einzelheiten zu schildern, die überhaupt in der Varixwand beschrieben werden. Es erübrigt sich dies auch besonders deswegen, da ausführliche Darstellungen des anatomischen Bildes der Varicen mehrfach gegeben wurden, und wir verweisen deswegen auf die Darstellungen bei LEHMANN, NOBL und besonders die neueste Darstellung von BENDA. Hier sollen nur die Veränderungen kurz zusammengestellt werden, soweit sie für die Entstehung der Varicen von Wichtigkeit sein können.

Die eine Auffassung, die zuerst von CORNIL ausgesprochen und besonders von B. FISCHER[1]) vertreten wurde, war die, daß primär entzündliche Veränderungen die Wand der Vene so weit zerstörten, daß sie dem Innendruck nicht mehr gewachsen seien. Diese Autoren nahmen also an, daß gerade am Bein, wo besonders leicht kleine Verletzungen und ähnliche Schädlichkeiten zur Wirkung kommen könnten, die oberflächlich liegenden Venen von entzündlichen Prozessen befallen würden, und daß hierin die Ursache der Varicen überhaupt, aber auch die Ursache für die Häufigkeit des Befallenseins der Unterschenkelvenen zu suchen sei. Die Erkrankung der Venenwand könnte auch eine Folge von Stoffwechselstörungen und Kreislaufstörungen in der Wand selbst sein.

Die meisten späteren Untersucher und besonders auch BENDA haben dem aber widersprochen und betont, daß zwar entzündliche Veränderungen oft gesehen werden, aber als sekundär aufzufassen sind. BENDA meint, daß alle die vielen widerspruchsvollen Angaben der Literatur eigentlich nur auf verschiedener Deutung beruhen, während das Bild als solches fast als einförmig zu bezeichnen sei. Er faßt das Bild in folgenden kurzen Worten zusammen: „An den einfachen Phlebektasien sind keine wesentlichen histologischen Veränderungen außer einer allgemeinen Hypertrophie zu finden, an den varikösen dagegen so ziemlich sämtliche pathologischen Veränderungen, die überhaupt auch sonst an den Venen vorkommen." Für die Frage nach den ersten Anfängen der Varicenentstehung ist die Dissertation von Frl. SIEKE (Frankfurt a. M. 1919) von großer Wichtigkeit. Ihr gelang es, sicher ganz frisch entstandene Varicen, deren Entwickelung während der Gravidität beobachtet worden war, durch Excision der Hautstücke der anatomischen Untersuchung zuzuführen. Die Muskelschichten waren hier stark auseinandergewichen und stellten vielfach nur noch dünne ungleichmäßig verteilte Bündelchen dar. Dieser Befund war aber nur stellenweise zu erheben. Auch der Elastingehalt ist im allgemeinen verringert, die Fasern teils wie abgebrochen. An manchen Stellen fehlen überhaupt Muskulatur und elastische Fasern, und die ganze Venenwand besteht hier aus stark gequollenem ödematösem lockeren Bindegewebe. Entzündliche Veränderungen fanden sich nirgends. Für die Entstehung der Varicen in ihrem Fall gibt die Verfasserin 2 Möglichkeiten an, die wir im Wortlaut folgen lassen:

„Man könnte in diesem herdweise auftretenden Ödem der Gefäßwand die nächste Ursache für die Entstehung der Venenerweiterung erblicken. Es wäre durchaus denkbar, daß die unter dem Begriff der Schwangerschaftstoxikosen zusammengefaßten Stoffwechselveränderungen zu einem derartigen toxisch bedingten umschriebenen Ödem der Venenwand führen könnten, da besonders analoge Vorgänge in anderen Organen in der Gravidität bekannt sind.

Es wäre jedoch auch denkbar, daß die geschilderten anatomischen Bilder aus dem allerersten Beginn der Varicenbildung dadurch zu erklären sind, daß eine primäre und bisher anatomisch noch nicht nachweisbare Schädigung der funktionellen Gefäßwandelemente zu dem Auseinanderweichen der Wandschichten und dann zu einer sekundären Wucherung jugendlichen Bindegewebes in den Wandlücken führt. Die reichliche Vermehrung der Endothelkerne muß jedenfalls auf die veränderten Spannungsverhältnisse in der erweiterten Venenwand zurückgeführt werden."

Daß gerade eine Hypertrophie der Venenwand das ursprüngliche und charakteristischste Symptom sein soll, erscheint auf den ersten Blick erstaunlich, wenn

---

[1]) FISCHER, B.: Über Entzündung, Sklerose und Erweiterung von Venen. Beitr. z. pathol. Anat. u. z. allg. Pathol. Bd. 27, S. 494. 1900.

man das Bild der dünnen Wandung der stark erweiterten Venen im Auge hat. BENDA weist aber mit Recht darauf hin, „daß bei der kolossalen Ausdehnung des Lumens, die phlebektatische Venen im Füllungszustand oft aufweisen, eine scheinbar normal dicke und selbst eine scheinbar verdünnte Wand gegenüber der Gewebsmasse der normalen Gefäßwand eine Hypertrophie erfahren haben muß, die wohl in kontrahiertem und entleertem Zustand der Vene voll in Erscheinung tritt, wo die Wand makroskopisch arterienartig erscheint und mikroskopisch eine deutliche Hypertrophie an der Muskularis erkennbar wird". NOBL gibt eine genaue Beschreibung dieses Bildes bei zylindrischer Ektasie.

BENDA betont, daß in der Varixwand alle Schichten der normalen Venenwandung vorhanden sind und vergleicht sie daher treffend mit den Divertikeln des Darmkanals. Er wirft dann zunächst die Frage auf, welche Elemente der Wandung „den normalen Dehnungswiderstand und Tonus der Venenwand gewährleistet". Er beantwortet die Frage dahin, daß das fibrilläre Bindegewebe der wesentliche Träger des Dehnungswiderstandes ist, der Tonus aber von der Muskulatur bedingt wird. Die primäre Schädigung bei der Varicenentstehung sucht er nun in der Muskulatur, allerdings sind wir heute noch nicht imstande, Muskelinsuffizienz histologisch nachzuweisen, nicht nur in der Venenwand, sondern an allen Stellen des Körpers. Dementsprechend sieht BENDA auch als wesentlichen Faktor für die Entstehung der Varicen die vermehrte Arbeitsleistung, gleichgültig, ob dieselbe durch ein Hindernis in der Strömung oder durch vermehrtes Zuströmen von Blut bedingt ist. Hierhin gehören z. B. die Phlebektasien während der Gravidität, die bekanntlich häufig schon in einer Zeit auftreten, wo eine Kompression durch den schwangeren Uterus noch ausgeschlossen ist. Alle anderen Veränderungen, Bindegewebsvermehrung, entzündliche Vorgänge, Prozesse an der Elastica usw. usw. betrachtet BENDA als sekundärer Natur.

Dieser Befund einer primären Muskelhypertrophie in der Venenwand, die dann zu einer Muskelinsuffizienz und weiteren sekundären Veränderungen führt, beweist direkt, daß die erste Ursache in einer vermehrten funktionellen Beanspruchung, einer vermehrten Arbeitsleistung zu suchen ist. Nehmen wir nun hinzu, was wir oben über die Bedeutung der Klappen und ihr Verhalten bei ausgebildeten Varicen gesagt haben, so ist es äußerst naheliegend, in Veränderungen der Klappen die ersten Ursachen zu suchen. Wir haben schon oben angeführt, daß ASCHOFF solche oft gesehen hat. KLOTZ bezeichnet eine Schrumpfung der Klappen mit vorrückendem Alter direkt als physiologisch. HESSE und SCHAAK[1]) weisen auf die häufigen physiologischen Schwankungen in Zahl und Anordnung der Klappen hin. Wenn nun angeführt wird, daß die Lokalisation der Varicen distal von den Klappen gegen diese Auffassung spricht, so können wir diese Begründung nicht ganz einsehen. Gerade distal an den Klappen muß bei Nichtfunktionieren der Klappen eine ungewohnte vergrößerte Belastung der Wandung erfolgen, da die normalerweise schließenden Klappen ein Rückströmen verhindern, wie es MAGNUS in den Varicen tatsächlich nachgewiesen hat.

Sehr wichtig sind in diesem Zusammenhang auch die Versuche von HESSE und SCHAAK[1]), die zeigen konnten, daß es bei gesunden Klappen nicht gelingt, die Venen von proximal zu injizieren. Sie berechnen den durchschnittlichen Widerstand der Klappen auf 180 mm Hg. Die Injektion von proximal her gelingt aber leicht bei varikösen Venen. Die Autoren messen daher der Insuffizienz der Venenklappen die größte Bedeutung zu.

---

[1]) HESSE u. SCHAAK: Die anatomisch-physiologische und klinische Bewertung der saphenofemoralen Anatomose bei Varicen usw. Bruns' Beitr. z. klin. Chir. Bd. 124, S. 1. 1921.

LEDDERHOSE[1]) macht gegen die Annahme der Venenklappenfunktion und deren Ausfall bei Varicen eine Reihe von Einwendungen, die aber nur zum Teil berechtigt sind. Er weißt nach, ,,daß die in den Hautvenen durch die Atmung hervorgerufenen, wellenförmige Rückstauung von den Venenklappen nicht aufgehalten wird. Er weist ferner darauf hin, ,,daß, sobald der Körper eine bestimmte Ruhelage eine Zeitlang eingehalten hat, der gesamte Blutkreislauf ein gleichmäßiger wird und auch in den Venen eine nur geringen Schwankungen unterworfene, kontinuierliche Strömung zustande kommt". Gerade dieser Hinweis auf die kontinuierliche Strömung ist außerordentlich wichtig, denn LEDDERHOSE hat durchaus recht, wenn er auf einen oft vorkommenden Denkfehler hinweist: ,,Man geht nämlich von einer stillstehenden Blutsäule aus, statt die Tatsache des kontinuierlich, auch in den Venen sehr schnell strömenden Blutes zugrunde zu legen." Wenn aber LEDDERHOSE weiterhin so scharf betont, daß man streng unterscheiden muß zwischen Rückfließen und Rückstauung des Blutes, so hat er zwar hierin durchaus recht, in seiner Ablehnung eines Rückfließens im Venensystem der Beine kann man ihm aber nach den schönen Versuchen von MAGNUS nicht zustimmen. LEDDERHOSE sah daher die Bedeutung der Venenklappen darin, daß ,,die offenstehenden Klappen Wehre darstellen, welche den Hauptstrom etwas aufhalten, dadurch das Einströmen des Blutes aus der Seitenbahn in den proximal von der Klappe gelegenen Teil der Hauptbahn erleichtern und Rückstauung in die Seitenbahnen hinein verhindern". Grade der Versuch, den LEDDERHOSE selbst anführt, spricht gegen ihn. Er beobachtete nämlich, daß ,,beim ruhig aufrecht stehenden Patienten die Füllung und Spannung der Varicen durch Unterbrechung des Blutlaufes im Stamme der Saphena nicht in wesentlichem Maße beeinflußt" wird, daß aber manchmal nach wenigen, öfter nach 20, 40, 60 Schritten sich die Varicen mehr oder weniger schnell entleeren. Er schließt daraus, ,,daß bei den Bewegungen der Beine, zumal während des Gehens, weitgehende Entleerung der Varicen in die tieferen Unterschenkelvenen stattfindet, und daß die dadurch herbeigeführte Entlastung der Venenwand allmählich deren infolge von Überdehnung verlorengegangene Elastizität wenigstens teilweise wieder zurückkehren läßt". Wir müssen hinzufügen: wenn nicht durch Rückströmung eine dauernde weitere Dehnung erfolgt.

Wenn wir auch annehmen müssen, daß normalerweise bei gleichmäßiger Strömung die Klappen überhaupt nicht zum Schluß kommen, so ist, worauf wir oben bereits hingewiesen haben, zu beachten, daß bei Bewegungen das doch oft der Fall sein muß, und gerade dabei kann der Druck besonders stark zur Geltung kommen. Ein nicht funktionierender Klappenapparat wird also, und zwar gerade distal von den Klappen, besonders starke Druckwirkung auf die Venenwandung veranlassen.

BENDA weist nun sehr mit Recht darauf hin, daß diese Erklärung der Klappeninsuffizienz nur für die klappenhaltigen Venen zutreffen kann, daß wir aber außerdem auch Varicen an klappenlosen Venen kennen. Er sagt selbst, daß wir dabei um die Annahme fetaler Mißbildungen nicht herum können. Nicht ganz verstehen wir aber seine Einschränkung, daß er auch nach der Annahme fetaler Mißbildungen noch eine lokale Druckerhöhung für die Erweiterung postuliert; denn wenn wir schon annehmen, daß durch Mißbildung ,,ein abnormes Venenkonvolut" produziert ist, so ist doch die Möglichkeit sehr naheliegend, daß in diesem pathologischen Produkt die Venenwandung abnorm widerstandsschwach ist, so daß auch ein normäler Druck ausreicht, diese zu erweitern. In diesem Sinne

---

[1]) LEDDERHOSE: Studium über den Blutlauf in den Hautvenen. Mitt. a. d. Grenzgeb. d. Chir. u. Med. Bd. 15, S. 355. 1906.

sprechen auch die Fälle von angeborenem Varix, wie z. B. der von uns beobachtete, schon eingangs erwähnte Fall. In diesem Falle handelte es sich um eine einzige, etwa kirschgroße Ausbuchtung der Nabelvene, also keinerlei Neubildung oder keinerlei Möglichkeit, daß gerade an dieser einen Stelle ein erhöhter Druck zur Wirkung gekommen wäre. Wir können uns vielmehr nur vorstellen, daß hier eine angeborene umschriebene Mißbildung der Wandung vorgelegen hat, vielleicht zunächst eine Wandschwäche, die schon dem normalen Druck keinen genügenden Widerstand entgegensetzen konnte.

Nach diesen Ausführungen sehen wir also, daß dem Nichtfunktionieren der Venenklappen und somit einer Druckerhöhung in den Venen eine große Bedeutung für die Entstehung der Varicen zukommt. Wenn wir nun oben darauf hinwiesen, daß theoretisch bei einer Druckerhöhung eine Wandhyperplasie zu erwarten sei, so sehen wir eine Bestätigung dieser Ansicht in BENDAS oben zitierter Angabe, daß die erste und charakteristische anatomische Veränderung eine Wandhypertrophie sei. Wodurch kommt es aber trotz der Hypertrophie der Wandung zur Varicenbildung? BENDA weist darauf hin, daß wir der Muskulatur morphologisch nicht ihre Funktionstüchtigkeit ansehen können, und daß auch hypertrophische Muskeln funktionell wenig leistungsfähig zu sein brauchen. Wir brauchen ja nur an die Herzhypertrophie der Hypertoniker zu denken. Zieht man nun in Betracht, daß in den gestauten Venen die Zirkulation leiden muß, daß als Folge davon das Blut CO_2-haltig wird und eine schlechtere Ernährung der Venenwand zustande kommt, so ist der Circulus vitiosus gegeben, der zur Erweiterung, mithin zu immer schlechteren Strömungsbedingungen, zur weiteren Schädigung der Venenwand usw. führen muß. Dadurch wird das Mißverhältnis zwischen Wandstärke und Innendruck immer größer und eine Erweiterung, d. h. also Varicenbildung ist die notwenige Folge. Berücksichtigt man nun noch die oben erwähnten sekundär auftretenden Veränderungen der Venenwand, wie z. B. Entzündungen usw., so werden auch diese begünstigend wirken müssen.

Wir kommen somit zu dem Schluß, daß für die Mehrzahl der Varicen, insbesondere die Unterschenkelvaricen, Veränderungen oder funktionelle Störungen der Venenklappen als erste Ursachen zu beschuldigen sind, der sich Wandveränderungen bald anschließen, daß es aber andere Formen gibt (dahin gehören die kongenitalen Varicen, die Rankenangiome, die „Cavernome" der Pfortader), die nur auf der Basis von Mißbildungen erklärbar sind.

C. Pathogenese und Ätiologie der Aneurysmen.

Wir haben schon eingangs gesehen, daß als Aneurysma Gebilde bezeichnet werden, deren charakteristischer Befund nur darin zu sehen ist, daß eine Erweiterung oder Aussackung oder Hohlraumbildung, deren Höhlung mit dem Gefäßlumen in Zusammenhang steht, in oder neben der Gefäßwand vorliegt. Dies können anatomisch ganz verschiedene Gebilde sein, die auch ursächlich ganz verschiedene Bedingungen aufweisen.

Die Entstehung der Aneurysmen weicht von der der Varicen wesentlich ab. Während wir die Veränderungen der Venenwand bei Varicen größtenteils als Folge der Stauung, in diesem Sinne also als sekundär (wenn auch für die Entstehung der Varicen als sehr bedeutungsvoll) betrachteten, ist bei den Aneurysmen eine Schädigung der Arterienwand wohl immer das primäre. Wir werden das für die einzelnen Formen von Aneurysmen noch erörtern müssen.

Daher ist es ratsam, zunächst das Gemeinsame in der Frage der Pathogenese hervorzuheben und dann die besonderen Umstände zu besprechen, die für die einzelnen Formen maßgebend sind.

Köster hat zuerst nachgewiesen, daß alle Aneurysmen durch Zerstörung des größten Teils der Media an umschriebener Stelle zustande kommen. Daß bei den traumatischen Aneurysmen oft alle Wandschichten zerstört sind, ändert daran nichts, denn natürlich ist dann auch die Media zerstört, und die Zerstörung der Media ist das Wesentliche. Daß Zerstörungen anderer Wandschichten nicht die gleiche Bedeutung haben, zeigen z. B. die Untersuchungen von REUTERWALL[1]), der die relative Häufigkeit von Intimarissen nachwies, ohne daß darum Aneurysmen entständen, oder auch die Befunde bei atheromatösen Geschwüren mit ausgedehnter Intimazerstörung.

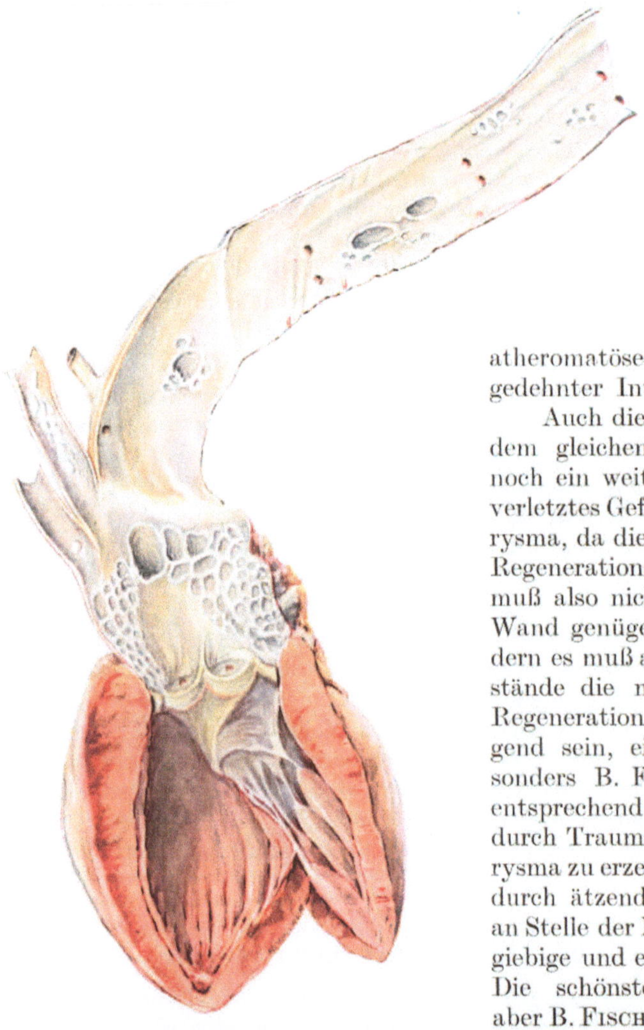

Auch die Experimente sprechen in dem gleichen Sinne; sie zeigen aber noch ein weiteres. Ein gesundes aber verletztes Gefäß bildet meist kein Aneurysma, da die Gefäße sehr weitgehende Regenerationsfähigkeit besitzen. Es muß also nicht nur die Zerstörung der Wand genügend weitgehend sein, sondern es muß auch durch besondere Umstände die normalerweise eintretende Regeneration ausbleiben oder ungenügend sein, ein Umsand, auf den besonders B. FISCHER[2]) hinwies. Dementsprechend ist es auch sehr schwer, durch Trauma experimentell ein Aneurysma zu erzeugen, während es FABRIS[3]) durch ätzende Chemikalien gelang, da an Stelle der Nekrosen schwache, nachgiebige und elastinfreie Narben traten. Die schönsten Aneurysmen erzielte aber B. FISCHER u. a. durch fortgesetzte Adrenalininjektionen, und zwar sowohl spindelförmige wie sackförmige und sogar in einem Fall ein Aneurysma dissecans. Auch mit Digalen gelang B. FISCHER Aneurysmaerzeugung.

Abb. 268. Typische Adrenalinarterionekrose mit Aneurysmenbildung. Kaninchen, B. FISCHER, 1905, Nr. 8, 22 intravenöse Injektionen 0,2—0,5 Adrenalin 1 : 1000, Versuchsdauer 73 Tage. Vergrößerung 2 : 1.

B. FISCHER betrachtet die bei seinen Versuchen stets zu beachtende Mediaerkrankung als von ausschlaggebender Bedeutung, legt aber auch dem gesteigerten Blutdruck großen Wert bei, da nur bei Injektionen von blutdrucksteigernden

---

[1]) REUTERWALL: Über bindegewebig geheilte Risse der Elastica interna der Art. basilaris. Stockholm: Isaac Marcus' Boktrykeri Aktiebolag 1923.

[2]) FISCHER, B.: Die experimentelle Erzeugung von Aneurysmen. Dtsch. med. Wochenschr. 1905, S. 1713.

[3]) FABRIS: Virchows Arch. f. pathol. Anat. u. Physiol. Bd. 165. 1901.

Mitteln Aneurysmen beobachtet werden. Späterhin wurden Aneurysmen auch mit anderen Mitteln erzeugt, bei denen zum mindesten eine Blutdrucksteigerung recht zweifelhaft ist (HEDINGER mit Jodkali, PHILISOPHOW mit Injektion von Quecksilber-, Blei- und Zinksalzen, STEINBISS nach Leberfütterung). Beim Menschen fehlt bei einfachen Aneurysmen fast stets eine Blutdruckerhöhung, nur beim Aneurysma dissecans ist ihr oft eine Bedeutung beigemessen worden, worauf wir nachher noch zurückkommen müssen. Bei dem gewöhnlichen spindel- und sackförmigen Aneurysma kommt also den Erkrankungen der Media die größte, ja wohl die einzige Bedeutung zu. Es kann hier nicht unsere Aufgabe sein, alle die Veränderungen zu beschreiben, die in der Arterienwand bei Aneurysmen bschrieben werden oder auch nur alle die Erkrankungen aufzuzählen, die zu einem Aneurysma führen können. Theoretisch kann natürlich jede Erkrankung der Media, die mit Zerstörung des Grundgewebes einhergeht, in Frage kommen. In der Praxis kommt in erster Linie die Lues in Betracht, nächstdem andere mykotische Erkrankungen, Arteriosklerose ist ursächlich wohl überschätzt worden, auch Entwicklungsstörungen usw. usw., können die Ursache abgeben. Bei all diesen Prozessen entwickeln sich die Veränderungen allmählich, die übrigen Wandschichten haben Zeit, als Reaktion auf die Zerstörung der Media sich zu verstärken, dem Blutdruck wird also ein erheblicher, wenn auch nicht vollausreichender Gegendruck entgegengestellt, und die Folge davon ist die Ausbuchtung oder Aussackung der Gefäßwand. Es besteht aber auch eine andere Möglichkeit der Entwicklung des Aneurysmasackes, wie sie z. B. BENDA annimmt. Er fand nämlich bei histologischer Untersuchung fast nur Binde- bzw. Narbengewebe und nimmt an, daß als erstes nicht nur das elastische Gewebe, sondern auch das Bindegewebe der Gefäßwandung zerstört wird und daß die Bestandteile des Aneurysmasackes, wie sie schließlich gefunden werden, nicht mehr die ursprünglichen Wandbestandteile darstellen, sondern nur aus neugebildetem Narbengewebe bestehen. Das Wachstum der Aneurysmen würde dann nicht durch weitere Dehnung, sondern vielmehr durch weitere Zerstörung und weitere Neubildung von Narbengewebe erfolgen.

Etwas anderes ist der Vorgang bei dem traumatischen Aneurysma (dem sog. Aneurysma spurium) und bei Aneurysma dissecans. Bei ersterem entsteht meist durch ein Trauma, stets jedenfalls plötzlich eine Gefäßzerreißung, eine Zerstörung aller Wandschichten und dadurch eine Blutung in das um gebende Gewebe. Kommt die Blutung zum Stehen, so entwickelt sich allmählich eine Kapsel um den Blutungsherd, von dem Gefäßlumen aus kann Intima hineinwuchern, die Sackwandung hat sich entwickelt. Da aber die Kommunikation zu dem Gefäßlumen bestehen bleibt, so kann das Blut in dem neugebildeten Sack weiter zirkulieren. Ob die Entwicklung der Kapsel von der Gefäßwand, bzw. ihrer Adventitia oder vom umgebenden Bindegewebe ausgeht, ist für die Beurteilung belanglos und wird von der Größe des Hämatoms, sowie den jeweiligen lokalen Bedingungen abhängen. Die Intimaneubildung wird aber stets von dem Endothel der Gefäße aus erfolgen.

Etwas schwieriger ist die Entwicklung des Aneurysma dissecans zu beurteilen. Diese entwickeln sich fast immer an der Aorta und zwar an typischer Stelle (direkt über den Klappen oder im Arcus), derselben Stelle, an der auch die Spontanrupturen der Aorta entstehen. Spontanruptur und Aneurysma dissecans sind nur verschiedene Grade desselben Prozesses. In beiden Fällen muß es zu einer Zerreißung der inneren Schichten der Aorta gekommen sein. Wenn die Zerreißung so weit geht, daß die erhaltenen Wandschichten dem Druck nicht mehr standhalten können, so kommt es zur Ruptur, zerreißen nur die innersten Schichten, so können die äußeren standhalten, und wir sehen dann das Blut eingewühlt meist zwischen innerem und mittlerem Drittel der Media. Dann bildet sich meist weiter unterhalb ein zweiter Einriß, durch den das Blut in das Gefäß zurückfließen kann, und der weitere Verlauf der Neubildung der Aneurysmawandung ist der gleiche wie beim Aneurysma spurium. Wir müssen also nur noch kurz die Frage erörtern, wodurch es zum Einreißen der inneren Schichten der Aorta kommt.

Das nächstliegende ist es natürlich, an eine Erkrankung der Wand zu denken. Da es aber nicht geglückt ist, gleichmäßige Befunde zu erheben, ja die meisten Autoren überhaupt keinen pathologischen Befund in der Wandung feststellen konnten, hat man nach anderen Ursachen gesucht. Da eine Zerreißung der Gefäßwandung immer auf einem Mißverhältnis zwischen Wandstärke und Blutdruck beruhen muß, so lag es nahe, wenn an der Wandung kein Befund feststellbar ist, an eine Blutdruckerhöhung zu denken. LETTERER[1]), der jüngst eine ausführliche Darstellung der Aortenrupturen bringt, gibt an, daß in zahlreichen Fällen von Aortenruptur linksseitige Herzhypertrophie gefunden wurde, daß sie aber in einer ganzen Reihe von Fällen fehlte. Er glaubt an einen Zusammenhang zwischen der Herzhypertrophie und der Aortenruptur. „Das könnte entweder nur im Sinne einer sekundären Schädigung der Aortenwand nach linksseitiger Herzhypertrophie der Fall sein"

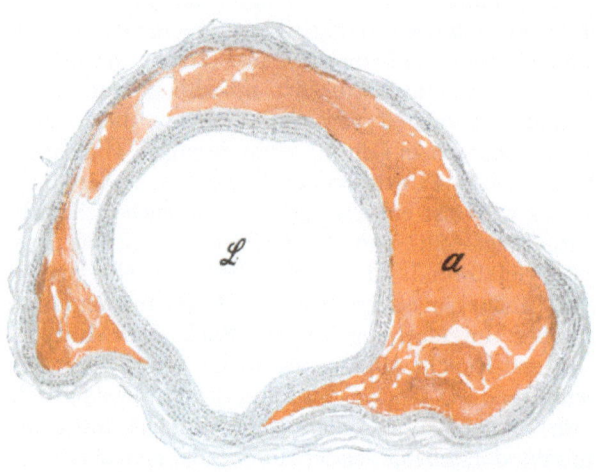

Abb. 269. Aneurysma dissecans der Aorta, 23 intravenöse Injektionen 0,2—0,5 ccm Adrenalin 1 : 1000. Kaninchen, B. FISCHER 1905, Nr. 17, Lupenvergrößerung.

oder „indem der hypertrophierte aber leistungsfähige linke Ventrikel durch eine heftige Kontraktion bei gleichzeitiger Erschwerung der normalen Blutabfuhr nach der Peripherie infolge starker Muskelzusammenziehung und vermehrter Zufuhr nach dem Herzen durch tiefe Inspiration einen übermäßig starken lokalen Blutdruck herbeiführt und es so zu einem Aneurysma dissecans oder gleich zur Ruptur kommen läßt". Für die Fälle, in denen eine Hypertrophie des Herzens fehlt, nimmt er an, „daß die plötzliche Drucksteigerung auch einmal ohne hypertrophischen Ventrikel bis zur kritischen Höhe ansteigen kann". Wir können uns diesen Ausführungen LETTERERS nicht anschließen. Blutdruckerhöhung ist nicht die Folge der Herzhypertrophie, vielmehr umgekehrt ist wahrscheinlich die Herzhypertrophie Folge der Blutdruckerhöhung. Daß das hypertrophische Herz mehr Arbeit leistet als das normale ist möglich, auch wahrscheinlich, muß es doch gegen vermehrten Blutdruck ankämpfen. Daß aber das hypertrophische Herz noch so viel Reservekraft hat, daß es eine plötzliche und so starke Druckerhöhung erzeugen kann, um eine Zerreißung der Aortenwand zu bewirken, ist ausgeschlossen. Wissen wir doch im Gegenteil, daß gerade die hypertrophischen Herzen vermehrten Ansprüchen gegenüber oft versagen, und daß Patienten mit hypertrophischem Herzen oft gerade an Herzinsuffizienz zugrunde gehen. Wir sind

---

[1]) LETTERER: Beiträge zur Entstehung der Aortenrupturen an typischer Stelle. Virchows Arch. f. pathol. Anat. u. Physiol. Bd. 253, S. 534. 1924.

eben noch nicht imstande, einem Muskel seine Leistungsfähigkeit anzusehen; von starker Vergrößerung auf übermäßige Leistungsfähigkeit zu schließen ist sicher falsch.

Für die Bewertung unserer anatomischen Methode scheint uns ein Versuchsergebnis von besonderer Bedeutung zu sein, das BERNHARD FISCHER schon vor Jahren gewonnen, aber bisher nicht veröffentlicht hat. Hier war bei einem Kaninchen wiederum nach einer Serie intravenöser Adrenalininjektionen ein typisches Aneurysma dissecans der Aorta entstanden — in ganz derselben Weise wie es die Abb. 269 von einem früheren Versuch darstellt. Hier war nun auffallend, daß makroskopisch nirgends irgendwelche der sonst so typischen Veränderungen an der Aorta gefunden wurden und auch die genaueste histologische Untersuchung des Arteriensystems dieses Tieres ergab *nirgends* irgendwelche Medianekrosen oder gar Verkalkungen. Auch die Serienuntersuchung der Rupturstelle selbst ließ nirgends eine deutliche anatomische Veränderung erkennen. Wer wollte nun annehmen, daß in diesem Versuche die Arterienwand vollkommen normal war und daß lediglich die — bekanntlich rasch vorübergehende — Blutdrucksteigerung die Aortenruptur erzeugt hätte? Wir wissen, daß die Adrenalininjektionen schwere bis zur Nekrose fortschreitende Schädigungen der Aortenwand hervorrufen, und wir müssen daraus den Schluß ziehen, daß auf analoge, aber hier histologisch noch nicht nachweisbare Wandschädigung in diesem Versuch der Riß der Gefäßwand zurückzuführen ist. Wenn man also auch bei den menschlichen Aortenrupturen die von BERNHARD FISCHER[1]) beschriebenen Degenerationen des elastischen Gewebes in der Rißstelle vielleicht nicht als hinreichend für die Erklärung ansehen will, so bleibt gerade nach dem angeführten Experiment trotzdem die Annahme einer lokalen Wandschädigung unabweisbar. Rupturen einer gesunden Aorta setzen Blutdrucksteigerungen voraus wie sie auch unter pathologischen Verhältnissen noch *niemals* auch nur annähernd beim Menschen festgestellt wurden und nur bei direkter traumatischer Einwirkung (z. B. Fliegersturz, Platzungsruptur) denkbar sind.

Immerhin ist aber das häufige Zusammentreffen von Aortenruptur und Herzhypertrophie auffallend. Wir wissen auch, daß bei dauernder Blutdruckerhöhung regelmäßig eine Schädigung der kleinsten Arterienäste, der Arteriolen, besonders der Nieren, gefunden wird, daß auch im Gehirn oft die Gefäßschädigungen so weit gehen, daß Blutungen auftreten. Vielleicht sind auch die kleinsten Gefäße der Aortenwandung erkrankt und durch ihre Erkrankung die Widerstandskraft der Gefäßwand herabgesetzt. Angaben über das Verhalten der Vasa vasorum haben wir nicht gefunden. Jedenfalls dürfen wir nicht deswegen, weil bestimmte Veränderungen in der Aortenwand noch nicht bekannt sind, schließen, daß solche nicht vorhanden sind, und daß die gesunde Aortenwand rupturiert. Haben doch Versuche, z. B. von OPPENHEIM[2]), gezeigt, daß bei der Leiche einer gesunden Frau der Berstungsdruck erst 2070 mm Hg betrug. Der Berstungsdruck an der Leiche ist nach seinen Berechnungen 3—4 mal so groß als der höchste im Leben vorstellbare Druck. Man wird also, ehe man an Ruptur der gesunden Aorta durch Blutdrucksteigerung denkt, viel eher annehmen müssen, daß doch Veränderungen vorhanden sind, die wir mit unseren heutigen Methoden noch nicht nachweisen können.

Vergleich der Pathogenese und Ätiologie von Varicen und Aneurysmen.

Vergleichen wir nach diesen Betrachtungen die Pathogenese von Varicen und Aneurysmen, so müssen wir zu dem Schluß kommen, daß Varicen nicht

---

[1]) FISCHER, BERNH.: Verhandl. d. dtsch. pathol. Ges., 10. Tagung, Stuttgart 1906, S. 147.
[2]) OPPENHEIM: Münch. med. Wochenschr. 1918, Nr. 45.

etwa die Aneurysmen der Venen sind, sondern daß es sich um recht verschiedene Prozesse handelt. Die Varicen entstehen meist in letzter Linie durch Druckerhöhung und Stauung. Dadurch kommt es zu Wandveränderungen, zum Mißverhältnis zwischen Wandungswiderstand und Blutdruck und somit zur diffusen oder lokalen Ausweitung. BENDA vergleicht daher sehr mit Recht die Varicen mit Pulsionsdivertikeln. Bei den Aneurysmen dagegen haben wir primär eine Wanderkrankung, die irgendwie zur Zerstörung der Media führt. Allein durch die Wanderkrankung ist hier das Mißverhältnis zwischen Blutdruck und Wandungswiderstand gegeben. Je nach dem Grade der Wandzerstörung kommt es dann zur Aussackung der Wand oder zur Blutung in die Umgebung, Abkapselung und Bildung einer neuen Wandung. Es kann also Aneurysmen geben, deren Wandung überhaupt keine Bestandteile der Gefäßwand zu enthalten braucht. Wenn also BENDA sagt, daß die unmittelbare Ursache aller Aneurysmen der Blutdruck ist, „der die Gefäßwand, sobald sie widerstandsunfähig geworden ist, heraustreibt", so können wir ihm nur mit besonderer Betonung des Nebensatzes, der die Voraussetzung der Widerstandsunfähigkeit der Arterienwandung besagt, zustimmen. BENDA stellt auch selbst als zweites Grundgesetz auf, „daß die normale Arterienwand nicht diejenige Dehnbarkeit besitzt, um selbst bei höchstem angewandten Druck die Grade der Oberflächenaustreibung, wie wir sie beim Aneurysma kennen, zu erreichen, resp. eine der wichtigsten Eigenschaften des Aneurysma, den fast unbegrenzten Fortschritt der Erweiterung zuzulassen". BENDA hat also mit seiner Betonung, daß fast alle Aneurysmen Pulsionsaneurysmen sind, durchaus recht, Traktionsaneurysmen dürften äußerst selten sein, höchstens nach Arrodierung der Wand zustande kommen. Die Pulsionskraft des Blutes kann aber auch nur dann zu einer Aussackung, einem Aneurysma, führen, wenn die Wandung vorher erkrankt und durch Mediazerstörung weitgehend geschwächt ist. Trotz dieser prinzipiellen Unterscheidung kann es Varicen d. h. Venenaussackungen geben, die Aneurysmen entsprechen, wie z. B. die kongenitalen Varicen der Nabelschnur, die wir nur durch eine lokale Wandschwäche erklären konnten und die durchaus den kongenitalen Aneurysmen, z. B. an der Hirnbasis analog sind.

D. Folgeerscheinungen der Varicen.

Zum Schluß ist noch kurz zu erörtern, welche *Folgeerscheinungen* in pathologisch-physiologischer Hinsicht eintreten können.

Auf die Veränderungen in der Strömung, Strömungsrichtung und Blutdruck innerhalb der varicös erweiterten Venen sind wir oben bereits eingegangen. Alles, was wir nun an klinischen Folgeerscheinungen beobachten, ist aber erst als Folge der veränderten Strömungserscheinungen zu betrachten. Zunächst ist daran zu denken, daß in einem Gebiet, in dem die Durchströmung mit Blut gehemmt ist und in dem das Blut sich nicht nur staut, sondern sogar rückläufig fließt, eine Überladung mit Kohlensäure erfolgen und demgemäß eine Ernährungsstörung des Gewebes die Folge sein muß, ein Umstand, auf den bisher viel zu wenig hingewiesen worden ist, obwohl schon TRENDELENBURG diesen Punkt hervorhebt. Wir neigen zu der Ansicht, daß gerade diese Ernährungsstörung in erster Linie verantwortlich zu machen ist für die Unterschenkelgeschwüre und Stauungsdermatosen, wie sie z. B. NOBL so ausführlich schildert. BENDA legt den Hauptwert auf die Druckatrophie der oberflächlichen Cutisschicht und der Epidermis durch die erweiterten Venen. Dieses Moment ist neben der Ernährungsstörung durch Kohlensäureüberladung des Blutes sicher sehr wesentlich und beides zusammen durchaus geeignet, ein Gewebe derart zu beeinträchtigen, daß es bei der geringsten weiteren Schädigung schwer getroffen wird und einen besonders geeigneten Nährboden für Bakterien darstellt. Hierdurch sind wohl die vielen Ulcera cruris und ihre schlechte Heilungstendenz zu erklären, ebenso auch die Blutungen bei Hämorrhoiden, Oesophagusvaricen usw. Diese häufige Komplikation mit Entzündungen, die nun natürlich auch sekundär auf die Venenwand übergreifen, läßt auch die Häufigkeit von Thrombosen in Varicen erklären. Denn Blutstromverlangsamung und wohl auch eine Änderung in der Zusammensetzung des Blutes ist schon gegeben; wenn nun noch eine Wandschädigung durch Entzündung hinzukommt, sind die Bedingungen für eine Thrombose günstig.

Sehr wichtig sind in dieser Beziehung auch die Feststellungen von MAGNUS, der mit dem Capillarmikroskop bei Varicen Capillarstasen beobachtete und diese als unmittelbare Ursache für das Ulcus cruris betrachtete.

E. Folgeerscheinungen der Aneurysmen.

Die Folgeerscheinungen des Aneurysma unterscheiden sich von denen der Varicen dadurch, daß die Strömungsbedingungen im Aneurysma ganz andere sind als im Varix. Wir müssen aber bei der Besprechung der Folgen wiederum die verschiedenen Formen von Aneurysmen trennen.

Folgen durch Aneurysmen kann man erwarten einmal innerhalb des Blutgefäßsystems, andererseits auf das umgebende Gewebe. Innerhalb der Gefäße könnte man zunächst an Änderungen des Blutdrucks denken. Aussackungen des Arterienrohrs können schon rein theoretisch gedacht eine Blutdruckerhöhung nicht bedingen; tatsächlich kommt eine solche auch nicht vor, dementsprechend fehlt auch stets eine Herzhypertrophie, wenn die Klappen nicht selbst in das Aneurysma hineinbezogen sind. Eher könnte man daran denken, daß große Aneurysmen durch das Abströmen des Blutes in den Aneurysmasack zu einer Blutdruckerniedrigung führen. Doch ist dieses Moment wohl zu geringgradig und wirkt höchstens lokal. Eine häufige Folge ist die Thrombose, erklärlich durch die veränderten Strömungsbedingungen, Wirbelbildungen usw. sowie die schwere Gefäßwandschädigung, doch sei auf diese Frage nicht näher eingegangen, da sie in einem eigenen Kapitel (Thrombose von FISCHER und TANNENBERG) ausführlich erörtert wird. Es sei nur daran erinnert, daß durch sekundäre Thrombusorganisation eine mehr oder weniger vollkommene Ausheilung des Aneurysma zustande kommen kann.

Gewissermaßen als Übergang zu den Wirkungen auf die Nachbarschaft seien die Blutungen nach Perforation genannt. Wenn wir sahen, daß die Aneurysmen durch Wandveränderungen zustande kommen und weiterhin sahen, daß diese Wandveränderungen sehr hochgradig sein und auch fortschreiten können, so ist es durchaus verständlich, daß, besonders bei fehlender Thrombose und Organisation, das Mißverhältnis zwischen Gefäßwandwiderstand und Blutdruck immer stärker werden muß und so stark werden kann, daß eine Ruptur erfolgt. Die weiteren Folgen werden dann von Lokalisation und Größe der Blutung abhängen.

Wenn wir schon bei den Varicen sahen, daß der Druck, den die erweiterten Venen auf die Umgebung ausüben, als Erklärung mancher Folgeerscheinungen herangezogen wird, so ist es verständlich, daß in viel höherem Grade der Druck innerhalb der Aneurysmen wirksam sein muß. Wirkt doch hier der stärkere arterielle Druck und besonders die Druckschwankungen in Form der Pulsation. Die Druckwirkungen können so stark sein, daß nicht nur weitere Gewebe, sondern selbst Knochen vollständig atrophisch werden und schwinden können.

Entsprechend diesen Ausführungen, die von dem anatomischen Bild und den physiologischen Vorgängen ausgingen, sind auch die klinischen Symptome, die

z. B. Romberg[1]) sehr genau bespricht. Er bezeichnet als objektive Symptome den pulsierenden Tumor und Kompressionserscheinungen. Daß letztere, je nach dem betroffenen Organ verschieden sein müssen, und bei Befallensein von Nerven am stärksten in Erscheinung treten, erscheint selbstverständlich. Als weiteres klinisches Symptom kommt eine Pulsdifferenz, besonders in den großen Halsgefäßen bei Aneurysmen der Aorta thoracica in Betracht. Sie ist erklärlich durch verlängerte Strömungszeit, die durch das Fließen des Blutes durch den Aneurysmasack gebraucht wird, ebenfalls dadurch die abnorme Verspätung des Pulses gegenüber dem Herzschlag.

Etwas abweichend von all den anderen Formen verhält sich nun aber, besonders in bezug auf die Folgen das arteriovenöse Aneurysma. Gerade über diese Form ist in den letzten Jahren, besonders im Anschluß an die Kriegsverletzungen viel geschrieben worden. Wir verweisen auf die zusammenfassende Darstellung von M. B. Schmidt, außerdem z. B. auf die Arbeiten von Franz[2]), Fromme[3]), Ney[4]), Salomon[5]) u. a. Man unterscheidet hier das Aneurysma varicosum, bei dem die Verbindung von Arterie und Vene durch einen Zwischensack vermittelten wird von dem Varix aneurysmaticus, bei dem eine direkte Kommunikation zwischen Arterie und Vene besteht, letztere bilden nach Salomon 80% aller beobachteten Fälle. Daß die Folgen je nach der Größe des befallenen Gefäßes, nach der Größe der Gefäßöffnungen, nach der Größe des Aneurysmasackes sehr verschieden sein müssen, ist selbstverständlich. Auf derartige Einzelheiten soll hier nicht eingegangen werden, vielmehr sollen hier die prinzipiellen Fragen erörtert werden. Durch die Verbindung von Vene und Arterie kommt die Vene unter arteriellen Druck, dadurch erfährt die Vene eine Erweiterung, nach Salomon auch distal dadurch, daß „das arterielle Blut durch seine kinetische Kraft in seiner ursprünglichen Richtung weiterzufließen sucht, wodurch gleichzeitig eine Pulsation der Vene entsteht. Doch dieser zentrifugalen Weiterbewegung in der Vene steht die Klappenwirkung entgegen, und diese treibt einen Teil des arteriellen Blutes wieder herzwärts". Neben dieser Erweiterung der Vene wird aber ein Dickerwerden der Wand, eine Hypertrophie der Muskulatur beobachtet. Im Gegensatz dazu wird der periphere Arterienabschnitt enger und atrophisch. Nach v. Bramann[6]) wird der periphere Venendruck fast dem normalen Arteriendruck gleich, der arterielle Druck aber fällt distal von der Kommunikationsstelle, während im Capillargebiet peripher von der Kommunikationsstelle Stauung eintritt. Hand in Hand mit diesen Erscheinungen geht eine Temperaturerniedrigung, die z. B. Franz sehr genau beobachtet hat. Diese Erscheinung wird dadurch erklärt, „daß das Aneurysma ein Hindernis für die Zirkulation insofern bietet, als einerseits die arterielle Blutzuführung vermindert, und andererseits der Rückfluß des venösen Blutes gehindert wird. Durch diese Stauung muß eine Verlangsamung des Blutstromes und damit auch eine Herabsetzung der Temperatur zustande kommen". Soweit Collateralen reichen, kann nach Franz auch einmal sogar Temperaturerhöhung beobachtet werden, „die entfernteren Teile der Extremität dagegen zeigen immer eine Erniedrigung".

---

[1]) Romberg: Lehrbuch der Krankheiten des Herzens und der Blutgefäße. Stuttgart: Enke 1921.

[2]) Franz: Klinische und experimentelle Beiträge, betreffend das Aneurysma arteriovenosum. Arch. f. klin. Chir. Bd. 75, S. 572. 1905.

[3]) Fromme: Über Kriegsaneurysmen. Bruns' Beitr. z. klin. Chir. Bd. 105, S. 293. 1917.

[4]) Ney: Über die Bedeutung der Venen bei arteriovenösen Aneurysmen. Arch. f. klin. Chir. Bd. 100, S. 531. 1913.

[5]) Salomon: Beiträge zur Lehre der arteriovenösen Schußverletzungen. Bruns' Beitr. z. klin. Chir. Bd. 113, S. 369. 1918.

[6]) v. Bramann: Die arteriovenösen Aneurysmen. Arch. f. klin. Chir. Bd. 33.

FRANZ untersuchte weiter auch experimentell die Frage der arteriovenösen Aneurysmen. Er beobachtete stets die Pulsation der Vene, sowie ein Schwirren und ein kontinuierliches Geräusch, das nach seiner Ansicht eine Folge ist des freien Abflusses des arteriellen Blutes in den zentralen Venenabschnitt mit Fortleitung in zentrifugaler Richtung. Auch NEY arbeitete experimentell am Hund. Wir lassen die wichtigsten seiner Schlußfolgerungen im Wortlaut folgen: „Der venöse Druck unterhalb des Systems ist stark erhöht: er ist häufig dem arteriellen Blutdruck gleich oder er unterscheidet sich von diesem wenig. Unter denselben Bedingungen sinkt der arterielle Blutdruck oberhalb dieses Systems nicht besonders stark. Der venöse Druck oberhalb des arteriovenösen Aneurysmas ist stark erhöht. Die Saugwirkung der Venen bei arteriovenösen Aneurysmen ist besonders stark ausgeprägt. Im arteriovenösen Aneurysma wird an den Venen nicht nur das Blut aus dem zentralen Ende der Arterie abgefangen, sondern durch Umkehr des Blutstroms, auch das Blut aus dem peripheren Abschnitt der Arterie, bei Ligatur des zuführenden arteriellen Stammes auch das Blut aus den kollateralen Wegen."

Außer diesen lokalen Änderungen sollen aber als Folge der arteriovenösen Aneurysmen auch allgemeine Blutdruckstörungen auftreten können. So beobachteten HOOVER und BEAMS[1]) vor der Operation in einem Falle einen Blutdruck von 115/65 Hg, der nach der Operation auf 145/95 stieg, in einem zweiten Fall waren die Zahlen 210/110 Hg vor gegen 250/150 nach der Operation.

Schlußsätze.

Wir kommen also zu dem Schluß, daß das eingangs für die Entstehung von Varicen postulierte Mißverhältnis von Wandungsstärke und Innendruck durch verschiedene Ursachen zustande kommen kann. Meist handelt es sich um Druckerhöhungen durch Klappenveränderungen, aber auch eine kongenitale Anlage ist oft als Ursache anzunehmen. Jedesmal ist mit einer Varixbildung eine Stromverlangsamung, ja bei besonderen Bedingungen ein Rückströmen des Blutes in den betroffenen Venen verbunden und diese Strömungsänderungen, zugleich mit der Druckatrophie durch das erweiterte Gefäßrohr bedingt die verschiedenen Folgeerscheinungen.

Bei dem Aneurysma dagegen handelt es sich stets um primäre Erkrankungen der Wand, die durch Zerstörung der Media das Mißverhältnis zwischen Innendruck und Wandwiderstand schafft. Wir müssen also Varicen und Aneurysmen prinzipiell trennen. Daß die Folgen dieser beiden Prozesse verschiedene sind, ist in erster Linie durch die Verschiedenheit der Blutströmungsbedingungen im venösen und arteriellen System überhaupt, in Varicen und Aneurysmen im besonderen erklärbar.

---

[1]) HOOVER u. BEAMS: Arch. of internal med. Bd. 33, S. 1. 1924.

Verhalten der Gefäße beim Tod.
Orte des Blutes.

Von

EDGAR GOLDSCHMID
Frankfurt a. M.

Zusammenfassende Darstellungen.

KOCKEL: Die gewaltsamen Todesarten. In SCHMIDTMANNs Handb. d. gerichtl. Med. Bd. 1. Berlin 1905. — v. HOFMANN (HABERDA- v. WAGNER-JAUREGG): Lehrbuch der gerichtlichen Medizin. 10. Aufl. Berlin u. Wien 1919 u. 1923. — KAUFMANN: Lehrbuch der speziellen pathologischen Anatomie. VII. und VIII. Aufl. Berlin u. Leipzig 1922. — JORES, L., B. HIPPEL u. F. THELEN: Die Festlegung der Todesursache aus dem Leichenbefund in LUBARSCH-OSTERTAG: Ergebn. d. allg. Pathol. u. pathol. Anat. Jg. 13, 2. Abtlg. 1909. Wiesbaden 1910. — SUCKOW: Die gerichtlich-medizinische Beurteilung des Leichenbefundes. Jena 1849. — KLEMENSIEWICZ: Die Pathologie der Lymphströmung im Handb. d. Allgem. Pathol. von KREHL u. MARCHAND. Bd. 2, 1. Abtlg. Leipzig 1912.

Die Frage nach dem *Verhalten der Gefäße beim Tod* ist eigentlich die Frage nach dem Erlöschen oder Aufhören der Blutbewegung. Mit ihrer Beantwortung ist zugleich auch die Frage nach den *Orten des Blutes nach dem Tode* gegeben. Während im Leben die verschiedenen Teile des Kreislaufsystems gleichmäßig, wenn auch in verschiedenem Maß, mit Blut gefüllt sind, so ist es nach dem Tod anders. Der Sterbende erbleicht: seine Hautgefäße geben ihr Blut an die großen Venen und inneren Organe ab. Während im Leben jede Blutgefäßverletzung zunächst eine Blutung hervorruft, ist eine solche Verletzung an der Leiche im allgemeinen ergebnislos. Nur wenn eine gefüllte Vene getroffen ist, erfolgt eine kurz dauernde Blutung. Wird eine noch ungeronnene Blutansammlung getroffen, so fließt das örtlich vorhandene Blut aus, und damit steht die Blutung.

Das Verhalten von *Herz* und *Gefäßen* ist verschieden, je nachdem es sich um *Arterien, Venen* oder *Lymphgefäße* handelt; und für alle ist maßgebend die *Zeit*, welche seit dem Tod verflossen ist, und die *Lage*, in welcher sie verblieben sind. Die Erfahrungen, welche zur Beantwortung dieser Fragen zu Gebote stehen, entstammen fast sämtlich der Obduktionstätigkeit, und diese ist natürlich auf Befunde eingestellt, welche zumeist beträchtliche Zeit *nach dem Tod* gewonnen werden. Nur unter ganz besonders günstigen Verhältnissen ist es gelegentlich gelungen, Obduktionen an Menschen so früh auszuführen, daß man einen Einblick in das Verhalten des Herzens und der Gefäße *beim Tod* bekam.

Ganz allgemein läßt sich sagen, daß *nach dem Tod* die *Venen* mit Blut *gefüllt* gefunden werden, die *Arterien blutleer*, das *Herz* in *unterschiedlichem* Füllungszustand. Die *Gewebe* sind in den tiefliegenden Teilen, d. h. also in denen, welche der Unterlage am nächsten sind, blutgefüllt. Hiervon ausgenommen sind jedoch die Gewebsteile, welche der Unterlage direkt aufliegen und dadurch komprimiert sind; die Kompression äußert sich durch ihre Abplattung. Die Stellen, welche bei der Rückenlage zumeist von Blutsenkung frei bleiben, sind die Waden, die Nates und die Gegend der Schulterblätter. Bei *Gesichtslage* kommt es manchmal zu einem unförmigen, hämorrhagischen Oedem des Gesichtes. Die Stellen, welche durch Kleidungsstücke (Stiefel, Strumpfbänder, Korsett, Hemdfalten, Kragen) beengt waren, bleiben ebenfalls frei.

Die von der Unterlage am weitesten entfernten Teile sind im wesentlichen blutleer; die dazwischen liegenden, die sog. *abhängigen Partien*, zeigen dem entsprechend eine Blutfüllung, welche von unten nach oben abnimmt. Ebenso verhalten sich die Gewebe der Körperwandung.

Der sinnfällige Ausdruck dieser Blutfüllung ist an der Außenseite der Leiche das Erscheinen der *Totenflecke* (livores); ihre Ursache ist die sog. *Blutsenkung* (Hypostase). Man nennt die Totenflecken daher auch äußere Hypostasen.

Die Blutsenkung tritt ein, sobald nach Erlöschen der Herzkraft die Schwerkraft in ihrem Einfluß auf das flüssige Blut unbehindert ist. Der Füllungszustand der Venen und der Gewebe wird dann zum großen Teil von der *Lagerung* der Leiche abhängig sein.

Weitere Folgerungen zieht die gerichtliche Medizin aus dieser Blutsenkung. Denn es ist bekannt, daß sich die *Lage der Totenflecke*, also der Orte des Blutes, noch bis etwa 30 Stunden nach dem Tod verändern läßt. Später ist das Hämoglobin aus dem Inhalt der Venen in die Umgebung diffundiert: die Totenflecken sind bleibend geworden (*Diffusions-Totenflecke*). Ist also etwa ein Tag nach dem Tod vergangen, so sind die Orte des Blutes (und mit ihnen die Totenflecke) unverschieblich, sozusagen endgültig. Es ist klar, daß eine in *gewöhnlicher* Weise *auf dem Rücken* liegende Leiche ihre Totenflecke auf der Unterseite haben wird; d. h. also am Rücken, dem Nacken und der Hinterseite der Extremitäten. Der am *Halse Gehenkte* hat seine Totenflecken entsprechend dem Bestreben des flüssigen Blutes, die tiefste Stelle einzunehmen, in den unteren Extremitäten und den distalen Abschnitten der oberen Extremitäten. Die *auf dem Bauche* liegende Leiche hat also ihre Totenflecke auf der Vorderseite, d. h. entgegengesetzt der Lokalisation der Flecken bei der Rückenlage.

Ganz entsprechend den auf der äußeren Haut erkennbaren Totenflecken finden sich auch *innere Hypostasen*, d. h. durch Blutsenkung zustande gekommene postmortale Blutorte im Innern des Leichnams und an seinen Eingeweiden. Am regelmäßigsten tritt diese Blutsenkung auf in den Lungen, und zwar in den hinteren und unteren Partien — sie haben die peinliche Folge, häufig dadurch zu Fehldiagnosen Anlaß zu geben, daß sie mit hypostatischen Pneumonien verwechselt werden.

Die hintere Hälfte des Sinus longitudinalis superior ist im allgemeinen mit Blut gefüllt, ebenso die Sinus transversi und die entsprechenden Piavenen. (Wenn nicht ausdrücklich anders vermerkt, beziehen sich alle diese Angaben auf die normale Rückenlage.) Rechts- oder Linkslage des Kopfes läßt die Unterschiede zwischen beiden Seiten durch die entsprechend vermehrte oder verminderte Gefäßfüllung deutlich erkennen. Die Venengeflechte des *Wirbelkanals* und die Rückenmarkshäute zeigen im allgemeinen eine beträchtliche Blutfüllung. Gelegentlich, aber nicht regelmäßig, ist eine Blutsenkung auch in den Weichteilen vor der *Halswirbelsäule* und an ihren Seiten sowie in der Aushöhlung des *Kreuzbeins* zu erkennen; ziemlich regelmäßig ist sie im Bereich der langen *Rückenmuskeln* nachweisbar.

In Form eines mehr oder weniger feinen roten Netzes ist die Blutsenkung in der *Magen*schleimhaut zu sehen, bzw. gröbere Stränge in der Magenwand

(Submucosa). Im Darm findet sich Blutsenkung im allgemeinen nur an den tiefstgelegenen *Dünndarmschlingen*, d. h. also im kleinen Becken, nur selten an einzelnen Stellen des Dickdarms. Ähnliche Formen wie im Magen zeigt die Blutsenkung in der *Blase*, doch niemals bei Harnfüllung; am regelmäßigsten in der Gegend des Trigonum und besonders im Harnröhrenbeginn. An den Nieren zeigt sich deutliche Blutsenkung meist nur bei Lageverschiedenheit, am häufigsten noch im Nierenbecken. An den übrigen inneren Organen sind Leichenhypostasen nur unregelmäßige und seltenere Vorkommnisse.

Bei allen diesen Erwägungen wird von der Annahme ausgegangen, daß das fließende *Blut* von einem bestimmten Augenblick ab *still steht*. Die Herzkraft ist erloschen, es wird kein neues Blut mehr in die Arterien gepumpt, d. h. also nach dem letzten Herzschlag ist die Blutsäule den Wirkungen der Schwerkraft, der Gerinnung, der Totenstarre überlassen.

Über die *Blutfüllung des Herzens* im Augenblick des Todes sollte der Umstand entscheidend sein, ob das Herz in Systole oder in Diastole stehen geblieben ist, und hierüber bietet die Literatur ausführliche Erörterungen. Erst STRASSMANN[1]) hat durch Tierversuche nachgewiesen, daß das Herz immer in Diastole stehen bleibt, und daß die Kontraktion des linken Ventrikels erst durch Auftreten der Totenstarre hervorgerufen wird. Für die Frage, ob sich nach dem Tode die Blutfüllung des Herzens noch ändert, ist die Kenntnis wichtig, wie die Totenstarre des Herzens abläuft. Der gewöhnliche Befund am Herzen, wie er sich bei der Autopsie darstellt, ist derart, daß das rechte Herz von Cruor und Speckgerinnsel ausgefüllt ist, während sich kein Blut oder nur *wenig* im linken Herzen befindet. Es ist im wesentlichen ASCHOFF[2]) zu verdanken, daß wir über das *Verhalten* des menschlichen Herzens *sofort nach dem Tode* jetzt genauere Kenntnis haben.

Die Leichenöffnungen, auf die es ankommt, sind von ASCHOFF etwa eine halbe Stunde nach dem Tod vorgenommen. Es fand sich bei ihnen so gut wie stets flüssiges Blut; nach seiner Angabe ist das Blut beim Menschen noch etwa eine halbe bis eine Stunde nach dem Tode flüssig. Für frühere Gerinnung sind stets intravitale Gerinnungsprozesse anzusprechen (Gasvergiftung und ähnliches).

Über die *Totenstarre des Herzens*, die ja schon lange erörtert wird, ist durch ASCHOFF und seinen Schüler VOLKHARDT[3]) einiges bekannt geworden. Das menschliche Herz (VOLKHARDT S. 487) geht nach dem Tode in einen schlaffen, diastolischen Zustand über, verharrt nicht etwa in Systole; der Beginn der Totenstarre dürfte zwischen 20 und 30 Minuten nach dem Tode einsetzen, manchmal aber auch wesentlich später, etwa $2^1/_2$—$3^1/_2$ Stunden nach dem Tode. Das Herz entleert weitgehend seinen Inhalt, ohne daß die Entleerung vollständig würde. Am stärksten entleert sich der linke Ventrikel, in welchem sich nur dicht unterhalb der Aortenklappen (und in der Aorta) und zwischen den Mitralsegeln spärliche Gerinnsel finden. Der rechte Ventrikel wird wesentlich weniger gründlich entleert, so daß der Conus arteriosus dexter, die Ausflußbahn und besonders die Einflußbahn zwischen den Segeln der Tricuspidalis und den Papillarmuskeln mit dickem Gerinnsel ausgefüllt bleiben. Hierbei kommen natürlich Veränderungen des Herzens an Gestalt und Härtegrad zustande.

---

[1]) STRASSMANN: Über die Totenstarre am Herzen. Vierteljahrsschr. f. gerichtl. Med. Bd. 5. 1889 u. Bd. 12. 1896.

[2]) ASCHOFF: Über das Leichenherz und das Leichenblut. Beitr. z. pathol. Anat. u. z. allg. Pathol. Bd. 63. Jena 1917.

[3]) VOLKHARDT: Über den Eintritt der Totenstarre am menschlichen Herzen. Beitr. z. pathol. Anat. u. z. allg. Pathol. Bd. 62. Jena 1916. — Vgl. auch GERLACH: Postmortale Form- und Lageveränderungen mit besonderer Berücksichtigung der Totenstarre. — LUBARSCH-OSTERTAG: Ergebn. d. allg. Pathol. u. pathol. Anat. 20. Jg., 2. Abt., 1. Teil. München 1923.

Diese Angaben können sich natürlich nur, wie auch VOLKHARDT[1]) ausdrücklich hervorhebt, auf gesunde Herzen beziehen, d. h. auf solche, bei denen keine besonderen Anomalien an Wandung und Weite bestehen; denn es ist klar, daß insuffiziente Herzen, welche sich schon im Leben nicht völlig zu entleeren vermögen, auch durch die Totenstarre nicht besser entleert werden können als früher.

Während der Totenstarre ist das Herz verkleinert und etwa eiförmig. Der Sulcus longitudinalis cordis ist deutlich sichtbar; die mittlere Blutmenge des totenstarren Herzens beträgt 60—120 ccm. Nach VOLKHARDT ist bei der Totenstarre der linke Ventrikel allein imstande, durch seine Kontraktion das Blut in die Arterien hinein- und einen kleinen Teil in den linken Vorhof zurückzutreiben. Denn nach FUCHS[2]) sind die Atrioventricularklappen nach dem Tode insuffizient und werden erst nach völligem Eintritt der Totenstarre wieder suffizient.

Das Blut, welches aus der Lunge kommt und welches vom linken Ventrikel in den Vorhof zurückfließt, kann durch die schwache Muskelwand des linken Vorhofs nicht ausgetrieben werden. Der Vorhof bleibt deshalb mit Blut gefüllt. Die Blutfüllung des rechten Ventrikels ist im Augenblick des Todes größer als links, denn er soll (VOLKHARDT S. 481) bei fortschreitender Agone wegen der geringeren Mithilfe der Atmung Blut in steigendem Maße zurückbehalten. Sein relativ schwacher Muskel ist auch nicht imstande, gegen die Widerstände der blutgefüllten Capillaren Blut in die Lungen auszutreiben — ganz im Gegensatz zum linken Ventrikel, dem im leeren Rohr der Aorta kein nennenswerter Widerstand entgegensteht. Da die großen Venen vor dem Tod große Blutmengen enthalten, ist der muskelschwache rechte Vorhof in der Totenstarre mit Blut völlig ausgefüllt.

Beim Erschlaffen des Herzens nach *Lösung der Totenstarre* wird das Herz wieder flach, weich, breit und lang. Sein Blutgehalt ist gering, da sich das geronnene Blut in Vorhof und Aorta natürlich nicht weiterbewegt. Die drei anderen Herzhöhlen verhalten sich wie während der Totenstarre.

Die Einzelheiten über die Gerinnung des Blutes und andere hier nur gestreifte Fragen müssen an den entsprechenden Stellen dieses Buches eingesehen werden. Die Erörterung über angeblich intravitale bzw. agonale Blutgerinnung, die von RIBBERT[3]) ausging, ist bei diesem, bei MARCHAND[4]) und ASCHOFF[5]) zu finden.

Auf das Verhalten der Gefäße und der Blutbewegung nach experimenteller Wiederbelebung des Herzens kann hier nur hingewiesen werden.

Lymphgefäße.

Von den Lymphgefäßen kommen im allgemeinen nur die wenigen *großen Stämme* zur Beobachtung, der *Ductus thoracicus* und der *Ductus lymphaticus intestinalis* mit der Cisterna chyli bzw. die *Trunci lymphatici lumbales* (evtl. noch der kurze *Ductus thoracicus dexter* sive *minor*). Im *Ductus thoracicus* findet sich regelmäßig so viel Flüssigkeit, daß seine Wände feucht sind. Zumeist läßt sich mit der Pravazspritze ein Tropfen Lymphe aspirieren. Die anderen Ductus kommen außer durch sorgfältige Präparation nur dann bei der Sektion zugesicht, wenn aus irgendeinem Grunde (bindegewebige Adhäsionen infolge

---

[1]) VOLKHARDT: Zitiert auf S. 1156.
[2]) FUCHS: Über die Totenstarre am Herzen. Zeitschr. f. Heilk. Bd. 21. 1900.
[3]) RIBBERT: Agonale Thrombose. Dtsch. med. Wochenschr. 1916.
[4]) MARCHAND: Über die sogenannte agonale Thrombose und die kadaveröse Gerinnung. S. 193. — Nochmals die sogenannte „agonale Thrombose" RIBBERTS. S. 457. Zentralbl. f. Pathol. Bd. 27. 1916.
[5]) ASCHOFF: Zitiert auf S. 1156.

von regionärer Entzündung, Tuberkulose oder Tumoren) eine Sekretstauung besteht. Es entleert sich dann beim Durchschneiden ein Tropfen klarer Lymphe bzw. milchigen Chylus'.

Die *Chylusgefäße* des Darmes sind stets leicht zu sehen, wenn infolge der bestehenden Verdauungsphase eine stärkere Füllung mit Chylus vorhanden ist.

Lymphgefäße in anderen Körpergegenden sind im allgemeinen nur dann ohne weiteres zu erkennen, wenn besondere pathologische Veränderungen vorliegen. Dafür kommen in betracht z. B. Lymphstauung bei Verödung von Lymphknoten durch bindegewebige Induration oder Tumor; bei mechanischer Behinderung, wie sie durch ein festliegendes Bruchband gegeben ist, oder bei Ausfüllung der Lymphbahnen durch Tumor, z. B. bei sog. Lymphangitis carcinomatosa der Pleura oder des Peritoneums. Besonders werden Lymphgefäße auch durch Eiterfüllung sichtbar, wie sie sich z. B. bei der Metrolymphangitis uteri findet. Der höchste Grad, den die Lymphstauung erreichen kann, wird von alters her als Elephantiasis bezeichnet.

Gute Abbildungen von *Lymphgefäßen* und von *Totenflecken* finden sich in den folgenden Werken: ALBINUS, B. S.: Tabula vasis chyliferi cum vena azyga, arteriis intercostalibus, aliisque vicinis partibus explanatio. Leyden. 1757. — LEBERT, H.: Traité d'anatomie pathologique générale et spéciale. Paris 1857. (T. 3, injizierte Chylusgefäße.) — CRUVEILHIER, L. J. B.: Anatomie pathologique du corps humain. Paris 1829—1842. (L. II. T. 1, Lymphangitis tuberculosa ilei. L. XIII, T. 1—3, Lymphangitis purulenta puerperalis.) — KAST, FRAENKEL und RUMPEL: Pathologisch-anatomische Tafeln. Wandsbek und Leipzig. 1892ff. (H. 26. Lymphangitis pleurae.) — LESSER, A.: Atlas der gerichtlichen Medizin. Breslau 1892. (Totenflecken.) — v. HOFMANN-PUPPE: Atlas und Grundriß der gerichtlichen Medizin. München 1908. (Totenflecken.)

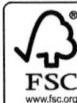

If you have any concerns about our products,
you can contact us on
ProductSafety@springernature.com

In case Publisher is established outside the EU,
the EU authorized representative is:
**Springer Nature Customer Service Center GmbH
Europaplatz 3, 69115 Heidelberg, Germany**

Printed by Libri Plureos GmbH
in Hamburg, Germany

HANDBUCH DER NORMALEN UND PATHOLOGISCHEN PHYSIOLOGIE

MIT BERÜCKSICHTIGUNG DER EXPERIMENTELLEN PHARMAKOLOGIE

HERAUSGEGEBEN VON

A. BETHE · G. v. BERGMANN
G. EMBDEN · A. ELLINGER†

FRANKFURT A. M.

SIEBENTER BAND / ERSTE HÄLFTE

BLUTZIRKULATION

ERSTER TEIL
(C/I. 2. HERZ)

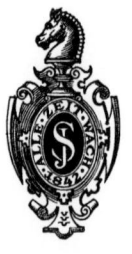

SPRINGER-VERLAG BERLIN
HEIDELBERG GMBH
1926

BLUTZIRKULATION

ERSTER TEIL

HERZ

BEARBEITET VON

L. ASHER · A. BETHE · H. DIETLEN · W. FREY · G. GANTER
E. GOLDSCHMID · E. GÖPPERT · R. HESSE · B. KISCH
J. G. MÖNCKEBERG † · FR. MORITZ · J. RIHL · C. J. ROTHBERGER
A. SCHOTT · H. STRAUB · V. v. WEIZSÄCKER · H. WINTERBERG

MIT 200 ABBILDUNGEN

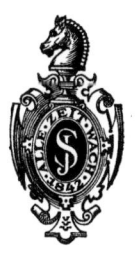

SPRINGER-VERLAG BERLIN
HEIDELBERG GMBH
1926

ISBN 978-3-642-48525-1   ISBN 978-3-642-48592-3 (eBook)
DOI 10.1007/978-3-642-48592-3

ALLE RECHTE, INSBESONDERE DAS DER ÜBERSETZUNG
IN FREMDE SPRACHEN, VORBEHALTEN.
COPYRIGHT 1926 BY SPRINGER-VERLAG BERLIN HEIDELBERG
ORIGINALLY PUBLISHED BY JULIUS SPRINGER IN BERLIN.
SOFTCOVER REPRINT OF THE HARDCOVER 1ST EDITION 1926

Inhaltsverzeichnis.

Allgemeines und Vergleichendes über Blutzirkulation.

Seite

Vergleichende Physiologie der Blutbewegung. Von Geheimrat Professor Dr. Albrecht Bethe-Frankfurt a. M. Mit 31 Abbildungen 3
  I. Übersicht über die Säftebewegung der Tiere 5
    a) Gastrovascularsystem und „Wassergefäßsystem" 5
    b) Cölom und primäre Leibeshöhle 9
    c) Blutgefäßsystem (Anordnung der Gefäße, Zahl, Lage und allgemeine Bedeutung der Motoren des Blutes) 12
  II. Technologische Betrachtungen zur vergleichenden Physiologie der Zirkulationsapparate 21
    a) Der allgemeine Bauplan des Gefäßapparates 23
    b) Ausgebreitete Gefäßperistaltik und instantane Pulsationen räumlich engbegrenzter Gefäßteile (Herzen) 27
  III. Physiologie der Motoren (Herzen) 33
    a) Systole und Diastole 33
    b) Schlagfrequenz 37
    c) Antwort auf künstlich angesetzte Reize (Extrasystole, Herztetanus, Refraktärstadium) 39
    d) Der Ausgangspunkt der rhythmischen Herzbewegungen 44
  IV. Neurogen oder myogen? 49
  V. Die Herznerven und Gefäßnerven 60

Geschichte der Erforschung des Blutkreislaufs und des Lymphgefäßsystems. Von Professor Dr. Ernst Göppert-Marburg. Mit 1 Abbildung 63
  1. Altertum. Galen 63
  2. Vorläufer Harveys, Servet, Colombo, Caesalpinus 65
  3. Harvey 69

Die Wege des Blutes. Von Professor Dr. Ernst Göppert-Marburg. Mit 5 Abbildungen 73
  1. Kreislauf 73
  2. Embryonaler Kreislauf 73
  3. Arterien 75
  4. Capillaren 76
  5. Venen 76
  6. Arterio-venöse Anastomosen 77
  7. Wundernetze 78
  8. Hämodynamische Bedingtheit des Blutgefäßsystems 81

Physiologie des Herzens.

Der funktionelle Bau des Säugetierherzens. Von Professor Dr. Johann Georg Mönckeberg†-Bonn. Mit 6 Abbildungen 85
  1. Das Herzskelett 86
  2. Der Herzmuskel 88
  3. Das spezifische Muskelsystem 97
  Nachtrag. Von Dr. Adolf Schott-Bad Nauheim 111

Herzmißbildungen und deren Folgen für den Kreislauf. Von Professor Dr. Johann Georg Mönckeberg†-Bonn 114
  Nachtrag. Von Dr. Adolf Schott-Bad Nauheim 130

Die Größe des Herzens bei den Wirbeltieren. Von Professor Dr. RICHARD HESSE-Berlin ... 132

Größe und Gewicht des Herzens unter normalen und pathologischen Verhältnissen.
Von Professor Dr. EDGAR GOLDSCHMID-Frankfurt a. M. 141
    Schwangerschaftsveränderungen des Herzens 149
    Länge und Breite des Herzens 150
    Volumen und Kapazität 152
    Fettgewebe 153
    Gestalt des Herzens 154
    Masse und Gewicht pathologischer Herzen 154

Physiologie und Pathologie der Herzklappen. Von Geheimrat Professor
Dr. FRIEDRICH MORITZ-Köln a. Rh. Mit 15 Abbildungen 158
    I. Allgemeines über die Bedeutung von Klappen und klappenähnlichen Vorrichtungen für den Kreislauf 158
    II. Allgemeines über die Morphologie der Herzklappen im Tierreich 161
    III. Spezielles über den Herzklappenapparat bei den höchststehenden Säugern einschließlich des Menschen 168
        A. Die Absperrvorrichtung zwischen Venen und Vorhöfen 168
        B. Der Klappenapparat zwischen Vorhöfen und Kammern 170
            1. Morphologisches über die Atrioventrikularklappen 170
            2. Physiologisches über die Atrioventrikularklappen 178
            3. Zusammenfassendes und Ergänzendes zur Physiologie der Atrioventrikularklappen 188
        C. Der Klappenapparat zwischen Kammern und großen Arterien ... 192
    IV. Fehler an den Klappenapparaten 199
    V. Die dynamischen Folgen von Funktionsstörungen der Herzklappen 202

Der Spitzenstoß. Von Professor Dr. WALTER FREY-Kiel. Mit 10 Abbildungen .. 221
    1. Methodik 221
    2. Die Ursachen des Herzstoßes 222
    3. Die einzelnen Abschnitte des Kardiogramms 225
        a) Anspannungszeit 225
        b) Austreibungszeit 228
        c) Entspannungs- und Anfüllungszeit 230
    4. Der Spitzenstoß bei krankhaft verändertem Herzen 231
        a) Herzvergrößerung 231
        b) Herzfehler 232

Die Dynamik des Herzens. Die Arbeitsweise des Herzens in ihrer Abhängigkeit von Spannung und Länge unter verschiedenen Arbeitsbedingungen. Von Professor Dr. HERMANN STRAUB-Greifswald. Mit 16 Abbildungen 237
    1. Einleitung 237
    2. Der Ablauf der Druckschwankungen in den Herzhöhlen und den benachbarten großen Gefäßen 239
    3. Die Volumschwankungen der Herzkammern 245
    4. Die zeitlichen Beziehungen der Vorgänge in den einzelnen Herzabteilungen 247
    5. Die Dynamik des Herzens bei steigendem arteriellen Widerstand 250
    6. Die Dynamik des Herzens bei wechselndem Schlagvolumen 254
    7. Die Dynamik des Herzens bei wechselnder Frequenz 257
    8. Die Dehnungskurven (Druck-Volum-Kurven) des Herzens 259
    9. Die Dynamik des muskelschwachen Herzens 261
    10. Einiges über die Dynamik der Klappenfehler des Herzens 264

Herztöne und Herzgeräusche. Von Professor Dr. WALTER FREY-Kiel.
Mit 21 Abbildungen 267
    I. Methodik 267
        1. Auscultation 267
        2. Graphische Methoden 271
            a) Die Prinzipien der Schallregistrierung 271
            b) Übertragung des Schalls auf rein mechanischem Wege 276
            c) Optische Registriermethoden 277
            d) Elektrische Registriermethoden 286
    II. Die Herztöne 291
        1. Die Ursachen ihrer Entstehung 292

Inhaltsverzeichnis. VII

Seite

2. Daten über Schwingungszahl, Dauer, Stärke, Spaltung und Verdoppelung der Herztöne. Ihr zeitliches Verhältnis zu Kardiogramm, Ventrikeldruck, Elektrokardiogramm. Ihr Verhalten bei Arhythmien 296
III. Herzgeräusche 299
   1. Die Ursachen ihrer Entstehung 299
   2. Daten über die Schwingungsfrequenz, Stärke, Charakter, Fortleitung der Herzgeräusche 301
   3. Das zeitliche Verhältnis der Herzgeräusche zu den Herztönen 303

Herzgröße, Herzmeßmethoden; Anpassung, Hypertrophie, Dilatation, Tonus des Herzens. Von Professor Dr. HANS DIETLEN-Homburg (Saargebiet). Mit 4 Abbildungen 306
   1. Herzgröße 307
   2. Methoden der Herzgrößenbestimmung 314
   3. Anpassung 316
   4. Hypertrophie 332
      a) Anatomisches 335
      b) Physiologisch-Klinisches 338
      c) Vorteile der Hypertrophie 348
      d) Versagen hypertrophischer Herzen 350
   5. Dilatation 353
   Herztonus
      a) Röntgenologisch-Klinisches 364
      b) Anatomisches 366
      c) Physiologisch-experimentelle Ergebnisse 368

Die Kranzarterien (Coronargefäße). Von Professor Dr. GEORG GANTER-Rostock . . . 387
   Mechanismus und Größe der normalen Kranzgefäßdurchblutung 387
   Abhängigkeit der Kranzgefäßdurchblutung von extra- und intrakardialen Faktoren 390
   Die Innervation der Kranzarterien 391
   Sperrung der Kranzarterien 395
   Angina pectoris-Stenokardie 397

Intrakardiales Nervensystem. Von Professor Dr. LEON ASHER-Bern. Mit 11 Abbildungen 402
   Einleitendes und Grundsätzliches 402
   Die extrakardialen Nerven 403
   Symptomatologie der Herznervenwirkung 405
   Einfluß auf die Schlagzahl 406
   Einfluß auf die mechanischen Leistungen (Dynamik) des Herzens 413
   Einfluß auf die Leitungsgeschwindigkeit und auf das Elektrokardiogramm . . 420
   Einfluß auf die Erregbarkeit 427
   Einfluß auf die refraktäre Periode, die Erregungsbildung und auf das Flimmern 428
   Einfluß auf den Stoffwechsel 430
   Die Abhängigkeit der Herzwirkung von den Milieubedingungen 432
   Die Abhängigkeit von den chemischen Bedingungen 433
   Einfluß von Giften und Hormonen auf das Herznervensystem 436
   Theorie der Herznervenwirkung 440

Die Frequenz des Herzschlages. Von Professor Dr. JULIUS RIHL-Prag. Mit 9 Abbildungen 449
   Einleitung 449
   Die Darstellung von Frequenz und Rhythmus des Herzschlages 450
   Herzfrequenz, Schlagfrequenz der einzelnen Herzabschnitte und Pulszahl . . 452
   Herzschlagfrequenz bei verschiedenen Wirbeltierklassen 453
   Herzschlagfrequenz beim Menschen 457
      1. Lebensalter 457
      2. Körperlänge 460
      3. Geschlecht 460
      4. Stoffwechselgröße 461
      5. Minutenvolumen des Kreislaufes 461
      6. Tagesschwankungen der Herzschlagfrequenz 462
      7. Mindest- und Höchstfrequenz 463
      8. Ausmaß der Schwankung der Herzperiodendauer 464
   Analyse der Herzschlagfrequenz 464
      I. Allgemeine Gesichtspunkte 464

Inhaltsverzeichnis.

	Seite
II. Reizbildungsstelle	468
1. Ausgangspunkt der Herztätigkeit	468
2. Die Anzahl der funktionstüchtigen Elemente der Reizbildungsstelle	471
III. Die Herzschlagfrequenz beeinflussende Faktoren	471
1. Blutbeschaffenheit	472
2. Kreislauf	484
3. Atmung	492
4. Reflektorische Beeinflussung der Herzschlagfrequenz	498
5. Psychische Beeinflussung der Herzschlagfrequenz	503
6. Nahrungsaufnahme	505
7. Muskeltätigkeit	506
8. Atmosphärische Einflüsse	510
Verhalten der Herzschlagfrequenz bei krankhaften Zuständen	511
1. Herzschwäche	511
2. Herzklappenfehler	512
3. Arteriosklerose des Herzens	512
4. Herzneurose (irritable heart)	513
5. Essentieller Hochdruck	514
6. Aneurysma arterio-venosum	514
7. Infektionskrankheiten	515
8. Fieber	516
9. Anaphylaktischer Schock	517
10. Wundschock	517
11. Hirndruck	517
12. Periodisches Atmen	518
13. Ohnmacht	518
14. Puerperale Bradykardie	519
15. Hungerödem	519
16. Ikterus	519
17. Schilddrüsenstörungen	520
18. Krankhafte Frequenzänderungen auf reflektorischer Grundlage	522
Allgemeine Physiologie des Herzens. Von Professor Dr. C. Julius Rothberger-Wien. Mit 32 Abbildungen	523
I. Allgemeiner Teil	523
1. Automatie	523
Die Automatie der verschiedenen Herzteile	532
2. Die Schwankungen der Erregbarkeit im Laufe einer Herzperiode. Refraktäre Phase	543
3. Die Reizstärke und ihre Beziehungen zur Reizbarkeit des Herzmuskels	550
4. Die Latenz bei künstlicher Reizung	552
5. Contractilität	555
Treppe	556
Tetanus	557
Alternans	559
Herztonus	561
6. Erregungsleitung	565
Die Reizleitung in geschädigtem Gewebe	575
7. Die anatomische Grundlage der Automatie und Erregungsleitung	579
II. Spezieller Teil	584
1. Der normale Ursprungsort der Herzbewegung	584
2. Der Ablauf der Erregung in den Vorhöfen	589
3. Die Fortpflanzung der Erregung von den Vorhöfen auf die Kammern	592
4. Die Ausbreitung der Erregung in den Kammern	594
III. Pathologische Physiologie der Reizbildung und Reizleitung	597
a) Pathologie der Reizbildung	598
1. Bradykardie, Tachykardie	598
2. Unregelmäßigkeit der normalen Reizbildung	601
3. Die Extrasystole	603
Art der Rhythmusstörung	603
Die Sinus-E.-S.	608
Die Vorhofs- (auriculäre) E.-S.	608
Die artrioventrikuläre (Knoten-) E.-S.	610
Die ventrikulare E.-S.	611

	Seite
Die interpolierte E.-S.	614
Beziehung der E.-S. zu den extrakardialen Herznerven	616
Die extrasystolische Allorhythmie	618
Das Wesen der E.-S.	619
4. Störung der normalen Schlagfolge durch das Hervortreten untergeordneter Zentren	625
b) Die Störung der Reizleitung	633
1. Zwischen dem Ursprungsort der Herzbewegung und dem Vorhof (Sinus-Vorhofblock)	633
2. Leitungsstörungen im Vorhof	636
3. Die Störungen der Reizleitung von den Vorhöfen zu den Kammern	637
Das Wesen der Leitungsstörung	649
Der komplette (totale) Block	651
4. Störungen der Reizleitung in den Tawaraschen Schenkeln und ihren Verzweigungen	656

Herzflimmern und Herzflattern. Von Professor Dr. HEINRICH WINTERBERG-Wien. Mit 2 Abbildungen 663

Begriffsbestimmung (Flimmern, Flattern, Wühlen, Wogen)	663
Entstehung des Flimmerns	665
a) Experimentelle Erzeugung von Flimmern	665
b) Entstehung des Flimmerns beim Menschen	667
Überdauern des Flimmerns (Nachflimmern)	667
Das Flimmern der Kammern, der Vorhöfe und von Stücken der Herzmuskulatur	667
Gegenseitige Beeinflussung der Vorhöfe und Kammern beim Flimmern und Flattern	668
Die Frequenz der Flimmerbewegung	670
Die Frequenz der Flatterbewegungen	671
Koordination und Inkoordination der Flatter- und Flimmerbewegung	671
Einfluß der Herznerven auf das Flimmern und Flattern	672
Einfluß des Vagus auf das Vorhofflimmern	672
Wirkung des Vagus auf die Frequenz der Flimmer- und Flatterbewegung	673
Aufhebung von Vorhofflimmern und Flattern durch Vagusreizung	673
Die Wirkung der fördernden Nerven (Accelerans) auf das Vorhofflimmern und Flattern	673
Die Wirkung der Herznerven auf das Kammerflimmern	674
Ist das Flimmern und Flattern neurogen oder myogen	674
Mittel zur Beseitigung des Flimmerns	675
Das Wesen des Flimmerns und Flatterns	676
Die Dissoziationstheorien	676
Die Theorie der Tachystolie	678
Die Theorie der Kreisbewegung	680
Vaguswirkung und Circus movement	683
Einwände gegen die Theorie des Circus movement	684
Die Etappentheorie von DE BOER	684
Einwände gegen die DE BOERsche Theorie	685

Stoffwechsel und Wärmebildung des Herzens. Von Professor Dr. VIKTOR Frhr. v. WEIZSÄCKER-Heidelberg. Mit 2 Abbildungen 689

Einleitung	689
I. Der Stoffwechsel des Herzens	690
1. Stoffwechsel und mechanische Leistung	690
2. Der Temperatureinfluß	696
3. Giftwirkungen	697
4. Zuckerstoffwechsel	699
II. Die Wärmebildung des Herzens	703
III. Übersicht. Pathologie	707

Pharmakologie des Herzens. Von Professor Dr. BRUNO KISCH-Köln a. Rh. Mit 35 Abbildungen 712

I. Einleitung und allgemeine Gesichtspunkte	712
Allgemeines über Wirkungen von Neutralsalzen und Ionen auf die Herztätigkeit	719
II. Die Pharmakologie der Herzreizbildung	724
A. Anorganische Stoffe	725
1. Kationen	725
2. Die Wasserstoffionenkonzentration	751
3. Anionen	753

Inhaltsverzeichnis.

	Seite
B. Organische Substanzen	758
1. Narkotica der Fettreihe	758
2. Kohlenhydrate	762
3. Digitalisstoffe	763
4. Adrenalin	768
5. Campher	772
6. Alkaloide einschließlich der Muscaringruppe	774
III. Pharmakologie der Erregungsleitung im Herzen	798
A. Anorganische Stoffe	799
1. Kationen	799
2. Wasserstoffionen	803
3. Anionen	804
B. Organische Substanzen	805
1. Narkotica der Fettreihe	805
2. Die Digitalisstoffe	805
3. Adrenalin	807
4. Campher	808
5. Die Alkaloide	808
IV. Pharmakologie der Erregbarkeit der Herzmuskulatur	813
A. Anorganische Stoffe	814
1. Kationen	814
2. Wasserstoffionen	818
3. Anionen	818
B. Organische Substanzen	819
1. Glyoxylsäure	819
2. Aldehyde	819
3. Narkotica der Fettreihe	820
4. Die Digitalisstoffe	820
5. Adrenalin	822
6. Campher	822
7. Die Alkaloide	823
V. Pharmakologie der Contractilität der Herzmuskulatur	826
A. Anorganische Stoffe	828
1. Kationen	828
2. Wasserstoffionen	837
3. Anionen	839
B. Organische Substanzen	841
1. Aldehyde	841
2. Die Narkotica der Fettreihe	841
3. Kohlenhydrate	843
4. Die Digitalisstoffe	845
5. Adrenalin	850
6. Campher	852
7. Die Alkaloide	853

Herzgröße, Herzmeßmethoden; Anpassung, Hypertrophie, Dilatation, Tonus des Herzens.

Von

HANS DIETLEN

Homburg (Saargebiet).

Mit 4 Abbildungen.

Zusammenfassende Darstellungen.

ALBRECHT, EHRENFRIED: Der Herzmuskel. Berlin 1903. — ASCHOFF, L. u. S. TAWARA: Die heutige Lehre von den pathologisch-anatomischen Grundlagen der Herzschwäche. Jena 1916. — BAUER, J. u. O. BOLLINGER: Über idiopathische Herzvergrößerung. München 1893. — BENEKE, F. W.: Die anatomischen Grundlagen der Konstitutionsanomalien. Marburg 1878. — BERGMANN: Über die Größe des Herzens bei Menschen und Tieren. I. Dissert. München 1884. — BLOT: Du rallentissement du pouls dans l'état puerperal. Arch. gen. méd. Bd. 3. Paris 1884. — BLIX: Studien über Muskelwärme. Skandinav. Arch. f. Physiol. Bd. 12, S. 52. — BRÜCKE, E. TH. v.: Neuere Anschauungen über den Muskeltonus. Dtsch. med. Wochenschr. 1918, S. 121 u. 152. — BUHL: Mitt. a. d. pathol. Inst. zu München 1878. — CAMP, O. DE LA: Experimentelle Studien über Herzdilatation. Zeitschr. f. klin. Med. Bd. 51. 1905. — CHAUVEAU, A. u. MAREY: Appareils et expériences cardiographiques. Mém. de l'acad. de méd. Bd. 26. 1863. — CLOËTTA, M.: Über den Einfluß der chronischen Digitalisbehandlung auf das normale und pathologische Herz. Arch. f. exp. Pathol. u. Pharmakol. Bd. 59. 1908. — COHNHEIM, J.: Vorlesungen über allgemeine Pathologie. Berlin 1882. — CORVISART: Versuch über die Krankheiten und organischen Verletzungen des Herzens. Übersetzt von RINTEL. Berlin 1814. — DEHIO: Myofibrosis cordis. Dtsch. Arch. f. klin. Med. Bd. 62. — DIETLEN, H.: Über Größe und Lage des normalen Herzens. Dtsch. Arch. f. klin. Med. Bd. 88, S. 56. 1906. — DIETLEN, H.: Ergebnisse des medizinischen Röntgenverfahrens für die Physiologie. Ergebn. d. inn. Med. u. Kinderheilk. Jg. 10, S. 597. 1910. — DIETLEN, H.: Herz und Gefäße im Röntgenbild. Leipzig 1923. — EDENS, E.: Über Herzhypertrophie. Dtsch. Arch. f. klin. Med. Bd. 111, S. 288. 1913. — FABER: Krankheiten des Jünglingsalters. Ergebn. d. inn. Med. u. Kinderheilk. Bd. 6, S. 293. — FICK, A.: Über die Änderung der Elastizität des Muskels während der Zuckung. Pflügers Arch. f. d. ges. Physiol. Bd. 4, S. 301. 1871. — FREY, M. v.: Physiologische Bemerkungen über die Hypertrophie und Dilatation des Herzens. Dtsch. Arch. f. klin. Med. Bd. 76, S. 398. 1890. — FRANK, O.: Zur Dynamik des Herzmuskels. Zeitschr. f. Biol. Bd. 32, S. 370. 1895. — FRANK, O.: Einfluß der Häufigkeit des Herzschlages auf den Blutdruck. Ebenda Bd. 41, S. 1. 1901. — GEIGEL, R.: Lehrbuch der Herzkrankheiten. München u. Wiesbaden 1920. — GERHARDT, D.: Über Kompensation von Mitralfehlern. Arch. f. exp. Pathol. u. Pharmakol. Bd. 45, S. 186. 1901. — GROBER, J.: Untersuchungen zur Arbeitshypertrophie des Herzens. Dtsch. Arch. f. klin. Med. Bd. 91, S. 502. 1907. — GROBER, J.: Massenverhältnisse des Herzens bei künstlicher Arterienstarre. Kongr. f. inn. Med. 1907, S. 446. — GROBER, J.: Über die Beziehungen zwischen Körperarbeit und der Masse des Herzens und seiner Teile. Arch. f. exp. Pathol. u. Pharmakol. Bd. 59, S. 424. 1908. — GROBER, J.: Herzmasse und Arbeit. Ergebn. d. inn. Med. u. Kinderheilk. Bd. 3, S. 77. 1909. — HASENFELD: Über die Herzhypertrophie bei Arteriosklerose. Dtsch. Arch. f. klin. Med. Bd. 59, S. 193. 1897. — HASENFELD u. ROMBERG: Über die Reservekraft des hypertrophischen Herzens. Arch. f. exp. Pathol. u. Pharmakol. Bd. 39, S. 333. 1897. — HELLER, A.: Über die Regeneration des Herzmuskels. Beitr. z. path. Anat. und allgemeinen Path. Bd. 57, S. 223. 1914. —

Hesse, H.: Ver. f. vaterl. Naturkunde in Württemberg Bd. 64. 1908. — Henschen, S. E.: Erfahrungen über Diagnostik und Klinik der Klappenfehler. Berlin 1916. — Hirsch, C.: Über die Beziehungen zwischen dem Herzmuskel und der Körpermuskulatur und über sein Verhalten bei Herzhypertrophie. Dtsch. Arch. f. klin. Med. Bd. 64, S. 597. 1899; Bd. 68, S. 55. 1900. — Horváth: Über die Hypertrophie des Herzens. Wien 1898. — Jaquet, A.: Muskelarbeit und Herztätigkeit. Rektoratsrede. Basel 1920. — Koester, C.: Über Myokarditis. Bonner Programm 1887. — Kraus, Fr.: Über sog. idiopathische Herzhypertrophie. Berlin. klin. Wochenschr. 1917, Nr. 32, S. 765. — Kraus, Fr.: Konstitutionelle Herzschwäche. Med. Klinik 1905, Nr. 50. — Krehl, L. v.: Die fettige Degeneration des Herzens. Dtsch. Arch. f. klin. Med. Bd. 51, S. 416. 1893. — Krehl, L. v.: Die Erkrankungen des Herzmuskels. Wien u. Leipzig 1920. — Krehl, L. v.: Pathologische Physiologie. Leipzig 1923. — Külbs: Herzmuskel und Arbeit. Kongr. f. inn. Med. 1906. — Külbs: Über den Einfluß der Bewegung auf den wachsenden und erwachsenen Organismus. Dtsch. med. Wochenschr. 1912, Nr. 41. — Külbs: Experimentelles über Herzmuskel und Arbeit. Arch. f. exp. Pathol. u. Pharmakol. Bd. 55, S. 288. 1906. — Külbs: Weitere Beiträge zur Arbeitsleistung und Organentwicklung. Münch. med. Wochenschr. 1915, Nr. 43. — Koch, W.: Der funktionelle Bau des menschlichen Herzens. Berlin 1922. — Larcher: De l'hypertrophie normal du cœur pendant la grossesse. Arch. génér. de méd. Bd. 59. 1857. — Lissauer: Experimentelles über die Beteiligung der einzelnen Herzabschnitte an der Herzhypertrophie. I. Dissert. Berlin 1915. — Lissauer: Histologische Untersuchungen des hypertrophischen und insuffizienten Herzmuskels. Münch. med. Wochenschr. 1909, Nr. 36. — Löhlein: Über das Verhalten des Herzens bei Schwangeren. Zitiert bei Schlayer: Über Komplikation von Schwangerschaft mit chronischen Herzklappenfehlern. Zeitschr. f. Geburtsh. u. Gynäkol. Bd. 23, S. 59. 1892. — Lommel: Über Pubertätsalbuminurie. Dtsch. Arch. f. klin. Med. Bd. 78, S. 541. — Mackenzie, J.: Herzkrankheiten. 2. deutsche Aufl. von C. J. Rothberger. Berlin 1923. — Mahnert: Über das Blutvolumen der Schwangerschaft. Arch. f. Gynäkol. Bd. 114, S. 168. 1920. — Mönckeberg, J. G., in Handb. d. spez. pathol. Anat., Abschnitt Myokard, S. 290ff. Berlin 1924. (Hier die ganze anatomische Literatur.) — Moritz, Fr.: Über orthodiagraphische Untersuchungen am Herzen. Münch. med. Wochenschr. 1902, Nr. 1. — Moritz, Fr. u. D. v. Tabora: Die allgemeine Pathologie des Herzens und der Gefäße. In Handb. d. allg. Pathol. von Krehl-Marchand. Leipzig 1913. — Müller, W.: Die Massenverhältnisse des menschlichen Herzens. Hamburg u. Leipzig 1883. — Münzinger: Das Tübinger Herz. Dtsch. Arch. f. klin. Med. Bd. 19, S. 449. 1877. — Neubauer: Blutmengenbestimmung vor, während und nach der Geburt. Dtsch. med. Wochenschr. 1923, S. 520. — Pässler, H.: Die Ursachen und Bedeutung der Herzhypertrophie Nierenkranker. Volkmanns Samml. Nr. 408, Ser. 14, H. 18. 1906. — Parrot: Über die Größenverhältnisse des Herzens bei Vögeln. Sprengels zool. Jahrb., Abt. f. System. Bd. 7, S. 496. 1894. — Plesch, J.: Hämodynamische Studien. Berlin 1909. — Riesenfeld, A.: Über primäre Herzhypertrophie im frühen Kindesalter. Jahrb. f. Kinderheilk. Bd. 86, S. 419. 1917. — Romberg, E.: Krankheiten des Herzens und der Gefäße. Stuttgart 1921. — Rosenbach, O.: Über artefizielle Herzklappenfehler. Arch. f. exp. Pathol. u. Pharmakol. Bd. 9, S. 1. 1878. — Schott, Aug.: Zur allgemeinen Pathologie der Herzkrankheiten. Zeitschr. f. klin. Med. Bd. 12, S. 295. 1887. — Sée, G.: Traité des maladies du cœur. Paris 1889. — Spiegelberg u. Gscheidlen: Untersuchungen über die Blutmenge trächtiger Hunde. Arch. f. Gynäkol. Bd. 4, S. 112. 1872. — Stadler, E.: Mechanik der Klappenfehler. Ergebn. d. inn. Med. u. Kinderheilk. Bd. 5, S. 1. 1910. — Stadler, E.: Experimentelle und histologische Beiträge zur Herzhypertrophie. Dtsch. Arch. f. klin. Med. Bd. 91, S. 98. 1907. — Strohl: Die Massenverhältnisse des Herzens im Hochgebirge. Zool. Zentralbl. Bd. 30, S. 1. 1910. — Tigerstedt, R.: Physiologie des Kreislaufes. Leipzig 1921/23. — Thoma, R.: Untersuchungen über die Größe und das Gewicht der anatomischen Bestandteile des menschlichen Körpers. Leipzig 1882. — Thorel, Ch.: Pathologie der Kreislauforgane. Ergebn. d. allg. Pathol. u. pathol. Anat. Bd. 9, 11, 14. 1903, 1907, 1910. — Wideröe: Histologische Studien über die Struktur des Herzens. Virchows Arch. f. pathol. Anat. u. Physiol. Bd. 204, S. 190. 1911.

1. Herzgröße.

Die alte klinische Betrachtungsweise der Herzkrankheiten war ganz überwiegend gegründet auf die durch die pathologische Anatomie vermittelte Anschauung, daß Vergrößerung des Herzens die Folge einer Schädigung irgendwelcher Art, also ein Zeichen von Herzschwäche sei. Daher das große, besonders im Unterricht betätigte Interesse der Klinik, die Herzgröße am kranken Menschen genau ermitteln zu können.

Voraussetzung dabei war die stillschweigend gemachte Annahme, daß das gesunde ausgewachsene Herz eine unabänderliche Größe besitze, eine Ausdehnung in frontaler Richtung, die man mangels anderer Meßverfahren durch Tasten des Spitzenstoßes und durch Perkutieren ermittelte und in Beziehung zu bestimmten Linien auf der vorderen Brustwand setzte — topographische Perkussion. Diese Anschauung von der normalen Herzgröße konnte sich wiederum auf die pathologische Anatomie stützen, einerseits auf den wenig veränderlichen Situs des gesunden Herzens in der Leiche und die Vergleichbarkeit seines Volumens mit der Faustgröße des betreffenden Menschen, andererseits auf die von Thoma und Müller aufgedeckten regelmäßigen Gewichtsbeziehungen zwischen Herz- und Körpermasse.

Eine Trennung des klinischen Begriffes Herzgröße nach Muskelmasse und Inhalt bzw. Weite der Herzhöhle konnte die Klinik im allgemeinen nicht scharf durchführen und entbehrte sie beim gesunden Herzen um so weniger, als bei diesem beide Dinge als Hand in Hand gehend angenommen werden durften: größere Körpermasse, größere Blutmenge, größere Herzweite und größere Muskelmasse, und umgekehrt.

Die Annahme einer unabänderlichen Proportion zwischen Herzgröße und Körpermasse führte logischerweise zu der Vorstellung, daß ein in der Größe deutlich nach oben oder unten abweichendes Herz irgendwie minderwertig sein müsse. Diese Anschauung hat zwar durch die weitere Entwicklung der Herzdiagnostik wesentliche Einschränkungen erfahren, gilt aber im großen und ganzen doch noch als zu Recht bestehend [Wenckebach[1]), Kaufmann[2])]. Nur darf nicht umgekehrt geschlossen werden, daß ein Herz von normal erscheinenden Ausmaßen deswegen auch gesund sein müsse.

Daneben hat sich mehr und mehr die Erkenntnis durchgesetzt, daß in Veränderungen der Form des Herzens funktionelle Störungen früher zum Ausdruck kommen als in Veränderungen der Größe [Kraus[3]), Otten[4])]. Letzten Endes sind aber Formveränderungen durch Veränderungen der Weite einzelner Herzabschnitte bedingt und weisen damit unmittelbar doch wieder auf die Bedeutung der Größenverhältnisse hin.

Wir sind auf diesem Gebiete genau über die Bedeutung grober Formveränderungen als Ausdruck grober Funktionsstörungen unterrichtet, weniger zuverlässig hingegen über die Deutung feinerer Formschwankungen, die zum Teil in Abhängigkeit von allgemeinen Entwicklungsformen (Wachstumstypen) noch ins Bereich des Physiologischen, zum Teil aber in Abhängigkeit von besonderen Konstitutionsanomalien (Lymphatismus, konstitutionelle Kreislaufschwäche usw.) schon mehr ins Bereich des Krankhaften gehören. Man wird hier auch noch nach innigeren Beziehungen zwischen Form des Herzens und Form seiner Arbeit [Weizsäcker[5])] zu suchen haben.

Die Frage: *Gibt es eine normale Herzgröße?*, d. h. hat das in jeder Richtung gesunde Lebewesen, auch das Tier, ein Herz von ganz bestimmten Ausmaßen?, ist in neues Fahrwasser geraten, seit die Röntgenuntersuchung Verfahren an die Hand gegeben hat, die die Herzgröße am Lebenden genauer ermitteln lassen

---

[1]) Wenckebach, K. Fr.: Über Herzkonstatierung. Med. Klinik 1916, Nr. 18.
[2]) Kaufmann, R.: Über Herzerweiterungen. Wien. klin. Arch. f. inn. Med. Bd. 1, S. 211. 1920.
[3]) Kraus, Fr.: Einiges über funktionelle Herzdiagnostik. Dtsch. med. Wochenschr. 1905, S. 1, 52 u. 90.
[4]) Otten, M.: Die Bedeutung der Orthodiagraphie. Arch. f. klin. Med. Bd. 105, S. 370. 1912.
[5]) v. Weizsäcker: Über das Prinzip der Beziehung zwischen Muskelmasse usw. Dtsch. Arch. f. klin. Med. Bd. 133. 1920.

als dies früher möglich war. Die Frage ist, je weiter man sie verfolgte, um so verwickelter geworden. Folgendes darf gegenwärtig als feststehend gelten.

1. Das Herz wächst, solange der Körper an Masse zunimmt. Es wächst aber noch über die im mittleren Lebensalter erreichte Höchstgrenze der Massenentwicklung hinaus, abhängig von Einwirkungen des Alters (Gefäßveränderungen!), die an der Grenze von Physiologisch und Pathologisch stehen dürften [MORITZ DIETLEN, GROEDEL[1]) u. a.]. Die Entwicklung der Herzgröße ist also abhängig von der Entwicklung der Körpermasse; der Einfluß des Längenwachstums tritt hinter den der reinen Massenzunahme vollständig zurück. Bei dieser hat nicht die Masse an sich, sondern die Entwicklung der Muskulatur maßgebenden Einfluß. Schwerarbeiter haben bei gleichem Durchschnittsgewicht größere Herzen als Leichtarbeiter [SCHIEFFER[2]) und BREZINA[3])]. Besonders trainierte Sportsleute erreichen wieder größere Herzen als nichttrainierte (vgl. S. 331).

Insofern als Entwicklung der Körpergröße, der Körper- und Muskelmasse, besonders in ihrem gegenseitigen Verhältnis die Verfassung eines Menschen darstellen, kann man von *Abhängigkeit der Herzgröße von der Körperverfassung oder Gesamtentwicklung* sprechen (DIETLEN). Diese Abhängigkeit ist eine dauernde. Sie bedingt die Unveränderlichkeit der Herzgröße nach abgeschlossener Entwicklung [Zahlenbeispiele bei DIETLEN und DEUTSCH und KAUF[4])].

Die Gültigkeit der Beziehung zwischen Herzgröße und Körpergewicht am Lebenden, die in Übereinstimmung mit den anatomischen Ergebnissen und mit der Tatsache steht, daß auch das Schlagvolumen in der Ruhe vom Gewicht bestimmt ist, scheint durch eine Arbeit von KAUP[5]) schwer erschüttert zu sein. KAUP kommt durch Berechnungen an einem von RAUTMANN[6]) verarbeiteten Material von flugdienstfähigen Soldaten zu dem Ergebnis, daß Herzgröße und Körpergewicht (sowie Körpergröße) in keiner Wechselbeziehung stehen, daß dagegen ein klarer Zusammenhang zwischen dem Herzgefäßsystem und der Längenbreitenentwicklung, ausgedrückt in dem Index P/L^2 oder Q/L, vorhanden ist. Die Gründe, aus denen ich KAUP nicht folgen kann, sind an anderer Stelle eingehend dargelegt. Trotzdem bin ich überzeugt, daß der Index von KAUP für weitere Forschungen auf unserem Gebiet sehr wichtig ist.

2. Stärkere Veränderungen des Körpergewichts gehen bei experimentellen [SCHIEFFER[7]), E. MEYER, DIETLEN] und klinischen Beobachtungen [E. MEYER[8]) DIETLEN, LANGE und FELDMANN[9])] mit deutlichen Schwankungen der Herzgröße einher. Das Herz nimmt an allgemeiner Atrophie und an Aufmästung teil, offenbar doch in stärkerem Grade, als dies nach den alten Untersuchungen von C. VOIT anzunehmen war. Es handelt sich jedoch dabei weniger um Veränderungen im Muskelbestand als um solche in der Füllung des Herzens durch *Veränderungen der Gesamtblutmenge*. Wenn solche, experimentell gesetzte, ein ge-

---

[1]) Ausführliche Literatur bei DIETLEN, vgl. S. 306.
[2]) SCHIEFFER, K.: Über den Einfluß der Berufsarbeit. Dtsch. Arch. f. klin. Med. Bd. 92, S. 383. 1908.
[3]) BREZINA, E.: Über das Herz der Schwerarbeiter. Arch. f. Hyg. Bd. 95, S. 351. 1925.
[4]) DEUTSCH, F. u. E. KAUF: Herz und Sport. Urban & Schwarzenberg 1924.
[5]) KAUP, J.: Untersuchungen über die Norm. Münch. med. Wochenschr. 1922, S. 189.
[6]) RAUTMANN, H.: Untersuchungen über die Norm. Veröff. a. d. Kriegs- u. Konstitutionspathol. Bd. 2, S. 1. 1921.
[7]) SCHIEFFER, K.: Über den Einfluß des Ernährungszustandes. Dtsch. Arch. f. klin. Med. Bd. 92, S. 54. 1907.
[8]) MEYER, E.: Über Herzgröße und Blutgefäßfüllung. Klin. Wochenschr. 1922, S. 1. — MEYER, E. u. SEYDERHELM: Verhandl. d. dtsch. Kongr. f. inn. Med. 1921.
[9]) LANGE u. FELDMANN: Herzgrößenverhältnisse bei Säuglingen. Dtsch. med. Wochenschrift 1921, S. 960.

wisses Maß überschreiten, läßt sich das Herz rasch vergrößern und verkleinern [DE LA CAMP, SCHIEFFER und DIETLEN, E. MEYER und SEYDERHELM, HOLMAN und BECK[1])]. Die quantitativen Verhältnisse sind in Versuchen von BURTON-OPITZ[2]) sowie in denen von HOLMAN und BECK genauer studiert worden. Die durch intravenöse Zu- und Abfuhr von Flüssigkeit (physiologischer NaCl-Lösung, Normosal, Blut) erzielten Volumschwankungen sind aber recht vorübergehender Art, weil ein rascher Ausgleich zwischen Gefäßen und Geweben stattfindet und weil bei Infusion zu großer Blutmengen Lungenödem eintreten kann (eigene Beobachtungen sowie HOLMAN und BECK). Gummilösung scheint etwas länger im Gefäßsystem zu verweilen (MEYER und SEYDERHELM). Nur bei Schädigung des Herzmuskels durch chronische Oligo- und Hydrämie mittels oft wiederholter Blutentziehungen kommt es zu dauernder Erweiterung des Herzens, zu myogener Dilatation. Beobachtungen der Klinik sprechen in gleicher Richtung.

Die Herzgröße ist also in ausgesprochenem Maße von der Füllung abhängig, aber die Herzgefäßhöhle besitzt ein deutliches Bestreben, ihre Füllung konstant zu halten. Bekommt die linke Kammer und damit der große Kreislauf dauernd zu wenig Blut, z. B. infolge einer intrakardialen Fistel, wie in den Versuchen von HOLMAN und BECK, so scheint durch reaktive Vermehrung der ganzen Blutmenge der Ausfall für die linke Kammer wieder ausgeglichen zu werden.

Dauernde Vergrößerung des ganzen Herzens ist beobachtet bei „Kurzschluß" zwischen einem größeren Teil des arteriellen und venösen Gefäßgebietes, z. B. bei arteriovenösen Aneurysmen nach Schußverletzung. So in den klinischen Beobachtungen von FREY[3]), sowie von EPPINGER, KISCH und SCHWARZ[4]). Letztere haben sowohl an ihrem klinischen Fall, wie experimentell den Nachweis geliefert, daß die Herzvergrößerung wieder verschwindet, wenn der periphere Kurzschluß und damit die Beschleunigung des Blutumlaufes wieder beseitigt wird. Sonst scheint dauernde Herzvergrößerung durch dauernde Blutvermehrung — echte Plethora, wie sie die pathologische Anatomie (BOLLINGER) und Klinik (J. BAUER) seit langem annimmt — bei dauernder Luxuskonsumption zustande zu kommen. Doch dürften dabei noch andere Umstände als die einfache Vermehrung der Blutmenge mitspielen (KREHL). (Vgl. auch S. 346).

Dagegen sind *Änderungen in der Verteilung der Blutmenge* von deutlichem Einfluß auf die Herzgröße. Wir kennen solche physiologischer und pathologischer Art. Das Wichtigste, was in dieser Hinsicht bekannt ist, muß etwas ausführlicher behandelt werden, weil es für spätere Erörterungen grundlegende Bedeutung hat.

Die Venen der hängenden Arme und der Beine des Menschen schwellen bei aufrechter Stellung deutlich an. Es wird also bei aufrechter Stellung eine größere Blutmenge in den abhängigen Venen angesammelt und vorübergehend dem Kreislauf entzogen. Ganz neuerdings haben ATZLER und HERBST[5]) festgestellt, daß an dem in einem Plethysmographen liegenden Fuß des Menschen beim

---

[1]) HOLMAN, EMILE u. CLAUDE S. BECK: Über physiol. Veränderungen im Kreislauf infolge von experiment. Eingriffen. I. Die Wirkung einer intrakardialen Fistel. II. Die Wirkung einer Änderung der gesamten Blutmenge. Journ. of exp. med. Bd. 42, Nr. 5. S. 661 u. 681. 1925. (Zitiert nach Kongr.-Zentralbl. Bd. 42, H. 3, S. 209. 1926.)

[2]) BURTON-OPITZ: The function. capac. of the heart. Journ. of the Americ. med. assoc. Bd. 78, S. 1377. 1922.

[3]) FREY, W.: Das Verhalten des Herzgefäßsystems bei der Kompression arteriovenöser Aneurysmen. Münch. med. Wochenschr. 1919. S. 1106.

[4]) EPPINGER, KISCH und SCHWARZ: Beeinflussung des Herzschlagvolumens und der Herzgröße durch „Kurzschluß" zwischen der arteriellen und venösen Strombahn. Klin. Wochenschr. 1926. S. 781.

[5]) ATZLER u. HERBST: Die Schwankungen des Fußvolumens. Zeitschr. f. d. ges. exp. Med. Bd. 38, S. 137. 1923.

Sitzen und Stehen eine deutliche Volumzunahme eintritt. Die Kubikwurzel aus der Zunahme ist gleich der Höhe der Blutsäule, die auf den Gefäßwandungen der unteren Extremität lastet. Das Maximum der Zunahme wird nach zwei Stunden erreicht. Beobachtungen mit dem Capillarmikroskop ergänzen diese Feststellungen. Am Fuß des stehenden Menschen werden längerdauernde Stasen und größere Verlangsamung der Blutströmung in den Capillaren beobachtet als beim liegenden Menschen. PARRISIUS und WINTERLIN[1]), die diese Erscheinung beschrieben haben, erblicken in ihr einen automatisch-reflektorischen Abschluß gegen statisch bedingte Überfüllung. Der Pulsdruck des stehenden Menschen ist durchschnittlich kleiner als der des liegenden Menschen [DIETLEN[2]), SCHNEIDER und TRUESDELL[3])], und zwar hauptsächlich infolge Steigen des diastolischen Druckes. Über die zum Teil entgegengesetzten Verhälnisse beim Kniehang berichten SCHOTT und SPATZ[4]). Beim Hunde sinkt der Blutdruck in Carotis und Femoralis, wenn das Tier mit dem Vorderkörper gehoben, er steigt umgekehrt, wenn es mit dem Hinterkörper gehoben wird [CYBULSKI[5])].

Die Tatsache der Blutverschiebung durch Lagewechsel ist bei dem nicht an aufrechte Haltung gewöhnten Tiere überhaupt besonders ausgesprochen und tritt auch ein, wenn die Lageveränderung passiv herbeigeführt wird [ERLANGER und HOOKER, BARACH und MARKS, CAVAZZANI[5])]. So verkleinert sich z. B. bei einer in aufrechter Stellung auf ein Brett mit dem Kopf nach oben gebundener Schlange der venöse Zufluß zum Herzen ganz erheblich [L. HILL[5])].

Über die Größe der Blutverschiebung liegen in den bekannten Balanzierversuchen von MOSSO am Menschen Berechnungen vor, die eine Differenz von 100—260 ccm ergaben. Sie dürften in vielen Fällen gewiß noch größer sein.

Mancherlei Beobachtungen sprechen dafür, daß den statisch bedingten Blutverschiebungen bei Lagewechsel reflektorisch einsetzende Gefäßverengerungen entgegenwirken, namentlich solche von seiten der Bauchgefäße (L. HILL). Aber sie reichen selbst bei dem an aufrechte Stellung gewöhnten Menschen nicht aus, um solche Verschiebungen ganz auszugleichen. Wäre dies der Fall, so müßte bei unveränderter Frequenz das Schlagvolumen, bei steigender Frequenz in aufrechter Stellung wenigstens das Minutenvolumen in beiden Stellungen das gleiche sein.

Beim Tiere scheinen entsprechende Bestimmungen noch nicht vorzuliegen. Beim Menschen haben REINHART[6]) sowie CUNHA[7]) Puls- und Minutenvolumen des stehenden Menschen nach der SAHLIschen Volumbolometrie kleiner gefunden. BURGER[8]) ist nach der Methode von HENDERSON wie dieser selbst zum gleichen Ergebnis gekommen. Am meisten beachtenswert erscheinen wohl die Ergebnisse von LINDHARD[9]). Seine Bestimmungen der vom linken Herzen ausgetriebenen Blutmengen haben für Liegen, Sitzen, Stehen im Mittel 5, 4,9 und

---

[1]) PARRISIUS u. WINTERLIN: Der Blutstrom in den Hautcapillaren. Dtsch. Arch. f. klin. Med. Bd. 141, S. 243. 1923.
[2]) DIETLEN, H.: Veränderungen am Zirkulationsapparat bei wechselnder Körperstellung. Dtsch. Arch. f. klin. Med. Bd. 97. 1909.
[3]) SCHNEIDER, EDW. C. u. DOR. TRUESDELL: Liegen, Stehen, Übung. Americ. journ. of physiol. Bd. 61, S. 429. 1922.
[4]) SCHOTT und SPATZ: Beobachtungen am Kreislauf im Kniehang. Münch. med. Wochenschr. 1924. Nr. 45. S. 1709.
[5]) Zitiert aus TIGERSTEDT: Physiologie des Kreislaufs. Bd. III, S. 72.
[6]) REINHART, A.: Sphygmobolometrie und Systolengröße. Dtsch. Arch. f. klin. Med. Bd. 127.
[7]) CUNHA, J.: Volumbolometrie. Korrespondenzbl. f. Schweiz. Ärzte 1917, Nr. 46.
[8]) BURGER, G. C. E.: Blutkreislauf nach Muskelarbeit. Zeitschr. f. d. ges. physiol. Therap. Bd. 28. 1924.
[9]) LINDHARD: Skandinav. Arch. f. Physiol. Bd. 30, S. 395. 1913.

4,7 l pro Minute ergeben. MOBITZ[1]) ist ganz neuerdings zu ganz ähnlichen Ergebnissen gelangt.

Selbst bei der Arbeit wird trotz gleichen O-Verbrauches im Stehen ein kleineres Minutenvolumen befördert als beim Liegen [COLLET und LILJESTRAND[2])].

Alle diese Beobachtungen weisen eindeutig darauf hin, daß das Herz bei aufrechter Stellung mit kleineren Füllungen gespeist wird als bei horizontaler Lage.

Den unmittelbaren Beweis für die Richtigkeit dieser Annahme liefern Röntgenbeobachtungen. In ganz einwandfreier Weise zunächst solche von MORITZ[3]) an Tieren. Bei diesen sind Orthodiagramme in sagittaler und frontaler Richtung so einwandfrei aufzunehmen, daß an der aus ihnen ermittelten Volumverkleinerung des Herzens in aufrechter Stellung gar nicht gezweifelt werden kann.

Die in zahlreichen Versuchen ermittelte Verkleinerung der frontalen Orthodiagrammfläche betrug zwischen 1,4 und 24, im Mittel 14,0 qcm, die in einem Versuch errechnete Volumverkleinerung rund ein Viertel.

Nicht so eindeutig sind die an Menschen gewonnenen Ergebnisse. Doch steht nach den Untersuchungen von MORITZ und DIETLEN[4]), die von GROEDEL[5]), v. TEUBERN[6]), HAMMER[7]) u. a. bestätigt sind, folgendes fest:

1. Die Mittelwerte größerer Reihenuntersuchungen an gesunden Menschen sind bei aufrechter Stellung etwas kleiner als die bei Rückenlage.

2. Der einzelne herzgesunde Mensch zeigt beim Stehen im allgemeinen eine kleinere Herzsilhouette in frontaler und sagittaler Richtung als beim Liegen. Auch bei strenger Kritik aller in Frage kommenden Punkte muß diese Verkleinerung nicht nur als scheinbare, optisch bedingte, sondern als eine wirkliche Volumverkleinerung, und zwar der Diastole, also als geringere Füllung, angesehen werden.

3. Besonders auffallende Grade von Volumschwankung bei Kreislaufschwäche, und zwar sowohl bei postinfektiöser wie bei konstitutionell bedingter, einhergehend mit besonders starken Schwankungen der Pulsfrequenz und des Blutdruckes finden ihre Erklärung in pathologisch gesteigerter Blutverschiebung, also in einer Steigerung der Umstände, die für die physiologischerweise vorkommenden Schwankungen der Herzfüllung bei Lagewechsel in Frage kommen. Hier liegt also offenbar ein stärkeres Versagen der Kompensationsvorrichtungen vor, die die Blutverteilung beim Wechseln der Körperstellung zu regeln imstande sind [„klinostatische Reaktion" von POLLITZER[8])].

4. Maßnahmen, die geeignet sind, der hydrostatisch bedingten Zurückhaltung von Blut in den beim Stehen abhängigen Teilen entgegenzuwirken, wie elastische Umwicklung der unteren Extremitäten vor Übergang vom Liegen zum Stehen, lassen das Herz auch beim Stehen besser gefüllt erscheinen (DIETLEN).

---

[1]) MOBITZ: Ergebnisse von 200 Herzschlagvolumbestimmungen beim Menschen. 38. Kongr. d. Dtsch. Ges. f. inn. Med. Wiesbaden 1926.

[2]) COLLET u. LILJESTRAND: Skandinav. Arch. f. Physiol. Bd. 45, S. 17. 1924.

[3]) MORITZ, FR.: Über Veränderungen in der Form, Größe und Lage des Herzens. Dtsch. Arch. f. klin. Med. Bd. 82. 1904.

[4]) DIETLEN, H.: Zitiert auf S. 311.

[5]) GROEDEL, FR. M.: Röntgendiagnostik. Atlas und Grundriß. München: Lehmanns Verlag 1924.

[6]) v. TEUBERN: Orthod. Messungen des Herzens. Fortschr. a. d. Geb. d. Röntgenstr. Bd. 24. 1917.

[7]) HAMMER, G.: Die röntgenologischen Methoden der Herzgrößenbestimmung. Fortschr. a. d. Geb. d. Röntgenstr. Bd. 25, S. 510. 1918.

[8]) POLLITZER, H.: Cor juvenum. Wien 1913.

5. Umgekehrt läßt sich die Herzfüllung auch beim Liegen dadurch verkleinern, daß man durch Abstauung in den Extremitäten größere Blutmengen vom Herzen fernhält [von den Velden[1]), Bruns[2])].

6. Die Fähigkeit der Einstellung auf verschiedene Volumina bei Lagewechsel ist an einen bestimmten Zustand des Herzmuskels gebunden, denn gewisse Formen pathologischer Herzen, namentlich hypertrophische, lassen jede Volumsschwankung vermissen (Dietlen). Vermutlich handelt es sich dabei um den Verlust der Fähigkeit, im Liegen größere, statisch bedingte Füllungen aufzunehmen, also vielleicht um Störungen der tonischen Eigenschaft des Herzmuskels (vgl. S. 365).

Auch pharmakologisch bewirkte Verschiebungen des Blutes zwischen Herz und Peripherie dürften die Herzgröße beeinflussen. So berichten Holman und Beck[3]) bei Tieren von Verkleinerung des Herzens bei Erweiterung der Gefäße durch Amylnitrit und Histamin, von Vergrößerung bei Gefäßverengerung durch Adrenalin oder durch intrakranielle Drucksteigerung.

Am Menschen konnte ich einstweilen (in noch unveröffentlichten Versuchen) die Herzvergrößerung während der Adrenalinwirkung nicht nachweisen. Vielleicht ist aber die sichere Herzverkleinerung bei Atropinwirkung (vgl. unten) wenigstens zum Teil auf Verschiebung des Blutes in die erweiterten Gefäße zu beziehen.

Bei ausgesprochenen krankhaften Zuständen, bei Vasomotorenlähmung im Gefolge von Infektionskrankheiten (Pneumonie, Grippe), ganz besonders bei akuter eiteriger Peritonitis, kommen Verschiebungen des Blutes ins Gebiet der Splanchnicusgefäße vor, die sich bekanntlich mit Fortdauer des Lebens häufig nicht mehr vertragen. Wie sich dabei die Herzgröße im Röntgenbild verhält, ist meines Wissens noch nicht untersucht.

Eine große Rolle bei den geschilderten Zuständen physiologischer Blutverschiebung spielt das *Verhalten der Schlagfrequenz*. Die bekannte Zunahme der Schlagfrequenz im Stehen (vgl. S. 323) gewinnt neue Bedeutung im Lichte der beschriebenen Füllungsverkleinerung, als Mittel, um das Minutenvolumen hochzuhalten [Dietlen, auch Helmreich[4])]. Aber wesentliche Steigerung der Frequenz wirkt durch Verkürzung der Diastole (S. 323) selbst wieder verkleinernd auf die Füllung und damit die Größe des Herzens. Der auf diesem Wege mögliche Ausgleich des Füllungsdefizits ist daher ein beschränkter. Klinische Beobachtungen bei Tachykardie und Bradykardie und die besonders wichtigen Feststellungen von Moritz[5]) über die Herzverkleinerung unter Atropintachykardie besagen einwandfrei, daß der reine Einfluß der Schlagfrequenz für die Füllungsgröße bedeutsam ist.

Die vorgeführten Tatsachen zeigen, was ja beinahe selbstverständlich ist, daß die an sich stabile Herzgröße in leicht wechselnder Abhängigkeit von der Füllung, also von Umständen statischer und kreislaufregulatorischer Art, steht. Sie zeigen aber auch, daß die durch Füllungsschwankungen hervorgerufene Größenänderung ebenso rasch wieder verschwindet, wenn die Ursachen wegfallen, daß also auch nach dieser Richtung hin der Kreislauf stabile Verhältnisse seines Motors anstrebt.

---

[1]) Velden, R. von den: Jahresk. f. ärztl. Fortbild., Febr. 1913.
[2]) Bruns, O. u. G. A. Roemer: Einfluß angestrengter Körperarbeit. Zeitschr. f. klin. Med. Bd. 94, S. 22. 1922.
[3]) Vgl. S. 310.
[4]) Helmreich, E.: Statische und dynamische Pulsacceleration. Zeitschr. f. d. ges. exp. Med. Bd. 36, S. 226. 1923.
[5]) Moritz, Fr.: Funktionelle Verkleinerung des Herzens. Münch. med. Wochenschr. 1908, Nr. 14.

Es liegt in dieser Tatsache ein wichtiger Hinweis darauf, daß es für den Dauerbetrieb, den der Herzmuskel zu leisten hat, ein Optimum von Füllung geben muß, bei dem das Herz, energometrisch betrachtet, vermutlich am vorteilhaftesten arbeitet. Die Erfahrungen der Pathologie stützen diese Vorstellung.

Die eingangs gestellte Frage: *Gibt es eine normale Herzgröße?* muß bejaht werden. Auf dieser Erkenntnis fußend, sind Normalwerte für die menschliche Herzgröße aufgestellt worden, die wenigstens die unter 1. genannten Beziehungen nach Möglichkeit in Rechnung setzen (MORITZ, DIETLEN, GROEDEL, HAMMER u. a.) Daß dies bei der Vielheit der Beziehungen nur in unvollkommener Weise möglich ist, liegt auf der Hand. Aber für den praktischen Gebrauch am Kranken geben sie Anhaltspunkte genug, um eine gegebene Herzgröße richtig beurteilen zu können, und physiologisch sind sie von erheblichem Belang.

2. Methoden der Herzgrößenbestimmung.

Am Lebenden kommen nur die Methoden in Frage, die die Umrisse des Herzens in bestimmten Richtungen erkennen lassen. Das ist als indirekte, auf Schalleindrücken beruhende und daher wenig objektive Methode die Perkussion und die direkte, auf Gesichtseindrücke gegründete und daher weit objektivere Röntgenuntersuchung. Für wissenschaftliche Fragen der Messung kommt heute nur noch die letztere und von ihren verschiedenen Möglichkeiten nur diejenige in Betracht, die die Herzumrisse am genauesten wiedergibt. Dieser Forderung entsprechen nur zwei Verfahren, die mit parallelem Strahlengang die Umrisse des Herzens aufzunehmen gestatten.

Das ist zunächst die *Orthodiagraphie*, erfunden 1900 von MORITZ[1]), deren Wesen darin besteht, daß der zur Bildfläche senkrechte, in geeigneter Weise kenntlich gemachte Röntgenstrahl an verschiedene Punkte des Herzumrisses hintereinander herangeführt wird und daß ein in der Richtung dieses Strahles geführter Markierstift die senkrecht visierten Punkte hintereinander auf eine zur Schirmbildfläche parallele Zeichenebene aufzuzeichnen gestattet. Die aus diesen Projektionspunkten durch verbindende Linien gewonnene Umrißzeichnung, also die Projektion eines Körpers in eine Fläche, heißt Orthodiagramm.

Man mißt es nach Vorschlägen von MORITZ, die ziemlich allgemein Eingang gefunden haben, so aus, daß man die Höchstabstände des rechten und linken Herzrandes von der Körpermittellinie (Mr und Ml) und aus deren Summe die transversale Dimension (Tr), ferner einen Längsdurchmesser (L) bestimmt und als Meßergebnis etweder $Mr : Ml : L$ oder $Tr : L$ notiert.

Die planimetrische Ausmessung der ganzen Orthodiagrammfläche (Fl) hat sich für wissenschaftliche Arbeiten als sehr brauchbar erwiesen, leidet aber an dem Mangel, daß sie teilweise mit konstruierten Linien arbeiten muß. Sie hat daher wenig Eingang gefunden.

Theoretisch könnte man in so vielen Richtungen von einem Herzen Orthodiagramme aufnehmen, daß die genaue Wiedergabe und Berechnung des Herzvolumens einfach möglich wäre. Praktisch ist man wegen der schlechten Kontraste in der frontalen und in schrägen Richtungen auf die sagittale und höchstens noch auf die frontale Richtung beschränkt. Aus den in diesen beiden Richtungen gewonnenen Orthodiagrammen läßt sich das Herzvolumen in einer für praktische Zwecke ausreichenden Weise beurteilen, aber nicht genau berechnen.

---

[1]) MORITZ, FR.: Eine Methode, um beim Röntgenverfahren usw. Münch. med. Wochenschrift 1900, Nr. 29.

Rohrer[1]) hat zwar unter Angabe korrigierender Formeln auf diesen beiden Herzdurchschnitten ein Verfahren der Volumbestimmung aufgebaut, das nach seiner Angabe nur mit einer Fehlergröße von höchstens 10—15% arbeitet. Weitere Erfahrungen liegen darüber aber nicht vor. R. Geigel[2]) hat unter Verzicht auf das unsichere Seitenorthodiagramm in ähnlicher Weise wie Zuntz und Nicolai[3]) einen reduzierten Herzquotienten (rHQ) aufgestellt, indem er nach der Formel $rHQ = \frac{3}{4}\sqrt{\frac{Fl}{kg}}$ die von Dietlen planimetrisch bestimmten Flächenwerte der Normalzahlen in Beziehung zum Körpergewicht stellt. Der normale Herzquotient liegt zwischen 13 und 19. Das Verfahren ist einfach genug, krankt aber an dem oben gerügten Mangel der planimetrischen Ausmessung der Fläche und hat daher ebenfalls wenig Eingang gefunden. So bleibt die physikalisch einwandfreie und technisch nicht schwierige Methode der Orthodiagraphie, die in der Hand des Geübten nur eine technische Fehlerbreite von wenigen Millimetern hat, auf die Gewinnung einer Flächenprojektion beschränkt, die noch dazu durch nur zwei Abmessungen ungenügend ausgewertet wird. Trotzdem hat die Methode in allen Fragen, die die Herzgröße angehen, klinisch und physiologisch Hervorragendes geleistet und ist auch jetzt noch die beste.

Das zweite Verfahren ist die *Fernaufnahme*, die *Teleröntgenographie* von A. Köhler[4]). Sie besteht in der photographischen Aufnahme eines Herzbildes mit so großer Plattenfokusentfernung, daß dabei der Gang der Röntgenstrahlung in Beziehung zum Objekt (Seitenausdehnung des Herzens) als annähernd parallel betrachtet werden kann. Die dabei mögliche Verzeichnung, besonders von großen Herzen und von solchen Herzteilen, die weit von der Platte abliegen, ist immerhin noch erheblich genug, um ihren im übrigen bedeutenden Vorteil der objektiven, weil vom Auge des Untersuchers unabhängigen Darstellung des Herzens gegenüber dem physikalisch richtigeren Vorgehen bei der Orthodiagraphie ganz geltend machen zu können. Die weiteren Nachteile des Verfahrens aufzuführen, würde hier zu weit ins Technische abschweifen lassen. Eine eingehende Bearbeitung des Gegenstandes hat Dietlen[5]) gegeben. Das Verfahren hat im klinisch-praktischen Betrieb größere Verbreitung als die Orthodiagraphie gefunden und reicht dafür auch aus. Für wissenschaftliche Forschungen ist jene die geeignetere Methode. Die Ausmessung der Teleröntgenogramme geschieht nach den gleichen Grundsätzen wie beim Orthodiagramm.

Unter den Beziehungen zwischen Herzgröße und Körpermaßen ist neuerdings die Beziehung der transversalen Herz- zur transversalen Lungendimension ($TrH : TrL$) im Orthodiagramm als Kriterium der Normalität des Herzens herangezogen worden [Groedel[6]), Haudek[7])] und daraus ein vereinfachtes Verfahren der Herzmessung gemacht worden. Das Verhältnis mit einem Durchschnitt von 1,92—1,95 für Männer und einer Spielweite von 1,7—2,2 [Hammer[8])]

---

[1]) Rohrer, Fr.: Volumbestimmung von Körperhöhlen und Organen. Fortschr. a. d. Geb. d. Röntgenstr. Bd. 24, S. 285. 1916/17.

[2]) Geigel, R.: Die klinische Verwertung der Herzsilhouette. Münch. med. Wochenschrift 1914, S. 1220.

[3]) Zuntz u. Nicolai: Füllung und Entleerung des Herzens während der Arbeit. Berlin. klin. Wochenschr. 1914, Nr. 51.

[4]) Köhler, A.: Teleröntgenologie des Herzens. Dtsch. med. Wochenschr. 1908, Nr. 5.

[5]) Dietlen: Orthodiagraphie und Teleröntgenographie. Münch. med. Wochenschr. 1913, S. 1763.

[6]) Groedel, Fr. M.: Vereinfachte Ausmessung des Herzorthodiagramms nach Theo Groedel. Münch. med. Wochenschr. 1918, Nr. 15.

[7]) Haudek, M.: Röntgenologie. Eine Revision. Jahresk. f. ärztl. Fortbild. 1918, Augustheft.

[8]) Hammer: Zitiert auf S. 312.

ist leidlich konstant und daher wichtig. Es gilt aber mehr als Beziehung zwischen Körperform und Herzform wie zwischen Körpermasse und Herzmasse. Es muß das betont werden, weil überhaupt die Neigung besteht, die Herzgröße mit nur einem linearen Maß als genügend bestimmt anzusehen. Diese Vereinfachung bringt natürlich weitere Fehler in das schon genügend fehlerreiche Verfahren.

3. Anpassung.

Die im vorstehenden Abschnitt geschilderte Eigenschaft des Herzens, seine Füllungsgröße bei statisch bedingten Verschiebungen des Blutes innerhalb der Gefäßhöhle verschieden einzustellen, ist im Grunde nichts anderes als der Ausdruck der Anpassungsfähigkeit des ganzen Kreislaufsystems an verschiedene Bedingungen der Blutversorgung. Und wenn in den Perioden der Verdauungstätigkeit größere Blutmengen im Splanchnicusgebiet auf Kosten der Peripherie zurückgehalten werden, so handelt es sich auch dabei um Beanspruchung der gleichen Fähigkeit. Nur sind wir nicht gewöhnt, diese Leistungen als besondere anzusehen, weil sie vom Herzen vermutlich keine gesteigerte Arbeit verlangen, was für die Einhaltung der aufrechten Körperstellung noch nicht einmal ganz sicher erwiesen zu sein scheint. Man kann vielleicht diese Art der Anpassung als die der Ruhe bezeichnen.

Demgegenüber betrachten wir als Anpassungsfähigkeit im engeren Sinne die Fähigkeit des Herzens, *gesteigerte Ansprüche des Körpers an Blutbedarf bei körperlicher Arbeit*, rasch und innerhalb weiter Grenzen vollkommen, d. h. ohne erkennbare Störung der Blutversorgung irgendwelcher wichtigen Teile befriedigen zu können. Sie ist als solche schon lange unter der Bezeichnung *Akkommodationsfähigkeit* bekannt und bewundert. Ist sie doch die Eigenschaft, die recht eigentlich das Leben ermöglicht. Ihr Umfang — *Akkommodationsbreite* — und ihre Bedeutung erhellt am deutlichsten aus der Berechnung von KROGH und LINDHARD[1]), daß die linke Kammer des Menschen in der Ruhe ein Minutenvolumen von 3, bei mäßiger Anstrengung von 12 und bei außergewöhnlicher (Schwerathletik) ein solches von 21 l leistet, und von HENDERSON[2]), dessen entsprechende Zahlen 5—7 und über 20 l betragen. Wenn wir noch vorwegnehmen, daß auch das geschwächte und kranke Herz noch eine gewisse Anpassungsfähigkeit besitzt, und daß sie, wenn mehr oder weniger verlorengegangen, zum Teil wiedergewonnen werden kann, so rückt ihre Bedeutung für die Pathologie in noch schärferes Licht.

Die Anpassungsfähigkeit ist von jeher als eine dem Herzmuskel innewohnende „vitale" Eigenschaft angesehen worden, für deren Verständnis man zu der Vorstellung einer im Herzen „latent" vorhandenen „*Reservekraft*" (ROSENBACH) flüchten mußte. Womit man die Anschauung verband, daß das Herz bei mittleren Leistungen nur einen Teil seiner „absoluten Kraft" einsetzt.

Die Vorstellungen von ROSENBACH nahmen ihren Ausgang von der Beobachtung sofort einsetzender Ausgleichsvorrichtungen — *Kompensation* — nach Erzeugung von Klappenfehlern bei Tieren; sie sind wichtig genug, um wörtlich zitiert zu werden. „... es ist bekannt, daß jedes muskulöse Organ einer bei weitem größeren Kraftentwicklung, einer Arbeitsleistung, fähig ist, die das Normale um das Mehrfache übertreffen kann. Dieser Reservevorrat, um teleologisch zu reden, ist nötig, um den in bezug auf Quantität so variablen Anforderungen, welche an ein Organ gestellt werden, nachkommen zu können ... Den

---

[1]) KROGH u. LINDHARD: Skandinav. Arch. f. Physiol. Bd. 27, S. 100.
[2]) HENDERSON, YANDELL: Zwei Vorlesungen über die Herzkraft und ihre Messung. Lancet Bd. 209, Nr. 25 u. 26, S. 1265 und 1317. 1925.

plötzlich erhöhten Widerständen entspricht eine bis zu gewissen Grenzen proportionale Mehrarbeit des Herzens, welche von den disponiblen Beständen geleistet wird."

Das sofortige Einsetzen von Ausgleichseinrichtungen nach der Störung, die unmittelbare Bereitschaft zum Ausgleich, ist offenbar ROSENBACH besonders aufgefallen und hat ihn zu zwei wichtigen Erkenntnissen geführt, zur Erkennung des kompensatorischen Charakters der Dilatation bei Klappenfehlern („aktive kompensatorische Dilatation") und zur Vorstellung einer Leistungssteigerung des Herzens durch stärkere Durchblutung als Vorstufe zur Hypertrophie.

ROSENBACH ist damit also bereits ein gutes Stück über das Geheimnisvolle, das in dem Begriff der Reservekraft liegt, hinausgekommen. Das muß festgehalten werden, wenn es für uns heute verhältnismäßig leicht ist, mit den Ausdrücken Reservekraft und Akkommodation bestimmtere Begriffe zu verbinden.

Eine erhebliche Schwierigkeit, die früher dem Verständnis des Ursprungs der Reservekraft im Wege stand, lag, wie STRAUB[1]) hervorhob, darin, daß die Vorstellung einer besonderen Reservekraft mit dem „*Alles-oder-Nichts-Gesetz*" nicht recht zusammenstimmen wollte. Mit der Einschränkung, die diesem heute gegeben wird, daß nämlich die maximale Zuckung erfolgt nach Maßgabe des augenblicklich vorhandenen Reizmaterials, vor allem aber abhängig von „anderen Bedingungen, die den Muskel im Augenblick seines Ansprechens beeinflussen" [STARLING[2])], ist diese Schwierigkeit behoben.

Es steht nach den Untersuchungen von ROHDE[3]) und v. WEIZSÄCKER[4]), wenigstens für das Kaltblüterherz, ziemlich fest, daß bei der Einzelkontraktion nicht der ganze verfügbare Vorrat an Energie in Spannung umgesetzt bzw. aufgebraucht wird. Vielmehr kann der Herzmuskel jederzeit mehr aus dem Überschuß an vorhandener Energie in äußere Arbeit umsetzen, wenn „eine erhöhte Anfangsspannung ihm dies vorschreibt" (STRAUB).

Gemessen am O_2-Verbrauch, ist die innere Arbeit des Herzens nicht eine eindeutige Funktion der Zeit, sondern verschieden groß, je nach den mechanischen Bedingungen, unter denen das Herz augenblicklich steht. Der O_2-Verbrauch steht in annähernd einfacher Proportion zu der vom Herzen geleisteten Spannung (ROHDE).

Die Akkommodationsbreite wird also vermutlich nach oben durch den maximalen Wert der möglichen Umwandlung von chemischer in potentielle Energie (innere Arbeit) bestimmt und ist damit letzten Endes auch von der Durchblutungsgröße des Herzens abhängig. Da diese mit steigendem Aortendruck wächst [MARKWALDER und STARLING[5])], wird es verständlich, daß auch der Nutzeffekt der inneren Arbeit mit steigender Anforderung automatisch zunimmt, wenigstens soweit diese in Widerstandserhöhung besteht.

Die Reservekraft und damit die Anpassungsfähigkeit verlieren alles Geheimnisvolle und Befremdende für die Vorstellung, wenn man nicht davon ausgeht, daß ein an sich schwacher, für die Leistungen in der Ruhe ausreichender Muskel auch Höchstleistungen vollbringen kann, sondern wenn man umgekehrt überlegt, daß der Muskel viel größere Kräfte besitzt, als er bei den geringen Anforderungen der körperlichen Ruhe auszugeben braucht [MORITZ[6])].

---

[1]) STRAUB, H.: Zur Dynamik der Klappenfehler. Dtsch. Arch. f. klin. Med. Bd. 122, S. 156. 1917.

[2]) STARLING, E. H.: Principles of human physiol. London 1912.

[3]) ROHDE, E.: Zitiert nach WEIZSÄCKER.

[4]) WEIZSÄCKER, V. v.: Über die Energetik der Muskeln und insbesondere des Herzmuskels. Heidelberg: C. Winter 1917. — WEIZSÄCKER, V. v.: Arbeit und Gaswechsel am Froschherzen. Pflügers Arch. f. d. ges. Physiol. Bd. 141, 147, 149. 1911/12.

[5]) MARKWALDER, J. u. E. H. STARLING: On the constancy of systol. outpout. Journ. of physiol. Bd. 48, S. 348. 1914.

[6]) MORITZ: Allgemeine Pathologie. S. 17.

318 H. Dietlen: Herzgröße, Herzmeßmethoden, Anpassung, Hypertrophie, Dilatation.

Daß der Herzmuskel ein besonders kräftiger ist, verglichen mit Skelettmuskeln, zeigt eine Berechnung von Geigel[1]): Die mechanische Leistung des Herzens beträgt etwa 3—10% der Arbeit, die der ganze Körper für gewöhnlich leistet, obwohl das Herz nur ein Hundertstel der ganzen Muskelmasse ist. Nach einer Berechnung von v. Weizsäcker sind die maximale Arbeitsleistung und die maximale (fiktive) Wärmetönung beim Herzen pro Gramm Muskelsubstanz 6—7mal größer als beim Skelettmuskel.

Es steht also fest, daß der Herz- wie der Skelettmuskel bei den gewöhnlichen Verrichtungen des Lebens weit unter der Grenze seiner ,,absoluten Arbeitsfähigkeit" arbeitet. Wenn wir diese mit Moritz als maximale isometrische Spannung, die der Herzmuskel bei ,,optimaler Füllung" erreichen kann, definieren, so ergibt sich als *Definition für die Reservekraft* nach Moritz ,,der Überschuß an potentieller Spannung, für eine bestimmte diastolische Füllung der Ventrikel über das Maß von augenblicklich tatsächlich verlangter Spannung".

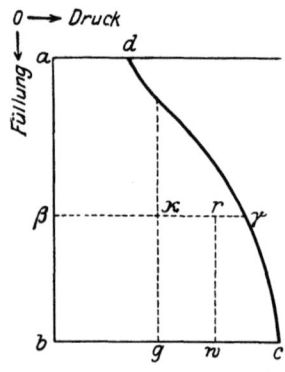

Abb. 106. Definition für die Reservekraft des Herzmuskels. (Nach F. Moritz.)

Graphisch dargestellt würde in der Abb. 106 (nach Moritz) die Reservekraft, als Druck berechnet, für die optimale Füllung ab und einen mittleren Widerstand bg der Größe gc, für die kleinere Füllung $\alpha\beta$ bei dem gleichen Widerstand nur der Größe $\varkappa\gamma$, bei einem höheren Widerstand βr nur noch $r\gamma$ entsprechen.

Es ist aus der graphischen Darstellung ohne weiteres abzulesen, wie sich die jeweils verfügbare Reservekraft mit den Bedingungen (Füllung und Druck), unter denen das Herz augenblicklich arbeitet, ändern muß, daß sie mithin keine absolute, für ein bestimmtes Herz zu jeder Zeit seiner Tätigkeit feststehende Größe ist. Mit anderen Worten: ,,Die Reservekraft beruht auf den Zuckungsgesetzen, auf der durch Veränderung der Arbeitsbedingungen bewirkten vermehrten Anfangsspannung und Anfangsfüllung" [Straub[2])]. Der Gedanke ist, soviel ich sehe, im Prinzip zum erstenmal von Frey ausgesprochen worden.

Da die Zuckungsgesetze an anderer Stelle[3]) ausführlich abgehandelt sind, kann auf ausführliche Darstellung an dieser Stelle verzichtet werden. Sie besagen bekanntlich, daß die Energie der Kontraktion durch die Anfangsspannung und -füllung bestimmt wird und daß das isometrische Spannungsmaximum — die absolute Kraft (Moritz) — bei einem optimalen Füllungszustand erreicht wird. Ein gesundes Herz, das den Ruhebedarf des Körpers mit kleinen Füllungen und mit mittleren Spannungen bestreiten kann, hat also eine große Reservekraft, mithin eine große Akkommodationsbreite, während ein Herz, das schon für die Bestreitung der Ansprüche bei Ruhe auf große Füllungen zurückgreifen und zur Überwindung eines mittleren Widerstandes von erhöhter Anfangsspannung ausgehen muß, also ein schwaches Herz, über eine geringe Reservekraft und Akkommodationsbreite verfügt.

Die Mittel, mit denen das Herz seine Anfangsfüllung und -spannung steigert: Vermehrung des venösen Zuflusses, bedeutsam in erster Linie für die rechte Kammer, und Vergrößerung des systolischen Rückstandes bei steigendem Widerstand, bedeutsam für die linke Kammer, sind also die Mittel der Anpassung. Da beide Erweiterung der Herzhöhlen, diese der systolischen, jene

---

[1]) Geigel, R.: Lehrb. d. Herzkrankheiten. S. 19. München u. Wiesbaden 1920.
[2]) Straub, H.: Zitiert auf S. 319 (S. 164).
[3]) Siehe dieses Handb., diesen Bd. S. 235 (Straub).

der diastolischen, mithin Vergrößerung des Herzens bedeuten, kann man auch sagen: *das Mittel der Anpassung, das experimentell am sichersten erwiesen ist, ist die vorübergehende Volumvermehrung, die Verlängerung der Muskelfasern.* Dieser Modus ist von verschiedenen Forschern [FRANK, ROHDE, STRAUB[1]), STARLING[2]) und Mitarbeitern, SOCIN[3])] so oftmals und so übereinstimmend erwiesen worden, daß Zweifel an seiner überwiegenden Bedeutung für den Vorgang der Anpassung nicht mehr am Platze sind.

Die sinnfälligste, weil für das Leben unerläßliche, und häufigste Form der Beanspruchung der Akkommodationsfähigkeit stellt die körperliche *Anstrengung* dar[4]). Den Ablauf der Vorgänge bei einer solchen, z. B. beim Laufen, stellen wir uns heute so vor. Die arbeitenden Muskeln benötigen in den erweiterten Arterien mehr sauerstoffreiches Blut; sie verschaffen es sich zum Teile selbst dadurch, daß bei ihrer Zusammenziehung die lokale Durchblutung gesteigert wird [LAUDER BRUNTON und TUNNICLIFF, HUMILEWSKI, vor allem CHAVEAU und KAUFMANN[5])]. Die stärkere Ausquetschung der Leber durch die verstärkte Zwerchfelltätigkeit wirkt in gleicher Richtung fördernd [WENCKEBACH[6])]; das große Splanchnicusreservoir gibt durch reflektorisch mit der Arbeit einsetzende Verengerung der Arterien ebenfalls mehr Blut nach dem Herzen ab; der venöse Zufluß nach dem Herzen wird also sofort gesteigert und somit zunächst die rechte und in weiterer Folge auch die linke Kammer unter die Bedingungen größerer Anfangsfüllung gesetzt. Es folgt vergrößertes Schlagvolumen gegen zunächst gleichbleibenden Aortendruck. Nun wird aber dieser reflektorisch von den tätigen Muskeln über das Großhirn und wohl gleichzeitig auch durch die Verengerung der Splanchnicusarterien erhöht; der systolische Rückstand wächst und trägt nun ebenfalls dazu bei, die Füllung der linken Kammer zu vergrößern; so daß in dem Maße, in dem die Anforderungen von seiten der tätigen Muskeln wachsen, auch die Bedingungen sich günstiger gestalten, die es dem Herzen ermöglichen, größere Schlagvolumina auszuwerfen (Arbeitsreaktion von E. WEBER).

Wieweit dieser Vorgang der Anpassung des Herzmuskels im einzelnen getrieben werden kann, hängt von der Erreichung der optimalen Füllung ab. Jenseits derselben nehmen die Auswurfsvolumina wieder ab. Im Experiment ist diese Grenze deutlich durch den Übertritt der Zuckungsgipfel in den zweiten Teil der Kurvenschar (O. FRANK) gekennzeichnet.

Auch für den Menschen liegen eine Reihe von Beobachtungen vor, aus denen zunächst zu schließen ist, daß sich die Vorgänge der Anpassung an erhöhte Anforderungen bei Anstrengung in gleicher Weise abspielen. Die Zunahme des Blutumlaufes in den Muskeln, und zwar nicht nur in den augenblicklich tätigen, geht aus den plethysmographischen Untersuchungen von E. WEBER hervor, die Steigerung des Blutdruckes während der Arbeit ist in zahlreichen, im großen und ganzen übereinstimmenden Versuchen festgestellt[7]). Auch für die Vergrößerung des Schlag- und Minutenvolumens liegen bereits eine Reihe

---

[1]) STRAUB, H.: Dynamik des Säugetierherzens. I. Dtsch. Arch. f. klin. Med. Bd. 115, S. 531. 1914.
[2]) STARLING, E. H.: Das Gesetz der Herzarbeit. Bern u. Leipzig: E. Bircher 1920. — STARLING, E. H.: Sur le mécanisme de compens. du coeur. Presse méd. 1922, Nr. 60.
[3]) SOCIN, CH.: Experimentelle Untersuchungen über akute Herzschwäche. Pflügers Arch. f. d. ges. Physiol. Bd. 160, S. 132. 1914.
[4]) Siehe dieses Handb. Bd. 15.
[5]) Zitiert nach A. JAQUET: Muskelarbeit und Herztätigkeit. Basel: Fr. Reinhardt 1920. (In dieser Arbeit findet sich eine sehr sorgfältige Zusammenstellung und Sichtung des gesamten Schrifttums über Muskelarbeit und Kreislauf.)
[6]) WENCKEBACH, K. FR.: Über pathologische Beziehungen zwischen Atmung und Kreislauf. Samml. klin. Vorträge Nr. 465/66. 1907.
[7]) Literatur bei A. JAQUET:

von Zahlen vor, und zwar von ZUNTZ und HAGEMANN[1]), BORNSTEIN[2]), KROGH und LINDHARD[3]), BOOTHBY[4]), LILJESTRAND und LINDHARD[5]) HENDERSON[6]). Freilich stimmen die gefundenen Ausgangs- und Arbeitswerte infolge nicht gleicher Methodik und verschiedener Art der Arbeit nicht überein; zweifellos sind auch die erreichten Arbeitswerte zum Teil zu hoch befunden oder errechnet. Das geht schon daraus hervor, daß sie als Einzelschlagvolumen die Kapazität der Herzhöhlen überhaupt übertreffen oder wenigstens nicht bei unvollständiger Entleerung der Kammern (Restblut) denkbar sind. Aber sie zeigen doch übereinstimmend, daß auch das menschliche Herz bei Anstrengung bedeutend vergrößerte Volumina auswirft und sein Minutenvolumen erheblich steigern kann.

Soweit herrscht also Übereinstimmung zwischen tierexperimentellen Tatsachen und den auf ihnen fußenden Vorstellungen über den Anpassungsmechanismus beim Menschen. Eine Lücke klafft jedoch in dem ganzen Kreis. Wenn BORNSTEIN bei exzessiver Arbeit ein Schlagvolumen von 400—450 ccm, eine Zahl, die bereits TIGERSTEDT[7]) als unmöglich ablehnt, und KROGH und LINDHARD wenigstens ein solches von 120—150 ccm, also das Doppelte des Ruhevolumens angeben, so müßte man annehmen, daß so starke Volumsschwankungen des Herzens auch auf dem Röntgenschirm während der Anstrengung nachweisbar wären. Und zwar entweder als ganz außerordentliche Steigerung des Ausmaßes der systolischen Verkleinerung des Herzens während der Anstrengung, wie sie bisher nie beobachtet worden ist, oder unter der Annahme einer auch bei Anstrengung unvollständigen systolischen Entleerung als eine ganz erhebliche Zunahme der diastolischen Herzgröße. Im Falle der zweiten Annahme brauchte nämlich die pulsatorische Verschiebung der Herzränder das bei Ruhe vorhandene Maß von wenigen Millimetern nicht zu überschreiten.

Nun ist allerdings diese Anstrengungsvergrößerung immer wieder einmal behauptet worden. Die Feststellungen mit Hilfe der Palpation und Perkussion mögen dabei unberücksichtigt bleiben, weil sie, selbst in der Hand erfahrener Kliniker [HENSCHEN[8])] zu vieldeutig sind. Ernster zu nehmen sind Röntgenuntersuchungen, die mit einwandfreien Methoden, namentlich mit der Orthodiagraphie, angestellt sind. Aber auch ihnen gegenüber ist strengste Kritik am Platze.

Vor allen Dingen ist es außerordentlich schwierig, während der Anstrengung Orthodiagramme oder Fernaufnahmen herzustellen, die alle technischen Bedingungen erfüllen (gleiche Körperhaltung, gleicher Zwerchfellstand wie vor der Anstrengung!). Als zuverlässig können daher nur wenige Beobachtungen gelten. In erster Linie solche von MORITZ[9]), die ich mit angestellt habe. Sie bestanden in Halten von Gewichten in den horizontal ausgestreckten Armen oder im Heben beider Beine in Rückenlage, beides bis zur Erschöpfung, und ergaben unter 11 Fällen nur 4 mal geringe, innerhalb der Fehlergrenze fallende Vergrößerungen. Außerdem betrafen sie nicht einwandfreie Herzen und kommen daher gegenüber den anderen Ergebnissen nicht in Frage. In Betracht kommen ferner Versuche von ZUNTZ und NICOLAI[10]), die 4 Personen auf einer Tretbahn $1/2$ Stunde laufen ließen und während dieser Anstrengung Teleaufnahmen machten. Sie stellten fest „prinzipiell Vergrößerung während, Verkleinerung nach der Arbeit", und schließen auf ein vergrößertes Restvolumen

---

[1]) ZUNTZ u. HAGEMANN: Untersuchungen über den Stoffwechsel des Pferdes. Berlin 1898.
[2]) BORNSTEIN: Pflügers Arch. f. d. ges. Physiol. Bd. 132, S. 312. 1910.
[3]) KROGH u. LINDHARD: Zitiert auf S. 316. — LINDHARD: Pflügers Arch. f. d. ges. Physiol. Bd. 161, S. 364. 1915.
[4]) BOOTHBY: Americ. journ. of physiol. Bd. 37, S. 399. 1915.
[5]) LILJESTRAND u. LINDHARD: Skandinav. Arch. f. Physiol. Bd. 39, S. 229. 1915.
[6]) HENDERSON: Zitiert auf S. 316.
[7]) TIGERSTEDT: Physiologie des Kreislaufs. Bd. III, S. 130.
[8]) HENSCHEN: Mitt. a. d. med. Klinik Upsala Bd. 2. 1899.
[9]) MORITZ: Über funktionelle Verkleinerung des Herzens. Münch. med. Wochenschr. 1908, S. 713.
[10]) ZUNTZ u. NICOLAI: Zitiert auf S. 315.

während der Arbeit. Endlich Experimente von O. Bruns[1]), der bei 46 gesunden Männern im Stehen ein im Kniegelenk gebeugtes Bein „bis nahe zur momentanen Erschöpfung" anheben ließ und während dieser Anstrengung, die 8—40 Minuten dauerte, fortwährend Schirmbeobachtungen und -aufzeichnungen anstellte. Dabei wurde von den Mitarbeitern Haltung und Zwerchfellstand kontrolliert und Puls und Blutdruck bestimmt. Das Ergebnis dieser mit großer Umsicht angestellten Versuche war in der überwiegenden Zahl der Beobachtungen während der Anstrengung ein dauerndes Schwanken der Herzgröße, in 15% im Sinne dauernder Vergrößerung, in 25% im Sinne dauernder Verkleinerung, in 60% im Sinne des Wechselns zwischen Zu- und Abnahme. Allerdings waren die Abweichungen von der Ausgangsgröße überhaupt recht geringe, planimetrisch gemessen maximal 10 qcm, durchschnittlich viel geringer. Zieht man noch die anfechtbare Technik der Herzgrößenbestimmung, namentlich die Notwendigkeit der rechnerischen Reduktion der aufgezeichneten Konturen auf die senkrechte Projektion, in Betracht, so wird man auch von diesen Untersuchungen nicht die letzte Klärung der schwierigen Frage erblicken dürfen. Auffallenderweise gingen in den Beobachtungen die Schwankungen der Herzgröße mit denen des Blutdrucks und der Pulszahl nicht parallel.

Das Ergebnis der Versuche ist also ein noch recht mageres und gestattet noch nicht sicher zu behaupten, daß die nach den physiologischen Gesetzen zu erwartende Vergrößerung des menschlichen Herzens *während* der Anstrengungen, die Menschen zu Versuchszwecken zugemutet werden können, nachgewiesen ist.

Wie läßt sich dieser Gegensatz erklären?

Am einfachsten, wenn man die Ergebnisse betrachtet, die bei Untersuchungen unmittelbar nach starken Anstrengungen gewonnen worden sind.

Sie lauten mit wenigen Ausnahmen, die gleich zu besprechen sind, dahin, daß unmittelbar nach der Anstrengung bei gesunden Leuten entweder keine Veränderung der Herzgröße [Moritz[2]), de la Camp[3]), Dumstrey und Metzner[4]), Lennhoff und Levy-Dorn[5]), Mendl und Selig[6]), Bingel[7]), Boigey[8])] oder eine mehr oder weniger deutliche Verkleinerung der diastolischen Herzsilhouette eintritt [de la Camp, Lennhoff und Levy-Dorn, Mendl und Selig, Kienböck[9]), Selig[10]), Dietlen und Moritz[11]), d'Agostini[12]), Raab[13]) und zum Teil Bruns]. Nur in einer kleinen Zahl von Untersuchungen wurde auch nach der Anstrengung Vergrößerung, allerdings meistens geringen oder zweifelhaften Grades festgestellt [de la Camp, Schott[14]), Bruns, Lipschitz[15]), Boigey]. Die Versuche von Schott wurden bereits von Dumstrey und Metzner sowie von Moritz wegen unzureichender Technik zurückgewiesen, den gleichen Einwand kann man gegen die Ergebnisse von Lipschitz erheben, der außerdem nur 18mal Vergrößerung gegen 4mal Gleichbleiben und 39mal Verkleinerung gefunden hat. So bleiben die Ergebnisse von Bruns, der unter

---

[1]) Bruns, O. u. G. A. Roemer: Zitiert auf S. 313.
[2]) Moritz: Zitiert auf S. 320.
[3]) De la Camp: Experimentelle Studien über die akute Herzdilatation. Zeitschr. f. klin. Med. Bd. 51, S. 1. 1904.
[4]) Dumstrey u. Metzner: Die Untersuchung des Herzens mit Röntgenstrahlen. Fortschr. a. d. Geb. d. Röntgenstr. Bd. 1, S. 115.
[5]) Lennhoff u. Levy-Dorn: Untersuchungen an Ringkämpfern. Dtsch. med. Wochenschrift 1905, Nr. 22.
[6]) Mendl u. Selig: Zur Frage der akuten Herzdilatation. Med. Klinik 1907, S. 135.
[7]) Bingel: Untersuchungen über den Einfluß des Biertrinkens und Fechtens. Münch. med. Wochenschr. 1907, S. 57.
[8]) Boigey: Le cœur pendant l'exercice physique. Presse méd., 17. Aug. 1921.
[9]) Kienböck: Über vorübergehende Verkleinerung des Herzens. Fortschr. a. d. Geb. d. Röntgenstr. Bd. 12, S. 426.
[10]) Selig: Sport und Herz. Med. Klinik 1908, S. 448.
[11]) Dietlen u. Moritz: Das Verhalten des Herzens nach Radfahren. Münch. med. Wochenschr. 1908, S. 489.
[12]) D'Agostini: Orthodiagraphische Untersuchungen über die Größenänderungen des Herzens. Zeitschr. f. exp. Pathol. u. Therap. Bd. 7, S. 159. 1910.
[13]) Raab: Zur Frage von der akuten Dilatation. Münch. med. Wochenschr. 1909, S. 555.
[14]) Schott: Zur akuten Überanstrengung des Herzens. Dtsch. med. Wochenschr. 1897, S. 495.
[15]) Lipschitz: Verhalten des Herzens bei sportlichen Maximalleistungen. Inaug.-Dissert. Berlin 1912.

46 Arbeitsversuchen nur bei 7% ausschließlich Vergrößerung, dagegen bei 18% wechselndes Verhalten und bei 75% ausschließlich Verkleinerung nach der Anstrengung gefunden hat, und die von BOIGEY. Seine Ergebnisse, die mir nur im Zitat nach BORDET[1]) zugänglich waren, sind in folgender Richtung bemerkenswert.

Sie sind an Nichtberufssportsleuten gewonnen. Es war Vergrößerung bemerkbar nach einem Lauf von 5000 m in mehr als $^1/_4$ Stunde, gering nach Boxen, aber erst nach der 45. Runde, und nach Ringen, aber erst nach 10—15 Minuten Kampf; beträchtlich nach großen Marathonläufen (42 km); fehlend nach Fechten, selbst nach 20 Minuten Dauer. Nach Anstrengungen, die solche des täglichen Lebens nach Dauer und Grad nicht übertrafen, hat BOIGEY keine Veränderung gefunden.

BORDET selbst hat Veränderungen beobachtet, bewertet sie aber selbst nicht als wirkliche Volumveränderungen.

In den Versuchen von BOIGEY tritt zum erstenmal ein Umstand von großer Wichtigkeit deutlich zutage, nämlich die *Abhängigkeit der Volumzunahme von der Größe der Anstrengung*. Falls man den Ergebnissen überhaupt ganz trauen darf, käme hier der Anpassungsvorgang zum ersten Male in Röntgenbeobachtungen entsprechend den physiologischen Gesetzen zum Ausdruck. BORDET, nach dem ich zitiere, scheint aber selbst zu mißtrauen und meint, daß der ausgepumpte Läufer den Atem bei der Untersuchung im Zustand der „anhélation" (des Keuchens?) in Ausatmungsstellung anhalte, daß daher eine in diesem Zustand vorhandene Herzverbreiterung durch hohen Zwerchfellstand vorgetäuscht werden könne. Umgekehrt halte der nur mäßig Erschöpfte den Atem in Einatmungsstellung an und täusche dadurch eine Herzverkleinerung vor. Ob diese Unterscheidung richtig ist, mag dahingestellt bleiben, aber der Hinweis auf die Bedeutung des Zwerchfellstandes für den Vergleich von Herzbildern ist richtig und wichtig.

Er ist übrigens nicht neu, sondern von allen kritischen Beobachtern immer wieder gemacht worden. Aus eben diesem Grunde bin ich selbst gegen die verschiedenen Ergebnisse und ihre Deutung so mißtrauisch und verlasse mich am ehesten noch auf das, was ich selbst gesehen habe und allenfalls nachmessen kann. Das sind aber nur die Versuche von MORITZ, in denen grundsätzlich die Herzsilhouette bei fortgehender Atmung am Schlusse der Ausatmungsphase und zum Teil — zur Vermeidung einer Preßwirkung — bei hörbarem leisen Pfeifen aufgezeichnet wurde.

Nach diesen und den übereinstimmenden Ergebnissen der erwähnten anderen Untersucher ist aber die Regel *nach* stärkeren Anstrengungen eine deutliche Verkleinerung des Herzens oder wenigstens eine Neigung zu solcher.

Eben diese Verkleinerung des diastolischen Volumens paßt aber nicht zu den Ergebnissen der experimentellen Forschung. BORDET versucht dieser Schwierigkeit durch folgende Überlegung aus dem Wege zu gehen. Die diastolische Erweiterung bei Anstrengung soll im Orthodiagramm nur deswegen nicht nachweisbar sein, weil die Markierung der Herzsilhouette näher der systolischen als diastolischen Kontur erfolge, indem hier der Herzschatten zu dünn, d. h. für Röntgenstrahlen zu durchlässig sei, um genau festgehalten werden zu können. Dagegen sei an der Zunahme der Pulsationsausschläge die diastolische Volumzunahme während und nach der Anstrengung zu erkennen. Die durch Verbleiben größerer systolischer Restvolumina entstehende systolische Volumzunahme komme im Röntgenbild nicht zum Ausdruck, vielleicht falle sie auch bei gesunden Menschen relativ geringer aus als im Tierexperiment.

Ganz befriedigt diese Erklärung schon deswegen nicht, weil es entschieden leichter ist, die Herzsilhouette am Ende der Diastole zu markieren, wo am ehesten der Herzrand für einen Augenblick in Ruhe ist, als im Zustand rasch ablaufender systolischer Verkleinerung. Dabei ist allerdings zuzugeben, daß das einwandfreie Orthodiagraphieren rasch und verstärkt schlagender Herzen überhaupt schwierig ist.

Aber auch bei Tieren unter wesentlich besseren Arbeitsbedingungen (Hunden, die im Tretrad erschöpft waren) hat DE LA CAMP[2]) keine Herzerweiterung nachweisen können, soweit die Tiere herzgesund waren.

---

[1]) BORDET, E.: La dilatation physiol. du cœur. Arch. d'électr. méd. Jg. 16, S. 108. 1923. (Hier auch weitere neuere französische und englische Literatur.)

[2]) DE LA CAMP: Zitiert auf S. 321.

Dagegen hat HIRAMATSU[1]) bei Kaninchen, die im elektrisch betriebenen Tretrad 3—5 Stunden abgehetzt wurden, deutliche, in photographischen Aufnahmen der getöteten Tiere festgehaltene Erweiterung nachgewiesen. Diese betraf fast ausschließlich die rechte Kammer und war im Röntgenbild nicht nachweisbar gewesen. Die Erklärung für diese auffallende Unstimmigkeit sucht der Verfasser darin, daß die Erweiterung der rechten Kammer in erster Linie in sagittaler Richtung erfolgt und daher im Röntgenvorderbild nicht in Erscheinung zu treten braucht. Diese Erklärung erscheint durchaus einleuchtend und muß bei weiteren Untersuchungen berücksichtig werden. HIRAMATSU versucht auch eine Erklärung für das Zustandekommen der Erweiterung der rechten Kammer zu geben. Er findet sie in der Widerstandserhöhung im kleinen Kreislauf durch die Anstrengungsblähung der Lungen und belegt diese Anschauung durch intrathorakale Druckmessungen bei ein- und doppelseitiger Zwerchfellähmung nach Phrenicusausreißung.

Bei der ganzen Erörterung der Unstimmigkeit ist ein, wie mir scheint, wichtiger Gesichtspunkt ganz außer acht gelassen worden, nämlich das *Verhalten der Schlagfrequenz*. Beim experimentellen Studium der Herzdynamik unter wechselnden Arbeitsbedingungen wird entweder eine bestimmte Schlagfrequenz künstlich eingehalten, oder es fällt beim überlebend gehaltenen, aber nervenisolierten Herzen wenigstens der regelnde Einfluß der extrakardialen Nerven weg. Beim angestrengten Menschen beobachten wir jedoch als erste sinnfällige Folge der Anstrengung eine wesentliche Beschleunigung der Herztätigkeit. Wenn nun auch im Experiment eine Änderung der Frequenz innerhalb weiter Grenzen das Schlagvolumen nicht beeinflußt [MARKWALDER und STARLING[2]), v. WEIZSÄCKER[3])], so ist damit noch lange nicht gesagt, daß es auch beim Menschen so sein müsse. Wir wissen allerdings noch nicht genau, von welcher Grenze ab nach oben und unten, durch Tachy- und Bradykardie, sich die diastolischen Füllungen beim Menschen merklich ändern, aber daß sie sich ändern, ist sicher. Wir sehen auf dem Röntgenschirm im tachykardischen Anfall das Herz sich verkleinern, wir sehen es bei anfallsweiser Bradykardie sich vergrößern (A. HOFFMANN, DIETLEN, GRÖDEL). MORITZ[4]) hat den Einfluß der Vagusausschaltung durch Atropin, also die reine Wirkung der Frequenzsteigerung, untersucht und Verkleinerung der diastolischen Herzsilhouette bis zu 20% festgestellt. Damit ist die Bedeutung der Füllungszeit für die Größe der Füllung auch für den Menschen ganz einwandfrei erwiesen.

In diesen Versuchen betrug die Frequenzvermehrung durchschnittlich das Doppelte und mehr, und man kann daher behaupten, daß ungefähr bei Verdoppelung der Herzschläge der Einfluß der Diastolenverkürzung deutlich wird, gleichgültig, ob sie durch Atropin- oder durch Anstrengungsbeschleunigung hervorgerufen wird. In den Versuchen von BRUNS und ROEMER[5]) kommen zwar in einzelnen Fällen ebenfalls erhebliche Frequenzsteigerungen vor, aber im allgemeinen nicht so starke wie in unseren Fällen. Außerdem fällt auf, daß während der Arbeit sowohl die Frequenz wie namentlich der Blutdruck vorübergehend oft wieder absinkt. Damit mag es zusammenhängen, daß BRUNS weniger große Ausschläge am Herzen beobachtet hat als wir.

Übrigens ist die Frequenzsteigerung bzw. die Diastolenverkürzung gewiß nicht der einzige das Herzvolumen verkleinernde Umstand. Er würde ja auch

---

[1]) HIRAMATSU, TOHEI: Über den Einfluß körperlicher Anstrengung auf das Herz. Mitt. a. d. med. Fak. d. Univ. Tokio Bd. 22, H. 2. 1919. (Ausführliche Literatur, auch über Atmung und Kreislauf.)
[2]) MARKWALDER u. STARLING: Zitiert auf S. 317.
[3]) v. WEIZSÄCKER: Zitiert auf S. 317.   [4]) MORITZ: Zitiert auf S. 320.
[5]) BRUNS u. ROEMER: Zitiert auf S. 320.

nur die diastolische Verkleinerung erklären. Ob in unseren Fällen eine Veränderung des systolischen Volumens vorhanden war, haben wir nicht geprüft. Es ist aber eher anzunehmen, daß es ebenfalls verkleinert als vergrößert war, da die pulsatorische Bewegung der Herzränder uns und anderen (BORDET) bei und nach der Anstrengung vergrößert erschien. Eine systolische Vergrößerung bei diastolischer Verkleinerung ist demnach nicht wahrscheinlich. Sie würde außerdem Insuffizienz des Herzens bedeuten, die uns wohl aus anderen Gründen nicht entgangen wäre. Man kann im Gegenteil annehmen, daß die bei Anstrengungsverkleinerung vorhandene Acceleransreizung (Erhöhung des Acceleranstonus) positiv inotrop wirkt und dadurch auf eine Verkleinerung des systolischen Herzvolumens hinwirkt, wie sie sehr schön in einer Kurve von LEHNDORFF (Reizung des rechten Gangl. stellatum bei der Katze) sichtbar ist, die ROTHBERGER[1]) wiedergibt. Man kann auch noch daran denken, daß erhöhter Acceleranstonus auch umgekehrt, nämlich der Erweiterungsfähigkeit in der Diastole entgegenwirkt. Die die Anstrengung unter Umständen um mehrere Stunden überdauernde Verkleinerung kann kaum anders als durch Nachwirkung einer Acceleransreizung erklärt werden (vgl. S. 379). Nach HENDERSON und BARRINGER[2]) kann übrigens die Pulsbeschleunigung bei Anstrengung gar nicht mit Vergrößerung des Schlagvolumens einhergehen, weil die mit der Anstrengung verbundene Überventilation der Lunge ebenfalls im Sinne von Steigerung des Herzmuskeltonus, also füllungshindernd, wirkt.

Während also im Experiment einfach zu übersehende Arbeitsbedingungen vorliegen und daher leicht eindeutige Ergebnisse zu erzielen sind, handelt es sich beim Anpassungsvorgang des menschlichen Herzens um recht verwickelte Bedingungen, die miteinander in Wettbewerb treten. „Von dem Stärkeverhältnis der beiden antagonistischen Faktoren" — wobei in erster Linie an die volumvergrößernde Wirkung der Blutdrucksteigerung und an die verkleinernde der Frequenzsteigerung zu denken ist — „wird also das Endergebnis für die diastolische Herzgröße bei Anstrengung abhängen [MORITZ[3])]. Wenn man diesen Antagonismus im Auge behält, dürfte die mangelnde Übereinstimmung im Anpassungsvorgang zwischen Mensch und Tier und zwischen den auseinandergehenden Ergebnissen beim Menschen allein nicht mehr so verwunderlich sein.

Das hat auch BRUNS als Fazit seiner Überlegungen angenommen und darauf hingewiesen, daß beim Menschen außer den rein mechanischen Ausgleichsvorrichtungen noch Psyche, Stoffwechselprodukte (Milchsäure, Kohlensäure, Hormone: Adrenalin?) mitwirken und den rein mechanischen Anstrengungseffekt verwischen können. Die Bedeutung der sympathischen Erregung des Herzens während großer sportlicher Anstrengung wird in jüngster Zeit von den Forschern, die sich mit der Physiologie des Sportes beschäftigen, z. B. in den Arbeiten von EWIG[4]) und von SCHENK[5]), stark in den Vordergrund gerückt.

Vermutlich ist auch die Form, in der die Anstrengung geleistet wird, nicht ganz ohne Einfluß auf die Art der Reaktion (v. WEIZSÄCKER). Beobachtungen

---

[1]) ROTHBERGER: Kreislauf in LÜDKE-SCHLAYER: Lehrb. der pathol. Physiologie. Leipzig 1922. S. 360.
[2]) HENDERSON, Y. u. TH. B. BARRINGER: The relation of venous pressure to card. effic. Americ. journ. of physiol. Bd. 31, S. 352. 1913.
[3]) MORITZ: Die allgemeine Pathologie des Herzens. S. 72.
[4]) EWIG, W.: Über den sportlichen Trainingszustand. Münch. med. Wochenschr. 1925. Nr. 48 u. 49. S. 2050 u. 2100.
[5]) SCHENK, P.: Kreislauf und Stoffwechsel bei sportlicher Arbeit. Sitzungsber. d. Ges. z. Förderung der ges. nat. Wissensch. zu Marburg 1925. Nr. 2. — Der Einfluß sportlicher Arbeit auf den Körperhaushalt. Münch. med. Wochenschr. 1925. S. 1955.

über die Dauerfolgen chronischer Anstrengungen am menschlichen Herzen, die bei der Hypertrophie zu erwähnen sind, lassen sich in diesem Sinne deuten.

Soviel kann man heute mit Sicherheit sagen, daß bei der Anpassung des menschlichen Kreislaufs neben rein mechanischen im Herzen unmittelbar und selbsttätig ablaufenden Vorgängen extrakardial verlaufende Regelungen in Form von Veränderungen der Schlagfrequenz, die mittelbar auf die Füllung des Herzens wirken, mitspielen. Auf der anderen Seite ist es für mich recht *wahrscheinlich, daß reine Erhöhung der Schlagfrequenz mittleren Grades, also solche ohne wesentliche Verkürzung der Diastole und dadurch bedingte Verkleinerung des Einzelschlagvolumens beim Menschen das nächste und einfachste Anpassungsmittel darstellt, um bei gesteigerten Anforderungen ein größeres Zeitvolumen zu liefern.* Diese Auffassung finde ich neuerdings auch in den Ergebnissen von HENDERSON[1]) sowie von HOLMAN und BECK[2]) bestätigt.

Zunahme der Schlagfrequenz steigert nach v. WEIZSÄCKER[3]) den Stoffwechsel des Herzens annähernd parallel der Zunahme, solange damit keine Veränderung der äußeren Herzarbeit einhergeht. Bei Änderung derselben durch Abnahme des Einzelvolumens bei sehr hohen Frequenzen tritt jedoch trotz der Erhöhung keine weitere Steigerung des Stoffwechsels, sondern sogar eine mäßige Abnahme ein.

Falls diese am Kaltblüterherzen gefundenen Tatsachen auch für den Menschen Geltung haben, könnte man sogar in hoher Frequenzsteigerung eine Art von Selbststeuerung des Kreislaufes erblicken. Jedenfalls zeigt der Moment, in dem bei weiterer Frequenzsteigerung die Schlagvolumina und die äußere Herzarbeit abnehmen, die Grenze der Anpassungsfähigkeit durch das Mittel der Frequenzerhöhung an.

Die Anpassung des Kreislaufs an erhöhte Anforderungen ist natürlich überhaupt kein rein zentrales Problem. Es wurde bereits auf die Ergebnisse E. WEBERS[4]) hingewiesen. WEBER unterscheidet drei aufeinanderfolgende Reaktionen der nervösen Kreislaufsregulierung bei körperlicher Arbeit. BENJAMIN[5]) hat die WEBERschen Befunde mit denen der vorstehenden Röntgenuntersuchungen und mit denen der Sphygmo-Energometrie von CHRISTEN kombiniert und den Verlauf der Kreislaufsreaktion bei Anstrengung in folgenden Phasen gekennzeichnet.

1. Die Arbeitsreaktion, bestehend in Zunahme des Zeitvolumens und vermehrter Herz- und Muskelgefäßfüllung.

2. Die Erschöpfungsreaktion, gekennzeichnet durch Abnahme des Schlag- und Zeitvolumens, Verkleinerung des Herzens, sowie durch Anhäufung des Blutes im Splanchnicusgefäßgebiet.

3. Die Erholungsreaktion von mehr oder weniger langer Dauer, je nach der Güte des Kreislaufs, mit wieder einsetzender Vermehrung des Schlagvolumens und reichlicherer Durchströmung der Skelettmuskeln.

Eine kritische Bewertung der mit Plethysmographie und Sphygmoenergometrie gewonnenen Ergebnisse findet sich an anderer Stelle dieses Handbuches. Wenn auch gegen die quantitative Ausdeutung der letzteren in bezug auf das vom Herzen geleistete Schlagvolumen mancherlei einzuwenden ist, so kann man doch annehmen, daß die auf Grund der Kombination der genannten drei Methoden gewonnene Einsicht in das Wesen der Blutverschiebung bei Anstrengung richtig

---

[1]) HENDERSON: Zitiert auf S. 316.   [2]) HOLMAN u. BECK: Zitiert auf S. 310.
[3]) v. WEIZSÄCKER: Zitiert auf S. 317.
[4]) WEBER, ERNST: Zeitschr. f. exp. Pathol. u. Therap. Bd. 18, S. 325.
[5]) BENJAMIN, K.: Zur Pathogenese der Wachstumsblässe. III. Nervöse Kreislaufreaktionen bei Körperarbeit. Jahrb. f. Kinderheilk. Bd. 52, S. 203. 1923.

ist und daß diese Verschiebung unter den Einrichtungen, über die der menschliche Kreislauf zur Anpassung an gesteigerte Anforderungen verfügt, eine wesentliche Rolle spielt. (Vgl. darüber Bd. XVI. Jg. XIII, 5, 6 u. 7.) Die Bedeutung der peripheren Ausgleichsvorrichtungen im Sinne der Anpassung und Erleichterung der Herzarbeit haben neuerdings EPPINGER, KISCH und SCHWARZ[1]) besonders in den Vordergrund gestellt. (Vgl. dazu auch dieses Handbuch Bd. XVI. J. 5, 6 u. 7.)

Die leichteste und häufigste Art der Anstrengung bei Menschen bildet das *aufrechte Stehen*. Es erhebt sich die Frage, ob auch dabei besondere Anpassungseinrichtungen des Kreislaufs in Tätigkeit und Erscheinung treten. Diese naheliegende Frage scheint lange übersehen worden zu sein. Zwar muß die aufrechte Haltung als eine für den Menschen eigentümliche, also physiologische, angesehen werden, und es mag daher fraglich erscheinen, ob es berechtigt ist, ihre Einhaltung als eine Anstrengung zu betrachten[2]). Aber Tatsache ist, daß längeres, zumal ruhiges Stehen, besonders „in Haltung", ermüdet, wobei allerdings die Gewöhnung und Übung einen bedeutenden Unterschied ausmacht. Viele, besonders junge Menschen, und ganz besonders solche mit „labilem Kreislauf", werden bekanntlich bei längerem Stehen blaß, ja sogar ohnmächtig. Tatsache ist ferner, daß die Pulsfrequenz bei vertikaler Stellung höher ist als bei horizontaler [GUY, SCHAPIRO, LANGEWOY, SCHNEIDER und TRUESDELL[3]), DIETLEN[4])]. Der Unterschied ist auch bei passiver Aufrichtung vorhanden (GUY), doch scheint er im allgemeinen bei aktivem Aufrichten größer auszufallen. Er tritt nicht nur im Augenblick des Aufrichtens zutage, sondern ist, wenn auch mit Schwankungen [JOSSILEWSKY, JOHN[5])], eine Dauererscheinung.

Es muß vorläufig noch dahingestellt bleiben, ob die Erscheinung rein statisch bedingt ist, wobei an relative Gehirnanämie oder Erniedrigung des Vagustonus zu denken ist; oder ob sie auf dem Umwege über die zur Einhaltung der aufrechten Haltung notwendige Muskelerregung reflektorisch zustande kommt. Unbestritten dürfte es dagegen sein, daß die „statische" [HELMREICH[6])] oder „orthostatische" [PREVEL[7])] Pulsbeschleunigung ein Mittel zum Ausgleich von Blutverschiebungen ist, wie sie beim Wechsel der Körperstellung eintreten.

Was über diese bekannt ist, findet sich bereits S. 313 zusammengestellt. Weitere Untersuchungen der angeschnittenen Frage, für die sich neuerdings die Pädiater [SCHIFF[8]), BENJAMIN[9]) aus der Klinik von A. CZERNY, HELMREICH] zu interessieren scheinen, wären dringend erwünscht. Denn an sich ist es höchst bemerkenswert, daß der menschliche Kreislauf so eingerichtet ist, daß er in verschiedenen Stellungen suffizient ist. Da das bei Vierfüßlern nicht im gleichen Maße zu sein scheint, hätten wir es beim Menschen mit einer besonderen, dauernden Anpassung an besondere Lebensbedingungen zu tun. Noch bemerkenswerter

---

[1]) Vgl. über diese Frage: O. RIESSER im Kapitel Dauerkontraktion und Muskeltonus. Bd. VIII dieses Handbuches.
[2]) EPPINGER, Kisch und SCHWARZ: Arbeit und Kreislauf. Klin. Wochenschr. 1925, Nr. 23, S. 1101.
[3]) SCHNEIDER, EDW. C. u. DOR. TRUESDELL: Zitiert auf S. 311.
[4]) Literatur bei DIETLEN: Zitiert auf S. 311. Ferner bei TIGERSTEDT: Physiologie des Kreislaufs. Bd. II, S. 429.
[5]) Literatur bei DIETLEN: Zitiert auf S. 311.
[6]) HELMREICH, EGON: Statische und dynamische Pulsacceleration. Zeitschr. f. d. ges. exp. Med. Bd. 36, S. 226. 1923.
[7]) PREVEL, M.: Der Abdomino-Cardialreflex. Presse méd. Jg. 28, Nr. 24, S. 235. 1920.
[8]) SCHIFF, ER.: Konstitutionelle Schwäche des Zirkulationssystems im Kindesalter. Jahrb. f. Kinderheilk. Bd. 91, S. 217. 1920.
[9]) BENJAMIN, K.: Nervöse Kreislaufregulation. Jahrb. f. Kinderheilk. Bd. 102, S. 203. 1923.

ist aber vielleicht die Tatsache, daß diese Anpassung doch keine absolute ist. Wenn nämlich die Angaben über ein kleineres Minutenvolumen beim Sitzen und Stehen sich als Regel bestätigen sollten, woran nach den grundsätzlich und beinahe zahlenmäßig übereinstimmenden Ergebnissen von LINDHARD, HENDERSON und MOBITZ kaum mehr zu zweifeln ist, dann wäre eben die Anpassung nicht vollständig erreicht, und wir stünden vor der rätselhaften Erscheinung, wie der Körper bei einer Stellung, die wir doch a priori als die anstrengendere ansehen müssen und die daher eher ein größeres Minutenvolumen erforderte, mit einem kleineren Volumen auskommt.

Es erscheint müßig, sich darüber weitere Gedanken zu machen, solange die Tatsache noch nicht für jeden Zweifler auf festen Füßen steht. Immerhin drängt sich folgender Gedankengang auf. Zunächst steht ja — von Ausnahmen vorübergehender oder dauernder (pathologischer) Art abgesehen — fest, daß die Blutversorgung des stehenden Menschen ausreichend ist und daß das Herz imstande ist, gerade aus dieser Stellung heraus Mehrarbeit zu leisten. Die Herzarbeit ist also den Daueranforderungen, wie sie die aufrechte Haltung erfordert, im großen und ganzen doch angepaßt. Wenn das mit einem kleineren Schlag- und Minutenvolumen — nach HENDERSON[1]) 20—50% — geschieht, so muß darin unbedingt eine Zweckmäßigkeit liegen. Wir erkennen diese, wenn wir uns der von TREVES[2]) gefundenen Tatsache erinnern, daß die Skelett-, z. B. die Atemmuskeln, die eine Dauerarbeit ausüben, diese am besten nicht bei maximaler, sondern bei einer mittleren Belastung leisten ("Endmaximalgewicht"). Es liegt wohl kein Bedenken vor, diese Erkenntnis auch auf den Herzmuskel zu übertragen. Er ist ja der ausgesprochenste Dauerarbeiter, den wir haben. Wenn er zur Bestreitung des Blutbedarfs bei aufrechter Haltung mit kleineren Füllungen, also vermutlich auch mit kleineren Anfangsspannungen, sein Auslangen findet, so arbeitet er damit weit unter seiner Akkommodationsgrenze, also mit großer Akkommodationsbreite und mit großer Reservekraft. Er ist also jederzeit in der Lage, bei Anforderung mehr auszugeben, als wenn er schon bei seiner Dauerarbeit in einer höheren Akkommodationslage arbeiten würde.

Wenn wir so dazu gelangen, die akkommodative Einstellung des Kreislaufs bei aufrechter Stellung als zweckmäßige Ausgangslage anzusehen, dann bedeutet das größere Minutenvolumen und damit die bessere Durchblutung des Herzens beim liegenden Menschen einen Luxus, der nur den Sinn haben kann, entweder sämtlichen Organen zum Zwecke der Erholung größere Blutmengen zuzuführen oder vielleicht besonders die Organe im Überfluß zu ernähren, die während der Arbeitszeit in aufrechter Stellung zu kurz kommen. Das wäre wohl in erster Linie das Herz selbst, ferner das Gehirn, vielleicht auch die Nieren. In bezug auf die letzteren darf an die relativ große Nachtausscheidung bei eingestellter Flüssigkeitsaufnahme erinnert werden.

Für das Herz selbst ist dabei allerdings zu überlegen, ob es bei Horizontallage tatsächlich mehr oder weniger Arbeit leistet. Die äußere Arbeit erscheint zunächst größer, wenn das angenommene größere Minutenvolumen gegen den gleichen mittleren Aortendruck befördert wird, wie bei vertikaler Haltung. Doch wissen wir, daß bei längerer Ruhe und ganz besonders im Schlaf der Blutdruck sinkt [L. HILL[3]), BRUSH und FAIERWEATHER[3]), ferner KLEWITZ[4]), CARL MÜLLER[5]),

---

[1]) HENDERSON: Zitiert auf S. 316.
[2]) TREVES: Pflügers Arch. f. d. ges. Physiol. Bd. 78, S. 163. 1899.
[3]) Zitiert nach TIGERSTEDT: Physiologie des Kreislaufs. Bd. III, S. 137.
[4]) KLEWITZ: Dtsch. Arch. f. klin. Med. Bd. 112, S. 39. 1913.
[5]) MÜLLER: Dtsch. Arch. f. klin. Med. Bd. 142, S. 47. 1923 u. Münch. med. Wochenschrift 1923, Nr. 6.

Katsch und Pansdorf[1]), Wiechmann[2]), Roemheld[3])]. Diese Senkung könnte bereits kompensierend wirken. Für die innere Herzarbeit fällt jedoch noch der Umstand ins Gewicht, daß die Frequenzabnahme den Stoffwechsel des Herzens vermindert (v. Weizsäcker). Auch behaupten Collet und Liljestrand[4]), daß statische Arbeit trotz gleichen Energieverbrauches mehr ermüdet als dynamische. Das erscheint verständlich durch den Wegfall der Förderung der Blutbewegung durch Muskelkontraktionen. So könnte die Gesamtarbeit des Herzens bei horizontaler Ruhelage vielleicht trotz scheinbarer Steigerung der äußeren Arbeit doch vermindert sein und die Horizontallage damit auch für das Herz selbst Erholung bedeuten. Die Erfahrungen des täglichen Lebens und die der Klinik sprechen jedenfalls in dieser Richtung. Doch müßte weitere exakte Forschung die Frage klären.

Im ganzen genommen ergibt sich, daß das Herz sich an Anforderungen statischer Art mit den gleichen Mitteln anpaßt, mit denen es erhöhte Anforderungen durch Anstrengung (dynamischer Art) ausgleicht, nämlich durch Veränderung des Schlagbzw. Minutenvolumens und der Frequenz. Vermutlich spielt letztere dabei für gewöhnlich die größere Rolle hinsichtlich der Leichtigkeit und Schnelligkeit des Ausgleiches.

Die Frequenzänderung ist, wie schon einmal erwähnt, am ausgesprochensten bei schwächlichen (asthenischen) Menschen (konstitutionelle Kreislaufschwäche), eine mittlere bei Durchschnittsmenschen, eine geringere oder beinahe ganz ausbleibende bei besonders muskelkräftigen trainierten Menschen. Schneider und Trueschell[5]) fanden bei der Untersuchung von jungen Leuten, die sich zum Flugdienst meldeten, folgendes Verhalten der Pulsfrequenz:

	Im Liegen	Im Stehen	Nach einer Standardübung
Bei noch nicht Ausgemusterten	75—74	92—90	102
Bei tauglich Befundenen	72—70	86—83	97—95

Sie schließen aus ihren Feststellungen, die sich außerdem auf systolischen und diastolischen Blutdruck beziehen: die Regulation des Kreislaufes durch Frequenzänderung wird um so weniger beansprucht, je besser der Kreislauf ist. Ähnliche Feststellungen liegen vor von Geigel[6]) und sind jedem Arzt geläufig.

Die obigen Überlegungen zeigen, daß es streng genommen eine Akkommodationsfähigkeit des Herzens nach zwei Richtungen, nach oben und nach unten, gibt. Die Einstellung auf eine kleinere Leistung in der Zeit, wie sie bei längerer Bettruhe ohne Fieber, also bei herabgesetztem Stoffwechsel vorliegt, ob sie nun mit Verkleinerung des Schlagvolumens oder mit Verlangsamung der Schlagzahl einhergeht, ist ebenfalls ein Anpassungsvorgang. Er vermittelt in gewisser Weise weiteres Verständnis für das Wesen der Anpassung.

Erfahrungen am Krankenbett lehren, daß lange Ruhepausen, auch wenn sie nicht mit toxischen oder sonstigen Schädigungen des Herzens verbunden sind, das Herz schwächen. Selbst kleine körperliche Leistungen nach langem Bettliegen gehen zunächst mit Blässe, Herzklopfen, das die Anstrengung überdauert, Atemnot usw. einher. Zum Teil gewiß deswegen, weil auch die Skelettmuskulatur gelitten hat, in der Hauptsache aber deswegen, weil das Herz durch die lange Nichtbeanspruchung seiner Akkommodationsfähigkeit diese zum Teil eingebüßt

---

[1]) Katsch u. Pansdorf: Münch. med. Wochenschr. 1922, Nr. 50.
[2]) Wiechmann u. Bamberger: Zeitschr. f. d. ges. exp. Med. Bd. 41, S. 37. 1924.
[3]) Roemheld: Münch. med. Wochenschr. 1923, Nr. 31.
[4]) Collet u. Liljestrand: Änderungen des Herzminutenvolumens beim ruhenden Menschen. Skandinav. Arch. f. Physiol. Bd. 45, S. 17. 1924.
[5]) Schneider u. Truesdell: Zitiert auf S. 311.
[6]) Geigel, R.: Lehrb. d. Herzkrankh. 1920.

hat. Die Parallele mit der Inaktivitätsatrophie der Skelettmuskeln liegt auf der Hand. Hier wie dort ist der bei Nichtgebrauch herabgesetzte Stoffwechsel die Ursache der Funktionsbeeinträchtigung. Hier wie dort kann aber die alte Funktionstüchtigkeit durch Übung rasch wiedergewonnen werden.

Damit kommen wir auf die *Bedeutung der Übung* für das Spiel der akkommodativen Kräfte des Kreislaufes. Die Grenze der Anpassungsfähigkeit an plötzlich steigende Anforderungen ist im Experiment genau bestimmbar: Übertritt der Zuckungskurven in den zweiten Teil der Kurvenschar, z. B. in der Abb. 9 von STRAUB[1]). Auch für das menschliche Herz gibt es diese Grenze, wie die tägliche Selbstbeobachtung und Erfahrung an anderen zeigt. Objektive Registriermethoden für die Vorausbestimmung der Akkommodationsbreite des menschlichen Herzens besitzen wir leider noch nicht. Sie ist aber überhaupt für ein bestimmtes Herz nicht ein für allemal etwa durch den anatomischen Bau oder das eingefahrene Zusammenspiel der verschiedenen Kreislaufregulationen begrenzt.

Der Landmann kann den ganzen Tag hindurch den schweren Pflug durch festen Boden führen oder Garben laden, ohne auch nur eine Spur kurzatmig zu werden, aber er versagt trotz gut durchgebildeter Muskulatur und trotz geübten Herzens, wenn er eine steile Bergwanderung machen oder etwa ringen soll. Und ein Schwerathlet, dessen Puls sich bei der ihm adäquaten Arbeit nicht wesentlich beschleunigt, wird keinen Dauermarsch mit schwerem Gepäck aushalten. Das sind bekannte, aber wichtige Dinge.

Jedes gesunde Herz kann für bestimmte Leistungen, bei deren Vornahme es zum ersten Male glatt versagt, allmählich so eingeübt werden, daß es sie mühelos vollbringt. Man denke ans Bergsteigen. Was geht mit dem Herzen in solchen Fällen vor? Wodurch, *in welcher Weise wächst die Akkommodationsbreite*, die ursprünglich nicht ausreichend war? Wir wissen nicht allzuviel darüber, was das Wesen der Übung ist.

Üben heißt, das gleiche immer wieder tun, so lange, bis es mit weniger Aufwand von Anstrengung, bis es ohne Empfindung von Mühe, bis es mehr oder weniger unbewußt geht. Bei der quergestreiften Muskulatur ist das ohne weiteres verständlich und vorstellbar. Beim Herzen könnte man sich vorstellen, daß die immer wieder gesteigerte Blutversorgung des Herzmuskels selbst, die das größere Schlagvolumen und vor allem der gesteigerte Aortendruck bei der Anstrengung mit sich bringt, die Herzgefäße erweitert, daß die vergrößerten Volumschwankungen zwischen Diastole und Systole den Blutumlauf beschleunigen und daß so eine die jeweilige Anstrengung überdauernde bessere Durchblutung des Herzens zustande kommt. Das würde den Stoffwechsel steigern, größere Umsetzungen von chemischer in potentielle und von dieser in kinetische Energie ermöglichen und damit die Akkommodationsbreite des Herzens erhöhen. Die Wiederaufnahme der Anstrengung oder Übung würde den Herzmuskel jedesmal in einem Zustand erhöhter Anpassungsfähigkeit vorfinden. So würde entweder die gleiche Arbeit wie früher mit immer mehr gewachsener Reservekraft begonnen werden, oder es könnte durch deren Wachsen die Größe der Leistung immer weiter gesteigert werden.

COLLET und LILJESTRAND[2]) haben gefunden, daß mit zunehmender Übung die gleiche Arbeit (Pedaldrehen und Arbeit auf der Tretbahn) mit geringerem Minutenvolumen als anfangs geleistet wird. Das kann wohl nur so verstanden werden, daß mit zunehmender Übung bestimmter Muskelgruppen der Blutbedarf in diesen oder die Arbeitssteigerung des Aortendruckes sinkt, mithin die durch die Anstrengung ausgelöste periphere Kreislaufregulierung erleichtert vor sich geht (besserer Ausnützungskoeffizient für O_2?). Die — einstweilen noch

---

[1]) STRAUB, H.: Dynamik des Säugetierherzens. Dtsch. Arch. f. klin. Med. Bd. 115, S. 531. 1914.

[2]) COLLET u. LILJESTRAND: Zitiert auf S. 328.

nicht erwiesene — geringere Blutdrucksteigerung bei Übung würde Abnahme des Schlagvolumens und die ebenfalls abnehmende Frequenzsteigerung auch solche des Minutenvolumens verständlich machen. Die eintretende Übung käme also mittelbar als Erleichterung der Herzarbeit zur Auswirkung.

Das Verschwinden des Muskelermüdungsgefühls mit zunehmender Übung — man denke an die Reitschmerzen — bei einer bestimmten Arbeit (COLLET und LILJESTRAND) ist natürlich erst recht Folge der peripheren Übung.

Doch gibt es ganz zweifellos auch ein Ermüdungsgefühl, das im Herzen selbst empfunden wird und dort entstehen muß. Das muß man nach Angaben von intelligenten Kreislaufkranken, besonders Hypertonikern, mit aller Sicherheit annehmen. Auch dieses schwindet bei Verbesserung des Kreislaufes, z. B. bei Sinken des Blutdruckes, gleichzeitig mit dem Nachlassen der anginösen Beschwerden.

Auch das Anpassungsmittel der Frequenzsteigerung braucht um so weniger in Anspruch genommen zu werden, je mehr die Reservekraft durch Übung gewachsen ist. Tatsächlich verrichten geübte und erstarkte Herzen die gleiche Arbeit mit viel geringerer Pulsbeschleunigung als ungeübte oder sogar ohne jede Beschleunigung. Derartige Beobachtungen lassen sich beliebig beim Vergleich von trainierten und nicht trainierten Sportsleuten und noch besser beim Vergleich von Berufs- und Gelegenheitsarbeitern für eine bestimmte Leistung (z. B. Holzsägen) anstellen.

Auch folgende Überlegung ist zu bedenken. Die akute kompensatorische diastolische Erweiterung, die wir als Hauptmittel zur vorübergehenden Steigerung der Herzarbeit kennen gelernt haben, ist an sich reversibel. Es ist aber durchaus vorstellbar und beinahe erwiesen, daß sie bei regelmäßiger oder dauernder Beanspruchung, beim Sportstraining, bei der militärischen Ausbildung, bei körperlich schwerer Berufsarbeit gewissermaßen als Dauerzustand eintritt. Das könnte vermutlich so geschehen, daß die während einer längeren Anstrengung entstandene Erweiterung, wenigstens teilweise, solange anhält, bis die neue Anstrengung eintritt. Diese würde dann von vornherein von einer größeren Anfangsspannung aus, also unter günstigeren Bedingungen geleistet werden. Dieser — hypothetische — Vorgang brauchte keine pathologische Erweiterung zu bedeuten, solange die Kontraktionskraft des Herzmuskels nicht gelitten hat, also keine Überdehnung vorliegt. Allerdings streifte dieser Vorgang nahe an ein pathologisches Geschehen (Erweiterung durch dauerndes Steigen der Restvolumina) heran. Beweise für die Richtigkeit oder auch nur Wahrscheinlichkeit der vorgetragenen Anschauung liegen allerdings nicht vor, denn auch die genaueste Größenbestimmung des Herzvolumens durch Orthodiagraphie konnte bisher solche jedesmal nach Anstrengung zurückbleibende und sich allmählich summierende Herzvergrößerungen nicht nachweisen.

Aber auf der anderen Seite liegen genug anatomische und orthodiagraphische Beobachtungen über den Endzustand, nämlich darüber vor, daß Herzen, die andauernd schwere körperliche Arbeit geleistet haben, schwerer und größer sind. Bekannt sind die Beobachtungen von PEACOK an Minenarbeitern, die von MÜNZINGER an den Tübinger Weinbauern, die von HENSCHEN an Skiläufern, die von SCHIEFFER[1]) an Radfahrern und Schwerarbeitern. Durch ein Experiment großen Stils hat dieser auch den Nachweis geliefert, daß das Herz von Rekruten, also planmäßig trainierten Leuten, im Verlaufe eines halben Jahres durchschnittlich größer wird. (Ausführliches darüber siehe bei DIETLEN. Vgl. auch S. 309.)

---

[1]) SCHIEFFER, K.: Über Herzvergrößerung infolge Radfahrens. Dtsch. Arch. f. klin. Med. Bd. 89, S. 604. 1907. — SCHIEFFER, K.: Über den Einfluß des Militärdienstes. Ebenda Bd. 92, S. 392. 1908.

Die Ergebnisse SCHIEFFERS sind von HERXHEIMER[1]) bestätigt worden. Für das Sportherz ist die Tatsache des großen Herzens ja seit langem bekannt. Wichtiges Material hat in den letzten Jahren HERXHEIMER beigebracht. Die folgende Tabelle, in der der Herzquotient nach ZUNTZ und NICOLAI (vgl. S. 315) berechnet ist, zeigt deutlicher als Worte den Zusammenhang zwischen Sport und Herzgröße.

Sportart	Boxen	Mehr-kampf	Schwimmen	Schwer-athletik	Mittel-strecken-lauf	Lang-strecken-lauf	Marathon-lauf	Skilauf	Radfahrer Amateure Schieffer	Radfahrer Amateure Dietlen u. Moritz	Radfahrer Berufs- Herxheimer
Zahl d. Fälle	16	17	15	29	19	12	27	18	16	8	12
Durchschn.-Quotient	$\frac{1}{72,5}$	$\frac{1}{67,2}$	$\frac{1}{63,8}$	$\frac{1}{63,3}$	$\frac{1}{60,3}$	$\frac{1}{57,2}$	$\frac{1}{55,2}$	$\frac{1}{50,8}$	$\frac{1}{46,1}$	$\frac{1}{44,6}$	$\frac{1}{40,3}$

Zu einem gewissen Abschluß gebracht ist die Frage Sport und Herz durch die ausgedehnten systematischen Untersuchungen von DEUTSCH und KAUF[2]) an 3977 Fällen in der Wiener „Herzstation". Die Ergebnisse, soweit sie hier angehen, sind:

Die Herzgröße geht mit der gesamten Körperentwicklung parallel, wobei die nach Art des Sportes verschieden große Beanspruchung und Entwicklung der Muskulatur der ausschlaggebende Umstand ist. Als zuverlässigste Beziehung hat sich die zwischen Lungenbreite und Herztransversale ergeben.

Die Reihenfolge, in der das Herz durch Sportsbetätigung entwickelt wird, ist: Fechten, Boxen, Fußball, Leichtathletik, Schwerathletik, Touristik, Ringen, Schwimmen, Radfahren, Ski, Rudern.

Die „Meister" haben, entsprechend größerem Training und dadurch bedingter besserer Körperentwicklung fast durchweg, in allen Sportarten, noch größere Herzen als die Nichtmeister.

In nicht seltenen Fällen, und zwar ausgesprochen steigend an Häufigkeit und Grad mit der Art des Sportes nach obiger Reihe und nach dessen Dauer, finden sich Herzvergrößerungen, die den für die betreffende Sportart ermittelten Durchschnitt erheblich überschreiten, die daher als pathologische Erscheinungen angesehen werden. Je größer das Herz an sich schon ist, desto mehr zeigt es das Bestreben, auf Ausüben des betreffenden Sportes mit fortschreitender Erweiterung zu reagieren.

Die Größenzunahme des Herzens durch Sport wird als Dilatation und nicht als reine Hypertrophie angesehen, hauptsächlich deswegen, weil sie in Perioden des Nichttrainings rückbildungsfähig ist[3]), um bei Wiederaufnahme des Trainings wieder zu erscheinen oder sogar noch zuzunehmen. [Diese Beweisführung ist natürlich nicht zwingend, denn auch Hypertrophien können sich wieder zurückbilden, wie deutlich die Experimente von SECHER[4]) zeigen.]

Für die Herzvergrößerung durch Sport ist nicht die reine Einwirkung des Sportes als solchen die Ursache, nicht das Ausmaß des Trainings und nicht die Sportart, sondern die „familiäre Disposition". Für diese Vorstellung einer „familiären Disposition" bieten die neueren Feststellungen von SCHENK, EWIG

---

[1]) HERXHEIMER, H.: Beobachtungen an den Herzen von Sportsleuten. Klin. Wochenschrift 1922, S. 2286. — HERXHEIMER, H.: Zum Einfluß des Radfahrens. Ebenda 1923, S. 1594.
[2]) DEUTSCH u. KAUF: Zitiert auf S. 309.
[3]) Die gleiche Feststellung ist von DEDICHEN gemacht. (Einfluß körperlicher Anstrengung auf das Herz. Nordk magaz. f. laegevidenskaben Jg. 81, S. 465. 1921.)
[4]) SECHER: Zitiert auf S. 334.

und anderen über vagotonische Dauerumstellung erfolgreicher, gut trainierter Dauersportler und über die gleichlaufende Verschiebung im Kalzium-Kalium-Gleichgewicht einen einigermaßen greifbaren Inhalt.

Schließlich hat der Weltkrieg Erfahrungen gezeigt, die ebenfalls den herzvergrößernden Einfluß großer und dauernder Strapazen kundtun [MAASE und ZONDEK[1]), KLEWITZ[2]), besonders KAUFMANN[3])]. Die pathologisch-anatomische Bestätigung dieser Beobachtungen ist aber recht spärlich ausgefallen, weil es gerade für den Anatomen schwer ist auszuschließen, ob eine Herzvergrößerung nicht durch andere Umstände als die überstandenen Anstrengungen verursacht war [HECHT[4])]. Bejahend haben sich nur RÖSSLE[5]) und HÄSSNER[6]) ausgesprochen.

Liefern nun die genannten Beobachtungen den Beweis dafür, *daß die Vergrößerung des Herzens durch chronische Anstrengungen eine reine kompensatorische Volumsvermehrung im Sinne der dynamischen Herzgesetze und damit eine Erscheinung dauernder Anpassung an gesteigerte Anforderungen darstellt?* Die klinischen Erfahrungen sprechen im allgemeinen in dieser Richtung, da ja „dilatativ angepaßte Herzen" funktionstüchtig sind und bei Anstrengungen, denen ungeübte Herzen nicht gewachsen sind, vollgenügend erscheinen. Man muß also diesen Herzen eine gute Kontraktionskraft zutrauen. HERXHEIMER[7]) glaubt diesen Nachweis unmittelbar erbracht zu haben, indem er durch Registrierung des Venenpulses nach OHM feststellte, daß die Bewegung des Atrioventrikularseptums bei gut trainierten Sportherzen größer als bei nicht trainierten Gesunden ist. Den physiologischen Beweis der Mehrleistung solcher Herzen haben LILJESTRAND und LINDHARD[8]), sowie LILJESTRAND und STENSTRÖM[9]) durch Messung des Einzel- und Minutenvolumens versucht.

Auf der anderen Seite steht jedoch die klinische Erfahrung, daß sowohl Sports- wie Kriegsherzen trotz jahrelanger Höchstleistungen oft plötzlich und dann mehr oder weniger dauernd versagen.

Die Frage ist nun, sind diese Herzen gleichzeitig auch schwerer, überschreiten sie das von W. MÜLLER festgelegte Proportionalgewicht, sind sie hypertrophisch? Und wenn diese Frage zu bejahen ist, wie entsteht diese Hypertrophie und was bedeutet sie dynamisch?

4. Hypertrophie.

Die Feststellung von HIRSCH, daß die Herzentwicklung mit der Muskelentwicklung parallel geht, die erst neuerdings durch die Ergebnisse von DIBBELT[10]) bestätigt worden ist, besagt im Grunde nichts weiteres, als was W. MÜLLER mit den Worten ausgedrückt hat: „Die größere Werkstätte bedarf eines größeren

---

[1]) MAASE u. ZONDEK: Herzbefunde bei Kriegsteilnehmern. Zeitschr. f. klin. Med. Bd. 81, 1915.

[2]) KLEWITZ: Berufsarbeit und Herzvergrößerung bei Frontsoldaten. Münch. med. Wochenschr. 1918, Nr. 34.

[3]) KAUFMANN, R.: Über Herzerweiterungen. Wien. klin. Arch. f. inn. Med. Bd. 1, S. 211. 1920.

[4]) HECHT, E.: Statistik über die Ursachen der Herzhypertrophie. Zentralbl. f. Herz- u. Gefäßkrankh. 1918, S. 181.

[5]) RÖSSLE: Kriegsärztliche Demonstrationen. Münch. med. Wochenschr. 1916/17, S. 610.

[6]) HÄSSNER, H.: Pathologische Anatomie im Felde. Virchows Arch. f. pathol. Anat. u. Physiol. Bd. 221. 1916.

[7]) HERXHEIMER, H.: Zur Frage der Arbeit des Herzens bei Sportsleuten. Zeitschr. f. d. ges. exp. Med. Bd. 35, S. 283. 1923.

[8]) LILJESTRAND u. LINHARD: Zitiert auf S. 320.

[9]) LILJESTRAND u. STENSTRÖM: Skandinav. Arch. f. Physiol. Bd. 39. 1920.

[10]) DIBBELT: Dtsch. med. Wochenschr. 1917, Nr. 1.

Motors." Aber sie besagt noch nichts im Sinne einer überschießenden Zunahme der Herzmasse. Das wäre erst der Fall, wenn sich nachweisen ließe, daß Herzen von Menschen, die die Anpassungsfähigkeit in besonderem Maße betätigt haben, das Proportionalgewicht deutlich überschreiten. Erst dann dürfen wir ja nach der bisher geltenden Auffassung Hypertrophie annehmen. Der Nachweis dieser *Arbeitshypertrophie* steht aber von anatomischer Seite, wie gesagt, aus. Wir müssen darin KREHL zustimmen, der auf diese Verhältnisse ein ganzes Leben hindurch geachtet hat. Wir befinden uns hier also in einem Dilemma: Klinik und Röntgenforschung kennen große Herzen bei angestrengten Menschen und haben um so mehr recht, in diesen Herzen Endzustände physiologischen Wachstums zu erblicken, als solche Herzen leicht zu überanstrengten, schwachen und minderwertigen werden.

Dürfen wir des anatomischen Beweises entraten und den klinisch-röntgenologischen Befunden allein vertrauen? Die Feststellung der Hypertrophie aus rein klinischen Zeichen ist von beschränktem Wert, die Abgrenzung gegenüber Erweiterungen ohne Muskelverdickung unsicher. Daher die Aushilfsbezeichnung „dilatative Hypertrophie", die gleichzeitig zum Ausdruck bringt, daß beide Veränderungen nebeneinander herlaufen. Der Röntgenbeobachtung ergeht es nicht viel besser, auch sie kommt, wo es sich nicht um Extreme der einen oder anderen Art handelt, nicht allzuweit über das Urteil „großes Herz mit hypertrophischem Charakter" hinaus. Aber beide Untersuchungsarten zusammen — man muß das festhalten — ergänzen sich doch dahin, daß Schwerarbeiter, trainierte Soldaten, Sportsleute übernormalgroße Herzen haben, die, solange funktionell auf der Höhe, Zeichen der Hypertrophie aufweisen.

Die Lücke zwischen anatomischen und klinischen Beobachtungen am Menschen füllen die Erfahrungen der Tieranatomie und des Experimentes aus. Die Tatsachen sind zu bekannt, um ausführlich wiedergegeben werden zu müssen[1]). Sie finden sich neuerdings am eingehendsten bei HASEBROEK[2]) behandelt. Die bekannte Tabelle von BERGMANN gibt immer wieder den besten Einblick in die Verhältnisse.

Die Tabelle ist immer wieder so gedeutet worden, daß die Größe der Muskeltätigkeit die Massenentwicklung des Herzens bedingt. Also nicht die Körpermasse an sich, son-

Tierart	Körpergewicht kg	Proport. Gew. des Herzens $^0/_{00}$
Schwein	49,7	4,52
Rind	280,0	5,53
Mensch	58,0	5,88
Schaf	20,6	6,17
Pferd	493,0	6,77
Hase	3,7	7,70
Reh	20,6	11,35

dern die Art, wie sie eingesetzt wird, d. h. die Lebensweise gibt den Ausschlag. Das zeigt besonders deutlich der Vergleich der Herzgewichte von Schaf und Reh, die beide gleich schwer sind. PARROT hat in ebenfalls bekannten Untersuchungsreihen, die auch die Herzgewichte der Vögel in Betracht zogen, diesen Gesichtspunkt ganz besonders scharf herausgestellt und gezeigt, daß die besten Flieger, die schnellsten Läufer, die lautesten Sänger und Schreier die relativ größten Herzen haben. Bemerkenswert ist überhaupt, daß die Vögel durchschnittlich sehr hohe Herzgewichte aufweisen, bis zu 65,64 %. Besonders eindrucksvoll ist der Vergleich der proportionalen Herzgewichte bei nah verwandten, aber ungleich lebenden Tieren, so Haus- und Wildente, 6,98 und 11,02 %, ferner Stall-, wilde Kaninchen und Hasen, 2,4, 2,7 und 7,75 % (GROBER), Moorschnee-

---
[1]) Siehe dieses Handb., diesen Bd., S. 132 (HESSE).
[2]) HASEBROEK, K.: Die Entwicklungsmechanik des Herzwachstums sowie der Hypertrophie und Dilatation. Pflügers Arch. f. d. ges. Physiol. Bd. 168, S. 247. 1917.

huhn und Alpenschneehuhn (STROHL) und zahme Ratten und Arbeitsratten [SECHER[1])].

Also die Lebensweise, die Art der Muskelbetätigung ist bei freilebenden Tieren von ausgesprochenem Einfluß auf die Herzentwicklung. HASEBROEK hat diesen Gesichtspunkt noch ganz besonders herausgearbeitet. Es ergibt sich daraus mit zwingender Notwendigkeit, daß man bei Tieren ein proportionales Herzgewicht nur unter Berücksichtigung der Lebensweise aufstellen kann.

Im Experiment hat KÜLBS als erster festgestellt, daß auch unter künstlichen Arbeitsbedingungen das proportionale Herzgewicht wächst. Es betrug bei zwei Arbeitshunden (Steigarbeit) 2,67 und 2,7% der gesamten Muskulatur gegenüber 1,7 und 1,94 bei Kontrollhunden desselben Wurfes. Die gleichen erhöhten Proportionalgewichte stellte KÜLBS[2]) dann später an flandrischen Ziehhunden fest. Das gleiche hatte GROBER an einem Hundepaar gezeigt. BRUNS[3]) dagegen erzielte bei ähnlichen Versuchen, nur mit geringerer Steigarbeit, ein negatives Ergebnis. Er hatte ausgewachsene, KÜLBS wachsende Tiere zu seinen Versuchen benützt, es scheint daher, daß ausgewachsene Tiere nicht mehr so leicht oder wenigstens nicht mehr so stark mit einer Arbeitshypertrophie des Herzens reagieren.

Ganz neuerdings hat SECHER[1]) Untersuchungen an Ratten angestellt, die weiteres Licht auf die Verhältnisse werfen. Zahme, ruhig lebende Ratten haben ein proportionales Herzgewicht von $4,2 \, ^0/_{00}$, Tiere, die durchschnittlich 2 Monate lang in einer Lauftrommel gelaufen waren, bis zu 8 km täglich, bekommen ein Herzgewicht von $5,6 \, ^0/_{00}$, und zwar bei gleichem Körpergewicht. Dieses geht mit Aussetzen der Arbeit in 8 Tagen auf 4,2, nach 35 Tagen sogar auf $3,6 \, ^0/_{00}$ zurück. Die Herzmasse kann also ebenso schnell ab- wie zunehmen. Wenn man diese Zunahme als Hypertrophie gelten läßt, so braucht der Umstand, daß ein menschliches Herz nach Aussetzen eines bestimmten Trainings wieder kleiner werden kann [DEUTSCH und KAUF[4])] nicht unbedingt gegen die Annahme von Hypertrophie als Grundlage der vorhanden gewesenen Vergrößerung zu sprechen.

Aus den Versuchen von KÜLBS und SECHER geht hervor, daß sich Hypertrophie sehr rasch bis zu einem durch Wägung meßbaren Grade entwickeln kann. Wenige Wochen scheinen zu genügen. Zum gleichen Ergebnis war bereits D. GERHARD[5]) bei künstlich gesetzten Aortenstenosen gekommen.

Wenn man die recht zahlreichen und einwandfreien Feststellungen an Tieren unvoreingenommen von begrifflichen Festlegungen überdenkt, so drängen sich zwei Fragen auf:

1. *Warum soll die an Tieren vielfach bestätigte Regel für den Menschen nicht gelten?* Warum sollen der sein Herz nie bis zur oberen Akkommodationsgrenze

---

[1]) SECHER, K.: Experimentelle Untersuchungen über den Einfluß der Anstrengungen auf die Größe des Herzens. Zeitschr. f. d. ges. exp. Med. Bd. 14, S. 113. 1921. — SECHER, K.: Experimentelle Untersuchungen über die Größe des Herzens nach Aufhören des Trainings. Ebenda Bd. 32, S. 190. 1923. — SECHER, K.: Experimentelle Untersuchungen über abnehmende Herzgewichte nach Adrenalininjektion. Ebenda S. 296. — SECHER, K.: Experimentelle Untersuchungen über das Körpergewicht von Ratten beim Trainieren. Zeitschr. f. d. ges. exp. Med. Bd. 47. S. 125. 1925.

[2]) KÜLBS: Weitere Beiträge zur Frage Arbeitsleistung und Organentwicklung. Münch. med. Wochenschr. 1915, Nr. 43.

[3]) BRUNS, O.: Welche Faktoren bestimmen die Herzgröße? Münch. med. Wochenschr. 1919, Nr. 20.

[4]) DEUTSCH u. KAUF: Zitiert auf S. 309.

[5]) GERHARD, D.: Über Kompensation von Mitralfehlern. Arch. f. exp. Pathol. u. Pharmakol. Bd. 45, S. 186. 1901.

ausnützende Stubenhocker und der dauernd an dieser Grenze arbeitende und sie durch Übung erhöhende Schwerarbeiter oder gar Sportsmann bei sonst gleicher Körpermasse nicht ein verschieden großes und schweres Herz haben?

2. *Ist es wirklich angängig, eine scharfe Grenze zwischen noch physiologisch zu bewertender Vergrößerung („Erstarkung") und pathologisch erscheinender Hypertrophie zu ziehen?* Sind nicht die Übergänge vom vollentwickelten Herzen der „Meister" zur beginnenden Herzvergrößerung des Hypertonikers so fließende, daß man den Begriff der Hypertrophie als eines krankhaften Geschehens besser fallen läßt?

Die Antwort wird klarer, wenn man die einzelnen Vorgänge ins Auge faßt, die zu Hypertrophie führen.

a) Anatomisches.

Hypertrophie ist anatomisch gesprochen Anbildung neuer Muskelmasse, Massenzunahme; makroskopisch erkenntlich an Verdickung der Herzwände, mikroskopisch gekennzeichnet durch Verdickung der Fasern. Daß die Vermehrung der Fasern nicht zum Wesen der Hypertrophie gehört, darf nach den Feststellungen von GOLDENBERG und TANGL, denen sich HASENFELD und ROMBERG, KREHL sowie auch ALBRECHT angeschlossen haben, und nach den neuesten Untersuchungen von KARSNER, SAPHIR, und WINGATE[1]) als heute feststehend gelten[2]). Die Vergrößerung der Fasern betrifft nicht nur das Sarkoplasma, sondern in mindestens gleichem Grade auch die fibrilläre Substanz und die Kerne (ASCHOFF und TAWARA). Hypertrophische und normale Fasern unterscheiden sich histologisch bei reinen Fällen (einfache Hypertrophie) nur durch ihre Ausmaße[3]), chemisch durch die Menge des koagulablen Eiweißes [EMMERICH und DOMAGK[4])].

Für die Anatomie besteht kein Unterschied zwischen dem muskelstarken Herzen eines Athleten und dem einfach hypertrophischen Herzen des Hypertonikers, „weil die Vorgänge im Herzmuskel bei dem proportionalen Anwachsen genau die gleichen sind wie bei den allgemein anerkannten Hypertrophien, zu einer Zunahme seiner Fasern nach Zahl und Dicke führen und eine Massenzunahme des Herzens ‚über seine natürliche Wachstumsgrenze hinaus' bewirken" (MÖNCKEBERG).

Durch diese Prägung des Wesens der Hypertrophie ist die unter 1. gestellte Frage nach der anatomischen Seite beantwortet, und mit ihr fällt die Auffassung des hypertrophischen Herzwachstums als ein im Wesen krankhafter Vorgang. Damit erscheint die Hypertrophie als ein — wenigstens in seinen Anfängen — physiologischer Vorgang, mit dem der Herzmuskel auf einen Wachstumsreiz antwortet.

Diese Auffassung findet vermutlich nicht den Beifall aller Pathologen, namentlich deswegen nicht, weil für sie die Hypertrophie im allgemeinen erst da vorliegt, wo das proportionale Herzgewicht überschritten ist (THOREL) und weil der Begriff der Arbeitshypertrophie aus dem gleichen Grunde fast allgemein abgelehnt wird.

---

[1]) KARSNER, HOWARD T., O. SAPHIR u. T. WINGATE TODD: Der Zustand des Herzmuskels bei Hypertrophie und Atrophie. Amer. journ. of pathol. Bd. I, Nr. 4. S. 351. 1925. Ref. in Kongr. Zentralbl. Bd. 41, Nr. 7. S. 379. 1925.
[2]) Literatur bei G. MÖNCKEBERG in Handb. d. spez. pathol. Anat. u. Histol. Bd. II (Herz und Gefäße) 1924.
[3]) Eine abweichende Auffassung vertritt v. WEIZSÄCKER in: Die Entstehung der Herzhypertrophie. Ergebn. d. inn. Med. u. Kinderheilk. Bd. 19, S. 377. 1920.
[4]) EMMERICH u. DOMAGK: Die chemische Zusammensetzung des Herzmuskels bei verschiedenen Krankheiten. Klin. Wochenschr. 1924, S. 62.

So beherrscht das proportionale Herzgewicht eigentlich beinahe diktatorisch das ganze Hypertrophieproblem. Ob zu Recht? Es darf nicht übersehen werden, daß in dem MÜLLERschen Proportionalgewicht das ausschlaggebende Verhältnis Herzmasse : Muskelmasse nicht rein zum Ausdruck kommt und daher Fehler unterlaufen können. Auch dadurch können solche bei der Berechnung entstehen, daß der Wassergehalt der Muskulatur, der offenbar recht schwanken kann, nicht richtig eingeschätzt wird. Schließlich ist zu bedenken, daß die MÜLLERsche Wägung, so aufschlußreich sie sich erwiesen hat, in sich auch ihre Mängel hat. Diese bestehen darin, daß die Trennung des Herzens nach Kammern und Zwischenwänden unter Umständen das auseinanderreißt, was funktionell bei der Arbeit der Kammern zusammengehört. Ferner ist denkbar, daß „unter Umständen ein Ventrikel zwar in seiner Gesamtheit ein ganz normales Gewicht zeigen und dennoch in seinen Einzelheiten erheblich von denen eines gesunden Herzens abweichen" könnte [KIRCH[1]]. Dadurch, daß Unterabschnitte besonders ergriffen sein können, wird „die Hypertrophie, abgesehen von der Wandverdickung, auch an weiteren, ganz charakteristischen Veränderungen diagnostizierbar". Diese sind nach KIRCH: hoher Ansatz der Papillarmuskeln, Abrundung des infrapapillären Raumes, geringer Abstand zwischen Aorten- und Mitralostium. Sie verleihen dem hypertrophischen Herzen ein Aussehen, das dem des vergrößerten Kinderherzens ähnelt.

Vermutlich ergeben sich bei weiterer Verfolgung der Meßart von KIRCH Beziehungen zwischen den genannten Veränderungen (Ein- und Ausflußbahn) und der Form der Herzarbeit, die in der Frage der Entstehung der Herzhypertrophie nach beiden Richtungen, der anatomischen und der dynamischen, fruchtbringend werden könnten. Auch an die Beobachtungen an hypertrophischen Kinderherzen mit fehlender Verdickung des Papillarmuskels darf hier erinnert werden [SIMMONDS, HEDINGER, zitiert bei L. HESS[2]].

Interstitielle Veränderungen (Vermehrung des Bindegewebes) gehören nicht notwendig zum histologischen Bilde der reinen Hypertrophie. Die parenchymatösen und interstitiell-degenerativen Prozesse, die E. ALBRECHT besonders studiert und besonders bewertet hat, sind „akzessorische" (MÖNCKEBERG). Sie können vorhanden sein, aber auch fehlen. Die Deutung, die E. ALBRECHT ihnen gegeben und die er zur Grundlage seiner Auffassung vom Wesen der Hypertrophie gemacht hat, darf jetzt in ihrer allgemeinen Fassung als erledigt angesehen werden.

Fassen wir zusammen, *so erscheint vom anatomischen Standpunkt aus heute die Hypertrophie als ein Vorgang der Massenzunahme des Herzmuskels, der in seinem Wesen eine physiologische Reaktion darstellt*, also kein an sich krankhaftes Geschehen ist. Über die Art des zugrunde liegenden Wachstumsreizes sagt die pathologische Anatomie nichts aus, wohl aber über die Bedingungen, unter denen er wirksam wird.

Hier bleibt als wichtigste Tatsache die *Hypertrophie einzelner Herzabschnitte* bei Klappenfehlern, und zwar derjenigen, denen nach der Art der Ventilstörung der Ausgleich der gesetzten dynamischen Störung obliegt. Dieser offenkundige Zusammenhang zwischen Schädigung der Dynamik und Ausgleich durch Hypertrophie führte bereits CORVISART zur Annahme einer mechanischen Ursache der Hypertrophie und zur Begründung der Lehre der *mechanisch bedingten Herzhypertrophie*, die dann wesentlich später durch J. COHNHEIM eine allgemeine, alle Formen der Hypertrophie einschließende Fassung bekam. O. ROSENBACH fügte

---

[1]) KIRCH, E.: Über gesetzmäßige Verschiebungen der inneren Größenverhältnisse des normalen und pathologischen Herzens. Zeitschr. f. angew. Anat. u. Konstitutionsl. Bd. 7, S. 235. 1921.

[2]) HESS, LEO: Über konstitut. Herzveränderungen. Zeitschr. f. Konstitutionslehre Bd. 9, S. 72. 1923.

der anatomischen Feststellung durch künstlich erzeugte Klappenfehler die experimentelle Bestätigung hinzu, und so gewann die Lehre dauernden Eingang in Anatomie und Klinik als wohlbegründete, scheinbar unanfechtbare Tatsache. Dabei verdient besonders festgehalten zu werden, daß ROSENBACH den kompensatorischen Charakter der Hypertrophie besonders scharf erfaßt und betont hat (vgl. S. 316).

Die Frage war nun weniger die, wie entsteht Hypertrophie, sondern umgekehrt, worin besteht im einzelnen Falle von festgestellter Hypertrophie die mechanische Ursache bzw. die Erhöhung der Herzarbeit? Die Frage nach dem Wesen der Hypertrophie war also unter stillschweigender Voraussetzung der Richtigkeit der Lehre vom Kernpunkt weggeschoben. Für die Entscheidung der naheliegenden und wichtigen Frage, ob denn tatsächlich in allen Fällen von Hypertrophie erhöhte Leistung oder wenigstens Erhöhung der äußeren Herzarbeit vorlag, reichten die experimentellen und erst recht die klinischen Methoden nicht aus. Man hielt sich daher mehr an theoretische Überlegungen als an Tatsachen, und so mußte es kommen, daß sich Anatomie und klinische Erfahrungen mit den heute gewonnenen Erkenntnissen experimenteller Forschung nicht mehr ganz in Einklang bringen lassen.

Die mechanische Theorie reichte aus für das Verständnis der Hypertrophie bei Klappenfehlern, bei den chronischen Hypertonien und zur Not noch für die umstrittene Arbeitshypertrophie. Nicht dagegen für andere Hypertrophieformen, die man mangels ausreichender Erklärungsmöglichkeiten als *idiopathische* den mechanisch bedingten gegenüberstellte. Es sind die zum Teil gewaltigen Herzvergrößerungen, die man bei starken Trinkern und Essern, also bei Luxuskonsumption, beobachtet, die unter dem Namen „Münchener Bierherz", „Tübinger Herz" usw. bekannt geworden sind, aber auch Vergrößerungen, für die man gar keine sichere Ursache kennt. Herzen, die durch ihre fortschreitende Massenzunahme (cor bovinum), durch ihren unaufhaltsamen Ausgang in Herzmuskelschwäche, immer wieder den Gedanken nahelegten, daß es sich um einen progressiv-entzündlichen oder — degenerativen mit der Hypertrophie irgendwie verbundenen Zustand handle, den man anatomisch als Myodegeneratio, klinisch als chronische Myokarditis bezeichnet. Die Wandlungen in der Deutung und Bewertung dieser Befunde (BUHL, DEHIO, HELLER, KELLE, ROMBERG, HASENFELD, KREHL, WIDEROE, LETULLE, ZIELONKO, LISSAUER usw.) können hier nur gestreift werden. Die Deutung scheint jeweils stark von der Fragestellung beeinflußt gewesen zu sein, mit der die einzelnen Untersucher an die Hypertrophiefrage herangetreten sind. Während z. B. die Leipziger Autoren eine anatomische Grundlage für das Insuffizientwerden des hypertrophischen Herzens suchten und in den interstitiellen Veränderungen fanden und diese „als ziemlich selbständige Komplikationen" der Hypertrophie deuteten (ROMBERG), kam E. ALBRECHT bekanntlich zu dem von BUHL vorbereiteten überraschenden Ergebnis, in der Hypertrophie nur eine Teilerscheinung, ein Attribut, „im Grunde genommen lediglich das erste Stadium des krankhaften Prozesses" zu sehen, der „eine krankhafte nutritive Reizung im Sinne VIRCHOWS" für ALBRECHT die gemeinsame Ursache jeder Hypertrophie bedeutete.

ALBRECHTS Lehre war geeignet, den progredienten Verlauf der idiopathischen Hypertrophien verständlich zu machen und blieb daher nicht ohne Einfluß auf die Auffassung der Klinik. Daß sie heute auch von den Pathologen wieder verlassen ist, wurde bereits erwähnt. Trotzdem hat die ALBRECHTsche Lehre die große Wirkung gehabt, daß sie die durch COHNHEIMS Autorität geschaffene einseitige Einstellung auf die mechanische Entstehung der Hypertrophie erschütterte und das Denken mehr auf *innere Vorgänge im Herzmuskel* hinlenkte. Nicht in anatomischer Beziehung, sondern auf die innere Herzarbeit.

b) Physiologisch-Klinisches.

Gegen die Auffassung der Entstehung der Herzhypertrophie als reiner Ausgleichsvorgang (akkommodative H.) konnte geltend gemacht werden, daß die Erhöhung der äußeren Arbeit schon durch andere Mittel (Frequenzsteigerung, Erweiterung) kompensiert werden kann, also Hypertrophie überflüssig erscheinen ließe. Der Zusammenhang zwischen *Hypertrophie und Frequenzsteigerung* ist allerdings noch nicht klar. Wohl meint v. WEIZSÄCKER[1]): „Wir sehen aber nirgends, daß bei Aufgaben, die durch Frequenzsteigerung gelöst werden, Hypertrophie eintritt". Er weist dabei hin auf die bereits S. 328 gewürdigte Tatsache, daß Sportsanstrengungen in erster Linie durch Frequenzsteigerung bewältigt werden, ohne daß Hypertrophie einträte. Das trifft m. E. doch wohl nur für die ersten Sportsversuche und vielleicht auch für bereits gut akkommodierte Herzen zu. Erfolgreiche Dauersportler bekommen eben doch größere Herzen (vgl. S. 331). Und wenn v. WEIZSÄCKER die ausbleibende Hypertrophie bei Tachykardie der Neurotiker, Tuberkulösen, Rekonvaleszenten von Infektionskrankheiten und Thyreotoxischen heranzieht, so kann man zwar zugeben, daß die Herzvergrößerung bei solchen allerdings bei Vermeidung von Anstrengungen ausbleibt, daß aber bei Kriegsneurotikern doch häufig große Herzen gefunden wurden (WENCKEBACH, KAUFMANN), und daß die schwer Thyreotoxischen, die Basedowiker sogar recht große Herzen bekommen können. Mir scheint sogar Tachykardie und Herzvergrößerung bei letzteren in einem gewissen inneren Zusammenhang zu stehen.

Die Steigerung der Leistung durch Frequenzsteigerung ist begrenzt (O. FRANK). Anspannungs-, Austreibungs- und besonders Erschlaffungszeit verkürzen sich ja mit zunehmender Frequenz. Diese allein kann also nur innerhalb gewisser Grenzen akkommodativ genügen. Auch der O-Verbrauch am isolierten Froschherzen nimmt nur bis zu einem Optimum zu, um von da ab gleich zu bleiben oder zu fallen [v. WEIZSÄCKER[2])]. Daß er aber überhaupt zunimmt, zeigt, daß der Energieverbrauch im Herzen durch Beschleunigung der Schlagfolge im ganzen doch erhöht wird. Offenbar aber nicht so weit, daß die Arbeit der Einzelkontraktion genügte, um auf die Dauer Mehranforderungen der Peripherie bei Anstrengungen zu befriedigen.

Leider fehlen, was auch v. WEIZSÄCER bedauert, noch Gaswechseluntersuchungen bei tachykardischen Zuständen am Menschen. Man kann aber doch vermuten, daß im Zustand dauernder Pulsbeschleunigung ein dissimilativer Reiz liegt. Dies um so mehr, als die durch Acceleransreizung beim Menschen — einigermaßen sicher gilt dies wohl nur für die durch Anstrengung bewirkte — Tachykardie mit positiv inotroper, vielleicht auch tonotroper Wirkung, also mit Verstärkung der Einzelkontraktion einhergehen dürfte, vermutlich allerdings ebenfalls nur bis zu einer gewissen oberen Grenze. Die Verhältnisse beim Tierexperiment und beim natürlichen Geschehen am Menschen sind hier sicherlich nicht die gleichen. (Vgl. die Bemerkungen auf S. 385.)

Mögen sich diese Dinge im einzelnen so oder so herausstellen, so viel wird man heute schon behaupten können: Herzen, die ihre Leistung einer von außen an sie herantretenden Mehranforderung durch Erhöhung der Schlagzahl anzupassen suchen, arbeiten an ihrer oberen Akkommodationsgrenze um so mehr, je höher die Schlagzahl geht. Und wenn sie hypertrophieren, was bei vorsichtiger Steigerung der Anforderungen (Training) offenbar eintritt, so erreichen sie es

---

[1]) v. WEIZSÄCKER: Zitiert auf S. 335 (S. 393).
[2]) v. WEIZSÄCKER, Arbeit und Gaswechsel am Froschherzen. Pflügers Arch. f. d. ges. Physiol. Bd. 141, 147, 148. 1911/12.

dadurch, daß sie ihre Reservekraft systematisch beanspruchen. Daß sie es unter allmählicher Verminderung der Frequenzsteigerung erreichen, spricht dafür, daß die Anpassung durch Hypertrophie ein für die Dauer besserer Ausgleich ist als die durch Frequenzsteigerung.

Es gibt da allerdings einzelne recht auffallende Ausnahmen. Ich kenne einzelne Menschen mit absolut kleinen, wahrscheinlich sogar unterproportionalen Herzen, die recht beträchtliche sportliche Leistungen (Ski) vollführen, unter jedesmaliger ganz erheblicher Pulsbeschleunigung. Diese Herzen sind nach ihrem ganzen klinischen Befund sicher nicht hypertrophisch. Die betreffenden Menschen sind mager und schlank. KREHL erwähnt die ihm ebenfalls auffallende Tatsache, daß magere, dünne Leute, auch bei den höchsten Graden von Hypertonie längst nicht so voluminöse Herzen haben wie gutgenährte Menschen. KREHL[1]) denkt dabei an die fehlende Plethora und an den Umstand, daß jugendliche Herzen stärker mit Hypertrophie reagieren als ältere. Man kann tatsächlich auch beobachten, daß Hypertonikerherzen unter dem Einfluß knapper Ernährung sich länger „halten" als bei Menschen, denen man freien Lauf in der Ernährung läßt.

Daß man bei der idiopathischen Herzhypertrophie an *Vermehrung der zirkulierenden Blutmenge* denkt (BOLLINGER, BAUER), wurde schon erwähnt. Nur ist in solchen Fällen in vivo schwer zu unterscheiden, was Füllung, was Verdickung des Herzmuskels ist. Vermutlich bedingt das erste das zweite (HASEBROEK, vgl. S. 346).

Die Vergrößerung der Herzfüllung durch vorübergehende Auffüllung des Kreislaufes (Kapazitätsänderungen) ist experimentell sichergestellt (vgl. S. 310). Aber sie ist vorübergehend und bewirkt daher keine Hypertrophie [HESS[2])]. Sicher haben plethorische Menschen größere Herzen, aber auch eine größere Gefäßkapazität. Mithin liegt auch hier kein Grund zur Hypertrophie durch verstärkte Herzarbeit vor. Eher könnte man in Erhöhung der Viscosität des Blutes eine Ursache zur Steigerung derselben erblicken, und in der Tat sprechen die Beobachtungen bei der Polycythämie [GEISBÖCK[3])] für Entstehung von Herzhypertrophie aus solcher Ursache. Aber dann handelt es sich in erster Linie um mechanisch bedingte Hypertrophie.

Anders verhält es sich bei dauernd gesteigerter Füllung einer Kammer, z. B. der rechten, in den Versuchen von HOLMAN und BECK[4]). Hier wurde bei Hunden nach Anlegung einer intrakardialen Fistel auf dem Umwege der Erweiterung zunehmende Hypertrophie der rechten Kammer einwandfrei festgestellt. Die Analogie mit dem Verhalten der rechten Kammer bei angeborenem Septumdefekt liegt auf der Hand.

Hier mag die Frage Platz finden, ob es eine *Schwangerschaftshypertrophie* des Herzens gibt. Die anatomischen Angaben, denen man in erster Linie trauen möchte, widersprechen sich. W. MÜLLER fand bei seinen mehrfach zitierten Wägungen, daß es höchstens eine dem Körpergewicht proportionale Massenzunahme des Herzens gäbe, also keine Hypertrophie im strengen alten Sinne. LÖHLEIN und HIRSCH kamen nach gleicher Methode zum gleichen Ergebnis. Die entgegengesetzte Anschauung älterer französischer Autoren (BLOT, LARCHER) fand in der Arbeit von DREYSEL[5]) aus BOLLINGERS Institut eine neue Stütze. DREYSEL wies nicht nur absolut, sondern auch proportional zum Körpergewicht erhöhte durchschnittliche Herzgewichte bei Schwangeren, gegenüber den MÜLLER-

---

[1]) KREHL, L.: Pathologische Physiologie. S. 379.
[2]) HESS, R.: Künstliche Plethora und Herzarbeit. Dtsch. Arch. f. klin. Med. Bd. 95, S. 482. 1909.
[3]) GEISBÖCK: Die Bedeutung der Blutdruckmessung. Dtsch. Arch. f. klin. Med. Bd. 83, S. 396.
[4]) HOLMANN und BECK: Zitiert auf S. 310.
[5]) DREYSEL: Über Herzhypertrophie bei Schwangeren und Wöchnerinnen. I. Dissert. München 1891. Hier die ältere Literatur.

schen Normalwerten, nach. Auch konnte er ein konstantes Steigen der absoluten, wie relativen Gewichte vom ersten Monat bis zum Tage der Geburt feststellen und zeigen, daß mit der Massenzunahme auch eine Zunahme der Ventrikelweite einhergeht.

Die Ursache dieser Massen- und Volumszunahme konnte man mit KAUTSKY[1]) in Steigerung der Zirkulationsgröße während der Schwangerschaft erblicken. Diese Steigerung dürfte weniger in vermehrter Durchströmungsgeschwindigkeit des Blutes [KAUTSKY, WEISS[2])] als in Vermehrung der Gesamtblutmenge zu suchen sein. Nach Versuchen von GSCHEIDLEN (Methode von WELKER), MAHNERT (Refraktionsbestimmungen des Serums nach DE CRINI), NEUBAUER (Kongorotmethode von GRIESBACH) braucht man an dieser Vermehrung kaum zu zweifeln. FREY[3]) macht mit Recht darauf aufmerksam, daß die überreiche Blutversorgung der schwangeren Gebärmutter nur durch Vermehrung der Gesamtblutmenge denkbar ist.

Diese muß, da ein beschleunigter Umtrieb des Blutes durch Vermehrung der Schlagzahl nicht nachweisbar ist, zu Vergrößerung des Schlagvolumens in der Schwangerschaft führen. FREY glaubt in seiner groß und sorgfältig angelegten Arbeit diesen Nachweis geliefert zu haben, indem er mit SAHLIS Volumetrie des Radialpulses bei Schwangeren sowohl ein der Norm gegenüber vergrößertes Einzel- wie Minutenvolumen wie auch ein Ansteigen der Werte im Verlaufe der Schwangerschaft bei der Mehrzahl der Untersuchten nachweisen konnte. WEISS fand nach der Methode von KROGH-LINDHARD ebenfalls Steigerung des Schlag- und Minutenvolumens um 45—85% bei nicht erhöhtem Blutdruck. LILJESTRAND und STEENSTRÖM[4]) stellten mit der gleichen Methode eine Abnahme des Minutenvolumens nach der Entbindung von 6 auf 4,9 l bei gleichzeitigem Sinken des Grundumsatzes um 10% fest. Ganz besonders auffallend ist nun, daß FREY die Vergrößerung des Puls- und die daraus erschlossene Vergrößerung des Schlagvolumens bei einem erheblichen Teil seiner Schwangeren schon in der ersten Hälfte der Schwangerschaft fand.

Eine weitere Stütze für die Richtigkeit seiner Annahme findet FREY in dem Ergebnis der von ihm angestellten Röntgenuntersuchungen. Diese haben bei Schwangeren einerseits in 44% ein durchschnittliches Überschreiten der Längsdurchmesser des Herzens (Normalwerte von CLAYTOR-MERILL) um mehr als 0,7 cm, andererseits in rund der Hälfte der gesunden Fälle eine Zunahme des Längsdurchmessers während der Schwangerschaft und eine entsprechende Abnahme im Wochenbett ergeben. Die Zunahme war bei einer erheblichen Anzahl wieder schon in der ersten Hälfte der Schwangerschaft nachweisbar, also zu einer Zeit, wo sie keineswegs auf Herzverlagerung durch hohen Zwerchfellstand bezogen werden kann. Für FREY besteht daher kein Zweifel an der Tatsache, daß das Herz durchschnittlich in der Schwangerschaft größer wird, und zwar in erster Linie durch Erweiterung seiner Höhlen infolge Zunahme der Blutmenge, in zweiter Linie durch Zunahme der Muskelmasse.

Es ist schwer, gegen die sorgfältigen Untersuchungen von FREY etwas einzuwenden, da sie in den verschiedenen eingeschlagenen Richtungen zu übereinstimmenden Ergebnissen geführt haben. Doch stehen wenigstens seinen Röntgenbefunden andere widersprechende gegenüber, so von MÜLLER und

---

[1]) KAUTSKY: Die Regulierung der Zirkulationsgröße. Pflügers Arch. f. d. ges. Physiol. Bd. 171, S. 386. 1918.

[2]) WEISS, R.: Über die Mehrleistung des Herzens während der Schwangerschaft. Klin. Wochenschr. 1924, S. 106.

[3]) FREY, W.: Herz und Schwangerschaft. Leipzig: G. Thieme 1923. Hier die weitere zitierte Literatur.

[4]) LILJESTRAND u. STEENSTRÖM: Zitiert auf S. 332.

JASCHKE[1]) und von DIETLEN[2]). Aus den letzteren, die allerdings kein so großes und vielseitig durchgearbeitetes Material umfassen, glaubte ich bisher schließen zu müssen, daß die oft behauptete Zunahme der Herzgröße in der Schwangerschaft eine nur scheinbare, durch die Herzverlagerung infolge Zwerchfellverschiebung bedingt sei.

Aber auch, wenn ich FREYS Ergebnisse annehme, so möchte ich doch glauben, daß die von ihm gefundene Größenzunahme des Herzens ausschließlich durch Erweiterung der Höhlen infolge stärkerer Füllung bedingt ist. Wenn die Vermehrung der Blutmenge, die für FREYS Beweisführung eine wichtige Stütze bildet, zu Recht besteht, so braucht daraus keine Hypertrophie zu folgen, da bei gleichzeitiger Vergrößerung der Blutbahn und beim Fehlen einer Blutdrucksteigerung kein Grund zur Steigerung der Herzarbeit ersichtlich ist.

Es zeigt gerade dieses scheinbar so einfach und eindeutig liegende Kreislaufproblem, wie schwierig es ist, zu einwandfreien Ergebnissen am Menschen zu gelangen.

Man hat seit ROSENBACH auch immer wieder an bessere *Durchblutung des Coronarkreislaufes*, also an bessere Ernährung des Herzmuskels, als Ursache zur Hypertrophie gedacht. ROTHBERGER[3]) glaubt nicht an diesen Zusammenhang, und KOESTER[4]) lehnt den Gedanken deswegen ab, weil das Herz weder in der Phase der systolischen Kontraktion noch in der Phase der diastolischen Erweiterung, sondern in der inaktiven Phase der Mesosystole am blutreichsten sein soll. Aber in dem Sinne, daß reichliches Angebot von Nährmaterial wenn auch nicht die Ursache, so doch mindestens eine Voraussetzung für hypertrophisches Wachstum sein muß, muß doch ein Zusammenhang vorhanden sein. Schon aus Analogie mit den Skelettmuskeln, die ebenfalls nicht ohne reichliche Zufuhr von Nährstoffen wachsen können, und umgekehrt aus der Erfahrung heraus, daß bei ungenügender Blutversorgung des Herzmuskels Hypertrophie ausbleiben kann (vgl. S. 353).

Die Hoffnung, durch Untersuchung der *chemischen Zusammensetzung des Herzmuskels* Aufschluß über die Ernährung des hypertrophischen Herzens zu bekommen, hat widersprechende, im ganzen negative Ergebnisse gezeigt [KREHL, ROGOZINSKI, GERHARTZ[5])]. Nur Vermehrung des koagulablen Eiweißes, nicht nur absolut entsprechend der größeren Masse, sondern auch relativ, scheint sicher zu sein [EMMERICH und DOMAGK[6])]. Genaueres über die Frage bei v. WEIZSÄCKER.

Dagegen ist umgekehrt einiges über die *Einwirkung chemischer Reize auf das Herzwachstum* bekannt geworden. Vor allem des Adrenalins. Es soll nach JOSUE, RZENTKOWSKI, SCHEIDEMANTEL, FISCHER, ZIEGLER, ERB, MISOVICZ (zitiert nach v. WEIZSÄCKER) bei längerer intravenöser Zufuhr außer und neben den bekannten Aortenveränderungen Herzvergrößerung hervorrufen. Am meisten trauen kann man wohl den Wägungen von GROBER und WOLFER[7]), die beträchtliche Massenzunahme des Herzmuskels der Adrenalintiere gefunden haben. Natürlich denkt man dabei in erster Linie an die durch das Adrenalin bewirkte Blutdrucksteigerung, aber diese ist doch wohl zu vorübergehend, um einfach mechanisch zu Hypertrophie zu führen. Eher könnte man eine durch die Arterienveränderungen sekundär bedingte und unterhaltene Blutdrucksteigerung gelten

---

[1]) MÜLLER u. JASCHKE: Zur Frage der Herzgröße am Ende der Schwangerschaft. Münch. med. Wochenschr. 1911, S. 2205.
[2]) DIETLEN in: Herz und Gefäße, S. 267.
[3]) ROTHBERGER: Kreislauf. Zitiert auf S. 324.
[4]) Zitiert nach MÖNCKEBERG.   [5]) Literatur bei v. WEIZSÄCKER.   [6]) Vgl. S. 335.
[7]) WOLFER: Das Verhalten des Herzens bei experimentellen Anämien. Zeitschr. f. d. ges. exp. Med. Bd. 4, S. 313. 1916.

lassen. Wichtiger erscheinen die von FLEISHER und LOEB[1]) gefundenen, von STEWART[1]) bestätigten Veränderungen des Herzmuskels selbst, entzündlich interstitieller Art, die an die beim Menschen bekannten Begleiterscheinungen der Hypertrophie erinnern. Der naheliegende Versuch, eine Brücke zwischen diesen Adrenalinwirkungen und der Herzhypertrophie der chronischen Hypertoniker zu finden, scheitert an der Unzulänglichkeit der bisherigen Befunde über Adrenalinämie beim Menschen.

Sehr beachtenswert erscheint die Mitteilung von LOEPER und BOVERI[2]), daß längere Zeit durchgeführte Zufuhr von Calciumsalzen unter Kalkspeicherung im Herzmuskel beträchtliche Hypertrophie hervorruft. Stimmt diese Angabe, so würde sich bei den bekannten Wirkungen von Calcium auf Contractilitäts- erschlaffungs- und -tonusvorgang, also Steigerung der inneren Herzarbeit, hier ein Verständnis für die Entstehung der Hypertrophie durch innere Reize (chemische usw.) anbahnen, das auf Verstärkung der einzelnen Herzkontraktion hinausliefe.

Eine Brücke zum Verständnis klinischer Fälle bildet die Mitteilung von OTTO[3]), nach der man beim Tier durch lange fortgesetzte Nicotininjektionen bedeutende Hypertrophie erzeugen kann. CARO[4]) will Zunahme der Herzmasse durch chronische Zufuhr von Digitalis gesehen haben. Ein ähnlicher Versuch von SCHIEFFER ist nicht beweiskräftig, CLOETTA kam zu einem ablehnenden Ergebnis.

Von weiteren Giften wäre in erster Linie die Kohlensäure zu erwähnen. CO_2-Überladung des Blutes führt irgendwie zu Herzhypertrophie, wie die Erfahrungen bei Emphysem, chronischer Bronchitis und Asthma zeigen. Daß dabei nicht nur die mechanischen Umstände (Verkleinerung der Strombahn in den Lungen) im Spiel sind, sondern unmittelbare Schädigungen des Herzmuskels, ist durch die Untersuchungen von ROHDE[5]) wahrscheinlich geworden, der bei Katzen Verschlechterung des Nutzeffektes festgestellt hat. Auf das gleiche kommt es bei experimenteller Einwirkung des Alkohols sowie von Cyaniden und Urethanen hinaus [v. WEIZSÄCKER[6])]. Und auch die schönen Untersuchungen von SOCIN[7]) über die Einwirkung von Chloroform auf die Dynamik des Säugetierherzens können herangezogen werden. Wenn sie auch nichts mit der Frage der Entstehung der Hypertrophie zu tun haben, so zeigen sie doch, in welcher Weise der Herzmuskel quantitativ durch Gifte geschädigt und in eine andere Akkommodationslage gebracht werden kann. Ganz allgemein gesprochen, gewinnt der Gedanke, daß nicht nur die Funktion des Herzens, sondern auch sein Wachstum von chemischen Korrelationen beeinflußt wird, immer mehr an Boden. Der zum ersten Male von KREHL[8]) ausgesprochene Gedanke, daß Hypertrophie auch aus inneren Ursachen, nämlich durch Verschlechterung des Nutzeffektes, entstehen könnte, ist von v. WEIZSÄCKER[9]) näher durchdacht und dahin erweitert worden, daß entweder die gesamte, im Herzmuskel vor sich gehende Energieänderung (Umsetzung von chemischer in Spannungs- und Wärmeenergie) herabgesetzt oder nur der Nutzeffekt verschlechtert sein könne (thermo-

---

[1]) Literatur bei v. WEIZSÄCKER.
[2]) LOEPER u. BOVERI: Cpt. rend. des séances de la soc. de biol. 1907, S. 1097.
[3]) v. OTTO: Über anatomische Veränderungen des Herzens infolge von Nicotin. Virchows Arch. f. pathol. Anat. u. Physiol. Bd. 205, S. 384. 1911.
[4]) CARO: Digitalis und Herzhypertrophie. Zeitschr. f. klin. Med. Bd. 70, S. 303. 1910.
[5]) ROHDE u. OGAWA: Gaswechsel und Tätigkeit des Herzens unter Einfluß von Giften. Arch. f. exp. Pathol. u. Pharmakol. Bd. 69. 1912.
[6]) v. WEIZSÄCKER: Zitiert auf S. 317.
[7]) SOCIN: Zitiert auf S. 319.   [8]) v. KREHL: Pathologische Physiologie.
[9]) v. WEIZSÄCKER: Energetik des Herzmuskels, S. 42.

dynamische Störung im engeren Sinne). In beiden Fällen käme es auf eine Störung im zellphysiologischen Verhalten der Muskelfasern hinaus, an die wir uns den *Stoffwechsel des Herzens* oder die innere Arbeit gebunden denken müssen. Solche Herzen brauchten sich vermutlich weder nach Form und Größe von normalen zu unterscheiden, noch brauchte ihr Defekt im histologischen Bilde irgendeinen Ausdruck zu finden, für sie würde schon die für gesunde Herzen mit den gewöhnlichen Mitteln der Anpassung geleistete Arbeit eine dauernde Beanspruchung ihrer Reservekraft oder ein dauerndes Arbeiten in der Nähe ihrer Akkommodationsgrenze bedeuten, das zur Hypertrophie führen müßte, falls eben die verlangte Arbeit überhaupt geleistet wird. v. WEIZSÄCKER drückt das so aus: „Solcherweise, d. h. durch Annäherung an die obere Leistungsgrenze beständig übernormal angetriebene Zellen hypertrophieren."

Sehr beachtenswert in diesem Zusammenhang ist die Mitteilung von DAUTREBANDE[1]) über Zunahme des Minutenvolumens (bestimmt nach der Methode von MEAKINS-DAVIES) bei Anämischen, und zwar proportional der Hämoglobinabnahme. Die Zunahme, in einem Falle mit 20% Hämoglobin bis zu 300% (14 l), war mehr durch Vergrößerung des Schlagvolumens als durch Frequenzsteigerung bedingt. LILJESTRAND und STEENSTRÖM[2]) sind neuerdings zu einem ganz ähnlichen Ergebnis gelangt. Beachtung verdienen ferner die Herzvergrößerungen bei Erkrankungen der *endokrinen Drüsen*. Bekannt sind solche bei Basedowscher Krankheit, Thymushyperplasie, Myxödem und Akromegalie [ZONDEK[3])]. Doch ist noch nicht genügend erforscht, was im einzelnen Fall Massenzunahme, was Dilatation ist. Hypertrophie dürfte einigermaßen sicher bei Thymushyperplasie und Akromegalie vorliegen. Für das Basedowherz haben LILJESTRAND und STEENSTRÖM[2]) neuerdings die Vermehrung der Herzarbeit durch Vergrößerung des Minutenvolumens (erhöhter Blutdruck und Frequenzsteigerung) nachgewiesen.

Schließlich ist hier noch der *Wachstumshypertrophie* (GERMAIN SEE, KREHL) zu gedenken, bei deren Zustandekommen zweifellos hormonale Einwirkungen im Spiele sind. Doch liegen die Verhältnisse ganz besonders verwickelt, indem endogene Ursachen — disproportionales Wachstum, Gefäßenge (BENEKE, FUCHS, KOLISKO) mit äußeren Einwirkungen (Anstrengung, Sport, Infektionskrankheiten) zusammentreffen und eine Vielheit von Bedingungen schaffen, aus der zwar ein vorübergehend überschießendes Wachstum des Herzens hervorgehen kann, in der aber andererseits auch die Wurzeln der *konstitutionellen Kreislaufschwäche* [FR. KRAUS[4])] liegen. Über letztere unterrichten Arbeiten von DIETLEN[5]) SCHIFF[6]), BENJAMIN[7]) und L. HESS[8]).

Wie man sich die akkommodative Steigerung des Stoffwechsels im einzelnen vorzustellen hat, bleibt einstweilen noch unklar. Daß sie aber nur auf dem Wege des Wachsens der Muskelfasern eine Erhöhung der Gesamtakkommodationsbreite (Gesamtumsatz und mechanische Leistung) bewirken kann, liegt auf der Hand. Nämlich in der Weise, daß die Volumeinheit der hypertrophisch gewordenen

---

[1]) DAUTREBANDE, LUCIEN: Die Leistung des Herzens bei Anämie. Cpt. rend. des séances de la soc. de biol. Bd. 93, Nr. 30, S. 1029. 1925.
[2]) LILJESTRAND und STEENSTRÖM: Klinische Studien über die Herzarbeit bei Ruhe. Acta med. scandinav. Bd. 63, S. 99, 130 u. 142. 1925. Ref. in Kongr.-Zentralbl. Bd. 42, S. 447. 1926.
[3]) ZONDEK, HERM.: Herz und innere Sekretion. Zeitschr. f. klin. Med. Bd. 90. 1923.
[4]) KRAUS, FR.: Konstitutionelle Herzschwäche. Med. Klinik 1905, Nr. 50. — KRAUS, FR.: Über sog. idiopathische Herzhypertrophie. Berlin. klin. Wochenschr. 1917, S. 765.
[5]) DIETLEN: Lehrb. S. 281.
[6]) SCHIFF, ER.: Konstitutionelle Schwäche des Zirkulationssystems im Kindesalter. Jahrb. f. Kinderheilk. Bd. 91, S. 217. 1920.
[7]) BENJAMIN, K.: Zitiert auf S. 325.   [8]) HESS, L.: Zitiert auf S. 336.

Muskulatur „wieder mit einem mittleren Gesamtumsatz ein hinreichendes Quantum von äußerer Arbeit liefern kann" (v. WEIZSÄCKER).

Die hier vorgetragene Auffassung vom Wesen „schwacher Herzen", für die die pathologische Anatomie keine Erklärung geben kann, nämlich als Störungen der Thermodynamik, bedarf noch weiterer experimenteller Stützen, namentlich durch genaue Analyse der dynamischen Eigenschaften im Sinne der STRAUBschen Methoden. Dann erst, wenn sich herausstellte, daß die ursprünglichen Dehnungskurven der „schwachen Herzen" wirklich denen des geschädigten Herzmuskels [STRAUB[1]), SOCIN[2])] entsprechen und durch Hypertrophie denen gesunder Herzen genähert werden, dann erst wäre die Beweiskette für die vorgetragene Vorstellung geschlossen. Dann würde sich auch ein mehr konkreter Inhalt für das ergeben, was MORITZ als „Schädigung der dynamischen Koeffizienten" bei myogener Dilatation bezeichnet. Ohne weiteres leuchtet es ja nicht ein, daß verminderter Wirkungsgrad als Folge oder Ausdruck einer Schädigung der inneren Arbeit Hypertrophie auslösen soll, weil ja in solchen Fällen eigentlich keine äußere Mehrarbeit geleistet werden kann. Denkbar ist diese nur auf dem Umwege einer akkommodativ eintretenden Dilatation, die ihrerseits nur dann zur Hypertrophie führen kann, wenn der Herzmuskel die Dehnung mit gesteigerter Druckleistung beantwortet. Unter welchen Umständen er dies kann, das ist eben die große Frage. Vermutlich scheiden sich hier die anatomisch und die nur dynamisch schwachen Herzen.

Die von v. WEIZSÄCKER formulierte Hypothese: „Herzen, welche *dauernd*[3]) in der Nähe der Akkommodationsgrenze (ihres Gesamtumsatzes sowohl wie ihrer mechanischen Leistung) tätig sind, hypertrophieren", deckt sich mit der Auffassung von STRAUB, daß es die Ansprüche an die Reservekraft sind, die das Maß der konsekutiven Hypertrophie bestimmen, und im wesentlichen mit der von MORITZ vertretenen. Jedenfalls ist diese Hypothese augenblicklich diejenige, die am besten gestützt ist und am besten die Entstehung der Hypertrophie aus den verschiedensten Ursachen verstehen läßt. v. WEIZSÄCKER[4]) selbst umschreibt ihre Weite mit folgenden Sätzen: Die oben zitierte Grundbedingung „trifft zu, wenn ein muskelgesundes Herz mehr Arbeit als gewöhnlich leisten muß, sei es wegen eines Klappenfehlers oder wegen Hypertonie oder wegen körperlicher Anstrengungen. Sie trifft ebenso zu, wenn ein Herz bei normalem Energieverbrauch infolge von gestörter thermodynamischer Ausnutzung, etwa durch Kohlensäure, Alkohol oder andere toxische Störungen, zu wenig Arbeit liefert und daher kompensatorisch seinen Stoffwechsel erhöht. Sie trifft endlich zu bei primärer Herabsetzung des Stoffwechsels und entsprechender Verminderung der mechanischen Arbeit..."

Die Vereinigung der verschiedenen Hypertrophietheorien zu einer einzigen stößt auf keine großen Schwierigkeiten, wenn man folgendes überlegt. Die Energieänderung eines Skelettmuskels ist nach BLIX um so größer, je größer seine Länge ist. Für die mechanischen Leistungen des Herzmuskels ist die gleiche (nicht genau mathematische Beziehung) von FREY, DRESER, FRANK und STRAUB erwiesen worden, für die Gesamtenergie des Herzmuskels besonders von ROHDE und v. WEIZSÄCKER. In der Dehnung (Spannungszunahme) liegt also der Reiz für das Wachstum, auch des Herzmuskels. Daß dabei für diesen noch nicht genau feststeht, wie groß der Reiz sein muß, wie oft und wie lange er einwirken muß, um die Fasern zum Wachsen zu veranlassen, tut der allgemeinen Gültig-

---

[1]) STRAUB, H.: Dynamik des Säugetierherzens. Dtsch. Arch. f. klin. Med. Bd. 115. 1914 (Fig. 9).
[2]) SOCIN: Zitiert auf S. 319.   [3]) Vom Verf. ausgezeichnet.
[4]) v. WEIZSÄCKER: Energetik des Herzmuskels, S. 41.

keit der Auffassung keinen Abbruch. Jedes in seinen dynamischen Koeffizienten geschwächte Herz wird sich bei Überlastungsdrucken, die ein gewisses niedriges Ruhemaß überschreiten, unvollkommen entleeren; die daraus folgende stärkere diastolische Füllung der Kammern (tonogene Erweiterung von MORITZ), allenfalls in besonderen Fällen vermehrt durch abnorme diastolische Dehnbarkeit (myogene Komponente), setzt die Kammern in den Stand, das alte Schlagvolumen wieder auszuwerfen, allerdings unter Verschiebung der Akkommodationsgrenze und stärkerer Beanspruchung der Reservekraft. Unter der Voraussetzung, daß ein irgendwie geschädigtes Myokard seine Contractilität nicht so weit eingebüßt hat, daß es auf zunehmende Füllungen mit wachsendem systolischen Rückstand reagiert, kann sich also auch das schwache Herz akkommodieren, nur daß es eben von seiner Reservekraft schon bei geringeren Ansprüchen Gebrauch machen und an der Grenze seiner Akkommodationsbreite arbeiten muß. Aber grundsätzlich braucht es sich vom gesunden Herzmuskel, dessen Reservekraft erst bei höheren Anforderungen beansprucht wird, nicht zu unterscheiden (SOCIN). Es ist daher auch durchaus denkbar, daß es ebenso wie dieses auf einen häufig genug wirksamen Dehnungsreiz mit Hypertrophie antwortet, vermutlich sogar um so eher und um so stärker, je leichter es gedehnt wird. So wäre es also durchaus verständlich, warum gerade schwache Herzen hypertrophieren *müssen*, wobei nur vorausgesetzt bleibt, daß sie die dem gesunden Muskel innewohnende Eigenschaft, auf dauernde Dehnungsreize mit Wachstum zu reagieren, nicht eingebüßt haben.

H. E. HERING[1]) vertritt im allgemeinen den Standpunkt, daß eine länger bestehende und nicht übermäßige Dilatation ein „Koeffizient" der Hypertrophie sein kann. Er gibt aber im besonderen noch zu bedenken, daß die Dilatation nicht nur tonogen oder myogen im Sinne von MORITZ, sondern auch „hypotonogenen" Ursprungs sein kann. Er versteht darunter Verlängerung der Kammerfasern, unabhängig von der Contractilität und Be- bzw. Überlastung, lediglich durch primäre Hypotonie des Muskels, die er als einen vitalen Vorgang auffaßt. Also auch „Hypotonie" könnte auf dem Umwege der Dilatation ein „Koeffizient der Hypertrophie" sein (vgl. auch S. 361).

Das der Entstehung aller Hypertrophien gemeinsame Prinzip wäre also das, daß irgendein Dehnungsreiz mit verstärkter Kontraktionsarbeit beantwortet wird und daß diese, wenn sie längere Zeit hindurch geleistet wird, Hypertrophie auslöst. Damit wäre diese für alle Fälle als akkommodativer Vorgang gekennzeichnet.

Worin dessen dynamische Bedeutung liegt, ist noch zu besprechen. Wie der feinere Vorgang beschaffen ist, der vom Dehnungsreiz über vermehrte Kontraktionsleistung zum Wachsen der Muskelfasern führt, entzieht sich unserer Kenntnis. Wir können nur auf die durch die Arbeiten von W. ROUX und seiner Schule an vielen Beispielen aus der Entwicklungsmechanik und normalen Anatomie erhärtete Tatsache hinweisen, daß durch die Beanspruchung der Leistung ein Wirkungsreiz auf die arbeitende Substanz ausgeübt wird.

Reagiert das geschädigte oder das übermäßig angestrengte (überdehnte?) gesunde Herz auf die Dehnung nicht mit verstärkter Kontraktionsarbeit, sondern mit weiterer (myogener) Erweiterung, so bleibt die Hypertrophie und damit die Anpassung aus.

Ein Punkt scheint hier von Bedeutung zu sein, auf den schon kurz (S. 334) hingewiesen wurde. Die größte Bereitschaft zum hypertrophischen Wachstum sehen wir bei Organismen, die selbst im ganzen noch im Wachsen sind. Das lehren zahlreiche Erfahrungen am Krankenbett, auf die KREHL immer wieder hin-

---

[1]) HERING, H. E.: Hypotonie als Koeffizient der Herzhypertrophie. Dtsch. med. Wochenschr. 1921, Nr. 7.

gewiesen hat, das zeigen die Experimente von KÜLBS. Es muß also die Fähigkeit zu Hypertrophie an eine Eigenschaft gebunden sein, die im Laufe des Lebens allmählich erlischt. Es liegt nahe, auch hier wieder an lebhafte Stoffwechselvorgänge zu denken, wie sie dem ganzen wachsenden Körper eigen sind. Auch HASEBROEK[1]) schätzt diesen Umstand besonders hoch ein (vgl. dazu S. 334).

Dieser hat überhaupt dem ganzen Problem der Entstehung der Hypertrophie durch Dehnungsreize eine besondere Fassung gegeben, die anregend genug ist, um besonders berichtet zu werden.

Arbeit an sich wirkt nicht hypertrophierend, denn sonst müßten alle tätigen Muskeln dauernd weiterwachsen. Die gesetzmäßige Beziehung zwischen Funktionsreiz (Dissimilation) und Wachstumszunahme (Assimilation) (RUBNER) gilt also nicht uneingeschränkt. HORVATH hat als erster Licht in diese Widersprüche gebracht, indem er fußend auf FICKS Muskelgesetzen (FICKsches Moment) nachwies, daß für die Auslösung der *Arbeits*hypertrophie[2]) der Kontraktionsimpuls mit dem Moment einer gleichzeitigen *optimalen* Erhöhung[2]) der Spannung verknüpft sein muß. Dieses notwendige Zusammenfallen beider Momente bezeichnet HASEBROEK als *Fick-Horvathsches Moment*. Es bietet ihm den Schlüssel zum Verständnis jeder Art von Hypertrophie.

Das Moment kann beim Hohlmuskel des Herzens auf zweierlei Weise wirksam sein:
1. als diastolisches Spannungsmoment dadurch, daß es auf der Höhe der Diastole durch Erhöhung der Anfangsspannung einsetzt;
2. als systolisches Spannungsmoment dadurch, daß es während der Kontraktion durch irgendeine Beeinträchtigung des Abflusses wirkt.

Dieses — übrigens von STADLER[3]) zum ersten Male am Einzelbeispiel der Tricuspidalinsuffizienz ausgesprochene — Prinzip wird von HASEBROEK zunächst am kompensierten Klappenfehlerherzen erhärtet, wobei sich aber Widersprüche mit den späteren Ergebnissen von STRAUB ergeben. Sehr eingehende Überlegungen und Berechnungen auf Grund der THOMA und MÜLLERschen Wägungen führen zu der weiteren Erkenntnis, daß „beim Wachsen des Herzens — in der Embryonal- und späteren Zeit — rechnerisch die Massen von Vorhöfen und rechtem Ventrikel sich fast rein auf den Stoffwechselbetrieb einstellen, während die Masse des linken Ventrikels außerdem noch von den Widerständen aus dem arteriellen Betrieb der wachsenden Körperorganmassen stark abhängig ist".

Die überwiegende Bedeutung der „Zuflußtheorie" zur Gewinnung des diastolischen Spannungsmomentes aus extrakardialen Triebkräften wird in wirklich überzeugender Weise an dem Hypertrophieren des Herzens des einen von eineiigen Zwillingen (SCHATZ) dargetan. Dieser erhält infolge asymmetrischer Anlage des sog. dritten Placentarkreislaufes mehr venöses Blut zugeführt als der andere. Hier liegt in der Tat ein Beweis, an dem man nicht vorübergehen kann, wenn man die Ursachen der Herzhypertrophie unvoreingenommen prüft. Finden sich doch Unterschiede im absoluten Herzgewicht der beiden Zwillinge von 25 : 8 g (AHLFELD und GLITSCH) und Proportionalgewichte des hypertrophischen Herzens von 14 %₀.

„Nicht die Ventrikel, sondern die Vorhöfe sind die Pole, um die sich alles dreht, indem durch diese der Einfluß der Stoffwechselgröße durch die Größe des Gewebsabflusses auf das Herz zum Ausdruck kommt." Der kausale Zusammenhang zwischen Herzmasse und Stoffwechsel (RUBNER) wird so rein mechanisch klargelegt. Es ist nicht zu verkennen, daß sich auf diesem Wege ein besseres Verständnis für das Zustandekommen der „idiopathischen" Hypertrophie bei Luxuskonsumption ergibt (vgl. S. 347).

In der Feststellung, daß sich die rechte Kammer des frei lebenden Menschen mehr dem Gange des Stoffwechselbetriebes (Leber) durch das diastolische Spannungsmoment unterordnet als die linke, die außerdem vom arteriellen Strombetrieb durch das systolische Spannungsmoment beeinflußt wird, begegnet sich HASEBROEK mit den Auslassungen von STRAUB[4]), die besagen, daß der jeweils angrenzende Teil des großen Kreislaufes es ist, der die Leistung jeder Kammer in erster Linie bestimmt, und mit den Anschauungen von HENDERSON[5]), nach denen ebenfalls die Zirkulationsgröße von der rechten Kammer bestimmt wird, deren Schlaggröße von Volumen und Druck des venösen Zuflusses abhängt. Eine wichtige experimentelle Bestätigung der Lehre von HASEBROCK bieten auch die bereits zitierten Versuche von HOLMAN und BECK[6]).

---

[1]) HASEBROEK: Zitiert auf S. 335. [2]) Vom Verf. ausgezeichnet.
[3]) STADLER, E.: Experimentelle und histologische Beiträge zur Herzhypertrophie. Dtsch. Arch. f. klin. Med. Bd. 91, S. 98. 1907.
[4]) STRAUB, H.: Dynamik des Säugetierherzens. II. Mitt. Dtsch. Arch. f. klin. Med. Bd. 116, S. 434. 1914.
[5]) HENDERSON: Zitiert auf S. 316. [6]) HOLMAN u. BECK: Zitiert auf S. 310.

Die rechnerische Verfolgung der Stoffwechselindices nach dem Körpergewicht in ihren Beziehungen zur rechten Kammer bei Vögeln (HESSE, GROBER, STROHL) bestätigen HASEBROEK weiter die überwiegende Bedeutung einer erhöhten Füllungsspannung, die sich erst auf dem Umwege über die Lunge für das linke Herz geltend macht. Dadurch, daß die erhöhte Muskelarbeit mehr als Intensitätsfaktor für die Stoffwechselgröße als durch gesteigerten arteriellen Druck unmittelbar auf die Arbeit der linken Kammer wirkend angesehen wird, klären sich manche Unverständlichkeiten der Lehre von einer geraden Beziehung zwischen Herzmasse und Muskelarbeit, z. B. beim Alpenschneehuhn, auf.

In den Gewichtsbeziehungen zwischen rechter Kammer, Leber und Nieren ergeben sich für HASEBROEK weitere Stützen für seine Lehre von den Bedingungen der Arbeitshypertrophie. So findet er auch die Erklärung der zuerst GROBER auffallenden und in letzter Zeit wieder von HIRAMATSU[1]) bestätigten Tatsache, daß an der Hypertrophie des Herzens des Wildkaninchens und des Hasen die rechte Kammer mehr beteiligt ist als die linke. Die Tatsache, daß die Arbeitshypertrophie beim ausgewachsenen Menschen und Tier weniger in Erscheinung tritt als beim wachsenden, findet ihre Erklärung in dem lebhaften Stoffwechsel des physiologisch wachsenden Körpers. Beim erwachsenen Menschen bedarf es der Mitwirkung anderer, den Stoffwechsel gleichzeitig in die Höhe treibender Umstände, wobei in erster Linie an Luxusernährung zu denken ist, um Hypertrophie in erkennbarem Grade entstehen zu lassen. Die Widerstandserhöhung im großen Kreislauf durch Kontraktion der Muskelarterien und dadurch verursachte Steigerung des Aortendruckes, die bei Tieren sehr gering befunden wird (ZUNTZ), schlägt HASEBROEK als systolisches Spannungsmoment für die linke Kammer gering an und meint, daß die Annahme einer Verengerung der peripheren Strombahn während der Arbeit ein Unding sei. Auch die Annahme nur tonisch, also auf vasomotorischem Wege bedingter Erweiterung der Strombahn erscheint nicht im Einklang mit der enormen Zunahme der Gesamtzirkulation während der Arbeit (PLESCH). Dagegen mißt er den „Rückschwankungsspannungen" aus dem Aortensystem als systolischem Spannungsmoment für die linke Kammer eine gewisse Bedeutung bei. Nur für die Hypertrophie der Nephritiker wird, wenigstens für die linke Kammer, das systolische Spannungsmoment, das durch die Hypertonie gegeben ist, in erster Linie in Rechnung gesetzt, wodurch diese Hypertrophie eine Sonderstellung unter allen anderen Formen erhält. Für das sekundäre Mithypertrophieren der Vorhöfe und der rechten Kammer wird dagegen wieder das diastolische Moment des gesteigerten Zuflußbetriebes in Anspruch genommen, wobei im Wesen der Nephritis liegende, noch unbekannte extrakardiale Triebkräfte, die durch die mechanischen und noch unbekannte chemische Beziehungen zwischen Leber und Niere gegeben sind, mit im Spiele sind.

Die zur Zeit noch herrschende Auffassung über das zunächst unverständliche Mithypertrophieren der rechten Kammer bei chronischer Hypertonie ist bekanntlich die, daß die Hypertrophie der rechten Kammer eine sekundäre Erscheinung sei, die erst dann eintritt, wenn die rechte Kammer infolge Stauung im kleinen Kreislauf durch eingetretene Schwäche der linken Mehrarbeit leisten muß (PÄSSLER). Von anatomischer Seite ist diese Anschauung ganz neuerdings wieder gestützt worden [KIRCH[2])].

In allen Überlegungen und Ableitungen, die HASEBROEK anstellt, spielt die *Annahme extrakardialer Triebkräfte* in Form von aktiver Tätigkeit der Gefäßwände eine große Rolle. Es wäre Voreingenommenheit, wollte man sie schlankweg leugnen, wenn auch die Beweise für deren Vorhandensein nicht ausreichend erscheinen. Wenn man von ihrer Einstellung in den Mechanismus, der zur Hypertrophie führt, absieht, unterscheidet sich die Auffassung des Problems durch HASEBROEK nicht so wesentlich von der oben gegebenen Darstellung des Wesens der Hypertrophie als einer im Grunde physiologischen Reaktion des Herzmuskels auf wiederholte, im Wege der Anpassung ihm zugebrachte Dehnungsreize. Auch für HASEBROEK ist die Hypertrophie eine an sich physiologische Reaktion des Herzmuskels, die erst „durch die gegenüber dem Normalen stark erhöhten Funktionen des großen Kreislaufes" pathologisch wird.

Auf einen Punkt in der Lehre von HASEBROEK, die *Bedeutung der vermehrten Lymphbildung und -bewegung* als Quelle gesteigerten Zuflußbetriebes, ist bisher überhaupt kaum geachtet worden. Dabei dürfte er namentlich als Umstand für die Entstehung der idiopathischen Hypertrophie bei Trinkern und Schlemmern am wenigsten auf Widerspruch stoßen. Handelt es sich doch um gewaltige Mengen von Flüssigkeit, die auf diesem Wege dem Blutgefäßsystem zugeführt werden und die vermutlich zugleich dem Herzen Nährmaterial zu gesteigertem Aufbau zubringen. (Lit. bei HASEBROEK.)

---

[1]) HIRAMATSU, TOHEI: Zitiert auf S. 323.

[2]) KIRCH, E.: Die Herzproportionen bei nephrogener Herzhypertrophie. Dtsch. Arch. f. klin. Med. Bd. 144, S. 351. 1924.

Teleologische Betrachtungen scheiden aus den Gedankengängen von HASEBROEK vollständig aus, und darin liegt ihr großer Wert. Andererseits ist nicht zu übersehen, daß sich die Beweisführung im wesentlichen auf errechnete Beziehungen zwischen Herz- und Organgewichten, also auf anatomische Endzustände, stützt, wobei Organgewichte und Stoffwechselgröße in vielleicht zu einfacher Weise zueinander in kausale Beziehung gesetzt werden. Was HASEBROEK als unmittelbare Beweise für die Bedeutung des erhöhten Zuflußbetriebes bringt, z. B. die Röntgenbeobachtungen von ROSIN[1]) über den Mechanismus der Anstrengungserweiterung des Herzens, ist dagegen spärlich.

c) Vorteile der Hypertrophie.

Klinische und anatomische Erfahrungen lehren, daß hypertrophische Herzen nicht nur ebenso leistungsfähig sein können wie gesunde, so daß der Träger eines solchen Herzens, z. B. der Hypertoniker, oft jahrelang nichts von dem Zustand ahnt, sondern sogar ganz besonders fähig für körperliche Anstrengungen ist. Für die Arbeitshypertrophie der Sportsleute ist das nach unseren Darlegungen ohne weiteres verständlich, da wir ja in ihr eine rein physiologische Zunahme an gesunder Muskelmasse sehen. Der hypertrophische Muskel verrichtet, wie MORITZ[2]) sich ausdrückt, die gleiche Arbeit wie vor dem Einsetzen der Hypertrophie nicht nur leichter, d. h. unter geringeren Abnützungs- und Ermüdungserscheinungen, indem für die gleichen Energieänderungen nun größere Massen, zumal Oberflächen, zur Verfügung stehen. Er hat damit auch für weitere Steigerungen der an ihn herantretenden Anforderungen an Akkommodationsbreite gewonnen. „Ein hypertrophischer Herzmuskel ist für alle Fälle als kräftiger wie ein *gleichgearteter* nichthypertrophischer zu betrachten." Diese Anschauung von der „Erstarkung" (BAUER) eines gesunden hypertrophischen Herzens begegnet wohl nirgends Ablehnung. Der experimentelle Beweis (Dehnungskurven!) für die Richtigkeit dieser Anschauung steht allerdings noch aus, er ist einstweilen nur für die Adrenalinhypertrophie von WOLFER[3]) versucht.

Wenn wir bei der Anstrengungshypertrophie mit einem absoluten Plus von Reservekraft rechnen dürfen, so liegt die Frage für die kompensatorisch zum Ausgleich eines Defekts dienende Hypertrophie nicht so ganz einfach. Hier wird es sich bestenfalls um den Wiedergewinn der alten, d. h. vor Eintritt der Störung (des Klappenfehlers, der Muskelschwäche) vorhanden gewesenen Reservekraft, also um einen nur relativen Gewinn handeln können. Um Kompensation, nicht um Anpassung im strengen Sinn.

Experimentell ist diese Frage zum ersten Male von HASENFELD und ROMBERG[4]) an Herzen mit lange bestehenden künstlichen Aorteninsuffizienzen angegangen worden. Neuere Arbeiten fehlen. STRAUB[5]) macht darauf aufmerksam, daß der Wiedergewinn der alten Reservekraft durch Hypertrophie nur unter Änderung der Dehnungskurven erfolgen könnte. Dabei wären zwei Möglichkeiten denkbar. Die Zuckung unter Ruhebedingungen könnte von gleicher Anfangsspannung aus erfolgen bis zu gleichem Enddruck wie vor Eintritt der Hypertrophie, dagegen müßte der Übertritt in den zweiten Teil der Kurven-

---

[1]) ROSIN: Behandlung der Herzkrankheiten in den Heimatlazaretten. Sammelwerk von ADAM, S. 216. Jena 1916.
[2]) MORITZ: Allgemeine Pathologie, S. 77.
[3]) WOLFER: Experimentelle Studien zur Reservekraft. Zeitschr. f. d. ges. exp. Med. Bd. 68, S. 436. 1912.
[4]) HASENFELD u. ROMBERG: Über die Reservekraft des hypertrophischen Herzens. Arch. f. exp. Pathol. u. Pharmakol. Bd. 39, S. 333. 1897.
[5]) STRAUB, H.: Dynamik der Klappenfehler des linken Herzens. Dtsch. Arch. f. klin. Med. Bd. 122, S. 167. 1917.

schar erst bei höheren Anfangsspannungen erfolgen. Oder es könnte auch, die Zuckung unter Ruhebedingungen derart geändert sein, daß das Druckmaximum von niedrigerer Anfangsspannung aus erreicht würde, bzw. daß von gleicher Spannung aus ein höheres Maximum erreicht würde wie vor dem Eintritt der Hypertrophie. Die letztgenannte Auffassung teilt auch MORITZ. Wie die Verhältnisse tatsächlich liegen, ist noch nicht erforscht. Jedenfalls wäre wahre Anpassung nur dann erreicht, wenn die dynamischen Verhältnisse des Kreislaufes auch nach eingetretener Hypertrophie sich möglichst denen der Norm nähern würden, also dieselbe Endleistung ungefähr vom gleichen diastolischen Druckwert aus erreicht würde.

Daß die Dehnungskurve der Minima des hypertrophischen Herzens vermutlich anders verläuft als die des nichthypertrophischen, schließt STRAUB aus der Angabe von HASENFELD und ROMBERG, daß bei künstlicher Aorteninsuffizienz die diastolische Erweiterungsfähigkeit der Kammer durch Eintritt der Hypertrophie leidet. Ob diese Veränderung von Anfang an oder erst bei bestimmter Dauer des hypertrophischen Zustandes eintritt, ob sie für alle Formen der Hypertrophie gilt, ist freilich noch nicht untersucht. Rein klinisch gedacht, wird man bei einem großen Teil der Hypertrophien mit einem solchen Nachlaß rechnen müssen, denn bei vielen Fällen sehen wir eben bei längerem Bestehen der Hypertrophie — ganz besonders gilt dies für die Aorteninsuffizienz — ein Nachlassen der Reservekraft. Bei anderen aber, besonders bei den Hypertonien und ganz besonders bei der Arbeitshypertrophie, wieder nicht oder erst in sehr späten Stadien.

Die Frage ist um so verwickelter, als wir bisher, befangen in der Vorstellung vom an sich pathologischen Wesen der Dilatation, im Hinzutreten einer Hypertrophie zur Dilatation einen gewissen Vorteil erblickten, darin bestehend, daß durch die Hypertrophie eine weitere Dilatation hintangehalten, gewissermaßen der bestehende Zustand „stabilisiert" werden könne (MORITZ, auch E. ALBRECHT). Heute müssen wir, wenn wir die Erkenntnis vom tonogenen Wesen der Dilatation als Mittel zur Anpassung an höhere Anforderungen und zum Ausgleich mechanischer Störungen (Kompensation) folgerichtig anwenden, unter der Voraussetzung, daß die Feststellung von HASENFELD und ROMBERG allgemeine Gültigkeit besitzt, in der Hypertrophie eher eine Hemmung, eine „Hintanhaltung einer sonst durch die Arbeitsbedingungen vorgeschriebenen Dilatation" (STRAUB) erblicken. Der Vorteil einer Stabilisierung einer Erweiterung würde bei dieser Auffassung eigentlich nur für die Fälle in Betracht kommen, in denen durch den Hinzutritt oder das primäre Vorhandensein myogener Schädigung — im Sinne von MORITZ — das Maß an sich zweckmäßiger, weil durch die Gesetze der Herzarbeit vorgeschriebener, tonogener Erweiterung überschritten werden könnte.

Es hat, solange wir über das dynamische Verhalten hypertrophischer Herzen noch nichts Sicheres wissen, wenig Zweck, dynamische Rätsel raten zu wollen. Man hält sich also einstweilen besser an die Tatsachen, die folgendes besagen: Dauernd zunehmende Beanspruchung der Erweiterungsfähigkeit der Kammern bei Fortdauer irgendwelcher Ursachen (Klappenfehler, Hypertonie usw.) würde zu Graden der Verdünnung der Kammerwand führen, unter denen Zunahme der Dehnbarkeit und Abnahme der Contractilität, also Verschlechterung der Herzarbeit, eintreten müßte. Durch den — unter Voraussetzungen, die wir im einzelnen noch nicht kennen — zwangsweise erfolgenden Eintritt von Hypertrophie wird die Herzwand trotz der vorgeschriebenen diastolischen Erweiterung in einem Grad von Dicke erhalten, der vermutlich zunächst ein Weiterarbeiten unter den früheren dynamischen Bedingungen, also mit erhaltener Reservekraft, gewährleistet. *Solange der Muskel gesund bleibt und sein Dickenwachstum gewisse Grenzen nicht überschreitet, muß die Hypertrophie als zweckmäßig, sowohl im Sinne der Anpassung als der Kompensation, erscheinen.*

d) Versagen hypertrophischer Herzen.

Damit sind wir bereits der Frage nahegetreten, warum hypertrophische Herzen früher oder später doch versagen. Daß dies so ist, darf nach den zahlreichen und übereinstimmenden Äußerungen maßgebender Kliniker als ausgemacht gelten. Am schärfsten hat diese Auffassung neuerdings MACKENZIE[1]) zum Ausdruck gebracht. „Man kann annehmen, daß ein hypertrophisches Herz immer auch ein geschädigtes Herz ist, und wie vollständig auch die Kompensation sein mag, man wird immer eine Einschränkung der Leistungsfähigkeit des Herzens finden." Eine nicht wesentlich abweichende Auffassung vertritt in seiner neuesten Darstellung FR. KRAUS[2]). Rein klinisch gedacht, ist das schließlich bei langer Lebensdauer fast immer eintretende Versagen des hypertrophischen Herzens dadurch leicht verständlich, daß die Ursachen, die zu Hypertrophie führen, selbst progredienter Natur sein können; sowohl die rein oder unmittelbar mechanisch wirkenden wie erst recht die inneren (myogenen Komponenten im weitesten Sinn). Beide müssen vermutlich schließlich zu einer Grenze des hypertrophischen Wachsens führen, an der angelangt eine weitere Steigerung der Energieumwandlungen an der Oberfläche der verdickten Muskelfasern nicht möglich ist. Dies um so eher, als das Verhältnis von Oberfläche zu Masse bei überwiegender Dickenzunahme ungünstiger wird als bei überwiegender Längenzunahme [v. WEIZSÄCKER[3]), STARLING[4])]. Das, was man gewöhnlich als *Ermüdung* bezeichnet, findet wahrscheinlich in dieser Richtung seine Erklärung. [Näheres darüber bei MORITZ[5])].

Anatomische Belege für diese Auffassung fehlen nicht. KARSNER, SAPHIR und WINGATE[6]) nehmen an, daß die Muskelfasern eines hypertrophierenden Herzens einer maximalen Größe zustreben und daß, wenn diese von allen Fasern erreicht ist, weitere Hypertrophie unmöglich und die maximale Beanspruchungsfähigkeit des Herzens erreicht ist. Man wird in erster Linie an ungenügende Blutversorgung des Herzmuskels zu denken haben. EPPINGER und KNAFFL[7]) glauben nachgewiesen zu haben, daß die Entwicklung der Gefäße im hypertrophischen Herzen hinter der Muskelentwicklung zurückbleibt. Zudem soll der hypertrophische Muskel gegen Unterernährung besonders empfindlich sein. Noch wichtiger ist vielleicht der zum ersten Male von RICKER-SCHLÜTER[8]), später von ASCHOFF-TAWARA erhobene Befund, daß das spezifische Leitungssystem im hypertrophischen Herzen nicht mitwächst. MÖNCKEBERG[9]) hat durch vergleichende Messungen den Nachweis geliefert, daß die Fasern des Atrioventrikularsystems „sich an keiner der verschiedenen Hypertrophieformen des Herzens beteiligen". Vielleicht erklärt dieser anatomische Befund die Häufigkeit von extrasystolischen Zuständen bei hypertrophischen Herzen.

Man braucht jedoch nicht nur an anatomisch faßbare Veränderungen des Herznervensystems zu denken. Man muß auch mit FR. KRAUS an Schädigungen des extrakardialen bzw. vegetativen Nervensystems denken, deren Einwirkung

---

[1]) MACKENZIE, J.: Herzkrankheiten, 2. Aufl. Berlin 1923.
[2]) KRAUS, FR.: Insuffizienz des Kreislaufapparates. Spez. Pathol. u. Therap. inn. Krankheiten Bd. IV, S. 233. 1923.
[3]) v. WEIZSÄCKER: Zitiert auf S. 317.   [4]) STARLING: Zitiert auf S. 319.
[5]) MORITZ: Allgemeine Pathologie, S. 27.
[6]) KARSNER, SAPHIR und WINGATE: Zitiert auf S. 335.
[7]) EPPINGER u. KNAFFL: Zeitschr. f. exp. Pathol. u. Pharmakol. Bd. 5, S. 71. 1908.
[8]) SCHLÜTER: Die Erlahmung des hypertrophischen Herzens. (Zitiert nach MORITZ.)
[9]) MÖNCKEBERG: Zitiert auf S. 335.

auf die Funktion des Herzens immer deutlicher wird. Endlich ist hier noch einmal der akzessorischen Veränderungen zu gedenken, von denen bereits S. 337 die Rede war. Wenn sie auch nicht zum primären und reinen Bilde der Hypertrophie gehören, so sind sie eben doch als sekundäre Erscheinungen ungemein häufig und erklären, wo sie vorhanden sind, das frühere oder spätere funktionelle Versagen des Muskels in vollkommen ausreichender Weise. Die „Myofibrosis cordis", wie sie DEHIO beschrieben und aufgefaßt hat, steht ätiologisch in so einwandfreiem Zusammenhang mit den Erscheinungen der Überanstrengung, Ermüdung und mechanischen Insuffizienz des hypertrophischen Herzens, daß auch an dem zeitlichen Zusammenfallen der beiden Vorgänge nicht zu zweifeln ist. Selbst MÖNCKEBERG, der die parenchymatösen und interstitiellen degenerativen Prozesse E. ALBRECHTS als nicht zum Wesen der Hypertrophie gehörig betrachtet, gibt zu, daß die Cirrhose ein Attribut der zur Hypertrophie tretenden sekundären (myogenen) Erweiterung des Herzens ist. Besonders eindeutig hat den Zusammenhang von Bindegewebsvermehrung mit dauernder Überdehnung STADLER[1]) am Beispiel der Tricuspidalinsuffizienz nachgewiesen.

Unsere Darstellung des Wesens der Hypertrophie fußt auf der Vorstellung, daß diese nur auf dem Umwege der Dehnung, also der Erweiterung der Herzhöhlen, wobei die Leistung der Einzelkontraktion erhöht wird, zustande kommen kann. Damit ist eigentlich schon gesagt, daß Hypertrophie ohne gleichzeitige Vergrößerung der Herzhöhlen nicht vorkommen kann. Schon aus dem Grunde nicht, weil „eine Verdickung der die Innenfläche des Herzens bildenden Muskelfasern ohne eine gleichzeitige Vergrößerung dieser Fläche nicht denkbar ist" [MORITZ[2])]. Sonst müßte ja ein rein hypertonisches Herz sogar ein kleineres Lumen besitzen als ein nichthypertrophisches. Diese Vorstellung ist natürlich mit dem kompensatorischen Charakter der Hypertrophie ganz unvereinbar. Der Begriff „konzentrische Hypertrophie" ist also nach unserer heutigen Auffassung eine Contradictio in adjecto und muß fallen[3]). Die Bezeichnung stammt natürlich von Beobachtungen am Leichenherzen, bei dem ein an sich wenig erweitertes, systolisch kontrahiertes Herz mit dicker Muskulatur tatsächlich den Eindruck einer im Vergleich zur Masse kleinen Höhle erweckt. ROTHBERGER[4]) hat, um der begrifflichen Schwierigkeit aus dem Wege zu gehen, vorgeschlagen, Hypertrophie ohne (konzentrische) und Hypertrophie mit Dilatation (exzentrische) zu unterscheiden. Aber auch diese Trennung dürfte noch zu grundsätzlich sein. Tatsächlich steht auch die neuere anatomische Forschung (MÖNCKEBERG) dem Begriff der konzentrischen Hypertrophie sehr zweifelnd gegenüber.

Aber es steckt doch ein richtiger Gedanke in der alten Unterscheidung. Schon nach der rein klinischen Erfahrung gibt es hypertrophische Herzen, die zunächst wenigstens nur mäßig vergrößert sind, und andere, die von Anfang an ausgesprochene Erweiterung zeigen. Allerdings ist die Unterscheidung, wieweit im einzelnen Fall überwiegend Massenzunahme oder Erweiterung vorliegt, für die Klinik nicht ganz einfach und zuverlässig, daher auch die Bezeichnung „dilatative Hypertrophie" Eingang gefunden hat.

Sinnfälliger tritt die Erscheinung des primären Überwiegens der einen oder der anderen Form an den experimentellen Klappenfehlerherzen von STRAUB zutage. Nur lassen sich die Ergebnisse dieser Versuche nicht ohne weiteres und restlos auf die Verhältnisse am Menschen übertragen, weil hier die Ursachen,

---

[1]) STADLER: Zitiert auf S. 346. [2]) MORITZ: Allgemeine Pathologie, S. 72.
[3]) Über die gegenteilige Meinung s. R. GEIGEL: Die Mechanik der Herzhypertrophie. Virchows Arch. f. pathol. Anat. u. Physiol. Bd. 229, S. 353. 1921.
[4]) ROTHBERGER: Kreislauf. In LÜDKE-SCHLAYER: Lehrb. d. pathol. Physiol. Leipzig 1922.

die zur Erweiterung und namentlich zu Hypertrophie führen, in der Regel nicht so plötzlich in voller Stärke wirksam werden wie im Experiment.

Dagegen erscheint ein Gedanke, den WEITZ[1]) angedeutet und v. WEIZSÄCKER[2]) ausführlich durchgedacht hat, fruchtbringend für weitere experimentelle und klinische Forschung, der Gedanke an die *Beziehungen zwischen Muskelmasse, -form und Arbeitsform*. Er besagt: einem kurzen und dicken Muskel ist eine Arbeit mit kleinem Weg gegen große Kraft, einem langen und dünnen Muskel eine Arbeit mit großem Weg gegen kleine Kraft angemessen. Das Maximum von Arbeit wird daher jeder Muskel nur in einer seiner eigenen „*adäquaten Arbeitsform*" leisten. Und umgekehrt: für jede Form der Arbeit wird bei einer bestimmten Muskelform — „*adäquaten Muskelform*" — die Muskelmasse ein Minimum haben dürfen. Besteht diese Übereinstimmung nicht, liegt Forminsuffizienz vor, so entsteht, obwohl die verlangte Arbeit an sich nicht übermaximal zu sein braucht, relative Herzschwäche, die nur durch Formänderung des Herzens ausgeglichen werden kann. Der Muskel muß, je nach der Art der verlangten Arbeit, länger oder dicker werden, in jedem Fall an Masse zunehmen. Aus diesen Überlegungen ergeben sich für v. WEIZSÄCKER zwei teleologische Forderungen:

1. Ein Herz, welches Arbeit in einer seiner Form inadäquaten Form leisten muß, muß hypertrophieren. 2. Ein Herz, welches eine der Form der verlangten Arbeit inadäquate Form besitzt, muß hypertrophieren. Der erste Fall liegt bei Arterienstarre, der zweite bei Dilatation des Herzens vor.

In dem Gedanken steckt viel Wahrscheinlichkeit für die Frage der Entstehung der Hypertrophie überhaupt, wie für das Verständnis der Frage, warum im bestimmten Falle mehr Verdickung der Muskeln, also reine Hypertrophie, im anderen mehr Verlängerung, also Erweiterung des Herzens eintreten muß. Allerdings macht v. WEIZSÄCKER bereits darauf aufmerksam, daß beim Herzen — entgegen dem Skelettmuskel — ein größeres Schlagvolumen neben größerem Anfangsvolumen bei gleichem Widerstande auch eine größere Wandspannung, also auch eine dickere Faser voraussetzt, weil zwischen Druck und Spannung und Radius des Hohlorgans gesetzmäßige Beziehungen bestehen, die WEITZ an einzelnen Beispielen rechnerisch sehr anschaulich durchgeführt hat.

Die bereits erwähnten anatomischen Ergebnisse an hypertrophischen und dilatierten Herzen von KIRCH[3]) (Verlängerung der Aus- und Einflußbahn) lassen sich übrigens dahin deuten, daß sich die von v. WEIZSÄCKER formulierten Beziehungen anatomisch sichtbar in einer Weise auswirken können, die bisher übersehen worden ist. Nur bedarf es noch weiterer unter diesem Gesichtspunkt vorzunehmender Untersuchungen.

Wenn die vorstehende Darstellung gezeigt hat, daß hypertrophisches Herzwachstum da entsteht, wo mechanische äußere Bedingungen oder innere, an der Muskelfaser selbst sich abspielende Vorgänge dem Herzen auf akkommodativem Wege eine Steigerung seiner Leistung aufzwingen, so sind damit wohl die häufigsten Umstände dargestellt, die zu Hypertrophie führen, aber noch nicht alle Formen von Hypertrophie, die bekannt geworden sind, restlos geklärt. Es gibt doch einzelne Zustände von Hypertrophie, die sich nicht als reaktives Wachsen auf irgendeinen Reiz erklären lassen, in denen vielmehr die Hypertrophie als ganz selbständiger primärer Vorgang auftritt. Hierher gehören die von SCHMINCKE[4]) beschriebenen *linksseitigen Konusstenosen*, die in einer auf die

---

[1]) WEITZ, W.: Über Herzdilatation. Dtsch. Arch. f. klin. Med. Bd. 131, S. 47. 1919. — WEITZ, W.: Hämodynamische Fragen. Klin. Wochenschr. 1919, S. 166. — WEITZ, W.: Zur Dynamik des Herzens. Ebenda 1922, S. 405.
[2]) v. WEIZSÄCKER: Zitiert auf S. 308.   [3]) KIRCH: Zitiert auf S. 336.
[4]) SCHMINCKE, A.: Über linksseitige muskuläre Konusstenosen. Dtsch. med. Wochenschrift 1907, Nr. 50.

Konuswandung und die linke Kammer beschränkten Massenzunahme bestehen. Ferner die offenbar seltenen Fälle von *Riesenwachstum* des Herzens als Teilerscheinung einer allgemeinen Splanchnomegalie (VIOLA), von denen L. HESS jüngst eine autoptisch belegte Beobachtung mitgeteilt hat. Für diese Fälle, die vielleicht besser als Hyperplasie denn als Hypertrophie bezeichnet werden, kommt kaum eine andere Ursache als abnorme Anlage in Frage, in dem Sinne von BENEKE, der zwei verschiedene Konstitutionen, eine unterwertige und eine das Normalmaß überschreitende, unterscheidet.

Wenn diese Annahme zutrifft, so muß man folgern, daß es überhaupt nur dann zu Hypertrophie kommen kann, wenn im Protoplasma der Muskelzelle selbst die Fähigkeit zu überschießendem Wachstum vorhanden ist. Zu der Aufstellung dieser Voraussetzung wird man um so mehr gedrängt, je mehr sich die Mitteilungen von Fällen häufen, bei denen die sonst zu erwartende Hypertrophie ausgeblieben ist. Solche Mitteilungen liegen aus der neueren Zeit von TALLQUIST[1]), WEISER[2]) und HESS[3]) vor. Die auffallendsten Fälle betreffen einerseits Klappenfehler, auch solche der Aortenklappen (HESS), und chronische Nierenerkrankungen, zum Teil vom entzündlichen Typus (z. B. Amyloidschrumpfniere — COHNHEIM), Fälle mit gleichzeitig degenerativ-konstitutionellen Erscheinungen, andererseits rein hyperplastische Herzen, zum Teil sogar solche mit chronischer Blutdrucksteigerung (TALLQUIST). (Vgl. auch die Bemerkung auf S. 345.) Es scheint demnach, daß die gleichen Umstände, die die Entwicklung des Kreislaufsystems zu harmonischer Ausreifung hintanhalten, auch die Fähigkeit des Herzmuskels zu reaktivem Wachstum auf sonst wirksame Wachstumsreize unterdrücken, also eine Minderwertigkeit des Protoplasmas bedingen. Andere Ursachen, die für ausbleibende Hypertrophie angegeben worden sind, wie primäre Enge der Coronargefäße, Sklerose derselben, also ungenügende Durchblutung des Muskels, akut entzündliche Vorgänge am Endo- und Myokard, Muskelschwielen usw., sind leichter verständlich.

5. Dilatation.

Über Wesen und Formen der Herzerweiterung ist hier noch einzelnes nachzutragen, was im vorhergehenden Abschnitt nicht genügend zur Erörterung gekommen ist.

Dilatation im klinischen Sprachgebrauch bedeutet Erweiterung des Herzens als ganzen oder einzelner Teile in einem Grade, daß sie durch die Mittel der Klinik (Betastung, Perkussion und Röntgenuntersuchung) nachweisbar wird. Geringe Grade der Erweiterung in der Diastole, wie sie durch dauernde Vermehrung der Füllung, z. B. bei Aorteninsuffizienz, oder vorübergehend bei Anstrengung bedingt wird (pulsatorische Erweiterung), sind für die Klinik schwer oder überhaupt nicht nachweisbar (vgl. S. 320) und waren daher für die Entwicklung des klinischen Begriffes der Herzerweiterung im großen und ganzen unmaßgebend. Daher betrifft dieser im wesentlichen Zustände von dauernder Vergrößerung des Herzens, wie sie durch Vermehrung des systolischen Rückstandes, durch dauerndes Verbleiben großer Restvolumina in den Kammern bedingt sind.

Dieser Zustand aber mußte um so mehr als ausgesprochen krankhafter angesehen werden, als die Anschauung, daß sich die Kammern in normalem Zustande bei jeder Zusammenziehung vollständig entleeren, lange Zeit hindurch die

---

[1]) TALLQUIST, T. W.: Ist das hypoplastische Herz einer kompensatorischen Hypertrophie fähig? Verhandl. d. dtsch. Ges. f. inn. Med., 34. Kongr. 1922, S. 219.
[2]) WEISER: Zitiert auf S. 362. [3]) HESS, L.: Zitiert auf S. 336.

herrschende war[1]). Galt also schon systolischer Rückstand überhaupt als etwas Abnormes, so mußte nachweisbare Erweiterung des Herzens durch Vergrößerung der Restblutmenge erst recht als krankhaft, und zwar unter allen Umständen als Ausdruck der Schädigung der Kontraktionskraft erscheinen. So wurde Dilatation also im großen und ganzen als erstes und wichtigstes Zeichen von Herzschwäche bewertet, und so erhielt der Begriff Herzerweiterung seine für Laien wie Ärzte unheilvolle Prägung.

Diese Auffassung blieb bestehen, obwohl bereits ROSENBACH den kompensatorischen Charakter der durch stärkere diastolische Füllung bei bestimmten Klappenfehlern verursachten Erweiterung (*kompensatorische Dilatation*) erkannt und der (systolischen) Dilatation im obigen Sinne gegenübergestellt hatte. Auch die Unterscheidung von A. SCHOTT in kompensatorische, zum Wesen des Klappenfehlers gehörige, und in *Stauungsdilatation* als Folge unvollständiger systolischer Entleerung vermochte keine wesentliche Änderung in der allgemeinen Bewertung der Herzerweiterung herbeizuführen.

Schärfer und durchgreifender hat sich die Trennung von MORITZ in *tonogene*, durch bloße Veränderung der Be- und Überlastungsdrucke bedingte (kompensatorische), und in *myogene* Erweiterungen, deren Wesen in primärer ,,Muskelschädigung, also in Änderung der dynamischen Koeffizienten", besteht, erwiesen. MORITZ ist zu solcher Unterscheidung gekommen, einerseits durch folgerichtige Anwendung der FRANKschen Gesetze auf die menschliche Pathologie, andererseits durch Forderungen der klinischen Erfahrung, die durch die damals vorliegenden physiologischen Gesetze nicht restlos befriedigt wurde. Daß auch das neue Einteilungsprinzip nicht allen klinischen Tatsachen gerecht wird, blieb MORITZ nicht verborgen und führte ihn dazu, auch noch *abnorme Dehnbarkeit in der Diastole* als dritte Möglichkeit für die *Entstehung von Herzerweiterung* in Erwägung zu ziehen.

I. a) *Rein tonogene Erweiterung durch Vergrößerung der Füllung* (Belastung) bewirkt Vergrößerung nur des diastolischen Volumens, die sich aus obengenannten Gründen dem klinischen Nachweis entziehen kann (vgl. auch S. 353). Da die Vergrößerung der Füllung den gesunden Herzmuskel zu Vergrößerung des Schlagvolumens befähigt, behält das Herz sein systolisches Volumen bei und erscheint daher in der Systole nicht vergrößert. Am reinsten ist dieser Zustand nach Theorie und Experiment bei Aorteninsuffizienz gegeben. STRAUB[2]) betont daher auch ganz besonders, daß Erweiterung der linken Kammer nicht zum primären Bilde dieses Klappenfehlers gehören kann. Wenn die Klinik trotzdem nichterweiterte Herzen bei diesem Fehler verhältnismäßig selten sieht, so liegt das daran, daß diese leicht kompensierbaren und daher zunächst keine Beschwerden verursachenden Herzen im allgemeinen erst in späteren Stadien zur Untersuchung kommen, in denen sekundäre myogene Veränderungen das ursprüngliche Bild verwischt haben. Auch ist daran zu erinnern, daß erhebliche Grade von Schlußunfähigkeit der Aortenklappen nicht ohne gleichzeitige Verengerung einhergehen, die ihrerseits zu Vermehrung des systolischen Rückstandes, also zu klinischer Erweiterung der linken Kammer führt.

---

[1]) Die experimentellen Beobachtungen an Tieren, die das Verbleiben von Restblut auch unter ganz normalen Verhältnissen zeigen, und die Erscheinungen, aus denen man beim Menschen auf den gleichen Vorgang schließen kann (z. B. VALSALVAscher Versuch), sind zusammengestellt von MORITZ in: Allgemeine Pathologie, S. 6.

[2]) STRAUB, H.: Zur Dynamik der Klappenfehler des linken Herzens. Dtsch. Arch. f. klin. Med. Bd. 122, S. 156. 1917. — STRAUB, H.: Über Herzerweiterung. Dtsch. med. Wochenschr. 1919, Nr. 25. — STRAUB, H.: Die klinische und praktische Bedeutung der neueren Anschauungen über Dilatation und Hypertrophie. Zentralbl. f. Herz- u. Gefäßkrankh. 1921, H. 13.

Andere Möglichkeiten reiner Füllungssteigerung betreffen angestrengt arbeitende Herzen. Warum bei diesen das nach dem Tierexperiment und nach den Messungen des Schlagvolumens am Menschen recht erhebliche Plus an diastolischer Füllung nicht in sichtbarer Größenzunahme des Herzens zum Ausdruck zu kommen braucht, wurde S. 320 eingehend erörtert. Die Vergrößerung der Herzfüllung durch Vermehrung der Gesamtblutmenge, z. B. bei Schwangerschaft (vgl. S. 341), fällt im allgemeinen erst recht unter die Grenze sicheren klinischen Nachweises. Die Bedeutung dauernd gesteigerten venösen Zuflusses zur rechten Kammer als Quelle der Hypertrophie, durch Erhöhung der diastolischen Spannung, wurde S. 346 eingehend gewürdigt. Daß jedoch Größenänderungen des Herzens durch Steigerung der Füllung und des Schlagvolumens mit genauen Methoden grundsätzlich nachweisbar sind, zeigen die Veränderungen der Herzgröße bei akuten Blutverschiebungen durch statische Einflüsse, die ebenfalls in tonogenem Sinne wirken. (Vgl. darüber S. 312.)

Es muß weiteren genauesten Untersuchungen vorbehalten bleiben, ob nicht auch die Zunahme der diastolischen Herzgröße bei frisch entstandenen Aorteninsuffizienzen durch genaue Röntgenuntersuchung feststellbar ist. Die Verfeinerung der klinischen Diagnostik wird überhaupt dahin streben müssen, diese Anfänge erkennen zu können, denn in ihrer rechtzeitigen Erkennung liegt, gerade bei Aorteninsuffizienz, die Möglichkeit der Vorbeugung weiterer Verschlimmerung (Schuluntersuchungen, Sportbeaufsichtigung!).

b) Eine ungleich größere Rolle in der Entstehung tonogener Herzerweiterungen spielt die *Vermehrung des systolischen Rückstandes*. Sie ist für den gesunden Herzmuskel nahezu eindeutig durch die Höhe des Widerstandes bestimmt, der der Entleerung der Kammern, in erster Linie der linken, entgegensteht. So eindeutig aber dieser Mechanismus als rein tonogener Umstand im Experiment und in einzelnen Fällen der Klinik (Aortenstenose, chronische Blutdrucksteigerung) zutage tritt, so ergeben sich hier doch für die Durchführung der grundsätzlichen Trennung in tonogene und myogene Dilatationen bereits Schwierigkeiten.

Im Experiment sind es übergroße Widerstände, die ein bestimmtes Druckmaß, nämlich die maximale bei der Kontraktion erreichbare Spannung überschreiten, die beim gesunden Herzmuskel zu Vermehrung des systolischen Rückstandes führen. Also ein schließlich bei jedem Herzmuskel einmal eintretendes Mißverhältnis zwischen Kontraktionskraft und Widerstand. Bei reiner Aortenstenose und bei Hypertonie mit gesundem Herzmuskel handelt es sich grundsätzlich um das gleiche. Nur tritt bei diesen offenbar frühzeitig als kompensierender Vorgang der übermäßig arbeitenden Kammer Hypertrophie in Erscheinung und hält damit vermutlich höhere Grade von Erweiterung, die bei der meistens progredienten Art der Widerstandserhöhung nicht ausbleiben dürften, lange Zeit zurück (vgl. S. 349).

Offenbar ist die zwangläufig entstehende Hypertrophie der das Herz mehr schonende, daher der bessere Kompensationsmechanismus. Daß auch dieser unvollkommen ist, geht daraus hervor, daß die genannten Herzen schließlich doch immer weiter werden. Das könnte entweder dadurch geschehen, daß bei weiteren Anforderungen, die zu der durch Hypertrophie kompensierten Widerstandsvermehrung noch hinzutreten (körperliche Anstrengungen), doch immer wieder auf das Mittel der tonogenen Erweiterung zurückgegriffen wird, oder dadurch, daß die im Gefolge der Hypertrophie unausbleiblichen sekundären Muskelveränderungen (vgl. S. 337) im Sinne einer myogenen Erweiterung wirksam werden. Genaue klinische Beobachtung einzelner Fälle gibt nach beiden Richtungen Hinweise.

So sehen wir also hier schon Ineinandergreifen von tonogenen und myogenen Umständen, eine Erscheinung, die übrigens MORITZ[1]) selbst schon ins Auge gefaßt hat.

II. Wenn bei einem irgendwie geschädigten Herzmuskel die Kontraktionskraft leidet, also mehr Blut bei der Systole zurückbleibt als im gesunden Zustande vorher, so tritt *myogene Erweiterung* auf. Im Grunde genommen handelt es sich auch dabei um nichts anderes als um ein Mißverhältnis zwischen der noch gebliebenen, absolut kleineren und relativ zu kleinen Kontraktionskraft und dem in diesem Falle zwar absolut nicht erhöhten, aber relativ zu hohen Widerstand, also letzten Endes ebenfalls um einen tonogenen Vorgang durch hohen Überlastungsdruck eines primär schwachen Muskels. Und wenn ein solches Herz auf Grund seiner durch Restblut vergrößerten diastolischen Füllung von höherer Anfangsspannung aus nunmehr ein wenigstens für die Anforderungen körperlicher Ruhe noch genügendes Schlagvolumen auswirft, so verfügt es grundsätzlich auch über das gleiche Mittel der Kompensation wie der Muskel des gesunden Herzens.

Daß dies tatsächlich so sein kann, geht aus den Versuchen von JERUSALEM und STARLING[2]) am CO_2-geschädigten und aus den Versuchen von SOCIN[3]) am chloroformvergifteten Säugetierherzen hervor. In beiden Fällen, die als primäre Stauungs- oder myogene Dilatation aufzufassen sind, wurde das ursprüngliche Schlagvolumen gegen den gleichbleibenden Widerstand von größerer Anfangsfüllung aus ausgeworfen. Daß dabei keine Veränderung der diastolischen Dehnbarkeit mitzuwirken braucht, zeigen die Versuche von FÜHNER und STARLING[4]), die am CO_2-Herzen bei steigendem Widerstand mit der Füllung auch den Vorhofsdruck genau so steigen sahen, wie am ungeschädigten Herzen.

Das grundsätzliche Verhalten des gesunden und geschädigten Herzens im Experiment bei Änderung der Be- und Überlastung ist demnach gleich. Doch bestehen wichtige quantitative Unterschiede, die SOCIN folgendermaßen gefaßt hat.

„1. Bei konstantem Widerstand und wachsenden Füllungen steigen die Schlagvolumina beim schwachen Herzen weniger an als beim normalen Herzen. Das systolische Herzvolum und damit auch die Menge Residualblut im Ventrikel ist daher beim schwachen Herzen stets größer als beim normalen und steigt mit wachsender diastolischer Füllung rascher an.

2. Bei gleicher Füllung und wachsendem arteriellem Widerstand nehmen die Schlagvolumina des geschwächten Herzens stärker ab als die des normalen Herzens. Das schwache Herz stellt also bei gleicher Füllung die Blutaustreibung schon bei geringerem Widerstand ein als das normale.

3. Um bei wachsendem Widerstand doch gleiche Schlagvolumina auszuwerfen wie das normale Herz, hat das schwache Herz größere Füllungen nötig. Es wird also denselben maximalen Widerstand wie das normale Herz nur bei größerer Füllung überwinden können.

4. *Die relativ große Dilatation ist also ein Symptom der Herzschwäche*, führt aber, wenn die Herzschwäche nicht zu schnell progredient ist, zu teilweiser Kompensation der geschädigten Funktion."

In besonders sinnfälliger Weise zeigen jüngst veröffentlichte Versuche von SULZER[5]) die Verschlechterung der Dynamik bei myogener Schädigung. Alkoholkonzentrationen von 0,06% im Blute ergaben bei Hunden am Starlingpräparat als einzige Wirkung Vergrößerung des systolischen und diastolischen Volumens, solche von 0,1—0,2% Verminderung des Schlagvolumens und beträchtliche Steigerung des venösen Druckes, auch im Lungenkreislauf, noch höhere Konzentra-

---

[1]) MORITZ: Allgemeine Pathologie, S. 71, Anm.
[2]) JERUSALEM, E., u. E. H. STARLING: On the significance of carbon dioxide. Journ. of physiol. Bd. 40, S. 279. 1910.
[3]) SOCIN, CH.: Experimentelle Untersuchungen über akute Herzschwäche. Pflügers Arch. f. d. ges. Physiol. Bd. 160, S. 123. 1914.
[4]) FÜHNER, H., u. E. H. STARLING: Experiments of the pulm. circulation. Journ. of hysiol. Bd. 47, S. 286. 1913.
[5]) SULZER, R.: The infl. of alcohol on the mamm. heart. Heart Bd. 11, S. 148. 1924.

tionen von 0,3—0,4% Verschlechterung des Coronarkreislaufes durch Verengerung der Kranzgefäße.

Das Hauptmerkmal des geschwächten gegenüber dem gesunden Herzen liegt also in Zurückhaltung größerer Restblutmengen gegenüber normalen Widerstandsdrucken, also in größerem systolischen und, da bei höheren Überlastungsdrucken auch die Auswurfsvolumina rascher abnehmen, auch in größerem diastolischen Volumen. Und ferner, worauf STRAUB besonderen Nachdruck legt, in der Erhöhung des diastolischen Kammerdruckes bzw. der Anfangsspannung für Bewältigung relativ niedriger Anforderungen. Damit arbeitet das schwache dilatierte Herz schon unter Ruhebedingungen näher an der „optimalen Anfangsspannung", jenseits deren auch das gesunde Herz seine Schlagvolumina einschränkt. Mit anderen Worten: *das dilatierte schwache Herz arbeitet mit verringerter Akkommodationsbreite oder mit geringerer Reservekraft.*

Damit sind für die klassische Form der Herzschwäche durch sinkende Kontraktionskraft wichtige Zeichen gegeben, die nach STRAUB in „Dilatation und in einem Anstieg des diastolischen Druckes, der der Größe der Dilatation parallel geht", beruhen. Von beiden Erscheinungen macht die Klinik zur Erkennung des Zustandes Gebrauch, vom Nachweis der Erweiterung von jeher, vom Nachweis der Drucksteigerung in zunehmendem Maße seit der Einführung der Messung des Venendruckes durch die Methode von MORITZ und TABORA[1]).

Der Druck im linken Vorhof entspricht nach STRAUB während seines kammerdiastolischen Teiles in naher Annäherung dem diastolischen Kammerdruck. Damit erlaubt auch die Messung des Druckes in herznahen Venen einen Schluß auf jenen, leider nur für die rechte, nicht aber für die linke Kammer, deren diastolischer Druck gerade für die Beurteilung des großen Kreislaufes wichtig zu wissen wäre. Dafür haben wir in der Beurteilung der Weite des linken Vorhofes im Röntgenbild und schließlich noch in der Registrierung des Jugularvenenpulses weitere diagnostische Hilfsmittel, um über den Grad der venösen Stauung Aufschluß zu erhalten.

Die Klinik kennt eine Reihe von Zuständen, die als myogen bedingte akute Herzerweiterung aufgefaßt werden können. Als besonders sinnfällige nenne ich die im Gefolge von akuten Infektionskrankheiten, z. B. Diphtherie, auftretenden Erweiterungen. Hier werden die höchsten Grade innerhalb weniger Tage erreicht und zeigen die im Experiment nicht genügend erfaßbare Erscheinung, daß bei progredienter Art der Schädigung der kompensatorische Erweiterungsmechanismus nicht unter allen Umständen zur Erhaltung des Lebens ausreichend ist, obwohl nicht die gewöhnlichen Erscheinungen der Herzschwäche auftreten (vgl. S. 362). Umgekehrt ergibt sich aus der längeren Beobachtung solcher Kranken die wichtige Tatsache, daß myogen entstandene Erweiterungen zwar rückbildungsfähig sind, aber häufig nicht bis zu ihrem Ausgangsvolumen, daß sie vielmehr einen gewissen Grad von Erweiterung (als Kompensationsmittel?) beibehalten. Wieweit solche oft im frühesten Alter erworbenen Herzerweiterungen der Ausgangspunkt oft erst im späteren Leben in Erscheinung tretender Herzvergrößerungen sind, ist noch nicht genügend bekannt [DIETLEN[2])].

Auf gleiche Stufe mit den infektiös-toxischen Herzerweiterungen sind die von H. ZONDEK[3]) beobachteten akuten Dilatationen bei Myxödem und bei

---

[1]) MORITZ u. TABORA: Über eine Methode, beim Menschen den Druck usw. Dtsch. Arch. f. klin. Med. Bd. 98. 1910. — Neueste Ergebnisse der Venendruckmessung finden sich bei KROETZ: Kongr.-Verhandl. d. dtsch. Ges. f. inn. Med. 1922, S. 434, und VILLARET: Presse méd. Bd. 31, S. 318. 1923, sowie ARNOLDI in KRAUS-BRUGSCH: Spez. Pathol. u. Therap. Bd. 4.
[2]) DIETLEN, H.: Über Herzdilatation bei Diphtherie. Münch. med. Wochenschr. 1905, Nr. 15.
[3]) ZONDEK, H.: Das Myxödemherz. Münch. med. Wochenschr. 1918, Nr. 43, u. 1919, Nr. 25. — ZONDEK, H.: Herzbefunde bei Leuchtgasvergiftung. Dtsch. med. Wochenschr. 1919, S. 678.

Leuchtgasvergiftung zu stellen. Die letzteren, in wenigen Tagen ablaufenden, entsprechen wohl am ehesten den experimentell durch CO_2 oder durch Chloroform erzeugten myogenen Schädigungen, erstere sind deswegen besonders belangreich, weil sie sich unter Thyreoidin prompt zurückbilden und somit mit der Sicherheit eines Experimentes die Bedeutung hormonaler Stoffe als myogene Faktoren darlegen. Auch eine Beobachtung von Herzerweiterung bei Botriocephalusanämie durch ZONDEK[1]) gehört hierher.

Besonders durchsichtig hinsichtlich ihrer Entstehungsart erscheinen auf den ersten Blick die ganz akuten Herzerweiterungen, die LOEWY und MAYER[2]) jüngst bei gesunden (?) Menschen experimentell durch Ersatz der O- durch Stickstoffatmung beobachtet haben. Die durch Perkussion und Röntgenuntersuchung nachgewiesenen Erweiterungen verschwinden bei Wiederaufnahme der O-Atmung ebenso rasch, wie sie entstanden sind. In den mitgeteilten Ergebnissen könnte man geradezu das Prototyp einer myogenen Herzerweiterung infolge „Änderung der dynamischen Koeffizienten" (nämlich durch O-Mangel) erblicken. Leider ist die Versuchstechnik der Autoren, soweit es sich um die Röntgenuntersuchung handelt, nicht so einwandfrei, daß die Ergebnisse, so denkbar sie sind, über jeden Zweifel erhaben scheinen.

Die erwähnten klinischen Formen von Herzerweiterung lassen sich mit den aus dem Experiment bekannten, durch Nachlaß der Kontraktionskraft entstandenen einigermaßen vergleichen insofern, als uns die pathologische Anatomie, wenigstens für einen Teil von ihnen, die Art der myogenen Schädigung kennen gelehrt hat. Anknüpfungspunkte sind auch noch für die Dilatationen auffindbar, die mit oder im Gefolge von Extrasystolen und anderen Arhythmieformen einhergehen. Eine besonders anschauliche Aufklärung hat das Wesen des sog. Alternans durch die dynamischen Untersuchungen von STRAUB[3]) erfahren.

Andere Arten von Herzerweiterung sind in ihrer Dynamik weniger durchsichtig. Wir können einstweilen nur vermuten, daß Schädigungen des Herzchemismus durch Gifte, durch ungeeignete Ernährung (Coronarkreislauf, Angina pectoris!), durch Änderung des inotropen Einflusses der extrakardialen Nerven, durch dauernde Frequenzänderung im Sinne von Veränderung der dynamischen Koeffizienten, also als Ursachen von myogener Erweiterung im weitesten Sinne wirken. Die Art der dabei möglichen Einwirkung auf den Kontraktionsvorgang ist bereits S. 356 erörtert.

Auch die von erfahrenen Kennern des Herzens immer wieder betonte Möglichkeit, daß *seelische Affekte* irgendwie schädigend auf die Herzdynamik wirken und dadurch Herzerweiterung verursachen können — „das Herz ist ja gewissermaßen das typische Ausdrucksorgan für seelische und nervöse Zustände" [KREHL[4])] —, gehört in erster Linie in den Bereich der extrakardialen Nerven, deren Bedeutung für den koordinierten Ablauf der Erregungs- und Kontraktionsvorgänge immer mehr in den Vordergrund rückt. KRAUS[5]) legt auf die Abhängigkeit von Herzstörungen vom vegetativen Nervensystem den allergrößten Nachdruck. Dabei sind doppelte Beziehungen wahrscheinlich. Menschen mit Anomalien des vegetativen Nervensystems bekommen leichter Kreislaufstörungen, diese wirken wieder umgekehrt ungünstig auf die Elektrolytkombination bzw. das vegetative System. (Näheres s. S. 381.) Auch auf die sich häufenden Erfahrun-

---

[1]) ZONDEK, H.: Zitiert auf S. 357.
[2]) LOEWY, A., u. MAYER, E.: Über experimentell erzeugte Herzerweiterungen beim Menschen. Klin. Wochenschr. Nr. 27. S. 1213. 1926.
[3]) STRAUB, H.: Dynamik des Herzalternans. Dtsch. Arch. f. klin. Med. Bd. 123, S. 403. 1917.
[4]) KREHL: Pathologische Physiologie. S. 394.
[5]) KRAUS, FR.: Kreislaufinsuffizienz. Zitiert auf S. 381.

gen über die Herzerweiterungen beim Sportstraining (DEUTSCH und KAUF[1]) und die dafür geltend gemachte Bedeutung überwiegend vagotonischer Dauereinstellung des vegetativen Nervensystems [SCHENK[2]), EWIG[3])] darf noch einmal hingewiesen werden.

Ganz besonders lehrreich sind in diesem Zusammenhang auch die Erfahrungen, die der Weltkrieg gebracht hat. Es wurde da außerordentlich viel über Herzerweiterungen berichtet. Viele dieser Mitteilungen halten kritischer Prüfung nicht stand [DIETLEN[4])]. Vielfach handelte es sich um Herzbeschwerden bei Erschöpften oder nervösen Menschen, um Erscheinungen, die zu Unrecht als Herzerweiterungen gedeutet wurden. Aber auf der anderen Seite geht gerade aus den sorgfältigsten vorliegenden Beobachtungen hervor [KAUFMANN[5])], daß wirkliche Erweiterungen häufig unter Umständen aufgetreten sind, unter denen neben größter Körperanstrengung Erschöpfung, Entbehrung, versagende Widerstandskraft, seelische Erschütterung und Anspannung (Granatschock, Trommelfeuer) eine bedeutsame Rolle spielten. Und KAUFMANN betont noch eigens, daß bei der Mehrzahl der von ihm beobachteten Fälle die Erweiterung sich nicht an Herzen abspielte, bei denen man chronisch-myokarditische Veränderungen auf Grund früher durchgemachter Infektionskrankheiten annehmen mußte, sondern an anatomisch gesunden Herzen. Dafür war ebenso häufig bei vollkommener Ruhe und Fernhaltung von Aufregungen in den Heimatlazaretten mehr oder minder vollkommene Rückbildung der Erweiterung zu erzielen in einem Umfang, wie es bei myogenen Erweiterungen sonst nicht der Fall zu sein pflegt.

Zeigt sich hier der Einfluß der Erholung für die Wiederherstellung eines geschwächten Herzens, so kann man umgekehrt fragen, ob *mangelnde Erholung* nicht auch eine Ursache für das Zustandekommen einer Erweiterung abgeben kann. Man kann da an zweierlei denken. Einmal an mangelhafte Erholungspausen bei angestrengter Dauerarbeit des Herzens, also an Dauerabnützung, etwa bei Zuständen von Tachykardie im Fieber, bei Herzjagen usw.; noch mehr aber an ungenügende Erholungsfähigkeit von der Einzelzuckung in der Diastole. Eine gewisse Dauer der Diastole ist ja notwendig zum „anabolen Wiederaufbau der Muskelmaschine". Diese könnte leiden durch einfache Verkürzung der Diastole bei zu frequenter Herztätigkeit (Überschreitung der optimalen Frequenz) oder durch ungenügende Erschlaffung infolge eines in die Diastole hineinreichenden Kontraktionsrückstandes. Diese Möglichkeit erscheint STRAUB bedeutsam (vgl. S. 376). Beides, also Störung der Erholungsphase im weitesten Sinne, müßte die Leistung der nächsten Zusammenziehung beeinträchtigen und könnte auf dem Umwege über vergrößerten systolischen Rückstand zu Dilatation führen.

Vielleicht ist dieser Modus im Spiel bei dem klinischen Zustand, den man als *Herzermüdung* bezeichnet. Am ermüdeten Skelettmuskel äußert sich Ermüdung in Abnahme der Hubhöhen bei rasch aufeinanderfolgenden Zuckungen, am Herzmuskel durch langsameren Druckanstieg, erniedrigtes Druckmaximum und sehr verlangsamte Erschlaffung (STRAUB). Eine wesentliche Rolle beim Erholungsvorgang scheint die Hyperkapnie zu spielen. Nach PATTERSON[6]) wird das Herz durch CO_2-Überschuß in allen seinen Funktionen geschwächt. Auch Tonusabnahme infolge der Hyperkapnie könnte in Frage kommen [HENDERSON und BARRINGER[7])]. Nach STARLING[8]) stellt sich der Erholungsvorgang bei

---

[1]) DEUTSCH u. KAUF: Zitiert auf S. 309.   [2]) SCHENK: Zitiert auf S. 324.
[3]) EWIG: Zitiert auf S. 324.
[4]) DIETLEN, H.: Akute Herzerweiterung bei Feldzugsteilnehmern. Münch. med. Wochenschr. 1916, S. 248.
[5]) KAUFMANN, R.: Herzerweiterung bei rückkehrenden Frontsoldaten. Wien. klin. Wochenschr. 1916, Nr. 34. — KAUFMANN, R.: Über Herzerweiterung. Wien. Arch. f. klin. Med. Bd. 1, S. 211. 1920.
[6]) PATTERSON: The antagon. of carbon dioxide and adrenalin. Proc. of the roy. soc. of London Bd. 88, S. 371. 1915.
[7]) HENDERSON, Y., u. TH. B. BARRINGER: The relat. of ven. pressure to cardiac efficac. Americ. journ. of physiol. Bd. 31, S. 325. 1913.
[8]) STARLING: Gesetz der Herzarbeit. Zitiert auf S. 319.

lange dauernder Anstrengung oder beim Fehlen entsprechender Erholungspausen so dar, daß die Konzentration von aktiven Molekülen pro Oberflächeneinheit allmählich geringer wird. Die nötige Kontraktionsenergie kann dann nur durch weitere Verlängerung der Muskelfaser aufgebracht werden. Dabei könnte die optimale Länge der Muskelfaser überschritten werden, und das Herz muß „sich nun unter so ungünstigen mechanischen Bedingungen kontrahieren", daß es vollkommen versagt. Nach dieser Auffassung führt also ein gerader Weg von der akkommodativen Leistungssteigerung durch vorgeschriebene und zweckmäßige Dehnung über die Ermüdung zur Überdehnung oder pathologischen Erweiterung.

CLARK[1]) denkt beim „hypodynamischen Herzzustand" besonders an den Verlust der Fähigkeit, Calcium zu verwerten, das nach seiner Auffassung nötig ist, um die auf der Oberfläche der Herzzellen vorhandenen Lipoide in den für die normale Funktion notwendigen kolloidalen Zustand überzuführen. Er berührt sich in dieser Auffassung etwas mit KRAUS.

Vom rein klinischen Standpunkt aus ist auffallende Pulsbeschleunigung bei geringstem Anlaß das Hauptzeichen leicht ermüdbarer oder ermüdeter Herzen; es haben daher diejenigen Versuche, das Wesen der Ermüdung zu erklären, die die auffallende Frequenzsteigerung berücksichtigen, am meisten Aussicht auf allgemeine Gültigkeit. In dieser Hinsicht ist die Mitteilung von MACKENZIE beachtenswert, daß plötzlich in Erscheinung tretende Überanstrengung auf plötzlichem Einsetzen von Vorhofflimmern oder eines anderen pathologischen Rhythmus beruhen könne.

Wenn man alle die unter II erwähnten Formen von Dilatation als myogen bedingt auffassen will, so muß man myogen in dem weitesten Sinne fassen, daß alles, was primär die dynamischen Koeffizienten des Herzmuskels schädigt, zur Dilatation führen kann. Ob eine solche Erweiterung eine dauernde und allenfalls eine fortschreitende wird, hängt offenbar davon ab, ob die Ursache selbst eine dauernd fortwirkende oder sogar selbst progrediente ist. Im letzteren Falle wird eben das Herz über den Umweg dauernd wachsender Restvolumina auf immer mehr zunehmende Erweiterung zurückgreifen, um ein annähernd ausreichendes Schlagvolumen leisten zu können. Andererseits gibt die klinische Erfahrung Beispiele genug an die Hand, die zeigen, daß solche myogenen Dilatationen rückbildungsfähig sind, wenn die Ursachen verschwinden. Anatomisch lassen sich die meisten der erwähnten Schädigungen nicht erfassen. Umgekehrt lehrt der mächtige Einfluß, den die Digitalis und verwandte Stoffe auf die durch Kontraktionsschwäche verursachten Zustände von Dekompensation haben können, aufs sinnfälligste, daß Herzschwäche nicht auf anatomisch faßbaren Veränderungen zu beruhen braucht. Auf diesen Standpunkt ist übrigens auch die neuere pathologische Anatomie gekommen.

Das, was die genannten myogenen Dilatationen mit den primär tonogen bedingten im Wesen und in der Auswirkung gemeinsam haben, ist das Mißverhältnis zwischen Kontraktionsfähigkeit und verlangter äußerer Leistung. Immer läuft es auf ungenügende Zusammenziehung hinaus, mag es sich um diejenige eines gesunden Herzmuskels gegenüber erhöhten Anforderungen oder um die eines schwachen gegenüber niedrigen Anforderungen handeln. Es ist aber doch bei Klinikern und, wie mir scheint, neuerdings auch bei experimentellen Forschern immer wieder die Frage aufgetaucht, ob wirklich die Vorstellung, daß Nachlassen der systolischen Leistung die einzige wie letzte Ursache des Auftretens von Herzschwäche sei, ausreicht, um alle Einzelfälle zu erklären, besonders aber, um die

---

[1]) CLARK: Journ. of physiol. Bd. 47, S. 90. 1913.

Ursache des schließlichen Versagens von wiederholt gut kompensiert gewesenen Herzen verstehen zu lassen. Die klinischen Erfahrungen, die zu einer solchen Fragestellung drängen, sind auffallend geringe Stauungserscheinungen im Gebiete des großen Kreislaufs bei hochgradiger Erweiterung der rechten Herzteile und bei relativ guter Herzleistung (STRAUB), andererseits Erweiterung der linken Kammer trotz geringen Zuflusses bei Mitralstenosen (MACKENZIE), vor allem aber die rasch erfolgenden akuten Erweiterungen bei toxisch geschädigten Herzen, für deren Zustandekommen kein Mißverhältnis zwischen Kontraktionskraft und Widerstandsgröße angeschuldigt werden kann, wenn es sich um bettlägerige Kranke handelt, die ihrem Herzen nur ein Minimum von Arbeit auferlegen und wobei beachtenswerterweise die üblichen Zeichen geschwächter Herzkraft fehlen können.

III. Das den genannten Herzen gemeinsame Moment ist die mehr oder weniger hochgradige, oft sehr rasch einsetzende Erweiterung mit den Zeichen der Schlaffheit im Röntgenbild, die Unwirksamkeit der Digitalisbehandlung, die Wirksamkeit hormonaler Therapie in einzelnen Fällen — Thyreoidin bei Myxödem [ZONDEK[1])], Adrenalin bei Diphtherie [FRIEDMANN[2])]. Schon oft wurde die Vermutung ausgesprochen, daß es sich bei solchen Fällen von Herzerweiterung um *Veränderung in der diastolischen Dehnbarkeit*, um „veränderte Reaktion des Herzmuskels auf an sich normale Belastungsdrucke" [MORITZ[3])], also überhaupt um ein abnormes Verhalten in der Diastole handeln könnte. Dabei könnte zweierlei in Frage kommen, Verminderung des elastischen Widerstandes gegen den Füllungsdruck im physikalischen oder der Dehnbarkeit im Sinne eines *Tonusnachlasses*. Was darüber im einzelnen zu sagen ist, findet sich auf S. 375 ff. Hier genüge die Feststellung, daß auch Forscher, denen die Theorie des Kreislaufes besonders am Herzen gelegen ist, wie STRAUB, MORITZ, HERING, die Möglichkeit der Entstehung von Herzerweiterung durch primären Tonusmangel oder -verlust mehr und mehr in Erwägung ziehen. Es steht zunächst nichts im Wege, diese Form der Dilatation unter die große Gruppe der primärtonogenen einzureihen.

HERING[4]) hat vorgeschlagen, diese Form der Dilatation durch Tonusmangel als hypotonogene und die durch Druckänderung entstandene tonogene Dilatation von MORITZ als barogene zu bezeichnen.

Die Dilatationen lassen sich ätiologisch nach HERING überhaupt in folgender Weise einteilen:
1. Barogene, durch Druckerhöhung entstandene;
2. myogene, im Sinne von MORITZ,
   a) hypinogene (Schädigung der Contractilität),
   b) hypotonogene (Schädigung des Tonus),
   c) barogene (akzessorische).
Die Formen 2 a und b können auch
3. neurogene sein, und zwar neurogen-hypinogene infolge von erhöhtem Vagus- oder verringertem Acceleranstonus; neurogen-hypotonogene infolge von erhöhtem Vagus- oder verringertem Acceleranstonus.
Unterabteilung: psychogene Dilatationen.

Der Versuch zeigt, daß man mit der Einteilung von MORITZ nur dann auskommt, wenn man myogen im weitesten Sinne, Muskulatur und ihre nervösen Elemente umfassend, nimmt.

Unsere Darstellung des Wesens der Dilatation schließt die Vorstellung ein, daß die Herzerweiterung ein Vorgang ist, der dem Herzen durch die physiologischen Gesetze der Dynamik vorgeschrieben ist, und daß nicht nur die rein

---

[1]) ZONDEK, H.: Zitiert auf S. 357.   [2]) FRIEDMANN, U.: Zitiert auf S. 379.
[3]) MORITZ: Allgemeine Pathologie. S. 70.
[4]) HERING, H. E.: Hypotonie als Koeffizient der Herzhypertrophie. Dtsch. med. Wochenschr. 1921, Nr. 7.

kompensatorischen (tonogenen), sondern auch die auf primärer Schädigung der Contractilität beruhenden (myogenen) Erweiterungen letzten Endes einen kompensatorischen Sinn haben. Für die als letzte genannte Form, die auf abnormer Dehnbarkeit in der Diastole beruhende Erweiterung, dürfte diese Annahme allerdings nicht zutreffen. Wenn sie nämlich von vornherein mit fehlender, der wachsenden Füllung entsprechender Steigerung des diastolischen Kammerdruckes (STRAUB, vgl. S. 376) einhergeht, dann fehlt ihr eben das akkommodative Moment der erhöhten Anfangsspannung und damit die Möglichkeit, erhöhten, vielleicht sogar schon normalen Widerständen gegenüber ein ausreichendes Schlagvolumen aufzubringen. So würde auch das plötzliche Versagen eines metadiphtherischen Herzens einer kleinen Anstrengung gegenüber verständlich. Wieweit Änderungen des Herzmuskeltonus überhaupt den Kontraktionsablauf beeinflussen, dafür fehlt uns für den Menschen noch jede sichere Kenntnis. Man kann aber auf Grund von Beobachtungen an Hunden von ROTHBERGER und WINTERBERG[1]) vermuten, daß mit negativ tonotroper Einwirkung (fehlender Acceleranstonus) auch eine negativ inotrope Wirkung, eben Kontraktionsschwäche, einhergehen muß, und daß sich darin die hypotonogenen wieder mit den myogenen Dilatationen berühren. Abnahme der Herzkraft auf rein nervöser Grundlage beim Menschen vermutet auch ROTHBERGER[2]), auf dessen zusammenfassende Darstellung der nervösen Regulation der Herztätigkeit besonders hingewiesen sei.

Eine andere, ebenfalls noch nicht sehr durchsichtige Frage ist es, warum schließlich die Kompensation durch Dilatation überhaupt versagt und warum in anderen Fällen der Vorgang der dilatativen Erweiterung überhaupt nicht zustande kommt.

Die erste Frage wird gewöhnlich so beantwortet, daß schließlich bei zunehmender Erweiterung der Kammer die optimale Länge der Muskelfasern derartig überschritten wird, daß die Kontraktionsleistung leiden muß. Genauer gefaßt würde das heißen, daß bei einem bestimmten maximalen Grad der Dehnung nicht mehr das Plus von Anfangsspannung gewonnen wird, das notwendig ist, um von der übermäßigen Füllung auch nur einen Bruchteil gegen den vorhandenen Aortendruck auszutreiben. Wie sich die Dehnungskurven der Minima und Maxima solcher übergroßen Herzen verhalten, können wir aus dem vorliegenden experimentellen Material auch nicht entfernt ahnen. Die klinische Erfahrungstatsache, daß bereits mehrfach dekompensiert gewesene Herzen schließlich bei einem neuen Versagen trotz maximaler Dehnung nicht mehr in Gang zu bringen sind, läßt sich kaum anders deuten, als daß die akkommodative Dehnbarkeit an ihrer Grenze angelangt ist [WEISER[3])]. Es liegt um so näher, hierbei an den Hinzutritt einer neuen Komponente, nämlich an die Veränderung der diastolischen Dehnbarkeit durch Tonusnachlaß, zu denken, als dieses Ereignis häufig ganz plötzlich und nicht durch irgendeine äußere Ursache verschuldet eintreten kann. WEISER denkt noch ganz besonders an eine schub- und sprungweise Entwicklung des Zustandes, wobei 'die Kontraktionskraft rascher absinken könnte, als die ausgleichende Erweiterung nachkommen kann.

Natürlich sind auch noch andere Umstände denkbar. Vermutlich spielt die „Stabilisierung" der Dilatation durch stark ausgebildete Hypertrophie eine wichtige Rolle (vgl. S. 349). In anderen Fällen kommt gewiß mangelhafte Vorhofstätigkeit in Frage, in dem Sinne, daß die kurze Spannungserhöhung am Ende

---

[1]) ROTHBERGER u. WINTERBERG: Pflügers Arch. f. d. ges. Physiol. Bd. 135. S. 513. 1910.
[2]) ROTHBERGER, C. J.: Klin. Wochenschr. 1926. S. 4.
[3]) WEISER, EGON: Klinische Beobachtungen über Herzerweiterung. Wien. Arch. f. klin. Med. Bd. 5, S. 473. 1923.

der Kammerdiastole, die durch die Vorhofssystole erzeugt wird, aus irgendeinem Grunde in Wegfall kommt. (STRAUB; vgl. auch Kapitel 6.)

Die zweite Frage drängt sich auf durch Beobachtung solcher Zustände von schwerer Kreislaufstörung mit oft hochgradiger Stauung, oft mehr im großen als im kleinen Kreislauf, häufig mit baldigem, durch keine Behandlung aufzuhaltenden Exitus, bei denen keine oder nur eine geringe Erweiterung des Herzens oder einzelner Teile nachzuweisen ist. Vor allem vermißt man dabei die Erweiterung der linken Kammer. WEISER hat einige von diesen, jedem erfahrenen Kliniker bekannten Fällen genauer beschrieben. Er sucht, gestützt auf autoptische Befunde, die Erklärung für das rasche Versagen dieser Herzen darin, daß ihnen ebenso die Fähigkeit zu akkommodativer Erweiterung wie zu kompensatorischer Hypertrophie fehle, und vermutet die Grundlage dieses Mangels — neben Coronarsklerose und Herzschwielenbildung in einem seiner Fälle — in einer nicht näher erörterten konstitutionellen Anlage der Herzwände, wobei an erhöhte Tonuseinstellung gedacht wird (vgl. auch S. 362). Maßgebend für diese Vorstellung war das Vorhandensein einer besonders stark ausgeprägten Vorhofswelle im Leberpuls, woraus auf ein Hindernis für das kammerläufige Abströmen des Blutes bei der Vorhofskontraktion geschlossen wurde.

Vermutlich haben die geschilderten Fälle Beziehungen zu den von OHM beschriebenen Fällen mit gesteigertem Aktionstonus (vgl. S. 383). Man wird die von WEISER angedeutete Möglichkeit einer mangelhaften Erweiterungsfähigkeit der Kammern, besonders der rechten, als Ursache für mangelnde Kompensationsfähigkeit im Auge behalten müssen. Dies um so mehr, als bei einer anderen Gruppe von Herzinsuffizienz der gleiche Umstand noch deutlicher in Erscheinung tritt.

Es sind die Fälle von *Concretio pericard.*, für die VOLHARD und SCHMIEDEN[1]) nachgewiesen haben, daß hier die Ursache der schweren „Einflußstauung" (Jugularvenenstauung, Leberschwellung und Ascites) in der Umklammerung des Herzens durch die Herzbeutelschwielen liegt, wodurch die diastolische Ausdehnungsfähigkeit des Herzens schwer behindert werden kann. Solche kleinen Herzen entbehren daher jeder akkommodativen Steigerung der Herzarbeit durch Vergrößerung ihres diastolischen Volumens und sind daher dauernd relativ insuffizient. Es ist sehr beachtenswert, daß der Zustand durch Entfernung der Schwielen und Ausschälung des Herzens aus den umklammernden Massen der Besserung fähig ist.

Die Beobachtungen von VOLHARD und SCHMIEDEN bilden eine am Krankenbett gewonnene Ergänzung zu den von PATTERSON und STARLING[2]) sowie YAS[3]) im Experiment gefundenen Tatsachen über die *Bedeutung des Herzbeutels für die Funktion des Herzens*. Nach diesen nimmt durch Öffnung des Herzbeutels die Kammerfüllung und damit das Schlagvolumen der linken Kammer unter Absinken des venösen Druckes bis zu einem gewissen Grade zu. Bei zu großem Zufluß oder bei Arbeiten gegen einen hohen Widerstand treten jedoch Blutungen in die Herzwand und häufig auch Klappeninsuffizienz auf. Das Perikard besitzt also die Bedeutung eines Reglers für den Zufluß und damit für die Ausdehnungsfähigkeit der Kammern und schützt so das Herz in gewisser Weise vor schädlicher Überfüllung[4]).

Vielleicht spielt der Umstand der Einflußbehinderung auch bei den Herzen der *Asthmatiker* eine Rolle. Sie schwellen zwar im Augenblick der verstärkten

---

[1]) VOLHARD u. SCHMIEDEN: Erkennung und Behandlung der Umklammerung des Herzens durch schwielige Perikarditis. Klin. Wochenschr. 1923, S. 5.
[2]) PATTERSON u. STARLING: Über die mechanischen Faktoren, die das Schlagvolumen der Kammern bestimmen. Journ. of physiol. Bd. 39, S. 357. 1914.
[3]) YAS, KUNO: Die Bedeutung des Perikards. Journ. of physiol. Bd. 50, S. 1. 1915.
[4]) Siehe dieses Handb. Bd. 7, 2. Hälfte.

Einatmung vorübergehend an, bleiben aber infolge der dauernden Valsalvawirkung, unter der sie stehen, im allgemeinen klein und verfallen, wenigstens bei langer, ununterbrochener Dauer des Zustandes, bald einem erheblichen Schwächezustand.

6. Der Herztonus[1]).

In Veröffentlichungen der neueren Zeit, sowohl im physiologischen wie klinischen Schrifttum, wird mit zunehmender Häufigkeit vom Herztonus gesprochen, ohne daß dabei stets ein einheitlicher und klarer Begriff der darunter verstandenen Eigenschaft zutage tritt. Der Tonus erscheint auf der einen Seite als die Eigenschaft, die eine vollständige Erschlaffung des Herzmuskels verhindert, auf der anderen Seite als Ausdruck für die Fähigkeit zu lang dauernden Zusammenziehungen mit Verschwinden der Einzelkontraktion. Neuerdings wird der Tonusbegriff sogar mit der Größe oder Energie der Kontraktion in Zusammenhang gebracht. Es liegen also ganz entgegengesetzte Anschauungen vor, und man kann sich des Eindruckes nicht erwehren, daß hier mit einem Begriff gearbeitet wird, der noch nicht in klare Fassung gebracht ist, für den vielleicht überhaupt keine Notwendigkeit oder Berechtigung vorliegt.

Bei dieser Sachlage ist in erster Linie zu fragen, ob es überhaupt Erscheinungen am Herzen gibt, die sich mit Hilfe der bisher bekannten und in ihrem Wesen erkannten Eigenschaften des Herzmuskels nicht oder wenigstens nicht restlos erklären lassen. Ist die Aufstellung des Begriffes überhaupt ein unumgängliches Erfordernis? Ergibt sich diese Notwendigkeit, dann wird zu fragen sein, sind die als Ausdruck eines Tonus zu deutenden Eigenschaften des Herzmuskels so beschaffen, daß der in der Physiologie für die übrige Muskulatur geltende Tonusbegriff auf sie angewendet werden kann? Schließlich wäre eine möglichst alle diese Eigenschaften erklärende und zusammenfassende Definition des Herztonus zu suchen.

a) Röntgenologisch-Klinisches.

Beim einzelnen gesunden Herzen, dem man eine leistungsfähige Muskulatur zutrauen darf, fällt bei Röntgenbeobachtungen immer wieder eine große *Formbeständigkeit* in die Augen, die sich in allen Körperlagen, bei den verschiedenen Atemphasen, bei wechselnder Schlagzahl kundgibt. Wohl verändert sich die Herzsilhouette im Röntgenbild beim Übergang von einem Extrem der Lage und der Atmung in das andere nicht unwesentlich, aber diese Veränderung betrifft nicht so sehr die Form an sich, sondern stellt vielmehr eine Verschiebung der ganzen Silhouette im Sinne einer Drehung um eine sagittale Achse dar. Sogar Kniehang, der doch die gewöhnlichen Verhältnisse, Aufhängung des Herzens und Unterstützung durch das Zwerchfell, geradezu auf den Kopf stellt, verändert die Herzform nicht wesentlich [SPATZ[2])].

Diese Feststellungen sind am diastolischen Herzen gewonnen. Man sollte meinen, daß das Herz bei Kniehang eine breite kuchenförmige Masse und bei aufrechter Stellung eine birnenförmige Gestalt annähme, wenn es diastolisch vollkommen erschlafft wäre.

Man kann allerdings gegen diesen Schluß einwenden, die geschilderte Formbeständigkeit des Herzens sei eine rein passive, dadurch bedingt, daß das Herz unter den genannten verschiedenen Bedingungen sein Lager, das Lungenpolster, annähernd unverändert beibehalte, und dadurch, daß sich die Druckverhältnisse

---

[1]) Über die allgemeine Seite des Tonusproblems vgl. O. RIESSER. Dieses Handb. Bd. 8, 1. Hälfte S. 192.

[2]) SPATZ, H.: Das Verhalten von Form, Lage und Funktion des Brustkorbes und seiner Organe bei verschiedenen Körperlagen. Münch. med. Wochenschr. 1923, S. 1431.

in diesem Lager nicht gerade wesentlich änderten; wenigstens nicht wie bei eröffnetem Brustkorb. Es liegt eine gewisse Berechtigung in diesem Einwand, denn bei einseitiger Änderung des intrathorakalen Druckes (Pneumothorax) ändert sich die Herzform zuweilen in recht erheblicher Weise, die man vielleicht nicht nur als Verschiebung deuten kann. Auch ist wohl noch zu berücksichtigen, daß der Herzbeutel eine wesentliche Gestaltsveränderung verhindern kann.

Läßt man diese Einwände gelten, so bleibt doch eine weitere Art der Formbeständigkeit bestehen, der ich größere Bedeutung zumesse, die der Diastole gegenüber der Systole. Wohl sind die Umrisse des Herzens in der Diastole zweifellos etwas bauchiger, vielleicht auch etwas weniger gegliedert als die in der Systole, aber die Unterschiede sind doch recht gering, jedenfalls nie so, daß der diastolische dem systolischen Herzumriß nicht durchaus ähnlich sei, und ebenfalls nie so groß, wie an Leichenherzen, die durch Leichenstarre oder künstliche Mittel aus der Diastole in die Systole übergeführt worden sind, wie z. B. in den Abbildungen von Koch[1]). Der Eindruck, den man aus Röntgenbeobachtungen gewinnen muß, ist also der, daß das gesunde Herz auch im Zustand stärkster diastolischer Erschlaffung seine Gestalt durch den Zustand einer gewissen Eigenspannung festhält.

Wichtiger noch sind Beobachtungen an kranken Herzen. Die Formbeständigkeit gegen Einwirkungen der Statik und der Atmung ist um so weniger ausgesprochen, je stärker entwickelt die Muskulatur ist. Hypertrophische Herzen unterliegen der Formveränderung noch viel weniger als normale. Diese Beobachtung steht in guter Übereinstimmung mit der den pathologischen Anatomen bekannten Tatsache, daß aufgeschnittene hypertrophische Herzen starr sind wie die Schale einer Apfelsine (Thorel). Dabei handelt es sich nicht etwa um überdehnte oder besonders gestaute Herzen, sondern um solche, die im Röntgenbild eine besonders kräftige pulsatorische Verschiebung, also gute Kontraktionsleistung, zeigen können. Umgekehrt gibt es Herzen, die sich gegenüber den genannten Einwirkungen gerade umgekehrt, also wenig formbeständig, erweisen. Kann man jene als straff, so muß man diese als schlaff bezeichnen [Zehbe[2])]. Die Erscheinung der Formunbeständigkeit findet sich, soviel man heute urteilen kann, bei Herzen, bei denen man auch aus anderen Gründen auf Muskelschwäche erkennen muß. Abgeschlossen sind diese Fragen noch nicht. [Näheres bei Dietlen[3]).]

Zehbe, der zum ersten Male auf die Unterschiede in der Herzgestalt, abhängig von der Zwerchfellstellung, aufmerksam gemacht hat, hat den Begriff des normo-, hyper- und hypotonischen Herzens aufgestellt, Plaut[4]), Pongs[5]) und ich haben die Befunde Zehbes bestätigt und erweitert. Ob die Bezeichnung der der geschilderten Erscheinung zugrundeliegenden Eigenschaft mit dem Begriff Tonus richtig getroffen ist, muß noch dahinstehen. Man kann nur sicher sagen, daß es eine Eigenschaft des Herzmuskels gibt, die seine Gestalt im Zustand der Erschlaffung, seine Formbeständigkeit gegenüber verschiedenen formverändernden Einwirkungen bestimmt. In der Dicke der Muskulatur allein scheint mir diese Eigenschaft nicht genügend begründet zu sein, obwohl jene zweifellos eine Rolle dabei spielt. Auch das Maß der diastolischen Füllung, an das man

---
[1]) Koch, W.: Der funktionelle Bau des menschlichen Herzens. Urban & Schwarzenberg 1922.
[2]) Zehbe, M.: Beobachtungen am Herzen und der Aorta. Dtsch. med. Wochenschr. 1916, Nr. 11.
[3]) Dietlen, H.: Hypertrophie und Dilatation im Röntgenbild. Zentralbl. f. Herz- u. Gefäßkrankh. Jg. 13, S. 31. 1921.
[4]) Plaut: Über schlaffe Herzen. Fortschr. a. d. Geb. d. Röntgenstr. Bd. 26, S. 17. 1918.
[5]) Pongs, A.: Das schlaffe und das straffe Herz. Röntgentaschenbuch Bd. VIII. 1918.

weiter denken könnte, ist sicher allein nicht der entscheidende Umstand. Leider fehlen noch abschließende Beobachtungen, die die Frage klären könnten.

Ähnlich steht es mit den Überlegungen, die aus allgemeinen klinisch-pathologischen Gesichtspunkten heraus einen verschieden abgestuften Herztonus vermuten.

KREHL hat, unter Berufung auf den verstorbenen Münchner Kliniker J. BAUER schon lange darauf aufmerksam gemacht, daß es Herzerweiterungen gibt, für die die häufigste Ursache, nämlich Verminderung der Kontraktionskraft, nicht verantwortlich gemacht werden kann, die man sich aber als durch Verminderung des diastolischen Tonus bedingt sehr wohl vorstellen könnte. Für MACKENZIE[1]) ist Herzerweiterung überhaupt gleichbedeutend mit Tonusmangel. Und selbst ein so exakter Denker wie H. STRAUB[2]) rechnet mit dem Vorkommen von Erweiterungen, die nicht anders als durch Veränderung der Dehnbarkeit des erschlafften Herzmuskels zu erklären sind (vgl. S. 361). Man muß also feststellen, daß die Klinik ohne die Annahme einer besonderen Tonusfunktion einstweilen nicht auskommt. Es gilt also auch von dieser Seite nach experimentellen Grundlagen zu suchen, die geeignet sind, eine klarere Vorstellung von dem zu geben, was man einstweilen als Herztonus bezeichnet.

b) Anatomisches.

Unter der vorläufigen Vorstellung, daß Tonus auch am Herzmuskel eine Eigenschaft sei, die vollständiger Erschlaffung entgegenwirkt, hätten wir die einfachsten Verhältnisse am isolierten, überlebend gehaltenen oder wenigstens noch keine Absterbeerscheinungen zeigenden Herzen zu finden. Hier müßten tonische Eigenschaften rein, d. h. unbeeinflußt durch Kontraktion, extrakardiale Nerven und Blutbewegung und -erneuerung zum Ausdruck kommen. Folgende Beobachtungen liegen vor.

Das in Diastole zum Stillstand gekommene Herz gilt im allgemeinen in der ganzen Tierreihe — trotz praller Füllung, wie gelegentlich hervorgehoben wird — als weich, schlaff und formlos; im großen und ganzen allerdings um so schlaffer, je dünnwandiger es ist [TIGERSTEDT[3])].

Was vom menschlichen Herzen bekannt ist, lautet ähnlich. Es liegen naturgemäß verhältnismäßig wenig Beobachtungen vor, da die Totenstarre bereits 10—15 Minuten nach dem Tode beginnen kann. Doch haben wir gerade aus der Kriegszeit zuverlässige Mitteilungen von VOLKHARDT[4]) und KOCH[5]), die auch das unmittelbar nach dem Tode betastete und herausgenommene Herz als sehr weich und schlaff bezeichnen. „Das diastolische Herz stellt einen an der Spitze sanft abgerundeten Sack dar, an dem die Konturen der Herzabschnitte sehr wenig hervortreten und eigentlich nur durch die Gefäße bezeichnet werden. Auffallend ist die stärkere Ausbuchtung der seitlichen Wandabschnitte, die gegen die taillenartige Einschnürung an der Kammerbasis in kreisförmiger Linie vorspringen." KOCH, von dem diese Beschreibung stammt, gestaltet diese durch Gegenüberstellung von Photographien des diastolischen und künstlich (durch Wärme) kontrahierten Herzens besonders eindrucksvoll.

Allerdings kennt die pathologische Anatomie doch Unterschiede in dem Grad der Schlaffheit des noch nicht durch Leichenvorgänge veränderten Herzmuskels.

---

[1]) MACKENZIE, J.: Herzkrankheiten. 2. deutsche Aufl. 1923.
[2]) STRAUB, H.: Zitiert auf S. 354.
[3]) TIGERSTEDT, R.: Physiologie des Kreislaufs Bd. I, S. 73.
[4]) VOLKHARDT, TH.: Über den Eintritt der Totenstarre am menschlichen Herzen. Beitr. z. pathol. Anat. u. z. allg. Pathol. 1916, S. 32.
[5]) KOCH: Zitiert auf S. 365.

Während hypertrophische Herzen als starr beschrieben werden (vgl. S. 365), werden myodegenerierte, wenn auch verdickte, ganz besonders solche mit frischer infektiöser Schädigung (Diphtherie), als besonders schlaff bezeichnet. Das deutet immerhin darauf hin, daß die anatomische Beschaffenheit intra vitam nicht ganz ohne Einfluß auf den postmortalen Zustand ist.

In diesem Zusammenhang ist auch folgendes beachtenswert. Die Totenstarre scheint um so früher einzutreten, je kräftiger das Herz bis zum Augenblick des Todes gearbeitet hat, namentlich dann, wenn es nach eingetretenem Atemstillstand noch weiter geschlagen hat. Umgekehrt scheint Totenstarre bei Myodegeneration ausbleiben zu können [STRASSMANN[1])], was JORES allerdings wieder bestritten hat. Wichtig sind auch die Feststellungen von MELTZER und JOSEPH[2]), daß Eintritt und Entwicklung von Totenstarre verschieden ausfallen, je nachdem ante exitum der Vagustonus normal, erhöht oder aufgehoben war; sind die Beobachtungen auch nicht ganz eindeutig, so zeigen sie doch so viel, daß die Totenstarre irgendwie unter der Ein- oder Nachwirkung des Vagustonus erfolgt, mithin ein Vorgang ist, der von vitalen Eigenschaften des Herzmuskels nicht ganz unabhängig ist. Postmortale Kontraktion und Totenstarre sind vielleicht überhaupt nicht ganz derselbe Vorgang. Wenigstens nimmt ROTHBERGER[3]), der sich am eingehendsten mit postmortalen Veränderungen des Herzens beschäftigt hat, an, daß diese nicht als reine Wirkung der Totenstarre, also eines Eiweißgerinnungsvorganges, sondern zum Teil als Ausdruck des im Gefäßsystem noch vorhandenen Tonus als „Elastizitäts- oder tonische Kontraktion" aufgefaßt werden müssen. Zum Teil wurden diese bei seinen Versuchen durch die „primäre Dilatation" rückgängig gemacht.

Diese, zum ersten Male von BROUARDEL (1899) beobachtet, von ROTHBERGER eingehend beschrieben, wurde von ECKSTEIN[4]) und HABERLANDT[5]) als Tonusabnahme gedeutet. Ihr dynamischer Ausdruck wurde im allmählich zunehmenden Absinken der Zuckungshöhen eines überlebend gehaltenen Herzens bei Absinken der Fußpunkte erblickt. Nachdem aber MANGOLD[6]) am überlebenden Magenmuskelstreifenpräparat die primäre Dilatation als einen Vorgang rein physikalischer Dehnung durch den belastenden Schreibhebel erkannt hatte, wies INAOKA[7]) auch am Froschherzen nach, daß die Dilatation ausbleibt, wenn man mit ausbalancierten Schreibhebeln arbeitet, und glaubt damit die primäre Dilatation als Beweis für das postmortale Verschwinden eines in vivo bestehenden Herztonus erledigt zu haben.

Wichtig erscheint schließlich noch folgender Umstand. Die postmortale Kontraktion entleert das Herz, wenigstens die linke Kammer, nach übereinstimmender Ansicht mehrerer Zeugen, die auf diesen Punkt geachtet haben, weit mehr als die Kontraktion des lebenden Herzens. Das zeigen die Abbildungen von KOCH sehr deutlich, das lehren die Vergleichsmaße von VOLKHARDT, das geht auch aus der physiologischen Literatur bei TIGERSTEDT hervor. Die orthodiagraphisch gemessene Silhouette des Lebenden ist auch in der Systole viel größer als die desselben Herzens an der Leiche im Zustand der Totenstarre. Man ist daher versucht zu schließen, daß bei der postmortalen Kontraktion noch anderes Gewebe wirksam ist als bei der vitalen und denkt dabei unwillkürlich an das elastische Gewebe des Herzmuskels und damit doch wieder an eine Tonusfunktion.

Der Einwand, daß die postmortale Kontraktion deswegen so viel stärker ausfällt als die systolische des lebenden Herzens, weil sie nicht gegen einen hohen Aortendruck arbeiten muß, ist hinfällig, weil sich die lebende linke Kammer auch gegen einen sehr gesteigerten Aortendruck, wie er z. B. beim VALSALVAschen Versuch und bei Adrenalinhypertonie[8]) vorliegt, noch viel stärker entleeren kann als unter gewöhnlichen Bedingungen.

[1]) STRASSMANN: Zitiert bei MÖNCKEBERG.
[2]) MELTZER u. JOSEPH: Zentralbl. f. Physiol. Bd. 21, S. 707. 1908. Zitiert nach TIGERSTEDT.
[3]) ROTHBERGER: Pflügers Arch. f. d. ges. Physiol. Bd. 99, S. 399. 1903.
[4]) ECKSTEIN: Pflügers Arch. f. d. ges. Physiol. Bd. 181, S. 188. 1920.
[5]) HABERLANDT: Zeitschr. f. Biol. Bd. 73, S. 155. 1921.
[6]) MANGOLD: Pflügers Arch. f. d. ges. Physiol. Bd. 188, S. 307. 1921.
[7]) INAOKA, TOM.: Über die primäre Dilatation des Herzens. Pflügers Arch. f. d. ges. Physiol. Bd. 200, S. 194. 1923.
[8]) Eigene, noch nicht veröffentlichte Versuche.

Der Umstand, daß der postmortalen Kontraktion die sekundäre Dilatation folgt, braucht nicht gegen die Annahme einer über den Tod hinaus wirksamen tonischen Funktion zu sprechen, denn jene ist die Folge eines Fäulnisvorganges, dem sich auch die Elemente nicht entziehen können, denen allenfalls die Tonusfunktion zukommt. Auch die wichtige Beobachtung von MORITZ[1]), daß sich die linke Kammer des von Starre noch freien Hundeherzens unter Druckkräften, die man dem linken Vorhof normalerweise zumuten kann (ca. 10 cm H_2O), bis aufs Fünffache des durchschnittlichen Schlagvolumens auffüllen läßt, kann nicht als unwiderleglicher Gegenbeweis gegen das Vorhandensein eines Tonus herangezogen werden, denn sie beweist nur, daß der nicht mehr schlagende Herzmuskel dehnbarer ist als der schlagende. Abnorme Dehnbarkeit braucht nicht Tonusmangel zu sein.

So kommen wir zum Schluß, daß zwar das diastolische Leichenherz schlaff und weich und besonders dehnbar ist und das vermissen läßt, was man sich als Tonus vorstellen könnte, daß aber doch Unterschiede in dem Grade der Schlaffheit vorkommen, die vom Zustand der Muskulatur abhängen. Und ferner, daß im anatomischen Vorgange der postmortalen Kontraktion Verhältnisse vorliegen, die durch den Prozeß der Totenstarre nicht restlos zu erklären sind, sondern die wenigstens die Möglichkeit der Mitwirkung von Kräften offen lassen, die man als tonische bezeichnen kann.

c) Physiologisch-experimentelle Ergebnisse[2]).

Die Herzen *wirbelloser* Tiere geraten nach allgemeiner physiologischer Erfahrung sehr leicht in einen Zustand langdauernder Zusammenziehung ohne nachweisbare Einzelzuckungen, also auch ohne Superposition. Dieser Zustand kann minutenlang dauern, löst sich sehr allmählich und gilt daher nur als Sonderfall der bei diesen Tieren auch an anderen Muskeln vorkommenden tonischen Kontraktionen. Der tonische Zustand tritt spontan ohne besondere Ursachen auf und ist dadurch verständlich, daß es bei diesen Tieren keine refraktäre Phase gibt, daß mithin eine Sonderart der Reizbarkeit der contractilen Herzsubstanz vorliegt.

Auch bei den *Wirbeltieren* sind tonische Verkürzungen von langer Dauer (am Säugetierherzen bis zu $2^1/_2$ Minuten [DANILEWSKY]) bekannt. Sie unterscheiden sich aber in ihrer Art insofern von den tonischen Kontraktionen bei Wirbellosen, als sie nur nach irgendeiner Schädigung des Herzmuskels (Alkohol, Kochsalz, Strophantin, Chlorbarium, -calcium usw.) beobachtet wurden. Auch scheint nicht für alle hierher gehörenden Beobachtungen festzustehen, daß es sich um echte tonische und nicht etwa tetanische Kontraktionen gehandelt hat. Der sichere Nachweis des Fehlens auch kleinster Aktionsströme ist nur in den Versuchen von DE BOER und FRÖHLICH und MEYER geliefert.

Im übrigen zeigt sich auch hier wie beim Skelettmuskel die Unsicherheit einer eindeutigen und allgemein anerkannten Definition des Tonus, am sinnfälligsten in der Prägung der Bezeichnung „tonischer Tetanus" durch RANVIER. Am Froschherzen geht am leichtesten die Spitze in solche Dauerkontraktionen über.

Folgende Beobachtungen sind geeignet, tiefer in die Bedingungen einblicken zu lassen, unter denen tonische Herzkontraktionen auftreten.

FANO hat 1887 beobachtet, daß die Pulsationen an Schildkrötenvorhöfen, die durch Druck auf die Vorhofkammergrenze von den Kammern abgetrennt waren, auf einer rhythmisch oszillierenden Linie aufgesetzt waren. Diese „Tonusvariationen" wurden an beiden Vorhöfen wahrgenommen, aber nach Grad und

---

[1]) MORITZ, F.: Allgemeine Pathologie. S. 8.
[2]) Die einschlägige Literatur findet sich bis 1918 bei E. TH. v. BRÜCKE (Zitiert auf S. 306). Ferner zum Teil bei TIGERSTEDT: Physiologie des Kreislaufs Bd. II, S. 150ff. u. S. 363ff.

sogar nach Rhythmus unabhängig voneinander, so daß die beiden Vorhöfe sich in entgegengesetzten Phasen befinden konnten. Doch ist sowohl von FANO wie später von ROSENZWEIG auch vollständiger Synchronismus der Vorhöfe beobachtet worden. Während kurz nach der Vorhofkammertrennung die Schwankungen sehr unregelmäßig waren, trat allmählich ein genau rhythmischer Verlauf ein. Ihr Verschwinden erfolgte allmählich, in der Regel vor dem Aufhören der Einzelkontraktionen. Das Auftreten der Schwankungen überhaupt war gebunden an die Ausübung eines dauernden Druckes auf die Vorhofkammergrenze oder andere Vorkammerstellen, dagegen nicht an die Aufrechterhaltung der Verbindung der Vorhöfe mit dem Sinusgebiet. In der Kammer kamen in FANOS Versuchen solche Schwankungen nur äußerst selten vor, dagegen hat sie ROSENZWEIG 1903 in späteren Versuchen fast regelmäßig auch an der Kammer des absterbenden Schildkrötenherzens unter den gleichen Umständen beobachtet. Bemerkenswert erscheint noch, daß die Tonusvariationen im allgemeinen erst eine gewisse Zeit nach Präparation des Herzens zu erzielen waren. Das Auftreten der Erscheinung setzt daher einen gewissen Grad der Schädigung des Herzens voraus und wurde als Ermüdungs- oder Absterbeerscheinung gedeutet. Doch steht dieser Auffassung die Angabe von GESELL gegenüber, daß gerade kräftig schlagende Herzen die stärksten Tonusschwankungen geben. Der Füllungsgehalt der Vorhöfe schien nach den Ergebnissen von BOTAZZI (1897) gleichgültig für das Auftreten zu sein, GESELL hat aber wieder die umfangreichsten Schwankungen bei einer ganz bestimmten inneren Spannung beobachtet und gefunden, daß die Kontraktionsenergie sich proportional der Länge der Vorhofsfasern ändert.

Auch über die Deutung des Sinnes dieser Variationen gehen die Anschauungen auseinander, doch scheint die Auffassung vorzuherrschen, daß sie entweder für die Erhaltung des Gleichgewichts zwischen großem und kleinem Kreislauf oder noch allgemeiner für die Regelung des Zuflusses des Blutes zur Kammer Bedeutung haben. Im übrigen erscheint die Erörterung dieser Frage müßig, solange nicht feststeht, daß die Tonusvariationen eine regelmäßige Erscheinung am nichtgeschädigten lebenden Herzen sind. Oder man müßte nachweisen können, daß die Tonusschwankungen geradezu einen gewissen Ersatz für den Ausfall an Kontraktionsenergie am geschädigten Herzen bilden.

Bedeutsamer erscheint die Frage, an welchem Substrat sie sich abspielen. Da sie auch am nicht mehr schlagenden Herzen zu beobachten sind, hat man an das Sarkoplasma als Grundlage gedacht (BOTAZZI, ROSENZWEIG). Jedenfalls ist die *Unabhängigkeit der Erscheinung von der erhaltenen Contractilität* eine bemerkenswerte Tatsache, auf die wir schon einmal gestoßen sind und der wir noch einmal begegnen werden. Umgekehrt setzt, soviel wir heute wissen, die Erregbarkeit des Herzens keineswegs das Vorhandensein von Tonizität voraus. Ob diese überhaupt eine dem Herzen dauernd, gewissermaßen latent innewohnende Fähigkeit ist, geht aus den zitierten Beobachtungen nicht hervor. Sie zeigen eigentlich nur, daß es unter gewissen Bedingungen, zu denen auch die oben nur gestreiften chemischen und toxischen Einwirkungen gehören dürften, zum Auftreten von Erscheinungen kommen kann, die man besser als Ausdruck von Tonussteigerung als von Tonus überhaupt bezeichnet. Nachgewiesen sind Tonusvariationen einstweilen bei der Schildkröte, bei Bufo vulg. und virid. und Rana eskul., vermißt bei Lazerta virid., Tropidonotus, Anguilla vulg. und beim Hühnerembryo (BOTAZZI 1897).

Das grundsätzlich Wichtigste, was für das Tonusproblem aus den zitierten Beobachtungen hervorgeht, liegt in der Feststellung, daß die Tonuserscheinung erstens nur vom Vorhof her ausgelöst werden, zweitens von diesem auf die Kam-

mer übergehen kann, drittens anscheinend unabhängig vom Kontraktionsvorgang ist und viertens nur unter besonderen Bedingungen, die einer Schädigung des Herzens gleichkommen, auftritt.

Folgende Arbeiten berühren sich mit diesen Feststellungen. PIETRKOWSKI[1]) hat 1917 gefunden, daß bei Vorhofsdehnung durch Lufteinblasung der Tonus der Kammer des Frosches zunimmt, d. h. die Kammer gerät unter Austreibung der eingedrungenen Luft in extrem systolische Einstellung und schließlich in systolischen Stillstand. Während Sinus und Vorhof deutlich weiterschlagen, sind an der Kammer nur noch minimale Zuckungen sichtbar, der intrakardiale Druck steigt bis 20 cm H_2O. Ein solches „hypertonisches" Herz ist nicht mehr oder nur noch unvollständig zum Schlagen zu bringen. Eine sehr eigenartige Abbildung von PIETRKOWSKI zeigt die kontrahierte Kammer wie einen starren Zapfen auf die kugelig aufgeblähten Vorhöfe aufgesetzt.

PIETRKOWSKI hat bereits auf die Ähnlichkeit dieses Effekts mit der Digitaliswirkung hingewiesen. Wir können auch gleich an die Ähnlichkeit mit der Calciumwirkung erinnern. Nach abgelaufener Vorhofsdehnung bleibt die Kammer längere Zeit in einem Zustand latenter Tonisierung bestehen, nervöse Reize (Adrenalin, Atropin) beeinflussen die Tonisierung nicht, weshalb PIETRKOWSKI den Weg der Tonisierungsleitung von Vorhof zu Kammer in der Muskulatur suchte.

Das Maßgebende beim Vorhofsdehnungseffekt schien PIETRKOWSKI nicht der Grad, sondern der Vorgang der Dehnung an sich zu sein, etwa in dem Sinne, wie bereits BURRIDGE Tonusschwankungen am durchströmten Froschherzen als Ausdruck von durch abwechselnde Dilatation der Vorhöfe bedingten rein physikalischen Dehnungsschwankungen aufgefaßt hat. PIETRKOWSKI denkt selbst an einen durch die Dehnung auf ein im Sinusgebiet liegendes Tonuszentrum ausgeübten Reiz.

Am überlebenden Herzen verschwanden die Folgen der Vorhofsdehnung nach einiger Zeit (Fortschaffung von Reizstoffen?). Das leerschlagende Herz stirbt im hypertonischen Zustand ab, es schrumpft und trocknet ein, vielleicht infolge Veränderung der Zellmembran. PIETRKOWSKI denkt daran, daß bei der Tonisierung sich das Verhalten der Muskelzellen zur Außenflüssigkeit (Ringerlösung) in dem Sinne ändert, daß aus der vorher isotonischen Ringerlösung eine hypertonische wird.

Sehr wichtig ist die Beobachtung von PIETRKOWSKI, daß die Vorhofsdehnung einen latent-tonisierenden Zustand schafft, kenntlich daran, daß sie das Herz für Strophantin empfindlicher macht. Die Ähnlichkeit mit der Digitaliswirkung zeigt sich auch im Verhalten des EKG. In beiden Fällen wird die T-Zacke kleiner und schlägt schließlich um.

Auch der Hinweis von PIETRKOWSKI auf das Verhalten des menschlichen Herzens gegenüber der Digitalis wirft weiteres Licht auf das Wesen der Tonussteigerung bei Vorhofsdehnung. Der gesunde Herzmuskel spricht auf Dosen, die beim kranken Herzen wirksam sind, noch nicht an. Umgekehrt ist bekannt, daß Mitralfehler mit Erweiterung des linken Vorhofs besonders gut auf Digitalis reagieren. Auch die Kleinheit und die kleinen Schlagvolumina des Mitralstenoseherzens mit starker Vorhofserweiterung ist man versucht, mit einer Tonussteigerung in Zusammenhang zu bringen, ohne deswegen die gewöhnliche und näherliegende Erklärung aufgeben zu müssen.

Gegen die Deutung der Ergebnisse von PIETRKOWSKI haben E. KOCH[2])

---

[1]) PIETRKOWSKI, G.: Einfluß experimenteller Vorhofsdehnung auf den Tonus. Arch. f. exp. Pathol. u. Pharmakol. Bd. 91, S. 35. 1917.
[2]) KOCH, E.: Über den angeblichen Einfluß supraventr. Herzteile auf den Ventrikeltonus des Froschherzens. Pflügers Arch. f. d. ges. Physiol. Bd. 207, S. 205. 1925.

und HOLZLÖHNER[1]) neuerdings geltend gemacht, daß die tonische Kammerkontraktion ausbleibt, wenn die Mitdehnung der Kammer durch übertretende Luft verhindert und die Dehnung rein auf den Vorhof beschränkt wird. Die Dehnung als tonussteigerndes Prinzip kommt auch in den Versuchen von LOEWE[2]) und WICHELS[3]) zur Anwendung. LOEWE hoffte zunächst am überlebenden Herzstreifenpräparat die Schwierigkeit umgehen zu können, die im Ineinandergreifen von Tonus und Contractilität liegt. Die Hoffnung, die beiden Funktionen in schärferer Trennung studieren zu können, wurde zum Teil dadurch vereitelt, daß sich das von den extrakardialen Nerven ganz befreite und sonst relativ ganglienfreie Präparat als viel schlagfähiger erwies, als er erwartet hatte. ,,Tonusschwankungen waren daher am schlaglos überlebenden Streifen ebenso selten zu beobachten wie Veränderungen des ‚diastolischen Grundtonus' beim schlagenden Herzen." Nur bei stärkerer Belastung mit Digitalis war am schlaglosen Streifen zuweilen ein sehr langsames Absinken des Tonus zu beobachten. Manches sprach LOEWE dafür, daß die diastolische Erschlaffung des normalen Herzens bereits nahe an die unterste Grenze des Tonus heranreichte. Ganz besonders auffallend war das Ausbleiben einer systolischen Kontraktion bei den verschiedensten Digitaliskonzentrationen.

WICHELS spann den Gedanken von LOEWE, daß die Tonusfunktion des Streifens in seinen Versuchen infolge geringer Belastung zuwenig in Anspruch genommen war, weiter und lieferte in eigenen Versuchen den Nachweis, daß bei stärkerer Beanspruchung durch einen kräftigeren Dehnungsreiz der stark digitalisierte Vorhofsstreifen — und nur dieser — mit einem eigenartigen, fast augenblicklich steilen Übergang aus der diastolischen in maximalsystolische Stellung reagierte; nicht unmittelbar, sondern erst eine bestimmte Zeit nach der Digitalisgabe. Bei niedriger Digitaliskonzentration war kein Dehnungseffekt zu erzielen.

Die Digitaliswirkung zeigt sich also am Vorhofstreifenpräparat als eine ausgesprochene Tonuserhöhung (bis zu bleibendem Stillstand in extremer Systole), als Überführung der Kontraktionen in eine höhere Ausgangslage, genauer gesagt als eine Sensibilisierung für Dehnungsreize. Am isolierten, ganglienfreien Kammerstreifen konnte die Reaktion nicht erzielt werden, wohl aber dann, wenn er in Verbindung mit Vorhofteilen blieb. Für das Zustandekommen des tonischen Dehnungsreizes ist also auch noch die Anwesenheit ganglionärer Vorhofselemente erforderlich. Der Reiz braucht aber nicht auf diese Elemente unmittelbar ausgeübt zu werden, sondern ist von ganglienfreien Teilen aus übertragbar.

Der beschriebene ,,Tonusvorgang" wird von WICHELS als ein Reflex aufgefaßt, dessen reizaufnehmende Elemente in der Kammer, dessen Zentrum in ganglionaren Vorhofteilen (REMAKsche, LUDWIGsche und BIDDERsche Ganglienhaufen des Froschherzens) zu suchen ist. Der Weg dieses Tonusreflexes ließ sich dadurch noch genauer feststellen, daß Cocain in Konzentrationen von 2 bis $6 \cdot 10^{-4}$ einerseits die sonst irreversible tonische Systole aufhob, andererseits, vor Eintritt des systolischen Stillstandes gegeben, diesen verhinderte, so daß das Herz in systolischer Tonuserhöhung weiterschlug. Es liegt also hier der gleiche Digitalis-

---

[1]) HOLZLÖHNER, E.: Über die Wirkung der Na- und Ca-Ionen auf das Froschherz und ihren Einfluß auf den Herztonus. Zeitschr. f. Biol. Bd. 83, S. 107. 1925. — HOLZLÖHNER, E.: Zur Frage des Herzmuskeltonus. Med. Klinik. Nr. 31, S. 1149. 1925.
[2]) LOEWE, S.: Das überlebende schlagende Herzstreifenpräparat. Zeitschr. f. d. ges. exp. Med. Bd. 6. 1918.
[3]) WICHELS, P.: Der proprioceptive Tonusreflex des Froschherzens. Pflügers Arch. f. d. ges. Physiol. Bd. 179, S. 219. 1920.

Cocain-Antagonismus vor, den E. MEYER und WEILER[1]) gefunden hatten und dem MAGNUS[2]) die weitere Erklärung gegeben hat, daß Cocain den sensiblen Ausgangspunkt der Reflexbahn lähmt. Die Reflexeinrichtung des Tonusreflexes wäre also zusammengesetzt aus einem sensiblen Nervenorgan in Kammer oder Vorhof, einem contractilen Erfolgsorgan in Kammer- oder Vorhofsmuskulatur, und aus nervösen Reflexbahnen mit ganglionären Vorhofselementen, die Reizmit Erfolgsorgan verbinden. LOEWE denkt an Abhängigkeit des Reflexvorganges vom sympathischen Nervensystem, dessen tonisierender Einfluß neuerdings für die quergestreiften Muskeln angenommen wird.

Grundsätzlich neu an dieser Auslegung ist also, daß es im Herzen, mindestens in der Kammer, sensible auf Dehnungsreize ansprechende Nervenendigungen gibt; wichtig für die allgemeine Auffassung des Tonusproblems am Herzen, daß der Tonus, wie am Skelettmuskel, von nervösen Bahnen her, die mit dem Sympathicus zusammenhängen, aufrechterhalten wird, also kein rein muskulärer Vorgang ist; beachtenswert für die Frage der Digitaliswirkung, daß sie sich am ganglienfreien (?), isolierten und überlebenden Kammerstreifen als unwirksam erwies.

Für die Versuche von PIETRKOWSKI bringen die Ergebnisse von WICHELS die Bestätigung der Bedeutung von Vorhofsteilen für das Zustandekommen der Tonussteigerung.

Als besonders bedeutsam an den Ergebnissen kann vielleicht noch die Folgerung erscheinen, *daß der Herztonus als ein reflektorischer, an nervöse Bahnen gebundener Vorgang keine rein physikalische Muskelfunktion im Sinne von Elastizität sein kann.* Damit rückt die Frage wieder in den Vordergrund, ob er sich an einem anderen als dem Muskelsubstrat abspielt. Welche besonderen Vorhofsteile als die besondere Umschaltestation für den Reflex anzusprechen sind, geht auch aus den Versuchen von WICHELS nicht hervor. Diese Frage versuchte SZENT-GYÖRGYI[3]) weiter zu erklären.

Was den Ergebnissen von PIETRKOWSKI und WICHELS gemeinsam ist, erscheint wichtig genug, um noch einmal kurz betont zu werden. Es ist die Tatsache, daß sich am Kaltblüterherzen durch einen Dehnungsreiz, der unmittelbar oder mittelbar die Vorhöfe betrifft, ein Zustand von Kontraktion der Kammer herbeiführen läßt, der in verstärkter Dauerzusammenziehung besteht, die sich bis zu systolischem Stillstand steigern kann. Ob man diesen Zustand wirklich nur als Tonussteigerung oder Hypertonus auffassen kann, oder ob man dabei mit HOLZLÖHNER auch an „pseudotetanische Kontraktionen" (rasche Frequenz, verlangsamte Diastole durch Digitalis!) denken muß, ist eine andere Frage. Beachtenswert ist dabei ferner, daß der Zustand nur durch ganz grobe Einwirkungen, die von normalem Geschehen weit abliegen, zu erzielen ist, und daß es in den Versuchen von WICHELS noch dazu einer starken pharmakologischen Einwirkung bedarf, um den Effekt zu erzielen.

Die Frage, ob es experimentelle Einwirkungen gibt, die den angenommenen normalen Tonus des Herzens herabzusetzen imstande sind, kommt in Versuchen von SZENT-GYÖRGYI zur Erörterung. Er ging von der Frage nach dem Sitz der Tonuseigenschaft aus, die bereits PIETRKOWSKI angeschnitten hatte. Bezüglich der extrakardialen Nerven kam er zum gleichen negativen Ergebnis

---

[1]) WEILER, L.: Untersuchungen über den Einfluß des Cocains auf den Herzmuskel des Frosches. Arch. f. exp. Pathol. u. Pharmakol. Bd. 80, S. 131. 1917. — MEYER, E. u. L. WEILER: Münch. med. Wochenschr. 1917, S. 1569.

[2]) MAGNUS: Münch. med. Wochenschr. 1919, S. 551.

[3]) v. SZENT-GYÖRGYI: Über Herzmuskeltonus. Pflügers Arch. f. d. ges. Physiol. Bd. 184, S. 265. 1920.

wie jener. Umgekehrt glaubt er durch folgende Versuche den positiven Beweis geliefert zu haben, daß das Sinusgebiet der Sitz der tonischen Erregung sein müsse. Nach Sinusausschaltung mittels der ersten STANNIUSschen Ligatur beobachtete er Vergrößerung der Kontraktionen der automatisch schlagenden Kammer, Absinken der Fußpunkte der Zuckungskurven mit kurzen Schleuderbewegungen am Ende der Diastole, Verlängerung der Kammer in der Diastole und Vermehrung des diastolischen Inhalts. In Zahlen ausgedrückt, erhielt er folgende Werte:

		Systole	Diastole
Ventrikellänge	vor der Ligatur	6,5	9,5 mm
„	nach „ „	6,5	11,0 „
Volum.-Ablesung an der	⎰ vor „ „	40	30 „
STRAUBSCHEN Kanüle	⎱ nach „ „	40	20 „

Auch unter der Einwirkung der Akapnie auf das Sinusgebiet beobachtete er die gleiche diastolische Erschlaffung der Kammer. Nach diesen Ergebnissen glaubte er sich zu dem Schluß berechtigt, daß dem *Sinusgebiet nicht nur eine reiz-, sondern auch eine tonusbildende Funktion zukomme.*

Die von ihm beobachteten Elastizitätsschwankungen in dem unter dem Ausgangsniveau liegenden Teil der Kurven glichen ganz den von EWALD und EMANUEL beschriebenen Zugkurven atonischer (durch ein fallendes Gewicht gedehnter) Muskeln. Für SZENT-GYÖRGYI ein Beweis mehr dafür, daß die von ihm gefundene Kammererschlaffung bei Sinusausschaltung als Ausdruck von Tonusverlust zu deuten ist.

Die atonische Zuckungsform am diastolisch übermäßig erschlafften Herzen spielt sich in den Versuchen von SZENT-GYÖRGYI an der automatisch mit wesentlich geringerer Frequenz als vorher schlagenden Kammer ab, also unter Bedingungen, wie sie der *Vagusreizung* zukommen. Bei dieser hatte schon GASKELL Absinken der Niveaulinie der Zuckungen festgestellt und diese Erscheinung als Tonusverlust durch Vagusreizung gedeutet. Aber bereits F. B. HOFFMANN lehnte diese Deutung ab mit dem Hinweis auf die Anhängigkeit der Kurvenform von der Frequenzänderung, indem bei langsamerer Schlagfolge infolge Verlängerung der Diastole der diastolische Abfall länger dauert und sich daher die Kontraktionen auf ein tieferes Niveau aufsetzen als bei rascher Frequenz. Es handelt sich demnach bei der Beobachtung von SZENT-GYÖRGYI nicht um eine unmittelbare Vaguswirkung mit Tonusabnahme, sondern um eine vom Kontraktionsvorgang abhängige mittelbare Erscheinung. Es ist daher auch aus den Versuchen nichts weiter zu entnehmen, als daß bei Kammerautomatie mit geringerer Frequenz infolge Sinusausschaltung stärkere diastolische Erschlaffung (vollständigerer Ausgleich der Kontraktionsrückstände) eintritt. Wenn man diese überhaupt als Ausdruck von Tonusverlust gelten lassen will, so wäre aus den Versuchen von SZENT-GYÖRGYI nur zu folgern, daß die Tonuseigenschaft von der Frequenz abhängig ist.

REGELSBERGER[1]) versuchte diese Frage weiter zu klären dadurch, daß er der Kammer nach Sinusausschaltung die ursprünglich vorhandene oder eine beliebige Frequenz aufzwang. Dabei auftretende Niveausenkungen mußten für einen von der Schlagzahl unabhängigen Tonus sprechen. Das Ergebnis war, daß es sowohl sinustonisierte wie -tonuslose Kaltblüterherzen oder, anders ausgedrückt, daß es sowohl einen vom systolischen Intervall abhängigen wie unabhängigen Tonus gibt. Aber auch bei den Versuchen von REGELSBERGER ist nach HOLZLÖHNER Änderung des Kontraktionsablaufes durch Reizung der intrakardialen Nerven nicht auszuschließen, außerdem glaubt KOCH bei diesen

---

[1]) REGELSBERGER, H.: Über den Tonus des Kaltblüterherzens. Zeitschr. f. Biol. Bd. 75, S. 205. 1922.

und bei den Versuchen von SZENT-GYÖRGYI Versuchsfehler durch unzweckmäßige Registrierung annehmen zu müssen.

Mit den Ergebnissen von SZENT-GYÖRGYI und REGELSBERGER berühren sich diejenigen, die BRUNS[1]) gewonnen hat, allerdings ausgehend von einer ganz anderen Fragestellung. Bei experimentellen Untersuchungen über die Erscheinungen der Herzschwäche infolge von Überanstrengung am Froschherzen ergab sich mit zunehmender Belastung zunehmende Erweiterung des diastolischen und systolischen Herzens mit Zunahme des Schlagvolumens bis zu einem gewissen Druckoptimum, also im Sinne der FRANKschen Gesetze. Im Gegensatz zum frischen Herzen zeigte jedoch der durch lange Arbeit unter nahezu isotonischen Bedingungen geschwächte Herzmuskel bei gleichen Belastungsdrucken eine mit der Dauer der Arbeit zunehmende Neigung der Dehnungskurven nach der Abszisse zu, also eine gleichen Drucken gegenüber zunehmende Dehnung des diastolisch erschlafften Herzens. Ferner ergab sich, daß der ermüdete, überdehnt

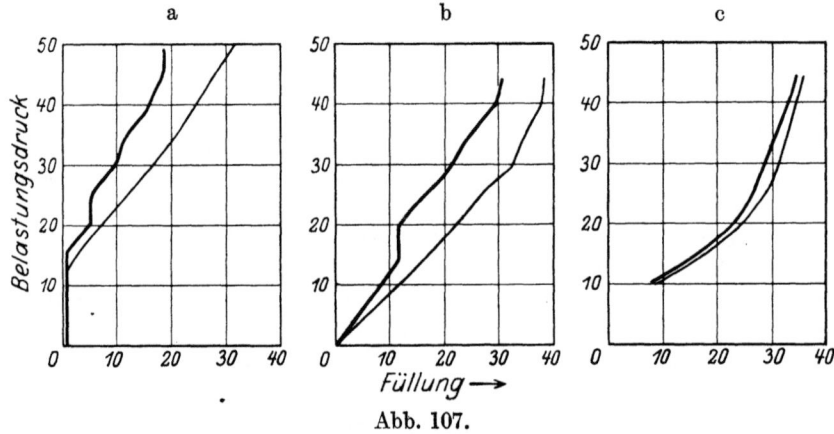

Abb. 107.

——— Systole ——— Diastole. a Herzmuskel frisch. b Herzmuskel nach 1 Std. isotonischer Arbeit. c Herzmuskel nach 3 Std. (Nach BRUNS).

gewesene Herzmuskel auch bei völliger Entlastung noch überdehnt bleibt und sein anfängliches Volumen nicht wieder so rasch erreicht wie der frische Muskel (Abb. 107).

BRUNS selbst erblickt die Ursache der von ihm gefundenen abnormen Dehnbarkeit in Schädigung der elastischen Eigenschaften des Muskels und deutet daher die Erscheinung als „myogene Dilatation". Ob er damit gleichzeitig eine Veränderung der tonischen Eigenschaften meint, läßt er unerörtert. Das grundsätzlich Neue und Wichtige an den Versuchen ist, daß hier in der Erörterung von experimentellen Erscheinungen, die man mit dem Begriff des Herztonus in Zusammenhang bringen muß, zum ersten Male die Beziehungen zwischen Volumen und Druck verwertet werden, die in der Dehnungskurve nach O. FRANK eindeutig zum Ausdruck kommen. Daß eine klare Vorstellung vom Wesen des Herztonus ohne Berücksichtigung der unter normalen und künstlich in bestimmter Weise geänderten Arbeitsbedingungen des Herzens nicht gewonnen werden kann, hat MORITZ in eindringlicher Weise zum Ausdruck gebracht. STRAUB und andere, deren Ergebnisse noch zu besprechen sind, haben für die Dynamik des Säugetierherzens die experimentellen Grundlagen geschaffen, von denen man aus-

---

[1]) BRUNS, O.: Experimentelle Untersuchungen über das Phänomen der Herzschwäche. Dtsch. Arch. f. klin. Med. Bd. 113, S. 179. 1913. — BRUNS, O. u. G. A. RÖMER: Der Einfluß angestrengter körperlicher Arbeit. Zeitschr. f. klin. Med. Bd. 94, S. 23. 1922.

gehen muß, wenn man der Frage des Herztonus, insbesondere beim Säugetier- und Menschenherzen, auf den Grund kommen will. Die vorstehend besprochenen experimentellen Beobachtungen sind darum nicht wertlos. Nur sind sie unter extremen, gewaltsamen Bedingungen gewonnen und daher nicht maßgebend für die feinen dynamischen Vorgänge, zu denen wir unter allen Umständen auch den Herztonus rechnen müssen, aber sie geben vielleicht gerade, weil sie Extreme darstellen, die Richtungen an, in denen weitergeforscht werden muß.

Eine ins einzelne gehende Darstellung der Zuckungsgesetze, soweit sie überhaupt für das Verständnis des Herztonus Bedeutung haben, ist um so überflüssiger, als sie an anderer Stelle gegeben ist[1]). In Frage kommen hier in erster Linie die Vorgänge während der Diastole.

Das Wesen der Diastole besteht in Wiederausdehnung des Herzmuskels nach beendeter systolischer Verkürzung unter einem anfangs steilen, in der zweiten Hälfte langsamerem Abfallen des Druckes in der Kammer, der in der Systole zur Überwindung des entgegenstehenden Widerstandes und zur Austreibung des Kammerinhaltes aufgebracht worden war. Sinkt dieser Druck unter den Vorhofsdruck, so beginnt die Füllung vom Vorhof her und dauert so lange an, bis sich Vorhofs- und Kammerdruck ausgeglichen haben. Wichtig bei dem Füllungsvorgang ist nun, daß der diastolische Kammerdruck in keinem Augenblick unter Null sinkt, mithin von einer vollständigen diastolischen Erschlaffung keine Rede sein kann. Es kann vielmehr nach den zahlreichen zuverlässigen Druckkurven beim Kaltblüter (O. FRANK, ROHDE) und bei Säugetierherzen (PIPER-STRAUB, STARLING) als ausgemacht gelten, daß auch in der Diastole, und zwar unter Verhältnissen, die man als physiologisch ansehen kann, ein gewisser, wenn auch niedriger Spannungszustand des Herzmuskels bestehen bleibt. Es läge nun außerordentlich nahe, diesen Zustand verbleibender Minimalspannung in der Diastole als Ausdruck eines auch in der Diastole wirksamen Zustandes von Dauerspannung anzusprechen, den man nach Analogie mit dem Skelettmuskel als Tonus bezeichnen müßte.

Für den ruhenden Herzmuskel, dessen Dehnungskurve seit FRANK als Ausdruck des physikalischen Zustandes des ruhenden Herzmuskels gilt, bestünde auch keine Schwierigkeit, sofern man Tonus gleich Dehnbarkeit setzen will. Für den tätigen Muskel wäre dann die Druckhöhe am Ende der Diastole, wenigstens in dem annähernd der Abszisse parallelen Teil der natürlichen Zuckungskurve kurz vor der durch die Vorhofssystole hervorgerufenen terminalen Drucksteigerung, ein Maß für die Kraft, mit der die Kammer ihre Füllung umspannt.

Dem stehen aber wichtige Bedenken entgegen, auf die bereits O. FRANK und später mit besonderem Nachdruck STRAUB in verschiedenen Arbeiten hingewiesen hat. Zunächst ist der Grad des niedrigsten, am Ende der Diastole erreichten Druckes in eindeutiger Weise abhängig von der Füllung bzw. von der Menge des venösen Zuflusses, also letzten Endes eine Funktion der der Kammer in der Diastole aus früheren Systolen der anderen Kammer zuströmenden kinetischen Energie. Die Druckkurven bei zunehmender Belastung von STRAUB, STARLING usw. sprechen eindeutig in diesem Sinne. Die Dehnungskurve der Minima kann also nicht allein vom Tonus bestimmt sein, man müßte denn annehmen, daß der Tonus veränderlich in Abhängigkeit vom Füllungszustand sei. Ferner hat bereits O. FRANK für das Froschherz festgestellt, ,,daß die Zustände bei der Wiederausdehnung (der Kammer) nicht immer oder selten der Dehnungskurve des ruhenden Herzmuskels folgen", und hat STRAUB für das Säugetierherz gefunden, daß die Minima der natürlichen Zuckung in der Regel ebenfalls nicht auf der Dehnungskurve des ruhenden Muskels liegen. Zudem

---

[1]) Siehe dieses Handb., diesen Bd. S. 235 (STRAUB).

hat STRAUB[1]) wiederum am Säugetierherzen aus dem Arbeitsdiagramm geschlossen, daß am Ende der Diastole deswegen keine vollständige Erschlaffung eintritt, weil die vorhergehende Kontraktion noch nicht vollständig beendet ist, daß vielmehr gegen einen „*Kontraktionsrückstand*" Arbeit geleistet werden muß (Absteigen des Diagramms gegen die Abszisse statt Ansteigen bei zunehmender Füllung entlang der Dehnungskurve des ruhenden Muskels).

Dieser hypothetische Kontraktionsrückstand liefe an sich aufs gleiche hinaus wie der diastolische Tonus, indem beide bezweckten, die Kammer am Ende der Diastole in einer gewissen Spannung zu erhalten, was wiederum, teleologisch gedacht, den Sinn hätte, unter allen Umständen, auch bei geringer Dehnung, ein Minimum von Anfangsspannung für die nächste Systole zu erhalten. Aber dieser Gleichsetzung steht eben die erwähnte Tatsache entgegen, daß die Dehnungskurve der Minima nicht oder nur teilweise entlang der Dehnungskurve des ruhenden Muskels verläuft. Man ist also, obwohl beide Zustände, Kontraktionsrückstand und Tonus, sich im dynamischen Sinne in ihrer Wirkung gleichen, gezwungen, zwischen beiden zu unterscheiden. Etwa in der Fassung, die ich einer brieflichen Mitteilung von STRAUB verdanke.

„Wenn mit zunehmender Dauer der Diastole die Länge (das Volum) sich bei gleichbleibendem Innendruck nicht, sondern nur mit dem Innendruck entlang der Dehnungskurve des ruhenden Herzmuskels ändert, so ist dies der Ausdruck des Tonus. Wenn aber mit wachsender Länge der Diastole der Herzmuskel erschlafft und sich weiter dehnt, ohne daß sein Binnendruck entsprechend steigt, ja bei absinkendem Binnendruck, so muß man von Kontraktionsrückstand sprechen."

Der Sinn dieser Unterscheidung beider Begriffe wird klarer, wenn man die Bedeutung des Kontraktionsrückstandes für den Füllungsvorgang genauer ins Auge faßt. Auch hier folge ich den Auseinandersetzungen von STRAUB, weil ich nichts besseres an ihre Stelle zu setzen habe. Bei kleinem Kontraktionsrückstand (frühzeitigem Verschwinden des in der Diastole noch wirksamen Kontraktionsrückstandes) strömt alsbald im Beginn der Diastole die Hauptmasse des Blutes in die Kammer ein, in späteren Phasen nur noch wenig; lange Ausdehnung der Diastole — durch langes Systolenintervall — bringt also wenig Vorteil für die Füllung der Kammer. Bei großem Kontraktionsrückstand (allmählichem Verschwinden des in die Diastole nachwirkenden Kontraktionszustandes) kann das Blut nur langsam in die Kammer einfließen, und diese gewinnt mit andauernder Diastole Zeit, sich der Dehnungskurve des ruhenden Herzmuskels anzunähern. In diesem Falle gewinnt die Kammer für ihre Füllung von der Verlängerung der Diastole durch langsamere Frequenz.

Noch bedeutsamer wird die Vorstellung, die man mit dem Begriff des Kontraktionsrückstandes verbinden kann, wenn man an die Bedeutung desselben für die folgende Systole, namentlich für die vorzeitige und für den Alternans denkt. Und was man bisher als positiv oder negativ tonotrope Wirkung von pharmakologischen Mitteln angesehen hat, wird verständlich und jedenfalls eindeutiger, wenn man sie unter dem Gesichtspunkt der Verlängerung oder Abkürzung des Kontraktionsrückstandes betrachtet. Die diastolische Wirkung der Digitalis (SCHMIEDEBERG), die dem Verständnis immer erhebliche Schwierigkeiten bereitet hat, wird mit einem Male klar, dadurch, daß die durch sie bedingte Verlängerung der Kontraktionskurve — z. B. durch Antiarin (STRAUB) — bei gleichzeitiger Verlängerung des Systolenintervalls der diastolischen Füllung zugute kommt.

Mag sich in der Abgrenzung der Begriffe Kontraktionsrückstand und Tonus auch noch manches ändern, soviel dürfte augenblicklich feststehen, daß künftige

---

[1]) STRAUB, H.: Das Arbeitsdiagramm des Säugetierherzens. Pflügers Arch. f. d. ges. Physiol. Bd. 169, S. 564. 1917.

Untersuchungen über den Tonus nicht mehr an der Bestimmung der Dehnungskurven vorbeigehen dürfen. *Der diastolische Tonus ist durch die wahre Dehnungskurve des ruhenden Herzmuskels physikalisch eindeutig bestimmt* (STRAUB).

Die wahre Dehnungskurve entspricht nach FRANK dem Teil der Dehnungskurve, der parallel zur Abszisse verläuft, in dem die Minima der isotonischen und isometrischen Zuckung mit denen der zwischen ihnen verlaufenden natürlichen Zuckung zusammenfallen. Leider ist diese Kurve, zumal beim Säugetierherzen, schwer zu bestimmen. Darin dürfte auch der Grund liegen, daß noch wenig experimentelles Material zu dieser Seite des Tonusproblems vorliegt.

Es muß hier auch daran erinnert werden, daß die Volumregistrierung des Herzens schwierig ist, namentlich bei gleichzeitiger Druckregistrierung, und daß daher die Volumverschiebungen nach der diastolischen oder systolischen Seite nicht immer richtig zur Darstellung kommen. Falsche Deutungen schleichen sich da leicht ein. Diese technischen Schwierigkeiten dürfen natürlich keine Veranlassung bilden, die strenge physikalische Definition von STRAUB, die einzige, die sich bisher überhaupt geben läßt, abzulehnen.

MORITZ[1]) ist bezüglich der Überlegung, wie ,,eine veränderte Reaktion des Herzmuskels auf an sich normale Belastungsdrucke, also ein abnormes Verhalten desselben in der Diastole" sich zu erkennen geben müsse, zum gleichen Ergebnis gekommen, nämlich zu der Vorstellung, daß solche Veränderungen der dynamischen Koeffizienten in der Diastole ihren Ausdruck in der Dehnungskurve des ruhenden Herzmuskels finden müßten. ,,Es würde ein steilerer Kurvenverlauf hier einem nachgiebigeren, abnorm dehnbaren Muskel, ein flacherer aber vielmehr einem weniger nachgiebigen Muskel zukommen." Man würde also folgerichtig in der Abb. 4 von MORITZ die Kurve *b* als die normo-, *a* als die hypo- und *c* als die hypertonische Dehnungskurve bezeichnen müssen (Abb. 108). Die Ähnlichkeit der von BRUNS tatsächlich gefundenen Kurven des abnorm gedehnten Herzens mit der von MORITZ theoretisch verlangten ist sehr beachtenswert.

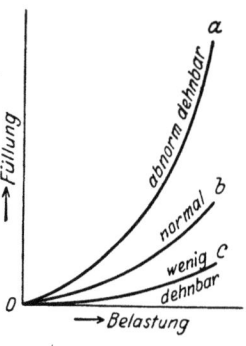

Abb. 108.

a Hypotonische Dehnungskurve. *b* Normotonische Dehnungskurve. *c* Hypertonische Dehnungskurve. (Nach F. MORITZ.)

Wenn man nun daran geht, den vorstehend gewonnenen Maßstab an die Ergebnisse anzulegen, die im 1. Teil dieses Kapitels als Veränderungen der tonischen Eigenschaften des Herzens mitgeteilt sind, so wird man unbedingt zu einem sehr zurückhaltenden Urteil gelangen müssen. Was zunächst die Versuche, Veränderungen des *diastolischen* Tonus nachzuweisen, anlangt, so fehlt in denen von SZENT-GYÖRGYI und REGELSBERGER die Dehnungskurve, außerdem ist selbst in denen von REGELSBERGER der Einfluß der verlängerten Diastole auf die Füllung nicht ganz auszuschalten. Die Versuche von BRUNS[2]) wurden bereits gewürdigt. Gegen ihre Methodik und das dabei gewonnene Ergebnis ist kaum etwas einzuwenden. Sie haben zweifellos den Beweis erbracht, daß der überanstrengte, erschöpfte Herzmuskel abnorm dehnbar (hypotonisch) sein kann. Gegen ihre allgemeine Beweiskraft für das Bestehen eines vom Kontraktionszustand unabhängigen Muskeltonus spricht die Beschränkung auf das Kaltblüterherz, gegen ihre Übertragung auf die menschliche Pathologie der Umstand, daß es sich um ganz extreme Arbeitsleistungen handelt, wie sie beim Menschen kaum vorkommen dürften.

---

[1]) MORITZ, FR.: Allgemeine Pathologie. S. 69 u. 70.
[2]) BRUNS: Zitiert auf S. 313.

STRAUB[1]) selbst hat in Versuchen an Katzen am Herzen, das durch Extrasystolen geschwächt war, festgestellt, daß die Punkte der Minima des geschädigten Herzens genau auf der gleichen Dehnungskurve liegen wie die des muskelgesunden Herzens (Abb. 109). Die Ermüdung (Arbeiten im 2. Teil der Kurvenschar) war also in diesem Falle ohne Einfluß auf den Grad der Dehnbarkeit des diastolischen Herzens, und STRAUB zog aus dem zitierten Versuch selbst den Schluß, daß die Dilatation des muskelschwachen Herzens nicht auf Tonusnachlaß zu beziehen ist.

Man muß zu dem Versuch allerdings bemerken, daß die Schädigung nur eine recht vorübergehende, jedenfalls nicht eine mehr oder weniger irreparable, wie in den Versuchen von BRUNS, war. Den weiteren Einwand, daß aus der Dehnungskurve der Minima des tätigen Herzens nicht ohne weiteres auf eine gleichsinnige Veränderung des ruhenden Herzens geschlossen werden darf, weil im ersten Fall die Veränderlichkeit des Kontraktionsrückstandes die Dehnungskurve beeinflußt, hat STRAUB selbst vorgebracht und damit abgetan, daß Konstanz der Minima des tätigen Herzens „mit großer Wahrscheinlichkeit" für Gleichbleiben der Dehnungskurve am ruhenden Muskel spricht. Immerhin stoßen wir auch hier wieder auf den bereits erwähnten Mißstand des Fehlens der wahren Dehnungskurven des ruhenden Herzmuskels. SOCIN[2]) hat in schönen Versuchen, ebenfalls am STARLINGschen Herz-Lungenpräparat, die Einwirkung des Chloroforms auf den Herzmuskel geprüft. Auch er fand trotz erheblicher Schädigung der Kontraktionskraft keinen Beweis für die Annahme einer primären Veränderung der Dehnbarkeit als Ursache vermehrter diastolischer Füllung. Allerdings hält er selbst seine Versuchsanordnung nicht für maßgebend.

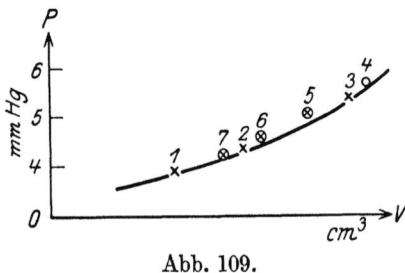

Abb. 109.
1—3 bei kräftigem Muskel. *4—7* nach Schädigung durch Extrasystolen. (Nach H. STRAUB.)

Von neueren Forschern hat H. E. HERING[3]) sich mit der „hypotonogenen Dilatation" beschäftigt. Experimentelle Beweise für das Vorkommen einer solchen finde ich bei HERING nicht. Doch ist der Gedanke, daß die Belastung eine Längenzunahme des Herzmuskels nicht nur passiv, sondern auch „aktiv" durch reflektorische Änderung des Muskeltonus bewirken können, beachtenswert. HERING scheint dabei an Vorgänge zu denken, wie sie beim Dehnungsreflex von LOEWE-WICHELS stattfinden.

So steht also der experimentelle Beweis dafür, daß hochgradige, aber reversible Schädigung den Herzmuskel über das für einen normalen Muskel geltende, durch die Beziehungen zwischen Füllung und Druck gegebene Maß hinaus dehnen kann, einstweilen noch aus. Dagegen lassen sich die Ergebnisse von BRUNS[4]) in der Richtung deuten, daß besonders langdauernde und unvollkommen rückbildungsfähige Schädigungen dieses durch die Dehnungskurve festgelegte Maß im Sinne eines Tonusnachlasses überschreiten können. Von dieser Beobachtung aus können also immerhin Brücken zum Verständnis pathologischen Geschehens bei Menschen führen.

Für das Vorkommen des gegenteiligen Zustandes, *verminderter Dehnbarkeit*, Hypertonie in der Diastole, gibt es, soviel ich sehe, in der experimentellen Literatur

---

[1]) STRAUB, H.: Arbeitsdiagramm. Zitiert auf S. 376. (S. 588).
[2]) SOCIN: Zitiert auf S. 319. [3]) HERING, H. E.: Zitiert auf S. 345.
[4]) BRUNS: Zitiert auf S. 374.

keine Anhaltspunkte. Man könnte versucht sein, die Erscheinung der Einstellung des menschlichen Herzens auf ein kleineres diastolisches Volumen bei Tachykardie, und ganz besonders bei solcher während und nach Anstrengung (vgl. S. 321), als Ausdruck eines durch Acceleransreizung gesteigerten Tonus zu deuten. Dies um so mehr, als Erregung der herzbeschleunigenden Nerven nach HUNT von einer langen Nachwirkung gefolgt ist. Tatsächlich wird diese Auffassung von den Forschern, die sich mit der Physiologie des Sportherzens beschäftigen [EWIG[1]), SCHENK[2])] mehr und mehr zum Ausdruck gebracht. (Vgl. auch S. 324 und S. 381.) So spricht auch BORDET[3]) für solche Fälle von einer „hypertonicité", die den Zweck hätte, das Herz „ramasser sur lui même". Unter dem Einfluß von STARLINGS[4]) Definition des Herztonus verwirft BORDET aber an anderer Stelle der gleichen Arbeit selbst das Wort „tonicité". Die Möglichkeit eines gesteigerten Herztonus bei Anstrengung muß aber um so mehr zugegeben werden, als die gleichzeitige ino- und chromotrope Wirkung eines erhöhten Accceleranstonus ganz außer Zweifel steht. Nur muß im Auge behalten werden, daß die Erscheinung einer Verkleinerung des Herzens in der Diastole bei Anstrengungstachykardie auch allein durch die infolge gesteigerter Frequenz verminderte diastolische Füllung, zu der vielleicht noch Zurückhaltung von Blut im Splanchnicusgebiet (Erschöpfungsreaktion E. WEBERS, vgl. S. 325) kommt, erklärt werden kann.

Experimentell ist die Frage der *Abhängigkeit des Herztonus von der Einwirkung der extrakardialen Nerven* noch nicht klar. Man schreibt dem Vagus negativ, dem Accelerans positiv tonotrope Einwirkungen zu (H. E. HERING). Die Angaben sind jedoch im einzelnen recht widersprechend, was bei der wenig exakten Begriffsbestimmung des Herztonus nicht überraschen kann. Fest steht, daß die Froschkammer während ihrer durch Vaguswirkung verlängerten Diastole sich besser füllt, aber ohne irgendwelche Zunahme ihrer Dehnbarkeit [O. FRANK[5])]. Andererseits hat STRAUB[6]) festgestellt, daß die Anfangsspannung bei Katzenherzen unter günstigen Versuchsbedingungen bei Vagusreizung sinken kann trotz Vergrößerung des diastolischen Volumens infolge der gleichzeitigen Frequenzverminderung. Diese Beobachtung könnte immerhin für eine negativ tonotrope Wirkung des Vagus in Anspruch genommen werden. Es sei hier auch noch einmal an die Beobachtungen von MELTZER und JOSEPH[7]) erinnert über die Totenstarre. Auch ist der Hinweis von HERING, daß man im Experiment einen Einfluß des Vagus auf den Tonus dann nicht beobachten kann, „wenn kein Tonus vorhanden ist", gewiß in dem Sinne beachtenswert, daß der Tonus überhaupt fehlen kann.

Über die Analogien von Sympathicus- und Vaguswirkung mit Calcium- und Kaliumwirkung s. S. 381.

Klinische Beobachtungen lassen die Annahme, daß der Tonus unter der Einwirkung des vegetativen Nervensystems steht, immer wahrscheinlicher erscheinen. Man spricht bereits von Vagus- und Sympathicusherzen und gewinnt für diese Trennung, wie erwähnt, neue Stützen in den Beobachtungen an Sportherzen. FRIEDMANN[8]) hat den Versuch unternommen, das Wesen des Diphtherieherzens als

---

[1]) EWIG: Zitiert auf S. 324.   [2]) SCHENK: Zitiert auf S. 324.
[3]) BORDET: Zitiert auf S. 322.
[4]) STARLING, E. H.: Sur le mécanisme de compensation du coeur. Presse méd. 1922, Nr. 60.
[5]) FRANK, O.: Sitzungsber. München 1897, S. 25.
[6]) STRAUB, H.: Dynamik des Säugetierherzens. Bd. I, S. 24.
[7]) MELTZER u. JOSEPH: Zitiert auf S. 367.
[8]) FRIEDMANN, U.: **Herzmuskeltonus** und postdiphtherische Herzlähmung. Dtsch. med. Wochenschr. 1920, S. **1134**.

das einer durch Toxine verursachten Sympathicuslähmung zu erklären, die in Erschlaffung der Gefäßwandungen einschließlich des Herzens besteht. Sein Hinweis, daß die „Metadiphtherie", zu der auch die Lähmung motorischer Nerven gehört, nicht mit der Ausbildung der bekannten myokarditischen Veränderungen zusammenfällt, bringt die bisherige Anschauung, daß die Myokarditis die Ursache der Herzerweiterung sei, ins Wanken.

Bietet schon die Loslösung des diastolischen tonischen Vorganges von dem rein physikalischen Dehnungsvorgang erhebliche Schwierigkeiten, die eigentlich nur begrifflich zu lösen sind, so wachsen diese, wenn man die Erscheinungen, die als *systolischer Tonus* beschrieben sind, zu analysieren versucht.

Es handelt sich in den Versuchen von LOEWE, PIETRKOWSKI und WICHELS um eine durch Dehnungsreize herbeigeführte Überführung der Kammer in einen mehr oder weniger dauernden Zustand der Zusammenziehung auf ein kleineres diastolisches Volumen, von dem aus keine oder nur noch geringe Kontraktionen möglich sind. Auf die Ähnlichkeit der Erscheinung mit der Digitaliswirkung wurde bereits hingewiesen. Die Kurven von WICHELS zeigen zum Teil einen auf den Reiz erfolgenden vollständigen Übergang in systolischen Stillstand und erinnern teilweise an die von MAREY und BORNSTEIN[1]) als Tetanus der Spitze des Froschherzens beschriebenen Erscheinungen. Sie beweisen also eigentlich nichts anderes als eine — noch dazu unter Digitalis erfolgte — bis zum systolischen Stillstand getriebene Steigerung der Contractilität. Andere Kurven von WICHELS, z. B. seine Abb. 3, zeigen ein unmittelbar nach dem Dehnungsreiz einsetzendes regelmäßiges Weiterschlagen in einer erheblich nach der systolischen Seite verschobenen Ausgangslage, mit Ausschlägen, die von denen vor der Dehnung kaum verschieden sind. Die Einstellung auf eine kleinere Anfangslänge spricht hier zweifellos für eine Tonussteigerung, nur bleibt unverständlich, wie von dieser aus die gleichen Verkürzungen wie vorher möglich sind. Das widerspricht den Gesetzen der Herzdynamik. Im Gegenteil dazu ersieht man aus der Kurve von FANO[2]) außerordentlich deutlich das von den Tonusschwankungen abhängige An- und Abschwellen der Kontraktionsgröße.

Der Widerspruch bleibt vorläufig nicht lösbar, und es bleibt abzuwarten, ob ihn weitere Experimente mit gleichzeitiger Druckregistrierung lösen können. Einstweilen wird man nur die vielfach erwiesene Tatsache festhalten können, daß beim Kaltblüterherzen häufig Tonusschwankungen vorkommen, die beim Säugetierherzen nur vereinzelt zu beobachten sind [DANILEWSKI[3])]. Man darf auch nicht aus dem Auge lassen, daß alle Beobachtungen, mit Ausnahme der von FANO, unter Bedingungen gewonnen sind, die sich weit von physiologischen entfernen, und außerdem an einem Herzen, dessen große contractile Empfindlichkeit bekannt ist. Der auffallende Unterschied zwischen Wirbellosen und Wirbeltieren wird auch von TIGERSTEDT[4]) besonders betont, dessen Ansicht über den Herztonus bei den Wirbeltieren ich hier folgen lasse.

„Bei den Wirbeltierherzen verhält sich die Sache wesentlich anders, indem tonische Zustände, bei welchen die Einzelkontraktionen nicht superponiert werden können, bei ihnen nur unter ganz bestimmten Umständen vorkommen. Dagegen kann man bei ihnen von einem Tonus in der Meinung sprechen, daß *das Herz während der Pause bis zum folgenden Herzschlag nicht vollständig erschlafft*. Dieser Tonus ist indessen in erster Linie, wenn auch nicht ausschließlich, von der Dauer der Pause abhängig; je länger die Pause ist, um so weiter schreitet die Erschlaffung fort, und bei genügend langer Pause, wie sie sich unter dem Einfluß der Vagusreizung darstellt, hört der Herzmuskeltonus ziemlich vollständig auf."

Die Schwierigkeit, rein tonische Vorgänge von solchen mit Veränderung der Contractilität zu trennen, zeigt sich ganz besonders in den Beobachtungen, die

---

[1]) Zitiert nach TIGERSTEDT Bd. II, S. 53—54.   [2]) FANO: Zitiert auf S. 368.
[3]) DANILEWSKI: Zitiert auf S. 368.   [4]) TIGERSTEDT, R.: Bd. II, S. 150.

über die *Beeinflussung des Tonus durch Änderung des spezifischen Ionengleichgewichtes* mitgeteilt sind. Chlorcalcium verstärkt beim Froschherzen nicht nur die Systole, sondern verlängert sie gleichzeitig derartig, daß eine Contractur entsteht und der Erschlaffungsvorgang wesentlich verzögert wird [RINGER[1])]. Am Streifen aus dem Schildkrötenherzen erhebt sich nach $CaCl_2$-Zusatz zur NaCl-Lösung infolge mangelhafter Erschlaffung die diastolische Linie mehr und mehr von der Abszisse, bis der Streifen in tonisch verkürztem Zustande zu schlagen aufhört [GREENE, LINGLE[2])]. Calcium hätte also eine ausgesprochen tonisierende Wirkung. GOTHLIN kennzeichnet sie als „oszillatorische Annäherung an systolischen Krampf". Es bleibt nur wieder die Frage, ob diese Wirkung nicht mehr eine kontraktionssteigernde, also Verlängerung des Kontraktionszustandes im Sinne von STRAUB, als eine tonussteigernde ist. Auch HOLZLÖHNER wirft diese Frage auf, auch für den Fall, daß die gleichzeitige Frequenzsteigerung mit Verkürzung der Diastole durch künstlichen Rhythmus ausgeschaltet ist. Erschwert wird ferner die Beurteilung durch die allenfalls gleichzeitige Frequenzsteigerung mit Verkürzung der Diastole. Kaliumverbindungen üben allein oder in einer die Ca-Wirkung überkompensierenden Konzentration die gegenteilige, also eine depressorische Wirkung aus, die bis zum diastolischen Stillstand gehen kann. Auch der Harnstoff und ein Teil seiner Abkömmlinge erhöht bei Selachiern den Tonus, bei größeren Gaben bis zum systolischen Stillstand [BAGLIONI[2])].

Die aus dem Experiment gewonnenen Anschauungen von der Notwendigkeit der Anwesenheit von Calcium und Kalium für die Steuerung der Herzfunktion gewinnen neue Bedeutung durch die Erkenntnis der Beziehungen zwischen diesen Salzen und dem vegetativen Nervensystem. Es sind besonders die Untersuchungen von KRAUS und ZONDEK[3]), die diesen Dingen nachgegangen sind. Das antagonistische Verhalten von Vagus-Sympathicus hat Analogien zur Wirkung von Kalium- und Kalium. Das Kaliumherz ist groß, schlaff in Systole und besonders in Diastole, langsam schlagend, wogende unergiebige Kontraktionen, die systolische Basisverschiebung gegen die Spitze gering. Das Calciumherz hingegen blaß, Kammer klein systolisch, Vorhöfe weiter, frequent schlagend. „Nichts demonstriert den Tonus des Froschherzens klarer als dieses gegensätzliche Verhalten bei K- und Ca-Einverleibung (KRAUS). Schon ohne jede pharmakologische Einwirkung erweisen sich die Froschherzen im EKG. als mehr vago- oder sympathicotonisch eingestellt." Die von KRAUS und ZONDEK abgebildeten EK.-Gramme zeigen dies sehr anschaulich. Von besonderer Bedeutung sind die Versuche, die wahrscheinlich machen, daß der „an Ca und K geknüpfte Tonus" etwas Anaboles ist, der „kompensatorisch für die Wiederherstellung der physikochemischen Muskelstruktur eingreift" [KRAUS[4])]. Das gilt für die Ermüdung, vielleicht für die Erholung des Herzens überhaupt. Die Anschauungen von KRAUS berühren sich also hier mit der von UEXKÜLL vertretenen, daß der Tonus zwischen Kontraktions- und Bremsapparat hin und her gleitet. Doch ist die Auffassung von KRAUS[5]), die im Tonus einen Umladungsvorgang von K auf Ca am gleichen Muskelelement sieht, noch einfacher. Tonusmangel oder -verlust ist schließlich die letzte Ursache des Versagens des Herzens in folgendem Sinne:

„Nachdem meist das ganze vegetative System in die Krankheit einbezogen ist, gipfelt aber endlich das Herzleiden wohl stets in mangelndem Tonus des die Hauptarbeit leistenden Triebwerkes, welches unvermögend wird, das diastolische Volum völlig auszubalancieren

---

[1]) Zitiert nach TIGERSTEDT.   [2]) Zitiert nach TIGERSTEDT Bd. II, S. 53—54.
[3]) KRAUS, FR. u. S. G. ZONDEK: Über die Durchtränkungsspannung. Klin. Wochenschrift 1924, S. 1773.
[4]) KRAUS, FR.: Insuffizienz des Kreislaufapparates, in Spez. Pathol. u. Therap. von KRAUS-BRUGSCH. Bd. IV. 1923.
[5]) KRAUS: Kreislaufinsuffizienz. S. 1779.

und die Rücksteuerung der Erregung nach dem Verkürzungsapparat zu bewirken, also in dauernder Schädigung der Sperrschwelle. Gelegentlich tritt dies auch plötzlich ein. Letzte Ursache hiervon ist doch die (autokatalytische) Verzögerung des Restitutionsprozesses." (KRAUS.) Vgl. dazu auch die Auffassung von FRIEDMANN[1]) über den Diphtherieherztod.

Von anderen chemischen Stoffen wirkt nach W. STRAUB[2]) die CO_2 in hohem Grade steigernd auf den Tonus des Aplysienherzens. Da jedoch gleichzeitig die Pulsfrequenz unter Verlängerung der Diastole sinkt, ist die rein tonotrope Wirkung der CO_2 schwer zu überblicken. Ebenso steht es mit der von P. HOFFMANN studierten Einwirkung der CO_2 auf das Herz des Krebses. Wie kompliziert die einschlägigen Verhältnisse wirken, zeigen die Experimente von STARLING und JERUSALEM[3]), die zwar bei Steigerung der CO_2-Zufuhr größere diastolische Erschlaffung mit vergrößertem Schlagvolumen beobachteten, diese Wirkung aber weder als Veränderung des Tonus noch der Kontraktionskraft, sondern als eine sekundäre, beruhend auf Erregung des Lungenkreislaufs und dadurch ermöglichte bessere Speisung der linken Kammer erklärten.

Es ist also eigentlich müßig, aus diesen und ähnlichen Beobachtungen etwas Bestimmtes über tonotrope Wirkungen von chemischen Stoffen herausschälen zu wollen, solange nicht neue Untersuchungen unter Berücksichtigung der Dehnungskurven vorliegen. Die gleiche Einschränkung muß gegenüber den Angaben gemacht werden, die die Einwirkung verschiedener Serum- und Plasmakonzentrationen auf den Herzmuskel bzw. einen von der Kontraktion unabhängigen Tonus betreffen [ABDERHALDEN und GELLHORN[4])]. Und erst recht gilt dieser Standpunkt gegenüber allen Angaben über tonotrope Wirkung von *Giften*. Die Digitaliswirkung wurde bereits gestreift. Sonst gelten als tonussteigernd Nicotin, Bariumchlorid, Antiarin, als tonusherabsetzend Muscarin, Arsen, Alkohol, Milchsäure, Cocain sowie Toxine und Bakterien. Adrenalin soll die durch Gifte hervorgerufenen Tonusschwankungen und -steigerungen am Schildkrötenherzen aufheben oder vermindern [GRUBER[5])].

Die Frage der von PEKELHARING, HOOGENHUYZE und VERPLOCGH gefundenen Kreatinvermehrung in Muskeln mit erhöhtem Tonus wurde von CONSTABEL[6]) an menschlichen Herzen nachgeprüft, wobei der Herztonus am Lebenden nach dem Maß der Herzstraffheit oder -schlaffheit im Röntgenbild (vgl. S. 365) beurteilt war. Es fand sich mittlerer Kreatingehalt bei normaler Muskelbeschaffenheit, erhöhter bei guter straffer Beschaffenheit, z. B. bei Aorteninsuffizienz, erniedrigter bei schlaffen Herzen (fettige Degeneration). Nach KRAUS und ZONDEK ist Kreatin nur eine Vorbedingung für den Muskeltonus, aber wirkungslos ohne Anwesenheit von Ca.

Die Ausführungen über die Erscheinungen am Herzen, die man als systolischen Tonus beschrieben hat, zeigen, daß die Abtrennung einer tonischen Eigenschaft von der der Contractilität außerordentlich schwierig ist und daß daher der Versuch, beide zu trennen, vielfach zu Unklarheiten in der Begriffsbestimmung geführt hat. Man kann dieser Schwierigkeit auf einfachste Weise aus dem Wege gehen, wenn man Tonus gleich Kontraktionsvermögen setzt und statt beider Begriffe den Ausdruck „*physiologischer Zustand des Herzens*"

---

[1]) FRIEDMANN: Zitiert auf S. 379.

[2]) STRAUB, W.: Zitiert nach TIGERSTEDT Bd. I, S. 289.

[3]) JERUSALEM, E. u. E. H. STARLING: On the significance of carbon dioxide. Journ. of physiol. Bd. 40, S. 279. 1920.

[4]) ABDERHALDEN u. GELLHORN: Verhalten des Herzstreifenpräparates unter verschiedenen Bedingungen. Pflügers Arch. f. d. ges. Physiol. Bd. 199, S. 437. 1923.

[5]) GRUBER, CH.: On the infl. of muscul. exercice. Americ. journ. of physiol. Bd. 32, S. 315. 1913.

[6]) CONSTABEL, FR.: Über den Kreatingehalt des menschlichen Herzens. Biochem. Zeitschr. Bd. 122, S. 152. 1921.

setzt. Dies tut STARLING[1]). Er gesteht, nicht zu verstehen, was die Kliniker unter Herztonus meinen. „Ich denke, sie haben einen Wechsel in der Länge der Herzmuskelfasern während der Diastole im Auge, in dem Sinne, daß ein hypertonisches Herz sich während der Diastole weniger erweitert als ein Herz mit vermindertem Tonus. Es gibt indes bei normalen Herzen keine Spur einer tonischen Kontraktion während der Diastole." Und an anderer Stelle[2]): „Es ist darum klar, daß, wenn der Ausdruck Tonus als Synonym für den physiologischen Zustand oder für die Arbeitsfähigkeit der Muskelfasern benützt wird, das Maß des Tonus nur die Energie sein kann, die bei der einzelnen Kontraktion des Herzens pro Längeneinheit der Muskelfaser freigemacht wird."

In enger Berührung mit dem Tonusbegriff, wie ihn STARLING darstellt, steht die Auffassung, die OHM[3]) in verschiedenen Arbeiten geäußert hat. OHM unterscheidet einen Tonus der Herzgestalt, der gleichbedeutend ist mit der von mir als Formbeständigkeit bezeichneten und in erster Linie im Röntgenbild nachweisbaren Eigenschaft des Herzens (vgl. S. 364), und einen *Tonus der Herzaktion*. Unter letzterem versteht er die bei der Pumparbeit aufgebrachte Spannkraft des Herzens. Diese wird beurteilt aus dem Verhalten der nach OHMscher Methode aufgenommenen Jugulariskurve, in deren Verlauf OHM ein Bild der Bewegung des Atrioventrikularseptums und damit des Füllungsvorganges des Herzens erblickt. Bei normaler Spannung verläuft die Venenkurve unter den Zeichen einer ganz bestimmten Steuerung und Dämpfung (Bremse). „Diese führen den Ablauf der Systole und Diastole in die richtige Bahn; sie lassen Systole und Diastole ihre normale Zeit anhalten, sie verhüten einerseits eine zu lange Dauer, andererseits einen zu plötzlichen Verlauf sowie zu frühzeitigen brüsken Abbruch der Aktion." Der Aktionstonus kann normal, herabgesetzt bzw. aufgehoben oder abnorm gesteigert sein. Er kann also ein Aktionshypo- und -hypertonus werden.

Der Tonusbegriff von OHM ist also mit dem Begriff einer über Systole und Diastole sich erstreckenden Steuerung und Dämpfung, einer Art von Bremswirkung eng verknüpft und deckt sich darin mit den allgemeinen Anschauungen über den Muskeltonus überhaupt.

Das, was OHM unter Steuerung und Dämpfung versteht, tritt in seinen Venenkurven in der Tat sehr anschaulich entgegen. Der Unterschied zwischen hypo- und hypertonischen Aktionsformen ist sogar recht sinnfällig und gibt, zumal in Verbindung mit den klinischen Bildern und dem Röntgenbefund, eine anschauliche Vorstellung von der verschiedenen Form, in der die Herzaktion verlaufen kann. Besonders zum Verständnis sog. nervöser und neurasthenischer Herzbeschwerden wird die OHMsche Betrachtungsweise viel beitragen. ARNOLDI und KINDERMANN[4]) haben auch bereits die praktischen Folgerungen aus den Lehren von KRAUS-ZONDEK und OHM gezogen und gezeigt, daß man hypo- und hypertonische menschliche Herzen durch Verabreichung von Calcium bzw. Natrium bic. im Sinne einer Veränderung der Venenkurve beeinflussen kann. Die Frage ist nur wieder die, ob die Schlüsse, die OHM aus dem Venenpuls über Kontraktions- und Füllungsverlauf der Kammer zieht, wirklich nur als Aus-

---

[1]) STARLING, E. H.: Sur le mécanisme. Zitiert auf S. 319.
[2]) STARLING, E. H.: Gesetz der Herzarbeit. Zitiert auf S. 319.
[3]) OHM, R.: Die Gestaltung der Stromkurve des Jugularisvenenpulses. Zeitschr. f. klin. Med. 1922, S. 94. — OHM, R.: Der Herzkrampf. Klin. Wochenschr. 1922, S. 1874. — OHM, R.: Der Aktionstonus des Herzens. Ebenda 1922, S. 2269. — OHM, R.: Eine objektive Funktionsprüfung der mechanischen Pumparbeit. Ebenda u. Med. Klinik 1923. — OHM, R.: Klinisches über den Herzgefäßtonus. Klin. Wochenschr. 1924, S. 1389.
[4]) ARNOLDI, W. u. K. KINDERMANN: Experimentell erzeugte Erscheinungen von Herzkrampf und -atonie beim Menschen. Klin. Wochenschr. 1924, S. 2056.

druck einer tonischen Funktion zu deuten sind. Soweit ich die OHMschen Kurven zu beurteilen vermag, kann man die Vorgänge, die sich in ihnen abspiegeln, ebensogut als Abbild der Kontraktionsvorgänge an Vorhof und Kammer ohne Zuhilfenahme einer Tonusfunktion deuten, wenn man mit FRANK und STRAUB und wenn man überhaupt die Möglichkeit eines sich bei kranken und abnorm gesteuerten „nervösen" Herzen verschiedenartigen Kontraktionsverlaufes ins Auge faßt, die Wirksamkeit eines sich verschieden weit über die Diastole hinziehenden Kontraktionsrestes gelten läßt. Wir wissen darüber noch zuwenig, scheinen aber durch die Ergebnisse der Elektrokardiographie doch allmählich neue Einblicke in diese Dinge zu gewinnen. Jedenfalls kranken die OHMschen, an sich hoch bedeutsamen Beobachtungen, wie alle rein klinisch gewonnenen, an dem Fehlen von Vorstellungen über die gleichzeitig ablaufenden Druckverhältnisse. Der Venenpuls registriert eben in erster Linie nur Volums- und keine Druckschwankungen (WENCKEBACH), und es ist bedenklich, aus seinem Verhalten auf Tonusfunktionen schließen zu wollen. So einleuchtend und bestechend die OHMschen Ausführungen sind und so sehr ich persönlich vom Vorhandensein einer klinisch bedeutsamen Tonusfunktion des Herzens überzeugt bin, so habe ich doch meine großen Bedenken, den Tonusbegriff wieder von einer neuen Seite her festlegen zu wollen, bevor weitere sichere experimentelle Grundlagen gewonnen sind. Wenn OHM mit seinen Anschauungen recht hat, so kann sein „Aktionstonus" nur ein von der Kontraktion abhängiger und von ihr nicht zu trennender sein, und damit wären wir in der Frage, wie der von der Kontraktion unabhängige Tonus beschaffen und nachzuweisen ist, wieder nicht weitergekommen.

Den gleichen vorsichtigen Standpunkt wird man vorläufig gegenüber den Anschauungen von MACKENZIE[1]) einnehmen müssen, für den Herzerweiterung ungefähr gleich Tonusnachlaß ist. Gegen die von ihm gegebene Definition: „Tonus ist die Fähigkeit des Herzmuskels, einen gewissen Grad von Kontraktion beizubehalten, selbst wenn die aktive Bewegung aufgehört hat", kann man eben auch wieder nur sagen, daß sie keine Trennung von Contractilität und Tonusfunktion versucht.

Wenn man alles überblickt, was über und als Herztonus berichtet worden ist, so steht man vor dem Ergebnis, daß unter Bedingungen, die am Menschenherzen denkbar sind, nur ungenügende experimentelle Grundlagen vorhanden sind, die Tonusveränderungen im Sinne einer Abweichung von der Dehnungskurve des ruhenden Herzmuskels mit Sicherheit erweisen. Damit erübrigt sich auch vorläufig die Frage, ob der Tonus im Sinne einer vitalen, an ein besonderes Substrat (Sarkoplasma) gebundenen Eigenschaft zu denken ist. Für die Frage, ob der Herztonus auch bei der Systole wirksam ist im Sinne einer vom Kontraktionsvermögen unabhängigen Verstärkung der Zusammenziehung oder im Sinne einer das durch Anfangslänge und -spannung bestimmte Maß überschreitenden Zusammenziehung, liegen die experimentellen Grundlagen ebenfalls noch nicht genügend durchsichtig, wenigstens für das Säugetierherz. Als ganz sichergestellt kann man nur das Vorhandensein von Tonusschwankungen beim Kaltblüterherzen gelten lassen.

Nun deuten aber die mehrfach erwähnten anatomischen, klinischen und Röntgenbeobachtungen doch in der Richtung, daß es beim Menschen unter physiologischen und krankhaft veränderten Bedingungen des Lebens Erscheinungen am Herzen gibt, die sich aus den physiologischen Gesetzen der Herzdynamik heraus — soweit sie sich heute auf das Geschehen am Menschen übertragen lassen — nicht

---

[1]) MACKENZIE: Herzkrankheiten. S. 26.

restlos erklären lassen, die vielmehr die Vorstellung einer besonderen, die diastolische Spannung mitbestimmenden Eigenschaft, im Sinne einer vom Füllungsdruck unabhängigen veränderten Dehnbarkeit aufdrängen. Für diese Eigenschaft muß der Begriff Tonus aufrechterhalten werden, wenigstens so lange, bis bessere Erkenntnisse ihn überflüssig machen.

Woran kann es nun liegen, daß klinisch-pathologische Erkenntnisse und experimentelle Tatsachen sich nicht restlos decken? GEIGEL macht in seinem originellen Lehrbuch der Herzkrankheiten die treffliche Bemerkung, daß ein Herz sich unter Umständen allen FRANKschen Gesetzen, die er übrigens sehr hoch einschätzt, entgegen kräftig kontrahieren könne. Das Umgekehrte ist vielleicht noch häufiger richtig. Man darf eben nicht aus dem Auge lassen, daß das Experiment, auch wenn es die natürlichen Bedingungen des Lebens noch so sehr zu treffen sucht, doch unter Bedingungen arbeitet, die jene nie ganz erreichen. Der Ausfall der extrakardialen Nerven und damit all der reflektorischen Verknüpfungen zwischen Herz, Zentralnervensystem und Kreislauf, unter denen die psychisch vermittelten eine ganz besondere Rolle spielen, der Wegfall hormonaler Einflüsse im künstlichen Kreislauf, auch wenn er mit Eigenblut erfolgt, sind Mängel des Experimentes, die einer restlosen Übertragung seiner Ergebnisse auf die Vorgänge beim Menschen sehr im Wege stehen, gerade beim Studium der Tonusfunktion, deren Abhängigkeit vom vegetativen System ganz außer Frage stehen dürfte. Aus Erfahrungen an anderen Organen — Speiseröhre, Magendarmkanal — wissen wir ja genug über diese Zusammenhänge. Ein ausgesprochen hypo- oder hypertonischer Magen kann sich unter rein hypnotischer Suggestivwirkung in sein Gegenteil verwandeln, wie jüngst erst HEYER[1]) in schönen Versuchen gezeigt hat. Man darf an den Erfahrungen von Klinikern, die wie KREHL immer wieder erneut davor warnen, den Einfluß von Nerven und Psyche auf das Herz zu unterschätzen, nicht achtlos vorübergehen. Es läuft eben am fein organisierten Menschen manche Reaktion ganz anders ab als am nervenfreien Präparat des Tieres. Daß ich mit dieser Ausstellung die Tatsachen des Experimentes nicht herabsetze, dürften die vorstehenden Ausführungen gezeigt haben. Aber die Beobachtungen der Klinik müssen zu weiteren experimentellen Forschungen anregen.

Übrigens ist ja der Unterschied der Auffassungen zwischen den sich ans tatsächlich Beobachtete und Registrierbare haltenden Physiologen und den von klinischen Beobachtungen ausgehenden, mit den Gesetzen der Herzmechanik nicht vollkommenes Auslangen findenden Klinikern nicht so kraß, daß sie keinerlei Berührung böten und keinen Raum für Vermittlung ließen. Wenn O. FRANK annimmt, daß die Form der Diastole und die Anzahl der elastischen Nachschwingungen der Ausdruck einer dämpfenden Kraft, einer inneren Reibung sei, die er als Reibungskonstante mathematisch in Rechnung stellt, so steht der Vorstellung nichts im Wege, daß Änderungen des kolloidchemischen Zustandes durch Verschiebungen im KCa-Gleichgewicht eine Änderung der Reibungskonstante bedingen können. Und wenn man diesen veränderlichen Faktor, für den man einstweilen keinen anderen Namen hat, von dem aber bestimmt die Höhe der Kontraktionsrückstände abhängen muß, mit HOLZLÖHNER als Tonus bezeichnet, so ist die Brücke von FRANK über UEXKÜLL zu KRAUS und vielleicht auch zu OHM gefunden, ohne daß damit dem Bedürfnis der Physiologie nach Klarheit der Vorstellung zu nahe getreten wird.

Wenn ich versuche, das Tonusproblem noch einmal im Rahmen der Anpassungsfähigkeit des Herzmuskels zu kennzeichnen, so ergibt sich folgender

---

[1]) HEYER, G. R.: Psychische Einflüsse auf die Motilität von Magen und Darm. Klin. Wochenschr. 1923, S. 2274.

Gedankengang. Die Anpassungsfähigkeit beruht auf dem gesetzmäßigen Zusammenhang zwischen Länge der Muskelfaser und der Kontraktionsenergie. Die Länge der Faser wird bestimmt durch die Füllung der Kammer, also im wesentlichen passiv. Daß dabei eine für die augenblicklich geforderte Leistung zweckmäßige Anfangsspannung aufrechterhalten wird, wird bewirkt durch die Art der Erschlaffung. Diese ist kein brüsker Abfall von einem Maximum auf Null, sondern wird geregelt und gesteuert vom Kontraktionsrückstand und von der Dehnbarkeit. Diese ist vermutlich keine rein physikalische, sondern eine physiologische Eigenschaft, die der Muskelfaser überhaupt zukommt. Ihr jeweiliger Zustand ist vermutlich abhängig vom Grad der durch die Systole geschaffenen Gleichgewichtsstörung, geregelt von intrakardialen (Dehnungs-) und gesteuert durch extrakardiale, dem Herzen zuströmende Reflexe. Der Herztonus ließe sich auch definieren als der Betrag von potentieller Energie, der bei der (passiv) gedehnten Kammer frei würde, wenn sie sich einfach elastisch, ohne in den tätigen Zustand versetzt zu werden, zusammenzöge.

Die Kranzarterien (Coronargefäße).

Von

G. GANTER

Rostock.

Zusammenfassende Darstellungen.

ROMBERG, E. v.: Lehrbuch der Krankheiten des Herzens und der Blutgefäße. Stuttgart 1925. — TIGERSTEDT, R.: Die Physiologie des Kreislaufes. Berlin u. Leipzig 1923.

Wenn wir das Herz entwicklungsgeschichtlich als einen Teil eines Hauptblutgefäßes betrachten, so haben wir in den Kranzgefäßen Vasa vasorum zu erblicken, die, da sie eine besonders stark entwickelte Muskelwandung mit Blut versorgen müssen, auch eine besondere Größe erreicht haben. Da das Organ, dessen Tätigkeit sie unterhalten, den Motor des Kreislaufes darstellt, und Störungen im Coronargebiet häufig charakteristische Krankheitserscheinungen machen, so nimmt dies an sich kleine Gefäßgebiet eine Sonderstellung ein, durch die eine besondere Besprechung erforderlich ist.

Die Untersuchungen von SPALTEHOLZ[1]) lieferten den entscheidenden Beweis, daß die schon von HALLER[2]) vertretene Auffassung, wonach die Coronararterien keine Endarterien darstellen, sondern ausgiebig anastomosieren, zu Recht besteht. Diese anatomische Feststellung schließt nach PORTER[3]) nicht aus, daß rein funktionell die Coronararterien doch als Endarterien zu betrachten sind, da, wie wir sehen werden, auch am Herzen nach Verlegung eines Coronararterienastes sich regelmäßig ein Infarkt einstellt, ganz ähnlich, wie das in der Lunge, bei der die Anastomosen viel reichlicher entwickelt sind, bekannt ist.

Mechanismus und Größe der normalen Kranzgefäßdurchblutung.

Der Mechanismus der Blutzirkulation im Coronarsystem bietet dem Verständnis deswegen beträchtliche Schwierigkeiten, weil das Organ, das durch die Kranzarterie versorgt wird, sich in dauernd wechselndem Kontraktionszustand befindet, wodurch die Weite der in der Herzmuskulatur eingelagerten Gefäße dauernden Schwankungen unterworfen wird, die sich wiederum in einem

---

[1]) HIRSCH, C. u. W. SPALTEHOLZ: Coronararterien und Herzmuskel. Dtsch. med. Wochenschr. 1907, S. 790.

[2]) HALLER: Elementa physiologica corporis humani. Bd. I, S. 371. Lausanne 1757 (zitiert bei TIGERSTEDT: Die Physiologie des Kreislaufs Bd. I, S. 306).

[3]) PORTER, W. T.: Further researches on the closure of the coronary arteries. Journ. of exp. med. Bd. 1, S. 40. 1896.

dauernden Wechsel der durchfließenden Blutmenge äußert. So viel scheint sicherzustehen, daß der Blutstrom in den Coronargefäßen vorwiegend während der Diastole erfolgt. Allerdings ist die Auffassung von BRÜCKE[1]), wonach der Zufluß des Blutes in die Coronararterie während der Herzsystole dadurch verhindert wird, daß der Blutstrom die Semilunarklappen an die Aortenwand preßt und dadurch die Mündung der Coronararterien verschließt, von HYRTL[2]) widerlegt worden. Der Zufluß während der Systole wird vielmehr dadurch vermindert, daß der sich kontrahierende Herzmuskel die in ihm gelegenen Kranzarterien komprimiert und zum Teil verschließt. Die Entleerung der Venen wird allerdings durch die Systole begünstigt und man kann im Versuch beobachten, daß während der Systole das Blut oft im Strahl aus den Coronarvenen herausschießt.

Es hat der Blutstrom im Coronarkreislauf somit zwei Maxima, eines während der Systole, vorwiegend in den Coronarvenen, und eines während der Diastole, vorwiegend in den Arterien.

Ob, wie BRÜCKE gemeint hat, die infolge des diastolisch in die Coronararterien hineinstürzenden Blutes auftretende Entfaltung des vorher zusammengezogenen Herzmuskels für die Füllung der Herzkammer von praktischer Bedeutung ist, scheint nicht erwiesen. Auf alle Fälle konnte A. L. PRINCE[3]) durch Änderung des Druckes in den Kranzgefäßen am isolierten Katzenherzen keinen Einfluß auf die Geschwindigkeit der Erschlaffung der Herzkammer auffinden.

Die Größe der Blutmenge, die pro Minute und pro 100 g Herzgewicht (Irrigationskoeffizient) das Herz durchströmt, ist erst seit verhältnismäßig kurzer Zeit mit Hilfe der von MORAWITZ und ZAHN[4]) angegebenen Methode am Tier mit einiger Sicherheit festgestellt.

Das Neuartige der Methode von MORAWITZ und ZAHN beruht darin, daß eine Tamponkanüle durch den rechten Vorhof in den Sinus coronarius eingeführt wird, die ein quantitatives Auffangen des aus dem Coronarsinus ausfließenden Blutes am intakten Kreislauf ermöglicht.

EVANS und STARLING[5]) fanden am Herzen nach der Methode von HEYMANS und KOCHMANN[6]) unter Anwendung der Tamponkanüle von MORAWITZ und ZAHN beim Hund für die Minute und 100 g Herzmuskel durchschnittlich 60 ccm. Aus dieser Arbeit geht auch hervor, daß aus dem Coronarsinus durchschnittlich 60% des Herzwandblutes abfließt, während die restlichen 40% durch die Venae Thebesii und Venae coronariae ventriculi dextri zurückfließen.

Nach CRAINICIANU[7]), von dem eine sehr eingehende Untersuchung über das Verhalten des Coronarsystems vorliegt, mündet ein Teil der Venae Thebesii außer in den rechten,

---

[1]) BRÜCKE: Sitzungsber. d. Wien. Akad. d. Wiss. Mathem.-naturw. Kl. Bd. 14, S. 346. 1854.

[2]) HYRTL, J.: Sitzungsber. d. Akad. d. Wiss., Wien. Mathem.-naturw. Kl. Bd. 14, S. 373. 1854.

[3]) PRINCE, A. L.: Variations in coronary pressure and bearing on the relaxation rate of the ventricles. Amer. journ. of physiol. Bd. 37, S. 543. 1915.

[4]) MORAWITZ, P. u. A. ZAHN: Untersuchungen über den Coronarkreislauf. Dtsch. Arch. f. klin. Med. Bd. 116, S. 364. 1914.

[5]) EVANS, C. L. u. E. H. STARLING: The part played by the lung in the oxydative prozesses of the body. Journ. of physiol. Bd. 46, S. 413. 1913.

[6]) HEYMANS u. KOCHMANN: Une nouvelle methode de circulation artificielle à travers le cœur isolé de mammifère. Arch. internat. de pharmaco-dyn. et de thérapie Bd. 13, S. 379. 1904.

[7]) CRAINICIANU, A.: Anatomische Studien über Coronararterien und experimentelle Studien über ihre Durchgängigkeit. Virchows Arch. f. pathol. Anat. u. Physiol. Bd. 238, S. 1. 1923.

auch in den linken Vorhof und in beide Ventrikel. CRAINICIANU hält es sogar für möglich, daß diese Gefäße bis zu einem gewissen Grade die Ernährung des Herzmuskels übernehmen können, wenn Teile der Kranzarterien, besonders bei langsamem Verschluß, versagen. Man könnte sich auch vorstellen, daß bei der als Ultimum refugium neuerdings bei besonderen Zufällen wiederholt empfohlenen Herzmassage die Ernährung des Herzmuskels durch diese Venen unterstützt wird.

v. DAVIDA[1]) beschreibt 4 Fälle, in denen eine oder mehrere „Vena extraordinaria cordis" in die Vena cava superior münden.

Dieses Verhältnis ist nach EVANS und STARLING sowie MARKWALDER und STARLING[2]) konstant und unabhängig von der absoluten Durchblutungsgröße der Herzwand. Die Feststellung ist von um so größerer Bedeutung, als sie die Brauchbarkeit der relativ einfachen Versuchsanordnung von MORAWITZ und ZAHN beweist. F. MEYER[3]) hatte zuerst auf die Wichtigkeit hingewiesen, daß Versuche an Gefäßstreifen der Coronararterien oder am isolierten Herzen über viele Fragen des Coronarkreislaufes keine Auskunft geben können, und durch eine in eine oberflächliche Coronarvene eingebundene Glaskanüle die Kreislaufverhältnisse des Coronargebietes untersucht.

Die Methode von MEYER, die an sich schon einen großen Fortschritt bedeutet, scheint allerdings weniger deutliche Änderungen der Durchblutungsgröße und der experimentell variierten Verhältnisse zu geben als die Coronarsinusmethode von MORAWITZ und ZAHN.

Das von DUSSER DE BARENNE[4]) angegebene Verfahren hat den Vorteil, daß die gesamte Blutmenge, die durch die Kranzgefäße fließt, bestimmt und in Beziehung zu dem ebenfalls gemessenen Minutenvolumen des Herzens gebracht werden kann. Allerdings hat diese Methode wieder den Nachteil, daß der gesamte Kreislauf sich wesentlich von den physiologischen Verhältnissen entfernt und der rechte Ventrikel leer schlägt.

BOHR und HENRIQUES[5]) hatten aus der Differenz der mit der Stromuhr bestimmten Stromvolumina von Aorta und Pulmonalis die Durchblutung des Herzmuskels berechnet und waren offenbar zu einem viel zu niedrigen Werte für den Irrigationskoeffizienten des Herzens gekommen. Die Bestimmungen von EVANS und STARLING haben dann auch der Theorie, die BOHR und HENRIQUES aus ihren Zahlen für den Mechanismus der Oxydation im Organismus aufgestellt haben, den Boden entzogen.

Auch die Berechnungen von PLESCH[6]), nach denen der Irrigationskoeffizient des Herzens etwa zehnmal größer sein soll als der des übrigen Körpers, scheinen keine richtigen Werte zu geben. Die Werte, die HENRIQUES[7]) gefunden hat, erscheinen, wie HENRIQUES schon selbst vermutet, ebenfalls zu hoch. Einstweilen wird man also die von MARKWALDER und STARLING angegebenen Zahlen für die Durchströmungsgröße der Kranzarterien als die den Tatsachen am nächsten kommenden bezeichnen müssen.

---

[1]) v. DAVIDA: Ungarisch Lap. siebenbürg. ärztl. Zeit. Jg. 5, S. 7. 1923 (zitiert nach Zentralbl. f. Herz- u. Gefäßkrankh. 1923, S. 191).

[2]) MARKWALDER u. E. H. STARLING: A note on some factors which determine the blood-flow through the coronary circulation. Journ. of physiol. Bd. 47, S. 275. 1913.

[3]) MEYER, F.: Über die Wirkung verschiedener Arzneimittel auf die Coronargefäße des lebenden Tieres. Arch. f. (Anat. u.) Physiol. 1912, S. 223.

[4]) DUSSER DE BARENNE, J. G.: Über eine Methode zur genauen Bestimmung des gesamten Coronarkreislaufs. Pflügers Arch. f. d. ges. Physiol. Bd. 188, S. 281. 1921.

[5]) BOHR, CHR. u. V. HENRIQUES: Über die Blutmenge, welche den Herzmuskel durchströmt. Skandinav. Arch. f. Physiol. Bd. 5, S. 232. 1894.

[6]) PLESCH: Sauerstoffversorgung und Zirkulation in ihren kompensatorischen Wechselbeziehungen. Kongr. f. inn. Med. 1909, S. 305.

[7]) HENRIQUES, V.: Über die Verteilung des Blutes vom linken Herzen zwischen dem Herzen und dem übrigen Organismus. Biochem. Zeitschr. Bd. 56, S. 230. 1913.

Abhängigkeit der Kranzgefäßdurchblutung von extra- und intrakardialen Faktoren.

Zahlreiche Untersuchungen haben erwiesen, daß die Stromgröße des Coronarkreislaufes von einer großen Reihe extra- und intrakardialer Faktoren abhängig ist.

Morawitz und Zahn konnten durch Steigerung des Aortendruckes, die sie durch Abdominalkompression oder durch intravenöse Infusion von Kochsalzlösung hervorgerufen haben, das Stromvolumen sehr beträchtlich erhöhen. Markwalder und Starling und Dusser de Barenne fanden dasselbe und letzterer hatte durch Änderung des künstlichen Widerstandes im großen Kreislauf das Minutenvolumen des Coronarkreislaufes derart gesteigert, daß es sogar größer als das periphere Minutenvolumen wurde, Verhältnisse, wie sie auch unter krankhaften Bedingungen kaum vorkommen dürften. Bei all diesen Versuchen kommt zu dem Druckgefälle zwischen Aorta und rechtem Vorhof noch die passive Dehnung der Coronararterien durch den Aortendruck hinzu, so daß die Zunahme des Stromvolumens, da der Gefäßradius in der Poiseuilleschen Formel in der 4. Potenz figuriert, wesentlich größer wird, als der Drucksteigerung in der Aorta allein entspricht. Danach ist die Abhängigkeit der Kranzgefäßdurchblutung vom Aortendruck recht verwickelt.

Die künstliche Blutdrucksteigerung durch Adrenalin soll später besprochen werden.

Da die einzelnen Phasen der Herztätigkeit die Durchströmung der Kranzgefäße besonders beeinflussen, interessierte die Wirkung der Herzfrequenzänderung, die ja vorwiegend auf Kosten der Diastole erfolgt. Eine Änderung der Herzfrequenz ließ sich am sichersten herbeiführen durch Erwärmen und Abkühlen des Sinusknotens nach Ganter und Zahn[1]). Eine gewisse Änderung des Blutdruckes ist dabei am Herzen in situ allerdings meistens nicht zu vermeiden. Andere störende Nebenwirkungen aber, die das Coronargebiet unabhängig von der Frequenzänderung beeinflussen, treten in den Hintergrund.

Morawitz und Zahn fanden in ihren Versuchen am Herzen in situ die Durchblutungsgröße sowohl bei Frequenzsteigerung, als auch bei -verminderung herabgesetzt. Sie ging bei Frequenzabnahme etwa parallel der Senkung des Aortendruckes, während bei Tachykardien erheblichen Grades ihre Verminderung ausgesprochener war, als die Blutdrucksenkung erwarten ließ.

Sassa[2]) untersucht das überlebende leerschlagende Herz bei konstantem Durchspülungsdruck. Nach der Methode von Atzler und Frank[3]) stellt er die in die Coronararterien einfließende Menge der Durchströmungsflüssigkeit fest und ändert durch thermische Beeinflussung des Sinusknotens, ebenso wie Morawitz und Zahn, die Frequenz. Sassa findet eine mit der Frequenzänderung gleichsinnige, bei Frequenzsteigerung allerdings nur geringe Änderung der Durchströmungsgröße. Wurde in Sassas Versuchen die Frequenz durch Temperaturänderung des Gesamtherzens variiert, so änderte sich Durchströmungsgröße und Frequenz im entgegengesetzten Sinne. Allerdings war bei diesen Versuchen auch eine Änderung der „Kontraktionsamplituden" festzustellen.

Nakagawa[4]) hatte schon vorher mit anderer Methode denselben Befund erheben können.

---

[1]) Ganter, G. u. A. Zahn: Experimentelle Untersuchungen am Säugetierherzen usw. Pflügers Arch. f. d. ges. Physiol. Bd. 145, S. 335. 1912.

[2]) Sassa, K.: Untersuchungen über Coronarkreislauf des überlebenden Säugetierherzens. Pflügers Arch. f. d. ges. Physiol. Bd. 198, S. 573. 1923.

[3]) Atzler, E. u. L. Frank: Beiträge zur Methodik der Froschgefäßdurchspülung. Pflügers Arch. f. d. ges. Physiol. Bd. 181, S. 142. 1920.

[4]) Nakagawa: Journ. of physiol. Bd. 56, S. 340. 1922.

Die Durchströmungsänderung bei mit Vagus- und Sympathicusreizung verbundenem Frequenzwechsel entspricht in den Untersuchungen von Sassa derjenigen bei Einwirkung von Wärme oder Kälte auf den Sinusknoten. Hier sind die Versuchsbedingungen noch verwickelter.

Es gibt offenbar am Herzen keine reine Frequenzänderung; deshalb erscheinen die Beziehungen zwischen Herzfrequenz und Durchströmungsgröße so undurchsichtig.

Die Durchströmung der Coronararterien bei stillstehendem Herzen und bei Herzflimmern hat Sassa untersucht. Der Stillstand bei ungenügend ernährtem Herzen hat zunächst eine Vergrößerung, dann eine Herabsetzung des Coronarkreislaufes zur Folge; anscheinend spielt dabei der Herztonus eine Rolle. Am flimmernden Herzen wurden die Beobachtungen von Langendorff[1]) und Frédéricq[2]) bestätigt, wonach der Blutstrom in den Kranzgefäßen durch das Flimmern nicht erkennbar beeinflußt wird.

Eine Relation zwischen Schlagvolumen und Coronarkreislauf konnten Markwalder und Starling nicht feststellen.

Die Innervation der Kranzarterien.

Die enge Verkettung des arteriellen Blutdruckes, der Herzfrequenz und der Kontraktionshöhe erschwert das Studium des Einflusses jeder einzelnen dieser Funktionen auf das Stromvolumen des Coronarkreislaufes beträchtlich. Sie tritt besonders störend in Erscheinung bei Untersuchungen über die Innervation der Kranzarterien. Und doch hat die Erforschung der Innervationsverhältnisse nicht nur theoretisches, sondern auch ein besonderes praktisches Interesse.

Mass[3]), der am in situ belassenen, aber nach der Langendorffschen Methode durchspülten Herzen arbeitete, fand bei Reizung gewisser sympathischer Nervenfasern eine Erweiterung, bei Vagusreizung eine Verengerung der Coronararterien. Morawitz und Zahn sahen bei ihren Untersuchungen am Herzen im intakten Kreislauf auf Sympathicusreizung hin eine beträchtliche Vergrößerung des Stromvolumens. Da dieselbe auch nach Rückkehr des Blutdruckes zur Norm noch erkennbar war, so schlossen sie auf eine Vasodilatation. Der Erfolg der Vagusreizung war weniger eindeutig. Sassa erhebt an Herzen, die mit den Nerven isoliert waren, dieselben Befunde, allerdings findet er zuweilen zu Beginn der Sympathicusreizung eine Verminderung der Stromgeschwindigkeit und im Beginn der Vagusreizung eine Vergrößerung. In seltenen Fällen zeigte sich einzig nur eine Zunahme des Stromvolumens. Nakagawa beobachtet, daß die Vagusreizung die Coronargefäße überhaupt nicht beeinflußt.

Da es sich aber anatomisch außerordentlich schwer feststellen läßt, ob einerseits im Vagus nicht sympathische und andererseits im Accelerans nicht auch parasympathische Fasern verlaufen, so ist den genannten Versuchen keine absolute Beweiskraft zuzuerkennen, um so weniger als die Änderung der Herztätigkeit und des Blutdruckes an sich, wie schon erwähnt, zu Irrtümern Veranlassung geben kann. Eindeutiger erscheinen deshalb jene Versuche, bei denen statt der elektrischen eine chemische Reizung vorgenommen wurde. Aber auch mit Adrenalin (Morawitz und Zahn) fielen die Versuche in gleichem Sinne aus.

---

[1]) Langendorff, O.: Zur Kenntnis des Blutlaufs in den Kranzgefäßen des Herzens. Pflügers Arch. f. d. ges. Physiol. Bd. 78, S. 423. 1899.
[2]) Frédéricq: Arch. internat. de physiol. Bd. 5, S. 234. 1908.
[3]) Mass, P.: Experimentelle Untersuchungen über die Innervation der Kranzgefäße des Säugetierherzens. Pflügers Arch. f. d. ges. Physiol. Bd. 74, S. 281. 1899.

Schließlich findet LANGENDORFF[1]) auch am zirkulären Coronargefäßstreifen unter Einwirkung von Adrenalin eine Verlängerung, allerdings bei verhältnismäßig hohen Konzentrationen. Cow[2]) bestätigte LANGENDORFFS Befunde am Schafherzen, ebenso PAL[3]) am Rinderherzen.

Nach den genannten Versuchen könnte die dilatatorische Wirkung des Sympathicus auf die Kranzarterien als sichergestellt betrachtet werden und man müßte das Coronarsystem, was die Innervation anbetrifft, an die Seite des Bronchialbaumes und des Intestinaltraktus stellen, bei denen im Gegensatz zu den Arterien der Sympathicus tonusherabsetzend, der Parasympathicus tonussteigernd wirkt. Für teleologische Betrachtungen gäbe diese Annahme Gesichtspunkte.

Man wird aber diese Vorstellung bloß mit einem gewissen Widerstreben annehmen, da die vorliegenden Beweise nicht absolut zwingend sind. Einmal sind all diese Versuche, die uns zu dieser Annahme führen, nicht rein, nachdem relativ geringe Änderungen der Herztätigkeit und des Blutdruckes, die bei den angewandten Versuchsanordnungen größtenteils unvermeidbar sind, verhältnismäßig große Änderungen des Stromvolumens ausmachen, wogegen sowohl die elektrische Reizung der Herznerven als auch die Adrenalinreizung die Durchblutung verhältnismäßig wenig modifizieren. Insbesondere sollte man bei den in den Versuchen angewandten Adrenalinkonzentrationen, die an der Bronchial- und Darmmuskulatur einen nicht zu verkennenden Effekt haben, auch am Coronarkreislauf eine ausgesprochene Wirkung erwarten. Dazu kommt, daß Befunde anderer Autoren vorliegen, die Zweifel an der Richtigkeit der Auffassung aufkommen lassen. So konnte SCHÄFER[4]) auf Adrenalin oder auf extrakardiale Nervenreizung keine Änderung der durch die Kranzgefäße fließenden Blutmenge feststellen. SCHÄFER schließt aus seinen Befunden auf ein Fehlen von Vasoconstrictoren und Vasodilatatoren bei den Coronargefäßen.

BRODIE und CULLIS[5]) sahen bei kleinen Adrenalindosen, bei denen eine Änderung der Herztätigkeit noch nicht auftritt, eine Vasoconstriktion, bei höherer Konzentration dagegen eine Vasodilatation und schließen aus ihren Versuchen, daß die Coronararterien sowohl vasoconstrictorische als auch vasodilatatorische Nervenfasern besitzen, die beide dem Sympathicus angehören. Die Vasoconstrictoren sollen zwar eine höhere Erregbarkeit besitzen, aber ihr Effekt soll bei höheren Adrenalinkonzentrationen durch die Vasodilatatoren übertroffen werden.

Vielleicht tragen die Untersuchungen von ROTHLIN[6]) zum Verständnis der Adrenalinwirkung auf die Coronararterien bei. ROTHLIN findet bei überlebenden Coronarstreifen verschiedener Tierarten bald eine Verengerung, bald eine Erweiterung.

Beim Typus equinus zeigt sich in einer großen Zahl angestellter Versuche mit den verschiedensten Adrenalinkonzentrationen ausschließlich eine Verengerung.

Beim Typus bovinus können geringste Adrenalindosen die Coronararterien zur Kontraktion bringen, während höhere Konzentrationen regelmäßig eine Erweiterung herbeiführen.

---

[1]) LANGENDORFF, O.: Über die Innervation der Coronargefäße. Zentralbl. f. Physiol. Bd. 21, S. 551. 1907.

[2]) Cow, D.: Some reactions of surviving arteries. Journ. of physiol. Bd. 42, S. 132. 1911.

[3]) PAL, J.: Über die toxische Reaktion der Coronararterien und Bronchien. Dtsch. med. Wochenschr. 1912, S. 5.

[4]) SCHÄFER, C. A.: Ann. des sciences biol. de St. Petersburg. Festschr. f. PAWLOW 1904, S. 25 (zitiert bei BAYLISS: Ergebn. d. Physiol. Bd. 5, S. 339. 1906).

[5]) BRODIE u. CULLIS: The innervation of the coronary vessels. Journ. of physiol. Bd. 43, S. 313. 1911.

[6]) ROTHLIN, E.: Experimentelle Untersuchungen über die Wirkungsweise einiger chemischer, vasotonisierender Substanzen organischer Natur auf überlebende Gefäße. III. Zeitschr. f. Biol. Bd. 111, S. 325. 1920.

Da anscheinend verschiedene Tierarten ein verschiedenes Verhalten der Kranzarterien gegenüber Adrenalin aufweisen, sind die Versuche, die am menschlichen Herzen angestellt wurden, von besonderem Interesse. BARBOUR[1]) findet mit der Gefäßstreifenmethode, daß Adrenalin auch die Coronargefäße des menschlichen Herzens verengt. Ebenso beobachtet ANITCHKOW[2]) am „überlebenden" menschlichen Herzen durch Adrenalin vorwiegend eine Verengerung; bei Kindern sah er allerdings eine Erweiterung und spricht die Vermutung aus, daß die verschiedenen Lebensalter sich verschieden verhalten.

PARK[3]) äußert gegen die Befunde von BARBOUR Bedenken und glaubt, daß das Verhalten von menschlichen Coronargefäßen erst 1—7 Stunden nach dem Tode mit demjenigen frisch getöteter Tiere nicht verglichen werden dürfe.

Gegenüber den zahlreichen Untersuchungen mit Adrenalin ist die Zahl der Versuche, in denen vagotrope Mittel angewandt worden sind, verhältnismäßig gering. KRAWKOW[4]) sieht unter Pilocarpin in großen Dosen zunächst eine Verengerung, der dann eine Erweiterung folgt. PAL dagegen findet nach Muscarin und Pilocarpin einzig eine Verengerung, während Atropin die Coronargefäße erweitert.

Die Deutung dieser sich widersprechenden Befunde begegnet außerordentlichen Schwierigkeiten. ROTHLIN vertritt auf Grund seiner Versuche die Auffassung, daß Adrenalin in allen Gefäßen sowohl den vasodilatatorischen als auch vasoconstrictorischen Gefäßmechanismus zu erregen imstande sei. Zur Stütze seiner Ausführungen führt er die Untersuchungen u. a. von MOORE und PURINGTON[5]) und eigene an, wonach die ersten wirksamen Adrenalindosen eine Erweiterung der Körperarterien bzw. Blutdrucksenkung hervorrufen. Auch findet ROTHLIN bei anderen Gefäßgebieten, z. B. bei Nieren- und Lungenarterien, ein prinzipiell den Kranzarterien ähnliches Verhalten.

Die Betrachtungen von ROTHLIN stellen einen Versuch dar, den bisher experimentell anzunehmenden qualitativen Unterschied zwischen dem Verhalten der Kranz- und übrigen Arterien in einen quantitativen überzuführen.

HASEBROEK[6]) versucht den Unterschied der Adrenalinwirkung auf verschiedene Arterien aus deren verschiedenem histologischen Aufbau zu erklären und zieht die Feststellung von BONNET[7]) heran, wonach gewisse Teile der Kranzarterien eine viel stärker entwickelte Längsmuskelschicht besitzen als die übrigen Körperarterien. Die Kontraktion einer überwiegenden Längsmuskulatur könnte in der Tat eine Erweiterung begünstigen.

BARBOURS[8]) histologische Untersuchungen zeigen, daß die Hauptstämme der Coronararterien zu dem elastischen Typus (wie die Aorta, Pulmonalis und Carotis communis) gehören, bei dem das elastische Gewebe auf Kosten der Muscularis stark entwickelt ist. BARBOUR findet ebenfalls relativ reichliche Längsfasern, bringt diese aber mit dem Abgang zahlreicher Seitenäste in Zu-

---

[1]) BARBOUR, H. G.: Constricting influence of adrenalin upon the human coronary arteries. Journ. of exp. med. Bd. 15, S. 404. 1912.

[2]) ANITCHKOW, S. W.: Über die Wirkung von Giften auf die Coronargefäße des isolierten Menschenherzens bei verschiedenen Erkrankungen. Zeitschr. f. d. ges. exp. Med. Bd. 36, S. 236. 1923.

[3]) PARK, E.: Observations with regard to the action of epinephrin on the coronary artery. Journ. of exp. med. Bd. 16, S. 532. 1912.

[4]) KRAWKOW, N. P.: Über die Wirkung der Gifte auf die Kranzgefäße des Herzens. Pflügers Arch. f. d. ges. Physiol. Bd. 157, S. 501. 1914.

[5]) MOORE, B. u. C. O. PURINGTON: Über den Einfluß minimaler Mengen Nebennierenextrakt auf den arteriellen Blutdruck. Pflügers Arch. f. d. ges. Physiol. Bd. 81, S. 483. 1900.

[6]) HASEBROEK, K.: Über den extrakardialen Kreislauf des Blutes, S. 84, 145, 185. Jena: Fischer 1914.

[7]) BONNET: Über den Bau der Arterienwand. Dtsch. med. Wochenschr. 1908, S. 260.

[8]) BARBOUR, H. G.: Die Struktur verschiedener Abschnitte des Arteriensystems in Beziehung auf ihr Verhalten zum Adrenalin. Arch. f. exp. Pathol. u. Pharmakol. Bd. 68, S. 41. 1912.

sammenhang. An solchen Teilungsstellen sind auch in den übrigen Körperarterien die Längsfasern reichlicher zu finden.

Wenn das abweichende Verhalten der Coronararterien auf Adrenalin durch die Anordnung der Muskulatur bedingt wäre, dann müßten Längsstreifen der Kranzarterie sich in Adrenalin verkürzen, was nach BARBOUR nicht der Fall ist. Auch spricht gegen die histologische Erklärung des besonderen Verhaltens der Kranzarterien nach BARBOUR der Umstand, daß, obgleich die Kranzarterien des Menschen mit denen der Tiere histologisch eine Übereinstimmung aufweisen, die Herzgefäße beider Versuchsobjekte sich Adrenalin gegenüber verschieden verhalten. BARBOUR hat, wie schon erwähnt, beim Menschen regelmäßig Verengung unter Adrenalin festgestellt.

Nach allem kann die Innervation der Kranzgefäße noch keineswegs als völlig aufgeklärt betrachtet werden.

So viel aber scheint aus den vorliegenden Versuchen hervorzugehen, daß der Innervation der Kranzgefäße normalerweise keine sehr große praktische Bedeutung zukommt, daß vielmehr, wie MORAWITZ und ZAHN angenommen haben, das Gefäßgebiet des Herzens sich vorwiegend passiv verhält, d. h. die Durchblutung des Coronarsystems im wesentlichen vom Aortendruck abhängt.

Neben Adrenalin sind eine große Reihe von Stoffen auf ihre Coronarwirkung untersucht worden. Diese Untersuchungen wurden vorwiegend von praktischen Gesichtspunkten aus unternommen. Nehmen wir doch an, daß das Wesen gewisser Krankheitszustände in einer Herabsetzung des Coronarkreislaufes beruht, die durch spastische Verengerung der Kranzarterien erklärt wird. Die Lösung dieses Spasmus ist das eine therapeutische Ziel. Ein anderer therapeutischer Gesichtspunkt beruht auf der Überlegung, daß die Bedingungen der Herztätigkeit dadurch gebessert werden können, wenn durch die medikamentöse Erweiterung der Kranzarterien dem Herzmuskel mehr Blut zugeführt wird.

Auch in diesen Untersuchungen sind die Resultate nicht immer eindeutig, was zum Teil darauf beruhen mag, daß den Konzentrationen der angewandten Mittel nicht in allen Fällen jene Aufmerksamkeit gewidmet worden ist, die nach den Erfahrungen mit Adrenalin erforderlich erscheint. Oft wurden, besonders am überlebenden Organ, Konzentrationen angewandt, die weit außerhalb des Physiologischen liegen.

Im Grunde dreht es sich bei allen Untersuchungen um die Frage: Verhalten sich die Kranzgefäße wie alle anderen Arterien oder besteht ein prinzipieller Unterschied? Wie im vorhergehenden Abschnitte gezeigt wurde, lassen doch eine Reihe von Untersuchungen den Schluß zu, daß zwar quantitative Unterschiede im Verhalten der Kranzgefäße gegenüber dem der Körperarterien nachweisbar sind. Ein qualitativ differentes Verhalten scheint aber nicht einwandfrei nachgewiesen. Diese Frage erfährt aber zweifellos eine weitere Klärung, wenn festgestellt wird, wie sich Coronar- und Körperarterien weiteren Mitteln gegenüber verhalten. Rein theoretisch läßt sich von vornherein sagen, daß bei Mitteln, deren Angriffspunkt als muskulär feststeht, ein prinzipieller Unterschied nicht zu erwarten ist. In der Tat finden wir, daß *Baryte* nicht nur die Körperarterien, sondern auch die Coronararterien, und zwar in derselben Größenordnung verengen [ANITCHKOW[1]], *Nitrite* sie erweitern [SCHLOSS[2]]. Die Pharmakologie der Kranzgefäße wird an anderer Stelle [vgl. KISCH[3]] ausführlich abgehandelt.

---

[1] ANITCHKOW, G. W.: Über die Wirkung von Giften auf die Coronargefäße usw. Zeitschr. f. d. ges. exp. Med. Bd. 36, S. 236. 1923.
[2] SCHLOSS, K.: Über die Wirkung der Nitrite auf die Durchblutung des Herzens. Dtsch. Arch. f. klin. Med. Bd. 111, S. 310. 1913.
[3] KISCH: Ds. Handb. Bd. 7.

Sperrung der Kranzarterien.

Von vorwiegend klinischem Interesse sind die Untersuchungen, die sich mit der Sperrung der Kranzarterien oder deren Ästen befassen. Ist doch völlige oder teilweise Verlegung größerer oder kleinerer Äste der Kranzarterien ein verhältnismäßig häufiger Sektionsbefund, ohne daß in den meisten Fällen klinisch auch nur mit einiger Sicherheit Ort und Ausdehnung, ja selbst die Tatsache der Verlegung, festgestellt werden konnte.

Neuerdings wird von SMITH[1]) das Elektrokardiogramm zum Nachweis des Verschlusses einer Kranzarterie herangezogen. Nach Unterbindung einer Coronararterie am Hunde nahm die Nachschwankung nach kurzdauernder Zunahme ab und wurde 6—8 Tage nach der Operation wieder normal. Beim Menschen (Verletzungsunterbindung) war das Elektrokardiogramm wieder nach 9 Monaten normal. SMITH bestätigt im wesentlichen Befunde, die HAROLD[2]) schon 1920 sowohl am Menschen als auch experimentell im Tierversuch erhoben hatte.

Der Verschluß einer Kranzarterie tritt beim Menschen meistens allmählich auf und hat seine Ursache in degenerativen, seltener entzündlichen Veränderungen der Gefäßwand, wodurch es zur Thrombenbildung kommt. Diese langsame Veränderung, die schließlich zur Sperrung führt, verläuft wohl in der Mehrzahl der Fälle ohne klinische Erscheinungen. Man muß sich vorstellen, daß gerade durch die allmähliche Ausschaltung eines Coronargebietes die Bedingungen zu der funktionellen Entwicklung der anatomisch vorgebildeten Anastomosen geschaffen werden. Wären die Kranzgefäße Endarterien, wie man lange Zeit annehmen zu müssen glaubte, so würde eine Anastomosenbildung nicht eintreten können und die Sperrung würde wohl ein für das Leben entscheidenderer Vorgang sein, als sie es tatsächlich ist. Doch nur bei dem Verschluß kleinster Äste wird die Anastomosenbildung genügen, um die Ernährung des betreffenden Herzabschnittes aufrechtzuerhalten. Tritt die Sperrung in einem größeren Aste der Coronaria auf, dann stellen sich trotz der Anastomosen degenerative Veränderungen des in seiner Blutversorgung gestörten Herzabschnittes ein; es entwickeln sich Zustände, wie sie bei plötzlichem Verschluß durch Embolie relativ kleinerer Äste wohl die Regel darstellen. Es entsteht der Infarkt der Herzwand. Überlebt der Kranke die Verlegung, so führt die fettige und schollige Degeneration der Muskelfasern zu einer Erweichung des betreffenden Wandabschnittes. Die Vorbedingungen zum Auftreten einer Herzruptur sind damit gegeben. Ist der Erweichungsherd nicht allzu ausgedehnt, so wandelt er sich in schwieliges Bindegewebe um. Bei größeren Schwielen tritt dann die Gefahr einer Herzaneurysmabildung auf. Als klinisches Zeichen der Coronarverlegung findet man, wenn die Wandnekrose bis an das Perikard reicht, zuweilen eine umschriebene Perikarditis, die STERNBERG[3]) mit *Pericarditis epistenocardica* bezeichnet; nach A. CHRIST[4]) scheint aber diese Form nicht häufig zu sein.

Anscheinend kann unter besonderen Bedingungen beim Menschen auch von außen her eine Verlegung einer Coronararterie eintreten. STERNBERG[5]) beschreibt einen Fall von schwerem Mitralfehler, bei dem Anfälle von Angina pectoris aufgetreten waren. STERNBERG hält es für möglich, daß der bei der Sektion hochgradig erweitert gefundene linke

---

[1]) SMITH, M. F.: Electrocardiographie changes following occlusion of the left coronary artery. Arch. of internal med. Bd. 32, Nr. 4. 1923.
[2]) HAROLD, E. B.: Arch. of internal med. 1920.
[3]) STERNBERG, M.: Pericarditis epistenocardica. Wien. med. Wochenschr. 1910, Nr. 1.
[4]) CHRIST, A.: Die Bedeutung der Perikarditis im Greisenalter. Frankfurt. Zeitschr. f. Pathol. Bd. 29, S. 47. 1923.
[5]) STERNBERG, M.: Stenokardie bei Mitralfehlern. Kongr. f. inn. Med. 1923, S. 91.

Vorhof die linke zartwandige Coronararterie an die Pulmonalarterie gepreßt und so einen zeitweiligen Verschluß dieser Kranzarterie hervorgerufen hat, was zu den Anfällen von Angina pectoris führte. Vielleicht liegt in diesem Verhalten die Erklärung für das Zustandekommen der bei hochgradigem Mitralfehler gelegentlich zu beobachtenden Anfällen von Angina pectoris.

Experimentelle Untersuchungen über die Sperrung größerer oder kleinerer Äste der Coronararterie liegen sehr zahlreich vor [vgl. TIGERSTEDT[1])]. Teils wurde die Sperrung durch Unterbindung einzelner Coronararterienäste herbeigeführt. Andere Untersucher injizierten in eine oder beide Kranzarterien embolieerzeugende Stoffe, wie Lykopodiumsamen, Talg u. a. Wieder andere [PORTER[2])] schoben dickere oder dünnere Glasstäbe von der Aorta aus in die Coronararterien und verschlossen auf diese Weise größere oder kleinere Äste. WASILIEWSKI[3]) gelang es sogar experimentell Embolien in die Kranzarterie ohne Eröffnung des Thorax zu machen.

Die Unterbindung von Coronarästen zeigt sehr wechselnde Erfolge; verschiedene Tierarten scheinen sich unterschiedlich zu verhalten.

Aus den Untersuchungen von MICHAELIS[4]) geht hervor, daß die Unterbindung größerer Äste vom Herzen leichter ertragen wird, wenn vorher kleinste und kleinere Äste gebunden waren.

Aus all diesen Versuchen ergibt sich, daß das Herz eine teilweise oder auch völlige Unterbindung der Blutzufuhr kurze Zeit übersteht, daß sich aber bald Unregelmäßigkeiten der Herztätigkeit einstellen, die häufig in Flimmern und schließlich in völligen Stillstand des Herzens übergehen. Der Umstand, daß diese Erscheinungen nicht nur bei Unterbindung größerer Äste auftraten, sondern sich auch bei relativ kleinen Zweigen beobachten ließen, veranlaßte mehrere Untersucher zur Annahme, daß neben der Blutsperre noch andere Momente, insbesondere die bei der Unterbindung unvermeidlichen Nebenverletzungen, für den Eintritt der Erscheinungen, speziell des Flimmerns, eine Rolle spielen. LANGENDORFF[5]) schloß sich dieser Nebenverwundungstheorie auf Grund seiner Versuche am überlebenden Herzen an, bei denen er durch völlige Sperrung der Durchströmungsflüssigkeit kein Kammerflimmern beobachtete, ja sogar bestehendes Flimmern aufheben konnte.

v. FREY[6]) schreibt auch dem Ort der Schädigung neben der Anämie des abgesperrten Herzteiles für das Zustandekommen des Herzstillstandes oder des Herzflimmerns noch eine besondere Bedeutung zu und HERING[7]) bringt speziell das Auftreten von Flimmern mit dem Ort der Unterbindung in Zusammenhang.

Nach der Vorstellung von HERING sollen ischämische Teile der Ventrikelmuskulatur zur Bildung von heterotopen Reizen neigen, die nach seiner Meinung besonders leicht auftreten, wenn das Reizleitungsgebiet durch die Ischämie

---

[1]) TIGERSTEDT, R.: Die Physiologie des Kreislaufes. Bd. I, S. 307ff. Berlin-Leipzig: Vereinig. wiss. Verl. 1921.
[2]) PORTER, W. T.: Der Verschluß der Coronararterie ohne mechanische Verletzung. Zeitschr.. f. Physiol. 1895, S. 481.
[3]) WASSILIEWSKI, W.: Zur Frage über den Einfluß der Embolie der Coronararterien auf die Herztätigkeit und den Blutdruck. Zeitschr. f. exp. Pathol. u. Pharmakol. Bd. 9, S. 146. 1911.
[4]) MICHAELIS, M.: Über einige Ergebnisse bei Ligatur der Kranzarterien des Herzens. Zeitschr. f. klin. Med. Bd. 24, S. 270. 1893.
[5]) LANGENDORFF, O.: Untersuchungen am überlebenden Säugetierherzen. Pflügers Arch. f. d. ges. Physiol. Bd. 61, S. 291.
[6]) FREY, M. v.: Die Folgen der Verschließung von Kranzarterien. Zeitschr. f. klin. Med. Bd. 25, S. 158. 1894.
[7]) HERING, H. E.: Über die Koeffizienten, die im Verein mit Coronararterienverschluß Herzkammerflimmern bewirken. Pflügers Arch. f. d. ges. Physiol. Bd. 163, S. 1. 1916.

betroffen wird und dann die Bedingungen zum Auftreten von Herzflimmern geben.

DE BOER[1]) wendet sich gegen diese Auffassung und betont, daß dann auch die Ischämie des ganzen Herzens erst recht zum Flimmern führen müßte, was aber im allgemeinen nicht der Fall ist. Seine Theorie über das Entstehen des Flimmerns führt DE BOER zum Schluß, daß nicht die Ischämie eines Teiles oder des ganzen Reizleitungssystems das Auftreten des Flimmerns begünstigt, sondern daß die Bedingungen zum Flimmern gegeben sind, wenn ein ganz *beliebiger* Teil des Herzmuskels ischämisch wird. Das Auftreten des Flimmerns ist nach DE BOER an das Vorhandensein eines „fraktionierten Zustandes" der Kammer gebunden, der auf einer Verschiedenheit des Refraktärstadiums in verschiedenen Kammerabschnitten beruht.

Diese von DE BOER entwickelte Auffassung ist für die Vorstellung, die wir uns über das Wesen des plötzlichen Herztodes machen, von größter Bedeutung. Die Erklärung dieser Todesform bot bisher um so größere Schwierigkeiten, als der pathologisch-anatomische Befund bei solchen Herzen außerordentlich mannigfaltig sein kann.

Während man früher den Sekundenherztod als vorwiegend auf plötzlichem Stillstand des Herzens beruhend auffaßte, neigt man neuerdings dazu, ihn allgemein auf Flimmern der Ventrikel zurückzuführen. Man kann in der Tat, wenn man bei solchen Fällen kurz nach Eintritt des Todes am Herzen auskultiert, gelegentlich wogende, unregelmäßige Geräusche feststellen, die als Ausdruck des Flimmerns oder Flatterns aufzufassen sind.

Nach DE BOER wird man Flimmern nur annehmen können, wenn bei der Sektion eine umschriebeen Ischämie, z. B. bei Verlegung eines oder mehrerer Äste der Coronaria, gefunden wird. In solchen Fällen aber, wie sie von CHIARI[2]) und OESTREICH[3]) beschrieben wurden, in denen *beide* Coronararterien verstopft waren, bestand offenbar eine Ischämie des ganzen Herzens. Unter diesen Umständen braucht ein fraktionierter Zustand nicht vorhanden gewesen zu sein; hier erfolgte der Herztod durch eine einfache Herzlähmung ohne Flimmern, entsprechend den Untersuchungsbefunden von LANGENDORFF[4]) und TIGERSTEDT[5]). Infolge der Blutleere kann dann das Herz nicht mehr schlagen, ja nicht einmal mehr flimmern.

Angina pectoris. Stenokardie.

Neben der Verlegung von Kranzarterien spielt in der Klinik und Pathologie auch die anatomische und funktionelle Verengerung dieser Gefäße eine große Rolle.

Diese Veränderungen der Kranzgefäße können das klinisch scharf umrissene Krankheitsbild der Stenokardie oder Angina pectoris machen. Auch das *Asthma cardiale* wird von vielen Klinikern auf Störungen des Coronarkreislaufes zurückgeführt. Das Asthma cardiale ist aber im Vergleich zur Häufigkeit der Coronarerkrankungen relativ selten. Die stenokardischen Anfälle treten mit Vorliebe

---

[1]) DE BOER, S.: Über die Folgen der Sperrung der Kranzarterien für das Entstehen von Kammerflimmern. Dtsch. Arch. f. klin. Med. Bd. 143, S. 20. 1923.
[2]) CHIARI, A.: Thrombotische Verstopfung der rechten und embolische Verstopfung des Hauptstammes der linken Coronararterie usw. Prager med. Wochenschr. 1897.
[3]) OESTREICH: Plötzlicher Tod durch Verstopfung beider Kranzarterien. Dtsch. med. Wochenschr. 1896.
[4]) LANGENDORFF, O.: Zitiert auf S. 391.
[5]) TIGERSTEDT, R.: Über die Ernährung des Säugetierherzens. II. Abhandlung. Skandinav. Arch. f. Physiol. Bd. 5, S. 71. 1893.

dann auf, wenn z. B. infolge körperlicher Anstrengungen die Ansprüche an die Herzarbeit sich erhöhen und damit der Blutbedarf des Herzens steigt oder wenn, wie z. B. im Schlaf, der Blutdruck sinkt.

Die Anschauungen über das eigentliche Wesen der Angina pectoris gehen noch auseinander. Allgemein angenommen ist die Auffassung, daß der Herzbräune ein Krampf der Coronararterien zugrunde liegt, der meistens durch organische Veränderungen der Kranzgefäße ausgelöst wird und zu plötzlicher Ischämie des Herzens oder seiner Teile führt. Für die Krampfnatur dieser Anfälle spricht auch der Erfolg, der von LAUDER BRUNTON[1]) in die Therapie eingeführten Nitrite, deren erschlaffende Wirkung auf die glatte Muskulatur, insbesondere derjenigen der Kranzarterien, von SCHLOSS[2]) experimentell einwandfrei festgestellt ist. Nach den Untersuchungen von WOLKOFF[3]) setzt in den Kranzarterien schon physiologisch eine Intimaverdickung viel früher ein als in den übrigen Körperarterien. Die organische Veränderung, die bei der Sektion relativ häufig gefunden wird, beruht auf einer umschriebenen Verengerung der Abgangsstelle einer oder beider Kranzarterien. Eine Prädilektionsstelle für diese Veränderung scheint im vorderen absteigenden Aste der linken Kranzarterie gelegen zu sein. STRÜMPELL[4]) mißt den fast regelmäßig vorhandenen Veränderungen der Aorta eine große Bedeutung bei und hält den Sternalschmerz für ein Zeichen der Aortensklerose, während er nur den Schmerz in der Herzgegend selbst auf die Kranzgefäße bezieht. R. SCHMIDT[5]) geht noch weiter und nimmt auf Grund eines großen Sektionsmaterials an, daß die Angina pectoris hauptsächlich eine „Aortalgie" darstellt. Bei seinen Sektionen fand SCHMIDT nämlich regelmäßig Aortenveränderungen, während die Betunde an den Coronararterien ungleich und sehr wechselnd waren.

Angina pectoris-Anfälle können auch auftreten, ohne daß organische Veränderungen der Kranzarterien vorliegen (Angina pectoris nervosa).

Wenn wir uns der allgemeinen Ansicht anschließen, wonach die Angina pectoris ihre Ursache in einem Krampf der Coronararterien hat, so erhebt sich die Frage, wie dieser Krampf zustande kommt. Nach der derzeitigen Auffassung kann der Krampf nur auf dem Nervenwege, also via Sympathicus oder Vagus, ausgelöst werden, und da der Vagus als Verengerer der Coronararterien gilt, so wird der Krampf auf eine Vagusreizung zurückgeführt. Nach ORTNER[6]) sollen gelegentlich anginoide Zustände als Teilerscheinungen der Vagotonie auftreten und zuweilen durch Pilocarpin ausgelöst werden.

Nun haben wir aber in einem vorhergehenden Abschnitt gesehen, daß die gegenüber den übrigen Gefäßen angenommene Umkehr der Innervation für die Kranzgefäße keineswegs sichergestellt ist. Insbesondere scheint die Auffassung nach den Versuchen von BARBOUR[7]) und ANITCHKOW[8]) für das menschliche Herz nicht zuzutreffen. Wenn man weiterhin bedenkt, daß die Reaktion der Kranzgefäße auf Vagus- oder Sympathicusreize nach den Befunden fast aller Untersucher wesentlich geringer ist als diejenige der übrigen Arterien, so wird dadurch

---

[1]) BRUNTON, L.: Über die Anwendung des Kaliumnitrat und Kaliumnitrit bei chronischer Steigerung der Arterienspannung. Dtsch. med. Wochenschr. 1902, Nr. 6.
[2]) SCHLOSS, K.: Über die Wirkung der Nitrite auf die Durchblutung des Herzens. Dtsch. Arch. f. klin. Med. Bd. 111, S. 360. 1913.
[3]) WOLKOFF: Über die Struktur der Coronararterien des menschlichen Herzens. Virchows Arch. f. pathol. Anat. u. Physiol. Bd. 241, S. 42. 1923.
[4]) STRÜMPELL: Spezielle Pathologie und Therapie. Bd. I, S. 442. 1914.
[5]) SCHMIDT, R.: Zur Kenntnis der Aortalgie (Angina pectoris) usw. Med. Klinik 1922, S. 6 u. 36.
[6]) ORTNER, N.: Klinische Symptomatologie. 1919.
[7]) BARBOUR: Zitiert auf S. 393.   [8]) ANITCHKOW: Zitiert auf S. 393.

dieser Erklärungsweise eine weitere Schwierigkeit hinzugefügt. Bei dieser Sachlage ist die Möglichkeit nicht von der Hand zu weisen, daß die anzunehmende funktionelle Verengerung der Kranzgefäße auch auf dem Blutwege ohne Vermittlung des Nervensystems hervorgerufen werden kann. Diese Entstehungsweise gewinnt an Wahrscheinlichkeit, wenn man bedenkt, daß bei ein und demselben Kranken während des Anfalles noch andere Erscheinungen auftreten, von denen die einen als vagotonisch, die anderen als sympathicotonisch bezeichnet werden können. PAL[1]) betont mit Recht, daß in vielen Fällen die Gefäßkrise sich nicht nur auf die Coronararterien beschränkt, sondern daß auch die übrigen Körperarterien sich in einem mehr oder weniger ausgesprochenen Krampfzustand befinden. Als Ausdruck für diesen allgemeinen Gefäßkrampf ist die in der Mehrzahl der Fälle auftretende Blutdrucksteigerung zu betrachten. Trotz der anzunehmenden Ischämie des Herzmuskels ist also die Herzarbeit vergrößert anzunehmen. Für das Asthma cardiale haben EPPINGER, v. PAPP und SCHWARZ[2]) die Mehrarbeit zahlenmäßig feststellen können, indem sie eine Beschleunigung des Kreislaufes während des Anfalles glauben nachgewiesen zu haben.

Wenn man sich auf den Standpunkt einer entgegengesetzten Innervation der Kranz- und übrigen Arterien stellt, so können die Anfälle, da sie nach PAL auf einem Krampf der Coronar- *und* Körperarterien beruhen, nicht auf dem Nervenwege zustande kommen. Vielmehr wäre dann unter den gegebenen Voraussetzungen der Krampf auf eine direkte Einwirkung pathologischer Blutbestandteile auf die Gefäßmuskulatur zurückzuführen. Ich konnte bei einem Fall von Asthma cardiale beobachten, daß auch die Pupillen während des Anfalles eine Verengerung aufweisen. Diese Beobachtung scheint mir ebenfalls für die „myogenetische" Natur dieser Anfälle zu sprechen. Die ausgesprochene Neigung zu Stuhlverstopfung während der Zeit der Anfälle weist ebenfalls darauf hin, daß hier eine einheitliche Reaktion der gesamten glatten Muskulatur unabhängig von der Innervation vorliegt [GANTER[3])]. Eine Mischung von sog. vagotonischen und sympathicotonischen Symptomen bei ein und demselben Kranken erweckt den Verdacht, daß die Erscheinungen nicht auf dem Nervenwege, sondern auf dem Blutwege direkt ausgelöst werden. JANEWAY und PARK[4]) konnten nachweisen, daß im defibrinierten Blut und im Serum ein gefäßverengernder Stoff vorhanden ist, der, da er auf Coronararterie *und* Carotis verengernd wirkt, nach ihrer Meinung nicht Adrenalin sein kann, sondern ohne Vermittlung des Nervensystems an der glatten Muskulatur selbst angreift; auch aus den Untersuchungen von HÜLSE[5]) scheint hervorzugehen, daß die hämatogene Änderung des Gefäßtonus überhaupt wohl eine größere Rolle spielt, als bisher angenommen wurde. Auch die Versuche von IWAI[6]), wonach die Kranzarterien auf Änderungen der [H˙] in gleicher Weise wie die übrigen Gefäße reagieren, weisen darauf hin, besonders wenn man sich mit ATZLER und LEHMANN[7]) auf den Standpunkt stellt, daß die Änderung der Gefäßweite bei verschiedenen [H˙] in Quellungsvorgängen

---

[1]) PAL, J.: Gefäßkrisen. S. 41. Leipzig 1905.

[2]) EPPINGER, H., L. v. PAPP u. H. SCHWARZ: Über das Asthma cardiale. Berlin: Julius Springer 1924.

[3]) GANTER, G.: Über die einheitliche Reaktion der glatten Muskulatur des Menschen. Münch. med. Wochenschr. 1924, S. 194.

[4]) JANEWAY, TH. u. E. PARK: The question of epinephrin in the circulation and its relation to the blood pressure. Journ. of exp. med. Bd. 16, S. 541. 1912.

[5]) HÜLSE, W.: Zur Frage der Blutdrucksteigerung. II. Untersuchungen über gefäßverengernde Stoffe im Blut. Zeitschr. f. d. ges. exp. Med. Bd. 30, S. 268. 1922.

[6]) IWAI, M.: Untersuchungen über den Einfluß der Wasserstoffionenkonzentration auf die Coronargefäße usw. Pflügers Arch. f. d. ges. Physiol. Bd. 202, S. 356. 1924.

[7]) ATZLER, E. u. G. LEHMANN: Über den Einfluß der Wasserstoffionenkonzentration auf die Gefäße. Pflügers Arch. f. d. ges. Physiol. Bd. 190, S. 118. 1921.

der Gefäßwand beruht, die sich, unabhängig von nervösen Mechanismen, geltend machen können.

Die Unsicherheit unserer Vorstellungen über das Wesen der Angina pectoris zeigt sich erst recht bei der neuerdings angewandten chirurgischen Therapie dieses Zustandes.

Auf Vorschlag von François Frank 1899 haben zuerst Jonnescu, Tuffier und Brüning[1]) die Sympathektomie bei diesem Zustande vorgenommen. Es wird über gute Erfolge berichtet, die verständlich werden, wenn man, wie Brüning annimmt, daß auch die Kranzarterien sympathisch verengernd innerviert werden.

Nun konnten aber Eppinger und Hofer[2]) auch durch Resektion des aus dem Vagus stammenden Nervus depressor die Anfälle beseitigen. Diese sich in bezug auf die Entstehungsweise widersprechenden Erfolge veranlaßten Brüning[3]) die Anschauung, wonach der Sympathicus und Vagus zwei anatomische und physiologische Einheiten darstellen, aufzugeben.

Glaser[4]) sucht die Erklärung für das Zustandekommen der günstigen Wirkung der beiden Operationen in derselben Richtung. Er nimmt mit Eppinger und Hofer an, daß der Depressor zentripetalleitende Fasern aus der Aorta enthält und betrachtet die Depressorresektion als Behandlungsmethode der Aortalgie, während die Sympathicusresektion das zentripetalleitende Neuron, das von den Kranzarterien herrührt, unterbricht. In beiden Fällen würde also die zentripetale Leitung unterbrochen.

Diese Erklärungsweise setzt voraus, daß nicht das krankhafte Geschehen an sich, also der Kranzgefäßkrampf, das Entscheidende ist, sondern erst sozusagen das Bewußtwerden der Störung, der Schmerz. Man müßte, wenn die Operation erfolgreich ist, annehmen, daß der im Anginaanfall doch häufig eintretende Tod ein Reflextod wäre, d. h. nicht durch den Coronarkrampf selbst, sondern indirekt durch den Schock auf das Zentralnervensystem hervorgerufen würde, eine Vorstellung, die allerdings wenig zusagt.

Die Verfolgung des Schicksals der operierten Fälle muß ergeben, ob durch die Operation das Leiden wirklich dauernd beseitigt ist und die Kranken an einer anderen Krankheit bzw. an einer wirklichen Herzinsuffizienz zugrunde gehen, oder ob trotzdem verhältnismäßig häufig ein plötzlicher Tod eintritt. In letzterem Falle wäre dann anzunehmen, daß zwar das Bewußtwerden der Störung durch die Operation beseitigt worden ist, das krankhafte Geschehen sich aber in gleicher Weise abspielt. Tritt tatsächlich eine Heilung ein, und nach den vorliegenden Publikationen scheint das der Fall zu sein, so müßte angenommen werden, daß nicht die Unterbrechung der zentripetalen Schmerzleitung, sondern daß die Ausschaltung einer zentrifugalen Funktion des Nerven das Entscheidende für den günstigen Erfolg des Eingriffs ausmacht. Man könnte sich vorstellen, daß durch die Ausschaltung des Nerven eine Tonusverminderung im Coronargebiet herbeigeführt wird und daß die peripher, d. h. muskulär ausgelösten Krämpfe nicht mehr zu einer derartigen Tonussteigerung führen, daß Schmerzen auftreten, d. h. ein stenokardischer Anfall ausgelöst wird.

Ob den von verschiedenen Seiten festgestellten anatomischen Veränderungen im Sympathicus eine Bedeutung für das Zustandekommen der stenokardischen Anfälle beizumessen ist, erscheint vorerst noch zweifelhaft.

---

[1]) Brüning, F.: Die operative Behandlung der Angina pectoris durch Exstirpation des Hals-Brust-Sympathicus usw. Klin. Wochenschr. 1922, S. 777 (Literatur!).

[2]) Eppinger, H. u. G. Hofer: Zur Pathogenese und Therapie der Angina pectoris. Therapie d. Gegenw. Bd. 64, S. 166. 1923.

[3]) Brüning, F.: Vagus und Sympathicus. Klin. Wochenschr. Jg. 2, S. 2272. 1923.

[4]) Glaser, F.: Die Wirkung der Sympathektomie bei Angina pectoris und Asthma bronchiale. Med. Klinik 1924, S. 477.

Schließlich wäre noch eine Erklärung für den Erfolg der Nervenresektion denkbar. Wir setzen voraus, daß die Veränderung der Aorta oder der Coronararterien das Primäre ist, nicht der gesteigerte Nerventonus. Wenn man nun annimmt, daß unter bestimmten, aber unbekannten Bedingungen von den veränderten Gefäßgebieten auf dem zentripetalen Nervenweg ein richtiger Reflex über das Gefäßzentrum ausgelöst würde, der zu einem Spasmus der Kranzarterien führte, der wiederum auf dem Sympathicuswege zum Bewußtsein gebracht wird, dann wäre es verständlich, daß durch Unterbrechung des Reflexbogens (Sympathicus- oder Depressordurchschneidung) das Zustandekommen des Gefäßkrampfes verhindert werden könnte.

Wie wir sehen, ist hier alles Theorie, und wir müssen gestehen, daß das Krankheitsbild der Angina pectoris, sowohl was den Entstehungsmechanismus als auch zum mindesten was die chirurgische Therapie anbetrifft, keineswegs geklärt ist.

Intrakardiales Nervensystem[1].

Von

Leon Asher
Bern.

Mit 11 Abbildungen.

Zusammenfassende Darstellungen.

Aubert, H.: Innervation der Kreislaufsorgane. Hermanns Handb. d. Physiol. Bd. IV/I, S. 343—396. Leipzig 1880. — Schäfer, E. A.: Textbook of Physiology Bd. II. — Gaskell, W. H.: The contraction of cardiac muscle. S. 169—227. Edinburgh u. London 1900. — Hofmann, F. B.: Die Innervation des Herzens und der Blutgefäße. Nagels Handb. d. Physiol. d. Menschen Bd. I, 1. Hälfte, S. 260—286. Braunschweig 1905. — Tigerstedt: Die Physiologie des Kreislaufs. II. Bd.: Die Innervation des Herzens. Berlin u. Leipzig 1921. (Hierin die Gesamtliteratur des Gegenstandes bis zum Jahre 1920.) — Zusammenfassung und Gesamtliteratur für die Herznerven der Wirbellosen: Carlson, A. J.: Vergleichende Physiologie der Herznerven und Herzganglien bei den Wirbellosen. Ergebn. d. Physiol. von Asher u. Spiro 1909, S. 371—459. — Siehe auch S. 428 u. 436.

Einleitendes und Grundsätzliches.

Das Herz aller Tiere ist das Prototyp aller automatischen Organe; in ihm selbst wohnt, richtige Milieubedingungen vorausgesetzt, alles, was zu einer weitgehend vollwertigen physiologischen Eigentätigkeit erforderlich ist, inne. Läßt man, um eine orientierende Einteilung zugrunde zu legen, die Vorgänge der Herztätigkeit in solche der Arbeitsleistung oder Kontraktion und in solche der Vorbereitung und der Ordnung des mechanischen Geschehens bestehen, so ergibt sich die Aufgabe, da die Anatomie das Vorhandensein eines intrakardialen Nervensystems lehrt, dessen Anteil an den nicht in Kontraktion bestehenden Grundfunktionen des Herzens zu erwägen und analysieren. Sodann erfordert die hohe Ausbildung der Automatie nach allgemein physiologischen Grundsätzen[2] die Existenz von regulierenden extrakardialen Nerven, welche das automatische Organ den jeweiligen Bedürfnissen entsprechend, in das Ganze des Gesamtorganismus einfügen.

Die Anatomie des Herznervensystems ist in einem eigenen vorhergehenden Abschnitt dargelegt, deshalb sollen an dieser Stelle nur einige Gesichtspunkte des Bauplanes in Erinnerung gebracht werden, welche wegleitend für die funktionelle Betrachtung sind. Erstens gibt es eine Zeit des embryonalen Lebens, wo die Gesamtheit des Herznervensystems sich noch außerhalb des Herzens befindet, das Herz aber schon ein automatisch, rhythmisch koordiniert schlagendes Gebilde ist. Zweitens liegen homologe Gangliengruppen an mehr oder weniger genau abgrenzbaren Bezirken des erwachsenen Herzens der kalt- und warmblütigen Wirbeltiere. Drittens: Es treten von außen an die genannten Herzen

---

[1] In diesem Abschnitt ist die Literatur bis Anfang 1925 berücksichtigt.
[2] Asher, L.: The Harvey Lectures, Serie 18, S. 152. Philadelphia, London, Montreal: I. B. Lippincotte Cie 1922/23.

Nerven vom parasympathischen und sympathischen Nervensystem. Viertens: Der Verlauf dieser Nerven, soweit er ohne Anwendung des Mikroskops verfolgt werden kann, ist bei den niederen Kaltblütern ein auf bestimmte Regionen begrenzter, bei den Warmblütern jedoch bilden die Nerven ein schon von außen erkennbares dichtes Geflecht. Bei der mikroskopischen Untersuchung aber erweist sich bei beiden Tierarten allerwärts die einzelne Muskelfaser von einem dichten Nervennetz umsponnen. Fünftens: Die intrakardialen Ganglienzellen sind, soweit gesicherte anatomische Methoden an denselben anwendbar sind, in den Verlauf der Herznerven gemäß den für die autonomen Nerven gültigen Regeln eingeschaltet; sie scheiden die Nervenfasern in prä- und postganglionäre. Sechstens: Die anatomische Lagerung der Nervenzellen ist mit der einzigen bis jetzt festgestellten Ausnahme des Limulusherzens (CARLSON) eine derartige, daß eine operative, streng auf die nervösen Elemente beschränkte und dabei dieselbe wirklich vollständig erfassende Entfernung der intrakardialen Ganglienzellen ausgeschlossen ist. Siebentens: In ihrem extrakardialen Verlauf sind die parasympathischen und sympathischen Nerven sehr häufig entweder vollständig oder teilweise in gemeinsamen Nervenstämmen vereinigt.

Die physiologische Wertigkeit dieser anatomischen Tatsachen ist eine verschiedene. Die erste ist nach allgemeinen physiologischen von v. UEXKÜLL erkannten Grundsätzen zu beurteilen. Erstens ist der embryonale Zustand durch einen kritischen Punkt von dem nachembryonalen geschieden, der einen tiefen funktionellen Unterschied bedingt, und zweitens geht Ausbildung der Struktur mit Hemmung der Funktion einher. Diesen beiden Grundsätzen zufolge verliert die im embryonalen Zustande vorhandene Unabhängigkeit der Grundeigenschaften des Herzens vom Nervensystem an Beweiskraft für den postembryonalen Zustand. Das sich im embryonalen Zustand automatisch und geordnet Kontrahierende ist auch noch nicht eigentlich Muskulatur. Ähnliche kritische Erwägungen gelten auch hinsichtlich der Tatsache, daß als Gewebskultur gezüchtete Herzmuskelfasern sich automatisch kontrahieren. Diese Züchtungsgebilde behalten embryonalen Charakter oder nehmen einen solchen an, womit nach v. UEXKÜLLS Grundsatz infolge der Strukturabnahme Funktionszunahme erfolgen kann. Die anderen anatomischen Tatsachen sind vornehmlich vom Standpunkt des experimentellen und operativen Verfahrens beachtenswert. Dort, wo sympathische und parasympathische Nerven in gemeinsamen Bahnen verlaufen, kann die Reizung keine strenge Scheidung der getrennten Funktionen der beiden Nerven herbeiführen; hier muß entweder eine Tierart gewählt werden, wo die beiden Nervenarten nicht zusammenlaufen, oder es müssen nichtoperative experimentelle Maßnahmen getroffen werden, um das isolierte Funktionieren der einen oder anderen Nervenart zu veranlassen. Über das Technische hinaus hat die Tatsache Bedeutung, daß je höher man in der Wirbeltierreihe hinaufsteigt, um so reichlicher und diffuser ohne jede feste Lokalisation Nerven allerwärts an das Herz herantreten. (Siehe hierzu Abbildungen der äußeren Innervation des Säugetierherzens.) Denn hierdurch erwächst die Fragestellung, die funktionelle Bedeutung dieser Tatsache klarzulegen. In erster Linie wird daran zu denken sein, daß die gesteigerten Anforderungen, welche an das höhere Wirbeltierherz gestellt werden, eine reichere nervöse Versorgung benötigen.

Die extrakardialen Nerven.

Geht man an das Herz vorerst als auf eine funktionell gegebene Gesamtheit ein, ohne in die Analyse der Einzelfaktoren einzutreten, die möglicherweise an dem Zustandekommen von Automatie, Koordination und mechanische Leistung beteiligt sein können, so erscheint das Angreifen extrakardialer Nerven das der Betrachtung zunächst sich bietende, weil methodisch in einfacherer Weise untersuchbar und symptomatologisch der Beobachtung leichter zugänglich. Gleichfalls aus methodologischen Gründen ist es vorzuziehen, die Lehre von den extrakardialen Nerven auf der Grundlage der Tatsachen aufzubauen, die am Wirbeltierherzen beobachtet werden können. Aber es bedarf als einleitende Voraussetzung der Würdigung der Tatsachen einer kurzen Berücksichtigung der allgemeinen Physiologie des automatisch schlagenden Herzens.

Die Automatie des Herzens. Jedes Wirbeltierherz schlägt, unter passende Bedingungen gebracht, automatisch. Unter normalen Bedingungen ist der Ursprungsort dieser Automatie ein genau begrenzter. Am Froschherzen, dem für die allgemeine Physiologie des Herzens historisch und sachlich bis jetzt aufschlußreichsten Objekt, geht die Automatie vom Sinus aus[1]). Unterbindung an der Grenze zwischen Sinus und Vorhof, erste STANNIUSsche Ligatur, stellt mehr oder weniger lange den Schlag vor Vorhöfen und Kammer still, während der Sinus und die in ihn einmündenden Venen weiterpulsieren. Der Stillstand beruht nicht auf einer Hemmung, denn die erste STANNIUSsche Ligatur gelingt auch am atropinisierten Herzen, wodurch die Erregung der Hemmungsnerven ausgeschaltet wird und Abbindung an der Grenze zwischen Vorhof und Kammer, zweite STANNIUSsche Ligatur, bringt die Kammer wieder zum Schlagen. (Nebensächlich für die vorliegende Betrachtung ist die Frage, ob nicht Hemmungskomponenten in der ersten STANNIUSschen Ligatur gelegen sind.) Ein weiterer Beweis für den Ursprung der Automatie oder die Führung des Gesamtherzens durch Impulse aus dem Sinus liefert der GASKELLsche Versuch[2]). Streng lokalisierte Erwärmung oder Abkühlung des Sinus beschleunigt bzw. verlangsamt die Schlagzahl des Gesamtherzens. Auch am Säugetierherzen wurde der analoge Beweis geliefert (MAC WILLIAM, ADAM und ZAHN), indem bei lokalisierter Temperaturveränderung der zwischen den Einmündungsstellen der Hohlvenen gelegene Teil der rechten Vorhofswand die entsprechende Änderung der Schlagzahl des Herzens eintrat. Diese Stelle des Säugetierherzens ist diejenige des KEITH-FLACKschen Bündels. Der strengste Beweis für die Entstehung der normalen Automatie in der Sinus- bzw. spezifischen Vorhofsgegend des KEITH-FLACKschen Bündels wird mit Hilfe des Elektrokardiogrammes geliefert. Die genaue zeitliche Auswertung desselben (LEWIS, EYSTER und MEEK, GARTEN u. a.) ergibt, daß die normale Erregung des Herzens ihren Ursprung an den genannten Stellen nimmt.

Abweichend von dem normalen Verhalten kann aber die Automatie des Herzens von anderen Stellen ausgehen, es kann zur sog. Vorhofs- oder ventrikulären Automatie kommen. Die einwandfreieste Feststellung wird wiederum mit Hilfe des Elektrokardiogramms geliefert. Unter passenden Bedingungen kann auch jeder isolierte Teil des Herzens, selbst ein einzelner Herzmuskelstreifen Automatie aufweisen.

Kehren wir wieder zum normalen Gesamtherzen zurück, so ist ferner von allgemein physiologischer Bedeutung noch die Tatsache, daß die von der normalen Ursprungsstelle ausgehenden Erregungen auf einem anatomisch wohldefinierten Leitungssystem, bestehend aus spezifischen Muskelfasern, die aber auch von Nerven umsponnen sind, weitergeleitet werden. Dieses Leitungssystem besitzt unterscheidende Eigenschaften gegenüber den anderen Teilen des Herzens und eine besonders hochentwickelte Empfindlichkeit[3]). In naher Korrelation

---

[1]) STANNIUS: Arch. f. Anat. u. Phys. 1852, S. 85.
[2]) GASKELL: Philosophic. transact. (3) Bd. 173, S. 996. 1882.
[3]) ISHIHARA, M. u. S. NOMURA: Heart Bd. 10, S. 399. 1923. — PICK, E. P.: Klin. Wochenschr. Jg. 3, S. 662. 1924.

mit der Tatsache, daß unter geeigneten Bedingungen jeder isolierte Teil des Herzens Automatie zeigen kann, steht die Tatsache, daß jedenfalls am Froschherzen der größte Teil der Ganglienzellen des Herzens entfernt werden kann, ohne daß Automatie und koordiniertes Schlagen der übrigbleibenden Teile gestört wird[1]). Alle diese Tatsachen werden an dieser Stelle nur registriert, ohne jede Bezugnahme auf deren etwaige theoretische Bedeutung.

Symptomatologie der Herznervenwirkung.

In ihren allgemeinen Eigenschaften charakterisiert man die im parasympatischen Vagus zum Herzen laufenden Nerven als Hemmungsnerven, die sympathischen Nerven, Nervi accelerantes genannt, wo sie in anatomisch gesonderten Bahnen verlaufen mit GASKELL als „augmentor", von F. B. HOFMANN verdeutscht als Förderungsnerven. Das wesentlichste Mittel zur Erforschung ihrer Leistungen besteht in der künstlichen Reizung mit Hilfe des elektrischen Stromes. Gemäß ihrer Zugehörigkeit zum autonomen Nervensystem ist zur Erzielung einer Wirkung der mehrfach wiederholte Reiz mit Induktionsströmen, aber auch der mehrfach wiederholte Reiz durch konstante Ströme oder durch Kondensatorentladungen am geeignetsten. Bei gleicher Stärke des Reizes scheint ein Intervall der Reize von 6—250 (im Sommer) und 10—100 (im Winter) pro Sekunde die gleiche Wirkung auszuüben[2]). Nur durch eine sehr verfeinerte methodische Analyse läßt sich für den Hemmungsnerv der Beweis erbringen, daß selbst ein einziger Induktionsreiz einen Einfluß auszuüben vermag. Die Wirkung des Reizes tritt erst nach einer bestimmten Latenz ein; als minimale Latenzzeit der Vaguswirkung wurde 0,08 Sekunden gefunden. Sehr viel größer ist die Latenzzeit der Erregung der sympathischen Förderungsnerven; auch dauert es eine erhebliche Zeit, bis zu 10 Sekunden, bis die jeweilige maximale Wirkung eintritt. Die Nachwirkung der Reizung der sympathischen Nerven ist eine ziemlich lange.

Die Wirkungen, welche man infolge Reizung der Herznerven beobachtet, sind abhängig von der angewandten Methode und von dem Herzteile, der unmittelbar mit den Registrierapparaten verbunden ist. In bei weitem den meisten Fällen dienen die Kammern zur Registrierung der Wirkung. Diese Registrierung gestattet häufig auch Rückschlüsse auf die Wirkung an den übrigen Herzteilen; zur genaueren Analyse müssen aber diese letzteren selbst herangezogen werden. Die Methoden, durch welche unsere Kenntnisse über die Wirkungsweise der Herznerven erworben worden sind, bestehen in der Registrierung der Bewegung des Herzens vermittels Zug- oder Suspensionshebel, am Froschherzen vornehmlich in der Form von ENGELMANNS Suspensionsmethode, in der Registrierung des arteriellen Druckes, in der genauen mechanischen Analyse der Herzkontraktionen nach den Prinzipien von OTTO FRANK und schließlich der Aufnahme des Elektrokardiogramms. In ihrer Wertigkeit sind die Methoden sehr verschieden. Insofern es sich um die Beeinflussung der mechanischen Leistungen der Muskulatur handelt, ist hier wie anderwärts, die FRANKsche Methode allen anderen überlegen.

Die Folgeerscheinungen der Herznervenreizungen werden rein symptomatologisch nach ENGELMANNS Vorgang[3]) folgendermaßen bezeichnet: Negativ und positiv chronotrope Änderungen der Schlagzahl, negativ und positiv inotrope

---

[1]) GASKELL u. F. B. HOFMANN: Zeitschr. f. Biol. Bd. 67, S. 375 u. 404. 1917.
[2]) LAPIQUE u. MEYERSON: Cpt. rend. des séances de la soc. de biol. 1912, S. 63.
[3]) ENGELMANN, W.: Pflügers Arch. f. d. ges. Physiol. Bd. 62, S. 555. 1896; Engelmanns Arch. 1900, S. 320.

Änderungen der Schlagstärke, negativ und positiv dromotrope Änderungen der Leitungsgeschwindigkeit der Erregungen und bathmotrope Änderungen der Erregbarkeit des Herzens; hinzuzufügen ist noch die klinotrope Wirkung [BOHNENKAMP[1])], die Vermehrung bzw. die Verminderung der Anstiegsteilheit. Symptomatologisch sind diese Bezeichnungen, weil sie zunächst nichts anderes besagen sollen, als beobachtbare und meßbare Veränderungen im Ablauf der Herztätigkeit. Über das Wesen der Vorgänge selbst und über die Frage, inwieweit Verschiedenheiten der Nerven den Verschiedenheiten der Symptome entsprechen, wird zunächst nichts behauptet.

Einfluß auf die Schlagzahl.

Schwache Reizung des Nervus vagus bewirkt eine Verminderung der Schlagzahl, stärkere Reizung bewirkt Stillstand. In gewissen Fällen, namentlich bei Kaltblütern, läßt sich die maximale Wirkung auf die Schlagfrequenz nur durch Reizung der beiderseitigen Nervi vagi erzielen. Fügt man der schwachen Reizung des einen Vagus eine schwache Reizung des anderseitigen hinzu, so verstärkt sich die hemmende Wirkung. Ob der linke oder der rechte Nervus vagus für die chronotrope Wirkung wirksamer ist, ist von Tierart zu Tierart verschieden. Es wird angegeben, daß bei der Schildkröte, der Eidechse, dem Frosch häufig der rechte Vagus eine stärkere Wirkung auf die Schlagzahl besitze. Das gleiche gilt vom Kaninchen, Pferd, Hund und Ziege. Von einer festen Regel kann aber bei keiner der genannten Tierarten die Rede sein. Eigene Beobachtungen an Frosch, Schildkröte, Kaninchen und Hund ergaben Fälle, wo die ausschließliche Reizung des linken Vagus maximale Wirkung erzielte.

Hat die Reizung zum vollständigen Stillstand des Herzens geführt, so kann dieser Stillstand ein langandauernder oder auch ein nur kurzdauernder sein. Der Unterschied hängt in erster Linie von der Tierart ab. Beim Kaltblüter kann der Stillstand außerordentlich lange andauern, z. B. beim Froschherz $2^{1}/_{4}$ Stunde [FRIEDENTHAL[2])]. Bei gewissen Vögeln, aber durchaus nicht bei allen, kann nicht allein der Stillstand ein sehr kurzer sein, sondern überhaupt die hemmende Wirkung außerordentlich schwach ausgeprägt sein. Bei Säugetieren ist im allgemeinen der durch Vagusreizung hervorgerufene Stillstand nur ein sehr kurzdauernder, besonders kurz am Katzenherzen, wo der Stillstand nur wenige Sekunden dauert. Man hat dieses Aufhören des Stillstandes als Ermüdung oder auch als „escape of the heart" bezeichnet. Faßt man die Erscheinung als sog. Ermüdung auf, so läßt sich experimentell zeigen, daß es sich hierbei nicht um eine Ermüdung des Nerven selbst oder um eine Erregbarkeitsaufhebung der gereizten Nervenstelle durch Reizumstimmung handelt. Am klarsten ist in dieser Beziehung HÜFLERS[3]) Versuch, demzufolge bei eintretendem Versagen der Reizung des einen Vagus, die Reizung des anderen vorher nicht gereizten Vagus gleichfalls ohne Wirkung ist. Denn hierdurch wird der Ursprung des Versagens der Hemmung in das Herz selbst verlegt. Umgekehrt wird die Nichtermüdung des gereizten Vagusstammes durch den Versuch von HOUGH[4]) gezeigt. In dem Augenblick, wo die Reizung des Nervus vagus versagt, indem der Stillstand aufhört, wird der Nerv peripher von der Reizstelle abgekühlt, die Reizung aber fortgesetzt. Wenn nach 5 bis 10 Minuten die Abkühlung unterbrochen wird, tritt sofort wieder die Wirksamkeit der Vagusreizung in Erscheinung.

---

[1]) BOHNENKAMP, H.: Pflügers Arch. f. d. ges. Physiol. Bd. 196, S. 275. 1922.
[2]) FRIEDENTHAL: Zentralbl. f. Physiol. Bd. 15, S. 620. 1902.
[3]) HÜFLER: Arch. f. (Anat. u.) Physiol. 1889, S. 305.
[4]) HOUGH: Journ. of physiol. Bd. 18, S. 162. 1895.

Was über den Einfluß der Reizung des Nervus vagus auf die Schlagzahl gesagt wurde, gilt zunächst für Feststellungen, die entweder durch Registrierungen der Kontraktionen der Kammer vermittels Hebeln oder des arteriellen Blutdrucks mit Hilfe manometrischer Vorrichtungen gemacht wurden, folglich auch die Schlagzahl der Kammer betreffen. Da jedoch unter physiologischen Bedingungen die Mechanismen im Sinus bzw. im KEITH-FLACKschen Bündelsystem die Schlagzahl des Herzens bestimmen, würde ein ausschließlicher Einfluß des Vagus auf dieses System in den Führungsgebilden hinreichen, um der Kammer eine bestimmte Schlagzahl aufzuzwingen. Aus diesem Grunde muß die Frage, ob der Vagus auf die Kammer unmittelbar frequenzverändernd einwirken kann, methodologisch dort entschieden werden, wo die Kammer dem führenden Einfluß der oberen Teile entzogen ist. Am Froschherzen bietet hierzu das HOFMANNsche[1]) Scheidewand-Nervenpräparat die Möglichkeit. Beim Scheidewand-Nervenpräparat werden die beiden Scheidewandnerven isoliert. Durchtrennt man dann alle Teile des Vorhofs, so stellen die Scheidewandnerven, welche die intrakardialen Fortsetzungen des Vagus sind, die einzigen Verbindungsbahnen nach der von allen oberen Teilen isolierten Kammer dar. An diesem Scheidewand-Nervenpräparat konnten sowohl HABERLANDT[2]) wie RÜTGERS[3]) bei Reizung des Vagus Verminderung der Schlagzahl der mit ventrikulärer Automatie schlagenden Kammer nachweisen; in den Versuchen von RÜTGERS war dabei die Frequenzverminderung die einzige Änderung der Kammertätigkeit. Von der Schildkröte wird angegeben [GASKELL[4])], daß bei der Schildkröte ein Einfluß des Vagus auf die Kammer zu vermissen sei. Eigene nicht veröffentlichte Versuche kamen zu einem positiven Ergebnis. Durchmustert man das gesamte vorliegende Versuchsmaterial, so geht daraus hervor, daß prinzipiell ein frequenzvermindernder Einfluß des Vagus auf die Kammer des Kaltblüters besteht, derselbe aber nur unter besonderen Bedingungen erkannt werden kann. Es ist klar, daß die Frage der unmittelbaren Frequenzbeeinflussung der Kammer durch den Nervus vagus mehr ein theoretisches Interesse besitzt, weil ja unter physiologischen Bedingungen die Schlagfrequenz in hinreichender Weise durch die oberen führenden Teile des Herzens bestimmt wird. Viel klarer liegen die Verhältnisse am Säugetierherzen. An der unter experimentellen Bedingungen dissoziiert schlagenden Kammer des Säugetierherzens konnten eine Reihe von Autoren, so HERING[5]), RIHL[6]), FRÉDERICQ[7]), ANGYAN[8]), negativ chronotrope Wirkungen des Nervus vagus nachweisen. Diesen Angaben stehen jedoch die Erfahrungen anderer Autoren gegenüber, welche eine chronotrope Beeinflußbarkeit der Säugetierkammer durch den Vagus verneinen, so z. B. ERLANGER und HIRSCHFELDER[9]) ROTHBERGER und WINTERBERG[10]), CULLIS und TRIBE[11]). Die Schwierigkeiten für eine exakte Entscheidung der vorliegenden Frage liegen vor allem darin, daß im Einzelfalle es nicht leicht zu beurteilen ist, ob nicht der Vagus primär

---

[1]) HOFMANN, F. B.: Pflügers Arch. f. d. ges. Physiol. Bd. 60, S. 139. 1895; Bd. 72, S. 409. 1898; Zeitschr. f. Biol. Bd. 67, S. 375. 1917.
[2]) HABERLANDT: Zeitschr. f. Biol. Bd. 63, S. 325. 1914.
[3]) RÜTGERS: Zeitschr. f. Biol. Bd. 67, S. 1. 1916.
[4]) GASKELL: Journ. of physiol. 1883, S. 89.
[5]) HERING, H. E.: Pflügers Arch. f. d. ges. Physiol. Bd. 108, S. 281. 1906.
[6]) RIHL: Pflügers Arch. f. d. ges. Physiol. Bd. 114, S. 545. 1906.
[7]) FRÉDERICQ: Arch. internat. de physiol. Bd. 11, S. 405. 1912.
[8]) ANGYAN, J. v.: Pflügers Arch. f. d. ges. Physiol. Bd. 149, S. 175. 1912.
[9]) ERLANGER, I. u. A. D. HIRSCHFELDER: Americ. journ. of physiol. Bd. 15, S. 153. 1906. — ERLANGER, I.: Pflügers Arch. f. d. ges. Physiol. Bd. 127, S. 77. 1909.
[10]) ROTHBERGER, J. u. H. WINTERBERG: Pflügers Arch. f. d. ges. Physiol. Bd. 135, S. 559. 1910.
[11]) CULLIS u. TRIBE: Journ. of physiol. Bd. 46, S. 141. 1913.

auf übriggebliebene Teile des Vorhofs eingewirkt hat, die noch die Führung der Kammer besitzen. Wo sich diese Führung nicht ausschließen läßt, z. B. durch eine genaue Ausmessung des Elektrokardiogramms, fehlt die Sicherheit. Noch unsicherer sind die Angaben in betreff des menschlichen Herzens, wo in Fällen von diagnostiziertem Herzblock zwischen Vorhof und Kammer Beobachtungen mitgeteilt werden, daß der Vagus einen chronotropen Einfluß auf die Kammer ausgeübt habe. Es liegt keine Gewähr dafür vor, daß in diesen Fällen eine vollständige Unterbrechung des Reizleitungssystems stattgefunden habe. Soweit die Tatsachen vorliegen, dürfte man berechtigt sein, den Einfluß des Nervus vagus auf die Schlagfolge der einzelnen Teile des Wirbeltierherzens folgendermaßen zu formulieren: sobald ein Herzteil selbst Ursprungsort der Automatie ist, ein sog. führender Teil ist, hat die Erregung des Nervus vagus negativ chronotrope Wirkungen zur Folge, während, wo der betreffende Herzteil nicht führend ist, die prinzipiell vorhandene negativ chronotrope Beeinflußbarkeit nicht zur Geltung kommt.

Die Reizung der sympathischen Nerven, die zum Herzen führen, bewirkt eine Beschleunigung des Herzschlags. An Kaltblütern kann unter günstigsten

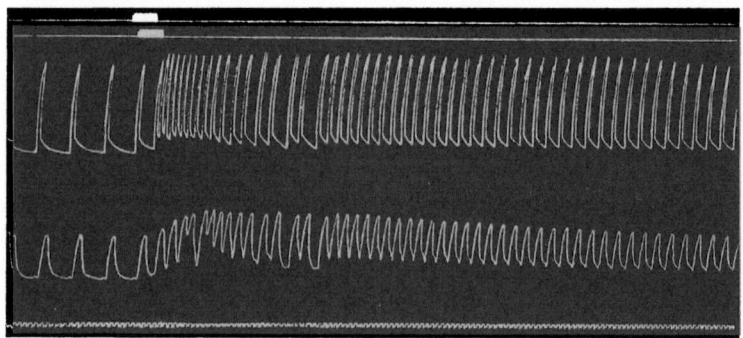

Abb. 110. Reizung des isolierten Accelerans beim Frosch.
(Nach v. Skramlik, aus Zentralbl. f. Physiol. Bd. 34;)

Bedingungen die Pulsfrequenz auf das Zwei- bis Dreifache zunehmen. Bei Säugetieren kann durch Reizung der beschleunigenden Nerven die Schlagzahl um 7 bis 70% zunehmen. Ist einmal durch eine Reizung der beschleunigenden Herznerven die maximale Schlagzahl erreicht, so ändert eine Verstärkung des Reizes oder eine Andauer der Reizung nichts mehr am Erfolge. Im Gegensatz zum Nervus vagus hört aber bei Andauer der Reizung die Beschleunigung nicht auf, was als eine relative Unermüdbarkeit der herzbeschleunigenden Nerven bzw. des Mechanismus, an dem die herzbeschleunigenden Nerven angreifen, aufgefaßt wird. Die Nachdauer der Wirkung nach Aufhören der Reizung, die bis zu 2 Minuten anhalten kann, hängt von der Länge der Reizperiode ab. Die Wirksamkeit der beschleunigenden Nerven der rechten und der linken Seite sind von Tierart zu Tierart, wie von Individuum zu Individuum verschieden.

Der reinlichen Scheidung der hemmenden und beschleunigenden Nervenfasern standen anfänglich die anatomischen Verhältnisse entgegen. Am Kaltblüter wurde die erste beschleunigende Wirkung dadurch nachgewiesen, daß man durch später zu erwähnende mehr oder weniger selektive Gifte die Hemmungswirkung der Reizung des Nervus vagus aufhob und nur eine Beschleunigung der Vagusreizung beobachten konnte. Gaskell[1]) erkannte den Eintritt der sympathischen Fasern aus den sympathischen Ganglien in den kranialen Vagus

---

[1]) Gaskell: Journ. of physiol. Bd. 5, S. 46. 1884.

bei Frosch und der Kröte und wies bei Schildkröte und Krokodilen sympathische Fasern, die zum Herzen gingen, nach. Reizung dieser Fasern ergab Beschleunigung des Herzschlags (GASKELL, STEWART). SKRAMLIK[1]) gelang es durch vorsichtige Auflösung der nach dem Abgang der Rami gastrici inferior übrigbleibenden Faserbündel des Vagusstammes des Frosches einen feinen Zweig zu isolieren, dessen Reizung ausschließlich exquisite Acceleranswirkung zeitigt.

Am Warmblüter, wo, wie zuerst in entscheidender Weise durch die Arbeiten von CYON[2]) und SCHMIEDEBERG[3]) nachgewiesen wurde, aus dem oberen Brustmark entstammende Fasern anatomisch wohldefinierte sympathische Nervi accelerantes zum Herzen ziehen, ist es leicht, durch Reizung dieser Nerven einwandfrei Beschleunigung des Herzschlags zu erzielen. Die Einwandfreiheit beruht vornehmlich auf der Möglichkeit, die Beschleunigung des Herzschlags im gesamten Säugetierorganismus von anderen Momenten, vornehmlich von einer Drucksteigerung, unabhängig zu machen. Auch bei allen anderen bisher untersuchten Säugetieren haben sich die herzbeschleunigenden Nervenfasern nachweisen lassen.

Im Gegensatz zum Nervus vagus läßt sich am überlebenden Säugetierherzen unschwer durch Reizung des Accelerans eine Beschleunigung des Herzens erzielen [H. E. HERING[4])], ja, es läßt sich sogar, was besonders bemerkenswert ist, ein ruhendes, scheinbar zur automatischen Betätigung nicht befähigtes Herz wieder zum Schlagen bringen. Die Untersuchung am überlebenden, künstlich gespeisten Säugetierherzen gestattet auch die Entscheidung einer Frage, welche hinsichtlich des Nervus vagus viele Schwierigkeiten bot, nämlich die, daß die herzbeschleunigenden Fasern auch unmittelbar auf die Kammer einwirken können. Die Beweisführung von H. E. HERING ist eine doppelte; einmal werden an einem Kammerpräparat mit isoliertem Vorhoflappen, die beide automatisch, aber isoliert schlagen, durch Reizung des rechten Accelerans die dissoziiert schlagenden Herzabschnitte beschleunigt. Zweitens wird nach Durchschneidung des Übergangsbündels der linke Accelerans gereizt und gibt gelegentlich nur eine Wirkung auf den Ventrikel. In der gleichen Richtung liegt die Erfahrung, daß bei flimmerndem Vorhof Reizung des Accelerans ihre Wirkung auf die Kammer auszuüben vermag. Umgekehrt kann die Reizung der beschleunigenden Nerven ausschließlich die Schlagzahl der Vorhöfe verändern [PAWLOW[5])]. Unter ganz normalen Verhältnissen wird dieselbe Betrachtung gelten, welche wir hinsichtlich des Vagus angestellt haben. Am normalen Herzen wird die Schlagzahl von der normalen Ursprungsstelle im rechten Vorhof bestimmt, und durch die ausschließliche Einwirkung auf diese Stelle wird in zureichender Weise die vom gesamten Herzen geforderte Frequenz erzielt.

Da in bezug auf die Schlagfrequenz die Reizung des Nervus vagus und des Nervus accelerans antagonistisch wirkt, erhebt sich die Frage, was geschieht, wenn beide Nerven gleichzeitig gereizt werden. Dieses auch allgemein physiologisch wegen der Theorie der antagonistischen Nerven interessante Problem wurde zum ersten Male in der grundlegenden Arbeit von BAXT[6]) eingehend behandelt. BAXT kam zu dem Ergebnis, daß im allgemeinen die Reizung des Nervus vagus diejenige des Nervus accelerans übertreffe, daß bei gleichzeitiger und maximaler Reizung der beiden Nerven während der Dauer der Reizung aus-

---

[1]) SKRAMLIK, E. v.: Zentralbl. f. Physiol. Bd. 34, S. 349. 1919.
[2]) CYON, M. u. E.: Arch. f. (Anat. u.) Physiol. 1867, S. 389.
[3]) SCHMIEDEBERG: Arb. a. d. physiol. Anst. zu Leipzig Jg. 6, S. 34. 1871.
[4]) HERING, H. E.: Zentralbl. f. Physiol. Bd. 17, S. 1. 1903; Pflügers Arch. f. d. ges. Physiol. Bd. 107, S. 126. 1905 u. Bd. 108, S. 283. 1905.
[5]) PAWLOW: Arch. f. (Anat. u.) Physiol. 1887, S. 540.
[6]) BAXT, N.: Arb. a. d. physiol. Anst. zu Leipzig Jg. 10, S. 179. 1875.

schließlich die Wirkung des erregten Nervus vagus zum Ausdruck gelange, daß jedoch nach Schluß der doppelten Reizung die volle Wirkung der Acceleransreizung zum Vorschein komme, gleich als ob vorher der Nervus vagus gar nicht gereizt worden wäre. Aus diesen Tatsachen zog er einen doppelten Schluß: erstens, daß keine Interferenz zwischen der verlangsamenden Vaguserregung und der beschleunigenden Acceleranserregung stattfindet, zweitens, daß der Angriffspunkt des Nervus vagus und der Angriffspunkt des Nervus accelerans im Herzen ein verschiedener sei. Was nun die Frage der Interferenz anlangt, so haben spätere Untersuchungen teils auf Grund der Durchrechnung der BAXTschen Versuchsprotokolle, teils auf Grund neuer Versuche mit gleichzeitiger abgestufter Reizung der beiden Nerven [MELTZER[1])] [REID HUNT[2])] gefunden, daß symptomatisch doch eine Interferenzwirkung zustande komme, in dem bei gleichzeitiger Reizung der beiden Nerven die Schlagzahl des Herzens einen aus der doppelten Erregung entstehenden resultierenden Wert annimmt. Auch läßt sich der Satz, daß die Vaguserregung diejenige des Accelerans stets überwiege, in solcher Allgemeinheit nicht festhalten. Denn sowohl eine natürliche, vom Zentralnervensystem ausgehende Vaguserregung, sowie eine künstliche, etwa durch Erstickung oder Morphium hervorgerufene, läßt sich nachweislich [O. FRANK[3])] [BESMERTNY[4])] durch Reizung des Nervus accelerans überwinden. Diese Überwindung ist ein biologisches Postulat, denn bestände sie nicht, so wäre unter zahlreichen physiologischen Bedingungen der Nervus accelerans von der Regulation des Herzschlags ausgeschaltet. Aber in dem prinzipiellen Punkte der Nichtauslöschung der maximalen Acceleranserregung durch die maximale Vaguserregung, trotzdem sie während der Andauer der gemeinschaftlichen Reizung nicht zum Ausdruck gelangt, bestehen die BAXTschen Angaben zu Recht. Die von ihm gefundene Tatsache tritt auch deutlich in den gleichartigen Versuchen von REID HUNT hervor. Die Prüfung analoger antagonistischer Nerven an anderen Orten, z. B. der gefäßerweiternden Nervenfasern der Chorda tympani und der gefäßverengernden des Halssympathicus [v. FREY[5])] ergab genau das gleiche prinzipielle Verhalten, indem nach doppelter Reizung der beiden antagonistischen Nerven, trotzdem während der Dauer derselben nur die sympathisch bedingte Gefäßverengerung beobachtet werden konnte, die volle Wirkung der Reizung der gefäßerweiternden Chorda tympani eintrat. Somit ist die Interferenz von Vagus und Accelerans nur eine teilweise und auch nur eine symptomatische, nicht aber ihrem Wesen nach. Geht dies schon aus den zuletzt genannten Tatsachen hervor, so noch viel mehr aus später zu besprechenden, eine tiefergehende Analyse gestattende Tatsachen, welche die Lehre BAXTS von dem verschiedenen Angriffspunkt oder Angriffsmechanismus der beiden Herznerven bekräftigen.

An Kaltblütern, wo im Vagusstamm gleichzeitig die verlangsamenden und beschleunigenden Nervenfasern zusammenlaufen, findet sich häufig Gelegenheit, die Folgen der doppelten Reizung zu beobachten, indem z. B. beim Frosch nach Abklingen der Verlangsamung oder des Stillstandes des Herzens eine starke Beschleunigung des Herzschlags eintritt.

Der zentrale Tonus der Herznerven. Die bisher betrachteten chronotropen Wirkungen waren der Ausfluß künstlicher Reize. Da sowohl der Nervus vagus

---

[1]) MELTZER, S. J.: Arch. f. (Anat. u.) Physiol. 1892, S. 376.
[2]) HUNT, REID: Journ. of exp. med. Bd. 2, S. 153. 1897.
[3]) FRANK, O.: Sitzungsber. d. Morphol. Ges. in München Bd. 1, S. 979.
[4]) BESMERTNY: Zeitschr. f. Biol. Bd. 47, S. 407. 1906.
[5]) FREY, M. v.: Arb. a. d. Physiol. Anst. zu Leipzig Jg. 11, S. 89. 1876. — L. ASHER: Zeitschr. f. Biol. Bd. 52, S. 298. 1909.

wie die Nervi accelerantes im Zentralnervensystem anatomische Zentren besitzen, ist die Annahme naheliegend, daß dauernd von diesen Zentren Impulse ausgehen, welche einen Tonus der beiden Herznerven unterhalten. Daß ein solcher Tonus vorhanden war, muß sich darin äußern, daß die Durchschneidung der Vagi eine Beschleunigung, die Durchschneidung der Accelerantes eine Verlangsamung der Herzschläge veranlaßt, unter der Voraussetzung, daß diese Änderungen des Herzschlags nicht durch eine reflektorisch wirkende Reizung der zentralen Schnittstelle bewirkt wird. Tatsächlich hat bei einer großen Anzahl von Tieren die Durchschneidung des Nervus vagus eine merkliche Beschleunigung des Herzschlags herbeigeführt. Nun gibt es aber Tiere, sowohl unter den Kaltblütern wie unter den Warmblütern, bei denen eine Beschleunigung der Herzschläge nach Durchschneidung der Nervi vagi vermißt wurde. Der Rückschluß auf fehlenden Vagustonus wäre aber nicht zutreffend, denn bei solchen Tieren ist einfach der bestehende Vagustonus durch die Manipulationen mit dem Tier verlorengegangen. Dies wird durch die Erfahrungen von H. E. Hering[1]) am Kaninchen bewiesen. Derselbe fand bei ruhig dasitzenden, nicht narkotisierten Kaninchen, welche von störenden Reizen unbeeinflußt waren und deren Herzschläge unter Vermittlung eines Schlauches in einem Nebenzimmer auskultiert und gezählt wurden, nach Durchschneidung der Vagi eine bedeutende Zunahme der Pulsfrequenz. Es ist wahrscheinlich, daß die vielfachen Angaben in der Literatur über fehlenden Vagustonus darauf beruhen, daß bei den betreffenden untersuchten Tieren schon durch die Vorbehandlung der Vagustonus verloren ging.

Vermittels des Vaguszentrums im Kopfmark können auf reflektorischem Weg chronotrope Beeinflussungen des Herzschlags eintreten. In erster Linie werden, wie schon seit Budge[2]) sowie durch Bernstein[3]) und Goltz[4]) bekannt ist, durch Reizung visceraler afferenter Nerven Herzverlangsamung und Herzstillstände erzielt. In neuerer Zeit haben Carlson und Luckhardt[5]) an Amphibien und Reptilien die durch viscerale Reizung hervorgerufenen Herzreflexe einer genauen Untersuchung unterzogen. Am Frosch (Rana pipiens) bewirkt Reizung der Lungen, des Magendarmkanals und des Urogenitalapparates reflektorische Herzhemmung. Schon sehr schwache Curarevergiftung hebt durch Lähmung des Vagus diese Reflexe auf. Auch beim Salamander und bei der Schildkröte erhält man durch Reizung der Därme und Teilen des Urogenitalapparates an nicht curaresierten Tieren Verlangsamung und Stillstand des Herzens. Bei dem Salamander ist auch die Reizung des Mesenteriums und der Haut von hemmenden Wirkungen auf das Herz gefolgt.

Auch am Säugetier liegen aus älterer Zeit eine große Reihe von Beobachtungen vor, denen zufolge bei Reizung vegetativer Gebiete eine reflektorische Pulsverlangsamung zustande kommt. Bei Nervenreizung läßt sich ganz besonders häufig durch zentrale Vagusreizung reflektorisch auf dem Wege des anderen Vagus die Schlagzahl des Herzens verlangsamen. Teilweise kann dies daher rühren, daß der Nervus vagus diejenigen Fasern enthält, welche bei gewissen Tieren, z. B. beim Kaninchen, beim Pferd, in der Regel als Nervus depressor gesondert verlaufen und welcher Nervus depressor neben seiner Wirkung auf die Gefäßzentren noch eine erregende Wirkung auf das herzschlagverlangsamende Vaguszentrum besitzt, teilweise von dem Zustrom afferenter Nerven, die sonst

---

[1]) Hering, H. E.: Pflügers Arch. f. d. ges. Physiol. Bd. 60, S. 440. 1895.
[2]) Budge: Wagners Handwörterb. d. Physiol. Bd. III. 1846.
[3]) Bernstein: Arch. f. (Anat. u.) Physiol. 1864, S. 614.
[4]) Goltz: Arch. f. Anat. u. Pathol. Bd. 26, S. 163; Zentralbl. f. d. med. Wiss. 1864, S. 625.
[5]) Carlson, A. J. u. A. B. Luckhardt: Americ. journ. of physiol. Bd. 55, S. 31. 1921.

an ihren Endigungen in vom Vagus innervierten Eingeweiden ihre Erregung empfangen. Auch von den afferenten Nerven, welche die oberen Luftwege innervieren, den Nervus laryngeus sup. und inferior, sowie vom Trigeminus lassen sich reflektorisch Verlangsamungen des Herzschlags erzielen, sei es durch unmittelbare Reizung der Nerven selbst, sei es durch Reizung der Schleimhäute der Nase, des Kehlkopfs, der Trachea und Bronchien durch mechanische oder chemische Reizung (die etwas kontroverse Literatur in TIGERSTEDTS Lehrbuch des Kreislaufs Bd. 2, S. 415—422). Beim Schluckakt [KRONECKER und MELTZER[1])] und beim Brechakt [BROOKS und LUCKHARDT, MILLER[2])] werden die herzhemmenden Fasern des Vagus reflektorisch erregt.

Bei der Reizung einer ganzen Reihe von sonstigen zentripetalen Nerven sind reflektorische Verlangsamungen des Herzschlags beobachtet worden. Es hat, weil man bald Verlangsamung, bald Beschleunigung des Herzschlags erhielt, zu einer Diskussion darüber geführt, ob es nicht in den zentripetalen Körpernerven getrennte Beschleunigung und Verlangsamung hervorrufende Nervenfasern gäbe [REID HUNT[3])]. Diese Annahme ist entbehrlich, es lassen sich die Erscheinungen dadurch erklären, daß je nach der Stimmung des Zentralorgans und je nach der Beschaffenheit der Erregungen die Wirkung variabel ist.

Ein neuerer interessanter Reflex, der aber der Gattung der bekannten Reflexe sich einfügt, ist der Bulbusreflex von ASCHNER[4]), der durch starken Druck auf das Auge hervorgerufen wird. Derselbe vermag eine starke chronotrope Wirkung und eine Verlängerung des A-V-Intervalles hervorzurufen, wie die gleichzeitige Registrierung des menschlichen Radialis und Venenpulses ergibt[5]). Beim kompletten Herzblock verlangsamt der Bulbusdruck den Vorhof sehr stark, den Ventrikel aber so gut wie gar nicht [P. DANIELOPOLU und V. DANULESCO[6])]. Der Druck auf das Auge wirkt reflektorisch auf den Herzschlag ein; er ist im wesentlichen wirkungsgleich mit dem direkten Druck auf den Vagus am Hals, dem sog. CZERMAKschen Vagusdruckversuch am Menschen, bei dem natürlich auch eine reflektorische Komponente mitspielen kann. Der Vagusdruckversuch vermag selbst eine paroxismale Tachykardie für mehr oder weniger lange Zeit zu unterbrechen [WEED[7])]. Ein näherer Vergleich des CZERMAKschen Vagusdruckversuchs und des ASCHNERschen Bulbusdruckversuchs am Menschen zeigt in den Einzelheiten und statistisch einige Verschiedenheiten [MOSLER und WERLICH[8])].

Bei 120 Kindern und jungen Erwachsenen hat JENNY[9]) meist mit Hilfe des Saitengalvanometers die Herzaktion während des Druckes auf den Bulbus occuli oder den Nervus supraorbitalis graphisch registriert. In allen Fällen war eine chronotrope Vaguswirkung vorhanden, die Herzstillstand bis 8 Sekunden erzeugte. Mehrfach fand sich dromotrope Wirkung. Gleichzeitig mit dieser reflektorischen Vaguserregung konnte es zu automatischen Schlägen kommen, welche von verschiedenen Teilen des Reizleitungssystems ihren Ursprung nahmen.

---

[1]) KRONECKER, H. u. S. MELTZER: Arch. f. (Anat. u.) Physiol., Suppl.-Bd. 1883, S. 328.
[2]) BROOKS u. LUCKHARDT: Americ. journ. of physiol. Bd. 36, S. 104. 1915. — MILLER: Ebenda Bd. 37, S. 240. 1915.
[3]) HUNT, REID: Americ. journ. of physiol. Bd. 2, S. 429. 1898.
[4]) ASCHNER: Wien. klin. Wochenschr. 1908, Nr. 44.
[5]) VINNIS, E. W. GOTELING: Geneesk. bladen Bd. 22, S. 41. 1920.
[6]) DANIELOPOLU, P. u. V. DANULESCO: Cpt. rend. des séances de la soc. de biol. Bd. 85, S. 534. 1921.
[7]) WEED, ALFRED M.: Arch. of internal med. Bd. 27, S. 571. 1921.
[8]) MOSLER, E. u. G. WERLICH: Zeitschr. f. klin. Med. Bd. 91, S. 190. 1921.
[9]) JENNY, E.: Zeitschr. f. d. ges. exp. Med. Bd. 25, S. 89. 1921.

Speziell zur Prüfung des Accelerans ist die von RUGGERI entdeckte Pulsbeschleunigung bei maximaler Konvergenz der Augen geeignet. Häufig allerdings kann am gleichen Individuum Übererregbarkeit des Vagus und Sympathicus bestehen, demnach kein antagonistisches Verhalten [KERTI[1])].

Als Zentrum für die Beschleunigung des Herzschlags wäre vom Standpunkte der anatomischen Betrachtungsweise der Ursprungsort der herzbeschleunigenden Nervenfasern im oberen Thorakalsegment zu bezeichnen. Da aber mit einer einzigen Ausnahme alle Erfahrung über vom Zentralnervensystem ausgehende Herzbeschleunigungen an Lebewesen gemacht worden sind, welche Teile des Zentralnervensystems oberhalb des oberen Thorakalsegmentes besaßen und keine näheren Bestimmungen vorliegen, ist die Frage des Sitzes des Acceleranszentrums noch eine offene. Die genannte Ausnahme ist die Beobachtung von KONOW und STENBECK[2]) am Kaninchen mit hoch oben durchschnittenem Halsmark, wo bei Erstickung Beschleunigung des Herzschlags auftrat; es bedürfte einer näheren Analyse der verwickelten Bedingungen, ehe man berechtigt ist, diesen Versuch zu verwerten. Viel beweisender für das Vorhandensein eines im physiologischen Sinne anzuerkennenden Zentrums für die Beschleunigung des Herzschlags ist der Nachweis der Gültigkeit des Gesetzes der reziproken Innervation bei der reflektorisch erzeugten Veränderung der Schlagzahl des Herzens, indem v. BRÜCKE[3]) nach Vagusdurchschneidung bei Reizung des Depressors immer noch eine Verlangsamung des Herzschlags erhielt, welche nach Durchschneidung der Nervi accelerantes ausblieb. Denn aus diesen Ergebnissen folgte, daß gleichzeitig mit der Erregung des Vaguszentrums die reziproke Hemmung eines damit gekoppelten Acceleranszentrums eintrat. Nicht weniger beweisend sind die Versuche, wo nach doppelseitiger Durchschneidung der Vagi und bei Aufrechterhaltung einer verlangsamten Schlagfolge die Reizung zentripetaler Nerven trotz unveränderten Blutdruckes und trotz Ausschlusses von reflektorisch hervorgerufener Adrenalinabsonderung eine Beschleunigung des Herzschlags veranlaßte [HOOKER, BAINBRIDGE[4])]. Angesichts dieser Beweise müssen auch viele von den zahlreichen älteren Beobachtungen über reflektorisch erzeugte Herzbeschleunigung anerkannt werden. Für die Kaltblüter liegen übrigens in den obengenannten Arbeiten von CARLSON beweisende Versuche über reflektorische Herzbeschleunigung durch Reizung visceraler afferenter Nerven vor.

Einfluß auf die mechanischen Leistungen (Dynamik) des Herzens.

Die Leistungen des Herzens im Organismus sind die eines mechanischen Motors: daher kommt dem etwaigen Einfluß der Herznerven auf seine mechanischen Leistungen, auf die Dynamik, die wesentlichste Bedeutung zu. Schon sehr frühzeitig wurden Beobachtungen mitgeteilt, die erste von COATS[5]), denen zufolge die erste Wirkung, welche die Vagusreizung hervorbringen kann, eine Erniedrigung der Exkursionen des Quecksilbermanometers, welches die Druckausschläge des Froschventrikels registrierte, sei, mit anderen Worten, daß die Stärke des einzelnen Schlages vermindert sei. In der Folge gewann namentlich durch die Arbeiten von GASKELL und ENGELMANN die Lehre an Boden, daß es symptomatologisch eine von der chronotropen Wirkung der Herznerven zu

---

[1]) KERTI, FR.: Zeitschr. f. d. ges. Anat., Abt. 2: Zeitschr. f. Konstitutionslehre Bd. 9, S. 434. 1924.
[2]) KONOW u. STENBECK: Skandinav. Arch. f. Physiol. Bd. 1, S. 434. 1889.
[3]) BRÜCKE, v.: Zeitschr. f. Biol. Bd. 67, S. 507. 1917.
[4]) HOOKER: Americ. journ. of physiol. Bd. 19, S. 417. 1907. — BAINBRIDGE: Journ. of physiol. Bd. 48, S. 335. 1915.
[5]) COATS, J.: Arb. a. d. Physiol. Anst. zu Leipzig Jg. 4, S. 176. 1870.

trennende inotrope, d. h. kraftverändernde — negativ und positiv — gäbe. Die Reizung des Vagus gibt negativ inotrope, diejenige der Accelerantes positiv inotrope Wirkungen. Von vornherein wurde von den genannten Autoren großes Gewicht darauf gelegt, daß die inotropen Erscheinungen ohne jede Änderung der Frequenz des Herzschlags beobachtet werden können. Die Berücksichtigung der Schlagfolge des Herzens ist für die Analyse der Veränderungen der Kontraktionsstärke des Herzens von Bedeutung, weil allein die Veränderung des Herzschlags die Schlagstärke des Herzens maßgebend beeinflussen kann, indem die Stärke eines Schlages u. a. auch von der Länge der voraufgehenden Pause abhängen kann. Daher gehört zu den Voraussetzungen des Nachweises einer inotropen Wirkung der Ausschluß des Einflusses der Schlagfrequenz, was am besten durch Aufrechterhaltung eines künstlich erzeugten Rhythmus geschieht, wie es systematisch namentlich durch F. B. Hofmann[1]) geschehen ist. Die Schlagfrequenz ist aber nicht die einzige Komplikation, welche der Analyse inotroper Wirkung entgegensteht. Sobald es sich um das ganze Herz handelt, ist die Schlagstärke abhängig von den Beziehungen des Vorhofs zur Kammer, so daß Änderungen von diesen und nicht die Erregung der Herznerven die Ursache der veränderten Schlagstärke sind, wenigstens nicht was die Kammer betrifft. Die Größe der Füllung hat einen maßgebenden Einfluß auf die Kontraktionsstärken; demnach wird jede Nervenreizung, welche irgendwie die Größe der Füllung modifiziert, einen Einfluß auf die Kontraktionsstärke haben. Dieses Moment wird von besonderer Bedeutung, sobald die Folgen der Herznervenreizung im Gesamtorganismus mit den hierzu zur Verfügung stehenden hämodynamischen Methoden beobachtet werden.

Eine genauere Analyse wurde zuerst von O. Frank[2]) durch Anwendung seiner Methoden am Froschherzen ermöglicht. Als einzige stete Wirkung der Vagusreizung auf den Ablauf der mechanischen Zuckungsvorgänge im Herzen ergab sich die Erniedrigung des Gipfels, sowohl der isometrischen als auch der isotonischen Kurve des Vorhofs; sie war stets vorhanden, auch wenn eine Verlangsamung des Herzschlags fehlte. Die Dehnungskurve des ruhenden Herzmuskels wird durch Vagusreizung nicht verändert, seine Dehnbarkeit wird nicht größer. Demnach ist eine Abnahme des Tonus infolge von Vagusreizung, wie mehrfach behauptet worden war (Coats, Heidenhain, Gaskell, François Franck), nicht vorhanden. Die Wirkung der Vagusreizung auf den Ablauf der Zuckung der Kammer hängt, abgesehen von der Stärke des Reizes, davon ab, in welche Phase der Herztätigkeit der Zeitpunkt der Reizung fällt. Fällt die Reizung kurz vor Beginn der Zuckung, dann wird der Ablauf der Zusammenziehung zunächst gar nicht geändert, aber die Erschlaffung setzt früher ein und verläuft mit größerer Geschwindigkeit. Diese Erscheinung zeigt, daß die Zuckung der Kammer beeinflußt werden kann, ohne daß sich eine Wirkung auf den Vorhof geltend macht und daß der Vagus einen unmittelbaren Einfluß auf den Ablauf der Energieentwicklung im Herzmuskel hat und in diese in jedem Zeitmoment eingreifen kann. Sobald die Reizung in einem früheren Augenblick erfolgt, wird sowohl die Form der Kurve während der Zusammenziehung als während der Erschlaffung verändert, indem die Zusammenziehung etwas langsamer erfolgt, die Erschlaffung aber früher beginnt, die Gipfelzeit somit verkürzt wird und schneller als sonst vonstatten geht. Sowohl die isotonische wie die isometrische Zuckungskurve wird spitzer und kann eine geringere Höhe als sonst erreichen.

---

[1]) Hofmann, F. B.: Pflügers Arch. f. d. ges. Physiol. Bd. 60, S. 139. 1895; Bd. 72, S. 409. 1898; Bd. 84, S. 155. 1901.

[2]) Frank, O.: Sitzungsber. d. Ges. f. Morphol. u. Physiol. in München 1897, S. 1.

Eingehend ist der Einfluß der variablen Füllung des Herzens auf die während einer Vagusreizung stattfindende isometrische Zuckung von BANUELOS[1]) untersucht worden. Es besteht nach BANUELOS ein bestimmtes Verhältnis zwischen der Füllung des Ventrikels und dem Einfluß der Reizung des Vagus auf die Entwicklung der Spannung des Herzens während der isometrischen Zuckung. Um eine gegebene Wirkung in der Entwicklung der Spannung des Herzens zu erhalten, muß die Stärke des elektrischen Reizes direkt proportional mit der Füllung des Ventrikels zunehmen. Da nun die verschiedene Füllung des Herzens unmittelbar den Zustand der Muskelfaser beeinflußt und dieser veränderte Zustand der Muskelfaser nach der Erfahrung von FRANK am Froschherzen und derjenigen von STARLING, STRAUB und WIGGERS am Säugetierherzen die nachfolgenden mechanischen Leistungen bestimmt, folgt aus dem im vorigen Satze genannten Zusammenhängen, daß auch der Erfolg der Vagusreizung von den variablen mecha-

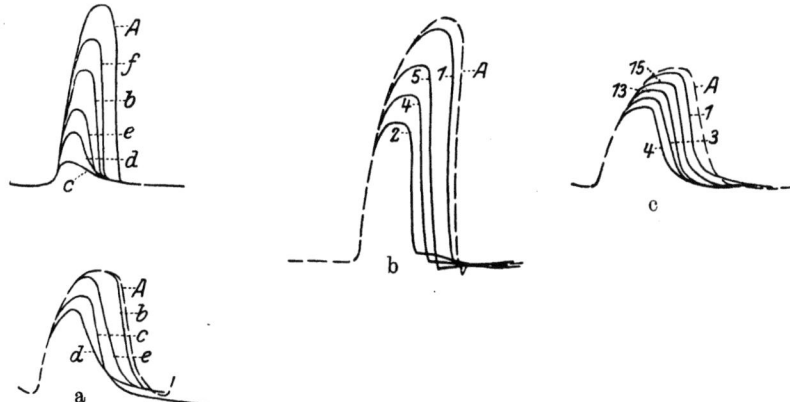

Abb. 111. a) Reizung des linken N. vagus bei $R.A.$ 6,3 cm; Reizdauer 0,6 Sek., oben Vorhof; A = Letzte Kontraktion vor der Reizung; $b = 1.$, $c = 2.$, $d = 3.$, $e = 4.$, $f =$ 8. Kontraktion nach der Reizung. — Unten Kammer. A, b, c, d wie oben, $e = 7.$ Kontraktion nach der Reizung. b) R. Vagusast gereizt bei $R.A.$ 8 cm. A = Letzte Kontraktion vor der Reizung; $1, 2, 4, 5 = 1., 2., 4., 5.$ Kontraktion mit Reizbeginn (Vorhof). c) L. Ram. card. n. vagi gereizt bei $R.A.$ 1 cm (Kammer); $A = 1, 3, 4, 13, 15$ sowie bei b). (Nach H. BOHNENKAMP, aus Pflügers Archiv, Bd. 196.)

nischen Zuständen des Herzmuskels abhängig ist. Hiermit ist zugleich ein Hinweis dafür gegeben, inwiefern die Erregung des Nervus vagus in den Ablauf der Muskelvorgänge selbst eingreift. Die nähere Analyse der unter Vagusreizung sich abwickelnden isometrischen Kontraktion gestattet einen Einblick in die Veränderungen der zeitlichen Verhältnisse der Herzrevolution. Bei den ersten und schwächsten Einwirkungen des Vagus kommt es zu einer abgeänderten Verteilung der zeitlichen Dauer der Kontraktionsphase und der Pause, indem die erstere verkürzt, die letztere länger geworden ist. Es ist dies dieselbe Tatsache, die FRANK aus seinen obengenannten Untersuchungen erschloß und die auch mit einer etwas anderen Methodik F. B. HOFMANN[2]) bestätigt hat. Die Beeinflussung des Kontraktionsablaufes unter dem Einflusse der Vagusreizung hat im Anschluß an die genannten Erfahrungen eine tiefergehende Analyse der

---

[1]) BANUELOS GRACIA, MISAEL: El Siglo Medico. Madrid 1918. Die im Physiologischen Institut zu Bern angefertigten, spanisch unter dem Titel „Estudios sobre Dinamica Cardiaca" erschienenen Arbeiten sind in der deutschen Literatur, wie spätere Arbeiten über den gleichen Gegenstand zeigen, nicht bekannt geworden.

[2]) HOFMANN, F. B.: Über die Änderung des Kontraktionsablaufes usw. Pflügers Arch. f. d. ges. Physiol. Bd. 84, S. 130. 1901.

Einzelheiten durch BOHNENKAMP[1]) erfahren. Hiernach bewirkt der Vagus eine Verfrühung der Diastolen, wodurch die Systolen verkürzt werden; die Diastole setzt plötzlicher ein als bei unerregten Nerven, woraus gefolgert werden darf, daß der Vagus die Erschlaffungsvorgänge begünstigt und verstärkt. Aber er greift auch in die Mechanik des Kontraktionsvorganges selbst ein, indem die Anstiege flacher werden, demnach die Zusammenziehung sich verlangsamt, eine Wirkung, welche von BOHNENKAMP als negativ klinotrope bezeichnet wird. Die beifolgende Abbildung veranschaulicht diese für das Verständnis der Vaguswirkung wichtigen Beziehungen.

Dasjenige, was symptomatisch als negativ inotrope Wirkung bezeichnet wird, kann sehr deutlich bei Registrierung der isometrischen Kontraktionen zum Ausdruck gelangen, mit und ohne Begleitung von negativ chronotroper Wirkung. Ein gutes Beispiel hiervon liefert eine Versuchsreihe aus den Untersuchungen von BANUELOS.

Nr.	Füllungs-zustand	Reizstärke in Kr. E.	Höhe der Systole vor | während Vagusreizung		Diastolische Minimal-höhe über d. Abscisse vor | während der Reizung		Zahl d. Kontraktionen pro Minute vor | während der Reizung	
1	0	3000	11,5	3	11	5	50	42
2	VII	3000	22	11	15	10	50	42
3	XIII	3000	27	21,5	16	13	50	50
4	XVIII	3000	30	23,5	15,5	11	50	50
5	0	2500	12	6	11	8	50	42
6	XII	2500	31,5	26,5	14	13	50	50

Anmerkung: Die römischen Zahlen in Kolonne 2 bedeuten wechselnde Füllungsstufen ansteigend entsprechend den Zahlen.

Es ist dies wohl die reinste Form, in welcher die negativ inotrope Wirkung zur Darstellung gelangen kann, als nicht allein am isolierten Herzen gearbeitet wird, sondern auch wegen der Isometrie der Kammerkontraktion unter den gleichen, vom Vorhof nicht beeinflußten hydrostatischen Verhältnissen wie ohne Reizung des Vagus, sowie auch wegen der Möglichkeit, die inotropen Wirkungen bei Fehlen jeder chronotropen Beeinflussung zu beobachten. Nichtsdestoweniger folgt daraus nicht mit zwingender Notwendigkeit, daß die beobachtete Inotropie eine rein physiologische Erscheinung sei. Denn wenn auch ein Teil jeder Herzphase isometrisch verläuft, so doch nicht die ganze Herzrevolution, weshalb eine mehr oder weniger ausgedehnte Aufeinanderfolge von rein isometrischen Kontraktionen keinen physiologischen Vorgang wiedergibt und tatsächlich vom Herzen schlechter vertragen wird als die natürliche Kontraktionsweise. Die Bedeutung, welche man dem Symptom der negativ inotropen Wirkung des Vagus beizumessen hat, hängt freilich sehr wesentlich von der Anerkennung desselben als Wiedergabe eines physiologischen Verhaltens ab.

Was das Symptom inotroper Wirkung der Reizung der sympathischen Herznerven anlangt, so hat die Anwendung der mechanischen exakteren Methodik einige Einsichten geliefert. Mit O. FRANKS Methode ergab sich am Froschherzen, daß durch Acceleransreizung weder die Dehnungskurve der isometrischen Minima noch diejenige der Maxima verändert wird, somit der Accelerans die Werte der vom Herzen in der Ruhe und in der Tätigkeit erreichten Spannungen nicht beeinflußt[2]). Hierin offenbart sich ein beachtenswerter Unterschied im Wesen

---

[1]) BOHNENKAMP, H.: Über die Wirkungsweise der Herznerven. Pflügers Arch. f. d. ges. Physiol. Bd. 196, S. 275. 1922; Bd. 196, S. 282. 1922.
[2]) FRANK, O.: Sitzungsber. d. Ges. f. Morphol. u. Physiol. in München 1897, S. 26.

der Acceleranswirkung gegenüber derjenigen des Vagus insofern, als kein einfacher Antagonismus vorliegt, der negativen Inotropie des letzteren kein positiver des ersteren gegenübersteht. Deshalb fehlt aber die mit den älteren, weniger exakten Methoden zur Beobachtung gelangte positive inotrope Wirkung nicht. Denn die genauere Analyse der durch gute Suspensionshebel registrierten Kurven des Verkürzungsvorganges zeigt als wichtigstes und konstantestes Merkmal der fördernden Wirkung eine größere Steilheit des Anstieges [positiv klinotrope Wirkung nach BOHNENKAMP[1])]. Diese Kraftvermehrung der systolischen Zusammenziehung ist so heftig und plötzlich, daß man diese Kontraktionsveränderungen schon wahrnehmen kann, bevor die positiv inotropen Wirkungen im älteren und engeren Sinne des Wortes wahrnehmbar sind. Auch die Erschlaffung wird allerdings nicht stets beschleunigt. Diese Beschleunigung kann nach den Grundsätzen der Muskelmechanik einfach darauf beruhen, daß ein höherer Kontraktionsgrad erreicht worden ist, nicht jedoch notwendigerweise darauf, daß der Erschlaffungsprozeß durch den Accelerans beschleunigt werde.

Nimmt man als Kriterium positiv inotroper Wirkung die Zunahme des Kontraktionsumfanges, wie er in Kurven mit Hilfe der Suspensionsmethode zutage tritt, so ergibt sich dieselbe aus einer größeren Anzahl von Untersuchungen [HEIDENHAIN[2]), GASKELL[3]), ESSLEMONT[4]), F. B. HOFMANN[5]), LANGLEY und ORBELI[6])]. Auch hier wiederum ist Gewicht darauf zu legen, daß die verstärkende Wirkung ohne jede Frequenzveränderung zur Beobachtung gelangt; wie sich besonders klar schon in der ersten grundlegenden Arbeit von

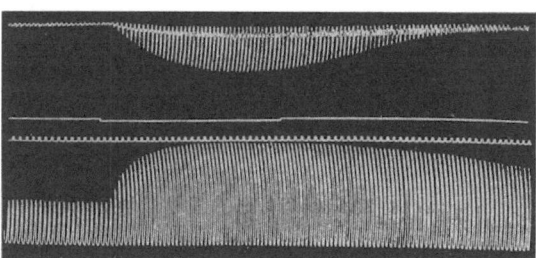

Abb. 112. Herz der Kröte. Suspensionsmethode. Klemme an der Vorhof-Kammergrenze. Reizung des Sympathicus vor Vereinigung mit dem Vagus. (Aus Schäfers Textbook of Physiology, 1900.)

GASKELL bei Reizung sympathischer Nerven der Kröte vor ihrer Vereinigung mit dem Vagus ergab[7]). Die aus dieser Abbildung ersichtlichen Folgen der Acceleransreizung an Vorhof und Kammer machen es sehr wahrscheinlich, daß am Kaltblüter die positiv inotrope Wirksamkeit des Accelerans sich unmittelbar auf die Kammer erstrecken kann.

Der Feststellung der inotropen Wirkung als genau definierter mechanischer Zustandsänderung in der Kontraktion des Herzmuskels stehen bei der Reizung des Accelerans am Säugetierherzen die gleichen, wenn nicht noch größere Schwierigkeiten entgegen als bei Reizung des Vagus. Bei Reizung eines Astes des Plexus cardiacus am Hund erzielte PAWLOW[8]) ohne jede Änderung der Schlagfolge sowohl eine arterielle Drucksteigerung, sowie ein größeres Schlagvolumen der linken Kammer. Die ursprüngliche Beobachtung von PAWLOW ist seitdem öfters unter Benützung mannigfacher hämodynamischer Methoden und ohne die Störung durch Änderung der Schlagfolge anläßlich von Acceleransreizung wieder-

---

[1]) BOHNENKAMP: Pflügers Arch. f. d. ges. Physiol. Bd. 196, S. 289. 1922.
[2]) HEIDENHAIN: Pflügers Arch. f. d. ges. Physiol. Bd. 27, S. 396. 1882.
[3]) GASKELL: Journ. of physiol. Bd. 5, S. 48. 1884; Bd. 7, S. 42. 1886.
[4]) ESSLEMONT: Arch. f. exp. Pathol. u. Pharmakol. Bd. 46, S. 202. 1901.
[5]) HOFMANN, F. B.: Pflügers Arch. f. d. ges. Physiol. Bd. 72, S. 409. 1898.
[6]) LANGLEY u. ORBELI: Journ. of physiol. Bd. 41, S. 459. 1910.
[7]) GASKELL, Phil. Trans., London 1882, S. 993.
[8]) PAWLOW: Arch. f. (Anat. u.) Physiol. 1887, S. 452 u. 498.

holt worden [FRANÇOIS FRANCK[1]), ROY und ADAMI[2]), BAYLISS und STARLING[3]), MUHM[4]), ERLANGER[5]) und ERIKSEN[6])]. Unter diesen Beobachtungen befinden sich eine ganze Reihe, in denen die inotrope Wirkung auf die Kammer besonders hervorgehoben wird, insbesondere auch, daß diese Wirkung sich sogar ausschließlich auf die Kammer beschränken könne.

Der ausgesprochene Einfluß, den der Accelerans auf die mechanische Leistung des Herzens hat, geht in exakter Weise aus der Tatsache hervor, daß die Dauer der Systole, beurteilt nach dem Intervall des mit einem elastischen Manometer registrierten Druckanstieges in der Aorta und der dikrotischen Drucksenkung, merklich verkürzt wurde [HÜRTHLE[7]), REID HUNT[8])]. Die hier beobachtete Verkürzung steht ganz im Einklang mit den Befunden von FRANK und BOHNENKAMP am Kaltblüterherzen und ist, wenn sie auch nicht streng genommen eine Erhöhung der Kontraktionsstärke besagt, doch als eine positiv inotrope Wirkung zu bewerten.

Nun lassen sich aber, da auch die Dauer der Diastole durch Acceleransreizung verkürzt wird, Einwände gegen die Beweiskraft dieser und ähnlicher Ergebnisse erheben, wenn man die von HENDERSON[9]) vertretene Lehre, daß die Kammerkontraktionen nach rein mechanischen Grundsätzen geregelt werden, berücksichtigt. Dieser zufolge würde jede Verkürzung der Herzrevolution eine äquivalente Systolenverkürzung veranlassen, diese letztere somit nicht auf einer Wirkung des Accelerans auf den Kontraktionsvorgang selbst beruhen. Dieser Einwand ließe sich aber durch die Gewinnung einer genauen theoretischen Volumenkurve, aus der sich das Verhältnis Systole Gesamtherzrevolution für alle in Betracht kommenden Fälle ergab, widerlegen[10]). Wurden nun die mit Hilfe der sehr exakt aus dem Intervall der beiden Herztöne während Acceleransreizung gewonnenen Systolendauer in Beziehung zur gesamten Herzrevolution gesetzt, so waren die ersteren viel kürzer, als dem theoretischen Quotienten entsprach, was besagt, daß tatsächlich der Accelerans einen spezifischen Einfluß auf die Kammermuskulatur besitzt, indem er die Kontraktionsdauer verkürzt.

Die voraufgehenden Betrachtungen enthalten Hinweise auf die Frage nach der Verteilung des inotropen Einflusses auf die Vorhöfe und die Kammern. Was die ersteren anbetrifft, ist die positiv inotrope Wirkung auf die Vorhöfe unbestritten. Aber auch der unmittelbare Einfluß des Accelerans auf die Kammer ging aus der soeben genannten Tatsache unzweifelhaft hervor. Einen sehr schlagenden Beweis für die unmittelbare Wirkung des Accelerans auf die Kammer liefert ein Versuch von HERING[11]), in welchem die automatisch schlagenden, vom Vorhof abgetrennten Kammern des überlebenden Hundeherzens durch Acceleransreizung zu Kontraktionen von größeren Umfängen veranlaßt wurden. Der eindrucksvolle weitere Befund HERINGS[11]), daß selbst eine stillstehende Kammer durch Acceleransreizung zum Wiederschlagen gebracht werden kann, beweist zwar gleichfalls die unmittelbare Wirkung des Accelerans auf die Kammer, aber nicht unbedingt hinsichtlich der inotropen Wirkung. Der bloße Einfluß

---

[1]) FRANCK, FRANCOIS: Arch. de physiol. 1890, S. 810.
[2]) ROY u. ADAMI: Philosophic. transact. Bd. 183, S. 239. 1892.
[3]) BAYLISS u. STARLING: Journ. of physiol. Bd. 13, S. 13. 1892.
[4]) MUHM: Arch. f. (Anat. u.) Physiol. 1901, S. 211.
[5]) ERLANGER: Journ. of exp. med. Bd. 8, S. 63.
[6]) ERIKSEN: Skandinav. Arch. f. Physiol. Bd. 19, S. 68. 1907.
[7]) HÜRTHLE: Pflügers Arch. f. d. ges. Physiol. Bd. 44, S. 89. 1891.
[8]) HUNT, REID: Americ. journ. of physiol. Bd. 2, S. 395. 1899.
[9]) HENDERSON, Y.: Americ. journ. of physiol. Bd. 16, S. 325. 1906; Bd. 31, S. 288 u. 352. 1913. — HENDERSON u. BARRINGER: Ebenda Bd. 31, S. 297. 1913.
[10]) WIGGERS, CARL J. u. LOUIS N. KATZ: Americ. journ. of physiol. Bd. 53, S. 49. 1920.
[11]) HERING, H. E.: Pflügers Arch. f. d. ges. Physiol. Bd. 108, S. 288. 1905.

auf die reizbildenden Orte oder Prozesse in der Kammer würde das gleiche Ergebnis haben. HERINGS letztgenannte Versuche lehren übrigens, daß die hier wirksamen Nervenimpulse längs der großen Arterienstämme die Kammer erreichen können.

Nachdem die negativ und positiv inotropen Wirkungen von Vagus und Accelerans unter den Bedingungen der bisher betrachteten Experimentaluntersuchungen als selbständig bestehende Geschehnisse im Herzen erkannt worden sind, bedarf es der Analyse über die Wege, welche die Impulse einschlagen, um die chrono- und inotropen Wirkungen am Herzen zu erzielen. Diese läßt sich am ehesten systematisch am Kaltblüterherzen durchführen, und zwar am Scheide-

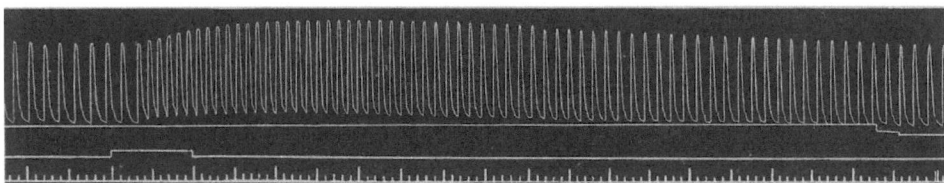

a) Reizung des rechten Vagosympathicus bei erhaltenen Scheidewandnerven mit 6 cm $R.A.$

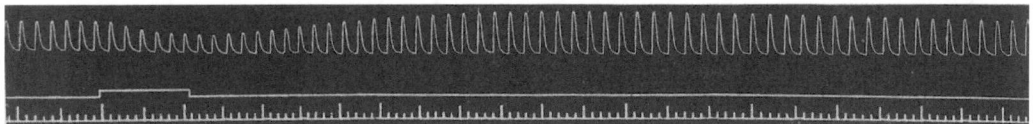

b) Reizung des peripheren Stumpfes der durchschnittenen Scheidewandnerven.

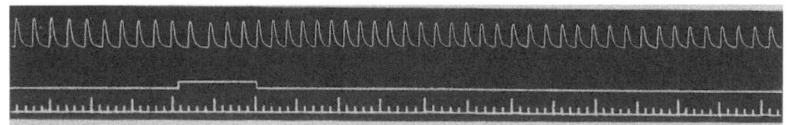

c) Reizung des rechten Vagosympathicus nach Durchschneidung der Scheidewandnerven mit 4 cm $R.A.$

Abb. 113 a—c. (Nach F. B. HOFMANN aus Zeitschr. f. Biol. Bd. 67.)

wandnervenpräparat nach HOFMANN[1]). Nach HOFMANN führt Reizung des Vagosympathicus bei durchschnittenen Scheidewandnerven am Froschherzen, wo die Kammer noch mit den führenden Sinus-Vorhofgebilden in Verbindung steht, ausschließlich zu chronotropen Veränderungen des Herzschlags; werden nun die durchschnittenen Scheidewandnerven gereizt, so kommt es ohne Frequenzveränderung zu negativ inotropen Wirkungen. Erhält man den vom Vorhof abgetrennten, mit den oberen Teilen nur durch die Scheidewandnerven zusammenhängenden Ventrikel durch rhythmische Reize in einer künstlichen Schlagfolge, so erzeugt die Reizung des Vagosympathicus wie am spontan schlagenden Herzen negativ bzw. positiv inotrope Wirkungen, die letzteren häufig in der Periode nach der Reizung am stärksten ausgesprochen. Durch die Nicotin-

---

[1]) HOFMANN, F. B.: Pflügers Arch. f. d. ges. Physiol. Bd. 60, S. 409. 1898; Bd. 72, S. 409. 1898. — HOFMANN, F. B.: Zur Kenntnis der Funktionen des intrakardialen Nervensystems. Zeitschr. f. Biol. Bd. 67, S. 375. 1917. — HOFMANN, F. B.: Die prä- und postganglionären Fasern der regulatorischen Herznerven und die Bedeutung der Herzganglien. Ebenda Bd. 67, S. 404. 1917. — HOFMANN, F. B.: Über die Einheitlichkeit der Herzhemmungsfasern und über die Abhängigkeit ihrer Wirkung vom Zustande des Herzens. Ebenda Bd. 67, S. 422. 1917.

vergiftung, welche alle im Herzen gelegenen präganglionären Vagusfasern unerregbar macht, indem es die Synapsen der im Vagusverlauf funktionell eingeschalteten Ganglien lähmt, kann die Analyse noch weiter geführt werden. Reizung des Vagosympathicus bei erhaltenen Scheidewandnerven bewirkt ausschließlich positiv inotrope Wirkung durch Erregung der Acceleransfasern, die dort mit den Vagusfasern zusammen verlaufen. Daraus folgt, daß die Unterbrechungsganglien der Acceleransfasern außerhalb des Herzens liegen, daß man bei Reizung des Vagusstammes postganglionäre sympathische Fasern reizt. Aus der Lehre vom autonomen Nervensystem der Säugetiere ist bekannt, daß auch bei diesen die Unterbrechungsstelle extrakardial in den oberen Thorakalganglien liegt. Reizung des peripheren Stumpfes der durchschnittenen Scheidewandnerven ruft im Gegensatz zu vorher primär eine ausgesprochene negativ inotrope Wirkung hervor, der darauf die positiv inotrope Wirkung nachfolgte. Bei Reizung des Vagosympathicus nach Durchschneidung der Scheidewandnerven fehlt die Änderung der Kontraktionsstärke, weil ja die Scheidewandnerven durchschnitten sind, hingegen ist die Zunahme der Schlagfrequenz noch vorhanden.

Aus diesen Versuchen, von denen die vorstehenden Abbildungen nach HOFMANN ein Beispiel geben sollen, scheinen zwei Tatsachen zu folgen: erstens die Scheidewandnerven sind die Träger der Impulse, welche die inotropen Wirkungen liefern; zweitens die Ganglien des Herzens sind in den Verlauf des hemmenden Nervus vagus eingeschaltet, und den prä- und postganglionären Fasern kommt die gleiche Hemmungswirkung zu. Der erste Satz, der uns vornehmlich interessiert, bedarf jedoch der Erweiterung dahin, daß auch die Scheidewandnerven Impulse leiten können, welche zur Änderung der Schlagfolge führen [HABERLANDT[1])], RÜTTGERS[2])]. Dieser Nachweis läßt sich allerdings nur an der mit ventrikulärer Automatie schlagenden Kammer führen, so daß die Frage offen bleiben muß, ob die chronotrope Beeinflussung durch die Scheidewandnerven nur für diesen Spezialfall zutrifft oder allgemeinere Gültigkeit besitzt. Das Prinzipielle dieser Frage wurde früher diskutiert.

Einfluß auf die Leitungsgeschwindigkeit und auf das Elektrokardiogramm.

Zusammenfassende Darstellungen.

Vollständige Literatur über Herznerven und Elektrokardiogramm bis 1914 bei R. H. KAHN: Das Elektrokardiogramm. Asher u. Spiros, Ergebn. d. Physiol. Bd. 14. 1914. — LEWIS: The mechanism and graphic registration of the heart beat. London 1920.

Reizung des Vagus wie des Accelerans vermag die Fortpflanzung der Erregung von einer Herzabteilung auf die andere sowie innerhalb einer Herzabteilung selbst zu verändern. Am Kaltblüter wurde diese Tatsache für den Vagus, der verzögernd wirkt, von GASKELL[3]), für den Accelerans, der verkürzend wirkt, von HEIDENHAIN[4]) und von GASKELL[5]) gefunden. Am Säugetierherzen wurden für den Vagus von MAC WILLIAM[6]) und für den Accelerans von BAYLISS und

---

[1]) HABERLANDT, L.: Über den Einfluß der Herznerven. Zeitschr. f. Biol. Bd. 63, S. 305. 1914.
[2]) RÜTTGERS, P.: Über selektive Wirkung von Giften usw. Zeitschr. f. Biol. Bd. 67, S. 1. 1917.
[3]) GASKELL: Journ. of physiol. Bd. 4, S. 100. 1883.
[4]) HEIDENHAIN: Pflügers Arch. f. d. ges. Physiol. Bd. 27, S. 397. 1882.
[5]) GASKELL: Journ. of physiol. Bd. 7, S. 43. 1886.
[6]) MAC WILLIAM: Journ. of physiol. Bd. 9, S. 352 u. 367ff. 1888.

STARLING[1]) zuerst die analogen Befunde erhoben. ENGELMANN gab dieser Erscheinung den Namen der positiven und negativen dromotropen Wirkung (ENGELMANN[2])]. Die unter physiologischen Bedingungen bestehende Überleitungszeit zwischen Vorhof und Kammer bietet mit jeder Art Registriermethode, die getrennt die Tätigkeit von Vorhof und Kammer wiedergibt — sei es die direkte Registrierung der Kontraktionen der beiden Abteilungen, sei es die Aufnahme von arteriellen und venösen Pulsen bei Tier und Mensch — Gelegenheit, die Veränderung dieser Überleitungszeit unter dem Einfluß der Herznerven festzustellen. Da wir die Überleitung auf dem Wege des spezifischen Reizleitungssystems vor sich gehend wissen, wird bei der Betrachtung der dromotropen Veränderungen die Aufmerksamkeit besonders auf dieses Gebilde gelenkt werden müssen. Unter den

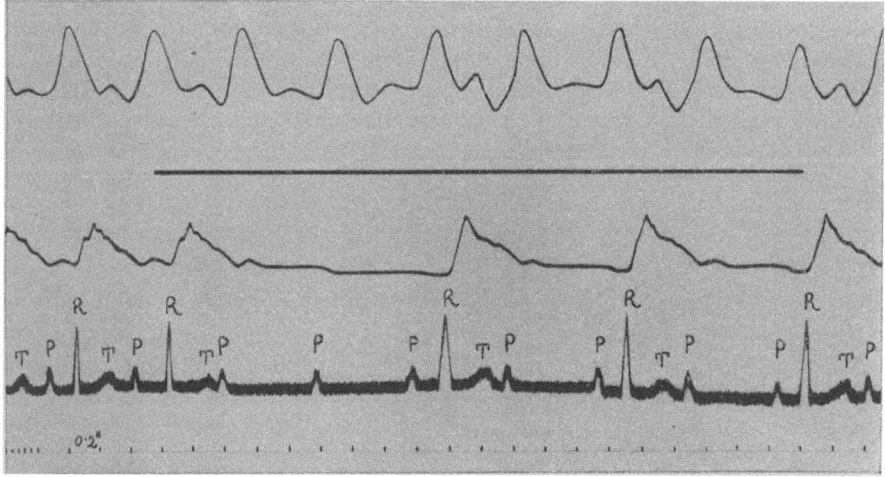

Abb. 114. Störung der Überleitung durch Vagusreizung. (Nach WINTERBERG.)

Methoden der Registrierung der zeitlichen Verhältnisse der Herztätigkeit ist die Aufnahme des Elektrokardiogramms allen anderen in mehrfacher Beziehung überlegen; deshalb läßt sich die Betrachtung der dromotropen Wirkungen nicht gut von derjenigen des Einflusses der Herznerven auf das Elektrokardiogramm trennen. Der Beurteilung der Verhältnisse legen wir die von EINTHOVEN geschaffene Deutung des Elektrokardiogramms zugrunde. Es müssen auch Aufklärungen anderer Art, welche das Elektrokardiogramm gibt, als über die bloße Erregungsleitung an dieser Stelle mit berücksichtigt werden.

Bei Vagusreizung an Hunden ist das Intervall der Zacke P—R deutlich verlängert [EINTHOVEN[3]), ROTHBERGER und WINTERBERG[4])], woraus sich die Verzögerung der Leitung im atrioventrikulären Leitungsbündel kundtut. Die vorstehende Abb. 5 von WINTERBERG[5]) belehrt über einige der wesentlichsten Beziehungen zwischen Vagusreizung und Elektrokardiogramm, in dem sie auch

---

[1]) BAYLISS u. STARLING: Journ. of physiol. Bd. 13, S. 414. 1892.
[2]) ENGELMANN: Engelmanns Arch. 1900, S. 326.
[3]) EINTHOVEN: Pflügers Arch. f. d. ges. Physiol. Bd. 122, S. 122. 1908.
[4]) ROTHBERGER, C. J. u. WINTERBERG: Pflügers Arch. f. d. ges. Physiol. Bd. 135, S. 506. 1910.
[5]) WINTERBERG, H.: Das Elektrokardiogramm, seine theoretische und praktische Bedeutung. Med. Klinik 1911. 20/21.

gleichzeitig Aufschluß über die Verknüpfung mit der mechanischen Tätigkeit von Vorhof und Kammer gibt. Es bedeuten die oberste Linie die Suspensionskurve des rechten Ventrikels, die zweite Linie die Reizdauer des Vagus, die dritte Linie die Suspensionskurven der rechten Kammer, die vierte Linie das Elektrokardiogramm und die fünfte Linie die Zeit in 0,2 Sekunden. Gleich nach Beginn der Vagusreizung treten zwei P-Zacken auf ohne nachfolgendes Kammerkardiogramm, sodann zwei vollständige Elektrokardiogramme und nach einem jeden dieser beiden wieder eine einzelne P-Zacke. Sowohl am Anfang und nach dem Ende der Vagusreizung sind die Überleitungszeiten deutlich verlängert. Aus den gleichzeitigen Aufzeichnungen der mechanischen Tätigkeit von Vorhof und Kammer ergibt sich die Übereinstimmung mit den Angaben des Elektrokardiogramms. Sehr genau ließ sich durch Anwendung der CLEMENSschen Differentialelektrode der Einfluß des Vagus auf die Erregungsleitung im Kaninchenherzen nachweisen [SCHLIEPHAKE[1])]. Die Vagusreizung verlängert die Überleitungszeit von den Vorhöfen zu den Kammern und vom rechten zum linken Vorhof, es ergaben sich auch Anhaltspunkte dafür, daß die Leitung von einer Kammer zur anderen eine geringfügige Verzögerung erleiden konnte, während jedenfalls die Gleichzeitigkeit von linker Kammerbasis und Spitze unbeeinflußt blieb. Es scheint demnach, daß der Vagus auf alle erregungsleitende Elemente des Herzens einen Einfluß besitzt. Am Menschen zeigt die Verlängerung des Intervalles P—Q während der Vagusreizung durch Druck die verzögerte Erregungsleitung vom Vorhof zur Kammer [ROBINSON und DRAPER[2])]. Am erwachsenen Menschen beträgt das Intervall durchschnittlich 0,138 Sekunden, während der Vagusreizung durchschnittlich 0,183 Sekunden; am kindlichen Herzen wurde auf diese Weise vor der Vagusreizung eine Überleitungszeit von durchschnittlich 0,164 Sekunden, während der Vagusreizung eine solche von durchschnittlich 0,208 Sekunden mit geringen Unterschieden, je nachdem der rechte oder linke Vagus gereizt worden war, festgestellt. Die gelegentlich, namentlich am Frosch beobachtbare Verkürzung des Intervalles P—Q bedeutet, daß sich eine abnorme atrioventrikulare Automatie ausgebildet hat [MINES und DALE[3])]. So entschieden die stets nachweisbare Verlängerung des Intervalls zwischen P und dem Komplex Q R S eine verlangsamte Überleitungszeit im Reizleitungssystem vom Vorhof zur Kammer besagt, wie man dies aus zahlreichen älteren Arbeiten mit Hilfe der mechanischen Registrierung erschließen konnte, so wäre andererseits der Fortfall des Kammerelektrokardiogramms ebensogut durch eine stark negativ inotrope Wirkung auf die Kammer, welche bis zur völligen Aufhebung der Kammererregbarkeit oder Kontraktionsfähigkeit anstiege, wie durch eine bis zur Leitungsaufhebung gelangende Leitungsstörung zu erklären. Die Analyse der Elektrokardiogramme gestattet hierüber schlüssig zu werden. Die Höhenverhältnisse der Zacken des Elektrokardiogramms werden konstant nur an der P-Zacke, also der Vorhofszacke, geändert, während die anderen Zacken sich nicht wesentlich verändern (EINTHOVEN, SAMOJLOFF, HERING, KAHN, ROTHBERGER und WINTERBERG, H. E. HERING). In sehr klarer Weise läßt sich dies aus den Versuchsergebnissen von EINTHOVEN[4]) belegen, in denen die Höhen der Zacken vor und nach der Durchschneidung des Vagus am

---

[1]) SCHLIEPHAKE, E.: Ein Beitrag zur Kenntnis der Vaguswirkung auf die Erregungsleitung im Säugetierherzen. Zeitschr. f. Biol. Bd. 82, S. 107. 1924; hierin Literaturübersicht über das ganze Problem.
[2]) ROBINSON u. DRAPER: Journ. of exp. med. Bd. 14, S. 224. 1911.
[3]) MINES u. DALE: Journ. of physiol. Bd. 46, S. 314. 1913.
[4]) EINTHOVEN: Weiteres über das Elektrokardiogramm. Pflügers Arch. f. d. ges. Physiol. Bd. 122, S. 517. 1908.

Hund, der in der Norm einen ausgesprochenen Vagustonus besitzt, gemessen wurden:

	P	Q	R	S	T
vorher . . .	1,5	0,5	23	2	5
nachher . . .	4	0,5	23	3	4,5

Die einzige wesentliche Veränderung ist die Höhe der Vorhofszacke, die durch Vorhandensein des Vaguseinflusses um das Dreifache herabgesetzt wird. Auch aus den Kurven anderer Autoren geht hervor, daß, wenn man die Höhe der Zacken als Ausdruck inotroper Wirkungen betrachtet, das Elektrokardiogramm nur inotrope Wirkungen des Vagus an den Vorhöfen erkennen läßt. Sowohl die etwaigen Änderungen an der T-Zacke sowie gewisse anscheinend abweichende Beobachtungen einzelner Autoren konnten durch EINTHOVEN und WIERINGA[1]) aus den Versuchsbedingungen erklärt werden, unter deren Berücksichtigung man zu den gleichen Schlüssen gelangt, wie sie von EINTHOVEN gezogen worden sind, nämlich, daß als einzige konstante Veränderung als Folge der Vagusreizung des Säugetieres am Kammerelektrokardiogramm nur die Verlängerung der Dauer einer Kammersystole zu konstatieren sei. Die etwas komplizierteren Verhältnisse, die hinsichtlich der Beeinflussung der T-Zacke durch Vagusreizung vorliegen, konnten durch methodische Hilfsmittel, wie sie namentlich am Froschherzen ausführbar sind, beispielsweise Erzeugung eines künstlichen Rhythmus, Ableitung des monophasischen Aktionsstroms usw., im Einklang mit EINTHOVENS Grundsätzen zur Beurteilung des Elektrokardiogramms auf verschieden lange Kontraktionsdauer einzelner Teile der Kammer zurückgeführt werden[2]). Wenn MINES und DALE[3]) gelegentlich an den Aktionsströmen des Froschherzens sogar Verkürzung der Stromdauer während der Vaguswirkung beobachten, so steht dies in Übereinstimmung mit den oben besprochenen Feststellungen von BOHNENKAMP, denen zufolge die Erregung des Vagus die zur Erschlaffung führenden Prozesse im Herzen beschleunigen kann. Die Erkenntnis, daß im Elektrokardiogramm jedenfalls die Störung der Erregungsleitung in den Symptomen am meisten überwiegen, wird durch die Analyse der Genese der atypischen Elektrokardiogramme gefördert, wie sie durch EPPINGER und ROTHBERGER, KAHN, LEWIS und WINTERBERG und FAHR angebahnt wurde[4]). Für unsere vorliegenden Zwecke liegen die klarsten Einblicke in den genauen, obengenannten Untersuchungen von EINTHOVEN und WIERINGA vor, welche unter Herbeiziehung der von EPPINGER und ROTHBERGER bewiesenen Tatsache, daß ein atypisches Elektrokardiogramm entsteht, wenn nach Läsion eines Schenkels des Verbindungsbündels der Reiz gezwungen wird, seinen Weg nur durch den anderen Schenkel zu nehmen, die atypischen Elektrokardiogramme auf ungleiche Vaguswirkungen zurückführten. Sie bedienten sich des Morphiums als Mittel, um auf zentralem Wege beim Hund starke Vaguserregung zu erzielen. Die Richtigkeit dieser Voraussetzung wurde dadurch erwiesen, daß die Durchschneidung

---

[1]) EINTHOVEN, W. u. J. H. WIERINGA: Ungleiche Vaguswirkungen auf das Herz, elektrokardiographisch untersucht. Pflügers Arch. f. d. ges. Physiol. Bd. 149, S. 48. 1913.
[2]) SAMOJLOFF, A.: Die Vagus- und Muscarinwirkung auf die Stromkurve des Froschherzens. Pflügers Arch. f. d. ges. Physiol. Bd. 155, S. 471. 1914.
[3]) MINES u. DALE: Zitiert auf S. 422.
[4]) EPPINGER, H. u. C. J. ROTHBERGER: Wien. klin. Wochenschr. 1909, Nr. 31. — EPPINGER, H. u. C. J. ROTHBERGER: Über die Folgen der Durchschneidung der Tawaraschen Schenkel des Reizleitungssystems. Zeitschr. f. klin. Med. Bd. 70, 1910. — KAHN, R. H.: Elektrokardiogrammstudien. Pflügers Arch. f. d. ges. Physiol. Bd. 140, S. 627. 1911. — ROTHBERGER, C. J. u. H. WINTERBERG: Über scheinbare Vaguslähmung. Ebenda Bd. 132, S. 233. 1910; Bd. 125, S. 559. 1910; Bd. 141, S. 343. 1911. — LEWIS u. ROTHSCHILD: Phil. transact. Bd. 206 B, S. 199. 1914. — FAHR, G.: Arch. of internat. med. 1920, S. 146.

der beiden Vagi sofort die normalen Elektrokardiogramme wiederherstellte, ebenso die hinreichende Atropinisierung. Die während der bestehenden Vagusreizungen auftretenden Erscheinungen atypischer Kammerkontraktionen werden nach diesen Autoren am einfachsten durch die Annahme erklärt, daß im Stamm des Herzvagus verschiedene Gruppen von efferenten Fasern vorhanden sind, von denen einige mit den Vorhöfen, andere mit dem Aschoff-Tawaraschen Knoten, und wieder andere mit je einem Schenkel des atrioventrikulären Bündels in Verbindung stehen. Reagiert auf einen angebrachten Reiz eine Gruppe von Fasern stärker als die anderen Gruppen, so wird die Fortpflanzung der Kontraktionswelle im Herzen eine besondere Veränderung erfahren, wobei jede einzelne Fasergruppe natürlich ihren eigenen Effekt hervorbringen wird. Man erkennt das Zutreffen dieser Erklärung erstens aus der Übereinstimmung der Kurven von Einthoven und Wieringa mit denjenigen, welche Eppinger und Rothberger bei Durchschneidung der einzelnen Schenkel des Reizleitungssystems erhielten, zweitens daraus, daß diejenigen atypischen Elektrokardiogramme, welche anders gestaltet sind, sich dadurch erklären, daß einer der Schenkel des Bündels nur teilweise oder nicht rein isoliert getroffen wird, drittens daraus, daß in der Literatur Angaben von Ganter und Zahn[1]) und von Cohn und Lewis[2]) vorliegen, welche für eine verschiedene Versorgung des Reizleitungssystems durch die beiden Vagi sprechen. Diesen Autoren zufolge ist zur Erzeugung eines Blocks aller Grade der linke Vagus der wirksamere. Aus neuerer Zeit liegt eine Untersuchung an 108 menschlichen Fällen vor [Laslet[3]) in welcher festgestellt werden konnte, daß der rechte Vorhof überwiegend die Vorhofstätigkeit, der linke die Leitung Vorhof—Ventrikel beeinflusse. Doch erscheinen die Unterschiede nicht sehr erheblich. Die Verteilung des Vagus auf die einzelnen Herzabteilungen des Säugetierherzens ist einer erneuten anatomischen Untersuchung unterworfen worden und daraufhin die funktionelle Prüfung angestellt[4]).

Nach diesen Untersuchungen sind überall in der Sinus-Vorhofverbindung des Hundeherzens Ganglienzellen verstreut, die mit Vagusfasern in Verbindung stehen, also ein analoges Resultat, wie es früher F. B. Hofmann am Froschherzen erhalten hatte. Die Ganglienzellhaufen lassen sich in 5 Gruppen einteilen. Die in der Regel stärkere Hemmungswirkung des rechten Vagus steht in direkter Beziehung zur Verteilung seiner Fasern auf die Ganglienzellenhaufen im Knoten. Zur experimentellen Untersuchung wurden die einzelnen Ganglienzellenhaufen durch Injektion von chemischen Stoffen, z. B. Kali bichromicum, zerstört und vor und nach der Injektion der Vagus gereizt. Auf diese Weise ergab sich, daß der Sinusknoten von beiden Vagi, der Kopf des sino-aurikulären Verbindungsstückes hauptsächlich vom linken, der Schwanz vom rechten versorgt wird.

Die hier aufgeworfene Frage, inwieweit das im Elektrokardiogramm erkennbare Ausfallen der Kammersystolen nur aus einer Hemmung der Überleitung vom Vorhof zur Kammer und nicht aus einer inotropen Unterdrückung der Kammer selbst herrührt, bedarf noch der Erörterung. Letzteres läßt sich ausschließen, weil in denjenigen Fällen, wo nicht vollständiger Block, sondern partielle Dissoziation eintritt, die Elektrokardiogramme der Kammer alle Eigenschaften einer unvermindert kräftigen Kammertätigkeit an sich tragen. Somit

---

[1]) Ganter u. Zahn: Pflügers Arch. f. d. ges. Physiol. Bd. 154, S. 504. 1913.
[2]) Cohn u. Lewis: Journ. of exp. med. Bd. 18, S. 739. 1913.
[3]) Laslet, E. R.: The relative effects of right and left Vagus nerves on the human heart. Heart Bd. 7, S. 347. 1920.
[4]) Bachmann, G.: The distribution of the vagus nerves to the sino-auricular junction of the mammalian heart. Americ. journ. of physiol. Bd. 59, S. 468. 1922; Bd. 63, S. 300. 1923.

stellt das Material, welches die Analyse des Elektrokardiogramms liefert, den sichersten Beweis für das Vorhandensein der negativ dromotropen Beeinflussung der Reizleitung durch den Vagus dar.

Hiermit ist zugleich ausgesprochen, daß die Beobachtungen über Leitungsverzögerungen vom Vorhof zur Kammer der Säugetiere infolge Vagusreizung, wie sie von MUHM, REHFISCH[1]), LOHMANN, COHN[2]), GANTER und ZAHN[3]) sowie am Menschen von ROBINSON und DRAPER[4]) gemacht worden sind, zutreffend den Sachverhalt wiedergeben.

Um auf die inotropen Wirkungen zurückzukommen, haben wir eine sehr reservierte Stellung hinsichtlich der Möglichkeit einer irgendwie genauen Erschließung derselben aus normalen Elektrokardiogrammen eingenommen. Tatsächlich hat BOHNENKAMP[5]) den experimentellen Nachweis erbringen können, daß die von den früheren Autoren angegebenen Merkmale einer Vaguswirkung am Elektrokardiogramm nicht bezeichnend seien. Um die inotrope Wirkung zu erlangen, bedarf es der Aufnahme des einphasischen Aktionsstromes. Hierbei ergibt sich während der Vagusreizung ausnahmslos eine größere Steilheit des Abstiegs, die Höhe der Stromesschwankung kann erniedrigt sein, ebenso auch die Geschwindigkeit des Anstieges, aber beides nicht als eine Regel. Bei Reizung des Accelerans und Aufnahme des einphasischen Aktionsstromes zeigt sich größere Steilheit des Anstieges, größere Gipfelhöhe und in vielen Fällen längeres Verharren auf der erreichten Höhe. Die einphasischen Aktionsströme des Herzens und der Einfluß sowohl des Vagus wie auch des Accelerans zeigen daher übereinstimmend Verkürzung der Dauer des Vorganges, sowohl bei der verstärkenden Acceleranswirkung wie bei der hemmenden Vaguswirkung. Also keinen strengen Antagonismus. Die elektrischen Erscheinungen decken sich mit den früher besprochenen, von BOHNENKAMP erkannten Abläufen der Kontraktionsvorgänge. Auf die theoretische Bedeutung soll später eingegangen werden. Den Untersuchungen BOHNENKAMPS waren Arbeiten F. B. HOFMANNS[6]) vorausgegangen, in denen er bei der Erörterung der Beziehung zwischen der Zackenhöhe des Elektrokardiogramms und der Stärke der zugehörigen Systole, auch auf den Einfluß des Vagus einging und dabei u. a. eine Erniedrigung der einphasischen Ströme fand.

Es liegen Angaben darüber vor, daß auch die Reizleitung in den einzelnen Abteilungen des Herzens selbst durch Vagusreizung beeinflußt werde. So konnte MUSKENS[7]) mit der Suspensionsmethode eine Verzögerung der Leitung innerhalb des Sinus beobachten, auch an der Kammer des Froschherzens, wenn durch Läsionen irgendeine Stelle beschädigt ist, ruft Vagusreizung Verzögerung der Leitung hervor [F. B. HOFMANN[8])]. Im Säugetierherzen scheint allerdings nach den Befunden von LEWIS, DRURY und BULGER[9]) die Sache anders zu liegen, indem die Vagusreizung keinen Einfluß auf die vermittels des Elektrokardiogramms untersuchte Übertragung des Erregungsvorganges im Vorhof des Hundeherzens

---

[1]) REHFISCH: Arch. f. (Anat. u.) Physiol., Suppl. 1906, S. 166.
[2]) COHN: Journ. of exp. med. Bd. 16, S. 732. 1912.
[3]) GANTER u. ZAHN: Pflügers Arch. f. d. ges. Physiol. Bd. 154, S. 504. 1913.
[4]) ROBINSON u. DRAPER: Journ. of exp. med. Bd. 14, S. 223. 1911.
[5]) BOHNENKAMP, H.: Die Herznerven und die Stromkurve des Herzens. Pflügers Arch. f. d. ges. Physiol. Bd. 201, S. 131. 1923.
[6]) HOFMANN, F. B.: Ber. d. naturwiss.-med. Vereins Innsbruck Bd. 30, S. 133. 1905/06; Zeitschr. f. d. ges. exp. Med. Bd. 11, S. 156. 1920.
[7]) MUSKENS, L. J.: Americ. journ. of physiol. Bd. 1, S. 488. 1898.
[8]) HOFMANN, F. B.: Über die Einheitlichkeit der Herzhemmungsfasern und über die Abhängigkeit ihrer Wirkung vom Zustand des Herzens. Zeitschr. f. Biol. Bd. 67, S. 427. 1917.
[9]) LEWIS, T., A. N. DRURY u. H. A. BULGER: Effect of the vagus upon the rate of transmission of the excitation wave in the dogs auricle. Journ. of physiol. Bd. 54, S. 99. 1921.

hatte. Der anscheinende Widerspruch zwischen den Feststellungen am mehr oder weniger unversehrten und dem geschädigten Herzen ist beseitigt, sobald man die von KRIES und seinen Mitarbeitern erkannte Tatsache in Berücksichtigung zieht, daß jeder Ort im Herzen, den man funktionell beeinträchtigt, alle Grade der Eigenschaften der spezifischen Reizleitungssysteme annehmen kann.

Bemerkenswerterweise vermag aber die Reizung des Vagus unter Umständen jeden Grad von Block herabzusetzen, ja aufzuheben [LEWIS und DRURY[1])]. In den diesbezüglichen Versuchen war an der Basis des rechten Herzohrs ein künstlicher Block gesetzt. Die Blockverbesserung verschwand nach Schluß der Vagusreizung und fiel nach Atropinisierung weg. Diese Ergebnisse waren paradox, da gleichzeitig die Vagusreizung auf die Kammer hemmend wirkte. LEWIS und DRURY versuchen rein hypothetisch eine Erklärung durch die Bildung von Reizstoffen und Hemmung deren Weiterverbreitung.

Der Einfluß des Nervus accelerans auf die Leitfähigkeit im Kalt- und Warmblüterherzen ist spiegelbildlich die gleiche wie diejenige des Nervus vagus. Geht man ähnlich, wie wir es bei dem Vagus gehalten haben, von den Auskünften des Elektrokardiogramms aus, so ergibt sich zunächst ziemlich konstant als Folge der Reizung des Accelerans eine Vergrößerung der P-Zacke und eine Verkürzung des Intervalles zwischen der P-R-Zacke. Letzteres ist dieselbe Erscheinung, wie sie bei gleichzeitiger mechanischer Registrierung von Vorhof und Kammerkontraktionen gesehen wird, wobei merklich das Intervall zwischen beiden Kontraktionen verlängert wird [BAYLISS und STARLING[2])]. Die Dauer der elektrischen Reaktionen von seiten der Kammer wird, wie Untersuchungen am Frosch ergaben, verlängert — bei Vagusreizung wurde sie verkürzt —, aber bei Vermehrung der Schlagzahl können die Erscheinungen sich komplizieren und sogar umkehren [DALE und MINES[3])]. Die genannten Autoren weisen auf die Variabilität des Elektrokardiogramms der Kammer des Froschherzens hin, wobei immerhin die größere Beeinflußbarkeit der Muskulatur der Herzbasis gegenüber derjenigen der Herzspitze zutage tritt. Die bei weitem eingehendste Untersuchung des Acceleranseinflusses auf das Elektrokardiogramm des Hundeherzens durch ROTHBERGER und WINTERBERG[4]) erbrachte die Erkenntnis, daß die Reizung beider Accelerantes zu einer Formveränderung führt, welche als die Resultierenden der Einzelwirkungen angesehen werden kann. Dieselbe findet man auch bei gesunden Menschen bei körperlicher Arbeit. Reizt man den rechten Accelerans, so wird die P-Zacke groß, R klein, die Nachschwankung wächst beträchtlich, wird in typischen Fällen zweiphasisch, wobei die negative Phase vorangeht, die positive folgt und oft unmittelbar in das nächste P übergeht. Die chronotrope Wirkung des rechten Accelerans ist fast immer im Elektrokardiogramm sehr ausgesprochen. Die Reizung des linken Accelerans kann Vergrößerung, aber auch Verkleinerung und Negativwerden der P-Zacke bewirken. R kann stärker verkleinert werden als durch den rechten Accelerans, manchmal tritt eine S-Zacke auf. Die T-Zacke kann vergrößert und diphasisch werden, ein Verhalten, welches auch auf Reizung des rechten Accelerans erfolgen kann. Der linke Accelerans wirkt meist weniger chronotrop als der rechte. Die in der anatomischen Verteilung der von dem Gangl. stellatum abgehenden Äste be-

---

[1]) LEWIS, T. u. A. W. DRURY: The effect of vagus stimulation on intra-auricular block produced by pressure or cooling. Heart Bd. 10, S. 177. 1923.

[2]) BAYLISS u. STARLING: Journ. of physiol. Bd. 13, S. 407. 1892.

[3]) DALE, D. u. G. R. MINES: The influence of nerve stimulation on the electrocardiogramm. Journ. of physiol. Bd. 46, S. 319. 1913.

[4]) ROTHBERGER u. WINTERBERG: Über die Beziehungen der Herznerven zur Form des Elektrokardiogramms. Pflügers Arch. f. d. ges. Physiol. Bd. 135, S. 506. 1910; Bd. 141, S. 343. 1911.

gründeten Verschiedenheiten treten manchmal nicht hervor, da weitgehende individuelle und Rassenunterschiede vorkommen. Die nachfolgenden schematischen Abbildungen nach ROTHBERGER und WINTERBERG geben vergleichend eine Übersicht über die wesentlichen Wirkungen der Herznerven im Elektrokardiogramm.

Es ist das Elektrokardiogramm wesentlich mit Rücksicht auf dromotrope Veränderungen durch die Herznerven berücksichtigt worden. Innerhalb welcher Grenzen dies zulässig ist, hängt von der Deutung ab, welche man dem Elektrokardiogramm in seinen Einzelheiten gibt. Für das Intervall zwischen P und dem Komplex Q—R—S ist unzweifelhaft die Leitungsgeschwindigkeit immer dann das bestimmende, wenn nicht der Fall einer vorzeitigen Kammerkontraktion durch Ausbildung der ventrikulären Automatie vorliegt. Die Größenverhältnisse können inotrop bedingt sein und werden auch häufig in diesem Sinne gedeutet. Aber sie sind keineswegs bloß inotrop, sondern können auch die Folge dromo-

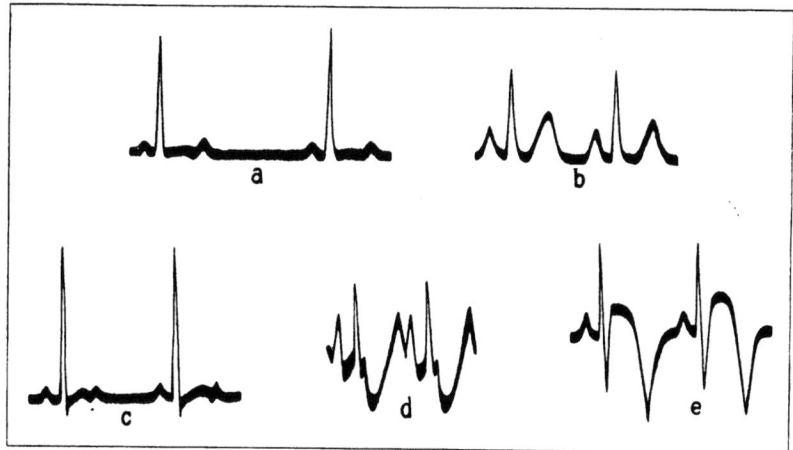

Abb. 115. a) Normal hoher Vagustonus, b) normal guter Acceleranstonus, c) Ausfall des Acceleranstonus, d) Reizung d. Ggl. stellat. rechts, e) Reizung d. Ggl. stellat. links.

troper Veränderungen sein, indem die mehr oder weniger rasche Ausbreitung der Erregung, wie beispielsweise DE BOER[1]) für die T-Zacke bewiesen hat, maßgebenden Einfluß auf die Ausbildung der Größe der Zacken hat. In Erwägung hiervon sind die Veränderungen des Elektrokardiogramms durch Herznervenreizung zum nicht geringen Teile Anzeichen dromotroper Beeinflussung.

Einfluß auf die Erregbarkeit.

Die Prüfung der Erregbarkeit des Herzens vor und während der Reizung der Herznerven hat mannigfach ergeben, daß die Anspruchsfähigkeit des Herzens auf künstliche Reize sich ändert. ENGELMANN nannte diese Erscheinung, die in der älteren Literatur namentlich für die Vorhöfe von Kalt- und Warmblütern angegeben worden war, die bathmotrope Wirkung und analysierte sie bei künstlichem Rhythmus vermittels reflektorischer Reizung [ENGELMANN[2])]. Überwiegend beziehen sich die Angaben auf Herabsetzung der Erregbarkeit durch den Vagus. Andererseits wird dieselbe von einigen Beobachtern als nicht bestehend erwiesen, so an dem Schildkrötenventrikel [KRONECKER[3])] und an der Säugetier-

---

[1]) DE BOER, S.: Über den Einfluß der Geschwindigkeit der Reizleitung auf die Form des Kammerelektrokardiogramms. Pflügers Arch. f. d. ges. Physiol. Bd. 173, S. 78. 1918.
[2]) ENGELMANN: Arch. f. (Anat. u.) Physiol., Suppl. 1902, S. 1.
[3]) KRONECKER: Arch. internat. de physiol. Bd. 2, S. 221. 1905.

kammer [MAC WILLIAM[1])] (eigene nichtveröffentlichte Beobachtungen am Froschherzen). Es ist also die echte negativ bathmotrope Wirkung selbst vom Vagus aus noch zweifelhaft, denn die unechte, die durch starke inotrope und dromotrope Wirkung vorgetäuschte, ist von vornherein auszuschließen.

Sobald man die Beziehungen zwischen Herznerven und Erregbarkeit des Herzens nicht ausschließlich auf Grund der Erfolge künstlicher Reize beurteilt, sondern die Erregbarkeit gegenüber natürlichen Reizen mit in das Auge faßt, finden sich symptomatisch sehr deutlich ausgesprochene Erregbarkeitsveränderungen auf Reizungen sowohl des Vagus wie des Accelerans hin. Dieselben bestehen übereinstimmend darin, daß die Reizbildungsstätte sich verschiebt und aurikuläre oder ventrikuläre Automatie entstehen kann. Das, was früher als direkter Einfluß des Accelerans auf die Kammer betrachtet wurde, insbesondere der bemerkenswerte Versuch von H. E. HERING[2]), läßt sich ungezwungen auch so formulieren, daß unter dem Einfluß der Acceleransreizung Reizbildungsstätten im Vorhof und in der Kammer derartig in ihrer Erregbarkeit gesteigert werden, daß sie auf die inneren Reize jetzt stärker ansprechen. Auch in den Arbeiten von ROTHBERGER und WINTERBERG findet sich die auf Acceleransreizung hin eintretende Erregbarkeitssteigerung der normalerweise untergeordneten Reizbildungsstätten, wenn man darunter die heterotope Automatie mit einbegreifen will. Während die Behauptung der Erregbarkeitssteigerung der Reizbildungsstätten durch den Accelerans den Tatsachen ebenso gerecht wird, wie irgendeine andere Ausdrucksweise über das symptomatische Verhalten, ist es etwas anderes hinsichtlich des Vagus. Namentlich das Elektrokardiogramm zeigt sehr deutlich, wie während der Andauer einer starken Vaguserregung, die etwa bis zum Stillstand geführt hat, ventrikuläre Automatie ausbricht. Die aurikuläre oder ventrikuläre Automatie kann auch während einer relativen Hemmung infolge der Vagusreizung eintreten. Die übliche Auffassung ist die, daß bei Ausschaltung oder Hemmung übergeordneter Zentren die untergeordneten früher oder später eine derartige Erregbarkeitssteigerung erfahren, daß sie die Funktion der übergeordneten zu übernehmen befähigt werden. Nach dieser Auffassung wäre der Vagus nur die mittelbare Veranlassung der Erregbarkeitssteigerung, und diese Auffassung hat den Vorzug, daß sie die sonst überall erkennbare Verschiedenheit der Wirkungen von Vagus und Accelerans auch in diesem Punkt bestehen bleiben läßt. Jedoch bleiben noch anscheinende Beziehungen zwischen Vagusreizung und Erregbarkeit der Reizbildung bestehen, die im nachfolgenden Abschnitt zur Sprache kommen.

Einfluß auf die refraktäre Periode, die Erregungsbildung und auf das Flimmern.

Zusammenfassende Darstellungen.

HABERLANDT, L.: Das Herzflimmern, seine Entstehung und Beziehung zu den Herznerven. Samml. anat. u. physiol. Vorträge u. Aufsätze. Heft 26. Jena: Fischer 1914. — HABERLANDT, L.: Die Physiologie der Atrioventrikularverbindung des Kaltblüterherzens. Leipzig: Veit & Comp. 1917. — HERING, H. E.: Der Sekundenherztod mit besonderer Berücksichtigung des Herzkammerflimmerns. Berlin: Julius Springer 1917. — LEWIS: The mechanism and graphic registration of the heart beat. London 1920. — DE BOER, S.: Die Physiologie und Pharmakologie des Flimmerns. Ergebn. d. Physiol. v. Asher u. Spiro Bd. 21, S. 1. München: J. F. Bergmann 1923.

---

[1]) MAC WILLIAM: Journ. of physiol. Bd. 9, S. 351. 1888.
[2]) HERING, H. E.: Acceleransreizung kann das schlaglose Säugetierherz zum automatischen Schlagen bringen. Pflügers Arch. f. d. ges. Physiol. Bd. 115, S. 354. 1906.

Die zu den Grundeigenschaften des Herzens gehörende refraktäre Periode wird vom N. vagus beeinflußt und zwar wird sie verkürzt. Wahrscheinlich wurde dies durch WALTHERS[1]) Nachweis, daß im Zustande der Muscarinvergiftung die refraktäre Periode kürzer als in der Norm sei. Da aber über das Wesen der Muscarinvergiftung die Ansichten geteilt sind, konnte der entscheidende Beweis nur durch die Reizung des Vagus selbst geführt werden. Wird das durch starke Vagusreizung stillgelegte Herz durch künstliche Reize rhythmisch zur Kontraktion gebracht, so zeigt sich bei Prüfung mit Extrareizen eine Verkürzung der refraktären Periode [RAAFLAUB[2])]. Für den Vorhof des Säugetierherzens ließ sich zeigen, daß die refraktäre Phase durch Vagusreizung bis auf ein Fünftel verkürzt wird [LEWIS, DRURY und BULGER[3])]. Infolge der Verkürzung der refraktären Periode muß aber das Herz durch Vagusreizung gegenüber frequenteren Reizen anspruchsfähiger sein als ohne dieselbe; tatsächlich vermag während der Vagusreizung das Froschherz in wohlgeordneten Rhythmen auf Frequenzen zu folgen, auf die es vorher nur in untergeordneter Weise reagierte [ASHER[4])]. In der gleichen Richtung liegt die Tatsache, daß Vagusreizung den Vorhof des Säugetierherzens befähigen kann, Frequenzen von 1500—3000 in der Minute anzunehmen [DRURY und LEWIS[5])]. Spezielle Untersuchungen über den Einfluß der Reizung des Accelerans auf die refraktäre Periode liegen nicht vor; aus der von TRENDELENBURG[6]) gefundenen Regel, daß, je kürzer die Kontraktion, desto kürzer das refraktäre Stadium sei, muß gefolgert werden, daß auch die Reizung des Accelerans die Dauer der refraktären Periode verkürze. So bewirken beide antagonistische Herznerven, wenn auch aus verschiedenen Gründen, den gleichen Endeffekt im Verhalten der refraktären Periode.

In dem vorigen Abschnitte war schon die Frage gestreift worden, ob etwa die Herznerven die Erregungsbildung zu beeinflussen vermögen. Hierbei ist nicht der erledigte Einfluß auf die Frequenz der Erregungen in normalen und abnormen Reizbildungsstätten gemeint, auch nicht die Anspruchsfähigkeit auf künstliche Reize, sondern die Erzeugung von Erregungen an nicht normalen, heterotopen Orten. Daß diese stattfindet, haben wir schon gesehen sowohl durch den Accelerans, wie auch durch den Vagus. Wenn der Accelerans die schlaglose Kammer zum Schlagen bringt, der Vagus den Ursprungsort der Erregungen vom KEITH-FLACKschen Bündel an andere Stellen des aurikulären und aurikuloventrikulären Leitungssystems verschiebt, so ist das nichts anderes als Erweckung von Erregungsbildung an neuen Stellen des Herzens. Allerdings sind es hierzu präformierte Stellen, wie die verhältnismäßige Leichtigkeit des Eintretens dieser Erscheinung beweist. Die exakte Registrierung der Aktionsströme des Herzens hat, wie schon betont wurde, im wesentlichen diese Erkenntnis ermöglicht. Den in anderem Zusammenhang erbrachten Anhaltspunkten lassen sich noch als Beweise hinzufügen der Nachweis von MEEK und EYSTER[7])

---

[1]) WALTHER, A.: Pflügers Arch. f. d. ges. Physiol. Bd. 78, S. 377. 1899.
[2]) RAAFLAUB, H.: Über Hemmungswirkungen am Herzen und die Beziehungen zwischen Muscarinvergiftung und Vaguserregung. Zeitschr. f. Biol. Bd. 63, S. 477. 1914.
[3]) LEWIS, DRURY u. BULGER: Observations upon flutter and fibrillation. VI. Heart Bd. 8, S. 83. 1921.
[4]) ASHER, L.: Studien über antagonistische Nerven. Pflügers Arch. f. d. ges. Physiol. Bd. 205, S. 132. 1924.
[5]) DRURY, A. N. u. T. LEWIS: Rapid reexcitation in the mammalian auricle. Journ. of physiol. Bd. 54, S. 122. 1921. — LEWIS, DRURY u. BULGER: Observations upon flutter and fibrillation. VI. Heart Bd. 8, S. 83. 1921.
[6]) TRENDELENBURG, W.: Engelmanns Arch. 1903, S. 279.
[7]) MEEK u. EYSTER: Heart Bd. 5, S. 227. 1914; Americ. journ. of physiol. Bd. 34, S. 368. 1914.

und von LEWIS, MEAKINS und WHITE[1]), daß unter Vagusreizung die Reizbildungsstätte vom oberen nach dem unteren Teile des sinoaurikulären Knotens wandert; desgleichen wurde die Entstehung der atrioventrikulären Automatie bei Vagus sowie Acceleransreizung von HERING[2]), LOHMANN[3]) und KURÉ[4]) gezeigt. Auch das Auftreten von Extrasystolen in der Kammer wurde von HERING und seinen Mitarbeitern gelegentlich beobachtet. Alle diese Tatsachen lassen sich unter dem Gesichtspunkte verstehen, daß unter dem Einfluß der Herznerven eine heterotope Reizbildung stattfinden kann, und zwar nicht bloß durch den Accelerans, wo diese Vorstellung die nächstliegende ist, sondern auch durch den Vagus, der ja überall am Herzen angreift. Gewissermaßen ein Gegenstück ist die Möglichkeit der neurogenen Hemmung heterotoper Reizbildung im Herzen [HERING[5])]. Sie hat insofern ihre Eigenart, als sie durch reflektorische Reizung zustande kommt, deren Wirkung sowohl in einer Vaguserregung wie auch besonders in einer Herabsetzung des Acceleranstonus beruht. Gerade dieser letztere Fall ist eine neue Stütze für die Befähigung der Herznerven, heterotope Reizbildung zu veranlassen.

Bei weitem das eindringlichste Beispiel zugunsten der Bedeutung der Herznerven für die Reizbildung des Herzens ist der Einfluß derselben auf die Entstehung des Flimmerns. HABERLANDT[6]) wies nach, daß, wenn zur Reizung des Atrioventrikulartrichters beim Kaltblüter noch die Reizung der Herznerven hinzutrete, die Entstehung des Flimmerns wesentlich begünstigt werde. HERING hat, gestützt auf seine, sowie auf die Erfahrungen von KNOLL, ROTHBERGER und WINTERBERG, sowohl die erhöhte Vagus- wie Acceleranserregung als Koeffizienten des Herzkammerflimmerns angesprochen. An dieser Tatsache des Einflusses der Herznerven auf das Flimmern hat zunächst die oben besprochene Verkürzung der refraktären Periode ihren Anteil. Ob man den Herznerven nur einen indirekten oder einen unmittelbaren Einfluß auf die Entstehung des Herzflimmerns zuzuschreiben hat, wird davon abhängen, ob man Flimmern durch zahlreiche heterotope Reize oder durch Kreisen einer Erregung unter abnormen Bedingungen erklärt wissen will. Im ersteren Falle, für welchen die unzweifelhafte Reizbildung unter dem Einfluß des Accelerans spräche, wäre das Flimmern unter Nerveneinfluß zugleich ein Beleg für die Wirkung der Herznerven auf die Entstehung von Erregungen.

Einfluß auf den Stoffwechsel.

Der Gaswechsel des Herzens unter Vagusreizung zeigt im wesentlichen eine Verminderung, wie sie entsprechend der Hemmungswirkung erwartet werden würde [BARCROFT und DIXON[7]), WOLFSOHN und KESTON[8]), ROHDE und OGAWA[9])]. Soweit die Versuche von ROHDE, die wegen der Schwierigkeit der Technik nicht sehr zahlreich sein konnten, ein Urteil zulassen, ergeben sie, daß während der Vagusreizung das Verhältnis Sauerstoffverbrauch zu Druckleistung (Pulsdruck mal Pulszahl) sich nicht ändert, beziehentlich der Energieverbrauch und die

---

[1]) LEWIS, MEAKINS u. WHITE: Philosoph. transact. Bd. 205 B, S. 407. 1914.
[2]) HERING, H. E.: Prager med. Wochenschr. Jg. 26, Nr. 7 u. 23. 1903.
[3]) LOHMANN: Arch. f. (Anat. u.) Physiol. 1904, S. 437.
[4]) KURÉ: Zeitschr. f. exp. Pathol. u. Therap. Bd. 12, S. 398. 1913.
[5]) HERING, H. E.: Verhandl. d. 34. Kongr. d. dtsch. Ges. f. inn. Med., Wiesbaden 1922, S. 229. J. F. Bergmann.
[6]) HABERLANDT, L.: Zeitschr. f. Biol. Bd. 61. 1913; Bd. 63. 1914; Bd. 65. 1915; Bd. 67. 1916. 1917; Bd. 68. 1918.
[7]) BARCROFT u. DIXON: Journ. of physiol. Bd. 35, S. 182. 1907.
[8]) WOLFSOHN u. KETSON: Americ. journ. of physiol. Bd. 25, S. 25. 1910.
[9]) ROHDE, E. u. S. OGAWA: Arch. f. exp. Pathol. u. Pharmakol. Bd. 69, S. 200. 1912.

Sauerstoffausnützung. Da die Pulszahl und Schlagstärke sich manchmal gegensinnig ändern, sind die bei Vagusreizung erhaltenen Ergebnisse bisher nicht eindeutig. Es ist die Ansicht ausgesprochen worden [HOWELL[1])], daß zwar eine Abnahme des O_2-Verbrauches während der Vagusreizung vorhanden sei, dieselbe aber kleiner sei als am ruhenden Muskel gefunden wurde, weshalb man von einer relativen Zunahme des O_2-Verbrauches bei Vagusreizung reden könne. Viel klarer liegen die Verhältnisse bei der Accelleransreizung. Hier sprechen die Ergebnisse von ROHDE, die zumeist durch Adrenalinreizung gewonnen wurden, dafür, daß der Gesamtenergieumsatz, der O_2-Verbrauch und die Druckleistung sowie die O_2-Ausnützung erhöht werden. Weder die Durchschneidung des Nervus vagus, noch diejenige sämtlicher extrakardialen Herznerven bei verschiedenen Tieren, insbesondere bei einem 11 Monate nach der Exstirpation am Leben erhaltenen Hund [FRIEDENTHAL[2])] ließen im Herzen Veränderungen erkennen, welche als nutritive gedeutet werden könnten. Die ersten bestimmten Angaben über chemische Veränderungen infolge von Vagusreizung wurden von HOWELL und DUKE[3]) gemacht, welche fanden, daß in einer zur Durchströmung von überlebenden Hundeherzen benutzten Ringerlösung der Gehalt an Kalium durchschnittlich um 20% zunahm. Diese wichtige Tatsache wurde in Verbindung mit den später zu erörternden theoretischen Vorstellungen von HOWELL gebracht. HOWELLS Ergebnisse erfuhren durch HEMMETER[4]) auf Grund von Versuchen an Haifischen, teils unter Benutzung eines gekreuzten Kreislaufs zwischen zwei Tieren, eine Ablehnung. Jedoch besteht tatsächlich ein Zusammenhang zwischen Herznervenreizung und Ionenabgabe durch die Herzmuskulatur infolge Herznervenreizung, wie ASHER und seine Mitarbeiter zeigten[5]). Die wesentlichen Tatsachen sind die nachfolgenden: Durchspülung des Froschherzens mit einer kaliumarmen Flüssigkeit führt allmählich zu Störungen des Herzschlags, bestehend in Abschwächung und extrasystolischen Unregelmäßigkeiten. Wird in dieser Phase Flüssigkeit aus einem Herzen während einer Vagusreizperiode entnommen, eingeführt — diese Flüssigkeit war ursprünglich gleichfalls kaliumarm —, so bessert sich der Herzschlag in der gleichen Weise als ob eine kalihaltige Flüssigkeit zugefügt worden sei. Die Zunahme des Kaliums während einer Vagusreizperiode in der kaliarmen Flüssigkeit wurde mikrochemisch nachgewiesen. Bei Reizung des Accelerans des Schildkrötenherzens, welches mit einer calciumarmen Ringerlösung durchströmt wurde, nahm der Calciumgehalt dieser Lösung zu, wie gleichfalls durch die mikrochemische Analyse erkannt wurde. Demnach ist, in gewissem Sinne antagonistisch, die Reizung des Vagus von Kaliummobilisierung, diejenige des Accelerans von Calciummobilisierung gefolgt. Hiermit beschränken wir uns auf das Tatsächliche. Viel weitgehender, aber bei dem jetzigen Stande unserer Kenntnisse nicht berechtigt, wäre der Schluß, Kalium- und Calciumanreicherungen für wesensgleich mit Vagus beziehentlich Accelleransreizung anzusehen (siehe am Schluß die Theorie von ZONDEK).

---

[1]) HOWELL, W. H.: Inhibition. Physiol. reviews Bd. 5, S. 161. 1925.
[2]) FRIEDENTHAL: Arch. f. (Anat. u.) Physiol. 1902, S. 143.
[3]) HOWELL u. DUKE: Americ. journ. of physiol. Bd. 21, S. 51. 1908.
[4]) HEMMETER, JOHN C.: Zeitschr. f. Biochem. Bd. 63, S. 118 u. 140. 1924.
[5]) ASHER, L.: Studien über antagonistische Nerven. 22. Prüfung der angeblichen humoralen Übertragbarkeit der Herznervenwirkung. Zeitschr. f. Biol. Bd. 98, S. 331. 1923. — SCHEINFINKEL, N.: Studien über antagonistische Nerven. 24. Nachweis der Mobilisierung von Kalium im Herzen durch Reizung des N. vagus. Ebenda Bd. 82, S. 285. 1924. — YASUTAKE, T.: Studien über antagonistische Nerven. 27. Nachweis der Mobilisierung von Calcium im Herzen durch Reizung des N. accelerans. Ebenda Bd. 82, S. 605. 1925.

Die Abhängigkeit der Herznervenwirkung von den Milieubedingungen.

Abhängigkeit von der Temperatur[1]). Die Abhängigkeit der Wirkung des N. vagus von der Temperatur ist bei Kaltblütern eine verhältnismäßig geringe [PRETSCHINSTENSKAJA[2])]. Bei rascher Erniedrigung der Temperatur mindert sich allerdings die Wirksamkeit sehr erheblich, nicht aber bei allmählicher Herabsetzung; das gleiche gilt innerhalb des physiologischen Intervalls von der Erhöhung der Temperatur. Abweichungen von dieser Regel kommen vor. Beispielsweise kann die Erregbarkeit mit Temperaturerhöhung sogar steigen, auch gibt es in den Tieren und in der Methodik gelegene Bedingungen für Abweichungen [STEWART[3])]. Bei Warmblütern fand FRANK[4]), daß bei Hunden auch bei niedersten Temperaturen, die erzielt wurden, die Vagusreizung ungefähr in demselben Betrag wie bei normaler Temperatur erfolgreich blieb, während bei Kaninchen eine rasche Abnahme der Wirkung bei einer Körpertemperatur von etwa 25° eintrat. Die Acceleranswirkung nimmt jedoch mit sinkender Temperatur immer mehr ab. Der Gegensatz in dem Verhalten der beiden antagonistischen Nerven ist bezeichnend.

Abhängigkeit von mechanischen Bedingungen. Am Kaltblüterherzen verhindert ein zu hoher Druck die Wirksamkeit der Vagusreizung[5]); es genügt sogar hoher Druck auf den Sinus [ASHER[6])]. Am Säugetierherzen wurde zwar gelegentlich bei hohem Druck infolge verkürzten Kreislaufs Aufhebung der Vaguserregbarkeit beobachtet, aber dieselbe konnte auch unverändert bleiben [HERING[7])]. Die Unwirksamkeit der Vagusreizung am Hund nach Adrenalin beruht nicht auf der Drucksteigerung, da Hämostasin, ein spezifisches Adrenalinpräparat mit gleichhoher Druckwirkung, den hemmenden Einfluß des Vagus nicht aufhebt [BESSMERTNY[8])]. Die rein mechanische Drucksteigerung am STARLINGschen Herzlungenkreislauf änderte meist die Vaguserregbarkeit nicht [KURODA und KUNO[9])]. Aus diesen Gründen dürfte die ursprünglich von H. E. HERING gegebene Erklärung der ausnahmsweise eintretenden Unwirksamkeit der Vagusreizung bei hohem Druck aus dem Auftreten heterotoper Herzreizbildung zutreffend sein. Um so mehr das, als durch zahlreiche Beobachtungen bekannt ist, daß am in Verbindung mit den extrakardialen Nerven stehenden Herzen arterielle Blutdrucksteigerung eine Pulsverlangsamung, Blutdrucksenkung eine Beschleunigung des Herzschlags hervorruft. Die ältere Erklärung der erstgenannten Erscheinung berücksichtigte nur die Wirkung des gesteigerten intrakraniellen Druckes auf das medulläre Vaguszentrum. Eine erschöpfendere Erklärung ist aber erst dadurch ermöglicht worden, daß die Beeinflussung der Funktion der extrakardialen Herznerven durch Änderungen der Blutzirkulation im Gehirn unter Berücksichtigung des Accelerans analysiert wurde [KISCH und SAKAI[10])]. Am intakten, nomotop schlagenden Herzen tritt

---

[1]) Ältere Literatur bis 1894 in K. PRETSCHISTENSKAJA: Studien über antagonistische Nerven. 2. Über den Einfluß der Temperatur auf die Wirksamkeit des Vagus. Zeitschr. f. Biol. Bd. 47, S. 97. 1906.
[2]) BASSIN: Arch. f. (Anat. u.) Physiol. 1907, S. 444.
[3]) STEWART: Americ. journ. of physiol. Bd. 24, S. 314. 1909; Zeitschr. f. Biol. Bd. 59, S. 531. 1912.
[4]) FRANK, O.: Zeitschr. f. Biol. Bd. 49, S. 392. 1907.
[5]) LUDWIG u. LUCHSINGER: Pflügers Arch. f. d. ges. Physiol. Bd. 25, S. 221. 1881.
[6]) ASHER, L.: Verhandl. d. 21. Kongr. f. inn. Med. 1904. Wiesbaden: J. F. Bergmann.
[7]) HERING, H. E.: Pflügers Arch. f. d. ges. Physiol. Bd. 72, S. 165. 1898.
[8]) BESSMERTNY, CH.: Zeitschr. f. Biol. Bd. 47, S. 400. 1906.
[9]) KURODA, M. u. Y. KUNO: Journ. of physiol. Bd. 50, S. 154. 1915.
[10]) KISCH, BR. u. S. SAKAI: Die Änderungen der Funktion der extrakardialen Herznerven infolge Änderung der Blutzirkulation. I u. II. Pflügers Arch. f. d. ges. Physiol. Bd. 198, S. 65 u. 86. 1923. (In diesen Arbeiten Übersicht über die ältere Literatur des Gegenstandes.)

stets Pulsverlangsamung bei Blutdrucksteigerung ein. Sie ist noch vorhanden nach Durchschneidung der Vagi bei erhaltenen Accelerantes und nach Ausschaltung der letzteren bei Erhaltung der Vagi. Demnach kommt diese Pulsverlangsamung sowohl durch Vagustonuserhöhung wie durch Acceleranstonusherabsetzung infolge Blutdrucksteigerung zustande. Die Pulsverlangsamung bleibt auch dann noch erhalten, wenn nicht bloß die Vagi, sondern auch der Depressor, der reflektorisch und antagonistisch sowohl auf das Vagus- wie das Acceleranszentrum wirkt [v. BRÜCKE[1])], durchschnitten sind. Diese Tatsache leitet darauf hin, daß nach Depressorausschaltung die Hyperämie des Gehirns es ist, welche bei Drucksteigerung die Pulsverlangsamung veranlaßt. Während nun bei unbehinderter Blutzirkulation im Gehirn die auf verschiedene Art erzeugte Blutdrucksteigerung, Verschluß des Aortenbogens, Kompression der Bauchaorta, postanämische Blutdrucksteigerung beim nomotop schlagenden intakten Herzen zu einer Pulsverlangsamung sowie zu einer gesteigerten Wirkung peripherer Vagusreizung führt, hat der bloße Carotidenverschluß, also Hypämie der von der Carotis versorgten Hirnteile, die entgegengesetzte Wirkung auf die extrakardialen Herznerven, nämlich Steigerung des Acceleranstonus und Herabsetzung des Vagustonus. Somit erklärt sich, weshalb im Gefolge einer Blutdrucksteigerung bei Hyperämie die Wirkung elektrischer Vagusreizung gesteigert, bei Hypämie des Gehirns aber herabgesetzt ist.

In den vorstehenden Tatsachen liegt zugleich neues Beweismaterial für das früher erörterte Bestehen eines Acceleranstonus und seine Bedeutung unter variablen Einflüssen.

Abhängigkeit von den chemischen Bedingungen.

Das physiologisch-chemische Milieu, unter welchem die Herznerven tätig sind, ist das Eigenblut des betreffenden Organismus. Dementsprechend zeigt sich für die Wirksamkeit der Herznerven Blutflüssigkeit am günstigsten [WYBAUX[2]), ASHER[3])]. Von den frühergenannten Symptomen, die bei Reizung des Vagus beobachtet werden, ist eine, nämlich die inotrope Wirkung in ausgesprochener Weise von dem Ernährungszustand des Herzens abhängig. MUSKENS, der zuerst systematisch auf diesen Punkt die Aufmerksamkeit lenkte[4]), gelangte sogar zur Ansicht, daß die inotrope Wirkung auf die Kammer nur bei ungünstigem Ernährungszustand des Herzens eintritt. Zugunsten dieser Ansicht spricht, daß bei guter Blutdurchströmung des Froschherzens die negativ inotrope Wirkung des Vagus auf die Kammer sehr zurücktritt [ASHER und Mitarbeiter[5]), HOFMANN, WERTHEIMER und COMBERNALE[6])]. Es muß daher noch eine offene Frage bleiben, inwieweit negativ inotrope Wirkungen auf die Kammermuskulatur etwas physiologisch darstellen. Es liegt in der Natur der Accleranswirkung, daß, vorausgesetzt, daß die Temperatur nicht sinkt, diese unabhängig vom Ernährungszustand ist, ja unter günstigen Umständen gerade zum Ausdruck gelangen kann. Hiermit steht auch die Tatsache im Einklang, daß am überlebenden Säugetierherzen zwar die Vagusreizung wenig erfolgreich ist, jedoch die Reizung des Accelerans sowohl Beschleunigung wie Verstärkung unschwer erzielt (HOWELL und DUKE).

---

[1]) BRÜCKE, E. TH. v.: Zeitschr. f. Biol. Bd. 67, S. 507. 1917.
[2]) WYBAUX: Arch. internal de physiol. Bd. 2, S. 198. 1904.
[3]) ASHER, L.: Verhandl. d. Kongr. f. inn. Med. Bd. 21, S. 298. 1904.
[4]) MUSKENS, L. J. J.: Americ. journ. of physiol. Bd. 1, S. 486. 1898.
[5]) RAAFLAUB, H.: Zeitschr. f. Biol. Bd. 63, S. 477. 1914. — HOFMANN, F. B.: Ebenda Bd. 67, S. 404. 1917.
[6]) WERTHEIMER, E. u. P. COMBERNALE: Action du pneumogastrique sur le coeur de la grenouille. Arch. internat. de physiol. Bd. 22, S. 299. 1924.

Ioneneinfluß. Wie aus allgemein physiologischen Gründen zu erwarten war, ist die Wirksamkeit der Herznerven von dem Mineral bzw. dem Ionengehalt der Nährlösung abhängig. Durchspülung mit einer reinen Kochsalzlösung hebt die Wirkung der Nerven auf das Herz auf [WYBAUX[1])]. Zusatz von Ca zur Kochsalzlösung stellt die Wirksamkeit des Vagus auf das Kaltblüterherz wieder her [ASHER[2])]. Seitdem SIDNEY RINGER die hohe Bedeutung der einzelnen Mineralbestandteile für die Herztätigkeit erkannte und JAQUES LOEB den weiteren Schritt tat, die Ionen und die Ionengleichgewichte von physikalisch-chemischen Gesichtspunkten hinsichtlich ihres Wertes für die Funktion zu beurteilen, sind dieselben auch mit Rücksicht auf ihre Beziehung zur Wirkungsweise der Herznerven herangezogen worden. Die neuere Phase in diesen Fragen beginnt wesentlich mit den Arbeiten von HOWELL und seinen Mitarbeitern[3]), der allerdings in BOTTAZZI[4]) einen Vorgänger hatte. Die Ergebnisse dieser Arbeiten ließen Ka und Ca bedeutungsvoll für die Wirkungsweise der Herznerven sein. Steigerung des Ka-Gehaltes bewirkte im wesentlichen dasselbe unter den mannigfachsten Bedingungen am Kalt- und Warmblüterherzen wie Reizung des Vagus; Erhöhung des Ca-Gehaltes in der zirkulierenden Flüssigkeit dasselbe wie Reizung des Accelerans. Dementsprechend ist auch mit Steigerung des Ka-Gehaltes eine leichtere Anspruchsfähigkeit des Vagus, mit einer Steigerung des Ca-Gehaltes eine solche des Accelerans verknüpft. Eine sehr anschauliche neuere Bestätigung der von HOWELL erkannten Beziehungen ist in der Tatsache gegeben, daß Durchströmung des Herzens mit einer K-freien Ringerlösung die Wirksamkeit des vaguserregenden Pilocarpins sehr herabsetzt [BROUCKAERT[5])]. Es waren die Beobachtungen der HOWELLschen Schule über den Einfluß von Ka und Ca auf Vagus- und Acceleranserregbarkeit, welche zu der früher besprochenen von HOWELL zuerst aufgestellten und von ASHER bestätigten Lehre geführt haben. Die soeben erwähnte Untersuchung von BROUCKAERT enthält auch hierzu eine Ergänzung, indem gezeigt wird, wie ein durch K-Mangel stillgestelltes Herz infolge Vagusreizung eine Zeitlang wieder zum Schlagen befähigt wird, offenbar infolge Kaliumübertritts aus dem Herzmuskel in die Ernährungsflüssigkeit, was ja, wie wir gesehen haben, von SCHEINFINKEL bewiesen wurde.

Das über den Einfluß von K und Ca auf die Herztätigkeit Gesagte gilt unter der Voraussetzung, daß bestimmte Konzentrationen innegehalten werden. Erhöhung des K-Gehaltes über 0,1% hinaus mindert, ja hebt die Erregbarkeit des Vagus ganz auf [BURRIDGE[6])], Fehlen von K kann anfänglich die Erregbarkeit des Vagus erhöhen [ZWAARDEMAKER und LELY[7])], möglicherweise allerdings deshalb, weil K aus dem Herzmuskel in die K-freie Flüssigkeit übertritt.

Die Verhältnisse hinsichtlich der Bedeutung der einzelnen Ionen liegen etwas verwickelter als die bisherigen schematisierenden Angaben erscheinen lassen. Eine nähere Analyse lehrt [J. TEN CATE[8])], daß sich zwei verschiedene

---

[1]) WYBAUX: Zitiert auf S. 433.
[2]) ASHER: Zitiert auf S. 433.
[3]) HOWELL, W. H.: Americ. journ. of physiol. Bd. 6, S. 181. 1901. — MARTIN, E. G.: Ebenda Bd. 11, S. 370. 1904. — HOWELL, W. H.: Ebenda Bd. 15, S. 280. 1905/06. — HOWELL u. W. W. DUKE: Ebenda Bd. 21, S. 51. 1908; Bd. 35, S. 134. 1906/07.
[4]) BOTTAZZI: Arch. de physiol. Bd. 5, S. 882. 1896.
[5]) BROUCKAERT, J.: Etudes sur les relations entre l'ion K et l'excitation du nerf pneumogastrique. Arch. intern. de physiol. Bd. 17, S. 453. 1921.
[6]) BURRIDGE, W.: Journ. of physiol. Bd. 51, S. 45. 1917.
[7]) ZWAARDEMAKER u. LELY: Arch. néerland. de physiol. de l'homme et des anim. Bd. 1, S. 748. 1917.
[8]) TEN CATE, J.: La teneur du liquide de perfusion en potassium et l'action de l'excitation du vago-sympathique sue le coeur de la grenouille. Arch. néerland. de physiol. de l'homme et des anim. Bd. 9, S. 558. 1924.

Phasen in der Wirksamkeit des Vagus unterscheiden lassen, wenn das Herz mit einer K-freien Ringerlösung durchströmt wird. In der ersten Periode ist die Erregbarkeit des Vagus erhöht, sodann in einer zweiten, wenn die K-Verarmung des Herzens stärker wird, vermindert sie sich, um schließlich völlig zu verschwinden.

Die Verhältnisse liegen auch verwickelter als sie sein würden, wenn die Verknüpfung K und Vaguserregbarkeit Ca und Acceleranserregbarkeit eine schematisch festgelegte und streng antagonistische wäre. Außer schon genannten Tatsachen sprechen dafür Beobachtungen, daß bei völligem K-Mangel die Vaguserregbarkeit noch gut erhalten sein kann.

Wir sahen auch, daß Ca unentbehrlich für das Zustandekommen der Vaguswirkung ist. Ca ist also rein symptomatisch kein vollständiger Antagonist des K in bezug auf seine Wirkung auf die Herznerven. Dies steht im Einklang mit der allgemein physiologischen Tatsache, daß die Übertragung der Erregung von jeder Art Nerv auf das Erfolgsorgan von der Gegenwart von Ca abhängig ist. MINES[1]) konnte dementsprechend zeigen, daß Strontium und Barium dem herzhemmenden Mechanismus nur geringfügig das fehlende Ca ersetzen konnte. Möglicherweise trifft die Annahme von BURRIDGE zu, daß Ca an der Unterbrechungsstelle der präganglionären und postganglionären Vagusfasern angreift, während K an den peripheren Endstellen des herzhemmenden Mechanismus seine Wirksamkeit entfaltet. Dann wäre im wesentlichen die Stellung von K und Ca doch eine antagonistische. Aus der allgemein physiologischen Sonderstellung des Ca heraus wird ferner verständlich, daß bei Ka-Konzentrationen, welche nicht mehr die begünstigende Wirkung auf den Vagus erkennen lassen, dieser wieder unter dem Einfluß von Ca hervortreten kann.

Ganz bestimmte Angaben lassen sich über den Einfluß der Ionen K, Ca und Mg auf die Erregbarkeit der sympathischen Nerven des Froschherzens machen [I. TEN CATE[2])]. Überschuß von Kalium wie von Calcium in der Ringerlösung hebt die Wirkung der Reizung des N. accelerans nicht auf, das gleiche gilt vom Magnesium. Kaliummangel, selbst Abwesenheit vermag die Wirksamkeit des Accelerans nicht zu verhindern, hingegen wird durch Fehlen von Ca die Erregbarkeit des sympathischen Apparates aufgehoben. Die Anwendung des später zu besprechenden Adrenalins bringt in ähnlicher Weise die Unentbehrlichkeit des Calciums für die Acceleranswirkung zutage. Um eine Übersicht über die Bedeutung von Ca-Mangel und Ca-Überschuß für die Herznerven zu geben, ist die nachfolgende Form gewählt worden [E. P. PICK[3])].

Nervenreiz	Wirkung		
	Normal	Ca-Mangel	Ca-Überschuß
Vagusreiz	diastolischer Stillstand	gesteigerte Anspruchsfähigkeit	schwach: bei faradischer Reizung gesteigerte Erregbarkeit stark: herabgesetzte Erregbarkeit
Sympathicusreiz	systolische Wirkung	herabgesetzte Anspruchsfähigkeit	gesteigerte Anspruchsfähigkeit

Die Übersicht, gestützt auf Beobachtungen, hat die Vorzüge und Nachteile eines Schemas. Denn daß Ca-Mangel eine gesteigerte Anspruchsfähigkeit des

---

[1]) MINES, G. R.: Journ. of physiol. Bd. 52, S. 261. 1911.
[2]) TEN CATE, J.: Arch. néerland. de physiol. de l'homme et des anim. Bd. 6, S. 265. 1921.
[3]) Zitiert nach K. SPIRO: Die Wirkung der Ionen auf Zellen und Gewebe. Verhandl. d. Ges. dtsch. Naturforsch. u. Ärzte 1922, S. 278.

Vagus macht, ist weder allgemeingültig als Tatsache, noch wenn vorhanden, die unmittelbare Ursache gesteigerter Erregbarkeit.

Bekanntlich sind Saisondifferenzen im Ionengehalt des Blutes vorhanden; diese könnten bei Unterschieden der Erregbarkeit der Herznerven, die gleichfalls Saisondifferenzen aufweisen, eine Rolle spielen.

Einfluß von Giften und Hormonen auf das Herznervensystem.
Zusammenfassende Darstellung.

MEYER, H. H. u. R. GOTTLIEB: Die experimentelle Pharmakologie. 4. Aufl. Berlin: Urban & Schwarzenberg 1920.

Der Einfluß von spezifischen Giften auf die Wirkung der Herznerven ist vornehmlich unter dem Gesichtspunkte zu behandeln, daß die Herzen parasympathisch und sympathisch sind, was mit Rücksicht auf spezifische Gifte bedeutet, daß die Herznerven cholinophil und adrenophil nach der Bezeichnungsweise von LANGLEY sind, sowie daß gewisse Gifte einen Angriffspunkt im Unterbrechungsganglion besitzen. Wegleitend ist die Entdeckung von BEZOLD und SCHMIEDEBERG[1]) vom Antagonismus Muscarin-Atropin gewesen. Alle parasympathisch erregend wirkenden Gifte, Gifte der Cholingruppe, erregen den Vagus und erzeugen die verschiedenen Symptome der Vaguserregung. In den Einzelheiten zeigen Cholin, Acetylcholin, Muscarin, Pilocarpin und Physostigmin gewisse Unterschiede. Reine Erregungen des Vagus bedingen nur Cholin, Acetylcholin und Muscarin, und diese Erregungen werden glatt durch Atropin aufgehoben, welches die vagalen Endapparate lähmt. Die Physostigminwirkung ist durch Atropin nicht völlig aufhebbar[2]). Pilocarpin und besonders Nicotin erregen nur anfänglich den Vagus. Nicotin erregt primär die Unterbrechungsganglien des Vagus, um sie dann zu lähmen. Von dieser Tatsache wurde z. B. von HOFMANN in seinen früher erwähnten Versuchen Gebrauch gemacht, um die Funktion der prä- und postganglionären Fasern des Vagus im Herzen klarzulegen; ferner ergibt die Analyse mit Hilfe von Nicotin, daß alle sympathischen Fasern in der Nachbarschaft des Herzens postganglionäre Nervenfasern sind.

Nach Atropin ist, solange die Wirkung andauert, weder durch Vagusreizung, noch durch Sinusreizung, noch durch Muscarin, Cholin, Pilocarpin und Nicotin eine hemmende Wirkung zu erzielen.

Adrenalin erzeugt alle Wirkungen sympathischer Reizung, in gewissem Sinne auch Cocain. Ergotoxin und Ergotamin, das wirksame Reinprodukt des Mutterkorns, lähmt anscheinend spezifisch den Accelerans [DALE[3]), SPIRO und STOLL[4])], während die Wirkung der Reizung des N. vagus deshalb leichter erzielt werden kann.

Das Schema der Giftwirkungen, aufgestellt in der Lehre vom autonomen Nervensystem und nicht zu geringem Teil sich auf Erfahrungen an den Herznerven gründend, ist aber doch nur ein Schema, und die genauere Analyse des Verhaltens gerade des Herznervenmechanismus gegen Gifte verrät überall Durchbrechung dieses Schemas. Beginnen wir mit dem Atropin. Im Gegensatz zur schematischen Auffassung, daß Atropin nur den vagalen Apparat ausschalte, gab es schon in der älteren Literatur Beobachtungen (BEZOLD und BLOEBAUM, HEDBORN, ROHDE und OGAVA), welche dahin deuteten, daß die Wirkung des

---

[1]) v. BEZOLD: Untersuch. a. d. physiol. Laborat. Würzburg Bd. 1, S. 26. 1867. — SCHMIEDEBERG u. KOPPE: Das Muscarin, das giftige Alkaloid des Fliegenpilzes. Leipzig 1869.
[2]) WINTERBERG: Zeitschr. f. exp. Pathol. u. Therap. Bd. 4, S. 636. 1907.
[3]) DALE: Journ. of physiol. Bd. 34, S. 163. 1906.
[4]) SPIRO u. STOLL: Schweiz. med. Wochenschr. 1921, S. 23.

Atropins auf die Herznerven komplizierter sei. Am Froschherzen ergaben neuere Beobachtungen [HABERLANDT[1]), ASHER[2])], daß Atropin eine erregende Wirkung auf den sympathischen Mechanismus hat. Die Abweichungen vom Schema werden größer, wenn gleichzeitig die Wirkungen von Adrenalin und Atropin auf das Säugetierherz beobachtet werden [BACKMAN und LUNDBERG[3])]. Was das Adrenalin betrifft, so läßt sich dasselbe durch passende Vorbehandlung des Herzens zu einem vagotropen Mittel machen. Bei Calciummangel wirkt Adrenalin negativ inotrop oder erzeugt diastolischen, mit Atropin aufhebbaren Stillstand [KOLM und PICK[4])]. Schließlich konnten ASHER und Mitarbeiter (im Druck befindliche Arbeiten) durch Zusatz eines aus der Leber stammenden Stoffes Atropin symptomatisch vagotrop machen, und die Erregbarkeit des Vagus wurde unter dieser Einwirkung des Atropins sogar erhöht. Somit ist selbst nach dieser Richtung hin das Schema der Atropinwirkung durchbrochen.

Auch durch vagotrope Mittel sowie durch Nicotin läßt sich das Herz so umstimmen, daß Adrenalin selbst vagotrop wirkt, und diese vagotrope Wirkung des Adrenalins wird durch Atropin aufgehoben[5]). Während die zuletzt genannten Beobachtungen sich auf das Kaltblüterherz beziehen, haben BACKMAN und LUNDBERG am isolierten und überlebenden Herzen von Katzen, Kaninchen und Meerschweinchen gezeigt, daß das Adrenalin nicht bloß die sympathischen, sondern auch die parasympathischen Endorgane im Herzen reizt. Nach starker Atropinisierung des Herzens trat bisweilen ein hemmender Einfluß auf das Herz ein. Nach landläufigen Vorstellungen würde dies zugunsten der Annahme von hemmenden, dem sympathischen System angehörenden Mechanismen sprechen. Hinsichtlich des Atropins ergab sich am Säugetierherzen ein gewisser Antagonismus gegenüber dem Adrenalin, indem es die sympathischen Mechanismen lähmte, auf welche Adrenalin wirkt.

Für die allgemeine Physiologie der Herznerven sind alle im voraufgehenden Abschnitt kurz skizzierten Tatsachen deshalb vor allem interessant, weil sie die große Bedeutung klar hervortreten lassen, welche die Stimmung der Mechanismen, auf welche die Herznervengifte einwirken, für die jeweilige Symptomatik ihre Wirkung besitzt.

Von den mannigfachen Giften, welche auf den Herznervenmechanismus einzuwirken vermögen, beanspruchen die Gallensäuren ein gewisses Interesse. In denjenigen Konzentrationen, in denen die Wirkung auf den nervösen Mechanismus sich beschränkt, ließ sich am isolierten Kaltblüterherzen bei schwächsten Konzentrationen eine erregende, dann eine indifferente, dann eine hemmende Konzentration auffinden [GLUR[6])].

Einfluß der Hormone. Hormonale Einflüsse auf die Herznerven haben uns schon im voraufgehenden Abschnitt beschäftigt, als wir das Adrenalin besprachen, weshalb eine Wiederholung über die Wirkung von Adrenalin auf die Herznerven unterbleiben kann. Nächst der Nebenniere besitzt die Schild-

---

[1]) HABERLANDT, L.: Zeitschr. f. Biol. Bd. 76, S. 64. 1922; Bd. 80, S. 137. 1924.
[2]) ASHER, L.: Zeitschr. f. Biol. Bd. 78, S. 297. 1923.
[3]) BACKMAN, E. L. u. H. LUNDBERG: Beiträge zur Lehre von der Pharmakodynamik des Atropins und des Adrenalins. Upsala läkareförenings förhandl., Ny följd, Bd. 30, H. 1/2. Upsala 1924; hierin vollständige Übersicht über die ältere und neuere Literatur betreffend Adrenalin und Atropin.
[4]) KOLM, R. u. E. P. PICK: Über die Bedeutung des Calciums für die Erregbarkeit der sympathischen Herznervenendigungen. Pflügers Arch. f. d. ges. Physiol. Bd. 189, S. 137. 1921.
[5]) PICK, E.: Über paradoxe Wirkungen von Herzgiften und ihre Ursachen. Wien. klin. Wochenschr. Jg. 33, S. 1081. 1920. — AMSLER, C.: Über inverse Adrenalinwirkung. Pflügers Arch. f. d. ges. Physiol. Bd. 185, S. 86. 1920.
[6]) GLUR, W.: Zeitschr. f. Biol. Bd. 52, S. 479. 1909.

drüse eine Bedeutung für die Herznerven. Da nach der Lehre von ASHER und seinen Mitarbeitern das innere Sekret der Schilddrüse ein Aktivator des gesamten autonomen Nervensystems ist, folgt hieraus ein Einfluß auf die parasympathischen und sympathischen Nerven des Herzens. Derselbe ist unter

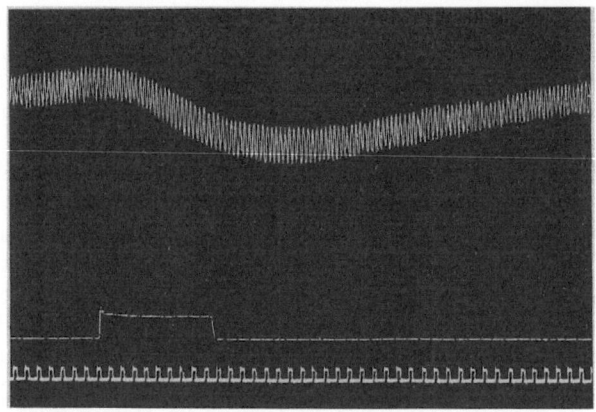

Abb. 116. Reizung vor der Jodthyreoglobulininjektion. (Nach OSWALD.)

mannigfachen Bedingungen von ASHER und seinen Mitarbeitern gezeigt worden[1]). An und für sich hat das Schilddrüsensekret keine unmittelbare Wirkung, diesen Autoren zufolge, auf das Herz bzw. auf die Herznerven. Aber die Wirkung

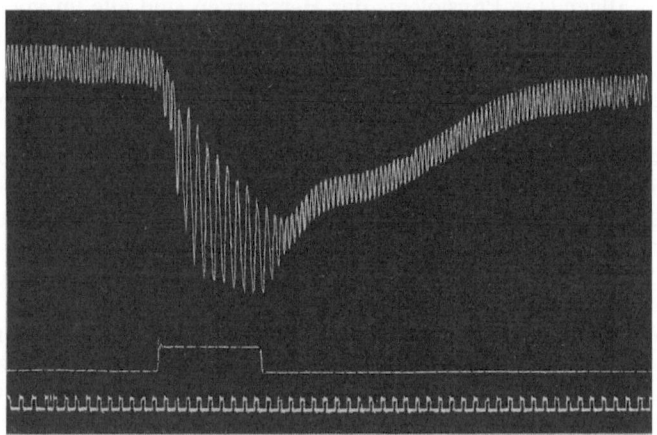

Abb. 117. Reizung nach der Jodthyreoglobulininjektion. (Nach OSWALD.)

sowohl von Reizung des Nervus vagus sowie die Wirkung von Adrenalin wird bei einem Herzen, das unter dem Einflusse des Schilddrüsensekrets steht, verstärkt. In sehr ausgesprochener Weise wurde ganz in Übereinstimmung mit der genannten Lehre von OSWALD[2]) gefunden, daß die intravenöse Injektion

---

[1]) ASHER, L. u. M. FLACK: Zeitschr. f. Biol. Bd. 55, S. 83. 1910. — ASHER, L. u. v. RODT, W.: Zentralbl. f. Physiol. Bd. 26, S. 223. 1912. — RICHARDSON, H. B.: Zeitschr. f. Biol. Bd. 67, S. 57. 1916. — KAKEHI, SH.: Ebenda Bd. 67, S. 104. 1916.
[2]) OSWALD, A.: Die Schilddrüse in Physiologie und Pathologie. Leipzig: Veit & Co. 1916.

von Jodthyreoglobulinlösungen die Erregbarkeit des Vagus stark erhöht, wofür nachfolgender Beleg gegeben wird.

Der Einfluß der Schilddrüse auf die sympathischen Herznerven ist auch in den Versuchen von CANNON und CATTLE[1]) erkenntlich, in denen sich fand, daß die Reizung der sekretionsfördernden Schilddrüsennerven eine Beschleunigung des entnervten Herzens verursachte, was sich aus der Erregung der sympathischen Mechanismen erklärt. Es sind Einwände gegen die vorgetragenen Lehren erhoben worden [DRYERRE[2])]. Dieselben sind jedoch in prinzipieller Weise durch NAKAYAMA[3]) widerlegt worden. Hingegen hat eine andere wohlbekannte Erscheinung durch Berücksichtigung des Einflusses der Schilddrüse auf die Herznerven ihre hinreichende Erklärung gefunden. Es gibt Jahreszeiten, in denen der Vagus nicht oder weniger erregbar ist. CORI[4]) kam zu dem Ergebnis, daß die in der wärmeren Jahreszeit fehlende Vaguswirkung bzw. die verstärkte Tendenz des Herzens, auf den Sympathicusreiz anzusprechen, mit der Funktion der Thyreoidea in Zusammenhang stehe. Da sowohl die Wirkung des Schilddrüsensekrets sowie die Erregbarkeit von Vagus und Accelerans gleichzeitig von einer Reihe von Bedingungen abhängen, liegen verwickelte Verhältnisse vor, welche im Einzelfall der Analyse bedürfen, aber stets dürfte dabei die Schilddrüse eine präponderierende Rolle spielen[5]).

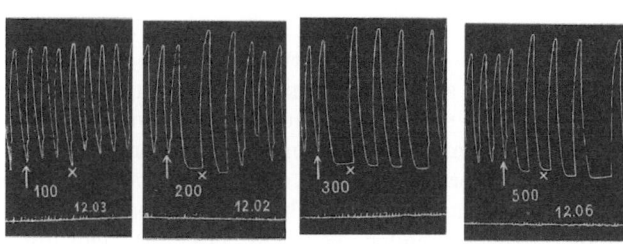

Abb. 118. Vaguserregbarkeit bei Durchströmung mit Normallösung.

Obwohl darüber Zweifel bestehen, ob man die aus der Hypophyse gewonnenen Stoffe als innere Sekrete bezeichnen darf, erscheint es angebracht, darauf hinzuweisen, daß dieselben bei intravenöser Injektion eine erregende Wirkung auf die vagalen Mechanismen des Herzens auszuüben vermögen, ganz abgesehen von dem mittelbaren Einfluß auf das Vaguszentrum durch erhöhten Blutdruck. Schaltet man am Säugetier durch Vagusdurchscheidung die zentrale Wirkung aus, so bleibt immer noch infolge von Hypophysenextrakten eine Verlangsamung sowie eine Verstärkung der Herzschläge bestehen [CYON[6]), HOWELL[7])]. Die Hypophysenextrakte bewirken aber nicht allein Verlangsamung der Herzschläge, sondern auch eine Verstärkung derselben. Deshalb bezeichnete CYON die unter Hypophysenwirkung entstehenden Pulse als Aktionspulse, und es ist daher fraglich, ob man die hierin zum Ausdruck kommende Wirkung ausschließlich als eine vagale betrachten darf. Zweifel sind um so mehr berechtigt, als die Widerstandsfähigkeit der hemmenden Hypophysinwirkung auf

---

[1]) CANNON, W. B. u. M. K. CATTLE: The secretory innervation of the thyroid giand Americ. journ. of physiol. Bd. 41, S. 58. 1916.

[2]) DRYERRE, H.: Quart. journ. of exp. physiol. Bd. 14, S. 221. 1924.

[3]) NAKAYAMA, K.: Biochem. Zeitschr. Bd. 155, S. 387. 1925.

[4]) CORI, K.: Untersuchungen über die Ursachen der Unterschiede in der Herznervenerregbarkeit bei Fröschen zu verschiedenen Jahreszeiten. Arch. f. exp. Pathol. u. Pharmakol. Bd. 91, S. 130. 1921.

[5]) Weitere einschlägige Literatur s. bei R. L. LEVY: Americ. journ. of physiol. 1916, S. 492 u. C. G. SANTESSON: Skandinav. Arch. f. Physiol. 1919, S. 185.

[6]) CYON, E. v.: Die Gefäßdrüsen als regulatorische Schutzorgane des Zentralnervensystems. S. 116—217. Berlin: Julius Springer 1910.

[7]) HOWELL, W. H.: Journ. of exp. med. 1898, S. 215—245.

das isolierte Froschherz gegenüber Atropin eine ganz außerordentlich große ist; es gehören sehr viel stärkere Atropindosen dazu als bei irgendeinem anderen Reizmittel des Vagus, um die Hypophysinwirkung aufzuheben [FÜHNER[1])]. Insulininjektionen bewirken eine Vagushypertonie. Diese ist keine Folge der Hypoglykämie, weil sie auch bei Dextroseinjektionen eintritt [GARRELON und SONTENOISE[2])].

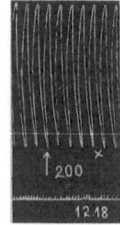 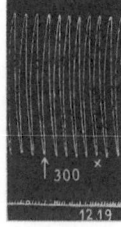 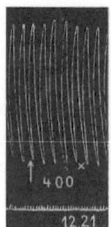 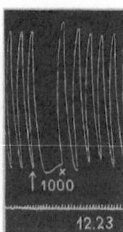 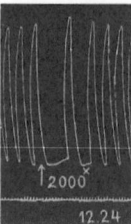

Abb. 119. Vaguserregbarkeit bei Durchströmung mit Leberperfusat.

Eine letzte bemerkenswerte hormonale Wirkung auf die Herznerven geht von der Leber aus [ASHER und TAKAHASHI, RICHARDET[3])]. Durchströmt man das Froschherz mit einer Lösung, welche vorher durch die Leber gegangen ist, so beobachtet man die Wirkungen erhöhter sympathischer Erregung und verminderter Anspruchsfähigkeit des Nervus vagus im Vergleich mit der Periode, wo eine Flüssigkeit, welche nicht die Leber passiert hat, im Herzen sich befindet. In den nebenstehenden Abb. 118, 119, 120 zeigt die obere Reihe die Herzschläge und die Erregbarkeit des Nervus vagus in der Vorperiode bei Durchströmung mit einer Normallösung. Die zweite Reihe ist aus der Periode, wo die Durchströmung mit der Flüssigkeit, die durch die Leber gegangen war, stattfindet; die Herzschläge sind beschleunigt und verstärkt und die Erregbarkeit des Vagus wesentlich herabgesetzt. Die dritte Reihe zeigt die Wiederherstellung der

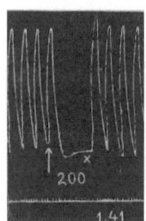 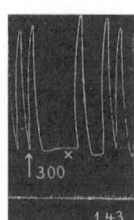 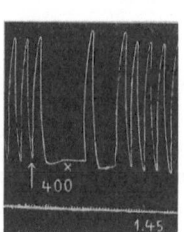

Abb. 120. Vaguserregbarkeit bei Durchströmung mit Normallösung.

früheren Verhältnisse bei wiederholter Durchströmung mit der Normalflüssigkeit.

Die gleichen Erscheinungen konnten am Säugetierherz nachgewiesen werden, und die wirksame Substanz konnte durch Dialyse aus mit Sauerstoff versorgtem Leberbrei gewonnen werden (nicht veröffentlichte Versuche von KOBORI und HOFFMANN, Berner physiologisches Institut). Nach diesen Versuchen reguliert die Leber auf chemischem Wege die Herznerven im Sinne einer sympathischen Förderung und unter Zurückdrängung des hemmenden Vaguseinflusses.

Theorie der Herznervenwirkung.

Die Theorie der Herznerven ist mit allen den großen Schwierigkeiten behaftet, denen man bei der Erörterung der beiden großen physiologischen Fundamental-

---

[1]) FÜHNER, H.: Biochem. Zeitschr. Bd. 76, S. 232. 1916.
[2]) GARRELON, L. u. D. SANTENOISE: Cpt. rend. des séances de la soc. de biol. Bd. 90, S. 470. 1924.
[3]) ASHER, L. u. K. TAKAHASHI: Die chemische Regulation des Herzschlages durch die Leber. Biochem. Zeitschr. Bd. 149, S. 468. 1924. — RICHARDET, W.: Biochem. Zeitschr. Bd. 166, S. 317. 1925.

probleme, der Erregung und Hemmung, gegenübersteht. Die Gesichtspunkte, welche daher in Betracht kommen, werden wesentlich beeinflußt durch den Stand der Erkenntnisse auf einem breiteren Boden als demjenigen der Herzphysiologie. Es kommen aber noch spezielle Probleme hinzu, die in einem engeren Zusammenhang mit den Zuständen und Vorgängen im Herzen stehen.

Eine erste, anscheinend elementare Frage aus der Theorie der Herznerven, nämlich die, ob der Angriffsort der Herznerven an nervösen oder an muskulären Substraten sich befindet, ist aufs engste mit dem umfassenderen Probleme der Neurogenie oder Myogenie des Herzschlags verknüpft. In einem einzigen Falle liegt eine klare und eindeutige Auskunft über den Angriffsort des Nervus vagus vor, nämlich in dem berühmten Versuche am Limulusherzen von CARLSON[1]). Hier ist der Nachweis geliefert, daß die Herznerven an dem ganglionären Apparate des Herzens angreifen. Die entscheidende Auskunft dieser Versuche trägt aber wenig für die Erkenntnis an anderen Herzen bei; denn erstens ist namentlich bei den Wirbeltierherzen anatomisch die Durchdringung der Herzmuskeln mit Nervenfasern offenkundig, und zweitens liegen eine große Reihe experimenteller Tatsachen vor, welche lehren, daß die Gesamtheit der Erscheinungen am Wirbeltierherzen ganz anders sind als am Limulusherzen. Läge für alle diese Herzen der entscheidende Beweis vor, daß Automatie und Koordination des Herzschlags myogen bedingt sei, so wäre hiermit auch die Frage nach dem Angriffsort der Herznerven dahin entschieden, daß dieselben unmittelbar an der contractilen Substanz angreifen. An einer anderen Stelle dieses Handbuchs werden diese prinzipiellen Fragen erörtert, so daß wir uns hier nur auf wenige neuere Punkte beschränken dürfen, die in einem besonders nahen Zusammenhang mit Fragen der hemmenden und fördernden Herznerven stehen. Einmal wären die früher besprochenen HOFMANNschen Versuche zu nennen, in denen das ganglionäre System des Froschherzens entfernt wurde, ohne Aufhebung von Automatie und Koordination, und wo zweitens, nach Exstirpation der gesamten intrakardialen Fortsetzung der Herznerven, die am Sinus erzielten Wirkungen der Reizung der Herznerven trotzdem an der Kammer zum Ausdruck gelangten, wenigstens was die Frequenz anbelangt. Aus diesen Versuchen folgt erstens, daß die weggenommenen Ganglien für Automatie und Koordination nicht nötig sind und daß die am Oberherzen erzielte Wirkung der Herznerven auf muskulärem Leitungsweg zur Kammermuskulatur gelangt. Sodann wären die Ergebnisse zu berücksichtigen, welche die in umfassender Weise von HABERLANDT ausgeübte Ausschaltung der gesamten Herznerven am Froschherzen für die in Erörterung stehenden Fragen gezeitigt hat[2]). Einerseits zeigt sich, daß man durch eine Reihe von Eingriffen das Froschherz eine Zeitlang vollständig kältestarr machen und aus diesem Zustand der Kältestarre wiederherstellen kann. Solche Herzen schlagen automatisch und koordiniert, jegliche Art Reizung der Herznerven aber ist vollständig wirkungslos. Das Gelingen selbst der Dauerausschaltung der intrakardialen vago-sympathischen Endfasern lehrt nach der negativen Seite

---

[1]) Gesamtliteratur in A. J. CARLSON: Vergleichende Physiologie der Herznerven und der Herzganglien bei den Wirbellosen. Ergebn. d. Physiol. von Asher u. Spiro Bd. 8, S. 371. 1909.

[2]) HABERLANDT, L.: Über Trennung der intrakardialen Vagusfunktion von der motorischen Leistung des Froschherzens. I. Mitt. Zeitschr. f. Biol. Bd. 72, S. 1. 1920; II. Mitt. ebenda Bd. 72, S. 163. 1920; III. Mitt. ebenda Bd. 73, S. 151. 1921; IV. u. V. Mitt. ebenda Bd. 73, S. 285. 1921. — HABERLANDT, L.: Ein direkter Nachweis der muskulären Erregungsleitung im Wirbeltierherzen. Ebenda Bd. 76, S. 49. 1922. — HABERLANDT, L.: Ein direkter Nachweis der myogenen Reizbildung im Wirbeltierherzen. Ebenda Bd. 79, S. 307. 1923. — HABERLANDT, L.: Über Dauerausschaltung der intrakardialen Herznerven. Ebenda Bd. 81, S. 161. 1924. — HABERLANDT, L.: Versuche mit langer Überlebensdauer nach Abklemmung der Froschherzspitze. Ebenda Bd. 82, S. 161. 1924.

hin, methodisch auf neue Weise, die weitgehende Unabhängigkeit der Automatie und Koordination von den vago-sympathischen Nerven. Zieht man mit HABERLANDT den weiteren Schluß, daß die völlige Unerregbarkeit von Vagus und Sympathicus an den wiederhergestellten Herzen das Zugrundegehen des gesamten intrakardialen Nervenapparates darlegt und somit einen strengen Beweis für das rein myogene Zustandekommen aller Funktionsäußerungen des Herzens sei, so wäre damit auch erwiesen, daß der ausschließliche Angriffspunkt der Herznerven die Muskulatur selbst sei. Ohne etwas über die prinzipielle Frage präjudizieren zu wollen, soll doch darauf hingewiesen werden, daß der Schluß kein zwingender ist. Die völlige Unerregbarkeit der vagosympathischen Fasern ist kein absolut sicherer Beweis für das Zugrundegehen des gesamten nervösen Herzmechanismus. Denn der Erfolg der Herznervenreizung kann bekanntlich auch dann ausbleiben, wenn unzweifelhaft von einer Ausschaltung des intrakardialen Nervensystems keine Rede sein kann. Es sind eben die Bedingungen, von denen die Übertragung des Erregungsvorganges von den extrakardialen Herznerven auf ihre Wirkungsstätten abhängt, viel leichter zu beeinträchtigen als irgend etwas anderes im Herzen. Etwas Ähnliches zeigt sich hinsichtlich des Reizleitungssystems, welches nach früher genannten Untersuchungen von PICK ganz besonders empfindlich ist. Andererseits ist es HABERLANDT gelungen, die Froschherzspitze abzuklemmen und Beobachtungen mit langer Überlebensdauer anzustellen, woran sich die histologische Untersuchung schloß. Diese histologische Untersuchung ergab eine vollständige Degeneration der Nervenendfasern. Da nun dieser Herzteil wie unter normalen Umständen Erregbarkeit, refraktäre Phase und Erregungsleitung zeigte, konnten diese Erscheinungen nicht vom intrakardialen Nervenendnetz abhängen, und es bliebe als einzige Funktion des gesamten intrakardialen Nervenapparates nur die der Regulation der Herztätigkeit. Unzweifelhaft bilden die HABERLANDTschen Versuche eine starke Stütze für die Lehre, welche dem intrakardialen Nervensystem keine andere Funktion zuschreibt als diejenige, ein Teil der regulierenden Herznerven zu sein, eine Ansicht, welche, abgesehen von den älteren Autoren GASKELL und ENGELMANN, unter den neueren namentlich von HOFMANN[1]) vertreten worden ist. Immerhin darf nicht aus dem Auge gelassen werden, daß erstens der Sicherheitswert der histologischen Methoden für die vorliegenden Fragen nicht absolut feststeht, und zweitens, daß das Herz ein biologisches Gebilde von tatsächlich wechselnden Eigenschaften darstellt. Selbst am Limulusherzen hat CARLSON Bedingungen realisiert, in denen das unzweifelhaft neurogen automatische Organ zu einem solchen von myogener Natur wurde. Manches spricht dafür, daß die Fragestellung neurogen und myogen, weil der älteren morphologischen Problemstellung entlehnt, vielleicht nicht mehr zeitgemäß ist, und es sich vielmehr um zwei verschiedene Mechanismen handle, der eine der contractile, der andere der erregungsbereitende, der sowohl in dem, was man Muskel wie auch in dem, was man Nerv nennt, seinen Sitz in verschiedenen Graden der Verteilung haben kann. Es ist dies eine analoge Vorstellung, wie sie BETHE[2]) geschaffen hat, indem er den funktionell bedeutsamsten Teil des Zentralnervensystems, das Neuropil, bald intra-, bald extraganglionär liegenläßt.

Zusammenfassend läßt sich sagen, daß schwerwiegende Tatsachen zugunsten der Auffassung sprechen, daß das gesamte intrakardiale Nervensystem nur der intrakardial gelegene Teil der regulierenden Herznerven seien und daß demzufolge der Angriffsort der Herznerven die Muskulatur sei. In den früheren Teilen

---

[1]) HOFMANN, F. B.: Zeitschr. f. Biol. Bd. 67, S. 375 u. 404. 1917.
[2]) BETHE, A.: Allgemeine Anatomie und Physiologie des Nervensystems. Leipzig: Thieme 1903.

lernten wir übrigens Tatsachen kennen, die unzweifelhaft das Eingreifen der Herznerven in die Muskelvorgänge selbst darlegten, nämlich die mit exakten Methoden registrierten Änderungen des Kontraktionsablaufes bei Reizung von Vagus und Accelerans. Die Frage nach Automatie und Koordination unter physiologischen Bedingungen ist damit aber noch nicht abschließend entschieden.

Den Angriffspunkt der Herznerven hat man auch versucht durch Anwendung der Herzgifte zu analysieren. Namentlich hat für die Theorie hierbei das Muscarin eine Rolle gespielt, indem man dasselbe am Herzmuskel angreifen ließ [Gaskell[1]) Rhodius und Straub[2])]. In entscheidender Weise ist jedoch gezeigt worden, daß der diastolische Herzstillstand, welcher durch Muscarin herbeigeführt wird, völlig unabhängig von der Muskulatur des Ventrikels erfolgen kann. Denn der nach Abschnürung an der Atrioventrikulargrenze automatisch schlagende Froschventrikel wird durch Muscarin nicht in diastolischen Stillstand versetzt. Es handelt sich, wenn am Herzen unter Muscarinwirkung der Ventrikel stillsteht, um eine Lähmung der Reizleitung [Fröhlich und Pick[3])]. Die Tatsache, daß das vagale Reizgift Muscarin nicht an der Muskulatur selbst angreift, steht nicht isoliert da; ganz allgemein ist erkannt worden, daß pharmakologische Stoffe und Hormone, deren Wirkungen im autonomen System sich abspielen, nicht an dem eigentlichen Leistungsprotoplasma, sei es contractile oder sekretorische Substanz, angreift. Solche Erfahrungen, wie sie im Falle des Muscarins vorliegen, rechtfertigen die Zurückhaltung gegenüber anscheinend glänzenden Beweisen für die myogene oder neurogene Theorie.

Die nächste Frage, mit welcher sich die Theorie der Herznervenwirkung zu befassen hat, ist die, ob die antagonistischen Herznerven an demselben oder an einem verschiedenen Mechanismus angreifen. Die Bezeichnung Mechanismus wird gewählt, um die Frage nach dem letzten anatomischen Substrat hierbei offen lassen zu können. Die wichtigsten Tatsachen, welche für diese Seite der Theorie in Betracht kommen, sind früher im Anschluß an die grundlegende Arbeit von Baxt genannt worden, die dort zum ersten Male aufgestellte Anschauung von Ludwig, nach welcher die beiden antagonistischen Nerven an getrennten Mechanismen angreifen, besteht nach wir vor, trotz gelungener symptomatischer Interferenz, zu Recht. Dafür sprechen außer den älteren Erfahrungen die gleichfalls früher erwähnten Erfahrungen von Frank und von Bohnenkamp, daß der feinere Ablauf der Kontraktionsvorgänge verschieden ist, je nachdem der Vagus oder der Accelerans gereizt wird; dafür sprechen weiter die gleichfalls genannten Erfahrungen von Frank und Asher und Pretschistenskaja über den verschiedenen Einfluß der Temperatur auf die Erregbarkeit von Vagus und Accelerans. In die gleiche Reihe gehört die weitere Erfahrung, daß die Erregbarkeit des Accelerans quantitativ keine Änderung erfährt, wenn der Vagus entweder reizlos durch Abkühlung oder durch eine eben genügende Atropindosis ausgeschaltet wird [Bessmertny[4])]. Auch die Erfahrungen von Rothberger und Winterberg[5]), daß am Säugetierherzen der stärkere Nerv niemals das Zutagetreten der chronotropen Nachwirkung des schwächeren verhindern kann, bestätigt die Angaben von Baxt und stützt dessen theoretische Schlußfolgerung. Sobald man sich entschließt, einen verschiedenen Angriffsmechanismus der antagonistischen Nerven anzuerkennen,

---
[1]) Gaskell, W. H.: Schäfers textbook of Physiology Bd. II, S. 222. 1900.
[2]) Rhodius, R. u. W. Straub: Pflügers Arch. f. d. ges. Physiol. Bd. 110, S. 492. 1905.
[3]) Fröhlich, A. u. E. Pick: Untersuchung über die Giftfestigkeit des Reizleitungssystems und der Kammerautomatie. Arch. f. exp. Pathol. u. Pharmakol. Bd. 84, S. 250. 1918.
[4]) Bessmertny, Ch.: Zeitschr. f. Biol. Bd. 47, S. 400. 1906.
[5]) Rothberger u. Winterberg: Pflügers Arch. f. d. ges. Physiol. Bd. 141, S. 346. 1911.

ist damit auch ein neuer Anhaltspunkt dafür gewonnen, daß die Herznerven nicht einfach an der contractilen Substanz unmittelbar angreifen.

Die Behauptung, daß die Herznerven antagonistisch sind, greift in das Theoretische über. In Wirklichkeit finden vielfache Abweichungen von dem, was der Begriff Antagonismus sagt, statt. Erstens widerspricht der im vorigen Abschnitt erwiesene verschiedene Angriffsmechanismus der Definition eines echten Antagonismus. Zweitens haben die früher besprochenen Tatsachen gezeigt, daß der Erfolg der Reizung des Vagus und des Accelerans, sei dieselbe elektrisch oder chemisch, mit bedingt wird durch die adaptive Stimmung.

Eine viel diskutierte theoretische Frage ist die, ob den verschiedenen symptomatischen Wirkungen der Herznervenreizung ebensoviel verschiedene Nervenfasern entsprechen oder ob, im Grunde genommen, es sich um einheitliche Herznerven handelt. ENGELMANN[1]), der die Namen für die verschiedenen Herznervenwirkungen schuf, vertrat zugleich die Meinung, daß den einzelnen Symptomen auch getrennte Nerven entsprächen. Nachdem schon MUSKENS, HERING[2]) und HENDERSON[3]) im Gegensatz hierzu dafür eingetreten waren, daß es nur eine Art von Hemmungsnerven gäbe, hat insbesondere HOFMANN[4]) eingehend den Standpunkt begründet, daß es nur eine Art von Hemmungsnerven und nur eine Art von Förderungsnerven für das Herz gäbe und daß die verschiedenen Wirkungen der Hemmungsnerven nur Äußerungen eines und desselben Grundvorganges sind. Nach HOFMANN hängen die Wirkungen der Hemmungsnerven erstens von dem Ort und zweitens von dem Zustande des Herzens ab. Sobald ein Herznerv an reizbildenden Stätten, sei es nomotopen, sei es heterotopen, einwirkt, vermag er chronotrop zu wirken. Die Abhängigkeit vom Zustande des Herzens käme darin am schärfsten zum Ausdruck, daß die dromotrope und inotrope Wirkung um so stärker ausgesprochen sei, in je schlechterem Zustande sich das Herz befinde. Trotz dieser gewichtigen Gründe hat sich TIGERSTEDT dieser Ansicht nicht anschließen können und hält die Annahme von zweierlei verschiedenen hemmenden Nerven, solche die auf die reizbildenden Abschnitte des Herzens und solche, die auf die Herzmuskulatur an und für sich ihren Einfluß ausüben, für berechtigt[5]). Er stützt sich dabei wesentlich auf die älteren Versuche von TRENDELENBURG und ZWAARDEMAKER, nach denen die Latenzdauer und die Schwelle und das Maximum des Reizes für verschiedene Vaguswirkungen verschieden sind. Von einem allgemein physiologischen Standpunkt scheint die Auffassung von MUSKENS, wohl dem ersten, der für die Einheitlichkeit der Nervenfasern eintrat, von HERING, HENDERSON und HOFMANN zur Zeit für die zutreffendere, da wir auf dem Standpunkte stehen, daß das Bestimmende für die Wirkung eines autonomen Nerven der Ort oder der Mechanismus sei, an dem er angreife. Da nun der letztere die Eigenschaft der Variabilität besitzt, liegen hierin hinreichende Möglichkeiten für verschiedene Nervenwirkungen des gleichen nervösen Grundvorganges. Diese Auffassung wird zudem noch durch die neuerdings von SCHELLONG[6]) begründete Lehre gestützt, daß selbst zwei von ENGEL-

---

[1]) ENGELMANN: Die deutsche Klinik am Eingange des 20. Jahrhunderts Bd. 4, S. 263. 1903.
[2]) HERING, H. E.: Pflügers Arch. f. d. ges. Physiol. Bd. 108, S. 296. 1905.
[3]) HENDERSON, Y.: Americ. journ. of physiol. Bd. 16, S. 360. 1906.
[4]) HOFMANN, F. B.: Über die Einheitlichkeit der Herzhemmungsfasern und über die Abhängigkeit ihrer Wirkung vom Zustande des Herzens. Zeitschr. f. Biol. Bd. 67, S. 427. 1917. Hierin die ältere Literatur des Gegenstandes.
[5]) TIGERSTEDT, R.: Physiologie des Kreislaufs. Bd. II, S. 360. Berlin u. Leipzig 1921.
[6]) SCHELLONG, FR.: Untersuchungen über die Grundeigenschaften des Herzmuskels und ihre Beziehungen zueinander. I.—V. Mitt. Zeitschr. f. Biol. Bd. 82, S. 27, 174, 435, 451, 459. 1924/25.

MANN als besondere Grundeigenschaften des Herzmuskels aufgestellte Vorgänge, die Erregbarkeit und die Reizleitung, ihrem Wesen nach Ausdruck eines einheitlichen Vorganges, nämlich der Erregbarkeit nebeneinanderliegende Elemente seien.

Unabhängig von allen voraufgehenden theoretischen Fragen hinsichtlich der Herznerven bleibt noch die letzte und wohl wesentlichste nach der Natur des Vorganges, welche als Erfolg entweder Erregung oder Hemmung bedingt. Ob auf dem Boden der Physiologie der Herznerven dieses allgemein physiologische Problem entschieden werden kann, ist von vornherein nicht abzusehen. Zum mindesten jedoch liefern die Erfahrungen an den Herznerven ein sehr reichhaltiges Material.

Gleich die erste näher definierte und experimentell angreifbare Vorstellung über das Wesen der Hemmung durch den Nervus vagus — aus naheliegenden Gründen wird zunächst immer in erster Linie das Problem der Hemmung bei den grundlegenden Erörterungen bevorzugt — vollzog den Anschluß an eine der großen allgemein physiologischen Theorien, indem GASKELL den Nervus vagus im Sinne der Theorie EWALD HERINGS für einen anabolen Nerv erklärte, während der Nervus accelerans umgekehrt auf Grund der von ihm hervorgerufenen Symptome den dissimilatorischen Prozeß erwecken sollte. Die wichtigste Stütze der GASKELLschen Theorie war sein Versuch am stillstehenden Schildkrötenvorhof, der von einer unversehrten und von einer durch Hitze verletzten Stelle nach einem Galvanometer abgeleitet wurde. Der so entstandene Ruhestrom zeigte bei Reizung des Nervus vagus eine positive Schwankung, demnach genau das Umgekehrte, was bei Eintritt einer Erregung beobachtet wird[1]). Zwar fand der Versuch nachfolgend Bestätigung durch BORUTTAU[2]) und MEEK und EYSTER[3]) und SAMOJLOFF[4]). Die Bedeutung des GASKELLschen Versuchs für die Theorie wurde entwertet, als EINTHOVEN und RADEMAKER[5]), die, mit dem Saitengalvanometer arbeitend, zwar die GASKELLschen Tatsachen bestätigten, jedoch erkannten, daß die ganze Erscheinung durch die langsame Dehnung des Vorhofs durch die Lungenkontraktion bedingt sei und nicht auf einem physiologischen Vorgang im Vorhof, der als ein hemmender dem erregenden entgegengesetzt sei, beruhe. Die Autoren entwickeln auch die Gründe, weshalb es unmöglich sei, an klopfenden Vorhöfen, wie es einige Autoren getan haben, aus Saitengalvanometerkurven Effekte im GASKELLschen Sinne abzuleiten. Seitdem EINTHOVEN und RADEMAKER den Beweis geführt haben, daß die GASKELLschen und die sich ihm anschließenden Beobachtungen ungenügend waren, um darauf schwerwiegend theoretische Schlußfolgerungen aufzubauen, hat SAMOJLOFF[6]) insofern den älteren GASKELLschen Versuch bestätigt, indem er den von EINTHOVEN erkannten Einfluß der Lungenbewegung ausschloß. Da aber die positive Schwankung bei Anschluß der Dehnung des Vorhofs durch die Lunge nur bei vorhandenem Ruhestrom auftritt, mahnt auch dieser Autor zur Vorsicht bei der theoretischen Verwertung.

Es ist hier die Gelegenheit, auf den bisher gar nicht berücksichtigten sog. Vorhofstonus einzugehen, der von FANO[7]) am Schildkrötenherzen beschrieben

---

[1]) GASKELL, W. H.: Beiträge zur Physiologie, C. LUDWIG zu seinem 70. Geburtstag gewidmet. Leipzig 1887, S. 114; Journ. of physiol. Bd. 8, S. 104. 1887.
[2]) BORUTTAU: Zentralbl. f. Physiol. Bd. 19, S. 301. 1905.
[3]) MEEK, W. J. u. E. A. EYSTER: Americ. journ. of physiol. Bd. 30, S. 271. 1912.
[4]) SAMOJLOFF, A.: Zentralbl. f. Physiol. Bd. 27, S. 575. 1913.
[5]) EINTHOVEN, W. u. A. C. A. RADEMAKER: Pflügers Arch. f. d. ges. Physiol. Bd. 166, S. 125. 1916.
[6]) SAMOJLOFF, A.: Die positive Schwankung des Ruhestroms am Vorhof des Schildkrötenherzens bei Vagusreizung. Pflügers Arch. f. d. ges. Physiol. Bd. 199, S. 579. 1923.
[7]) FANO, G.: Beiträge zur Physiologie, C. LUDWIG gewidmet, 1887, S. 287.

wurde, und der auch dem Einfluß des Vagus unterstellt sein sollte. Was nun den Einfluß des Vagus auf den Vorhofstonus betrifft, der selbst an dieser Stelle nicht zu besprechen ist, so haben EINTHOVEN und RADEMAKER darauf hingewiesen, daß aller Wahrscheinlichkeit nach eine Übertragung der Lungenkontraktionen auf die die Vorhofsspannung registrierenden Hebel vorläge.

Eine ganz andere Vorstellung über die Wirkungsweise der antagonistischen Herznerven, die ihren Ausgangspunkt von der von LUDWIG ausgesprochenen und, wie wir früher sahen, mannigfach bestätigten Lehre nahm, daß die antagonistischen Nerven einen verschiedenen Angriffsort oder Angriffsmechanismus besäßen, wurde von ASHER[1]) aufgestellt. Er nahm an, daß durch die Reizung der erregenden und hemmenden Nerven zwei verschiedene Stoffe an der Peripherie frei werden. Jeder vorkommende Fall sei unter dieser Annahme erklärbar, erstens die unabhängige Bildung der beiden Substanzen, zweitens die Möglichkeit der gegenseitigen Aufhebung der Wirkung, drittens das volle Eintreten der scheinbar ausgelöschten Wirkung nach Aufhören der doppelten Reizung; schließlich käme in Betracht, daß jede der beiden Substanzen mit dem Aufhören der Reizung einem gesetzmäßig geregelten Abklingen ihres Vorhandenseins unterworfen sei.

In ganz selbständiger Weise tritt die ähnliche Idee in den zahlreichen Untersuchungen von O. LOEWI auf, in denen er experimentell die humorale Übertragbarkeit der Herznervenwirkung zu beweisen sucht[2]). Die Beweisführung geht darauf hinaus zu zeigen, daß nach Reizung des Vagus bzw. des Accelerans die Flüssigkeit des Kammerinhaltes, aus dem einen Herz in ein anderes Prüfherz übertragen, dieselbe Wirkung entfaltet wie die Nervenreizung. Auf diese Weise gelang es LOEWI sowohl die inotropen wie die chronotropen und dromotropen Wirkungen der Herznerven auf chemischem Wege zu übertragen, wobei er durch Analyse der Erscheinungen zur Auffassung gelangt, daß es sich um eine spezifisch hormonale Übertragung handle. Da beim Froschherzen infolge der anatomischen Vereinigung von Vagus und Acceleransfasern bei Reizung der extrakardialen Nerven beide Stoffe entstehen, schloß LOEWI durch Ergotaminvergiftung die Erregungswirkung der sympathischen Nerven aus und erhielt dadurch in reinerer Form die humorale Übertragung der hemmenden Vaguswirkung. Die Wirkung des bei der Vagusreizung gebildeten Stoffes konnte durch Atropin aufgehoben werden. Das Atropin selbst wirkt nach LOEWI nicht lähmend auf den Vagus, sondern es hebt nur die Wirkung des bei der Vagusreizung produzierten spezifischen Stoffes auf, denn der Inhalt von Vagusreizperioden von einem Herzen, das vorgängig so weit atropinisiert wurde, daß jeder mechanische Vagusreizerfolg entfiel, führte bei einem vorgängig nicht atropinisierten Herzen zu einer mittels Atropin behebbaren Vaguswirkung von gleichem Ausmaß wie der Inhalt der Vagusreizperiode, die vor der Atropinisierung des Spenderherzens gewonnen wurde. Unter der Anregung von LOEWIS Untersuchungen hat eine rege Diskussion des Problems des chemischen Mechanismus der Herznervenwirkung eingesetzt, teils in zustimmender, teils in ablehnender Weise. Da die Frage in vollem Fluß ist, kann hier nur eine kurze Skizze des augenblicklichen Standes gegeben werden. Ähnlich wie von LOEWI wird die humorale Auffassung von HAMBURGER[3]), von

---

[1]) ASHER, L.: Zeitschr. f. Biol. Bd. 52, S. 298. 1909; insbesondere S. 321. — ASHER, L.: Pflügers Arch. f. d. ges. Physiol. Bd. 136, S. 413. 1910.

[2]) LOEWI, O.: Über humorale Übertragbarkeit der Herznervenwirkung. I.–VII. Mitt. Pflügers Arch. f. d. ges. Physiol. Bd. 189, S. 239. 1921; Bd. 193, S. 201. 1921; Bd. 203, S. 408. 1924; Bd. 204, S. 361 u. 629. 1924; Bd. 206, S. 123 u. 135. 1924.

[3]) HAMBURGER, H. J.: Klin. Wochenschr. Jg. 2, S. 1797. 1923; Verslag. de kon. acad. v. wetensch. Bd. 32, Nr. 5, S. 536; Proc. de kon. acad. v. wetensch. Bd. 26, Nr. 5 u. 6. S. 420.

Brinkman und Damm[1]), Brinkman und Ruyter[2]) Brinkman und J. van Velde[3]), Duschl und Windholz[4]) vertreten. Die genannten Autoren haben teils mit den gleichen Methoden gearbeitet, teils haben sie die Erfahrungstatsachen durch neue Methoden erweitert. Einmal wurde als neues Prüfungsobjekt die Muskulatur des Magens gewählt, wobei die aus dem Herzen strömende Flüssigkeit den Magen versorgte und dort die entsprechende Herznervenwirkung auslöste. Sodann wurde vom Säugetierherzen Blut während der Vagusreizung entnommen und mit Hilfe dieses Blutes die Vaguswirkung auf das Herz übertragen. Am originellsten waren die Versuche von Duschl und Windholz, welche an parabiosierten Tieren arbeiteten und die humorale Wirkung vom Spender auf den Empfänger nachwiesen. Im Gegensatz hierzu gelangten eine Reihe von Autoren zu einer Abweisung der humoralen Übertragung. Am Froschherzen konnten Asher und seine Mitarbeiter, obwohl sie auf dem Boden der von Asher entwickelten Vorstellung standen, Loewis Angaben nicht bestätigen, fanden vielmehr, wenn die Erscheinungen so ausfielen, wie die der humoralen Übertragung entsprächen, daß dann Zustände des Herzens vorlägen, welche auch ohne jede Nervenreizung zu Erscheinungen führen, welche humorale Übertragung vortäuschen[5]). Als Bohnenkamp in exakter Weise nach der Methode von Skramlik am Froschherzen Vagus- und Acceleransfasern isolierte und so getrennt, ohne komplizierende Vergiftung die einzelnen Herznerven reizen konnte, vermißte er Wirkungen, die für eine spezifische Hormonbildung in Sinne Loewis sprachen[6]). Auch die Versuche von Duschl und Windholz konnten nicht bestätigt werden, indem Enderlen und Bohnenkamp[7]) das Fehlen der Übertragbarkeit der Herznervenwirkung bei Gefäßparabiose an Hunden nachwiesen. Einige Autoren nehmen eine vermittelnde Stellung ein, indem sie, wie z. B. ten Cate[8]), zwar spezifische Hormone im Sinne Loewis ablehnen, aber bei der Nervenerregung unspezifische Stoffe in Lösung gehen lassen, sowohl die von Asher und seinen Mitarbeitern nachgewiesenen Ionen Kalium und Calcium, sowie die von Brinkman und von Damm erkannten organischen capillaraktiven Stoffen, oder wie Atzler und Müller[9]) Änderungen in der unspezifischen Wasserstoffionenkonzentration annehmen.

Schließlich hat Zondek[10]) die Theorie aufgestellt, daß Nerv und Ionenwirkung identisch seien. Auf das Herz angewandt, will dies besagen, daß der Vagus das Kalium, der Sympathicus das Calcium beeinflusse. Kalium und Natrium soll nun am Herzen hemmend wie Vagusreizung, Calcium fördernd wie Sympathicusreizung, beides bis in die Einzelheiten, wirken. Zondek weist darauf hin, daß derselbe Antagonismus wie zwischen Sympathicus und Vagus auch zwischen Calcium und Kalium bestehe. Eine speziellere Ausgestaltung hat diese Theorie dadurch erhalten, daß als Substrat, an welchem in gleicher Weise

---

[1]) Brinkman u. van Damm: Pflügers Arch. f. d. ges. Physiol. Bd. 196, S. 66. 1922; Journ. of physiol. Bd. 57, S. 379. 1923.
[2]) Brinkman u. Ruyter: Pflügers Arch. f. d. ges. Physiol. Bd. 204, S. 766. 1924.
[3]) Brinkman u. van der Velde: Pflügers Arch. f. d. ges. Physiol. Bd. 207, S. 488 u. 492. 1925.
[4]) Duschl u. Windholz: Zeitschr. f. d. ges. exp. Med. Bd. 38, S. 261. 1923. — Duschl: Ebenda S. 268.
[5]) Asher, L.: Zeitschr. f. Biol. Bd. 78, S. 297. 1923; Pflügers Arch. f. d. ges. Physiol. Bd. 205, S. 132. 1924. — Nakayama: Zeitschr. f. Biol. Bd. 82, S. 581. 1925.
[6]) Bohnenkamp, H.: Klin. Wochenschr. Jg. 3, S. 61. 1924.
[7]) Enderlen u. Bohnenkamp: Zeitschr. f. d. ges. exp. Med. Bd. 41, S. 723. 1924.
[8]) ten Cate, J.: Arch. néerland. de physiol. de l'homme et des anim. Bd. 9, S. 588. 1924.
[9]) Atzler, E. u. E. Müller: Pflügers Arch. f. d. ges. Physiol. Bd. 207, S. 1. 1925.
[10]) Zondek, S. G.: Über das Wesen der Vagus- und Sympathicusfunktion. Biochem. Zeitschr. Bd. 132, S. 362. 1922.

die Elektrolyte, die vegetativen Gifte und die Herznerven wirken, der Lecithin-Cholesteringehalt der Zelle beansprucht wird [Dresel und Sternheimer[1])]. Lecithin-Ringerlösung ergab am Froschherzen Herzstillstand in Diastole, Cholesterin-Ringerlösung eine stark systolische Wirkung. Andererseits wurde ein Lecithin-Cholesteringemisch in seinem physikalisch-chemischen Verhalten, durch Kalium und Calcium, durch OH und H-Ionen, durch Cholin und Adrenalin antagonistisch beeinflußt, ihrerseits die Cholinwirkung durch Kalium, die Adrenalinwirkung durch Calcium verstärkt. Das Wesen der Vagus- und Sympathicuswirkung wäre in einer Änderung des physikalisch-chemischen Zustandes der Lipoide unter Mitwirkung der Ionen Kalium und Calcium zu suchen. Die neueste Theorie hat viel innere Verwandtschaft mit den im vorstehenden entwickelten theoretischen Ansätzen, geht aber in der spezialisierten Modellvorstellung über dieselben hinaus.

Es muß der nächsten Zukunft überlassen bleiben, dieses zur Zeit interessanteste Problem der Theorie der Herznerven aufzuklären.

---

[1]) Dresel, K. u. R. Sternheimer: Die Rolle der Lipoide im vegetativen System. Klin. Wochenschr. Jg. 4, S. 816. 1925.

Die Frequenz des Herzschlages.

Von

JULIUS RIHL

Prag.

Mit 9 Abbildungen.

Zusammenfassende Darstellungen.

HOFMANN: Allgemeine Physiologie des Herzens. Nagels Handb. f. Physiol. Bd. I, S. 223. Braunschweig 1909. — HOFMANN: Innervation des Herzens. Ebenda S. 260. — NICOLAI: Mechanik des Kreislaufs. Ebenda S. 751. — TIGERSTEDT: Physiologie des Kreislaufes. 2. Aufl. Leipzig-Berlin 1921/23; insbes. §§ 33—37, 44, 51—53, 90—100, 153.

Einleitung.

Der Gegenstand des vorliegenden Abschnittes dieses Handbuches ist die Beschreibung des Verhaltens der Herzschlagfrequenz im Tierreich einschließlich des Menschen, unter normalen wie krankhaften Verhältnissen, sowie die Darstellung der durch das Tierexperiment gelieferten Befunde, welche sich auf die Abhängigkeit der Herzschlagfrequenz von verschiedenen Variablen beziehen.

Das sehr große, hierher gehörige Material erfährt eine Einschränkung durch den Zweck, den dieses Handbuch verfolgt, sowie durch die Anordnung des in ihm verarbeiteten Stoffes.

Da bei der Darstellung der „Nachdruck auf die Behandlung der physiologischen Erscheinungen des Menschen unter normalen und pathologischen Verhältnissen zu legen" ist, so werden die Herzschlagfrequenzverhältnisse des Menschen und der Säuger in den Vordergrund der Darstellung treten, die der übrigen Warmblüter und der Kaltblüter in weniger ausführlicher Weise berücksichtigt werden. Auf die Darstellung der Herzschlagfrequenz der Wirbellosen soll überhaupt verzichtet werden. Sie haben erst jüngst durch BRÜCKE[1]) in dem „Handbuch der vergleichenden Physiologie" eine sehr ausführliche Behandlung erfahren.

Die Häufigkeit, mit der Änderungen der Herzschlagfrequenz mit verschiedenen Änderungen im funktionellen Getriebe des Organismus unter normalen und krankhaften Bedingungen vergesellschaftet sind, läßt es verstehen, daß gerade der Inhalt dieses Abschnittes mit zahlreichen anderen Abschnitten dieses Handbuches eine mehr oder minder enge Berührung zeigt. Es kommen hier vor allem die Abschnitte in Betracht, welche die Reizbildung und die Koordination des Herzschlags sowie die nervöse und humorale Regulation des Kreislaufs des Menschen und der Säuger behandeln, ferner die Abschnitte über die Physiologie der körperlichen Arbeit und die Pharmakologie des Kreislaufs.

---

[1]) v. BRÜCKE, E. TH.: Handb. d. vergl. Physiol. Bd. 1. 1. Hälfte. S. 827. Jena 1923.

Bezüglich der Abgrenzung des in dem vorliegenden Abschnitt behandelten Stoffes gegenüber dem Inhalte der soeben angeführten Abschnitte werden folgende Gesichtspunkte festgehalten werden:

Bei der Analyse der Herzschlagfrequenz wird die Rolle, welche die Reizbildungs- und Koordinationsstörungen des Herzens bei der Änderung der Frequenz spielen, berücksichtigt werden müssen. Im übrigen wird auf die Reizbildungs- und Koordinationsstörungen des Herzschlags nicht eingegangen werden. Die Veränderungen der Herzschlagfrequenz bei der Muskeltätigkeit werden auch in diesem Abschnitt erörtert werden, ebenso wie die wichtigsten Angaben über Befunde, die sich auf die reflektorische, hormonale und psychische Beeinflussung der Herzschlagfrequenz beziehen, Aufnahme finden werden, dagegen wird die Würdigung der Bedeutung dieser Befunde für den Mechanismus der körperlichen Arbeit sowie für die nervöse und hormonale Kreislaufregulation jenen Abschnitten des Handbuchs vorbehalten bleiben, die im besonderen über diese Probleme handeln. Mit dem Abschnitt über die Pharmakologie des Kreislaufs findet insofern eine Berührung statt, als eine kurze Besprechung über die frequenzändernde Wirkung des Adrenalins, Pituitrins und Insulins aufgenommen wird, und zwar von dem Gesichtspunkte aus, daß bei diesen Substanzen nicht nur ihre Wirkung als Pharmaka in Betracht kommt, sondern auch das Vorkommen und die Wirkung derselben im Getriebe des gesunden und kranken Organismus zur Diskussion steht.

Die Anordnung des Stoffes in dem vorliegenden Abschnitt erfolgt in der Weise, daß nach einigen Bemerkungen über die Darstellung von Frequenz- und Rhythmusänderungen die Frequenzverhältnisse bei verschiedenen Tierklassen, die Beziehungen, welche zwischen Pulsfrequenz und Lebensalter, Geschlecht, Körperbeschaffenheit sowie Stoffumsatz und Minutenvolumen bestehen, ferner die täglichen Variationen der Pulsfrequenz beschrieben werden, in einem zweiten Abschnitt die Abhängigkeit der Herzschlagfrequenz von verschiedenen Variablen (Blutzusammensetzung, Temperatur, Blutdruck, Respiration, reflektorische und psychische Einflüsse) besprochen, sowie das Verhalten der Pulsfrequenz nach Nahrungsaufnahme, bei Muskeltätigkeit und unter atmosphärischen Einflüssen näher analysiert wird. In einem dritten Abschnitt gelangen schließlich einige wichtige Veränderungen der Pulsfrequenz, die unter krankhaften Bedingungen beim Menschen zur Beobachtung gelangen, insoweit sie einer Analyse zugänglich erscheinen, zur Darstellung.

Die Darstellung von Frequenz und Rhythmus des Herzschlages.

Die zeitlichen Verhältnisse der Aufeinanderfolge der Herzschläge sind gegeben durch die Dauer der einzelnen aufeinanderfolgenden Herzperioden, d. i. durch das Intervall, welches zwischen dem Beginn zweier aufeinanderfolgenden Herzschläge liegt. Ist der Rhythmus des Herzschlags eine längere Zeit hindurch regelmäßig, so ist das Zeitverhältnis der aufeinanderfolgenden Herzschläge in einem solchen Falle durch die Angabe der Herzperiodenlänge oder durch die Angabe der auf eine Zeiteinheit entfallenden Herzperiodenzahl, d. i. der Herzschlagfrequenz, eindeutig bestimmt. Die Größe der gewählten Zeiteinheit kann, wenn man davon absieht, daß sich bei der Auswertung kürzerer Zeitstrecken leichter Fehler ergeben, den Frequenzwert nicht beeinflussen. Ist dagegen der Rhythmus unregelmäßig, findet eine Variation in der Länge der einzelnen Herzperioden statt, so ist die Charakterisierung der zeitlichen Verhältnisse in einer so einfachen Weise nicht möglich. Eine Angabe der Zahl der Herzperioden in der Zeiteinheit sagt nichts aus über die Länge, den Längenunterschied sowie die Anordnung der einzelnen Herzperioden. Es kann andererseits bei gleicher Zahl der Herzperioden in der Zeiteinheit die Dauer der einzelnen Herzperioden und die Anordnung der verschieden langen Perioden sehr verschieden sein, andererseits kann eine Änderung der Zahl der Herzperioden auf einem sehr verschiedenartigen Verhalten der einzelnen Herzperioden beruhen.

Die Rhythmusschwankungen eines Individuums zeigen unter möglichst gleichbleibenden Bedingungen, welche am besten bei vollständiger körperlicher und seelischer Ruhe, der lange Zeit keine Körperarbeit, Nahrungsaufnahme und psychische Erregung vorangegangen ist, gegeben sind, eine gewisse Gleichmäßigkeit in ihrem Auftreten innerhalb längerer Zeiträume, eine Erscheinung, die sich teilweise aus der noch später zu erörternden Abhängigkeit der Rhythmusschwankungen von gewissen periodischen Vorgängen, z. B. der Atemtätigkeit, erklärt. Diese Umstände bedingen, daß man unter den erwähnten gleichbleibenden Bedingungen bei Wahl eines größeren Zeitraumes als Zeiteinheit für die Frequenzbestimmung bei zwei verschiedenen Bestimmungen nähergelegene Frequenzwerte finden muß als bei Wahl eines kürzeren Zeitabschnittes als Zeiteinheit. Es spielt demnach bei schwankender Periodenlänge die Zeitgröße, welche als Zeiteinheit bei der Frequenzbestim-

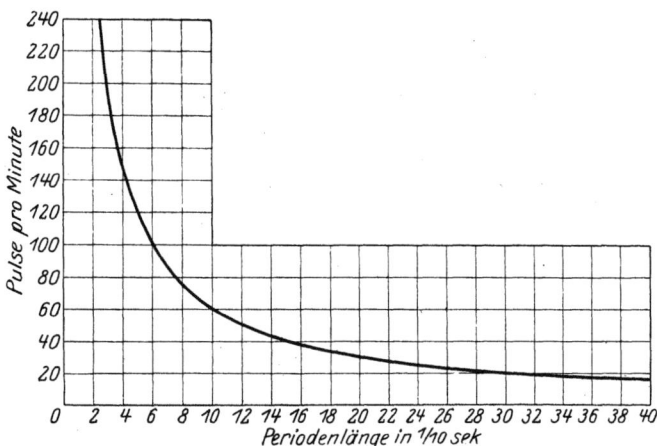

Abb. 121. Beziehung zwischen Minutenfrequenz und Periodenlänge.

mung gewählt wird, eine gewisse Rolle und man muß diesem Umstande bei der Beurteilung von Frequenzwerten Rechnung tragen. Man pflegt als Zeiteinheit für die Frequenzbestimmung gewöhnlich eine Minute zu wählen und die in einer Minute gezählte Zahl der Herzperioden als Minutenfrequenz zu bezeichnen. Oft wird jedoch nur die Zahl der Herzperioden in einem Bruchteil einer Minute tatsächlich bestimmt und dann ein einer Minute entsprechender Wert berechnet. Es ist aus den vorhergehenden Ausführungen ohne weiteres klar, daß die berechnete Minutenfrequenz mehr oder weniger erheblich bei Schwankungen der Länge der einzelnen Herzperioden von dem tatsächlich in einer Minute festgestellten Wert abweichen kann.

Wenn man bei der Beschreibung einer Rhythmusschwankung der Länge, dem Längenunterschiede sowie der Anordnung der verschiedenen Herzperioden in allen Einzelheiten Rechnung tragen will, so kann dies nur durch die genaue zahlenmäßige Angabe der Zeitdauer der einzelnen aufeinanderfolgenden Herzperioden geschehen. Man ist so vorgegangen, daß man die Länge der Einzelperiode nicht in Zeiteinheiten angegeben hat, sondern in Minutenfrequenzen, indem man jene Minutenfrequenz berechnet hat, welche sich ergeben würde, wenn das Herz mit einer bestimmten Periodenlänge regelmäßig eine Minute lang schlüge; man ist deshalb so vorgegangen, weil man gewohnt ist, in Minutenfrequenzen zu denken[1]).

---

[1]) PUTZIG: Zeitschr. f. exp. Pathol. u. Therap. Bd. 11, S. 115. 1912. — Ferner PONGS: Einfluß tiefer Atmung auf den Herzrhythmus. S. 10. Berlin 1923.

Es ist nun zweifellos nur billig, wenn man die Dauer der einzelnen Perioden mit demjenigen Maßstab messen kann wie die Häufigkeit der Herzschläge. Doch scheint es nach einem Vorschlage BIEDLS[1]) viel zweckmäßiger, die Dauer der einzelnen Herzperiode unmittelbar anzugeben und sich zu gewöhnen, die Häufigkeit des Herzschlags innerhalb eines gewissen Zeitraums in Durchschnittsperiodendauer zum Ausdruck zu bringen, und zwar deshalb, weil erstens ja doch die Länge der Einzelperiode unmittelbar gegeben ist und die Dauer der einzelnen Perioden die Verhältnisse des Herzschlags in einem bestimmten Zeitraum bestimmt, und zweitens ein solches Vorgehen bei der Darstellung von Rhythmusänderungen viel ökonomischer ist.

Die Beziehung zwischen Minutenfrequenz und Periodenlänge ist, wenn man die Periodenlänge in $1/_{10}$ Sekunden mißt, durch folgende Gleichung gegeben: Minutenfrequenz × Periodenlänge = 600. Wie man sieht, ist das die Gleichung einer Hyperbel, deren Schenkel asymptotisch zu den beiden Achsen eines rechtwinkligen Koordinatensystems verlaufen und deren Parameter 600 beträgt. Trägt man in dieses Koordinatensystem auf die Abszisse die Periodenlängen auf, so kann man für jeden beliebigen Wert der Periodenlänge den zugehörigen Minutenfrequenzwert an der Ordinate mit Hilfe der Kurve ablesen s. Abb. 1.

Herzschlagfrequenz, Schlagfrequenz der einzelnen Herzabschnitte und Pulszahl.

Von einer Herzschlagzahl schlechtweg kann man nur dann sprechen, wenn die Frequenz der einzelnen Herzabschnitte die gleiche ist. Ist dies nicht der Fall, so kann nur von der Schlagfrequenz einzelner Herzabschnitte die Rede sein, von einer Sinus-, Vorhof- und Kammerschlagfrequenz. Eine vollständige Übereinstimmung der Frequenz der einzelnen Herzabschnitte ist in den meisten Fällen darauf zurückzuführen, daß die einzelnen Impulse der an einer bestimmten Stelle des Herzens entstehenden Erregungsfolge sich auf alle Herzabschnitte ausbreiten. Diese Stelle ist unter normalen Verhältnissen der Sinus bzw. der Sinusknoten. Unter pathologischen Verhältnissen kann es auch eine andere Stelle sein. Sind die Schlagfrequenzen der einzelnen Herzabschnitte ungleich, so kann dies entweder darauf beruhen, daß Einzelimpulse der in einem bestimmten Herzabschnitt auftretenden Erregungsfolge nicht alle Herzabschnitte ergreifen oder aber die einzelnen Herzabschnitte unabhängig voneinander, jeder einer besonderen in ihm selbst entstehenden Erregung folgend, schlagen. In ersterem Fall handelt es sich um einen partiellen Herzblock (Vorhofsystolenausfall, wenn die Erregung beim Übergang vom Sinus bzw. Sinusknoten zum Vorhof, Kammersystolenausfall, wenn sie beim Übergang vom Vorhof zur Kammer blockiert wird), in letzterem Falle um einen totalen Herzblock (Dissoziation der Sinustätigkeit einerseits, der Vorhof- und Kammertätigkeit anderseits an der Sinus-Vorhofgrenze nach der ersten STANNIUSschen Ligatur, Dissoziation der Vorhof- und Kammertätigkeit nach Durchschneidung des HISschen Bündels). Die Frequenz des in Abhängigkeit schlagenden Herzabschnittes, z. B. der Kammer, bei partiellem Herzblock der Vorhofkammergrenze ist nur dann regelmäßig, wenn auf jede übergeleitete Erregung stets die gleiche Anzahl blockierter Erregungen folgt. Die Frequenz der dissoziiert schlagenden Kammer bei totalem Herzblock ist im allgemeinen regelmäßig.

Durch Extrasystolen wird eine Ungleichheit der Schlagfrequenz der einzelnen Herzabschnitte nur in ganz besonderen Fällen bewirkt, nämlich bei supraventrikulär entstandenen Extrasystolen, welche sich nicht auf die tiefer

---

[1]) BIEDL: Persönliche Mitteilung.

gelegenen Herzteile fortpflanzen, und bei eingeschobenen ventrikulären Extrasystolen. Extrasystolen anderer Art vermögen nicht die Schlagfrequenz, wohl aber den Rhythmus einzelner Herzabschnitte in verschiedener Weise zu beeinflussen.

Durch das Zwischentreten von Extrasystolen wird die Minutenfrequenz der Herz- bzw. Vorhof- und Kammerschläge nur dann gesteigert, wenn es sich um eingeschobene Extrasystolen handelt oder um Extrasystolen, bei denen der gesamte Zeitwert eines Bigeminus (Intervall zwischen der der Extrasystole vorangehenden Normalsystole und der ihr folgenden Extrasystole [Kupplung] plus Intervall zwischen der Extrasystole und der ihr nachfolgenden Normalsystole [Extraperiode]) geringer ist als der Zeitwert zweier Normalperioden. Der Frequenzunterschied fällt nur bei sehr großer Zahl der Extrasystolen ins Gewicht.

Die Zahl der Arterienpulse entspricht im allgemeinen der Zahl der Kammerschläge, doch nicht immer. Denn es gibt Kammerschläge, denen überhaupt kein Puls oder wenigstens kein an den peripheren Arterien bei Anwendung der gewöhnlichen Untersuchungsmethoden (z. B. Palpation, Verzeichnung mit trägen Manometern) nachweisbarer Puls entspricht. Bei einer Kammerschlagfolge, bei der eine lange und eine sehr kurze Kammerperiode regelmäßig wechseln, ebenso bei einem sehr ausgesprochenen Kammeralternans kann es dadurch, daß im ersteren Falle dem vorzeitigen Kammerschlage, im letzteren Falle dem kleineren Kammerschlage kein Puls entspricht, zu einer regelmäßigen Pulsfolge kommen, deren Frequenz gerade der Hälfte der Kammerfrequenz entspricht.

Wenn die Zahl der Pulse geringer ist als die der Kammerschläge, so spricht man von einem Pulsdefizit.

Herzschlagfrequenz und Pulsfrequenz wird sehr oft nicht in entsprechender Weise auseinandergehalten. Solange eine normale Koordination des Herzschlags vorliegt, ist dadurch kein Fehler gegeben. Doch wenn Koordinationsstörungen des Herzschlags vorhanden sind, können dadurch, wie eben ausgeführt wurde, beträchtliche Irrtümer entstehen. In vielen Fällen begnügt man sich beim Studium der Herzschlagfrequenz in voller Würdigung der dadurch gegebenen Fehlerquellen lediglich mit der Bestimmung der Pulszahl, weil dieselbe leichter durchführbar ist als die Bestimmung der Schlagzahl des gesamten Herzens bzw. seiner Abschnitte.

Herzschlagfrequenz bei verschiedenen Wirbeltierklassen.

Wie später noch auszuführen sein wird, unterliegt die Herzschlagfrequenz bei ein und demselben Individuum sehr erheblichen Schwankungen, je nach den gerade bestehenden Bedingungen. Es ist daher notwendig, daß bei Untersuchungen über die Herzschlagfrequenz verschiedener Tierklassen darauf geachtet wird, daß die Werte unter vergleichbaren Bedingungen erhalten worden sind. Bei Kaltblütern ist vor allem darauf Rücksicht zu nehmen, unter welchen Temperaturverhältnissen die Beobachtungen angestellt wurden, bei Warmblütern, ob die Werte unter Bedingungen aufgenommen wurden, die den Einfluß stärkerer Muskelbewegungen ausschließen.

Die wichtigsten Angaben über die Herzschlagfrequenz verschiedener Tierarten sind in den nachfolgenden Tabellen enthalten, welche dem Artikel von BRÜCKE[1]) in dem Handbuch der vergleichenden Physiologie von WINTERSTEIN entnommen worden sind (Tab. 1—4).

Amphibien. Das Froschherz schlägt bei Zimmertemperatur in der Regel etwa 40—50mal in der Minute. Etwa dieselbe Herzschlagfrequenz hat auch die Kröte.

---

[1]) v. BRÜCKE, E. TH.: Handb. d. vergl. Physiol., Bd. 1, 1. Hälfte. S. 827; s. besonders S. 1015, 1049, 1062 u. 1086. Jena 1923.

Tabelle 1. Herzschlagfrequenz einiger Fische.

Spezies	Temperatur	Größe oder Gewicht	Frequenz
Scillium canicula[1]	26	—	65
Hecht (Esox lucius)[2]	Zimmertemp.	—	30—42 (54)
Scyllium catulus[3]	Sommer	—	50
Torpedo und Raja[4]	Winter	—	16
Carasius	16	18 cm lang	36. 40
Gadus morrhua	18	30 cm lang	24—40
Leuciscus[5]	Atemwasser 9	24 cm lang	18, von Kolf[6]) bezweifelt
Aal (Anguila)	13—16	36 cm lang	46—48
Barbus[6]	20	120 g	36—90
Telestes	9—17	53—215 g	27—105

Tabelle 2. Herzschlagfrequenz einiger Reptilien.

Spezies	Gewicht	Temperatur	Frequenz pro Minute	Anmerkung
Emys lutaria[7]	—	13—....	6—9	—
Clemmys lutaria[8]	—	13—21,8	16—36	—
Thalassochelys [9]	—	—	11	—
Pseudomys rugosa[10]	—	—	21—44	—
Testudo graeca[11]	—	Februar	10	excidiert
„ „	—	Juni, Juli	20	—
Tropidonotus natrix[12]	—	—	35	Embryo
„ „ [7]	—	—	68	—
„ „ [13]	—	—	60	—
„ „	—	40	180	—
„ „ [14]	169 g	Zimmertemp.	23—41	elektrokardiographisch beobachtet
Kreuzotter[7]	—	—	40	—
Krokodil[14]	71 g	Zimmertemp.	22—47	elektrokardiographisch beobachtet
„ [15]	—	23,5	70	Blutdruckversuche
„	—	12,5	12	—
Anguis fragilis[7]	—	—	64	—
Lacerta viridis[14]	15 g	Zimmertemp.	60—66	elektrokardiographisch beobachtet
„ „	19 g	—	—	—
Lacerta agilis[8]	—	—	50	—
Lacerta[16]	—	—	36	—

---

[1]) Bottazzi, F.: Zentralbl. f. Physiol. Bd. 14, S. 665. 1901.
[2]) Kazem-Beck u. Dogiel: Zeitschr. f. wiss. Zool. Bd. 37, S. 247. 1882.
[3]) Schönlein, K. (u. Willem v.): Zeitschr. f. Biol. Bd. 32, S. 511. 1895.
[4]) Thesen, I.: Arch. de zool. exp. et gén. (3) Bd. 3, S. 122. 1896.
[5]) Brünnings, W.: Pflügers Arch. f. d. ges. Physiol. Bd. 75, S. 599. 1899.
[6]) Kolff, W. M.: Pflügers Arch. f. d. ges. Physiol. Bd. 122, S. 37. 1908.
[7]) Meyer, A. B.: Das Hemmungsnervensystem des Herzens. Berlin 1896. (Zitiert nach Tigerstedt: Physiologie des Kreislaufs.)
[8]) Laurens, H.: Pflügers Arch. f. d. ges. Physiol. Bd. 150, S. 139. 1913.
[9]) Mills, T. W.: Journ. of physiol. Bd. 5, S. 359. 1883/84.
[10]) Mills, T. W.: Journ. of physiol. Bd. 6, S. 246. 1885.
[11]) Gaskell, H. W.: Journ. of physiol. Bd. 4, S. 43. 1883.
[12]) Preyer: Spezielle Physiologie des Embryo. Leipzig 1885.
[13]) Hofmeister, F.: Pflügers Arch. f. d. ges. Physiol. Bd. 44, S. 360. 1889.
[14]) Buchanan, F.: Journ. of physiol. Bd. 39, Proc. p. XXV. 1909/10.
[15]) Schulz, F. N.: Pflügers Arch. f. d. ges. Physiol. Bd. 15, S. 386. 1906.
[16]) Imchanitzky: Arch. f. Anat. (u. Physiol.) 1909, S. 117.

Tabelle 3. Herzschlagfrequenz einiger Vögel[1]).

	Gewicht g	Frequenz in der Minute
Dohle — Colaeus monedula	140	342
Röthfalke — Tinnunculus naumanni	159	367
Taube — Columba livia	237	244
Saatkrähe — Corvus frugilegus	341	380
Nebelkrähe — Corvus cornix	360	378
Sturmmöwe — Larus canus	388	401
Bussard — Buteo buteo	658	301
Stockente — Anas boschas	785	317
Milan — Milvus milvus	950	258
Habicht — Astur palumbarius	960	347
Huhn — Gallus bankiva	1980	312
Ente — Anas domestica	2304	212
Geier — Gyps fulvus	8310	199
Truthahn — Meleagris gallopavo	8750	93

HOFMEISTER[2]) fand bei Bufo terrestris eine mittlere Zahl von 48 Schlägen. Er bezeichnet Abweichungen von 10—15 Schlägen nach oben und unten als noch innerhalb der Norm liegend.

Die Herzschlagfrequenz der *Winterschläfer* ist während des Winterschlafes sehr viel geringer als im Wachzustand. Beim winterschlafenden Murmeltier ist nach HECHT[3]) die Pulsfrequenz im Wachzustande 5mal so groß wie im Schlafzustande. BUCHANAN[4]) verfolgte die Veränderung der Herzschlagfrequenz während des Erwachens und sah dieselbe bei Mus avellanarius innerhalb $1^1/_2$ Stunden fast linear von ca. 100 auf 700 ansteigen. An der Herabsetzung der Kammerschlagfrequenz im Winterschlafe der Hasel- und Fledermaus sind Überleitungsstörungen (Kammersystolenausfall und Dissoziation) beteiligt [BUCHANAN[5])].

Bezüglich der *Beteiligung eines herzhemmenden Vagustonus* an der für die verschiedenen Tierarten sich ergebenden Pulsfrequenz ist folgendes zu bemerken[6]):

Bei vielen Fischarten wurde eine tonische Erregung des Vagus durch die Beschleunigung des Herzschlages nach Durchschneidung der Vagi nachgewiesen. Eine beim Hecht nach lokaler Atropinisierung des Herzens auftretende Beschleunigung spricht in demselben Sinne. Beim Frosch wurde ein dauernder Vagustonus vermißt. BRÜCKE macht darauf aufmerksam, daß das Vorhandensein oder Fehlen eines Vagustonus beim Frosch von dem Einfluß der Jahreszeiten abhängig sein könnte nach den Erfahrungen, die über die verschiedene Anspruchsfähigkeit des Vagusstammes bei faradischer Reizung zu verschiedenen Jahreszeiten vorliegen. Bei der Schildkröte haben CARLSON und LUCKHARDT[7]) einen Vagustonus nachgewiesen.

Über den Bestand eines frequenzhemmenden Vagustonus bei Vögeln bestehen verschiedene Angaben. Sie scheinen sich aus den großen Differenzen in der Ausbildung des Vagustonus zu erklären.

Auch bei den Säugetieren bestehen große Differenzen in der Höhe des Vagustonus. Bei Kaninchen und Meerschweinchen ist er meist sehr gering. Daß er aber bei den ersteren unter Umständen recht beträchtlich sein kann, ist durch

---

[1]) STÜBEL: Pflügers Arch. f. d. ges. Physiol. Bd. 135, S. 249. 1910.
[2]) HOFMEISTER: Pflügers Arch. f. d. ges. Physiol. Bd. 44, S. 360. 1889.
[3]) HECHT: Zeitschr. f. exp. Med. Bd. 4, S. 259. 1915.
[4]) BUCHANAN: Journ. of physiol. Bd. 40, Proc. p. LII. 1910.
[5]) BUCHANAN: Journ. of physiol. Bd. 42, Proc. p. XXI. 1911.
[6]) v. BRÜCKE, E. TH.: Handb. d. vergl. Physiol., S. 1018, 1030, 1072 u. 1088. Jena 1923.
[7]) CARLSON u. LUCKHARDT: Americ. journ. of physiol. Bd. 55, S. 31. 1921.

die Beobachtungen H. E. Herings[1]) mit Sicherheit festgestellt. Bei der Ziege fehlt der Vagustonus nach Gley und Quinquaud[2].)

Vergleicht man die für die verschiedenen Arten der Warmblüterreihe festgestellten Pulsfrequenzen, so ergibt sich, *daß die kleineren Tiere eine größere*

Tabelle 4. Herzschlagfrequenz einiger Säuger.

Tierart	Körpergewicht in kg	Pulsfrequenz in der Minute	Autor
Elefant (Elephas)	2000	25—28	Colin[3])
,, ,, ...	2000	41	Forbes, Cobb, Mc Keen Cattel[4])
Kamel (Camelus)	—	25—32	Colin[3])
Giraffe (Camelopardalis giraffa)	—	66	Dubois d'Amiens[5])
Pferd (Equus caballus)	400	34—36	Colin[3]), Gurlt[6]), Knoll[7])
		50	Waller[8])
Rind (Bos taurus)	400	a) 30—40	Gurlt[6])
		b) 45—50	Colin[3])
Esel (Equus asinus)	400	45—50	Milne Edwards[9]), Gurlt[6])
Maulesel (Equus mulus)	—	46—50	Colin[3])
Tapir (Tapirus)	—	44	Dubois d'Amiens[6])
Löwe (Felis leo)	—	40	,, ,,
Tiger (Felis tigris)	—	64	,, ,,
Schwein (Sus scrofa domestica) . .	100	60—80	Colin[3]), Knoll[7])
Schaf (Ovis aries)	—	60—80	Colin[3]), Knoll[7]), Gurlt[6])
Ziege (Capra hircus)	—	60—80	Colin[3]), Knoll[7])
Panther (Felis pardus)	—	60	Dubois d'Amiens[3])
Hyäne (Hyaena)	—	55—58	,, ,,
Hund (Canis familiaris)	5—20	100—200	Milne Edwards[9])
Murmeltier (Arctomys marmorata) . .	3,6	160—206	Hecht[10])
Katze (Felis domestica)	2—3	120—140	Colin[3])
Opossum (Didelphys virginiana) . . .	—	120	Hunt u. Harrington[11])
Kaninchen (Lepus cuniculus)	2—3	120—150	Colin[3])
		205 ruhig	H. E. Hering[12])
Igel (Erinaceus europaeus)	0,25	280—320	Buchanan[13])
Meerschweinchen (Cavia cobaya) . . .	0,3—0,5	132—288	Harrington[14])
Maus (Mus musculus)	0,015—0,035	520—780	Buchanan[15])
Haselmaus (Mus avellanarius)	0,014	570—700	,, [16])
Ohrenfledermaus (Plecotus auritus) . .	0,009	600—900	,, [13])
Zwergfledermaus (Vesperugo pipistrellus)	0,004	230—972	,, [13])

[1]) Hering, H. E.: Pflügers Arch. f. d. ges. Physiol. Bd. 60, S. 429. 1895.
[2]) Gley und Quinquaud: Arch. néerland. de physiol. Bd. 7, S. 392, 1922.
[3]) Colin: Traité de physiologie comparée des animaux. Bd. II. Paris 1888.
[4]) Forbes, A., Stanley Cobb u. Mc Keen Catell: Americ. journ. of physiol. Bd. 55, S. 385. 1921.
[5]) Dubois d'Amiens: Bull. de l'acad. de méd. Bd. 5, S. 442. 1840.
[6]) Gurlt (zitiert nach Knoll, vgl. Anm. 5).
[7]) Knoll: Untersuchungen über die normale Pulsfrequenz bei Rindern und Schweinen. Dresden 1911.
[8]) Waller, A. D.: Journ. of physiol. Bd. 47, Proc. of the physiol. soc. p. XXXII u. XXXIV. 1913/14.
[9]) Milne Edwards, H.: Leçons sur la physiologie et l'anatomie comparée de l'homme et des animaux. Bd. IV. Paris 1859.
[10]) Hecht: Zeitschr. f. exp. Med. Bd. 4, S. 259. 1915.
[11]) Hunt, K. u. D. W. Harrington: Journ. of exp. med. Bd. 2, S. 711. 1897.
[12]) Hering, H. E.: Pflügers Arch. f. d. ges. Physiol. Bd. 60, S. 429. 1895.
[13]) Buchanan, F.: Journ. of physiol. Bd. 42, Proc. p. XXI. 1911.
[14]) Harrington, D. W.: Americ. journ. of physiol. Bd. 1, S. 383. 1898.
[15]) Buchanan, F.: Journ. of physiol. Bd. 37, Proc. p. LXXIX. 1908.
[16]) Buchanan, F.: Journ. of physiol. Bd. 40, Proc. p. XLII. 1910.

Pulsfrequenz haben als die größeren. Es ist naheliegend, diese Erscheinung mit dem relativ größeren Stoffumsatz der kleineren Warmblüter in Zusammenhang zu bringen. Dieser relativ erhöhte Umsatz läßt sich jedoch, wie BRÜCKE[1]) mit Recht bemerkt, nicht allein durch die verhältnismäßig größere Körperoberfläche der kleineren Tiere und der zur Erhaltung der Temperatur notwendigen größeren Wärmebildung erklären, denn die größere Pulsfrequenz bei kleineren Tieren findet sich auch in der Kaltblüterreihe.

Herzschlagfrequenz beim Menschen.

1. Lebensalter.

Nach Untersuchungen an Hühnerembryonen nimmt die *Herzschlagfrequenz des Hühnchens im Ei im Laufe seiner Entwicklung* immer mehr zu[2]). Ebenso ergeben Untersuchungen an Amblyostomaembryonen eine Zunahme der Pulsfrequenz mit fortschreitender Entwicklung[3]). Bei Menschen nimmt nach den Erfahrungen der Geburtshelfer die Herzschlagfrequenz des Fetus gegen Ende der Schwangerschaft ab[4]).

Die Herzschlagfrequenz der *reifen menschlichen Frucht*, der man aus diagnostischen Gründen besondere Aufmerksamkeit geschenkt hat, beträgt nach SARVEY[4]) im Mittel 135—145 Schläge in der Minute. Kindesbewegungen steigern diese Herzschlagfrequenz, ebenso fieberhafte Zustände der Mutter.

Mit der *Wehentätigkeit* tritt nach SELLHEIM[5]) in 80% der Fälle eine deutliche Herabsetzung der Frequenz der fetalen Herzschläge auf, und zwar in der Mehrzahl der Fälle erst bei den Austreibungswehen. Eine genaue Analyse der Schwankungen der Herzschlagfrequenz ergibt übrigens, daß der Frequenzherabsetzung auf dem Höhengipfel eine vorübergehende Beschleunigung vorauszugehen und nachzufolgen pflegt.

Der Mechanismus der mit der Wehe einhergehenden Frequenzänderung des fetalen Herzschlages ist noch nicht völlig geklärt. Man setzt die Verlangsamung in Parallele mit der Frequenzherabsetzung, welche bei Arbeitern während des Aufenthaltes unter hohem Atmosphärendruck beobachtet wurde[5]). Man hat sowohl eine zentrale Vagusreizung durch Hirndrucksteigerung oder durch mangelhafte Blutversorgung des Gehirns während der Wehe als auch eine reflektorische Vagusreizung, ausgelöst durch Druckwirkung auf die Körperoberfläche des Embryonen, in Diskussion gezogen[6]). Meines Erachtens wäre ferner daran zu denken, daß durch Auspressen des Blutes aus den Hohlräumen der Placenta im Beginn der Wehe ein gesteigerter Zufluß zum rechten Herzen des Kindes, auf dem Höhepunkte der Wehe eine Drucksteigerung in der kindlichen Aorta auf dem Wege der an einer späteren Stelle noch eingehend zu erörternden, beim Erwachsenen so wichtigen Blutdruckreflexe erst im Sinne einer Beschleunigung, dann im Sinne einer Verlangsamung, die fetale Herzschlagfrequenz beeinflussen könnte.

Ein *Schwanken der fetalen Herzschlagfrequenz* zwischen 120 und 160 per Minute *im Verlaufe der Geburt* ist nicht als pathologisch zu betrachten. Eine Herabsetzung der Herzschlagfrequenz unter 100 oder gar 80 sowie Schwan-

---

[1]) v. BRÜCKE: Handb. d. vergl. Physiol. Bd. 1, 2. Hälfte. (S. 1084).
[2]) TIGERSTEDT: Physiologie des Kreislaufs. 2. Aufl., Bd. II, S. 475. Leipzig u. Berlin 1921. Ferner COHN: Z. of. exp. Med. Bd. 42, S. 291. 1925.
[3]) LAURENZ: Americ. journ. of physiol. Bd. 35, S. 199. 1914.
[4]) SARWEY: Döderleins Handb. d. Geburtsh., 2. Aufl. Bd. I, S. 209. München 1924.
[5]) SELLHEIM: Döderleins Handb. d. Geburtsh., 2. Aufl. Bd. I, S. 485. München 1924.
[6]) PREYER: Spezielle Physiologie des Embryos. Leipzig 1885. — FREY: Zeitschr. f. Geburtsh. u. Gynäkol. Bd. 88, H. 2. 1925.

kungen derselben in sehr weiten Grenzen weisen auf eine drohende Asphyxie hin; höhere Beschleunigungen, die oft als Zeichen einer Vaguslähmung angesehen worden sind, sind wohl nur der Ausdruck einer Acceleranserregung, denn solche Beschleunigungen werden längere Zeit vertragen als erhebliche Herabsetzungen der Herzschlagfrequenz[1]).

Die Herzschlagfrequenz im extrauterinen Leben.

Unmittelbar nach dem Durchschneiden des Kopfes durch die Geburtswege steigt nach JASCHKE[2]) die Frequenz des Herzschlages des Kindes, die in der Austreibungsperiode eine immer mehr zunehmende Verlangsamung aufzuweisen pflegt, bleibt aber immer noch hinter der durchschnittlichen fetalen Pulsfrequenz

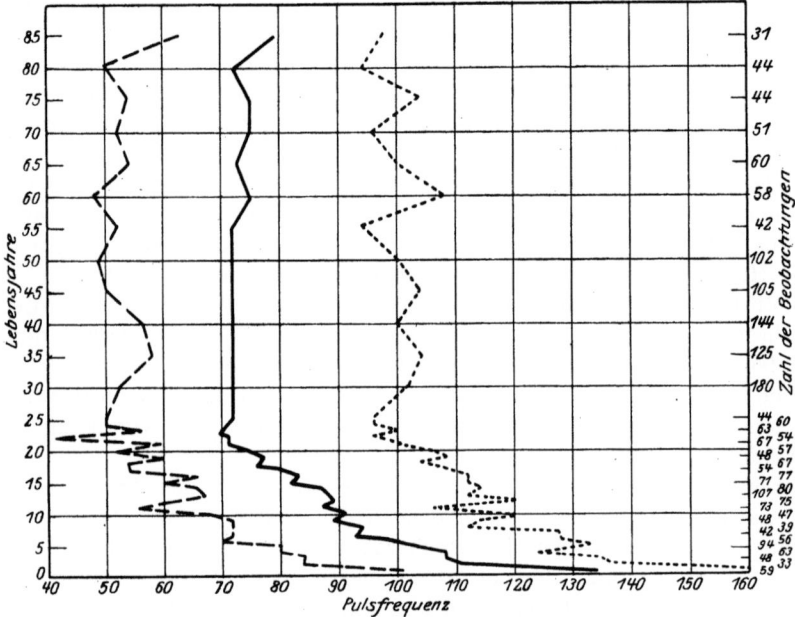

Abb. 122. Pulsfrequenz und Lebensalter.
– – – Minima. ——— Mittelwerte. ········ Maxima. (Nach VOLKMANN.)

zurück, bis der erste Atemzug erfolgt. Die Pulsfrequenz geht dann plötzlich in die Höhe auf 150—190, kann selbst bei lebhaft sich bewegenden und schreienden Kindern 200 übersteigen. Sobald die Kinder sich beruhigen, sinkt die Pulszahl wieder auf 120—140, nach $1/4$—$1/2$ Stunde sogar unter 100, um nach einigen Stunden bereits wieder höhere Werte, um 150, zu erreichen. Dieser vorübergehende Abfall der Herzschlagfrequenz dürfte in Verbindung stehen mit der zur selben Zeit beobachteten Herabsetzung der Körpertemperatur des Neugeborenen.

Die Herzschlagfrequenz des *Neugeborenen* schwankt in noch weiteren Grenzen als die des älteren Säuglings. Die Minimalwerte der Frequenz bleiben besonders im Schlaf hinter der durchschnittlichen fetalen Frequenz zurück. Die Maximalwerte übertreffen sie wesentlich. Man kann in der ersten Woche mit Tagesschwankungen von 60—80, in der späteren Zeit mit solchen von 20—60 rechnen, wenn man sich auf den Zustand durchschnittlicher Ruhe bezieht, von solchen

---
[1]) SACHS: Zeitschr. f. Geburtsh. u. Gynäkol. Bd. 82, S. 284. 1920.
[2]) JASCHKE: Physiologie des Neugeborenen. S. 28. Wiesbaden 1917.

bis 100 und mehr, wenn man lebhafte Bewegungen und Schreien mit berücksichtigt. HECHT[1]) hat an seinem Material am ersten Lebenstag ein arithmetisches Mittel von 120 gefunden und bezieht den Umstand, daß er in der Säuglingszeit höhere Zahlen als beim Neugeborenen gefunden hatte, auf die größere Anspruchsfähigkeit der Kinder auf Reize.

Mit zunehmendem Lebensalter nimmt die Herzschlagfrequenz bis zum 20. Lebensjahre ab, um von da an annähernd konstant zu bleiben. Aus der beigegebenen graphischen Darstellung (s. Abb. 122) der Befunde VOLKMANNS[2]), welche sich sämtlich auf gesunde, wenn man von den bei kleinen Kindern gewonnenen Zahlen absieht, körperlich nicht angestrengte Personen in sitzender Stellung, die sich nach dem Mittagessen befanden, beziehen, ergibt sich, daß

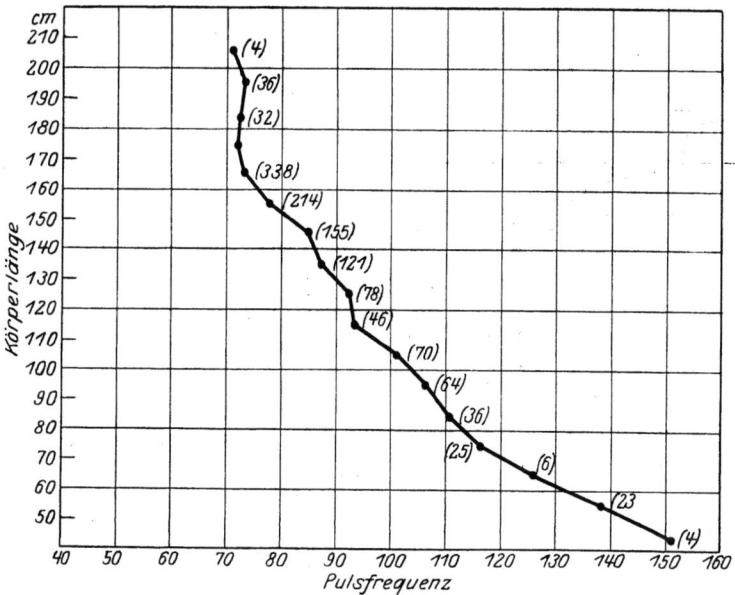

Abb. 123. Pulsfrequenz und Körperlänge. Zahl der Beobachtungen in Klammern. (Nach VOLKMANN.)

nach einem für das erste Lebensjahr beobachteten Durchschnittswert von 160 die Pulsfrequenz bis zum 20. Lebensjahr auf einen Wert von etwa 72 absinkt. SUTLIFF und HOLT[3]): fanden bei 736 unter Grundumsatzbedingungen angestellten Messungen, daß die durchschnittliche Pulsfrequenz bei einjährigen Knaben 116, bei solchen Mädchen 120 beträgt, — in den ersten 3 Jahren schneller als später — bis zum 20. Lebensjahr abfällt, um zwischen dem 20. bis 40. Lebensjahre bei Männern einen Durchschnittswert von 62, bei Frauen einen solchen von 68 aufzuweisen. In Übereinstimmung mit anderen Autoren zeigt die Zusammenstellung VOLKMANNS *in höherem Alter* wieder einen leichten Anstieg der Herzschlagfrequenz. Demgegenüber stehen Angaben von einem häufigen Vorkommen niedriger Frequenzen im Greisenalter[4]).

---

[1]) HECHT: Pfaundlers Handb. d. Kinderheilk. Bd. 3, 3. Aufl. 1924.
[2]) VOLKMANN: Hämodynamik. S. 426. Leipzig 1850.
[3]) SUTLIFF und HOLT: Arch. of internal med. Bd. 35, S. 224. 1925. Siehe auch KATZENBERGER: Zeitschr. f. Kinderheilk. Bd. 9, S. 167. 1913, und BURLAGE, STANLEY-ROSS: Americ. journ. of physiol. Bd. 64, S. 252. 1923.
[4]) FRIEDMANN: Altersveränderungen. S. 37. Berlin u. Wien 1902. — PONGS: Einfluß der Atmung. S. 161. Berlin 1923.

Ein allmähliches Absinken der Herzschlagfrequenz im Verlaufe der ersten Lebensjahre ist auch bei unseren Haustieren (Rind, Pferd) nachgewiesen[1]).

2. Körperlänge.

Die Beziehung zwischen Pulsfrequenz und Körperlänge ergibt sich aus vorstehender graphischer Darstellung einer Tabelle Volkmanns[2]) s. Abb. 123.

Um den Einfluß der Körperlänge und des Alters auf die Pulsfrequenz getrennt zu fassen, untersuchte Volkmann[2]) 1. die Pulsfrequenz bei gleicher Körperlänge in verschiedenem Alter, indem er innerhalb jeder Altersklasse bei einer Gruppe größerer und einer solchen kleinerer Individuen die durchschnittliche Pulsfrequenz bestimmt, 2. die Pulsfrequenz bei gleichem Lebensalter und verschiedener Körperlänge, indem er die Individuen gleicher Körperlänge in eine Gruppe jüngerer und älterer Personen schied und wiederum in jeder dieser Gruppen die Durchschnittsfrequenz des Pulses feststellte. Aus der graphischen Darstellung seiner Tabellen[3]) geht hervor, daß 1. bei gleichem Lebensalter die größeren Individuen eine kleinere Pulsfrequenz haben als die kleineren, und 2. daß bei gleich großen Personen die jüngeren eine merklich größere Pulsfrequenz haben als die älteren, daß also die Körpergröße nicht nur durch das Lebensalter, sondern auch auf einem anderen Wege auf die Pulsfrequenz wirkt. S. Abb. 124 und 125.

Pirquet[4]) studierte die Beziehungen zwischen Pulsfrequenz und Sitzhöhe bei Kindern und fand, daß die Dauer der Pulsperiode bei verschieden großen Individuen proportional der Sitzhöhe ist.

3. Geschlecht.

Die Herzschlagfrequenz des weiblichen Geschlechts liegt durchschnittlich höher als die des Mannes. Dieser Unterschied bleibt bis zu einem gewissen Grade noch bestehen, wenn man Personen verschiedenen Geschlechts und gleicher Körperlänge vergleicht[5]).

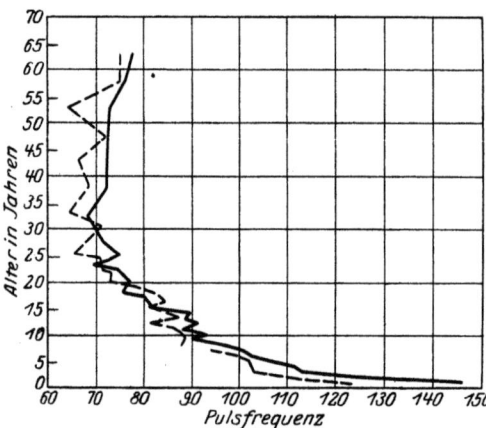

Abb. 124. Unterschiede der Pulsfrequenz bei gleichalten Personen verschiedener Körperlänge.

Gleichalte Personen { hochwüchsigere ····
                      kleinwüchsigere —

(Nach Volkmann.)

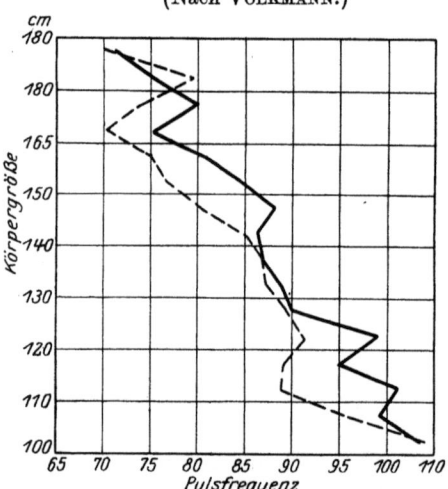

Abb. 125. Einfluß des Alters auf die Pulsfrequenz bei Personen gleicher Körpergröße.

——— jüngere Personen } bei gegebener
- - - ältere Personen } Körpergröße.

(Nach Volkmann.)

---

[1]) Zusammenstellung bei Tigerstedt: Physiol. des Kreislaufs. 2. Aufl., Bd. I, S. 468. 1921.
[2]) Volkmann: Hämodynamik. S. 431. Leipzig 1850.
[3]) Volkmann: Hämodynamik. S. 422 u. S. 433. Leipzig 1850.
[4]) Pirquet: Quart. journ. of exp. physiol. Bd. 13, S. 429. Suppl. 1923.
[5]) Volkmann: Hämodynamik. Bd. I, S. 470. Leipzig 1850.

Befunde, die auf eine Abhängigkeit der Herzschlagfrequenz von der *Menstruation* hinweisen, haben MOORE und COOPER[1]), CULLIS, OPPENHEIMER, ROSS-JOHNSON[2]), COLLET und LILJESTRAND[3]) beigebracht. Hingegen konnten HAFKESBRING und COLLET[4]) keine derartigen Beziehungen feststellen.

4. Stoffwechselgröße.

Aus zahlreichen Untersuchungen an Menschen geht hervor, daß eine unter allen Umständen gültige feste Beziehung zwischen Herzschlagfrequenzhöhe und Stoffwechselgröße nicht besteht. Es gehen zwar im allgemeinen hohe Stoffwechselwerte mit hohen Herschlagfrequenzen einher; doch gibt es Fälle, in denen hohen Stoffwechselwerten keine Pulsfrequenzerhöhungen entsprechen, und es kommen hohe Herzschlagfrequenzen ohne Steigerung der Stoffwechselgröße zur Beobachtung[5]).

Selbst für den besonderen Fall des *Grundumsatzes*, dem am Morgen bei völliger Muskelruhe in nüchternem Zustand aufgenommenen Stoffwechselwert, läßt sich eine solche strikte Beziehung nicht feststellen. Durchschnittlich steigt zwar, wie aus der graphischen Darstellung (Abb. 126) der Angaben von MARION READ, die sich auf 300 normale wie pathologische Grundumsatzwerte beziehen[6]), hervorgeht, die Herzschlagfrequenz mit der Grundumsatzgröße etwa proportional an. Doch gibt es zahlreiche Ausnahmen: viele Fälle von frequenter Herztätigkeit mit niederem Grundumsatz, wenige von hohem Grundumsatz mit niedriger Frequenz [PETERSON und WALTER[7])]. Ja sogar an ein und demselben Falle braucht eine Änderung im Grundumsatzwert nicht mit einer entsprechenden Änderung in der Höhe der Herzschlagfrequenz einherzugehen (siehe den Abschnitt über Thyreosen).

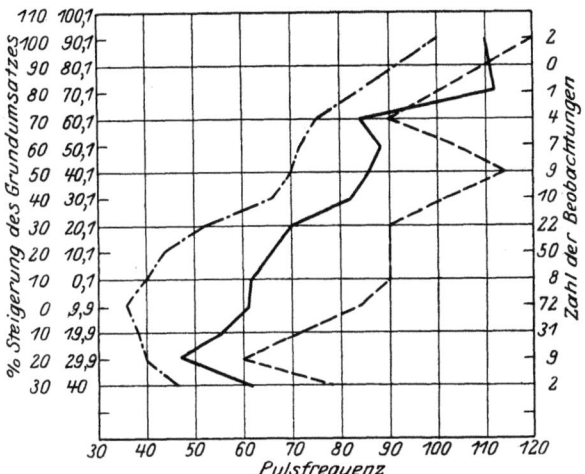

Abb. 126. Pulsfrequenz und Grundumsatz.
– – – Maxima. –·–·– Minima. ——— Mitte.
( ) Zahl der Beobachtungen. (Nach MARION READ.)

Die durch *Muskeltätigkeit* bedingte Steigerung der Stoffwechselgröße geht mit einer Steigerung der Herzschlagfrequenz einher, doch gestaltet sich die Beziehung verschiedenartig bei verschiedenen Individuen sowie bei gleichen Individuen unter verschiedenen Bedingungen (siehe auch den Abschnitt über Muskeltätigkeit).

5. Minutenvolumen des Kreislaufes.

Ebensowenig wie zwischen Herzschlagfrequenz und Stoffwechselgröße besteht eine unter allen Umständen gültige Beziehung zwischen Herzschlagfrequenz und Minutenvolumen.

---

[1]) MOORE u. COOPER: Americ. journ. of physiol. Bd. 64, S. 416. 1923.
[2]) CULLIS, OPPENHEIMER, ROSS-JOHNSON: Lancet, Bd. 2, S. 954. 1922.
[3]) COLLET u. LILJESTRAND: Skandinav. Arch. f. Physiol. Bd. 45, S. 17. 1924.
[4]) HAFKESBRING u. COLLET: Americ. journ. of physiol. Bd. 70, S. 73. 1924.
[5]) GRAFE: Pathologische Physiologie des Gesamtstoff- und Kraftwechsels. S. 33. München 1923. Hier auch Literatur.
[6]) READ, MARION: Journ. of the Americ. med. assoc. Bd. 78, S. 1888. 1922.
[7]) PETERSON u. WALTER: Journ. of the Americ. med. assoc. Bd. 78, S. 341. 1922.

So findet Lindhard[1]) eine leichte Abnahme des Minutenvolumens beim Stehen unter Zunahme der Pulsfrequenz. Die Steigerung des Minutenvolumens bei Muskeltätigkeit geht zwar mit einer Steigerung der Herzfrequenz einher, doch zeigen sich bezüglich der Art der Beziehung zwischen diesen beiden Größen in einzelnen Fällen große Verschiedenheiten[2]).

Auch unter Ruhebedingungen läßt sich, wenn das Minutenvolumen durch Temperatureinflüsse verändert wurde, keine strenge Beziehung dieser Änderungen zur Herzschlagfrequenz nachweisen[3]).

Nach experimentellen Untersuchungen an Hunden sinkt bei Verblutung das Minutenvolumen unter Ansteigen der Pulsfrequenz[4]).

Aus diesen Beobachtungen geht hervor, daß zwar die Frequenzsteigerung des Herzschlages ein Glied in der Kette der bei erhöhtem Sauerstoffbedarf eintretenden und auf eine Steigerung des Minutenvolumens hinzielenden regulatorischen Mechanismen darstellt, daß sie aber außerdem noch zahlreichen anderen, mit diesem nicht in Zusammenhang stehenden Einflüssen unterliegt.

6. Die Tagesschwankungen der Herzschlagfrequenz.

Wie schon erwähnt wurde, verhält sich die Herzschlagfrequenz des Warmblüters wesentlich anders, je nachdem er sich in Muskelruhe oder Muskeltätigkeit befindet. Aber selbst im Zustand jener Muskelruhe, wie sie am besten durch eine bequeme liegende Stellung gewährleistet erscheint, gestaltet sich der Frequenzwert verschieden, je nach den zur Zeit der Zählung doch noch bestehenden oder derselben vorausgegangenen Bewegungen.

In der neuesten Zeit hat man besondere Aufmerksamkeit jenem Frequenzwert zugewendet, welchen man *unter* denjenigen *Bedingungen* beobachtet, *unter denen der Grundumsatz bestimmt wird*, also frühmorgens bei vollständiger Muskelruhe, ehe noch irgendwelche Nahrung eingenommen und irgendwelche Muskeltätigkeit geleistet worden war. Dieser Wert eignet sich, weil er unter leicht einhaltbaren, scharf umschriebenen Bedingungen aufgenommen wird, besonders gut, wenn man die Herzschlagfrequenzverhältnisse verschiedener Individuen untereinander oder die Veränderung der Herzschlagfrequenzverhältnisse ein und desselben Individuums während längerer Zeiträume vergleichen will, und sollte bei Untersuchungen mit der eben gekennzeichneten Fragestellung stets erhoben werden.

Dieser unter Grundumsatzbedingungen festgestellten Ruhefrequenz des Herzschlags stellt man als „*Ruhewerte unter Tagesbedingungen*" jene Frequenzwerte gegenüber, welche man an ruhigliegenden Personen beobachtet, die schon das Bett verlassen und Nahrung zu sich genommen haben, nur gerade nicht unmittelbar vor der Zählung eine schwere Muskelarbeit geleistet haben.

Eine graphische Darstellung zweier Tabellen (Abb. 127) aus einer Arbeit von Addis[5]) zeigt, wie häufig bei gesunden jungen Leuten bestimmte Frequenzwerte einerseits unter Grundumsatz-, andererseits unter Tagesbedingungen vorkommen. Dieser Aufstellung liegen 81 Zählungen bei 72 Personen unter Grundumsatzbedingungen und 300 Zählungen an 300 Personen unter Tagesbedingungen zugrunde. Es handelt sich durchwegs um diensttaugliche Soldaten im Alter von 21—31 Jahren. Die Darstellung läßt ohne weiteres erkennen,

---

[1]) Lindhard: Skandinav. Arch. f. Physiol. Bd. 30, S. 395. 1913.
[2]) Krogh u. Lindhard: Skandinav. Arch. f. Physiol. Bd. 27, S. 100. 1912. — Douglas und Haldane: Journ. of physiol. Bd. 56, S. 69. 1922.
[3]) Barcroft u. Marshall: Journ. of physiol. Bd. 58, S. 145. 1922.
[4]) Murlin u. Greer: Americ. journ. of physiol. Bd. 33, S. 253. 1914.
[5]) Addis: Arch. of internal med. Bd. 29, S. 539. 1922.

daß die Ruhefrequenzen unter Tagesbedingungen höher liegen als die, welche unter Grundumsatzbedingungen aufgenommen wurden. Verbleibt ein Individuum den ganzen Tag in Bettruhe und fastet dabei, so ändert sich im Laufe des Tages die Frequenz nur in sehr geringem Maße[1]).

Als ursächliche Momente für die höheren Tagesruhewerte kommen vorangegangene Nahrungsaufnahme und Muskeltätigkeit sowie Einflüsse seelischer Natur in Betracht. Die eingehende Darstellung der Beeinflussung der Herzschlagfrequenz durch Nahrungsaufnahme, Muskeltätigkeit, seelische Erregung, ebenso durch atmosphärische Einflüsse wird in besonderen Kapiteln gleichzeitig mit der Analyse der hierbei in Betracht kommenden Mechanismen erfolgen.

Die Herzschlagfrequenz sinkt unter gleichzeitigem Herabgehen des Blutdrucks *während des Schlafes* ab. Die Durchschnittsfrequenz des Normalen beträgt im Schlafe etwa 59. Die Ursache dieses Absinkens ist nicht der Schlaf an und für sich, denn man kann gleich tiefe Frequenzwerte auch an den in wachem Zustande ganz ruhig im Bette liegenden Personen beobachten[2]). SCHNEIDER und TRUESDALE[3]) fanden bei ihren Beobachtungen den tiefsten Stand der Herzschlagfrequenz um 3 Uhr morgens. Nach WIECHMANN und BAMBERGER[4]) kann die Pulsfrequenz im Nachmittagsschlaf etwa gleich tief absinken wie im Nachtschlaf, wogegen KLEWITZ[5]) im Mittagsschlaf wesentlich höhere Frequenzen fand als im Nachtschlaf.

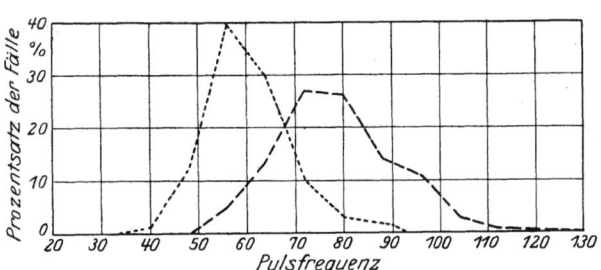

Abb. 127. Pulsfrequenz bei Normalpersonen
unter Basalbedingungen ....
unter Tagesbedingungen - - -
(Nach ADDIS.)

Durch *Träume* kann die Herzschlagfrequenz im Schlafe vorübergehend erhöht werden. Unmittelbar beim Erwachen aus solchen Träumen ist sie gleichfalls gesteigert[6]).

Herzbeschleunigungen „nervöser Natur" pflegen im Schlafe abzuklingen, während solche, welche auf Herzschwäche beruhen, sich nicht oder in nicht entsprechender Weise vermindern[7]).

Die Herzschlagfrequenz im Veronalschlaf verhält sich nicht wesentlich anders als im natürlichen Schlaf[7]).

7. Mindest- und Höchstfrequenz.

Die niedrigsten und höchsten Frequenzwerte beim Menschen werden bei Reizbildungs- und Koordinationsstörungen beobachtet. Wie bekannt, beträgt die Kammerfrequenz bei vollständiger Unterbrechung der Erregungsleitung vom Vorhof auf die Kammer dauernd etwa 30, manchmal auch noch weniger in der Minute. Doch auch bei normalen Koordinationen des Herzschlages kann es zu

---

[1]) SCHNEIDER u. TRUESDALE: Americ. journ. of physiol. Bd. 67, S. 193. 1923.
[2]) KLEWITZ: Dtsch. Arch. f. klin. Med. Bd. 112, S. 38. 1913.
[3]) SCHNEIDER u. TRUESDALE: Americ. journ. of physiol. Bd. 67, S. 193. 1923.
[4]) WIECHMANN u. BAMBERGER: Zeitschr. f. exp. Med. Bd. 41, S. 37. 1924.
[5]) KLEWITZ: Dtsch. Arch. f. klin. Med. Bd. 112, S. 38. 1913. — MORITZ: Münch. med. Wochenschr. 1915, S. 1.
[6]) MACWILLIAM: Quart. journ. of exp. physiol. Bd. 13, S. 178. Suppl. 1923.
[7]) KLEWITZ: Dtsch. Arch. f. klin. Med. Bd. 112, S. 38. 1913. — MÜLLER: Acta scandinav. Bd. 55, S. 404 u. 443. 1921. — WIECHMANN u. BAMBERGER: Zeitschr. f. exp. Med. Bd. 41, S. 39. 1924.

andauernden, sehr erheblichen Frequenzherabsetzungen (36 bzw. 30 in der Minute) kommen[1]).

Die Höchstfrequenzen beim Menschen werden bei paroxysmaler Tachykardie beobachtet. Sie können bis etwa 240 in der Minute betragen. Die Vorhöfe können noch viel höhere Frequenzen aufweisen, bei Vorhofflattern kann durch Jahre hindurch der Vorhof mit einer Frequenz von etwa 300 in der Minute schlagen. Doch pflegt hierbei die Kammer dem Vorhof nicht bei jeder Erregung zu folgen. Daß die Zahl der Kammerschläge denen der Vorhofschläge entspricht, wurde nur selten beobachtet. Die Herzschlagfrequenz betrug hierbei etwa 300[2]).

Bei normalem Ausgangspunkt und normaler Koordination des Herzschlags pflegt die Frequenz den Wert von etwa 170 selten zu übersteigen.

8. Ausmaß der Schwankungen der Herzperiodendauer.

Das im Zusammenhang mit dem Nervensystem stehende Herz zeigt in den meisten Fällen mehr oder minder erhebliche Schwankungen der Dauer der einzelnen Herzperioden, ganz besonders, wenn der Vagustonus in einem gewissen Grade erhöht ist, worauf noch an anderen Stellen eingegangen werden wird.

Bemerkenswert ist die *große Regelmäßigkeit der Herzperiodendauer bei gewissen Tachykardien* mit abnormem Ausgangspunkt der Herzschläge beim Menschen [FEIL und GILDER[3])]. Diese konnten bei Fällen von paroxysmaler Tachykardie mit einer Frequenzhöhe von 157—214 feststellen, daß die größten Differenzen in der Periodenlänge selten über $1/100$ Sekunden hinausgehen, die durchschnittliche Variation niemals $1/100$ Sekunde erreicht. Auch bei der frequenten Vorhofschlagfolge, die bei der als Vorhofflattern bezeichneten Herzunregelmäßigkeit vorhanden ist, fand LEWIS[4]) durchschnittliche Variationen der Periodenlänge von nur $9/10000$ bis $77/10000$ Sekunde.

Auch unabhängig von Tachykardie läßt sich in besonderen Fällen eine große Regelmäßigkeit der Pulsperioden nachweisen[5]).

Eine sehr große Regelmäßigkeit der Länge der Herzperioden zeigt das isolierte Kaltblüterherz. Nach MINES[6]) überschritt die Schwankung der Periodenlänge selbst am Herzen, die nicht künstlich durchströmt wurden und sich auch nicht in einem Thermostaten befanden, während einer ganzen Reihe von Schlägen nicht 1% der Periodendauer.

Analyse der Herzschlagfrequenz.

I. Allgemeine Gesichtspunkte.

Die Frequenz des Herzschlags ist bestimmt durch die Frequenz der Reizbildung im Herzen.

Diese findet entweder an der normalen Reizbildungsstätte [nomotope Reizbildung[7])] oder an anderen Stellen der Herzmuskulatur [heterotope Reizbildung[7])] statt.

Die Erregung pflanzt sich von dem Herzabschnitt, in dem sie entsteht (führender Herzabschnitt), auf andere Herzabschnitte (abhängige Herzabschnitte)

---

[1]) MACKENZIE-ROTHBERGER: Herzkrankheiten. S. 194. Berlin 1923.
[2]) MACKENZIE-ROTHBERGER: Herzkrankheiten. S. 277. Berlin 1923. — LEWIS: Mechanism of the heart beat. 2. Aufl., S. 270. London 1920.
[3]) FEIL u. GILDER: Heart Bd. 8, S. 1. 1921. — v. FUNKE: Verhandl. d. dtsch. Kongr. f. inn. Med. 1914, S. 400.
[4]) LEWIS: Heart Bd. 7, S. 127. 1920.
[5]) v. FUNKE: Verhandl. d. dtsch. Ges. f. inn. Med. 1914. S. 400.
[6]) MINES: Journ. of physiol. Bd. 46, S. 349. 1913.
[7]) HERING, H. E.: Zentralbl. f. Physiol. 1905, Nr. 5.

fort. Die Frequenz der letzteren kann eine andere sein als die des führenden Herzabschnittes, wenn nicht alle Erregungen vom führenden Herzabschnitte auf die abhängigen übergehen, oder in den abhängigen Herzabschnitten Erregungen entstehen, welche auf letztere beschränkt bleiben.

Bezüglich Reizbildungsfrequenz und Herzschlagfrequenz wäre noch folgendes zu bemerken:

1. Unter Umständen kann es bei fortlaufender Reizbildung an der normalen Reizbildungsstelle an gewissen Stellen des Herzmuskels, hinsichtlich derer man annehmen muß, daß sie vom Leitungsreiz nicht betroffen werden, zu einer Reizbildung kommen, die aus besonderen Gründen nur ein kleines Herzmuskelgebiet in Erregung versetzt, sich nicht einmal auf einen ganzen Herzabschnitt ausbreitet[1]). So beobachtete B. Kisch[2]) am absterbenden Kaninchenherzen Extrasystolen, die auf einen Teil der Vorhofmuskulatur beschränkt blieben, sowie sehr frequente Vorhofkontraktionen in einem beschränkten Gebiete des rechten Vorhofs, während andere Teile des Vorhofs hiervon unabhängig in einem langsamen Rhythmus schlugen. Die Annahme einer derartigen Reizbildung in gewissen, vom Leitungsreiz nicht erreichten Herzteilen liegt auch der von Rothberger[3]) und Kaufmann gegebenen Vorstellung von der Entstehungsweise gewisser extrasystolischer Unregelmäßigkeiten zugrunde. Man hat daher die Möglichkeit im Auge zu behalten, daß die Zahl der in einem Herzabschnitt gebildeten Reize größer sein kann, als die Anzahl seiner Schläge.

2. Gewisse experimentelle Befunde weisen darauf hin, daß ein Impuls, nachdem er gewisse Teile des Herzmuskels durchlaufen hat, an seine Ausgangsstelle zurückkehren, diese nach Ablauf ihrer Refraktärperiode wieder in einem erregbaren Zustand antreffen und von hier aus von neuem seinen Weg machen kann[4]). Diese Vorstellung liegt der Theorie zugrunde, die Lewis[5]) und de Boer[6]) über die Genese des Vorhofflatterns und -flimmerns ausgearbeitet haben. Besteht diese Anschauung zu Recht, so ist die hohe Frequenz der Vorhofschläge beim Vorhofflattern nicht durch eine hochfrequente Reizbildung bedingt, sondern dadurch, daß ein Impuls mit der gegebenen hohen Frequenz immer wieder an seine Ausgangsstelle zurückkehrt.

Bei normaler Koordination des Herzschlags besagt die Analyse der Frequenz des Herzens nichts anderes als die Analyse der Reizbildungsfrequenz an der normalen Reizbildungsstelle. Dieselbe ist, ebenso wie die Reizbildung einer heterotopen Stelle, einerseits gegeben durch Faktoren, die das Muskelgewebe, in welchem sich die Reizbildung abspielt, unmittelbar treffen, andererseits durch solche, die dies mittelbar auf dem Wege über die extrakardialen Herznerven tun.

Für viele Gattungen von Tieren ist der Beweis erbracht, daß unter physiologischen Bedingungen dauernd Erregungen auf den Bahnen der hemmenden und fördernden Herznerven dem Herzen zufließen, daß das Herz unter einem dauernden Vagus- und Acceleranstonus steht.

Es ist Aufgabe einer vollständigen Analyse der Frequenz des Herzschlages, zunächst die Stelle zu eruieren, an welcher die die Frequenz des Herzschlags bestimmende Reizbildung vor sich geht. Weiter ist zu eruieren, welchen Anteil einerseits die unmittelbar, andererseits die auf dem Wege der Herznerven wirksam werdenden Faktoren an dem Verhalten der Reizbildungsstelle haben. In

---

[1]) Hering, H. E.: Münch. med. Wochenschr. 1911, Nr. 37.
[2]) Kisch, B.: Zeitschr. f. exp. Med. Bd. 25, S. 188. 1921; Bd. 26, S. 327. 1922.
[3]) Siehe hierzu Rothberger: Klin. Wochenschr. 1922, S. 2150.
[4]) Mines: Journ. of physiol. Bd. 46, S. 349. 1913.
[5]) Lewis: Lancet 1921, I, Nr. 16, S. 785; Nr. 17, S. 845.
[6]) de Boer: Ergebn. d. Physiol. Bd. 1. 1921.

Beziehung auf die extrakardialen Herznerven ist zu untersuchen, inwieweit die Einflußnahme der extrakardialen Herznerven durch Änderungen im Vagus- oder im Acceleranstonus zustande kommt. Schließlich ist noch klarzulegen, welcher Art die verschiedenen Faktoren sind, welche unmittelbar oder mittelbar das Verhalten der Reizbildungsfrequenz bedingen.

Im *Tierexperiment* ist man in der Lage, das Verhalten des dem Einfluß des Zentralnervensystems entzogenen Herzens untersuchen zu können. Man bedient sich hierzu entweder jener Methoden, bei denen das Herz aus dem Verbande des gesamten übrigen Organismus isoliert und, wenigstens das Warmblüterherz, in entsprechender Weise künstlich ernährt wird, oder solcher, bei denen der Kreislauf auf das Herz und die Lungen reduziert und das ganze Nervensystem ausgeschaltet wird, oder man beläßt das Herz in situ und durchtrennt die Bahnen der Herznerven in ihrem Verlaufe. Man pflegt die genannten Bahnen als völlig durchtrennt zu betrachten, wenn die Vagi durchschnitten und das Ganglion stellatum exstirpiert worden war. Es ist jedoch wahrscheinlich, daß beim Kaninchen durch diesen Eingriff die Bahn der beschleunigenden Herznerven in manchen Fällen nicht völlig durchtrennt ist, und daß noch Fasern durch das zweite Thorakalganglion hindurchgehen[1]). Cannon[2]) durchtrennt bei dem von ihm geübten Verfahren der Denervierung des Herzens den rechten Vagus unterhalb des Abganges des N. recurrens, den linken am Hals. Der Acceleranstonus, der nach Durchschneidung der Vagi noch nachweisbar ist, bzw. der Vagustonus, der nach Durchtrennung der Acceleratorenbahn sich noch feststellen läßt, ist nicht dem Acceleratoren- bzw. Vagustonus ohne weiteres gleichzusetzen, der vor den die Ausschaltung bewirkenden Eingriffen bestand, da durch diese der Erregungszustand jenes Herznervenzentrums, das noch mit dem Herzen in Verbindung steht, verändert werden kann.

H. E. Hering[3]) zählte bei Kaninchen, bei denen das Herz durch Anlegung eines Herzlungenkreislaufs vom Zentralnervensystem isoliert worden war, 132—144 Herzschläge. Stewart[4]) beobachtete nach Ausschaltung des zentralen Nervensystems durch langandauernde Abklemmung der Hirnarterien bei der Katze 155—160 Herzschläge, beim Kaninchen 160—163. Tschirjew[5]) zählte bei Kaninchen, wenn der Blutdruck nach den Eingriffen der Denervation nicht sehr abgesunken war, 155—160 Schläge. Cannon[6]) zählte an den nach seinem Verfahren denervierten Katzenherzen Werte, die um 200 lagen.

Beim *Menschen* besitzen wir kein Mittel, das Herz vollständig dem Einfluß des Herznervensystems zu entziehen, also den Anteil, welcher dem Herznervensystem an dem Verhalten der Pulsfrequenz zuzuschreiben ist, festzustellen. Wir besitzen weiterhin beim Menschen keine Methode, um die Acceleratorenwirkung auf das Herz auszuschalten und vermögen auch den Vagustonus nicht mit jener Sicherheit zu eliminieren, wie es im Tierexperiment durch die Durchschneidung der Vagi möglich ist.

Man vermag zwar durch *Atropin* die Herzendigungen der herzhemmenden Fasern zu lähmen. Eine vollständige Lähmung der Vagusendigungen und damit eine vollständige Ausschaltung des Vagustonus ist beim Menschen jedoch nur bei sehr großen Dosen zu erwarten, bei denen Vergiftungserscheinungen anderer Art noch zu befürchten sind. Nach Lewis, Drury, Wedd und Iliescu[7]) sind an

---

[1]) Kisch u. Sakai: Pflügers Arch. f. d. ges. Physiol. Bd. 198, S. 92. 1923.
[2]) Cannon: Americ. journ. of physiol. Bd. 50, S. 399. 1919.
[3]) Hering, H. E.: Pflügers Arch. f. d. ges. Physiol. Bd. 72, S. 163. 1898.
[4]) Stewart: Americ. journ. of physiol. Bd. 20, S. 422. 1907.
[5]) Tschirjew: Arch. f. Physiol. 1877, S. 116.
[6]) Cannon: s. die auf S. 478—479 zitierten Arbeiten.
[7]) Lewis, Drury, Wedd u. Iliescu: Heart Bd. 9, S. 232. 1921.

einem 10 kg schweren Hunde mindestens 0,5—1 mg Atropin per Kilogramm bei intravenöser Applikation notwendig, um die Wirkung einer starken faradischen Reizung des Vagusstammes aufzuheben.

CRAWFORD[1]) beobachtete, daß die Frequenzsteigerung, welche nach subcutaner Injektion von 0,15 mg per Kilogramm Körpergewicht eintrat, noch, wenn auch nicht wesentlich, stärker ausfiel, wenn man die doppelte Dosis Atropin gab.

Nach LEWIS, DRURY, WEDD und ILIESCU[2]) würden beim Menschen 1,2 mg intravenös genügen, um eine Vaguswirkung nahezu vollständig, 3—6 mg, um eine solche vollständig auszuschalten.

Die Wirkung kleiner Atropindosen ist, zum mindesten bei subcutaner Verabreichung, außerordentlich von der verschiedenen Atropinempfindlichkeit der einzelnen Individuen abhängig[3]). Gewisse Verschiedenheiten der Wirkung subcutan injizierter Atropindosen sind wohl auf Verschiedenheiten in der Resorption zu beziehen, denn sie fallen fort bei intravenöser Injektion[4]).

Der frequenzbeschleunigenden Wirkung des Atropins pflegt eine frequenzhemmende voranzugehen. Nach neueren Untersuchungen[5]) hätte diese letztere Wirkung eine zentrale Genese und würde auf dem Wege des Herzvagus vermittelt. Man hätte also bei Beurteilung eines Atropineffektes daran zu denken, daß es sich um den Effekt zweier verschiedener, in ihrer Richtung entgegengesetzter Einflüsse auf die Pulsfrequenz handelt: eine zentrale Vagusreizung, deren Wirkung schließlich infolge einer peripheren Vaguslähmung nicht in Erscheinung treten kann. Es gibt Fälle, bei denen einzig und allein die erste Wirkung zum Vorschein kommt[6]).

Die Herzschlagfrequenz, welche man nach Verabreichung großer Atropindosen erhält, stellt unter der Voraussetzung, daß durch das Atropin tatsächlich der Vagustonus vollständig ausgeschaltet wurde, die Frequenz des unter dem fördernden Einfluß des Acceleranstonus stehenden Herzens dar. Die nach Ausschaltung der Vagi bestehende hohe Schlagfrequenz ist nach H. E. HERING[7]) dadurch gegeben, daß nicht nur die frequenzhemmende Wirkung der Vagi wegfällt, sondern auch noch die frequenzbeschleunigende Kraft der Acceleratoren frei wird.

Wie an einer späteren Stelle noch auseinandergesetzt werden wird, ist ein erregender Einfluß auf das Acceleratorenzentrum nicht nachweisbar, wenn eine sehr hohe Schlagfrequenz des Herzens besteht (s. S. 502). Man kann darum die Tatsache, daß nach großen Atropindosen ein beschleunigender Einfluß auf die Herztätigkeit noch vorhanden bleibt, unter Voraussetzung der vollständigen Ausschaltung des Vagustonus in dem Sinne verwerten, daß dieser beschleunigende Einfluß durch das Acceleratorenzentrum vermittelt wird. Man kann aber aus der Tatsache, daß nach großen Atropindosen eine bestimmte beschleunigende Wirkung nicht mehr nachweisbar ist, nicht den Schluß ziehen, daß sie vorher nicht unter Beteiligung des Acceleratorenzentrums zustande gekommen ist.

Wenn nach den üblichen Atropindosen eine Beschleunigung auftritt, so sagt uns das nicht mehr, als daß ein Vagustonus vorhanden war, aber nichts über seine Größe[8]); wenn danach keine Beschleunigung auftritt, so läßt sich daraus nicht auf ein Fehlen des Vagustonus schließen. Über das Vorhandensein bzw. Fehlen eines Vagustonus kann man auf viel einfacherem Wege durch die

---

[1]) CRAWFORD: Journ. of pharmacol. a. exp. therapeut. Bd. 22, S. 1. 1924.
[2]) LEWIS, DRURY, WEDD u. ILIESCU: Heart Bd. 9, S. 232. 1291.
[3]) HERING, H. E.: Münch. med. Wochenschr. 1910, Nr. 37.
[4]) MC GUIGAN: Journ. of the Amer. med. Assoc. Bd. 76, S. 1338. 1921. — HEINECAMP: Journ. of laborat. a. clin. med. Bd. 8, S. 104. 1922.
[5]) PLATZ: Zeitschr. f. exp. Med. Bd. 28, S. 81. 1922.
[6]) PONGS: Einfluß tiefer Atmung usw. S. 131. Berlin 1923.
[7]) HERING, H. E.: Pflügers Arch. f. d. ges. Physiol. Bd. 60, S. 480. 1895.
[8]) HERING, H. E.: Münch. med. Wochenschr. 1910, Nr. 37. — FREDERICQ u. DESCAMPS: Arch. intern. de phys. Bd. 16, S. 162. 1921.

Feststellung einer respiratorischen Beeinflussung des Pulses Aufschluß erhalten, denn letztere beruht ja hauptsächlich auf einer Änderung des Vagustonus, setzt also das Vorhandensein eines solchen voraus[1]). Nach WENCKEBACH[2]) äußert sich eine Steigerung des Vagustonus in einer mehr oder minder stark ausgeprägten Schwankung der Periodenlänge. Dies muß jedoch nicht immer der Fall sein, wie Fälle hochgradiger Frequenzherabsetzung bei Hirndrucksteigerung, welche oft ganz regelmäßig ist, beweisen[3]).

Die Prüfung der Frequenzreaktion auf gewisse Pharmaka, welche in den peripheren Mechanismus eingreifen, gibt, wie H. E. HERING[4]) angibt, selbst unter der Voraussetzung, daß die Wirkung dieser Pharmaka verläßlich ist und tatsächlich mit der Wirkung der natürlichen Erregung der Herznerven in entsprechende Parallele zu setzen ist, nur Aufschluß über den Grad der Reizbarkeit des Herzens gegenüber der Herznervenerregung, nicht aber über die Größe der Erregung, welche dem Herzen auf dem Wege der extrakardialen Herznerven zugeleitet wird. Es kann eine große Reizbarkeit bei schwachem oder gänzlich fehlendem Tonus vorhanden sein.

Man hat die Frequenzreaktion vor allem auf *Adrenalin* studiert. Wie an einer anderen Stelle noch ausgeführt werden soll, kommen dem *Adrenalin* am intakten Tier wie auch am Menschen frequenzfördernde wie frequenzhemmende Wirkungen zu. Man kann schon deshalb nicht eine bestimmte Frequenzreaktion des Adrenalins ohne weiteres als das Maß der Empfindlichkeit gegenüber Acceleratorenerregung auffassen.

Ähnliche Erwägungen gelten bezüglich des *Physostigmins*. Auch hier kann man eine bestimmte Frequenzherabsetzung schon deshalb nicht ohne weiteres als das Maß der Empfindlichkeit gegenüber der frequenzhemmenden Vaguswirkung ansehen, weil nach Physostigmin unter Umständen im Beginne der Wirkung auch herzfrequenzfördernde Einflüsse auf den Sinusknoten bei Dosen von 0,75 Physostig. salic. beschrieben worden sind[5]). Man hat bei Physostigmin auch frequenzfördernde Effekte auf die automatisch schlagenden Kammern beschrieben[6]).

Man hat ferner aus dem Ausfall des *Vagusdruckversuchs* Auskunft über die Anspruchsfähigkeit gegenüber einer Vaguserregung zu erhalten gesucht. Nach den neueren Untersuchungen H. E. HERINGS[7]) liegt jedoch dem Vagusdruckversuch ein Reflex zugrunde, und man kann darum aus einer Änderung des Ausfalles des Vagusdruckversuches auf eine Änderung der Anspruchsfähigkeit des Herzens gegenüber Vaguserregung — abgesehen von der schweren Dosierbarkeit des Vagusdruckes — nur unter der Voraussetzung schließen, daß die Verhältnisse im Reflexbogen die gleichen geblieben sind.

II. Reizbildungsstelle.

1. Ausgangspunkt der Herztätigkeit.

Zusammenfassende Darstellung.

TIGERSTEDT: Physiologie des Kreislaufs. 2. Aufl., Bd. II, S. 71ff. Leipzig 1921.

Will man feststellen, ob der Reizbildungsvorgang an verschiedenen Stellen der Herzmuskulatur mit verschiedener Frequenz einhergeht, so müssen sich die

---

[1]) HERING, H. E.: Verhandl. d. Kongr. f. inn. Med. 1906.
[2]) WENCKEBACH: Arrhythmie. Leipzig u. Berlin 1914.
[3]) PONGS: Einfluß der Atmung usw. S. 116. Berlin 1923.
[4]) HERING, H. E.: Wien. med. Wochenschr. 1923, Nr. 16.
[5]) DANIÉLOPOLU u. CARNIOL: Cpt. rend. des séances de la soc. de biol. Bd. 86, S. 86. 1922.
[6]) DANIÉLOPOLU u. DANIÉLESCO: Cpt. rend. des séances de la soc. de biol. Bd. 85, S. 536. 1921.
[7]) HERING, H. E.: Münch. med. Wochenschr. 1923, S. 1287.

hinsichtlich der Frequenz ihrer Reizbildung zu vergleichenden Reizbildungsstellen unter vergleichbaren Bedingungen befinden.

Solche Versuchsbedingungen sind am Kaltblüterherzen, welches innerhalb einer Nährflüssigkeit oder außerhalb einer solchen ohne Durchströmung längere Zeit hindurch eine normale Koordination und unveränderte Herzschlagfrequenz zeigt, unschwer zu erzielen, wenn man einen Herzabschnitt, dessen Eigenfrequenz man mit der Frequenz der im Sinusgewebe befindlichen normalen Reizbildungsstelle vergleichen will, von letzterer anatomisch oder funktionell abtrennt. Die Gesamtheit der in großer Zahl an verschiedenen Kaltblüterherzen vorgenommenen Versuche ergibt, daß die Frequenz des vom Sinus abgetrennten Herzens sich schließlich auf einen Wert einstellt, der mehr oder weniger deutlich niedriger ist als die durch die Reizbildung im Sinus bestimmte Frequenz des unversehrten Herzens. An dem durch die erste STANNIUSsche Ligatur vom Sinus abgetrennten Vorhofpräparat ist der Sitz der Reizbildung in Atrioventrikulartrichter zu verlegen. Auch der vom übrigen Froschherzen abgetrennte Bulbus aortae zeigt schließlich eine Höchstfrequenz, die geringer ist, als wenn derselbe unter gleichen Bedingungen noch mit dem Herzen in Zusammenhang gewesen wäre.

Am Warmblüterherzen, dessen Schlagfrequenz und Koordination gegenüber Änderungen der Ernährungsbedingungen weitaus empfindlicher ist als das Kaltblüterherz, ist es viel schwieriger, bei Isolierung der tiefer gelegenen Herzabschnitte von der durch den Sinusknoten repräsentierten normalen Reizbildungsstelle solche Verhältnisse zu schaffen, daß sie der oben gestellten Anforderung gleichmäßiger Bedingungen für die hinsichtlich ihrer Frequenz zu vergleichenden, an verschiedenen Stellen gelegenen Reizbildungsstätten entsprechen. In den Versuchen, die zur Beurteilung des Verhaltens der Schlagfrequenz des mit dem Sinusknoten mindestens funktionell nicht mehr in Zusammenhang stehenden Herzens dienen können, wurde die Ausschaltung des Sinusknotens entweder am künstlich durchströmten, aus dem Organismus ausgeschnittenen oder an dem natürlich durchbluteten, in situ belassenen Herzen auf verschiedene Art und Weise (Ausschneidung, Verschorfung, Abtötung durch Formalin, schließlich durch den reversiblen Eingriff der lokalen Kühlung) vorgenommen. In der Mehrzahl der Versuche wurde eine mehr oder weniger deutliche Herabsetzung der Schlagfrequenz eines solchen Herzpräparates gegenüber der Schlagfrequenz des in Abhängigkeit von der Reizbildung im Sinusknoten schlagenden unversehrten Herzens wahrgenommen, doch nicht ausnahmslos. Der Ausgangspunkt des Herzrhythmus nach Ausschaltung des Sinusknotens wird, wenn dies vielleicht auch nicht für alle Bedingungen zutrifft, wenigstens zumeist in dem spezifischen Herzmuskelgewebe der Atrioventrikulargrenze und seinen Ausläufern nach dem Vorhof hin zu suchen sein, wie dies besonders die Veränderung der Herzschlagfrequenz durch unmittelbare Temperatureinwirkung auf die in Rede stehenden Abschnitte des spezifischen Herzmuskelgewebes nach Ausschaltung des Sinusknotens beweist. Die Versuche, bei denen keine deutliche Frequenzänderung nach Ausschaltung des Sinusknotens beobachtet wurde, deuten darauf hin, daß unter Umständen das spezifische Muskelgewebe des Atrioventrikularknotens bzw. seiner Ausläufer zu einer nahezu ebenso frequenten Reizbildung befähigt ist wie der Sinusknoten selbst.

In Versuchen, die zur Beurteilung der Eigenfrequenz der Kammer des Säugerherzens dienen können, wurde die Isolierung der Kammer von den supraventrikulär gelegenen Herzabschnitten dadurch erreicht, daß am künstlich durchströmten, ausgeschnittenen oder am natürlich durchbluteten, in situ befindlichen Herzen die schmale Brücke spezifischen Herzmuskelgewebes, welche die Verbindung der Muskulatur des Vorhofs mit der Kammer darstellt, durchschnitten oder durch lokalisierte Kälteeinwirkung funktionell ausgeschaltet wurde. Die Eigenfrequenz der Kammer ist unter diesen Bedingungen meist erheblich geringer als die durch die Reizbildungsfrequenz des Sinusknotens bestimmte Schlagfrequenz des unversehrten Herzens.

Die Eigenfrequenz der Kammer beim Menschen unter Bedingungen, die auf eine Zerstörung des überleitenden spezifischen Muskelgewebes schließen lassen, beträgt in den meisten Fällen ca. 30 in der Minute[1]). In seltenen Fällen ist sie sehr viel höher[2]). Es bedarf noch weiterer Erfahrung, ob das abweichende Verhalten der Frequenz irgendwie mit einer besonderen Lage des Ausgangspunktes der Kammertätigkeit innerhalb des Überleitungssystems in Zusammenhang steht.

Als Sitz der Eigenreizbildung der mit dem oberen Herzen nicht mehr funktionell in Verbindung stehenden Kammer nimmt man das spezifische Muskelgewebe des Hisschen Bündels und seiner Verzweigungen an. Man kann also zusammenfassend feststellen, daß beim Säugetier die Frequenz der Reizbildung an den atrioventrikulären Reizbildungsstellen (sekundären Zentren) geringer ist als an der nomotopen Reizbildungsetelle (primäres Zentrum) und die Frequenz der in der Kammer gelegenen Reizbildungsstellen (tertiären Zentren) wieder viel geringer ist als die der sekundären, also die Eigenfrequenz der heterotopen Reizbildungsstellen um so mehr abnimmt, je weiter sie vom venösen Ende des Herzens entfernt gelegen sind.

Die Frequenzhöhe, welche eine heterotope Reizbildungsstätte aufweist, hängt außer der Eigenart der betreffenden, durch ihre Lage charakterisierten Reizbildungsstelle von den intra- und extrakardial bedingten Einflüssen ab, denen die betreffende Reizbildungsstelle unterliegt.

Bei der Beurteilung der die Frequenzhöhe bestimmenden Faktoren ist daran zu denken, daß in Fällen, in denen eine tonische Beeinflussung der Reizbildung im Herzen auf dem Wege der extrakardialen Herznerven ausgeprägt ist, bei einer Änderung des Ausgangspunktes der Herzschläge sich die Größe dieser tonischen Beeinflussung ändern wird. Anhaltspunkte für eine solche Annahme geben die Beobachtungen über die Verschiedenheit der Größe des frequenzhemmenden Effektes der peripheren Vagusreizung bei heterotopen Schlagfolgen, insbesondere über das Fehlen des frequenzhemmenden Einflusses des Vagus bei Kammerautomatie[3]).

Für gewisse, sehr frequente, von der Atrioventrikulargrenze oder von der Kammer selbst, wahrscheinlich in seltenen Fällen auch in der Gegend des Sinusknotens auftretende Schlagfolgen, welche in der Klinik unter dem Namen „paroxysmale Tachykardie" bekannt sind, ist auch die Frage zu diskutieren, ob das Geschehen, das dieser Reizbildung zugrunde liegt, nicht nur seiner Häufigkeit, sondern auch seiner Art nach sich von dem nomotopen Reizbildungsvorgang unterscheidet: das heißt ob es sich hier nicht nur um ein beschleunigtes heterotopes, sondern auch um ein heterotypes bzw. heterogenetisches Geschehen[4]) handelt. Die Erörterung dieser Frage ist eng verknüpft mit der Frage nach der

---

[1]) Rihl: Zeitschr. f. exp. Pathol. u. Therap. Bd. 2, S. 75. 1905.
[2]) Siehe Mackenzie-Rothberger: Herzkrankheiten. S. 315. Berlin 1923.
[3]) Lohmann: Arch. f. (Anat. u.) Physiol. 1904, S. 431. — Erlanger u. Hirschfelder: Zentralbl. f. Physiol. Bd. 9, S. 270. 1905. — Erlanger: Americ. journ. of physiol. Bd. 14, S. 153. 1906. — Hering, H. E.: Zeitschr. f. exp. Pathol. u. Therapie Bd. 2, S. 525. 1906. — Rihl: Pflügers Arch. f. d. ges. Physiol. Bd. 114, S. 545. 1906. — Hering, H. E.: Zeitschr. f. ärztl. Fortbild. Bd. 7, Nr. 24. 1910. — Rothberger u. Winterberg: Pflügers Arch. f. d. ges. Physiol. Bd. 132, S. 233. 1910.
[4]) Hering, H. E.: Zentralbl. f. Physiol. Bd. 19, Nr. 5, S. 129. 1905. — Lewis: Mechanism of the heart beat. S. 321. London 1920.

Natur des Reizes, der das Auftreten vereinzelter Extrasystolen, mit welchen die hier in Rede stehenden Tachykardien die Plötzlichkeit ihres Auftretens gemeinsam haben, bedingt und gehört nicht in den Rahmen dieser Erörterungen. Die genannten Tachykardien zeichnen sich durch eine sehr geringe, wenn auch nicht völlig fehlende Beeinflussung ihrer Frequenz auf dem Wege der extrakardialen Herznerven aus[1]).

Die Kammerfrequenz der unter dem Namen „Vorhofflattern" und „Pulsus irregularis perpetuus" bekannten Herzunregelmäßigkeiten hängt vor allem von den den Zustand des Überleitungssystems bestimmenden intra- und extrakardial angreifenden Faktoren und damit von der Zahl der Reize, welche an der Kammer in der Zeiteinheit wirksam werden können, ab.

2. Die Anzahl der funktionstüchtigen Elemente der Reizbildungsstelle.

Die Frage, ob die Schlagfrequenz einer Reizbildungsstelle von der Anzahl der in ihr vereinten Elemente abhängt, ist nach den Untersuchungen SKRAMLIKS[2]) am ausgeschnittenen Froschherzen mit größter Wahrscheinlichkeit dahin zu beantworten, daß sie von dieser unabhängig ist. Denn nach seinen Versuchen schlagen durch Zerteilung des Sinus- bzw. Atrioventrikulartrichters aus der Bulbusgegend gewonnene kleine Teile dieser Territorien mit der gleichen Schlagfrequenz wie Stücke, welche die genannte Reizbildungsstelle in ihrem ganzen Umfange umfassen. Im Säugetierherzen fanden zwar GANTER und ZAHN[3]), daß nach Ausschaltung der führenden Partien des Sinusknotens durch Abklemmung die restierenden Teile nur eine geringe Anzahl von Reizen zu bilden vermögen. Doch läßt sich diese Tatsache auch in einer anderen Weise als durch Herabsetzung der Reizbildungsfrequenz infolge Einschränkung der Zahl der Elemente der Reizbildungsstelle des Sinusknotens erklären. (Verschiedene Reizbildungsfrequenz in verschiedenen Teilen des Knotens, Schädigung der restierenden Teile durch den Eingriff.) VON TSCHERMAK-KUPPELWIESER[4]) diskutierten auf Grund von Versuchen an der Ringelnatter, welche eine nachweisbare Anisochronie im Kontraktionsbeginn der einzelnen Teile des nervösen Vorherzens bzw. des Sinus venosus und des distalen Anteiles der intraperikardialen Strecke der unteren Hohlvene annehmen ließen, die Möglichkeit einer mehrörtlichen Automatie von nicht strikter Isochronie innerhalb der am venösen Ende des Herzens gelegenen, die Frequenz des Herzschlages beherrschenden Reizbildungsstätte.

Im Lichte einer solchen Annahme würde die Vielheit der Elemente in einer Reizbildungsstelle als eine Sicherheitsmaßregel aufzufassen sein. Bei Herabsetzung der Funktionstüchtigkeit eines Teiles der Reizbildungsstelle würde durch das Vorhandensein noch anderer funktionstüchtiger Teile verhindert, daß die in der Frequenzhöhe zum Ausdruck kommende gesamte Funktion dieser Reizbildungsstelle irgendwie leidet. Dieser Gesichtspunkt kommt gerade im Hinblick auf die für gewisse Erkrankungen in Betracht zu ziehende Reduktion der Masse des Sinusgewebes durch pathologische Prozesse in Betracht.

III. Die die Herzschlagfrequenz beeinflussenden Faktoren.

Von den verschiedenen Faktoren, welche Einfluß auf die Herzschlagfrequenz gewinnen, sollen zunächst die Änderungen der Beschaffenheit des Herz- und Zentralnervensystem durchströmenden Blutes bzw. entsprechender künstlicher

---

[1]) Siehe S. 508, Fußnote 12.
[2]) SKRAMLIK: Pflügers Arch. f. d. ges. Physiol. Bd. 183, S. 109. 1920.
[3]) GANTER u. ZAHN: Pflügers Arch. f. d. ges. Physiol. Bd. 145, S. 335. 1912.
[4]) v. TSCHERMAK-KUPPELWIESER: Pflügers Arch. f. d. ges. Physiol. Bd. 182, S. 50. 1920.

Nährlösungen in physikochemischer, chemischer und physikalischer Hinsicht besprochen werden, dann die Kreislaufverhältnisse, welche entweder unmittelbar auf das Herz bzw. die Coronardurchströmung oder besonders aber auf dem Umwege über das Zentralnervensystem sich geltend machen können, ferner die Atemtätigkeit und die Änderungen der Gasaustauschbedingungen, weiterhin die von den verschiedenen Körperteilen auslösbaren reflektorischen sowie die psychischen Einflüsse ihre Erörterung finden, und schließlich die komplexen Wirkungen der Nahrungsaufnahme, Muskeltätigkeit und der atmosphärischen Einflüsse analysiert werden.

1. Blutbeschaffenheit.

A. Gasgehalt.

Die Befunde, welche die Beziehungen zwischen Herzschlagfrequenz und Änderungen im Sauerstoff- bzw. CO_2-Gehalt des das Herz durchströmenden Blutes bzw. der Nährlösung betreffen, sollen hier nur insoweit Darstellung finden, als es sich um das isolierte Herz handelt, die diesbezüglichen Verhältnisse am ganzen Tier werden in dem Abschnitt über Respiration abgehandelt werden.

a) *Sauerstoffgehalt.* Das Vorhandensein von O bildet eine Grundbedingung der Automatie, und es ist demnach klar, daß der völlige Ausschluß von O je nach der Tierart nach kürzerer oder längerer Zeit zum Aufhören der Herztätigkeit führt. Doch tritt bei O-Mangel gerade die Wirkung auf die Frequenz des Herzschlags nicht so sehr in den Vordergrund wie die auf die Contractilität[1]).

Bei Fundulusembryonen setzt eine bestimmte Verminderung des Partialdruckes des O die Zahl der Herzschläge auf ein Drittel herab[2]).

GREMELS und STARLING[3]) sahen bei Hunden am STARLINGschen Herzlungenkreislauf erst dann eine Senkung der Herzschlagfrequenz, wenn die Sauerstoffsättigung des Blutes sehr tief (40 %) gesunken war.

b) *Kohlensäuregehalt.* Zunahme des CO_2-Gehaltes bewirkt am isolierten Kalt- wie Warmblüterherzen eine Herabsetzung der Schlagfrequenz. Am STARLINGschen Herz-Lungenpräparat ist diese Herabsetzung bei einem Gehalt des Ventilationsgemisches von 5,1—9,3% sehr gering, bei 16% stark ausgeprägt[4]).

Bezüglich einer unter Umständen auftretenden, frequenzsteigernden CO^2-Wirkung ist zu sagen, daß NEUKIRCH und RONA[5]) am isolierten Kaninchenherzen bei Umschaltung von einer Lockelösung auf eine kohlensäurereiche Tyrodelösung eine Beschleunigung gesehen haben, welche sich nach ihrer Anschauung durch die gleichzeitige Reaktionsänderung nicht erklären läßt. Auch GROSS[6]) hat nach Injektion $1/4$ n-$NaHCO_3$-Lösung in den Strom einer das nach LANGENDORF isolierte Säugerherz speisenden Ringerlösung eine Beschleunigung beobachtet.

Bezüglich der Frage, ob die bei Vermehrung des CO_2-Gehaltes einer Nährlösung bzw. des Blutes zu beobachtende Frequenzherabsetzung lediglich eine Folge der im nächsten Abschnitt zu behandelnden Reaktionsänderung oder auf eine spezifische Wirkung der Kohlensäure zurückzuführen ist, ist zu bemerken, daß nach BAINBRIDGE[7]) das Froschherz seine Tätigkeit und seinen Rhythmus in einer CO_2-haltigen wie CO_2-freien Lösung in gleicher Weise beibehält, wenn

---

[1]) LANGENDORFF u. HUECK: Pflügers Arch. f. d. ges. Physiol. Bd. 96, S. 177. 1903.
[2]) LOEB u. WASTENEY: Biochem. Zeitschr. Bd. 40, S. 277. 1912.
[3]) GREMELS u. STARLING: Journ. of Physiol. Bd. 61, S. 297. 1926.
[4]) JERUSALEM u. STARLING: Journ. of physiol. Bd. 40, S. 279. 1910.
[5]) NEUKIRCH u. RONA: Pflügers Arch. f. d. ges. Physiol. Bd. 148, S. 285. 1912.
[6]) GROSS: Pflügers Arch. f. d. ges. Physiol. Bd. 99, S. 264. 1903.
[7]) BAINBRIDGE: Journ. of physiol. Bd. 57, Proc. S. L. 1923.

dieselbe nur richtig gepuffert ist und etwa ein p_H von 7,7 besitzt[1]). Dagegen konnte ANDRUS[2]) am isolierten Kaninchenvorhof zeigen, daß die Änderung der Herzschlagfrequenz bei verschiedener Reaktion verschieden abläuft, je nachdem dieselbe Reaktionsänderung durch Änderung des CO_2-Gehaltes der Nährlösung oder durch Zusatz von Natrium hydrophosphoricum erzeugt wurde, und zwar wird die Herzschlagfrequenz mehr verlangsamt bei Herabsetzung des p_H durch Natrium hydrophosphoricum als durch CO_2.

B. Reaktion.

Änderung der Reaktion des künstlich durchströmten Kalt- wie Warmblüters von p_H 7,8 — p_H 7,1 führen zu Veränderungen in der Frequenz des Herzschlags, und zwar in dem Sinne, daß Steigerung des p_H zu einer Steigerung, Senkung zu einer Verlangsamung des Herzschlags führt[3]). Dasselbe ist der Fall an dem in einer Nährlösung aufgehängten Kaninchenvorhof[4]). Nach IWAI[5]) zeigt das mit künstlicher Nährlösung durchströmte Katzenherz ein Optimum der Frequenz, wenn das p_H der Nährlösung 7,5 beträgt. Nach GREMELS und STARLING[6]) bedingt eine Zunahme der Wasserstoffionenkonzentration von p_H 7,67 auf p_H 7,38 (durch Zufuhr von CO_2) am STARLINGschen Herzlungenkreislauf eine Abnahme der Frequenz von 144—124.

Mit Änderung der Reaktion der Flüssigkeit ändert sich auch das Ausmaß der Reaktion des Kaninchenvorhofs gegen vagomimetische Substanzen (Acetylcholin und Cholin) und sympathomimetische Substanzen (Adrenalin und Tyramin). Die Wirkung der ersteren ist mehr ausgesprochen in saurer, die der letzteren in alkalischer Lösung[7]).

Reizung des Vagus hatte am Schildkrötenherzen einen stärkeren Effekt, wenn das p_H der Nährlösung 7, als wenn es 7,8 war[7]).

Am unversehrten Kaninchen fällt nach COBET[8]) die Herzschlagfrequenz mit Steigerung der Hydrogenionenkonzentration des Blutes bei Einatmung CO_2-haltiger Gasgemische.

C. Salzgehalt der Nährflüssigkeiten.

Unsere Kenntnisse über die Beziehung, welche zwischen der Herzschlagfrequenz und Änderungen der Mengenverhältnisse der Blutbestandteile unter Bedingungen, die noch mit dem Leben der Versuchstiere vereinbar sind, besteht, sind, wenn wir von den Änderungen des Gasgehaltes und der Reaktion des Blutes absehen, äußerst spärlich. Zahlreiche Befunde liegen jedoch über das Verhalten der Herzschlagfrequenz bei Durchströmung des Herzens, vereinzelte sogar auch über ihr Verhalten bei Durchströmung des mit dem Herzen in Verbindung stehenden Zentralnervensystems mit künstlichen Nährlösungen vor, deren Gehalt an verschiedenen Blutbestandteilen variiert und deren Reaktion in verschiedener Weise verändert worden ist. Diese Befunde können hier nur insoweit dargestellt werden, als sie zur Frage der Frequenzänderungen bei Änderung der Mengenverhältnisse der Blutbestandteile, nicht aber zur Frage nach den Grundbedingungen der Automatie Bezug haben.

---

[1]) Der von MANSFELD (Pflügers Arch. f. d. ges. Physiol. Bd. 184, S. 236. 1920) geäußerten Anschauung von der spezifischen Wirkung der CO_2 auf die Reizbildung wurde schon seitens HERINGS (ebenda Bd. 187, S. 132. 1921) widersprochen.
[2]) ANDRUS: Journ. of physiol. Bd. 59, S. 361. 1924.
[3]) ANDRUS u. CARTER: Heart Bd. 11, S. 97. 1924.
[4]) ANDRUS: Journ. of physiol. Bd. 59, S. 361. 1925.
[5]) IWAI: Pflügers Arch. f. d. ges. Physiol. Bd. 202, S. 363. 1924.
[6]) GREMELS u. STARLING: Journ. of physiol. Bd. 61, S. 297. 1926.
[7]) ANDRUS: Journ. of Physiol. Bd. 59, S. 361. 1925.
[8]) COBET: Biochem. Zeitschr. Bd. 137, S. 67.

a) *Osmotischer Druck.* SKRAMLIK[1]) fand am künstlich vom Sinus aus durchströmten Froschherzen, daß Nährlösungen von hohem osmotischen Druck, welche durch Zusatz von Natriumchlorid oder Trauben- bzw. Rohrzucker zu einer normalen Nährlösung hergestellt wurden, bei einer gewissen Zeit der Einwirkung nach einer vorübergehenden Beschleunigung zum Stillstand des Herzens führten, der indessen nur so lange andauerte, als die Lösung im Herzen verblieb. Der höchste Druck, der bei etwa 40 Minuten Dauer vertragen wurde, betrug 40 Atmosphären. Steigerung des osmotischen Druckes einer Nährlösung durch Zusatz von 5% Glucose führt nach ANDRUS und CARTER[2]) zu einer Beschleunigung der Schlagfrequenz des Schildkrötenherzens, während Zusatz von 1,2% Glucose am sinuslosen Froschherzen nach SAKAI[3]) Verlangsamung zur Folge hatte. GROSS[4]) sah an dem mit künstlicher Nährlösung nach LANGENDORFF durchströmten Säugerherzen nach Injektion kleiner Kochsalzmengen (5 ccm einer 2,9 proz. Lösung) in die Nährlösung keine Frequenzänderung, nach solcher größerer Mengen (6 ccm einer 5 proz. Lösung beim Kaninchen, 1 ccm einer 10 proz. beim Hunde) geringe Frequenzherabsetzung. Am isolierten Kaninchenvorhof macht Steigerung des osmotischen Druckes durch Konzentration der den Vorhof umgebenden Nährlösung bei unveränderter relativer Menge der einzelnen Bestandteile Herabsetzung der Herzschlagfrequenz[5]).

b) *Änderung des Salzgehaltes der das Herz durchströmenden Nährlösung.* *Natriumchloridgehalt.* HOFMANN[6]) beobachtete am ganzen Esculentenherzen bei Herabsetzung des Natriumchloridgehaltes auf $1^0/_{00}$ Verlangsamung, am sinuslosen Esculentenherzen hingegen eine Beschleunigung, und erst bei Herabsetzung unter diese Grenze eine Herabsetzung der Herzschlagfrequenz. Am künstlich ernährten Schildkrötenherzen tritt nach ANDRUS und CARTER[7]) sowohl bei Erhöhung des Natriumchloridgehaltes auf $15^0/_{00}$ als auch bei Senkung auf $4^0/_{00}$ unter Wahrung des osmotischen Druckes eine Herabsetzung der Schlagfrequenz ein. An dem nach der LANGENDORFFschen Methode künstlich durchströmten Kaninchenherzen sah HOFMANN[6]) bei Herabsetzung des Natriumchloridgehaltes auf $2^0/_{00}$ einen Vorhofsstillstand eintreten, während die Kammer mit herabgesetzter Frequenz weiterschlug. An einem in gleicher Weise durchströmten Präparat zeigten die nach Durchschneidung des HISschen Bündels automatisch schlagenden Kammern eine Herabsetzung der Schlagfrequenz.

Kaliumchloridgehalt. Am künstlich durchströmten Schildkrötenherzen bewirkt nach ANDRUS[7]) Steigerung des Kaliumchloridgehaltes um das Drei- bis Vierfache eine Frequenzherabsetzung, ebenso Verringerung des Kaliumgehaltes von 0,015 auf 0,005%. Am sinuslosen Froschherzen beobachtete SAKAI[8]), daß bei Erhöhung des Kaliumchloridgehaltes von 1 auf $2^0/_{00}$ Frequenzbeschleunigung der Herabsetzung vorangehen kann, und zeigt, daß diese Verlangsamung am ganzen Froschherzen viel geringer ist. Eine frequenzsteigernde Wirkung des Kaliumchlorids auf das Froschherz haben auch BÖHM[9]) und ferner CLARK[10]) beobachtet. Bei Herabsetzung des Kaliumchloridgehaltes auf die Hälfte sah

---

[1]) SKRAMLIK: Klin. Wochenschr. 1925, S. 581.
[2]) ANDRUS u. CARTER: Americ. journ. of physiol. Bd. 59, S. 227. 1922.
[3]) SAKAI: Zeitschr. f. Biol. Bd. 62, S. 295. 1913.
[4]) GROSS: Pflügers Arch. f. d. ges. Physiol. Bd. 99, S. 264. 1903.
[5]) ANDRUS: Journ. of physiol. Bd. 59, S. 361. 1924.
[6]) HOFMANN: Zeitschr. f. Biol. Bd. 66, S. 293. 1916.
[7]) ANDRUS u. CARTER: Americ. journ. of physiol. Bd. 59, S. 227. 1922.
[8]) SAKAI: Zeitschr. f. Biol. Bd. 64, S. 507. 1914.
[9]) BOEHM: Arch. f. exp. Pathol. u. Pharmakol. Bd. 75, S. 230. 1914.
[10]) CLARK: Journ. of physiol. Bd. 47, S. 66. 1913.

SAKAI[1]) eine Beschleunigung. An dem nach LANGENDORFF mit einer künstlichen Nährlösung durchströmten Säugerherzen macht Kaliumchloridinjektion in den Strom der Nährlösung Verlangsamung der Vorhofsschlagfrequenz bzw. vorübergehenden Stillstand[2]). Am isolierten Säugerventrikel macht Herabsetzung des Kaliumchloridgehaltes um etwa das Anderthalbfache eine Frequenzherabsetzung[3]).

Calciumchloridgehalt. Am künstlich durchströmten Froschherzen sahen BÖHM und CLARK[4]) bei Steigerung des Calciumchloridgehalts eine Frequenzherabsetzung. SAKAI[1]) beobachtete bei Steigerung des Calciumchloridgehalts auf das Dreifache am ganzen Froschherzen ebenfalls eine Frequenzherabsetzung, während er am sinuslosen Froschherzpräparat bei der gleichen Steigerung eine Beschleunigung beobachtete. ANDRUS[5]) konnte bei Steigerung des Calciumchloridgehalts auf das Dreifache am Schildkrötenherzen eine Beschleunigung feststellen. Ebenso fanden SALANT, WASHEIM und JOHNSTON[6]) am ganzen Froschherzen Beschleunigungen nach Steigerung des Calciumchloridgehalts. Am nach LANGENDORF durchströmten Säugerherzen fand GROSS[7]) nach Zusatz von Calciumchlorid eine Beschleunigung der Herzschlagfrequenz, HOFMANN[8]) bei einer Steigerung auf $1^0/_{00}$ eine Beschleunigung, bei einer weiteren Steigerung eine Verlangsamung, am isoliert schlagenden Säugerventrikel bei einer Steigerung bis zu $1,8^0/_{00}$ eine Beschleunigung und bei einer weiteren Steigerung auf $3^0/_{00}$ eine Verlangsamung.

Die verschiedenen Wirkungen einer gleichgerichteten Konzentrationsänderung des Natrium-, Kalium- und Calciumchloridgehaltes künstlicher Nährlösungen sind nach HOFMANN[8]) am besten dadurch zu verstehen, daß man hinsichtlich der Frequenzwirkung eine optimale Konzentration dieser Salze annimmt, deren Höhe je nach der Tierart, der Herzabteilung und dem Zustand derselben verschieden ist. Einen solchen optimalen Gehalt an Natrium-, Kalium- und Calciumchloridsalzen hinsichtlich der Frequenzwirkung beobachteten auch ZWAARDEMAKER und ZEEHUISEN[9]).

Das Optimum der Konzentration an Natriumionen liegt nach HOFMANN[10]) für die Automatie des Froschventrikels weit unter dem Gehalt des Blutes an Natriumionen, während beide für den Venensinus ungefähr zusammenfallen. Am Säugerherzen liegt für den Sinusknoten das Optimum ebenfalls bei der Konzentration der Salze im Blute, für den Ventrikel aber bei einem etwas höheren Gehalt an Calcium.

Die langdauernde Durchströmung mit künstlicher Nährlösung setzt die Frequenz des Kalt- wie Warmblüterherzens unter gleichzeitiger Abnahme der Kontraktionsstärke wesentlich herab (hypodynamer Zustand).

c) Änderung des Salzgehaltes der das Gehirn durchströmenden Nährlösung. Am künstlich durchströmten Schildkrötenhirn, dessen Verbindungen mit dem Herzen unversehrt waren, sah HEINEKAMP[11]) bei Überwiegen des Kaliumchlorid-

---

[1]) SAKAI: Zeitschr. f. Biol. Bd. 64, S. 507. 1914.
[2]) GROSS: Pflügers Arch. f. d. ges. Physiol. Bd. 99, S. 264. 1903.
[3]) HOFMANN: Zeitschr. f. Biol. Bd. 66, S. 309. 1916.
[4]) BÖHM: Arch. f. exp. Path. u. Pharm. Bd 75, S. 230. 1914. — CLARK: Journ. of Phys. Bd. 47, S. 66. 1913.
[5]) ANDRUS u. CARTER: Amer. journ. of physiol. Bd. 59, S. 227. 1922.
[6]) SALANT, WASHEIM u. JOHNSTON: Journ. of pharmacol. a. exp. therapeut. Bd. 25, S. 75. 1925.
[7]) GROSS: Pflügers Arch. f. d. ges. Physiol. Bd. 99, S. 264. 1903.
[8]) HOFMANN: Zeitschr. f. Biol. Bd. 66, S. 309. 1916.
[9]) ZWAARDEMAKER u. ZEEHUISEN: Pflügers Arch. f. d. ges. Physiol. Bd. 204, S. 144. 1924.
[10]) HOFMANN: Biochem. Zeitschr. Bd. 156, S. 278. 1925.
[11]) HEINEKAMP: Journ. of pharmacol. a. exp. therapeut. Bd. 19, S. 239. 1922.

gehalts der Nährlösung eine Frequenzherabsetzung, bei Steigerung des Calciumchloridgehalts eine Beschleunigung. Am künstlich durchströmten isolierten Warmblüterhirn bewirkt nach HOOKER[1]) ein überwiegender Kaliumchloridgehalt der Durchströmungsflüssigkeit eine Herabsetzung der Schlagfrequenz, ein Überwiegen des Calciumchloridgehalts eine Beschleunigung, die auch noch auftritt, wenn die Vagi durchschnitten, die Acceleratorenbahn aber noch erhalten ist.

D. Änderung des Salzgehaltes des Blutes beim ganzen Tier.

Am ganzen Tier (Hund und Kaninchen) bewirkt nach H. E. HERING[2]) *Kaliumchloridinjektion* durch Steigerung des Vagustonus eine Frequenzherabsetzung. Im Gefolge derselben können auch heterotope Tachykardien auftreten.

TURAN[3]) sah in Fällen von tachykardischer Herzaktion beim Menschen bei Injektion von $1/2-4$ ccm einer 20proz. Lösung von Kaliumchlorid eine Herabsetzung der Frequenz um 20—50 Schläge.

RUTKEWITSCH[4]) sah im Tierversuch nach intravenöser Injektion von 0,1 ccm *Calciumchlorid* eine Verlangsamung, die nach Atropin nicht mehr auftrat, und die er auf eine durch gleichzeitige Blutdrucksteigerung bedingte reflektorische Vagusreizung bezieht. SMYRNOW[5]) sah nach Calciumchloridinjektion eine durch den Vagus bedingte Herzschlagfrequenzherabsetzung, die er aber als unabhängig vom Blutdruck bezeichnet.

ROTHBERGER und WINTERBERG[6]) sahen an Katzen, bei denen das Zentralnervensystem in seinem Einfluß auf das Herz ausgeschaltet war, nach Injektion von 0,2—0,3 ccm einer 10proz. Calciumchloridlösung die Herzschlagfrequenz unverändert oder nur wenig herabgesetzt, an Hunden, denen die Vagi durchschnitten worden waren, nach 0,1—0,2 g (1—2 ccm einer 10proz. Lösung) schon spontan ventrikuläre Tachykardien auftreten, welche aber ganz besonders durch eine Acceleransreizung ausgelöst werden konnten[7]).

Am Menschen beobachtete TURAN[8]) nach intravenöser Zufuhr von 20 ccm einer 5proz. Calciumchloridlösung eine Verminderung der Pulszahl um 25 bis 50 Schläge in der Minute bei nervösen Tachykardien.

Nach H. E. HERING[9]) wird der Vagus beim Kaninchen nach intravenöser Injektion von Kaliumchlorid erregbarer. Nach ROTHBERGER und WINTERBERG[10]) wird die Vorhoffrequenz nach Injektion von 2—3 ccm einer 10proz. Calciumchloridlösung durch Reizung des peripheren Vagus viel stärker herabgesetzt als vorher[11]).

Während intravenöser Injektion hypertonischer *Natriumchlorid*lösung beschreibt SEPPÄ[12]) eine Frequenzherabsetzung, die er als unmittelbare Herzwirkung auffaßt.

---

[1]) HOOKER: Americ. journ. of physiol. Bd. 38, S. 200. 1915.
[2]) HERING, H. E.: Pflügers Arch. f. d. ges. Physiol. Bd. 161, S. 544. 1915.
[3]) TURAN: Med. Klinik S. 828. 1923.
[4]) RUTKEWITSCH: Pflügers Arch. f. d. ges. Physiol. Bd. 129, S. 487. 1909.
[5]) SMYRNOW: Pflügers Arch. f. d. ges. Physiol. Bd. 205, S. 687. 1924. Siehe auch BRULL: Cpt. rend. des séances de la soc. de biol. Bd. 91, S. 371. 1924.
[6]) ROTHBERGER u. WINTERBERG: Pflügers Arch. f. d. ges. Physiol. Bd. 142, S. 523. 1911.
[7]) ROTHBERGER u. WINTERBERG: Pflügers Arch. f. d. ges. Physiol. Bd. 142, S. 483. 1911.
[8]) TURAN: Med. Klinik 1918, Nr. 32. — PETZETAKIS: Cpt. rend. des séances de la soc. de biol. Bd. 91, S. 645. 1924. — BARATH: Zeitschr. f. exp. Med. Bd. 45, S. 595. 1925.
[9]) HERING, H. E.: Pflügers Arch. f. d. ges. Physiol. Bd. 161, S. 545. 1915.
[10]) ROTHBERGER u. WINTERBERG: Pflügers Arch. f. d. ges. Physiol. Bd. 142, S. 461. 1911.
[11]) ROTHBERGER u. WINTERBERG: l. c. S. 484.
[12]) SEPPÄ: Skandinav. Arch. f. Physiol. Bd. 36, S. 169. 1918.

E. Änderung der Nährflüssigkeiten durch organische Blutbestandteile.

Am überlebenden Warmblüterherzen machen Harnstoff, Ammoniumcarbonat, Hypoxanthin und Xanthin, Harnsäure, der LOCKEschen Flüssigkeit in Mengen zugesetzt, die unter physiologischen oder pathologischen Verhältnissen im Blut vorkommen, oder die diese Mengen nicht sehr viel übertreffen, ferner Ammoniumcarbonat in 0,0005proz. Lösung eine Beschleunigung des Herzschlags, wobei die Wirkung auf die Frequenz lange nicht so ausgesprochen ist wie die Wirkung auf die Schlaghöhe. Harnsäure in 0,03proz. Konzentration, Harnstoff und Kreatinin in stärkeren Konzentrationen beeinflussen die Schlagfrequenz durch Auftreten von Unregelmäßigkeiten, wahrscheinlich Kammersystolenausfall[1]). Bei Hunden nimmt nach intravenöser Injektion von Uraten die Anspruchsfähigkeit für periphere Vagusreizung zu, die für die Reizung der Ansa Vieussenii[2]) ab. Die Aminosäuren, Alanin, Glycin und Erepton vermögen unter bestimmten Bedingungen am Hundeherzen im STARLINGschen Herz-Lungenpräparat Beschleunigungen hervorzurufen[3]). Tyrosin und Tyramin[4]) beschleunigen regelmäßig das entnervte Herz. Wittepepton macht am isolierten Frosch- wie Warmblüterherzen Beschleunigung[5]). Skatol macht am isolierten Frosch- wie Warmblüterherzen Beschleunigung, welche POPIELSKI[6]) auf den großen Calciumgehalt dieser Substanzen bezieht. Am künstlich durchströmten, hypodynamischen Froschherzen bewirkt Zusatz von Serum deutliche Beschleunigung[7]), am Säugerherzen wird die Beurteilung des Einflusses des Serumzusatzes dadurch erschwert, daß dieses eine Coronargefäßkontraktion bewirkt. Vorhofstreifen in künstlicher Nährlösung zeigen bei Serumzusatz eine Beschleunigung[8]). Eine Nährlösung, die durch die Leber eines Frosches hindurchgeleitet wurde, bewirkt an dem künstlich durchströmten, isolierten Herzen eines anderen Frosches eine Beschleunigung der Herztätigkeit[9]). Reizung der zur Leber ziehenden Nerven an Warmblütern mit entnervtem Herzen bewirkt eine Beschleunigung der Herztätigkeit, insbesondere wenn die Tiere Fleisch verdauen[10]).

F. Produkte innersekretorischer Drüsen.

Die *Adrenalinwirkung* auf die Herzschlagfrequenz läßt zwei Komponenten unterscheiden: eine unmittelbare Wirkung auf die Reizbildungsvorgänge im Herzen und eine mittelbare auf dem Wege des Vagus.

Die erste Komponente läßt sich an isolierten, künstlich durchströmten Herzen oder auch an dem im Kreislauf belassenen und dem Einfluß des Zentralnervensystems entzogenen Herzen gesondert darstellen. Sie besteht im allgemeinen in einer *Beschleunigung* der Herzschlagfrequenz, deren Ausmaß von der Beschaffenheit der das Herz durchspülenden Nährlösung [Salzgehalt, Reaktion, Temperatur[11])], sowie von der Dauer der Durchströmung mit einer

---

[1]) BACHMANN: Skandinav. Arch. f. Physiol. Bd. 20, S. 5. 1908.
[2]) FRÉDÉRICQ u. RADELET: Cpt. rend. des séances de la soc. de biol. Bd. 88, S. 623. 1923.
[3]) TSUJI: Journ. of physiol. Bd. 50, S. 312. 1916. — FRÉDÉRICQ: Arch. internat. de physiol. Bd. 20, S. 213. 1922.
[4]) CANNON u. GRIFFITH: Americ. journ. of physiol. Bd. 60, S. 550. 1922.
[5]) DANILEWSKI: Pflügers Arch. f. d. ges. Physiol. Bd. 125, S. 349. 1908.
[6]) POPIELSKI: Pflügers Arch. f. d. ges. Physiol. Bd. 130, S. 375. 1904.
[7]) CLARK: Journ. of physiol. Bd. 47, S. 66. 1913. — EVANS u. MATZUOKA: Ebenda Bd. 49, S. 378. 1915.
[8]) CLARK: Journ. of physiol. Bd. 54, S. 267. 1922.
[9]) KIICHI TAKAHASHI: Biochem. Zeitschr. Bd. 144, S. 458. 1924.
[10]) CANNON u. URIDIL: Americ. journ. of physiol. Bd. 58, S. 353. 1921.
[11]) SALANT, WASHEIM u. JOHNSTON: Journ. of pharmacol. a. exp. therapeut. Bd. 25, S. 75. 1925. — ANDRUS: Journ. of physiol. Bd. 59, S. 361. 1924. — SPRINCEANU: Cpt. rend. des séances de la soc. de biol. Bd. 78, S. 224. 1915.

Nährlösung einerseits, von der zugeführten Adrenalinmenge andererseits abhängig ist. Unter bestimmten Bedingungen (Calciumentzug, stark sauere Reaktion) hat man am Froschherzen auch eine frequenzherabsetzende Wirkung beobachtet[1]). Letztere Wirkung wurde auch beim Fischherzen bei Zusatz von Adrenalin zu künstlichen Nährlösungen beobachtet[2]).

Die mittelbare Wirkung auf die Herzschlagfrequenz ist zum größten Teil durch einen *hemmenden Reflex* bedingt, ausgelöst durch die Blutdrucksteigerung[3]). Eine unmittelbare Wirkung auf das Vaguszentrum nahmen BIEDL[4]) auf Grund einer bei hirnwärts in die Carotis vorgenommenen Adrenalininjektion eintretenden Verlangsamung, HEYMANS und LADON[5]) auf Grund von Versuchen mit gekreuztem Kreislauf zweier Tiere, allerdings nur bei sehr großen Dosen, schließlich H. E. HERING[6]) an, nach welchem jedoch die erste Phase der Frequenzherabsetzung nach Injektion in den zentralen Carotisstumpf keine spezifische Adrenalinwirkung, sondern nur die Folge des von ihm beschriebenen Sinuscaroticus-Reflexes darstellt, da sie nach Entnervung des Sinus caroticus fortfällt. Eine unmittelbare zentrale Vaguswirkung konnte in Übereinstimmung mit älteren Untersuchern BRAUN[7]) bei Durchströmung der Medulla mit defibriniertem Blute nach Adrenalinzusatz beobachten.

Die Frage, ob *Änderungen im Ausmaße der Adrenalinsekretion* eine Bedeutung für das Verhalten der Herzschlagfrequenz unter normalen und pathologischen Bedingungen besitzen, hängt eng zusammen mit der viel umfassenderen Frage, ob Änderungen im Ausmaße dieser Sekretion überhaupt Einfluß nehmen auf das funktionelle Getriebe des Organismus unter normalen und pathologischen Verhältnissen, eine Frage, welche an einer anderen Stelle dieses Handbuches ihre Erörterung finden wird. Hier erfolgt nur die Anführung jener Tatsachen, welche sich auf die Einflußnahme der Nebennierentätigkeit auf die Pulsfrequenz beziehen.

Nach CANNON[8]) kann man nach Exstirpation beider Nebennieren einer Katze eine Frequenzherabsetzung beobachten, ohne irgendwelche Veränderungen im Blutdruck. TOURNADE und CHABROL[9]) führen zugunsten einer physiologischen Adrenalinämie folgende Tatsache an: Die bei einem niederen Blutdruck bestehende hohe Schlagfrequenz eines nebennierenlosen Hundes erfährt unter Blutdrucksteigerung eine Frequenzherabsetzung, wenn man eine Anastomose zwischen der Vena jugularis externa dieses Hundes mit der Nebennierenvene eines anderen Hundes, dem die andere Nebenniere entfernt wurde, für die Zirkulation freigibt.

Nach CANNON und RAPPORT[10]) bewirkt Splanchnicusreizung am entnervten Katzenherzen eine Beschleunigung, welche nach Entfernung der Nebennieren nicht in dem entsprechenden Ausmaße vorhanden ist. TOURNADE und CHABROL[11]) sahen nach Splanchnicusreizung bei Hunden an ihrem oben erörterten Präparat, wenn das Herz des Empfängers denerviert war, eine Beschleunigung.

---

[1]) KOLM u. PICK: Pflügers Arch. f. d. ges. Physiol. Bd. 189, S. 137. 1920. — SALANT u. JOHNSTON: Journ. of pharmacol. a. exp. therapeut. Bd. 23, S. 373. 1924.
[2]) BIEDL: Innere Sekretion. 2. Aufl., S. 587. 1916. — MAC DONALD: Quart. journ. of exp. med. Bd. 15, S. 69. 1925.
[3]) WINTERBERG: Handb. d. Herz- u. Gefäßkrankh., Bd. 3, S. 670. Leipzig u. Wien 1914.
[4]) BIEDL: Pflügers Arch. f. d. ges. Physiol. Bd. 73, S. 385. 1898.
[5]) HEYMANS u. LADON: Cpt. rend. des séances de la soc. de biol. Bd. 90, S. 966. 1924.
[6]) HERING, H. E.: Münch. med. Wochenschr. 1924, S. 1265.
[7]) BRAUN: Journ. of pharmacol. a. exp. therapeut. Bd. 8. 1916.
[8]) CANNON u. RAPPORT: Americ. journ. of physiol. Bd. 58, S. 338. 1921.
[9]) TOURNADE u. CHABROL: Cpt. rend. des séances de la soc. de biol. Bd. 92, S. 387. 1925.
[10]) CANNON u. RAPPORT: Americ. journ. of physiol. Bd. 58, S. 308. 1921.
[11]) TOURNADE u. CHABROL: Cpt. rend. des séances de la soc. de biol. Bd. 90, S. 1319. 1924.

Bei Reizung des Nervus brachialis und ischiadicus sah CANNON[1]) an Katzen mit entnervtem Herzen eine Frequenzsteigerung auftreten, die nicht in dem Maße vorhanden war, wenn die Nebennieren vorher entfernt worden waren. Sie blieb bestehen, wenn zur Vermeidung einer möglichen Einwirkung der Blutverteilung auf die Pulsfrequenz die Carotiden, Arteriae brachialis und renales abgebunden, die Aorta unterhalb der Nieren verschlossen sowie die Mesenterialnerven durchschnitten worden waren. Eine nach diesem Eingriff noch restierende Frequenzbeschleunigung fiel weg, wenn die Lebernerven durchschnitten worden waren.

Bei zentripetaler Reizung der Vagi und des Depressors tritt nach CANNON am denervierten Katzenherzen eine Frequenzverlangsamung auf, die nach Entfernung der Nebennieren nicht mehr nachweisbar ist[2]). Nach HOUSSAY und MOLINELLI[3]) sieht man bei Reizung des zentralen Vagusendes am entnervten Hundeherzen vor allem eine Beschleunigung. Diese ist nach Entfernung der Nebenniere nicht vorhanden. Auch bei Schmerz- und Aufregungszuständen sah CANNON[4]) eine Beschleunigung des denervierten Katzenherzens, die nach Ausschaltung der Nebennierenwirkung nicht mehr in entsprechender Weise vorhanden war.

Während Asphyxie sahen GASSER und MEEK[5]) und CANNON[4]) am entnervten Katzenherzen Beschleunigung der Herzschlagfrequenz, die nach Entfernung der Nebenniere nicht mehr in demselben Ausmaße vorhanden war. CANNON und CARRASCO-FORMIGUERA[6]) sahen eine solche Beschleunigung bei Erstickung, auch wenn die Lebernerven, auf deren Wege auch nach Ausschaltung der Nebenniere eine Beschleunigung des Herzschlages hervorgerufen werden kann, durchschnitten worden waren; die Beschleunigung fiel jedoch fort, wenn der Einfluß des Nebennierenblutes in den Kreislauf unmöglich gemacht worden war. Auch SEARLES[7]) sah an Hunden mit entnervtem Herzen bei Erstickung eine Frequenzbeschleunigung, die nach Verhinderung des Blutzuflusses von den Nebennieren verschwand, ausgenommen 5 Fälle nichtfastender Hunde, in denen er eine Lebernervenreizung annahm.

HOUSSAY und MOLINELLI[8]) finden am nebennierenlosen Hund, bei dem die Herznerven durchschnitten und dessen Vena jugularis in der oben angegebenen Weise mit der Nebennierenvene eines zweiten Hundes, dessen andere Nebenniere entfernt worden war, anastomosiert, bei Erstickung des Spenders im Empfänger eine Frequenzsteigerung, TOURNADE und CHABROL[9]) an einem Hunde mit nicht denerviertem Herzen als Empfänger eine Frequenzverlangsamung, desgleichen wenn sie eine Hirnämie des Spenders setzten[10]).

Im Gegensatz hierzu stehen die Beobachtungen von STEWART und ROGOFF[11]), welche zwar das Auftreten einer Beschleunigung am denervierten Herzen bei Erstickung und reflektorischer Nervenreizung bestätigen, aber keine gesetzmäßige Änderung dieser Reaktion sahen, ob die Nebennieren entfernt bzw. in ihrer Funktion ausgeschaltet waren oder nicht. GREENE, PAYNE und SIDDLE[12])

---

[1]) CANNON: Americ. journ. of physiol. Bd. 50, S. 399. 1919; Bd. 58, S. 308. 1921.
[2]) CANNON u. RAPPORT: Americ. journ. of physiol. Bd. 58, S. 338. 1921.
[3]) HOUSSAY u. MOLINELLI: Cpt. rend. des séances de la soc. de biol. Bd. 93, S. 881. 1926.
[4]) CANNON: Americ. journ. of physiol. Bd. 50, S. 399. 1919.
[5]) GASSER u. MEEK: Americ. journ. of physiol. Bd. 34, S. 48. 1914.
[6]) CANNON u. CARRASCO-FORMIGUERA: Americ. journ. of physiol. Bd. 61, S. 214. 1922.
[7]) SEARLES: Americ. journ. of physiol. Bd. 66, S. 408. 1923.
[8]) HOUSSAY u. MOLINELLI: Cpt. rend. des séances de la soc. de biol. Bd. 91, S. 1056. 1924.
[9]) TOURNADE u. CHABROL: Cpt. rend. des séances de la soc. de biol. Bd. 88, S. 1180. 1923.
[10]) TOURNADE u. CHABROL: Cpt. rend. des séances de la soc. de biol. Bd. 92, S. 590. 1925.
[11]) STEWART u. ROGOFF: Americ. journ. of Physiol. Bd. 52, S. 304 u. 521. 1920.
[12]) GREENE, PAYNE u. SIDDLE: Americ. journ. of physiol. Bd. 72, S. 194. 1926.

sahen bei allmählicher Herabsetzung des Sauerstoffgehaltes der eingeatmeten Luft an Hunden mit entnervtem Herzen keine Beschleunigung der Herzschlagfrequenz.

Nach den hier vorgebrachten Befunden kann also die Frage, inwieweit eine veränderte Adrenalinsekretion unter normalen und pathologischen Bedingungen auf die Herzschlagfrequenz Einfluß nimmt, noch nicht als geklärt betrachtet werden.

Pituitrin bewirkt am ganzen Tier eine Verlangsamung der Herzschlagfrequenz; ob durch zentrale Erregung der herzhemmenden Nerven primär oder durch eine gleichzeitige Steigerung des Blutdrucks, ist noch nicht entschieden[1]). Auch am isolierten Kalt- wie Warmblüterherzen ist eine Frequenzherabsetzung beobachtet worden.

Insulin bewirkt am isolierten Säugetierherzen nach HEPBURN und LATCHFORD[2]) keine Frequenzänderung. Desgleichen finden COLLAZO und HÄNDEL[3]) am STRAUBschen Froschherzpräparat sowie am freigelegten Froschherzen nach intramuskulärer Applikation keine Frequenzänderung, während KOGAN[4]) am künstlich durchströmten Kaltblüterherzen, CITRON[5]) am STRAUBschen Froschherzpräparat eine durch Atropin nicht zu beseitigende Verlangsamung beschrieben. An Tieren mit denerviertem Herzen fanden CANNON, McIVOR und BLISS[6]) eine Beschleunigung, welche nach Ausschaltung der Nebennierenfunktion fortfiel und von ihnen auf Adrenalinausschüttung bezogen wird. EDWARDS und PAGE[7]) welche bei Hunden große Insulindosen (25—35 Einheiten per Kilogramm) verwendeten, bezogen die hierbei zu beobachtende Beschleunigung des Herzschlages auf eine Abnahme der Herzkraft.

Bei Menschen wird, dem Insulinkoma vorausgehend, häufig eine Beschleunigung beobachtet, welche bei Kindern oft das einzige Signal der Hypoglykämie ist[8]) und die sich vielleicht unter Hinweis auf die vorangegangenen Versuche von CANNON, McIVOR und BLISS[6]) erklären lassen[9]).

Bezüglich der Wirkungen des *Thyreoideasekrets* siehe bei Störungen der Schilddrüsenfunktion.

G. Temperatur.

Isoliertes Herz: Das isolierte Kalt- wie Warmblüterherz zeigt eine Vermehrung seiner Schlagfrequenz bei Erhöhung der Temperatur und umgekehrt eine Verminderung bei Herabsetzung derselben[10]).

Am Froschherzen kommt es bei einer Temperatur zwischen 27—47° zu einem noch reparablen Wärmestillstand[11]).

Bei allmählicher Erwärmung des Froschherzens steht der Sinus zumeist allmählich, der Ventrikel zumeist plötzlich still. Der Vorhof zeigt ungefähr

---

[1]) WINTERBERG: Handb. d. Herz- u. Gefäßkrankh. 3. Bd., S. 695. Leipzig-Wien 1914. — BIEDL: Innere Sekretion. 3. Aufl., Bd. 2, S. 138 u. 698. Wien. 1916. — KOLLS u. GEILING: Journ. of pharmacol. a. exp. therapeut. Bd. 24, S. 67. 1924.
[2]) HEPBURN u. LATCHFORD: Americ. journ. of physiol. Bd. 62, S. 177. 1922.
[3]) COLLAZO u. HÄNDEL: Dtsch. med. Wochenschr. 1923, S. 1546.
[4]) KOGAN: Zeitschr. f. d. ges. exp. Med. Bd. 42, S. 25. 1924.
[5]) CITRON: Med. Klinik, S. 1365. 1924.
[6]) CANNON, MAC IVOR u. BLISS: Americ. journ. of physiol. Bd. 69, S. 46. 1924.
[7]) EDWARDS u. PAGE: Americ. journ. of physiol. Bd. 69, S. 177. 1924.
[8]) STAUB: Klin. Wochenschr. Nr. 2, S. 49. 1924.
[9]) Über das Verhalten der Herzschlagfrequenz bei Personen nach Insulindarreichung ohne hypoglykämische Erscheinungen s. HAYNAL: Klin. Wochenschr. 1925, S. 403.
[10]) TIGERSTEDT: Physiologie des Kreislaufes. Bd. II, S. 10. Berlin-Leipzig.
[11]) UNGER: Pflügers Arch. f. d. ges. Physiol. Bd. 149, S. 364. 1913. — MANGOLD u. KITAMURA: Ebenda Bd. 201, S. 117. 1923.

gleich häufig die allmähliche wie plötzliche Stillstandsform. Der plötzliche Stillstand des Vorhofs und der Kammer ist durch eine Überleitungsstörung bedingt. Die Wärmestillstandstemperatur erwies sich am niedrigsten für den plötzlichen Stillstand des Ventrikels, am höchsten für Vorhof und Sinus [AMSLER und PICK[1]), ISHIHAMA[2])]. Am Schildkrötenherzen findet in allen drei Herzabschnitten der Wärmestillstand fast ausnahmslos in der allmählichen Form statt [ISHIHAMA[2])].

Die untere Temperaturgrenze für das Froschherz liegt etwa bei 0°. Eine afrikanische Kröte, eine einer plötzlichen Kälte selten ausgesetzte Tierart, zeigt völligen Stillstand schon bei 3°[3]).

Bei stetig zunehmender Erwärmung zeigt das nach der LANGENDORFschen Methode von der Aorta aus durchströmte Säugerherz ein Frequenzoptimum der Kammer. Weitere Erwärmung führt dann wieder zu einer Abnahme der Herzschlagfrequenz. Die Temperatur, bei der dieses Frequenzoptimum liegt, gestaltet sich je nach den besonderen Umständen verschieden und läßt sich durch Wiederholung der Erwärmung und Abkühlung verschieben[4]). Das durch Erwärmen zum Stillstand gebrachte Warmblüterherz läßt sich nicht wieder durch Abkühlung zum Schlagen bringen.

Die untere Temperaturgrenze, bei der sich der Herzschlag noch vollzieht, beträgt nach LANGENDORF für das Warmblüterherz 5—7°[5]), nach TAIT 17°[6]). Bei winterschlafenden Tieren schlägt das isolierte Herz bei Temperaturen, die dem Nullpunkt nahe liegen, noch immer[6]).

Was die Beziehung der Höhe der Schlagfrequenz des isolierten Herzens zur Temperaturhöhe anbelangt, sahen KNOWLTON und STARLING[7]) diese am Herzlungenpräparat von Hunden und Katzen innerhalb einer Temperaturbreite von 28—39° parallel der Temperatur ansteigen.

KANITZ und SNYDER[8]) drücken die innerhalb weiterer Temperaturintervalle aufgenommenen Beziehungen zwischen Temperatur und Kammerschlagfrequenz durch folgende Formel aus:

$$Q_{10} = \left(\frac{K_1}{K_0}\right)^{\frac{10}{T_1-T_0}},$$

wo Q_{10} die Zunahme der Pulsfrequenz für einen Temperaturunterschied von 10°C, K_1 und K_0 die bei den Temperaturen T_1 und T_0 beobachteten Pulsfrequenzen bezeichnen.

Nach CLARK[3]) liegt weder eine lineare noch eine einfache logarithmische Funktion vor, nach FELDMANN und CLARK[9]) entspricht die Schlagfrequenz des isolierten Frosch- und Kaninchenherzens bei verschiedenen Temperaturen dem Gesetze von VAN 'T HOFF-ARRHENIUS.

Der Verlauf der Frequenzkurve ist nicht nur bei verschiedenen Tierarten verschieden, sondern auch bei derselben Tierart, je nach der Beschaffenheit der Nährlösung, mit welcher das Herz durchspült wird [CLARK[3])].

Ebenso wie das ganze Herz zeigen auch automatisch schlagende Herzteile ein Ansteigen der Schlagfrequenz mit Zunehmen der Temperatur [MOORHOUSE[10])].

---

[1]) AMSLER u. PICK: Arch. f. exp. Pathol. u. Pharmakol. Bd. 84, S. 52. 1919.
[2]) ISHIHAMA; Pflügers Arch. f. d. ges. Physiol. Bd. 211, S. 213. 1026.
[3]) CLARK: Journ. of physiol. Bd. 54, S. 275. 1920.
[4]) LANGENDORF: Pflügers Arch. f. d. ges. Physiol. Bd. 66, S. 355. 1897.
[5]) LANGENDORF: Pflügers Arch. f. d. ges. Physiol. Bd. 66, S. 398. 1897.
[6]) TAIT: Americ. journ. of physiol. Bd. 59, S. 467. 1922.
[7]) KNOWLTON u. STARLING: Journ. of Physiol. Bd. 44, S. 217. 1912.
[8]) KANITZ u. SNYDER: Biochem. Zeitschr. Bd. 48, S. 183. 1913. — SNYDER: Zeitschr. f. allg. Physiol. Bd. 14, S. 273. 1912.
[9]) FELDMANN u. CLARK: Lancet Bd. I, S. 280. 1924.
[10]) MOORHOUSE: Americ. journ. of physiol. Bd. 31, S. 421. 1913.

Die Frequenzänderung des normal schlagenden Herzens bei Temperaturänderung wird dadurch bedingt, daß die Temperaturwirkung den Sinusknoten trifft. Durch lokalisierte Kältewirkung auf das Gebiet des Sinusknotens des in situ befindlichen Säugerherzens gelingt es, den Sinusknoten in seiner Funktion derart auszuschalten, daß ein zweites, tiefer gelegenes Zentrum die Führung des Herzens übernimmt. Die Frequenz ist dabei stets erniedrigt[1]).

Wenn ein tiefer gelegenes Zentrum die Führung des Herzens übernommen hat, so vermag isolierte Temperatureinwirkung auf dieses Zentrum die Frequenz desselben zu beeinflussen. Bei atrioventrikulärem Rhythmus konnte durch lokalisierte Temperaturwirkung auf den Atrioventrikularknoten die Frequenz des atrioventrikulären Rhythmus durch Wärme gesteigert, durch Kälte herabgesetzt werden[2]). Am ausgeschnittenen, mit Tyrode und defibriniertem Blut durchströmten Kaninchenherzen, das nach Ausschneidung des Sinusknotens automatisch schlägt, ließ sich von einem Gebiet aus, das dem Tawaraknoten und dem rechten und linken Bündelaste entsprach, durch Erwärmung eine Beschleunigung der Kammertätigkeit auslösen[3]).

Bei lokaler Erwärmung des Sinusknotens am ganzen Tier nimmt die Frequenz im Verlaufe der Wärmeeinwirkung wieder etwas ab. Nach Erwärmung des Sinusknotens kommt es gelegentlich zu kurzfristigen Tachykardien mit plötzlichem Beginn und Schluß, gegebenenfalls zu Vorhofflattern[4]).

Am *ganzen Tier* führt starke Abkühlung zu einer Herabsetzung, Erwärmung zu einer Vermehrung der Herzschläge. BRITTON[5]) konnte bei Katzen, wenn die Rectaltemperatur auf 16° gesunken war, einen unregelmäßigen Herzschlag mit einer durchschnittlichen Minutenfrequenz von 35—40 beobachten, wobei die Atemfrequenz etwa 4—7 in der Minute betrug. KNOLL[6]) konnte beim Kaninchen, das durch Infusion kalter Salzlösungen abgekühlt war, nachweisen, daß bei einer Temperatur von 19° die herabgesetzte Schlagfrequenz des Herzens noch unter einem Vagustonus stand. An winterschlafenden Tieren konnte TAIT[7]) noch bei Temperaturen von 12—3° einen Herzschlag feststellen.

Bei Aufenthalt in warmer Luft sowie im warmen Bade steigt die Pulsfrequenz an[8]). Ihr Anstieg zeigt einen bemerkenswerten Parallelismus zu der in der Mundhöhle gemessenen Temperatur[9]).

Im kühlen CO_2-Bad nimmt die Pulsfrequenz bei Abnahme der Körpertemperatur ab[10]). Im kühlen Süßwasserbad kann die Frequenz sogar zunehmen, was vielleicht auf die noch zu erörternden, durch Wärmewirkung ausgelösten reflektorischen Frequenzbeschleunigungen zurückzuführen ist[11]).

Bei der Analyse der Temperaturwirkung auf den intakten Organismus ist die Frage zu diskutieren, inwieweit die Temperaturänderung durch unmittelbare Wirkung auf die reizbildenden Apparate im Herzen, inwieweit durch Ein-

---

[1]) BRANDENBURG u. HOFMANN: Zentralbl. f. Physiol. Bd. 25, S. 916. 1912.
[2]) GANTER u. ZAHN: Pflügers Arch. f. d. ges. Physiol. Bd. 145, S. 335. 1912.
[3]) BRANDENBURG u. HOFMANN: Zentralbl. f. Physiol. Bd. 27, S. 211. 1914.
[4]) SCHLOMOWITZ: Americ. journ. of physiol. Bd. 55, S. 473. 1921.
[5]) BRITTON: Quart. journ. of exp. physiol. Bd. 13, S. 56. 1923.
[6]) KNOLL: Sitzungsber. d. Akad. d. Wiss., Wien. Mathem.-naturw. Kl. III 1894, S. 305.
[7]) TAIT: Quart. journ. of exp. physiol. Bd. 13, Supp.-Bd., S. 226. 1923.
[8]) KUNO: Pflügers Arch. f. d. ges. Physiol. Bd. 158, S. 555. 1914. — YOUNG, BREINL, HARRIS u. OSBORNE: Proc. of the roy. soc. of London, Ser. B Bd. 91, Nr. B. 636, S. 100. 1920. — ADOLPH u. FULTON: Americ. journ. of physiol. Bd. 67, S. 573. 1924. — BAZETT: Americ. journ. of physiol. Bd. 70, S. 412. 1924.
[9]) ADOLPH u. FULTON: Americ. journ. of physiol. Bd. 67, S. 573. 1924.
[10]) BRANDENBURG u. LAQUER: Zeitschr. f. exp. Pathol. u. Therapie Bd. 16, S. 194. 1914. — LILJESTRAND u. MAGNUS: Pflügers Arch. f. d. ges. Physiol. Bd. 193, S. 527. 1922.
[11]) HERING, H. E.: Wien. med. Wochenschr. Nr. 16, 1923.

wirkung auf die Zentren und inwieweit durch Erregung der Anspruchsfähigkeit gegenüber den dem Herzen auf dem Wege der Herznerven zufließenden Erregungen bedingt ist. CYON[1]) sah bei künstlicher Durchströmung des Kopfmarkes mit einer Temperatur von 45—47° eine durch Vagusreizung bedingte Verlangsamung. FICK[2]) und KAHN[3]) konnten dagegen bei Erwärmung der Carotiden keine Verlangsamung sehen. KAHN[3]) und MOORHOUSE[4]) beschreiben bei Erwärmung des Carotidenblutes eine Beschleunigung, welche MOORHOUSE hauptsächlich auf Acceleranserregung beziehen zu können glaubt. GILLESON[5]) konnte bei Erwärmung des Carotidenblutes, wenn das Wasserbad, in welches die in die Carotis eingeführte Kanüle tauchte, auf 58° erwärmt wurde, jedoch keine Beschleunigung sehen. Nach den Untersuchungen von HEYMANS und LADON[6]) am künstlich durchströmten Hundekopf, der nur durch die Vagodepressoren mit dem Rumpfe in Zusammenhang steht, bewirkt erst eine Erwärmung des diesen Kopf durchströmenden Blutes über 44,5° eine Vaguserregung, die bei weiterer Erwärmung in eine Vaguslähmung übergeht.

Am Warmblüter konnte BAXT[7]) zeigen, daß die *Acceleranswirkung* beim erwärmten Tiere eine intensivere wird und bei Abkühlung rasch abnimmt, während er die Vaguswirkung beim Hund innerhalb einer Temperaturgrenze von 36—39° praktisch unverändert fand. FRANK[8]) konnte desgleichen keine wesentlichen Unterschiede in der Vaguswirkung beim Hunde feststellen, beim Kaninchen erst, wenn die Temperatur unter 24° sank. CLARK[9]) fand in Übereinstimmung mit SCHIFF bei einer Erwärmung um 4° eine Verminderung der Vaguswirkung. HATSCHEK[10]) sah bei direkter Abkühlung des Hundeherzens den Erfolg der peripheren Vagusreizung zunehmen, während der der Acceleransreizung abnahm.

Die frequenzhemmende *Vaguswirkung* kann durch lokalisierte Erwärmung des Sinusknotens nach GANTER und ZAHN[11]) aufgehoben werden. SCHLOMOWITZ, EYSTER und MEEK[12]) finden bei starker lokalisierter Kühlung des Sinusknotens eine Abnahme dieser Wirkung. CRAWFORD[13]) findet, daß Kälteapplikation auf den Sinusknoten die Dauer des Herzstillstandes bei der Vaguserregung verlängert, die Dauer der Beschleunigung bei der Acceleratorenreizung verkürzt, Applikation von Wärme hingegen die Dauer des Vagusstillstandes verkürzt, die Wirkung der Acceleratorenreizung verlängert.

Die genannten Temperaturwirkungen auf die Funktion des Herznervensystems scheinen wenigstens innerhalb gewisser Temperaturgrenzen für den Gesamteffekt der Temperaturänderung auf die Herzschlagfrequenz des ganzen Tieres keine sehr wesentliche Rolle zu spielen. B. KISCH[14]) fand, daß innerhalb bestimmter Grenzen die Erwärmung des Blutes zu keiner wesentlich anderen Frequenzsteigerung führt, ob das Herznervensystem intakt ist oder nicht. Auch KUNO[15]) konnte feststellen, daß die Erhöhung der Pulsfrequenz bei Temperatur-

---

[1]) CYON: Pflügers Arch. f. d. ges. Physiol. Bd. 8, S. 340. 1874.
[2]) FICK: Pflügers Arch. f. d. ges. Physiol. Bd. 5, S. 38. 1872.
[3]) KAHN: Arch. f. (Anat. u.) Physiol. Suppl.-Bd., S. 588. 1904.
[4]) MOORHOUSE: Americ. journ. of physiol. Bd. 28, S. 223. 1911.
[5]) GILLESON: Pflügers Arch. f. d. ges. Physiol. Bd. 194, S. 298. 1922.
[6]) HEYMANS u. LADON: Cpt. rend. des séances de la soc. de biol. Bd. 92, S. 455. 1925.
[7]) BAXT: Ber. d. Dresdner Akad., Mathem.-naturw. Kl. 1875.
[8]) FRANK: Zeitschr. f. Biol. Bd. 49, S. 398.
[9]) CLARK: Heart Bd. 4, S. 379. 1913.
[10]) HATSCHEK: Pflügers Arch. f. d. ges. Physiol. Bd. 109, S. 199. 1905.
[11]) GANTER u. ZAHN: Pflügers Arch. f. d. ges. Physiol. Bd. 154, S. 492. 1913.
[12]) SCHLOMOWITZ, EYSTER u. MEEK: Americ. journ. of physiol. Bd. 37, S. 177. 1915.
[13]) CRAWFORD: Quart. journ. of exp. physiol. Bd. 14, S. 213. 1924.
[14]) KISCH, B.: Pflügers Arch. f. d. ges. Physiol. Bd. 198, S. 105. 1922.
[15]) KUNO: Pflügers Arch. f. d. ges. Physiol. Bd. 158, S. 555. 1914.

erhöhung eines Bades in erster Linie durch die unmittelbare Herzwirkung zustande kommt.

Durch die Temperatur reflektorisch ausgelöste Wirkungen auf die Pulsfrequenz wurden von GILLESSEN[1]) und HACHENBERG[2]) beschrieben. Zu Beginn der Erwärmung sieht man am ganzen Tier nach einer vorübergehenden Beschleunigung eine hauptsächlich auf Steigerung des Vagustonus beruhende Frequenzherabsetzung, im Beginn einer Abkühlung eine Frequenzbeschleunigung, die hauptsächlich durch Abnahme des Vagustonus bedingt sein dürfte. Dieser Einfluß wurde beobachtet nicht nur bei Wärmeveränderungen, die unmittelbar auf die Haut appliziert wurden, sondern auch bei Abkühlung und Erwärmung des Carotidenblutes, die dadurch erzielt wurden, daß eine in die Carotis eingeschaltete Kanüle durch ein Wasserbad temperiert wurde.

CANNON und QUERIDO[3]) beschreiben an Katzen mit entnervtem Herzen eine Frequenzsteigerung bei Abkühlung, die nach Ausschaltung der Nebennierenfunktion nicht mehr nachweisbar war.

Zusammenfassend ist zu sagen, daß Änderungen der Bluttemperatur wesentlichen Einfluß auf die Frequenz des Herzschlages nehmen, in dem Sinne, daß Temperaturerhöhung eine Beschleunigung, Temperaturherabsetzung eine Verlangsamung der Herzschlagfrequenz bewirkt. Dieser Einfluß erfolgt vor allem durch unmittelbare Einwirkung der Temperatur auf die reizbildenden Zentren.

2. Kreislauf.

Bei der Darstellung der Beziehungen, welche zwischen den Verhältnissen des Kreislaufes und der Herzschlagfrequenz bestehen, sollen zunächst die Änderungen des Entleerungswiderstandes und Einflußdruckes am isolierten Herzen und die Veränderungen der Coronardurchströmung, dann der Einfluß der Hirnzirkulation besprochen werden, hierauf der Einfluß des Blutdruckes auf das enervierte, schließlich der Einfluß des Blutdruckes auf das normal innervierte Herz seine Erörterung finden.

A. Einflußdruck und Entleerungswiderstand am isolierten Herzen.

Nach HOWELL und WARFIELD[4]) sind bei Veränderung des *Entleerungswiderstandes* innerhalb weiter Grenzen am künstlich durchströmten Frosch- und Schildkrötenherzen keine Änderungen der Herzschlagfrequenz zu beobachten, ebenso nach FRANK[5]).

Beim Hunde konnte MARTIN[6]) unter Beobachtung eines konstanten Einflußdruckes von 10 ccm Wasser bei Änderungen des Entleerungswiderstandes innerhalb weiter Grenzen keine Herzschlagfrequenzänderung beobachten. Wurde bei sehr hohem Einflußdruck auch der Entleerungswiderstand sehr gesteigert, traten Herzunregelmäßigkeiten ein; sank der Aortendruck unter 20 mm Hg herab, kam es zu einer Frequenzherabsetzung. KNOWLTON und STARLING[7]) sahen am isolierten Herzlungenkreislauf des Hundes bei einer Steigerung des Ausflußdruckes von 20 auf 200 mm Hg keine Änderung der Herzschlagfrequenz eintreten.

---

[1]) GILLESSEN: Pflügers Arch. f. d. ges. Physiol. Bd. 194, S. 298. 1922.
[2]) HACHENBERG: Pflügers Arch. f. d. ges. Physiol. Bd. 194, S. 308. 1922.
[3]) CANNON u. QUERIDO: Proc. of the nat. acad. of sciences (U. S. A.) Bd. 10, S. 245. 1924.
[4]) HOWELL u. WARFIELD: Studies from the biol. labor. of Johns Hopkins Univ. Bd. 2, S. 235. 1881.
[5]) FRANK: Zeitschr. f. Biol. Bd. 32, S. 370. — TSCHIRIEW [Arch. f. (Anat. u.) Physiol. 1877, S. 179] sah an dem nach der Methode von Coats durchströmten Froschherzen bei Behinderung des arteriellen Ausflusses zumeist eine Beschleunigung.
[6]) MARTIN: Studies from the biol. labor. of Johns Hopkins Univ. Bd. 2, S. 213. 1881.
[7]) KNOWLTON u. STARLING: Journ. of physiol. Bd. 44, S. 208. 1912.

Bezüglich des *venösen Einflußdruckes* fanden LUDWIG und LUCHSINGER[1]) an dem von der Cava inferior mit indifferentem Salzwasser durchströmten Frosch- und Schildkrötenherzen, daß Steigerung desselben zu einer Steigerung der Herzschlagfrequenz führte, sowohl wenn das Herz vom Sinus als auch wenn es nach Anwendung einer ersten STANNIUSschen Ligatur von der Atrioventrikulargrenze aus schlug. Diese Abhängigkeit der Pulsfrequenz vom venösen Einflußdruck konnte STEWART[2]) nur unter ganz bestimmten Bedingungen bestätigen, nämlich nur, wenn es sich um Druckerhöhung an einem frischen, vorher noch nicht durchströmten Herzen handelte. Sonst fand STEWART, wie schon vorher SEWALL und DONALDSON[3]), bei sehr verschieden hohem venösen Druck gleiche Herzschlagfrequenz.

ZWAARDEMAKER und ZEEHUISEN[4]) sahen am natürlich durchströmten Froschpräparat nur bei sehr starker Durchströmungsgeschwindigkeit (9—15 ccm in der Minute) eine Frequenzerhöhung, dagegen bei sehr geringer Durchströmungsgeschwindigkeit (2—4 ccm in der Minute) eine Frequenzherabsetzung.

Was das Warmblüterherz anbelangt, so hat MARTIN[5]) am isolierten Herzlungenpräparat von Hunden bei Durchströmung mit Blut oder verdünntem Blut bei einer Steigerung des Einflußdruckes von 10 auf 70 cm Wasser keine wesentliche Frequenzänderung beobachtet, ebenso konnten KNOWLTON und STARLING[6]) bei Änderungen des venösen Einflußdruckes innerhalb weiter Grenzen keine Änderung der Herzschlagfrequenz feststellen.

Nach den hier aufgezählten Beobachtungen ist also am isolierten Herzlungenkreislauf die Herzschlagfrequenz des Warmblüters innerhalb sehr weiter Grenzen von Einflußdruck wie Entleerungswiderstand unabhängig.

B. Coronarkreislauf.

Bei *künstlicher Durchströmung des Säugerherzens von den Coronararterien* aus nach der MARTIN-LANGENDORFFschen Methode beobachteten HERLITZKA[7]) sowie GUTHRIE und PIKE[8]), daß mit Erhöhung des Durchströmungsdruckes auch die Schlagfrequenz zunahm. MAGRATH und KENNEDIE[9]) konnten eine derartige Abhängigkeit nicht feststellen, allerdings variierten sie den Durchströmungsdruck nur innerhalb sehr geringer Werte.

HERLITZKA[7]) stellte fest, daß die Frequenzänderung sich nicht unmittelbar der Druckänderung anschließt, sondern erst kurze Zeit nach dieser eintritt. Er sieht daher in der Druckänderung nur eine indirekte Ursache für die Frequenzänderung und bezieht die letztere auf eine Änderung des Stoffwechsels im Herzmuskelgewebe, einhergehend mit der durch die Druckänderung bedingten veränderten Durchblutung des Herzens. Die Herzschlagfrequenzänderungen, die unmittelbar auf eine plötzliche Druckänderung folgen, stellten sich bald als eine Verlangsamung, bald als eine Beschleunigung dar und waren nur vorübergehend[8]).

Wenn man ein isoliertes Herz von den Coronarvenen aus rückläufig künstlich durchströmt, so läßt sich auch in diesem Falle eine Steigerung der Herzschlagfrequenz mit steigendem Durchströmungsdruck feststellen[8]).

---

[1]) LUDWIG u. LUCHSINGER: Pflügers Arch. f. d. ges. Physiol. Bd. 25, S. 211. 1881
[2]) STEWART: Journ. of physiol. Bd. 13, S. 59. 1892.
[3]) SEWALL u. DONALDSON: Journ. of physiol. Bd. 3, S. 357. 1882.
[4]) ZWAARDEMAKER u. ZEEHUISEN: Pflügers Arch. f. d. ges. Physiol. Bd. 204, S. 144. 1924.
[5]) MARTIN: Studies from the biol. labor. of John Hopkins Univ. Bd. 2, S. 213. 1881.
[6]) KNOWLTON u. STARLING: Journ. of. phys. Bd. 44, S. 208. 1912.
[7]) HERLITZKA: Pflügers Arch. f. d. ges. Physiol. Bd. 107, S. 557. 1905.
[8]) GUTHRIE u. PIKE: Americ. journ. of physiol. Bd. 18, S. 28. 1907.
[9]) MAGRATH u. KENNEDIE: Journ. of exp. med. Bd. 3, S. 13. 1897.

Abstellung der Nährflüssigkeit an einem künstlich durchströmten, von den Coronarvenen aus ernährten Herzen führt zu einer Frequenzherabsetzung des Herzschlags[1]).

Bei der *Unterbindung einzelner Äste der Coronararterien* am künstlich durchströmten isolierten Säugerherzen ergeben sich gewisse Unterschiede. B. KISCH[2]) sah nach Unterbindung der rechten Coronararterie eine Herabsetzung der Reizbildung an der normalen Reizbildungsstelle, nach Unterbindung der linken Coronararterie eine Herabsetzung der Kammerschlagzahl durch Ventrikelausfall evtl. Dissoziation der Vorhofs- und Kammertätigkeit.

Eine auf hetrotoper Reizbildung beruhende Beschleunigung wurde nach Unterbindung verschiedener Äste des Coronarsystems beobachtet. Letztere Tatsache wurde von LEWIS[3]) auch an dem unter natürlichen Kreislaufverhältnissen befindlichen Herzen festgestellt.

C. Hirnkreislauf.

Die Abklemmung beider Carotiden führt zu einer Steigerung der Herzschlagfrequenz unter Blutdrucksteigerung[4]). Sie tritt, wenn auch in sehr vermindertem Maße, auch bei der Abklemmung einer einzelnen Carotis ein. Sie ist unabhängig von einer gleichzeitigen Beeinflussung der Atmung, weil man sie auch am curarisierten Tiere sieht. Die Frequenzsteigerung des Herzschlags ist bedingt durch eine Herabsetzung des Vagus- und Steigerung des Acceleranstonus. Sie ist vermindert nach Durchschneidung beider Vagi, fehlt aber erst vollständig nach Ausschaltung der Ggl. stellata[5]). Nach H. E. HERING[6]) liegt dieser Frequenzsteigerung eine reflektorische Beziehung zugrunde, welche durch den Sinus caroticus-Reflex gegeben ist.

Für das Studium der Folgen, welche *die Abklemmung sämtlicher Hirnarterien* zeitigt, ist es wichtig zu beachten, daß dieser Eingriff bei verschiedenen Tierklassen in seiner Wirkung verschieden ist. Bei Kaninchen vermag man durch Abklemmung sämtlicher Hirnarterien eine vollständige Ausschaltung der Hirntätigkeit zu erzielen, nicht dagegen bei Hunden. Bei Katzen gelingt es nicht in allen Fällen[7]).

Nach Abklemmung sämtlicher Hirnarterien tritt im Stadium der Blutdrucksteigerung eine Herabsetzung der Herzschlagfrequenz an curarisierten Tieren ein, allerdings nicht in allen Fällen[8]). Beim Hund sieht man sogar manchmal Beschleunigung[9]). Die Frequenzherabsetzung kommt auf dem Wege der Vagi zustande. Sie ist beträchtlicher nach Exstirpation des Ganglion stellatum [COOMBS[10])].

Bei Erklärung dieser Erscheinung ist die Frage zu diskutieren, inwieweit hier eine unmittelbare Wirkung der Blutleere auf die Herznervenzentren oder inwieweit reflektorische Einflüsse eine Rolle spielen.

Daß durch vollständige Unterbrechung des Zuflusses zum Gehirn eine Vagusreizung zustande kommen kann, zeigen die Versuche von HEYMANS und

---

[1]) LANGENDORF: Pflügers Arch. f. d. ges. Physiol. Bd. 61, S. 291. 1895.
[2]) KISCH, B.: Dtsch. Arch. f. klin. Med. Bd. 135, S. 281. 1921.
[3]) LEWIS: Heart Bd. 1, S. 98. 1909.
[4]) MAGENDIES u. COOPER: Guy's hosp. reports Bd. 1, S. 957. 1836.
[5]) KISCH u. SAKAI: Pflügers Arch. f. d. ges. Physiol. Bd. 198, S. 86. 1923.
[6]) HERING, H. E.: Münch. med. Wochenschr. 1924, S. 701.
[7]) MAYER, S.: Prag. med. Wochenschr. 1877.
[8]) MAYER, S.: Sitzungsber. d. Akad. d. Wiss., Wien. Mathem.-naturw. Kl. III Bd. 73. 1876.
[9]) BIBERFELD u. FILEHNE: Pflügers Arch. f. d. ges. Physiol. Bd. 128, S. 443. 1909.
[10]) COOMBS: Proc. of the soc. f. exp. biol. a. med. Bd. 22, S. 440. 1925.

LADON[1]), welche am künstlich durchströmten Kopfe, der nur durch die Vagi mit dem Herzen in Verbindung stand, nach Absperrung des Zuflusses eine starke Frequenzherabsetzung der Herztätigkeit beobachtete, die durch Durchschneidung der Vagi beseitigt werden konnte.

Die Versuche von ROBERTSON[2]), der Pulsverlangsamungen ohne Blutdrucksteigerung bei Anämisierung des Gehirns sah, sind nicht eindeutig, da die von ihm beigegebenen Kurven den Verdacht erwecken, daß es sich nicht um eine wirkliche Verlangsamung der Herztätigkeit, sondern nur um eine durch Extrasystolen bedingte, scheinbare Pulsverlangsamung handelt.

Nach den Versuchen von ANREP und SEGALL[3]) am innervierten Herzlungenpräparat (Herzlungenpräparat, dessen nervöse Verbindungen mit dem Zentralnervensystem erhalten sind und in welchem das Blut ventiliert wird, mit welchem unter variablem, vom Herzlungenpräparat unabhängigem Druck das Gehirn von der Carotis aus künstlich durchströmt wird) tritt bei plötzlicher Hirnanämie zunächst eine Frequenzsteigerung, dann eine Frequenzherabsetzung, schließlich nach Lähmung des Vaguszentrums eine neuerliche Frequenzsteigerung ein, die höhere Werte aufweist als die Frequenz vor der Anämie. Wurden die Vagi vor dem Eingriffe durchschnitten, wird nur ein beschleunigender Effekt beobachtet. Letztere Erscheinung ist auf eine Steigerung des Acceleranstonus zurückzuführen. Neuerliche Blutzufuhr zum Gehirn setzt sowohl die anämische Steigerung des Vagustonus als auch die anämische Steigerung des Acceleranstonus herab.

Was die Möglichkeit einer reflektorischen Genese der Herzschlagfrequenzherabsetzung nach Hirnarterienabklemmung anbelangt, so ist in Erwägung zu ziehen, daß zur Zeit ihres Auftretens Bedingungen gegeben sind, welche das Auftreten zweier, hinsichtlich ihrer Wirkung auf die Herzschlagfrequenz entgegengesetzt gerichteter reflektorischer Vorgänge erwarten lassen.

Die Blutdrucksteigerung im großen Kreislauf setzt Bedingungen für das Auftreten eines Depressorreflexes, welcher nach den Angaben von STEWART und PIKE[4]) im ersten Stadium der Gehirnanämie besonders leicht auslösbar ist, die Abklemmung der beiden Carotiden hingegen solche, welche eine reflektorische Pulsbeschleunigung auslösen[5]).

Für die Beurteilung der Frage, inwieweit man diesen Reflex für das obenerwähnte Fehlen der Frequenzherabsetzung verantwortlich machen kann, fallen folgende zwei Tatsachen ins Gewicht: 1. daß die Frequenzherabsetzung infolge dyspnoischer Vagusreizung durch Abklemmung beider Carotiden vorübergehend aufgehoben werden kann, durch langdauernde gar nicht zur Entwicklung zu kommen braucht[6]), 2. daß im Beginne der Gehirnanämie auch Reflexe von der Nasenschleimhaut noch eine Pulsverlangsamung auslösen können[7]), also von verschiedenen Stellen eine reflektorische Erregbarkeit besteht.

Wird die Abklemmung der Hirnarterien nach vorhergehender Vagusdurchschneidung vorgenommen, so kommt es auch am ganzen Tier zu einer Frequenzsteigerung, welche man auf Acceleranserregung zu beziehen pflegt[8]).

---

[1]) HEYMANS u. LADON: Cpt. rend. des séances de la soc. de biol. Bd. 90, S. 93. 1924.
[2]) ROBERTS: Journ. of physiol. Bd. 59, S. 99. 1924.
[3]) ANREP u. SEGALL: Journ. of physiol. Bd. 61, S. 222. 1926.
[4]) STEWART u. PIKE: Americ. journ. of physiol. Bd. 19, S. 328. 1907.
[5]) HERING, H. E.: Münch. med. Wochenschr. 1924, S. 1265.
[6]) MAYER, S.: Prager med. Wochenschr. 1877, S. 555.
[7]) FILEHNE u. BIBERFELD: Pflügers Arch. f. d. ges. Physiol. Bd. 128, S. 443. 1909.
[8]) LANDOIS: Zentralbl. f. med. Wissen 1865, S. 690. — STEWART u. PIKE: Americ. journ. of physiol. Bd. 19, S. 328. 1907.

Freigabe des Blutstroms nach einer nicht zu lange dauernden Abklemmung der Hirnarterien führt zu einer Herabsetzung der Herzschlagfrequenz, solange die Vagi unversehrt sind[1]).

D. Einfluß des Blutdruckes auf das denervierte Herz.

Im Verhalten der Herzschlagfrequenz des dem Einfluß der Herznerven entzogenen, aber im Kreislauf belassenen Herzens ergeben sich Unterschiede je nach dem Eingriff, durch welchen die Blutdruckänderung veranlaßt wurde. Es ist zu unterscheiden, ob eine *Blutdrucksteigerung* durch Widerstandserhöhung infolge Aortenabklemmung oder durch Nervenreizung hervorgerufen wurde. Die neueren Untersucher stimmen mit älteren Autoren wie KNOLL[2]) darin überein, daß die Blutdrucksteigerung infolge *Aortenabklemmung* keinen wesentlichen Einfluß auf die Schlagfrequenz des Herzens hat[3]). Die widersprechenden Angaben älterer Autoren[4]) sind wohl teilweise darauf zurückzuführen, daß sie das Auftreten heterotoper Reizbildung bei Blutdrucksteigerung nicht in Betracht gezogen haben. Tritt eine solche heterotope Reizbildung in Form einzelner Extrasystolen auf, so kann sie eine Verlangsamung des Herzschlages an der Pulskurve vortäuschen, während Serien aufeinanderfolgender heterotoper Schläge eine Pulsbeschleunigung bedingen können.

Von einer Vaguserregung unabhängige Herzunregelmäßigkeiten bei Blutdrucksteigerung wurden zuerst von HEIDENHAIN[5]) und KNOLL[6]) beschrieben, später von H. E. HERING[7]) als extrasystolische Herzunregelmäßigkeiten analysiert.

Bei der durch *Vasoconstrictorenreizung* hervorgerufenen Blutdrucksteigerung beobachteten JOHANNSEN[8]) sowie LEHNDORFF[9]) am entnervten Herzen eine Beschleunigung. Gegen die Anschauung von TIGERSTEDT[10]), daß diese Beschleunigung auf einen vermehrten Zufluß vom rechten Herzen zurückzuführen ist, sprechen die bereits erwähnten Befunde, welche am isolierten Herzen innerhalb weiter Grenzen keine Abhängigkeit zwischen venösem Einflußdruck und Herzschlagfrequenz ergaben.

Man wird eher andere, bei den verwendeten Versuchsanordnungen möglicherweise wirksame Faktoren bei den Erklärungen dieser Erscheinungen heranzuziehen haben: die Absonderung gewisser, die Frequenz beschleunigender Substanzen bei Reizung der Lebernerven[11]), ferner eine verstärkte Adrenalinsekretion unter Nervenreiz (s. S. 478).

Blutdrucksteigerung bei sehr niedrigem Ausgangsniveau des Blutdrucks kann zur Frequenzsteigerung führen[12]).

Bei einer starken *Herabsetzung des Blutdrucks* durch Verblutung kommt es an Tieren mit entnervtem Herzen zu einer allmählichen Frequenzherabsetzung[13]),

---

[1]) MAYER, S.: Sitzungsber. d. Akad. d. Wiss., Wien. Mathem.-naturw. Kl. III Bd. 81. 1880.
[2]) KNOLL: Sitzungsber. d. Akad. d. Wiss., Wien. Mathem.-naturw. Kl. III. 1872.
[3]) KISCH u. SAKAI: Pflügers Arch. f. d. ges. Physiol. Bd. 198, S. 65. 1923. — CANNON u. RAPPORT: Americ. journ. of physiol. Bd. 58, S. 308. 1921.
[4]) TIGERSTEDT: Physiologie des Kreislaufes. Bd. II, S. 440 ff. Berlin-Leipzig 1921.
[5]) HEIDENHAIN: Pflügers Arch. f. d. ges. Physiol. Bd. 5, S. 143. 1872.
[6]) KNOLL: Sitzungsber. d. Akad. d. Wiss., Wien. Mathem.-naturw. Kl. III Bd. 66, S. 209. 1872.
[7]) HERING, H. E.: Pflügers Arch. f. d. ges. Physiol. Bd. 82, S. 1. 1900.
[8]) JOHANNSEN: Arch. f. (Anat. u.) Physiol. 1891, S. 103.
[9]) LEHNDORFF: Arch. f. (Anat. u.) Physiol. 1908, S. 362.
[10]) TIGERSTEDT: Physiologie des Kreislaufes. Bd. II, S. 444. Berlin-Leipzig 1921.
[11]) CANNON u. URIDIL: Americ. journ. of physiol. Bd. 58, S. 353. 1921.
[12]) MC WILLIAM: Proc. of the roy. soc. of London, Ser. B Bd. 53, S. 469. 1893.
[13]) BEZOLD: Untersuch. a. d. physiol. Labor. Würzburg Teil I, S. 215. 1867.

ebenso bei der nach Halsmarkdurchschneidung auftretenden Blutdrucksenkung, wenn die Vagi durchschnitten sind.

E. Einfluß des Blutdruckes auf das normal innervierte Herz.

a) *Arterieller Druck:* MAREY[1]) hat schon beobachtet, daß am unversehrten Tier die Schlagzahl des Herzens abnimmt, wenn der Blutdruck steigt, hingegen zunimmt, wenn der Blutdruck sinkt.

Die Blutdrucksteigerung durch Aortenabklemmung ruft am unversehrten Herzen eine Verlangsamung des Herzschlags hervor, welche nach Durchschneidung der Vagi fast vollständig, nach Exstirpation der Ganglia stellata gänzlich verschwindet, also sowohl durch eine Tonussteigerung der herzhemmenden wie durch eine Tonusherabsetzung der herzfördernden Nerven bedingt ist[2]).

Zur Entscheidung der Frage, ob die Blutdrucksteigerung unmittelbar auf die extrakardialen Herznervenzentren wirkt oder ob hier ein Reflex im Spiele ist, sind zahlreiche Versuche gemacht worden. Eine Reihe von Autoren suchten diese Frage dadurch zu lösen, indem sie eine Blutdrucksteigerung auf das Gehirn zu lokalisieren suchten. Man stellte einen isolierten Hirnkreislauf her, bei welchem das Hirn von der Carotis aus durchblutet wurde[3]), oder man injizierte unter Druck zentralwärts in die Carotis[4]), oder man ging in der Weise vor, daß die Veränderungen der Herzschlagzahl an einem Tiere A festgestellt wurde, dessen Gehirn durch Anastomosen von dem Kreislauf eines Tieres B ernährt wurde, an welchem die Blutdrucksteigerung vorgenommen wurde[5]). FR. FRANK[3]) sah nach der Blutdrucksteigerung an einem isolierten Hirnkreislauf Frequenzherabsetzungen, was jedoch KOCHMANN[6]) und HEYMANS[7]) nicht bestätigen konnten. TOURNADE und CHABROL[5]) konnten bei Tieren mit gekreuztem Kreislauf keinen zentralen Angriffspunkt der Blutdrucksteigerung nachweisen. Nach den neuesten Untersuchungen von ANREP und SEGALL[8]) am innervierten Herzlungenkreislauf des Hundes (s. S. 487) geht mit Steigerung des cerebralen Blutdruckes eine Verminderung, mit Senkung desselben eine Beschleunigung der Herzschlagfrequenz einher. Diese Frequenzänderung kommt sowohl auf dem Wege der Retardatoren wie auch der Acceleratoren zustande.

Drucksteigerung in der Aorta ruft nach ANREP und SEGALL[9]) auch ohne gleichzeitige stärkere Durchströmung des Gehirns eine Frequenzherabsetzung hervor.

Andere Autoren suchten die Frage dadurch zu entscheiden, daß sie nach Möglichkeit alle zentripetalen Einflüsse auf die Herznerven ausschalteten. BIEDL[10]) zeigte, daß die Frequenzherabsetzung des Herzschlags infolge Blutdrucksteigerung durch Durchschneidung des N. depressor nicht wesentlich verändert wurde, ebenso nicht nach Ausschaltung weiterer, zu den Herznervenzentren führender zentripetaler Bahnen durch Abtrennung der Medulla oblongata vom Cervicalmark in der Höhe vom ersten bis zweiten Halswirbel und Abtrennung derselben von höher gelegenen Hirnteilen knapp oberhalb des Vaguszentrums. KISCH und SAKAI[2]) stellten fest, daß Aortenverschluß auch nach Depressor-

---

[1]) MAREY: Mem. de la Soc. de biol. S. 301. 1859.
[2]) KISCH u. SAKAI: Pflügers Arch. f. d. ges. Physiol. Bd. 198, S. 65. 1923.
[3]) FRANÇOIS-FRANK: Trav. du laborat. de Marey 1877, S. 267.
[4]) EYSTER u. HOOKER: Americ. journ. of physiol. Bd. 21, S. 373. 1908.
[5]) TOURNADE u. CHABROL: Cpt. rend. des séances de la soc. de biol. Bd. 84, S. 608. 1921.
[6]) KOCHMANN: Zentralbl. f. Physiol. Bd. 20, Nr. 13. 1906.
[7]) HEYMANS: Arch. internat. de pharmaco-dyn. et de thérapie Bd. 30, S. 415. 1925.
[8]) ANREP u. SEGALL: Journ. of physiol. Bd. 61, S. 215. 1926.
[9]) ANREP u. SEGALL: Journ. of physiol. Bd. 61, S. 215. 1926. — Siehe auch DALY DE BURGH u. VERNEY: Journ. of physiol. Bd. 61, S. 270. 1926.
[10]) BIEDL: Pflügers Arch. f. d. ges. Physiol. Bd. 73, S. 385. 1898.

durchschneidung zu einer Herabsetzung der Herzschlagzahl führt, wenngleich in geringerem Grade als vorher, und zwar auch noch dann, wenn außer beiden Depressoren beide Vagi durchschnitten sind.

Wenn aus den Versuchen, in denen isolierte Hirndrucksteigerung zu Frequnzherabsetzung führte, sowie aus den Versuchen, in denen nach Zerstörung der bekannten zentripetalen Nervenbahnen Drucksteigerung noch immer eine Frequenzherabsetzung auslöste, der Schluß gezogen wurde, daß die Blutdrucksteigerung auf die Herznervenzentren zentral einwirkt, so ist dieser Schluß nunmehr nicht mehr eindeutig, denn H. E. HERING[1]) zeigte, daß nach Entnervung des Sinus caroticus, von welchem aus nach seinen Untersuchungen Blutdrucksteigerung einen frequenzhemmenden Reflex auslöst, in den Versuchen, in denen von der Carotis aus eine auf das Hirn beschränkte Blutdrucksteigerung ausgelöst wurde, die Frequenzherabsetzung nicht mehr zu beobachten war.

Blutdrucksteigerung durch Aortenverschluß führt zu einer Steigerung der Wirkung der peripheren Vagusreizung, eine Abnahme dieser Wirkung ist nur zu beobachten, wenn man bei der Steigerung von sehr niedrigen (paralytischen) Blutdruckwerten ausgeht[2]).

Bei der Blutdrucksteigerung durch Splanchnicusreizung beobachtete LEHN-DORFF[3]) bei intakten Herznerven auf der Höhe der Blutdruckwirkung eine Verlangsamung, nach durchschnittenen Vagi und unversehrten Accelerantes eine Beschleunigung, wie auch schon am entnervten Herzen Splanchnicusreizung mit einer Pulsfrequenzbeschleunigung einhergeht.

Die Frequenzherabsetzung bei Blutdrucksteigerung erfolgt auf dem Wege des Depressor- und Sinus-caroticus-Reflexes.

Nach DRESEL[4]) ist die Herabsetzung der Herzschlagfrequenz bei einer (durch Adrenalin ausgelösten) Blutdrucksteigerung an die Integrität des Gebietes der subthalamischen Kerne gebunden.

Bei *Blutdrucksenkung durch Verblutung* kommt es bei unversehrten Herznerven zunächst zu einer Beschleunigung. Sie ist um so stärker ausgeprägt, je stärker der Vagustonus vor der Verblutung war[5]).

BEZOLD[6]) wies nach, daß auch bei durchschnittenen Vagi bei der Verblutung diese Frequenzsteigerung stattfindet. Es spricht dies dafür, daß an der Frequenzbeschleunigung sowohl die herzhemmenden als auch die herzfördernden Nerven beteiligt sind.

Bei totaler Verblutung folgt beim Hunde mit unversehrten Herznerven auf das Stadium der Beschleunigung ein auf Vagusreizung bezogenes Stadium der Verlangsamung, um schließlich einer neuen Beschleunigung Platz zu machen[5]).

Die Frequenzbeschleunigung bei Blutdrucksenkung läßt sich mittels des Depressor- und Sinus-caroticus-Reflexes verstehen, da die tonische Natur dieser beiden Reflexe erwiesen ist[7]).

b) *Venöser Druck:* Steigerung des venösen Druckes durch vermehrte Füllung der Venen führt beim intakten Tier zu einer Beschleunigung des Herzschlags, wobei weder der arterielle Blutdruck noch die Atemtätigkeit irgendwelche Veränderungen aufzuweisen brauchen. Diese Beschleunigung vollzieht sich auf dem

---

[1]) HERING, H. E.: Pflügers Arch. f. . d. ges. Physiol. Bd. 206, S. 721. 1925.
[2]) KISCH u. SAKAI: Pflügers Arch. f. d. ges. Physiol. Bd. 198, S. 65. 1923.
[3]) LEHNDORFF: Arch. f. (Anat. u.) Physiol. 1908, S. 362.
[4]) DRESEL: Zeitschr. f. exp. Med. Bd. 37, S. 395. 1923.
[5]) FRÉDÉRICQ: Trav. du laborat. de L. Frédéricq. Bd. I, S. 133. 1885/86.
[6]) BEZOLD: Untersuch. a. d. physiol. Labor. Würzburg. Bd. I, S. 215. 1887.
[7]) Bezüglich eines tonischen Einflusses des Depressors auf die Herzschlagfrequenz siehe OSBORNE: Journ. of physiol. Bd. 54, S. C. 1920. Bezüglich des Sinus-caroticus-Reflexes s. H. E. HERING: Münch. med. Wochenschr. 1924, S. 701.

Wege eines Reflexes. Sie kommt nicht mehr zustande, wenn die Vagi und Acceleratoren durchtrennt sind. Für eine gleichzeitige reflektorische Steigerung der Nebennierentätigkeit besteht kein Anhaltspunkt. Der Reflex ist um so ausgesprochener, je höher der Vagustonus ist. Bei Tieren, die keinen oder einen sehr geringen Vagustonus haben, ist er sehr schlecht ausgeprägt. Ausgelöst wird der Reflex von beiden Vorhöfen, dann von der Einmündungsstelle der Venen in die Vorhöfe, aber nicht von den peripheren Venen selbst. Die afferenten Impulse fließen wahrscheinlich auf dem Wege des Vagus dem Zentrum zu[1]).

c) Zusammenwirken der venösen und arteriellen Reflexe: Wenn eine venöse Steigerung mit einer Blutdrucksenkung einhergeht, wie das manchmal in Fällen von Herzschwäche der Fall ist, so werden sich die venösen wie arteriellen Reflexe in ihrer Wirkung kombinieren[2]). Wenn vom Venensystem einerseits und vom arteriellen System andererseits in ihren Wirkungen entgegengesetzte reflektorische Einflüsse sich auf die Herzschlagfrequenz geltend machen, so überwiegt nach gewissen Befunden BAINBRIDGES der pulsverlangsamende Reflex[3]).

Ein Überblick der hier vorgebrachten Tatsachen ergibt, daß Blutdruckänderungen am intakten Tier vor allem auf reflektorischem Wege Frequenzänderungen bedingen, und zwar in dem Sinne, daß arterielle Blutdrucksteigerung zu einer Frequenzherabsetzung, arterielle Blutdruckherabsetzung zu einer Frequenzsteigerung, Venen-(Vorhof-)Drucksteigerung zu einer Frequenzsteigerung, Venen-(Vorhof-)Druckherabsetzung zu einer Frequenzherabsetzung führt.

Der kausale Zusammenhang zwischen arterieller Druckänderung und Frequenzänderung schließt jedoch nicht aus, daß unter bestimmten Bedingungen *Blutdrucksteigerung mit Frequenzsteigerung* einhergeht, wie dies z. B. unter experimentellen Bedingungen bei Reizung peripherer Nervenstämme, unter physiologischen Bedingungen bei Muskelarbeit und psychischer Erregung der Fall ist. In diesen Fällen werden Frequenz- und Blutdruckwirkung als koordinierte Erscheinungen aufzufassen sein.

F. Einwirkung der Frequenz des Herzschlages auf das Minutenvolumen.

Diese Einwirkung kann nur in solchen Versuchen festgestellt werden, in denen die Frequenzänderung ohne anderweitige Beeinflussung des Herzens erfolgt. Dies wäre z. B. bei nur auf den Sinus beschränkter Temperaturänderung der Fall oder bei Aufzwingen eines künstlichen Rhythmus. Unter den letzteren Bedingungen sah WEIZSÄCKER[4]) am Froschherzen ein Optimum des Minutenvolumens bei einer Reizfrequenz von 56 in der Minute.

Die Kreislaufwirkung von Frequenzsteigerungen, die durch Erwärmung des Blutes oder durch Änderung der Herznervenwirkung auf das Herz, also auch unter gleichzeitiger Beeinflussung des Herzmuskels zustande kommen, geht aus folgenden Befunden hervor. Am isolierten Herzlungenkreislauf von Hunden sahen STARLING und MARKWALDER[5]) bei Steigerung von 28 auf 39° das Minutenvolumen nahezu konstant bleiben, während die Pulsfrequenz von 72 auf 156 stieg.

Bei Verlangsamung der Herztätigkeit durch Vagusreizung wurde ein Sinken des Minutenvolumens beobachtet[6]). Doch ist diese Abnahme nur geringfügig,

---

[1]) BAINBRIDGE: Journ. of physiol. Bd. 50, S. 65. 1915. — SASSA u. MIYAZAKI: Journ. of physiol. Bd. 54, S. 203. 1920. — Siehe auch ANREP u. SEGALL: Journ. of physiol. Bd. 61, S. 215. 1926. — GRAFF u. SANDS: Americ. journ. of physiol. Bd. 74, S. 400. 1925.
[2]) HERING, H. E.: Wien. med. Wochenschr. 1923, Nr. 16.
[3]) BAINBRIDGE: Journ. of physiol. Bd. 50, S. 65. 1915.
[4]) WEIZSÄCKER: Pflügers Arch. f. d. ges. Physiol. Bd. 140, S. 141. 1911.
[5]) STARLING u. MARKWALDER: Journ. of physiol. Bd. 48, S. 355. 1914; siehe auch BOCK: Arch. f. exp. Pathol. u. Pharmakol. Bd. 59, Suppl. S. 83. 1908.
[6]) ELVING u. WENDT: Skandinav. Arch. f. Physiol. Bd. 19, S. 96. 1907.

wenn die Abnahme der Pulsfrequenz nicht mehr als 34—43% beträgt[1]). Doppelseitige Vagusdurchschneidung verändert nach BOCK und BUCHHOLZ[2]) beim Hund das Minutenvolumen nur wenig, trotz Steigerung der Pulsfrequenz von durchschnittlich 102—180 in der Minute. Nach HENDERSON[3]), der das Minutenvolumen durch Plethysmographie des Herzens bestimmte, bleibt am Hunde das Minutenvolumen bei Frequenzen zwischen 120—240 praktisch gleich, verringert sich jedoch, wenn letztere Grenze überschritten wird. Auch MARSHALL[4]) fand, daß bei Frequenzänderungen zwischen 63—80 bei Hunden das nach der FICKschen Methode bestimmte Minutenvolumen keine Veränderung aufwies.

BARCROFTS[5]) Befunde bei paroxysmaler Tachykardie beim Menschen sprechen im Sinne einer Abnahme des Minutenvolumens bei hoher Frequenz.

LUNDSGAARD[6]) fand bei Herzblock beim Menschen keine Verkleinerung des Minutenvolumens in der Ruhe, während EYSTER und SWARTHOUT[7]) bei künstlich erzeugter Dissoziation und niedriger Pulsfrequenz mittels plethysmographischer Methode eine Herabsetzung des Minutenvolumens fanden.

3. Atmung.

A. Respiratorische Arrhythmie.

Mit der Atmung geht beim Menschen wie beim Tier zumeist eine mehr oder minder deutliche Frequenzänderung des Herzschlags einher. Es besteht eine respiratorische Arrhythmie, indem es im Gefolge der Inspiration zu einer Beschleunigung, im Gefolge der Exspiration zu einer Verlangsamung der Frequenz kommt.

Es ist zuerst von LUDWIG[8]) gezeigt worden, daß der Herzschlag mit der Atmung einhergehende Änderungen aufweisen kann. EINBRODT[9]) hat dann die richtigen Beziehungen zwischen der Atemphase und der Richtung der Frequenzänderung festgestellt, indem er als Folge der Inspiration eine Beschleunigung, als die der Exspiration eine Verlangsamung beschrieb.

Bei normaler Atmung und mittlerer Pulsfrequenz findet man nach PUTZIG[10]) eine durchschnittliche Minutenfrequenzänderung zwischen In- und Exspiration von durchschnittlich 12 Pulsen. Bei hoher Pulsfrequenz fehlt diese Frequenzänderung oder ist sie nur angedeutet, ebenso bei schneller, oberflächlicher Atmung, während bei tiefer Atmung der Frequenzunterschied bis auf 26 Pulse in der Minute ansteigen kann.

Jugendliche Individuen zeigen im allgemeinen eine viel größere respiratorische Variation der Pulsfrequenz. Es ist die respiratorische Arrhythmie von BIEDL[11]) geradezu als Pubertätszeichen gewertet worden. Ebenso kann sie unter gewissen pathologischen Umständen stärker ausgesprochen sein.

Ganz besonders starke Änderungen der Pulsfrequenz treten in pathologischen Fällen dann auf, wenn es einhergehend mit der Exspiration zu Überleitungsstörungen (Vorhofs- oder Kammersystolenausfällen) kommt[12]). Auch in gewissen

---

[1]) TIGERSTEDT: Acta med. scandinav. 1922.
[2]) BOCK u. BUCHHOLZ: Arch. f. exp. Pathol. u. Pharmakol. Bd. 88, S. 207. 1908.
[3]) HENDERSON: Americ. journ. of physiol. Bd. 23, S. 345. 1909.
[4]) MARSHALL JUN.: Americ. journ. of physiol. Bd. 72, S. 192. 1925.
[5]) BARCROFT, BORK u. RONGHTON: Heart Bd. 9, S. 7. 1921.
[6]) LUNDSGAARD: Dtsch. Arch. f. klin. Med. Bd. 120. 1916.
[7]) EYSTER u. SWARTHOUT: Arch. of internal med. Bd. 25, S. 317. 1920.
[8]) LUDWIG: Arch. f. (Anat. u.) Physiol. 1847.
[9]) EINBRODT: Sitzungsber. d. Akad. d. Wiss., Wien. Mathem.-naturw. Kl. III Bd. 40.
[10]) PUTZIG: Zeitschr. f. exp. Pathol. u. Therapie Bd. 11, S. 115. 1912.
[11]) BIEDL: Verhandl. d. dtsch. Ges. f. Kinderheilk. 1925.
[12]) RIHL u. WALTER: Zeitschr. f. exp. Pathol. u. Therapie Bd. 19, S. 45. 1917.

Fällen von heterotopen Rhythmen ist eine respiratorische Beeinflussung nachweisbar[1]).

Bei Atemstillstand in der Inspiration tritt während des Inspiriums eine Beschleunigung ein, der in der ersten Phase des Dauerinspiriums eine Verlangsamung folgen kann, auf welche die Frequenz wieder zur Norm zurückkehrt oder sogar dieselbe ein wenig übersteigt. Bei dem exspiratorischen Stillstand tritt während der aktiven Exspiration eine Verlangsamung auf, welcher während des Dauerexspiriums eine geringe, in der Nachwirkungsperiode wieder zurückgehende Beschleunigung folgt[2]).

Bei dem VALSALVAschen Versuch kommt es zunächst in der tiefen Inspiration zu einer Beschleunigung des Herzschlags, die mit dem Einsetzen der forcierten Exspiration unter gleichzeitiger arterieller Blutdrucksteigerung einer Frequenzherabsetzung weicht. Während der Dauer der intrathorakalen Drucksteigerung tritt dann wieder unter gleichzeitiger Senkung des arteriellen Druckes eine Frequenzbeschleunigung ein, nach Beendigung des Versuches eine Verlangsamung[3]). Während der beim MÜLLERschen Versuch unterhaltenen intrathorakalen Drucksenkung ist auch eine Pulsbeschleunigung wahrzunehmen[4]).

Das Gähnen führt während der Inspiration anfangs zu einer Zu- und später zu einer Abnahme der Pulsfrequenz, welche während der Exspiration wieder abklingt.

Nach anhaltendem Husten, Niesen oder Lachen ist als Nachwirkung eine je nach Intensität und Dauer der betreffenden Exspirationsakte wechselnde Zunahme der „mittleren Pulsfrequenz" zu beobachten[5]).

Die respiratorischen Frequenzänderungen kommen sowohl unter Beteiligung der Vagi, wie schon LUDWIG[6]) nachwies, als auch unter Beteiligung der Acceleratoren zustande, wie aus dem durch H. E. HERING[7]) erbrachten Nachweis einer reflektorischen Erregung der Acceleratoren durch Lungenaufblasung bei vorher durchschnittenen Vagi hervorgeht.

Als auslösendes Moment für die erwähnten Schwankungen im Tonus der extrakardialen Herznerven kommen folgende Momente in Betracht:

1. Zentrale Einflüsse, welche von der Tätigkeit des Atemzentrums ausgehen. FOÀ[8]) beobachtete bei curarisierten, unter Anwendung des Überdruckverfahrens mit konstantem Luftstrom ventilierten Hunden, an denen nicht die geringste Spur einer Atembewegung vorhanden war, periodische Schwankungen der Herzschlagfrequenz, die vollständig dem Rhythmus der Atemtätigkeit vor der Curarisierung entsprachen.

Diese Beobachtungen beweisen, wie auch schon ältere Beobachtungen von FRÉDÉRICQ[9]) sowie WERTHEIMER und MEYER[10]), daß periodische Frequenz-

---

[1]) RIHL, J.: Med. Klinik 1916, Nr. 29.
[2]) PUTZIG: Zeitschr. f. exp. Pathol. u. Therapie Bd. 11, S. 115. 1912. — KNOLL: Einfluß der Atembewegungen usw. Prag 1880.
[3]) KNOLL: Pflügers Arch. f. d. ges. Physiol. Bd. 57, S. 406. 1894. — WIGGERS: Circulation usw. S. 631. Philadelphia 1923. — PONGS: Einfluß der Atmung usw. Berlin 1923. — GALLI: Zeitschr. f. klin. Med. Bd. 100, S. 221. 1924. — BÜRGER: Klin. Wochenschr. 1924, S. 777. — MOSLER u. BURG: Klin. Wochenschr. 1925, S. 2238. — DAWSON u. HODGES: Americ. journ. of physiol. Bd. 50, S. 450. 1920.
[4]) KNOLL: Pflügers Arch. f. d. ges. Physiol. Bd. 57, S. 406. 1894.
[5]) KNOLL: Einfluß modifizierter Atembewegungen. Prag 1880. — HEITLER: Zentralbl. f. inn. Med. 1904, S. 17.
[6]) LUDWIG: Arch. f. (Anat. u.) Physiol. 1847.
[7]) HERING, H. E.: Pflügers Arch. f. d. ges. Physiol. Bd. 60, S. 429. 1895.
[8]) FOÀ: Pflügers Arch. f. d. ges. Physiol. Bd. 153, S. 513. 1913.
[9]) FRÉDÉRICQ: Arch. de biol. Bd. 3, S. 86.
[10]) WERTHEIMER u. MEYER: Arch. de physiol. Bd. 24. 1889.

änderungen des Herzschlags unabhängig von den durch die Atemtätigkeit bedingten Volumänderungen der Lunge und den diese letzteren bewirkenden muskulären Vorgängen vorkommen können.

2. Reflektorische Einflüsse, welche von den Volumsveränderungen in den Lungen und von Änderungen der Druckverhältnisse im Kreislauf ausgehen. E. Hering[1]) erzielte bei Hunden durch Aufblasen der Lunge eine Beschleunigung, wenn die Vagi intakt waren. Knoll[2]) konnte diese Beschleunigung auch beim Kaninchen nachweisen, wenn die bei diesen Tieren sehr hohe Schlagfrequenz durch einseitige Vagusreizung herabgesetzt wurde. H. E. Hering[3]) konnte, wie schon erwähnt, zeigen, daß dieser Reflex auch auf dem Wege der Acceleratoren abläuft.

Bainbridge[4]) schreibt den durch die Atmung hervorgerufenen Änderungen im arteriellen und venösen Druck den wesentlichsten Einfluß auf die Erklärung der respiratorischen Frequenzänderungen zu, während nach Wiggers[5]) ersteren wenigstens unter normalen Verhältnissen kein wesentlicher Einfluß zukommt.

Für die Verschiedenheiten der Ausprägung der respiratorischen Atemschwankungen sind einerseits Verschiedenheiten in der Höhe des Tonus der herzhemmenden und herzfördernden Nerven, wie H. E. Hering[6]) durch experimentell gesetzte Änderungen der Wirkung der herzhemmenden und herzbeschleunigenden Fasern zeigen konnte, andererseits Verschiedenheiten der Atemtiefe verantwortlich zu machen.

Für die Erklärung der Frequenzänderungen während des inspiratorischen und exspiratorischen Atemstillstandes sowie des Valsalvaschen und Müllerschen Versuches sind sowohl zentral ausgelöste Änderungen im Erregungszustand der Herznerven als auch reflektorische Beeinflussung derselben, ausgelöst durch Änderungen im Lungenvolumen, wie durch solche in den venösen und arteriellen Druckverhältnissen in Betracht zu ziehen[7]).

Periodische Änderungen der Herzschlagfrequenz, welche nicht mit der Atmung zusammenhängen, deren Periode sich vielmehr über mehrere Atemperioden erstreckt, wurden beim Menschen von F. Pick[8]) und Funke[9]) beschrieben. Sie dürften auf periodische Schwankungen im Tonus der extrakardialen Herznerven zu beziehen sein.

B. Atemfrequenz.

Erhöhung der Ventilationsgröße geht mit einer Steigerung der Herzschlagfrequenz einher[10]). Letztere ist im allgemeinen geringer, wenn nur eine Vertiefung der Atmung ohne gleichzeitige Frequenzänderung, höher, wenn eine Frequenzzunahme der Atmung bei gleichzeitig unveränderter Atmungstiefe besteht, am größten, wenn sowohl Atemfrequenz wie Atemtiefe vermehrt ist. H. E. Hering[3]) beobachtete eine Erhöhung der Schlagfrequenz auch bei Erhöhung der Frequenz der künstlichen Ventilation.

---

[1]) Hering, E.: Sitzungsber. d. Akad. d. Wiss., Wien. Mathem.-naturw. Kl. III Bd. 64, S. 333. 1871.
[2]) Knoll: Lotos, neue Folge, Bd. 2. Prag 1881.
[3]) Hering, H. E.: Pflügers Arch. f. d. ges. Physiol. Bd. 60, S. 429. 1895.
[4]) Bainbridge: Journ. of physiol. Bd. 54, S. 192. 1920.
[5]) Wiggers: Cirkulation usw. S. 177. Philadelphia 1923.
[6]) Hering, H. E.: Wien. med. Wochenschr. 1923, Nr. 16.
[7]) Siehe hierzu Pongs: Einfluß tiefer Atmung usw. Berlin 1923.
[8]) Pick, F.: Verhandl. d. Kongr. f. inn. Med. 1909.
[9]) Funke: Verhandl. d. Kongr. f. inn. Med. 1909.
[10]) Knoll: Lotos N. F. Bd. 2. Prag 1881. — Somer und Maeyer: Vlaamsch geneesk. tijdschr. Jg. 4. S. 347. 1923.

Für den Zusammenhang zwischen Steigerung der Atemfrequenz und Steigerung der Herzschlagfrequenz ist zunächst die häufige Zahl der intrathorakalen Druckschwankungen und der dadurch gegebenen inspiratorischen Beschleunigungen in Betracht zu ziehen[1]). BAINBRIDGE[2]) lehnt jedoch eine Erklärung der Frequenzsteigerung durch afferente Impulse von den Lungen ab, vor allem, weil er bei Tieren mit eröffnetem Thorax bei starker künstlicher Ventilation nach Durchschneidung sämtlicher Lungenäste des Vagus keine andere Frequenzänderung sah als vorher, auch stimmt er einer Erklärung durch Irradiation vom Atemzentrum nicht zu, weil er in seinen Versuchen unter Bedingungen, die zu einer stärkeren Erregung des Atemzentrums führten, keine Veränderungen der Pulsfrequenz fand. Der von HENDERSON[3]) betonten, durch Experimente von BAINBRIDGE[2]) gestützten Abhängigkeit der Herzschlagfrequenzsteigerung von der Herabsetzung des Kohlensäuregehaltes des Blutes infolge stärkerer Ausschwemmung der CO_2 bei gesteigerter Atemtätigkeit dürfte nach BAINBRIDGE wenigstens unter normalen Verhältnissen wegen der großen Konstanz der Hydrogenionenkonzentration keine große Bedeutung beizumessen sein. Die Herzschlagfrequenzsteigerung bei gesteigerter Atemtätigkeit ist nach BAINBRIDGE in reflektorischen Einflüssen auf die Herznervenzentren zu suchen, welche durch die infolge der veränderten Atemtätigkeit sich einstellenden veränderten Druckverhältnisse im Kreislauf ausgelöst werden.

C. Störungen des Gasaustausches.

Erstickung. Die Veränderungen der Herzschlagfrequenz bei der Erstickung gestalten sich vor allem verschieden je nach der Geschwindigkeit, mit der die Erstickung eintritt. Bei der *akuten* Erstickung tritt alsbald nach Beginn derselben eine Verlangsamung auf, welche in wenigen Sekunden ihr Maximum erreicht. In manchen Fällen kommt es hierbei zu einem länger dauernden Herzstillstand. Nachdem die Pulsfrequenz ihr Minimum erreicht hat, steigt sie allmählich wieder an, um später nochmals langsam bis zum Tode des Tieres abzunehmen. Der hier beschriebene Verlauf der Frequenzänderung kommt sowohl bei der Erstickung des normal atmenden wie des curarisierten, künstlich ventilierten Tieres zur Beobachtung[4]). PICK und KNOLL[5]) beschreiben bei der Erstickung des natürlich atmenden Tieres eine dem Stadium der stärksten Pulsverlangsamung vorangehenden Pulsbeschleunigung. Die zeitlichen Beziehungen der Frequenzänderungen des Herzschlags zu den Blutdruckänderungen sind folgende: Gleich nach dem Beginn der Erstickung steigt der mittlere Druck mehr oder weniger an, zeigt dann, dem Sinken der Pulsfrequenz entsprechend, eine gewöhnlich nicht sehr starke Senkung, um mit dem Verschwinden der Verlangsamung wieder anzusteigen. Die zeitlichen Beziehungen der Frequenzänderungen zu den Veränderungen der Atemtätigkeit des erstickenden Tieres sind dadurch charakterisiert, daß die erste starke Frequenzherabsetzung in die präterminale Atempause fällt[6]).

Analyse der Frequenzänderungen bei Erstickung. Die der stärksten Frequenzherabsetzung vorangehende, von PICK und KNOLL[5]) beschriebene Beschleunigung der Pulsfrequenz fällt in das Stadium der krampfhaften Exspiration und wird

---

[1]) KNOLL: Lotos N. F. Bd. 2. Prag 1881.
[2]) BAINBRIDGE: Journ. of physiol. Bd. 54, S. 129. 1920.
[3]) HENDERSON: Americ. journ. of physiol. Bd. 21, S. 147. 1909.
[4]) KONOW u. STENBECK: Skandinav. Arch. f. Physiol. Bd. 1, S. 403. 1889. — LANDERGREN: Skandinav. Arch. f. Physiol. Bd. 7, S. 1. 1897.
[5]) PICK u. KNOLL: Arch. f. exp. Pathol. u. Pharmakol. Bd. 40, S. 81. 1898.
[6]) LANDERGREN: Skandinav. Arch. f. Physiol. Bd. 7, S. 1. 1897.

von diesen Autoren mit dieser auch in kausalen Zusammenhang gebracht. Die erste Phase der Pulsverlangsamung ist an die Integrität der N. vagi gebunden. Sie tritt ein, auch wenn das Rückenmark zerstört und die Halsnerven mit Ausnahme der Vagi durchschnitten sind. Dafür, daß an dieser Frequenzherabsetzung eine reflektorische Wirkung der am unversehrten Tier gleichzeitig eintretenden Blutdrucksteigerung auch beteiligt ist, scheinen Versuche zu sprechen, in denen bei Verhinderung der arteriellen Blutdrucksteigerung durch eine Ventilvorrichtung keine Verlangsamung auftrat[1]).

Hunde, denen die Vagi durchschnitten sind, zeigen ganz regelmäßig, Kaninchen unter gleichen Bedingungen weniger regelmäßig im Verlaufe der Erstickung eine Steigerung der Herzschlagzahl[2]), welche auf eine Acceleranserregung bezogen wurde. MATHISON[3]) fand jedoch, daß eine Frequenzsteigerung auch dann zustande kam, wenn jene Teile des Rückenmarks, aus denen die accelerierenden Nerven hervorgehen, durch Unterschneidung ausgeschaltet worden waren, und meint, daß man diese Beschleunigung nicht auf eine Acceleranserregung beziehen kann. In der Tat sieht man auch am denervierten Herzen bei der Erstickung eine Pulssteigerung auftreten.

Die Befunde, die für und gegen den Einfluß einer gesteigerten Nebennierentätigkeit unter den genannten Bedingungen sowie für die Annahme einer Lebernervenreizung sprachen, wurden oben (s. S. 478 u. 479) erörtert.

Die elektrokardiographische Analyse des Herzschlags während der durch Vagusreizung bedingten ersten Frequenzherabsetzung zeigt neben einer Herabsetzung der Reizbildung an der normalen Reizbildungsstelle das Auftreten von heterotopen Reizbildungs- sowie von Überleitungsstörungen. Im Stadium der der Vagusreizung folgenden Beschleunigung, „Vaguslähmung", besteht meist wieder nomotope Automatie, es können aber auch heterotope Tachykardien vorhanden sein[4]).

Bei der Frequenzherabsetzung, die dieser Beschleunigung folgt, spielen Überleitungsstörungen aller Art eine große Rolle[5]).

Als ursächliches Moment für das Auftreten der dyspnoischen Vagusreizung kommen sowohl Kohlensäureüberschuß als auch Sauerstoffmangel in Betracht. HILL und FLACK[6]) sahen bei einer nur mäßigen Dosierung der CO_2 in der Einatmungsluft, etwa bei 10—25% CO_2, eine deutliche Vagusreizung, bei stärkerer CO_2-Konzentration traten die unmittelbaren Wirkungen der CO_2 auf das Herz in den Vordergrund. Bei O-Mangel und genügender CO_2-Abfuhr sahen sie auch eine sehr starke Erregung, hauptsächlich während des Krampfstadiums. In einem gewissen Stadium der Erstickung konnten BIEDL und ROTHBERGER[7]) durch intravenöse Injektion von Glykokolläthylester, durch welche die CO_2 gebunden, der Sauerstoffmangel aber nicht beeinflußt wurde, die Pulsverlangsamung beseitigen, wodurch erwiesen wurde, daß in einem bestimmten Stadium der Erstickung die Frequenzherabsetzung vor allem durch CO_2-Überschuß bedingt wird. Im Einklang damit stehen auch die Erfahrungen von MATHISON[8]), daß der verlangsamende Effekt der Vagusreizung stärker ausgesprochen war bei Erstickung durch CO_2-haltige Luft als durch O-Mangel. Die nach Durch-

---

[1]) MACLEOD: Physiology and biochemistry. 4. Aufl., S. 229. London 1922.
[2]) DASTRE u. MORAT: Arch. de physiol. Bd. 1, S. 15. 1884.
[3]) MATHISON: Journ. of physiol. Bd. 41, S. 416. 1910.
[4]) SHIROW YAMADA: Mitt. d. med. Fakultät Tokio Bd. 25, S. 197. 1920.
[5]) LEWIS u. MATHISON: Heart Bd. 2, S. 47. 1911.
[6]) HILL u. FLACK: Journ. of physiol. Bd. 37, S. 92. 1908; siehe hier auch ältere Literatur.
[7]) BIEDL u. ROTHBERGER: Zentralbl. f. Physiol. Bd. 23, S. 352. 1909.
[8]) MATHISON: Heart Bd. 2, S. 54. 1911.

schneidung der Vagi auftretenden Überleitungsstörungen sind vor allem durch O-Mangel bedingt, können aber auch durch CO_2-Überladung bewirkt sein[1]).

Die vom Zentralnervensystem unabhängige Frequenzherabsetzung im Endstadium der Erstickung ist wohl auf die unmittelbare CO_2-Wirkung wie auf die unmittelbare Wirkung des O-Mangels zu beziehen, und es ist dabei daran zu denken, daß auch die zunehmende saure Reaktion eine Rolle spielen dürfte.

Allmähliche Herabsetzung des O-Gehaltes der Einatmungsluft bewirkt nach GREEN und GILBERT[2]) zunächst eine Beschleunigung, später, sobald der Blutdruck seinen Gipfel erreicht hat und die Atemtätigkeit sich verlangsamt, eine durch Vagusreizung bedingte Herabsetzung der Frequenz. Während derselben kann es zu einer vollständigen Hemmung des Sinusrhythmus und Übernahme der Führung des Herzens durch eine tiefer liegende Reizbildungsstelle kommen. Bei durchschnittenen Vagis tritt die Verlangsamung erst in einem viel späteren Stadium der Erstickung ein. In diesem pflegt es nur selten zu einem Stadium heterotoper Reizbildung zu kommen, dagegen zu Überleitungsstörungen.

Nach GREENE, PAYNE und SIDDLE[3]) tritt die bei allmählicher Herabsetzung des Sauerstoffpartialdruckes zu beobachtende Beschleunigung der Herzschlagfrequenz in Experimenten an Hunden auch noch ein, wenn die Vagi durchschnitten sind, doch fehlt sie nach Ausschaltung der Vagi und Accelerantes.

Bei konstantem, in verschiedenem Ausmaß verringertem Partialdruck des Sauerstoffes hat DOI[4]) bei Katzen Frequenzbeschleunigungen beschrieben.

Auch am Menschen treten bei allmählicher Herabsetzung des O-Partialdruckes zunächst Beschleunigungen unter Verstärkung der Atemtätigkeit auf[5]), schließlich, wenn der O-Mangel sehr weit fortgetrieben wird, Frequenzherabsetzung mit Blutdrucksenkung. Die elektrokardiographische Analyse ergibt während dieser Frequenzherabsetzung Unterdrückung des Sinusrhythmus, Persistenz eines atrioventrikulären Rhythmus und Herabsetzung der Überleitung vom Vorhof zur Kammer[6]).

Dauernde Herabsetzung des atmosphärischen Druckes auf etwa 500 mm Hg macht eine Frequenzbeschleunigung, die allmählich zurückgeht. Nach Wiederherstellung des atmosphärischen Druckes tritt ein Herabgehen der Frequenz unter die Norm ein[7]).

Allmähliche CO_2-Anreicherung der Einatmungsluft führt beim Menschen zu Frequenzbeschleunigung unter Verstärkung der Atemtätigkeit[8]).

Erhöhung des atmosphärischen Druckes[9]) ebenso wie *Erhöhung des O-Partialdruckes*[10]) führt zu einer Frequenzherabsetzung des Herzschlags.

---

[1]) MATHISON: Heart Bd. 2, S. 54. 1911; ferner Journ. of physiol. Bd. 41, S. 416. 1910.
[2]) GREEN u. GILBERT: Americ. journ. of physiol. Bd. 60, S. 155. 1922.
[3]) GREENE, PAYNE u. SIDDLE: Americ. journ. of physiol. Bd. 72, S. 194. 1926.
[4]) DOI: Journ. of physiol. Bd. 55, S. 43. 1921.
[5]) SCHNEIDER u. TRUESDALE: Americ. journ. of physiol. Bd. 55, S. 247. 1921.
[6]) GREEN u. GILBERT: Arch. of internal med. Bd. 27, S. 517. 1921.
[7]) HASSELBACH u. LINDHARD: Biochem. Zeitschr. Bd. 68, S. 265, 295. 1915; Bd. 74, S. 1. 1916. — LUTZ u. SCHNEIDER: Americ. journ. of physiol. Bd. 50, S. 327. 1919. — HALDANE, KELLAS u. KENNAWAY: Journ. of physiol. Bd. 53, S. 181. 1919.
[8]) SCHNEIDER u. TRUESDALE: Americ. journ. of physiol. Bd. 63, S. 155. 1920. — RIESER: Schweiz. med. Wochenschr. 1923, S. 1190.
[9]) TABARIÉ: Cpt. rend. de l'acad. des siences de Paris 1838, S. 896.
[10]) BENEDICT u. HIGGINS: Americ. journ. of physiol. Bd. 28, S. 1. 1911. — BARRACH u. GOODWELL: Arch. of internal med. Bd. 28, S. 392. 1921. — DAUTREBANDE u. HALDANE: Journ. of physiol. Bd. 55, S. 296. 1921.

4. Reflektorische Beeinflussung der Herzschlagfrequenz.

Zusammenfassende Darstellungen.

Hofmann, F. B. u. Nagel: Handb. d. Physiol. S. 281. Braunschweig 1901. — Tigerstedt: Physiologie des Kreislaufes, 2. Aufl., Bd. II, S. 410—423. 1921. — v. Brücke: Handb. d. vergleich. Physiol. Bd. I, 1. Hälfte, S. 1018, 1031, 1051. Jena 1923. — Ranson: Physiol. review Bd. 1, S. 477. 1921.

A. Künstliche Reizung peripherer Nervenstämme.

Bei künstlicher Reizung zahlreicher *peripherer Nervenstämme* des Kalt- wie Warmblüters wurden reflektorische Änderungen der Herzschlagfrequenz beschrieben.

Warmblüter. Reizung des zentralen Vagusstumpfes ergibt bei Säugern wie bei Vögeln, solange der andere Vagus unversehrt ist, zumeist eine Frequenzherabsetzung[1]), unter Umständen, vor allem bei Anwendung schwacher faradischer Reize, eine Beschleunigung[2]).

Reizung der Lungenäste des Vagus bei Hunden und Katzen macht nach Brodie und Russel[3]) eine Frequenzherabsetzung, nach Bainbridge[4]) bei den gleichen Tieren hingegen keine Frequenzänderung.

Zentrale Reizung der an der Vorderfläche des Säugetierherzens verlaufenden Nervenäste macht eine Frequenzherabsetzung, gegebenenfalls mit nachfolgender Frequenzsteigerung, zentrale Reizung der an der Hinterfläche des Herzens verlaufenden Nervenäste Frequenzherabsetzung, Steigerung oder auch keine Wirkung[5]). Ob die erwähnten Zweige in den Bahnen des Vagus oder Sympathicus weiter verlaufen, steht nicht fest.

Reizung des Laryngeus superior bewirkt nach François Franck[6]) Frequenzherabsetzung, nach Cyon[7]) Beschleunigung, die des Laryngeus inferior nach François Franck[8]) Frequenzherabsetzung.

Reizung des Nervus depressor macht eine Frequenzherabsetzung [Ludwig und Cyon[9])], die nach Durchschneidung der Vagi zum Teil noch bestehen bleibt [Brücke[10])], manchmal unter noch näher zu analysierenden Umständen aber einer Beschleunigung Platz machen kann [Bayliss[11])].

Reizung des Glossopharyngeus und des Infraorbitalis bewirkt Frequenzherabsetzung [Knoll[12])], des sog. Sinusnerven (H. E. Hering), eines Zweiges des Glossopharyngeus, desgleichen [Hering[13])].

Reizung der hinteren Wurzel des Plexus brachialis macht bald Beschleunigung, bald Verlangsamung, häufig auch zunächst Beschleunigung mit nachfolgender Verlangsamung [Asp[14]), Roy und Adami[15])].

---

[1]) Tigerstedt: Physiologie des Kreislaufes Bd. II, S. 413 u. 415. Berlin-Leipzig. — Bainbridge: Journ. of physiol. Bd. 48, S. 332. 1914.
[2]) Hering, H. E.: Pflügers Arch. f. d. ges. Physiol. Bd. 203, S. 512. 1924.
[3]) Brodie u. Russel: Journ. of physiol. Bd. 26, S. 92. 1900.
[4]) Bainbridge: Journ. of physiol. Bd. 54, S. 192. 1921.
[5]) Woolridge: Arch. f. (Anat. u.) Physiol. 1883, S. 539.
[6]) Franck, François: Trav. du laborat. de Marey Bd. 4, S. 357. 1880.
[7]) Cyon: Pflügers Arch. f. d. ges. Physiol. Bd. 70, S. 149. 1898.
[8]) Franck, François: Trav. du laborat. de Marey Bd. 2, S. 243. 1876.
[9]) Ludwig u. Cyon: Sächs. Berichte Bd. 18, S. 307. 1866.
[10]) Brücke: Zeitschr. f. Biol. Bd. 67, S. 510. 1917.
[11]) Bayliss: Journ. of physiol. Bd. 14, S. 313. 1893.
[12]) Knoll: Wien. Sitzungsber. Bd. 92, 3. Abt., S. 449. 1886.
[13]) Hering, H. E.: Münch. med. Wochenschr. 1924, S. 1265.
[14]) Asp: Sächs. Berichte Bd. 19, S. 174. 1867.
[15]) Roy u. Adami: Philosoph. transact. Bd. 183 B, S. 254. 1892.

Asp beschreibt Verlangsamung bei mechanischen, Beschleunigung nach elektrischen Reizen, ein Befund, der jedoch vielleicht nur durch das verschiedene Verhalten des Blutdruckes — hohe Steigerung im ersten, geringere im letzteren Falle — bedingt erscheint [Hunt[1])].

Bei Reizung des Plexus brachialis und Ischiadicus mit schwächeren Reizen sahen Simanovsky[2]) und MacWilliam[3]) Beschleunigung, nach Reizung mit starken Reizen Verlangsamung. Die Reizung des Nervus ischiadicus bewirkt nach Versuchen von Hunt[4]) meist eine Beschleunigung mit nachfolgender Verlangsamung, während Reizung des Nervus saphenus meist nur eine einfache Beschleunigung ergab. Eine Verlangsamung wurde häufiger bei Ischiadicus- als bei Saphenusreizung beobachtet.

Reizung der Hautnerven, des N. dorsalis pedis (ebenso des N. auricularis) bewirkt nach Loven[5]) Verlangsamung, Reizung der zentripetalen Muskelnervenäste vorübergehende Beschleunigung oder auch Verlangsamung, nach Tengwall[6]) hingegen keine nennenswerte Veränderung in dem einen oder anderen Sinne.

Reizung des N. splanchnicus ergibt meist Frequenzherabsetzung, aber auch Frequenzsteigerung [Asp[7]), Roy und Adami[8])].

Kaltblüter. Bei der Schildkröte sahen Carlson und Luckhardt[9]) nach Reizung des Zentralstumpfes der Lungen- und Magenäste eine Beschleunigung. Reizung des Grenzstranges macht bei Fröschen Verlangsamung [Bernstein[10]), Kuno[10])]. Bei der Schildkröte sah Edwards[11]) bei Reizung der Rami communicantes, Mills[12]) bei Reizung des Grenzstranges in den oberen Partien Frequenzherabsetzung. Carlson und Luckhardt[9]) sahen dagegen bei Reizung des Sympathicus der Schildkröte meist Beschleunigung, nur selten Verlangsamung.

B. Natürliche und künstliche Reizung der Endausbreitung zentripetaler Nerven an verschiedenen Köperstellen.

Bei *adäquaten* Sinnesreizen sah H. E. Hering[13]) beim Kaninchen Verlangsamung, Couty und Charpentier[14]) bei Hunden bald Beschleunigung, bald Verlangsamung des Herzschlags.

Druck auf den Augapfel bewirkt eine Verlangsamung. Über diesen Reflex[15]) liegen in der klinischen Literatur sehr viele Beobachtungen vor. Als zentripetale Bahn kommt der Trigeminus in Betracht. Bei starkem Druck ist jedoch auch nach Durchschneidung der beiden Trigemini eine Verlangsamung zu bemerken[16]).

Bei Menschen lassen sich von der hinteren Wand des äußeren Gehörganges, welche vom Ramus auricularis rami innerviert wird, sowie von der Concha,

---

[1]) Hunt: Americ. journ. of physiol. Bd. 2, S. 435. 1899.
[2]) Simanovsky: Zitiert nach Jahresber. f. Anat. u. Physiol. S. 62. 1881.
[3]) Mac William: Proc. of the roy. soc. of London, Ser. B Bd. 53, S. 471. 1893.
[4]) Hunt: Americ. journ. of physiol. Bd. 2, S. 452. 1899.
[5]) Loven: Sächs. Berichte Bd. 18, S. 85. 1866.
[6]) Tengwall: Skandinav. Arch. f. Physiol. Bd. 6, S. 225. 1895.
[7]) Asp: Sächs. Berichte Bd. 19, S. 153. 1867.
[8]) Roy u. Adami: Philosoph. transact. Bd. 183 B, S. 258. 1892.
[9]) Carlson u. Luckhardt: Americ. journ. of physiol. Bd. 55, S. 31. 1921.
[10]) Bernstein: Arch. f. (Anat. u.) Physiol. 1864, S. 638. — Kuno: Pflügers Arch. f. d. ges. Physiol. Bd. 158, S. 10. 1914.
[11]) Edwards: Americ. journ. of physiol. Bd. 33, S. 229. 1914.
[12]) Mills: Journ. of physiol. Bd. 6, S. 246. 1885.
[13]) Hering, H. E.: Pflügers Arch. f. d. ges. Physiol. Bd. 57, S. 77. 1894.
[14]) Couty u. Charpentier: Arch. de physiol. 1877, S. 525.
[15]) Aschner: Wien. klin. Wochenschr. 1908, S. 1529.
[16]) Papilian u. Cruceanu: Cpt. rend. des séances de la soc. de biol. Bd. 88, S. 933. 1923.

welche der Nervus auricularis magnus versorgt, auf thermischem, mechanischem und chemischem Wege Frequenzänderungen auslösen, die zumeist Verlangsamungen, gelegentlich aber auch Beschleunigungen sind[1]).

Warmblüter. Atemwege: Reizung der Atemwege an verschiedenen Stellen ergibt eine reflektorische Herabsetzung der Herzschlagfrequenz. KRATSCHMER[2]) beobachtete sie bei Reizung der Nasenschleimhaut mit reizenden Dämpfen, vor allem bei Raucheinblasung und Einatmung von Chloroformdämpfen. Die zentripetale Bahn dieses Reflexes wird nach KRATSCHMER durch den Nasalzweig des Trigeminus, die zentrifugale durch den Vagus gebildet. BRÜCKE[3]) sah eine geringe Verlangsamung auch noch nach Durchschneidung der Vagi bestehen, die erst nach Exstirpation der Ganglia stellata wegfiel. KOBLANCK und ROEDER[4]) fanden eine Verlangsamung des Herzschlags nach mechanischer Reizung der Nasenschleimhaut durch eine Sonde, wenn dieselbe bis an das hintere Ende des obersten Nasenganges vorgeschoben wurde. Sie war nach Durchschneidung des zweiten Astes des Trigeminus nicht mehr auszulösen.

Im Gegensatz zu KRATSCHMER fand FRANÇOIS FRANCK[5]) eine Verlangsamung auch bei isolierter Einwirkung der Dämpfe auf den Kehlkopf. Bei Einatmung reizender Dämpfe durch eine Trachealkanüle, also ohne Durchleitung derselben durch den Nasenrachenraum und Kehlkopf sah FR. FRANCK keine Frequenzherabsetzung, wogegen BRODIE und RUSSEL[6]) bei dieser Versuchsanordnung eine ausgesprochene frequenzherabsetzende Wirkung sah, die ausblieb, wenn vorher die Lungenäste des Vagus zerschnitten worden waren.

Druck auf den Kehlkopf löst beim Kaninchen eine starke Pulsverlangsamung aus[7]).

Eintauchen des Schnabels einer Ente bewirkt nach LOMBROSO eine Verlangsamung des Herzschlags, die nach Durchschneidung der Vagi nicht mehr vorhanden ist[8]). Nach ARTOM[9]) tritt diese Verlangsamung des Herzschlages beim Eintauchen des Schnabels nicht ein, wenn dasselbe während einer durch Luftventilation erzeugten Apnöe des Tieres erfolgt. (Über den HERINGschen Lungendehnungsreflex siehe S. 494.)

Nach intravenöser Injektion von Blutserum kommt es bei Katzen zu einer Verlangsamung der Herzaktion, die ausbleibt, wenn vorher die Vagi am Halse oder auch nur die Lungenäste der Vagi durchschnitten worden sind[10]).

Verdauungswege: Beim Schlucken kommt es zuerst zu einer Beschleunigung, dann zu einer Verlangsamung des Herzschlags durch eine Veränderung im Vagustonus[11]). Unter pathologischen Bedingungen kann diese Steigerung des Vagustonus zu einem Kammersystolenausfall führen[12]). Der Brechakt geht mit einer Pulsverlangsamung einher[13]).

---

[1]) SCHEMINZKY: Pflügers Arch. f. d. ges. Physiol. Bd. 194, S. 527. 1922.
[2]) KRATSCHMER: Wien. Sitzungsber. Bd. 62 (II), S. 147. 1870. — KNOLL: Ebenda Bd. 66 (III), S. 195. 1872. — MAGNE u. PLANTEFOL: Ann. de physiol. et de physico-chim. biol. Bd. 1, S. 394. 1925.
[3]) v. BRÜCKE: Zeitschr. f. Biol. Bd. 67, S. 522. 1917.
[4]) KOBLANCK u. ROEDER: Pflügers Arch. f. d. ges. Physiol. Bd. 125, S. 377. 1908.
[5]) FRANCK, FRANÇOIS: Trav. du laborat. de Marey Bd. 2, S. 221. 1876.
[6]) BRODIE u. RUSSEL: Journ. of physiol. Bd. 26, S. 92. 1900.
[7]) HERING, H. E.: Münch. med. Wochenschr. 1920, S. 28.
[8]) LOMBROSO: Zeitschr. f. Biol. Bd. 61, S. 529. 1913.
[9]) ARTOM: Arch. néerland. de physiol. de l'homme et des anim. Bd. 10, S. 362. 1925.
[10]) BRODIE u. RUSSEL: Journ. of physiol. Bd. 26, S. 48. 1900.
[11]) MELTZER: Arch. f. (Anat. u.) Physiol. 1883, S. 223.
[12]) Siehe MACKENZIE-ROTHBERGER: Herzkrankheiten. S. 200. Berlin 1923.
[13]) MILLER: Americ. journ. of physiol. Bd. 37, S. 240. 1915. — BROOKS u. LUCKHARDT: Americ. journ. of physiol. Bd. 36, S. 104. 1915.

Elektrische, mechanische und chemische Reizung des Magens bewirkt nach MAYER und PRZIBRAM[1]) an Hunden und Katzen eine mit Blutdrucksteigerung einhergehende Verlangsamung des Herzschlags. DMITRENKO[2]) sah unter ähnlichen Bedingungen Beschleunigungen, aber auch gelegentlich Verlangsamungen. Der Ausgangspunkt dieser reflektorischen Frequenzänderungen ist die Magenmuskulatur, und sie werden hauptsächlich, wenn auch nicht vollständig, durch sympathische Fasern vermittelt. CARLSON[3]) beobachtete bei den Hungerkontraktionen des Magens an Tieren wie Menschen Beschleunigungen des Herzschlags.

WYSS und MESSERLI[4]) glauben an Meerschweinchen den experimentellen Beweis für die reflektorischen Beziehungen zwischen Baucheingeweiden und Herz erbracht zu haben, doch wird die Beweiskraft ihrer Versuche von B. KISCH[5]) bestritten.

Reizung der *Gallenblase* gibt Verlangsamung, Reizung des *Nierenbeckens*[6]) Beschleunigung mit nachfolgender Verlangsamung.

Bei Füllung der Bauchhöhle mit Luft tritt nach BRODIN[7]) eine Pulsverlangsamung ein, die so lange andauert, als die Füllung besteht.

Reizung des *Uterus* mit faradischen Strömen macht Beschleunigung[8])

Kreislaufapparat: Bezüglich der reflektorischen Beziehungen zwischen Vorhofdruck und arteriellem Blutdruck einerseits und Pulsfrequenz andererseits siehe S. 489—490. Druck auf das Herz mit Gewicht oder Finger oder durch Aufblasen des Perikards bewirkt eine Beschleunigung, welche von der Integrität der Vagi abhängt[9]). Inwieweit durch diese Bedingungen stets eine Vorhofsdrucksteigerung, die ja nach BAINBRIDGE an und für sich eine Frequenzsteigerung bedingt, gegeben ist, wäre noch zu untersuchen. Durch Druck auf die A. femoralis läßt sich oft eine Frequenzherabsetzung erzielen[10]).

Bezüglich reflektorischer Einflüsse von Temperaturänderungen auf die Pulsfrequenz siehe den Abschnitt „Temperatur".

Kaltblüter: Bei Fischen tritt, wenn sie aus dem Wasser genommen werden, eine Verlangsamung des Herzschlags ein, der wahrscheinlich ein durch den Vagus vermittelter Reflex zugrunde liegt, wie überhaupt bei Fischen von den verschiedensten Körperteilen Änderung der Pulsfrequenz, vor allem aber eine Verlangsamung erzielt werden kann[11]).

Bei Menobranchus läßt sich der Vagus von den verschiedensten Körperstellen aus reflektorisch erregen[12]). Beim Frosch läßt sich durch die verschiedensten Eingriffe von den Baucheingeweiden aus eine Verlangsamung des Herzschlags auslösen[13]), welche durch Vermittlung des Vagus zustande kommt. Die zentripetale Bahn dieses Reflexes verläuft durch die Nervi splanchnici[14]). Für eine

---

[1]) MAYER u. PRZIBRAM: Wiener Sitzungsber. Bd. 66 (III), S. 102. 1872.
[2]) DMITRENKO: Americ. journ. of physiol. Bd. 68, S. 230. 1924.
[3]) CARLSON: Americ. journ. of physiol. Bd. 31, S. 318. 1913.
[4]) WYSS u. MESSERLI: Pflügers Arch. f. d. ges. Physiol. Bd. 196, S. 229. 1922.
[5]) KISCH, B.: Pflügers Arch. f. d. ges. Physiol. Bd. 198, S. 145. 1923.
[6]) SIMANOVSKY: Zitiert nach Jahresber. f. Anat. u. Physiol. Bd. 2, S. 62.
[7]) BRODIN: Cpt. rend. des séances de la soc. de biol. Bd. 88, S. 347. 1921.
[8]) HERING, H. E.: Wien. med. Wochenschr. 1923, Nr. 16.
[9]) KNOLL: Lotos Bd. 2, S. 34. 1881; siehe auch RIJNBECK: Arch. néerland. de physiol. de l'homme et des anim. Bd. 8, S. 274. 1923.
[10]) KATZENSTEIN: Dtsch. med. Wochenschr. 1904, S. 807. — ORTNER: Med. Klinik 1926, S. 570.
[11]) Siehe BRÜCKE: Handb. d. vergleich. Physiol. Bd. I, 1. Teil, S. 1018.
[12]) MILLS: Journ. of physiol. Bd. 7, S. 81. 1886.
[13]) GOLTZ: Virchows Arch. f. pathol. Anat. u. Physiol. Bd. 26, S. 1. 1863.
[14]) BERNSTEIN: Arch. f. (Anat. u.) Physiol. 1864, S. 614 u. 633.

gleichzeitige reflektorische Erregung des Accelerans spricht die als Nachwirkung auftretende Beschleunigung der Herzschläge[1]).

Elektrische Reizung des Froschherzens kann bei intakten Vagis, in denen auch die zentripetalen Bahnen verlaufen, frequenzhemmende wie frequenzfördernde Reflexe auslösen[2]). Dehnung der isolierten Froschaorta bewirkt eine reflektorische Verlangsamung[3]).

Bei adäquaten Sinnesreizen sah Schulz[4]) beim Frosch und Carlson und Luckhardt[5]) bei der Schildkröte eine Herabsetzung der Herzschlagfrequenz.

C. Die die reflektorischen Frequenzänderungen beeinflussenden Faktoren.

Die *Beschaffenheit des Reizes* beeinflußt sowohl Richtung als auch Größe der reflektorisch ausgelösten Frequenzänderung. Bezüglich der Beeinflussung der Richtung sei auf die im vorhergehenden Abschnitte angeführte Tatsache verwiesen, daß bei schwächerer faradischer Reizung ein und desselben Nerven eine Beschleunigung, bei starker eine Herabsetzung der Herzschlagfrequenz eintritt. Am Ischiadicus des Hundes sah Hunt[6]), daß mit Verringerung der Stromstärke zunächst die Dauer der Beschleunigung, dann aber auch die Größe derselben abnimmt, daß bei sehr starken Reizen der Beschleunigung Verlangsamungen zu folgen pflegen, und zwar um so stärker, je stärker die Stromstärke ist, ja daß gelegentlich sogar nur Verlangsamung eintreten kann.

Die Bedeutung, welche der *Zustand der Herznervenzentren* für den Ausfall der reflektorischen Frequenzänderung hat, geht daraus hervor, daß die Pulsfrequenzzunahme im allgemeinen um so stärker ist, je ausgesprochener der Vagustonus ist, ob letzterer nun durch Morphium oder Dyspnoe oder Reizung zentripetaler retardierender Nervenfasern, wie z. B. des Depressors, besonders erhöht ist[7]). [Siehe hierzu auch die Angaben Hunts[6]), S. 450.] Sie ergibt sich ferner aus den S. 494 angeführten experimentellen Beobachtungen über die Ausprägung der respiratorischen Arrhythmie unter verschieden hohem Vagustonus[8]).

Daß auch die *Verhältnisse, welche im Herzen selbst* die Frequenz der Reizbildung bestimmen, eine Rolle für die Gestaltung der reflektorischen Frequenzänderung spielen, geht aus der Tatsache hervor, daß eine reflektorische Erregung des Acceleranszentrums bei hoher Herzschlagfrequenz erst dann nachweisbar ist, wenn durch periphere Vagusreizung die letztere künstlich herabgesetzt wird[9]).

Dafür, daß auch der *Eigenart des Nerven* eine gewisse Bedeutung für den Ausfall der reflektorischen Frequenzbeschleunigung zukommt, spricht die Tatsache, daß Reizung gewisser Nerven, z. B. des Vagus und des Trigeminus, fast ausschließlich eine Verlangsamung auslöst, während wiederum die Reizung anderer Nerven, z. B. des Ischiadicus, viel häufiger eine Beschleunigung, bzw. eine Beschleunigung mit nachfolgender Verlangsamung auslöst, wie schon oben erwähnt.

---

[1]) Sabbatani: Arch. ital. de biol. Bd. 15, S. 218. 1891. — Hofmeister: Pflügers Arch. f. d. ges. Physiol. Bd. 44, S. 360. 1889.
[2]) Engelmann: Arch. f. (Anat. u.) Physiol. 1900, S. 315.
[3]) Kuno u. Brücke: Pflügers Arch. f. d. ges. Physiol. Bd. 157, S. 117. 1914.
[4]) Schulz: Pflügers Arch. f. d. ges. Physiol. Bd. 115, S. 386. 1906.
[5]) Carlson u. Luckhardt: Americ. journ. of physiol. Bd. 55, S. 31. 1921. Hier zahlreiche Einzelheiten über Frequenzänderungen infolge elektrischer Reizung verschiedener Organe bei Amphibien und Reptilien.
[6]) Hunt: Americ. journ. of physiol. Bd. 2, S. 455. 1899.
[7]) Hering, H. E.: Pflügers Arch. f. d. ges. Physiol. Bd. 203, S. 512. 1924.
[8]) S. auch Hering, H. E.: Münch. med. Wochenschr. 1924, S. 1266.
[9]) Hooker: Americ. journ. of physiol. Bd. 19, S. 417. 1907. — Tulgan: Americ. journ. of physiol. Bd. 68, S. 31. 1924.

D. Die Analyse der reflektorischen Frequenzänderung.

Bei der Analyse der reflektorischen Frequenzänderung ist zu beachten, ob der die reflektorische Frequenzänderung auslösende Reiz unmittelbar oder mittelbar auf die Herznervenzentren wirkt. Eine mittelbare Wirkung kann dadurch stattfinden, daß der gesetzte Reiz erst eine Atmungs- bzw. Blutdrucksänderung setzt und die Atmungs- bzw. Blutdrucksänderung erst ihrerseits die Frequenzänderung auslöst. Nach CANNON (s. S. 479) könnte eine reflektorische Frequenzänderung auch noch dadurch zustande kommen, daß der gesetzte Reiz reflektorisch auf dem Umwege über die Leber- und Nebennierennervenzentren die Tätigkeit dieser Organe beeinflußt und die veränderte Leber- bzw. Nebennierentätigkeit auf dem Blutwege eine Frequenzänderung hervorruft. Bezüglich der reflektorischen Erregung der Herznervenzentren ist für viele Fälle festgestellt, daß die beiden Herznervenzentren auf zentripetalem Wege gleichzeitig, aber gegensinnig beeinflußt werden, so daß für das Herz eine gleichsinnige Frequenzänderung resultiert[1]). Ein solches Verhalten wurde für die Beschleunigung bei Lungenaufblasung von H. E. HERING[2]), für den Depressorreflex von BRÜCKE[3]), für die Beschleunigung bei Carotidenverschluß von KISCH und SAKAI[4]), für die reflektorische Beschleunigung nach Füllungszunahme in den Vorhöfen von BAINBRIDGE[5]), für die Verlangsamung bei reflektorischer Nasenreizung von BRÜCKE[6]), für die reflektorische Beschleunigung nach Reizung der Extremitätennerven von HOOKER[7]) und TULGAN[7]), für die Pulsbeschleunigung bei Körperarbeit von H. E. HERING[2]) nachgewiesen.

Gewisse anderslautende Angaben, so besonders die von BAYLISS[8]), der bei Depressorreizung nach vorher durchschnittenen Vagi eine Beschleunigung sah, sowie die Angabe BAINBRIDGES[9]), daß Druck auf das Abdomen, der am intakten Tier eine Verlangsamung auslöste, nach Durchschneidung des linken Vagus eine Beschleunigung macht, sowie die Feststellung DE HEERS[10]), daß Stenosierung der Aorta, die am intakten Tier eine Herabsetzung der Herzschlagfrequenz bewirkte, nach Durchschneidung der Vagi eine Beschleunigung setzt, bedürfen noch einer Aufklärung, vor allem in der Hinsicht, inwiefern die nach Ausschaltung der Vagi noch vorhandene Beschleunigung tatsächlich auf einer Acceleranserregung beruht und inwieweit die Verhältnisse durch das Konkurrieren antagonistischer Reflexe auf die Herzschlagfrequenz kompliziert werden.

Bei der nach Reizung des zentralen Vagusstumpfes auftretenden Verlangsamung konnte BAINBRIDGE[11]) keine gleichzeitige Herabsetzung des Acceleranstonus nachweisen. Die Beweiskraft dieses Befundes wurde von H. E. HERING[12]) vor allem unter Hinweis auf die Tatsache, daß zentrale Vaguserregung auch Beschleunigung machen kann, in Zweifel gezogen.

5. Psychische Beeinflussung der Herzschlagfrequenz.

Daß eine erhöhte Herzschlagfrequenz zu den wichtigsten Erscheinungen seelischer Erregungszustände gehört, ist allgemein bekannt.

---

[1]) HERING, H. E.: Wien. med. Wochenschr. 1923, Nr. 16.
[2]) HERING, H. E.: Pflügers Arch. f. d. ges. Physiol. Bd. 60, S. 429. 1895.
[3]) v. BRÜCKE: Zeitschr. f. Biol. Bd. 67, S. 511. 1917.
[4]) KISCH u. SAKAI: Pflügers Arch. f. d. ges. Physiol. Bd. 198, S. 86. 1923.
[5]) BAINBRIDGE: Journ. of physiol. Bd. 50, S. 65. 1915.
[6]) v. BRÜCKE: Zeitschr. f. Biol. Bd. 67, S. 522. 1917.
[7]) HOOKER: Americ. journ. of physiol. Bd. 19, S. 417. 1907. — TULGAN: Americ. journ. of physiol. Bd. 58, S. 338. 1921.
[8]) BAYLISS: Journ. of physiol. Bd. 14, S. 313. 1895.
[9]) BAINBRIDGE: Journ. of physiol. Bd. 54, S. 192. 1920.
[10]) DE HEER: Pflügers Arch. f. d. ges. Physiol. Bd. 148, S. 1. 1912.
[11]) BAINBRIDGE: Journ. of physiol. Bd. 48, S. 332. 1914.
[12]) HERING, H. E.: Pflügers Arch. f. d. ges. Physiol. Bd. 203, S. 512. 1924.

Studien über den Zusammenhang seelischer Vorgänge mit körperlichen Erscheinungen haben ein reiches Material über das Verhalten der Pulsfrequenz in Verbindung mit verschiedenen seelischen Vorgängen geliefert, dessen ausführliche Besprechung im Rahmen der übrigen körperlichen Begleiterscheinungen seelischer Vorgänge an einer anderen Stelle dieses Handbuchs erfolgen wird.

Die nachfolgende, einer Arbeit von WEINBERG[1]) entnommene Tabelle, welche die Erweiterung einer Zusammenstellung LESCHKES[2]) darstellt, gibt eine Übersicht über die wichtigsten Befunde, welche über das Verhalten der Herzschlagfrequenz bei verschiedenartigen psychischen Vorgängen vorliegt.

Tabelle 5.

	Aufmerksamkeit auf visuelle und akustische Reize	geistige Arbeit	Schreck	Spannung	Lösung	Erregung	Beruhigung	Lust		Unlust	
								sinnliche	intellektuelle	sinnliche	intellektuelle
Pulsfrequenz	(+)−(+)L	+M	(+)−(+)L	OL	+Wu	OWu	(−Wu(	−Wu	−Wu	+Wu	+L
	−S	+L	−S	−Wu	+A	+A	−A	−A	−A	+A	+Z
	−Z	+S	+−K	−A	+G	+G	−G	±G	−G	+S	+S
	−G	+Me	(+)−E	−S	−Br	—	—	−Br	(+)S	+Br	OE
	−Me	+W	—	+Br	—	—	—	−L	−W	+L	—
	−E	±G	—	−G	—	—	—	−Z	∓E	+Z	—
	—	(∓)Z	—	(O)Wi	—	—	—	(+)S	—	+G	—
	—	+Wi	—	+K	—	—	—	−W	—	+W	—
	—	+E	—	−E	—	—	—	±K	—	+K	—
	—	—	—	—	—	—	—	∓E	—	+E	—

Erklärung der Zeichen.

A = Alechsieff E = Eng L = Lehmann Wi = Wiersma
B = Berger G = Gent M = Mentz Wu = Wundt
Bi = Bickel J = De Jong Me = Mentz Z = Zoneff und
Br = Brahn K = Küppers S = Shephard   Neumann
Ci = Citron Kü = Küppers W = Weber

+ = Zunahme.
− = Abnahme.
+ − = Erst Zunahme, dann Abnahme.
(+) − = Erst Zunahme, als wesentl. Merkmal, jedoch darauffolgend Abnahme.
± = Bald Zunahme, bald Abnahme.
(±) = In den meisten Fällen Zunahme, in einigen Abnahme.
0 = Keine Veränderung.

BRAMSON[3]), der neuerdings die Frequenzreaktion bei Erwartung einer Frage studiert hat, findet eine Frequenzsteigerung in der Periode der Frageerwartung und in der der Verarbeitung der Antwort.

GILLEPSIE[4]) findet bei seinen Untersuchungen über die Einwirkung geistiger Arbeit auf die Pulsfrequenz, daß die Frequenzsteigerung ihr Maximum etwa 2—3 Minuten nach Beginn der Arbeit aufweist und später wieder abnimmt. Diese Frequenzsteigerung ist unabhängig von sichtbarer Muskelinnervation.

GELLHORN[5]) beschreibt in dem durch geistige Arbeit herbeigeführten Ermüdungszustand eine Herabsetzung der Pulsfrequenz, die nach Verabreichung von Atropin. sulf. in Dosen von 0,5—1,25 mg per os nicht mehr nachweisbar war. Die Verlangsamung war um so stärker, je stärker die Ermüdung war.

---

[1]) WEINBERG: Zeitschr. f. d. ges. Neurol. u. Psychiatrie Bd. 85, S. 543. 1923.
[2]) LESCHKE: Arch. f. d. ges. Psychol. Bd. 31, S. 27. 1914.
[3]) BRAMSON: Arch. néerland. de physiol. de l'homme et des anim. Bd. 4, S. 494.
[4]) GILLEPSIE: Journ. of physiol. Bd. 58, S. 425. 1924.
[5]) GELLHORN: Pflügers Arch. f. d. ges. Physiol. Bd. 189, S. 174. 1921.

Nach schmerzhaften Reizen sah G. MARTIUS[1]) Verlangsamung, aber auch Beschleunigung der Herzschlagfrequenz, letztere vor allem dann, wenn der schmerzhafte Reiz besonders stark war.

Im Zustand der Hypnose beobachteten GRAFE und TRAUMANN[2]) eine Frequenzherabsetzung, DEUTSCH und KAUF[3]) wie auch BÄUMLER[4]) eine Beschleunigung. ASTRUCK[5]) vermochte in der Hypnose durch Suggestion einer Pulsbeschleunigung oder der einer Verlangsamung die entsprechende Veränderung der Herzschlagfrequenz zu erzielen. Suggestion einer Muskeltätigkeit während der Hypnose bewirkt eine Pulsbeschleunigung. Das Ausmaß derselben ist bei Suggestion einer Arbeitsleistung selbst ungefähr so groß wie bei Suggestion eines Affekts, der im Erwarten einer Arbeitsleistung besteht[3]).

Einzelne Personen besitzen die Fähigkeit, willkürlich ihren Herzschlag zu beschleunigen, wobei die Herzschlagfrequenz unter Umständen sehr hohe Werte, im Falle von FAVILL und WHITE[6]) (ohne augenscheinliche Änderung des Ausgangspunktes der Herztätigkeit) 200 per Minute erreichen kann. Diese willkürliche Beschleunigung kann auch nach vorhergehender Atropinisierung erfolgen[6]). Eine die Frequenzerhöhung begleitende Änderung der Atemtätigkeit kann die Frequenzänderung nicht allein erklären[7]). Manche Menschen vermögen nach HENNING[8]) den Herzschlag durch willkürliche Herbeiführung gefühlsbetonter Vorstellungen zu verlangsamen.

Was das Zustandekommen der Frequenzänderung unter psychischen Einflüssen anbelangt, so ist dieselbe sicherlich auch noch in vielen anderen Fällen nicht durch gleichzeitige Änderung der Atemtätigkeit zu erklären und wohl als eine unmittelbare Beeinflussung des Tonus der Herznerven aufzufassen. Man wird in Analogie zu der bei reflektorisch bedingten Frequenzänderungen nachgewiesenen Doppelinnervation der Herznervenzentren mit gleichsinniger Wirkung auf die Herzfrequenz wohl gleichzeitige Änderungen im Vagus- wie Acceleratorentonus anzunehmen haben. Nach den Befunden von CANNON[9]) käme auch noch eine erhöhte Tätigkeit der Nebennieren auf psychische Reize hin in Betracht, welche zu einer Erhöhung der Herzschlagfrequenz beiträgt.

6. Nahrungsaufnahme.

Nach der Nahrungsaufnahme tritt eine Beschleunigung der Pulsfrequenz ein. Ausmaß und Art der Nahrung, ganz besonders aber die Temperatur der Speise, nimmt Einfluß auf die Höhe dieser Pulsbeschleunigung[10]). Nach den Untersuchungen STAEHELINS[11]) ist der Wert, den die Ruhefrequenz nach einer lactovegetabilischen Mahlzeit annimmt, höher als nach einer Mahlzeit aus Fleisch. Er mißt zur Erklärung dieser Erscheinung dem stärkeren Meteorismus bei lactovegetabilischer Diät eine Bedeutung bei.

---

[1]) MARTIUS, G.: Beitr. z. Psychol. u. Philos. Bd. 1, S. 419. 1905. — MARTINI u. GRAF: Münch. med. Wochenschr. 1926, S. 1060.
[2]) GRAFE u. TRAUMANN: Zeitschr. f. d. ges. Neurol. u. Psychiatrie Bd. 62, S. 237. 1920.
[3]) DEUTSCH u. KAUF: Zeitschr. f. d. ges. exp. Med. Bd. 32, S. 197. 1923. — Siehe auch M. LÖWY: Monatsschr. f. Psychol. u. Neurol. Bd. 44, S. 149. 1918.
[4]) BÄUMLER: Münch. med. Wochenschr. 1916, S. 385.
[5]) ASTDRUCK: Münch. med. Wochenschr. 1922, S. 1730.
[6]) FAVILL u. WHITE: Heart Bd. 6, S. 175. 1917.
[7]) KÖHLER: Pflügers Arch. f. d. ges. Physiol. Bd. 158, S. 579. 1914. — WEST u. SAVAGE: Arch. of internal med. Bd. 22, S. 290. 1918; siehe ausführliche Literatur WIGGERS: Circulation, S. 455. Philadelphia 1923.
[8]) HENNING: Zeitschr. f. Psychol. u. Physiol. d. Sinnesorg. Bd. 98, S. 57. 1925.
[9]) CANNON: Americ. journ. of physiol. Bd. 50, S. 399. 1919.
[10]) Ältere Literatur siehe bei VIERORDT: Tabellen. Jena 1906.
[11]) STAEHELIN: Zeitschr. f. Biol. Bd. 49, S. 199. 1907.

Collet und Liljestrand[1]) sahen die Pulsfrequenz nach einer Mahlzeit in den ersten 30—60 Minuten um 5—15 Schläge in der Minute steigen. Nach einer leichten Mahlzeit war diese Pulsfrequenzsteigerung nach 3 Stunden wieder abgeklungen, nach einer größeren Mahlzeit war sie nach dieser Zeit praktisch noch unverändert. Die Pulsbeschleunigung nach Nahrungsaufnahme ist mit einer Steigerung des Minutenvolumens verbunden. Der Mechanismus der Pulsfrequenzsteigerung ist noch nicht entsprechend geklärt. Man wird hier einerseits an die Befunde, welche über Pulsfrequenzsteigerung bei Dehnung des Magens vorliegen, zu denken haben[2]), andererseits an die Wirkung der Lebernervenreizung und der Eiweißabbauprodukte im Blut.

Während einer Periode langer Nahrungsenthaltung geht die Pulsfrequenz herunter, steigt jedoch gegen das Ende einer lange andauernden Hungerperiode meist etwas an[3]). Eine Herabsetzung der Herzschlagfrequenz wurde auch bei Hunden während lange andauerndem Fasten beobachtet[4]).

7. Muskeltätigkeit.

Zusammenfassende Darstellungen.

Jaquet: Muskelarbeit und Herztätigkeit. Basel 1920. — Bainbridge: Muscular exercise. 2. Aufl. London 1923.

Die Beschleunigung der Herzschlagfrequenz gehört mit zu den auffälligsten Begleiterscheinungen der Muskeltätigkeit.

Die Pulsfrequenzsteigerung beginnt unmittelbar mit dem Einsetzen der Muskelarbeit[5]). Sie macht sich schon in einer Verkürzung der ersten oder zweiten Pulsperiode nach Beginn der Arbeit geltend, steigt ziemlich rasch auf eine gewisse Höhe an, um auf derselben zu verbleiben, fällt nach Beendigung der Arbeit steil ab, um sich erst nach einiger Zeit auf den Ruhewert einzustellen.

Die Größe und der Verlauf dieser Pulsfrequenzreaktion sind von einer ganzen Reihe von Faktoren abhängig.

Wie schon Christen[6]) und Staehelin[7]) feststellen konnten, ist die *Größe der Frequenzreaktion* in weitgehendem Maße von dem *Ausmaß* der Arbeitsleistung abhängig insofern, als nach einer am Triebrad gemessenen höheren Arbeitsleistung im allgemeinen eine stärkere Frequenzreaktion auftritt als nach einer kleineren. Nach Grünbaum und Amson[8]) gilt diese Beziehung zwischen Arbeitsleistung und Frequenzreaktion jedoch nur, wenn die verglichenen verschiedenen Arbeitsleistungen mit derselben Muskelgruppe ausgeführt wurden, und für die Intensität der Frequenzreaktion ist das Verhältnis der jeweiligen Inanspruchnahme der arbeitenden Muskelgruppe zu ihrer maximalen Leistungsfähigkeit maßgebend.

Den Einfluß, welchen das *Tempo* der Arbeitsleistung auf die Frequenzreaktion nimmt, haben Cotton, Rapport und Lewis[9]) untersucht, indem sie

---

[1]) Collet u. Liljestrand: Skandinav. Arch. f. Physiol. Bd. 45, S. 17. 1924; siehe auch Weisse u. Lutz: Americ. journ. of physiol. Bd. 37, S. 330. 1915. — Schneider u. Truesdale: Ebenda Bd. 67, S. 93. 1923.

[2]) Dmitrenko: Americ. journ. of physiol. Bd. 68, S. 280. 1924.

[3]) Cathcart: Journ. of physiol. Bd. 35, S. 500. 1907.

[4]) Lawson, Morgulis u. Günther: Americ. journ. of physiol. Bd. 63, S. 422. 1923.

[5]) Grünbaum u. Amson: Dtsch. Arch. f. klin. Med. Bd. 71, S. 539. 1901. — Bowen: Contribut. to med. research. Univ. of Michigan. 1903, S. 462. — Lowsley: Americ. journ. of physiol. Bd. 67, S. 446. 1924.

[6]) Christen: Dissert. Basel 1894.

[7]) Staehelin: Dissert. Basel 1897.

[8]) Grünbaum u. Amson: Dtsch. Arch. f. klin. Med. Bd. 71, S. 539. 1901.

[9]) Cotton, Rapport u. Lewis: Heart Bd. 6, S. 269. 1917. — S. auch Liljestrand u. Stenström: Skandinav. Arch. f. Physiol. Bd. 39, S. 1, 207. 1923.

bei einer Arbeit, die im Hantelheben bestand, einerseits die Zahl und andererseits das Tempo der Hebungen variierten. Sie fanden, daß bei gleichem Ausmaß der Arbeitsleistung und Zunahme des Tempos die Höchstfrequenz des Pulses mit dem Tempo anstieg. Bei gleichem Tempo und verschieden großer Arbeitsleistung konnten sie kein so gleichmäßiges Verhältnis feststellen, im allgemeinen jedoch stieg die Pulsfrequenz um so mehr, je größer die Anstrengung beim Fortsetzen der Arbeit sich gestaltete.

Außer Ausmaß und Tempo der Arbeitsleistung ist die *Art und Beschaffenheit* der Arbeit von Belang. So fanden z. B. COOK und PEMBREY[1]), daß durch Übungen, welche mit einer Fixation der Brust und Änderung des Atemtypus verbunden sind, besonders hohe Frequenzreaktionen ausgelöst werden. Nach COLLETT und LILJESTRAND[2]) ist die Frequenzsteigerung (und auch das Minutenvolumen) größer, wenn eine Arbeit von gleichem O-Verbrauch mit den Armen, als wenn sie mit den Beinen verrichtet wird.

Weiter sind noch eine Reihe *äußerer* und *individueller Faktoren* in Betracht zu ziehen. Bei Marschversuchen sahen ZUNTZ und SCHUMBURG[3]) bei hoher Außentemperatur besonders hohe Frequenzsteigerung. Auf die Steigerung der Frequenzreaktion bei geringem O-Partialdruck der Luft wird noch an anderer Stelle aufmerksam gemacht. Vorheriges Einatmen von Sauerstoff setzt hingegen die Pulsfrequenzsteigerung herab. Sinnesreize während der Ausübung der körperlichen Arbeit beeinflussen die Frequenzreaktion[4]).

Nahrungsaufnahme beeinflußt die Frequenzreaktion, wie sich aus Versuchen von KOBY[5]) ergibt, insofern, als die Höhe der Frequenz in den Laufversuchen nach Nahrungsaufnahme sich durchweg höher zeigte als im nüchternen Zustande. Vorangegangene starke Muskelleistung, Alkoholgenuß, schlechter Schlaf und Stuhlverhaltung beeinflussen gleichfalls die Frequenzreaktion, ebenso schon geringfügige Indisposition (Nasen-Rachenkatarrh)[6]).

Der Einfluß der *Übung* auf die Frequenzreaktion äußert sich mehr im Sinne einer Verkürzung der Dauer derselben als in einer Herabsetzung der initialen Frequenzsteigerung.

Die *individuellen Unterschiede* in der Frequenzreaktion treten besonders bei größeren Arbeitsleistungen deutlicher hervor. Jugendliche Personen zeigen im allgemeinen bei der Arbeit eine größere Beschleunigung als ältere[7]).

Der Maximalwert der Pulsfrequenz, die durch angestrengte körperliche Arbeit erreicht wird, schwankt unter normalen Bedingungen zwischen 160 und 170.

Berücksichtigt man den Ausgangspunkt der Pulsfrequenz vor Beginn der Arbeit, so ist der Frequenzzuwachs bei gleicher Arbeitsleistung durchschnittlich um so geringer, je höher die Frequenz vor Beginn der Arbeit war[8]).

Die Dauer der Frequenzsteigerung ist im weitgehenden Maße von der Größe der vorangegangenen Arbeitsleistung, sowie, wie schon erwähnt, von der Übung abhängig. Bei großen Arbeitsleistungen kann sie sich über Nacht bis auf den nächsten Tag forterstrecken und hierbei im Schlafe fortbestehen[9]). Im Ver-

---

[1]) COOK u. PEMBREY: Journ. of physiol. Bd. 45, S. 429. 1913.
[2]) COLLETT u. LILJESTRAND: Skandinav. Arch. f. Physiol. Bd. 45, S. 29. 1924.
[3]) ZUNTZ u. SCHUMBURG: Physiol. d. Marsches. S. 36. Berlin 1901.
[4]) STAEHELIN: Dissert. Basel 1897.
[5]) KOBY: Dissert. Basel 1917.
[6]) DAWSON: Americ. journ. of physiol. Bd. 50, S. 443. 1919.
[7]) STAEHELIN: Dissert. Basel 1897. — PEDER: Skandinav. Arch. f. Physiol. Bd. 27, S. 338. 1912. — v. GERTTEN: Ebenda Bd. 28, S. 20. 1918. — HEDWALL: Ebenda Bd. 32, S. 188. 1924.
[8]) SCHNEIDER u. TRUESDALE: Americ. journ. of physiol. Bd. 61, S. 429. 1922. — ADDIS: Arch. of internal med. Bd. 30, S. 240. 1922.
[9]) MORITZ: Münch. med. Wochenschr. 1915, S. 1. — KRÄHENBÜHL: Dissert. Basel 1918.

laufe des Erholungsvorganges sinkt gelegentlich die Pulsfrequenz auf einen niedrigeren Wert als vor der Arbeit. Diese Erscheinung ist besonders deutlich beobachtet worden bei Arbeitsleistungen unter niedrigem O-Partialdruck[1]). In der Erholungsperiode finden sich häufige Unregelmäßigkeiten des Herzschlages, die teils als respiratorische aufzufassen sind, teils jedoch durch einzelne vorzeitige Herzschläge bedingt sind, die bezüglich ihres Auftretens an Extrasystolen erinnern[2]).

Bei *Herzkranken* ist die Frequenzsteigerung nach einer bestimmten Muskelarbeit im allgemeinen größer und hält vor allem länger an als bei Normalen [Kaufmann und Krĉal[3]), Peabody und Sturgis[4]), Bergmann[5])].

Gellhorn[6]) beobachtete im Zustande der Ermüdung nach körperlicher Arbeit eine Frequenzherabsetzung, welche nach vorhergehender Atropindarreichung nicht eintrat.

Im Verlaufe eines längeren *Trainings* tritt eine Änderung der Pulsfrequenz ein in dem Sinne, daß sie in der Ruhe eine Herabsetzung aufweist. Oft ist ein Pulsus respiratorius nachweisbar[7]). Atropin wirkt in diesen Fällen in sehr geringem Maße und in gleicher Weise bei allen Sportsleuten, ganz unabhängig, ob eine Bradykardie vorhanden ist oder nicht[8]). Die Genese dieser Verlangsamung ist noch nicht geklärt. Bainbridge[9]) erwägt Änderungen der zirkulatorischen Verhältnisse nach Eintritt einer Hypertrophie des Herzens, Herxheimer[10]) Änderungen in den Puffersubstanzen des Blutes.

Auch die *automatisch schlagende Kammer* wird durch Muskeltätigkeit beschleunigt[11]). Auch in Fällen von *paroxysmaler Tachykardie* konnten Lenharts und Sammet[12]) eine Arbeitsbeschleunigung nachweisen. Bei *Vorhofstachysystolie* bewirkt gesteigerte Muskeltätigkeit eine Frequenzsteigerung der Kammer durch Verbesserung der Überleitung[13]), ebenso bei *Pulsus irregularis perpetuus*[14]).

Beim *Stehen* ist die Pulsfrequenz höher als im *Liegen*. Dieser Unterschied ist bei Personen, die für Muskeltätigkeit trainiert sind, durchschnittlich geringer als bei untrainierten Personen. Auch ist der Frequenzzuwachs durchschnittlich desto kleiner, je höher die Ruhefrequenz ist[15]). Letztere Beziehung konnte allerdings Groedel[16]) nicht beobachten. Helmreich[17]) weist darauf hin, daß die Frequenzsteigerung beim Sitzen und Stehen mit einem weitaus geringerem O-Verbrauch einhergeht als gleichhohe Frequenzsteigerung, hervorgerufen durch Bewegung.

Auch durch *passive Lageveränderungen* wird die Herzschlagfrequenz beeinflußt.

---

[1]) Barcroft: Biol. transact. of the royal soc. Bd. 211, S. 351. 1923.
[2]) Kauf: Wien. Arch. f. inn. Med. Bd. 5, S. 567. 1923.
[3]) Kaufmann u. Krĉal: Med. Klinik 1916, S. 632.
[4]) Peabody u. Sturgis: Arch. of internal med. Bd. 29, Nr. 3. 1922.
[5]) Bergmann: Cpt. rend. des séances de la soc. de biol. Bd. 87, S. 1046. 1922.
[6]) Gellhorn: Pflügers Arch. f. d. ges. Physiol. Bd. 189, S. 174. 1921.
[7]) Külbs u. Brustmann: Zeitschr. f. klin. Med. Bd. 77, S. 438. 1913.
[8]) Herxheimer: Münch. med. Wochenschr. 1921, S. 1915.
[9]) Bainbridge: Muscular exercise. 2. Aufl. London 1923.
[10]) Herxheimer: Zeitschr. f. klin. Med. Bd. 98. 1924.
[11]) Zander: Nord. med. Arch. Bd. 2. 1915. — Graff u. Weiss: Proc. of the soc. f exp. biol. a. med. Bd. 21, S. 333. 1924.
[12]) Lenharts u. Sammet: Wien. Arch. f. inn. Med. Bd. 9, S. 71. 1924.
[13]) Rihl: Zeitschr. f. exp. Pathol. u. Therape Bd. 9. 1911.
[14]) Blumgart: Heart Bd. 11, S. 306. 1924.
[15]) Schneider u. Truesdale: Americ. journ. of physiol. Bd. 61, S. 429. 1922.
[16]) Groedel: Münch. med. Wochenschr. 1915, S. 1125.
[17]) Helmreich: Zeitschr. f. exp. Med. Bd. 36, S. 226. 1923.

Beim Übergang aus der horizontalen in die aufrechte Lage kommt es zu einer Pulsbeschleunigung, bei dem aus jener Lage in eine solche mit abwärtsgerichtetem Kopfe zu einer Pulsverlangsamung[1]).

Bei Verringerung des Sauerstoffpartialdruckes ändert sich diese Frequenzreaktion nur wenig, solange nicht schon ein Kollaps bevorsteht[2]).

Das Zustandekommen der motorischen Acceleration.

Die motorische Acceleration kommt vor allem unter Vermittlung der extrakardialen Herznerven zustande. Es erübrigt jedoch noch ein geringer Rest einer motorischen Acceleration, wenn sämtliche extrakardiale Herznerven ausgeschaltet sind. Die motorische Acceleration kommt sowohl durch Herabsetzung des Vagus- als auch durch Steigerung des Acceleranstonus zustande[3]).

Das unmittelbare Einsetzen der motorischen Acceleration mit dem Beginn der Arbeit, also die kurze Latenzzeit der Herznervenwirkung, spricht für eine Herabsetzung des Vagustonus[3]). Die Schlüsse, welche verschiedene Autoren aus dem Verhältnis der Dauer der Systole zu der der Diastole hinsichtlich der Beteiligung der inhibitorischen und acceleratorischen Herznerven an der motorischen Acceleration gezogen haben, sind insofern nicht stichhaltig, als auch der venöse Zufluß und die Blutdruckhöhe auf dieses Verhältnis Einfluß nehmen[4]).

Der Wichtigkeit des acceleratorischen Mechanismus entsprechend, wird derselbe durch eine Reihe von Faktoren gewährleistet. JOHANSSEN[5]) zieht aus der Tatsache, daß bei starker Reizung des distalen Stumpfes eines durchschnittenen Rückenmarks die Frequenzbeschleunigung niemals so stark ist wie bei aktiven Bewegungen des Tieres, den Schluß, daß bei der motorischen Acceleration die Miterregung der Herznervenzentren durch Impulse von höhergelegenen Zentren eine Rolle spielt. Tatsächlich konnte BOWEN[6]) feststellen, daß schon durch eine Bewegungsvorstellung allein eine Frequenzbeschleunigung erzielt werden kann, deren Ausmaß allerdings weit hinter der Frequenzbeschleunigung bei der tatsächlichen Bewegung zurückblieb. KAUF[7]) konnte in der Hypnose eine Frequenzbeschleunigung durch Suggestion einer Muskelarbeit hervorrufen. Von Interesse ist, daß dabei die Größe der suggerierten Arbeit keine Rolle spielte.

Die beschleunigte Atemtätigkeit sowie die Erhöhung der Körpertemperatur sind zweifellos Faktoren, welche zur Erhöhung der Pulsfrequenz beitragen, doch vermag hochgradigste willkürliche Frequenzsteigerung der Atmung verhältnismäßig nur eine sehr geringe Pulsfrequenzzunahme hervorzurufen[8]). Daß auch die Erwärmung des Blutes nur teilweise zur Erklärung der motorischen Acceleration herangezogen werden kann, geht daraus hervor, daß nach MARTIN, GRUBER und LANMAN[9]) sich bei einem sorgfältigen Vergleich der Axillartemperatur und der Pulszahl nach Muskelarbeit keine Übereinstimmung zwischen der persistierenden Pulsbeschleunigung und der Temperatur ergibt. MANSFELD[10]) gegenüber, nach welchem die gesteigerte Bluttemperatur zunächst sensible Nervenendigungen im Herzen in Erregung versetzt und auf dem Wege

---

[1]) ENGHOFF: Skandinav. Arch. f. Physiol. Bd. 52, S. 177. 1920. — ELLIS: Americ. journ. of the med. sciences Bd. 161, S. 568. 1921.
[2]) ELLIS: Americ. journ. of physiol. Bd. 59, S. 484. 1922.
[3]) HERING, H. E.: Pflügers Arch. f. d. ges. Physiol. Bd. 60, S. 429. 1895.
[4]) WIGGERS: Circulation, S. 413, 1923.
[5]) JOHANSSEN: Skandinav. Arch. f. Physiol. Bd. 5, S. 20. 1893.
[6]) BOWEN: Contribut. to med. research. Univ. of Michigan 1903, S. 462.
[7]) KAUF: Zeitschr. f. exp. Med. Bd. 32, S. 197. 1923.
[8]) AULO: Skandinav. Arch. f. Physiol. Bd. 21, S. 149. 1909.
[9]) MARTIN, GRUBER u. LANMAN: Americ. journ. of physiol. Bd. 35, S. 211. 1914.
[10]) MANSFELD: Pflügers Arch. f. d. ges. Physiol. Bd. 134, S. 598. 1910.

eines Reflexes die Frequenz des Herzschlags beeinflußt, konnte B. Kisch[1]) zeigen, daß wenigstens innerhalb gewisser Grenzen die durch Erhöhung der Bluttemperatur hervorgerufene Herzschlagfrequenzsteigerung im selben Maße am entnervten Herzen erfolgt wie bei erhaltenen extrakardialen Herznerven.

Bainbridge[2]) sieht in den bei der körperlichen Arbeit nachgewiesenen venösen Drucksteigerungen einen sehr wesentlichen Faktor für das Zustandekommen der motorischen Acceleration, indem durch den erhöhten Vorhofdruck auf reflektorischem Wege eine Pulsfrequenzsteigerung ausgelöst wird.

Reflektorischen Einflüssen, ausgelöst von den Bewegungsorganen, scheint keine große Bedeutung für die motorische Acceleration zuzukommen, da nach Aulo[3]) passive Bewegung, Muskelmassage sowie Hautreize keine in Betracht kommende Frequenzbeschleunigung auslösen.

Für die Beteiligung von Stoffwechselprodukten an der Auslösung der motorischen Acceleration spricht die Beobachtung Johanssens[4]), daß die nach Reizung des distalen Rückenmarkstumpfes auftretende Herzschlagbeschleunigung ausblieb, solange die Aorta und die Vena cava inferior abgeklemmt waren und erst nach Lösung der Ligatur wieder erschien. Eine geringfügige motorische Acceleration trat in seinen Versuchen mit Reizung des Rückenmarkstumpfes auch dann auf, wenn die Vagi und Accelerantes durchtrennt waren, so daß also eine unmittelbare Einwirkung der Stoffwechselprodukte auf das Herz angenommen werden muß.

Über die Bedeutung, welche einer eventuellen Adrenalinsekretion für die motorische Acceleration zugesprochen werden kann, gehen die Meinungen auseinander. Nach Cannon[5]) wäre eine solche wenigstens unter besonderen Bedingungen (emotional stress) in Betracht zu ziehen. Stewart und Rogoff[6]) fanden jedoch keine wesentlichen Frequenzänderungen bei Muskelarbeit an Katzen, wenn eine Nebenniere herausgenommen und die zweite durch Durchschneidung ihrer Nerven ausgeschaltet worden war.

8. Atmosphärische Einflüsse.

Die Wirkungen der *Temperaturänderungen* der Außenluft und der Bäder wurden in dem Abschnitt über „Temperatur" besprochen.

Die *Bewegung der Luft* sowie des Wassers treibt, selbst wenn die Temperatur dieser Medien niedriger ist als die des Körpers, die Pulsfrequenz in die Höhe[7]).

Licht: Sonnenbestrahlung bewirkt eine unbedeutende Vermehrung des Pulses[8]). Eine besondere Lichtwirkung der ultravioletten Strahlen auf die Pulsfrequenz konnte nicht nachgewiesen werden[9]).

In einem elektrischen Lichtbad steigt die Herzschlagfrequenz durchschnittlich um 60 Schläge in der Minute[10]).

Bei der Analyse der Lichtwirkung ist der Wärmekomponente Rechnung zu tragen.

---

[1]) Kisch, B.: Pflügers Arch. f. d. ges. Physiol. Bd. 195, S. 105. 1923.
[2]) Bainbridge: Muscular exercise. 2. Aufl. London 1923.
[3]) Aulo: Skandinav. Arch. f. Physiol. Bd. 21, S. 152. 1909.
[4]) Johanssen: Skandinav. Arch. f. Physiol. Bd. 5, S. 20. 1893.
[5]) Cannon: Bodily changes in pain, hunger, fear and rage. New York und London 1922.
[6]) Stewart u. Rogoff: Journ. of pharmacol. a. exp. therapeut. Bd. 19, S. 59. 1922; siehe auch Gasser u. Meak: Americ. journ. of physiol. Bd. 34, S. 48. 1914.
[7]) Lyth: Journ. of physiol. Bd. 43, Proc. S. XXX. 1911.
[8]) Hausmann: Lichtbiologie und Lichtpathologie. S. 109. Wien 1923.
[9]) Hasselbach u. Lindhardt: Skandinav. Arch. f. Physiol. Bd. 25, S. 387. 1911.
[10]) Kutschera: Zeitschr. f. d. ges. physikal. Therapie 1914, S. 139.

Höhenklima[1]): Der Aufenthalt an hochgelegenen Orten ruft eine Pulsfrequenzsteigerung hervor, die bei verschiedenen Personen bei verschiedenen Höhenwerten in Erscheinung tritt.

Wird ein hochgelegener Ort (14 000 Fuß) mit der Eisenbahn erreicht, also bei Ausschluß der Muskelanstrengung des Anstiegs, so pflegt bei Personen, die die Höhenluft gut vertragen, die Pulsfrequenz erst einige Stunden keine Veränderungen zu zeigen. Am nächsten Morgen im Bette ist sie bereits erhöht, die Morgenwerte an den nächsten 3—5 Tagen zeigen noch eine weitere Steigerung. Handelt es sich um Personen, die das Höhenklima schlecht vertragen und Zeichen einer Bergkrankheit zeigen, so ist die Pulsfrequenz sofort wesentlich erhöht, die Zählung am ersten Morgen im Bett ergibt den höchsten Wert, die weiteren Morgenwerte nehmen ab mit dem Rückgang der Erscheinungen der Bergkrankheit.

Ein ähnliches Verhalten zeigt die Pulsfrequenz bei Personen, die die Höhe zu Fuß oder zu Pferd erreichten, bei denen die Einwirkung einer ermüdenden Tätigkeit auf die Pulsfrequenz mit in Betracht kommt[2]).

Bei längerem Aufenthalt gehen die Morgenwerte des Pulses wieder zurück, oft auf dieselben Werte wie in der Ebene.

Eingeborene zeigen in Höhenlagen von 8000—9500 keine Pulsfrequenzsteigerung.

Bei Muskelarbeit steigt die Pulsfrequenz im Höhenklima viel höher an als in der Ebene bei gleichem Arbeitspensum.

Nach der Rückkehr in die Ebene ist die Pulsfrequenz eine Zeitlang abnorm niedrig.

Die Pulsfrequenzsteigerung der Morgenwerte, ihr allmählicher Rückgang, die höhere Pulsfrequenzsteigerung bei Muskeltätigkeit, die abnorme Frequenzherabsetzung nach der Rückkehr in normale Verhältnisse des atmosphärischen Druckes zeigen sich in gleicher Weise in Versuchen in der Stahlkammer, in welcher der Atmosphärendruck künstlich auf etwa 500 mm Hg herabgesetzt wurde[3]). Diese Tatsache zeigt, daß die beschriebenen Veränderungen der Herzschlagfrequenz im Höhenklima in erster Linie wohl durch die Herabsetzung des atmosphärischen Druckes zu erklären sind, wenn vielleicht auch nicht ausschließlich.

Verhalten der Herzschlagfrequenz bei krankhaften Zuständen.

1. Herzschwäche.

Die *Pulsbeschleunigung* gehört zu den wichtigsten Symptomen der Herzschwäche. Ihre Erklärung ist in den durch die Herzschwäche bedingten Veränderungen des venösen und arteriellen Druckes zu suchen. Das ermüdete, schwache Herz bedarf, wie PATTERSON und STARLING[4]) fanden, einer größeren diastolischen Füllung als das frische. Diese vermehrte Füllung kann nur durch stärkeren venösen Druck bewirkt werden. Steigerung des venösen Druckes führt aber, wie oben (S. 490) ausgeführt wurde, auf dem Wege des Reflexes zu einer beschleunigten Herzschlagfrequenz. Im Falle einer Herzschwäche erscheint vielfach die Kombination einer venösen Drucksteigerung mit einer arteriellen

---

[1]) Zusammenfassende Darstellungen. ZUNTZ, LÖWY, MÜLLER u. CASPARI: S. 338. Berlin 1906. — SCHNEIDER: Physiol. reviews Bd. 1, S. 631. 1921.
[2]) SCHNEIDER, CHEELY u. SISKO: Americ. journ. of physiol. Bd. 40, S. 380. 1915.
[3]) Siehe S. 497.
[4]) PATTERSON u. STARLING: Journ. of physiol. Bd. 48, S. 357. 1914.

Drucksenkung, also zweier Momente, von denen jedes für sich schon auf reflektorischem Wege eine Frequenzsteigerung bedingt [HERING[1])].

In manchen Fällen geht Herzschwäche auch mit einer nomotopen *Bradykardie* einher[2]). Hier wird man wohl an eine unmittelbare Schädigung der Reizbildungsstelle zu denken haben.

2. Herzklappenfehler.

Die Herzklappenfehler bieten, wenn man von den Aortenklappenfehlern absieht, an und für sich kein charakteristisches Verhalten der Herzschlagfrequenz.

Bei *Aortenklappeninsuffizienz* findet man meist einen beschleunigten Puls, welcher auf reflektorischem Wege vom Herzen selbst zustande kommt[3]) oder vielleicht auch auf den niedrigen diastolischen arteriellen Druck bezogen werden könnte.

Bei *Aortenklappenstenosen* wird vielfach Verlangsamung der Herzschlagfrequenz beschrieben.

Bei experimentell gesetzten Stenosen der Aorta ascendens tritt, wenn die Stenose maximal ist, eine Steigerung des Vagustonus auf, nach Durchschneidung der Vagi unter den gleichen Bedingungen eine Frequenzbeschleunigung[4]).

Die Analyse dieses Verhaltens der Pulsfrequenz wird dem Umstande Rechnung zu tragen haben, daß bei einer Stenosierung der Aorta ascendens entgegengesetzt gerichtete reflektorische Wirkungen in Betracht kommen: die Blutdrucksteigerung vor der Kompressionsstelle, die auf dem Wege des Depressorreflexes im Sinne einer Frequenzherabsetzung wirken muß, und die Blutdrucksenkung in der Carotis, welche im Sinne einer Pulsbeschleunigung wirken wird.

Wenngleich die Drucksteigerung bei Aortenklappenstenosen nur in der vor den Klappen gelegenen Aortenwurzel wirksam wird, der Depressorreflex aber vor allem vom Aortenbogen ausgelöst wird, ist vielleicht doch an eine reflektorische Genese der Frequenzverlangsamung bei Aortenklappenstenosen zu denken.

3. Arteriosklerose des Herzens.

Bei arteriosklerotischen Herzerkrankungen wurde das Auftreten starker Pulsverlangsamungen beschrieben. Dieselben beruhen auf Sinusbradykardien, oft kombiniert mit Sinusvorhofblock[5]). Als ursächliches Moment darf vielleicht unter anderem auch an Zirkulationsstörungen im Gebiete der Kranzarterien und ihrer Zweige gedacht werden, da nach den Beobachtungen B. KISCHS[6]) Abklemmung der rechten Coronararterie Verlangsamung des Sinusrhythmus am künstlich durchströmten Hundeherzen bewirkt. Von diesen Sinusbradykardien sind wohl jene am arteriosklerotischen Herzen vorkommenden Verminderungen der Kammerschlagfrequenz zu unterscheiden, welche durch Überleitungsstörungen infolge Affektion der Arterien des Überleitungssystems hervorgerufen werden.

Bei arteriosklerotischen Erkrankungen des Herzens werden auch *paroxysmal tachykardische Anfälle* mit heterotopem Ausgangspunkt der Herztätigkeit beobachtet. Zu ihrer Erklärung werden die oben erwähnten experimentellen Befunde bei Abklemmung von Coronararterienästen heranzuziehen sein.

---

[1]) HERING, H. E.: Wien. med. Wochenschr. 1923, Nr. 16.
[2]) WEISER: Med. Klinik 1919, Nr. 17. LAUBRY u. MOUGEOT: Bull et mém. de la soc. méd. des hôp. de Paris Bd. 36, S. 436. 1920. — WILLIUS: Arch. of internal. med. Bd. 26, S. 630. 1920.
[3]) HERING, H. E.: Patholog. Physiologie. S. 10. Leipzig 1921.
[4]) DE HEER: Pflügers Arch. f. d. ges. Physiol. Bd. 148, S. 1. 1912.
[5]) PONGS: Einfluß der Atmung usw. S. 161. Berlin 1920.
[6]) KISCH: Dtsch. Arch. f. klin. Med. Bd. 135, S. 281. 1921.

4. Herzneurose (irritable heart).

Der Ausdruck „Herzneurose" ist ein Sammelname [siehe Kritik des Begriffs „Herzneurose" bei H. E. HERING[1])] für eine ganze Reihe verschiedenartiger Krankheitszustände, welche bei Fehlen anatomisch nachweisbarer Veränderungen mehr oder minder übereinstimmende Kreislaufsymptome aufweisen. Nach WIGGERS[2]) gehören hierher 1. Fälle, bei welchen der Zustand auf eine mehr oder weniger weit zurückliegende Infektion oder Intoxikation zurückzuführen ist, 2. Fälle, in welchen eine konstitutionelle Minderwertigkeit des Herzens von der Zeit der Geburt oder besser, von der Zeit vor der Geburt schon vorhanden ist, und schließlich 3. Fälle, in welchen die Herzsymptome in Verbindung oder als Teilerscheinung einer Psychoneurose auftreten.

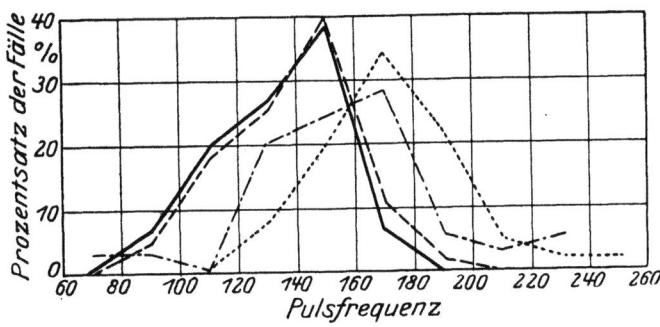

Abb. 128.
——— Normale Personen nach kurzem Streckenlauf.
– – – Normale Personen nach langem Streckenlauf.
·········· Laufprobe bei Herzneurosen.
—·—·— Laufprobe bei organischen Herzerkrankungen.
(Nach KAUFMANN und KRČAL.)

Die Erscheinungen, welche die Herzschlagfrequenz in diesen Fällen zeigt, bestehen vor allem darin, daß die Frequenzsteigerung bei Muskelarbeit in viel höherem Ausmaße erfolgt und viel länger andauert als bei Gesunden unter gleichen Bedingungen. Diese Frequenzsteigerung ist besonders deutlich ausgeprägt, wenn die Muskeltätigkeit nach langer Bettruhe erfolgt[3]). Siehe obenstehende graphische Darstellung der Befunde KAUFMANNs und KRČALs (Abb. 128)!

Auch die Frequenzsteigerung beim Aufstehen sowie beim Stehen ist eine größere als in der Norm[4]). Die Pulsfrequenz wird durch seelische Einflüsse, z. B. Schreck, besonders leicht verändert[5]).

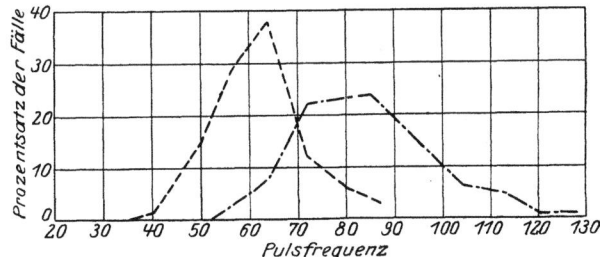

Abb. 129. Pulzfrequenz bei „Irritable Heart".
– – – Unter Basalbedingungen.
—·—·— Unter Tagesbedingungen.
(Nach ADDIS.)

Ein großer Teil dieser Fälle zeigt eine starke Empfindlichkeit gegenüber Adrenalin[6]). Viele Fälle zeigen auch bei völliger körperlicher Ruhe, ja sogar

---

[1]) HERING, H. E.: Wien. med. Wochenschr. 1923, Nr. 16. — MATTHES: Klin. Woch. S. 393. 1926.
[2]) WIGGERS: Circulation in health a. disease. S. 416. Neuyork u. Philadelphia 1923.
[3]) MEAKINS u. GUNSON: Heart Bd. 6, S. 285. 1917. — STAEHELIN: Dtsch. Arch. f. klin. Med. Bd. 59, S. 79. 1897. — KAUFMANN u. KRČAL: Med. Klinik 1916, S. 632. — SCHRUMPF: Med. Klinik 1916, S. 669.
[4]) PARKINSON: Heart Bd. 6, S. 317. 1917.
[5]) MEAKINS u. GUNSON: Heart Bd. 7, S. 17. 1918.
[6]) WEARN u. STURGIS: Arch. of internal med. Bd. 24, S. 247. 1919.

unter Bedingungen, welche zur Bestimmung des Grundumsatzes gegeben sein müssen, eine gewisse Erhöhung der Herzschlagfrequenz. Vergleiche die auf Grund der Befunde von Addis[1]) ausgearbeitete graphische Darstellung (Abb. 129, S. 513) der unter Basalbedingungen bei Fällen mit irritable heart aufgenommenen Pulsfrequenzen mit der S. 463 gegebenen graphischen Darstellung der unter gleichen Umständen erhobenen Befunde des gleichen Autors bei Normalfällen.

Ob der Ausgangspunkt der Erscheinungen im extrakardialen Herznervensystem zu suchen ist oder in einer Affektion des Myokards, ist für den Einzelfall zu diskutieren. Wiggers[2]) führt zugunsten der letzteren Anschauung, nach welcher die beschleunigte Frequenz die Folge einer gewissen Herzschwäche wäre, an, daß die in diesen Fällen nach mäßiger Körperarbeit eintretenden Erschöpfungssymptome sich nicht unter der Annahme einer einfachen Übererregbarkeit oder gesteigerten Erregung der acceleratorischen Mechanismen verstehen lassen. Die längere Dauer der Pulsfrequenzsteigerung nach körperlicher Arbeit ist nach Cotton, Rapport und Lewis[3]) auf ein verspätetes Eingreifen des Vagus, die hohen Pulsfrequenzen selbst auf eine Übererregbarkeit im Acceleratorenreflexbogen zu beziehen.

5. Essentieller Hochdruck.

Mannaberg[4]) hat auf das häufige Vorkommen von hoher Schlagfrequenz bei arteriellem Hochdruck aufmerksam gemacht. Er bezieht diese Tachykardie auf eine Schilddrüsentoxikose. H. E. Hering[5]) macht darauf aufmerksam, daß man in der Pathologie des Hochdrucks auf das Verhalten der blutdruckregulierenden Reflexe Rücksicht nehmen müsse. Da bei diesen Reflexen die reaktive Blutdrucksteigerung mit einer Pulsfrequenzsteigerung einhergeht, wäre vielleicht daran zu denken, daß das Verhalten dieser Reflexe auch bei der Genese der Frequenzsteigerung bei hohem Blutdruck eine Rolle spielen könnte.

6. Aneurysma arterio-venosum.

Bei Druck auf ein Aneurysma arterio-venosum kommt es zu einer Herabsetzung der Herzschlagfrequenz. Diese Verlangsamung ist nach Atropininjektion nicht mehr auszulösen, daher wohl vom Vagus abhängig. Sie kommt auch noch zustande, wenn periarterielle Injektionen von $^1/_2$proz. Novococainlösung in der Umgebung des Aneurymas gemacht worden sind[6]), ein Umstand, der gegen die Annahme einer reflektorischen Reizung des Vagus von der Stelle des Aneurysmas aus spricht. Frey[7]) konnte die Frequenzherabsetzung nicht mehr sehen, wenn eine Lumbalanästhesie gemacht wurde, was jedoch Gerlach[6]) nicht bestätigen konnte. Die Verlangsamung dürfte wohl durch eine reflektorische Steigerung des Vagustonus zu erklären sein, wahrscheinlich bedingt durch die Herabsetzung der venösen Füllung des Herzens, da durch Druck auf das Aneurysma die direkte Kommunikation zwischen Arterien- und Venensystem aufgehoben oder verringert wird und damit die Stärke des Zuflusses in das Venensystem herabgesetzt wird[8]). Im Einklang damit steht die von Weber[9]) beschriebene Verkleinerung des Herzens während des Druckes auf das Aneurysma.

---

[1]) Addis: Arch. of internal med. Bd. 29, S. 539. 1922.
[2]) Wiggers: Circulation in health and disease. S. 416, Neuyork u. Philadelphia 1923.
[3]) Cotton, Rapport u. Lewis: Heart Bd. 6, S. 293. 1917.
[4]) Mannaberg: Wien. Arch. f. inn. Med. Bd. 6, S. 147. 1921.
[5]) Hering, H. E.: Münch. med. Wochenschr. 1925, S. 339.
[6]) Gerlach u. Harke: Klin. Wochenschr. 1924, S. 980.
[7]) Frey: Münch. med. Wochenschr. 1919, S. 1106.
[8]) Hering, H. E.: Münch. med. Wochenschr. 1923, S. 1287.
[9]) Weber: Münch. med. Wochenschr. 1907, S. 409. — Siehe auch Holmer u. Kolls: Arch. of surg. Bd. 9, S. 837. 1924. — Eppinger, Kisch u. Schwarz: Klin. Wochenschr. S. 781. 1926.

7. Infektionskrankheiten.

Bei der Besprechung der Frequenzveränderungen, welche bei Infektionskrankheiten zu beachten sind, hat man zwischen den Frequenzveränderungen in den febrilen und denen in den afebrilen Stadien zu unterscheiden. Die Frequenzänderung im febrilen Stadium der Infektionskrankheiten ist in hervorragendem Maße durch das Verhalten der Temperatur bestimmt, wenn auch nicht ausschließlich. Letzteres geht daraus hervor, daß bei gleicher Höhe des Fiebers bei gewissen Infektionskrankheiten besonders hohe Pulsfrequenzbeschleunigungen, bei anderen wiederum nur verhältnismäßig niedrige Frequenzen (relative Bradykardien) zur Beobachtung gelangen. CANNON und PEREIRA[1]) konnten im Tierversuch zeigen, daß bei einem durch Injektion von Typhusbacillen künstlich erzeugten Fieber eine höhere Frequenzsteigerung eintrat, als es der Temperatur entsprach. Die Frequenzänderungen, insoweit sie nicht durch die febrile Temperatursteigerung bedingt sind, können entweder durch unmittelbare Beeinflussung des Sinusknotens, sei es durch lokale Prozesse, sei es durch allgemein toxische Wirkungen oder auf dem Umwege über das Zentralnervensystem ausgelöst werden, welch letztere entweder zentrogener oder reflektorischer Natur sein können. Reflektorische Frequenzänderungen können ihren Sitz entweder in entzündlichen Prozessen im Herzen selbst oder in anderen Organen (Perikarditiden, Pleuritiden, s. S. 522) haben. Unter die reflektorisch ausgelösten Pulsfrequenzänderungen wären wohl, wie bereits erörtert, auch jene zu zählen, welche auf einer Herzschwäche beruhen.

Eine im Vergleich mit der Fieberhöhe verhältnismäßig hohe Frequenz wird bei Sepsis, Scarlatina wie auch in den Anfangsstadien der Diphtherie beobachtet. Eine niedrige oder nicht entsprechend hohe Schlagfrequenz, die in den ersten Stadien des Typhus abdominalis schon lange bekannt ist, wird auch in gewissen Fällen von Grippe während gewisser Epidemien beschrieben[2]) sowie bei croupösen Pneumonien[3]).

Ob die Typhusbradykardie kardial oder extrakardial bedingt ist, läßt sich nicht mit Sicherheit entscheiden. Für eine Beteiligung des Vaguszentrums an dem Zustandekommen dieser Erscheinung sprechen nach WENCKEBACH[4]) sowie PIERRET und DARTEVELLE[5]) die starken Schwankungen der Herzperiode während der Bradykardie.

Hinsichtlich der relativen Bradykardie bei Pneumonie ist zu erwähnen, daß das künstlich durchströmte Kalt- wie Warmblüterherz eine durch Atropin nicht beeinflußbare Frequenzherabsetzung durch Pneumotoxinzusatz zur Nährlösung zeigt[6]).

Die zur Zeit des Fiebers auftretende Typhusbradykardie kann unter besonderen Umständen, insbesondere wenn durch irgendeine Ursache der Vorhofrhythmus beschleunigt wird, auch durch Überleitungsstörungen bedingt sein[7]), wie denn überhaupt Verlangsamungen während und im Gefolge von Infektionskrankheiten (insbesondere Diphtherie, rheumatische Infektion und Influenza)

---

[1]) CANNON u. PEREIRA: Proc. of the nat. acad. of sciences (U. S. A.) Bd. 10, S. 247. 1924.
[2]) EDELMANN: Wien. klin. Wochenschr. 1917, S. 1138; 1918, S. 917. — GROSSMANN: Münch. med. Wochenschr. 1919, S. 529. — SCHOTT: Ebenda 1919, S. 265. — TREUPEL u. STOFFEL: Ebenda 1921, S. 763.
[3]) TILLGREN: Zeitschr. f. klin. Med. Bd. 96, S. 407. 1923.
[4]) WENCKEBACH: Arhythmie. S. 192. Leipzig-Berlin 1914.
[5]) PIERRET u. DARTEVELLE: Arch. des maladies du coeur, des vaisseaux et du sang Bd. 4. 1911.
[6]) SOGEN JANKICHI: Tohoku journ. of exp. med. Bd. 1, S. 287. 1920.
[7]) LUTEMBACHER: Presse méd. Bd. 29, S. 766. 1921.

durch Überleitungsstörungen bedingt sein können[1]). [Zahlreiche Literaturangaben bei WIGGERS[2]).]

Was die Atropinreaktion bei Typhus anbelangt, so ist diese nach MATZUO und MURAKAMI[3]) in jenen Fällen von Typhus, in denen eine Bradykardie vorhanden ist, durchschnittlich stärker. Demgegenüber stehen jedoch die Beobachtungen von MASON[4]), daß in gewissen Stadien von Typhus gerade eine Verminderung des Atropinausschlags vorhanden ist, ebenso die Angaben von CRAWFORD[5]), der den Atropinausschlag bei Typhus im Fieber und in fieberfreiem Zustande besonders klein fand.

Die Störungen der Herzschlagfolge im *Rekonvaleszentenstadium* manifestieren sich entweder als Bradykardie oder als Tachykardie. Bei Typhus pflegt im ersten Rekonvaleszentenstadium eine Bradykardie vorhanden zu sein, die im zweiten Stadium in eine Tachykardie übergeht[6]).

Die Rekonvaleszentenbradykardie ist eine Sinusbradykardie[7]). Wenn in vielen Fällen keine starke Atropinwirkung bei Injektion von 1 mg gefunden wurde[8]), so kann man dies noch nicht als einen Beweis für eine kardiale Genese ansehen wegen der Möglichkeit einer mangelhaften Atropinempfindlichkeit[9]). Es ist die Möglichkeit in Erwägung zu ziehen, daß bei der Rekonvaleszentenbradykardie dieselben Faktoren wirksam sind wie bei der relativen Bradykardie, nur daß die akzessorischen Einflüsse der Temperatursteigerung wegfallen[9]). Bezüglich der Tachykardie, welche sich sowohl in Ruhe als auch besonders nach Muskelarbeit zeigt, siehe den Abschnitt über „Herzneurose".

In der Rekonvaleszenz nach Rheumatismus und Chorea ist die Atropinreaktion erheblich größer als in normalen Fällen[5]).

8. Fieber.

Die Steigerung der Herzschlagfrequenz im Fieber ist wohl eine der längst und bestbekannten Fiebererscheinungen beim Menschen. Nach LIEBERMEISTER[10]) steigt die Pulsfrequenz im Fieber im Mittel von 78 auf 105 in der Minute, wenn die Temperatur von 37 auf 40°, von 105 auf 121, wenn die Temperatur um weitere 2° in die Höhe geht, also im Durchschnitt um 8 Schläge bei einer Erhöhung um 1°. Nach ARONSOHN[11]) entspricht einem Temperaturanstieg um 1° eine höhere durchschnittliche Pulsfrequenzsteigerung, nämlich 10—12 Schläge in der Minute. Die Verschiedenheiten, welche die Beziehung zwischen Pulsfrequenz und Temperaturhöhe bei verschiedenen Infektionskrankheiten aufweist, wurden bereits besprochen.

Die febrile Frequenzsteigerung ist wohl hauptsächlich die Folge der gesteigerten Blutwärme, wobei vor allem die unmittelbare Wärmewirkung auf die Reizbildung im Herzen in Betracht kommt. Im Sinne einer Einwirkung der erhöhten Temperatur auf das Nervensystem beim Fieber ist die Beobachtung

---

[1]) MAGNUS ALSLEBEN: Zeitschr. f. klin. Med. Bd. 59, S. 82. 1910.
[2]) WIGGERS: Circulation in health and disease S. 439 u. f. Neuyork u. Philadelphia 1923.
[3]) MATZUO u. MURAKAMI: Arch. of internal med. Bd. 21, S. 399. 1918.
[4]) MASON: Arch. of internal med. Bd. 21, S. 1. 1918.
[5]) CRAWFORD: Journ. of pharmacol. a. exp. therapeut. Bd. 22, S. 1. 1924.
[6]) GRÖDEL: Dtsch. med. Wochenschr. 1913, S. 1483.
[7]) DE MEYER: Arch. des maladies du coeur, des vaisseaux et du sang Bd. 13, S. 300. 1920.
[8]) DEHIO: Dtsch. Arch. f. klin. Med. Bd. 52, S. 74. 1889.
[9]) HERING, H. E.: Patholog. Physiologie. S. 13. Leipzig 1921.
[10]) LIEBERMEISTER: Handb. d. Pathol. u. Therapie d. Fiebers. Leipzig 1875.
[11]) ARONSOHN: Allgemeine Fieberlehre. 1906.

FRÉDÉRICQS[1]) zu erwähnen, der ein Fehlen der Frequenzsteigerung beim fiebernden Kaninchen feststellte und meint, daß die Herabsetzung des Vagustonus bei febriler Temperatursteigerung eine Rolle spielt.

9. Anaphylaktischer Schock.

Beim Meerschweinchen steht im Vordergrund der anaphylaktischen Erscheinungen die akute Erstickung durch einen angenommenen Bronchialmuskelkrampf, und dieser entsprechen auch die Veränderungen der Pulsfrequenz[2]). Beim Kaninchen beobachtet man zunächst eine Herabsetzung der Sinusfrequenz, dann auch Kammersystolenausfall, und zwar auch nach Durchschneidung der Vagi[3]). Ob letztere auf eine Kontraktion der Coronararterien zu beziehen sind, ist noch nicht festgestellt. HECHT und WENGRAF[4]) beobachteten Frequenzsteigerungen durch Extrasystolen und paroxysmale Tachykardieanfälle. Beim Hunde kommt es während des anaphylaktischen Schocks zu einer starken Frequenzsteigerung[5]), die offenbar in Zusammenhang zu bringen ist mit der gleichzeitigen starken Blutdruckherabsetzung. ROBINSON und AUER[6]) sahen auch beim Hunde Überleitungsstörungen, selbst nach Durchschneidung der Vagi.

RIJLANT[7]) beschreibt an den in einer künstlichen Nährlösung sich befindenden Vorhöfen sensibilisierter junger Kaninchen eine Frequenzsteigerung, sobald Antigen der Nährlösung zugesetzt wurde.

10. Wundschock.

In dem einige Zeit nach dem auslösenden Moment sich einstellenden Wundschock wird eine Beschleunigung der Herzaktion beobachtet. Sie geht einher mit Herabsetzung des Blutdrucks und einer Beschleunigung der Atemtätigkeit, zwei Momenten, welche schon an und für sich im Sinne einer Pulsfrequenzsteigerung wirken. Nach RAPPORT[8]) tritt auch bei Tieren mit entnervtem Herzen beim Wundschock eine Beschleunigung auf, welche er auf eine Steigerung der Adrenalinsekretion zurückführt[9]).

11. Hirndruck [10]).

Bei Steigerung des Hirndrucks durch Erhöhung des Liquordrucks kommt es zunächst zu einer Herabsetzung des Herzschlags, bei weiterer Steigerung zu einer Herzschlagbeschleunigung. Die Frequenzherabsetzung ist durch Vaguserregung bedingt, denn sie verschwindet nach Durchschneidung der Vagi.

Die Frequenzherabsetzung setzt nach LEYDEN[11]) ein, wenn an morphinisierten Hunden der Druck, unter welchem die Cerebrospinalflüssigkeit stand, 50 mm erreichte, und nahm zu bei weiterer Steigerung auf 150 mm Hg. Eine Beschleunigung der Herzschlagfrequenz trat erst ein, wenn der Druck 250 mm Hg

---

[1]) FRÉDÉRICQ: Bull. de l'acad. de Bruxelles Bd. 18, Nr. 1. 1883.
[2]) KOENIGSFELD u. OPPENHEIMER: Zeitschr. f. exp. Med. Bd. 28, S. 106. 1922.
[3]) AUER u. LEWIS: Journ. of the Americ. med. assoc. Bd. 53, S. 458. 1909; ferner: Journ. of exp. med. Bd. 12, S. 151 u. 638. 1910. — AUER: Zentralbl. f. Physiol. Bd. 24, S. 957. 1912. — ROBINSON u. AUER: Zentralbl. f. Physiol. Bd. 27, S. 1. 1912.
[4]) HECHT u. WENGRAF: Zeitschr. f. d. ges. exp. Med. Bd. 2, S. 271. 1913.
[5]) BIEDL u. KRAUS: Wien. klin. Wochenschr. 1909, S. 363.
[6]) ROBINSON u. AUER: Zentralbl. f. Physiol. Bd. 27, S. 381. 1914.
[7]) RIJLANT: Arch. internat. de physiol. Bd. 23, S. 61. 1924.
[8]) RAPPORT: Americ. journ. of physiol. Bd. 60, S. 461. 1921.
[9]) Weitere Literaturangaben bei COWELL: Lancet Bd. 2, S. 137. 1919 und WIGGERS: Circulation in health and disease. S. 588. Philadelphia 1923.
[10]) KOCHER: in Nothnagels Handb. d. spez. Pathol. u. Therapie Bd. 9, Teil 3, 2. Abtl. Wien 1901. — HAUPTMANN: in Neue dtsch. Chirurgie Bd. 11, 1. Teil, S. 429. Stuttgart 1914.
[11]) LEYDEN: Virchows Arch. f. pathol. Anat. u. Physiol. Bd. 27.

überstieg. NAUNYN und SCHREIBER[1]) sahen die Pulsverlangsamung erst bei einer Drucksteigerung auf etwa 100—120 mm Hg auftreten.

Auch bei lokaler Hirndrucksteigerung kommt es zu einer Herzschlagfrequenzherabsetzung, die bei stärkerem Druck und längerer Dauer desselben in eine Beschleunigung übergeht. Im Stadium der Herzschlagherabsetzung kann durch Druckentlastung die Frequenz wieder zunehmen, die herabgesetzte Schlagfrequenz überdauert oft den Augenblick der Druckentlastung noch eine gewisse Zeit[2]).

Bei lokaler Hirndrucksteigerung kann dem Stadium der Frequenzherabsetzung ein solches der Frequenzsteigerung, begleitet von einer Atemfrequenzsteigerung, vorangehen. Dieses Stadium bleibt aus, wenn die Dura vorher cocainisiert wurde; KOCHER[3]) bezieht diese Frequenzsteigerung auf einen Durareflex.

Die Frequenzänderungen bei Hirndruck wurden von älteren Autoren auf eine ungenügende Blutversorgung des Herzhemmungszentrums bezogen.

Nach Beobachtungen an einem Trepanloch fällt bei allgemeinem Hirndruck das Stadium der venösen Hyperämie mit dem Stadium der Pulsverlangsamung, das der arteriellen Anämie mit dem der Pulsbeschleunigung zwar annähernd, aber durchaus nicht genau zusammen[4]).

SAUERBRUCH sah die Pulsverlangsamung und andere Hirndruckerscheinungen auch dann, wenn er an bloßgelegten Hirnteilen keine Zeichen einer Anämie sehen konnte. Er bezieht die Hirnerscheinungen nicht auf die mangelhafte Blutversorgung, sondern auf den Druck als solchen[5]).

Man hat auch im Auge zu behalten, daß die Blutdrucksteigerung als solche reflektorisch die Pulsfrequenz in hemmendem Sinne beeinflussen kann.

12. Periodisches Atmen.

Bei periodischer Atmung finden sich Schwankungen der Herzschlagfrequenz meist in der Weise, daß während der Atemruhe eine Pulsbeschleunigung, während der Atemphase eine Pulsverlangsamung vorliegt. Die Übergänge zwischen der verlangsamten und beschleunigten Schlagfolge sind in manchen Fällen fließend, in anderen ganz unvermittelt. Die Frequenzänderung kann dabei außerordentlich hoch sein. Es werden extreme Beschleunigungen von 170—180, extreme Verlangsamungen von 45—60 beschrieben.

Die elektrokardiographische Analyse ausgeprägter bradykardischer sowie tachykardischer Phasen hat in manchen Fällen Änderungen im Reizursprung des Herzschlags aufgedeckt[6]). Der Wechsel der Herzschlagfrequenz ist an die herzhemmenden Fasern gebunden; er verschwindet nach Atropin[7]). Als auslösendes Moment für die beschriebenen Veränderungen der Herzschlagfrequenz bei periodischem Atmen dürften unmittelbare Wirkungen des veränderten Gasgehaltes des Blutes auf den Tonus der Herznervenzentren sowie wahrscheinlich auch reflektorische Einflüsse, hervorgerufen durch veränderte Druckverhältnisse im Kreislauf[8]), in Betracht zu ziehen sein.

13. Ohnmacht.

In ausgesprochenen Ohnmachtsanfällen wurde eine Herabsetzung der Schlagfrequenz unter gleichzeitiger Senkung des Blutdrucks beobachtet. In

---

[1]) NAUNYN u. SCHREIBER: Arch. f. exp. Pathol. u. Pharmakol. Bd. 14, S. 1. 1882.
[2]) KOCHER: l. c. S. 131.
[3]) KOCHER: l. c. S. 204. — S. auch LILLE u. MOORE: Americ. journ. of physiol. Bd. 50, S. 353. 1919.
[4]) HAUPTMANN: l. c. S. 477.
[5]) SAUERBRUCH: Mitt. a. d. Grenzgeb. d. Med. u. Chir. Bd. 3, Suppl.-Bd.
[6]) WASSERMANN: Wien. Arch. f. inn. Med. Bd. 4, S. 415. 1922.
[7]) ROTH: Zeitschr. f. klin. Med. Bd. 82, S. 392. 1916.
[8]) MACLEOD: Americ. journ. of physiol. Bd. 55, S. 175. 1921.

einigen Fällen tritt mehr die Pulsfrequenzverminderung, in anderen der Blutdruckabfall in den Vordergrund. Für die vagale Genese der Pulsfrequenzverminderung spricht nach COTTON und LEWIS[1]) die gleichzeitige Abnahme der Pulskraft, ebenso die oft begleitenden gastrischen Symptome (Übelkeit, Erbrechen). Atropininjektion bewirkt eine Verbesserung des Kreislaufzustandes.

Ähnliche Anfälle sind bei Herzklappenfehlern, besonders Aortenfehlern, beschrieben[2]).

Bei leichten, vorübergehenden Schwindelanfällen findet man oft keine Pulsfrequenzänderung, ja sogar oft eine Beschleunigung.

14. Puerperale Bradykardie[3]).

Eine Herabsetzung der Schlagfrequenz mit gleichzeitiger Unregelmäßigkeit des Herzschlags ist im Wochenbett keine seltene Erscheinung. Sie tritt oft nicht sogleich, sondern erst am Ende der ersten Woche deutlich in Erscheinung. Atropin bringt in den meisten Fällen die Verlangsamung und Unregelmäßigkeit zum Schwinden. NOVAK und JETTER[4]) beziehen diese Bradykardie auf Grund anderweitiger Begleiterscheinungen auf eine erhöhte Erregbarkeit gegenüber vagischen Einflüssen. LEVINSOHN[5]) bringt die Erscheinungen mit einem geringen Zufluß von Blut zum Herzen in Zusammenhang. Nach den neueren experimentellen Befunden könnte man diesen Zusammenhang vielleicht durch die reflektorische Beziehung zwischen Vorhofdruck und Herzschlagfrequenz erklären.

15. Hungerödem.

Das auffälligste Symptom von seiten des Kreislaufs ist außer dem niedrigen Blutdruck die Herabsetzung der Schlagfrequenz in der Ruhe, die meist 40—50, nicht selten 32—36 Schläge in der Minute beträgt; Muskelbewegung erhöht die Pulszahl. Nach subcutanen Atropininjektionen in den üblichen Dosen wurde keine Beschleunigung beobachtet, nach Vagusdruck auch keine Verlangsamung. Die Ursache für die Pulsverlangsamung wird in das Herz selbst verlegt. Sie ist wohl in einer Ernährungsstörung des Herzmuskels zu suchen[6]).

16. Ikterus.

Im Zusammenhange mit einem Stauungsikterus, insbesondere wenn ein solcher sich sehr schnell entwickelt, kommt es zu einer Herabsetzung der Schlagfrequenz des Herzens, die oft sehr bedeutend sein kann. Sie tritt, entgegen früheren Angaben, auch bei Kindern in Erscheinung[7]). Sie läßt sich durch Atropin beeinflussen. Die Beschleunigung tritt nach Atropin verhältnismäßig spät ein[8]). WENCKEBACH weist auf eine ungewöhnlich große Regelmäßigkeit der ikterischen Bradykardie hin und verwertet diesen Umstand im Sinne eines im Herzen gelegenen Angriffspunktes[9]).

Die ikterische Bradykardie wird seit RÖHRING[10]) meist auf die Gallensäuren bezogen. Nach KING und STEWART[11]) ist jedoch die Gallensäure in der Kon-

---

[1]) COTTON u. LEWIS: Heart Bd. 7, S. 23. 1919.
[2]) LEWIS: Mechanism of the heart beat. S. 357. London 1920.
[3]) JUNG u. EISENREICH: Döderleins Handb. d. Geburtshilfe. Bd. I, 2. Aufl., S. 544. München 1924.
[4]) NOVAK u. JETTER: Monatsschr. f. Geburtsh. u. Gynäkol. Bd. 32, S. 531. 1910.
[5]) LEVINSOHN: Monatsschr. f. Geburtsh. u. Gynäkol. Bd. 31, S. 415. 1909.
[6]) WINTERBERG: Wien. klin. Wochenschr. 1917, Nr. 45. — SCHITTENHELM u. SCHLECHT: Zeitschr. f. exp. Med. Bd. 9, S. 1. 1919.
[7]) NOBEL: Zeitschr. f. d. ges. exp. Med. Bd. 4, S. 290. 1916.
[8]) WEINTRAUD: Arch. f. exp. Pathol. u. Pharmakol. Bd. 34, S. 37. 1894.
[9]) WENCKEBACH: Arrhythmie. Leipzig-Berlin 1914.
[10]) RÖHRING: Arch. f. Heilkunde 1863.
[11]) KING u. STEWART: Journ. of exp. med. Bd. 11, S. 673. 1909.

zentration, in der sie im Blute vorkommt, nicht imstande, diese Erscheinung auszulösen, und sie beziehen sie auf eine Gallenpigmentwirkung.

Die unmittelbare Wirkung der Galle bzw. Gallensäuren auf die Reizbildung im Herzen geht daraus hervor, daß die Herzschlagfrequenz auch am ausgeschnittenen Froschherzen, am Säugerherzen nach Durchschneidung der N. vagi, ferner an dem nach Langendorf durchströmten Säugerherzen nach Zusatz von Galle oder gallensauren Salzen zur Durchströmungsflüssigkeit beobachtet werden kann[1]).

Die Frequenzherabsetzung am überlebenden Säugerherzen wird durch Atropin nicht aufgehoben[2]).

Biedl und Kraus[3]) nehmen einen erregenden Einfluß auf das Vaguszentrum an. Brandenburg[4]) weist eine reflektorische Vaguserregung bei schwachen Gallenlösungen an Froschversuchen nach.

Bei Hunden tritt nach Injektionen von gallensauren Salzen und Galle selbst bei schwerster Beeinträchtigung der Reizbildung an normaler Stelle keine Überleitungsstörung auf[5]).

Finsterer[6]) beschrieb bei klinischen Beobachtungen wie bei experimentell an Hunden und Kaninchen gesetzten Leberverletzungen Bradykardien, die er auf Gallenwirkung bezieht. Beim Hunde konnte er die Erscheinung nur dann nicht beobachten, wenn der experimentelle Eingriff mit großem Blutverlust einhergegangen war.

17. Schilddrüsenstörungen.

Hyperthyreosen: Bei den Krankheitsbildern, bei denen man eine Steigerung der Schilddrüsenfunktion annimmt, pflegen zumeist Steigerungen der Pulsfrequenz, oft in sehr erheblichem Ausmaße, sowohl in der Ruhe als auch nach Muskelarbeit, sowie nach seelischen Aufregungen zur Beobachtung zu gelangen. Die beschriebene Steigerung der Pulsfrequenz findet man besonders deutlich beim Basedow. Es werden durchschnittlich Ruhewerte in der Höhe von 120—140 pro Minute beobachtet. Doch gibt es auch Basedowfälle mit normaler Frequenz. Zwischen der Höhe der unter Basalbedingungen aufgenommenen Pulsfrequenz und dem Grundumsatz besteht insofern eine Beziehung, als im allgemeinen in Fällen mit sehr hoher Tachykardie auch ein höherer, in solchen mit geringerer Tachykardie ein geringerer Grundumsatz besteht[7]). Doch gibt es hiervon zahlreiche Ausnahmen. Es kann verhältnismäßig niedrige Pulsfrequenz bei verhältnismäßig hohem Stoffwechsel beobachtet werden und eine bedeutende Abnahme der Stoffwechselgröße ohne Verlangsamung der Pulszahl in Erscheinung treten[8]). Nach Means und Aub[9]) besteht überhaupt zwischen der Pulsfrequenz und dem Grundumsatz bei verschiedenen Personen nur eine sehr geringe Beziehung. Dagegen wird bei vielen Einzelfällen ein enger Parallelismus zwischen Veränderungen im Grundumsatz und der unter Grundumsatzbedingungen auf-

---

[1]) Löwit: Prager Zeitschr. f. Heilkunde Bd. 2. 1880. — Braun u. Mager: Sitzungsber. d. Akad. d. Wiss., Wien. Mathem.-naturw. Kl. III Bd. 108. 1899.

[2]) Braun u. Mager: Sitzungsber. d. Akad. d. Wiss., Wien. Mathem.-naturw. Kl. III Bd. 108. 1899.

[3]) Biedl u. Kraus: Zentralbl. f. inn. Med. 1898, Nr. 47.

[4]) Brandenburg: Arch. f. (Anat. u.) Physiol. 1903, S. 149.

[5]) Nobel: Zeitschr. f. d. ges. exp. Med. Bd. 4, S. 286. 1916.

[6]) Finsterer: Wien. klin. Wochenschr. 1901, S. 408. — Finsterer: Dtsch. Zeitschr. f. Chir. Bd. 121, S. 520. 1903; siehe auch Rubaschow: Ebenda Bd. 121, S. 515. 1913.

[7]) Sturgis u. Tompkins: Arch. of internal med. Bd. 26, S. 467. 1920.

[8]) Kerr u. Hensel: Arch. of internal med. Bd. 31, S. 398. 1923.

[9]) Means u. Aub: Arch. of internal med. Bd. 24, S. 645. 1920.

genommenen Frequenz beobachtet, aber auch durchaus nicht immer[1]). Im Schlafe geht bei Basedowfällen die Frequenz oft stark hinunter.

Die Vorstellungen, die man sich über die Genese der Frequenzsteigerung bei M. Basedow machen kann, stehen in engem Zusammenhang mit den Anschauungen, die man überhaupt über die Genese des Morbus Basedow entwickeln kann. Wir verweisen diesbezüglich auf BIEDL[2]) und beschränken uns hier nur auf die Verhältnisse, die sich ganz besonders auf die Pulsfrequenz beziehen.

Im Sinne der Bedeutung einer gesteigerten Schilddrüsenfunktion für die Pulsbeschleunigung spricht der Umstand, daß man durch Verabreichung großer Mengen von Schilddrüsensubstanz beim Menschen Tachykardien erzeugen konnte[3]). CARLSON, ROOKS und MCKIE[4]) sahen bei Tieren nach Verfütterung von Schilddrüsensubstanz keine Tachykardie, desgleichen KENDALL[5]). Doch konnte er enorme Frequenzsteigerungen beobachten, wenn gleichzeitig Aminosäuren mit verfüttert wurden.

Für einen unmittelbaren Einfluß des Schilddrüsensekrets auf die Herzschlagfrequenz sprechen die Versuche von CANNON und SMITH[6]). Sie beschreiben an Katzen mit entnervtem Herzen, daß Massage der Schilddrüse eine Beschleunigung der Herzschlagfrequenz auslöst, die auch noch nach Exstirpation der Nebennieren zum Vorschein kommt, ferner, daß Reizung des Sympathicus, durch welche nach den Untersuchungen dieser Autoren die Schilddrüse innerviert ist, eine Pulsbeschleunigung macht, die ausbleibt, wenn man vorher die Schilddrüse exstirpiert hat. Auch bei Nervenreizung kommt auf reflektorischem Wege nach den genannten Autoren eine auf einer Verstärkung der Schilddrüsentätigkeit beruhende Pulsbeschleunigung zustande. Diese dauert viel länger an und folgt der auf Nebennierensekretion bezogenen nach.

Zugunsten einer sensibilisierenden Wirkung des Schilddrüsensekrets gegenüber der Wirkung der beschleunigenden Herznerven läßt sich die größere Anspruchsfähigkeit von Basedowkranken gegenüber der Frequenzwirkung des Adrenalins anführen, doch wird eine solche erhöhte Anspruchsfähigkeit auch bei anderen Kranken beobachtet. LEVY[7]) konnte nach vorangehender Erregung der Thyreoidea infolge Reizung des Sympathicus eine Zunahme der blutdrucksteigernden Wirkung des Adrenalins, aber keine Zunahme der frequenzbeschleunigenden Wirkung feststellen. C. CORI[8]) beobachtete nach Injektion von Schilddrüsensubstanzen bei Fröschen eine erhöhte Sympathicuswirkung bei Reizung des Vagusstammes. Die von verschiedenen Autoren bei Kaninchen nach Thyreoideaextraktenzufuhr beschriebene Erregbarkeitssteigerung gegenüber Reizung autonomer Nerven konnte von DRYERRE[9]) an Hunden, Katzen und Kaninchen nicht bestätigt werden.

Ob und inwieweit eine Erhöhung des zentralen Acceleranstonus für die Steigerung der Pulsfrequenz mit in Betracht zu ziehen ist, ist noch nicht klargestellt. Das Elektrokardiogramm bei M. Basedow zeigt ein Verhalten, wie es im Tierexperiment für einen guten Sympathicustonus von ROTHBERGER und WINTERBERG[10]) beschrieben worden ist.

---

[1]) KESSEL, HYMAN u. LANDE: Arch. of internal med. Bd. 31, S. 433. 1922.
[2]) BIEDL: Innere Sekretion. Bd. I, 3. Aufl., S. 272ff. Wien 1916.
[3]) BIEDL: Innere Sekretion. Bd. I, 3. Aufl., S. 271. Wien 1916.
[4]) CARLSON, ROOKS u. MCKIE: Americ. journ. of physiol. Bd. 13. 1912.
[5]) KENDALL: Boston med. a. surg. journ. Bd. 175. 1916.
[6]) CANNON u. SMITH: Endocrinology Bd. 4, S. 386. 1920.
[7]) LEVY: Americ. journ. of physiol. Bd. 41, S. 492. 1916.
[8]) CORI, C.: Arch. f. exp. Pathol. u. Pharmakol. Bd. 91, S. 130. 1921.
[9]) DRYERRE: Quart. journ. of exp. physiol. Bd. 13, Suppl.-Bd., S. 110. 1923.
[10]) ROTHBERGER u. WINTERBERG: Pflügers Arch. f. d. ges. Physiol. Bd. 135, S. 506. 1910.

Bei *Myxödem* sehen wir eine herabgesetzte Pulsfrequenz. Das Elektrokardiogramm zeigt dabei Erscheinungen, wie sie von den ebengenannten Autoren im Tierexperiment bei hohem Vagustonus beobachtet worden sind[1]). Nach Thyreoideabehandlung bessert sich das Myxödem, und damit geht auch die Pulsfrequenz hinauf. GERTY CORI[2]) konnte in ihrem Falle bei erfolgreicher Behandlung des Myxödems auch eine Änderung der Atropin- und Adrenalinwirkung feststellen in dem Sinne, daß erstere, wenigstens bei kleinen Dosen, mit der Besserung zunahm, bei der letzteren die vorher sehr deutliche primäre bradykardische Wirkung verschwand und die tachykardische stark ausgeprägt war.

18. Krankhafte Frequenzänderungen auf reflektorischer Grundlage[3]).

Bei zahlreichen Krankheitszuständen kommen Tachykardien und Bradykardien zur Beobachtung, welche auf Grund der oben besprochenen experimentellen Befunde über reflektorisch ausgesetzte Änderung der Herzschlagfrequenz als reflektorisch bedingt aufgefaßt werden.

Hierher gehören, wenn man von jenen bereits besprochenen Erkrankungen absieht, bei denen Herz- und Blutdruckreflexe für die Herzschlagfrequenzänderung in Betracht zu ziehen sind, die Bradykardien bei Erkrankung des Naseninnern und des äußeren Gehörganges (die letzteren entstanden durch Vermittlung des Ramus auricularis vagi) und beim Larynxschock[4]). Ferner die Bradykardien bei verschiedenen Erkrankungen der Baucheingeweide, z. B. Magenulcus, Strangulation des Darmes, Reizung des Peritoneums, Leberruptur, Zerrung durch Senkung der Organe, z. B. Gastroptose und Wanderniere, Nephrolithiasis und Cholelithiasis, wohl auch die Bradykardien bei Verletzung des Halsmarkes[5]). Reflektorisch ausgelöst ist wohl auch die Bradykardie, die man bei Kollapszuständen beobachtet, welche gelegentlich während oder nach Aspiration krankhafter Flüssigkeitsergüsse aus dem Brustraum oder im Zusammenhang mit einer Ausspülung des Pleuralraumes auftreten. CAPPS und LEWIS[6]) haben gezeigt, daß ein solcher mit Herabsetzung der Herzschlagfrequenz einhergehender Kollaps bei Tieren durch Reizung der entzündeten visceralen Pleura experimentell hervorgerufen werden kann.

Reflektorischer Natur sind wohl auch die Tachykardien, die bei Erkrankungen des Perikards und der Pleura gesehen werden, da im Tierexperiment Reizung des Perikards und der Pleura auf reflektorischem Wege Tachykardien auslöst; ferner die Tachykardien bei Erkrankungen des Magens und der Geschlechtsorgane der Frau, wobei auf die Ausführungen über die von Magen sowie Uterus im Tierexperimente auslösbaren reflektorischen Frequenzänderungen hingewiesen sei [HERING[7])].

---

[1]) ZONDEK: Zeitschr. f. klin. Med. Bd. 90, S. 171. 1920.
[2]) CORI, G.: Zeitschr. f. d. ges. exp. Med. Bd. 25, S. 150. 1921.
[3]) Siehe H. E. HERING: Pathol. Physiol. S. 10 u. 13. Leipzig 1921.
[4]) KOLISKO: Dittrichs Handb. d. gerichtsärztl. Sachverständigentätigkeit. Bd. II, S. 885. 1913.
[5]) SCHOTT: Dtsch. Arch. f. klin. Med. Bd. 122, S. 58. 1917.
[6]) CAPPS u. LEWIS: Arch. of internal med. Bd. 2, S. 166. 1908; Americ. journ. of med. sciences Bd. 84, S. 868. 1907.
[7]) HERING, H. E.: Wien. med. Wochenschr. 1923, Nr. 16.

Allgemeine Physiologie des Herzens.

Von

C. J. ROTHBERGER
Wien.

Mit 32 Abbildungen.

Zusammenfassende Darstellungen.

LANGENDORFF: Herzmuskel und intrakardiale Innervation. Ergebn. d. Physiol. Bd. 1/2, S. 263. 1902. — MANGOLD: Methodik zur allgemeinen Physiologie des Herzens. Handbuch der physiol. Arbeitsmethoden Abt. V, T. 4. 1922. — TIGERSTEDT, R.: Die Physiologie des Kreislaufs. Bd. I u. II, 2. Aufl. Leipzig 1921. — BRÜCKE: Die Bewegung der Körpersäfte. Handb. d. vergl. Physiol. Herausg. von WINTERSTEIN. Bd. I/1, S. 827ff. — GASKELL: Im Textbook of physiology (SCHÄFER), Bd. II, S. 169. London 1900. — ROTHBERGER: Physiologie des Kreislaufes. Im Handb. d. allg. Pathol., Diagnostik u. Therapie d. Herz- u. Gefäßerkrankungen (JAGIC), Bd. II. Wien 1913. — ROTHBERGER: Kreislauf. Im Lehrb. d. pathol. Physiol. (LÜDKE-SCHLAYER). Leipzig 1922.

Die hier genannten Werke sind im folgenden nur mit dem Namen des Autors und der Seitenzahl zitiert.

I. Allgemeiner Teil.

1. Automatie.

Wir verstehen unter Automatie die Fähigkeit motorischer Apparate, in sich selbst und ohne äußeren Anstoß die zur Ursache von Bewegungen werdenden Reize zu entwickeln (LANGENDORFF), also kurz die Fähigkeit der selbsttätigen Reizerzeugung. Die Automatie beruht also auf der Wirkung innerer, d. h. solcher Reize, die in dem tätigen Organ oder Gewebselement selbst, also an Ort und Stelle, und zwar unter natürlichen Bedingungen entstehen. LANGENDORFF nennt sie autochthone Reize. Man wird also nicht von Automatie sprechen, wenn Skelettmuskeln in entsprechenden Lösungen von Natriumsalzen rhythmisch zucken (LOEB) (schon der Calciumgehalt des Blutserums reicht hin, um diese rhythmischen Kontraktionen zu verhindern). Mit der obigen Definition ist nicht gesagt, daß die automatisch entstehenden Bewegungen rhythmisch sein müssen; tatsächlich hat JOH. MÜLLER die automatischen Bewegungen in tonische und rhythmische unterschieden. Wir haben hier nicht zu entscheiden, ob es wirklich eine tonische Automatie gibt; jedenfalls muß die Ursache der *Rhythmizität* des Herzschlags gesondert untersucht werden. Wenn man auch heterochthone Reize, d. h. solche, die außerhalb des betreffenden Organs entstehen, zu dessen Elementen aber in unmittelbare Beziehung treten, wie z. B. den Blutreiz, zu den inneren Reizen rechnet, so wird damit die Klarheit der Begriffsbestimmung verwischt. Daß gerade beim Herzen die schon von A. HALLER geäußerte Ansicht, das einströmende Blut sei der Reiz für die Herzbewegung, immer wieder Anhänger findet, ist kaum zu verstehen, denn gerade beim Herzen ist die Fähigkeit der Automatie im oben umschriebenen Sinne ganz klar ausgesprochen: das Herz schlägt ja bekanntlich auch nach seiner Entfernung aus dem Körper, und zwar auch ohne Speisung mit Blut lange fort; daß gewisse Bedingungen erfüllt sein müssen, damit ein rhythmischer Herzschlag zustande kommt, ist natürlich; das berechtigt aber nicht dazu, eine dieser Bedingungen als die Ursache des Herzschlages anzusehen.

Über die Natur der inneren Herzreize kann man kaum etwas Sicheres sagen. LANGENDORFF kommt zu dem Schluß: „Das Lebensprodukt der Zelle ist ihr Erreger", d. h. die der Automatie zugrunde liegenden autochthonen Reize entstehen durch den Stoffwechsel der Gewebselemente, sie beruhen also auf der Wirkung der Dissimilationsprodukte. ENGELMANN, der einen ähnlichen Standpunkt vertritt, stellt sich vor, daß durch den Stoffwechsel der automatisch tätigen Muskelzellen kontinuierlich Herzreize gebildet werden, die, wenn sie zu einer gewissen Höhe gediehen sind, eine Kontraktionswelle auslösen. Jede Systole würde dann die Muskelsubstanz vorübergehend ihrer Contractilität und ihres Leitungsvermögens berauben, die Reizbildung einschränken und die wirksamen Stoffwechselprodukte zerstören. Erst wenn diese sich wieder bis zu einem gewissen Grade angehäuft haben und Contractilität und Leitungsvermögen zurückgekehrt sind, würde eine neue Entladung eintreten. Damit wäre auch die Rhythmizität des Herzens erklärt. Demgegenüber weist HERING[1]) darauf hin, daß die Reizbildung im Herzen und seine Reaktionsfähigkeit zwei grundsätzlich voneinander verschiedene Vorgänge sind; es kann die Anspruchsfähigkeit oder Erregbarkeit noch so sehr ansteigen, solange kein Reiz dazutritt, erfolgt keine Systole. HERING[2]) nimmt ferner, abweichend von ENGELMANN, nicht eine kontinuierliche, sondern eine rhythmische Reizbildung an; er hält es nicht für wahrscheinlich, daß die normale Systole auf den ihr vorangehenden Reiz von Einfluß sein kann und daß sie den Ort der Reizbildung beeinflußt, von dem sie ausgegangen ist. Wohl aber kann eine Extrasystole auf dem Wege des Leitungsreizes die normale Reizbildung stören. Meiner Ansicht nach könnte man sich aber doch vorstellen, daß die Ansammlung potentieller Energie, wenn sie eine je nach dem Grade der Erregbarkeit wechselnde Höhe erreicht hat, automatisch zur Entladung drängt. Die erfolgte Betätigung würde dann das Bedürfnis für eine bestimmte Zeit zum Schweigen bringen. Es ist doch unwahrscheinlich, daß die mit der Tätigkeit entstehenden Dissimilationsprodukte den Reiz darstellen; erstens entstehen die Dissimilationsprodukte erst dann, wenn der Reiz schon gewirkt hat (HERING), und dann wird gerade nach der Ausübung der Funktion die Ruhe notwendig. So wäre es verständlich, daß durch die Systole „das Reizmaterial zerstört wird" und daß es dann erst von neuem wieder aufgebaut werden muß. Es ließe sich dann auch leicht erklären, daß bei herabgesetzter Erregbarkeit und dann, wenn die Kraftansammlung langsamer erfolgt, die Entladungen in größeren Zwischenräumen erfolgen werden[3]). Dies alles stimmt ganz gut mit den noch zu besprechenden neueren Vor-

---

[1]) HERING: Unabhängigkeit der Reizbildung usw. Pflügers Arch. f. d. ges. Physiol. Bd. 143, S. 370. 1912.

[2]) HERING: Zur Theorie der natürlichen Reizbildung im Herzen. Pflügers Arch. f. d. ges. Physiol. Bd. 148, S. 608. 1912.

[3]) Über die Auffassung der Automatie als Folge von Oberflächenprozessen siehe K. ZWAARDEMAKER: Akad. Wetensch. Amsterdam Bd. 241, S. 2216. 1921; ferner Ergebn. d. Physiol. Bd. 7, S. 12. 1908. Bemerkenswert sind die Untersuchungen desselben Forschers über den Zusammenhang zwischen Automatie und Radioaktivität. Die Ergebnisse dieser Untersuchungen sind zusammengefaßt in der Arbeit: „Die Alpha-Automatie des Herzens." Skandinav. Arch. f. Physiol. Bd. 43, S. 287. 1923 (Festschrift f. TIGERSTEDT). Eine andere Arbeit desselben Autores ist ausführlich referiert im Zentralbl. f. inn. Med. Bd. 30, S. 338. 1923; s. auch FRÖHLICH: Zeitschr. f. d. ges. exp. Med. Bd. 35, S. 1. 1923.

stellungen, die den automatischen Reiz mit der Potentialdifferenz identifizieren, die in der Zelle entsteht und deren Größe und Bildungsgeschwindigkeit von dem Unterschied in der H-Ionenkonzentration in und außerhalb der Zelle abhängen.

Das Hervortreten der Automatie des Herzens ist an das Vorhandensein gewisser „normaler" Bedingungen gebunden. Es gibt gewisse Minimalbedingungen, unter denen ein stehendes und reaktionsloses Säugetierherz wieder zu schlagen anfängt; aber keine dieser Bedingungen, auch nicht alle zusammen, ist deshalb mit dem Ursprungsreiz identisch: sie sind nur die Bedingungen, unter denen sich die Ursprungsreize bilden können [HERING[1])]. Man kann das Hervortreten der Automatie nicht an und für sich feststellen, sondern nur ihre Wirkung, das Zustandekommen einer rhythmischen Tätigkeit des Herzens oder einzelner Herzteile erkennen. Es ist deshalb nicht sicher, ob eine nach dem Weglassen einer Bedingung beobachtete Wirkung auf eine Beeinflussung der Automatie selbst zu beziehen ist; es wäre auch möglich, daß zwar eine rhythmische Reizbildung erfolgt, daß sie aber infolge mangelhafter Reaktionsfähigkeit nicht zum Ausdruck kommt.

Von den zur Entfaltung der Automatie erforderlichen Bedingungen kommen hauptsächlich in Betracht die Temperatur und die chemische Zusammensetzung der dem Herzen zugeführten Flüssigkeit.

Der Einfluß der Temperatur auf die Zahl der Herzschläge ist in dem vorangehenden Abschnitt (RIHL) dargestellt. Mit den chemischen Bedingungen für den Herzschlag befassen sich sehr zahlreiche Untersuchungen, die zum Teil an dem in verschiedene Nährlösungen eingetauchten Herzstreifen, zum größten Teil aber an herausgeschnittenen und künstlich genährten Herzen von Kalt- und Warmblütern ausgeführt worden sind. Eine gute, ausführliche Zusammenstellung dieser Arbeiten ist erst 1921 von TIGERSTEDT gegeben worden (Bd. I, S. 245); es sei hier daher nur das Wesentliche hervorgehoben. Zunächst muß man sagen, daß derartige Präparate immer sehr von den normalen Verhältnissen abweichen. Die Speisung eines überlebenden Herzens mit defibriniertem Blut ist der normalen Ernährung im Körper nicht gleichzusetzen, noch viel weniger natürlich die Speisung mit reinen Salzlösungen[2]); ein solches Verfahren ist um so weniger „physiologisch", je länger der Versuch dauert. So mag es sich erklären, daß mit diesen scheinbar so exakten experimentellen Methoden so widersprechende Ergebnisse erzielt worden sind.

Für die Reizbildung bzw. die rhythmische Tätigkeit des Herzens kommen in Betracht gewisse anorganische, ferner organische Stoffe und der Gasgehalt der Speisungsflüssigkeit. Unter den **anorganischen** Stoffen steht in erster Linie das *Chlornatrium,* welches schon im normalen Blut fast allein den für die Zelltätigkeit erforderlichen osmotischen Druck herstellt. Es gibt auch keine andere Substanz, die imstande wäre, das Kochsalz auf die Dauer zu ersetzen; das Kochsalz ist die einzige mineralische Verbindung, die in der zur Erhaltung des richtigen osmotischen Druckes erforderlichen Menge vom Herzen vertragen wird. Andererseits zeigt sich, daß der Kochsalzgehalt einer Nährlösung ohne Schaden sehr herabgesetzt werden kann, wenn der osmotische Druck durch Zusatz anderer Stoffe [Dextrose oder Rohrzucker, SAKAI[3])] normal gehalten wird. Es weisen

---

[1]) HERING: Zentralbl. f. Phys. Bd. 19, S. 129. 1905.
[2]) Ein gutes Beispiel dafür ist die noch zu erwähnende Beobachtung von v. SKRAMLIK, daß ein vor Anlegung der I. Stanniusligatur mit Ringerlösung blutfrei gewaschenes Froschherz niemals spontan zu schlagen anfängt, sondern bis zum Absterben stillsteht.
[3]) SAKAI: Zeitschr. f. Biol. Bd. 62, S. 312 u. 343. 1913; zitiert nach TIGERSTEDT Bd. I, S. 254.

auch verschiedene Versuche [LINGLE[1]), HOWELL[2])] darauf hin, daß die Rolle des Kochsalzes nicht allein in der Erhaltung des osmotischen Druckes besteht. So beginnen z. B. Herzmuskelstreifen, die in isotonischer Zuckerlösung stillstehen, nach Übertragung in isotonische Kochsalzlösung sofort zu schlagen (LINGLE), und auch andere Erfahrungen zeigen, daß das Kochsalz wie ein Reiz das Auftreten rhythmischer Herzkontraktionen begünstigt oder diese, wenn sie schon in geringem Grade bestanden, deutlich verstärkt. Dies steht zwar in interessanter Beziehung zu der zuerst von BIEDERMANN[3]) gefundenen und von LOEB[4]) weiter studierten Tatsache, daß quergestreifte Muskeln in Na- und Cl-Ionen enthaltenden Lösungen rhythmisch zu zucken beginnen; man darf aber doch nicht mit LINGLE annehmen, daß auch die Kontraktionen des Herzmuskels durch die Na-Ionen ausgelöst werden.

Obwohl nun das Chlornatrium deutlich anregend auf die rhythmische Herztätigkeit einwirkt, so ist es doch sicher, daß eine isotonische Kochsalzlösung allein nicht imstande ist, den Herzschlag aufrechtzuerhalten: die Kontraktionen werden vielmehr immer kleiner und seltener, und schließlich bleibt das Herz, das sich mittlerweile immer mehr erweitert hat, dauernd stehen. Dieser schädliche Einfluß oder, besser gesagt, das Unvermögen der reinen Kochsalzlösung, die Herztätigkeit zu erhalten, wird vermindert, wenn man der Nährlösung Bicarbonat oder andere Salze zusetzt, die geeignet sind, die gebildeten Säuren — besonders die Kohlensäure — zu neutralisieren und so die richtige Reaktion zu erhalten.

Neben dem Kochsalz kommt dem *Calcium* und dem *Kalium* die größte Bedeutung für die normale Herztätigkeit zu. Es ist das Verdienst von RINGER gezeigt zu haben, daß Ca und K für die Herztätigkeit unbedingt notwendig sind. Eine Lösung, die NaCl, Ca und K in entsprechender Menge enthält, ist imstande, auch ohne Zusatz von Natriumcarbonat die Herztätigkeit stundenlang zu erhalten. Ca und K wirken antagonistisch, beide sind notwendig. Wenn K fehlt oder Ca zu sehr überwiegt, wird die Systole verlängert, die Erschlaffung verzögert, der Herzmuskeltonus erhöht, und schließlich bleibt das Herz in tonischer Contractur stehen. Wenn andererseits das Ca fehlt, hört das Herz in diastolischem Zustande zu schlagen auf, nachdem die Systolen immer kleiner geworden sind; nach Zusatz von Ca fängt das Herz dann wieder zu schlagen an. Nach HANSEN[5]) wirkt aber der Ca-Entzug beim Froschherzen auf Vorhof und Kammer in sehr verschiedener Weise: der Vorhof schlägt fast unverändert stundenlang weiter, die Kammersystolen werden rasch schwächer, verschwinden jedoch nicht, sie können einen ganzen Tag lang in äußerst verminderter Stärke bestehen bleiben. Erst nach sehr langer Einwirkung der Ca-freien Lösung kommt es zu periodischen Stillständen durch a-v-Block. Wenn der Block total wird, bleibt die Kammer stehen, und dann fehlt auch der Aktionsstrom. Auch nach dem Erlöschen der Automatie ist jedoch die Erregbarkeit für faradische und galvanische Reize noch vorhanden.

Das K selbst kann die Herztätigkeit nicht anregen, es wirkt hauptsächlich durch Neutralisation der schädlichen Nebenwirkungen des Ca. Dieses kann zwar die Leistungsfähigkeit und Erregbarkeit des Herzens sehr steigern, es darf

---

[1]) LINGLE: Americ. journ. of physiol. Bd. 4, S. 267 u. 271f. 1900. Ebenda Bd. 8, S. 91. 1902.

[2]) HOWELL: Americ. journ. of physiol. Bd. 2, S. 72. 1898.

[3]) BIEDERMANN: Sitzungsber. d. Akad. d. Wiss., Wien. Mathem.-naturw. Kl. III Bd. 82, S. 257. 1880.

[4]) LOEB: Americ. journ. of physiol. Bd. 3, S. 329 u. 336f. 1900; ebenda Bd. 6, S. 413 u. 430. 1902; Pflügers Arch. f. d. ges. Physiol. Bd. 88, S. 77. 1901.

[5]) HANSEN: Zeitschr. f. Biol. Bd. 73, S. 191. 1921; Phys. Ber. Bd. 9, S. 90.

aber doch nicht als direktes Reizmittel oder gar als „der Herzreiz" angesprochen werden. Da nun beim K nicht nur lähmende, sondern auch erregende Wirkungen beobachtet worden sind [Literatur bei KOLM und PICK[1])] und K sogar eine Contractur des Herzens auslösen kann, erschien eine erneute Untersuchung dieser so vielfach studierten Wirkungen wünschenswert. KOLM und PICK haben nun zunächst gezeigt, daß die bei Speisung mit K-freiem Ringer auftretende Ca-Contractur nur dann auftritt, wenn im Herzen noch Spuren von KCl vorhanden sind. Sind auch diese ausgewaschen, so verschwindet die „Contracturbereitschaft", und es kommt zum diastolischen Stillstande. Wenn man dann etwas KCl zusetzt, tritt die typische Kalkcontractur ein; dabei nimmt die Stärke der Kontraktionen bedeutend zu, was ja sonst mit der K-Wirkung nicht zu stimmen scheint. KOLM und PICK deuten diese Ergebnisse so, daß an einem mit Ca vorbehandelten Herzen die Auslösung der Contractur durch K hauptsächlich durch Verstärkung der Sinusimpulse erfolgt, welche den durch das Ca in Contracturbereitschaft versetzten Ventrikel in die Contractur überführen[2]). Das Auftreten der Kalkcontractur ist daher ohne einen gewissen, dem Kalkgehalt angepaßten K-Gehalt nicht möglich. Zwischen Ca und K muß ein physiologisches Gleichgewicht bestehen, welches aber nicht konstant ist, sondern je nach dem Zustande des Herzens wechselt. Bei dem durch die II. Stanniusligatur stillgestellten Ventrikel hat Zusatz von KCl nicht wie beim ganzen Herzen Contractur, sondern plötzlichen Stillstand in Diastole zur Folge. Die Contractur ist daher an die Verbindung mit dem „Oberherzen" gebunden. Wenn man das Froschherz so in zwei Teile teilt, daß der eine die linke Kammerhälfte mit Vorhof und Sinus, der andere nur die rechte Kammerhälfte enthält, so schlägt die linke Hälfte im Sinusrhythmus, die rechte automatisch; wenn man nun kleine Mengen KCl zusetzt, wird der im Sinustempo schlagende Herzteil beschleunigt, der automatisch schlagende aber gelähmt. Das K regt also die automatische Reizbildung an und verhindert die Bildung abnormer Reize in den untergeordneten Zentren. KOLM und PICK betrachten diese merkwürdige Wirkung als einen Hinweis auf die große Bedeutung, die dem K-Gehalt des Blutes für die *Selbststeuerung des Herzens* zukommt: die Reizbildung an der normalen Stelle soll erleichtert, die an abnormer Stelle erschwert werden. Tatsächlich kann man ja durch K das Kammerflimmern aufheben [HERING[3])].

COUSY und NOYONS[4]) prüften am durchströmten Froschherzen den Einfluß des gestörten Ionengleichgewichts auf die Erregbarkeit, indem sie die elektrische Reizgröße bestimmten, die hinreicht, um eine Extrasystole hervorzurufen. Sie fanden bei

Ringer ohne K: Erregbarkeit anfangs geringer, dann höher;

Ringer ohne Ca: ohne Einfluß auf die Erregbarkeit, hebt aber die Contractilität auf;

Ringer ohne Na: setzt die Erregbarkeit herab.

In einer weiteren Mitteilung[5]) finden dieselben Autoren, daß man bei der Durchströmung des Froschherzens mit Ringer das Na durch Traubenzucker ersetzen kann, wenn man die Menge des K etwas erhöht und für Gleichbleiben

---

[1]) KOLM u. PICK: Pflügers Arch. f. d. ges. Physiol. Bd. 185, S. 235. 1920.
[2]) Nach FRÖHLICH und PICK (Zentralbl. f. Phys. Bd. 33, S. 225. 1918) kann ein in Contracturbereitschaft befindlicher Ventrikel durch mechanische oder chemische „Verstärkung der Sinusimpulse" in Contractur übergeführt werden.
[3]) HERING: Zentralbl. f. Phys. Bd. 17, S. 1. 1904.
[4]) COUSY u. NOYONS: Arch. internat. de physiol. Bd. 20, S. 1. 1922; Phys. Ber. Bd. 18, S. 498.
[5]) NOYONS u. COUSY: Cpt. rend. des séances de la soc. de biol. Bd. 88, S. 620. 1923; Phys. Ber. Bd. 19, S. 318.

des osmotischen Drucks sorgt. Man kann auch das ganze K und Ca fortlassen, wenn man etwas $NaHCO_3$ zusetzt. Die Verff. glauben, daß von der großen Zahl der Ionen der Ringerlösung nur ein sehr kleiner Teil zur Ausführung der Herzkontraktionen notwendig ist, während der größte Teil sich im Ionengleichgewicht befindet und keine Wirkung hat. Sie unterscheiden deshalb zwischen spezifischen und balancierten Ionen. Bei Durchströmung mit 43,75 g Traubenzucker und 0,4 g Na_2HCO_3 auf den Liter schlägt das Froschherz nach anfänglichen Störungen stundenlang ganz regelmäßig.

Endlich sei auf die Arbeiten von LIBBRECHT[1]) und von BUSQUET[2]) hingewiesen, die einen paradoxen Stillstand beobachteten, wenn sie ein unter K-Mangel schlagendes Herz plötzlich oder allmählich wieder mit K-haltigem Ringer speisten. Während des Stillstandes scheint auch der Sinus zu stehen, das Galvanometer bleibt in Ruhe; da das Herz aber dabei erregbar ist, liegt Aussetzen der Reizbildung oder Leitungsstörung vor. (BUSQUET denkt an Vagusreizung.)

Wichtig für die Erforschung des Wesens der Automatie sind die Arbeiten von ZWAARDEMAKER und seinen Schülern[3]), die gezeigt haben, daß die Automatie an das Vorhandensein radioaktiver Substanzen gebunden ist. Zur Erhaltung der Automatie des überlebenden Froschherzens ist ein bestimmter Gehalt der Speisungsflüssigkeit an einem radioaktiven Bestandteil erforderlich. Eine solche Substanz, und zwar ein β-Strahler, ist das Kalium. Dieses läßt sich in der RINGERschen Flüssigkeit durch Uran vertreten, wobei nicht das Ionengleichgewicht ausschlaggebend ist, sondern die Radioaktivität des Urans. Man kann bei Kalt- und Warmblüterherzen durch α-Strahlen eine künstliche Automatie hervorrufen, die, wenigstens in der ersten Zeit, sich nicht von der K-Automatie unterscheidet. Erst später entwickeln sich infolge der nicht radioaktiven Eigenschaften der das K vertretenden Körper und infolge der Abwesenheit des chemischen K gewisse Änderungen, die sich aber nur auf solche Funktionen beziehen, die von der Radioaktivität unabhängig sind, nämlich auf die Stärke der Kontraktionen, auf den Tonus und auf die Ernährung des Herzens. Die Radioaktivität ist der „unabwendbare ständige Faktor", der die Automatie ständig in Gang hält. Sowohl beim Herzen wie beim Darm und beim Uterus hören die periodischen Bewegungen auf, wenn dem Organ kein K zur Verfügung gestellt wird, doch läßt sich dieses K durch andere radioaktive Elemente ersetzen; zunächst durch Radium selbst, von dem schon 3 Mikromilligramm pro Liter genügen, dann durch Uran, Thorium, Ionium, Rubidium u. a. Das durch K-freien Ringer zum Stillstand gebrachte Froschherz fängt bei Zufuhr gasförmiger Radiumemanation wieder zu schlagen an (FEENSTRA). Cäsium ist im reinen Zustande nicht radioaktiv (SMITS), dagegen enthalten die käuflichen Cäsiumpräparate ein stark radioaktives Element. Es können alle radioaktiven

---

[1]) LIBBRECHT: Arch. internat. de physiol. Bd. 16, S. 448. 1921; Phys. Ber. Bd. 11, S. 92.

[2]) BUSQUET: Cpt. rend. des séances de la soc. biol. Bd. 85, S. 1142. 1921; Phys. Ber. Bd. 12, S. 257.

[3]) ZWAARDEMAKER: Jaarb. v. de kon. acad. v. wetensch. (Amsterdam) Teil 29, S. 390. 1920; Ref. Zentralbl. f. inn. Med. Bd. 17, S. 580; Journ. of physiol. Bd. 55, S. 33. 1921; Ergebn. d. Physiol. Bd. 19, S. 326. 1921; Dissert. Utrecht 1922; Ref. Ber. ges. Physiol. Bd. 16, S. 358; Biochem. Zeitschr. Bd. 132, S. 95. 1922; Skandinav. Arch. f. Physiol. Bd. 43, S. 287. 1923 (Festschrift f. TIGERSTEDT); Arch. néerland. de physiol. de l'homme et des anim. Bd. 9, S. 115. 1924 (zusammenfassende Übersicht); ebenda Bd. 9, S. 159. 1924. — ZWAARDEMAKER, RINGER u. SMITS: Verslag. d. afdeel. natuurkunde, Königl. Akad. d. Wiss., Amsterdam Bd. 32, S. 617. 1923. — SMITS: Dissert. Utrecht 1923. — VOORSTAD: Dissert. Utrecht 1923. — BOVENKAMP: Dissert. Utrecht 1923. — ZWAARDEMAKER u. ZEEHUISEN: Pflügers Arch. f. d. ges. Physiol. Bd. 204, S. 144. 1924. — WILLIGEN: Dissert. Utrecht 1924. — FEENSTRA: Arch. néerland. de physiol. de l'homme et des anim. Bd. 9, S. 279. 1924.

Elemente einander vertreten, wenn sie in radioäquivalenten Mengen verwendet werden. α- und β-Strahler haben in geeigneten Dosen dieselbe restaurierende Wirkung und dieselbe vernichtende Wirkung, wenn sie in zu großen Dosen verwendet werden. Die Automatie ist für α- und β-Strahler gleich, aber sie verhalten sich antagonistisch, wenn sie zu gleicher Zeit vorhanden sind, denn die α-Strahlung ist positiv, die β-Strahlung negativ geladen. Es gibt nun viele, untereinander ganz verschiedene Substanzen, die das radiophysiologische Gleichgewicht nach der α-Seite verschieben, das Herz für β-Strahlen desensibilisieren und so das stillstehende Herz wieder zum Schlagen bringen (BOVENKAMP). WILLIGEN bestätigt am Frosch die Befunde von SLOOF über Änderungen des Elektrokardiogramms bei α-Automatie. Er studiert auch das schon von ZWAARDEMAKER beobachtete radiophysiologische Paradoxon beim Übergang von α- in β-Automatie. In einer späteren Mitteilung bespricht ZWAARDEMAKER die Bedeutung der Radioaktivität für die Erregungsleitung im Aalherzen; es ist dabei eine andere Dosierung notwendig als für die Automatie von Sinus und Vorhof.

Diese wohlausgebauten und scheinbar gesicherten Befunde sind jedoch nicht ohne Widerspruch geblieben[1]). So kommt FRÖHLICH auf Grund von Versuchen an geschädigten Frosch- und Rattenherzen zu dem Schlusse, daß die Emanationswirkung zwar der des K sehr ähnlich ist, daß aber doch kein Grund besteht, die Unentbehrlichkeit des K anders als durch seine spezifische Ionenwirkung zu erklären. Bei der Emanationswirkung seien energetische Vorgänge ganz anderer Art am Werke. Nach VIALE ist die Radioaktivität keine notwendige Bedingung für die Tätigkeit anorganischer Gebilde, sondern wirke nur als Reiz. ARBORELIUS und ZOTTERMAN haben die Befunde von ZWAARDEMAKER überhaupt nicht bestätigen können. Sie fanden, daß am isolierten Kaninchenherzen das K durch Uran nicht ersetzt werden kann. Es gelang in keinem Falle, ein infolge K-Mangels zum Stillstande gebrachtes Herz mit Uranylnitrat wieder zum Schlagen zu bringen und der Zusatz eines Uranylsalzes zu einer gewöhnlichen K-haltigen Ringerlösung hatte keinen Einfluß auf die Automatie.

Was nun die **organischen** Substanzen[2]) anlangt, ist zunächst festzustellen, daß eine eiweißhaltige Lösung, die kein Kochsalz, Calcium und Kalium enthält, nicht imstande ist, die Tätigkeit des ausgeschnittenen Herzens zu erhalten. Wenn ein Herz sich in Serum erschöpft hat, wird es durch Ringerlösung wiederbelebt. Bei dem mit Ringer allein gespeisten Herzen kommt als Kraftquelle nicht so sehr der in der Herzwand noch zurückgebliebene Eiweißrest, der durch Auswaschen wohl kaum vollständig entfernt werden kann, in Betracht, sondern in erster Linie das Glykogen, welches nicht in sehr großer Menge aufgespeichert zu sein braucht.

Von den Kohlehydraten hat der Zucker eine deutliche Wirkung auf die Herztätigkeit. Nach LOCKE[3]) hat Zusatz von 0,1% Dextrose zur Ringerlösung bei Frosch- und Warmblüterherzen eine deutliche Steigerung der Leistungsfähigkeit zur Folge. Der Zuckerverbrauch läßt sich bei länger dauernden Versuchen direkt nachweisen [LOCKE und ROSENHEIM[4]), ROHDE[5])]. Trotzdem arbeitet auch das mit zuckerhaltiger Lösung gespeiste Herz auf Kosten seiner eigenen Vorräte [ROHDE[5])]. Dabei wird der Glykogengehalt des Herzens nicht

---

[1]) FRÖHLICH: Zeitschr. f. d. ges. exp. Med. Bd. 35, S. 1. 1923. — VIALE: Arch. di scienze biol. Bd. 6, S. 209. 1924. — ARBORELIUS u. ZOTTERMAN: Skandinav. Arch. f. Physiol. Bd. 45, S. 12. 1924.
[2]) Ausführlich bei TIGERSTEDT Bd. I, S. 271.
[3]) LOCKE: Journ. of physiol. Bd. 18, S. 333. 1895; Bd. 31, proc. S. 13. 1904; Zentralbl. f. Phys. Bd. 14, S. 670. 1901.
[4]) LOCKE u. ROSENHEIM: Journ. of physiol. Bd. 31, proc., S. 14. 1904; Bd. 36, S. 205. 1907.
[5]) ROHDE: Zeitschr. f. physikal. Chem. Bd. 68, S. 181. 1910.

angegriffen, während bei Durchströmung mit zuckerfreier Lösung das Glykogen des Herzens fast völlig aufgebraucht wird [Loewi und Weselko[1])]. Das Kaninchenherz kann Dextrose, Galaktose und Mannose, nicht aber Lävulose und Disacharide verbrauchen [Rona und Neukirch[2])], das Hundeherz kann auch Lävulose zersetzen [Mac Lean und Smedley[3])].

Harnstoff hat bei Zusatz zur Ringerlösung eine deutlich anregende Wirkung auf das Kaninchenherz [Backmann[4])], dessen Kontraktionen verstärkt und etwas beschleunigt werden.

Bedeutung des Gasgehaltes und der H-Ionenkonzentration der Speisungsflüssigkeit für die Herztätigkeit. Während das Froschherz einen verhältnismäßig geringen Sauerstoffbedarf hat, ist das Warmblüterherz gegen Sauerstoffmangel sehr empfindlich. Das isolierte Säugetierherz stirbt ohne Sauerstoffzufuhr innerhalb 14—25 Minuten ab [Winterstein[5])]. Gleich nach Beginn der Durchströmung mit sauerstofffreier Lösung tritt eine vorübergehende Erregung ein, indem die Ausschläge bei unveränderter Frequenz sehr vergrößert werden [Rusch[6])]. Diese vorübergehende Erscheinung ist wahrscheinlich auf die Vermehrung der Kohlensäure zurückzuführen, welche die Herztätigkeit deutlich anzuregen vermag (Langendorff, Öhrwall, Göthlin). In größeren Dosen wirkt die Kohlensäure lähmend und führt zu diastolischem Stillstande.

Mansfeld und Szent Györgyi[7]) hatten gefunden, daß beim Froschherzen unter Kohlensäuremangel die Reizbildungsapparate ihre Tätigkeit einstellen, während Reizleitung, Erregbarkeit und Contractilität erhalten bleiben. Auf Grund dieser Befunde zogen sie den Schluß, daß die CO_2 selbst der Reiz für die Herztätigkeit sei und sie veröffentlichten ihre Arbeit unter dem Titel „Untersuchungen über die Ursache des Herzschlages". Dies ist jedoch unstatthaft[8]), weil die CO_2 nur eine von den Bedingungen ist, die die Reizbildung auslösen. Bainbridge[9]) hat nun gezeigt, daß der springende Punkt in dieser Frage die Reaktion der Lösung ist, wobei es nicht darauf ankommt, daß sie gerade durch CO_2 bestimmt wird. Eine carbonathaltige Ringerlösung und eine carbonatfreie, mit Borsäure und Natronacetat gepufferte Minessche Lösung geben bei gleicher Reaktion keinen Unterschied in der Herztätigkeit. Wie groß die Bedeutung der H-Ionenkonzentration ist, geht am besten aus den Untersuchungen von Andrus und Carter[10]) hervor. Sie fanden beim isolierten Herzen von Chrysemis Verlangsamung bei saurer und Beschleunigung bei alkalischer Lösung. Dasselbe gilt für den Hund. Bei überlebenden Herzen kann durch Erhöhung der Acidität auf $p_H = 7,0$ atrioventrikuläre Automatie erzielt werden, die bei Wiederherstellung der normalen Reaktion wieder verschwindet. Nach Versuchen von Andrus am isolierten Kaninchenvorhof nimmt die Frequenz, wenn p_H auf 7,5

---

[1]) Loewi u. Weselko: Pflügers Arch. f. d. ges. Physiol. Bd. 158, S. 156. 1914.
[2]) Rona u. Neukirch: Pflügers Arch. f. d. ges. Physiol. Bd. 148, S. 285. 1912.
[3]) Mac Lean u. Smedley: Journ. of physiol. Bd. 45, S. 462. 1913.
[4]) Backmann: Zentralbl. f. Physiol. Bd. 21, S. 1. 1906; Skandinav. Arch. f. Physiol. Bd. 20, S. 5. 1907.
[5]) Winterstein: Zeitschr. f. allg. Physiol. Bd. 4, S. 356. 1904.
[6]) Rusch: Pflügers Arch. f. d. ges. Physiol. Bd. 73, S. 535. 1898.
[7]) Mansfeld u. Szent Györgyi: Wien. klin. Wochenschr. Bd. 33, S. 897; Pflügers Arch. f. d. ges. Physiol. Bd. 184, S. 236. 1920.
[8]) Rothberger: Jahresber. f. d. ges. Physiol. Bd. 1, S. 212. 1920. — Hering: Pflügers Arch. f. d. ges. Physiol. Bd. 187, S. 132. 1921.
[9]) Bainbridge: Journ. of physiol. Bd. 57, S. L. 1923.
[10]) Andrus u. Carter: Heart Bd. 11, S. 97. 1924. — Andrus: Journ. of physiol. Bd. 59, S. 361. 1924. — Andrus u. Carter: Science Bd. 58, S. 376. 1923. — Carter, Andrus u. Dieuaide: Arch. of internal med. Bd. 34, S. 669. 1924. — Schellong: Dtsch. med. Wochenschrift 1926, Nr. 21.

gesunken ist, immer mehr ab, wobei es einen Unterschied macht, ob man zur Säuerung Kohlen- oder Phosphorsäure verwendet. In alkalischer Lösung wird die Reizbildung angeregt, die Wirkung einer künstlichen Reizung verstärkt, die einer Hemmung abgeschwächt. Umgekehrt wirkt die stärkere Säuerung. Die intensivere Wirkung der CO_2 beruht darauf, daß sie auch in die Zelle eindringt und daher auch im Zellinneren die H-Ionenkonzentration ändert. In weiterer Verfolgung dieser Befunde kommen ANDRUS und CARTER zu folgender Ansicht über die Natur der Reizbildung: Der Herzrhythmus beruht auf rhythmischer Bildung und Entladung einer Potentialdifferenz durch eine semipermeable Membran. Die Geschwindigkeit der Bildung dieses Reizmaterials und die Höhe der Potentialdifferenz werden bestimmt durch den Unterschied in der H-Ionenkonzentration in den Zellen und in der sie umgebenden Flüssigkeit. Die Höhe der Potentialdifferenz, bei der die Entladung erfolgt, wird durch die Durchlässigkeit der Membran bestimmt, und diese wieder hängt ab von der Konzentration an Na-, K- und Ca-Salzen auf beiden Seiten der Membran. Die Zunahme der H-Ionenkonzentration außerhalb der Reizursprungsstellen verlangsamt daher den Rhythmus; dagegen verursacht eine Zunahme der Alkalinität

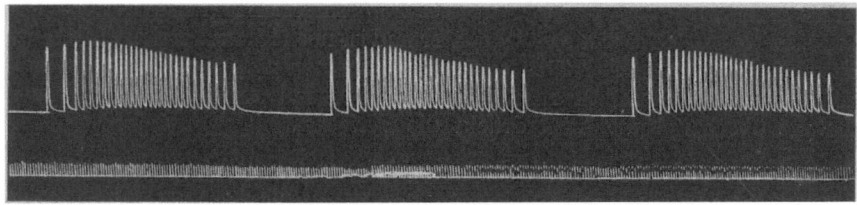

Abb. 130. LUCIANIsche Perioden (Kammerlängsstreifen mit Luftdurchleitung).
(Nach E. ABDERHALDEN und E. GELLHORN.)

eine Verstärkung der Potentialdifferenz und infolgedessen eine Beschleunigung des Rhythmus. Diese Ansicht stimmt auch mit den Beobachtungen am isolierten Herzen überein.

Demgegenüber zeigen die Untersuchungen von DEMOOR und seinen Schülern, sowie von HABERLANDT, daß die automatische Reizbildung mit der Erzeugung eines Hormons verbunden ist, welches auf andere Herzteile erregend wirkt. HABERLANDT sieht dieses Herzhormon als die auslösende Kraft des normalen Herzschlages an. Wir kommen auf diese Untersuchungen noch zurück.

Auch bei der Erstickung des im Brustraume belassenen, blutdurchströmten Herzens sieht man die erregende Wirkung der Kohlensäureanreicherung in Form einer vorübergehenden Verstärkung der Systolen. Besondere Erwähnung verdienen die sog. *Lucianischen Perioden*, das ist eine am erstickenden Froschherzen beobachtete und durch Sauerstoffzufuhr zu beseitigende Gruppenbildung. LANGENDORFF[1]), der diese Erscheinung weiter untersucht hat, kommt zu dem Schlusse, daß es sich um Kammerautomatie handelt und daß eine mangelhafte Tatigkeit der reizbildenden Zentren vorliegt. Der Herzmuskel ist nämlich auch in den Pausen erregbar und führt eine um so längere Reihe von Schlägen aus, je später die Reizung nach dem Ende der vorhergehenden Gruppe einsetzt.

SCHELLONG[2]), der LUCIANIsche Perioden am absterbenden Menschenherzen beobachtete, führt sie auf Schwankungen im Verhältnisse der Reizstärke zur Erregbarkeit zurück.

---

[1]) LANGENDORFF: Pflügers Arch. f. d. ges. Physiol. Bd. 121, S. 59. 1907.
[2]) SCHELLONG: Zeitschr. f. d. ges. exp. Med. Bd. 36, S. 306. 1923.

ABDERHALDEN und GELLHORN[1]), die das Verhalten des Streifenpräparates aus dem Froschherzen (nach LOEWE) untersuchten, fanden, daß dieses Präparat zwar sehr widerstandsfähig gegen Sauerstoffmangel ist, da auch unter diesen Umständen eine Lebensdauer von 3—24 Stunden beobachtet wurde; die Zufuhr von Sauerstoff hat aber doch einen bedeutenden Einfluß, indem die Frequenz und die Größe der Pulse erhöht und die Automatie verlängert wird. Auch am Streifenpräparat beobachtet man ab und zu LUCIANIsche Perioden, aber nicht nur bei Sauerstoffmangel. Es scheint, daß mehr eine unzweckmäßige Behandlung des Streifens, z. B. mechanische Schädigung bei der Präparation an der Periodenbildung schuld ist.

ASHMANN und HAFKESBRING[2]) kommen in neuen Versuchen am Schildkrötenherzen bezüglich der LUCIANIschen Perioden zu folgenden Schlüssen: Es muß sich um die Tätigkeit eines abnormen Reizherdes handeln; nach jedem Schlage folgt eine übernormale Phase (wir kommen auf diese bei der Besprechung der Refraktärperiode zurück). Die ersten Schläge zeigen eine Treppe in der Erregbarkeit, aber die fortgesetzte Tätigkeit des Extrareizherdes führt zu seiner Ermüdung und die Erholung tritt dann in der Pause zwischen den Perioden ein. Wird während der Ruhe langsam rhythmisch gereizt, so kommt die nächste Periode früher, ist aber kürzer und hat eine geringere Frequenz. Wird rascher gereizt, so kommt die Periode etwas später und ist noch kürzer. Bei noch rascherer Reizung kommt sie noch später und kann auf einen einzigen abnormen Schlag beschränkt sein. Eine sehr rasche Reizung während der Ruhe verhindert die Erholung überhaupt und unterdrückt die Perioden.

Die Automatie der verschiedenen Herzteile[3]).

Bei der Untersuchung der Frage, welchen Herzteilen die Fähigkeit der Automatie zukommt, erinnern wir an die eingangs gegebene Definition, nach welcher wir von Automatie nur dann sprechen, wenn sich die selbständige Tätigkeit unter natürlichen Bedingungen offenbart. Herzabschnitte, die nur durch künstliche Reize zu rhythmischer Tätigkeit gebracht werden können, aber nicht bei den natürlichen Reizen ansprechen, besitzen zwar eine gewisse rhythmische Fähigkeit, sind aber nicht automatisch erregbar [LANGENDORFF[4])].

Als Maß der Automatie nehmen wir die Dauer der rhythmischen Tätigkeit nach dem Tode, die Zahl der Kontraktionen, die ein Herzteil nach seiner Isolierung ausführt, und die Zahl der Kontraktionen, mit der ein Einzelreiz beantwortet wird. Mit dem Eintritt des Todes hören nicht alle Herzteile gleichzeitig zu schlagen auf. Es ist schon ALBRECHT HALLER aufgefallen, daß zuerst die Kammern stehenbleiben und erst viel später die Vorhöfe[5]), von welchen wieder der rechte länger schlägt als der linke[6]). Man nennt deshalb auch den rechten Vorhof das „Ultimum moriens Halleri". Dies fand dann auch HERING[7]) am absterbenden Kaninchenherzen, wo die verlangsamten Pulsationen der Hohl- und der Pulmonalvenen gut zu sehen sind. Das wirkliche Ultimum moriens liegt im rechten Vorhof an der Mündung der Hohlvenen[8]). Schon HERING läßt es dahingestellt,

---

[1]) ABDERHALDEN u. GELLHORN: Pflügers Arch. f. d. ges. Physiol. Bd. 183, S. 303. 1920.
[2]) ASHMANN u. HAFKESBRING: Proc. of the soc. f. exp. biol. a. med. Bd. 23, S. 162. 1925.
[3]) Ausführlich bei TIGERSTEDT Bd. II, S. 71ff.
[4]) LANGENDORFF: Arch. f. (Anat. u.) Physiol. 1884. Suppl.-Bd. S. 44.
[5]) Das wußte schon GALEN.
[6]) Beispiele für das Überleben verschiedener Herzteile bei LANGENDORFF: Ergebn. d. Physiol. Bd. II/2, S. 525.
[7]) HERING: Pflügers Arch. f. d. ges. Physiol. Bd. 82, S. 22. 1900.
[8]) Siehe auch ASCHOFF: Dtsch. med. Wochenschr. 1907, S. 1356; KOCH: Beitr. z. pathol. Anat. u. z. allg. Pathol. Bd. 42, S. 203. 1907; ERLANGER u. BLACKMAN: Americ. journ. of physiol. Bd. 19, S. 125. 1907.

ob alle Stellen des venösen Herzens bezüglich ihrer Automatie als gleichwertig zu betrachten sind; sicher ist jedoch, daß die Pulmonalvenen früher zu schlagen aufhören als die Hohlvenen. Beim Frosch pulsieren alle drei Hohlvenen infolge der vorzüglichen Leitung gleichzeitig und isochron mit dem Sinus. Da sind auch alle Teile des venösen Herzendes funktionell gleichwertig[1]).

Neue Untersuchungen von PICK und RIGLER[2]) haben dagegen ergeben, daß das wahre Ultimum moriens beim Säugerherzen in den PURKINJEschen Fasern gesucht werden muß, eine Tatsache, die wegen der verborgenen Lage dieser Fasern bisher der Aufmerksamkeit entgangen war. PICK konnte bei totenstarren Herzen, die ohne alle Vorsichtsmaßregeln, vor allem ohne Sauerstoffzufuhr, in einer kühlen, feuchten Kammer tagelang (in einem Falle 67 Stunden) gehalten worden waren, noch rhythmische Bewegungen der PURKINJEschen Fasern nachweisen. Die Zähigkeit der Lebensäußerungen des Sinusknotens erklärt sich ebenfalls durch seinen Gehalt an spezifischen Muskelfasern.

Die Beobachtungen am uneröffneten absterbenden Herzen zeigen, daß die am Venenende gelegenen Teile die höchste Automatie haben[3]). Dies zeigen auch die *Stannius-Ligaturen*[4]). Wenn man am schlagenden Froschherzen an der Grenze zwischen Sinus venosus und Vorhof eine Ligatur anlegt oder einen die Verbindung vollständig aufhebenden Schnitt führt (Stannius I), dann schlägt der Sinus weiter, Vorhof und Kammer bleiben stehen. Wenn man nun an der Atrioventrikulargrenze das Herz mit einer Ligatur abschnürt (Stannius II), beginnt die Kammer rhythmisch zu schlagen, während die Vorhöfe weiter stehenbleiben. Wird nun die Kammer an der Grenze ihres unteren und mittleren Drittels mit einer Schere durchgeschnitten (Stannius III), so bleibt die abgeschnittene Herzspitze stehen, spricht aber auf mechanische Reize mit einzelnen Kontraktionen an; der obere, mit dem Vorhof in Verbindung bleibende Teil der Kammer schlägt ungestört weiter. Aber diese rhythmische Tätigkeit ist, auch wenn die Herzspitze nicht abgeschnitten wird, nur ein vorübergehender Zustand, die Kontraktionen werden allmählich langsamer und hören schließlich ganz auf. Dann stehen Vorhof und Kammer still, während der Sinus immer noch weiter schlägt. Allmählich beginnen sich dann automatische Kammerkontraktionen einzustellen; die vorangehende Zeit des Stillstandes bezeichnet man nach HERING[5]) als die präautomatische Pause [ERLANGER und HIRSCHFELDER[6]) nennen sie „stoppage"]. Dann beginnen die Kammern erst sehr langsam zu schlagen, aber nach und nach werden die Intervalle kürzer, bis die Kammer die ihr eigentümliche Frequenz erreicht hat [„rhythm of development" GASKELL[7])]. Die Kammer schlägt immer viel langsamer als der Sinus, ihre Automatie ist also viel geringer, kann aber, je nach den Versuchsbedingungen, verschieden sein. Den Vorhöfen scheint die Automatie ganz zu fehlen, was ja schon daraus hervorgeht, daß die automatischen Kontraktionen nach der I. Stanniusligatur nicht

---

[1]) ENGELMANN: Pflügers Arch. f. d. ges. Physiol. Bd. 65, S. 115. 1897; v. SKRAMLIK: Ebenda Bd. 183, S. 113. 1920.

[2]) PICK: Klin. Wochenschr. 1924, S. 662.

[3]) EYSTER u. MEEK (Heart Bd. 5, S. 137. 1914) finden bei Beobachtungen am absterbenden Herzen, daß der Reiz von Stellen ausgehen kann, die keine Kontraktion erkennen lassen; gerade an den Stellen, wo die Automatie am höchsten entwickelt ist, tritt die Contractilität wahrscheinlich stark zurück, so daß es fraglich ist, ob man denjenigen Gebieten, die am längsten Kontraktionen erkennen lassen, die höchste Automatie zuschreiben darf.

[4]) Ausführlich bei TIGERSTEDT Bd. II, S. 97. Technik bei MANGOLD S. 567. Das Elektrokardiogramm nach der Stanniusligatur untersuchten SAMOJLOFF (Pflügers Arch. f. d. ges. Physiol. Bd. 135, S. 433. 1910) und SEEMANN (Zeitschr. f. Biol. Bd. 57, S. 545. 1912).

[5]) HERING: Pflügers Arch. f. d. ges. Physiol. Bd. 145, S. 229. 1912.

[6]) ERLANGER u. HIRSCHFELDER: Americ. journ. of physiol. Bd. 15, S. 155. 1906.

[7]) GASKELL: Schäfer's textbook of physiol. Bd. II, S. 175. 1900.

von ihnen ausgehen; Vorhof und Kammer schlagen gleichzeitig oder fast gleichzeitig, der Reizursprung ist daher im Verbindungsbündel zu suchen [ENGELMANN[1])].

Die Entwicklung der Kammerautomatie nach Unterbrechung der Reizleitung vom Sinus her ist nach HOFMANN[2]) nur ein Spezialfall der allgemeinen Regel, daß Organe oder Organteile, denen die Erregungen regelmäßig von anderen „übergeordneten" Organen zugeleitet werden, einige Zeit nach ihrer funktionellen Isolierung spontan in Erregung geraten. Dies kommt u. a. am Skelettmuskel, an der Speicheldrüse, an glatten Muskeln und an den spinalen Zentren der Wirbeltiere vor.

Die Dauer des Stillstandes nach der I. Stanniusligatur hängt von den Ernährungsbedingungen des Herzens ab. Wenn vorher durch Auswaschen mit Ringerlösung alle Blutreste entfernt worden sind, fängt die Kammer überhaupt nicht mehr zu schlagen an, sondern steht bis zum Absterben still [v. SKRAMLIK[3])]. Es handelt sich dabei entweder um eine Schädigung der neuen Reizbildungszentren (im Trichter) durch die Ringerlösung, oder es sind die im Herzen sonst zurückbleibenden Blutreste für die Entwicklung der Automatie notwendig. Wenn an dem in situ schlagenden Herzen durch die Ligatur die Durchblutung unterbrochen wird, dauert der Kammerstillstand länger, als wenn die Ligatur über einer Kanüle ausgeführt wird, die eine weitere Speisung der Kammer ermöglicht [HOFMANN[4])]. Auch dann aber ist die Dauer des Stillstandes von der Zusammensetzung der Speisungsflüssigkeit abhängig. Sie kann bis zu $^3/_4$ Stunden betragen, aber bei einer Lösung, die wenig NaCl und viel Traubenzucker enthält, bis auf 6 Sekunden abgekürzt sein (HOFMANN). Die Frage, ob der Stillstand nach der I. Ligatur nicht eine Folge der Reizung hemmender Apparate ist, wurde viel erörtert und kann heute verneint werden; der Stillstand tritt auch nach reizloser Ausschaltung des Sinus durch KCl [HOFMANN[5])] oder Novocain [WATANABE[6])] ein.

Es ist also sicher, daß der Sinus am Froschherzen die höchste Automatie hat. Wenn man den größten Teil des Sinus wegschneidet und nur ein ganz kleines Stück mit dem Vorhof in Verbindung läßt, schlägt das Herz in unveränderter Frequenz weiter; es ist erstaunlich, wie kleine Sinusteile genügen, um das ursprüngliche Schlagtempo aufrechtzuerhalten. v. SKRAMLIK[7]) hat aus den drei Hohlvenen unter der Lupe winzige Stückchen herausgeschnitten (das kleinste enthielt nur 10 Muskelfasern, wobei die gequetschten noch mitgezählt sind) und beobachtet, daß diese Stückchen gleich nach dem Herausschneiden einige Minuten stehen bleiben, dann aber ohne „rhythm of development" gleich mit voller Frequenz zu schlagen anfangen, und zwar mit derselben Frequenz, die das unverletzte Automatiezentrum gezeigt hatte.

Nach den Versuchen von BURROWS[8]) kann der Herzmuskel des Hühnerembryos auf geeigneten Nährböden sich durch 8 Tage und länger kontrahieren.

---

[1]) ENGELMANN: Arch. f. (Anat. u.) Physiol. 1903. Suppl.-Bd. S. 505.
[2]) HOFMANN: Zeitschr. f. Biol. Bd. 72, S. 257. 1923.
[3]) v. SKRAMLIK: Pflügers Arch. f. d. ges. Physiol. Bd. 183, S. 120. 1920; Bd. 184, S. 21. 1920.
[4]) HOFMANN: Zeitschr. f. Biol. Bd. 72, S. 255. 1920.
[5]) HOFMANN: Zeitschr. f. Biol. Bd. 72, S. 232 u. 238. 1920.
[6]) WATANABE: Zeitschr. f. Biol. Bd. 77, S. 317. 1923.
[7]) v. SKRAMLIK: Pflügers Arch. f. d. ges. Physiol. Bd. 183, S. 112. 1920.
[8]) BURROWS: Münch. med. Wochenschr. 1912, II, S. 1473 (daselbst Literatur). — Siehe auch FISCHER: Journ. of exp. med. Bd. 39, S. 577. 1924. — JOHNSTONE (Bull. of the Johns Hopkins hosp. Bd. 35, S. 87. 1924) machte die Stanniusligaturen beim Hühnerembryo im Ei. Auf die zweite Ligatur folgte Stillstand von Kammer und Bulbus durch 15 bis 120 Sekunden, dann trat Kammerautomatie ein. Nach der ersten Ligatur dauerte der Stillstand 10—15 Sekunden, dann schlugen die unteren Herzteile mit etwas geringerer Frequenz.

Die aus dem Vorhof, besonders der Nähe der Venenmündung herausgeschnittenen Stücke schlagen bei Embryonen beliebigen Alters spontan, die Stücke aus dem Ventrikel aber nur bei jüngeren (60 Stunden bis 10 Tage). Dabei sind die Frequenzen verschieden (150—220 beim Vorhof, 50—150 beim Ventrikel). Der Rhythmus bleibt bis zum 3.—4. Tage regelmäßig und wird dann unregelmäßig, kann aber dann noch bis zum 17. Tage so fortgehen. Bei größeren Stücken mit ständigem Zu- und Abfluß des Nährmaterials kann der Rhythmus bis zum 30. Tage regelmäßig bleiben. Eigentümlich ist nun bei diesen „Gewebskulturen", daß Zellen aus dem ursprünglichen Gewebsstück in den umgebenden Nährboden hinein auswandern, welcher Vorgang dem eigentlichen Wachstum vorausgeht. Diese ganz isolierten Herzmuskelzellen führen nun ebenfalls rhythmische Bewegungen aus, manchmal schon am 5. Tage. Die aus dem Ventrikel älterer Embryonen entnommenen Stücke schlagen zwar selbst nicht, wohl aber die in der Gewebskultur aus ihnen ausgewanderten isolierten Zellen.

Die nach der II. Stanniusligatur sofort auftretende und durch sie unmittelbar hervorgerufene rhythmische Kammertätigkeit ist als Folge der mechanischen Reizung aufzufassen, denn sie hört nach der Lösung der Ligatur auf [GOLTZ[1])]. Daß die an der a-v-Grenze gelegenen Gewebe eine besondere automatische Befähigung besitzen, hatte schon MUNK[2]) gezeigt. Er sah, daß ein einfacher Reiz, z. B. ein Nadelstich, an der Mitte des oberen Kammerrandes eine Reihe von Schlägen zur Folge hatte, die anfangs rasch, dann immer langsamer aufeinander folgten („MUNKsches Phänomen"), während sonst ein Einzelreiz nur eine Kontraktion erzeugte. MUNK und mehrere Forscher nach ihm hatten den Ursprung dieser Automatie in die Ganglien verlegt, aber GASKELL[3]) und bald darauf EWALD[4]) haben gezeigt, daß der muskulöse a-v-Trichter (HIS) als Sitz der Automatie anzusprechen ist. v. SKRAMLIK[5]) hat vor wenigen Jahren bei seinen Untersuchungen über die normale und rückläufige Erregungsleitung gesehen, daß der sog. Knotenrhythmus vom Trichter ausgeht und *daß dieser sich als erster sichtbar kontrahiert*[6]), während Vorhof und Ventrikel nach entsprechender Pause nachfolgen. Die nach der II. Stanniusligatur auftretende Schlagfolge ist ja auch nichts anderes als ein Knotenrhythmus, nur daß die rückläufige Erregung der Vorhöfe durch die Ligatur verhindert wird (v. SKRAMLIK). Die Physiologie des Atrio-Ventrikulartrichters ist dann von HABERLANDT[7]) ausführlich untersucht worden, und es hat sich dabei gezeigt, daß die Befähigung zur automatischen Reizbildung in allen Teilen des Trichters annähernd gleich ausgesprochen ist. Am Schildkrötenherzen fand HABERLANDT bei Schwellenwertprüfungen die Erregbarkeit des a-v-Verbindungssystems sowohl am normal schlagenden wie am sinuslosen Herzen meist deutlich höher als die der Herzspitze; dabei besteht jedoch eine gewisse funktionelle Differenzierung, indem die seitlichen Anteile im allgemeinen eine höhere Befähigung zur rhythmischen Reizbildung aufweisen als die dorsalen und ventralen Abschnitte. Wenn man am sinuslosen Froschherzen die Basisanteile der Kammer schrittweise so weit abträgt, bis keine Automatie mehr entsteht, so findet man, daß die Befähigung zur selbständigen Reizerzeugung bis zur Grenze zwischen oberem und mittlerem Drittel

---

[1]) GOLTZ: Arch. f. pathol. Anat. Bd. 21, S. 201. 1861.
[2]) MUNK: Arch. f. (Anat. u.) Physiol. 1878. S. 569.
[3]) GASKELL: Schäfers textbook of physiol. Bd. II, S. 169 u. 179. 1900.
[4]) EWALD: Pflügers Arch. f. d. ges. Physiol. Bd. 91, S. 21. 1902.
[5]) v. SKRAMLIK: Pflügers Arch. f. d. ges. Physiol. Bd. 184, S. 47 u. 51. 1920.
[6]) Am normal langsam schlagenden Froschherzen hat schon BOND (Heart Bd. 4, S. 3. 1912) gesehen, daß sich der Atrioventrikularring deutlich vor der Kammer zusammenzieht.
[7]) HABERLANDT: Zeitschr. f. Biol. Bd. 61, S. 1. 1913; Bd. 63, S. 305. 1914; Bd. 65, S. 225. 1915; Bd. 67, S. 83. 1916; Bd. 67, S. 453. 1917; Bd. 68, S. 257. 1918.

herabreicht; das übrigbleibende Stück entspricht der „Herzspitze", von der schon BERNSTEIN[1]) wußte, daß sie nicht mehr selbständig zu pulsieren vermöge; in diesem Stück sind Anteile des a-v-Trichters nicht mehr nachweisbar [HABERLANDT[2])].

Die Herzspitze kann zwar durch konstante Reize, wie erhöhten Innendruck oder konstanten elektrischen Strom, zu rhythmischem Schlagen gebracht werden; da sie dies aber unter normalen Bedingungen nicht tut und auf Einzelreize immer nur mit einfachen Kontraktionen antwortet, kann ihr die Fähigkeit zu automatischer Reizbildung nicht zugesprochen werden. Wohl aber dem Bulbus, denn er führt auf jeden mäßig starken Einzelreiz eine Reihe von Kontraktionen aus [ENGELMANN[3])], und er schlägt auch regelmäßig, wenn man ihn unter einem Druck von 5—20 mm Hg füllt, wenn er vorher nicht mit Ringerlösung ausgewaschen worden ist (v. SKRAMLIK). Es sind also mit Ausnahme der Hohlvenen nur Klappengegenden Sitz der Automatie. Sinus und Hohlvenen arbeiten auch unter schlechteren Ernährungsbedingungen (Ringerlösung) rhythmisch und meist mit derselben Frequenz; das Auftreten automatischer Schläge am Trichter und am Bulbus ist aber bei Ernährung mit Ringer an einen einmaligen äußeren Reiz geknüpft. Bei einem und demselben Herzen ist der Eigenrhythmus am höchsten bei Hohlvenen und Sinus, geringer bei Trichter und Bulbus. Beim Sinus und den Hohlvenen sind alle Stellen zur automatischen Reizbildung befähigt, beim Trichter besonders die untere Hälfte, beim Bulbus der in die Kammerbasis versenkte Ursprung [v. SKRAMLIK[4])]. Die Reihe der automatischen Schläge ist am längsten beim Sinus, viel kürzer bei Trichter und Bulbus. Die Automatie ist also im Sinus am höchsten, deshalb muß unter normalen Bedingungen der Sinus der führende Herzteil sein.

Dem Venensinus des Froschherzens entspricht beim *Warmblüter* der Sinusknoten, ein Organ mit höchstentwickelter Automatie, welches daher unter normalen Bedingungen der führende Herzteil ist. Die normalen Ursprungsreize sollen vom Kopfteile des Sinusknotens ausgehen; dieser Knoten ist ein Gebilde von recht beträchtlicher Ausdehnung, und es scheinen in ihm Zentren verschiedener Reizbildungsfähigkeit zu liegen, wenn man sich auch diese Unterschiede, vielleicht analog dem Kaltblütersinus, nicht groß vorstellen darf. So sahen GANTER und ZAHN[5]), daß nach Ausschaltung des führenden Punktes im Sinusknoten durch Abklemmung die übrigbleibenden Teile nur eine geringere Zahl von Reizen zu bilden vermochten. Dies geht auch aus noch unveröffentlichten Versuchen von ROTHBERGER und SCHERF hervor, die den Sinusknoten beim Hunde durch Querligaturen schrittweise von oben nach unten ausschalteten. Durch lokale Erwärmung konnte jederzeit festgestellt werden, bis zu welchem Grade der Sinusknoten ausgeschaltet war. Nach Ausschaltung der oberen Hälfte wird der Rhythmus langsamer und die Vorhofzacke des Elektrokardiogramms negativ. LEWIS, MEAKINS und WHITE[6]) fanden bei lokaler Ableitung der Aktionsströme beim Vorhof des Hundeherzens, daß der rechte sowohl wie der linke

---

[1]) BERNSTEIN (Zeitschr. f. d. med. Wiss. 1876. S. 385) klemmte das Froschherz etwas unterhalb der Mitte der Kammer mit einer feinen Pinzette so stark ab, daß die Herzspitze funktionell von der übrigen Kammer getrennt war. Nach Entfernung der Klemme bleibt die Spitze dauernd in Ruhe und solche Frösche können mehrere Monate am Leben erhalten werden.

[2]) HABERLANDT: Zeitschr. f. Biol. Bd. 67, S. 86. 1916.
[3]) ENGELMANN: Pflügers Arch. f. d. ges. Physiol. Bd. 29, S. 442 u. 455. 1882.
[4]) v. SKRAMLIK: Pflügers Arch. f. d. ges. Physiol. Bd. 183, S. 124. 1920.
[5]) GANTER u. ZAHN: Pflügers Arch. f. d. ges. Physiol. Bd. 145, S. 381. 1912.
[6]) LEWIS, MEAKINS u. WHITE: Phil. trans. of the roy. soc. of London, Ser. B Bd. 205, S. 411. 1914.

Vagus in erster Linie auf den Kopf des Sinusknotens wirken. Wenn die Automatie des Kopfteiles durch die Reizung gehemmt wird, treten die tiefergelegenen Teile des Sinusknotens für ihn ein; auf diese tiefergelegenen Zentren scheint der linke Vagus keinen Einfluß zu haben, während der rechte deutlich auf sie wirkt.

Bezüglich der Vorhöfe gehen die Ansichten etwas auseinander. Nach LANGENDORFF [und LEHMANN[1])] führen die isolierten, mit Blut gespeisten Herzohren von Kaninchen und Katzen keine spontanen Kontraktionen aus, während ERLANGER und BLACKMAN[2]) angeben, daß alle Teile des rechten Vorhofs und der Scheidewand eine hohe, hinter der des Sinus allerdings zurückstehende Automatie besitzen. Dagegen schlage der isolierte linke Vorhof nie spontan, was auch HERING[3]) gefunden hat. Nach DEMOOR und seinen Mitarbeitern[4]) besitzen nur die an der Mündung der Cava sup. gelegenen Gewebe die Fähigkeit regelmäßiger, rhythmischer Kontraktion, die durch Adrenalin chronotrop und inotrop gefördert, durch Cholin gehemmt wird. Der linke Vorhof und diejenigen Teile des rechten, die nicht die Mündung der Hohlvene enthalten, schlagen unregelmäßig, in kurzen, heftigen „Stößen", und werden durch Adrenalin und Cholin nicht beeinflußt. Ein isolierter rechter Vorhof vom Kaninchenherzen wird, wenn er nicht spontan schlägt, nicht nur durch Adrenalin, sondern auch durch ein aus dem rechten Vorhof eines Hundeherzens hergestelltes Extrakt zum Schlagen gebracht, während Auszüge aus dem linken Vorhof und der linken Kammer nur schädigend wirken. Ein Auszug aus dem Sinusknoten erzeugt am ganz isolierten linken Vorhof typische Kontraktionen, und zwar in einem dem rechten Vorhof entsprechenden Rhythmus. DEMOOR schließt aus seinen Versuchen auf eine humorale Regulation der Herztätigkeit, indem im ganzen Knotengewebe Stoffe gebildet werden, die den Energieumsatz im Herzmuskel beeinflussen und den Herzschlag regelmäßig machen. Diese zunächst etwas verblüffenden Angaben sind dann in Untersuchungen von HABERLANDT[5]) am Froschherzen weitgehend bestätigt worden. Wenn man beim Frosch den abgeschnittenen pulsierenden Sinus in Ringerlösung legt und nach 5—15 Minuten die automatisch schlagende Kammer mit diesem Sinusringer speist, tritt in einem Teil der Fälle eine Beschleunigung und Verstärkung der Pulse ein, die nach Entfernung des Sinusringers wieder zurückgeht. Stand aber die Kammer vorher still, so können durch den Sinusringer automatische Pulsationen hervorgerufen werden, die ebenfalls nach dessen Entfernung wieder verschwinden. Mit ruhenden Vorhofstücken läßt sich diese Wirkung nicht erzielen. Da der Sinusringer auch nach Lähmung des Sympathicus mit Ergotamin wirksam ist, handelt es sich nicht um die LÖWIsche Accceleranssubstanz, sondern um einen Erregungsstoff, ein Hormon von spezifischer Natur, dessen Bildung am normalen Ausgangsort der Herzbewegung darauf hinweist, daß er das auslösende Moment für den normalen Herzschlag ist. Dieses *Sinushormon* vermag an isolierten Sinus-Vorhofstücken den Herzschlag zu beschleunigen und zu verstärken, sowie an bereits schlaglosen neuerdings Pulse auszulösen. In weiteren Versuchen konnte bei Kammerautomatie innerhalb des a-v-Trichters die Bildung eines Erregungsstoffes nachgewiesen werden (*Kammer-*

---

[1]) LANGENDORFF: Pflügers Arch. f. d. ges. Physiol. Bd. 112, S. 522. 1906.
[2]) ERLANGER u. BLACKMAN: Americ. journ. of physiol. Bd. 19, S. 150. 1907.
[3]) HERING: Pflügers Arch. f. d. ges. Physiol. Bd. 116, S. 146. 1907.
[4]) DEMOOR: Cpt. rend. des séances de la soc. de biol. Bd. 88, S. 631. 1923; Bd. 91, S. 90. 1924; Arch. internat. de physiol. Bd. 20, S. 446. 1923; Bd. 21, S. 113. 1923; Bd. 23, S. 121. 1924. — DEMOOR u. RYLANT: Cpt. rend. des séances de la soc. de biol. Bd. 88, S. 1206. 1923; Bd. 93, S. 1239. 1925; Arch. internat. de physiol. Bd. 21, S. 438. 1923.
[5]) HABERLANDT: Klin. Wochenschr. 1924, S. 1631 u. 1925, S. 1778; Zeitschr. f. Biol. Bd. 82, S. 536. 1925; Bd. 83, S. 53. 1925; Bd. 84, S. 143. 1926; Pflügers Arch. f. d. ges. Physiol. Bd. 212, S. 587. 1926.

oder Trichterhormon), der ebenso wirkt wie das Sinushormon und offenbar mit ihm identisch ist. Es dürfte sich daher um ein einheitliches Herzhormon handeln, welches an allen mit Automatie begabten Stellen des Herzens, und zwar in der spezifischen Muskulatur gebildet wird. Die letzten Untersuchungen HABERLANDTS haben ergeben, daß der „Automatiestoff" sich in alkoholische Lösung bringen läßt, also kein Eiweißkörper ist. Er ist auch, wie dies für Hormone charakteristisch ist, hitzebeständig. Auch DEMOOR und RYLANT haben alkoholische Auszüge aus dem Sinusknoten von Warmblütern wirksam gefunden.

Wenn der Sinusknoten ausgeschaltet wird[1]), geht die Führung der Herztätigkeit auf den TAWARAschen Knoten über, es entsteht ein Knotenrhythmus (atrioventrikuläre Automatie), wobei die Frequenz um etwa 33% abnimmt [EYSTER und MEEK[2])]. Wenn das Herz dabei unter schlechten Bedingungen arbeitet (z. B. bei Speisung mit Ringerlösung), tritt nach der Ausschaltung des Sinusknotens ein längerer Herzstillstand ein. Nach ZAHN[3]) ergibt sich aus den Versuchen mit Ausschaltung des Sinusknotens, daß alle Teile des Tawara-Knotens die Fähigkeit besitzen, rhythmische Reize zu bilden, wobei die oberen Abschnitte höhere Frequenzen entwickeln als die unteren; normalerweise bleibt aber die Automatie des Knotens hinter der des Sinus zurück, und zwar soll sich sie zu der des Sinusknotens verhalten wie 1 : 1,3—2. Unter Umständen kann jedoch die Umgebung des Sinus coronarius der Entstehungsort hochgradiger Tachykardien sein (so trat in einem Versuch beim Hunde nach Erwärmung eine Tachykardie von 330 pro Minute ein — wahrscheinlich Vorhofflattern). GANTER und ZAHN haben in Bestätigung einer älteren Angabe von BRANDENBURG und HOFFMANN gefunden, daß es nicht gleichgültig ist, auf welche Weise der Sinusknoten ausgeschaltet wird. Wenn dies reizlos (durch Kälte) geschieht, liegt der Reizursprung im mittleren Teile des a-v-Knotens; wird der Sinusknoten aber nicht reizlos ausgeschaltet, z. B. durch Quetschen, Ausschneiden oder Verschorfen, so gehen die automatischen Kontraktionen vom oberen Knotenteile (Sinus coronarius) aus, wobei die Frequenz gewöhnlich etwas höher ist. Es sollen die Automatieverhältnisse innerhalb des a-v-Knotens (vielleicht auf nervösem Wege) umgestimmt werden, wenn im Sinusknoten ein Reizzustand besteht.

Wenn die Reize im oberen Teile des Knotens gebildet werden, bekommt man ein positives As-Vs-Intervall von annähernd normaler Länge (mit umgekehrter, aber auch mit positiver P-Zacke im Elektrokardiogramm [SCHERF und SHOOKHOFF]). Liegt der Reizursprung im unteren Abschnitt (der Bündelgegend), so bekommt man ebenso große, aber negative Intervalle, wobei also die Kammer vor dem Vorhof schlägt. Eine gute Methode der reizlosen Ausschaltung besteht in der Abbindung der Sinusknotenarterien [ROTHBERGER und SCHERF[4])]. Der anämisierte Sinusknoten stellt seine Tätigkeit ein und der a-v-Knoten übernimmt die Führung. Man sieht dann entweder eine negative oder keine P-Zacke vor R. EYSTER und MEEK[5]) haben bei Hunden den Sinusknoten aseptisch ausgeschaltet und die Tiere überleben lassen. Diese zeigten bis zum Tode den a-v-Rhythmus (lokale Ableitung der Aktionsströme), wobei der Reizursprung im oberen Teile des Knotens lag. War der Sinusknoten nur verletzt oder nicht ganz ausgeschaltet, so stellte sich nach einer Periode von a-v-Automatie der Normalrhythmus wieder ein.

---

[1]) Ausführlich bei TIGERSTEDT Bd. II, S. 121 und bei MANGOLD, S. 633.
[2]) EYSTER u. MEEK: Arch. of internal med. Bd. 18, S. 775. 1916.
[3]) ZAHN: Pflügers Arch. f. d. ges. Physiol. Bd. 151, S. 271. 1913.
[4]) ROTHBERGER u. SCHERF: Wien. klin. Wochenschr. 1926, Nr. 17.
[5]) EYSTER u. MERK: Americ. journ. of physiol. Bd. 61, S. 117. 1922.

Man pflegt gewöhnlich den Sinusknoten als das primäre, den TAWARAschen Knoten als das sekundäre und die in der Kammer gelegenen als die tertiären Zentren zu bezeichnen. Das ist zur raschen Verständigung ganz gut, nur darf man nicht vergessen, daß der Sinus- und der TAWARAsche Knoten keine einfachen Reizbildungszentren, sondern selbst zusammengesetzt sind aus mehreren automatischen Zentren verschiedener Wertigkeit, wobei besonders beim a-v-Knoten nicht immer das höher oben gelegene Zentrum auch eine höhere Automatie hat. Nach GANTER[1]) besteht zwischen dem Coronarteil und dem mittleren Abschnitt des a-v-Knotens ein ähnliches „Vertretungsverhältnis" wie zwischen dem Sinus und dem a-v-Knoten als Ganzem. Der mittlere Teil ist nach GANTER der übergeordnete Teil.

Beim Menschen und beim Hunde steht in vielen Fällen die Reizbildungsfähigkeit des TAWARAschen Knotens nicht viel hinter der des Sinusknotens zurück. Wenigstens sieht man bei stärkerer Verlangsamung des Sinusrhythmus nicht selten vorzeitige Kammersystolen, sog. „escaped beats" auftreten, weil die durch das Ausbleiben der normalen Erregung entstehende Pause dem TAWARAschen Knoten schon zu lange dauert. In manchen Fällen ist der Unterschied in der Automatie der beiden Hauptzentren sehr gering. Wir kommen darauf bei der Besprechung der durch das Hervortreten untergeordneter Zentren bedingten Störungen zurück.

Wenn die nach Ausschaltung des Sinusknotens auftretenden automatischen Kammerkontraktionen vom oberen Teile des TAWARA-Knotens ausgehen, so kann man daraus schließen, daß dieser Teil die höchste Automatie in den Kammern besitzt; damit stimmt ja auch die oben wiedergegebene Angabe von GANTER und ZAHN, daß der obere Teil des Knotens meist höhere Frequenzen entwickelt als der untere. Die Fähigkeit der rhythmischen Reizbildung ist aber nicht auf den TAWARA-Knoten beschränkt, denn wenn die Reizleitung im HISschen Bündel, also unterhalb des Knotens, unterbrochen wird, schlagen die Kammern auch automatisch, was ja nicht nur aus experimentellen, sondern auch aus klinischen Erfahrungen hinreichend bekannt ist. Auch wenn durch mehrfache Schnittführung die beiden TAWARAschen Schenkel und ihre Verzweigungen durchtrennt und die Kammern auf diese Weise noch weiter peripher funktionell von den Vorhöfen getrennt werden, tritt Dissoziation und automatische Kammertätigkeit ein [ROTHBERGER und WINTERBERG[2])]. Am weitesten ist da wohl PORTER[3]) gegangen, der bei erhaltener Zirkulation aus dem linken Ventrikel eines Hundeherzens ein Stück so herausschnitt, daß die Kammerhöhle nicht eröffnet wurde und das Stück nur durch die Coronargefäße mit dem Herzen zusammenhing. Das Stück war 25 mm lang, 15 mm breit und 4 mm dick und schlug rhythmisch, aber unabhängig vom übrigen Herzen; Vagusreizung brachte das Herz zum Stillstand, das isolierte Stück aber schlug langsam in seinem Eigenrhythmus weiter. Auch die Herzspitze von Hund und Katze schlug rhythmisch, wenn sie mit dem Blute des Tieres gespeist wurde. Endlich fand PORTER, daß beim Hundeherzen jeder aus der Kammer herausgeschnittene Streifen im Blut des Tieres spontan rhythmisch schlägt.

Wie die oben erwähnten Versuche von HABERLANDT gezeigt haben, kommt dem Froschventrikel nur so weit Automatie zu, als er Bestandteile des a-v-Trichters enthält. Auch im Warmblüterherzen scheint die Fähigkeit zur automatischen Reizbildung an das Vorhandensein von spezifischem Muskelgewebe gebunden zu sein. Das gilt zunächst für den Sinusknoten, den einzigen Punkt

---

[1]) GANTER: Dtsch. Arch. f. klin. Med. Bd. 129, S. 137. 1919.
[2]) ROTHBERGER u. WINTERBERG: Zeitschr. f. d. ges. exp. Med. Bd. 5, S. 301. 1917.
[3]) PORTER: Journ. of exp. med. Bd. 2, S. 401. 1897.

im Vorhof, der rhythmische Reize zu bilden vermag; auch in den Hohlvenen entstehen beim Warmblüter wahrscheinlich keine Reize. Der Sinusknoten besteht nun aus verschiedenen Teilen, und es ist gerade an denjenigen Stellen, wo sich bei mikroskopischer Untersuchung das spezifische Gewebe am reichlichsten findet, die stärkste Beeinflussung des normalen Herzschlages durch lokale Temperaturänderungen zu erzielen [Ganter und Zahn[1])]. In den Kammern ist der wichtigste Sitz der Automatie der Tawarasche Knoten, dessen Reizbildungsfähigkeit ebenfalls von Ganter und Zahn[2]) näher erforscht worden ist. In anderen Versuchen haben dieselben Autoren[3]) gefunden, daß die in den Kammern gelegenen tertiären Reizbildungszentren in den Schenkeln und den weiteren Verzweigungen des Übergangsbündels liegen. Auch die Tawaraschen Schenkel sind in hohem Grade zu rhythmischer Reizbildung befähigt und als „spezifische Knoten" aufzufassen. Erlanger[4]) konnte zwar am überlebenden Kalbsherzen keine selbständige Kontraktion der falschen Sehnenfäden sehen, fand aber, daß sie durch elektrische Reize leichter erregt werden als die gewöhnliche Herzmuskulatur. Wenn man nun bedenkt, wie die feineren Zweige des Reizleitungssystems überall im Kammermuskel zu finden sind, wird auch der eben erwähnte Befund von Porter verständlich, daß zum Unterschied vom Froschherzen jeder aus der Kammermuskulatur herausgeschnittene Streifen bei entsprechender Ernährung imstande ist, rhythmisch zu schlagen. Jüngst haben Ishihara und Nomura[5]) gesehen, daß falsche Sehnenfäden aus dem Hundeherzen in warmer Lockelösung bis zu 10 Stunden rhythmisch schlagen können. Ein anderer Versuch derselben Autoren zeigt, daß in den Schenkeln der Sitz der Kammerautomatie gelegen ist: Wenn nach Durchschneidung des Hisschen Bündels Kammerautomatie eingetreten ist, sieht man am eröffneten Herzen, daß sich die Sehnenfäden unabhängig von den Vorhöfen, aber isochron mit den Kammern zusammenziehen; wenn man dann die Kammern, z. B. durch Pilocarpin, zum Stillstand bringt, schlagen die Sehnenfäden allein weiter. Nach Zusatz von Atropin schlagen dann wieder die Kammern im Rhythmus der Sehnenfäden. Da dieser Versuch auch gelingt, wenn man die Kammerautomatie durch Unterbrechung der beiden Schenkel herbeigeführt hat, muß man annehmen, daß auch die feineren Zweige Reize zu bilden vermögen. Tatsächlich kontrahiert sich ja auch ein flaches, aus der Innenwand der Kammer herausgeschnittenes Stück, so daß es aussieht, als ob das Endokard selbst sich zusammenzöge. Weitere Versuche von Nomura zeigen, daß die gewöhnliche Kammermuskulatur keine Automatie hat; herausgeschnittene Stücke hören in warmer Lockelösung nach wenigen Sekunden auf, sich zusammenzuziehen, während sie lange fortschlagen, wenn sie Purkinjefasern enthalten.

Die Frage, ob ein Herzteil automatisch schlägt oder ob ihm rhythmische Erregungen von einem anderen Herzteile zugeleitet werden, läßt sich zunächst durch lokale Erwärmung oder Abkühlung entscheiden. Denn die Frequenz des Herzschlags wird dadurch nur dann verändert werden, wenn der Ursprungsort der Herzbewegung selbst vom Temperaturwechsel betroffen wird. So wird beim normalen Herzschlage die Frequenz nicht geändert, wenn man einen Vorhof oder eine Stelle der Kammer erwärmt (MacWilliam, 1888), sondern nur, wenn

---

[1]) Ganter u. Zahn: Pflügers Arch. f. d. ges. Physiol. Bd. 145, S. 380. 1912.
[2]) Ganter u. Zahn: Pflügers Arch. f. d. ges. Physiol. Bd. 145, S. 376. 1912; Bd. 151, S. 271. 1913.
[3]) Ganter u. Zahn: Zentralbl. f. Physiol. Bd. 27, S. 211. 1913.
[4]) Erlanger: Americ. journ. of physiol. Bd. 30, S. 402. 1912.
[5]) Ishihara u. Nomura: Heart Bd. 10, S. 399. 1923; siehe auch Pick: Klin. Wochenschr. 1924, S. 662. — Nomura: Mitt. a. d. med. Fak. d. Kais. Univ. Kyushu, Fukuoka Bd. 9, S. 195. 1924.

dies am Sinusknoten geschieht. Bei atrioventrikulärer oder ventrikulärer Automatie wird wieder die Erwärmung des Sinusknotens ohne Wirkung sein, und so haben ja GANTER und ZAHN in den erwähnten Versuchen den Reizursprung nach Ausschaltung des Sinusknotens ermittelt.

Ein anderer Weg bei der Untersuchung der Frage, ob ein Herzteil automatisch schlägt oder nicht, ist die Prüfung seines Verhaltens nach Extrasystolen. Wenn man an einem Herzteil, dem rhythmische Erregungen zugeleitet werden, eine Extrasystole auslöst, so folgt auf diese eine längere Pause (kompensatorische Pause, MAREY), durch welche die Störung vollständig oder nur unvollständig ausgeglichen wird[1]). Bei automatisch schlagenden Herzteilen dagegen folgt auf eine Extrasystole ein Normalintervall. Dies wird nach ENGELMANN so erklärt, daß jede Kontraktion das gerade gesammelte Reizmaterial vollständig verbraucht, so daß nach einer Extrasystole die Dauer einer Normalperiode verstreichen muß, bevor die spontanen Reize wieder zu wirksamer Höhe angewachsen sind. Aber schon ENGELMANN[2]), der die Pause nach Extrasystolen an den Hohlvenen des Frosches untersuchte, hat beobachtet, daß gesetzmäßige Abweichungen von dieser Regel vorkommen. Es kann die auf eine Extrasystole folgende Pause um ganz wenig kürzer sein als eine Normalperiode, und zwar ist dies nur dann der Fall, wenn der wirksame

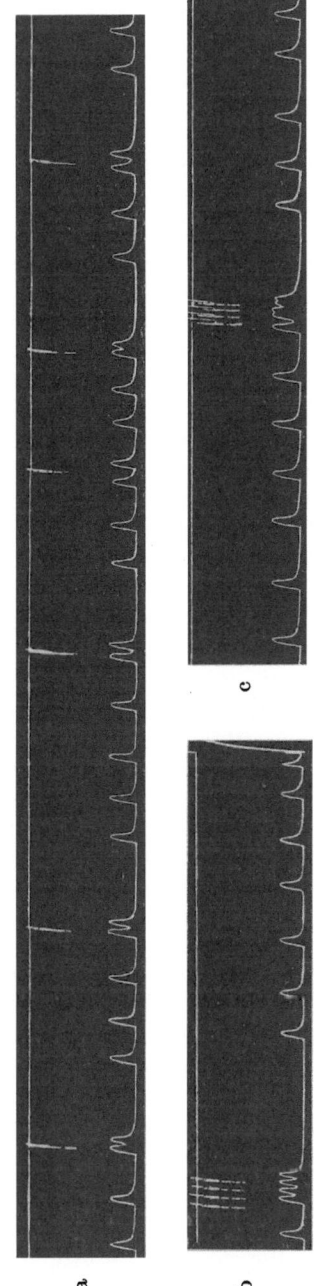

Abb. 131. Isolierter, nicht durchströmter Froschventrikel. Reizung mit Einzelschlägen. Zeit in Sekunden.

---
[1]) Siehe TIGERSTEDT Bd. II, S. 42 ff.
[2]) ENGELMANN: Pflügers Arch. f. d. ges. Physiol. Bd. 65, S. 145. 1897.

Extrareiz am Ende der Diastole, also spät, eingesetzt hatte; es dürfte hier eine erregbarkeitssteigernde Wirkung der Kontraktion vorliegen. Wichtiger und bedeutender ist die andere Abweichung: die auf die Extrasystole folgende Pause kann auch verlängert sein. Diese Verlängerung, die niemals eine wirklich kompensatorische ist, wird dann beobachtet, wenn die Extrasystole sehr früh auf die spontane folgte. Diese Hemmungswirkung ist dann von HOFMANN und HOLZINGER[1]) auch am isolierten, automatisch schlagenden, nicht durchströmten Froschventrikel gesehen und weiter untersucht worden. Sie fanden die Hemmung um so stärker, je früher die Extrasystole folgte. Nach Einschaltung mehrerer, rasch aufeinander folgender Extrasystolen können beträchtliche Stillstände der Kammer zustande kommen[2]). Wenn das Herz sich in einem schlechten Zustande befindet, kann auch eine einzelne Extrasystole von einem längeren Stillstande gefolgt sein.

Dies zeigt unsere Abb. 131, die von einem abgeschnittenen, nicht durchströmten Froschventrikel stammt. Die Dauer einer Normalperiode schwankt um 7 Sekunden, und man sieht in der obersten Reihe (a), wie einzelne Extrasystolen von bedeutend verlängerten Pausen gefolgt sind. Nach Einschaltung gehäufter Extrasystolen wird dieser Stillstand noch länger, und in der untersten Reihe (d) sieht man nach einem künstlichen tachykardischen Anfall gar einen Stillstand von 70 Sekunden eintreten. Wir kommen auf diese Erscheinung in dem Abschnitt über den kompletten Block noch zurück. Auch nach dem langen Stillstande bleibt noch eine Verlängerung der Perioden zurück; das Zustandekommen der ersten, unmittelbar auf den Stillstand folgenden kürzeren Perioden ist nicht klar; es dürfte sich um Kontraktionen handeln, die nicht vom Schrittmacher der Kammerautomatie ausgehen, sondern als „ventricular escape" aufzufassen sind.

In ganz analoger Weise hat CUSHNY[3]) am isolierten, automatisch schlagenden und künstlich durchströmten Katzenventrikel gesehen, daß eine spontane oder künstliche Beschleunigung des Rhythmus von einer beträchtlichen Verlangsamung gefolgt war, die allmählich wieder dem automatischen Rhythmus Platz machte. Da Contractilität und Erregbarkeit während dieser Zeit nicht herabgesetzt sind, liegt eine der Ermüdung der Skelettmuskeln analoge Hemmung der Reizbildung in dem automatisch tätigen Herd vor. CUSHNY schließt aus seinen Befunden, daß am normal schlagenden Herzen die untergeordneten Zentren durch die vom Sinus in rascherer Folge kommenden Erregungen in einem dauernden Ermüdungszustande gehalten werden und daß sie nach Unterbrechung der Reizleitung im Bündel erst allmählich sich von dieser Ermüdung erholen; so käme der „rhythm of development" zustande. In ähnlicher Weise hat dann F. B. HOFMANN[4]) angenommen, daß an dem Stillstand nach der I. Stanniusligatur auch eine Hemmung der Kammerautomatie durch die vorhergehende dauernde Zuleitung der Sinuserregungen beteiligt sei.

Bei erhaltener Reizleitung kann die Änderung der Automatie der einzelnen Herzabteilungen zur Umkehr der Schlagfolge und zu neuen Rhythmen führen. Wir kommen darauf bei der Besprechung des Ausgangspunktes der Herzbewegung zurück.

---

[1]) HOFMANN u. HOLZINGER: Zeitschr. f. Biol. Bd. 57, S. 309. 1911.
[2]) Siehe auch ROTHBERGER u. WINTERBERG: Pflügers Arch. f. d. ges. Physiol. Bd. 146, S. 424. 1912; HOFMANN u. HOLZINGER: Zeitschr. f. Biol. Bd. 66, S. 293. 1915.
[3]) CUSHNY: Heart Bd. 3, S. 257. 1912.
[4]) HOFMANN: Zeitschr. f. Biol. Bd. 72, S. 229. 1920.

2. Die Schwankungen der Erregbarkeit im Laufe einer Herzperiode. Refraktäre Phase[1].

Der Herzmuskel weist im Laufe seiner Tätigkeit periodische Schwankungen der Erregbarkeit auf, die ihren deutlichsten Ausdruck in der von MAREY[2]) (1876) entdeckten und von ENGELMANN[3]) u. a. weiter untersuchten Tatsache findet, daß das Herz während seiner Kontraktion auch für die stärksten Reize unempfindlich ist (absolute refraktäre Phase); nach Ablauf dieser ungefähr mit der Dauer der Systole zusammenfallenden Zeit werden zuerst nur starke, im weiteren Verlauf immer schwächere Reize beantwortet (relative refraktäre Phase), bis die volle Erregbarkeit wieder erreicht ist[4]). Die Refraktärphase, die beim Herzen lang ist und daher hier zuerst entdeckt wurde, kommt nicht nur dem Herzmuskel zu, sondern auch anderen Muskeln, aber nur bei maximaler Reizung. Beim Skelettmuskel ist sie sehr kurz — beim Froschgastrocnemius beträgt sie bei Reizung vom Nerven aus nur 0,001—0,002 Sekunden[4]). Nach SAMOJLOFF[5]) dauert die Refraktärphase beim Skelettmuskel nur einen minimalen Bruchteil der dem aufsteigenden Schenkel der Aktionsstromkurve entsprechenden Zeit, während der Herzmuskel während des größten Teiles seiner Kontraktion unerregbar ist. Beim Skelettmuskel folgt auf die Refraktärphase noch eine „Verspätungsperiode", in der die Reaktion verspätet und abgeschwächt ist. Beim Herzen ist eine solche nicht nachgewiesen, da gehört sie zur Refraktärphase; wäre auch der Skelettmuskel während der Verspätungsperiode unerregbar, so würden beide übereinstimmen. Auch der Skelettmuskel hat also eine absolute und eine relative Refraktärphase; dasselbe gilt für den glatten Muskel; ferner gibt es auch beim Lidschluß und beim Rückenmark eine Refraktärphase, und wahrscheinlich sind alle Vorgänge in unserem Nerven- und Muskelsystem diskontinuierlicher Natur[6]).

Die Refraktärphase findet sich bei allen Herzteilen, aber nicht in gleicher Länge. Nur beim Aortenbulbus des Froschherzens fand ENGELMANN[7]), daß starke Reize auch im Anfang der Kontraktion wirksam sind. Bei den Herzen der Wirbellosen scheint es die Regel zu sein, daß die Refraktärphase nur relativ, nicht absolut ist[7]).

Bezüglich des Verlaufes der Erregbarkeitsschwankung im Laufe einer Herzperiode fand ENGELMANN[8]) an dem durch die Stanniusligatur stillgestellten Froschherzen, daß die Anspruchsfähigkeit des Ventrikels unmittelbar vor dem Beginn der Systole, im Anfang des Stadiums der latenten Reizung schwindet, erst ganz kurz vor dem Beginn der Diastole zurückkehrt und dann wenigstens 0,2 Sekunden über das Ende der Diastole hinaus anwächst; wäre die Pause noch länger, so würde die Erregbarkeit noch weiter ansteigen, so wird sie aber durch die neue Systole wieder herabgesetzt. Dagegen hat sich in Versuchen von

---

[1]) Ausführlich bei TIGERSTEDT Bd. II, S. 26 und LANGENDORFF: Ergebn. d. Physiol. Bd. 1/2, S. 287.
[2]) MAREY: Trav. du labor. Marey Bd. 2, S. 63. 1876, auch in Journ. de l'anat. et physiol. 1877, S. 60.
[3]) ENGELMANN: Pflügers Arch. f. d. ges. Physiol. Bd. 59, S. 311. 1895. — Neue Methoden zur Messung der Refraktärphase beschreiben: BRÜCKE u. PLATTNER: Sitzungsber. d. Akad. d. Wiss., Wien. Mathem.-naturw. Kl. III Bd. 131, S. 13. 1922. — DIEUAIDE u. TURNER: Bull. of the Johns Hopkins hosp. Bd. 35, S. 411. 1924. — KUPELWIESER: Pflügers Arch. f. d. ges. Physiol. Bd. 208, S. 487. 1925.
[4]) LUCAS: Journ. of physiol. Bd. 41, S. 368. 1911; GOTCH: ebenda Bd. 40, S. 253. 1910. Siehe auch ds. Handb. Bd. VIII/1, S. 306.
[5]) SAMOJLOFF: Pflügers Arch. f. d. ges. Physiol. Bd. 143, S. 489. 1912.
[6]) HOFFMANN, P.: Untersuchungen über die Eigenreflexe. S. 78. Springer 1922.
[7]) ENGELMANN: Pflügers Arch. f. d. ges. Physiol. Bd. 29, S. 451. 1882.
[8]) ENGELMANN: Pflügers Arch. f. d. ges. Physiol. Bd. 59, S. 315. 1895.

Isayama[1]) (unter Brückes Leitung) herausgestellt, daß die Erregbarkeit der Froschherzkammer für künstliche Reize gegen Ende der Diastole das absolute Maximum erreicht, denn sie steigt nach Stillegung des Herzens nicht weiter an. Samojloff[2]) fand, daß die Unerregbarkeit der Kammer sich schon vor dem Beginn der R-Zacke des Elektrokardiogramms zu entwickeln beginnt, diese Zeit entspricht der elektrischen Latenzperiode, d. i. der Zeit zwischen der Erregung und dem Beginn der elektrischen Schwankung. Schon während dieser elektrischen Latenzperiode ist die Kammer refraktär. Der Beginn der Refraktärperiode ist also ganz scharf festzustellen, das Ende aber wechselt je nach der angewendeten Reizstärke; es war schon Marey bekannt, daß stärkere Reize früher wirken als schwächere. Der Herzmuskel kann also nach einer überschwelligen Reizung um so früher durch einen zweiten Reiz zu einer neuerlichen Kontraktion (Extrasystole) gebracht werden, je stärker der dazu verwendete zweite Reiz [Kupelwieser[3]) nennt ihn „Prüfreiz"] ist. Die Versuche Kupelwiesers ergeben nun, daß auch die Stärke des ersten, des „Hauptreizes" von Bedeutung ist, und zwar in demselben Sinne: Der Herzmuskel ist innerhalb gewisser Grenzen um so früher wieder imstande, einen zweiten Reiz von bestimmter Stärke mit einer Extrasystole zu beantworten, je stärker er vorher gereizt worden war.

Die Refraktärphase der Extrasystole selbst ist stets kürzer als die der Hauptsystolen [Trendelenburg[4])]. So erklärt sich ein hübscher Versuch von de Boer[5]). Man kann am veratrinvergifteten Froschventrikel, der nur jeden zweiten Vorhofreiz beantwortet, durch einen Induktionsschlag die Halbierung aufheben. Denn diese ist dadurch bedingt, daß die großen, dem Halbrhythmus entsprechenden Systolen eine so lange Refraktärperiode haben, daß der nächste Vorhofreiz nicht wirkt. Wird nun in einem bestimmten Stadium der Diastole eine Extrasystole ausgelöst, so ist diese ihrem verfrühten Einfall entsprechend klein und hat eine kurze Refraktärphase; daher wird der nächste Vorhofreiz beantwortet. Die Halbierung kann dann wieder herbeigeführt werden, wenn man durch Einschaltung einer Extrasystole eine kompensatorische Pause erzeugt; denn die darauffolgende postkompensatorische Systole ist wieder groß und hat eine dementsprechend lange Refraktärperiode.

Eine genauere quantitative Untersuchung des Ablaufs der Erregbarkeitsschwankung am Froschherzen hat Trendelenburg[6]) ausgeführt. Dabei ergab sich zunächst, daß die an Schwellenwerten gemessene Erregbarkeit des Vorhofs stets geringer war als die der Kammer. Am Vorhof, dessen Kontraktion viel kürzer ist als die der Kammer, endet die absolute Refraktärphase meist erst in der Mitte der Diastole und mit dem Beginn der Ruhe hat die Erregbarkeit schon ihre volle Höhe erreicht. Anders ist es bei der Kammer: da konnten in einigen Fällen schon am Ende des systolischen Plateaus Reize wirksam sein; dann steigt die Erregbarkeit sehr rasch und hat meist in der Mitte der Kammerdiastole, spätestens an ihrem Ende, die volle Höhe erreicht (siehe Abb. 132). Es besteht also da ein Widerspruch mit den Befunden von Engelmann. Jedenfalls steigt in den Versuchen von Trendelenburg die Erregbarkeit im Vorhof später und langsamer an als in der Kammer.

Dennig[7]) fand am Froschherzen, daß Kontraktionsablauf und refraktäre

---

[1]) Isayama, S.: Zeitschr. f. Biol. Bd. 82, S. 157. 1924.
[2]) Samojloff: Pflügers Arch. f. d. ges. Physiol. Bd. 135, S. 449. 1910.
[3]) Kupelwieser: Pflügers Arch. f. d. ges. Physiol. Bd. 208, S. 487. 1925.
[4]) Trendelenburg: Arch. f. (Anat. u.) Physiol. 1903, S. 276. — Bestätigt von Umrath: Zeitschr. f. Biol. Bd. 83, S. 535. 1925.
[5]) de Boer: Zentralbl. f. Physiol. Bd. 30, S. 365. 1915.
[6]) Trendelenburg: Pflügers Arch. f. d. ges. Physiol. Bd. 141, S. 378. 1911.
[7]) Dennig: Zeitschr. f. Biol. Bd. 72, S. 187. 1920. — Junkmann, K.: Arch. f. exp. Pathol. u. Pharmakol. Bd. 108, S. 149 u. 313. 1925.

Phase nicht in fester Beziehung zueinander stehen: das ermüdete Herz erreicht die höchste Erregbarkeit lange vor dem Ende der Diastole, während sie beim normalen Herzen erst mit dem Ende der Diastole eintritt. Bei Chloralhydratvergiftung wird die Höhe der Erregbarkeit ganz im Beginn der Diastole erreicht.

KEITH LUCAS und ADRIAN[1]) haben gezeigt, daß beim Ablauf der Erregung im peripheren Nerven auf das Refraktärstadium eine Phase gesteigerter Erregbarkeit und erhöhten Leistungsvermögens folgt und daß der Nerv erst dann in seinen normalen Zustand zurückkehrt. Dies ist von ADRIAN[2]) auch am Froschherzen, besonders in saurer Ringerlösung, gefunden worden. Auch HABERLANDT[3]) hat als Nebenbefund die Tatsache beschrieben, daß die Erregbarkeit der Kammer bisweilen durch vorangehende Schwellenreize erhöht wird. Die Versuche von WASTL[4]) ergeben eine völlige Bestätigung der Angaben von ADRIAN. Die Steigerung der Erregbarkeit beträgt nur wenige Prozente. Nach ADRIAN dauert diese „übernormale Phase" bei entsprechend vorbehandelten Herzen bei Zimmertemperatur über 10 Sekunden. In den Versuchen von WASTL war bei normalen Herzen der zweite Reiz, der als Einzelreiz unwirksam war, dann wirksam, wenn er 1,8—3,3 Sekunden nach dem ersten eintraf. Wenn das Intervall länger war, sank der zweite Reiz wieder unter die Schwelle, und wenn er kürzer war, fiel er in das relative Refraktärstadium der ersten Erregung. In einzelnen Versuchen war in Übereinstimmung mit TRENDELENBURG der zweite

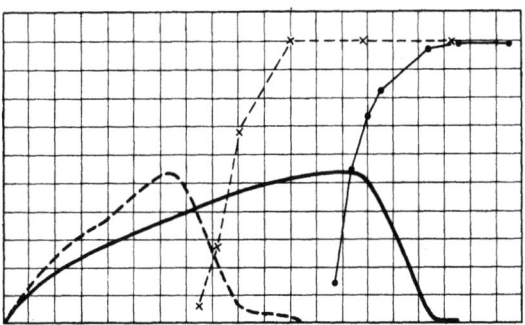

Abb. 132. Erregbarkeitsänderung (Refraktärphase) für Vorhof (gestrichelte Linien) und Kammer (ausgezogene Linien) in Kurvenform. Die stark gezogenen Linien bedeuten die Kontraktionskurve, die schwachen die Kurven der ansteigenden Erregbarkeit. (Nach TRENDELENBURG.)

Reiz schon in der Mitte oder im absteigenden Schenkel der ersten Kontraktion wirksam. Meist ist dies erst dann der Fall, wenn der Hebel die Abszisse fast wieder erreicht hat. Nach ADRIAN ist auch die Treppe eine Folge der übernormalen Phase, und auch dies wird von WASTL bestätigt; die Treppe ist die Folge der in dieser Phase erhöhten Leistungsfähigkeit des Herzens. JUNKMANN[5]) fand beim Frosch, daß die Erregbarkeitsschwankung nach dem Ende der Refraktärphase zweiphasisch ist, mit einem vorangehenden positiven und einem nachfolgenden negativen Teil. Er bezeichnet sie als „Erregbarkeitsnachschwankung"; sie ist beim Herzen in situ viel niedriger als beim isolierten Herzen. Auch bei der Reizleitung gibt es eine übernormale Phase. So haben LEWIS und MASTER[6]) 2 Fälle von komplettem Block beschrieben, wo einzelne Vorhofschläge auf die Kammern übergingen, aber nur dann, wenn sie in einer bestimmten Zeit nach der Refraktärperiode einfielen. Diese Zeit begann ganz scharf 0,42 Sekunden

---

[1]) KEITH LUCAS u. ADRIAN: Journ. of physiol. Bd. 44, S. 68. 1912. — Es gibt auch eine übernormale Phase des Schluckzentrums: ISAYAMA: Zeitschr. f. Biol. Bd. 82, S. 339. 1925 und REISCH: Ebenda Bd. 83, S. 557. 1925. — Siehe auch FRÖHLICH, F. W.: Ergebn. d. Physiol. Bd. 16, S. 40. 1918.
[2]) ADRIAN: Journ. of physiol. Bd. 54, S. 1. 1920; Bd. 55, S. 193. 1921.
[3]) HABERLANDT: Zeitschr. f. Biol. Bd. 61, S. 1. 1913.
[4]) WASTL: Zeitschr. f. Biol. Bd. 75, S. 289. 1922.
[5]) JUNKMANN: Arch. f. exp. Pathol. u. Pharmakol. Bd. 108, S. 164 u. 321. 1925.
[6]) LEWIS u. MASTER: Heart Bd. 11, S. 371. 1924.

nach der R-Zacke und endete weniger scharf 0,70 Sekunden nach dieser Zacke, wobei wider Erwarten die frühen Überleitungen rasch, die späteren aber langsam erfolgten. Die Deutung des 2. Falles wird jedoch von Ashman[1]) bestritten, der die übernormale Phase am komprimierten Vorhof des Schildkrötenherzens untersuchte. Auch er fand nahe Beziehungen zur Treppe. Die übernormale Phase scheint jedoch so wie die Treppe an eine gewisse Schädigung der Gewebe bzw. eine stärkere Säuerung der Speisungsflüssigkeit gebunden zu sein. Am normalen Hundeherzen fanden Lewis und Master[2]) bei eingehender Untersuchung der Reizleitung bei steigender Vorhoffrequenz kein Anzeichen einer übernormalen Phase. Wir kommen auf diese Verhältnisse bei der Besprechung der Leitungsstörungen noch zurück.

Bezüglich der elektrischen Schwankung fand Samojloff[3]) an der Froschherzspitze, daß ein zweiter Reiz von mittlerer Stärke erst nach dem Ablauf des durch den ersten Reiz hervorgerufenen Elektrogramms beantwortet wird, daß man also Superpositionsbilder nicht erhalten kann. In einer späteren Arbeit[4]) fand er, daß starke Reize auch im absteigenden, sehr starke auf dem Gipfel und zuweilen sogar im aufsteigenden Schenkel der Nachschwankung wirksam sein können, sie haben aber eine viel längere Latenz, so daß die zweite Schwankung doch erst nach dem Ende der Nachschwankung beginnt. Auch beim Warmblüterherzen kann man die Dauer des Kammerelektrokardiogramms ungefähr der Dauer der absoluten Refraktärphase der Kammer gleichsetzen. Es gelingt nicht leicht, im absteigenden Schenkel der Nachschwankung einen wirksamen Reiz anzubringen, und die Erfahrung beim Menschen zeigt, daß die Superposition einer Anfangsschwankung (R) auf die vorhergehende Nachschwankung zu den größten Seltenheiten gehört. Daß die mechanische und die elektrische Kurve bei demselben Herzschlage aber auch weit auseinandergehen können, hat Garten[5]) gezeigt.

Da bekanntlich die Dauer der Systole bei steigender Frequenz abnimmt, gilt dies auch für die Refraktärphase. Man kann die zu einer bestimmten Frequenz gehörende Dauer der Systole nach der Formel von Fridericia[6]) berechnen: $V_s = 8,22 \sqrt[3]{p}$, wobei p die Dauer der Herzperiode bedeutet. Man bekommt dann für eine Frequenz von 100 ($p = 0,60$ Sekunden) eine Systole von 0,32 Sekunden, also etwas mehr als die Hälfte der Herzperiode.

Nach Wilson und Herrmann[7]) dauert die Refraktärphase in allen Teilen der Kammer ungefähr gleichlang; es werden aber die verschiedenen Teile in derselben Reihenfolge wieder erregbar, in der sie zur Kontraktion gebracht worden sind. Wir kommen darauf in dem Abschnitt über den Erregungsablauf in den Kammern noch zurück. Es gibt also am Anfang und am Ende der Kammersystole Kammerteile, die refraktär und andere, die noch oder schon wieder erregbar sind, und nur dadurch sind die so seltenen Superpositionen möglich, wo eine Kammersystole unmittelbar in die andere übergeht. So zeigt unsere Abb. 133 sieben Normalintervalle; in das erste, dritte, fünfte und siebente

---

[1]) Ashman u. Woolley: Proc. of the soc. f. exp. biol. a. med. Bd. 23, S. 159. 1925. — Ashman: Americ. journ. of physiol. Bd. 74, S. 121 u. 140. 1925.

[2]) Lewis u. Master: Heart Bd. 12, S. 209. 1925.

[3]) Samojloff: Pflügers Arch. f. d. ges. Physiol. Bd. 135, S. 450. 1910.

[4]) Samojloff: Pflügers Arch. f. d. ges. Physiol. Bd. 147, S. 255 u. 265. 1912. — Adrian: Journ. of physiol. Bd. 55, S. 193. 1921.

[5]) Garten: Zeitschr. f. Biol. Bd. 66, S. 75. 1915. Weitere Angaben bei Miki: Zeitschr. f. d. ges. exp. Med. Bd. 27, S. 326. 1922.

[6]) Fridericia: Acta med. scandinav. Bd. 53, S. 469 u. 489. 1920; Bd. 54, S. 17. 1920; s. Miki: Zeitschr. f. d. ges. exp. Med. Bd. 27, S. 326. 1922.

[7]) Wilson u. Herrmann: Heart Bd. 8, S. 229. 1921.

ist je eine ventrikuläre Extrasystole interpoliert. Da der Sinusrhythmus stark schwankt, ist der Zeitpunkt, wo der nach der Extrasystole kommende Normalschlag eintritt, sehr verschieden und die Normalschläge 22 und 25 kommen so früh, daß sie unmittelbar aus der Nachschwankung der Extrasystole hervorgehen[1]). Das ist nur möglich, wenn die Nachschwankung der Extrasystole in ihrem Endteile von anderen Herzteilen gebildet wird als die Anfangsschwankung des Normalschlages, dessen veränderte Form eine Folge der mangelhaften Erholung des Reizleitungssystems ist. Wenn man berücksichtigt, daß die Erregung während der Anfangsschwankung allen Teilen der Kammer zugeleitet wird und daß eine Superposition nur in den letzten Teilen der Endphase möglich ist, so sieht man, daß die Dauer der absoluten Refraktärphase der einzelnen Kammermuskelfaser nicht viel kürzer sein dürfte als die Dauer der ganzen Systole, und man gewinnt dadurch ein anschauliches Bild von dem gewaltigen Unterschied gegenüber dem Skelettmuskel.

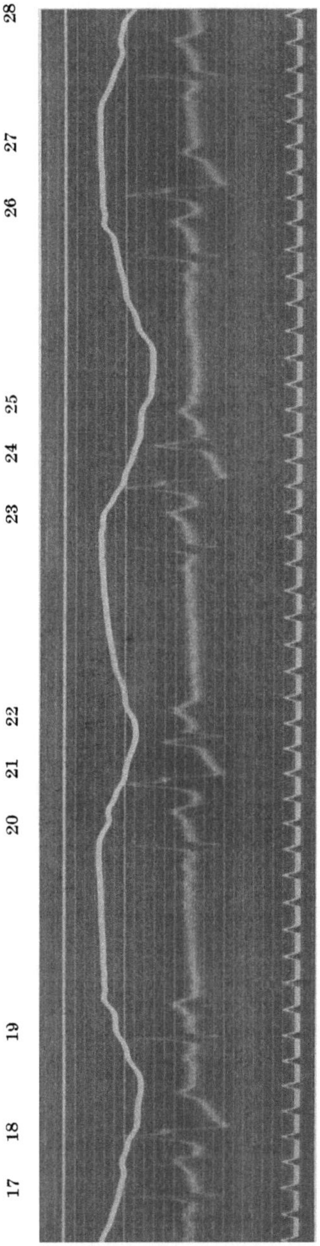

Bezüglich der absoluten Refraktärphase des Vorhofs fanden LEWIS, DRURY und BULGER[2]) je nach der Höhe des Vagustonus Schwankungen zwischen 0,029 und 0,118 Sekunden für eine Frequenz von 200 (Herzperiode 0,30″), nach Atropin ziemlich regelmäßig 0,125 Sekunden, für eine Frequenz von 100 aber 0,2 Sekunden. Nun scheint bei gleicher Frequenz die Refraktärphase des Hundeherzens etwas kürzer zu sein als die des Menschen; es wäre dann für den Vorhof des Menschenherzens bei einer Frequenz von 100 eine Refraktärphase von etwa 0,26 Sekunden anzunehmen[3]), also weniger als bei der Kammer (0,32 Sekunden). Jedenfalls dauert die Refraktärphase beim Vorhof länger als die P-Zacke des Elektrokardiogramms, wobei allerdings zu bedenken ist, daß zum Elektrogramm des Vorhofs nicht nur die P-Zacke, sondern auch eine Nachschwankung gehört, die man nur am ganzen Elektrokardiogramm nicht sieht. Nicht alle Teile

Abb. 133. Interpolierte ventrikuläre Extrasystolen vom Menschen. Oben die Atmung (Inspiration nach abwärts). Die Normalsystolen 22 und 25 sind auf das Elektrokardiogramm der Extrasystole superponiert. Zeit in $1/5$ Sekunde.

---
[1]) Eine solche Superposition der postextrasystolischen Normalkontraktion auf die interpolierte Extrasystole fand schon RIHL (Zeitschr. f. exp. Pathol. u. Therapie Bd. 4, S. 266. 1907) in Suspensionskurven am Säugetierherzen. Der Gipfel der Normalkontraktion liegt dabei höher als der der vorangehenden interpolierten Extrasystole, und diese Normalkontraktion ist dabei kleiner als die anderen. Aus unserer Abbildung ist zu sehen, daß auch die Reizleitung noch nicht erholt ist.

[2]) LEWIS, DRURY u. BULGER: Heart Bd. 8, S. 83. 1921.

[3]) KAUFMANN u. ROTHBERGER: Zeitschr. f. d. ges. exp. Med. Bd. 29, S. 16. 1922.

einer Herzabteilung werden gleichzeitig refraktär, sondern in der Reihenfolge, in der sie in die Kontraktion eintreten. Nach Lewis[1]) soll die Refraktärphase beim Hundevorhof für eine Frequenz von 90—150 bei einer Vorhofsmuskelfaser nur 0,06 Sekunden dauern, was aber wohl kaum zutreffen dürfte. Drury und Brow[2]) verzeichnen auf Grund der Angabe von Adrian, daß die Dauer des monophasischen Aktionsstroms mit der Dauer der absoluten Refraktärphase übereinstimmt, diesen Aktionsstrom beim Hundeherzen und finden beim Vorhof für eine Frequenz zwischen 128 und 172 eine Refraktärphase von 0,15 bis 0,20 Sekunden, dagegen beim Sinusknoten für Frequenzen zwischen 75 und 225 eine Refraktärphase von 0,18—0,30 Sekunden. Die Werte für den Vorhof stimmen gut mit denen von Lewis, Drury und Bulger, die Refraktärphase des Sinusknotens wäre dann um 30% länger als die des Vorhofes.

Nach Lewis, Drury und Iliescu[3]) ist auch die Refraktärphase des Reizleitungssystems um 30% länger als die der Vorhofsmuskeln. Bezüglich des Einflusses der Temperatur findet Eckstein[4]), daß die Refraktärphase im großen und ganzen sich nach der van't Hoffschen Regel ändert.

Bezüglich des *Einflusses der extrakardialen Nerven* ist zu bemerken, daß der Vagus die Refraktärphase verkürzt [Hofmann[5]), Samojloff[6]), Dale und Mines[7])], und zwar haben Lewis, Drury und Bulger[8]) gefunden, daß beim Hunde eine Reizung des rechten Vagus, die die Kammern zu längerem Stillstande bringt, die Refraktärphase des Vorhofs von 0,125 auf 0,025 Sekunden verkürzt, also auf ein Fünftel. Dagegen soll nach Drury[9]) die Refraktärphase des Ventrikels durch Vagusreizung nicht verkürzt werden, was wahrscheinlich damit zusammenhängt, daß der Vagus die Kammern auch chronotrop nicht zu beeinflussen vermag. Die Wirkung des Vagus auf die Refraktärperiode des Reizleitungssystems ist nach Lewis und Master[10]) viel geringer als die auf die Vorhofsmuskulatur. Der Sympathicus verlängert die Refraktärphase [Dale und Mines[7])]. Die Verkürzung der Refraktärphase bei der Vagusreizung ist dort am deutlichsten, wo eine kräftige inotrope und eine schwache chronotrope Wirkung bestehen, der Herzschlag also stark abgeschwächt und nur wenig verlangsamt wird. Denn die Verlangsamung, d. i. die Einschaltung längerer Pausen, verlängert die Refraktärphase und wirkt so der direkten Vaguswirkung entgegen. Dasselbe gilt mutatis mutandis für den Accelerans, und so mag es sich erklären, daß die allmähliche Änderung in der Länge der Refraktärphase bei der Reizung extrakardialer Nerven nicht strenge mit der Änderung der Herzperiode Schritt hält [Miki[11])]. Wiggers und Katz[12]) haben gefunden, daß der Accelerans die Systole stärker verkürzt, als nach der Abnahme der Herzperiode zu erwarten wäre, und sie kommen zu dem Schlusse, daß der Accelerans durch eine spezifische Wirkung auf die Kammermuskulatur die Refraktärphase verkürze. Diese Nervenwirkungen sind also ziemlich verwickelt. Wie sehr aber die Dauer der Refraktärphase von der Länge der vorangehenden

---

[1]) Lewis: Heart Bd. 7, Anm. auf S. 323 und 324. 1920.
[2]) Drury u. Brow: Heart Bd. 12, S. 347. 1926.
[3]) Lewis, Drury u. Iliescu: Heart Bd. 9, S. 21. 1921.
[4]) Eckstein: Pflügers Arch. f. d. ges. Physiol. Bd. 183, S. 43. 1920.
[5]) Hofmann: Ber. naturw.-med. Verein in Innsbruck Bd. 30, S. 133. 1905; Zeitschr. f. d. ges. exp. Med. Bd. 11, S. 156. 1920.
[6]) Samojloff: Pflügers Arch. f. d. ges. Physiol. Bd. 135, S. 461. 1910.
[7]) Dale u. Mines: Journ. of physiol. Bd. 46, S. 319. 1913.
[8]) Lewis, Drury u. Bulger: Heart Bd. 8, S. 83. 1921.
[9]) Drury: Heart Bd. 10, S. 405. 1923.
[10]) Lewis u. Master: Heart Bd. 12, S. 234. 1925.
[11]) Miki: Zeitschr. f. d. ges. exp. Med. Bd. 27, S. 323. 1922.
[12]) Wiggers u. Katz: Americ. journ. of physiol. Bd. 53, S. 49. 1920.

Pause abhängt, zeigen die Versuche von TRENDELENBURG[1]). Er reizte die Herzspitze des Frosches mit wirksamen Reizen in einem Intervall, welches eben länger war als die Refraktärphase. Wenn nun dieses Reizintervall allmählich verkürzt wurde, folgte das Herz bis zu einer gewissen Grenze der immer schnelleren Reizung, es mußte sich also die Refraktärphase allmählich verkürzt haben. Wenn man in diesem kurzen Intervall von vornherein gereizt hätte, hätte das Herz nicht folgen können, sondern nur jeden zweiten Reiz beantwortet. Auch die allmähliche Verkürzung der Refraktärphase geht nur bis zu einer gewissen Grenze, dann tritt Halbrhythmus ein. In demselben Sinne sprechen Versuche von SAMOJLOFF[2]), der fand, daß ein sofort nach dem Ablauf einer Kontraktion wirkender Reiz eine kürzere Systole zur Folge hat. Wie auf diese Weise Rhythmusstörungen auftreten und wieder behoben werden könnnen, zeigen die Versuche von DE BOER[3]) am veratrinvergifteten Froschherzen. Veratrin verlängert die Refraktärphase, und so kann schon bei normaler Vorhoftätigkeit eine Frequenzhalbierung der Kammer eintreten. Wenn man nun ganz früh eine Extrasystole der Kammer auslöst, hat diese eine kurze Refraktärperiode, und so kann der nächste Vorhofreiz schon eine Kammersystole hervorrufen; diese hat nun, da ihr auch nur eine kurze Pause vorangeht, selbst wieder eine kurze Refraktärphase, und so wird die anfängliche Halbierung durch die einzige Reizung aufgehoben. Man kann sie aber wieder herbeiführen, wenn man eine Extrasystole in einem solchen Zeitpunkt auslöst, daß ihr eine längere Pause folgt; dann hat die postextrasystolische Systole wieder eine lange Refraktärphase, so daß nur jeder zweite Vorhofreiz beantwortet wird.

Bei hohen Reizfrequenzen kann ein Zustand eintreten, wo nicht alle Muskelfasern gleichzeitig ihre Erregbarkeit wiedergewinnen, was LEWIS[4]) als „partial refractoriness" bezeichnet. So kann eine eigentümliche Störung entstehen, die MINES[5]) am sinuslosen Rochenherzen und am Kammer-Bulbuspräparat des Frosches beobachtete und „reciprocating rhythm" nannte. Auf eine rhythmische Reizung von bestimmter Frequenz folgte ein Zustand, wo Vorhof und Kammer, bzw. Kammer und Bulbus rasch und abwechselnd schlugen, und zwar in gleichem Abstande, so daß offenbar der eine Herzteil vom anderen erregt wurde. MINES erklärt dies dadurch, daß der vom Vorhof kommende Reiz infolge der hohen Frequenz nur einen Teil des Leitungssystems erregbar findet und durch diesen auf die Kammer übergeht. Wenn diese sich kontrahiert hat, ist der Teil, der geleitet hatte, noch refraktär, der andere aber, der früher refraktär war, wieder erregbar, und so geht der Reiz durch diesen auf den Vorhof zurück, um dann wieder durch den anderen Teil auf die Kammer überzugehen. Dieser Zustand ist seinem Wesen nach schon als Kreisbewegung („circus movement") aufzufassen, und dessen Beobachtung führte MINES zu den Versuchen am Ringpräparat vom Schildkrötenherzen; diese Versuche werden im Abschnitt über das Flimmern besprochen werden. Beim Kaltblüterherzen kann eine solche „Längsdissoziation" in den überleitenden Geweben um so eher eintreten, als die einzelnen Teile der (fast) ringförmigen a.-v-Verbindung funktionell nicht gleichwertig sind (NAKANO, AMSLER und PICK, V. SKRAMLIK), worauf wir bei der Besprechung der Erregungsleitung noch zurückkommen. Es gibt aber auch

---

[1]) TRENDELENBURG: Arch. f. (Anat. u.) Physiol. 1903, S. 285; siehe auch MINES: Journ. of physiol. Bd. 46, S. 363. 1914.
[2]) SAMOJLOFF: Pflügers Arch. f. d. ges. Physiol. Bd. 135, S. 417. 1910.
[3]) DE BOER: Zentralbl. f. Physiol. Bd. 30, S. 265, 503. 1915; Quart. journ. of physiol. Bd. 10, S. 394. 1917.
[4]) LEWIS, DRURY u. BULGER: Heart Bd. 8, S. 101. 1921.
[5]) MINES: Journ. of physiol. Bd. 46, S. 370. 1913.

beim Warmblüter und beim Menschen trotz der Enge der a-v-Brücke offenbar einen ganz ähnlichen Zustand, der dazu führen kann, daß bei ungleichmäßiger Erholung der Reizleitungsfasern eine Erregung auf einem Teil der Bahn vom Vorhof auf die Kammer übergeht und auf einem anderen, mittlerweile wieder erregbaren Teil gleich wieder zum Vorhof zurückkehrt [„reciprocal rhythm"][1]). Es ist ferner wahrscheinlich, daß die eigentümlichen Verhältnisse in der a-v-Leitung, wie man sie beim klinischen Vorhofflattern sieht, auch auf einer solchen Längsdissoziation durch ungleichmäßige Wiederherstellung der Erregbarkeit beruhen[2]). Die ungleiche Verkürzung der Refraktärphase bei sehr frequenter Reizung kann auch zu scheinbaren Leitungsstörungen führen und wird dort erwähnt werden.

Bezüglich des Einflusses von Giften auf die Länge der Refraktärphase sei hier nur bemerkt, daß diese verlängert wird durch das zur Digitalisgruppe gehörende Antiarin [STRAUB[3])], ferner durch Carpain [ALCOCK und MEYER[4])], durch Veratrin [KRETZER und SEEMANN[5]), DE BOER[6])], durch Chinin und dessen Abkömmlinge [LEWIS, DRURY, ILIESCU und WEDD[7])], durch Cocain [KOCHMANN[8])], sowie durch andere Alkaloide, aber auch durch Chlorbarium [DE BOER, JUNKMANN[9])]. Die Refraktärphase wird verkürzt im Beginn vieler Vergiftungen, durch Narkotica, Acetylcholin, ätherische Öle, Campher u. a. Ferner haben CARTER, ANDRUS und DIEUAIDE[10]) gefunden, daß am überlebenden Hundeherzen die Dauer der Refraktärphase mit dem p_H der Speisungsflüssigkeit wechselt; sie wird durch Säuerung verlängert, durch vermehrte Alkalinität verkürzt. Die Versuche sollen noch ausführlich veröffentlicht werden.

3. Die Reizstärke und ihre Beziehungen zur Reizbarkeit des Herzmuskels.

Die Frage nach der Stärke der normalen und der abnormen Herzreize und ihre Beziehung zur Reizbarkeit oder Anspruchsfähigkeit des Herzmuskels ist oft aufgeworfen worden, und in neuerer Zeit versucht man, verschiedene Störungen der Herztätigkeit durch Änderungen der Reizstärke zu erklären. Da nach dem Alles-oder-Nichts-Gesetz der Herzmuskel auf den kleinsten, eben zureichenden Reiz mit einer maximalen Kontraktion antwortet, so müßten, wenn die im Ursprungsort gebildeten Herzreize sich ohne Widerstand ausbreiten könnten, diese Reize eben zureichende, d. h. sie müßten Schwellenreize sein. Tatsächlich hat auch GASKELL[11]) aus den Versuchen von ENGELMANN[12]) geschlossen, daß die Reize, die den normalen Herzschlag hervorrufen, äußerst schwach seien. Da nun die Stärke eines eben zureichenden Reizes sich nach der gerade vorhandenen

---

[1]) DRURY: Heart Bd. 11, S. 405. 1924. — SCHERF u. SHOOKHOFF: Wien. Arch. f. inn. Med. Bd. 12, S. 501. 1926.
[2]) KAUFMANN, ROTHBERGER u. KAUF: Zeitschr. f. d. ges. exp. Med. B. 51, S. 766. 1926.
[3]) STRAUB: Arch. f. exp. Pathol. u. Pharmakol. Bd. 45, S. 368. 1901. — DE BOER: Arch. néerland. de physiol. de l'homme et des anim. Bd. 3, S. 60 u. 90. 1918; Pflügers Arch. f. d. ges. Physiol. Bd. 173, S. 78. 1918.
[4]) ALCOCK u. MEYER: Arch. f. (Anat. u.) Physiol. 1903, S. 223.
[5]) KRETZER u. SEEMANN: Zeitschr. f. Biol. Bd. 57, S. 453. 1912.
[6]) DE BOER: Arch. néerland. de physiol. de l'homme et des anim. Bd. 1, S. 271. 1917.
[7]) LEWIS, DRURY, ILIESCU u. WEDD: Heart Bd. 9, S. 55. 1921.
[8]) KOCHMANN: Pflügers Arch. f. d. ges. Physiol. Bd. 190, S. 158. 1921.
[9]) DE BOER: Proc. of the roy. acad. Amsterdam Bd. 23, S. 542. 1920. — JUNKMANN: Arch. f. exp. Pathol. u. Pharmakol. Bd. 108, S. 176 u. 333. 1925. Dort weitere Angaben.
[10]) CARTER, ANDRUS u. DIEUAIDE: Arch. of internal med. Bd. 34, S. 669. 1924. Anm. am Schluß der Arbeit.
[11]) GASKELL: Schäfers textbook of physiol. Bd. 2, S. 190. London 1900.
[12]) ENGELMANN: Pflügers Arch. f. d. ges. Physiol. Bd. 59, S. 309. 1894.

Reizbarkeit des Herzmuskels richtet, gibt es für die erregbare Phase des Herzmuskels nicht *einen*, sondern eine Reihe von Schwellenreizen, die in dem Maße, wie die Erregbarkeit des Herzmuskels wiederkehrt, immer schwächer werden müssen, es sind also „Phasenschwellenreize" [HERING[1])]. Nun kann es aber nach unseren heutigen Kenntnissen nicht zweifelhaft sein, daß die Ursprungsreize bei ihrer Fortleitung, insbesondere auf andere Herzabteilungen, einen gewissen Widerstand zu überwinden haben, der in der deutlichen Verzögerung der Reizleitung an den Grenzen zum Ausdruck kommt. Es besteht also wohl die Möglichkeit, daß die Ursprungsreize zu einer größeren Höhe anwachsen als für die Auslösung einer Kontraktion unbedingt nötig wäre. So haben ALCOCK und MEYER[2]) aus der Periodenbildung bei der Carpainvergiftung den Schluß gezogen, daß der Normalreiz mehr als zureichend sei, um eine Systole hervorzurufen, und sie bezeichnen dies als „energetischen Reizüberschuß". Dieser sei eine physiologische Einrichtung, „deren Zweckmäßigkeit mit Rücksicht auf gelegentliche Schwankungen der Erregbarkeit des Herzens ohne weiteres einleuchtet". KRIES[3]) hatte angenommen, daß der Normalreiz kein Momentanreiz sei, sondern eine bestimmte Dauer habe. Da nun während dieser Dauer die Anspruchsfähigkeit des Herzens wächst, ist der Reiz zum Schluß überschwellig, wenn er anfangs gerade zureichend war. Dieser zeitliche Reizüberschuß ist also dem energetischen sehr ähnlich. Daß der Leitungsreiz überschwellig ist, geht nach HERING[4]) u. a. daraus hervor, daß manchmal eine künstlich ausgelöste oder spontan entstandene Vorhofsextrasystole auch bei großer Vorzeitigkeit noch auf die Kammern übergeht, also zu einer Zeit, wo bei direkter Reizung der Kammer ein stärkerer Reiz gebraucht werden würde. Später ist aber HERING[5]) zu dem Schluß gekommen, daß die Ursprungsreize keine Phasenschwellenreize seien, sondern Schwellenreize von ungefähr gleicher Stärke, und daß nur ihre Bildungsgeschwindigkeit wechselt. Es liege keine Veranlassung vor, bei verlangsamter Herztätigkeit diese selteneren Reize auch für stärker zu halten, und wenn am normal schlagenden Herzen durch Acceleransreizung eine a-v-Automatie erzeugt wird, so gehe die Führung der Herztätigkeit erst dann auf den TAWARAschen Knoten über, wenn dieser seine Reize früher abgibt als der Sinusknoten; es liege keine Nötigung vor, diese a-v-Reize auch für stärker zu halten.

In neuerer Zeit hat SCHELLONG[6]) aus der Anstiegszeit der Aktionsstromkurve geschlossen, daß der physiologische Reiz wesentlich überschwellig sei, und zwar um ein Mehrfaches stärker als der Schwellenreiz; zu einer ähnlichen Ansicht kommen auch JUNKMANN und KUPELWIESER. Das steht also mit der Ansicht ENGELMANNS im Gegensatz. KUPELWIESER hält die Methode von SCHELLONG prinzipiell nicht für einwandfrei und kommt auf Grund eigener Versuche an der Kammer des Kaltblüterherzens zu der Ansicht, daß der physiologische Leitungsreiz hinsichtlich seiner Intensität einem wenn auch schwachen, so doch erheblich überschwelligen künstlichen Reiz (Öffnungsinduktionsschlag) entspricht.

LOEWI[7]) hat die Verstärkung der Vaguswirkung bei Chloralhydratvergiftung darauf zurückgeführt, daß die Intensität der Reizbildung geändert werden kann, ohne daß dies in einer Frequenzänderung zum Ausdruck kommen muß. In ganz

---

[1]) HERING: Pflügers Arch. f. d. ges. Physiol. Bd. 111, S. 337. 1906.
[2]) ALCOCK u. MEYER: Arch. f. (Anat. u.) Physiol. 1903, S. 232.
[3]) KRIES: Arch. f. (Anat. u.) Physiol. 1902, S. 477.
[4]) HERING: Pflügers Arch. f. d. ges. Physiol. Bd. 111, S. 339. 1906.
[5]) HERING: Pflügers Arch. f. d. ges. Physiol. Bd. 148, S. 615. 1912.
[6]) SCHELLONG: Zeitschr. f. Biol. Bd. 82, S. 466. 1925. — JUNKMANN: Arch. f. exp. Pathol. u. Pharmakol. Bd. 108, S. 324. 1925. — KUPELWIESER: Vortrag Wien. biol. Ges. 22. VI. 1925.
[7]) LOEWI: Arch. f. exp. Pathol. u. Pharmakol. Bd. 70, S. 323. 1912.

ähnlicher Weise haben ROTHBERGER und WINTERBERG[1]) die nach Intensität und Dauer bedeutend verstärkte Vaguswirkung bei der Strophanthinvergiftung auf eine Zustandsänderung der reizbildenden Apparate zurückgeführt, die nun schwächere, leichter unterdrückbare Reize bilden. In neuester Zeit hat SCHELLONG[2]) Schwankungen in der Stärke der vom Sinus gebildeten Reize für die Entstehung komplizierter Arhythmien am absterbenden Menschenherzen verantwortlich gemacht.

Bezüglich der Extrasystolen ist vielfach angenommen worden, daß ihnen schwächere Reize zugrunde liegen, als es die normalen Ursprungsreize sind. So haben KAUFMANN und ROTHBERGER[3]) die Tatsache, daß bei Menschen mit stark schwankendem Sinusrhythmus die Extrasystolen vorzugsweise in den mittleren Frequenzlagen auftreten, dadurch erklären wollen, daß die schwachen, eben über der Schwelle liegenden Extrareize an einen gewissen Acceleranstonus gebunden sind, so daß die Extrareizbildung immer dann erlischt, wenn der Acceleranstonus nachläßt. Bei ausgesprochener extrasystolischer Tachykardie, wo der Vagus nicht mehr wirkt, müßte eine größere Reizstärke angenommen werden [siehe auch DANIELOPOLU und DANULESCO[4])]. WINTERBERG[5]) erklärt die bei einem Kranken beobachtete Gruppenbildung in Anlehnung an die Vorstellung von ALCOCK und MEYER dadurch, daß die heterotopen Reize Schwellenreize seien, denen der energetische Reizüberschuß fehlt; schon bei geringer Herabsetzung der Anspruchsfähigkeit des Herzmuskels müssen sie unterschwellig werden und den stärkeren Normalreizen Platz machen. In einer neuen Arbeit findet auch SCHERF[6]), daß für die verschiedene Erscheinungsform der Extrasystolen das Verhältnis zwischen Reizstärke und Erregbarkeit der Herzmuskelfasern maßgebend sei.

Eine Abschwächung der Reizstärke ist dann vielfach zur Erklärung von Leitungsstörungen herangezogen worden, so von ERLANGER[7]), WINTERBERG[8]) u. a., ROTHBERGER und WINTERBERG[9]) haben die das Vorhofflimmern und -flattern begleitende Arhythmie der Kammern auf die zu zahlreichen und daher zu schwachen Leitungsreize zurückgeführt, die von den Vorhöfen herunterkommen. In neuerer Zeit haben STRAUB und KLEEMANN[10]) angenommen, daß auch bei Leitungsstörungen alle Vorhofreize durch das Bündel geleitet werden, daß sie aber abgeschwächt sind und daher, wenn sie früh in die Diastole fallen, unterschwellig für den gerade bestehenden Grad der Reizbarkeit sind. Alle Reize sollen gleich schnell geleitet werden, aber die Reizstärke sei erheblich und dauernd, gleichmäßig herabgesetzt. Wenn ein übergeleiteter Reiz unterschwellig sei, trete der Kammersystolenausfall auf. Wir kommen darauf im Abschnitt über die Erregungsleitung noch zurück.

4. Die Latenz bei künstlicher Reizung.

Wir verstehen unter Latenz die Zeit, die zwischen dem Reiz und dem Reizerfolg verstreicht. Es ist dabei zunächst zu berücksichtigen, daß die Empfind-

---

[1]) ROTHBERGER u. WINTERBERG: Pflügers Arch. f. d. ges. Physiol. Bd. 150, S. 233. 1913.

[2]) SCHELLONG: Zeitschr. f. d. ges. Med. Bd. 36, S. 305. 1923.

[3]) KAUFMANN u. ROTHBERGER: Zeitschr. f. d. ges. exp. Med. Bd. 9, S. 121. 1919.

[4]) DANIELOPOLU u. DANULESCO: Arch. des maladies du cœur, des vaisseaux et du sang Bd. 15, S. 365. 1922.

[5]) WINTERBERG: Zeitschr. f. d. ges. exp. Med. Bd. 10, S. 164. 1919.

[6]) SCHERF: Zeitschr. f. d. ges. exp. Med. Bd. 51, S. 816. 1926.

[7]) ERLANGER: Americ. journ. of physiol. Bd. 16, S. 179. 1906; Americ. journ. of the med. sciences. Juni 1908.

[8]) WINTERBERG: Zeitschr. f. d. ges. exp. Med. Bd. 8, S. 184. 1919.

[9]) ROTHBERGER u. WINTERBERG: Pflügers Arch. f. d. ges. Physiol. Bd. 160, S. 42. 1914.

[10]) STRAUB u. KLEEMANN: Dtsch. Arch. f. klin. Med. Bd. 123, S. 305. 1917.

lichkeit der Registriermethode eine große Rolle spielt und daß bei Verwendung eines wenig empfindlichen oder zu langsam ansprechenden Apparates die Latenz fälschlich zu lang erscheinen muß. Diese „Latenz der Methodik" wird besonders bei der Verzeichnung mechanischer Kurven in Betracht kommen, viel weniger bei der Aufnahme des Aktionsstromes, der ja mit sehr empfindlichen und rasch reagierenden Instrumenten aufgenommen wird. Aber auch bei der Aufnahme mechanischer Kurven wird man brauchbare Aufschlüsse bekommen können, wenn es sich nicht um absolute, sondern nur um Vergleichswerte bei unveränderten Bedingungen handelt.

Bei künstlicher Reizung wird die Latenz der mechanischen Kontraktion bei steigender Reizstärke etwas verkürzt (ENGELMANN 1875), dagegen wird sie um so länger, je früher sich die Reizung in die vorhergehende Kontraktion hineinschiebt (MAREY 1876). Nach HOFMANN[1]) ist beim Scheidewandnervenpräparat des Frosches das Latenzstadium bei mittleren Reizintervallen (2—5 Sekunden) konstant. Bei größeren Reizintervallen beginnt es merklich anzusteigen, ebenso bei kleineren Intervallen, und zwar machen im letzteren Falle schon kleine Differenzen des Reizintervalles beträchtliche Unterschiede. Die Latenz für den Aktionsstrom ist von SAMOJLOFF[2]) an dem durch die Stanniusligatur stillgestellten Froschherzen untersucht worden. Auch hier nimmt sie bei steigender Intensität des Reizes ab. Bei Doppelreizen kommt auch noch die Beziehung des zweiten Reizes zur Phase der vorhergehenden Herzperiode in Betracht. Es ist bereits erwähnt worden, daß mittelstarke Reize erst dann wirken, wenn sie nach dem Ablauf des vorhergehenden Aktionsstromes gesetzt werden. Solche Reize werden im allgemeinen ohne Verspätung, d. h. mit normaler Latenz, beantwortet. Bei starken Reizen, die schon früher wirken, ist dagegen die elektrische Latenz verlängert, und zwar um so mehr, je früher der Reiz einwirkt. Durch diese Verlängerung kann die Latenz auf das Zwei- bis Vierfache anwachsen, so in einem Versuch von 0,078 auf 0,364 Sekunden, was wohl das Maximum bedeutet, denn ein um 0,039 Sekunden früher gesetzter Reiz blieb schon unbeantwortet. Diese bedeutende Verlängerung hat nun zur Folge, daß das durch den früh wirkenden Reiz ausgelöste Elektrogramm doch erst nach dem Ende oder höchstens in der Mitte des absteigenden Schenkels der Nachschwankung des vorangehenden Schlages beginnt, so daß keine Superposition eintritt (siehe Abb. 5, S. 265 der Abhandlung von SAMOJLOFF). Dabei sind schon starke Reize notwendig, die schon deutliche Stromschleifen im Elektrogramm geben.

Die Kurve in Abb. 134 zeigt atrio-ventrikuläre Automatie, Vorhof und Kammer schlagen ungefähr gleichzeitig. Reizung des rechten Herzohres mit Einzelschlägen hat aurikuläre Extrasystolen zur Folge, die auf die Kammern übergeleitet werden. Es sind drei solche Extrasystolen zu sehen: die zweite fällt am spätesten in die Diastole und wird schon nach 0,04 Sekunden von einer P-Zacke gefolgt, die gleich in die R-Zacke des Knotenschlages übergeht. Die erste Extrasystole kommt früher, nämlich 0,36 Sekunden nach der letzten Vorhofsystole, und nun beträgt die Latenz schon 0,06 Sekunden. Die letzte Extrasystole kommt noch früher (0,195 Sekunden nach der letzten Vorhofsystole) und ist erst nach 0,10 Sekunden von einer P-Zacke gefolgt. Diese Latenz dürfte, da der Hund vorher 0,1 g Chinin bekommen hat, länger sein als beim unvergifteten Tier, es soll aber nur ihre Abhängigkeit vom Eintritt der Reizung gezeigt werden. Strenggenommen, kann allerdings nur die zweite mit der dritten Reizung verglichen werden, weil beide durch Schließungsschläge erfolgen: der erste

---

[1]) HOFMANN: Pflügers Arch. f. d. ges. Physiol. Bd. 84, S. 143. 1901.
[2]) SAMOJLOFF: Pflügers Arch. f. d. ges. Physiol. Bd. 147, S. 249. 1912.

Reiz ist ein Öffnungsreiz, der wegen seiner größeren Intensität eine kürzere Latenz haben dürfte[1]).

Wenn man sich über das Wesen der Latenz[2]) eine Vorstellung machen will, wie sie in den eben beschriebenen Versuchen zutage tritt, muß man bedenken, daß man den Reizerfolg gewöhnlich nicht am Orte der Reizung selbst verzeichnet. Wo dies aber geschieht, stellt sich heraus, daß die Latenz außerordentlich kurz ist oder ganz fehlt. Nach den Versuchen Schellongs[3]) am Herzstreifenpräparat ist die Zeit zwischen Applikation eines Schwellenreizes und dem Beginn des Aktionsstromes nicht länger als die Latenz der Methodik: in dem Augenblick, wo man das Saitengalvanometer anschalten kann (während der Reizung selbst ist dies nicht möglich), ist auch schon der Anstieg des Aktionsstromes zu erkennen. Diese Zeit ließ sich nicht über 2 σ hinaus verkürzen. Es ist also sehr wahrscheinlich, daß der Reizmoment mit dem Beginn des Aktionsstromes zusammenfällt. Schellong kann auch die Versuche von Samojloff nicht bestätigen: Bei Doppelreizung hebt sich die zweite Stromkurve ohne jede Verspätung, aber langsamer von der Nullinie ab. Dasselbe gilt für Reize von verschiedener Stärke: Bei starken Reizen ist der Anstieg der Stromkurve beschleunigt, die Anstiegszeit ist also kürzer.

Wenn man aber den Aktionsstrom nicht an der Reizstelle selbst aufnimmt, muß noch etwas anderes dazukommen. Da der Reiz von äußerst kurzer Dauer ist, müssen die durch ihn gesetzten Veränderungen je nach dem Zustande der Muskulatur bzw. ihrer Erholung nach der vorangegangenen Kontraktion verschieden lange Zeit brauchen, bis sie sich einer so großen Muskelmasse mitgeteilt haben, daß ein darstellbarer Aktionsstrom oder eine mechanische Leistung entsteht. Es ist daher begreiflich, wenn Garten[4]) trotz der Verwendung eines sehr rasch reagierenden Manometers mit elektrischer Transmission bei Katzen und Hunden zwischen dem Beginne der Q-Zacke des Elektrokardiogramms und dem Druckanstieg im linken Ventrikel ein Intervall von 17—27 σ fand und daß in den Untersuchungen von Frey[5]) die Distanz zwischen der R-Zacke und dem Spitzenstoß 20 σ für das Kaninchen und 30 σ für Hund und Mensch betrug.

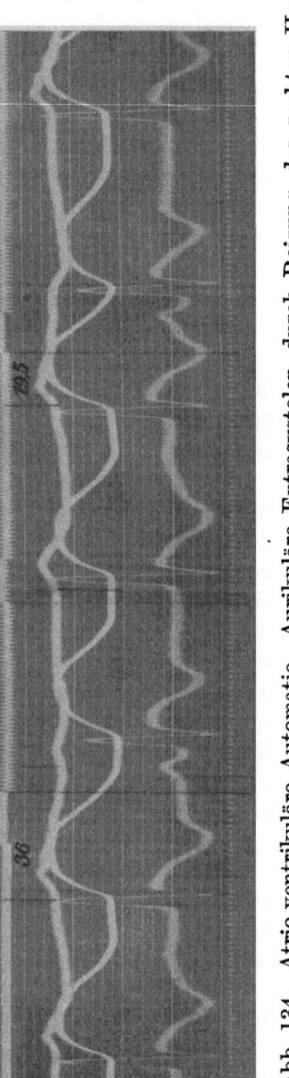

Abb. 134. Atrio-ventrikuläre Automatie. Aurikuläre Extrasystolen durch Reizung des rechten Herzohres. Zeit 1/50 Sekunde. (Nach Hund.)

---

[1]) Siehe auch Junkmann: Arch. f. exp. Pathol. u. Pharmakol. Bd. 108, S. 169 u. 318. 1925.
[2]) Siehe ds. Handb. Bd. VIII/1, S. 171.
[3]) Schellong: Klin. Wochenschr. 1924, S. 1447; Zeitschr. f. Biol. Bd. 82, S. 459. 1925.
[4]) Garten: Zeitschr. f. Biol. Bd. 66, S. 23.
[5]) Frey: Zeitschr. f. d. ges. exp. Med. Bd. 42, S. 614, 625 u. 646. 1924.

So kommt SCHELLONG zu dem Schlusse, daß das was als Latenz imponiert, nicht von dem gereizten Herzteil als solchem herstammt, sondern von einer beschränkten Anzahl von Elementen, die innerhalb dieses Herzteiles vom Reiz getroffen werden. Man solle also von „Latenz eines Herzteiles" gar nicht sprechen. Ganz analog finden DRURY und BROW[1]) am Hundeherzen, daß der Anstieg des Aktionsstromes schon viel später erfolgt, wenn man mit den Aufnahmeelektroden nur wenig von der Reizstelle abrückt und genauere Untersuchungen haben ergeben, daß diese Verzögerung schon in den ersten wenigen Millimetern Gewebe entsteht, die der Reiz zu durchmessen hat. Interessant ist jedenfalls, daß dabei so beträchtliche Verzögerungen der Reizwirkung zustande kommen können[2]), wie sie in unserer Abb. 134 zu sehen sind.

5. Contractilität.

Beim quergestreiften Muskel beginnt die Zuckung erst bei einer bestimmten Reizstärke, und ihre Höhe nimmt dann bei weiterer Verstärkung einige Zeit proportional mit der Reizstärke zu; wenn aber die Reizstärke eine gewisse Grenze übersteigt, werden die Zuckungen nicht mehr größer, sondern bleiben, auch wenn die Reizung immer mehr verstärkt wird, bei ihrem maximalen Wert. Diese Grenze liegt gewöhnlich nicht viel höher als die Reizstärke, welche die erste Zuckung ausgelöst hat: „Jeder Reizanstoß löst entweder eine maximale oder gar keine Zuckung aus; nur in einem beschränkten Intervall der Reizskala, das wegen seiner Kleinheit oft faktisch schwer zu treffen ist, liegen Reizstärken, die untermaximale — sozusagen unvollständige — Zuckungen auslösen" [FICK[3])]. Beim Herzmuskel fehlt auch dieses beschränkte Intervall, da gibt es nur maximale Zuckungen; bei einem gegebenen Zustande ist die Höhe der Kontraktion unabhängig von der Reizstärke[4]), das Herz gibt „alles oder nichts" (RANVIER). Daraus erklärt sich die refraktäre Phase, die Unerregbarkeit des Herzens während der Systole. Die Contractilität wird dann während der Diastole allmählich wiederhergestellt, so daß die Höhe der Zuckung innerhalb gewisser Grenzen um so größer wird, je später sie nach der letzten Kontraktion erfolgt. Trotzdem ist aber die Kontraktionshöhe nicht eine Funktion der Zeit, sondern sie richtet sich nach der Anfangsspannung, die ihrerseits eine Funktion der Zeit ist und den Kontraktionsablauf beherrscht[5]). Es empfiehlt sich daher die von STARLING[6]) gegebene folgende Fassung: „Erfolgt überhaupt eine Kontraktion des Herzens, so ist sie stets eine maximale insofern, als die Höhe der Kontraktion nicht von der Reizstärke abhängt, sondern von anderen Bedingungen, die den Muskel im Augenblick seines Ansprechens beeinflussen." In dieser Fassung scheint das „Alles-oder-Nichts-Gesetz" auch für den Skelettmuskel zu gelten (STRAUB).

Das Alles-oder-Nichts-Gesetz sagt also nicht, daß die Leistungsgröße des Herzens ein für allemal festgelegt ist, und die Tatsache, daß das Herz sehr rasch, schon mit der nächsten Systole, vermehrte Füllung oder vergrößerten Widerstand mit einer stärkeren Kontraktion beantwortet, spricht nicht gegen das Gesetz. Das Maß der zu leistenden Arbeit richtet sich nach der Anfangsspannung und Anfangslänge (STRAUB), nicht nach der Reizstärke. Es ist allerdings, wenn man an der Vorstellung festhält, daß bei jeder Kontraktion der ganze Energievorrat verbraucht wird, schwer zu erklären, auf welchem Wege diese sofortige

---

[1]) DRURY u. BROW: Heart Bd. 12, S. 348. 1926.
[2]) Siehe auch BIEDERMANN: Elektrophysiologie. S. 65 u. 320. Jena 1895.
[3]) FICK: Zitiert nach BIEDERMANN: Elektrophysiologie. S. 59. Jena 1895.
[4]) BOWDITCH: Arb. a. d. physiol. Anstalt in Leipzig Jahrg. 6, S. 139. 1871.
[5]) STRAUB, H.: Dtsch. Arch. f. klin. Med. Bd. 116, S. 433. 1914.
[6]) Zitiert nach STRAUB (5).

Anpassung zustande kommt; da dies auch am isolierten Herzen geschieht, kann das Zentralnervensystem dazu nicht notwendig sein.

Eine Ausnahme vom Alles-oder-Nichts-Gesetz wird an dem mit Alkohol narkotisierten[1]) am absterbenden und am stark chloralvergifteten[2]) Herzen beobachtet, wo einem stärkeren Reiz auch eine größere Hubhöhe entspricht. Dies erklärt sich nun aber nach E. Koch[3]) sehr einfach in folgender Weise: Es ist zweifellos, daß durch einen stärkeren Reiz mehr Fasern unmittelbar gereizt werden als durch einen schwächeren[4]). Unter normalen Umständen ist die Fortpflanzungsgeschwindigkeit der Kontraktion so groß, daß es für die Hubhöhe belanglos ist, ob das Ursprungsgebiet kleiner oder größer ist, und so erklärt sich das Alles-oder-Nichts-Gesetz. Bei stark verzögerter Erregungsleitung aber sind die Unterschiede in der Latenzzeit und der Anstiegsdauer in den verschiedenen Gebieten so groß, daß der stärkere Reiz auch einen größeren Hub zur Folge hat.

Treppe.

Eine zweite Ausnahme vom Alles-oder-Nichts-Gesetz ist die *Treppe*[5]), das ist die von Bowditch 1871 an der Herzspitze des Frosches beobachtete Erscheinung, daß rhythmische Reize von gleicher Stärke unter gewissen Umständen Kontraktionen von wachsender Höhe zur Folge haben (s. Abb. 131d, S. 541 und 135). Dieses Verhalten, das auch für den maximal gereizten Skelettmuskel gilt, ist von Woodworth[6]) und von Weekers[7]) auch beim Säugetierherzen beobachtet worden. Die Stärke der Herzkontraktionen nimmt bei abnehmender Frequenz zunächst zu und wird beim "Optimum des Reizintervalles" [F. B. Hofmann[8])] am größten, dann nimmt sie wieder ab; dabei wird die Kontraktion auch niedriger und gedehnter und die Verkürzung der Kontraktionsdauer ist für den hypodynamen Zustand ebenso charakteristisch wie die Abschwächung der Kontraktion.

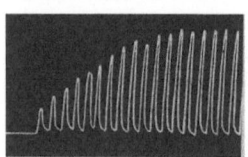

Abb. 135. Treppe. Froschventrikel mit 0,6% NaCl befeuchtet, 35 Minuten nach dem Tode des Tieres. Keine spontane Schlagfolge. Reizintervall 3 Sekunden. (Nach Niederhoff.)

Die Treppe tritt also besonders dann auf, wenn man ein stillstehendes Herz nach sehr langer Pause rhythmisch reizt, es kann aber, besonders bei Erstickung, die Treppe schon nach ganz kurzen Pausen auftreten. Eine ähnliche Erscheinung kommt auch beim Menschen bei Adams-Stokesschen Anfällen vor[9]), wobei das allmähliche Anwachsen der Pulshöhe allerdings wahrscheinlich zum größten Teil auf der Wiederfüllung des Arteriensystems beruht. Die Treppe ist so zu erklären, daß nach längerer Pause die Erregbarkeit und die Leistungsfähigkeit des Herzens herabgesetzt sind und durch die Kontraktion allmählich wieder gesteigert werden. Vorbedingung ist also, daß sich das Herz zu der Zeit, wo die Treppe beginnt, nicht im optimalen Zustande befindet, und man spricht deshalb passend von "Treppenbedingungen". Auch diese scheinbare Ausnahme ist also mit dem Alles-oder-Nichts-Gesetz vereinbar. Hierher gehört

---

[1]) Rössler: Zeitschr. f. Biol. Bd. 81, S. 299. 1924.
[2]) Rohde: Arch. f. exp. Pathol. u. Pharmakol. Bd. 64, S. 110. 1905.
[3]) Koch, E.: Pflügers Arch. f. d. ges. Physiol. Bd. 181, S. 111. 1920.
[4]) Siehe ds. Handb. Bd. VIII/1, S. 163.
[5]) Siehe Biedermann: Elektrophysiologie. S. 60ff. Jena 1895. — Nagel: Handbuch der Physiologie Bd. IV, S. 450. Braunschweig 1909. — Dieses Handb. Bd. VIII/1, S. 189.
[6]) Woodworth: Americ. journ. of physiol. Bd. 8, S. 214. 1902.
[7]) Weekers: Arch. internat. de physiol. Bd. 4, S. 91. 1906.
[8]) Hofmann, F. B.: Pflügers Arch. f. d. ges. Physiol. Bd. 84, S. 154. 1901; Zeitschr. f. d. ges. exp. Med. Bd. 50, S. 130. 1926.
[9]) Mackenzie-Rothberger: Lehrbuch der Herzkrankheiten. 2. Aufl., S. 530. Berlin: Julius Springer 1923.

auch die Vergrößerung der auf die Pause nach Extrasystolen folgenden ersten Kontraktion [LANGENDORFF[1])]. Für diese Vergrößerung wird allerdings in erster Linie die längere Pause verantwortlich zu machen sein; da sie aber nach RIHL[2]) beim Hundeherzen auch dann auftritt, wenn die Pause nach der Extrasystole nicht verlängert ist, muß außerdem die Extrasystole eine die Contractilität steigernde Wirkung ausüben. Während die Extrasystole ferner gewöhnlich entsprechend ihrer Vorzeitigkeit eine kleinere Kontraktion darstellt als die Normalsystole, kann sie unter Umständen auch vergrößert sein [RIHL[2])], und zwar kommen dabei zwei Formen vor: 1. eine Vergrößerung durch Superposition, nur bei sehr vorzeitigen Reizen und nur am künstlich mit Ringer durchströmten Warmblüterherzen, und 2. eine „Vergrößerung der Extrasystole an und für sich". Auch diese Vergrößerungen bilden jedoch keine Ausnahme vom Alles-oder-Nichts-Gesetz, sie beruhen darauf, daß das Herz unter Treppenbedingungen steht.

KLEINKNECHT[3]) zeigt mit Hilfe eines sehr empfindlichen in den Ventrikel von stark abgekühlten Fröschen eingeführten Manometers, daß bei künstlicher Reizung nur wenig verfrühte Extrasystolen eine größere Drucksteigerung aufweisen als die normalen Systolen, und daß beim Vergleich der Extrasystolen untereinander ein stärkerer Reiz einen höheren Innendruck des Herzens zur Folge hat, selbst wenn er das Herz in einem etwas geringeren Erholungszustande trifft als ein Schwellenreiz. Auch diese Ausnahme vom Alles-oder-Nichts-Gesetz ist aber vielleicht nur scheinbar. v. SKRAMLIK[4]) sah am aufgeschnittenen und auf Kork aufgespannten Kaltblüterherzen bei mikroskopischer Beobachtung, daß sich bei der Treppe allmählich immer mehr Fasern an der Kontraktion beteiligen.

Bei künstlicher Reizung des Froschherzens kommt es, wie BORNSTEIN[5]) fand, vor, daß vor Beginn der Treppe mehrere Zuckungen auftreten, die eine fallende Tendenz, also gerade das umgekehrte Bild der Treppe zeigen („einleitende Zuckungen"), so daß erst nach der 2.—4. Kontraktion die Treppe anfängt. Die Untersuchungen von NIEDERHOFF[6]) ergeben, daß Vermehrung von Kalium die Treppenbildung begünstigt und imstande ist, einleitende Zuckungen hervorzurufen, während Calcium beide zum Verschwinden bringt und ein der Treppe entgegengesetztes allmähliches Absinken der Kontraktionshöhe erzeugt. Die Vagusreizmittel Cholin und Acetylcholin begünstigen die Treppenbildung nicht, Cholin verhindert sie sogar, die Treppe hat also mit der Vaguswirkung nichts zu tun. Dagegen scheint es, als ob die Treppe mit dem Vorhandensein einer übernormalen Phase zusammenhinge und daß dadurch die eigentümliche Summation zustande kommt. Wir haben schon bei der Besprechung der übernormalen Phase darauf hingewiesen, daß beide Erscheinungen einem hypodynamen Zustande der Muskulatur zukommen. Auf analoge Erscheinungen bei der Reizleitung kommen wir noch zurück.

Tetanus.

Zum Unterschied vom Skelettmuskel kann der normale Herzmuskel nicht in *Tetanus* versetzt werden. Während beim Skelettmuskel rasch aufeinanderfolgende Reize eine Superposition von Zuckungen erzeugen, so daß die resultierende Kontraktion größer wird als die Einzelzuckung, ist dies beim Herzen

---

[1]) LANGENDORFF: Arch. f. (Anat. u.) Physiol. 1885, S. 284.
[2]) RIHL.: Zeitschr. f. exp. Pathol. u. Therapie Bd. 3, S. 1. 1906; Bd. 4, S. 255. 1907. — Siehe auch WOODWORTH: Americ. journ. of physiol. Bd. 8, S. 245. 1902.
[3]) KLEINKNECHT: Zeitschr. f. Biol. Bd. 75, S. 263. 1922.
[4]) v. SKRAMLIK: Pflügers Arch. f. d. ges. Physiol. Bd. 180, S. 28. 1920.
[5]) BORNSTEIN: Arch. f. (Anat. u.) Physiol. 1906, Suppl.-Bd. S. 343 u. 1909, S. 101.
[6]) NIEDERHOFF: Zeitschr. f. Biol. Bd. 83, S. 563. 1925.

unter gewöhnlichen Umständen nicht möglich[1]). Auch hier liegt aber kein prinzipieller, sondern nur ein quantitativer Unterschied vor. Der Skelettmuskel hat eine so kurze Refraktärphase, daß er beim Eintreffen des nächsten Reizes immer schon wieder erregbar ist; der Herzmuskel aber hat eine sehr lange Refraktärphase, und das ist der Grund, warum eine Superposition nicht zustande kommt. Das Herz wird also auch auf einen Dauerreiz immer mit einzelnen Kontraktionen antworten, weil der Dauerreiz durch die eingeschalteten langen Perioden der Unerregbarkeit in rhythmische Einzelreize umgewandelt wird. Ein Tetanus des Herzens ist erst dann möglich, wenn die Refraktärphase stark verkürzt wird. Voraussetzung ist dabei, daß die Hauptkontraktionen suboptimal sind. Eine Superposition ohne Verkürzung der Refraktärphase scheint nicht vorzukommen [JUNKMANN[2])]. Dies geschieht z. B. bei Erwärmung (ARISTOW, 1879), bei Vagusreizung [FRANK[3])], bei Vergiftung mit Muscarin [WALTHER[4])], Chloral [ROHDE[5])] und Chlorcalcium [BURRIDGE[6])].

Mit dem echten Tetanus nicht zu verwechseln ist der durch starke Reizung erzielbare systolische Stillstand, wo die Verkürzung nicht größer ist als bei der Einzelzuckung[7]). Hier liegt keine Superposition vor, sondern es wird der Herzmuskel nach unvollständiger Diastole immer wieder erregt, so daß kleine Kontraktionen, etwa entsprechend dem Gipfel der Einzelzuckung, zustande kommen. Auch die Dauercontracturen, die durch verschiedene Gifte, wie Alkohol, Ammoniak, Chlorbarium, Kochsalz, Sapotoxin u. a.[7]) erzielt werden können, haben mit dem echten Tetanus nichts zu tun. WALTHER (l. c.) und SCHULTZ (l. c.) haben darauf hingewiesen, daß die Kontraktion beim Tetanus in der Regel nicht größer ist als die der unter optimalen Bedingungen verzeichneten Einzelzuckung, weil die Herzen, bei denen sich ein Tetanus erzeugen läßt, immer irgendwie geschädigt sind. Da besteht nun eine gewisse Ähnlichkeit mit der Treppe, die ja auch nur bei geschädigten Herzen beobachtet wird. Es wäre dann der Tetanus eine Treppe, bei der die Einzelkontraktionen so rasch aufeinanderfolgen, daß der Muskel keine Zeit zur Erschlaffung hat, so daß sich die Einzelzuckungen superponieren müssen. Für diesen Zusammenhang spricht u. a. die Tatsache, daß sich am Herzen des Hechtes und an atropinvergifteten Herzen weder Treppe noch Tetanus erzeugen lassen.

Alles was über eben den Herztetanus gesagt wurde, bezieht sich auf die Wirbeltiere; da bei den Herzen der Wirbellosen die absolute Refraktärphase überhaupt fehlt, kann bei ihnen durch genügend starke Reize Tetanus erzielt werden. Dies ist zunächst für das Krebsherz [MANGOLD[8])] festgestellt, dann für das Herz der Aplysia (STRAUB) und für viele Mollusken, Arthropoden und Tunicaten [CARLSON[9])].

---

[1]) SASAKI (zitiert nach Ber. über d. ges. Physiol. Bd. 13, S. 222. 1922) findet allerdings, daß man auch das normale unvergiftete Froschherz in echten Tetanus versetzen kann, wenn man stark genug reizt. Er erzielte so Kontraktionen, die um 32—67% höher waren als die Einzelzuckung. Die entgegengesetzten Ergebnisse aller bisherigen Untersucher erklärt er durch ungenügende Reizstärke. Da die Tetanisierbarkeit nach kleinen Atropindosen schwindet, glaubt SASAKI, daß sie durch Miterregung von Vaguselementen zustande kommt (s. FRANK).

[2]) JUNKMANN: Arch. f. exp. Pathol. u. Pharmakol. Bd. 108, S. 171. 1925.
[3]) FRANK: Zeitschr. f. Biol. Bd. 38, S. 300. 1899.
[4]) WALTHER: Pflügers Arch. f. d. ges. Physiol. Bd. 78, S. 627. 1900.
[5]) ROHDE: Arch. f. exp. Pathol. u. Pharmakol. Bd. 54, S. 111. 1905; bestätigt von SCHULZ (Americ. journ. of physiol. Bd. 16, S. 493. 1906) und von BORNSTEIN [Arch. f. (Anat. u.) Physiol. 1906. Suppl.-Bd. 346]).
[6]) BURRIDGE: Journ. of physiol. Bd. 54, S. 248. 1920.
[7]) Näheres bei TIGERSTEDT Bd. II, S. 53 u. 55.
[8]) MANGOLD: Zeitschr. f. wiss. Biol., Abt. C: Zeitschr. f. vergl. Physiol. Bd. 2, S. 184. 1924.
[9]) Literatur bei TIGERSTEDT Bd. II, S. 51.

Alternans.

Die wichtigste Störung der Contractilität ist der *Alternans*[1]) (TRAUBE 1872), d. i. jener Zustand, wo ein großer und ein kleiner Schlag regelmäßig miteinander abwechseln, und zwar so, daß der kleine Schlag nicht vorzeitig, sondern rechtzeitig oder etwas verspätet kommt. Ähnliche Bilder, wo der kleine Schlag vorzeitig erscheint, beruhen fast immer auf Bigeminie durch Extrasystolen und werden als Pseudoalternans (HERING) bezeichnet[2]). Der Alternans kann beim Froschherzen leicht ausgelöst werden durch Erwärmung des Sinus auf 30—35° (DE BOER) oder durch Veratrin, und man kann da oft sehen, daß bei der kleinen Systole ein Herzteil, meist die Herzspitze, sich nicht mitkontrahiert, sondern ballonartig vorgewölbt wird, weil die anderen sich kontrahierenden Herzteile ihn mit Blut füllen. Diese Beobachtung[3]) ist wichtig, weil sie zeigt, daß ein Alternans durch „partielle Asystolie" größerer Herzteile zustande kommen kann. Beim Warmblüter sieht man jedoch davon nichts. Da zeigt sich der Alternans unter schlech-

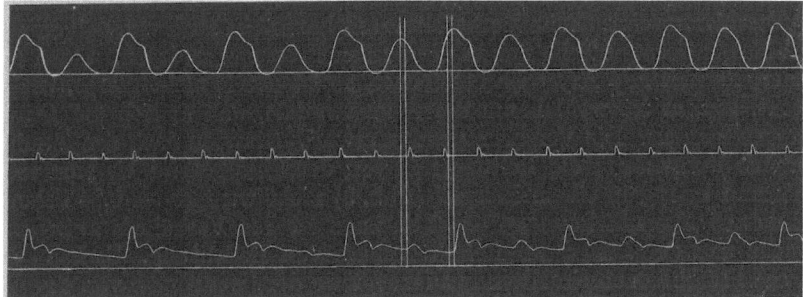

Abb. 136. Hund, Glyoxylsäurealternans. Oben: Druck aus dem linken Ventrikel. In der Mitte: Zeit in $^1/_5$ Sekunden. Unten: Puls aus der Carotis. Übergang vom Stadium der Pulshalbierung zum Pulsalternans. (Nach KOLM.)

ten Ernährungsbedingungen, wie bei herausgeschnittenen, künstlich gespeisten Herzen oder bei Erschöpfung und Abkühlung nach langen Tierversuchen oder nach Ligatur einer Coronararterie (KISCH), besonders aber nach Einwirkung gewisser Muskelgifte, wie Digitalis, Antiarin, Veratrin, Aconitin, Chloroform und besonders Glyoxylsäure. Durch Verzeichnung mechanischer Kurven von verschiedenen Herzteilen hat besonders HERING sich bestrebt, auch beim Warmblüter eine partielle Asystolie nachzuweisen; es ist aber aus solchen Kurven wohl kaum ein verläßlicher Schluß zu ziehen, und eine Asystolie großer Bezirke, wie beim Frosch, ist auch gar nicht anzunehmen (KAHN). Der Alternans äußert sich auch im intraventrikulären Druck. Abb. 136 zeigt eine solche Kurve. Der kleine Schlag zeigt eine verlängerte Anspannungszeit und einen trägeren Verlauf, besonders einen viel trägeren Anstieg. Die Erschlaffung ist nach dem großen Schlag mehr ausgesprochen. Im Verlauf der Kurve nimmt der kleine Schlag immer mehr an Größe zu, ohne aber von einem höheren Druckwert aus-

---

[1]) Ausführlich bei KISCH: Ergebn. d. inn. Med. u. Kinderheilk. Bd. 19, S. 294. 1920.

[2]) Man muß aber wohl unterscheiden zwischen dem Pulsus alternans und dem Herzalternans. Im Pulsbilde kann ein echter Alternans durch Bigeminie vorgetäuscht werden, wenn die Extrasystole wenig vorzeitig ist und die ihr entsprechende Pulswelle verspätet in der Arterie ankommt. Andererseits kann es vorkommen, daß bei einem geringen Herzalternans die Schlagvolumina nur so wenig verschieden sind, daß der Alternans im Pulse gar nicht zum Ausdruck kommt.

[3]) TRENDELENBURG: Arch. f. (Anat. u.) Physiol. 1903, S. 271.

zugehen als der stärkere Schlag. Auch im Beginn dieses größeren Schlages ist kein Kontraktionsrückstand zu sehen, was mit der Erklärung von STRAUB nicht übereinstimmt. Auch die Verzeichnung des intrakardialen Druckes (KAHN, STRAUB) sagt nichts über die dem Alternans zugrunde liegenden Vorgänge im Herzmuskel, und dasselbe gilt für das Elektrokardiogramm (KAHN und STARKENSTEIN). Dieses kann bei ausgesprochenem Alternans für den großen und für den kleinen Schlag ganz identische Formen zeigen, so daß man sagen kann, daß die dem Alternans zugrunde liegenden Vorgänge jedenfalls im Aktionsstrom keinen Ausdruck finden. Wenn in manchen Fällen auch das Elektrokardiogramm gewisse Unterschiede erkennen läßt, so sind diese auf Vorgänge zu beziehen, die mit dem Alternans einhergehen, nicht aber ihm zugrunde liegen, nämlich wahrscheinlich auf Leitungsstörungen in den Kammern[1]). KISCH[2]) hat den Vorhof- und Kammeralternans am absterbenden Kaninchenherzen mit Hilfe lokaler Ableitung des Aktionsstroms von zwei Stellen untersucht und findet manchmal nur an der von einer Stelle aufgenommenen Kurve ein Alternieren der Zackenform, während die andere, obwohl sie von demselben Herzteile stammt, kein Alternieren zeigt. Beim Vorhofalternans kommt es auch vor, daß die weiter vom Sinus entfernten Teile nur in der halben Frequenz schlagen. Wenn KISCH dies als alternierende Asystolie bezeichnet, so ist damit nicht gesagt, wie diese entsteht, und es ist wohl kaum daran zu zweifeln, daß es sich um Leitungsstörungen handelt. Die Versuche wurden etwa $^3/_4$ Stunden nach den terminalen Krämpfen ausgeführt; die Leitungszeit von der Sinusgegend bis zum rechten Vorhofrand betrug in einem Beispiel (Abb. 3) nicht weniger als 0,24 Sekunden.

Für das Zustandekommen des Alternans ist das Verhältnis zwischen der Frequenz und der Länge der Refraktärphase von Bedeutung. Es kann daher z. B. am Froschherzen ein Alternans erzeugt werden, wenn man von einer langsamen rhythmischen Reizung plötzlich zu einer rascheren übergeht [TRENDELENBURG, HOFMANN[3])]. Der auf diese Weise erzeugte Größenwechsel gleicht sich aber schon nach wenigen Schlägen aus, und es kann daher durch diese zeitlichen Verhältnisse allein nicht erklärt werden, warum beim Menschen der Alternans durch mehrere Monate fortbestehen kann.

Der kleine Schlag hat auch eine kürzere Systole [KAHN und STARKENSTEIN[4])] und tritt immer dann auf, wenn der Abstand zwischen seinem Beginn und dem Ende der vorangehenden Kontraktion kurz ist; der große Schlag kommt nach der längeren Pause, die dadurch entsteht, daß die Systole des kleinen Schlages kurz war. Störungen des Rhythmus begünstigen das Auftreten des Alternans; er wird daher durch Extrasystolen verstärkt und tritt im Anfangsstadium besonders nach Extrasystolen oder nach einem Kammersystolenausfall auf. Wenn dagegen infolge einer Änderung des Sinusrhythmus zwei längere Pausen nacheinander kommen, folgen auch zwei große Schläge aufeinander. Die Abschwächung des kleinen Schlages kann so weit gehen, daß er ganz ausfällt, wodurch Frequenzhalbierung entsteht.

Das Wesen des Alternans ist bis jetzt nicht aufgeklärt. Es kann eine Störung der Contractilität des ganzen Herzens vorliegen; wahrscheinlicher ist aber die von GASKELL schon 1882 geäußerte Erklärung, daß sich an der kleinen Kontraktion weniger Fasern beteiligen als an der großen. Dies kommt, wie erwähnt, beim Froschherzen sicher vor, konnte aber bisher beim Warmblüter nicht bewiesen werden; jedenfalls dürfte da der im Halbrhythmus funktionierende Teil

---

[1]) KAUFMANN u. ROTHBERGER: Zeitschr. f. exp. Pathol. u. Therapie Bd. 19, S. 33. 1917.
[2]) KISCH: Zeitschr. f. d. ges. exp. Med. Bd. 25, S. 211. 1921.
[3]) HOFMANN: Pflügers Arch. f. d. ges. Physiol. Bd. 84, S. 131. 1904.
[4]) KAHN u. STARKENSTEIN: Pflügers Arch. f. d. ges. Physiol. Bd. 133, S. 579. 1910.

nicht als gesonderte Muskelmasse bestehen wie beim Frosch, sondern mehr gleichmäßig im Herzen verteilt sein (MINES). Doch muß man wohl KISCH zustimmen, der in seinem zusammenfassenden Referat zu dem Schluß kommt, das ganze Alternansproblem sei viel zu kompliziert, als daß man vorläufig von einer Erklärung als der erschöpfenden sprechen könnte.

Für das Verständnis des Alternans ist die Tatsache wichtig, daß er nicht darin besteht, daß ein normaler mit einem kleinen Schlage abwechselt; auch der große Schlag ist schon zu klein, er ist schwächer als vor dem Alternans (im Tierversuch), der abnorme Zustand des Herzmuskels ist also dauernd vorhanden [KAHN[1])]. Schon 1909 hatte HERING[2]) in richtiger Auslegung der GASKELLschen Deutung gesagt, daß beim Alternans jeder Schlag eine partielle Asystole sei. Wenn man mit V die ganze Muskulatur der im Alternans schlagenden Herzabteilung bezeichnet [MINES[3])] und mit v die Anzahl der Fasern, die den Sitz der Störung bilden, so besteht der Alternans nicht in der Folge $V, V-v, V, V-v$. Es muß vielmehr die Masse v in v_1 und v_2 geteilt werden, je nachdem sie beim kleinen oder beim großen Schlage mitwirkt. Es besteht dann die Folge: $V-v_1$, $V-v_2$, $V-v_1$, $V-v_2$. Wenn nun V nur aus v_1 und v_2 besteht und diese einander gleich sind, werden alle Schläge klein, aber gleich groß sein, und der Alternans wird nicht zum Ausdruck kommen.

In neuerer Zeit vertritt WENCKEBACH[4]) die Ansicht, daß der klinische Pulsus alternans in den meisten Fällen mehr ein Puls- als ein Herzphänomen ist und daß er durch wechselnde Größe des Schlagvolumens bei gewissen Änderungen der Füllung und des Entleerungswiderstandes entsteht. Das mag für gewisse Fälle in der Klinik richtig sein, obwohl sich auch auf diese Weise die monatelange Dauer des Alternans schwer verstehen läßt; jedenfalls erklärt diese Ansicht den experimentellen Alternans nicht, der auch an ausgeschnittenen Herzen, ja sogar an Herzmuskelstücken beobachtet werden kann.

Herztonus[5]).

Es wird viel von „Muskeltonus" gesprochen, ohne daß eine wirklich klare Vorstellung mit diesem Ausdruck verbunden wäre. Gewöhnlich versteht man bei glatten und bei Skelettmuskeln darunter die Dauerverkürzung des erschlafften Muskels, wobei der Ausdruck „erschlafft" nur bedeuten soll, daß der Muskel sich scheinbar in Ruhe befindet. O. FRANK versteht unter Tonus die maximale Dehnbarkeit für einen bestimmten Druck. Es ist dabei im Auge zu behalten, daß ebenso wie der glatte und der Skelettmuskel wahrscheinlich auch der Herzmuskel während der Kontraktion eine größere Dehnbarkeit besitzt als in der Ruhe[6]). Da nun der Tonus einen partiellen Kontraktionszustand darstellt, kann angenommen werden, daß die Dehnbarkeit dabei eine andere ist als am tonuslosen Muskel und daß sie mit dem Grade des Tonus wechselt. Tonus und Dehnbarkeit lassen sich deshalb nicht strenge voneinander trennen, und wir sprechen deshalb im folgenden einfach vom Tonus.

Bei muskulösen Hohlorganen bekommen wir einen Begriff von der Höhe des Tonus, wenn wir den durch eine bestimmte Füllung erzeugten Druck messen. Je höher dieser Druck ist, um so größer ist der Tonus; wenn unter gleichem Druck gefüllt wird, so wird das Organ um so mehr fassen, also um so größer werden,

---
[1]) KAHN: Pflügers Arch. f. d. ges. Physiol. Bd. 181, S. 75. 1920.
[2]) HERING: Zeitschr. f. exp. Pathol. u. Therapie Bd. 7, S. 363. 1909.
[3]) MINES: Journ. of physiol. Bd. 46, S. 367. 1913.
[4]) WENCKEBACH: Die unregelmäßige Herztätigkeit. S. 202. Leipzig 1914.
[5]) Siehe ds. Handb. Bd. VIII/1, S. 192 und den Abschnitt von DIETLEN in diesem Bande; ferner HOLZLÖHNER: Med. Klinik 1925, S. 1149.
[6]) KIESEL: Pflügers Arch. f. d. ges. Physiol. Bd. 199, S. 182. 1923.

je geringer der Tonus ist. Wenn man nun mit RIESSER unter Muskeltonus die Dauerverkürzung während der Ruhe versteht und diesen Begriff auf das Herz übertragen will, stößt man sofort auf die Schwierigkeit, daß es beim Herzen einen längeren Ruhezustand nicht gibt und daß ein Herz, bei dem ein solcher Zustand erzwungen wird, sich schon unter abnormen Bedingungen befindet. Beim normalen Herzschlag ist die Diastole so kurz, daß eine maximale Erschlaffung wahrscheinlich gar nicht vorkommt. Bei einem rhythmisch tätigen Hohlorgan, wie es das Herz ist, ist daher die Bestimmung des Tonus viel schwieriger. Wenn man aber bedenkt, wie ausgesprochen der Tonus beim Gefäßsystem ist und daß das Herz nach seiner onto- und phylogenetischen Herkunft auch nur ein Teil des Gefäßsystems ist, ist schon von vornherein anzunehmen, daß auch das Herz einen Tonus hat. Hier ist der Füllungsdruck praktisch gleich, und es wäre also der Tonus an der unter diesem Druck zustande kommenden Größe des Herzens zu messen. Aber es ist offenbar, daß die Länge der zur Füllung verfügbaren Zeit, also die Frequenz des Herzschlages, da eine ausschlaggebende Rolle spielt; denn bei frequenter Reizung trifft jeder neue Reiz die Kammer bereits in einem Stadium, wo sie noch nicht so weit erschlafft ist, wie bei einer selteneren Reizung. Bei gleicher Beschleunigung muß also die Verkleinerung um so deutlicher werden, je höher die Frequenz schon an sich ist, weil die Erschlaffung nach der Kontraktion erst rascher und dann langsamer erfolgt (HOFMANN). Andererseits wird eine Verlangsamung des Herzschlages, die zur Bildung längerer Pausen führt, eine größere Füllung bei gleichem Druck möglich machen, ohne daß deshalb der Tonus herabgesetzt sein müßte. Aus diesem Grunde wird man die Verkleinerung des Herzens bei Acceleransreizung und die Vergrößerung bei Vagusreizung nicht als Beweis einer tonotropen Wirkung auffassen dürfen, weil sich gleichzeitig die Frequenz ändert[1]). Vom Tonus kann man sich nur dann ein Bild machen, wenn es während der Diastole zu einem der Abszisse parallelen Teil des Kurvenverlaufes kommt. Diese Strecke stellt die wahre Dehnungskurve des ruhenden Herzmuskels dar[2]) und entspricht dem, was man sonst als Herzmuskeltonus bezeichnet[3]). Nach HOLZLÖHNER wäre die tonische Kraft des Herzens für eine Dauerleistung zu schwach, so daß sie nur den zeitlichen Ablauf der Diastole, also der Dehnung beeinflussen kann. Der veränderliche Faktor, der sich der passiven Dehnung des Herzens widersetzt, wird vom niederen Druck in relativ längerer Zeit, vom hohen Druck sofort überwunden. Der Tonus wäre dann mit diesem veränderlichen Faktor, d. h. mit der dämpfenden Kraft und der inneren Reibung identisch. Praktisch stößt jedoch die Bestimmung dieses Tonus auf die größten Schwierigkeiten, so daß man sich mit der Feststellung grober Veränderungen begnügen muß.

Noch viel mehr gilt dies natürlich für die klinischen Methoden, auf die hier nicht näher eingegangen werden kann. Doch sollen manche Angaben nicht unwidersprochen bleiben. So die von MOSLER und KRETSCHMER[4]), die aus der Art, wie sich das Herz beim Valsalva-Versuch auspressen läßt, Rückschlüsse auf den Herztonus ziehen wollen. Aber der Tonus kommt doch nur bei der Füllung und Dehnung des Herzens in Betracht. Wenn man so wie bei einer Gummibirne den Widerstand gegen das Zusammenpressen meint, kann man höchstens von „Formbeständigkeit" sprechen, aber nicht von Tonus. Ebenso anfechtbar scheint mir die Ansicht von OHM[5]), der aus der Art des *systolischen* Abfalles der Venenpulskurve auf den Herztonus schließen will. Es findet da vielleicht die Leichtigkeit des Abströmens in den sich erweiternden Vorhof ihren Ausdruck, wobei die Menge des Restblutes

---

[1]) Näheres bei HOFMANN. Pflügers Arch. f. d. ges. Physiol. Bd. 84, S. 139. 1901 und Nagels Handb. d. Physiol. Bd. I, S. 272. Braunschweig 1909.
[2]) FRANK: Sitzungsber. d. Ges. f. Morphol. u. Physiol., München Bd. 14, S. 35. 1898.
[3]) STRAUB: Dynamik des Säugetierherzens. Habilitationsschr. S. 16. München. 1914.
[4]) MOSLER u. KRETSCHMER: Klin. Wochenschr. Bd. 3, S. 2096. 1924.
[5]) OHM: Med. Klinik Bd. 19, S. 1354. 1923.

eine Rolle spielen muß; und OHMS Schlüsse auf das Vorkommen „krampfhafter" Herzkontraktionen, von vorübergehenden „Krampfzuständen", die auch bei herzgesunden Menschen vorkommen sollen, und von einem im Beginn der Diastole anhaltenden Krampfzustande sind bedenklich und können durch die Venenpulskurve kaum begründet werden.

Es ist bekannt, daß muskulöse Hohlorgane eine plötzliche Erhöhung des Innendrucks mit einer Steigerung des Tonus beantworten. Auch beim Herzen ist es so[1]). Nun hat PIETRKOWSKI[2]) gefunden, daß bei Dehnung der Vorhöfe des Froschherzens mit Luft der Tonus der Kammer so stark zunimmt, daß er am leer schlagenden Herzen maximal wird und das Herz in diesem Zustand abstirbt. Wenn die normalen Verhältnisse rechtzeitig wieder hergestellt werden, verschwinden zwar die sichtbaren Folgen der Dehnung, es bleibt aber eine latente Tonisierung zurück, so daß die Kammer dann für andere tonisierende Substanzen, wie Digitalis, Chlorbarium und -calcium besonders empfindlich wird. Es hat dann DUSSER DE BARENNE[3]) untersucht, ob nicht beim Säugetierherzen ein derartiger Einfluß der Dehnung des einen Ventrikels auf den anderen besteht, er konnte aber weder am Langendorffpräparat noch am Herz-Lungenkreislauf (STARLING) eine solche Wirkung beobachten. PIETRKOWSKI hatte aus seinen Versuchen geschlossen, daß die Vorhofdehnung am Ventrikel eine Tonuszunahme zur Folge habe und einen Zustand latenter Tonisierung zurücklasse, und zwar soll dieser Einfluß durch die muskulären Verbindungen vom Vorhof zur Kammer übertragen werden.

SZENT-GYÖRGYI[4]) schließt aus seinen Versuchen, daß das normale (Frosch-) Herz einen Tonus besitze, der vom Sinus unterhalten wird. Nach Ausschaltung des Sinus (durch Stannius I oder Akapnie) erschlafft die Kammer stärker, sie wird dehnbar und zeigt Elastizitätsschwankungen, die denen des atonischen Skelettmuskels ähnlich sind. Diese Veränderungen sind nicht an eine Verlangsamung geknüpft, sondern sie finden sich auch dann, wenn infolge von Akapnie die Führung der Herztätigkeit ohne wesentlichen Frequenzwechsel auf den a-v-Trichter übergegangen ist. Die Reizbildungsfunktion kann weitgehend unabhängig sein von der Tonusfunktion des Sinus.

In ähnlichem Sinne sprechen die am suspendierten, blutleeren Froschherzen ausgeführten Versuche von REGELSBERGER[5]), aus denen er schließt, daß dem Sinus eine besondere Tonusfunktion zukommt; wenn man nach Ausschaltung des Sinus das Herz in derselben Frequenz rhythmisch reizt, so nimmt der Tonus ab, und erst wenn man mit der künstlichen Reizung aufhört, zeigt sich der mit der Verlangsamung zusammenhängende weitere Tonusabfall.

Nun sind aber die Versuche von SZENT-GYÖRGYI nicht beweisend[6]), und KOCH[7]), der auch in den Versuchen von PIETRKOWSKI und REGELSBERGER Fehler nachweist, kommt zu dem Schlusse, daß bisher kein Versuch bekannt ist, der einwandfrei den Beweis erbracht hätte, daß die supraventrikulären Herzteile einen tonusfördernden Einfluß auf die Kammer des Froschherzens besäßen. Gegenüber den Befunden von KOLM und PICK[8]), die fanden, daß die Kalicontractur an das Vorhandensein des „Oberherzens" gebunden ist, und den noch zu besprechenden Versuchen von AMSLER und PICK nimmt KOCH eine reservierte Stellung ein.

---

[1]) GOLTZ: Virchows Arch. f. pathol. Anat. u. Physiol. Bd. 23, S. 490ff. 1862; FRANK: Zeitschr. f. Biol. Bd. 32, S. 389. 1895.
[2]) PIETRKOWSKI: Arch. f. exp. Pathol. u. Pharmakol. Bd. 81, S. 35. 1917.
[3]) DUSSER DE BARENNE: Pflügers Arch. f. d. ges. Physiol. Bd. 177, S. 217. 1919.
[4]) SZENT-GYÖRGYI: Pflügers Arch. f. d. ges. Physiol. Bd. 184, S. 270. 1920.
[5]) REGELSBERGER: Zeitschr. f. Biol. Bd. 75, S. 205. 1922.
[6]) ROTHBERGER: Jahresber. üb. d. ges. Physiol. Bd. 1, S. 212. 1920.
[7]) KOCH, E.: Pflügers Arch. f. d. ges. Physiol. Bd. 207, S. 497. 1925.
[8]) KOLM u. PICK: Pflügers Arch. f. d. ges. Physiol. Bd. 185, S. 235. 1920.

AMSLER und PICK[1]) haben aus ihren Versuchen geschlossen, daß im Oberherzen ein Contractur*hemmungs*zentrum gelegen ist. Es konnte nämlich durch Strophantin nur die automatisch schlagende Kammerhälfte in systolischen Stillstand versetzt werden, während die in Abhängigkeit vom Sinus schlagende andere Kammerhälfte in Diastole stehen blieb. Die Bahnen dieser Hemmung stehen mit den Reizleitungsbahnen in irgendeinem anatomischen Zusammenhang, aber das Contracturhemmungszentrum ist mit dem Reizbildungszentrum im Sinus nicht identisch und hat auch mit dem Vagus nichts zu tun.

Nun findet RÖSSLER[2]) in neuen Versuchen am Herzstreifenpräparat und am isolierten Froschherzen, daß die Größe der isotonischen Kontraktionen des Kammermuskels nach Abtrennung vom Oberherzen (Sinus und Vorhöfe) beträchtlich zunimmt, und zwar vorwiegend, manchmal ausschließlich zugunsten der Systole. Diese Vergrößerung der kammerautomatischen Schläge kann nur zum geringen Teil aus der gleichzeitigen Verminderung der Frequenz erklärt werden. Die Lageänderung der Kurvenfußpunkte ist nur gering und kann *nicht* auf einen Tonusverlust infolge der Ausschaltung des Oberherzens zurückgeführt werden.

Dasselbe fand ungefähr gleichzeitig HABERLANDT[3]) beim Krötenherzen. Da tritt manchmal nur nach Abtrennung des Sinus, sonst von Sinus und Vorhöfen eine Vergrößerung der Kammersystolen auf das 3—4fache ein. Abnahme der Frequenz kann dabei keine Rolle spielen, da die Kammer durch frequente, schwellennahe Einzelreize zur Kontraktion gebracht wurde. HABERLANDT bezeichnet diese Erscheinung als *„positiv inotrope Kammerreaktion"*; beim Frosch kommt sie seltener und nicht so ausgesprochen vor. Da sie durch Atropin und Ergotamin nicht verhindert wird, kann kein neurogener Einfluß vorliegen, sondern ein Einfluß myogener, vielleicht auch hormonaler Natur. Dieser besteht darin, daß von den oberen Herzteilen ein dauernder hemmender Einfluß auf die Kammer ausgeübt wird, so daß diese erst nach der Isolierung ihr maximales Reaktionsvermögen gewinnt. Dies stimmt also mit den Ergebnissen von AMSLER und PICK sowie von RÖSSLER gut überein.

Daß der Sinus auch auf andere Funktionen des Herzens einen Einfluß haben dürfte, geht aus den Versuchen von SCHERF[4]) hervor, der fand, daß Vorhofflimmern und überdauernde Reihen ventrikulärer Extrasystolen nach Abklemmung des Sinusknotens beim Hunde häufiger und leichter zustandekommen, so daß der Gedanke naheliegt, daß der Sinus hemmend auf die Reizbildung in den untergeordneten Zentren wirke und daß seine Ausschaltung das Hervortreten abnormer Rhythmen begünstigt.

Nur nebenbei erwähnt seien die rhythmischen Tonusschwankungen, die zuerst FANO am Schildkrötenvorhof sah. Näheres findet sich bei TIGERSTEDT[5]) und v. BRÜCKE[6]). Es handelt sich übrigens dabei nicht um Tonusschwankungen derjenigen Muskelfasern, welche die Systole ausführen, sondern um rhythmische Kontraktionen einer unter dem Endokard liegenden Schicht glatter Muskelfasern, die als Fortsetzung der Tunica media der in die Vorhöfe einmündenden großen Venen anzusehen ist.

Von den vielen Giften, die am Froschherzen einen systolischen Stillstand erzeugen, seien genannt: Digitalis (bzw. Strophantin), Chlorbarium, Chlor-

---

[1]) AMSLER u. PICK: Pflügers Arch. f. d. ges. Physiol. Bd. 184, S. 62. 1920.
[2]) RÖSSLER: Arch. f. exp. Pathol. u. Pharmakol. Bd. 110, S. 198. 1925.
[3]) HABERLANDT: Zeitschr. f. Biol. Bd. 83, S. 445. 1925.
[4]) SCHERF: Zeitschr. f. d. ges. exp. Med. Bd. 51, S. 816. 1926.
[5]) TIGERSTEDT: Physiologie des Kreislaufs. Bd. II, S. 150ff.
[6]) v. BRÜCKE: Handb. d. vergl. Physiol. (WINTERSTEIN). Bd. I/1,. 1052. Jena, 1923.

calcium, Ammoniak, Chloralhydrat, Sapotoxin, hypertonische (2proz.) Kochsalz-Ringerlösung und Optochin[1]). Während Barium, Calcium und Ammoniak auf das ganze Herz ebenso wirken wie auf den nach Stannius II automatisch schlagenden Ventrikel, ist die Wirkung bei Chloralhydrat, Sapotoxin und Optochin auf das ganze Herz stärker als auf den Ventrikel. Dies beruht darauf, daß die erstgenannten Gifte gleichzeitig auch die Reizerzeugung anregen. Wenn man gerade unzureichende Dosen gibt, so tritt die Contractur doch sofort auf, wenn die Kammer durch Vermehrung des Inhalts gedehnt wird. Die Kammer wird daher durch quantitativ unzureichende „Contracturmittel" in „Contracturbereitschaft" versetzt, und diese geht dann bei vermehrter Bildung von Contractionsreizen in Contractur über. Ebenso wie die Dehnung wirken andere anregende Mittel, wie Adrenalin und Coffein. Nach FRÖHLICH und PICK wird diese Contractur auf nervösem Wege durch die Wirkung von Contractur- oder Tonuszentren hervorgerufen, die abseits von den primären Reizbildungsstätten gelegen sind[2]). Nach KOLM und PICK[3]) macht Calcium nur dann eine Contractur, wenn noch Spuren von Kalium vorhanden sind; am kalifrei gewaschenen Herzen entsteht ein diastolischer Stillstand. Ist das Herz durch Calcium in Contracturbereitschaft versetzt worden, so wird durch Kalium die Contractur ausgelöst, weil dieses die vom Oberherzen kommenden Impulse verstärkt. Ist aber der automatisch schlagende Ventrikel in Contractur versetzt worden, so wird diese durch Kalium gelöst.

Nach WIELAND[4]) wirken Calcium und große Digitalisdosen, die beim Frosch zur Systole führen, bei der Kröte in der Regel diastolisch. Da das Krötengift selbst zu den digitalisartigen Stoffen gehört, nahm LOEWI[5]) an, daß das Krötenherz dauernd unter starker Calciumwirkung steht und daß dies die Ursache für die besondere Reaktion des Krötenherzens sei. Tatsächlich konnte er auch beim Frosch, wenn er das Herz dauernd reichlich mit Calcium speiste, nach großen Digitalisdosen dieselbe Wirkung erzielen wie am Krötenherzen. Die Ursache ist offenbar die hypodynamisierende Wirkung der langdauernden Calciumvorbehandlung, denn andere hypodynamisierende Mittel, wie z. B. Muscarin, hatten denselben Effekt.

Die toxisch erzeugte Contractur ist kein Tetanus, sondern eine neue Ruhelage; nach DE BOER und FRÖHLICH[6]) lassen sich dabei keine Aktionsströme nachweisen.

Für die Klinik ist die Tatsache wichtig, daß die Kraft, mit der sich das Herz zusammenzieht, bis zu einem gewissen Grade mit der Dilatation wächst[7]). Es ist also der Herztonus „der physiologische Zustand" [STARLING[8])], und ein Herz von schwachem Tonus ist ein solches, das, um eine bestimmte Kraft aufzubringen, sich stärker erweitern muß als ein solches von normalem Tonus. Die Erweiterung ist also ein kompensatorischer Vorgang.

6. Erregungsleitung.

Normalerweise entstehen die das Tempo des Herzschlages bestimmenden Reize, die „Ursprungsreize" [HERING[9])] im Sinus und werden dann als „Leitungs-

---

[1]) FRÖHLICH u. PICK: Zentralbl. f. Physiol. Bd. 33, S. 226. 1918.
[2]) Siehe auch AMSLER u. FRÖHLICH: Zeitschr. f. d. ges. exp. Med. Bd. 11, S. 105. 1920.
[3]) KOLM u. PICK: Pflügers Arch. f. d. ges. Physiol. Bd. 185, S. 235. 1920.
[4]) WIELAND: Biochem. Zeitschr. Bd. 127, S. 94. 1922.
[5]) LOEWI: Pflügers Arch. f. d. ges. Physiol. Bd. 198, S. 359. 1923.
[6]) DE BOER u. FRÖHLICH: Zentralbl. f. Physiol. Bd. 33, S. 228. 1918; Arch. f. exp. Pathol. u. Pharmakol. Bd. 84, S. 273. 1918.
[7]) v. WEIZSÄCKER: Ergebn. d. inn. Med. Bd. 19, S. 377. 1920.
[8]) STARLING: Zitiert nach Ber. über d. ges. Physiol. Bd. 15, S. 267.
[9]) HERING: Pflügers Arch. f. d. ges. Physiol. Bd. 92, S. 392, 1902.

reize" auf die anderen, mit geringerer Automatie ausgestatteten Abschnitte, die Vorhöfe und die Kammern, fortgeleitet. Man muß dabei unterscheiden zwischen der Leitung innerhalb einer Herzabteilung und dem Übergang der Erregung von einem Abschnitt auf den anderen. Die Geschwindigkeit der Leitung ist da schon für die Beobachtung mit bloßem Auge sehr verschieden. Sie ist innerhalb einer Herzabteilung so groß, daß die Vorhöfe einerseits und die Kammern andererseits sich mit einem Ruck und ganz gleichzeitig zusammenzuziehen scheinen, während zwischen die Kontraktionen der Vorhöfe und die der Kammern merkliche Pausen eingeschaltet sind. Das gilt auch für den Übergang der Erregung vom Sinus auf den Vorhof beim Froschherzen. Die Frage, ob die Leitung durch Nerven- oder durch Muskelfasern besorgt wird, werden wir in einem besonderen Abschnitte behandeln; bezüglich des Weges, auf dem die Leitung erfolgt, sei auf die Abschnitte über die Anatomie des Herzens und über den Erregungsablauf verwiesen.

Beim Erwärmen eines nach STRAUB isolierten Froschherzens wächst die Reizleitungsgeschwindigkeit mit dem Ansteigen der Wärme und wird beim Abkühlen wieder geringer [AMSLER und PICK[1])]. Die Steigerung bei der Erwärmung entspricht der VAN'T HOFFschen Regel, sie weist also ebenso gesetzmäßige Veränderungen auf, wie die meisten chemischen Reaktionen; es liegt demnach der Schluß nahe, daß an der Reizübertragung nicht nur physikalische, sondern auch chemische Prozesse beteiligt sind. Bei weiterer Erwärmung kommt es zu diastolischem Kammerstillstand bei fortschlagendem Oberherzen und erhaltener Erregbarkeit der Kammer, deren Stillstand auf eine Wärmenarkose des a-v-Trichters beruht [AMSLER und PICK [2])]. Auch die Versuche von ISHIHAMA[3]) an Amphibien- und Reptilienherzen ergeben, daß der Vorgang der Erregungsleitung der RGT-Regel folgt: bei höherer Temperatur leidet besonders die Rückleitung. Die in den früher erwähnten Versuchen gefundene Beschleunigung der der Reizleitung bei Erwärmung geht mit einer Steigerung der Herzfrequenz einher; gewöhnlich wird die Reizleitung durch die Kontraktion erschwert [ENGELMANN[4])], so daß bei konstanter Temperatur die Überleitungszeit um so länger wird, je häufiger die künstlich erzeugten Kontraktionen aufeinander folgen [ENGELMANN[5])]. Durch verlangsamte Leitung erfolgt ferner nach ENGELMANN[6]) bei künstlicher Reizung der venösen Ostien eine gesetzmäßige Regulierung der Kammertätigkeit, indem die gesetzte Arrhythmie beim weiteren Ablauf der Erregung immer mehr abgeschwächt wird.

Die Erregungsleitung ist nach ENGELMANN[7]) unabhängig von der Contractilität; wasserstarre, ihrer Contractilität beraubte Vorhöfe können die Erregung vom Sinus zur Kammer leiten, ohne sich selbst zusammenzuziehen. BIEDERMANN hatte dieselbe Trennung der Funktionen schon früher am Froschsartorius beobachtet, und ENGELMANN meinte, daß die Fasern im Wasser ihren Charakter als Muskeln verlieren und die Funktion als motorische Nerven der Kammer behalten. Es ist aber bei diesem Versuch zu berücksichtigen, daß die Muskeln im Wasser sehr stark aufquellen und daß so rein mechanisch eine deutliche Verkürzung verhindert wird [HERING[8]), DE BOER[9])]. Bei einer den Muskel voll-

---

[1]) AMSLER u. PICK: Arch. f. exp. Pathol. u. Pharmakol. Bd. 84, S. 234. 1918.
[2]) AMSLER u. PICK: Arch. f. exp. Pathol. u. Pharmakol. Bd. 84, S. 63. 1913; siehe auch MANGOLD u. KITAMURA: Pflügers Arch. f. d. ges. Physiol. Bd. 201, S. 117. 1923.
[3]) ISHIHAMA: Pflügers Arch. f. d. ges. Physiol. Bd. 202, S. 308. 1924.
[4]) ENGELMANN: Pflügers Arch. f. d. ges. Physiol. Bd. 62, S. 543, 1896.
[5]) ENGELMANN: Pflügers Arch. f. d. ges. Physiol. Bd. 52, S. 357. 1892 u. Bd. 56, S. 149. 1894.
[6]) ENGELMANN: Pflügers Arch. f. d. ges. Physiol. Bd. 65, S. 153. 1897.
[7]) ENGELMANN: Pflügers Arch. f. d. ges. Physiol. Bd. 56, S. 198. 1894.
[8]) HERING: Pflügers Arch. f. d. ges. Physiol. Bd. 86, S. 549. 1901.
[9]) DE BOER: Jaarb. v. de kon. acad. v. wetensch. (Amsterdam) Bd. 20. 1917.

ständig durchsetzenden Wasserstarre verschwinden Contractilität und Leitungsvermögen gleichzeitig. SCHWARZ[1]), der die Versuche ENGELMANNS am Froschherzen wiederholte, kommt zwar zu dem Schlusse, daß bei Verwendung bestimmter Salzlösungen sich beim Vorhof Contractilität und Leitungsvermögen voneinander trennen lassen, aber es besteht bei solchen Versuchen immer die Gefahr, daß schwache Kontraktionen übersehen werden, und zwar um so mehr, wenn nicht die Verkürzungskurven des Vorhofs selbst aufgezeichnet werden, sondern, wie es SCHWARZ tat, das Herz an der Spitze suspendiert wird. Derartige Versuche sind daher nicht geeignet, die Frage nach der Abhängigkeit des Leitvermögens von der Contractilität zu entscheiden. Übrigens hat v. SKRAMLIK[2]) bei mikroskopischer Beobachtung des aufgeschnittenen und auf Kork aufgespannten Herzens von Frosch und Kröte gesehen, daß bei der Wasserstarre des Vorhofes, wo der Erregungsvorgang *scheinbar* durch den ruhenden Vorhof weitergeleitet wird, sich stets ein, wenn auch ganz kleiner, nicht mehr als 30—40 Muskelfasern enthaltender Muskelzug im Vorhofe kontrahiert.

Die noch zu besprechenden Beobachtungen am Reizleitungssystem haben ergeben, daß die wichtigsten Leitungsbahnen, nämlich die vom Vorhof zur Kammer, sich kontrahieren, und es bestehen daher jedenfalls innige Beziehungen zwischen Leitfähigkeit und Contractilität. Ferner haben die Untersuchungen von JUNKMANN ergeben, daß die Schwankungen der Leitfähigkeit im Laufe einer Herzperiode ebenso verlaufen wie die der Contractilität, und ASHMANN fand, daß die Kurve der Erholung der Leitfähigkeit mit der der Erholung der Erregbarkeit übereinstimmt, wie sie TRENDELENBURG angegeben hat (s. Abb. 132). Eine übernormale Phase wurde weder am normal schlagenden Froschherzen [JUNKMANN[3])] noch am Hundeherzen bei frequenter Reizung des Vorhofes [LEWIS und MASTER[4])] gefunden, wohl aber am geschädigten Vorhof [ASHMANN[5])]. Wir kommen auf die Leitung in geschädigten Geweben noch zurück.

Nach SCHELLONG[6]) bestehen zwischen Erregungsleitung und Reizbarkeit nicht nur enge Beziehungen, sondern beide können sich nur gleichsinnig ändern. Die Reizleitung ist daher nicht mehr als eine besondere Grundeigenschaft des Herzmuskels anzusehen, die im Sinne von ENGELMANN der Erregbarkeit (Reizbarkeit) gleichgeordnet ist, denn die Erregungsfortpflanzung beruht eben auf der Erregbarkeit und ist schon dadurch gegeben, daß zwei erregbare Muskelelemente nebeneinander liegen. Übrigens hatte schon ENGELMANN[7]) eine Erregungsfortpflanzung durch Zellkontakt angenommen.

Weiter wird das Wesen der Erregungsleitung in folgenden Arbeiten entwickelt: Nach LILLIE[8]) beruht die Reizung der an die Reizursprungsstelle angrenzenden Gewebe auf der Wirkung des daselbst entstehenden Aktionsstromes, dessen Fortschreiten im Elektrokardiogramm zum Ausdruck kommt. Dabei kann eine Muskelfaser leiten, bevor sie selbst erregt wird. Die Entfernung, auf welche der Aktionsstrom erregen kann, wird bestimmt durch die Höhe der Potentialdifferenz an der Reizursprungsstelle und die Durchlässigkeit der Zellmembranen, und beide hängen von der relativen Ionenkonzentration in und außerhalb der Zelle ab. Die Bedeutung der Zellmembran und der H-Ionen-

---

[1]) SCHWARZ: Pflügers Arch. f. d. ges. Physiol. Bd. 120, S. 349. 1907.
[2]) v. SKRAMLIK: Pflügers Arch. f. d. ges. Physiol. Bd. 180, S. 28. 1920.
[3]) JUNKMANN: Arch. f. exp. Pathol. u. Pharmakol. Bd. 108, S. 326. 1925.
[4]) LEWIS u. MASTER: Heart Bd. 12, S. 209. 1925.
[5]) ASHMANN: Americ. journ. of physiol. Bd. 74, S. 121. 1925.
[6]) SCHELLONG: Zeitschr. f. Biol. Bd. 82, S. 174. 1924; Bd. 82, S. 435 u. 451. 1925; Dtsch. med. Wochenschr. 1926, Nr. 21.
[7]) ENGELMANN: Pflügers Arch. f. d. ges. Physiol. Bd. 11, S. 465. 1875.
[8]) LILLIE: Physiol. review Bd. 2, S. 1. 1922.

konzentration hat wohl zuerst MINES[1]) erfaßt. ANDRUS[2]) hat in den letzten Jahren mit CARTER und mit DRURY den Einfluß der Ionenkonzentration weiter verfolgt und hat gefunden, daß beim Kalt- und beim Warmblüter die Geschwindigkeit der Erregungsleitung in alkalischer Lösung (p_H 7,8) wächst und in saurer (p_H 7,0) abnimmt. Das gilt auch für das Herz in situ, wobei sich die Sinusfrequenz in demselben Sinne ändert, so daß bei hoher Frequenz auch die Erregung rascher geleitet wird. Bei O-Mangel nimmt die Leitungsgeschwindigkeit stark ab und die Erregungswelle kann dann auch unterwegs erlöschen (siehe asphyktischer Block). SCHELLONG und TIEMANN[3]) entwickeln ähnliche Vorstellungen: Sie nehmen im Anschluß an NERNST an, daß die bei Erregung *einer* Muskelzelle entstehende Konzentrationsänderung den physiologischen Reiz für die Erregung der benachbarten Muskelfasern darstellt. Der Aktionsstrom ist dann der Ausdruck der bei der Erregung entstehenden Änderung in der Ionenkonzentration, und man wird daher aus der Form des Aktionsstromes einen Schluß ziehen dürfen auf die Form des physiologischen Vorganges, und zwar soll die Anstiegssteilheit des Aktionsstromes ein Maß für die Geschwindigkeit der Ionenkonzentrationsänderung sein. Die Untersuchungen ergeben, daß die Anstiegsdauer der Erregung in einem einzelnen Herzmuskelelement mehrere σ beträgt.

Eine genaue Bestimmung der Geschwindigkeit der Leitung begegnet bei der Kürze der in Betracht kommenden Entfernungen und den unvermeidlichen Schädigungen durch Operation, Abkühlung usw. natürlich großen Schwierigkeiten, und deshalb gehen die von verschiedenen Forschern gefundenen Werte auch ziemlich weit auseinander. Wir zitieren nach HOFMANN[4]) folgende Angaben: Blutleerer Froschventrikel (ENGELMANN) 35—40 mm/Sek., (BURDON-SANDERSON und PAGE) 100 mm/Sek.; blutdurchströmter Vorhof des Frosches (ENGELMANN) 90—200 mm/Sek.; Säugetierventrikel (BAYLISS und STARLING) 3 m/Sek., (SCHLÜTER) 2—4 m/Sek., (WALLER und REID) bei verschiedenen Säugern 0,3—2,4 m/Sek., als Maximum beim Schaf 8 m/Sek. BETHE[5]) fand an frisch ausgeschnittenen Streifen des Hundeherzens eine Fortpflanzungsgeschwindigkeit von 1,3—2,25 m/Sek. Diese Befunde stützen sich, wenn wir von den wenig verläßlichen Bestimmungen durch Verzeichnung der mechanischen Kontraktion absehen, auf Untersuchungen über das Auftauchen der normalen Erregung (d. i. des Aktionsstroms) an zwei Punkten der unverletzten Oberfläche und auf die Tatsache, daß ein am stillstehenden Herzen gesetzter künstlicher Reiz eine sich nach allen Richtungen gleichmäßig fortpflanzende Kontraktionswelle erzeugt. Wenn man also von zwei Punkten, deren Entfernung man kennt, zu Galvanometern ableitet, kann man die Verspätung der Ankunft der Welle an der einen Elektrode und damit die Leitungsgeschwindigkeit feststellen. Die so gefundenen Werte können aber nur dann richtig sein, wenn die Erregungswelle auch wirklich den zwischen den Ableitungspunkten liegenden Weg geht. Deshalb haben LEWIS, MEAKINS und WHITE[6]) am Vorhof des Hundeherzens

---

[1]) MINES: Journ. of physiol. Bd. 43, S. 467. 1911 u. Bd. 46, S. 349. 1913.

[2]) ANDRUS u. CARTER: Science Bd. 58, S. 376. 1923; Heart Bd. 11, S. 97. 1924. — CARTER, ANDRUS u. DIEUAIDE: Arch. of internal med. Bd. 34, S. 669. 1924. — DRURY u. ANDRUS: Heart Bd. 11, S. 389. 1924.

[3]) SCHELLONG u. TIEMANN: Zeitschr. f. d. ges. exp. Med. Bd. 46, S. 703. 1925; Pflügers Arch. f. d. ges. Physiol. Bd. 212, S. 515. 1926.

[4]) HOFMANN: Nagels Handb. d. Physiol. Bd. I, S. 251. Braunschweig 1909.

[5]) BETHE: Allgemeine Anatomie und Physiologie des Nervensystems. S. 439. Leipzig 1903.

[6]) LEWIS, MEAKINS u. WHITE: Phil. transact. of the roy. soc. of London, Ser. B Bd. 205, S. 393. 1914; siehe auch LEWIS: Heart Bd. 5, S. 21. 1913.

zuerst den Weg festgestellt, den die normale Erregungswelle einschlägt. Sie fanden, daß die vom Sinusknoten ausgehende Welle auf den vorgezeichneten Muskelbahnen nach allen Richtungen mit gleicher Geschwindigkeit über den Vorhof abläuft. An der am leichtesten zugänglichen Taenia terminalis wurde die Leitungsgeschwindigkeit mit etwa 1000—1200 mm/Sek. bestimmt. Bei der Kammer ist es aber anders. Während beim Vorhof die bei der Systole tätigen Muskelbündel auch die Leitung besorgen, hat die Kammer ein eigenes Reizleitungssystem, und da geht die Erregung nicht entlang den Muskelbündeln des Treibwerkes. LEWIS und ROTHSCHILD[1]) schließen aus ihren Versuchen, daß die gewöhnliche Herzmuskulatur viel langsamer leitet als das Leitungssystem[2]). Wenn also ein Punkt der Kammeroberfläche künstlich gereizt wird, breitet sich die Erregung allerdings nach allen Richtungen fort, aber nicht nur an der Oberfläche, sondern auch in die Tiefe, und sowie sie auf Äste des Reizleitungssystems stößt, läuft sie in diesen viel rascher fort und kehrt so auf die Oberfläche zurück. Es wird also der Zeitpunkt, zu welchem ein zweiter an der Oberfläche gelegener Punkt die Ankunft der Erregung erkennen läßt, nicht unmittelbar von seiner Entfernung vom Reizpunkt abhängen. So hat es sich in einem Versuche gezeigt, daß die Erregung lieber 15 mm im Reizleitungssystem geht als 3 mm im Herzmuskel. Auf diese Weise kommen LEWIS und ROTHSCHILD zu dem Ergebnis, daß die Leitungsgeschwindigkeit im Kammermuskel 300—500 mm betrage, in den Ausbreitungen des Leitungssystems aber, dort wo die Fasern gerade verlaufen, 3000—5000 mm/Sek.[3]), wobei sie noch den höheren Wert für den wahrscheinlicheren halten. Dort, wo die Fasern ein Netzwerk bilden und einen mehr gewundenen Verlauf haben, soll die Leitungsgeschwindigkeit etwas geringer sein, aber immer noch mindestens 1500—2000 mm betragen. Es ist freilich dann nicht zu verstehen, warum die Reizübertragung von den Vorhöfen auf die Kammern so lange dauert[4]). LEWIS und ROTHSCHILD bringen die beobachteten Unterschiede mit dem Glykogengehalt in Zusammenhang, der in den Purkinjefasern am höchsten und in den gewöhnlichen Kammermuskelfasern am geringsten ist, während die Vorhofmuskelfasern in der Mitte stehen. DE BOER[5]) lehnt jedoch die Ansicht von LEWIS bezüglich der hohen Leitungsgeschwindigkeit in den Purkinjefasern ab und weist darauf hin, daß die gefundenen Unterschiede durch die ungleiche Temperatur der inneren und der bei offenem Thorax sich abkühlenden äußeren Muskelschichten vorgetäuscht sei; die Erregung wird in den wärmeren Geweben natürlich rasch verlaufen. Auch F. B. HOFMANN[6]) äußert Bedenken: Man könne wohl annehmen, daß die Purkinjefasern rascher leiten als die gewöhnlichen Muskelfasern, daß sie aber 10mal schneller leiten, sei nicht bewiesen. Die Ansicht von LEWIS bezüglich der Erregungsausbreitung bei künstlicher Reizung der Herzoberfläche findet übrigens keine Stütze in den

---

[1]) LEWIS u. ROTHSCHILD: Phil. transact. of the roy. soc. of London, Ser. B Bd. 206, S. 203. 1915.
[2]) Dies hatte schon (ASCHOFF und) TAWARA (Das Reizleitungssystem des Säugetierherzens. S. 186. Jena 1906) aus seinen anatomischen Befunden geschlossen. Die ganze Anordnung, vor allem die feine Verzweigung, hätte keinen Sinn mehr, wenn der gewöhnliche Herzmuskel rascher leitete. Siehe auch NICOLAI: Vortrag 1909, ferner Zentralbl. f. Physiol. Bd. 26, Nr. 2 u. Verhandl. d. 28. Kongr. f. inn. Med. S. 423. 1911.
[3]) ERLANGER (Americ. journ. of physiol. Bd. 30, S. 401. 1912) fand beim Kalbsherzen, daß die Purkinjefasern in beiden Richtungen gleich gut leiten, und zwar mit einer Geschwindigkeit von 0,75 m/Sek. Dieser offenbar viel zu geringe Wert ist wahrscheinlich auf die ungünstigen Versuchsbedingungen zurückzuführen.
[4]) In einer anderen Arbeit (Quart. journ. of med. Bd. 14, S. 339. 1921) berechnet LEWIS für die Fasern im TAWARAschen Knoten eine Leitungsgeschwindigkeit von nur 200 mm/Sek.
[5]) DE BOER: Americ. journ. of physiol. Bd. 74, S. 158. 1925.
[6]) HOFMANN, F. B.: Dtsch. med. Wochenschr. 1926, S. 17.

Versuchen von SCHERF[1]), der fand, daß Extrasystolen vor und nach Durchschneidung des zugehörigen Schenkels dasselbe Elektrokardiogramm haben. Es ist zwar, wie wir noch sehen werden, sicher, daß auch von der Kammeroberfläche ausgelöste Extrasystolen mindestens bis zum a-v-Knoten zurücklaufen, und sie werden dann wohl auch im anderen Schenkel wieder hinunterlaufen; aber wenn der Zeitgewinn gegenüber der Leitung in der gewöhnlichen Muskulatur beträchtlich wäre, müßte der andere Ventrikel nach der Schenkeldurchschneidung um so viel später aktiviert werden, daß man im Elektrokardiogramm etwas davon sehen müßte.

Gegenüber der allgemein angenommenen Ansicht ENGELMANNS[2]), daß beim Kaltblüterherzen Erregung und Kontraktion ebensogut in normaler wie in umgekehrter Richtung geleitet werden, haben neue Versuche von v. SKRAMLIK[3]) gezeigt, daß die Verhältnisse doch viel verwickelter sind. Die Leitung ist kein schlechtweg umkehrbarer Vorgang, sie ist unter manchen Umständen irreziprok, d. h. in normaler und in umgekehrter Richtung ungleich, wobei im allgemeinen die rechtläufige Leitung begünstigt ist. So dauert die Übertragung der Erregung zwischen zwei Herzteilen (Sinus-Vorhof, Vorhof-Kammer, Kammer-Bulbus) gewöhnlich in umgekehrter Richtung länger als in normaler [bei Vorhof-Kammer 0,5 gegen 0,3 Sekunden[4])], und dies gilt wahrscheinlich auch für die Kontinuität in der Kammermuskulatur. Durch verschiedene Eingriffe, z. B. verschiedene Temperierung, besonders aber mit Durchschneidungen am a-v-Trichter, kann man mit Bestimmtheit Zustände herbeiführen, wo nur die Rückleitung aufgehoben oder nur die Rückleitung erhalten ist. So scheint das Vorhofseptum nur für die Rückleitung zwischen Kammer und Vorhof geeignet zu sein. Innerhalb der Kammermuskulatur konnte ein solches Verhalten nicht festgestellt werden. Ferner ergaben die Versuche folgendes: Unter gewissen Umständen, besonders bei Erwärmung der dorsalen Bündel des Trichters über 40°, kann bei einem durch die I. Stanniusligatur stillgestellten Herzen die Leitung vom Vorhof zur Kammer oder von der Kammer zum Bulbus normal vor sich gehen, die Rückleitung aber behindert sein. Nach Reizung des Vorhofs zieht sich jedesmal nach der gewöhnlichen Zeit auch die Kammer zusammen, aber wenn man die Kammer reizt, geht die Erregung nicht auf den Vorhof zurück, auch wenn man noch so oft reizt (dasselbe gilt für Kammer und Bulbus). Diese Sperrung der Rückleitung sieht man auch am nicht erwärmten Herzen besonders dann, wenn es längere Zeit in Ruhe war. Wenn man nun den Vorhof erregt, so daß rechtläufig die Kammer, oder die Kammer, so daß rechtläufig der Bulbus in Tätigkeit kommt, so ist man nun imstande, von der Kammer den Vorhof, vom Bulbus aus die Kammer zur Kontraktion zu bringen, und zwar nun beliebig oft. Läßt man das Präparat für kurze Zeit in Ruhe, so tritt die Sperrung der Rückleitung wieder ein. Der rückläufige Durchgang ist also durch die vorangehende rechtläufige Erregung ermöglicht, er ist gebahnt worden [„Bahnung der Erregung"[5])]. Je länger die auf den Versuch folgende Ruhepause dauert, um so häufiger muß die rechtläufige Erregung vor sich gehen, damit die Rückleitung wieder zustande kommt. Diese Bahnung der Erregung konnte ebenfalls nur an der Grenze zweier Herzabteilungen

---

[1]) SCHERF, D.: Zeitschr. f. d. ges. exp. Med. Bd. 51, S. 816. 1926.
[2]) ENGELMANN: Pflügers Arch. f. d. ges. Physiol. Bd. 61, S. 275. 1895.
[3]) v. SKRAMLIK: Pflügers Arch. f. d. ges. Physiol. Bd. 184, S. 1. 1920.
[4]) Sehr schön ist die Verzögerung der Rückleitung gegenüber der normalen am MINESschen Ringpräparat aus dem Schildkrötenherzen zu sehen. Näheres bei SAMOJLOFF: Pflügers Arch. f. d. ges. Physiol. Bd. 197, S. 327. 1922.
[5]) v. SKRAMLIK: Pflügers Arch. f. d. ges. Physiol. Bd. 180, S. 30. 1920; Bd. 184, S. 58. 1920. Siehe auch ISHIHAMA: ebenda Bd. 202, S. 308. 1924. (Temperaturkoeffizient der recht- und rückläufigen Erregungsleitung beim Kaltblüterherzen.)

beobachtet werden. v. SKRAMLIK[1]) untersuchte dann auch das Fischherz und fand, daß da gerade die rechtläufige Leitung länger dauert und früher erlischt als die rückläufige. Die einzelnen Teile der a-v-Verbindung sind auch da nicht gleichwertig. Auch am Fischherzen läßt sich die „Bahnung" nachweisen, nur muß da, wenn die rechtläufige Leitung erloschen ist, die rückläufige einige Male ausgelöst werden. Diese Bahnung wird von ASHMANN[2]) durch die übernormale Phase der Reizleitung erklärt: der durchgehende Reiz läßt die ganze Bahn in der übernormalen Phase zurück, und so kann dann in entgegengesetzter Richtung eine Erregung durchlaufen. Es ist dann allerdings nicht klar, warum eine wiederholte Reizung der Kammer nicht schließlich doch die Rückleitung erzwingen konnte.

Daß beim normal schlagenden Herzen Extrasystolen von der Kammer nicht auf den Vorhof und von diesem nicht auf den Sinus zurückzugehen pflegen, ist nicht als Sperrung der Rückleitung aufzufassen, sondern beruht darauf, daß der zurückgehende Reiz den sinuswärts gelegenen Herzteil in seiner Refraktärphase antrifft. Wenn man am Säugetierherzen die Kammer mit einer den normalen Herzschlag etwas übersteigenden Frequenz reizt, werden nach einigen Schlägen auch die Vorhöfe rückläufig erregt. Daß diese Rückleitung etwas länger dauert als die rechtläufige, wird gewöhnlich angenommen, ist aber beim Warmblüter nicht streng bewiesen. Immerhin wird die Rückleitung leichter gestört als die normale; so kann bei leichten Leitungsstörungen die eben beschriebene rückläufige Erregung der Vorhöfe durch die rhythmische Reizung der Kammer nicht mehr erzielt werden [LEWIS und OPPENHEIMER[3])].

Die Tatsache, daß die Erregungsleitung an der Atrioventrikulargrenze deutlich verzögert wird, hat verschiedene Erklärungen gefunden. Die älteren Untersucher, die noch der Ansicht waren, daß die Vorhöfe mit den Kammern nur mittels des kurzen HISschen Bündels zusammenhängen, haben zur Erklärung der auffallend langen Dauer der Überleitungszeit angenommen, daß die Leitungsfasern einen embryonalen Charakter hätten (ENGELMANN) und deshalb viel langsamer leiteten als die gewöhnlichen Herzmuskelfasern. Als nun TAWARA unter ASCHOFFS Leitung fand, daß das HISsche Bündel nur der Anfang eines weitverbreiteten Reizleitungssystems sei, mußte er die Dauer der Überleitungszeit auf einen viel längeren Weg verteilen, und es erhob sich nun die Frage, ob auch jetzt noch eine besonders langsame Leitung anzunehmen sei. TAWARA[4]) kommt a priori zu der Ansicht, daß die Fasern des Bündels rascher leiten müssen als die Herzmuskelfasern. Denn die feine Verzweigung und der allseitige Übergang der Leitungsfasern in die Herzmuskulatur habe offenbar den Zweck, die Erregung allen Teilen der Kammern möglichst gleichzeitig zu übermitteln und hätte keinen Sinn mehr, wenn die gewöhnlichen Muskelfasern schneller leiteten. Dann würde ja eine einzige Verbindung des Bündels mit irgendeiner Stelle der Kammerwand auch genügen. ENGELMANNS Ansicht vom embryonalen Charakter der Leitungsfasern sei übrigens ganz hypothetisch und decke sich nicht mit den mikroskopischen Befunden. TAWARA denkt daran, daß im sog. Knoten eine gewisse Geschwindigkeitshemmung statthaben könnte.

Daß dies der Fall sein muß, geht daraus hervor, daß auch der längere Weg bei der im Leitungssystem anzunehmenden Geschwindigkeit die Dauer der

---

[1]) v. SKRAMLIK: Pflügers Arch. f. d. ges. Physiol. Bd. 206, S. 716. 1924.
[2]) ASHMANN: Americ. journ. of physiol. Bd. 74, S. 148. 1925.
[3]) LEWIS u. OPPENHEIMER: Quart. journ. of med. Bd. 4, S. 145. 1910/11.
[4]) TAWARA: Das Reizleitungssystem des Säugetierherzens. S. 186ff. Jena 1906.

Überleitungszeit nicht erklärt[1]). Es hat dann auch HERING[2]) am ausgeschnittenen Hundeherzen gezeigt, daß nach Durchschneidung des HISschen Bündels eine Reizung des kammerwärts gelegenen Querschnitts um ein Vielfaches schneller mit einer Kammerkontraktion beantwortet wird als vor der Durchschneidung die Reizung der Gegend des Knotens. Wird aber der obere Querschnitt gereizt, so kontrahiert sich der Vorhof viel später als bei direkter Reizung. HERING schloß daraus, daß die unterhalb des Knotens gelegenen Teile des Leitungssystems geradeso schnell leiten wie die Kammermuskulatur und daß die Leitungsverzögerung im Knoten stattfindet. KEN KURE[3]) kommt in einer unter HERINGS Leitung ausgeführten Arbeit zu dem Schlusse, daß die Verzögerung hauptsächlich im Vorhofteile des Knotens erfolge. Dagegen findet ZAHN[4]), daß die Verzögerung im mittleren Teile des Knotens zustande komme, der durch die netzartige, innige Verflechtung seiner Fasern charakterisiert ist, während der obere und der untere Abschnitt, die beide einen mehr gestreckten Faserverlauf aufweisen, an dieser Hemmung nicht nennenswert beteiligt sind. LEWIS, WHITE und MEAKINS[5]) finden, daß der Sitz der Reizleitungsstörung bei der Asphyxie der Katze im oder nahe dem TAWARAschen Knoten liegt, und zwar höher oben als die Reizursprungsstelle bei der a-v-Automatie. In einer anderen Mitteilung[6]) teilen dieselben Autoren die Überleitungszeit beim Hunde (0,09 Sekunden) in der Weise, daß der Reiz vom Sinus- bis zum Tawaraknoten etwa 0,030 Sekunden braucht, während der Rest (0,060 Sekunden) für den Weg durch den Knoten und die weitere Verzweigung in Anspruch genommen wird. Aus den Befunden bei a-v-Automatie wird geschlossen, daß, gleiche Leitungsgeschwindigkeit in beiden Richtungen vorausgesetzt, diese 0,060 Sekunden sich so teilen, daß 0,02 Sekunden bis zum Reizherd im Knoten gebraucht werden und 0,04 Sekunden von da bis in die Kammern.

LAPICQUE und FREDERICQ[7]) vergleichen die Chronaxie der Kammer und des HISschen Bündels beim Hunde. Die Chronaxie ist ein Maß der Erregbarkeit, und zwar ein Zeitmaß. Es wird zuerst die Reizschwelle gesucht („rheobase"), diese Stromstärke wird dann verdoppelt, und damit wird die kürzeste zur Erregung notwendige Zeit gemessen. Die Chronaxie ist also die kürzeste Zeit, während der bei Verwendung der doppelten Reizschwelle ein elektrischer Strom einwirken muß, um eine Wirkung auszulösen. LAPICQUE und FREDERICQ fanden

---

[1]) So schätzt TAWARA (l. c. S. 187) die Strecke, die der Reiz durchlaufen muß, bevor er von der Vorhofs- bis zur Kammermuskulatur gelangt, beim Schafherzen auf 4 bis 6 cm, „ja teilweise noch viel länger". Wenn man eine Überleitungszeit von 0,14 Sek. annimmt, kommt man zu einer Durchschnittsgeschwindigkeit von 280—420 mm/Sek., was sicher viel zu wenig ist; denn der von LEWIS (Quart. journ. of med. Bd. 14, S. 339. 1921) für die Fasern des TAWARAschen Knotens berechnete geringe Wert von 200 mm/Sek. kommt ja nur für eine Strecke von höchstens 10 mm in Betracht. Auch ERLANGER (Americ. journ. of physiol. Bd. 30, S. 416. 1912) kommt zu dem Schlusse, daß die Dauer der Überleitungszeit durch die Länge der Bahn nicht erklärt wird.

[2]) HERING: Pflügers Arch. f. d. ges. Physiol. Bd. 131, S. 572. 1910.
[3]) KEN KURE: Zeitschr. f. exp. Pathol. u. Pharmakol. Bd. 12, S. 433. 1913.
[4]) ZAHN: Pflügers Arch. f. d. ges. Physiol. Bd. 151, S. 273. 1913.
[5]) LEWIS, WHITE u. MEAKINS: Heart Bd. 5, S. 289. 1914.
[6]) LEWIS, MEAKINS u. WHITE: Phil. trans. of the roy. soc. of London, Ser. B Bd. 205, S. 403. 1914; siehe auch LEWIS: Quart. journ. of med. Bd. 14, S. 339. 1921.
[7]) LAPICQUE u. FREDERICQ: Arch. internat. de physiol. Bd. 23, S. 93. 1924. — HANSEN u. SCHROEDER (Zeitschr. f. Biol. Bd. 79, S. 15. 1923), die die Verwendbarkeit dieser Methode am Kaltblüterherzen erprobt haben, übersetzen rheobase mit „Grundwert" und chronaxie mit „Kennzeit". Es ist aber nicht einzusehen, warum man nicht für rheobase den ohne weiteres verständlichen Ausdruck Schwellenwert gebrauchen soll. Chronaxie muß man gar nicht übersetzen; wenn man es doch will, empfiehlt sich dafür der schon von GILDEMEISTER verwendete Ausdruck „Nutzzeit". Weiteres über Chronaxie bei BLUMENFELDT: Biochem. Zeitschr. Bd. 156, S. 236. 1925; Zeitschr. f. klin. Med. Bd. 103, S. 147. 1926 und EBBECKE: Pflügers Arch. f. d. ges. Physiol. Bd. 211, S. 499. 1926.

nun bei Reizung von Vorhof und Kammer eine Chronaxie von $^2/_{1000}$ Sekunde, bei Reizung des Hisschen Bündels dagegen eine dreimal so lange. Das Bündel wäre also dreimal weniger empfindlich, und dies scheint LAPICQUE und FREDERICQ gut zur Verzögerung der Erregungsleitung an der a-v-Grenze zu stimmen.

Am Froschherzen fand v. SKRAMLIK[1]) in sehr genauen Untersuchungen, daß kein typischer Unterschied besteht zwischen den Fasern des a-v-Trichters und denen der übrigen Herzabschnitte. Es gibt keine besonderen Blockfasern, welche die Fortpflanzung des Reizes hemmen, aber die Fasern sind ringartig angeordnet, so daß die Erregung nicht geradlinig, sondern auf einem spiralig verlaufenden Wege auf die Kammern übergeht; die lange Dauer der Überleitungszeit sei also durch die Länge des Weges genügend erklärt.

Die Hauptschwierigkeit in dieser Frage entsteht dadurch, daß man sich die Reizleitung, die ja offenbar in den Muskelfasern vor sich geht, so vorstellt, wie die Leitung im Nerven. Die Schwierigkeit verschwindet aber, wenn man annimmt, daß die Muskelfasern dadurch leiten, daß sie sich kontrahieren und daß sie sich eben langsamer kontrahieren als die Muskelfasern des Triebwerkes. So hat schon BOND[2]) angenommen, daß das a-v-Intervall beim Froschherzen nicht als Leitungszeit aufzufassen sei, sondern die Dauer der Kontraktion des Atrioventrikulartrichters darstelle, welche der der Kammer deutlich vorangeht. So wie alle anderen Herzteile ziehe sich auch der a-v-Ring zuerst zusammen, ehe er den Reiz an die anderen Teile abgebe. Es sei daran erinnert, daß v. SKRAMLIK[3]) diesen Befund bestätigt hat und daß er auch an der Sinus-Vorhofgrenze die isolierte Kontraktion eines zirkulären Muskelbandes gesehen hat. Er spricht von einem „Zerfall der Kontraktionsfolge in der normal kontinuierlich fortschreitenden Peristaltik" und führt diese Pause auf die Kontraktion der zwischen Sinus und Vorhof sich einschiebenden Schicht zirkulärer Muskelfasern zurück[4]). Es wäre also wohl richtiger, hier nicht von Reizleitung, sondern von Reizübertragung zu sprechen.

ERLANGER[5]) gibt an, daß in einem Versuch am Kalbsherzen ein falscher, keine gewöhnlichen Herzmuskelfasern enthaltender Sehnenfaden sich unabhängig von der Kammerwand zusammenzuziehen schien. WIERSMA[6]) hat rhythmische Spontankontraktionen des herausgeschnittenen, in Ringerlösung suspendierten Überleitungsbündels vom Schaf gesehen und registriert. Auf faradische Reizung vergrößerten und beschleunigten sich diese Kontraktionen bis zu einer Frequenz von 105. Sie überdauerten das Ende der Reizung um einige Minuten. Wenn spontan keine Kontraktionen vorhanden waren, traten sie bei der Reizung auf und dauerten so lange wie diese. Bei gewöhnlichen Herzmuskelfasern wurden niemals spontan oder nach Reizung Kontraktionen beobachtet. Die mikroskopische Untersuchung der Bündel, die zu den Versuchen gedient hatten, ergab immer die Abwesenheit gewöhnlicher Herzmuskelfasern.

Endlich haben ISHIHARA und NOMURA[7]) an überlebenden Herzen von Hunden, Katzen und Kaninchen bei schwacher Vergrößerung die Kontraktion

---

[1]) v. SKRAMLIK: Zeitschr. f. d. ges. exp. Med. Bd. 14, S. 246. 1921.
[2]) BOND: Heart Bd. 4, S. 4. 1912.
[3]) v. SKRAMLIK: Pflügers Arch. f. d. ges. Physiol. Bd. 184, S. 19. 1920.
[4]) Die lange Dauer der dem a-v-Intervall ungefähr gleichkommenden Überleitungszeit zwischen Kammer und Bulbus muß wohl auf anderen Vorgängen beruhen, denn nach v. SKRAMLIK (S. 56) gehen die das Ostium arteriosum der Kammer bildenden Muskelfasern unmittelbar in die des Bulbus über. An einer anderen Stelle (Zeitschr. f. d. ges. exp. Med. Bd. 14, S. 279. 1921) meint jedoch v. SKRAMLIK, daß unsere Kenntnis des Weges, den die Erregung von der Kammer bis zum Bulbusursprung nimmt, noch viel zu lückenhaft ist.
[5]) ERLANGER: Americ. journ. of physiol. Bd. 30, S. 405. 1912.
[6]) WIERSMA: Arch. néerland. de physiol. de l'homme et des anim. Bd. 7, S. 543. 1922.
[7]) ISHIHARA u. NOMURA: Heart Bd. 10, S. 399. 1923. — NOMURA: Mitt. a. d. med. Fak. d. Kais. Univ. Kyushu, Fukuoka Bd. 9, S. 195. 1924.

der falschen Sehnenfäden beobachtet und fanden, daß sich alle rhythmisch und isochron mit dem Herzschlage zusammenziehen. Wenn die Kammern stehenbleiben, schlagen die Purkinjefäden im Vorhofrhythmus weiter, und wenn dann auch die Vorhöfe stehenbleiben, im Sinusrhythmus. Nach Durchschneidung des Hisschen Bündels kontrahieren sich die Fäden unabhängig von den Vorhöfen und synchron mit den Kammern. Herausgeschnittene Fäden ziehen sich in warmer Lockelösung rhythmisch bis zu 10 Stunden lang zusammen. Ishihara und Nomura kommen zu dem Schlusse, daß sich bei der Reizleitung das ganze System bis in die Endzweige hinein kontrahiert, so daß beim normalen Herzen eine Kontraktionswelle durch die primitiven Muskelfasern vom Vorhof durch die Kammern läuft.

Von diesem Standpunkt aus wäre daran zu denken, daß die auffallende Länge der Übertragungszeit auf einer besonders langen Refraktärphase, insbesondere des Knotens, beruhen könnte. Dafür spricht die Tatsache, daß beim Froschherzen die entsprechenden Gebilde offenbar träger funktionieren als die übrigen Herzmuskelfasern. Wenn man den Vorhof immer rascher reizt, so kommt man zu einer Frequenz, wo der Vorhof jeden, die Kammer aber nur jeden zweiten Reiz beantwortet; wenn man die Kammer reizt, erfolgt bei einer gewissen Frequenz ebenso die Halbierung am Vorhof[1]). Daraus folgt, daß sowohl die Vorhöfe wie die Kammer mehr Kontraktionen ausführen können, als das a-v-System zu leiten vermag. Dasselbe fanden bald darauf P. Hoffmann und Magnus-Alsleben[2]) bei Kaninchen, Katzen und Hunden: der Vorhof kann bei Kaninchen 800-, bei Katzen 700- und bei Hunden 600mal regelmäßig schlagen (ohne zu flimmern), die Kammern ungefähr 550mal. Das Überleitungsbündel kann aber auch in normaler Richtung bei keinem Tier so viel Reize leiten, als die Kammer beantworten kann. Setzt man die Maximalfrequenz beim Vorhof gleich 1, so beträgt sie bei der Kammer $^5/_6$, für die Reizleitung in normaler Richtung $^2/_3$ und in umgekehrter Richtung nur $^1/_2$ oder noch weniger. Lewis[3]) ordnet die Muskelfasern des Herzens nach Größe und Glykogengehalt und findet in absteigender Reihe: Purkinjefasern, Vorhof, Kammer, Knoten. Dieselbe Reihenfolge gilt für die Leitfähigkeit, dagegen die umgekehrte für die Refraktärphase, so daß diese also beim Knoten am größten ist. Deshalb sei der Tawarasche Knoten die natürliche Blockierungsstelle. Nach Lewis, Drury und Iliescu[4]) ist die Refraktärphase der Verbindungsfasern („junctional tissues") um 30% länger als die der Vorhofsmuskeln. Allerdings ist es, wenn die Reizleitung eine Kontraktion ist und die Leitungsgeschwindigkeit durch die Länge der Refraktärphase bestimmt wird, noch zu erklären, wieso der Vagus, der doch die Refraktärphase verkürzen soll, die Reizleitung an der a-v-Grenze hemmt. In einer neuen Arbeit geben Lewis und Master[5]) an, daß Vagusreizung die Erholung der Leitfähigkeit verzögert und unvollständig macht. Auf die Refraktärphase der leitenden Gewebe scheine der Vagus weniger zu wirken als auf den Vorhof.

Nach Straub und Kleemann[6]) besteht das normale a-v-Intervall nicht nur aus der Überleitungszeit, sondern auch aus der Latenz der Kammermuskulatur. Unter normalen Verhältnissen werde der größte Teil des Intervalls von der Leitungszeit eingenommen. Unter pathologischen Verhältnissen aber könne

---

[1]) Eckstein: Pflügers Arch. f. d. ges. Physiol. Bd. 157, S. 541. 1914.
[2]) Hoffmann, P., u. Magnus-Alsleben: Zeitschr. f. Biol. Bd. 65, S. 139. 1915.
[3]) Lewis: Quart. journ. of med. Bd. 14, S. 339. 1921.
[4]) Lewis, Drury u. Iliescu: Heart Bd. 9, S. 42. 1921.
[5]) Lewis u. Master: Heart Bd. 12, S. 209. 1925.
[6]) Straub u. Kleemann: Dtsch. Arch. f. klin. Med. Bd. 123, S. 310. 1917; siehe auch Wenckebach: ebenda Bd. 125, S. 222. 1918; Straub: Münch. med. Wochenschr. S. 644. 1918; de Boer: Arch. néerland. de physiol. de l'homme et des anim. Bd. 1, S. 323. 1917.

die Latenz eine große Rolle spielen und unter gewissen Umständen, wie nach interpolierten Extrasystolen, an sich schon eine Verlängerung des a-v-Intervalles bedingen (PAN). Dann ist MOBITZ[1]) auf Grund der Analyse eines Falles von Leitungsstörung zu dem Schlusse gekommen, daß die Leitung des Reizes durch das Bündel immer mit derselben Geschwindigkeit erfolgt: bei Störungen geht die Leitung nicht langsamer vor sich, sondern es ist nur die Latenz des a-v-Knotens verlängert. Wir kommen auf diese Frage bei der Besprechung der Reizleitungsstörungen zurück.

Die Reizleitung in geschädigtem Gewebe.

Bezüglich der Störungen der Reizleitung wollen wir hier nur einige allgemeine Punkte hervorheben; die Reizleitungsstörungen im besonderen werden im Abschnitt über den Erregungsablauf besprochen werden.

Die klassischen Experimente über die Reizleitung und ihre Störungen stammen von ENGELMANN und von GASKELL. ENGELMANN[2]) hat in seinem berühmten Zickzackversuch gezeigt, daß man die Herzkammer des Frosches in zwei oder mehr, nur durch ganz schmale Muskelbrücken zusammenhängende Stückchen zerschneiden kann und daß nach einiger Zeit auf Reizung irgendeines dieser Stückchen sich nacheinander auch die anderen zusammenziehen[3]). Unmittelbar nach der Operation pflegen die schmalen Muskelbrücken nicht zu leiten, und das Leitungsvermögen stellt sich im allgemeinen um so schneller ein, „je geringer die vorausgegangene mechanische Beleidigung war". Der Versuch gelingt um so schwieriger, je mehr Schnitte gemacht werden und je dünner die übrigbleibenden Brücken sind. Immerhin konnten große Kammern von 6—7 mm Länge in 4—6 Teile zerschnitten und die Brücken bis auf 0,5 qmm reduziert werden. Wenn die Brücken anfangs nicht gut leiten, so daß bei künstlicher Reizung eines Stückes die angrenzenden erst auf jeden 2., 3. oder 4. Reiz ansprechen, wird dies nach wiederholter Reizung besser, so daß nach einigen Minuten jeder Reiz übergeht. Auch dies ist also eine „Bahnung der Erregung".

Im Jahre 1883 berichtete GASKELL[4]) über Versuche, in denen er am Vorhof des Schildkrötenherzens einen tiefen Einschnitt gemacht hatte, so daß der Vorhof in zwei, nur durch eine dünne Muskelbrücke verbundene Teile geteilt war, von denen der eine mit dem Sinus, der andere mit der Kammer zusammenhing. Es entsteht dann an der Brücke eine deutliche Pause, die dem normalen a-v-Intervall ähnlich ist. Bei fortschreitender Verschmälerung dieser Brücke wird erst jede 2., dann jede 3. oder 4. Erregung durchgelassen, so daß die Kammerfrequenz nur einen Bruchteil der Vorhoffrequenz darstellt (*partieller Block*). Endlich kann keine Erregung mehr übertreten (*kompletter Block*), der oberhalb der Brücke gelegene Vorhofteil schlägt im Sinusrhythmus weiter, der darunterliegende und die Kammer bleiben stehen, bis die Kammer nach einiger Zeit in ihrem eigenen Rhythmus zu schlagen anfängt. GASKELL fand schon in diesen Versuchen, daß ein scheinbar kompletter Block in der Regel durch Vagusreizung vorübergehend überwunden werden kann, was, wie wir sehen werden, für das Verständnis der Ursache des Blocks wichtig ist. Ähnliche Erscheinungen hatte GASKELL[5]) schon

---

[1]) MOBITZ: Verhandl. d. dtsch. Ges. f. inn. Med. 1923, S. 94 und Zeitschr. f. d. ges. exp. Med. Bd. 41, S. 180. 1924.

[2]) ENGELMANN: Pflügers Arch. f. d. ges. Physiol. Bd. 11, S. 466 u. 478. 1875.

[3]) Ein ähnlicher Versuch ist zu derselben Zeit von ROMANES am Mantel der Meduse ausgeführt worden und bei BETHE (Allgem. Anat. u. Physiol. des Nervensystems. S. 106. Leipzig 1903) beschrieben. Die Eigenschaften dieses Organes haben eine sehr weitgehende Ähnlichkeit mit denen des Herzens (Alles- oder Nichtsgesetz, Treppe usw.); der Vergleich ist von BETHE (S. 408) weiter ausgeführt worden.

[4]) GASKELL: Journ. of physiol. Bd. 4, S. 61. 1883.

[5]) GASKELL: Phil. trans. of the roy. soc. of London Ser. B Bd. 173, S. 999, 1032. 1882.

ein Jahr vorher bei allmählicher Kompression der a-v-Grenze des Froschherzens beobachtet. Nur bei einer gewissen Breite der Brücke arbeiten die Vorhöfe und die Kammern isorhythmisch; bei weiterer Kompression kommt es erst zu partiellem, dann zu komplettem Block.

Bei Wiederholung der GASKELLschen Versuche fand KRIES[1]) bei Partialdurchschneidungen der Kammer des Froschherzens, daß keine Funktionsstörung eintritt, wenn die Brücke mehr als 1,5 mm, dagegen kompletter Block sich einstellt, wenn sie nur 0,7 mm breit ist. Zwischen diesen Werten liegen die Breiten, die partiellen Block im Gefolge haben. Die Länge der Brücken betrug immer etwa 1 mm. Obwohl nun schon ENGELMANN, wie erwähnt, von einer „mechanischen Beleidigung" durch die Operation spricht[2]), hat sich doch in der Folge immer mehr die Ansicht eingebürgert, daß die Leitungsstörung auf die Einengung der Bahn als solche zurückzuführen sei, d. h. auf die Verminderung der leitenden Elemente in der Brücke. Dies ist nun aber nach KRIES nicht richtig: maßgebend ist nicht die Breite der Bahn, sondern „die funktionelle Modifikation der noch vorhandenen leitenden Elemente, der geschädigten selbst und der ihnen benachbarten". Die auch ohne Frequenzherabsetzung eintretende Änderung des Kontraktionsablaufes in den jenseits der Brücke gelegenen Herzteilen zeigt, daß die mechanische Schädigung eines Herzteiles den Ablauf des Tätigkeitsvorganges in einem benachbarten verzögert. Die funktionelle Änderung der in der Brücke übriggebliebenen Fasern besteht wahrscheinlich in einer Verlängerung ihrer Refraktärphase. Nach KRIES besteht im Herzen eine unbeschränkte Auxomerie der Leitung, indem die von einem einzelnen kleinsten Element ausgehende Erregung sich in unbegrenzter Weise ausbreiten kann, wobei die Breite der Zuleitungsbahn keine Rolle spielt. Darauf weise ja auch der kleine Querschnitt des HISschen Bündels und der rasch wachsende Gesamtquerschnitt seiner Äste hin. Um aber einen Beweis zu erbringen, müßte man die Verbindung zweier Herzteile auf eine äußerst schmale Brücke beschränken, wobei aber jede Schädigung dieser selbst auszuschließen wäre. Dieser Beweis ist nun durch die Versuche von ROTHBERGER und WINTERBERG[3]) erbracht worden. Es wurden beim normal schlagenden Hundeherzen die Äste der TAWARAschen Schenkel nacheinander durchschnitten, so daß in einzelnen Versuchen nur spärliche, zur Herzspitze verlaufende Fasern übrigblieben. Obwohl nun auf diese Weise eine sehr weitgehende Einengung der Leitungsbahn von den Vorhöfen zu den Kammern gesetzt worden war, stellte sich nicht nur kein Block, sondern nicht einmal eine Verlängerung der Überleitungszeit ein. In diesen Versuchen bilden die übriggelassenen Fasern die schmale Brücke, und da sie vom Messer nicht erreicht wurden, sind sie auch nicht geschädigt worden. Dann hat auch SCHELLONG[4]) am Herzstreifenpräparat des Frosches die unbeschränkte Auxomerie nachgewiesen. Zur Übertragung der Erregung genügte eine Brücke, die nur 70—100 Fasern enthielt, und da erfolgte die Übertragung ohne Verzögerung. Eine Schädigung der Brücke setzt die Erregbarkeit der Fasern herab und dadurch kommt es zu Leitungsstörungen, wobei auch die Reizstärke herabgesetzt wird. Am gequetschten Herzstreifen konnte er genau dieselben Leitungsstörungen erzeugen, wie sie zwischen Vorhof und Kammer vorkommen. Die Herabsetzung der Erregbarkeit ist nur an der Stelle der Schädigung vorhanden;

---

[1]) KRIES: Skandinav. Arch. f. Physiol. Bd. 29, S. 87. 1913.

[2]) Auch ERLANGER (Americ. journ. of physiol. Bd. 30, S. 416. Anm. 1912) macht auf die mechanische Schädigung der Brücke aufmerksam. Auch die falschen Sehenfäden des Warmblüterherzens seien sehr schmal und leiten doch sehr rasch.

[3]) ROTHBERGER u. WINTERBERG: Zeitschr. f. d. ges. exp. Med. Bd. 5, S. 301. 1917; bestätigt von SCHERF u. SHOOKHOFF: Wien. Arch. f. inn. Med. Bd. 11, S. 428. 1925.

[4]) SCHELLONG: Zeitschr. f. Biol. Bd. 82, S. 27 u. 174. 1924.

wenn also der Reiz diese Stelle überwunden hat, läuft er normal weiter. Maßgebend für das Auftreten von Blockerscheinungen ist daher nur die Erregbarkeit der in Tätigkeit geratenden Fasern. Wenn diese geschädigt sind, wird die Reizleitung verlangsamt und der Reiz abgeschwächt (*Dekrement*). Der Vergleich mit dem „Dekrement" bei der Leitung im Nerven, an den auch schon früher WHITE, STRAUB[1]) u. a. gedacht hatten, ist um so mehr berechtigt, wenn man sich vorstellt, daß es sich dabei um das Fortschreiten eines Aktionsstromes handelt.

Der Grundversuch von GASKELL ist mehrfach mit neueren Registriermethoden wiederholt worden, und zwar immer mit demselben Erfolge. So haben LEWIS und DRURY[2]) die Wirkung der Vagusreizung auf den durch Druck oder Kühlung im Vorhof des Hundeherzens erzeugten Block untersucht, wobei der Aktionsstrom lokal zu zwei Galvanometern abgeleitet und der Vorhof rhythmisch gereizt wurde. Eine chronotrope Vaguswirkung war daher ausgeschlossen. Jeder Grad von Block wird durch elektrische oder chemische Vagusreizung (Acetylcholin) aufgehoben oder wenigstens herabgesetzt, doch verschwindet diese Wirkung nach Atropin. Die in analoger Weise ausgeführten Versuche von DRURY[3]) zeigen, wie die Erregungswellen unter der Klemmungszone zwar durchlaufen, aber immer langsamer je weiter sie kommen, und daß sie bei entsprechendem Druck auch steckenbleiben können. Da dabei auch die Ausschläge des lokal abgeleiteten Aktionsstromes kleiner werden und langsamer verlaufen, stimmt dies gut zu den Anschauungen von SCHELLONG und zu der als Dekrement bezeichneten Erscheinung am narkotisierten Nerven. Auch DRURY fand, daß bei Vagusreizung die Wellen schneller und weiter durchlaufen und daß dadurch ein Block abgeschwächt wird.

Die Bedeutung der H-Ionenkonzentration für die Reizleitung geht aus den Arbeiten von ANDRUS und CARTER[4]) hervor: Steigerung der Ionenkonzentration außerhalb der Zelle bewirkt eine Verkleinerung der Potentialdifferenz, eine Abschwächung des Aktionsstromes und eine Verlangsamung der Reizleitung. Im Versuch wird die Reizleitung bei Speisung mit mehr saurer Lösung verlangsamt. Hierher gehört auch der asphyktische Block. Nach DRURY und ANDRUS[4]) hat starke Vagusreizung durch Acetylcholin bei normaler oder beschleunigter Leitung keinen Einfluß, bei saurer Lösung aber wird die Leitung beschleunigt, wenn auch nicht bis zur Norm; immerhin werden eine Verlangsamung der Leitung und ein Block dabei aufgehoben.

Die Versuche von DRURY, die gezeigt haben, daß eine Erregung in die Abklemmungszone verschieden weit eindringen und dann steckenbleiben kann, läßt den von LEWIS und MASTER[5]) und von ASHMANN[6]) erhobenen, sehr interessanten Befund verständlich erscheinen, daß eine solche scheinbar ganz ausfallende Erregung doch für die Leitung des nächsten Reizes von Bedeutung ist. Wenn man bei einem Block 2 : 1 sich vorstellt, daß die Leitungsfasern auf jeden zweiten Reiz überhaupt nicht ansprechen, so müßte es für die Leitung der übrigen Reize ganz gleichgültig sein, ob diese Reize überhaupt vorhanden sind oder nicht. Das ist aber nicht der Fall. *Auch dieser ausfallende Reiz schädigt die Leitungsfähigkeit.* Das haben LEWIS und MASTER sehr schön gezeigt, indem sie den Vor-

---

[1]) STRAUB: Münch. med. Wochenschr. 1918, S. 644.
[2]) LEWIS u. DRURY: Heart Bd. 10, S. 179. 1923.
[3]) DRURY: Heart Bd. 12, S. 143. 1925.
[4]) ANDRUS u. CARTER: Science Bd. 58, S. 376. 1923. — DRURY u. ANDRUS: Heart Bd. 11, S. 389. 1924.
[5]) LEWIS u. MASTER: Heart Bd. 12, S. 209. 1925.
[6]) ASHMANN: Americ. journ. of physiol. Bd. 74, S. 121 u. 140. 1925. Die Angabe ASHMANNS, daß schon ENGELMANN eine Treppe der Reizleitung festgestellt habe, beruht auf einem Mißverständnis.

hof rhythmisch mit einer solchen Frequenz reizten, daß ein Block 2 : 1 entstand; es wurde nun die Überleitungszeit der übergehenden Reize festgestellt und dann die Reizfrequenz plötzlich auf die Hälfte herabgesetzt, worauf die Überleitungszeit bedeutend abnahm (von 0,148 auf 0,101 Sekunde). Wenn aber die Stellung des nichtgeleiteten Reizes zum vorhergehenden geändert wurde, die Entfernung zwischen den wirksamen Reizen aber gleich blieb, so änderte sich die Überleitungszeit. Der Reiz dringt also offenbar mehr oder weniger tief in das Leitungssystem ein und macht dann Halt. So erklärt Ashmann die Tatsache, daß bei herabgesetzter Leitung zwischen Vorhof und Kammer eine plötzliche Zunahme der Vorhoffrequenz einen Kammerstillstand erzeugen kann, was nicht verständlich wäre, wenn diese Erregungen auf das Leitungssystem nicht irgendeine Wirkung hätten; doch muß diese Wirkung bei den einzelnen Erregungen geringer sein als die eines durchgehenden Reizes. Je früher ein solcher steckenbleibender Reiz auf einen durchgeleiteten folgt, um so geringer ist sein Einfluß auf die folgende Leitung.

Nun kommt aber nach Ashmann, der am gedrückten Schildkrötenvorhof arbeitete, noch hinzu, daß das geschädigte Gewebe sich im Treppenzustande befindet und daß unter diesen Umständen eine *übernormale Phase der Leitung* besteht. Ashmann spricht von einer „*Treppe der Leitfähigkeit*", die in einer fortschreitenden Abnahme der Leitungszeit nach längerer Ruhe zum Ausdruck kommt. Ashmann fand immer gleichzeitig mit der übernormalen Phase der Leitung eine Treppe der Contractilität an der Kammer. Es handelte sich dabei um Schildkrötenherzen, die ermüdet waren oder bei zu hoher Temperatur untersucht wurden. Man kann sich also mit Ashmann und im Anschluß an Drury die Sache so vorstellen, daß unter gewissen ungünstigen Bedingungen ein nach längerer Ruhe eintreffender Reiz ein Stück weit in das leitende Gewebe eindringt; er hinterläßt eine kurze übernormale Phase, und wenn gerade zu dieser Zeit der nächste Reiz ankommt, kann er weiter eindringen, ein dritter noch weiter, usf., bis endlich einer ganz durchkommt. Dann werden, wenn die Zeitverhältnisse dieselben bleiben, auch alle folgenden durchdringen. Wir haben schon erwähnt, daß dies der „Bahnung" von v. Skramlik entspricht.

Unter gewöhnlichen Umständen kommt eine Summierung der Störung bei aufeinanderfolgenden Leitungen zur Beobachtung und dafür kommt ein anderer Vorgang in Betracht, und zwar die Ermüdung. Auch am quergestreiften Muskel ist die Zuckung des ermüdeten Muskels verlängert [Helmholtz, Marey u. a.[1])], ebenso seine Refraktärphase [v. Brücke[2])]. Es ist daher insbesondere für den, der auf dem Boden der myogenen Theorie steht, selbstverständlich, daß sich die Leitungsfasern ähnlich verhalten werden.

Wir werden im speziellen Teil noch weiter ausführen, wie besonders die Leitung zwischen den Vorhöfen und den Kammern durch jede Systole erschwert wird, wie das Leitungsvermögen sich wiederherstellt und wie sich die Verhältnisse bei geschädigter Funktion des Verbindungsbündels gestalten. Die verzögernde Wirkung der Kontraktion kann, wenn mehrere Systolen aufeinanderfolgen, sich summieren. Wenn das Leitvermögen vor seiner vollständigen Erholung wieder in Anspruch genommen wird, erfolgt die Leitung viel langsamer, so daß ihre Geschwindigkeit bis zu einem gewissen Grade von der Länge der vorhergehenden Pause abhängt. Wenn aber eine sehr lange Pause vorhergegangen ist und die Anspruchsfähigkeit und die Contractilität wieder sinken, nimmt die Leitfähigkeit nicht merklich ab, die zeigt daher auch kein der „Treppe" analoges Phänomen [Engelmann[3])]. Diese eben genannten Gesetze lassen sich nicht

---

[1]) Zitiert nach Nagel: Handbuch der Physiologie Bd. IV, S. 449. Braunschweig 1909.
[2]) v. Brücke: Zeitschr. f. Biol. Bd. 76, S. 213. 1922.
[3]) Engelmann: Dtsch. Klinik Bd. 4, S. 241. 1903.

nur an der Vorhof-Kammerleitung feststellen, sondern sie gelten auch für die Leitung in der gespaltenen Froschkammer [ENGELMANN[1])] und für einen aus der Schildkrötenkammer herausgeschnittenen Streifen [ERLANGER[2])]. ERLANGER fand diese Analogie so weitgehend, daß er es nicht für berechtigt hält, einen grundsätzlichen Unterschied zu machen zwischen der Reizleitung im a-v-System und in der gewöhnlichen Herzmuskulatur.

Bei hohen Reizfrequenzen kann eine scheinbare Leitungsstörung auftreten. LEWIS, FEIL und STROUD[3]) fanden beim Vorhof des Hundeherzens, daß die Geschwindigkeit der Reizleitung (500—900, ausnahmsweise 2000 mm/Sek.) bei steigender Reizfrequenz unverändert bleibt; wenn diese aber 300—450 Schläge in der Minute erreicht, kommt es ziemlich plötzlich zu Störungen der Reizleitung, die nun um 30—100% verlangsamt erscheint. Sehr bald kommt es dann zu weiteren Störungen, wie Veränderungen des bei direkter Ableitung gewonnenen Elektrogramms, Alternans und partiellem Block innerhalb des Vorhofs. Diese Störungen, die schließlich zu Vorhofflattern und -flimmern führen, werden in dem Abschnitt über das Vorhofflimmern zu erwähnen sein. Die bei Überschreitung der kritischen Frequenz auftretende Verlangsamung der Leitung ist aber insofern nur eine scheinbare, als der Weg, den die Erregung zu durchlaufen hat, nicht gleich bleibt. Bei steigender Frequenz nimmt, wie erwähnt, die Refraktärphase immer mehr ab; jenseits der kritischen Frequenz aber kommt es zu einem Zustand von „partial refractoriness", wo die Erregbarkeit nicht in allen Teilen gleichmäßig wiederhergestellt ist. Die noch refraktären Fasern bilden gewissermaßen Hindernisse, denen die Erregungswelle ausweichen muß, so daß sie vielfache Umwege macht. So erklärt sich auch die unerwartete Vaguswirkung, welche die Leitung nicht nur nicht weiter verzögert, sondern sogar beschleunigt und eine etwa eingetretene Halbierung aufhebt. Diese Wirkung erklärt sich dadurch, daß der Vagus die Refraktärphase verkürzt und so die Hindernisse hinwegschafft. Es können also Verlängerungen der Leitungszeit auch ohne Herabsetzung der Leitfähigkeit zustande kommen. Bei der Vorhof-Kammerleitung ist es anders: wenn da infolge hoher Frequenz ein Block 2 : 1 eintritt, wird er durch Vagusreizung noch verstärkt, wenn die Vorhoffrequenz sich dabei nicht ändert.

7. Die anatomische Grundlage der Automatie und Erregungsleitung.

Die Frage, ob die Automatie und die Erregungsleitung im Herzen eine Funktion der muskulären oder der nervösen Elemente sei, ist seit mehreren Dezennien eifrig und zum Teil mit nicht geringer Erbitterung behandelt worden. Die vielen Arbeiten, die sich mit dieser Frage beschäftigen, haben keine entscheidende Lösung gebracht, aber doch viele wertvolle Tatsachen zutage gefördert, so daß dieser Streit, auch wenn er für immer unentschieden bliebe, doch für den Fortschritt unserer Erkenntnis viel geleistet hat. Eine ausführliche Darstellung der Entwicklung dieser Frage, sowie der für und gegen die beiden Haupttheorien vorgebrachten Argumente ist an dieser Stelle nicht möglich und wäre auch überflüssig, da sie in der neuen Physiologie des Kreislaufs von TIGERSTEDT[4]) enthalten ist.

Nach der Entdeckung des Sinusganglions durch REMAK ist dieses von VOLCKMANN (1844) als Ursprungsort der Herzbewegung beim Frosch bezeichnet

---

[1]) ENGELMANN: Pflügers Arch. f. d. ges. Physiol. Bd. 62, S. 543. 1896.
[2]) ERLANGER: Americ. journ. of physiol. Bd. 16, S. 175. 1906.
[3]) LEWIS, FEIL u. STROUD: Heart Bd. 7, S. 253. 1920; siehe auch LEWIS, DRURY u. BULGER: Heart Bd. 8, S. 100. 1921; LEWIS: Quart. journ. of med. Bd. 14, S. 339. 1921.
[4]) TIGERSTEDT Bd. II, S. 133, 164, 194.

worden, und diese *neurogene*, besser *gangliogene Theorie* des Herzschlages ist durch vier Jahrzehnte unangefochten geblieben. Die Analogie mit dem Zentralnervensystem (Atemzentrum), wo rhythmische Erregungen in Ganglienzellen entstehen, um durch Vermittlung von Nerven den Muskeln zugeleitet zu werden, war naheliegend und ließ lange keinen Zweifel aufkommen. Erst 1883 ist GASKELL[1]) gegen diese Theorie aufgetreten und hat als erster den Sitz der Automatie in die Herzmuskelfasern verlegt: er ist also der Schöpfer der myogenen Theorie. Freilich mußte schon er annehmen, daß die Automatie in den Muskelfasern der verschiedenen Herzabteilungen ungleich ausgebildet sei. Während die ältere Anschauung von KRONECKER, DOGIEL und NICOLAI weiter vertreten wurde, haben sich an GASKELL in erster Linie ENGELMANN[2]), dann auch HERING[3]) und F. B. HOFMANN[4]) angeschlossen. Wie besonders HOFMANN ausgeführt hat [s. auch HERING[5])], ist es nun jedenfalls nicht mehr möglich, die neurogene Theorie in ihrer ursprünglichen Form zu halten. Es gibt allerdings ein Tier, dessen Herz im Sinne der ursprünglichen Theorie sicher neurogen schlägt, nämlich der Limulus, dessen Herz CARLSON[6]) erschöpfend untersucht hat. Nach Exstirpation des Herzganglions tritt sofort dauernder Stillstand ein; der Herzmuskelschlauch kontrahiert sich zwar noch auf mechanische und elektrische Reize, schlägt aber nicht mehr spontan. Dieses Herz unterscheidet sich aber vom Wirbeltierherzen auch dadurch, daß seine Systole keine Einzelzuckung ist, sondern ein Tetanus (P. HOFFMANN), und auch sonst wäre es nicht erlaubt, von einem so weit in der Tierreihe zurückstehenden, „fast vorweltlichen" (NICOLAI) Tier auf das Wirbeltierherz zu schließen, wo wir uns doch sogar scheuen, Befunde, die am Kaltblüterherzen erhoben worden sind, ohne weiteres auf den Warmblüter zu übertragen. Übrigens findet HOSHINO[7]), daß das Limulusherz zwar im physiologischen Zustande neurogen schlage und daß die Koordination durch Nervenbündel, besonders durch den medianen Grenzstrang besorgt werde; nach Entfernung der Nervenbündel aber werde der Kontraktionsreiz auch beim Limulusherzen myogen, von Segment zu Segment fortgeleitet. Die gegenteiligen Befunde CARLSONs werden auf Schädigung des Präparates zurückgeführt. Beim Froschherzen ändert die Durchschneidung oder völlige Entfernung der ganzen Vorhofscheidewand mit allen ihren Nerven und Ganglien, ja selbst mitsamt den REMAKschen und den BIDDERSchen Ganglien nichts an der Erregungsleitung und Koordination, während die Durchschneidung der anderen Teile bei Erhaltensein des Nervenstranges wie die I. Stanniusligatur wirkt [F. B. HOFMANN[8])]. Die Scheidewandnerven sind nichts anderes als die intrakardiale Fortsetzung der hemmenden und der fördernden Herznerven. Für einen Teil der intrakardialen Ganglienzellen konnte HOFMANN nachweisen, daß sie in den Verlauf der Hemmungsnerven eingeschaltet sind und daß die aus ihnen entspringenden postganglionären Fasern keine motorische, sondern eine Hemmungsfunktion haben.

Die alte Ganglientheorie der Herztätigkeit läßt sich demnach nicht mehr halten; die neuere neurogene Theorie stützt sich deshalb auf das überall nachweis-

---

[1]) GASKELL: Journ. of physiol. Bd. 4, S. 43. 1893.
[2]) ENGELMANN: Pflügers Arch. f. d. ges. Physiol. Bd. 65, S. 535. 1897; Dtsch. Klinik. Nr. 4, S. 215. Berlin-Wien 1903.
[3]) HERING: Pflügers Arch. f. d. ges. Physiol. Bd. 82, S. 25. 1900; Bd. 86, S. 567. 1901; Bd. 141, S. 499. 1911.
[4]) HOFMANN: Schmidts Jahrb. Bd. 281, S. 113. 1904.
[5]) HERING: Pflügers Arch. f. d. ges. Physiol. Bd. 193, S. 621. 1922.
[6]) Siehe Handb. d. vergl. Physiol. (WINTERSTEIN) Bd. I/1, S. 895. 1923 (v. BRÜCKE).
[7]) HOSHINO: Pflügers Arch. f. d. ges. Physiol. Bd. 208, S. 245. 1925.
[8]) HOFMANN: Pflügers Arch. f. d. ges. Physiol. Bd. 60, S. 142. 1895; Zeitschr. f. Biol. Bd. 67, S. 375 u. 404. 1917; siehe auch Nagels Handb. d. Physiol. Bd. I, S. 229. Braunschweig 1909.

bare intramuskuläre Nervennetz, dem schon RANVIER (1880) sowie HEYMANS und DEMOOR (1895) die Erregungsleitung, KRONECKER (1896) und BETHE[1]) (1903) auch die Reizbildung zugeschrieben hatten. Es handelt sich da um ein durch allseitige Anastomosen zwischen den Ästen der verschiedenen Nervenfasern gebildetes kontinuierliches Nervennetz innerhalb der Muskulatur, und zwar zieht dieses Netz vom Sinus bis in die Kammer und den Bulbus durch und ist auch in der Übergangsmuskulatur zwischen Vorhof und Kammer nachweisbar [HOFMANN, WILSON[2])].

Die Tatsache nun, daß im Herzen Muskel- und Nervengewebe überall so innig verflochten ist, macht natürlich alle Versuche einer anatomischen Trennung aussichtslos. So hat z. B. der berühmte Zickzackversuch von ENGELMANN als Beweis für die myogene Erregungsleitung jede Bedeutung verloren. Auch die Versuche, die Entscheidung durch Einwirkung von Muskel- oder Nervengiften zu erbringen, haben kein einwandfreies Ergebnis gehabt. Es beibt nun als wichtiges Argument noch die von ENGELMANN als Stütze der myogenen Theorie angeführte Tatsache, daß das embryonale Herz schon zu einer Zeit pulsiert, wo es sicher noch keine Ganglienzellen enthält. Aber auch hier scheint es mir nicht erlaubt, ohne weiteres einen Schluß auf das Herz des erwachsenen Wirbeltieres zu ziehen; denn ein auf so früher Entwicklungsstufe stehendes Herz ist nicht viel anders zu beurteilen als das Herz eines in der phylogenetischen Reihe tiefstehenden Tieres. Übrigens kann man von diesem „Punctum saliens" (ARISTOTELES), das sich da im Gefäßsystem des Hühnerembryos rhythmisch kontrahiert, auch nicht sagen, daß es aus Muskelgewebe besteht; die Doppelbrechung allein reicht dazu nicht aus. Sehr interessant, wenn auch für das erwachsene Herz nicht ganz beweisend, ist jedenfalls der Befund von BURROWS[3]), daß aus Stücken vom Vorhof und dem Ventrikel des Hühnerembryos, die in einer „Gewebskultur" überlebend erhalten werden, einzelne Muskelzellen in das umgebende Nährmedium auswandern und sich dort rhythmisch zusammenziehen. Dies wäre wohl der eleganteste Beweis für die myogene Theorie, wenn man nicht wegen des embryonalen Charakters dieser Zellen Bedenken haben müßte; denn es ist, wenn auch sehr wahrscheinlich, doch damit nicht bewiesen, daß auch beim erwachsenen Herzen die Muskelzellen der Sitz der Automatie sind.

Analogieschlüsse von anderen Organen (Darm, Ureter, Flughautnerven der Fledermaus usw.) sind natürlich nur mit der größten Vorsicht zu verwerten und können an sich für das Wirbeltierherz nie etwas beweisen.

Aus den früher als Stütze der myogenen Theorie verwendeten Bestimmungen der Leitungsgeschwindigkeit im Herzen kann zwar auch kein bindender Schluß gezogen werden; dagegen ist die Leitungsverzögerung an der a-v-Grenze wohl schwer mit der Annahme einer Leitung im Nervennetz in Einklang zu bringen. Denn man müßte annehmen, daß das Netz gerade an dieser Stelle besonders langsam leitet, während sich doch weder im Bau noch in der Entwicklung Unterschiede gegenüber dem damit einheitlich zusammenhängenden Netz der Vorhöfe und Kammern ergeben. Dagegen zeigt das muskulöse Übergangsbündel doch gerade im Knoten eine abweichende Struktur.

Gegen die neurogene Theorie spricht ferner die Tatsache, daß man durch vorsichtige Kompression der Vorhofswand dicht über der a-v-Grenze (beim

---

[1]) BETHE: Allgemeine Anatomie und Physiologie des Nervensystems. S. 408. Leipzig 1903.
[2]) WILSON, G.: Proc. of the roy. soc. of London, Ser. B Bd. 81, S. 151. 1909. — Siehe ferner ENGEL, I.: Beitr. z. pathol. Anat. u. z. allg. Pathol. Bd. 48, S. 499. 1910 und MORISON: Journ. of anatom. and physiol. Bd. 46, S. 319. 1912.
[3]) BURROWS: Münch. med. Wochenschr. 1912, S. 1473. Daselbst Literatur.

Frosch) die motorische Erregungsleitung von der Leitung der Hemmungswirkung trennen kann [Hofmann[1]), Frédéricq[2])]; man müßte also zwei getrennte Nervennetze annehmen, was doch sehr unwahrscheinlich ist.

Die Entdeckung des spezifischen Muskelgewebes im Wirbeltierherzen hat der myogenen Theorie eine beträchtliche Stütze verliehen, denn an allen Stellen, die man physiologisch als Automatiezentren erkannte, hat sich Knotengewebe gefunden. Eine Ausnahme schien nur das Vogelherz zu sein, welches kein spezifisches Gewebe haben sollte[3]). Auch dies dürfte jedoch an der Untersuchungsmethode liegen; denn bei einigen Vögeln hat Ivy Mackenzie dann doch Knotengewebe gefunden[4]). Die besondere Struktur dieses Gewebes, das ja mechanisch gar keinen Zweck haben kann, und seine eigenartige Verzweigung mußten ja den Gedanken nahelegen, daß es sich da mindestens um ein Reizleitungssystem handelt[5]). Die physiologischen Versuche haben dann immer mehr gezeigt, daß dieses Gewebe auch ein Reizbildungssystem ist. Die innige Verflechtung der spezifischen Muskelfasern mit nervösen Elementen macht es unmöglich, den Beweis einfach mit Hilfe von Durchschneidungsversuchen zu erbringen; andererseits darf natürlich das Vorhandensein zahlreicher Nervenfasern und Ganglienzellen nicht als Argument für die neurogene Theorie angeführt werden, selbst wenn man sich nicht denken könnte, welche Funktion diese nervösen Elemente haben könnten. Bezüglich der Erregungsleitung sprechen die Versuche von Erlanger[6]) sehr für die myogene Theorie: die aseptisch ausgeführte Abklemmung des Hisschen Bündels führt zu dauernder Dissoziation, es findet keine Regeneration statt. Auch die Tatsache, daß man beim Frosch die Kontraktion des a-v-Trichters, beim Warmblüter die des Reizleitungssystems direkt sehen kann, spricht für die myogene Theorie.

Das Analogon des Reizleitungssystems im Warmblüterherzen ist beim Kaltblüter der a-v-Trichter, und da hat ja Haberlandt, wie wir schon bei der Besprechung der Automatie erwähnten, gezeigt, daß Einzelreize, nur soweit sie Trichtergewebe treffen, von längeren Reihen automatischer Kontraktionen gefolgt sind. Nun ist ja allerdings auch der a-v-Trichter reichlich mit Nervenfasern versehen; aber wenn diese der Sitz der Automatie wären, könnte man nicht verstehen, warum die Herzspitze, die ja auch ein Nervennetz hat, nicht spontan schlagen kann, und daß in der Froschkammer die Automatie gerade nur so weit reicht, als Trichtergewebe nachzuweisen ist.

In den letzten Jahren hat Haberlandt[7]) eine Reihe von Arbeiten ausgeführt, die zuerst nur einen weiteren Wahrscheinlichkeitsbeweis für die myogene Theorie erbrachten, dann aber dieser, wie es scheint, doch zum Siege verholfen haben. Er konnte am Froschherzen zeigen, daß durch gewisse Eingriffe, wie Vereisen mit Chloräthyl, dann durch Einwirken verschiedener Gifte (konzentrierte Lösungen von NaCl oder NH_4Cl, 5proz. KCl, Essigsäure- oder Chloroformdämpfe, Strychnin, Coffein, Veratrin und Chinin), ferner bei Wasser- und Wärmestarre und bei der spontanen Totenstarre ein Zustand vollkommener Lähmung oder Starre herbeigeführt und durch nachträgliche Durchspülung

---

[1]) Hofmann: Zeitschr. f. Biol. Bd. 67, S. 399. 1917.
[2]) Fredericq: Arch. internat. de physiol. Bd. 11, S. 405. 1912.
[3]) Zitiert nach Mangold: Die Erregungsleitung im Wirbeltierherzen. S. 23 ff. Jena 1906.
[4]) Zitiert nach Mangold S. 26 Anm.
[5]) Tawara: Das Reizleitungssystem des Säugetierherzens. S. 185. Jena 1906.
[6]) Erlanger: Americ. journ. of physiol. Bd. 24, S. 375. 1909; Erlanger u. Blackman: Heart Bd. 1, S. 177. 1910.
[7]) Haberlandt: Zeitschr. f. Biol. Bd. 71, S. 35. 1920; Bd. 72, S. 1 u. 163. 1920; Bd. 73, S. 151 u. 285. 1921.

mit Blut oder Ringerlösung wieder rückgängig gemacht werden kann. An solchen wiederbelebten Herzen erwiesen sich nun unter geeigneten Versuchsbedingungen sowohl extra- wie intrakardiale Vagusreizungen, die vorher eine deutliche Wirkung hervorgerufen hatten, vollkommen unwirksam, so daß durch diese Eingriffe der intrakardiale Vagusapparat ausgeschaltet worden ist. Da nun die wiederbelebten Herzen in normaler Sukzession rhythmisch weiter schlugen, ist eine Trennung der nervösen Regulation durch den Vagosympathicus von der motorischen Leistung erreicht worden. Damit ist aber auch die Annahme eines motorischen reizbildenden und reizleitenden Nervennetzes unwahrscheinlich geworden, denn man müßte sonst annehmen, daß dieses Netz den schweren Schädigungen besser widerstanden habe als die Vagusfasern mit den dazugehörenden Ganglienzellen; dagegen kann man sich ganz gut vorstellen, daß die Muskelfasern widerstandsfähiger sind als die nervösen Elemente.

Ein anscheinend sicherer Beweis für die myogene Erregungsleitung und Reizbildung im Froschherzen ist HABERLANDT, wenigstens für die gewählten Versuchsbedingungen, an der abgeklemmten Froschherzspitze gelungen. Wenn man die sog. Herzspitze des Frosches abklemmt, schlagen die oberhalb der Quetschstelle liegenden Herzteile unverändert weiter, die Spitze aber bleibt dauernd in Ruhe und kontrahiert sich auf einen Einzelreiz immer nur einmal (HEIDENHAIN 1854, BERNSTEIN 1876). Nun hat insbesondere LANGENDORFF[1]) gezeigt, daß so operierte Frösche lange Zeit (über 3 Monate) am Leben bleiben können und daß sich dabei der Zustand der Herzspitze nicht ändert. Da sie sich aber auf einen Einzelreiz in allen Teilen kontrahiert, mußten Erregbarkeit und Leitfähigkeit erhalten geblieben sein. Diese Versuche wurden immer als Stütze für die myogene Theorie angesehen, denn es war wohl anzunehmen, daß nach so langer Zeit alle Nervenfasern degeneriert sein mußten. Immerhin war dies nicht direkt bewiesen worden, und diese Lücke hat HABERLANDT durch seine Versuche ausgefüllt.

Er[2]) konnte zunächst in Ergänzung seiner früheren Versuche zeigen, daß in solchen Herzen an der Spitze keine Vagus- oder Sympathicuswirkungen mehr zu erzielen sind; dieser ganze nervöse Regulationsapparat war also degeneriert, auch der Muscarin-Atropinversuch fiel an solchen Herzspitzen negativ aus. Dagegen waren die Erregbarkeit (gemessen an Schwellenwerten) und die Dauer der Refraktärphase normal. Jeder Einzelreiz hat aber nur *eine* Kontraktion, und zwar der ganzen Herzspitze zur Folge. Da die nach mindestens 3—4 Wochen vorgenommene histologische Untersuchung (nach GOLGI) vollkommene Degeneration der Nervenfasern ergab, müssen Erregbarkeit, refraktäre Phase und Erregungsleitung rein muskuläre Eigenschaften sein, wodurch die Rolle des intrakardialen Nervenreizes auf die regulatorische Funktion eingeschränkt wird.

In einer Reihe von Fällen trat nun bei solchen nach langer Zeit (bis zu 2 Monaten) abgeklemmten Herzspitzen nach mechanischer oder elektrischer Reizung gelegentlich automatische Reizbildung auf, die darauf zurückzuführen war, daß ausnahmsweise in diesen Herzen die letzten Ausläufer des a-v-Trichters etwas tiefer herabreichten, so daß sie im oberen Teile der abgeklemmten Herzspitze noch als Reizbildungsstätten funktionieren konnten. (Die Abklemmung wurde meist ungefähr in der Kammermitte ausgeführt.) Die Tatsache, daß in solchen Herzen mit degenerierten Nervenfasern noch eine automatische Reizbildung möglich ist, hat HABERLANDT[3]) dann weiter untersucht. Da auch in diesen Herzen mit der Golgi- und der Methylenblaumethode eine Degeneration

---

[1]) LANGENDORFF: Ergebn. d. Physiol. Bd. I/2, S. 284. 1902.
[2]) HABERLANDT: Zeitschr. f. Biol. Bd. 76, S. 49. 1922.
[3]) HABERLANDT: Zeitschr. f. Biol. Bd. 79, S. 307. 1923.

der Nervenfasern nachgewiesen werden konnte, sei damit auch die myogene Natur der automatischen Reizbildung bewiesen, ein Schluß, der von HABERLANDT auch auf die Reizbildungsstätten des normalschlagenden Herzens ausgedehnt wird.

In einer Fußnote sagt er: „Der Einwand, daß vielleicht vereinzelte Ganglienzellen, die sich noch in der abgeklemmten Herzspitze vorfinden, für die automatische Reizbildung maßgebend in Betracht kommen, erübrigt sich dadurch, daß die ganglionäre Theorie der Herzreizentstehung endgültig abgetan ist." Es erscheint mir aber doch fraglich, ob man den Ganglienzellen, wenn sie auch nicht der alleinige Sitz der Automatie sind, wirklich jede Beziehung zur Automatie absprechen kann, denn die am Herzstreifenpräparat (nach LOEWE) ausgeführten Untersuchungen von ABDERHALDEN und GELLHORN[1]) zeigen, daß der Ganglienzellgehalt durchaus nicht gleichgültig ist: „Ganglienzellreiche und ganglienzellfreie Herzstreifen unterscheiden sich darin, daß erstere durch Frequenz, Pulsgröße und Lebensdauer die letzteren wesentlich übertreffen. Ferner treten bei ganglienzellreichen Präparaten die spontanen Pulse sofort oder wenige Minuten nach dem Versenken in die Nährlösung auf, während dies bei ganglienzellfreien Herzstreifen erst 1—2 Stunden später oder nach Anwendung mechanischer oder chemischer Reize stattfindet." Das würde doch heißen, daß zwar auch die Muskelfasern im Notfall automatisch tätig sein können, daß ihre Automatie aber weitaus geringer ist als die der Ganglienzellen. Oder man könnte an die von HERING[2]) geäußerte Ansicht denken, daß die Ursprungsreize zwar im Muskel gebildet werden, aber unter dem Einfluß des Nervensystems, indem dieser Einfluß eine Bedingung für die Reizbildung im Muskel ist. Jedenfalls sind dann für die prinzipielle Entscheidung auch einzelne Ganglienzellen von Bedeutung, die etwa der Aufmerksamkeit des Untersuchenden entgangen sind. Die Beweiskraft histologischer Methoden ist doch nicht so sicher, und man wird immer damit rechnen müssen, daß scheinbar endgültig erledigte Fragen durch neue Methoden oder Befunde wieder aufgerollt werden, und so dürfte auch im Kampf um „myogen" oder „neurogen" das letzte Wort noch nicht gesprochen sein.

II. Spezieller Teil.

1. Der normale Ursprungsort der Herzbewegung.

Bei erhaltener Erregungsleitung wird immer derjenige Herzteil, der mit der Reizbildung am raschesten fertig wird, also am häufigsten schlägt, auch das Tempo der anderen Herzteile bestimmen; denn diese mit geringerer Automatie ausgestatteten Teile kommen mit der Reizbildung nie zu Ende, da sie immer durch die in rascherer Folge ihnen zugeleiteten Erregungen gestört werden. So werden sie zu dem Tempo gezwungen, das ihnen durch die zugeleiteten Reize vorgeschrieben ist.

Unter normalen Verhältnissen ist, wie wir gesehen haben, die Automatie im Sinus am größten, und deshalb ist der Sinus der normale Ursprungsort der Herzbewegung; das zeigt ja auch die I. Stanniusligatur beim Kaltblüter- bzw. die Zerstörung des Sinusknotens beim Warmblüterherzen. Da aber auch die großen Venen automatisch tätig sein und spontan schlagen können, entsteht noch die Frage, ob die normalen Ursprungsreize nicht vielleicht in den Venen entstehen

---

[1]) ABDERHALDEN u. GELLHORN: Pflügers Arch. f. d. ges. Physiol. Bd. 183, S. 312. 1920; ferner Bd. 81, S. 161; Bd. 82, S. 161. 1924 und Ergebn. d. inn. Med. Bd. 26. 1924.
[2]) HERING: Zentralbl. f. Physiol. Bd. 19, S. 130. 1905; siehe auch TSCHERMAK: Sitzungsber. d. Akad. d. Wiss., Wien. Mathem.-naturw. Kl. III Bd. 118, S. 93. 1909.

und dem Sinus zugeleitet werden, und ob der Sinusknoten nicht vielleicht ebenso eine Blockstelle ist wie der TAWARAsche Knoten an der a-v-Grenze. Dafür scheinen u. a. gewisse Beobachtungen zu sprechen, die HERING[1]) am absterbenden Kaninchen- und Hundeherzen gemacht hat.

Beim Frosch schlagen in der Norm die drei großen Hohlvenen in demselben Tempo und isochron mit dem Sinus; durch bloße Inspektion kann man keinen Unterschied im Beginn der Systole am Sinus und den Hohlvenen entdecken [ENGELMANN[2])]. Am absterbenden Herzen besteht dieser Isochronismus nicht mehr[3]); die Bewegung beginnt an der einen Hohlvene (meist der unteren) und schreitet über den Sinus auf die anderen fort, wobei an der Sinusgrenze nun eine kleine Verzögerung im Fortschreiten deutlich wird. Wenn auch solche Befunde am absterbenden Herzen für die Feststellung des normalen Ursprungsortes nur mit Vorsicht zu verwerten sind, kommt ENGELMANN[4]) doch auf Grund weiterer Versuche zu dem Schlusse, daß beim Frosch keine bestimmte, scharf umschriebene Stelle in der Wand der venösen Ostien als ausschließliche und regelmäßige Quelle der normalen Herzreize zu betrachten ist, sondern daß jeder oder doch die meisten Teile der großen Venen und des Sinus im Leben als solche funktionieren können. In demselben Sinne sprechen die Versuche von KUPELWIESER[5]) am Herzen der Ringelnatter, während nach GARREY[6]) bei Schildkröten immer die Venen vor dem Sinus schlagen; dagegen verlegen wieder MEEK und EYSTER[6]) sowie SCHLOMOVITZ und CHASE[6]) den Ursprungsort der Herzbewegung bei Schildkröten an die Sinus-Vorhofgrenze. Jedenfalls gibt es keine Stelle in den großen Venen, deren Ausschaltung oder Trennung vom Sinus mit Sicherheit einen Stillstand der stromabwärts gelegenen Teile zur Folge hätte, wie es nach der I. Stanniusligatur die Regel ist.

Daß die Hohlvenen auch beim Säugetier den Ursprungsort der Herzbewegung bilden können, scheint aus den obenerwähnten Beobachtungen von HERING am absterbenden Herzen hervorzugehen; er gibt an, daß die Hohlvenen vor den Vorhöfen schlugen, daß später auf mehrere Venenkontraktionen nur eine Vorhofsystole folgte und daß schließlich die Venen bei stillstehenden Vorhöfen noch ganz schwach weiterpulsierten. Merkwürdig scheint ferner, daß man durch eine ziemlich weit vom Sinus angreifende Reizung der Hohlvenen eine Extrasystole des ganzen Herzens auslösen kann[7]). Nun ist ja angesichts dieser Befunde auffallend, daß auch in der Wand der oberen Hohlvene Bündel PURKINJEscher Fasern angetroffen werden[8]); ich glaube aber doch, daß die oben angeführten experimentellen Befunde gegenüber den übereinstimmenden und sehr genauen Untersuchungen, über die wir noch zu berichten haben, nicht beweisen, daß der Ursprungsort der Herzbewegung unter normalen Verhältnissen in den Hohlvenen liegen kann. Aus Versuchen am absterbenden Herzen darf kein solcher Schluß gezogen werden, denn die Erregung kann, und das ist sogar das Wahrscheinlichere, leicht von einem abnormen Punkte ausgehen, und die Stelle, die den Reiz bildet, muß gar keine sichtbare Kontraktion ausführen [EYSTER und MEEK[9])]. Die Befunde HERINGS können vielleicht zum Teil dadurch erklärt

---

[1]) HERING: Pflügers Arch. f. d. ges. Physiol. Bd. 82, S. 22. 1900; Verhandl. d. dtsch. pathol. Ges. 14. Tagung 1910, S. 43.
[2]) ENGELMANN: Pflügers Arch. f. d. ges. Physiol. Bd. 65, S. 115. 1897.
[3]) ENGELMANN: Ebenda S. 128.
[4]) ENGELMANN: Pflügers Arch. f. d. ges. Physiol. Bd. 65, S. 136. 1897.
[5]) KUPELWIESER: Pflügers Arch. f. d. ges. Physiol. Bd. 182, S. 50. 1920.
[6]) Zitiert nach v. BRÜCKE: Handb. d. vergl. Physiol. (WINTERSTEIN) Bd. I/1, S. 1046.
[7]) CUSHNY u. MATTHEWS: Journ. of physiol. Bd. 21, S. 230. 1897; MIKI u. ROTHBERGER: Zeitschr. f. d. ges. exp. Med. Bd. 30, S. 364. 1922.
[8]) TANDLER: Anatomie des Herzens. S. 211. Jena 1913.
[9]) EYSTER u. MEEK: Heart Bd. 5, S. 137. 1914.

werden, daß ein Sinus-Vorhofblock bei erhaltener Rückleitung auf die Venen bestand, woran HERING auch selbst gedacht hat[1]). Daß man von den Venen aus Extrasystolen des ganzen Herzens auslösen kann, beruht aber einfach darauf, daß die Endstücke der Venen eine zirkuläre Muskulatur haben, die mit der Vorhofsmuskulatur in Verbindung steht. Immerhin muß das Vorhandensein PURKINJEscher Fasern in der Venenwand doch etwas zu bedeuten haben, und die Frage ist deshalb jedenfalls weiter im Auge zu behalten[2]).

Von dem beim Warmblüter zur Ermittlung des Ausgangspunktes der normalen Herzbewegung angewendeten Methoden sind besonders zu erwähnen: das Verhalten nach Extrasystolen, die Folgen der Exstirpation oder Zerstörung und der Vergleich der bei Reizung erzielten mit der normalen Vorhofzacke des Elektrokardiogramms. Die genauesten Ergebnisse liefern aber die lokale Erwärmung oder Abkühlung und die lokale Ableitung der Aktionsströme.

Das Verhalten nach Extrasystolen. Jeder Herzteil, der seine Systole in Beantwortung zugeleiteter Reize ausführt, wird nach einer an ihm selbst ausgelösten Extrasystole eine längere Pause aufweisen, weil er auf den nächsten Leitungsreiz warten muß. Demgegenüber folgt auf Extrasystolen, an automatisch schlagenden Herzteilen, ein Intervall von normaler Länge. Es wäre also zu erwarten, daß bei Reizung verschiedener Punkte in der Nähe des normalen Schrittmachers Pausen auftreten, die nur um die sehr kurze Rückleitungszeit länger sind als ein Normalintervall und daß bei Reizung des Schrittmachers selbst auch diese Verlängerung wegfällt. In Wirklichkeit machen sich aber, besonders bei stärkerer Reizung, die Nebenwirkungen, insbesondere die Hemmung störend bemerkbar, so daß man auch bei Reizung des Sinusknotens verlängerte Pausen bekommen kann[3]). Zur genauen Bestimmung der Lage des normalen Schrittmachers ist diese Methode übrigens auch sonst kaum geeignet.

Folgen der Exstirpation oder Zerstörung. Nach der Entdeckung des Sinusknotens durch KEITH und FLACK[4]) sind viele Versuche gemacht worden, diesen Knoten zu zerstören oder herauszuschneiden und durch die Beobachtungen der dann auftretenden Veränderungen zu entscheiden, ob dieses Gebilde wirklich der normale Schrittmacher des Herzens sei[5]). Ein an die I. Stanniusligatur erinnernder Stillstand ist da nur bei künstlich gespeisten Herzen beobachtet worden. Bei Herzen, die im normalen Kreislauf schlagen, nimmt nur die Frequenz um etwa 30% ab, das a-v-Intervall wird kleiner und außerdem ändert sich die Form der Vorhofzacke des Elektrokardiogramms zum Zeichen dafür, daß jetzt die Erregung von einer anderen Stelle ausgeht. Diese Versuche sind indessen,

---

[1]) HERING: Verhandl. d. dtsch. pathol. Ges. 14. Tagung 1910, S. 42. Merkwürdig ist allerdings die Angabe HERINGS, daß (bei der Katze) eine in der Wand der oberen Hohlvene herablaufende Welle an der Einmündungsstelle der Vena azygos angefangen habe. Sie sistierte nach Abklemmung der Hohlvene über dem Sinusknoten und es blieb nur eine auf die Knotengegend beschränkte Kontraktion bestehen.

[2]) Diese Sache geht vor allem die Anatomen an. Wie MÖNCKEBERG ausführt (Zentralbl. f. Herz- u. Gefäßkrankh. Bd. 2, S. 4. 1910; Ergebn. d. allg. Pathol. u. pathol. Anat. Bd. 19, S. 364 u. 375. 1921) kommt es dabei auf eine genaue Charakteristik des Baues der spezifischen Muskelfasern an. Den PURKINJEschen Fasern ähnliche Formen findet man auch im rechten Herzohr und im linken Vorhof, also an Stellen, die nach dem gegenwärtigen Stande unserer Kenntnisse keine Automatie besitzen. Nach MÖNCKEBERG (S. 376) darf man die im rechten Vorhof und an der Cava sup. aufgefundenen breiten sarkoplasmareichen Fasern nicht mit den Endausbreitungen des Atrioventrikularsystems identifizieren und es ist bisher nicht gelungen, außerhalb des Sinusknotens und des Atrioventrikularsystems spezifische Muskelfasern nachzuweisen.

[3]) MIKI u. ROTHBERGER: Zeitschr. f. d. ges. exp. Med. Bd. 30, S. 373. 1922.

[4]) KEITH u. FLACK: Journ. of anat. and physiol. Bd. 41, S. 172. 1907; FLACK: Journ. of physiol. Bd. 41, S. 64. 1910.

[5]) Literatur bei TIGERSTEDT Bd. II, S. 121.

wie Lewis¹) richtig bemerkt, voll von Fehlerquellen. Es müssen immer schwere Verletzungen gesetzt werden, und selbst eine genaue mikroskopische Nachprüfung kann nicht immer entscheiden, ob etwa stehengebliebene Teile des Sinusknotens²) noch funktionsfähig waren. Übrigens kann auch Verlangsamung eintreten, wenn der Sinusknoten gar nicht getroffen worden ist. Diese Methode, bei der auch stärkere Reize gesetzt werden, ist wohl zu roh und den noch zu beschreibenden, besonders der lokalen Erwärmung und der Ableitung der Aktionsströme bei weitem nicht gewachsen. Eine schonende und sichere Methode zur Ausschaltung des Sinusknotens besteht in der Absperrung der Blutzufuhr [Rothberger und Scherf³)]. Beim Hunde steigt gewöhnlich von der a-v-Grenze ein von der rechten Coronararterie kommender Ast im Bogen zur Taenia terminalis. Wenn dieser Ast stark ist, genügt dessen Abklemmung oder Ligatur, um den Sinusknoten auszuschalten; sonst muß man noch andere zu ihm ziehende Gefäße fassen. Oft ist auch eine Ligatur des Interauricularbandes notwendig, indem ein von der linken Coronararterie kommender Ast von hinten her zum Sinusknoten aufsteigt. Nach Unterbrechung der Blutzufuhr stellt sich a-v-Rhythmus ein, der nach Freigabe der Blutzufuhr wieder dem Sinusrhythmus Platz macht.

Eine interessante Beobachtung von Cohn und Mason⁴) sei erwähnt. Bei Kammerflimmern können (wie bekannt) die Vorhöfe regelmäßig weiterschlagen. Wenn man dann den Sinusknoten herausschneidet, stellt sich in den Vorhöfen komplette Arrhythmie ein, wie sie sonst die Kammern bei Vorhofflimmern zeigen. Nach Durchschneidung des a-v-Bündels werden die Vorhofschläge wieder regelmäßig.

Vergleich der bei Reizung erzielten mit der normalen Vorhofzacke. Da die Form der Vorhofzacke des Elektrokardiogramms durch die Richtung des Erregungsablaufes in den Vorhöfen bestimmt wird, ist es naheliegend, die Form der normalen Vorhofzacke mit den Zacken zu vergleichen, die erhalten werden, wenn man von verschiedenen Punkten des Vorhofs Extrasystolen auslöst. Da haben nun die Versuche von Lewis⁵) ergeben, daß der Normalform die Vorhofzacken jener Extrasystolen am nächsten stehen, die in der Nähe des Sinusknotens ausgelöst werden, wobei allerdings nur ein einziger Punkt gereizt wurde; diese Vorhofzacken sehen genau so aus wie die normalen. Lewis schließt daraus, daß der Schrittmacher des Herzens in der Nähe der oberen Cava-Vorhofgrenze liege. Eine genauere Bestimmung ist aber, wie Lewis selbst bemerkt, mit dieser Methode nicht möglich. Der Wert dieser Methode wird weiter dadurch eingeschränkt, daß es auch im Vorhofe Leitungsstörungen gibt, so daß auch bei normalem Reizursprung veränderte P-Zacken entstehen können.

Lokale Erwärmung oder Abkühlung. Gaskell (1882) und Engelmann hatten gefunden, daß beim normal schlagenden Schildkröten- und Froschherzen eine Beschleunigung durch Erwärmung nur dann zu erzielen ist, wenn diese

---

¹) Lewis: 17. internat. Kongreß. S. 116. London 1913.
²) Für Exstirpationsversuche ist die Tatsache wichtig, daß der Sinusknoten viel weiter herabreicht als man gewöhnlich glaubt; Koch (Med. Klinik 1911, Nr. 12, S. 4 d. S.-A.) gibt die Länge des Knotens (beim Menschen) mit 3 cm an. Er nimmt beim Hunde ungefähr zwei Drittel des Sulcus terminalis (vom Herzohr-Cava-Winkel bis zur Einmündungsstelle der unteren Hohlvene) ein; die Ausdehnung nach unten ist individuell verschieden. Ich habe in meinen Versuchen mit Scherf auch an Hundeherzen gesehen, daß es, um den Sinusknoten auszuschalten, meist nicht genügt, den Herzohr-Cavawinkel von oben her mit einer Sperrpinzette zu fassen; wenn man dann gerade caudalwärts davon erwärmt, bekommt man noch eine Beschleunigung vom nicht gefaßten unteren Teile des Knotens.
³) Rothberger u. Scherf: Wien. klin. Wochenschr. 1926, Nr. 17. (Vorl. Mitt.)
⁴) Cohn u. Mason: Heart Bd. 3, S. 341. 1912.
⁵) Lewis: Heart Bd. 2, S. 23. 1910.

am Venensinus erfolgt, während die Erwärmung anderer Teile ohne Wirkung ist[1]). Beim Warmblüter hat MacWilliam 1888, also lange vor der Entdeckung des Sinusknotens, beobachtet, daß eine lokale Erwärmung der Einmündungsstelle der oberen Hohlvene den Rhythmus des ganzen Herzens stark beschleunigt[2]). Nach Entdeckung des Sinusknotens hat zunächst schon Flack[3]) festgestellt, daß eine sofortige Abnahme der Herzfrequenz durch Kühlung nur dann zu erzielen ist, wenn sie die Gegend des Sinusknotens trifft.

Sehr genaue Untersuchungen sind dann von Ganter und Zahn[4]) an Kaninchen, Hunden, Katzen, Ziegen und Affen ausgeführt worden. Zur Erwärmung oder Abkühlung diente eine eigens konstruierte Thermode, die nur mit einem Kreis von 4 mm Durchmesser dem Herzen aufsaß. Es sei zunächst hervorgehoben, daß Temperaturänderungen an den Hohlvenen in keinem einzigen Fall von Einfluß auf die Herztätigkeit waren; in der Wand der Hohlvenen entstehen also de norma keine Reize. Daß der Sinusknoten nicht etwa eine Blockstelle ist, ergibt sich übrigens auch daraus, daß die bei Abkühlung des Knotens auftretende Frequenzabnahme allmählich erfolgt, während bei Abkühlung einer Blockstelle die Dauer einer Herzperiode dann ein Vielfaches der ursprünglichen hätte betragen müssen; es hätte dann auch bei Erwärmung nie eine Frequenzsteigerung, sondern nur eine Leitungsbeschleunigung eintreten können. Dagegen fand sich bei systematischem Absuchen der Herzoberfläche am rechten Vorhof eine umschriebene Gegend, die auf Temperaturänderung mit einer Frequenzänderung des ganzen Herzens reagierte. Dieses Gebiet erstreckte sich im Sulcus terminalis vom Herzohr-Cavawinkel bis etwa zur Mitte der Einmündungsstellen der beiden Hohlvenen (bei Kaninchen meist etwas weiter herunter). Innerhalb dieser Umgrenzung ließ sich immer ein Punkt feststellen, der besonders leicht zu beeinflussen war und fast immer näher dem Cavawinkel lag. Von allen übrigen Stellen war eine ähnliche Wirkung nie auszulösen. Die anatomische Untersuchung ergab, daß das physiologisch beeinflußte Gebiet mit der Ausdehnung des Sinusknotens übereinstimmte. Dort, wo im Experiment die stärkste Wirkung zu erzielen war, fand sich immer die reichlichste Anhäufung von spezifischem Knotengewebe. Das spricht dafür, daß die einzelnen Abschnitte des Knotens eine verschiedene Wertigkeit haben.

Übereinstimmende Ergebnisse sind ungefähr gleichzeitig von Brandenburg und Hoffmann[5]) an überlebenden Kaninchen- und Hundeherzen gewonnen worden.

Lokale Ableitung der Aktionsströme. Die ersten Versuche, den normalen Ausgangspunkt der Herzbewegung durch lokale Ableitung der Aktionsströme zu bestimmen, stammen von Wybouw[6]). Er leitete beim Hunde von verschiedenen Punkten des rechten Vorhofes und der beiden Hohlvenen ab und fand, daß die Erregung unter normalen Verhältnissen immer vom Sinusknoten herkam; die Ausdehnung des zuerst negativ werdenden Bezirkes entsprach genau der Lage des Sinusknotens, wovon sich Koch[7]) überzeugt hat. Ähnliche Unter-

---

[1]) Schlomovitz u. Chase (Americ. journ. of physiol. Bd. 41, S. 112. 1916) finden, daß mäßige Erwärmung (35—40°) der rechten Sinus-Vorhofgrenze bei Schildkrötenherzen den Herzschlag beschleunigt. Bei Verwendung höherer Temperaturen (45—55°) kann dieselbe Wirkung von verschiedenen Stellen des Sinus und der großen Venen erreicht werden.

[2]) Siehe auch Adam (unter Langendorff): Pflügers Arch. f. d. ges. Physiol. Bd. 111, S. 607. 1906. (Überlebendes Herz. Vor Entdeckung des Sinusknotens.)

[3]) Flack: Journ. of physiol. Bd. 41, S. 64. 1910.

[4]) Ganter u. Zahn: Zentralbl. f. Physiol. Bd. 25, S. 782. 1911; Pflügers Arch. f. d. ges. Physiol. Bd. 145, S. 335. 1912.

[5]) Brandenburg u. Hoffmann: Zentralbl. f. Physiol. Bd. 25, S. 916. 1911; Med. Klinik 1912, Nr. 1.

[6]) Wybouw: Arch. internat. de physiol. Bd. 10, S. 78. 1910.

[7]) Koch: Med. Klinik 1911, Nr. 12, S. 9/10 d. S.-A.

suchungen sind etwas später von LEWIS und OPPENHEIMER[1]), ebenfalls am Hunde ausgeführt worden. Sie fanden, daß ein am oberen Ende des Sulcus terminalis, am Cava-Vorhofwinkel gelegener Punkt zuerst negativ wird. Die histologische Untersuchung ergab, daß diese Stelle immer über oder in der Nähe des Kopfteiles des Sinusknotens lag, also desjenigen Teiles, der durch die reichlichste Anhäufung spezifischen Gewebes ausgezeichnet ist. Mit derselben Methode haben dann EYSTER und MEEK[2]) den Beginn der Negativität über dem Sinusknoten bestätigt. In einer späteren Arbeit finden LEWIS, MEAKINS und WHITE[3]) wieder, daß die Negativität zuerst an der Stelle auftritt, die dem Kopf des Sinusknotens entspricht.

Mit einer genaueren Methode, nämlich der mit der Differentialableitung nach GARTEN und CLEMENT, hat dann SULZE[4]) unter GARTENS Leitung diese Frage untersucht. Die Methode, die WYBOUW und LEWIS angewendet hatten, gestattet nämlich keine genügend lokalisierte Ableitung, so daß sich auch die in benachbarten Gebieten entstehenden Potentialdifferenzen geltend machen. (LEWIS nannte sie extrinsic gegenüber den an Ort und Stelle entstehenden intrinsic deflections.) In den Kurven von LEWIS ist sogar das Hauptelektrogramm zu sehen. Dagegen erlaubt die Benützung der Differentialelektroden eine fast punktförmige Ableitung ohne Einmischung von Stromschleifen. Es ergab sich nun, daß bei Ableitung vom Sinusknoten und dem rechten Vorhof, der unteren Hohlvene und (in größerer Entfernung auch) der oberen Hohlvene immer der Aktionsstrom vom Sinusknoten früher beginnt. Einige Kurven lassen vermuten, daß unter Umständen die zuerst in Erregung geratende Stelle mehr nach der oberen Hohlvene zu gelegen ist. Liegen beide Elektroden innerhalb eines der Lage des Sinusknotens entsprechenden Gebietes, nach der oberen Hohlvene vielleicht noch etwas weiter, so sind die Zeitdifferenzen im Beginn der Negativität sehr gering. Es ist daher nicht ganz sicher zu entscheiden, welche Stelle innerhalb dieses Gebietes zuerst erregt wird; jedenfalls liegt sie aber dem Herzohr-Cavawinkel sehr nahe. Daß der Sinusknoten das Gebiet ist, in dem im ganzen Herzen die Erregung am frühesten beginnt, geht auch daraus hervor, daß das im Herzohr-Cavawinkel aufgenommene Differentialelektrogramm immer früher anfängt als die Vorhofzacke des Hauptelektrokardiogramms.

Diese Untersuchungen, deren Ergebnis mit denen von GANTER und ZAHN gut übereinstimmt, lassen keinen Zweifel darüber, daß die normale Ursprungsstelle der Herzreize mit dem Sinusknoten identisch ist. Es ist also sicher, daß die normalen Herzreize nicht in der oberen Hohlvene entstehen. Innerhalb des Sinusknotens scheint der Kopf, also der dickste Teil, der den Raum zwischen Endo- und Epikard fast ganz ausfüllt, die höchste Automatie zu besitzen.

2. Der Ablauf der Erregung in den Vorhöfen.

Die obenerwähnten Untersuchungen von SULZE geben uns auch über den weiteren Ablauf der aus dem Sinusknoten austretenden Erregung ein genaues Bild. Bezüglich der oberen Hohlvene zeigen die Kurven, daß die Erregung vom Sinusknoten herkommt; in anderen Versuchen aber ergaben sich sehr wechselnde Verhältnisse: selbst in einer Entfernung von 8—18 mm vom Knoten konnte manchmal keine größere Verspätung festgestellt werden. Geht man aber mit

---

[1]) LEWIS u. OPPENHEIMER: Heart Bd. 2, S. 147. 1910.
[2]) EYSTER u. MEEK: Heart Bd. 5, S. 119. 1914.
[3]) LEWIS, MEAKINS u. WHITE: Phil. trans. of the roy. soc. of London Ser. B Bd. 205, S. 375. 1914.
[4]) GARTEN: Skandinav. Arch. f. Physiol. Bd. 29, S. 128. 1913; SULZE: Zeitschr. f. Biol. Bd. 60, S. 495. 1913.

der Elektrode bis auf 5 mm an den Knoten heran, so findet man kaum Unterschiede im Erregungsbeginn. Eine Wirkung von Stromschleifen ist dabei ausgeschlossen, denn man bekommt sofort sehr deutliche Verspätungen, wenn man mit der Elektrode ebenso weit gegen den rechten Vorhof oder die untere Hohlvene rückt; gerade diese plötzliche Zunahme der Verspätung ist sehr auffallend.

Während also die Erregung im Knoten selbst so rasch abläuft, daß keine wesentlichen Verspätungen zustande kommen, scheint der Übergang in den rechten Vorhof und gegen die untere, nicht aber gegen die obere Hohlvene gewissen Schwierigkeiten zu begegnen. Da ein Abrücken um 3—5 mm vom Sinusknoten schon zu einer Verspätung von 0,010—0,015 Sekunden führt, kann dies als Ausdruck der sinu-aurikulären Überleitungszeit gelten[1]). Das Gebiet, innerhalb dessen die Erregung nahezu gleichzeitig auftritt, stimmt gut mit der von Koch angegebenen Ausdehnung des Sinusknotens überein; nur gegen die obere Hohlvene und den linken Vorhof scheint die Abgrenzung weniger scharf zu sein: da sind noch weitere Untersuchungen erforderlich. Bezüglich des rechten Vorhofs ergeben die Kurven mit Sicherheit, daß wenigstens in der oberflächlichen Muskulatur die Erregung in der Richtung vom Knoten gegen die Spitze des Herzohres zu verläuft, wobei zum Unterschied von den Kammern keineswegs alle Teile nahezu gleichzeitig erregt werden. Die Erregung schreitet vielmehr in Form einer Welle fort. Eyster und Meek[2]) haben auch gefunden, daß die Erregung vom Sinusknoten leichter gegen die Vene läuft als auf die Vorhöfe, wo ein gewisser Widerstand zu überwinden ist[3]). Infolgedessen könne der Reiz weitentfernte Stellen, wie z. B. die a-v-Grenze, früher erreichen als den rechten Vorhof.

Bezüglich der Frage, auf welchem Wege die Erregung zum a-v-Knoten gelangt, ist es ohne weiteres klar, daß dies nur durch das Vorhofseptum geschehen kann. Man braucht sich nur ein in Diastole fixiertes und in Xylol aufgehelltes Präparat der Vorhöfe (am besten vom Hundeherzen) anzusehen[4]), um zu begreifen, daß die Erregung nicht über die Außenwand der Vorhöfe zur a-v-Grenze und an dieser herum zum a-v-Knoten laufen wird, abgesehen davon, daß dies der Anordnung der Muskelzüge auch gar nicht entspricht. Man kann also die Erregungswelle am a-v-Knoten abfangen, wenn man diesen am Septum halbkreisförmig umschneidet, worauf, ohne daß der Knoten selbst verletzt ist, a-v-Dissoziation eintritt [Sapegno[5])]. Genauere Untersuchungen über den Verlauf der Erregung im Vorhof haben dann wieder Eyster und Meek[6]) ausgeführt. Sie schreiben, daß man schon makroskopisch zwei Muskelbahnen sieht, die vom oberen und vom unteren Ende des Sulcus terminalis ausgehen. Das obere Bündel ist von Curran[7]) beim Kalb und Schaf beschrieben worden: es geht vom a-v-Knoten aus und zieht durch das Vorhofseptum bis fast zur Mündung der oberen Hohlvene. Das untere Bündel zieht vom unteren Ende des Sulcus terminalis zum Coronarvenentrichter. Eyster und Meek sagen aber, daß in 2 Versuchen nach Ligatur dieser beiden Bündel keine Änderung der Sukzession aufgetreten sei. Sie umschnitten dann den Sinusknoten allmählich vollständig und untersuchten die Wirkung jedes einzelnen Schnittes auf die Koordination. Sie finden nun, daß es nicht nur einen Leitungsweg vom Sinus

---

[1]) Das Sinuselektrogramm geht der P-Zacke des Hauptelektrokardiogramms um 0,09—0,013 Sek. voraus (Sulze); die Zeiten stimmen also ganz gut überein.
[2]) Eyster u. Meek: Heart Bd. 5, S. 127. 1914.
[3]) Sie finden eine sinu-aurikuläre Überleitungszeit von etwa 0,027 Sek.
[4]) Rothberger u. Scherf: Zeitschr. f. d. ges. exp. Med. (Im Druck.)
[5]) Sapegno: Arch. per le scienze med. Bd. 36, S. 20. 1912.
[6]) Eyster u. Meek: Arch. of internal med. Bd. 18, S. 775. 1916.
[7]) Curran: Anat. Anz. Bd. 35, S. 89. 1909.

zum a-v-Knoten gibt, sondern mehrere; doch kann man zwei Wege voneinander unterscheiden, den zum rechten Vorhof und den zum a-v-Knoten, der aber selbst diffus zu sein scheint. Normalerweise geht die Erregung nicht über den rechten Vorhof, es kann aber normale Sukzession bestehen bleiben, wenn der Sinusknoten so umschnitten ist, daß nur der Weg über den rechten Vorhof übrig bleibt; es bestehen dann abnorm lange Überleitungszeiten. Wir kommen auf diese Untersuchungen bei Besprechung des Sinusblocks noch zurück. Die Vorstellung, daß die Erregung nicht über die Vorhöfe, sondern auf einem kürzeren Weg zur a-v-Grenze laufe, ist auch schon früher von anderer Seite geäußert worden. So hatte schon KEITH auf Grund anatomischer Befunde angenommen, daß der normale Ursprungsreiz auf kurzem Wege durch das Vorhofseptum zum TAWARAschen Knoten gelangen könne, und WENCKEBACH[1]) meint, daß auch klinische Befunde dafür sprechen, da auf diese Weise unklare Arrhythmien und Dissoziationen sich erklären ließen. Die Vorhöfe würden dabei als Ausbuchtungen des ursprünglichen Herzschlauches nur seitlich erregt werden.

LEWIS, MEAKINS und WHITE[2]) fanden, daß die Erregung vom Sinusknoten radiär nach allen Richtungen ausstrahlt; sie läuft also durch die Taenia terminalis zur unteren Hohlvene über das interaurikuläre Band zum linken Herzohr, ferner gegen den Blutstrom auf die Enden der Hohlvenen und der Coronarvene, im rechten Herzohr von der Basis zur Spitze und vom Herzohr-Cavawinkel durch das Septum zur a-v-Grenze. Die an aufgehellten Präparaten gut sichtbare Anordnung der Muskelzüge im Vorhof[3]) zeigt, daß es keine andere Stelle gibt, die so für ein Reizbildungszentrum geeignet wäre. Die Fortpflanzung der Erregung erfolgt dabei nach allen Richtungen mit ungefähr derselben Geschwindigkeit; nur in der oberen Hohlvene finden sie im Gegensatz zu SULZE und EYSTER und MEEK eine langsamere Leitung, was sie auf die mehr zirkuläre Anordnung der Fasern zurückführen. Sie konnten sich auch nicht davon überzeugen, daß die Erregung vom Sinusknoten leichter nach der einen als nach der anderen Richtung verlaufe, und bestreiten insbesondere die Ansicht von EYSTER und MEEK, daß die Erregung vom Sinusknoten auf kurzem Wege zum TAWARAschen Knoten gelange[4]). Die Geschwindigkeit der Leitung im Septum sei nicht rascher als in den übrigen Teilen des Vorhofes, und es bestehe auch kein besonderer Widerstand beim Übertritt vom Sinusknoten gegen den rechten Vorhof. Da nun die Fälle, für deren Deutung WENCKEBACH eine direkte, von der übrigen Vorhofsmuskulatur funktionell getrennte Sinuskammerleitung für notwendig erachtete, eine einfachere Deutung gefunden haben [MOBITZ[5])], entfällt auch das klinische Postulat, was wieder mit den Erfahrungen von MÖNCKEBERG übereinstimmt, daß eine direkte Verbindung durch spezifische Muskulatur nicht besteht. Diese Frage dürfte sich aber wohl dadurch erledigen, daß der aus dem Sinusknoten austretende Reiz den TAWARAschen Knoten am raschesten über das Vorhofseptum erreicht, weil dies der kürzeste Weg ist. Es braucht dabei gar keine spezifische Muskulatur vorhanden zu sein; auch wenn der Reiz sich mit gleicher Geschwindigkeit nach allen Richtungen ausbreitet, wird er auf dem Wege über das Vorhofseptum am schnellsten sein Ziel erreichen.

Nach LEWIS, FEIL und STROUD[3]) braucht die Erregung, um bei einem Hunde von 9—12 kg den ganzen Vorhof zu durchlaufen, etwa 0,11 Sekunde;

---

[1]) WENCKEBACH: Die unregelmäßige Herztätigkeit. S. 76. Leipzig 1914.
[2]) LEWIS, MEAKINS u. WHITE: Phil. trans. of the roy. soc. of London Ser. B Bd. 205, S. 387. 1914.
[3]) LEWIS, FEIL u. STROUD: Heart Bd. 7, S. 131. 1920.
[4]) EYSTER u. MEEK (Americ. journ. of physiol. Bd. 61, S. 130. 1922) haben die von LEWIS vorgebrachten Einwände zu widerlegen gesucht.
[5]) MOBITZ: Dtsch. Arch. f. klin. Med. Bd. 141, S. 276. 1923.

die Erregung eines Muskelsegments dauert 0,06 Sekunde, daraus ergibt sich die ganze Dauer der Vorhofsystole. Sie beginnt etwa 0,01 Sekunde nach dem Anstieg der P-Zacke, ihr Ende fällt mit der R-Zacke zusammen und reicht etwas über den Beginn des ersten Herztones hinaus.

Es war schon früheren Autoren[1]), die nur mit Suspensionskurven vom rechten und linken Herzohr arbeiteten, bekannt, daß sich die beiden Vorhöfe nicht ganz gleichzeitig zusammenziehen, sondern der rechte vor dem linken. Das hatte schon HERING[2]) am absterbenden Herzen gesehen und später auf die asymmetrische Lage des Sinusknotens zurückgeführt. FREDERICQS Schüler, SCHMIDT-NIELSON und STASSEN, fanden eine Differenz von 0,02—0,03 Sekunden, GARTEN[3]) und ERFMANN[4]) bei lokaler Ableitung der Aktionsströme 0,013—0,014 Sekunden und SCHNEIDERS[5]) mit derselben Methode 0,024 Sekunden. Nach LEWIS, MEAKINS und WHITE[6]) ist jedoch diese Frage in dieser Formulierung ziemlich gegenstandslos, denn nach den Untersuchungen am ganzen Vorhof kontrahieren sich einzelne Teile des rechten vor gewissen Teilen des linken und umgekehrt. Doch haben später WEDD und STROUD[7]) im Laboratorium von LEWIS und an seinen Kurven gefunden, daß der letzte Punkt, der im Vorhof negativ wird, die Spitze des linken Herzohres ist; dieser Zeitpunkt fällt mit dem Gipfel der P-Zacke des Elektrokardiogramms zusammen.

Bezüglich einer normalen Überleitungszeit zwischen Sinus und Vorhof stellen wir folgende Angaben zusammen:

Hund (Vagusreizung). Eine Zacke 0,02 Sek. vor P [HERING[8])].
Hund (lokale Ableitung Sinus- rechter Vorhof) 0,010—0,015 Sek. (SULZE).
Hund (lokale Ableitung Sinus-P des Hauptelektrokardiogramms) 0,09—0,013 Sek. (SULZE).
Hund (lokale Ableitung Sinus- rechter Vorhof) 0,027 Sek. (EYSTER u. MEEK).
Pferd (Zacke O vor P des Elektrokardiogramms) 0,06 Sek. [EINTHOVEN[9])].
Mensch (Zacke vor P. Kurve verzittert) 0,057 Sek. [JOLLY u. RITCHIE[10])]. Nach MARTINI und MÜLLER[11]) 0,03, höchstens 0,04″.
Ringelnatter und Schildkröte 0,27 Sek. [KUPELWIESER[12])].

3. Die Fortpflanzung der Erregung von den Vorhöfen auf die Kammern.

Während die normale Erregung vom Sinusknoten aus nach allen Richtungen sich über die Vorhöfe ausbreitet und keine Bahn besonders bevorzugt, ist sie beim Übertritt auf die Kammern bei den Säugetieren auf die Benützung der schmalen Muskelbrücke angewiesen, welche die Vorhöfe mit den Kammern verbindet. Bei den Kaltblütern wird diese Verbindung noch durch einen den ganzen Umfang des Atrioventrikularostiums einnehmenden Ring gebildet, der sich als Atrioventrikulartrichter (HIS) noch weiter gegen die Herzspitze zu erstreckt. Aber während bei den Fischen noch alle Teile dieses Ringes gleichmäßig zu leiten vermögen[13]), finden sich bei den Amphibien schon gewisse Vorzugs-

---

[1]) Nähere Angaben finden sich bei TIGERSTEDT Bd. II, S. 199.
[2]) HERING: Pflügers Arch. f. d. ges. Physiol. Bd. 82, S. 22. 1900.
[3]) GARTEN: Skandinav. Arch. f. Physiol. Bd. 29, S. 125. 1913.
[4]) ERFMANN: Zeitschr. f. Biol. Bd. 61, S. 155. 1913.
[5]) SCHNEIDERS: Zeitschr. f. Biol. Bd. 65, S. 481. 1915.
[6]) LEWIS, MEAKINS u. WHITE: Phil. trans. of the roy. soc. of London Ser. B Bd. 205, S. 389. 1914.
[7]) WEDD u. STROUD: Heart Bd. 9, S. 15. 1921.
[8]) HERING: Pflügers Arch. f. d. ges. Physiol. Bd. 127, S. 155. 1909.
[9]) EINTHOVEN: Lehrb. der vergl. Physiol. der Haussäugetiere von Ellenberger & Scheunert. S. 520. Berlin: 1910.
[10]) JOLLY u. RITCHIE: Heart Bd. 2, S. 188. 1911.
[11]) MARTINI u. MÜLLER: Dtsch. Arch. f. klin. Med. Bd. 148, S. 223. 1925.
[12]) KUPELWIESER: Pflügers Arch. f. d. ges. Physiol. Bd. 182, S. 50. 1920.
[13]) Nach neuen Untersuchungen von v. SKRAMLIK (Pflügers Arch. f. d. ges. Physiol. Bd. 206, S. 716. 1924) trifft dies auch für den Fisch nicht zu.

Die Fortpflanzung der Erregung von den Vorhöfen auf die Kammern. 593

stellen. Beim Frosch haben die einzelnen Bündel, in die sich der Trichter zerlegen läßt, eine verschiedene funktionelle Wertigkeit [NAKANO[1])]. Auch AMSLER und PICK[2]) haben gefunden, daß beim Frosch die linksgelegenen Teile des Trichters die wichtigsten sind, und zwar auch für die Koordination der rechten Kammerhälfte. Ferner ergab sich in den Versuchen von SKRAMLIK[3]), daß nur die rechtläufige Leitung erhalten bleibt, wenn alle Verbindungen mit Ausnahme eines schmalen dorsalen Bündels durchschnitten sind; wenn dagegen als alleinige Verbindung nur das Septum bestehen bleibt, so ist nur die rückläufige Leitung erhalten. Die ventralen und lateralen Bündel sind zu beiderlei Leitung befähigt. Noch weiter vorgeschritten ist die Differenzierung bei den Reptilien, wo nach LAURENS[4]) nicht mehr jeder Teil des Trichters imstande ist, auch funktionell die Vorhöfe mit den Kammern zu verbinden. Dies können nur die rechts- und linksgelegenen sog. Lateralbündel, und zwar bei Eidechse und Schildkröte besonders das linke. Wenn diese beiden Bündel durchschnitten sind, kommt auch bei erhaltenem dorsalen und ventralen Bündel keine Koordination mehr zustande. Beim Vogel gibt es schon nur eine Stelle, im Kammerseptum, deren Verletzung eine dauernde Dissoziation zur Folge hat. Nähere Angaben über die Erregungsleitung bei verschiedenen Wirbeltieren finden sich bei MANGOLD[5]).

Bei den Säugetieren steht den vom Sinus kommenden Erregungen nur die schmale Straße durch das Atrioventrikularbündel zur Verfügung[6]). Der Weg, auf dem sie in den TAWARAschen Knoten übergehen, läßt sich nur annähernd aus dem Übergang der gewöhnlichen Vorhofsmuskelfasern in die spezifischen Knotenfasern beurteilen. Auf Grund solcher anatomischer Befunde kommt MÖNCKEBERG[7]) zu dem Schlusse, daß das Atrioventrikularsystem beim Menschen nach den verschiedensten Richtungen im Myokard des Vorhofseptums wurzelt und daß keine besonders bevorzugte Verbindung mit der Muskulatur des Coronartrichters besteht; es führen vielmehr verschiedene Bahnen vom Vorhof zum TAWARAschen Knoten.

Bezüglich der Art, wie die Reize von den Vorhöfen auf die Kammern übergehen, zeigen die Versuche von ISHIHARA und NOMURA[8]), daß sich die PURKINJEschen Fasern rhythmisch zusammenziehen und daß dann erst die Kontraktion des zu dem betreffenden Aste gehörenden Teiles der Kammerwand folgt. Man muß daher annehmen, daß sich bei der Reizleitung das ganze System bis in seine Endverzweigungen kontrahiert und daß so eine der Kammersystole vorausgehende Kontraktionswelle von den Vorhöfen in die Kammern hinein abläuft.

Über die Geschwindigkeit der Leitung in den verschiedenen Anteilen des Atrioventrikularsystems sowie über die Erklärungen der auffallenden Länge des Intervalles zwischen der Vorhof- und der Kammerkontraktion haben wir schon bei der Besprechung der Erregungsleitung das Wichtigste gesagt. Als normale Überleitungszeit geben LEWIS und GILDER[9]) nach Untersuchungen an 52 gesunden Studenten im Alter zwischen 18 und 35 Jahren 0,13—0,16 Sekunden an, wobei das bei Abl. II gewonnene Elektrokardiogramm zugrunde gelegt ist. Wenn die Überleitungszeit bei einer Frequenz über 90 länger ist

---

[1]) NAKANO: Pflügers Arch. f. d. ges. Physiol. Bd. 154, S. 373. 1913.
[2]) AMSLER u. PICK: Pflügers Arch. f. d. ges. Physiol. Bd. 184, S. 77. 1920.
[3]) SKRAMLIK: Pflügers Arch. f. d. ges. Physiol. Bd. 184, S. 34. 1920.
[4]) LAURENS: Pflügers Arch. f. d. ges. Physiol. Bd. 150, S. 139. 1913.
[5]) MANGOLD: Die Erregungsleitung im Wirbeltierherzen. Jena 1914.
[6]) Die experimentellen Untersuchungen, durch die dies bewiesen wurde, sind bei TIGERSTEDT (Bd. II, S. 189) zusammengestellt.
[7]) MÖNCKEBERG: Ergebn. d. allg. Pathol. u. pathol. Anat. Bd. 19, S. 377 u. 405. 192.
[8]) ISHIHARA u. NOMURA: Heart Bd. 10, S. 399. 1923. — NOMURA: Mitt. a. d. med. Fak. d. Kais. Univ. Kyushu, Fukuoka Bd. 9, S. 195. 1924.
[9]) LEWIS u. GILDER: Phil. trans. of the roy. soc. of London Ser. B Bd. 202, S. 373. 1912.

als 0,16 Sekunden, so ist sie wahrscheinlich schon abnorm lang. Ein P-R-Intervall von 0,20 Sekunden und mehr ist wahrscheinlich bei jeder beliebigen Frequenz als pathologisch anzusehen.

Zur Vervollständigung seien hier noch die Ansichten einiger Autoren angeführt, die sich die Bindung der Vs. an die Vorhofsystole weniger einfach vorstellen. v. Hoesslin[1]) denkt daran, daß zwischen Vorhof und Kammer keine Reizleitung im gewöhnlichen Sinne besteht, sondern eine Reizübertragung, wobei der a-v-Knoten vom Vorhof in irgendeiner Weise zur Reizentladung angeregt wird. Nach Mobitz[2]) soll das im Verhältnis zur Fortpflanzungsgeschwindigkeit der Erregung auffallend lange a-v-Intervall durch die lange Latenz des Tawaraschen Knotens bedingt sein. Dieser „gewinnt so die Bedeutung eines Zentrums für die Kammeraktion auch bei normalem Verhalten der Überleitung".

Noch viel weiter gehen neuere französische Autoren, die überhaupt in Abrede stellen, daß die zeitliche Bindung der Kammer- an die Vorhofsystole durch die Fortleitung einer Erregung bedingt sei. Donzelot[3]), ein Schüler von Vaquez, stellt sich vor, daß auch normalerweise Sinus und a-v-Knoten unabhängig voneinander Reize bilden und daß Vorhof- und Kammersystole auf die Folge gleichgerichteter, auf Vorhof und Kammer wirkende Vorgänge sind, die um 0,12—0,18 Sekunden gegeneinander verschoben sind. Das auslösende Moment soll die Drucksteigerung sein. Ganz ähnlich äußert sich Bard[4]). Henrijean[5]) stellt sich die beiden Knoten so wie kleine Kondensatoren mit ungleicher Ladung vor; die Kammersystole soll nicht vom Vorhof ausgelöst sein. Dies glaubt auch Geraudel[6]), der die beiden Knoten mit motorischen Endplatten vergleicht und den Sinusknoten „atrionecteur", den a-v-Knoten „ventriculonecteur" und beide „cardionecteurs" nennt. Nach Geraudel soll die Reizbildung in den Necteurs von der Blutzufuhr abhängen. Die genannten französischen Autoren stehen noch auf dem Boden der neurogenen Theorie und bieten, obwohl sie die herrschende Lehre von der Reizleitung als durchaus hypothetisch und unbewiesen bezeichnen, doch keinen brauchbaren Beweis für ihre Ansicht.

4. Die Ausbreitung der Erregung in den Kammern.

Wir wollen hier von den älteren Untersuchungen absehen, die noch mit einfacheren Methoden, vor allem mit mechanischer Registrierung, die Frage zu entscheiden suchten, ob sich die Basis vor der Spitze kontrahiert oder umgekehrt[7]). Zu jener Zeit war auch der Bau des atrioventrikularen Verbindungssystems nur sehr unvollkommen bekannt. Die anatomische Erforschung dieses Systems bei den Kalt-, insbesondere aber bei den Warmblütern, hat auch die physiologische Forschung sogleich auf den richtigen Weg gewiesen. „Die eigentümliche Einrichtung, daß die Reizwelle in geschlossener Bahn direkt bis in die entferntesten Abschnitte der Kammerwand getragen wird und daß diese Bahnen einen so eigenartigen Verlauf aufweisen, ist meiner Ansicht nach dazu bestimmt, den Erregungsreiz möglichst gleichzeitig an allen Punkten der Kammerwand zur Einwirkung kommen zu lassen" [Tawara[8])]. In ähnlicher Weise zieht Einthoven[9]) den Schluß, daß der Reiz nicht speziell an der Basis oder Spitze angreift, sondern über eine große Oberfläche verbreitet wird, so daß die Kontraktion an vielen Stellen zugleich oder fast zugleich anfängt.

Diese Ansicht ist durch die unter Gartens Leitung mit der Methode der lokalen Ableitung bei Fröschen, Schildkröten, Hunden und Kaninchen aus-

---

[1]) v. Hoesslin: Zeitschr. f. d. ges. exp. Med. Bd. 34, S. 358. 1923.
[2]) Mobitz: Ebenda Bd. 41, S. 180. 1924.
[3]) Donzelot: Arch. des maladies du coeur, des vaisseaux et du sang Bd. 17, S. 409. 1924; Presse méd. Bd. 34, S. 211. 1926.
[4]) Bard: Arch. des maladies du coeur, des vaisseaux et du sang Bd. 18, S. 689. 1925; Bd. 19, S. 1. 1926.
[5]) Henrijean: Cpt. rend. hebdom. des séances de l'acad. des sciences Bd. 181, S. 619. 1925.
[6]) Geraudel: Arch. des maladies du coeur, des vaisseaux et du sang Bd. 18, S. 639. 1925; Bd. 19, S. 65. 1926.
[7]) Näheres bei Tigerstedt Bd. II, S. 201.
[8]) Tawara: Das Reizleitungssystem im Säugetierherzen. S. 187. Jena 1906.
[9]) Einthoven: Pflügers Arch. f. d. ges. Physiol. Bd. 122, S. 577. 1908; Bd. 149, S. 65. 1912.

geführten Untersuchungen von CLEMENT[1]) als richtig erwiesen worden. Die Aktionsströme treten bei normaler Erregung, nicht aber bei künstlicher Reizung, an verschiedenen Stellen der Kammeroberfläche fast mathematisch gleichzeitig auf. Dies wird mit Hilfe derselben Methode von ERFMANN[2]) bestätigt. Meist verspätet sich die Basis gegen die Spitze um 0,003—0,007 Sekunden, es kommen aber auch Fälle vor, wo die Spitze um etwa 0,004 Sekunden später erregt wird als die Basis, jedenfalls sind die Zeitunterschiede sehr gering. Wenn man das Differentialelektrogramm gleichzeitig mit dem Hauptelektrokardiogramm aufnimmt, sieht man, daß der Aktionsstrom bei der Ableitung vom ganzen Herzen früher anfängt als bei lokaler Ableitung von der Kammeroberfläche, und zwar beträgt die Differenz gegenüber der Basis etwa 0,016 Sekunden, gegenüber der Spitze etwa 0,009 Sekunden. Es ergibt sich daraus, daß die inneren Herzteile, die den Beginn des Hauptelektrokardiogramms bedingen, früher in Erregung geraten. Dies bestätigen die an überlebenden Katzen- und Hundeherzen, ebenfalls unter GARTENS Leitung ausgeführten Versuche von SCHNEIDERS[3]). Basis und Spitze schlagen fast gleichzeitig, aber bei lokaler Ableitung von der Septumfläche des rechten Ventrikels ergibt sich, daß eine ungefähr am Reizleitungssystem liegende Stelle bedeutend früher erregt wird als die Spitze. Ebenso zeigt sich bei Ableitung von der Außen- und der Innenwand des umgeklappten rechten Ventrikels, daß die Außenwand um etwa 0,007 Sekunden später erregt wird als die Innenwand. Das gilt nun offenbar für alle inneren gegenüber den äußeren Schichten der Kammerwand. SCHNEIDERS bestätigt auch die älteren, mit der Suspensionsmethode gewonnenen Befunde von HERING und SALTZMANN, daß sich die Papillarmuskeln früher kontrahieren als die Herzwand. Ich[4]) habe darauf hingewiesen, daß dies schon nach den anatomischen Verhältnissen so sein muß, weil die TAWARASchen Schenkel in sich geschlossen direkt zu den Papillarmuskeln ziehen und erst dort Zweige an die Kammerwand abgeben. Nach SCHNEIDERS läuft die Erregung an der Basis, an der Spitze und im Papillarmuskel in der Regel von unten nach oben.

LEWIS und ROTHSCHILD[5]) untersuchten die Erregungsausbreitung am Hundeherzen ebenfalls mit der lokalen Ableitung und fanden, daß die Spitze des rechten Ventrikels gewöhnlich zuerst negativ wird; doch tritt die Erregung an allen Teilen der Herzoberfläche fast gleichzeitig auf. Wenn eine Elektrode am Endokard der Wand des rechten Ventrikels, die andere gerade darüber an der Oberfläche liegt, so daß beide die Wand zwischen sich fassen, zeigt die innere Elektrode die Negativität immer früher an als die äußere, und zwar ist die Differenz um so größer, je dicker die Wand an dieser Stelle ist. Es werden daher an der Kammeroberfläche diejenigen Stellen am frühesten erregt, wo die Wand am dünnsten ist.

Aus dem Elektrokardiogramm können auch ohne Bloßlegung des Herzens gewisse allgemeine Schlüsse auf die Reizausbreitung in den Kammern gezogen werden. Da das Elektrokardiogramm die Summe der zu einer bestimmten Zeit im Herzen gebildeten Potentialdifferenzen darstellt, kann es uns nicht den Erregungsablauf als solchen anzeigen, sondern nur das Überwiegen der Negativität an gewissen größeren Herzteilen. Die zwischen der Vorhofzacke und dem Beginn des Kammerelektrokardiogramms (Zacke Q oder R) verstreichende Zeit ent-

---

[1]) CLEMENT: Zeitschr. f. Biol. Bd. 58, S. 110. 1912.
[2]) ERFMANN: Zeitschr. f. Biol. Bd. 61, S. 155. 1913.
[3]) SCHNEIDERS: Zeitschr. f. Biol. Bd. 65, S. 465. 1915.
[4]) ROTHBERGER: Handb. d. allg. Pathol., Diagn. u. Ther. d. Herz- u. Gefäßerkrankungen (v. JAGIC) Bd. II/1, S. 94. Wien 1913.
[5]) LEWIS u. ROTHSCHILD: Phil. trans. of the roy. soc. of London Ser. B Bd. 206, S. 181. 1915.

spricht der Leitung durch das ganze Verbindungsbündel bis in die Endausbreitungen. Wenn dann die Kammern zuerst an der Spitze oder links erregt werden, entsteht eine Q-Zacke. Da die R-Zacke eine der konstantesten des Elektrokardiogramms ist, muß man annehmen, daß im Beginn auch an der Basis gelegene Herzteile erregt werden, während das Vorhandensein von S zeigt, daß bald darauf wieder die Erregung der der linken Kammer und der Herzspitze näherliegenden Herzteile die Oberhand gewinnt [Einthoven[1])].

Da in der Verteilung und Anordnung der Endausbreitungen, besonders des linken Schenkels, individuelle Unterschiede vorkommen, ist die Reizausbreitung nicht bei allen Menschen ganz gleich, und so erklären sich die kleinen Unterschiede in der Form der Anfangsschwankung des Elektrokardiogramms.

Die hier nicht näher zu beschreibende Methode des gleichseitigen Dreiecks (Einthoven) gestattet, unter Zugrundelegung der bei den üblichen drei Ableitungen aufgenommenen Elektrokardiogramme, ein Bild über den Erregungsablauf zu gewinnen. Auf diese Weise hat Lewis[2]) aus der Form der Anfangsschwankung (Zackengruppe Q, R, S) des Hundeelektrokardiogramms folgende Schlüsse gezogen: Die Zacke Q beruht meist auf der Erregung des Septums durch den linken Schenkel; R wird größtenteils vom rechten, weniger vom linken Ventrikel erzeugt und beruht hauptsächlich darauf, daß die Erregung im Septum gegen die Spitze zu läuft; dagegen beruht S auf einer Aufwärtswanderung der Erregung durch die basale und Seitenwand des linken Ventrikels.

In ganz ähnlicher Weise haben auch Fahr und Weber[3]) in einzelnen Fällen unter Beiziehung des Orthodiagramms den Erregungsablauf in seinen Beziehungen zum Kammerelektrokardiogramm untersucht. Später hat dann Fahr[4]) diese Untersuchungen noch einmal aufgenommen und kommt zu folgenden Schlüssen: Die Erregung beginnt subendokardial in der Nähe der Papillarmuskeln, und zwar rechts etwas früher, und schreitet gegen die Herzspitze fort, wodurch die Q-Zacke entsteht. Sie breitet sich dann schnell gegen die Basis aus und führt so zum Anstieg der R-Zacke. Mittlerweile tritt sie an der Spitze aus den Purkinjefasern in das Myokard über, und dadurch kommt es zum Abstieg der R-Zacke und zur S-Zacke. Wenn diese vorüber ist, ist auch an der Basis die Erregung in das Myokard übergetreten; sie hört zuerst an der Spitze auf; daher Überwiegen der Basis und Anstieg der Nachschwankung.

Im Gegensatz zu den Ansichten, die eine aufwärtsgerichtete Zacke auf die Negativität der Basis, eine nach abwärts gerichtete auf eine solche der Spitze beziehen, kommt Lewis[5]) unter Zugrundelegung seiner Theorie der „Limited potential differences" zu ganz anderen Schlüssen. Seine Versuche zeigen, daß auch eine Erregung an der Basis eine negative Zacke machen kann, weil es vor allem auf die *Richtung* des Erregungsablaufes ankommt. Der Anstieg der R-Zacke zeigt deshalb auch nicht an, daß die Basis zuerst negativ wird. Die Erregung beginnt beim Kaltblüter an der Innenseite der Kammer; sie pflanzt sich zuerst gegen die Spitze fort, wodurch der Anstieg der R-Zacke zustande kommt, dann auch gegen die Basis. Wenn sie dort spät ankommt, entsteht eine S-Zacke, was nur zu verstehen ist, wenn man die begrenzte Potentialdifferenz an der Basis ins Auge faßt: die höchsten Teile der Basis sind noch positiv, die spitzenwärts gelegenen aber schon negativ, so daß ein aufsteigender Strom entsteht, der zur Bildung der S-Zacke führt. So erklärt es sich auch, daß die Kontraktion des

---

[1]) Einthoven: Pflügers Arch. f. d. ges. Physiol. Bd. 122, S. 577. 1908; Bd. 149, S. 81. 1912.
[2]) Lewis: Phil. trans. of the roy. soc. of London Ser. B Bd. 207, S. 277. 1915.
[3]) Fahr u. Weber: Dtsch. Arch. f. klin. Med. Bd. 117, S. 361. 1915.
[4]) Fahr: Arch. of internal med. Bd. 25, S. 146. 1920; Bd. 27, S. 126. 1921.
[5]) Lewis: Arch. of internal med. Bd. 30, S. 269. 1922.

Bulbus beim Krötenherzen eine nach abwärts gerichtete Zacke erzeugt, während man nach der Lage des Bulbus an der Herzbasis nach der älteren Anschauung eine der R-Zacke ähnliche, nach aufwärts gerichtete Schwankung erwarten sollte. Beim Warmblüter zeigt sich die Erregung zuerst im Kammerseptum; sie steigt dann zunächst zur Spitze ab und dann an der Außenwand gegen die Basis hinauf, wobei sie aber überall durch die Kammerwand durchtritt, also immer vom Endokard gegen das Perikard läuft. Die elektrische Achse wechselt also fortwährend: im Anfang geht sie von links nach rechts, dann von der Basis zur Spitze, dann immer mehr nach links, bis sie, wenn die Erregung die Basis des linken Ventrikels erreicht hat, hauptsächlich nach aufwärts gerichtet ist. Auf diesem Richtungswechsel beruht die Form des Elektrokardiogramms. Auch hier beweist eine S-Zacke nicht, daß die Spitze negativ ist, sondern die Basis. Die ältere Hypothese stimmt mit den Tatsachen nicht überein, denn da sollte die Basis zuerst negativ werden, dann die Spitze und dann wieder die Basis. Das ist schon nach der Anordnung des Reizleitungssystems ausgeschlossen. Gegen diese Ansicht von LEWIS hat jedoch DE BOER[1]) gewichtige Bedenken und auch F. B. HOFMANN[2]) äußert sich skeptisch.

WILSON und HERRMANN[3]) fanden beim Hunde, daß unter normalen Verhältnissen die Refraktärphase in allen Teilen der Kammer ungefähr gleich lang ist. Der rechte Ventrikel wird etwas früher erregbar als der linke, die tieferen Muskelschichten der dem linken Ventrikel angehörenden Herzspitze früher als der rechte Ventrikel und auch früher als die oberflächlichen Schichten der Spitze. Die Reihenfolge, in der die verschiedenen Teile wieder erregbar werden, ist also dieselbe wie die in der sie erregt worden waren.

Alle diese Angaben gelten nur für den normalen Erregungsablauf: wenn die Kammern künstlich gereizt oder wenn Zweige des Reizleitungssystems durchschnitten werden, erfährt die Reizausbreitung tiefgreifende Veränderungen, die bei den Extrasystolen und bei den Reizleitungsstörungen zur Sprache kommen werden.

Man könnte sich vorstellen, daß, so wie bei den Capillaren des großen und des kleinen Kreislaufes, am ruhenden Organ nicht alle von Blut durchströmt werden, sondern sich erst öffnen, wenn eine gesteigerte Blutzufuhr notwendig ist, ebenso beim ruhigschlagenden Herzen nicht alle Zweige des Reizleitungssystems vom Reiz befahren werden. Man könnte so die merkwürdigen Veränderungen erklären, die das Elektrokardiogramm bei einseitiger Acceleransreizung aufweist [ROTHBERGER und WINTERBERG[4])]; diese würde durch Öffnung der eben noch verschlossenen Wege die Reizausbreitung einseitig beschleunigen und dadurch diejenigen Veränderungen in der Verteilung der Potentialdifferenzen herbeiführen, die im Elektrokardiogramm zum Ausdruck kommen. Auch für den Alternans kommt diese Vorstellung vielleicht in Betracht.

III. Pathologische Physiologie der Reizbildung und Reizleitung[5]).

Dieser Abschnitt kann wegen der Beschränkung des zur Verfügung stehenden Raumes nur eine kurze Darstellung dessen bieten, was man gewöhnlich unter dem Sammelnamen „unregelmäßige Herztätigkeit" abhandelt. Klinische Beobachtungen sollen nur insofern herangezogen werden, als sie Aufschluß über

---

[1]) DE BOER: Americ. journ. of physiol. Bd. 74, S. 158. 1925.
[2]) HOFMANN, F. B.: Dtsch. med. Wochenschr. 1926, S. 17.
[3]) WILSON u. HERRMANN: Heart Bd. 8, S. 229. 1921.
[4]) ROTHBERGER u. WINTERBERG: Pflügers Arch. f. d. ges. Physiol. Bd. 135, S. 506. 1910.
[5]) Die Störungen der Contractilität haben wir, da ja dabei nur der Alternans in Betracht kommt, schon im allgemeinen Teile besprochen.

Fragen der pathologischen Physiologie zu geben vermögen. Größere zusammenfassende Darstellungen geben LEWIS[1]) und MÖNCKEBERG[2]), bezüglich der experimentellen Methodik sei auf MANGOLD[3]), bezüglich der Klinik der unregelmäßigen Herztätigkeit auf das Buch von WENCKEBACH[4]) hingewiesen.

A. Pathologie der Reizbildung.

Die Pathologie der Reizbildung betrifft entweder eine Abnormität der Reizbildung im Sinusknoten oder eine Störung der normalen Schlagfolge durch das Auftreten von Extrasystolen oder durch das Hervortreten der Automatie untergeordneter Zentren. Das wahrscheinlich auch hierher gehörende Flimmern und Flattern wird, da die Entstehungsweise dieser Zustände gegenwärtig noch strittig ist, in einem besonderen Abschnitte behandelt werden.

1. Bradykardie, Tachykardie.

Die Reizbildung im Sinusknoten hängt bezüglich ihrer Frequenz in erster Linie vom Tonus der extrakardialen Herznerven ab. Die Höhe der normalen Frequenz wird durch das Verhältnis des Vagus- zum Acceleranstonus bestimmt. Die Durchschneidung beider Vagi am Halse oder die Lähmung der Vagusendigungen durch Atropin zeigt die Höhe des dann bestehenden Acceleranstonus an, wobei sich die Herztätigkeit mehr oder weniger beschleunigt. So findet man bei Kaninchen den Vagustonus gering, bei Hunden dagegen deutlich und insbesondere dann hochgradig, wenn das Vaguszentrum durch subcutane Morphininjektion erregt worden ist. Die Abnormität der Reizbildung kann darin bestehen, daß diese zwar regelmäßig bleibt, aber außergewöhnlich langsam oder zu rasch erfolgt. Eine ungewöhnlich langsame Reizbildung führt, wenn die Verhältnisse im Herzen sonst normal sind, zu einer *wahren Bradykardie*, wobei alle Herzabteilungen im Sinusrhythmus langsam schlagen — zum Unterschied von der *Pseudobradykardie*, wo die Sinusreize in normaler Frequenz gebildet, aber aus verschiedenen Gründen in ihrem weiteren Verlaufe zum Teil unterdrückt werden, so daß die tiefergelegenen Herzabschnitte nur einen Teil der normalen Leitungsreize beantworten. Die wahre Bradykardie kann durch einen hohen Vagustonus bedingt sein oder auf Veränderungen im Sinusknoten selbst beruhen (neurogene und myogene Bradykardie). Die neurogene Bradykardie kann hervorgerufen werden durch Erregung des Vaguszentrums oder durch Reizung des Vagusstammes von seinem Austritt aus der Schädelhöhle bis zu den Endigungen im Herzen. In vielen Fällen kann man durch Atropininjektion entscheiden, ob eine neurogene oder eine myogene Bradykardie vorliegt. Wenn das erstere der Fall ist, verschwindet sie nach der Injektion; man darf aber auch bei der myogenen Bradykardie nicht erwarten, daß die Frequenz nach der Injektion gar nicht steigen wird, denn auch bei der myogenen Bradykardie wird immer ein gewisser Vagustonus vorhanden sein, der durch Atropin ausgeschaltet wird. Ein weiteres Unterscheidungsmerkmal liegt nach WENCKEBACH[5]) darin, daß die neurogene Bradykardie zugleich unregelmäßig ist, die myogene aber regelmäßig. Durch Erregung des Vaguszentrums kommt die Bradykardie beim Hirndruck zustande (Blutung, Tumor, Hirnerschütterung,

---

[1]) LEWIS: The mechanism. and graphic registration of the heart beat. 3. edit. London 1925.
[2]) MÖNCKEBERG: Ergebn. d. allg. Pathol. u. pathol. Anat. Bd. 19, S. 459. 1921.
[3]) MANGOLD: Handb. d. biol. Arbeitsmethoden (ABDERHALDEN) Abt. V, Teil 4, S. 567, 596 (Frosch), 629 u. 639 (Warmblüter). 1922.
[4]) WENCKEBACH: Die unregelmäßige Herztätigkeit. Leipzig 1914.
[5]) WENCKEBACH: Die unregelmäßige Herztätigkeit. S. 191.

Meningitis), auch die Pulsverlangsamung bei hohem Blutdruck und bei der Erstickung gehört hierher. Das Vaguszentrum kann auch reflektorisch erregt werden, so bei Ohraffektionen oder bei Fremdkörpern im äußeren Gehörgang (durch den Ramus auricularis n. vagi), vom N. laryng. sup., vom Trigeminus, vom Magen aus (Ulcus ventriculi), bei Gallensteinerkrankungen, bei Ischias und bei Erkrankungen des Nebenhodens.

Eine Hemmung der Herztätigkeit kann ferner hervorgerufen werden durch den sog. ,,Vagusdruckversuch" [CZERMAK[1]), WALLER[2])] oder durch Druck auf die Augäpfel [ASCHNER[3])]. Der mit den Fingern ausgelöste Druck auf den Halsvagus ist von QUINKE[4]) und RIHL[5]) und in neuerer Zeit von WENCKEBACH[6]) und WEIL[7]) studiert und prognostisch verwertet worden. Man glaubte, daß ein solcher Druck auf den Vagusstamm auch durch vergrößerte Drüsen oder durch Tumoren ausgeübt werden könne. Im Tierversuch hat aber auch eine energische mechanische Reizung des bloßgelegten Vagusstammes keine oder nur eine sehr geringe Verlangsamung zur Folge, auch wenn vorher die Erregbarkeit der Endigungen durch Physostigmin oder ähnliche Gifte gesteigert worden war [WINTERBERG[8])]. Dies hat dann auch HERING[9]) bestätigt, der beim Kaninchen einen Larynxdruckversuch beschreibt[10]), nämlich eine Verlangsamung des Herzschlages bei Druck auf den Larynx, nur bei intakten Vagis. Als Ursache des positiven Vagusdrucks beim Menschen nimmt HERING[9]) einen von der Gegend der Carotisteilungsstelle ausgehenden Reflex an. Man müsse daher von einem ,,Carotisdruckversuch", statt von Vagusdruck sprechen. Da sich an der Teilungsstelle der Carotis eine Erweiterung befindet, der Sinus caroticus, untersuchte HERING an Katzen und Kaninchen die Wirkung einer lokalen Kompression dieser Stelle und fand dabei Verlangsamung der Herztätigkeit und Abfall des Druckes in der Art. femoralis. Dasselbe gilt für den Menschen. Der ,,Sinusreflex" ist besonders bei gesteigertem Druck deutlich, die afferente Leitung soll nach HERING durch Nerven erfolgen, die zum Gangl. cervic. sup. ziehen. Daß es sich beim sog. Vagusdruckversuch nicht um die Reizung zentrifugaler Hemmungsfasern handeln kann, ist dann für den Menschen von SCHERF[11]) bewiesen worden, der bei 2 Patienten, denen ein Vagus bei einer Operation wegen Angina pectoris durchschnitten worden war, 6 Monate nach der Operation auf der Seite der Vagotomie einen positiven Druckversuch anstellen konnte, so daß nur ein Reflexvorgang vorliegen kann. ERBEN[12]) wendet gegen die Deutung von HERING ein, daß beim Druck auf die Gefäßscheide auch die Jugularvenen komprimiert werden und daß dadurch Stauung im Schädelinneren und zentrale Vagusreizung zustande kommen könne. Weitere Einzelheiten enthält der Abschnitt über die Herznerven in diesem Handbuche.

Der Vagus wird ferner durch verschiedene Gifte erregt (Nicotin, Blei, Digitalis, Physostigmin, Muscarin u. a.), dagegen ist die Pulsverlangsamung beim Ikterus wahrscheinlich als myogene Bradykardie aufzufassen, wobei weniger

---

[1]) CZERMAK: Ges. Schriften. Leipzig 1879.
[2]) WALLER: Proc. of the roy. soc. of med. 1861, S. XI.
[3]) ASCHNER: Wien. klin. Wochenschr. 1908, S. 1529.
[4]) QUINKE: Berl. klin. Wochenschr. 1875.
[5]) RIHL: Zeitschr. f. exp. Pathol. u. Ther. Bd. 9. 1911.
[6]) WENCKEBACH: Die unregelmäßige Herztätigkeit. S. 157.
[7]) WEIL: Dtsch. Arch. f. klin. Med. Bd. 119.
[8]) WINTERBERG: Zeitschr. f. d. ges. exp. Med. Bd. 10, S. 160. 1919.
[9]) HERING: 35. Kongr. f. inn. Med. Wien 1923. Daselbst Diskussion. Referat im Zentralbl. f. Herz- und Gefäßkrankh. Bd. 15, S. 201. 1923; Münch. med. Wochenschr. 1923, S. 1287.
[10]) HERING: Tagung d. Dtsch. physiol. Ges. Tübingen 1923. Referat in den Ber. über d. ges. Physiol. Bd. 22, S. 492. 1924; Münch. med. Wochenschr. 1924, S. 701; Wien. Arch. f. inn. Med. Bd. 10, S. 497. 1925. — KOCH: Münch. med. Wochenschr. 1924, S. 704.
[11]) SCHERF: Wien. klin. Wochenschr. 1924, S. 471.   [12]) ERBEN: Ebenda 1924, S. 692.

die gallensauren Salze als vielmehr die Gallenpigmente zu wirken scheinen [KING und STEWART[1])]. Immerhin kann man im Tierversuch eine Pulsverlangsamung erzielen, wenn man eine starke Lösung von gallensauren Salzen auf die Gegend des Sinusknotens aufträufelt; die pulsverlangsamende Wirkung ist nicht an die Integrität des Hemmungsapparates gebunden [NOBEL[2])]. Dasselbe gilt für Kalisalze und Chinin[3]). Myogen entsteht ferner die Bradykardie bei Fettherz, hochgradiger Erschöpfung, Coronarsklerose, toxischer Myokarditis und bei Myxödem (vgl. hiermit die Tachykardie bei Basedow).

Beim Menschen kann die echte Vagusbradykardie zu sehr beträchtlicher Pulsverlangsamung führen [30—40 Schläge in der Minute)[4]], und es können, besonders bei sklerotischen Arterien, dem ADAMS-STOKESschen Syndrom ähnliche Störungen eintreten. Merkwürdig ist, daß die Lähmung des Vagus durch Atropin in solchen Fällen gewöhnlich die Frequenz nur etwa bis zur Normalhöhe steigert, so daß es fraglich ist, ob an diesen Formen von Bradykardie der Vagus allein beteiligt ist. [Es ist freilich auch fraglich, ob die verabreichte Atropindosis groß genug war, um den Vagus wirklich auszuschalten; die gewöhnlichen Dosen von 1—1,5 mg werden dazu kaum genügen. Nach LEWIS, DRURY, WEDD und ILIESCU[5]) braucht man beim Hunde zur völligen Lähmung des Vagus etwa 0,1 mg pro Kilogramm Tier. Beim Menschen würde man etwa 6 mg im ganzen brauchen. JONNESCO und IONESCU[6]) fanden beim Menschen den Vagus trotz intravenöser Injektion von 4 mg Atropin faradisch noch reizbar (Druckschreibung aus der Art. radialis).]

Bei der *Tachykardie* muß man streng unterscheiden zwischen der nomotopen, wo der Sinusknoten weiter die Führung der Herztätigkeit behält, und der heterotopen, bei der die Ursprungsreize von einem abnormen Punkte ausgehen. Eine nomotope Tachykardie tritt schon normalerweise bei Aufregung und körperlicher Anstrengung auf und ist durch die Innervation der Accelerantes bedingt. Pathologisch wird sie dann, wenn die Beschleunigung einen besonders hohen Grad erreicht oder wenn die Ursache unverhältnismäßig geringfügig ist, wie bei Nervösen, bei allgemeiner Erschöpfung, bei Anämie, Chlorose, bei Myokarderkrankungen und bei unvollständig kompensierten Klappenfehlern mit ungenügender Reservekraft. Es ist lange bekannt, daß geschwächte Herzen bei jeder Anforderung rascher schlagen als gesunde und später zur Normalfrequenz zurückkehren; die Entstehungsweise dieser „erhöhten Reizbarkeit" ist aber noch nicht klar. Bei Erhöhung der Körpertemperatur ist die Ursache der Beschleunigung, wenigstens zum Teil, im Herzen selbst zu suchen; auch das isolierte, mit Ringerlösung gespeiste Säugetierherz schlägt rascher, wenn die Temperatur der Speisungsflüssigkeit erhöht wird. An der Pulsbeschleunigung beim Fieber ist aber die Steigerung der Bluttemperatur sicher nicht allein beteiligt; es steigt zwar beim Fieber die Frequenz im großen und ganzen mit der Temperatur, es kommt aber dabei auf die Art der Infektion an: bei manchen Infektionskrankheiten, wie beim Typhus, ist die Frequenz relativ niedrig, bei anderen wieder ungewöhnlich hoch [septische Erkrankungen, Recurrens, Influenza[7])].

---

[1]) KING u. STEWART: Journ. of exp. med. Bd. 11, S. 673. 1909.
[2]) NOBEL: Zeitschr. f. d. ges. exp. Med. Bd. 4, S. 286. 1915.
[3]) HECHT u. ROTHBERGER: Zeitschr. f. d. ges. exp. Med. Bd. 7, S. 149. 1918.
[4]) Literatur bei MÖNCKEBERG: Ergebn. d. allg. Pathol. u. pathol. Anat. Bd. 19, S. 476. 1921. Es wäre bei so hochgradigen Bradykardien allerdings auch immer an sino-auriculären Block zu denken.
[5]) LEWIS, DRURY, WEDD u. ILIESCU: Heart Bd. 9, S. 207. 1922.
[6]) JONNESCO u. IONESCU: Zeitschr. f. d. ges. exp. Med. Bd. 48, S. 508. 1926.
[7]) Näheres über die klinische Seite dieser Frage bei MACKENZIE-ROTHBERGER: Lehrb. d. Herzkrankheiten. 2. Aufl., S. 184. Berlin 1923.

Jedenfalls spielt also die Vergiftung durch die besondere Art des Toxins eine Rolle, wobei allerdings der Angriffspunkt bisher nicht näher festgestellt werden konnte. Zu den toxischen Tachykardien gehören ferner die bei Vergiftungen mit vaguslähmenden Substanzen (Atropin) und wohl auch die Tachykardie beim M. Basedow, deren Zustandekommen allerdings auch noch nicht geklärt ist.

Klinisch wird die nomotope von der großen Gruppe der heterotopen, meist paroxysmalen Tachykardien gewöhnlich dadurch unterschieden, daß die Frequenz nicht so hoch ansteigt. NEUSSER[1]) gibt als äußerste Grenze für die normale Tachykardie nach anstrengender Arbeit 160 an, WENCKEBACH[2]) und MACKENZIE[3]) 170. Nach WENCKEBACH reicht die heterotope Tachykardie bis 240, beim Vorhofflattern bis 400, beim Vorhofflimmern bis 600. Ein weiteres Unterscheidungsmerkmal liegt darin, daß bei der normalen Tachykardie die Frequenz gewöhnlich allmählich steigt und wieder abfällt, bei der heterotopen aber plötzlich. Ferner kann die Sinustachykardie durch Vagusreizung gedämpft werden, während sich die heterotope Tachykardie durch einen eigentümlich starren Rhythmus auszeichnet, der durch Vagusreizung kaum jemals verlangsamt, mitunter aber abgebrochen werden kann. Es ist hier nicht der Ort darauf einzugehen, ob diese Unterscheidung im klinischen Sinne ganz gerechtfertigt ist; WENCKEBACH[4]) hält das Vorkommen einer nomotopen, an der normalen Ursprungsstelle entstehenden paroxysmalen Tachykardie für durchaus wahrscheinlich. Tatsächlich ist ja der Sinusknoten ein Organ von beträchtlicher Ausdehnung; normalerweise entstehen die Ursprungsreize im Kopfteil, und es wäre ganz gut möglich, daß eine paroxysmale Tachykardie in einem anderen Teile des Sinusknotens entsteht. Der Sinusknoten ist ja seinem ganzen Bau und seiner Herkunft nach dem TAWARAschen Knoten sehr ähnlich und wird daher wohl auch der Ursprungsort von paroxysmalen Tachykardien sein können. Diese müßten mit allen uns zu Gebote stehenden Mitteln als nomotope erscheinen und wären ihrem Wesen nach doch den heterotopen zuzuzählen.

Die heterotopen Tachykardien selbst führen wir auf das Hervortreten untergeordneter Zentren zurück und werden sie später besprechen.

2. Unregelmäßigkeit der normalen Reizbildung[5]).

Auch das normale, aus seinen Verbindungen mit dem Zentralnervensystem losgelöste Herz schlägt, wie sich durch sehr genaue Messungen feststellen läßt, nicht absolut regelmäßig[6]). Bei dem durch die extrakardialen Nerven gezügelten Herzen schwanken die Intervalle zwischen den einzelnen Ursprungsreizen periodisch mit der Atmung, und zwar ist die Herztätigkeit bei der Inspiration beschleunigt, bei der Exspiration und der Atempause verlangsamt. Diese respiratorische Arrhythmie ist ein normaler Vorgang, der sicher mit Schwankungen im Vagustonus während der Atmung zusammenhängt; durch Injektion von Atropin wird die Arrhythmie zum Verschwinden gebracht. Inwiefern die Accelerantes bei dieser Arrhythmie beteiligt sind, ist noch nicht klar. Es handelt sich um einen Reflex, dessen Bogen gebildet wird aus dem Lungenvagus als afferenter Bahn, Atmungs- und Vaguszentrum als Überleitung und aus dem efferenten

---

[1]) NEUSSER: Ausgew. Kapitel a. d. klin. Symptomatologie u. Diagn. S. 1. Wien 1904.
[2]) WENCKEBACH: Die unregelmäßige Herztätigkeit. S. 137. 1914.
[3]) MACKENZIE-ROTHBERGER: Lehrb. d. Herzkrankh. 2. Aufl., S. 189. Berlin 1923.
[4]) WENCKEBACH: Die unregelmäßige Herztätigkeit. S. 134. 1914.
[5]) Literatur bei TIGERSTEDT Bd. II, S. 429.
[6]) KATZ (Journ. of laborat. a. clin. med. Bd. 6. 1921) findet, daß beim Hunde auch nach Durchschneidung der Vagi die Herztätigkeit nicht ganz regelmäßig wird. Es schwankt bei aufeinanderfolgenden Schlägen die Dauer der Systole um 0,005—0,020 Sek., die Dauer der Diastole noch mehr (0,012—0,035 Sek.).

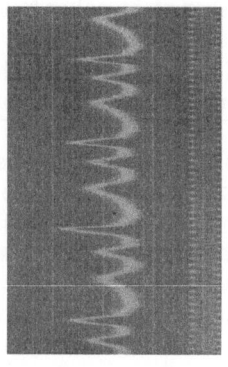

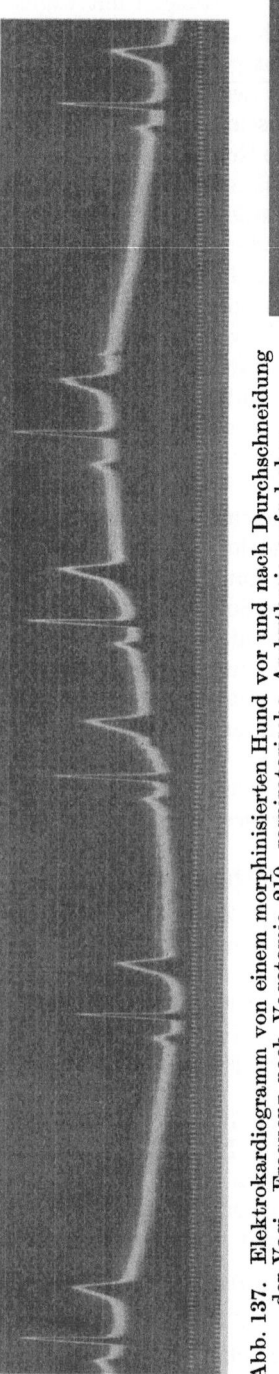

Abb. 137. Elektrokardiogramm von einem morphinisierten Hund vor und nach Durchschneidung der Vagi. Frequenz nach Vagotomie 210, respiratorische Arrhythmie aufgehoben.

Herzvagus. Alle drei Glieder lassen sich einzeln ausschalten, und der Reflex schwindet (PONGS). Die respiratorische Arrhythmie wird daher gesteigert, wenn die Erregbarkeit des Vaguszentrums erhöht ist; so kann sie bei morphinisierten Hunden sehr hochgradig sein; dabei wird nicht nur die Reizbildung im Sinus sehr unregelmäßig, sondern es kann infolge des gesteigerten Vaguseinflusses auch zu schwereren Leitungsstörungen kommen. Die beifolgende Abb. 137 zeigt eine Atemarrhythmie beim morphinisierten Hunde und ihre Aufhebung durch beiderseitige Vagusdurchschneidung. Nicht nur Vagusdurchscheidung oder -lähmung bringt die respiratorische Arrhythmie zum Verschwinden, sondern alles, was die Herztätigkeit beschleunigt, also psychische und körperliche Anstrengung, Fieber usw. Nach körperlichen Anstrengungen beobachtet man nach Abklingen der anfänglichen Erregungssteigerung nicht selten eine Verstärkung der respiratorischen Arrhythmie, worauf wir gleich zurückkommen werden.

In Fällen von mäßiger respiratorischer Arrhythmie findet man ein sanftes An- und Abschwellen der Frequenz. So im folgenden Falle; die Zahlen geben die Dauer der aufeinanderfolgenden Herzperioden in $1/100$ Sekunde an, die in Klammern stehenden Buchstaben I und E den Beginn der Inspiration und der Exspiration: Prot.-Nr. 967 (einige Minuten nach Kniebeugen), 78, 75 (I), 69, 65, 62, 60 (E), 60, 64, 66, 68, 70, 69 (I), 66, 62, 60, 59, 58 (E), 61, 63, 73, 75. In anderen Fällen wird eine in der Ruhe nur mäßige Arrhythmie nach Anstrengung verstärkt, indem plötzliche „Bremsungen" der Reizbildung stattfinden [WENCKEBACH[1]), KAUF[2])], wie in folgendem Falle: Prot.-Nr. 1054. Ruhe: 63, 62, 57, 57, 63, 65, 64, 63, 57, 60, 60, 65, 64, 62, 58, 56, 56, 60, 63, 66. Nach öfterem Sichaufsetzen (die durch die Bremsung entstehenden langen Herzperioden sind schräg gedruckt): 55, *89*, 53, 55, 63, *90*, 50, 48, 65, *84*, 51, 50, *88*, 50, 50, 53, *80*, 52, 52, 69, *76*, 52, 50, *82*, 58, 52, 52, *73*, 64, 58, 53, *85*, 54, 52, 55, *85*, 51, 51, 55, *85*, 51, 51, 50, *80*, 55, 55, 50, *80*, 60, 53, 51, *82*, 54, 53, 57, *85*, 50, 50 usw.

Man sieht, daß auf diese Weise eine Allorhythmie mit fast unverändert wieder-

---
[1]) WENCKEBACH: Die unregelmäßige Herztätigkeit. S. 193.
[2]) KAUF, E.: Wien. Arch. f. inn. Med. Bd. 5, S. 567. 1923.

kehrenden Gruppen entstehen kann[1]). In anderen Fällen kann eine starke Sinusarrhythmie zu einem fortwährenden Wechsel in der Länge der Herzperioden führen, wie in folgendem Falle: Prot.-Nr. 929: 89, 75, 64, 100, 54, 43, 54, 46, 92, 81, 72, 78, 47, 41, 68, 74, 71, 58, 62, 43, 42, 42, 91 usw. Der Frequenzsprung ist an manchen Stellen so bedeutend, daß die verlängerte Periode genau oder fast genau das Doppelte der vorhergehenden mißt, so daß man im Zweifel sein kann, ob eine einfache Verlangsamung der Reizbildung vorliegt oder ein sino-aurikulärer Block. Dieser fortwährende Wechsel in der Dauer der Herzperioden erinnert an die regellose Arrhythmie der Kammern beim Vorhofflimmern, und tatsächlich hat STRAUBEL[2]), einer Anregung STRAUBS folgend, in solchen Fällen ein „Sinusflimmern" angenommen: der flimmernde Sinus sende mit großer Frequenz ungleich starke Reize aus, die vom Vorhof ebenso unregelmäßig beantwortet werden wie die Reize der flimmernden Vorhöfe von den Kammern. Ich halte diese Deutung aber doch für bedenklich, denn einmal sind die Leitungsverhältnisse zwischen Sinus und Vorhof doch ganz andere als zwischen Vorhof und Kammer, und dann gibt es in solchen Fällen meist auch Stellen, wo die einfache plötzlich oder allmählich abklingende Bremsung deutlich ist. So lauten in dem zuletzt erwähnten Falle die Perioden des vorhergehenden Kurvenstückes: 64, 56, 57, 55, 45, *120*, 78, 64, 64, 55, 43, 42, *86*, *92*, 62, 58, 49, 42, 42.

Die Atemarrhythmie ist jüngst von PONGS[3]) experimentell und klinisch eingehend studiert worden; die reichen Ergebnisse sind in einer Monographie niedergelegt, auf die hiermit verwiesen sei.

Außer der respiratorischen Arrhythmie gibt es aber noch bedeutende Rhythmusschwankungen, die sich durch ihre Unregelmäßigkeit, durch ihr unvermitteltes Auftreten, ihren plötzlichen Frequenzumschlag und ihre Unabhängigkeit von der Atmung auszeichnen [WENCKEBACH[4])]. Die Art ihrer Entstehung ist noch unbekannt. Eine Art von regelmäßigen Rhythmusschwankungen hat WENCKEBACH[4]) beobachtet und durch rhythmische Schwankungen der Reizbarkeit des Herzens, analog den LUCIANIschen Perioden, erklärt. Wahrscheinlich handelt es sich aber um eine Interferenz mehrerer Rhythmen, so wie in dem ebenfalls nicht ganz geklärten Falle WINTERBERGS[5]).

Endlich hat MEYER[6]) eine neue Art von Sinusarrhythmie beschrieben, die er „acceleration sinusale intermittente" nennt. Es handelt sich um periodische Rhythmusschwankungen, die unabhängig von der Atmung sind. Das Orthodiagramm zeigt immer eine bedeutende Verkleinerung des Herzens, die klinische Untersuchung ergibt deutliche Zeichen von Hyperthyreoidismus, aber kein typisches Myxödem. Es soll sich um eine erhöhte Reizbarkeit und gesteigerte Ermüdbarkeit des Sympathicus handeln, das Krankheitsbild wird als Kombination von Hypothyreoidismus und Hypoplasie des Herzens aufgefaßt.

3. Die Extrasystole.

Art der Rhythmusstörung.

Der im Sinusknoten entstehende Normalrhythmus kann durch einen von einer anderen Stelle stammenden Reiz gestört werden. Man bezeichnet diesen, weil er an einer anderen Stelle gebildet wird, als heterotop, zum Unterschied

---

[1]) Ähnliche Fälle bildet KAUF ab (a. a. O. S. 578 u. 579).
[2]) STRAUBEL: Dtsch. Arch. f. klin. Med. Bd. 133, S. 216. 1920.
[3]) PONGS: Der Einfluß tiefer Atmung auf den Herzrhythmus (Sinusrhythmus) und seine klinische Verwendung. Berlin: Julius Springer 1923.
[4]) WENCKEBACH: Die unregelmäßige Herztätigkeit. S. 193.
[5]) WINTERBERG: Zeitschr. f. d. ges. exp. Med. Bd. 10, S. 113. 1919.
[6]) MEYER: Arch. des maladies du cœur, des vaisseaux et du sang Bd. 15, S. 122. 1922.

vom nomotopen Normalreiz [Hering[1])]. Dieser abnorme Reiz hat dann, wenn er nicht in die Refraktärphase der Normalsystole fällt, eine vorzeitige Kontraktion zur Folge, die man als Extrasystole (E.-S.) bezeichnet. Die durch die E.-S. hervorgerufenen Rhythmusstörungen sind verschieden, je nach dem Herzteile, an dem der Extrareiz angreift[2]). Wenn dies an der Kammer geschieht, ist die E.-S. von einer längeren Pause gefolgt, diese nannte Marey[3]) die kompensatorische Ruhe (repos compensateur). Diese Pause ist um so viel länger, je früher die E.-S. gesetzt worden war, so daß die Rhythmusstörung vollständig ausgeglichen wird und die postextrasystolische Systole — d. i. die erste Normalsystole nach der Pause — genau zu dem Zeitpunkt kommt, zu dem sie auch gekommen wäre, wenn keine E.-S. eingetreten wäre. Der vorübergehend gestörte Rhythmus wird dadurch wiederhergestellt, und dies nannte Marey „tendance du coeur a conserver son rhythme". Engelmann sprach später von dem „Gesetz der Erhaltung der physiologischen Reizperiode". Da sich bald herausstellte, daß die kompensatorische Pause nach E.-S. bei manchen Herzteilen zu kurz ist oder ganz fehlt, entstand eine gewisse Verwirrung, bis Engelmann[4]) die Ursache dieser Abweichungen erkannte. Es kommt in erster Linie darauf an, ob der Herzteil, in dem die E.-S. entsteht, selbst der Sitz der normalen Reizbildung ist, oder ob ihm die normalen Erregungen von einem übergeordneten Herzteil zugeleitet werden oder ob er imstande ist, den normalen Schrittmacher rückläufig zu erregen.

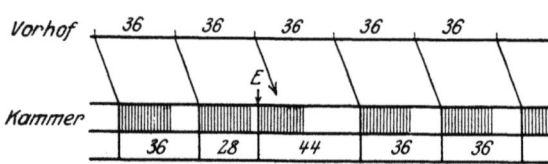

Abb. 138. Vollständige Kompensation der durch eine ventrikuläre Extrasystole (E) verursachten Rhythmusstörung ($28 + 44 = 72 = 2 \cdot 36$).

Die Kammer bekommt unter normalen Umständen ihre Reize vom Vorhof her und beantwortet jeden solchen Reiz mit einer Kontraktion. Wenn nun eine E.-S. (E in Abb. 138) die Kammer vorzeitig zur Kontraktion bringt, so trifft der folgende Vorhofreiz mit der Refraktärphase der E.-S. zusammen, er bleibt also wirkungslos, und die Kammer muß den nächsten Vorhofreiz abwarten, ehe sie sich wieder zusammenziehen kann. Die kompensatorische Pause erklärt sich also daraus, daß die Kammer zu dieser Zeit nicht gereizt wird. Wenn zwei oder mehrere E.-S. aufeinanderfolgen, so werden dadurch mehrere Normalsystolen ausgeschaltet, aber der ursprüngliche Rhythmus kommt immer wieder zum Vorschein, und immer kompensiert die Pause so, daß die erste nachher kommende Normalsystole zu der Zeit kommt, zu der sie auch sonst gekommen wäre. Die Summe aller den einzelnen E.-S. vorangehenden Intervalle und der dann folgenden Pause ist daher stets ein ganzes Vielfaches der normalen Herzperiode [Engelmann[5])].

Die ventrikulären E.-S. sind deshalb von einer vollständig kompensierenden Pause gefolgt, weil die heterotope Erregung nicht rechtzeitig oder gar nicht auf den Sinus zurückgeleitet wird. Man kann zwar durch rhythmische Reizung der Kammer mit einer die normale übersteigenden Frequenz eine Umkehr der Schlagfolge erzielen, so daß bald nach Beginn der Reizung auf jede Kammersystole eine Vorhofsystole folgt, aber bei einzelnen ventrikulären E.-S. würde

---

[1]) Hering: Zeitschr. f. exp. Pathol. u. Ther. Bd. 9, S. 492. Anm. S. 1911.
[2]) Literatur bei Tigerstedt Bd. II, S. 42.
[3]) Marey: Trav. du laborat. de physiol., inst. Solvay Bd. 2, S. 74. 1876.
[4]) Engelmann: Pflügers Arch. f. d. ges. Physiol. Bd. 59, S. 309. 1895.
[5]) Engelmann: Pflügers Arch. f. d. ges. Physiol. Bd. 59, S. 330. 1895.

infolge der Länge des zurückzulegenden Weges und des Leitungshindernisses im TAWARAschen Knoten die rückläufige Erregung so spät im Vorhof ankommen, daß sie von der nächsten normalen Erregung ausgelöscht werden müßte. Es sind nur wenig Fälle bekannt, wo einzelne ventrikuläre E.-S. auf den Sinus zurückgegriffen haben und von einer verkürzten Pause gefolgt waren (retrograde E.-S.)[1]. Bei den nicht elektrokardiographisch untersuchten Fällen ist es nicht sicher, ob nicht atrioventrikuläre E.-S. vorgelegen haben, bei denen eine Rückleitung auf den Vorhof natürlich viel leichter erfolgt. Immerhin gibt es auch viele atrioventrikuläre E.-S., die nicht auf den Sinus zurückgreifen, obwohl sie so früh kommen, daß sie interpoliert sein können.

Bei langsamerer Herztätigkeit kann es nämlich vorkommen, daß die bald nach einer Normalkontraktion einsetzende E.-S. ihr Refraktärstadium schon überwunden hat, wenn der nächste Vorhofreiz herunterkommt, so daß auch dieser von der Kammer mit einer Kontraktion beantwortet wird. Es fällt also kein Normalschlag aus, und es fehlt die Pause nach der E.-S. Solche E.-S. nennt man *interpoliert*.

Wenn die E.-S. in einem Herzteil entsteht, der seine Reize nicht von einem anderen bekommt, sondern der sie selbst bildet, so folgt auf die vorzeitige Kontraktion keine kompensatorische Ruhe, sondern ein Normalintervall. ENGELMANN[2] fand, daß bei Reizung der Hohlvene die kompensatorische Ruhe immer fehlt. Dasselbe hatten TIGERSTEDT und STRÖMBERG[3] schon vorher am Venensinus des Froschherzens festgestellt. Man kann sich das entweder so vorstellen, daß die Reizursache (das Reizmaterial) kontinuierlich gebildet und durch jede Systole vollständig zerstört wird, oder daß der Herzmuskel durch jede Systole in seiner Anspruchsfähigkeit so geschädigt wird, daß er wieder eine Zeit braucht, um sich so weit zu erholen, daß er auf die gleichbleibende Reizursache antworten kann. Wenn nun eine von einem anderen Punkt kommende Erregung das in Bildung begriffene Reizmaterial vorzeitig vernichtet (oder den in Erholung begriffenen Herzmuskel wieder in seiner Anspruchsfähigkeit herabdrückt), so wird der Vorgang wieder von vorne anfangen müssen, und es wird daher ein Intervall von normaler Länge folgen (Abb. 139). Auf gewisse, durch Förderung oder Hemmung der normalen Reizbildung bedingte Abweichungen von dieser Regel haben wir schon im allgemeinen Teile bei der Besprechung der Automatie hingewiesen.

Das was ENGELMANN für die Hohlvenen fand, gilt für alle Herzteile, die im eigenen Rhythmus schlagen, die also automatisch tätig sind[4]. Man kann daher im allgemeinen auch den umgekehrten Schluß ziehen und aus dem Fehlen der Pause nach E.-S. auf die automatische Tätigkeit des gereizten Herzteiles schließen. Es kommen aber sowohl bei atrioventrikulärer wie bei ventrikulärer Automatie im engeren Sinne echte kompensatorische Pausen im Sinne ENGELMANNS vor[5]. Ferner hat schon ENGELMANN[6] am Sinus des Froschherzens beobachtet, daß nach einer E.-S. der folgende Normalreiz früher eintreten kann, so daß auf die E.-S. eine Pause folgt, die kürzer ist als ein Normalintervall. Dasselbe haben

---

[1] PAN: Zeitschr. f. exp. Pathol. u. Ther. Bd. 1, S. 63. 1905. Siehe ferner LEWIS: Mechanism and graphic registration usw. S. 234; KAUFMANN u. ROTHBERGER: Zeitschr. f. d. ges. exp. Med. Bd. 9, S. 109. 1919; GUSSENBAUER: Wien. Arch. f. inn. Med. Bd. 6, S. 423. 1923.
[2] ENGELMANN: Pflügers Arch. f. d. ges. Physiol. Bd. 65, S. 109. 1897.
[3] TIGERSTEDT u. STRÖMBERG: Mitt. a. d. physiol. Labor. Stockholm Bd. 5, S. 37. 1888.
[4] Literatur bei RIHL: Zeitschr. f. exp. Pathol. u. Ther. Bd. 13, S. 5. 1913.
[5] ROTHBERGER u. WINTERBERG: Pflügers Arch. f. d. ges. Physiol. Bd. 146, S. 385. 1912; ferner RIHL: Zeitschr. f. exp. Pathol. u. Ther. Bd. 13. 1913; HOFMANN: Zeitschr. f. Biol. Bd. 66, S. 293.
[6] ENGELMANN: Pflügers Arch. f. d. ges. Physiol. Bd. 65, S. 109. 1896.

dann Hering[1]) und Woodworth[2]) an der automatisch schlagenden Kammer gesehen. Auch beim Menschen sind einzelne Fälle beobachtet worden, wo bei komplettem Block die E.-S. von einer Pause gefolgt waren, die kürzer war als das Intervall zwischen den automatischen Schlägen[3]). Es könnte sich dabei um eine Förderung der automatischen Reizbildung handeln, oder es liegt derselbe Vorgang vor, der auch bei Sinus-E.-S. die Pause im Vorhof verkürzt, nämlich eine langsamere Leitung der vorzeitig ausgelösten Erregung (s. Abb. 139).

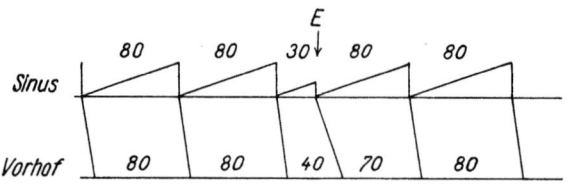

Abb. 139. Sinusextrasystole (E), von einem Normalintervall gefolgt. Dauernde Verschiebung des Rhythmus um 30. (Aus Lüdke-Schlayer: Pathologische Physiologie.)

Endlich sind bei Kammerautomatie auch interpolierte ventrikuläre E.-S. beobachtet worden, bei denen also die Pause ganz fehlte[4]). Wir kommen auf alle diese Abweichungen bei der Besprechung des kompletten Blocks wieder zurück.

Wenn die E.-S. vom *Vorhof* ausgeht, ist, wie Cushny und Matthews[5]) bei künstlicher Reizung am Warmblüterherzen fanden, die nach ihr folgende Pause meist zu kurz, sie kompensiert die Störung des Normalrhythmus nicht vollständig. Diese Tatsache, die Mackenzie[6]) schon 1894 bei der Analyse von Venen- und Leberpulsen aufgefallen war, wurde von Hering[7]) bestätigt und von Wenckebach[8]) in folgender Weise erklärt. Der im Vorhof entstehende Extrareiz wird nicht nur so wie der Normalreiz auf die Kammer fortgeleitet, sondern auch nach rückwärts gegen den Sinus. Wenn er diesen nun noch vor dem Augenblick erreicht,

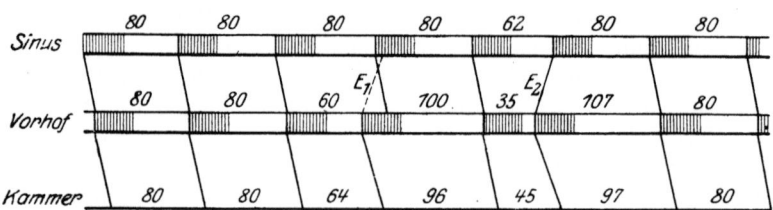

Abb. 140. Vorhofsextrasystole mit vollständiger (E_1) und unvollständiger Kompensation (E_2).

wo der Sinus mit der Bildung seines Reizmaterials fertig ist (E_2 in Abb. 140), so wird dieses vorzeitig zerstört, es wird eine Sinus-E.-S. ausgelöst, und es folgt dann im Sinus ein Normalintervall. Das Intervall zwischen der vor und der nach der Vorhofs-E.-S. auftretenden Normalkontraktion wird also um so kürzer sein, je früher die E.-S. gekommen war. Es wird also die physiologische Reiz-

---

[1]) Hering: Pflügers Arch. f. d. ges. Physiol. Bd. 107, S. 108. 1905; Festschr. d. Kölner Akad. 1915, S. 368.
[2]) Woodworth: Americ. journ. of physiol. Bd. 8, S. 213. 1903.
[3]) Naish: Quart. journ. of med. Bd. 6, S. 196. 1912/13; Lewis: Mechanism and graphic registration of heart beat. S. 238. London 1925.
[4]) Weiser: Dtsch. Arch. f. klin. Med. Bd. 140, S. 73. 1922. Die Beweiskraft der Kurve von Weiser und eines ähnlichen Falles von Frey wird von Scherf bezweifelt (Zeitschr. f. d. ges. exp. Med.).
[5]) Cushny u. Matthews: Journ. of physiol. Bd. 21, S. 213. 1897.
[6]) Mackenzie: Journ. of pathol. a. bacteriol. 1894.
[7]) Hering: Pflügers Arch. f. d. ges. Physiol. Bd. 82, S. 1. 1900.
[8]) Wenckebach: Jaarb. v. de kon. acad. v. wetensch. (Amsterdam) 1902. Deutsch im Arch. f. (Anat. u.) Physiol. 1903.

periode nicht erhalten, sondern der normale Rhythmus dauernd verschoben. Wenn die E.-S. aber spät auftritt (E_1 in Abb. 140), so wird sie den Sinus schon in seinem Refraktärstadium antreffen, es folgt dann keine Verschiebung des Normalrhythmus. Da aber der schon fertige Normalreiz den Vorhof im Refraktärstadium der E.-S. antrifft oder schon unterwegs durch die ihm entgegenkommende Extrareizwelle ausgelöscht wird, bleibt auch er wirkungslos; der Vorhof muß also auf den nächsten Sinusreiz warten, und so entsteht eine vollständig kompensierende Pause auf dieselbe Art wie bei den E.-S. der Kammer. Es wird gewöhnlich angegeben, daß beim Froschherzen auf eine Vorhof-E.-S. immer eine vollständig kompensierende Pause folge, weil der Normalreiz in einer besonderen, vor rückläufigen Wellen geschützten Herzabteilung, dem Venensinus, gebildet werde. In neuerer Zeit findet jedoch DE BOER[1]), daß dies nicht richtig ist, sondern daß sich bezüglich der Pause nach E.-S. der Vorhof des Froschherzens ebenso verhält wie der des Säugetierherzens. Die Verkürzung der Pausen wird auch von DE BOER durch die Rückleitung der Erregung auf den Sinus erklärt. Unter dieser Voraussetzung muß die Länge der Pause nach Vorhofs-E.-S. durch die Rückleitungszeit bestimmt werden, denn die durch die zurücklaufende Erregung ausgelöste Sinus-E.-S. wird um so später kommen, je länger der Extrareiz braucht, um den Sinus zu erreichen. Aus den Untersuchungen von MIKI und ROTHBERGER[2]) ist zu entnehmen, inwieweit man aus der Länge der Pause auf die Dauer der Reizrückleitung schließen darf. Es geht ferner aus den Untersuchungen von KAUFMANN und ROTHBERGER[3]) hervor, daß bei rhythmischer Extrareizbildung im Vorhof immer dann eine vollständig kompensierende Pause eintritt, wenn das Intervall zwischen den E.-S. ein genaues Vielfaches der zwischen ihnen liegenden Normalperiode ist.

Manchmal kommt es vor, daß bei aurikulären E.-S. die nach der Pause folgenden Perioden [die „Postextraperioden" RIHL[4])] durch Hemmung etwas verlängert sind, was schon CUSHNY und MATTHEWS[5]) gesehen hatten. Diese Verlängerung ist zwar meist sehr geringfügig, trägt aber doch dazu bei, die durch die Verkürzung der Pause bedingte Störung des Normalrhythmus wieder auszugleichen.

Die Frage, ob eine postextrasystolische Pause vollständig kompensiert oder nicht, läßt sich nur dann beantworten, wenn der Urrhythmus regelmäßig ist. Wenn beim Vorhofflimmern die Kammern ganz unregelmäßig schlagen und, wie es nicht selten ist, nebenbei E.-S. entwickeln, läßt sich keine Gesetzmäßigkeit mehr erkennen. Wenn der Sinus infolge eines schwankenden Vagustonus unregelmäßig arbeitet, wird die Länge der Pause in erster Linie davon abhängen, ob der Eintritt der ersten Normalkontraktion nach der Pause durch den Vagus gehemmt oder durch den Accelerans beschleunigt wird[6]). Es können so unter Umständen auch ventrikuläre E.-S. von verkürzten Pausen gefolgt sein und Pausen nach Vorhofs-E.-S. sogar eine Überkompensation aufweisen.

Die durch eine E.-S. hervorgerufene Rhythmusstörung kommt nicht immer in derselben Schärfe im Pulsbilde zum Ausdruck, und zwar um so weniger, je höher die E.-S. entstanden ist. So hat ENGELMANN[7]) eine gesetzmäßige Regulierung der Kammertätigkeit bei künstlicher Reizung der Sinusgegend (beim Frosch) festgestellt. Die durch den vorzeitigen Reiz ausgelöste Kontraktions-

---

[1]) DE BOER: Arch. néerland. de physiol. de l'homme et des anim. Bd. 7, S. 132. 1922.
[2]) MIKI u. ROTHBERGER: Zeitschr. f. d. ges. exp. Med. Bd. 30, S. 347. 1922.
[3]) KAUFMANN u. ROTHBERGER: Arch. f. exp. Pathol. u. Pharmakol. Bd. 97, S. 226. 1923.
[4]) RIHL: Zeitschr. f. exp. Pathol. u. Ther. Bd. 13, S. 1. 1913.
[5]) CUSHNY u. MATTHEWS: Journ. of physiol. Bd. 21, S. 213. 1897.
[6]) MIKI u. ROTHBERGER: Zeitschr. f. d. ges. exp. Med. Bd. 30, S. 398. 1922.
[7]) ENGELMANN: Pflügers Arch. f. d. ges. Physiol. Bd. 65, S. 153. 1897.

welle wird langsamer über den Vorhof und die Kammer geleitet, weil das Leitungsvermögen zu dieser frühen Zeit noch nicht vollständig wiederhergestellt ist; auf diese Weise wird die Rhythmusstörung an der Kammer am meisten verwischt sein (s. Abb. 139). Ein weiterer Ausgleich kommt dann im Pulsbilde dadurch zustande, daß die durch den vorzeitigen Schlag beförderte kleinere Welle langsamer fortgeleitet wird. So kann es kommen, daß eine E.-S. supraventrikulären Ursprungs im Pulsbilde nicht mehr als vorzeitig zu erkennen ist.

Wir gehen jetzt etwas ausführlicher auf die einzelnen Arten der E.-S. ein.

Die Sinus-E.-S.

Es gibt (mit Ausnahme der lokalen Ableitung der Aktionsströme) keine Methode, mit der die Reizbildung im Sinus graphisch registriert werden kann. Man kann daher auch in den in der üblichen Weise aufgenommenen Elektrokardiogrammen die Sinus-E.-S. nur an der Länge der auf sie folgenden Pause erkennen, und auch dies nur dann, wenn der Extrareiz auf den Vorhof fortgeleitet worden und der Herzschlag sonst genügend regelmäßig ist. Wenn dann eine vorzeitige Vorhofwelle zu sehen ist, auf die ein Normalintervall folgt, kann man den Ursprung des Extrareizes in den Sinus verlegen: denn wenn die E.-S. vom Vorhof ausgegangen wäre, müßte die Pause um die Rückleitungszeit länger sein als ein Normalintervall. Besonders charakteristisch für die Sinus-E.-S. sind aber jene seltenen Fälle, wo die Pause kürzer ist als ein Normalintervall. Die Erklärung besteht darin, daß der Sinusreiz infolge seiner Vorzeitigkeit langsamer auf den Vorhof übergeleitet wird, die nach der Pause kommende Normalkontraktion aber wieder rasch, so daß auf diese Weise die Entfernung der entsprechenden Vorhofschläge verkürzt ist (70 statt 80 in Abb. 139). In einem solchen Falle kann, wenn der Normalrhythmus sonst regelmäßig ist, die E.-S. nur vom Sinus ausgegangen sein. Beim Menschen sind Sinus-E.-S. sehr selten [s. WENCKEBACH[1]), LEWIS[2]), LASLETT[3]), WENCKEBACH und WINTERBERG[4])].

Die Vorhofs- (aurikuläre) E.-S.

Wenn eine im Vorhof entstehende E.-S. auf die Kammern übergeleitet wird, zeigen Venenpuls und Elektrokardiogramm die entsprechenden Wellen in normaler zeitlicher Beziehung. Allerdings kommt es bei früh auftretenden Vorhofs-E.-S. nicht selten vor, daß sie an der Atrioventrikulargrenze blockiert oder wenigstens deutlich langsamer auf die Kammern fortgeleitet werden. Bezüglich des Reizursprungs und Reizablaufes gestattet uns das Elektrokardiogramm noch eine weitere Differenzierung. Die zur E.-S. gehörende Vorhofszacke hat nämlich nur dann die Normalform, wenn der Extrareiz im Sinusknoten oder in dessen unmittelbarer Nähe gebildet worden ist und die Leitung im Vorhof überall frei ist. Auch normalgerichtete Vorhofszacken können sich da in ihrer Form deutlich von der Vorhofszacke der Normalschläge unterscheiden.

So zeigt die Abb. 141 bei den Normalschlägen eine runde, bei den E.-S. (20, 22, 23, 25 und 26) aber eine spitze P-Zacke. Bei der früh kommenden E.-S. 25 setzt sich die P-Zacke auf die vorhergehende Nachschwankung auf, und bei der noch früher kommenden E.-S. 26 fällt sie mit der Nachschwankung so zusammen, daß deren charakteristische Form verändert wird. Dieser Vorhofsreiz geht auch langsamer auf die Kammern über. In einem solchen Falle wird also die Erregung wohl im allgemeinen in der normalen Richtung im Vorhofe

---
[1]) WENCKEBACH: Arch. f. (Anat. u.) Physiol. 1907.
[2]) LEWIS: Quart. journ. of med. Bd. 5, S. 337. 1912.
[3]) LASLETT: Quart. journ. of med. Bd. 6, S. 209. 1913.
[4]) WENCKEBACH u. WINTERBERG: Wien. Arch. f. inn. Med. Bd. 8, S. 1. 1924.

ablaufen, aber doch nicht ganz so wie bei den Normalschlägen. Solche Unterschiede in der Form der Zacke erklären sich wahrscheinlich durch Leitungsstörungen im Vorhof. Wir kommen darauf in dem betreffenden Abschnitte noch zurück.

In anderen, gar nicht seltenen Fällen ist aber die Vorhofszacke der E.-S. nach abwärts gerichtet, während die der Normalschläge die gewöhnliche Form hat (Abb. 142). In einem solchen Falle muß der Erregungsablauf der E.-S. dem der normalen Vorhofskontraktion entgegengesetzt, also — allgemein gesagt — nicht von oben nach unten, sondern von unten nach oben gerichtet sein. Eine genauere Lokalisation hat LEWIS[1]) durch Reizung verschiedener Punkte des bloßgelegten Hundevorhofs zu erreichen gesucht. Er fand, daß bei einem und

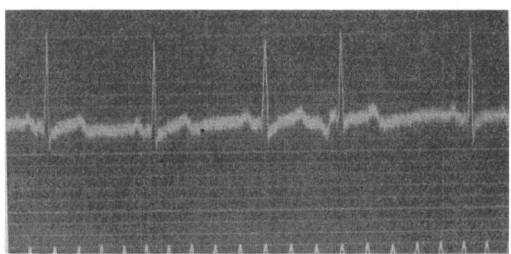

Abb. 142. Vorhofsextrasystole mit negativer P-Zacke.

demselben Vorhof niemals zwei Reizpunkte dieselbe Vorhofszacke geben, daß die Kurven aber um so ähnlicher sind, je näher die Reizpunkte beieinander liegen. Teilt man den Vorhof in einen oberen (kranialen) und einen unteren (caudalen) Anteil, so liefern die im oberen gelegenen Reizpunkte im allgemeinen nach aufwärts gerichtete Zacken, und zwar sind sie der normalen P-Zacke um so ähnlicher, je näher sie dem Sinusknoten liegen. Von den unteren Vorhofsteilen bekommt man meist umgekehrte Vorhofszacken. Die in der Mitte gelegenen Reizpunkte geben kleine, aufgesplitterte oder zweiphasische Schwankungen. Dann haben GANTER und ZAHN[2]) beobachtet, daß bei Tachykardien, die vom Vorhofsteil des TAWARAschen Knotens ausgehen, die P-Zacken umgekehrt sind, und es läßt sich daraus wohl der Schluß ziehen, daß auch einzelne Vorhofs-E.-S. mit negativer Vorhofszacke von derselben Stelle ausgehen[3]).

[1]) LEWIS: Heart Bd. 2, S. 23. 1910.
[2]) GANTER u. ZAHN: 30. Kongr. f. inn. Med. 1913. Verhandl. S. 278.
[3]) Auch hier ist jedoch zu bedenken, daß auch im Vorhofe Leitungsstörungen vorkommen (SCHERF u. SHOOKHOFF: Zeitschr. f. d. ges. exp. Med. Bd. 49, S. 302. 1926), so daß

Das zur Vorhofs-E.-S. gehörende Kammer-Elektrokardiogramm hat die Normalform, und das ist auch verständlich, weil der Vorhofsreiz, wo immer er auch entstanden sein mag, vom TAWARAschen Knoten an in die vorgezeichnete Reizleitungsbahn eintritt, so daß die Kammern in normaler Weise erregt werden. Es kommt aber, besonders bei sehr vorzeitigen Vorhofs-E.-S., die gerade noch übergeleitet werden, nicht selten vor, daß das zugehörige Kammer-Elektrokardiogramm eine abnorme, mehr oder weniger an ventrikuläre E.-S. erinnernde Form hat; dies erklärt sich durch Störungen der Funktion der Verzweigungen des Reizleitungssystems und wird bei den Störungen der Reizleitung besprochen werden.

Die atrioventrikuläre (Knoten-) E.-S.

Wir haben bei der Besprechung der Automatie der verschiedenen Herzteile erwähnt, daß der TAWARAsche Knoten ein Organ von bedeutender Reizbildungsfähigkeit ist. Wenn sich in ihm ein abnormer Reiz bildet, so wird er auf dem normalen Wege in die Kammer fortgeleitet, aber meist auch nach oben gegen den Vorhof zu, so daß Vorhof und Kammer sich gleichzeitig kontrahieren [MACKENZIE[1]), HERING und RIHL[2]), LEWIS[3])]. Der Vorhof findet die Atrioventrikularklappe durch die Kammersystole verschlossen, er kann seinen Inhalt nicht auf dem normalen Wege entleeren und wirft ihn daher in die Venen zurück, ein Vorgang, den WENCKEBACH[4]) als „Vorhofpfropfung" bezeichnet. Der Venenpuls zeigt dann eine außergewöhnlich hohe Welle. Diese Pfropfung kommt auch bei ventrikulären E.-S. zustande, wenn sie so spät fallen, daß sie mit der nächsten normalen Vorhofssystole zusammentreffen. Bei den Knoten-E.-S. ist aber die zugehörige Vorhofswelle auch vorzeitig. Das Elektrokardiogramm zeigt einen vorzeitigen Kammerkomplex von derselben Form wie die der Normalschläge, aber ohne Vorhofszacke. In Abb. 143 ist der Schlag 87 eine Knoten-E.-S. Die Anfangsschwankung ist verbreitert, weil sie mit der großen Vorhofszacke gerade zusammenfällt. Das ist aber keineswegs immer der Fall. Der TAWARAsche Knoten besteht ja aus einem Vorhofs- und einem Kammerteile, und wir haben schon bei der Besprechung der Automatie erwähnt, daß beim Reizursprung im oberen Teile des Knotens ein As-Vs-Intervall von annähernd normaler Länge entsteht, aber mit negativer Vorhofszacke im Elektrokardiogramm. Liegt der Reizursprung im unteren Knotenteil (der Bündelgegend), so bekommt man ebenso große, aber negative Intervalle, d. h. die Kammer schlägt vor dem Vorhof. Auch hier ist die Vorhofszacke negativ (wenn die nach der Anfangsschwankung sichtbare Vorhofszacke positiv ist, gehört sie zum nächsten Normalreiz). Gewöhnlich sieht man aber bei Knoten-E.-S. die Vorhof- und die erste Kammerzacke sehr nahe beieinander, oft mehr oder weniger superponiert, so daß es klar ist, daß eine Überleitung im gewöhnlichen Sinne nicht vorliegen kann (das Intervall beträgt oft nur 0,02—0,05 Sekunden). Das Kammerelektrokardiogramm zeigt bei den Knoten-E.-S. die normale Form, weil die Kammern auch durch den Extrareiz auf dem normalen Wege erregt werden. Die im oberen Knotenteil entstehenden E.-S., die ja wahrscheinlich identisch sind mit den

---

die Negativität der Vorhofzacke nicht unbedingt einen Reizursprung in den tieferen Vorhofsteilen beweist. — SCHELLONG (Münch. med. Wochenschr. 1926, S. 614) schlägt vor, mit der Methode des gleichseitigen Dreiecks (EINTHOVEN) bei symmetrischer Ableitung unter Berücksichtigung der Lage der Vorhöfe zu bestimmen, aus welcher Richtung die Vorhofserregung kommt. So ließe sich vielleicht entscheiden, auf welche Weise eine atypische Vorhofzacke entsteht.

[1]) MACKENZIE: Brit. med. journ. 1904.
[2]) HERING u. RIHL: Zeitschr. f. exp. Pathol. u. Ther. Bd. 2, S. 510. 1906.
[3]) LEWIS: Quart. Journ. of med. Bd. 5. 1911.
[4]) WENCKEBACH: Unregelmäßige Herztätigkeit. S. 33.

Vorhofs-E.-S. mit negativer P-Zacke, gehen meist auf den Sinus zurück und sind dann von einer verkürzten Pause gefolgt. Die im Kammerteile des Knotens oder in der Knotenmitte entstehenden E.-S. verhalten sich aber meist so wie ventrikuläre und gehen nicht auf den Sinus zurück. Bezüglich der E.-S. in unserer Abb. 143 kann man nur mit Sicherheit sagen, daß sie nicht vom Vorhofsteile des Knotens ausgeht. Die mit der Anfangsschwankung zusammenfallende Vorhofzacke gehört schon zur nächsten normalen Vorhofssystole, weil die Knoten-E.-S. so spät kam, daß eine etwa von ihr ausgehende rückläufige Erregung sofort mit der normalen zusammentreffen mußte. Es läßt sich daher aus der Tatsache der vollständigen Kompensation in diesem Falle kein Schluß auf den Reizursprung in der Bündelgegend ziehen.

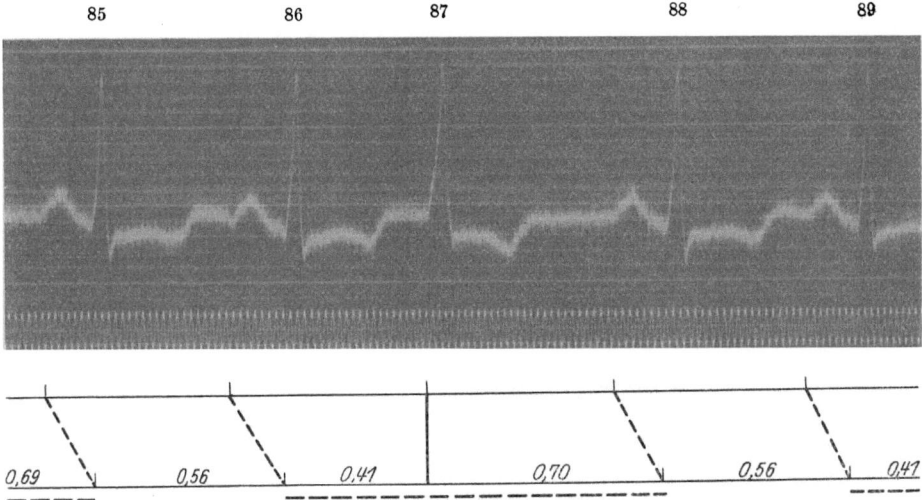

Abb. 143. Atrioventrikuläre Extrasystole mit vollständiger Kompensation. Das Elektrokardiogramm der Extrasystole hat die Normalform, zeigt jedoch in der verbreiterten Anfangsschwankung die gleichzeitige Vorhofkontraktion an. Zeit in $1/50$ Sekunden.

Die ventrikuläre E.-S.

Bei den ventrikulären E.-S. zeigt das Elektrokardiogramm den abnormen Erregungsablauf noch viel deutlicher an als bei den aurikulären. Nachdem zuerst EINTHOVEN[1]) gesehen hatte, daß während der Intermittenzen im Arterienpulse abnorme elektrische Schwankungen auftreten, haben KRAUS und NICOLAI[2]) durch Reizung des bloßgelegten Hundeherzens festgestellt, daß man von der Basis atypische Kurven bekommt, bei denen die Anfangsschwankung nach aufwärts, die Nachschwankung nach abwärts gerichtet ist (s. Abb. 144); bei Reizung der Spitze ist die Kurve gerade umgekehrt (s. Abb. 145). Anfangs- und Nachschwankung sind bei diesen beiden Haupttypen, denen man auch beim Menschen am häufigsten begegnet, immer entgegengesetzt gerichtet; diese atypischen Elektrokardiogramme unterscheiden sich also deutlich von denen der Normalschläge, es gibt aber auch vielfache Übergangsformen [KAHN[3])]. Nach LEWIS[4]) ist die Zahl der voneinander abweichenden Kurven, die man an demselben

---

[1]) EINTHOVEN: Le telecardiogramme. Arch. internat. de physiol. Bd. 4. S. 132. 1906.
[2]) KRAUS u. NICOLAI: Berl. klin. Wochenschr. 1907, Nr. 25 u. 26.
[3]) KAHN: Das Elektrokardiogramm. Ergebn. d. Physiol. Bd. 14. 1914; Zentralbl. f. Physiol. Bd. 23. 1910; Bd. 24. 1911.
[4]) LEWIS: The mechanism of the heart beat. London 1911.

Herzen durch Reizung verschiedener Punkte bekommen kann, eine unbegrenzte, die Mehrzahl gehört aber den beiden Haupttypen an. Es gibt auch am Ventrikel nicht zwei Punkte, deren Reizung genau dieselbe Kurve gibt. Von einer zwischen Basis und Spitze gelegenen „Mittelregion" lassen sich ventrikuläre E.-S. auslösen, deren Elektrogramm mit der Normalform fast identisch ist. Es zeigt vor allem nicht mehr entgegengesetzte, sondern gleichgerichtete Schwankungen [ROTHBERGER und WINTERBERG[1])]. Eine derartige Annäherung an die Normalform zeigt auch die E.-S. in Abb. 146, nur daß da die Anfangsschwankung noch klein und doppelzackig ist.

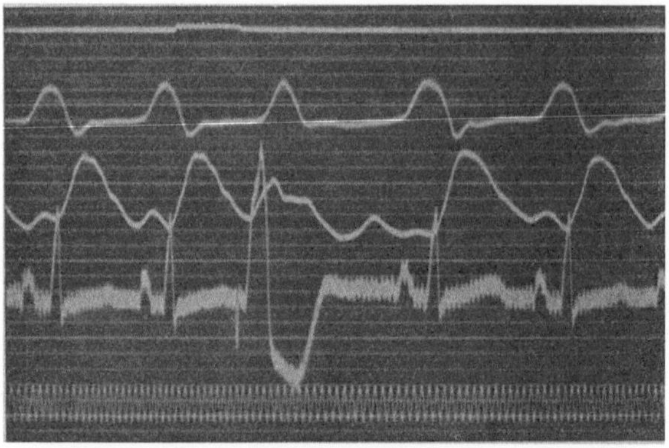

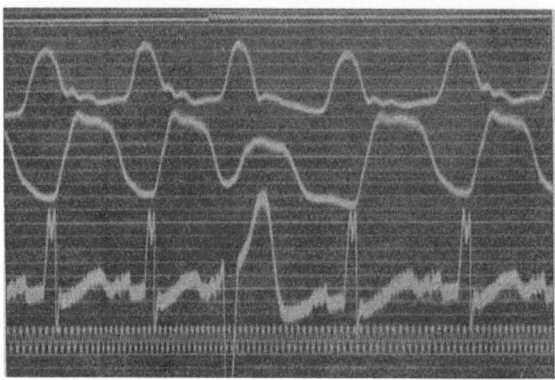

Abb. 144.

Abb. 145.

Abb. 144 und 145. Ventrikuläre Extrasystolen vom Hundeherzen, oben (Abb. 144) von rechts, unten (Abb. 145) von links. Über dem Elektrokardiogramm die Suspensionskurven von Vorhof und Kammer.

Der Erregungsablauf der durch künstliche Reizung der Kammer erzielten E.-S. schien nach den ersten Versuchen am stillstehenden Froschventrikel ganz einfach zu sein, denn MARCHAND[2]) und ENGELMANN[3]) hatten gefunden, daß immer die der Reizstelle zunächst gelegenen Teile zuerst das Auftreten des Aktionsstromes zeigen und daß die Negativitätswelle sich nach allen Richtungen gleichmäßig fortpflanzt[4]). Dieser Befund ist dann stillschweigend auf die ventrikulären E.-S. des Warmblüterherzens übertragen worden, und man glaubte die diphasische Schwankung der E.-S. durch den gegenüber der normalen Reizausbreitung einfacheren Erregungsablauf erklären zu können. Aber experimentelle Untersuchungen am Hunde haben gezeigt, daß auch bei den E.-S. die Reizausbreitung viel verwickelter sein muß. So erhielten ROTHBERGER und WINTERBERG[5]) bei Reizung einer nahe dem linken Herzohr gelegenen Stelle bei Ableitung von den beiden Vorderbeinen, wie zu erwarten war, eine linksseitige

---

[1]) ROTHBERGER u. WINTERBERG: Zentralbl. f. Physiol. Bd. 24, Nr. 21; Pflügers Arch. Bd. 154, S. 571. 1913 (daselbst Literatur); Bd. 155. 1914.
[2]) MARCHAND: Pflügers Arch. f. d. ges. Physiol. Bd. 15, S. 511. 1877.
[3]) ENGELMANN: Pflügers Arch. f. d. ges. Physiol. Bd. 17, S. 68. 1878.
[4]) BURDON-SANDERSON u. PAGE: Journ. of physiol. Bd. 2, S. 384. 1897.
[5]) ROTHBERGER u. WINTERBERG: Zentralbl. f. Herz- u. Gefäßkrankh. Bd. 4, S. 185. 1912.

E.-S., bei Ableitung von Anus und Oesophagus aber von derselben Stelle eine rechtsseitige E.-S. In weiteren Untersuchungen kommen daher ROTHBERGER und WINTERBERG[1]) zu dem Schlusse, daß die Form der Kurve nur indirekt durch die Lage des gereizten Punktes bestimmt wird; nicht die Negativität der unmittelbar gereizten Stelle macht den Ausschlag, sondern es kommt darauf an, welche Muskelteile von dem gereizten Punkte aus in Erregung gesetzt werden[2]). Schon NICOLAI[3]) hatte angenommen, daß die Fasern des Reizleitungssystems rascher leiten als die gewöhnlichen Muskelfasern. Es wäre also selbstverständlich, daß eine an irgendeinem Punkte der Muskulatur angreifende Erregung sich nur so lange „ungebahnt" ausbreiten werde, bis sie irgendwo auf das Reizleitungssystem stößt, dann wird sie in erster Linie in der besser leitenden Bahn fortschreiten. Das resultierende Elektrokardiogramm wird demnach, abgesehen von der Reizstelle, also von dem Punkte, wo die Erregung das Reizleitungs-

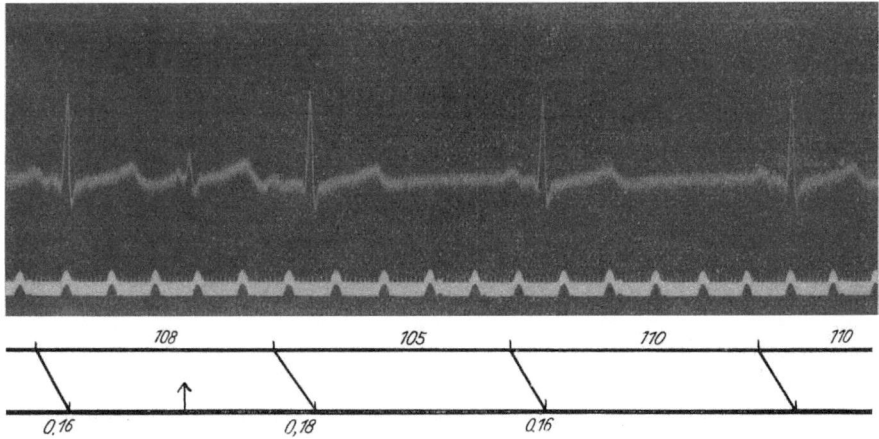

Abb. 146. Interpolierte ventrikuläre Extrasystole. Übergangsform. Mensch. Zeit in $^1/_5$ Sek.

system erreicht, auch von dem Verhältnis der Leitungsgeschwindigkeit in der gewöhnlichen Muskulatur und in der Reizleitungsbahn abhängen. Den Beweis für die Richtigkeit dieser von NICOLAI nicht näher begründeten Ansicht haben dann LEWIS und ROTHSCHILD[4]) in sinnreichen Experimenten gesucht. Die Erregung breitet sich allerdings vom Reizpunkte nach allen Richtungen aus, aber auch durch die Kammerwand hindurch, und sowie sie auf Zweige des Reizleitungssystems stößt, läuft sie in ihnen weiter. Die Dauer der ungebahnten Reizausbreitung wird dann von der Dicke der Kammerwand an der Reizstelle abhängen. Es werden dann zuerst auf dem normalen Wege größere Teile des gereizten Ventrikels erregt und dann erst auf einem Umweg mit entsprechender Verspätung der nicht gereizte Ventrikel. Die Anfangsschwankung beginnt aber erst dann, wenn die in das Reizleitungssystem eingebrochene Erregung einem größeren Muskelgebiete zugeführt worden ist, denn die direkt gereizte Muskel-

---

[1]) ROTHBERGER u. WINTERBERG: Pflügers Arch. f. d. ges. Physiol. Bd. 154, S. 598. 1913.
[2]) Zu diesem Schlusse kommt neuerdings auch SCHERF [Zeitschr. f. d. ges. exp. Med. Bd. 51, S. 816. 1926, der bei Reizung des rechten Ventrikels linksventrikuläre Elektrokardiogramme auftreten sah.
[3]) NICOLAI: Zentralbl. f. Physiol. Bd. 26, Nr. 2; Verhandl. d. 28. Kongr. f. inn. Med. 1911, S. 423.
[4]) LEWIS u. ROTHSCHILD: Phil. trans. of the roy. soc. of London Ser. B Bd. 206, S. 208. 1915; LEWIS: ebenda Bd. 207, S. 280. 1916.

masse ist zu klein, und ehe die Erregung auf dem ungebahnten Wege größere Muskelteile ergreifen kann, hat sie schon die Leitungsfasern erreicht, und dort kann sie sich viel schneller fortpflanzen, so daß die in einiger Entfernung vom Reizpunkte gelegenen Teile auf dem normalen Leitungswege früher erreicht werden. So erklärt sich der schon von Kahn erhobene Befund, daß man bei longitudinaler Ableitung von der Basis und Spitze des rechten Ventrikels rechtsseitige E.-S. bekommt. Wenn man die Längsfurche zwischen den beiden Kammern von rechts nach links überschreitet, so schlägt die Form der rechtsseitigen E.-S. ziemlich plötzlich in die der linksseitigen um, was nach der entwickelten Vorstellung auch ganz begreiflich ist. Daß Rothberger und Winterberg von der Kammergrenze auch ein Normalkardiogramm bekamen, erklärt Lewis damit, daß die Erregung von einer bestimmten Stelle aus die Zweige des rechten und des linken Tawaraschenkels fast gleichzeitig erreichen kann. Nur durch den Einbruch in das Reizleitungssystem ist es zu erklären, daß von der Oberfläche der Kammern aus durch Einzelinduktionsschläge erzeugte Extrasystolen eine Leitungsstörung zwischen Vorhof und Kammer verstärken können, und zwar auch dann, wenn keine Rückleitung auf den Vorhof stattfindet[1]). Wir haben aber schon im Abschnitt über die Erregungsleitung darauf hingewiesen, daß sich besonders de Boer gegen die Deutung der Befunde von Lewis gewendet hat und daß auch der Befund von Scherf (gleiche Form der ventrikulären E.-S. im Elektrokardiogramm vor und nach Schenkeldurchschneidung) nicht für Lewis spricht.

Die spontanen E.-S. entstehen nun sicher nicht an der Herzoberfläche, sondern von vornherein in den Ästen des Reizleitungssystems, deren automatische Fähigkeit wir schon im allgemeinen Teile besprochen haben. Es hängt dann die Form des atypischen Elektrokardiogramms davon ab, welche Teile der Kammern von dem peripher entstehenden Reiz zuerst erreicht werden und wie diese Teile zu den Ableitungsstellen liegen. Wir werden derselben Frage bei der Besprechung der peripheren Leitungsstörungen wieder begegnen.

Wenn eine ventrikuläre E.-S. sehr spät in der Diastole auftritt, kann es vorkommen, daß sie bei der Ausbreitung auf die anderen Teile des Reizleitungssystems der vom Sinus kommenden normalen Welle begegnet. Die Erregung der Kammern wird dann zum Teil durch den Normalreiz, zum Teil durch den Extrareiz bewirkt werden, und dementsprechend zeigt dann das Elektrokardiogramm Übergangsformen zwischen der atypischen und der Normalform. Wenn man dann die Normalreize durch Vagusreizung ausschaltet, tritt die atypische Form rein hervor (Rothberger und Winterberg). Eine solche Interferenz der beiden Erregungswellen ist aber nur im Bereiche der Anfangsschwankung des Kammer-Elektrokardiogramms möglich; später eintreffende Normalreize fallen schon in die Refraktärphase der E.-S.[2]).

Die interpolierte E.-S.

Wenn der Grundrhythmus langsam ist und die E.-S. früh auftritt, kann der nächste Leitungsreiz die betreffende Herzabteilung schon nach dem Ende ihrer Refraktärphase treffen, es fällt dann keine Normalkontraktion aus, es folgt auf die E.-S. keine Pause, und solche E.-S. nennt man eingeschobene oder inter-

---

[1]) Lewis u. Oppenheimer: Quart. journ. of med. Bd. 4, S. 145. 1911.
[2]) Lewis: Heart Bd. 3, S. 279. 1911/12; Rothberger u. Winterberg: Pflügers Arch. f. d. ges. Physiol. Bd. 150, S. 249ff. 1913; Weiser: Zentralbl. f. Herz- u. Gefäßkrankh. Bd. 11, S. 197. 1919.

polierte E.-S.[1]). Sie kommen fast nur an der Kammer vor (s. Abb. 133 und 146) und gehen entweder vom TAWARAschen Knoten oder von tiefer gelegenen Reizbildungsstellen aus. Doch hat KISCH[2]) beim absterbenden Kaninchenherzen auch interpolierte Vorhofs-E.-S. gefunden, die nur bei einer für Kaninchen relativ niedrigen Frequenz (bis etwa 125) auftraten. Die Tatsache, daß diese Vorhofs-E.-S. nicht wie sonst auf den Sinus übergriffen, wird dadurch erklärt, daß es sich um Partialkontraktionen gehandelt habe, die auf einen Teil der Vorhofsmuskulatur beschränkt blieben. KISCH meint, daß auch beim Menschen unter gewissen pathologischen Bedingungen interpolierte Vorhofs-E.-S. vorkommen können, und sie sind vor kurzem tatsächlich von RIHL[2]) beim Neugeborenen gefunden worden. Das Vorkommen interpolierter Vorhofs-E.-S. wird jedoch von DRURY und BROW[3]) auf Grund der von ihnen am Hunde festgestellten Tatsache erklärt, daß die Refraktärphase des Sinusknotens länger dauert als die des Vorhofs (0,18—0,30 gegen 0,15—0,20 Sekunden). Wenn also der Vorhof gleich nach dem Ende der Refraktärzeit erregt wird und diese Erregung schnell genug zum Sinus zurückläuft, kann sie diesen noch in seinem vom vorangehenden Normalreiz stammenden Refraktärstadium antreffen; sie bleibt dann wirkungslos und so kann die Vorhofs-E.-S. interpoliert sein.

Eine E.-S. kann natürlich nur dann interpoliert sein, wenn der Extrareiz nicht auf den Sinus zurückgreift. Wenn man von den immerhin abnormen Verhältnissen beim absterbenden Herzen absieht, ist dies nur bei ventrikulären E.-S. die Regel, und diese findet man auch am häufigsten interpoliert. Der in der Kammer entstehende Extrareiz müßte nämlich, auch wenn er rückläufig den Vorhof erreichte, mit der nächsten normalen Erregungswelle zusammentreffen und dadurch unwirksam werden. Dagegen ist es nicht klar, warum auch atrioventrikuläre E.-S., deren Rückleitung ja viel leichter erfolgen kann, interpoliert sein können. Für diese Fälle muß eine besondere Sperrung der rückläufigen Erregung angenommen werden, die eine „Schutzblockierung" des Sinus und auch schon für den Vorhof darstellt.

Eine keineswegs regelmäßige, aber doch oft beobachtete und lange bekannte Eigentümlichkeit der interpolierten ventrikulären E.-S. besteht darin, daß der nächste Normalreiz langsamer auf die Kammern übergeleitet wird, so daß bei regelmäßigem Herzschlage die die interpolierte E.-S. enthaltende Herzperiode länger ist als die normale. MYERS und WHITE[4]) fanden diese Verlängerung der Überleitungszeit in mehr als der Hälfte ihrer Fälle, und zwar bei gleichzeitig bestehender Sinusarhythmie besonders in den Perioden der Beschleunigung. In unserer Abb. 146 ist die Leitung nach der E.-S. nur wenig länger als vorher (0,18 statt 0,16 Sekunden), aber ich habe auch einen Fall von beträchtlicher Verlängerung gesehen (0,23 statt 0,13 Sekunden). Eine derartige Erschwerung der Überleitung läßt sich bei E.-S., die im Knoten oder im HISschen Bündel entstehen, dadurch erklären, daß auch der Extrareiz die ganze Leitungsbahn

---

[1]) WENCKEBACH: Zeitschr. f. klin. Med. Bd. 36, S. 194. 1898; — PAN: Dtsch. Arch. f. klin. Med. Bd. 78, S. 128. 1903; Zeitschr. f. exp. Pathol. u. Therapie Bd. 1, S. 57. 1904. — TRENDELENBURG: Arch. f. (Anat. u.) Physiol. 1903, S. 311 (Frosch). — GERHARDT: Arch. f. exp. Pathol. u. Pharmakol. Bd. 47, S. 250. 1902; Ergebn. d. inn. Med. u. Kinderheilk. Bd. 2. 1908. — HERING: Zeitschr. f. exp. Path. u. Ther. Bd. 1, S. 36. 1905. — RIHL: Zeitschr. f. exp. Pathol. u. Ther. Bd. 52. — PAN: Zeitschr. f. exp. Pathol. u. Ther. Bd. 62. — MACKENZIE: Quart. journ. of med. Bd. 1, S. 131. 1907/08. — LASLETT: Heart Bd. 1, S. 83. 1909. — STÄHELIN u. NICOLAI: Charité-Annalen Bd. 35. 1911. — DRESBACH u. MUNFORD: Heart Bd. 5, S. 197. 1914. — MYERS u. WHITE: Arch. of internal med. Bd. 27, S. 503. 1921.
[2]) KISCH: Zeitschr. f. d. ges. exp. Med. Bd. 25, S. 188. 1921. — RIHL: Zeitschr. f. d. ges. exp. Med. Bd. 50, S. 93. 1926.
[3]) DRURY u. BROW: Heart Bd. 12, S. 348. 1926.
[4]) MYERS u. WHITE: Arch. of internal med. Bd. 27, S. 503. 1921.

in der Kammer benützt, und zwar in normaler Richtung, und dadurch seine Funktion so schädigt, daß der nächste Normalreiz nur langsam durchkommt. Man findet aber diese Verlängerung der nächsten Überleitungszeit auch bei typisch ventrikulären E.-S. Da nun diese höchstwahrscheinlich in einem Ast des Leitungssystems entstehen, müßte, wenn die Leitung nur in der normalen Richtung erfolgte, der nachfolgende Normalreiz nur in diesem Teile der Bahn schlechter geleitet werden, und es müßte dann die nächste Normalsystole ein abnormes Elektrokardiogramm aufweisen; das ist aber nur ausnahmsweise der Fall. In den von mir beobachteten Fällen war meist nur die Anfangsschwankung kleiner als sonst; dagegen ist in unserer Abb. 133 die Entstellung der Elektrokardiogramme der Normalschläge 22 und 25 durch die interpolierte E.-S. bedeutender.

Straub und Kleemann[1]) haben die Verlängerung der Überleitungszeit bei Leitungsstörungen überhaupt nicht auf die verzögerte Reizleitung bezogen, sondern im Anschluß an Pan[2]) darauf, daß die eben aus der Refraktärphase der E.-S. getretene Kammer auf den Normalreiz mit größerer Latenz anspricht. Straub[3]) findet gerade in der Verlängerung des a-v-Intervalles nach interpolierten ventrikulären E.-S. ein schlagendes Beispiel für die Richtigkeit dieser Ansicht. Demgegenüber hält jedoch Wenckebach[4]) an der Erklärung durch Leitungsverzögerung fest, wobei er annimmt, daß der in der Peripherie geleitete Reiz auch in umgekehrter Richtung geleitet wird, so daß z. B. ein in einem Ast des linken Schenkels gebildeter Extrareiz sehr rasch im linken Schenkel etwa bis zur Teilungsstelle hinauf und dann im rechten Schenkel hinunter laufen müßte. Wenn das nicht geschähe, müßte die nächste Normalkontraktion ein atypisches Kammer-Elektrokardiogramm nach Art der rechtsseitigen E.-S. zeigen, was nicht der Fall ist[5]). Nun hat schon Erlanger[6]) gezeigt, daß die Purkinjeschen Fäden in beiden Richtungen gleich gut leiten und es geht u. a. auch aus den Versuchen von Scherf und Shookhoff[7]) hervor, daß ventrikuläre E.-S., auch wenn sie nicht auf den Vorhof zurückgehen, doch das Bündel beanspruchen.

Daß eine Rückleitung, sogar von der Kammeroberfläche, sicher eintritt, ist, wie schon oben erwähnt wurde, ja auch aus dem Befunde von Lewis und Oppenheimer[8]) zu entnehmen, daß beim asphyktischen Block bei der Katze auch einzelne E.-S., besonders wenn sie kurz vor dem zu erwartenden Normalschlag gesetzt werden, die Leitungsstörung zwischen Vorhof und Kammer verstärken, auch wenn keine Rückleitung auf den Vorhof erfolgt, die rückläufige Erregung also den Tawaraschen Knoten nicht durchsetzt.

Beziehung der E.-S. zu den extrakardialen Herznerven.

Das Auftreten der E.-S. zeigt gewisse, wenn auch nicht ganz konstante Beziehungen zu den extrakardialen Herznerven. So hat schon Engelmann[9]) gefunden, daß beim Froschherzen unter Vaguseinfluß schwächere künstliche Reize E.-S. auslösen als ohne Vaguseinfluß. Weiland[10]) fand, daß bei Kaninchen

---

[1]) Straub u. Kleemann: Dtsch. Arch. f. klin. Med. Bd. 123, S. 296. 1917.
[2]) Pan: Zeitschr. f. exp. Pathol. u. Ther. Bd. 1, S. 75. 1905.
[3]) Straub: Münch. med. Wochenschr. 1918, S. 642; siehe auch de Boer: Jaarb. v. de kon. acad. v. wetensch. (Amsterdam) Bd. 18. 1915 (Frosch).
[4]) Wenckebach: Dtsch. Arch. f. klin. Med. Bd. 125, S. 222. 1918.
[5]) Rothberger, in Lüdke-Schlayer: Pathol. Physiol. S. 386. Leipzig: Barth 1922.
[6]) Erlanger: Americ. journ. of physiol. Bd. 30, S. 408. 1912.
[7]) Scherf u. Shookhoff: Wien. Arch. f. inn. Med. Bd. 10, S. 97. 1925.
[8]) Lewis u. Oppenheimer: Quart. journ. of med. Bd. 4, S. 148. 1911.
[9]) Engelmann: Arch. f. (Anat. u.) Physiol. 1902. Suppl.-Bd.
[10]) Weiland: Zeitschr. f. exp. Pathol. u. Ther. Bd. 9, S. 486. 1911.

Vagusreizung bei gleichzeitig bestehender arterieller Drucksteigerung das Auftreten von E.-S. fördert, wobei die frequenzhemmende Wirkung keine wesentliche Rolle spielt und die Wirkung manchmal erst nach dem Ende der Reizung auftritt. Stärkere Vagusreizung kann bestehende E.-S. zum Verschwinden bringen. HERING[1]) beschreibt beim Menschen mit sporadischer Extrasystolie eine Häufung der E.-S. als Nachwirkung nach Vagusdruck. Beim Menschen können bei Druck auf den Halsvagus die E.-S. auftreten, sie können aber auch verschwinden, wenn sie vorher da waren. WENCKEBACH[2]) bezeichnet das erstere als Ausnahme, RIHL[3]), der auch Literaturangaben über diese Frage bringt, sah beides und beschreibt einen Fall von kontinuierlicher Bigeminie, wo die ventrikulären E.-S. nur während der Dauer des Vagusdruckes verschwanden. KAUFMANN und ROTHBERGER[4]), die ähnliche Fälle beschreiben, haben gefunden, daß die E.-S. gewöhnlich dann verschwinden, wenn der Herzschlag plötzlich verlangsamt wird; bei der nach einer solchen „Bremsung" auftretenden Frequenzzunahme treten sie dann wieder auf. Auch WINTERBERG[5]) sah ventrikuläre E.-S. bei Druck auf den Vagus verschwinden, und zwar auch bei kontinuierlicher Bigeminie. Diese, bei einigen Fällen prompt und bei Wiederholung des Vagusdruckes immer wieder auftretende Unterdrückung der E.-S. ist deshalb merkwürdig, weil der Vagus auf die automatisch schlagenden Kammern nicht wirkt und die einzelnen E.-S. doch offenbar von denselben Punkten ausgehen wie die Kontraktionen beim Eigenrhythmus der Kammern[6]). WINTERBERG sucht das Verschwinden der E.-S. durch eine bathmotrope Nervenwirkung zu erklären: wenn die Extrareize gerade noch zureichend sind, so können sie, sowie die Erregbarkeit infolge der Vagusreizung abnimmt, leicht unterschwellig werden. Daß die Extrareize schwächer sind als die normalen, wurde oft behauptet, ist aber gerade in den Fällen, wo die E.-S. kurz an die Normalschläge gekuppelt sind, wenig wahrscheinlich.

In manchen Fällen von rhythmischer Extrareizbildung (Parasytolie) kann man unter gewissen Voraussetzungen das Verschwinden der E.-S. bei Vagusdruck dadurch erklären, daß die fälligen Extrareize infolge der Verlangsamung des Normalrhythmus in die Refraktärphase der Normalsystolen fallen [SINGER und WINTERBERG[7])]. Diese Erklärung kann aber natürlich für die Fälle nicht gelten, wo man auf Grund einer fixen Kupplung der E.-S. an die vorhergehenden Normalschläge die E.-S. nicht als Ausdruck eines heterotopen Eigenrhythmus auffaßt, sondern als die Folge der Normalsystolen. Es wäre dann zwar selbstverständlich, daß die E.-S. ausbleiben, wenn die Normalsystolen durch den Vagus unterdrückt werden, aber in den Fällen von extrasystolischer Allorhythmie (z. B. Bigeminie), wo der Vagusdruck die E.-S. ausschaltet, gehen die Normalsystolen im langsameren Rhythmus allein weiter.

Die E.-S., die bei Vagusdruck erst auftreten, sind „escaped beats" und entstehen durch das Hervortreten eines untergeordneten Zentrums infolge der Hemmung der normalen Reizbildung. Sie sind (wenn es sich um ventrikuläre E.-S. handelt) ein Ausdruck von Kammerautomatie und werden durch den Vagus nicht nur nicht unterdrückt, sondern geradezu hervorgerufen. Warum die in Allorhythmien erscheinenden E.-S. durch den Vagus unterdrückt werden, bleibt unklar.

---

[1]) HERING: Zeitschr. f. exp. Pathol. u. Ther. Bd. 9, S. 491. 1911.
[2]) WENCKEBACH: Die unregelmäßige Herztätigkeit. S. 57.
[3]) RIHL: 29. Kongr. f. inn. Med. Verhandl. S. 450. Wiesbaden 1912.
[4]) KAUFMANN u. ROTHBERGER: Zeitschr. f. d. ges. exp. Med. Bd. 9, S. 104. 1919.
[5]) WINTERBERG: Zeitschr. f. d. ges. exp. Med. Bd. 10, S. 162. 1919.
[6]) ROTHBERGER: Klin. Wochenschr. Bd. 4, S. 1757. 1925.
[7]) SINGER u. WINTERBERG: Wien. Arch. f. inn. Med. Bd. 1, S. 391. 1920.

Subcutane Atropininjektion hat zunächst eine Verlangsamung des Herzschlages zur Folge [inverse Wirkung[1])], dann eine mit der allmählichen Ausschaltung des Vagus steigende Beschleunigung. Während der anfänglichen Verstärkung der Hemmung sah Drew Luten[2]) die E.-S. ausbleiben oder seltener werden; bei der dann wachsenden Beschleunigung traten sie immer häufiger auf. Ähnlich verhielten sie sich vor und nach körperlicher Arbeit. Nach Kaufmann und Rothberger[3]) fallen die E.-S. regelmäßig unmittelbar nach körperlicher Anstrengung fort, treten aber etwas später mit der allmählichen Frequenzabnahme wieder auf, und zwar in noch größerer Zahl als vorher.

Die extrasystolische Allorhythmie.

Die E.-S. können entweder regellos in die Reihe der Normalschläge eingestreut sein und in den verschiedensten Phasen der Diastole auftreten oder immer in demselben Abstande von der vorhergehenden Normalsystole. Wenckebach[4]) bezeichnet das erstere als Regel. Bezeichnet man das Intervall zwischen der Normal- und der E.-S. als „Kupplung"[5]), so gibt es also Fälle mit konstanter und solche mit wechselnder Kupplung. Ferner können die Intervalle zwischen den E.-S. fortwährend wechseln, so daß eine immer wechselnde Zahl von Normalschlägen zwischen zwei E.-S. zu sehen ist, oder es treten die E.-S. regelmäßig immer nach einer bestimmten Zahl von Normalschlägen auf, so daß die durch sie hervorgerufene Rhythmusstörung selbst wieder eine gesetzmäßige ist. In solchen Fällen spricht man von extrasystolischer Allorhythmie[6]). Es kann nach jedem Normalschlage eine E.-S. kommen (Bigeminie) oder zwei (Trigeminie) oder mehrere (Quadrigeminie, Quingeminie und andere Formen von Polygeminie), es kann auch erst nach zwei oder mehreren Normalschlägen eine E.-S. erscheinen usw. Es gibt da die verschiedensten, zum Teil sehr komplizierte Bilder. Die E.-S. können vom Sinus, vom Vorhof, vom Tawaraschen Knoten oder von den Kammern ausgehen. Sie können immer denselben Ursprung haben oder es können bei ventrikulären E.-S. zwei oder mehrere Ursprungsorte miteinander abwechseln. Es gibt Fälle von Trigeminie, wo die erste E.-S. eine andere Form hat als die zweite: die Gruppe (N.-S., E.-S.$_1$, E.-S.$_2$) wiederholt sich immer in derselben Weise, und nie kommt die zweite Form allein oder vor der ersten vor [Lewis[7]]. Solche Fälle sind für das Verständnis des Wesens der E.-S. wichtig.

Unter diesen Allorhythmien ist die *Bigeminie* die häufigste. Die typische Bigeminie zeichnet sich dadurch aus, daß die Kupplung bei den Paaren gleich groß ist, und zwar auch dann, wenn der Normalrhythmus infolge respiratorischer Arrhythmie unregelmäßig ist [Wenckebach[8])] oder wenn er durch Atropin geändert wird [Hering[9])]. Im ersteren Falle sind die postextrasystolischen Pausen je nach den Schwankungen des Sinusrhythmus verschieden lang, im letzteren Falle werden sie kürzer, entsprechend der Beschleunigung des Normalschlages durch das Atropin. Das Gleichbleiben der Kupplung und die Verkürzung der Pause kann dann im Pulsbilde einen Alternans vortäuschen (Hering). Endlich gibt es Fälle von vollständiger Unregelmäßigkeit des Herzschlages (beim Vorhofflimmern), wobei gleichzeitig Kammer-E.-S. bestehen

---

[1]) Kaufmann u. Donath: Wien. klin. Wochenschr. 1913.
[2]) Drew Luten: Americ. journ. of the med. sciences Bd. 154, S. 564. 1917.
[3]) Kaufmann u. Rothberger: Zeitschr. f. d. ges. exp. Med. Bd. 9, S. 104. 1919.
[4]) Wenckebach: Die unregelmäßige Herztätigkeit. S. 32 u. 44.
[5]) Kaufmann u. Rothberger: Zeitschr. f. d. ges. exp. Med. Bd. 7, S. 215. 1919.
[6]) Wenckebach: Die Arrhythmie. S. 43. Leipzig 1903.
[7]) Lewis: Mechanism and graphic registr. of the heart beat. 1925, S. 392. Abb. 356.
[8]) Wenckebach: Die unregelmäßige Herztätigkeit. S. 183.
[9]) Hering: Dtsch. Arch. f. klin. Med. Bd. 79, S. 175. 1904.

und auch in solchen Fällen sieht man nicht selten, und zwar insbesondere nach Digitalis [MACKENZIE[1])], daß die Kupplung der E.-S. an die Normalschläge immer gleichgroß ist, obwohl infolge des Vorhofflimmerns die Länge der Pausen fortwährend wechselt. LEWIS[2]) fand bei Kranken mit E.-S., die dann Vorhofflimmern bekamen, daß die E.-S. vor und nach dem Flimmern denselben Ausgangspunkt hatten.

Im Jahre 1903 erwähnt WENCKEBACH[3]) Fälle, wo immer zwei Systolen in demselben Abstande aufeinanderfolgen und wo nach dem zweiten Schlage die kompensatorische Pause vollständig fehlt. Damals stand zur Analyse nur der Arterienpuls und das Kardiogramm zur Verfügung, und so meinte WENCKEBACH, daß es sich um zwei identische Systolen handle, die zweite also keine E.-S. sei; er trennte diese Form als echte Bigeminie oder Zwillingstätigkeit des Herzens von der falschen, durch E.-S. hervorgerufenen ab. Später, nachdem unsere Kenntnis von der unregelmäßigen Herztätigkeit durch das Studium des Venenpulses und des Elektrokardiogramms wesentlich gefördert worden war, mußte dieser Standpunkt aufgegeben werden, und so will WENCKEBACH[4]) in seinem zweiten Buche den Namen Bigeminie nur für jene Fälle reserviert wissen, wo die abnorme Systole regelmäßig und in festem zeitlichen Verhältnis zur vorangehenden Normalsystole auftritt. Die Beschränkung des Ausdrucks Bigeminie auf die Fälle mit ganz genau gleichbleibender Kupplung ist deshalb nicht nötig. Es gibt Fälle, wo immer eine Normalsystole mit einer E.-S. abwechselt, wobei die Kupplung aber kleine Schwankungen zeigt [LEWIS[5])], und ich habe Fälle gesehen, wo die ventrikulären E.-S. einer Bigeminie von zwei Reizpunkten ausgingen, was aus dem Elektrokardiogramm zweifellos hervorging. Jede von den beiden Formen hatte ihre konstante Kupplung, aber sie waren untereinander verschieden. Es ist nicht angezeigt, Fälle mit etwas schwankender Kupplung aus der Gruppe der Bigeminien auszuschließen, und heute ist es wohl allgemein üblich, von Bigeminie dann zu sprechen, wenn eine Normalsystole mit einer E.-S. wechselt. In den meisten Fällen von kontinuierlicher Bigeminie ist ja die Kupplung ohnehin ganz oder fast ganz konstant.

Bei Tri- und bei Polygeminie, wo auf eine Normalsystole zwei oder mehrere E.-S. folgen, stehen diese in fester zeitlicher Beziehung zur vorhergehenden Normalsystole und zueinander [WENCKEBACH[6])], und da sieht man, daß die Kupplung fast immer etwas länger ist als das Intervall zwischen den E.-S. [KAUFMANN und ROTHBERGER[7])], vorausgesetzt, daß dieses Intervall kürzer ist als eine Normalperiode, aber länger als die refraktäre Phase; dagegen ist die Kupplung kürzer als das E.-S.-Intervall, wenn dieses (die Extrareizperiode) länger ist als die Normalperiode[8]).

Das Wesen der E.-S.

Im Tierversuch werden die E.-S. gewöhnlich dadurch ausgelöst, daß man die Herzoberfläche mechanisch oder elektrisch (mit Einzelschlägen) reizt. Auf diese Weise sind die durch die E.-S. hervorgerufenen Rhythmusstörungen gefunden worden. Aus dem Vergleich dieser Störungen mit den aus der Klinik bekannten

---

[1]) MACKENZIE: Brit. med. journ. S. 759. 1905; siehe auch EDENS u. HUBER: Dtsch. Arch. f. klin. Med. Bd. 118, S. 476. 1916.
[2]) LEWIS: Quart. journ. of med. Bd. 3, S. 337. 1909/10; Arch. des maladies du coeur, des vaisseaux et du sang Bd. 3, S. 664. 1910.
[3]) WENCKEBACH: Die Arrhythmie. S. 44. Leipzig 1903.
[4]) WENCKEBACH: Die unregelmäßige Herztätigkeit. 1914, S. 139.
[5]) LEWIS: Quart. journ. of med. Bd. 3, S. 271. 1910.
[6]) WENCKEBACH: Unregelmäßige Herztätigkeit. S. 139.
[7]) KAUFMANN u. ROTHBERGER: Zeitschr. f. d. ges. exp. Med. Bd. 7, S. 218. 1919.
[8]) SINGER u. WINTERBERG: Wien. Arch. f. inn. Med. Bd. 1, S. 411. 1920.

Intermittenzen im Pulse ist dann durch geistvolle Analyse dieser Pulsbilder entdeckt worden, daß es auch beim Menschen solche E.-S. gibt [WENCKEBACH[1]), CUSHNY[2])]. Daß auch das menschliche Herz auf mechanische Reize mit E.-S. antworten wird, war eigentlich selbstverständlich, ist aber außerdem in einigen Fällen von Ektopie oder Verlagerung des Herzens nachgewiesen worden [ZIEMSSEN, A. HOFFMANN[3]), LOHMANN[4]), DANIELOPOLU[5])]. Der Entstehungsweise der spontanen E.-S. kommen jene Versuche näher, in denen die E.-S. durch Steigerung des intrakardialen Druckes erzeugt werden [HERING[6])]. Diese E.-S. gehen, wenn man die Aorta komprimiert, vom linken, bei Verschluß der Pulmonalis aber vom rechten Ventrikel aus[7]).

Es hat sich nun, obwohl weder WENCKEBACH noch CUSHNY dies ausgesprochen haben und obwohl dies aus der Art der Rhythmusstörung natürlich nicht hervorgeht, die Ansicht eingebürgert, daß den Extrasystolen ein „Extrareiz" zugrunde liege, d. h. ein von der normalen Reizbildung grundsätzlich abweichender Vorgang. Diesen Unterschied hat namentlich LEWIS[8]) scharf betont. Er macht einen wesentlichen Unterschied zwischen den nach längeren Pausen auftretenden automatischen Kontraktionen (escaped beats) und den E.-S. Er meint, daß das Herz imstande sei, Kontraktionen von grundsätzlich verschiedenem Typus zu erzeugen, nämlich die normalen oder „homogenetischen", zu denen auch die escaped beats und die Kammerautomatie gehören und die pathologischen oder „heterogenetischen" Kontraktionen, nämlich die E.-S. und die paroxysmale Tachykardie[9]).

Nun dürfte es ja heute kaum mehr zweifelhaft sein, daß die spontanen E.-S. von den verschiedenen Teilen des Reizleitungssystems ausgehen, deren mehr oder weniger hohe Automatie wir schon im allgemeinen Teile besprochen haben, und es dürfte kaum angebracht sein, die Reizbildung an diesen abnormen Stellen grundsätzlich anders aufzufassen als die normale. So hat denn auch HERING[10]) gemeint, daß die „Extrareize" heterotope, d. h. an abnormer Stelle gebildete „Ursprungsreize" sein könnten, ein Gedanke, den schon ENGELMANN ausgesprochen und dann auch WENCKEBACH[11]) erörtert hatte. Zwar dachte auch HERING an verschiedene Arten von Reizen und unterschied die „nomotypen" von den „heterotypen"; zu diesen rechnete er aber nicht alle E.-S., sondern nur die mechanisch, z. B. durch Drucksteigerung, ausgelösten.

Da nun die mit Automatie ausgestatteten Organe sich durch die Fähigkeit der *rhythmischen* Reizbildung auszeichnen, ist zu untersuchen, ob die in Form der E.-S. zutagetretende Automatie auch zur Bildung rhythmischer Reize führt. Insbesondere mußte sich in den Fällen, wo die E.-S. in einer Allorhythmie regelmäßig wiederkommen, die Frage aufdrängen, ob ihnen eine rhythmische Reizbildung zugrunde liegt oder ob die E.-S. durch den Normalschlag erzeugt wird, was insbesondere wegen der auch bei schwankendem Grundrhythmus gleichbleibenden Kupplung bei der Bigeminie wahrscheinlicher erscheinen mußte.

---

[1]) WENCKEBACH: Zeitschr. f. klin. Med. Bd. 36, S. 181. 1898.
[2]) CUSHNY: Journ. of. exp. med. Bd. 4, S. 327. 1899.
[3]) HOFFMANN: Med. Klinik 1913, S. 2025.
[4]) LOHMANN: Sitzungsber. d. Ges. z. Förder. d. Naturwiss. Nr. 3. Marburg 1912.
[5]) DANIELOPOLU: Arch. de maladies du coeur, des vaisseaux et du sang Bd. 5, S. 16. 1912.
[6]) HERING: Pflügers Arch. f. d. ges. Physiol. Bd. 82, S. 1. 1900.
[7]) ROTHBERGER u. WINTERBERG: Pflügers Arch. f. d. ges. Physiol. Bd. 132, S. 253. 1910.
[8]) LEWIS: Mechanism and graphic registration of the heart beat. 2. Aufl. (1920) S. 322.
[9]) Siehe ROTHBERGER: Klin. Wochenschr. 1922, S. 2150. In der neuen 3. Auflage seines Buches (1925, S. 399) hält LEWIS diese Trennung nicht mehr aufrecht.
[10]) HERING: Zeitschr. f. exp. Pathol. u. Ther. Bd. 9, S. 492. 1911; Münch. med. Wochenschr. 1911, S. 1945; Pflügers Arch. f. d. ges. Physiol. Bd. 141, S. 512. 1911.
[11]) WENCKEBACH: Die Arrhythmie. S. 54. Leipzig 1903.

An die Möglichkeit einer rhythmischen Extrareizbildung haben etwa zu gleicher Zeit Cushny[1]), Lauder-Brunton[2]), Siciliano[3]) und wohl auch viele andere gedacht; Fleming[4]) glaubte sie in einem Falle nachgewiesen zu haben, wo immer eine E.-S. nach zwei Normalschlägen auftrat; diese Deutung wurde aber von Lewis[5]) abgelehnt.

Die Frage, ob den Allorhythmien, als deren Hauptrepräsentanten wir die Bigeminie betrachten können, auf einer rhythmischen Extrareizbildung beruht oder ob die beiden Schläge so zusammengekuppelt sind, daß der Normalschlag die E.-S. erzeugt, diese Frage hätte sich experimentell sehr leicht lösen lassen, wenn man beim Tier die Bigeminie regelmäßig hätte hervorrufen können; man brauchte dann nur den Vagus zu reizen: die rhythmische Extrareizbildung wäre dann rein zutage getreten, während im anderen Falle mit dem Normalschlage auch die E.-S. hätte fortfallen müssen. Leider kann man im Experiment die Bigeminie nicht regelmäßig erzielen. Beim Vagusdruck beim Menschen pflegen, wie wir erwähnt haben, die E.-S. allein auszubleiben.

Die Entscheidung mußte daher auf einem anderen Wege gesucht werden. Kaufmann und Rothberger[6]) gingen nicht von Erwägungen aus, sondern von einem zufälligen experimentellen Befunde bei rhythmischer Reizung des Vorhofes und der Kammern beim Hunde. Es ergaben sich da regelmäßig Allorhythmien, und die weiteren Untersuchungen waren der Frage gewidmet, ob sich auch in klinischen Kurven eine rhythmische Extrareizbildung nachweisen lasse.

Kaufmann und Rothberger haben nun bei der Untersuchung einer großen Zahl von extrasystolischen Allorhythmien einige Fälle gefunden, in denen sich eine rhythmische Extrareizbildung nachweisen ließ. Es sind aurikuläre, atrioventrikuläre und ventrikuläre E.-S. darunter, die entweder einzeln oder in Gruppen oder als Anfälle von Tachykardie auftreten. Kaufmann und Rothberger bezeichnen diesen Zustand als „Parasystolie", das ist eine gleichzeitige Wirksamkeit zweier (oder mehrerer) Reizbildungszentren im Herzen. Die Parasystolie wäre also ein Spezialfall der Interferenz zweier oder mehrerer Rhythmen, unterscheidet sich aber dadurch von ihr, daß bei der Interferenz die beiden Zentren je nach ihrer Frequenz sich vorübergehend den Rang ablaufen und die Führung der Herztätigkeit übernehmen, so wie im Experiment bei der scheinbaren Vaguslähmung[7]) oder bei der Erzeugung extrasystolischer Allorhythmien durch Reizung der extrakardialen Herznerven[8]). Bei der einfachen Interferenz sind demnach die beiden Reizbildungszentren nur dann gegeneinander geschützt, wenn sie sich in der refraktären Phase befinden.

Dagegen muß bei der Parasystolie ein eigenartiger Mechanismus angenommen werden. Es kann nämlich das untergeordnete Zentrum frequenter arbeiten als der Sinus und doch die Führung der Herztätigkeit nur gelegentlich in Form tachykardischer Anfälle an sich reißen. Außerhalb der Anfälle haben solche Kranke einzelne E.-S. oder E.-S. in kurzen Reihen, und es mußte daher eine „Austrittsblockierung" angenommen werden, die den Übertritt vieler Extra-

---

[1]) Cushny: Heart Bd. 3, S. 274. 1912.
[2]) Lauder-Brunton: Brit. med. journ. 1912, S. 1016.
[3]) Siciliano: Riv. crit. di clin. med. 1912.
[4]) Fleming: Quart. journ. of med. Bd. 5, S. 318. 1911/12.
[5]) Lewis: Mechanism and graphic registration of the heart beat. 1920, S. 333. Anm. 1925, S. 400.
[6]) Kaufmann u. Rothberger: Zeitschr. f. d. ges. exp. Med. Bd. 5, S. 349. 1917; Bd. 7, S. 199. 1919; Bd. 9, S. 104. 1919; Bd. 11, S. 40. 1920; Bd. 29, S. 1. 1922; Arch. f. exp. Pathol. u. Pharmakol. Bd. 97, S. 209. 1923. Kurze Übersicht: Wien. klin. Wochenschr. 1920, Nr. 28. — Rothberger: Klin. Wochenschr. 1922, S. 2150.
[7]) Rothberger u. Winterberg: Pflügers Arch. f. d. ges. Physiol. Bd. 132. S. 233. 1910.
[8]) Rothberger u. Winterberg: Pflügers Arch. f. d. ges. Physiol. Bd. 142, S. 461. 1911.

reize in das Myokard verhindert. Ferner muß eine „Schutzblockierung" bestehen, weil das untergeordnete Zentrum, auch wenn es nur wenige Reize abgeben kann, doch rhythmisch weiter arbeitet und durch die normalen Erregungen nicht gestört wird. Diese Lehre von der Parasystolie ist angefochten[1]), selbst abgelehnt[2]), aber auch bestätigt worden[3]). Sie ist anerkannt wenigstens für die Fälle, wo der Extrareizrhythmus langsamer ist als der Sinusrhythmus; da kann kein Zweifel bestehen, daß die scheinbar regellose Anordnung der E.-S. durch Interferenz zweier Rhythmen zustandekommt. Dagegen wehren sich noch viele gegen die Annahme einer Austrittsblockierung und gegen die aus der Konstanz der Kupplung gezogenen Schlüsse bezüglich des parallelen Schwankens des normalen und des heterotopen Rhythmus. Die Austrittsblockierung kommt aber schon in dem Falle von SINGER und WINTERBERG in einer allmählichen Verlängerung der Extrareizperioden zum Ausdruck, die der zunehmenden Verlängerung des As-Vs-Intervalles bei der a-v-Leitungsstörung ganz ähnlich ist. Die Austrittsblockierung, die natürlich notwendig ist, wenn in einem Falle, wo der Extrareizrhythmus rascher ist als der Sinusrhythmus und doch nur einzelne E.-S. erscheinen, ist heute ebenso wie die Schutzblockierung bei unseren Kenntnissen über die Funktion der Purkinjefasern gar nichts Merkwürdiges mehr. Übrigens sind beide Arten der Blockierung sowie das parallele Schwanken der beiden Rhythmen vor kurzem von SCHERF[4]) experimentell und klinisch nachgewiesen worden. Allerdings faßt SCHERF diese Blockierungen für seine Befunde anders auf: Der Extrareizherd in der Kammer arbeitet mit einer sehr hohen Frequenz (über 300 pro Minute), aber die Kammer schlägt wegen ihrer Refraktärphase meist nur halb so oft. Die Schutzblockierung besteht nach SCHERF in der fast ununterbrochenen Aneinanderreihung von Refraktärphasen infolge der hohen Frequenz des Extrareizherdes.

KISCH[5]), der beim absterbenden Kaninchenherzen bei verschlechterter Reizleitung und Contractilität interpolierte Vorhofs-E.-S. gesehen hat, erwähnt auch, daß diese nicht nur einzeln, sondern neben dem Rhythmus der nomotopen Reizbildungsstelle eine Zeitlang auch im eigenen regelmäßigen Rhythmus vorkommen.

FREY, WINTERBERG und MOBITZ stehen auf dem Standpunkt, daß man bei extrasystolischen Allorhythmien die fixgekuppelten von den Fällen mit wechselnder Kupplung streng trennen müsse. Bei fixer Kupplung soll die Normalsystole die Ursache der E.-S. sein, bei wechselnder Kupplung sei dagegen die Möglichkeit einer Parasystolie zu erwägen. Ich glaube nicht, daß diese strenge Trennung berechtigt ist, denn man kann in einer und derselben Kurve finden, daß gleich im Beginn der Aufnahme (als Nachwirkung der mit dem Auskleiden verbundenen Muskelanstrengung?) die Kupplung wechselt, daß sie sich aber, nachdem der Kranke kurze Zeit gelegen ist, stabilisiert. Es gibt auch Fälle, wo Bigemini mit Trigeminis abwechseln und der Bigeminus eine andere Kupplung hat als der Trigeminus[6]).

---

[1]) MOBITZ: Zeitschr. f. d. ges. exp. Med. Bd. 34, S. 490. 1923.
[2]) ILIESCU u. SEBASTIANI: Heart Bd. 10, S. 101. 1923. — DE BOER: Zeitschr. f. d. ges. exp. Med. Bd. 38, S. 191. 1923.
[3]) FREY: Zentralbl. f. Herz- u. Gefäßkrankh. Bd. 10, S. 145. 1918. — SINGER u. WINTERBERG: Wien. Arch. f. inn. Med. Bd. 1, S. 411. 1920. — WINTERBERG: Ebenda Bd. 6, S. 251. 1923. — Kritische, in der Hauptsache zustimmende Besprechungen: SCHELLONG: Ergebn. d. inn. Med. u. Kinderheilk. Bd. 25, S. 478. 1924. — LEWIS: Mechanism etc. 3. Aufl. S. 399. 1925.
[4]) SCHERF: Wien. Arch. f. inn. Med. Bd. 12, S. 327. 1926; Zeitschr. f. d. ges. exp. Med. Bd. 51, S. 816. 1926.
[5]) KISCH: Zeitschr. f. d. ges. exp. Med. Bd. 25, S. 197. 1921.
[6]) EDENS u. HUBER: Dtsch. Arch. f. klin. Med. Bd. 118, S. 476. 1916.

Über die Art, wie die Normalsystole eine E.-S. erzeugen könnte, sind verschiedene Vorstellungen geäußert worden[1]). WENCKEBACH dachte an die Fortdauer des Reizes nach der Normalsystole oder an eine durch die Normalsystole ausgelöste Reizung einer besonders empfindlichen Stelle (entsprechend dem GASKELL-MUNKschen Phänomen, was auch FREY für das wahrscheinlichste hält). Eine andere Anschauung WENCKEBACHS[2]) geht von der Tatsache aus, daß sich bei Leitungsstörungen oft Extrasystolen finden. Es könnte dann in einem Herzteil eine Dissoziation bestehen, ,,wodurch irgendein Teil des Muskels sich nicht kontrahiert und nun sofort nach Ablauf der Systole als Ursprungsstelle für eine neue Systole funktionieren könnte". Es müßte dann der neue Reizbildungspunkt ,,schutzblockiert" sein, und die auf diese Art entstehende E.-S. wäre dem Wesen nach ein ,,escaped beat". KAUFMANN und ROTHBERGER denken daran, daß der Normalreiz beim Versagen der Schutzblockierung in das untergeordnete Zentrum einbricht und dieses zwingt, mit der Reizbildung von neuem anzufangen, so wie der Sinus nach rückläufigen Vorhofsextrasystolen. Es wäre dann die Kupplung gleich der präautomatischen Pause für den Extrareizherd, und dafür spricht, daß die Kupplung fast immer gleich ist der Extrareizperiode oder nur wenig länger. Endlich hat DE BOER[3]) die sich regelmäßig nach einem Normalschlage wiederholenden und die gehäuften E.-S. auf eine Kreisbewegung zurückgeführt: es soll die normale Erregung infolge besonderer Verhältnisse der Refraktärphase und der Reizleitung in abnormer Richtung noch einmal oder öfter herumlaufen. Diese schon für den Froschventrikel nicht sehr wahrscheinliche Vorstellung ist für das Warmblüterherz mit seinem eigenartig gebauten Reizleitungssystem wohl abzulehnen. Die Theorie der Kreisbewegung wird übrigens in dem Abschnitt über das Herzflimmern besprochen werden.

Ähnlich wie das GASKELL-MUNKsche Phänomen dürften auch andere Erscheinungen den in Gruppen auftretenden E.-S. analog sein, so z. B. die LUCIANIschen Perioden. ASHMANN und HAFKESBRING[4]) haben diese neuerdings am Schildkrötenherzen näher untersucht. Sie finden, daß innerhalb einer Gruppe die Frequenz zuerst zu- und dann allmählich abnimmt, worauf die Periode endet. Das sieht man auch an E.-S.-Gruppen häufig. Bezüglich des Zustandekommens der Perioden wird eine Kreisbewegung ausgeschlossen, es muß also ein abnormer Reizherd vorhanden sein. Während der ersten Schläge steht das Herz unter Treppenbedingungen, es besteht also eine übernormale Phase; dann aber führt die fortgesetzte Tätigkeit des Extrareizherdes zu seiner Ermüdung, daher die Frequenzabnahme und das Aufhören. Während der Pause tritt die Erholung ein. Der abnorme Reizherd wird nicht nach der Theorie der Parasystolie als ein blockierter, ohne Unterbrechung tätiger Reizherd angesehen, sondern als ein Herd, der normalerweise jeden Sinusreiz beantwortet und nur unter bestimmten Bedingungen mit seiner eigenen, frequenteren Tätigkeit hervortritt. Das würde also der ,,intermittierenden Parasystolie" von SCHERF[5]) entsprechen. Ähnliche Gruppen erhielt ANDRUS[6]) am Vorhof des spontan schlagenden Schildkröten- und Schlangenherzens. Bei Reizung in einer bestimmten Phase tritt da ein neuer, regelmäßiger Rhythmus auf mit einer Frequenz, die immer die des Sinus übertrifft, wobei aber der Vorhof in Abhängigkeit vom Sinus schlägt. Auch hier liegt keine Kreisbewegung, sondern die plötzliche

---

[1]) Siehe FREY: Zentralbl. f. Herz- u. Gefäßkrankh. Bd. 10, S. 145. 1918.
[2]) WENCKEBACH: Arch. f. (Anat. u.) Physiol. 1906, S. 344.
[3]) DE BOER: Pflügers Arch. f. d. ges. Physiol. Bd. 187, S. 193. 1921.
[4]) ASHMANN u. HAFKESBRING: Proc. of the soc. f. exp. biol. a. med. Bd. 23, S. 162. 1925.
[5]) SCHERF: Wien. Arch. f. inn. Med. Bd. 8, S. 155. 1924.
[6]) ANDRUS, COWLES: Pflügers Arch. f. d. ges. Physiol. Bd. 209, S. 135. 1925.

Etablierung einer heterotopen Reizbildungsstätte vor. In einer neuen Arbeit hat dann SCHERF[1]) gefunden, daß man beim Hunde durch rhythmische frequente Reizung der Kammeroberfläche überdauernde E.-S. in langen, regelmäßigen Reihen hervorrufen kann, und zwar besonders nach Ausschaltung des Sinus und nach Chinin oder Chlorbarium. Auch hier läßt sich eine Kreisbewegung ausschließen, die Schläge gehen von einem Extrareizherd aus, der mit hoher Frequenz (über 300) arbeitet. Interessant ist, daß die Frequenz dieser E.-S. viel geringer wird, wenn man durch beiderseitige Schenkeldurchschneidung a-v-Dissoziation erzeugt.

Es handelt sich zwar bei den eben besprochenen Versuchen um *Gruppen* von abnormen Schlägen, also um eine Erscheinung, die schon durch das Hervortreten untergeordneter Zentren bedingt ist. Es liegt aber auf der Hand, daß unter Umständen eine solche Gruppe nur aus einem Schlage bestehen kann und dieser müßte dann als einzelne E.-S. erscheinen. Daß einzelne E.-S. durch die rhythmische Tätigkeit eines untergeordneten Zentrums entstehen und als Allorhythmie zutage treten können, kann also als sichergestellt angesehen werden; es ist nur noch zu entscheiden, ob diese Fälle selten sind oder ob auch den fixgekuppelten Rhythmen derselbe Vorgang zugrunde liegt. Die ganze Frage ist jetzt im Fluß, und ihre eifrige Bearbeitung wird wohl zur Klärung beitragen, wenn sie nicht sogar das vollständige Verständnis dieser so häufigen Störungen erschließt.

Andere Anschauungen gehen wieder von anderen Vorstellungen aus. So ist es sehr wahrscheinlich, daß die E.-S. mit lokalen Ernährungsstörungen etwas zu tun haben. Diese sollen nun nach ANDRUS und CARTER[2]) die Oxydation der an der Reizursprungsstelle gebildeten Milchsäure behindern. Es entsteht daher eine lokale Steigerung der Ionenkonzentration, wodurch die Bildung lokaler Potentialdifferenzen ermöglicht wird. So können E.-S. und abnorme Rhythmen entstehen und so kommen ja wahrscheinlich auch die Tachykardien nach Coronararterienverschluß zustande. Auch die Versuche von HABERLANDT[3]) sind hier von Interesse. Wenn man beim Frosch den abgetrennten, pulsierenden Sinus in Ringer legt („Sinusringer") und nach 5—15 Minuten eine automatisch schlagende Kammer mit diesem Sinusringer speist, so tritt in einem Teil der Fälle eine Beschleunigung und Verstärkung der Kontraktionen ein, die nach Entfernung des Sinusringers wieder zurückgeht. Stand die Kammer vorher still, so können durch den Sinusringer automatische Kontraktionen hervorgerufen werden, die ebenfalls nach Entfernung des Sinusringers wieder aufhören. Mit ruhenden Vorhofstücken ist diese Wirkung nicht zu erzielen. Ebenso wie das Sinuswirkt auch ein aus dem a-v-Trichter hergestelltes Hormon. Die Bedeutung dieser Befunde für die Entstehung abnormer Rhythmen ist noch nicht abzusehen. Vorläufig stehen sie in einem noch ungeklärten Widerspruch zu der Tatsache, daß die Ausschaltung des Sinusknotens beim spontan schlagenden Hundeherzen das Hervortreten abnormer Rhythmen zu erleichtern scheint [SCHERF[1])].

Es war nicht zu vermeiden, daß wir bei der Besprechung des Wesens der E.-S. auch das Zustandekommen abnormer Rhythmen erörterten und wir wollen nun zur systematischen Besprechung der dadurch entstehenden Rhythmusstörungen übergehen.

---

[1]) SCHERF: Zeitschr. f. d. ges. exp. Med. Bd. 51, S. 816. 1926.
[2]) ANDRUS u. CARTER: Science Bd. 58, S. 376. 1923; Heart Bd. 11, S. 97. 1924. — CARTER, ANDRUS u. DIEUAIDE: Arch. of internal med. Bd. 34, S. 669. 1924.
[3]) HABERLANDT: Zeitschr. f. Biol. Bd. 82, S. 536; Bd. 83, S. 53. 1925; Bd. 84, S. 143. 1926.

4. Störungen der normalen Schlagfolge durch das Hervortreten untergeordneter Zentren.

Wir haben im allgemeinen Teile bei der Besprechung der Automatie auseinandergesetzt, daß der Sinusknoten, und zwar wahrscheinlich sein Kopfteil, die höchste Automatie im Herzen besitzt und daher als Schrittmacher der normalen Herztätigkeit funktioniert. Die mit geringerer Automatie ausgestatteten untergeordneten Zentren kommen normalerweise nicht dazu, ihre eigenen Reize an das Herz abzugeben, weil sie von den rascher herunterkommenden normalen Erregungen in ihrer Reizbildung immer vorzeitig gestört werden. Diese Zentren können daher mit ihrer eigenen Tätigkeit nur dann hervortreten, wenn

1. die normalen Erregungen ganz ausbleiben oder in größeren Intervallen eintreffen, oder

2. wenn die Reizbildungsfähigkeit der untergeordneten Zentren durch Gifte, durch intrakardiale Drucksteigerung oder durch Nerveneinwirkung so gesteigert wird, daß sie die des Sinusknotens übertrifft.

Das Ausbleiben der Sinusreize kann durch eine Leitungsstörung bedingt sein, und das beste Beispiel hierfür ist das Erwachen der Kammerautomatie nach der Stanniusligatur. Vielleicht ist eine solche Dissoziation auch innerhalb des Sinusknotens möglich, der ja wahrscheinlich kein einheitliches Gebilde ist; so haben GANTER und ZAHN[1]) nach Ausschaltung des führenden Punktes im Sinusknoten seine übrigbleibenden Teile mit etwas geringerer Frequenz in Aktion treten gesehen. Beim Menschen ist über Dissoziation im Bereiche des Sinusknotens von KLEWITZ[2]) und von SCHRUMPF[3]) berichtet worden.

Nach Ausschaltung des ganzen Sinusknotens springt, wie im allgemeinen Teil erwähnt wurde, der TAWARAsche Knoten mit seinem Eigenrhythmus ein. Wenn aber die normalen Erregungen nur vorübergehend ausbleiben, hängt es ganz von der Länge der dadurch entstehenden Pause und der Reizbildungsfähigkeit eines untergeordneten Zentrums ab, ob das Herz während der ganzen Zeit stillgestellt wird, oder ob einzelne automatische Kontraktionen von einem erwachenden Zentrum ausgelöst werden und die dem Herzen aufgezwungene Ruhe abkürzen. So ist es bekannt, daß bei starker Vagusreizung die Kammern gewöhnlich nicht während der ganzen Dauer der Reizung stehenbleiben, sondern daß einzelne vorzeitige Kontraktionen auftreten, die vom TAWARAschen Knoten, meist aber von einem in der Kammer gelegenen, der chronotropen Vaguswirkung unzugänglichen Zentrum ausgehen. Solche vorzeitige Kontraktionen bezeichnen die englischen Autoren[4]) als „ventricular escape", die Franzosen als „echappement ventriculaire", ein Ausdruck, der sich leider nicht ebenso treffend ins Deutsche übersetzen läßt[5]). Escape heißt entwischen; die durch Vagusreizung arretierte Kammer entwischt gewissermaßen in einem unbewachten Augenblick und muß von neuem eingefangen werden. Nach Mc DOWALL[6]) ist für das Zustandekommen dieser automatischen Kontraktionen bei der Vagusreizung der Venendruck von großer Bedeutung. Ja, das „Entrinnen" kommt in erster Linie eben durch die Steigerung des Venendrucks zustande. Wenn man bei einem Tier den Vagus so stark reizt, daß das Herz stillgestellt wird, so kann man durch Injektion von Gummilösung in die Vene escape erzeugen und dasselbe gelingt

---

[1]) GANTER u. ZAHN: Pflügers Arch. f. d. ges. Physiol. Bd. 145, S. 381. 1912.
[2]) KLEWITZ: Zentralbl. f. Herz- u. Gefäßkrankh. Bd. 12, S. 55. 1920.
[3]) SCHRUMPF: Arch. des maladies du cœur, des vaisseaux et du sang Bd. 13, S. 168. 1920.
[4]) LEWIS: Mechanism and graphic registration of the heart beat, S. 200 u. 430.
[5]) PONGS (Der Einfluß tiefer Atmung auf den Herzrhythmus usw., S. 121. Berlin: Julius Springer 1923) spricht von „Entrinnen" des Herzens.
[6]) Mc DOWALL: Journ. of physiol. Bd. 61, S. 131. 1926.

durch Druck auf den Bauch (HILL und BARNARD 1897). Nach Steigerung des Venendruckes ist eine Vagusreizung, die vorher gewirkt hatte, unwirksam, und wenn man andrerseits bei der Vagusreizung die Steigerung des Venendruckes verhindert, tritt kein escape ein. Offenbar tritt beim „Entrinnen" ein Nachlassen des Vagus- und eine Verstärkung des Acceleranstonus ein, und zwar scheint das unmittelbar Wirksame die Steigerung des Venendrucks zu sein, so wie bei körperlicher Arbeit. Der Abfall des Druckes in den Arterien kann die Wirkung während der Vagusreizung unterstützen, ist aber nicht die Hauptsache.

Solche „escaped beats" finden sich aber nicht nur bei starker Vagusreizung, sondern *immer dann, wenn die der Kammer zugemutete Pause länger ist als die präautomatische Pause für irgendeinen in der Kammer gelegenen Reizbildungsherd.* Ein solches Beispiel zeigt die Abb. 147, die vom Menschen stammt. Es besteht eine Sinusbradykardie: die Normalintervalle betragen in dem abgebildeten Stück 112 (ganz links), 127, 110 und 120 in $^1/_{100}$ Sekunden. An zwei Stellen entstehen längere

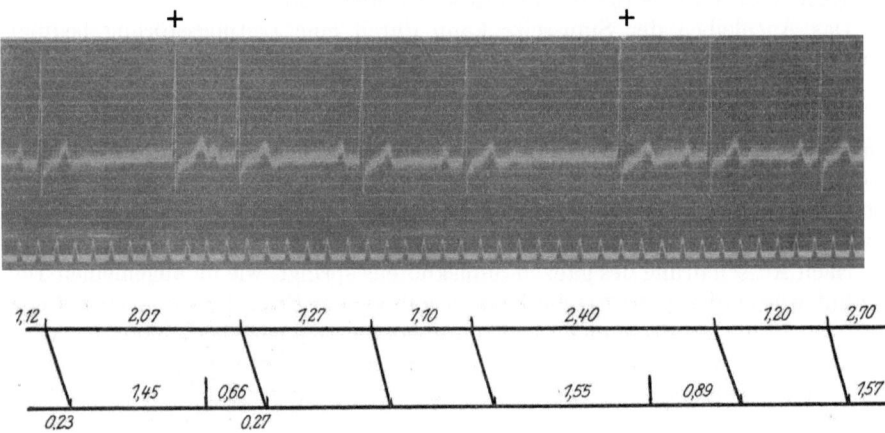

Abb. 147. „Escaped beats" vom TAWARAschen Knoten. Mensch. Zeit in $^1/_5$ Sekunden.

Pausen (207 und 240), und beide Male springt der TAWARAsche Knoten vorzeitig ein, und zwar nach 145 und 155 $^1/_{100}$ Sekunden. Wenn man bedenkt, daß dies die präautomatische Pause ist, und daß bei weiterem Ausbleiben der normalen Erregungen eine mäßige Verkürzung der Intervalle zu erwarten wäre (rhythm of development), so sieht man, daß der Unterschied gegenüber dem Sinusknoten nicht groß ist. Es kommt demnach gar nicht selten vor, daß solche „escaped beats" dazwischentreten, wenn nach einer Extrasystole eine längere kompensatorische Pause folgt, und man sieht dann im Elektrokardiogramm, daß die erste Systole nach der Pause nicht vom Sinus, sondern von einem anderen Reizherd ausgeht, der im unteren Teile des Sinusknotens, im Vorhof- oder Kammerteil des TAWARAschen Knotens, seltener tiefer in der Kammer gelegen ist. Es kann auch ein zweiter solcher Schlag nachfolgen, wenn der Sinus nicht schon früher seinen Reiz abgeben kann. Ein solches Beispiel zeigt Abb. 148. Die postkompensatorischen Systolen 53 und 54 haben eine negative Vorhofzacke. Man hat solche Schläge bisher auf Grund der Befunde von GANTER und ZAHN immer auf den Vorhofteil des a-v-Knotens bezogen; es geht aber aus den neuen Untersuchungen von ROTHBERGER und SCHERF[1]) hervor, daß man auch vom unteren Teil des Sinusknotens Vorhofkontraktionen mit negativer P-Zacke erhalten kann.

---

[1]) ROTHBERGER u. SCHERF: Zeitschr. f. d. ges. exp. Med. (Im Druck.)

Damit solche Störungen entstehen, muß nicht nur eine längere Pause in der normalen Reizzuleitung zustande kommen, sondern das untergeordnete Zentrum muß eine etwas gesteigerte Erregbarkeit haben, denn man findet ja diese „escaped beats" nicht immer nach längeren Pausen. Diese Beobachtungen leiten also zu der zweiten Gruppe von Fällen über, wo die untergeordneten Zentren die Führung der Herztätigkeit dann übernehmen, wenn ihre Automatie über die des Sinus gesteigert ist.

In erster Linie sind hier gewisse Gifte zu erwähnen (Muscarin, Physostigmin, Digitalis, Strychnin, Adrenalin) und die intrakardiale Drucksteigerung. In einem gewissen Vergiftungsstadium ist die Vagusreizung, die eben noch das Herz stark beeinflußte, plötzlich unwirksam. Dies ist aber nur eine „scheinbare Vaguslähmung"[1]), denn die Vorhöfe werden stark gehemmt, nur die Kammern schlagen unbeirrt weiter. Dies erklärt sich daraus, daß die Kammern gleich im Beginn der Vagusreizung automatisch zu schlagen anfangen, so daß die Pulsreihe ununterbrochen weitergeht. Durch das Gift ist die Erregbarkeit eines untergeordneten Zentrums gesteigert worden, aber doch nicht so, daß es den normal schlagenden Sinus übertreffen konnte; die Steigerung der Erregbarkeit bleibt also so lange latent, bis der Sinus in seiner Reizbildung entsprechend herabgedrückt wird. Bei Steigerung des intrakardialen Druckes ist diese Erscheinung nicht so regelmäßig.

In weiteren Versuchen hat sich gezeigt, daß das Hervortreten der Automatie untergeordneter Zentren auch durch Reizung der extrakardialen Nerven herbeigeführt werden kann[2, 3]). Bei vielen Hunden entsteht nach Reizung des linken Accelerans atrioventrikuläre Automatie, weil beim Hunde der linke Accelerans vorzugsweise den TAWARAschen Knoten fördert; sowie nun die Automatie dieses Knotens die des Sinus zu übersteigen beginnt, geht die Führung der Herztätigkeit auf ihn über. Es kommt dann eine kurze Periode, wo Vorhof und Kammer unabhängig voneinander schlagen,

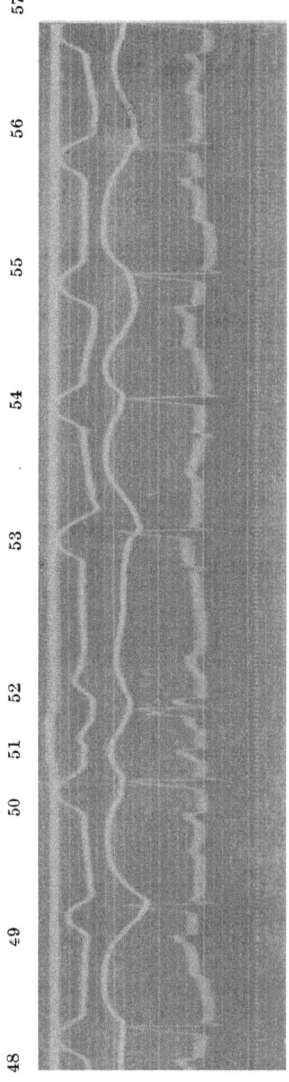

Abb. 148. Reizung des Vorhofes beim Hunde. Von den zwei auf diese Art erzeugten Extrasystolen 51 und 52 geht die erste langsam, die zweite gar nicht mehr auf die Kammern über. Negative Vorhofzacke bei den zwei auf die Extrasystolen folgenden Schlägen. Von oben nach unten: Reizmarkierung, mechanische Kurve des Vorhofes und der rechten Kammer, Elektrokardiogramm, Zeitschreibung in $^1/_{50}$ Sekunden.

---

[1]) ROTHBERGER u. WINTERBERG: Pflügers Arch. f. d. ges. Physiol. Bd. 132, S. 233. 1910. Hierher gehört auch der Befund von FRÖHLICH und PICK, daß bei dem durch Muscarin „ungenügend" vergifteten, d. h. durch Auswaschen teilweise entgifteten Froschherzen die Kammer durch die 1. Stanniusligatur nicht stillgestellt wird, weil sie automatisch schlägt (Arch. f. exp. Pathol. u. Pharmakol. Bd. 84, S. 269. 1918).
[2]) ROTHBERGER u. WINTERBERG: Pflügers Arch. f. d. ges. Physiol. Bd. 135, S. 559. 1910.
[3]) ROTHBERGER u. WINTERBERG: Zentralbl. f. Physiol. Bd. 25, Nr. 5; Pflügers Arch. f. d. ges. Physiol. Bd. 141, S. 343. 1911; Bd. 142, S. 461. 1911.

40*

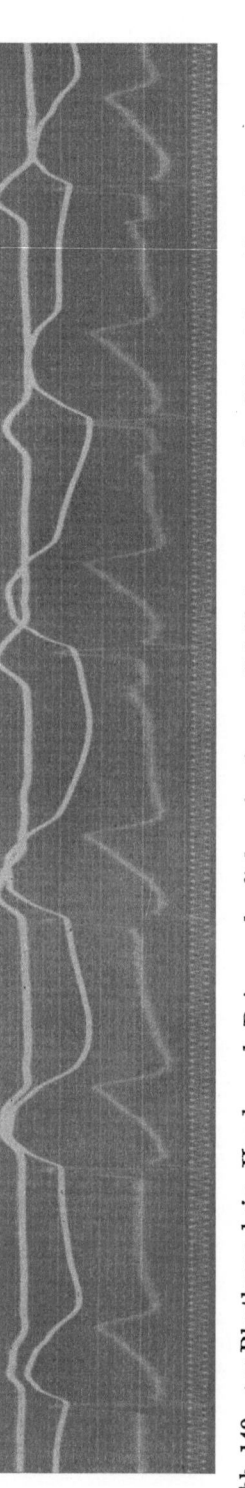

Abb. 149. a-v-Rhythmus beim Hunde nach Reizung des linken Accelerans. Rückkehr zur normalen Schlagfolge. Oben Suspensionskurven von Vorhof und Kammer. Zeit in $1/50$ Sekunden.

und dann werden die Vorhöfe rückläufig von den Kammern erregt und müssen sich deren Rhythmus anpassen. Die Abb. 149 zeigt eine solche a-v-Automatie nach Reizung des linken Accelerans beim Hunde und die Rückkehr zur normalen Schlagfolge. Die ersten drei Schläge gehen vom Knoten aus, und die Suspensionskurven zeigen bei den ersten beiden Systolen, daß die Kammer vorangeht. Beim dritten Schlage ist die Vohofzacke schon kurz vor der R-Zacke zu sehen, und die drei letzten Schläge zeigen die normale Sukzession. Dieser Wechsel kommt dadurch zustande, daß beim Nachlassen der Acceleranswirkung die Automatie des TAWARAschen Knotens wieder unter die des Sinusknotens sinkt. Die Intervalle zwischen den ersten drei Kammersystolen nehmen allmählich zu (0,685, 0,73, 0,78 Sekunden), und deshalb werden sie von dem rascher arbeitenden Sinus (Intervall zwischen den Vorhofszacken bei den drei letzten Schlägen 0,68 Sekunden) überholt.

Den umgekehrten Versuch haben GANTER und ZAHN[1]) gemacht, indem sie den Sinusknoten abkühlten und dann den Tawaraknoten hervortreten sahen. Daß er wirklich das führende Zentrum war, konnte dadurch bewiesen werden, daß durch Temperatureinwirkung auf die Gegend des TAWARAschen Knotens die Frequenz beider Herzabschnitte geändert werden konnte. Ebenso kann man a-v-Automatie hervorrufen, wenn man die zum Sinusknoten ziehenden Arterien unterbindet [ROTHBERGER und SCHERF[2])]. Erwärmung des Sinusknotens hat dann keinen Einfluß mehr auf die Frequenz. Gewöhnlich schlagen dabei Vorhof und Kammer zusammen und es ist keine Vorhofzacke zu sehen. Wir wollen hier wieder daran erinnern, daß die bisher vertretene Meinung, die Vorhofzacke müsse bei a-v-Rhythmus immer negativ sein, nicht richtig ist. Es gibt sichere a-v-Automatie bei positiver P-Zacke [SCHERF und SHOOKHOFF[3])], so wie es, wie oben erwähnt, negative P-Zacken bei Reizursprung im Sinusknoten gibt.

Einen Übergang zur voll ausgebildeten a-v-Automatie beim Menschen bilden jene seltenen Fälle, wo die Automatie des TAWARAschen Knotens der des Sinusknotens ungefähr gleich ist und wo eine periodische Hemmung des Sinus den TAWARAschen Knoten zeitweise hervortreten läßt. So habe ich einen Fall von respiratorischer Arrhythmie gesehen, wo während

---

[1]) GANTER u. ZAHN: Pflügers Arch. f. d. ges. Physiol. Bd. 145, S. 335. 1912.
[2]) ROTHBERGER u. SCHERF: Wien. klin. Wochenschr. 1926, Nr. 17; Zeitschr. f. d. ges. exp. Med. (Im Druck.)
[3]) SCHERF u. SHOOKHOFF: Wien. Arch. f. inn. Med. Bd. 10, S. 114. 1925.

der Verlangsamung des Sinus a-v-Automatie bestand, während bei der dann folgenden Beschleunigung wieder der Sinus in seine Rechte trat. An einzelnen Stellen der Kurve betrugen die Intervalle beim a-v-Rhythmus 104—106, beim Sinusrhythmus 100. Einen ähnlichen Fall hat WILSON[1]) gesehen. Er beschreibt in einer anderen Mitteilung[2]) das Auftreten von a-v-Automatie nach Atropininjektion während der „inversen Wirkung", wo die Hemmung noch verstärkt wird; wenn dann die typische Beschleunigung eingetreten ist, hat wieder der Sinus die Führung. Man muß annehmen, daß das Atropin die Erregbarkeit des untergeordneten Zentrums steigert (was ja schon LANGENDORFF aus seinen Versuchen erschlossen hatte), und daß gleichzeitig durch Verstärkung der Vaguswirkung der Sinusknoten gehemmt wird.

Bei dieser Störung findet demnach eine Interferenz zwischen Sinus- und a-v-Rhythmus statt, wobei immer das frequenter arbeitende Zentrum zeitweise die Oberhand gewinnt. Wenn der ASCHOFFsche Knoten rascher arbeitet als der Sinusknoten, kommt es öfter als zu der sehr seltenen a-v-Automatie des ganzen Herzens zu eigenartigen, meist unvollständigen Dissoziationen, die MOBITZ[3]) als *„Interferenzdissoziation"* von den anderen Formen abtrennt[4]). Der a-v-Knoten arbeitet nur wenig rascher als der Sinus. Wenn nun die Vorhofsystole durch die Interferenz der beiden Rhythmen in einen bestimmten Abstand nach dem Beginn der Kammersystole gerät, erfolgt die Überleitung auf die Kammern, und an dieser Stelle sind dann die beiden Rhythmen miteinander verkuppelt. Die nächsten Kammersystolen gehen dann wieder von dem rascher arbeitenden a-v-Knoten aus, wobei der Vorhof immer etwas zu spät kommt. Erst wenn infolge der zunehmenden Verschiebung des Vorhofs- gegen den Kammerrhythmus wieder eine Vorhofkontraktion so fällt, daß sie die Kammer noch in der erregbaren Phase antrifft, erfolgt wieder eine Überleitung. Diese übergeleiteten Schläge sind vorzeitig in bezug auf den a-v-Rhythmus und sehen aus wie Vorhofs-E.-S., sind aber die Normalschläge. Der Grad der Dissoziation hängt von dem Frequenzunterschied der beiden Rhythmen ab, es kann also auch vorkommen, daß durch lange Zeit hindurch kein Schlag übergeht, und es besteht dann eine Dissoziation zwischen Vorhöfen und Kammern, aber ohne Leitungsstörung.

Eine solche Interferenzdissoziation zeigt die Abb. 150. Die Kurve enthält, wenn man von dem ersten und dem letzten Schlag absieht, 9 Vorhof- und 11 Kammersystolen. Die Kammer schlägt also frequenter, und zwar beträgt das Vorhofintervall etwa 0,62, das Kammerintervall meist 0,52 Sekunden. Man sieht, wie die P-Zacken sich allmählich gegen die R-Zacken verschieben, bis eine so in die Nachschwankung der Vs fällt, daß sie übergehen kann. Es sind dies die Vorhofsystolen 2 und 6 und die Überleitungszeit beträgt bei beiden

---

[1]) WILSON: Arch. of internal med. Bd. 16, S. 86. 1915.
[2]) WILSON: Arch. of internal med. Bd. 16, S. 989. 1915; siehe ferner ECKL: Wien. med. Wochenschr. 1919, Nr. 8. — EDENS: Dtsch. Arch. f. klin. Med. Bd. 136, S. 207. 1921. — Weitere Literaturangaben bei LEWIS: Mechanism and graphic registration of the heart beat, S. 195, und bei MÖNCKEBERG: Ergebn. d. allg. Pathol. u. pathol. Anat. Bd. 19; II, S. 481. 1921. Ein schönes Beispiel von a-v-Automatie beim Menschen bringen WILLIAMS u. JAMES: Heart Bd. 5, S. 109. 1913/14. — DRURY: Ebenda Bd. 11, S. 405. 1924.
[3]) MOBITZ: Verhandl. d. dtsch. Ges. f. inn. Med. 34. Kongr. S. 241. Wiesbaden 1922; Dtsch Arch. f. klin. Med. Bd. 141, S. 257. 1923. — SCHARF u. WEISER (Wien. Arch. f. inn. Med. Bd. 7, S. 177. 1923), die auch solche Fälle gesehen haben, zitieren als Vorläufer von MOBITZ: WILSON (Arch. internal of med. Bd. 16. 1915) und WHITE (ebenda Bd. 18. 1916). Siehe auch LEWIS: Mechanism etc. S. 400f. — SCHERF: Wien. Arch. f. inn. Med. Bd. 12, S. 327. 1926.
[4]) Nach WENCKEBACH wäre die Bezeichnung „Dissoziation mit Interferenz" besser, weil die Dissoziation nicht die Folge der Interferenz ist, sondern diese erst durch die Dissoziation möglich wird (zitiert nach SCHERF).

0,22 Sekunden. Auf diese übergehenden, in der Kurve wie Vorhofsextrasystolen aussehenden Schläge folgt ein Normalintervall, weil der durch den a-v-Knoten geleitete Reiz das daselbst angesammelte Reizmaterial zerstört. Interessant ist, daß trotz der Schwankungen des Sinusrhythmus (0,60—0,64) und der geringen Schwankungen des a-v-Rhythmus die Kupplung der übergeleiteten Schläge an die vorhergehenden a-v-Schläge in beiden Fällen 0,40 beträgt. Dies ist auch

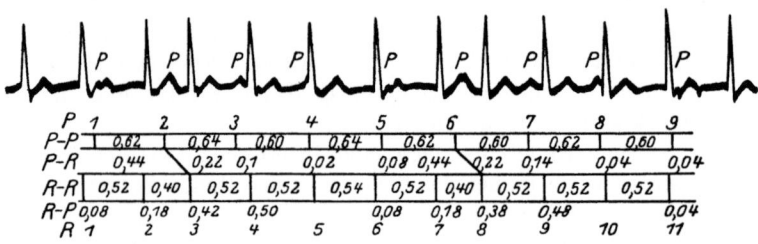

Abb. 150. Interferenzdissoziation. (Nach MOBITZ.)

im Fall von SCHARF und WEISER so und zeigt, daß sich die beiden Rhythmen doch aufeinander einstellen, was man bei der Lehre von der Parasystolie absolut nicht glauben wollte.

Die Tätigkeit der in der Kammer gelegenen sog. tertiären Zentren tritt nach Acceleransreizung allein gewöhnlich nicht zutage, weil der Unterschied gegenüber der Reizbildungsfähigkeit des Sinusknotens immer noch zu groß ist[1]). Es kann aber in manchen Fällen die ventrikuläre Automatie zum Vorschein kommen, wenn man gleichzeitig den Sinus durch Vagusreizung hemmt. Ein solches Beispiel zeigt Abb. 151. Man sieht von oben nach unten: die Reizmarkierung, die mechanischen Kurven von Vorhof und Kammer, das Elektrokardiogramm

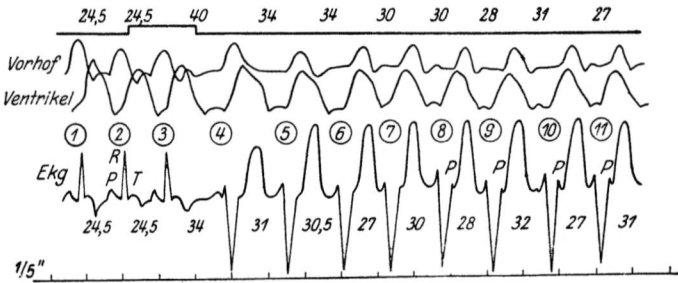

Abb. 151. Elektrokardiogramm und Suspensionskurven vom Hunde. Kurze Vagusreizung (s. die Markierung oben) nach Reizung des linken Accelerans. Die geringe Hemmung der Vorhöfe durch die Vagusreizung genügt, um die durch die Acceleransreizung angefachte Automatie des linken Ventrikels hervortreten zu lassen.

und zu unterst die Zeitschreibung (die Kurve ist nachgezeichnet, und es sind nur die Fünftelsekunden eingetragen). Kurz vorher war der linke Accelerans gereizt worden, und nun wird, nachdem zwei Normalschläge abgelaufen sind, eine ganz kurze Vagusreizung vorgenommen, die eine etwas überdauernde Wirkung hat. Es entsteht dadurch eine geringe Verzögerung der Vorhoftätigkeit, wie aus den oben eingetragenen Zahlen zu ersehen ist, die Hundertstelsekunden bedeuten (24,5, 24,5, 40, 34, 34 usw.). Das Elektrokardiogramm zeigt nun, daß nach dem Beginn der Vagusreizung noch ein normaler Herzschlag kommt; dann wartet aber der

---

[1]) ROTHBERGER u. WINTERBERG: Pflügers Arch. f. d. ges. Physiol. Bd. 141, S. 343. 1911.

linke Ventrikel das Ende der verlängerten Pause (40) nicht ab, wo er den Reiz vom Vorhof bekäme, sondern er fängt schon nach 34 an spontan zu schlagen, was an der veränderten Form des Elektrokardiogramms zu sehen ist (die darunterstehenden Zahlen zeigen die Dauer der Kammerperioden an). Es folgt dann eine ganze Reihe von automatischen Kammerkontraktionen desselben Ursprungs. Die Automatie des untergeordneten Zentrums ist geweckt, und obwohl seine Frequenz etwas geringer ist als die Normalfrequenz (Intervall 27—32 gegen 24,5), behält es doch die Führung, weil die Normalreize immer in die refraktäre Phase dieser automatischen Kontraktionen fallen. Wenn man statt des linken den rechten Accelerans reizt und dann den Vagus dazu, dann geht die Herztätigkeit vom rechten Ventrikel aus, und auch das erklärt sich daraus, daß die beiden Accelerantes vorzugsweise die homolaterale Herzhälfte versorgen.

Es hat sich dann weiter ergeben[1]), daß beim Hunde eine extrasystolische Tachykardie regelmäßig erzielt werden kann, wenn man vorher Chlorbarium einspritzt (25—50 mg). Es ändert sich dann an der Herztätigkeit zunächst nichts; wenn man aber den linken Accelerans reizt, bekommt man einen Anfall von ventrikulärer Tachykardie, wobei die frequenten, meist etwas arrhythmischen Schläge alle vom linken Ventrikel ausgehen. Mit dem Abklingen der Acceleransreizwirkung geht der Anfall wieder vorüber, kann aber durch neuerliche Reizung wieder hervorgerufen werden. Offenbar werden durch Chlorbarium (ähnlich wirken Chlorcalcium und Digitalis) die in der Kammer gelegenen Zentren erregbarer gemacht, so daß sie bei weiterer Förderung durch den Accelerans mit ihrer eigenen Automatie hervortreten können. Größere Dosen dieser Gifte erregen so stark, daß es auch ohne Acceleransreizung zu ventrikulärer Tachykardie und schließlich zu Kammerflimmern kommt.

Auch beim Menschen kommen Fälle vor, wo die Automatie der tertiären Zentren in kürzeren oder längeren Reihen von abnormen Systolen zum Ausdruck kommt, die man Extrasystolen nennt, wenn sie vereinzelt oder in ganz kurzen Gruppen auftreten. Wenn die Frequenz dieser Schläge nicht viel niedriger ist als die Normalfrequenz, kommt das untergeordnete Zentrum in der Kammer nur periodisch zu Wort, wenn die normale Reizbildung gehemmt wird, ganz so, wie wir es früher bei einzelnen Fällen von a-v-Automatie beschrieben haben. Über einen solchen Fall hat Fuchs[2]) berichtet: die Normalfrequenz betrug 70, das im rechten Schenkel gelegene abnorme Zentrum bildete etwa 63 Reize in der Minute und brachte sie auch zur Wirkung, wenn der Sinus gehemmt wurde. Die mit körperlicher Anstrengung einhergehende Acceleransinnervation und Beschleunigung der normalen Reizbildung brachte die atypischen Schläge fast vollständig zum Verschwinden. Es ist natürlich, daß eine derartige Reizbildungsstörung, wo die beiden tätigen Zentren in ihrer Frequenz nur so wenig auseinanderliegen und keine nennenswerte Arrhythmie entsteht, nur durch das Elektrokardiogramm entdeckt werden kann.

In anderen Fällen kommt die gesteigerte Kammerautomatie in langen Reihen atypischer Schläge zum Ausdruck (paroxysmale ventrikuläre Tachykardie). Die Schlagfolge kann sehr regelmäßig, aber auch arrhythmisch sein, und gerade durch die ausgesprochene Arrhythmie soll sich nach Strong und Levine[3]) die ventrikuläre von der sehr regelmäßigen aurikulären Tachykardie unterscheiden.

Ventrikuläre Tachykardien kommen im Tierversuch regelmäßig als Vorläufer des Kammerflimmerns nach Unterbindung größerer Coronararterienäste

---

[1]) Rothberger u. Winterberg: Zentralbl. f. Physiol. Bd. 25, Nr. 5; Pflügers Arch. f. d. ges. Physiol. Bd. 142, S. 461. 1911.
[2]) Fuchs: Dtsch. Arch. f. klin. Med. Bd. 134, S. 315. 1920.
[3]) Strong u. Levine: Heart Bd. 10, S. 125. 1923.

vor und sind auch beim Menschen als Folge von Coronarthrombose beschrieben worden [ROBINSON und HERRMANN[1]]. Auch im Elektrokardiogramm ist die Diagnose einer ventrikulären Tachykardie nicht immer leicht, es können auch Tachykardien aurikulären Ursprungs ganz ähnliche Bilder geben, wenn infolge der hohen Frequenz periphere Leitungsstörungen dazutreten. Im allgemeinen ist die Kammertachykardie beim Menschen selten. Nach SCOTT[2]) ist von den 20 bis zum Jahre 1922 beschriebenen Fällen wohl die Hälfte fraglich, und MARVIN und WHITE zählten zu derselben Zeit auch nur 10 sichere Fälle. Die Kammertachykardie, deren Frequenz meist um 200 schwankt, ist prognostisch viel ungünstiger als die aurikuläre oder atrioventrikuläre Tachykardie, weil sie fast immer schon weiter vorgeschrittene Veränderungen im Herzmuskel anzeigt. Kammertachykardien mit etwas höherer Frequenz (bis etwa 240) werden als „Kammerflattern" bezeichnet[3]); sie bilden schon den Übergang zum Kammerflimmern, können aber auch wieder vorübergehen. Es sind solche Fälle beim kompletten Block beschrieben worden.

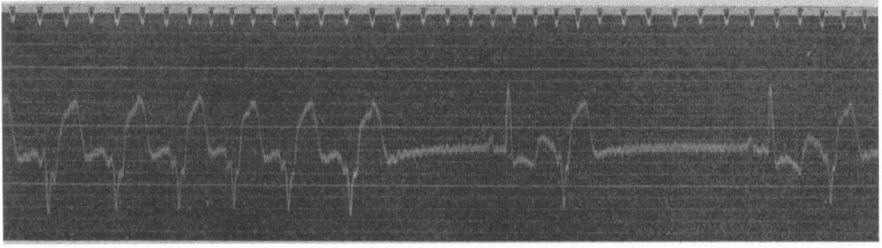

Abb. 152. Ende eines Anfalles von ventrikulärer Tachykardie (F 200) mit darauffolgender Bigeminie. (Mensch.) Die abnormen Kontraktionen gehen vom linken Ventrikel aus. Oben Zeit in $1/5$ Sekunden.

Wenn der Anfall aufhört, bricht die Reihe plötzlich ab, es folgt die kompensatorische Pause, worauf sich der Sinus wieder meldet. Es können dann entweder mehrere Normalkontraktionen aufeinanderfolgen, oder es wird gleich die erste Normalkontraktion wieder zum Ausgangspunkt einer oder vieler abnormer Systolen. Die Abb. 152 zeigt das Ende eines Anfalles. Es sind zuerst sechs in regelmäßigen Abständen aufeinanderfolgende Schläge vom linken Ventrikel zu sehen (im Beginn der Kurve noch die Nachschwankung eines siebenten), dann kommt die Pause, und darauf folgte noch eine lange Reihe von Bigeminis (in der Abb. 152 sind nur zwei zu sehen), wobei die in gleichbleibender Kupplung stehende Extrasystole von demselben Punkt ausgeht wie die Schläge im Anfall. Diese Kupplung ist auch wieder dieselbe wie die zwischen dem letzten Normalschlag und der ersten E.-S. des Anfalles. Bezüglich der Erklärung solcher Anfälle sei nur daran erinnert, daß man zwischen der Theorie der Kreisbewegung [DE BOER[4])] und der Tätigkeit eines neuen Zentrums wählen muß. Die Entscheidung ist natürlich nicht immer möglich; bei den bereits erwähnten E.-S.-Reihen, die

---

[1]) ROBINSON u. HERRMANN: Heart Bd. 8, S. 59. 1921. — HERRMANN: Journ. of the Missouri state med. assoc. Bd. 17, S. 406. 1920.
[2]) SCOTT: Heart Bd. 9, S. 297. 1922. — MARVIN u. WHITE: Arch. of internal med. Bd. 29, S. 403. 1922. — Ferner WOLFERTH u. McMILLAN: Arch. of internal med. Bd. 31, S. 184. 1923. — PORTER: Americ. journ. of the med. sciences Bd. 167, S. 821. 1924. — REID: Arch. of internal med. Bd. 33, S. 23. 1924. — DIEUAIDE: Bull. of the Johns Hopkins hosp. Bd. 35, S. 229. 1924. — LEWIS: Mechanism etc. 1925, S. 253.
[3]) DONATH u. KAUF: Wien. klin. Wochenschr. 1924, S. 331. — ILIESCU, BAZGAN u. ILIE: Bull. et mém. de la soc. méd. des hop. de Bucarest Bd. 7, S. 190. 1925.
[4]) DE BOER: Zeitschr. f. d. ges. exp. Med. Bd. 26, S. 112. 1922.

SCHERF[1]) am Hundeherzen nach kurzdauernder Reizung erhielt, ließ sich die Entstehung durch Kreisbewegung ausschließen.

Wenn man aber die Theorie der Kreisbewegung für den Anfall ablehnt und ihn auf die rhythmische Tätigkeit eines tertiären Zentrums bezieht, wird man wohl auch die E.-S. des Bigiminus als einen Ausdruck von Kammerautomatie ansehen müssen. In anderen Fällen folgt gleich auf den Normalschlag wieder eine große Zahl abnormer Kontraktionen, so daß die tachykardischen Anfälle immer nur durch die Pause und eine Normalsystole voneinander getrennt sind [Polygeminie WENCKEBACH[2])].

B. Die Störungen der Reizleitung.
1. Zwischen dem Ursprungsort der Herzbewegung und dem Vorhof (Sinus-Vorhofblock).

Die im Sinusknoten gebildeten Ursprungsreize können bei ihrem weiteren Ablauf infolge von Leitungsstörungen steckenbleiben, wodurch bestimmte Rhythmusstörungen entstehen. Das erste Hindernis kann schon an der Grenze zwischen Sinus und Vorhof liegen, es fällt dann ein ganzer Herzschlag aus, was man, nicht gerade sehr passend, als Vorhofsystolenausfall bezeichnet. Solche Leitungsstörungen sind zuerst von ENGELMANN[3]) beim Frosch beobachtet worden, dann hat sie HERING[4]) zuerst am absterbenden, dann auch am schlagenden Kaninchenherzen gesehen. Gleichzeitig beschrieb WENCKEBACH[5]) den ersten sicheren Fall von sino-aurikulärem Block beim Menschen, nachdem MACKENZIE (1902) und JOACHIM (1905) weniger eindeutige Fälle veröffentlicht hatten. Weitere Beobachtungen stammen von HEWLETT (1907), RIHL[6]), ERLANGER[7]), RIEBOLD[8]), MEYER (1911), EYSTER und MEEK[9]) (beim morphinisierten Hund) usw. In neuerer Zeit sind solche Fälle mehrfach beschrieben worden[10]).

Beim Warmblüter kommt die Tätigkeit des Sinus weder mechanisch noch in Form eines Aktionsstromes zum Ausdruck, wenn man von der nur am bloßgelegten Herzen möglichen lokalen Ableitung absieht. Nur das Pferd scheint eine Ausnahme zu machen; da kann man manchmal im Elektrokardiogramm bei indirekter Ableitung isolierte Zacken sehen, die vielleicht vom Sinus herrühren. Einen Fall von sino-aurikulärer Dissoziation beim Pferd hat NÖRR[11]) veröffentlicht.

---

[1]) SCHERF: Zeitschr. f. d. ges. exp. Med. Bd. 51, S. 816. 1926.
[2]) WENCKEBACH: Unregelmäßige Herztätigkeit, S. 139.
[3]) ENGELMANN: Pflügers Arch. f. d. ges. Physiol. Bd. 65, S. 109. 1897.
[4]) HERING: Pflügers Arch. f. d. ges. Physiol. Bd. 82, S. 22. 1900; Zeitschr. f. exp. Pathol. u. Ther. Bd. 3, S. 511. 1906.
[5]) WENCKEBACH: Arch. f. (Anat. u.) Physiol. 1906.
[6]) RIHL: Dtsch. Arch. f. klin. Med. Bd. 94, S. 286. 1908.
[7]) ERLANGER (überlebendes Kaninchenherz): Americ. journ. of the med. sciences 1908.
[8]) RIEBOLD: Zeitschr. f. klin. Med. Bd. 73, S. 1. 1911.
[9]) EYSTER u. MEEK: Heart Bd. 4, S. 59. 1913; Arch. of internal med. Bd. 19, S. 123. 1917.
[10]) STRAUB: Dtsch. med. Wochenschr. 1917. — RIHL u. WALTER: Zeitschr. f. exp. Pathol. u. Ther. Bd. 19, S. 45. 1918. — STRAUBEL: Dtsch. Arch. f. klin. Med. Bd. 133, S. 193. 1920. — LEWIS: Mechanism and graphic registration of the heart beat, S. 411. — WHITE: Arch. of internal med. Bd. 25, S. 420. 1920. — GALLAVARDIN u. DUMAS: Arch. des maladies du coeur, des vaisseaux et du sang Bd. 13, S. 63. 1920. — EDENS: Dtsch. Arch. f. klin. Med. Bd. 136, S. 207. 1921. — ANDERSEN: Acta med. scandinav. Bd. 58, S. 151. 1922. — Weitere Fälle bei MÖNCKEBERG: Ergebn. d. allg. Pathol. u. pathol. Anat. Bd. 19, S. 514. 1921. Die Fälle von STRAUB und von STRAUBEL werden von WENCKEBACH und WINTERBERG (Wien. Arch. f. inn. Med. Bd. 8, S. 1. 1924) anders gedeutet.
[11]) NÖRR: Zeitschr. f. d. ges. exp. Med. Bd. 26, S. 102. 1921.

Man ist daher darauf angewiesen, den Sinus-Vorhofblock aus der Art der Rhythmusstörung zu erschließen, indem bei fast oder ganz regelmäßiger Schlagfolge längere Pausen vorkommen, die doppelt so lang sind wie ein Normalintervall oder nur wenig kürzer. Diese Pausen erklären sich dann durch den Ausfall eines ganzen Herzschlages. Meist sind sie kürzer als ein doppeltes Normalintervall, weil der letzte Reiz vor dem Ausfall langsam, der erste nachher aber schneller geleitet wird (Rihl). Gewöhnlich ist die nach der Pause folgende Normalperiode etwas länger als die anderen, und es wird daher die Verkürzung des Doppelintervalls besonders deutlich, wenn man es mit der folgenden Normalperiode vergleicht [Rihl[1])].

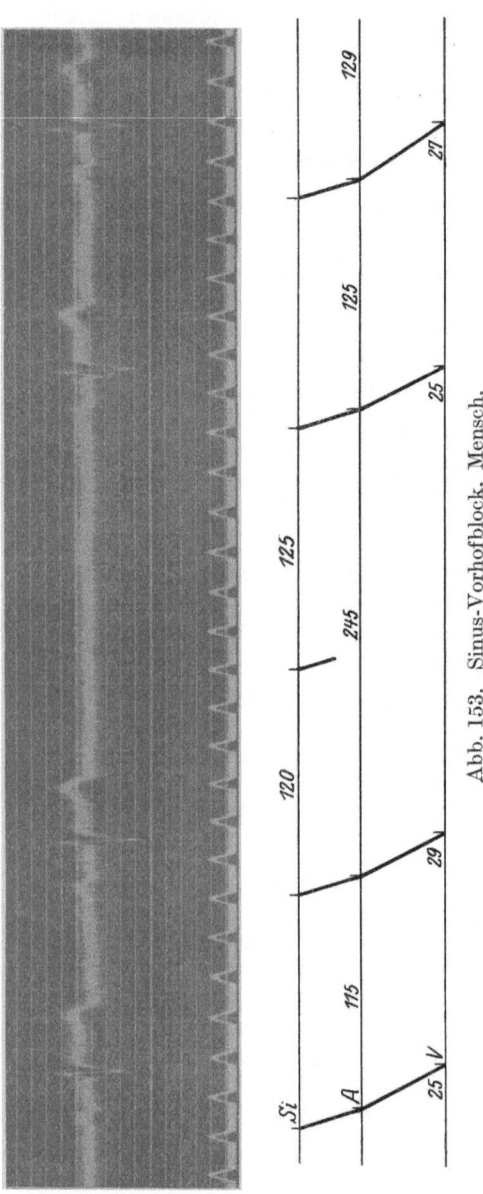

Abb. 153. Sinus-Vorhofblock, Mensch.

Die Tatsache, daß die Annahme eines Sinusblocks nur dann überzeugend ist, wenn der Sinusrhythmus selbst regelmäßig ist und ganz unvermittelt Pausen von der doppelten Länge auftreten, hat, wie es scheint, zu der Forderung geführt, daß dies so sein müsse. Das ist aber natürlich nicht der Fall; es liegt gar kein Grund vor, warum der mit den extrakardialen Nerven weiter in Verbindung bleibende Sinus nicht nach wie vor die gewöhnliche Arrhythmie zeigen sollte, wie dies ja auch schon Eyster und Meek (1917) angenommen hatten. Zu dieser Sinusarrhythmie kommt unter Umständen noch ein Sinus-Vorhofblock. Wenn man dann darauf angewiesen ist, aus den Vorhofintervallen die Diagnose zu stellen, wird man natürlich zu der Erkenntnis kommen, daß sich die Störungen des Rhythmus aus dem Sinusblock allein nicht erklären lassen, wenn man dabei voraussetzt, daß der Sinus seine Reize ganz regelmäßig erzeugt. Dies haben ausführlich Martini und Müller[2]) hervorgehoben. Sie fanden auch Anhaltspunkte dafür, daß außer der Unregelmäßigkeit der Reizbildung auch eine Heterotopie der Ursprungsreize, vielleicht im Sinusknoten selbst vorkommt, und sie sprechen deshalb von einer „Arrhythmie des Sinus mit Störung seiner Beziehung

---

[1]) Rihl: Dtsch. Arch. f. klin. Med. Bd. 94, S. 303. 1908.
[2]) Martini u. Müller: Dtsch. Arch. f. klin. Med. Bd. 148, S. 223. 1925.

zu den abhängigen Herzteilen". Gegenüber dieser komplizierten Störung kommen als reiner Sinusblock nur die Fälle in Betracht, wo längere, ganz regelmäßige Schlaggruppen mit Pausen abwechseln, die genau ein Vielfaches des Normalintervalles ausmachen, und außerdem nur noch die sehr seltenen Fälle mit Bildung sicherer WENCKEBACHscher Perioden.

Unsere Abb. 153 zeigt ein beim Menschen aufgenommenes Elektrokardiogramm (Ableitung II). Es besteht eine Bradykardie: das erste Sinusintervall mißt 115, dann folgt eine Pause von 245, in der keine Vorhofzacke zu sehen ist; dann kommen die Normalintervalle 125 und 129. Es ist wohl naheliegend, die lange Pause in zwei Sinusintervalle (etwa 120 und 125) zu zerlegen, so daß der Sinusrhythmus allmählich etwas langsamer wird (115, 120, 125, 125, 129). Eine solche Deutung ist aber immer nur mehr oder weniger wahrscheinlich, kann jedoch nicht bewiesen werden. Wenn die Unregelmäßigkeit der normalen Reizbildung stärker ausgesprochen ist, stimmt das Doppelintervall nicht mehr so gut, und die Deutung wird dann etwas willkürlich; man weiß eben nicht, ob der Sinus in der langen Pause einen Reiz gebildet hat oder ob die normale Reizbildung so stark gehemmt worden ist, daß die lange Pause auch eine Pause der Reizbildung ist. Es kommen auch Pausen vor, die länger sind als ein doppeltes Normalintervall, und dann wird eine Verlangsamung der normalen Reizbildung angenommen; tatsächlich sind manche der als Sinus-Vorhofblock veröffentlichten Fälle recht wenig überzeugend.

Die anatomischen und die experimentellen Tatsachen sprechen nicht gerade sehr für die Deutung des Vorhofsystolenausfalles als Folge einer einfachen Leitungsstörung. Im Experiment muß der Sinusknoten vollständig, nämlich auf allen vier Seiten vom Vorhof physiologisch getrennt werden, damit der Vorhofrhythmus sich ändert[1]). Dies ist dann von EYSTER und MEEK[2]) am Hunde gründlich untersucht worden; wir haben darüber zum Teil schon im Abschnitt über den Ablauf der Erregung in den Vorhöfen gesprochen (S. 590). EYSTER und MEEK machten 4 den Sinusknoten einrahmende Schnitte einzeln und in Kombination und leiteten dabei vom Sinusknoten und vom Vorhof zu 2 Galvanometern ab. Sie erhielten zwar auch bei einzelnen Schnitten manchmal eine deutliche Verlängerung des s-a-Intervalles, aber ein partieller Block wurde in 21 Versuchen nur einmal erzielt. Es war ein Block 5 : 4 und 4 : 3, und in der abgebildeten Kurve lauten die Überleitungszeiten: ∞, 0.04, 0.17, 0.30, 0.45, ∞, 0.08, 0.21, 0.34, ∞. Ein kompletter Sinusblock äußert sich darin, daß a-v-Rhythmus auftritt, während die lokale Ableitung vom Sinusknoten noch eine rhythmische Reizbildung daselbst nachweist; dies gelang aber nur in 2 Versuchen. Ein partieller oder kompletter s-v-Block bei ungestörter s-a-Leitung kam nie vor. Die Tatsache, daß sich beim Warmblüter ein Sinusblock nur so schwer erzielen läßt, finde darin ihre Erklärung, daß die Reizausbreitung diffus ist, und vor allem darin, daß die Automatie des a-v-Knotens relativ zu hoch ist, so daß er sofort einspringt. Beim Menschen ist es ähnlich; da kommt fast nur 2 : 1-Block vor. Nur in einem Falle von LEVINE[3]) war der Block stärker; da kamen Pausen vor, die fünfmal so lang waren wie ein Normalintervall, und dann sprang nicht der a-v-Knoten ein, sondern ein tieferes Zentrum. Der a-v-Knoten war also stark gehemmt oder konnte überhaupt keine Reize mehr bilden. So erklärt sich ja auch das gelegentliche Vorkommen von Sinusblock bei Vagusreizung. ROTHBERGER und SCHERF[4]) haben in neueren Untersuchungen mit Hilfe von

---

[1]) COHN, KESSEL u. MASON: Heart Bd. 3, S. 311. 1911.
[2]) EYSTER u. MEEK: Arch. of internal med. Bd. 18, S. 775. 1916; Bd. 19, S. 117. 1917.
[3]) EYSTER u. EVANS: Ebenda Bd. 16, S. 832. 1915. — LEVINE: Ebenda Bd. 17, S. 153. 1916.
[4]) ROTHBERGER u. SCHERF: Wien. klin. Wochenschr. 1925, Nr. 49 u. 1926, Nr. 17; Zeitschr. f. d. ges. exp. Med. (Im Druck.)

Unterbindungen in der Umgebung des Sinusknotens und Herabsetzung der Automatie des a-v-Knotens mit Chinin partiellen Sinusblock erzeugen können. Jedenfalls ist dies auch im Tierversuch nicht leicht. Deshalb will STRAUB[1]) den partiellen Sinus-Vorhofblock nicht durch eine Leitungsstörung, sondern durch ein Mißverständnis zwischen Reizstärke und Anspruchsfähigkeit des Vorhofs erklären. So hat auch HERZOG[2]) in einem Falle, wo reine Intervalle von der doppelten Länge der Normalperioden auftraten, in Anlehnung an die im Abschnitte über die a-v-Leitungsstörung noch zu erwähnende Vorstellung WENCKEBACHS den Vorhofssystolenausfall durch eine Störung der Reizbarkeit des Vorhofs erklärt, weil die für eine Leitungsstörung charakteristische Verschiebung der a-Wellen fehlte. In einem zweiten Falle war der Puls außerhalb der Intermissionen vollständig regelmäßig, die Dauer der Intermission aber immer etwas länger als die zweier Normalperioden; dies soll auf einer außerdem bestehenden Herabsetzung der Reizbarkeit des Sinus beruhen.

2. Leitungsstörungen im Vorhof.

Leitungsstörungen innerhalb der Vorhöfe waren bis vor kurzem nicht bekannt. Nur am absterbenden Herzen hatte HERING[3]) gesehen, daß über den Vorhof langsam ablaufende Wellen unterwegs erlöschen können. Hierher gehört auch der analoge, ebenfalls am absterbenden (Kaninchen-) Herzen erhobene Befund von KISCH[4]), daß am Vorhof Partialkontraktionen vorkommen können. Diese und ähnliche Beobachtungen (DRURY) haben wir ja schon im Abschnitt über die Erregungsleitung angeführt.

Die Annahme von Leitungsstörungen im Vorhof des normal schlagenden Tier- oder Menschenherzens kann sich nur auf Veränderungen der P-Zacke des Elektrokardiogramms stützen. Ich[5]) habe schon 1913 darauf hingewiesen, daß manche der häufig vorkommenden Veränderungen dieser Zacke offenbar auf solchen Leitungsstörungen beruhen, daß man aber darüber nichts Bestimmtes aussagen könne. Daß die Reizausbreitung vom Sinusknoten über den Vorhof diffus erfolgt, sagt nur so viel, daß die Erregung, wenn eine Bahn verschlossen ist, auch auf einer anderen zum a-v-Knoten gelangen kann; das Resultat ist aber doch eine „Allodromie" (NICOLAI) im Vorhof, und diese muß im Elektrokardiogramm zum Ausdruck kommen. Vor kurzem ist es nun auch SCHERF und SHOOKHOFF[6]) gelungen, solche Leitungsstörungen am Hunde nachzuweisen, wenn nach Abklemmung des Sinusknotens a-v-Rhythmus bestand und die Leitung durch Chinin geschädigt wurde. Auch gehäufte Vorhofextrasystolen sowie Kammerextrasystolen, die auf den Vorhof zurückliefen, führten zu Änderungen der P-Zacke bei ungestörtem Rhythmus. Da eine Verschiebung des Reizursprungs ausgeschlossen werden konnte, können die Veränderungen der P-Zacke nur auf eine Leitungsstörung in den Verbindungsfasern zwischen a-v-Knoten und Vorhof und in diesem selbst zurückgeführt werden. Es war nun naheliegend, zu untersuchen, ob nicht auch bei normalem Reizursprung solche Leitungsstörungen vorkommen, und dies hat sich auch in den anschließenden Versuchen von ROTHBERGER und SCHERF[7]) bestätigt. Abbindung bestimmter Teile des rechten Vor-

---

[1]) STRAUB: Dtsch. med. Wochenschr. 1917; Dtsch. Arch. f. klin. Med. Bd. 123, S. 296. 1917.
[2]) HERZOG: Dtsch. Arch. f. klin. Med. Bd. 136, S. 259. 1921.
[3]) HERING: Pflügers Arch. f. d. ges. Physiol. Bd. 82, S. 21. 1900.
[4]) KISCH: Zeitschr. f. d. ges. exp. Med. Bd. 25, S. 188. 1921.
[5]) ROTHBERGER: Physiologie des Kreislaufs. Im Handb. d. allg. Pathol., Diagnose u. Therapie d. Herz- u. Gefäßerkrankungen (v. JAGIC) Bd. II, S. 91. Leipzig-Wien 1913.
[6]) SCHERF u. SHOOKHOFF: Zeitschr. f. d. ges. exp. Med. Bd. 49, S. 302. 1926.
[7]) ROTHBERGER u. SCHERF: Wien. klin. Wochenschr. 1925, Nr. 49 u. 1926, Nr. 17; Zeitschr. f. d. ges. exp. Med. (Im Druck.)

hofes an umschriebenen Stellen hat hochgradige und konstante Veränderungen der P-Zacke zur Folge. Es handelt sich dabei hauptsächlich um zwei Stellen, und zwar das vom Herzohr-Cavawinkel zum linken Vorhof ziehende Interauricularband und den zwischen den Hohlvenen gelegenen Torus Loweri. Beide Ligaturen zusammen haben fast immer dauernden a-v-Rhythmus zur Folge. Es lassen sich durch entsprechende Versuchsanordnung Interferenzen zwischen Sinus- und a-v-Rhythmus sowie sino-auriculäre Leitungsstörungen mit und ohne Ausfall erzeugen. Unterbindungen parallel der Taenia terminalis gegen den rechten Vorhof oder gegen die Lungenvenen zu haben keinen Einfluß auf die Form der P-Zacke, wenn die Torusgegend vermieden wird. Es hat sich zwar dann herausgestellt, daß die Unterbindung der Sinusknotenarterien dabei eine große Rolle spielt, indem gewisse Teile des Sinusknotens durch Anämie ausgeschaltet werden; aber trotzdem ist das Resultat eine geänderte Erregungsausbreitung im Vorhof. Es scheint demnach sicher zu sein, daß eine abnorme Vorhofzacke nicht immer eine Heterotopie des Reizursprungs beweist, sondern daß auch bei ungeändertem Reizursprung durch abnorme Reizausbreitung abnorme P-Zacken entstehen können. So erklärt es sich, daß man, wenigstens beim Hunde, auch bei sicherem a-v-Rhythmus positive und bei sicherem Sinusrhythmus negative P-Zacken finden kann. Ich erinnere hier wieder an den Vorschlag von SCHELLONG[1]), die Entscheidung, von wo der Reiz ausgeht, in solchen Fällen mit Hilfe der EINTHOVENschen Methode des gleichseitigen Dreiecks zu versuchen.

Die Fälle, die WENCKEBACH[2]) als „seltene Dissoziationen und Interferenzen" in den supraventrikulären Herzabschnitten erklärt hatte, sind von MOBITZ[3]) wohl richtiger als Interferenzdissoziationen gedeutet worden. Dagegen haben, wie wir im allgemeinen Teil bei der Besprechung der Reizleitungsstörungen bereits erwähnt haben, LEWIS, FEIL und STROUD[4]) bei Reizung des Vorhofs mit steigenden Reizfrequenzen jenseits einer gewissen Grenze eine scheinbare Leitungsverzögerung um 30—100% gefunden, die sich aber auch nicht durch eine eigentliche Leitungsstörung erklären, sondern durch ungleichmäßige Erholung der Erregbarkeit („partial refractoriness"), wodurch die Erregungswelle gezwungen wird, Umwege um die noch refraktären Stellen zu machen, so daß die Bahn verlängert wird. Die Richtigkeit dieser Deutung geht daraus hervor, daß eine Vagusreizung nicht, wie man erwarten sollte, die Leitung erschwert, sondern die Störung aufhebt, weil der Vagus die verlängerten Refraktärstadien verkürzt.

Ferner bestätigen LEWIS und DRURY[5]) eine von GASKELL schon 1883 gemachte Beobachtung, daß ein mechanisch erzeugter Block durch Vagusreizung aufgehoben werden kann. Auch darüber findet sich Näheres im Abschnitt über die Erregungsleitung.

3. Die Störung der Reizleitung von den Vorhöfen zu den Kammern.

Wir haben manches, was hierher gehört, schon bei der Besprechung der Erregungsleitung im allgemeinen angeführt und können daher um so eher darauf zurückverweisen, als die am Vorhof oder am Herzstreifen der Kaltblüter erhobenen Befunde weitgehend auf die natürlichen Schädigungen der a-v-Leitung beim Warmblüter anwendbar sind; d. h. die am Kaltblüter erhobenen Befunde stimmen mit denjenigen überein, die man vom a-v-Block

---

[1]) SCHELLONG: Münch. med. Wochenschr. 1926, S. 614.
[2]) WENCKEBACH: Unregelmäßige Herztätigkeit. S. 99.
[3]) MOBITZ: Dtsch. Arch. f. klin. Med. Bd. 141, S. 269. 1923.
[4]) LEWIS, FEIL u. STROUD: Heart Bd. 7, S. 253. 1920; siehe auch LEWIS, DRURY u. BULGER: Ebenda Bd. 8, S. 100. 1921. — LEWIS: Quart. journ. of med. Bd. 14, S. 339. 1921.
[5]) LEWIS u. DRURY: Heart Bd. 10, S. 179. 1923.

her schon gekannt hat, sie bieten jedoch eine tiefere Einsicht in die zugrunde liegende Störung.

Die Fähigkeit des Herzmuskels, den „motorischen Reiz" zu leiten, wird, ebenso wie die Contractilität, durch jede Systole vorübergehend und anscheinend bis zur Vernichtung herabgesetzt [ENGELMANN[1])]. Wenn die Anspruchsfähigkeit des Muskels für direkte Reize schon merklich zurückgekehrt ist, ist das Leitungsvermögen zunächst noch geschwächt, d. h. die Leitungsgeschwindigkeit herabgesetzt. Die verzögernde Wirkung mehrerer rasch hintereinanderfolgender Systolen vermag sich zu summieren. Die allmähliche Erholung der Leitfähigkeit ist besonders an geschädigten Herzen deutlich nachweisbar, die an und für sich schon eine langsamere Leitung aufweisen, am besten am entbluteten oder an der a-v-Grenze etwas abgeklemmten Froschherzen [ENGELMANN[2])]. Unmittelbar nach dem Passieren einer Erregungswelle vom Vorhof auf die Kammer ist die Leitung aufgehoben, und zwar noch zu einer Zeit, wo sie innerhalb der Vorhöfe und der Kammer schon wieder hergestellt ist, wie deren vollständige Kontraktion bei direkter Reizung beweist. Wenn die Leitung im atrioventrikulären Verbindungssystem wiederkehrt, ist sie zunächst sehr verlangsamt, wächst dann aber anfangs sehr rasch, dann langsamer.

Die Tatsache, daß beim normalschlagenden Herzen sich die Leitfähigkeit nach der Systole sehr rasch, fast bis zu voller Höhe, wiederherstellt, macht es möglich, daß sie auch bei steigender Frequenz, also bei kürzerer Diastole, noch ausreichend funktionieren kann, und zwar um so mehr, als die Frequenzsteigerung ja meist durch Acceleransreizung herbeigeführt wird und diese an sich schon die Leitung verbessert. Ist dagegen die Acceleranswirkung rein chronotrop und auf den Sinus beschränkt, oder erfolgt die Frequenzsteigerung nicht durch Acceleransreizung, sondern durch abnorme Vorgänge im Vorhof, besonders Vorhofflattern, so ist sie von einer Verschlechterung der Reizleitung begleitet, die sich in einer Verlängerung der Überleitungszeit oder in schwereren Graden von Leitungsstörung zu erkennen gibt.

Die Wiederherstellung der Leitfähigkeit nach Ablauf der Refraktärperiode ist dann von LEWIS und MASTER[3]) beim Hunde genauer untersucht worden, wobei der Vorhof rhythmisch mit verschiedenen Frequenzen gereizt wurde. Es hat sich dabei ergeben, daß bei einer Frequenz von 140—150 die Dauer der Erholung fast die ganze Diastole einnimmt, indem die Kurve erst rasch, dann langsamer ansteigt und in ein Plateau übergeht. Bei höheren Frequenzen beginnt die Erholung früher, steigt aber langsamer an, dauert länger und ist bei Frequenzen von 170 immer unvollständig, doch kommt es nicht durch Summation zu Leitungsstörungen. Bei sehr hohen Frequenzen wird die Leitfähigkeit immer schlechter, und wenn dann plötzlich ein langsamerer Rhythmus einsetzt, stellt sich die normale Überleitungszeit erst nach mehreren Herzperioden ein. Diese Wirkung hoher Frequenzen summiert sich infolge Erschöpfung der leitenden Gewebe. Vagusreizung bewirkt, daß die Erholung etwas früher anfängt, aber sie geht langsamer vor sich und ist nicht vollständig. Während der Vagus die Refraktärperiode des Vorhofes stark verkürzt, scheint er diesbezüglich auf die leitenden Gewebe weniger zu wirken.

Wenn das Leitungsvermögen von vornherein geschädigt ist, dauert seine Erholung nach einer Systole länger; es wird dann die gewöhnliche Dauer der

---

[1]) ENGELMANN: Pflügers Arch. f. d. ges. Physiol. Bd. 11, S. 465. 1875; Bd. 56, S. 166. 1894; Bd. 62, S. 543. 1896; Bd. 65, S. 153. 1897; Dtsch. Klinik Bd. 4, S. 240. 1903.
[2]) Leitungsstörungen am absterbenden Menschenherzen sah SCHELLONG: Zeitschr. f. d. ges. exp. Med. Bd. 36, S. 308. 1923.
[3]) LEWIS u. MASTER: Heart Bd. 12, S. 209. 1925.

Diastole oft nicht genügen, so daß die folgenden Reize immer langsamer geleitet werden. Dann kann es kommen, daß, wie in unserer Abb. 154, der 5. Reiz gar nicht mehr geleitet wird, so daß jetzt eine lange Pause folgt (Kammersystolenausfall, partieller Block). Infolge dieser längeren Ruhepause kann eine vollständige Erholung stattfinden, so daß der 6. Reiz wieder in der normalen Zeit geleitet wird, worauf die Reihe wieder beginnt. Es werden also in diesem Falle vier Vorhofreize immer langsamer fortgeleitet, der fünfte bleibt aus; es besteht ein Block 5 : 4. Je nach dem Grade der Störung kann die Reihe der übergeleiteten Schläge länger oder kürzer sein; in schwereren Fällen kann die Leitung schon bei jedem zweiten Schlag versagen, es entsteht dann ein Block 2 : 1, die Vorhöfe schlagen doppelt so oft wie die Kammern. Der Block 4 : 1 ist häufiger als der Block 3 : 1, aber seltener als der oft beobachtete Block 2 : 1[1]). Die Störung muß auch nicht konstant bleiben, sondern der Block kann streckenweise 2 : 1, dann 3 : 1 oder 4 : 1 sein, oder es werden dazwischen zwei oder mehrere Vorhofreize hintereinander übergeleitet (Block 3 : 2 usw.).

Wenn durch eine Leitungsstörung eine Allorhythmie entsteht, indem, wie in unserem Schema, sich Gruppen von Kammersystolen absondern, wachsen die Leitungszeiten oft nicht gleichmäßig an, sondern so, daß schon der zweite Schlag mit einer sehr bedeutenden Verzögerung geleitet wird, die bei den folgenden nur mehr wenig zunimmt, also in unserem Beispiele 5, 8, 9, 10, ∞. Dies ist nun sehr merkwürdig, denn von einer Erschöpfung würde man erwarten, daß sie anfangs weniger, dann immer mehr zum Ausdruck kommt.

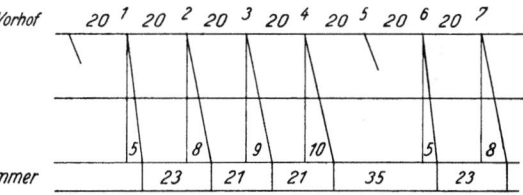

Abb. 154. Schema der Leitungsstörung nach WENCKEBACH. WENCKEBACHsche Periode.

WENCKEBACH[2]), der diese Erscheinung zum ersten Male beim Menschen sah (ENGELMANN hatte sie schon vorher am Froschherzen beobachtet), meinte, die erste Systole „schädige" die Leitung am meisten, die folgenden „lähmen" sie nur wenig mehr. Diese Ausdrucksweise gibt zwar ein Bild der beobachteten Tatsache, ist aber insofern nicht zutreffend, als die Leitungszeiten sich nach der Länge der vorhergehenden Ruhe richten. Man darf aber, wie LEWIS und MASTER zeigen, diese Ruhe nicht vom *Beginn* der vorhergehenden Leitung messen, sondern vom Ende der durch sie verursachten Refraktärphase. So erfolgen die Leitungen 1 und 6 nach dem Ausfall (Abb. 154) deshalb mit der kürzesten Zeit, weil eine lange Ruhe vorangegangen ist (ich erinnere daran, daß, besonders bei hoher Vorhoffrequenz, diese Zeit noch kürzer wäre, wenn die nichtgeleitete Vorhoferregung überhaupt weggefallen wäre; s. S. 577). Die nach langer Pause erfolgende Leitung hat nun aber eine lange Refraktärphase, und dadurch wird die für den Schlag 2 übrigbleibende Pause stark verkürzt, so daß die Leitungszeit unverhältnismäßig stark anwächst. Die auf diese 2. Leitung folgende Refraktärphase ist daher wieder kürzer, und dadurch wird die für den 3. Schlag übrigbleibende Ruhe wieder etwas länger. Die Verlängerung der 2. Leitung würde also viel weniger bedeutend sein, wenn das auf die erste Systole folgende Intervall länger wäre. Der Vorhofreiz kann zwar (in unserem Schema) nach der langen Pause schon nach fünf Zeiteinheiten

---

[1]) MACKENZIE berichtet über Fälle, wo erst auf 10—12 Vorhofschläge eine Kammersystole folgte (MACKENZIE-ROTHBERGER: Lehrb. d. Herzkrankheiten. S. 311. Berlin 1923.
[2]) WENCKEBACH: Zeitschr. f. klin. Med. Bd. 37. 1899; siehe auch ENGELMANN: Pflügers Arch. f. d. ges. Physiol. Bd. 62, S. 543. 1896.

übergehen, aber die Leitung ist so geschädigt, daß zu den kurzen Intervallen, die dann folgen, eine Leitungszeit von 8 gehört, und die verhältnismäßig rasch aufeinanderfolgenden Systolen führen dann, wie wir schon erwähnt haben, zu einer Summation der Störung, und diese „Schädigung", das ist die Ermüdung, kommt dann in dem allmählichen Anwachsen der Leitungszeit zum Ausdruck [Kauf und Karpath[1])]. Wenn die Gruppe nicht mit *einem* Kammersystolenausfall abschließt, sondern eine kurze Periode von Block 2 : 1 folgt, geht die am Schluß der Gruppe auf das äußerste verlängerte Leitungszeit nicht gleich auf den kleinsten Wert zurück, sondern allmählich; es ist aber wieder der erste Sprung am größten, die weiteren Verkürzungen sind geringer [Wenckebach[2])]; so lauten die Überleitungszeiten in dem Falle von Kauf und Karpat (∞ bedeutet Kammersystolenausfall): 27, 37, 39, 39, 40, 42, ∞, 32, ∞, 30, ∞, 27, ∞, 22, 34, 36, 38, 38, 38, 40, ∞ usw.

Die durch den Ausfall einer Kammersystole entstehende lange Pause ist kürzer als ein Doppelintervall (in unserem Schema 35 statt 40), weil der letzte Reiz vor der Pause langsam, der erste nach ihr aber schnell geleitet wird. Die durch eine solche Leitungsstörung entstehende Kammerschlagfolge zeichnet sich dadurch aus, daß in den Fällen, wo die Wenckebachsche Regel zu Recht besteht, trotz der zunehmenden Leitungsstörung die Intervalle zwischen den Kammersystolen sich verkürzen (in unserem Schema: 23, 21, 21), die Kammern also rascher schlagen.

Die Wenckebachsche Regel besteht aber nicht immer zu Recht; es gibt Fälle, wo, wie man es von vornherein erwarten sollte, die Überleitungszeiten so zunehmen, daß sie gegen Schluß der Gruppe am meisten wachsen[3]). Es kommt auch vor, daß eine von Schlag zu Schlag wachsende Leitungsstörung nicht zu einem Kammersystolenausfall führt, sondern scheinbar unmotiviert wieder zurückgeht, wodurch mehr oder weniger periodische Schwankungen des Vorhof-Kammerintervalles zustandekommen[3]). Ferner ist bei gleichbleibender Störung ein *Alternieren der Leitungszeiten* beschrieben worden, und zwar von Lewis und Mathison[4]) beim asphyktischen Katzenherzen und von Lewis, Feil und Stroud[5]) bei rhythmischer Reizung des Vorhofes mit hohen Frequenzen (300 bis 360) und lokaler Ableitung des Aktionsstromes von zwei Stellen. Dieses Alternieren, welches wahrscheinlich, wie oben ausgeführt wurde, mit der Länge der Refraktärphase zusammenhängt, fand sich beim asphyktischen Katzenherzen dann, wenn das Herz eben im Begriffe war, von einem Block 2 : 1 zur normalen Schlagfolge mit verlängerter Überleitungszeit überzugehen, und in der als Beispiel angeführten Abb. 5 betragen bei einer Herzperiode von etwa 0,43 Sekunden die Überleitungszeiten 0,10 und 0,17 Sekunden, zeigen also bedeutende Unterschiede. Das Beispiel von Lewis, Feil und Stroud gehört infolge der hohen Vorhoffrequenz schon zu den Leitungsverhältnissen beim Vorhofflattern, auf die wir noch zurückkommen. Da die Vorhofperioden sehr viel kürzer sind, alternieren natürlich auch die Leitungszeiten zwischen den zwei Ableitungsstellen viel weniger (0,0160 und 0,0175 Sekunden). Endlich kommt es, besonders im Tierversuch, häufig vor, daß Kammersystolenausfälle ohne vorheriges Anwachsen der Leitungszeit eintreten. Dies wird aber, wie wir sehen werden, nicht durch Störungen der Reizleitung, sondern der Reizbarkeit erklärt[6]).

---

[1]) Kauf u. Karpat: Wien. Arch. f. inn. Med. Bd. 8, S. 569. 1924.
[2]) Wenckebach: Zeitschr. f. klin. Med. Bd. 39. 1900.
[3]) Maron u. Winterberg: Wien. Arch. f. inn. Med. Bd. 5, S. 7. 1922 (daselbst Literatur) — Scherf: Wien. Arch. f. inn. Med. Bd. 12, S. 341. 1926.
[4]) Lewis u. Mathison: Heart Bd. 2, S. 50. 1911.
[5]) Lewis, Feil u. Stroud: Heart Bd. 7, S. 247. 1920.
[6]) Wenckebach: Die Arrhythmie. S. 124. Leipzig 1903.

Die oben beschriebenen Störungen der Reizleitung, insbesondere die einfacheren Formen von partiellem Block, können hervorgerufen werden durch mechanische Insulte, durch Abkühlung, durch Vagusreizung, durch Sauerstoffmangel und durch Gifte. *Leitungsstörungen durch mechanische Läsion* haben, wie wir schon im ersten Teil erwähnten, zuerst ROMANES am Schirm der Meduse, dann GASKELL und ENGELMANN am Schildkröten- und Froschherzen hervorgerufen. Es sind dann auch an Warmblütern vielfache Versuche am HISschen Bündel vorgenommen worden[1]. Besonders lehrreich sind die Methoden von ERLANGER[2]) und von MEAKINS[3]), die eine allmähliche Kompression des Bündels und so die Erzeugung eines partiellen Blocks gestatten, der nach Lösung der Kompression allmählich wieder zurückgeht.

Durch *Abkühlung* haben GANTER und ZAHN[4]) a-v-Block erzeugt, indem sie durch den Vorhof eine eigens konstruierte Thermode einführten, mit der der TAWARAsche Knoten abgekühlt werden konnte. Vorher hatte schon v. KRIES[5]) am Froschherzen gefunden, daß die durch örtliche Abkühlung erzeugten Allorhythmien der Kammer einer eigentümlichen Beschränkung unterworfen sind. Es gelingt nicht, die geringere Frequenz auf einen beliebigen Bruchteil der höheren einzustellen, sondern man sieht den langsamer schlagenden Teil nur im $1/2$-, $1/4$- oder $1/8$-Rhythmus des schnelleren schlagen. Das Verhältnis der beiden Frequenzen ist also nicht eine beliebige ganze Zahl, sondern immer nur eine Potenz von 2 (Halbierungsgesetz). SAMOJLOFF[6]) hat dann solche Versuche ebenfalls ausgeführt und zeigt, wie man die Natur dieser „polyrhythmischen Herztätigkeit" durch Einschaltung einer Extrasystole erkennen kann. In einer 2. Mitteilung bemerkt v. KRIES, daß das Halbierungsgesetz beim Säugerherzen nicht streng zutrifft; es gibt da auch Fälle, wo durch Abkühlung ein 3 : 1- oder 5 : 1-Block erzeugt wird. Von vornherein zu erwarten ist aber nur die Gültigkeit des Halbierungsgesetzes, während die Abweichungen nicht ohne weiteres verständlich sind und auf eine Reihe schwieriger, noch nicht mit Sicherheit lösbarer Fragen hinführen.

Zu den typischen Wirkungen gehört der *a-v-Block durch Vagusreizung* (negativ dromotrope Wirkung). Nach FREDERICQ[7]) kann man durch langsame Kompression des Hundeherzens an der a-v-Grenze Block erzeugen, wobei die Vaguswirkung auf die Kammern noch erhalten bleibt; erst durch weitere Kompression wird auch diese unterdrückt. Der Vagus hat eine direkte, und zwar eine hemmende Wirkung auf die Reizleitung, aber auch eine ihr entgegengesetzte indirekte Wirkung. Wenn die Vagusreizung nämlich gleichzeitig den Herzschlag verlangsamt (negativ chronotrope Wirkung) und dadurch längere Pausen zwischen den Herzschlägen entstehen, kann sich die Reizleitung besser erholen, und es wird die Hemmung dadurch abgeschwächt[8]). ROTHBERGER und WINTERBERG[9])

---

[1]) Literatur bei TIGERSTEDT Bd. II, S. 197; Methodik bei MANGOLD: Abderhaldens Handb. d. biol. Arbeitsmethoden Abt. V, T. 4, S. 640.

[2]) ERLANGER: Zentralbl. f. Physiol. Bd. 19, S. 1. 1905; Journ. of exp. med. Bd. 8, S. 50. 1906. — Ferner ERLANGER u. HIRSCHFELDER: Americ. journ. of physiol. Bd. 15, S. 153. 1906. — ERLANGER u. BLACKMANN: Heart Bd. 1. S. 177.

[3]) MEAKINS: Heart Bd. 5, S. 281. 1914.

[4]) GANTER u. ZAHN: Pflügers Arch. f. d. ges. Physiol. Bd. 145, S. 335. 1912.

[5]) v. KRIES: Arch. f. (Anat. u.) Physiol. 1902, S. 477; Pflügers Arch. f. d. ges. Physiol. Bd. 159, S. 27. 1914.

[6]) SAMOJLOFF: Arch. f. (Anat. u.) Physiol. 1907, Suppl.-Bd. S. 29.

[7]) FREDERICQ: Arch. internat. de physiol. Bd. 11, S. 405. 1912.

[8]) Analoges gilt für den Accelerans, der die Leitung zwar direkt verbessert (positiv dromotrope Wirkung), durch die Beschleunigung der Herztätigkeit und die Verkürzung der Diastolen aber wieder beeinträchtigt.

[9]) ROTHBERGER u. WINTERBERG: Pflügers Arch. f. d. ges. Physiol. Bd. 135, S. 559. 1910.

haben die lange bekannte Tatsache, daß der rechte Vagus den Schlag des ganzen Herzens verlangsamt, der linke aber eher a-v-Block erzeugt, dadurch erklärt, daß der rechte besonders den Sinusknoten, der linke aber den TAWARAschen Knoten versorgt, was nicht nur für das Tier[1]), sondern auch für den Menschen[2]) vielfach bestätigt worden ist. Allerdings finden COHN und LEWIS[3]), daß der Unterschied weniger deutlich wird, wenn man die chronotrope Wirkung ausschaltet, indem man den Vorhof rhythmisch reizt. Die Versuche von LEWIS[4]) sprechen dafür, daß die negativ dromotrope Vaguswirkung am TAWARAschen Knoten angreift, und zwar an seiner Verbindung mit dem Vorhofgewebe. Es tritt nämlich bei ausgesprochener a-v-Automatie ein „Rückwärtsblock" (gegen den Vorhof zu) auf; würde der Vagus am Bündel angreifen, so müßte dies unterhalb des Reizursprungs geschehen, und es müßte ein gewöhnlicher „Vorwärtsblock" die Folge sein.

Vorwärts- und Rückwärtsblock. Wechselrhythmus. Wir haben schon im allgemeinen Teil erwähnt, daß die Leitung in umgekehrter Richtung gewöhnlich schwerer vor sich geht als in der normalen. Dementsprechend geht die Rückleitung, wenn sie überhaupt möglich ist, langsamer vor sich, und es ist daher das Intervall Vs-As bei einem und demselben Herzen länger als das Intervall As-Vs. Bei leichten Störungen im a-v-Knoten versagt zunächst die Rückleitung, und es entsteht ein „unidirectional block". Daß einzelne ventrikuläre Extrasystolen meist nicht auf den Vorhof zurückgehen, erklärt sich fast immer daraus, daß der Vorhof mittlerweile vom Normalreiz her refraktär geworden ist. Aber auch Erregungen, die im a-v-Knoten entstehen, gehen oft nicht zurück, wie z. B. bei der Interferenzdissoziation (S. 629). Da muß schon ein Rückwärtsblock angenommen werden. Auch bei der Rückleitung kommen alle jene Störungen vor, die vom Vorwärtsblock her bekannt sind, vor allem ein allmähliches Anwachsen der Leitungszeit. Da kann es nun vorkommen, daß schließlich die rückgeleitete Erregung so spät kommt, daß sie wieder vom Vorhof auf die Kammer übergehen kann. So entsteht der *Wechselrhythmus* (reciprocal beating oder rhythm), der zuerst von MINES[5]) am Ringpräparat des Schildkrötenherzens gesehen, dann auch in klinischen Fällen beobachtet wurde[6]). DRURY beschreibt einen schönen Fall von a-v-Rhythmus, bei dem nicht nur ein 2 : 1-Rückwärtsblock vorkam, sondern auch Vorhofsystolenausfälle in ungleichen Abständen. Wechselrhythmus trat in diesem Falle dann ein, wenn das sich allmählich verlängernde R-P-Intervall auf durchschnittlich 0,137 Sekunden angewachsen war. Diesen Wechselrhythmus erklärt DRURY ähnlich wie MINES so, daß unter gewissen Umständen die einzelnen Fasern des Bündels sich nicht ganz gleichzeitig erholen; die Rückleitung erfolgt dann durch die zuerst wieder funktionsfähigen Fasern, während die später sich erholenden den Reiz dann wieder herunterleiten können; es entsteht also durch diese ungleichzeitige Erholung eine Längsdissoziation im Bündel.

---

[1]) COHN: Journ. of exp. med. Bd. 16, S. 732. 1912; Bd. 18, S. 715. 1913. — LEWIS: Heart Bd. 5, S. 367. 1913. — GANTER u. ZAHN: Pflügers Arch. f. d. ges. Physiol. Bd. 154, S. 492. 1913.
[2]) WEIL: Beiträge zur klinischen Elektrokardiographie. II. Ergebnisse des Vagusdruckversuches. Habilschrift. Straßburg 1916.
[3]) COHN u. LEWIS: Journ. of exp. med. Bd. 18, S. 739. 1913.
[4]) LEWIS: Heart Bd. 5, S. 258. 1913.
[5]) MINES: Journ. of physiol. Bd. 46, S. 349. 1913; Transact. of the roy. soc. of Canada. Ser. 3, Bd. 8, S. 43. 1914. — GARREY: Americ. journ. of physiol. Bd. 33, S. 397. 1914. — Siehe auch v. SKRAMLIK: Pflügers Arch. f. d. ges. Physiol. Bd. 184, S. 1. 1920.
[6]) WHITE: Arch. of internal med. Bd. 16, S. 517. 1915. — GALLAVARDIN u. GRAVIER: Arch. des maladies du cœur, des vaisseaux et du sang Bd. 14, S. 71. 1921. — DRURY: Heart Bd. 11, S. 405. 1924. — SCHERF u. SHOOKHOFF: Wien. Arch. f. inn. Med. Bd. 12, S. 501. 1926.

Asphyktischer Block. Im Tierversuch, besonders bei Katzen, kann man die aus der Klinik bekannten Leitungsstörungen fast sicher durch Asphyxie hervorrufen[1]). Wenige Minuten nach der Unterbrechung der künstlichen Atmung stellt sich zuerst eine Verlängerung der Überleitungszeit ein, dann kommt es zu Kammersystolenausfällen, und endlich zu komplettem Block. Zu der Zeit, wo das Herz eben im Begriffe ist, in den 2 : 1-Block überzugehen, kommt nicht selten ein regelmäßiges Alternieren der Überleitungszeiten vor, indem auf das lange Intervall nicht ein Ausfall, sondern wieder ein kurzes folgt (siehe den obenerwähnten Befund von MARON und WINTERBERG). Alle diese Erscheinungen sind unabhängig vom Vagus, sie treten auch am dekapitierten Tier und nach Atropin auf. Die weitere Untersuchung des asphyktischen Blocks durch MATHISON[2]) hat ergeben, daß nur der Sauerstoffmangel, nicht die Kohlensäureanhäufung ursächlich in Betracht kommt. Vielleicht ist dabei auch die Wirkung von Stoffwechselprodukten beteiligt, die im Verbindungsbündel als Folge des Sauerstoffmangels entstehen. Wir erinnern hier an die im allgemeinen Teil besprochenen Untersuchungen von ANDRUS, CARTER und DRURY, aus denen hervorgeht, daß bei Kalt- und bei Warmblütern die Erregungsleitung in saurer Lösung abnimmt, ebenso auch bei Sauerstoffmangel, und daß eine Erregungswelle auch unterwegs erlöschen kann, wodurch der asphyktische Block entsteht. Bei dem in situ schlagenden Herzen ändert sich die Sinusfrequenz in demselben Sinne wie die Reizleitung, so daß die Verschlechterung der Leitung mit einer Abnahme der Frequenz einhergeht.

Von den *Giften,* welche Block erzeugen, kommen zunächst jene in Frage, die zentral oder peripher den Vagus erregen. Zentral erregen Morphin und Adrenalin. Bei Hunden, die in der gewöhnlichen Weise durch Morphin zum Tierversuch vorbereitet werden, beobachtet man sehr oft hochgradige Leitungsstörungen zwischen Vorhof und Kammer, selbst vollständige Dissoziation[3]). Nach Durchschneidung der Vagi verschwinden diese Störungen sofort, ebenso nach großen Morphindosen oder Atropininjektion. Adrenalin wirkt ebenfalls nur bei erhaltenen Vagis hemmend; nach Vagotomie wirkt es ebenso wie eine Acceleransreizung fördernd auf die Reizleitung und kann nicht nur partiellen, sondern auch funktionell kompletten Block zum Verschwinden bringen.

Hemmend durch periphere Vagusreizung wirken vor allem Muscarin, Physostigmin und merkwürdigerweise auch das Atropin, welches als vaguslähmendes Mittel bekannt ist. Bei subcutaner Injektion werden zuerst kleine Mengen resorbiert, und diese haben eine „inverse Wirkung"[4]:) die normale Reizbildung wird verlangsamt, dann bei weiterer Resorption beschleunigt, und nun verschlechtert sich die Leitung zwischen Vorhof und Kammer, wahrscheinlich großenteils infolge der Beschleunigung der Vorhöfe. Dann aber zeigt sich die inverse Wirkung auch an der Reizleitung, und es kann so zu vollständiger Dissoziation kommen. Es sei daran erinnert, daß man mit der gewöhnlich beim Menschen verabreichten Dosis von 1 mg den Vagus nicht lähmen kann; die experimentellen Erfahrungen zeigen, daß dazu beim Menschen mindestens 6 mg notwendig wären.

Bei den Körpern der Digitalisgruppe ist die leitungsverschlechternde Wirkung von großer Bedeutung, weil sie klinisch die ausgezeichneten Erfolge besonders beim Vorhofflimmern erklärt. Die blockierende Wirkung der Digitalis-

---

[1]) SHERRINGTON: Journ. of physiol. Bd. 38, S. 381. 1909. — LEWIS u. MATHISON: Heart Bd. 2, S. 47. 1910.
[2]) MATHISON: Journ. of physiol. Bd. 2, S. 54. 1910.
[3]) EINTHOVEN u. WIERINGA: Pflügers Arch. f. d. ges. Physiol. Bd. 149, S. 48. 1912.
[4]) KAUFMANN u. DONATH: Wien. klin. Wochenschr. 1913, Nr. 29.

körper beruht zum Teil auf einer zentralen Vaguserregung, zum Teil aber auch auf einer direkten Beeinflussung des a-v-Bündels[1]).

Zu den Giften, die partiellen oder kompletten Block erzeugen können, gehören ferner Aconitin[2]), Spartein[3]) und Coffein[4]).

Sehr interessant ist die Beobachtung von VAN EGMOND[5]), daß man am überlebenden Kaninchenherzen sofort Block erzeugen kann, wenn man die Stelle, wo das HISsche Bündel verläuft, mit einem Messing- oder Kupferdraht berührt, ohne irgendeinen Druck auszuüben. Auch andere Metalle sind wirksam, am leichtesten gelingt es aber mit Kupfer. Es handelt sich dabei wahrscheinlich um die Wirkung äußerst kleiner Metallmengen, die in Lösung gehen. Die Untersuchungen ergeben weiter, daß die Leitung günstig beeinflußt wird durch Strophanthin, Strychnin und Calciumchlorid (dieses nur in kleinen Dosen). Keinen Einfluß hat Adrenalin, ungünstig wirken Bariumchlorid, Coffein, Campher und Physostigmin.

Block bei vermehrter Inanspruchnahme der Leitfähigkeit. Wir haben oben den Befund von ENGELMANN erwähnt, daß die Leitfähigkeit durch jede Kontraktion aufgehoben wird und daß sich die verzögernde Wirkung mehrerer rasch aufeinanderfolgender Systolen summieren kann; so entsteht ja die Gruppenbildung beim partiellen Block. Es ist daher begreiflich, daß früh in die Diastole fallende Vorhofextrasystolen oft nicht auf die Kammern übergeleitet werden [ENGELMANN, DE BOER[6]), MACKENZIE[7])]. Manchmal findet man, daß solche Vorhofsextrasystolen trotz gleicher Vorzeitigkeit einmal auf die Kammern übergehen, ein anderes Mal wieder nicht, und dies beruht neben der Vorzeitigkeit der Extrasystolen auf den (respiratorischen) Schwankungen des Vagustonus [RIHL[8])]. Die nach der Systole allmählich fortschreitende Erholung der Leitfähigkeit läßt sich, wie erwähnt, am besten am geschädigten Herzen nachweisen (ENGELMANN). Es ist daher verständlich, daß eine vorzeitige Inanspruchnahme der Leitfähigkeit am geschädigten Herzen nachhaltigere Störungen zur Folge hat. So wird ein partieller a-v-Block durch Vorhofsextrasystolen verstärkt, und ERLANGER[9]) fand, daß das nach kurzer Abklemmung sich allmählich erholende Übergangsbündel in irgendeinem Stadium von partiellem Block durch einzelne Vorhofs-E.-S. in einen höheren Grad von Block zurückversetzt wird. Natürlich werden gehäufte Vorhofsextrasystolen und überhaupt jede Häufung der vom Vorhof herunterkommenden Erregungen den Block verstärken. So haben ERLANGER und HIRSCHFELDER[10]) in einem Versuch am Hunde gefunden, daß bei einer Vorhoffrequenz von 192 ein a-v-Block 2 : 1 bestand; als die Vorhoffrequenz auf 252 stieg, trat kompletter Block ein, und die Kammern blieben durch fast 5 Sekunden stehen. In anderen Versuchen verstärkte sich der Block 2 : 1 zu einem Block 3 : 1. So erklärt sich die schon obenerwähnte Tatsache, daß eine nur chronotrop auf den Sinus wirkende Vagusreizung einen a-v-Block abschwächen oder aufheben kann, während eine ebenso nur chronotrop wirkende Acceleransreizung den Block verstärkt, obwohl die

---

[1]) TABORA: Zeitschr. f. exp. Pathol. u. Ther. Bd. 3, S. 499. 1906.
[2]) CUSHNY: Heart Bd. 1, S. 1. 1910.
[3]) HILDEBRANDT: Arch. f. exp. Pathol. u. Pharmakol. Bd. 101, S. 136. 1924.
[4]) CUSHNY u. NATEN: Arch. internat. de pharmaco-dyn. et de thérapie Bd. 9, S. 169. 1901.
[5]) VAN EGMOND: Pflügers Arch. f. d. ges. Physiol. Bd. 180, S. 149. 1920.
[6]) DE BOER: Jaarb. v. de kon. acad. v. wetensch. (Amsterdam) Bd. 23, S. 542. 1920.
[7]) MACKENZIE-ROTHBERGER: Lehrb. d. Herzkrankh., S. 224. Berlin 1923.
[8]) RIHL: Zeitschr. f. exp. Pathol. u. Ther. Bd. 14, S. 480. 1913.
[9]) ERLANGER: Americ. journ. of physiol. Bd. 16, S. 167. 1906.
[10]) ERLANGER u. HIRSCHFELDER: Americ. journ. of physiol. Bd. 15, S. 187. 1906. — LEWIS u. OPPENHEIMER Bd. 4, S. 145. 1911.

direkte dromotrope Wirkung dieser extrakardialen Nerven sich gerade umgekehrt äußert.

Wenn im Experiment am normalen Herzen *Vorhofflattern* ausgelöst wird, entsteht immer eine Leitungsstörung, so daß die Kammern nicht mit der hohen Vorhoffrequenz schlagen[1]). Gewöhnlich tritt Halbierung ein, und die Kammern schlagen dann regelmäßig, aber doch mit viel höherer Frequenz als vor Eintritt des Flatterns. Die Funktionskraft des Überleitungssystems ist dabei fast zur Gänze ausgenützt, so daß jede weitere Inanspruchnahme zu Arrhythmie durch

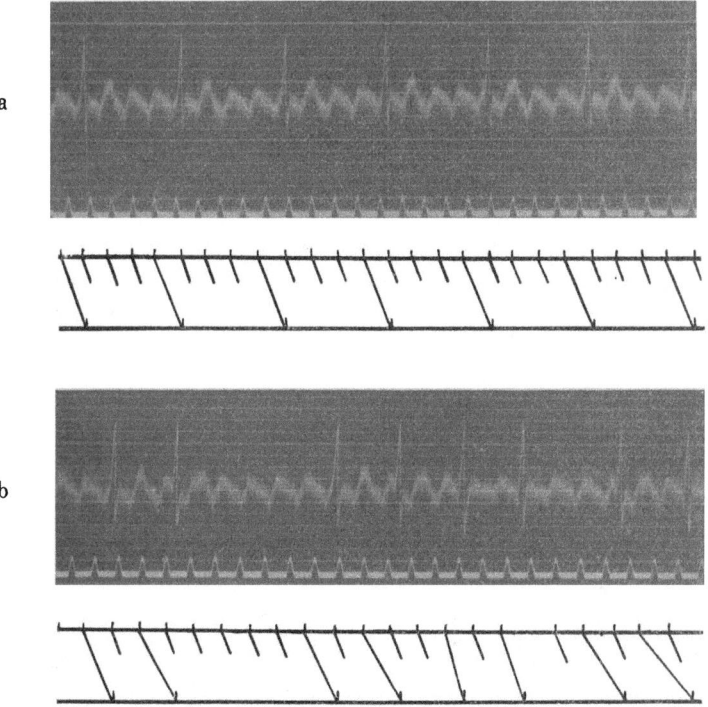

Abb. 155. Vorhofflattern (Mensch, Abl. II), Vorhoffrequenz 260 in der Minute. In der oberen Kurve besteht Block 4 : 1, die Kammern schlagen daher regelmäßig, ihre Frequenz beträgt $1/4$ der Vorhoffrequenz, also 65 in der Minute. In der unteren Kurve besteht eine wechselnde Leitungsstörung und die Kammern schlagen deshalb unregelmäßig. Die untere Kurve ist gleich nach der oberen bei demselben Kranken aufgenommen worden.

wechselnden Block führt. Es tritt beim Vorhofflattern beim Hunde dann vollständige Kammerarrhythmie ein, wenn das vorhandene Leitungsvermögen an der Grenze steht, bei welchem es z. B. bei einem Block 2 : 1 noch unvollständig ausgenützt, beim nächsthöheren Block 3 : 2 aber schon überlastet ist. Doch kommen beim Menschen Fälle von Vorhofflattern vor, wo durch längere Zeit hindurch ein regelmäßiger Block 4 : 1 besteht, der dann wieder wechselnden Graden von Leitungsstörung weichen kann. Lewis[2]) fand in Übereinstimmung mit dem obenerwähnten Halbierungsgesetz von Kries eine bemerkenswerte Tendenz zur geraden Blockierung. Am häufigsten ist der Block 2 : 1 und die einzige andere Blockierung, die man bei regelmäßiger Kammertätigkeit trifft, ist 4 : 1. Nur einmal bestand Block 3 : 1, und auch da nur für kurze Zeit. Wenn

---

[1]) Rothberger u. Winterberg: Pflügers Arch. f. d. ges. Physiol. Bd. 160, S. 85. 1914.
[2]) Lewis: Heart Bd. 4, S. 208. 1913.

die Kammern unregelmäßig schlugen, bestand meist ein Wechsel von 2 : 1 und 4 : 1, doch kamen manchmal isolierte Stellen von 3 : 1- und 5 : 1-Block vor, aber verhältnismäßig selten. Nur in einem Falle bestand ein höherer Block als 4 : 1, nämlich 6 : 1 und 8 : 1. Diese „even ratios" sind nach Lewis viel zu häufig, als daß sie auf Zufall beruhen könnten, aber eine richtige Erklärung ist schwierig. Interessant ist auch, daß dann, wenn infolge einer Verschlechterung der Leitung aus einem 2 : 1- ein 4 : 1-Block wird, der Übergang nicht, wie man erwarten sollte, durch einen 3 : 1-Block erfolgt, sondern eher durch Mischung von 2 : 1- und 4 : 1-Perioden. Neue Untersuchungen von Kaufmann, Rothberger und Kauf[1]) haben ergeben, daß auch beim Vorhofflattern ein Alternieren der Leitungszeiten bei unveränderter Blockierung vorkommt. Die Übergänge einer Blockierung in eine andere sind manchmal sehr kompliziert und noch nicht ganz aufgeklärt.

Wenn im Experiment *Vorhofflimmern* ausgelöst wird, steigt die Frequenz der nun ganz unregelmäßig schlagenden Kammern stark an. Dies ist auch beim Menschen in der Regel der Fall, und diese Kammertachykardie ist es ja gerade, die die Verabreichung der die Überleitung drosselnden Digitalis so notwendig macht[2]). Wenn aber die Überleitung gestört ist, nimmt mit dem Eintritt des Flimmerns die Kammerfrequenz nicht zu, sie kann sogar abnehmen [Lewis[3]), Mackenzie[4])]. Beim Übergang von Vorhofflattern in Flimmern nimmt die Zahl der abnormen Erregungen stark zu, und auch da kann die Tachykardie der Kammern geringer werden [Mackenzie[5])], so daß die Umwandlung des Flatterns in Flimmern vom Kranken wohltuend empfunden wird.

Wenn beim Vorhofflattern die Blockierung wechselt, entsteht eine Allorhythmie der Kammern, aber die wechselnden Überleitungszeiten verwischen die Zusammensetzung der einzelnen Vs-Intervalle aus einem gemeinsamen Flatterintervall. So lassen ja auch beim a-v-Block bei normaler Vorhoftätigkeit (Abb. 154, S. 639) die Vs-Intervalle (23, 21, 21 und 35) den gemeinsamen Teiler (20) nicht erkennen. Immerhin ist es doch meist möglich, eine Kammersystole auf eine bestimmte Flatterwelle zu beziehen. Ganz regellos werden die Überleitungsverhältnisse erst beim Vorhofflimmern, und es ist ja, wie man seit langem weiß, gerade für dieses charakteristisch, daß die Länge der einzelnen Herzperioden ohne jede erkennbare Regel wechselt. Man kann aber den a-v-Block beim Vorhofflattern und -flimmern eigentlich nicht als eine Leitungsstörung bezeichnen, er kommt ja auch bei ganz gesunden Herzen (im Tierversuch) immer zustande. Es handelt sich einfach um eine die Leistungsfähigkeit der leitenden Gewebe übersteigende Beanspruchung; wir haben ja schon im allgemeinen Teil die Tatsache erwähnt, daß Vorhof und Kammer viel mehr Reize beantworten können als das Bündel zu leiten vermag.

Aber nicht nur in normaler Richtung vom Vorhof kommende Erregungen, sondern auch *ventrikuläre* E.-S. verstärken einen a-v-Block [Erlanger, Lewis und Oppenheimer[6])]. So kann eine einzelne Kammer-E.-S., die gerade vor dem zu erwartenden Normalschlage eintritt, zu 3—4 aufeinanderfolgenden Kammer-

---

[1]) Kaufmann, Rothberger u. Kauf: Zeitschr. f. d. ges. exp. Med. Bd. 51, S. 766. 1926.
[2]) Nach Lewis (Klinik der unregelmäßigen Herztätigkeit. 3. Aufl., übersetzt von Wuth. S. 72. Leipzig 1924) kann beim Menschen beim Eintritt des Vorhofflimmerns die Schlagzahl der Kammern bei intaktem Leitungssystem bis auf 200 ansteigen, gewöhnlich steigt sie auf 90—140.
[3]) Lewis: Heart Bd. 3, S. 299. 1912.
[4]) Mackenzie: Brit. med. journ. 1922, S. 505.
[5]) Mackenzie: Zitiert nach Lewis: Heart Bd. 3, S. 290. 1912.
[6]) Lewis u. Oppenheimer: Quart. journ. of med. Bd. 4, S. 145. 1911. — Siehe auch Scherf: Wien. Arch. f. inn. Med. Bd. 10, S. 97. 1925.

systolenausfällen führen. Noch viel ausgesprochener ist die Störung natürlich bei gehäuften Kammer-E.-S., und während es sonst möglich ist, durch rhythmische

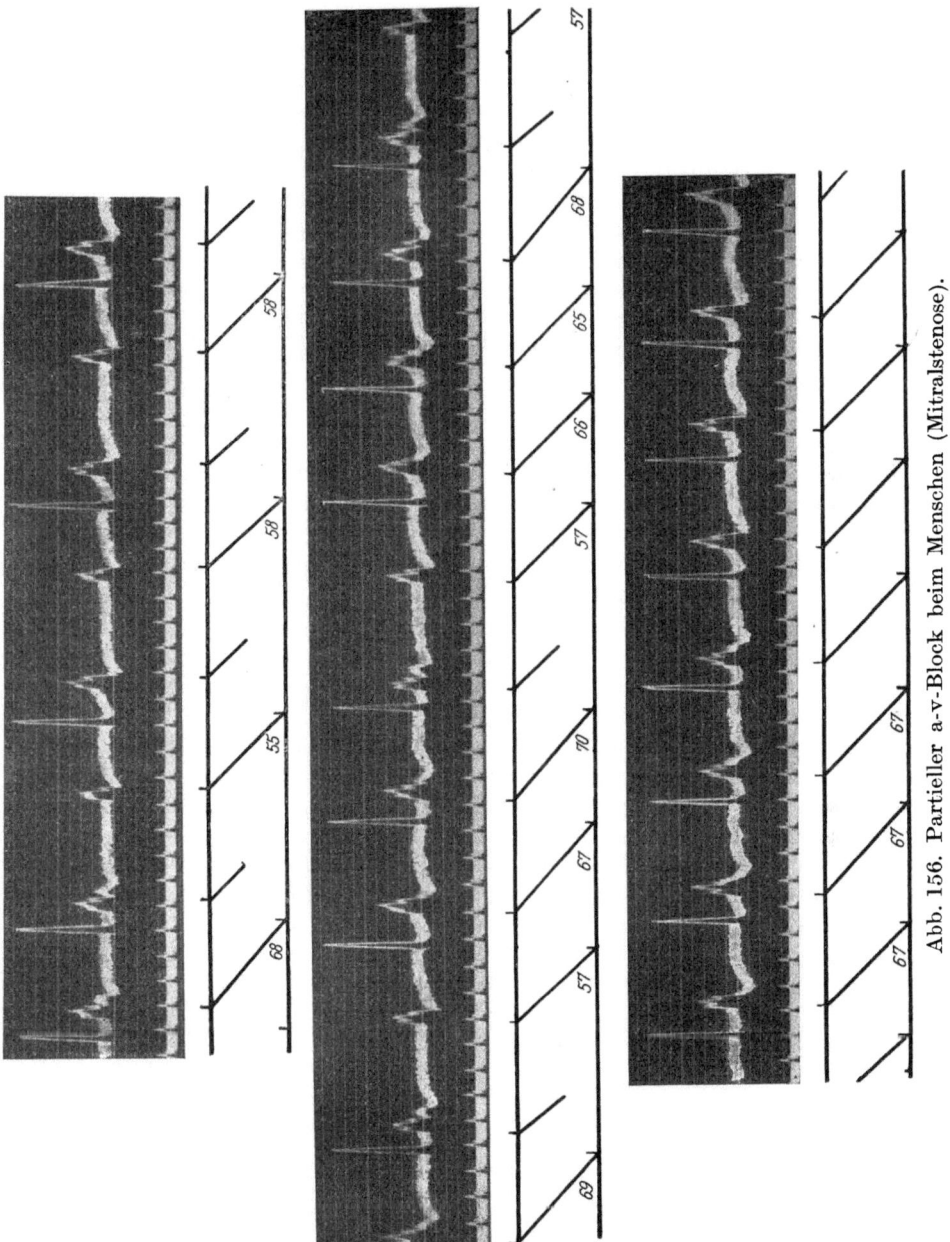

Abb. 156. Partieller a-v-Block beim Menschen (Mitralstenose).

Reizung der Kammern mit höherer Frequenz eine Rückleitung auf den Vorhof zu erzwingen, gelingt dies bei geschädigter Leitung nicht mehr.

Bezüglich der *Leitungsstörungen beim Menschen* muß auf die klinische Literatur verwiesen werden[1]). Die normale Überleitungszeit beträgt beim

---
[1]) Siehe auch MÖNCKEBERG: Ergebn. d. allg. Pathol. u. pathol. Anat. Bd. 19, S. 547. 1921.

gesunden Menschen 0,13—0,16 Sekunde, wenn sie im Elektrokardiogramm an der Distanz der Zacken P und R gemessen wird[1]). Das im Venenpuls gemessene a-c-Intervall ist natürlich länger, weil die Anspannungszeit und die Dauer der Fortpflanzung der Pulswelle von den Aortenklappen an dazukommt. Wir meinen im folgenden mit dem Ausdruck Überleitungszeit immer das P-R-Intervall. Dieses schwankt also bei Gesunden, je nach der Vorhoffrequenz, zwischen 0,13 und 0,16. Werte von 0,20 und darüber sind, wie immer auch die Vorhoffrequenz sein möge, als pathologisch anzusehen[1]). Die Frage nach dem höchsten Wert, den eine verlängerte Überleitungszeit noch haben kann, ist wichtig, weil von ihrer Beantwortung die Entscheidung abhängt, ob man in einem bestimmten Falle noch eine Überleitung annehmen, d. h. eine P-Zacke zu einer folgenden R-Zacke in Beziehung bringen darf. Diese Frage ist nun sehr verschieden beantwortet worden. WENCKEBACH[2]) gab noch 1914 als längstes von ihm beobachtetes As-Vs-Intervall 0,25 Sekunde an, LEWIS[3]) 0,50 Sekunde. In einem Falle von THAYER[4]), dessen Deutung von LEWIS bestätigt wurde, betrug das P-R-Intervall 0,70 Sekunde, das a-c-Intervall fast 1 Sekunde, und MÖNCKEBERG[5]) erwähnt einen Fall von GALLAVARDIN, bei dem partieller Block bestand und das Intervall (a-c?) 1,15 Sekunden lang war.

In dem von mir[6]) beobachteten Falle (51jähr. Mann, Mitralstenose) bestand zu Beginn der Aufnahme ein Block 2 : 1 (Abb. 156 oben) mit einer zwischen 55 und 58 schwankenden Überleitungszeit[7]). Dann schwächte sich die Leitungsstörung ab, und es entstand ein Block 4 : 3 mit WENCKEBACHschen Perioden (Abb. 156 Mitte). Nach dem Kammersystolenausfall beträgt das P-R-Intervall 57, steigt aber gleich auf 67, dann nur mehr auf 70, worauf eine Kammersystole ausfällt. Das stimmt also mit der Beobachtung von WENCKEBACH sehr gut überein. Daß aber auch hier nicht eine „Schädigung" der Leitung durch die erste Systole vorliegt, erkennt man daran, daß etwas später, als die Leitungsstörung neuerdings abgenommen hatte und jeder Vorhofreiz auf die Kammern überging (Abb. 156 unten), das P-R-Intervall sich auf den mittleren Wert von 67 einstellt. Die Ursache des sprungweisen Anstieges der Leitungszeit im mittleren Teile ist also die, daß zu den beim Halbrhythmus entstehenden langen Intervallen zwischen den Kammersystolen eine Überleitungszeit von etwa 57 gehört, zu den kurzen, bei Überleitung jedes Vorhofschlages entstehenden Intervallen eine Leitungszeit von 67. Diese auf mehr als das Dreifache der Norm verlängerte Übergangszeit ist der Ausdruck der in diesem Falle bestehenden Leitungsstörung. Die wirkliche „Schädigung", d. h. die Summierung der Störung im Sinne ENGELMANNS kommt nur in dem weiteren Anstieg der Leitungszeit von 67 und 70 und in dem darauffolgenden Kammersystolenausfalle zum Ausdruck. Die ungewöhnliche Länge der Überleitungszeit stellt diesen Fall dem von THAYER beschriebenen an die Seite.

---

[1]) LEWIS u. GILDER: Phil. trans. of the roy. soc. of London Ser. B Bd. 202, S. 373. 1912.

[2]) WENCKEBACH: Die unregelmäßige Herztätigkeit. 1914, S. 78.

[3]) LEWIS: Mechanism of heart beat. 1911, S. 92.

[4]) Zitiert nach LEWIS: Mechanism and graphic registration of heart beat. S. 176, 1925.

[5]) MÖNCKEBERG: S. 548. — In einem kürzlich von HERRMANN u. ASHMANN (Americ. heart journ. Bd. 1, S. 269. 1926) beschriebenen Falle schwankte die Überleitungszeit (Elektrokardiogramm) zwischen 0,70 und 1,01 Sekunden und betrug sehr oft 0,90 Sekunden und mehr. Nach HERRMANN u. ASHMANN ist dies die längste bisher beschriebene Überleitungszeit beim Menschen (der von THAYER angegebene Wert von 0,88 Sekunde wird bezweifelt).

[6]) MACKENZIE-ROTHBERGER: Lehrb. d. Herzkrankh. S. 307 u. 313. Berlin 1923.

[7]) Hundertstelsekunden.

Das Wesen der Leitungsstörung.

Es ist vielleicht hier der Ort, noch einmal auf das Wesen der Leitungsstörung zwischen Vorhof und Kammer zurückzukommen. In ihren grundlegenden Untersuchungen sprechen ENGELMANN und WENCKEBACH nur von einer Verlangsamung der Leitung infolge immer mehr fortschreitender Lähmung der Leitfähigkeit. Nun besteht aber das As-Vs (oder P-R-)Intervall nicht nur aus der Dauer der Leitung im a-v-Bündel, sondern auch aus der Leitungszeit im Vorhof, aus der Leitungszeit in den Verzweigungen des a-v-Bündels und vor allem aus der Latenz der Kammermuskulatur. Es wäre also theoretisch möglich, daß eine Verlängerung des P-R-Intervalles nicht ausschließlich, wie allgemein angenommen wird, in abnormen Verhältnissen im a-v-Bündel begründet ist. Eine Verlängerung der Leitungszeit im Vorhof kommt wohl praktisch nicht in Betracht, dagegen ist, wie wir im allgemeinen Teil schon erwähnt haben, neuerdings STRAUB dafür eingetreten, daß die wechselnde Latenz der Kammer mehr in den Vordergrund gestellt werde. Nun haben wir schon im allgemeinen Teil ausgeführt, daß es nach den neuen Untersuchungen SCHELLONGS überhaupt fraglich ist, ob es eine echte Latenz der unmittelbar in Betracht kommenden Gewebe gibt (s. S. 554); aber die Beweisführung von STRAUB ist schon deswegen nicht zwingend, weil nicht nur in seinem Falle[1]), sondern auch bei den von ihm zur Stütze seiner Ansicht herangezogenen interpolierten E.-S. der Kammerteil des Reizleitungssystems nicht zur Ruhe kommt. Die Tatsache, daß auch ventrikuläre E.-S., auch wenn sie nicht auf den Vorhof zurückgehen, doch das Bündel beanspruchen [SCHERF und SHOOKHOFF[2])], ist hier von ausschlaggebender Bedeutung, und es ist demnach die ablehnende Haltung STRAUBS gegenüber der ursprünglichen Ansicht WENCKEBACHS nicht berechtigt. EDENS[3]) kommt auf Grund einer eigenen Beobachtung zu dem Schlusse, daß man nicht mit STRAUB die Theorie der verlangsamten Leitung einfach ausschließen dürfe; er meint aber doch, daß die zuerst von ERLANGER[4]) und dann von STRAUB vertretene Ansicht nicht ganz abzulehnen sei und daß demnach eine Abschwächung des Reizes mit entsprechender Verlängerung der Refraktärphase und der Latenz, sowie der Grad der Reizbarkeit für die Dauer der Überleitungszeit ebenfalls bestimmend sein können. Endlich ist MOBITZ[5]), auch auf Grund einer eigenen Beobachtung, zu dem Schlusse gekommen, daß die Leitung des Reizes durch das Bündel immer mit derselben Geschwindigkeit erfolgt; bei Störungen werde der Reiz nicht langsamer geleitet, sondern es sei nur die Latenz des Knotens verlängert. Es werden da auch Schwankungen der Reizstärke und deren Beziehung zur Anspruchsfähigkeit des Herzens herangezogen. Aber auch gegen diese Ansicht ist einzuwenden, daß die Latenz jedenfalls so außerordentlich kurz ist, daß man die beim partiellen Block vorkommenden Unterschiede in der Leitungszeit nicht auf Schwankungen der Latenz zurückführen kann.

Alle diese Ansichten gehen nun von der Vorstellung aus, daß der Reiz durch ein unbewegliches Bündel geleitet werde, etwa so wie durch eine Nervenfaser. Da es nun aber, wie im allgemeinen Teil auseinandergesetzt wurde, sichergestellt ist, daß das Reizleitungssystem sich bei seiner Funktion kontrahiert, liegt es

---
[1]) STRAUB u. KLEEMANN: Dtsch. Arch. f. klin. Med. Bd. 123, S. 296. 1917; siehe auch WENCKEBACH: Ebenda Bd. 125, S. 222. 1918 und STRAUB: Münch. med. Wochenschr. 1918. S. 644.
[2]) SCHERF u. SHOOKHOFF: Wien. Arch. f. inn. Med. Bd. 10, S. 97. 1925.
[3]) EDENS: Dtsch. Arch. f. klin. Med. Bd. 137, S. 32. 1921.
[4]) ERLANGER: Americ. journ. of med. the sciences. Juni 1908.
[5]) MOBITZ: Verhandl. d. dtsch. Ges. f. inn. Med. 1923; Zeitschr. f. d. ges. exp. Med. Bd. 41, S. 180. 1924.

wohl am nächsten, die Dauer der Überleitungszeit mit der Dauer der Kontraktion des a-v-Bündels zu identifizieren und die Leitungsstörungen mit der zunehmenden Länge dieser Kontraktionsdauer, d. h. der Refraktärphase, zu erklären.

Eine besondere Erklärung schienen jene Fälle zu verlangen, wo Kammersystolenausfälle auftreten, ohne daß die Reizleitung vorher verzögert gewesen wäre. Nach Hering[1]) ist dies im Experiment die Regel; es fallen plötzlich ein oder mehrere Kammerschläge aus in der Form, daß jeder zweite, dritte oder vierte oder auch mehrere Vorhofsystolen hintereinander nicht übergehen.

Wenckebach[2]) hatte dies durch *Störung der Reizbarkeit* erklärt, und zwar sollte diese Störung entweder nur die Kammern oder das ganze Herz mit Ausnahme des Schrittmachers im Sinusknoten betreffen. Es wird dann der Reiz, der infolge der herabgesetzten Reizbarkeit in die refraktäre Phase der tiefergelegenen Herzteile fällt, nicht durch eine Kontraktion beantwortet, indem sich das Herz streng nach dem Alles-oder-nichts-Gesetz verhält. Durch den Ausfall entsteht eine längere Pause, nach der die Reizbarkeit sich wieder erholt hat. Es sind nach Wenckebach noch einige solche Fälle beschrieben worden, aber Lewis[3]) erhebt gegen diese Deutung den Einwand, daß man manchmal anatomische Veränderungen des Hisschen Bündels gefunden habe und daß sich in anderen Fällen kompletter Block eingestellt habe. Der Fall von Winterberg[4]) bietet der gangbaren Erklärung gewisse Schwierigkeiten, und Winterberg meint deshalb, daß der Reiz im erkrankten System nicht nur langsamer fortschreitet, sondern auch an Intensität einbüßt. Er kommt zu dem Schluß, daß die Störungen der Reizleitung jedenfalls verwickelter sind als man glaubt, und daß es sich empfehle, sie als Störungen der Reizübertragung zu bezeichnen; diese wären dann in Störungen durch Leitungsverzögerung, durch Reizabschwächung und durch Verminderung der Reizbarkeit weiter unterzuteilen.

Die zwei verschiedenen Erscheinungsformen des partiellen Blocks sind also von Wenckebach in grundsätzlich verschiedener Weise erklärt worden. Mobitz bezeichnet die gewöhnliche Leitungsstörung (mit allmählichem Anwachsen der Leitungszeiten) als Typus I, die seltenere (ohne Anwachsen der Leitungszeiten) als Typus II, und er nahm im Gegensatz zu Wenckebach an, daß die Störung beim Typus I rein funktionell sei und nur eine Störung der Anspruchsfähigkeit darstelle, während beim Typus II eine organische Läsion anzunehmen sei, und gerade dieser Typus würde eine Leitungsstörung sein. Dies hat sich indessen ebensowenig aufrechterhalten lassen wie die Ansicht, die Mobitz über die Latenz des Knotens geäußert hatte. Scherf und Shookhoff[5]) haben beim a-v-Rhythmus des Hundes die Erscheinung analysiert, daß unter gewissen Umständen sich die P- gegen die R-Zacken verschieben, was man bisher als Ausdruck einer Reizwanderung angesehen hatte. Es ließ sich nun zeigen, daß hier eine Leitungsstörung vorliegt, die ihren Sitz im Bündel hat. Eine Latenzänderung der Kammer (Straub) ließ sich ebenso ausschließen wie eine solche des Knotens (Mobitz). Die Versuche bestätigen also die Engelmann-Wenckebachsche Theorie der Leitungsstörung. Bei Erzeugung eines partiellen Schenkelblocks konnte an einem und demselben Herzen und auf dieselbe Art Typus I und II erhalten werden, woraus hervorgeht, daß beide auf einer anatomischen Läsion beruhen können, ohne daß Knoten oder Kammermuskulatur in Betracht kämen. Es kommen

---

[1]) Hering: Verhandl. d. dtsch. pathol. Ges. S. 59. Erlangen 1910.
[2]) Wenckebach: Die Arrhythmie. S. 124. Leipzig 1903; Die unregelmäßige Herztätigkeit. S. 95. 1914.
[3]) Lewis: Mechanism and graphic registration of the heart beat. 1920, S. 174. Anm.
[4]) Winterberg: Zeitschr. f. d. ges. exp. Med. Bd. 8, S. 184. 1919.
[5]) Scherf u. Shookhoff: Wien. Arch. f. inn. Med. Bd. 10, S. 97; Bd. 11, S. 425. 1925. — Scherf: Ebenda Bd. 12, S. 327. 1926.

auch alle Übergänge zwischen den beiden Typen vor. Wenn es sich demnach nicht um grundsätzlich verschiedene Störungen handeln dürfte, so braucht man deshalb doch die Bezeichnung nicht fallen zu lassen, da man die beiden verschiedenen Erscheinungsformen des partiellen Blocks damit kurz bezeichnen kann.

Die modernen Ansichten über den Mechanismus des Herzblocks werden in einer neuen Arbeit von HERRMANN und ASHMANN[1]) etwa in folgender Weise zusammengefaßt. Nach GARREY sind wichtig: die Refraktärphase der geschädigten Stelle, die Reizstärke *an dieser Stelle*, die Erregbarkeit jenseits dieser Stelle und die Ermüdung. Eine Abschwächung des Oberflächenpotentials kann bedingt sein durch Trauma, Infektion, Zirkulationsstörungen, O-Mangel, vermehrte Säuerung oder Ermüdung. Insbesondere ist die erhöhte Inanspruchnahme bereits geschädigter oder anoxämischer Gewebe geeignet, zu einer Anhäufung von Milchsäure und einer Herabsetzung der Erregbarkeit zu führen. Jede Säuerung schädigt ja, wie wir wissen, die Leitfähigkeit. Zellen, die geschädigt sind, aber noch reagieren, entwickeln einen schwächeren Aktionsstrom, und dieser wird die angrenzenden Zellen langsamer erregen als ein Aktionsstrom von normaler Stärke. So erklären HERRMANN und ASHMANN die verlangsamte Leitung beim partiellen Block. Beim Block ist also eine Stelle da mit herabgesetzter Erregbarkeit, starker Verlängerung der Refraktärphase, Reizabschwächung und Verzögerung der wiederherstellenden Oxydationsprozesse, welche die Ermüdung verhindern sollen. Der Ausfall gestattet die Erholung, aber auch der ausfallende Reiz beansprucht das Leitungssystem mindestens bis zur Blockstelle. Daß die Leitung nach dem ersten Durchtritt so stark verzögert wird (WENCKEBACH) beruht darauf, daß die absolute Refraktärphase nach einer langen Pause länger ist als nach einer kurzen, so daß die Erholungszeit dementsprechend verkürzt wird. Je später der ausfallende Reiz an der Blockstelle ankommt, um so größer ist die verzögernde Wirkung.

Der komplette (totale) Block.

Wenn die Reizleitung zwischen den Vorhöfen und den Kammern vollständig unterbrochen ist, tritt totaler Herzblock (GASKELL) oder Dissoziation ein, ein Zustand, der der II. Stanniusligatur beim Froschherzen entspricht und auch als Querdissoziation bezeichnet wird (zum Unterschied von der noch zu besprechenden Längsdissoziation). In dem Augenblick, in dem die Leitung unterbrochen wird, schlagen die Vorhöfe in Abhängigkeit vom Sinusknoten normal weiter, die Kammern aber bleiben stehen, es tritt, wie im allgemeinen Teil auseinandergesetzt wurde, die *präautomatische Pause* ein und dann fangen die Kammern mit allmählich zunehmender Frequenz spontan zu schlagen an (rhythm of development, GASKELL). Die Dauer dieser präautomatischen Pause hängt ganz von der Erregbarkeit der Reizbildungsstelle in der Kammer ab, die nun für die Aufrechterhaltung des Kreislaufs zu sorgen hat. ERLANGER und HIRSCHFELDER[2]), die diese Pause („stoppage") näher untersucht haben, fanden, daß sie fast immer nahezu ebensolang ist wie der längste Stillstand, der sich an demselben Herzen vor der Leitungsunterbrechung durch Vagusreizung erzielen ließ. Das ist auch ganz verständlich, denn auch der durch eine Vagusreizung erzeugte Stillstand wird fast immer durch einen kammerautomatischen Schlag („ventricular escape") unterbrochen. In beiden Fällen wird also die Länge des Stillstandes der Kammern durch den Grad der Automatie der sog. tertiären Zentren bestimmt, und wenn beide Stillstände gleichlang sind, ist damit auch bewiesen, daß der Vagus auf das tertiäre Zentrum keinen Einfluß hat, worauf wir gleich zurück-

---

[1]) HERRMANN u. ASHMANN: Americ. heart journ. Bd. 1, S. 269. 1926.
[2]) ERLANGER u. HIRSCHFELDER: Americ. journ. of physiol. Bd. 15, S. 153. 1906.

kommen werden. Die Länge der präautomatischen Pause kann daher bei verschiedenen Tieren derselben Art sehr verschieden lang sein. ERLANGER und HIRSCHFELDER fanden bei Hunden Stillstände bis zu 80 Sekunden; ich habe auch sehr lange Stillstände gesehen, so daß das Herz durch rhythmische Reizung davor bewahrt werden mußte, unter Treppenbedingungen zu kommen und abzusterben. In anderen Fällen merkt man kaum eine Pause, sondern es scheint der langsame Kammerrhythmus unvermittelt einzusetzen.

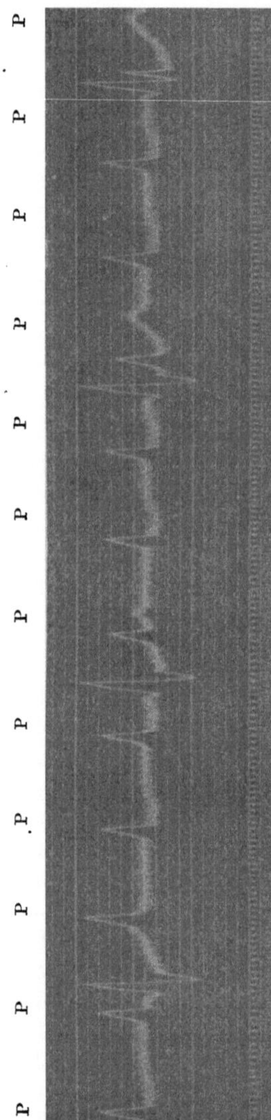

Die Frequenz der automatisch schlagenden Kammern schwankt beim Menschen gewöhnlich um 30, beträgt also nur etwa die Hälfte oder ein Drittel der Vorhoffrequenz; es kommen aber auch viel höhere Frequenzen vor — ich habe solche bis 62 gesehen[1]), meist lagen sie zwischen 29 und 40. Die Vorhöfe zeigen nach wie vor die der Sinusarrhythmie entsprechenden Rhythmusschwankungen, die Kammern schlagen gewöhnlich ganz regelmäßig und zeigen dadurch einen eigentümlich starren Rhythmus. Infolgedessen kommt es zu fortwährenden Verschiebungen der Vorhof- zu den Kammerzacken in graphischen Aufnahmen, und eben daran erkennt man die vollständige Leitungsunterbrechung. Es sind aber auch schon Fälle beschrieben worden, wo die Kammern unregelmäßig geschlagen haben[2]). Da zeigt das Elektrokardiogramm manchmal, daß die automatischen Kontraktionen nicht alle von demselben Punkt ausgehen, daß also eine Interferenz zweier oder mehrerer Rhythmen innerhalb der Kammer vorliegt.

Bezüglich der Form des Elektrokardiogramms wird seit EINTHOVEN gewöhnlich angegeben, daß der Kammerteil (K.-Ekg.) normal sei; das kann aber nur unter zwei Voraussetzungen zutreffen: 1. müssen die Massenverhältnisse und die Lage des Herzens normal sein, so daß das Herz auch bei intakter Reizleitung ein normales K.-Ekg. hätte, und 2. muß der Reizursprung im Knoten oder im Stamm liegen, jedenfalls so, daß die beiden Kammern in der normalen Reihenfolge erregt werden. Unter meinen 22 Fällen[3]) sind nur neun, wo das K.-Ekg. in allen Ableitungen als normal angesehen werden kann, wobei nicht nur die Richtung der Zacken, sondern vor allem auch die Breite der Anfangsschwankung gemeint ist. Herzen, die schon vor der Leitungsunterbrechung linkshypertrophisch waren, was ja der Natur der Erkrankung nach oft vorkommt, werden bei Ableitung III eine nach abwärts

Abb. 157. Kompletter Block nach Durchschneidung des Übergangsbündels beim Hunde. Vorhoffrequenz 200, Kammerfrequenz 63. Das K.-Ekg. hat die Normalform. Zeit in 1/50 Sek.

---

[1]) MACKENZIE-ROTHBERGER: Lehrb. d. Herzkrankh. S. 315. Berlin 1923.
[2]) Unter anderem von FREY: Dtsch. Arch. f. klin. Med. Bd. 119, S. 437. 1916. — KAUF: Zentralbl. f. Herz- u. Gefäßkrankh. Bd. 18, S. 85. 1926.
[3]) MACKENZIE-ROTHBERGER: Lehrb. d. Herzkrankh., S. 315. Berlin 1923.

gerichtete Anfangsschwankung aufweisen; dies ist dann für das betreffende Herz die Normalform, die sich nach der Leitungsunterbrechung nicht mehr ändert. In anderen Fällen bestehen die Abweichungen nicht nur in der abnormen Richtung der Zacken, sondern auch in einer Verbreiterung und Spaltung der Anfangsschwankung; das sind die Zeichen einer „Längsdissoziation", einer größeren Ungleichzeitigkeit in der Kontraktion der beiden Kammern, wie sie für die einseitige Erregung im rechten oder im linken TAWARAschen Schenkel bezeichnend ist.

Die automatisch schlagenden Kammern können durch Acceleransreizung beschleunigt werden[1]). Dagegen sind darüber, ob sie auch durch den Vagus gehemmt werden können, verschiedene Meinungen geäußert worden. HERING[2]), HOWELL und DUKE[3]), RIHL[4]) und LEWIS[5]) fanden an ausgeschnittenen Herzen eine Hemmung der automatisch schlagenden Kammern durch Vagusreizung, während ERLANGER[6]) angibt, daß nach Abklemmung des HISschen Bündels die Vaguswirkung fehlt oder nur ganz unbedeutend ist und sich dann so langsam entwickelt, daß sie ihr Maximum viel später erreicht als die Verlangsamung im Vorhof. Er gibt aber doch an, daß eine solche Vagusreizung Unregelmäßigkeiten der automatisch schlagenden Kammern, die wahrscheinlich auf E.-S. beruhen, zum Verschwinden bringen könne. Daß der negative Befund ERLANGERS nicht durch die gleichzeitige Abklemmung der Vagusfasern bedingt sein muß, geht aus den Versuchen von ROTHBERGER und WINTERBERG[7]) hervor, die ergeben haben, daß die (ohne Verletzung des Bündels) nach Chlorbarium automatisch und tachykardisch schlagenden Kammern des Hundeherzens durch den Vagus nicht verlangsamt, durch den Accelerans aber dann beschleunigt werden können, wenn sie nicht schon vor der Reizung diejenige Frequenz aufweisen, die am unvergifteten Herzen durch Reizung des rechten Accelerans zu erzielen war. ROTHBERGER und WINTERBERG weisen auch auf den springenden Punkt in dieser Frage hin, nämlich auf den nur durch elektrokardiographische Untersuchung erkennbaren Ausgangspunkt der automatischen Kontraktionen. Der Vagus wirkt nämlich auf den TAWARAschen Knoten, und er wird daher dann, wenn die automatischen Kontraktionen von dort ausgehen, die Kammern chronotrop beeinflussen können. Das ist z. B. der Fall beim asphyktischen Block (LEWIS und MATHISON), und ANGYAN[8]) war deshalb nicht zu der allgemeinen Schlußfolgerung berechtigt, daß der Vagus die automatisch schlagenden Kammern beeinflussen könne, denn es handelt sich in seinem Fall eigentlich um eine a-v-Automatie. Dementsprechend haben dann auch LEWIS, WHITE und MEAKINS[9]) die aus dem Laboratorium von LEWIS stammende Angabe von ANGYAN richtiggestellt. In solchen Fällen zeigt das K.-Ekg. die Normalform, so wie bei der a-v-Automatie. Wenn der Reizursprung weiter peripher liegt, so daß das K.-Ekg. die E.-S. ähnliche atypische Form zeigt, ist die Vagusreizung nicht mehr wirksam.

---

[1]) ERLANGER u. HIRSCHFELDER: Americ. journ. of physiol. Bd. 15, S. 153. 1905. — HERING: Pflügers Arch. f. d. ges. Physiol. Bd. 107, S. 126. 1905; Bd. 108, S. 283. 1905. — DALY, DE BURGH u. STARLING: Brit. journ. of exp. pathol. Bd. 3, S. 1. 1922.

[2]) HERING: Pflügers Arch. f. d. ges. Physiol. Bd. 107, S. 120. 1005; Bd. 108, S. 188. 1905.

[3]) HOWELL u. DUKE: Journ. of physiol. Bd. 35, S. 145. 1906.

[4]) RIHL: Pflügers Arch. f. d. ges. Physiol. Bd. 114, S. 548. 1906.

[5]) LEWIS: Heart Bd. 1, S. 98. 1909.

[6]) ERLANGER: Pflügers Arch. f. d. ges. Physiol. Bd. 127, S. 77. 1909.

[7]) ROTHBERGER u. WINTERBERG: Pflügers Arch. f. d. ges. Physiol. Bd. 142, S. 478. 1911.

[8]) ANGYAN: Pflügers Arch. f. d. ges. Physiol. Bd. 149, S. 175. 1912.

[9]) LEWIS, WHITE u. MEAKINS: Heart Bd. 5, S. 289. 1914.

Dissoziation zwischen Vorhöfen und Kammern ist von BUCHANAN[1]) bei winterschlafenden Fledermäusen und Schlafmäusen beobachtet worden.

Auf die Wirkung von Arzneimitteln bei komplettem Block kann hier nicht näher eingegangen werden [s. VAN EGMOND[2])].

Das Verhalten der Vorhöfe bei komplettem Block erfordert noch eine besondere Besprechung. Wir haben schon erwähnt, daß ein partieller Block durch Steigerung der Vorhoffrequenz verstärkt wird. Aber auch bei komplettem Block bestehen gewisse Beziehungen, indem die zu ADAMS-STOKESschen Anfällen führende Herabsetzung der Kammerfrequenz mit einer Beschleunigung der Vorhoffrequenz einhergeht [ERLANGER[3])]. Da der Block komplett ist, kann die Verlangsamung der Kammern nicht durch die Beschleunigung der Vorhöfe bedingt sein; das Zustandekommen dieser Frequenzänderungen bzw. ihr Zusammenhang ist noch unklar[4]); vielleicht handelt es sich um die Wirkung einer Änderung im Gasgehalt des Blutes infolge der Herabsetzung der Kammerfrequenz.

Eine andere merkwürdige, ebenfalls von ERLANGER[5]) entdeckte Eigentümlichkeit des Vorhofrhythmus bei komplettem Block besteht darin, daß in manchen Fällen die Vorhofintervalle, die eine Kammersystole enthalten, kürzer sind als die anderen, die zwischen den Kammersystolen liegen. Das auf eine Kammersystole folgende Vorhofintervall ist besonders lang, und die folgenden werden allmählich kürzer, bis wieder eine Kammersystole eintritt. ERLANGER und BLACKMANN führen dies auf rhythmische Schwankungen des Vagustonus zurück, der durch jeden Arterienpuls gesteigert wird und dann wieder abnimmt. Diese im Tierversuch entdeckte Tatsache ist dann auch beim Menschen wiederholt gesehen worden[6]). COHN und FRASER[7]) beschreiben einen Fall von partiellem und erwähnen einen von totalem Block, wo manche automatische Kammerkontraktionen von einer negativen P-Zacke im Elektrokardiogramm gefolgt waren. Da eine Rückleitung durch das a-v-Bündel nicht in Frage kommt, erklären sie die abnormen Vorhofkontraktionen durch eine mechanische Wirkung der Kammersystolen auf die Vorhofswand. DANIELOPOLU und DANULESCO[8]), die auch einen solchen Fall von komplettem Block gesehen haben, nehmen merkwürdigerweise doch eine Rückleitung an und glauben, daß diese auf anderen Bahnen als durch das a-v-Bündel erfolge. WILSON und ROBINSON[9]) haben die von ERLANGER und BLACKMANN beschriebene Erscheinung besonders bei langsamer Vorhoftätigkeit gesehen, während sie bei Beschleunigung durch körperliche Arbeit oder durch Atropin mehr oder weniger verschwand. Sie halten aber trotzdem die Erklärung durch Schwankungen des Vagustonus nicht für richtig, sondern glauben, daß die Kammersystole die Reizbildung im Sinusknoten be-

---

[1]) BUCHANAN: Journ. of physiol. Bd. 42; Proc. of the physiol. soc. S. 18. März 1911. — HECHT (Zeitschr. f. d. ges. exp. Med. Bd. 4, S. 259. 1915) fand bei winterschlafenden Murmeltieren keine Dissoziation, aber ein Absinken der Frequenz auf $1/4$—$1/5$ und dementsprechend ein Anwachsen der Überleitungszeit auf das Vier- bis Fünffache.

[2]) VAN EGMOND: Pflügers Arch. f. d. ges. Physiol. Bd. 154, S. 39. 1913 und Over de Werking van Geneesmiddelen bij totaal en partieel hartblock. Dissert. Amsterdam 1919.

[3]) ERLANGER: Journ. of exp. med. Bd. 7, S. 1. 1905.

[4]) Siehe WINTERBERG: Zeitschr. f. d. ges. exp. Med. Bd. 8, S. 175. 1919 und WILTSHIRE: Heart Bd. 10, S. 201. 1923.

[5]) ERLANGER u. BLACKMANN: Heart Bd. 1, S. 192. 1910.

[6]) Siehe HECHT: Ergebn. d. inn. Med. Bd. 11, S. 324. 1913. — LEWIS: Mechanism and graphic registration of the heart beat. 1925, S. 178.

[7]) COHN u. FRASER: Heart Bd. 5, S. 144. 1914.

[8]) DANIELOPOLU u. DANULESCO: Arch. de maladies du coeur, des vaisseaux et du sang Bd. 15, S. 365. 1922.

[9]) WILSON u. ROBINSON: Arch. of internal med. Bd. 21, S. 166. 1918.

schleunige. So wurde in beiden Fällen von WILSON und ROBINSON ein längerdauernder Zustand herbeigeführt, wo die Vorhoffrequenz genau das Doppelte der Kammerfrequenz betrug, so daß ein partieller Block vorzuliegen schien.

In einem Fall von KAUF[1]) bestanden zwei verschiedene Vorhofzacken: die eine war positiv, und immer wenn diese vorhanden war, zeigte der Vorhofrhythmus die Beeinflussung durch die Kammersystole. Wenn aber die Vorhofzacke negativ war, war dies nicht der Fall. BARKER[2]) führt in interessanter Weise diese Beeinflussung in seinem Falle darauf zurück, daß die Leitungsstörung sehr tief sitzt, so daß der obere Teil von Knoten und Bündel noch funktionsfähig ist. Die Vs erregt dann diesen noch intakten Teil mechanisch, und diese Erregung wird dann auf dem gewöhnlichen Wege auf die Vorhöfe zurückgeleitet.

Wir haben schon bei der Besprechung der Pause nach Extrasystolen erwähnt, daß bei automatisch schlagenden Herzteilen auf die E.-S. keine längere Pause folgt, sondern ein Intervall von normaler Länge. Die automatisch schlagenden Kammern machen aber da nicht selten eine Ausnahme, indem bei ihnen nach E.-S. echte kompensatorische Pausen im Sinne ENGELMANNS vorkommen[3]). Es ist ja auch schon von vornherein anzunehmen, daß die automatisch schlagenden Kammern nicht einfach dem Sinus an die Seite gestellt werden dürfen, da bei ihnen die Reizbildungsstelle doch durch ein Leitungssystem mit dem Erfolgsorgan verbunden ist. So gibt es manche Ausnahme von der für den Sinus geltenden Regel. Vor allem können die nach E.-S. auftretenden Pausen auch kürzer sein als die Intervalle zwischen den automatischen Schlägen[4]). In einem von mir beobachteten Falle (Prot.-Nr. 1001) bestand eine extrasystolische Allorhythmie; die automatischen Schläge hatten ein normales Elektrokardiogramm, die E.-S. ebenfalls, aber mit etwas abweichender und oft wechselnder Anfangsschwankung. Die aufeinanderfolgenden Herzperioden lauten (die Kupplungen N.-S.—E.-S. sind schräggedruckt): 149, *66*, 137, 147, *66*, 139, 149, *69*, 135, 148, *68*, 135, 145, *68*, 132, 146 usw.

Auch bei Kammerautomatie sind interpolierte Extrasystolen beschrieben worden [FREY, WEISER[5])], bei denen die Pause also ganz fehlte, und es wurde daraus geschlossen, daß die Extraerregung den automatischen Reizherd nicht erreicht habe. Dazu meint KISCH[5]), daß die interpolierte E.-S. eine Partialkontraktion sei und daß sie aus diesem Grunde den automatischen Herd nicht erreiche. Die Beweiskraft der Fälle von FREY und WEISER wird jedoch neuestens von SCHERF[6]) bezweifelt. Er meint, daß die Interpolation dadurch vorgetäuscht sei, daß auf die E.-S. eine verkürzte Pause folgte. Ferner kommen bei Kammerautomatie Kammersystolenausfälle vor [FREY[5]], wobei die entstehenden Pausen meist annähernd ein Vielfaches der normalen Perioden betragen. FREY führt diese Ausfälle auf Erregbarkeitsstörungen der Herzmuskulatur zurück; vielleicht handelt es sich aber um Leitungsstörungen, entsprechend dem „Austrittsblock" zwischen Extrareizherd und Myokard, wie ihn KAUFMANN und ROTHBERGER bei der Parasystolie fanden.

Von größerer Bedeutung ist die durch Hemmung der Reizbildung bedingte *Verlängerung* der nach vorzeitigen Kontraktionen und besonders nach tachy-

---

[1]) KAUF: Zentralbl. f. Herz- u. Gefäßkrankh. Bd. 18, S. 85. 1926.
[2]) BARKER: Americ. heart journ. Bd. 1, S. 349. 1926.
[3]) ROTHBERGER u. WINTERBERG: Pflügers Arch. f. d. ges. Physiol. Bd. 146, S. 385. 1912. — RIHL: Zeitschr. f. exp. Pathol. u. Ther. Bd. 13. 1913. — HOFMANN: Zeitschr. f. Biol. Bd. 66, S. 293.
[4]) Siehe RIHL: Zeitschr. f. d. ges. exp. Med. Bd. 50, S. 103. 1926.
[5]) FREY: Dtsch. Arch. f. klin. Med. Bd. 119, S. 439. 1916. — WEISER: Ebenda Bd. 140, S. 73. 1922. — KISCH: Ebenda Bd. 140, S. 286. 1922.
[6]) SCHERF: Zeitschr. f. d. ges. exp. Med. Bd. 51, S. 816. 1926.

kardischen Anfällen der automatisch schlagenden Kammer auftretenden Pausen. Wir haben das Wesentliche über diese Hemmung schon bei der Besprechung der Automatie gesagt und dort auch die Versuche von CUSHNY erwähnt, der in Bestätigung einer älteren Angabe von ERLANGER[1]) auf künstliche Reizung der automatisch schlagenden Kammern eine beträchtliche Verlangsamung folgen sah (siehe Abb. 131, S. 541). Auch in der Klinik begegnet man dieser Erscheinung; so berichtet WILTSHIRE[2]) über einen Fall von komplettem Block, wo die Dauer der ADAMS-STOKESschen Anfälle sich nach der Kammerfrequenz richtete: betrug diese vorher nur 22, so waren die Anfälle kurz; nach rascher Kammertätigkeit (60—80) dauerten die Anfälle bis über 100 Sekunden. Tachykardische Anfälle bei komplettem Block sind seit WENCKEBACH[3]) wohlbekannt und bezüglich ihrer Entstehung vielleicht den E.-S. an die Spitze zu stellen, die bei komplettem Block nach körperlicher Anstrengung oft auftreten und durch ihre feste Bindung an die Normalsystolen ausgezeichnet sind. Es ist begreiflich, daß solche tachykardische Anfälle durch langdauernde Hemmung der automatischen Reizbildung das Leben gefährden können [COHN und LEWIS[4]), HECHT[5])].

4. Störungen der Reizleitung in den TAWARAschen Schenkeln und ihren Verzweigungen.

Wenn die Reizbildung nur in einem Schenkel des Übergangsbündels unterbrochen ist, schlagen die Kammern in Abhängigkeit vom Sinus weiter, aber der Erregungsablauf in ihnen hat eine tiefgreifende Veränderung erfahren[6]). Wenn die Leitung z. B. im linken Schenkel unterbrochen ist, so wird der Reiz durch das HISsche Bündel und den rechten Schenkel ungehindert ablaufen, so daß der rechte Ventrikel zur richtigen Zeit in Erregung versetzt wird; der linke ist aber von der direkten Reizzuleitung abgesperrt und kann sich erst dann kontrahieren, wenn ihm die Erregung vom rechten Herzen her zugeleitet worden ist. Er hinkt also mit der Kontraktion nach[7]), und diesen Zustand bezeichnet man auch als „*Längsdissoziation*" zum Unterschied von der Querdissoziation zwischen Vorhöfen und Kammern. Im Elektrokardiogramm findet diese Änderung in der Reizausbreitung einen sehr prägnanten Ausdruck; das Kammer-Ekg. nimmt nach Leitungsunterbrechung im linken Schenkel die Form der rechtsseitigen E.-S. an (s. Abb. 158), nach Unterbrechung im rechten Schenkel die Form der linksseitigen E.-S. (s. Abb. 159). Dies erklärt sich leicht in folgender Weise[8]). Wenn man eine E.-S. durch Reizung des rechten Ventrikels auslöst, so zieht sich erst dieser zusammen, und dann erst der linke; dasselbe geschieht, wenn die Leitung im linken Schenkel unterbrochen ist. In beiden Fällen beträgt die Verspätung der nachhinkenden Kammer 0,03—0,04 Sekunde. Der Unterschied gegenüber der ventrikulären E.-S. besteht aber darin, daß bei der einseitigen Leitungsunterbrechung immer eine Vorhofszacke dem atypischen Kammer-Ekg. vorangeht, weil ja die Sukzession zwischen den Vorhöfen und der einen Kammer nicht gestört ist. Bei höherer Frequenz kommt es freilich leicht vor, daß die Vorhofszacken von den Nachschwankungen der vorhergehenden atypischen Kammerkontraktionen

---

[1]) ERLANGER: Zentralbl. f. Physiol. Bd. 19, S. 29. Juli 1905.
[2]) WILTSHIRE: Heart, Bd. 10, S. 201. 1923.
[3]) WENCKEBACH: Arch. f. (Anat. u.) Physiol. 1906. — WILSON u. ROBINSON: Arch. of internal med. Bd. 21, S. 166. 1918.
[4]) COHN u. LEWIS: Heart Bd. 4, S. 15. 1912.
[5]) HECHT: Wien. med. Wochenschr. 1914, S. 178.
[6]) EPPINGER u. ROTHBERGER: Zeitschr. f. klin. Med. Bd. 70. 1909.
[7]) EPPINGER u. ROTHBERGER: Zentralbl. f. Physiol. Bd. 24. 1910.
[8]) NICOLAI: Med. Klinik 1912, S. 323.

Störungen der Reizleitung in den TAWARAschen Schenkeln und ihren Verzweigungen. 657

verschluckt werden, und es ist dann nicht immer zu entscheiden, ob eine extrasystolische Tachykardie vorliegt oder eine einseitige Leitungsunterbrechung bei normaler Erregung vom Vorhof her.

Die nach Durchschneidung der TAWARAschen Schenkel von EPPINGER und ROTHBERGER 1909 erhobenen Befunde sind dann mehrfach bestätigt worden, so von LEWIS[1], ROTHBERGER und WINTERBERG[2] WILSON und HERRMANN[3]), PADILLA und HUG[4]) u. a. Unrichtig ist die Angabe von SMITH[5]), daß außer der Durchschneidung der Schenkel auch eine „Ermüdung" des Herzens erforderlich sei, um die charakteristischen Veränderungen des Ekg. zu erzeugen. Dieselben Leitungsstörungen, die man nach Durchschneidung eines Schenkels sieht, hat KAHN[6]) auch durch Unterbindung der Septumarterie und dadurch bedingte Anämisierung des Kammerseptums erzielt. PRINCE und GERACI[7]) erzeugten bei Katzen eine Längsdissoziation durch Kühlung vom Endokard aus.

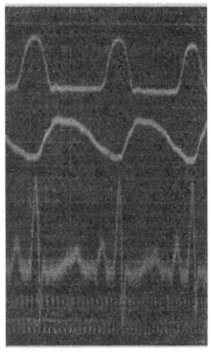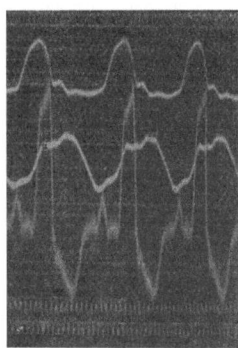

Abb. 158. Elektrokardiogramm des Hundes vor und nach Durchschneidung des linken Schenkels. Ableitung von Anus und Oesophagus. Zeit in $1/50$ Sekunden.

Ich bezeichne Leitungsstörungen in einem TAWARAschen Schenkel als „*Schenkelblock*", die Unterbrechung im HISschen Bündel als „*Bündelblock*" und die noch zu besprechenden Störungen in den weiteren Verzweigungen als „*Astblock*"[8]).

Die Sache wird dadurch komplizierter, daß die Leitung in einem Schenkel nicht, dem kompletten Block entsprechend, ganz unterbrochen sein muß; es kommen auch Leitungsstörungen vor, die sich nur in einer langsameren Leitung äußern, so wie die Verlängerung der Überleitungszeit beim a-v-Block. Dies geht aus den Untersuchungen von STENSTRÖM[9]) hervor, der die

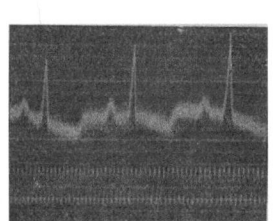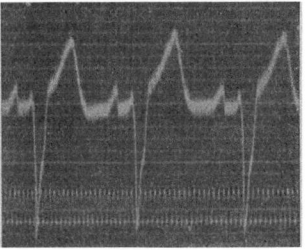

Abb. 159. Elektrokardiogramm des Hundes vor und nach Durchschneidung des rechten Schenkels. Ableitung und Zeit wie oben.

---

[1]) LEWIS: Phil. trans of the roy. soc. of London Ser. B Bd. 207, S. 247. 1916.
[2]) ROTHBERGER u. WINTERBERG: Zeitschr. f. d. ges. exp. Med. Bd. 5, S. 264. 1917.
[3]) WILSON u. HERRMANN: Arch. of internal med. Bd. 26, S. 153. 1920.
[4]) PADILLA u. HUG: Cpt. rend. des séances de la soc. de biol. Bd. 88, S. 394. 1923.
[5]) SMITH: Arch. of internal med. Bd. 26, S. 205. 1920; siehe auch Jahresber. d. ges. Physiol. Bd. I, S. 217. 1920.
[6]) KAHN: Pflügers Arch. f. d. ges. Physiol. Bd. 140, S. 644. 1911.
[7]) PRINCE u. GERACI: Heart Bd. 6, S. 167. 1915.
[8]) LEWIS bezeichnet alle Schläge, die ein abnormes Kammerelektrokardiogramm haben und doch vom Vorhof her ausgelöst sind, als „aberrant beats", den Vorgang selbst als „aberration" (Mechanism and graphic registration of the heart beat. 1925, S. 127). Aberration heißt eigentlich Abirren, aber davon kann man kaum sprechen, wenn ein Weg verschlossen ist. Ich würde „aberrant beats" mit „abwegig" übersetzen.
[9]) STENSTRÖM: Acta med. scandinav. Bd. 57, S. 385. 1922 u. Bd. 60, S. 552. 1924.

vollständige Unterbrechung in einem Schenkel als inkompletten Block 2. Grades bezeichnet, die Verzögerung der Leitung im Schenkel dagegen als inkompletten Block 1. Grades. Je nach dem Grade der Leitungsverzögerung werden unter Umständen alle Übergänge von der Normalform des Ekg. bis zur ausgesprochenen Form der Kammer-E.-S. entstehen können, und diese werden insbesondere in Veränderung der Anfangsschwankung zum Ausdruck kommen, wie sie bei vielen Formen von aurikulärer Tachykardie, besonders beim Vorhofflattern und Flimmern, häufig sind. Wir kommen darauf noch zurück.

Die Leitungsunterbrechung in einem Schenkel muß nicht dauernd bestehen. Es kann vorkommen, daß bei vorzeitiger Inanspruchnahme der Leitfähigkeit der eine Schenkel schon funktioniert, der andere aber noch nicht, und so können auch alternierende Leitungsstörungen in den beiden Hauptschenkeln zustande kommen. Ein solcher alternierender Schenkelblock ist von STENSTRÖM beim Menschen beobachtet worden.

Fälle von Schenkelblock sind dann auch beim Menschen vielfach beschrieben worden[1]), und die aus dem Elektrokardiogramm gestellte Diagnose konnte auch durch die mikroskopische Untersuchung bestätigt werden. Es ist hier nicht der Ort, die einzelnen Fälle kritisch zu besprechen, aber es soll doch auf die auffallende Tatsache hingewiesen werden, daß fast immer eine Unterbrechung im rechten Schenkel gefunden wird[2]); ob dies ausschließlich daran liegt, daß der rechte Schenkel als schmaler, geschlossener Strang subendokardial verläuft, während der linke sich bald fächerförmig aufteilt, steht noch dahin. Merkwürdig ist jedenfalls, daß man in Fällen von hochgradiger Aortenstenose, wo eher eine Läsion des linken Schenkels zu erwarten wäre, doch den rechten unterbrochen findet[3]), was vielleicht in einer Beeinträchtigung seiner Ernährung begründet ist, jedenfalls aber noch weiterer Untersuchung bedarf.

Die von ROTHBERGER und WINTERBERG[4]) nach Versuchen am Hundeherzen gemachte Angabe, daß man auf einseitige Leitungsunterbrechung nur dann schließen dürfe, wenn die atypischen Elektrokardiogramme in allen drei Ableitungen gleich gerichtet sind, hat sich nicht aufrechterhalten lassen. Die Richtung der Zacken bei Ableitung I hängt sehr von der Herzlage ab; die Diagnose soll sich nach der Längsableitung (II oder III) richten, Ableitung I gibt beim Menschen in der Regel die umgekehrte Kurve (siehe Abb. 160).

Inkomplette Leitungsstörungen in einem Schenkel sind zuerst von ROTHBERGER und WINTERBERG[5]) erzeugt worden, die bei manchen ihrer Durchscheidungsversuche nicht mit der Schneide, sondern mit dem Rücken des Messers über den rechten Schenkel fuhren. Dies erzeugt während des Eingriffes eine Reihe rechtsseitiger E.-S., nach dem Herausziehen des Messers besteht zunächst noch rechtsseitiger Schenkelblock, und dann geht die atypische Form allmählich in die Normalform über. Es besteht also, wenn man von den Reizerscheinungen

---

[1]) Siehe MÖNCKEBERG: Ergebn. d. allg. Pathol. u. pathol. Anat. Bd. 19, S. 544. 1921. — CARTER: Arch. of internal med. Bd. 13, S. 803. 1914. Bd. 22, S. 331. 1918. — WILSON: Ebenda Bd. 16, S. 1008. 1915. — MATHEWSON: Heart Bd. 4, S. 385. 1913. — BISHOP: Proc. of the New York pathol. soc. Bd. 20, S. 70. 1920; Bd. 22, S. 28. 1923; Lancet Bd. 202, S. 987. 1922. — HERRICK u. SMITH: Americ. journ. of the med. sciences Bd. 164, S. 469. 1922. — WHITE u. VIKO: Ebenda Bd. 165, S. 659. 1923. — HEWLETT: Heart Bd. 9, S. 1. 1921. — PETERSEN: Ref. in den Ber. f. d. ges. Physiol. Bd. 18, S. 111. 1923. — HALL: Brit. med. journ. 1924, S. 778. — KAUF: Zeitschr. f. klin. Med. Bd. 98, S. 126. 1924. — POLAK DANIELS: Geneesk. bladen Bd. 24, S. 239. 1925. (Holländ.) — COWAN u. BRAMWELL: Quart. journ. of med. Bd. 19, S. 95. 1925. (24 Fälle.)
[2]) MACKENZIE-ROTHBERGER: Lehrb. d. Herzkrankh. S. 318. Berlin 1923.
[3]) KAUF: Zeitschr. f. klin. Med. Bd. 98. 1923.
[4]) ROTHBERGER u. WINTERBERG: Zentralbl. f. Herz- u. Gefäßkrankh. Bd. 5, S. 206. 1913.
[5]) ROTHBERGER u. WINTERBERG: Zeitschr. f. d. ges. exp. Med. Bd. 5, S. 294. 1917.

während des Eingriffes absieht, zuerst eine Drucklähmung des rechten Schenkels, dessen Funktionsfähigkeit sich dann in der Weise erholt, daß die Überleitungszeit allmählich von ∞ auf den Normalwert zurückgeht. Solche Versuche sind in ähnlicher Weise dann auch von WILSON und HERRMANN[1]) ausgeführt worden. SCHERF und SHOOKHOFF[2]) haben nach Durchschneidung eines Schenkels den anderen durch Darüberfahren mit dem Messerrücken für kurze Zeit leitunfähig gemacht. Die daraufhin eintretende Dissoziation zwischen Vorhof und Kammer ging allmählich zurück, da sich die gedrückten Fasern erholten, und es konnten beim Übergang zum Vollrhythmus alle Arten von Leitungsstörung erhalten werden, die vom a-v-Block her bekannt sind, nämlich verlängertes P-R-Intervall und Ausfälle nach Typus I und II. Merkwürdigerweise gelang dies nie bei erhaltenem zweiten Schenkel, nur durch Schädigung des einen. Wohl aber ließ sich die Leitungsverzögerung in diesem einen Schenkel aus der geänderten Form des Elektrokardiogramms nachweisen; nur zu Ausfällen kam es nicht. Alle diese experimentellen Erfahrungen haben dann dazu geführt, auch beim Menschen

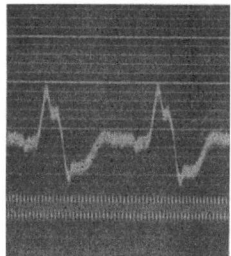 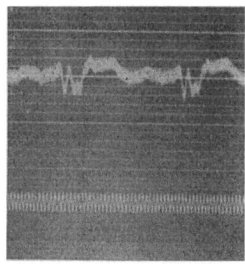 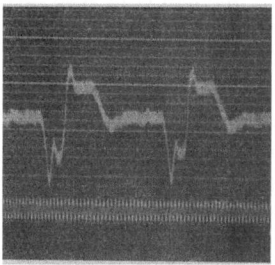

Abb. 160. Hochgradige Aortenstenose, starke Hypertrophie und Dilatation links. Patient starb 1 Woche nach Aufnahme dieser Kurve. (Abl. I, II, III.) Vollständige Unterbrechung des rechten Schenkels histologisch nachgewiesen, linker Schenkel ganz frei. (Fall von KAUF.) Zeit in $1/50$ Sekunden.

aus dem Elektrokardiogramm die Diagnose auf eine bloße Leitungsverzögerung zu stellen[3]), und die Analogie mit dem partiellen und dem totalen Bündelblock ist, wie erwähnt, insbesondere von STENSTRÖM[4]) durchgeführt worden.

Die Versuche, einen Schenkelblock auf Vagusreizung zurückzuführen, sind nur mit Vorsicht anzuerkennen. Eine deutliche Wirkung auf die Leitfähigkeit der Schenkel hat der Vagus jedenfalls nicht, und wenn bei starker Verlangsamung einzelne atypische Kammersystolen auftreten, wird man zunächst an Kammerautomatie (ventricular escape) denken, auch wenn vor dem Kammer-Ekg. in glaubhaftem Abstande eine Vorhofszacke zu sehen ist. Auch WILSON[5]) äußert sich diesbezüglich mit berechtigter Vorsicht, berichtet aber über einen Fall, wo der Normalrhythmus durch Vagusreizung in eine a-v-Automatie mit rechtsseitigem Schenkelblock verwandelt werden konnte. Wenn dieser abnorme Rhythmus von vornherein bestand, konnte er durch Atropin in den Normalrhythmus übergeführt werden. Es mußten also doch die Vagi für die Verschiebung des Reizursprungs und den Schenkelblock verantwortlich sein, aber in Anbetracht seiner sonstigen negativen Befunde meint WILSON, daß der rechte Schenkel wohl von

---

[1]) WILSON u. HERRMANN: Heart Bd. 8, S. 229. 1921.
[2]) SCHERF u. SHOOKHOFF: Wien. Arch. f. inn. Med. Bd. 11, S. 425. 1925. — SCHERF: Klin. Wochenschr. Bd. 4, S. 2207. 1925.
[3]) FRIDERICA u. MÖLLER: Dtsch. Arch. f. klin. Med. Bd. 126, S. 246. 1918. — KORNS: Arch. of internal med. Bd. 30, S. 158. 1922. — LUTEMBACHER: Arch. des maladies du coeur, des vaisseaux et du sang Bd. 16, S. 241. 1923; Ann. de méd. Bd. 13, S. 575. 1923.
[4]) STENSTRÖM: Acta med. scandinav. Bd. 57, S. 385. 1922.
[5]) WILSON: Arch. of internal med. Bd. 16, S. 1008. 1915.

vornherein geschädigt gewesen sei. DANIELOPOLU und DANULESCU[1]) geben an, daß es beim Menschen latente Leitungsstörungen in einem Schenkel gebe, und daß diese bei Druck auf die Bulbi (bei starker Verlangsamung) hervortreten. An den Fall von WILSON erinnert der Befund von WEISER[2]), daß ein infolge Schenkelblocks vollständig atypisches Kammer-Ekg. nach Atropininjektion während der erregenden (inversen) Wirkung noch atypischer wurde, nach Eintritt der Vaguslähmung aber sich sehr der Normalform näherte.

Wenn beide Schenkel durchschnitten werden, kommt es ebenso zu vollständiger Dissoziation zwischen Vorhöfen und Kammern, wie nach Durchschneidung des HISschen Bündels[3]). Merkwürdig ist dabei, daß das Elektrokardiogramm, das nach Durchschneidung des einen Schenkels ganz atypisch geworden war, sich manchmal nach der Durchschneidung des anderen wieder der Norm nähert. Diese schon in der ersten Arbeit von EPPINGER und ROTHBERGER beschriebene Tatsache, die dann auch von WILSON und HERRMANN[4]) bestätigt wurde, ist deswegen nicht ohne weiteres verständlich, weil man gewöhnlich annimmt, daß die Reizbildung unterhalb der Unterbrechungsstelle erfolgt, so daß also entweder ein atypisches Ekg. bleiben oder die Tätigkeit zweier Reizbildungszentren angenommen werden müßte. Aus den Untersuchungen von ROTHBERGER und WINTERBERG[5]) ergibt sich, daß nach Eintritt der Dissoziation zunächst derjenige Teil des Reizleitungssystems zum Reizursprungsort wird, der zuletzt einem Eingriff ausgesetzt war. Das kann so bleiben, gewöhnlich aber beginnen die Formen des Ekg. der automatischen Schläge bald zu wechseln, und zwar ohne erkennbaren Grund. Es liegt nahe anzunehmen, daß die mehrfachen Wunden, die dem Septum in solchen Versuchen gesetzt werden, daran schuld sind, aber die in manchen Versuchen gleichbleibende Annäherung an die Normalform wird dadurch nicht erklärt.

In den ebengenannten Versuchen haben ROTHBERGER und WINTERBERG dann auch die Veränderungen studiert, die eintreten, wenn nicht ein ganzer Schenkel, sondern nur einzelne seiner Äste durchschnitten werden. Es hat sich dabei ergeben, daß jeder Eingriff am Reizleitungssystem, wenn er auch noch so peripher erfolgt, das Kammer-Ekg. in typischer Weise verändert, aber natürlich um so weniger, je kleiner das von der direkten Reizzuleitung ausgeschaltete Gebiet ist. Derartige, in der Peripherie gelegene Leitungsstörungen bezeichne ich als „Astblock", während OPPENHEIMER und ROTHSCHILD[6]) von „arborisation block" sprachen, als sie beim Menschen nach Coronararterienverschluß charakteristische Veränderungen des Elektrokardiogramms auftreten sahen. Da DRURY[7]) einen Fall von Verschluß des Ramus descendens der linken Coronararterie mit ausgedehnter Schwielenbildung im linken Ventrikel ohne die von OPPENHEIMER und ROTHSCHILD beschriebenen Veränderungen des Ekg. sah, ist der Zusammenhang zwischen dem Coronararterienverschluß und dem Astblock wohl noch fraglich; auch MASTER und PARDEE[8]) fanden keine bestimmten Beziehungen zwischen der Art der Abweichung im Elektrokardiogramm und den pathologischen Veränderungen im Herzmuskel. Es gibt Fälle von typischem Astblock im Elektrokardiogramm ohne die entsprechenden anatomischen Veränderungen, und andererseits ausgedehnte Schwielenbildung ohne das typische Elektrokardio-

---

[1]) DANIELOPOLU u. DANULESCO: Arch. des maladies du coeur, des vaisseaux et du sang Bd. 15, S. 361. 1922.
[2]) WEISER: Dtsch. Arch. f. klin. Med. Bd. 137, S. 61. 1921.
[3]) EPPINGER u. ROTHBERGER: Zeitschr. f. klin. Med. Bd. 70. 1910.
[4]) WILSON u. HERRMANN: Heart Bd. 8, S. 229. 1921.
[5]) ROTHBERGER u. WINTERBERG: Zeitschr. f. d. ges. exp. Med. Bd. 5, S. 304. 1917.
[6]) OPPENHEIMER u. ROTHSCHILD: Journ. of the Americ. med. assoc. Bd. 69, S. 429. 1917.
[7]) DRURY: Heart Bd. 8, S. 23. 1921. — Siehe auch WILSON u. HERRMANN: Ebenda Bd. 8, S. 229. 1921.
[8]) MASTER u. PARDEE: Arch. of internal med. Bd. 37, S. 42. 1926.

gramm. Eine exsudative Perikarditis kann, wenn die Entzündung auch den Herzmuskel ergreift, zur Verkleinerung der Ausschläge und zu einer Verbreiterung der Anfangsschwankung führen. Die histologische Untersuchung in derartigen Fällen entscheidet aber nicht, inwiefern periphere Äste des Reizleitungssystems betroffen sind, und die erwähnten Beobachtungen ändern deshalb nichts an der Tatsache, daß ein Astblock Veränderungen des Ekg. zur Folge hat, und zwar hauptsächlich der Anfangsschwankung, fast ausschließlich an den Zacken R und S. Eine Spaltung der Anfangsschwankung tritt besonders nach Eingriffen am rechten Herzen auf, während eine bestehende Spaltung nach Durchschneidung der Äste des linken Schenkels, insbesondere des hinteren, sogar verschwinden kann. So zeigt auch unsere, vom Menschen stammende Abb. 160 bei rechtsseitigem Schenkelblock eine starke Spaltung der Anfangsschwankung. Diese Abbildung könnte auch einem Astblock entsprechen, nur sind die Ausschläge bei Abl. I und III zu groß.

Bezüglich des Zustandekommens des eigentümlichen Elektrokardiogramms in den als Astblock angesehenen klinischen Fällen weist LEWIS[1]) mit Recht darauf hin, daß die Erklärung von OPPENHEIMER und ROTHSCHILD nicht genüge, da eine dem Ramus descendens der linken Coronararterie entsprechende Endokardschwiele nur die dem linken Ventrikel zugehörigen Äste in Mitleidenschaft ziehen könnte und dadurch keine Längsdissoziation entstehen kann, wie sie in der Verbreiterung der Anfangsschwankung zum Ausdruck kommt. Wenn aber nun LEWIS in Übereinstimmung mit WILSON und HERRMANN die Erklärung in einer verlangsamten Leitung in einem Schenkel sucht, so dürfte er damit auch nicht das richtige treffen. Sicher ist, daß man weder durch Druck auf einen Schenkel, noch durch kombinierte Durchschneidungen an beiden Schenkeln und ihren größeren Ästen das Elektrokardiogramm des arborization block erzeugen kann; dies geht aus den Kurven von ROTHBERGER und WINTERBERG hervor und ist kürzlich auch von SCHERF[2]) gefunden worden, der diese Frage speziell untersucht hat. Nach seiner Meinung handelt es sich um eine kombinierte Erkrankung beider Schenkel mit stärkerer Beteiligung der Peripherie.

Die bei peripheren Leitungsstörungen auftretenden Veränderungen des Kammer-Ekg. lassen manche feinere Abweichungen von der normalen Reizausbreitung verstehen. Wir haben bei der Besprechung des Vorhofs-E.-S. gesagt, daß das zur E.-S. gehörende Kammer-Ekg. die normale Form hat, weil die Kammern auf normalem Wege erregt werden. Es kommt aber gar nicht selten vor, daß früh einfallende Vorhofs-E.-S. ein atypisches Kammer-Ekg. aufweisen, welches mehr oder weniger die Form einer ventrikulären E.-S. zeigt[3]). So wie es vorkommt, daß eine solche aurikuläre E.-S. gar nicht auf die Kammern übergehen kann, so erklärt sich die atypische Form des Kammer-Ekg. daraus, daß die Leitfähigkeit zwar wiedergekehrt, aber noch nicht in allen Teilen wiederhergestellt ist. Betrifft dies den rechten Schenkel, so wird das Kammer-Ekg. der Vorhofs-E.-S. die Form der linksseitigen E.-S. aufweisen, was auch gar nicht selten ist. In Abb. 161 ist die Vorhofszacke der Normalschläge breit und gespalten. In der Nachschwankung des zweiten Schlages sieht man eine Einkerbung, das ist die negative Vorhofszacke der aurikulären E.-S., die nach etwas längerer Zeit (0,12 statt 0,18 Sekunden) auf die Kammern übergeht. Die Leitung ist also verzögert, und das zu dieser Vorhofs-E.-S. gehörende Kammer-Ekg. hat eine fast ganz nach abwärts gerichtete Anfangsschwankung, die sich deutlich von der der Normalschläge unterscheidet. Auf die E.-S. folgt eine verkürzte Pause (30 + 68 = 98, statt 104 = 2 × 52), dann ein Normalschlag und dann wieder

---

[1]) LEWIS: Mechanism etc. 3. Aufl. S. 134. 1925.
[2]) SCHERF: Zeitschr. f. d. ges. exp. Med. Bd. 51, S. 816. 1926.
[3]) LEWIS: Heart Bd. 2, S. 35. 1911; Bd. 3, S. 293. 1912.

eine Vorhofs-E.-S., die aber später eintritt als die erste, denn die negative Vorhofszacke schließt erst an das Ende der Nachschwankung an. Dementsprechend ist auch die Veränderung der Anfangsschwankung des zugehörigen Kammer-Ekg. viel weniger ausgesprochen. Auch auf diese E.-S. folgt eine verkürzte Pause (44 + 56 = 100, statt 104). Die in der Nachschwankung der zweiten E.-S. und nach ihr sichtbaren zwei kleinen, nach abwärts gerichteten Zacken haben mit dem Herzen nichts zu tun. Die Veränderung des Kammer-Ekg. ist nicht immer so bedeutend, aber auch feinere Abweichungen von der Form der Normalschläge sind grundsätzlich in derselben Weise zu erklären.

Auch beim Vorhofflattern und -flimmern findet man in den Fällen, wo die Kammern rasch schlagen, fast immer kleine, von Schlag zu Schlag wechselnde Abweichungen in der Form der Anfangsschwankung, und diese sind ebenfalls auf eine ungenügende und ungleichmäßige Wiederherstellung der Leitfähigkeit in den peripheren Anteilen des Reizleitungssystems zurückzuführen. STENSTRÖM[1]) beschreibt vier schöne Fälle von Tachykardie, wo solche Leitungsstörungen be-

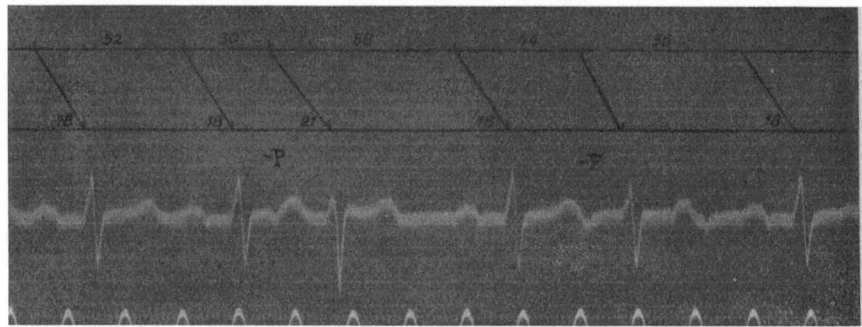

Abb. 161. Aurikuläre Extrasystole (−P) mit verändertem Kammerelektrokardiogramm infolge ungenügender Wiederherstellung der Leitfähigkeit. Mensch. Zeit in $^1/_5$ Sekunde.

standen. Meist handelte es sich um Vorhofflattern, wo jeder Vorhofreiz auf die Kammern überging. Das Elektrokardiogramm sah so aus wie bei ventrikulärer Tachykardie, und die Entscheidung war auch nicht in jedem Falle möglich, weil in den unmittelbar aufeinanderfolgenden Kammer-Ekg. die Flatterwellen nicht zu sehen waren. In einem Falle schließen die Ekg. vom Typus der linksseitigen E.-S. so eng aneinander, daß die Kurve so aussieht wie bei Kammerflimmern, und mancher als vorübergehendes Kammerflimmern beschriebene Fall dürfte so seine einfachere und richtige Deutung finden. Es ist vorläufig nicht möglich zu entscheiden, ob in solchen Fällen, wo nur geringe Abweichungen in der Form der Anfangsschwankung zu sehen sind, ein totaler Block in einem Ast vorliegt oder nur eine Leitungsverzögerung. Im Tierversuch konnte SCHERF[2]) solche Leitungsstörungen erzielen, wenn er den rechten Schenkel durch Druck leicht schädigte und dann die Erholung abwartete. Sobald wieder ein normales Ekg. erschien, wurde Vorhofflattern erzeugt und durch die damit verbundene Mehrbeanspruchung der Leitfähigkeit wurde die latent gewordene Schädigung im rechten Schenkel wieder manifest, indem die rasch aufeinanderfolgenden Kammerelektrokardiogramme das Bild des Schenkelblocks boten. Dies blieb manchmal während der ganzen Dauer des Flatterns bestehen, in anderen Versuchen ging der Block noch während des Flatterns zurück und wieder in anderen konnten WENCKEBACHsche Perioden im Schenkel erzielt werden.

---

[1]) STENSTRÖM: Acta med. scandinav. Bd. 57, S. 385. 1922. — Siehe auch SCHLIEPHAKE: 37. Kongr. f. inn. Med., Verhandl. S. 344. 1925.
[2]) SCHERF: Klin. Wochenschr. Bd. 4, S. 2207. 1925. (Vorl. Mitt.)

Herzflimmern und Herzflattern[1].

Von

H. WINTERBERG.
Wien.

Mit 2 Abbildungen.

Zusammenfassende Darstellungen.

HOFMANN, F. B.: Flimmern, Wühlen, Wogen. Nagels Handbuch Bd. I, S. 239. 1905. — LEWIS, TH.: Auricular fibrillation. Brit. med. journ. 1909, II, S. 1528; Heart Bd. 1, S. 306. 1910 und The mechanism and graphic registration of the heart beat. London: Shaw sons 1920. — ROTHBERGER u. WINTERBERG: Über die Pathogenese der Flimmerarhythmie. Wien. klin. Wochenschr. Jg. 27, S. 651. 1914. — HERING, H. E.: Der Sekundenherztod mit besonderer Berücksichtigung des Herzkammerflimmerns. Berlin: Julius Springer 1917. — SEMERAU, M.: Die Flimmerarhythmie. Ergebn. d. inn. Med. u. Kinderheilk. Bd. 19, S. 134. 1921. — ROTHBERGER, C. J.: Neue Theorien über Flimmern und Flattern. Klin. Wochenschr. Jg. 1, S. 82. 1922. — DE BOER, S.: Die Physiologie und Pharmakologie des Flimmerns. Ergebn. d. Physiol. Bd. 21. 1923. — HABERLANDT, L.: Über Herzwühlen und Herzflimmern. Pflügers Arch. f. d. ges. Physiol. Bd. 200, S. 519. 1923. — WENCKEBACH, K. F. und WINTERBERG, H.: Die unregelmäßige Herztätigkeit. W. Engelmann, Leipzig (im Druck).

Die momentane Vernichtung von Kreislauf und Leben durch das Flimmern der Herzkammern ist eine der eindrucksvollsten Erscheinungen. Die große, diesem Phänomen schon vom rein physiologischen Standpunkte zukommende Bedeutung ist noch weitaus größer geworden durch die Entdeckung, daß der dauernd unregelmäßige Puls dem Flimmern der Vorhöfe zuzuschreiben ist. Zahllose Einzeluntersuchungen und eine Reihe oben angeführter zusammenfassender Arbeiten geben Zeugnis von dem großen und allgemeinen, dem Herzflimmern von Theorie und Praxis bis in die letzte Zeit zugewandten Interesse. Trotz alledem ist gerade die wichtigste, die Frage nach dem Wesen des Herzflimmerns, zur Stunde noch lebhaft umstritten. Da eine auch nur einigermaßen vollständige Bearbeitung des ganzen Themas des Herzflimmerns selbst in knappester Form im Rahmen dieses Handbuchs nicht nur von vornherein ausgeschlossen ist, sondern im Hinblick auf die angeführten, zum Teil monographischen, die ganze Literatur bis in die neueste Zeit umfassenden Werke auch überflüssig wäre, soll in erster Linie dieses die Physiologie und Pathologie am meisten berührende Problem im Zusammenhange mit dem zugehörigen Tatsachenmaterial in den Mittelpunkt der Darstellung gerückt werden.

Begriffsbestimmung (Flimmern, Flattern, Wühlen, Wogen).

Die Meinungsverschiedenheiten über das Wesen des Flimmerns rühren zum Teil von den verschiedenen, diesem Begriff von den einzelnen Autoren unterlegten experimentellen und klinischen Bildern her. Bei Warm- und Kalt-

---

[1] Das Manuskript dieser Abhandlung wurde der Redaktion in der vorliegenden Form im Januar 1924 abgeliefert.

blütern, an Kammern und Vorhöfen, sind die Erscheinungen so different, daß man anfangs dem eigentlichen Flimmern das Wühlen und Wogen bzw. das Flattern als besonderes Phänomen gegenübergestellt hat.

Das Kammerflimmern nach faradischer Reizung wird schon von HOFFA und LUDWIG[1]), den Entdeckern des Flimmerns, als rasche, unregelmäßige Bewegung von sehr geringer Intensität beschrieben, wogegen das Froschherz langsamere, nach Art peristaltischer, regelmäßig (Wogen) oder unregelmäßig (Wühlen) ablaufende Kontraktionen zeigt. Erwärmung[2]) verwandelt jedoch das Wogen und Wühlen des Froschherzens in Flimmern, Abkühlung, umgekehrt das Flimmern des Säugerherzens in die wühlende und wogende Bewegungsform.

MAC WILLIAM[3]) betont im Gegensatz zu dem Verhalten der Kammern die Regelmäßigkeit der Flimmerbewegungen und das Fehlen deutlicher Zeichen von Inkoordination als für die Vorhöfe charakteristisch. Er nennt den Zustand auch nicht Flimmern (fibrillation), sondern Flattern (auricular flutter), eine Bezeichnung, die später unter Berufung auf WILLIAM von JOLLY und RITCHIE[4]) auf das Vorhofflattern beim Menschen angewendet wurde. Die abweichenden klinischen Bilder beim Flimmern und Flattern haben ihrerseits wieder der Meinung Vorschub geleistet, daß es sich dabei, wenn auch um nahe verwandte, so doch im Grunde verschiedene Vorgänge handelt.

Demgegenüber wurde von WINTERBERG[5]) die Wesensgleichheit des Vorhof- und Kammerflimmerns, von ROTHBERGER und WINTERBERG[6]) die prinzipielle Identität des Flimmerns und Flatterns nachdrücklich hervorgehoben. Dieser noch immer nicht vollständig durchgedrungene Standpunkt stützt sich besonders auf die Beobachtung der an den Vorhöfen nach stärkerer faradischer Reizung auftretenden Phänomene. Unmittelbar nach der Reizung hören die normalen Kontraktionen auf, an ihre Stelle treten äußerst frequente, feinste fibrilläre Bewegungen (feinschlägiges Flimmern), die allmählich immer heftiger und gröber werden (grobschlägiges Flimmern), und schließlich in die von WILLIAM geschilderten, einem raschen, regelmäßigen Flattern vergleichbaren Zuckungen übergehen, bis plötzlich die immer noch fieberhaft rasche Tätigkeit der Muskulatur zur Ruhe kommt, worauf nach einer kurzen Pause (postundulatorische Pause) mit einem meist auffallend kräftigen Schlage die normalen Kontraktionen wieder einsetzen. An den Kammern sind die Erscheinungen bei den Herzen, die sich vom Flimmern erholen, ähnlich, bei den flimmernd absterbenden Herzen dagegen entsteht aus dem hochfrequenten feinen Muskelzittern eine trägere, wühlende oder wogende, an das Verhalten des Froschherzens erinnernde Bewegungsart.

Alle diese zwischen Reiz und postundulatorischer Pause ablaufenden Vorgänge gehen ohne scharfe Grenze ineinander über und das Auge ist kaum imstande, den wechselnden Eindrücken rasch genug zu folgen, um sie scharf auseinanderzuhalten. In längeren Anfällen jedoch, wo das Stadium des grobschlägigen Flimmerns bzw. Flatterns in den Vordergrund tritt, sowie nach schwächeren Reizungen, wo das Flattern oft von vornherein ziemlich rein zur Entwicklung gelangt, kann es den Anschein eines mehr selbständigen, von dem Kammerflimmern verschiedenen Phänomens erwecken. Im Sinne der Anschauung, daß die ganze, nach faradischer Reizung bis zur postundulatorischen Pause

---

[1]) HOFFA u. LUDWIG: Zeitschr. f. rat. Med. Bd. 9, S. 107. 1850.
[2]) BÄTKE: Pflügers Arch. f. d. ges. Physiol. Bd. 71, S. 414. 1898.
[3]) MAC WILLIAM: Journ. of physiol. Bd. 8, S. 296. 1887.
[4]) JOLLY u. RITCHIE: Heart Bd. 2, S. 177. 1810/11.
[5]) WINTERBERG: Pflügers Arch. f. d. ges. Physiol. Bd. 117, S. 223. 1907.
[6]) ROTHBERGER u. WINTERBERG: Pflügers Arch. f. d. ges. Physiol. Bd. 160, S. 41. 1914.

ablaufende Erscheinungsreihe qualitativ bzw. im Mechanismus gleiche und nur quantitativ verschiedene Ereignisse umfaßt, sprechen auch die durch Differentialableitung von den Kammern und Vorhöfen gewonnenen Elektrogramme [ROTHBERGER und WINTERBERG[1]), LEWIS[2])].

Hebt man aus dem ganzen sich dem Auge in mannigfachen Bildern darbietenden Komplex das Gemeinsame heraus, so wären die genannten Flimmerphänomene als jene Kontraktionsformen der Herzmuskulatur zu definieren, bei der trotz lebhafter Bewegungen der Muskelfibrillen *keine durch Ruhepausen getrennte, dem Zwecke der Blutaustreibung völlig genügende Zusammenziehungen zustande kommen*. Diese Begriffsbestimmung erlaubt auch die zwanglose Angliederung gehäufter, ohne eigentliche Diastole rasch aufeinanderfolgender E.-S. an das Flimmern, dem ja die E.-S. so nahe stehen, daß beide Phänomene von manchen Autoren [HERING[3]), ROTHBERGER und WINTERBERG[4]), DE BOER[5])] als zusammengehörig aufgefaßt werden.

Entstehung des Flimmerns.

a) Experimentelle Erzeugung von Flimmern.

Das einfachste Mittel, Flimmern hervorzurufen, ist der schon von HOFFA und LUDWIG[6]) verwendete, direkt applizierte Induktionsstrom. In gleicher Weise wirken Kettenströme, viel weniger sicher mechanische und thermische Reize. Ferner führen gewisse Gifte in einer bestimmten Konzentration (Kalium, Barium, Chloroform, Physostigmin usw.) oder in einem bestimmten Stadium der Intoxikation (Digitalis) zum Flimmern. Auch durch Unterbindung der Coronargefäße wird Flimmern häufig hervorgerufen.

Ort der Reizung. Lange bekannt ist die Tatsache, daß ein einfacher Nadelstich an der Grenze des oberen und mittleren Drittels des Ventrikelseptums die Kammern des Hundeherzens zum Flimmern bringen kann (KRONECKERS Herzstich), und daß eine Reizung der Herzspitze ungleich schwieriger Flimmern erzeugt als eine solche der Herzbasis. Die Vermutung von F. B. HOFMANN[7]), daß durch KRONECKERS Stich hocherregbare Elemente gereizt wurden, wird von HABERLANDT[8]) auf Grund ausgedehnter Untersuchungen, sowie von HERING[9]) dahin präzisiert, daß diese Gebilde im a-v-Verbindungssystem gelegen sind, dessen höhere Erregbarkeit beim Frosch- und Schildkrötenherzen sich direkt nachweisen läßt [HABERLANDT[10]), LAURENS[11])].

Zeit der Reizung. MINES[12]) fand, daß am künstlich durchströmten Kaninchenherzen ein unmittelbar am Ende der Refraktärperiode verabfolgter Extrareiz Kammerflimmern auslöst, während derselbe Reiz in einem etwas späteren Moment nur eine gewöhnliche E.-S. hervorbringt. Dasselbe Experiment haben später DE BOER[13]) mit dem gleichen Erfolge am Froschventrikel und nach ihm

---

[1]) ROTHBERGER u. WINTERBERG: Pflügers Arch. f. d. ges. Physiol. Bd. 160, S. 42. 1914 u. Zeitschr. f. d. ges. exp. Med. Bd. 4, S. 407. 1916.
[2]) LEWIS u. Mitarbeiter: Heart Bd. 7 u. 8. 1920 u. 1921.
[3]) HERING: Pflügers Arch. f. d. ges. Physiol. Bd. 82, S. 1. 1900.
[4]) ROTHBERGER u. WINTERBERG: (l. c.).
[5]) DE BOER: Pflügers Arch. f. d. ges. Physiol. Bd. 187, S. 193. 1921.
[6]) HOFFA u. LUDWIG: Zeitschr. f. rat. Med. Bd. 9, S. 238. 2849.
[7]) HOFMANN, F. B.: Nagels Handbuch Bd. I, S. 240. 1905.
[8]) HABERLANDT: Pflügers Arch. f. d. ges. Physiol. Bd. 200, S. 519. 1923.
[9]) HERING: Pflügers Arch. f. d. ges. Physiol. Bd. 163, S. 11. 1915.
[10]) HABERLANDT: Zeitschr. f. Biol. Bd. 61, S. 10 u. 29. 1913; Bd. 67, S. 476. 1917.
[11]) LAURENS: Americ. journ. of physiol. Bd. 42, S. 513. 1917.
[12]) MINES: Trans. roy. soc. of Canada Bd. VIII, S. 34. 1914.
[13]) DE BOER: Pflügers Arch. f. d. ges. Physiol. Bd. 178, S. 1. 1920; Bd. 187, S. 193. 1921.

Lewis, Drury und Iliescu[1]) am Hundeherzen ausgeführt. De Boer hat den Minesschen Versuch in einer für die Entstehung des Flimmerns beim Menschen bedeutsamen Weise variiert, indem er durch sehr vorzeitige Vorhofextrasystolen, welche die Kammern gerade nach Ablauf des Refraktärstadiums erreichten, diese zum Flimmern bringen konnte. Auf ähnliche Weise versucht de Boer den Eintritt von Vorhof- und Kammerflimmern bei plötzlicher Frequenzsteigerung, z. B. durch Aufregung, dadurch zu erklären, daß auf einmal ein Impuls in dem kritischen Zeitpunkte am Ende des Refraktärstadiums die Vorhöfe oder die Kammern trifft. Die ausschlaggebende Bedeutung, welche namentlich de Boer dem zeitlichen Moment der Reizung für die Auslösung des Flimmerns zuschreibt, wird indessen von Haberlandt[2]) bestritten. Dieser Forscher sah Flimmern bzw. doppelte oder mehrfache E.-S. auch nach ziemlich spätem Eintreffen des Reizes in Fällen auftreten, wo frühe Extrareize nur einzelne Kontraktionen hervorgerufen hatten.

Flimmerfähigkeit. Tierart[3]) und Zustand des Herzens. Nicht alle Herzen sind in gleicher Weise zum Flimmern befähigt, insoweit es sich um das den einwirkenden Reiz überdauernde Flimmern handelt. In der Reihe unserer warmblütigen Versuchstiere: Hund, Katze, Meerschweinchen, Kaninchen, Maus und Ratte steht das besonders leicht tödlich flimmernde Hundeherz an dem einen, das überhaupt kaum zu überdauerndem Flimmern zu bringende Maus- und Rattenherz an dem anderen Ende. Das Froschherz flimmert immer nur vorübergehend, bietet aber bei gewöhnlicher Temperatur, wie erwähnt, mehr die Erscheinungen des Wühlens (peristaltische Wellen). Das Menschenherz gilt gegenüber der Reizung mit Induktionsströmen nicht als besonders empfindlich, trotzdem wird man sich wohl hüten, die älteren Versuche an bloßliegenden Herzen, auf welche sich diese Meinung gründet (Literatur Tigerstedt, S. 64) zu wiederholen.

Der Zustand des Herzens ist für seine Flimmerfähigkeit ebenfalls von großer Bedeutung. Eine wichtige Rolle spielt das Alter, jüngere Tiere sind z. B. viel weniger empfindlich als ältere. Ein das Flimmern außerordentlich begünstigender Umstand ist die Asphyxie[4]). Das Flimmern nach Verschluß der Kranzgefäße ist wahrscheinlich hauptsächlich eine Folge der CO_2-Anhäufung (Hering, l. c.). Ebenso wie die CO_2 kommen auch andere endogene und exogene Gifte, z. B. die Thyreoideasubstanzen, Chloroform, Digitalis, durch ihren die Disposition zum Flimmern erhöhenden Einfluß in Betracht; mit Coffein konnten Fröhlich und Paschkis[5]) sogar das Herz der weißen Ratte flimmerfähig machen. Dasselbe Resultat konnte auch durch Erhöhung des Aortendrucks sowie durch gesteigerte Muskelspannung (Isometrie) erzielt werden. Da auch Coffein den Tonus erhöht, während ihn Cocain unter gleichzeitigem Verlust der Flimmerfähigkeit herabsetzt, erblicken Fröhlich und Paschkis in einem gewissen Verkürzungszustand der Muskulatur eine der Grundbedingungen des Flimmerphänomens. Von diesem Gesichtspunkte sind die Befunde der beiden Autoren auch klinisch von Interesse, da ja das Vorhofflimmern bei Mitralfehlern vielfach in ähnlicher Weise auf den gesteigerten Druck im linken Vorhof bezogen wurde. Der langsam automatisch schlagende Ventrikel des Rattenherzens kann weder durch Coffein

---

[1]) Lewis, Drury u. Iliescu: Heart Bd. 8 S. 314. 1921.
[2]) Haberlandt: Pflügers Arch. f. d. ges. Physiol. Bd. 200, S. 519. 1923.
[3]) Tigerstedt: Physiologie des Kreislaufs Bd. II, S. 62—64. 1921.
[4]) Mac William: Journ. of physiol. Bd. 8, S. 296. 1887. — Kronecker: Zeitschr. f. Biol. Bd. 34, S. 596. 1896. — Hering: Pflügers Arch. f. d. ges. Physiol. Bd. 163, S. 22. 1915. — Magnus: Arch. f. exp. Pathol. u. Pharmakol. Bd. 47, S. 200. 1902. — Haberlandt: Zeitschr. f. Biol. Bd. 66, S. 336. 1916.
[5]) Fröhlich u. Paschkis: Zeitschr. f. d. ges. exp. Med. Bd. 35, S. 230. 1923.

noch durch Erhöhung des Aortendrucks flimmerfähig gemacht werden, weil, wie FRÖHLICH und PASCHKIS meinen, die genügende diastolische Erschlaffung ihm nicht die Grundbedingungen für den Eintritt des Flimmerns bietet. Als wesentlich für die Flimmerfähigkeit wird endlich von DE BOER der sog. metabole Zustand des Herzmuskels angesehen. Einer entsprechenden Verschlechterung des metabolen Zustandes, zusammen mit einem im richtigen Momente am Ende des Refraktärstadiums einfallenden Reiz, wird von DE BOER die größte Bedeutung zugeschrieben. Beim Froschherzen kann unter diesen Bedingungen sogar ein Sinusimpuls Kammerwühlen auslösen. Das blutdurchströmte Froschherz kann nach DE BOER überhaupt nicht zum Flimmern gebracht werden. Dagegen hat HABERLANDT unter Umständen mittels faradischer Reizung des Trichtergewebes auch bei erhaltenem Kreislauf, allerdings viel schwerer als am entbluteten Herzen, überdauerndes Wühlen hervorgerufen.

Von großem Einfluß auf die Flimmerfähigkeit ist ferner der Erregungszustand der Herznerven (S. 672), insbesondere wird das Flimmern der Vorhöfe durch Vagusreizung begünstigt.

b) Entstehung das Flimmerns beim Menschen.

Der Entstehungsmodus des Flimmerns beim Menschen ist beim Kammerflimmern durch elektrische Unfälle, nach Verschluß der Coronargefäße und unter anderen selteneren Umständen (Chloroformtod, Digitalisvergiftung) dem des experimentellen Flimmerns direkt vergleichbar. Bei dem so gemeinen Vorhofflimmern, das übrigens nach einer jüngst von JACKSCH und RIHL[1]) gemachten Beobachtung ebenfalls durch elektrischen Unfall entstehen kann, und bei dem im Verlaufe verschiedener Herzkrankheiten auftretenden Kammerflimmern liegen dagegen die Verhältnisse weniger klar. Hier wirken wahrscheinlich eine ganze Reihe von Faktoren zusammen, um das Herz flimmerbereit zu machen, bis die Disposition endlich so weit gesteigert ist, daß sich das Flimmern spontan oder durch irgendeine auslösende Ursache, z. B. einen reflektorischen Einfluß, einstellt. Sehr wichtig ist vielleicht die Rolle von Vorhofextrasystolen, die dem Vorhofflimmern so außerordentlich oft vorangehen, und von denen deshalb DE BOER nicht ganz ohne Berechtigung annimmt, daß sie wie ein zu richtiger Zeit einfallender Extrareiz das Flimmern in Gang bringen.

Überdauern des Flimmerns (Nachflimmern).

Das Flimmern hört entweder mit dem Einwirken des Reizes auf, oder es hält auch nachher noch weiter an. Bei entsprechender Reizstärke läßt sich Flimmern auch bei solchen Herzen erzielen, die nicht oder nicht leicht überdauernd flimmern. Das Nachflimmern kann von kurzer, aber auch von unbeschränkt langer Dauer sein. Der einwirkende Reiz hat in diesem Falle das Flimmern nicht nur erzeugt, sondern überdies jene, das eigentliche Problem des Flimmerns bedeutende Zustandsänderung hervorrufen, die fortwährend den abnormen Mechanismus unterhält.

Das Flimmern der Kammern, der Vorhöfe und von Stücken der Herzmuskulatur.

Das Flimmern ist gewöhnlich auf eine Herzabteilung, auf die Kammern oder die Vorhöfe, jedoch nie auf eine Herzhälfte, die rechte oder linke Kammer bzw. den rechten oder linken Vorhof beschränkt. Dieser Umstand ist von der größten Bedeutung, weil die Vernichtung des Pumpmechanismus der Kammern

---

[1]) JACKSCH-WARTENHORST u. RIHL: Zeitschr. f. d. ges. exp. Med. Bd. 50, S. 110. 1926.

in kürzester Zeit tödlich ist, während die flimmernden Vorhöfe ihre aktive Beteiligung an der Blutförderung zwar ebenfalls einstellen und die Tätigkeit der unter ihrem Einfluß rasch und unregelmäßig schlagenden Kammern stören, ohne indessen einen ausreichenden Kreislauf unmöglich zu machen.

Das Nichtübergreifen des Flimmerns von den Vorhöfen auf die Kammern und umgekehrt hat sein Analogon in der zuletzt von GARREY[1]) experimentell studierten Tatsache, daß genügend schmal geschnittene Muskelbrücken überall im Vorhof und in der Kammer den Übergang von dem zum Flimmern gebrachten Muskelstück auf das andere verhindern. Unter sonst gleichen Bedingungen ist nach GARREY die Persistenz des Flimmerns der Größe der flimmernden Muskelmasse proportional, wobei es gleichgültig ist, ob es sich um Muskelstücke handelt, die von bereits flimmernden Herzteilen abgeschnitten wurden oder die abgeschnitten erst zum Flimmern gebracht werden. Das A-V-Bündel hemmt also nach diesem Autor nicht infolge seiner spezifischen Struktur bzw. wegen seiner geringeren Erregbarkeit, sondern wegen seines geringen Querschnitts die Ausbreitung des Flimmerns von den Vorhöfen nach den Kammern oder umgekehrt. Dieser Schluß ist jedoch nicht bindend, weil die im Experiment stehengelassene Brücke nicht aus intakten Muskelfasern besteht. Denn mit dem operativen Eingriff sind unvermeidlich geringe, aber funktionell nicht gleichgültige Verletzungen und Ernährungsstörungen des Gewebes verbunden.

Gegenseitige Beeinflussung der Vorhöfe und Kammern beim Flimmern und Flattern.

Obwohl also das Flimmern gewöhnlich weder von den Vorhöfen auf die Kammern, noch von diesen auf jene übergeht, findet gleichwohl eine gegenseitige Beeinflussung statt. Vor allem sind es die Vorhöfe, die im Zustande des Flimmerns die Kammern zu einer raschen und vollständig arrhythmischen Tätigkeit zwingen. Die Flimmerarrhythmie hört auf, wenn das HISsche Bündel durchschnitten wird. Dieser Versuch ist von FREDERICQ[2]) ausgeführt worden; trotzdem entspricht die Behauptung DE BOERS, FREDERICQ habe den Nachweis geliefert, daß der Pulsus irregularis perpetuus durch Vorhofflimmern verursacht sei, nicht der historischen Wahrheit, weil FREDERICQ von dem Zusammenhang des P. i. p. mit Vorhofflimmern noch keine Ahnung hatte.

Beim Vorhofflattern ist die ebenfalls von den Vorhöfen abhängige Kammertätigkeit gewöhnlich rhythmisch. Nur selten wird jeder, in der Regel nur jeder zweite, dritte oder vierte von den flatternden Vorhöfen ausgehende Impuls von den Kammern beantwortet. Es kommt aber auch ein Wechsel der Blockierungsverhältnisse vor, indem z. B. Blockierungen von 2 : 1, 3 : 2, 4 : 1 aufeinanderfolgen. In diesem Falle schlagen die Kammern unregelmäßig, und es ist nicht immer leicht, eine vollständige Analyse der so erzeugten Arrhythmie zu geben, weil die a-v-Leitungszeit sich zwar bei gleichbleibender Blockierung auf einen konstanten Wert einstellt, dagegen bei wechselnder Blockierung beständig schwankt.

FREDERICQ und PHILIPS[3]) gaben an, daß im Gegensatze zu den Vorhöfen die flimmernden Kammern keinen Einfluß auf die Vorhöfe haben. Andere Autoren[4]) stellen jedoch während des Kammerflimmerns unregelmäßige und be-

---

[1]) GARREY: Americ. journ. of physiol. Bd. 33, S. 397. 1914.
[2]) FREDERICQ: Arch. internat. de phys. Bd. 2, S. 281. 1904/05.
[3]) FREDERICQ u. PHILIPS: Arch. internat. de physiol. Bd. 2, S. 271 u. 281. 1904/05.
[4]) GARREY: Americ. journ. of physiol. Bd. 21, S. 283. 1908. — WINTERBERG: Pflügers Arch. f. d. ges. Physiol. Bd. 128, S. 371. 1909. — LEWIS: Quart. journ. of med. Bd. 3, S. 337. 1909/10. — COHN u. MASON: Heart Bd. 3, S. 341. 1911/12.

schleunigte Vorhofkontraktionen fest. Es ist also auch in dieser Beziehung kein prinzipieller Unterschied vorhanden. Die widersprechenden Erfahrungen erklären sich leicht durch die größere Schwierigkeit bzw. durch das unter bestimmten Versuchsbedingungen erfolgende Versagen der rückläufigen Leitung.

Die postundulatorische Pause [GEWIN[1])] ist die schon von HOFFA und LUDWIG beschriebene diastolische Ruhestellung, welche nach dem Flimmern dem Wiederbeginn der normalen Herztätigkeit vorangeht. Experimentell gestützte Erklärungen der p. u. P. wurden von GEWIN[2]), WINTERBERG[3]) und TURRETINI[4]) gegeben. GEWIN führte die p. u. P. auf eine Herabsetzung der Erregbarkeit des Herzens durch den elektrischen Strom zurück. Diese Auffassung wurde von mir aus verschiedenen Gründen, und zwar wegen der ungenügenden, für die Abhängigkeit der p. u. P. von der Stromstärke beigebrachten Belege, wegen der Unvollkommenheit der Methode der Erregbarkeitsprüfung und wegen der Einflußlosigkeit der Dauer der Reizung und der Dauer des Wühlens auf die p. u. P. und last not least deshalb abgelehnt, weil ich die Unabhängigkeit der p. u. P. von der Stärke des Reizstromes direkt feststellen konnte.

Eigene Untersuchungen der p. u. P. des Vorhofs, aus denen nur die auch von HABERLANDT bestätigte Tatsache hervorgehoben sei, daß trotz des Flimmerns des Vorhofs die physiologische Reizperiode erhalten bleiben kann, und daß die Dauer der p. u. P. des Vorhofs fast ausnahmslos kürzer ist, als die einer Vorhofperiode, widerlegen vollends die Annahme, der Herzmuskel sei in der p. u. P. gegenüber den normalen Leitungsreizen unerregbar. Sie rechtfertigen dagegen den von mir vertretenen Standpunkt, daß die p. u. P. in dem Sinne der postextrasystolischen Pause (p. e. P.) gleichzusetzen ist, als sie so wie diese durch den ersten Ursprungsreiz begrenzt wird, der nach Wiedererlangung der Erregbarkeit der nach dem Flimmern zur Ruhe gelangten Muskelfasern eintrifft. Ebenso ist die p. u. P. der Kammer nicht die Folge mangelhafter Erregbarkeit, sondern die der mangelnden Erregung der Ventrikelmuskulatur in der Zeit nach dem Erlöschen des Flimmerns bis zum Einlangen des ersten Sinusimpulses, der von der Kammer genau ebenso abgewartet werden muß, wie nach einzelnen oder gehäuften Extrasystolen. Damit steht wiederum die Tatsache in Übereinstimmung, daß die p. u. P. der Kammer zwar sehr häufig die Dauer einer, aber nicht die von zwei Kammerperioden übertrifft, und daß nach Kammerflimmern die physiologische Reizperiode nur dann gestört erscheint, wenn die vom flimmernden Ventrikel ausgehenden Pulse antiperistaltische bis an die Bildungsstätte der Ursprungsreize zurückgeleitete Kontraktionen hervorgerufen haben.

An dieser Auffassung der p. u. P. hat DE BOER[5]) Kritik geübt. DE BOER findet, daß die p. u. P. unter genau gleichen Verhältnissen bei denselben Froschherzen bald lang, bald kurz ist, ja, daß sie sogar kürzer sein konnte als die Normalperiode. „Es zeigt sich also," resumiert DE BOER, „daß die p. u. P. keine konstante Dauer hat, wie das wohl der Fall mit der kompensatorischen Pause ist." (Die letztere Behauptung ist nicht recht verständlich.) Doch führt DE BOER weiter als Gegensatz zwischen p. u. P. und kompensatorischer Ruhe an, daß diese immer länger dauert als eine Normalperiode, wogegen „diese Verhältnisse in bezug auf die p. u. P. völlig anders seien". DE BOER übersieht dabei vollständig die Pausenverhältnisse bei der interpolierten E.-S. und die Möglichkeit, daß genau

---

[1]) GEWIN: Arch. f. (Anat. u.) Physiol., Suppl. 1906, S. 247.
[2]) GEWIN: l. c.
[3]) WINTERBERG: Pflügers Arch. f. d. ges. Physiol. Bd. 128, S. 471. 1909.
[4]) TURRETINI: Thèse. Genève: J. Studer 1908.
[5]) DE BOER: Pflügers Arch. f. d. ges. Physiol. Bd. 187, S. 193. 1921 u. Ergebn. S. 54.

aus denselben Gründen wie bei der Interpolierung einer einzelnen E.-S. auch nach einer Extrasystolenschar die folgende Pause kürzer sein kann als eine Normalperiode, wenn die letztere E.-S. der Reihe bei langsamem Sinusrhythmus frühzeitig nach dem Leitungsreiz eintritt, der dem postextrasystolischen unmittelbar vorhergegangen ist. Wenn DE BOER schließlich sagt, daß für die p. u. P. die Dauer davon abhängt, „wann in der Sinusperiode das Wühlen endigt und ob danach der erste Sinusimpuls die Kammer schon reizbar findet", so gilt dieser Satz mutatis mutandis auch für die p. e. P.

Übrigens will DE BOER auch die Pause nach gehäuften E.-S. anders deuten als die nach einer einzelnen E.-S. Selbst wenn die theoretischen Vorstellungen DE BOERS über den Mechanismus des Flimmerns und der gehäuften E.-S. richtig wären, würden jedoch die entsprechenden Pausen unter den Begriff der postextrasystolischen Ruhe ENGELMANNS fallen. Fraglich wäre nur, wie ich seinerzeit (l. c. S. 473) betont habe, ob beide Erscheinungen vollständig identisch sind, oder ob die p. u. P. einen Spezialfall der p. e. P. in dem Sinne darstellt, daß ihre Dauer hier noch durch besondere Momente mitbestimmt wird. Ein solches Moment ist z. B. die Unterbrechung des Coronarkreislaufes beim Kammerflimmern, die bei längerer Dauer die Erregbarkeit des Herzmuskels schädigt, so daß nach dem Aufhören des Flimmerns unter Umständen auch mehrere Sinusimpulse unwirksam bleiben können. Ein anderer Umstand, der die p. u. P. über ihre natürliche Grenze verlängern kann, ist die Hemmungswirkung, welche die zahlreichen von den Vorhöfen ausgehenden Impulse, falls sie den Sinus erreichen, auf die physiologische Reizbildung ausüben können. Das alles berührt aber nicht das eigentliche Wesen der p. u. P., sondern modifiziert nur ihre Erscheinungsform.

Die Frequenz der Flimmerbewegung.

Schon LUDWIG und HOFFA haben sich bemüht, die Frequenz der Flimmerbewegung durch mechanische Registrierung zu bestimmen. Sie fanden beim Flimmern der Kammern des Kaninchenherzens eine Frequenz von 604 pro Minute. Es ist jedoch klar, daß diese Methode unzulänglich ist. Denn der suspendierte Punkt kann durch die Kontraktionen benachbarter Muskelfasern leicht zu viele Zusammenziehungen, aber ebensogut auch zu wenig Ausschläge verzeichnen, wenn der Schreibhebel den ihm erteilten Impulsen wegen seiner zu geringen Schwingungszahl oder wegen ihrer Schwäche nicht zu folgen vermag. Mittels des Verfahrens der Differentialableitung von GARTEN und CLEMENT[1]), ERFMANN, SCHNEIDERS und SULZE[2]), welches die Verzeichnung der Aktionsströme der unter der nahezu punktförmigen Ableitungselektrode gelegenen Muskelfasern möglich macht, haben ROTHBERGER und WINTERBERG[3]) die Flimmerfrequenz genauer zu bestimmen versucht. Neben der Differentialableitung werden in den Versuchen dieser Autoren gleichzeitig die mechanischen von einer anderen entfernt gelegenen Stelle gewonnenen Kontraktionskurven zum Vergleiche herangezogen. Dabei wurde gefunden, daß das Differential-Eg. der Vorhöfe aus sehr frequenten Oszillationen besteht, deren Zahl beim feinschlägigen Flimmern des Katzenherzens (Vorhöfe) eine *maximale* Höhe von 3000—3500 erreichen kann und die in dem Maße kleiner wird, in dem sich das feinschlägige in grobschlägiges Flimmern bzw. in Flattern verwandelt. Von einer gewissen Frequenz an, deren Grenze zwischen 800—900 liegt, stimmt die Zahl der Oszillationen im Differential-Eg. mit der Zahl der Ausschläge in der Suspensionskurve vollständig überein.

---

[1]) CLEMENT: Zeitschr. f. Biol. Bd. 58, S. 110. 1912.
[2]) ERFMANN, SCHNEIDERS u. SULZE: Skandinav. Arch. f. Physiol. Bd. 29, S. 114. 1913.
[3]) ROTHBERGER u. WINTERBERG: Pflügers Arch. f. d. ges. Physiol. Bd. 160, S. 42. 1914 u. Zeitschr. f. d. ges. exp. Med. Bd. 4, S. 407. 1916.

Lewis[1]), der in einer vollkommeneren Weise mittels des Doppelsaitengalvanometers die Experimente von Rothberger und Winterberg wiederholte, fand die Maximalfrequenz von 2000—3000 Oszillationen nur im unmittelbaren Anschluß an die Reizung und nur in der Umgebung der Reizelektroden. Er nennt diese Erscheinung Rapid-reexcitation und nicht Flimmern, weil die Flimmerfrequenz beim Menschen nicht über 500—600 hinausgeht. Darin scheint Lewis tatsächlich recht zu haben, wenigstens insoweit das allein beobachtete anhaltende Vorhofflimmern in Frage kommt. Wie es sich beim ersten Einsetzen des Flimmerns verhält, ist nicht bekannt. Ein Grund, die Erscheinung der „Rapid-reexcitation" oder des Reizflimmerns, wie sie Rothberger besser nennt, als besonderes Phänomen abzutrennen, ist nicht ersichtlich, und zwar auch dann nicht, wenn es in seiner Höchstfrequenz nur während und durch den einwirkenden Reiz erzeugt und unterhalten würde. Es ist ein Teil bzw. ein Stadium des Flimmerphänomens und deshalb als solches zu bezeichnen.

Die Flimmerfrequenz der Herzkammern der Katze beträgt, an den Oszillationen im Diff.-Eg. gemessen, höchstens 800—900 pro Minute, bleibt also wesentlich hinter jener der Vorhöfe zurück. Dafür gelingt es fast bis zu dieser äußersten Grenze, die zahlenmäßige Übereinstimmung der elektrischen und mechanischen Ausschläge nachzuweisen. Rothberger und Winterberg konnten den Parallelismus beider bis zu einer Frequenz von 789 verfolgen.

Für die physiologische Bedeutung der Flimmerfrequenz kommt es übrigens nicht so sehr darauf an, ob die gefundenen Maximalwerte absolut richtig sind. Wichtig ist nur die keinem Zweifel mehr unterliegende Tatsache, daß diese Frequenz unter allen Umständen sehr hoch ist und daß zwischen der Art der Flimmerbewegung und ihrer Frequenz ein inniger Zusammenhang besteht derart, daß beim feinschlägigen Flimmern die Zahl der Undulationen am größten, beim grobschlägigen Flimmern kleiner und beim Flattern am kleinsten ist. Physiologisch läßt sich daher eine scharfe Grenze zwischen Flimmern und Flattern überhaupt nicht ziehen, beide sind vielmehr verschiedene Stufen desselben Vorganges. Klinisch sind die Bilder beim Flimmern und Flattern der Vorhöfe allerdings different, jedoch nur infolge der von der Höhe der Vorhoffrequenz abhängigen Reaktion der Kammern auf die ihnen zufließenden Impulse.

Die Frequenz der Flatterbewegungen.

Über die Frequenz der Bewegungen beim Vorhofflattern besteht keine Meinungsverschiedenheit. Sie läßt sich nicht nur experimentell, sondern auch klinisch sowohl durch das Ekg. als auch mechanisch mittels der Venenpulskurve ermitteln. Sie beträgt beim Menschen 300—400 pro Minute und zeichnet sich durch ihre außerordentliche Regelmäßigkeit aus.

Koordination und Inkoordination der Flatter- und Flimmerbewegung.

Die Betrachtung des Herzens erweckt in den meisten Fällen den Eindruck der Inkoordination, solange es sich um feinschlägiges Flimmern handelt. Beim grobschlägigen Flimmern, besonders aber in dem als Flattern bezeichneten Zustande, erscheinen dagegen die Bewegungen mehr oder weniger regelmäßig.

Experimentell haben zuerst Rothberger und Winterberg neben der Frage der Frequenz auch die der Koordination der Flimmer- und Flatterbewegung durch gleichzeitige elektrographische und myographische Registrierung an zwei weit auseinanderliegenden Punkten (Konus rechts und Herzspitze) zu lösen gesucht. Aus der Isorhythmie der Ausschläge im Diff.-Eg. und Myogramm

---

[1]) Lewis: Heart Bd. 7, S. 293. 1920.

beim Flattern geht hervor, daß hier koordinierte Kontraktionswellen das Herz durchlaufen. LEWIS, der nach einem ähnlichen Versuchsplan mit Hilfe des Doppelsaitengalvanometers arbeitete, hat diesen Befund bestätigt, so daß an der Koordination der Flatterbewegung füglich kein Zweifel mehr besteht. Dagegen läßt sich beim Flimmern eine zahlenmäßige Übereinstimmung der Ausschläge im Diff.-Eg. und in der Suspensionskurve (ROTHBERGER und WINTERBERG) in der Regel nicht nachweisen, und auch bei dem Vergleich der Diff.-Eg. von zwei direkt abgeleiteten Punkten[1]) besteht gewöhnlich keine Isorhythmie der verzeichneten Ausschläge; auch ihre Form und Richtung bleibt nicht unverändert, so daß man im allgemeinen sowohl beim Vorhof- als auch beim Kammerflimmern inkoordinierte Bewegungen anzunehmen hat. Darin stimmen auch alle Autoren überein. Ausnahmsweise erhält man aber auch beim Flimmern mittels der erwähnten Methoden hochfrequente, isorhythmische Ausschläge bzw. von beiden Ableitungsstellen überdies form- und richtungsbeständige Diff.-Ege. In der Bewertung dieser von ROTHBERGER und WINTERBERG gefundenen, von KISCH und LEWIS bestätigten Tatsache gehen jedoch die Meinungen auseinander. ROTHBERGER und WINTERBERG sowie LEWIS ziehen daraus den Schluß, daß die Flimmerbewegung koordiniert sein könne, während KISCH an der Inkoordination der Herztätigkeit, zumal beim Kammerflimmern, festhält, weil die Regelmäßigkeit und Isochronie der Diff.-Eg. niemals sehr lange oder gar dauernd zu beobachten ist. Ich komme auf diese wichtige Frage bei der Besprechung der Flimmertheorien wieder zurück.

Einfluß der Herznerven auf das Flimmern und Flattern.

Die älteren Untersuchungen, über die ich in Pflügers Arch. f. d. ges. Physiol. Bd. 117, S. 223. 1907 referiert habe, beschäftigten sich hauptsächlich mit der Vaguswirkung auf das Kammerflimmern und gingen von der Voraussetzung aus, daß es möglich sein würde, die fibrillären Bewegungen des Herzens durch Vagusreizung zu hemmen. Die Resultate waren voller Widersprüche; dasselbe gilt von den wenigen, den Einfluß des Vagus auf das Vorhofflimmern betreffenden Experimentalarbeiten. Der Acceleranseinfluß wurde fast gar nicht berücksichtigt. Erst die neueren systematischen Untersuchungen, welche die Vagus- und Acceleranswirkung auf Vorhöfe und Kammern gesondert festzustellen suchten (WINTERBERG, ROTHBERGER und WINTERBERG, HABERLANDT, LEWIS), geben ein richtiges Bild der tatsächlichen, sehr interessanten Verhältnisse.

Einfluß des Vagus auf das Vorhofflimmern.

Das wichtigste Ergebnis meiner eigenen Versuche war die nicht erwartete Tatsache, daß der Vagus das Flimmern der Vorhöfe im allgemeinen außerordentlich begünstigt. Elektrische Reize, die für sich zu schwach sind, um Flimmern auszulösen, erzeugen Flimmern, wenn gleichzeitig der Vagus erregt wird. Reizung des Halsvagus setzt also den Schwellenwert des zum Vorhofflimmern führenden Reizes herab. Das überdauernde Flimmern nach stärkeren elektrischen Reizen ist eine Folge der Miterregung der intramuskulär verlaufenden Vagusfasern. Fortgesetzte Reizung des Vagus unterhält das Flimmern nach Aufhören des unmittelbaren Herzreizes, auch wenn dieser nur sehr kurz eingewirkt hat und für sich kein Nachflimmern erzeugt hätte.

Vaguslähmende Gifte (Atropin) verhindern das Zustandekommen von Nachflimmern. Reizung der Vorhöfe im Zustande toxischer Erregung (Muscarin, Pilocarpin, Nicotin) oder gesteigerte Erregbarkeit (Physostigmin) des Vagus-

---

[1]) KISCH: Zeitschr. f. d. ges. exp. Med. Bd. 24, S. 106. 1921. — LEWIS: Zitiert auf S. 671.

apparates ruft anhaltendes Flimmern hervor. Nach Anwendung von Physostigmin kann Vagusreizung allein Flimmern bewirken, nach größeren Dosen tritt das Vorhofflimmern sogar spontan auf. Auch an unvergifteten Herzen ruft Vagusreizung bisweilen Vorhofflimmern hervor[1]). Die Tachyarrhythmie der Kammern beim Vorhofflimmern wird durch Vagusreizung verringert, weil weniger Reize zur Kammer gelangen. Auf diesem Mechanismus beruht die bekannte, außerordentlich günstige Wirkung der Digitalisbehandlung des Vorhofflimmerns.

Wirkung des Vagus auf die Frequenz der Flimmer- und Flatterbewegung.

Wartet man nach direkter Vorhofreizung von entsprechender Stärke ab, bis aus dem anfangs feinschlägigen grobschlägiges Flimmern oder Flattern entstanden ist und reizt man sodann den Vagus, so sieht man, daß aus dem Flattern bzw. aus grobschlägigem Flimmern wieder feinschlägiges Flimmern entsteht. Registriert man die Vorgänge elektrographisch, so zeigt sich, daß durch Vagusreizung die Oszillationsfrequenz nicht vermindert wird, sondern daß sich im Gegenteil die für die früheren Stadien des Flimmerns charakteristische hohe Oszillationsfrequenz wieder herstellt. Die fibrillären Bewegungen werden dabei gleichzeitig abgeschwächt. Diese merkwürdige, von ROTHBERGER und WINTERBERG entdeckte Reaktion wurde von LEWIS[2]) nachgeprüft und bestätigt. LEWIS gebrauchte für das auf diese Weise durch Vagusreizung zurückgerufene feinschlägige Flimmern den Ausdruck „Rapid reexcitation", der irreführend ist, weil es sich nicht um eine Wiederreizung handelt. Vorzuziehen ist der von ROTHBERGER vorgeschlagene Terminus „Reizflimmern". Daß das Reizflimmern nur auf die Umgebung der Reizelektroden beschränkt ist (LEWIS), trifft für das Reizflimmern nach stärkerer Faradisierung und nach Vagusreizung nicht zu. Das Reizflimmern prinzipiell vom klinischen Flimmern zu trennen (LEWIS), ist nicht gerechtfertigt. Es ist eine Teilerscheinung des in fein- und grobschlägiges Flimmern, in unreines und reines Flattern abgestuften Gesamtphänomens und läßt sich von diesem nicht willkürlich abgrenzen.

Aufhebung von Vorhofflimmern und Flattern durch Vagusreizung.

In einzelnen Fällen beobachtet man nach Vagusreizung im Gegensatz zu der gewöhnlichen, das Flimmern fördernden Wirkung eine plötzliche Unterdrückung des Flimmerns[3]). Es handelt sich dabei nicht um ein zufälliges Aufhören des Flimmerns (WINTERBERG), sondern ebenfalls um eine echte Reaktion auf Vagusreizung, die sich unter Umständen wiederholt erzielen läßt (LEWIS).

Die Wirkung der fördernden Nerven (Accelerans) auf das Vorhofflimmern und Flattern.

Reizung des Accelerans kürzt das Nachflimmern ab (WINTERBERG). Es verstärkt die Fibrillärbewegung und beschleunigt die Oszillationsfrequenz. Diese Beschleunigung ist jedoch nur bei starker Acceleransreizung deutlich und unter allen Umständen viel geringer als die Zunahme der Oszillationsfrequenz nach Vagusreizung. Nach ROTHBERGER und WINTERBERG ist dieser Accelerans-effekt gegenüber der ganz andersartigen Vaguswirkung im wesentlichen chronotroper bzw. bathmotroper Natur.

Die Kammertätigkeit bei Vorhofflimmern und Flattern wird durch Acceleransreizung in prinzipiell gleicher Weise durch Verbesserung der A.-V.-Leitung

---

[1]) KNOLL: Pflügers Arch. f. d. ges. Physiol. Bd. 67, S. 587. 1897.
[2]) LEWIS u. COTTON: Heart Bd. 8, S. 37. 1921. — LEWIS, DRURY u. BULGER: Ebenda Bd. 8, S. 141. 1921. — LEWIS, DRURY u. ILIESCU: Ebenda Bd. 8, S. 311. 1921.
[3]) CUSHNY: Americ. journ. of the med. science Bd. 141, S. 826. 1911.

beschleunigt. Beim Flattern erfolgt die Frequenzzunahme sprungweise. Besonders charakteristisch ist eine plötzliche Verdoppelung, manchmal sogar eine Vervierfachung der Schlagzahl, wenn ein bestehender 2 : 1- bzw. 4 : 1-Block in Vollrhythmus übergeht.

Die Wirkung der Herznerven auf das Kammerflimmern.

Die Wirkung der Herznerven auf das Kammerflimmern ist im allgemeinen viel weniger ausgesprochen und konstant als auf das Vorhofflimmern. Auch sind die Vagus- und Acceleranseinflüsse in ihren Besonderheiten hier noch nicht genügend durchforscht. HABERLANDT[1]) fand, daß beim Frosch Vagus- und Sympathicusreizungen das Auftreten von überdauerndem Kammerwühlen sowie eines hochfrequenten automatischen Kammerryhthmus (Kammerflattern) begünstigen und daß Vagus- und Sympathicusreizungen unter Umständen noch nachträglich spontanes Herzwühlen bewirken.

An der Kammer des Säugetierherzens wird das Entstehen des Flimmerns nach meinen Erfahrungen durch Vagusreizung ebenfalls, jedoch in viel geringerem Grade als an den Vorhöfen, erleichtert. Dagegen wird die Frequenz der Flimmerbewegung der Kammern durch Vagusreizung nicht beeinflußt[2]).

Auch durch Acceleransreizung kann Kammerflimmern entstehen. HUNT[3]) hat dies am Hundeherzen festgestellt, LEVY[4]) an Katzen in leichter Chloroformnarkose. ROTHBERGER und WINTERBERG[5]) beobachteten nach kombinierter Vagusacceleransreizung das Übergreifen des Flimmerns von den Vorhöfen auf die Kammern, sowie primäres Entstehen von Kammerflimmern mit vorangehenden Extrasystolen, und erblicken in ähnlichen reflektorischen Einflüssen die Ursache mancher plötzlicher Todesfälle durch Angst und Schreck.

Ist das Flimmern und Flattern neurogen oder myogen?

Daß Flimmern und Flattern durch Nervenreize (Vagus, Vagosympathicus) ausgelöst und beeinflußt werden kann, beweist natürlich nichts über die Natur des zugrundeliegenden Vorganges. Der von HABERLANDT[6]) geführte Nachweis, daß faradische Reizung an lange vorher abgeklemmten Froschherzspitzen nach eingetretener Degeneration der Nervenfasern mitunter überdauerndes Wühlen erzeugte, hat der alten Ganglientheorie LANGENDORFFS[7]) endgültig den Boden entzogen. Um Mißverständnisse zu vermeiden, sollte deshalb der von FREY[8]) gebrauchte Ausdruck neurogenes Flimmern auch dann nicht verwendet werden, wenn die auslösende Ursache in nervösen Erregungen (Schreck usw.) gelegen ist[9]). Wichtig ist der Befund von NOMURA SEISAKU[10]), daß Stücke von Kammermuskulatur nur dann automatisch schlagen oder flimmern, wenn sie PURKINJEsche Fasern enthalten, was dafür sprechen würde, daß die Flimmerimpulse von der spezifischen Muskulatur ausgehen.

---

[1]) HABERLANDT: Zeitschr. f. Biol. Bd. 63, S. 305. 1914.
[2]) ROTHBERGER u. WINTERBERG: Zeitschr. f. d. ges. exp. Med. Bd. 4, S. 407. 1917.
[3]) HUNT: Americ. journ. of physiol. Bd. 2, S. 395. 1899.
[4]) LEVY: Journ. of physiol. Bd. 44, Proc. 17. 1912.
[5]) ROTHBERGER u. WINTERBERG: Pflügers Arch. f. d. ges. Physiol. Bd. 141, S. 374. 1911.
[6]) HABERLANDT: Zeitschr. f. Biol. Bd. 76, S. 49. 1922 u. Bd. 79. 1923.
[7]) LANGENDORFF: Pflügers Arch. f. d. ges. Physiol. Bd. 70, S. 281. 1898.
[8]) FREY: Dtsch. Arch. f. klin. Med. Bd. 136, S. 81. 1921.
[9]) HABERLANDT: Pflügers Arch. f. d. ges. Physiol. Bd. 200, S. 519. 1923.
[10]) SEISAKU, NOMURA: Mitt. a. d. med. Fak. d. Kais. Univ. Kyushu, Fukuoka, Bd. 9, S. 195. 1924.

Mittel zur Beseitigung des Flimmerns.

Im Tierexperiment läßt sich die Disposition des Herzens zum Flimmern durch verschiedene Mittel oft so bedeutend verringern, daß es nur noch schwer oder gar nicht mehr ausgelöst werden kann. Auf diese Weise wirken Abkühlung[1]) und eine Reihe von Giften, wie Chloralhydrat in großen Mengen (GLEY, l. c.), Chloroform[2]), Chlorbarium nach oft wiederholten kleinen Gaben (eigene Erfahrungen) und Chinin.

Zur Beseitigung des bereits eingetretenen Flimmerns haben PREVOST[3]) die Anwendung hochgespannter Wechselströme auf das ganze Tier (4800 Volt), PREVOST und BATTELLI[4]) auf das freigelegte Herz (240 Volt) empfohlen. LANGENDORFF[5]) hat das Flimmern des künstlich durchströmten Herzens durch Abstellung der Speisungsflüssigkeit aufzuheben gelehrt. Das im Tierexperimente am meisten geübte Verfahren besteht in der Injektion von Chlorkalium[6]), wodurch man namentlich mit Zuhilfenahme von Massage auch die flimmernden Kammern des Hundeherzens wieder zu beleben vermag[7]). Bei Katzen hat häufig auch Massage des Herzens allein Erfolg, solange der Muskeltonus noch nicht verlorengegangen ist[8]).

Von allen diesen Methoden ist beim Menschen nur die Herzmassage anwendbar. Aber auch diese kommt nur ganz ausnahmsweise praktisch in Betracht, z. B. bei Kammerflimmern im Verlaufe eines operativen Eingriffes, wo man als letztes Mittel via Bauchraum durch das Zwerchfell hindurch eine wirksame Massage ausführen kann. Die Behandlung des Vorhofflimmerns beim Menschen ist erst seit der Einführung des Chinins durch WENCKEBACH und des *Chinidins* durch FREY[9]) wirklich erfolgreich geworden. In die in den letzten Jahren gewaltig angewachsene Literatur dieses Gegenstandes gibt die Zusammenstellung von DE BOER (Ergebnisse S. 124) eine gute Einführung. Die Wirkungsweise des Chinins beruht auf seinen lähmenden Eigenschaften. Sie läßt verschiedene Deutungen zu und wird je nach dem eingenommenen Standpunkt auf Herabsetzung der Reizbildung bzw. der Erregbarkeit oder auf Verlängerung der Refraktärperiode und Abnahme der Leitungsgeschwindigkeit bezogen.

Von manchen Autoren wird auch dem Campher die Fähigkeit zugeschrieben, das Flimmern der Kammern aufzuheben und den Eintritt von Flimmern zu erschweren [SELIGMANN[10]), GOTTLIEB[11])]. Dagegen bin ich selbst zu dem Resultate gelangt, daß eine konstante und sichere Wirkung des Camphers auf das Flimmern nicht nachweisbar ist[12]). Alle seither zur Ehrenrettung des Camphers unternommenen Versuche sind fehlgeschlagen. Wenn auch zuzugeben ist, daß unter ganz besonderen experimentellen Bedingungen [FRÖHLICH und GROSSMANN[13]), FRÖHLICH und POLLAK[14]), NAKAZAWA[15])] der Campher flimmerwidrig zu wir-

---

[1]) GLEY: Arch. de physiol. norm. et pathol. Bd. 23, S. 735. 1891.
[2]) FISCHEL: Arch. f. exp. Pathol. u. Pharmakol. Bd. 38, S. 228. 1897.
[3]) PREVOST: Rev. méd. de la Suisse rom. 1898, Nr. 11.
[4]) PREVOST u. BATTELLI: Journ. de physiol. et de pathol. gén. 1899, S. 399.
[5]) LANGENDORFF: Pflügers Arch. f. d. ges. Physiol. Bd. 61, S. 291. 1895.
[6]) HERING: Zentralbl. f. Physiol. Bd. 1. 1903.
[7]). WINTERBERG: Zeitschr. f. exp. Pathol. u. Therap. Bd. 3, S. 182. 1906.
[8]) ROTHBERGER u. WINTERBERG: Zeitschr. f. d. ges. exp. Med. Bd. 4, S. 407. 1916.
[9]) FREY: Berlin. klin. Wochenschr. 1918, S. 417 u. 450.
[10]) SELIGMANN: Arch. f. exp. Pathol. u. Pharmakol. Bd. 52, S. 333. 1905.
[11]) GOTTLIEB: Zeitschr. f. exp. Pathol. u. Therap. Bd. 2, S. 384. 1905.
[12]) WINTERBERG: Zeitschr. f. exp. Pathol. u. Therap. Bd. 3, S. 182. 1906.
[13]) FRÖHLICH u. GROSSMANN: Arch. f. exp. Pathol. u. Pharmakol. Bd. 82, S. 177. 1917; Bd. 89, S. 1. 1921.
[14]) FRÖHLICH u. POLLAK: Arch. f. exp. Pathol. u. Pharmakol. Bd. 86, S. 104. 1920; Bd. 86, S. 127. 1920.
[15]) NAKAZAWA: Tohoku journ. of exp. med. Bd. 4, S. 373. 1923.

ken vermag, so kann trotz alledem von einem klinisch in Betracht kommenden therapeutischen Einfluß, insbesondere auf das Vorhofflimmern, keine Rede sein. Whites[1] Äußerung „Camphor, epinephrin and other such drugs have little or no place in cardiac therapie. We waste enormous quantities of these drugs annually" ist mir, soweit es den Campher betrifft, aus der Seele gesprochen.

Das Wesen des Flimmerns und Flatterns.

Das Bestreben, die das Flimmern und Flattern des Herzens betreffenden jeweils bekannten Tatsachen mit den herrschenden Anschauungen über die Physiologie der Herztätigkeit zusammen aus einem Gesichtspunkte zu betrachten, hat im Laufe der Zeit zur Aufstellung verschiedener Flimmertheorien geführt, von denen die folgenden drei, nämlich die Dissoziationstheorie, die Theorie der Tachysystolie und die Theorien der Kreisbewegung noch gegenwärtig Gegenstand lebhafter Diskussion sind.

Die Dissoziationstheorien.

Unter diesem Titel lassen sich alle jene Theorien zusammenfassen, welche das Wesen des Flimmerns in einer dissoziierten Tätigkeit der einzelnen Muskelfasern erblicken. Im Keime sind diese Theorien schon in der Beschreibung des Flimmerns von Hoffa und Ludwig enthalten. Diese Autoren erklären die Unregelmäßigkeit der Flimmerbewegungen dadurch, „daß die einzelnen anatomischen Elemente sich aus ihren Beziehungen zueinander lösen und die Gleichzeitigkeit ihrer Kontraktion aufgeben".

Für die Entstehung dieses auch von Einbrodt[2] angenommenen Neben- und Durcheinanders von Zusammenziehung und Erschlaffung, das nicht nur die Unregelmäßigkeit, sondern auch die Schwäche der Flimmerbewegungen leichtverständlich erscheinen läßt, wurden sehr verschiedene Deutungen gegeben. Vom neurogenen Standpunkte ihrer Zeit ausgehend, haben Aubert und Dehn[3] und später Kronecker und Schmey[4] ihre berühmte Theorie der Lähmung eines Koordinationszentrums im Herzen konzipiert. Nach deren Widerlegung durch Mac William[5] hat Kronecker[6] seine Lehre im Hinblick auf die Bezoldschen[7] Versuche — Auftreten von Flimmern nach Verschluß der Coronargefäße — unter prinzipiellem Festhalten an seinem Zentrum dahin modifiziert, daß es sich um ein Gefäßnervenzentrum handle, durch dessen überstarke Erregung die Herzmuskulatur anämisch im Zustande ungeordneter, wilder fibrillärer Zuckungen gelähmt würde. Auch diese Hypothese hatte keinen Bestand; sie war unter anderem mit der von Langendorff gefundenen Tatsache der Hemmung des Flimmerns durch Aufhebung der Coronardurchströmung und mit den nicht minder schlagenden Gasdurchströmungsversuchen von Magnus[8] nicht vereinbar.

Die Ablösung der neurogenen durch die myogene Theorie der Herztätigkeit brachte eine Reihe neuer Auslegungen des Flimmerphänomens. Engelmann[9] deutete auf die Möglichkeit hin, daß von ungewohnten Stellen ausgehende automatische Reize interferierende, das Zusammenwirken der einzelnen Herz-

---

[1] White: Journ. of the Americ. med. assoc. Bd. 79, S. 782. 1922.
[2] Einbrodt: Sitzungsber. d. Akad. d. Wiss., Wien. Mathem.-naturw. Kl. Bd. 38, S. 345. 1860.
[3] Aubert u. Dehn: Pflügers Arch. f. d. ges. Physiol. Bd. 9, S. 115. 1874.
[4] Kronecker u. Schmey: Sitzungsber. d. preuß. Akad. d. Wiss. Bd. 1, S. 87. 1884.
[5] Mac William: Journ. of physiol. Bd. 8, S. 298. 1887.
[6] Kronecker: Zeitschr. f. Biol. Bd. 34, S. 558. 1896.
[7] Bezold: Untersuch. a. d. physiol. Laborat. Würzburg Bd. 2, S. 256. 1867.
[8] Magnus: Arch. f. exp. Pathol. u. Pharmakol. Bd. 47, S. 200. 1902.
[9] Engelmann: Pflügers Arch. f. d. ges. Physiol. Bd. 62, S. 543. 1896.

abschnitte hindernde Kontraktionswellen erregen könnten. HERING[1]) bezeichnete das Flimmern in Analogie zu den Extrasystolen als höchsten Grad heterotoper Reizbildung. TRENDELENBURG[2]) nahm eine hochfrequente Reizbildung an den venösen Ostien an, die von den einzelnen Muskelzellen je nach der Dauer ihrer refraktären Phase in verschiedener Frequenz beantwortet würde[3]). Am reinsten wurde schließlich das Flimmern als Dissoziationserscheinung zurückgeführt auf die Auflösung der systolischen Gesamtkontraktion durch die Entstehung multipler lokaler Reizstellen, fortschreitend bis zur gesonderten Zusammenziehung der ihren Sitz bildenden einzelnen Muskelbündel und -fasern (WINTERBERG, l. c.). Diese „Theorie der multiplen Reizbildung", welche auch eine Erklärung des merkwürdigen, das Flimmern begünstigenden Vaguseinflusses (Separierung der einzelnen Herde autochthoner Tätigkeit durch Erschwerung der Leitung) zu erlauben schien, wurde ziemlich allgemein akzeptiert. Am treffendsten hat sie LEWIS, einer ihrer alten Anhänger, als funktionelle Fragmentation charakterisiert und in seinem bekannten Schema des Vorhofflimmerns illustriert. In HERING-KISCH[4]) und HABERLANDT[5]) hat die Theorie der multiplen Reizbildung auch gegenwärtig noch namhafte Vertreter. Ihre ursprüngliche Fassung (WINTERBERG) hat jedoch durch HABERLANDT[6]) eine wichtige Modifikation erfahren, insofern dieser Autor die Orte der Reizbildung nicht in beliebige Muskelfasern, sondern in das A.-V.-Verbindungssystem verlegt, auf dessen Verletzung er auch den Flimmereffekt des KRONECKERSCHEN Herzstichs[6]) zurückführt. Daß das Vorhofflimmern nicht im Sinusknoten entsteht, geht schon aus dem gelegentlichen Erhaltenbleiben der physiologischen Reizperiode (WINTERBERG) hervor und wurde durch Beobachtung und Registrierung normaler Sinuspulsationen während des Flimmerns der Vorhöfe beim Frosch[7]) noch weiter sichergestellt. Dagegen haben schon COHN und LEWIS[8]), FALCONER und DEAN[9]) u. a. das häufige Vorkommen von Erkrankungen des HISSschen Bündels bei Vorhofflimmern betont und FREY[10]) macht sogar direkt Veränderungen im Tawaraknoten hierfür verantwortlich. HABERLANDT konnte sowohl vom Trichtergewebe beim Frosch, wie von der A.-V.-Gegend (Kammerbasis) beim Säugetier mit großer Leichtigkeit überdauerndes Flimmern hervorrufen, das sich einerseits aus Extrasystolen entwickelte, andererseits in einen hochfrequenten automatischen Kammerrhythmus übergehen konnte. ROTHBERGER[11]) beobachtete Flattern und Flimmern der Vorhöfe, wenn er beim Hunde die Gegend des Tawaraknotens mit einer Sonde berührte. Auch aus den neuesten Befunden von ISHIHARA und NOMURA[12]) und aus den Untersuchungen von PICK[13]) geht die große Bedeutung hervor, welche dem ganzen A.-V.-Verbindungssystem bis in seine letzten Ausläufer als Bildungsstätte der Herzreize zukommt. HERING[14]) sieht in der ASCHOFFschen Übergangszone vom Vorhof- zum Kammerabschnitt des Tawaraknotens das Grenzgebiet, oberhalb und unterhalb dessen die Reiz-

---

[1]) HERING: Pflügers Arch. f. d. ges. Physiol. Bd. 82, S. 1. 1900.
[2]) TRENDELENBURG: Arch. f. (Anat. u.) Physiol. 1903, S. 303.
[3]) WINTERBERG: Pflügers Arch. f. d. ges. Physiol. Bd. 117, S. 223. 1907.
[4]) HERING-KISCH: Zeitschr. f. d. ges. exp. Med. Bd. 24, S. 106. 1921.
[5]) HABERLANDT: Pflügers Arch. f. d. ges. Physiol. Bd. 200, S. 519. 1923.
[6]) HABERLANDT: Zeitschr. f. Biol. Bd. 61, S. 29. 1913.
[7]) HABERLANDT: Zeitschr. f. Biol. Bd. 65, S. 226. 1915.
[8]) COHN u. LEWIS: Heart Bd. 4, S. 5. 1912.
[9]) FALCONER u. DEAN: Heart Bd. 4, S. 87. 1912.
[10]) FREY: Dtsch. Arch. f. klin. Med. Bd. 136, S. 79. 1921.
[11]) ROTHBERGER: Klin. Wochenschr. 1923, S. 1407.
[12]) ISHIHARA u. NOMURA: XI. Internat. Physiol.-Kongr. Edinburgh 1923.
[13]) PICK: Sitzungsber. d. Ges. f. inn. Med. 21. II. 1924.
[14]) HERING: Sekundenherztod. S. 43.

bildungsstellen für das Vorhof- bzw. Kammerflimmern gelegen sind. In ähnlicher Weise, nur weniger scharf lokalisiert sie HABERLANDT beim Vorhofflimmern vorhofwärts, beim Kammerflimmern kammerwärts. Neben der Entstehung in der A.-V.-Verbindungsmuskulatur betont HABERLANDT den polytopen Ursprung der Flimmerreize als die eigentliche Ursache der in zahlreichen dissoziierten extrasystolischen Kontraktionen in Form des Flimmerns zutage tretenden inkoordinierten Herztätigkeit. Auch darin liegt ein wesentlicher Unterschied gegenüber der älteren Theorie der multiplen Reizbildung, bei der die Reize in die dissoziiert tätigen Muskelfasern selbst verlegt wurden, während nach der HABERLANDTschen Auffassung polytope, aus dem Trichtergewebe hervorgehende Reize dissoziierte Kontraktionen bewirken sollen.

Der experimentell von ROTHBERGER und WINTERBERG, KISCH und LEWIS geführte Nachweis inkoordinierter Bewegungen beim Flimmern der Vorhöfe und Kammern ist mit den Dissoziationstheorien in gutem Einklang. ROTHBERGER und WINTERBERG haben aber in einzelnen Fällen wenigstens vorübergehend trotz weiterbestehenden Flimmerns auch assoziierte Bewegungen weitauseinanderliegender Punkte feststellen können, ein Befund, der später von LEWIS und bis zu einem gewissen Grade auch von KISCH bestätigt wurde. Aus diesem Grunde haben ROTHBERGER und WINTERBERG die Dissoziationstheorie fallen gelassen und an ihre Stelle die Theorie der Tachysystolie gesetzt.

Die Theorie der Tachysystolie.

Die Theorie der Tachysystolie hat mit der Dissoziationstheorie die Annahme einer hochfrequenten heterotopen Reizentstehung in bestimmten anatomischen, hierzu besonders befähigten Zentren gemein. Sie unterscheidet sich jedoch prinzipiell von dieser dadurch, daß sie die Flimmerphänomene auf die Tachysystolie und nicht auf die Dissoziation zurückführt. Die überwiegende Häufigkeit unkoordinierter Bewegungen wird indessen namentlich beim Flimmern der Kammern auch von ROTHBERGER und WINTERBERG nicht in Abrede gestellt, ja sogar ausdrücklich betont. Trotzdem zwingt der Umstand, daß Flimmern auch bei koordinierter Aktion der Herzmuskulatur bestehen bleiben kann, unabweislich zu dem Schlusse, daß die Dissoziation nicht das Wesen des Flimmerphänomens ausmacht. Um diese Folgerung kann logischerweise niemand herum, der auch noch so verklausuliert das Fehlen der Dissoziation beim Flimmern zugibt. Und weil es sich dabei um eine ganz prinzipielle Frage handelt, ist es auch vollständig nebensächlich, ob das Flimmern der Vorhöfe oder der Kammern in Betracht gezogen wird. Es gibt hier nur ein aut-aut, entweder beruht das Flimmern auf dissoziierten Muskelbewegungen, dann müssen diese immer vorhanden sein, oder nicht; nur im letzteren Falle können sie auch zeitweise fehlen.

Die Theorie der Tachysystolie gestattet, die ohne scharfe Grenze ineinander übergehenden Phänomene des Flimmerns und Flatterns einfach und einheitlich zu erklären. Flimmern und Flattern sind nach ROTHBERGER und WINTERBERG verschiedene Stufen desselben Vorganges und entsprechen verschiedenen Graden aurikulärer bzw. ventrikulärer Tachysystolie. Diese wird durch Erregung heterotoper Zentren hervorgerufen, doch genügt die Tätigkeit eines einzigen Zentrums, um Flimmern und Flattern zu erzeugen. Auch von einem einzigen Punkte ausgehende Kontraktionswellen werden bei genügend rascher Aufeinanderfolge wegen der Wechselbeziehungen zwischen Kontraktionsstärke und Frequenz bald so kraftlos, daß sie nur geringe oder gar keine mechanischen Effekte erzeugen.

Die Theorie der Tachysystolie erlaubt ferner eine ebenso einfache und einheitliche Erklärung der das Flimmern und Flattern der Vorhöfe begleitenden eigenartigen Kammertätigkeit. Diese ist beim Flattern auf eine gewöhnlich regelmäßige Blockierung der Vorhofimpulse, meist im Verhältnisse von 2 : 1, zurückzuführen. Durch Acceleransreizung im Tierexperiment, durch körperliche Anstrengung in klinischen Fällen kann man leicht wechselnde Grade von Überleitungsstörungen und damit Kammerarrhythmie bei Vorhofflattern erzeugen. Beim Vorhofflimmern sind die Überleitungsverhältnisse wegen der höheren Frequenz von vornherein sehr schwankend und bedingen so die scheinbar regellose Arrhythmie.

Diese von ROTHBERGER und WINTERBERG gegebene, auf Untersuchungen von TRENDELENBURG[1]) fußende Auffassung ist fast allgemein auch innerhalb des Rahmens anderer Flimmertheorien angenommen worden. Nur HABERLANDT bezieht die Arrhythmie auf polytope, autonome Kammerreize. Doch ist dieser Standpunkt kaum haltbar und wird nicht nur durch die von ROTHBERGER und WINTERBERG analysierten Übergangsbilder von Flattern und Flimmern, sondern auch durch viele andere Tatsachen in Frage gestellt, die alle auf den supraventrikulären Ursprung der Kammerarrhythmie beim Flimmern hinweisen (Wirkung von Vagus- und Acceleransreizung, Vorhofflimmern und rhythmische Kammertätigkeit bei a-v-Block usw.).

Die Tachysystolie geht nach ROTHBERGER und WINTERBERG *mit einer Verkürzung der refraktären Phase einher und wird durch diese Verkürzung ermöglicht*. Auf denselben Mechanismus führen ROTHBERGER und WINTERBERG auch die paradoxe Beschleunigung der Oszillationsfrequenz nach Vagusreizung zurück, ja sie erblicken in der hochgradigen Verkürzung der Refraktärperiode geradezu *die letzte Ursache des Flimmerphänomens selbst*. Unter der von ROTHBERGER und WINTERBERG gemachten Voraussetzung, daß es sich beim Flimmern um Erregungen handelt, die von einem heterotopen Zentrum ausgesandt werden, hat man sich die Beschleunigung der Flimmerbewegungen durch Verkürzung der Refraktärperiode so vorzustellen, daß die heterotopen Reize in um so rascherer Aufeinanderfolge Kontraktionen auslösen, je kürzer die Dauer der systolischen Unerregbarkeit, d. i. der refraktären Phase, ist.

Aus der von ihnen nachgewiesenen isorhythmischen Tätigkeit zweier voneinander weit entfernter Punkte hatten ROTHBERGER und WINTERBERG gefolgert, daß beim Flimmern hochfrequente, koordinierte, außerordentlich schwache Gesamtkontraktionen stattfinden. Dagegen hat DE BOER mit Recht eingewendet, daß die Isorhythmie der elektrischen und mechanischen Kurven kein Beweis für ihre Zugehörigkeit zu einer Gesamtkontraktion des Vorhofmuskels ist. Denkt man sich in der im nebenstehenden Schema angedeuteten Weise von dem Zentrum C ausgehende kurze Wellenzüge, die bei E elektrisch und bei H mechanisch registriert werden, so kann in der Tat die Welle *1* den Schreibhebel H in Bewegung setzen, wenn unter der Elektrode E bereits die Welle *4* angelangt ist. Es spricht auch wirklich viel dafür, daß

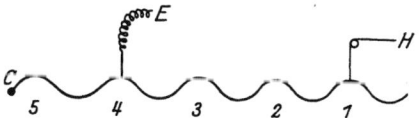

Abb. 162. Von C ausgehende frequente Kontraktionswellen werden bei *4* elektrographisch, bei *1* mechanisch registriert.

beim Flimmern die in hoher Frequenz aufeinanderfolgenden Kontraktionswellen nicht nur stark abgeschwächt, sondern auch langsamer geleitet werden, und LEWIS hat sogar direkt nachgewiesen, daß von einer gewissen Frequenz an die Leitung verzögert erfolgt. Die Theorie der Tachysystolie selbst wird jedoch dadurch nicht erschüttert und auch durch andere Bedenken nicht widerlegt. KISCH meint z. B., daß das isorhythmische Schlagen von zwei Punkten, A und B, nicht ausschließen

---

[1]) TRENDELENBURG: Arch. f. (Anat. u.) Physiol. 1903, S. 303.

lasse, daß dazwischen andere Stellen unabhängig arbeiten, ja, daß die beiden Punkte trotz ihrer Isorhythmie sogar der Führung verschiedener Zentren folgen könnten, wenn ihre Refraktärphasen gleich seien. Dieser Einwand ist viel zu gezwungen und zu weit hergeholt; er läßt sich überdies gerade auf die Versuchsanordnung von ROTHBERGER und WINTERBERG nicht gut anwenden, weil die mit dem Diff.-Eg. verglichenen mechanischen Ausschläge nicht von einem Punkte, sondern von einer größeren, zur Hebelbewegung ausreichenden Muskelmasse herrühren, so daß eigentlich nicht zwei, sondern viel mehr Punkte an der isorhythmischen Aktion beteiligt sein müssen.

Dem selbsterhobenen Einwand, daß Flimmerfrequenzen von 3000 an den Vorhöfen bzw. von 900 an den Kammern an sich unwahrscheinlich seien, haben ROTHBERGER und WINTERBERG die Spitze durch den Hinweis abgebrochen, daß bei kleinen Säugetieren und Vögeln schon die physiologische Schlagzahl der Kammern nahe an 1000 heranreicht [BUCHANAN[1]), P. HOFFMANN und MAGNUS-ALSLEBEN[2])]. Trotzdem wird dieser Einwand mit großer Beharrlichkeit, und zwar nur unter Anführung der bei den zu rascherer Schlagfolge befähigten Katzenherzen gefundenen Maximalzahlen immer wieder vorgebracht. So meint z. B. DE BOER (l. c. S. 82) mit der Bemerkung, daß es nur wenige geben dürfte, die glauben, daß ein und dasselbe Muskelgebiet 3500mal pro Minute kontrahieren könne, über unsere nicht leichthin gemachte Annahme aburteilen zu dürfen. WENCKEBACH und ich haben vor kurzem wiederholte, 15—30 Minuten dauernde Anfälle von ventrikulärer paroxysmaler Tachykardie mit einer Minutenfrequenz von 283 beobachtet und elektrographisch festgehalten. Die menschliche Kammer kann also fast 300mal in der Minute unter Aufrechterhaltung des Kreislaufes, ohne direkt bedrohliche Erscheinungen schlagen, und da soll es unglaublich sein, daß bei tödlichem Flimmern des Katzenherzens von den Kammern die dreifache, von den bei weitem agileren Vorhöfen *maximal* die zehnfache Kontraktionsfrequenz erreicht wird. Im übrigen handelt es sich in dieser Sache nicht um Glauben oder Nichtglauben, sondern darum, ob die Oszillationen im Diff.-Eg. durch die Aktionsströme an der Ableitungsstelle bedingt sind[3]) oder nicht. Nachdem auch LEWIS[4]) mit seiner gerade auf diesen Punkt hin ausgewerteten Methode zu den gleichen Resultaten gelangt ist, hat die auf keine Nachprüfung gestützte ablehnende Beurteilung der LEWISschen Technik durch DE BOER wenig Berechtigung. Daß der bloße Anblick eines flimmernden Herzens den Eindruck der Inkoordination macht, daß Teilstücke eines flimmernden Ventrikels weiterflimmern, zeigt nur, daß beim Flimmern die Reizbildung polytop sein kann, ist aber kein Beweis dafür, daß Flimmern und Polytopie der Reizbildung unlöslich wie Ursache und Wirkung verknüpft sind.

Die Theorien der Kreisbewegung.

MAC WILLIAM[5]) hat zuerst die Vorstellung geäußert, daß eine in den Muskelnetzen des Herzens fortschreitende Kontraktion auf ihrem Wege durch verbindende Muskelbrücken zu schon einmal von ihr durchlaufenen, inzwischen wieder erregbar gewordenen Muskelbündeln zurückschreiten könnte und daß darin die Ursache der unaufhörlichen raschen Bewegungen gelegen sein dürfte. In den Ringversuchen von MAYER, MINES und GARREY wurde die Möglichkeit des in sich selbst Zurückkehrens einer Kontraktionswelle in verschiedener Form

---

[1]) BUCHANAN: Journ. of physiol. Bd. 37, S. 79. 1908 u. Bd. 36, S. 62. 1909.
[2]) HOFFMANN, P., u. MAGNUS-ALSLEBEN: Zeitschr. f. Biol. Bd. 65, S. 145. 1914.
[3]) GARTEN u. SULZE: Zeitschr. f. Biol. Bd. 66, S. 433. 1916.
[4]) LEWIS: Phil. Trans. Roy. Soc. Bd. 207, S. 221. 1916.
[5]) MAC WILLIAM: Journ. of physiol. Bd. 8, S. 296. 1887.

demonstriert. Am einfachsten ist das Experiment von MAYER[1]), der durch Kompression eines aus dem Mantel von Medusen bzw. eines aus dem Schildkrötenherzen geschnittenen Muskelringes die Fortpflanzung einer neben der Kompressionsstelle ausgelösten Kontraktion nur nach einer Richtung zuließ und, indem er die Kompression im richtigen Augenblicke aufhob, einen mehrfach wiederholten Umlauf der Kontraktionswelle in der künstlichen Kreisbahn erzielte. Das MAYERsche Experiment wurde von MINES[2]) in einer für die Übertragung auf das Flimmerphänomen wichtigen Weise modifiziert. Ohne Klemmung des Ringpräparates (aus dem Vorhofe großer Rochen) gelang es ihm, durch entsprechend rasche Reizverabfolgung ebenfalls eine sich nur einseitig fortpflanzende Kontraktion zu erzeugen. MINES nimmt an, daß bei dieser Art der Reizung das Gewebe gelegentlich von einem Reize in einem Momente getroffen wird, in dem es zur einen Seite des gereizten Punktes schon wieder erregbar, zur anderen Seite desselben jedoch noch refraktär ist. In dem Schema (Abb. 163) ist in der oberen Reihe (α—δ) der Ablauf der Kontraktionswelle unter gewöhnlichen Verhältnissen, in der unteren Reihe (ε—ϑ) nach frequenter Reizung dargestellt. Im ersten Falle geht von dem gereizten Punkte a eine nach rechts und links sich fortpflanzende Kontraktionswelle aus.

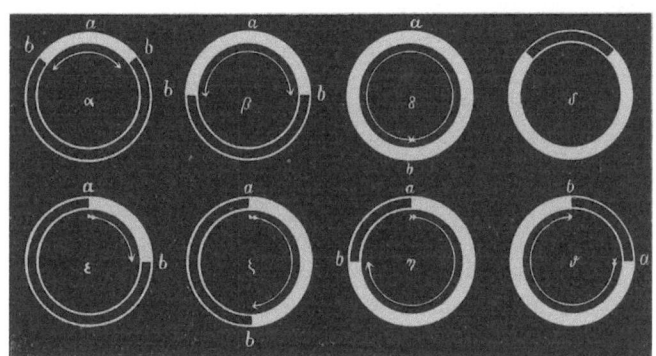

Abb. 163. Ausbreitung einer Erregung in einem Muskelring unter gewöhnlichen Verhältnissen (obere Reihe) und nach frequenter Reizung (untere Reihe).

Die beiden gegeneinander verlaufenden Teilwellen erlöschen jedoch, sobald sie sich an dem a gegenüberliegenden Punkte b begegnen, während von a ausgehend, der Ring wieder erschlafft und seine Erregbarkeit zurückgewinnt. Im zweiten Falle (ε—ϑ) ist das Gewebe links von a im Augenblicke der Reizung noch refraktär, die Kontraktion schreitet also nur im Sinne des Uhrzeigers in der Pfeilrichtung weiter und kann ihren Weg ungehindert fortsetzen, wenn der Ausgangspunkt a bei ihrem Einlangen schon wieder erregbar geworden ist.

Sehr interessant ist das Ringexperiment in der Ausführung von GARREY. GARREY schneidet aus der Basis flimmernder Ventrikel großer Seeschildkröten einen Ring. Dieser flimmert weiter und wird durch geeignete Schnittführung in einen Ring von der halben Dicke und dem doppelten Umfang des ursprünglichen verwandelt. An Stelle des Flimmerns sind dann eine Reihe von Kontraktionswellen zu sehen, die einander folgend den Ring unaufhörlich durchziehen (Circus contractions). Die Zahl dieser Wellen verringerte sich manchmal allmählich, bis nur eine einzige Welle übrigblieb, die in einem Falle 7 Stunden hindurch kreiste.

MINES und GARREY haben auf Grund ihrer Ringexperimente und ihrer übrigen Beobachtungen das Flimmern in etwas verschiedener Weise gedeutet.

Die Flimmertheorie von Mines. MINES nimmt an, daß es dann zum Flimmern

---
[1]) MAYER: Papers from the Tortugas Lab. Carnegie Inst. of Washington Bd. 1, S. 115. 1908.
[2]) MINES: Journ. of physiol. Bd. 46, S. 349. 1913.

kommt, wenn innerhalb der im Myokard vorgebildeten, in sich selbst zurücklaufenden Bahnen durch frequente Reizung eine einseitig gerichtete Kontraktionswelle entsteht, die kürzer ist als die Kreisbahn, d. h. die Kontraktionswelle darf niemals die ganze Kreisbahn ausfüllen, da sie ja sofort erlöschen müßte, sobald sie in sich selbst hineinlaufen würde. MINES faßt seine Theorie in folgenden Worten zusammen: „If a closed circuit of muscle is provided, of considerably greater length than the wave of excitation, it is possible to start a wave in this circuit which will continue to propagate itself round and round the circuit for an indefinite number of times." Über die Zahl der beim Flimmern zirkulierenden Wellen macht MINES keine näheren Angaben, es scheint aber, daß er mehrere solcher Wellen annimmt.

Die Flimmertheorie von Garrey ist unabhängig von der von MINES entstanden und stützt sich im wesentlichen auf die Beobachtung, daß ceteris paribus die Persistenz des Flimmerns von der Größe der flimmernden Muskelmasse abhängig ist, und auf die Verwandlung des Flimmerns in „Circus contractions" in seinem Ringexperiment. GARREY schließt daraus, daß das Flimmern auf Circus-Kontraktionen in einer Reihe von ringförmigen intramuskulären Bahnen beruht, weshalb es auch nur in größeren Muskelmassen bestehenbleiben könne. Für die einseitige Erregungsausbreitung macht GARREY, ähnlich wie beim Ringexperiment von MAYER, spontan entstehende Blockstellen verantwortlich und bezieht auf die Entwicklung solcher Blockstellen auch die Wirkung des Vagus und gewisser Flimmern hervorrufender Gifte (Digitalis, Baryum).

Die Flimmertheorie von Lewis. LEWIS und seine Mitarbeiter FEIL, STROUD, COTTON, DRURY, BULGER und ILIESCU haben in planvoll angelegten, technisch äußerst schwierigen Untersuchungen (Heart VII—IX) die Hypothese von MINES geprüft und weiter entwickelt.

Zum Nachweis der Kreisbewegung bedient sich LEWIS zweier Methoden. Die erste besteht in der Bestimmung des Verlaufes der Erregungswelle durch Ermittlung der Aufeinanderfolge in der Aktivierung mehrerer passend gewählter, direkt zum Galvanometer abgeleiteten Punkte und aus der gleichzeitigen Feststellung der allgemeinen Richtung des Erregungsablaufes, welche durch die Richtung der Galvanometerausschläge angezeigt wird und mit der Reihenfolge der Aktivierung übereinstimmen muß.

Die zweite Methode beruht auf der Berechnung der Rotation der elektrischen Achse aus den in drei Ableitungen und in drei Ebenen aufgenommenen Oszillationen beim Flimmern und Flattern. Mittels des ersten Verfahrens fand LEWIS, daß die Erregung beim reinen Flattern der Vorhöfe weder vom Sinusknoten, noch von dem gereizten Punkte ausgeht, sondern meist in einer die obere Hohlvene, die Taenia terminalis und die untere Hohlvene umgreifenden Bahn verläuft, welche an der dorsalen Fläche des Herzens durch die Muskelzüge zwischen den beiden Hohlvenen zum Kreise geschlossen würde. Die lokale Ableitung von diesem fast unzugänglichen Zwischenstück ist LEWIS nicht vollständig geglückt. Die Schlußfolgerung, daß beim Flattern in der beschriebenen Bahn eine zentrale Erregungswelle kreist, von der aus die übrigen Teile der Vorhöfe zentrifugale Erregungen erhalten, findet jedoch nach LEWIS durch die Befunde bei der Achsenrotation Bestätigung, die während jeder einzelnen Flatterperiode eine Drehung von 360° ergeben, was nur möglich ist, wenn die Erregung in sich selbst zurückläuft.

Die Geschwindigkeit der Erregungsausbreitung ist beim reinen Flattern, wie Messungen des Erregungseintritts an zwei direkt abgeleiteten Stellen ergaben, herabgesetzt. Das ist aber nicht die Folge verlangsamter Reizleitung, sondern dadurch bedingt, daß zwischen dem fortschreitenden Kopfe und dem Ende der Kontraktionswelle die Muskulatur zum Teil noch refraktär ist. Die

Kontraktionswelle ist deshalb zu Umwegen gezwungen und pflanzt sich langsamer fort, als in einer von Hindernissen freien Bahn. Nimmt die Oszillationszahl zu, so kommt es nach LEWIS überdies zur Entwicklung lokaler Blockstellen sowohl in den zentralen als auch in den zentrifugalen Bahnen, wodurch Ungleichförmigkeiten der Oszillationen entstehen, die für das *unreine Flattern typisch sind*. Entstehen durch weitere Zunahme der Oszillationsfrequenz in der Bahn der zentralen Welle noch größere Hindernisse, so daß diese beständig zu Umwegen gezwungen wird, und gesellen sich dazu noch ähnliche Hemmnisse in den zentrifugalen Bahnen, so geht das unreine Flattern in das eigentliche Flimmern über.

Zwischen reinem und unreinem Flattern einerseits und Flimmern andererseits besteht also auch nach LEWIS kein prinzipieller Unterschied. Denn nicht nur beim Flattern, sondern auch beim Flimmern beherrscht eine einzige zentrale, in kleineren oder größeren Krümmungen verlaufende Welle die Bewegungen des Vorhofs. Nur folgt beim Flattern die Zentralwelle einer konstanten Bahn, während sie beim Flimmern je nach den entgegenstehenden Hindernissen wechselnde Wege einschlägt, jedoch immer bestrebt bleibt, in die ursprüngliche Bahn zurückzukehren.

Das feinschlägige Flimmern von ROTHBERGER und WINTERBERG mit den Oszillationsfrequenzen von 2000—3000 findet sich nach LEWIS nur in unmittelbarem Anschluß an eine direkte Reizung der Vorhöfe in der Umgebung der Reizelektroden.

Wie ROTHBERGER und WINTERBERG, so nimmt auch LEWIS an, daß durch die faradische Reizung gleichzeitig die Vagusenden erregt und die Dauer der Refraktärperiode verkürzt wird. Die von dem Reize nicht getroffenen, entfernteren Teile der Muskulatur mit normalem Vagustonus sind jedoch wegen ihrer längeren Refraktärperiode nicht imstande, Reizfrequenzen von mehr als 600 zu folgen, weshalb das feinschlägige Flimmern auf die Gegend der Reizelektroden beschränkt bleibt und sehr bald, nämlich mit dem Abklingen der Vaguswirkung, aufhört.

Vaguswirkung und Circus movement.

Von großem physiologischen Interesse ist der Befund von LEWIS, daß durch Vagusreizung die Refraktärperiode gegenüber der am atropinisierten Herzen gefundenen auf ein Fünftel verkürzt wird und daß der Vagus auf die Leitungsgeschwindigkeit der Vorhofmuskulatur keinen direkten Einfluß hat. Die absolute Refraktärperiode am atropinisierten Vorhof wird bei Steigerung der Schlagfrequenz anfangs verkürzt. Bei Frequenzen von mehr als 250 kommt es zu keiner weiteren Verkürzung, es bleibt jedoch ein Teil der Muskulatur unerregbar und darin liegt die unmittelbare Ursache der Entstehung der Kreisbewegung beim Flattern und Flimmern, weil die unerregbaren Muskelfasern die Fortpflanzung des Reizes nicht mehr allseitig, sondern nur in einer Richtung gestatten.

Die Beschleunigung der Oszillationsfrequenz durch Vagusreizung (rapid reexcitation) wird von LEWIS mit der Theorie des Circus movement verflochten und auf die Verkürzung der Refraktärperiode zurückgeführt, durch welche die in der Bahn der Zentralwelle in Form von partiell refraktärem Gewebe liegenden Hindernisse verringert oder beseitigt werden sollen. Dadurch wird die Umlaufsgeschwindigkeit der Mutterwelle beschleunigt und die Zahl der Oszillationen vermehrt. Überdies nimmt durch die Verkürzung der Refraktärperiode auch die Länge der Kontraktionswelle ab, so daß diese Kreisbahnen von kleinerem Durchmesser aufzusuchen vermag, was ebenfalls zur Erhöhung der Oszillationsfrequenz führen muß.

Die gelegentliche Unterdrückung von Flimmern und Flattern durch Vagusreizung ist nach LEWIS ebenfalls durch die Beschleunigung der Zentralwelle zu erklären, wenn diese ihren Ausgangspunkt noch vor Wiedererlangung seiner Erregbarkeit erreicht.

Auch die Beeinflussung des Flimmerns und Flatterns durch Chinin läßt sich mit der Theorie des Circus movement gut in Einklang bringen. Chinin verlängert die refraktäre Phase, verlangsamt also die Umlaufsgeschwindigkeit der Zentralwelle und setzt so die Oszillationszahl herab. Ja, es kann sogar das Flimmern und Flattern vollständig aufheben, wenn die Verlängerung der refraktären Phase am Ausgangspunkt der Welle so bedeutend ist, daß bei ihrer Rückkehr nach Vollendung eines Umlaufs die Erregbarkeit daselbst noch nicht in genügendem Maße wiederhergestellt ist.

Einwände gegen die Theorie des Circus movement.

Die LEWISsche Theorie des Flimmerns und Flatterns läßt, so bestechend sie auch ist, dennoch eine Reihe von Einwänden zu. Mit Recht fordert ROTHBERGER eine Wiederholung und Nachprüfung des direkten Nachweises der Kreisbewegung, der von LEWIS nur in einem einzigen Falle und auch in diesem nicht ganz vollständig geführt worden ist. Auch den indirekten Beweis der Kreisbewegung durch den Befund einer Rotation der elektrischen Achse um 360° bemängelt ROTHBERGER, indem er darauf hinweist, daß die der Berechnung zugrundeliegenden Ekge. nicht von der eine relativ schmale Bahn durchlaufenden Zentralwelle allein herrühren können, sondern auch von den die Hauptmasse der Vorhofmuskulatur durchziehenden Zentrifugalwellen beeinflußt sein müßten. Ferner bemerkt ROTHBERGER, daß die Verwandlung des Flatterns in Flimmern durch Vagusreizung mit der so hochgradigen Steigerung der Oszillationsfrequenz von 400—500 auf 2000—3000 pro Minute weder durch eine größere Umlaufsgeschwindigkeit, noch durch eine wesentliche Verkleinerung der die Hohlvenenmündungen umgreifenden Kreisbahn verständlich gemacht werden könne.

Weniger treffend ist der ebenfalls von ROTHBERGER erhobene Einwand gegen das Zurückfinden der Erregungswelle zu ihrem Ausgangspunkte und gegen das Verharren in ihrer Bahn, obwohl diese in der Strecke der Taenia terminalis mit der Vorhofmuskulatur vielfach in offener Verbindung steht. Dieses Bedenken scheint mir aber deshalb nicht gerechtfertigt, weil die kreisende Welle, sobald sie einmal in Gang gebracht ist, von selbst eben durch das Aussenden zentrifugaler Wellen ihre Bahn gegen das Eindringen von außenher kommender Erregungen schützt.

Den Einwänden ROTHBERGERS haben sich HABERLANDT und DE BOER angeschlossen. DE BOER greift überdies die LEWISsche Methode an, indem er in Abrede stellt, daß die lokale Ableitung wirklich nur lokale Veränderungen verzeichnet. Da aber, wie schon erwähnt, GARTEN und SULZE sowie LEWIS die Verläßlichkeit des Differential-Eg. gerade in dieser Beziehung sehr eingehend geprüft haben, fällt die durch keine eigenen Versuche gestützte gegenteilige Meinung DE BOERS wohl nicht schwer ins Gewicht.

Die Etappentheorie von DE BOER.

Bei vorgeschrittener Digitalisvergiftung hat DE BOER[1]) eigentümliche, langdauernde, aus mehreren Erhebungen bestehende Kontraktionskurven beobachtet, die er fraktionierte Systolen nennt. Ihr Zustandekommen erklärt er durch Entstehung lokaler Blockstellen in der Weise, daß die Zusammenziehung je nach

---

[1]) DE BOER: Arch. néerland. de physiol. de l'homme et des anim. Bd. 1, S. 502. 1917.

der Anzahl der Blocklinien in mehrere Etappen zerfällt. Als beweisend für seine Auffassung gilt DE BOER die Form der gleichzeitig verzeichneten Ekge., deren nach oben und unten gerichtete Ausschläge auf die aufeinanderfolgende Aktion benachbarter, mehr basal oder mehr spitzenwärts gelegener Muskelpartien bezogen werden. Durch die weitere, später gemachte Annahme, daß die einzelnen Etappen so angeordnet sind, daß die erste und letzte direkt aneinanderschließen, verbindet DE BOER die MINESsche Idee der Kreisbewegung mit seiner eigenen insofern originellen Vorstellung, als er auf den ruckweisen Umlauf der Erregung das Hauptgewicht legt. Beim digitalisierten Herzen soll nun die Erregung, sobald sie zum Ausgangspunkte zurückgekehrt ist, daselbst wegen der toxischen Verlängerung der Refraktärperiode erlöschen. Anders soll es sich dagegen verhalten, wenn der gleiche Etappenmechanismus bei einem nichtvergifteten Herzen, z. B. durch Verabfolgung eines Extrareizes, unmittelbar nach dem Ende der Refraktärperiode ausgelöst wird. In diesem Stadium ist nach DE BOER ebenso wie bei der Digitalisintoxikation der metabole Zustand schlecht, weshalb die Erregung langsam und ruckweise fortgeleitet wird. Weil aber die schwachen Teilkontraktionen des unvergifteten Herzens ein viel kürzeres Refraktärstadium hinterlassen, bleibt die in einzelnen Stößen vorrückende Erregung ohne Aufhören in Bewegung, solange sie nach vollendetem Umlauf den Ausgangspunkt in erregbarem Zustande vorfindet.

In einem Teil der DE BOERschen Experimente traten an Stelle von Flimmern gehäufte Kammerextrasystolen auf. Aus der Verbreiterung von R und dem negativen T-Ausschlag der zugehörigen Ekge. schließt der Autor, daß die Erregung in diesem Falle verlangsamt, aber nicht stoßweise zirkuliert. Derselbe Mechanismus wird von DE BOER den gehäuften Vorhof E.-S. zugrundegelegt und ohne weiteres auf das Vorhofflattern des Säuger- und Menschenherzens übertragen.

Beim Flattern würde also eine einzige Etappe, beim grobschlägigen Flimmern eine kleinere, beim feinschlägigen dagegen eine größere Zahl von Etappen vorhanden sein. Und da jeder Etappe nach DE BOER ein Ausschlag im Ekg. entspricht, so erklärt sich die Frequenzzunahme beim Übergang von Flattern in Flimmern durch den Zerfall des Einzelumlaufs in mehrere Absätze und die interessante Erscheinung des Reizflimmerns nach Vaguserregung (rapid reexcitation) in ähnlich einfacher Weise durch Ausbildung lokaler Blockstellen.

Einwände gegen die DE BOERsche Theorie.

Wesentlich für die Etappentheorie de Boers ist die Voraussetzung, daß ein in Kontraktion befindlicher Teil des Kammermuskels Erregungen aussenden kann, solange sein Kontraktionszustand andauert. DE BOER stellt diese Behauptung auf, als ob es sich um eine bekannte physiologische Tatsache handeln würde, die keines Beweises mehr bedarf[1]). Dem ist aber durchaus nicht so, und gerade der Ringversuch von MINES ist mit seiner Anschauung schwer vereinbar, denn die wegen der Differenzen in der Refraktärperiode am Reizpunkte zunächst

---

[1]) Nachträglich hat DE BOER: Amer. journ. of physiol. Bd. 74, S. 158. 1925, seine Annahme durch folgenden Versuch zu beweisen geglaubt. Er trennte Basis und Spitze des Froschventrikels durch einen Einschnitt, der nur eine schmale Verbindungsbrücke übrig läßt. Basis- und Spitzenkontraktion sind dann durch ein bestimmtes Zeitintervall getrennt, das offenbar durch die langsame Fortpflanzung der Erregung in der geschädigten Brückenmuskulatur seinen Grund hat. Diese auf der Hand liegende Möglichkeit außer acht lassend nimmt DE BOER an, daß sich das Präparat in zwei Etappen kontrahiere in der Weise, daß die Erregung am Orte der Schädigung eine Zeit lang gänzlich stillstehe und erst weiterschreite, wenn der distale Teil die nötige Erregbarkeit erlangt hat.

in einer Richtung sich fortpflanzende Kontraktion müßte doch im nächsten Momente auf die anfangs noch refraktäre angrenzende Muskelpartie übergehen und so, wenn auch mit einiger Verspätung, einer der ersten entgegengesetzt ablaufende, ihr Rundkreisen verhindernde Zusammenziehung erzeugen. Es ist viel wahrscheinlicher bzw. mit den Ergebnissen der Ringversuche in viel besserem Einklang, daß der Erregungsvorgang selbst die Ursache seiner weiteren Ausbreitung ist, daß er immer nur in statu nascendi an der Tête fortschreitet, und daß er, an einer Stelle einmal abgewiesen, auch später nicht mehr zündet. GARREY hat in seinen Experimenten gelegentlich ein zeitweises Haltmachen der Circuskontraktionen beobachtet, aber zeigen können, daß es sich dabei immer nur um ein scheinbares Steckenbleiben handle und daß die Kontraktion in Wirklichkeit stetig, wenn auch manchmal unsichtbar, weiterschreitet. Auch SAMOJLOFF[1]) betont in seiner schönen Nachprüfung des MINESschen Ringversuches den kontinuierlichen Fluß der Erregung zwischen Vorhof- und Kammersystole, den beiden Etappen der normalen Herzrevolution.

Das ruckweise Vorstoßen der Kontraktionswelle, der springende Punkt in der DE BOERschen Theorie, ist demnach durchaus hypothetisch.

Daß die Zerlegung der Kontraktionswelle in Etappen eine bestimmte, ringförmig geschlossene Anordnung der Teilstücke voraussetzt, um die Kreisbewegung zu erklären, wurde schon erwähnt. Warum aber auch beim Flattern trotz fehlender Fragmentierung die Kontraktionswelle zum Ausgangspunkt zurückkehrt, ist nicht ohne weiteres ersichtlich. DE BOER behauptet einfach, daß sich die Erregung beim Flattern verlangsamt und in einer Richtung fortpflanzt. Diese Annahme ist vollständig willkürlich (ROTHBERGER, HABERLANDT) und ist auch durch die verzögerte Reizleitung nicht zu begründen, weil diese eine allseitige, jede Kreisbewegung ausschließende Erregungsausbreitung gestatten würde. DE BOER, der LEWIS so streng kritisiert, macht selbst nicht einmal den Versuch, den Mechanismus der Kreisbewegung klarzulegen, wozu er doch in erster Linie berufen und verpflichtet gewesen wäre, nachdem er doch ausdrücklich betont, die Idee der Kreisbewegung unabhängig von seinen Vorgängern konzipiert zu haben.

Beim Flattern soll nach DE BOER der Umlauf nicht innerhalb eines schmalen Muskelringes (LEWIS), sondern längs des ganzen Vorhofmuskels in einer Richtung stattfinden. LEWIS hat den Weg der kreisenden Welle so gut wie möglich zu verfolgen gesucht und gefunden, daß die Erregung in den Herzohren nicht kreist, sondern von der Basis zur Spitze verläuft. Ein Kreisen der Erregung durch den ganzen Vorhofmuskel nach der Annahme von DE BOER kann gegenüber diesen positiven Angaben schon wegen der komplizierten Gestalt der Vorhöfe mit ihren die Herzohren bildenden Ausladungen nicht einfach postuliert werden.

Die Zunahme der Oszillationsfrequenz bei der Umwandlung von Flattern und Flimmern durch Vagusreizung ist nach DE BOER die Folge der Zunahme der Etappenzahl wegen der Entstehung intramuskulärer Blocklinien. In diesem Falle müßte Vagusreizung die Fortpflanzungsgeschwindigkeit der Kontraktionswelle natürlich verlangsamen. Das widerspricht jedoch dem interessanten, von DE BOER unwiderlegten Befunde von LEWIS, daß die Fortpflanzungsgeschwindigkeit der Kontraktionswelle durch Vagusreizung größer wird, weshalb LEWIS gerade im Gegenteil eine Reduktion der Blocklinien infolge der Verkürzung des Refraktärstadiums annimmt.

Eine wesentliche Rolle in der Etappentheorie von DE BOER spielt endlich der sog. metabole Zustand des Herzens, womit jedoch DE BOER zwei ganz ver-

---

[1]) SAMOJLOFF: Pflügers Arch. f. d. ges. Physiol. Bd. 197, S. 321. 1922.

schiedene Dinge promiscue bezeichnet, nämlich einmal den allgemeinen Ernährungszustand, und das andere Mal die durch jede Systole hervorgerufenen Stoffwechselveränderungen. Die Angabe DE BOERS, daß durch Einzelreize blutdurchströmte Herzen nicht zum Wühlen zu bringen sind, wurde schon durch HABERLANDT stark eingeschränkt, obwohl auch dieser Autor bezeugt, daß es unter diesen Umständen schwieriger hervorgerufen werden kann als nach Entblutung. Gleichwohl läßt sich diese Erfahrung nicht einfach auf das Vorhofflimmern des Menschen übertragen. Ich kann ROTHBERGER nur beistimmen, wenn er meint, daß in der Beziehung des paroxysmalen Vorhofflimmerns nach Anstrengung, Aufregung usw. auf Verschlechterung des metabolen Zustandes keine annehmbare Erklärung liegt, und daß man ebensowenig berechtigt ist, den metabolen Zustand für das oft Jahre anhaltende Flimmern bei Kranken verantwortlich zu machen, deren Herzmuskel sich trotz des abnormen Mechanismus allen Anforderungen des Lebens gewachsen zeigt. Auch FRÖHLICH und PASCHKIS (l. c.) führen eine Reihe von Momenten an, die gegen „eine absolut schlechte metabole Beschaffenheit des Herzmuskels als notwendige Bedingung des Kammerflimmerns" sprechen. Denn gerade jene Faktoren, welche in ihren Versuchen besonders flimmerbegünstigend wirkten, wie Coffein und die Erhöhung des Aortendrucks, bringen durch Erweiterung der Kranzgefäße eine bessere Durchblutung und Ernährung und eine vollkommenere Abfuhr der Stoffwechselschlacken mit sich. Am klarsten geht vielleicht die Petitio principii in den Anschauungen DE BOERS aus seiner Äußerung hervor, daß der Übergang von Kammerflimmern in gehäufte E.-S. und umgekehrt aus einer Besserung bzw. Verschlechterung des metabolen Zustandes „leicht verständlich sei". Von einer Verschlechterung des metabolen Zustandes in Beziehung auf die systolischen Stoffwechselvorgänge zu sprechen, scheint mir überhaupt nicht zweckmäßig zu sein, weil eine solche Bezeichnungsweise zur Verwirrung der Begriffe führen muß. Der DE BOERschen Regel, daß nur sehr frühe Extrareize Wühlen auslösen, wird von HABERLANDT übrigens nachdrücklich auf Grund von Kontrollversuchen und der DE BOERschen Experimente selbst widersprochen. Der Punkt, auf den alles ankommt, scheint bei der raschen Aufeinanderfolge zweier Reize die dadurch bedingte Verkürzung des Refraktärstadiums zu sein, welche nach ROTHBERGER und WINTERBERG als die eigentliche Ursache des Flimmerns anzusehen ist. Man kann natürlich auch diese, wie überhaupt alle Erscheinungen letzten Endes auf metabole Zustandsänderungen zurückleiten. Was wir aber Erklärung nennen, bezieht sich immer nur auf das letzte, uns noch erreichbare, der Messung zugängliche Glied einer kausalen Kette, und dieses vorläufig letzte Glied ist eben die nachgewiesene Verkürzung der Refraktärperiode, über deren Bedeutung für das Flimmerphänomen gegenwärtig ziemlich allgemeine Übereinstimmung besteht. DE BOER läßt sich auch darin einen von HABERLANDT hervorgehobenen Widerspruch zuschulden kommen, indem er für die Entstehung des Kammerflimmerns an einer Stelle eine Verkürzung, an einer anderen eine Verlängerung des Refraktärstadiums fordert (HABERLANDT, S. 542).

Auch am Prüfstein der Chininwirkungen bewährt sich die Etappentheorie nicht. Nur die Unterdrückung des Flimmerns und Flatterns durch Chinin läßt sich trotz der weiteren Verschlechterung des metabolen Zustandes noch in einfacher Weise auch durch diese Theorie begreifen dadurch, daß sich die ruckweise zirkulierende Kontraktionswelle an dem durch Chinin verlängerten Refraktärstadium bricht. Wo das Chinin versagt, hilft sich DE BOER mit der Behauptung, daß zwar auch hier die zirkulierende Erregung zum Stillstand gebracht werde, aber wegen des schlechten metabolen Zustandes durch jeden Sinusreiz immer wieder neu entstehe. Tritt aber Heilung ein und dauert diese 1—2 Jahre, so brauchen nach DE BOER die Vorhöfe diese ganze Zeit, bis sie sich „wieder in einen schlechten metabolen Zustand hineinpulsiert haben". Die Unzulänglichkeit der Theorie offenbart sich jedoch am deutlichsten, wenn man sie auf die Verlangsamung der Oszillationsfrequenz beim Flimmern anwenden will. Hier, wo der metabole Zustand zum Zerfall der Kreisbewegung in Etappen geführt hat, müßte das Chinin eine Verstärkung der Fraktionierung und damit eine Zunahme der Oszillationsfrequenz ergeben. Tatsächlich tritt aber eine Abnahme derselben ein, ja das Flimmern geht sogar häufig in Flattern über, was ganz unverständlich ist. Bedeutet doch das Flimmern den schlechteren metabolen Zustand, der durch Chinin höchstens noch weiter verschlechtert werden könnte. DE BOER sucht sich mit der Behauptung zu helfen, „der Übergang von Flimmern in Flattern könne kein direkter sein". Wie sehr DE BOER[1]) selbst den Widerspruch zwischen den tatsächlichen und den nach seiner Theorie zu erwartenden Chininwirkungen fühlt, geht klar aus seiner Bezeichnung des Chinins als eines „therapeutischen Paradoxons" hervor.

Überblicken wir nunmehr die verschiedenen, über das Wesen des Flimmerphänomens vorliegenden Anschauungen, so zeigt sich, daß eine allgemein befriedigende Erklärung bisher noch nicht gefunden worden ist. Jeder der Theorien haften gewisse Mängel an, die von ihren Gegnern bloßgelegt, von ihren Anhängern verschleiert werden. Aber gerade dieser Kampf der Meinungen verspricht weitere Fortschritte bei der Lösung des so schwierigen Problems.

---

[1]) DE BOER: Arch. f. exp. Pathol. u. Pharmakol. Bd. 94, S. 314. 1922.

Stoffwechsel und Wärmebildung des Herzens.

Von

V. Frhr. v. WEIZSÄCKER

Heidelberg.

Mit 2 Abbildungen.

Zusammenfassende Darstellungen.

BARCROFT: Ergebn. d. Physiol. Bd. 7, S. 720. 1908. — v. FÜRTH: Stoffwechsel des Herzens und des Muskels. Oppenheimers Handb. d. Biochem. 2. Aufl. Bd. 8, S. 31. 1923. — LOEWY: Ebenda, Erg.-Bd. d. 1. Aufl. 1913. — TIGERSTEDT: Physiologie des Kreislaufs. 2. Aufl. — VERZÁR: Ergebn. d. Physiol. Bd. 15, S. 1. 1916. — *Methodik.* v. WEIZSÄCKER: Methodik der Stoffwechseluntersuchungen am Herzen. Abderhaldens Handb. d. biol. Arbeitsmeth. Abt. V, Teil 4, S. 1019. 1924. — BOHNENKAMP, H.: Zeitschr. f. Biol. Bd. 84, S. 79. 1926.

Einleitung.

Die Herzarbeit als solche wird in anderen Abschnitten dieses Bandes behandelt. Hier werden besonders die Fragen erörtert, welche sich an die Gesamtenergieänderung des Herzens knüpfen, sei es, daß sie die Messung des Stoffwechsels, sei es, daß sie die der Wärmebildung zum Gegenstande haben. Solche Untersuchungen aber, bei denen dabei auf die mechanische Tätigkeit nicht in einigermaßen einwandfreier quantitativ messender Weise geachtet wurde, müssen auch dann kritisch betrachtet werden, wenn sie nicht zum Zwecke, energetische Fragen zu beantworten, angestellt sind. Denn fast immer wird das Herz schlagend untersucht. Nun ist es freilich eine theoretische und immerhin noch diskutierbare Anschauung, daß der Schrittmacher der chemischen Energieänderungen ein physikalischer und mit der Kontraktion verbundener Vorgang sei. Aber auch davon abgesehen ist schon die Zahl der Erregungen von fundamentaler Bedeutung für die Größe des Stoffwechsels, und ferner sind Frequenz und mechanische Bedingungen von bisher unbestrittenem Einfluß auf den chemischen Umsatz, so daß Angaben über die Wirkung von Hormonen, chemischen Substanzen, Zusammensetzung der Nährlösung usf. auf den Stoffwechsel unverständlich bleiben, wo wir nicht genau erfahren, wie die mechanische Leistung einer Versuchsperiode war. Die energetische Fragestellung darf also hier nicht nur um ihrer selbst willen im Vordergrund stehen; ihre Klärung ist auch eine methodische Voraussetzung anderer, mehr qualitativer, biochemischer Probleme. Die Energetik bedeutet ja in der Tat eine Einengung der Betrachtungsform nach zwei Richtungen. Was wir am biologischen Objekt feststellen können, sind „technische" Nutzeffekte, nicht Wirkungsgrade im Sinne der Thermodynamik. Wir kennen die Natur der arbeitliefernden Vorgänge noch nicht und können die „maximale Arbeit" (HELMHOLTZ) daher nicht berechnen. Andererseits, und dies gilt für die energetische Physik überhaupt, erfahren wir aus den Hauptsätzen der

Wärmelehre nichts über die Geschwindigkeit der Vorgänge; der biologisch so wichtige Zeitfaktor bleibt außer Betracht. In dieser Hinsicht darf auch daran erinnert werden, daß am ausgeschnittenen Herzen uns die biologisch und pathologisch so bedeutsamen *langsamen* Vorgänge des Wachstums, der Hypertrophie, der Atrophie, der Formänderung unzugänglich bleiben. Aber schon der Ausdruck „Arbeitshypertrophie" zeigt, daß wir diese Vorgänge in nächste Beziehung setzen zu denen, welche am isolierten Organ allein faßbar, meßbar sind. So findet die Herzphysiologie sich in dem Falle, das, was am isolierten Organ untersuchbar ist, am unversehrten Organismus nicht nachprüfen zu können, und umgekehrt das im Leben so wichtige biologische und pathologische Geschehen zu großen Teilen am ausgeschnittenen Organ nicht fassen zu können. Was SHERRINGTON vom Reflex sagte, daß er nämlich eine pure Abstraktion sei (freilich eine unvermeidliche), dies gilt auch von der Experimentalphysiologie des isolierten Herzens. — Freilich ist es nicht ganz unwahrscheinlich, daß das Herz künftig für die allgemeine Theorie der Muskelkontraktion eine erhöhte, ja entscheidende Bedeutung gewinnen wird, wenn nämlich an ihm die thermische, chemische und dynamische Untersuchung gleichmäßig durchgeführt und vereinigt gelingen sollte. Denn die Durchblutungs- und Arbeitsbedingungen sind an ihm außerordentlich viel besser und lebensähnlicher zu gestalten als am ausgeschnittenen Skelettmuskel, dessen Verhalten in den letzten Jahren im Mittelpunkte der theoretischen Erörterung stand.

Terminologische Bemerkung. O. FRANK[1]) hat die von FICK für den Skelettmuskel geprägten Ausdrücke der *isometrischen* und *isotonischen* Kontraktion auf das Herz übertragen und definiert die isometrische Herzkontraktion als die bei gleichbleibendem Volum, die isotonische als die bei gleichbleibendem Druck ablaufende. Da aber bei sog. isotonischer Kontraktion die Spannung im Herzmuskelelement nicht gleichbleibt, sondern sich in unkontrollierbarer Weise ändert, so hat WEIZSÄCKER[2]) die Herzkontraktionen mit gleichbleibendem Druck als *isobarische* und die mit gleichbleibendem Volum als *isochorische* bezeichnet. Denn für thermodynamische Betrachtungen und Vergleiche zwischen dem Hohlorgan und dem parallelfasrigen Skelettmuskel sind diese Verhältnisse wesentlich. Für eine tangentiale Wandfaser gilt bei einem kugelförmig gedachten Hohlorgan (Radius = r) zwischen Faserspannung (s) und Innendruck (p) die Beziehung

$$s = p \cdot \frac{r}{2}.$$

Man kann ja die unnötige Vermehrung der Termini niemals begrüßen. Wo aber wie hier ein präziser sachlicher Verhalt die Unterscheidung fordert, möchte ich nach vorübergehendem Schwanken zu dem Wortgebrauch der Isobarie und Isochorie zurückkehren, nachdem BOHNENKAMP ihn aus denselben Gründen mit Recht wieder aufgenommen hat. — Es ist übrigens auch praktisch unzutreffend, Herzkontraktionen bei völlig verhinderter Entleerung als isometrische zu bezeichnen. Das Herz führt dabei eine peristaltische Bewegung aus, bei der die Herzform, folglich auch die Faserlänge, sich, wenn auch nur wenig, verändern wird.

I. Der Stoffwechsel des Herzens.

1. Stoffwechsel und mechanische Leistung.

Daß ganz im allgemeinen eine wie auch immer bedingte Abschwächung oder Steigerung der mechanischen Äußerung des Herzens auch im Gaswechsel entsprechend zum Ausdruck kommen kann, läßt sich ja vermuten, und es geht dies z. B. ohne weiteres schon aus den Versuchen mit chemischer Beeinflussung von BARCROFT und DIXON[3]) hervor (s. u.). Aber angesichts der am Herzen gefundenen und bei ihm vollkommen sichergestellten Alles-oder-Nichts-Regel, wonach jeder überhaupt wirksame Reiz auch schon die maximale Kontraktion

---

[1]) FRANK, O.: Zeitschr. f. Biol. Bd. 41, S. 14. 1901.
[2]) WEIZSÄCKER: Pflügers Arch. f. d. ges. Physiol. Bd. 140, S. 135. 1911.
[3]) BARCROFT u. DIXON: Journ. of physiol. Bd. 35, S. 182.

hervorruft, ist es a priori ganz ungewiß, ob die Veränderung äußerer mechanischer Bedingungen allein imstande ist, eine Veränderung des Stoffwechsels zu bewirken. Versuche von WEIZSÄCKER[1]), aus der Ermüdungsgeschwindigkeit eines mit einer abgeschlossenen Flüssigkeitsmenge schlagenden Froschherzens Schlüsse zu ziehen, hatten das Ergebnis, daß bei isobarischer und isochorischer Tätigkeitsform, aber auch bei auxobarischer mit verschiedenem Anfangsdruck merkliche Verschiedenheiten im Abfall der Kontraktionshöhen überhaupt nicht erkennbar waren.

Als erste haben BARCROFT und DIXON[2]) versucht, den Gaswechsel des Herzens des Hundes durch Veränderung seiner mechanischen Tätigkeitsbedingung zu beeinflussen. An einem sehr erschöpften Herzen fanden sie den O_2-Verbrauch bei isometrischer und isotonischer Tätigkeit nicht merklich verschieden. Bei wesentlich vervollkommneter Methode ist dann ROHDE[3]) zu dem sicheren Ergebnis gekommen, daß dies am Katzenherzen sehr wohl gelingt. Sowohl bei isochorischer („isometrischer") wie bei isobarischer („isotonischer") Kontraktionsform zeigte sich bei Steigerung des Anfangsdruckes eine Steigerung des Sauerstoffverbrauches bei ziemlich konstanter Frequenz. Trotz beträchtlicher Erhöhung des Druckes und der Arbeitsleistung waren aber die Sauerstoffzahlen in nicht entfernt proportionalem Maße erhöht; bei isobarischer Arbeitsweise fand ROHDE z. B. in 3 Perioden von je 20 Minuten:

Tatsächlich hat ROHDE selbst auch Abweichungen von ihm gefunden, nämlich dann, wenn er den Anfangsdruck übermäßig hoch machte, so daß für den Pulsdruck nicht mehr optimale und offenbar auch schädigende Bedingungen vorlagen. Dies ist begreiflich. In jedem

Anfangsdruck cm Wasser	O_2-Verbrauch in 10 Min.	Arbeitsleistung pro Puls gcm
93	7,45	2,70
23	6,83	0,64
93	7,75	2,60

Falle war klar, daß von einer Proportionalität zwischen Arbeit und Gaswechsel keine Rede sein kann und daß die Gaswechselwerte bei starker Variation der mechanischen Bedingungen auffallend wenig veränderlich waren. ROHDE, der ursprünglich einen relativ sehr hohen „Grundumsatz" des Herzens annahm (50% des Gesamtumsatzes), glaubte später, daß die bei der Kontraktion über den Anfangsdruck hinaus aufgebrachte *Druck*zunahme der Faktor sei, welcher mit der Gesamtenergieänderung parallel geht. Freilich wären größere Variationsbreiten der zu vergleichenden Zahlenwerte wünschenswert, um eine solche Folgerung als festen und bewiesenen Erfahrungssatz anzunehmen. Daß aber diese „Druckleistung" des Herzens die Größe sei, welcher sein Sauerstoffverbrauch proportional gehe, dieser Satz hat sich darum auch bei ihm Eingang verschafft, weil durch A. V. HILL[4]) kurz vorher und auch seitdem ein analoger für die *Spannungs*leistung des Skelettmuskels aufgestellt ist, nämlich ihre Proportionalität mit der initialen Zuckungswärme.

Am Froschherzen haben die Versuche von WEIZSÄCKER[5]) bei auxobarischer Kontraktion nun in gleicher Weise ergeben, daß der O_2-Verbrauch mit steigender Belastung zunimmt, z. B.:

Hier also wurden größere Differenzen des Gaswechsels gefunden als beim Warmblüter (bis zu Verdoppelung). Zur Erklärung des Unterschiedes muß man bedenken, daß am Warmblüterherzen die

Druck mm Hg	O_2-Verbrauch ccm	Arbeit gcm
12,6	0,278	9 100
5,6	0,185	790
31,0	0,332	11 600

---

[1]) WEIZSÄCKER: Pflügers Arch. f. d. ges. Physiol. Bd. 140, S. 135. 1911.
[2]) BARCROFT u. DIXON: Journ. of physiol. Bd. 35, S. 182. 1906.
[3]) ROHDE: Verhandl. d. Ges. dtsch. Naturforsch. u. Ärzte 1911; Arch. f. exp. Pathol. u. Pharmakol. Bd. 68, S. 401. 1912.
[4]) HILL, A. V.: Journ. of physiol. Bd. 42. 1911.
[5]) WEIZSÄCKER: Pflügers Arch. f. d. ges. Physiol. Bd. 141, S. 457. 1911.

mechanische Leistung des linken Ventrikels mit dem Gaswechsel des ganzen Herzens verglichen werden muß. Der O_2-Wert erscheint hier also verhältnismäßig zu groß und gewissermaßen durch die Tara des rechten Ventrikels und der Vorhöfe überdeckt. Die mechanische, durch einen in den linken Ventrikel vom Vorhof her eingeführten Gummiballon übertragene Leistung wird bei diesem Verfahren wohl immer zu klein gemessen. So wird auch vielleicht verständlich, daß die von ROHDE berechneten Nutzeffekte nur bis 22%, die von WEIZSÄCKER gefundenen bis 36% gingen. Indes sind diese Zahlen durchweg mit Vorbehalten aufzunehmen.

Aber auch in den Versuchen von WEIZSÄCKER ist der Unterschied im O_2-Verbrauch viel geringer, zuweilen fast unmerklich, wenn relativ hohe Belastungen (10—40 mm Hg) am Froschherzen miteinander verglichen wurden. So ergibt sich das Bild, daß bei steigender Herzarbeit zunächst der Gaswechsel relativ rasch mitansteigt, daß er aber dann bei noch weiter ansteigender Arbeit sich auf eine nahezu konstante Höhe einstellt. Diese allgemeine Feststellung ist ganz ebenso den späteren Versuchen von BODENHEIMER[1]) und LÜSCHER zu entnehmen, deren Methoden verschieden sind. LÜSCHERS[2]) Methode verdient dabei den Vorzug. Er fand[3]) bei Überlastungszuckungen, daß bei niedrigen Anfangsdrucken die O_2-Zahlen mit der Überlastung zunehmen (bis um 50%), während bei hohen dieser Einfluß nicht mehr nachweisbar ist. Auch fand er den Verbrauch isobarischer Kontraktionen etwas niedriger als den isochorischer. Nach ihm streben die Verbrauche der isobarischen, der isochorischen und der Überlastungszuckung bei wachsender Leistung demselben Maximum zu, welches daher als oberer Grenzwert des O_2-Verbrauches anzusehen wäre. Eine schließliche Abnahme bei übermäßiger Belastung ist beobachtet, aber nicht ganz sichergestellt und nicht sicher als normaler Vorgang deutbar [vgl. LOVATT EVANS und HILL[4])]. — Auch LÜSCHER findet, daß von einer Proportionalität der Herzarbeit mit dem O_2-Verbrauch keine Rede sein kann. Die Arbeit steigt auch bei ihm mit zunehmender Belastung viel rascher als der O_2-Verbrauch und steigt noch weiter, wenn der O_2-Verbrauch nicht mehr weitersteigt. Daß die Höhe des O_2-Verbrauchs pro Kontraktion kein Fixum ist, geht aus allen diesen Versuchen übereinstimmend hervor: mechanische Belastungsänderung ändert innerhalb bestimmter Grenzen gleichsinnig mit der Herzleistung auch den O_2-Verbrauch. Wir finden demnach zunächst eine allgemeinste Entsprechung von mechanischer Äußerung und Stoffverbrauch mit dem besonderen Merkmal, daß der Stoffverbrauch die viel weniger stark veränderliche Größe ist. Sind also jedenfalls die äußere Herzarbeit und der Stoffverbrauch keinesfalls proportional, ja nicht einmal immer gleichsinnig sich ändernde Größen, so entsteht als nächste Frage die, wovon denn eigentlich diese Werte abhängen, wie sie miteinander zusammenhängen. Diese Frage erscheint in ihrer wesentlichen Bedeutung dann, wenn man sich des Umschwungs der Physiologie der Muskelarbeit erinnert, demzufolge die Verbrennungen nicht die unmittelbare Quelle der Arbeit sein können, sondern vielmehr in die „restitutive" Phase eines kreisförmigen oder kettenförmigen Zusammenhanges verwiesen worden sind.

Soweit nun die rein mechanischen Bedingungen und die dynamischen Grundregeln der Herzarbeit in Frage kommen, ist hier auf die betreffenden Abschnitte dieses Handbuchs zu verweisen (Bd. VII, C III). Wie bei den meisten Maschinen, so ist auch beim Herzen klar, daß die äußeren mechanischen Bedingungen so gestaltet werden können, daß sie entweder günstig oder ungünstig

---

[1]) BODENHEIMER: Arch. f. exp. Pathol. u. Pharmakol. Bd. 80, S. 77. 1916.
[2]) LÜSCHER: I. Mitt. Zeitschr. f. Biol. Bd. 70, S. 245. 1919.
[3]) LÜSCHER: II. Mitt. Zeitschr. f. Biol. Bd. 72, S. 107. 1920.
[4]) LOVATT EVANS u. HILL: Journ. of physiol. Bd. 49. 1914/15.

für die Arbeitsmenge sind, welche aus einer gegebenen Tätigkeitsphase herausgeholt werden; sind sie ungünstig, dann geht eine Energiemenge durch Reibung in Verlust, welche sonst gewonnen worden wäre. — Um aber die Stellung des Oxydationsvorganges zu ermitteln, sind einige weitere Überlegungen und Beobachtungen anzustellen.

Man könnte auf den Gedanken kommen, die Verbrennungen erfolgten in dem Sinne unabhängig, wie es bei einer Dampfmaschine der Fall ist; es hängt dann ganz von der Steuerung des arbeitliefernden Systems ab, wieviel aus dem durch Verbrennung geschaffenen Energievorrat entnommen werden soll. Diese Art der Beziehung ist heute für den Muskel nicht ganz abzulehnen. Nur so viel ist freilich sicher, daß auch die Oxydationsprozesse mit Einstellung des arbeitliefernden Vorganges alsbald beträchtlich sinken und daß HERMANNs Behauptung, der arbeitende Muskel verbrauche nicht mehr Sauerstoff als der ruhende, am Herzen nicht zutrifft. Dies hat zuerst YEO[1]) am Froschherzen festgestellt; er zeigte spektroskopisch, daß eine Hämoglobinlösung im schlagenden Herzen 6 mal schneller reduziert wird als im nichtschlagenden. Gasanalytisch fand WEIZSÄCKER[2]), daß (je nach der Größe der Arbeit) der O_2-Verbrauch des ruhenden Froschherzens 4—12% (bei den meisten Versuchen 4—8%) des Arbeitsverbrauchs betrug, und zwar fand er bei ca. 20° pro Gramm Muskelsubstanz und Stunde in der Ruhe einen Verbrauch von 0,065—0,164 ccm O_2. Er fand für Temperaturen zwischen 7,5° und 30° den Temperaturkoeffizienten (pro 10° Änderung) des Ruheverbrauchs zwischen 2,4 und 2,8 liegend. — LOCKE und ROSENHEIM[3]) haben durch Calciumentzug das Warmblüterherz stillgestellt und dabei die CO_2-Bildung gegenüber der Tätigkeitsperiode nur auf die Hälfte heruntergehen sehen. Die CO_2-Bildung pro Gramm und Stunde betrug dann 0,093 ccm (Versuch Nr. 5). Auch ROHDE[4]) sah den O_2-Verbrauch bei derselben Art der Stillegung am Warmblüter nur auf die Hälfte heruntergehen. Danach schien es jetzt, daß der Ruheverbrauch am warmblütigen Herzen im Verhältnis zum Arbeitsverbrauch viel höher ist als am Frosch. Später fand ROHDE aber eine so gute Proportionalität zwischen O_2-Verbrauch und Druckleistung, daß er die Annahme eines irgendwie wesentlichen, *neben* dem Leistungsstoffwechsel herlaufenden Grundumsatzes wieder fallen ließ. Dieser Punkt ist also bisher nicht ganz geklärt und vorläufig eine Frage der Definition.

Die Verbrennungen werden also ohne allen Zweifel dadurch zu einem großen Teil aktiviert, daß das Herz erregt wird und den mechanischen Vorgang leistet; aber die wenigen vorhandenen Angaben über den Ruhestoffwechsel zeigen schon, daß diese Beziehung nicht recht geklärt ist, daß sie vielleicht eine lockere ist. Um so mehr knüpft sich daran die Frage, welcher Faktor des arbeitenden Systems es eigentlich ist, der Einfluß nimmt auf das Verbrennungssystem. Eine nächste Vermutung wäre, daß es einfach die Zahl der Erregungen, also die Schlagfrequenz sei, welche da maßgebend ist. Man hat neuerdings dem sog. „Alles-oder-Nichts-Gesetz" die Wendung gegeben, daß nicht nur die Kontraktionshöhe von der Reizstärke unabhängig und stets maximal sei (was der ursprüngliche Sinn jener Regel war), sondern daß auch die pro Kontraktion geschehende Änderung der Gesamtenergie immer dieselbe sei. Daß nun dies für den Stoffwechsel *nicht* gilt, ist schon gezeigt worden. Dieser Satz wird weiter erhärtet, wenn wir statt der mechanischen Bedingungen die Reizfrequenzen variieren und dann sehen, daß durchaus nicht der pro Kontraktion berechnete O_2-Verbrauch immer derselbe ist.

---

[1]) YEO: Journ. of physiol. Bd. 6, S. 93. 1885.
[2]) WEIZSÄCKER: Pflügers Arch. f. d. ges. Physiol. Bd. 148, S. 535. 1912.
[3]) LOCKE u. ROSENHEIM: Journ. of physiol. Bd. 36, S. 208.
[4]) ROHDE: Hoppe-Seylers Zeitschr. f. physiol. Chem. Bd. 68, S. 181. 1910.

Dies geht aus den Versuchen von WEIZSÄCKER[1]) hervor, in denen die (künstliche) Schlagfrequenz am Froschherzen variiert wurde. Läßt man die Frequenz von niedrigen Werten (15 pro Minute bei Zimmertemperatur) allmählich steigen, so geht auch hier die Höhe des O_2-Verbrauchs mit, aber keineswegs proportional der Zahl der Kontraktionen, sondern so, daß mit zunehmender Schlagfrequenz der O_2-Verbrauch pro Kontraktion immer geringer wird — ganz ebenso wie auch die Arbeit pro Kontraktion dabei allmählich geringer wird. Bei steigender Frequenz kommt man dann an ein Maximum des O_2-Verbrauchs, der trotz weiter zunehmender Frequenz nicht mehr steigt, ja sogar schließlich wieder merklich sinkt.

Die mit LÜSCHERS Methode durchgeführten Versuche von SCHEINFINKEL[2]) kommen zu ähnlichem Ergebnis. Auch aus BODENHEIMERS[3]) Versuchen ergibt sich eine Abnahme des O_2-Verbrauchs pro Kontraktion bei steigender Frequenz.

Eine auch für die Pathologie nicht uninteressante Frage ist die nach dem O_2-Bedarf einer vorzeitigen, etwa extrasystolischen Kontraktion. Auch hier ergab sich, wie nach den Frequenzversuchen übrigens schon zu erwarten war, daß die vorzeitige Kontraktion, welche einen geringen mechanischen Effekt hat, weil sie in das Stadium unvollständiger Restitution der Contractilität fällt, einen bedeutend geringeren O_2-Verbrauch bedingt, wie sich aus den folgenden Versuchen ergibt[1]), wo immer in einer Periode auf jede Systole eine „Extrasystole" (E.S.) durch künstliche Reizung gesetzt wurde.

Versuch Nr.	Periode in Minuten	Zahl der Contractilität	O_2 in Millimeter-Abl.	Steigerung des O_2-Verbrauchs in Proz.	Bemerkung
110 a	43	1080	23	—	Abb. 1 a
b	43	1000 + 1000 E.S.	37	+ 60%	Abb. 1 b
107 a	41	955	26	—	—
b	36	920 + 920 E.S.	35	+ 45%	Abb. 1 c
c	37	900	25	—	—
105 a	22	620	22	—	—
b	22	620 + 620 E.S.	27	+ 23%	Abb. 1 d
c	22	620	22	—	—
106 a	35	900	29	—	—
b	35	913 + 900 E.S.	29	+ 3,5%	Abb. 1 e
c	35	900	27	—	—

Abb. 164 zeigt die (von oben nach unten gerichteten) Kontraktionskurven aus diesen Versuchen. Wenn der mechanische Effekt der Extraerregung unmerklich wurde (Abb. 164c), so wurde es auch die entsprechende Erhöhung des O_2-Verbrauchs. Besondere Versuche ergaben, daß Extrareize, welche in das absolute Refraktärstadium fallen, den O_2-Verbrauch überhaupt nicht beeinflussen. Dies war nach entsprechenden myothermischen Untersuchungen am Skelettmuskel von NAWALICHIN[4]) sowie v. KRIES und METZNER[5]) zu erwarten. Auch die Wärmebildung wird bei Doppelreizen um so geringer am Skelettmuskel, je früher der zweite Reiz einsetzt, je mehr die Doppelzuckung verschmolzen ist [SCHENCK und BRADT[6]), BLIX[7])].

---

[1]) WEIZSÄCKER: Pflügers Arch. f. d. ges. Physiol. Bd. 148, S. 535. 1912.
[2]) SCHEINFINKEL: Zeitschr. f. Biol. Bd. 84, S. 297. 1926.
[3]) BODENHEIMER: Zitiert auf S. 692.
[4]) NAWALICHIN: Pflügers Arch. f. d. ges. Physiol. Bd. 4, S. 293.
[5]) v. KRIES u. METZNER: Arch. f. Physiol. 1893.
[6]) SCHENCK u. BRADT: Pflügers Arch. f. d. ges. Physiol. Bd. 55, S. 143. 1893.
[7]) BLIX: Skandinav. Arch. f. Physiol. Bd. 12, S. 117. 1901.

Systematisch können diese Fragen der Frequenzwirkung nur an dem Kaltblüterorgan mit künstlicher Schlagfolge geprüft werden. Wenn, wie in den Versuchen von ROHDE[1]), BODENHEIMER[2]), zugleich Druckänderungen einhergehen, so ist das Bild nicht immer deutlich. „Reine" Frequenzänderungen (O. FRANK) lassen sich nun freilich in *aller* Strenge überhaupt nie durchführen, weil nach bekannten Regeln die Leistung einer Herzkontraktion durchgehend eine Funktion seiner Frequenz ist, wobei ein freilich sehr tiefliegendes Optimum der Frequenz in bezug auf möglichst große Kontraktionsarbeit gefunden wird. Aber in WEIZSÄCKERS Versuchen ist doch das eine sichergestellt: dort, wo die Frequenz noch nicht von praktischem Einfluß auf die Leistung der Einzelkontraktion ist (bis etwa 30 pro Minute), dort geht auch der O_2-Verbrauch pro Zeiteinheit mit der Frequenz scharf in die Höhe. Wird z. B. die Frequenz verdoppelt, so kann er ganz erheblich gesteigert sein (zumal bei Abzug des Ruheumsatzes); aber er wird nicht verdoppelt, und eine Proportionalität wurde auch hier niemals erreicht. Bei höheren Frequenzen wird dann die Leistung der Einzelkontraktion wesentlich kleiner — wir stehen wieder bei dem gemischten Einfluß von Frequenz und Leistung, und gleichzeitig nähern wir uns dem oberen Grenzwert des Gasverbrauchs überhaupt.

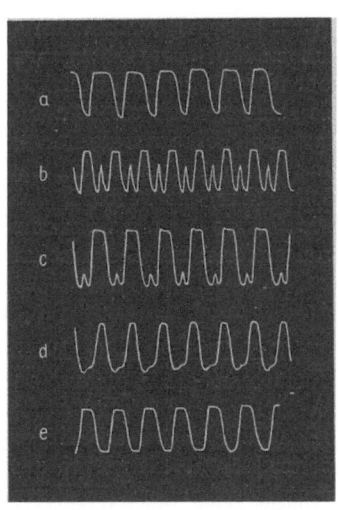

Abb. 164. Kontraktionskurven zu den Versuchen der Tabelle S. 694.

Sind wir so zurückverwiesen auf den Einfluß des arbeitliefernden Systems, so ist der Versuche zu gedenken, *den* mechanischen Faktor herauszuschälen, der entscheidet, wieviel Energie verbraucht wird. Bekanntlich hat BLIX hier in erster Linie auf die Faser*länge* verwiesen, eine Annahme, die O. FRANK[3]) in seinem Referat als zutreffende Zusammenfassung des damals Bekannten bezeichnete, ohne ihr eine quantitative Form zu geben. Auf der andern Seite ist die *Spannung* hier von A. V. HILL in den Mittelpunkt gestellt worden. Aber alle diese Erwägungen gingen von myothermischen Versuchen aus. Ihre Bedeutung für den Stoffwechsel des Herzens ist von ROHDE und LÜSCHER diskutiert worden. ROHDE ging, wie er annahm, parallel mit A. V. HILL in der Ansicht, daß Druckleistung und O_2-Verbrauch und damit Gesamtenergieänderung einander proportional seien. Auch BODENHEIMER[4]) (unter ROHDE) ging der Ansicht ROHDES (s. o.) am Froschherzen nach, und er fand, daß bei spontaner Leistungsabnahme und bei verschiedener Schlagfrequenz auch hier jene Proportionalität zwischen Druckleistung (isochorisch) und O_2-Verbrauch bestehe. Freilich sind die Abweichungen der Protokolle doch größer, als man zur Erhärtung jenes Satzes wünschen möchte. Bei *stark* spontan sinkender Herzleistung wird der O_2-Verbrauch unverhältnismäßig hoch im Verhältnis zur Druckleistung.

Dabei wurde aber nicht beachtet, daß die Spannungsänderung bei verschiedenem Herzvolum der Druckänderung nicht entspricht, sondern viel

---

[1]) ROHDE: Arch. f. exp. Pathol. u. Pharmakol. Bd. 68, S. 426. 1912.
[2]) BODENHEIMER: Arch. f. exp. Pathol. u. Pharmakol. Bd. 80, S. 77. 1916.
[3]) FRANK, O.: Ergebn. d. Physiol. Bd. 3, II, S. 348. 1904.
[4]) BODENHEIMER: Zitiert auf S. 692.

schneller wächst als der Druck (s. o. S. 690). Darum ist ein Vergleich zwischen der Spannungsänderung bei verschiedenen Skelettmuskellängen mit Druckänderungen bei verschiedenen Herzvolumina nicht gestattet. Gleiche Druckzuwachse bedeuten bei verschiedenem Volum verschiedene Spannungszuwachse. Dies entging auch Lüscher[1]) nicht; er nahm das Produkt aus Volum × isometrischer Druckentwicklung und untersuchte, ob *ihm* die Änderung des O_2-Verbrauchs parallel ging. Mit Abweichungen von 20%, die innerhalb der Versuchsfehler lagen, fand er eine Proportionalität und daher also eine Konstanz des Verhältnisses zwischen O_2-Verbrauch und Druckleistung × Anfangsvolum bei isochorischen sowie bei isobarischen und bei Überlastungszuckungen. Es ist dieses bemerkenswerte Ergebnis freilich angesichts der noch großen Fehlerbreite nur ein ungefährer Hinweis. Was es in thermodynamischer Hinsicht besagt, wird später erörtert werden. Im ganzen sind auch in Lüschers Versuchen die Änderungen im Sauerstoffverbrauch bei verschiedener mechanischer Bedingung auffallend gering und durchweg noch kleiner als in den Versuchen Weizsäckers. Es scheint nach alledem nicht angängig, aus den bisher vorliegenden Untersuchungen eine sichere Formel für die Beziehung zwischen mechanischer Leistung und Sauerstoffverbrauch abzuleiten. Der mechanische Begriff ist noch nicht definierbar, der über die Größe des O_2-Verbrauchs quantitativ entscheidet, und wir müssen überdies damit rechnen, daß dieser letztere in den Versuchen noch von anderen als den mechanischen Tätigkeitsbedingungen abhängig war.

2. Der Temperatureinfluß.

Der Gesamteindruck dieser Versuche ist bisher, daß der Gaswechsel des Herzens in einer engen, aber noch nicht ganz definierbaren Beziehung zur mechanischen Tätigkeit steht. Die hieran geknüpfte weitere Frage, welcher der beiden Vorgänge der bedingende, welcher der bedingte sei, wird sich im folgenden weiter klären. Man kann das Problem auch so formulieren: Ist der Oxydationsvorgang oder der Arbeitsvorgang der Schrittmacher der gesamten Energieänderung? Angesichts der weitgehenden Abhängigkeit der chemischen Vorgänge in Organismen von der *Temperatur* ist auch dieser Einfluß von Interesse für jene Alternative. Die Temperatur wirkt nun am ruhenden Froschherzen nach Weizsäcker[2]) mit dem Temperaturkoeffizienten (pro 10° Änderung) von 2—3. Am schlagenden Herzen dagegen beträgt der Koeffizient, wenn die (künstliche) Frequenz *gleich*bleibt, nur 1,4—1,9. Daß die Temperaturerhöhung den O_2-Verbrauch am ruhenden Herzen mehr beschleunigt als am schlagenden, hatte schon Yeo[3]) beobachtet. Dies besagt, daß auch bei etwa gleicher *Arbeit* des Herzens in der Zeiteinheit der O_2-Verbrauch ansteigt, aber nicht entfernt in dem Maße wie an der ruhenden Zelle. Im Leben und am spontan schlagenden Präparat nimmt die Schlagfolge bekanntlich mit der Temperatur rasch zu; untersucht man so, daß die Schlagfolge mit der Temperatur so zunimmt wie etwa bei spontaner Tätigkeit, dann ergibt sich ganz dasselbe: Die pro Kontraktionsarbeit verbrauchte O_2-Menge nimmt mit der Temperatur etwas zu, aber nicht entfernt im Sinne der sog. „chemischen" Temperaturkoeffizienten um das 2—3 fache, sondern um höchstens 50%. Anders ausgedrückt: Das Verhältnis Arbeit : Sauerstoffverbrauch sinkt mit 10° Temperaturerhöhung um 4—47%, im Durchschnitt um ca. 30%. Dieses Resultat besagt im gegenwärtigen Zusammenhang zunächst ebenso wie die bisherigen Tatsachen, daß der Sauer-

---

[1]) Lüscher: Zeitschr. f. Biol. Bd. 72, S. 107. 1920.
[2]) Weizsäcker: Pflügers Arch. f. d. ges. Physiol. Bd. 148, S. 535. 1912.
[3]) Yeo: Zitiert auf S. 693.

3. Giftwirkungen.

Gelungene Versuche über den Herzstoffwechsel bei Reizung der *Herznerven* besitzen wir bis jetzt kaum. BARCROFT und DIXON sahen nur gelegentlich Senkung des O_2-Verbrauchs bei Vagusreizung, ebenso ROHDE; aber diese Autoren waren nicht zufrieden mit ihren Experimenten. Dagegen können die Wirkungen einiger Gifte mit gewisser Einschränkung als spezifische Beeinflussung der Herznerven aufgefaßt werden. Es ist aber zweckmäßig, sie einfach zusammen mit anderen Giftwirkungen hier zu erörtern. Mit dem am Froschherzen fast unwirksamen *Adrenalin* fanden BARCROFT und DIXON[1]) an einem offenbar geschwächten Hundeherzen einen enormen, den O_2-Verbrauch auf das 4fache und auch die mechanische Tätigkeit mächtig erhöhenden Einfluß. *Pilocarpin* vernichtete die mechanische Tätigkeit und senkte den O_2-Verbrauch auf $1/4$ der Norm. In ROHDE und OGAWAS[2]) Versuchen zeigte sich mit Adrenalin dasselbe: Steigerung des O_2-Verbrauchs bis auf das 3fache und Steigerung der Pulsfrequenz. Ähnliches, nämlich Steigerung der Frequenz mit leichter Steigerung des Pulsdrucks und Erhöhung des O_2-Verbrauches, fand sich bei *Strophantin* am Katzenherzen. In allen diesen Fällen erschien wieder ein paralleles Steigen von Druckleistung (= Pulsdruck × Pulsfrequenz) und O_2-Verbrauch. EVANS und OGAWA, welche die Adrenalinwirkung am STARLINGschen Herz-Lungenpräparat untersuchten und dabei nicht isochorische, sondern ungefähr natürliche Kontraktionen nach Frequenz und Blutdruck abschätzten, fanden diesen Parallelismus, wie zu erwarten, nicht, sondern einen unter Adrenalin oft unverhältnismäßig hohen O_2-Verbrauch.

Im systolischen Strophantinstillstand fanden ROHDE und OGAWA den O_2-Verbrauch fortdauern und so hoch wie während der maximalen Leistung unter Strophantin. (Ähnliches fanden BARCROFT und DIXON in der Chlorbariumcontractur.) Da man ganz dasselbe beim Herzflimmern sah, so verglichen die Autoren die Strophantincontractur mit dem Flimmern. Im übrigen betrachten sie auch die Strophantinwirkung hauptsächlich als Acceleranswirkung. — Am Froschherzen fand GOTTSCHALK[3]) (unter WEIZSÄCKER), daß bei künstlicher Reizung und demgemäß Vermeidung der Frequenzsteigerung eine Erhöhung des O_2-Verbrauchs auf Strophantin überhaupt nicht vorkommt. Dies entsprach den von O. FRANK[4]) und W. STRAUB[5]) angestellten Untersuchungen, wonach eine primäre Steigerung der Arbeitsfähigkeit durch die digitalisartig wirkenden Körper nicht nachweisbar ist — entsprechend der älteren Vorstellung SCHMIEDEBERGS. Aber auch hier blieb der O_2-Verbrauch in den letzten Vergiftungsstadien relativ recht hoch, so daß wie beim Warmblüter das Verhältnis von Leistung und Stoffwechsel sich zu ungunsten der Leistung verschiebt. — Hier liegt also übereinstimmend der Fall vor, daß die Ausnutzung der an den Verbrennungen gemessenen Energieänderung des Herzens im ungünstigen Sinne gestört erscheint, freilich nur in extremer Vergiftung. Dieser Befund leitet über zu den anderen, wo dies die Regel zu sein scheint.

Beim *Chloralhydrat* fanden ROHDE und OGAWA[2]) nämlich eine wesentliche Verminderung der Druckleistung von einer relativ viel weniger starken Senkung des O_2-Verbrauchs begleitet, die sie auch nicht durch die gleichzeitige Frequenz-

---

[1]) BARCROFT u. DIXON: Zitiert auf S. 691.
[2]) ROHDE u. OGAWA: Arch. f. exp. Pathol. u. Pharmakol. Bd. 69, S. 200. 1912.
[3]) GOTTSCHALK: Arch. f. exp. Pathol. u. Pharmakol.
[4]) FRANK, O.: Sitzungsber. d. Ges. f. Morphol. u. Physiol., München 1897.
[5]) STRAUB, W.: Zeitschr. f. exp. Pathol. u. Therap. Bd. 1, S. 489. 1905.

abnahme erklären konnten. Dasselbe Ergebnis fand W. FISCHER in seinen Versuchen mit *Alkohol*[1]). Dieses Verhalten wurde bei Zunahme der Vergiftung sehr ausgesprochen und wurde von den Verfassern als typisch für eine Narkosewirkung angesehen. Es konnte durch Adrenalin rückgängig gemacht werden. Dieser Annahme, daß die Narkose durch eine *Störung der Ausnutzung* charakterisiert sei, ist allerdings zunächst nicht günstig, daß dasselbe Verhalten auch bei Atropin, Cyankalium, Veratrin, Muscarin und beim spontanen Absterben des Herzens gefunden wurde. Alle diese können nicht als narkotische zusammengefaßt werden und es überwiegt daher der Eindruck, daß dies relativ langsamere Erlöschen des O_2-Verbrauchs gerade beim Warmblüterherzen gegenüber dem rascheren Niedergang der mechanischen Leistung eine allgemeine und nicht mit spezifischer Substanzwirkung notwendig verbundene Erscheinung sei. Die Frage gewinnt eine gewisse Bedeutung nach zwei Richtungen: einmal für die Theorie der Narkose und dann für die Physiologie der Oxydationshemmung am Muskel.

An dem günstigeren Objekt des Froschherzens konnte nämlich WEIZSÄCKER[2]) zeigen, daß die Narkose mit Äthylalkohol und Amylalkohol die auxobarische Arbeitsleistung erheblich mehr herabsetzte als den O_2-Verbrauch, während bei Äthylurethan und Phenylurethan diese beiden Werte etwa gleichstark sanken. Der Unterschied ist immerhin auffallend in seinen Versuchen, aber er läßt keinen besonderen Schluß auf die Theorie der Narkose zu. Dies wird erst möglich, wenn man diese Versuche vergleicht mit den Ergebnissen, die er am mit Blausäure vergifteten Froschherzen gewann[3]). Diese als Oxydationshemmung sichergestellte (O. WARBURG) Vergiftung wirkt am Froschherzen umgekehrt wie die mit Alkoholen: Aufhebung des O_2-Verbrauchs bei fortbestehender Herzarbeit. Mit diesem vollkommen reversibel darstellbaren Befund war für die Muskeltätigkeit am Herzen erwiesen, daß die Wirkung des Cyan nicht als Narkose und die der indifferenten Narkotica auf die arbeitende Muskelzelle nicht als primäre Oxydationshemmung, sondern als Eingriff am arbeitliefernden System aufgefaßt werden muß. Dieser Schluß ist nicht nur aus dem Vergleich von O_2-Verbrauch und mechanischer Leistung zu ziehen, sondern auch aus dem Vergleich derjenigen Konzentrationen, welche zur Aufhebung einer der beiden Funktionen nötig sind.

Völlige Aufhebung der Contractilität bei	Oxydationen gehemmt bei
KCN . . . . ca. 0,05%	0,005%
NaCN . . . . ca. 0,07%	0,005%
	noch nachweisbar bei
Äthylalkohol. . . . 7—8 %	12—20%
Amylalkohol . . 1,5—1,7%	2—3 %
Äthylurethan . . 1,5—2 %	4—6 %
Phenylurethan 0,95%	1—2 %

Bei den Alkoholen und Urethanen ergab sich der merkwürdige Befund, daß eine komplette Oxydationshemmung überhaupt nicht gelingt und daß bei stärkster Vergiftung der O_2-Verbrauch sogar höher erscheint als am normalen ruhenden Herzen. Im übrigen ist deutlich, daß die Empfindlichkeit des arbeitliefernden Vorganges gegenüber Blausäure viel geringer ist als die Empfindlichkeit des Verbrennungsvorganges. Für die indifferenten Narkotica dagegen gilt gerade das Umgekehrte. Die beiden Vorgänge verhalten sich also entgegengesetzt zu den beiden wirksamen Substanzgruppen.

Auch wenn der osmotische Zustand des Herzens durch hypertonische (2- oder 4fach isotonische) Umgebung verändert wurde, sank (wie bei den

---

[1]) FISCHER, W.: Arch. f. exp. Pathol. u. Pharmakol. Bd. 80, S. 93. 1916.
[2]) WEIZSÄCKER: Sitzungsber. d. Heidelberg. Akad. d. Wiss., Mathem.-naturw. Kl. B, 2. Abh. 1917.
[3]) WEIZSÄCKER: Pflügers Arch. f. d. ges. Physiol. Bd. 147, S. 135. 1912.

Narkoticis) sowohl Arbeitsleistung wie O_2-Verbrauch, namentlich aber die erstere. Allen diesen Schädigungen gegenüber steht die Cyanwirkung einzigartig da, indem sie die mechanische Leistung unverhältnismäßig wenig berührt und auch eine beträchtliche Zeit fortbestehen läßt, nachdem die Oxydation völlig gehemmt ist. ROHDE[1]) vermutete, daß dieser Tatbestand am Warmblüterherz vermißt wurde, weil es bei höherer Temperatur untersucht wird. Bei kaltdurchströmtem Herzen berichtet er bei Cyanvergiftung über einen Befund, welcher dem von WEIZSÄCKER erhobenen mehr entspricht.

Die einfache Beschreibung all dieser Tatsachen lehrt, daß es ein Mittel, die Verbrennungen aufzuheben und den arbeitliefernden Vorgang dabei zu schonen, gibt: die Cyanvergiftung; daß es dagegen ein Mittel, den arbeitliefernden Vorgang aufzuheben und die Oxydationen fortgehen zu lassen nur um den Preis schwerster und meist wohl irreversibler Eingriffe (z. B. Strophantincontractur) gibt, wobei noch zweifelhaft bleibt, ob dabei das arbeitliefernde System ganz untätig ist. Diese Verhältnisse weisen deutlich genug darauf hin, daß der Oxydationsvorgang in der Kette der gekoppelten Vorgänge die abhängigere und jedenfalls zeitweilig zu entbehrende Rolle spielt — nicht umgekehrt.

Es gibt eine Beobachtung, welche diesen Sätzen vielleicht widerspricht: die von ROHDE[1]) leider nicht mehr eingehend mitgeteilte Hemmung der Druckleistung bei zu 50% fortbestehenden Oxydationen in der CO_2-Vergiftung des Katzenherzens. Diese Beobachtung verdient nachgeprüft zu werden. Im übrigen zeigt dieser Überblick, daß auch hier wesentliche Differenzen zwischen Warmblüter- und Kaltblüterherz zutage traten. Die einfache Entziehung des Sauerstoffs wirkt am ersteren äußerst rasch vernichtend auf die mechanische Leistung, besonders bei normaler Temperatur; aber es ist ganz ungewiß, ob dies als Folge davon gelten muß, daß nichts verbrannt wird, oder als Sekundärwirkung gährungsähnlicher Spaltungen, also einer Selbstvergiftung. Was diese anlangt, so ist wiederum noch unbekannt, *was* für Substanzen auftreten, *wie* sie wirken (H'-Ionenkonzentration, spezifisch?) und *wo* sie verbleiben; sie werden zum Teil sicher an die Durchspülung abgegeben, aber wir wissen nicht, in welchem Betrage, und nicht, wieviel sich im Muskel selbst anhäuft. Mit andern Worten: Die spezielle chemische Physiologie eines solchen isoliert schlagenden Herzens ist größtenteils noch unbekannt und auch mit den Skelettmuskelversuchen ohne Zirkulation ganz unvergleichbar. Das wenige Bekannte ist im folgenden mitgeteilt:

Gegen die Annahme, daß in der Anoxybiose auch im durchspülten Herzen eine intramuskuläre Anhäufung hemmender Substanzen (Säuerung) eintritt, ließe sich anführen, daß nach Cyanhemmung und nach Erstickung das Herz bei Zufuhr frischer O_2-haltiger Nährlösung sich nicht allein augenblicklich erholt, sondern auch eine nachfolgende übernormale Steigerung des O_2-Verbrauches nicht beobachtet wurde [WEIZSÄCKER[2])]. Ein „Nachholen" der Verbrennungen findet demnach nicht statt, was dagegen spräche, daß die Erschöpfung solcher Herzen nur auf dem Nichtverschwinden zur Verbrennung aufgespeicherter Substanzen beruhe. Aber die völlige Restitution beweist auch, daß es nicht der Aufbrauch der Reservestoffe ist, welcher die Erschöpfung in Anoxybiose bedingt. Bei wiederholten Cyanvergiftungen sieht man auch diese Erschöpfung immer wieder nur ganz langsam (wiewohl jedesmal etwas schneller) eintreten.

4. Zuckerstoffwechsel.

J. MÜLLER[3]) sowie LOCKE und ROSENHEIM[4]) zeigten zuerst, daß das isoliert schlagende Herz der Nährlösung Glucose entnimmt. Nach ROHDE war in diesen Versuchen die Durchströmungsgeschwindigkeit zu gering; darauf beruhe, daß

---

[1]) ROHDE: Zentralbl. f. Physiol. Bd. 27, Nr. 21. 1914.
[2]) WEIZSÄCKER: Pflügers Arch. f. d. ges. Physiol. Bd. 147, S. 135. 1912.
[3]) MÜLLER, J.: Zeitschr. f. allg. Physiol. Bd. 3, S. 282. 1904.
[4]) LOCKE u. ROSENHEIM: Journ. of physiol. Bd. 36, S. 205. 1908.

die Untersucher so niedrige und so gleichmäßige Werte für den Zuckerverbrauch aus der Nährlösung erhielten. LOCKE und ROSENHEIM fanden immerhin, daß mit abnehmender Tätigkeit bei Calcium- und Kaliumentzug auch der Zuckerverbrauch stark sinkt. Sie fanden keine Milchsäure und nur sehr wenig Stickstoff in der Nährlösung. Die mechanische Leistung zugleich mit dem Stoffwechsel zu registrieren war dann das Verdienst ROHDES. ROHDE[1]) nahm die Versuche in diesem Sinne wieder auf. Er fand 6,8—35,9 mg Zuckerverbrauch pro Stunde (Katzenherz), also große Verschiedenheiten. Die Konzentration des Zuckerangebotes ist wohl ziemlich gleichgültig, wie auch RONA und WILENKO[2]) angeben. Er denkt daran, daß die Herzen von mit Zuckerkost ernährten Tieren mehr Zucker verbrennen als die von solchen, die mit Fleisch und Fett ernährt waren oder hungerten. Im Laufe eines Versuchs steigt der Zuckerverbrauch aus der Nährlösung, vermutlich weil das Herz seine Reservestoffe erschöpft. Auch CAMIS[3]) nimmt an, daß die pflanzenfressenden Kaninchen den Zucker aus der Nährlösung, die fleischfressenden Katzen aus dem Muskelglykogen entnehmen. Auch fand er am Kaninchen bei höherer Belastung höheren Zuckerverbrauch. Nach ihm und GAYDA[4]) nimmt der Glykogengehalt des Kaninchenherzens nicht ab, wenn es mit Zuckerlösung durchspült wird. [Bestätigt von LÖWI und WESELKO[5]).] ROHDES Untersuchungen über den Herzstoffwechsel waren dann zunehmend von energetischen Interessen geleitet und darum stand der Verbrennungsvorgang in ihrem Mittelpunkt. Dies mußte um so mehr geschehen, als ROHDE[6]) gleich zu Beginn seiner Arbeit zeigte, daß wesentlich mehr Sauerstoff verbraucht wurde, als zur Verbrennung des Zuckers nötig war, den das Herz der Durchspülungsflüssigkeit entnahm[7]). Das Herz greift also seine eigenen „Reservestoffe" an. Der Überschuß war ein ganz verschieden großer, der respiratorische Quotient dieses Überschusses war niedrig (0,74). Dies kann aber zweierlei bedeuten: unvollständige Zuckerverbrennung oder Verbrennung von Nicht-Zucker. Ein unmittelbarer Schluß aus dem respiratorischen Quotienten auf die Art der verbrauchten Reservestoffe ist meines Erachtens nicht möglich. Daß Säuren erscheinen, ist nach ROHDES Versuchen anzunehmen, und zwar besonders bei künstlicher Stillegung des Herzens und O_2-Mangel. ROHDE teilte später mit[8]), daß bei wie auch gearteter Schwächung des Energiewechsels (z. B. durch Atropin) der Zuckerverbrauch aus der Nährlösung relativ und oft absolut in die Höhe ging, besonders bei Sauerstoffmangel. Daß es sich dabei um nichtoxydative Spaltungen handelt, dafür sprach das Auftreten von organischen Säuren und Aldehyden in der Nährlösung. Als einzige Ausnahme ergab sich bei der CO_2-Vergiftung ein entschiedenes Absinken des Zuckerverbrauchs, wobei auch das Verhältnis zwischen Leistung und O_2-Verbrauch, wie erwähnt, ein sehr ungewöhnliches war: beträchtlicher O_2- und Zuckerverbrauch bei fast fehlenden Kontraktionen.

Nicht von energetischen, sondern von biochemischen Fragen ausgehend hat STARLING[9]) sein Herz-Lungenpräparat zu Messungen des Zuckerverbrauchs

---

[1]) ROHDE: Hoppe-Seylers Zeitschr. f. physiol. Chem. Bd. 68, S. 181. 1910.
[2]) RONA u. WILENKO: Biochem. Zeitschr. Bd. 59, S. 173. 1914.
[3]) CAMIS: Zeitschr. f. allg. Physiol. Bd. 8, S. 371. 1908.
[4]) CAMIS u. GAYDA: Zeitschr. f. allg. Physiol. Bd. 13, S. 1. 1911.
[5]) LÖWI u. WESELKO: Pflügers Arch. f. d. ges. Physiol. Bd. 158, S. 155. 1914.
[6]) ROHDE: Hoppe-Seylers Zeitschr. f. physiol. Chem. Bd. 68, S. 228. 1910.
[7]) 10—40 mg pro Stunde beim Katzenherz.
[8]) ROHDE: Zentralbl. f. Physiol. Bd. 27, H. 21.
[9]) KNOWLTON u. STARLING: Journ. of physiol. Bd. 45, S. 146. 1912. — MAC LEAN u. SMEDLEY: Ebenda Bd. 45, S. 470. 1913. — CRUICKSHANK: Ebenda Bd. 47, S. 1. 1913. — PATTERSON u. STARLING: Ebenda Bd. 47, S. 137. 1913. — CRUICKSHANK u. PATTERSON: Ebenda Bd. 47, S. 381. 1913.

benutzt, ohne die mechanische Leistung möglichst genau zu messen. Herzen pankreasdiabetisch gemachter Hunde verbrauchten weniger Zucker, Zusatz von Pankreasextrakt erhöhte den Verbrauch. Bei starker Aktivität verbraucht das Herz seinen Glykogengehalt fast ganz, besonders bei Adrenalinwirkung. Im pankreasdiabetischen Herzen wurden übernormale Glykogenmengen gefunden. Es ist also möglich, daß der geringere Zuckerverbrauch aus der Nährlösung mit dem größeren Glykogenvorrat zusammenhing. Dieser Zusammenhang ging schon aus WILENKOS[1]) Versuchen hervor, der zeigte, daß Adrenalinzusatz den Zuckerverbrauch des Herzens steigert, während er nach Vorbehandlung des Tieres mit Adrenalin erniedrigt gefunden wird. Der respiratorische Quotient wird nach WILENKO[2]) durch Adrenalin wenig beeinflußt, nach EVANS und OGAWA[3]) wird er, genauer, zuerst herbgesetzt und dann erhöht, im ganzen aber nicht verändert. Dabei ist die Herzleistung erhöht; eine spezifisch den Kohlenhydratstoffwechsel steigernde Adrenalinwirkung nimmt auch EVANS nicht an. Die englischen Forscher lehnen in all diesen Fällen eine spezifische Wirkung ab[4]) und leiten die Veränderungen des Zucker- bzw. O_2-Verbrauchs aus den verschiedenen Reservebeständen des Herzens einerseits, aus Veränderungen der mechanischen Herzleistung (Frequenz und Arbeit) andererseits ab. Dabei ergeben sich bezeichnenderweise je nach den mechanischen Bedingungen und der Registrierung sehr verschiedene Ergebnisse (s. o.).

Es wurde schon berichtet, daß Kaninchenherzen ihren Glykogenbestand nicht angreifen, wenn sie mit Zuckerlösung durchströmt werden. LOEWI und WESELKO[5]) bestätigen dies und finden auch das mit Adrenalin vorbehandelte Herz nicht glykogenreicher als das normale. Aber bei zuckerfreier Durchströmung verlieren normale, wie mit Adrenalin vorbehandelte Herzen ihr Glykogen. Wurde nun auf solche Weise fast glykogenfrei gemachten Herzen Zucker angeboten, so entnahmen die „Adrenalinherzen" weniger Zucker als die normalen. Daraus schließen die Autoren, im Gegensatz zu STARLING, daß eine spezifische Adrenalinwirkung auf die Verbrauchsfähigkeit des Herzens vorlag. Man muß bei der Beurteilung dieser und weiterer ähnlicher Versuche aber in Rechnung ziehen, daß in ihnen eine genaue Bestimmung der mechanischen Leistung der Herzen nicht erfolgte. Wir bleiben also im Ungewissen, ob wir die gefundenen Unterschiede auf rein mechanische Leistungsunterschiede zu beziehen haben, oder ob sie die „primäre" biochemische Bedeutung haben, die ihnen zugeschrieben wird. Dieser Einwand muß auch gegen die Versuche von MANSFELD[6]) erhoben werden, in denen er Zuckermehrverbrauch an isolierten Herzen durch Wärmestich hyperthermisch gemachter oder vorgekühlter Tiere erhöht fand u. dgl. m. Immer wird vergessen, daß Stoffwechselzahlen am Herzen nur etwas besagen, wenn sie auf bekannte Leistungsgrößen bezogen sind. Dazu kommt, daß diese Autoren genötigt sind, die Herzen verschiedener Tiere zu vergleichen.

P. SCHENK[7]) hat sich der Mühe unterzogen, exakte analytische Grundlagen für eine Beurteilung des Kohlenhydratstoffwechsels des Herzens zu schaffen. Er findet den Glykogengehalt recht konstant und in konstantem Verhältnis (ca. $^1/_5$

---

[1]) WILENKO: Zentralbl. f. Physiol. Bd. 26, S. 1059. 1912; Arch. f. exp. Pathol. u. Pharmakol. Bd. 71, S. 261. 1913.
[2]) WILENKO: Biochem. Zeitschr. Bd. 42, S. 44. 1912.
[3]) EVANS u. OGAWA: Journ. of physiol. Bd. 47, S. 446. 1914.
[4]) Vgl. auch UNDERHILL u. PRINCE: Journ. of biol. chem. Bd. 17, S. 299. 1914.
[5]) LOEWI u. WESELKO: Pflügers Arch. f. d. ges. Physiol. Bd. 158, S. 155. 1914.
[6]) MANSFELD: Pflügers Arch. f. d. ges. Physiol. Bd. 161, S. 430. 1915; Bd. 184, S. 280. 1920.
[7]) SCHENK, P.: Pflügers Arch. f. d. ges. Physiol. Bd. 202, S. 315, 329, 337. 1924.

der Gesamtkohlenhydrate) zu den Zwischenkohlenhydraten. Der Milchsäuregehalt ist am frischen Organ äußerst gering. Die Werte unterschieden sich bei verschiedenen Tieren und auch gegenüber dem Skelettmuskel nur wenig. Dagegen ist der Phosphorsäuregehalt des Herzens beträchtlich höher als der des Skelettmuskels und ebenso die Lactacidogenphosphorsäure. Durch Chloroformnarkose steigt diese und die Milchsäure im Herzmuskel an. Blausäurevergiftung hatte ähnliche Wirkungen und Faradisation mit Kammerflimmern zeigte diese Veränderung im höchsten Maße.

Nach NEUKIRCH und RONA[1]) sowie MAC LEAN und SMEDLEY[2]) ist am Warmblüterherzen der Verbrauch von Glucose, Galaktose und Mannose nachweisbar, während Lävulose, Maltose, Laktose, Xylose, Raffinose nicht verschwinden. Die erwähnten Monosaccharide üben, wie dies für Glucose seit LOCKE bekannt, einen bedeutend fördernden Einfluß auf die Kontraktionen aus, ebenso brenztraubensaures Natrium (NEUKIRCH und RONA). Daß dabei auch der O_2-Verbrauch und die CO_2-Bildung ansteigen, zeigte L. EVANS[3]) an STARLINGS Herz-Lungenpräparat. Zusatz von Glucose steigert auch den respiratorischen Quotienten bis 0,9; noch höher fand er ihn bei vorhergehender Kohlenhydratfütterung. CAMIS'[4]) Angabe, daß auch Lävulose vom Kaninchenherzen verbraucht werde, wird von LOEWI und WESELKO[5]) entschieden bestritten.

Von großer Bedeutung ist nach RONA und WILENKO[6]) die *H'-Ionenkonzentration*, deren geringe Erhöhung den Zuckerverbrauch bei gut arbeitendem Herzen auf ein Minimum herabsetzte.

Ob aber das Herz anderes als nur Zucker zu verbrennen vermag, wird in Untersuchungen von HAMILL[7]) (unter DIXON) und W. FISCHER[8]) (unter ROHDE) erörtert. HAMILL sah zuerst, daß aus der Nährlösung Alkohol verschwindet und schloß auf eine energetische Nutzbarmachung, weil am erschöpften Herzen durch Alkohol die Tätigkeit zunahm [DIXON[9])]. W. FISCHER fand ein Verschwinden von 10—23 mg Alkohol pro Stunde an Katzenherzen. Es verschwindet mit längerer Versuchsdauer gleich anfangs die Hauptmenge und dann immer weniger Alkohol, aber der „Verbrauch" steigt mit der Konzentration (0,05 bis 0,5%). Zuckerzusatz änderte ihn nicht. Ob dieser Alkohol oxydiert wird, ist nicht erwiesen; bei höheren Konzentrationen ist der gleichzeitige O_2-Verbrauch kleiner, als bei völliger Verbrennung von Alkohol zu erwarten wäre, und auch dies spräche für einfache Absorption oder unvollständige Oxydation. Nun hat ROHDE in seinen Versuchen den respiratorischen Quotienten zwischen 0,84 und 1,0 gefunden; W. FISCHER fand ihn bei zuckerfreier Ringerlösung zwischen 0,78 und 0,82, bei Alkoholzusatz pflegte er auf 0,69—0,74 zu sinken. Er hält danach eine Verbrennung des Alkohols im Herzen für wahrscheinlich, aber der Befund ist nicht zwingend. Er sah gelegentlich reichliche Fettsäuren (Ameisensäure) auftreten. — Im Gegensatz zu DIXON sah W. FISCHER an erschöpften Herzen keine die Leistung steigernde Alkoholwirkung; setzte er dann Zucker hinzu, so bekam er regelmäßig mächtige analeptische Wirkung. Auch am Froschherzen sah ich durch Glucose starke Erhöhungen der Leistung. Wie schon erwähnt, sank unter Alkohol die Druckleistung unverhältnismäßig mehr als der O_2-Ver-

---

[1]) NEUKIRCH u. RONA: Pflügers Arch. f. d. ges. Physiol. Bd. 148, S. 285. 1912.
[2]) MAC LEAN u. SMEDLEY: Journ. of physiol. Bd. 45, S. 462. 1913.
[3]) EVANS, L.: Journ. of physiol. Bd. 47, S. 406. 1914.
[4]) CAMIS: Arch. ital. de biol. Bd. 60, S. 121. 1913.
[5]) LOEWI u. WESELKO: Pflügers Arch. f. d. ges. Physiol. Bd. 158, S. 163. 1914.
[6]) RONA u. WILENKO: Biochem. Zeitschr. Bd. 59, S. 173. 1914.
[7]) HAMILL: Journ. of physiol. Bd. 39, S. 476. 1910.
[8]) FISCHER, W.: Arch. f. exp. Pathol. u. Pharmakol. Bd. 80, S. 93. 1916.
[9]) DIXON: Journ. of physiol. Bd. 35, S. 346. 1907.

brauch; wurde aber Zucker hinzugegeben, so stellt sich ihr normaler Parallelismus wieder her und der respiratorische Quotient ging in die Höhe.

Weder nach Dixons noch nach W. Fischers Versuchen erscheint die Oxydation des Alkohols im Herzen sichergestellt. Daß er aber als eine wesentliche Energiequelle des Herzens herangezogen werden kann, ist nach Fischers Versuchen geradezu recht unwahrscheinlich.

Die Darstellung wies bereits darauf hin, daß die Beurteilung der chemischen Natur der oxydierten Substanzen aus dem respiratorischen Quotienten nicht eindeutig möglich ist; dies gilt am isolierten Organ in noch viel höherem Maße als am Gesamtorganismus, wo man die Stickstoffausscheidung kennt. Abnorm hohe Werte des respiratorischen Quotienten sprechen für Säuerung und werden tatsächlich mehrfach angegeben (Lüscher, W. Fischer). In der Cyanhemmung der Oxydationen sinkt die CO_2-Bildung etwa in demselben Maße wie der O_2-Verbrauch (Weizsäcker). Allgemein wird angegeben, daß bei schlechter O_2-Versorgung oder Cyanvergiftung Säuren in der Durchspülung auftreten (Rohde, Weizsäcker, Fischer). Aber gleichzeitige Analysen im Muskel verbliebener Säuremengen liegen nicht vor. Weizsäcker gibt an, daß in der Cyanvergiftung die in der Lösung vorhandene Säuremenge (als Milchsäure berechnet) nicht hinreicht, um die geleistete Arbeit aus Spaltungswärme von Zucker zu Milchsäure auch nur entfernt zu decken. Der Hauptteil müßte also im Muskel verblieben sein. Aber wir besitzen bisher am Herzen keine energetischen Versuche mit gleichzeitiger Analyse der Muskelsubstanz.

Eine mehrfach erörterte nichtgelöste Frage ist auch, ob und wann bei Abnahme des O_2-Partialdruckes in der Nährlösung die Oxydationsgeschwindigkeit im Herzen abnimmt. Rohde[1]) hat gezeigt, wie außerordentlich wichtig eine möglichst große Durchströmungsgeschwindigkeit ist. Nach den Entdeckungen Kroghs kann es sich um Gefäßverschließungen oder um verminderte Gasdiffusion oder um beides handeln. Da das Froschherz keinen Coronarkreislauf besitzt, wird hier nur das letztere in Betracht kommen. Weizsäcker[2]) hat hier Versuche angestellt, aus denen eine beträchtliche Unabhängigkeit des O_2-Verbrauchs vom Partialdruck hervorgeht. Werden die Diffusionsgradienten an einer Stelle ungenügend, so setzen die Bedingungen der Anoxybiose ein, und man muß zugeben, daß diese Möglichkeit in einem großen Teil der hier berichteten Untersuchungen besonders des Warmblüterherzens nicht ausgeschlossen werden kann. Um so größer ist das Bedürfnis gewesen, die Energetik des Herzens nicht nur vom Stoffwechsel aus, sondern von direkten Wärmebestimmungen her beurteilen zu können.

II. Die Wärmebildung des Herzens.

Da kalorimetrische Untersuchungen am Herzen zwar zweifellos möglich, aber bisher technisch noch nicht bewältigt sind, so kommen nur die thermoelektrischen Arbeiten hier in Betracht, in denen vor allem Bohnenkamp[3]) die überraschende Feststellung am Froschherzen machte, daß allgemein in der Kontraktionsphase des Herzens um so weniger Wärme erscheint, je mehr das Herz belastet ist, je mehr es also mechanisch leistet. Dies fand er zuerst bei isobarischen Kontraktionen bei steigendem Anfangsdruck. Wurden auxobarische Kontraktionen geleistet, so sank bei den höchsten Arbeitswerten die Wärmebildung noch stärker, und bei isochorischer Anordnung erschien bei der ge-

---

[1]) Rohde: Zitiert auf S. 693.
[2]) Weizsäcker: Pflügers Arch. f. d. ges. Physiol. Bd. 148, S. 535. 1912. — Sitzungsber. d. Heidelberg. Akad. d. Wiss. Mathem.-naturw. Kl,. Abt. B. 1917, 2. Abt., S. 7.
[3]) Bohnenkamp: Zeitschr. f. Biol. Bd. 84, S. 791. 1926.

gebenen Empfindlichkeit überhaupt keine merkliche Wärme bei den Kontraktionen. Wie das Zahlenbeispiel der Tabelle zeigt, nimmt mit steigenden Drucken und steigender (isobarischer) Kontraktionsarbeit der Nutzeffekt erheblich zu, da ja die Wärmebildung stark sinkt. Da ja zunächst nur die Temperaturänderung gemessen wird, so ist zur Berechnung der Wärmebildung die Wärmekapazität zu ermitteln. Dies gelang bisher nur auf indirektem Wege, indem die (nach allem, was wir von der Muskelkontraktion wissen, zulässige) Annahme gemacht wird, daß bei steigenden auxobarischen und isochorischen Druckleistungen die Gesamtenergieänderung jedenfalls nicht fällt. Dabei aber zeigte sich, daß die geleistete Arbeit eine lineare Funktion der gemessenen Temperaturänderung war und für $T=0$ ein (durch Extrapolation gewinnbares) Maximum besaß. Damit ist aber dem Wert für den Kapazitätsfaktor eine obere Grenze gesetzt und die Berechnung ergibt, daß die Gesamtenergieänderung bei verschiedenen Belastungen des Herzens *in der Kontraktionsphase* immer dieselbe bleibt.

Versuch	Druck gcm	Volumen cm³	Arbeit gcm	Temperatur $1/1000$° C	Wärme gcm	Gesamt-Energie gcm	Nutzeffekt %
54 c	1	0,14	0,16	10,9	10,8	11,0	1,5
d	8	0,25	2,0	8,5	9,0	11,0	18
e	15	0,28	4,2	6,5	7,8	11,0	38
f	22	0,30	6,5	4,2	4,5	11,0	59
g	29	0,29	8,4	2,4	2,6	11,0	76
h	36	0,25	9,2	1,7	1,8	11,0	84
i	42	0,17	7,1	0,9?	0,9	8,0	89
k	8	0,26	2,1	6,7	5,9	8,?	26
l	1	0,15	0,16	6,7?		<8	

Daß mit steigenden Belastungen die Wärmebildung am Froschherzen auffallend abnimmt hat als erster übrigens O. BRUNS[1]) mit den BÜRKERschen[2]) Methoden angegeben, und ebenso, daß eine „aktive", d. h. mit Wärmebildung verbundene Diastole nicht bestehe. Eine genauere Mitteilung der Versuche ist nicht erfolgt.

Eine Einwendung, welche gegen diese Folgerung erhoben werden könnte, ist die, daß die exothermen Vorgänge nicht die einzigen sind, sondern daß auch endotherme Prozesse ablaufen, so daß eine algebraische Summe zweier unbekannter Summanden in der Temperaturkurve des arbeitenden Herzens zum Ausdruck käme. Diese Frage kann nur erörtert werden, wenn man untersucht, was eigentlich für Wärmequellen in Frage kommen. Daß es nicht oxydative Vorgänge sein werden, ist zwar nach den Erfahrungen am Skelettmuskel (A. V. HILL, WEIZSÄCKER), welche die Unabhängigkeit der initialen Wärme von oxydativen Vorgängen dartaten, zu erwarten. Aber da das geschilderte Verhalten des Herzens in thermischer Hinsicht so fundamental von allem am Skelettmuskel Gesehenen abweicht, so müssen wir mit Analogieschlüssen zurückhaltend sein.

BOHNENKAMP und ERNST[3]) haben hier weiter die möglichen, rein mechanischen Quellen von positiven oder negativen Wärmetönungen erörtert. Es kommt die innere Reibung der eingeschlossenen und bewegten Flüssigkeiten, ferner die bei Überdehnung produzierte Deformationswärme und endlich der thermoelastische Effekt in Frage. Der zweite Faktor scheidet bei den gewöhnlichen Versuchen, in denen Druck und Volum, wie er zeigt, sich proportional

---

[1]) BRUNS, O.: Sitzungsber. d. Ges. z. Bef. d. Naturwiss. Marburg 1914, Nr. 3.
[2]) BÜRKER: Pflügers Arch. f. d. ges. Physiol. Bd. 174, S. 295. 1919.
[3]) BOHNENKAMP u. ERNST: Zeitschr. f. Biol. Bd. 84, S. 436. 1926.

ändern, aus. Den ersten und den dritten vermag man dagegen nicht gesondert zu analysieren. Fest steht nur, daß die Wärmetönung der inneren Reibung unter allen Umständen ein positives Vorzeichen hat. — Nun findet BOHNENKAMP, daß bei einer passiven Dehnung das Herz sich erwärmt, bei einer passiven „Kontraktion" (Ansaugung) die Temperatur gleichbleibt oder ein wenig sinkt. Im ersten Falle haben sich Reibungswärme und ein positiver thermoelastischer Effekt addiert, im zweiten Falle haben sich Reibungswärme und ein negativer thermoelastischer Effekt addiert und annähernd ausgeglichen. Dieser Befund war nach der Theorie (II. Hauptsatz der Thermodynamik) zu erwarten und stimmt überein mit den Befunden von METZNER[1]) und besonders HARTREE und A. V. HILL[2]) am Skelettmuskel. Bei fortgesetzter rhythmischer Aufblähung und Ansaugung des Herzens geht daher seine Temperatur staffelförmig in die Höhe.

Zwar ist eine rechnerische Durcharbeitung aller am schlagenden Herzen auftretenden Wärmetönungen rein mechanischen Ursprungs auch danach noch nicht möglich. Aber es drängt sich angesichts des Befundes, daß BOHNENKAMP bei isochorischer Kontraktion überhaupt keine Temperaturänderung findet, doch die Vermutung auf, daß überhaupt alle in der Kontraktionsphase beobachtete positive Wärmebildung rein mechanischen Ursprungs ist, und daß also Auftreten von Wärme hier gar nichts anderes bedeutet als: mechanische Arbeitsbedingungen, welche die an sich *mögliche* vollständige Umwandlung der Energie in äußere Arbeit verhindern oder einschränken. Damit wäre dann gesagt, daß der theoretisch und praktisch mögliche Nutzeffekt der Kontraktionsphase des Herzens 100% beträgt (s. u.).

Die weitere Annahme BOHNENKAMPS, daß das Herz bei jeder Kontraktion dieselbe Gesamtenergie ausgebe („erweiterte" Alles-oder-Nichts-Regel), hängt damit eng zusammen. Diese Regel trifft aber nicht zu für verschiedene Schlagfrequenzen. Wie aus der Dynamik des Herzens längst bekannt, erfolgt ja die Restitution der Arbeitsfähigkeit nach jedem Schlag nur allmählich. Entsprechend wird auch der O_2-Verbrauch pro Kontraktion mit zunehmender Frequenz und bei Extrasystolen immer kleiner (v. WEIZSÄCKER, s. o.). Ebenso zeigt BOHNENKAMP endlich myothermisch, daß mit steigender Frequenz und bei vorzeitigen Kontraktionen mit dem mechanischen Effekt auch die Wärmebildung der Einzelschläge abnimmt.

Diese Befunde leiten über zu jenen, wo ein Zustand verminderter Kontraktilität durch Nervenwirkung erzeugt wird: zur negativ inotropen *Vaguswirkung*. Hier fanden BOHNENKAMP und EICHLER[3]), daß auch die Wärmebildung der Kontraktionsphase unter Vagusreiz abnimmt, folglich auch die Gesamtenergie. Endotherme Vorgänge, wie sie nach Annahmen und Befunden von GASKELL[4]) [bestritten von EINTHOVEN und RADEMACHER[5]), vgl. dazu SAMOJLOFF[6])] hätten erwartet werden können, vermißte BOHNENKAMP vollständig; im Vagusstillstand sah er keine Temperaturveränderung und er nimmt daher an, daß der Vagusreiz bereits in den ersten Auslösungsvorgang der Energieänderung eingreift und nicht etwa sekundär die Ausnutzung derselben durch entgegengerichtete Prozesse vermindert.

*Sympathicus*reizung vermochte, wie auch sonst bekannt, am frischen Herzen keine Steigerung der Arbeit oder Wärme der Kontraktionen zu bewirken. Aber

---

[1]) METZNER: Arch. f. (Anat. u.) Physiol. 1893.
[2]) HARTREE u. A. V. HILL: Phil. transact. of the roy. soc. of London Bd. 210, S. 153. 1920.
[3]) BOHNENKAMP u. EICHLER: Pflügers Arch. f. d. ges. Physiol. Bd. 212, S. 707. 1926.
[4]) GASKELL: Journ. of physiol. Bd. 8, S. 404. 1887.
[5]) EINTHOVEN u. RADEMACHER: Pflügers Arch. f. d. ges. Physiol. Bd. 166, S. 125. 1916.
[6]) SAMOJLOFF: Ebenda Bd. 155, S. 506. 1917.

im hypodynamen Zustand ist die Wirkung auf *beide* Größen sehr deutlich: auch die Wärmebildung steigt. Da, wie berichtet, unter gewöhnlichen Verhältnissen mit (mechanisch bedingter) Erhöhung der Arbeit die Wärmebildung sinkt, so liegt hier bei der positiv inotropen Sympathicuswirkung etwas gegensätzliches, also besonderes vor. Es folgt daraus, daß dieser Nerv unter solchen Bedingungen die Gesamtenergieänderung zu erhöhen, „anzufeuern" vermag; ähnlich wie sonst bei einer Frequenzabnahme die Energieentladungen zunehmen, so kann es hier durch Nervenwirkung geschehen.

Bemerkenswert sind ferner die *zeitlichen* Verhältnisse der Wärmebildung beim Froschherzen. Annähernd gleichzeitig mit der Kontraktion steigt die Temperaturkurve auch an und mit der Wiederausdehnung sinkt sie auch wieder ab auf dasselbe oder annähernd dasselbe Niveau wie vorher. So stellt die Temperaturkurve ein mit geringer (instrumenteller) Latenz verschobenes Bild der Kontraktionskurve dar (Abb. 165).

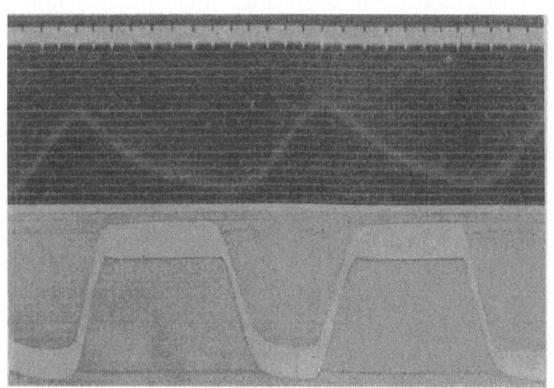

Abb. 165. (Nach BOHNENKAMP.)

Diese Beschreibung hat zuerst SNYDER[1]) nach Versuchen am Schildkrötenherzen gegeben, in denen er die Suspensionsmethode mit myothermischer Registrierung verband und bei tiefer Temperatur nur wenige Schläge pro Minute erhielt. Bei sehr langsamer Schlagfolge erschien nach der Diastole noch eine zweite und eine dritte Phase der Wärmebildung von geringerem Ausmaß. Schon SNYDER nimmt an, daß die systolische Wärmebildung zum großen Teil thermoelastischer Effekt ist, und ebenso, daß der rasche Abfall der Temperatur mit der Diastole auf endothermen Vorgängen beruhe. Die zweite und dritte postdiastolische Wärmebildung glaubt er mit den oxydativen Vorgängen erklären zu sollen (entsprechend HILLS „verzögerter Wärmebildung"). Den Einschnitt zwischen ihnen bringt er mit dem endothermen Vorgang der Rücksynthese von Zucker aus Milchsäure in Verbindung. Die „erste Phase" ist von BOHNENKAMP am Froschherzen in ganz derselben Weise beobachtet (vgl. Abb. 165). — Gegen alle diese Beobachtungen hat E. FISCHER[2]) (unter A. V. HILL) eine scharfe Kritik erhoben, da er selbst am Herzen von Frosch, Aal und Schildkröte überhaupt zu keinen konstanten Temperaturmessungen gelangen konnte. Aber BOHNENKAMPS gleichmäßige Beobachtungen sind dadurch bis jetzt nicht entkräftet. Dagegen sind BERNSTEINS[3]) Einwände gegen die myothermischen Versuche von HERLITZKA[4]) am Kaninchenherzen wohl nicht widerlegt. „Negative", einer Abkühlung unter die Normallage entsprechende und vor der Systole einsetzende Schwankungen des Thermostromes sind bisher niemals sicher bewiesen worden.

---

[1]) SNYDER: Americ. journ. of physiol. Bd. 44, S. 421. 1917; Bd. 47, S. 156. 1918; Bd. 59, S. 254. 1922.
[2]) FISCHER, E.: Proc. of the roy. soc. of London (B.) Bd. 99, S. 326. 1926.
[3]) BERNSTEIN: Pflügers Arch. f. d. ges. Physiol. Bd. 159, S. 521. 1914; Bd. 161, S. 595. 1915.
[4]) HERLITZKA: Arch. di fisiol. Bd. 10, S. 501. 1912; Pflügers Arch. f. d. ges. Physiol. Bd. 161, S. 397. 1915.

Es ist unbedingt notwendig, daß der auf methodische Fragen zurückgeführte Gegensatz zwischen E. FISCHER und BOHNENKAMP aufgeklärt wird, denn bisher basieren die Einwendungen FISCHERs nicht auf Beweisen, sondern auf Versuchen mit anderer Methode.

III. Übersicht. Pathologie.

Ein Überblick über die Gesamtheit unseres Wissens von Stoffwechsel, Wärmebildung und Arbeitsleistung des Herzens nach ihrem *Zusammenhang* hat besonders zwei, übrigens eng verbundene Fragen zu erwägen: einmal, was diese Tatsachen zur Theorie der Muskelarbeit beisteuern können, und dann die speziellere energetische Frage nach dem Wirkungsgrad dieser Vorgänge.

Ein Vergleich der Gaswechselmessungen mit den thermischen Messungen zeigt Übereinstimmendes und Widersprechendes. Übereinstimmung herrscht zunächst in der Feststellung, daß mit steigender mechanischer Arbeitslieferung das Verhältnis zwischen äußerer gemessener Arbeit und Gesamtenergieverbrauch steigt, also ökonomischer wird. Um diesen Satz aussprechen zu können, müssen aber zuvor zwei nicht ganz selbstverständliche Annahmen gemacht werden, nämlich daß erstens die O_2-Verbrauchszahlen ein Maßstab der gesamten Energieänderung des Herzens im betrachteten Zeitabschnitt seien, und daß zweitens die Temperaturänderung im myothermischen Versuch ein Maßstab der Wärmebildung seien. Die Schwierigkeiten dieser Annahmen sind nicht so groß, daß sie im *allgemeinen* nicht als berechtigt gelten dürften. Will man aber den Quotienten A/U (= Arbeit : Gesamtänderung der Energie) *berechnen*, so muß man den Verbrennungswert des Sauerstoffs mit der Fiktion einsetzen, daß die Substanzen vollständig zu den *End*produkten verbrannt werden und daß keine anderen Energiequellen (Anoxybiose, Gärungen) in Betracht kommen; und andererseits, daß die myothermische Messung alles was als Wärme auftaucht, auch erfaßt. Die erstere Fiktion ist früher kritisch beleuchtet worden[1]), die zweite Annahme trifft für alle langsam und in konstanter Geschwindigkeit auftretende Wärme sicher nicht zu. Beim Vergleich also der Stoffwechselversuche mit den myothermischen *müssen* Umstimmigkeiten auftreten, wenn die O_2-Messung nicht die gesamte Energieänderung oder wenn die myothermischen Versuche nicht die ganze Wärmebildung erfassen sollten. Da letzteres aber sicher der Fall sein dürfte, so ist es nicht überraschend, daß die in absoluten Zahlen kalorisch berechneten Wirkungsgrade A/U sich in den beiden Beobachtungsreihen ungleich stellen, und zwar der Erwartung gemäß so, daß der myothermisch errechnete Quotient höher liegt als der aus dem Stoffwechsel erschlossene. Die am Warmblüterherzen von ROHDE gefundenen höchsten Nutzeffekte betrugen 22%, die von WEIZSÄCKER am Froschherzen errechneten reichten bis zu 36%; etwas niedrigere Werte erhielten wiederum BODENHEIMER und LÜSCHER am gleichen Organ. Andererseits stiegen in den myothermischen Versuchen BOHNENKAMPs die Nutzeffekte bis auf 99%. Die Bedeutung dieses Gegensatzes wird sogleich klar, wenn man sich erinnert, daß der myothermische Versuch hier (mit Ausnahme der Versuche von SNYDER) bisher erstens nur die Kontraktionsphase (sog. initiale Wärmebildung) betrachtet und daß er zweitens eine etwa kontinuierlich abströmende Wärme überhaupt nicht erfaßt. Mit anderen Worten: Die Sauerstoffmessungen erfassen vermutlich kalorisch die Gesamtheit aller im Muskel vorhandenen Prozesse, die myothermischen erfassen in der initialen Wärmebildung den unmittelbar arbeitliefernden Anteil dieses Systems.

---

[1]) Vgl. WEIZSÄCKER: („Fiktive Wärmetönung.") Pflügers Arch. f. d. ges. Physiol. Bd. 141, S. 457. 1911.

Keine Übereinstimmung besteht ferner darin, daß sämtliche Untersucher des Gaswechsels am Herzen bisher mit zunehmender Belastung auch deutliche Zunahme des O_2-Verbrauchs sahen, während nach BOHNENKAMP die Gesamtenergieänderung zwar von der Reizfrequenz, aber nicht von der Belastung abhängig berechnet wird. Auch dies würde verständlich, wenn die arbeitliefernde und die oxydativ-restitutive „Maschine" relativ unabhängig voneinander wären.

Mit dieser Erwägung ist freilich bereits ein Bemühen wirksam geworden, den Gegensatz der beiden Beobachtungsgruppen als nicht durch einen experimentellen Fehler, sondern als tatsächlich vorhanden zu erklären. Ist diese Deutung richtig (und es ist bis jetzt kein Grund gegen sie vorhanden), dann folgt daraus weiter, daß der arbeitliefernde Systemteil isoliert betrachtet werden kann und daß er, so für sich betrachtet, die vom Standpunkt der Ökonomie aus vollkommenere Maschine wäre, hinter der das Gesamtsystem aus noch zu findenden Gründen weit zurückbliebe.

Verbinden wir jetzt dies Resultat mit der hauptsächlich am Skelettmuskel entwickelten Theorie (vgl. Bd. VIII, 1 dieses Handbuchs, besonders FENN, MEYERHOF und EMBDEN), dann ist ersichtlich, daß auch dort die Vermutung mehrfach auftauchte, der Wirkungsgrad des arbeitliefernden Vorganges betrage etwa 100%. Aber BOHNENKAMP hat als erster am Herzen die Muskelzuckung gesehen, bei der gar keine Wärme auftritt. Es bleibt dann zu erklären, warum dies am Skelettmuskel nicht der Fall ist, warum an ihm auch mit Zunahme der Belastung und Leistung die Wärmebildung zunimmt, am Herzen umgekehrt abnimmt. — Die weitere Vorstellung aber, daß sich in der Gesamtheit der zu fortdauernder Muskelarbeit erforderlichen muskulären Prozesse die Ökonomie ungünstiger stellt, ist mit den Verhältnissen am isolierten Skelettmuskel ebenso im Einklang wie mit den am Gesamtorganismus, besonders am Menschen festgestellten Wirkungsgraden der Muskelarbeit, die fast nie die 30% überschritten. Die von A. V. HILL gefundene, der Kontraktion nachfolgende Wärmebildung, die von WEIZSÄCKER gefundene Unabhängigkeit der initialen Wärmebildung und Arbeitsleistung von Oxydationen und endlich die Tatsache des relativ niedrigen Wirkungsgrades der *Gesamt*maschine — diese drei Feststellungen ordnen sich zu der Gesamtauffassung, daß hier mindestens zwei Vorgänge gekoppelt sind, wie dies besonders A. V. HILL ausgesprochen hat. Diese von WEIZSÄCKER als Zweimaschinentheorie bezeichnete[1]) Anschauung besagt, daß diesen beiden Vorgängen verschiedene Nutzeffekte zukommen und daß der niedrigere von beiden (nämlich der oxydative) naturgemäß der *begrenzende*, der für das Gesamtsystem maßgebende ist.

Daß nun die aus Oxydationen stammende Energiemenge zu größeren Teilen für den arbeitliefernden Vorgang der Kontraktionsphase verlorengehen *müsse*, diese Folgerung würde das, was wir wissen, doch wesentlich überschreiten. Um diese Behauptung aufzustellen, müßte zuvor diejenige mechanische Bedingung aufgefunden sein, bei welcher wir die maximale äußere Arbeit des Herzens tatsächlich erhalten und richtig messen können. Daß dieses Ideal nicht erreicht ist, geht z. B. aus den Versuchen von ROHDE und USUI[2]) sowie von WEIZSÄCKER[3]), LÜSCHER[4]) u. a. zur Genüge hervor. Wohl aber bleibt von den Gaswechselmessungen dies bestimmt bestehen, daß erstens die Verbrennungsenergie nicht einem selbständigen Reservoir gleicht, aus dem der arbeitliefernde

---

[1]) WEIZSÄCKER: Münch. med. Wochenschr. 1915, Nr. 7 u. 8.
[2]) ROHDE u. USUI: Zeitschr. f. Biol. Bd. 64, S. 409. 1914.
[3]) WEIZSÄCKER: Pflügers Arch. f. d. ges. Physiol. Bd. 140, S. 135. 1911.
[4]) LÜSCHER: Zeitschr. f. Biol. Bd. 70, S. 245. 1919; Bd. 72, S. 107. 1920; Bd. 73, S. 67. 1921.

Vorgang nach Belieben schöpfte, daß zweitens vielmehr der Verbrennungsvorgang wesentlich gesteuert erscheint von der Zahl und von der Intensität der einzelnen Kontraktionen, also vom arbeitliefernden Vorgang, und daß drittens der arbeitliefernde Vorgang wenigstens beim Kaltblüter längere Zeit ohne den Verbrennungsvorgang erfolgen kann, während der letztere eine solche Selbständigkeit nur in dem Sinne besitzt, daß er, als der nachfolgende, nicht sogleich und auch in Ruhe nicht völlig sistiert, nachdem der arbeitliefernde Vorgang unterbrochen wurde. Chemische Substanzen der narkotischen Gruppe und Alkaloide könnten die gegenseitige Adjustierung der beiden Vorgänge in zweierlei Sinn stören: sie könnten den arbeitliefernden Vorgang und damit auch indirekt die restitutiven chemischen Abläufe einschließlich Oxydationen hemmen; sie könnten aber auch zweitens diese letzteren primär beeinträchtigen. Diese zweite Annahme ist aber unwahrscheinlich, da jedenfalls das Bild der Oxydationshemmung ein ganz anderes ist, indem es die arbeitliefernden Vorgänge nur langsam fortschreitend beeinträchtigt. Die Narkotica aber setzen die Arbeit sofort herab.

Der Vergleich von Herz- und Skelettmuskel zeigt in energetischer Beziehung aber gleichwohl beträchtliche Unterschiede, auch wenn wir von der Verschiedenheit der Experimentalbedingungen absehen. Zwar ist es scheinbar gelungen, für eine Analogie zwischen der Regel A. V. Hills Te/H = const (Spannung × Länge / Wärme = const) und den vom Stoffwechsel und der Druckleistung am Herzen ausgehenden Beobachtungen Rohdes und Lüschers eine gewisse Verwandtschaft herzustellen. Aber diese schon vorher fragliche Gesetzmäßigkeit (s. o.) wird zur Unwahrscheinlichkeit, wenn wir uns auf den Boden der myothermischen Befunde von Bohnenkamp stellen. Solche Vergleiche können nicht vorbeigehen an den gewaltigen Verschiedenheiten der Tätigkeitsweise der beiden Muskelarten, vor allem in zeitlicher, aber auch in anatomischer Beziehung beim Herzen (Rhythmus, Fehlen des Tetanus, Alles-oder-Nichts-Regel, stärkere Durchblutung, ununterbrochenes Funktionieren, andere Beziehung zum Nervensystem u. v. a.). Auffallend ist, daß die pro Gramm Muskelsubstanz bei einer Kontraktion erfolgende Energieänderung am Herzen bei optimaler Belastung etwa 7mal größer gefunden wurde als am Skelettmuskel [Fick[1]) und Weizsäcker[2])], ein Ergebnis, zu dem schon auf anderen Wegen Zuntz[3]) gelangt war:

	Wärmetönung in Mikroprokontraktion Kalorien pro gr Muskel
Fick: Skelettmuskel (Frosch)	2,48
Weizsäcker: Herzmuskel (Frosch)	11,93

Hierbei ist in Rücksicht zu ziehen, daß eine einfache Zuckung für den Skelettmuskel nicht die normale Tätigkeitsform ist wie für das Herz, sondern der Tetanus. Manches spricht dafür, daß für die Energieänderung einer Kontraktion die *Dauer* des Verkürzungsvorganges eine für die beiden Muskelarten verschiedene Bedeutung hat. Daher ist auch in Erwägung zu ziehen, daß die Herzkontraktion erheblich träger verläuft. Trotzdem ist ihr Nutzeffekt in der Kontraktionsphase kein geringerer, vielleicht ein höherer als der des Skelettmuskels.

Kommen wir danach auf den Wirkungsgrad zurück, so ergibt sich zunächst das Bild, daß ein Wirkungsgrad des arbeitliefernden und einer des oxydativen Vorganges zu unterscheiden ist, sowie daß der letztere im Verdachte steht, als der wesentlich unökonomischere den Wirkungsgrad des Gesamtvorganges herab-

---

[1]) Fick: Myothermische Untersuchungen. 1889.
[2]) Weizsäcker: Pflügers Arch. f. d. ges. Physiol. Bd. 141, S. 476. 1911.
[3]) Zuntz: Dtsch. med. Wochenschr. 1892. Nr. 6.

zudrücken. Zieht man aber in Betracht, daß ein maximaler Wirkungsgrad des arbeitliefernden Vorganges von 100% heute recht wahrscheinlich ist, daß aber von dieser maximalen Arbeit bei den allermeisten Anordnungen ein wesentlicher Teil durch Reibung usw. (sei es *im* Muskel, sei es an den übertragenden Massen) verlorengeht und sich der Messung entzieht, so ergibt sich für den oxydativen (restitutiven) Anteil der Maschine wieder ein günstigeres ökonomisches Bild: ein Teil der Verluste fällt ihm dann nicht mehr zur Last. Es muß als noch unentschieden bezeichnet werden, wie die Verluste sich quantitativ auf die beiden gekoppelten und zu einer Art Kreisprozeß sich schließenden Vorgänge verteilen. In dieser Beziehung dürfte nun gerade Herz und Skelettmuskel sich verschieden verhalten. Es ist zu befürchten, daß sehr vieles am Skelettmuskel Beobachtete unter der Bedingung partieller Anoxybiose stand; die isolierten Muskeln müssen ja rein durch Diffusion von außen versorgt werden. Aber alle, auch die am Herzen angestellten Betrachtungen über den Wirkungsgrad setzen stillschweigend voraus, daß die „Maschine" ausreichend gefeuert werde. Gewöhnt man sich aber (etwa unter dem Eindruck der Entdeckungen Kroghs) an die Vorstellung, daß dies sehr oft nicht der Fall ist und daß die Zellvorgänge nicht durch die Größe eines „Bedarfs" im Sinne von Pflüger und Rubner bestimmt, sondern durch Diffusionsgeschwindigkeiten von Substanzen und Gasen begrenzt sind, dann erscheint unser ganzes Versuchsmaterial unter einem etwas veränderten Licht. Die ganze sog. „Thermodynamik" des Muskels ist dann eigentlich eine Deskription der Energieverluste, welche in verschiedenen Phasen aus verschiedenen Ursachen eintreten, zugleich aber eine Deskription der unter verschiedenen Verhältnissen eintretenden Begrenzungen des „Bedarfs" durch die „Versorgung".

Daß nun gerade Momente der hier zuletzt angedeuteten Art am *pathologisch-anatomisch* veränderten oder in abnormen Kreislaufsystemen arbeitenden Herzen besonders in Frage kommen können, leuchtet wohl leicht ein. Die hypertrophischen Herzen besitzen Fasern von abnormem Volum, also ein ungünstigeres Verhältnis von Oberfläche und Masse. Die Entwicklung des Gefäßapparates hält anscheinend mit der der Muskelzunahme nicht Schritt. Gefäßsklerose kann hinzukommen. Die für die Leistung äußerer Arbeit günstigsten Bedingungen der Muskel*form* und des Druckablaufs in der Aorta können bei Dilatationen, Aneurysmen und selbstverständlich Klappenfehlern und Bildungsfehlern ungünstig werden. v. Weizsäcker[1]) hat die Tatsachen und Gesichtspunkte, die vom Standpunkte der Energetik und Experimentalphysiologie hier von Bedeutung werden können, zusammengestellt. Hier ergibt sich, daß allein die Dilatation wegen der früher erwähnten (s. S. 690) Beziehung zwischen Radius und Spannung eine „Inadäquatheit" von Muskelform, Muskelmasse und Arbeitsform bedingen kann (ev. „Forminsuffizienz"). Eine mäßige Vergrößerung des Durchmessers bedeutet erhebliche Steigerung der zur Entwicklung eines gegebenen Druckes notwendigen Faserspannung. Es wird dann zu jedem Längenwert einer Faser ein anderer (höherer) Spannungswert zugeordnet, und die Aktion der Faser nähert sich der isometrischen Form. Ähnliches wird eintreten, wenn durch Veränderungen am Klappenapparat oder durch Ausdehnungs- sowie Elastizitätsveränderungen an der Aorta und den anderen Gefäßen der Ablauf der Druckkurve im Herzen sich nach Form und Höhe ändert. Welche Rückwirkungen eine solche *Gestalt*veränderung der Herzarbeit aber auf die Energetik und den Nutzeffekt des Herzens ausübt, wissen wir keineswegs. — Eher ist es möglich, die Bedeu-

---

[1]) v. Weizsäcker: Sitzungsber. d. Heidelb. Akad. d. Wiss., Mathem.-naturw. Kl., Abt. B. 1917., 2. Abt., S. 7; Ergebn. d. inn. Med. u. Kinderheilk. Bd. 19, S. 377. 1920; Dtsch. Arch. f. klin. Med. Bd. 133, S. 1. 1920.

tung einer andauernden Rhythmus- und *Frequenz*änderung beim Kranken von unseren experimentellen Feststellungen aus einzuschätzen. Es ist zu vermuten, und die Beobachtung der Klinik widerspricht dem nicht, daß die bloß durch Frequenzsteigerung, nicht durch Drucksteigerung erhöhte Stundenarbeit des Herzens nicht zur Herzhypertrophie führt. Auch vergleichend-physiologische Beobachtungen weisen darauf hin, daß die mittlere Kontraktionsarbeit der Einzelkontraktion zum Herzgewicht in einer festen Proportion steht, während eine solche Parallelität zwischen Herzmasse und Arbeit in der Zeiteinheit nicht besteht. Dagegen ist es doch wohl ziemlich feststehend, daß lange anhaltende Blutdruckerhöhung mit Herzhypertrophie einhergeht, ebenso wie die Klappenstörungen, bei denen die Arbeit der Einzelkontraktion steigt. Wir fanden nun, daß in solchem Falle auch die Gesamtenergie einer Kontraktion, am Gaswechsel gemessen, steigt. Diese Übereinstimmungen würden also sagen, daß die Erhöhung des Gesamtumsatzes pro Kontraktion der zur Hypertrophie führende Faktor ist. Freilich ist nun ferner der Fall denkbar, daß durch mechanische Faktoren (Sklerose im Myokard) oder chemische Verhältnisse (Blutversorgung, Giftwirkung) der Nutzeffekt eines Herzens verschlechtert wird, ebenso wie sich dies bei gewissen Vergiftungen oben experimentell gezeigt hat. Auch in diesem Fall hätte ein Herz seinen Gesamtenergieumsatz dann zu steigern, um der normalen Anforderung gerecht zu werden. Jedenfalls beobachtet die Klinik nicht selten Hypertrophien bei Myokarditis und ohne erschwerende äußere mechanische Ausnutzungsbedingungen. Wir würden dann sagen müssen, daß ein Herz hypertrophiert, wenn es seinen Gesamtenergieumsatz pro Kontraktion steigert, sei es, um die äußere Arbeit zu erhöhen, sei es, um sie bei schlechterer innerer Ausnutzung auf der Norm zu erhalten. Diese Sätze kann man auch in den Satz zusammenfassen: Herzen, welche längere Zeit in der Nähe ihrer oberen Akkommodationsgrenze arbeiten, pflegen zu hypertrophieren. Wenn diese Anschauungen zutreffen oder wenn es auch nur zum Teil richtig ist, daß für die Entstehung der Hypertrophie nicht die äußere Arbeit, sondern die Gesamtenergieänderung maßgebend ist, dann ist der eingebürgerte Ausdruck „Arbeitshypertrophie" jedenfalls im Lichte physiologischer Betrachtung ungenau und irreleitend. Aber nach den hier zuletzt gegebenen Darlegungen ist auch daran zu denken, daß nicht nur die Gesamtenergieänderung pro Kontraktion, sondern auch das Verhältnis von Arbeit und Wärmebildung, welches sich ja mit der Zunahme der Belastung ändert, von selbständiger Bedeutung für die Herzmasse ist. In welchem Faktor wir nun letzten Endes den Wachstumsreiz zu erblicken haben, ist freilich noch völlig dunkel. Zur Lösung dieser Meisterfrage der Biologie wird neben der energetischen wohl die chemische und morphologische Betrachtung eingreifen müssen.

Pharmakologie des Herzens.

Von

Bruno Kisch

Köln a. Rh.

Mit 35 Abbildungen.

Zusammenfassende Darstellungen.

Biberfeld, Joh.: Ergebn. d. exper. Toxikol. I. Teil. Ergebn. d. Physiol. Bd. 12, S. 1. 1912; II. Teil. Ebenda Bd. 17, S. 1. 1919. — de Boer, S.: Die Physiologie und Pharmakologie des Flimmers. Ergebn. d. Physiol. Bd. 21, S. 1. 1923. — Böhm, R.: Über das Verhalten des isolierten Froschherzens bei reiner Salzdiät. Arch. f. exp. Pathol. u. Pharmakol. Bd. 75, S. 230. 1914. — Edens, E.: Die Digitalisbehandlung. Berlin u. Wien: Urban & Schwarzenberg 1916. — Gross, E.: Die Bedeutung der Salze der Ringerschen Lösung für das isolierte Säugetierherz. Pflügers Arch. f. d. ges. Physiol. Bd. 99, S. 264. 1903. — Heffter, A.: Handb. d. exper. Pharmakol. Berlin: Julius Springer 1920—1924. — Hering, H. E.: Der Sekundenherztod. Berlin: Julius Springer 1917. — Hering, H. E.: Pathologische Physiologie. Leipzig: J. Thieme 1921. — Höber, R.: Physikalische Chemie der Zelle und Gewebe. Leipzig: W. Engelmann 1924. — Hofmann, F. B.: Allgemeine Physiologie des Herzens. Nagels Handb. d. Physiol. Bd. I, S. 223 ff. Braunschweig: F. Vieweg & Sohn 1909. — Kisch, Bruno: Der Herzalternans. Ergebn. d. inn. Med. u. Kinderheilk. Bd. 19, S. 294. 1920. — Loeb, J.: Vorlesungen über die Dynamik der Lebenserscheinungen. Leipzig: J. A. Barth 1906. — Loeb, J.: Über physiologische Ionenwirkungen. Oppenheimers Handb. d. Biochemie d. Menschen u. d. Tiere Bd. II, 1, S. 104 ff. Jena: Gustav Fischer 1910. — Meyer, H. H., u. R. Gottlieb: Die experimentelle Pharmakologie. 6. Aufl. Berlin: Urban & Schwarzenberg 1922. — Michaelis, L.: Die Wasserstoffionenkonzentration. Berlin: Julius Springer 1914; 2. Aufl. 1919. — Mickwitz: Untersuchungen über die physiologische Wirkung der Salze der Alkalien und alkalischen Erden. Inaug.-Dissert. Dorpat 1879. — Sakai, T.: Über den Einfluß verm. Chlornatriumgehaltes ... Zeitschr. f. Biol. Bd. 62, S. 295. 1913. — Sakai, T.: Über die Wechselwirkung der Na-K-Ca-Ionen. Ebenda Bd. 64, S. 505. 1914. — Schade, H.: Die physikalische Chemie in der inneren Medizin. Dresden: Steinkopf 1923. — Schedel, H.: Beiträge zur Kenntnis des Chlorbariums. Stuttgart: F. Enke 1903. — Schellong, F.: Die Allorhythmien des Herzens. Ergebn. d. inn. Med. u. Kinderheilk. Bd. 25, S. 477. 1924. — Steijns, M. J. E. U.: Der Einfluß des Ca auf die Kraft des Herzens. Inaug.-Dissert. Utrecht 1924. — Tigerstedt, R.: Die chemischen Bedingungen für die Entstehung des Herzschlags. Ergebn. d. Physiol. Bd. 12, S. 269. 1912. — Tigerstedt, R.: Die Physiologie des Kreislaufes. 2. Aufl. Berlin u. Leipzig: Ver. wiss. Verl. 1921—1923. — Tschermak, A. v.: Allgemeine Physiologie. I. Berlin: Julius Springer 1924. — Willigen, A. van der: Inaug.-Dissert. Utrecht 1924. — Zondek, S. G.: Medikamentöse Herztherapie. In Kraus-Brugsch: Spez. Path. u. Therapie Bd. IV/1, S. 695. Berlin: Urban & Schwarzenberg. — Zwaardemaker, H.: Die Bedeutung des Kaliums im Organismus. Pflügers Arch. f. d. ges. Physiol. Bd. 173, S. 28. 1919. — Zwaardemaker, H.: Über die Bedeutung der Radioaktivität für das tierische Leben. Ergebn. d. Physiol. Bd. 19, S. 326. 1921.

I. Einleitung und allgemeine Gesichtspunkte.

Herz und Gefäße des lebenden Organismus bilden eine funktionell nicht trennbare Einheit. Deshalb ist eine völlig gesonderte Besprechung der Biologie und somit auch der Pharmakologie des Herzens einerseits und der Gefäße andererseits nicht möglich. Immer wird auf die gegenseitigen Beziehungen verwiesen, vielfach von ihnen ausgegangen werden müssen, wenn man das funktionelle Verhalten des einen Teiles der Kreislauforgane im Gesamtorganismus verstehen will.

Im vorliegenden Kapitel soll die arzneiliche Beeinflußbarkeit des Herzens dargestellt werden. Dem Wesen dieses Handbuches entsprechend, sollen keineswegs bloß die für die praktische ärztliche Verwendung bedeutsamen Herzmittel berücksichtigt werden, ja diese sind vielfach bewußt nur gruppenweise und nicht im einzelnen besprochen, sondern auch manche zur Zeit praktisch belanglose, deren Wirkung auf das Herz aber theoretisch von Interesse ist. Andererseits konnten auch nicht etwa alle jene unzähligen Stoffe berücksichtigt werden, die überhaupt die Herztätigkeit beeinflussen, da dieser Aufsatz sonst zu einem Handbuch der Pharmakologie, Toxikologie und Biochemie des Herzens geworden wäre. So mußte denn nach eigenem Ermessen aus der ungeheuren Tatsachenfülle das wesentlich und bedeutsam Erscheinende systematisch geordnet und durch Hervorhebung etlicher experimenteller Arbeiten in seinen Einzelheiten belegt werden.

Daß eine Vollständigkeit der Literaturangaben auch bezüglich der betonten Tatsachen in diesem Kapitel noch weniger als sonst in diesem Handbuch erstrebt werden konnte, wird jeder verstehen, der die wahre Sintflut von Arbeiten sehr verschiedenwertigen Inhaltes kennt, die sich seit Jahrzehnten über das Gebiet der Herz- und Gefäßpharmakologie von klinischer und experimenteller Seite her ergießen.

Bei Besprechung der pharmakologischen Beeinflussung der Herztätigkeit *vom experimentellen Standpunkte* schien es zweckmäßig, die einzelnen Funktionen des Herzens, nämlich die *Reizbildung*, die *Reizleitung* und die *Erregbarkeit* und *Contractilität* der Herzmuskulatur voneinander gesondert zu besprechen. Da ergibt sich sogleich die ganz allgemeine Frage, ob diese Funktionen durch die gleiche chemische Einwirkung in voneinander verschiedener Art und in verschiedener Stärke beeinflußbar sind, oder ob eine chemische Einwirkung die *eine* dieser Funktionen ändert, die anderen immer zugleich auch in gleichem Sinne und im gleichen Ausmaße beeinflußt. Diese Frage, die auch für die Physiologie des Herzens von großer Bedeutung ist, ist schon oft behandelt worden (ENGELMANN, J. BERNSTEIN, H. E. HERING, F. B. HOFMANN u. v. a.). Da die ältere Literatur hierüber neuerdings von F. SCHELLONG[1]) und zum Teil auch von MOBITZ[2]) zusammengestellt wurde, sei hier nur der eigene Standpunkt bezüglich dieser Frage kurz dargelegt.

Die Tätigkeitsäußerungen eines jeden lebenden Gebildes sind einerseits durch seine Umweltsfaktoren im weitesten Sinne, andererseits durch seinen biologischen oder, besser gesagt, seinen bioenergetischen Zustand[3]) bedingt. Unter dem bioenergetischen Zustand oder der bioenergetischen Situation des betreffenden Gebildes sei hierbei die Gesamtheit seiner chemischen, physikochemischen und physikalischen Eigenschaften, kurz alle Einzelheiten seiner energetischen Situation, aber nicht bloß deren Summenformel, im Zeitpunkt der Beobachtung verstanden. Die so definierte bioenergetische Situation bedingt alle uns wahrnehmbaren Eigenschaften der lebenden Substanz, z. B. einer Herzmuskelzelle, sie bedingt aber auch alle ihre biologischen Fähigkeiten oder Potenzen, somit auch das, was im bestimmten Falle als die Reaktionsfähigkeit, z. B. einer Herzmuskelfaser, im Sinne H. E. HERINGS[4]) anzusehen ist.

---

[1]) SCHELLONG, F.: Zeitschr. f. Biol. 1925, Bd. 82. Mehrere Mitteilungen.
[2]) MOBITZ, W.: Zeitschr. f. d. ges. exp. Med. Bd. 41, S. 1. 1924.
[3]) Ich möchte aus bestimmten Gründen diese Ausdrucksweise Ausdrücken wie Disposition oder Konstitution insbesondere bei Betrachtung einzelner Organe vorziehen.
[4]) HERING, H. E.: Pflügers Arch. f. d. ges. Physiol. Bd. 86, S. 533. 1901.

Wird nun durch Einflüsse irgendwelcher (z. B. chemischer) Art der bioenergetische Zustand eines lebenden Gebildes verändert, dann ändert sich fraglos auch seine Reaktionsfähigkeit auf gleichbleibende, eine Reaktion auslösende Einwirkungen hin und damit in einer für uns mehr oder weniger leicht wahrnehmbaren Art seine Reaktion. Je nach den von uns angewendeten Beobachtungsmethoden kann die so in Erscheinung tretende Tätigkeitsäußerung gegenüber vorher als mehr oder weniger stark *verändert wahrgenommen* werden, oder wenn unsere Methoden nicht empfindlich genug sind, erscheint sie uns unverändert und ganz so wie vor der betreffenden chemischen Einwirkung.

Auf die Funktionen des Herzens angewendet, besagt dies folgendes: Einflüsse irgendwelcher (physiologischer, pathologischer, pharmakologischer) Art können den bioenergetischen Zustand eines Zellgebildes im Herzen ändern. Hierdurch kann eine oder können mehrere Funktionen dieses Gebildes (z. B. Erregbarkeit, Reizbildung, Reizleitung) in für uns merklicher Weise verändert werden. Nun ist aus anderen Gebieten der Biologie wohl bekannt, daß die durch ein und dieselbe chemische Einwirkung bedingten Änderungen verschiedener Funktionen auch der gleichen Zelle bei gewissen Graden (Konzentrationen) der Einwirkung einander durchaus nicht parallel verlaufen müssen. In dieser Hinsicht sei auf Versuche WARBURGS[1]) über die verschiedene, ja unter Umständen deutlich gegensätzliche Beeinflussung von Kern- und Zellteilung einerseits und Sauerstoffverbrauch andererseits bei befruchteten Seeigeleiern unter bestimmter chemischer Einwirkung hingewiesen. Ein Beispiel ähnlicher Art aus dem Gebiete der Herzphysiologie bieten Untersuchungen von K. HANSEN[2]), von R. COUSY und A. K. NOYONS[3]), sowie ähnliche von K. HANSEN und E. SCHROEDER[4]), von denen festgestellt wurde, daß bei künstlicher Durchströmung des Froschherzens mit calciumfreier Ringerlösung die Contractilität der Herzkammermuskulatur sehr schnell und in sehr hohem Grade beeinträchtigt wird, während ihre elektrische Erregbarkeit noch stundenlang *unverändert* erhalten bleiben kann.

Einen solchen Fall aus dem Gebiete der Pharmakologie des Kreislaufs beim Menschen hat jüngst auch DANIELOPOLU[5]) beschrieben, der bei einem Kranken durch bestimmte Atropindosen einen positiv chronotropen und negativ dromotropen (elektrokardiographisch festgestellt) Erfolg gleichzeitig hervorrufen konnte. Doch ist dies komplizierter, weil es sich hierbei um die Beobachtung der Funktion verschiedener Teile des Herzens handelt (s. weiter unten).

Man kann wohl sicher annehmen, daß bei entsprechend intensiver und genügend langedauernder chemischer Beeinflussung einer Zelle des Herzens alle ihre Funktionen merklich beeinflußt werden, ja sogar sicher bei gewissen Wirkungsgraden alle im gleichen Sinne (Herabsetzung). In sehr vielen Fällen werden gewiß auch bei nichttoxischen Dosen einwirkende Stoffe alle Funktionen des Herzens gleichsinnig beeinflussen, und dies gilt wohl insbesondere sehr weitgehend von den beiden Funktionen der Erregungsleitung und Erregbarkeit eines bestimmten Gebildes im Herzen. Aber es ist doch vom theoretischen Standpunkte aus durchaus keine Notwendigkeit, für alle Funktionen des Herzens eine gleichartige Veränderung bei einer bestimmten chemischen Einwirkung zu erwarten und, wie die angeführten Beispiele lehren, ist dies auch tatsächlich nicht immer der Fall. Selbst in den Fällen, in denen verschiedene Funktionen

---

[1]) WARBURG, O.: Zeitschr. f. physiol. Chem. Bd. 57, S. 1. 1908; Bd. 60, S. 443. 1909; Bd. 66, S. 305. 1910; Bd. 70, S. 413. 1911 usw.
[2]) HANSEN, K.: Zeitschr. f. Biol. Bd. 73, S. 191. 1921.
[3]) COUSY, R., u. A. K. NOYONS: Arch. internat. de physiol. Bd. 20, S. 1. 1922.
[4]) HANSEN, K., u. E. SCHROEDER: Zeitschr. f. Biol. Bd. 79, S. 26. 1923.
[5]) DANIELOPOLU, A.: Cpt. rend. des séances de la soc. de biol. Bd. 91, S. 741. 1924.

des gleichen anatomischen Gebildes im Herzen unserer Beobachtung zugänglich sind, *müssen* somit bei gewissen Graden der Einwirkung durchaus nicht alle von dem einwirkenden Stoffe parallelgehend oder auch nur gleichsinnig verändert werden.

Beim Herzen werden die Verhältnisse aber durch den Umstand noch besonders verwickelt gestaltet, daß wir verschiedene Funktionen des Gesamtorganes beobachten, deren jede in ihrem Ablauf von der Funktion anderer anatomischer Gebilde abhängt[1]). Beim Säugetierherzen beobachten wir z. B. die Herzschlagzahl, die in der Norm von Gebilden in der Gegend der Einmündung der oberen Hohlvene in den rechten Vorhof beherrscht wird. Wir beobachten die Erregungsleitung von den Vorhöfen zu den Kammern, deren Ablauf an die Funktion des spezifischen *Reizleitungssystems*[2]) geknüpft ist, und wir beobachten den Erfolg der Zusammenziehung der *Muskulatur* der Herzkammern und beurteilen danach die Arbeitskraft des Herzens.

Nun ist schon vor längerer Zeit auf Grund von Beobachtungen über den Einfluß des Kaliums auf die nomotope und heterotope Herzreizbildung von H. E. HERING[3]) bezüglich der *verschiedenen* Herzreizbildungsstellen, und auf Grund von Beobachtungen über den am absterbenden oder mit Glyoxylsäure vergifteten Herzen auftretenden Herzalternans von *mir*[4]) sogar bezüglich der anatomisch anscheinend *gleichartig* gebauten Herzkammermuskulatur darauf hingewiesen worden, daß schon anatomisch sehr ähnliche oder anscheinend gleichartige Gebilde im Herzen sich biologisch — zum Beispiel in der Beeinflußbarkeit ihrer Funktion durch gewisse Konzentrationen chemisch differenter Stoffe — ganz verschieden voneinander verhalten können.

Anders ist es gar nicht erklärlich, daß z. B. *nicht* alle Muskelfasern der Herzkammer auf die Einwirkung der gleichen Menge Glyoxylsäure in der gleichen Weise reagieren, sondern daß ein Alternans, also eine nur *partielle* alternierende Schädigung der Contractilität bzw. der Erregbarkeit der Muskulatur zur Beobachtung gelangt. In noch höherem Maße als von der anatomisch anscheinend einheitlich gebauten Herzmuskulatur gilt das eben Gesagte gewiß von solchen Zellgebilden des Herzens, die sich schon grob-anatomisch als verschiedenartig erweisen, wie etwa die Zellen des Reizleitungssystems und die der Herzkammermuskulatur des Menschen, oder chemisch, wie dies anscheinend bei der Muskulatur der Vorhöfe einerseits und der Kammern[5]) andererseits der Fall ist.

In der Tat konnte ich z. B. bei Versuchen über die Wirkung der K-Ionen auf das Herz beobachten, daß Konzentrationen, die die Erregungsleitung im Vorhof bereits hemmen, dies im Gebiet des Venensinus noch nicht tun, und daß Konzentrationen, die die Erregungs-*leitung* im Vorhofsgebiet schädigend beeinflussen, die Herzreiz*bildung* im Gebiet des Venensinus fördern können[6]).

Doch möchte ich auf Grund zahlreicher Beobachtungen über die Salzwirkungen auf das Herz[7]) und vieler, im folgenden stets betonter Beobachtungen

---

[1]) Vgl. H. E. HERING: Pflügers Arch. f. d. ges. Physiol. Bd. 143, S. 370. 1911.

[2]) Zur Frage der Contractilität des Reizleitungssystems siehe neuerdings P. N. JOHNSTONE: Anat. record Bd. 26, S. 145. 1923 sowie M. ISHIHARA u. SEISAKU NOMURA: Heart Bd. 10, S. 399. 1923.

[3]) HERING, H. E.: Pflügers Arch. f. d. ges. Physiol. Bd. 161, S. 544. 1915.

[4]) KISCH, BRUNO: Münch. med. Wochenschr. 1921, S. 931. Diskussionsbemerkung zum Vortrage E. KOCHS. Man könnte noch manche Beispiele hierfür anführen, wie z. B. die weiter unten besprochenen Beobachtungen SCHEDELS über die Wirkung des Bariums auf die Contractilität des Froschventrikels.

[5]) Ein derartiger Unterschied scheint aus den neueren Untersuchungen von FR. KRAUS, WOLLHEIM u. S. G. ZONDEK hervorzugehen (Klin. Wochenschr. 1924, S. 735).

[6]) KISCH, BRUNO: Arch. f. exp. Pathol. u. Pharmakol. Bd. 116, S. 189. 1926. Zum Teil auch noch nicht veröffentlichte Versuche am Frosch- und am Fischherzen (Scillium).

[7]) KISCH, BRUNO: Arch. f. exp. Pathol. u. Pharmakol. Bd. 116, S. 189. 1926 u. Bd. 117, S. 31. 1926.

anderer Art glauben, daß die *grundsätzliche* Beeinflussung z. B. der Herzreizbildung an nomotoper und an den verschiedenen heterotopen Reizbildungsstellen durch chemische Einwirkungen die gleiche ist, nur die quantitativen Verhältnisse sind für verschiedene Gewebe des Herzens verschieden. Man kann vermutlich nicht sagen: Ein Stoff fördert die sinugene und lähmt die ventrikuläre Reizbildung. So etwas ist bisher nie nachgewiesen worden und eigenen Erfahrungen nach auch kaum zu erwarten. Ein Stoff, der die sinugene Reizbildung anregt, beeinflußt die ventrikuläre genau so, wenn man nur die richtige Konzentration unter den richtigen Bedingungen anwendet[1]). Zutreffend ist aber, daß *eine bestimmte Konzentration* eines Stoffes die Reizbildung an verschiedenen Stellen des Herzens häufig sehr verschieden beeinflußt, und das gleiche gilt zweifellos ebenso von jeder der übrigen Funktionen der Herzgewebe verschiedener Teile des Herzens bezüglich ihrer pharmakologischen Beeinflußbarkeit.

Auf Beispiele dieser Art wird im nachfolgenden öfters verwiesen werden. Die erwähnte Anschauung macht es jedenfalls verständlich, daß durch die gleiche Menge eines chemisch differenten Stoffes die von uns beobachteten Funktionen des Gesamtorganes Herz nicht alle in der gleichen Weise beeinflußt werden müssen. Man kann dies nicht nur bezüglich verschiedener Funktionen des Herzens feststellen[2]) (erwähnt sei z. B., abgesehen von den ebengenannten Erfahrungen über die Wirkung von Kalisalzen, die verschiedene Beeinflussung von Herzreizbildung und Contractilität des isolierten, künstlich durchströmten Säugetierherzens bei Herabsetzung des Natriumgehaltes der Nährlösung[3])], sondern, wie erwähnt, auch hinsichtlich der gleichen Funktion verschiedener Herzteile (z. B. der Reizbildung in nomotopen und heterotopen Reizbildungsstellen). Es ist übrigens wohl zu vermuten, daß der letztere Umstand auch schon physiologischerweise von besonderer Bedeutung ist, indem die normalerweise bestehende chemische und physikochemische Beschaffenheit der Blutflüssigkeit für die nomotopen Reizbildungsstellen funktionsbegünstigender wirken dürfte als für die heterotopen, daß also die Vorherrschaft der nomotopen Herzreizbildungsstelle über die heterotopen nicht nur durch die spezifischen Eigenschaften der nomotopen Reizbildungsstelle als disponierender Koeffizient bedingt sind, sondern auch ebensosehr durch die chemische Zusammensetzung der diese Gebilde umspülenden Nährlösung als dem die Herzreizbildung auslösenden Faktor. Eine Reihe von experimentellen Ergebnissen am künstlich ernährten Herzen führen zu dieser Anschauung. Weiter gilt das eben Gesagte, daß nämlich die gleiche arzneiliche Einwirkung nicht stets den gleichen funktionellen Erfolg hat auch für das gleiche Gebilde des Herzens und die gleiche Funktion zu verschiedenen Zeiten, wenn der bioenergetische Zustand dieses Gebildes sich physiologischer- oder pathologischerweise zwischen zwei Beobachtungen wesentlich verändert hat[4]).

Auf die hier nur kurz gestreiften Fragen soll einleitend nur deshalb verwiesen werden, weil sie die Einteilung des Stoffes in der gewählten Form mit begründen. Auf manche von ihnen wird weiterhin noch auf Grund besonderer Beispiele eingegangen werden. Auf andere Fragen kann, auch wenn sie für die Pharmakologie des Herzens von Belang sind, nicht eingegangen werden, weil

---

[1]) Kisch, Bruno: Zitiert auf S. 715, Fußnote 7.
[2]) Vgl. H. E. Hering: Pflügers Arch. f. d. ges. Physiol. Bd. 143, S. 370. 1911.
[3]) Hofmann, F. B.: Zeitschr. f. Biol. Bd. 66, S. 293. 1916.
[4]) Vgl. mit Bezug hierauf: Tschermak, A. v.: Sitzungsber. d. Akad. Wien, Mathem.-naturw. Kl. III, Bd. 118, S. 17. 1909. — Busquet, H.: Arch. de physiol. et de pathol. gén. Bd. 11, S. 216. 1919 u. v. a.

sie einerseits wissenschaftlich noch durchaus nicht geklärt sind und andererseits in ihrem grundsätzlichen Teil an anderer Stelle des Handbuchs behandelt werden. Es sei in diesem Sinne zum Beispiel auf die neuerdings aufgeworfene Frage verwiesen[1]), inwieweit der ASCHOFFsche Knoten schon normalerweise als Reizbildungszentrum anzusehen ist und nicht als ein den übrigen Teilen des Reizleitungssystems funktionell entsprechendes Gebilde, oder auf die möglichen Beziehungen der Erregungsleitung im Reizleitungssystem zu dessen neuerdings wieder besonders betonten Contractilität[2]) u. v. a.

Von den Tatsachen, die bei Betrachtung der arzneilichen Beeinflussung der Herzfunktionen noch besonders zu berücksichtigen sind, sei von vornherein dies nochmals hervorgehoben, daß das Herz, die Gefäße und das Nervensystem am intakten Organismus eine funktionelle Zusammengehörigkeit engster Art darstellen. Es ist deshalb bei der Ermittlung der Wirkung irgendeines Arzneimittels auf eine der Funktionen des Herzens immer zu berücksichtigen, inwieweit das Mittel direkt und inwieweit indirekt jeden einzelnen der drei gegenannten Faktoren beeinflußt, und welcher oder welche von ihnen durch das Mittel primär beeinflußt werden. Eine Analyse in dieser Hinsicht ist oft außerordentlich schwierig. Man muß sich auch davor hüten, Beobachtungen pharmakologischer Art, die am unverletzten Organismus gemacht wurden, ohne weiteres mit Hilfe von Versuchsergebnissen erklären zu wollen, die am isolierten Organ gewonnen sind, schon weil ein Mittel am intakten Lebewesen Organfunktionen verändern kann, die ihrerseits die Herztätigkeit beeinflussen und die beim isolierten Herzpräparat gar nicht in Frage kommen (z. B. die Schilddrüse, die Nebennieren usw.).

Was die Methodik der Kreislaufuntersuchungen betrifft, so ist sie im vorliegenden Abschnitt völlig unerwähnt geblieben. Es sei in dieser Hinsicht auf die Angaben der zahlreichen Lehr- und Handbücher verwiesen.

Es wird der Stoff im folgenden derart eingeteilt werden, daß zunächst die arzneiliche Beeinflussung der *Herzreizbildung* besprochen wird, hierauf die der *Reizüberleitung*, dann die der *Erregbarkeit* und schließlich der *Contractilität* der Herzmuskulatur. Innerhalb dieser Abschnitte werden die einzelnen differenten Stoffe und Arzneimittel, die diese Funktionen beeinflussen, systematisch geordnet behandelt werden, und zwar derart, daß bei der Besprechung jedes dieser Stoffe jedesmal seine besondere Wirkungsart hervorgehoben werden soll. Es soll z. B. bei Besprechung der Wirkung eines bestimmten Stoffes auf die Reizbildung die Beeinflussung der nomotopen und der heterotopen Reizbildung stets gesondert hervorgehoben werden und andererseits die direkten und indirekten (nervös bedingten, gefäßbedingten) Beeinflussungen der Reizbildung durch diesen Stoff.

Bevor nun zum speziellen Teil übergegangen werden kann, scheint es noch besonders wichtig, einen Punkt hervorzuheben, der, eingangs schon erwähnt, obwohl von größter Bedeutung, doch zu leicht vernachlässigt wird. Von der pharmakologischen Wirkung eines chemischen Stoffes auf eine Herzfunktion läßt sich nämlich allgemein und für alle Fälle gar nichts Bestimmtes aussagen. Bekanntermaßen wirken schon verschiedene Konzentrationen des gleichen Stoffes auf das *isolierte* Herz ganz verschieden, in noch höherem Maße ist dies unter normalen Bedingungen der Fall, d. h. wenn sich das Herz in normalem Zusammenhange mit dem Gesamtorganismus befindet, wobei der betreffende

---

[1]) Vgl. W. MOBITZ: Zeitschr. f. d. ges. exp. Med. Bd. 41, S. 1. 1924.
[2]) JOHNSTONE, P. N.: Anat. record Bd. 26, S. 145. 1923. — ISHIHARA, M., u. N. SEISAKU: Heart Bd. 10, S. 399. 1923.

Stoff, wie schon erwähnt, die Herztätigkeit nicht nur direkt, sondern auch indirekt durch Beeinflussung anderer Organe, und zwar je nach der angewendeten Menge des Stoffes und nach der Empfindlichkeit dieser Organe verschieden verändern kann. Aber auch abgesehen von all dem, hängt, und das wird meist nicht genügend gewürdigt, die Wirkung eines chemischen Stoffes auf eine Organfunktion ganz allgemein in hohem Grade davon ab, in welchem bioenergetischen Zustande sich das betreffende lebende Gewebe in dem Augenblick befindet, in dem es von der chemischen Einwirkung betroffen wird. So ist es schon beim Tierorganversuch zu verstehen, daß z. B. die gleiche chemische Einwirkung ein isoliertes Herz ganz anders beeinflußt, je nachdem, mit welcher Nährlösung dieses Herz etwa vorher durchströmt wurde, und am intakten Individuum können wir es so verstehen, daß unter pathologischen Verhältnissen das Herz auf bestimmte Einwirkungen hin ganz anders reagiert als in der Norm, weil seine bioenergetische Situation, z. B. infolge der veränderten Säftezusammensetzung, eben eine andere ist. Das spielt schon in Hinblick auf die Physiologie und besonders auf die Pathophysiologie und Pharmakologie eine große Rolle. Mit Bezug auf letzteren Punkt sei nur auf die verschiedene Wirkung der Herzmittel bei gesunden und insuffizienten Herzen verwiesen, die zum Teil bestimmt in der verschiedenen primären Reaktion des Herzens selbst auf die betreffenden Mittel bedingt ist. Wir werden auf die Bedeutung des bioenergetischen Zustandes der einzelnen Gebilde des Herzens für die Wirksamkeit arzneilicher Beeinflussung im folgenden oft hinzuweisen Gelegenheit haben. Besonders klar und auffallend sind diese Verhältnisse ja auf dem Gebiete der sogenannten antagonistischen Ionenwirkung, beziehungsweise bei Betrachtung der Wirkung verschiedener Salze auf das Herz[1]).

Eine besondere Schwierigkeit muß schließlich noch betont werden, die sich der richtigen Beurteilung und kritischen Verwertung vieler in der Literatur niedergelegter experimenteller Beobachtungen entgegenstellt. Sie gilt in erster Reihe für ältere, leider aber auch für sehr viele neuere Arbeiten. Zunächst ist den Arbeiten oft gar nicht zu entnehmen, ob einer Änderung oder dem Aufhören von Herzkontraktionen auch tatsächlich eine entsprechende Änderung der Herzreizbildung entspricht. Aber selbst dort, wo in den Arbeiten klar einerseits zwischen nomotoper und heterotoper Herzreizbildung unterschieden wird und andererseits auch Überleitungsstörungen von Reizbildungsstörungen unterschieden sind, ist der mögliche Einwand einer bestehenden Reizbildung bei gestörter Reizüberleitung oder einer funktionierenden Reizüberleitung bei gestörter Reaktionsfähigkeit der Herzmuskulatur, insbesondere bei pharmakologischen und toxikologischen Einwirkungen auf das Herz, auf Grund des Textes der betreffenden Arbeiten oft kaum oder nicht zu entkräften. Das Vermengen der durch die physiologischen Untersuchungen doch recht klar definierten Begriffe und das nicht scharfe Unterscheiden der einzelnen Herzfunktionen macht die kritische Lektüre eines Teiles der herzpharmakologischen Arbeiten auch heute noch recht schwierig und unerfreulich.

Entscheidungen der Art sind oft überhaupt schwer und nur durch eigene Versuchsreihen zu treffen. Eben deshalb wäre es aber sehr wünschenswert, wenn in pharmakologischen Versuchen am Herzen mehr als bisher eine genauere Analyse z. B. unter Heranziehung des Saitengalvanometers, insbesondere unter Verwendung von Differential-[2]) oder

---

[1]) In diesem Zusammenhang sei z. B. darauf verwiesen, daß zu einer möglichst guten Erhaltung der Funktionen des isolierten Herzens für Winterfrösche eine anders zusammengesetzte Ringerlösung nötig ist als für Sommerfrösche (s. DE BOER: Onderzoekingen in het physiol. laborat. d. Utrechtsche kongeschool Bd. 19, S. 254. 1918).

[2]) CLEMENT: Zeitschr. f. Biol. Bd. 58, S. 110. 1912. — GARTEN, S.: Skandinav. Arch. f. Physiol. Bd. 29, S. 114. 1913. — ENSMANN, W.: Zeitschr. f. Biol. Bd. 61, S. 155. 1913.

wenigstens Partialelektrogrammen[1]) angestrebt würde. Viele Fragen müssen heute mangels einer solchen Methodik als ungeklärt angesehen werden, trotz der großen Mühe, die auf ihre Lösung verwendet wurde.

Daß in einem Handbuchartikel wie dem vorliegenden, der nur der Besprechung der experimentellen Untersuchungen über die arzneilichen Beeinflussungen der Kreislauforgane gewidmet ist, die Fragen des normalen und pathologischen Stoffwechsels und der Ernährung der Kreislauforgane nicht behandelt, sondern lediglich gelegentlich gestreift wurden, ist selbstverständlich, desgleichen, daß die Erfahrungen der Toxikologie keineswegs erschöpfend berücksichtigt werden sollten, sondern nur insoweit, als sie im Zusammenhang mit dem hier Dargestellten von Interesse schienen.

Auch gewisse allgemeine chemische und physikochemische Bedingungen normaler Herzfunktion mußten unter Hinweis auf andere Kapitel dieses Handbuches übergangen oder nur ganz kurz gestreift werden. Für eine eingehende Darstellung der hier geltenden neuen theoretischen Vorstellungen war der der Pharmakologie des Herzens zugemessene Raum zu gering.

Es sei deshalb nur noch einiges weniges von *allgemeinem* Standpunkte zur Frage der Salz- und Ionenwirkungen einleitend gesagt.

Allgemeines über Wirkungen von Neutralsalzen und Ionen auf die Herztätigkeit.

Früher war man der Ansicht, daß der Einfluß der Neutralsalze auf die Herztätigkeit in erster Reihe durch deren osmotische Wirkungen zustande kommt, da ja die Konzentration einer Nährlösung an Salzen deren osmotischen Druck sehr wesentlich beeinflußt.

Neuerdings konnte freilich gerade für das Herz gezeigt werden, daß seine Funktionen ziemlich weitgehend von dem osmotischen Drucke der Nährlösung unabhängig sind.

Dies ist z. B. von T. Sakai beim isolierten Froschherzen festgestellt worden. Man ersieht aus Sakais Versuchen, daß der osmotische Druck der Nährlösung bis um etwa eine Atmosphäre vom Normalwert abweichen kann, ohne daß die Frequenz der automatisch schlagenden Kammer hierdurch merklich beeinflußt wird. S. G. Zondek[2]), der ebenfalls am künstlich durchströmten Froschherzen arbeitete, konnte den osmotischen Druck der von ihm verwendeten Nährlösung durch Zusatz von *Harnstoff*, *Traubenzucker* oder *Lithiumchlorid* bis um 50% seines ursprünglichen Wertes steigern, ohne daß die Herztätigkeit merklich gestört wurde.

Hochgradige Änderungen des osmotischen Druckes der Nährlösung führen freilich, wie schon lange bekannt[3]), zu sehr deutlichen Veränderungen der Herzfunktionen, wobei sich übrigens nicht alle Teile des Herzens gleichempfindlich erweisen[4]). Seitdem die Forschung der letzten Jahrzehnte die große Bedeutung der einzelnen Ionen eines Neutralsalzes für physikochemische Vorgänge im allgemeinen und für die Lebenserscheinungen im besonderen aufgedeckt hat (F. Hofmeister, S. Ringer, J. Loeb, R. Höber und ihre Schüler), sind auch zahlreiche Versuche über die Wirkung der Salze mit bestimmten Kationen und Anionen

---

[1]) Garten, S., u. W. Sulze: Zeitschr. f. Biol. Bd. 66, S. 433. 1916. — Kisch, Bruno: Zeitschr. f. d. ges. exp. Med. Bd. 24, S. 106. 1921; Bd. 25, S. 188. 1921; Bd. 25, S. 211. 1921.
[2]) Zondek, S. G.: Biochem. Zeitschr. Bd. 121, S. 87. 1921.
[3]) Engelmann, Th. W.: Pflügers Arch. f. d. ges. Physiol. Bd. 56, S. 149. 1894. — Clark, A. J.: Journ. of physiol. Bd. 47, S. 66. 1913. — Cardot, H.: Cpt. rend. des séances de la soc. de biol. Bd. 85, S. 813. 1921. — Bürger, M., u. M. Baur: Zeitschr. f. d. ges. exp. Med. Bd. 44, S. 568. 1925.
[4]) Skramlk, E. v.: Klin. Wochenschr. Bd. 4, S. 581. 1925. — Ishihama, I.: Pflügers Arch. f. d. ges. Physiol. Bd. 208, S. 208. 1925. — Bürger, M., u. M. Baur: Zeitschr. f. d. ges. exp. Med. Bd. 44. S. 568. 1925.

auf die einzelnen Herzfunktionen ausgeführt worden. Auf die wichtigsten Ergebnisse dieser Arbeiten wird weiter unten (im speziellen Teil) eingegangen. Hier soll nur auf einige ganz allgemeine Punkte hingewiesen werden.

Wir wissen neuerdings, vorzüglich durch die Arbeiten G. EMBDENs und seiner Schule[1]), welche wichtige Rolle die Anwesenheit bestimmter Ionen zum Teil schon in minimalen Konzentrationen beim Ablauf von bestimmten Fermentprozessen spielen, wie dies früher schon von MARTIN[2]) vermutet wurde. Diese Arbeiten haben erwiesen, daß je nach Art oder Menge der in der Lösung vorhandenen Ionen nicht nur die Geschwindigkeit, sondern vielfach auch die Richtung des Ablaufs fermentativ beeinflußter chemischer Umsetzungen bestimmt wird. Für Vorgänge am lebenden Organismus sind diese Erkenntnisse von allergrößter Bedeutung und für die Erforschung der Biologie des Kreislaufapparates kaum noch ausgenutzt, obwohl auf diesem Gebiete schon vor langem E. G. MARTIN[2]) z. B. die Annahme gemacht hat, daß die Rolle der diffusiblen Ca-Ionen im Herzen die einer Aktivation oxydativer Fermente sein könnte. Es sei ferner darauf verwiesen, daß z. B. ein systematischer Vergleich der Beeinflussung der verschiedenen chemischen und physikochemischen Prozesse im Muskel oder im Organbrei einerseits und der verschiedenen Funktionen der lebenden Zelle andererseits durch bestimmte gleiche Ionen uns bezüglich der materiellen Grundlagen der einzelnen Funktionen der Herzzellen einen Schritt weiter bringen könnte. Es soll auf derartige Beziehungen im weiteren Text gelegentlich hingewiesen werden. Ein Versuch in dieser Weise, z. B. eine Vorstellung über das Wesen der Herzreizbildung zu gewinnen, ist jüngst von mir gemacht worden[3]).

Insbesondere dürften z. B. die experimentellen Erfahrungen EMBDENs über den fermentativen Abbau und Aufbau des Verwendungskohlenhydrates der Muskulatur, des Lactacidogens, und seine Beeinflussung durch bestimmte Ionen auch für die Contractilität des Herzmuskels und ihre pharmakologische Beeinflussung von wesentlicher Bedeutung sein und dadurch für das Problem der muskulären Herzschwäche und ihrer arzneilichen Behandlung. Auch da sind kaum erst die ersten experimentellen Untersuchungen von diesem Gesichtspunkte aus begonnen worden[4]).

Was nun die Wirkung der einzelnen Ionenarten und Salze bezüglich der Funktionen des Herzens betrifft, so gilt hier in ganz besonders hohem Grade der für jedes Arzneimittel geltende Satz, daß die Wirkung jeder Ionenart davon abhängt, in welchem bioenergetischen Zustand das lebende Gebilde in dem Zeitpunkte dieser Einwirkung sich befindet. Dieser Zustand ist aber sehr wesentlich mit abhängig von den anderen in der sie umgebenden Nährlösung auf die Zelle einwirkenden Ionen und Moleküle. Von diesem die Zelle direkt betreffenden Umstande abgesehen, kann durch die ionale und molekulare sonstige Zusammensetzung der Nährlösung aber auch in der Nährlösung selbst Ionisation und Wirkungsart eines Stoffes auf die lebende Zelle, seine Fähigkeit, in sie einzudringen und sie zu beeinflussen, stark verändert werden[5]). Alle diese Umstände bewirken die gegenseitige Beeinflussung der biologischen Wirkungsweise verschiedener Ionen einer Lösung oder das, was im allgemeinen als die antagonistische

---

[1]) EMBDEN, G.: Vortrag, gehalten auf dem 11. Internat. Physiol.-Kongreß. Edinburgh 1923; ferner: Naturwissenschaften 1923, S. 985, sowie die Mitteilungen EMBDENs und seiner Schüler besonders in der Zeitschr. f. physiol. Chem. Bd. 134, 137, 140, 141.

[2]) MARTIN, E. G.: Americ. journ. of physiol. Bd. 16, S. 191. 1906.

[3]) KISCH, BRUNO: Pflügers Arch. f. d. ges. Physiol. 1926. Im Druck.

[4]) Siehe BRUNO KISCH: Klin. Wochenschr. Bd. 3, S. 1661. 1924. — SCHENK, P.: Pflügers Arch. f. d. ges. Physiol. Bd. 202, S. 315, 329, 337. 1924.

[5]) Vgl. A. v. TSCHERMAK: Zitiert auf S. 712. — Ferner S. M. NEUSCHLOSZ: Pflügers Arch. f. d. ges. Physiol. Bd. 181, S. 17 u. 45. 1920.

und synergistische Ionenwirkung bezeichnet werden kann. Ob hierbei tatsächlich immer die fraglichen Ionen allein wirksam sind, und nicht auch die undissoziierten Moleküle, das ist ein Problem, das hier nicht erörtert werden kann, so bedeutsam es auch für die Fragen der Physiologie und Pharmakologie ist.

Die praktische Erkenntnis der genannten Tatsachen hat lange vor ihrer theoretischen Erforschung dazu geführt, zur Ernährung künstlich gespeister Herzen nicht einfach isotonische Kochsalzlösung, sondern Lösungen bestimmter Salzkombinationen zu verwenden. Die theoretische Erforschung der antagonistischen und synergistischen Ionenwirkung, um deren Ausbau sich besonders J. LOEB und seine Schule, HÖBER, F. CZAPEK und seine Schüler, J. SZÜCS u. a. verdient gemacht haben, hat uns speziell auch für die Herzfunktionen erkennen lassen, daß eine Funktionsbeeinflussung, die z. B. durch ein Zuviel oder Zuwenig einer Salzart in der Nährlösung gegenüber der Norm bedingt erscheint, noch nicht bloß unmittelbar auf Wirkungen dieses Salzes oder seines Mangels allein bezogen werden kann, sondern daß in solchen Fällen eben immer die gegenseitige Balance der Ionen in der Normallösung gestört ist, und deren allgemeine Folge ist die von uns beobachtbare Funktionsstörung. Dieser Umstand lehrt, daß die Angabe *absoluter* Wirkungswerte wie bei allen Arzneimitteln, besonders auch bei Ionen, auch nur annähernden Wert nur dann besitzt, wenn die übrige chemische Beeinflussung des beobachteten lebenden Objekts durch seine Nährlösung unverändert bleibt. Die klassischen Untersuchungen J. LOEBs[1]) und die vieler anderer Forscher zeigen dies.

Für das isolierte, künstlich durchströmte Herz sei nur das eine Beispiel erwähnt, daß man anscheinend sehr ähnliche Beeinflussungen seiner Funktion sowohl durch eine bestimmte Steigerung des Calciumgehaltes seiner Nährlösung erzielen kann, als durch Verminderung ihres Gehaltes an den den Calcium- antagonistisch wirksamen Kaliumsalzen, ohne daß der Gehalt der Lösung an Calcium der Norm gegenüber geändert wurde.

In diesem Sinne, der, wie immer wieder betont werden muß, nicht nur für die Ionen-, sondern für jede Arzneiwirkung gilt [es sei nur an die Beobachtungen LOEWIS erinnert, die ihn zur Annahme führen, daß Digitalisstoffe und eine Reihe von Anelektrolyten das Herz gegenüber Ca-Ionen sensibilisieren[2])], kann man nicht, wie dies J. LOEB[1]) tat, im Natriumion *den* Erreger des Herzschlags sehen oder, wie G. MANSFELD und v. SZENT-GYÖRGYI[3]) in der Kohlensäure, vielmehr gehören, wie H. E. HERING[4]) sehr richtig hervorhob, zur Anregung der Herzreizbildung immer eine ganze Anzahl von Koeffizienten (z. B. eine bestimmte Temperatur, Sauerstoff, eine bestimmte H-Ionenkonzentration usw.) oder, wie man vielleicht sagen könnte, nur bei einer bestimmten bioenergetischen Situation der Herzreizbildungsstellen können die genannten auslösenden Koeffizienten zur Herzreizbildung führen.

Ändern wir nun den Gehalt der Nährlösung an einem Ion und damit einen der vielen Koeffizienten normaler Herzfunktionen, so ändern wir damit den bioenergetischen Zustand der hiervon betroffenen Gebilde des Herzens. Hierdurch kann entweder eine für uns grob wahrnehmbare Funktionsänderung bedingt sein, oder zwar keine solche, aber die geänderte Bioenergetik des Organs zeigt sich mehr oder minder deutlich in einer geänderten Reaktionsweise, z. B. auf chemische

---

[1]) LOEB, J.: Pflügers Arch. f. d. ges. Physiol. Bd. 69, S. 1. 1898; Bd. 80, S. 229. 1900; Americ. journ. of physiol. Bd. 3, S. 327 u. 334. 1900; sowie zitiert auf S. 712; ferner Biochem. Zeitschr. Bd. 27, S. 304. 1910; Bd. 28, S. 176, 340, 350. 1910; Bd. 31, S. 450. 1911; Bd. 32, S. 155, 306. 1911; Bd. 33, S. 480, 489. 1911; Bd. 36, S. 275. 1911; Bd. 39, S. 185. 1912; Bd. 43, S. 181. 1912; Bd. 47, S. 127. 1912 usw.

[2]) LOEWI, O.: Pflügers Arch. f. d. ges. Physiol. Bd. 187, S. 105. 1921.

[3]) MANSFELD, G., u. v. SZENT-GYÖRGYI: Pflügers Arch. f. d. ges. Physiol. Bd. 184, S. 236. 1920.

[4]) HERING, H. E.: Pflügers Archiv f. d. ges. Physiol. Bd. 187, S. 133. 1921.

(arzneiliche) Beeinflussungen. Diese *bioenergetische Umstimmung* braucht für uns gar nicht ohne weiteres ersichtlich zu sein, weil unsere Methoden (die experimentellen wie die klinischen) doch meist nur sehr grob sind. Als Beispiel für das eben Gesagte sei z. B. auf den Herzstillstand verwiesen, der am schlagenden Froschherzen (ZWAARDEMAKER, GUERRA) oder Säugetierherzen (BUSQUET) eintritt, wenn man es nach Durchströmung mit kaliumfreier, plötzlich mit normal zusammengesetzter Ringerlösung durchströmt[1]). Zweifellos spielt eine derartige Umstimmung der Reaktionsweise der Herzgebilde auf bestimmte Reize durch Änderung des Chemismus der Gewebssäfte, eine Adaptation des Organs an die Zusammensetzung seiner Nährlösung auch bei einer sehr großen Zahl pathologischer Erscheinungen am Kreislaufapparat bei Allgemeinerkrankungen des Menschen eine große und bisher nicht genügend gewürdigte Rolle. Eine Reihe von Erkrankungen (z. B. endokriner Drüsen) verändert, wie wir heute wissen, in typischer Weise den Gehalt des Blutes und der Gewebe an bestimmten Ionen[2]), z. B. Ca. Man muß nur an die besonders von E. P. PICK[3]) und seinen Mitarbeitern und von S. G. ZONDEK[4]) u. a. gemachten experimentellen Beobachtungen über die geänderte Reaktionsart von Herzen, deren Nährlösung einen geänderten Kalium- oder Ca-Gehalt hat, gegen Pharmaka denken, und wird den Gedanken nicht abweisen können, daß die Zusammensetzung der Körpersäfte und des Blutes bei bestimmten Krankheiten sehr wesentlich verantwortlich dafür ist, wenn einmal ein bei Auskultation und Perkussion ganz normal erscheinendes Herz, an dem auch der pathologische Anatom später keine wahrnehmbaren Veränderungen findet, auf bestimmte (noch in die Grenzen des Normalen fallende physiologische oder auf pharmakologische) Einflüsse ganz abnorm, z. B. mit heftigen Extrasystolien, ja sogar das Leben des Individuums (z. B. durch Kammerflimmern) gefährdend, reagiert. Von diesem Gesichtspunkt aus betrachtet, wird es auch verständlich, daß ein Herz schon normalerweise zu verschiedenen Zeiten, physiologisch verschiedenen Verhaltens des Gesamtindividuums auf die gleiche arzneiliche Beeinflussung verschieden reagiert[5]).

Das eben Dargelegte wird nun besonders deutlich beim Studium der Ionenwirkungen auf das Herz. Praktisch sind von RINGER und seither verschiedentlich und neuestens noch von H. FÜHNER[6]) und L. FREDERICQ[7]), von L. KAISER[8]), ZIGANOW[9]) u. a. für die verschiedenen Tierarten Salzkombinationen angegeben worden, die, als Nährlösung verwendet, die Funktionen des Herzens lange Zeit in einer der Norm möglichst ähnlichen Art erhalten sollen. Die näheren Angaben, besonders die ältere Literatur, findet man bei R. TIGERSTEDT[10]) zusammengestellt. Nur das sei hier erwähnt, daß unter dem Gesichtspunkt, daß jede biologische Reaktion auch von der bioenergetischen Situation des betreffenden lebenden Gebildes abhängt, verständlich wird, daß man auch bei Einhaltung der gegenseitigen Mengenverhältnisse in einer im Sinne J. LOEBS äquilibrierten

---

[1]) Vgl. auch ZONDEK: Biochem. Zeitschr. Bd. 121, S. 87. 1921 u. a.
[2]) LEICHER, HANS: Dtsch. Arch. f. klin. Med. Bd. 141, S. 85, 196. 1922.
[3]) FRÖHLICH, A., u. E. P. PICK: Zeitschr. f. d. ges. exp. Med. Bd. 11, S. 89. 1920. — KOLM, R., u. E. P. PICK: Pflügers Arch. f. d. ges. Physiol. Bd. 184, S. 79. 1920; Bd. 190, S. 108. 1921. — PICK, E. P.: Wien. klin. Wochenschr. 1920, H. 50 u. v. a.
[4]) ZONDEK, S. G.: Arch. f. exp. Pathol. u. Pharmakol. Bd. 87, S. 342. 1920; Bd. 88, S. 158. 1920; Dtsch. med. Wochenschr. Bd. 47, S. 855. 1921.
[5]) Vgl. in dieser Hinsicht z. B. A. v. TSCHERMAK: Sitzungsber. d. Akad. Wien, Mathem.-naturw. Kl. III, Bd. 118, S. 17. 1909.
[6]) FÜHNER, H.: Zeitschr. f. allg. Physiol. Bd. 8, S. 485. 1908.
[7]) FREDERICQ, L.: Arch. internat. de physiol. Bd. 20, S. 111. 1922.
[8]) KAISER, L.: Arch. néerland. de physiol. de l'homme et des anim. Bd. 8, S. 580. 1923.
[9]) ZIGANOW, S. W.: Biochem. Zeitschr. Bd. 170, S. 311. 1926.
[10]) TIGERSTEDT, R.: Zitiert auf S. 712.

Salzlösung die Salzmengen nicht beliebig steigern oder vermindern kann, ohne die Funktion der von dieser Lösung ernährten Organe zu schädigen [Böhm[1])], auch wenn (im letzteren Falle) die Isotonie der Lösung erhalten bleibt, da eine solche Änderung den bioenergetischen Zustand des Herzens trotz der Äquilibrierung der Salze stark beeinflussen würde.

Jedenfalls darf bei Beobachtungen dieser Art auch nicht vergessen werden, daß nicht jeder in einer Nährlösung befindliche Stoff auch wirklich in die Zellen des Herzens eindringt, und daß dies bezüglich verschiedener Zellen des Herzens in verschiedenem Maße der Fall ist, daß schließlich der lebenden Zelle auch in hohem Grade regulative Fähigkeiten zu eigen sind, die abnormen Einwirkungen gegenüber auf eine Erhaltung des normalen Zustandes hinwirken. Wie dies zustande kommt, ist uns im einzelnen meist gar nicht bekannt.

Bezüglich des Herzens sei darauf hingewiesen, daß es, wie schon lange bekannt, auch ohne jede Nährlösung in feuchtem Raum noch sehr lange tätig sein kann, oder in einer neutralsalzfreien, indifferenten Lösung, z. B. in Zucker- oder Harnstoff- oder Glycerinlösung, die der Blutflüssigkeit isotonisch ist[2]). Daß andererseits ein mit äquilibrierter Salzlösung durchströmtes Herz im allgemeinen Giftwirkungen gegenüber weniger resistent ist als ein natürlich durchblutetes[3]), das hat wohl einerseits seinen Grund darin, daß die Blutflüssigkeit durch ihre chemische und physikochemische Beschaffenheit schon selbst manche Giftstoffe in ihrer Wirksamkeit beeinflußt, dann aber ist ein auch mit der am besten bewährten Nährsalzlösung ernährtes Herz doch immer in einem andern bioenergetischen Zustande als ein normal durchblutetes und deshalb ist auch seine Reaktionsart eine andere als die jenes.

Was das eigentliche Wesen des Ionenantagonismus betrifft, so ist, wenn man von der möglichen gegenseitigen Beeinflussung der verschiedenen Ionen in der die Zellen umgebenden Lösung absieht, das Zustandekommen dieses durch verschiedene Mechanismen möglich. Es sei an die Beobachtungen erinnert, daß die Aufnahmsgeschwindigkeit eines Ions in die lebende Zelle durch andere Ionen antagonistisch beeinflußt werden kann [J. Szücs[4]), Endler[5])], und daran, daß insbesondere auch die H-Ionenkonzentration der Umgebungsflüssigkeit für den Stoffaustausch lebender Zellen von großer Bedeutung ist (Endler, Bethe u. a.). Es sei auch an die seit den Untersuchungen Hofmeisters und Spiros bekannte, oft entgegengesetzte Beeinflussung von Quellungs- und Entquellungsvorgängen durch verschiedene Salze erinnert. Auch hat Spiro[6]) neuerdings auf die verschiedenartige (zum Teil gegensätzliche) Beeinflussung der Löslichkeit und Adsorbierbarkeit mancher Stoffe, wie Glykokoll, Leucin usw., durch K- und Ca-Ionen hingewiesen.

In der lebenden Zelle können alle diese Mechanismen und gewiß noch viele zur Zeit nicht erkannten[7]) bei der als Ionenantagonismus bezeichneten Erscheinung eine Rolle spielen. Eine klare und *restlos* befriedigende Analyse im besonderen Falle ist wohl beim vorläufigen Stande unserer Erkenntnis nicht möglich. Es läßt sich nur oft wahrscheinlich machen, daß das eine oder das andere Prinzip bei den beobachteten Erscheinungen eine besonders bemerkenswerte Rolle spielen dürfte.

---

[1]) Böhm, R.: Zitiert auf S. 712.
[2]) Carlson, A. J.: Americ. journ. of physiol. Bd. 16, S. 221. 1906.
[3]) Zunz, E.: Ann. et bull. de la soc. roy. des sciences méd. et natur. de Bruxelles 1909, Bd. 18.
[4]) Szücs, J.: Sitzungsber. d. Akad. Wien, Mathem.-naturw. Kl. I, Bd. 119, S. 1. 1910. Jahrb. f. wiss. Botanik Bd. 72, S. 85. 1912.
[5]) Endler, Jos.: Biochem. Zeitschr. Bd. 42, S. 440. 1912. Bd. 45, S. 359. 1912.
[6]) Spiro, K.: Schweiz. med. Wochenschr. Bd. 51, S. 457. 1921.
[7]) Vgl. hierzu bezüglich des Herzens z. B. W. Burridge: Journ. of physiol. Bd. 54, S. XC. 1921; auch W. Wiechowski: Verhandl. d. Ges. f. inn. Med. 1924, S. 6 und H. Straub: Ebenda 1924, S. 18. — S. M. Neuschlosz: ds. Handb. Bd. VIII/1, S. 286 ff. u. v. a.

II. Die Pharmakologie der Herzreizbildung.

Auf den Begriff der Herzreize, die Frage der neurogenen oder myogenen Herzreizbildung, auf die Physiologie und Pathophysiologie der Herzreizbildung gehen andere Kapitel dieses Handbuches näher ein, auf die hiermit verwiesen sei. Es soll im folgenden auch nur vom Herzen des Menschen und jener Wirbeltiere die Rede sein, deren Herzen im Baue mit dem menschlichen viel Ähnlichkeit haben.

Da aus einer Reihe von Beobachtungen hervorgeht, daß nomotope (rechtortige) und heterotope (fehlortige oder fremdortige) Reizbildungsstellen auch beim gleichen Herzen von der gleichen Menge des gleichen Arzneistoffes sehr oft nicht in gleicher Weise beeinflußt werden, so wird im folgenden auf die Beeinflussung der verschiedenen Reizbildungsstellen bei jedem besprochenen Arzneimittel immer ausdrücklich verwiesen werden, soweit sich eine solche Unterscheidung auf Grund der vorliegenden Veröffentlichungen experimenteller Forschung feststellen läßt.

Die Pharmakologie der Reizbildung des Herzens muß von der Tatsache ausgehen, daß die Herzreizbildung von dem bioenergetischen Zustande der betreffenden Herzreizbildungsstellen abhängt. Dies gilt gewiß bezüglich der Häufigkeit der Reizbildung und möglicherweise auch bezüglich der Art der gebildeten Reize. Doch sind tatsächliche Kenntnisse bezüglich der möglichen Verschiedenartigkeit der Herzreize noch kaum vorhanden[1]).

Alle Einflüsse, die den bioenergetischen Zustand einer Reizbildungsstelle im Herzen verändern, können auch die an dieser Stelle stattfindende Reizbildung ändern. Die Änderung des bioenergetischen Zustandes einer Reizbildungsstelle kann unmittelbar durch qualitative Änderung der Nährlösung, die sie umgibt, bedingt werden, indem zum Beispiel die chemischen oder physikochemischen Eigenschaften oder auch die physikalischen (z. B. der Wärmegrad) der diese Gebilde umspülenden und sie ernährenden Säfte verändert wird. Hiervon abgesehen, kann der bioenergetische Zustand der Reizbildungsstellen auch dadurch verändert werden, daß primär der Blutzustrom zu diesen Gebilden gegenüber der Norm quantitativ verändert wird, zum Beispiel bei Zuständen krampfhafter Verengerung der Kranzarterien, wodurch es zu einer quantitativ geänderten Ernährung mit qualitativ normal zusammengesetzter Blutflüssigkeit kommt. Freilich wird diese in den betreffenden ungenügend durchströmten Gebieten alsbald auch durch abnorme Anhäufung von Stoffwechselprodukten qualitativ abnorm werden[2]).

Da der bioenergetische Zustand der Reizbildungsstellen ferner vom Einfluß des extrakardialen Herznervensystems abhängt, so werden alle Einflüsse arzneilicher Art, die dieses treffen, auch die Herzreizbildung in nervös bedingter Art ändern können, und dies gilt sowohl von der nomotopen als von der heterotopen Herzreizbildung und bedingt es, daß vielfach die gleiche Menge des gleichen Stoffes die Herztätigkeit verschieden beeinflußt, je nachdem, ob das Herz unter dem Einfluß der extrakardialen Herznerven steht oder nicht.

Schließlich ist nicht nur die Funktion der Kranzgefäße für die nomotope und heterotope Herzreizbildung von Bedeutung, sondern in verschiedenster Weise kann diese auch durch Änderungen der Funktion der Gefäße anderer Organe stark und in verschiedener Weise in gefäßbedingter Art verändert werden[2]).

---

[1]) Vgl. bezüglich dessen H. E. Hering: Festschr. d. Kölner Akad. f. prakt. Med. 1915, S. 368.
[2]) Vgl. Bruno Kisch: Gefäßbedingte Störungen der Herztätigkeit. Ergebn. d. inn. Med. u. Kinderheilk. Bd. 25, S. 548. 1924 und Dtsch. Arch. f. klin. Med. Bd. 135, S. 281. 1921.

Auch auf diese Umstände soll im folgenden soweit als möglich Rücksicht genommen werden, indem bei jedem besprochenen Arzneistoff nach Möglichkeit hervorgehoben werden wird, inwieweit er, unseres Wissens, die Herzreizbildung durch primäre Einwirkung auf die Reizbildungsstellen beeinflußt, inwieweit in nervös bedingter oder gefäßbedingter Art. In ähnlicher Weise soll dies auch bei den anderen Kapiteln (Pharmakologie der Reizleitung, der Erregbarkeit und der Contractilität der Herzmuskulatur) geschehen.

A. Anorganische Stoffe.

1. Kationen.

Neutralsalze spielen schon physiologischerweise eine besondere Rolle unter den Koeffizienten, die zum Zustandekommen der Herzreizbildung notwendig sind. Vielfach beeinflussen sie durch ihre Art und Menge den kolloidchemischen Zustand des lebenden Gewebes, ferner ist ihre Konzentration in der Nährlösung für deren osmotisches Verhalten von Bedeutung, worauf bezüglich der Herzfunktionen schon in der allgemeinen Einleitung dieses Kapitels hingewiesen wurde.

Von diesen Wirkungen *allgemeiner* Art abgesehen, kommen aber den einzelnen Salzen auch *spezielle* Wirkungen auf das lebende Gewebe und in unserem Falle auf die Gewebe des Herzens zu. Die wichtigsten Tatsachen sollen hier erwähnt werden, indem bezüglich ihrer Bewertung nochmals auf die allgemeinen Betrachtungen über Ionenwirkungen in der allgemeinen Einleitung verwiesen sei.

Kalium. Über den Einfluß von Kalisalzen auf die Herzreizbildung am isolierten und am intakten Herzen liegen eine große Zahl von Erfahrungen vor.

Schon seit langem wird auf Grund experimenteller Beobachtungen geschlossen, daß ein starker Überschuß von Kalisalzen in der Nährlösung des Herzens die nomotope wie die heterotope Herzreizbildung hemmend beeinflußt.

Beobachtungen der Art liegen von P. GUTTMANN[1]), LANGENDORFF[2]), H. E. HERING[3]), E. GROSS[4]), BRANDENBURG[5]), E. G. MARTIN[6]) u. a. bezüglich des Säugetier-, Amphibien- und Fisch-[7])Herzens vor.

Sie führten zum Schlusse, daß eine Steigerung des KCl-Gehaltes der Lösung, mit der das künstlich ernährte Herz durchströmt wird, bei gewissen Graden eine Verlangsamung und schließlich ein Versagen der Herzreizbildung herbeiführt. So kann z. B. das isolierte Froschherz durch Bepinseln der Sinusgegend mit 1proz. KCl-Lösung in gleicher Weise zum Stillstand gebracht werden, wie durch die erste STANNIUSsche Ligatur[8]). Genauere Untersuchungen über die Kaliwirkung hat z. B. E. GROSS[4]) ausgeführt, und H. E. HERING, bei dem er arbeitete, konnte auch zeigen, daß man auf Grund der besonderen Wirkung des Kaliums ein künstlich durchströmtes Herz, dessen Kammern ins Flimmern geraten sind, durch Zufuhr einer genügend hohen Menge von K-Salzen zum Stillstand und damit das Flimmern zum Aufhören bringen kann. Diese Beeinflussung der Herztätigkeit durch Kalisalze kommt durch einen reversiblen Vorgang am lebenden Gewebe zustande, denn auch nach sehr hohen Kalidosen erholt sich,

---

[1]) GUTTMANN, P.: Virchows Arch. f. pathol. Anat. u. Physiol. Bd. 35, S. 450. 1866.
[2]) LANGENDORFF, O.: Pflügers Arch. f. d. ges. Physiol. Bd. 61, S. 261. 1895.
[3]) HERING, H. E.: Zentralbl. f. Physiol. Bd. 17, S. 1. 1903.
[4]) GROSS, E.: Zitiert auf S. 712.
[5]) BRANDENBURG: Pflügers Arch. f. d. ges. Physiol. Bd. 95, S. 625. 1903.
[6]) MARTIN, E. G.: Americ. journ. of physiol. Bd. 11, S. 386. 1904; Bd. 16, S. 211. 1906.
[7]) MACDONALD, A.: Quart. journ. of exp. physiol. Bd. 15, S. 69. 1925.
[8]) HOFMANN, F. B.: Zeitschr. f. Biol. Bd. 72, S. 229. 1920.

wie aus vielen Beobachtungen hervorgeht [RANKE[1]), GUTTMANN[2]), HEUBEL[3]), GROSS[4]), BRAUN[5]), TETEN HALD[6]), BÖHM[7])], das Herz wieder gut, wenn es eine Zeitlang wieder mit normalen Nährlösungen gespeist wird. Das gilt sowohl für Kalt- wie für Warmblütlerherzen. Hingegen scheint in vielen Fällen, worauf ZWAARDEMAKER zuerst hinwies, das Warmblütlerherz durch einen längerdauernden völligen *Entzug* der Kalisalze in irreparabler Weise stillgestellt zu werden [ARBORELIUS und ZOTTERMANN[8])].

Weiter kann man gelegentlich beobachten, daß z. B. ein Froschherz bei noch andauernder Einwirkung hoher Kalisalzkonzentrationen nach einem stundenlang andauernden Kalistillstand spontan wieder zu schlagen anfangen kann, und ein solcher Wechsel von Stillstand und Tätigkeit kann sich an dem gleichen Objekt wiederholt beobachten lassen [BÖHM[7])].

Von den Beobachtungen am Säugetierherzen seien besonders die neueren Untersuchungen von H. E. HERING[9]) erwähnt, die sogleich noch besprochen werden sollen, und die von F. B. HOFMANN[10]). Der letztere fand eine Frequenzabnahme bei künstlich durchströmten, automatisch schlagenden Kammern des Kaninchenherzens auftreten, wenn er den KCl-Gehalt der LOCKEschen Nährlösung steigerte. Bei einer Konzentration von etwa $0{,}92^0/_{00}$ kam es im allgemeinen zum Stillstand der Kammern. Auch fand er, daß der die Reizbildung hemmende Einfluß von Extrasystolen, der normalerweise beim Säugetierherzen selten deutlich ausgeprägt ist, unter Einwirkung erhöhter KCl-Konzentrationen deutlich verstärkt wird. Es entspricht dies der gleichen Beobachtung, die T. SAKAI[11]) beim automatisch schlagenden Froschventrikel bezüglich des Einflusses der K-Salze auf die Hemmungswirkung der Extrasystolen gemacht hatte. Es kommt aber bei der Frequenzverminderung durch Kalisalze nicht nur darauf an, daß eine bestimmte K-Konzentration der Nährlösung überschritten wird. Die Höhe dieser hängt sehr vom Zustand des Herzens ab. Dies geht schon daraus hervor, daß ein längere Zeit kaliarm ernährtes Herz stillsteht, sobald es plötzlich mit einer Ringerlösung mit normalem (also nur relativ hohem) Kaligehalt durchspült wird [ZWAARDEMAKER, BUSQUET[12]), LIBBRECHT[13]), GUERRA[14])]. Es gibt also eine Adaptation des Herzens an dem Gehalt seiner Nährlösung bezüglich bestimmter Salze.

Die Hemmung der heterotopen Herzreizbildung durch hohe Kalisalzdosen scheint auch nicht nur aus der erwähnten Beobachtung H. E. HERINGS hervorzugehen, daß das Kalium imstande ist, Kammerflimmern zum Verschwinden zu bringen, sondern auch daraus, daß nach Erhöhung des Kaligehaltes der Körpersäfte (z. B. beim Frosch durch Injektion von 0,3—0,5 ccm einer 0,4proz. KCl-Lösung in die Bauchvene) elektrische Reize, die vor der Injektion das Herz zum Flimmern brachten, nun, in gleicher Stärke und gleicher Dauer angewendet, hierzu nicht mehr imstande sind [R. KOLM und E. P. PICK[15])].

---

[1]) RANKE: Arch. f. (Anat. u.) Physiol. 1864, S. 343.
[2]) GUTTMANN, P.: Virchows Arch. f. pathol. Anat. u. Physiol. Bd. 35, S. 450. 1865.
[3]) HEUBEL: Pflügers Arch. f. d. ges. Physiol. Bd. 45, S. 461. 1889.
[4]) GROSS, E.: Zitiert auf S. 712.
[5]) BRAUN: Pflügers Arch. f. d. ges. Physiol. Bd. 103, S. 476. 1904.
[6]) TETEN HALD: Arch. f. exp. Pathol. u. Pharmakol. Bd. 53, S. 227. 1905.
[7]) BÖHM, R.: Zitiert auf S. 712.
[8]) ARBORELIUS, M. u. J. ZOTTERMANN: Skandinav. Arch. f. Physiol. Bd. 45, S. 12. 1924.
[9]) HERING, H. E.: Pflügers Arch. f. d. ges. Physiol. Bd. 161, S. 537 u. 544. 1915.
[10]) HOFMANN, F. B.: Zeitschr. f. Biol. Bd. 66, S. 293. 1915.
[11]) SAKAI, T.: Zeitschr. f. Biol. Bd. 64, S. 505. 1914.
[12]) BUSQUET, H.: Cpt. rend. des séances de la soc. de biol. Bd. 86, S. 106. 1922.
[13]) LIBBRECHT, W.: Arch. internat. de physiol. Bd. 16, S. 448. 1921.
[14]) GUERRA: Arch. internat. de physiol. Bd. 23, S. 299. 1924.
[15]) KOLM, R., u. E. P. PICK: Pflügers Arch. f. d. ges. Physiol. Bd. 185, S. 235. 1920.

Andererseits kann man, wie Gross[1]) und Sakai[2]) feststellten, bei Verminderung des KCl-Gehaltes der gebräuchlichen Nährlösungen des Herzens Frequenzsteigerungen beobachten und schloß deshalb indirekt auf die frequenzvermindernde Wirkung der K-Salze. Bei Ernährung des isolierten Säugerherzens mit kalifreier Ringerlösung folgt aber auf die Frequenzsteigerung alsbald ein Herzstillstand [Arborelius und Zottermann[3])], der die Unentbehrlichkeit gewisser K-Mengen in der Nährlösung für die normale Herzreizbildung erkennen läßt (vgl. auch H. Zwaardemaker und Zeehuisen[4])].

Die Wirkung bestimmter KCl-Konzentrationen auf die Herzfrequenz ist weiter von einer Reihe von besonderen Umständen abhängig. Die Temperatur der Nährlösung spielt hierbei eine Rolle, sowie auch umgekehrt der Kaliumgehalt der Gewebe die Beeinflußbarkeit der Schlagfrequenz des Froschherzens durch Temperaturänderungen mitbedingt [Bouckaert und Noyons[5])]. Von größter Bedeutung für die Kaliumwirkung ist die Konzentration der übrigen Ionen in der Ernährungsflüssigkeit, insbesondere des Ca. Aber auch Anelektrolyte wie Lipoide scheinen in dieser Hinsicht von Belang zu sein[6]). Sehr wesentlich für die Wirkung der Kalisalze auf die Herzfrequenz ist es ferner, an welchen Herzteilen sich die Herzreize bilden. Nomotope und heterotope Herzreizbildung sind in dieser Hinsicht anscheinend nicht gleich empfindlich.

Die automatisch tätigen *Kammern* werden durch Kalisalzwirkung anscheinend stärker gehemmt als die nomotop schlagenden Vorhöfe. Dies geht aus Beobachtungen von R. Böhm[7]), Gross[1]), E. G. Martin[8]), Matthisson[9]) u. a. hervor. Im gleichen Sinne sind neuere Befunde von T. Sakai[2]) sowie Kolm und Pick[10]) und Böhm[11]) an Froschherzen und Froschherzstreifen zu deuten. H. E. Hering[12]) hat neuerdings dieses verschiedene Verhalten der einzelnen Reizbildungsstellen gegenüber der Kalieinwirkung beim Säugetierherzen auch wieder betont. Freilich sah er hier, worauf weiter unten zurückzukommen sein wird, unter bestimmten Versuchsbedingungen von kleinen Kalimengen auch eine Hemmung der nomotopen und Förderung der heterotopen Reizbildung.

Obwohl eine Erhöhung des Kaliumgehaltes der das Herz ernährenden Lösungen auch die *Vagus*erregbarkeit beeinflußt, so geht doch schon aus den Untersuchungen von P. Guttmann[13]), Gross[1]) und neuerdings aus solchen von Brinkmann und v. d. Velde[14]) u. a. hervor, daß die die Herzreizfrequenz verlangsamende Wirkung der Kalisalze nicht etwa als bloße Vaguswirkung anzusehen ist. Die unmittelbare Wirkung des Kalium auf die Herzreizbildungsstellen ist auch schon aus den älteren Versuchen von Pickering[15]) zu ersehen, der eine frequenzvermindernde Wirkung gewisser KCl-Konzentrationen auch an dem nerven- und ganglienfreien Herzen eines 60—75 Stunden alten Hühner-

---

[1]) Gross, E: Zitiert auf S. 712.
[2]) Sakai, T.: Zeitschr. f. Biol. Bd. 64, S. 505. 1914.
[3]) Arborelius und Zottermann: Skandinav. Arch. f. Physiol. Bd. 45, S. 12. 1924.
[4]) Zwaardemaker, H., u. H. Zeehuisen: Pflügers Arch. f. d. ges. Physiol. Bd. 204, S. 144. 1924.
[5]) Bouckaert, J. J., u. J. P., u. A. K. Noyons: Arch. internat. de physiol. Bd. 19, S. 160. 1922.
[6]) Loewi, O.: Pflügers Arch. f. d. ges. Physiol. Bd. 187, S. 123. 1921.
[7]) Böhm, R.: Arch. f. exp. Pathol. u. Pharmakol. Bd. 8, S. 68. 1878.
[8]) Martin, E. G.: Americ. journ. of physiol. Bd. 11, S. 386. 1904; Bd. 16, S. 211. 1906.
[9]) Mathisson, G. C.: Journ. of physiol. Bd. 42, S. 471. 1911.
[10]) Kolm, R., u. E. P. Pick: Pflügers Arch. f. d. ges. Physiol. Bd. 185, S. 235. 1920.
[11]) Böhm, R.: Zitiert auf S. 712.
[12]) Hering, H. E.: Pflügers Arch. f. d. ges. Physiol. Bd. 161, S. 544. 1915.
[13]) Guttmann, P.: Virchows Arch. f. pathol. Anat. u. Physiol. Bd. 35, S. 450. 1866.
[14]) Brinkman, R., u. J. v. d. Velde: Pflügers Arch. f. d. ges. Physiol. Bd. 207, S. 492. 1925.
[15]) Pickering: Journ. of physiol. Bd. 14, S. 383. 1893.

embryos feststellen konnte. Trotzdem somit durch eine Fülle von Erfahrungen feststeht, daß ein Überschuß an Kalisalzen die Herzfrequenz vermindert, so wäre es doch ganz verfehlt, hieraus folgern zu wollen, daß dies eine allgemein und unter allen Umständen sich äußernde Wirkung der K-Salze ist. Ja, wie die neuesten Versuche lehren, kann man überhaupt nicht allgemein sagen, Kalium hemmt die Reizbildung. Das Gegenteil dieses Satzes (s. weiter unten) hat hingegen viel weitgehendere Berechtigung[1]. Gegen die allgemeine Geltung des Satzes: Kalium hemmt die Herzreizbildung, läßt sich zunächst die Beobachtung geltend machen, daß wenn man aus einer der üblichen Nährlösungen für das isolierte Herz die Kalisalze ganz fortläßt, Unregelmäßigkeiten der Herzreizbildung und schließlich Herzstillstand auftreten. SAKAI[2]) konnte dies beim automatisch schlagenden Froschherzventrikel, R. BÖHM[3]) sowie ZWAARDEMAKER und ZEEHUISEN[4]) auch am ganzen Froschherzen beobachten und neuerdings ARBORELIUS und ZOTTERMANN[5]) am isolierten Kaninchenherzen. Weiter ist die gleiche Tatsache auch an nach der STÖHRschen Methode in Ektodermblasen transplantierten Froschlarvenherzen, welche keinerlei nervösen Organe besitzen, gemacht worden[6]). Zwar weiß man, daß das Kalium in der Nährlösung durch *Rubidium* und *Caesium* usw. ersetzt werden kann (s. auch weiter unten), ohne daß die Herzreizbildung zum Stillstand kommt [S. RINGER[7]), W. H. JOLLES[8]) u. a.], und daß gelegentlich auch ein mit kaliumfreier Nährlösung ohne Rubidium, Caesium usw. ernährtes Froschherz auch noch stundenlang schlagen kann [ZWAARDEMAKER[9])], doch kann man wohl auf Grund der allgemeinen Erfahrungen sagen, daß (zumindest in dem bei der gebräuchlichen Nährlösung bestehendem Zustande der Gewebe und besonders beim Säugetier) das Kalium in gewissen geringen Mengen einen notwendigen Koeffizienten der Herzreizbildung darstellt und daß es in gewissen Konzentrationen und unter gewissen Bedingungen die Herzreizbildung nicht hemmt, sondern fördert[10]). Beobachtungen über eine deutliche Förderung der Herzreizbildung durch Kalisalze sind in der Tat auch sowohl bezüglich des Frosch- als auch des Säugetierherzens gemacht worden.

Von R. BÖHM[3]), J. CLARK[11]), O. LOEWI[12]) und neuestens von MASHIMA TENJI[13]) stammen derartige Mitteilungen bezüglich des Froschherzens. SAKAI[2]) konnte bei Steigerung des KCl-Gehaltes der GÖTHLINSCHEN Lösung von 0,1 auf 0,2 $^0/_{00}$ am automatisch schlagenden Froschherzventrikel nur gelegentlich eine primäre Frequenzsteigerung beobachten, wie sie CLARK beschrieben hat. H. E. HERING[14]) hat gezeigt, daß beim isolierten, künstlich durchströmten Säugetierherzen eine Zufuhr von Kaliumchlorid zu Frequenzsteigerungen führen kann, sowie, daß die Zufuhr bestimmter Mengen von Kalisalzen zu einer Steigerung der Frequenz der automatisch schlagenden Kammern bei Hund und Kaninchen führen kann.

---

[1]) KISCH, BRUNO: Arch. f. exp. Pathol. u. Pharmakol. Bd. 116, S. 189. 1926.
[2]) SAKAI, T.: Zitiert auf S. 712.
[3]) BÖHM, R.: Zitiert auf S. 712.
[4]) ZWAARDEMAKER, F. H. u. ZEEHUISEN, H.: Pflügers Arch. f. d. ges. Physiol. Bd. 204, S. 144. 1924.
[5]) ARBORELIUS, M., u. J. ZOTTERMANN: Skandinav. Arch. f. Physiol. Bd. 45, S. 12. 1924.
[6]) WOERDEMAN, M. W.: Arch. néerland. de physiol. de l'homme et des anim. Bd. 9, S. 153. 1924.
[7]) RINGER, S.: Journ. of physiol. Bd. 4, S. 222. 1881; Bd. 5, S. 247. 1883.
[8]) JOLLES, W. H.: Inaug.-Dissert. Utrecht 1917.
[9]) ZWAARDEMAKER: Zitiert auf S. 712.
[10]) Für das Froschherz ersieht man die Frequenzverminderung bei starker Herabsetzung des K-Gehaltes der Nährlösung aus den Versuchen von DE BURGH u. CLARK: Journ. of physiol. Bd. 54, S. 367. 1921.
[11]) CLARK, J.: Americ. journ. of physiol. Bd. 47, S. 66. 1913.
[12]) LOEWI, O.: Pflügers Arch. f. d. ges. Physiol. Bd. 188, S. 87. 1921.
[13]) TENJI, MASHIMA: Journ. of biophysics Bd. 1, S. 21. 1923.
[14]) HERING, H. E.: Pflügers Arch. f. d. ges. Physiol. Bd. 161, S. 537 u. 544. 1915; Münch. med. Wochenschr. 1912, Nr. 15.

Teten Hald[1]) konnte hingegen beim isolierten Säugetierherzen Frequenzsteigerungen infolge von KCl-Zufuhr nicht beobachten. Arborelius und Zottermann[2]) sahen beim isolierten, nach Kalientzug stillstehendem Kaninchenherzen, daß auf neuerliche Kalizufuhr das Herz wieder zu schlagen begann und die Frequenz allmählich stieg, bis die Norm wieder erreicht war.

Zusammenfassend läßt sich somit über die Wirkung von K-Salzen auf die Herzreizbildung am *isolierten* künstlich durchströmten Herzen sagen, daß K in geringen Mengen wohl *normalerweise*[3]) zur Herzreizbildung notwendig ist. Die Steigerung des KCl-Gehaltes der Nährlösung über die Norm führt beim isolierten Herzen primär oft zu einer vorübergehenden Frequenzsteigerung, weiterhin zu Frequenzverlangsamung und zum Herzstillstand. Die Intensität der Kaliwirkung ist hierbei von der Zahl der freien Kaliumionen in der Lösung abhängig[4]). Zum Teil scheint die Kaliwirkung in einer Natriumentgiftung zu bestehen, da, wie Guerra[5]) am Froschherzen zeigte, die K-Menge der Nährlösung

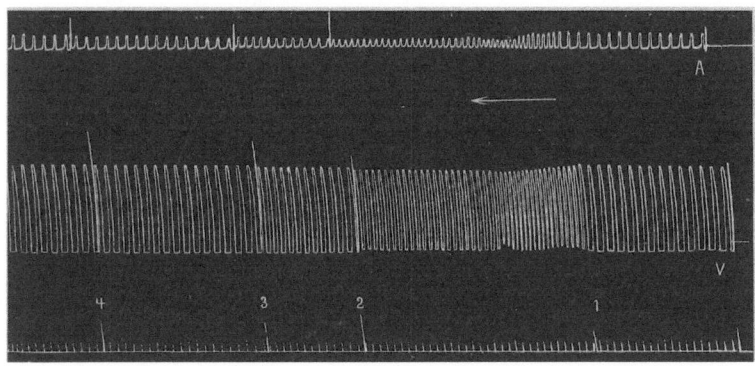

Abb. 166. Frequenzsteigernde Wirkung von Kaliumchlorid an der nomotopen Reizbildungsstelle und ihr allmähliches Abklingen. Eskulentenherz. Natürlich durchströmt in situ. Suspensionskurve des l. Vorhofs (A) und der Kammer (V). Zeit in $^1/_1$ Sek. Von rechts nach links zu lesen. Bei Marke 1 kommt ein Filterpapierblättchen mit $m/_{10}$-KCl-Lösung getränkt auf die Sinoaurikulargrenze. Bei Marke 2 20 Sek. und bei 3 und 4 je 30 Sek. Pause. (Eigene Beobachtung.)

weitgehender schadlos erniedrigt werden kann, wenn gleichzeitig die Na-Salzkonzentration herabgesetzt wird, als wenn dies nicht der Fall ist. Es scheinen die ventrikulären Reizbildungsstellen gegen die hemmende Kaliumeinwirkung empfindlicher zu sein als die supraventrikulären. Doch liegen auch gegenteilige Beobachtungen vor [Gross[6])]. Gewisse Ähnlichkeiten zwischen der Wirkung des Kaliums und der einer Vagusreizung bezüglich der Herzreizbildung, aber auch typische Unähnlichkeiten sind schon von Gross[6]) hervorgehoben worden. Die Ähnlichkeiten werden ja neuerdings wieder sehr beachtet. Es sei diesbezüglich auf das Kapitel dieses Handbuchs, das sich im besonderen mit den Herznerven befaßt, verwiesen. Meist sind derartige Urteile aber dadurch veranlaßt, daß die Wirkung des Kaliums auf die einzelnen Herzfunktionen nicht scharf getrennt beobachtet wird (s. weiter unten) und auch dadurch, daß die Wirkungen bei

---

[1]) Teten Hald: Arch. f. exp. Pathol. u. Pharmakol. Bd. 53, S. 227. 1905.
[2]) Arborelius u. Zottermann: Zitiert auf S. 728, Fußnote 5.
[3]) Siehe weiter unten über seine Ersetzbarkeit durch andere Elemente.
[4]) Busquet, H. u. V. Pachon: Cpt. rend. hebdom. des séances de l'acad. des sciences Bd. 144, S. 1065. 1907 und Arch. de physiol. et de pathol. gén. Bd. 11, S. 243. 1909.
[5]) Guerra: Arch. internat. de physiol. Bd. 23, S. 299. 1924.
[6]) Gross, E.: Zitiert auf S. 712.

lokaler Applikation oder am isolierten Herzen auch andere sind als am intakten Organ. Die These, daß Vaguswirkung und Kaliwirkung bezüglich der Herzreizbildung identisch sind, kann jedenfalls als unrichtig bezeichnet werden[1]).

Anders als am isolierten Organ äußert sich bereits der Einfluß von Kaliumzufuhr auf die Herzreizbildung beim intakten Tier. Schon vor langer Zeit haben

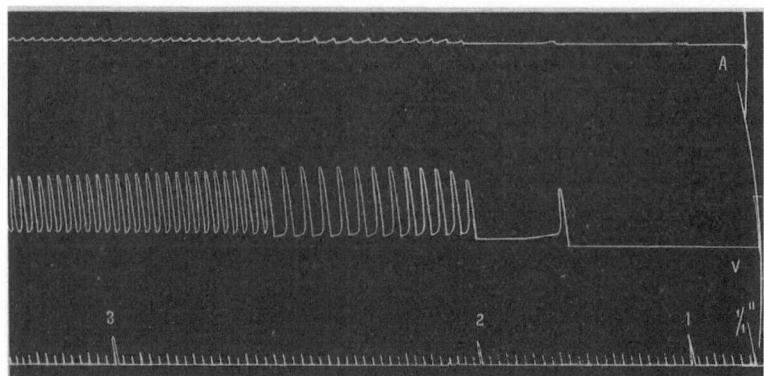

Abb. 167. *Anregung* der nomotopen Reizbildung durch Kaliumsalze am stillstehenden Herzen. Isoliertes leerschlagendes Eskulentenherz. (Sinusbrückenpräparat.) Die Vorhöfe stehen mit einer schmalen Brücke des Venensinus in Verbindung. Das Herz steht still. Bei Marke 1 wird ein Filterpapierblättchen von ca. 12 qmm Größe mit $^m/_{10}$-KCl-Lösung getränkt auf die Innenseite, bei Marke 2 ein ebensolches auf die Außenseite der Sinusbrücke gelegt, ohne den Vorhof zu berühren. Bei 3 werden beide Blättchen entfernt. Suspensionskurve des l. Vorhofs (A) und der Kammer (V). Zeit in $^1/_1$ Sek. Von rechts nach links zu lesen. (Eigene Beobachtung.)

AUBERT und DEHN[2]) als Folge von Kaliumchloridzufuhr Herzkammerflimmern auftreten sehen, und sie geben in ihrer Mitteilung eine ungemein anschauliche Schilderung des Kaliflimmerns beim Säugetierherzen. Auch BRAUN berichtet, daß bei letalen Kaliumdosen das Säugetierherz meist flimmernd abstirbt[3]).

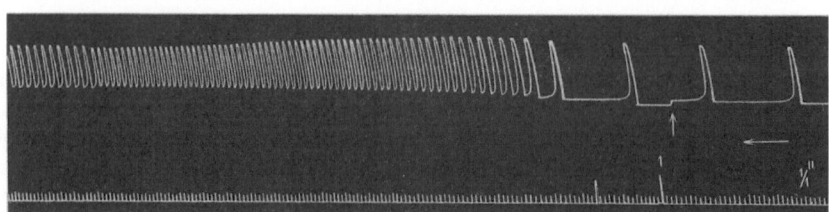

Abb. 168. Förderung der heterotopen Reizbildung (Kammerautomatie) durch KCl. Isolierte Herzkammer (Vorhöfe weggeschnitten), leer schlagend. Bei Marke 1 Filterblättchen mit $^m/_{10}$-KCl an die Basisschnittfläche gebracht. (Eigene Beobachtung.)

Neuerdings hat H. E. HERING[4]) beim intakten Kaninchen bei und nach KCl-Infusionen extrasystolische Tachykardien und Kammerflimmern beobachtet. Dem Kammerflimmern kann sich nach HERING auch Vorhofflimmern anschließen. Auch aus YAMADAS[5]) Versuchen am Hund ist eine Bestätigung der HERINGschen

---

[1]) KISCH, BRUNO: Arch. f. exp. Pathol. u. Pharmakol. Bd. 116, S. 189. 1926.
[2]) AUBERT u. DEHN: Pflügers Arch. f. d. ges. Physiol. Bd. 9, S. 115. 1874.
[3]) BRAUN, L.: Pflügers Arch. f. d. ges. Physiol. Bd. 103, S. 486. 1904.
[4]) HERING, H. E.: Pflügers Arch. f. d. ges. Physiol. Bd. 161, S. 544. 1915.
[5]) YAMADA, S.: Mitt. a. d. med. Fak. d. Kais. Univ. Tokyo Bd. 26, S. 261. 1921.

Befunde zu entnehmen. Vermutlich sind auch die Beschleunigungen, die TETEN HALD[1]) oft nach Infusion von KCl beim Kaninchen beobachten konnte, extrasystolischer Natur gewesen. Eine primäre Beschleunigung erwähnt er bei seinen Versuchen nur als seltenen Befund (S. 241). Die Verlangsamungen, die er und HERING beobachten konnte, werden bei Besprechung der Wirkung der K-Salze auf die extrakardialen Herznerven zu erwähnen sein.

Die ·Art der Kaliwirkung auf die Herzreizbildung konnte durch eigene Versuche neuestens bis zu einem gewissen Grade durch die Filterblättchenmethode[2]) aufgeklärt werden.

Bringt man an einem in situ befindlichen Froschherzen ein mit Kalisalzlösung getränktes Filterpapierblättchen auf den Venensinus, so kann man bei überhaupt wirksamen Dosen an nicht mit anderen Salzen vorbehandelten Fröschen *stets* primär eine Beschleunigung erzeugen. Es erwies sich dabei das Kalium im Hinblick auf die Frequenzsteigerung als typisches Potentialgift, das nur bei einem genügenden Gefälle der Konzentration in und außer den Reizbildungsstellen

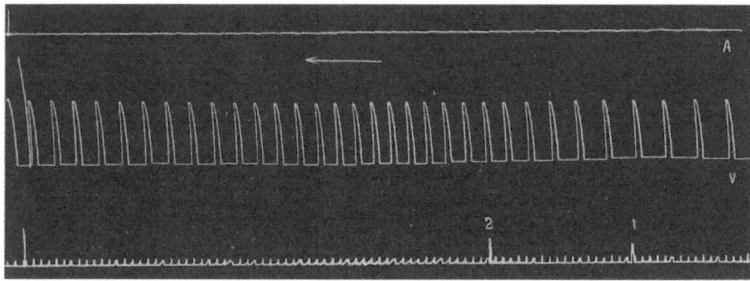

Abb. 169. Beschleunigende Wirkung von Kalium trotz gleichzeitig hochgradiger Vaguserregung durch Acetylcholin. Eskulentenherz in situ unter Acetylcholinwirkung langsam schlagend. Bei Marke 1 wird ein mit $m/_5$-KBr getränktes, ca. 4 qmm großes Filterpapier-Stück auf die Sinoaurikulargrenze gelegt. Bei 2 wieder weggenommen. Suspensionskurve des l. Vorhofs (A) der Kammer (V). Zeit in $^1/_1$ Sek. (Eigene Beobachtung.)

wirkt. Das ist um so auffallender, als Kalisalze bezüglich ihrer lähmenden Wirkungen nicht als Potentialgifte wirken[2]). Diese Besonderheit der Wirkung und die der gebräuchlichen Methoden, bei denen das Kali zugleich seine leistungshemmende Wirkung stark zur Geltung bringt, ließen bisher diese Tatsachen nicht genügend klar erkennen. Unter besonderen Umständen, z. B. nach starker Ca-Zufuhr, kann das Kalium aber auch anscheinend primär die Reizbildung hemmen[3]). All diese Wirkungen sind in gleicher Weise auch·nach Atropin festzustellen und trotz Acetylcholinwirkung zu beobachten (s. Abb. 4) und sind bezüglich nomo- und heterotoper Reizbildung nur quantitativ verschieden. Bei Verwendung verschiedener Kalisalze erwies sich die Wirksamkeit folgendermaßen abgestuft Cl < Br, SCN = < NO_3 < J. Neuerdings konnte die gleiche Wirkung der Kalisalze bei Verwendung der gleichen Methode auch am intakten Fischherzen in situ (bei Scillium) festgestellt werden. (Noch unveröffentlichte eigene Versuche.)

Neuerdings hat auch YAMADA[4]) beim Hund elektrographische Studien über die Wirkung von intravenöser Kalisalzzufuhr gemacht. Obwohl aus seinen

---

[1]) TETEN HALD: Arch. f. exp. Pathol. u. Pharmakol. Bd. 53, S. 227. 1905.
[2]) KISCH, BRUNO: Arch. f. exp. Pathol. u. Pharmakol. Bd. 116, S. 189. 1926.
[3]) Noch unveröffentlichte eigene Beobachtungen.
[4]) YAMADA, SHIROW: Mitt. a. d. med. Fak. d. Kais. Univ. Tokyo Bd. 27, S. 69. 1921.

Angaben nicht immer zu ersehen ist, was tatsächlich unmittelbare Kaliwirkung ist und was Erscheinungen am absterbenden Herzen, so sieht man doch, daß er oft Vorhofflimmern, Kammerflimmern und extrasystolische Tachysystolien der Kammern auf Kalizufuhr hin beobachtet hat.

Neben den *unmittelbaren* Wirkungen, die das Kaliumion nach all dem eben Gesagten auf die Reizbildungsstellen ausübt, sind seine Wirkungen auf die Funktion der **extrakardialen Herznerven** keineswegs zu vernachlässigen. Insbesondere ist der Herzvagus in seiner Tätigkeit anscheinend durch Kaliumionen stark beeinflußbar. Howell[1]) hat Beobachtungen mitgeteilt, nach denen die Vaguswirkung auf das Herz von Fröschen und Schildkröten von der Anwesenheit und Menge der Kaliumionen abhängig ist. Beim Fehlen von K-Salzen in der Ringerlösung war der Vagus auf das Herz kaum oder nicht wirksam, eine Steigerung des Kaliumgehaltes der Nährlösung des Herzens führte innerhalb gewisser Grenzen zu einer Steigerung der Vaguswirksamkeit[2]). Auch hat er und Duke[3]) bei Vagusreizung eine erhöhte Kaliausscheidung aus den Geweben des Herzens beobachtet, was neuerdings auch von Scheinfinkel[4]) bestätigt wurde, während Acceleransreizung weder bezüglich des Kaliums noch des Calciums derartiges feststellen ließ[5]). Eine Steigerung der Vaguserregbarkeit durch Kalium ist neuerdings auch von H. Zwaardemaker und Lely[6]) sowie von Langecker und Wiechowski[7]) und ebenso von den dem K in der physiologischen Wirksamkeit ähnlichen Ionen (Rb, U, Th, Ra) festgestellt worden [Zwaardemaker und Lely[6]), sowie J. B. Zwaardemaker[8])]. Diese Beeinflussung des Vagus durch Kalisalze zeigt sich auch darin, daß bei einem Froschherzen, bei dem infolge Ernährung mit reiner physiologischer Kochsalzlösung die Vagi chronotrop unwirksam geworden sind, ein Hinzufügen von nur 0,0031—0,0062% KCl zur Nährlösung genügt, um den Vaguseinfluß auf die Herzreizbildung wieder wirksam werden zu lassen [Hagan und Ormond[9])].

Am intakten Säugetier ist eine Vaguserregung durch Zufuhr von Kalisalzen ebenfalls schon lange bekannt. J. Traube[10]) hat beim Hund durch kleine intravenös verabreichte KNO_3-Dosen Pulsverlangsamungen erzielt, die er auf Grund seiner Versuche als Vaguswirkungen ansah. Die Richtigkeit dieser seither bezweifelten Angaben Traubes ist neuerdings von H. E. Hering[11]) in Versuchen an Hunden und Kaninchen bestätigt und erweitert worden.

Hering fand, daß kleine, intravenös infundierte Dosen von KCl eine negativ chronotrope (und negativ inotrope) Wirkung auf das Säugetierherz ausüben. Da diese Wirkungen nach Durchschneidung beider Vagi nicht mehr zu erhalten sind, so ergibt sich, daß KCl in kleinen Dosen am intakten Tier den zentralen Vagustonus steigert. Der Hund ist für solche Untersuchungen ein viel geeigneteres Versuchstier als das Kaninchen[11]). Neuerdings hat ferner Heinekamp[12]) bei der

---

[1]) Howell, W. H.: Americ. journ. of physiol. Bd. 15, S. 280. 1906.
[2]) Neuerdings H. Langecker: Arch. f. exp. Pathol. u. Pharmakol. Bd. 106, S. 1. 1915.
[3]) Howell, W. H. u. W. W. Duke: Americ. journ. of physiol. Bd. 21, S. 51. 1908.
[4]) Scheinfinkel, N.: Zeitschr. f. Biol. Bd. 82, S. 285. 1924.
[5]) Howell, W. H. u. W. W. Duke: Americ. journ. of physiol. Bd. 23, S. 174. 1909.
[6]) Zwaardemaker, H. u. Y. W. Lely: Onderzoekingen in het physiol. laborat. d. Utrechtsche kongeschool Bd. 18, S. 442. 1918.
[7]) Langecker, H. u. W. Wiechowsky: Verhandl. d. dtsch. Pharmakol.-Ges. 1922, S. XI.
[8]) Zwaardemaker, J. B.: Arch. néerland. de physiol. de l'homme et des anim. Bd. 9, S. 213. 1924.
[9]) Hagan, H. H. u. J. K. Ormond: Americ. journ. of physiol. Bd. 30, S. 105. 1912.
[10]) Traube, J.: Berlin. klin. Wochenschr. 1864, S. 250 und Gesammelte Beiträge zur Pathol. u. Physiol. Bd. I, S. 383. 1871.
[11]) Hering, H. E.: Pflügers Arch. f. d. ges. Physiol. Bd. 161, S. 537 u. 544. 1915.
[12]) Heinekamp, W. J. R.: Journ. of pharmacol. a. exp. therapeut. Bd. 19, S. 239. 1922.

Schildkröte auf Grund künstlicher Durchströmung der Medulla die Erregung der Herzvaguszentren durch Kalisalze angenommen. TETEN-HALD[1]), der bei Kaninchen bei langsamer KCl-Lösungsinfusion Pulsverlangsamungen auftreten sah, fand solche Verlangsamungen freilich auch bei atropinisierten und vagotomierten Tieren. Es muß sich in diesen Fällen eben um Pulsverlangsamungen gehandelt haben, die mit den von TRAUBE und von HERING beobachteten Vaguswirkungen der Kalisalze nicht identisch sind, evtl. um heterotope Herzreizbildung. Daß Kalisalze unter Umständen auch zu einer starken peripheren Vaguserregung führen können und nicht bloß zu einer Erregbarkeitssteigerung, geht aus eigenen Beobachtungen am Froschherzen hervor[2]).

In einem gewissen Gegensatz zu diesen Beobachtungen scheinen Untersuchungen von TEN CATE[3]) am Froschherzen zu stehen, der bei Steigerung des K-Gehaltes der Ringerlösung oder Fortlassen des Ca aus ihr die Wirkung der faradischen Vagusreizung aufs Herz rasch abnehmen oder ganz schwinden sah, hingegen war bei erhöhtem K-Gehalt der Ringerlösung elektrische Acceleransreizung und Adrenalin besonders stark wirksam. Es ist denkbar, daß die quantitativen Verhältnisse in TEN CATES Versuchen eine besondere Rolle spielen.

Jedenfalls weisen auch eine Reihe der Beobachtungen HERINGS[4]), besonders bezüglich der Anregung und Förderung heterotoper Herzreizbildung beim intakten Tier durch Kalisalze, darauf hin, daß dem Kalium wohl auch eine acceleranserregende oder doch die Erregbarkeit des Accelerans cordis steigernde Wirkung zukommen könnte. Nach LANGECKERS und WIECHOWSKIS[5]) Versuchen am Frosch wird zumindest die Erregbarkeit des Accelerans cordis durch Kalisalze nicht vermindert. Ob die vorerwähnten eigenen Beobachtungen der frequenzsteigernden Kaliwirkung als Acceleranserregung zu deuten sind, kann zur Zeit nicht sicher entschieden werden, doch möchte ich in ihnen eher eine direkte Beeinflussung der nomotopen Reizbildungsstellen sehen[2]).

Was die besondere **Art der Kaliwirkung** betrifft, so sind in den letzten Jahren von ZWAARDEMAKER[6]) und seinen Schülern hierüber bestimmte Ansichten geäußert und experimentell zum Teil erhärtet worden. Diese Forscher sehen den Grund der besonderen biologischen Wirksamkeit des Kaliums in der von N. R. CAMPBELL[7]) entdeckten und seither von verschiedenen Seiten bestätigten Tatsache, daß Kalium zu den radioaktiven Stoffen gehört, da es eine zwar nicht sehr starke aber immerhin erweisbare β- und γ-Strahlung zeigt.

ZWAARDEMAKER[6]) erklärt mit dieser seiner Ansicht, daß die radioaktiven Wirkungen des Kaliums für dessen Einwirkung auf die Funktionen des Herzens wesentlich seien, auch die schon von S. RINGER[8]) gemachte Beobachtung, daß in der Ernährungsflüssigkeit eines künstlich durchströmten Herzens die Kalisalze durch die ebenfalls radioaktiven Salze des Rb und Cs ersetzt werden können. Es konnte ferner bezüglich des Caesiums ZWAARDEMAKER, W. E. RINGER und E. SMITS[9]) sowie E. SMITS[10]) zeigen, daß die Fähigkeit des käuflichen Caesiums, das Kalium in den Nährlösungen zu ersetzen, zum Teil auf einer Verunreinigung

---

[1]) TETEN HALD: Arch. f. exp. Pathol. u. Pharmakol. Bd. 53, S. 227. 1905.
[2]) KISCH, BRUNO: Arch. f. exp. Pathol. u. Pharmakol. Bd. 116, S. 189. 1926.
[3]) TEN CATE, J.: Arch. néerland. de physiol. de l'homme et des anim. Bd. 6, S. 269 u. 372. 1922.
[4]) HERING, H. E.: Pflügers Arch. f. d. ges. Physiol. Bd. 161, S. 537 u. 544. 1921.
[5]) LANGECKER, H. u. W. WIECHOWSKI: Verhandl. d. dtsch. Pharmakol.-Ges. 1922, S. XI.
[6]) ZWAARDEMAKER: Zitiert auf S. 712; vgl. auch Pflügers Arch. f. d. ges. Physiol. Bd. 173, S. 28. 1919.
[7]) CAMPBELL, N. R.: Proc. of the Cambridge philos. soc. Bd. 14, S. 5. 1906—1908.
[8]) RINGER, S.: Journ. of physiol. Bd. 4, S. 370. 1883.
[9]) ZWAARDEMAKER, W. E. RINGER u. E. SMITS: Verslag. d. afdeel. natuurkunde, Königl. Akad. d. Wiss., Amsterdam. Bd. 32, S. 617. 1923.
[10]) SMITS, E.: Inaug.-Dissert. Utrecht 1923.

der käuflichen Präparate mit geringen Mengen stark radioaktiver Substanzen beruht. Entfernt man diese auf geeignete Weise, so sind von dem reinen Caesiumpräparat viel größere Mengen zum Ersatz des Kaliums nötig, als wenn man das viel stärker radioaktive ungereinigte Präparat verwendet. Weiterhin wurde von Zwaardemaker und seinen Schülern gezeigt, daß allgemein die Funktionen des isolierten Froschherzens aufrecht erhalten werden können, wenn man das Kaliumsalz der ernährenden Ringerlösung durch eine *geeignete Menge* einer anderen radioaktiven Substanz ersetzt[1]), z. B. durch *Uranylnitrat, Thoriumnitrat, Radiumsalz, Emanation, Jonium*[2]), *Uranium*[3]) oder wenn man das kaliumfrei ernährte Froschherz radioaktiv bestrahlt. Für das Säugetierherz konnten freilich neuerdings die Angaben Zwaardemakers und seiner Schule über die Vertretbarkeit des K in der Nährlösung durch *Uran* bei Nachprüfung noch nicht bestätigt [Arborelius und Zottermann[4])] werden.

Nach Zwaardemakers Ansicht gehört das Vorhandensein einer gewissen Menge radioaktiver Strahlung zu den notwendigen Bedingungen der Herzreizbildung. Normalerweise stamme diese vorwiegend von den Kalisalzen der Gewebe.

So bedeutsam auch die Befunde Zwaardemakers und seiner Schule in dieser Hinsicht sind, und so verlockend seine Schlußfolgerungen, so muß doch hervorgehoben werden, daß von verschiedenen Seiten Bedenken gegen seine Deutung der Versuchsergebnisse erhoben worden sind und daß ein endgültiges Urteil über diese Fragen zur Zeit noch nicht zu fällen ist. Man findet Näheres über das Für und Wider auch bei J. Loeb[5]), J. Clark[6]), Libbrecht[7]), S. G. Zondek[8]), Bovenkamp[9]), Arborelius und Zottermann[10]), H. Zwaardemaker[11]), L. Kaiser[12]), Viale[13]), J. B. Zwaardemaker[14]) u. a.

Daß sich gelegentlich bei schlechtem biologischen Zustand des Organs eine reizbildungsfördernde Wirkung radioaktiver Strahlung beim Froschherzen tatsächlich nachweisen läßt, geht außer aus Zwaardemakers Befunden auch aus einer gelegentlichen Beobachtung von J. Kemen und B. Kisch[15]) und aus Untersuchungen von A. Fröhlich[16]) hervor. Während eine eindeutige Beeinflussung der Frequenz des normalen Froschherzens durch Zufuhr von Radiumemanation bisher nicht sicher festgestellt ist[15]).

Natrium. Unter den Blutsalzen steht das NaCl, was seine Menge anbetrifft, an erster Stelle. Man war früher der Ansicht [Kronecker[17]), S. Ringer[18]), W. H. Howell[19])], daß seine biologische Wirksamkeit größtenteils oder überhaupt in

---

[1]) Zwaardemaker, H.: Zitiert auf S. 712.
[2]) Levend, W. H.: Inaug.-Dissert. Utrecht 1921.
[3]) Zwaardemaker, H.: Journ. of physiol. Bd. 55, S. 33. 1921.
[4]) Arborelius, M. u. Y. Zottermann: Skandinav. Arch. f. Physiol. Bd. 45, S. 12. 1924.
[5]) Loeb, J.: Journ. of gen. physiol. Bd. 3, S. 229. 1920.
[6]) Clark, A. J.: Journ. of physiol. Bd. 54, S. XV. 1920; Journ. of pharmacol. a. exp. therapeut. Bd. 18, S. 423. 1922.
[7]) Libbrecht: Arch. internat. de physiol. Bd. 15, S. 446. 1920.
[8]) Zondek, S. G.: Biochem. Zeitschr. Bd. 121, S. 76. 1921.
[9]) Bovenkamp, G. J. van den: Dissert. Utrecht 1923.
[10]) Arborelius, M. u. Y. Zottermann: Skandinav. Arch. f. Physiol. Bd. 45, S. 12. 1924.
[11]) Zwaardemaker, H.: Journ. of pharmacol. a. exp. therapeut. Bd. 21, S. 151. 1923; auch Vlaamsch geneesk. tijdschr. Bd. 4, S. 293. 1923; Arch. néerland. de physiol. de l'homme et des anim. Bd. 9, S. 115. 1924.
[12]) Kaiser, L.: Arch. néerland. de physiol. de l'homme et des anim. Bd. 8, S. 580. 1923.
[13]) Viale, G.: Arch. di scienze biol. Bd. 6, S. 209. 1924.
[14]) Zwaardemaker, J. B.: Inaug.-Dissert. Utrecht 1922.
[15]) Kemen, J. u. B. Kisch: Zentralbl. f. Herz- u. Gefäßkrankh. Bd. 11, S. 185. 1919.
[16]) Fröhlich, A.: Zeitschr. f. d. ges. exp. Med. Bd. 35, S. 1. 1923.
[17]) Kronecker: Festschr. f. C. Ludwig S. 173. 1874.
[18]) Ringer, S.: Journ. of physiol. Bd. 4, S. 22 u. 222. 1883.
[19]) Howell, W. H.: Americ. journ. of physiol. Bd. 2, S. 47. 1899.

der Beeinflussung des osmotischen Druckes der Blut- und Gewebsflüssigkeit beruhe, ohne einen sicheren Anhaltspunkt für eine andere spezifische Wirksamkeit speziell bezüglich der Herzreizbildung erweisen zu können [GROSS[1])].

J. LOEB[2]) war wohl der erste, der die Bedeutung der Na-Ionen für die Herzreizbildung erkannt hat. Wenn auch, wie eingangs ausführlich begründet wurde, seinem Standpunkt, daß die Na-Ionen *die* Ursache der Herzreizbildung sind, schon aus grundsätzlichen Überlegungen nicht zugestimmt werden kann, so hat er doch das große Verdienst, auch auf diesem Gebiete der Biologie die spezifische Ionenwirkung als erster nachdrücklich betont zu haben. Seine Ansichten sind bezüglich der Herzreizbildung auf seine Veranlassung zunächst von LINGLE[3]) an Streifen aus Schildkrötenventrikeln nachgeprüft worden, und es ergab sich, daß an einem solchen *schlaglosen* Ventrikelstreifen alsbald rhythmische Kontraktionen auftraten, wenn er in eine 0,7proz. NaCl-Lösung gebracht wurde. LINGLE konnte so *die Auslösung heterotoper Herzreizbildung* durch Na-Ionen erweisen, wenn auch natürlich nur unter sonst günstigen Bedingungen. Denn daß die Na-Ionen (was auch LINGLE im Anschluß an LOEB meint) nicht *die* Erreger des Herzschlags und daß Ca und K in der Lösung nicht *nur* zur Entgiftung gewisser Giftwirkungen des Na-Ions (LOEB, LINGLE) nötig sind, das geht schon klar aus den alten Versuchen von MERUNOWICZ[4]) oder denen von O. LANGENDORFF[5]) sowie aus neueren Arbeiten hervor [z. B. den eingehenden, bei F. B. HOFMANN ausgeführten Arbeiten T. SAKAIS[6]) und HOLZLÖHNERS[7])][8]).

Andererseits ist die Notwendigkeit der Na-Ionen für das Zustandekommen der Herzreizbildung auch nach LOEB und LINGLE wiederholt bestätigt worden [vgl. LUSSANA[9])].

Welcher Art die Einwirkung verschiedener Na-Konzentrationen auf die nomotope und die heterotope Herzreizbildung ist und daß sie für jede von beiden Arten Reizbildung quantitativ verschieden ist, das geht deutlich aus den Untersuchungen von CLARK[10]), T. SAKAI[11]) u. a. hervor. CLARK, der das künstlich durchströmte, unter der Leitung des Sinus rhythmisch schlagende Froschherz untersuchte, fand, daß wenn er, bei Erhaltung der Isotonie der RINGERschen Nährlösung durch Rohrzuckerzusatz, den NaCl-Gehalt der Lösung von 0,65 auf 0,325% herabsetzte, die Frequenz der Herzschläge etwas abnahm. Verminderte er den NaCl-Gehalt bis etwa 0,2%, so war die Frequenz der Herzschläge sehr stark vermindert. In NaCl-freier Lösung schlug auch in seinen Versuchen das Herz nicht. Andere Versuchsergebnisse bekommt man, wie T. SAKAI zeigen konnte, wenn man als Versuchsobjekt die *automatisch* schlagende Froschherzkammer verwendet. An dem heterotop (nach Anlegen der ersten STANNIUSschen Ligatur) schlagenden Froschherzen fand er, daß auch bei sehr stark vermindertem

---

[1]) GROSS, E.: Zitiert auf S. 712 (S. 311 der Arbeit).
[2]) LOEB, J.: Americ. journ. of physiol. Bd. 3, S. 327 u. 334. 1900; Pflügers Arch. f. d. ges. Physiol. Bd. 80, S. 229. 1900. Zusammenfassender s. den Aufsatz von J. LOEB in OPPENHEIMER: Handb. d. Biochem. Bd. II, S. 104. Jena 1910.
[3]) LINGLE, J.: Americ. journ. of physiol. Bd. 4, S. 270. 1900; Bd. 8, S. 75. 1902.
[4]) MERUNOWICZ: Ber. d. kgl. sächs. Ges. d. Wiss. 1875, S. 273.
[5]) LANGENDORFF, O.: Arch. f. (Anat. u.) Physiol. 1884, Suppl. S. 52.
[6]) SAKAI, T.: Zeitschr. f. Biol. Bd. 62, S. 205. 1913.
[7]) HOLZLÖHNER, E.: Zeitschr. f. Biol. Bd. 83, S. 107. 1925.
[8]) Von Interesse sind die Befunde BELEHRÁDEKS (Arch. internat. de physiol. Bd. 22, S. 156. 1923), der in Erweiterung von Beobachtungen NOYONS u. COUSYS das künstlich durchströmte Froschherz stundenlang schlagen sah, wenn es mit einer isotonischen Lösung von Glucose, Alanin und 0,04% $NaHCO_3$ ernährt wurde. Ersatz des Traubenzuckers durch Saccharose, Maltose oder Galaktose war dabei nicht schadlos möglich.
[9]) LUSSANA, F.: Arch. internat. de physiol. Bd. 13, S. 415. 1913.
[10]) CLARK, A. J.: Journ. of physiol. Bd. 47, S. 66. 1913.
[11]) SAKAI, T.: Zitiert auf S. 712.

NaCl-Gehalt (0,1% NaCl) der Nährlösung das Herz noch lange Zeit regelmäßig und kräftig schlagen kann, wenn nur [worauf frühere Untersucher nicht immer geachtet hatten[1])] die Isotonie der Nährlösung (durch Zusatz von Rohrzucker, Traubenzucker oder Harnstoff) gewahrt bleibt. Im Gegensatz zu CLARKS[2]) Befunden am nomotop schlagenden Herzen zeigte sich beim automatisch schlagenden Froschventrikel eine deutliche Frequenzsteigerung, wenn der NaCl-Gehalt der Nährlösung von 0,6 auf 0,1% herabgesetzt wurde, die wieder schwand, wenn die NaCl-Konzentration neuerdings auf 0,6% erhöht wurde. Bei einer nur geringgradigen Herabsetzung des NaCl-Gehaltes der Nährlösung ist diese Frequenzänderung nicht deutlich zu erkennen. Wird die Na-Ionenkonzentration noch unter 0,1% herabgesetzt, so treten Frequenzverlangsamungen und Pausen der Herztätigkeit auf.

Auch die von F. B. HOFMANN und HOLZINGER[3]) seinerzeit beschriebene hemmende Einwirkung, die Extrasystolen auf den Rhythmus der Herzreizbildung ausüben, werden nach SAKAIS Untersuchungen vermindert, wenn man den Na-Ionengehalt der Nährlösung etwas (auf ca. $3-2^0/_{00}$) herabsetzt, sie verschwindet, wenn der Na-Ionengehalt der Lösung nur 0,1% beträgt.

Daß diese Erscheinungen tatsächlich auf eine spezielle Wirkung des Natriums zu beziehen sind, wird dadurch erwiesen, daß die gleichen charakteristischen Erscheinungen zur Beobachtung kommen, wenn man die Wirkung verschiedener Natriumsalze auf den automatisch schlagenden Ventrikel beobachtet. Jodid, Bromid, Nitrat, Sulfat, Acetat, Lactat, Tartrat, Citrat sind in dieser Hinsicht untersucht worden[4]). Daß die von SAKAI u. a. gewonnenen Versuchsresultate nicht etwa als Folge von Verschiedenheiten der Wasserstoffionenkonzentration der verwendeten Nährlösungen zu deuten sind, hat HOLZLÖHNER[5]) nachgewiesen. Es zeigte sich weiter, daß, wenn auch die Wirkung der Anionen bei solchen Versuchen, wie weiter unten noch zu besprechen sein wird, nicht ganz vernachlässigt werden darf, doch für die Frage der Beeinflussung der Herzreizbildung und der Hemmungswirkung der Extrasystolen beim isolierten Herzen der Einfluß der Kationen von viel größerer Bedeutung zu sein scheint als der der Anionen. Nur das Lactation spielt bezüglich der Hemmungswirkung der Extrasystole eine besondere Rolle[4]). Im ganzen lassen SAKAIS Versuche erkennen, daß beim isolierten, dem Einfluß des Sinus entzogenen Froschventrikel in NaCl-freier Lösung eine Herzreizbildung nicht zu beobachten ist. Ein steigender NaCl-Gehalt läßt zunächst auch die Schlagfrequenz steigen. Das Optimum dieser Wirkung liegt etwa bei 0,3% NaCl, eine weitere Steigerung des NaCl-Gehaltes wirkt deutlich hemmend auf die Herzreizbildung der isolierten Kammer. Diese Hemmung heterotoper Herzreizbildung durch NaCl-Konzentrationen, die durchaus dem Wert des Gehaltes „physiologischer" Kochsalzlösungen entsprechen, zeigt sich auch darin sehr deutlich, daß die nach der ersten STANNIUSschen Ligatur zu beobachtende präautomatische Pause durch Verminderung des NaCl-Gehaltes der zur Ernährung des Herzens dienenden Nährlösung deutlich verkürzt werden kann [T. SAKAI[6])].

---

[1]) Zum Beispiel F. LUSSANA: Arch. di fisiol. Bd. 4, S. 473. 1909; SAKAIS Befunde werden neuestens von J. BELEHRADEK (Arch. internat. de physiol. Bd. 22, S. 156. 1923) bestätigt, der betont, daß nicht alle Anelektrolyte zur Erhaltung der Isotonie der Nährlösung des Herzens gleich gut zu verwerten sind. Traubenzucker und Alanin scheinen hierzu geeigneter zu sein als Saccharose, Maltose und Galaktose.
[2]) CLARK, A. J.: Journ. of physiol. Bd. 47, S. 66. 1913.
[3]) HOFMANN, F. B. u. HOLZINGER: Zeitschr. f. Biol. Bd. 57, S. 309. 1911.
[4]) SAKAI, T.: Zeitschr. f. Biol. Bd. 63, S. 1. 1914.
[5]) HOLZLÖHNER, E.: Zeitschr. f. Biol. Bd. 83, S. 107. 1925.
[6]) SAKAI, T.: Zitiert auf S. 712.

Daß die nomotope Herzreizbildung sich demgegenüber ganz anders verhält und daß, wenn diese Verhältnisse auf das Herz im normalen Kreislauf übertragbar sein sollten, schon der Kochsalzgehalt des Blutes die nomotope Herzreizbildung durch Hemmung der heterotopen begünstigt, geht aus den vorerwähnten CLARKschen Beobachtungen hervor, die SAKAI[1]) in einer späteren Untersuchung bestätigen konnte. Auch er fand, daß die *nomotope* Herzreizbildung beim isolierten Froschherzen verlangsamt wird, wenn man den NaCl-Gehalt der GÖTHLINschen Nährlösung von 0,6 auf 0,1% herabsetzt. Den SAKAIschen Beobachtungen entsprechen auch Versuchsergebnisse von DE BURGH und CLARK[2]). Sie sind jüngst auch von HOLZLÖHNER[3]) bestätigt worden. Der eben geschilderte Einfluß der Na-Ionen auf die Herzreizbildung ist in ähnlicher Weise auch beim Säugetierherzen festzustellen. F. B. HOFMANN[4]) hat Versuche dieser Art bei Kaninchen-, Katzen- und Affenherzen nach Durchschneidung des HISschen Bündels ausgeführt. Wurde bei erhaltener Isotonie der Gehalt an NaCl der LOCKEschen Lösung, mit der diese Herzen ernährt wurden, auf 0,5—0,2% herabgesetzt, so sank die Frequenz der spontan schlagenden Kammern, während eine Verminderung des NaCl-Gehaltes von 0,9 auf 0,6% noch keine deutliche Wirkung hatte. Verminderung des NaCl-Gehaltes auf weniger als 0,2% der Lösung führte zu Stillstand der Ventrikel. Die Vorhöfe reagierten in diesen Versuchen in ähnlicher Weise, aber viel empfindlicher, so daß es am intakten, künstlich durchströmen Säugetierherzen bei Herabsetzung des NaCl-Gehaltes der LOCKEschen Nährlösung auf 0,2—0,3% meist zu einem Stillstand der Vorhöfe mit seltenen automatischen Kammerkontraktionen kam.

Aus all diesen Versuchen geht, wie aus den älteren Beobachtungen von LINGLE[5]), HOWELL[6]) u. a., über das Auftreten von Herzreizbildung, die (bei sonst günstigen Versuchsbedingungen) durch Zufuhr von Na-Ionen ausgelöst wird, hervor, daß das Na-Ion in bestimmten Konzentrationen ein notwendiger Koeffizient der nomotopen wie der heterotopen Herzreizbildung ist, daß das Wirkungsoptimum seiner Konzentrationen für die einzelnen Herzreizbildungsstellen verschieden ist, daß aber eine *reine* NaCl-Lösung andererseits nicht imstande ist, *auf die Dauer* eine normale Herzreizbildung zu unterhalten, daß das Na-Ion somit wohl ein notwendiger, aber nur einer von mehreren notwendigen Koeffizienten der Herzreizbildung ist.

Eine Bedeutung des Na:Ca-Antagonismus bei all diesen Beobachtungen könnte vielleicht aus SAKAIs[1]) Feststellung erschlossen werden, daß ganz ähnliche Erscheinungen, wie durch die Verminderung des Na-Gehaltes der Nährlösung, am isolierten Froschherzen zu erzielen sind, wenn bei normalem Na-Gehalt der Ca-Gehalt der Lösung erhöht wird. Doch bedürften diese Tatsachen noch einer genaueren Analyse.

Schließlich ist es besonders für die Beurteilung der Verhältnisse am intakten Organismus von Bedeutung, daß auch die Funktion der extrakardialen Herznerven durch den Na-Gehalt der Körpersäfte beeinflußt werden kann [HOWELL[7]), BUSQUET und PACHON[8])]. Als Beispiel sei erwähnt, daß bei Durchströmung des Froschherzens mit „physilogischer Kochsalzlösung" nach HAGAN und

---

[1]) SAKAI, T.: Zeitschr. f. Biol. Bd. 64, S. 505. 1914.
[2]) DE BURGH DALE, J. u. A. J. CLARK: Journ. of physiol. Bd. 54, S. 367. 1921.
[3]) HOLZLÖHNER, E.: Zeitschr. f. Biol. Bd. 83, S. 107. 1925.
[4]) HOFMANN, F. B.: Zeitschr. f. Biol. Bd. 66, S. 293. 1915.
[5]) LINGLE, D. J.: Americ. journ. of physiol. Bd. 4, S. 265. 1900; Bd. 8, S. 75. 1902.
[6]) HOWELL: Americ. journ. of physiol. Bd. 6, S. 181. 1901.
[7]) HOWELL: Americ. journ. of physiol. Bd. 15, S. 280. 1906.
[8]) BUSQUET, H. u. V. PACHON: Arch. de physiol. et de pathol. gén. Bd. 11, S. 807 u. 851. 1909.

ORMOND[1]) die chronotrope Vaguswirkung alsbald verschwindet. Freilich könnte auch der Mangel anderer Ionen hierfür ebensogut verantwortlich sein wie der Überschuß an Na. Nach BUSQUET und PACHON[2]) kann diese Wirkung der Natriumchloridlösung auf den Vagus beim künstlich durchströmten Herzen nämlich behoben werden, wenn man ihr geringe Mengen von Calciumsalzen zusetzt. Kalium, Strontium, Barium oder Magnesium sollen das Calcium bezüglich der Entgiftung reiner NaCl-Lösung in diesen Versuchen nicht ersetzen können[1]).

Als Folge zentraler Vaguserregung deuten ABELOUS und BARDIER[3]) auch die von ihnen beobachtete Erscheinung, daß beim Hund nach intravenöser Injektion von Kochsalzlösung eine überdauernde Pulsverlangsamung zu beobachten ist, die an das intakte Vorhandensein der Vagi gebunden ist. Da in diesen Versuchen aber auch Blutdrucksteigerungen vorlagen, ist ihre einwandfreie Deutung nicht möglich.

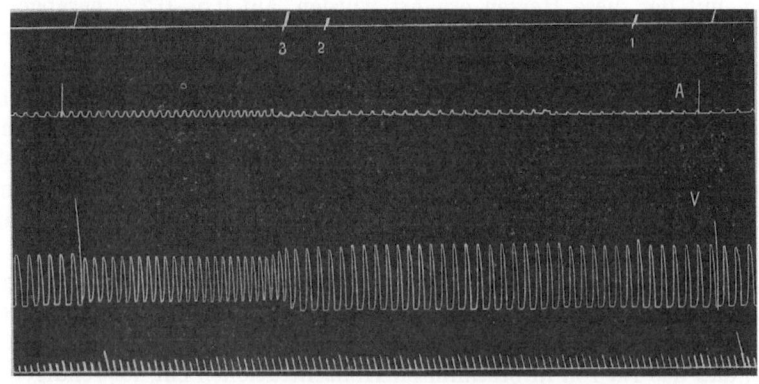

Abb. 170. Vergleich der Lithium- und Kaliumwirkung. Natürlich durchströmtes Eskulentenherz. Oben Reizmarke, dann Suspensionskurve des l. Vorhofs (A) und der Kammer (V). Zeit in $1/1''$. Von rechts nach links zu lesen. Bei Marke 1 wird ein mit $m/5$-LiCl getränktes Filterpapierblättchen auf die Sinoaurikulargrenze gelegt und bleibt bis Marke 2 liegen. Bei Marke 3 kommt an die gleiche Stelle ein gleichgroßes Blättchen mit $m/5$-KNO$_3$-Lösung.
Bei der 2. Koinzidenzmarke Pause von 20 Sek. Dauer. (Eigene Beobachtung.)

Mit Hilfe der Filterblättchenmethode konnte ich[4]) auch bei Anwendung molarer NaCl-Konzentrationen, die auf den Venensinus gebracht wurden, eine Beeinflussung des Froschherzens in situ bezüglich seiner Frequenz bisher nicht beobachten.

Lithium. Bezüglich des Lithiumchlorids wird von BORNSTEIN[5]) eine Beobachtung mitgeteilt, nach der Lithiumchlorid unter Umständen an der abgeklemmten Herzspitze spontane Kontraktionen auslösen kann. In einer Reihe von Versuchen über die lokalisierte Einwirkung von LiCl in Konzentrationen von $m/5 - m/10$ auf die nomotopen Reizbildungsstellen am isolierten und in situ befindlichen Froschherzen konnte ich eine deutliche Beeinflussung der Herzreizbildung bisher noch nicht feststellen[4]) (s. Abb. 170).

NH$_4$. Die Wirkung der NH$_4$-Salze auf das Herz ist sehr stark von der angewendeten Konzentration abhängig und vermutlich auch von der Tierart.

---

[1]) HAGAN, H. H., u. J. K. ORMOND: Americ. journ. of physiol. Bd. 30, S. 105. 1912.
[2]) BUSQUET, H. u. V. PACHON: Zitiert auf S. 737, Fußnote 8.
[3]) ABELOUS, J. E. u. E. BARDIER: Arch. de physiol. et de pathol. gén. Bd. 10, S. 430. 1908.
[4]) KISCH, BRUNO: Arch. f. exp. Pathol. u. Pharmakol. Bd. 116, S. 189. 1926.
[5]) BORNSTEIN, A.: Arch. f. (Anat. u.) Physiol. 1909, S. 100.

Durch niedere Konzentrationen scheint allgemein die Herzfrequenz gesteigert zu werden. Derartige Beobachtungen sind z. B. am embryonalen Hühnerherzen[1]) und am Limulusherzen gemacht worden.

Andererseits hat F. LUSSANA[2]) am isolierten, mit Ringerlösung künstlich durchströmten Herzen von Schildkröten und Schleien einen negativ chronotropen Einfluß von NH_4-Ionen feststellen können. BUSQUET[3]) fand insofern eine Ähnlichkeit der Ammonium- mit der Kaliumchloridwirkung, als er an dem kaliumfrei künstlich ernährten Säugetierherzen auf plötzliche Zufuhr von NH_4Cl-Lösung einen mehrere Minuten dauernden Herzstillstand eintreten sah, wie dies auch bei Zufuhr von Ringerlösung mit normalem Kaliumgehalt bei solchen Versuchsobjekten unter diesen Bedingungen beobachtet wird (ZWAARDEMAKER, BUSQUET). Andererseits tritt unter diesen Bedingungen der Kaliumstillstand nicht auf, wenn die vorher zur Ernährung des Herzens verwendete kaliumfreie Ringerlösung Ammoniumchlorid enthalten hatte. Lithium oder Uranium können das Ammonium in dieser Hinsicht nicht ersetzen[4]).

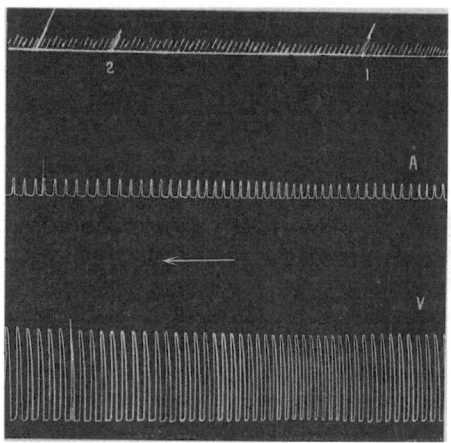

Abb. 171. Beschleunigung der nomotopen Herzreizbildung durch Ammoniumsalze. Eskulentenherz, natürlich durchströmt. Obere Kurve Zeit in $1/1$ Sek. und zugleich Reizmarke, darunter Suspensionskurve des l. Vorhofs, darunter die der Kammer. Von rechts nach links zu lesen. Bei Marke 1 wird ein mit $m/_{10}$-$(NH_4)_2SO_4$ getränktes Filterpapierblättchen auf die Sinoaurikulargrenze gelegt, bei der Marke 2 wurde es wieder weggenommen. (Eigene Beobachtung.)

Eigene, mit verschiedenen Ammoniumsalzen ausgeführte Untersuchungen[5]) ergaben, daß die Ammonsalze bei lokaler Applikation auf die Reizbildungsstellen grundsätzlich ganz ebenso die Herzreizbildung beeinflussen wie die Kaliumsalze, nur wesentlich schwächer als diese. Die Wirkungsstärke isomolekularer Konzentrationen des gleichen Kalium- und Ammoniumsalzes verhielten sich etwa wie 3 : 1. Wie nach Kalium, kann man auch nach Ammoniumzufuhr mit der FB-Methode gelegentlich (s. Abb. 171) eine Nachverlangsamung beobachten.

Somit steigern die Ammoniumsalze (s. Abb. 171) die nomotope Herzreizbildung vorübergehend und können auch die heterotope Herzreizbildung fördern. Dies letztere tun Ammoniumsalze am Froschherzen in situ bei Applikation auf den Venensinus erst nach lang dauernder Einwirkung, unter Umständen aber auch sogleich bei der ersten Dose, wenn sie nämlich einem schon längere Zeit mit Kalisalzen vorbehandelten Herzen zugeführt werden[5]), wodurch auch der Synergismus zwischen Kali und Ammonsalzen hervorgeht, wie ihn BUSQUET[3]) in anderer Art erwiesen hat. Gelegentlich läßt sich auch bei Ammonsalzen eine peripher vaguserregende Wirkung beobachten[5]).

---

[1]) PICKERING, J. W.: Journ. of physiol. Bd. 14, S. 382. 1893.
[2]) LUSSANA, F.: Arch. internat. de physiol. Bd. 13, S. 415. 1913.
[3]) BUSQUET, H.: Cpt. rend. des séances de la soc. de biol. Bd. 86, S. 106. 1922.
[4]) CARLSON, A. I.: Ergebn. d. Physiol. Bd. 8, S. 371. 1909.
[5]) KISCH, BRUNO: Arch. f. exp. Pathol. u. Pharmakol. Bd. 116, S. 189. 1926.

Caesium hat in seiner Wirkung auf die Herzreizbildung gewisse Ähnlichkeiten mit dem Kalium; bei lang dauernder und öfterer Anwendung scheint es den Vagus zu erregen und dadurch die nomotope Reizbildung bis zum Stillstand zu hemmen[1]). Seine Wirkungen sind aber anscheinend bedeutend schwächere als die des Kaliums.

Rubidium. Über intravenöse Rubidiuminjektionen beim Hund haben neuerdings Roffo und Ramírer[2]) berichtet, sie sahen primäre Frequenzverlangsamungen, sekundäre Beschleunigung und schließlich wieder eine Pulsverminderung. Bei hohen Dosen wurde auch Kammerflimmern beobachtet.

Calcium. Von den zweiwertigen Ionen ist das Calcium wohl jenes, dessen Salze bezüglich ihres Einflusses auf die einzelnen Herzfunktionen am häufigsten untersucht worden sind. Es zeigt sich, daß in vieler Hinsicht ein Antagonismus zwischen der Wirkung der Ca-Salze und der einwertiger Kationen, besonders zwischen $Ca^{..}$- und $K^{.}$-Salzen hinsichtlich der Herzfrequenz besteht.

Daß die Wirkung des $Ca^{..}$ auf die Herzreizbildung des isolierten Herzens ganz davon abhängt, wie stark seine Konzentration in der Nährlösung ist, geht aus alten Versuchen von Rutkewitsch[3]) hervor. Er stellte am mit Lockescher Nährlösung, deren Calciumchloridgehalt er der Norm gegenüber veränderte, durchströmten Katzenherzen fest, daß durch $CaCl_2$ in einer Konzentration von 1 : 50 000 die Herzfrequenz beschleunigt wird, bei 1 : 20 000 bis 1 : 10 000 unverändert bleibt und bei 1 : 5000 etwas und bei 1 : 1000 stark verzögert wird.

Daß die Anwesenheit von $Ca^{..}$ in der Nährlösung für die Herzreizbildung überhaupt nötig ist, ist von Ringer[4]) beobachtet und seither oft bestätigt worden [J. Loeb[5]) Lingle[6]), Howell[7]), Langendorff[8]), Gross[9]), Willigen[10]) u. a.]. Eine die Herzreizbildung fördernde Wirkung von Calciumsalzen wurde ferner von Langendorff und Hueck[8]) am isolierten Katzenherzen, von E. Gross[9]) am isolierten Hunde- und Kaninchenherzen, von W. T. Schultz[11]) am Schildkrötenherzen und auch sonst vielfach beobachtet. Andererseits sahen Rothberger und Winterberg[12]) an dem reduzierten Kreislaufpräparat der Katze bei Zufuhr von $CaCl_2$-Mengen, die die Kontraktionsstärke steigerten, gleichzeitig eine geringe Verminderung der Schlagfrequenz. Als Ca-Wirkung ist es vielleicht auch zu deuten, wenn beim Säugetierherzen als erste Wirkung der kalifreien Durchspülung eine Frequenzsteigerung beschrieben wird [Arborelius und Zottermann[13])]. Doch müßte dies erst noch durch besondere Untersuchungen geklärt werden.

Die frequenzsteigernde Wirkung einer nicht zu hochgradigen Ca-Salzzufuhr bezieht sich aber am intakten Säugetier allgemeiner Erfahrung nach in höherem

---

[1]) Külz, F. u. J. Pauls: Arch. f. exp. Pathol. u. Pharmakol. Bd. 110, S. 351. 1925.
[2]) Roffo, A. H. u. R. L. Ramírer: Bol. Inst. de Med. Exper. Bd. 1, S. 571. 1925.
[3]) Rutkewitsch: Pflügers Arch. f. d. ges. Physiol. Bd. 129, S. 487. 1909. Siehe dort die ältere Literatur.
[4]) Ringer, S.: Journ. of physiol. Bd. 4, S. 22 u. 222. 1881.
[5]) Loeb, J.: Pflügers Arch. f. d. ges. Physiol. Bd. 80, S. 229. 1900.
[6]) Lingle: Americ. journ. of physiol. Bd. 8, S. 75. 1902.
[7]) Howell: Americ. journ. of physiol. Bd. 2, S. 47. 1898.
[8]) Langendorff, O.: Pflügers Arch. f. d. ges. Physiol. Bd. 93, S. 286. 1903. — Ferner O. Langendorff u. W. Hueck: ebenda Bd. 96, S. 473. 1903.
[9]) Gross, E.: Zitiert auf S. 712.
[10]) Willigen: Zitiert auf S. 712.
[11]) Schultz, W. T.: Americ. journ. of physiol. Bd. 22, S. 133. 1908.
[12]) Rothberger, C. J. u. H. Winterberg: Pflügers Arch. f. d. ges. Physiol. Bd. 142, S. 523. 1911.
[13]) Arborelius, M. u. Y. Zottermann: Skandinav. Arch. f. Physiol. Bd. 45, S. 12. 1924.

Maße auf die heterotope als auf die nomotope Reizbildung im Herzen, die durch Ca-Zufuhr, wenn sie vorhanden ist, gesteigert aber auch erst angeregt werden kann. GROSS[1]) hat aus dem H. E. HERINGschen Laboratorium dies schon beim isolierten Säugetierherzen beschrieben, wo er gelegentlich nach Ca-Zufuhr ein bestehendes Herzkammerflimmern sich verstärken oder überhaupt erst am bis dahin koordiniert schlagenden Herzen auftreten sah. Die Anregung heterotoper Herzreizbildung durch $CaCl_2$-Zufuhr wird beim Hunde auch von ROTHBERGER und WINTERBERG[2]) sowie von VAN EGMOND[3]) (ventrikuläre Extrasystolen und Kammerflimmern), von R. KOLM und E. P. PICK[4]) u. a. hervorgehoben. Beim Menschen wurde das Auftreten einer Bigemini der *automatisch* schlagenden Kammern nach innerlicher Darreichung von 4—6 g $CaCl_2$ von SEMERAU[5]) beobachtet. Auch am isolierten menschlichen Herzen wurde auf $CaCl_2$-Zufuhr das Auftreten von Extrasystolen und Kammerflimmern beobachtet [H. E. HERING[6])]. Ferner ist als Nachwirkung der Durchströmung des isolierten Kaltblüterherzens mit einer sehr calciumreichen Nährsalzlösung das Auftreten von Extrasystolen und von Wühlen und Wogen der Kammer bemerkt worden [T. SAKAI[7]), BURRIDGE[8])]. ROTHBERGER und WINTERBERG[2]) betonen, daß durch $CaCl_2$ beim Säugetierherzen in erster Reihe in den sogenannten tertiären Zentren die Reizbildung gefördert wird.

Die eingangs erwähnte frequenzherabsetzende Wirkung großer Calciumdosen ist außer von den älteren Autoren [LANGENDORFF und HUECK[9]), RUTKEWITSCH[10])] neuerdings auch wieder beim nomotop schlagenden isolierten Froschherzen von BÖHM[11]) beobachtet worden, der eine gewisse Ähnlichkeit zwischen der Wirkung des $CaCl_2$- und des Sauerstoffmangels in dieser Hinsicht betont.

Etwas anders waren die Ergebnisse, die T. SAKAI[7]) erhielt. Er arbeitete an der isolierten Froschherzkammer und bekam bei starker Erhöhung des Ca-Gehaltes der Nährlösung [wie übrigens auch R. BÖHM[11]) und TEN CATE[12])] Rhythmusstörungen zu sehen, insbesondere in Form von Gruppenbildungen.

Außerdem beobachtete er eine Frequenzzunahme der automatischen Kammerschläge und eine Abnahme der Reizbildungshemmung durch Extrasystolen (nach HOFMANN und HOLZINGER) bei Steigerung des Ca-Gehaltes der Nährlösung. Gerade umgekehrt war die Wirkung einer s e h r starken Erhöhung der Ca-Konzentration (auf das Zehnfache der Norm). Doch waren starke individuelle Unterschiede bei den Versuchsobjekten festzustellen. Wurde der Ca-Gehalt der GÖTHLINschen Nährlösung unter die Norm vermindert, so trat Frequenzverminderung und Verstärkung der Hemmungswirkung der Extrasystolen auf.

Die scheinbaren Widersprüche zwischen den Befunden von T. SAKAI und anderen Autoren über die Wirkung der verschiedenen Ca-Konzentrationen auf die automatisch schlagenden Kammern im Vergleich mit den Ergebnissen am nomotop schlagenden Herzen konnte T. SAKAI zum Teil durch die Feststellung

---

[1]) GROSS, E.: Zitiert auf S. 712.
[2]) ROTHBERGER, C. J. u. H. WINTERBERG: Pflügers Arch. f. d. ges. Physiol. Bd. 142, S. 461. 1911.
[3]) VAN EGMOND: Pflügers Arch. f. d. ges. Physiol. Bd. 154, S. 39. 1913.
[4]) KOLM, R. u. E. P. PICK: Pflügers Arch. f. d. ges. Physiol. Bd. 185, S. 235. 1920.
[5]) SEMERAU, M.: Arch. f. d. ges. exp. Med. Bd. 31, S. 236. 1923.
[6]) HERING, H. E.: Zitiert auf S. 712 u. Verhandl. d. 22. Internisten-Kongr. S. 205. 1905.
[7]) SAKAI, T.: Zitiert auf S. 712.
[8]) BURRIDGE: Quart. journ. of exp. physiol. Bd. 5, S. 357. 1912.
[9]) LANGENDORFF u. HUECK: Zitiert auf S. 740, Fußnote 8.
[10]) RUTKEWITSCH: Zitiert auf S. 740, Fußnote 3.
[11]) BÖHM, R.: Zitiert auf S. 712.
[12]) TEN CATE: Arch. néerland. de physiol. de l'homme et des anim. Bd. 6, S. 269. 1922.

aufklären, daß die Wirkung des $CaCl_2$ auf nomotope und heterotope Reizbildungsstellen nicht die gleiche ist[1]).

Im Sinne der angeführten Beobachtungen ist es wohl auch zu verstehen, wenn als Wirkung starken Ca-Gehaltes der Nährlösung oder bei völligem Fehlen

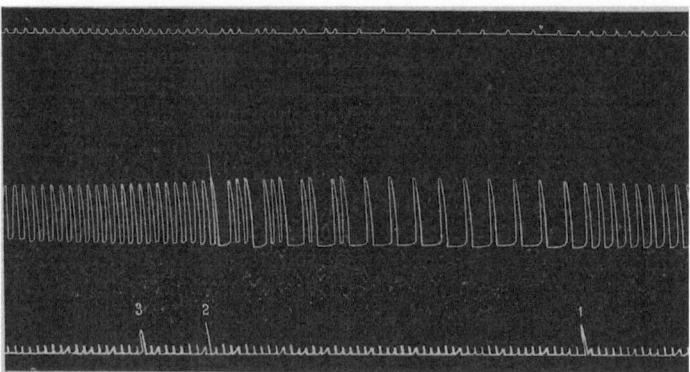

Abb. 172. Primär verlangsamende, sekundär beschleunigende Wirkung mittlerer Ca-Dosen am nomotop schlagenden Herzen. Froschherz, in situ normal durchströmt. Eskulenta mit Urethan betäubt. Suspensionskurve des l. Vorhofs (A) und der Kammer (V). Von rechts nach links zu lesen. Bei 1 kommt ein mit $m/_{10}$-$CaCl_2$-Lösung getränktes Filterpapierblättchen auf die Sinoaurikulargrenze. Bei 2 kurze Pause zur Gewinnung von Koinzidenzmarken der Kurve. Bei 3 Blättchen weg. Primär verlangsamende, sekundär beschleunigende Wirkung. (Eigene Beobachtung.)

des K in ihr, wobei ein wichtiger Antagonist des Ca eben wegfällt, Verlangsamung der Schläge des nomotop tätigen Eskulentenherzens beschrieben wird [J. TEN CATE[2]].

Außer von den sonst in der Nährlösung vorhandenen Salzen hängt aber, wie J. J. und J. P. BOUCKAERT und A. K. NOYONS[3]) am isolierten Froschherzen zeigten, die Wirkung des Calciums auf die Frequenz auch sehr stark von der Temperatur des Präparates ab.

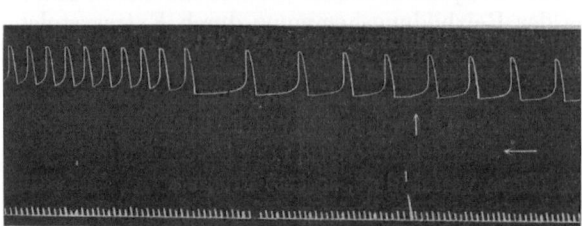

Abb. 173. Calciumwirkung an der automatisch schlagenden Kammer. Eskulenta. 18 g Atropin. Herzkammer isoliert, leer schlagend. Bei 1 kommt ein Filterblättchen mit $m/_{10}$-$CaCl_2$-Lösung auf die Ventrikel-Basisschnittfläche. Erst Verlangsamung, dann Beschleunigung. Von rechts nach links zu lesen. (Eigene Beobachtung.)

Es sei auch noch erwähnt, daß nach E. ABDERHALDEN und E. GELLHORN[4]) am nichtschlagenden Froschherzstreifenpräparat (aus der Kammer) sich durch Zusatz von $CaCl_2$ zur Nährlösung, im Gegensatz zu $BaCl_2$, die automatische Tätigkeit *nicht* anregen läßt.

Schließlich sei auch noch darauf hingewiesen, daß nach der Ansicht O. Loewis Digitalissubstanzen und auch viele andere Anelektrolyte, wie Rohrzucker, Traubenzucker, Harn-

---

[1]) SAKAI, T.: Zitiert auf S. 712.
[2]) TEN CATE, J.: Arch. néerland. de physiol. de l'homme et des anim. Bd. 6, S. 372. 1922.
[3]) BOUCKAERT, J. J. u. J. P., u. A. K. HOYONS: Arch. internat. de physiol. Bd. 19, S. 160. 1922.
[4]) ABDERHALDEN, E. u. E. GELLHORN: Pflügers Arch. f. d. ges. Physiol. Bd. 183, S. 303. 1920.

stoff, Narkotica, das isolierte Herz für die Wirkung der Ca-Ionen sensibilisieren sollen, und daß LOEWI darauf ihre, die Herztätigkeit fördernde Wirkung zurückführen will[1]).

Eigene eingehende Versuche mit der Filterblättchenmethode[2]) am natürlich durchströmten und am isolierten nomotop schlagenden Froschherzen sowie am isolierten automatisch schlagenden Ventrikel des Frosches ergaben das folgende Bild der Beeinflussung der Herzreizbildung durch Calciumsalze bei lokaler Applikation: Nomotope und heterotope Reizbildung werden grundsätzlich in gleicher Weise durch Calciumsalze beeinflußt. Die quantitativen Verhältnisse sind verschieden. Die Wirkungen sind gut charakterisiert, hängen aber nicht nur von der angewendeten Konzentration, sondern in hohem Grade auch von der Empfindlichkeit und Vorgeschichte des Präparates ab.

Eben wirksame Grenzkonzentrationen hemmen allgemein die Herzreizbildung, höhere fördern sie (meist nach einem kurzen primären Hemmungsstadium), hohe Dosen hemmen sehr stark, ja, können die Herzreizbildung völlig lähmen.

Charakteristisch ist auch für die Calciumwirkung die Neigung des Herzens oder der isolierten Kammer, in Gruppenbildung zu schlagen. Bei mittleren (beschleunigenden) Calciumdosen kommen diese Gruppenbildungen durch periodische Beschleunigungen der Herzreizbildung zustande, bei hohen (lähmenden) Dosen durch periodische Hemmungen der Herzreizbildung[2]). Die die Frequenz steigernde Ca-Wirkung ist beim Nitrat stärker ausgeprägt als beim Chlorid, die verlangsamende beim Chlorid stärker als beim Nitrat (s. Abb. 179 und 180). Es kommt hierin eben auch der Einfluß des Anions auf die Herzreizbildung zum Ausdruck[2]).

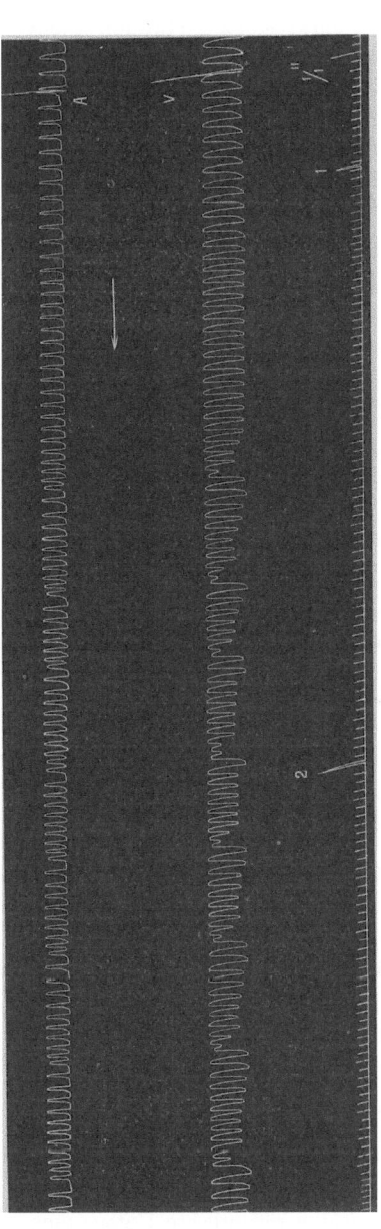

Abb. 174. Gruppenbildung durch periodische Beschleunigung nach Calciumzufuhr. Natürlich durchströmtes Esculentenherz in situ. Suspensionskurve des l. Vorhofs (A) der Kammer (V). Zeit in $^1/_1$ Sek. Von rechts nach links zu lesen. Bei 1 Filterblättchen mit 0,5 proz. CaCl$_2$-Lösung auf die Sinoaurikulargrenze gelegt. Beschleunigung, die in Gruppenbildung übergeht. Bei 2 CaCl$_2$ weggenommen. (Eigene Beobachtung.)

Kalium und Calcium sind bezüglich der nomotopen wie der heterotopen Herzreizbildung ausgesprochene Antagonisten[2]).

---
[1]) LOEWI, O.: Pflügers Arch. f. d. ges. Physiol. Bd. 187, S. 105. 1921.
[2]) KISCH, BRUNO: Arch. f. exp. Pathol. u. Pharmakol. Bd. 117, S. 31. 1926.

Sehr ähnliche Befunde bezüglich der Wirkungen des Ca, insbesondere bezüglich der Hemmung der nomotopen Reizbildung durch entsprechende Ca-Salzmengen konnte ich neuerdings auch beim Fischherzen (Scillium) erheben[1]).

Was die Beeinflussung der Funktion der **extrakardialen Herznerven** durch Änderung der normalen Ca-Konzentration des Blutes anbelangt, so sah RUTKEWITSCH[2]) als Folge intravenöser Injektion von $CaCl_2$ oder $Ca(NO_3)_2$ bei morphinisierten und curaresierten Hunden Pulsverlangsamungen auftreten, die er als Vaguswirkung anspricht, da sie nach vorausgehender Vagusdurchschneidung oder Atropinisierung nicht mehr zu beobachten waren. RUTKEWITSCH bringt diese Vagustonussteigerung mit der gleichzeitigen allgemeinen Blutdrucksteigerung des Tieres in Zusammenhang, was gewiß sehr begründet ist. Es liegen auch andere Beobachtungen vor, nach denen zunächst (bei Hunden) nach intravenöser $CaCl_2$-Infusion Tachykardien auftraten [BUSQUET und PEZZI[3])]. Die genaue Analyse derartiger Beobachtungen erfordert unbedingt die Feststellung, ob im gegebenen Falle die Herztätigkeit nomotop oder heterotop war. Jedenfalls

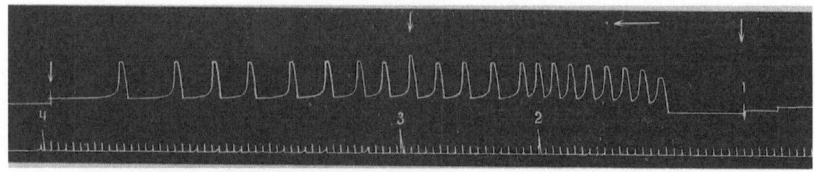

Abb. 175. Kalium-Calciumantagonismus an der automatisch schlagenden Kammer des Froschherzens. Isolierte leer schlagende Kammer. Vorhöfe weggeschnitten. Bei 1 wird ein Filterblättchen mit $m/_{10}$-KCl-Lösung auf die Basisschnittfläche der seit geraumer Zeit stillstehenden Kammer gelegt. Die Automatie erwacht. Bei 2 wird das KCl-Blättchen weggenommen und bei 3 an seine Stelle eines mit $m/_5$-$CaCl_2$-Lösung gebracht. Alsbald Stillstand. Bei 4 $CaCl_2$ weggenommen. (Eigene Beobachtung.)

stimmen mit den alten RUTKEWITSCHschen Beobachtungen neue, am Menschen gemachte überein [JANSEN, BARÁTH und BILLIGHEIMER, BARÁTH[4])], aus denen hervorgeht, daß intravenöse $CaCl_2$-Injektion beim Menschen meist primär eine Pulsverlangsamung hervorruft, die man nach vorhergehender Atropinisierung vermißt[4]). Auch fand BARÁTH[4]), daß der ASHNERsche Augendruckversuch beim Menschen kurz nach $CaCl_2$-Injektion stärkere Pulsverlangsamungen hervorruft als vorher. Nach BILLIGHEIMER[5]), der gelegentlich beim Menschen vor der Pulsverlangsamung auf $CaCl_2$-Injektionen eine initiale Beschleunigung sah, soll das Ca hauptsächlich an den Vagusendigungen angreifen.

Für eine gewisse unmittelbare Förderung der Vaguswirkung durch $Ca^{..}$ sprechen auch Beobachtungen von TEN CATE[6]) über die Steigerung der Wirkung faradischer Vagusreizung beim Frosch, ferner die von BOUSQUET und PACHON[7]), daß Zufuhr von 0,025—0,05% $CaCl_2$ imstande ist, den durch Ernährung mit reiner 0,6 proz. NaCl-Lösung unwirksam gewordenen Vagus des Frosches wieder chronotrop wirksam zu machen. Auch ist in solchen Versuchen angeblich das $Ca^{..}$ nicht durch andere Ionen, wie K, Sr, Ba oder Mg ersetzbar [BOUSQUET und PACHON[7])]. Für das K ist aber diese Angabe wohl nicht zutreffend [HAGAN und ORMOND[8])].

---

[1]) Noch nicht veröffentlichte Untersuchungen.
[2]) RUTKEWITSCH, K.: Pflügers Arch. f. d. ges. Physiol. Bd. 129, S. 487. 1909.
[3]) BUSQUETT u. PEZZI: Journ. de physiol. et de pathol. gén. Bd. 15, S. 485. 1913.
[4]) BARÁTH, E.: Zeitschr. f. d. ges. exp. Med. Bd. 45, S. 595. 1925.
[5]) BILLIGHEIMER, E.: Zeitschr. f. klin. Med. Bd. 100, S. 411. 1924.
[6]) TEN CATE: Arch. néerland. de physiol. de l'homme et des anim. Bd. 6, S. 372. 1922.
[7]) BOUSQUET u. PACHON: Arch. de physiol. et de pathol. gén. Bd. 11, S. 807 u. 851. 1909.
[8]) HAGAN, H. H. u. J. K. ORMOND: Americ. journ. of physiol. Bd. 30, S. 105. 1912.

Man kann durch Zusatz von Anionen zur Nährlösung, die das Ca fällen oder in schwach dissoziierte Verbindungen binden (z. B. Citrat), den Vagus so beeinflussen, daß seine Reizung keine chronotrope Wirkung mehr ausübt [BUSQUET und PACHON[1])]. Die Beobachtungen von HAGAN und ORMOND[2]) sind teils ähnlicher Art, teils besagen sie jedoch, daß die für die Funktion der Vagi notwendigen Mengen Ca¨ in der Nährlösung bei Vorhandensein entsprechender Mengen von K˙ geringer zu sein brauchen als sonst. Dies würde dafür sprechen, daß bezüglich der Vaguswirkung kein einfacher Antagonismus der Ionen K und Ca bestehen kann. Demgegenüber beobachtete LOEWI[3]) beim Froschherzen, daß eine Herabsetzung des Ca-Gehaltes der Ringerlösung die Vaguserregbarkeit steigert, und das gleiche konnte KOLM und PICK[4]) feststellen. Dies läßt sich vielleicht mit der oben (S. 732) erwähnten Wirkung des Kaliums erklären, wenn man einen K—Ca-Antagonismus bezüglich der Vaguserregbarkeit annimmt. Ferner sah LOEWI[3]), daß die Muscarinwirkung sich auch an solchen Herzen erzielen ließ, die durch länger dauernde NaCl-Durchspülung oder Oxalateinwirkung sehr kalkarm geworden waren. In eigenen Versuchen[5]) am isolierten und intakten Froschherzen, konnten die oben erwähnten charakteristischen Wirkungen des Ca auf die Herzreizbildung an atropinisierten Herzen in gleicher Weise beobachtet werden, wie an normalen.

Man ersieht aus all dem, daß die Frage der Beeinflussung der Vaguswirkung aufs Herz auch bezüglich der beiden wichtigen Ionenarten K und Ca noch keineswegs geklärt ist. Denn auch die Angabe, daß Ca-Zufuhr die Erregbarkeit des Herzvagus (im Gegensatz zum Einfluß des Vagus auf den Oesophagus)

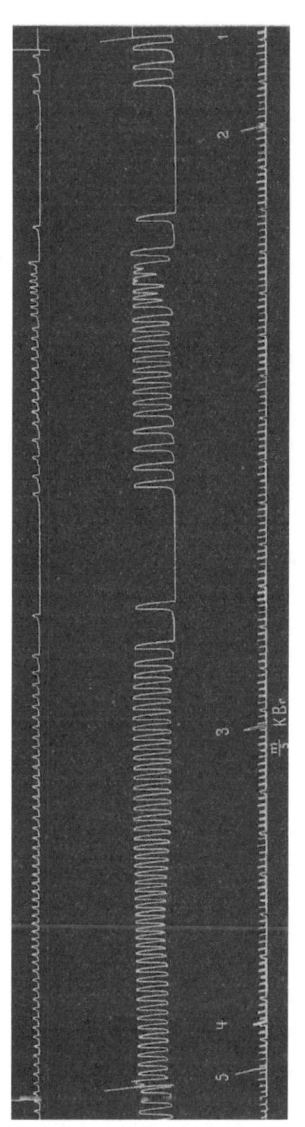

Abb. 176. Kalium-Calciumantagonismus bei nomotoper Reizbildung. Behebung der Calciumwirkung (Gruppenbildung durch Verlangsamung) durch Kalium. Natürlich durchströmtes Herz einer 50 g schweren Eskulente. Atropinisiert. Das Tier mit Urethan betäubt. Unter Calciumeinwirkung (Filterblättchen mit $m/_5$-CaCl$_2$-Lösung am Venensinus) verlangsamt und in durch periodische Hemmung der Reizbildung entstehenden Gruppen schlagend. Bei 1 kurze Pause, bei 2 wurde das CaCl$_2$-Filterblättchen entfernt und bei 3 an seine Stelle ein Filterblättchen mit $m/_5$-KBr gelegt, bei 4 wieder entfernt. Bei 5 eine Minute Pause. Die Gruppenbildung trat spontan nicht wieder auf. (Eigene Beobachtung.)

---

[1]) BOUSQUET u. PACHON: Arch. de physiol. et de pathol. gén. Bd. 11, S. 1025. 1909 u. Cpt. rend. hebdom. des séances de l'acad. des sciences Bd. 148, S. 575. 1909.
[2]) HAGAN, H. H. u. J. K. ORMOND: Americ. journ. of physiol. Bd. 29, S. XI. 1912 u. Bd. 30, S. 105. 1912.
[3]) LOEWI, O.: Arch. f. exp. Pathol. u. Pharmakol. Bd. 70, S. 343 u. 350. 1912.
[4]) KOLM, R. u. E. P. PICK: Pflügers Arch. f. d. ges. Physiol. Bd. 189, S. 137. 1921.
[5]) KISCH, BRUNO: Arch. f. exp. Pathol. u. Pharmakol. Bd. 117, S. 31. 1926.

herabsetzt, findet man in der Literatur [AUER und MELTZER[1])]. Freilich müßte bei Versuchsergebnissen dieser Art ausgeschlossen werden können, daß durch die Vaguserregung in solchen Fällen etwa Kammerautomatie ausgelöst wird und eine herabgesetzte Vaguswirksamkeit vortäuscht. Dieser Gedanke liegt um so näher, als Ca-Zufuhr, wie oben erwähnt wurde, die Neigung zum Auftreten heterotoper Herzreizbildung steigert.

Bezüglich des Accelerans gibt TEN CATE[2]) neuerdings an, daß beim Froschherzen, auch wenn es durch Zufuhr sehr großer $CaCl_2$-Mengen zum Stillstand gebracht wurde, der Accelerans noch wirksam ist, da seine elektrische Reizung (und auch Adrenalin) an solchen Herzen die Reizbildung wieder anregt. Im Gegensatz hierzu erweist sich aber an einem eine Zeitlang Ca-frei ernährten Froschherzen Adrenalin- und Acceleransreizung wirkungslos, und wenn es infolge des Ca-Mangels zum Stillstand gekommen war, konnte es weder durch elektrische Acceleransreizung noch durch Adrenalin wieder zum Schlagen gebracht werden[3]). Diese Beobachtungen stimmen weitgehend mit denen von KOLM und PICK[4]) überein. Beim Säugetierherzen haben ROTHBERGER und WINTERBERG[5]) festgestellt, daß durch Zufuhr von $CaCl_2$ die Beeinflussung der *nomotopen* Reizbildungsstellen durch elektrische Acceleransreizung nicht merklich geändert wird, doch wird die Erregbarkeit der tertiären Reizbildungszentren gegenüber Acceleransreizung durch $CaCl_2$ (sowie auch durch $BaCl_2$) erhöht.

Auffallend und im besonderen Fall vielleicht mit durch eine Wirkung auf die extrakardialen Herznerven zu erklären, ist es, wenn neuerdings von klinischer Seite mitgeteilt wird, daß intravenöse Calciumchloridinjektionen bei Fällen von extrasystolischen Herzunregelmäßigkeiten mit Erfolg zur Beseitigung dieser verwendet wurden[6]). Es müßten aber genauere Analysen solcher Fälle vorliegen, um ein Urteil über die Art der Wirkung zu gestatten.

Strontiumsalze scheinen die Herzfrequenz grundsätzlich in ähnlicher Weise zu beeinflussen wie Calciumsalze. In Konzentrationen von 1 : 10 000 in LOCKEscher Lösung sah RUTKEWITSCH[7]) beim isolierten Katzenherzen gelegentlich geringe Frequenzsteigerungen, bei hohen Dosen (1 : 1000) Verlangsamungen auftreten. Bei intravenösen Injektionen am ganzen Tier (Hund) rief $SrCl_2$ nach vorübergehender Pulsverlangsamung, die wohl mit der gleichzeitigen arteriellen Blutdrucksteigerung zusammenhing, deutliche Pulsbeschleunigungen hervor. Dabei zeigte sich eine deutliche Begünstigung des Auftretens heterotoper Ursprungsreize und von Kammerautomatie. Auch das Auftreten paroxysmaler Tachykardie nach Strontiumsalzinjektionen beim Hunde ist beobachtet worden[8]). Bei Verabreichung sehr hoher Dosen kommt es zuerst zu Vorhofsstillstand und dann zu diastolischem Kammerstillstand.

Die Förderung heterotoper Herzreizbildung durch Strontiumsalze geht auch aus der Beobachtung von ABDERHALDEN und GELLHORN[9]) hervor, daß am schlaglosen Froschherzstreifenpräparat gelegentlich durch Zusatz von $SrCl_2$ (in molar $1/500$-Konzentration) zur Nährlösung Automatie hervorgerufen werden kann. Es ist diese Wirkung aber weniger ausgeprägt als beim Bariumchlorid.

---

[1]) AUER u. MELTZER: Americ. journ. of physiol. Bd. 23, S. XX. 1909.
[2]) TEN CATE, J.: Arch. néerland. de physiol. de l'homme et des anim. Bd. 6, S. 372. 1922.
[3]) TEN CATE, J.: Arch. néerland. de physiol. de l'homme et des anim. Bd. 6, S. 269. 1922.
[4]) KOLM, R. u. E. P. PICK: Pflügers Arch. f. d. ges. Physiol. Bd. 189, S. 137. 1921.
[5]) ROTHBERGER, C. J. u. H. WINTERBERG: Pflügers Arch. f. d. ges. Physiol. Bd. 142, S. 461. 1911.
[6]) PETZETAKIS, M.: Cpt. rend. des séances de la soc. de biol. Bd. 91, S. 645. 1924.
[7]) RUTKEWITSCH, K. M.: Kiewer Univ.-Nachrichten 1910, Nr. 8.
[8]) CLERC, A. u. P. DECHAMP: Cpt. rend. des séances de la soc. de biol. Bd. 87, S. 662. 1922.
[9]) ABDERHALDEN, E. u. E. GELLHORN: Pflügers Arch. f. d. ges. Physiol. Bd. 183, S. 303. 1910.

Beim Säugetierherzen haben dementsprechend auch ROTHBERGER und WINTERBERG[1]) einen heterotopiefördernden Einfluß von $SrCl_2$ (im Gegensatz zum $BaCl_2$) nicht feststellen können.

Beim isolierten Froschherzen ist, von der frequenzvermindernden toxischen Wirkung[2]) abgesehen, neuestens festgestellt worden, daß es auch längere Zeit völlig normal tätig bleibt, wenn die Ca-Salze der ernährenden Ringerlösung durch die entsprechende Menge von Strontiumsalzen ersetzt werden[3]). Auch das nach Calciumentzug stillstehende Froschherz kann durch Sr-Zufuhr wieder zum Schlagen gebracht werden, und zwar bemerkenswerterweise auch dann, wenn der Ca-Entzug so lange gedauert hat, daß das Herz durch Ca-Zufuhr nicht mehr zum Schlagen gebracht wird[3]). Es scheint somit das Sr in solchen Fällen die Herzreizbildung intensiver anzuregen als Ca. Beim isolierten Säugetierherzen wurde bei Ersatz des Ca in der Nährlösung durch Sr das Auftreten von Frequenzverlangsamungen beobachtet, das auch durch Atropin nicht zu hindern war[4]).

Barium. Einen sehr deutlichen Einfluß auf die Herzreizbildung haben die Bariumsalze, und zwar wird ersichtlicherweise die heterotope Herzreizbildung durch sie stärker beeinflußt als die nomotope.

Die Art der Beeinflussung der nomotopen Herzreize durch Ba-Salze scheint stark von deren Konzentration und von dem bioenergetischen Zustande des Herzens abhängig zu sein. Bei Bariumchloridinjektionen am ganzen intakten Säugetier berichtet SCHEDEL[5]), je nach der angewendeten Dosis, zunächst von Pulsverlangsamung (freilich bei gleichzeitig starker Blutdrucksteigerung!), und weiterhin von Pulsbeschleunigungen, die er auf Erregungs- und Lähmungserscheinungen an den Vagis bezieht. Auch beim intakten Frosch fand er nach größeren Dosen (0,05 g $BaCl_2$) nach vorübergehenden starken Frequenzverlangsamungen (von 43 auf 10) eine Frequenzbeschleunigung. Sehr charakteristisch und die Herzwirkung mächtig beeinflussend sind bei Versuchen am intakten Tier die Gefäßwirkungen des Ba, die zu einer starken Blutdrucksteigerung führen[6]). Bei subcutaner und intravenösr Anwendung sind Dosen von 0,1—0,3 g $BaCl_2$ für Kaninchen, Katzen und Hunde tödlich[7]).

Beim Kaltblüterherzen berichtet SCAFFIDI[8]) in Übereinstimmung mit älteren Angaben [FILIPPI[9]), DE NICOLA[9])] über frequenzverlangsamende Wirkungen von $BaCl_2$, die er bei Bufo vulgaris beobachten konnte. Doch ist bei diesen Untersuchungen keine Gewähr geboten, daß es sich um nomotop schlagende Herzen handelte. Beim Schildkrötenherzen sind Frequenzverlangsamungen als Bariumwirkung von D. LIOTTA[10]) beschrieben worden, und auch aus SCHEDELS Versuchen am isolierten Froschherzen scheint neben den schon erwähnten (freilich nur unter der Voraussetzung der Nomotopie) eine verlangsamende

---

[1]) ROTHBERGER, C. J., u. H. WINTERBERG: Zitiert auf S. 746, Fußnote 5.
[2]) RANSOM, FRED: Journ. of pharmacol. a. exp. therapeut. Bd. 14, S. 367. 1920.
[3]) GRASSHEIM, K. u. G. VON DER WETH: Pflügers Arch. f. d. ges. Physiol. Bd. 209, S. 70. 1925.
[4]) HIRSCH, S. u. M. OPPENHEIMER: Arch. f. exp. Pathol. u. Pharmakol. Bd. 110, S. 89. 1925.
[5]) SCHEDEL: Zitiert auf S. 712.
[6]) YAMADA, SHIROW: Mitt. a. d. med. Fak. d. Kais. Univ. Tokyo Bd. 27, S. 69. 1921. Die primäre Frequenzverlangsamung, die YAMADA beim Hund nach $BaCl_2$-Injektionen sah, steht vermutlich mit diesen Blutdrucksteigerungen in Zusammenhang.
[7]) SALANT, W. u. N. KLEITMANN: Journ. of pharmacol. a. exp. therapeut. Bd. 20, S. 247. 1922.
[8]) SCAFFIDI, V.: Biochem. Zeitschr. Bd. 9, S. 489. 1908.
[9]) Literaturangaben der italienischen Arbeiten s. Biochem. Zeitschr. Bd. 9, S. 489. 1908.
[10]) LIOTTA, D.: Arch. di farmacol. sperim. e scienze aff. Bd. 37, S. 111. 1924.

Ba-Wirkung hervorzugehen[1]), andere sind GRUBERS Beobachtungen beim Schildkrötenvorhof (s. weiter unten). Jedenfalls ist bezüglich der $BaCl_2$-Wirkung in genauen Versuchen am Säugetier von ROTHBERGER und WINTERBERG[2]) festgestellt worden, daß die nomotope Reizbildung von kleinen $BaCl_2$-Dosen gelegentlich (aber nicht immer) im Sinne einer Frequenzsteigerung beeinflußt wird, von größeren Dosen im Sinne einer Frequenzverminderung. Die frequenzverlangsamende Wirkung von $BaCl_2$ (0,02 g) ist beim Kaninchen auch elektrokardiographisch von FRÖHLICH und GUSSENBAUER[3]) festgestellt worden. In all diesen Fällen spielt die Blutdrucksteigerung als auslösender Faktor der Bradykardie eine bedeutende Rolle (s. oben). Die Wirkung des Accelerans auf die *nomotopen* Reizbildungsstellen wird durch Barium nicht beeinflußt (ROTHBERGER und WINTERBERG).

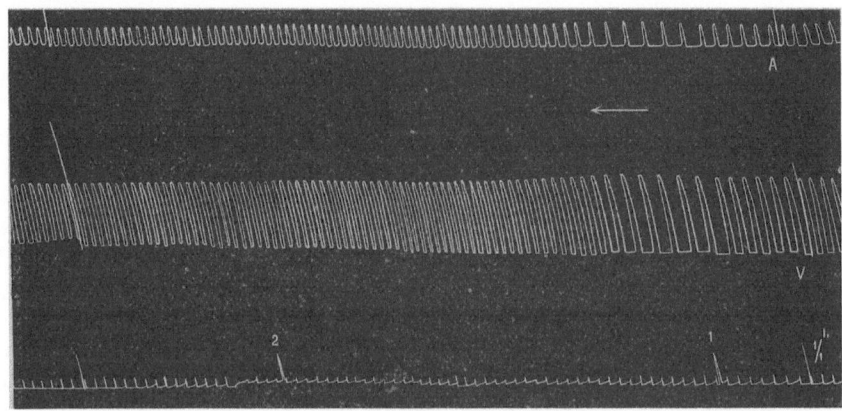

Abb. 177. Wirkung von $BaCl_2$ auf die nomotope Reizbildung. Eskulentenherz in situ, natürlich durchströmt. Suspensionskurve des l. Vorhofs (*A*) und der Kammer (*V*). Zeit in $1/1$ Sek. Von rechts nach links zu lesen. Bei 1 Filterpapierblättchen mit $m/10$-$BaCl_2$-Lösung auf eine Stelle des Venensinus, die kurz vorher durch KCl zur aktuellen Herzreizbildungsstelle gemacht wurde. Bei 2 Filterblättchen entfernt. Wirkung primär verlangsamend, sekundär beschleunigend. (Eigene Beobachtung.)

Auf Grund eigener Versuche[4]) mit der Filterblättchenmethode[5]) kann die Wirkung des $BaCl_2$ auf das natürlich durchströmte und auf das isolierte Herz bezüglich der Herzreizbildung als dem $CaCl_2$ sehr ähnlich bezeichnet werden. Die beschleunigenden Wirkungen scheinen aber beim Ba zu überwiegen. Grundsätzlich scheint auch beim Ba die Wirkungsart für heterotope und nomotope Reizbildung sehr ähnlich zu sein. Unsere Abb. 177 und 178 zeigen dies. Abb. 177 ist von der Kurve eines entsprechenden $CaCl_2$-Versuches kaum zu unterscheiden. Die primäre Verlangsamung und die sekundäre Beschleunigung sind (an dem atropinisierten Herzen in situ) sehr deutlich. Auch beim Fischherzen (Scillium) läßt sich die deutliche Förderung der nomotopen Herzreizbildung durch Ba-Salze mit der Filterblättchenmethode leicht zeigen[4]).

---

[1]) SCHEDEL: Zitiert auf S. 712.
[2]) ROTHBERGER, C. J. u. H. WINTERBERG: Pflügers Arch. f. d. ges. Physiol. Bd. 142, S. 461. 1911.
[3]) FRÖHLICH, A. u. R. GUSSENBAUER: Arch. f. exp. Pharmakol. u. Pathol. Bd. 97, S. 61, 1923.
[4]) Noch nicht veröffentlichte eigene Beobachtungen.
[5]) KISCH, BRUNO: Arch. f. exp. Pathol. u. Pharmakol. Bd. 116, S. 189. 1926.

Die Förderung der heterotopen Herzreizbildung durch $BaCl_2$ ist ebenfalls sehr deutlich ausgeprägt, und ROTHBERGER und WINTERBERG[1]) sind der Ansicht, daß es in erster Reihe erregbarkeitssteigernd auf die *tertiären* Zentren der Herzreizbildung einwirkt. Schon bei kleinen Dosen (0,005—0,01 g $BaCl_2$) macht sich diese Wirkung geltend. Sie äußert sich zunächst darin, daß bei solcher Vorbehandlung beim Säugetier Acceleransreizung viel leichter zu Kammerautomatie und zu Extrasystolen führt als sonst [ROTHBERGER und WINTERBERG[1])]. Bei größeren Dosen des $BaCl_2$ tritt auch ohne besondere Acceleranserregung heterotope Herzreizbildung und Kammerautomatie auf. Die gleiche Beobachtung hat neuerdings auch YAMADA[2]) bei Hunden gemacht. Er sah auch vorübergehend Ventrikelflattern nach $BaCl_2$-Injektionen (bis 400 in der Minute). Nach den bekannten Erfahrungen über das Auftreten von heterotopen Herzschlägen im allgemeinen

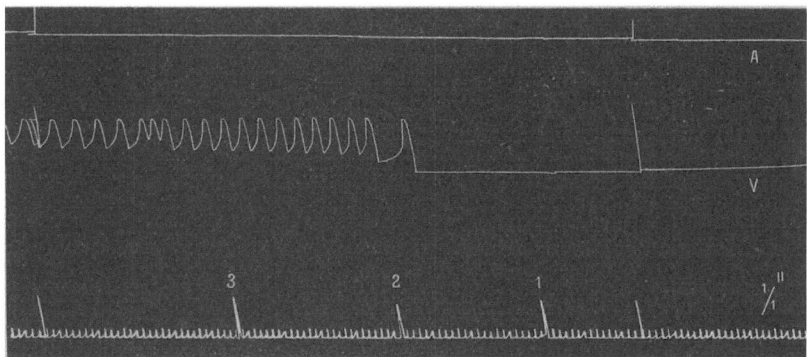

Abb. 178. Anregung der Kammerautomatie durch Barium. Isoliertes, leer schlagendes Herz einer 18 g schweren Esculente nach Atropin. Seit längerer Zeit nur noch seltene sporadische Schläge. Bei Marke 1 und 2 wird je ein ca. 8 qmm großes, mit $m/_5$-Bariumchloridlösung getränktes Filterpapierblättchen auf die Gegend der Ventrikelbasis gelegt. Bei 3 wieder weggenommen. Anregung der Kammerautomatie. Zu Ende der Kurve auch eine kurzdauernde Kammertachysystolie. Suspensionskurve des l. Vorhofes (A) und der Kammer (V). Zeit in $1/_1$ Sek. Von rechts nach links zu lesen. (Eigene Beobachtung.)

wird die Heterotopie besonders auch bei einer Verlangsamung der nomotopen Reizbildung leichter auftreten. So ist es wohl zu verstehen, wenn MATHIEU[3]) beim Frosch als Wirkung des $BaCl_2$ heterotope Herzreizbildung besonders während der Vagusreizung beobachtete. Aber bei genügend hohen Dosen tritt die Extrasystolie und Kammerautomatie auch spontan und mitunter in sehr hohem Grade auf.

Beobachtungen ähnlicher Art liegen für das Säugetierherz vor [E. WERTHEIMER und L. BOULET[4]), ROTHBERGER und WINTERBERG[1]), BUSQUET[5]), VAN EGMOND[6]) und TOURNADE und GIRAUD[7])], ferner für das Froschherz [E. WERTHEIMER und L. BOULET[4]), P. MATHIEU[3]), R. KOLM und E. P. PICK[8])] und auch am Froschherzstreifenpräparat läßt sich die automatieanregende und fördernde Wirkung des $BaCl_2$ erweisen [ABDERHALDEN und GELLHORN[9]),

---

[1]) ROTHBERGER, C. J. u. H. WINTERBERG: Pflügers Arch. f. d. ges. Physiol. Bd. 142, S. 461. 1911.
[2]) YAMADA, S.: Mitt. a. d. med. Fak. d. Kais. Univ. Tokyo Bd. 27, S. 69. 1921.
[3]) MATHIEU, P.: Cpt. rend. des séances de la soc. de biol. Bd. 83, S. 382. 1920.
[4]) WERTHEIMER, E. u. L. BOULET: Cpt. rend. des séances de la soc. de biol. Bd. 70, S. 678. 1911; Bd. 71, S. 693. 1911.
[5]) BUSQUET: Cpt. rend. des séances de la soc. de biol. Bd. 71, S. 648. 1911.
[6]) VAN EGMOND: Pflügers Arch. f. d. ges. Physiol. Bd. 154, S. 39. 1913.
[7]) TOURNADE, A. u. G. GIRAUD: Cpt. rend. des séances de la soc. de biol. Bd. 83, S. 117. 1920.
[8]) KOLM, R. u. E. P. PICK: Pflügers Arch. f. d. ges. Physiol. Bd. 185, S. 235. 1920.
[9]) ABDERHALDEN, E. u. E. GELLHORN: Pflügers Arch. f. d. ges. Physiol. Bd. 183, S. 303. 1920.

MACHIELA[1]), BRANN[2]), UÈDA[3])]. VAN EGMOND sah als Folge von BaCl$_2$-Zufuhr auch an einem Hundeherzen, dessen Hissches Bündel abgeklemmt war und dessen Kammern automatisch schlugen, nach BaCl$_2$-Zufuhr *ventrikuläre Tachykardien* und *Kammerflimmern* auftreten. Ventrikuläre Tachykardien und auf die Vorhöfe rückgeleitete ventrikuläre Extrasystolen haben auch ROTHBERGER und WINTERBERG nach BaCl$_2$-Zufuhr beim Säugetierherzen gesehen. Vielleicht handelt es sich auch um eine Förderung heterotoper Reizbildung bei der Frequenzsteigerung, die GRUBER[4]) als Wirkung des Bariumchlorids an dem isolierten Schildkrötenvorhof beschreibt (0,1%). Am isolierten Froschventrikel ist die Frequenzsteigerung durch BaCl$_2$ schon lange bekannt[5]).

ABDERHALDEN und GELLHORN[6]) betonen auf Grund ihrer Versuche, daß die Wirkung des BaCl$_2$ auf das Herzstreifenpräparat sehr davon abhängt, mit was für anderen Ionen das Präparat vor der Einwirkung der Bariumsalze vorbehandelt wurde. Das geht auch schon aus älteren Untersuchungen von SCAFFIDI[7]) hervor, der bei Buffo vulgaris nach vorangehender oder bei gleichzeitiger Injektion von Na$_2$SO$_4$ die BaCl$_2$-Wirkung auf das Herz ausbleiben sah, während eine Injektion von Na$_2$SO$_4$, die, als Folge von BaCl$_2$ aufgetretenen Herzunregelmäßigkeiten nachträglich nicht mehr beheben konnte. Er schloß aus seinen Versuchen auf den muskulären Angriffspunkt des BaCl$_2$ im Herzen. ABDERHALDEN und GELLHORN[6]) tun dies ebenfalls, da sich in ihren Untersuchungen die typische BaCl$_2$-Wirkung in gleicher Weise an ganglienzellhaltigen und an ganglienzellfreien Froschherzstreifen zeigte.

Magnesium. Zum Unterschied von der Wirkung der bishergenannten zweiwertigen Kationen ist eine die Reizbildung fördernde Wirkung der Mg-Ionen bisher nicht nachgewiesen worden. Im Gegenteil ist beim Warm- und Kaltblütlerherzen sehr oft eine Frequenzverminderung durch Magnesiumsalze beobachtet worden.

Derartige Feststellungen liegen für die nomotope Reizbildung des Säugetierherzens vor [ROTHBERGER und WINTERBERG[8])], an dem durch Mg-Zufuhr Frequenzverminderung erzielt wurde.

Beim Froschherzen rief MgSO$_4$ oder andere Magnesiumsalze Schlagverminderung, ja Herzstillstand hervor [MATTHEWS und JACKSON[9]), A. HAHN[10])], die in erster Linie auf eine Wirkung der Mg-Ionen auf den Herzvagus zurückgeführt wurden [MACNIDER und MATTHEWS[11]), GAUTRELET[12])]; auch das Auftreten LUCIANIscher Perioden ist beim Froschherzen nach Magnesiumzufuhr beobachtet worden [TEN CATE[13])]. Diesen Beobachtungen entspricht es auch, daß eine Anregung heterotoper Herztätigkeit durch Magnesiumsalze nicht beobachtet wurde, und zwar weder beim Säugetierherzen [ROTHBERGER und WINTERBERG[8])] noch am Froschherzstreifenpräparat [ABDERHALDEN und GELLHORN[6])] und daß das Magnesiumion im Gegensatz zu Na, K und Ca für die Tätigkeit

---

[1]) MACHIELA, J.: Zeitschr. f. d. ges. exp. Med. Bd. 14, S. 287. 1921.
[2]) BRANN, M.: Arch. f. exp. Pathol. u. Pharmakol. Bd. 94, S. 222. 1922.
[3]) UÈDA, S.: Acta scholae med., Kioto Bd. 6, S. 193. 1923.
[4]) GRUBER, CH. M.: Journ. of pharmacol. a. exp. therapeut. Bd. 16, S. 405. 1921.
[5]) RINGER u. SAINSBURY: Practitioner Bd. 31, S. 81. 1883.
[6]) ABDERHALDEN, E. u. E. GELLHORN: Pflügers Arch. f. d. ges. Physiol. Bd. 183, S. 303. 1920.
[7]) SCAFFIDI, V.: Biochem. Zeitschr. Bd. 9, S. 489. 1908.
[8]) ROTHBERGER, C. J. u. H. WINTERBERG: Pflügers Arch. f. d. ges. Physiol. Bd. 142, S. 461. 1911.
[9]) MATTHEWS, S. A. u. D. E. JACKSON: Americ. journ. of physiol. Bd. 19, S. 5. 1907.
[10]) HAHN, A.: Arch. f. (Anat. u.) Physiol. 1910, Suppl. S. 129.
[11]) MACNIDER, W. A. B. u. S. A. MATTHEWS: Americ. journ. of physiol. Bd. 20, S. 323. 1907.
[12]) GAUTRELET, J.: Zentralbl. f. Physiol. Bd. 21, S. 489. 1907.
[13]) TEN CATE, J.: Arch. néerland. de physiol. de l'homme et des anim. Bd. 6, S. 269. 1922.

des Octopusherzens entbehrlich gefunden wurde [FREDERICQ[1])]. Doch erweist sich andererseits auch bei Einwirkung so hoher Magnesiumkonzentrationen auf das Froschherz, daß dieses eben seine Tätigkeit einstellt, der Accelerans cordis immer noch sowohl auf elektrische Reizung als auf Adrenalin wirksam erregbar [TEN CATE[2])]. Am intakten Kaninchen und am durch Oxalatzufuhr vorbehandelten zeigen auch große Magnesiummengen oft gar keine merkliche Wirkung auf die Herztätigkeit[3]).

Cerium. Schließlich sei noch erwähnt, daß vom *Cerium* eine frequenzverlangsamende Wirkung am isolierten wie am Froschherzen in situ beschrieben wurde. An ersterem erweisen sich in diesem Sinne noch Konzentrationen von 1 : 60 000 Cerchlorid wirksam[4]).

Schwermetalle. Was die Beeinflussung der Herzreizbildung durch Schwermetalle anbetrifft, so sind unsere Kenntnisse hierüber sehr gering. SALANT und CONNET[5]) sahen im allgemeinen eine Herabsetzung der Frequenz und schließlichen Stillstand des isolierten Froschherzens bei Zufuhr von Schwermetallsalzen. Die von ihnen verwendeten Substanzen waren: Cu als Sulfat, Fe als Citrat, Mn als Chlorid, Ni als Acetat, Co als Chlorid, Zn als Malat, Cd und Ur als Acetat. Der durch Eisen, Nickel und Kobalt erzeugte Herzstillstand war gut reversibel, bei anderen Schwermetallen schlecht oder gar nicht. Andererseits wird von ABDERHALDEN und GELLHORN[6]) berichtet, daß es ihnen in einem Falle gelang, durch Zusatz von $m/300$ $FeCl_3$ zur Nährlösung am stillstehenden Froschherzstreifenpräparat vorübergehend Automatie anzuregen. DUHAMEL[7]) konnte nach intravenöser Injektion kleiner Mengen (0,25 : 1000) kolloidalen Silbers und Palladiums in indifferenten isotonischen Lösungen keine Beeinflussung der Herztätigkeit feststellen.

Bezüglich gewisser Beobachtungen über die Wirkung der Eisensalze verschiedener Säuren auf die Herzfrequenz sei auf Versuche von COOK[8]) verwiesen, die weiter unten bei Besprechung der Anionen und ihres Einflusses auf die Herzreizbildung eingehender angeführt sind.

Von $CuCl_2$ berichtet neuerdings FUJIMAKI[9]), daß es in Konzentrationen, die die Frequenz des isolierten Froschherzens nicht merklich beeinflussen, dieses stillstellt, wenn es in den gleichen Konzentrationen zugleich mit Adrenalin (1 : 500 000) zur Wirkung kommt.

2. Die Wasserstoffionenkonzentration.

Die jüngst in 2. Auflage erschienene Monographie von L. MICHAELIS[10]) über die biologische Bedeutung der Wasserstoffionenkonzentration belehrt nicht nur darüber, wie vielseitig die Lebensvorgänge von der Wasserstoffionenkonzentration im Innern und in der Umgebung der lebenden Zelle abhängen, sondern auch darüber, welche Fülle von Arbeit bereits gerade dieser Fragestellung gewidmet wurde und noch täglich gewidmet wird. In den folgenden

---

[1]) FREDERICQ: Bull. Acad. d. Belg. 1913, S. 758.
[2]) TEN CATE, J.: Arch. néerland. de physiol. de l'homme et des anim. Bd. 6, S. 269. 1922.
[3]) FRÖHLICH, A. u. R. GUSSENBAUER: Arch. f. exp. Pathol. u. Pharmakol. Bd. 97, S. 61. 1913.
[4]) HARA, S.: Arch. f. exp. Pathol. u. Pharmakol. Bd. 100, S. 217. 1923.
[5]) SALANT, W. u. H. CONNET: Journ. of pharmacol. a. exp. therapeut. Bd. 15, S. 217. 1920.
[6]) ABDERHALDEN, E. u. E. GELLHORN: Pflügers Arch. f. d. ges. Physiol. Bd. 183, S. 303. 1920.
[7]) DUHAMEL: Cpt. rend. des séances de la soc. de biol. Bd. 75, S. 253. 1913.
[8]) COOK: Journ. of physiol. Bd. 47, S. 66. 1913.
[9]) FUJIMAKI, Y.: Arch. f. exp. Pathol. u. Pharmakol. Bd. 104, S. 73. 1924.
[10]) MICHAELIS, L.: Zitiert auf S. 712.

Abschnitten, besonders auch in dem über die Contractilität des Herzmuskels, werden wir hierauf wieder hinzuweisen haben.

Vorweg sei bemerkt, daß als Wasserstoffzahl auch H-Ionenkonzentration oder [H˙] die Konzentration der Wasserstoffionen in einem Liter einer Lösung verstanden wird, so zwar, daß z. B. [H˙] $= 0,8 \cdot 10^{-7}$ soviel bedeutet als: in 10 000 000 l Flüssigkeit sind 0,8 g freie Wasserstoffionen enthalten. Der Logarithmus der sog. Wasserstoffzahl (unter Weglassung des Minusvorzeichens) wird als Wasserstoffexponent oder p_H bezeichnet. Demgemäß wird also bei Zunahme der freien Wasserstoffionen, also stärkerer Säuerung, die Wasserstoffzahl [H˙] größer, der Wasserstoffexponent aber kleiner werden[1]).

Was die Herzreizbildung betrifft, so ist schon seit langem bekannt, daß sie in annähernd normaler Weise nur dann möglich ist, wenn die Nährlösung des Herzens (und zwar nur in engen Grenzen) vom Neutralpunkt nach der alkalischen Seite etwas abweicht [Steénon[2])]. Durch den Zusatz, welcher Alkalien in der Nährlösung dies erreicht wird, scheint, wenn die betreffenden Stoffe nur keine spezifische Giftwirkung ausüben, nicht von besonderer Bedeutung zu sein [Walden[3]), Gross[4])].

Stärkere Abweichungen vom Neutralpunkt, sei es nach der sauren oder alkalischen Seite hin, beeinflussen merklich die Herzreizbildung[5]). Bei stärkerer Säuerung hängt hierbei, wie man weiß, die Wirkungsstärke und ihre Reversibilität sehr von der Dauer der Einwirkung der sauren Lösung ab[6]). Es ist hierbei oft sehr schwierig, die eben gestreifte Frage zu entscheiden, inwieweit die zu beobachtenden Änderungen der Funktion z. B. wirklich durch die Steigerung der [H˙] bedingt sind und inwieweit durch eine spezifische Wirkung des Anions oder des ganzen Moleküls.

Bezüglich der Wirkung der Kohlensäure auf die Herzreizbildung, die weiter unten besprochen wird, ist man sich bezüglich dieses Punktes, wie bei Fragen der Physiologie der Atmung so auch bei solchen der Herztätigkeit, noch durchaus nicht ganz einig [s. Mansfeld und v. Szent György[7]) und im Gegensatz zu diesen M. Iwai[8]) sowie H. Bainbridge[9])].

Jedenfalls muß bei der Beurteilung der Wirkung gesteigerter Kohlensäurezufuhr die Wirkung der veränderten [H˙] der Lösung stets berücksichtigt werden. Für experimentelle Untersuchungen ist auch bezüglich der Absorption von Kohlensäure aus der Luft stets zu beachten, daß bei Lösungen, die keine Puffersalze enthalten, schon ein längeres Aufbewahren genügt, um ihre Wasserstoffionenkonzentration deutlich zu erhöhen[10]).

Bemerkenswert ist die Beobachtung, daß die verschiedenen Reizbildungsstellen des Herzens durch die gleiche [H˙] in verschiedener Weise beeinflußt werden. Dies zeigen Untersuchungen von Clark[11]) Mansfeld und v. Szent György[7])

---

[1]) Für auf diesem Gebiete minder Bewanderte sei auch auf B. Kisch: Fachausdrücke der physikalischen Chemie. Ein Wörterbuch. 2. Aufl. Berlin: Julius Springer 1923 verwiesen.

[2]) Steénon: Arch. f. (Anat. u.) Physiol. 1879, S. 263.
[3]) Walden: Americ. journ. of physiol. Bd. 3, S. 123. 1899.
[4]) Gross, E.: Zitiert auf S. 712.
[5]) de Burgh Dale, J. u. A. J. Clark: Journ. of physiol. Bd. 54, S. 367. 1921.
[6]) Böhm, R.: Arch. f. exp. Pathol. u. Pharmakol. Bd. 95, S. 1. 1922.
[7]) Mansfeld, G. u. v. Szent György: Pflügers Arch. f. d. ges. Physiol. Bd. 184, S. 236. 1920.
[8]) Iwai, M.: Pflügers Arch. f. d. ges. Physiol. Bd. 202, S. 356. 1924.
[9]) Bainbridge, Henrietta: Journ. of physiol. Bd. 57, S. L. 1923.
[10]) Williams, J. R. u. M. Swett: Journ. of the Americ. med. assoc. Bd. 78, S. 1024. 1922.
[11]) Clark, A. J.: Journ. of physiol. Bd. 47, S. 66. 1913.

und die bei ATZLER ausgeführten von M. IWAI[1]). Beim Froschherzen konnten DALE und THAKER[2]) feststellen, daß die für die Automatie der einzelnen Herzteile optimale Wasserstoffionenkonzentration der Nährlösung um so niedriger ist, je weiter die betreffenden Teile ihrer anatomischen Lage nach von dem venösen Ende abliegen. So fanden sie als Grenzen innerhalb derer die [H˙] der Nährlösung schwanken kann, ohne daß die regelmäßige Reizbildung des betreffenden Herzteiles gestört wird, für den Sinus [H˙] = 10^{-5}—$10^{-9,5}$ für die Vorhöfe $10^{-5,5}$—$10^{-10,5}$, und für die Kammern $10^{-6,5}$—10^{-11}. Das Frequenzoptimum für den Sinus fanden sie bei einer [H˙] der Nährlösung von etwa 10^{-7}—10^{-8}. Wurde die Lösung saurer, so beobachteten sie [wie übrigens früher schon JERUSALEM und STARLING[3]) und BORRINO und VIALE[4])] Frequenzverlangsamungen, wurde sie alkalischer, ebenfalls, mitunter jedoch auch Beschleunigungen (doch scheint es nicht ausgeschlossen, daß letztere heterotopen Ursprunges waren).

Da somit schon für die verschiedenen Herzreizbildungsstellen eines bestimmten Herzens die optimale [H˙] eine verschiedene ist, so kann es nicht wundernehmen, daß dies für das Herz verschiedener Tierarten in erhöhtem Maße der Fall ist, wie auch tatsächlich Untersuchungen von MINES[5]) und von CLARK[6]) gezeigt haben und die von MACDONALD[7]) bei Fischen gewonnenen Ergebnisse lehren.

Ähnliche Ergebnisse bezüglich des Einflusses der [H˙] auf die Herzreizbildung, wie die ebengenannten Versuche an Kaltblütlern, haben auch neuestens Versuche am Säugetierherzen ergeben. Am Hundeherzen, das künstlich (nach LANGENDORFF) mit LOCKEscher Lösung durchströmt wurde, nahm die Sinusfrequenz zu, wenn p_H von 7,4 auf 7,8 stieg, und sie nahm ab, wenn p_H von 7,4 auf 7,0 sank, als die Lösung saurer wurde[8]). In ähnlicher Weise wurde auch an den in LOCKEscher Lösung schlagenden isolierten Kaninchenvorhöfen beobachtet, daß die Schlagfrequenz, wenn man von annähernd neutraler Reaktion der Nährlösung ausging, bei steigender [H˙] abnahm[9]). Bezüglich der Wirkung der extrakardialen Herznerven ist hierbei bemerkenswert, daß Adrenalin und Tyramin die Herzfrequenz bei $p_H = 7,8$ stärker als in der Norm beeinflussen, bei $p_H = 7$ schwächer, Cholin und Acetylcholin aber gerade umgekehrt stärker bei $p_H = 7,0$ als bei $p_H = 7,8$.

Mit diesen Beobachtungen stimmen auch neuere von SALANT und JOHNSTON[10]) überein.

3. Anionen.

Über die Wirkung der verschiedenen Anionen auf die Herzfunktionen sind die experimentellen Erfahrungen viel spärlicher als über die der Kationen.

Bezüglich der Kohlensäure ist schon erwähnt worden, daß es noch durchaus nicht sicher ist, daß ihre Einwirkung auf die Herzreizbildung nicht lediglich oder in erster Reihe durch die Veränderung der Wasserstoffionenkonzentration,

---

[1]) IWAI, M.: Pflügers Arch. f. d. ges. Physiol. Bd. 202, S. 356. 1924.
[2]) DALE, D. u. C. R. A. THAKER: Journ. of physiol. Bd. 47, S. 493. 1913.
[3]) JERUSALEM, E. u. E. H. STARLING: Journ. of physiol. Bd. 40, S. 279. 1910.
[4]) BORRINO, A. u. G. VIALE: Arch. di fisiol. Bd. 10, S. 537. 1912.
[5]) MINES, G.: Journ. of physiol. Bd. 43, S. 467. 1912; Proc. of the physiol. soc. Bd. 18, S. XIII. 1913.
[6]) CLARK, J. A.: Journ. of pharmacol. a. exp. therapeut. Bd. 4, S. 425. 1913.
[7]) MACDONALD, A. D.: Quart. journ. of exp. physiol. Bd. 15, S. 69. 1925.
[8]) DRURY, A. N. u. E. COWLES ANDRUS: Journ. of physiol. Bd. 59, S. XLI. 1924.
[9]) ANDRUS COWLES, E.: Journ. of physiol. Bd. 59, S. 361. 1924.
[10]) SALANT, W. u. R. L. JOHNSTON: Journ. of pharmacol. a. exp. therapeut. Bd. 23, S. 373. 1924.

die sie bewirkt, bedingt ist. In gewissen Konzentrationen soll sie nach Ansicht einiger Forscher zum Zustandekommen der Herzreizbildung notwendig sein MARTIN[1]), HENDERSON[2]), MANSFELD und v. SZENT GYÖRGY[3])] und stellt somit vermutlich einen der Koeffizienten normaler Herzreizbildung dar [H. E. HERING[4])], doch ist auch diese Notwendigkeit der Kohlensäure für die Herzreizbildung nach neuesten Untersuchungen nicht als einwandfrei erwiesen zu betrachten [M. IWAI[5]), H. BAINBRIDGE[6])].

Über sonst beobachtete Wirkungen der Kohlensäure auf die Herzreizbildung ist im vorigen Abschnitt bereits gesprochen worden (s. S. 752). Nach STRAUB[7]) u. v. a. bewirkt CO_2-Zufuhr auch beim *isolierten* Kaltblüterherzen eine Verminderung der nomotopen Herzreizbildung. Dabei scheint die heterotope Reizbildung durch die CO_2 eher gefördert zu werden, die nach H. E. HERING auch als ein das Flimmern begünstigender Koeffizient anzusehen ist.

Bemerkenswerte Beobachtungen über die Wirkung erhöhten CO_2-Gehaltes der Atemluft beim Menschen sind jüngst von Amerikanern[8]) gemacht worden. Schon bei 1proz. CO_2-Gehalt steigt die Pulsfrequenz. Bei 5% beträgt sie (mit und ohne gleichzeitiger Verminderung des Sauerstoffs der Atemluft) 11—15 Schläge in der Minute bei gleichzeitiger Blutdrucksteigerung und überdauert die Einatmung und Blutdrucksteigerung um 5—7 Minuten. Inwieweit die Wirkung eine indirekte (durch Vaguserregung) ist, bedürfte noch genauer Untersuchungen.

Versuche über die Beeinflussung der Herzreizbildung durch verschiedene andere Anionen sind zum Teil in der Art ausgeführt worden, daß die betreffenden Stoffe in Lösung auf das isolierte Froschherz aufgetropft wurden [COOK[9])], zum Teil in der Art, daß die Anionen der Salze der üblichen Nährlösungen systematisch durch andere ersetzt wurden[STOKVIS[10]), FINCKH[11]), SAKAI[12]) u. a.], neuestens auch so, daß die Salzlösung in mit ihnen getränkten Filterblättchen unmittelbar auf die Reizbildungsstellen des intakten Froschherzens gebracht wurden[13]).

COOK[9]), der am freigelegten Froschherzen arbeitete, auf das er verschiedene Lösungen auftropfte, kommt zum Schluß, daß die Chloride, mit Ausnahme der K- und Sr-Salze die Herzfrequenz steigern, ebenso die Sulfate mit Ausnahme des Eisensalzes und der freien Säure und die Nitrate mit Ausnahme der verlangsamend wirkenden Eisen- und Magnesiumsalze. Die Nitrite wirkten in kleinen Dosen beschleunigend, in großen verlangsamend.

Andererseits lehren eine Reihe von zum Teil sehr sorgfältig ausgeführten Beobachtungen, daß die Chloride keinen notwendigen Koeffizienten der normalen Herzreizbildung darstellen. STOKVIS[10]) und neuerlich FINCKH[11]) konnten die Chloride der Ringerlösung durch Bromide ganz, HANDOVSKY[14]), LA FRANCA[15])

---

[1]) MARTIN, E. G.: Americ. journ. of physiol. Bd. 16, S. 191. 1906.
[2]) HENDERSON, J.: Americ. journ. of physiol. Bd. 21, S. 126. 1908.
[3]) MANSFELD, G. u. v. SZENT GYÖRGY: Pflügers Arch. f. d. ges. Physiol. Bd. 184, S. 236. 1920.
[4]) HERING, H. E.: Pflügers Arch. f. d. ges. Physiol. Bd. 187, S. 132. 1921.
[5]) IWAI, M.: Pflügers Arch. f. d. ges. Physiol. Bd. 202, S. 356. 1924.
[6]) BAINBRIDGE, H.: Journ. of physiol. Bd. 57, S. L. 1923.
[7]) STRAUB, W.: Arch. f. exp. Pathol. u. Pharmakol. Bd. 45, S. 380. 1901.
[8]) SCHNEIDER, E. C. u. D. TRUESDELL: Americ. journ. of physiol. Bd. 63, S. 155. 1922.
[9]) COOK: Journ. of physiol. Bd. 47, S. 66. 1913.
[10]) STOKVIS: Nederlandsch tijdschr. v. geneesk. Bd. 1, S. 1428. 1902.
[11]) FINCKH, E. R. O.: Biochem. Zeitschr. Bd. 116, S. 262. 1921.
[12]) SAKAI, T.: Zeitschr. f. Biol. Bd. 64, S. 1. 1914.
[13]) KISCH, BRUNO: Arch. f. exp. Pathol. u. Pharmakol. Bd. 116, S. 189, u. Bd. 117, S. 31. 1926.
[14]) HANDOVSKY, H.: Pflügers Arch. f. d. ges. Physiol. Bd. 198, S. 56. 1923.
[15]) LA FRANCA, S.: Arch. di fisiol. Bd. 8, S. 14. 1910.

u. a. zum großen Teil ersetzen, ohne daß die Herzreizbildung merklich gestört wurde. Daß die Wirkung dieser beiden Anionen bezüglich der Reizbildung aber doch nicht ganz gleichwertig ist, geht aus Versuchen von T. SAKAI[1]) hervor, auf die wir gleich noch zurückkommen, sowie aus neuen eigeneren Untersuchungen[2]).

Bezüglich der *Jodide* hat FINCKH[3]) festgestellt, daß, wenn man in der Ringerlösung die Chloride durch Jodide ersetzt, die Herzreizbildung stark hemmend beeinflußt wird. Schon ein Ersatz von einem Sechstel der NaCl-Menge der Ringerlösung durch NaJ wirkt deutlich in diesem Sinne. Hiermit stimmen auch neuere Versuche HANDOVSKYS[4]) überein (s. weiter unten). Hingegen beobachtete SEMERAU[5]) bei Menschen mit Herzblock nach intravenösen Gaben von Jodnatrium eine Steigerung der Vorhofs- und Kammerfrequenz, die bis zu einem gewissen Grade sicher auch von der Gefäßwirkung abhängig war. Gewiß spielt hier auch die Konzentration der angewendeten Salze eine Rolle (s. weiter unten die eigenen Beobachtungen).

Die vorerwähnte Tatsache, daß die Chloride anscheinend während längerer Zeit dem Herzen schadlos entzogen werden können, lehren auch Versuche SAKAIS[1]), der beim künstlich durchströmten isolierten Froschherzen alle Chloride der Nährlösung durch *Nitrate* ersetzte und bei stundenlanger Beobachtung eine Änderung der Herzfunktionen nicht beobachten konnte, trotzdem das Herz in diesen Versuchen nicht nur ganz *chlorfrei*, sondern überhaupt *halogenfrei* ernährt wurde. Verwendet man bei solchen Versuchen aber an Stelle der Durchströmung die W. STRAUBsche Methode, so treten sehr bald Schädigungen der Herzfunktionen auf, die durch die Anhäufung von sich bildenden *Nitriten* im Herzinhalt bedingt sein dürften [FINCKH[3])], deren schädliche Wirkung für die Herzreizbildung schon von COOK[6]) festgestellt worden ist.

Über das Verhalten der Herzfrequenz in seinen Versuchen berichtet SAKAI[1]), daß *Jodid*, *Bromid* und *Nitrat* dem *Chlorid* gegenüber etwas frequenzsteigernd wirken und daß die Wirksamkeit der *Jodide* hierbei etwas stärker ist als die der *Bromide*. Hiermit stimmen auch eigene Erfahrungen am Froschherzen überein (s. weiter unten). *Acetat*, *Lactat*, *Tartrat* und *Citrat* setzen hingegen die Frequenz des isolierten Froschherzens herab. Daß es bei all solchen Versuchen natürlich immer auch auf den bioenergetischen Zustand des Herzens und die angewendete Menge der betreffenden Stoffe ankommt, kann nicht oft genug betont werden und erklärt sowohl etwaige Widersprüche in den Angaben verschiedener Autoren, sowie vielleicht auch die Beobachtung SAKAIS[1]), daß z. B. das *Sulfat* zunächst frequenzhemmend, weiterhin dann frequenzfördernd wirkt. Im allgemeinen konnte SAKAI aber bei seinen Froschventrikelversuchen beobachten, daß die verschiedenen Anionen die Herzfrequenz viel weniger deutlich beeinflussen als die Kationen. Eine der HOFMEISTERschen Ionenreihe entsprechende Abstufung der Wirkungsstärke auf die Herzfrequenz konnte von SAKAI auch nicht in dem Maße festgestellt werden wie beim Einfluß der Anionen auf die Contractilität des Herzmuskels, von dem weiter unten die Rede ist. Was den Einfluß verschiedener Anionen der Nährlösung auf die Hemmung der Herzreizbildung durch Extrasystolen betrifft, so fand SAKAI[1]) im allgemeinen, daß diese mit der Frequenzbeeinflussung gleichartig verändert wird, so daß bei Zunahme der Schlagfrequenz die Hemmungswirkung der Extrasystolen im allgemeinen zunimmt, bei Abnahme

---

[1]) SAKAI, T.: Zitiert auf S. 712.
[2]) KISCH, BRUNO: Zitiert auf S. 754 Fußnote 13.
[3]) FINCKH, E. R. O.: Biochem. Zeitschr. Bd. 116, S. 262. 1921.
[4]) HANDOVSKY, H.: Zitiert auf S. 754 Fußnote 14.
[5]) SEMERAU, M.: Zeitschr. f. d. ges. exp. Med. Bd. 31, S. 236. 1923.
[6]) COOK: Journ. of physiol. Bd. 47, S. 66. 1913.

der Schlagfrequenz ab. Am intensivsten wirksam erwiesen sich hierbei das *Citrat* und das *Lactat*.

Am isolierten Warmblütlerherzen ist die Wirkung von *Natriumlactat* auf die Schlagfrequenz nicht eindeutig. Höhere Konzentrationen (0,25—0,5% Natriumlactat in GÖTHLINscher Lösung) scheinen aber an diesem Versuchsobjekt frequenzsteigernd zu wirken [BACKMANN[1])].

Im einzelnen hat HANDOVSKY[2]) neuerdings in sorgfältigen Untersuchungen die Wirkung etlicher Anionen auf das künstlich durchströmte Froschherz untersucht. SCN und J ließen die Pulsfrequenz unverändert oder verminderten sie, Br war ohne besondere Wirkung, und SO_4 wirkte frequenzsteigernd. Sommer- und Winterfrösche zeigten sich dem SO_4-Ion gegenüber sehr stark empfindlich. Untersuchungen über die Hemmung der Herzreizbildung beim Kaltblüter durch Na-Citrat und ihr Wesen sind neuerdings von VIALE[3]) mitgeteilt worden.

Beim Hunde ist von FREDERICQ und RADELET[4]) beobachtet worden, daß intravenöse Injektion von *harnsaurem* Kalium und Lithium die Reizschwelle des Vagus erniedrigt, die des Accelerans cordis erhöht, was die Beobachter als *Urat*wirkung ansehen.

Über die Wirkung des *Phosphations* sind leider noch zu wenig Untersuchungen ausgeführt, als daß ein klares Urteil möglich wäre[5]).

Deutlich zeigte sich die Bedeutung der Anionen für die Herzreizbildung bei eigenen Versuchen, die den Einfluß verschiedener Kali- und Ammonium- sowie Calciumsalze auf die Frequenz der nomotopen Reizbildungsstelle be-

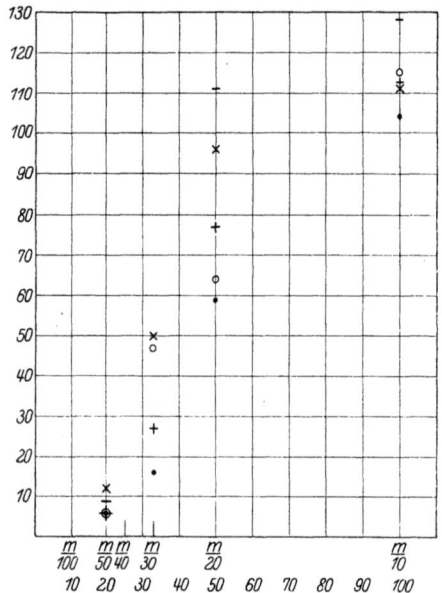

Abb. 179. Beschleunigung der Herzreizbildung durch isomolekulare Lösungen verschiedener Kalisalze beim Frosch bei lokal begrenzter Anwendung. Es bedeutet — KJ, · KCl, × KNO_3, ○ KBr, + KCNS. Auf der Abszisse sind die Konzentrationen der mit Hilfe der Filterblättchenmethode verabfolgten Lösungen eingetragen, auf der Ordinate die Beschleunigung der Herztätigkeit in Proz. (Siehe B. KISCH: Arch. f. exp. Pathol. u. Pharmakol. Bd. 116. S. 189, 1926.) Die Wirkungsverschiedenheiten einzelner Salze ist am stärksten bei $m/20$. Bei $m/50$ fällt die Wirkungsstärke von KCl, KBr und KCNS zusammen. Eigene Beobachtung.

trafen[6])[7]). Bei Untersuchungen am natürlich durchströmten Froschherzen, die mit der Filterblättchenmethode ausgeführt wurden, zeigte sich, daß besonders bei mittelstark wirksamen Konzentrationen die Schnelligkeit des Eintritts und die Höhe des Grades der Frequenz*steigerung* bei isomolekularen Lösungen der verschiedenen Salze nicht gleich ist, sondern in folgender Reihe angeordnet werden muß:

$$F < Cl < Br = SCN = < NO_3 < J \ .$$

---

[1]) BACKMANN, E. L.: Skandinav. Arch. f. Physiol. Bd. 20, S. 162. 1908; Cpt. rend. des séances de la soc. de biol. S. 218. 1907.
[2]) HANDOVSKY, H.: Pflügers Arch. f. d. ges. Physiol. Bd. 198, S. 56. 1923.
[3]) VIALE, G.: Arch. di fisiol. Bd. 23, S. 151. 1925.
[4]) FREDERICQ, H. u. A. RADELET: Cpt. rend. des séances de la soc. de biol. Bd. 88, S. 623. 1923.
[5]) Vgl. H. STAUB: Biochem. Zeitschr. Bd. 127, S. 255. 1922.
[6]) KISCH, BRUNO: Arch. f. exp. Pathol. u. Pharmakol. Bd. 116, S. 189. 1926.
[7]) KISCH, BRUNO: Arch. f. exp. Pathol. u. Pharmakol. Bd. 117, S. 31. 1926.

Die Abb. 179 stellt ein Beispiel einer derartigen, am gleichen Versuchstier ausgeführten Versuchsserie dar.

Während nun die frequenzsteigernde Kaliwirkung, z. B. beim Nitrat, stärker zutage tritt als beim Chlorid[1]), konnte ich in vergleichenden Versuchen an Ca-Salzen[1]) zeigen, daß die beschleunigenden Ca-Wirkungen ebenfalls beim $Ca(NO_3)_2$

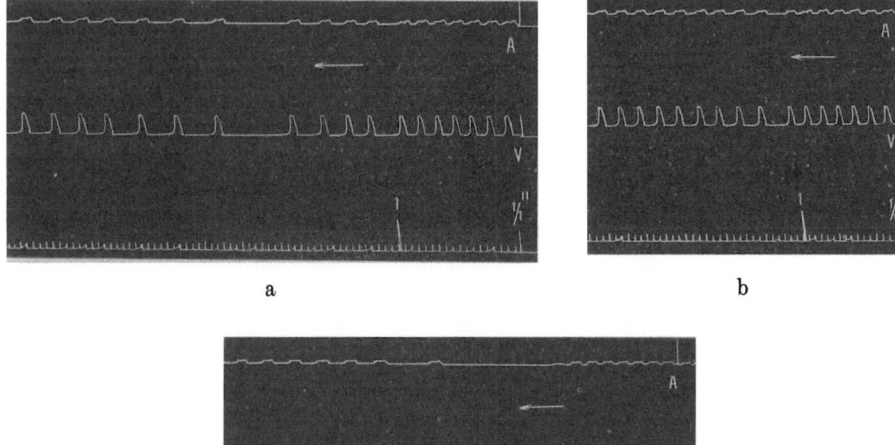

Abb. 180 a—c. Beeinflussung der Wirkung des Ca auf die Herzreizbildung durch das Anion. Isoliertes Herz einer 75 g schweren, mit Urethan betäubten Esculente nach Atropinisierung. Schlägt unter Führung des Sinus. (Sinusbrückenpräparat.) Suspensionskurve des l. Vorhofs (A) und der Kammer (V). Zeit in $1/1$ Sek. Die Kurven sind von rechts nach links zu lesen. Bei Marke 1 wurde jeweils ein gleich großes Filterpapierblättchen mit $m/_{10}$-Calciumsalzlösung getränkt auf die Sinusgewebebrücke, die das Präparat mit der Vena cava inf. verbindet, innen auf die Sinusauriculargrenze gelegt, bei a) $m/_{10}$-$CaCl_2$, bei b) $m/_{10}$-$Ca(NO_3)_2$, bei c) wieder $m/_{10}$-$CaCl_2$. Zwischen den einzelnen Kurven Abspülen des Präparates mit Ringerlösung und 2 Minuten Pause. Die Verlangsamung ist bei Chlorid stärker als bei Nitrat. Im Gegensatz hierzu treten bei geeigneten Dosen die beschleunigenden Wirkungen des Nitrats stärker hervor als die des Chlorids. (Eigene Beobachtung, s. Arch. f. exp. Pathol. u. Pharmakol. Bd. 117, S. 31. 1926.)

und CaJ_2 stärker zutage treten als beim $CaCl_2$, daß hingegen die frequenzmindernden Wirkungen sehr niedriger Calciumdosen beim $CaCl_2$ sich deutlich stärker ausprägen als beim $Ca(NO_3)_2$ und CaJ_2. Dies ist wohl dadurch zu erklären, daß die obengenannte Anionenreihe in der angewendeten Konzentration der herzreizbildungsfördernden Kraft der Anionen entspricht. Wenn das Kation eine reizbildungsfördernde Wirkung hat, wird die Wirkungsintensität seiner Salze, dem Synergismus durch die Anionen entsprechend, der obigen Reihe entsprechen. Wenn das Kation aber die Reizbildung hemmend beeinflußt, wird die Wirksamkeit dieser verschiedenen Salze gerade der umgekehrten Reihe entsprechen müssen, da die Reizbildung von den Anionen ja in diesem Falle antagonistisch beeinflußt wird. Die Kurve (Abb. 179) zeigt auch, daß die genannten Unter-

---

[1]) KISCH, BRUNO: Zitiert S. 756 Fußnote 6 und 7.

schiede der Anionenwirkung bei sehr geringen und sehr hohen Dosen viel weniger deutlich ausgeprägt sind als bei mittleren.

Bezüglich der Wirkung von CN-Verbindungen[1]) sahen J. LOEB und H. WASTENEYS[2]) bei Fundulusembryonen, daß ein geringer Zusatz von NaCN zu Seewasser die Herzfrequenz ihrer Versuchsobjekte der NaCN-Konzentration entsprechend mehr oder minder stark herabsetzte. Diese Verlangsamung dauerte tagelang an und wurde von den beiden Forschern auf die Beeinflussung gewisser Oxydationsvorgänge, von denen die Herzfrequenz abhängen soll, durch das NaCN bezogen.

Andererseits hat A. BORNSTEIN[3]) beim Auftropfen einer 0,02 promilligen Lösung von Cyankalium auf das freigelegte Herz curaresierter Frösche Frequenzsteigerungen beobachtet. Es scheint nicht ausgeschlossen, daß diese als K-Wirkung (s. weiter oben) zu deuten sind, desgleichen die neuerdings auch von FUJIMAKI[4]) beobachteten beschleunigenden Wirkungen kleinster KCN-Dosen.

Im allgemeinen scheint das Herz gegen die Einwirkung von HCN und deren Salzen viel widerstandsfähiger zu sein als das Zentralnervensystem, und die Herzreizbildung wiederum minder empfindlich als die Contractilität des Herzmuskels [VERNON[5]), BERESIN[6])].

Die primäre Frequenzverminderung infolge der HCN-Einwirkung beim intakten Säugetier [W. PREYER[7]), GROVE und LOEWENHART[8]) u. a.] könnte als Folge einer Erregung des Vaguszentrums aufzufassen sein, der dann eine Lähmung dieses Zentrums mit starker Pulsbeschleunigung folgen kann. Da diese aber mit seiner Blutdrucksenkung zusammenfällt, könnte sie auch mit reflektorisch durch diese bedingt sein. Aber auch nach Ausschaltung des Vagus durch Atropin[5]) beobachtet man die starken Verlangsamungen und den Herzstillstand nach HCN. Daß die frequenzherabsetzende Wirkung im weiteren Verlaufe der Vergiftung durch HCN auch durch direkte Beeinflussung der Reizbildungsstellen zustande kommen, ist sowohl aus den erwähnten Versuchen von BORNSTEIN[3]) als auch aus solchen zu ersehen, die PICKERING[9]) am ganglienfreien embryonalen Hühnerherzen ausführte.

Beim isolierten Froschherzen nimmt neuestens FUJIMAKI[4]) auch eine Erregung der Vagusendigungen durch Cyankali (bis etwa $^n/_{8\,000\,000}$ KCN) an, da die auftretende Verlangsamung nur bei nomotoper Reizbildung festzustellen ist und durch unterschwellige Cholindosen synergistisch beeinflußt wird. Bei Dosen von $^n/_{2\,000\,000} - ^n/_{8\,000\,000}$ KCN fand er eine Beschleunigung der Herzfrequenz am gleichen Versuchsobjekt, bei höheren Dosen Stillstand.

B. Organische Substanzen.

1. Narkotica der Fettreihe.

Von diesen praktisch sehr bedeutsamen Stoffen seien hier vorwiegend die Wirkungen des Chloroforms, des Äthers und der homologen einwertigen Alkohole der Fettreihe ausführlicher erwähnt. Obwohl sie in ihren Wirkungen, insbesondere

---

[1]) Die ältere Literatur s. bei REID HUNT: Handb. d. exp. Pharmakol. Bd. I, S. 745. 1923.
[2]) LOEB, J. u. H. WASTENEYS: Biochem. Zeitschr. Bd. 40, S. 277. 1912.
[3]) BORNSTEIN, A.: Arch. f. (Anat. u.) Physiol. 1909, S. 100.
[4]) FUJIMAKI, Y.: Arch. f. exp. Pathol. u. Pharmakol. Bd. 104, S. 73. 1924.
[5]) VERMON, H. M.: Journ. of physiol. Bd. 40, S. 315. 1910; Bd. 41, S. 194. 1910.
[6]) BERESIN, W. J.: Pflügers Arch. f. d. ges. Physiol. Bd. 150, S. 549. 1913.
[7]) PREYER, W.: Virchows Arch. f. pathol. Anata. u. Physiol. Bd. 40, S. 125. 1867.
[8]) GROVE, W. E. u. A. S. LOEVENHART: Journ. of pharmacol. a. exp. therapeut. Bd. 3, S. 131. 1911. — ROSSBACH, M. J. u. J. PAPILSKY: Verhandl. d. phys.-med. Ges. Würzburg Bd. 9, S. 205. 1876. — PAPILSKY, J.: Inaug.-Dissert. Würzburg 1877. — LOEWI, O.: Arch. f. exp. Pathol. u. Pharmakol. Bd. 38, S. 127. 1897.
[9]) PICKERING, J. W.: Journ. of physiol. Bd. 14, S. 383. 1893.

quantitativ, außerordentlich verschieden sind, haben sie grundsätzlich so große Ähnlichkeiten, daß ihre Wirkung auf das Herz in *einem* Abschnitt besprochen werden kann. In neuerer Zeit ist dieses Gebiet von KOCHMANN[1]) zusammenfassend besprochen worden, so daß bezüglich der Einzelheiten der älteren Literatur auf diesen Autor verwiesen werden kann.

Am intakten Tier äußert sich beim Kaninchen als erste Wirkung der *Einatmung* eines Inhalationsnarkoticums, wie Chloroform oder Äther, eine starke reflektorische Beeinflussung der Herzfrequenz. Die Stärke dieser Reaktion ist bei verschiedenen Tierarten verschieden. Kaninchen zeigen diesen durch reizende Stoffe von der Nasenschleimhaut auslösbaren Reflex in sehr hohem Grade, Hunde viel weniger, auch beim Menschen scheint er nur eine geringe Rolle zu spielen. Er besteht bezüglich des Herzens in einer Frequenzverlangsamung, die durch eine reflektorische Vagustonussteigerung und Acceleranstonusverminderung bedingt ist [E. TH. V. BRÜCKE[2])].

Von diesen reflektorischen Herzwirkungen abgesehen, die nur dann auftreten, wenn bei einem disponiertem Individuum die betreffenden Substanzen bei der Einatmung die Schleimhäute reizen, haben die Narkotica auch einen unmittelbaren Einfluß auf den Tonus der extrakardialen Herznerven.

Insbesondere durch Chloroform wird in kleinen Dosen eine Steigerung des Vagustonus verursacht, wie neuerdings z. B. wieder aus den Untersuchungen COLLIPS[3]) am Hund hervorgeht. Diese führt zu einer primären Pulsverlangsamung, die freilich bei vorhandenem Exzitationsstadium des Tieres durch die infolge der Bewegungen eintretende Pulsbeschleunigung überdeckt sein kann. Weiterhin sinkt unter Chloroformeinwirkung die elektrische Vaguserregbarkeit ab.

Mit dieser Beobachtung stimmt auch die gut überein, daß die Wirkung von Acetylcholin auch das Froschherz durch kleine Dosen von Chloroform, Äther oder Chloral gesteigert, durch größere aber gehemmt wird (RYDIN[4]).

Eine Möglichkeit indirekter Beeinflussung der Herzfrequenz durch Narkotica ist auch dadurch gegeben, daß diese Stoffe den Blutdruck beeinflussen, insbesondere ist es wiederum von Chloroform bekannt, daß es den arteriellen Blutdruck stark senken kann, und auf diesem Wege ist eine reflektorische Beeinflussung der Herzfrequenz sehr wohl möglich.

In Versuchen am isolierten Organ kommen die eben genannten indirekten Beeinflussungen der Herzfrequenz nicht in Frage. Hier ruft Chloroform, wie bei größeren Dosen auch am intakten Tier Frequenzverminderungen (s. Abb. 181) und schließlich Stillstand hervor, die durch eine direkte Beeinflussung der Reizbildungsstellen bedingt sind. Es genügt z. B., am Froschherzen in situ ein kleines, mit Chloroformwasser getränktes Bäuschchen oder Filterpapierblättchen auf den Sinus zu legen, um alsbald die Herzfrequenz in reversibler Weise stark zu verlangsamen (Abb. 181). Eine Förderung der nomotopen Reizbildung durch Chloroform scheint nicht nachgewiesen. Hingegen ist verschiedentlich, so von LEVY, NOBEL und ROTHBERGER u. a.[5]) gezeigt worden, daß in der *leichten* Chloroformnarkose ein Koeffizient gelegen ist, der das Auftreten heterotoper Herzreize und des Flimmerns bei Adrenalinzufuhr außerordentlich fördert. NOBEL und ROTHBERGER fassen diese Wirkung als kombinierte Vagus- und Acceleransreizungsfolge auf. Daß die heterotope Reizbildung durch Chloroform überhaupt

---

[1]) KOCHMANN, M.: Handb. d. exp. Pharmakol. Bd. I, S. 134 u. ff. 1923.
[2]) v. BRÜCKE, E. TH.: Zeitschr. f. Biol. Bd. 67, S. 520. 1917.
[3]) COLLIP, J. B.: Journ. of physiol. Bd. 54, S. XXI. 1920.
[4]) RYDIN, H., Cpt. rerd. des séances de la soc. de biol. Bd. 91, S. 1098. 1924.
[5]) Die neuere Literatur s. im Abschnitt Adrenalin.

gefördert wird, ist aus alten Untersuchungen von KNOLL[1]) bekannt und seither oft bestätigt[2]). Chloroform kann auch allein bei disponierten Individuen zu Extrasystolen, Kammerautomatie[3]) und auch zu Kammerflimmern führen, und dieser letztere Umstand ist auch praktisch von höchster Bedeutung, da er den beim Menschen mitunter beobachteten plötzlichen Tod zu Beginn der Narkose, wenn noch von einer letalen, die Reizbildung lähmenden Überdosierung des Narkoticums keine Rede sein kann, bedingen kann [H. E. HERING[2])].

Auch vom *Chloräthyl* ist es bekannt, daß es die heterotope Herzreizbildung hochgradig erregen kann. Meerschweinchen scheinen besonders empfindlich gegen dieses Gift zu sein. SCHOTT sah bei Versuchen am intakten Tier schon nach kleinen Dosen hochgradige Tachykardien und Kammerflimmern auftreten.

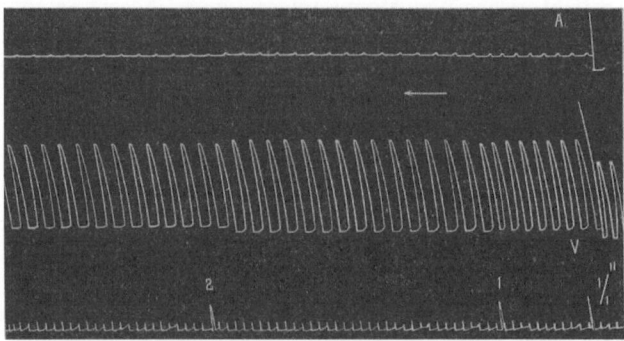

Abb. 181. Hemmung der Herzreizbildung durch Chloroform. Esculentenherz in situ suspendiert. Natürlich durchströmt, nach Atropin. Kurve des l. Vorhofs (*A*) und des Ventrikels (*V*). Zeit in $1/_1$ Sek. Kurve von rechts nach links zu lesen. Der Venensinus ist von einem trockenen Wattebäuschchen bedeckt, auf das bei 1 aus einer Pipette 1 ccm einer gesättigten Chloroform-Wasserlösung getropft wird. Verlangsamung der nomotopen Reizbildung. Bei 2 wird das Wattebäuschchen entfernt. Allmählich wieder Beschleunigung der Frequenz. (Eigene Beobachtung.)

Vermutlich spielt das letztere auch bei den beim Menschen beschriebenen Todesfällen in Chloräthylnarkose[4]) eine Rolle.

Manche Ähnlichkeit bezüglich seiner Wirkung auf die Herzreizbildung mit dem Chloroform hat auch das *Chloralhydrat*[5]). Frequenzsteigerungen, die es gelegentlich in nicht zu hohen Dosen beim intakten Individuum auslöst, dürften mit die Folge der gleichzeitigen Blutdrucksenkung sein. Das Chloralhydrat hat unmittelbar einen deutlich hemmenden Einfluß auf die Herzfrequenz[6]). Beim isolierten Froschherzen sind in dieser Hinsicht schon Dosen von 0,0025—0,0075% wirksam gefunden worden (D'IRSAY und PRIEST[6]). Dies kommt in der Frequenzverminderung nach hohen Dosen zutage, die auch von der Funktion des Vagus unabhängig auftritt, und auch darin, daß Dosen, die noch keine Verlangsamung hervorrufen, die Vagusreizung bezüglich ihres überdauernden chronotropen Erfolges sehr verstärken können [LOEWI[7])].

---

[1]) KNOLL, PH.: Sitzungsber. d. Akad. d. Wiss., Wien, Mathem.-naturw. Kl. 1878, S .78.
[2]) Vgl. H. E. HERING: Münch. med. Wochenschr. 1916, S. 521 und: Der Sekundenherztod. Berlin: Julius Springer 1917.
[3]) RASCHE, A.: Inaug.-Dissert. Marburg 1911.
[4]) SCHOTT, E.: Arch. f. exp. Pathol. u. Pharmakol. Bd. 87, S. 309. 1920.
[5]) Ältere Literatur s. M. KOCHMANN: Handb. d. exp. Pharmakol. Bd. I, S. 402. 1923.
[6]) Neuerdings wieder E. SCHOTT: Arch. f. exp. Pathol. u. Pharmakol. Bd. 87, S. 309. 1920 und S. D'IRSAY u. S. W. PRIEST: Americ. journ. of physiol. Bd. 71, S. 563. 1925.
[7]) LOEWI, O.: Arch. f. exp. Pathol. u. Pharmakol. Bd. 70, S. 323. 1912.

Die hemmende Wirkung des Chloralhydrates betrifft nicht nur die nomotopen, sondern auch die heterotopen Reizbildungsstellen[1]). Nach WERTHEIMER und COMBEMALE[2]) wird durch Chloral auch der Einfluß des Vagus auf die Ventrikeltätigkeit des Frosches erhöht, nicht nur auf die nomotope Reizbildungsstelle.

Nach Versuchen von LANGECKER und WIECHOWSKI[3]) macht Chloralhydrat beim Frosch in gewissen Stadien der Wirkung auch den Sympathicus erregbarer.

Ähnlich, wenn auch viel geringgradiger als die des Chloroforms, sind die Wirkungen des Äthers aufs Herz. Das gilt sowohl bezüglich der Wirkungen auf die Herznerven wie auf nomotope und heterotope Reizbildung. Nach HERING[4]) kann auch Äther einen Koeffizienten für das Auftreten von Herzkammerflimmern bilden. Am intakten Lebewesen sind bei Ätherverabfolgung primär Frequenzsteigerungen beobachtet worden, doch ist es sehr fraglich, ob diese als direkte Ätherwirkungen anzusehen sind. SARTER[5]) konnte am isolierten Froschherzen Frequenzsteigerungen durch Äther nicht beobachten. Die Literatur zu dieser Frage ist zum Teil widersprechend [s. M. KOCHMANN[6])]. In hohen Dosen wirkt auch Äther lähmend auf die Herzreizbildung [s. auch SCHOTT[7])]. Als ein Ausdruck dieser Reizbildungshemmung durch Äther ist vielleicht auch die eigenartige Beobachtung zu deuten, die SCHLOMOWITZ[8]) gemacht hat, daß nämlich unter Äthereinwirkung mitunter langdauernde Erwärmungen der Sinusgegend beim Säugetierherzen nur kurzdauernde Tachykardien zur Folge haben sollen.

YAMADA[9]) berichtet auch gelegentlich von primären Frequenzverlangsamungen beim Hunde bei Äthernarkose, meist sah auch er primäre Beschleunigungen.

Äthylalkohol ist bezüglich seiner Wirkungen auf das Herz schon außerordentlich oft der Gegenstand der Untersuchung gewesen [s. M. KOCHMANN[6])]. Am intakten Tier und besonders beim Menschen ist eine Analyse der Alkoholwirkungen auf das Herz sehr schwer. Es scheint jedenfalls festzustehen, daß primär eine geringe als Alkoholwirkung anzusprechende Frequenzsteigerung auftritt, die beim Menschen nach dem Genuß von etwa 10—50 ccm Alkohol etwa eine halbe Stunde lang andauern kann[10]). Auch am isolierten Herzen ist eine primäre Frequenzsteigerung durch Äthylalkohol beobachtet worden. Weiterhin dann bei längerer Einwirkung oder hohen Konzentrationen eine fortschreitende Verlangsamung der Herztätigkeit[11]).

Diese Beeinflussung der Reizbildung ist weitgehend reversibel.

Über die Anregung heterotoper Reizbildung durch Alkohol liegen keine sicheren Erfahrungen vor.

Die höheren Homologen des Äthylalkohols wirken grundsätzlich ähnlich wie dieser, aber mit zunehmender Zahl der Kohlenstoffatome im Molekül zu-

---

[1]) Neuerdings A. FRÖHLICH u. E. P. PICK: Arch. f. exp. Pathol. u. Pharmakol. Bd. 84, S. 250. 1918.
[2]) WERTHEIMER, E. u. P. COMBEMALE: Cpt. rend. des séances de la soc. de biol. Bd. 89, S. 651. 1923.
[3]) LANGECKER, H. u. W. WIECHOWSKI: Verhandl. d. dtsch. pharmakol. Ges. 1922, S. XI.
[4]) HERING, H. E.: Zitiert auf S. 712.
[5]) SARTER, N.: Inaug.-Dissert. München 1915.
[6]) KOCHMANN, M.: Zitiert auf S. 759 Fußnote 1.
[7]) SCHOTT, E.: Arch. f. exp. Pathol. u. Pharmakol. Bd. 87, S. 309. 1920.
[8]) SCHLOMOWITZ, B. H.: Americ. journ. of physiol. Bd. 55, S. 462. 1921.
[9]) YAMADA, S.: Mitt. a. d. med. Fak. d. Kais. Univ. Tokyo Bd. 17, S. 69. 1921.
[10]) LINDROTH, C. E. u. O. WESTERLUND: Skandinav. Arch. f. Physiol. Bd. 45, S. 156. 1924.
[11]) DOLD, H.: Pflügers Arch. f. d. ges. Physiol. Bd. 112, S. 600. 1906.

nehmend stärker[1]). Dabei scheinen die Wirkungen des sekundären Butyl- und Amylalkohols geringgradiger zu sein als die der betreffenden primären Alkohole[1]).

Das Aceton ruft am intakten Säugetier nach SCHOTT[2]) nur geringe Herzwirkungen hervor. In hohen (narkotisch wirksamen) Dosen kommt es zu starken Frequenzverlangsamungen[2]).

Vom *Urethan*, das im allgemeinen sehr geringe Herzwirkungen hat, sei nur auf Grund zahlreicher eigener Erfahrungen mitgeteilt, daß Dosen von etwa 0,2—0,25 g einem großen (ca. 60 g schweren) Frosch in den Rückenlymphsack injiziert, eine deutliche Verlangsamung der nomotopen Reizbildung nach etwa $1/4$ Stunde hervorrufen. Durch Atropin sind sie nicht ganz ausschaltbar, doch wird häufig bei Urethanfröschen die Frequenz durch Atropin etwas erhöht (s. Abb. 185), was in der Norm beim Frosch nicht der Fall zu sein pflegt. Gelegentlich sah ich bei einem kleinen Frosch auf diese Dosis auch Stillstand des ganzen Herzens. Die Kammer konnte durch mechanische Reizung noch leicht zur Kontraktion gebracht werden. Es sei dies nur deshalb erwähnt, weil die Herzwirkungen des Urethans in der Literatur in der Regel auf Grund der alten SCHMIEDEBERGschen[3]) Angaben als gleich Null angesehen werden. Daß Urethan auch in geringeren als toxischen Dosen die Herzreizbildung doch beeinflußt (direkt oder indirekt), ist schon daraus zu schließen, daß die Herzreizbildung durch Kalizufuhr am Froschherzrn in situ in der Urethannarkose viel leichter zu beeinflussen ist als ohne diese[4]).

Eine Steigerung der Vaguserregbarkeit und eine geringe Vagustonussteigerung durch Urethan konnte von mir beim Frosche ebenfalls beobachtet werden[4]).

2. Kohlenhydrate.

Obwohl die Kohlenhydrate in erster Reihe die *Contractilität* des Herzmuskels beeinflussen und deshalb auch bei dem Abschnitt Pharmakologie der Contractilität eingehender besprochen werden, so liegen doch auch Angaben über eine Einwirkung von Kohlenhydraten auf die Reizbildung im Herzen vor.

Zunächst findet man in der Literatur die Angaben[5]), daß beim nüchternen Menschen und hungernden Tiere durch Zufuhr von Rohrzucker, Traubenzucker, Malzzucker Frequenzsteigerungen erhalten werden. Im Gegensatz zu der Wirkung von Glucose und Maltose rief intravenöse Injektion von Lävulose und Lactose[5]) beim Hunde Frequenzverminderung hervor. Nach ALBERTONI beruht die erstere Wirkung auf einer Herabsetzung des zentralen Vagustonus. Eine neuerliche Analyse und Erforschung dieser Frage wäre jedoch sehr erwünscht, zumal da die Tatsache der Frequenzsteigerung nach Glucosezufuhr verschiedentlich bestätigt wurde[6]). Vielleicht wird für die Aufklärung der Zuckerwirkung in dieser Hinsicht, soweit es sich hierbei nicht um unspezifische Folgen der Nahrungsaufnahme für die Herzfrequenz[7]) handelt, auch die Beobachtung von CLAES[8]) von Interesse sein, daß beim Kaninchen Glucoseinjektion in Form

---

[1]) DOLD, H.: Pflügers Arch. f. d. ges. Physiol. Bd. 112, S. 600. 1906. — Neuerdings auch wieder H. M. VERNON: Journ. of physiol. Bd. 43, S. 325. 1911 u. D. J. MACHT: Journ. of pharmacol. a. exp. therapeut. Bd. 16, S. 1. 1921. — WOLFF, P.: Biochem. Zeitschr. Bd. 132, S. 480. 1922.

[2]) SCHOTT, E.: Arch. f. exp. Pathol. u. Pharmakol. Bd. 87, S. 309. 1920.

[3]) SCHMIEDEBERG: Arch. f. exp. Pathol. u. Pharmakol. Bd. 20, S. 203. 1885.

[4]) KISCH, BRUNO: Arch. f. exp. Pathol. u. Pharmakol. Bd. 116, S. 189. 1926.

[5]) ALBERTONI, L.: Arch. ital. de biol. Bd. 15, S. 321. 1891 u. Ergebn. d. Physiol. Bd. 14, S. 431. 1914.

[6]) PUGLIESE, A.: Boll. d. scienze med., Bologna 1896. — BARBÉRA: Ebenda 1897.

[7]) Vgl. z. B. die Beobachtungen von LINDROTH u. WESTERLUND (Skandinav. Arch. f. Physiol. Bd. 45, S. 156. 1924) über Änderungen der Herzfrequenz des Menschen durch Wassertrinken.

[8]) CLAES, E.: Cpt. rend. des séances de la soc. de biol. Bd. 87, S. 783. 1922.

glucosehaltigen Serums die Adrenalinwirkung erhöht und die nach der Adrenalininjektion auftretende Frequenz- und Drucksenkung vermindert.

Auch die bei Hypoglykämie am Herzen zu beobachtenden Änderungen der Funktion können uns etwas über die Wirkung der Glucose auf die Reizbildung lehren. Doch liegen auch hierüber auf Grund von Insulinversuchen zur Zeit noch keine klaren Ergebnisse vor. Auf eine indirekte Beeinflussung der Herzfrequenz durch Glucosemangel weisen die Beobachtungen von CANNON, IVER und BLISS[1]), die bei Katzen feststellen konnten, daß, wenn der Glucosegehalt des Blutes unter einen bestimmten Wert sank, es auf dem Wege der Splanchnicuserregung zu einer erhöhten Adrenalinabgabe an das Blut kommt. Versuche von HOUSSAY, LEWIS und MOLINELLI[2]) lehren das gleiche. Aus den Beobachtungen von BÜDINGEN über Traubenzuckerinfusion beim Menschen[3]) geht hervor, daß gelegentlich die heterotope Reizbildung durch diesen Eingriff beseitigt werden kann. Inwieweit hierbei die direkte Einwirkung der Glucose auf die heterotopen Reizbildungsstellen in Frage kommt, inwieweit die Wirkung eine sekundäre infolge der Beeinflussung der Coronargefäße und einer besseren Durchblutung des Herzens ist, läßt sich auf Grund der bisher nur spärlichen Erfahrungen dieser Art nicht sagen.

Auf die Bedeutung der Glucose für die nomotope Reizbildung könnten vielleicht auch Beobachtungen von COUSY und NOYONS[4]) und von BĚLEHRÁDEK[5]) bezogen werden, nach denen das isolierte Froschherz wohl längere Zeit mit einer salzfreien Nährlösung funktionierend erhalten werden kann, die isotonisch ist und neben Alanin und 0,04proz. $NaHCO_3$ Traubenzucker enthält (nicht aber, wenn sie statt dieses Saccharose, Maltose oder Galactose verwendeten). Freilich kann es sich in diesen Versuchen auch um Contractilitätsstörungen durch die abnorme Nährlösung (s. unten) handeln. Es weist aber die jüngst von LA FRANCA[6]) gemachte Beobachtung deutlicher Abnahme des Glykogens in den Zellen des KEITH-FLACKschen Knotens im Anschluß an eine durch Coffein hervorgerufene Tachykardie darauf hin, daß die Kohlenhydrate auch für die der Herzreizbildung entsprechenden chemischen Vorgänge eine bemerkenswerte Rolle spielen dürften.

3. Digitalisstoffe.

W. STRAUB[7]) bezeichnet als zur Digitalisgruppe gehörig „diejenigen stickstofffreien organischen Verbindungen unbekannter Konstitution, die Wirbeltiere durch Vergiftung des Herzens töten".

Von den auf Grund dieser Definition zusammengehörigen Stoffen sind einzelne durch ihre besondere therapeutische Bedeutung ausgezeichnet und aus diesem Grunde auch eingehendere experimentelle Untersuchungen über ihre Wirkung öfters ausgeführt worden.

Hierher gehören in erster Reihe die Glykoside der Digitalis purpurea, die Digitalisstoffe im engeren Sinne, die Glykoside der Samen und des Holzes verschiedener Strophanthusarten, das Antiarin aus dem Milchsaft von Antiaris toxicaria, schließlich digitalisartig wirksame Glykoside aus verschiedenen Pflan-

---

[1]) CANNON, W. B., M. A. MC IVER u. S. W. BLISS: Americ. journ. of physiol. Bd. 69, S. 46. 1924.
[2]) HOUSSAY, B. A., J. T. LEWIS u. E. A. MOLINELLI: Cpt. rend. des séances de la soc. de biol. Bd. 91, S. 1011. 1924.
[3]) BÜDINGEN, TH.: Ernährungsstörungen des Herzmuskels. Leipzig: F. C.W. Vogel 1917.
[4]) COUSY, R. u. A. K. NOYONS: Cpt. rend. des séances de la soc. de biol. Bd. 88, S. 620. 1923.
[5]) BĚLEHRÁDEK, J.: Arch. internat. de physiol. Bd. 22, S. 156. 1923.
[6]) LA FRANCA, S.: Arch. internat. de physiol. Bd. 17, S. 266. 1922.
[7]) STRAUB, W.: Handb. d. exp. Pharmakol. Bd. II/2, S. 1355. 1924.

zen, von denen neuerdings besonders Apocynum cannabium[1]) und Scilla maritima[2]) sowie ein aus dem Pfeilgift der Somali stammendes Glykosid Uabain[3]) beachtet werden.

Da eine grundlegende und kritische Zusammenstellung des Tatsachenmaterials und der ausgedehnten Literatur bis 1913 inklusive von W. STRAUB[4]) vorliegt, ferner die Monographie des Niederländischen Reichsinstitutes für pharmakotherapeutische Untersuchungen[5]) und die Monographie von EDENS[6]), so kann von einer neuerlichen Darstellung der älteren Literatur abgesehen werden, und es sollen nur die neueren Untersuchungen besonders erwähnt werden, im übrigen aber der Versuch gemacht werden, das in der Fülle der Einzelarbeiten zutage geförderte Tatsachenmaterial, soweit es gesichert scheint, bezüglich der einzelnen Herzfunktionen zusammenzustellen.

Vorher seien nur noch von neueren größeren Untersuchungen über die Chemie der Digitalisstoffe die von CLOETTA[7]), MC GILL[8]), WINDAUS und HERRMANNS[9]), JACOBS und HEIDELBERGER[10]), WINDAUS und BRANDT[11]) sowie WINDAUS, BOHNE und SCHWIEGER[12]) erwähnt; ferner die neueren Untersuchungen JOACHIMOGLUS[13]) über die Veränderungen wirksamer Digitalisstoffe mit der Zeit und unter dem Einfluß von Wasserstoffionen[12]) und die Wertbestimmung verschiedener Strophanthus- und Digitalistinkturen durch diesen Autor[14]) sowie PICK und WAGNER[15]), ferner WATANABES[16]) Versuche über die Wirksamkeit verschiedener Digitalisdrogen und schließlich vergleichende Untersuchungen über die Wirksamkeit verschiedener französischer Digitalispräparate im Tierversuch von LEVINE[17]).

Am intakten Säugetier zeigt sich, wie schon L. TRAUBE feststellte, als erste Wirkung von Digitalisstoffen auf das Herz in der Regel eine Verlangsamung der nomotopen Reizbildung. Dieses Stadium *primärer* Verlangsamung fehlt bei Versuchen am isolierten Säugetierherzen sowie am intakten Tier nach Vagusdurchschneidung [L. TRAUBE[18])] oder *Atropinisierung* [ACKERMANN[19])] (s. auch die Untersuchungen v. TABORAS[20])]. All dies spricht beweisend dafür, daß die primäre Verlangsamung unter diesen Versuchsbedingungen vom zentralen Vagustonus abhängt. Es entsteht nun die Frage, ob es sich, wie viele Autoren annehmen[21]),

---

[1]) DALE, H. H. u. P. P. LAIDLAW: Heart Bd. 1, S. 138. 1910. — YAMADA, S.: Mitt. a. d. med. Fak. d. Univ. Kais. Tokyo Bd. 26, S. 261. 1921.

[2]) Vgl. WHITE, P. D., S. M. BALBONI u. L. E. VICO: Journ. of the Americ. med. assoc. Bd. 75, S. 971. 1920. — MENDEL, F.: Berlin. klin. Wochenschr. Bd. 58, S. 1378. 1921. — OKUSHIMA, K.: Arch. f. exp. Pathol. u. Pharmakol. Bd. 95, S. 258. 1922. — GRÜNWALD, H. F.: Ebenda Bd. 97, S. 156. 1923.

[3]) Vgl. D. LIOTTA: Arch. di farmacol. sperim. e scienze aff. Bd. 36, S. 161. 1923 und CH. LAUBRY u. L. DEGLAUDE: Cpt. rend. des séances de la soc. de biol. Bd. 91, S. 1236. 1924.

[4]) STRAUB, W.: Handb. d. eap. Pharmakol. Bd. II/2, S. 1355. 1924.

[5]) Die Digitalis und ihre therapeutische Anwendung. Berlin: Julius Springer 1923.

[6]) EDENS: Zitiert auf S. 712.

[7]) CLOETTA, M.: Arch. f. exp. Pathol. u. Pharmakol. Bd. 88, S. 113. 1920.

[8]) MC GILL, W. J.: Journ. of the Americ. chem. soc. Bd. 42, S. 1893. 1920.

[9]) WINDAUS, A. u. HERRMANNS: Chem. Ber. Bd. 48, S. 979 u. 991. 1921.

[10]) JACOBS, W. A. u. M. HEIDELBERGER: Journ. of biol. chem. Bd. 54, S. 253. 1922.

[11]) WINDAUS, A. u. G. BRANDT: Ber. d. dtsch. chem. Ges. Bd. 56, S. 2001. 1923.

[12]) WINDAUS, A., A. BOHNE u. A. SCHWIEGER: Ber. d. dtsch. chem. Ges. Bd. 57, S. 1386. 1924.

[13]) JOACHIMOGLU, G.: Arch. d. Pharmazie Bd. 258, S. 33. 1920; Arch. f. exp. Pathol. u. Pharmakol. Bd. 91, S. 156. 1921; Bd. 102, S. 17. 1924.

[14]) JOACHIMOGLU, G.: Ber. d. dtsch. pharmazeut. Ges., Berlin Bd. 29, S. 170. 1919; Arch. f. exp. Pathol. u. Pharmakol. Bd. 86, S. 307. 1920.

[15]) PICK, E. P. u. R. WAGNER: Zeitschr. f. d. ges. exp. Med. Bd. 12, S. 28. 1921.

[16]) WATANABE, M.: Tohoku journ. of exp. med. Bd. 4, S. 98. 1923.

[17]) LEVINE, S. A.: Boston med. a. surg. journ. Bd. 182, S. 64. 1920.

[18]) TRAUBE, L.: Ges. Beitr. z. Pathol. u. Physiol. Bd. I, S. 190.

[19]) ACKERMANN: Zitiert nach BÖHM [s. Fußnote 3 S. 765]; ferner Dtsch. Arch. f. klin. Med. Bd. 11, S. 125. 1873.

[20]) v. TABORA: Zeitschr. f. exp. Pathol. u. Therapie Bd. 3, S. 499. 1906.

[21]) Neuerdings z. B. L. BECO: Arch. internat. de physiol. Bd. 18, S. 53. 1921.

hierbei um eine zentrale Vagustonussteigerung durch Digitalis handelt oder um eine Empfindlichkeitssteigerung der nomotopen Reizbildungsstellen gegen Vaguseinflüsse, welcher Ansicht besonders W. STRAUB[1]) zuneigt. Daß die Verlangsamung nicht *nur* durch die gleichzeitige Steigerung des arteriellen Druckes bedingt ist, hat KOCHMANN[2]) gezeigt. Was für die letztere Ansicht (Empfindlichkeitssteigerung gegen Vaguswirkung) spricht, sind hauptsächlich Versuche von BÖHM[3]), der die elektrische Vagusreizung am Herzen nach Digitalis viel wirksamer fand als vorher, und ähnliche Befunde von v. TABORA[4]) und ROTHBERGER und WINTERBERG[5]), und der Umstand, daß die primäre Verlangsamung bei Tieren mit ausgeprägtem Vagustonus wie Hund und Katze viel deutlicher ist als beim Kaninchen (W. STRAUB), dessen Vagustonus nur gering ist. Daß andererseits Digitalis und Strophanthin bei künstlich durchströmtem Gehirn diesem allein, und nicht dem Herzen zugeführt, bei der Schildkröte eine starke, zentrale Vaguserregung hervorrufen können, haben GREENE und PEELER[6]) gezeigt. Daß schon eine arterielle Blutdrucksteigerung allein den zentralen Vagustonus erhöht, ist bekannt. Freilich führt nach KOCHMANNs Versuchen Digitalis auch ohne Blutdrucksteigerung zu Pulsverlangsamungen, und die Pulsverlangsamung hält noch an, auch bei gesunkenem Blutdruck [L. TRAUBE[7])], und tritt beim Menschen auch ohne Steigerung dieses auf [FRAENKEL[8])]. Andererseits führt die Blutdrucksteigerung, wie B. KISCH und S. SAKAI[9]) gezeigt haben, zu einer Wirksamkeitssteigerung peripherer Vagusreizung, die neben der von BÖHM festgestellten gleichsinnigen Beeinflussung durch Digitalis eine Rolle spielen kann, und aus all diesen Umständen ist schon mit Sicherheit zu sagen, daß am intakten Tier die primäre Pulsverlangsamung durch Digitalisstoffe sowohl durch eine zentrale Vagustonussteigerung als auch durch eine stärkere Reaktion (im Sinne der Reizbildungsverlangsamung) von seiten der unter Digitaliswirkung stehenden nomotopen Reizbildungsstellen auf den Vaguseinfluß hin zustande kommt. Inwieweit die Digitalisstoffe hierbei mehr primär das Vaguszentrum erregen, inwieweit sie mehr primär auf die Reizbildungsstellen einwirken oder auf die peripheren Vagusendigungen [EDENS[9])], zu entscheiden, muß weiteren Versuchen vorbehalten bleiben.

Daß eine von den beiden genannten extremen Ansichten über das Zustandekommen der primären Verlangsamung nach Digitalis zu Recht besteht, ist nicht anzunehmen, vielmehr spielen zweifellos sowohl zentrale Vaguserregung als auch periphere Steigerung des Anspruchsvermögens auf Vaguseinflüsse eine Rolle.

Beim gesunden Menschen sollen therapeutische Digitalisdosen keine Frequenzverlangsamung hervorrufen [EDENS[10])], vielmehr diese Erscheinung für gewisse Herzstörungen (Hypertrophie + Insuffizienz) bei den angewendeten sehr geringen Dosen charakteristisch sein [EDENS[10])]. Die von verschiedenen Autoren behauptete Vaguslähmung im weiteren Verlaufe der Digitaliswirkung dürfte, worauf

---

[1]) STRAUB, W.: Zitiert auf S. 763 Fußnote 7.
[2]) KOCHMANN, M.: Arch. internat. de pharmaco-dyn. et de thérapie Bd. 16, S. 221. 1906.
[3]) BÖHM, R.: Pflügers Arch. f. d. ges. Physiol. Bd. 5, S. 153. 1872.
[4]) v. TABORA: Zeitschr. f. exp. Pathol. u. Therapie Bd. 3, S. 499. 1906.
[5]) ROTHBERGER, C. J. u. H. WINTERBERG: Pflügers Arch. f. d. ges. Physiol. Bd. 132, S. 233. 1910.
[6]) GREENE, C. W. u. J. PEELER: Journ. of pharmacol. a. exp. therapeut. Bd. 7, S. 591. 1915.
[7]) TRAUBE, L.: Ges. Beitr. z. Pathol. u. Physiol. Bd. I, S. 252.
[8]) FRAENKEL, A.: Münch. med. Wochenschr. 1905, S. 1537.
[9]) KISCH, B.: Verhandl. d. 34. Kongr. f. inn. Med. 1922, S. 225. — KISCH, B. u. S. SAKAI: Pflügers Arch. f. d. ges. Physiol. Bd. 198, S. 65. 1923.
[10]) EDENS: Zitiert auf S. 712.

ROTHBERGER und WINTERBERG[1]) mit Recht hier und bei vielen Giften hingewiesen haben, in der Regel durch das Auftreten von Kammerautomatie vorgetäuscht sein, die gerade bei Digitalisvergiftung sehr leicht auftritt (v. TABORA; s. unsere Abb. 190). Da die Reizbildungszentren der automatisch schlagenden Kammern aber von den Vagis viel weniger stark beeinflußt werden als die nomotopen, so verfällt man leicht Täuschungen, wenn man *nur* die Blutdruckkurve bei solchen Versuchen zu Rate zieht (s. Abb. 188).

Ob neben dieser scheinbaren auch eine wirkliche Hemmung der Vaguswirkung auf die nomotope Reizbildung durch hohe Dosen der Digitalisstoffe bedingt wird, ist mit Sicherheit zur Zeit nicht zu sagen. Die Versuche BÖHMS[2]) am Froschherzen sprechen eher dagegen. Neuerdings hat freilich PENTIMALLI[3]) bei der Schildkröte im Beginn der Strophanthinvergiftung eine Steigerung der elektrischen Vaguserregbarkeit gesehen und weiterhin eine Verminderung (aber keine Lähmung).

Hingegen bringt v. TABORA[4]) eine Kurve vom Säugetierversuch, aus der man ersieht, daß unter Digitaliswirkung gelegentlich der Vagus stärker die Überleitung der Reize von den Vorhöfen zu den Kammern als die nomotope Reizbildung beeinflussen kann.

Am isolierten Herzen zeigt sich an Stelle der primären Verlangsamung bei Digitaliszufuhr oft eine geringgradige primäre Beschleunigung, die besonders nach Atropin deutlich sein soll (Literatur s. STRAUB) und die bald in eine Verlangsamung der Frequenz (bei Auftreten von Arrhythmien) übergeht. Diese primäre Beschleunigung ist aber nicht immer festzustellen[5]). Sie tritt nach ROTHBERGER und WINTERBERG[6]) am nach LANGENDORFF isolierten Säugetierherzen und am intakten Tier längere Zeit nach Acceleransdurchschneidung deutlich auf. Die beiden Autoren erwägen die Möglichkeit, daß diese Beschleunigung auf eine Erregung der peripheren Acceleransendigungen durch Digitalisstoffe zurückzuführen sein könnte.

Die im weiteren Verlauf der Wirkung von Digitalisstoffen auftretende neuerliche Frequenzverlangsamung kann einerseits durch das Auftreten von Leitungsstörungen der Herzreize und die dadurch bedingte Erscheinung der Kammersystolenausfälle oder durch Einsetzen einer weniger frequenten Automatie sinusfernerer Herzteile bei Block verursacht sein. Es kann aber im Verlauf der Digitalisvergiftung auch zu einer direkten Beeinflussung der nomotopen Herzreizbildungsstellen im Sinne der verminderten Reiz*bildung* kommen. Frequenzverminderungen bei rechtläufiger Schlagfolge, längerdauernde Stillstände der Vorhöfe oder des ganzen Herzens (wenn die Automatie sinusfernerer Reizbildungsstellen nicht erwacht) kann man beobachten. Gelegentlich sah ich auch periodische Stillstände, unterbrochen von gruppenweiser, spontaner nomotoper Schlagfolge, so daß das Kurvenbild an die LUCIANIschen Perioden der isolierten Kammer erinnerte (s. auch Abb. 183 und 190). Inwieweit in solchen Fällen etwa sinoauriculäre Leitungsstörungen eine Rolle spielen, ist nicht ohne weiteres zu entscheiden.

Das Vorkommen einer Kammerautomatie bei Block, als Grund der Pulsverlangsamung, wird wohl sehr oft der Fall sein und ist als tatsächliches Vorkommen in der öfter erwähnten Arbeit v. TABORAS erwiesen (siehe auch unsere

---

[1]) ROTHBERGER, C. J. u. H. WINTERBERG: Pflügers Arch. f. d. ges. Physiol. Bd. 132, S. 233. 1910.
[2]) BÖHM: Zitiert auf S. 765 Fußnote 3.
[3]) PENTIMALLI, F.: Zeitschr. f. d. ges. exp. Med. Bd. 11, S. 10. 1920.
[4]) v. TABORA, D.: Zeitschr. f. exp. Pathol. u. Therapie Bd. 3, S. 499. 1906.
[5]) SAKAI, SH.: Mitt. a. d. med. Fak. d. Kais. Univ. Tokyo Bd. 19, S. 245. 1918.
[6]) ROTHBERGER, C. J. u. H. WINTERBERG: Pflügers Arch. f. d. ges. Physiol. Bd. 150, S. 217. 1913.

Abb. 190), doch spielt auch der letztere Umstand (sinugene Bradykardie), besonders wohl am isolierten Herzen, eine Rolle[1]), aber, wie Abb. 183 zeigt, auch am Herzen in situ. Der sekundären Verlangsamung kann ein Zustand der Frequenzsteigerung vorausgehen oder ihr folgen, oder sie vorübergehend unterbrechen, der auch klinisch, und zwar nicht bei therapeutischen, wohl aber bei toxischen Dosen, beobachtet werden kann und der sein Entstehen dem Auftreten von Extrasystolen und extrasystolischen Tachysystolien verdankt, die ein Ausdruck der Förderung heterotoper Herzreizbildung durch die Digitalisstoffe sind.

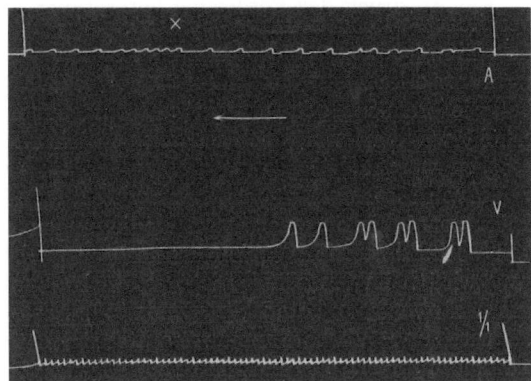

Abb. 182. Förderung der heterotopen Herzreizbildung durch Strophanthin. Natürlich durchströmtes Herz einer Esculente in situ ca. 10 Min. nach intravenöser Injektion von 0,3 ccm 0,005proz. Strophanthinlösung. Vollständige Dissoziation von Vorhof- und Kammertätigkeit. Kammer ist periodisch tätig. Zu Beginn der Kurve mit Bigeminie. Vorhöfe rhythmisch schlagend. Bei × Vorhofstachysystolie. Suspensionskurve des l. Vorhofs (A) und der Kammer (V). Zeit in $1/1$ Sek. Von rechts nach links zu lesen. (Eigene Beobachtung.)

Daß eine solche Förderung heterotoper Herzreizbildung durch hohe Dosen der Digitalisstoffe in ausgeprägtem Maße nachweisbar ist, hat v. TABORA am Säugetierherzen gezeigt, es geht aber auch schon aus den Versuchsschilderungen der alten BÖHMschen Versuche hervor und ist seither oft bestätigt worden (siehe Abb. 182 u. 190). H. E. HERING[2]) hat

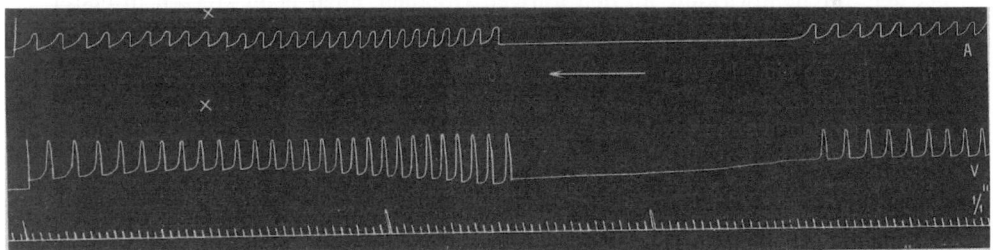

Abb. 183. Hemmung der nomotopen und Förderung der heterotopen Reizbildung durch Digitalisstoffe. (Eigene Beobachtung.) Esculenta, Herz in situ. Suspensionskurve der Vorhöfe (A) und Kammer (V). Zeit in $1/1$ Sek. Kurve ist von rechts nach links zu lesen. Etwa 10 Minuten nach intravenöser Injektion von 0,5 ccm einer 0,005proz. Strophanthinlösung. Frequenz ist stark verlangsamt. Pause der nomotopen Reizbildung und spontaner Wiederbeginn. Während der Pause noch keine Kammerautomatie. Allmähliche Verlangsamung der wieder begonnenen nomotopen Reizbildung. Bei × Erwachen der Kammerautomatie und rückläufige Schlagfolge. Vgl. hierzu Abb. 190 von dem gleichen Versuchstier in einem Zustand stärker geschädigter Reizleitung.

derartige Beobachtungen auch am wiederbelebten Menschenherzen gemacht. Neuerdings hat auch SEMERAU[3]) bei einem Kranken mit totalem Herzblock die

---

[1]) HANDOVSKY, H.: Arch. f. exp. Pathol. u. Pharmakol. Bd. 97, S. 171. 1923.
[2]) HERING, H. E.: Verhandl. d. 22. internat. Kongr. 1905, S. 205.
[3]) SEMERAU, M.: Zeitschr. f. d. ges. exp. Med. Bd. 31, S. 236. 1923.

Steigerung der Frequenz der automatisch schlagenden Kammern nach Digipurat beschrieben.

Das häufige Auftreten auch atrioventrikulärer Automatie bei Digitalisvergiftung wird von SAKAI[1]) betont.

Ein Ausdruck der Förderung heterotoper Herzreizbildung ist es z. B. auch, wenn experimentell[2]) und klinisch gelegentlich die Beobachtung gemacht wird, daß die Frequenz der automatisch schlagenden Kammern durch Digitalisstoffe erhöht werden kann, doch ist gelegentlich auch das Gegenteil beim Menschen gesehen worden[3]).

Auch Kammerflimmern kann unter dem Einfluß von Digitalisstoffen sich unter sonst hierfür geeigneten Bedingungen entwickeln[4]), und der Übergang von Vorhofflattern in Vorhofflimmern unter dem Einfluß einer Digitalisbehandlung wird beim Menschen nicht selten beobachtet [EDENS[5])]. Im Tierversuch sahen ROTHBERGER und WINTERBERG[6]) nach Strophanthin oder Digitalin bei Vagusreizung Vorhofflimmern auftreten, desgleichen YAMADA[7]), der auch Kammerflimmern beim Hunde nach Digitalisstoffen beobachtete.

Gelegentlich ist beim Menschen freilich auch das Verschwinden von Extrasystolen nach Digitalis beobachtet worden [WENCKEBACH, EDENS[5])]. Um die Art der Wirkung in diesen Fällen zu verstehen, müßte eine genauere Analyse durchführbar sein, als dies klinisch oft möglich ist. Die allgemeine Besserung der Kreislaufsverhältnisse und die damit verbundene Verbesserung der Ernährung des Herzens und dann des Zentralnervensystems, auch die Änderung des arteriellen Druckes, könnte bei dem Verschwinden dieser Extrasystolien sehr wohl eine Rolle spielen.

4. Adrenalin.

Da Adrenalin ein normalerweise im Organismus gebildeter Stoff ist, dessen Abgabe an den Kreislauf unter bestimmten Bedingungen gesteigert ist, so sind seine Einwirkungen auf das Herz von besonderer Bedeutung[8]). Diese sind, wie bei der Adrenalinwirkung an den übrigen Organen, auch beim Herzen in erster Linie beherrscht durch die Wirkung des Adrenalins auf das autonome Nervensystem, die sich bekannterweise derart äußert, daß Adrenalin im allgemeinen die Funktionen eines Organs so beeinflußt, wie die Reizung der dieses Organ versorgenden sympathischen Nervenfasern unter gleichen Bedingungen es tut. Neuestens ist freilich die Ansicht geäußert worden, daß Adrenalin auch eine die Vagusendigungen erregende Wirkung hat, die nur in der Norm von der sympathicuserregenden übertönt wird oder nur unter besonderen Versuchsbedingungen zum Ausdruck kommt[9]). Doch ist diese Seite der Adrenalinwirkung

---

[1]) SAKAI, SH.: Mitt. a. d. med. Fak. d. Kais. Univ. Tokyo Bd. 19, S. 245. 1918.

[2]) v. TABORA: Zitiert auf S. 766 Fußnote 4. — v. EGMOND, A. A. J.: Pflügers Arch. f. d. ges. Physiol. Bd. 154, S. 36. 1913. Dort auch Literatur.

[3]) NEUSSER: Zitiert nach v. TABORA: Zeitschr. f. exp. Pathol. u. Therapie Bd. 3, S. 499. 1906.

[4]) Vgl. H. E. HERING: Der Sekundenherztod. Berlin: Julius Springer 1917. — SAKAI, SH.: Mitt. a. d. med. Fak. d. Kais. Univ. Tokyo Bd. 19, S. 245. 1918.

[5]) EDENS: Zitiert auf S. 712.

[6]) ROTHBERGER, C. J. u. H. WINTERBERG: Pflügers Arch. f. d. ges. Physiol. Bd. 150, S. 217. 1913.

[7]) YAMADA, S.: Mitt. a. d. med. Fak. d. Kais. Univ. Tokyo Bd. 26, S. 261. 1921.

[8]) Über die chemischen Eigenschaften und die biologische Literatur findet man alles Wesentliche bei P. TRENDELENBURG: Handb. d. exp. Pharmakol. Bd. II/2, S. 1130. 1924.

[9]) ASHER, L. u. W. E. v. RODH: Zentralbl. f. Physiol. Bd. 26, S. 223. 1913. — AMSLER, C.: Pflügers Arch. f. d. ges. Physiol. Bd. 185, S. 86. 1920. — LUCKHARDT, A. B. u. A. J. CARLSON: Americ. journ. of physiol. Bd. 56, S. 72. 1921. — ABDERHALDEN, E. u. E. GELLHORN: Pflügers Arch. f. d. ges. Physiol. Bd. 196, S. 608. 1922. (Literatur s. bei TRENDELENBURG.)

noch nicht genügend scharf analysiert, als daß ein klares Urteil hierüber möglich wäre.

Die Wirkung des Adrenalins auf die Herzreizbildung kann jedenfalls in der Norm als eine der Acceleranserregung entsprechende festgestellt werden. Dies gilt sowohl insofern, als Adrenalin wie Acceleranstonussteigerung die nomotope und die heterotope Reizbildung fördert, als auch insofern, als es wie Acceleranstonussteigerung die Wirksamkeit einer Vaguserregung auf die Herzreizbildung vermindert[1]). Von den optischen Isomeren des Adrenalins ist das natürlich vorkommende wie das synthetische l-Adrenalin etwa doppelt so wirksam wie der

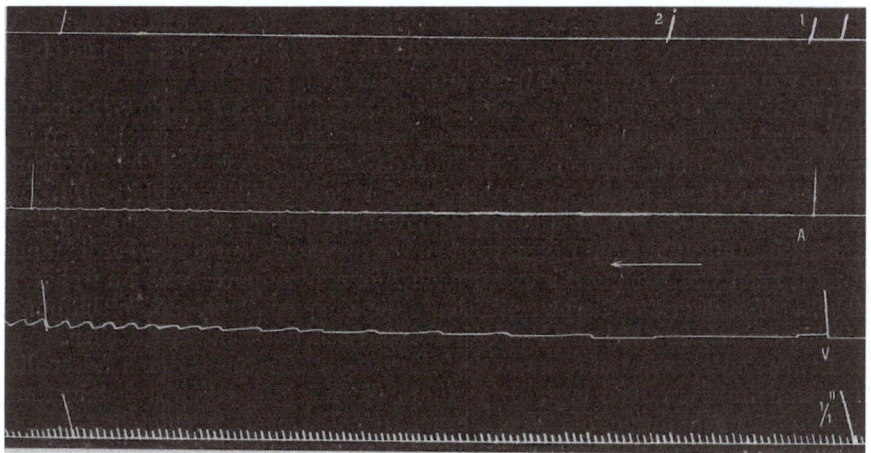

Abb. 184. Anregung der Herzreizbildung beim Frosch durch Adrenalin. Isoliertes, nicht durchströmtes Eskulentenherz. Nur durch eine etwa 2 mm breite Brücke von Venensinusgewebe mit dem Tier in Verbindung. Bei 1 und 2 je ein Filterpapierblättchen mit Adrenalinlösung 1 : 1000 auf die Sinusbrücke gelegt. Suspensionskurve des l. Vorhofs (A) und der Kammer (V). Zeit in $1/1$ Sek. Von rechts nach links zu lesen. (Eigene Beobachtung.)

Racemkörper und vielmals wirksamer als d-Adrenalin [CUSHNY, ABDERHALDEN u. a.[2])].

Bezüglich der Einzelheiten sei auf die vorzügliche Darlegung von P. TRENDELENBURG[2]) verwiesen, unter Hinweis auf sie auch von einer Anführung der älteren Literatur im einzelnen abgesehen.

Was die Wirkung des Adrenalin auf die Herzfrequenz anbelangt, so ist diese am isolierten Organ eine andere als am intakten Tier. An jenem kommt vor allem die Erregung der peripheren Sympathicusendigungen zutage, die beim Herzen zu einer Steigerung nomotoper und heterotoper Reizbildung führen. Nicht bei allen Tieren ist diese Wirkung gleichstark ausgeprägt. Beim Froschherzen kommt sie z. B. in der Regel nicht zur Erscheinung. Auch beim Fischherzen ist sie nicht immer ausgeprägt[3]). Mit der Methode differenzierender Wirkungsanalyse durch Auflegen giftgetränkter Filterpapierblättchen auf die Sinusgegend des Frosches kann man, solange das Herz noch gut schlägt, am Präparat in situ

---

[1]) Für die Acceleranstonussteigerung erwiesen von B. KISCH u. S. SAKAI: Pflügers Arch. f. d. ges. Physiol. Bd. 198, S. 65. 1923; für das Adrenalin von K. CORI: Arch. f. exp. Pathol. u. Pharmakol. Bd. 91, S. 130. 1921.

[2]) Ältere Literatur s. bei TRENDELENBURG: Zitiert auf S. 768 Fußnote 8; neuerdings auch K. FROMHERZ: Dtsch. med. Wochenschr. Bd. 49, S. 814. 1923.

[3]) MACDONALD, A. D.: Quart. journ. exp. med. Bd. 15, S. 69. 1925. Auf Grund eigener diesbezüglicher Versuche am Herzen von Scillium kann ich dies ebenfalls bestätigen.

mit Adrenalin meist keine Beschleunigungen erzeugen[1]), wohl aber, wenn durch langdauernden Versuch oder Gifte, wie z. B. Urethan, die nomotope Reizbildung stark geschädigt ist. Man kann mit der genannten Methode dann, wie Abb. 184 zeigt, den Nachweis der Förderung der nomotopen Reizbildung durch Adrenalin auch am Froschherzen erbringen[1]).

Daß auch die heterotope Reizbildung am geschädigten Froschherzen oder am Froschherzstreifenpräparat durch Adrenalin gefördert wird, ist bekannt. Bei Anwendung zu hoher Konzentrationen können aber, an Stelle der reizbildungsfördernden, hemmende Wirkungen auftreten.

Im allgemeinen erwies sich in eigenen Versuchen stets Kalium, in richtiger Art und Menge angewendet, als ein viel wirksamerer Anreger und Förderer der nomotopen wie der heterotopen Herzreizbildung *beim Froschherzen* und beim Herzen von Scillium (Katzenhai) als Adrenalin[2]).

Viel deutlicher als beim Kaltblütler ist die reizbildungsfördernde Wirkung des Adrenalins beim Warmblütlerherzen. Aus einer großen Zahl von Versuchen am isolierten Organ geht übereinstimmend hervor, daß die Frequenz der nomotopen und die heterotope Herzreizbildung durch Adrenalin hier deutlich gefördert wird. Das letztere zeigt sich in der Frequenzsteigerung automatisch schlagender Herzteile sowie dem Auftreten von Extrasystolen, extrasystolischen Tachykardien und mitunter auch von Kammerflimmern nach Adrenalinzufuhr. Auch an isolierten Muskelstreifen des Säugetierherzens ist die die Frequenz bzw. die Reizbildungsfähigkeit steigernde Wirkung des Adrenalins noch deutlich festzustellen.

Etwas anders gestaltet sich die Beeinflussung der Frequenz durch Adrenalinzufuhr am intakten Kreislauf. Hier führt die mächtige Blutdrucksteigerung, die hauptsächlich durch die Verengerung der Darmgefäße entsteht, anfangs zu den verschiedensten Rhythmusstörungen. Am Frosch ist Adrenalin auch am intakten Tier und auch bei Anwendung hoher Dosen in der Regel nicht merklich von Einfluß auf die Frequenz. Beim Säugetier ist die Wirkung des Adrenalins sehr deutlich. Zunächst ruft es in der Regel infolge der Druckänderung im arteriellen System eine starke reflektorische Steigerung des zentralen Vagustonus und Senkung des Acceleranstonus, und dadurch eine primäre Verlangsamung der Herztätigkeit hervor. Diese fehlt als primäre Adrenalinwirkung, wenn z. B. durch Abklemmen der Bauchaorta an der Stelle des Durchtrittes durch das Zwerchfell (nach vorangegangenem Blutentzug zur Vermeidung zu hoher Blutdrucksteigerung durch diesen Eingriff) verhindert wird, daß es bei der Adrenalinzufuhr zu einer zu starken Blutdrucksteigerung kommt. Man sieht dann auch beim Kaninchen, das sonst gegen Drucksteigerung im arteriellen System sehr empfindlich ist, die primäre Pulsverlangsamung nach intravenöser Adrenalininjektion ausbleiben[1]). Vagusdurchschneidung allein wird sie hingegen nicht völlig ausschalten, da die Blutdrucksteigerung nicht nur durch Vagustonussteigerung, sondern auch durch Acceleranstonusverminderung zur Frequenzverlangsamung des Herzschlages führt[3]). Bei Tieren, die, wie das Kaninchen, sehr zu Extrasystolien neigen, kann durch die Blutdrucksteigerung außerdem auch schon, abgesehen von der direkten Beeinflussung der Reizbildungsstellen durch Adrenalin, die heterotope Reizbildung in Form von Extrasystolen ausgelöst werden. Ob Adrenalin außer in der ebengenannten reflektorischen Art auch durch direkte Einwirkung den Tonus des Vaguszentrums erhöht, muß trotz der verschiedenen bejahenden Angaben der Literatur (s. diese bei P. Trendelenburg) als höchst

---

[1]) Eigene, noch nicht veröffentlichte Versuche.
[2]) Kisch, Bruno: Arch. f. exp. Pathol. u. Pharmakol. Bd. 116, S. 189. 1926.
[3]) Kisch, Bruno: Verhandl. d. 34. Kongr. f. inn. Med. 1922, S. 225. — Kisch, B., u. S. Sakai: Pflügers Arch. f. d. ges. Physiol. Bd. 198, S. 65. 1923.

fraglich bezeichnet werden. Auf Grund der neuen physiologischen Erfahrungen über die reflektorische Beeinflussung des Vagustonus (H. E. HERING) müßten die alten Versuche über diese Frage erst neuerdings unter allen nötigen Kautelen angestellt werden, um eine direkte Beeinflussung des Vaguszentrums durch Adrenalin wirklich zu beweisen.

Bei Ausschaltung des Vagus und der Ganglien des Accelerans wird Adrenalin, ebenso wie bei der erwähnten Verhinderung der arteriellen Blutdrucksteigerung primär[1]), sonst oft sekundär, eine Steigerung der nomotopen Herzreizbildung[2]) auch am intakten Kreislauf bedingen, zu der sich alsbald, wie auch Beobachtungen am Menschen zeigen[3]), wie am isolierten Herzen, so auch am intakten, die Förderung der *heterotopen* Reizbildung in Form von Extrasystolen, Kammerautomatie, extrasystolischen Tachykardien, mitunter auch von Kammerflimmern[4]) hinzugesellen kann. Die Neigung des Adrenalins, die Kammern zum Flimmern zu bringen, wird durch die Kombination mit gewissen anderen Giften, wie Chloroform[5]), noch begünstigt und tritt auch auf, wenn die extrakardialen Herznerven ausgeschaltet werden (LEVY). Die starke Förderung der heterotopen Herzreizbildung und der Neigung zum Flimmern durch Adrenalin verbietet es auch, beim Menschen in allen Fällen, wo die Gefahr hierzu besteht, vor allem natürlich bei Zuständen von Coronarsklerose, Adrenalin zu verwenden. Auch bei der Kombination mit Chloroformnarkose wird auf Grund der Erfahrungen am Tier vor weiterer Erforschung der Verhältnisse die größte Vorsicht geboten sein.

Die nach Adrenalin etwa zutage tretende Unwirksamkeit elektrischer Vagusreizung bezüglich der Herzfrequenz hängt ebenfalls mit der heterotopiefördernden Adrenalinwirkung zusammen, da diese bedingt, daß die Vagusreizung sogleich Kammerautomatie auftreten läßt, wobei eine Unwirksamkeit des Vagus vorgetäuscht werden kann, und das gleiche kann, wie bei vielen ähnlich wirkenden Giften (ROTHBERGER und WINTERBERG) der Fall sein, wenn schon vor der Vagusreizung Kammerautomatie bestand, deren Frequenz vom Vagus bekanntermaßen viel weniger beeinflußt wird als die der nomotopen Reizbildungsstellen (s. unsere Abb. 188).

Daß die Reizbildungsförderung durch Adrenalin weiterhin aber auch durch den jeweiligen bioenergetischen Zustand der Reizbildungsstellen sehr beeinflußt wird, zeigen außer den erwähnten Beobachtungen am Froschherzen auch solche, die die Adrenalinwirkung auf die Reizbildung vom Gehalt der Nährlösung des Herzens an Wasserstoffionen[6]) oder Neutralsalzen[7]) als abhängig erweisen konnten.

Von den chemisch dem Adrenalin nahestehenden Stoffen haben einige wohl eine adrenalinähnliche Wirkung, doch sind diese Wirkungen viel weniger stark ausgeprägt als beim Adrenalin selbst. [Näheres s. bei P. TRENDELENBURG[8])].

Sehr bemerkenswert sind die neueren Befunde von KOLM und PICK[9]), nach denen am Froschherzen an sich unwirksame, geringe Adrenalindosen zu diastoli-

---

[1]) Eigene, nicht veröffentlichte Beobachtung.
[2]) NOBEL, E., u. C. J. ROTHBERGER: Zeitschr. f. d. ges. exp. Med. Bd. 3, S. 151. 1914.
[3]) SEMERAU, M.: Zeitschr. f. d. ges. exp. Med. Bd. 31, S. 236. 1923.
[4]) Siehe H. E. HERING: Der Sekundenherztod. Berlin: Julius Springer 1917.
[5]) LEVY, A. G.: Heart Bd. 3, S. 99. 1912; Bd. 4, S. 319. 1913; Bd. 5, S. 200. 1914. — Neuerdings W. J. R. HEINEKAMP: Journ. of pharmacol. a. exp. therapeut. Bd. 16, S. 247. 1921. — BARDIER, E., u. A. STILLMUNKÈS: Cpt. rend. des séances de la soc. de biol. Bd. 88, S. 559. 1923.
[6]) SALANT, W., u. R. L. JOHNSTON: Journ. of pharmacol. a. exp. therapeut. Bd. 23, S. 373. 1924.
[7]) Neuerdings W. SALANT, H. WASHEIM u. L. JOHNSTON: Journ. of pharmacol. a. exp. therapeut. Bd. 25, S. 75. 1925.
[8]) TRENDELENBURG, P.: Zitiert auf S. 768 Fußnote 8.
[9]) KOLM, R., u. E. P. PICK: Pflügers Arch. f. d. ges. Physiol. Bd. 184, S. 79. 1920.

schem Stillstand führen sollen, bzw. zu einer negativ chronotropen Beeinflussung, wenn das Herz unter der Wirkung vaguserregender Stoffe (wie Acetylcholin, Pituitrin, Muscarin, Neurin) steht. Atropin hebt diese vagotrope Adrenalinwirkung auf.

5. Campher.

Von der Parteien Haß und Gunst verwirrt, steht sein Charakterbild in der Geschichte der Herzpharmakologie. Es gibt wohl wenige Stoffe, über die die Literatur bis in die neueste Zeit so widersprechende Angaben bezüglich ihrer Wirkung auf die Herzfunktionen bringt, wie über den Campher. Bei einem Versuch, das Wesentliche und Gesicherte zusammenzustellen, kann bezüglich der älteren Literaturzitate im einzelnen auf die neuere Zusammenfassung durch R. GOTTLIEB[1]) verwiesen werden.

Von den isomeren Formen wirken d-, l- und der racemische i-Campher völlig gleichartig auf das Herz ein[2]), grundsätzlich in gleicher Weise, aber viel stärker wirkt das neuerdings hergestellte Hexeton, ein 3-Methyl-5-isopropyl-2, 3-Cyclohexenon[3]).

Am normalen Herzen wirkt Campher in sehr geringen Dosen nicht merklich, in höheren Dosen die Frequenz der nomotopen Herzreizbildung vermindernd. Diese Verlangsamung ist nicht als Vaguswirkung aufzufassen, da sie durch Atropin nicht beeinflußt wird. Soweit es sich bei höheren Campherdosen tatsächlich um eine Reizbildungsverlangsamung und nicht nur um eine Verlangsamung der Kammerfrequenz infolge Schädigung der Reizüberleitung (s. d.) handelt, ist sie wohl als unmittelbare Beeinflussung der Reizbildungsstellen durch das Gift aufzufassen. Daß Campher nicht nur keine vaguserregende Wirkung hat, sondern im Gegenteil dieser entgegenwirken kann, scheint schon aus den alten, seither oft bestätigten Beobachtungen (HARNACK und WITKOWSKI), daß Campher der Muscarinwirkung am Frosche entgegenwirkt, hervorzugehen. Vielleicht wird diese Beobachtung dadurch verständlich, daß Campher (HARNACK und WITKOWSKI) und, wie STROSS[4]) in WIECHOWSKIS Laboratorium jüngst zeigen konnte, Campher und Campherderivate, wie Benzylcampher, Oxycampher, Monobromcampher und eine Reihe ätherischer Öle die chronotrope Wirkung der Vagusreizung auf das Froschherz zum Erlöschen bringen. Freilich ist diese Wirkung viel weniger intensiv und nachhaltig als die etwa des Atropins, und nicht immer feststellbar. Es ist aber auch nicht ausgeschlossen, daß, wie GOTTLIEB[5]) meint, die Campherwirkung bei Muscarin in der Erweckung der Kammerautomatie zu sehen ist. Dies könnten geeignete Versuche erweisen. Jedenfalls ist es auffällig, daß Campher auch Schädigungen der nomotopen Reizbildung, die gewiß nicht als Vaguswirkung, sondern als direkte Beeinflussung der Herzreizbildungsstellen anzusprechen sind, wie die Verlangsamungen nach Chloralhydrat, antagonistisch zu beeinflussen vermag[6]). Dieser Antagonismus ist anscheinend nur bei nicht zu hohen Chloralhydratdosen wirksam und scheint beim Frosch, wo er oft beobachtet wurde, stärker ausgeprägt zu sein [Literatur s. bei GOTTLIEB[5]), neuerdings bestätigt von LEYDEN

---

[1]) GOTTLIEB, R.: Handb. d. exp. Pharmakol. Bd. I, S. 1147 ff. 1923.
[2]) JOACHIMOGLU, G.: Arch. f. exp. Pathol. u. Pharmakol. Bd. 80, S. 259. 1917 und JOACHIMOGLU, G. u. E. MOSLER: Ebenda Bd. 98, S. 1. 1923.
[3]) AMAKAWA, T.: Arch. f. exp. Pathol. u. Pharmakol. Bd. 101, S. 100. 1923 u. a.
[4]) STROSS, W.: Arch. f. exp. Pathol. u. Pharmakol. Bd. 95, S. 304. 1922.
[5]) GOTTLIEB: Handb. d. exp. Pharmakol. Bd. I, S. 1147 ff. 1923.
[6]) BÖHME, A.: Arch. f. exp. Pathol. u. Pharmakol. Bd. 52, S. 346. 1905. — Weitere Literatur s. GOTTLIEB: Zitiert Fußnote 1.

und v. D. VELDEN¹)] als bei anderen Lebewesen. Nach NAKAZAWA²) wirkt Campher in solchen Fällen frequenzsteigernd durch die Anregung heterotoper Reizbildung und nicht durch Förderung der nomotopen. Auch versagt Campher als Antagonist der herzreizbildungslähmenden Wirkung anderer Gifte, wie Chloroform, Blausäure usw. (JOACHIMOGLU).

Daß eine Vaguslähmung (nach vorübergehender Erregung) durch Campher tatsächlich erzielbar ist, zeigen auch die nach LOEWIS Methode der humoralen Übertragbarkeit von Vagusstoffen am Froschherzen gemachten Beobachtungen NAVRATILS³), und auch LANGECKER⁴) nimmt eine lähmende Wirkung des Camphers auf den Vagus an. Andererseits wirken aber auch sonst wirksame Vagusstoffe auf ein unter Campherwirkung stehendes Herz schlechter als auf ein normales, und das gleiche gilt von Stoffen wie Muscarin, Cholin, Chloralhydrat usw. [NAVRATIL³)].

Daß trotzdem die frequenzfördernde Campherwirkung nicht an die Wirksamkeit des Vagus gebunden ist, lehren Beobachtungen von FRÖHLICH und POLLAK⁵).

Verschiedenerseits wird eine positive Nachwirkung des Camphers auf die verschiedenen Herzfunktionen festgestellt, indem bei Ernährung des Herzens mit normaler, campherfreier Nährlösung nach vorhergehender Campherzufuhr sich vielfach als Nachwirkung eine positive Beeinflussung der Herzfunktionen beobachten ließ⁶).

All diese Erscheinungen bedürfen aber bezüglich der Erforschung ihres Wesens noch durchaus der experimentellen Klärung.

Ähnlich wie die bisher genannten beim Frosch gewonnenen Erfahrungen sind die über die Wirkung des Camphers auf das isolierte Säugetierherz. Am normalschlagenden ist der positiv chronotrope Einfluß kaum deutlich, der negativ chronotrope großer Dosen sehr ausgeprägt. An dem, dessen Reizbildung durch schädigende Einflüsse vermindert ist, läßt sich der erstere oft nachweisen⁷). Die Förderung der Reizbildung scheint sich hierbei nicht nur auf die nomotope, sondern auch auf heterotope Reizbildungsstellen zu erstrecken⁸). Auch beim Säugerherzen ist ferner der Antagonismus des Camphers gegen Muscarin und die Verminderung des chronotropen Erfolges einer Vagusreizung [LOEWI⁹)] durch Campher feststellbar.

Nach Untersuchungen NAKAZAWAS²) soll die Beeinflussung der Herzreizbildung bei Kalt- und Warmblütern und beim normalen wie beim vergifteten Herzen in einer Hemmung der nomotopen und Förderung der heterotopen Reizbildung bestehen.

Beim Herzkammerflimmern wird von verschiedenen Seiten eine diesen Zustand beseitigende oder sein Eintreten erschwerende Wirkung des Camphers beschrieben, während andere Autoren diese Beobachtungen nicht bestätigen konnten. Aus den einander zum Teil widersprechenden Befunden ist es um so schwerer, ein einheitlich klares Bild zu gewinnen, als über das Wesen der als

---

¹) LEYDEN, P., u. R. v. D. VELDEN: Arch. f. exp. Pathol. u. Phamakol. Bd. 80, S. 24. 1916.
²) NAKAZAWA, F. Tohoku journ. of exp. med. Bd. 4, S. 373. 1923.
³) NAVRATIL, E.: Pflügers Arch. f. d. ges. Physiol. Bd. 210, S. 550. 1925.
⁴) LANGECKER: Arch. f. exp. Pathol. u. Pharmakol. Bd. 106, S. 1. 1925.
⁵) FRÖHLICH, A., u. L. POLLAK: Arch. f. exp. Pathol. u. Pharmakol. Bd. 86, S. 104. 1920.
⁶) HANDOVSKY, H.: Arch. f. exp. Pathol. u. Pharmakol. Bd. 99, S. 117. 1923 u. a.
⁷) FRÖHLICH u. L. POLLAK: Arch. f. exp. Pathol. u. Pharmakol. Bd. 86, S. 127. 1920.
⁸) FRÖHLICH, A. u. L. POLLAK: Arch. f. exp. Pathol. u. Pharmakol. Bd. 86, S. 104. 1920. — NAKAZAWA FUSAKICHI: Tokohu journ. of exp. med. Bd. 4, S. 373. 1923.
⁹) LOEWI, O.: Arch. f. exp. Pathol. u. Pharmakol. Bd. 70, S. 323. 1912.

Flimmern bezeichneten Erscheinung die Ansichten noch durchaus nicht einheitlich sind. Nach NAKAZAWA[1]) soll die das Flimmern beseitigende Wirkung *großer* Campherdosen durch deren die Herzreizbildung lähmende Wirkung zu erklären sein, doch geht aus seinen Versuchsprotokollen hervor, daß beim Kaninchen durch Campher die Auslösbarkeit des elektrischen Kammerflimmerns durch vorher wirksame Reizstärken erschwert oder ganz verhindert wird.

Beim Menschen, bei dem eine Beurteilung der Campherwirkungen im einzelnen besonders schwierig ist, liegen neuerdings Versuche von SEMERAU[2]) bei einem Fall von komplettem Herzblock vor. Durch intravenöse Campherinjektion wurde die Frequenz der Vorhöfe und die der Kammern zunächst etwas erhöht, weiterhin vermindert.

6. Alkaloide einschließlich der Muscaringruppe.

Pyridin, Piperidin und verwandte Alkaloide.

Das *Pyridin*, das nach den Angaben, die man in der Literatur findet, selbst keine ausgesprochenen Herzwirkungen hat und dementsprechend von Menschen[3]) und Tieren auch in größeren Mengen schadlos vertragen wird, hat insofern ein Interesse für die Pharmakologie des Herzens, als eine Reihe wirksamer Alkaloide dem Pyridin dadurch nahestehen, daß sie es als Kern ihres Atomgefüges enthalten.

$$\underset{N}{\underset{CH\diagdown\ \ CH}{CH\diagup\ \ \diagdown CH}}\ \overset{CH}{\ }\ \text{Pyridin.}$$

Auch das *Piperidin* ($C_5H_{11}N$), das durch Reduktion aus Pyridin erhalten werden kann, hat auf die Funktionen des Herzens nur eine geringe direkte Wirkung. Die diesbezüglichen Angaben sind nicht ganz einheitlich. Am Gesamtorganismus wird die Herztätigkeit durch Piperidin verlangsamt. Hierbei spielt zweifellos die gleichzeitige Blutdrucksteigerung eine Rolle, die durch die Gefäßwirkung[4]) des Stoffes zustande kommt und auf dem Wege der extrakardialen Nerven den Herzschlag verlangsamt. Aber auch am isolierten Herzen wirkt Piperidin noch frequenzvermindernd[5]). Andererseits sind auch frequenzsteigernde Wirkungen beim Säugetier angegeben, und die Wirkung des Piperidins ist als eine zwar viel schwächere, aber im Wesen der des *Nicotin* und *Coniin* ähnliche gekennzeichnet[6]) worden.

Nicotin. Ein dem Pyridin verwandtes Alkaloid mit sehr ausgeprägten Herzwirkungen ist das *Nicotin*. Seine chemische Formel ist

$$\underset{\underset{CH_3}{|}}{\underset{N\ \ \ \ \ N\text{---}CH_2}{\bigcirc\text{---}CH\text{---}CH_2\diagdown CH_2}}$$

Von den beiden optisch aktiven Formen des Nicotins ist die linksdrehende wirksamer als ihr optischer Antipode[7]). Was die Herzwirkungen des Nicotins

---

[1]) NAKAZAWA, F.: Zitiert S. 773 Fußnote 2.
[2]) SEMERAU, M.: Zeitschr. f. d. ges. exp. Med. Bd. 31, S. 236. 1923.
[3]) DISTLER: Inaug.-Dissert. Erlangen 1887.
[4]) PICK, F.: Arch. f. exp. Pathol. u. Pharmakol. Bd. 42, S. 399. 1899.
[5]) MOORE, B., u. R. ROW: Journ. of physiol. Bd. 22, S. 273. 1897.
[6]) DIXON, W. E.: Handb. d. exp. Pharmakol. Bd. II/2, S. 713. Berlin: Julius Springer. 1924.
[7]) MAYOR, A.: Ber. d. dtsch. chem. Ges. Bd. 38, S. 597. 1905.

betrifft, so ist die Beeinflussung der Frequenz zum großen Teil durch die allgemeine Eigenschaft dieses Stoffes, Nervenzellen nach vorübergehender Erregung zu lähmen, verständlich. Die Wirkung ist nämlich sowohl am intakten Tier als auch am isolierten Organ die einer Beschleunigung nach einer vorübergehenden starken Verlangsamung.

Es geht schon aus den TRAUBEschen[1]) Versuchen über die Nicotinwirkung hervor, daß die primäre Verlangsamung vermutlich sowohl durch eine zentrale Vaguserregung als durch eine schon von TRAUBE sicher nachgewiesene, vom Vaguszentrum unabhängige (auch nach Vagusdurchschneidung wirksame) Nicotinbeeinflussung peripherer Organe zurückgeht. Aus der von TRAUBE[1]) betonten Beobachtung, daß die primäre Verlangsamung mit einer Blutdrucksenkung zusammenfällt, ist auch zu ersehen, daß sie nicht etwa bloß als eine sekundäre Folge der durch Nicotin bedingten Bludrucksteigerung[2]) anzusehen ist. Die pulsverlangsamende Wirkung des Nicotins nach Durchschneidung der Vagi hat schon TRAUBE[1]) darauf bezogen, daß das Nicotin in der Peripherie die *„Vagusenden oder vielmehr einen mit diesen Enden in Verbindung stehenden gangliösen Teil des Hemmungsapparates zu erregen vermag"*. Diese bereits 1863 von TRAUBE geäußerte Vermutung ist in der Tat später als richtig erwiesen worden[3]). Die Verlangsamung nach Ausschaltung des Vaguszentrums entspricht einer Erregung der in den peripheren Verlauf des Vagus eingeschalteten Ganglien durch das Nicotin[4]). Sie wird vermißt, wenn diese Ganglien vorher durch Apocodein gelähmt worden sind (DIXON).

Daß die der primären Verlangsamung folgende Beschleunigung auf eine Lähmung der besagten Ganglienzellen durch Nicotin zurückzuführen ist, wird aus verschiedenen Beobachtungen geschlossen. So aus der von TRAUBE[1]) gemachten, seither bestätigten Tatsache, daß nach Eintritt dieser Beschleunigung widerholte Nicotingaben keinen oder nur noch einen geringen und verspätet auftretenden, verlangsamenden Einfluß haben. Ferner zeigt die Tatsache, daß Nicotin (im Gegensatz zu Atropin) nicht die Wirkung von Muscarin, Physostygmin, Pilocarpin usw. aufheben kann (BÖHM), wohl aber Atropin die verlangsamende Wirkung des Nicotins[5]), daß der Angriffspunkt dieser genannten Stoffe peripherer liegt als der des Nicotins. Der Umstand, daß die Acceleransreizung trotz Nicotin wirksam bleibt[6]), wird darauf zurückgeführt, daß die Acceleransfasern als postganglionäre anzusehen sind. Doch ist neuerdings von AMSLER[7]) aus der inversen Adrenalinwirkung nach Nicotin geschlossen worden, daß dieser Stoff auch die peripheren sympathischen Endigungen beeinflussen könnte.

Daß die der Nicotinverlangsamung folgende Beschleunigung nicht nur durch Lähmung der zentralen und peripheren Vagusganglienzellen, also den Fortfall einer Hemmung, sondern auch durch eine primäre Förderung der Horzreizbildung zustande kommt, schloß man aus ihrem Auftreten auch nach Atropineinwirkung. Eine Erregung sympathischer Ganglien durch das Nicotin ist

---

[1]) TRAUBE, L.: Allg. med. Centralzeitung 1862, Stück 103 u. 1863, Stück 9; Ges. Beitr. Bd. I, S. 302 u. 359.

[2]) TRAUBE, L.: Zitiert oben Fußnote 1. — LANGLEY, J. N. u. W. L. DICKINSON: Journ. of physiol. Bd. 11, S. 265. 1890. — PICK, F.: Arch. f. exp. Pathol. u. Pharmakol. Bd. 42, S. 399. 1899.

[3]) SCHMIEDEBERG: Ber. d. sächs. Akad. d. Wiss. Bd. 22, S. 135. 1870.

[4]) Vgl. auch F. MARCHAND u. A. W. MEYER: Pflügers Arch. f. d. ges. Physiol. Bd. 145, S. 401. 1912. — KOSKOWSKI, W.: Cpt. rend. hebdom. des séances de l'acad. des sciences Bd. 174, S. 1039. 1922.

[5]) HETT, J.: Arch. f. exp. Pathol. u. Pharmakol. Bd. 88, S. 30. 1920.

[6]) ESSLEMONT, J.: Arch. f. exp. Pathol. u. Pharmakol. Bd. 43, S. 197. 1899.

[7]) AMSLER, C.: Pflügers Arch. f. d. ges. Physiol. Bd. 185, S. 86. 1920.

zwar von Kose[1]) gezeigt worden, dürfte diese Erscheinung aber nicht veranlassen, denn Exstirpation des unteren Hals- und oberen Brustganglions beim Hunde verhindert sie nicht[2]), so daß eine unmittelbare Förderung der nomotopen Reizbildung durch Nicotin doch sehr wahrscheinlich ist. Daß auch die heterotope Herzreizbildung durch Nicotin gefördert wird, kann man schon daraus entnehmen, daß nach Wertheimer und Colas[2]) die nicotinvergiftete Herzspitze einen Reiz mit einer Reihe von Kontraktionen beantwortet, ferner wohl auch aus Untersuchungen von Clerc und Pizzi[3]), die auch gelegentlich beim Hunde auf eine intravenöse Injektion von Nicotin hin Vorhofsflimmern auftreten sahen, und daß Nicotin, anscheinend ähnlich wie Adrenalin an Herzen, die unter Chloroformwirkung stehen, Kammerflimmern hervorruft[4]). Über Vorhofflimmern nach Nicotin beim Hunde berichten auch Yamada[5]) und Clerc und Dechamp[6]). Auch aus Versuchen von Barry[7]) am künstlich durchströmten Kaltblüterherzen geht die durch Nicotin gesteigerte Neigung zu heterotoper Herzreizbildung hervor.

Die geschilderten Wirkungen des Nicotins sind auch in grundsätzlich gleicher Art am isolierten Säugetierherzen festzustellen[1]) wie am intakten Tiere.

Daß die Wirkung des Nicotins auf die Ganglien der sympathischen Herznerven grundsätzlich die gleiche ist wie auf die der parasympathischen, zeigen die Versuche von Schmideberg[8]), die seither öfter bestätigt wurden.

Die verlangsamende Wirkung kleiner Nicotindosen wird durch Erhöhung der H-Ionenkonzentration gesteigert, durch Verminderung gehemmt, wie Salant[9]) an Hunde- und Katzenherzen beobachtete. Nach Versuchen am Froschherzen wird sie durch K-Überfluß und Ca-Mangel der Nährlösung gesteigert, durch Ca-Überschuß vermindert[10]).

Bei Beobachtungen der Wirkung am intakten Tier ist es ferner für eine richtige Analyse der Erscheinungen von Bedeutung, daß Nicotin zu einer verstärkten Adrenalinabgabe ans Blut führt[11]).

Coniin. Das *Coniin*[12]), eines der wirksamen Alkaloide des gefleckten Schierlings, seiner chemischen Konstitution nach ein Propylpiperidin

$$\underset{NH}{\bigcirc}\!\!-\!C_3H_7$$

hat auf das Herz grundsätzlich ähnliche Wirkungen wie das Nicotin, aber bedeutend schwächer als dieses. Auch beim Coniin erklärt sich die Art der Wirkung vorwiegend durch eine primäre Erregung und nachfolgende Lähmung der Ganglienzellen des autonomen Nervensystems, wobei die Reizerscheinungen am

---

[1]) Kose, O.: Sbornik klinicky Bd. 5, S. 423. 1904; Ref. Schmidts Jahrb. Bd. 284, S. 177. 1904.

[2]) Wertheimer, E., u. E. Colas: Arch. de physiol. Bd. 3, S. 341. 1891.

[3]) Clerc, A. u. C. Pezzi: Cpt. rend. des séances de la soc. de biol. Bd. 72, S. 316. 1918; Journ. de physiol. et de pathol. gén. Bd. 14, S. 704. 1912; Bd. 15, S. 1. 1913; Bd. 18, S. 965, 1920.

[4]) Bardier, E., u. A. Stillmunkès: Cpt. rend. des séances de la soc. de biol. Bd. 88, S. 1178. 1923.

[5]) Yamada, S.: Mitt. a. d. med. Fak. d. Kais. Univ. Tokyo Bd. 26, S. 261. 1921.

[6]) Clerc, A., u. P. N. Dechamps: Cpt. rend. des séances de la soc. de biol. Bd. 87, S. 662. 1922.

[7]) Barry, D. I.: Arch. internat. de pharmaco-dyn. et de thérapie Bd. 25, S. 391. 1920.

[8]) Schmiedeberg: Zitiert auf S. 775 Fußnote 3.

[9]) Salant, W.: Americ. journ. of physiol. Bd. 75, S. 17. 1925.

[10]) Salant, W., u. H. Washeim: Americ. journ. of physiol. Bd. 75, S. 6. 1925.

[11]) Houssay, B., A. u. E. A. Molinelli: Cpt. rend. des séances de la soc. de biol. Bd. 93, S. 1124 u. 1133. 1925.

[12]) Siehe W. E. Dixon: Handb. d. exp. Pharmakol. Bd. II/2, S. 701. 1924.

Vagus besonders augenfällig sind. Die primäre Pulsverlangsamung wird bei Versuchen am ganzen Tier auch da durch die Blutdrucksteigerung erhöht, die das Coniin hervorruft.

Lobelin. Auch das *Lobelin* scheint seine hauptsächlichsten Herzwirkungen auf dem Wege der extrakardialen Herznerven auszuüben[1]), sie sind denen des Nicotins sehr ähnlich. Zunächst scheint es zu einer zentralen Vaguserregung zu kommen, dann zu einer Lähmung der in den Vagusverlauf eingeschalteten Ganglien, weiter zu einer Erregung und schließlich zu einer Lähmung der Ganglien des Herzsympathicus.

Aber auch eine direkte Wirkung auf die Reizbildungsstellen des Herzens scheint dieser Stoff zu haben, da er, unmittelbar aufs Herz aufgebracht, zu Frequenzverlangsamungen führt, die durch Atropin nicht zu beheben sind, und in geringen Dosen ($0,001-0,01\%$), wie CLAESON zeigen konnte beim künstlich durchströmten Froschherzen zu Frequenzsteigerungen[2]).

Spartein. Das *Spartein*, ein Alkaloid des Ginsters, hat eine ausgesprochene Wirkung auf die Herznerven[3]). Die Beschleunigung des Herzens nach Spartein scheint eine Folge der Herabsetzung des Vagustonus zu sein. Die älteren Angaben[3]) einer primären Pulsverlangsamung auf Spartein hin können nicht ohne weiteres als direkte Wirkung des Giftes angesehen werden, da sie auch indirekt, durch die gleichzeitige primäre Blutdrucksteigerung, hervorgerufen sein könnten. Daß neben dieser Nervenwirkung auch eine direkte Wirkung auf die Herzreizbildungsstellen besteht, darauf lassen die sekundär auftretenden Frequenzverlangsamungen am intakten Tier schließen, sowie der Umstand, daß Spartein am isolierten Säugetierherzen primär eine fortschreitende Hemmung auf die nomotope Herzreizbildung ausübt [SAKAI[4])]. Am isolierten Froschherzen wirkt eine $0,2\%$ Lösung deutlich verlangsamend[5]); die Wirkung ist reversibel, und die Kammerautomatie wird am isolierten Herzen[6]) und am intakten Tier [Meerschweinchen[5])] durch Spartein nicht merklich geschädigt, aber auch nicht etwa deutlich angeregt, wie aus Versuchen S. SAKAIS[4]) am isolierten Kaninchenherzen und von HILDEBRANDT[5]) am Froschherzen zu ersehen ist.

Die Chinaalkaloide.

Durch den Aufbau ihres Moleküls hat eine Gruppe von Alkaloiden zum Pyridin nahe Beziehungen, die insbesondere in den letzten Jahren aus praktischen Gründen hinsichtlich ihrer Herzwirkungen vielfach untersucht worden ist[7]).

Als wichtigste Stoffe dieser Gruppe seien folgende genannt: das *Chinolin*, dessen Molekül einen Benzol- und einen Pyridinring enthält, das *Chinin*, das einen Chinolinkern und einen Piperidinkern enthält, letzteren in Form des sog. Loiponrestes, das *Cinchonin* und das *Cinchonidin*, zwei isomere Chininderivate, schließlich das *Chinidin*, ein Stereoisomeres des Chinins.

---

[1]) DIXON, W. E.: Handb. d. exp. Pharmakol. Bd. II/2, S. 721. 1924. Daselbst auch Literatur.
[2]) CLAESON, B.: Skandinav. Arch. f. Physiol. Bd. 47, S. 48. 1925.
[3]) DIXON, W. E.: Handb. d. exp. Pharmakol. Bd. II/2, S. 728. 1924. Dort Literatur. — Ferner E. DUVILLIER, P. COMBENALE u. H. BULTEAU: Cpt. rend. des séances de la soc. de biol. Bd. 86, S. 41. 1922.
[4]) SAKAI, SH.: Mitt. a. d. med. Fak. d. Kais. Univ. Tokyo Bd. 19, S. 245. 1918.
[5]) HILDEBRANDT, F.: Arch. f. exp. Pathol. u. Pharmakol. Bd. 101, S. 136. 1924.
[6]) BOHNENKAMP, H. u. F. HILDEBRANDT: Arch. f. exp. Pathol. u. Pharmakol. Bd. 102, S. 244. 1924.
[7]) Siehe K. JUNKMANN u. E. STARKENSTEIN: Übersichtsreferat Klin. Wochenschr. Bd. 5, S. 169. 1926.

Die Herzwirkungen dieser Stoffe sind in großen Zügen ziemlich gleichartig[1]), aber bezüglich der Intensität sehr verschieden[2]). Das Chinidin ist, wie Frey zeigen konnte, wesentlich wirksamer als das Chinin[3]), *Hydrochinidin*, eine häufige Verunreinigung des käuflichen Chinins, wirkt viel stärker als dieses[4]) und in gleicher Weise und Stärke wie Chinidin[5]). Cinchonidin und Cinchonin scheinen in der Wirkung zwischen Chinidin und Chinin zu stehen[6]).

Was die Wirkung der Chinaalkaloide auf die Herzreizbildung betrifft, so ist diese je nach der angewendeten Dose verschieden. In kleinen Dosen rufen sie am intakten Tier und Menschen eine Pulsfrequenzsteigerung hervor[7]), die anscheinend in erster Reihe durch eine Acceleranstonussteigerung bedingt wird, da sie auch beim Kaninchen, dessen Vagustonus bekanntlich sehr gering ist, deutlich zutage tritt [Santesson[8])] sowie trotz Vagusdurchschneidung [E. Schott[9])], doch sollen diese Stoffe auch das Vaguszentrum beeinflussen[7]), und es könnte auch bei geringen Dosen schon die erregbarkeitshemmende Wirkung auf den Vagus, die bei höheren Dosen sehr deutlich ist, bei der Frequenzbeeinflussung mitwirken.

Neuerdings sind Frequenzsteigerungen nach Chinaalkaloiden, besonders nach Chinin, auch beim Menschen beobachtet worden[10]), ferner beim Hund nach Chinidin, Chinin, Cinchonin und Cinchonidin[11]), gelegentlich auch mit einer vorangehenden kurzen primären Verlangsamung[12]). Die gelegentlich nach therapeutischen Chinidindosen beim Menschen auftretende Frequenzbeschleunigung fassen Lewis[13]) und seine Mitarbeiter als Ausdruck einer Vaguslähmung auf. Daß nach größeren Dosen der Chinaalkaloide Reizung des Herzvagus nur noch schwach oder [selten[13])] gar nicht mehr wirksam ist, ist von den verschiedensten Autoren festgestellt worden. Bei therapeutischen Dosen kommt es wohl zu einer Vagusparese, aber nicht zu einer Vaguslähmung. Da die Vagusparese die Bedingungen für die Reizüberleitung von Vorhöfen zu den Kammern verbessert, so ist es verständlich, daß z. B. bei Vorhofsflimmern, bei dem nur ein Teil der Erregungen von den Vorhöfen zu den Kammern gelangt, durch Chinidin zwar die Vorhofsfrequenz vermindert (s. weiter unten), die Kammerfrequenz aber gleichzeitig erhöht werden kann[14])[15]). Durch die Vaguswirkung der Chinaalkaloide wird auch verständlich, daß nach Chinidin Nicotininjektion beim Hunde keinen Herzstillstand mehr erzeugt[16]).

---

[1]) Clerc, A., C. Pezzi u. G. Perrschaud: Cpt. rend. des séances de la soc. de biol. Bd. 89, S. 300. 1923.

[2]) Santesson, C. G.: Arch. f. exp. Pathol. u. Pharmakol. Bd. 32, S. 321. 1893.

[3]) Frey, W.: Berlin. klin. Wochenschr. 1918, S. 417, 450, 849 u. 895; Dtsch. Arch. f. klin. Med. Bd. 136, S. 70. 1921. — Ferner v. Bergmann: Münch. med. Wochenschr. 1919, S. 705 u. v. a.

[4]) Lewis, T., A. N. Drury, A. M. Wedt u. C. C. Iliescu: Heart Bd. 9, S. 207. 1922.

[5]) Lewis, T., A. M. Wedt u. C. C. Iliescu: Journ. of physiol. Bd. 56, S. VII. 1922.

[6]) Grant, R. T. u. C. C. Iliescu: Heart Bd. 9, S. 289. 1922.

[7]) Clerc, A. u. C. Pezzi: Cpt. rend. des séances de la soc. de biol. Bd. 87, S. 1075. 1922. — Clerc, A., C. Pezzi u. G. Perrochaud: Ebenda Bd. 89, S. 300. 1923. — Beim Meerschweinchen von E. Schott (Dtsch. Arch. f. klin. Med. Bd. 134, S. 208. 1920) beobachtet.

[8]) Santesson, C. G.: Arch. f. exp. Pathol. u. Pharmakol. Bd. 32, S. 321. 1893.

[9]) Schott, E.: Zitiert Fußnote 7.

[10]) Ältere Literatur s. bei E. Rohde: Handb. d. exp. Pharmakol. Bd. II/1, S. 61. 1920.

[11]) Clerc, A. u. C. Pezzi: Cpt. rend. des séances de la soc. de biol. Bd. 87, S. 1075. 1922. — Clerc, A., C. Pezzi u. G. Perrochaud: Ebenda Bd. 89, S. 300. 1923.

[12]) Meldolesi, G.: Cuore e circulacione Bd. 9, S. 353. 1925.

[13]) Lewis, T., A. N. Drury, C. C. Iliescu u. A. M. Wedt: Heart Bd. 9, S. 55. 1921.

[14]) Lewis, T., A. N. Drury, A. M. Wedt u. C. C. Iliescu: Heart Bd. 9, S. 207. 1922.

[15]) Grant, R. T. u. C. C. Iliescu: Heart Bd. 9, S. 289. 1922.

[16]) Clerc, A. u. P. N. Dechamps: Cpt. rend. des séances de la soc. de biol. Bd. 87, S. 662. 1922.

Neben diesen noch durchaus nicht eindeutig geklärten Beeinflussungen der Herzfrequenz auf dem Wege der extrakardialen Herznerven kommt den Chinaalkaloiden noch eine unmittelbare Wirkung auf die Reizbildungsstellen zu, und gerade diese hat neben der Wirkung auf die Erregbarkeit die ausgedehnte therapeutische Anwendung dieser Stoffe veranlaßt. Sie führt dazu, daß Chinaalkaloide auch am intakten Tier und Menschen bei genügend hohen Dosen zu einer Frequenzverminderung führen, denn diese Stoffe setzen die nomotope[1]) und die heterotope Reizbildung herab[2]). So konnten HECHT und ROTHBERGER[3]) an intakten Hunden eine Verminderung der nomotopen Schlagfolge durch Chinin erzeugen, F. B. HOFMANN[4]) sah auch am künstlich durchströmten Säugetierherzen eine durch Chinin bedingte Frequenzverlangsamung auftreten, desgleichen konnte PUCHE[5]) am entnervten Hundeherzen durch Chinin konstant Bradykardie erzeugen, E. SCHOTT[6]) durch Chinidin beim Meerschweinchen bei erhaltenen und durchschnittenen Vagi. Für das Froschherz berichtet DE BOER[7]) das gleiche.

Die Beeinflussung heterotoper Herzreizbildung durch die Chinaalkaloide hat diesen eine besondere therapeutische Stellung errungen. Hierbei spielt zweifellos neben einer Hemmung der heterotopen Reizbildung auch die Verminderung der Erregbarkeit der Herzmuskulatur durch diese Stoffe eine große Rolle. Hierüber siehe den betreffenden Abschnitt dieses Kapitels.

WENCKEBACH[8]) hat die ersten Beobachtungen darüber mitgeteilt, daß Chinin ein bestehendes Vorhofflimmern beim Menschen beseitigen kann[9]). Durch die schon erwähnten Untersuchungen von FREY und vieler anderer hat sich ergeben, daß *Chinidin* gerade bezüglich dieser Wirkung viel wirksamer als Chinin ist.

Nach LEWIS[10]) und seinen Mitarbeitern ist Chinidin und Hydrochinidin in dieser Hinsicht 5—10mal stärker wirksam als Chinin. Es ist seither beim Menschen in sehr vielen Fällen zur Bekämpfung des Vorhofflimmerns erfolgreich verwendet worden, und es besteht hierüber eine reiche klinische Literatur.

Daß hierbei tatsächlich nicht nur die Erregbarkeit herabgesetzt wird, sondern auch die heterotope Reizbildung vermindert, ist wohl nicht nur in Analogie daraus zu schließen, daß auch die nomotope Reizbildung [bei lokaler Applikation auf den Sinusknoten; HECHT und ROTHBERGER[3])] vermindert wird, sondern auch daraus, daß durch Strontiumchlorid und Chlorbarium am Säugetierherzen nach genügend hohen Chiningaben keine paroxysmale Tachykardie mehr auftritt, am nicht vorbehandelten Herzen aber wohl[11]), und daß durch *Chinidin* anscheinend das Auftreten von Kammerautomatie beim Meerschweinchenherzen verhindert wird [E. SCHOTT[12])]. Auch gibt BOECKELMANN an, daß

---

[1]) LEWIS, T., A. N. DRURY, C. C. ILIESCU u. A. M. WEDT: Heart Bd. 9, S. 55. 1921 u. v. a. (s. weiter unten).
[2]) SANTESSON: Zitiert auf S. 778 Fußnote 8. — KAKOWSKI: Arch. internat. de pharmaco-dyn. et de thérapie Bd. 15, S. 79. 1905 u. a. — Literatur s. A. F. HECHT u. C. ROTHBERGER: Zeitschr. f. d. ges. exp. Med. Bd. 7, S. 134. 1919.
[3]) HECHT u. ROTHBERGER: Zitiert Fußnote 2.
[4]) HOFMANN, F. B.: Zeitschr. f. Biol. Bd. 66, S. 293. 1916 u. Bd. 71, S. 47. 1920.
[5]) PUCHE, J.: Cpt. rend. des séances de la soc. de biol. Bd. 89, S. 36. 1923.
[6]) SCHOTT, E.: Dtsch. Arch. f. klin. Med. Bd. 134, S. 208. 1920.
[7]) DE BOER, S.: Arch. f. exp. Pathol. u. Pharmakol. Bd. 94, S. 314. 1922.
[8]) WENCKEBACH, K. F.: Die unregelmäßige Herztätigkeit. Leipzig u. Berlin: Engelmann 1914.
[9]) Es kann hier nicht die Frage nach dem Wesen des Flimmerns diskutiert werden. Es sei nur hervorgehoben, daß die modernen Flimmertheorien die gut begründete Ansicht, daß beim Flimmern eine heterotope Reizbildung, und zwar an verschiedenen Stellen des flimmernden Herzabschnittes gleichzeitig vorliegt, vorläufig nicht entkräften konnte.
[10]) LEWIS, T., A. N. DRURY, A. M. WEDT u. C. C. ILIESCU: Heart Bd. 9, S. 207. 1922.
[11]) CLERC, A. u. C. N. DECHAMPS: Cpt. rend. des séances de la soc. de biol. Bd. 87, S. 662. 1922; Arch. internat. de pharmaco-dyn. et de thérapie Bd. 27, S. 213. 1922.
[12]) SCHOTT, E.: Zitiert Fußnote 6.

beim isolierten Kaninchenherzen, das nomotop schlug, *und bei Kammerautomatie* Chinidin die Vorhofs- und Kammerfrequenz vermindert[1]). Auch die oft festgestellte Verminderung der Flimmerfrequenz der Vorhöfe und die Überführung von Flimmern in Flattern durch Chinaalkaloide kann in diesem Sinne gedeutet werden, obwohl sie auch durch die Verminderung der Reizbarkeit bei bestehender unveränderter Reizbildung erklärlich ist. In sehr kleinen Dosen zeigen die Chinaalkaloide aber mitunter eine entgegengesetzte Wirkung. Es wurde schon erwähnt, daß sie dann vermutlich acceleranserregend wirken können. Es hängt vielleicht mit dieser Wirkung auf den Accelerans zusammen, daß z. B. beim Hund nach intravenöser Verabfolgung kleiner Dosen zunächst ein Stadium beobachtet wird, in dem wenige rhythmische Öffnungsinduktionsschläge zu tachykardischen Anfällen oder Ventrikelflimmern führen[2]). Doch ist derartiges nur bei geringen Dosen beobachtet worden. Durch größere wird nomotope und heterotope Reizbildung hemmend beeinflußt.

JUNKMANN und STARKENSTEIN[3]) bringen auch das verschiedentlich beschriebene gelegentliche Auftreten von Extrasystolen nach Chinin mit einer zentralen Acceleranserregung durch diesen Stoff in Verbindung.

Cocain wirkt am intakten Säugetier frequenzsteigernd auf das Herz. Vermutlich spielt eine Acceleranserregung hierbei eine wesentliche Rolle[4]). Ob auch eine Vagustonusverminderung dabei von Bedeutung ist, ist nicht erwiesen. Die älteren Angaben [DURDUFI[5]) u. a.], daß bei Cocainvergiftung die Vagusreizung keinen chronotropen Erfolg mehr hat, könnten auch durch vorhandene oder auftretende Kammerautomatie erklärbar sein.

Am isolierten Herzen ist verschiedentlich eine Frequenzverlangsamung als Cocainwirkung beschrieben worden. So beim Säugetierherzen von HEDBOM[6]) sowie von KOCHMANN und DAELS[7]) und beim Froschherzen von KOCHMANN[8]) (diastolischer Stillstand bei 0,034% Cocain in der Nährlösung) und von COUSY[9]), der Konzentrationen von 1 : 10 000 chronotrop wirksam fand und bei 1 : 5000 Stillstand. Nach KOCHMANN[8]) ist dieser Stillstand spontan reversibel. Die Frequenzverlangsamung ist durch Atropin nicht zu beheben[7]). Ähnlich fand neuerdings LASCH[10]) beim isolierten Froschherzen bei Zufuhr von Cocain, Eucain, Alypin, Tutocain, Tricain und Novocain in kleinen Dosen Verlangsamung, bei größeren Dosen diastolischen Stillstand. Auch er fand diese Erscheinungen durch Atropin nicht behebbar, die verlangsamend wirkende Grenzkonzentration war bei Cocain und Eucain 1 : 10 000, bei Tutocain, Tricain und Alypin 1 : 1000 und bei Novocain 1 : 100.

Daß auch die heterotope Reizbildung durch Cocain gehemmt wird, scheint daraus hervorzugehen, daß Konzentrationen von 1 : 200 000 Cocainchlorhydrat die Fähigkeit des Froschherzens zu heterotoper Automatie vermindern[11]).

MACHIELA[12]) sah bei Sauerstoffmangel am Froschherzstreifen nach Cocain LUCIANische Perioden auftreten.

---

[1]) BOECKELMANN, A. J.: Pflügers Arch. f. d. ges. Physiol. Bd. 198, S. 615. 1923.
[2]) DRURY, A. N., W. N. HORSFALL u. W. C. MUNLY: Heart Bd. 9, S. 365. 1922.
[3]) JUNKMANN, K. u. E. STARKENSTEIN: Klin. Wochenschr. Jg. 5, S. 169. 1926.
[4]) POULSSON, E.: Handb. d. exp. Pharmakol. Bd. II/1, S. 138. 1920. — GOTTLIEB in MEYER u. GOTTLIEB: Die experimentelle Pharmakologie, S. 276. 1920.
[5]) DURDUFI, E. N.: Arch. f. exp. Pathol. u. Pharmakol. Bd. 25, S. 441. 1889.
[6]) HEDBOM, K.: Skandinav. Arch. f. Physiol. Bd. 8, S. 169. 1898; Bd. 9, S. 1. 1899.
[7]) KOCHMANN, M. u. F. DAELS: Arch. internat. de pharmaco-dyn. et de thérapie Bd. 18, S. 41. 1908.
[8]) KOCHMANN, M.: Pflügers Arch. f. d. ges. Physiol. Bd. 190, S. 158. 1921.
[9]) COUSY, R.: Arch. internat. de physiol. Bd. 22, S. 363. 1924.
[10]) LASCH, F.: Arch. f. exp. Pathol. u. Pharmakol. Bd. 110, S. 142. 1925.
[11]) COUSY, R.: Cpt. rend. des séances de la soc. de biol. Bd. 90, S. 114. 1924.
[12]) MACHIELA, J.: Zeitschr. f. d. ges. exp. Med. Bd. 14, S. 287. 1921.

Die Opiumalkaloide.

Morphium und die anderen Opiumalkaloide haben keine sehr ausgeprägten Wirkungen auf das Herz. Bezüglich der ganzen Literatur sei auf die vorzügliche Darstellung der Pharmakologie der Papaveraccenalkaloide, die vor kurzem von STARKENSTEIN[1]) erschienen ist, verwiesen.

Am intakten Tier wirkt Morphin im Sinne einer Pulsverminderung. Die gelegentliche primäre Pulsbeschleunigung scheint meist mit sonstigen Morphinwirkungen [Nausea[2])] zusammenzuhängen, wird aber auch ohne sonstige Zeichen einer Nausea gelegentlich beobachtet[3]). Die Frequenzverminderung ist wohl in erster Reihe durch eine zentrale Vaguserregung bedingt [VAN EGMOND[2]), EINTHOVEN und WIERINGA[4]), ANDERES[5])]. Daß diese als primäre Vaguswirkung anzusehen sein dürfte und nicht bloß als Folge der geänderten Atmung, geht sowohl aus Versuchen VAN EGMONDS[2]) mit künstlicher Ventilation hervor als aus der Beobachtung, daß direkte Applikation von Morphin auf die Medulla oblongata zu einer Erregung des herzhemmenden Vaguszentrums führt[6]). Diese Erscheinungen sind auch durch Atropin behebbar[3]). Bei der Katze sah VAN EGMOND[2]) nach Morphin Pulsbeschleunigung. Da diese auch nach Entfernung der Ggl. stellata auftrat, schließt er auf eine zentrale Vagustonusverminderung. Doch müßte diese Frage wohl noch durch genauere Analyse geklärt werden.

Eine hemmende Wirkung der Opiumalkaloide auf die nomotope Reizbildung ist aber auch am isolierten Herzen beobachtet. Am isolierten Froschherzen sollen in dieser Hinsicht in absteigender Reihe wirksam sein: Thebain, Narcein, Kodein, Morphin[7]).

LIPPENS[8]) sah beim Kaltblüter die frequenzvermindernde Wirkung des Peronin viel stärker als die von Morphin und Kodein auftreten. HANZLIK[9]), der die Wirkung des Morphins auf das isolierte Frosch- und Schildkrötenherz beobachtete, sah vor der Frequenzverminderung eine primäre Beschleunigung auftreten. Nach Beobachtungen von BURRIDGE[10]) ist die Wirkung des Morphins auf das isolierte Froschherz vom Salzgehalt, insbesondere vom $CaCl_2$-Gehalt der Nährlösung sehr stark abhängig. Am isolierten Kaninchen- und Katzenherzen ist die frequenzvermindernde Wirkung des Morphins von VINCI[11]), am Hundeherzen von ARBUZOW[12]), der *Heroin* viel wirksamer fand als *Morphin*, beobachtet worden.

Während Morphin also am intakten Tier und am isolierten Herzen die nomotope Reizbildung hemmt, fördert es die Heterotopie. Zum Teil hängt diese letztere Wirkung gewiß mit der ersteren zusammen, denn jede Verlangsamung der nomotopen Herzreizbildung leistet dem Auftreten heterotoper Herzreize Vorschub, wie von H. E. HERING betont wurde. Daß Morphium einen Koeffizienten für das Auftreten heterotoper Ursprungsreize darstellt, wenn es auch allein diese an sonst unbeeinflußten, normalen Herzen nicht auslöst, hat KEN

---

[1]) STARKENSTEIN, E., Handb. d. exp. Pharmakol. Bd. II/2, S. 817. 1924.
[2]) VAN EGMOND: Arch. f. exp. Pathol. u. Pharmakol. Bd. 72, S. 331. 1913.
[3]) EYSTER, J. A. E. u. W. J. MEEK: Heart Bd. 4, S. 59. 1913.
[4]) EINTHOVEN u. J. H. WIERINGA: Pflügers Arch. f. d. ges. Physiol. Bd. 149, S. 48. 1913.
[5]) ANDERES: Arch. f. exp. Pathol. u. Pharmakol. Bd. 72, S. 331. 1913.
[6]) BUSH, A. D.: Journ. of pharmacol. a. exp. therapeut. Bd. 15, S. 173. 1920.
[7]) WORTH, H.: Americ. journ. of physiol. Bd. 23, S. 389. 1909.
[8]) LIPPENS: Arch. internat. de pharmaco-dyn. et de thérapie Bd. 18, S. 202. 1909.
[9]) HANZLIK, P. J.: Journ. of pharmacol. a. exp. therapeut. Bd. 17, S. 445. 1921.
[10]) BURRIDGE, W.: Arch. internat. de pharmaco-dyn. et de thérapie Bd. 27, S. 231. 1922.
[11]) VINCI: Arch. internat. de pharmaco-dyn. et de thérapie Bd. 17, S. 5. 1907.
[12]) ARBUZOW, K. A.: Dissert. Charkow 1917; Referat: Zentralbl. f. Biochem. u. Bioph. Bd. 23, S. 203. 1922.

KURE[1]) aus H. E. HERINGS Laboratorium mitgeteilt und H. E. HERING[2]) hat ausdrücklich darauf hingewiesen. Auch Untersuchungen über die Auslösung von Extrasystolen durch Carotidenverschluß beim Kaninchen lehrten die Bedeutung des Morphins als eines die Heterotopie fördernden Stoffes kennen [B. KISCH[3])]. Auch am *isolierten* Hundeherzen ist diese heterotopiefördernde Wirkung des Morphiums beobachtet worden [B. KISCH[4])].

Mit den vorgenannten Erfahrungen am Säugetier stimmt es auch gut überein, daß FRÖHLICH und PICK[5]) am Froschherzen die nomotope Reizbildungsstelle gegen die hemmende Wirkung des Morphins viel empfindlicher fanden als die Reizbildungsstellen der Kammer. Sie fanden ferner, daß Kodein die Reizbildung viel stärker schädigt als Morphin, und daß bei länger dauernder Einwirkung auch die heterotope Reizbildung im Ventrikel durch Kodein und Morphin geschädigt wird.

Von anderen Morphinderivaten wäre das *Apokodein* zu nennen, das nach DIXONS[6]) Untersuchungen auf die Ganglien autonomer Nerven lähmend wirkt, sich in dieser Hinsicht vom *Nicotin* (s. d.) aber dadurch unterscheidet, daß der Lähmung keine Erregung vorangehen soll[6]). DIXON beobachtete dementsprechend bei Hunden nach Apokodein eine Frequenzzunahme am Herzen (bei erhaltenen Vagis) und ein Unwirksamwerden elektrischer Vagusreizung. Nach anderen Autoren[7]) führen kleine Apokodeingaben aber beim Säugetier primär zu einer zentralen Vagustonussteigerung. Jedenfalls ist eine Analyse der Herzwirkungen des Stoffes am intakten Säugetier schon durch die starke Blutdrucksenkung, die eintritt und ihrerseits ein wesentlicher Koeffizient der Herzfrequenzsteigerung ist, sehr erschwert.

Die Alkaloide der Atropingruppe.

Die Pflanzenfamilie der Solaneen enthält in verschiedenen ihrer Arten verschiedene, stark wirksame Alkaloide, die in ihrer Wirksamkeit auf den Organismus und insonderheit auf das Herz viele Ähnlichkeiten untereinander haben. Die wichtigsten von ihnen sind das *Atropin*[8]), ein racemischer Körper, der aus *l- und d-Hyoscyamin* besteht und ein ihm der chemischen Konstitution nach nahestehendes Alkaloid, das *Scopolamin* oder *Hyoscin*.

Die Beeinflussung der Herztätigkeit durch Atropin ist in erster Reihe eine Folge seiner Einwirkung auf das autonome Nervensystem. In dieser Hinsicht ist Atropin dadurch charakterisiert, daß es den Vagus nach einer vorübergehenden Erregung lähmt. Die Lähmung betrifft ganz periphere Stellen. Es sind vermutlich die gleichen Orte, an denen das Muscarin angreift, dessen Wirkung durch Atropin aufgehoben wird. Neuerdings ist manche Beobachtung gemacht worden, auf Grund deren der Wirkungsort des Atropins sogar jenseits der Vagusendigungen an den von den Vagusfasern unmittelbar beeinflußten Zellen zu suchen wäre. W. STRAUB[9]) schließt auf Grund von Untersuchungen über den Muscarin-Atropin-Antagonismus, daß das Atropin die Muscarinwirkung durch eine Einwirkung auf die Herzzellmembranen beeinflußt.

---

[1]) KEN KURE: Zeitschr. f. exp. Pathol. u. Therapie Bd. 12, S. 387. 1913.
[2]) HERING, H. E.: Dtsch. med. Wochenschr. 1915, Nr. 39; ferner: Der Sekundenherztod. Berlin: Julius Springer 1917.
[3]) KISCH, B.: Münch. med. Wochenschr. 1921, S. 1317.
[4]) KISCH, B.: Dtsch. Arch. f. klin. Med. Bd. 135, S. 281. 1921.
[5]) FRÖHLICH, A. u. E. P. PICK: Arch. f. exp. Pathol. u. Pharmakol. Bd. 84, S. 249. 1918.
[6]) DIXON, W. E.: Journ. of physiol. Bd. 30, S. 97. 1903.
[7]) Literatur s. bei R. MAGNUS: Handb. d. exp. Pharmakol. Bd. II/1, S. 430. 1920.
[8]) Vgl. ausführliche Darstellung und Literatur bis 1913 bei A. R. CUSHNY: Handb. d. exp. Pharmakol. Bd. II/2, S. 599. 1924; ferner BIEBERFELDT: Zitiert auf S. 712.
[9]) STRAUB, W.: Pflügers Arch. f. d. ges. Physiol. Bd. 119, S. 127. 1907. — Ferner: RHODIUS, R. u. W. STRAUB: Ebenda Bd. 110, S. 492. 1905.

Die Annahme eines transvagalen Wirkungsortes des Atropineinflusses auf die Vaguswirkung wird auch durch neueste Versuche von O. LOEWI und NAVRATIL[1]) nahegelegt. Sie konnten zeigen, daß Vagusreizung auch am atropinisierten Herzen wirksam ist, zwar nicht so, daß es zu einer Frequenzverlangsamung kommt, doch so, daß Vagusreizstoffe im Sinne LOEWIS gebildet werden, die in den Herzinhalt übergehen und bei dessen Übertragung auf ein anderes Herz an diesem Frequenzverlangsamungen bewirken. So eindrucksvoll auch diese Versuchsergebnisse sind, ist doch wohl eine endgültige Entscheidung der Frage zur Zeit nicht möglich, insbesondere weil unsre Kenntnisse von dem Wesen der „Vagusreizstoffe" zur Zeit noch zu gering sind. LOEWI und NAVRATIL schließen aus ihren Versuchen, daß Atropin nicht den Vagus selbst beeinflußt, sondern die Wirkung der Vagusstoffe am Erfolgsorgan hindert[1]).

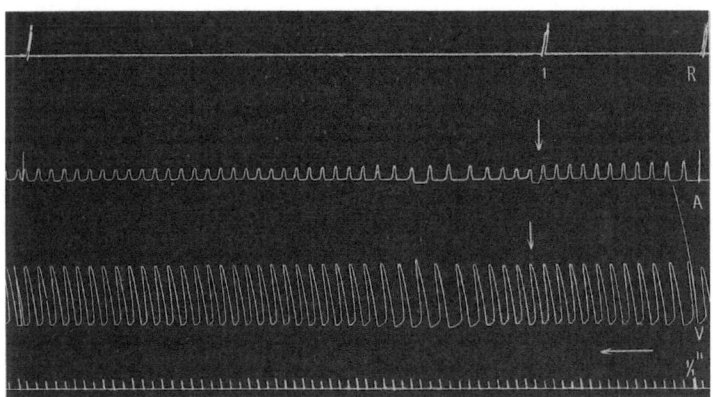

Abb. 185. Primäre, peripher vaguserregende Atropinwirkung. Eskulantenherz in situ. Natürlich durchströmt, Urethannarkose. Obere Kurve Reizmarke (R); dann Suspensionskurve des l. Vorhofs (A) und der Kammer (V). Zeit in $1/_1$ Sek. Von rechts nach links zu lesen. Bei Marke 1 Filterblättchen, ca. 6 qmm groß, mit Atropin 1 : 1000 getränkt, auf den Venensinus gelegt. Primäre Verlangsamung, die bei Wiederholung des Versuches nicht wieder auftrat. (Eigene Beobachtung.)

Während somit die ausgeprägte Atropinwirkung späterer Stadien durch die Hemmung der Vaguswirkung am Herzen als Frequenzsteigerung zutage tritt, so ist die primäre Frequenzabnahme nach Atropin infolge einer Vaguserregung schon lange bekannt. Sie ist beim Menschen wie im Tierversuch beobachtet.

CUSHNY[2]) bezieht diese nach Atropin zu beobachtende primäre Verlangsamung auf eine direkte Beeinflussung der Reizbildungsstellen, die dann nur durch die Frequenzsteigerung infolge Vaguslähmung übertönt wird. Von anderen Autoren wird die primäre Verlangsamung nach Atropin und Hyoscin auf eine zentrale Vaguserregung bezogen [v. BEZOLD und BLOEBAUM[3]), neuerdings auch MCGUIGAN[4]), HEINEKAMP[5]) RUDOLF und BUHMER[6]), KAUFMANN und DONATH[7]) u. a.].

---

[1]) LOEWI, O. u. E. NAVRATIL: Pflügers Arch. f. d. ges. Physiol. Bd. 206, S. 123. 1924.
[2]) CUSHNY, A. R.: Handb. d. exp. Pharmakol. Bd. II/2, S. 1. 1924.
[3]) BEZOLD, A. v. u. F. BLOEBAUM: Untersuch. a. d. physiol. Laborat. Würzburg Bd. 1, S. 1. 1867.
[4]) MCGUIGAN, H.: Journ. of the Americ. med. assoc. Bd. 76, S. 1338. 1921.
[5]) HEINEKAMP, W. J. R.: Journ. of laborat. a. clin. med. Bd. 8, S. 104. 1922.
[6]) RUDOLF, R. D. u. F. M. R. BUHMER: Americ. journ. of the med. sciences Bd. 168, S. 641. 1924.
[7]) KAUFMANN u. DONATH: Wien. klin. Wochenschr. Bd. 26, S. 1193. 1913. Dort ältere Literatur.

Daß hohe Atropindosen sekundär wieder eine Verlangsamung der Herzreizbildung erzeugen können, und daß *diese* wohl auf eine direkte Schädigung der Funktion der nomotopen Reizbildungsstellen zu beziehen ist, ist schon lange bekannt (v. BEZOLD und BLOEBAUM).

Die beifolgend mitgeteilte Kurve (Abb. 185) eigener Versuche zeigt, daß die primäre Verlangsamung auf Atropin auch dann erfolgen kann, wenn das Atropin peripher appliziert wird.

In diesem Fall wurde bei einem in situ belassenen natürlich durchströmten Froschherzen (bei Marke *1* der Kurve) ein ca. 4 qmm großes, in Atropinlösung 1 : 1000 getauchtes Filterpapierstückchen auf die Grenze des Venensinus zum Vorhof gelegt. Es trat primär eine *nomotope* kurz dauernde Bradykardie auf, der dann eine gegenüber der ursprünglichen Frequenz geringe, weiterhin bestehen bleibende Steigerung der Frequenz folgte.

Daß es sich bei dieser gewiß peripheren Atropinwirkung[1]) wirklich um eine Vagusbeeinflussung und nicht bloß um eine direkte Einwirkung auf die Reizbildungsstellen handelt, möchte ich entgegen CUSHNY[2]) schon deshalb annehmen, weil ich hier wie in vielen anderen Versuchen diese primäre Verlangsamung nur bei der ersten Ausführung und nicht bei Wiederholung des Versuches am selben Objekt sah[1]). Es dürfte sich also hier wohl um einen Fall des ARNDT-SCHULZschen Grundgesetzes handeln. Bei hohen Dosen kann freilich der Beschleunigung noch eine sekundäre Verlangsamung folgen (s. oben).

Die primäre Verlangsamung und sekundäre Beschleunigung des Pulses nach Atropin ist, wie gesagt, auch beim Menschen oft beobachtet worden [KAUFMANN und DONATH[3]) bringt neben eigenen Beobachtungen die ältere klinische Literatur].

Die durch Atropinverabfolgung erzeugte Frequenzsteigerung ist bei jungen Leuten meist wesentlich hochgradiger als bei älteren und bei bestimmten Erkrankungen [E. MÜLLER[4]), CRAWFORD[5])] deutlicher ausgeprägt.

Zur Lähmung des Vagus durch Atropin sind bei verschiedenen Lebewesen sehr verschieden hohe Atropindosen nötig. Vom Kaninchen ist es bekannt, daß es gegen Atropin sehr resistent ist. Kinder und Neger sollen gegen Atropin resistenter sein als weiße Erwachsene [MCGUIGAN[6])]. Doch bestehen auch große subjektive Unterschiede. Von *Homatropin* ist nach MACHT[7]) etwa die 6—10fache Dosis nötig, um denselben Effekt zu erreichen wie mit Atropin.

Neuerdings tritt HABERLANDT[8]) auf Grund seiner Versuche für die schon von älteren Autoren vertretene Ansicht ein, daß Atropin auch eine die Sympathicusendfasern im Herzen erregende Wirkung ausübt (s. bei Pharmakologie der Contractilität).

Unter pathologischen Verhältnissen kann Atropin auch dadurch zu Kammerbradysystolie führen, daß die Vaguslähmung zwar, wie in der Norm, zu einer Steigerung der nomotopen Reizbildung führt, aber, bei etwa geschädigter Reizüberleitung, nur ein Teil der im Verhältnis zur Leistungsfähigkeit des Reizleitungssystems nun zu frequenten Herzreize auf die Kammern übergeleitet wird. Es kann dann zu Kammersystolenausfällen kommen, so daß trotz sehr frequenter nomotoper Reizbildung die Pulszahl an den peripheren Arterien gegen früher

---

[1]) KISCH, BRUNO: Arch. f. exp. Pathol. u. Pharmakol. Bd. 116, S. 227. 1926.
[2]) CUSHNY, A. R.: Zitiert auf S. 783 Fußnote 2.
[3]) KAUFMANN u. DONATH: Zitiert auf S. 783 Fußnote 7.
[4]) MÜLLER, E.: Inaug.-Dissert. Dorpat 1891.
[5]) CRAWFORD, J. H.: Journ. of pharmacol. a. exp. therapeut. Bd. 22, S. 1. 1923.
[6]) MCGUIGAN, H.: Journ. of the Americ. med. assoc. Bd. 76, S. 1338. 1921.
[7]) MACHT, D. J.: Arch. internat. de pharmaco-dyn. et de thérapie Bd. 27, S. 175. 1922.
[8]) HABERLANDT, L.: Wien. klin. Wochenschr. Bd. 37, S. 963. 1924; Zeitschr. f. Biol. Bd. 80, S. 137. 1924.

vermindert ist. Die Analyse solcher Fälle, wie einen z. B. KAUFMANN und DONATH[1]) beschrieben haben, durch Venenpulsaufnahmen oder Ekg klärt die Sachlage auf.

Große Atropindosen scheinen nach Angabe verschiedenster Autoren [Literatur s. CUSHNY[2])] die Herzreizbildung durch direkte Beeinflussung der Reizbildungsstellen zu hemmen. Ob eine Förderung der Herzreizbildung durch direkte Beeinflussung der Reizbildungsstellen (von der nervösen Beeinflussung abgesehen) vorkommt, ist fraglich. Beim isolierten Säugetierherzen könnte sie eventuell dadurch vorgetäuscht werden, daß Atropin in größeren Mengen die Coronargefäße erweitert [HEDBOM[3])] und dadurch die Ernährung der nomotopen Reizbildungsstellen verbessert, was im Sinne einer Frequenzsteigerung wirken kann, wie Versuche am isolierten Säugetierherzen lehren [B. KISCH[4])].

Hingegen ist verschiedentlich beim Menschen das Auftreten von atrioventrikulärer Schlagfolge nach Atropin beobachtet worden. F. M. WILSON[5]) und J. RIHL[6]), der die genaue Analyse eines solchen Falles gibt, sind der Ansicht, daß diese Erscheinung auf eine geringere und langsamere Beeinflussung der den Atrioventrikularknoten versorgenden Vagusendigungen im Vergleich mit den den Sinusknoten versorgenden durch Atropin zurückzuführen ist.

Da der Vagus auf die nomotopen Herzreizbildungsstellen viel stärker einwirkt als auf die heterotopen, so wird Atropin bei vorhandenem deutlichen Vagustonus eine viel deutlichere Beschleunigung an Herzen, die nomotop schlagen, erzeugen als an solchen, die heterotop (z. B. mit Kammerautomatie) schlagen. Doch kann auch die Frequenz der automatisch schlagenden Kammern durch Atropin mitunter deutlich beschleunigt werden, wenn auch weniger stark als die der Vorhöfe. Eine solche Beobachtung ist jüngst z. B. von SEMERAU[7]) bei einem Menschen mit kompletter Dissoziation der Vorhofs- und Kammertätigkeit gemacht worden.

Die Tatsache der Vaguslähmung durch Atropin wird klinisch dazu verwendet, um mit Hilfe von Atropin festzustellen, ob eine beobachtete Bradykardie die Folge eines gesteigerten Vagustonus ist. Doch hat HERING[8]) mit Recht darauf verwiesen, daß nur der positive Ausfall der Probe eine sichere Antwort auf diese Frage gibt. Ein negativer Ausfall kann auch durch die höhere subjektive Atropinresistenz des Individuums bedingt sein.

Schließlich sei noch die bemerkenswerte Beobachtung erwähnt, daß Atropin die hemmende Wirkung des Vagus bezüglich der nomotopen Reizbildung früher aufzuheben scheint als die bezüglich der Erregungsleitung[9]), worin ein Gegenstück zu den vorerwähnten Beobachtungen von WILSON und RIHL gegeben zu sein scheint und eine Stütze für die von diesen Autoren angenommene Deutung ihrer Befunde.

Da, wie schon eingangs erwähnt wurde, Atropin ein Racemkörper des l- und d-Hyosciamins ist, so ist es von Interesse, daß *l-Hyosciamin* die Nervenendigungen des Herzvagus in viel höherem Maße beeinflußt als Atropin [CUSHNY[10])]. Seine Wirkung auf das Herz ist 12—15mal stärker als die des d-Hyosciamins[10]), so daß das Atropin seine Herzwirkungen im wesentlichen dem l-Hyosciamin verdankt.

---

[1]) KAUFMANN u. DONATH: Zitiert auf S. 783 Fußnote 7.
[2]) CUSHNY: Zitiert auf S. 783 Fußnote 2.
[3]) HEDBOM, K.: Skandinav. Arch. f. Physiol. Bd. 8, S. 171. 1898.
[4]) KISCH, B.: Dtsch. Arch. f. klin. Med. Bd. 135, S. 281. 1921.
[5]) WILSON, F. M.: Arch. of internal med. Bd. 16, S. 989. 1915.
[6]) RIHL, J.: Zentralbl. f. Herz- u. Gefäßkrankh. Bd. 11, S. 257. 1919.
[7]) SEMERAU, M.: Zeitschr. f. d. ges. exp. Med. Bd. 31, S. 236. 1923.
[8]) HERING, H. E.: Münch. med. Wochenschr. 1910, Nr. 37.
[9]) NOBEL, E. u. C. J. ROTHBERGER: Zeitschr. f. d. ges. exp. Med. Bd. 3, S. 151. 1914.
[10]) CUSHNY, A. R.: Journ. of physiol. Bd. 30, S. 176. 1903.

Von verwandten Alkaloiden ist das *Homatropin* schon erwähnt worden, das ähnlich, aber schwächer als das Atropin die Herztätigkeit beeinflußt[1]). Einige andere Tropeine, deren Wirkung aufs Herz nur gering ist, sind in dieser Hinsicht hauptsächlich von GOTTLIEB[2]) untersucht worden.

Das *Scopolamin* wirkt auf das Herz ganz ähnlich wie Atropin[1]), nur soll seine Wirkung flüchtiger sein als die jener.

Das **Curare** sei im Anschluß an die Atropingruppe hier nur deshalb erwähnt, weil auch dieses Gift, in genügend großen Dosen, die Vagusendigungen zu lähmen imstande ist. Diese Tatsache ist zweifellos, wenn auch verschiedene Tierarten sich verschieden empfindlich und verschiedene Curarepräparate verschieden wirksam erweisen [BÖHM[3])]. Zur Lähmung des Vagus gehören größere Dosen als zur Erzielung der bekannten Curarewirkung bezüglich der motorischen Nerven. Am ganzen Tier tritt die Herzwirkung deshalb gegenüber der Gesamtwirkung sehr in den Hintergrund, kann sich aber bei Ausführung physiologischer Experimente deutlich und unwillkommen bemerkbar machen. Im übrigen scheinen die Curarealkaloide die Funktionen des Herzens auch in größeren Dosen kaum zu beeinflussen, wie R. BÖHM[3]) in Versuchen mit reinem Curarin am Froschherzen und Säugetierherzen feststellte.

Bezüglich ähnlicher Wirkungen des Delphocurarins siehe weiter unten bei Delphinin.

Die Muscaringruppe.

Auch die Stoffe dieser Gruppe[4]) beeinflussen die Herztätigkeit in erster Reihe durch ihre Wirkung auf die Herzreizbildung. Hierher gehört als besonders wirksam das von SCHMIEDEBERG[5]) aus dem Fliegenpilz rein dargestellte Pilzmuscarin oder natürliche Muscarin, das chemisch dem *Cholin* sehr nahesteht. Das *Cholinmuscarin*, auch künstliches oder Pseudomuscarin genannt, das durch Einwirkung von konzentrierter Salpetersäure auf Cholin gewonnen wird, sowie das *Acetylcholin* und etliche andere Cholinderivate[4]). Grundsätzlich sind auch die Wirkungen des Cholins selbst auf das Herz die gleichen wie die des Acetylcholins, aber ganz bedeutend schwächer als diese.

Die Wirkung der genannten Substanzen auf die nomotope Herzreizbildung entspricht der einer intensiven Vagusreizung, wobei die zu beobachtenden, mitunter sehr lang dauernden Stillstände den Gedanken nahelegen, daß auch das Auftreten heterotoper Herzreizbildung (die Automatie der Kammer) gehemmt sein könnte, obwohl diese gegen Muscarinwirkung resistenter ist als die nomotope[6]). Daß das Muscarin aber auch automatisch schlagende Herzteile typisch beeinflußt, hat neuerdings FÜHNER[7]) zeigen können. Der Wirkungsort des Muscarins im Herzen liegt peripher von den in den Vagusverlauf eingeschalteten Ganglien, da deren Ausschaltung durch Nicotin seine Wirksamkeit nicht aufhebt. Wohl aber tut dies Atropin, das ebenfalls peripher von jenen Ganglien seinen Angriffspunkt hat[8]). Daß Atropin in diesem Sinne nicht nur der typische Antagonist des Muscarins, sondern auch ebenso mächtig der des Acetylcholins

---

[1]) Ältere Literatur s. A. R. CUSHNY: Handb. d. exp. Pharmakol. Bd. II/2, S. 648. 1924; BIBERFELD: Zitiert auf S. 712.

[2]) GOTTLIEB: Arch. f. exp. Pathol. u. Pharmakol. Bd. 37, S. 218. 1896.

[3]) BÖHM, R.: Handb. d. exp. Pharmakol. Bd. II/1, S. 179. 1920.

[4]) Näheres und die ältere Literatur s. bei H. FÜHNER: Handb. d. exp. Pharmakol. Bd. I, S. 640. 1923.

[5]) SCHMIEDEBERG, O. u. R. KOPPE: Das Muscarin. Leipzig 1869.

[6]) FRÖHLICH, A. u. E. P. PICK: Arch. f. exp. Pathol. u. Pharmakol. Bd. 84, S. 250 u. 267. 1918.

[7]) FÜHNER, H.: Handb. d. exp. Pharmakol. Bd. I, S. 664. 1923.

[8]) SCHMIEDEBERG, O. u. R. KOPPE: Das Muscarin. Leipzig 1869.

ist, hat LANGECKER[1]) jüngst betont, und ich kann dem auf Grund eigener Erfahrungen nur zustimmen.

Die ursprüngliche Ansicht SCHMIEDEBERGS, daß Muscarin die peripheren Teile des Vagus erregt, die durch Atropin gelähmt werden, ist neuerdings nicht unbezweifelt geblieben.

Es spricht sehr viel dafür, daß Muscarin auch unabhängig von dem Hemmungsnerven des Herzens die Herzreizbildung zu hemmen vermag[2]). Die Einzelheiten der Literatur findet man sehr sorgfältig bei FÜHNER[3]) zusammengestellt und kritisch gesichtet. Daß neben der direkten Beeinflussung der Herzreizbildungsstellen auch eine peripher vaguserregende Wirkung vorliegt, ist trotzdem mit Sicherheit zur Zeit nicht auszuschließen. Nach STRAUB[4]) liegt der Angriffsort des Muscarins im Erfolgsorgan des N. vagus, wobei es nach STRAUB zu den

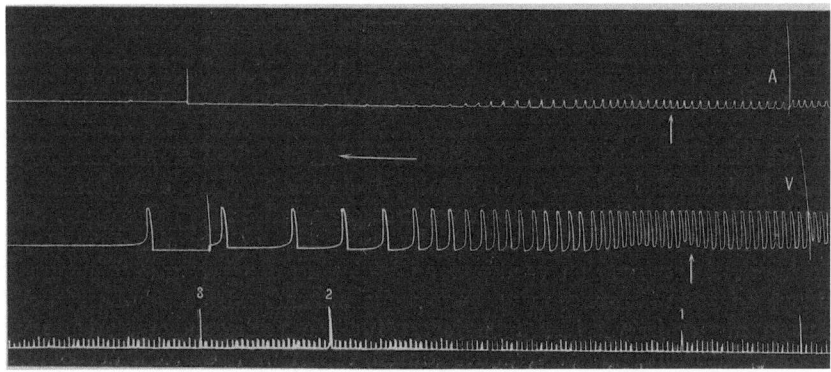

Abb. 186. Wirkung von Acetylcholin auf die Herzfrequenz. Natürlich durchströmtes Eskulentenherz in situ. Suspensionskurve des l. Vorhofs (oben), der Kammer (Mitte) und Zeitmarkierung in $^1/_1$ Sek. Bei Marke 1 ein ca. 4 qmm großes Filterpapierblättchen mit Acetylcholin 1:1000 getränkt auf die Sinoaurikulargrenze gelegt, bei Marke 2 wieder weggenommen. Bei Marke 3 Pause von wenigen Sekunden. (Eigene Beobachtung.)

Giften gehört, die nur so lange wirksam sind, als ein Gefälle ihrer Konzentration zwischen Zelleib und Zellumgebung besteht. Der Antagonismus Atropin-Muscarin müßte dieser Ansicht durchaus nicht widersprechen, zumal Beobachtungen von O. LOEWY über das Atropin (s. daselbst S. 783) es durchaus möglich erscheinen lassen, daß auch das Atropin seinen Wirkungsort am Erfolgsorgan des Vagus im Herzen und nicht an diesem selbst hat. Die Beeinflussung der Herzreizbildung ist jedenfalls der durch Vagusreizung erzielten entsprechend, und auch ein gegenseitiger Synergismus besteht in dem Sinne, daß bei geringgradiger Muscarinvergiftung Vagusreizung stärker chronotrop wirksam ist als vorher. Seit SCHIFF[5]) diese Beobachtung gemacht hat, ist sie am Kaltblüter- [FLEISCHHAUER[6]), MC LEAN[7])] und Warmblüterherzen [SCHOTT[8]), FLEISCHHAUER[6])] bestätigt worden. Die gelegentlich beobachtete Unwirksamkeit der Vagusreizung

---

[1]) LANGECKER, H.: Arch. f. exp. Pathol. u. Pharmakol. Bd. 106, S. 1. 1925.
[2]) W. J. PICKERING beobachtete z. B. Muscarinwirkung auch am noch nervenlosen embryonalen Herzen (Journ. of physiol. Bd. 20, S. 183. 1896).
[3]) FÜHNER, H.: Zitiert auf S. 786 Fußnote 7.
[4]) STRAUB, W.: Pflügers Arch. f. d. ges. Physiol. Bd. 119, S. 150. 1907.
[5]) SCHIFF, M.: Zentralbl. f. d. med. Wiss. Bd. 14, S. 904. 1876.
[6]) FLEISCHHAUER, K.: Zeitschr. f. Biol. Bd. 59, S. 262. 1912.
[7]) MCLEAN: Biochem. Journ. Bd. 3, S. 1. 1908.
[8]) SCHOTT, E.: Arch. f. exp. Pathol. u. Pharmakol. Bd. 65, S. 239. 1911.

nach Muscarin ist, worauf ROTHBERGER und WINTERBERG[1]) hingewiesen haben, oft durch die auftretende Kammerautomatie zu erklären, da diese durch Vagusreizung (wie auch durch *Muscarin* s. o.) weniger stark beeinflußt wird als die nomotope Herzreizbildung. Hohe Muscarindosen führen vielleicht tatsächlich und nicht nur scheinbar zu Vaguslähmung[2]). Jedenfalls zeigen die Versuche LANGECKERS[3]), aus denen hervorgeht, daß Acceleransreizung den Muscarinstillstand zu durchbrechen vermag, daß auch die Froschversuche, die die Wirkungslosigkeit des Vagus bei Muscarinvergiftung erweisen, nur mit größter Vorsicht zu verwerten sind, da beim Frosch die Vagusreizung in üblicher Weise immer auch eine Acceleransreizung ist.

Schließlich sei noch die Beobachtung WINTERBERGS[4]) erwähnt, daß durch Muscarin, ähnlich wie durch faradische Vagusreizung (und durch gewisse Dosen Pilocarpin oder Nicotin usw.), beim Säugetier ein Zustand erreicht wird, in dem faradische Reizung der Vorhöfe zu einem die Reizung überdauernden Vorhofflimmern führt.

LANGECKER und WIECHOWSKY[5]) haben beim Frosch eine Sympathicuserregbarkeitssteigerung nach Muscarin, Acetylcholin und Pilocarpin beobachtet.

Neuerdings hat LANGECKER[6]) auch die alte Angabe von HARNACK und WITKOWSKI bestätigen können, daß Campher ein Antagonist der chronotropen Muscarinwirkung ist, wie dies auch von manchen ätherischen Ölen gilt. Ob es sich dabei freilich nicht um eine Anregung heterotoper (etwa aurikulärer) Automatie handelt, ist aus den vorliegenden Berichten der Literatur nicht zu entscheiden. Für den Campher mit seinen vaguslähmenden Eigenschaften ist dieses Bedenken immerhin weniger lebhaft als für die vorliegenden Berichte über Aufhebung des Muscarinstillstandes durch Adrenalin, Coffein, Theobromin, Calcium, Digitalis, Physostigmin [s. LANGECKER[6])], denn all diese Stoffe regen bekanntlich die heterotope Reizbildung lebhaft an.

Arecolin. Ähnlich wie das Muscarin beeinflußt auch *Arecolin*, ein aus den Samen von Areca catechu, den sog. Betelnüssen, gewonnenes Alkaloid, die Herzreizbildung[7]). Wie Muscarin ruft es lang dauernde Herzstillstände hervor, die durch Hemmung der nomotopen Herzreizbildung bedingt sind. Sie sind durch Atropin zu beheben und durch vorangehende Vergiftung des Herzens mit Nicotin nicht zu verhindern. Diese einer Vagusreizung entsprechenden Herzwirkungen sind beim Frosch, Hund und Kaninchen beobachtet worden[8]).

Die Wirkung des Arecolins auf die Herzreizbildung ist stärker als die des sogleich zu besprechenden *Pilocarpins*[9]).

Pilocarpin. Der Wirkung des Muscarins auf das Herz ist die des Pilocarpins, eines aus Jaborandiblättern gewinnbaren Alkaloids[10]), insofern ähnlich, als auch dieses die Herzreizbildung stark hemmt. Schon ganz geringe Dosen führen zu

---

[1]) ROTHBERGER, C. J. u. H. WINTERBERG: Pflügers Arch. f. d. ges. Physiol. Bd. 132, S. 233. 1910.
[2]) LOEWI, O.: Arch. f. exp. Pathol. u. Pharmakol. Bd. 70, S. 359. 1912.
[3]) LANGECKER, H.: Arch. f. exp. Pathol. u. Pharmakol. Bd. 106, S. 1. 1925.
[4]) WINTERBERG, H.: Zeitschr. f. exp. Pathol. u. Therapie Bd. 4, S. 636. 1907.
[5]) LANGECKER, H. u. W. WIECHOWSKI: Verhandl. d. pharmazeut. Ges. 1922, S. XI.
[6]) LANGECKER, H.: Arch. f. exp. Pathol. u. Pharmakol. Bd. 106, S. 1. 1925.
[7]) Einzelheiten und ältere Literatur s. bei W. E. DIXON: Handb. d. exp. Pharmakol. Bd. II/2, S. 813. 1924.
[8]) HEYMANS, C.: Cpt. rend. des séances de la soc. de biol. Bd. 87, S. 1062. 1922. — HEYMANS, C. u. BELEHRADEK: Ebenda Bd. 88, S. 978. 1923.
[9]) MEIER, H.: Biochem. Zeitschr. Bd. 2, S. 415. 1907.
[10]) Nähere Angaben über das Gift und ältere Literatur s. W. E. DIXON u. F. RANSOM: Handb. f. exp. Pharmakol. Bd. I. S. 746. 1923.

einer starken Hemmung der Herzreizbildung. Es kommt zu Herzstillständen, die nicht durch eine Lähmung der Muskulatur des Herzens bedingt sind, da sich während dieser Zeit Extrasystolen künstlich auslösen lassen. Atropin vermag in kürzester Zeit die Pilocarpinwirkung aufzuheben.

Bei Einwirkung sehr großer Pilocarpindosen auf das Herz kommt es hingegen zu Frequenzverminderungen, die durch Atropin nicht mehr behebbar sind. Man schließt aus einer Reihe von Untersuchungen, die zur Klärung dieser Frage ausgeführt worden sind[1]), daß kleine Dosen des Giftes die nomotope Reizbildung auf dem Wege der Vaguserregung hemmen, große Dosen beeinflussen die Reizbildungsstellen wohl unmittelbar und in einer durch Atropin nicht behebbaren Weise. Der Angriffspunkt des Pilocarpins am Vagus liegt jenseits der in seinen Verlauf eingeschalteten Ganglien, da diese Wirkung durch Nicotin nicht aufgehoben wird. Doch ist sie nach Nicotin weniger intensiv als vorher[2]). Bezüglich vorliegender Beobachtungen von Vaguslähmung nach Pilocarpin ist darauf zu verweisen, daß jede starke Verminderung der nomotopen Reizbildung bekanntlich dem Auftreten von Kammerautomatie Vorschub leistet. Da der Vagus auf automatisch schlagende Kammern viel weniger stark chronotrod einwirkt als auf die nomotope Herzreizbildung, so bedürfen Angaben über Vaguslähmung durch ein Gift, besonders beim Säugetier, immer des Beleges analysierender Beobachtungen. Blutdruckkurven allein genügen hierzu nicht. Für den Frosch betont diese Pilocarpinwirkung neuerdings LANGECKER[3]).

In seltenen Fällen wird auch eine Beschleunigung des Herzschlags nach Pilocarpin beschrieben. Die Angaben der Literatur lassen eine sichere Analyse der Koeffizienten dieser Beschleunigung nicht zu. Es wäre wohl an zwei zu denken: erstens an die nach Pilocarpin oft auftretende Blutdrucksenkung, die an sich ein Koeffizient der Frequenzsteigerung ist, zweitens könnte es sich auch um sympathisch erregende Wirkungen und das gelegentliche Auftreten heterotoper Herzreizbildung handeln. Doch liegen hierfür außer Beobachtungen an anderen Organen (Gefäßsystem), die auf eine Sympathicustonussteigerung schließen lassen, ausreichende Grundlagen noch nicht vor. Eine Erregbarkeitssteigerung des Sympathicus beim Frosch durch Pilocarpin haben LANGECKER und WIECHOWSKI[4]) beobachtet. DIXON und RANSOM[5]) denken auch daran, daß etwa die durch Pilocarpin veranlaßte Kontraktion glatter Muskulatur reflektorisch zu Frequenzsteigerungen führen könnte, oder daß die Beschleunigungen durch eine Steigerung der Adrenalinsekretion durch das Gift hervorgerufen sein könnten.

Physostigmin. Auch das aus der *Calabar*bohne gewonnene *Physostigmin* (*Eserin*) gehört zu den Alkaloiden, die das Herz ähnlich wie Vagusreizung beeinflussen[6]). *Atropin* ist imstande, auch die durch Physostigmin bedingten Verlangsamungen aufzuheben, doch ist die Wirkung sehr hoher Dosen von Physostigmin auf die Herzreizbildung durch Atropin oder Curare nicht ganz auszuschalten[7]). Es liegt deshalb auch hier der Schluß nahe, daß große Physostigmindosen neben der erregbarkeitssteigernden Wirkung auf den Vagus auch eine direkte hemmende Einwirkung auf die Herzreizbildungsstellen besitzen, die durch Atropin nicht behoben wird.

Daß Physostigmin die Erregbarkeit des Herzvagus mächtig steigert, und

---

[1]) Zitiert auf S. 788 Fußnote 10.
[2]) GAISBÖCK, F.: Arch. f. exp. Pathol. u. Pharmakol. Bd. 66, S. 398. 1911.
[3]) LANGECKER, H.: Arch. f. exp. Pathol. u. Pharmakol. Bd. 106, S. 1. 1925.
[4]) LANGECKER, H. u. W. WIECHOWSKI: Verhandl. d. dtsch. pharmakol. Ges. 1922, S. XI.
[5]) DIXON u. RANSOM: Zitiert auf S. 788 Fußnote 10.
[6]) Literatur s. bei W. E. DIXON u. F. RANSOM: Handb. d. exp. Pharmakol. Bd. I, S. 786. 1923; ferner H. WINTERBERG: Zeitschr. f. exp. Pathol. u. Therapie Bd. 4, S. 636. 1907.
[7]) WINTERBERG, H.: Zeitschr. f. exp. Pathol. u. Therapie Bd. 4, S. 636. 1907.

daß hierin in erster Reihe der Grund der Frequenzverlangsamung nach Physostigmin liegt, hat besonders WINTERBERG[1]) in Säugetierversuchen gezeigt. Bei großen Dosen nahm die Vaguserregbarkeit ab, eine Vaguslähmung hat er nicht beobachtet. Wie leicht eine solche vorgetäuscht werden kann, ist von ROTHBERGER und WINTERBERG[2]) gezeigt worden und wurde schon verschiedentlich erwähnt. Als Beispiel sei nur auf unsere Abb. 188 verwiesen.

Die Erregbarkeitssteigerung des Vagus ist gegenüber elektrischen und chemischen Reizen nach WINTERBERG[1]) im Säugetierversuch auch bei sehr kleinen Giftdosen (0,1—0,5 mg), die zu keiner manifesten Vaguserregung führen, festzustellen.

Als eine Folge gesteigerter Vaguserregbarkeit ist es nach WINTERBERG[1]) auch anzusehen, daß faradische Reizung der Vorhöfe wie bei gewissen Stadien der Muscarin-, Pilocarpin- oder Nicotin- auch bei Physostigminvergiftung zu einem den Reiz überdauernden Vorhofflimmern führt.

Wie *Atropin* die Wirkung kleiner Dosen von Physostigmin aufhebt, so kann auch umgekehrt Physostigmin innerhalb gewisser Grenzen die Vaguslähmung durch Atropin und Curare und auch Nicotin aufheben [Literatur s. bei WINTERBERG[1])].

Neben diesen negativ-chronotropen Wirkungen des Physostigmins sind auch positiv-chronotrope beschrieben. Von einzelnen Autoren sind sie als Folgen einer Sympathicuserregung durch dieses Gift gedeutet worden. So von DANIELOPOLU und CARNIOL[3]), die beim Menschen nach Dosen von 0,5 mg salicylsauren Physostigmins Pulsverlangsamung und Blutdruckabfall von mehreren Stunden Dauer sahen, nach 0,75—1 mg aber stundenlange Beschleunigung und Drucksteigerung. Sie haben auch Extrasystolen beobachtet, die sie mit der Sympathicuserregung durch Physostigmin in Beziehung bringen. Obwohl gegen die Arbeiten dieser beiden Forscher Bedenken erhoben wurden[4]), so spricht doch manches dafür, daß Physostigmin die *heterotope* Herzreizbildung zu fördern vermag, und LANGECKER[5]) hat neuerdings auf Grund von Froschversuchen ebenfalls auf die sympathicuserregende Physostigminwirkung hingewiesen. In diesem Sinne könnten vielleicht auch Beobachtungen von FRÖHLICH und PICK[6]) gedeutet werden sowie die von WINTERBERG beobachtete Tatsache, daß häufig beim mit Physostigmin vergifteten Säugetierherzen bloße Vagusreizung zu Vorhofflimmern führt. Da WINTERBERGS Versuche am intakten Tiere ausgeführt wurden, wäre es wohl möglich, daß ein Koeffizient der heterotopen Herzreizbildung hierbei eine Vermehrung der Adrenalinsekretion unter dem Einfluß des Physostigmins war, wie sie nach TSCHEBOKSAROFF[7]) beobachtet werden soll. DIXON und RANSOM[8]) berichten auch von Frequenz- und Blutdrucksteigerungen nach Physostigmin bei vagotomierten und decerebrierten Tieren. Auch neuere Versuche von LANGECKER und WIECHOWSKI[9]) am Frosche zeigen, daß Physostigmin die Erregbarkeit nicht nur des Vagus, sondern auch des Sympathicus zu steigern vermag.

---

[1]) WINTERBERG, H.: Zitiert auf S. 789 Fußnote 7.

[2]) ROTHBERGER, C. J. u. H. WINTERBERG: Pflügers Arch. f. d. ges. Physiol. Bd. 132, S. 233. 1910.

[3]) DANIELOPOLU, D. u. A. CARNIOL: Cpt. rend. des séances de la soc. de biol. Bd. 86, S. 86 u. 883. 1922.

[4]) CLAUDE, H., J. TINEL u. D. SANTENOISE: Cpt. rend. des séances de la soc. de biol. Bd. 88, S. 469. 1923.

[5]) LANGECKER, H.: Arch. f. exp. Pathol. u. Pharmakol. Bd. 106, S. 1. 1925.

[6]) FRÖHLICH, A. u. E. P. PICK: Zeitschr. f. d. ges. exp. Med. Bd. 11, S. 89. 1920.

[7]) TSCHEBOKSAROFF, M.: Pflügers Arch. f. d. ges. Physiol. Bd. 137, S. 59. 1911.

[8]) DIXON u. RANSOM: Zitiert auf S. 788 Fußnote 10.

[9]) LANGECKER, H. u. W. WIECHOWSKI: Verhandl. d. dtsch. pharmakol. Ges. 1922, S. XI.

Alkaloide der Aconitingruppe.

Aconitin. In dieser Gruppe[1]) gibt es ebenfalls einige Stoffe, die ausgeprägte Herzwirkungen haben und bezüglich dieser zum Teil gut analysiert sind. Hierher gehört zunächst das Alkaloid *Aconitin*, das im blauen Sturmhut (Aconitum napellus) vorkommt. Am Froschherzen, an dem sehr genaue Versuche von HARTUNG[2]) [ältere Literatur s. bei BÖHM[1])] ausgeführt wurden, scheint die wesentlichste Wirkung in einer Förderung heterotoper Herzreizbildung zu bestehen. Anfallsweise sehr frequente Ventrikelextrasystolie, kontinuierliche Bigeminie und Kammerautomatie sind zu beobachten. Daneben scheint die Vorhofsfrequenz ebenfalls, und nicht nur rückläufig, vom Ventrikel her gesteigert zu sein. Doch ist die Kammerfrequenz in der Regel höher als die der Vorhöfe. Die erstlich auftretende Frequenzsteigerung scheint durch eine nomotope, zumindest eine auriculäre Tachysystolie bedingt zu sein. Die primäre Wirkung beim Frosch und Säugetier wird als Verlangsamung angegeben[3]).

Auch am Säugetierherzen scheint die Förderung heterotoper Herzreizbildung, insbesondere ventrikulärer, für die Aconitinwirkung sehr bezeichnend zu sein [A. R. CUSHNY[4]), YAMADA[5])]. Auch hier ist das Auftreten von Kammerautomatie und ventriculo-auriculärer Schlagfolge sowie von ventrikulären Extrasystolen zu beobachten, die gelegentlich als ventrikuläre Bigeminie auftreten und mitunter (YAMADA) zu Kammerflimmern führen.

Neben diesen (insbesondere die heterotope) Reizbildung fördernden Aconitinwirkungen sind im Anfang der Vergiftung auch Pulsverlangsamungen beschrieben worden [Literatur s. BÖHM[6]), neuerdings YAMADA[5])].

Insoweit solche Versuche nicht bloß mit Hilfe von Quecksilbermanometerkurven ausgeführt wurden, in denen oft auch hochgradige Extrasystolien den Eindruck von Pulsverlangsamung hervorrufen können, ist zunächst daran zu denken, daß anfängliche Frequenzverlangsamungen auch mit den zu Beginn der Aconitinvergiftung auftretenden Blutdrucksteigerungen zusammenhängen können.

Einige Autoren [CASH und DUNSTAN[7]) sowie MATHEWS[8])] führen die primäre Verlangsamung auf eine zentrale Vagustonussteigerung zurück, andere, wie BÖHM und WARTMANN[9]), sahen auch nach Vagotonie und nach Atropin noch Pulsverlangsamungen nach Aconitin auftreten. Beide Beobachtungen wären auch als Folgen der arteriellen Blutdrucksteigerung bis zu einem gewissen Grade erklärbar.

Die älteren Angaben über Wirkungslosigkeit des Vagus nach Aconitin sind ohne neuere Nachprüfung nicht anzuerkennen, da das Auftreten von Kammerautomatie durch Vagusreizung (und auch spontan) gerade bei Giften der Aconitingruppe sehr naheliegt und eine Wirkungslosigkeit des Vagus vortäuschen kann. Man vergleiche in dieser Hinsicht das sogleich für das Delphinin Mitzuteilende.

Eine Anzahl dem Aconitin chemisch nahestehender Stoffe haben eine ähnliche Wirkung auf das Herz wie dieses, insbesondere tritt ihre heterotopiefördernde

---

[1]) Literatur vgl. R. BÖHM: Handb. d. exp. Pharmakol. Bd. II/1, S. 283. 1920.
[2]) HARTUNG, C.: Arch. f. exp. Pathol. u. Pharmakol. Bd. 66, S. 1. 1911.
[3]) BOEHM, R. u. L. WARTMANN: Verhandl. d. phys.-med. Ges. Würzburg Bd. 3, S. 62. 1872.
[4]) CUSHNY, A. R.: Heart Bd. 1, S. 1. 1909. Daselbst ältere Literatur.
[5]) YAMADA, S.: Mitt. a. d. med. Fak. d. Kais. Univ. Tokyo Bd. 26, S. 261. 1921.
[6]) BÖHM: Zitiert Fußnote 1.
[7]) CASH, J. TH. u. W. R. DUNSTAN: Philos. transact. Bd. 190, S. 239. 1899.
[8]) MATTHEWS: Journ. of exp. med. Bd. 2, S. 593. 1897.
[9]) BÖHM, R. u. L. WARTMANN: Verhandl. d. phys.-med. Ges. Würzburg Bd. 3, S. 62. 1872.

Wirkung beim Kalt- und Warmblüterherz zutage. Hierher gehört u. a. *Benzoilaconin*[1]) und *Pseudaconitin*[1]).

Delphinin. Genauer untersucht sind die Herzwirkungen des den Aconitinen nahestehenden[2]) Alkaloids *Delphinin*, das aus den Samenkörnern des Läuserittersporns (Delphinium staphysagria) gewonnen wird. Versuche dieser Art am Frosch und Säugetier sind hauptsächlich von BOWDITCH[3]), R. BÖHM[4]) und B. KISCH[5]) ausgeführt worden.

Delphinin wirkt auf die Herzreizbildung am intakten Tier primär verlangsamend. Diese Wirkung kommt durch zentrale Vaguserregung zustande und fehlt bei Versuchen an vagotomierten Tieren oder am isolierten Herzen[5]). Es folgt dieser primären Verlangsamung eine Frequenzsteigerung, die vermutlich einer direkten Beeinflussung der nomotopen Reizbildungsstellen entspricht.

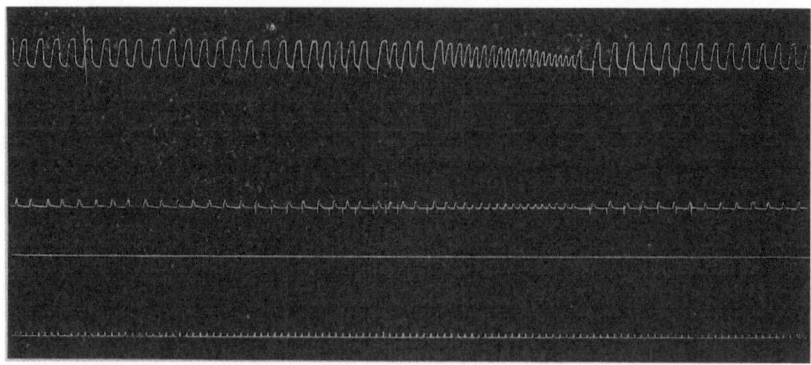

Abb. 187. Wirkung von Delphinin auf das Froschherz in situ. III. Stadium. Umkehr der Schlagfolge. Kammerautomatie, Extrasystolen, Tachykardie. V = Suspensionskurve der Kammer, A = do. der Vorhöfe, RM = Reizmarke. Zeit in $1/1$ Sek. Von links nach rechts zu lesen. [Eigene Beobachtung[5]).]

Bei größeren Dosen kommt es auch zu einer peripheren Vaguserregung, denn Atropin ruft dann auch bei vagotomierten Kaninchen noch eine Beschleunigung und Verstärkung der Vohofskontraktionen hervor[5]). Wie bei den Aconitinen, so ist aber auch beim *Delphinin* die augenfälligste Wirkung die starke Förderung heterotoper Reizbildung. Sie ist schon in den ersten Untersuchungen von BOWDITCH[3]) beobachtet worden und macht sich beim Froschherzen wie beim Warmblüter bemerkbar und äußert sich hauptsächlich im Auftreten von Extrasystolen, extrasystolischen Tachykardien und Kammerautomatie, die schon nach geringer Vagusreizung oder auch spontan auftritt (B. KISCH). (S. Abb. 187 u. 188.) Beim Säugetier rufen größere Delphinindosen häufig auch Ventrikelflimmern hervor (B. KISCH).

Von BÖHM[4]) ist auch eine vaguslähmende Wirkung des Delphinin beschrieben worden. Die Versuchsanordnung von BÖHM läßt aber den sicheren Schluß, daß der Vagus gelähmt war, nicht zu, da bei der hochgradigen Neigung zur

---

[1]) Vgl. R. BÖHM: Handb. d. exp. Pharmakol. Bd. II/1, S. 303 ff. 1920.
[2]) Vgl. R. BÖHM: Handb. d. exp. Pharmakol. Bd. II/1, S. 314. 1920.
[3]) BOWDITCH, H. P.: Ber. d. kgl. sächs. Ges. d. Wiss., Mathem.-phys. Kl. 12. XII. 1871.
[4]) BÖHM, R.: Zeitschr. f. exp. Pathol. u. Pharmakol. Bd. 5, S. 311. 1877; ferner: Handb. d. exp. Pharmakol. Bd. II/1, S. 314. 1920; dort auch ältere Literatur.
[5]) KISCH, B.: Festschrift der Akademie für praktische Medizin Köln. S. 374. Bonn: Marcus & Weber 1915.

Kammerautomatie der Vagus sehr wohl wirksam sein kann, ohne daß dies an der Blutdruckkurve erkenntlich ist, da er die automatisch schlagenden Kammern in ihrer Frequenz wenig, manchmal gar nicht beeinflußt.

Ein Beispiel dieser Art, beim delphininvergifteten Kaninchen gewonnen, aus der Arbeit von B. KISCH, stellt unsere Abb. 188 dar.

Der gleiche Einwand wie bezüglich der Annahme einer Vaguslähmung durch Delphinin ist auch gegen die von R. BÖHM[1]) gemachte Beobachtung, daß Delphinin die Muscarinwirkung aufhebt und Muscarin am delphininvergif-

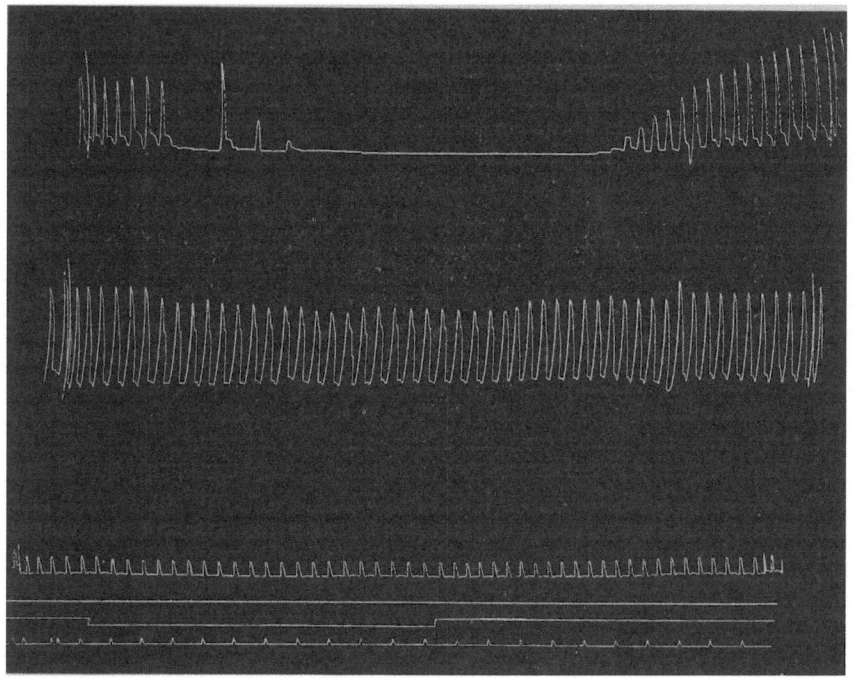

Abb. 188. Wirkung des Delphinins auf das Kaninchenherz in situ. Scheinbare Vaguslähmung. Reizung des rechten Vagus $RA = 6$ ist sehr wirksam. Die Vorhöfe stehen still. Die fast gleichzeitig einsetzende Kammerautomatie läßt an der Blutdruckkurve gar keine Vaguswirkung erkennen. Kurz nach Aufhören der Vagusreizung wieder rechtläufige Schlagfolge. $RA =$ Suspensionskurve des r. Vorhofs, $RV =$ Suspensionskurve des r. Ventrikels, $C =$ Blutdruckkurve der r. Carotis, $Ab =$ ihre Abszisse, $RM =$ Reizmarke, $S =$ Zeit in $^1/_1$ Sek. Von links nach rechts zu lesen. (Eigene Beobachtung, s. S. 792 Fußnote 5.)

teten Herzen nicht wirksam ist, zu erheben. Die erstere Tatsache könnte sich so erklären, daß Delphinin, auch ohne die Muscarineinwirkung auf die nomotope Reizbildung zu stören, Heterotopie auslöst, die zweite dadurch, daß Muscarin an heterotop schlagenden Herzteilen viel weniger als an nomotop schlagenden oder gar nicht negativ chrontrop wirkt.

Gegen diese Bedenken bezüglich der von BÖHM angenommenen „Vaguslähmung" durch Delphinin (B. KISCH) hat R. H. KAHN[2]) Stellung genommen, doch kommen seine Einwände, wie BÖHM[1]) selbst betont, nicht in Betracht, weil seine Versuche nicht mit Delphinin, sondern mit *Delphocurarin* ausgeführt wurden.

---

[1]) BÖHM, R.: Zitiert auf S. 792 Fußnote 4.
[2]) KAHN, R. H.: Pflügers Arch. f. d. ges. Physiol. Bd. 164, S. 428. 1916.

Das **Delphocurarin**, das aus den Wurzeln amerikanischer Delphiniumarten gewonnen wird, unterscheidet sich ganz wesentlich in seiner Herzwirkung vom Delphinin. Es ist in dieser Hinsicht besonders von SCHILLER[1]) und R. H. KAHN[2]) untersucht worden. Die für die Delphininwirkung so charakteristische, schon nach kleinen Dosen sehr deutliche Förderung der Heterotopie der Reizbildung scheint dem Delphocurarin (wenigstens bei der angewendeten Dosierung) nicht zuzukommen. Hingegen wirkt das Delphocurarin, wie KAHN[2]) durch elektrokardiographische Untersuchungen sicher feststellen konnte, lähmend auf den Vagus, und zwar genügen nach KAHN hierzu beim Kaninchen etwa 0,075 g des Giftes.

Das **Veratrin** (oder *Cevadin*), aus den Sabadillsamen, hat neben seinen sehr charakteristischen Wirkungen auf die Muskulatur (s. den Abschnitt „Contractilität" dieses Kapitels) auch auf die Herzreizbildung einen deutlichen Einfluß[3]) und ähnelt in dieser Hinsicht dem Delphinin in seiner Wirkungsart.

Am intakten Tier ist die erste Wirkung eine Frequenzverlangsamung des Herzschlags. Sie hat ihren Grund zum Teil in einer zentralen Vaguserregung, fehlt aber mitunter auch nach Vagotomie und Atropin nicht vollständig und ist auch am isolierten Herzen zu beobachten[4]). Die von verschiedenen Autoren in späteren Stadien der Vergiftung beobachtete Unwirksamkeit des Vagus und des Muscarins ist nach dem (S. 792) bei Besprechung des *Delphinins* Gesagten nicht ohne weiteres als Vaguslähmung zu deuten, da das Veratrin wie auch das Delphinin zu jenen Giften gehört, die die heterotope Reizbildung sehr stark fördern. Diese Eigenschaft des Veratrins ist besonders von SEEMANN[5]) beim Froschherzen und neuerdings von YAMADA[6]) beim Säugetier betont und auch elektrographisch erwiesen worden. Nicht nur Extrasystolen, sondern auch Wühlen und Wogen der Herzkammern des Frosches hat SEEMANN[5]) und BÖHM[7]), Kammerflimmern beim Säugetier hat YAMADA[6]) nach Veratrin auftreten sehen. Auch die abgeschnittene isolierte Spitze des Froschherzens kann unter Veratrineinwirkung eine automatische Tätigkeit entwickeln [SEEMANN[8])].

Gelegentlich ist zu Beginn der Veratrinwirkung am isolierten Herzen auch eine geringe Beschleunigung beobachtet worden [z. B. KRETZER und SEEMANN[5])].

Strychnin. Über die Wirkungen des Strychnins auf die Herzreizbildung liegt eine Reihe zum Teil in den Ergebnissen nicht übereinstimmender Versuche vor[9]).

Übereinstimmend wird über primäre Frequenzverminderung nach Strychnin bei Ausschaltung der Einwirkung von Krämpfen auf die Herztätigkeit berichtet. Sie hat ihren Grund, wie schon von SIGMUND MAYER[10]) festgestellt wurde, in einer zentralen Vaguserregung und dürfte zweifellos durch die vom Strychnin bewirkte

---

[1]) SCHILLER, V.: Arch. f. (Anat. u.) Physiol. 1904, S. 248.
[2]) KAHN, R. H.: Arch. internat. de pharmaco-dyn. et de thérapie Bd. 19, S. 57. 1908; Pflügers Arch. f. d. ges. Physiol. Bd. 164, S. 428. 1916.
[3]) Die ältere Literatur ist kritisch verwertet bei R. BÖHM: Handb. d. exp. Pharmakol. Bd. II/1, S. 249. 1920.
[4]) LISSAUER, H.: Arch. f. exp. Pathol. u. Pharmakol. Bd. 23, S. 36. 1887. — YAMADA, S.: Mitt. a. d. med. Fak. d. Kais. Univ. Tokyo Bd. 26, S. 261. 1921.
[5]) SEEMANN, J. u. C. VIKTOROFF: Zeitschr. f. Biol. Bd. 56, S. 91. 1911; ferner J. SEEMANN: Ebenda Bd. 57, S. 413 u. 460. 1912 sowie V. KRETZER u. J. SEEMANN: Ebenda Bd. 57, S. 419. 1912.
[6]) YAMADA: Zitiert Fußnote 4.
[7]) BÖHM, R.: Arch. f. exp. Pathol. u. Pharmakol. Bd. 71, S. 259. 1913.
[8]) SEEMANN, J.: Zeitschr. f. Biol. Bd. 75, S. 460. 1912.
[9]) Literatur vgl. bei E. POULSSON: Handb. d. exp. Pharmakol. Bd. II/1, S. 365. 1920; auch bei E. FREY: Arch. f. exp. Pathol. u. Pharmakol. Bd. 87, S. 375. 1920.
[10]) MAYER, S.: Sitzungsber. d. Akad. Wien, Mathem.-naturw. Kl. II, Bd. 64, S. 657. 1871; Wien. med. Jahrb. 1872, S. 1.

mächtige Blutdrucksteigerung mitbedingt sein, daneben vielleicht auch, wie MAYER[1]) vermutet, durch eine zentral vaguserregende Wirkung des Giftes, die er mit der zentral ausgelösten Gefäßverengerung in Parallele setzt.

Aber neben der zentral bedingten Frequenzverminderung ist auch eine periphere Einwirkung des Strychnins auf die Schlagzahl zu beobachten. Die vom Zentralnervensystem unabhängig auftretende Frequenzverminderung nach größeren Dosen dürfte durch unmittelbare Beeinflussung der Reizbildungsstellen zustande kommen, da sie auch am isolierten Säugetierherzen zu beobachten ist [HEDBOM[2]), KAKOWSKY[3])] und durch Atropin nicht verhindert wird [KAKOWSKY[3]), LAHOUSSE[4])]. Andererseits ist auch über Vaguslähmung nach Strychnin berichtet worden, doch scheinen in dieser Hinsicht die Versuchstiere große subjektive Verschiedenheiten aufzuweisen. Wie aus Versuchen von ROTHBERGER und WINTERBERG[5]) an Hunden hervorgeht, kommen tatsächliche Vaguslähmungen wohl nur bei sehr hohen Dosen vor, werden aber, wie auch sonst bei Kammerautomatie, wo diese durch Strychnin ausgelöst ist, leicht vorgetäuscht.

Vielleicht hängen die gelegentlich beobachteten Pulsbeschleunigungen nach Strychnin, soweit sie nicht durch Krämpfe oder die Besonderheit der Atmung [S. MAYER[1])] bedingt sind, mit dieser vaguslähmenden Wirkung zusammen, vielleicht aber auch mit der von STEWART und ROGOFF u. a. in den letzten Jahren gemachten Beobachtung, daß Strychnin die Adrenalinabgabe der Nebennieren ans Blut steigert[6]).

Daß Strychnin beim Menschen öfters die Neigung zum Auftreten heterotoper Herzreizbildung vermindert, ist nach den Erfahrungen WENCKEBACHS[7]) nicht zu bezweifeln. Ob diese Wirkung auf dem Wege der extrakardialen Herznerven zustande kommt, ist zunächst nicht zu entscheiden. Beim intakten Säugetier beobachtete YAMADA[8]) nach Strychnininjektion häufig Vorhofsflimmern.

Die Frequenzverminderung hat BARATH[9]) beim Menschen erst nach intravenös verabreichten Dosen von 2—3 mg beobachtet. Sie kann stundenlang anhalten.

Die Frequenz der automatisch schlagenden Kammer wird durch Strychnin anscheinend weniger stark beeinflußt als die nomotope Reizbildung[10]).

Pikrotoxin. Den Herzwirkungen des Strychnins sehr ähnlich sind auch die des *Pikrotoxins*, das ebenfalls zu starken Frequenzverminderungen führt, die hauptsächlich durch eine zentrale Vaguserregung bedingt zu sein scheinen, doch ist eine geringe direkte Beeinflussung der Reizbildungsstellen nicht auszuschließen. Wie beim Strychnin, wird auch bei Prikotoxin gelegentlich über Lähmung der Vagi berichtet[11]).

Purinderivate. Von den Purinderivaten sind es hauptsächlich die *Methylxanthine*, deren Herzwirkung genauer untersucht und von besonderer Bedeutung

---

[1]) MAYER, S.: Zitiert auf S. 794 Fußnote 10.
[2]) HEDBOM, K.: Skandinav. Arch. f. Physiol. Bd. 19, S. 1. 1899.
[3]) KAKOWSKY: Arch. internat. de pharmaco-dyn. et de thérapie Bd. 15, S. 21. 1905.
[4]) LAHOUSSE, E.: Arch. internat. de pharmaco-dyn. et de thérapie Bd. 2, S. 95. 1896.
[5]) ROTHBERGER, C. J. u. H. WINTERBERG: Pflügers Arch. f. d. ges. Physiol. Bd. 132, S. 233. 1920.
[6]) Vgl. das Sammelreferat von B. KISCH: Zentralbl. f. Herz- u. Gefäßkrankh. Bd. 15, S. 109. 1923.
[7]) WENCKEBACH, K. F.: Die unregelmäßige Herztätigkeit. S. 68. Leipzig: W. Engelmann 1914.
[8]) YAMADA, S.: Mitt. a. d. med. Fak. d. Kais. Univ. Tokyo Bd. 26, S. 261. 1921.
[9]) BARATH, E.: Med. Klinik Bd. 18, S. 1492. 1922.
[10]) FRÖHLICH, A. u. E. P. PICK: Arch. f. exp. Pathol. u. Pharmakol. Bd. 84, S. 252. 1918. — FREY, E.: Ebenda s. Bd. 87, S. 377. 1920.
[11]) Literatur s. bei P. TRENDELENBURG: Handb. d. exp. Pharmakol. Bd. II/1, S. 406. 1920.

ist, insbesondere das *Coffein* (1-3-7-Trimethylxanthin), das *Theobromin* (3-7-Dimethylxanthin) und das *Theophyllin* (1-3-Dimethylxanthin).

Die ältere Literatur und die Allgemeinwirkungen der Purinderivate findet man bei Bock[1]) zusammengestellt, so daß auf Einzelheiten der älteren Literatur hier nur, soweit es sich um die wesentlichsten Dinge handelt, eingegangen werden soll.

Aus der Fülle der Beobachtungen ergibt sich, daß am intakten Lebewesen Coffein zu einer zentralen Vaguserregung führt, die bei kleinen und mittleren Dosen am deutlichsten in Form einer Frequenzverlangsamung zutage tritt. Da das Theobromin die zentral vaguserregende Wirkung anscheinend nicht oder in viel geringerem Maße hat, so wird bei ihm diese primäre Pulsverlangsamung, die z. B. als Wirkung kleiner und mittlerer Dosen *Coffein* auch beim Menschen meist zu beobachten ist, vermißt. Unter besonderen Bedingungen kann die primäre Verlangsamung auch beim intakten Tier fehlen. So wurde sie von Cushny und van Naten[2]) bei Versuchen an mit Morphin und Chloreton betäubten Hunden vermißt. Was diese primäre Verlangsamung anbelangt, so ist wohl möglich, daß sie einer direkten Wirkung des Coffeins auf das Zentrum des Herzvagus ihre Entstehung verdankt, denn das Coffein soll ja auch auf andere zentrale Apparate (Vasomotorenzentrum) einwirken, und die primäre Verlangsamung wird übereinstimmend von den Autoren vermißt, die ihre Untersuchungen am isolierten Herzen ausgeführt haben. Die ältere Literatur findet man bei Bock[1]), von neueren Autoren, die dies feststellen konnten, sei Heathcote[3]) (*Froschherz* und *Säugetierherz*), Junkmann[4]) (Froschherz) und Iwai und Sassa[5]) (Säugetierherz) erwähnt.

Andererseits scheint es durchaus möglich, daß die primäre, übrigens durchaus nicht immer zu beobachtende Pulsverlangsamung nach Coffein auch mit eine Folge der von diesem Stoff ausgelösten Blutdrucksteigerung ist. In dieser Hinsicht scheint es jedenfalls auffällig, daß bei Theobrominverabreichung die primäre Verlangsamung des Herzschlags, aber auch die blutdrucksteigernde Wirkung allgemein vermißt wird.

Als weitere Wirkung der Purinderivate auf die Reizbildung tritt nach der Pulsverlangsamung (bei genügend hohen Dosen), oder wo diese fehlt, primär eine Frequenzsteigerung auf. Sie tritt nach Theophillin, Theobromin und Coffein[6]) auf und ist beim Kaltblüter und Säugetier beobachtet worden[7]). Sie tritt auch nach Vagusdurchschneidung und nach Atropin auf [Johannson[8]), Cushny und van Naten[9])], sowie am isolierten Säugetierherzen [Sh. Sakai[10])]. Die Vermutung von Cushny und van Naten[9]), daß diese Beschleunigung nicht durch eine Acceleranserregung zustande kommt, ist um so wahrscheinlicher, als ein Analogon, das auf Sympathicuserregung durch Coffein an anderen Organen schließen ließe, nicht vorliegt, ja neuerdings sogar nach größeren Coffeindosen eine Unerregbarkeit sympathischer Nerven in ihrer Wirkung auf Gefäße und die Pupille fest-

---

[1]) Bock, J.: Handb. d. exp. Pharmakol. Bd. II/1, S. 508. 1920.
[2]) Cushny, A. R. u. B. K. van Naten: Arch. internat. de pharmaco-dyn. et de thérapie. Bd. 9, S. 169. 1901.
[3]) Heathcote, R. St. A.: Journ. of pharmacol. a. exp. therapeut. Bd. 16, S. 327. 1920.
[4]) Junkmann, K.: Arch. f. exp. Pathol. u. Pharmakol. Bd. 96, S. 63. 1922.
[5]) Iwai, M. u. K. Sassa. Arch. f. exp. Path. u. Pharmakol. Bd. 99, S. 215. 1923.
[6]) Heathcote, R. St. A.: Zitiert Fußnote 3.
[7]) van Egmond, A. A. J.: Pflügers Arch. Bd. 149, S. 180. 1920.
[8]) Johannson: Inaug.-Diss. Dorpat. 1869.
[9]) Cushny, A. R. u. B. K. van Naten: Arch. internat. de pharmaco-dyn. et de thérapie Bd. 9, S. 169. 1901.
[10]) Sakai, Sh.: Mitt. a. d. med. Fak. d. Kais. Univ. Tokyo Bd. 19, S. 245. 1918.

gestellt wurde[1]) und ähnliche Erfahrungen über die Beeinflussung der Sympathicuswirkung durch Coffein auch für das Froschherz vorliegen[2]).

Es ist also sehr wahrscheinlich, daß die Beschleunigung, die durch Purinderivate am Herzen erzeugt wird, eine Folge direkter Beeinflussung der Herzreizbildungsstellen ist. Inwieweit hierbei als ein fördernder Koeffizient die Erweiterung der Coronargefäße durch Coffein und damit eine bessere Ernährung der nomotopen Reizbildungsstellen eine Rolle spielt[3]), ist nicht ohne weiteres zu sagen, doch scheint am intakten Tier die Erweiterung der Coronargefäße durch Coffein keine sehr große Rolle zu spielen [F. MEYER[4]), SAKAI und SANEYOSHI[5])]. Die Coffeinbeschleunigung tritt auch noch nach Apocodein ein [DIXON[6])].

Für eine direkte Beeinflussung der Reizbildungsstellen durch die Methylxanthine kann auch die nach Coffein verschiedentlich beobachtete Förderung heterotoper Herzreizbildung hervorgehoben werden, obwohl dies noch durchaus nicht besagt, daß diese Stoffe die nomotope Reizbildung in den angewendeten Konzentrationen in gleichem Sinne beeinflussen müssen. CUSHNY und VAN NATEN[7]) beobachteten bei Hunden nach Coffein (freilich in Morphinnarkose) Kammerautomatie mit einer beschleunigten Frequenz der Kammern. VAN EGMOND[8]) sah an den nach Abklemmung des HISschen Bündels automatisch schlagenden Kammern des Säugetierherzens nach Coffein Extrasystolen und Tachysystolien auftreten. Bei einem Menschen mit komplettem Herzblock sah SEMERAU[9]) neulich nach intravenöser Coffeininjektion die Frequenz der automatisch schlagenden Kammern sich steigern, auch Extrasystolen auftreten, während die Vorhofsfrequenz unverändert blieb. Auch Vorhofs- und Ventrikelflimmern ist am Säugetierherzen nach Coffein gelegentlich zu beobachten (CUSHNY und VAN NATEN).

Auch H. E. HERING[10]) rechnet das Coffein zu den Stoffen, die das Auftreten von Herzkammerflimmern begünstigen können. Nach seinen Erfahrungen kann es Extrasystolen, ventrikuläre Tachysystolien und Kammerflimmern erzeugen.

Nach großen Dosen des Coffeins, Theobromins und Theophillins tritt schließlich wieder eine Frequenzverminderung auf[11]), die durch eine direkte Beeinflussung der Reizbildungsstellen zustande kommen dürfte. Doch scheint die Herzreizbildung, wie verschiedene Beobachtungen zeigen [s. BOCK[12])], auch durch recht hohe Coffeindosen nicht vollständig gehemmt zu werden.

Nach SH. SAKAIS[13]) Erfahrungen ist die frequenzsteigernde Wirkung von Coffein, Theobromin und Theocin beim isolierten Säugetierherzen annähernd gleichstark.

---

[1]) SOLMAN u. PILCHER: Journ. of pharmacol. a. exp. therapeut. Bd. 3, S. 19. 1911. — FREDERICQ, H. u. A. DESCAMPS: Cpt. rend. des séances de la soc. de biol. Bd. 85, S. 13. 1921.
[2]) LANGECKER, H. u. W. WIECHOWSKY: Verhandl. d. dtsch. pharmakol. Ges. 1922, S. XI.
[3]) IWAI, M. u. K. SASSA: Arch. f. exp. Pathol. u. Pharmakol. Bd. 99, S. 215. 1923 u. a.
[4]) MEYER, F.: Arch. f. (Anat. u.) Physiol. 1912, S. 233.
[5]) SAKAI, S. u. S. SANEYOSHI: Arch. f. exp. Pathol. u. Pharmakol. Bd. 78, S. 331. 1915.
[6]) DIXON, W. E.: Journ. of physiol. Bd. 30, S. 97 u. 125. 1904.
[7]) CUSHNY, A. R., u. B. K. VAN NATEN: Zitiert auf S. 796 Fußnote 9.
[8]) EGMOND, E. VAN: Pflügers Arch. f. d. ges. Physiol. Bd. 154, S. 39. 1913.
[9]) SEMERAU, M.: Zeitschr. f. d. ges. exp. Med. Bd. 31, S. 236. 1923.
[10]) HERING, H. E.: Der Sekundenherztod. Berlin: Julius Springer 1917.
[11]) HEATHCOATE: Zitiert auf S. 796 Fußnote 3. — Ältere Literatur s. BOCK: Zitiert auf S. 796 Fußnote 1.
[12]) BOCK: Zitiert auf S. 796 Fußnote 1.
[13]) SAKAI, SH.: Zitiert auf S. 796 Fußnote 10.

III. Pharmakologie der Erregungsleitung im Herzen.

Die Fortleitung der Erregung im Herzen erfolgt von einem zelligen Element des Organs zum anderen zum Teil auf Bahnen, an denen wir besondere morphologische Strukturen nicht erkennen können, die nicht insonderheit der Erregungsleitung dienen, zum Teil wird aber die Erregung im Herzen auf spezifisch gebauten und im Organ besonders angeordneten Bahnen auf dem Wege different gebauter Zellen fortgeleitet. Nach dem, was wir in den einleitenden Darlegungen dieses Kapitels erörtert haben, ist somit nicht zu erwarten, daß alle pharmakologischen Einflüsse, welcher Art und Stärke immer sie sein mögen, die Erregungsleitung an allen Stellen des Herzens in gleicher Weise beeinflussen werden. Das ist auch in der Tat vielfach keineswegs der Fall, da sich die verschiedenen erregungsleitenden Zellen des Herzens gegen gewisse chemische Einwirkungen verschieden empfindlich erweisen. Streng genommen müßte deshalb (z. B. für den Menschen) getrennt besprochen werden: die Pharmakologie der sinu-aurikulären, der intraaurikulären, der atrioventrikulären und der intraventrikulären Erregungsleitung. Wenn dies hier nicht geschieht, so ist es hauptsächlich deshalb der Fall, weil z. B. die Pharmakologie der intraaurikulären und der intraventrikulären Erregungsleitung noch zu wenig erforscht ist. Gleichwohl ist sie für viele Fragen, z. B. für das Problem des Alternans, des Flimmerns u. a. von Interesse und Bedeutung, obwohl ihre Störungen oft viel weniger augenfällig und schwerer zu erforschen sind als etwa atrioventrikuläre Überleitungsstörungen.

Es soll deshalb im folgenden, wenn von Überleitung und Überleitungsstörungen kurzweg die Rede ist, immer die Erregungsleitung von den Vorhöfen zu den Kammern gemeint sein, und wo von anderen Arten der Erregungsleitung gesprochen wird, dies ausdrücklich gesagt werden.

Die vorliegenden Beobachtungen erstrecken sich alle auf die Feststellung der Dauer der Erregungsleitung entlang einer bestimmten Strecke. Über die viel wesentlicheren, dieser Erscheinung zugrunde liegenden Tatsachen, über die Beeinflussung der bei Erregung und Erregungsleitung sich an der lebenden Substanz abspielenden chemischen und physikochemischen Vorgänge, durch pharmakologische und toxikologische Einflüsse, wissen wir zur Zeit so gut wie nichts.

Daß die Reizüberleitung nicht nur direkt, sondern auch auf dem Wege der extrakardialen Herznerven pharmakologisch beeinflußbar ist, ist lange bekannt. Um Wiederholungen zu vermeiden, sei bezüglich der Wirkung der einzelnen Stoffe auf die extrakardialen Herznerven auf das verwiesen, was bei jedem einzelnen im Abschnitt „Pharmakologie der Herzreizbildung" gesagt ist. Es ergibt sich hieraus ohne weiteres ein Koeffizient der Beeinflussung der Erregungsleitung durch diesen Stoff.

Schließlich muß nochmals die große, technisch zur Zeit kaum überwindbare Schwierigkeit betont werden, zu entscheiden, ob in einem gegebenen Falle, z. B. von Kammersystolenausfall oder Überleitungsverzögerung, tatsächlich die Fähigkeit der Erregungsleitung gestört ist oder die Anspruchsfähigkeit, d. h. das Vermögen auf den anlangenden Leitungsreiz hin sich zusammenzuziehen, bei einem Muskelelement gestört oder seine Latenzzeit etwa verzögert ist, wobei dann unter Latenz die Zeit vom Anlangen des Leitungsreizes bis zum Auftreten der ersten für unsere derzeitigen Methoden feststellbaren Veränderungen am Gewebe zu verstehen ist, das der Leitungsreiz getroffen hat. Meist wird ja wohl ein pharmakologischer Eingriff Erregbarkeit und Erregungsleitung gleichsinnig ändern. Gerade für diese beiden Funktionen des Herzens gilt gewiß, im Gegensatz zu ENGELMANNS Ansicht, von der weitgehenden Unabhängigkeit der einzelnen Herzfunktionen der von HERING[1]) vertretene Standpunkt einheitlicher Reaktionsfähigkeit des Herzens, wie er auch von F. B. HOFMANN[2]), LEWIS[3]), MOBITZ[4]) und SCHELLONG[5]) gerade für diese beiden Funktionen der Herzelemente vertreten und von SCHELLONG experimentell begründet wird. Daß trotzdem Erregbarkeit und Erregungsleitung nach wie vor als gesonderte Funktionen des Herzens anzusehen und zu besprechen sind, scheint mir im Gegensatz zu neuestens in der Literatur[5]) vertretenen Ansichten aus theoretischen wie aus praktischen Gründen notwendig. Doch ist hier nicht die Stelle, hierauf näher einzugehen.

A. Anorganische Stoffe.
1. Kationen.

Das in der Literatur auffindbare, in den Ergebnissen gesicherte Beobachtungsmaterial über die pharmakologische Beeinflussung der Erregungsleitung ist viel spärlicher als das über Reizbildung und Contractilität.

Vom **Kalium** wird allgemein eine die Erregungsleitung verzögernde Wirkung angegeben [MC WILLIAM[6]), BURRIDGE[7]), BÖHM[8]), F. B. HOFMANN[9]), JUNKMANN[10])]. Ob diese Kaliwirkung irgend etwas mit der Radioaktivität des Kaliums zu tun hat, ist nicht ohne weiteres zu entscheiden, doch nimmt J. B. ZWAARDEMAKER[11]) auf Grund von Befunden beim isolierten Aalherzen die Abhängigkeit der Erregungsleitung von der Radioaktivität der Durchströmungsflüssigkeit an. Nach Untersuchungen von W. SIMON werden auch die durch Cocain oder Strychnin am Froschherzen hervorgerufenen Überleitungsstörungen durch Erhöhung des Kaligehaltes der Nährlösung verstärkt[12]).

Daß aber auch durch eine starke Verminderung der K-Salze in der Nährlösung des isolierten Froschherzens sowohl die atrioventrikuläre als die intraventrikuläre Erregungsleitung verzögert werden kann, geht aus Untersuchungen von DE BURGH und CLARK[13]) hervor. Daß Kalium, in entsprechenden Konzentrationen angewendet, die Erregungsleitung auch innerhalb der Vorhöfe des Froschherzens vermindern, ja aufheben kann, zeigen Versuche von F. B. HOFMANN[14]), aus denen auch hervorgeht, daß die so erzeugten Störungen der Erregungsleitung weitgehend reversibel sind, sowie eigene Beobachtungen mit gleichem Ergebnis an Frosch- und Fischherzen (Scillium[15]).

Vielleicht ist es auch im Sinne einer Herabsetzung der atrioventrikulären Erregungsleitung zu deuten, wenn GROSS[16]) darauf hinweist, wovon ich mich auch selbst in vielen Fällen überzeugen konnte, daß bei der Erholung des durch

---

[1]) HERING, H. E.: Pflügers Arch. f. d. ges. Physiol. Bd. 86, S. 533. 1901.
[2]) HOFMANN, F. B.: Zitiert auf S. 712.
[3]) LEWIS: Quart. journ. of med. Bd. 14, S. 339. 1921.
[4]) MOBITZ, W.: Zeitschr. f. d. ges. exp. Med. Bd. 41. 1924. (Habil.-Schrift.)
[5]) SCHELLONG, FR.: Zeitschr. f. Biol. Bd. 82. 1924 (Mitt. 1—5); Ergebn. d. inn. Med. u. Kinderheilk. Bd. 25, S. 477. 1924.
[6]) MCWILLIAM: Journ. of physiol. Bd. 8, S. 306. 1887.
[7]) BURRIDGE, W.: Journ. of physiol. Bd. 45, S. VI. 1912.
[8]) BÖHM, R.: Zitiert auf S. 712.
[9]) HOFMANN, F. B.: Zeitschr. f. Biol. Bd. 72, S. 229. 1920.
[10]) JUNKMANN, K.: Arch. f. exp. Pathol. u. Pharmakol. Bd. 96, S. 63. 1922.
[11]) ZWAARDEMAKER, J. B.: Arch. néerland. de physiol. de l'homme et des anim. Bd. 9, S. 159. 1924.
[12]) SIMON, WALTER: Arch. f. exp. Pathol. u. Pharmakol. Bd. 100, S. 307. 1924.
[13]) DE BURGH DALE, J. u. A. J. CLARK: Journ. of physiol. Bd. 54, S. 367. 1921.
[14]) HOFMANN, F. B.: Zeitschr. f. Biol. Bd. 72, S. 229. 1920.
[15]) Unveröffentlichte Untersuchungen.
[16]) GROSS, E.: Zitiert auf S. 712.

K-Zufuhr stillgestellten Säugetierherzens die Vorhöfe oft früher zu schlagen beginnen als die Kammern (manchmal ist aber auch das Gegenteil der Fall). Doch müßten diese Tatsachen auf Grund dieser besonderen Fragestellung eigens untersucht werden, denn unter Kalieinwirkung nimmt bekanntermaßen auch die elektrische und mechanische Erregbarkeit der Herzmuskulatur ab, wovon im nächsten Abschnitt noch die Rede sein wird. Daß die Vorhöfe jedenfalls unter Kalieinwirkung noch lange schlagen können, wenn die Kammer bereits stillsteht, ist sicher[1]).

Auch aus neueren Versuchen YAMADAS [2]) am Hunde scheint eine Schädigung der atrio-ventrikulären Erregungsleitung durch Kalisalze zweifellos hervorzugehen.

Auch sino-aurikuläre Leitungsstörungen können bei lokaler Applikation von Kalisalzen am Froschherzen und am Fischherzen beobachtet werden[3]).

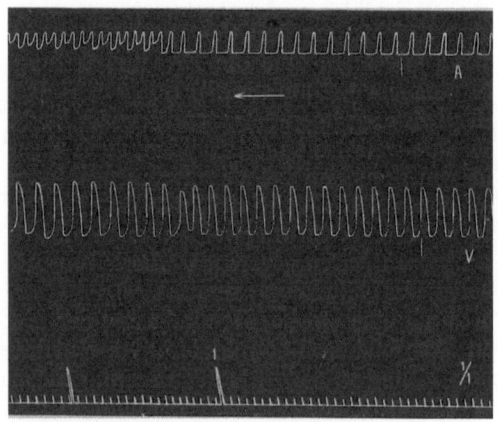

Abb. 189. Überleitungsstörungen als Folge der Frequenzsteigerung der nomotopen Reizbildung durch Kalizufuhr. Froschherz in situ. Natürlich durchströmt. Eskulente 76 g mit 0,75 ccm einer 50proz. Urethanlösung durch subcutane Injektion betäubt. Suspensionskurve des l. Vorhofs A, der Kammer V. Zeit in $1/1$ Sek. Von rechts nach links zu lesen. Bei Marke 1 wurde ein mit 1proz. KCl-Lösung getränktes Filterpapierblättchen auf die Sinusvorhofsgrenze gelegt. Es entstand eine Frequenzsteigerung der Vorhöfe mit Rhythmushalbierung der Kammer. (Eigene Beobachtung.)

J. DE BURGH-DALE und A. J. CLARK[4]) beobachteten beim isolierten Froschherzen bei Verminderung des Na-Gehaltes der Nährlösung elektrographische Erscheinungen, die auf eine Verzögerung der intraventrikulären Erregungsleitung schließen ließen. Es wäre möglich, daß es sich hierbei um ein Überwiegen der K-Wirkung bei diesen Versuchen handelt.

Indirekt können Überleitungsstörungen durch Kalisalze dadurch hervorgerufen werden, daß Kalium die Herzreizbildung stark fördert[3]). Wenn die atrio-ventrikuläre Reizleitung z. B. bei einem Herzen an und für sich schon geschädigt ist, kann die durch Kalium bedingte Frequenzsteigerung an der nomotopen Reizbildungsstelle eine übermäßige Anforderung für sie darstellen, als deren Folge es, auch unabhängig von einer etwaigen direkten Wirkung des

---

[1]) MATHISON, G. C.: Journ. of physiol. Bd. 42, S. 471. 1911. — BÖHM, R.: Arch. f. exp. Pathol. u. Pharmakol. Bd. 75, S. 230. 1914.
[2]) YAMADA, S.: Mitt. a. d. med. Fak. d. Kais. Univ. Tokyo Bd. 26, S. 261. 1921.
[3]) KISCH, BRUNO: Arch. f. exp. Pathol. u. Pharmakol. Bd. 116, S. 189. 1926. Zum Teil unveröffentlichte Versuche.
[4]) DE BURGH DALE, J. u. A. J. CLARK: Journ. of physiol. Bd. 54, S. 367. 1921.

Kaliums auf das reizleitende Gewebe, zu Kammersystolenausfällen kommen kann[1]) (s. Abb. 189).

Auf Grund zahlreicher eigener Beobachtungen über lokal begrenzte Applikation von KCl-Salzlösung am Froschherzen und am Fischherzen sei besonders hervorgehoben, daß die Hemmung der Erregungsleitung durch Kalisalze im Gebiete der Vorhöfe und der atrioventrikularen Verbindung schon bei viel geringeren Konzentrationen deutlich zutage tritt, als im Gebiet des Venensinus und der großen Venen. Es verhalten sich somit die einzelnen Herzabschnitte auch bezüglich der Erregungsleitung dem Kalium gegenüber verschieden stark empfindlich.

Calcium. Die Angaben über die Beeinflussung der Erregungsleitung durch Ca-Salze sind verschiedenartig. Die Wirkung hängt jedenfalls sowohl von der Menge des zugeführten Ca als auch von dem besonderen Zustand der Gewebe des Herzens ab. W. BURRIDGE[2]) beobachtete am isolierten Froschherzen, daß eine durch Säurezusatz zur Nährlösung bedingte Verlangsamung der Reizüberleitung durch Zufuhr von Ca-Salzen beseitigt wird. Eine antagonistische Ca-Wirkung, bezüglich der Erregungsleitung hat W. SIMON[3]) an Froschherzen beobachtet, bei denen infolge von Cocain- oder Strychninzufuhr eine Überleitungsverzögerung aufgetreten war. Versuche von HANSEN und SCHROEDER[4]) am isolierten Froschherzen lassen vermuten, daß ein Entzug des Calciums aus der Nährlösung dazu führt, daß das Ca-frei ernährte Froschherz bezüglich der Reizleitungsfähigkeit schneller beeinträchtigt wird, als bezüglich der Erregbarkeit, denn zu gewissen Zeiten der Einwirkung der Ca-freien Ringerlösung ruft elektrische Reizung zwar noch lokale Kontraktionen an der Kathode hervor, aber keine Kontraktion des ganzen Herzens. Als ganz eindeutig können aber weder diese Versuche noch die von K. HANSEN[5]) angesehen werden, bei denen dieser am isolierten Froschherzen als Folge des Ca-Entzuges feststellte, daß trotz Schlagens der Vorhöfe die Kammer stillstand (auch keine Aktionsströme ergab), sich auf elektrische direkte Reizung hin aber kontrahierte.

Bei Versuchen dieser Art ist immer der Einwand möglich, daß die Kammermuskulatur sich in einem Zustande befand, bei dem sie wohl auf elektrische Reize hin sich kontrahierte, nicht aber auf den natürlichen Leitungsreiz. Was diesen Einwand wohl abschwächen (aber nicht aufheben) könnte, ist einerseits der Umstand, daß HANSEN im letztbeschriebenen Falle eine Kontraktion der ganzen Herzkammer bei elektrischer Reizung sah, somit die interventrikuläre Reizleitung und die Anspruchsfähigkeit der Kammermuskulatur auf interventrikuläre Leitungsreize erhalten war, und der Schluß naheliegt, daß auch ein von den Vorhöfen kommender, also atrioventrikulärer Leitungsreiz die Kammer zur Kontraktion gebracht hätte. Nur haben wir über das Wesen des Leitungsreizes und darüber, ob atrioventrikuläre und nach elektrischer Reizung auftretende intraventrikuläre Leitungsreize ganz gleichartig sind, leider noch keinerlei Kenntnisse. Die Überlegung, daß das der atrioventrikulären Erregungsleitung dienende Gewebe großenteils anatomisch andersartig ist, als das bei der intraventrikulären in Frage kommende, läßt bezüglich der Identität des Lebensgeschehens bei beiden Arten des Leitungsreizes Zweifel zu. Auch der Umstand, daß bisher beschriebene ähnliche Fälle [BRANDENBURG[6]), H. E. HERING[7]), WIENER und RIHL[8]), R. BÖHM[9])] sich so verhielten, daß die Herzkammer sich im Gegenteil gegen starke Induktionsreize refraktär erwies, auf den natürlichen Leitungsreiz hin sich aber noch kontrahierte, können den erwähnten Einwand nicht entkräften, denn aus den Untersuchungen von WIENER und RIHL[8]) ist gerade zu ersehen, daß Unterschiede der Anspruchsfähigkeit der Kammer

---

[1]) KISCH, BRUNO: Zitiert auf S. 800, Fußnote 3.
[2]) BURRIDGE, W.: Journ. of physiol. Bd. 45, S. VI. 1912.
[3]) SIMON, W.: Arch. f. exp. Pathol. u. Pharmakol. Bd. 100, S. 307. 1924.
[4]) HANSEN, K. u. E. SCHROEDER: Zeitschr. f. Biol. Bd. 79, S. 15. 1923.
[5]) HANSEN, K.: Zeitschr. f. Biol. Bd. 73, S. 191. 1921.
[6]) BRANDENBURG, K.: Zeitschr. f. klin. Med. Bd. 53, S. 255. 1904.
[7]) HERING, H. E.: Pflügers Arch. f. d. ges. Physiol. Bd. 116, S. 149. 1907.
[8]) WIENER, H. u. J. RIHL: Zeitschr. f. exp. Pathol. u. Therapie Bd. 14, S. 496. 1913.
[9]) BÖHM, R.: Zitiert auf S. 712.

sogar gegenüber galvanischem und faradischem Strom bestehen können und daß verschiedene Gifte diesbezüglich auch eine ganz verschiedene Wirkung haben können, so daß kaum sicher zu schließen ist, daß bei jeder Art von Gifteinwirkung die Erregbarkeit durch den elektrischen Reiz früher erlöschen müßte als die durch den Leitungsreiz.

Böhm[1]) z. B., der als Folgen der Einwirkung erhöhter Ca-Konzentration der Nährlösung auf das isolierte Froschherz Halbierung der Kammerfrequenz gegenüber der der Vorhöfe sah, sowie Ventrikelsystolenausfälle, beschreibt zugleich mit der gruppenweisen Kontraktion der Kammern, daß diese während der Kontraktionspausen sich elektrisch und mechanisch unerregbar erwiesen hätten. Er berichtet auch von sino-aurikulären Leitungsstörungen, die ich ebenfalls, wenn auch nur selten, bei lokaler Calciumvergiftung des Froschherzens beobachten konnte.

Man sieht aus den letzteren Angaben, daß eine genauere Analyse der beschriebenen Erscheinungen noch nötig ist.

Das Auftreten von atrioventrikulären Überleitungsstörungen beim isolierten Froschherzen nach Durchströmung mit Ca-freier Nährlösung und die Behebung dieser Störung nach Calciumzufuhr ist neuerdings auch von Grassheim und von der Weth[2]) beschrieben worden.

Elektrographisch ist beim Froschherzen bei Erhöhung des Ca-Gehaltes der Nährlösung eine Verkürzung der Dauer der R-Zacke (von 0,5 Sek. auf 0,2 Sek.), und bei Fehlen des Ca eine Verlängerung der Dauer der R-Zacke (bis 1 Sek.) beobachtet worden [Leontowitsch[3])]. Neuere Untersuchungen der Art stammen von van der Willigen[4]). Doch ist nicht zu vergessen, daß die Dauer der R-Zacke zweifellos nicht *nur* von der Erregungsleitung im Herzen abhängt.

Neuere Untersuchungen van Egmonds[5]) am isolierten Säugetierherzen lassen annehmen, daß die Erregungsüberleitung durch Calcium in geringen Dosen gefördert, in großen gehemmt wird. Indirekt kann Calcium, wie dies auch schon bei K erwähnt wurde (Abb. 189), an einem Herzen, dessen Überleitung an sich schon geschädigt ist, durch Änderungen der Vorhofsfrequenz auch die Überleitung beeinflussen[6]).

Jedenfalls hängt demnach die Art der Beeinflussung der Reizüberleitung durch Ca sehr stark von der angewendeten Dosis ab. Für *Bariumsalze* ist dies ebenfalls experimentell nachgewiesen.

Barium. Während le Fèvre[7]) beim künstlich durchströmten Schildkrötenherzen atrioventrikuläre Erregungsleitungsstörungen nach $BaCl_2$-Zufuhr auftreten sah, konnte Parrino[8]) am isolierten Froschherzen zeigen, daß Bariumsalze in kleinen Dosen eine Verkürzung, in größeren eine Verlängerung der atrioventrikulären Überleitung der Erregung bedingen. Van Egmond[9]) fand beim isolierten Säugetierherzen nur die Erregungsleitung schädigende Bariumwirkungen.

Strontiumsalze scheinen bezüglich der Erregungsleitung ähnlich und vielleicht stärker als Ca-Salze zu wirken. Atrioventrikuläre Überleitungsstörungen, die beim isolierten Froschherzen bei Durchströmung mit Ca-freier Ringerlösung

---

[1]) Böhm, R.: Zitiert auf S. 712.
[2]) Grassheim, K. u. G. von der Weth: Pflügers Arch. f. d. ges. Physiol. Bd. 209, S. 70. 1925.
[3]) Leontowitsch, K.: Pflügers Arch. f. d. ges. Physiol. Bd. 147, S. 437. 1912.
[4]) van der Willigen: Zitiert auf S. 712.
[5]) van Egmond, A. A. J.: Pflügers Arch. f. d. ges. Physiol. Bd. 180, S. 149. 1920.
[6]) Kisch, Bruno: Arch. f. exp. Pathol. u. Pharmakol. Bd. 117, S. 31. 1926. (Daselbst eine Kurve dieser Art.)
[7]) le Fèvre de Arric, M.: Arch. internat. de pharmaco-dyn. et de thérapie Bd. 25, S. 283. 1920.
[8]) Parrino, G.: Ann. di clin. med. Bd. 12, S. 441. 1923.
[9]) van Egmond, A. A. J.: Pflügers Arch. f. d. ges. Physiol. Bd. 180, S. 149. 1920.

auftreten, scheinen durch Zufuhr von Sr-Salzen schneller und vollkommener behoben zu werden, als durch Zufuhr von Ca-Salzen[1]).

Von der Wirkung der Schwermetalle auf die Reizüberleitung seien die interessanten Beobachtungen van Egmonds[2]) erwähnt, der am Säugetierherzen eine Art olygodynamische Hemmungswirkung auf die Reizüberleitung, insbesondere durch Kupfer, bei lokaler Applikation auf die Gegend des atrioventrikulären Reizleitungssystems feststellen konnte.

2. Wasserstoffionen.

Was die Abhängigkeit der Erregungsleitung von der Konzentration der Wasserstoffionen ([$H^{\cdot}$]) betrifft, so liegen einige genauere Untersuchungen hierüber aus jüngerer Zeit vor.

Schon Gross[3]) hat beim künstlich durchströmten Säugetierherzen beobachtet, daß Zufuhr von $NaHCO_3$ zur Nährlösung mitunter bestehende Kammersystolenausfälle zum Schwinden brachte. Vermutlich ist dies so zu deuten, daß bei einem Anwachsen der [$H^{\cdot}$] die Erregungsüberleitung verzögert wird. Vielleicht handelt es sich aber in diesen Versuchen auch um eine Herabsetzung der Erregbarkeit der Kammermuskulatur, und dieser Gedanke liegt um so näher, als Gross unter den gleichen Bedingungen ($NaHCO_3$-Zufuhr) einen Herzkammeralternans verschwinden sah.

Für eine Verzögerung der Erregungsleitung bei Steigerung der [$H^{\cdot}$] der Nährlösung sprechen Versuche, die Burridge[4]) an künstlich ernährten Froschherzen ausgeführt hat, in denen der Zusatz einer Lösung von HNO_3, H_2SO_4 oder H_3PO_4 zur Nährlösung in der Menge von $1/2\%$ dieser die Erregungsleitung verzögerte und die diesbezügliche Wirkung von KCl erhöhte, sowie Versuche von de Burgh und Clark[5]) am isolierten Froschherzen.

In neuerer Zeit haben Dale und Thacker[6]) beim Froschherzen die Feststellung machen können, daß eine Steigerung der [$H^{\cdot}$] der Nährlösung innerhalb eines Bereiches von $H^{\cdot} = 10^{-4} - 10^{-11}$ sowohl die Dauer der sino-aurikulären als auch der atrioventrikulären Erregungsleitung mit steigender [$H^{\cdot}$] zunehmend verlängert. Die Beobachtung, daß die Erregungsleitung bei einer mehr sauren Reaktion der Nährlösung verlangsamt wird, bestätigen auch neuerliche Versuche Drury und Andrus'[7]), die am künstlich durchströmten Säugetierherzen ausgeführt wurden. Drury und Andrus stellten beim Hundeherzen fest, daß die intraaurikuläre Erregungsleitung bei $p_H = 7{,}4$ der Nährlösung etwa 700—1000 mm in der Sekunde beträgt, unabhängig von der Richtung der Erregungswelle. Bei alkalischer Reaktion der Nährlösung ($p_H = 7{,}8$) nahm die Leitungsgeschwindigkeit um etwa 10% zu, bei saurer ($p_H = 7{,}0$) nahm sie ab, die Erscheinungen erwiesen sich als reversibel.

Am absterbenden Herzen des Säugetiers oder nach Unterbrechung der künstlichen Durchströmung des isolierten Herzens kann man direkt die oft sehr hochgradige Verzögerung sowohl der atrioventrikulären als auch der inter-

---

[1]) Grassheim, K. u. G. vom der Weth: Pflügers Arch. f. d. ges. Physiol. Bd. 209, S. 70. 1925.
[2]) van Egmond, A. A. J.: Zitiert auf S. 802, Fußnote 5.
[3]) Gross, E.: Zitiert auf S. 712.
[4]) Burridge, W.: Journ. of physiol. Bd. 45, S. VI. 1912.
[5]) de Burgh Dale, J. u. A. J. Clark: Journ. of physiol. Bd. 54, S. 367. 1921.
[6]) Dale, D. u. C. R. A. Thacker: Journ. of physiol. Bd. 47, S. 493. 1914.
[7]) Drury, A. N. u. E. Cowles Andrus: Journ. of physiol. Bd. 59, S. XLI. 1924 u. Heart Bd. 11, S. 389. 1924.

aurikulären und interventrikulären Erregungsleitung beobachten[1]). Mit zwei Saitengalvanometern von zwei Stellen des gleichen Herzabschnittes aufgenommene Partialelektrogramme lassen diese schon mit bloßem Auge wahrnehmbare Erscheinung sehr deutlich verzeichnen[2]). Die erwähnten neueren Untersuchungen über den Einfluß der Wasserstoffionenkonzentration auf die Erregungsleitung im Kalt- und Warmblüterherzen machen es wahrscheinlich, daß neben sonstigen Veränderungen nicht genauer bekannter Art, die am Gewebe nach Absperrung der Zirkulation auftreten, vermutlich insbesondere auch die Anhäufung saurer Stoffwechselprodukte zu einer Verzögerung der Erregungsleitung allenthalben im Herzen führt. Daß tatsächlich am künstlich durchströmten Hundeherzen schon der Verschluß lediglich jenes Astes der Kranzarterien, der hauptsächlich das Überleitungsbündel versorgt, genügt, um nach ganz kurzer Zeit die atrioventrikuläre Erregungsleitung zu schädigen oder ganz aufzuheben, habe ich zeigen können[3]), und ganz wie in Drurys und Andrus'[4]) Versuchen über die Wirkung der Säuerung auf die Erregungsleitung, sind auch die von mir nach Verschluß des das Reizleitungssystems versorgenden Astes der Kranzarterien beobachteten Überleitungsstörungen völlig reversibel, wenn die Abklemmung nicht zu lange dauert[3]), und auch vom absterbenden Herzen, bei dem man die schwersten Erregungsüberleitungsstörungen sowie die erwähnten interaurikulären und interventrikulären Erregungsleitungsverzögerungen und Störungen[5]) zu sehen bekommt, ist es ja bekannt, daß es sich bei geeigneter künstlicher Durchströmung sehr rasch wieder erholt.

All dies legt, wie gesagt, den Gedanken nahe, daß *die Übersäuerung ein wesentlicher Koeffizient für das Zustandekommen der bekannten Erregungsleitungsstörungen am absterbenden*[5]) *und am in seiner Ernährungszufuhr gestörten, nicht unter Vaguswirkung stehenden Herzen sowie bei lokal begrenzten Ernährungsstörungen des die atrio-ventrikuläre Erregungsleitung versorgenden Gewebes*[3]) *ist*. Inwieweit aber etwa auch schon der Effekt der Vagus- und Acceleranswirkung am Herzen mit einer Verschiebung der Wasserstoffionenkonzentration zusammenhängt, ist zur Zeit nicht zu sagen, doch scheint dieser Gedanke durchaus diskutabel, zumal nach den Mitteilungen, die Atzler und Müller[6]) jüngst über die Wirkung von Nährlösungen verschiedener [H˙] auf die *Kontraktionsstärke* des isolierten Froschherzens gemacht haben. Die Beziehungen dieser Art wird man sich aber gewiß nicht sehr einfach und übersichtlich verlaufend vorstellen dürfen, noch weniger etwa glauben können, daß die Wirkung der extrakardialen Herznerven einfach als eine Wirkung geänderter [H˙] anzusehen ist.

3. Anionen.

Über die Wirkung verschiedener Anionen auf die Erregungsleitung ist ebenfalls sehr wenig Sicheres bekannt. Burridge[7]) gibt an, daß bei Ersatz des NaCl in der Ringerschen Nährlösung durch NaBr am isolierten Froschherzen atrio-

---

[1]) Es ist selbstverständlich, daß hier nicht von den durch Vaguserregung bedingten Störungen die Rede ist. Man kann die hier genannten Erscheinungen nach Unwirksamwerden der Vagi am absterbenden Herzen und (wie in meinen Coronarabklemmungsversuchen) am lange Zeit künstlich durchströmten Herzen beobachten.
[2]) Kisch, Bruno: Zeitschr. f. d. ges. exp. Med. Bd. 25, S. 211. 1921.
[3]) Kisch, Bruno: Dtsch. Arch. f. klin. Med. Bd. 135, S. 281. 1921.
[4]) Drury, A. N., u. E. Cowles Andrus: Zitiert auf S. 803, Fußnote 7.
[5]) Kronecker: Arch. f. (Anat. u.) Physiol. 1883, S. 268. — McWilliam: Journ. of physiol. Bd. 8, S. 306. 1887. — Hering, H. E.: Pflügers Arch. f. d. ges. Physiol. Bd. 82, S. 22. 1900 u. a. sowie vielfach eigene Beobachtungen dieser Art.
[6]) Atzler, E. u. E. Müller: Pflügers Arch. f. d. ges. Physiol. Bd. 207, S. 1. 1925. — Vgl. auch Magane Iwai: Ebenda Bd. 202, S. 355. 1924.
[7]) Burridge, W.: Arch. internat. de pharmaco-dyn. et de thérapie Bd. 26, S. 19. 1921.

ventrikuläre Überleitungsstörungen auftreten, die man durch Ersatz des NaBr durch NaCl oder durch Zufügen von Adrenalin zur Nährlösung wieder zum Verschwinden bringen kann.

Schließlich erwähnt BORNSTEIN[1]) vom Cyankalium, daß es in 0,02proz. Lösung die Erregungsleitung von den Vorhöfen zum Ventrikel des Froschherzens verlangsamt und zu Ventrikelsystolenausfällen führt.

B. Organische Substanzen.

1. Narkotica der Fettreihe.

Durch die Narkotica der Fettreihe wird die Erregungsleitung bei genügend hoher Konzentration geschädigt. Innerhalb gewisser Wirkungsgrenzen ist diese Beeinflussung reversibel[2]). Wie DI MACCO[3]) neuerdings zeigen konnte, verlängert *Äthylalkohol* beim künstlich durchströmten Schildkrötenherzen die atrioventrikuläre Leitungszeit. Beim Froschherzen in situ konnte der gleiche Autor nach intraperitonealer Injektion kleiner Dosen Alkohol auch eine Verkürzung der Leitungszeit feststellen, große Dosen wirkten auch hier leitungsverzögernd.

HECHT und NOBEL[4]), neuerdings auch SCHOTT[5]), haben nach Chloroform in hohen Dosen beim Säugetier Überleitungsstörungen verschiedenen Grades beobachtet, die durch Vagotomie und Atropin zwar in der Regel vermindert, aber mitunter trotz Ausschaltung der Vagi immer noch beobachtet wurden.

Am isolierten Froschherzen haben FRÖHLICH und PICK[6]) gezeigt, daß die atrioventrikuläre Erregungsleitung durch Chloroform früher gelähmt wird als die Reizbildung.

Auch vom *Chloralhydrat* ist festgestellt worden, daß es die Erregungsleitung hemmend beeinflußt[7]). Beim künstlich durchströmten Froschherzen wurde das P—R-Intervall schon durch Dosen von 0,0025—0,0075% Chloralhydrat verlängert[7]).

Es kann hierbei zunächst zu einer Verlängerung der a-v-Leitungszeit, fernerhin aber auch zu Kammersystolenausfällen und zu völliger Dissoziation der Vorhofs- und Kammertätigkeit kommen, wie E. SCHOTT[5]) beim Säugetier gezeigt hat.

2. Die Digitalisstoffe[8]).

Schon die Einwirkung geringer therapeutischer Dosen von Digitalisstoffen führt am intakten Tier und Menschen zu den Erscheinungen verstärkter Vaguswirkung. Da nun bekanntermaßen der Vagus einen negativ dromotropen Einfluß hat, so ist es nicht verwunderlich, daß schon durch geringe Dosen auf dem Wege der Vaguswirkung eine Beeinträchtigung der atrioventrikulären Reizleitung sich geltend machen kann[9]).

Die hier auftretenden Erscheinungen sind im einzelnen hauptsächlich von v. TABORA[10]) studiert worden. Er fand, daß die Digitalisstoffe wohl auch einen

---

[1]) BORNSTEIN, A.: Arch. f. (Anat. u.) Physiol. 1909, S. 100.
[2]) Ältere Literatur s. bei M. KOCHMANN: Handb. d. exp. Pharmakol. Bd. I, S. 134 ff. 1923.
[3]) DI MACCO, G.: Ann. di clin. med. Bd. 12, S. 450. 1923.
[4]) HECHT, A. F. u. E. NOBEL: Zeitschr. f. d. ges. exp. Med. Bd. 1, S. 23. 1913. Dort ältere Literatur.
[5]) SCHOTT, E.: Arch. f. exp. Pathol. u. Pharmakol. Bd. 87, S. 309. 1920.
[6]) FRÖHLICH, A. u. E. P. PICK: Arch. f. exp. Pathol. u. Pharmakol. Bd. 84, S. 250. 1918.
[7]) D'IRSAY, ST. u. W. S. PRIEST: Americ. journ. of physiol. Bd. 71, S. 563. 1925.
[8]) Zur Einleitung siehe das bei Pharmakologie der Reizleitung Gesagte.
[9]) Die ältere Literatur s. bei W. STRAUB: Handb. d. exp. Pharmakol. Bd. II/2, S. 1355. 1924; ferner: Die Digitalis und ihre therapeutische Anwendung. Berlin: Julius Springer 1923.
[10]) v. TABORA: Zeitschr. f. exp. Pathol. u. Therapie Bd. 3, S. 499. 1906.

hemmenden, unmittelbaren Einfluß auf die Überleitung haben, daß dieser aber erst bei höheren Dosen zum Ausdruck kommt als bei jenen, durch die bei intakten Vagis schon Überleitungsstörungen erzeugt werden können. Auch kann unter Digitaliseinwirkung gelegentlich Vagusreizung die Reizüberleitung viel stärker beeinflussen als die Reizbildung [v. TABORA[1])].

Diese Beobachtungen direkter und indirekter Hemmung der Reizüberleitung durch die Digitalisstoffe sind seither wiederholt gemacht worden[2]), so auch beim Menschen, bei dem z. B. durch Atropin ein nach Digitalis entstandener partieller Block wieder beseitigt werden konnte[3]). Auch die Verlangsamung der Kammerfrequenz bei Vorhofflimmern des Menschen durch Digitalis ist wohl hauptsächlich seiner Wirkung auf die Erregungsüberleitung zuzuschreiben. Bereits vorhandene Schädigungen des Reizleitungssystems bilden einen disponierenden Koeffizienten, der das Auftreten von Überleitungsstörungen nach Digitalisstoffen besonders begünstigt [v. TABORA[1])]. Nach Ausschaltung des Vagus scheinen nach VAN EGMOND ganz geringe Dosen von Digitalisstoffen aber auch eine Besserung vorher geschädigter Erregungsleitung bewirken zu können, doch werden Reizleitungsstörungen nach Digitalisstoffen auch am isolierten Säugetierherzen beobachtet [S. SAKAI[4])].

Neuere elektrokardiographische Untersuchungen über die Beeinflussung der Erregungsleitung durch Digitalisstoffe liegen hauptsächlich von LEWIS und seinen Mitarbeitern[5]) sowie von SH. SAKAI[4]) vor. Durch therapeutische Dosen (0,2—0,4 mg pro 10 kg Hund) wird am intakten Tier nicht nur das Intervall zwischen der P- und der R-Zacke verlängert, sondern auch die intraauriculäre Erregungsleitung. Daß diese Wirkungen nur zum Teil als Vaguswirkung aufzufassen sind, geht daraus hervor, daß sie auch nach Vagotomie und nach Atropin auftreten und ähnlich am isolierten Säugerherzen (S. SAKAI). Auf die Verlängerung der Refraktärphase der atrioventrikulären Leitungsbahn führt, wie v. TABORA[1]), auch LEWIS[5]), die nach entsprechend großen Dosen von Digitalisstoffen von den meisten Untersuchern beobachteten Kammersystolenausfälle zurück, sowie die Tatsache, daß man durch Digitalisstoffe bei Vorhofflimmern eine Verlangsamung der Frequenz der Kammern erzielen kann.

Dem entsprechen auch elektrokardiographische Beobachtungen von LAUBRY und DEGLAUDE[6]) am Froschherzen, bei denen nach Uabain zunächst eine Verlängerung der atrioventrikulären Leitungszeit und dann Kammersystolenausfall beobachtet wurde. Mit Sicherheit läßt sich trotzdem in allen solchen Fällen nicht ausschließen, daß auch eine Änderung der Erregbarkeit der Kammermuskulatur für diese Erscheinungen von wesentlicher Bedeutung ist, wie dies im besonderen für bestimmte Fälle, z. B. von W. STRAUB[7]), sehr wahrscheinlich gemacht werden konnte.

Neben diesen die Reizüberleitung hemmenden Wirkungen der Digitalisstoffe ist neuerdings aber mitgeteilt worden [v. EGMOND[8])], daß Strophantin in sehr geringen Dosen im Säugetierversuch am isolierten Herzen die Über-

---

[1]) v. TABORA: Zitiert auf S. 805, Fußnote 10.
[2]) LEWIS, TH.: Americ. journ. of the med. sciences Bd. 164, S. 157. 1922. — CUSHNY, MARRIS u. SILBERBERG: Heart Bd. 4, S. 33. 1912. — DE BOER, S.: Verhandl. d. dtsch. pharmakol. Ges. 1921 u. v. a.
[3]) CUSHNY, MARRIS u. SILBERBERG: Heart Bd. 4, S. 33. 1912.
[4]) SAKAI, SH.: Mitt. a. d. med. Fak. d. Kais. Univ. Tokyo Bd. 19, S. 245. 1918.
[5]) LEWIS, T., A. N. DRURY u. C. C. ILIESCU: Heart Bd. 9, S. 21. 1921.
[6]) LAUBRY, CH. u. L. DEGLAUDE: Cpt. rend. des séances de la soc. de biol. Bd. 91, S. 1236. 1924.
[7]) STRAUB, W.: Arch. f. exp. Pathol. u. Pharmakol. Bd. 45, S. 346. 1901.
[8]) v. EGMOND, A. A. J.: Pflügers Arch. f. d. ges. Physiol. Bd. 180, S. 149. 1920.

leitung nicht schädigen muß, ja mitunter eine verzögerte Überleitung deutlich günstig beeinflußt. Klinische Beobachtungen dieser Art liegen ebenfalls vor (Literatur s. bei v. EGMOND).

Gelegentlich kann, wie unsere Abb. 190 zeigt, unter Strophantineinwirkung die rückläufige Erregungsleitung stärker gehemmt sein als die rechtläufige. Ähnliche, wenn auch minder ausgeprägte Beobachtungen über eine stärkere

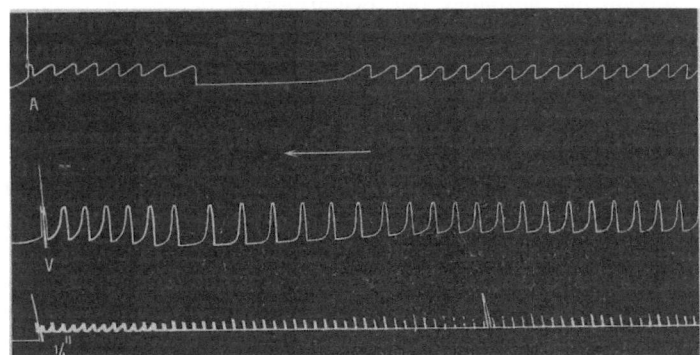

Abb. 190. Beeinträchtigung der nomotopen Reizbildung und der *rückläufigen* Überleitung durch Strophantin. Eskulentenherz in situ. Obere Kurve Suspensionskurve des l.Vorhofs, mittlere des Ventrikels, untere Zeit in $1/_1$ Sek. Von rechts nach links zu lesen. Das Tier hatte vor ca. $1/_4$ Stunde 0,5 ccm einer 0,005proz. Strophantinlösung intravenös erhalten. Vorhofsstillstand. Während dieser Zeit ohne präautomatische Pause auftretende Kammerautomatie. Die Erregung wird von der Kammer nicht rückläufig zu den Vorhöfen geleitet. Die 4 Schläge vor dem Vorhofsstillstand sind atrioventrikulär. (Eigene Beobachtung.)

Beeinträchtigung der rückläufigen als der rechtläufigen Erregungsleitung hat schon SH. SAKAI[1]) am isolierten Säugetierherzen als Folge der Digitalisvergiftung gemacht.

Die geradezu selektive Wirkung der Digitalisstoffe auf die Reizleitung beim Säugetier will LAPICQUE[2]) darauf zurückführen, daß nach ihm die Wirkung des Strophantins auf einen Muskel um so intensiver ist, je größer seine Chronaxie ist. Beim Herzen wäre in dieser Hinsicht das atrioventrikuläre Bündel am empfindlichsten. Die Chronaxie des Atrioventrikularbündels wird nach dem gleichen Autor durch Digitalin auch wesentlich stärker erhöht als die des Ventrikels.

3. Adrenalin[3]).

Da der Accelerans cordis eine positiv dromotrope Wirkung auf das Herz hat, so ist von vornherein zu erwarten, daß auch Adrenalin die Reizüberleitung in günstigem Sinne beeinflußt. Sehr hochgradig scheint diese Wirkung des Adrenalins jedoch nach VAN EGMOND[4]) nicht zu sein, der auf Grund seiner Säugetierversuche sogar zum Urteil kommt, daß Adrenalin auf die atrioventrikuläre Erregungsleitung keinen deutlichen direkten Einfluß ausübt. Es mag dies wohl mit dadurch bedingt sein, daß durch die gleichzeitige Frequenzsteigerung die Erregungsleitung stärker beansprucht und damit einer positiv dromotropen Wirkung des Adrenalins entgegengewirkt wird.

Eine Verlängerung der Überleitungszeit, ja komplette Dissoziation sah

---

[1]) SAKAI, SH.: Zitiert auf S. 806, Fußnote 4.
[2]) LAPICQUE, L. u. M.: Cpt. rend. des séances de la soc. de biol. Bd. 89, S. 315. 1923 u. M. LAPICQUE: Ebenda Bd. 89, S. 317. 1923.
[3]) Siehe P. TRENDELENBURG: Handb. d. exp. Pharmakol. Bd. II/2, S. 1130. 1924.
[4]) VAN EGMOND, A. A. J.: Pflügers Arch. f. d. ges. Physiol. Bd. 180, S. 148. 1920.

KAHN[1]) beim tiefnarkotisierten Hund als Folge der Adrenalininjektion, jedoch nur bei erhaltenen N. vagis, und dies wurd auch am narkotisierten Säugetiere (Katze, Hund) von NOBEL und ROTHBERGER[2]) bestätigt; diese Wirkungsart des Adrenalins hängt mit seinem Einfluß auf den Vagustonus zusammen, von dem im Abschnitt Pharmakologie der Reizbildung eingehend die Rede war.

4. Campher.

Die Mehrzahl der bezüglich der Beeinflussung der Erregungsleitung durch Campher ausgeführten Untersuchungen führte zur Feststellung, daß durch sehr geringe Camphergaben die Reizleitung nicht merklich beeinflußt, durch höhere deutlich verschlechtert wird.

Die ältere Literatur findet man bei R. GOTTLIEB[3]) zusammengestellt, von neueren Arbeiten kamen zum gleichen Ergebnis beim Froschherzen: JOACHIMOGLU und MOSLER[4]) sowie NAKAZAWA-FUSAKICHI[5]) und beim Säugetierherzen VAN EGMOND[6]). Auch die von JOACHIMOGLU[7]) beobachtete Erscheinung von Ventrikelstillständen bei fortdauernder Vorhofstätigkeit und Ventrikelerregbarkeit dürften als Folge einer Schädigung der Reizüberleitung aufzufassen sein.

Nur BÖHME[8]) sah an dem durch Chloralhydrat vergifteten Froschherzen unter Campherzufuhr die atrioventrikuläre Leitungszeit sich verkürzen und FRÖHLICH und GROSSMANN[9]) bei dem durch Strophantin vergifteten Überleitungsstörungen und Herzblock schwinden. Ob es sich in diesen beiden Fällen etwa um die Begünstigung der Reizleitung durch Ausschaltung des Vagus handelte, was nicht sehr wahrscheinlich ist, oder um eine direkte Förderung geschädigter Reizleitungsfähigkeit durch den Campher, ist nicht ohne weiteres zu sagen. Das letztere wäre eine Analogie zu der Förderung geschädigter Herzreizbildung (s. d.) durch diesen Stoff.

Es ist nicht ausgeschlossen, daß die verschiedentlich beobachtete Regularisierung unregelmäßiger Herztätigkeit durch Campher mitunter ihren Grund in der Beeinflussung der Erregungsleitung durch diesen Stoff hat, doch vermißt man hier, wie so oft in den Angaben der Literatur, meist eine exakte Analyse der Art der durch Campher regulierten Herzunregelmäßigkeiten.

Die refraktäre Phase der Reizleitung soll durch Campher eine Verkürzung erfahren[10]).

5. Die Alkaloide.

Nicotin. Daß *Nicotin* die Reizüberleitung schädigen kann, ist wohl aus Versuchen von HETT[11]) am isolierten Froschherzen zu schließen und auf Grund der Nicotinvaguserregung nicht verwunderlich. HETT sah Überleitungsstörungen in Form von Frequenzhalbierung und Ventrikelstillständen zu einer Zeit, zu der die elektrische Erregbarkeit der Kammer noch erhalten war. Nach Atropin fehlten diese Nicotinwirkungen.

Sehr deutliche Überleitungsstörungen und komplette Dissoziation nach

---

[1]) KAHN, R. H.: Pflügers Arch. f. d. ges. Physiol. Bd. 129, S. 379. 1909.
[2]) NOBEL, E. u. C. J. ROTHBERGER: Zeitschr. f. d. ges. exp. Med. Bd. 3, S. 151. 1914.
[3]) GOTTLIEB, R.: Handb. d. exp. Pharmakol. Bd. I, S. 1147. 1923.
[4]) JOACHIMOGLU, G. u. E. MOSLER: Arch. f. exp. Pathol. u. Pharmakol. Bd. 98, S. 1. 1923.
[5]) NAKAZAWA-FUSAKICHI: Tohoku journ. of exp. med. Bd. 4, S. 373. 1923.
[6]) VAN EGMOND, A. A. J.: Pflügers Arch. f. d. ges. Physiol. Bd. 180, S. 149. 1920.
[7]) JOACHIMOGLU, G.: Arch. f. exp. Pathol. u. Pharmakol. Bd. 88, S. 364. 1922.
[8]) BÖHME, A.: Arch. f. exp. Pathol. u. Pharmakol. Bd. 52, S. 346. 1905.
[9]) FRÖHLICH, A. u. GROSSMANN: Arch. f. exp. Pathol. u. Pharmakol. Bd. 82, S. 177. 1917.
[10]) JUNKMANN, K. u. E. STARKENSTEIN: Klin. Wochenschr. Bd. 5, S. 169. 1926.
[11]) HETT, JOH.: Arch. f. exp. Pathol. u. Pharmakol. Bd. 88, S. 30. 1920.

Nicotin hat beim Kaltblüterherzen BARRY[1]) und YAMADA[2]) im Säugetierversuch mit elektrokardiographischer Methode verzeichnet. Da diese Störungen im weiteren Verlauf der Versuche schwanden, so ist es sehr wahrscheinlich, daß sie mit der primär vaguserregenden Nicotinwirkung zusammenhängen.

Spartein. Auch durch *Spartein* wird die Reizleitung im Herzen verzögert. Beim Frosch verlängert eine 0,05 proz. Lösung die atrioventrikuläre Reizleitung um das Zwei- bis Dreifache [SCHWARTZ[3]), HILDEBRANDT[4])], und nach größeren Dosen treten Kammersystolenausfälle und komplette Dissoziation der Vorhofs- und Kammertätigkeit auf[4]). Ähnliche Beobachtungen sind auch am isolierten Kaninchen-[5]) und Meerschweinchenherzen[4]) und am intakten Meerschweinchen mit Hilfe der elektrokardiographischen Methode gewonnen worden[6]). Diese Erscheinungen treten auch dann noch auf, wenn der Vagus durch Atropin ausgeschaltet worden ist[6]), und sind am isolierten Froschherzen reversibel gefunden[4]).

Die Chinaalkaloide. Von den Chinaalkaloiden ist es bekannt, daß sie, wie die Reizbildung, so auch die Reizleitung in minderndem Sinne beeinflussen. Hierfür spricht die Verlängerung des P-R-Intervalls im Elektrokardiogramm, wie sie HECHT und ROTHBERGER[7]) nach Chinin beim Hund, E. SCHOTT[8]) beim Meerschweinchen, COHN und LEVY[9]) sowie PEZZI und CLERK[10]) und PUCHE[11]) u. a.[12]) beim Hunde nach Chinidin sahen. Eine Verzögerung der Reizleitung ist weiter von BOECKELMANN[13]) am isolierten Kaninchenherzen auf Chinidinverabreichung beobachtet worden, die durch Atropin nicht zu beseitigen war, desgleichen von BODEN und NEUKIRCH[14]).

Da im Vordergrund der Chinidinwirkungen aufs Herz anscheinend die Erregbarkeitsverminderung steht, so liegt es nahe, die beobachtete Verlängerung des P-R-Intervalles etwa auf eine verlängerte Latenz der Kammermuskulatur zurückzuführen, zumal eine solche tatsächlich von WADDELL und COHEN[15]) beobachtet worden ist, und die nach Chinidin beobachteten Kammersystolenausfälle [E. SCHOTT[8])] könnten ebenfalls durch eine Verlängerung der refraktären Phase der Kammer gedeutet werden, worauf SANTESSON schon vor langem hingewiesen hat. Eine endgültige Entscheidung hierüber ist zur Zeit jedoch noch nicht möglich; hingegen spricht vieles dafür, daß die Erregungsleitung im Herzen durch die Chinaalkaloide verzögert wird[16]). Schon die gelegentliche Beobachtung HOFMANNS[17]), daß die Ventrikelkontraktion nach Chinidin wurmförmig ablaufen kann, kann im Sinne einer Verzögerung der intraventrikulären Erregungsleitung gedeutet werden, vielleicht auch die von HECHT und ROTHBERGER[7])

---

[1]) BARRY, D. T.: Arch. internat. de pharmaco-dyn. et de thérapie Bd. 25, S. 391. 1920.
[2]) YAMADA, S.: Mitt. a. d. med. Fak. d. Kais. Univ. Tokyo Bd. 26, S. 261. 1921.
[3]) SCHWARTZ, A.: Cpt. rend. des séances de la soc. de biol. Bd. 89, S. 584. 1923.
[4]) HILDEBRANDT, F.: Arch. f. exp. Pathol. u. Pharmakol. Bd. 101, S. 136. 1924. — BOHNENKAMP, H. u. F. HILDEBRANDT: Arch. f. exp. Pathol. u. Pharmakol. Bd. 102, S. 244. 1924.
[5]) SAKAI, SH.: Mitt. a. d. med. Fak. d. Kais. Univ. Tokyo Bd. 19, S. 245. 1918.
[6]) BOHNENKAMP, H. u. F. HILDEBRANDT: Arch. f. exp. Pathol. u. Pharmakol. Bd. 102, S. 244. 1924.
[7]) HECHT, A. F. u. C. ROTHBERGER: Zeitschr. f. d. ges. exp. Med. Bd. 7, S. 134. 1919.
[8]) SCHOTT, E.: Dtsch. Arch. f. klin. Med. Bd. 134, S. 208. 1920.
[9]) COHN, A. E. u. R. L. LEVY: Journ. of pharmacol. a. exp. therapeut. Bd. 19, S. 259. 1922.
[10]) PEZZI, C. u. A. CLERK: Malatt. del cuore Bd. 5, S. 313. 1921.
[11]) PUCHE, J.: Cpt. rend. des séances de la soc. de biol. Bd. 89, S. 36. 1923.
[12]) DRURY, A. N., W. N. HORSFALL u. W. C. MUNLEY: Heart Bd. 9, S. 365. 1922. — LEWIS, DRURY, ILIESCU u. WEDD: Ebenda Bd. 9, S. 55. 1921.
[13]) BOECKELMANN, A. J.: Pflügers Arch. f. d. ges. Physiol. Bd. 198, S. 615. 1923.
[14]) BODEN u. NEUKIRCH: Dtsch. Arch. f. klin. Med. Bd. 136, S. 181. 1921.
[15]) WADDELL, J. A. u. M. COHEN: Journ. of laborat. a. clin. med. Bd. 9, S. 821. 1924.
[16]) JUNKMANN, K. u. E. STARKENSTEIN: Klin. Wochenschr. Bd. 5, S. 169. 1926.
[17]) HOFMANN, F. B.: Zeitschr. f. Biol. Bd. 71, S. 47. 1920.

gemachte Beobachtung der Verlängerung der Systolendauer durch Chinin. Es liegen auch direkte Beobachtungen darüber vor, daß *Chinin* die intraventrikuläre Leitungszeit für Extrasystolen beim Hund z. B. von 0,04 auf 0,09—0,11 Sekunden verlängert[1]).

Ähnliche Beobachtungen liegen auch von LEWIS[2]) und seinen Mitarbeitern für die Leitungszeit innerhalb der Vorhöfe und Kammern des Hundeherzens bezüglich des Chinidins vor. Die intraaurikuläre Erregungsleitung wurde um 50—100% verlängert gefunden. COHN und LEWY[3]) fanden in sechs elektrographischen Versuchen an narkotisierten Hunden die Fortpflanzungsgeschwindigkeit im rechten Vorhof viermal vermindert, zweimal unverändert. Neuestens konnten HIRSCHFELDER und CERVENKA[4]) aber an den suspendierten Schildkrötenvorhöfen eine Verzögerung der interaurikulären Leitungszeit nach Chinidin nicht beobachten.

Obwohl demnach, wie gesagt, die Entscheidung kaum zu fällen ist, ob eine Leitungsverzögerung durch Beeinflussung der reizleitenden Elemente oder eine Latenzverlängerung der Kammermuskulatur eine größere Rolle bei der Chininwirkung auf die atrio-ventrikuläre Erregungsleitung spielt, so wird man doch kaum fehlgehen, wenn man annimmt, daß die Chinaalkaloide sowohl durch die Verminderung der Erregbarkeit als auch der Reizleitung die Erregungsleitungsstörungen bewirken, zumal bei der intraaurikulären und intraventrikulären Erregungsleitung, bei der die Leitung der Erregung durch dieselben Zellelemente erfolgt, die erregt, durch ihre Kontraktion nur den Erfolg wirksamer Erregungsleitung anzeigen.

Cocain. Ob das nach *Cocain* beim Froschherzen beobachtete Auftreten von Herzblock[5]) als Einwirkung des Giftes auf die Reizleitung oder als Folge der Erregbarkeitsverminderung der Kammermuskulatur aufzufassen ist, ist nicht sicher zu sagen. Auch KOCHMANN[6]) hat schon Halbierung des Kammerrhythmus beim Froschherzen nach Cocain beschrieben und bei größeren Dosen Stillstand der Kammern, während die Vorhöfe weiter tätig waren, und RIPPEL[7]) schließt aus ähnlichen Beobachtungen auf eine Störung der Erregungsleitung. Vielleicht sind auch die Beobachtungen von PRUS[8]) in diesem Sinne zu deuten, der nach Cocainzufuhr die Kontraktion von Vorhöfen und Kammern des isolierten Säugetierherzens wellenförmig über den betreffenden Herzteil ablaufen sah.

Morphin. Die zentrale Vaguserregung, die *Morphin* bewirkt, macht es verständlich, daß dieses Alkaloid auch die Erregungsüberleitung beeinflußt. EINTHOVEN und WIERINGA[9]) sahen beim Hunde nach Morphin Kammersystolenausfall und komplette Dissoziation der Vorhofskammertätigkeit. Atropin oder Vagusdurchschneidung brachten diese Erscheinungen zum Verschwinden.

Auch COHN[10]) stellte fest, daß die beim Hunde zu beobachtenden Herzunregelmäßigkeiten nach Morphin völlig der Wirkung der Vagusreizung auf die Herztätigkeit entsprechen. EYSTER und MEEK[11]) fanden sie ebenfalls durch

---

[1]) CLERC, A. u. C. PEZZI: Cpt. rend. des séances de la soc. de biol. Bd. 85, S. 275. 1921 u. Malatt. del cuore Bd. 5, S. 313. 1921.
[2]) LEWIS, T., A. N. DRURY, C. C. ILIESCU u. A. M. WEDD: Heart Bd. 9, S. 55. 1921.
[3]) COHN, A. E. u. R. L. LEVY: Proc. of the soc. f. exp. biol. a. med. Bd. 19, S. 174. 1922.
[4]) HIRSCHFELDER, A. D. u. CH. CERVENKA: Proc. of the soc. f. exp. biol. a. med. Bd. 22, S. 311. 1925.
[5]) COUSY, R.: Arch. internat. de physiol. Bd. 22, S. 363. 1924; Cpt. rend. des séances de la soc. de biol. Bd. 90, S. 114. 1924.
[6]) KOCHMANN, M.: Pflügers Arch. f. d. ges. Physiol. Bd. 190, S. 158. 1921.
[7]) RIPPEL, A.: Arch. f. Pharmazie Bd. 258, S. 287. 1920.
[8]) PRUS, J.: Zeitschr. f. exp. Pathol. u. Therapie Bd. 14, S. 61. 1913.
[9]) EINTHOVEN u. J. H. WIERINGA: Pflügers Arch. f. d. ges. Physiol. Bd. 149, S. 48. 1913.
[10]) COHN, A. E.: Journ. of exp. med. Bd. 18, S. 715. 1913.
[11]) EYSTER, J. A. E. u. W. J. MEEK: Heart Bd. 4, S. 59. 1913.

Atropin behebbar und sehen in ihnen den Ausdruck sinuaurikulärer und atrioventrikulärer Leitungsstörungen. Auch FRÖHLICH und PICK[1]) beobachteten am isolierten Froschherzen durch hohe Dosen von Morphin und Codein hervorgerufene Störungen der Erregungsleitung.

Atropin. Da der Vagus eine die Reizüberleitung verzögernde Wirkung hat, so ist es verständlich, daß Stoffe, wie die Alkaloide der *Atropingruppe*, die in genügend hohen Dosen verwendet, den Vagus lähmen, auch eine merkliche Beeinflussung der Reizüberleitung zur Folge haben. Daher wird dort, wo ein übermäßiger Vagustonus zu Kammersystolenausfällen oder anderen Überleitungsstörungen führt, Atropin in genügend hoher Dose gegeben, diese beseitigen, im Gegensatz zu anderen Überleitungsstörungen, die etwa durch organische Schädigungen des Reizleitungssystems bedingt sind. Über die klinischen Erfahrungen mit diesem Hilfsmittel der Differentialdiagnostik besteht bereits eine größere Literatur[2]). Aber auch wenn kein *abnorm* erhöhter Vagustonus vorliegt, kann man bei Tieren mit normalerweise deutlichem Vagustonus nach Atropin eine Verkürzung des P-R-Intervalls im Ekg feststellen [YAMADA[3])]. Die primär vaguserregende Wirkung des Atropins kann sich auch bezüglich der Reizüberleitung geltend machen. Es scheint, daß nomotope Reizbildung und Reizüberleitung von der gleichen Atropindosis in dieser Hinsicht nicht immer ganz gleichartig beeinflußt werden. KAUFMANN und DONATH[4]) haben bereits derartige Beobachtungen mitgeteilt und neuerdings DANIELOPOLU[5]). Es ist aber gerade bei derartigen Beobachtungen immer daran zu denken, daß die durch Atropinwirkung oft stark gesteigerte Sinusfrequenz zu einer gesteigerten Beanspruchung des Reizleitungssystems führt, so daß Funktionsstörungen an diesem nicht ohne weiteres der direkten Atropinwirkung zugeschrieben werden können, sondern in vielen Fällen die Insuffizienz des Reizleitungssystems gegenüber der übermäßigen Anforderung einer starken Frequenzsteigerung der Reizbildung darstellen, das wird besonders dann der Fall sein, wenn das Reizleitungssystem aus irgendeinem Grunde geschädigt ist. So traten bei dem Kranken von KAUFMANN und DONATH[6]) nach Atropin neben einer deutlichen Steigerung der Vorhofstätigkeit gehäufte Kammersystolenausfälle (und eine Verlängerung des A-V-Intervalls) auf, so daß eine bloße Beobachtung des Radialispulses auf eine verlangsamende Atropinwirkung hätte schließen lassen. Umgekehrt kann bei bestehender Überleitungsstörung diese durch die primäre Atropinwirkung (Frequenzverminderung) behoben oder vermindert werden[7]). LEWIS[8]) und seine Mitarbeiter schließen auf Grund ihrer Versuche auf eine Verlängerung der refraktären Phase der atrioventrikulären Reizleitung duch das Atropin.

DANIELOPOLU[9]) hat jüngst auch auf Grund elektrokardiographischer Versuche am Menschen berichtet, daß Atropin den Vagus, wie bezüglich seiner chronotropen auch bezüglich der dromotropen Funktion erst (in kleinsten Dosen) erregt und dann (in größeren Dosen) lähmt.

Physostigmin. Vom Physostigmin hat VAN EGMOND[10]) am isolierten Säugetierherzen gezeigt, daß es auch in sehr kleinen Dosen die Erregungsüberleitung stark zu beeinträchtigen vermag.

---

[1]) FRÖHLICH, A. u. E. P. PICK: Arch. f. exp. Pathol. u. Pharmakol. Bd. 84, S. 250. 1918.
[2]) Bis 1913 s. hierüber A. R. CUSHNY: Handb. d. exp. Pharmakol. Bd. II/2, S. 599. 1924.
[3]) YAMADA, S.: Mitt. a. d. med. Fak. d. Kais. Univ. Tokyo Bd. 26, S. 261. 1921.
[4]) KAUFMANN, R. u. H. DONATH: Wien. klin. Wochenschr. Bd. 26, S. 1193. 1913.
[5]) DANIELOPOLU, A.: Cpt. rend. des séances de la soc. de biol. Bd. 91, S. 741. 1924.
[6]) KAUFMANN u. DONATH: Zitiert Fußnote 4.
[7]) MEYER, P.: Cpt. rend. des séances de la soc. de biol. Bd. 93, S. 668. 1925.
[8]) LEWIS, T., A. N. DRURY u. C. C. ILIESCU: Heart Bd. 9, S. 21. 1921.
[9]) DANIELOPOLU, A.: Cpt. rend. des séances de la soc. de biol. Bd. 91, S. 741. 1924.
[10]) VAN EGMOND, A. A. J.: Pflügers Arch. f. d. ges. Physiol. Bd. 180, S. 149. 1920.

Muscarin. Von Muscarin berichtet GASKELL[1]), daß er nach Aufbringen dieses Stoffes auf das isolierte Froschherz Kammersystolenausfälle beobachtete. Da eine Erregbarkeitsverminderung der Kammermuskulatur durch Muscarin nicht bekannt ist, dürfte es sich hierbei wohl um Überleitungsstörungen gehandelt haben. Beobachtungen ähnlicher Art liegen auch von CUSHNY[2]) vor sowie von RHODIUS und STRAUB[3]).

Pilocarpin. Auch das Pilocarpin kann (in relativ großen Dosen) eine Verminderung der Reizleitungsfähigkeit des Herzens bedingen. Doch tritt diese Wirkung erst ziemlich spät und zu einer Zeit auf, zu der Reizbildung und Contractilität bereits deutlich gestört sind[4]).

Aconitin. Das *Aconitin* hat neben seiner heterotopiefördernden Wirkung auch eine oft beobachtete, die Reizüberleitung verzögernde. Zum Teil ist die Überleitungsverzögerung, z. B. bei Extrasystolien, gewiß auch durch die der Norm gegenüber stark gesteigerte Frequenz bedingt. Insbesondere scheint die rückläufige Erregungsleitung in der Aconitinvergiftung sehr mangelhaft zu sein [Literatur s. bei BÖHM[5])], ähnlich, wie dies bezüglich der Digitalisstoffe ja z. B. auch aus unserer Abb. 190 hervorgeht. Am Froschherzen [HARTUNG[6])] wie beim Säugetier liegen Beobachtungen ähnlicher Art vor [CUSHNY[7])]. Häufig kommt es zu einer kompletten Dissoziation der Vorhofs- und Kammertätigkeit oder nur zur Verlängerung der Reizüberleitung und einzelnen Kammersystolenausfällen. Vermutlich hängt es auch mit den Reizleitungsstörungen in Verbindung mit der gesteigerten heterotopen Reizbildung zusammen, daß man beim Säugetier als Aconitinwirkung einen öfteren plötzlichen Wechsel atriventrikulärer und ventrikulärer Schlagfolge beobachtet [CUSHNY[7])].

Delphinin. Auch das *Delphinin*, das sehr viele Ähnlichkeit in seiner Wirkung mit den Aconitinen hat, hemmt in größeren Dosen die atrioventrikuläre Reizleitung und kann zu einer kompletten Dissoziation der Vorhofs- und Kammertätigkeit führen [R. BÖHM[8]), B. KISCH[9])]. Dies gilt sowohl für das Kaltblüter- wie für das Säugetierherz[9]) (s. Abb. 191).

Veratrin. Nach *Veratrin* sind beim Frosch- und Säugetierherzen Überleitungsstörungen der verschiedensten Art beobachtet worden[10]). Ob sie tatsächlich durch eine primäre Schädigung des Reizleitungssystems im Herzen zustande kommen oder durch die Verlängerung der Refraktärphase der Herzmuskulatur, die nach Veratrin tatsächlich beobachtet ist [GARTEN[11]), W. STRAUB[12])] oder durch beides, oder ob sie mit einer primären Vaguserregung (s. d. Abschnitt Reizbildung) zusammenhängen, läßt sich auf Grund der vorliegenden Angaben der Literatur nicht eindeutig entscheiden. Daß es unter Einfluß des Veratrins am Herzen nicht nur zu atrioventrikulären, sondern auch zu intraventrikulären Leitungs-

---

[1]) GASKELL, W. H.: Journ. of physiol. Bd. 3, S. 59. 1881.
[2]) CUSHNY, A. R.: Arch. f. exp. Pathol. u. Pharmakol. Bd. 31, S. 447. 1893.
[3]) RHODIUS, R. u. W. STRAUB: Pflügers Arch. f. d. ges. Physiol. Bd. 110, S. 492. 1905.
[4]) Literatur s. bei W. E. DIXON u. F. RANSOM: Handb. d. exp. Pharmakol. Bd. I, S. 746. 1923. — Neuerdings YAMADA: Mitt. a. d. med. Fak. d. Kais. Univ. Tokyo Bd. 26, S. 261. 1921.
[5]) BÖHM, R.: Handb. d. exp. Pharmakol. Bd. II/1, S. 283. 1920.
[6]) HARTUNG, C.: Arch. f. exp. Pathol. u. Pharmakol. Bd. 66, S. 1. 1911.
[7]) CUSHNY, A. R.: Heart Bd. 1, S. 1. 1909.
[8]) BÖHM, R.: Handb. d. exp. Pharmakol. Bd. II/1, S. 315. 1920.
[9]) KISCH, B.: Festschrift der Kölner Akademie für praktische Medizin. S. 374. Bonn: Marcus & Weber 1915.
[10]) Literatur s. bei R. BÖHM: Handb. d. exp. Pharmakol. Bd. II/1, S. 249. 1920. — Neuerdings S. YAMADA: Mitt. a. d. med. Fak. d. Kais. Univ. Tokyo Bd. 26, S. 261. 1921.
[11]) GARTEN, S.: Abhandl. d. kgl. sächs. Ges. d. Wiss., Mathmat.-phys. Kl. Bd. 25, S. 253, 1899.
[12]) STRAUB, W. zitiert nach BÖHM: Zitiert Fußnote 8.

störungen kommt, ist aus Versuchen von KRETZER] und SEEMANN[1]) zu schließen.

Strychnin. Eine Verlängerung der Überleitungszeit und Kammersystolenausfälle sind beim isolierten Froschherzen neuerdings auch von FREY[2]) als Wirkungen des *Strychnins* beschrieben worden und komplette Dissoziation der Vorhofs- und Kammertätigkeit beim Säugetierherzen von YAMADA[3]). Dem stehen Beobachtungen v. EGMOND[4]) am isolierten Säugetierherzen gegenüber, aus denen eine günstige Beeinflussung geschädigter Überleitung durch Strychnin hervorgeht. Bei den nach Strychnin beobachteten Kammersystolenausfällen spielt jedenfalls die Verlängerung der refraktären Phase der Kammern durch dieses Gift auch eine wesentliche Rolle [E. FREY[2])].

Purinderivate. SH. SAKAI[5]), der elektrographisch den Einfluß verschiedener *Purinderivate* auf das isolierte Kaninchenherz untersucht hat, kommt zu dem Schluß, daß Coffein und Theocin in geringen Dosen (1 : 10 000) die Erregungsleitung fördernd beeinflussen, das Theocin hat in höheren Konzentrationen aber auch eine hemmende Einwirkung auf die Erregungsleitung. Demgegenüber

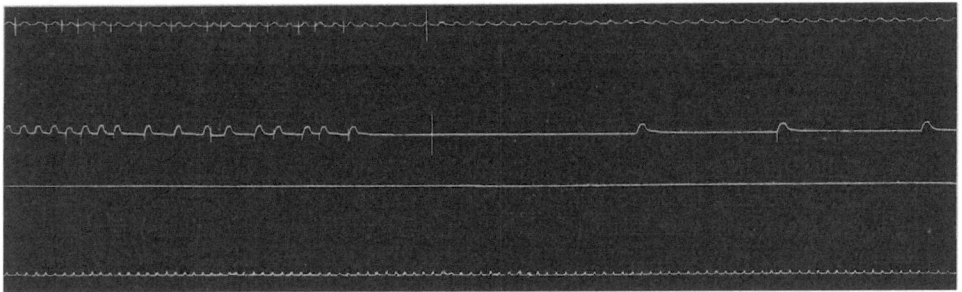

Abb. 191. Wirkung des Delphinins auf die Reizüberleitung beim Froschherzen in situ. Anfangs Überleitungsstörungen bei rechtläufiger Schlagfolge, später komplette Dissoziation der Vorhofs- und Kammertätigkeit. Suspensionskurve A der Vorhöfe, V der Kammer. Von links nach rechts zu lesen. Zeit in $1/_1$ Sek. (Eigene Beobachtung, s. S. 812, Fußnote 9.)

sollen das Theobromin und seine Derivate in allen angewendeten Konzentrationen die Erregungsleitung schädigen, ja Dissoziation der Vorhofs- und Kammertätigkeit bedingen[5]). Da sich in den Versuchen bestimmte Beziehungen zwischen der Wirkung der Theobrominpräparate auf Reizbildung und Erregungsleitung nicht feststellen ließen, so schließt SAKAI bezüglich der Änderungen der letzteren durch die genannten Stoffe auf eine direkte Schädigung des Reizleitungssystems durch diese Stoffe.

IV. Pharmakologie der Erregbarkeit der Herzmuskulatur.

Da Erregbarkeit eine ganz allgemeine Erscheinung der lebenden Substanz ist, bedarf es einer einschränkenden Ergänzung der Ausdrucksweise. Wenn im Inhalt dieses Abschnittes von Erregbarkeit schlechthin oder Erregbarkeit der Herzmuskulatur die Rede ist, so ist dies immer so zu verstehen, daß an die Erregbarkeit der sich kontrahierenden Muskulatur der Vorhöfe und Kammern des Herzens gedacht wird.

---

[1]) KRETZER, V. u. J. SEEMANN: Zeitschr. f. Biol. Bd. 57, S. 419. 1912.
[2]) FREY, E.: Arch. f. exp. Pathol. u. Pharmakol. Bd. 87, S. 377. 1920.
[3]) YAMADA, S.: Mitt. a. d. med. Fak. d. Kais. Univ. Tokyo Bd. 26, S. 261. 1921.
[4]) v. EGMOND, A. A. J.: Pflügers Arch. f. d. ges. Physiol. Bd. 180, S. 149. 1920.
[5]) SAKAI, SH.: Mitt. a. d. med. Fak. d. Kais. Univ. Tokyo Bd. 19, S. 245. 1918.

Bevor die Wirkung bestimmter Stoffe auf die Erregbarkeit der Herzmuskulatur nun besprochen werden soll, sei nochmals auf das einleitend zum Kapitel *Pharmakologie der Erregungsleitung* Gesagte verwiesen, insbesondere auf den Umstand, daß es in vielen Fällen gar nicht möglich ist, zu entscheiden, ob eine Herzabteilung oder ein Teil von ihr sich deshalb an der Kontraktion nicht beteiligt, weil er auf den normalen Leitungsreiz nicht mehr anspricht, oder deshalb, weil der Leitungsreiz in seiner Art verändert ist. Es sei auch nochmals auf die Ansichten H. E. Herings[1]) und die neueren Arbeiten Schellongs[2]) verwiesen, die die Beziehungen von Erregungsleitung und Erregbarkeit darzulegen suchen. Zu Schellongs Ansichten siehe das eingangs des vorigen Abschnittes Gesagte. Ferner ist immer zu berücksichtigen, daß erfahrungsgemäß unter besonderen Verhältnissen sich die Anspruchsfähigkeit eines Herzabschnittes verschiedenen Reizen gegenüber verschieden verhalten kann, daß er z. B. auf Leitungsreize noch anspricht, aber nicht mehr auf die stärksten elektrischen Reize [Brandenburg[3]), H. E. Hering[4]), Wiener und Rihl[5]) usw.], oder auf Induktionsreize nicht mehr reagiert, wohl aber noch auf galvanische [Wiener und Rihl[5])], was es unmöglich macht, z. B. von einer verminderten Erregbarkeit des Herzmuskels schlechthin zu sprechen. Doch sind in dieser Hinsicht differenzierende Untersuchungen in der Literatur selten zu finden und wohl auch nur sehr schwer systematisch durchführbar. Auf ein besonderes Beispiel dieser Art sei bezüglich der Beeinflussung der Erregbarkeit durch die Digitalisstoffe (s. d.) verwiesen.

Vielleicht könnte es bei Rhythmushalbierungen als ein Hinweis darauf betrachtet werden, daß die Halbierung durch eine Verminderung der Erregbarkeit der Kammermuskulatur (Verlängerung ihres Refraktärstadiums) zustande kommt, wenn der Halbierung ein Zustand des Kammeralternans vorangeht. Doch ist auch dies wohl nur ein Hinweis, aber kein Mittel, etwa mit Sicherheit auszuschließen, daß gleichzeitig auch die Erregungsleitung in den atrioventrikulär reizleitenden Gebilden geschädigt ist. Als Beispiel diene nur die Digitalisvergiftung, bei der in bestimmten Graden der Vergiftung des Herzens gewiß die Funktion des Reizleitungssystems geschädigt ist und auch die Erregbarkeit der Kammermuskulatur.

A. Anorganische Stoffe.

1. Kationen.

Allgemein und auch schon von älteren Autoren ist beobachtet worden, daß **Kaliumsalze** die Erregbarkeit des Herzmuskels gegenüber Reizen verschiedener Art herabsetzen oder aufheben können.

J. Traube[6]) gibt bereits an, daß ähnlich wie nach Digitalisvergiftung auch nach einer solchen mit Kalisalzen die Muskulatur des Säugetierherzens sich auch durch starke elektrische Ströme nicht mehr erregbar erweist.

Diese Beobachtung wurde seither immer wieder am Säugetier- und am Kaltblüterherzen bestätigt. So von Ringer[7]), der als Folge erhöhten Kaliumgehaltes der Nährlösung eine Verlängerung der refraktären Phase und eine

---

[1]) Hering, H. E.: Pflügers Arch. f. d. ges. Physiol. Bd. 86, S. 533. 1901.
[2]) Schellong, Fr.: Zeitschr. f. Biol. Bd. 82 (Mitt. 1—5). 1924.
[3]) Brandenburg, K.: Zeitschr. f. klin. Med. Bd. 53, S. 255. 1904.
[4]) Hering, H. E.: Pflügers Arch. f. d. ges. Physiol. Bd. 116, S. 149. 1907.
[5]) Wiener, H. u. J. Rihl: Zeitschr. f. exp. Pathol. u. Therapie Bd. 14, S. 496. 1913.
[6]) Traube, J.: Allg. med. Centralzeit. 1864, Nr. 44 u. Beiträge Bd. 1, S. 383.
[7]) Ringer, S.: Journ. of physiol. Bd. 4, S. 350. 1883; Bd. 6, S. 361. 1885; Bd. 18, S. 425. 1895; Brit. med. journ. 1885, S. 730.

Herabsetzung der elektrischen Erregbarkeit beim Froschherzen feststellte. H. E. HERING[1]) sah beim künstlich durchströmten Säugetierherzen bei Zufuhr von KCl je nach der Größe der Dosis eine verschieden starke Verminderung oder das völlige Erlöschen der elektrischen Erregbarkeit in reversibler Weise auftreten. GROSS[2]) stellte das gleiche außer für die elektrische auch für die mechanische Erregbarkeit fest und betonte, daß darin ein Unterschied zwischen Kaliwirkung und Vaguswirkung liegt, da Vagusreizung die Herzmuskulatur niemals elektrisch unerregbar macht. Ähnliche Befunde am Froschherzen sind von TETEN HALD[3]), LUSSANA[4]), SAKAI[5]) und F. B. HOFMANN[6]) gemacht worden, sowie von R. BÖHM[7]), der die elektrische Unerregbarkeit auch zu einer Zeit feststellte, zu der das kaliumvergiftete Herz noch regelmäßig spontan schlug, also für Leitungsreize sich noch gut erregbar erwies, wie dies ja auch für digitalisvergiftete Herzen (s. weiter unten) bekannt ist.

Ergänzt werden diese Beobachtungen dadurch, daß Durchströmung des Froschherzens mit kaliumfreier Ringerlösung nach einer vorübergehenden Verminderung eine Steigerung der elektrischen Erregbarkeit veranlaßt [COUSY und NOYONS[8])].

Durch Versuche von HANSEN und SCHROEDER[9]) konnte andererseits neuerdings gezeigt werden, daß, wenn ein Froschherz mit calciumfreier Ringerlösung durchströmt wird, wobei also die dem Kalium antagonistische Calciumwirkung wegfällt, lange Zeit nachdem die Contractilität der Ventrikel bereits stark vermindert ist, sich ihre elektrische Erregbarkeit noch unverändert erweist. Da dies mit Beobachtungen von COUSY und NOYONS[8]) übereinstimmt (s. weiter unten), so wird der Gedanke nahegelegt, daß das Kalium bezüglich seiner erregbarkeitslähmenden Wirkung durch Calcium in der in der Ringerlösung vorhandenen Konzentration nicht in gleicher Weise antagonistisch beeinflußt wird, wie bezüglich seiner Wirkung auf die Contractilität oder Reizbildung. Es ist nicht unmöglich, daß sich in dieser Hinsicht der auch sonst bekannte Kalium-Natriumantagonismus etwa wirksamer zeigt. Zumindest lassen einen hieran die Versuche von COUSY und NOYONS[8]) denken, die nach Fortlassen dess Natriums aus den Salzen der Ringerlösung eine Abnahme der Erregbarkeit des Froschherzens beobachten konnten. Doch zeigen andererseits sogleich zu erwähnende Versuche verschiedener Autoren, daß dem Calcium in gewissen höheren Konzentrationen mitunter eine erregbarkeitssteigernde Wirkung zukommt.

Es ist eben immer daran zu denken, daß es für den bioenergetischen Zustand der Herzzellen durchaus nicht die gleiche Wirkung haben kann, ob ein Herz mit Ringerlösung durchströmt wird, die zuviel Kalium oder zuwenig Calcium enthält, denn der bioenergetische Zustand hängt zweifellos von der Einwirkung aller Bestandteile der Nährlösung ab. In diesem Sinne sprechen auch Versuchsergebnisse, die in WIECHOWSKYS Laboratorium jüngst von K. JUNKMANN[10]) gewonnen wurden, sowie die neueren Beobachtungen von SCHELLONG und TIEMANN[11]), die in dem gegenseitigen K : Ca-Verhältnis der Ringerlösung für das Froschherz ein Optimum der Erregbarkeit sehen.

---

[1]) HERING, H. E.: Zentralbl. f. Physiol. Bd. 17, S. 1. 1903.
[2]) GROSS, E.: Zitiert auf S. 712.
[3]) TETEN HALD: Arch. f. exp. Pathol. u. Pharmakol. Bd. 53, S. 227. 1905.
[4]) LUSSANA, F.: Arch. internat. de physiol. Bd. 11, S. 1. 1911.
[5]) SAKAI: Zitiert auf S. 712.
[6]) HOFMANN, F. B.: Zeitschr. f. Biol. Bd. 66, S. 293. 1916.
[7]) BÖHM, R.: Zitiert auf S. 712.
[8]) COUSY, R. C. u. A. K. NOYONS: Arch. internat. de physiol. Bd. 20, S. 1. 1922.
[9]) HANSEN, K. u. E. SCHROEDER: Zeitschr. f. Biol. Bd. 79, S. 15. 1923.
[10]) JUNKMANN, K.: Arch. f. exp. Pathol. u. Pharmakol. Bd. 96, S. 63. 1922.
[11]) SCHELLONG, F. u. F. TIEMANN: Zeitschr. f. d. ges. exp. Med. Bd. 46, S. 703. 1925.

Da die pathologische Erscheinung der Herztätigkeit, die man als Herzalternans bezeichnet, als eine alternierende, partielle Asystolie der Herzmuskulatur aufzufassen ist[1]), so weist das Auftreten eines Herzalternans immer auf partielle Änderungen der Erregbarkeit durch den Leitungsreiz oder der Contractilität oder dieser beider in einem Teile der Herzmuskulatur hin. Aus diesem Grunde ist es nach dem oben Gesagten verständlich, daß R. Böhm[2]) beim künstlich durchströmten Froschherzen öfter als Folge von Kalizufuhr das Auftreten eines Alternans beobachten konnte, und diese Beobachtung ist neuerdings auch von Junkmann[3]) bestätigt worden.

Wie unsere Abb. 192 zeigt, kann gelegentlich aber auch lokal auf den Venensinus appliziertes Kalium für die Dauer seiner Einwirkung einen Alternans

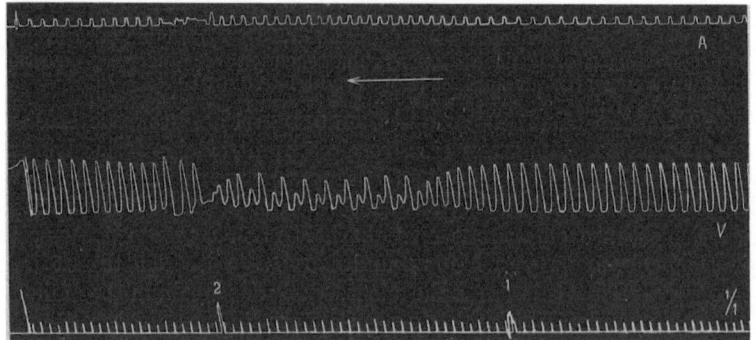

Abb. 192. Kammeralternans durch Kaliwirkung ausgelöst. Eskulentenherz natürlich durchströmt. 40 g schweres Tier durch subcutane Injektion von 0,3 ccm 50proz. Urethanlösung betäubt. Bei Marke 1 kommt ein ca. 12 qmm großes Filterblättchen mit $m/_{10}$-KCl-Lösung getränkt auf den Venensinus. Beschleunigung und Kammeralternans. Bei Marke 2 wird das Blättchen entfernt. Beschleunigung und Alternans schwinden alsbald. Nach Atropin war es, trotz Erzielung auch höhergradigerer Beschleunigung nicht mehr möglich, durch Kalium Alternans zu erzeugen, so daß hier außer der Beschleunigung vielleicht auch eine periphere Vaguserregung beim Zustandekommen des Kammeralternans eine Rolle gespielt haben dürfte. Daß sich diese an der Frequenz nicht ausdrückt, kommt von der unmittelbar die Reizbildung fördernden Kaliwirkung (s. Abschnitt Reizbildung). Suspensionskurve des l. Vorhofs A und der Kammer V. Zeit in $^1/_1$ Sek. Von rechts nach links zu lesen. (Eigene Beobachtung.)

hervorrufen. Der Umstand, daß der Alternans hier mit der Kalifrequenzsteigerung auftritt und mit ihrem Schwinden aufhört, macht es sehr wahrscheinlich, daß hier in erster Linie die durch Kalium bedingte Frequenzsteigerung es ist, die an einem disponierten Herzen Alternans hervorruft und nicht eine besondere Beeinflussung des Ventrikels durch Kalium. Vielleicht wirkte in diesem Fall aber als ein Koeffizient auch noch die vaguserregende Kaliwirkung[4]) (s. Abb. 195) mit. Denn in dem Versuch, von dem unsere Abb. 192 stammt, gelang es zweimal, durch Applikation von Kalifilterblättchen auf den Venensinus einen Alternans zu erzeugen. Dem Herzen wurde nun Atropin zugeführt und von nun an war es nicht mehr möglich, durch Kalium Alternans hervorzurufen, trotzdem die

---

[1]) Die Literatur über die Alternansfrage bis 1919 s. bei B. Kisch: Zitiert auf S. 712; ferner den elektrographischen Beweis für das Vorkommen einer alternierenden partiellen Asystolie beim Alternans am Säugetierherzen B. Kisch: Zeitschr. f. d. ges. exp. Med. Bd. 25, S. 211. 1921.

[2]) Böhm, R.: Zitiert auf S. 712.   [3]) Junkmann: Zitiert auf S. 814, Fußnote 10.
[4]) Kisch, Bruno: Arch. f. exp. Pathol. u. Pharmakol. Bd. 116, S. 189. 1926.

Beschleunigungen, die es verursachte, zum Teil noch wesentlich hochgradigere waren als in Abb. 192.

Der Gedanke, daß Vorhöfe und Kammern gegen den erregbarkeitsmindernden Einfluß des Kaliums verschieden stark empfindlich sind, wird dadurch nahegelegt, daß bei Einwirkung erhöhten Kaligehaltes der Nährlösung auf das Herz die Kammern ihre Tätigkeit oft viel früher einstellen können als die Vorhöfe[1]). Doch kann da auch die Beeinflussung der Erregungsleitung (s. d.) durch Kalisalze eine Rolle spielen.

Auch andere einwertige Ionen scheinen die Fähigkeit zu haben, die elektrische Erregbarkeit des isolierten Froschherzens zu vermindern. LUSSANA[2]) fand in dieser Richtung außer dem Kalium auch das Lithium und NH_4 wirksam und aus Untersuchungen von T. SAKAI[3]) geht hervor, daß, wenn man beim isolierten Froschherzen den Na-Gehalt der LOCKEschen Nährlösung von 0,6 auf 0,1% herabsetzt, eine Erhöhung der elektrischen Erregbarkeit zu beobachten ist.

Calcium. Es war schon die Rede davon, daß Calcium in jenen Konzentrationen, in denen es in der RINGERschen Lösung enthalten ist, anscheinend keinen wesentlichen Einfluß auf die Erregbarkeit der Herzmuskulatur ausübt. In höheren Dosen scheint es nach übereinstimmender Angabe verschiedener Autoren die elektrische Erregbarkeit der Herzmuskulatur zu steigern [RUTKEWITSCH[4]), LUSSANA[2]), SCHULTZ[5]), SAKAI[3]), BÖHM[6])] und die refraktäre Phase zu verkürzen [R. BÖHM[6])]. Bei sehr hohen Calciumdosen scheint dann die elektrische Erregbarkeit der Herzmuskulatur wieder abzunehmen oder ganz zu erlöschen (RINGER, BÖHM, RUTKEWITSCH). BÖHM[6]) sah, daß bei Froschherzen, die unter Ca-Wirkung in rhythmischen Perioden schlugen, zur Zeit der Ruhepausen der Ventrikel mechanisch und elektrisch unerregbar war, während der Schlagperioden aber wieder erregbar. Neuerdings betonen SCHELLONG und TIEMANN[7]) auf Grund von Versuchen am Froschherzen, daß Calciumionen nur die Erregbarkeit geschädigter Muskelzellen steigern, die normal erregbarer Muskelfasern nicht, in höheren Konzentrationen sie sogar vermindern.

Bei Ernährung des Froschherzens mit Ca-freier Ringerlösung konnte trotz der gleichzeitigen starken Beeinflussung der Contractilität, wie schon gesagt, eine Abnahme der elektrischen Erregbarkeit gar nicht [COUSY und NOYONS[8])] oder nur nach langer Versuchsdauer [K. HANSEN[9]), HANSEN und SCHROEDER[10])] festgestellt werden.

Daß *Strontium*- und *Barium*salze in nicht zu hohen Dosen die Erregbarkeit des Herzens in ähnlicher Weise wie Calcium steigernd beeinflussen, ist beim Hundeherzen [RUTKEWITSCH[11])] und beim Froschherzen [F. LUSSANA[2])] beobachtet worden, desgleichen der erregbarkeitsvermindernde Einfluß von hohen Strontiumdosen [RUTKEWITSCH[11]), HIRSCH und OPPENHEIMER[12])] und von Magnesiumsalzen [LUSSANA[2])].

---

[1]) MATHISON, G. C.: Journ. of physiol. Bd. 42, S. 471. 1911. — BÖHM, R.: Arch. f. exp. Pathol. u. Pharmakol. Bd. 75, S. 230. 1914.
[2]) LUSSANA, F.: Arch. internat. de physiol. Bd. 11, S. 1. 1911.
[3]) SAKAI, T.: Zeitschr. f. Biol. Bd. 62, S. 295. 1913.
[4]) RUTKEWITSCH, K.: Pflügers Arch. f. d. ges. Physiol. Bd. 129, S. 487. 1909.
[5]) SCHULTZ: Americ. journ. of physiol. Bd. 22, S. 133. 1908.
[6]) BÖHM, R.: Zitiert auf S. 712.
[7]) SCHELLONG, F. u. F. TIEMANN: Zeitschr. f. d. ges. exp. Med. Bd. 46, S. 703. 1925.
[8]) COUSY, R. C. u. A. K. NOYONS: Arch. internat. de physiol. Bd. 20, S. 1. 1922.
[9]) HANSEN, K.: Zeitschr. f. Biol. Bd. 73, S. 191. 1921.
[10]) HANSEN, K. u. SCHROEDER: Zeitschr. f. Biol. Bd. 79, S. 15. 1923.
[11]) RUTKEWITSCH, K.: Pflügers Arch. f. d. ges. Physiol. Bd. 129, S. 487. 1909.
[12]) HIRSCH, S. u. M. OPPENHEIMER: Arch. f. exp. Pathol. u. Pharmakol. Bd. 110, S. 89. 1925.

Auch beim *Barium* führen bestimmte Mengen am isolierten und am intakten Froschherzen zu einer Verlängerung des Refraktärstadiums der Ventrikel und zu Kammeralternans, sowie zu Halbierung des Kammerrhythmus gegenüber dem der Vorhöfe [SLUYTERMANN[1]), DE BOER[2])].

Eine anfängliche, rasch vorübergehende Steigerung der elektrischen Erregbarkeit rufen nach LUSSANA[3]) beim isolierten Froschherzen auch *Mangan-* und *Nickel*salze, in kleinen Dosen verabreicht, hervor.

2. Wasserstoffionen.

Es ist wohl unzweifelhaft, daß in gleicher Weise wie die anderen Funktionen des Herzens auch die Erregbarkeit von der Wasserstoffionenkonzentration abhängig ist. Unmittelbar hierauf gerichtete Versuche liegen nur spärlich vor[4]), doch dürfte wohl zu vermuten sein, daß sich die Erregbarkeit, ähnlich wie die Erregungsleitung, bei stärkerer Säuerung innerhalb gewisser Grenzen vermindert, bei zunehmender Entsäuerung steigert. Vielleicht ist es in diesem Sinne zu deuten, wenn GROSS[5]) beim künstlich durchströmten Säugetierherzen einen bestehenden Kammeralternans auf Zufuhr von $NaHCO_3$ zur Nährlösung verschwinden sah oder KULIABKO[6]) beim isolierten Säugetierherzen beim Abstellen der Durchströmung nach LANGENDORFF vor dem Stillstand Unregelmäßigkeiten der Kammertätigkeit beobachtete, die unschwer als Kammeralternans zu diagnostizieren sind. Auch findet man andererseits zu Beginn der Tätigkeit eines isolierten Säugetierherzens, nachdem man die künstliche Durchströmung des stillstehenden Organes eingeleitet hat, einen Kammeralternans, der sich allmählich verliert [E. GROSS[7]), B. KISCH[8])].

Neuerdings hat auch FREDERICQ[9]) auf Grund von Versuchen am Schildkrötenherzen über die Abhängigkeit der Chronaxie von der [H˙] der Nährlösung berichtet.

3. Anionen.

Über die Beeinflußbarkeit der Erregbarkeit der Herzmuskulatur durch Anionen sind die Angaben ebenfalls spärlich.

In Versuchen von W. STRAUB[10]) über die Einwirkung von Kohlensäure auf das isolierte Froschherz, wirkte diese zunächst erregbarkeitssteigernd, weiterhin dann erregbarkeitsvermindernd.

Neuerdings sind diese Befunde von SASAKI[11]) insofern erweitert worden, als er eine hochgradige Verkürzung der refraktären Phase des Herzens infolge Kohlensäurezufuhr feststellte und eine hochgradige Steigerung der Tetanisierbarkeit des Herzmuskels. Bezüglich des letzteren ist CO_2 ein starker Antagonist des Atropin und zeigt Ähnlichkeiten in der Wirkung mit dem Chloralhydrat.

LUSSANA[12]) sah am isolierten Froschherzen eine geringe Herabsetzung der Erregbarkeit durch größere Mengen SO_4, Br und J, während sich ein Einfluß

---

[1]) SLUYTERMANN, A.: Zeitschr. f. Biol. Bd. 57, S. 112. 1912.
[2]) DE BOER, S.: Pflügers Arch. f. d. ges. Physiol. Bd. 187, S. 283. 1921.
[3]) LUSSANA, F.: Zitiert auf S. 817, Fußnote 2.
[4]) BÖHM, R.: Arch. f. exp. Pathol. u. Pharmakol. Bd. 95, S. 1. 1922 u. C. D. VERRYP u. J. COLLE: Cpt. rend. des séances de la soc. de biol. Bd. 91, S. 104. 1924.
[5]) GROSS, E.: Zitiert auf S. 712.
[6]) KULIABKO, A.: Pflügers Arch. f. d. ges. Physiol. Bd. 90, S. 461. 1902.
[7]) GROSS, E.: Pflügers Arch. f. d. ges. Physiol. Bd. 99, S. 264. 1903.
[8]) KISCH, BRUNO: Ergebn. d. inn. Med. u. Kinderheilk. Bd. 19, S. 321. 1920.
[9]) FREDERICQ: Cpt. rend. soc. Belge de biol. Bd. 2, S. 438. 1925.
[10]) STRAUB, W.: Arch. f. exp. Pathol. u. Pharmakol. Bd. 45, S. 380. 1901.
[11]) SASAKI, TAKASHI: Mitt. a. d. med. Fak. d. Kais. Univ. Kyushu, Fukuoka Bd. 6, S. 129. 1921.
[12]) LUSSANA, F.: Arch. internat. de physiol. Bd. 11, S. 1. 1911.

kleiner Dosen nicht nachweisen ließ. Das erstere ist auch von LA FRANCA[1]) für Br und J bestätigt worden, während SAKAI[2]) das Jodid in den von ihm angewendeten Dosen ohne Einfluß auf die Erregbarkeit des isolierten Froschherzens sah.

Wird das NaCl in der Ringerlösung durch NaBr ersetzt und ein Froschherz mit dieser Nährflüssigkeit gespeist, so nimmt die Erregbarkeit nach BURRIDGE[3]) ebenfalls ab.

HCN scheint die Erregbarkeit des Herzmuskels nicht in so hohem Maße zu beeinträchtigen wie die Contractilität und die Reizbildung, denn sowohl beim Kaltblüter- wie beim Warmblüterherzen wird berichtet, daß es auf elektrische und mechanische Reize hin sich noch zusammenzieht, wenn es unter HCN-Einwirkung bereits stillsteht[4]).

B. Organische Substanzen.

1. Glyoxylsäure.

Von den organischen Säuren mit spezifischer Wirkung ist die Glyoxylsäure (COH·COOH) besonders bemerkenswert[5]).

Es dürfte wohl ihrer erregbarkeitshemmenden Wirkung zuzuschreiben sein, daß sie, wie ADLER[6]) zuerst beobachtete und seither oft bestätigt wurde, in entsprechenden Dosen am Säugetierherzen das Auftreten von Kammeralternans bedingt. Der Alternans ist ja als eine alternierend auftretende *partielle* Asystolie der Kammermuskulatur anzusehen[7]). Daß es durch intravenöse Injektion eines Herzgiftes zu einer verschieden starken Beeinflussung verschiedener Teile der Kammermuskulatur kommen kann, weist freilich, wie auch andere Umstände, darauf hin, daß die verschiedenen Muskelfasern der Kammer nicht alle gleich empfindlich gegen die Einwirkung gewisser Gifte sind[8]).

Chloralhydrat und Chinin wirken, wie STARKENSTEIN[9]) zeigen konnte, dieser charakteristischen Folge der Glyoxylsäurezufuhr entgegen.

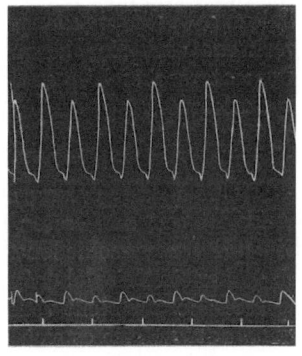

Ventrikel

Carotis

Abb. 193. Hund. Vagi durchschnitten, künstliche Respiration. Nach Infusion von 0,21 glyoxylsaurem Natron. Blutdruck gesunken, Verlangsamung der Herzaktion, Pulsus alternans. (Nach ADLER.) Aus HEFFTER, Handbuch Bd. I.

2. Aldehyde.

Formaldehyd und Acetaldehyd beeinflussen die elektrische Erregbarkeit des Herzmuskels trotz hochgradiger Verminderung der Contractilität nicht wesentlich[10]).

---

[1]) LA FRANCA, S.: Archiv. di fisiol. Bd. 8, S. 69. 1910.
[2]) SAKAI, T.: Zeitschr. f. Biol. Bd. 64, S. 1. 1914.
[3]) BURRIDGE, W.: Arch. internat. de pharmaco-dyn. et de thérapie Bd. 26, S. 19. 1921.
[4]) Literatur s. REID HUNT: Handb. d. exp. Pharmakol. Bd. I, S. 745 ff. 1923.
[5]) POHL, J.: Handb. d. exp. Pharmakol. Bd. I, S. 867. 1913.
[6]) ADLER, O.: Arch. f. exp. Pathol. u. Pharmakol. Bd. 56, S. 207. 1907.
[7]) Literatur über Herzalternans s. BRUNO KISCH: Ergebn. d. inn. Med. u. Kinderheilk. Bd. 19, S. 294. 1920.
[8]) KISCH, BRUNO: Münch. med. Wochenschr. 1921, S. 931 (Diskussionsbemerkung zum Vortrag E. KOCHS).
[9]) STARKENSTEIN, E.: Zeitschr. f. exp. Pathol. u. Pharmakol. Bd. 4, S. 681. 1907.
[10]) SASAKI, TAKASHI: Mitt. a. d. med. Fak. d. Kais. Univ. Kyushu, Fukuoka Bd. 6, S. 129. 1921.

3. Narkotica der Fettreihe.

Was die Beeinflussung der Erregbarkeit der Herzmuskulatur durch *Alkohol* betrifft, so fand Umrath[1]) beim Frosch, daß das absolute Refraktärstadium nach normalen Systolen durch Alkoholzufuhr in hohen Dosen verkürzt wird, doch hängt diese Wirkung von der Konzentration ab, denn das Refraktärstadium nach Extrasystolen kann nach dem gleichen Autor durch hohe Alkoholkonzentrationen verkürzt, durch niedere verlängert werden[1]).

Daß höhere Dosen der Narkotica, wie alle Funktionen des Herzens, auch die Erregbarkeit der Muskulatur herabsetzen dürften, ist sicher anzunehmen. Auf eine Verminderung der Erregbarkeit dürfte es z. B. in diesem Sinne zu beziehen sein, wenn Fredericq[2]) an einem chloralisierten Hunde als Folge der Frequenzsteigerung durch Acceleranserregung Alternans auftreten sah. Das Herz war wohl durch das Chloral in den Zustand eines latenten Alternans versetzt worden, die Frequenzsteigerung ließ den latenten Alternans manifest werden.

Schultz[3]) konnte als Chloralhydratwirkung nach einer vorübergehenden Steigerung eine Verminderung bis völlige Aufhebung der elektrischen Erregbarkeit am Ventrikel von Frosch und Schildkröte beobachten. Daß die Chloralhydratwirkung in dieser Hinsicht in hohem Grade von den angewendeten Dosen abhängt, geht z. B. aus Versuchen Sasakis u. a. hervor.

Nach Sasaki[4]) kann die elektrische Erregbarkeit der Froschherzspitze bei Chloralhydratzufuhr lange Zeit unverändert bleiben. Die refraktäre Phase wird verkürzt und dies kann mitunter außerordentlich hochgradig der Fall sein. Dementsprechend ist auch die Tetanisierbarkeit des Herzmuskels unter Chloralhydrateinwirkung stark gesteigert [Rhode[5]), Sasaki[4])].

4. Die Digitalisstoffe[6]).

Eine Verminderung der Erregbarkeit der Herzmuskulatur durch Digitalisstoffe ist seit den ersten hierauf bezüglichen Beobachtungen von L. Traube[7]) oft und von verschiedener Seite beschrieben worden. Gerade die Digitalisstoffe sind aber ein Beispiel dafür, daß man von einer Erregbarkeit der Herzmuskulatur schlechthin gar nicht reden kann, sondern daß es immer sehr darauf ankommt, um was für Reize es sich bei der Prüfung der Erregbarkeit handelt und daß die Erregbarkeit durch elektrische Reize noch durchaus kein Maßstab dafür ist, wie sich ein lebendes Gebilde den ihm zufließenden adäquaten Reizen gegenüber verhält, im besonderen Falle des Herzens also dem natürlichen Leitungsreiz gegenüber[8]).

W. Straub hat bei der Antiarinwirkung eine Verlängerung der refraktären Phase gegen elektrische Reize festgestellt[9]) und diese Tatsache mit den auftretenden Kammersystolenausfällen in Verbindung gebracht, und diese Ansicht

---

[1]) Umrath, K.: Zeitschr. f. Biol. Bd. 83, S. 535. 1925.
[2]) Fredericq, H.: Arch. internat. de physiol. Bd. 12, S. 47. 1912.
[3]) Schultz, H. W.: Americ. journ. of physiol. Bd. 16, S. 483. 1906.
[4]) Sasaki, Takashi: Zitiert auf S. 819, Fußnote 10.
[5]) Rohde: Arch. f. exp. Pathol. u. Pharmakol. Bd. 54, S. 104. 1906.
[6]) Allgemeines s. in der Einleitung des betreffenden Abschnittes der Pharmakologie der Reizleitung; Literatur besonders bei W. Straub: Handb. d. exp. Pharmakol. Bd. II/2, S. 1355. 1924; ferner: Die Digitalis und ihre therapeutische Anwendung. Berlin: Julius Springer 1923.
[7]) Traube, L.: Allg. med. Centralzeitg. 1864, abgedruckt in: Ges. Beitr. z. Pathol. u. Physiol. Bd. I, S. 383. 1871.
[8]) Vgl. H. E. Hering: Pflügers Arch. f. d. ges. Physiol. Bd. 143, S. 370. 1911.
[9]) Neuerdings für die Digitalisstoffe bestätigt von A. Sluytermann: Zeitschr. f. Biol. Bd. 57, S. 112. 1912 und von S. de Boer: Arch. néreland. de physiol. de l'homme et des anim. Bd. 3, S. 90. 1918 und Pflügers Arch. f. d. ges. Physiol. Bd. 187, S. 283. 1921.

wird auf Grund experimenteller Untersuchungen der Wirkung auch anderer Digitalisstoffe auch von anderen Forschern geteilt. [Literatur s. bei W. STRAUB[1]).] Auch der Digitalisalternans wäre so erklärlich.

BRANDENBURG[2]) hat am spontan schlagenden, mit Digitalin vergifteten Froschherzen festgestellt, daß es durch Öffnungsinduktionsschläge nicht zu einer Extrakontraktion gebracht werden konnte.

Weiter ist von HERING[3]) im Säugetierversuch gelegentlich die Beobachtung gemacht worden, daß an einer unter Digitalineinwirkung automatisch schlagenden Kammer, die spontan 30 mal in der Minute schlug, auch durch die stärksten angewendeten Öffnungs- und Schließungsinduktionsschläge keine Extrasystolen auszulösen waren.

Die BRANDENBURGschen Versuche sind durch WIENER und RIHL[4]) erweitert, vertieft und in einigen Punkten richtiggestellt worden. Temporarien

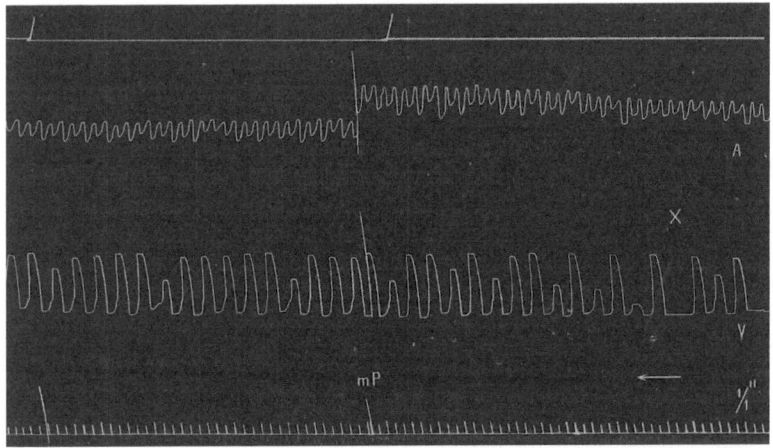

Abb. 194. Alternans und nicht alternierende Partialkontraktionen der Froschherzkammer nach Strophantin. Eskulenta 54 g. Nach intravenöser Injektion von 0,5 ccm einer 0,005proz. Strophantinlösung 2 : 1 Rhythmus. Bei × 4 : 1 Rhythmus. Anfangs regelmäßig alternierend auftretende, später immer seltener werdende Partialkontraktionen der Kammer. Suspensionskurve der Vorhöfe (A) und Kammer (V). Zeit in $^1/_1$ Sek. Kurve von rechts nach links zu lesen. Bei m.P wurde das Kymographion zur Gewinnung einer Koinzidenzmarke nur einen Moment angehalten. Die nur partielle Kontraktionsform der Kammer konnte durch Inspektion bei den die kleinen Kurvenzacken liefernden Kontraktionen direkt festgestellt werden. (Eigene Beobachtung.)

zeigen die bei Esculenten feststellbare Verminderung der Anspruchsfähigkeit gegenüber Induktionsschlägen nicht, sondern nur eine anfängliche Steigerung der Anspruchsfähigkeit. WIENER und RIHL sahen auch einzelne Fälle in ihren Versuchen, in denen die Anspruchsfähigkeit für den galvanischen Strom unverändert blieb, während gleichzeitig die für Induktionsschläge durch das Digitalin bereits völlig aufgehoben war.

Am Säugetierherzen scheint ebenfalls als erste Wirkung der Digitalisstoffe eine geringe Steigerung der Anspruchsfähigkeit der Kammermuskulatur gegen elektrische Reize aufzutreten, weiterhin aber ist eine deutliche Abnahme vor-

---

[1]) STRAUB, W.: Zitiert auf S. 820, Anm. 6.
[2]) BRANDENBURG, K.: Zeitschr. f. klin. Med. Bd. 53, S. 255. 1904.
[3]) HERING, H. E.: Pflügers Arch. f. d. ges. Physiol. Bd. 116, S. 149. 1907.
[4]) WIENER, H., u. J. RIHL: Zeitschr. f. exp. Pathol. u. Therapie Bd. 14, S. 496. 1913.

handen[1]). Das gleiche ist jüngst für die Froschherzspitze bezüglich des Helleboreins festgestellt worden[2]).

Aus den vorgenannten Beobachtungen geht jedenfalls zweifellos hervor, daß die Prüfung der elektrischen Erregbarkeit noch nicht mit Sicherheit über die Erregbarkeit durch adäquate Reize zu schließen gestattet. Es wird also nur mit einer gewissen Wahrscheinlichkeit der Schluß erlaubt sein, daß die Erregbarkeit der Herzmuskulatur auch gegenüber dem Leitungsreiz bei toxischen Digitalisdosen abnimmt. Diese Wahrscheinlichkeit wird immerhin erhöht durch die Beobachtung des Auftretens von Herzalternans im Verlaufe von Vergiftungen mit Digitalisstoffen, wie sie von W. Straub[3]), de Boer[4]) u. a. im Tierversuch gemacht wurden, da ja der Herzalternans durch eine periodische partielle Asystolie der Herzmuskulatur zustande kommt[5]).

Abb. 194 stellt einen Alternans der Kammer als Folge der Strophantinvergiftung beim Frosch dar. Es besteht ein 2:1-Rhythmus, im Anfang der Kurve zeitweilig auch 4:1-Rhythmus. Man sieht, daß im Verlauf der Kurve der Alternans immer schwächer wird und schließlich zu einem Zustand sporadisch auftretender (nicht mehr alternierender) Partialkontraktionen wird. Daß es sich tatsächlich um Partialkontraktionen der Kammer bei den kleinen Kurvenzacken handelte, konnte man gleichzeitig durch Inspektion feststellen. Die Frage, ob in Fällen wie Abb. 194 der 2:1-Rhythmus und der Alternans tatsächlich durch Störungen der Erregbarkeit der Kammermuskulatur oder durch Störungen der Erregungsleitung bedingt sind, ist kaum zu entscheiden, obwohl in diesem Falle die Tatsache der Partialkontraktion der Kammer bei den Kontraktionen, die die kleinen Kurvenzacken ergaben, direkt beobachtet wurde. Die vorliegende Störung besserte sich im Laufe der Kurve unserer Abbildung, wobei zunächst aus dem regelmäßig alternierenden Auftreten der Partialkontraktionen, wie gesagt, ein nicht alternierendes, immer seltener werdendes sich entwickelte.

5. Adrenalin[6]).

Durch Adrenalin scheint nach den älteren Untersuchungen Langendorffs[7]) und neueren Sasakis[8]) die Erregbarkeit der Herzmuskulatur gesteigert zu werden. Eingehendere Untersuchungen hierüber liegen trotz des auch praktischen Interesses dieser Frage nicht vor.

6. Campher.

Über eine Beeinflussung der Erregbarkeit der Herzmuskulatur durch Campher ist sehr wenig bekannt. Nach den alten Angaben von Heubner[9]) wird die Erregbarkeit der Herzmuskulatur durch Campher herabgesetzt. Nach neueren Angaben von Fröhlich und Grossmann[10]) nimmt die elektrische Erregbarkeit der automatisch schlagenden Kammer unter Champhereinwirkung eher zu. Dieser letzteren Angabe entsprechen auch Beobachtungen von Takashi

---

[1]) Pletnew, D.: Zeitschr. f. exp. Pathol. u. Therapie Bd. 1, S. 80. 1905.
[2]) Sasaki, Takashi: Mitt. a. d. med. Fak. d. Kais. Univ. Kyushu, Fukuoka Bd. 6, S. 129. 1921.
[3]) Straub, W.: Arch. f. exp. Pathol. u. Pharmakol. Bd. 45, S. 346. 1901.
[4]) de Boer, S.: Pflügers Arch. f. d. ges. Physiol. Bd. 187, S. 283. 1921.
[5]) Über den Herzalternans s. zusammenfassend Bruno Kisch: Ergebn. d. inn. Med. u. Kinderheilk. Bd. 19, S. 294. 1920.
[6]) Siehe P. Trendelenburg: Handb. d. exp. Pharmakol. Bd. II/2, S. 1130. 1924.
[7]) Langendorff, P.: Pflügers Arch. f. d. ges. Physiol. Bd. 112, S. 522. 1906.
[8]) Sasaki, T.: Mitt. a. d. med. Fak. d. Kais. Univ. Kyushu, Fukuoka Bd. 6, S. 129. 1921.
[9]) Heubner, O.: Arch. d. Heilk. Bd. 11, S. 334. 1870.
[10]) Fröhlich, A. u. Grossmann: Arch. f. exp. Pathol. u. Pharmakol. Bd. 82, S. 177. 1917.

SASAKI[1]) an der Froschherzspitze aus neuerer Zeit, während NAKAZAWA[2]) auf Grund seiner Versuche am Kalt- und Warmblüter eine Verminderung der Erregbarkeit der Herzmuskulatur durch Campher annimmt.

7. Die Alkaloide.

Nicotin. Vom *Nicotin* berichtet HETT[3]) auf Grund von Versuchen am isolierten Froschherzen, daß bei Dosen von 1 mg und mehr die elektrische Erregbarkeit des Ventrikels rasch abnimmt. Damit würde es übereinstimmen, daß CLERC und PEZZI[4]) beim künstlich durchströmten Säugetierherzen nach Nicotinverabreichung einen Alternans und weiterhin Rhythmushalbierung auftreten sahen, doch ist daran zu erinnern, daß nach HETTS[3]) Erfahrungen auch die Erregungsleitung durch Nicotin verschlechtert wird. Daß Nicotin die Erregbarkeit der Herzmuskulatur für den galvanischen Strom wie für Induktionsschläge herabsetzt, geht übrigens auch aus den älteren, sehr eingehenden Untersuchungen von WIENER und RIHL[5]) an Esculenten hervor.

Spartein. Über das *Spartein* liegen ähnliche Erfahrungen vor. Auch durch dieses wird die Erregbarkeit des Herzens durch elektrische Reize vermindert [CRISTINA[6]), SCHWARTZ[7])] und die refraktäre Phase verlängert[7]). SCHWARTZ[7]) hat auch nach Sparteineinwirkung am isolierten Froschherzen einen Alternans auftreten sehen. Vermutlich ist durch diese Wirkungen des Spartains auch die Beobachtung zu erklären, daß beim Hund das elektrisch ausgelöste Vorhofsflimmern durch Sparteinsulfat gehemmt werden kann[8]).

Chinaalkaloide. Die Chinaalkaloide zeichnen sich durch eine starke Einwirkung auf die Erregbarkeit der Vorhofs- wie der Kammermuskulatur aus, die durch sie deutlich vermindert wird.

Am Froschherzen hat schon SANTESSON[9]) bezüglich des Chinins diese Erfahrung gemacht, und F. B. HOFMANN[10]) fand am isolierten Säugetierherzen *Chinin* und *Chinidin* in diesem Sinne sehr stark wirksam. Die Reizschwelle für die Erzeugung von Extrasystolen und Flimmern durch elektrische Reize stieg bei Zufuhr dieser Stoffe stark an.

Ähnliche Erfahrungen über die Wirkungen des Chinins hatten auch schon HECHT und ROTHBERGER[11]) gemacht.

Seither ist die erregbarkeitsmindernde Wirkung der Chinaalkaloide immer wieder bestätigt worden, so von BODEN und NEUKIRCH[12]) beim isolierten Kaninchenherzen, von LEWIS[13]) und seinen Mitarbeitern beim Hund (Chinidin), weiter beim Hundeherzen von verschiedenen Autoren für *Chinidin* und *Chinin*[14]), desgleichen für das isolierte Kaninchenherz[15]) und das Kaltblüterherz[16]).

---

[1]) SASAKI, TAKASHI: Mitt. a. d. med. Fak. d. Kais. Univ. Kyushu, Fukuoka Bd. 6, S. 129. 1921.
[2]) NAKAZAWA, F.: Tohoku journ. of exp. med. Bd. 4, S. 373, 1923.
[3]) HETT, J.: Arch. f. exp. Pathol. u. Pharmakol. Bd. 88, S. 30. 1920.
[4]) CLERC, A. u. C. PEZZI: Journ. de physiol. et de pathol. gén. Bd. 14, S. 704. 1912.
[5]) WIENER, H. u. J. RIHL: Zeitschr. f. exp. Pathol. u. Therapie Bd. 14, S. 496. 1913.
[6]) CRISTINA, G.: Journ. de physiol. et de pathol. gén. Bd. 10, S. 44. 1908.
[7]) SCHWARTZ, A.: Cpt. rend. des séances de la soc. de biol. Bd. 89, S. 584. 1923.
[8]) HAMILTON CRAWFORD, J.: Journ. of physiol. Bd. 59, S. 60. 1915.
[9]) SANTESSON: Arch. f. exp. Pathol. u. Pharmakol. Bd. 32, S. 367. 1893.
[10]) HOFMANN, F. B.: Zeitschr. f. Biol. Bd. 66, S. 295. 1915 u. Bd. 71, S. 47. 1920.
[11]) HECHT, A. F. u. C. ROTHBERGER: Zeitschr. f. d. ges. exp. Med. Bd. 7, S. 134. 1919.
[12]) BODEN, E. u. P. NEUKIRCH: Dtsch. Arch. f. klin. Med. Bd. 136, S. 181. 1921.
[13]) LEWIS, T., A. N. DRURY, C. ILIESCU u. A. M. WEDT: Heart Bd. 9, S. 55. 1921.
[14]) ARRILAGA, F., J. GUGLIELMETTI u. C. P. WALDORP: Cpt. rend. des séances de la soc. de biol. Bd. 85, S. 683. 1921. — PEZZI, C. u. A. CLERC: Malatt. del cuore Bd. 5, S. 313. 1921. — COHN, A. E. u. R. L. LEVY: Journ. of pharmacol. a. exp. therapeut. Bd. 19, S. 259. 1922. — DRURY, A. N., N. W. HORSFALL u. W. C. MUNLY: Heart Bd. 9, S. 365. 1922.
[15]) BOECKELMANN, A. J.: Pflügers Arch. f. d. ges. Physiol. Bd. 198, S. 615. 1923.
[16]) WADDEL, J. A. u. M. COHEN: Journ. of laborat. a. clin. med. Bd. 9, S. 821. 1924. — HIRSCHFELDER, A. D. u. CH. CERVENKA: Proc. of the soc. f. exp. biol. a. med. Bd. 22, S. 311. 1925.

Auch eine Verlängerung der Latenz auf elektrische Reize hin ist beobachtet worden [WADDELL und COHEN[1])] und von Interesse, weil sie die Schwierigkeiten zeigt, gerade bei der Chininwirkung eine Verlängerung der Reizüberleitungszeit von den Vorhöfen zu den Kammern analysierend richtig zu deuten.

Nach neueren Versuchen von JUNKMANN scheint, trotz der starken Verlängerung der refraktären Phase der Herzmuskulatur durch Chinin, die Verlängerung der Refraktärphase des Überleitungssystems für die Überleitungsstörungen nach großen Dosen Chinin noch bedeutsamer zu sein.

Auch eine Verlängerung der refraktären Phase unter Einwirkung der Chinaalkaloide ist zuerst von SANTESSON[2]) festgestellt und neuerdings von DE BOER[3]) und TH. LEWIS[4]) und Mitarbeitern als bedeutsam für die Wirkung der Chinaalkaloide beim Vorhofflimmern des Menschen angesprochen worden [JUNKMANN und STARKENSTEIN[5])]. Die Verlängerung der refraktären Phase des Vorhofes kann beim Hunde bis 100% betragen[4]). Von verschiedenen Seiten sind diese Wirkungen der Chinaalkaloide auf die refraktäre Phase am Säugetier- und am Kaltblüterherzen beobachtet worden[6]).

COHN und LEVY[7]), die die Wirkung des Chinidins bei narkotisierten Hunden elektrokardiographisch untersucht haben, fanden die Refraktärphase der Vorhöfe in 4 Fällen verlängert, aber zweimal verkürzt; wenn diese Beobachtung nicht etwa mit der besonderen Versuchsanordnung (Narkose) in Verbindung steht, so könnte wohl auch die angewendete Dosis des Alkaloids eine Rolle spielen, denn von anderer Seite ist z. B. auch beobachtet worden, daß durch kleine Dosen Chinidin die Erregbarkeit heterotoper Reizbildungsstellen gefördert wird (s. bei Pharmakologie der Reizbildung).

Cocain. Daß Cocain die Erregbarkeit des Herzmuskels (vermutlich nach vorübergehender Steigerung) herabsetzt, haben KOCHMANN und DAELS[8]) am isolierten Säugetierherzen beobachtet und am Froschherzen KOCHMANN[9]) und COUSY[10]). Der letztere fand in dieser Hinsicht schon Konzentrationen von 1 : 200 000 wirksam, die noch keine ino- und chronotrope Wirkung hatten. SASAKI[11]) hat bei der Froschherzspitze in diesem Sinne schon Konzentrationen von 0,00025% wirksam gefunden.

Nach KOCHMANN[9]) verlängert Cocain deutlich die Refraktärphase der Herzmuskulatur.

Im Sinne einer Verminderung der Erregbarkeit dürfte wohl auch die Beobachtung von PRUS[12]) zu deuten sein, daß faradische Reizung einer Stelle der Herzkammern beim Hund und Kaninchen nicht mehr Flimmern hervorruft, wenn diese Stelle vorher mit Cocainlösung bepinselt oder durch Injektion in-

---

[1]) WADDEL, J. A. u. M. COHEN: Zitiert auf S. 823, Fußnote 16.
[2]) SANTESSON, C. G.: Arch. f. exp. Pathol. u. Pharmakol. Bd. 32, S. 321. 1893.
[3]) DE BOER, S.: Tagung d. dtsch. pharmakol. Ges. 1921; Arch. f. exp. Pathol. u. Pharmakol. Bd. 94, S. 314. 1922.
[4]) LEWIS, T., A. N. DRURY, C. C. ILIESCU u. A. M. WEDT: Zitiert auf S. 823, Fußnote 13.
[5]) JUNKMANN, K. u. E. STARKENSTEIN: Klin. Wochenschr. Bd. 5, S. 169. 1926.
[6]) ARRILAGA, F., J. GUGLIELMETTI u. C. P. WALDORP: Cpt. rend. des séances de la soc. de biol. Bd. 85, S. 683. 1921. — PEZZI, C. u. A. CLERC: Malatt. del cuore Bd. 5, S. 313. 1921. — WADDELL, J. A. u. M. COHEN: Journ. of laborat. a. clin. med. Bd. 9, S. 821. 1924.
[7]) COHN, A. E. u. R. L. LEWY: Proc. of the soc. f. exp. biol. a. med. Bd. 19, S. 174. 1922.
[8]) KOCHMANN, M. u. F. DAELS: Arch. internat. de pharmaco-dyn. et de thérapie Bd. 18, S. 41. 1908.
[9]) KOCHMANN, M.: Pflügers Arch. f. d. ges. Physiol. Bd. 190, S. 158. 1921.
[10]) COUSY, R.: Arch. internat. de physiol. Bd. 22, S. 363. 1924; Cpt. rend. des séances de la soc. de biol. Bd. 90, S. 114. 1924.
[11]) SASAKI, TAKASHI: Mitt. a. d. med. Fak. d. Kais. Univ. Kyushu, Fukuoka Bd. 6, S. 129. 1921.
[12]) PRUS, J.: Zeitschr. f. exp. Pathol. u. Therapie Bd. 14, S. 61. 1913.

filtriert worden war. Da Digitalisstoffe selbst eine Erregbarkeitsverminderung der Herzmuskulatur hervorrufen können (s. d.), so ist es nicht verwunderlich, daß die Erregbarkeitsverminderung, die Cocain hervorruft, durch Digitalisstoffe nicht behoben wird[1]), ebensowenig wird sie es durch Campher, Alkohol, Traubenzucker, Pilocarpin oder Atropin. Hingegen behebt bemerkenswerterweise Coffein und Suprarenin sowie Calcium die Rhythmusstörungen in Form von Kammersystolenausfall nach Cocain[1]).

Atropin. Vom Atropin hat schon WALTHER[2]) gefunden, daß es das Refraktärstadium des Herzens verlängert. Diese Beobachtungen sind neuerdings bezüglich der Vorhöfe des Säugetierherzens bestätigt worden[3]), desgleichen für das Reizleitungssystem[3]). Vermutlich hängt es auch mit dieser Besonderheit zusammen, daß Atropin die nach Muscarin am Froschherzen beobachtete Tetanisierbarkeit des Froschherzens wieder aufhebt[4]).

Über Verminderung, ja völlige Aufhebung der elektrischen Erregbarkeit des Säugetierherzens durch Atropin berichten schon v. BEZOLD und BLOEBAUM[5]), und WIENER und RIHL[6]) sahen bei Esculenten und Temporarien eine kurzdauernde, aber mitunter hochgradige Herabsetzung der Erregbarkeit durch galvanischen Strom (viel weniger durch Induktionsschläge) als Atropinwirkung.

Apomorphin vermindert nach SASAKI[4]) die elektrische Erregbarkeit des Herzmuskels in hohem Grade.

Muscarin. Die Alkaloide der *Muscarin*gruppe scheinen keine sehr wesentliche Einwirkung auf die Erregbarkeit des Herzmuskels zu haben. Ihr Erlöschen nach sehr großen, diastolischen Stillstand erzeugenden Dosen ist von HONDA[7]) beschrieben. Bei kleineren Dosen findet man die Erregbarkeit von Vorhof und Ventrikel (durch elektrische Reize) eher gesteigert[8]) und WALTHER[8]) hat auch die refraktäre Phase unter Muscarineinwirkung verkürzt gefunden. Auch HERING[9]) beobachtete in einem Falle beim Säugetierherzen, daß während des Muscarinstillstandes die Reizschwelle für elektrische Erzeugung von ventrikulären Extrasystolen erniedrigt war, und RHODIUS und STRAUB[10]) berichten vom Froschherzen dasselbe.

Pilocarpin. Auch vom Pilocarpin liegen Angaben über eine bestimmte Beeinflussung der Erregbarkeit nicht vor. Zu Zeiten, zu denen die Reizbildung bereits stark gehemmt ist, kann man die Kammern durch direkte Reizung immer noch zum Schlagen bringen.

Aconitin. Das *Aconitin* führt nach Untersuchungen von HARTUNG[11]) am Froschherzen im Anfang der Wirkung anscheinend zu einer Erregbarkeitssteigerung und Verkürzung der refraktären Phase der Herzmuskulatur, weiterhin wird die Erregbarkeit vermindert und schließlich erweist sich die Herzmuskulatur gegen elektrische Reize unerregbar. Für die Erregbarkeitsverminderung unter Aconitineinwirkung spricht auch die von CUSHNY[12]) beim Säugetier öfter gemachte Beobachtung des Auftretens eines Kammeralternans bei Aconitinvergiftung.

---

[1]) SIMON, W.: Arch. f. exp. Pathol. u. Pharmakol. Bd. 100, S. 307. 1923.
[2]) WALTHER: Arch. f. (Anat. u.) Physiol. 1903, S. 279.
[3]) LEWIS, T., A. N. DRURY u. C. C. ILIESCU: Heart Bd. 9, S. 21. 1921.
[4]) SASAKI, T.: Mitt. a. d. med. Fak. d. Kais. Univ. Kyushu, Fukuoka Bd. 6, S. 29. 1921.
[5]) v. BEZOLD, A. u. F. BLOEBAUM: Untersuch. d. physiol. Laborat. Würzburg 1867, S. 1.
[6]) WIENER, H. u. J. RIHL: Zeitschr. f. exp. Pathol. u. Therapie Bd. 14, S. 496. 1913.
[7]) HONDA, J.: Arch. f. exp. Pathol. u. Pharmakol. Bd. 64, S. 83. 1910.
[8]) WALTHER, A.: Pflügers Arch. f. d. ges. Physiol. Bd. 78, S. 603. 1899.
[9]) HERING, H. E.: Physiol. Centralbl. 1901, H. 7.
[10]) RHODIUS, R. u. W. STRAUB: Pflügers Arch. f. d. ges. Physiol. Bd. 110, S. 492. 1905.
[11]) HARTUNG, C.: Arch. f. exp. Pathol. u. Pharmakol. Bd. 66, S. 1. 1911.
[12]) CUSHNY, A. R.: Heart Bd. 1, S. 1. 1909.

Delphinin. Auch das den Aconitinen in seiner Herzwirkung sehr verwandte *Delphinin* setzt die Erregbarkeit der Herzmuskulatur durch elektrische Reize stark herab [R. Böhm[1]), Bowditch[2]), B. Kisch[3])], so daß die Kammern manchmal zu einer Zeit, zu der sie noch gelegentlich spontan schlagen, auf elektrische Reize hoher Stärke nicht mehr reagieren [Bowditch[2]), B. Kisch[3])]. Zu dieser Zeit können sie durch mechanische Reize noch erregbar sein [Bowditch[2])].

Veratrin. *Veratrin* scheint, wie aus den Beobachtungen verschiedener Autoren hervorgeht, die Erregbarkeit der Herzmuskulatur zu vermindern. Es verlängert stark das Refraktärstadium der Ventrikel[4]). Es ist dies wohl ein wesentlicher Koeffizient der Kammersystolenausfälle, die man meist schon zu Beginn der Veratrinvergiftung beobachtet. Das in dieser Hinsicht verschieden empfindliche Verhalten von Kammerbasis und Spitze beim Froschherzen mag wohl auch in erster Linie dazu beitragen, daß man [Seemann[5])] nach Veratrin am Froschherzen gelegentlich die Basis doppelt so oft schlagen sieht als die Spitze, oder umgekehrt, also einen Herzalternans infolge von Veratrin.

Auch de Boer[6]) hat neuerdings wieder die Verlängerung des Refraktärstadiums durch Veratrin beim Herzmuskel beobachtet.

Strychnin. *Strychnin* scheint die Erregbarkeit des Herzmuskels nicht sehr stark zu beeinflussen, denn auch wenn die Reizbildung schon so stark geschädigt ist, daß das Herz stillsteht, reagieren die Ventrikel immer noch auf mechanische und elektrische Reize [Igersheim[7])]. Doch liegen auch Berichte über eine Verminderung der elektrischen Anspruchsfähigkeit der Muskulatur des isolierten Kaninchenherzens durch Strychnin vor [H. E. Hering[8])]. Auch E. Frey beobachtete am Froschherzen eine Verminderung der Erregbarkeit und Verlängerung der refraktären Phase durch Strychnin[9]). *Coffein, Suprarenin* und *Calcium* scheinen diese Strychninwirkung antagonistisch beeinflussen zu können [W. Simon[10])].

Purinderivate. Für eine Steigerung der Erregbarkeit der Herzmuskulatur durch Coffein, zumindest beim geschädigten Herzen, sprechen die antagonistischen Wirkungen, die Simon[10]) beim Coffein gegenüber Cocain und Strychnin in dieser Hinsicht feststellen konnte, und auch gewisse Beobachtungen von Fröhlich und Pollak[11]) könnten in diesem Sinne gedeutet werden.

V. Pharmakologie der Contractilität der Herzmuskulatur.

Da die Contractilität der Herzmuskulatur eine recht sinnfällige Erscheinung der Herztätigkeit ist, deren grobe Störungen unschwer wahrnehmbar sind, so finden sich auch Angaben über ihre pharmakologische Beeinflußbarkeit in der Literatur zahlreicher als über die der Erregbarkeit des Herzens. Soweit es sich

---

[1]) Böhm, R.: Handb. d. exp. Pharmakol. Bd. II/1, S. 315. 1920.
[2]) Bowditch, H. P.: Ludwigs Arb. a. d. physiol. Anst. z. Leipzig Bd. 6, S. 139. 1872; Ber. d. kgl. sächs. Ges. d. Wiss., Mathemat.-phys. Kl., 12. XII. 1871.
[3]) Kisch, B.: Festschrift der Kölner Akademie, S. 374. Bonn: Marcus & Weber 1915.
[4]) Literatur s. bei R. Böhm: Handb. d. exp. Pharmakol. Bd. II/1, S. 249. 1920.
[5]) Kretzer, V. u. J. Seemann: Zeitschr. f. Biol. Bd. 57, S. 419. 1912.
[6]) de Boer, S.: Pflügers Arch. f. d. ges. Physiol. Bd. 187, S. 283. 1921.
[7]) Igersheim, J.: Arch. f. exp. Pathol. u. Pharmakol. Bd. 54, S. 73. 1906.
[8]) Hering, H. E.: Pflügers Arch. f. d. ges. Physiol. Bd. 116, S. 143. 1907.
[9]) Frey, E.: Arch. f. exp. Pathol. u. Pharmakol. Bd. 87, S. 377. 1920.
[10]) Simon, W.: Arch. f. exp. Pathol. u. Pharmakol. Bd. 100, S. 307. 1923.
[11]) Fröhlich, A. u. L. Pollak: Arch. f. exp. Pathol. u. Pharmakol. Bd. 86, S. 127. 1920.

dabei um indirekte Wirkungen auf dem Wege der extrakardialen Herznerven handelt, sollen diese gelegentlich nur kurz hervorgehoben werden. Da *jeder* Einfluß, der die Funktion von Vagus und Accelerans ändert, infolge der inotropen Wirkung der extrakardialen Herznerven auch die Contractilität beeinflussen kann, so sei zur Vermeidung von Wiederholungen hiermit auf die bei jedem einzelnen Stoff im vorangehenden Abschnitt „Pharmakologie der *Herzreizbildung*" besonders erwähnten Wirkungen auf die extrakardialen Herznerven verwiesen, aus denen sich jeweils ein Koeffizient der Beeinflussung der Contractilität der Herzmuskulatur durch diese Pharmaka ergibt.

Im allgemeinen findet man in Lehrbüchern, in denen die Contractilität des Herzens besprochen wird, meist eine Trennung in Tonus und Contractilität, wie dies ja auch bei der Skelettmuskulatur meist getan wird. Diese Trennung ist im nachfolgenden bewußt vermieden worden.

Es ist zweifellos, daß wir bei der Muskulatur außer den Zuckungen auf bestimmte Reize alterativer Art (v. TSCHERMAK) auch Dauerzustände verschiedenartiger Verkürzung kennen, die man gewöhnlich als Tonus bezeichnet. So groß nun die Literatur über den „Tonus" der Muskulatur ist, so wenig wissen wir tatsächlich Sicheres über dieses Phänomen und sein Wesen.

Die Begriffsfassung einer tonischen, im Gegensatz zur alterativen Innervation nach A. v. TSCHERMAK[1]) ist klar und unmißverständlich. Sie betrifft aber und kennzeichnet die *gegenseitige* Beziehung von Organen oder lebenden Gebilden überhaupt und nicht einen bestimmten Zustand *eines* beobachteten Gebildes im Gegensatz zu seinen anderen Zuständen, woran man doch in der Regel bei Verwendung des Wortes „Tonus eines Muskels" im Gegensatz zur „Zuckung" zunächst denkt.

Da nach eigener Ansicht von diesem sog. „Tonus der Herzmuskulatur" wohl das mit Sicherheit ausgesagt werden kann, daß er, wie auch die anderen beobachteten Funktionen, ein Ausdruck der jeweiligen bioenergetischen Situation der Herzmuskelzellen ist (s. Einleitung dieses Kapitels), mit dieser andauernd Änderungen erfährt und zunächst begrifflich und experimentell gar nicht klar erfaßt ist, so wurde der Ausdruck Tonus im folgenden, soweit es ging, überhaupt vermieden. Ich glaube nicht, daß die sachliche Darstellung dadurch Schaden leidet, daß man Verkürzungszustände als solche bezeichnet und mit diesem Wort dort die zweifellos richtige Beobachtung kennzeichnet, wo der Ausdruck Tonussteigerung, geleitet von einer oft unerwiesenen Annahme, in das reichlich unklare Gebiet der Tonusauffassungen leitet (vgl. z. B. das weiter unten bei den Digitalisstoffen Gesagte).

Die Contractilität des Herzens wird sehr häufig im Tierversuch lediglich nach der Zackenhöhe einer mechanographischen Kurve beurteilt. Daß dies für die Beurteilung der Arbeitsleistung des Herzens ein durchaus unzureichendes Kriterium darstellt, ist klar, und erfreulicherweise mehren sich in den letzten Jahren die Arbeiten auf pharmakologischem Gebiete, die von Grund aus die Dynamik des Herzens und ihre Änderung unter pharmakologischen Einflüssen untersuchen. Die Berücksichtigung der Bedeutung von Belastung, Überlastung und Frequenz der Herzschläge für die Leistungen der Herztätigkeit ist zur Analyse der Beeinflussung dieser durch Arzneimittel unerläßlich.

Solange der größte Teil der Arbeit auf diesem Gebiete noch zu leisten ist, wird auch die Darstellung der Pharmakologie des Herzens nicht, wie es erstrebenswert wäre, eine Pharmakologie der Herzleistung sein können, sondern zunächst nur eine Pharmakologie der einzelnen Funktionen des Herzens. Aus

---

[1]) v. TSCHERMAK, A.: Wien. klin. Wochenschr. Jg. 27, Nr. 13. 1914.

ihr und aus der Pharmakologie der Gefäße unter voller Würdigung der Erfahrungen der normalen und pathologischen Physiologie auf dem Gebiete der Dynamik des Herzens synthetisch eine Pharmakologie des Kreislaufes zu schaffen, muß einer Zeit vorbehalten bleiben, die einen tieferen Einblick in die Tatsachen und Zusammenhänge haben wird als wir.

A. Anorganische Stoffe.

1. Kationen.

Kalium. Bezüglich der Contractilität scheint die Herzmuskulatur von den einwertigen Kationen am stärksten durch Kalium beeinflußt zu werden. Es erweist sich dabei, daß K-Ionen einerseits für das Herz zu normaler Contractilität unentbehrlich sind, daß ihre Steigerung über die physiologische Menge in der Nährlösung aber die Contractilität alsbald abschwächt oder ganz aufhebt und die Neigung des Herzens zum Phänomen der Treppe erhöht[1]). Hierbei scheint es besonders bemerkenswert, daß der contractilitätslähmende Einfluß des Kaliums, im Gegensatz zu seinem Einfluß auf die Herzreizbildung, nicht durch das Konzentrationsgefälle der K-Ionen zwischen Zellinnerem und Zellumgebung bedingt ist, sondern durch die Konzentration des K in der Zelle selbst[2]).

Schon P. GUTTMANN[3]) hat als Wirkung der Kalisalze auf das Kalt- und Warmblüterherz eine Abschwächung der Contractionen und bei genügend hohen Dosen Stillstand in Diastole beschrieben.

Diese Beobachtungen sind seither immer wieder bestätigt worden. So für das Säugetierherz von O. LANGENDORFF[4]), GROSS[5]), H. E. HERING[6]), ARBORELIUS und ZOTTERMANN[7]) u. a., für das Froschherz von BRANDENBURG[8]), R. BÖHM[9]), TETEN HALD[10]), T. SAKAI[11]), BRANN[12]) u. a.

In den Versuchen von GROSS[5]) hing bei *dauernder künstlicher Durchströmung* des isolierten Organes die Wirkung von der Menge KCl ab, die dem Herzen in der Zeiteinheit zugeführt wurde. Er sah die negativ inotropen Wirkungen des KCl am Herzen auch nach Atropinisierung auftreten, so daß es sich bei der KCl-Wirkung auf die Contractilität des Herzens nicht um die Beeinflussung des Vagus *allein* handeln kann, daß aber eine solche gelegentlich auch vorkommt, ist fraglos[13]) und wird weiter unten noch besprochen werden.

Beim Froschherzen scheint es für die Beeinflussung der Contractilität seiner Muskulatur nicht ganz gleichgültig bezüglich des Wirkungsgrades zu sein, ob das Kalisalz von innen oder von außen ans Herz gebracht wird [TETEN HALD[10])]. Auch scheint sich die inotrope Kaliwirkung am isolierten Froschherzen an der Kammermuskulatur stärker auszuprägen als an den Vorhöfen [BÖHM[9])], wie dies nach eigenen Beobachtungen[13]) übrigens auch bezüglich der Hemmung der Erregungsleitung durch Kalium der Fall ist. Die kontraktionsabschwächende Wirkung der Kalisalze geht weiter indirekt aus den Beob-

---

[1]) NIEDERHOFF, P.: Zeitschr. f. Biol. Bd. 83, S. 563. 1925.
[2]) KISCH, BRUNO: Arch. f. exp. Pathol. u. Pharmakol. Bd. 116, S. 189. 1926.
[3]) GUTTMANN, P.: Virchows Arch. f. pathol. Anat. u. Physiol. Bd. 35, S. 450. 1866.
[4]) LANGENDORFF, O.: Pflügers Arch. f. d. ges. Physiol. Bd. 93, S. 286. 1903.
[5]) GROSS, E.: Zitiert auf S. 712.
[6]) HERING, H. E.: Pflügers Arch. f. d. ges. Physiol. Bd. 161, S. 549. 1915.
[7]) ARBORELIUS, M. u. Y. ZOTTERMANN: Skandinav. Arch. f. Physiol. Bd. 45, S. 12. 1924.
[8]) BRANDENBURG, E.: Pflügers Arch. f. d. ges. Physiol. Bd. 95, S. 625. 1903.
[9]) BÖHM, R.: Zitiert auf S. 712.
[10]) TETEN HALD: Arch. f. exp. Pathol. u. Pharmakol. Bd. 53, S. 227. 1905.
[11]) SAKAI, T.: Zeitschr. f. Biol. Bd. 64, S. 505. 1914.
[12]) BRANN, M.: Arch. f. exp. Pathol. u. Pharmakol. Bd. 94, S. 222. 1922.
[13]) KISCH, BRUNO: Arch. f. exp. Pathol. u. Pharmakol. Bd. 116, S. 189. 1926.

achtungen der Kontraktionsverstärkung hervor, die auftritt, wenn man das Herz mit kalifreier Nährlösung durchströmt [GROSS[1])], wobei dann freilich auch die kontraktionsfördernde Calciumwirkung ungehemmter zum Ausdruck kommt. Aber diese positiv inotrope Wirkung des Kaliummangels ist nur vorübergehend [KOLM und PICK[2]), ARBORELIUS und ZOTTERMANN[3])] und alsbald von einer Abnahme der Kontraktionskraft und diastolischem Stillstand gefolgt, weil sich der völlige Kaliummangel alsbald schädigend geltend macht, der nach ARBORELIUS und ZOTTERMANNS[3]) Versuchen von vielen Herzen so schlecht vertragen wird, daß er sie schnell in irreparabler Weise schädigt. Führt man einem durch Kalimangel stillstehenden, aber noch nicht irreversibel geschädigten (Kaninchen-) Herzen wieder kalihaltige Ringerlösung zu, so ist nach ARBORELIUS und ZOTTERMANN[3]) *zunächst* nur eine gewisse Erschlaffung und erst etwa 12—90 Sekunden später der Wiederbeginn des spontanen Schlagens festzustellen. Wenn wir diese bestehende Contractur, die nach ARBORELIUS und ZOTTERMANN durch Kalizufuhr gelöst wird, als Calciumwirkung auffassen, so würde damit eine Analogie zu anderen Beobachtungen gegeben sein, aus denen hervorgeht, daß K-Zufuhr Contracturzustände der Herzmuskulatur beseitigen kann. BURRIDGE[4]) z. B. sah die Contractur des Herzmuskels, die durch Säurezufuhr hervorgerufen wird, durch KCl-Einwirkung schwinden, und BRANN[5]) beobachtete, daß Kalisalze beim Froschherzstreifenpräparat in der Lage sind, die durch Digitalis oder durch $BaCl_2$ ausgelösten Contracturen zu lösen.

Während positiv inotrope Kaliumwirkungen am Herzen früher nicht bekannt waren, sind neuerdings auch solche, freilich nur unter besonderen, abnormen Verhältnissen (bei calciumreicher Ernährung oder bei Digitaliseinwirkung in einigen Fällen am isolierten Froschherzen) gemacht worden[6]). Nach LOEWI zeigen sich in diesen Fällen gewisse Ähnlichkeiten zwischen der Kalium- und der Veratrinwirkung. Neuerdings sind die LOEWIschen Beobachtungen auch von KOLM und PICK[2]) und von BRANN[5]) bestätigt worden.

Beim Schildkrötenvorhof ist eine Steigerung der Kontraktionsrückstände durch KCl-Zufuhr von GRUBER[7]) beobachtet worden.

Wie schon erwähnt wurde, übt Kalium auch nach Atropin in den entsprechenden Konzentrationen einen hemmenden Einfluß auf die Contractilität aus. Außerdem kann aber bei entsprechend hochgradig erregbarem Vagus durch Kalium auch auf dem Wege peripherer Vagusreizung eine stark negativ inotrope Wirkung ausgeübt werden[8]). Abb. 195 zeigt eine derartige, gewiß nur selten zu machende Beobachtung an einem in situ befindlichen, natürlich durchströmten Esculentenherz.

Der Vagus war (nach Urethanzufuhr) stark erregbar. Mit Hilfe eines kleinen Filterpapierblättchens wurde etwas $n/_{10}$-KCl-Lösung auf die Sino-Auriculargrenze gebracht. Neben der geringgradigen Beschleunigung tritt eine stark negativ inotrope Wirkung auf. Eine genaue Wiederholung des Versuches kurz darauf, aber nach vorangehender Atropinisierung, hatte keinen inotropen Erfolg mehr[8]).

Es zeigt dies, daß Kalium in der Tat, abgesehen von der unmittelbaren Einwirkung auf den Muskel, auch durch eine periphere Vaguserregung die Con-

---

[1]) GROSS, E.: Zitiert auf S. 712.
[2]) KOLM, R. u. E. P. PICK: Pflügers Arch. f. d. ges. Physiol. Bd. 185, S. 235. 1920.
[3]) ARBORELIUS, M. u. Y. ZOTTERMANN: Skandinav. Arch. f. Physiol. Bd. 45, S. 12. 1924.
[4]) BURRIDGE, W.: Journ. of physiol. Bd. 44, S. VIII. 1912 u. Bd. 45, S. V. 1912.
[5]) BRANN, M.: Arch. f. exp. Pathol. u. Pharmakol. Bd. 94, S. 222. 1922.
[6]) LOEWI, O.: Arch. f. exp. Pathol. u. Pharmakol. Bd. 83, S. 366. 1918; Pflügers Arch. f. d. ges. Physiol. Bd. 188, S. 87. 1921. — PICK, E. P.: Wien. klin. Wochenschr. 1920, Nr. 50.
[7]) GRUBER, CH. M.: Journ. of pharmacol. a. exp. therapeut. Bd. 15, S. 271. 1920.
[8]) KISCH, BRUNO: Arch. f. exp. Pathol. u. Pharmakol. Bd. 116, S. 189. 1926.

tractilität des Herzens mindernd beeinflussen kann. Vielleicht hängt es auch mit dieser Vaguswirkung des Kaliums zusammen, daß es nach NIEDERHOFF[1]) die Neigung des Herzens zum Phänomen der Treppe erhöhen kann, wie dies ja auch sonst von vaguserregenden Stoffen bekannt ist. Die Neigung zum Auftreten superponierter Extrasystolen habe ich demgemäß ebenfalls bei kalivergifteten Herzen öfters beobachten können.

Nach FREY[2]) verlängert Kalium auch die Latenzzeit der Herzmuskelkontraktion.

Auf die theoretischen Vorstellungen über die Art der Beeinflussung der Muskelkontraktion durch Kalisalze soll hier nicht weiter eingegangen werden, doch sei auf die bedeutsamen Untersuchungen EMBDENs und seiner Schule auf diesem Gebiete verwiesen [VOGEL[3]), BEHRENDT[4])].

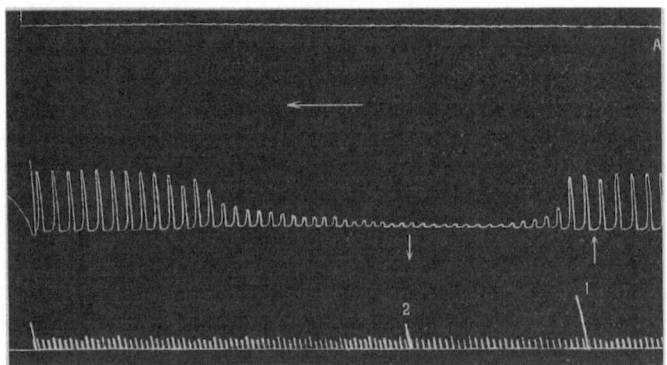

Abb. 195. Negativ inotrope Kaliwirkung auf dem Wege des Vagus. Eskulentenherz in situ. Urethan. Vagus sehr stark erregbar. Bei Marke 1 wurde ein Filterblättchen mit $m/_{10}$-KCl getränkt auf die Sinoaurikulargrenze gelegt, bei Marke 2 wieder weggenommen. Stark negativ inotrope Vaguswirkung. Bei Wiederholung des gleichen Versuches am gleichen Objekt in gleicher Weise nach Atropin, keine inotrope Wirkung mehr. (Eigene Beobachtung.)

KOLM und PICK sind der Meinung, daß die Bedeutung des Kaliums beim Zustandekommen der Dauerverkürzung des Froschventrikels durch Strophanthin oder Ca in einer Beeinflussung des Oberherzens liegt, in dem die Art der dem Ventrikel zugeleiteten Reize verändert, mitunter auch vermehrt werden sollen. Diese Ansicht kann zur Zeit nur als ganz vermutungsweise und hypothetisch bezeichnet werden, zumal da LOEWI[5]) auch am automatisch schlagenden Froschventrikel unter bestimmten Bedingungen „Kalicontracturen" auslösen konnte. LOEWI sieht im Kalium ein Agens, das das Herz für den Einfluß des Ca erregbar macht.

Unsere sachlichen Kenntnisse über das Wesen der Muskelkontraktion sind zur Zeit noch so gering, daß alle derartigen Vermutungen nur als Arbeitshypothesen, die zu weiteren Versuchen den Anstoß geben müssen, eine Bedeutung haben können.

Natrium. In grundsätzlich ähnlicher, wenn auch weniger intensiver Weise wie das Kalium scheint Natrium die Contractilität des Herzmuskels zu beeinflussen.

GROSS[6]) konnte am isolierten, künstlich durchströmten Säugerherzen bei Zufuhr von NaCl in kleinen Dosen keine inotrope Wirkung feststellen, bei großen

---

[1]) NIEDERHOFF, P.: Zeitschr. f. Biol. Bd. 83, S. 563. 1925.
[2]) FREY, W.: Zeitschr. f. d. ges. exp. Med. Bd. 42, S. 614 u. 625. 1924.
[3]) VOGEL, HANS: Zeitschr. f. physiol. Chem. Bd. 118, S. 50. 1922.
[4]) BEHRENDT, HANS: Zeitschr. f. physiol. Chem. Bd. 118, S. 123. 1922.
[5]) LOEWI, O.: Pflügers Arch. f. d. ges. Physiol. Bd. 188, S. 87. 1921.
[6]) GROSS, E.: Zitiert auf S. 712.

Dosen sah er eine deutliche Abnahme der Kontraktionsstärke. Doch besagen diese Beobachtungen wegen der auch von GROSS betonten gleichzeitigen Änderung der osmotischen Verhältnisse nicht viel. Die genauen Untersuchungen BÖHMS[1]) am isolierten Froschherzen, die neuerdings durch solche von BOUCKAERT und GENGOUX[2]) bestätigt wurden, zeigten, daß das mit reiner NaCl-Lösung ernährte Herz alsbald eine Abnahme der Kontraktionsstärke zeigt. Wie BÖHM[1]) bei seinen Versuchen sah, ist dieser Natriumsalzwirkung gegenüber die Ventrikelmuskulatur viel empfindlicher als die der Vorhöfe, was den vorerwähnten Erfahrungen über Kaliumsalzwirkungen entspricht. SAKAI[3]) zeigte ferner, daß, wenn man unter Wahrung der Isotonie der Nährlösung deren Gehalt an NaCl auf $1^0/_{00}$ erniedrigt, also die Na-Konzentration stark vermindert, die Kontraktionsgröße des künstlich ernährten Froschventrikels stark erhöht wird, und die grundsätzlich gleichen Beobachtungen hat F. B. HOFMANN[4]) auch am isolierten, künstlich durchströmten Säugetierherzen machen können.

Der Verlängerung des Mechanogramms des Froschherzens bei Verminderung des NaCl-Gehaltes der Nährlösung entspricht auch eine solche des Elektrokardiogramms[5]).

Die SAKAIschen Befunde sind neuerdings von ZONDEK[6]) sowie von GUERRA[7]) bestätigt worden. ZONDEK fand auch, daß Erhöhung des NaCl-Gehaltes der Ringerlösung auf 1% zu vorübergehenden starken Kontraktionsabschwächungen beim isolierten Froschherzen führt, das bei einem NaCl-Gehalt von über 1,1% in der Nährlösung diastolisch stillsteht. Daß es sich hierbei tatsächlich um spezifische Na-Wirkungen handelt, schließt ZONDEK daraus, daß er ähnliche Wirkungen wie mit NaCl auch mit NaBr erzielte. Auch insofern ist eine Analogie zwischen Natrium- und Kaliumwirkung vorhanden, als die Contractilitätssteigerung, die man bei Verminderung des NaCl-Gehaltes der Nährlösung erhält, alsbald in eine Abschwächung der Kontraktionen übergeht, wenn der NaCl-Gehalt der Lösung gar zu stark (unter $1^0/_{00}$) vermindert wird (HOFMANN, SAKAI).

Andere einwertige Kationen.

Lithiumsalze sind nach ZONDEKS[6]) Untersuchungen weder imstande, die Folgen des Natriummangels der Nährlösung bezüglich der Contractilität des Herzens wieder wettzumachen, noch wirkt ihr Zusatz zur normalen Ringerlösung wie der von Natriumsalzen. Dies ist verständlich, wenn man die Erfahrungen BORNSTEINS[8]) über die Wirkungen von Lithiumsalzen auf die Contractilität berücksichtigt. BORNSTEIN sah als Lithiumwirkung am isolierten Froschherzen eine Verlängerung der Systole und eine Neigung zum Auftreten von Contracturen. Es scheint sich Li bezüglich seiner biologischen Wirkungen betreffs der Contractilität des Herzmuskels demnach anders zu verhalten als K und Na.

Vom NH_4-Ion wird ebenfalls eine positiv inotrope Wirkung auf das Herz berichtet. Beobachtungen, aus denen man dies entnehmen kann, sind von LUSSANA[9]) am isolierten, mit Ringerlösung künstlich durchströmten Schild-

---

[1]) BÖHM, R.: Zitiert auf S. 712.
[2]) BOUCKAERT, J. P. u. P. GENGOUX: Cpt. rend. des séances de la soc. de biol. Bd. 90, S. 649. 1924.
[3]) SAKAI, T.: Zitiert auf S. 712.
[4]) HOFMANN, F. B.: Zeitschr. f. Biol. Bd. 66, S. 293. 1915 u. Biochem. Zeitschr. Bd. 156, S. 278. 1925.
[5]) DE BURGH DALEY, J. u. A. J. CLARK: Journ. of physiol. Bd. 54, S. 367. 1921.
[6]) ZONDEK, S. G.: Biochem. Zeitschr. Bd. 121, S. 87. 1921.
[7]) GUERRA: Arch. internat. de physiol. Bd. 23, S. 299. 1924.
[8]) BORNSTEIN, A.: Arch. f. (Anat. u.) Physiol. 1909, S. 100; Pflügers Arch. f. d. ges. Physiol. Bd. 174, S. 352. 1918.
[9]) LUSSANA, F.: Arch. internat. de physiol. Bd. 13, S. 415. 1913.

kröten- und Schleienherzen gemacht worden, von FRÖHLICH und PICK[1]) beim isolierten Froschherzen. Gelegentlich konnte auch in eigenen (unveröffentlichten) Versuchen durch Ammoniumsalzzufuhr bei disponierten Präparaten beim natürlich durchströmten Froschherzen eine Neigung zu Verkürzungszuständen der Kammer beobachtet werden.

Während die NH_4-Ionen nun, wie gesagt, in geringen Konzentrationen kontraktionsfördernd auf den Herzmuskel wirken[2]), beeinflussen sie ihn anscheinend in höheren Dosen lähmend, so daß es schließlich zum diastolischen Stillstand kommt. Bei nicht zu langer Einwirkung zu hoher NH_4-Dosen sind die Erscheinungen reversibel. Versuche solcher Art sind am Kaltblüterherzen [LUSSANA[3]), HABERLANDT[4])] und am isolierten Warmblüterherzen [BACKMANN[5])] ausgeführt worden.

Zwischen der Wirkung der NH_4- und der Ca-Ionen auf das Herz besteht innerhalb gewisser Grenzen eine antagonistische Beeinflussung [RINGER[6])].

Rubidiumsalze scheinen die Contractilität der Vorhöfe und der Kammern ähnlich wie K-Salze im Sinne der Contractilitätsverminderung und schließlich eines diastolischen Stillstandes zu beeinflussen[7]).

Calcium. Unter den Kationen hat wohl außer dem Kalium die stärkste Einwirkung auf die Contractilität der Herzmuskulatur das Calcium. Seine Bedeutung hat in dieser Hinsicht als erster S. RINGER[8]) richtig erkannt, der feststellte, daß eine Steigerung des Calciumgehaltes der Nährlösung die Dauer und Stärke der Systole erhöht.

Beobachtungen ähnlicher Art sind seither bei den verschiedensten Versuchsobjekten immer wieder gemacht worden. Auch wurde festgestellt, daß durch die Calciumionen die Neigung des Froschherzens, das Phänomen der Treppe zu zeigen, vermindert wird[9]). Beim künstlich durchströmten Froschherzen sind Beobachtungen dieser Art von T. SAKAI[10]), R. BÖHM[11]) u. v. a. gemacht worden, beim künstlich durchströmten Säugetierherzen von O. LANGENDORFF[12]), LANGENDORFF u. HUECK[13]), GROSS[14]), VAN EGMOND[15]) u. a.

S. RINGER sowie LANGENDORFF und HUECK haben auf Grund dieser Tatsache bereits auch den Gedanken einer klinisch-therapeutischen Verwertung der positiv inotropen Calciumwirkung erörtert.

GROSS[14]) sah auch am stillstehenden Säugetierventrikel bei $CaCl_2$-Zufuhr eine Verkürzung der Herzmuskulatur auftreten, ohne daß Einzelkontraktionen festzustellen gewesen wären. Diese systolische Neigung des Herzens nach Calciumzufuhr geht auch aus den Versuchen R. BÖHMS[11]) hervor, der beim künstlich durchströmten Froschherzen als Ca-Wirkung außer der Verstärkung und Ver-

---

[1]) FRÖHLICH, A. u. E. P. PICK: Zentralbl. f. Physiol. Bd. 33, S. 225. 1919.
[2]) Siehe auch P. TRENDELENBURG: Handb. d. exp. Pharmakol. Bd. I, S. 489. 1923. (Ausführliche Literatur.)
[3]) LUSSANA, F.: Arch. internat. de physiol. Bd. 11, S. 1. 1912; Bd. 13, S. 415. 1913.
[4]) HABERLANDT, L.: Zeitschr. f. Biol. Bd. 72, S. 1. 1920.
[5]) BACKMANN, L.: Skand. Arch. f. Physiol. Bd. 20, S. 5. 1907.
[6]) RINGER, S.: Journ. of Physiol. Bd. 18, S. 425. 1895.
[7]) ROFFO, C. H. u. R. LÓPEZ-RAMIREZ: Bol. del inst. de med. exp. Bd. 1, S. 136. 1925.
[8]) Die ältere Literatur s. bei R. TIGERSTEDT: Die chemischen Bedingungen für die Entstehung des Herzschlages. Ergebn. d. Physiol. Bd. 12, S. 269. 1912; u. R. TIGERSTEDT: Die Physiologie des Kreislaufes. 2. Aufl. Berlin u. Leipzig: Ver. wiss. Verl. 1921—1923.
[9]) BORNSTEIN, A.: Arch. f. (Anat. u.) Physiol. Suppl. 1906, S. 343; 1909, S. 101. NIEDERHOFF, P.: Zeitschr. f. Biol. Bd. 83, S. 563. 1925.
[10]) SAKAI, T.: Zitiert auf S. 712.
[11]) BÖHM, R.: Zitiert auf S. 712.
[12]) LANGENDORFF, O.: Pflügers Arch. f. d. ges. Physiol. Bd. 93, S. 286. 1903.
[13]) LANGENDORFF, O. u. W. HUECK: Pflügers Arch. f. d. ges. Physiol. Bd. 96, S. 473. 1903.
[14]) GROSSE: Zitiert auf S. 712.
[15]) VAN EGMOND, A. A. J.: Pflügers Arch. f. d. ges. Physiol. Bd. 154, S. 39. 1913.

längerung der Systole Verschmelzung mehrerer Systolen, tetanusähnliche Dauerkontraktionen und schließlich systolischen Stillstand auftreten sah. Neuerdings hat HOLZLÖHNER[1]) als Wirkung ungenügend kompensierter Ca-Salze auf das Froschherz ebenfalls Verlangsamung der Diastole, Beschleunigung der Systole und Neigung zu Contracturerscheinungen beobachtet.

Durch diese Neigung zu systolischem Verhalten und die Abnahme der Dehnbarkeit der Herzmuskulatur [STEJN[2])] ist es verständlich, daß die Verstärkung der Leistung der einzelnen Systolen bei Calciumzufuhr ein Optimum bei bestimmten Konzentrationen von Ca aufweisen. Schon ROTHBERGER und WINTERBERG[3]) sahen beim Katzenherzen eine Verstärkung der Kontraktionen nur bei Zufuhr geringer Ca-Mengen, und auch SAKAI[4]) fand beim Froschherzen ein Kontraktionsoptimum bei bestimmten Ca-Konzentrationen der Nährlösung und ober- wie unterhalb dieser eine Abnahme der Kontraktionsgröße. Ähnlich sind die Befunde von JUNKMANN[5]) am gleichen Versuchsobjekt und von F. B. HOFMANN[6]) beim künstlich durchströmten Säugetierherzen.

Während beim Froschherzen Steigerung des Ca-Gehaltes der Nährlösung schließlich zu systolischem Stillstand führt, ist dies beim isolierten Krötenherzen nicht der Fall. Das Optimum der Contractilität ist bei einem Ca-Gehalt der Ringerlösung von etwa 0,02% $CaCl_2$ erreicht. Eine weitere Steigerung führt zu Abschwächung der Kontraktionen und schließlich zu diastolischem Stillstand [WIELAND[7])]. WIELAND sieht unter anderem auch in dieser Verschiedenheit des Verhaltens von Frosch- und Krötenherzen bei Calciumzufuhr einerseits und bei Zufuhr gewisser Gifte wie Digitalis andererseits einen Hinweis darauf, daß die von LOEWI[8]) geäußerte Ansicht richtig sein dürfte, daß die Wirkung mancher Herzgifte in erster Reihe darin besteht, daß sie das Herz gegenüber der Einwirkung von Calcium besonders empfindlich machen[9]) (s. hierzu das bei Digitalis Gesagte). Daß tatsächlich die Calciumwirkung an ein und demselben Objekt je nach dessen jeweiligen bioenergetischen Zustand sehr verschieden ist, geht wohl auch daraus hervor, daß sie von der Anwesenheit anderer Ionen in der Nährlösung abhängt [LOEWI[10]), T. SAKAI[11]), KOLM und PICK[12]), HOLZLÖHNER[1])] oder auch von der Sauerstoffversorgung des Gewebes [GHEORGHIOU und BOUCKAERT[13])]. Umgekehrt hängt auch wieder von der Menge der in der Nährlösung vorhandenen Ca-Salze die Wirkungsart anderer Stoffe auf die Contractilität des Herzens ab, dies gilt z. B. von der Wirkung von Alkalizufuhr [BURRIDGE[14])] oder von Natriumentzug [ZONDEK[15]), HOLZLÖHNER[1])], und allgemein kann man wohl annehmen, daß die Neigung des Herzmuskels, auf chemische Einflüsse mit Verkürzungssteige-

---

[1]) HOLZLÖHNER, E.: Zeitschr. f. Biol. Bd. 83, S. 107. 1925.
[2]) STEJN: Zitiert auf S. 712.
[3]) ROTHBERGER, C. I. u. H. WINTERBERG: Pflügers Arch. f. d. ges. Physiol. Bd. 142, S. 523. 1911.
[4]) SAKAI, T.: Zitiert auf S. 712.
[5]) JUNKMANN, K.: Arch. f. exp. Pathol. u. Pharmakol. Bd. 96, S. 63. 1922.
[6]) HOFMANN, F. B.: Zeitschr. f. Biol. Bd. 66, S. 293. 1916.
[7]) WIELAND, H.: Biochem. Zeitschr. Bd. 127, S. 94. 1922.
[8]) LOEWI, O.: Arch. f. exp. Pathol. u. Pharmakol. Bd. 82, S. 131. 1917; Bd. 83, S. 366. 1918.
[9]) WIELAND, H.: Arch. f. exp. Pathol. u. Pharmakol. Bd. 82, S. 131. 1917. Vgl. hierzu das bei Digitalis weiter unten Gesagte.
[10]) LOEWI, O.: Pflügers Arch. f. d. ges. Physiol. Bd. 188, S. 87. 1921.
[11]) SAKAI, T.: Zitiert auf S. 712.
[12]) KOLM, R., u. E. P. PICK: Pflügers Arch. f. d. ges. Physiol. Bd. 185, S. 235. 1920.
[13]) GHEORGHIOU, A., u. J. P. BOUCKAERT: Cpt. rend. des séances de la soc. de biol. Bd. 88, S. 970. 1923.
[14]) BURRIDGE, W.: Journ. of physiol. Bd. 55, S. 111. 1921.
[15]) ZONDEK, S. G.: Biochem. Zeitschr. Bd. 121, S. 87. 1921.

rungen zu reagieren [seine Contracturbereitschaft nach FRÖHLICH und PICK[1])], durch eine gewisse Steigerung des Calciumgehaltes seiner Nährlösung erhöht wird.

Dementsprechend sind auch die Erscheinungen verständlich, die man beim Durchströmen des isolierten Herzens mit calciumfreien Nährlösungen erhält. Eine starke Abnahme der Contractilität ist die Folge [GROSS[2])]. Daß aber das künstlich durchströmte Herz bei völlig calciumfreier Nährlösung noch sehr lange (bis 24 Stunden), wenn auch schwach, weiterschlagen kann, ist ebenso bekannt [ARBEITER[3])] wie die Tatsache, daß es bei dieser unveränderten Ernährung nach längerer Zeit ganz schwacher Tätigkeit spontan wieder zu einem Kräftigerwerden dieser und (auch ohne Frequenzänderung) zu einer Steigerung des Schlagvolumens beim Froschherzen kommen kann [HANSEN[4]), JUNKMANN[5])].

Diese Beobachtungen von HANSEN und JUNKMANN erinnern an ganz ähnliche, die in EMBDENS[6]) Laboratorium am Skelettmuskel bei Kaliumvergiftung gemacht wurden. Sie legen nicht nur den Gedanken nahe, daß es sich beim Ca-Entzug hauptsächlich um eine Wirkung des nun nicht genügend antagonistisch in seinen Wirkungen beeinflußten K handelt, sondern vielleicht ist auf Grund der Untersuchungen am Skelettmuskel und der Deutungsversuche dieser von EMBDEN, auch für die von HANSEN und JUNKMANN beschriebene Erscheinung am Herzen folgende Erklärung möglich. Der in Ca-freier Lösung schlagende Herzmuskel gibt Ca an diese ab. Die Folge ist eine relative Kali- und Natriumgehaltsteigerung und Kalivergiftung der Zelle. Da aus den erwähnten Arbeiten der EMBDENschen Schule hervorgeht, daß Kalium permeabilitätshemmend wirkt, so wäre es wohl denkbar, daß nun der weitere Austritt von Ca aus der Zelle erschwert und etwaige einsetzende kompensatorische Vorgänge[7]) das Ionengleichgewicht in einem Sinne beeinflussen, der dazu führt, daß die Contractilität des Herzens sich wieder bessert, bis schließlich, trotz der Herabsetzung (aber nicht völliger Aufhebung) der Permeabilität, der Calciumverlust der Zelle wieder zu hochgradigen Störungen der Contractilität führt. Obwohl durchaus nicht ohne besondere darauf abzielende Versuche behauptet werden soll, daß die angeführten Erwägungen das genannte Phänomen am Herzen bei Calciumentzug erklären, so werden sie doch durch die Arbeiten der EMBDENschen Schule nahegelegt.

Beim Froschherzen wurden die Kammern bezüglich ihrer Contractilität von HANSEN und SCHROEDER[8]) gegen Calciumentzug merklich empfindlicher gefunden als die Vorhöfe, was den Beobachtungen R. BÖHMS[9]) entspricht, daß erhöhte Zufuhr von K sowohl als von Na auf die Kammern stärker als auf die Vorhöfe wirkt, und dieser Einfluß macht sich anscheinend auch schon bei den „physiologischen" Dosen dieser beiden Stoffe in der Nährlösung geltend, wenn das antagonistisch wirksame Ca aus ihr fortgelassen wird.

Bei $CaCl_2$-Injektionen am intakten Tier sah RUTKEWITSCH[10]) bei mittleren Dosen eine kontraktionsverstärkende Wirkung nach intravenöser Verabreichung beim Hund, nach großen Dosen diastolischen Herzstillstand.

Schließlich seien noch die Beobachtungen BURRIDGES[11]) am Kaltblüterherzen erwähnt, daß nach Zusatz von 0,15% $CaCl_2$ zur Ringerlösung Faradisation Herztetanus und passend verabfolgte Einzelinduktionsschläge Summation der Zuckungen und Ermüdungserscheinungen auftreten lassen.

---

[1]) FRÖHLICH, A., u. E. P. PICK: Zentralbl. f. Physiol. Bd. 33, S. 225. 1919.
[2]) GROSS, E.: Zitiert auf S. 712.
[3]) ARBEITER, W. C. A.: Arch. néerland. de physiol. de l'homme et des anim. Bd. 5, S. 185. 1921.
[4]) HANSEN, K.: Zeitschr. f. Biol. Bd. 73, S. 191. 1921.
[5]) JUNKMANN, K.: Arch. f. exp. Pathol. u. Pharmakol. Bd. 96, S. 63. 1922.
[6]) VOGEL, H.: Zeitschr. f. physiol. Chem. Bd. 118, S. 50. 1922. Siehe besonders S. 82.
[7]) Z. B. Vorgänge physiko-chemischer Art, die zu stärkerer Dissoziation von Ca-haltigen Verbindungen in der Zelle führen und schon durch die Diffusion von Ca-Ionen aus der Zelle in die calciumfreie Nährlösung ausgelöst werden können.
[8]) HANSEN, K., u. E. SCHRÖDER: Zeitschr. f. Biol. Bd. 79, S. 15. 1923.
[9]) BÖHM, R.: Zitiert auf S. 712.
[10]) RUTKEWITSCH, K.: Pflügers Arch. f. d. ges. Physiol. Bd. 129, S. 487. 1909.
[11]) BURRIDGE, W.: Journ. of physiol. Bd. 54, S. 248. 1920.

Über den Einfluß des Calciums auf das Elektrokardiogramm war schon im Abschnitt „Pharmakologie der Erregbarkeit" die Rede.

Daß die positiv inotropen Calciumwirkungen an die gleichzeitige Anwesenheit von Kalium geknüpft sind, scheint aus Beobachtungen hervorzugehen, nach denen am kaliumfrei ernährten Froschherzen Calcium negativ inotrope Wirkungen entfalten kann[1]).

FRÖHLICH und PICK[2]) haben am isolierten Froschherzen die Beobachtung machen können, daß die kontraktionsfördernde Wirkung sowohl der Ca- als der Ba-Salze durch Vorbehandlung mit Physostigmin etwas erhöht wird.

Nach FREY[3]) wird die mechanische Latenzzeit der Herzmuskelkontraktion durch $CaCl_2$ je nach der Konzentration verschieden beeinflußt.

Von besonderen theoretischen Vorstellungen über die Mechanik der Beeinflussung der Contractilität durch Ca seien die Darlegungen von MARTIN[4]) und BURRIDGE[5]) erwähnt, doch ist eine klare Vorstellung, die auch durch die experimentellen Tatsachen genügend gestützt wäre, zur Zeit hierüber nicht vorhanden. Einflüsse kolloidchemischer Art dürften gewiß eine Rolle neben rein chemischen spielen, doch ist mit derartigen allgemeinen Feststellungen für die Klärung der Tatsachen nicht viel gewonnen. Aussichtsreich in dieser Hinsicht scheint, wie gesagt, die Berücksichtigung der Ergebnisse der Arbeiten EMBDENS und seiner Schule aus den letzten Jahren, auf die schon verschiedentlich verwiesen wurde.

Barium. Sehr deutliche Wirkungen auf die Contractilität des Herzmuskels üben Bariumsalze aus. Allgemein wird über kontraktionsfördernde Wirkungen bei nicht zu hohen Dosen berichtet und bei toxischen Dosen von systolischem Herzstillstand. Dieser kann unter Umständen an verschiedenen Teilen der Herzkammer verschieden rasch eintreten.

So beschreibt z. B. SCHEDEL[6]), bei dem die ältere Literatur über diesen Gegenstand zu finden ist, beim Froschherzen, daß, bevor es zum systolischen Stillstand der ganzen Kammer kommt, mitunter die Herzspitze zu einer Zeit, zu der die Kammerbasis sich noch kräftig kontrahiert, systolisch stillsteht.

Die kontraktionsfördernde Wirkung der Ba-Salze und den schließlichen systolischen Stillstand beim Froschherzen beschreiben neuerdings ferner z. B. KIONKA[7]), FRÖHLICH und PICK[8]), ABDERHALDEN und GELLHORN[9]), BRANN[10]) und TOCCO-TOCCO[11]).

Beim isolierten Krötenherzen fand WIELAND[12]) die gleichen Wirkungen von Bariumsalzen (im Gegensatz zu Calcium) wie beim Froschherzen, ja es scheint gegen Bariumsalze noch viel empfindlicher zu sein als dieses. Auch das Schildkrötenherz zeigt die kontraktionsfördernde Wirkung des Ba und systolischen Stillstand nach großen Dosen [LE FÉVRE[13]), LIOTTA[14])], ebenso das Säugetierherz [ROTHBERGER und WINTERBERG[15]), VAN EGMOND[16])].

---

[1]) PICK, E. P.: Wien. klin. Wochenschr. 1920, Nr. 50.
[2]) FRÖHLICH, A., u. E. P. PICK: Zeitschr. f. d. ges. exp. Med. Bd. 11, S. 89. 1920.
[3]) FREY, W.: Zeitschr. f. d. ges. exp. Med. Bd. 42, S. 614 u. 625. 1924.
[4]) MARTIN, E. G.: Americ. journ. of physiol. Bd. 32, S. 165. 1913.
[5]) BURRIDGE, W.: Quart. journ. of med. Bd. 9, S. 43. 1915.
[6]) SCHEDEL: Zitiert auf S. 712.
[7]) KIONKA, H.: Zeitschr. f. exp. Pathol. u. Therapie Bd. 17, S. 108. 1915.
[8]) FRÖHLICH, A., u. E. P. PICK: Zentralbl. f. Physiol. Bd. 33, S. 225. 1919.
[9]) ABDERHALDEN, E., u. E. GELLHORN: Pflügers Arch. f. d. ges. Physiol. Bd. 183, S. 303. 1920.
[10]) BRANN, M.: Arch. f. exp. Pathol. u. Pharmakol. Bd. 94, S. 222. 1922.
[11]) TOCCO-TOCCO, L.: Arch. internat. de pharmaco-dyn. et de thérapie Bd. 28, S. 349. 1924.
[12]) WIELAND, H.: Biochem. Zeitschr. Bd. 127, S. 94. 1922.
[13]) LE FÉVRE DE ARRIC, M.: Arch. internat. de pharmaco-dyn. et de thérapie Bd. 25, S. 283. 1920.
[14]) LIOTTA, D.: Arch. di farmacol. sperim. e scienze aff. Bd. 37, S. 111. 1924.
[15]) ROTHBERGER, C. J., u. H. WINTERBERG: Pflügers Arch. f. d. ges. Physiol. Bd. 142, S. 461. 1911.
[16]) VAN EGMOND, A. A. J.: Pflügers Arch. f. d. ges. Physiol. Bd. 159, S. 39. 1913.

GRUBER[1]) sah als Bariumwirkung am isolierten Schildkrötenvorhof neben der Kontraktionsverstärkung eine Erhöhung der Kontraktionsrückstände und Steigerung der von FANO beschriebenen sog. Tonusschwankungen des Schildkrötenvorhofes.

Das Barium scheint seinen Angriffspunkt unmittelbar am Herzmuskel selbst zu haben [MAGNUS[2]), SCAFFIDI[3]), ABDERHALDEN und GELLHORN[4]), BRANN[5])] und die Ventrikelmuskulatur scheint gegen seine Einwirkung empfindlicher zu sein als die der Vorhöfe [SCHEDEL[6]), LIOTTA[7])], wie wir dies ja schon bei einer ganzen Reihe von Giften kennengelernt haben. Bei nicht zu hohen Dosen ist die Wirkung reversibel [LE FÉVRE[8])]. Die Wirkung des Ba auf die Contractilität der Herzmuskulatur ist deutlich stärker als die von Ca und Sr [VAN EGMOND[9]), KIONKA[10])]. Nach KIONKA[10]) verhält sich die Wirkungsstärke von $BaCl_2 : CaCl_2 : SrCl_2$ bezüglich der Contractilität des Herzens wie $1 : 0,143 : 0,236$.

Schließlich sei noch erwähnt, daß POULSSEN[11]) eine Verschiedenartigkeit der $BaCl_2$-Wirkung beschreibt, je nachdem ob man es auf das isolierte Froschherz von außen oder von innen einwirken läßt, und auch KIONKA[10]) bringt gelegentlich beobachtete diastolische Stillstände des Froschherzens nach geringen Dosen von $BaCl_2$ und $SrCl_2$ mit dessen Einwirkung auf diastolisch wirksame Außenfasern des Froschherzens in Verbindung. Doch bedarf diese Frage zweifellos einer neuerlichen Bearbeitung, da für die Existenz von Herzmuskelfasern dieser Wirkung kein Beweis vorliegt.

Strontium. Strontiumsalze wirken ähnlich und sollen nach GRASSHEIM und V. D. WETH[12]) stärker auf die Contractilität wirken als Ca-Salze. Die Kurve des isolierten Froschherzens zeigt auf Sr-Zufuhr ein breiteres systolisches Plateau und eine Verkürzung der Diastole[12]). Auch das durch Ca-freie Ernährung in seiner Contractilität geschädigte isolierte Froschherz soll nach Sr-Zufuhr nach diesen Autoren eine viel deutlichere Leistungssteigerung aufweisen als nach Ca-Zufuhr[13]). Nach neueren Versuchen von HIRSCH und OPPENHEIMER[14]) ist Ca aber durch Sr bezüglich der Beeinflussung der Herztätigkeit nur mangelhaft ersetzbar. Dies gelte für das isolierte Kalt- und Warmblüterherz.

Die grundsätzliche Ähnlichkeit der Wirkungen von Calcium und Strontium erweist sich nicht nur am Froschherzen [STEIJN[15]), KIONKA[16])], sondern auch am Säugetierherzen [RUTKEWITSCH[17])]. Nach RUTKEWITSCH steigert Strontium, in Verdünnungen von $1 : 10\,000$ der LOCKEschen Nährlösung zugesetzt, noch die Contractilitätsstärke des Säugetierherzens. Nach HIRSCH und OPPENHEIMER[14]) wird beim Warmblüterherzen bei Ersatz des Ca der Ringer-Lockelösung durch

---

[1]) GRUBER, CH. M.: Journ. of pharmacol. a. exp. therapeut. Bd. 16, S. 405. 1921.
[2]) MAGNUS, R.: Pflügers Arch. f. d. ges. Physiol. Bd. 108, S. 1. 1905. Bezüglich der Wirkungen des Ba auf den Darm.
[3]) SCAFFIDI, V.: Biochem. Zeitschr. Bd. 9, S. 489. 1908.
[4]) ABDERHALDEN, E., u. E. GELLHORN: Pflügers Arch. f. d. ges. Physiol. Bd. 183, S. 303. 1920.
[5]) BRANN, M.: Arch. f. exp. Pathol. u. Pharmakol. Bd. 94, S. 222. 1922.
[6]) SCHEDEL: Zitiert auf S. 712. [7]) LIOTTA, D.: Zitiert auf S. 835, Fußnote 14.
[8]) LE FÉVRE DE ARRIC, M.: Zitiert auf S. 835, Fußnote 13.
[9]) VAN EGMOND, A. A. J.: Zitiert auf S. 835, Fußnote 16.
[10]) KIONKA, H.: Zitiert auf S. 835, Fußnote 7.
[11]) POULSSON, E.: Arch. f. exp. Pathol. u. Pharmakol. Bd. 62, S. 365. 1910.
[12]) GRASSHEIM, K., u. G. VON DER WETH: Pflügers Arch. f. d. ges. Physiol. Bd. 209, S. 70. 1925.
[13]) GRASSHEIM, K., u. G. VON DER WETH: Zitiert Fußnote 12.
[14]) HIRSCH, S., u. M. OPPENHEIMER: Arch. f. exp. Pathol. u. Pharmakol. Bd. 110, S. 89. 1925.
[15]) STEIJN: Zitiert auf S. 712.
[16]) KIONKA, H.: Zeitschr. f. exp. Pathol. u. Therapie Bd. 17, S. 108. 1915.
[17]) RUTKEWITSCH, K.: Pflügers Arch. f. d. ges. Physiol. Bd. 129, S. 487. 1909.

Sr die Systole verlängert, die Diastole verkürzt und die Hubhöhe vermindert. Dem Beryllium kommen ähnliche Wirkungen anscheinend nicht zu [Steijn[1])].

Magnesium. Vom *Magnesiumchlorid* berichtet Brann[2]), daß es beim Froschherzstreifenpräparat, an dem durch Digitalis oder Bariumchlorideinwirkung eine Contractur hervorgerufen wurde, diese (ebenso wie es das KCl vermag) zum Verschwinden bringt. Den Antagonismus des Mg : Ca bezüglich der Contractilität des Herzmuskels[3]), insbesondere bezüglich der Erscheinung der Treppe, ersieht man auch aus dahinzielenden Versuchen von Burridge[4]). Doch ist die Wirkung des Magnesiums auch eine dem K antagonistische und Dreyer[5]) konnte zeigen, daß Magnesium bei K-Überschuß in der Nährlösung dem K, bei Ca-Überschuß dem Ca bezüglich der Contractilität antagonistisch wirkt. Im Überschuß der Ringer-Nährlösung des isolierten Froschherzens zugesetzt, vermindert es die Stärke der Kontraktionen[5]).

Schwermetallsalze. Schwermetallsalze setzen die Kontraktionskraft des Herzens herab. Untersuchungen am isolierten Froschherzen, die das erweisen, wurden mit *Kupfersulfat, Eisencitrat, Manganchlorid, Nickelacetat, Kobaltchlorid, Zinkmalat, Cadmiumacetat* und *Uranacetat* ausgeführt [Lussana[6]), Salant und Connet[7])]. Mitunter sind schon Spuren von Metallsalzen in dieser Hinsicht wirksam [Iwano[8])]. Insbesondere sind solche Erfahrungen mit Kupfer gemacht worden[9]).

Auch die Salze von Be, La, Y und Ce wirken auf das isolierte Froschherz kontraktionsabschwächend [Mines[10])]. Da ihre Wirkung aber durch Alkalizusatz zur Nährlösung aufgehoben wird, so ist es nicht unmöglich, daß eine hydrolytische Spaltung dieser Salze und eine dadurch bedingte Änderung der Wasserstoffionenkonzentration für ihre genannte Wirkung von Bedeutung ist. Doch könnte es sich auch um charakteristische Wirkungen der Kationen handeln. Ähnliche Wirkungen wie von den obengenannten Salzen sah Mines[11]) auch von Chloriden des *Praeseodymium, Didymium* und *Erbium.*

Hara[12]) hat einen kontraktionsschwächenden Einfluß von Cerchlorid am Froschherzen noch bei Konzentrationen von 1 : 60 000 beobachtet und bei Gaben von 1 : 10 000 der Nährlösung diastolischen Stillstand.

2. Die Wasserstoffionenkonzentration.

Es ist schon lange bekannt, daß die Contractilität des Herzmuskels in hohem Grade von der [H˙] der ihn versorgenden Nährlösung abhängig ist. Das geht schon aus den Versuchen von Merunowicz[13]), Stienon[14]), Rusch[15]), Gross[16]) u. v. a. hervor. Die genaue Literatur der älteren Zeit über diesen Gegenstand findet man bei Tigerstedt[17]). Genauere Untersuchungen ergaben weiter,

---

[1]) Steijn: Zitiert auf S. 712.
[2]) Brann, M.: Arch. f. exp. Pathol. u. Pharmakol. Bd. 94, S. 222. 1922.
[3]) Baumecker, W.: Biochem. Zeitschr. Bd. 142, S. 142. 1923.
[4]) Burridge, W.: Quart. journ. of exp. physiol. Bd. 12, S. 355. 1920.
[5]) Dreyer, N. B.: Arch. f. exp. Pathol. u. Pharmakol. Bd. 105, S. 54. 1925.
[6]) Lussana, F.: Arch. internat. de physiol. Bd. 11, S. 1. 1911.
[7]) Salant, W., u. H. Connet: Journ. of pharmacol. a. exp. therapeut. Bd. 15, S. 217. 1920.
[8]) Iwano, S.: Zeitschr. f. Biol. Bd. 57, S. 75. 1911.
[9]) Yonosuke Fujimaki: Arch. f. exp. Pathol. u. Pharmakol. Bd. 104, S. 73. 1924.
[10]) Mines, G. R.: Journ. of physiol. Bd. 40, S. 327. 1910.
[11]) Mines, G. R.: Journ. of physiol. Bd. 40, S. LXVIII. 1910.
[12]) Hara, S.: Arch. f. exp. Pathol. u. Pharmakol. Bd. 100, S. 217. 1923.
[13]) Merunovicz: Ber. d. sächs. Ges. d. Wiss., Mathemat.-phys. Kl. 1875, S. 296.
[14]) Stienon: Arch. f. (Anat. u.) Physiol. 1878, S. 276.
[15]) Rusch: Pflügers Arch. f. d. ges. Physiol. Bd. 73, S. 548. 1898.
[16]) Gross, E.: Pflügers Arch. f. d. ges. Physiol. Bd. 99, S. 264. 1903.
[17]) Tigerstedt: Zitiert auf S. 712 (Bd. I, S. 255).

daß die Herzen verschiedener Tierarten gegen Schwankungen der [H˙] ihrer Nährlösung verschieden empfindlich sind [CLARK[1])] und daß ferner das Contractilitätsoptimum bei verschiedenen Tierarten bei einem verschieden hohen Wasserstoffionengehalt der Nährlösung liegt [MINES[2])]. So fand MINES z. B. für den *Lammelibranchiaten Pecten*, daß das Herz bei einer zu geringen [H˙] der Nährlösung (H˙ = 10^{-8}) in Systole, bei einer zu hohen (H˙ = 10^{-6}) in Diastole stillstand. Bei *Pecten* erwies sich als Optimum der Contractilität eine [H˙] von 10^{-7} in der Nährlösung, bei den *Elasmobranchiaten* jedoch $10^{-7,7}$ bis $10^{-7,4}$.

Für das Froschherz gibt CLARK[3]) als günstige [H˙] der Nährlösung $10^{-6,7}$ bis $10^{-8,5}$ an.

ATZLER und MÜLLER[4]), die beim gleichen Versuchsobjekt von p_H der Nährlösung = 7,25 ausgingen, fanden, daß die Kontraktionsstärke schon durch eine geringe Säuerung stark vermindert, durch eine geringe Alkalisierung stark erhöht wird. Sie vertreten auf Grund dieser Beobachtung die Ansicht, daß auch die hypothetischen Hormone der Vagus- und Acceleransreizung (O. LOEWI) vielleicht durch ihre H˙ bzw. OH˙ wirksam sind. Es ist jedoch bereits weiter oben darauf hingewiesen worden, daß Vagus- und Acceleranswirkung aufs Herz sich gewiß nicht einfach als H˙-Ionenwirkung erklären lassen.

SALANT und JOHNSTON[5]) fanden eine starke Zunahme von Frequenz und Kontraktionsstärke, wenn beim Froschherzen p_H der Nährlösung von 6,5 auf 7,2 erhöht wurde, und eine geringe auch noch bei Steigerung von p_H von 7,2 auf 7,6. Zwischen der Wirksamkeit einer Nährlösung mit p_H 7,6 oder 7,9 sei kein merklicher Unterschied.

Auch für das gleiche Versuchsobjekt ist aber das Optimum der [H˙] je nach der sonstigen Zusammensetzung der Nährlösung nicht unveränderlich [BURRIDGE[6])].

Außerdem scheinen noch besondere Unterschiede im Verhalten zwischen Vorhöfen und Kammern gegenüber der [H˙] zu bestehen. Im allgemeinen kann man wohl sagen, daß sich der Wasserstoffionengehalt der Nährlösung weder nach der sauern noch nach der alkalischen Seite vom Neutralpunkt sehr merklich entfernen kann, ohne daß deutliche Veränderungen der Contractilität des Herzens wahrnehmbar werden [BURRIDGE[6])]. Diese Tatsache gilt in gleicher Weise auch für das Säugetierherz [BORRINO und VIALE[7]), IWAI[8])]. IWAI hat im ATZLERschen Laboratorium für das isolierte Katzenherz als Optimum für die Contractilität eine [H˙] der Nährlösung von p_H = 7,5 ermittelt.

Daß bei den verschiedenen, eben erwähnten Beobachtungen tatsächlich der Wasserstoffionenkonzentration mit Recht die ausschlaggebende Bedeutung zugeschrieben wird, geht wohl schon daraus hervor, daß der Erfolg grundsätzlich der gleiche ist, mit welchen Alkalien immer (falls diese selbst nicht etwa spezifisch wirken) man die optimale [H˙] der Nährlösung erreicht. Dies ist schon aus den GROSSschen[9]) Versuchen zu ersehen sowie aus der neuen Arbeit von IWAI[8]). Um einen längerdauernden günstigen Erfolg künstlicher Ernährung

---

[1]) CLARK, A. J.: Journ. of pharmacol. a. exp. therapeut. Bd. 4, S. 425. 1913.
[2]) MINES, G. R.: Journ. of physiol. Bd. 43, S. 467. 1912; Bd. 44, S. XXI. 1912; Bd. 46, S. 188. 1913.
[3]) CLARK, J. A.: Journ. of physiol. Bd. 47, S. 66. 1912.
[4]) ATZLER, E., u. E. MÜLLER: Pflügers Arch. f. d. ges. Physiol. Bd. 207, S. 1. 1925.
[5]) SALANT, W., u. R. L. JOHNSTON: Journ. of pharmacol. a. exp. therapeut. Bd. 23, S. 373. 1924.
[6]) BURRIDGE, W.: Journ. of physiol. Bd. 53, S. LX. 1920.
[7]) BORRINO u. VIALE: Arch. di fisiol. Bd. 10, S. 537. 1912.
[8]) IWAI, M.: Pflügers Arch. f. d. ges. Physiol. Bd. 202, S. 356. 1924.
[9]) GROSS: Zitiert auf S. 712.

beim Herzen zu erzielen, empfiehlt es sich, in jedem Falle gutgepufferte Nährlösungen zu verwenden [CLARK[1])].

Schließlich ist die H·-Ionenkonzentration der Nährlösung, wie K. SPIRO[2]) beim Froschherzen zeigen konnte, auch für die Wirkung bestimmter Ionen auf die Contractilität des Herzmuskels von Bedeutung. In stärker saurer Lösung kann z. B. Kalium positiv, Calcium negativ inotrop wirken.

3. Anionen.

Was die Bedeutung der verschiedenen Anionen für die Contractilität des Herzens anbelangt, so scheint die Gruppe der Halogene überhaupt aus der Nährlösung auch für längere Zeit schadlos fortgelassen werden zu können. F. B. HOFMANN und T. SAKAI haben beim isolierten Froschherzen alle Chloride durch die entsprechenden Nitrate ersetzt und stundenlang das Herz ohne merkliche Beeinträchtigung weiterschlagen sehen. Freilich kann man solche Versuche nur am künstlich durchströmten Herzen ausführen und nicht [wie FINCKH[3]) in seinen Versuchen] an mit Hilfe der W. STRAUBschen Methode gespeisten, da sich im letzteren Falle allmählich entstehende *Nitrite* in einer die Contractilität schädigenden Menge im Herzinhalt ansammeln [HOFMANN[4])].

Obwohl die Halogene als solche also anscheinend auch längere Zeit vom Herzen schadlos entbehrt werden können, so haben einige von ihnen doch eine anscheinend spezifische Wirkung auf die Contractilität des Herzmuskels. Vom *Bromid* gibt FINCKH[3]) an, daß es beim isolierten Froschherzen die Chloride der Ringerlösung schadlos völlig ersetzen kann, während BURRIDGE[5]) bei Ersatz des NaCl in der Nährlösung des Froschherzens durch NaBr eine Contractilitätsverminderung feststellte, die wieder verschwand, wenn das NaBr wiederum durch NaCl ersetzt wurde. Mit dieser Beobachtung stimmt es überein, daß DELAS[6]) beim isolierten Kaninchenherzen als Br-Wirkung eine stärkere diastolische Erschlaffung und eine Steigerung des Schlagvolumens beobachtete.

Das Jodid wirkt nach FINCKH[3]) auf das isolierte Froschherz deutlich negativ inotrop. Schon wenn man $1/6$ des NaCl der Ringerlösung durch NaJ ersetzt, zeigt sich dies deutlich.

Schließlich scheint eine Beobachtung von H. M. VERNON[7]) bemerkenswert, daß NaF die Kontraktionskraft des Herzens stark schädigt, und auch von LA FRANCA[8]) ist die Giftigkeit der Fluorionen für das Herz betont worden. Diese Beobachtungen könnten vielleicht eine Erklärung durch die Versuche der EMBDENschen Schule über die Wirkung des F-Ions auf den Lactacidogenstoffwechsel erhalten. Die stark lactacidogensynthetisierende Wirkung des Fluors könnte vielleicht jene lactacidogenspaltenden Vorgänge hindernd beeinflussen, die zu einer kräftigen Muskelkontraktion nach den Forschungsergebnissen der EMBDENschen Schule doch wohl als notwendig vorauszusetzen sind.

Nach SAKAI[9]) wird die Contractilität des Froschventrikels durch Anionen im Sinne der HOFMEISTER-PAULIschen Reihe Jodid > Bromid > Nitrat > Chlorid > Acetat > Sulfat > Lactat > Tartrat > Citrat mindernd beeinflußt. Das Lactat setzt die Kontraktionskraft des Froschventrikels vorübergehend herab.

---

[1]) CLARK, A. J.: Journ. of physiol. Bd. 47, S. 66. 1913.
[2]) SPIRO, K.: Schweiz. med. Wochenschr. Bd. 51, S. 457. 1921.
[3]) FINCKH, E. R. O.: Biochem. Zeitschr. Bd. 116, S. 262. 1921.
[4]) HOFMANN, F. B.: Biochem. Zeitschr. Bd. 156, S. 278. 1925.
[5]) BURRIDGE, W.: Arch. internat. de pharmaco-dyn. et de thérapie Bd. 26, S. 19. 1921.
[6]) DELAS, R.: Cpt. rend. des séances de la soc. de biol. Bd. 91, S. 1393. 1924.
[7]) VERNON, H. M.: Journ. of physiol. Bd. 41, S. 194. 1910.
[8]) LA FRANCA: Arch. di fisiol. Bd. 8, S. 14. 1910.
[9]) SAKAI, T.: Zeitschr. f. Biol. Bd. 64, S. 1. 1914.

Diese Beobachtung ist von BACKMANN[1]) auch am künstlich durchströmten Warmblütlerherzen bestätigt worden. Schon Lactatmengen von 0,03% sind in diesem Sinne wirksam, während bei höheren Konzentrationen die Kontraktionen wieder kräftiger werden. Es ist aber zweifelhaft, ob diese letztere Erscheinung eine unmittelbare Lactatwirkung ist. Es wäre möglich, daß sie mit einer besseren Durchblutung des Herzens in Zusammenhang steht, die eine Folge der durch das Lactat bewirkten Erweiterung der Coronargefäße [BACKMANN[1])] ist. Doch könnte man auch an eine Beeinflussung des Lactacidogenstoffwechsels durch das Lactation denken[2]), wodurch ebenfalls die Muskelcontractilität beeinflußt werden müßte. Die Bedeutung des Lactats für die Arbeitsleistung des Herzmuskels geht auch aus neuen Untersuchungen von REDFIELD und MEDEARIS[3]) hervor.

Daß die Contractilität der Herzmuskulatur durch Na-Citrat (30 mg pro Kilogramm Tier) geschädigt wird, zeigen auch Versuche, die LOVE[4]) an Hunden ausgeführt hat.

Eine besondere Rolle unter den Anionen wird wohl auf Grund der Untersuchungen von EMBDEN[5]) und seiner Schule auch dem *Phosphat*ion bezüglich der Contractilität des Herzens zuzuschreiben sein. Vielleicht sind Versuchsergebnisse, die H. STAUB[6]) am Froschherzen erzielt hat, in diesem Sinne aufzufassen.

Bezüglich der Beeinflussung der Contractilität der Herzmuskulatur durch HCN hat REID HUNT die Literatur jüngst erst zusammengestellt[7]). Daß HCN die Contractilität des Herzmuskels vermindert [VERNON[8])], hat seinen Grund wohl hauptsächlich in der bekannten Beeinflussung der oxydativen Vorgänge in der Zelle durch CN. Hierbei beeinflussen kleine Dosen den Gaswechsel viel stärker als die Arbeitsleistung des Herzens[9]). Bei großen Dosen steht das Herz diastolisch still. Mittlere Dosen ($n/10000$ bis $n/800000$ KCN) steigern mitunter beim isolierten Froschherzen die Kontraktionshöhe trotz gleichzeitiger Frequenzzunahme[10]). HANDOVSKY[11]) fand unter der Einwirkung von SCN und von J beim künstlich durchströmten Froschherzen das Pulsvolumen vergrößert, mitunter auch die absolute Herzkraft, Br war ohne besondere Wirkung, SO_4 wirkte auf das Pulsvolumen und die absolute Herzkraft vermindernd ein. Die arsenige Säure und deren Salze schädigen, wie YOKOTA[12]) zeigte, schon in kleinen Dosen die Contractilität der Herzmuskulatur.

Über die Wirkung der Kohlensäure auf die Herzcontractilität liegen zahlreiche Versuche vor, ohne daß freilich immer die spezifische Wirkung von der Wirkung geänderter H·-Ionenkonzentration des Gewebes getrennt worden wäre. Eine Abnahme der Kontraktionsstärke als Folge der CO_2-Zufuhr ist am isolierten Froschherzen beobachtet worden [W. STRAUB[13]) u. a.], ebenso am Schildkröten-

---

[1]) BACKMANN, E. L.: Cpt. rend. des séances de la soc. de biol. Bd. 1, S. 218. 1907; Zentralbl. f. Physiol. Bd. 20, S. 801. 1907; Skandinav. Arch. f. Physiol. Bd. 20, S. 162. 1908.
[2]) EMBDEN, G.: Dieses Handb. Bd. VIII/1, S. 369 ff.
[3]) REDFIELD, A. C. u. D. N. MEDEARIS: Americ. journ. of physiol. Bd. 77, S. 662. 1926.
[4]) LOVE, G. R.: Journ. of laborat. a. clin. med. Bd. 9, S. 175. 1923.
[5]) Siehe z. B. die Mitteilungen in der Zeitschr. f. physiol. Chem. Bd. 113. 1921 und viele weitere Arbeiten in den folgenden Bänden dieser Zeitschrift.
[6]) STAUB, H.: Biochem. Zeitschr. Bd. 127, S. 255. 1922.
[7]) REID HUNT: Handb. d. exp. Pharmakol. Bd. I, S. 745. 1923.
[8]) VERNON, M. H.: Journ. of physiol. Bd. 41, S. 194. 1910.
[9]) v. WEIZSÄCKER, V.: Pflügers Arch. f. d. ges. Physiol. Bd. 147, S. 135. 1912. — Weitere Literatur s. bei REID HUNT.
[10]) FUJIMAKI, Y.: Arch. f. exp. Pathol. u. Pharmakol. Bd. 104, S. 73. 1924.
[11]) HANDOVSKY, H.: Pflügers Arch. f. d. ges. Physiol. Bd. 198, S. 56. 1923.
[12]) YOKOTA, MICHINOSUKE: Tohoku journ. of exp. med. Bd. 4, S. 23. 1923.
[13]) STRAUB, W.: Arch. f. exp. Pathol. u. Pharmakol. Bd. 45, S. 380. 1901.

herzen [BOTAZZI[1]) u. a.]. Aber auch Angaben über Verstärkung der Kontraktionen des Kaltblütlerherzens bei CO_2-Zufuhr fehlen nicht [GÖTHLIN[2]), CLARK[3])]. Es mögen wohl auch gewiß die Wirkungen je nach der Menge der zugeführten CO_2 verschieden sein, wie dies für das isolierte Warmblütlerherz von GROSS[4]) z. B. gezeigt werden konnte, bei dem die Contractilität durch geringe Kohlensäuremengen gesteigert, durch große vermindert wird. Daß diese positiv inotrope, auch schon von RUSCH[5]) beobachtete Wirkung tatsächlich dem Carbonation und nicht bloß einer Änderung der H˙-Ionenkonzentration zuzuschreiben ist, zeigen Versuche von NEUKIRCH und RONA[6]).

B. Organische Substanzen.

1. Aldehyde.

Formaldehyd und Acetaldehyd wirken sehr stark hemmend auf die Contractilität des Herzmuskels [TAKASHI SASAKI[7])], mitunter nach einer initialen Förderung. Formaldehyd ist in dieser Hinsicht viel stärker wirksam als Acetaldehyd und seine Wirkungen auch schwerer reversibel als die jenes.

2. Die Narcotica der Fettreihe.

Die Narcotica der Fettreihe vermindern die Contractilität der Herzmuskulatur in höheren Konzentrationen[8]). Innerhalb gewisser Wirkungsgrenzen sind diese Erscheinungen reversibel, bei toxischen Dosen kommt es schließlich zu diastolischem Stillstand. Dies ist auch am ganglienlosen Herzen des Hühnerembryos der Fall, wie PICKERING für das Chloroform zeigen konnte.

Die contractilitätsschwächende Chloroformwirkung macht sich auch schon bei solchen Konzentrationen geltend, wie sie während der Narkose im Blute vorhanden sind [SHERRINGTON und SOWTON[9])], und dies kann mit ein Koeffizient der Blutdrucksenkung in der Narkose sein. Wie nahe die herzlähmende der narkotisierenden Chloroformdosis liegt, hat POHL[10]) gezeigt.

Ein Gegenstand vielfacher Kontroversen in der Literatur war und ist es, inwieweit kleine Dosen dieser Stoffe, und insbesondere von Alkohol, die Contractilität des Herzens fördern können, zumal Alkohol vom Herzen bei seiner Tätigkeit verbraucht werden kann. Ältere Angaben dieser Art tragen vielfach der gleichzeitig zu beobachtenden Frequenzänderung, die allein schon die Kontraktionsstärke ceteris paribus wesentlich beeinflussen kann, nicht genügend Rechnung.

Positiv inotrope Beeinflussungen an den Vorhöfen der Taube hat als primäre Chloroformwirkung RASCHE[11]) den negativ inotropen gelegentlich, aber nicht immer vorausgehen sehen, auch hat er an diesem Versuchsobjekt unter Chloroformeinwirkung rhythmische Schwankungen der Kontraktionsstärke der Vorhöfe, manchmal auch der Ventrikel beobachten können[11]). Ähnliche Beobach-

---

[1]) BOTAZZI, F.: Zeitschr. f. allg. Physiol. Bd. 9, S. 368. 1909.
[2]) GÖTHLIN, G. F.: Skandinav. Arch. f. Physiol. Bd. 12, S. 1. 1901.
[3]) CLARK, A. F.: Journ. of physiol. Bd. 47, S. 66. 1914.
[4]) GROSS, E.: Zitiert auf S. 712.
[5]) RUSCH, H.: Pflügers Arch. f. d. ges. Physiol. Bd. 73, S. 535. 1898.
[6]) NEUKIRCH, P., u. P. RONA: Pflügers Arch. f. d. ges. Physiol. Bd. 148, S. 285. 1912.
[7]) SASAKI, TAKASHI: Mitt. a. d. med. Fak. d. Kais. Univ. Kyushu, Fukuoka Bd. 6, S. 129. 1921.
[8]) Die große, dieses Gebiet betreffende ältere Literatur ist zusammengestellt bei M. KOCHMANN: Handb. d. exp. Pharmakol. Bd. I, S. 135 ff. 1923.
[9]) SHERRINGTON u. SOWTON: Brit. med. journ. Bd. 2, S. 162. 1904.
[10]) POHL, J.: Arch. f. exp. Pathol. u. Pharmakol. Bd. 28, S. 246. 1890.
[11]) RASCHE, A.: Inaug.-Dissert. Marburg 1911.

tungen sind von LOHMANN und RASCHE[1]) auch bei Hund und Kaninchen gemacht worden. SCHOTT[2]) hat gelegentlich beim Säugetier Änderungen der R-Zacke des Elektrokardiogramms durch Chloroform beobachtet.

Contractilitätshemmende Wirkungen hat, ähnlich wie Chloroform, auch Chloralhydrat[3]). Die genauere Literatur hierüber sowie die einander widersprechenden Angaben über die Änderungen gewisser Grundeigenschaften des Herzmuskels durch Chloralhydrat findet man bei M. KOCHMANN[4]). Nach FREY[5]) verlängert Chloralhydrat und Chloroform die mechanische Latenzzeit des Herzmuskels. FRÖHLICH und PICK[6]) sahen nach hohen Dosen Chloralhydrat Contractur des Herzmuskels auftreten.

Wie an der Reizbildung, macht sich auch an der Contractilität des Herzmuskels die hemmende Wirkung des Äthers erst in viel höheren Konzentrationen bemerkbar als die des Chloroforms. Neuere Untersuchungen SARTERS[7]) am isolierten Froschherzen zeigen, daß der biologische Zustand des Herzens für die Art der Ätherwirkung sehr wesentlich ist, daß sich aber in der Norm eine Verstärkung der Kontraktionen und des Schlagvolumens beim Froschherzen durch niedrige Konzentrationen (0,05—0,1% Äther in Ringerlösung) auch bei unveränderter Frequenz feststellen ließ, während höhere Konzentrationen (über 0,5%) Schlagzahl und Kontraktionskraft vermindern. Bei nachfolgender Spülung mit ätherfreier Ringerlösung kann aber dann die Pulsgröße oft über den Ausgangswert erhöht sein. Am Säugetierherzen ist die sichere Feststellung kontraktionsfördernder Ätherwirkungen bisher nicht gelungen (s. die Literatur bei M. KOCHMANN[4])].

Ebenso wie beim Äther, ist für den Alkohol fraglich, ob er am *normalen* Herzen in gewissen Konzentrationen kontraktionsfördernd wirken kann. Das Für und Wider der Literatur findet man bei KOCHMANN[4]). Sicher zu sein scheint, daß Alkohol in geringen Mengen vom Herzen verwertet werden kann oder zumindest aus der Nährlösung des künstlich durchströmten Herzens allmählich verschwindet. Sehr genaue Untersuchungen hierüber hat W. FISCHER[8]) unter ROHDE an isolierten Katzenherzen ausgeführt. Nach diesen scheint der aus der Nährlösung verschwindende Alkohol hauptsächlich oxydativen Prozessen zu unterliegen.

Am Gesamtorganismus ist es durchaus möglich, daß die Herzcontractilität auch indirekt (nervöse Einflüsse, Blutdruckänderung usw.) durch Alkohol evtl. auch in förderndem Sinne beeinflußt wird.

SARTER[9]) und in neuerer Zeit MAESTRINI[10]) haben bei Frosch, Kröte und Schildkröte Verstärkung der Systole und Erhöhung des Schlagvolumens durch kleine Alkoholdosen gesehen. Bei größeren Dosen beobachtete MAESTRINI kontraktionslähmende Wirkungen, die die Vorhöfe viel stärker betrafen als die Kammern. Diese letztere Beobachtung erinnert an ähnliche Befunde von LOHMANN und RASCHE[1]) über die Wirkung des Chloroforms auf das Taubenherz.

---

[1]) LOHMANN u. RASCHE: Sitzungsber. d. Ges. z. Beförd. d. ges. Naturwiss. Marburg 1910, Nr. 5, 8. Aug.
[2]) SCHOTT, E.: Arch. f. exp. Pathol. u. Pharmakol. Bd. 87, S. 309. 1920.
[3]) D'IRSAY, ST. u. W. S. PRIEST: Americ. journ. of physiol. Bd. 71, S. 563. 1925. — SASAKI, T.: Mitt. a. d. med. Fak. d. Kais. Univ. Kyushu, Fukuoka Bd. 6, S. 129. 1921.
[4]) KOCHMANN, M.: Zitiert auf S. 841, Fußnote 8.
[5]) FREY, W.: Zeitschr. f. d. ges. exp. Med. Bd. 42, S. 614 u. 625. 1924.
[6]) FRÖHLICH, A. u. E. P. PICK: Zentralbl. f. Physiol. Bd. 33, S. 225. 1918.
[7]) SARTER, N.: Inaug.-Diss. München 1915.
[8]) FISCHER, W.: Arch. f. exp. Pathol. u. Pharmakol. Bd. 80, S. 93. 1917. Daselbst auch ältere Literatur.
[9]) SARTER, N.: Inaug.-Diss. München 1915.
[10]) MAESTRINI, D.: Riv. di biol. Bd. 5, S. 168. 1923.

Nach großen Alkoholdosen beobachtete SCHOTT[1]) beim Meerschweinchen typische Änderungen der T-Zacke im Elektrokardiogramm.

SULZER[2]), der jüngst die Wirkung des Alkohols auf das Hundeherz am Starlingpräparat beobachtete, sah, daß bei kleinsten Dosen (0,06% Alkohol im Blut) wohl das diastolische, aber auch das systolische Herzvolumen erhöht ist, höhere Dosen verringern das Schlagvolumen und noch höhere wirken auch verengernd auf die Kranzgefäße. SULZER kommt zur Ansicht, daß die Herzleistung durch Alkohol in seinen Versuchen von der schwächsten von ihm untersuchten Konzentration an nur geschädigt wird. Auch SARTER[3]) hat beim Säugetierherzen durch Alkohol nie eine Besserung der Leistung beobachten können.

Am geschädigten Herzen scheint die fördernde Wirkung kleiner Alkoholdosen bezüglich der Contractilität eher feststellbar zu sein[2]). Doch sind auch die diesbezüglichen Angaben (DIXON-HAMIL[2]) nicht unwidersprochen geblieben. (W. FISCHER[4]).

Neuerdings hat RÖSSLER[5]) beim isolierten Froschherzen als eine Wirkung von (3,5—5%) Äthylalkohol langdauernde Verkürzungszustände nach künstlich ausgelösten Extrasystolen und ein anscheinendes Schwinden des Alles-oder-Nichts-Gesetzes in der Narkose beschrieben. Verkürzungszustände nach (sehr hohen) Dosen verschiedener Narkotica (Alkohol, Äther, Urethan) hat auch LOEWY[6]) beim Froschherzen beobachtet.

Schließlich sei noch erwähnt, daß als Antagonist gegenüber der kontraktionsschwächenden Wirkung des Chloroforms Adrenalin beim Frosch [RANSOM[7])] und *Säugetier* [HEINEKAMP[8])] sehr wirksam ist. Viel weniger und nur vorübergehend in ihrer Wirkung sind dies auch *Strontiumsalze, Strophantin, Coffein* und *Diuretin*[7]).

3. Kohlehydrate.

Wie für jeden Muskel, spielen auch für das Herz Kohlehydrate als Energiequelle eine besonders wichtige Rolle. Obwohl die Reindarstellung von *Lactacidogen* aus Herzmuskel bisher nicht gelungen ist, so ist es doch höchstwahrscheinlich, daß diese von EMDEN entdeckte Verwendungsform der Kohlenhydrate im Muskel auch für den Herzmuskel die gleiche Bedeutung hat wie für die Körpermuskulatur. Experimentelle Untersuchungen lassen das bereits jetzt erschließen[9]). Es ist deshalb verständlich, daß die Contractilität des Herzmuskels von der Einwirkung solcher Stoffe abhängen muß, die Auf- und Abbau des Lactacidogens in der Zelle beeinflussen (hierauf ist bei Besprechung der Ionenwirkungen öfter hingewiesen worden), ferner aber auch von der genügenden Zufuhr solcher Materialien, die als Energiequellen direkt benutzt oder in irgendeiner Art zu Energiequellen umgewandelt werden können. Die Glucose gehört zu letzteren Stoffen und ist in ihrer Bedeutung für die Contractilität des Herzmuskels schon lange bekannt.

---

[1]) SCHOTT, E.: Zitiert auf S. 842, Fußnote 2.   [2]) SULZER, R.: Heart Bd. 11, S. 141. 1924.
[3]) SARTER, N.: Zitiert auf S. 842, Fußnote 7.
[4]) Eine zusammenfassende Darstellung des Gegenstandes bringt MEYER u. GOTTLIEB: Zitiert auf S. 712. — Siehe auch O. LOEWY: Pflügers Arch. f. d. ges. Physiol. Bd. 187, S. 105. 1921. — Ferner W. E. DIXON: Journ. of physiol. Bd. 35, S. 346. 1907 und P. HAMIL, ebenda Bd. 39, S. 476. 1910 sowie FISCHER, W.: Arch. f. exp. Pathol. u. Pharmakol. Bd. 80, S. 92. 1917.
[5]) RÖSSLER, R.: Zeitschr. f. Biol. Bd. 81, S. 299. 1924.
[6]) LOEWY, O.: Pflügers Arch. f. d. ges. Physiol. Bd. 187, S. 105. 1921.
[7]) RANSOM, F.: Journ. of pharmacol. a. exp. therapeut. Bd. 14, S. 367. 1920.
[8]) HEINEKAMP, W. J. R.: Journ. of pharmacol. a. exp. therapeut. Bd. 16, S. 247. 1921.
[9]) KAHN, H.: Inaug.-Dissert. Frankfurt a. M. 1919. — KISCH, BRUNO: Klin. Wochenschrift 1924, S. 1661. — SCHENK, P.: Pflügers Arch. f. d. ges. Physiol. Bd. 202, S. 329 u. 337. 1924.

Locke[1]) hat wohl als erster bezüglich des Herzens nachdrücklich hierauf hingewiesen und hat betont, daß das isolierte Säugetier- und Kaltblütlerherz viel länger und besser funktionsfähig bleibt, wenn man als Nährlösung nicht die klassische Ringerlösung, sondern eine solche mit Sauerstoffzufuhr und Dextrosezusatz (die Ringer-Lockesche Lösung) verwendet. Er[2]) hat auch gezeigt, daß außer Dextrose auch noch Lävulose einen ähnlichen (wenn auch schwächeren) günstigen Einfluß auf die Contractilität des Kaninchenherzens hat. Locke und Rosenheim[3]) haben auch den Verbrauch von Dextrose der Nährlösung durch das sich kontrahierende isolierte Säugetierherz erwiesen, der die fördernde Wirkung gewisser Glucosemengen in der Nährlösung verständlich macht. Diese Tatsache ist neuerdings auch von Knowlton und Starling[4]) und Neukirch und Rona[5]) bestätigt und von letzteren auch für Galaktose und Mannose und für brenztraubensaures Na erwiesen worden, nicht aber für Disaccharide und Lävulose. Nach Neukirch und Rona wirken auch nur die ersteren Zuckerarten kontraktionsfördernd. Auch aus Versuchen von Cousy[6]), Cousy und Noyons[7]) und Bělehrádek[8]) am Froschherzen geht ebenfalls hervor, daß Glucose in dieser Hinsicht wirksam ist und durch Saccharose, Maltose und Galaktose nicht ersetzt werden kann. Auch Klewitz und Kirchheim[9]) haben die kontraktionsfördernde Wirkung des Traubenzuckers beim isolierten Kaninchenherzen gesehen, gelegentlich auch unter ihrem Einfluß das Verschwinden eines vorher festgestellten Herzalternans beobachtet. Doch hat Klewitz[10]) diese Befunde nicht regelmäßig erheben können.

Nach dem Gesagten ist es verständlich, daß sich die kontraktionsfördernde Glucosewirkung in erster Reihe oder vielleicht nur dort geltend machen wird, wo das Herz Mangel an Kohlenhydratzufuhr leidet. Das ist natürlich beim isolierten Herzen fast immer der Fall. Im Organismus kann es unter verschiedenen Bedingungen dazu kommen. So unter Insulineinwirkung bei eintretender Hypoglykämie oder bei unzureichender Durchblutung des Herzens, die z. B. durch Störungen des Coronarkreislaufes verursacht sein können und vielleicht auch durch Hypoglykämie infolge allgemeiner Unterernährung (Büdingen) oder mangelhafter Verwertbarkeit des Traubenzuckers im Blute (beim Diabetiker). Auf Grund all dieser Beobachtungen hat sich Büdingen[11]) in den letzten Jahren sehr dafür eingesetzt, auch beim Menschen unter pathologischen Bedingungen Traubenzuckerinfusionen zu verwenden. Obwohl Büdingens therapeutischen Erfahrungen verschiedentlich widersprochen wurde, weisen doch verschiedene Beobachtungen darauf hin, daß in günstigen Fällen die kontraktionsfördernde Wirkung des Traubenzuckers sich auch beim kranken menschlichen Herzen heilsam bemerkbar machen kann.

---

[1]) Locke, F. S.: Journ. of physiol. Bd. 18, S. 319 u. 332. 1895; Zentralbl. f. Physiol. Bd. 14, S. 670. 1901; Bd. 36, S. 205. 1907. — Locke, F. S. u. O. Rosenheim: Journ. of physiol. Bd. 31, S. 13. 1904; Bd. 36, S. 205. 1907; Zentralbl. f. Physiol. Bd. 19, Nr. 20. 1905.

[2]) Locke, F. S.: Zitiert Fußnote 1 S. 844.

[3]) Locke, F. S. u. O. Rosenheim: Journ. of physiol. Bd. 36, S. 205. 1907.

[4]) Knowlton u. E. H. Starling: Journ. of physiol. Bd. 65, S. 146. 1912.

[5]) Neukirch, P. u. P. Rona: Pflügers Arch. f. d. ges. Physiol. Bd. 148, S. 285. 1912.

[6]) Cousy, R.: Arch. internat. de physiol. Bd. 21, S. 90. 1923.

[7]) Cousy, R. u. A. K. Noyons: Cpt. rend. des séances de la soc. de biol. Bd. 88, S. 620. 1923.

[8]) Bělehrádek, J.: Arch. internat. de physiol. Bd. 22, S. 156. 1923.

[9]) Klewitz, F. u. R. Kirchheim: Klin. Wochenschr. Bd. 1, S. 1397. 1922.

[10]) Klewitz, F.: Arch. f. exp. Pathol. u. Pharmakol. Bd. 98, S. 91. 1923.

[11]) Büdingen, Th.: Ernährungsstörungen des Herzmuskels. Leipzig: F. C. W. Vogel 1917; Klin. Wochenschr. Bd. 2, S. 169. 1923; Zentralbl. f. Herz- u. Gefäßkrankh. Bd. 10, S. 1 u. 13. 1918 sowie Bd. 17, S. 215 u. 231. 1925 u. v. a. O.

Eine kompensatorische Selbsthilfe des Organismus gegen die Folgen hochgradiger Hypoglykämie für die Herztätigkeit kann vielleicht in der Beobachtung[1]) gesehen werden, daß bei starkem Absinken des Blutzuckerspiegels es auf dem Wege einer Splanchnicuserregung zu einer Vermehrung der Adrenalinabgabe ins Blut kommt, die sowohl im Sinne einer Glucoseabgabe ans Blut als in direkter Beeinflussung der Herzcontractilität auf dem Wege der extrakardialen Herznerven sich geltend machen muß.

Schließlich sei noch die Beobachtung von FREY[2]) erwähnt, daß Traubenzuckerinfusion die durch Chinidin verlängerte mechanische Latenzzeit des Herzmuskels zu verkürzen imstande ist; durch ein von ihm verwendetes Lactacidogenpräparat (Tonophosphan) konnten die gleichen Wirkungen nicht erzielt werden.

4. Die Digitalisstoffe [3]).

Von den einzelnen Herzfunktionen ist die Contractilität der Herzmuskulatur wohl die, die am auffälligsten und von therapeutischem Gesichtspunkte aus am bedeutsamsten durch die Digitalisstoffe beeinflußt wird.

Eine nur summarische Darstellung der wichtigsten Ergebnisse ist hier wohl um so eher zulässig, als gerade dieser Teil der Digitaliswirkung in theoretischer wie experimenteller und klinischer Hinsicht neuerdings eine ganz eingehende Bearbeitung durch W. STRAUB[3]) sowie in der von dem niederländischen Reichsinstitut für pharmakotherapeutische Untersuchungen veranlaßten Monographie[4]) sowie bei EDENS[5]) gefunden hat.

Zunächst ergibt sich, daß die Contractilität der Herzmuskulatur von den Digitalisstoffen in kleinen Dosen am intakten Organismus in doppelter Weise, einmal unmittelbar und zum andern mittelbar durch Beeinflussung der Herznerven verändert wird. Am isolierten Organ und in toxischen Dosen, bei denen die Kammern z. B. automatisch schlagen, wird die neurogene Beeinflussung der Herztätigkeit durch die Digitalisstoffe nur eine untergeordnete oder gar keine Rolle spielen.

Die Steigerung der Vaguswirksamkeit auf das Herz (die im Abschnitt „Pharmakologie der Reizbildung" näher besprochen wurde), führt zunächst einerseits zu einer nervösen Beeinflussung der Inotropie, dann aber hauptsächlich zu einer Verlangsamung der Herztätigkeit, und in diesem Umstand allein liegt schon ein Koeffizient veränderter Contractilität, und zwar sowohl durch die längeren Ruhepausen zwischen den einzelnen Herzschlägen als auch durch die erhöhte Füllung der Herzkammern zu Beginn der Systole. Diese Umstände allein müssen schon innerhalb gewisser Grenzen zu einer Verstärkung der Herzkontraktionen führen, beim normalen Herzen scheinen sie allein die Herzleistungsänderung zu bedingen[6]), soweit sie im Zeit- und Schlagvolumen sich ausdrückt. Daneben beeinflussen die Digitalisstoffe aber die Herzmuskulatur auch unmittelbar in einer Weise, die auch bei unveränderter Herzfrequenz ebenfalls zu einer Verstärkung der Muskelkontraktionen führt und die durch

---

[1]) CANNON, W. B., M. A. McIVER u. S. W. BLIES: Americ. journ. of physiol. Bd. 69, S. 46. 1924.
[2]) FREY, W.: Zeitschr. f. d. ges. exp. Med. Bd. 42, S. 625. 1924.
[3]) Literatur und eingehende Darstellung s. bei W. STRAUB: Handb. d. exp. Pharmakol. Bd. II/2, S. 1355. 1924. Siehe auch das zu Eingang des Kapitels „Pharmakologie der Herzreizbildung" an entsprechender Stelle (bei Digitalis) weiter oben Gesagte.
[4]) Die Digitalis und ihre therapeutische Anwendung. Berlin: Julius Springer 1923.
[5]) EDENS: Die Digitalisbehandlung. Berlin: Urban & Schwarzenberg 1916.
[6]) JUNKMANN, K.: Arch. f. exp. Pathol. u. Pharmakol. Bd. 96, S. 76. 1922. (Dort Literatur hierüber.)

eine Verkürzung der Austreibungszeit besonders gekennzeichnet ist[1]). Ist die Contractilität des Herzens durch pathologische Einflüsse oder durch experimentelle Einwirkungen vermindert, dann zeigt sich diese Wirkung der Digitalisstoffe mitunter besonders deutlich. Beim intakten Herzen scheint die als isometrisches Maximum nach FRANK gemessene absolute Herzkraft durch Digitalisstoffe nicht merklich erhöht zu werden[2]), wohl aber bei Herzen, die sich in einem der Norm gegenüber sehr veränderten bioenergetischen Zustand befinden. So ist die Steigerung der absoluten Herzkraft durch Digitalisstoffe beim isolierten, somit abnormal ernährten Säugetierherzen[3]) beobachtet worden, sowie bei dem durch Calciummangel[4]) oder Urethan[5]) geschädigten Organ.

Seit HEDBOMS Beobachtungen am isolierten Säugetierherzen ist diese Feststellung immer wieder gemacht worden. Sie hat die größte Bedeutung für das Zustandekommen der therapeutischen Digitaliswirkung, wobei sie durch die Frequenzverminderung, soweit diese deutlich ausgeprägt ist, noch unterstützend beeinflußt wird.

Auf die Frage der Beeinflussung der Kammercontractilität auf dem Wege des Venensinus im Sinne einer Tonusregulation durch diesen und seine eventuelle Beeinflussung durch Digitalisstoffe soll hier nicht eingegangen werden, da die neueren Untersuchungen von E. KOCH[6]) gezeigt haben, daß die Existenz einer solchen Sinusfunktion rein hypothetisch und bisher durch keinerlei Versuche bewiesen ist.

Während die Wirkung kleiner Dosen der Digitalissubstanzen, also jene Wirkungsbreite, die bei therapeutischen Gaben erstrebt wird, eine Vertiefung der Diastole[7]) und der Systole, also ein stärkeres Erschlaffen und auch kräftigeres Zusammenziehen der Herzmuskulatur ist, ändern sich die Erscheinungen allmählich bei Zufuhr größerer, insbesondere bei großen, sog. toxischen Dosen. Man kann da bald eine Abnahme der diastolischen Erschlaffung feststellen, die immer höhere Grade annimmt, so daß die Ventrikel schließlich in einem Zustande äußerster Verkürzung der Muskulatur stillstehen können. Daß in diesem Zustande die Ventrikel (wenigstens anfangs) nicht die Fähigkeit, sich zu kontrahieren, sondern nur die, zu erschlaffen verloren haben, ist von verschiedenen Autoren in verschiedenster Weise gezeigt worden [Literatur s. bei W. STRAUB[8])]; so kann z. B. durch passive Dehnung so ein systolisch stillstehender Ventrikel des Frosches wieder zu einer Zahl von Kontraktionen veranlaßt werden. Hat aber der systolische Zustand längere Zeit gedauert, so gelingt es nicht mehr, den Ventrikel wieder zur Tätigkeit zu bringen.

W. STRAUB, der auf Grund elektrographischer Untersuchungen in dem verkürzten Ruhezustand der Kammermuskulatur keinen Aktivvorgang sieht[8]), lehnt den Ausdruck „systolischer Stillstand" für diese Phase der Digitaliswirkung ab und schlägt statt seiner den des „tonischen Stillstandes"[8]) vor. Bei unserer sehr geringen Kenntnis von den dem sogenannten „Tonus" tatsächlich

---

[1]) STRAUB, W.: Sitzungsber. d. phys.-med. Ges. Würzburg 1907, S. 85. — MAGNUS, R. u. S. C. M. SOWTON: Arch. f. exp. Pathol. u. Pharmakol. Bd. 63, S. 255. 1910. — DE HEER: Pflügers Arch. f. d. ges. Physiol. Bd. 148, S. 1. 1912.

[2]) DRESER: Arch. f. exp. Pathol. u. Pharmakol. Bd. 24, S. 221. 1888. — STRAUB, W.: Sitzungsber. d. phys.-med. Ges. Würzburg 1907, S. 85.

[3]) MAGNUS, R., u. S. C. M. SOWTON: Arch. f. exp. Pathol. u. Pharmakol. Bd. 63, S. 255. 1910. — BIJLSMA, N. G., u. M. J. ROESSINGH: Ebenda Bd. 94, S. 264. 1922.

[4]) GEIGER, E., u. JARISCH: Arch. f. exp. Pathol. u. Pharmakol. Bd. 94, S. 52. 1922.

[5]) GEIGER, E., u. L. OROSZ: Arch. f. exp. Pathol. u. Pharmakol. Bd. 111, S. 32. 1926.

[6]) KOCH, E.: Pflügers Arch. f. d. ges. Physiol. Bd. 207, S. 497. 1925.

[7]) Bei Scillapräparaten scheint besonders die Vertiefung der Diastole hervorzutreten (F. MENDEL: Berlin. klin. Wochenschr. Bd. 58, S. 1378. 1921).

[8]) STRAUB, W.: Zitiert auf S. 845, Fußnote 3 (S. 1401).

zugrundeliegenden Erscheinungen (s. das in der Einleitung zu diesem Abschnitt V Gesagte) ist es gewiß voraussetzungsloser, von einem *Verkürzungsstillstand* zu sprechen, womit lediglich die beobachteten Tatsachen ohne jeden Versuch einer Deutung beschrieben werden sollen. In diesem Sinne soll der Ausdruck auch im folgenden verwendet werden.

Dieser Verkürzungsstillstand wird nicht nur am Herzen in situ und am isolierten Organ, sondern auch an Streifen, die aus der Froschherzkammer geschnitten wurden, durch Digitalisstoffe hervorgerufen[1]). Am Säugetierherzen ist er als Folge toxischer Dosen ebenfalls zu beobachten. Je weniger akut die toxische Digitaliswirkung verläuft, um so weniger hochgradig scheint auch die Verkürzung beim Verkürzungsstillstand schließlich zu sein. Auch scheint die zur Zeit der Digitaliseinwirkung bestehende Frequenz der Kontraktionen für

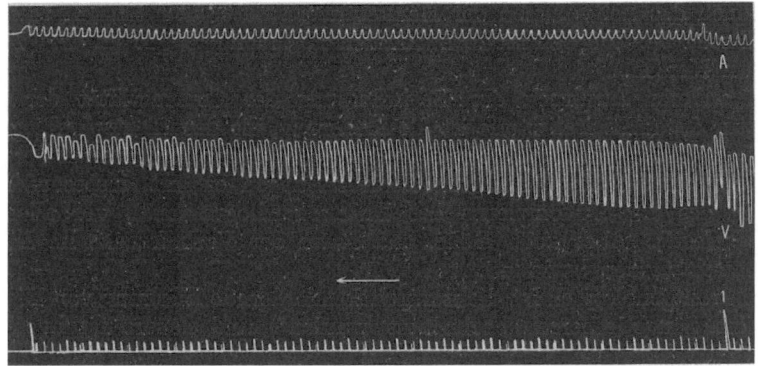

Abb. 196. Verkürzungsneigung der Herzkammermuskulatur bei Zufuhr großer Mengen von Digitalisstoffen. Natürlich durchströmtes Eskulentenherz. Suspensionskurve des 1. Vorhofs (A) und der Kammer (V). Zeit in $^1/_1$ Sek. Von rechts nach links zu lesen. Bei Marke 1 intravenöse Injektion von 0,1 ccm einer 0,05proz. Strophantinlösung. Die diastolische Erschlaffung der Herzkammern wird rasch immer geringer. Zu Schluß der Kurve tritt Kammeralternans auf. Die Contractilität der Vorhöfe ist nicht merklich beeinflußt. (Eigene Beobachtung.)

das Ausmaß der Giftwirkung und die Schnelligkeit des Eintritts des Verkürzungsstillstandes von Bedeutung zu sein[2]). Jedenfalls ist außer dem Verkürzungsstillstand unter besonderen Bedingungen als Folge toxischer Beeinflussung auch worden, z. B. beiStillstand der Herzkammer nach Digitalisstoffen beobachtet ein diastolischer Applikation des Giftes von außen, bei Verwendung sehr geringer Giftkonzentrationen, nach Physostigmineinwirkung[3]), bei Steigerung der H·-Ionenkonzentration der Nährlösung[4]) usw. Zur Erklärung dieser Tatsache sind die verschiedensten Versuche, z. B. auch unter Hinweis auf die gegenseitigen Beziehungen des Ca-Gehaltes und der Digitaliseinwirkung, gemacht worden [s. auch W. STRAUB[5])], restlos scheint ihre Deutung bisher gleichwohl nicht gelungen. Nach MAEDA und NAKAZAWA[6]) soll der diastolische Stillstand stets dann eintreten, wenn die Digitalisstoffe in einer Art und Menge dem

---

[1]) MACHIELA, J.: Zeitschr. f. d. ges. exp. Med. Bd. 14, S. 287. 1921.
[2]) v. WEIZSÄCKER, V.: Arch. f. exp. Pathol. u. Pharmakol. Bd. 72, S. 282. 1913. — SCHLOSSMANN, H.: Arch. f. exp. Pathol. u. Pharmakol. Bd. 102, S. 348. 1924.
[3]) FRÖHLICH, A., u. E. P. PICK: Zeitschr. f. d. ges. exp. Med. Bd. 11, S. 89. 1920.
[4]) CLARK, A. J.: Journ. of pharmacol. a. exp. therapeut. Bd. 5, S. 215. 1913.
[5]) STRAUB, W.: Zitiert auf S. 845, Fußnote 3.
[6]) MAEDA, M. u. NAKAZAWA, F.: Tohoku journ. of exp. med. Bd. 3, S. 94. 1922.

Herzen zugeführt werden, die Reizbildung oder Reizleitung lähmt, bevor die Konzentration hoch genug ist, oder genügend lange eingewirkt hatte, um den Verkürzungszustand der Kammermuskulatur zu bedingen.

Die Förderung der Contractilität durch Digitalisstoffe findet ihren Ausdruck in der Dynamik des Herzens. Das Froschherz[1]) wie das des Säugetieres[2]) zeigen unter der Einwirkung geringer Mengen von Digitalisstoffen unter den Bedingungen isometrischer Zuckung unter Umständen eine beträchtliche Zunahme der absoluten Spannungsmaxima, unter Bedingungen isotonischer Verkürzung eine Zunahme der Hubhöhe. Die absolute Herzkraft wird erhöht[3]). Für die Arbeitsleistung des Herzens ergibt sich hieraus, solange die Frequenz nicht etwa sehr gesteigert ist, eine Erhöhung des Schlagvolumens seiner Kammern. Inwieweit auch das Zeitvolumen wesentlich geändert ist, hängt von den gegenseitigen Beziehungen zwischen Frequenz und Schlagvolumen ab, doch scheint auch das Zeitvolumen der Herzkammern unter dem Einfluß therapeutischer Dosen der Digitalisstoffe zuzunehmen, besonders gilt all dies bei geschädigten Herzen.

Ein anderer Ausdruck der Beeinflussung der Contractilität der Herzmuskulatur durch Digitalisstoffe ist die Änderung, die das Elektrokardiogramm unter dieser Einwirkung auch abgesehen von den durch Änderungen der Reizbildung und Reizleitung bedingten Beeinflussungen erfährt, insbesondere die Änderung des R-S-T-Komplexes des Elektrokardiogramms[4]), vor allem der T-Zacke selbst[5]). Aber auch Höhe und Form der Vorhofszacke im Elektrokardiogramm werden beeinflußt[6]).

Auch röntgenologisch ist die kontraktionsfördernde Wirkung von Digitalisstoffen am Säugetierherzen beobachtet worden[7]) und neuerdings auch beim Menschen[8]).

Schließlich wäre noch zu erwähnen, daß nicht alle Teile des Herzens gleich empfindlich gegen Digitalisstoffe sind und daß die Kammern in dieser Hinsicht ersichtlich stärker auf die Einwirkung dieser Gifte ansprechen als die Vorhöfe (s. Abb. 196).

Bemerkenswert ist auch die Beobachtung, daß die Digitalisstoffe die Tetanisierbarkeit des Herzmuskels zu vermindern scheinen[9]).

Grundsätzlich die gleichen Wirkungen wie am intakten fand D'IRSAY[10]) auch am chloralisierten Herzen von Strophantin ausgelöst. Da im letzteren Falle die nervösen Elemente (vor den muskulären) durch das Chloral gelähmt gewesen sein sollen, sieht D'IRSAY hierin auch einen Hinweis auf den muskulären Angriffspunkt des Strophantin. Gegen die Minderung der Muskelkontraktionskraft durch Chloralhydrat, scheinen aber die Digitalisstoffe kein wirksames Antidot zu sein, zumindest nicht so wirksam, wie gegen die Muskelwirkung der Chinaalkaloide (JUNKMANN[11]).

Ganz ähnlich wie auf das Herz des erwachsenen Individuums, wirken die

---

[1]) STRAUB, W.: Zeitschr. f. exp. Pathol. u. Therapie Bd. 1. 1905.
[2]) MAGNUS, R., u. G. C. M. SOWTON: Arch. f. exp. Pathol. u. Pharmakol. Bd. 63, S. 261. 1910.
[3]) BIJLSMA, N. G., u. M. J. ROESSINGH: Arch. f. exp. Pathol. u. Pharmakol. Bd. 94, S. 235. 1922.
[4]) COHN, FRASER u. JAMIESON: Journ. of exp. med. Bd. 21, S. 593. 1915.
[5]) COHN, A. E., u. R. L. LEVY: Proc. of the soc. f. exp. biol. a. med. Bd. 17, S. 160. 1920.
[6]) LEWIS, T., A. N. DRURY u. C. C. ILIESCU: Heart Bd. 9, S. 21. 1921.
[7]) STRONG, G. F., u. GORDON BURGESS: Arch. of internal med. Bd. 32, S. 510. 1923.
[8]) COHN, A. E., u. STEWART, H. J.: J. of clin. Investig. Bd. 1, S. 97. 1924.
[9]) SASAKI, TAKASHI: Mitt. a. d. med. Fak. d. Kais. Univ. Kyushu, Fukuoka Bd. 6, S. 129. 1921.
[10]) D'IRSAY, S.: Proc. soc. exp. Biol. and Med. Bd. 22, S. 530. 1925.
[11]) JUNKMANN, K.: Arch. f. exp. Path. u. Pharmakol. Bd. 105, S. 169. 1925.

Digitalisstoffe auch auf das embryonale, wie Versuche von PICKERING[1]) und von CYRILLO[2]) zeigen.

Nach FREY[3]) wird auch das mechanische Latenzstadium der Herzmuskulatur durch Strophantin verkürzt.

Der auffallenden Beeinflussung der Herzmuskulatur durch Digitalisstoffe liegt allgemeiner Ansicht nach eine chemische Bindung zwischen diesen Stoffen und der Herzmuskulatur zugrunde. Diese Bindung scheint nun innerhalb gewisser Grenzen und bei den verschiedenen Digitalissubstanzen in verschieden hohem Grade reversibel zu sein. Für die Deutung des Geschehens bei der Digitalisstoffwirkung im Sinne einer chemischen Reaktion spricht neben manchem andern auch der Umstand der Abhängigkeit der Digitaliswirkung von der Temperatur, die neuerdings in Bestätigung der älteren Befunde der Bedeutung des Temperaturkoeffizienten für die Wirkung dieser Stoffe verschiedentlich wieder erhoben wurde[4]). Mit dieser Art der Bindung der wirksamen Stoffe an die lebende Substanz des Herzens hängt auch die bekannte, für die therapeutische Wirkung oft sehr wesentliche Eigenschaft der Kumulation, d. h. des mehr oder weniger zäh Festgehaltenwerdens im Herzen zusammen, die bei den verschiedenen Digitalisstoffen verschieden stark ausgeprägt ist[5]) und zum Teil die lange Dauer der Wirkung verabfolgter Digitalisstoffe erklären kann. Wie für alle anderen Pharmaca gilt natürlich auch für die Digitalisstoffe der Satz, daß sie bezüglich ihrer Wirkung von dem bioenergetischen Zustand der lebenden Zelle, an die sie gelangen, in hohem Maße abhängen. In den letzten Jahren ist besonders die Beziehung der Ca-Salze zur Digitaliswirkung vielfach studiert worden, da Ca-Salze selbst einen, die Muskelverkürzung fördernden Einfluß haben, der dem der Digitalisstoffe in mancher Hinsicht ähnlich ist. In der Tat hat sich gezeigt, daß die Einwirkung der Digitalisstoffe auf die Muskelcontractilität des Herzens in hohem Grade vom Ca-Gehalt der Gewebe bzw. der Nährlösung dieser abhängig ist.

Der normale Ca-Gehalt des Herzens scheint ein Optimum für die Digitaliswirkung auf die Herzcontractilität darzustellen [W. STRAUB[6]), HANDOVSKY[7])], bei erhöhtem und erniedrigtem Ca-Gehalt sind die Digitalisstoffe in dieser Hinsicht minder wirksam. Das Auftreten des toxischen Verkürzungsstillstandes nach Digitaliszufuhr ist an die Anwesenheit von Ca in der Nährlösung des betreffenden Herzens gebunden. Neuere vergleichende Versuche mit verschiedenen Stoffen der Digitalisgruppe in dieser Hinsicht liegen von HOFFMANN[8]) sowie von BILLIGHEIMER[9]) vor. Auch der Umstand, daß das Krötenherz durch Digitalisstoffe *diastolisch* stillgestellt wird, ist mit seinem geringen Ca-Gehalt in Verbindung gebracht worden[10]), doch fehlt es auch nicht an anderen Erklärungsversuchen für dieses Phänomen[11]).

---

[1]) PICKERING, J. W.: Journ. of physiol. Bd. 14, S. 405. 1893; Bd. 20, S. 182. 1896.
[2]) Zitiert nach W. STRAUB: Zitiert auf S. 845, Fußnote 3.
[3]) FREY, W.: Zeitschr. f. d. ges. exp. Med. Bd. 42, S. 614 u. 625. 1924.
[4]) SELLMANN, MENDENHALL u. STINGEL: Journ. of pharmacol. a. exp. therapeut. Bd. 6, S. 533. 1915. — HIRSCHFELDER, A. D., J. BICEK, F. J. KUČERA u. W. HANSOM: Ebenda Bd. 15, S. 427. 1920.
[5]) FRÄNKEL, A.: 20. Kongr. f. inn. Med. 1903, S. 411. — HATSCHER, R.: Arch. of internal med. Sept. 1912. — OKUSHIMA, K.: Arch. f. exp. Pathol. u. Pharmakol. Bd. 95, S. 258. 1922. — HOFFMANN, H.: Ebenda Bd. 96, S. 105. 1923. — TAKAYANAGI, T.: Ebenda Bd. 99, S. 80. 1923.
[6]) STRAUB, W.: Zitiert Fußnote 2.
[7]) HANDOVSKY, H.: Arch. f. exp. Pathol. u. Pharmakol. Bd. 97, S. 171. 1923.
[8]) HOFFMANN, H.: Arch. f. exp. Pathol. u. Pharmakol. Bd. 96, S. 105. 1923.
[9]) BILLIGHEIMER, E.: Zeitschr. f. klin. Med. Bd. 100, S. 411. 1924.
[10]) WIELAND, HERM.: Biochem. Zeitschr. Bd. 127, S. 94. 1922.
[11]) v. ISSEKUTZ, B.: Pflügers Arch. f. d. ges. Physiol. Bd. 198, S. 429. 1923. — LOEWI, O.: Ebenda Bd. 198, S. 359. 1923.

Die synergistische Wirkung von Ca und Digitalisstoffen, die antagonistische des K und dieser[1]) ist jedenfalls sehr bemerkenswert.

O. Loewi[2]) faßt nun in der Tat die Wirkung des Strophantins in dem Sinne einer Sensibilisierung der Herzmuskulatur gegen Ca-Einwirkung auf. Dieser Ansicht ist neuerdings von H. Hoffmann[3]) widersprochen worden, der annimmt, daß das Calcium durch Digitalisstoffe in gewissem Ausmaße vertretbar ist.

Das vorliegende experimentelle Material genügt keineswegs zur Entscheidung der Frage. Es sei hier aber ein Gedanke der möglichen Art der Beeinflussung der Digitaliswirkung durch Ca und andere Ionen geäußert. Daß bei der Einwirkung von Digitalisglucosiden es zu einer chemischen Bindung dieser Stoffe im Gewebe kommt, ist wohl sicher. Nun zeigen die Versuche Embdens[4]) und seiner Schule die Bedeutung der einzelnen Ionen für die Synthese von Kohlenhydraten und Phosphorsäure zu Lactacidogen. Gerade durch Ca-Ionen wird diese Synthese in hohem Grade gefördert, aber nur durch bestimmte Konzentrationen. Höhere und niedere wirken bedeutend weniger, ja zum Teil sogar in entgegengesetztem Sinne auf den Vorgang ein[4]). Wenn nun die Wirkung der Digitalisglykoside ihren Grund in einer chemischen Bindung im lebenden Gewebe des Herzmuskels hat, so liegt der Analogieschluß nahe, daß auch hier durch bestimmte Konzentrationen der Ca-Ionen der Verlauf dieser chemischen Reaktion wesentlich gefördert, durch andere Ionen in anderer, verschiedener Weise beeinflußt wird. Es kann diese Ansicht zunächst natürlich nicht mehr als eine Hypothese sein, deren Verwertbarkeit erst durch experimentelle Forschung geprüft werden müßte.

Daß die zum Teil sehr hochgradige Resistenz mancher Tiere gegen Digitalisstoffe [vgl. W. Straub[5])] mit der verschiedenen ionalen Zusammensetzung ihrer Gewebe in diesem Sinne zusammenhängen könnte, ist sehr wohl denkbar, desgleichen die geringere Empfindlichkeit der Sommerfrösche im Vergleich zu Winterfröschen [Gottlieb[6])] gegen Digitalisstoffe. Vielleicht auch die bekannte, verschieden starke Beeinflußbarkeit der Vorhöfe und der Kammern durch Digitalisstoffe.

Schließlich sei auch nochmals auf die Beeinflussung der Herztätigkeit durch die Funktionen des Gefäßsystems hingewiesen, die gerade bei den Digitalisstoffen mit ihrer ausgeprägten Gefäßwirkung eine große Rolle spielt, insbesondere auf die Abhängigkeit der Muskeltätigkeit des Säugetierherzens von seiner eigenen Ernährung auf dem Wege der Coronargefäße, die durch Digitalisstoffe sowohl durch deren allgemeine Gefäßwirkungen, als durch Beeinflussung der Weite der Kranzgefäße durch die Verkürzungsneigung der Herzmuskulatur verändert wird. Näheres hierüber findet man im Abschnit: Pharmakologie der Gefäße dieses Handbuches.

5. Adrenalin.

Adrenalin, das durch eine Erregung der peripheren Sympathicusendigungen die Herzfunktionen beeinflußt, wirkt wie diese kontraktionsfördernd auf die Muskulatur des Herzens ein. Diese Erscheinungen sind sehr deutlich am Warm-

---

[1]) v. Konschegg: Arch. f. exp. Pathol. u. Pharmakol. Bd. 71, S. 251. 1913. — v. Weizsäcker, V.: Ebenda Bd. 80, S. 247. 1917.
[2]) Loewy, O.: Arch. f. exp. Pathol. u. Pharmakol. Bd. 83, S. 366. 1918 u. a. a. O.
[3]) Hoffmann, H.: Zitiert auf S. 849, Fußnote 8.
[4]) Eine zusammenfassende Darstellung der auf diesem Gebiet zur Zeit vorliegenden Untersuchungen von Embden findet man in Bd. VIII/1 ds. Handb.
[5]) Straub, W.: Zitiert auf S. 845, Fußnote 3.
[6]) Gottlieb, R.: Münch. med. Wochenschr. 1914, S. 813.

blüterherzen zu beobachten, viel weniger deutlich beim Froschherzen, bei dem das Adrenalin in positiv inotropem Sinne normalerweise sehr wenig wirksam ist, eher, mitunter sogar sehr stark[1]), an dem in seiner Contractilität durch experimentelle Eingriffe schon stark geschädigten Herzen[2]). Das isometrische Spannungsmaximum des isolierten Froschherzens kann jedenfalls durch Adrenalin merklich gesteigert werden (JUNKMANN[3])

Beim Säugetierherzen ist die Verstärkung der Kontraktion in der Regel sehr deutlich und soll mit einer Verkürzung der Systole einhergehen[4]). Der Einfluß dieser Kontraktionsförderung auf den Effekt der Herzkontraktionen in Bezug auf das Schlagvolumen und vor allem das Zeitvolumen der Herzkammern ist nicht immer zutagetretend, da diese Größen außer von der Kontraktionskraft noch von anderen Faktoren (wie Herzfüllung, Frequenz, Widerstand in den Gefäßen) abhängen. Hierüber siehe näheres bei P. TRENDELENBURG[5]).

Außer der Kraft der Einzelkontraktionen beeinflußt das Adrenalin auch die sog. „tonischen" Verkürzungszustände des Herzens, und zwar scheint sie diese abzuschwächen. So werden die Dauerverkürzungserscheinungen und die von FANO beschriebenen rhythmischen Schwankungen dieser am Schildkrötenvorhof sowie besonders die nach Nicotin in geringen Konzentrationen beobachteten durch Adrenalin wieder vermindert[6]). Auch den nach Digitalisstoffen auftretenden Dauerverkürzungszuständen der Herzmuskulatur soll Adrenalin entgegenwirken[7]), nicht aber der nach Bariumzufuhr sich entwickelnden Contractur[6]). Dieses besondere Verhalten des Adrenalins erinnert an ähnliche Wirkungen auf den Skelettmuskel. Hier hat SCHÄFFER[7]) nachgewiesen, daß die Neigung zu gewissen Dauerverkürzungserscheinungen (TIGELsche Contractur) durch Adrenalin gehemmt, durch den Parasympathicus erregende Stoffe gefördert wird. Es liegt sehr nahe, die genannten Dauerverkürzungserscheinungen am Herzmuskel mit denen am Skelettmuskel in Parallele zu setzen.

Nach FREY[8]) wird die mechanische Latenzzeit der Herzmuskelkontraktion durch Adrenalin verkürzt.

Nach TAKASHI SASAKI[9]) nimmt die Tetanisierbarkeit der Froschherzspitze auf Adrenalinzufuhr ab, aber nicht so hochgradig wie auf Atropin hin.

Die Wirkung des Adrenalins auf die Contractilität des Herzens scheint in noch viel höherem Grade als die auf die Reizbildung (s. d.) vom bioenergetischen Zustand der Herzmuskulatur abzuhängen. So ist der Salzgehalt der Nährflüssigkeit, insbesondere der Ca-Gehalt für die Art seiner Wirkung ersichtlich von großer Bedeutung. Während Adrenalin z. B. am normalen Froschherzen systolischen Stillstand hervorruft, erzeugt es beim kalkarm gemachten diastolischen[10])

---

[1]) Eigene Beobachtung.

[2]) Deutliche Leistungssteigerungen durch Adrenalin am normalen Froschherz geben z. B. an: BORUTTAU: Pflügers Arch. f. d. ges. Physiol. Bd. 78, S. 97. 1899; auch K. JUNKMANN: Arch. f. exp. Pathol. u. Pharmakol. Bd. 96, S. 63. 1922.

[3]) JUNKMANN, K.: Arch. f. exp. Pathol. u. Pharmakol. Bd. 105, S. 169. 1925.

[4]) SCHRAM, P. W.: Inaug.-Dissert. Utrecht 1915; zitiert nach VAN EGMOND: Pflügers Arch. f. d. ges. Physiol. Bd. 180, S. 185. 1920.

[5]) Siehe P. TRENDELENBURG: Handb. d. exp. Pharmakol. Bd. II/2, S. 1130. 1924.

[6]) GRUBER, CH. M.: Journ. of pharmacol. a. exp. therapeut. Bd. 16, S. 405. 1921.

[7]) SCHÄFFER, H.: Verhandl. 31. Kongr. f. inn. Med. 1920, S. 167; Pflügers Arch. f. d. ges. Physiol. Bd. 185, S. 42. 1920.

[8]) FREY, W.: Zeitschr. f. d. ges. exp. Med. Bd. 42, S. 625. 1924.

[9]) SASAKI, TAKASHI: Mitt. a. d. med. Fak. d. Kais. Univ. Kyushu, Fukuoka Bd. 6, S. 129. 1921.

[10]) KOLM, R., u. E. P. PICK: Pflügers Arch. f. d. ges. Physiol. Bd. 189, S. 137. 1921. — SALANT, W., H. WASHEIM u. L. JOHNSTON: Journ. of pharmacol. a. exp. therapeut. Bd. 25, S. 75. 1925. — Siehe auch die Zusammenstellung bei P. TRENDELENBURG: Zitiert Fußnote 5. (S. 1172 usw.).

usw. Auch von der Wasserstoffionenkonzentration des Gewebes ist die Adrenalinwirkung in hohem Grade abhängig[1]).

Eine Reihe von Giften erweist sich als Antagonisten der Adrenalinwirkung. Dahin gehört vor allem das *Ergotoxin* (Ergotamin usw.), das die fördernde Adrenalinwirkung hemmt, ja vielfach in eine hemmende verwandelt, die Chinaalkaloide, die der kontraktionsfördernden Adrenalinwirkung entgegenwirken[2]) und schließlich sei nochmals auf die Ähnlichkeit gegensätzlicher Einwirkung von Adrenalin und Pilocarpin, Physostigmin (s. d.) am Skelettmuskel und am Herzen bezüglich des Auftretens von Dauerverkürzungszuständen hingewiesen.

An Herzen, die mit vaguserregenden Stoffen (wie Acetylcholin, Muscarin uws.) behandelt sind, ist beim Frosch eine negativ inotrope Wirkung kleiner Adrenalindosen beobachtet worden, die durch Atropin behebbar ist[3]).

6. Campher[4]).

Noch umstrittener fast als die Frage der Beeinflussung der Herzreizbildung durch Campher ist die der Beeinflussung der Contractilität des Herzens durch diesen Stoff. In der älteren Literatur wird bei Beurteilung dieser Frage meist dem Umstande nicht genügend Rechnung getragen, daß eine Frequenzverlangsamung allein schon innerhalb gewisser Grenzen die Kontraktionen des Herzens stärker werden läßt, daß somit die Beeinflussung dieser durch ein Gift nach Möglichkeit bei unveränderter Frequenz der Herzschläge untersucht werden muß.

Wie für die Beeinflussung der Reizbildung, ist auch für die der Contractilität die Dosierung des Camphers maßgebend. In ganz kleinen Dosen scheint Campher die Kraft der einzelnen Kontraktionen zu erhöhen[5]). Dies ist aber nicht unbestritten[6]). In größeren Dosen vermindert Campher die Contractilität des Herzens[7]). Die contractilitätslähmenden Wirkungen des Camphers sind bei nicht zu hohen Dosen reversibel (HEUBNER, HANDOVSKY). In dem genannten Sinne fand neuerdings auch SIEGEL[8]) d-Campher, d-Verbenon und d-Verbanon wirksam. Öfter beobachtet man auch nach Wiederauswaschen der genannten Stoffe eine positive Nachwirkung. Beim Säugetierherzen wird die erstere (kontraktionsfördernde) Wirkung des Camphers wohl mit von der Beeinflussung des Coronarkreislaufes durch diesen Stoff abhängen, denn Campher scheint, in geringen Mengen angewendet, die Coronargefäße zu erweitern[2]) und das gleiche gilt nach HEATHCOTE[9]) für *Menthol* und *Thymol*. FRÖHLICH und POLLAK[10]) fassen diese Beeinflussung der Herzgefäße so wie die der Herzfrequenz als Folgen peripherer Sympathicuserregung durch Campher auf.

Wie die chronotrop-, so ist auch die inotrop-fördernde Campherwirkung an einem durch toxische oder sonstige Einflüsse geschädigten Herzen ausgeprägter

---

[1]) SALANT, W., u. R. L. JOHNSTON: Journ. of pharmacol. a. exp. therapeut. Bd. 23, S. 373. 1924.
[2]) CLERC, A., u. C. PEZZI: Arch. des maladies du cœur Bd. 16, S. 1. 1923.
[3]) KOLM, R., u. E. P. PICK: Pflügers Arch. f. d. ges. Physiol. Bd. 184, S. 79. 1920.
[4]) Die ältere Literatur findet man ausführlich bei R. GOTTLIEB: Handb. d. exp. Pharmakol. Bd. I, S. 1147. 1923.
[5]) Neuerdings K. JUNKMANN: Arch. f. exp. Pathol. u. Pharmakol. Bd. 96, S. 63. 1922.
[6]) JUNKMANN, K., u. E. STARKENSTEIN: Klin. Wochenschr. Bd. 5, S. 169. 1926.
[7]) Literatur s. bei GOTTLIEB: Zitiert auf S. 852, Fußnote 4. — Neuerdings K. JUNKMANN: Zitiert auf S. 852, Fußnote 5 u. H. HANDOVSKY: Arch. f. exp. Pathol. u. Pharmakol. Bd. 99, S. 117. 1923. — NAKAZAWA, F.: The Tohoku journ. of exper. med. IV, S. 373. 1923.
[8]) SIEGEL, R.: Arch. f. exp. Pathol. u. Pharmakol. Bd. 110, S. 364. 1925.
[9]) HEATHCOTE, R. ST. A.: Journ. of physiol. a. exp. therapeut. Bd. 21, S. 177. 1923.
[10]) FRÖHLICH, A., u. L. POLLAK: Arch. f. exp. Pathol. u. Pharmakol. Bd. 86, S. 127. 1920.

Organische Substanzen. Die Alkaloide. 853

festzustellen als an einem normal tätigen[1]). WIELAND[2]) bringt diese Wirkung neuerdings mit der möglichen Verdrängung schädigender Stoffe aus der Plasmaoberfläche durch den oberflächenaktiveren Campher in Verbindung.

Schließlich sei erwähnt, daß Campher, abgesehen von der Beeinflussung der Kraft der Herzkontraktionen durch diesen Stoff, auch einen Einfluß auf Dauerverkürzungszustände der Herzmuskulatur haben kann. FRÖHLICH und GROSSMANN[3]) konnten z. B. feststellen, daß die durch Digitalisstoffe hervorgerufenen Verkürzungsstillstände des Herzens durch Campher gelöst werden. Diese Wirkung ist schon durch Campherverdünnungen von 1 : 10 000 und weniger zu erzielen. Diese Wirkung des Camphers ist mit der von WIECHOWSKY[4]) beobachteten und seither bestätigten[5]) Verminderung der Dauerverkürzung glatter Muskulatur durch Campher in Parallele zu setzen. Sie könnte sehr wohl, worauf schon GOTTLIEB[6]) hinweist, durch Vertiefung der Diastole die Herztätigkeit auf Grund der allgemeinen Gesetze der Dynamik des Herzens im Sinne einer Steigerung der Kontraktionskraft des Herzens beeinflussen.

Vielleicht hängt es mit der vaguslähmenden Wirkung des Camphers (siehe Abschnitt „Reizbildung") zusammen, daß er die Tetanisierbarkeit des Herzens (ähnlich wie Atropin) hemmt[7]). HANDOVSKY[8]) vermutet, daß Campher zu einer Permeabilitätssteigerung der Gewebe führt und sieht hierin einen Koeffizienten der Schädigung der Herzarbeit durch höhere Campherdosen. Dieser, wie der Permeabilitätssteigerung kann nach HANDOVSKY durch $CaCl_2$ bis zu einem gewissen Grade entgegengewirkt werden.

7. Die Alkaloide.

Nicotin. Was die Einwirkung des *Nicotins* auf die Contractilität des Herzens betrifft, so wird schon von den ersten Untersuchern [wie L. TRAUBE[9])] die Tatsache hervorgehoben, daß der Herzmuskel als solcher auch durch ziemlich hohe Nicotindosen nicht gelähmt wird.

Am Säugetierherzen [DIXON[10])] und am Schildkrötenherzen [GRUBER[11])] sind nach Abklingen der Vaguswirkung kontraktionsverstärkende Wirkungen des Nicotins, insbesondere auch eine Erhöhung der diastolischen Verkürzungsrückstände beobachtet worden, letztere freilich nur bei kleinen Dosen (GRUBER). Auch von einer Steigerung der am Vorhof des Schildkrötenherzens seit FANO bekannten sog. „Tonusschwankungen" durch Nicotin wird berichtet (GRUBER). Andere wesentliche Bestandteile des Tabakrauches, die Pyridinbasen, wie z. B. Kollidin, haben gerade bezüglich der diastolischen Erschlaffung des Herzens die entgegengesetzte Wirkung, woraus sich nach DIXON die verschiedene Wirkung von Nicotin- und Tabakrauchlösung auf das isolierte Herz erklären läßt.

---

[1]) SASAKI, TAKASHI: Mitt. a. d. med. Fak. d. Kais. Univ. Kyushu, Fukuoka Bd. 6, S. 129. 1921.
[2]) WIELAND, H.: Arch. f. exp. Pathol. u. Pharmakol. Bd. 89, S. 46. 1921.
[3]) FRÖHLICH, A., u. GROSSMANN: Arch. f. exp. Pathol. u. Pharmakol. Bd. 82, S. 177. 1917.
[4]) WIECHOWSKY, W.: Verhandl. d. Waffenbrüderl. Ver. Baden-Wien. 1917; zitiert nach W. STROSS: Arch. f. exp. Pathol. u. Pharmakol. Bd. 95, S. 304. 1922.
[5]) GUNN: Journ. of pharmacol. a. exp. therapeut. Bd. 16, S. 39. 1920. — STROSS, W.: Zitiert auf S. 853, Fußnote 4.
[6]) GOTTLIEB: Zitiert auf S. 852, Fußnote 4.
[7]) TAKASKI SASAKI: Mitt. a. d. med. Fak. d. Kais. Univ. Hyusku, Fukuoka. Bd. 6, S. 129. 1921.
[8]) HANDOVSKY: Zitiert auf S. 852, Fußnote 7.
[9]) TRAUBE, L.: Ges. Beitr. Bd. I, S. 302. Berlin: A. Hirschwald 1871.
[10]) DIXON, W. E.: Handb. d. exp. Pharmakol. Bd. II/2, S. 693. 1924.
[11]) GRUBER, CH. M.: Journ. of pharmacol. a. exp. therapeut. Bd. 16, S. 405. 1921.

Adrenalin wirkt dem Nicotin in dieser Hinsicht entgegen [Gruber[1])], Digitalis steigert seine Wirkung bezüglich der Verminderung der diastolischen Erschlaffung und der sog. "Tonusschwankungen" der Schildkrötenvorhöfe [Gruber[1])].

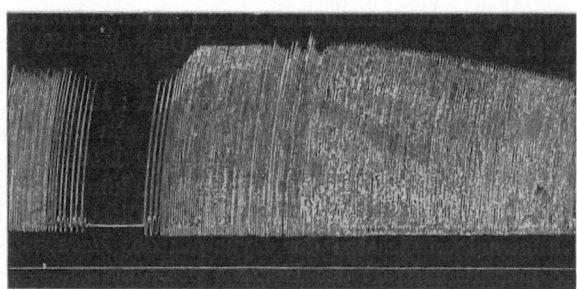

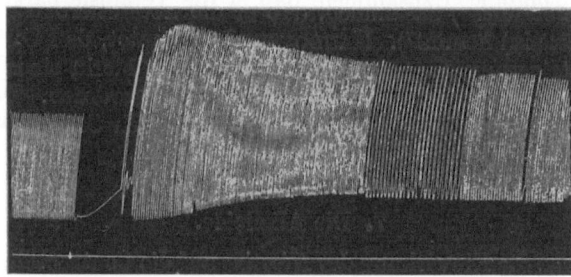

Abb. 197a und b. Nach Langendorff isoliertes Kaninchenherz. a) Wirkung der Injektion von 3 ccm Rauchlösung in die Nährflüssigkeit. b) Wirkung von 2 ccm einer 1proz. Nicotinlösung. Zeit: 1 cm der Kurve = 10 Sekunden. (Nach W. E. Dixon: Handbuch der exp. Pharmakol. II.)

Spartein. Das *Spartein* hat, wie schon aus älteren Versuchen hervorgeht [Cristina[2])], einen die Contractilität abschwächenden Einfluß auf die Herzmuskulatur. Diese Beobachtungen sind neuerdings von Schwartz[3]) bestätigt worden, der auch Alternans nach Spartein am Froschherzen auftreten sah, desgleichen von Hildebrandt[4]), während aus letzter Zeit anderweitige Angaben über die Wirkung von Sparteinsulfat auf das künstlich durchströmte Kaninchenherz von Delas und Soula[5]) gemacht wurden.

Chinaalkaloide. Die Chinaalkaloide üben auf die Herzmuskulatur einen contractilitätsmindernden Einfluß aus. Verschiedentlich ist wohl auch eine primäre Kontraktionsverstärkung beobachtet worden, doch ist in den älteren Arbeiten hierbei nicht immer genügend auf den Einfluß der gleichzeitigen Frequenzänderung auf die Kontraktionsgröße Rücksicht genommen worden. Jedenfalls weisen sehr genaue Untersuchungen, die unter Rohde[6]) am Froschherzen ausgeführt wurden, darauf hin, daß kleinste Dosen von Chinin die Contractilität des Froschherzens fördern. Neuerdings liegen ähnliche Beobachtungen

---

[1]) Gruber, Ch. M.: Zitiert auf S. 853, Fußnote 11.
[2]) Cristina, G.: Journ. de physiol. et de pathol. gén. Bd. 10, S. 44. 1908.
[3]) Schwartz, A.: Cpt. rend. des séances de la soc. de biol. Bd. 89, S. 584. 1923.
[4]) Hildebrandt, F.: Arch. f. exp. Pathol. u. Pharmakol. Bd. 101, S. 136. 1924.
[5]) Delas, R. u. L. C. Soula: Arch. internat. de physiol. Bd. 25, S. 57. 1925.
[6]) Rohde, E.: Handb. d. exp. Pharmakol. Bd. II/1, S. 62. 1920.

(röntgenologisch!) für den Hund vor[1]). Sie könnten vielleicht mit der beim quergestreiften Muskel beobachteten Steigerung des Arbeitsmaximums durch Chinin[2]) in Beziehung stehen, das die Chininwirkung auf die Muskulatur in gewisser Hinsicht der Coffeinwirkung ähnlich macht. Die kontraktionslähmende Wirkung größerer Chinindosen ist oft beobachtet worden[3]), so neuerdings von F. B. HOFMANN[4]), BOECKELMANN[4]) u. a.

Auch die der Vorhof- und der Kammerkontraktion entsprechenden Zacken des Elektrokardiogramms erfahren unter *Chinin-* und *Chinidinwirkungen* Änderungen [HECHT und ROTHBERGER[5]), E. SCHOTT[6]), J. PUCHE[7])], die bei kleinen Dosen andere sein können als bei großen [PUCHE[7])].

Daß diese Wirkungen nicht etwa durch eine Beeinflussung des Vagus zustande kommen, geht u. a. auch daraus hervor, daß sie durch Atropin nicht beeinflußt werden [BOECKELMANN[4])]. Vielleicht ist es gerade die Abschwächung des Kontraktionsgeschehens, die es bedingt, daß Chinin den durch Glyoxylsäure erzeugten Herzalternans, ähnlich wie Chloralhydrat, zum Verschwinden bringt [STARKENSTEIN[8])]. Bezüglich der Herzcontractilität besteht ein deutlicher Antagonismus zwischen den Chinaalkaloiden und den Digitalisstoffen, der nicht nur theoretisch, sondern auch praktisch von großer Bedeutung ist[9]). Auch zwischen der Wirkung der Chinaalkaloide und der des Adrenalin besteht bezüglich der Herzcontractilität ein Antagonismus[10]). Untersuchungen, die von NAGASAKI[11]) unter ROHDE am Katzenherzen ausgeführt wurden, ergaben, daß die lähmende Chininwirkung mit der Wirkung der Narkotica insofern Ähnlichkeiten hat, als primär die Tätigkeitsvorgänge und erst sekundär die Oxydationsprozesse im Muskel vermindert werden. Auch dies würde für unsere obenerwähnte Auffassung des von STARKENSTEIN beobachteten Chinin-Glyoxylsäureantagonismus sprechen. Dem entspricht es auch, wenn FREY[12]) angibt, daß Chinin, ähnlich wie Chloroform und Chloralhydrat und im Gegensatz zu den Digitalisstoffen und Adrenalin, die Latenzzeit der Herzmuskelkontraktion verlängert. Der Herzstillstand nach toxischen Dosen Chinin ist in der Regel diastolisch. Bei deutlich alkalischer Reaktion der Nährlösung soll er systolisch sein [SANTESSON[13]), BIBERFELD[14])].

Cocain. Die älteren Angaben über die Wirkung des Cocains auf die Contractilität des Herzmuskels sind zum Teil widersprechend[15]).

KOCHMANN und DAELS[16]) sahen nach kleinen Dosen (1 : 100 000) am isolierten Säugetierherzen wohl verstärkte Kontraktionen, doch sind diese Befunde

---

[1]) COHN, A. E. u. R. L. LEVY: Journ. of pharmacol. a. exp. therapeut. Bd. 19, S. 259. 1922.
[2]) SANTESSON: Arch. f. exp. Pathol. u. Pharmakol. Bd. 30, S. 411. 1892.
[3]) Ältere Literatur s. bei ROHDE: Zitiert auf S. 854, Fußnote 6.
[4]) HOFMANN, F. B.: Zeitschr. f. Biol. Bd. 66, S. 320. 1915. — BOECKELMANN, A. J.: Pflügers Arch. f. d. ges. Physiol. Bd. 198, S. 615. 1923.
[5]) HECHT, A. F. u. C. J. ROTHBERGER: Zeitschr. f. d. ges. exp. Med. Bd. 7, S. 134. 1919.
[6]) SCHOTT, E.: Dtsch. Arch. f. klin. Med. Bd. 134, S. 208. 1920.
[7]) PUCHE, J.: Cpt. rend. des séances de la soc. de biol. Bd. 89, S. 36. 1923.
[8]) STARKENSTEIN, E.: Zeitschr. f. exp. Pathol. u. Therapie Bd. 4, S. 681. 1907.
[9]) POHL, J.: Therapeut. Monatsh. Bd. 23, H. 2. 1909. — STARKENSTEIN, E.: Dtsch. med. Wochenschr. 1922, H. 13/14. — JUNKMANN, K. u. E. STARKENSTEIN: Klin. Wochenschr. Bd. 5, S. 169. 1926.
[10]) CLERC, A. u. C. PEZZI: Arch. des maladies du coeur Bd. 16, S. 1. 1923.
[11]) NAGASAKI. Erwähnt bei ROHDE: Handb. d. exp. Pharmakol. Bd. II/1, S. 63. 1920.
[12]) FREY, W.: Zeitschr. f. d. ges. exp. Med. Bd. 42, S. 614 u. 625. 1924.
[13]) SANTESSON, E. G.: Arch. f. exp. Pathol. u. Pharmakol. Bd. 32, S. 321. 1893.
[14]) BIBERFELD: Zitiert auf S. 712.
[15]) Ältere Literatur bei E. POULSSON: Handb. d. exp. Pharmakol. Bd. II/1, S. 138. 1920 u. BIBERFELD: Zitiert auf S. 712.
[16]) KOCHMANN, M. u. F. DAELS: Arch. internat. de pharmaco-dyn. et de thérapie Bd. 18, S. 41. 1908.

wegen der gleichzeitigen Frequenzverminderung, so wie die gleichartigen von WEILER[1]), nicht eindeutig. Bei größeren Dosen war eine contractilitätsmindernde Wirkung des Cocain deutlich. Dies geht auch aus Beobachtungen von PRUS[2]) an isolierten Katzenherzen hervor, der schon bei Zufuhr von $1/100$ mg Cocain am künstlich durchströmten Kaninchenherzen Verminderung der Kontraktionsstärke sah. COUSY[3]) sah beim Frosch auch nach ganz geringen Dosen (1 : 200 000 Cocainchlorhydrat) eine Abschwächung der Kontraktionen. Bei Konzentrationen von 1 : 100 000 sah er neben einer Verminderung der Kontraktionshöhe eine Zunahme des Verkürzungsrückstandes[4]). Auch SASAKI[5]) sah an der isolierten Froschherzspitze meist (aber nicht immer) eine deutliche Abnahme der Contractilität nach Cocain und eine Abnahme der Tetanisierbarkeit des Herzmuskels.

Ein diastolischer Stillstand der Kammern nach Cocainvergiftung ist von verschiedenen Autoren, neuerdings von WEILER[6]) beobachtet worden, der z. B. in dieser Hinsicht den gegenseitigen Antagonismus von Cocain und den Stoffen der Digitalisgruppe betont, den BRANN[7]) auch am Froschherzstreifenpräparat für Digitalis und für Calciumchlorid feststellen konnte. Diese diastolische Wirkung wird auch durch Atropin nicht aufgehoben[6]). KOCHMANN[8]) betont neuerdings auch wieder den *diastolischen* Stillstand der Kammern des Froschherzens nach großen Cocaindosen. Er sah aber neuerdings[8]) bei ganz geringen Konzentrationen ($1/160 000$ bis $1/200 000$ molare Lösung) beim isolierten Froschherzen eine Vergrößerung der Kammerkontraktionen trotz gleichzeitiger Frequenzsteigerung, woraus eine kontraktionsfördernde Wirkung minimaler Cocainkonzentrationen zu schließen wäre, die mit der verstärkten diastolischen Erschlaffung zusammenhängen könnten.

Apomorphin. Das Apomorphin beeinflußt nach SASAKI[9]) die Contractilität des Herzmuskels in abschwächendem Sinne, aber lange nicht in so hohem Grade wie die Erregbarkeit, auch vermindert es die Tetanisierbarkeit des Herzmuskels[9]). Genaue Untersuchungen über die Beeinflussung der Herzmuskelcontractilität durch die Papaveraceenalkaloide liegen nicht vor. Gelegentliche Angaben findet man in der Literatur[10]).

Atropin. Von verschiedenen älteren Autoren[11]) ist eine contractilitätssteigernde Wirkung gewisser *Atropin*dosen beobachtet worden. HABERLANDT[12]) führt diese Wirkung auf eine Erregung sympathischer Fasern im Herzen durch das Atropin zurück. Beim Froschherzen konnte er zeigen, daß die systolenverstärkende Wirkung des *Atropins* fortfällt, wenn das Herz vorher mit *Ergotamin* vergiftet wurde, das den Sympathicus lähmt, oder wenn das Nervensystem der Herzspitze durch deren zeitlich längere Zeit vorangehende Abklemmung (nach BERNSTEIN) zur Degeneration gebracht worden war.

---

[1]) WEILER, L.: Arch. f. exp. Pathol. u. Pharmakol. Bd. 80, S. 131. 1917.
[2]) PRUS, J.: Zeitschr. f. exp. Pathol. u. Therapie Bd. 14, S. 61. 1913.
[3]) COUSY, R. C.: Cpt. rend. des séances de la soc. de biol. Bd. 90, S. 114. 1924.
[4]) COUSY, R. C.: Arch. internat. de physiol. Bd. 22, S. 363. 1924.
[5]) SASAKI, TAKASHI: Mitt. a. d. med. Fak. d. Kais. Univ. Kyushu, Fukuoka Bd. 6, S. 129. 1921.
[6]) WEILER, L.: Arch. f. exp. Pathol. u. Pharmakol. Bd. 80, S. 131. 1917.
[7]) BRANN, M.: Arch. f. exp. Pathol. u. Pharmakol. Bd. 94, S. 222. 1922.
[8]) KOCHMANN, M.: Pflügers Arch. f. d. ges. Physiol. Bd. 190, S. 158. 1921.
[9]) SASAKI, TAKASHI: Mitt. a. d. med. Fak. d. Kais. Univ. Kyushu, Fukuoka Bd. 6, S. 129. 1921.
[10]) Siehe hierüber E. STARKENSTEIN: Handb. d. exp. Pharmakol. Bd. II/2, S. 817. 1924.
[11]) Literatur s. BIBERFELDT: Zitiert auf S. 712 u. A. R. CUSHNY: Handb. d. exp. Pharmakol. Bd. II/2, S. 599. 1924.
[12]) HABERLANDT, L.: Wien. klin. Wochenschr. Bd. 37, S. 963. 1924; Zeitschr. f. Biol. Bd. 80, S. 137. 1924.

Von großen Atropindosen geben schon die älteren Beobachter [v. BEZOLD[1]), SURMINSKI[2])] eine die Contractilität der Herzmuskulatur schwächende Wirkung an. [Literatur hierüber s. BIEBERFELDT[3]).

Am Kaninchenherzen könnte die von HEDBOM[4]) nach Atropin beobachtete Verstärkung der Kontraktionen auch damit zusammenhängen, daß die Coronargefäße durch Atropin erweitert werden und die Herzmuskulatur dadurch besser ernährt wird.

Unabhängig von der Beeinflussung der Kontraktionsgröße ist nach TAKASHI SASAKI[5]) die Eigenschaft des Atropins, die bei Anwendung von starken Strömen schon normalerweise vorhandene Tetanisierbarkeit der Herzspitze zu vermindern und schließlich vollkommen aufzuheben. Atropin erweist sich auch in dieser Hinsicht als Antagonist wirksamster Art gegenüber dem Muscarin[5]).

Wenn unter besonderen Bedingungen der Vagustonus erhöht ist und sein negativ inotroper Einfluß sich deutlich bemerkbar macht, kann Atropin schon

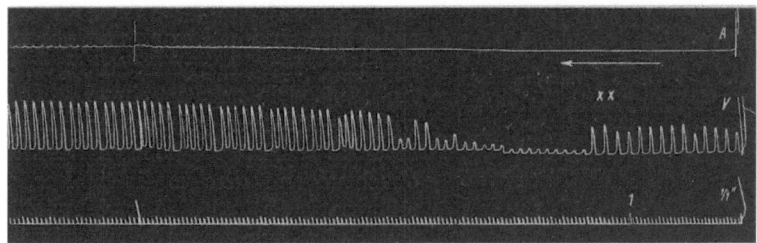

Abb. 198. Primär erregende Vaguswirkung des Atropin mit stark negativ inotroper Beeinflussung der Kammerkontraktionen. (Eigene Beobachtung.) (Arch. f. exp. Pathol. u. Pharmakol. Bd. 116, S. 227. 1926.)

durch die Ausschaltung der Vaguswirkung die Contractilität der Herzmuskulatur erhöhen. Ein Beispiel dieser Art zeigt unsere Abb. 200, die die Aufhebung der negativ inotropen Acetylcholinwirkung am Froschherzen durch Atropin deutlich erkennen läßt. Auf der anderen Seite kann bei besonders gesteigerter Anspruchsfähigkeit des Vagus Atropin auf dem Wege der primären Vaguserregung durch diesen Stoff (s. das im Abschnitt über „Reizbildung" Gesagte) auch einen stark negativ inotropen Einfluß ausüben. Für beide hier genannten Möglichkeiten (primär negativ inotrope, sekundär positiv inotrope Atropinwirkung) stellt unsere Abb. 198 ein Beispiel dar.

Es handelt sich um ein natürlich durchströmtes Esculentenherz, das unter starker Urethanwirkung steht und einen erhöhten Vagustonus sowie eine stark gesteigerte Vaguserregbarkeit aufweist. Bei der ersten Reizmarke wurde auf die Sino-Auriculargrenze ein etwa 6 qmm großes, mit Atropinlösung 1 : 1000 getränktes Filterpapierblättchen gelegt. Das ins Herz diffundierende Atropin ruft zunächst eine Vaguserregung hervor, die sich in einer negativ chronotropen ($\times \times$) und inotropen Beeinflussung geltend macht, weiterhin aber eine Vaguslähmung, auf Grund derer dann das Herz schneller und kräftiger schlägt als zu Beginn der Kurve.

Daß es sich bei Abb. 198 tatsächlich um Vaguswirkungen gehandelt hat, geht daraus hervor, daß nach dieser Kurve wiederholt Atropin am gleichen

---

[1]) v. BEZOLD, A. u. F. BLOEBAUM: Untersuch. d. physiol. Laborat. Würzburg Bd. 1, S. 1. 1867.
[2]) SURMINSKI, B.: Inaug.-Dissert. Erlangen 1877.
[3]) BIBERFELDT: Zitiert auf S. 712.
[4]) HEDBOM, K.: Skandinav. Arch. f. Physiol. Bd. 8, S. 171. 1898.
[5]) SASAKI, TAKASHI: Mitt. a. d. med. Fak. d. Kais. Univ. Kyushu, Fukuoka Bd. 6, S. 129 (S. 171). 1921.

Präparat in gleicher Weise, an gleicher Stelle angewendet, keinerlei Wirkung mehr hatte.

Muscarin. *Muscarin* setzt die Contractilität der Herzmuskulatur herab[1]). Gelegentlich beobachtete Steigerungen der Hubhöhe der Ventrikel nach Muscarin dürften mit der gleichzeitig bestehenden Frequenzverminderung zusammenhängen. Die refraktäre Phase wird verkürzt gefunden [WALTHER[2])], und das Herz zeigt eine gesteigerte Neigung zum Auftreten der Treppe [RHODIUS und STRAUB[3])], aus welchem Umstande sich nach RHODIUS und STRAUB auch die „Tetanisierbarkeit" des Herzmuskels bei Muscarineinwirkung [WALTHER[4])] ergibt. Doch hat neuerdings TAKASHI SASAKI[5]) gezeigt, daß die Tetanisierbarkeit der Froschherzspitze bei Muscarinvergiftung auch trotz Schwinden der Treppenerscheinungen sehr deutlich vorhanden sein kann.

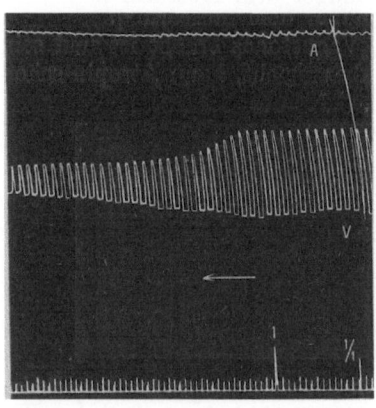

Abb. 199. Negativ inotrope (bei schwach chronotroper) Wirkung des Acetylcholins. Esculentenherz, natürlich durchströmt. Bei Marke 1 ein ca. 6 qmm großes Filterpapierblättchen mit Acetylcholinlösung 1 : 1000 getränkt auf die Sinoauriculargrenze gebracht. Suspensionskurve des l. Vorhofs (A) und der Kammer (V). Zeit in $1/_1$ Sek. Von rechts nach links zu lesen. (Eigene Beobachtung.)

Grundsätzlich in der gleichen Art wie Muscarin wirken auch die ihm nahestehenden Cholinderivate. Die Wirkungen sind auch hier durch Atropin behebbar. Ein Beispiel für Acetylcholin gibt unsere Abb. 199. Die negativ chronotrope Vaguswirkung ist hier sehr gering, die negativ inotrope sehr ausgesprochen. Derartige Beobachtungen machte ich öfter, wenn mehrere Tage alte Acetylcholinlösungen verwendet wurden. Die negativ inotrope Wirkung tritt dann deutlicher zutage als die negativ chronotrope. Abb. 200 zeigt die Aufhebung dieser Wirkung durch Atropin.

Arecolin. Ähnlich wie Muscarin wirkt auch das aus den Betelnüssen gewonnene Alkaloid *Arecolin* auf die Contractilität der Herzmuskulatur[6]).

Pilocarpin. Auch *Pilocarpin*[7]) wirkt auf die Contractilität der Herzmuskulatur deutlich vermindernd ein. *Atropin* wirkt ihm auch in diesem Sinne entgegen, ebenso Ca[8]). Bei großen Dosen des Giftes ist der Stillstand diastolisch. Beim Säugetierherzen könnte die Wirkung des Pilocarpins mit dadurch bedingt sein, daß es die Coronargefäße verengt[9]) und so die Ernährung des Herzmuskels stört. Doch scheint auch eine direkte Beeinflussung des Stoffwechsels des Herzens

---

[1]) Die Literatur findet man ausführlich bei H. FÜHNER: Handb. d. exp. Pharmakol. Bd. I, S. 640. 1923.

[2]) WALTHER, A.: Pflügers Arch. f. d. ges. Physiol. Bd. 78, S. 603. 1899.

[3]) RHODIUS, R. u. W. STRAUB: Pflügers Arch. f. d. ges. Physiol. Bd. 110, S. 492. 1905.

[4]) Neuerdings auch T. SASAKI: Mitt. a. d. med. Fak. d. Kais. Univ. Kyushu, Fukuoka Bd. 6, S. 129. 1921.

[5]) SASAKI, TAKASHI: Mitt. a. d. med. Fak. d. Kais. Univ. Kyushu, Fukuoka Bd. 6, S. 170. 1921.

[6]) HEYMANS, C. u. J. BĚLEHRADEK: Cpt. rend. des séances de la soc. de biol. Bd. 88, S. 978. 1923.

[7]) Literatur siehe bei W. E. DIXON u. F. RANSOM: Handb. d. exp. Pharmakol. Bd. I, S. 746. 1923.

[8]) BURRIDGE, W.: Arch. internat. de pharmaco-dyn. et de thérapie Bd. 28, S. 23. 1923.

[9]) BARCROFT, J. u. W. E. DIXON: Journ. of physiol. Bd. 35, S. 188. 1907.

vorzuliegen, denn BARCROFT und DIXON[1]) konnten feststellen, daß durch Pilocarpin die Sauerstoffaufnahme und CO_2-Abgabe des Herzmuskels stark herabgesetzt wird und daß diese Herabsetzung, wenn auch in geringerem Grade, noch weiterdauert, nachdem Frequenz und Contractilität des Herzens durch Atropinzufuhr wieder normal geworden sind. Der Angriffsort des Pilocarpins am Muskel ist nach BURRIDGE[2]) vermutlich im Sarkoplasma zwischen der myoneuralen Verbindung und der contractilen Substanz zu suchen. Es entspricht vielleicht dieser Ansicht und bildet eine Parallele zu den Beobachtungen von SCHÄFFER[3]) an der Skelettmuskulatur des Menschen, daß Zustände von Dauerverkürzung am Schildkrötenvorhof durch Pilocarpin gesteigert werden [GRUBER[4])] und daß, wie dort, auch hier sich Adrenalin in dieser Hinsicht als Antagonist des Pilocarpins erweist.

Physostigmin. Im Gegensatz zu dem ebengenannten Pilocarpin führt Physostigmin in toxischen Dosen schließlich meist zu systolischem Herzstill-

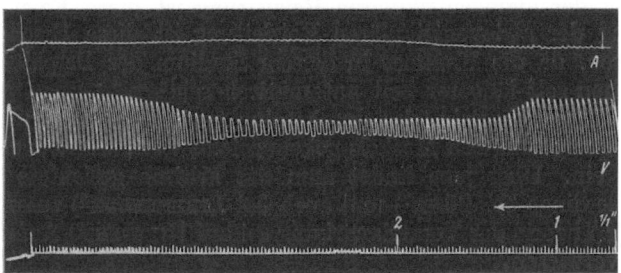

Abb. 200. Aufhebung der negativ inotropen Acetylcholinwirkung durch Atropin. Von rechts nach links zu lesen. Esculentenherz in situ natürlich durchströmt. Bei Marke *1* Filterpapierblättchen mit 1:1000 Acetylcholin auf den Venensinus. Bei Marke 2 ein solches mit 1:1000 Atropin auf die Atrioventrikulargrenze gelegt. *A* linker Vorhof, *V* Kammer. Zeit in $^1/_1$ Sekunden. (Eigene Beobachtung: Arch. f. exp. Pathol. u. Pharmakol. Bd. 116, S. 227. 1926.)

stand[5]). Dieser systolische Stillstand, der beim Froschherzen durch Zusatz von ca. 1:2000 Physostigmin zur Nährlösung auszulösen ist, wird durch Atropin nicht behoben[5]). Bei geringeren Dosen, die allmählicher wirken, wird gelegentlich auch diastolischer Stillstand gesehen. Auch eine deutliche Steigerung der Verkürzungsrückstände der sich kontrahierenden Kammern des Säugetierherzens nach Physostigmin ist beschrieben, die auch am atropinisierten Herzen auftritt[5]). Diese Beobachtung würde mit der von SCHÄFFER[3]) in Parallele zu setzen sein, der beim Skelettmuskel eine Förderung von Dauerverkürzungszuständen (TIGELsche Contractur) durch Pilocarpin und Physostigmin beobachtete. Demgegenüber berichten FRÖHLICH und PICK[6]), daß beim isolierten Froschherzen nach Physostigmin (1:2000 oder mehr) Strophantin keinen systolischen, sondern diastolischen Ventrikelstillstand erzeugt. Atropin ändert hieran nichts. Doch zeigt sich diese Physostigminwirkung nur bei Verwendung K-haltiger Nährlösung.

Aconitin. Das *Aconitin* führt zu einer Abnahme der Contractilität der Herzmuskulatur und schließlich zu diastolischem Stillstand. BÖHM[7]) (s. dort

---
[1]) BARCROFT, J., u. W. E. DIXON: Zitiert auf S. 858, Fußnote 9.
[2]) BURRIDGE: Zitiert auf S. 858, Fußnote 8.
[3]) SCHÄFFER, H.: Pflügers Arch. f. d. ges. Physiol. Bd. 185, S. 42. 1920.
[4]) GRUBER, CH. M.: Journ. of pharmacol. a. exp. therapeut. Bd. 15, S. 23. 1920.
[5]) Literatur s. W. E. DIXON u. F. RANSOM: Handb. d. exp. Pharmakol. Bd. I, S. 786. 1923.
[6]) FRÖHLICH, A., u. E. P. PICK: Zeitschr. f. d. ges. exp. Med. Bd. 11, S. 89. 1920.
[7]) BÖHM, R.: Handb. d. exp. Pharmakol. Bd. II/1, S. 283. 1920.

die ältere Literatur) beobachtete, daß dieser in der Regel an den Ventrikeln früher auftritt als an den Vorhöfen.

Diese Beeinflussung der Muskulatur ist am Froschherzen [HARTUNG[1]), HERMANNS[2])] wie am Säugetierherzen [CUSHNY[3])] beobachtet worden. Zu Beginn der Wirkung ist auch eine Verminderung der diastolischen Erschlaffung und eine Verringerung des Schlagvolumens beobachtet worden (HARTUNG).

Ähnliche Wirkungen wie dieses haben die dem Aconitin nahestehenden[4]) Alkaloide, z. B. das *Benzoilaconin* und das *Pseudaconitin*.

Delphinin. Auch das den Aconitinen in seiner Herzwirkung sehr verwandte Delphinin lähmt in großen Dosen die Contractilität der Herzmuskulatur. Die Ventrikel scheinen diesem Gift gegenüber viel empfindlicher zu sein als die Vorhöfe. Ihre Kontraktionsstärke nimmt allmählich ab[5]) und sie stehen schließlich still, lange bevor dies bei den Vorhöfen der Fall ist [R. BÖHM[6]), B. KISCH[5])]. Der letztere Umstand dürfte wohl auch mit der verminderten Erregbarkeit (s. d.) der Ventrikel in diesem Zustand der Vergiftung zusammenhängen. Auf eine Lähmung der atrioventrikulären Reizleitung ist diese Erscheinung nicht zurückzuführen, da die Kammer in diesem Stadium der Delphininwirkung in der Regel schon seit längerer Zeit automatisch schlägt.

Veratrin. Das *Veratrin*, das durch seine typische Wirkung auf die Kontraktion des quergestreiften Muskels gekennzeichnet ist, wirkt auch auf die des Herzmuskels ein. Über jene findet man das kritisch gesichtete Material der Literatur neuerdings bei BÖHM[7]) und auch bei BIBERFELDT[8]) zusammengestellt. Bezüglich der Theorie der Veratrinwirkung sei auf RIESSERS[9]) Aufsatz in diesem Handbuche verwiesen.

Am Herzen fällt in erster Reihe die systolische Wirkung des Veratrin auf. In kleinen Dosen und im Beginn der Wirkung macht sie sich als positiv inotrope Beeinflussung der Kontraktionen geltend [KRETZER und SEEMANN[10]), W. STRAUB[11])]. Daß diese Wirkung nicht lediglich eine Folge der Verlangsamung der Herztätigkeit ist, geht daraus hervor, daß sie an den Vorhöfen auch gleichzeitig mit einer etwa vorhandenen Beschleunigung beobachtet wird[10]). Bei höhergradiger Vergiftung wird die Diastole immer unvollständiger, es tritt systolischer Stillstand ein[12]). Nach einiger Zeit läßt die maximale Kontraktion der nun stillstehenden Kammer etwas nach[12]). Nach BÖHM ist zur Erzielung dieser Wirkung beim isolierten Froschherzen ein Veratringehalt der Nährlösung von wenigstens 1 : 550 nötig. SEEMANN[13]), der sich sehr viel mit der Analyse der Muskelverkürzung des Herzens nach Veratrin befaßt hat, findet, daß sie sich beim Frosch an der Herzspitze früher ausbildet als an der Basis, aber auch am Vorhof sehr ausgeprägt sein kann[10]). Außer der erwähnten Neigung zu Zuständen der Dauerverkürzung ist als Folge der Veratrinvergiftung am Herzmuskel die gedehnte

---

[1]) HARTUNG, C.: Arch. f. exp. Pathol. u. Pharmakol. Bd. 66, S. 1. 1911.
[2]) HERMANNS, L.: Zeitschr. f. Biol. Bd. 58, S. 261. 1912.
[3]) CUSHNY, A. R.: Heart Bd. 1. 1909.
[4]) BÖHM: Zitiert auf S. 859, Fußnote 7.
[5]) KISCH, B.: Festschr. d. Kölner Akad. f. prakt. Med. S. 374. Bonn: Marcus & Weber 1915.
[6]) BÖHM, R.: Handb. d. exp. Pharmakol. Bd. II/1, S. 314. 1920.
[7]) BÖHM, R.: Handb. d. exp. Pharmakol. Bd. II/1, S. 249. 1920.
[8]) BIBERFELDT: Zitiert auf S. 712.
[9]) RIESSER, O., u. E. SIMONSON: Handb. d. normal. u. pathol. Physiol. Bd. VIII/1, S. 315. 1925.
[10]) KRETZER u. SEEMANN: Zeitschr. f. Biol. Bd. 57, S. 419. 1912.
[11]) Zitiert nach BÖHM: Zitiert Fußnote 6.
[12]) BÖHM, R.: Arch. f. exp. Pathol. u. Pharmakol. Bd. 71, S. 259. 1913.
[13]) SEEMANN, J.: Zeitschr. f. Biol. Bd. 56, S. 91. 1911; Bd. 57, S. 413, 419 u. 460. 1912.

Form der Kontraktionen sehr kennzeichnend. (Literatur s. bei BÖHM[1])] GARTEN konnte beim isolierten Ventrikel von Torpedo nach Veratrinzufuhr eine Herzkontraktion von 30 Sekunden Dauer beobachten. Bezüglich der Theorie dieser Erscheinungen sei auf die erwähnte Abhandlung von RIESSER und SIMONSON verwiesen. Zweifellos hängt mit ihnen die bei Veratrineinwirkung beobachtete starke Verlängerung der refraktären Phase der Herzmuskulatur zusammen, die ihrerseits wiederum, wie schon erwähnt wurde, einen Koeffizienten für zwei andere Symptome der Herzwirkungen dieses Giftes bildet, nämlich der Kammersystolenausfälle und des gelegentlich beobachteten Kammeralternans.

Strychnin hat in kleinen Dosen anscheinend einen fördernden Einfluß auf die Contractilität der Herzmuskulatur [HEDBOM[2])]. In großen Dosen führt es nach übereinstimmender Angabe verschiedener Autoren zu diastolischem Stillstand[3]).

Purinderivate. Von den Purinderivaten sind es hauptsächlich die Methylxanthine, die ein besonderes Interesse für die Pharmakologie des Herzens bieten. Bezüglich des Mechanismus ihrer Wirkung auf die Muskulatur und der neueren theoretischen Vorstellungen hierüber sei auf das Kapitel von RIESSER und SIMONSON in diesem Handbuch (VIII/1, S. 315) verwiesen.

Die systolischen Wirkungen des Coffeins auf das Herz machen sich in einer Verkürzung der Diastole bemerkbar, die auch am isolierten Herzen zu beobachten ist [BOCK[4]), KAKOWSKI[5])], sowie in einer Verstärkung und Verlängerung der Systole[5]), die schon nach kleinen Dosen festzustellen ist. Ferner bewirkt das Coffein in geringen Dosen, wie schon aus den Untersuchungen DRESERS[6]) hervorgeht, eine Steigerung des Arbeitsmaximums der Muskelkontraktion, während große Dosen dieses verringern. Wenn auch die erstarrende Wirkung großer Coffeindosen auf den Herzmuskel viel weniger stark ausgeprägt ist, als die auf die Skelettmuskulatur [BARBOUR und KLEINER[7])], so bewirken doch die ebengenannten systolischen Wirkungen auch kleiner Coffeingaben, daß das Schlagvolumen der Kammern durch die verkürzte und weniger ausgiebige Diastole zwar vermindert wird, die einzelne Kontraktion aber einen größeren Überlastungsdruck zu überwinden vermag als vorher. Darin unterscheidet sich die muskuläre Wirkung des Coffeins von der der Digitalisstoffe so grundsätzlich, daß in dieser Hinsicht geradezu ein Antagonismus der beiden besteht [POHL[8]), BOCK[9])], ein Antagonismus, der noch durch die gegensätzliche Beeinflussung der Coronargefäßweite durch die beiden Gruppen von Stoffen erhöht wird.

Am künstlich durchströmten Herzen kann durch die durch Coffein bedingte Erweiterung der Coronargefäße (eine Wirkung, die anscheinend dem Theobromin und Theophillin in noch höherem Maße als dem Coffein zukommt[9])] die Ernährung des Herzmuskels verbessert und so indirekt die Contractilität günstig beeinflußt werden. Am intakten Tier scheint, wie schon erwähnt, die Coronargefäßerweiterung durch die Methylxanthine nicht so ausgesprochen vorhanden zu sein.

---

[1]) BÖHM, R.: Zitiert auf S. 860, Fußnote 6.
[2]) HEDBOM, K.: Skandinav. Arch. f. Physiol. Bd. 19, S. 1. 1899.
[3]) Literatur s. bei E. POULSSON: Handb. d. exp. Pharmakol. Bd. II/1, S. 365. 1920.
[4]) BOCK, J.: Arch. f. exp. Pathol. u. Pharmakol. Bd. 43, S. 367. 1900. Ferner: Handb. d. exp. Pharmakol. Bd. II/1, S. 508. 1920. Daselbst auch die ältere Literatur.
[5]) KAKOWSKI: Arch. internat. de pharmaco-dyn. et de thérapie Bd. 15, S. 109. 1905.
[6]) DRESER, H.: Arch. f. exp. Pathol. u. Pharmakol. Bd. 27, S. 50. 1890.
[7]) BARBOUR, H. G. u. S. B. KLEINER: Journ. of pharmacol. a. exp. therapeut. Bd. 7, S. 541. 1915.
[8]) POHL, J.: Therapeut. Monatsh. Bd. 23, S. 110. 1909.
[9]) BOCK, J.: Handb. d. exp. Pharmakol. Bd. II/1, S. 508. 1920.

HEATCOTE[1]) sah das Auftreten systolischer Contractur am isolierten Froschherzen nur nach Coffein, und zwar in sehr hohen Dosen (1 : 100). Beim Theophillin sah er, im Gegensatz zu Coffein und Theobromin, bei demselben Objekt zu Beginn der Einwirkung eine vorübergehende Verkleinerung der Hubhöhe der Kontraktionen.

Neuestens hat JUNKMANN[2]) am isolierten Froschherzen Untersuchungen über die Beeinflussung seiner Dynamik durch Coffein ausgeführt. Am normalen Herzen wird die Coffeinwirkung nach ihm hauptsächlich durch die Frequenzbeeinflussung durch Coffein bedingt, also indirekt. Am ermüdeten Herzen wird die Leistung auch durch die unmittelbare Beeinflussung der Herzmuskulatur gesteigert.

---

[1]) HEATCOTE, R. ST. A.: Journ. of pharmacol. a. exp. therapeut. Bd. 16, S. 327. 1920.
[2]) JUNKMANN, K.: Arch. f. exp. Pathol. u. Pharmakol. Bd. 105, S. 169. 1925.

If you have any concerns about our products,
you can contact us on
ProductSafety@springernature.com

In case Publisher is established outside the EU,
the EU authorized representative is:
**Springer Nature Customer Service Center GmbH
Europaplatz 3, 69115 Heidelberg, Germany**

Printed by Libri Plureos GmbH
in Hamburg, Germany

HANDBUCH
DER NORMALEN UND
PATHOLOGISCHEN
PHYSIOLOGIE

MIT BERÜCKSICHTIGUNG DER
EXPERIMENTELLEN PHARMAKOLOGIE

HERAUSGEGEBEN VON

A. BETHE · G. v. BERGMANN
FRANKFURT A. M.   BERLIN

G. EMBDEN · A. ELLINGER†
FRANKFURT A. M.

SIEBENTER BAND / ZWEITE HÄLFTE

BLUTZIRKULATION

ZWEITER TEIL
(C/I. 2. BLUTGEFÄSSE · KREISLAUF)

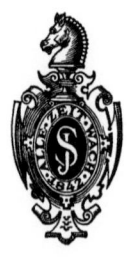

SPRINGER-VERLAG
BERLIN HEIDELBERG GMBH
1927

BLUTZIRKULATION

ZWEITER TEIL

BLUTGEFÄSSE · KREISLAUF

BEARBEITET VON

E. ATZLER · L. BRAUER · B. FISCHER-WASELS
HERMANN FISCHER · A. FLEISCH · W. FREY
E. GOLDSCHMID · W. R. HESS · K. HÜRTHLE
R. JAFFÉ · F. KAUFFMANN · B. KISCH · G. LEH-
MANN · J. NÖRR · R. RIGLER · C. J. ROTHBERGER
V. SCHMIEDEN · J. TANNENBERG

MIT 232 ABBILDUNGEN

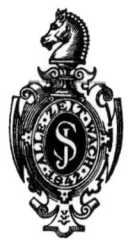

SPRINGER-VERLAG
BERLIN HEIDELBERG GMBH
1927

ISBN 978-3-642-48525-1   ISBN 978-3-642-48592-3 (eBook)
DOI 10.1007/978-3-642-48592-3

ALLE RECHTE, INSBESONDERE DAS DER ÜBERSETZUNG
IN FREMDE SPRACHEN, VORBEHALTEN.
COPYRIGHT 1927 BY SPRINGER-VERLAG BERLIN HEIDELBERG
URSPRÜNGLICH ERSCHIENEN BEI JULIUS SPRINGER IN BERLIN 1927.
SOFTCOVER REPRINT OF THE HARDCOVER 1ST EDITION 1927

Inhaltsverzeichnis.

Eigenschaften und Verhalten der Gefäße.

Gestalt und Eigenschaften des peripheren Gefäßapparates. Von Professor Dr. ALFRED FLEISCH-Tartu (Dorpat). Mit 10 Abbildungen 865
    Das Endothel 865
    1. Bau der Arterien 866
        Die Beziehung der Wandstärke zum Radius 866
        Der Abzweigungswinkel der Äste 868
        Die Verteilung von elastischem Gewebe und Muskulatur in der Arterienwand 869
    2. Bau der Venen und Venenklappen 870
        Die Venenklappen 870
    3. Die Elastizität des peripheren Gefäßapparates 871
        Elastizität der Venen 877
    4. Die Festigkeit der Arterien und Venen 878
    5. Bau der Capillaren 878
        Die derivatorischen Kanäle 881
    6. Anordnung, Zahl und Dimension der Capillaren 882
    7. Die Contractilität der Capillaren 884

Die Gesetze der Hydrostatik und Hydrodynamik. Von Professor Dr. WALTER RUDOLF HESS-Zürich. Mit 11 Abbildungen 888
    Größe und Verteilung des hydrostatischen Druckes 889
    Wesen und Wirkung der hydrostatischen Kräfte 890
    Innendruck und Wandspannung 891
    Das Strömen von Flüssigkeit in Rohren 893
    Die Druckverhältnisse in einem durchströmten Rohr 894
    Stromvolumen und Strömungsgeschwindigkeit 895
    Die Stromarbeit 896
    Der Widerstand 896
    Die gleitende und die wirbelnde Strömung 899
    Das POISEUILLEsche Gesetz 901

Die Verteilung von Querschnitt, Widerstand, Druckgefälle und Strömungsgeschwindigkeit im Blutkreislauf. Von Professor Dr. WALTER RUDOLF HESS-Zürich. Mit 6 Abbildungen 904
    Einleitung und Historisches 904
    1. Die Wechselbeziehungen zwischen Querschnitt, Strombreite, Widerstand, Druckgefälle und Strömungsgeschwindigkeit 906
    2. Blutkreislauf und POISEUILLEsches Strömungsgesetz 911
    3. Querschnittsverteilung (Strombreite) und Strömungsgeschwindigkeit . . 915
    4. Die Verteilung der Widerstände und des Druckgefälles im Gefäßsystem . 922
    5. Über die Bedeutung der Querschnitts- und Widerstandsverteilung im Gefäßsystem 932

Gefäßreflexe und Vasomotoren. Von Professor Dr. EDGAR ATZLER-Berlin. Mit 2 Abbildungen 934
    I. Einführung 934
    II. Allgemeines über Gefäßreflexe 935
    III. Die receptiven Organe 936
    IV. Die Zentren des Reflexbogens 938
        a) Das Medullarzentrum 938
        b) Die Rückenmarkszentren 940
        c) Die gegenseitigen Beziehungen der Zentren 940

	Seite
V. Verlauf der afferenten Fasern im Zentralnervensystem	942
VI. Periphere Zentren und Pseudoreflexe	942
VII. Die efferenten Fasern des Reflexbogens	944
a) Geschichtliche Vorbemerkungen	944
b) Kritische Betrachtung der Methodik zum Nachweis der vasomotorischen Nerven	945
c) Das Verhalten der Vasomotoren bei künstlicher Reizung	948
d) Die gefäßverengernden Nerven	949
1. Die Vasoconstrictoren des Gehirns	949
2. Die Vasoconstrictoren der Kranzgefäße	950
3. Die Vasoconstrictoren der Lunge	950
e) Die gefäßerweiternden Nerven	951
f) Antidrome Nerven	954
Der Angriffspunkt des Reflexbogens	955
Schlußbetrachtung	958

Reaktionen der Gefäße auf direkte Reize. Von Professor Dr. EDGAR ATZLER und Privatdozent Dr. GÜNTHER LEHMANN-Berlin. Mit einer Abbildung 963

I. Problemstellung	963
II. Untersuchungen am Gefäßstreifen	964
III. Untersuchungen am intakten Gefäßapparat	968
a) Methodik	968
b) Die Bedeutung der Wasserstoffionenkonzentration des Blutes für die Gefäße	969
c) Adrenalin als Gefäßreiz	978
d) Andere chemische Reize und der Mechanismus ihrer Wirkung	985
Reaktionen der Gefäße auf mechanische Reize	988
Reaktionen der Gefäße auf thermische Reize	994
Anhang	996
Die rhythmischen Kontraktionen der Gefäße	996

Die Pharmakologie der Gefäße und des Kreislaufes. Von Dr. RUDOLF RIGLER und Professor Dr. C. JULIUS ROTHBERGER-Wien. Mit 26 Abbildungen 998

Einleitung	998
Methodischer Teil	999
A. Pharmakologische Reaktionen an den einzelnen Organen	1002
I. Die Gefäße des Atmungsapparates	1002
II. Die Gefäße des Herzens	1009
III. Die Gefäße des Gehirns	1014
IV. Die Gefäße des Digestionstraktes (Darm-, Leber-, Milzgefäße)	1020
V. Die Haut- und Muskelgefäße	1023
VI. Die Gefäße der Niere und Nebenniere	1028
VII. Die Gefäße des Generationsapparates	1036
B. Pharmakologische Beeinflussung der Gefäßkorrelationen und ihrer nervösen Regulierung	1037
Adrenalin und verwandte Körper	1037
Pituitrin	1043
Histamin (β-Imidazolyläthylamin), Organextrakte, Blutgifte	1045
Ergotamin (Ergotoxin), Apocodein	1047
Kohlensäure	1049
Kohlenoxyd	1050
Digitalis	1051
Äther	1057
Alkohol	1056
Chlor- und Bromäthyl	1059
Chloroform	1059
Chloralhydrat	1062
Andere Hypnotica	1063
Amylnitrit	1064
Ammoniak und Ammoniumsalze	1068

Die aktive Förderung des Blutstromes durch die Gefäße. Von Professor Dr. ALFRED FLEISCH-Tartu (Dorpat). Mit 2 Abbildungen 1071

I. Die Aspirationshypothese	1072

Inhaltsverzeichnis.

	Seite
II. Aktive Förderung durch Pression	1073
Die Mechanik des Strömungsantriebes	1074
1. Beispiele aktiver Stromförderung durch Pression	1075
2. Die aktive Förderung durch die Arterien	1076
3. Nachweis der Nichtexistenz von Arteriensystolen	1081
4. Die aktive Förderung der Nabelstranggefäße	1083
5. Die aktive Förderung der Capillaren	1083
6. Die aktive Förderung der Venen	1087

Arteriosklerose. Von Professor Dr. BERNHARD FISCHER-WASELS-Frankfurt a. M. und Professor Dr. RUDOLF JAFFÉ-Berlin. Mit 9 Abbildungen 1088
  I. Begriff der Arteriosklerose . . . 1088
  II. Abgrenzung verwandter Veränderungen . . . 1094
    a) Fettige Usur . . . 1094
    b) Mediaverkalkung . . . 1095
        Arterionekrose (Adrenalin-Veränderungen) . . . 1096
    c) Menstruations- und Ovarialsklerose . . . 1098
    d) Arteriolosklerose . . . 1098
    e) Makroskopisch-klinische Diagnose und Abgrenzung . . . 1101
    f) Tierische Arteriosklerose . . . 1102
    g) Phlebosklerose . . . 1102
  III. Pathogenese . . . 1103
    a) Untersuchungen am Gefäßsystem der Kinder . . . 1104
    b) Tierexperimente und Stoffwechselstörungen . . . 1106
    c) Wirkung mechanischer Faktoren . . . 1109
    d) Nerveneinflüsse . . . 1111
    e) Ernährung der Gefäßwand . . . 1113
    f) Bedeutung physikalisch-chemischer Vorgänge . . . 1117
  IV. Ätiologie . . . 1119
  V. Physiologische Bedeutung der Erkrankung und Folgen . . . 1119
    a) Strömung . . . 1119
    b) Thrombose . . . 1122
    c) Blutdruck und Herzhypertrophie . . . 1122
    d) Veränderte Reaktion der erkrankten Gefäße und Funktionsfolgen . . . 1128
  VI. Ergebnisse . . . 1131

Varicen und Aneurysmen. Von Professor Dr. BERNHARD FISCHER-WASELS-Frankfurt a. M. und Professor Dr. RUDOLF JAFFÉ-Berlin. Mit 2 Abbildungen 1132
  A. Definition . . . 1133
    a) Varicen . . . 1133
    b) Aneurysmen . . . 1134
      Lokalisation von Varicen und Aneurysmen . . . 1135
  B. Pathogenese und Ätiologie der Varicen . . . 1136
  C. Pathogenese und Ätiologie der Aneurysmen . . . 1145
      Vergleich der Pathogenese und Ätiologie von Varicen und Aneurysmen . . . 1149
  D. Folgeerscheinungen der Varicen . . . 1150
  E. Folgeerscheinungen der Aneurysmen . . . 1151
      Schlußsätze . . . 1153

Verhalten der Gefäße beim Tod. Orte des Blutes. Von Professor Dr. EDGAR GOLDSCHMID-Frankfurt a. M. 1154

Kreislauf (Zusammenwirken von Herz und Gefäßen).

Das Schlagvolumen und das Zeitvolumen einer Herzabteilung. Von Professor Dr. BRUNO KISCH-Köln a. Rh. Mit 5 Abbildungen . . . 1161
  1. Der Begriff des Schlagvolumens und des Zeitvolumens einer Herzabteilung 1162
  2. Verfahren zur Feststellung von Schlag- und Zeitvolumen . . . 1163
    a) Verfahren, die die Blutmenge, welche eine Herzabteilung auswirft, unmittelbar messen . . . 1163
    b) Verfahren der Eichung des Blutstromes mit Hilfe einer Stromuhr . . . 1164
    c) Die Herzplethysmographie als Verfahren zur Bestimmung des Schlagvolumens . . . 1167
    d) Berechnung des Schlagvolumens mit Hilfe Einbringens blutfremder Stoffe in den Kreislauf . . . 1169
    e) Gasanalytisches Verfahren zur Bestimmung von Schlag- und Zeitvolumen 1169

	Seite
f) Sonstige Verfahren zur Bestimmung des Schlag- und Zeitvolumens einer Kammer	1174
3. Koeffizienten, von denen das Schlagvolumen abhängt	1175
a) Der bioenergetische Zustand der Muskelfasern	1176
b) Der Einfluß der Füllung einer Herzabteilung auf ihr Schlagvolumen	1180
c) Der Einfluß der arteriellen Widerstände auf das Schlagvolumen	1187
4. Koeffizienten, von denen das Zeitvolumen einer Herzabteilung abhängig ist	1189
5. Das Verhalten des Schlag- und Zeitvolumens unter normalen und abnormen Bedingungen	1191
a) Das Schlag- und Zeitvolumen der einzelnen Herzabteilungen	1191
b) Die ermittelten Größen von Schlag- und Zeitvolumen in der Norm	1193
c) Schlag- und Zeitvolumen unter besonderen Bedingungen	1197
d) Schlag- und Zeitvolumen bei Funktionsstörungen der Herzklappen und bei sonstigen Erkrankungen	1201

Stromgeschwindigkeit und Kreislaufzeit des Blutes. Von Professor Dr. BRUNO KISCH-Köln a. Rh. Mit 5 Abbildungen ... 1205

    1. Erklärung der Begriffe Stromgeschwindigkeit, Kreislaufzeit, Umlaufszeit, Stromweg und Stromzeit ... 1205
    2. Verfahren, um Änderungen der Stromgeschwindigkeit festzustellen ... 1207
    3. Koeffizienten, von denen die Stromgeschwindigkeit abhängt ... 1213
    4. Das Verhalten der Stromgeschwindigkeit und Kreislaufzeit unter normalen und abnormen Verhältnissen ... 1218

Der arterielle und capillare Puls. Von Professor Dr. WALTER FREY-Kiel. Mit 34 Abbildungen ... 1223

    I. Der Volumpuls ... 1224
        Die Volumbolometrie nach SAHLI ... 1226
        Die praktischen Ergebnisse der Volumbolometrie ... 1234
        Celeritität und Tardität des Pulses ... 1236
        Capillarpuls ... 1237
    II. Druckpuls und Pulswelle ... 1238
        Sphygmogramm ... 1239
        Der zentrale Puls ... 1240
        Der periphere Puls ... 1244
        Dikrote Welle (Nebenschlag) ... 1245
        Praktische Ergebnisse ... 1248
        Pulswellengeschwindigkeit ... 1251
    III. Die Pulsarbeit ... 1254
        Bolometrie nach H. SAHLI ... 1255
        Energometrie nach TH. CHRISTEN ... 1256
        Ergebnisse der Energometrie ... 1261

Der normale Blutdruck. Von Professor Dr. ALFRED FLEISCH-Tartu (Dorpat). Mit 7 Abbildungen ... 1267

    1. Die Bedeutung des Blutdruckes ... 1267
    2. Die Höhe des arteriellen Blutdruckes ... 1269
        Vergleich der blutigen mit der unblutigen Methode ... 1269
        Der Blutdruck in Abhängigkeit von Alter und Geschlecht ... 1270
        Der Blutdruck in Abhängigkeit von Körpergröße und Gewicht ... 1273
        Der Blutdruck in höherem Alter ... 1275
        Die Tagesschwankungen des arteriellen Blutdruckes ... 1277
        Verschiedene Einflüsse auf den arteriellen Blutdruck ... 1278
    3. Der Blutdruck im Lungenkreislauf ... 1281
    4. Die Druckschwankungen im Lungenkreislauf ... 1282
    5. Die Druckschwankungen im arteriellen System ... 1285
        Die Druckschwankungen II. Ordnung ... 1285
        a) Mechanische Atemwellen ... 1286
        b) Die Traube-Hering-Wellen ... 1287
        c) Inspiratorische Beschleunigung der Herzfrequenz ... 1289
        d) Interferenzwellen ... 1290
        Die Druckschwankungen III. Ordnung ... 1290
        Übersicht der Blutdruckwellen ... 1292
    6. Der Blutdruck in den Capillaren ... 1292
    7. Der Blutdruck in den Venen ... 1295
        Die Schwankungen des venösen Blutdruckes ... 1296

8. Der Blutdruck in vergleichend-physiologischer Beziehung 1298
    Der arterielle Blutdruck bei Wirbellosen 1298
    Der arterielle Blutdruck bei den poikilothermen Wirbeltieren 1298
    Der arterielle Blutdruck der Vögel 1299
    Der arterielle Blutdruck der Säugetiere 1300
    Der Druck in Capillaren und Venen 1302

Pathologie des arteriellen Blutdruckes. Von Privatdozent Dr. FRIEDRICH KAUFFMANN-Berlin. Mit 12 Abbildungen 1303
    Einleitung 1304
  I. Die arterielle Blutdrucksteigerung 1305
    1. Beeinflussung des Blutdruckes durch veränderte Herztätigkeit 1306
    2. Anomalien der Gefäßfüllung und Blutdruck 1308
        a) Änderung der Gesamtfüllung 1308
        b) Relative Füllungsänderungen durch intravasale Blutverschiebung . 1313
    3. Blutdruck während des Geburtsaktes 1315
    4. Blutdruck bei Steigerung des intraabdominellen Druckes 1316
    5. Blutdruck und Blutviscosität 1318
    6. Bedeutung der peripheren Gefäße für das Zustandekommen der Blutdrucksteigerung 1318
    7. Liegen der arteriellen Hypertension Gefäßveränderungen organischer oder funktioneller Natur zugrunde? 1321
    8. In welchen Gefäßprovinzen findet die Arteriolenkontraktion bei der arteriellen Hypertension statt? 1330
    9. Chemische Beeinflussung des Blutdruckes 1333
        a) Adrenalin 1333
        b) Hypophysin 1342
        c) Cholesterin 1343
        d) Andere sensibilisierende Substanzen 1347
    10. Blutdruck bei Nervenreizung und im Schmerz; „Reflexhypertonie" von W. FREY 1348
    11. Dyspnöe und Blutdrucksteigerung, einschließlich des Blutdruckes im Hochgebirge 1354
    12. Beeinflussung des Blutdruckes durch Sauerstoffatmung 1357
    13. Blutdruck bei Körperarbeit sowie beim Valsalschen Versuch 1359
    14. Blutdruck und Harnabflußbehinderung 1361
    15. Blutdrucksteigerung und Niere 1363
    16. Essentielle Hypertension 1373
    17. Die Blutdruckschwankungen und die Blutdruckkurve 1389
    18. Örtliche Differenzen des Blutdruckes, besonders unter krankhaften Bedingungen 1393
    19. Funktionsprüfungen und Reaktionseigentümlichkeiten des hypertonischen Gefäßsystems 1395
        a) Die Reaktion auf Nitroglycerin 1395
        b) Die paradoxe Gefäßreaktion auf Abschnürung 1396
        c) Die Verlängerung der sog. Nachströmungszeit 1397
        d) Die inverse Gefäß- bzw. Blutdruckwirkung der Wärme 1397
        e) Störungen der Gefäßdurchlässigkeit bei Hypertonikern 1398
    20. Blutdruck im Schlaf 1399
    21. Beeinflussung des Blutdruckes durch Elektrolyte 1400
    22. Blutdrucksteigerung und Schlaganfall 1403
  II. Der niedrige arterielle Blutdruck 1407

Einfluß des hydrostatischen Druckes auf die Blutbewegung, Anpassung der Gefäße. Von Privatdozent Dr. FRIEDRICH KAUFFMANN-Berlin. Mit 5 Abbildungen . . . 1414
    Veränderungen unter dem Einfluß hydrostatischer Kräfte an den verschiedenen Gefäßabschnitten 1431
    1. Arterien 1431
    2. Capillaren 1435
    3. Venen 1438

Funktion der Venenklappen. (Einschließlich der Beziehungen der Venenklappen zur Entstehung der Varicen.) Von Privatdozent Dr. FRIEDRICH KAUFFMANN-Berlin. Mit 4 Abbildungen 1440
  I. Die Venenklappen in den pulsierenden Venen der Fledermausflügel 1440

II. Funktion der Venenklappen bei den übrigen Säugetieren und beim Menschen 1442
   a) Physiologischer Klappenschwund, Widerstandsfähigkeit der Klappen gegen Druck, Mechanismus von Öffnung und Schließung, Ansichten Harveys 1442
   b) Venenklappen und hydrostatischer Druck 1445
   c) Venenklappen und Muskelaktion 1447
      Ledderhoses Atmungsphänomen 1448
III. Über die Beziehungen der Venenklappen zur Entstehung der Varicen 1453

Die mittlere Blutversorgung der einzelnen Organe. Von Geheimrat Professor Dr. Karl Hürthle-Tübingen. Mit 4 Abbildungen 1470
   A. Vergleichung des mittleren Widerstandes der einzelnen Organe 1470
   B. Die Lungenbahn 1477
   C. Die Körperbahn 1478
      I. Das Pfortadersystem 1478
      II. Die Leber 1482
      III. Die Bedeutung des Pfortaderstromes für den Gesamtstrom 1485
      IV. Niere 1488
      V. Speicheldrüsen 1489
      VI. Drüsen mit innerer Sekretion 1489
      VII. Gehirn 1490
      VIII. Auge 1491
      IX. Knochen 1492
      X. Skelettmuskel 1492
      XI. Coronarstrom 1493

Die lokalen Kreislaufstörungen. Von Privatdozent Dr. Joseph Tannenberg und Professor Dr. Bernhard Fischer-Wasels-Frankfurt a. M. Mit 37 Abbildungen . 1496
   I. Einleitung 1496
   II. Die Funktion und nervöse Versorgung 1498
      A. Der Arterien 1498
         1. Eigenschaften der Arterienwand und deren funktionelle Bedeutung 1499
         2. Die nervöse Versorgung der Arterien 1500
            a) Die motorische Nervenversorgung 1500
            b) Die sensible Nervenversorgung 1506
         3. Schmerzempfindlichkeit der Arterien 1509
         4. Die direkte Reizwirkung auf die Arterienwand ohne Nervenvermittlung 1511
      B. Die Funktion und nervöse Versorgung der Venen 1512
         1. Eigenschaften der Wand 1512
         2. Bedeutung der kleinen Venen für den Wasseraustausch 1515
      C. Die Funktion und nervöse Versorgung der Blutcapillaren 1517
         1. Aufgabe der Capillaren 1517
         2. Die Bedeutung der Blutcapillaren 1518
         3. Die Morphologie der Blutcapillaren 1520
         4. Die selbständige Reaktionsfähigkeit der Capillaren 1523
         5. Nachweis der veränderlichen Permeabilität 1532
         6. Die nervöse Versorgung der Capillaren 1533
         7. Die Capillaren bei pathologischen Zuständen 1538
      D. Die Arbeitsleistung der Gefäßwand 1539
   III. Die einzelnen für die Gefäßfunktion wichtigen Faktoren 1542
      A. Die Gewebsstoffwechselprodukte 1542
         1. Die Fähigkeit des Gewebes direkt auf Reize zu reagieren . . . 1543
         2. Stoffwechselprodukte als Einwirkungsmittel des Gewebes auf die Gefäße 1545
         3. Die Art der wirksamen Stoffwechselprodukte 1555
            a) Die Bedeutung der H-Ionenkonzentration 1555
            b) Einwände gegen die überragende Bedeutung der H-Ionenkonzentration bei der chemischen Regulation des Kreislaufes 1556
      B. Das Gefäßnervensystem 1558
         1. Schwierigkeit der Abgrenzung der durch Nerven bedingten Gefäßreaktion 1558
         2. Die Bedeutung der sensiblen Nerven für die Gefäßreaktion . . . 1560
            a) Klinische und experimentelle makroskopische Beobachtungen 1560
            b) Experimentelle mikroskopische Beobachtungen 1564
            c) Abänderung der lokalen Kreislaufreaktionen durch chemische Mittel mit demselben Erfolg wie durch Nervenausschaltung 1574

Inhaltsverzeichnis.

	Seite
3. Die Trophoneurosen	1580
4. Die Lehre Rickers und ihre experimentelle Widerlegung	1591
C. Die allergischen Zustände des Organismus	1598
1. Die lokale Reaktion des allergischen Organismus gegen spezifische Antigene	1598
2. Die lokale Reaktion des allergischen Organismus gegen unspezifische schädigende Reize	1603
3. Die Bedeutung einer lokalen Allergie	1607
IV. Die Hyperämie	1610
A. Die arterielle Hyperämie	1610
1. Arbeitshyperämie, Farbe, Aussehen	1610
2. Die pathologische Hyperämie	1612
3. Ätiologie und Pathogenese	1616
B. Die venöse Hyperämie	1617
1. Kennzeichen	1617
2. Entstehungsursachen	1618
3. Folgen der venösen Hyperämie	1619
a) Verhalten der Arterien	1619
b) Verhalten der Venen und Capillaren	1619
c) Verhalten des Gewebes	1622
Der hämorrhagische Infarkt	1623
Atrophische und hypertrophische Gewebsveränderungen	1625
V. Die Stase	1626
A. Die Entstehungsursachen der Stase	1628
1. Historisches	1628
2. Die Stase als kolloid-chemisches Problem	1631
a) Ursachen für die Suspensionsstabilität der Blutkörperchen in vivo und in vitro	1631
b) Ursachen für die Senkungsbeschleunigung der roten Blutkörperchen in vitro und ihre Beziehung zur Stase	1634
c) Die Bedeutung der pathologischen Gewebsabbauprodukte für die Entstehung der Stase	1637
3. Das Verhalten der Pigmentzellen in der Froschhaut bei Staseentstehung	1639
B. Die Folgen der Stase	1640
VI. Die Blutung	1643
A. Die Rhexisblutung	1644
1. Blutung durch traumatische Zerreißung der Gefäßwand	1644
2. Blutung durch Arrosion	1645
3. Die spontane Zerreißung großer Gefäße durch gesteigerten Blutdruck	1651
4. Die neurotische Blutung	1653
B. Die Diapedesblutung	1654
C. Die Folgen der Blutung	1659
D. Die Veränderungen des ausgetretenen Blutes	1661
VII. Die spontane Blutstillung	1663
VIII. Die Leukocytenauswanderung	1669
A. Die Leukocytenauswanderung nach Beobachtungen am lebenden Tier (Kaninchen, Frosch)	1669
B. Indirekte Beweise für die Leukocytenauswanderung	1674
C. Erklärungsversuche für die Auswanderung	1675
1. Physikalische Theorien	1675
2. Die Bedeutung der H-Ionen	1678
3. Die Bedeutung der Stoffwechselprodukte	1678
4. Die Auswanderung als vitaler Vorgang	1683
D. Die weiße Stase	1684
E. Die Rückwanderung der Leukocyten in das Gefäß	1685
IX. Die lokale Anämie	1686
A. Kennzeichen	1686
B. Entstehungsursachen	1686
1. Allgemeine (allgemeine Anämie, kollaterale Anämie, Lähmungen)	1686
2. Lokale Ursachen	1686
a) Vermehrter Abfluß	1686
b) Verminderter Zufluß	1687

	Seite
C. Folgen der lokalen Anämie	1690
1. Der Kollateralkreislauf	1692
2. Die Infarktbildung	1698
3. Die Bedeutung funktioneller Gefäßverschlüsse	1701
X. Das lokale Ödem	1711
A. Begriffsbestimmung	1711
B. Die für die Ödembildung wichtigen Eigenschaften des Gewebes, der Capillaren und der Körperflüssigkeiten	1712
C. Die Kräfte, welche den Wasseraustausch zwischen Blut und Gewebe bewirken	1713
D. Die für die lokale Ödementstehung wichtigen Faktoren	1717
1. Die Veränderung des Gewebes und der Blutcapillaren	1718
2. Die Abflußbehinderung im Lymph- und Blutgefäßsystem	1721
E. Die Folgen des Ödems	1725
XI. Die Thrombose	1726
A. Begriffsbestimmung und Morphologie	1727
1. Die postmortalen Leichengerinnsel	1728
2. Die Morphologie der Thromben	1730
3. Die sekundären Veränderungen des Thrombus	1735
4. Unterscheidungsmerkmale zwischen Thrombus und Embolus	1740
B. Die Blutplättchenfrage	1742
1. Gründe für die Deutung der Plättchen als Zerfallsprodukte und als selbständige Blutelemente	1742
a) Beweise für die Selbständigkeit	1745
b) Gegen die Selbständigkeit der Blutplättchen erhobene Einwände	1752
C. Die Entstehungsbedingungen der Thrombose	1754
1. Historisches	1754
2. Thrombose als physiologisches Geschehen und als Krankheit	1756
3. Die Blutgerinnung	1757
4. Die Bedeutung der Stromverlangsamung und der Wellen und Wirbel im strömenden Blut	1758
5. Die Bedeutung der Gefäßwandschädigung	1763
a) Als mechanisches Stromhindernis	1763
b) Die Bildung einer primären Fibrinmembran an der geschädigten Gefäßwand	1764
c) Die Bedeutung der Gefäßwandschädigung für die Entstehung der Arterienthromben	1766
d) Die Bedeutung der Funktionsstörung der Gefäßinnenhaut für Thrombusentstehung	1769
6. Die Bedeutung der Blutveränderung	1771
a) Thrombose bei Blutkrankheiten	1772
b) Die Bedeutung der Infektion	1773
c) Die Bedeutung resorbierter Gewebszerfallprodukte	1776
d) Die Ergebnisse der direkten mikroskopischen Beobachtung der Thrombusentstehung beim lebenden Tier	1778
e) Die Art der zur Thrombusentstehung notwendigen Blutveränderung	1779
7. Die besondere „Disposition" zur Thrombose	1782
8. Kurze Zusammenfassung	1782
XII. Die Embolie	1783
A. Die Thrombo-Embolie	1784
1. Häufigkeit und Lokalisation	1784
2. Ursachen der Embolie	1786
3. Die Folgen der Embolie	1786
B. Die Fettembolie	1787
C. Die Zell-, Gewebs- und Pigmentembolie	1789
D. Die Gas- und Luftembolie	1791
E. Die Embolie körperfremder Substanzen	1793

Die theoretischen Grundlagen der Hyperämiebehandlung. Von Professor Dr. Victor Schmieden-Frankfurt a. M. 1795

Vergleichende pathologische Physiologie der Kreislauforgane.

Von Professor Dr. Johannes Nörr-Gießen. Mit 26 Abbildungen	1803
Gefäße	1804
Herz	1813

Anhang.
Herzbeutel- und Herzchirurgie.

Herzbeutelfunktion und Herzbeutelerkrankungen unter Berücksichtigung der Rückwirkungen auf die physiologische Funktion. Von Professor Dr. LUDOLPH BRAUER-Hamburg und Dr. HERMANN FISCHER-Frankfurt a. M. Mit 22 Abbildungen ... 1836

   1. Entwicklungsgeschichtliche und anatomische Vorbemerkungen 1838
   2. Normale Funktion des Herzbeutels 1844
      a) Mechanisch-funktionelle Beziehungen zu den Nachbarorganen, mechanisch funktionelle Bedeutung für das Herz und die großen Gefäße 1844
      b) Einfluß des Herzbeutels auf Regelung der Herzschlagfolge 1853
   3. Die Erkrankungen des Herzbeutels unter Berücksichtigung der Rückwirkungen auf die physiologische Funktion 1857
      a) Akute Entzündungen 1857
      b) Folgezustände der Herzbeutelentzündungen 1862

Die Herzchirurgie unter Berücksichtigung physiologischer Fragestellungen. Von Professor Dr. LUDOLPH BRAUER-Hamburg und Dr. HERMANN FISCHER-Frankfurt a. M. Mit 2 Abbildungen 1877

   1. Chirurgisches Vorgehen bei Perikardveränderungen 1877
   2. Chirurgie der Herzverletzungen 1882
   3. Operative Behandlung der Klappenfehler des Herzens 1889
   4. TRENDELENBURGsche Operation bei Embolie der Arteria pulmonalis 1893
   5. Herzwiederbelebung und therapeutische Herzpunktionen 1895

Sachverzeichnis 1903

Kreislauf (Zusammenwirken von Herz und Gefäßen).

Das Schlagvolumen und das Zeitvolumen einer Herzabteilung.

Von

BRUNO KISCH

Köln a. Rh.

Mit 5 Abbildungen.

Zusammenfassende Darstellungen.

BRUGSCH, TH. u. A. SCHITTENHELM: Technik der speziellen klinischen Untersuchungsmethoden, T. 2. Berlin: Urban & Schwarzenberg 1914. — EPPINGER, H., L. v. PAPP, H. SCHWARZ: Über das Asthma cardiale. Versuch zu einer peripheren Kreislaufpathologie. Berlin: Julius Springer 1924. — FRANK, O.: Zur Dynamik des Herzmuskels. Zeitschr. f. Biol. Bd. 32, S. 370. 1895. — FRANK, O.: Isometrie und Isotonie des Herzmuskels. Ebenda Bd. 41, S. 14. 1901. — FRANK, O.: Spezielle hämodynamische Methodik. In Tigerstedts Handb. d. physiol. Methodik Bd. II, S. 4. Leipzig: S. Hirzel 1911. — HEER, J. L. DE: Die Dynamik des Säugetierherzens im Kreislauf in der Norm bei Aortenstenose und nach Strophanthin. Pflügers Arch. f. d. ges. Physiol. Bd. 148, S. 1. 1912. — HENDERSON, Y.: The volume curve of the ventricles of the mammalian heart and the significance of this curve in respect to the mechanics of the heart-beat and the filling of the ventricles. Americ. journ. of physiol. Bd. 16, S. 344. 1906. — HENDERSON, Y.: A principle underlying the normal variations in the volume of the blood stream and the deviation from this principle in shock. Americ. journ. of physiol. Bd. 23, S. 345. 1909. — HENDERSON, Y.: Volume change of the heart. Physiol. review Bd. 3, S. 167. 1923. — HENDERSON, Y.: Two lectures on the efficiency of the heart and its measurement. Lancet 1925, S. 1265 u. 1317. — HERING, H. E.: Pathologische Physiologie. Leipzig: G. Thieme 1921. — HOFMANN, F. B.: Allgemeine Physiologie des Herzens. In Nagels Handb. d. Physiol. d. Menschen Bd. I, 1, S. 223. Braunschweig: F. Vieweg & Sohn 1905. — KISCH, B.: Der Herzalternans. Ergebn. d. inn. Med. u. Kinderheilk. Bd. 19, S. 294. 1920. — KISCH, B.: Gefäßbedingte Störungen der Herztätigkeit. Ebenda Bd. 25, S. 548. 1924. — KISCH, F. u. H. SCHWARZ: Das Herzschlagvolumen und die Methodik seiner Bestimmung. Ergebn. d. inn. Med. u. Kinderheilk. Bd. 27, S. 169. 1925. — KÜLBS, F.: Erkrankungen der Zirkulationsorgane. In Mohr-Staehelins Handb. d. inn. Med. Bd. II, S. 811. Berlin: Julius Springer. 1914. — LINDHARDT, J.: Über das Minutenvolumen des Herzens bei Ruhe und bei Muskelarbeit. Pflügers Arch. f. d. ges. Physiol. Bd. 161, S. 233. 1915. — LOEWY, A.: Die Bestimmung des Herzschlagvolumens beim Menschen. In Abderhaldens Handb. d. biolog. Arbeitsmethoden Abt. 5, T. 4, H. 4. Berlin u. Wien: Urban & Schwarzenberg 1923. — LOEWY, A. u. H. v. SCHRÖTTER: Untersuchungen über die Blutzirkulation beim Menschen. Berlin: A. Hirschwald 1905. — MORITZ, F.: Über ein Kreislaufmodell als Hilfsmittel für Studium und Unterricht. Dtsch. Arch. f. klin. Med. Bd. 66, S. 349. 1899. — MORITZ, F.: Die allgemeine Pathologie des Herzens und der Gefäße. In Krehl-Marchands Handb. d. allg. Pathol. Bd. II, 2. Leipzig: S. Hirzel 1913. — NICOLAI, G. F. Die Mechanik des Kreislaufes. In Nagels Handb. d. Phys. des Menschen Bd. I, 2, S. 661. Braunschweig: F. Vieweg & Sohn 1909. — OHM, R.: Venenpuls und Herzschallregistrierung als Grundlage für die Beurteilung der mechanischen Arbeitsleistung des Herzens. Berlin: A. Hirschwald 1914. — PLESCH, J.: Hämodynamische Studien. Zeitschr. f. exp. Pathol. u. Therapie Bd. 6, S. 380. 1909. — SAHLI, H.: Die Sphygmobolometrie oder dynamische Pulsuntersuchung. Ergebn. d. inn. Med. u. Kinderheilk. Bd. 27, S. 1. 1925. — SOCIN, CH.: Experimentelle Untersuchungen über akute Herzschwäche. Pflügers Arch. f. d. ges. Physiol. Bd. 160, S. 132. 1915. — STARLING, E. H.: Das Gesetz der Herzarbeit. Deutsch von A. LIPSCHÜTZ. Abh. u. Monogr. a. d. Geb. d. Biol. u. Med. H. 2. Bern u. Leipzig: E. Bircher 1920. — STIGLER, R.: Kreislaufmodelle. Abderhaldens Handb. d. biol. Arbeitsmethoden Abt. 5,

Teil 4. 1047. — STIGLER, R.: Hämostatische Untersuchungen. In Abderhaldens Handb. d. biol. Arbeitsmethoden Abt. 5, T. 4, S. 1259. 1924. — STRAUB, H.: Dynamik des Säugetierherzens. Dtsch. Arch. f. klin. Med. Bd. 115, S. 531. 1914. — STRAUB, H.: Dynamik des rechten Herzens. Ebenda Bd. 116, S. 409. 1914. — STRAUB, H.: Die Bestimmung des Schlagvolumens beim Tier. In Abderhaldens Handb. d. biol. Arbeitsmethoden Abt. 5, T. 4, H. 4, S. 873. Berlin u. Wien: Urban & Schwarzenberg 1923. — STRAUB, H.: Die Bestimmung der Geschwindigkeit des Blutstromes. Ebenda Abt. 5, T. 4, H. 2, S. 479. — STRAUB, H.: Dynamische Pulsuntersuchung. Klin. Wochenschr. Bd. 6, S. 529. 1927. — TIGERSTEDT, R.: Die Geschwindigkeit des Blutes in den Arterien. Ergebn. d. Physiol. Bd. 4, S. 481. 1905. — TIGERSTEDT, R.: Die Physiologie des Kreislaufs. 2. Aufl. Berlin u. Leipzig: Verein. wiss. Verleger 1921. — WEITZ, WILH.: Studien zur Herzphysiologie und -pathologie auf Grund kardiographischer Untersuchungen. Ergebn. d. inn. Med. u. Kinderheilk. Bd. 22, S. 402. 1922. — WENCKEBACH, F. K.: Die unregelmäßige Herztätigkeit und ihre klinische Bedeutung. Berlin u. Leipzig: W. Engelmann 1914.

1. Der Begriff des Schlagvolumens und des Zeitvolumens einer Herzabteilung.

Die Menge Blutes, die bei einer Zusammenziehung aus einer Herzabteilung ausgetrieben wird, wird als das *Schlagvolumen* dieser Herzabteilung bezeichnet. Gleichsinnig mit dem so definierten Ausdrucke Schlagvolumen wird leider gelegentlich auch noch der weniger eindeutige Ausdruck Pulsvolumen gebraucht, was zweckmäßigerweise zu vermeiden ist, zumal da der Ausdruck Pulsvolumen durch SAHLI[1]) neuerdings einen klaren und bestimmten Inhalt erhalten hat.

Somit kann man z. B. vom Schlagvolumen der linken oder der rechten Kammer sprechen. Irreführend, wenn auch oft in der Literatur zu finden, ist es, wenn vom „Schlagvolumen des Herzens" gesprochen wird und dabei doch lediglich die Blutmenge gemeint wird, die die linke Kammer bei einer Zusammenziehung in die Aorta wirft. Dies wäre, falls der Klappenapparat des Herzens regelrecht tätig ist, nur das Schlagvolumen der linken Kammer.

Von dem gegenseitigen Verhältnis der Schlagvolumina der einzelnen Herzabschnitte zueinander sowie über die Definition der Begriffe Schlag- und Zeitvolumen der Vorhöfe wird weiter unten (S. 1193) die Rede sein.

Berechnet oder bestimmt man die Menge einer Flüssigkeit, die ein Herzabschnitt bei seiner Tätigkeit *in einer bestimmten Zeit* austreibt, so erhält man das *Zeitvolumen* dieses Herzabschnittes, das je nach dem berücksichtigten Zeitabschnitt als *Sekundenvolumen, Minutenvolumen* usw. bezeichnet wird. Auch dabei ist zu bemerken, daß in klinischen Arbeiten bei Untersuchungen an Kranken mit Herzklappenfehlern oft als Minutenvolumen schlechthin jene Blutmenge bezeichnet wird, die in einer Minute von der rechten Kammer in die Lungengefäße getrieben wird. Berechnungen dieser Art berücksichtigen die Blutmenge nicht, die etwa bei jedem Schlage in die Vorhöfe zurückgeworfen wird, und durch die das gesamte Minutenvolumen der betreffenden Herzabteilung ganz wesentlich größer werden kann, als das Volumen der in einer Minute in die Gefäße ausgeworfenen Blutmengen ist. Zur Vermeidung von derartigen Mißverständnissen habe ich deshalb vorgeschlagen, die von einer Herzkammer bei einer Zusammenziehung überhaupt ausgeworfene Blutmenge als Gesamtschlagvolumen dieser Herzkammer zu bezeichnen, die hierbei in die Aorta bzw. Pulmonararterie ausgeworfene Blutmenge, soweit sie in den peripheren Kreislauf einschließlich der Kranzarterien gelangt, als zirkulatorisches Schlagvolumen[2]).

Unter pathologischen Umständen kann das zirkulatorische Schlagvolumen

---

[1]) Nach SAHLI (Dtsch. Arch. f. klin. Med. Bd. 115, S. 124. 1914; Bd. 117, S. 163. 1915) ist unter Pulsvolumen der bei jeder Systole des Herzens erfolgende Füllungszuwachs in einem bestimmten Stück einer peripheren Arterie zu verstehen.

[2]) KISCH, B.: Klin. Wochenschr. Bd. 4, S. 107. 1925.

ganz wesentlich kleiner sein als das Gesamtschlagvolumen und (z. B. bei Aortenklappeninsuffizienz) auch kleiner als die von der betreffenden Kammer in die Aorta geworfene, aber zum Teil wieder ins Herz rückströmende Blutmenge. In gleichem Sinne wären die Begriffe Gesamt*zeit*volumen und zirkulatorisches *Zeit*volumen zu unterscheiden[1]).

Bezüglich der Definition des Begriffes Schlagvolumen und Zeitvolumen der Vorhöfe s. S. 1193.

Dividiert man das Zeitvolumen einer Herzabteilung durch die Zahl der Zusammenziehungen dieser Abteilung während der Beobachtungszeit, so erhält man das *mittlere Schlagvolumen* der betreffenden Herzabteilung während dieser Zeit. Nimmt man an, daß sich das Schlagvolumen während der Beobachtungszeit nicht wesentlich ändert, so kann man auch sagen, daß das Zeitvolumen gleich ist dem Schlagvolumen mal der Schlaghäufigkeit während des betreffenden Zeitabschnittes. Die normalerweise wohl meist zutreffende Annahme, daß sich das Schlagvolumen einer Kammer bei unveränderten äußeren Bedingungen (in der Ruhe) innerhalb kurzer Zeiträume nicht wesentlich ändert, kann unter pathologischen Verhältnissen durchaus unzutreffend sein. Dies ist z. B. beim Herzalternans der Fall, bei dem in regelmäßiger Folge große und kleine Schlagvolumina z. B. einer im Alternans schlagenden Herzkammer abwechseln. Auch beim Auftreten vorzeitiger Kammerkontraktionen (Extrasystolen) ändert sich das Schlagvolumen der Kammern sprunghaft. Ganz besonders ist dies auch (und zwar während einer langen Zeitdauer) bei der Arrhythmia perpetua der Fall.

Da bekannterweise die vom Herzen geleistete Arbeit in der Zeiteinheit zu der ausgeworfenen Blutmenge und zu dem Widerstand, gegen den sich das Herz entleert, in gleichsinnigem Verhältnis steht, so sind Schlagvolumen und Zeitvolumen Größen, deren Feststellung für theoretische wie für klinische Untersuchungen gleich bedeutungsvoll ist.

2. Verfahren zur Feststellung von Schlag- und Zeitvolumen.

Ältere und neuere Versuche, aus dem Fassungsraum der Herzhöhlen Schlüsse auf die vom Herzen ausgeworfene Blutmenge zu ziehen, sind zur Lösung der gestellten Frage ungeeignet. Erstens entleeren sich die Herzabteilungen bei ihrer Zusammenziehung nicht restlos, und zweitens ist das Fassungsvermögen einer Herzabteilung des Herzens beim lebenden Organ keine einheitlich bestimmbare Größe, sondern ist von einer ganzen Reihe verschiedenster im Leben ständig wechselnder Einflüsse, unter denen z. B. die Belastung eine besonders wichtige Rolle spielt, abhängig.

Man hat es deshalb auf verschiedene andere Arten versucht, die Bestimmung des Schlagvolumens zu ermöglichen[2]).

a) Verfahren, die die Blutmenge, welche eine Herzabteilung auswirft, unmittelbar messen.

Das einfachste und sicherste Verfahren, festzustellen, wie groß das Schlagvolumen eines Herzabschnittes ist, besteht darin, die bei einer Zusammenziehung oder einer bekannten Anzahl Zusammenziehungen dieses Abschnittes ausgeworfene Blutmenge in geeigneter Weise aufzufangen und ihr Volumen zu bestimmen. Dieses Verfahrens bedienten sich N. MARTIN[3]) und seine Schüler.

---

[1]) KISCH, B.: Zitiert auf S. 1162.
[2]) Über Kreislaufmodelle, die die Messung des Schlagvolumens beim Modell gestatten, s. R. STIGLER: In Abderhaldens Handb. d. biol. Arbeitsmethoden Abt. 5, T. 4, S. 1047. Berlin u. Wien: Urban & Schwarzenberg 1924.
[3]) MARTIN, N.: Philosoph. trans. of the roy. soc. of London Bd. 174, S. 663. 1883.

O. Frank[1]) hat eine ganz besonders zuverlässige und zweckmäßige Anordnung dieser Art für das Froschherz beschrieben. H. Powell und F. Donaldson[2]) haben das gleiche Verfahren wie Martin auch beim Säugetierherzen verwendet, und die später ersonnenen Stromuhren gehen, wie weiter unten dargelegt wird, ebenfalls von diesem Gedanken aus, wenn er in der ursprünglichen Form auch nur noch bei einzelnen Arten der Stromuhr Verwendung findet (Lohmann, Starling, s. unten).

Bei den Versuchen von Powell und Donaldson wurde ein Hundeherz von der Vena cava aus mit Kalbsblut gespeist. Der kleine Kreislauf war erhalten, Carotiden und Arteriae subclaviae unterbunden. Das aus dem durchschnittenen Arcus aortae vom linken Ventrikel ausgeworfene Blut wurde direkt aufgefangen und gemessen.

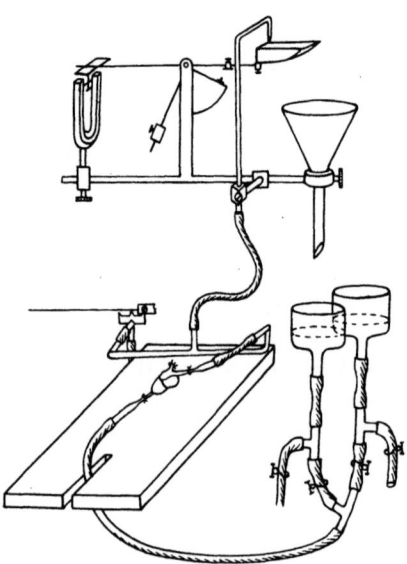

Abb. 270. Isoliertes Herz in der Anordnung von Wichowski-Junkmann zur Messung von Schlag- und Zeitvolumen der Kammer.

Neuerdings verwendet man zur Messung der ausströmenden Nährlösung vielfach einen automatisch registrierenden Apparat, der von Condon[3]) angegeben wurde, in der ursprünglichen Anordnung, wie sie Condon beschrieben hat, oder mit verschiedenen Abänderungen.

Auch eine Anordnung von E. P. Knowlton und E. H. Starling[4]), auf die wir noch zurückkommen, wäre hier zu erwähnen, die in sinnreicher und sehr zweckmäßiger Weise neuestens von Wichowski für das Froschherz angewendet wurde und die Messung und Verzeichnung des Schlagvolumens gestattet. Eine Abbildung dieser Vorrichtung, aus der das Grundsätzliche zu ersehen ist, gibt unsere Abb. 270. Einzelheiten sind in der Mitteilung von K. Junkmann[5]) zu finden.

Im Grunde genommen arbeiten auch alle Arten der sog. Stromuhren, wie erwähnt, mit einem ähnlichen Prinzip. Da diese Verfahren aber ihre besonderen Eigenheiten und Anwendungsgebiete besitzen, sollen sie im Zusammenhang besprochen werden.

b) Verfahren der Eichung des Blutstromes mit Hilfe einer Stromuhr.

Für die Erforschung vieler Fragen der Kreislaufphysiologie und -pathologie erwies es sich als notwendig, nicht am isolierten Herzen, sondern an dem möglichst in seinen natürlichen Verbindungen belassenen Organ Versuche anzustellen.

Zu diesem Zwecke erwies sich der Gedanke, das Schlagvolumen einer (z. B. der linken) Kammer dadurch zu bestimmen, daß man den Blutstrom in einem von ihr mit Blut gespeisten Blutgefäße aichte, sehr glücklich.

Auf die verschiedenen Verfahren dieser Art wird hier nur soweit eingegangen,

---

[1]) Frank, O.: Zitiert auf S. 1161. 1895.
[2]) Powell, H. u. F. Donaldson: Philosoph. trans. of the roy. soc. of London Bd. 175, S. 139. 1884.
[3]) Condon: Journ. of physiol. Bd. 46. 1913; Proc. of the physiol. soc., 28. Juni.
[4]) Knowlton, E. P. u. E. H. Starling: Journ. of physiol. Bd. 44, S. 206. 1912.
[5]) Junkmann, K.: Arch. f. exp. Pathol. u. Pharmakol. Bd. 96, S. 63. 1922.

als sie zur Feststellung des Schlagvolumens in Betracht kommen. Im übrigen sei auf das nächste Kapitel (Stromgeschwindigkeit des Blutes) verwiesen.

Versuche dieser Art hat wohl VOLKMANN 1846 als erster ausgeführt[1]). Er schaltete ein U-förmig gebogenes mit Wasser gefülltes Glasrohr in den Verlauf einer peripheren Arterie ein. Es war bekannt, wieviel Flüssigkeit das Röhrchen faßte. Hieraus und aus der gemessenen Zeit, die nötig war, um nach Freigabe des Blutstroms alles Wasser im Röhrchen durch Blut zu ersetzen, wurde die Strömungsgeschwindigkeit des Blutes in dem betreffenden Gefäß bestimmt. Obwohl diese Methode zu Bestimmungen des Schlagvolumens nicht dienen kann, sei sie deshalb erwähnt, weil sie den Ausgangspunkt aller späteren Versuche bildet. VOLKMANN nannte sein Instrument *Hämodromometer*.

Einen großen Fortschritt gegenüber VOLKMANN bedeutete die von E. LUDWIG ersonnene Stromuhr, wie sie zunächst von DOGIEL[2]) mitgeteilt wurde und später, wesentlich abgeändert und verbessert, immer wieder Verwendung fand. Es sei hier vorläufig nur erwähnt, daß größere Untersuchungen mit Stromuhren, die eigentlich alle vom Prinzip der LUDWIGschen Stromuhr ausgingen, ausgeführt wurden von STOLNIKOW[3]), PAWLOW[4]), R. TIGERSTEDT[5]) und seinen Schülern, K. HÜRTHLE[6]) und seinen Schülern, BURTON OPITZ[7]), ELVING und WENDT[8]), LOHMANN[9]), BOHLMANN[10]), H. ISHIKAWA und STARLING[11]), W. TRENDELENBURG[12]) und noch vielen anderen Forschern.

Da die Stromuhren bei Untersuchungen über das Schlagvolumen fast stets in der Weise gebraucht werden, daß man sie zur Eichung des Blutstroms in der Aorta verwendet, so muß hervorgehoben werden, daß die so erhaltenen Werte stets ein zu kleines Schlagvolumen der linken Herzkammer bestimmen, da jener Teil der ausgeworfenen Blutmenge, der in die Coronargefäße fließt, unberücksichtigt bleibt. Der Fehler, der so entsteht, ist mitunter recht beträchtlich. EVANS und STARLING[13]) haben z. B. beim STARLINGschen Herz-Lungenpräparat die durch die Kranzarterien fließende Blutmenge bestimmt und gefunden, daß sie in der Minute bis 60% des Herzgewichtes betragen kann.

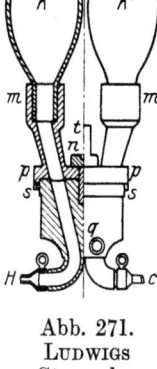

Abb. 271. LUDWIGS Stromuhr.

Das allgemeine Prinzip der LUDWIGschen Stromuhr wie aller seither konstruierten ist folgendes: Ein Behälter von bekanntem Rauminhalt wird in die Strombahn an einer Stelle eingeschaltet. Es wird die Zeit festgestellt, die der Blutstrom braucht, um dieses Gefäß ganz mit Blut zu füllen, und die Zahl der Herzschläge während dieser Zeit. Diese Beobachtung kann bei allen Stromuhren mehrmals hintereinander wiederholt werden, wodurch die Genauigkeit der Messungen erhöht wird.

---

[1]) HÜTTENHEIN: Inaug.-Dissert. Halle 1846.
[2]) DOGIEL: Sitzungsber. d. kgl. sächs. Ges. d. Wiss. Leipzig Bd. 20, S. 200. 1868.
[3]) STOLNIKOW: Arch. f. (Anat. u.) Physiol. 1886, S. 1.
[4]) PAWLOW: Arch. f. (Anat. u.) Physiol. 1887, S. 452.
[5]) TIGERSTEDT, R.: Skandinav. Arch. f. Physiol. Bd. 3, S. 145. 1891; Bd. 19, S. 1. 1907.
[6]) HÜRTHLE, K.: Pflügers Arch. f. d. ges. Physiol. Bd. 97, S. 183. 1903.
[7]) BURTON-OPITZ: Physiol. Zentralbl. 1906, S. 797; Pflügers Arch. f. d. ges. Physiol. Bd. 121, S. 150. 1908.
[8]) ELVING u. WENDT: Skandinav. Arch. f. Physiol. Bd. 19, S. 96. 1907.
[9]) LOHMANN: Pflügers Arch. f. d. ges. Physiol. Bd. 118, S. 260. 1907.
[10]) BOHLMANN: Pflügers Arch. f. d. ges. Physiol. Bd. 120, S. 400. 1907.
[11]) ISHIKAWA u. STARLING: Journ. of physiol. Bd. 45, S. 164. 1912.
[12]) TRENDELENBURG: Zeitschr. f. Biol. Bd. 65, S. 13. 1915.
[13]) EVANS u. STARLING: Journ. of physiol. Bd. 46, S. 413. 1913.

LUDWIG erreichte das gewünschte Ziel in der Art, daß er zwei miteinander kommunizierende Glasbehälter k und k_1 von bekanntem Rauminhalt in die Strombahn einschaltete. Der eine Behälter war mit defibriniertem Blut, der andere mit Öl gefüllt. Das strömende Blut des Versuchstieres dringt aus dem Blutgefäß, in das der Apparat eingebunden ist, in den mit Öl gefüllten Behälter K, schiebt das Öl vor sich her nach K_I, während das defibrinierte Blut aus K_I in den peripheren Teil des Blutgefäßes fließt. Sobald K ganz mit Blut (und K_I mit Öl) gefüllt ist, wird die Stellung der Zuflußöffnungen durch eine Schiebevorrichtung oder Drehen der Kugeln so geändert, daß das Blut aus dem Blutgefäß nun nach K_I einfließt und das Öl aus K_I nach K, während das Blut, das sich in K angesammelt hatte, zugleich in den peripheren Teil des Gefäßes fließt. Der Rauminhalt der Kugeln, die Zahl der Drehungen der Kugeln in einer bestimmten Zeit, die Zahl der Herzschläge in dieser Zeit ist bekannt, und so ist leicht zu berechnen, wieviel Blut durchschnittlich bei jedem Herzschlag in die Stromuhr getrieben wurde (s. Abb. 271). Daß diese Blutmenge dem wirklichen Schlagvolumen der linken Kammer auch dann nicht entspricht, wenn die Uhr in die Aorta ascendens eingebunden wird, wurde schon erwähnt. Verschiedentlich ist nun versucht worden, die Stromuhr in ein peripheres Gefäß, z. B. die eine Carotis, einzubinden, und das Schlagvolumen der linken Kammer zu berechnen, indem man das Verhältnis des Gefäßquerschnittes der Carotis zu dem der Aortenwurzel solchen Rechnungen zugrunde legte. Berechnungen dieser Art scheitern daran, daß die Weitenschwankungen der verschiedenen Gefäßgebiete des Tieres ganz unberechenbare Fehlerquellen für derartige Untersuchungen schaffen. Will man also annähernd verwertbare Ergebnisse erzielen, so muß man schon die Stromuhr in die Aorta vor Abgang der großen Gefäße einbinden.

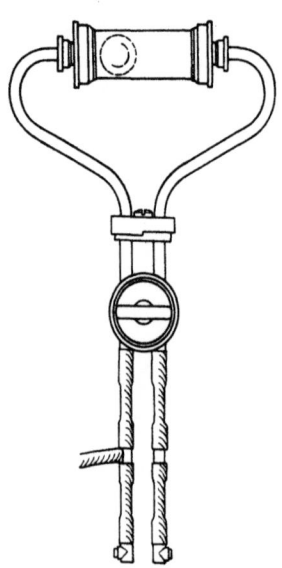

Abb. 272. TIGERSTEDTS Stromuhr.

Dies hat zum erstenmal R. TIGERSTEDT gemacht und mit seiner Stromuhr beim curarisierten Kaninchen Messungen am natürlichen, intakten Kreislauf angestellt. Für gewisse Fragestellungen erwies sich auch das Einsetzen der Stromuhr in die Aorta descendens als brauchbar, wie dies ELVING und WENDT in TIGERSTEDTS Laboratorium getan haben.

Die TIGERSTEDTsche[1]) Stromuhr ersetzt die 2 LUDWIGschen Glaskugeln durch einen horizontalen Glaszylinder, in dem sich eine frei bewegliche dicht abschließende metallene Hohlkugel befindet. Das eindringende Blut schiebt die Kugel vor sich her, bis ans Ende des Zylinders. In diesem Augenblick wird der Zylinder durch eine ähnliche Vorrichtung wie die Kugeln bei LUDWIGS Stromuhr in bezug zur Stromrichtung des Blutes umgedreht, das Blut fließt vom anderen Ende in ihn ein und schiebt die Kugel im Zylinder in umgekehrter Richtung vor sich her, während das im Zylinder angesammelt gewesene Blut von der Kugel aus dem Zylinder in den peripheren Teil des Blutgefäßes gedrängt wird.

Die Blutmenge, die in der Zeit zwischen 2 Umdrehungen des Zylinders in ihn einfließt, entspricht seinem bekannten Rauminhalt, weniger dem ebenfalls bekannten Rauminhalt der Kugel. R. TIGERSTEDT verwendete Stromuhren von einem Rauminhalt von 2,5 und von 10 ccm (s. Abb. 272).

---

[1]) TIGERSTEDT, R.: Skandinav. Arch. f. Physiol. Bd. 3, S. 145. 1892.

Sehr ähnlich der R. TIGERSTEDTschen ist die von K. HÜRTHLE[1]) angegebene Stromuhr. Der Zylinder steht vertikal, und die Kugel in ihm ist durch eine Hartgummischeibe ersetzt, die durch Fadenübertragung mit einem Schreibhebel verbunden ist. Es ist also eine registrierende Stromuhr, wie es auch bei der von BURTON-OPITZ[2]) konstruierten der Fall ist.

Eine sehr sinnreiche Modifikation der TIGERSTEDTschen Stromuhr hat W. TRENDELENBURG[3]) angegeben. Bei seiner Stromuhr, die im Prinzip viel Ähnlichkeit mit einer von L. LUCIANI[4]) angegebenen hat, trennen 2 Beutel aus dünnem Gummi das im Zylinder (in dem ein Kolben gleitet) befindliche Wasser von dem einströmenden Blut, und verhindern so bis zu einem gewissen Grade das Eintreten von Gerinnungen im Apparat, die sonst leicht auftreten und den Versuch stören können.

Etliche Verfahren, die ebenfalls aus dem Stromvolumen eines Gefäßes auf das Schlagvolumen und Zeitvolumen der Herzkammern Rückschlüsse ziehen, nähern sich in ihrer Art dem eingangs erwähnten ursprünglichen Verfahren von N. MARTIN, vermeiden aber manche Nachteile dieses.

So geht LOHMANN[5]) in der Weise vor, daß er das Herz zwar in seinem natürlichen Zusammenhang mit dem Körper läßt, aber die Aortenwurzel durchschneidet. Er mißt die Blutmenge, die aus der Aortenwurzel in einer bestimmten Zeit in ein Meßgefäß gegen einen darin herrschenden Druck einfließt, der etwa dem arteriellen des betreffenden Tieres unter normalen Verhältnissen entspricht, und läßt zugleich, um die Zirkulation aufrechtzuerhalten, Blut unter arteriellem Druck in die periphere Aorta einfließen.

Auch das Verfahren von E. P. KNOWLTON und E. H. STARLING[6]), das für experimentelle Untersuchungen ganz besonders geeignet ist, weil es gestattet, den arteriellen Widerstand, den venösen Druck, die Temperatur der Nährlösung usw. willkürlich zu ändern, geht, soweit es sich um die Bestimmung von Zeit- und Schlagvolumen handelt, auf das einfache MARTINsche Verfahren zurück. Die hierbei verwendete auch für sich allein benutzbare Stromuhr haben ISHIKAWA und STARLING[7]) neuerdings beschrieben. Das Blut fließt aus dem eröffneten Blutgefäß in ein Glasgefäß und wird, sobald es in diesem eine bestimmte Höhe erreicht hat, automatisch durch ein geeignetes Röhrensystem in ein zweites Glasgefäß abgehebert, von wo es in den peripheren Teil eines Blutgefäßes abfließen kann.

Zur Messung der durch die Venen strömenden Blutmenge ist eine besonders geeignete Stromuhr von BURTON-OPITZ[8]) konstruiert und beschrieben worden.

c) Die Herzplethysmographie als Verfahren zur Bestimmung des Schlagvolumens.

Für das Froschherz hat man schon seit langem versucht, das Schlag- und Zeitvolumen in der Art zu bestimmen, daß man die Volumschwankungen des Ventrikels graphisch verzeichnete.

---

[1]) HÜRTHLE, K.: Pflügers Arch. f. d. ges. Physiol. Bd. 97, S. 103. 1903.
[2]) BURTON-OPITZ: Zitiert auf S. 1165.
[3]) TRENDELENBURG, W.: Zeitschr. f. Biol. Bd. 65, S. 13. 1915.
[4]) LUCIANI, L.: Physiologie des Menschen. Bd. I, S. 207. Jena: G. Fischer 1903.
[5]) LOHMANN: Pflügers Arch. f. d. ges. Physiol. Bd. 118, S. 260. 1907. — Ferner F. BOHLMANN: Inaug.-Dissert. Marburg 1907.
[6]) KNOWLTON, E. P. u. E. H. STARLING: Journ. of physiol. Bd. 44, S. 206. 1912.
[7]) ISHIKAWA u. STARLING: Journ. of physiol. Bd. 45, S. 164. 1913.
[8]) BURTON-OPITZ, R.: Pflügers Arch. f. d. ges. Physiol. Bd. 121, S. 150. 1908.

Bei O. Frank[1]) und Nicolai[2]) findet man die ältere Literatur angeführt und eine Kritik des Verfahrens, das später auch beim Säugetierherzen vielfach verwendet wurde. Hier hat die Anwendung onkographischer Instrumente [Roy und Adami[3]), Hill und Barnard[4]), Blank[5])] manche Fehler älterer Untersucher ausgeschaltet, die noch zum Teil [wie z. B. Ph. Knoll[6]) u. a.] den nicht starrwandigen Perikardialsack als Plethysmographen des Herzens verwendeten. Auch die Art der registrierenden Apparate ist bei solchen Versuchen von größter Bedeutung. Diese müssen reine Volumkurven schreiben, wie es z. B. der Pistonrekorder [Roy und Adami[3]), Johannson und R. Tigerstedt[7])] tut, und nicht kombinierte Volum- und Druckkurven. Auch scheint die Luftübertragung der Volumschwankungen bei dieser Art von Versuchen am zweckmäßigsten zu sein [J. Rothberger[8])].

Erst bei der Versuchsanordnung von Johannsen und Tigerstedt[7]) wurden tatsächlich nur die Volumschwankungen der Ventrikel und nicht auch die der Vorhöfe verzeichnet. Der Plethysmograph dieser Autoren war aus Blech verfertigt, seine Öffnung mit Condomgummi überzogen. Das freigelegte Herz des Versuchstieres wurde bis etwa an die Atrioventrikulargrenze in die Öffnung geschoben und die Volumschwankungen der eingeschlossenen Herzteile verzeichnet. Da die Kammer bei dieser Anordnung nicht bis an die Vorhofsgrenze in den Plethysmographen geschoben werden können, erhält man auf diese Weise nur relative, nicht absolute Werte. Eine ähnliche Versuchsanordnung wie Johannsen und Tigerstedt benutzte auch Y. Henderson[8]) und J. Rothberger[9]).

Wie Y. Henderson[8]), so führte auch Rothberger die Herzkammer in den starrwandigen Plethysmographen durch ein Loch ein, das in die diesen bedeckende Gummimembran eingebrannt ist. Die Volumschwankungen wurden mit Hilfe von Luftübertragung mittels eines Pistonrekorders verzeichnet. Die Werte, die Rothberger auf diese Weise für das Schlagvolumen einer Kammer bestimmte, stimmten mit den von ihm gleichzeitig festgestellten Stromuhrwerten gut überein. Ob sie als *absolute* Werte angesehen werden können, scheint trotzdem noch fraglich [H. Straub[10])]. Mit kleinen Abänderungen ist die Methode von Y. Henderson und J. Rothberger auch von J. Socin[11]) verwendet worden sowie von de Heer[12]) und Lehndorff[13]). Weitere plethysmographische Versuchsanordnungen für das Froschherz haben in letzter Zeit Tawaststjerna[14]) und K. Kiesel[15]) angegeben. Eine besondere Methodik für das isolierte Froschherz ist jüngst von M. Kochmann[16]) verwendet worden.

A. Lehndorff[17]) hat die Methode von Henderson schließlich so modifiziert, daß man beim Säugetier das Plethysmogramm der Vorhöfe und das der Ventrikel gleichzeitig und gesondert aufzuzeichnen in der Lage ist.

---

[1]) Frank, O.: Zitiert auf S. 1161.   [2]) Nicolai, G. F.: Zitiert auf S. 1161.
[3]) Roy u. Adami: Brit. med. journ. Bd. 2, S. 1321. 1888.
[4]) Hill u. Barnard: Brit. med. journ. Bd. 12, S. 1496. 1897.
[5]) Blank: Inaug.-Dissert. Göttingen 1905.
[6]) Knoll, Ph.: Sitzungsber. d. Akad. d.Wiss.,Wien, Mathem.-naturw. Kl. III, Bd. 82. 1881.
[7]) Johannson u. R. Tigerstedt: Skandinav. Arch. f. Physiol. Bd. 1, S. 331. 1889; Bd. 2, S. 409. 1891.
[8]) Henderson, Y.: Americ. journ. of physiol. Bd. 16, S. 325. 1906.
[9]) Rothberger, J.: Pflügers Arch. f. d. ges. Physiol. Bd. 118, S. 353. 1907.
[10]) Straub, H.: Zitiert auf S. 1162 (S. 877).
[11]) Socin, J.: Zitiert auf S. 1161.   [12]) de Heer: Zitiert auf S. 1161.
[13]) Lehndorff, A.: Arch. f. (Anat. u.) Physiol. 1908, S. 362.
[14]) Tawaststjerna: Skandinav. Arch. f. Physol. Bd. 36, S. 1. 1918.
[15]) Kiesel, K.: Pflügers Arch. f. d. ges. Physiol. Bd. 199, S. 161. 1923.
[16]) Kochmann, M. u. A. de Veer: Zeitschr. f. d. ges. exp. Med. Bd. 33, S. 503. 1923.
[17]) Lehndorff, A.: Arch. f. exp. Pathol. u. Pharmakol. Bd. 61, S. 418. 1909.

d) Berechnung des Schlagvolumens mit Hilfe Einbringens blutfremder Stoffe in den Kreislauf.

Verschiedentlich versuchte man das Schlagvolumen einer Herzkammer in der Weise zu berechnen, daß man eine bestimmte Menge einer quantitativ feststellbaren blutfremden Substanz in das Herz brachte und nach einiger Zeit deren Konzentration im peripheren Blute feststellte.

G. N. STEWART[1]) hat als erster diese Methode zur Bestimmung des Zeitvolumens benutzt, die in dem Grundsätzlichen der Idee sich von den alten Versuchen ED. HERINGS, der das Schlagvolumen aus der Kreislaufszeit zu berechnen suchte, *sehr* unterscheidet, und mit jener nicht zu verwechseln ist.

HENRIQUES[2]) hat das STEWARTsche Verfahren abgeändert verwendet, und von BOCK und BUCHHOLZ[3]) ist es wohl in der genauesten Weise ausgearbeitet worden. Der Untersuchungsgang ist, kurz dargestellt, folgender: BOCK und BUCHHOLZ führen durch einen Herzkatheter eine 1,8—2,8proz. Jodnatriumlösung (STEWART verwendet eine Natriumchloridlösung) mit einer Geschwindigkeit von 1—1,5 ccm pro Sekunde in die linke Herzkammer ein. Aus einem Ast der Arteria femoralis werden von Zeit zu Zeit Blutproben entnommen und in ihnen der Jodgehalt quantitativ bestimmt. Nach einigen Sekunden nimmt dieser einen konstant bleibenden Wert an, z. B. $b\%$ Jod. Die Berechnung ist nun folgende: Das Minutenvolumen $= \dfrac{A \cdot n \cdot 60}{b \cdot 1{,}06}$. Hierbei ist A die Menge der in 1 Sekunde ins Herz fließenden Jodnatriumlösung, n deren Prozentgehalt an Jodnatrium, b der Prozentgehalt des Femoralisblutes an Jodnatrium, sobald er sich auf eine konstante Größe einstellt, und 1,06 das mittlere spezifische Gewicht des Blutes.

Bei STEWART[4]) findet man auch die Art, nach seiner Methode das Schlagvolumen zu berechnen, genau angegeben.

e) Gasanalytisches Verfahren zur Bestimmung von Schlag- und Zeitvolumen.

Das gasanalytische Verfahren in all seinen verschiedenen Arten hat deshalb eine besonders große Bedeutung für die Berechnung des Schlagvolumens gewonnen, weil es auch beim Menschen gut verwendbar ist und klinisch sehr vielfach verwendet wurde und wird.

Den Ausgangspunkt für dieses Verfahren bildet ein einfacher Gedankengang von A. FICK[5]). Wenn man bei einem Individuum den Sauerstoffgehalt einer genau gemessenen Menge des arteriellen und des venösen Blutes bestimmt, so kann man feststellen, wieviel Sauerstoff diese Blutmenge (und somit auch wieviel 1 Kubikzentimeter von ihr) beim Durchgang durch die Lungengefäße aufgenommen hat. Andererseits bestimmt man zugleich, wieviel Sauerstoff von dem Versuchsindividuum in einer bestimmten Zeit aus der Atemluft aufgenommen wird und wieviel Herzschläge in der gleichen Zeit stattgefunden haben. Man kann nun die Blutmenge, die in dieser Zeit durch die Blutgefäße der Lunge strömte, berechnen. Denn die verbrauchte Sauerstoffmenge ist bekannt, und die Menge Sauerstoff, die 1 ccm Blut beim Durchströmen durch die Lunge verbraucht, ebenfalls. Dividiert man die so ermittelte Blutmenge durch die Zahl der Herz-

---

[1]) STEWART, G. N.: Journ. of physiol. Bd. 15, S. 31. 1893; Bd. 22, S. 159. 1897; Americ. journ. of physiol. Bd. 57, S. 27. 1921; Bd. 58, S. 20. 1922.
[2]) HENRIQUES, V.: Biochem. Zeitschr. Bd. 56, S. 230. 1913; Bd. 71, S. 481. 1915. Er injiziert Rhodannatrium.
[3]) BOCK u. BUCHHOLZ: Arch. f. exp. Pathol. u. Pharmakol. Bd. 88, S. 192. 1920.
[4]) STEWART, G. N.: Americ. journ. of physiol. Bd. 57, S. 27. 1921.
[5]) FICK, A.: Sitzungsber. d. phys.-med. Ges. Würzburg 1870, S. 16; Ges. Werke Bd. 3, S. 573.

schläge während der Beobachtungszeit, so erhält man eine Zahl, die angibt, wieviel Blut durchschnittlich bei einem Herzschlage aus dem rechten Herzen in die Lungengefäße geworfen wurde, somit das mittlere zirkulatorische Schlagvolumen der rechten Kammer.

Es sei hier bereits darauf hingewiesen, daß mit Hilfe des gasanalytischen Verfahrens *immer* das zirkulatorische Schlagvolumen der rechten Kammer bestimmt wird.

Dieses von A. Fick vorgeschlagene Verfahren kann zur Nachprüfung des Wertes auch mutatis mutandis bezüglich der Kohlensäure ausgeführt werden. Eine Voraussetzung der Verwendbarkeit dieses Verfahrens ist natürlich, daß die im Lungengewebe selbst stattfindenden Verbrennungsprozesse in ihrem Ausmaße so gering sind, daß sie die Menge des in den Lungen aufgenommenen Sauerstoffs oder der von ihnen abgegebenen Kohlensäure nicht wesentlich beeinflussen.

Nach einer längere Zeit dauernden Meinungsverschiedenheit über diese Frage ist man jetzt wohl allgemein zur Erkenntnis gekommen, daß die Verbrennungsprozesse, die sich im Lungengewebe selbst abspielen, und bei geeigneter Versuchsanordnung auch die Absorption von Gas durch das Lungengewebe, das Resultat der Untersuchungen im Sinne des Fickschen Vorschlages nicht wesentlich beeinträchtigen [Chr. Bohr[1]), Krogh[2]), Evans und Starling[3]), A. Durig und N. Zuntz[4]), V. Henriques[5]), Krogh und Lindhardt[6]), R. Tigerstedt[7])].

Dieses von Fick vorgeschlagene Verfahren zur Bestimmung des Schlagvolumens ist tierexperimentell von verschiedenen Forschern verwendet worden [Gréhant und Quinquand[8]), Zuntz und Hagemann[9]) usw.]. Die Blutgase sind bei diesen Versuchen im arteriellen Blut bestimmt worden und in Blut, das dem rechten Herzen des Versuchstieres entnommen wurde. Von neueren Untersuchern sei L. S. Fridericia[10]) genannt, Y. Henderson[11]) und Eppinger, v. Papp und Schwartz[12]).

Auf Veranlassung und unter Leitung von Pflüger ist das Ficksche Verfahren in der Weise wesentlich verbessert worden, daß Pflüger die Blutentnahme aus dem Herzen in zweckmäßiger Weise zu umgehen versuchte. Zu diesem Zwecke haben S. Wolffberg[13]) und M. Nussbaum[14]) den Gasgehalt des Blutes aus der Gasspannung der Alveolarluft berechnet. Es wurde ein Bronchus der Lunge des Versuchstieres durch Einführung eines geeigneten Lungenkatheters luftdicht abgesperrt. Während die Atmung nun in der übrigen Lunge unbehindert weiter vor sich ging und die für das Tier nötige Sauerstoffzufuhr gewährleistete, trat im abgesperrten Gebiet allmählich ein Ausgleich der Gasspannung zwischen der in ihm enthaltenen Alveolarluft und dem die Lungengefäße durchströmenden venösen Blute bis zum Eintritt eines Gleichgewichtszustandes ein. Nach dieser Zeit wird Luft aus dem abgesperrten Lungenabschnitt entnommen,

---

[1]) Bohr, Chr.: Skandinav. Arch. f. Physiol. Bd. 22, S. 229. 1909.
[2]) Krogh: Skandinav. Arch. f. Physiol. Bd. 23, S. 248. 1910.
[3]) Evans u. Starling: Journ. of physiol. Bd. 46, S. 413. 1913.
[4]) Durig, A. u. N. Zuntz: Skandinav. Arch. f. Physiol. Bd. 29, S. 133. 1913.
[5]) Henriques, V.: Biochem. Zeitschr. Bd. 56, S. 230. 1913.
[6]) Krogh u. Lindhardt: Journ. of physiol. Bd. 47, S. 30. 1913.
[7]) Tigerstedt, R.: Zitiert auf S. 1162 (Bd. I, S. 197).
[8]) Gréhaut, N. u. E. Quinquaud: Cpt. rend. des séances de la soc. de biol. 1886, S. 159; Journ. de l'anat. et physiol. Bd. 18, S. 564. 1883.
[9]) Zuntz, N. u. Hagemann: Landwirtschaftl. Jahrb. Bd. 27, Suppl.-Bd. III. 1898.
[10]) Fridericia, L. S.: Biochem. Zeitschr. Bd. 85, S. 307. 1918.
[11]) Henderson, Y.: Arch. néerland. de physiol. de l'homme et des anim. Bd. 7, S. 378. 1922.
[12]) Eppinger, v. Papp u. H. Schwartz: Das Asthma cardiale. Berlin: Julius Springer 1924.
[13]) Wolffberg, S.: Pflügers Arch. f. d. ges. Physiol. Bd. 4, S. 465. 1871; Bd. 6, S. 23. 1872.
[14]) Nussbaum, M.: Pflügers Arch. f. d. ges. Physiol. Bd. 7, S. 296. 1873.

gasanalytisch verarbeitet und aus dem Ergebnis der Analyse der Gasgehalt des Blutes erschlossen.

Die Versuche zeitigten das klare Ergebnis, daß die Kohlensäurespannung der Alveolarluft bei dieser Versuchsanordnung der des venösen Blutes gleich gefunden wurde.

So schwierig die PFLÜGERsche Methode in dieser Form technisch ist, so wurde sie gleichwohl auch klinisch verwendet und mit ihrer Hilfe die ersten gasanalytischen Untersuchungen über das Verhalten des Schlagvolumens beim Menschen ausgeführt [A. LOEWY und H. v. SCHROETTER[1])]. Bezüglich der Einzelheiten des Verfahrens und seiner Fehlerquellen und der Berechnungen sei auf die Arbeiten von A. LOEWY und H. v. SCHROETTER[2]), A. LOEWY[3]) und PLESCH[4]) verwiesen. Die Sauerstoffspannung des arteriellen Blutes wurde hierbei nach dem Verfahren von DURIG, LOEWY und ZUNTZ[5]) bestimmt.

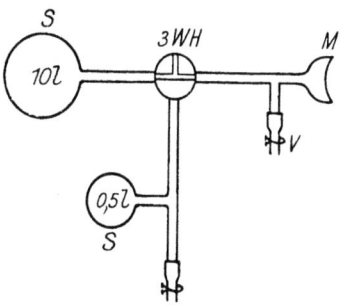

Abb. 273. Verfahren von PLESCH. Schema der Versuchsapparatur.

Es war für die ausgedehnte Anwendung des gasanalytischen Verfahrens beim Menschen von großem Werte, daß PLESCH[4]) die technischen Schwierigkeiten des PFLÜGERschen Verfahrens umging, indem er seine Versuchspersonen aus einem Sacke Stickstoff einatmen ließ. So bringt er den Sauerstoffgehalt der Alveolarluft schnell unter den des venösen Blutes. Unsere Abbildung gibt ein grobes Schema der PLESCHschen Versuchsanordnung.

Durch entsprechend abschließende Stellung des Dreiwegehahnes ($3WH$) atmet das Individuum aus dem Mundstück (M) zunächst bei geöffnetem Ventil (V) bis zur Gewöhnung an den Apparat atmosphärische Luft. Nach einer kräftigen Exspiration wird V geschlossen und der $3WH$ so gestellt, daß die Versuchsperson aus dem 10-l-Sack (S) Stickstoff einatmet. Nach 1—2 Atemzügen aus diesem wird durch Hahndrehung der Weg zu S gesperrt und der zum kleinen Sacke (s), in dem sich 0,5 l Stickstoff befindet, freigegeben. In diesen Sack und aus ihm wird nun 5—15 Sekunden lang geatmet. Nach dieser Zeit entspricht der Sauerstoffgehalt im Sacke s sehr angenähert dem des Venenblutes der betreffenden Person.

Bezüglich der Einzelheiten des PLESCHschen Verfahrens und seiner Kritik durch andere Autoren vergleiche man J. PLESCH[6]). A. LOEWY u. H. v. SCHROETTER[7]) sowie R. TIGERSTEDT[8]), LINDHARDT[9]) ferner LUNDSGAARD und K. SCHIERBECK[10]), F. SCHAPALS[11]), H. KUHN[12]) usw.

Jedenfalls ist von PLESCH als erstem der sehr wesentliche Umstand richtig gewürdigt worden, daß man annähernd richtige Werte nur dann erhält, wenn die Versuchsdauer kürzer ist, als die Dauer eines Kreislaufes des Blutes.

Von abgeänderten Verfahren, die nach PLESCH zu ähnlichen Zwecken ver-

---

[1]) LOEWY, A. u. H. v. SCHROETTER: Zitiert auf S. 1161; Zeitschr. f. exp. Pathol. u. Therapie Bd. 1, S. 197. 1905.
[2]) LOEWY, A. u. H. v. SCHROETTER: Zitiert auf S. 1161.
[3]) LOEWY, A.: Zitiert auf S. 1161.   [4]) PLESCH, J.: Zitiert auf S. 1161.
[5]) DURIG, A., LOEWY u. ZUNTZ: Biochem. Zeitschr. Bd. 39, S. 454. 1912.
[6]) PLESCH, J.: Zitiert auf S. 1161.
[7]) PLESCH, J.: Zitiert auf S. 1161. — LOEWY, A. u. H. v. SCHROETTER: Zitiert auf S. 1161.
[8]) TIGERSTEDT, R.: Zitiert auf S. 1162 (Bd. I, S. 201).
[9]) LINDHARDT, J.: Zitiert auf S. 1161 (S. 240).
[10]) LUNDSGAARD u. K. SCHIERBECK: Americ. journ. of physiol. Bd. 64, S. 210 u. 231. 1923.
[11]) SCHAPALS, F.: Zeitschr. f. exp. Pathol. u. Therapie Bd. 10, S. 222. 1912.
[12]) KUHN, H.: Zeitschr. f. exp. Pathol. u. Therapie Bd. 14, S. 39. 1913.

wendet wurden, seien erwähnt das von C. SONNE[1]), von J. PLESCH[2]) selbst, Y. HENDERSON[3]), MEAKINS und DAVIES[4]) und EPPINGER, v. PAP und SCHWARZ[5]) BARECROFT, ROUGHTON und SHOJI[6]) usw. [vgl. auch REDFIELD, BOCK und MAKINS[7]), BARCROFT und MARSHALL[8]), DOUGLAS und HALDANE[9]), CHRISTIANSEN, DOUGLAS und HALDANE[10]), LOEWY und LEWANDOWSKY[11]) usw.].

Der bedeutendste Fortschritt zum Ziele genauer Messungen mit Hilfe des gasanalytischen Verfahrens war wohl der Gedanke A. BORNSTEINS[12]), das Schlagvolumen der rechten Kammer in der Weise festzustellen, daß die Menge eines im Blute rein *physikalisch* gelösten Gases bestimmt wird, das nach einer bestimmten Zeit vom Blute an die in den Lungen befindliche Alveolarluft abgegeben oder aus ihr aufgenommen wird.

Diese Menge ist abhängig von der Spannungsdifferenz des Gases in Blut und Atemluft, der Absorptionskonstanten des Blutes für dieses Gas und von der Blutmenge, die in der betreffenden Zeit die Lunge durchströmt. Da die beiden erstgenannten Größen sich feststellen lassen, so ist eine Berechnung der letzteren und damit des Zeitvolumens, sowie bei Kenntnis der Pulszahl während der Versuchszeit auch des mittleren Schlagvolumens der rechten Kammer möglich.

BORNSTEIN benutzte zu seinen Untersuchungen einen Atemsackapparat, mit Hilfe dessen er die bei reiner Sauerstoffatmung an die Atemluft abgegebenen Stickstoffmengen feststellte.

Genaueres und Kritisches über das BORNSTEINsche Verfahren findet man in seinen eigenen obenerwähnten Arbeiten und bei A. LOEWY[13]).

BORNSTEINS Gedanke wurde zum Ausgangspunkt jener Verfahren, die heute wohl die besten Ergebnisse der Schätzung von Schlag- und Zeitvolumen beim Menschen liefern. Diese neuesten Verfahren bestimmen nämlich die Aufnahme eines indifferenten im Blute rein physikalisch löslichen Gases aus der Alveolarluft durch das Blut. N. ZUNTZ, F. MÜLLER und MARKOFF[14]) haben diese Methode zuerst verwendet, F. MÜLLER[15]) sowie KUHN und STEUBER[16]) haben sie zunächst weiter ausgebaut.

Eine Versuchsperson atmet aus einem Gasometer eine bestimmte Zeit lang ein Gasgemisch, das eine bekannte Menge Stickoxydul und reichlich Sauerstoff enthält. Die Menge des vom Blut aufgenommenen Stickoxyduls wird bestimmt. Da der mittlere Partiardruck des NO_2 in der Atemluft während des Versuches bekannt ist, ebenso der Absorptionskoeffizient des NO_2 bezüglich Blut, und die Versuchsdauer, so läßt sich die Blutmenge, die während der Versuchszeit durch die Lungen strömte, berechnen. Dieser Wert durch die Zahl der Pulse während

---

[1]) SONNE, C.: Dtsch. Arch. f. klin. Med. Bd. 124, S. 358. 1918.
[2]) PLESCH, J.: Dtsch. med. Wochenschr. 1919, S. 1404.
[3]) HENDERSON, Y.: Arch. néerland. de physiol. de l'homme et des anim. Bd. 7, S. 378. 1922.
[4]) MEAKINS, J. u. H. W. DAVIES: Heart Bd. 9, S. 191. 1922.
[5]) PAP, L. v. u. H. SCHWARZ: Klin. Wochenschr. 1923, S. 1289. S. auch H. EPPINGER, L. v. PAPP, H. SCHWARZ: Zitiert auf S. 1161.
[6]) BARECROFT, ROUGHTON u. SHOJI: Journ. of physiol. Bd. 55, S. 371. 1921.
[7]) REDFIELD, BOCK u. MEAKINS: Journ. of physiol. Bd. 57, S. 76. 1922.
[8]) BARCROFT u. MARSHALL: Journ. of physiol. Bd. 58, S. 145. 1923.
[9]) DOUGLAS u. HALDANE: Journ. of physiol. Bd. 56, S. 69. 1922.
[10]) CHRISTIANSEN, DOUGLAS u. HALDANE: Journ. of physiol. Bd. 38, S. 4. 1914.
[11]) LOEWY u. LEWANDOWSKY: Zeitschr. f. d. ges. exp. Med. Bd. 5, S. 321. 1917.
[12]) BORNSTEIN, A.: Zeitschr. f. exp. Pathol. u. Therapie Bd. 9, S. 382. 1911; Bd. 14, S. 135. 1913; Bd. 20, S. 495. 1920; Pflügers Arch. f. d. ges. Physiol. Bd. 132, S. 307. 1910; vgl. hierzu auch A. LOEWY: Zitiert auf S. 1161.
[13]) LOEWY, A.: Zitiert auf S. 1161.
[14]) N. ZUNTZ, F. MÜLLER u. MARKOFF: Zeitschr. f. Balneol., Klimatol. u. Kurorthyg. Bd. 4, Nr. 14 u. 15. 1911.
[15]) MÜLLER, F.: Berlin. klin. Wochenschr. 1913, S. 2402.
[16]) KUHN, H. u. M. STEUBER: Zeitschr. f. exp. Pathol. u. Therapie Bd. 20, S. 360. 1919.

der Versuchsdauer dividiert, entspricht dem mittleren zirkulatorischen Schlagvolumen der rechten Kammer. Geringe Fehler, die dadurch entstehen, daß das Lungengewebe selbst Stickoxydul absorbiert, können durch eine entsprechende Korrektur in der Rechnung oder einen kurzen Vorversuch vermindert werden[1]).

Auf ähnlichem Prinzip (Bestimmung der NO_2-Aufnahme) beruht auch das von KROGH und LINDHARDT[2]) ausgearbeitete und klinisch sehr vielfach benutzte Verfahren, das durch eine Reihe besonderer Anordnungen und Maßnahmen heute mit das genaueste der klinisch verwendeten ist. Zur Kritik des KROGH-LINDHARDTschen Verfahrens vergleiche C. SONNE[3]), KROGH und LINDHARDT[4]), R. TIGERSTEDT[5]) und CHR. LUNDSGAARD[6]). Neuerdings sind die Ergebnisse des KROGH-LINDHARDTschen Verfahrens in KROGHS Laboratorium von L. S. FRIDERICIA[7]) mit einem dem FICKschen Gedankengang entsprechenden Verfahren nachgeprüft worden, wobei sich eine gute Übereinstimmung der auf jede der beiden Arten ermittelten Werte ergab.

Eine eingehende und gute Darstellung und Kritik des KROGH-LINDHARDschen Verfahrens findet man auch bei F. KISCH und H. SCHWARZ[8]).

Eine weitere und anscheinend auch praktisch bedeutsame Entwicklung hat das gasanalytische Verfahren zur Bestimmung des Schlagvolumens neuerdings auch dadurch erfahren, daß Y. HENDERSON und HAGGARD[9]) als Testgas für das gasanalytische Verfahren der Ermittlung des Schlagvolumens Jodäthyl einführten, das ins Blut ebenfalls nur nach physikalischen Gesetzen aufgenommen wird und außer der guten quantitativen Nachweisbarkeit des Jodäthyls noch den bedeutsamen Vorteil hat, daß es in der Zeit des Durchströmens des Blutes durch die Organe soweit zersetzt wird, daß das wieder ins Herz strömende Blut praktisch jodäthylfrei ist und in der Lunge wieder die gleiche Gasmenge aufnehmen kann wie vorher. Diese Beobachtung von Y. HENDERSON und HAGGARD ist jüngst auch von MOBITZ[10]) bestätigt worden. Durch diese Besonderheit der Methode können die Einzelversuche auch über längere Zeit (etwa 10 Minuten) ausgedehnt werden.

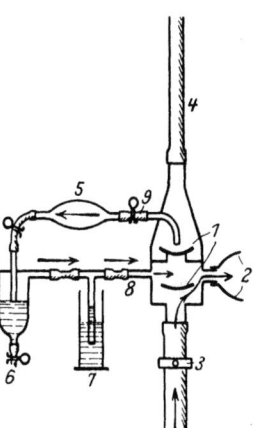

Abb. 274. Ventil des Jodäthylapparates nach der von MOBITZ vorgeschlagenen Form.

Das mittlere Schlagvolumen der rechten Kammer wird bei diesem Verfahren nach einer Formel

$$\frac{Jinsp - Jexsp\ Resp}{Jalv \cdot 2 \cdot \text{Pulszahl}} = \text{mittleres Schlagvolumen}$$

---

[1]) Eine Kritik dieses Verfahrens s. bei LINDHARDT: Zitiert auf S. 1161. — KROGH u. LINDHARDT: Skandinav. Arch. f. Physiol. Bd. 27, S. 116. 1912.

[2]) KROGH u. LINDHARDT: Skandinav. Arch. f. Physiol. Bd. 27, S. 100. 1912; Journ. of physiol. Bd. 51, S. 84. 1917; ferner LINDHARDT: Zitiert auf S. 1161; Pflügers Arch. f. d. ges. Physiol. Bd. 161, S. 248. 1915.

[3]) SONNE, C.: Pflügers Arch. f. d. ges. Physiol. Bd. 163, S. 75. 1916; Journ. of physiol. Bd. 52, S. 75. 1918.

[4]) KROGH u. LINDHARDT: Journ. of physiol. Bd. 51, S. 59. 1917.

[5]) TIGERSTEDT, R.: Zitiert auf S. 1162 (Bd. I, S. 204ff.).

[6]) LUNDSGAARD, CHR.: Dtsch. Arch. f. klin. Med. Bd. 118, S. 361. 1916.

[7]) FRIDIERICIA, L. S.: Biochem. Zeitschr. Bd. 85, S. 307. 1918.

[8]) KISCH, F. u. H. SCHWARZ: Ergebn. d. inn. Med. u. Kinderheilk. Bd. 27, S. 169. 1925.

[9]) HENDERSON, Y. u. H. W. HAGGARD: Journ. of physiol. Bd. 59, S. 71. 1925; Americ. Journ. of physiol. Bd. 73, S. 193. 1925.

[10]) MOBITZ, W.: Klin. Wochenschr. Bd. 5, S. 985. 1926; 38. Verhandl. d. Kongr. f. inn. Med. 1926, S. 314. — MOBITZ, W. u. A. GROSSE: Arch. f. exp. Pathol. u. Pharmakol. Bd. 118, S. 192. 1926. — MOBITZ, W.: Zeitschr. f. Kreislaufforschung Bd. 19. 1927.

berechnet. Hierbei bedeutet *Jinsp* den Jodäthylgehalt der Inspirationsluft, *Jexp* den der Exspirationsluft, *Resp* die in der Minute eingeatmete Luft. *Jalv* ist der Jodäthylgehalt der Alveolarluft und 2 der Verteilungskoeffizient des Jodäthyl zwischen Luft und arteriellem Blut. Zur Bestimmung von *Jalv* hat MOBITZ einige Abänderungen des HENDERSON-HAGGARDschen Verfahrens vorgeschlagen, die die Konstruktion des Ventils der Apparatur betreffen[1]) (s. Abb. 274). Jedenfalls scheinen mit dieser Methode bei Kontrollversuchen sehr gut übereinstimmende Werte erhalten worden zu sein.

f) Sonstige Verfahren zur Bestimmung des Schlag- und Zeitvolumens einer Kammer.

Einige Verfahren, die vorwiegend theoretisches oder historisches Interesse bieten oder nur annähernde Schätzungen von Änderungen des Schlagvolumens gestatten, seien hier noch kurz erwähnt.

N. ZUNTZ[2]) erzeugte beim Versuchstier Herzstillstand durch Vagusreizung. Mit Hilfe eines sehr sinnreich gebauten Apparates injizierte er während des Stillstandes, sobald der Blutdruck in der Aorta eben unter den Mitteldruck sank, Blut in die Aortenwurzel. Diejenige Blutmenge, die er so injizieren muß, um den Blutdruck wieder auf die Höhe, die er vor der Vagusreizung hatte, zu bringen, faßt ZUNTZ als dem Schlagvolumen der linken Kammer entsprechend auf.

Unter den Verfahren, die durch Messung der Strömungsgeschwindigkeit des Blutes in der Aorta das Schlagvolumen der linken Kammer zu ermitteln versuchen, sei noch das Prinzip der PITOTschen Röhren genannt, dessen Verwendung in der Physiologie von CYBULSKI[3]) und von O. FRANK[4]) vorgeschlagen wurde. Wenn 2 Röhrchen in eine strömende Flüssigkeit so eintauchen, daß die Strömung zur Öffnung des einen Röhrchens hin, von der des anderen wegführt, so steigt die Flüssigkeit in den beiden Röhrchen verschieden hoch, und dieser Höhenunterschied ist von der Strömungsgeschwindigkeit der Flüssigkeit abhängig (vgl. auch das folgende Kapitel dieses Handbuches).

Mit Hilfe des von BRÖMSER neuerdings konstruierten Differentialsphygmographen (genaue Beschreibung s. S. 1211) werden Kurven der Strömungsgeschwindigkeit erhalten, deren rechnerische Auswertung die Berechnung des bei einem Herzschlag die Untersuchungsstelle passierenden Blutvolumens gestattet. Eine derartige Kurvenauswertung eines bestimmten Falles stellt die Abb. 278, S. 1212 dieses Bandes ds. Handb. dar.

Anknüpfend an ältere Versuche von CREMER und MATTHES haben F. KLEWITZ[5]) und G. WIEDEMANN[6]) den Versuch gemacht, aus dem Verhalten der *kardiopneumatischen* Wellen das Schlagvolumen der linken Herzkammer zu bestimmen.

Auch durch Aufnahme plethysmographischer und tachographischer Kurven einer Extremität, sowie durch Ermittlung des Verhaltens des Pulses einer peripheren Arterie hat man Rückschlüsse auf das Schlagvolumen der Herzkammern zu ziehen versucht, doch sind solche Untersuchungen für wissenschaftliche Zwecke mit zu großen Fehlermöglichkeiten behaftet, wenn sie auch für die klinische Praxis vielleicht brauchbare Vergleichswerte liefern können. [Es sei z. B. auf die Ausführungen von E. MÜNZER und neuerdings von H. STRAUB zu dieser Frage

---

[1]) MOBITZ, W.: Zitiert auf S. 1173.
[2]) ZUNTZ, N.: Pflügers Arch. f. d. ges. Physiol. Bd. 55, S. 521. 1894.
[3]) CYBULSKI: Pflügers Arch. f. d. ges. Physiol. Bd. 37, S. 382. 1885.
[4]) FRANK, O.: Zeitschr. f. Biol. Bd. 37, S. 1. 1899. — FRANK, O.: Zitiert auf S. 1161.
[5]) KLEWITZ, F.: Dtsch. Arch. f. klin. Med. Bd. 124, S. 460. 1918; Bd. 127, S. 152. 1918; Bd. 128, S. 51. 1919; Dtsch. med. Wochenschr. 1920, S. 242.
[6]) WIEDEMANN, G.: Dtsch. Arch. f. klin. Med. Bd. 127, S. 325. 1919; Dtsch. med. Wochenschr. 1920, S. 243.

verwiesen[1]).] Erwähnt sei als ein besonderes Verfahren dieser Art das von HÜRTHLE[2]), der im Tierversuch das Schlagvolumen aus der Volumelastizität und den pulsatorischen Druckschwankungen der Aorta zu berechnen sucht.

Eine gewisse Bedeutung, wenn sie auch bezüglich der absoluten Werte nur zu ganz unsicheren Schätzungen berechtigt, kann weiters der direkten Inspektion des Herzens zugestanden werden. Dies gilt sowohl für die Beobachtung des freigelegten Herzens im Tierversuch, als für die Beobachtung des Herzschattens im Röntgenbilde. Beobachtungen der letzteren Art haben bei entsprechender Methodik klinisch zu beachtenswerten Ergebnissen geführt, auf die noch zurückzukommen sein wird [MORITZ[3]), DIETLEN[4]), v. KRIEGERN[5]), F. SCHAPALS[6]), NICOLAI und ZUNTZ[7]), C. R. BARDEEN[8]), V. GRANDIS[9])]. Quantitativ sind so gewonnene Erfahrungen natürlich ebenfalls nicht zu verwerten.

3. Koeffizienten, von denen das Schlagvolumen abhängt.

Da das Zeitvolumen das Produkt aus dem mittleren Schlagvolumen und der Schlagfrequenz einer Herzabteilung während der Untersuchungszeit ist, so sollen zunächst nur jene Faktoren erörtert werden, von denen das *Schlagvolumen* der Kammern abhängt. Die Koeffizienten des Zeitvolumens werden in einem nächsten Abschnitt dieses Kapitels besprochen werden. Da ferner die Herzfrequenz in einem gesonderten Kapitel dieses Handbuches besprochen wird[10]), soll dann weiterhin nur noch dargelegt werden, wie das Zeitvolumen von der Schlagfrequenz und dem Schlagvolumen des betreffenden Herzabschnittes abhängt. Bei diesen Erörterungen wollen wir, soweit nichts anderes ausdrücklich erwähnt ist, stets an die von den Herz*kammern* ausgeworfene Blutmenge denken. Das Verhalten der Vorhöfe in dieser Hinsicht ist viel weniger gut erforscht. Ferner soll zunächst nur an normale Bedingungen gedacht werden, bei denen man Gesamtschlagvolumen und zirkulatorisches Schlagvolumen einer Herzabteilung einander praktisch gleich annehmen kann, und jene Koeffizienten unberücksichtigt bleiben, die als Herzklappenfehler zu einer Steigerung des Gesamtschlagvolumens führen. Sie werden auch weiter unten noch behandelt werden.

Drei Koeffizienten sind es vor allem, die bei jeder Kammerkontraktion die Menge des ausgeworfenen Blutes unmittelbar bestimmen, und jeder von ihnen ist seinerseits wieder von den verschiedensten Faktoren abhängig.

Diese drei sind: 1. der *bioenergetische Zustand* der sich zusammenziehenden Herzmuskelfasern zur Zeit der Kontraktion. Ich verstehe hierunter den gesamten chemischen und physicochemischen Zustand des lebenden Protoplasmas

---

[1]) BORNSTEIN, A.: Zeitschr. f. exp. Pathol. u. Therapie Bd. 9, S. 382. 1911. — J. v. KRIES: Ebenda Bd. 9, S. 453. 1911. — BRÖSAMLEN, O.: Dtsch. Arch. f. klin. Med. Bd. 119, S. 492. 1917. — MÜLLER, O. u. O. BRÖSAMLEN: Ebenda Bd. 124, S. 262. 1918. — SAHLI: Ebenda Bd. 122, S. 11. 1917. — REINHART, A.: Ebenda Bd. 127, S. 300. 1918. — CHRISTEN, TH.: Zeitschr. f. exp. Pathol. u. Therapie Bd. 9, S. 607. 1911. — MÜNZER, E.: Wien. Arch. f. inn. Med. Bd. 5, S. 107. 1923. — ROSEN, J. T. u. H. L. WHITE: Proc. of the soc. f. exp. biol. a. med. Bd. 23, S. 746. 1926. — ROSEN, J. T. u. H. L. WHITE: Americ. journ. of physiol. Bd. 78, S. 168. 1926. — STRAUB, H.: Klin. Wochenschr. Bd. 6, S. 529. 1927.
[2]) HÜRTHLE, K.: Skandinav. Arch. f. Physiol. Bd. 43, S. 77. 1923.
[3]) MORITZ, F.: Münch. med. Wochenschr. 1908, S. 713 u. 1331.
[4]) DIETLEN, H.: Ergebn. d. Physiol. Bd. 10, S. 598. 1910.
[5]) v. KRIEGERN: Verhandl. d. 17. Kongr. f. inn. Med. 1899, S. 298.
[6]) SCHAPALS, F.: Zeitschr. f. exp. Pathol. u. Therapie Bd. 10, S. 222. 1912.
[7]) NICOLAI u. ZUNTZ: Berlin. klin. Wochenschr. 1914, S. 821.
[8]) BARDEEN, C. R.: Americ. journ. of roentgenol. a. radium therapy Bd. 9, S. 823. 1922.
[9]) GRANDIS, V.: Pathologica Bd. 16, S. 7. 1924.
[10]) RIHL, J.: Dieses Handbuch Bd. 7, 1. Hälfte, S. 449.

der Herzmuskelzellen, ihre aktuelle und potentielle Energie, kurz, die gesamte energetische Situation, in der sich die lebende Herzmuskulatur bei der Zusammenziehung befindet; 2. die *Füllung* des betreffenden Herzabschnittes zur Zeit der Kontraktion und 3. die *Widerstände*, gegen die er sich entleert.

Ein jeder dieser 3 Faktoren ist nicht nur, wie schon erwähnt, von einer großen Anzahl von besonderen Koeffizienten abhängig, sondern hat seinerseits wiederum auf die beiden anderen Einfluß und Rückwirkung.

a) Der bioenergetische Zustand der Muskelfasern.

Zweifellos ist der biologische Zustand der Muskelfasern der bedeutsamste Koeffizient des Schlagvolumens, da von ihm in erster Linie die Kraft der Herzmuskelkontraktion abhängt. Mathematisch klar läßt er sich zur Zeit nicht erfassen und ist einer exakten Beurteilung und versuchsweisen Variation nicht in der Weise zugänglich wie Füllung (Belastung) und Entleerungswiderstand (Überlastung) des Herzens. Vermutlich ist dies auch der Grund, weshalb seine große Bedeutung für Schlag- und Zeitvolumen oft unterschätzt wird. Klar betont wurde sie z. B. klinisch von Moritz[1]) und experimentell von Y. Henderson[2]) u. a. Die Bedeutung dieses Umstandes ist unter pathologischen Verhältnissen (bei der myogen bedingten Herzschwäche) viel sinnfälliger als beim normalen Herzen.

Obwohl wir, mangels genauerer Kenntnis der Mikrobiologie der Zellen, uns ein klares Bild über die jeweilige biologische Situation der Herzmuskelzellen nicht machen können, so ist uns doch eine Reihe von Koeffizienten bekannt, die sie wesentlich beeinflussen können.

Als ein Koeffizient allgemeinster Art in diesem Sinne sei die Ernährung genannt, womit die Zufuhr aller jener Stoffe gemeint ist, die das lebende Gewebe zum normalen Ablauf seiner Funktionen benötigt.

Bei unzureichender Ernährung muß sich mit der Zeit der bioenergetische Zustand der Herzmuskelfasern so verändern, daß die normale Funktion nicht mehr aufrecht erhalten werden kann.

Man weiß zwar, daß gerade das Herz in hohem Grade die Fähigkeit besitzt, auch bei Unterernährung allgemeiner Art seine Reservevorräte (z. B. das Glykogen) sehr lange und zäh festzuhalten, aber andererseits können durch allgemeine Ernährungsstörungen unter Umständen auch andere Organe (z. B. Blutdrüsen) in ihrer Funktion beeinflußt und hierdurch indirekt das Herz bezüglich der bioenergetischen Situation seiner Zellen verändert werden.

Eine Ernährungsstörung des Herzens kann in quantitativer oder qualitativer Hinsicht statthaben. Berücksichtigen wir hier vor allem die Verhältnisse beim Säugetier und Menschen, so kann eine quantitativ unzureichende Ernährung zunächst dadurch vorkommen, daß zu wenig Blut in der Zeiteinheit in die Kranzarterien getrieben wird.

Dies wird z. B. bei Zuständen muskulärer Herzschwäche der Fall sein können, wenn das Herz zu wenig Blut in der Zeiteinheit in die Kranzarterien treibt. Neuerlich wird z. B. auch die bei arteriovenösen Aneurismen auftretende Herzdilatation als eine Folge der Ernährungsschädigung des Herzmuskels gedeutet, die durch mangelhafte Durchblutung der Kranzarterien infolge des niedrigen arteriellen Blutdrucks bei solchen Kranken zustande kommt[3]). Andererseits kann durch eine abnormale Verengerung der Kranzarterien, sei es, daß sie pathologisch-anatomisch oder durch Spasmen der betreffenden Gefäße bedingt ist,

---

[1]) Moritz, F.: Zitiert auf S. 1161 (S. 29ff.).
[2]) Henderson, Y.: Journ. of physiol. Bd. 23, S. 345. 1908.
[3]) Lewis, Th. u. A. N. Drury: Heart Bd. 10, S. 301. 1923.

eine normale Durchströmung des Herzmuskels mit Blut und damit seine normale Ernährung verhindert werden. Auf Einzelheiten dieses Gebietes der pathologischen Physiologie kann hier nicht eingegangen werden[1]).

Ferner kann die Ernährung der Herzmuskulatur auch dadurch gestört werden, daß, obwohl Blut in normaler Menge das Herz durchströmt, dieses Blut nicht die zur normalen Ernährung des Herzmuskels nötigen Stoffe enthält. Die so bedingte Unterernährung kann wiederum eine quantitative sein, d. h. das Blut enthält zwar alle zur Ernährung nötigen Stoffe, aber nicht alle in zureichender Menge, oder die Unterernährung kann qualitativ sein, d. h. es fehlen ein oder mehrere zur Ernährung notwendige Stoffe im Blute völlig. Daß es hierbei nicht nur auf Stoffe mit hoher kalorischer Wertigkeit ankommt, sondern auch auf solche, deren kalorischer Wert minimal oder Null ist, ist heute allgemein bekannt. In die Reihe der letzteren gehören nicht nur die Vitamine, sondern auch anorganische Ionen der verschiedensten Art (s. den Abschnitt Pharmakologie des Herzens in ds. Handb. Bd. 7, 1. Hälfte).

Insbesondere seitdem G. EMBDEN[2]) und seine Schule gezeigt haben, daß der Ablauf von Fermentprozessen ihrer Intensität und Art nach vielfach durch das Vorhandensein und eine gewisse Konzentration anorganischer Ionen geradezu beherrscht werden, ist für die chemische Seite des Problems der Herzkraft und der Herzschwäche ein neuer Standpunkt gewonnen, von dem aus die Chemie der Herzfunktion erforscht werden muß. Dies um so mehr, als neulich gezeigt werden konnte, daß der von G. EMBDEN entdeckte unter ionalem Einfluß vor sich gehende Aufbau des Verbrauchskohlenhydrats der Körpermuskulatur, des Lactacidogens, wie in dieser auch in der Herzmuskulatur vor sich zu gehen scheint[3]).

Als ein deutliches Beispiel der Beeinflussung des Schlagvolumens einer Herzkammer durch Änderung des biologischen Zustandes der Herzmuskelfasern infolge von Unterernährung sei das Auftreten von Kammeralternans erwähnt, das man nach Verschluß einer Coronararterie im Tierversuch, solange dieser Verschluß andauert, und zwar hauptsächlich an der gleichnamigen Herzkammer feststellen kann[4]), wenn durch diesen Eingriff nicht etwa Kammerflimmern ausgelöst wird.

Der Herzalternans ist überhaupt ein klares Beispiel für die Bedeutung, die der biologische Zustand der Herzmuskulatur für das Schlagvolumen hat. Beim Herzkammeralternans z. B., bei dem in zeitlich ganz regelmäßiger Folge die Kammermuskulatur abwechselnd kräftige und minder kräftige Kontraktionen ausführt, wird (und beim Vorhofalternans ist das gleiche der Fall) dieses Alternieren[5]) durch eine alternierende partielle Asystolie der Herzmuskelfasern bedingt. Daß diese Ansicht, wenigstens für einen Teil der Fälle, sicher zutrifft, konnte ich mit Hilfe elektrokardiographischer Aufnahmen nachweisen[6]), bei denen ich die Aktionsströme zweier Stellen des im Alternans schlagenden Kaninchenvorhofes verzeichnete. Dieser Nachweis und das gelegentliche Vorkommen von Alternans am leer schlagenden Herzen zeigen, daß das Alternieren des Schlagvolumens beim Alternans eine Folge des Verhaltens der Herzmuskulatur ist

---

[1]) Vgl. B. KISCH: Dtsch. Arch. f. klin. Med. Bd. 135, S. 281. 1921; dort auch ältere Literatur.
[2]) EMBDEN, G.: Naturwissenschaften 1923, S. 985; vgl. auch EMBDENS zusammenfassenden Bericht in ds. Handb. Bd. VIII 1.
[3]) KISCH, B.: Klin. Wochenschr. Bd. 3, S. 1661. 1924.
[4]) KISCH, B.: Verhandl. d. 32. dtsch. Kongr. f. inn. Med. 1920, S. 246; Dtsch. Arch. f. klin. Med. Bd. 135, S. 281. 1921. — B. KISCH: Zitiert auf S. 1161 und 1161.
[5]) Die Literatur über Herzalternans bis 1920 findet man bei B. KISCH: Zitiert auf S. 1161.
[6]) KISCH, B.: Zeitschr. f. d. ges. exp. Med. Bd. 25, S. 11. 1921.

und nicht umgekehrt, obwohl nach den Gesetzen der Dynamik des Herzens (O. FRANK, DE HEER, H. STRAUB) die alternierenden Änderungen des arteriellen Widerstandes, der durch das alternierende Schlagvolumen bedingt ist, ihrerseits wieder (wenigstens theoretisch) das Schlagvolumen beeinflussen können. Ob dieser Umstand aber praktisch eine Rolle spielt, müßte erst erwiesen werden. Die Ansicht, daß der Alternans der Kammern aber mehr ein Puls- als ein Herzphänomen ist [WENCKEBACH[1])], muß auf Grund tierexperimenteller Erfahrungen wohl auch für den Menschen abgelehnt werden.

Bezüglich der Bedeutung der zureichenden Ernährung der Herzmuskulatur für das klinische Bild der Herzschwäche und deren Bedeutung für Schlag- und Zeitvolumen sei auf die klinischen Lehr- und Handbücher verwiesen.

In das Gebiet der Beeinflussung des Schlagvolumens durch Beeinflussung des biologischen Zustandes der Herzmuskelzellen gehört zweifellos auch die Wirkung der extrakardialen Herznerven, unter deren Einfluß das menschliche Herz ja zeitlebens steht. Eine Durchsicht älterer Literatur beweist dies, wenn auch die Autoren der betreffenden Versuche auf diesen Koeffizienten des Schlagvolumens selbst nicht besonders geachtet haben. Der Einfluß der Herznerven auf die Herztätigkeit ist freilich ein mehrfacher, denn auch durch die Beeinflussung der Herzfrequenz (*chronotroper Einfluß*) wird das Schlagvolumen, wie noch besprochen werden soll, verändert. Aber außerdem beeinflußt der Erregungszustand der extrakardialen Herznerven auch den biologischen Zustand der Herzmuskulatur und ihre Fähigkeit, sich kraftvoll zusammenzuziehen oder, um die Herzkontraktionskraft mit MORITZ[2]) auszudrücken, ihr absolutes isometrisches Spannungsmaximum (*inotrope Wirkung der Herznerven*). A. LEHNDORFFS[3]) Versuche am Katzenherzen lassen dies z. B. erkennen, indem bei Acceleransreizung trotz der (geringen) Frequenzsteigerung nicht nur das Zeit-, sondern auch das Schlagvolumen der Kammern bei gleichzeitiger Verminderung des Restvolumens größer wurde. Auf Einzelheiten sei hier nicht weiter eingegangen mit Hinweis auf das Kapitel dieses Handbuches, das sich insbesondere mit den Herznerven befaßt. Im übrigen sei auf die umfassenden Darstellungen dieses Gegenstandes bei F. B. HOFMANN[4]) und R. TIGERSTEDT[5]) verwiesen.

Mit einer Beeinflussung des biologischen Zustandes der Herzmuskulatur ist es wohl zweifellos auch zu erklären, wenn in Versuchen von F. BOHLMANN[6]) oder K. UJENO[7]) Erwärmung der Nährlösung des Herzens trotz der Frequenzsteigerung zu einer Vergrößerung des Schlagvolumens der Kammern führt. Es sei in diesem Zusammenhang auch die eigene Beobachtung erwähnt, daß man gelegentlich bei Herzalternans durch Erwärmen der Nährlösung des Herzens den Alternans trotz gleichzeitiger Frequenzsteigerung schwinden sehen kann.

Auf das Gebiet der Pharmakologie und Toxikologie greift es bereits über, wenn wir hier noch erwähnen, daß durch die verschiedensten in ihrer Wirksamkeit *differenten Stoffe* die biologische Situation der Herzmuskulatur und damit auch deren Fähigkeit, bestimmte Schlagvolumina auszuwerfen, beeinflußt wird. Hierher gehören Stoffe, die im Körper selbst gebildet werden, wie die Kohlensäure, die Produkte verschiedener Blutdrüsen (z. B. der Schilddrüse). Die Wirkung, die diese Stoffe auf die Herzmuskelfasern ausüben, hängt natürlich nicht nur von ihrer Art, sondern auch von ihrer Konzentration im Blute ab.

---

[1]) WENCKEBACH, F. K.: Zitiert auf S. 1162.
[2]) MORITZ, F.: Zitiert auf S. 1161.
[3]) LEHNDORFF, A.: Arch. f. exp. Pathol. u. Pharmakol. Bd. 61, S. 418. 1909.
[4]) HOFMANN, F. B.: Zitiert auf S. 1161.
[5]) TIGERSTEDT, R.: Zitiert auf S. 1162.
[6]) BOHLMANN, F.: Pflügers Arch. f. d. ges. Physiol. Bd. 120, S. 400. 1907.
[7]) UJENO, K.: Journ. of physiol. Bd. 57, S. 203. 1923.

In den Kapiteln dieses Handbuches, die sich mit der Pharmakologie des Herzens oder mit den Blutdrüsen befassen, wird man mehr hierüber finden.

Von MORITZ[1]) wurde seinerzeit darauf hingewiesen, daß bei körperlicher Arbeit Stoffwechselprodukte das Herz im Sinne der Ermüdung beeinflussen könnten. Da bei körperlicher Arbeit das Schlagvolumen trotz Erhöhung der Herzfrequenz steigt, so ist es wohl denkbar, daß im Sinne des ARNDT-SCHULZEschen Gesetzes geringe Mengen solcher Stoffe den biologischen Zustand der Herzmuskulatur (direkt oder indirekt) im Sinne einer Leistungssteigerung beeinflussen. Doch könnten hier auch Einflüsse von seiten der extrakardialen Herznerven eine maßgebende Rolle spielen. Versuche, die hierüber analysierend forschen, stehen noch aus.

Von Stoffen, die im Körper selbst, aber nur abnormalerweise, gebildet werden und den biologischen Zustand der Herzmuskulatur beeinflussen, seien abnorme Stoffwechselprodukte genannt und insbesondere Bakterientoxine. Von dem Körper von außen zugeführten Stoffen, die klinisch eine bedeutsame Rolle spielen und für den biologischen Zustand der Herzmuskelfaser von Bedeutung sind, sei nur das Chloroform erwähnt, dessen Einfluß auf das Schlagvolumen untersucht wurde[2]), und auf das Kapitel Pharmakologie des Herzens verwiesen (s. Bd. 7, 1. Hälfte, S. 712).

Daß gerade die chemische Beeinflußbarkeit des biologischen Zustandes der Herzmuskulatur noch so unzureichend erforscht ist, hat gewiß zum großen Teil seinen Grund darin, daß wir über den biologischen Zustand der Herzmuskulatur vorwiegend mittelbar Aufschluß erhalten können. So bedauerlich dies ist, darf es uns über seine große Bedeutung für die Funktion des Herzens nicht täuschen.

Bevor nun die beiden anderen mathematisch erfaßbaren Faktoren, die das Schlagvolumen beherrschen, besprochen werden sollen, sei noch eine Frage besprochen, die in letzter Zeit vielfach erörtert wurde.

Es ist nämlich, wie sogleich erwähnt werden wird, verschiedentlich gezeigt worden, daß eine stärkere Füllung der Herzkammern, *ceteris paribus*, deren Schlagvolumen vermehrt, und zwar wird hierbei nicht nur absolut mehr Blut bei einer Systole ausgeworfen, sondern, wie K. KIESEL[3]) neuestens mit einem zuverlässigen Verfahren gezeigt hat, nimmt die Menge des bei einer Systole in der Kammer verbleibenden Restinhaltes mit Steigerung des venösen Druckes *innerhalb gewisser Grenzen* ab. Andererseits bringen eine Reihe von Arbeiten der letzten Zeit [Y. HENDERSON[4]), STARLING[5]), KOZAWA[6])] zum Ausdruck, daß die Kraft der Herzkontraktion, die ja, wie wir gesehen haben, ein Koeffizient des Schlagvolumens ist, anscheinend mehr von der Länge der Herzmuskelfaser im Augenblick des Beginns der Kontraktion abhängt als von ihrer Spannung zu dieser Zeit[7]).

Zu dieser Frage ist, wie ich glaube, folgendes zu sagen: Länge und Spannung der Herzmuskelfasern, soweit wir uns überhaupt ein annäherndes Bild von diesen machen können, sind doch nur als Eigenschaften der lebenden Substanz aufzufassen, deren Änderung uns auf eine Änderung der energetischen Situation der betreffenden lebenden Substanz schließen läßt. Für die Kontraktionsstärke,

---

[1]) MORITZ, F.: Zitiert auf S. 1161.
[2]) SHERRINGTON u. SNOWTON: Brit. med. journ. Bd. 1, S. 817. 1902. — SOCIN, CH.: Pflügers Arch. f. d. ges. Physiol. Bd. 160, S. 132. 1915.
[3]) KIESEL, K.: Pflügers Arch. f. d. ges. Physiol. Bd. 199, S. 161. 1923.
[4]) HENDERSON, Y.: Americ. journ. of Physiol. Bd. 16, S. 352. 1906; Bd. 23, S. 345. 1908.
[5]) STARLING, E. H.: Zitiert auf S. 1161.
[6]) KOZAWA: Journ. of physiol. Bd. 49, S. 232. 1916.
[7]) Vgl. hierzu aber M. KOCHMANN u. A. DE VEER: Zeitschr. f. d. ges. exp. Med. Bd. 33, S. 502. 1923.

das isometrische Spannungsmaximum, deren Bedeutung für das Schlagvolumen gebührend betont wurde, ist nun, wie gesagt, der biologische Zustand der Muskelfaser während der Kontraktion von größter Bedeutung. Einen Ausdruck dieses Zustandes sehen wir einerseits in der Länge, andererseits in der Spannung der Muskelfaser. Es scheint von diesem Gesichtspunkte aus richtiger, die eingangs erwähnte Frage dahin zu beantworten, daß durch den Dehnungsreiz des in die Kammer einströmenden Blutes die energetische Situation der lebenden Herzmuskelfaser charakteristisch und je nach der Stärke dieses Reizes einerseits und dem vorhandenen biologischen Zustand dieser Zellen andererseits verschiedenartig beeinflußt wird. Der Ausdruck der Veränderung des biologischen Zustandes der Herzmuskelzellen ist einerseits eine Änderung ihrer Länge, andererseits ihrer Spannung und schließlich selbstverständlich eine Änderung der bei ihrer Zusammenziehung geleisteten Arbeit, deren Ausdruck wiederum die Größe des Schlagvolumens sein kann.

Wie die Arbeiten STARLINGS und seiner Schule hauptsächlich gezeigt haben, kann hierbei die Längenänderung der Muskelfasern in der Tat oft ein richtigeres Bild der Änderung ihres biologischen Zustandes geben als die Spannungsänderung. Daß dies aber nicht stets der Fall ist, kann als zweifellos angesehen werden. Jedenfalls spielt schon für das Ausmaß der Längenänderung der Herzmuskulatur durch das einströmende Blut deren biologischer Zustand, der sich in ihrer Dehnbarkeit äußert, eine wesentliche Rolle. Auf die Bedeutung dieses Umstandes für die Herzkammerfüllung ist schon vor längerer Zeit von MORITZ[1]) und vielen anderen Forschern hingewiesen worden sowie neuerdings von H. E. HERING[2]). Daß aber tatsächlich nicht die Längenänderung, sondern die energetische Situation der Herzmuskelfasern für das Schlagvolumen als Ausdruck ihrer Kontraktionskraft von maßgebender Bedeutung ist, geht schon daraus hervor, daß Änderungen des Herzkammervolumens und des Schlagvolumens der Kammern durchaus nicht stets parallel gehen, wie z. B. das Verhalten bei körperlicher Arbeit oder bei Dilatation muskelinsuffizienter Herzkammern zeigt, von dem noch die Rede sein wird.

b) Der Einfluß der Füllung einer Herzabteilung auf ihr Schlagvolumen.

C. S. ROY[3]) konnte beim Froschherzen bei gleichbleibendem Aortendruck und gleichbleibender Frequenz nachweisen, daß die Herzarbeit vom venösen Drucke abhängt.

Ebenfalls am Froschherzen hat in sehr genauen Versuchen O. FRANK[4]) die Abhängigkeit des Schlagvolumens von venösem Druck untersucht. Er zeigte, daß bei Gleichbleiben des Widerstandes, gegen den sich das Herz entleert, das Schlagvolumen steigt, wenn der venöse Füllungsdruck zunimmt. Daß dies tatsächlich nur innerhalb gewisser Grenzen der Fall ist und eine Gleichstellung der Dynamik des Skelettmuskels mit der des Herzmuskels nicht restlos durchführbar ist, hat besonders W. WEITZ[5]) betont. MORITZ[6]) drückt dies Verhalten derart aus, daß er sagt, das vom Ventrikel ausgeworfene Blutvolumen steigt mit zunehmender, sinkt mit abnehmender Belastung, wobei unter Belastung die Füllung des Ventrikels zu verstehen ist.

Die gleichen Feststellungen sind beim Schildkrötenherzen von KOZAWA[7])

---

[1]) MORITZ, F.: Münch. med. Wochenschr. 1908, S. 713.
[2]) HERING, H. E.: Dtsch. med. Wochenschr. 1921, Nr. 7.
[3]) ROY, C. S.: Journ. of physiol. Bd. 1, S. 452. 1878.
[4]) FRANK, O.: Zitiert auf S. 1161. 1895.
[5]) WEITZ, W.: Dtsch. Arch. f. klin. Med. Bd. 131, S. 47. 1919; Klin. Wochenschr. Bd. 1, S. 405 u. 2553. 1922. — WEITZ, W.: Zitiert auf S. 1162.
[6]) MORITZ, F.: Zitiert auf S. 1161.
[7]) KOZAWA: Journ. of physiol. Bd. 49, S. 231. 1916.

gemacht worden. K. KIESEL[1]), der ähnliche Versuche am isolierten Froschherzen ausführte, konnte zeigen, daß die Erhöhung des Schlagvolumens bei Steigerung des venösen Druckes sowohl durch die stärkere Füllung des Ventrikels bedingt ist als durch eine ausgiebigere Kontraktion des Herzmuskels, die sich in Verringerung des systolischen Rückstandes des Herzinhaltes äußert. Aus neueren Versuchen am isolierten Froschherzen von M. KOCHMANN und DE VEER[2]) geht hervor, daß auch die Schnelligkeit, mit der Füllungsänderungen vorgenommen werden auf die Änderung des Schlagvolumens, die sie veranlassen, von Einfluß zu sein scheint.

Für das Säugetierherz liegen die Tatsachen grundsätzlich ganz ähnlich. Schon HOWELL und DONALDSON[3]) konnten beim Hundeherzen feststellen, daß mit Steigerung des venösen Füllungsdruckes die von der linken Kammer in die Aorta ausgetriebene Blutmenge anstieg. Das gleiche geht aus den Versuchen STOLNIKOWS[4]) hervor. Mit wesentlich besserer Methode sind diese Ergebnisse von PATTERSON, PIPER und STARLING[5]) ebenfalls beim Hundeherzen, von Y. HENDERSON und A. L. PRINCE[6]) am Katzenherzen bestätigt worden. Besonders genaue Untersuchungen beim Säugetierherzen hat H. STRAUB[7]) ausgeführt. Auch SOCIN[8]), der am STARLINGschen Herz-Lungenpräparat an Katzen Versuche anstellte, fand, daß kleine Schwankungen des venösen Füllungsdruckes (1—2 ccm Blut) das Schlagvolumen nicht wesentlich beeinflussen, daß es aber bei stärkerer Erhöhung des venösen Druckes (von 15 auf 33 ccm Blut) zu einer deutlichen Steigerung des Herzkammervolumens und zugleich trotz Steigerung des arteriellen Druckes zu einer Steigerung des Schlagvolumens der Herzkammern kam. In gleichem Sinne sprechen Versuche von WIGGERS[9]). Daß nicht die Erhöhung des venösen *Druckes* an sich, sondern die durch ihn bedingte stärkere Füllung des Herzens für das Schlagvolumen maßgebend ist, geht aus Versuchen SCHRAMMS[10]) hervor, der zeigte, daß eine Erhöhung des Schlagvolumens auch dann eintritt, wenn die Vermehrung der Herzfüllung ohne Änderung des venösen Druckes vor sich geht. Y. HENDERSON[11]), der beim Hundeherzen ebenfalls die Abhängigkeit des Schlagvolumens von der venösen Füllung nachgewiesen hat, ist der Ansicht, daß der venöse Füllungsdruck wenigstens 3 mm Hg. betragen muß[12]). HENDERSON weist auch darauf hin, daß im Schock die Abnahme des Schlagvolumens in erster Reihe durch die Abnahme des venösen Zuflusses zum Herzen bedingt ist. MEEK und EYSTER[13]) konnten das Minutenvolumen bei Hunden steigern, wenn der venöse Druck durch Flüssigkeitsinfusion erhöht wurde.

Für den Menschen geht die Bedeutung der Füllung des Herzens für das Schlagvolumen sehr sinnfällig aus röntgenologischen Beobachtungen beim VALSALVAschen Versuch hervor (s. S. 1184). Daß nach einigen Autoren bezüglich der Beziehungen von Füllungsdruck und Schlagvolumen ein Optimum des

---

[1]) KIESEL, K.: Pflügers Arch. f. d. ges. Physiol. Bd. 199, S. 161. 1923.
[2]) KOCHMANN, M. u. A. DE VEER: Zeitschr. f. d. ges. exp. Med. Bd. 33, S. 502. 1923.
[3]) HOWELL u. DONALDSEN: Philos. trans. 1884, S. 154.
[4]) STOLNIKOW: Arch. f. (Anat. u.) Physiol. 1886, S. 1.
[5]) PATTERSON, PIPER u. STARLING: Journ. of physiol. Bd. 48, S. 465. 1914.
[6]) HENDERSON, Y. u. A. L. PRINCE: Heart Bd. 5, S. 217. 1914.
[7]) STRAUB, H.: Dtsch. Arch. f. klin. Med. Bd. 115 S. 531. 1914.
[8]) SOCIN, CH.: Zitiert auf S. 1161.
[9]) WIGGERS: Arch. of internal med. Bd. 6, S. 281. 1910.
[10]) SCHRAMM, zitiert nach TIGERSTEDT, R.: Zitiert auf S. 1161 (Bd. III, S. 68).
[11]) HENDERSON, Y.: Americ. journ. of physiol. Bd. 21, S. 143. 1908; Bd. 23, S. 345. 1908.
[12]) HENDERSON, Y.: Americ. journ. of physiol. Bd. 16, S. 367. 1906.
[13]) MEEK, W. J. u. J. A. EYSTER: Americ. journ. of physiol. Bd. 61, S. 186. 1922.

Füllungsdruckes besteht, ist schon erwähnt worden [H. Dreser[1]), W. Weitz[2])]. Vielleicht spricht in diesem Sinne auch die Beobachtung von E. Koch[3]) und Fr. O. Hess[4]), daß bei Kreislaufsinsuffizienz ein größerer Aderlaß zu einer deutlichen Erhöhung der Blutstromgeschwindigkeit führen kann. Doch sind diese klinischen Beobachtungen noch zu spärlich und kaum genau in ihrem Zustandekommen analysierbar. Vermutlich hängt es auch mit von der durch Gefäßweitenänderungen bedingten Herzfüllung ab, daß beim Menschen das Schlagvolumen im kalten Bade zu- im warmen abnimmt. Aber auch diese von F. Schapals[5]) auch röntgenologisch festgestellte Tatsache ist wohl nicht allein von der Änderung des Blutzustroms zum Herzen abhängig, sondern auch von anderen Faktoren (Frequenzänderungen usw.).

Von den Gesetzmäßigkeiten der Herzdynamik sei bezüglich der Füllung noch hervorgehoben, daß nach O. Franks Untersuchungen bei geringer Füllung eines Ventrikels dessen Verhalten dem eines bei starker Unterstützung zuckenden quergestreiften Muskels entspricht. Diese Tatsache kann man bezüglich des Herzens mit Moritz[6]) auch so ausdrücken, daß sich mit zunehmender Unterstützung (d. h. beim Herzen, mit abnehmender Füllung und Anfangsspannung) der Zuckungsgipfel erhöht, d. h. die Entleerung des betreffenden Herzabschnittes eine vollständigere wird.

Die Steigerung des Blutzuflusses zum rechten Herzen ist auch ein wesentlicher Faktor der Steigerung des Schlagvolumens bei arteriovenösen abnormen Gefäßverbindungen, wie sie z. B. beim Menschen bei Fällen von Aneurysma arteriovenosum vorkommen, und beim Tier experimentell erzeugt werden können[7]). Die Verminderung des arteriellen Blutdruckes[7]) kann aber in solchen Fällen ebenfalls einen Koeffizienten des gesteigerten Zeit- und Schlagvolumens darstellen.

So eindeutig und klar die Ergebnisse von Tierversuchen mitunter sind, und beweisen, daß das Schlagvolumen der Kammern, ceteris paribus, von der Herzkammerfüllung abhängt, so darf eins nicht übersehen werden, wenn man diese Ergebnisse auf die Verhältnisse am lebenden Tier oder Menschen in seiner normalen und abnormen Lebensbetätigung überträgt. Die Füllung ist nur ein Koeffizient des Schlagvolumens, und die genannten Gesetzmäßigkeiten der Abhängigkeit dieser beiden Größen voneinander haben zur stillschweigenden Voraussetzung, daß die anderen Koeffizienten des Schlagvolumens (biologischer Zustand der Herzmuskulatur und arterielle Widerstände) sich nicht ändern.

Dies wird aber im Organismus kaum je der Fall sein. Das mag uns experimentelle Befunde erklären, die den hier genannten widersprechen, das mag es erklären, wieso bei körperlicher Arbeit das Schlagvolumen trotz Abnahme des Herzvolumens wächst und umgekehrt bei schwerer muskulärer Herzinsuffizienz trotz stark erhöhter Kammerfüllung abnimmt. Wir kommen hierauf bei Besprechung der Wirkung körperlicher Arbeit auf das Schlagvolumen noch zurück. Hier sei nur als Beispiel auf Befunde von Socin[8]) hingewiesen. Dieser fand, daß bei Hundeherzen, denen Chloroform zugeführt wurde, bei gleichbleibendem arteriellen Widerstande eine steigende Füllung das Schlagvolumen in geringerem Ausmaße erhöhte als bei normalen Herzen. Insbesondere war das Residualblut in solchen Ventrikeln reichlicher als in

---

[1]) Dreser, H.: Arch. f. exp. Pathol. u. Pharmakol. Bd. 24. S. 221. 1888.
[2]) Weitz, W.: Dtsch. Arch. f. klin. Med. Bd. 131, S. 47. 1919.
[3]) Koch, E.: Dtsch. Arch. f. klin. Med. Bd. 140, S. 39. 1922.
[4]) Hess, Fr. O.: Dtsch. med. Wochenschr. 1923, Nr. 29 u. 30.
[5]) Schapals, F.: Zeitschr. f. exp. Pathol. u. Therapie Bd. 10, S. 222. 1912.
[6]) Moritz, F.: Zitiert auf S. 1161.
[7]) Eppinger, H., F. Kisch u. H. Schwarz: Klin. Wochenschr. Bd. 5, Nr. 18. 1926.
[8]) Socin, Ch.: Zitiert auf S. 1161.

normalen. Dies zeigt, daß bei gleichzeitiger Änderung des biologischen Zustandes der Herzmuskulatur die Beziehungen zwischen Füllung und Schlagvolumen nicht mehr so klar, einfach und übersichtlich sind wie in Versuchen, bei denen man in der Lage ist, nur oder vorwiegend einen Faktor des Schlagvolumens zu ändern und die anderen konstant zu erhalten. Eine solche gleichzeitige Änderung verschiedener Koeffizienten des Schlagvolumens ist wohl auch bei dem Einfluß der extrakardialen Herznerven auf das Herz, der ja nicht nur ein chronotroper, sondern auch ein inotroper ist, zu erwarten[1]).

Da aber gleichwohl nicht zu zweifeln ist, daß die Füllung der Kammern auch am normal tätigen Individuum einen wesentlichen Faktor des Schlagvolumens bildet [A. KROGH[2]), H. STRAUB[3])], so sollen die wichtigsten Umstände, von denen die Füllung der Kammern abhängt, kurz besprochen werden. Im einzelnen wird auf sie an anderen Stellen dieses Handbuches eingegangen.

Auf die Frage, inwieweit die Füllung des Herzens zum Teil durch seine „aktive Diastole" gefördert wird, sei nicht weiter eingegangen. Die reichhaltige Literatur über diese Frage findet man bei R. TIGERSTEDT[4]).

Zunächst ist der *venöse Füllungsdruck* zu nennen. Daß für die Geschwindigkeit, mit der das Blut in die Herzkammern einströmt, und damit für deren Füllung das im Herzen selbst herrschende Druckgefälle maßgebend ist, zeigen die tachographischen Untersuchungen von H. STRAUB[5]). Der Füllungsdruck muß nach Y. HENDERSON[6]) wenigstens 3 mm Hg. betragen. Eine Steigerung des venösen Füllungsdruckes ließ im Hundeversuch auch das Schlagvolumen steigen. Oberhalb eines Druckes von ca. 50 mm Salzlösung hörte aber diese Parallelität auf[7]). Auch MORITZ[8]) hebt hervor, daß erst jenseits von Füllungsgrößen der Ventrikel, die das Normale weit übersteigen, die Füllungsvermehrung der venösen Drucksteigerung nicht mehr parallel geht, sondern zur Erreichung geringer Füllungszunahmen sehr hohe Drucksteigerungen nötig sind. Genaue Untersuchungen über den Einfluß der Füllung auf das Schlagvolumen der Kammern, die die Abhängigkeit des letzteren von der ersteren erweisen, hat auch A. KROGH[2]) ausgeführt. Die Beobachtung von MORITZ läßt die Befunde von HENDERSON und BARRINGER verständlich erscheinen, und diese beiden Tatsachen stimmen sehr wohl mit der SCHRAMMschen Feststellung überein, daß nicht der venöse Füllungsdruck unmittelbar, sondern die von ihm abhängige Füllung eines Herzabschnittes das Schlagvolumen beeinflußt. In gleichem Sinne sprechen beim Säugetier Versuche von YAMADA[9]), KERPPOLA und WALLE[10]), ELLIOTT[11]) [siehe auch R. TIGERSTEDT[12])].

Der venöse Füllungsdruck hängt nicht nur vom Verhalten der Herztätigkeit und des peripheren Kreislaufs, sondern auch von den Druckverhältnissen im Thoraxraum ab [s. MORITZ[13]), R. TIGERSTEDT[14]), BURTON-OPITZ[15])]. Die Atmung,

---

[1]) Anderer Ansicht ist Y. HENDERSON bezüglich des Einflusses der Herznerven auf das Schlagvolumen. Americ. journ. of physiol. Bd. 31, S. 288. 1906.
[2]) KROGH, A.: Skandinav. Arch. f. Physiol. Bd. 27, S. 126. 1912.
[3]) STRAUB, H.: Dtsch. Arch. f. klin. Med. Bd. 122, S. 156. 1917.
[4]) TIGERSTEDT, R.: Zitiert auf S. 1162 (Bd. I, S. 216ff.).
[5]) STRAUB, H.: Dtsch. Arch. f. klin. Med. Bd. 118, S. 214. 1916.
[6]) HENDERSON, Y.: Americ. journ. of physiol. Bd. 16, S. 367. 1906.
[7]) HENDERSON u. BARRINGER: Americ. journ. of physiol. Bd. 31, S. 352. 1912.
[8]) MORITZ, F.: Zitiert auf S. 1161 (S. 35).
[9]) YAMADA: Skandinav. Arch. f. Physiol. Bd. 36, S. 373. 1917.
[10]) KERPPOLA u. WALLE: Skandinav. Arch. f. Physiol. Bd. 36, S. 274. 1916.
[11]) ELLIOT: Americ. journ. of physiol. Bd. 42, S. 303. 1917.
[12]) TIGERSTEDT, R.: Zitiert auf S. 1162 (Bd. III, S. 69ff.).
[13]) MORITZ, F.: Zitiert auf S. 1161.
[14]) TIGERSTEDT, R.: Zitiert auf S. 1162 (Bd. I).
[15]) BURTON-OPITZ, R.: Pflügers Arch. f. d. ges. Physiol. Bd. 121, S. 156. 1908.

die die venöse Füllung des Herzens beeinflußt, tut dies in erster Reihe durch die Beeinflussung der Druckverhältnisse im Thoraxraum[1]). Demgegenüber spielt die Beeinflussung der Herzfüllung durch Änderungen des Blutkreislaufs in den Lungengefäßen bei der Atmung eine verschwindende Rolle [Y. Henderson[2]), Th. Lewis[3]), J. Kretz[4]); anderer Ansicht ist F. Mares[5])]. Schon bei einer nicht gerade extremen Inspiration kann man röntgenologisch eine Erweiterung, bei der Exspiration eine Verkleinerung des Herzschattens beobachten [v. Criegern[6]), F. Kraus[7]), Moritz[8]), Dietlen[9])].

Besonders lehrreich sind in dieser Hinsicht die Beobachtungen, die man beim Menschen röntgenologisch beim Valsalvaschen Versuch machen kann [N. Zuntz und Schumburg[10]), F. Kraus[7]), Moritz[8]), Dietlen[9])].

Man kann orthodiagraphisch während des Valsalvaschen Versuchs eine Verkleinerung der Herzsilhouette bis um 40% feststellen, die in erster Linie durch die beim Versuch durch die intrathorakalen Druckverhältnisse bedingte Zuflußbehinderung des Blutes zum Herzen hervorgerufen wird. Bei dem Gegenteil dieses Versuches, dem sog. J. Müllerschen Versuch, den man besser als negativen Valsavaschen bezeichnet, bei dem der intrathorakale Druck stark herabgesetzt und dadurch der venöse Zustrom zum Herzen begünstigt wird, kann man orthodiagraphisch eine Verbreiterung des Herzschattens feststellen.

Auch die von Moritz zuerst beobachtete Abhängigkeit der orthodiagraphisch festgestellten Herzgröße beim Menschen von der Körperhaltung[11]) dürfte außer dadurch, daß die Pulsfrequenz im Stehen in der Regel eine höhere ist als im Liegen, auch dadurch bedingt sein, daß auf Grund der hydrostatischen und mechanischen Verhältnisse die Füllungsbedingungen für das Herz im Liegen andere sind als im Stehen. Dies läßt sich auch aus neueren Untersuchungen von H. Dietlen[12]) sowie von Y. Henderson und H. W. Haggard[13]) und von Burger[14]) schließen.

Auch krampfartige Verengerungen zum Herzen führender Gefäße können zu einer Verringerung der Füllung und damit des Schlag- und Zeitvolumens der Kammern führen. In diesem Sinne ist es zum Teil zu verstehen, daß manche der sog. „Schockgifte" die Kontraktion z. B. der Lebervenen oder der Zweige der Art. pulmonalis usw. hervorrufen, hiedurch eine Verminderung der Blutzufuhr zum linken Herzen und eine Verminderung des Zeitvolumens der linken Kammer und ein Sinken des arteriellen Blutdrucks bewirken [Mautner und Pick[15]), Cori und Mautner[16])].

---

[1]) Daß dieser Einfluß normalerweise sehr beträchtlich ist, wird von Y. Henderson und Th. B. Barringer jun. (Americ. journ. of physiol. Bd. 31, S. 399. 1913) übrigens bezweifelt. S. hingegen K. F. Wenckebach: Samml. klin. Vortr., N. F., Inn. Med. Bd. 140/141, S. 131. 1907.

[2]) Henderson, Y.: Americ. journ. of physiol. Bd. 23, S. 345. 1908; vgl. ferner Y. Henderson, A. L. Prince, H. W. Haggard: Journ. of pharmacol. a. exp. therapeut. Bd. 11, S. 203. 1918.

[3]) Lewis, Th.: Journ. of physiol. Bd. 37, S. 233. 1908.

[4]) Kretz, J.: Wien. Arch. f. inn. Med. Bd. 7, S. 355. 1924.

[5]) Mares, F.: Pflügers Arch. f. d. ges. Physiol. Bd. 165, S. 194. 1916.

[6]) v. Criegern: Verhandl. d. 17. Kongr. f. inn. Med. 1899, S. 298.

[7]) Kraus, Fr.: Dtsch. med. Wochenschr. 1905, S. 91.

[8]) Moritz, F.: Münch. med. Wochenschr. 1908, S. 713.

[9]) Dietlen, H.: Ergebn. d. Physiol. Bd. 10, S. 598. 1910.

[10]) Zuntz, N. u. Schumburg: Arch. f. Anat. u. Physiol. 1896, S. 550.

[11]) Moritz, F.: Dtsch. Arch. f. klin. Med. Bd. 81, S. 1. 1904; Literatur s. H. Dietlen: Ebenda Bd. 97, S. 132. 1909; s. auch R. Stigler: In Abderhaldens Handb. d. biol. Arbeitsmethoden, Abt. 5, T. 4, S. 1266 ff. 1924.

[12]) Dietlen, H.: Dtsch. Arch. f. klin. Med. Bd. 97, S. 150. 1909.

[13]) Henderson, Y. u. H. W. Haggard: Journ. of pharmacol. a. exp. therapeut. Bd. 11, S. 189. 1918.

[14]) Burger G. C. E.: Onderz. Physiol. Labor. Utrecht, 6. Folge, Bd. 7, S. 85. 1927.

[15]) Mautner, H. u. E. P. Pick: Münch. med. Wochenschr. 1915, S. 1141.

[16]) Cori, G. u. H. Mautner: Zeitschr. f. d. ges. exp. Med. Bd. 26, S. 301. 1921.

Der Einfluß der Füllung einer Herzabteilung auf ihr Schlagvolumen. 1185

Selbstverständlich wird die Herzfüllung auch sehr wesentlich von der Gesamtblutmenge des Organismus mit abhängen. Von experimentellen Untersuchungen, die dies erweisen, seien nur die von C. TIGERSTEDT[1]) und von V. v. WEIZSÄCKER[2]) erwähnt.

Sehr eindrucksvoll wird die Abhängigkeit des Schlagvolumens von der Füllung auch durch die sehr großen Schlagvolumina demonstriert, die die Kammern unmittelbar nach einer Kontraktionspause von abnormer Länge auswerfen [M. GOLDSTEIN[3])], obwohl da auch die längere Ruhepause und der durch sie geänderte biologische Zustand der Herzmuskelfasern und der verminderte arterielle Widerstand für das Zustandekommen des großen Schlagvolumens eine Rolle spielen.

Von größtem Einfluß auf die Füllung des Herzens und sowohl auf das Schlagvolumen als auf das Zeitvolumen ist die *Herzschlagfrequenz*. Da es sich uns bei unseren Betrachtungen hier um die von den Kammern ausgeworfene Blutmenge handelt, kommt natürlich in allererster Linie die Frequenz der *Kammer*tätigkeit in Betracht, und nur als unterstützendes Moment der Kammerfüllung die der Vorhofstätigkeit. Unter normalen Verhältnissen wird bei relativ langsamer Herztätigkeit eine geringe Frequenzschwankung wohl keinen sehr merklichen Einfluß auf das Schlagvolumen der Kammern haben [Y. HENDERSON[4]), CHR. BOHR[5]), PÜTTER[6]), A. KROGH[7])], und deshalb wird eine geringe Frequenzsteigerung in der Regel zu Zeitvolumsteigerungen führen. Im allgemeinen kann man jedoch sagen, daß, je kürzer die Pausen zwischen den einzelnen Herzkammerkontraktionen sind, desto geringer innerhalb gewisser Grenzen auch ceteris paribus die Füllung der Herzkammern in der Diastole ausfallen muß und somit auch das *Schlag*volumen [vgl. O. FRANK und WEINLAND[8]), DE HEER[9]) usw.] In gleichem Sinne kann man wohl auch die röntgenologischen Befunde von F. MORITZ[10]) deuten, der bei Frequenzsteigerungen infolge von körperlicher Anstrengung oder von Atropininjektionen beim Menschen eine Verkleinerung des Herzschattens orthodiagraphisch feststellen konnte [vgl. auch DIETLEN[11])]. Umgekehrt fand CHR. LUNDSGAARD[12]) bei einem Kranken mit kompletter Dissoziation der Vorhofs- und Kammertätigkeit bei einer Kammerschlagfrequenz von nur 40 in der Minute das Schlagvolumen etwa doppelt so groß als in der Norm, was gewiß in gleichem Sinne zu deuten ist wie jene Befunde.

Diese Abhängigkeit des Schlagvolumens von der Frequenz geht auch aus den herzplethysmographischen Untersuchungen LEHNDORFFS[13]) bei Katzen hervor. Auf die Beeinflussung des *Zeit*volumens durch die Herzfrequenz kommen wir weiter unten noch zu sprechen, sie geht der des Schlagvolumens durchaus *nicht* immer parallel.

Es ist aber schon erwähnt worden, daß beim Menschen und Tier im Zustande normalen Lebens durchaus nicht die einfachen Bedingungen herrschen wie beim klassischen Tierversuch, daß vielmehr Einflüsse, die z. B. die Herzfrequenz ändern, zugleich andere Koeffizienten des Schlagvolumens in einem Sinne beeinflussen, der

---

[1]) TIGERSTEDT, C.: Skandinav. Arch. f. Physiol. Bd. 19, 1908, S. 197.
[2]) WEIZSÄCKER, V.: Inaug.-Dissert. Heidelberg 1910.
[3]) GOLDSTEIN, M.: Pflügers Arch. f. d. ges. Physiol. Bd. 17, S. 331. 1878. — ZUNTZ, N.: Zeitschr. f. klin. Med. Bd. 74, S. 347. 1912.
[4]) HENDERSON, Y.: Americ. journ. of physiol. Bd. 23, S. 345. 1909; Bd. 31, S. 288. 1913.
[5]) BOHR, CHR.: Skandinav. Arch. f. Physiol. Bd. 22, S. 221. 1909.
[6]) PÜTTER: Zeitschr. f. klin. Med. Bd. 73, S. 342. 1911.
[7]) KROGH, A.: Skandinav. Arch. f. Physiol. Bd. 27, S. 126. 1912.
[8]) FRANK, O. u. WEINLAND: Sitzungsber. d. Ges. f. Morphol. u. Physiol., München 1899, H. 2.
[9]) HEER, J. L. DE: Zitiert auf S. 1161.
[10]) MORITZ, F.: Münch. med. Wochenschr. 1908, S. 713 u. 1331; vgl. auch E. BORDET: Arch. des maladies du cœur, des vaisseaux et du sang Bd. 16, S. 108. 1923.
[11]) DIETLEN, H.: Ergebn. d. Physiol. Bd. 10, S. 627ff. 1910.
[12]) LUNDSGAARD, CHR.: Dtsch. Arch. f. klin. Med. Bd. 120, S. 48. 1916.
[13]) LEHNDORFF, A.: Arch. f. exp. Pathol. u. Pharmakol. Bd. 61, S. 418. 1909.

bewirkt, daß trotz der durch die Frequenzsteigerung bedingten und röntgenologisch feststellbaren Verkleinerung des Herzvolumens das Schlagvolumen nicht abnehmen muß, ja (z. B. bei körperlicher Arbeit) sogar zunehmen kann [ZUNTZ[1])]. Dies wird durch eine energischere Kammerkontraktion erzielt, die ein geringeres Restvolumen in der Kammer läßt als in der Norm. Einflüsse, die die Kammermuskulatur in diesem Sinne beeinflussen, können z. B. der positiv inotrope Einfluß der extrakardialen Herznerven sein oder der chemische Einfluß von Stoffwechselprodukten oder bestimmte Arzneimittel usw. Daß aber auch bei sehr hohen Frequenzsteigerungen, die tatsächlich zu einer Verminderung des Schlagvolumens führen, das Zeitvolumen, das ja für den Stoffwechsel der Organe wesentlicher ist als das Einzelschlagvolumen, doch erhöht sein kann, darauf kommen wir sogleich noch zu sprechen. Daß die von MORITZ festgestellte Verkleinerung des Herzvolumens bei körperlicher Arbeit sicher nicht nur eine Folge des durch die Frequenzsteigerung verminderten Blutzuflusses vor jeder Kammerkontraktion ist, scheint mir auch aus der tierexperimentellen Beobachtung von GORDON und STRONG[2]) hervorzugehen. Diese Autoren fanden bei Kaninchen nach anstrengender Körperarbeit nach etwa 15 Minuten bereits ein völlig normales Verhalten der Organe, aber erst nach 2 Stunden war die ursprüngliche (röntgenologisch bestimmte) Herzgröße wieder erreicht.

Bei einer hochgradigen Frequenzverlangsamung wird, von etwaigen nervösinotropen Einflüssen ganz abgesehen, umgekehrt wie bei der Frequenzsteigerung, nicht nur die Füllung der Herzkammern infolge der längeren Pausen zwischen den einzelnen Herzschlägen erhöht, sondern zugleich der biologische Zustand der Herzmuskelfasern durch die stärkere Belastung (s. S. 1179) und längere Ruhepause beeinflußt, und zugleich ändert sich durch die längeren Pausen zwischen den einzelnen Herzschlägen der Widerstand z. B. in der Aortenwurzel, gegen den sich die linke Kammer entleert, und damit ein weiterer bedeutsamer Koeffizient des Schlagvolumens. Mit diesen Beispielen soll nur darauf hingewiesen sein, wie vielfältig in vivo die Art ist, in der das Schlagvolumen der Kammern beeinflußt wird, auch wenn scheinbar nur ein Faktor (die Herzfrequenz) verändert wird. Das ersieht man sogar schon am isolierten Froschherzen, wenn die Pausen zwischen den einzelnen Herzschlägen so lang sind, daß das Herz unter Treppenbedingungen steht (oder anders ausgedrückt der biologische Zustand seiner Muskelfasern gegen die Norm wesentlich verändert ist). Man findet dann nämlich ein Frequenzoptimum oberhalb und unterhalb dessen, das Schlagvolumen geringer ist [v. WEIZSÄCKER[3])]. In diesem Falle wird also, ceteris paribus, bis zu einer gewissen Grenze eine Frequenzsteigerung ebenfalls das Schlagvolumen erhöhen.

Auch die Dehnbarkeit der Herzmuskulatur hat für die Füllung und damit für das Schlagvolumen eine Bedeutung. Die Dehnbarkeit der Herzmuskulatur hängt zunächst von deren biologischem Zustand ab, der in Hinblick auf die Kontraktilität mangels genauerer Einsicht in die Einzelheiten meist mit dem Namen Herzmuskeltonus belegt wird. Auf die Bedeutung der Dehnbarkeit der Herzmuskulatur für die Füllung ist schon von F. MORITZ[4]), HENDERSON und BARRINGER[5]), A. KROGH[6]), H. STRAUB[7]) sowie von H. E. HERING[8]) hingewiesen worden.

---

[1]) ZUNTZ: Zeitschr. f. klin. Med. Bd. 74, S. 347. 1912.
[2]) GORDON, B. u. G. F. STRONG: Arch. of internal med. Bd. 32, S. 517. 1923.
[3]) v. WEIZSÄCKER: Pflügers Arch. f. d. ges. Physiol. Bd. 140, S. 135. 1911.
[4]) MORITZ, F.: Münch. med. Wochenschr. 1908, S. 713.
[5]) HENDERSON, Y. u. TH. B. BARRINGER: Americ. journ. of physiol. Bd. 31, S. 352. 1913.
— HENDERSON, Y.: Americ. journ. of physiol. Bd. 16, S. 325. 1906 (s. S. 352).
[6]) KROGH, A.: Skandinav. Arch. f. Physiol. Bd. 27, S. 126. 1912.
[7]) STRAUB, H.: Dtsch. Arch. f. klin. Med. Bd. 116, S. 409. 1914; Bd. 118, S. 214. 1916; Dtsch. med. Wochenschr. 1919, S. 676.
[8]) HERING, H. E.: Dtsch. med. Wochenschr. 1921, Nr. 7.

Aber abgesehen von Änderungen der funktionellen Eigenschaften des Herzmuskels können auch grobanatomische Änderungen der Ventrikelstruktur einen Einfluß auf seine Dehnbarkeit haben, wie die Einlagerung von Bindegewebe bei myokarditischen und arteriosklerotischen Prozessen [Moritz[1])]. Daneben können auch mechanische Hindernisse den Fassungsraum der Herzhöhlen beschränken, z. B. Thromben in den Herzhöhlen, raumbeengende Geschwülste, Echinokokken[2]), ferner können Ergüsse aller Art in den Perikardialsack die Erweiterungsfähigkeit der Herzkammern begrenzen. Vielleicht kommt bei extremer Inspiration auch eine mechanische Behinderung der diastolischen Füllung durch den inspiratorisch in die Länge gezogenen Herzbeutel in Betracht [Moritz[3]), ferner Chr. Bohr[4])].

Auch die Viscosität des Blutes kann für die venöse Füllung des Herzens von Belang sein. Evans und Ogawa[5]) haben am künstlich durchströmten Hundeherzen festgestellt, daß Änderungen der Viscosität der Nährlösung die Strömungsgeschwindigkeit dieser Lösung und damit die Füllung des Herzens und das Schlagvolumen beeinflußten. Freilich spielen Änderungen der Viscosität des Blutes für die Größe des Schlagvolumens noch in einer anderen Hinsicht eine Rolle, indem sie den arteriellen Widerstand, gegen den sich der Ventrikel entleert, verändern [R. Tigerstedt[6])].

Auch die Tätigkeit der Vorhöfe übt einen Einfluß auf die Füllung der Kammern aus. Die meisten Autoren sind zwar der Meinung, daß dieser Einfluß nicht sehr bedeutend ist [Y. Henderson[7]), H. Straub[8]), Gesell[9])], neuestens ist H. Straub[10]) freilich der Ansicht, daß der Anteil der Vorhofsystole an der Kammerfüllung doch wesentlich größer ist, als man allgemein annimmt, wie dies auch schon Lehndorff[11]) gelegentlich plethysmographisch bei der Katze feststellen konnte.

Schließlich können natürlich auch pathologische Veränderungen an den Herzklappen, wie Stenosen der venösen Ostien, die Füllung einer Kammer stark beeinflussen. Dies kann in so hohem Grade der Fall sein, daß man bei lange dauerndem Bestehen der Krankheit die betreffende Herzkammer im Sinne einer Inaktivitätsatrophie atrophisch finden kann [C. Hirsch[12])]. Auch die Insuffizienz der Herzklappen hat einen bedeutenden Einfluß auf das Schlagvolumen, worauf weiter unten näher eingegangen wird.

c) Einfluß der arteriellen Widerstände auf das Schlagvolumen.

Über die Frage, welchen Einfluß die arteriellen Widerstände auf die Größe des Schlagvolumens haben, sind die Angaben verschiedener Autoren nicht ganz übereinstimmend. Beim Säugetierherzen mag dies wohl damit zusammenhängen, daß es schwer ist, die Versuchsbedingungen so zu wählen, daß tatsächlich nur die arteriellen Widerstände und nicht zugleich auch andere Koeffizienten des Schlagvolumens geändert werden, z. B. der venöse Zustrom zum Herzen oder die Durchblutung der Coronargefäße.

---

[1]) Moritz, F.: Zitiert auf S. 1161 (S. 34).
[2]) Vgl. z. B. A. N. Dobrotin: Virchows Arch. f. pathol. Anat. u. Physiol. Bd. 261, S. 575. 1926.
[3]) Moritz, F.: Dtsch. Arch. f. klin. Med. Bd. 82, S. 33. 1906; zitiert S. 1161.
[4]) Bohr, Chr.: Skandinav. Arch. f. Physiol. Bd. 22, S. 221. 1909.
[5]) Evans, C. L. u. S. Ogawa: Journ. of physiol. Bd. 49, Proc. 9. 1915.
[6]) Tigerstedt, R.: Zitiert auf S. 1162 (Bd. III, S. 111).
[7]) Henderson, Y.: Americ. journ. of physiol. Bd. 16, S. 325. 1906.
[8]) Straub, H.: Pflügers Arch. f. d. ges. Physiol. Bd. 143, S. 69. 1911.
[9]) Gesell, R.: Americ. journ. of physiol. Bd. 29, S. 32. 1911; Bd. 40, S. 267. 1916.
[10]) Straub, H.: Dtsch. Arch. f. klin. Med. Bd. 118, S. 214. 1916.
[11]) Lehndorff, H.: Arch. f. exp. Pathol. u. Pharmakol. Bd. 61, S. 424. 1909.
[12]) Hirsch, C.: Dtsch. Arch. f. klin. Med. Bd. 68, S. 55 u. 321. 1900.

Die ältere Literatur findet man bei R. TIGERSTEDT[1]) und DE HEER[2]) zusammengestellt.

Beim isolierten Froschherzen, bei dem alle Verhältnisse einfacher und übersichtlicher sind, konnte O. FRANK[3]) in seinen bekannten Untersuchungen zeigen, daß, ceteris paribus, mit steigendem arteriellen Widerstand das Schlagvolumen kleiner wird, mit sinkendem größer oder, wie MORITZ[4]) es ausdrückt, das ausgeworfene Volumen steigt mit Abnahme, sinkt mit Zunahme der Überlastung (des Widerstandes). Nach v. WEIZSÄCKERS[5]) Untersuchungen am Froschherzen nimmt dessen Schlagvolumen bei steigenden arteriellen Widerständen erst zu und dann ab, hat also ein Optimum arteriellen Widerstandes. Daß bei allen solchen Untersuchungen, auch am isolierten Froschherzen, aber der biologische Zustand der Herzmuskulatur für ihre Reaktion, in diesem Falle für die Abhängigkeit des Schlagvolumens von arteriellen Widerständen maßgebend ist, zeigen die Untersuchungen von K. KIESEL[6]). Das gleiche Herz reagierte in diesen Versuchen ganz verschieden, je nach dem Zustande, in dem sich das Präparat im Versuchsverlauf befand.

Sehr genaue Untersuchungen über die Abhängigkeit des Schlagvolumens von den arteriellen Widerständen beim *Säugetierherzen* sind von DE HEER[7]) ausgeführt worden. Er hat mit dem FRANK-PETTERschen Federmanometer bei decerebrierten Hunden und Katzen den Ventrikeldruck mit Hilfe einer Ventrikelkanüle gemessen und plethysmographisch das Ventrikelvolumen. DE HEER erhöhte den arteriellen Widerstand durch mechanische Verengerung der Aorta ascendens. Er fand, daß sich bei unveränderter Füllung der Herzkammern und unveränderter Frequenz die gleichen Gesetzmäßigkeiten der Abhängigkeit des Schlagvolumens vom arteriellen Widerstand beim Säugetierherzen feststellen lassen, die O. FRANK für das Froschherz gefunden hat. Nur bei extrem starker Stenosierung der Aorta steigert sich das Gesamtschlagvolumen, was DE HEER als Folge der dann auftretenden relativen Mitralinsuffizienz auffaßt, wodurch die Überlastung wenigstens während eines Teiles der Systole wieder verringert wird[8]).

KNOWLTON und STARLING[9]), die am STARLINGschen Säugetierherzpräparat arbeiteten und den Aortendruck von 20—30 mm Hg. aus allmählich steigen ließen, fanden, daß diese Drucksteigerung zunächst eine Erhöhung, und erst von einer gewissen Druckhöhe an eine Verringerung des Schlagvolumens zur Folge hat. Dabei dürfte es aber jedenfalls (was diese Autoren selbst betonen) eine Rolle spielen, daß eine Steigerung des Druckes von so geringen Werten wie 20 oder 30 mm Hg. zunächst erst eine bessere Durchblutung und Ernährung des Herzens bedingt. Dies weist aber darauf hin, daß für die Abhängigkeit des Schlagvolumens vom arteriellen Widerstand dasselbe gilt wie für seine Abhängigkeit von der Kammerfüllung: In vivo sind die Verhältnisse viel zu kompliziert, als daß tatsächlich sich nur der eine Faktor, arterieller Widerstand, allein ändern würde. Schon im Tierversuch ist dies kaum je völlig zu erreichen, und das erklärt wohl, daß trotz Erkenntnis der Richtigkeit und Gültigkeit der von O. FRANK für die Herzdynamik festgestellten Gesetzmäßigkeiten die Versuchsergebnisse der einzelnen Forscher je nach den angewendeten Verfahren und untersuchten Objekten

---

[1]) TIGERSTEDT, R.: Zitiert auf S. 1162 (Bd. III, S. 86).
[2]) HEER, J. L. DE: Zitiert auf S. 1161.   [3]) FRANK, O.: Zitiert auf S. 1161. 1895.
[4]) MORITZ, F.: Zitiert auf S. 1161.
[5]) v. WEIZSÄCKER: Pflügers Arch. f. d. ges. Physiol. Bd. 140, S. 135. 1911.
[6]) KIESEL, K.: Pflügers Arch. f. d. ges. Physiol. Bd. 199, S. 161. 1923.
[7]) HEER, J. L. DE: Zitiert auf S. 1161.
[8]) Vgl. auch die Untersuchungen H. STRAUBS (Dtsch. Arch. f. klin. Med. Bd. 115, S. 531. 1914) über die Dynamik des Säugetierherzens.
[9]) KNOWLTON, E. P. u. E. H. STARLING: Journ. of physiol. Bd. 44, S. 206. 1912.

nicht ganz übereinstimmend sind. Meist wird indirekt auch die Herzfüllung bei geänderten arteriellen Widerständen beeinflußt, die ihrerseits wiederum ein Koeffizient des Schlagvolumens ist. Deshalb sind auf diesem Gebiete auch pharmakologische Versuche, auch wenn ihre Ergebnisse mit den sonstigen Erfahrungen gut übereinstimmen wie C. TIGERSTEDTS[1]) Versuche über den Einfluß von Nitroglycerin und Diuretin, auf den arteriellen Druck und das Zeitvolumen nur mit großer Vorsicht zu verwerten.

Die experimentellen Ergebnisse müssen auch deshalb sehr vorsichtig gewertet werden, weil mit der Erhöhung des Druckes in der Aorta auch die durch die Coronargefäße fließende Blutmenge stark zunimmt [MARKWALDER und STARLING[2])], was bei unzweckmäßiger Versuchsanordnung falsche Resultate vortäuschen kann. Daß in vivo eine Änderung des arteriellen Widerstandes innerhalb gewisser Grenzen das Schlagvolumen auf die Dauer nicht merklich beeinflussen *muß*, geht auch aus den experimentellen Untersuchungen H. STRAUBS[3]) hervor. STRAUB konnte zeigen, daß bei Steigerung des arteriellen Widerstandes zunächst wohl das Schlagvolumen der Kammer abnimmt. Aber die dadurch erhöhte Menge Restblutes, die in der Kammer verbleibt, erhöht bei den nächsten Schlägen deren Anfangsfüllung, wodurch das Schlagvolumen wieder erhöht wird. Auch aus LEHNDORFFS[4]) herzplethysmographischen Versuchen über die Wirkung von Jodnatrium bei Katzen ist zu entnehmen, daß bei intravenöser Infusion dieses Stoffes es zu einer Blutdrucksteigerung und gleichzeitig zu einer Steigerung des Kammerschlagvolumens kommt.

Über die Bedingungen, von denen die Höhe des Blutdruckes abhängt, und über die Folgen einer Änderung des arteriellen Blutdruckes für die Pulsfrequenz usw., findet man alles Nähere an anderer Stelle dieses Handbuches.

4. Koeffizienten, von denen das Zeitvolumen einer Herzabteilung abhängig ist.

Bisher war nur von den Koeffizienten des *Schlagvolumens* die Rede, d. h. von jenen Umständen, von denen die bei einer Zusammenziehung von einer Herzabteilung ausgeworfene Blutmenge abhängig ist. Für die Aufrechterhaltung des normalen Stoffwechsels aller Organe ist das Einzelschlagvolumen natürlich lange nicht von der großen Bedeutung wie die Menge des innerhalb eines längern Zeitraumes vom Herzen in die Gefäße des Körpers geworfenen Blutes. Ja, neuere Versuche zeigen, daß tatsächlich normalerweise sich die Größe des zirkulatorischen Zeitvolumens weitgehend den chemischen Bedürfnissen des Organismus anpaßt, wenn sie natürlich auch keineswegs das einzige Mittel zu deren Befriedigung sein kann. Welche Wege regulatorischer Beeinflussung des Kreislaufs dabei in Frage kommen, ist größtenteils noch nicht bekannt. Daß aber z. B. zwischen dem unter den verschiedensten Einflüssen schwankenden Ausmaß des respiratorischen Gaswechsels und dem zirkulatorischen Zeitvolumen normalerweise eine direkte Proportion besteht, ist durch neuere Arbeiten verschiedentlich sehr wahrscheinlich gemacht worden. Daraus geht hervor, daß gegenüber dem vorwiegend theoretischen Interesse, das der Erforschung des *Schlag*volumens einer Herzabteilung zukommt, die Erforschung des *Zeit*volumens auch in sehr hohem Maße vom Standpunkt des praktischen Arztes beachtenswert ist. Denn der Stoffwechsel

---

[1]) TIGERSTEDT, C.: Skandinav. Arch. f. Physiol. Bd. 19, S. 25. 1908.
[2]) MARKWALDER u. E. H. STARLING: Journ. of physiol. Bd. 47, S. 275. 1913; Bd. 48, S. 348. 1914.
[3]) STRAUB, H.: Dtsch. Arch. f. klin. Med. Bd. 122, S. 156. 1917.
[4]) LEHNDORFF, A.: Arch. f. exp. Pathol. u. Pharmakol. Bd. 76, S. 224. 1914.

der Organe ist eine Funktion ihrer Blutversorgung und diese ist ihrerseits unter anderem vom zirkulatorischen Zeitvolumen der Herzkammern abhängig.

Das Zeitvolumen ist gleich dem mittleren Schlagvolumen mal der mittleren Schlagfrequenz eines Herzabschnittes während einer bestimmten Zeit.

Von den Koeffizienten, von denen das *Schlag*volumen abhängt, war bereits die Rede. Es sind das der biologische Zustand der Herzmuskelfasern, die Füllung dieses Herzabschnittes und die arteriellen Widerstände, gegen die er sich entleert.

Die Koeffizienten, von denen die Herzfrequenz abhängt, wurden in einem besonderen Abschnitt dieses Handbuches behandelt[1]).

Es ist nun, wie gesagt, das Zeitvolumen = Schlagvolumen × Frequenz. Wenn trotzdem die Verhältnisse nicht so einfach liegen, daß man etwa sagen könnte, daß infolge dieser Formel, man zur Annahme berechtigt ist, daß die Änderung eines dieser Faktoren, das Produkt (Zeitvolumen) gleichsinnig beeinflussen muß, so liegt daß daran, daß nicht nur eine Frequenzänderung (bei gleichbleibendem Schlagvolumen) das *Zeit*volumen gleichsinnig verändert, sondern daß sie in der Regel auch das *Schlag*volumen, und zwar, wie wir gesehen haben, gegensinnig beeinflußt. Daraus ergibt sich natürlich, daß das Zeitvolumen von Frequenzänderungen ganz verschieden beeinflußbar ist, je nachdem, in welchem Ausmaße solche Änderungen das Schlagvolumen beeinflussen. Daß innerhalb gewisser Grenzen (z. B. im warmen Bade) Frequenzsteigerung der Herzkammerkontraktionen ohne wesentliche Veränderungen des Zeitvolumens auftreten können, hat SCHAPALS[2]) gezeigt. Auch C. TIGERSTEDTS[3]) Versuche lehren Ähnliches. Im allgemeinen wird aber das Ausmaß des Zeitvolumens durch Frequenzsteigerung bis zu einem gewissen Grade (Frequenzoptimum des Zeitvolumens) erhöht. (G. N. STEWART[4]), Y. HENDERSON[5]), R. TIGERSTEDT[6])]. Wird dieses Optimum überschritten, so daß das Herz sich nicht genügend zwischen den einzelnen Kontraktionen zu füllen Zeit hat, und das Schlagvolumen dadurch sehr stark abnimmt, dann kann bei weiterer Frequenzsteigerung das Zeitvolumen wieder sinken. R. TIGERSTEDT[7]), O. FRANK[8]), SAHLI[9]), F. B. HOFMANN[10]), C. TIGERSTEDT[3]), v. WEIZSÄCKER[11]). Innerhalb eines gewissen Spielraumes kann sich somit das *Zeitvolumen* als weitgehend unabhängig von der Frequenz erweisen[12]). Es ist wohl in diesem Sinne auch zu verstehen, wenn BOCK und BUCHHOLZ[13]) bei Hunden keine merkliche Änderung des Zeitvolumens der Kammern nach Durchschneidung der Vagi feststellen konnten. Es muß aber auch daran erinnert werden, daß nach H. STRAUBS[14]), Untersuchungen für die Füllung der Ventrikel nicht nur die Herzfrequenz, sondern auch das Druckgefälle im Herzen maßgebend ist.

Auch ganz abgesehen davon, daß das *Schlag*volumen von der Frequenz unmittelbar beeinflußt wird, ist es auch hier wieder in vivo so, daß Einflüsse, die die Herzfrequenz verändern (z. B. körperliche Arbeit usw.) auch unabhängig von

---

[1]) RIHL, J.: Dieses Handbuch Bd. 7, 1. Hälfte, S. 449.
[2]) SCHAPALS, F.: Zeitschr. f. exp. Pathol. u. Therapie Bd. 10, S. 222. 1912.
[3]) TIGERSTEDT, C.: Acta med. scandinav. Bd. 56, S. 510. 1923.
[4]) STEWART, G. N.: Journ. of physiol. Bd. 22, S. 159. 1897.
[5]) HENDERSON, Y.: Americ. journ. of physiol. Bd. 16, S. 325. 1906.
[6]) TIGERSTEDT, R.: Zitiert auf S. 1162 (Bd. III, S. 76).
[7]) TIGERSTEDT, R.: Skandinav. Arch. f. Physiol. Bd. 3, S. 145. 1892.
[8]) FRANK, O.: Zeitschr. f. Biol. Bd. 41, S. 14. 1901.
[9]) SAHLI: Verhandl. d. 19. Kongr. f. inn. Med. 1901, S. 45.
[10]) HOFMANN, F. B.: Pflügers Arch. f. d. ges. Physiol. Bd. 84, S. 130. 1901.
[11]) v. WEIZSÄCKER: Pflügers Arch. f. d. ges. Physiol. Bd. 140, S. 141. 1911. Neuerdings Beobachtungen am Hund von E. K. MARSHALL: Americ. journ. of physiol. Bd. 72, S. 192. 1925.
[12]) Vgl. auch J. RIHL: Ds. Handb. Bd. VII 1, S. 491.
[13]) BOCK, J. u. J. BUCHHOLZ: Arch. f. exp. Pathol. u. Pharmakol. Bd. 88, S. 192. 1920.
[14]) STRAUB, H.: Dtsch. Arch. f. klin. Med. Bd. 118, S. 230. 1916.

dieser, das Schlagvolumen durch andere Koeffizienten beeinflussen, so daß mitunter sogar trotz erhöhter Frequenz auch das Schlagvolumen vergrößert sein kann. Andererseits können die verschiedenen Folgen ein und derselben Beeinflussung in ihren Wirkungen auf das *Zeit*volumen einander gegenseitig die Wage halten. Es sei nur ein Beispiel angeführt.

Bei einem (etwa durch Bakterientoxine bewirkten) Gefäßkollaps wird der venöse Zufluß zu dem Herzen und somit das *Schlagvolumen der Kammern geringer*. Der arterielle Blutdruck sinkt. Dies hat unter anderem zur Folge 1., eine Abnahme der arteriellen Widerstände, die im Sinne einer *Steigerung des Schlagvolumens* wirksam ist, 2. eine Beeinflussung der extrakardialen Herznerven im Sinne einer Herabsetzung des Vagus- und Steigerung des Accelerans-tonus [B. KISCH[1]) und KISCH und SAKAI[2])]. Deren Folge wiederum ist ein *Steigen der Herzfrequenz* und vermutlich durch die Wirkung auf die extrakardialen Herznerven auch eine *positiv inotrope Beeinflussung des Herzmuskels*. Hierdurch wird wieder einem zu starken Sinken des Zeitvolumens entgegengewirkt. In ähnlicher Weise findet man häufig die Tatsache einer reziproken Beeinflussung von Schlagvolumen und Schlagfrequenz, deren Erfolg ein Normalbleiben des Zeitvolumens ist. In diesem Sinne sei an C. TIGERSTEDTS[3]) Tierversuche erinnert, und an Beobachtungen, die CHR. LUNDSGAARD[4]) an einem Patienten mit totalem Herzblock und einer mittleren Herzfrequenz von 40 in der Minute gemacht hat. Das Zeitvolumen dieses Kranken hatte trotz der niedrigen Frequenz in der Ruhe einen annähernd normalen Wert, während das Schlagvolumen etwa doppelt so groß war als sein Durchschnittswert bei normalen Menschen.

Bei sehr hochgradiger Frequenzsteigerung scheint auch beim Menschen das Schlagvolumen so stark abzunehmen, daß es zu einer Verminderung des Zeitvolumens trotz der hohen Frequenz kommt. Beobachtungen BARCROFTS[5]) bei paroxysmaler Tachycardie sprechen in diesem Sinne, ohne daß man freilich sagen könnte, daß in diesen Fällen die geänderte Frequenz allein die Änderung des Schlagvolumens bedingt hat.

Schlagvolumen und Schlagfrequenz sind jene Faktoren von denen das Zeitvolumen unmittelbar abhängt. Die Faktoren, die es mittelbar beeinflussen, sind teils schon in den dem Schlagvolumen und der Schlagfrequenz gewidmeten Abschnitten besprochen worden, zum Teil werden sie es noch im *nächsten Abschnitt*, wenn vom Verhalten des Schlag- und Zeitvolumens unter besonderen Bedingungen die Rede sein wird. Innerhalb weiter Grenzen jedoch kann man das *Zeitvolumen der Kammern als eine Funktion des Stoffwechsels* ansehen, die sich mit dessen Intensität normalerweise gleichsinnig ändert. In diesem Sinne ist die an Hunden gemachte Beobachtung von G. N. STEWART[6]) von Interesse, daß das Zeitvolumen pro Kilogramm Tier bei seinen Versuchstieren bei kleinen Tieren größer war als bei großen.

5. Das Verhalten des Schlag- und Zeitvolumens unter normalen und abnormen Bedingungen.

a) Das Schlag- und Zeitvolumen der einzelnen Herzabteilungen.

Da wir unter dem Schlagvolumen immer das einer Herzabteilung verstehen, so entsteht die Frage, wie sich die Schlagvolumina der einzelnen Herzabteilungen

---

[1]) KISCH, B.: Verhandl. d. 34. Kongr. f. inn. Med. 1922, S. 225.
[2]) KISCH, B. u. S. SAKAI: Pflügers Arch. f. d. ges. Physiol. Bd. 198, S. 65 u. 86. 1923.
[3]) TIGERSTEDT, C.: Acta med. scandinav. Bd. 56, S. 510. 1923.
[4]) LUNDSGAARD, CHR.: Dtsch. Arch. f. klin. Med. Bd. 120, S. 481. 1916.
[5]) BARCROFT, BORK u. ROUGHTON: Heart Bd. 9, S. 7. 1921.
[6]) STEWART, G. N.: Americ. journ. of physiol. Bd. 57, S. 27. 1921.

zueinander verhalten. Soweit wir dabei an die Herzkammern denken, und von denen soll zunächst die Rede sein, ist es nun, wie schon erwähnt, wichtig, die Begriffe Gesamtschlagvolum und zirkulatorisches Schlagvolumen genau auseinanderzuhalten[1]), wobei, wie gesagt, als Gesamtschlagvolumen die gesamte bei einer Zusammenziehung von der Herzkammer ausgeworfene Blutmenge verstanden ist und als zirkulatorisches Schlagvolumen, jene von der Kammer in die ausführenden Gefäße geworfene Blutmenge, die im Wege des Kreislaufs in die Peripherie einschließlich der Kranzarterien gelangt.

Bei tadellos funktionierendem Klappenapparat des Herzens wird unter normalen Verhältnissen (d. h. von kurz dauernden, sich schnell ausgleichenden Unterschieden abgesehen, die z. B. bei plötzlich auftretenden Verengerungen gewisser Gefäßgebiete der Entleerung einer Kammer einen hohen Wiederstand entgegensetzen) in der Regel, das gesamte wie das zirkulatorische Schlagvolumen beider Kammern gleich groß sein. Nur unter dieser Voraussetzung kann der normale Kreislauf erhalten bleiben, da sich ja andernfalls das Blut sehr bald im kleinen oder großen Kreislauf anstauen müßte. [Moritz[2]), Y. Henderson und A. L. Prince[3])]. Külbs[4]) berechnet, daß, wenn bei jeder Kontraktion der eine Ventrikel auch nur $^1/_2$ ccm Blut mehr ins Gefäßsystem werfen würde als der andere, in etwa 2 Stunden die gesamte Blutmenge im großen oder im kleinen Kreislauf angestaut sein würde.

Unter pathologischen Bedingungen sind die Verhältnisse freilich ganz anders. Wohl gilt auch hier die Berechnung von Külbs, aber *nur* für das zirkulatorische Schlagvolumen beider Kammern, d. h. jenen Teil der von ihnen in die Gefäßbahn geworfenen Blutmenge, der tatsächlich in den peripheren Kreislauf gelangt. In der Agone kommen sogar auch Abweichungen der Größe des zirkulatorischen Schlagvolumens beider Kammern vor [K. Budai[5])].

Das Gesamtschlagvolumen beider Kammern, kann aber auch für sehr lange Zeit, auch bei Wohlbefinden und hoher körperlicher Leistungsfähigkeit des betreffenden Individuums ein ganz verschiedenes sein. Dies ist z. B. bei einer großen Zahl von Herzklappenfehlern der Fall, bei denen etwa ein Teil des Blutes des Gesamtschlagvolumens einer oder beider Kammern, bei der Kammersystole in den Vorhof zurückgeworfen wird. Was das in die aus der Kammer führenden Gefäße geworfene Blut betrifft, so braucht auch dieser Teil des Gesamtschlagvolumens pathologischerweise nicht ganz in den peripheren Kreislauf zu gelangen, sondern evtl. nur in den Windkessel der Aorta, von wo er zum Teil während der Diastole (z. B. bei Insuffizienz der Aortenklappen) in die (linke) Kammer zurückfließt. Aber auch bei den kompliziertesten Herzklappenfehlern *muß das zirkulatorische Schlagvolumen beider Kammern auf die Dauer gleich sein*, soll sich das Blut nicht sehr rasch im kleinen oder großen Kreislauf anstauen, so daß die klinische Berechnung des zirkulatorischen Schlagvolumens der rechten Kammer mit Hilfe der klinisch viel verwendeten gasanalytischen Methoden auch einen Rückschluß auf das zirkulatorische Schlagvolumen der linken zuläßt.

Was nun das Schlagvolumen der Vorhöfe betrifft, so ist hierüber aus verschiedenen Gründen nicht leicht klare Erkenntnis zu gewinnen. Da nach vielen experimentellen Untersuchungen (s. S. 1187) die Vorhofskontraktion nur ein unterstützendes Moment des Blutzuflusses zu den Kammern ist und sogar bei Vorhofsflimmern, bei dem eine einheitliche Vorhofskontraktion gar nicht statt hat,

---

[1]) Kisch, B.: Klin. Wochenschr. Bd. 4, S. 107. 1925.
[2]) Moritz, F.: Zitiert auf S. 1161.
[3]) Henderson, Y. u. A. L. Prince: Heart Bd. 5, S. 217. 1914.
[4]) Külbs, F.: Zitiert auf S. 1161.
[5]) Budai, K.: Zeitschr. f. klin. Med. Bd. 28, S. 348. 1895.

oder bei Kammerautomatie bei Stillstand der Vorhöfe die Kammern immer noch gut mit Blut gefüllt werden, ist der Begriff des Schlag- und Zeitvolumens nicht ohne weiteres auf die Vorhöfe übertragbar. Es würde sich vielleicht deshalb empfehlen, als Zeitvolumen eines Vorhofes, jene Blutmenge zu betrachten, die in einer bestimmten Zeit (z. B. 1 Minute) aus einem Vorhof in die Kammer fließt und als *mittleres Schlagvolumen* diese Größe dividiert durch die Zahl der Vorhofskontraktionen in der genannten Zeit. Als Schlagvolumen eines Vorhofes könnte man dann die Blutmenge bezeichnen, die in der Zeit zwischen dem Beginn zweier Vorhofskontraktionen aus dem Vorhof in die Kammer fließt.

Selbstverständlich muß der Kammer, von Schwankungen des Restvolumens abgesehen, auf die Dauer ebensoviel Blut vor einer Systole zufließen, als sie bei der Systole als Gesamtschlagvolumen auswirft. Am normalen Herzen füllt sich die Kammer nur aus den Vorhöfen und das Schlagvolumen dieser wird deshalb dem Gesamt- und dem zirkulatorischen Schlagvolumen der Kammer gleich sein. Bei Insuffizienz der atrio-ventrikularen Klappen wird bei sonst normalen Verhältnissen das Schlagvolumen des Vorhofs gleich sein dem Gesamtschlagvolumen seiner gleichnamigen Kammer und größer als deren zirkulatorisches Schlagvolumen. Bei Insuffizienz der Aorten- bzw. Pulmonalklappen strömt ein Teil des die Kammer füllenden Blutes in der Diastole aus den Gefäßen in die Kammer zurück. In diesen Fällen muß das Schlagvolumen des Vorhofes kleiner sein als das Gesamtschlagvolumen der gleichen Kammer und je nachdem, ob die Atrioventrikularklappen in so einem Fall suffizient sind oder nicht, gleich oder größer als das zirkulatorische Schlagvolumen.

Fassen wir das Schlagvolumen der Vorhöfe im Sinne der obigen Definition, so ist es für seine Größe ohne Belang, ob die Vorhöfe bei ihrer Kontraktion Blut außer in die Kammern, auch noch in die großen Venen zurücktreiben. Zu dieser Frage siehe: FRANCOIS-FRANCK[1]), GERHARDT[2]), KNOLL[3]), KEITH[4]), H. E. HERING[5]), I. RIHL[6]), A. KROGH[7]), W. KOCH[8]) OHM[9]), HAEDICKE[10]).

b) Die ermittelten Größen von Schlag- und Zeitvolumen in der Norm.

Was nun die absoluten Werte des Schlagvolumens betrifft, so ist ihre *genaue* Bestimmung, wie aus den, bei Besprechung der Methodik hervorgehobenen Gründen hervorgeht, beim Menschen völlig ausgeschlossen, im Tierversuche praktisch kaum zu erreichen. Annähernd miteinander übereinstimmende Werte sind aber auf verschiedenen Wegen erzielt worden.

G. N. STEWART[11]) betonte, daß die älteren Schätzwerte des Schlagvolumens beim Menschen viel zu hoch angenommen waren. STEWART selbst bestimmte das Schlagvolumen einer Herzkammer bei großen Hunden (ca 30 kg) mit 47 bis 55 ccm, das Minutenvolumen mit 376—440 ccm, bei mittleren (ca 14 kg), das Schlagvolumen mit 27—47, das Minutenvolumen mit 224—390 ccm und bei kleinen (ca. 7,5 kg), das Schlagvolumen mit 16—32, das Minutenvolumen mit 131—262 ccm. Auf ein Kilogramm Tier bezogen, fand STEWART das Minuten-

---

[1]) FRANCOIS-FRANCK: Arch. de physiol. 1890, S. 352 u. 395.
[2]) GERHARDT: Arch. f. exp. Pathol. u. Pharmakol. Bd. 34, S. 415. 1894.
[3]) KNOLL, PH.: Pflugers Arch. f. d. ges. Physiol. Bd. 72, S. 317. 1898.
[4]) KEITH: Journ. of anat. et physiol. Bd. 37, S. 13. 1902; Lancet 1904, S. 555.
[5]) HERING, H. E.: Pflügers Arch. f. d. ges. Physiol. Bd. 106, S. 1. 1904.
[6]) RIHL, J.: Zeitschr. f. exp. Pathol. u. Therapie Bd. 6, S. 619. 1909.
[7]) KROGH, A.: Skandinav. Arch. f. Physiol. Bd. 27, S. 126. 1912.
[8]) KOCH, W.: Zitiert auf S. 1161 bei R. OHM (S. 62, Fußnote).
[9]) OHM, R.: Zitiert auf S. 1161.
[10]) HAEDICKE, J.: Virchows Arch. f. pathol. Anat. u. Physiol. Bd. 240, S. 81. 1922.
[11]) STEWART, G. N.: Journ. of physiol. Bd. 22, S. 159. 1897.

volumen einer Kammer bei den großen Hunden 139 ccm, bei den mittleren 203, bei den kleinen 230. Mit der gleichen Methode fand freilich HENRIQUES[1]) wesentlich kleinere Werte bei Hunden. Auch die von ZUNTZ und HAGEMANN[2]) bei kleinen Hunden gefundenen Werte ergeben, bei starken individuellen Schwankungen im Mittel ein Minutenvolumen von nur ca. 80 ccm pro Kilogramm Tier.

Für das Kaninchen fanden R. TIGERSTEDT und seine Schüler[3]), bei Stromuhrversuchen, bei Vermeidung von Infusion von Flüssigkeit ins Gefäßsystem und ohne Adrenalininjektion bei einer Pulsfrequenz zwischen 204 und 126 und einem arteriellen Druck von 120—39 mm Hg ein Minutenvolumen von 149—27 ccm pro Kilogramm Tier, als Mittelwert von 40 Versuchen etwa 70 ccm pro Kilogramm Tier. Das Schlagvolumen des Kaninchens wurde in anderen Versuchen von ihm mit 0,43 ccm im Mittel festgestellt. Das Mittel der Maxima des Schlagvolumens betrug 0,67 ccm. Von Versuchen an *Hunden* seien die von BOCK und BUCHHOLZ mit der modifizierten G. N. STEWARTschen Methode ausgeführten erwähnt. Die Tiere wogen zwischen 9,1 und 32,7 kg. Eine gesetzmäßige Abhängigkeit zwischen Körpergewicht und Zeitvolumen ließ sich nicht feststellen. Das Minutenvolumen pro Kilogramm schwankte bei normalen Tieren zwischen 179 und 114 ccm (im Mittel 157 ccm) bei vagotomierten zwischen 234 und 102 ccm (im Mittel 159 ccm).

LOHMANN[4]) hat bei Katzen mit seiner Versuchsanordnung das Schlagvolumen in 2 Fällen mit 0,5 ccm bestimmt, in einem mit 0,8 ccm und BOHLMANN[5]), der dasselbe Verfahren anwendete wie er, findet (bei verschiedener Temperatur des Blutes) bei Katzen Schlagvolumina, die zwischen 0,45 und 3,5 ccm schwanken, bei Kaninchen zwischen 0,53 und 0,91 ccm. Das Minutenvolumen pro Kilogramm Tier fand er bei Katzen zwischen 38 und 138 ccm (im Mittel 69) und bei Kaninchen zwischen 31 und 46 ccm (im Mittel 39). Sehr hohe Werte für das Schlagvolumen (3—4 ccm) und Zeitvolumen (90—96 ccm in 10 Sekunden) fand LEHNDORFF[6]) bei Katzen mit der plethysmographischen Methode.

Beim Pferde haben ZUNTZ und HAGEMANN[2]) mit dem gasanalytischen Verfahren bei ruhenden Tieren das Minutenvolumen der rechten Kammer mit 43 bis 145 ccm (im Mittel 83,9 ccm) pro Kilogramm Tier berechnet, wenn sie ihrer Berechnung den Sauerstoffverbrauch zugrunde legten und zwischen 38 und 410 ccm (im Mittel 113,3 ccm) pro Kilogramm Tier, wenn sie bei der Berechnung von der CO_2-Abgabe ausgingen. Wesentlich höhere Werte für das Minutenvolumen fanden sie für die gleichen Tiere bei der gleichen Berechnungsart, wenn die Pferde arbeiteten. HENDERSON und HAGGARD[7]) haben neuerdings das Minutenvolumen in vergleichenden Versuchen mit verschiedenen gasanalytischen Methoden untersucht und fanden als Mittelwert bei Untersuchung von 7 Hunden: Mit der CO_2-Methode nach FICK — 1,58, mit der O_2-Methode nach FICK 1,76, mit ihrer eigenen Äthyljodidmethode 1,78 C als Minutenvolumen[7]). MARSHALL[8]) bestimmte das Minutenvolumen beim Hund mit 109—155 ccm pro Kilo und neuerdings[9]) für den Quadratmeter Körperoberfläche berechnet, mit 3,39—2,64 Liter pro Minute. Bei einer graviden Hündin mit 4,02 C. Für ein Kalb von 78 kg

---

[1]) HENRIQUES. V.: Biochem. Zeitschr. Bd. 56, S. 230. 1913; Bd. 71, S. 481. 1915.
[2]) ZUNTZ u. HAGEMANN: Untersuchungen über den Stoffwechsel des Pferdes. Berlin 1898.
[3]) TIGERSTEDT, R.: Zitiert auf S. 1162 (Bd. I, S. 195ff.).
[4]) LOHMANN: Pflügers Arch. f. d. ges. Physiol. Bd. 118, S. 260. 1907.
[5]) BOHLMANN: Pflügers Arch. f. d. ges. Physiol. Bd. 120, S. 400. 1907.
[6]) LEHNDORFF, A.: Arch. f. exp. Pathol. u. Pharmakol. Bd. 61, S. 418. 1909.
[7]) HENDERSON, Y. u. W. HAGGARD: Americ. journ. of physiol. Bd. 73, S. 193. 1925.
[8]) MARSHALL, E. K.: Americ. journ. of physiol. Bd. 72, S. 192. 1925.
[9]) MARSHALL, E. K.: Americ. journ. of physiol. Bd. 76, S. 178. 1926.

bestimmten MOBITZ und GROSZE[1]) mit der Äthyljodidmethode das Schlagvolumen in der Ruhe mit 72,3 ccm.

Es muß mit Hinblick auf die bei Kaninchen, Katzen usw. gefundenen Werte nochmals hervorgehoben werden, daß alle Stromuhrversuche die (mitunter recht beträchtliche) Blutmenge, die durch die Coronararterien fließt, nicht berücksichtigen, so daß die mit ihrer Hilfe ermittelten Schlagvolumina nicht ganz dem zirkulatorischen Schlagvolumen der linken Kammer entsprechen.

Eine große Anzahl von Untersuchungen beim Menschen verdanken wir dem Ausbau des gasanalytischen Verfahrens zur Bestimmung des zirkulatorischen Schlagvolumens der rechten Kammer. Soweit im folgenden nicht ausdrücklich etwas anderes hervorgehoben wird, sind die erwähnten Befunde beim Menschen an erwachsenen Individuen erhoben worden.

A. LOEWY und v. SCHRÖTTER[2]) fanden beim Menschen Schlagvolumina zwischen 33 und 139 ccm. Als allgemeinen Mittelwert der Ruhe betrachten sie etwa 55 ccm bei einer Pulsfrequenz von etwa 70. Das Minutenvolumen der rechten Herzkammer des normalen ruhenden Menschen schätzen sie auf 4,2 l.

PLESCH[3]), der mit seinem Verfahren als erster ausgedehnte Untersuchungen beim Menschen ermöglichte, bestimmte das Schlagvolumen gesunder, ruhender Menschen mit 40—78 ccm, im Mittel 58,8 ccm, das Minutenvolumen pro Kilogramm Mensch zwischen 40 und 89 ccm, im Mittel zu 61,4 ccm. Die Pulszahl seiner Versuchspersonen schwankte zwischen 68 und 75. Das Minutenvolumen schwankte bei 5 normalen Personen zwischen 2,7 und 5,3 l (Mittelwert 4,4 l).

Werte ähnlicher Größenordnung sind beim Menschen auch von SCHAPALS[4]) von A. LOEWY und M. LEWANDOWSKY[5]), ZUNTZ, MÜLLER und MARKOFF[6]) (mit dem Stickoxydulverfahren) und F. MÜLLER[7]) gefunden worden.

Sehr zahlreich und genau sind die Untersuchungen die beim Menschen mit dem KROGH-LINDHARDTschen Verfahren von KROGH und LINDHARDT[8]), LINDHARDT[9]) und seither von vielen anderen Forschern ausgeführt wurden. Das Schlagvolumen, das KROGH und LINDHARDT für 3 Versuchspersonen bestimmten, schwankte zwischen 39 und 103 ccm, das Minutenvolumen zwischen 2,8 und 8,7 l. Da diese beiden Forscher aber zugleich feststellten, daß während der Stickoxydulatemversuche der Sauerstoffverbrauch ein anderer als in der Norm war, so haben sie die mit ihrem Verfahren gefundenen Werte korrigiert. Es ergab sich dann recht konstant bei verschiedenen Personen in der Ruhe ein Minutenvolumen von etwa 4,0 l. Aber in weiteren Versuchen LINDHARDTS[9]) schwankt doch auch das so errechnete „reduzierte Minutenvolumen" erheblich.

So bestimmten LILJESTRAND und LINDHARDT[10]) bei 3 ruhenden Versuchspersonen das Schlagvolumen der rechten Kammer mit 1. 80—122 ccm, 2. 98 bis 110 ccm, 3. 68—80 ccm und das reduzierte Minutenvolumen bei den gleichen Personen wurde von ihnen mit 1. 4,6—6,0 (im Mittel 5,3) 2. 5,5—6,5 (im Mittel 6,0) 3. 4,9—5,3 l (im Mittel 5,1) bestimmt.

Mit dem gleichen Verfahren hat BOOTHBY[11]) bei einer wochenlang täglich

---

[1]) MOBITZ, W. u. A. GROSZE: Arch. f. exp. Pathol. u. Pharmakol. Bd. 118, S. 192. 1926.
[2]) LOEWY, A. u. H. v. SCHRÖTTER: Zitiert auf S. 1161.
[3]) PLESCH: Zitiert auf S. 1161.
[4]) SCHAPALS: Zeitschr. f. exp. Pathol. u. Therapie Bd. 10, S. 222. 1912.
[5]) LOEWY, A. u. M. LEWANDOWSKY: Zeitschr. f. d. ges. exp. Med. Bd. 5, S. 321. 1917.
[6]) ZUNTZ, MÜLLER u. MARKOFF: Zeitschr. f. Balneol., Klimatol. u. Kurorthyg. Bd. 4. 1911.
[7]) MÜLLER, F.: Berlin. klin. Wochenschr. 1913, Nr. 51.
[8]) KROGH u. LINDHARDT: Skandinav. Arch. f. Physiol. Bd. 27, S. 100. 1912.
[9]) LINDHARDT: Skandinav. Arch. f. Physiol. Bd. 30, S. 73 u. 395. 1913; Pflügers Arch. f. d. ges. Physiol. Bd. 161, S. 268. 1915.
[10]) LILJESTRAND, G. u. LINDHARDT: Skandinav. Arch. f. Physiol. Bd. 39, S. 215. 1920.
[11]) BOOTHBY: Americ. journ. of physiol. Bd. 37, S. 383. 1915.

beobachteten Versuchsperson in der Ruhe das Schlagvolumen zwischen 52 und 90 ccm gefunden. Das Minutenvolumen zwischen 3,2 und 10,24 l und neuestens fanden COLLETT und LILJESTRAND[1]) als Ruhewerte beim Menschen mit dem KROGH-LINDHARDTschen Verfahren für das Schlagvolumen 38—103 ccm für das Minutenvolumen 2,4—5,8 l.

H. EPPINGER, v. PAPP und H. SCHWARZ[2]) haben als Ruhewerte normaler Menschen für das Schlagvolumen 33—87 ccm (im Mittel 56,2) gefunden, für das Minutenvolumen 2,6—7,5 l (im Mittel 4,47) und LILJESTRAND und STENSTRÖM[3]) für den Mann 61—84 cm (im Mittel 69) und 3,6—4,6 l (im Mittel 4,1) und für die Frau 51—63 ccm (im Mittel 56) und 3,0—4,4 l (im Mittel 3,8).

Gegen die Gültigkeit so gewonnener Werte als absoluter Zahlen lassen sich natürlich große Bedenken erheben [s. R. TIGERSTEDT[1])].

Nachfolgend findet man in Tabelle 1 die Befunde verschiedener Forscher in Form der TIGERSTEDTschen[5]) Zusammenstellung, die ich um die Zahlen vermehrt habe, die ich neueren Arbeiten entnehmen konnte.

Tabelle 1. **Das Schlagvolumen des erwachsenen Menschen in der Ruhe.**

Autor	Werte in ccm
LOEWY und v. SCHRÖTTER	33—55—139
PLESCH	40—78
SCHAPALS	43—84
ZUNTZ, MÜLLER, MARKOFF	48—97
KROGH und LINDHARDT	39—95
LINDHARDT	51—117
BOOTHBY	58
LUNDSGAARD	50,5—76
BORNSTEIN	43—70
EPPINGER, v. PAPP, SCHWARZ	33—87
M. E. COLLETT und LILJESTRAND	38—103
BARCROFT und MARSHALL	51—116
A. LOEWY und M. LEWANDOWSKY	35,8—99,6
LILJESTRAND und STENSTRÖM (Mann)	61—84
LILJESTRAND und STENSTRÖM (Frau)	51—63
MOBITZ (Mann)	100—163
MOBITZ (Frau)	75—100

Zunächst fällt sogleich auf, in wie weiten Grenzen die von jedem der Autoren gefundenen Einzelwerte untereinander schwanken. Solch großen Unterschiedsspannen gegenüber, wie sie die verschiedenen von jedem einzelnen Autor gewonnenen Zahlen darstellen, stimmen die verschiedenen Autoren mit den von ihnen gewonnenen Mittelwerten miteinander noch recht gut überein. Wesentlich höher als der Durchschnitt erscheinen die von DUGLAS und HALDANE[6]) gewonnenen Werte. Die außerordentlich großen Schwankungen, die Schlagvolumen und Zeitvolumen bei verschiedenen normalen Individuen aufweisen, aber auch beim gleichen Individuum an verschiedenen Versuchstagen, geht sehr deutlich aus den Untersuchungen von HENDERSON und HAGGARD[7]) aus neuester Zeit hervor.

So sehr diese Verschiedenheiten des Ergebnisses weitere Forschung notwendig erscheinen lassen, kann man ihnen doch grobe Mittelwerte entnehmen.

So hat G. N. STEWART[8]) das Schlagvolumen eines 70 kg schweren Mannes bei einer Pulsfrequenz von ca. 72 ccm im Durchschnitt auf 80 ccm geschätzt, das Sekundenvolumen auf 105 g Blut, das würde, wenn man das mittlere spezifische Gewicht des Blutes mit 1,05 ccm annimmt, einem Minutenvolumen von 6000 ccm entsprechen.

---

[1]) COLLETT, M. E. u. G. LILJESTRAND: Skandinav. Arch. f. Physiol. Bd. 45, S. 17. 1924.
[2]) EPPINGER, H., L. v. PAPP u. H. SCHWARZ: Zitiert auf S. 1161.
[3]) LILJESTRAND, G. u. N. STENSTRÖM, Acta med. scandinav. Bd. 63, S. 99. 1925.
[4]) TIGERSTEDT, R.: Zitiert auf S. 1161 (Bd. I, S. 205).
[5]) TIGERSTEDT, R.: Zitiert auf S. 1161 (Bd. I, S. 207).
[6]) DUGLAS u. HALDANE: Journ. of physiol. Bd. 56, S. 69. 1922.
[7]) HENDERSON, Y. u. W. HAGGARD: Americ. journ. of physiol. Bd. 73, S. 193. 1925.
[8]) STEWART, G. N.: Journ. of physiol. Bd. 22, S. 159. 1897.

R. TIGERSTEDT nimmt als Mittel für den normalen ruhenden erwachsenen Menschen für das Schlagvolumen einen Wert von 50—60 ccm oder etwas mehr an, für das Minutenvolumen etwa 3500—4200 ccm.

c) Schlag- und Zeitvolumen unter besonderen Bedingungen.

Wenn man auch in Rücksicht zieht, daß die von verschiedenen Autoren gefundenen Werte für das Schlag- und Zeitvolumen der Herzkammern je nach der Fehlerbreite des angewendeten Verfahrens und individueller Eigenart der Untersuchten nicht unbeträchtlich schwanken, so ist es doch zweifellos, daß sich schon bei gesunden Individuen bestimmte Koeffizienten feststellen lassen, die Schlagvolumen und Zeitvolumen in gewisser Richtung in einem Ausmaße beeinflussen, das die Fehlergrenzen der Untersuchungsverfahren sicher übersteigt.

Zunächst scheint schon das *Geschlecht* eine gewisse Rolle zu spielen. So hat z. B. CHR. LUNDSGAARD[1]) 24 Bestimmungen bei einer gesunden Frau in der Ruhe angestellt und 16 Ruheversuche bei einem normalen Mann. Bei der Frau fand er als Mittelwert des Schlagvolumens der rechten Kammer 50,5 ccm (Minimum 39, Maximum 61), als Mittelwert des reduzierten Minutenvolumens 3,8 l (Minimum 3,0, Maximum 4,6). Beim Manne fand er für das Schlagvolumen als Mittelwert 76 ccm (Minimum 58, Maximum 87) für das reduzierte Minutenvolumen 6,0 l (Minimum 4,9, Maximum 6,9). Aus einer derartigen Beobachtung darf man noch nicht verallgemeinernde Schlüsse ziehen. Doch haben LILJESTRAND und STENSTRÖM[2]) und neuestens MOBITZ[3]) (mit dem Äthyljodidverfahren) ähnliche Ergebnisse erhalten. Ferner ist der Einfluß der Körperhaltung auf das Zeitvolumen, von dem noch die Rede sein wird, wie es scheint, bei Frauen allgemein viel ausgeprägter als bei Männern[1]). Bei Frauen zeigt überdies das Ruhe-Zeitvolumen Schwankungen periodischer Art. COLLET und LILJESTRAND[1]) haben festgestellt, daß das Zeitvolumen ein Maximum etwa zwischen dem 4. und 10. sowie zwischen 15. und 19. Tag nach dem Eintreten der *Menstruation* aufweist, ein Minimum am 1. und 2. Tage der Periode sowie 10—18 Tage später. Sehr deutlich ausgeprägt fanden sie besonders das *prämenstruelle Maximum* und das *menstruelle Minimum* des Schlagvolumens. Während der Gravidität steigt nach neuen Untersuchungen von GAMMELTOFT[4]) (mit Hilfe der KROGH-LINDHARDTschen Methode gemessen) das Zeitvolumen und nimmt nach der Geburt wieder ab.

Es wurde schon erwähnt, daß die *Körperhaltung* von Einfluß auf das Schlag- und Zeitvolumen ist, und zwar scheint dies bei Frauen deutlicher zu sein als bei Männern. LINDHARDT[5]) fand, daß bei Frauen das Minutenvolumen im Liegen bis um 17,2% höher war als im Stehen, das Schlagvolumen sogar bis um 30%. Dies ist neuerdings auch von COLLET und LILJESTRAND[6]) bestätigt worden. Nachfolgende Tabelle zeigt die Ruhewerte, die diese Forscher bei einer Versuchsperson fanden.

Der Einfluß der Körperhaltung auf Schlag- und Zeitvolumen wird vielleicht mit durch den bekannten Einfluß der Körperhaltung auf die

Tabelle 2.

Körperhaltung	Pulszahl	Minutenvol.	Schlagvol.
Liegend	64	4,9	77
Sitzend	64	4,0	62
Stehend	69	3,6	52

Pulszahl bedingt, besonders, wo dieser sehr stark ausgeprägt ist. Insbesondere dürfte aber hier der Einfluß der Körperhaltung auf die hydrodynamischen Ver-

---

[1]) LUNDSGAARD, CHR.: Dtsch. Arch. f. klin. Med. Bd. 118, S. 361. 1916.
[2]) LILJESTRAND, G. u. N. STENSTRÖM: Acta med. scandinav. Bd. 63, S. 99. 1925.
[3]) MOBITZ, W.: Klin. Wochenschr. Jg. 5, S. 985. 1926.
[4]) GAMMELTOFT: Cpt. rend. des séances de la soc. de biol. Bd. 94, S. 1099. 1926.
[5]) LINDHARDT: Skandinav. Arch. f. Physiol. Bd. 30, S. 395. 1913.
[6]) COLLETT, M. E. u. G. LILJESTRAND: Skandinav. Arch. f. Physiol. Bd. 45, S. 17. 1924.

hältnisse des Kreislaufs und die dadurch beeinflußte Füllung des Herzens sein. Dies dürfte wohl der wichtigste Koeffizient der Änderung des Schlag- und Zeitvolumens bei Änderung der Körperhaltung sein. Außerdem beeinflussen Änderungen im Zustrom des Bluts zu den Carotiden, wie sie durch Änderungen der Körperhaltung bedingt werden, auch den Tonus der extrakardialen Herznerven wesentlich[1]), was auch, von der Frequenzänderung abgesehen, durch die Änderung der inotropen Wirkung dieser Nerven, Schlagvolumen und Zeitvolumen beeinflussen könnte. Nach körperlicher Arbeit ist der Unterschied zwischen dem Schlagvolumen (und dem Zeitvolumen) bei vertikaler und bei horizontaler Körperhaltung viel größer als in der Ruhe [BURGER[2])].

Daß auch die Temperatur unter Umständen einen Einfluß auf das Zeitvolumen der Herzkammern haben kann, scheint aus den Untersuchungen LINDHARDTS[3]) hervorzugehen. Im kalten Bade (16—20° C) sank, im warmen Bade (40,5—42,4° C) stieg das Minutenvolumen deutlich und diese Veränderung hielt auch nach dem Bade längere Zeit an. Aber nicht alle Versuchspersonen reagierten mit deutlichen Änderungen des Zeitvolumens auf Temperatureinflüsse. Demgegenüber hatte A. BORNSTEIN[4]) im kalten Bade (11—13° C) eine geringe Steigerung des Schlag- und Zeitvolumens der Kammern beobachten können, im warmen Bad (47—49°) blieb das Zeitvolumen etwas gesteigert, das Schlagvolumen war geringer als vorher. Mit diesem Befunde stimmen auch die von SCHAPALS[5]) überein, der im kalten Bad beim Menschen Schlag- und Zeitvolumen erhöht fand, im warmen (37—40° C) das Zeitvolumen trotz Frequenzsteigerung kaum verändert, im heißen Bad, das Zeitvolumen etwas erhöht, das Schlagvolumen vermindert. Durch Bäder indifferenten Wärmegrades wird nach SCHAPALS[5]) das Schlag- und das Zeitvolumen der Kammern nicht verändert.

Welche Koeffizienten bei diesen Wärmeeinflüssen im Bade wirksam sind, ist schwer zu sagen. Die Versuche LINDHARDTS, aus den Einwirkungen von Amylnitriteinatmung auf das Zeitvolumen zu ersehen, ob die Wirkung heißer Bäder etwa durch die Gefäßerweiterung zustande kommt, sind zu spärlich und zu wenig eindeutig, um etwas Klares aus ihnen schließen zu können. Noch weniger klar ist die Art der Wirkung von Bogenlichtbädern, als deren Folge LINDHARDT[6]) noch mehrere Tage nach der Bestrahlung das Zeitvolumen erhöht fand.

Bei neueren Versuchen fanden BARCROFT und MARSHALL[7]), daß beim Menschen die Einwirkung *trockener* Kälte das Schlagvolumen und Zeitvolumen ansteigen ließ, bei *trockener* Wärmeeinwirkung war das Minutenvolumen auch meist erhöht, das Verhalten des *Schlagvolumens* nicht eindeutig.

HENDERSON und HAGGARD[8]) finden eine Steigerung von Schlagvolumen und Zeitvolumen beim Menschen sowohl bei Aufenthalt in heißer Luft als in heißem Wasser.

F. BOHLMANNS[9]) Versuche zeigen ein deutliches Steigen des Schlagvolumens bei Steigerung der Bluttemperatur, trotz gleichzeitiger Steigerung der Schlagfrequenz.

Auch K. UJENO[10]), der narkotisierte Katzen in verschiedener Weise auf

---

[1]) Vgl. KISCH B.: Ergebn. d. inn. Med. u. Kinderheilk. Bd. 25, S. 548. 1924. — KISCH, B. u. S. SAKAI: Pflügers Arch. f. d. ges. Physiol. Bd. 198, S. 65 u. 86. 1923.
[2]) BURGER, G. C. E.: Onders. Physiol. Labor. Utrecht, 6. Folge, Bd. 7, S. 85. 1927.
[3]) LINDHARDT: Pflügers Arch. f. d. ges. Physiol. Bd. 161, S. 233. 1915.
[4]) BORNSTEIN, A.: Zeitschr. f. exp. Pathol. u. Therapie Bd. 9, S. 382. 1911; Bd. 14, S. 135. 1913.
[5]) SCHAPALS, F.: Zeitschr. f. exp. Pathol. u. Therapie Bd. 10, S. 222. 1912.
[6]) LINDHARDT: Skandinav. Arch. f. Physiol. Bd. 30, S. 73. 1913.
[7]) BARCROFT u. MARSHALL: Journ. of physiol. Bd. 58, S. 145. 1923.
[8]) HENDERSON, Y. u. W. HAGGARD: Americ. journ. of physiol. Bd. 73, S. 193. 1925.
[9]) BOHLMANN, F.: Pflügers Arch. f. d. ges. Physiol. Bd. 120, S. 400. 1907.
[10]) UJENO, K.: Journ. of physiol. Bd. 57, S. 203. 1923.

39°C erwärmte, fand mit der Temperatursteigerung eine Steigerung des Minuten- und des Schlagvolumens, während C. TIGERSTEDT[1]) neuerdings auch große äußere Temperaturschwankungen ohne Einwirkung auf das Minutenvolumen des Kaninchens fand. Die Frage der Einwirkung von Temperaturänderungen auf das Schlag- und Zeitvolumen der Kammern bedarf also noch einer eindeutigen Beantwortung.

Die *Nahrungsaufnahme* beeinflußt das Zeitvolumen sehr deutlich, wie schon S. BONDI und A. MÜLLER[2]) zeigen konnten. Schon nach einer leichten Mahlzeit steigt es nach COLLETT und LILJESTRAND[3]) innerhalb 30—60 Minuten deutlich (bis um 2,5 l pro Minute) an und erreicht erst etwa nach 3—4 Stunden den Nüchternwert. Diese, auch von v. PAP und SCHWARZ[4]) beobachtete Tatsache muß natürlich bei Untersuchungen am Menschen auch stets berücksichtigt werden. EPPINGER, v. PAP und SCHWARZ[5]) haben nach ihren Erfahrungen ebenfalls die Ruhewerte ihrer Versuchspersonen stets 12—16 Stunden nach der letzten Nahrungsaufnahme bestimmt. Besonders scheint das Zeitvolumen durch eiweißreiche Kost erhöht zu werden. Doch nimmt es auch nach Kohlenhydratnahrung und Alkoholgenuß zu [v. PAP und SCHWARZ[5]), F. KISCH und SCHWARTZ[6])].

Es sei schließlich auch erwähnt, daß KUHN[7]) das Zeitvolumen (PLESCHS Verfahren) beim Menschen im Hochgebirge erhöht fand.

Der Umstand, der wohl den mächtigsten Einfluß auf das Minutenvolumen der Herzkammern beim unter normalen Bedingungen lebenden Individuen hat, ist *körperliche Arbeit*. Es ist schon erwähnt worden, daß das Zeitvolumen in gewissem Sinne als eine Funktion des Stoffwechsels angesehen werden kann. Dies äußert sich deutlich in der Zunahme des Zeitvolumens bei körperlicher Arbeit. Schon die oben erwähnten Versuche von ZUNTZ und HAGEMANN beim Pferde haben dies gezeigt.

Dies gilt auch für den Menschen. Von älteren Arbeiten abgesehen, deren Untersuchungsverfahren mangelhaft waren[8]), geht dies schon klar aus den Arbeiten BORNSTEINS[9]) und denen von A. LOEWY und M. LEWANDOWSKY[10]) hervor.

In sehr eingehender und genauer Weise ist dann die Frage des Einflusses von Muskelarbeit auf das Zeitvolumen der Kammern mit dem KROGH-LINDHARDTschen Verfahren von KROGH und LINDHARDT[11]), LINDHARDT[12]) BOOTHBY[13]), MEANS und NEWBURGH[14]), COLLETT und LILJESTRAND[15]), HENDERSON und HAGGARD[16]) u. a. bearbeitet worden. Das allgemeine Ergebnis war übereinstimmend. Als eine Funktion des respiratorischen Stoffwechsels stieg das Zeitvolumen bei Muskelarbeit. Bei schwerer Arbeit konnte es das 6 fache des Ruhewertes erreichen. Da das Zeitvolumen relativ viel stärker als die Herzfrequenz stieg, so war auch das Schlagvolumen trotz der Frequenzsteigerung erhöht.

---

[1]) TIGERSTEDT, C.: Arch. néerland. de physiol. de l'homme et des anim. Bd. 7, S. 92. 1922.
[2]) BONDI, S. u. A. MÜLLER: Dtsch. Arch. f. klin. Med. Bd. 97, S. 569. 1909.
[3]) COLLETT, M. E. u. G. LILJESTRAND: Skandinav. Arch. f. Physiol. Bd. 45, S. 17. 1924.
[4]) PAP, L. v. u. H. SCHWARZ: Klin. Wochenschr. Bd. 2. 1923, S. 1289.
[5]) EPPINGER, H., L. v. PAP u. H. SCHWARZ: Zitiert auf S. 1161.
[6]) KISCH, F. u. H. SCHWARTZ: Ergebn. d. inn. Med. u. Kinderheilk. Bd. 27, S. 198. 1925.
[7]) KUHN, H.: Zeitschr. f. exp. Pathol. u. Therapie Bd. 14, S. 39. 1913.
[8]) Eine Kritik dieser Verfahren s. bei LINDHARDT: Pflügers Arch. f. d. ges. Physiol. Bd. 161, S. 233. 1915.
[9]) BORNSTEIN, A.: Zeitschr. f. exp. Pathol. u. Therapie Bd. 14, S. 135. 1913.
[10]) LOEWY, A. u. M. LEWANDOWSKY: Zeitschr. f. d. ges. exp. Med. Bd. 5, S. 321. 1917.
[11]) KROGH, A. u. J. LINDHARDT: Skandinav. Arch. f. Physiol. Bd. 27, S. 100. 1912.
[12]) LINDHARDT, J.: Skandinav. Arch. f. Physiol. Bd. 40, S. 145 u. 196. 1920; Pflügers Arch. f. d. ges. Physiol. Bd. 161, S. 233. 1915.
[13]) BOOTHBY: Americ. journ. of physiol. Bd. 37, S. 383. 1915.
[14]) MEANS u. NEWBURGH: Journ. of pharmacol. a. exp. therapeut. Bd. 7, S. 441 u. 449. 1915.
[15]) COLLETT, M. E. u. G. LILJESTRAND: Skandinav. Arch. f. Physiol. Bd. 45, S. 29. 1924.
[16]) J. HENDERSON u. W. HAGGARD: Americ. journ. of physiol. Bd. 73, S. 195. 1925.

Für das Ausmaß der Beeinflussung des Zeitvolumens durch willkürlich geleistete Arbeit, ist, wie LINDHARDT[1]) gezeigt hat, nicht nur das absolute Ausmaß der geleisteten Arbeit von Bedeutung, sondern auch das *Arbeitstempo* und besondere individuelle Verhältnisse, unter denen in erster Reihe das *Training* hervorzuheben ist. Im Zustand des Trainings fand er auch in der Ruhe Schlagvolumen und Zeitvolumen vermehrt, doch steigt beides bei Arbeitsleistung beim Trainierten weniger stark an als beim Untrainierten. Den letzteren Umstand konnten neulich auch M. E. COLLETT und G. LILJESTRAND[2]) bestätigen. Die Arbeitsleistung in LINDHARDTS Versuchen geschah an Ergometern, die mit den Händen (Kurbel) oder Füßen (Fahrradergometer) betrieben waren. Auch beim *Schwimmen*[3]) fand er das Zeitvolumen stark erhöht, ja sogar relativ stärker als bei anderer körperlicher Arbeit mit dem gleichen Sauerstoffverbrauch. Freilich ist hierbei außer der Muskelarbeit der Einfluß der Temperatur des kalten Wassers auf das Schlag- und Zeitvolumen in Rücksicht zu ziehen, der jedoch von verschiedenen Autoren, wie oben erwähnt wurde, verschieden bewertet wird.

Daß beim *Rudern* das Minutenvolumen stark erhöht ist, zeigten G. LIJESTRAND und J. LINDHARDT[4]). Bei Ausführung vorwiegend *statischer Arbeit* (Hängen an einer Querstange) nimmt das Zeitvolumen stärker zu, als es nach dem Maß der Stoffwechselsteigerung zu erwarten wäre [J. LINDHARDT[5])]. Das quantitative Verhalten des Minutenvolumens bei körperlicher Arbeit ist überhaupt, wie COLLETT und LILJESTRAND[6]) annehmen von der Art der Muskelgruppen, die besonders beansprucht werden, abhängig.

Es scheint auch bemerkenswert, daß, wie KROGH und LINDHARDT[7]) gezeigt haben, das Minutenvolumen nicht nur bei willkürlicher Muskelarbeit steigt, sondern auch dann, wenn die Muskulatur durch *elektrische Reizung* zu Zuckungen gebracht wird, während rein *passive Bewegungen* und *Massage* das Zeitvolumen nach G. LILJESTRAND und N. STENDSTRÖM[8]) unbeeinflußt lassen, obwohl die Sauerstoffaufnahme bei derartigen Maßnahmen stark erhöht sein kann.

Bemerkt sei schließlich auch, daß nach LUNDSGAARDT[9]) Beobachtungen bei totalem Herzblock das Zeitvolumen durch körperliche Arbeit viel weniger gesteigert wird als bei normalen Menschen, während es in der Ruhe ganz normale Werte aufwies. Bekanntlich ist ja auch die motorische Acceleration in solchen Fällen, wenn überhaupt vorhanden, meist sehr gering.

Nach beendeter Muskelarbeit sinkt das Minutenvolumen schon innerhalb der ersten 2 Minuten stark ab [LINDHARDT[10])] dann weiterhin aber nur allmählich und ungleichmäßig, so daß es zur Bestimmung von Ruhewerten, immer nötig ist, die Versuchsperson sich eine Zeitlang ganz ruhig verhalten zu lassen. Nach COLLETT und LILJESTRAND[2]) genügen dazu etwa 10—30 Minuten. Bevor wir nun zur Besprechung jener Faktoren übergehen, die pathologischerweise Schlag- und Zeitvolumen beeinflussen, sei nur kurz auf die Beeinflussung dieser Größen durch pharmakologische Maßnahmen verwiesen, da diese Frage ja eingehender an anderer Stelle des Handbuches besprochen wird.

Zunächst wären Stoffe zu nennen, die wie die Digitalis einen abnormen Kreislauf der Norm wieder nähern und das Zeitvolumen verändern. Es kann dies da-

---

[1]) LINDHARDT, J.: Pflügers Arch. f. d. ges. Physiol. Bd. 161, S. 233. 1915.
[2]) COLLETT, M. E. u. G. LILJESTRAND: Skandinav. Arch. f. Physiol. Bd. 45, S. 29. 1924.
[3]) LINDHARDT, J.: Skandinav. Arch. f. Physiol. Bd. 39, S. 64. 1920.
[4]) LILJESTRAND, G. u. J. LINDHARDT: Skandinav. Arch. f. Physiol. Bd. 39, S. 215. 1920.
[5]) LINDHARDT, J.: Skandinav. Arch. f. Physiol. Bd. 40, S. 145 u. 196. 1920.
[6]) COLLETT, M. E. u. G. LILJESTRAND: Skandinav. Arch. f. Physiol. Bd. 45, S. 29. 1924.
[7]) KROGH, A. u. J. LINDHARDT: Journ. of physiol. Bd. 51, S. 182. 1916.
[8]) LILJESTRAND, G. u. U. STENDSTRÖM: Skandinav. Arch. f. Physiol. Bd. 42, S. 82. 1922.
[9]) LUNDSGAARD, CHR.: Dtsch. Arch. f. klin. Med. Bd. 120, S. 481. 1916.
[10]) LINDHARDT, J.: Journ. of physiol. Bd. 57, S. 17. 1923.

durch geschehen, daß sie den biologischen Zustand der Herzmuskelfasern direkt beeinflussen [was sich etwa am isolierten Herzpräparat am eindeutigsten erweisen läßt, DE HEER[1]) BIJLSMA und ROESSINGH[2])], oder indem sie die Herzfrequenz beeinflussen, oder die der Entleerung der Kammern (besonders der linken) entgegenstehenden Widerstände verringern, oder die Herzfüllung durch Beeinflussung des peripheren Gefäßsystems verändern, oder, wie dies in vivo meist der Fall ist, indem sie mehrere dieser Faktoren zugleich verändern.

Allgemein werden schon am normalen Individuum alle Mittel, die in der angewendeten Dosis einen der genannten Koeffizienten des Schlag- und Zeitvolumens wesentlich beeinflussen, auch das Schlag- oder Zeitvolumen selbst verändern, insoweit ihr Einfluß auf diese Größen nicht durch andere regulatorische einwirkende Koeffizienten ausgeglichen wird. Exakte pharmakologische Untersuchungen in dieser Hinsicht sind sehr notwendig. Neuestens ist z. B. das Morphium von diesem Gesichtspunkte aus untersucht worden[3]). In Fällen, in denen es in der dargebotenen Dosis deutlich narkotisch wirkte, setzte es das Minutenvolumen stark herab, während eine Versuchsperson, die nach der Verabreichung von Morphium Erregungszustände bekam zu dieser Zeit eine deutliche Steigerung des Minutenvolumens zeigte. Auch die Wirkung von Cocain und Coffein auf das Zeitvolumen war bei verschiedenen Personen sehr verschieden. Im Tierversuch[4]) konnte auch durch große Coffeindosen bei Hunden eine merkliche Änderung des Zeitvolumens der Kammern nicht erreicht werden. Die klinischen Untersuchungen dieser Art sind aber noch ebenso spärlich wie die tierexperimentellen. Übereinstimmend wird berichtet, daß unter dem Einfluß von Pituitrin und Pituglandol das Zeitvolumen abnimmt. A. LEHNDORFF[5]), der die Wirkungen intravenöser Injektion 2,7 proz. Jodnatriumlösung auf den Kreislauf bei Katzen herzplethysmographisch beobachtete, fand als Folge der Injektion nach kurzdauernder Senkung eine überdauernde Steigerung des Schlag- und Zeitvolumens der Kammern *verbunden mit einer Steigerung des arteriellen Blutdruckes.*

d) Schlag- und Zeitvolumen bei Funktionsstörungen der Herzklappen und bei sonstigen Erkrankungen.

Alle Herzklappenfehler können das Schlagvolumen des Herzens beeinflussen. Bei den Atrioventrikularklappen wird eine Stenose die Füllung der betreffenden Herzkammer, die ein wesentlicher Koeffizient des Schlagvolumens ist, erschweren. Bei einer Insuffizienz dieser Klappen, wird erstens der Widerstand gegen den sich die Kammer entleert, herabgesetzt sein, und da die Kammer einen Teil ihres Inhaltes bei der Kontraktion in den Vorhof zurückwirft, muß, falls sich das zirkulatorische Schlagvolumen auf normaler Höhe hält, das Gesamtschlagvolumen vergrößert sein. Wenn andererseits der Klappenapparat, der das Blut aus den Kammern leitenden großen Gefäße (z. B. der Aorta) nicht normal funktioniert, so wird auch dies das Schlagvolumen beeinflussen. Eine Stenose muß zur Erhöhung des arteriellen Widerstandes und bei genügender Größe dieses Faktors damit ceteris paribus zu einer Herabsetzung des Schlagvolumens und Steigerung des Restvolumens führen, die etwa erst durch eine Änderung des biologischen Zustandes der Herzmuskulatur, der auch von der nun vergrößerten Kammerfüllung abhängt (stärkere Kontraktionen mit konsekutiver Hypertrophie),

---

[1]) DE HEER: Pflügers Arch. f. d. ges. Physiol. Bd. 148, S. 1. 1912.
[2]) BIJLSMA, N. G. u. M. J. ROESSINGH: Arch. f. exp. Pathol. u. Pharmakol. Bd. 99, S. 235. 1922.
[3]) EPPINGER, H., L. v. PAPP, H. SCHWARZ: Zitiert auf S. 1161.
[4]) BOCK, J. u. J. BUCHHOLZ: Arch. f. exp. Pathol. u. Pharmakol. Bd. 88, S. 192. 1920.
[5]) LEHNDORFF, A.: Arch. f. exp. Pathol. u. Pharmakol. Bd. 76, S. 224. 1904.

überwunden wird. Eine Insuffizienz dieser Klappen muß dazu führen, daß in der Diastole ein Teil des ausgewofenen Blutes in die Kammer zurückfließt, daß also das zirkulatorische Schlagvolumen kleiner wird als das Gesamtschlagvolumen. Zugleich wird dieser Umstand aber bei unveränderter Frequenz zu einer stärkeren Füllung der Kammer führen und damit zu einer Erhöhung des Gesamtschlagvolumens gegenüber der Norm, die so groß sein kann, daß das zirkulatorische Schlagvolumen wieder einen normalen Wert erhält. Aber all diese Verhältnisse werden noch komplizierter durch die Frequenzänderungen, die unter solchen Verhältnissen meist gegenüber der Norm vorhanden sind[1]). H. STRAUB[1]) hat im Tierversuch künstliche reversible Klappenfehler erzeugt. Er hat hierbei die Dynamik des Herzens genau untersucht. Er sah beim Auftreten eines akut geschaffenen Klappenfehlers das Zeitvolumen der Kammer vorübergehend abnehmen, nach der akuten Behebung des Klappenfehlers trat eine ebenfalls vorübergehende Erhöhung des Zeitvolumens auf.

Selten wird beim Menschen einer der genannten Klappenfehler allein zu finden sein. Ihre Kombination macht eine klare Übersicht der dynamischen Verhältnisse beim Kreislauf von Kranken mit Funktionsstörung der Herzklappen fast unmöglich[2]). Insbesondere muß man sich vergegenwärtigen, daß die gasanalytische Methode, mit deren Hilfe man klinisch das zirkulatorische Zeitvolumen der rechten Kammer bestimmt, bei solchen Kranken nichts über das Gesamtzeitvolumen aussagt, und deshalb über die Arbeitsleistung des Herzens keine unmittelbaren Schlüsse zuläßt, während ihre Kenntnis für Fragen anderer Art (Durchblutung der Organe, Stoffwechsel) von großer Bedeutung sein kann[3]). Andererseits wird eine muskuläre Herzschwäche zu einer Herabsetzung des gesamten und zirkulatorischen Zeitvolumens und Schlagvolumens führen, soweit dem durch gleichzeitige Frequenz-, Füllungs- und Widerstandsänderungen nicht erfolgreich entgegengewirkt wird. Daß das Gesamtzeitvolumen bei Klappenfehlern hierbei noch übernormal groß sein kann, während das zirkulatorische schon stark unternormal ist, wurde schon erwähnt. Wenn auch das aus dem Plethysmogramm eines Arms berechnete Schlagvolumen nur relative Werte ergibt, so wurde doch schon aus diesem geschlossen [S. BONDI und A. MÜLLER[4])], daß bei Herzklappenfehlern das zirkulatorische Schlagvolumen geringer zu sein pflegt als in der Norm, ebenso bei Myodegeneratio cordis, während es bei komplettem Herzblock vergrößert ist. Genaue experimentelle Untersuchungen hierüber verdanken wir H. STRAUB[5]).

Genaue Untersuchungen am Menschen wurden in dieser Hinsicht jüngst auch von CHR. LUNDSGAARD[6]) mit dem Verfahren von KROGH-LINDHARDT ausgeführt, und zwar an normalen Individuen und an solchen mit Funktionsstörungen des Herzklappenapparates, sowie 2 Personen mit totalem Herzblock. In der folgenden Tabelle 3 sind seine bei diesen Personen ermittelten Werte des zirkulatorischen Schlagvolumens und Zeitvolumens zusammengestellt. Bei vielen Kranken entsprach das zirkulatorische Schlagvolumen etwa den Mittelwerten normaler Menschen, bei einigen war es bis auf die Hälfte des Normalwertes gesunken. Es sei auf ganz ähnliche Befunde verwiesen, die bei Besprechung der Kreislaufszeit

---

[1]) Vgl. hierzu auch H. STRAUB: Dtsch. med. Wochenschr. 1919, S. 676, sowie STRAUBS schöne experimentelle Untersuchungen: Dtsch. Arch. f. klin. Med. Bd. 122, S. 156. 1917.
[2]) Bezüglich der Theorie dieser Verhältnisse vgl. F. MORITZ: Zitiert auf S. 1161.
[3]) PLESCH, J.: Zitiert auf S. 1161. — EPPINGER, H., L. v. PAPP, H. SCHWARZ: Zitiert auf S. 1161. — MORITZ, F.: Zitiert auf S. 1161.
[4]) BONDI, S. u. A. MÜLLER: Dtsch. Arch. f. klin. Med. Bd. 97, S. 569. 1909.
[5]) STRAUB, H.: Dtsch. Arch. f. klin. Med. Bd. 122, S. 156. 1917.
[6]) LUNDSGAARD, CHR.: Dtsch. Arch. f. klin. Med. Bd. 118, S. 513. 1916; Bd. 120, S. 481. 1917.

im nächsten Kapitel hervorgehoben werden sollen. Auch sei auf einen in BIEDLS Klinik untersuchten Fall eines 15 jährigen Jungen mit angeborenem Ventrikelseptumdefekt, morbus coeruleus, Stenose der Arteria pulmonalis und reitender Aorta verwiesen. WEISS und LÖWBEER[1]), die an diesem Kranken mit dem KROGH-LINDHARDTschen Verfahren gasanalytische Untersuchungen ausführten stellten ein Minutenvolumen von 7,08 l fest. Hierbei wurde nach ihrer Berechnung in der Minute vom rechten Herzen 4,89 und vom linken 2,19 l in die Aorta geworfen.

Tabelle 3.
Schlag- und Zeitvolumen bei Normalen und Herzkranken nach CHR. LUNDSGAARD
(Dtsch. Arch. f. klin. Med. Bd. 118, S. 513. 1915 und Bd. 120, S. 481. 1916).

Erkrankung	Geschlecht	Alter	Gewicht in kg	Zahl der Versuche	Minutenvolumen in L. auf Ruhestand reduziert			Schlagvolumen in ccm in Ruhe		
					Max.	Min.	Mittel	Max.	Min.	Mittel
Durchschnittswert, normaler	M.						5,3			80
Individuen	W.						3,8			60
Insuff. mitr. et aort. Stenosis mitr. . . .	M.	16a	46	6	5,7	4,2	4,65	71	53	61
Insuff. et sten. aort. et mitr..	M.	16a	43,5	6	5,0	3,6	4,25	60	38	48
Insuff. et sten. mitr.	W.	27a	52	9	2,45	1,4	2,0	35	20	28
Insuff. aort. et mitr. Stenosis mitr. . . .	M.	27a	65	1			3,95			52
Derselbe Fall . . .	M.	27a	65	2	2,45	2,1	2,3	32	28	30
Derselbe Fall . . .	M.	27a	65	5	3,5	3,0	3,25	35	27	31
Insuff. mitr. et aort. Stenosis mitr. . . .	M.	29a	62	6	2,5	2,0	2,2	32	21	26
Stenosis mitr. . . .	M.	39a	58	2	3,5	2,8	3,15	36	31	33,5
Stenosis mitr. . . .	M.	43a	70	4	2,5	1,5	2,25	31	21	27
Insuff. et sten. aort. Insuff. mitr. . . .	M.	36a	—	2	3,6	2,4	3,0	41	25	33
Stenosis et insuff. mitr.	W.	21	46,5	7	5,5	3,3	4,15	109	44	74
Stenosis et insuff. mitr.	W.	21	60	6	4,9	4,3	4,7	68	60	64
Dieselbe Kranke .	W.	21	60	15	8,0	5,1	6,5	109	73	95
Totaler Herzblock .	M.	69	68	8	4,85	7,2	5,9	133	189	154
Totaler Herzblock .	M.	58	66	4	5,3	6,3	5,85	143	169	155

Nach den Untersuchungen von MOBITZ[2]) sind Mitralstenosen durch ein besonders geringes Schlagvolumen gekennzeichnet, während bei Aorteninsuffizienz und bei Mitralinsuffizienz das zirkulatorische Schlagvolumen normal oder ein wenig vermindert ist.

Dies und die vorerwähnten kritischen Überlegungen führen dazu, daß man die klinisch berechnete Größe des zirkulatorischen Schlag- und Zeitvolumens für die Frage nach der Größe der vom Herzen geleisteten Arbeit eigentlich nur bei tadellos funktionierendem Klappenapparat verwerten kann, sonst aber hauptsächlich nur in Hinblick auf den Kreislauf des Blutes und den Stoffwechsel. Wenn wir mit Berücksichtigung des Herzens als Stoffwechselorgan, als Kreislaufinsuffizienz einen Zustand definieren, bei dem das von den Herzkammern ausgeworfene zirkulatorische Zeitvolumen zu klein ist, um den jeweils zur Erhaltung eines normalen Stoffwechsels nötigen Stofftransport zu und von den einzelnen Organen zu ermöglichen, so können wir im Hinblick auf die Herztätigkeit von einer Herzinsuffizienz dann sprechen, wenn ein Herz (durch welche Koeffizienten immer

---

[1]) WEISS, R. u. B. LÖWBEER: Wien. Arch. f. inn. Med. Bd. 7, S. 381. 1924.
[2]) MOBITZ, W.: Verhandl. 38. Kongr. d. Dtsch. Ges. f. inn. Med. 1926, S. 314.

dies auch bedingt sei) mit dem von ihm geförderten *zirkulatorischen* Zeitvolumen der zu einer normalen Funktion aller Organe nötigen Zufuhr von Blut zu diesen nicht mehr gerecht werden kann[1]). Damit ist auch dem Umstande Rechnung getragen, daß dem biologischen Zustand der Organe selbst (ihrem Chemismus, der Gefäßweite usw.) auch ein wesentlicher Anteil an dem Ausmaß der Anforderungen zukommt, die die Organe zur Aufrechterhaltung normaler Funktion an den Motor des Kreislaufes stellen müssen, was z. B. für den Begriff der relativen Herzinsuffizienz von Bedeutung ist. Doch können diese bedeutsamen Fragen hier nur gestreift werden.

Der Umstand, daß sich das Zeitvolumen der Herzkammern innerhalb gewisser Grenzen den chemischen Bedürfnissen des Organismus anpaßt, läßt es verständlich scheinen, daß es auch bei anderen Krankheiten als denen des Herzens und der Gefäße verändert gefunden wird: doch ist bei solcher Erkrankung immer auch an die Möglichkeit einer krankhaften Veränderung des Herzens zu denken. Genauere Untersuchungen in dieser Hinsicht sind bisher nur spärlich vorhanden.

So fand PLESCH[2]) bei Anämien der verschiedensten Art ein beträchtlich erhöhtes Schlag- und Zeitvolumen, desgleichen bei Leukämie. Hingegen fand PLESCH bei Morbus Basedowi, das Minutenvolumen zwar erhöht, das Schlagvolumen aber sogar erniedrigt. Vermutlich infolge der gleichzeitig vorhandenen Frequenzsteigerung. Entsprechende Befunde sind auch bei Messungen der Blutstromgeschwindigkeit [E. KOCH[3])] erhoben worden. Vielleicht gehört hierher auch die physiologische Beobachtung, daß beim Menschen das Minutenvolumen im Hochgebirge etwas erhöht gefunden wird [H. KUHN[4])], desgleichen im Tierversuch bei starker Steigerung der Atemfrequenz und Verminderung der Atemtiefe bei gleichzeitig auftretender Hypoxämie [F. KISCH[5])]. Untersuchungen über das Schlag- und Zeitvolumen bei Krankheiten, die auch nicht primär Herz und Gefäße betreffen, liegen aus letzter Zeit auch von LILJESTRAND und STENSTRÖM[6]) sowie MOBITZ[7]) vor.

Da das gasanalytische Verfahren an die untersuchte Person manche Anforderungen stellt, die Schwerkranken nicht zugemutet werden können, so ist man bezüglich der Beurteilung des Kreislaufs oft auch auf andere, mehr indirekte Verfahren angewiesen und deshalb sei bezüglich vieler in diesem Kapitel besprochener Fragen, zur Ergänzung auch auf das nachfolgende Kapitel über Stromgeschwindigkeit und Kreislaufzeit verwiesen.

---

[1]) H. STRAUB (Dtsch. Arch. f. klin. Med. Bd. 120, S. 156. 1917) definiert die „Kompensation eines Klappenfehlers" dahin, daß „die Versorgung sämtlicher Organe unter normalem arteriellen Mitteldruck mit der genügenden Menge zureichend arterialisierten Blutes gewährleistet wird".

[2]) PLESCH, J.: Zitiert auf S. 1161.

[3]) KOCH, E.: Dtsch. Arch. f. klin. Med. Bd. 140, S. 39. 1922.

[4]) KUHN, H.: Zeitschr. f. exp. Pathol. u. Therapie Bd. 14, S. 39. 1913.

[5]) KISCH, F.: Klin. Wochenschr. Jg. 5, Nr. 27. 1926.

[6]) LILJESTRAND, G. u. N. STENSTRÖM: Acta med. scandinav. Bd. 63, S. 99. 1925.

[7]) MOBITZ, W.: Klin. Wochenschr. Jg. 5, S. 985. 1926; Verhandl. d. dtsch. Ges. f. inn. Med. S. 314, 1926.

Stromgeschwindigkeit und Kreislaufzeit des Blutes.

Von

Bruno Kisch

Köln a. Rh.

Mit 5 Abbildungen.

Zusammenfassende Darstellungen.

Frank, O.: Hämodynamik. In R. Tigerstedts Handb. d. physiol. Methodik. Leipzig: S. Hirzel 1913. — Koch, E.: Die Stromgeschwindigkeit des Blutes. Dtsch. Arch. f. klin. Med. Bd. 140, S. 39. 1922. — Kries, J. v.: Über das Verhältnis der maximalen zu der mittleren Geschwindigkeit bei dem Strömen von Flüssigkeiten in Röhren. Beiträge z. Physiol. Festschr. f. C. Ludwig. S. 101. Leipzig 1887. — Krogh, A.: Anatomie u. Physiologie der Capillaren. Berlin: Julius Springer 1924. — Moritz, F.: Die allgemeine Pathologie des Herzens und der Gefäße. In Krehl-Marchands Handb. d. allg. Pathol. Bd. II, 2. Leipzig: S. Hirzel 1913. — Müller, O.: Die Capillaren der menschlichen Körperoberfläche. Stuttgart: F. Enke 1922. — Nicolai, G. F.: Die Mechanik des Kreislaufs. In Nagels Handb. d. Physiol. des Menschen Bd. I, S. 661. Braunschweig: F. Vieweg & Sohn 1909. — Plesch, J.: Hämodynamische Studien. Zeitschr. f. exp. Pathol. u. Therapie Bd. 6, S. 380. 1909. — Rollet, A.: Blut und Blutbewegung. In Hermanns Handb. d. Physiol. Bd. IV, 1, S. 146. Leipzig 1880. — Tigerstedt, R.: Die Geschwindigkeit des Blutes in den Arterien. Ergebn. d. Physiol. Bd. 4, S. 481. 1905. — Tigerstedt, R.: Die Strömung des Blutes in den Capillaren und Venen. Ebenda Bd. 18, S. 1. 1920. — Tigerstedt, R.: Die Physiologie des Kreislaufes. 2. Aufl. Berlin u. Leipzig: Verein. wiss. Verleger 1921. — Thoma, R.: Die experimentell-mathematische Behandlung des Blutkreislaufes. In Abderhaldens Handb. d. biol. Arbeitsmethoden Abt. 5, T. 4, H. 5. 1924. — Vierordt, K.: Die Erscheinungen und Gesetze der Stromgeschwindigkeit des Blutes. 2. Aufl. Berlin: M. Hirsch 1862. — Volkmann, A. W.: Die Hämodynamik nach Versuchen. Leipzig 1850.

1. Erklärung der Begriffe Stromgeschwindigkeit, Stromvolumen, Kreislaufszeit, Umlaufszeit, Stromweg und Stromzeit.

Die auch sonst stets vorhandene Notwendigkeit, sich über die Bedeutung angewendeter Begriffe ganz klar zu sein, wird besonders stark auf unklaren Gebieten des Forschens empfunden. Ich hoffe deshalb, daß die folgenden einleitenden Bemerkungen nicht überflüssig gefunden werden.

Der vielfach verwendete Ausdruck Stromgeschwindigkeit des Blutes bedeutet eine Geschwindigkeit, d. i. nach den Definitionen der Physik $\frac{\text{Weg}}{\text{Zeit}}$. Man kann nun den in einer bestimmten Zeit zurückgelegten Weg, oder die zur Zurücklegung eines bestimmten Weges verwendete Zeit berechnen.

Man kann somit die Geschwindigkeit, mit der das Blut in einem Gefäße strömt, ausdrücken, indem man den Weg angibt, den es in einer bestimmten Zeit zurücklegt, oder die Zeit, die vergeht, während ein Blutteilchen eine bestimmte Strecke Wegs zurücklegt.

Auf jede dieser beiden Arten ist experimentell versucht worden, die Strömungsgeschwindigkeit des Blutes in einem bestimmten Gefäßgebiet auszudrücken. Hierbei ist entweder die Zeit oder der Weg konstant gewählt und die andere Größe jeweils experimentell bestimmt worden. Leider wird in der Literatur dann oft nicht scharf auseinandergehalten, daß die experimentell so ermittelten Größen verschieden benannte sind. Man kann die Stromgeschwindigkeit auch so ermitteln, daß man die Flüssigkeitsmenge bestimmt, die während einer bestimmten Zeit aus einem Gefäß von bekanntem Querschnitt ausfließt. Diese Größe, das Stromvolumen, durch den Querschnitt des Gefäßes dividiert, ergibt eine Zahl, die den Weg angibt, den ein Blutteilchen in der beobachteten Zeit zurücklegt, also die Stromgeschwindigkeit.

Um nun alle Unklarheiten zu vermeiden, soll im nachfolgenden genau unterschieden werden.

1. *Der Stromweg.* Das ist der von einem Inhaltsteilchen des Blutgefäßsystems, z. B. einem Blutkörperchen in einer bestimmten Zeit zurückgelegte Weg.

2. *Die Stromzeit.* Das ist die Zeit, die ein Inhaltsteilchen des Blutgefäßsystems benötigt, um von einem beliebig gewählten Punkte der Strombahn zu einem ebensolchen anderen zu gelangen.

3. *Das Stromvolumen.* Das ist die Blutmenge, die in einer bestimmten Zeit durch einen bestimmten Gefäßquerschnitt hindurchfließt.

Da sich nun, wie noch dargelegt werden soll, die Stromgeschwindigkeit eines Blutteilchens andauernd ändert, und wie schon Dogiel[1]) in seiner klassischen Arbeit zeigte, in den verschiedenen Gefäßgebieten ganz unübersehbare Unterschiede der Stromgeschwindigkeit bei ein und demselben Tier feststellbar sind, so kann man die Stromgeschwindigkeit, (sei es als Stromweg, z. B. in 1 Sekunde, oder als Stromzeit z. B. für 1 m) überhaupt nur für ein bestimmtes Gefäß bestimmen und auch da nur als mittlere Stromgeschwindigkeit während der Zeit der Beobachtung.

Wenn man daher, wie dies oft geschieht, von einer Stromgeschwindigkeit des Blutes schlechthin spricht, oder in einem bestimmten Organ, so muß man sich klar sein, daß darunter, sinnvoll nur die mittlere aller Stromgeschwindigkeiten in den verschiedenen Gefäßen dieses Organes verstanden werden kann. Experimentell feststellbar ist dieser Wert nur annähernd. Änderungen seiner Größe können insbesondere aus Änderungen des Stromvolumens erschlossen werden.

Außer dem Worte Stromgeschwindigkeit findet man in der Literatur auch die Worte Umlaufszeit und Kreislauf oder Kreislaufszeit, teils im gleichen, teils in einem von einander etwas abweichenden Sinne verwendet.

Unter dem Begriff *Umlaufszeit des Blutes* müßte man jene Zeit verstehen, die verstreicht, bevor die gesamte Blutmenge des Organismus vom Herzen einmal durch das Gefäßgebiet des Körpers in der Weise getrieben wurde, wie dies vom Herzen normalerweise andauernd geschieht. Die Umlaufszeit könnte in diesem Sinne auch so ausgedrückt werden, daß man sagt, *die Umlaufszeit des Blutes ist gleich jener Zeit, die nötig ist, damit die Summe aller während ihr von einer Herzkammer ausgeworfener zirkulatorischer Schlagvolumina gleich ist der Gesamtblutmenge des Organismus.*

Diese Größe *Umlaufszeit* ist experimentell gar nicht feststellbar. Doch bietet die Stromzeit bei günstig in der Strombahn gewählten Beobachtungspunkten gewisse Hinweise auf etwa auftretende Veränderungen der Umlaufszeit.

---

[1]) Dogiel: Ber. d. sächs. Ges. d. Wiss. Bd. 20, S. 200. 1867.

Der Begriff, *ein Kreislauf, Kreislaufsdauer,* oder *die Kreislaufszeit* ist von ROLLET[1]) in einem bestimmten Sinne definiert worden. Nach ROLLET ist die Dauer eines Kreislaufes jene Zeit, die ein Blutteilchen braucht, um von einem Orte der Kreislaufsbahn, an welchem wir es zuerst beobachtet haben, nach Durchlaufen der ganzen Kreislaufsbahn wieder an den Ort zurückzugelangen, von dem es ausgegangen ist. Vielfach wird der Ausdruck Umlaufszeit auch in diesem Sinne gebraucht.

Es ist klar, daß die Kreislaufsdauer auch in dem Sinne ROLLETS für die verschiedenen Blutteilchen verschieden sein muß. Erstens deshalb, weil, wie ROLLET selbst schon hervorhob, die verschiedenen Stromarme des Kreislaufgebietes eine verschiedene Länge haben. Zweitens wird es auch für ein und dasselbe Stromarmgebiet einen Unterschied in der Kreislaufsdauer bedingen müssen, ob sich ein Blutteilchen in dem Randstrom entlang der Gefäßwand oder in dem viel rascheren Axialstrom des Gefäßes bewegt. Daß dies in der Tat so ist, lehren schon die mikroskopischen Beobachtungen der Blutbewegung[2]) und es geht dies auch aus den Versuchen z. B. von E. KOCH[3]) hervor, obzwar die so bedingten Unterschiede nicht sehr groß zu sein scheinen.

Jedenfalls muß man sich bei etwaigen Schlußfolgerungen aus Versuchsergebnissen wie denen von G. N. STEWART, E. KOCH, S. O. ROMM usw. stets bewußt bleiben, daß die experimentell bestimmte Kreislaufzeit immer nur die Verhältnisse eines bestimmten, willkürlich ausgewählten Stromarmgebietes charakterisiert, aber nicht die der ganzen Gefäßbahnen des Körpers. Wenn aber, wie dies in den Versuchen dieser Autoren der Fall ist, dieses Stromarmgebiet sehr groß ist, so kann man schon, wenigstens in vielen Fällen, und mit entsprechender Vorsicht, aus deutlichen Änderungen der Kreislaufsdauer dieses Gebietes bedeutsame Rückschlüsse auf Änderungen im Getriebe des gesamten Kreislaufes ziehen.

Bezüglich der mathematisch-kritischen Behandlung des Kreislaufsproblems sei schließlich auf die ausführlichen Darlegungen von R. THOMA[4]) verwiesen.

2. Verfahren, um Änderungen der Stromgeschwindigkeit festzustellen.

Stromweg, Stromzeit und Stromvolumen hat man zu bestimmen versucht, um aus diesen Größen Rückschlüsse auf die Stromgeschwindigkeit zu ziehen. Da, wie im nächsten Abschnitt noch dargelegt werden wird, das Zeitvolumen der Herzkammern ein Koeffizient des Stromvolumens eines jeden beliebigen Gefäßgebietes und damit der Stromgeschwindigkeit in diesem Gebiete ist, so ist es verständlich, daß manche Verfahren, wie z. B. die zur Bestimmung des Stromvolumens sowohl dazu dienen, sich über Änderungen dieses, wie über solche des Zeitvolumens der Herzkammern zu orientieren. Insoweit derartige Verfahren bereits im Kapitel Schlagvolumen und Zeitvolumen einer Herzabteilung besprochen wurden, wird hier nur auf das betreffende Kapitel dieses Handbuches hingewiesen werden.

Im allgemeinen sind als Verfahren, die die Stromgeschwindigkeit in einem Gefäßgebiet zu beurteilen versuchen, verwendet worden:

1. Verfahren, bei denen der *Stromweg* des Blutes durch direkte Messung zu bestimmen versucht wird (VOLKMANN, H. E. WEBER, VIERORDT usw.)

---

[1]) ROLLET, A.: Zitiert auf S. 1205.
[2]) Vgl. R. THOMA: Die experimentell-mathematische Behandlung des Blutkreislaufes. In Abderhaldens Handb. d. biol. Arbeitsmethoden Abt. 5, T. 4, H. 5. 1924.
[3]) KOCH, E.: Zitiert auf S. 1204.   [4]) THOMA, R.: Zitiert auf S. 1205.

2. Verfahren, die das *Stromvolumen* messen. (Alle Stromuhrverfahren, z. B. C. LUDWIG, R. TIGERSTEDT, R. HÜRTHLE usw., Plethysmographische Verfahren.)

3. Verfahren, die die *Stromzeit* messen. (ED. HERING, G. N. STEWART, E. KOCH, S. O. ROMM usw.)

4. Sonstige Verfahren.

Die Bestimmung des Stromweges gehört zu den ältesten Verfahren, die zur Messung der Stromgeschwindigkeit benutzt wurden. HÜTTENHAIN[1]) und VOLKMANN[2]) banden zu diesem Zwecke ein langes U-förmiggebogenes, mit Wasser gefülltes Glasrohr in den Verlauf eines arteriellen Gefäßes ein. Zu einem gewissen Zeitpunkte wurde dem Blutstrom der Weg ins Glasrohr freigegeben und man konnte direkt beobachten, welchen Weg die Blutsäule in einer bestimmten Zeit zurücklegt. Dieses Instrument nannte VOLKMANN *Hämodromometer*.

Sehr alt[3]) ist auch schon das Verfahren, die Stromgeschwindigkeit in den Capillaren durch mikroskopische Beobachtung festzustellen. H. E. WEBER[4]) hat zu diesem Zwecke die Schwanzgefäße von Froschlarven mikroskopisch beobachtet und die Zeit festgestellt, die ein Blutkörperchen benötigt, um einen durch eine Mikrometerplatte genau bestimmten Weg zurückzulegen. Diese einfache Methode gestattet sowohl Stromweg als Stromzeit zu bestimmen, ist aber mit beträchtlichen Fehlern behaftet (vgl. hierzu VIERORDT[5]).

Neuerdings ist zur direkten Beobachtung der Stromgeschwindigkeit in den Capillaren ein besonderes Verfahren ausgearbeitet worden. BASLER[6]) mißt nämlich die Geschwindigkeit des Blutes in den Capillaren in der Art, daß die im Mikroskop sichtbare Blutkörperchenbewegung mit einer sich dicht daneben abspielenden Bewegung (eines Fadens) von bekannter Geschwindigkeit verglichen wird.

Neuestens ist auch das photographische Verfahren mit Hilfe bewegter photographischer Platten dazu verwendet worden, um den Stromweg des Blutes in den Capillaren und kleinen Arterien festzustellen. K. HÜRTHLE[7]) hat eine hierzu geeignete Vorrichtung angegeben und ebenso BASLER[8]).

Unter den Verfahren, die zur Ermittlung der *Stromgeschwindigkeit* in einem Gefäßgebiet das Stromvolumen messen sind hauptsächlich 3 Arten zu unterscheiden. 1. Verfahren, die das Stromvolumen durch Auffangen und Messen des aus einem aufgeschnittenen Gefäße in einer bestimmten Zeit ausströmenden Blutes bestimmen; 2. Verfahren, die durch eine in die geschlossene Strombahn eingeschaltete geeichte Stromuhr das Stromvolumen messen und 3. plethysmographische Verfahren. Die unter 1 und 2 genannten sind ausführlich im Kapitel „Schlagvolumen und Zeitvolumen ..." dieses Handbuches besprochen worden. Die Plethysmographie, die von A. FICK zuerst zu diesem Zwecke benutzt wurde, ist, obwohl sie natürlich nur relative Werte liefert, vielfach verwendet worden. Unter der Voraussetzung, daß das Abströmen des Blutes aus den Venen ganz gleichmäßig erfolgt, gibt die plethysmographische Kurve, z. B. eines Unterarmes durch das Bild seiner Volumschwankungen ein relatives Bild der Stromgeschwindigkeit des Blutes in den Arterien. Das gleiche gilt vom tachographischen Ver-

---

[1]) HÜTTENHAIN: Inaug.-Dissert. Halle 1846.
[2]) VOLKMANN: Hämodynamik. S. 185. Leipzig 1850.
[3]) HALES, S.: Statik des Geblüts. Halle 1748.
[4]) WEBER, E. H.: Müllers Arch. 1838, S. 450.
[5]) VIERORDT, K.: Zitiert auf S. 1205.
[6]) BASLER: Münch. med. Wochenschr. 1919, S. 347.
[7]) HÜRTHLE, K.: Pflügers Arch. f. d. ges. Physiol. Bd. 162, S. 422. 1915.
[8]) BASLER: Münch. med. Wochenschr. 1917, S. 950; Pflügers Arch. f. d. ges. Physiol. Bd. 171, S. 134. 1918; Bd. 190, S. 212. 1921.

fahren von v. KRIES. [Vgl. v. FREY[1]), v. KRIES[2]), O. FRANK[3]), G. NICOLAI[4]), R. TIGERSTEDT[5])]. Die technischen Mängel, die dem FICKschen Plethysmographen und dem v. KRIESschen Tachographen anhaften, sind bei dem neuerlich von O. FRANK[6]) konstruierten Tachographen zum größten Teil ausgeschaltet. Das FRANKsche Instrument, dessen Theorie er[6]) genau erörtert hat, verzeichnet nach Wahl Kurven der Volumschwankung des in den Apparat eingeführten Organes, wenn C der Abbildung 1 geschlossen ist, oder die Kurve der Einströmungsgeschwindigkeit, wenn C offen ist (s. Abb. 275).

Bei all diesen Verfahren wird eine Gleichmäßigkeit des Abfließens des venösen Blutes vorausgesetzt, da man ja sonst nicht wüßte, ob eine Volumszunahme des beobachteten Organes auf einen vermehrten Blutzufluß, verringerten Blutabfluß, oder auf diese beiden Faktoren zu beziehen ist. BRODIE und RUSSEL[7]) haben deshalb bei ähnlichen Versuchen die das Blut abführenden Gefäße abgeklemmt, so daß das Plethysmogramm tatsächlich ein Bild des Blutzustromes ergab. Eine eingehende Kritik der Verwertbarkeit der plethysmographischen Verfahren zur Bestimmung der Stromgeschwindigkeit gibt NICOLAI u. a.[8])[9]).

Schließlich ist von G. N. STEWART[10]) die Blutmenge, die in der Zeiteinheit ein Organ (z. B. eine Hand) durchfließt, aus der von diesem Organ abgegebenen Wärmemenge calorimetrisch zu berechnen versucht worden.

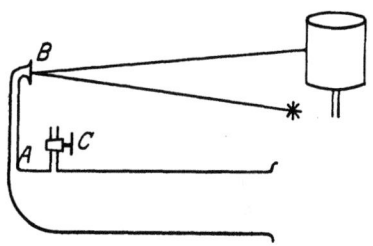

Abb. 275.
Tachograph nach O. FRANK.

Unter den Verfahren, die die *Stromzeit* messen, sind solche zu unterscheiden, bei denen der zurückgelegte Weg sehr kurz aber gut meßbar ist (mikroskopische und entoptische Verfahren) und solche, bei denen der zurückgelegte Weg verhältnismäßig lang, aber nicht genau meßbar ist. (Injektionsverfahren).

Zur ersten Gruppe gehört das schon oben erwähnte Verfahren von E. H. WEBER[11]), den Kreislauf mikroskopisch zu beobachten. Hierher gehört auch das sinnreiche Verfahren, das VIERORDT[12]) zu diesem Zwecke verwendete. Durch entoptische Beobachtung des Blutstroms in seinen eigenen Retinalgefäßen stellte er die Strömungsgeschwindigkeit des Blutes in diesen fest, indem er die Zeit feststellte, die ein rotes Blutkörperchen in seinen, beim Starren auf einen lichten Schirm beobachteten Retinalgefäßen brauchte, um eine bestimmte, auf dem Schirm angezeichnete Strecke zu durchlaufen.

Eine Reihe von Untersuchungen, mit deren Hilfe die Stromzeit ermittelt werden soll, sind mit dem von ED. HERING ersonnenen Verfahren ausgeführt. Dieses Verfahren besteht darin, daß an einer Stelle des Gefäßsystems, z. B. einer

---

[1]) FREY, M. v.: Die Untersuchung des Pulses. Berlin: Julius Springer 1892.
[2]) KRIES, J. v.: Studien zur Pulslehre. Freiburg: J. C. B. Mohr 1892.
[3]) FRANK, O.: Zitiert auf S. 1205.   [4]) NICOLAI, G.: Zitiert auf S. 1205.
[5]) TIGERSTEDT, R.: Zitiert auf S. 1205.
[6]) FRANK, O.: Zeitschr. f. Biol. Bd. 50, S. 303. 1907.
[7]) BRODIE u. RUSSEL: Journ. of physiol. Bd. 32, S. XLVII. 1905.
[8]) NICOLAI, G. F.: Zitiert auf S. 1205.
[9]) KRIES, J. v.: Zeitschr. f. exp. Pathol. u. Therapie Bd. 9, S. 453. 1911. — CHRISTEN, TH. Ebenda Bd. 9, S. 607. 1911.
[10]) STEWART: G. N.: Heart Bd. 3, S. 1 u. 76. 1911; ferner Americ. journ. of physiol. Bd. 28, S. 189. 1911; Journ. of pharmacol. a. exp. therapeut. Bd. 2, S. 477. 1911; Arch. of internal med. Bd. 9, S. 706. 1912.
[11]) WEBER, E. H.: Müllers Arch. 1838, S. 450.
[12]) VIERORDT, K.: Zitiert auf S. 1205.

Jugularvene, ein im Blut leicht nachweisbarer Stoff in die Gefäßbahn injiziert wird und daß man die Zeit feststellt, die vergeht, bis dieser Stoff zuerst an einer bestimmten anderen Stelle des Gefäßsystems z. B. der Jugularvene der anderen Seite wieder erscheint. Es ist ein Nachteil dieser genialen Methode, daß die zwischen den beiden Beobachtungspunkten gelegene Strecke ihrer Länge nach nicht genau bekannt ist. Es kann deshalb die Stromgeschwindigkeit mit diesem Verfahren gar nicht genau gemessen werden, sondern es ist nur möglich, Änderungen derselben bei vergleichenden Versuchen am gleichen Individuum festzustellen. Denn bei gleichbleibendem (wenn auch unbekannt langem) Wege gehen Veränderungen der Stromzeit ceteris paribus denen der Stromgeschwindigkeit parallel. Aber Untersuchungen dieser Art geben uns immer nur über die Strömung in bestimmten Stromarmgebieten des Gefäßsystems Aufschluß. Auch muß berücksichtigt werden, daß selbst für das beobachtete Stromzweiggebiet, die mit dem ED. HERINGschen Verfahren ermittelte Zeit nur die *kürzeste* Zeit angibt, in der ein Blutteilchen innerhalb des untersuchten Stromgebietes während der Beobachtungszeit vom Punkte a zum Punkte b gelangen kann.

ED. HERING[1]), der dieses Verfahren 1828 zuerst beim Pferde angewendet hat, verwendete Ferrocyankalium als Injektionsflüssigkeit. Er injizierte diese in die Vena jugularis der einen Seite und entnahm aus der der anderen in Zwischenräumen von je 5 Sekunden Blutproben in denen das erste Erscheinen des Ferrocyankaliums chemisch nachgewiesen wurde. VIERORDT[2]), hat das ED. HERINGsche Verfahren in einer Art abgeändert, die es auch für kleinere Tierarten verwendbar macht. Er hat durch eine geeignete Vorrichtung alle 0,6 Sekunden Blutproben entnommen, wodurch die Genauigkeit des Verfahrens sehr erhöht wurde und auch den Nachweis des Ferrocyankaliums im Blut verfeinert. Weitere Veränderungen des Verfahrens hat L. HERMANN[3]) vorgenommen. E. MEYER[4]) injizierte als Variation der ED. HERINGschen Methode methämoglobinhaltiges Blut in die Gefäßbahn, das er dann spektroskopisch nachwies. In welch schöner Weise G. N. STEWART das HERINGsche Verfahren abgeändert hat, sowie die Verfahren, die sich an das STEWARTsche anlehnen, sind im Kapitel „Schlagvolumen und Zeitvolumen ..." dieses Handbuches besprochen worden. Erwähnt sei hier nur, daß neuestens das STEWARTsche Verfahren so angewendet wird, daß alle bedeutsamen Momente (Injektion des Salzes, erstes Erscheinen des Salzes an einer bestimmten Stelle der Gefäßbahn) optisch verzeichnet werden[5]).

Eine sehr sinnreiche Abänderung des HERINGschen Verfahrens stammt von A. BORNSTEIN[6]). Sie ist klinisch anwendbar und besteht darin, daß CO_2 der Atemluft beigemengt wird. Sie geht durch die Lungengefäße und die Pulmonalvenen ins linke Herz, von da in den großen Kreislauf, sobald dieses CO_2-reiche Blut zum Atemzentrum gelangt, tritt eine Vertiefung der Respiration ein, die Zeit vom Beginn der CO_2-Einatmung bis zum Auftreten der Vertiefung der Atmung sieht BORNSTEIN annähernd als die Dauer eines halben Kreislaufes an.

Beim Menschen ist die Injektionsmethode in ausgedehnten Untersuchungen jüngst von E. KOCH[7]) angewendet worden, der Fluorescein als Injektionsflüssigkeit verwendete.

---

[1]) HERING, ED.: Tiedemann-Treviranus' Zeitschr. f. Physiol. Bd. 3, S. 85. 1829; Bd. 5, S. 40. 1831; Arch. f. physiol. Heilk. 1853, S. 112; Bd. 12, 1854, S. 1; ferner Repertorium d. Tierheilk. Bd. 40, S. 105. 1879.
[2]) VIERORDT, K.: Zitiert auf S. 1205.
[3]) HERMANN, L.: Pflügers Arch. f. d. ges. Physiol. Bd. 33, S. 169. 1884.
[4]) MEYER, E.: Cpt. rend. hebdom. des séances de l'acad. des sciences 1892, S. 963.
[5]) ROMM, O.: Pflügers Arch. f. d. ges. Physiol. Bd. 202, S. 14; Bd. 203, S. 113; Bd. 204, S. 402 u. 668. 1924.
[6]) BORNSTEIN, A.: Verhandl. d. 29. Kongr. f. inn. Med. 1912, S. 457.
[7]) KOCH, E.: Dtsch. Arch. f. klin. Med. Bd. 140, S. 39. 1922.

Schließlich ist das HERINGsche Verfahren auch in der Art abgeändert worden, daß eine röntgenologisch nachweisbare Substanz in eine Vene injiziert und festgestellt wurde, wieviel Zeit vergeht, bis diese Substanz von der Injektionsstelle z. B. in den rechten Vorhof gelangt. O. FRANK und ALWENS[1]) verwendeten zu diesem Zwecke Wismutöl.

G. N. STEWART[2]) mißt die Stromgeschwindigkeit z. B. in der Retina des Kaninchens auch in der Weise, daß er eine Methylenblaulösung herzwärts in die Vena jugularis externa spritzt und mit Hilfe des Augenspiegels die Zeit feststellt, zu der das Methylenblau in der Zentralarterie und Vene erscheint. Mit dieser Methode in entsprechender Anordnung ist die Stromgeschwindigkeit in den verschiedensten Organen von STEWART bestimmt worden.

Von sonstigen Verfahren, die Stromgeschwindigkeit des Blutes zu messen, sei noch die Hämotachographie erwähnt. VIERORDT[3]) hat nämlich zum Zweck der Messung der Stromgeschwindigkeit und der Verzeichnung ihrer Schwankungen das Prinzip des *hydrometrischen Pendels* benutzt. Ein Kästchen, das ein solches Pendel enthält, wird in die Strombahn eines Gefäßes eingeschaltet. Die Strömungsgeschwindigkeiten verhalten sich dann wie die Wurzeln aus den Tangenten der ablesbaren Ablenkungswinkel des Pendels. Das Instrument, das empirisch geeicht werden muß, hat viele methodische Mängel, die zum Teil bei den, im Prinzip dem VIERORDTschen nachgebildeten Apparaten von CHAUVEAU[4]) und LORTET[5]) vermieden sind.

Bereits im vorhergehenden Kapitel über das Schlagvolumen ist das Prinzip der PITOTschen Röhren besprochen worden, mit deren Hilfe es möglich ist, die Strömungsgeschwindigkeit einer Flüssigkeit zu bestimmen. Es sei mit Rücksicht hierauf auf die Mitteilungen von CYBULSKI[6]), O. FRANK[7]) und ZANIELOWSKI[8]) verwiesen.

VIERORDT[9]) hat auch die stroboskopische Methode zur Messung der Stromgeschwindigkeit in den Capillaren verwendet.

Schließlich bietet auch die Abnahme des Blutdruckes im Verlauf eines Gefäßes einen Hinweis auf die Strömungsgeschwindigkeit des Blutes. VOLKMANN[10]) hat schon derartige Untersuchungen ausgeführt, ferner VIERORDT[11]).

Eine neue Methode zur Aufnahme von Geschwindigkeitskurven an der uneröffneten Arterie teilte BROEMSER in der Diskussion zu einem Vortrag O. FRANKS[12]) auf dem XII. Internat. Physiolog. Kongreß mit. Seine als „Differentialsphygmographie" bezeichnete Methode geht von der Erscheinung aus, daß vor einem im fließenden Strom angebrachten Hindernis eine Stauung, hinter dem Hindernis ein Sog entsteht. Komprimiert man daher eine Arterie leicht durch einen Keil in der in Abb. 277 schematisch dargestellten Art, so erfährt sie infolge der Strömung des Blutes eine Deformation, die in übertriebenem Maß der gestrichelt gezeichneten Linie entspricht. Die Stärke der Deformation ist proportional der Geschwindigkeit. Der angewandte Apparat besteht in einer

---

[1]) FRANK, O. u. ALWENS: Münch. med. Wochenschr. 1910, S. 950.
[2]) STEWART, G. N.: Americ. journ. of physiol. Bd. 58, S. 278. 1921.
[3]) VIERORDT, K.: Zitiert auf S. 1205.
[4]) CHAUVEAU: Journ. de la physiol. Bd. 3, S. 695. 1860.
[5]) LORTET: Recherche sur la vitesse. Paris 1867; zitiert nach ROLLET, Hermanns Handb. d. Physiol. Bd. IV. 1, S. 146.
[6]) CYBULSKI: Pflügers Arch. f. d. ges. Physiol. Bd. 37, S. 382. 1885.
[7]) FRANK, O.: Zeitschr. f. Biol. Bd. 37, S. 1. 1899.
[8]) ZANIELOWSKI: Zeitschr. f. Biol. Bd. 39, S. 271. 1900.
[9]) VIERORDT, K.: Zitiert auf S. 1205.   [10]) VOLKMANN, A. W.: Zitiert auf S. 1205.
[11]) VIERORDT, K.: Zitiert auf S. 1205.
[12]) FRANK, O.: Abstr. of Comm. to the XII th. Intern. Physiolog. Congress. S. 53. Stockholm 1926.

an ihrer Unterseite dachförmig zugeschnittenen Pelotte, die in der Art einer Sphygmographenpelotte isotonisch federnd auf die freipräparierte, auf einer Unterlage aufliegenden Arterie aufgedrückt wird. Die Pelotte hat zwei Bewegungsmöglichkeiten: 1. eine in der Richtung des Pfeils 1 in Abb. 276, die der Bewegungsmöglichkeit einer gewöhnlichen Sphygmographenpelotte entspricht; 2. eine Drehungsmöglichkeit in der Richtung des Pfeils 2 in Abb. 276 um eine durch den Punkt 0 gehende Achse. Die optisch registrierten Bewegungen in der Richtung 1 ergeben den zeitlichen Ablauf des Druckes, die in der Richtung 2 erfolgenden, den Ablauf der Geschwindigkeitskurve.

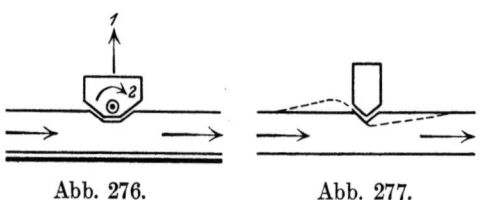

Abb. 276.   Abb. 277.
Schema des BROEMSERschen Differentialsphygmographen.

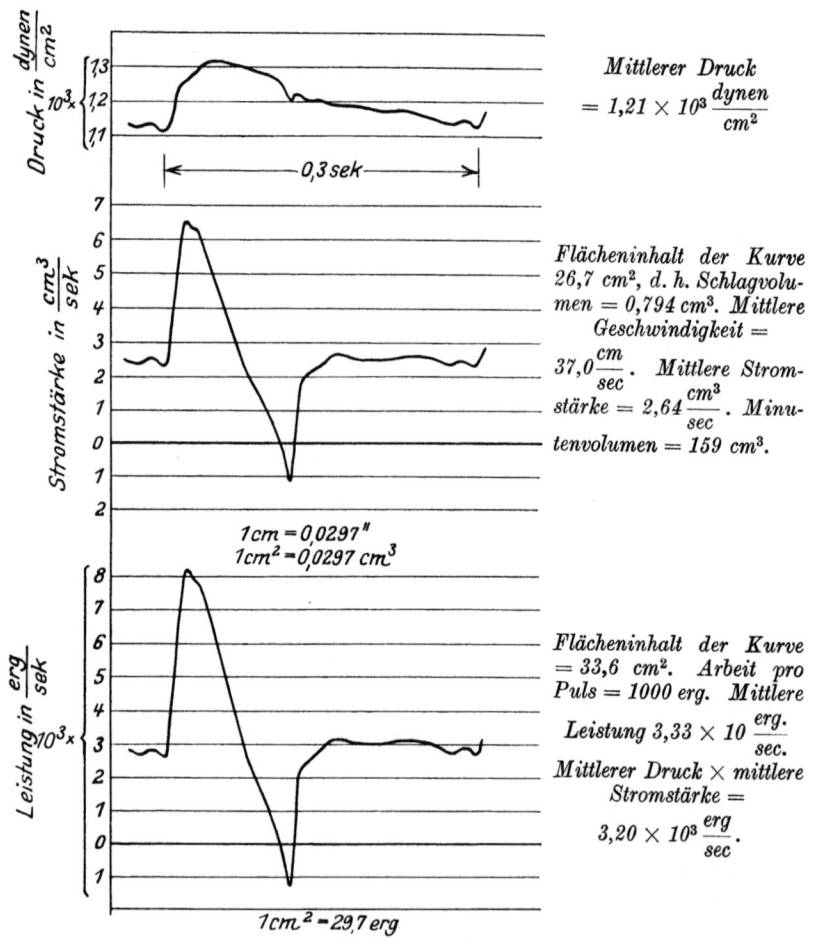

Abb. 278. Auswertung einer mit BROEMSERS Differentialsphygmograph gewonnenen Kurve. Aorta abdominalis einer Katze 2900 g.

Aorta: Durchmesser 0,3 cm, Querschnitt 0,071 cm². $1 \frac{cm^3}{sec}$ Stromstärke = $14,0 \frac{cm}{sec}$ Geschw.

Die registrierten Kurven (Abb. 278 u. 279) wurden an der Hand von Vergleichsversuchen mit einem nach den Prinzipien FRANKS[1]) gebauten Differentialmanometer geeicht und quantitativ ausgewertet. Eine Druck- und Geschwindigkeitskurve der Aorta abdominalis einer Katze in ihrer zeitlichen Zusammengehörigkeit, wie sie von BROEMSER gewonnen wurde, zeigt Abb. 279. Abb. 278 stellt die graphische Auswertung dieser Kurve dar sowie den Versuch einer Berechnung von Schlagvolumen, Leistung und Arbeit auf Grund der Kurvenberechnung. Die Abb. 276—279 sowie die

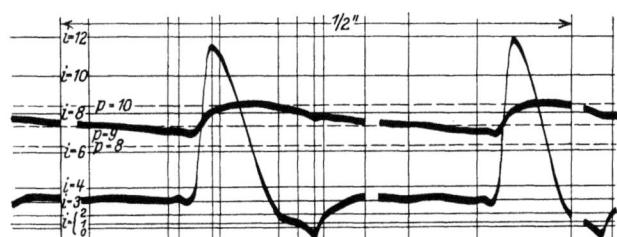

Abb. 279. Alle Ordinaten beziehen sich auf den unteren Rand der Kurven. R. 6. V. 57. Nr. 1. 21. Sept. 1926. Katze 2900 g. Aorta abdominalis. $i=$ Stromstärke in $\frac{cm^3}{sec}$. $p=$ Druck in cm Hg. Durchmesser der Aorta $=$ 3 mm.

speziellen Angaben hierzu verdanke ich der Liebenswürdigkeit von Herrn Kollegen BROEMSER. Daß die Berechnung des Schlagvolumens mit dieser Methode nur relative Werte ergibt, da direkt nur die bei einem Herzschlage die Untersuchungsstelle passierende Blutmenge, also das Stromvolumen, rechnerisch erfaßt wird, ist schon S. 1174 erwähnt worden.

Eine Apparatur zur Messung der Blutstromgeschwindigkeit mit Hilfe von Differentialmanometern ist jüngst von DALY[2]) beschrieben worden.

3. Koeffizienten, von denen die Stromgeschwindigkeit abhängt.

Die Stromgeschwindigkeit ist allgemein abhängig:

1. von der *Herztätigkeit*, da das Herz ja der Motor des Kreislaufes ist. Änderungen des Zeitvolumens der Kammern werden Ceteris paribus gleichsinnige Änderungen der Stromgeschwindigkeit zur Folge haben.

2. von dem *Zustand des Gefäßsystems;*

3. von den *Eigenschaften der Blutflüssigkeit*, nämlich deren Menge und Beschaffenheit.

Da jeder dieser Faktoren in der verschiedensten Weise zu beeinflussen ist, so ist es klar, daß die Stromgeschwindigkeit indirekt durch eine Fülle von Koeffizienten beeinflußt werden kann.

Die Abhängigkeit der Stromgeschwindigkeit von der Herztätigkeit zeigt sich zunächst schon darin, daß [wie schon VIERORDT[3]) zeigen konnte], in den Arterien die Stromgeschwindigkeit in Abhängigkeit von der Herztätigkeit regelmäßige Schwankungen zeigt. Auch CHAUVEAU und seine Schüler konnten dies feststellen. Sie fanden z. B. die Stromgeschwindigkeit in der Carotis des Pferdes während der Systole 520 mm in der Sekunde, während des Ablaufes der dikrotischen Welle 220 mm und während der Diastole 150 mm.

Neuerdings hat H. STRAUB[4]) in genauer Weise die Strömungsverhältnisse des Blutes im Herzen selbst mit tachographischem Verfahren untersucht und Unter-

---

[1]) FRANK: Zeitschr. f. Biol. Bd. 37, S. 1. 1898.
[2]) DALY, J.: Journ. of physiol. Bd. 61, S. 21. 1926.
[3]) VIERORDT, K.: Zitiert auf S. 1205.
[4]) STRAUB, H.: Dtsch. Arch. f. klin. Med. Bd. 118, S. 214. 1916.

suchungen von O. FRANK[1]) und von H. STRAUB[2]) geben Aufschluß über die Schwankungen der Strömungsgeschwindigkeit in der Aorta im Verlauf einer Herzrevolution. Sehr genaue Untersuchungen dieser Art ermöglicht das oben beschriebene Verfahren von BROEMSER (s. S. 1211 u. Abb. 276—279). Nach H. STRAUB entsprechen die Verhältnisse in der Arteria pulmonalis hinsichtlich der Strömungsgeschwindigkeit ganz denen in der Aorta. Welch großen Einfluß die verschiedensten Eingriffe, die das Schlag- und Zeitvolumen der Kammern ändern, auf die Strömungsgeschwindigkeit in der Aorta haben, geht auch schon aus den alten Untersuchungen von STOLNIKOW[3]) hervor.

Obwohl nun das zirkulatorische *Zeitvolumen der Kammern* ein ganz wesentlicher Koeffizient der Stromgeschwindigkeit ist, so zeigen doch die Untersuchungen von E. KOCH[4]), daß anscheinend die mit der ED. HERINGschen Methode gemessene Stromgeschwindigkeit beim Menschen normalerweise geringeren Schwankungen unterliegt, als das Zeitvolumen. Vermutlich kommt dies daher, daß bei Änderungen des Zeitvolumens andere, die Stromgeschwindigkeit im beobachteten Stromgebiet beeinflussende Faktoren sich mit verändern.

Jedenfalls konnte KOCH normalerweise keinen wesentlichen Unterschied der Kreislaufszeit bei den beiden Geschlechtern feststellen. Ebensowenig scheinen Körpergewicht, Körpergröße, Pulszahl, Atemfrequenz, einen deutlichen Einfluß auf die Stromgeschwindigkeit bestimmter Gefäßgebiete auszuüben (DOGIEL, E. KOCH), wohl aber angestrengte körperliche Arbeit. Jedenfalls sind die Untersuchungen auf diesem Gebiet bisher noch sehr spärlich.

Sehr deutlich geht aber unter abnormen Verhältnissen der Einfluß der Herztätigkeit auf die Kreislaufszeit hervor, wie dies die zahlreichen Versuche von E. KOCH[4]) und anderen Autoren, auf die ich noch im nächsten Abschnitt zu sprechen komme, zeigen.

Was den Einfluß der Blutgefäße auf die Stromgeschwindigkeit anbetrifft, so ist er in verschiedener Hinsicht bemerkenswert. Erstens kann durch die anatomisch und funktionell bedingte statische Größe der Gefäßweite die Strömungsgeschwindigkeit des Blutes in einem bestimmten Gebiete beeinflußt werden und zweitens könnte dies durch dynamische Faktoren, wie sie in der Dehnbarkeit der Gefäße und ihrer Kontraktilität gegeben sind, geschehen[5]).

Was zunächst den letzteren Umstand betrifft, so ist es bekannt, daß die charakteristische Dehnbarkeit der Gefäßwand für die Gleichförmigkeit der Blutströmung in den Gefäßen von Bedeutung ist. Die Wirkung des Anfangsteiles der Aorta als Windkessel ist in diesem Sinne zu verstehen[6]). Aber darüber hinaus dürfte auch die Dehnbarkeit der peripheren Gefäße für die Blutströmung bedeutungsvoll sein. Dies geht schon aus folgender, durch eine Reihe von Arbeiten ermittelten Tatsache hervor. Bei einem starren Röhrensystem fließt in der Zeiteinheit, bei Anwendung gleicher Mitteldrucke der Durchströmung, die gleiche Flüssigkeitsmenge hindurch, wenn die Durchströmung konstant, wie wenn sie rhythmisch unterbrochen ist. Beim Gefäßsystem ist (wenigstens innerhalb gewisser Grenzen des gewählten Durchströmungsdruckes), das Durchfluß-

---

[1]) FRANK, O.: Zeitschr. f. Biol. Bd. 37, S. 483. 1899. Abstr. of Comm. 12. Intern. Physiol. Congress. S. 53. Stockholm 1926.
[2]) STRAUB, H.: Dtsch. Arch. f. klin. Med. Bd. 116, S. 409. 1914; Bd. 118, S. 214. 1916.
[3]) STOLNIKOW: Arch. f. (Anat. u.) Physiol. 1886, S. 1.
[4]) KOCH, E.: Zitiert auf S. 1210.
[5]) Vgl. die neulich erschienene vorzügliche Monographie von R. THOMA: Die experimentell-mathematische Behandlung des Blutkreislaufes in Abderhaldens Handb. d. biol. Arbeitsmethoden Abt. 5, T. 4, H. 5. 1924.
[6]) Bezüglich besonderer Verhältnisse in dieser Hinsicht im Conus arteriosus mancher Rochen siehe BRUNO KISCH: Zeitschr. f. Kreislaufforschung Bd. 19, S. 49. 1927.

volumen bei rhythmisch unterbrochener Durchströmung wesentlich höher als bei konstanter Durchströmung, auch wenn die Mitteldrucke bei beiden Durchströmungsarten gleich sind [F. SCHÄFER[1]), A. FLEISCH[2]), P. UHLENBRUCK[3])]. Für diese Erscheinung sind vermutlich in erster Reihe die elastischen Eigenschaften der Gefäßwände verantwortlich.

Außer der Eigenschaft der Elastizität könnte nun ferner eine aktive Tätigkeit der Gefäße eine Förderung des Blutstromes bewirken. Die Zahl der Überlegungen und Untersuchungen darüber, inwieweit die Gefäße mit ihrer Fähigkeit sich auf Reize irgendwelcher Art zu kontrahieren, ein den Blutstrom wesentlich förderndes Moment, als peripheres Herz des Kreislaufes darstellen, sind sehr zahlreich. Es ist nicht beabsichtigt, hier auf die betreffenden, besonders auch in den letzten Jahren sehr zahlreich veröffentlichten Arbeiten zu dieser Frage einzugehen. Es sei auf die Mitteilungen von K. HASEBROECK[4]), MARES[5]), HÜHNE[6]), K. HÜRTHLE[7]), HESS[8]) u. a., sowie auf andere Abschnitte dieses Handbuches verwiesen.

Jedenfalls kommt K. HÜRTHLE[9]) auf Grund seiner ausgedehnten, außerordentlich genauen und kritisch durchdachten Untersuchungen zu dem bemerkenswerten Schluß, daß die experimentellen Ergebnisse kaum einen Zweifel daran übriglassen, daß ein nicht unwesentlicher Anteil der zur Erhaltung des Blutstromes erforderlichen Arbeit normalerweise von den Arterien geleistet wird.

Für den Menschen ist schon vor längerer Zeit von MORITZ[10]) die Ansicht einer aktiven Beteiligung der Gefäße an der Förderung des Blutstroms ausgesprochen worden und neue Beobachtungen von E. SCHOTT[11]) sind durchaus im Sinne der MORITZschen Annahme zu verwerten.

Was den Einfluß der Gefäßweite auf die Stromgeschwindigkeit des Blutes betrifft[12]), so ist zunächst daran zu erinnern, daß durch Gefäßverzweigung der Gesamtquerschnitt der Strombahn von der Wurzel der Aorta, bzw. Pulmonararterie bis zum Capillargebiet sich immer mehr erweitert, und dann bis zur Einmündung der Venen im Herz wieder verengert. Je größer nun in einem verzweigten Röhrensystem *an der Stelle eines idealen Durchschnittes* der Gesamtquerschnitt ist, desto geringer ist ceteris paribus an dieser Stelle die Strömungsgeschwindigkeit. Wenn auch die Verhältnisse am Gefäßsystem nicht so einfach sind wie am toten Modell, so spielt doch auch hier die Gefäßweite eine große Rolle für die Stromgeschwindigkeit. Diese nimmt von der Aorta gegen das Capillargebiet hin ab, von da, gegen die großen Venen hin, wieder zu. (Vgl. genaue Wertangaben bei R. THOMA[13]). Entsprechend der Tatsache, daß die in die Vorhöfe mün-

---

[1]) SCHÄFER, F.: Pflügers Arch. f. d. ges. Physiol. Bd. 151, S. 97. 1913; Bd. 162, S. 378. 1915.
[2]) FLEISCH, A.: Pflügers Arch. f. d. ges. Physiol. Bd. 174, S. 177. 1918; Bd. 178, S. 31. 1920.
[3]) UHLENBRUCK, P.: Pflügers Arch. f. d. ges. Physiol. Bd. 199, S. 402. 1923.
[4]) HASEBROECK, K.: Pflügers Arch. f. d. ges. Physiol. Bd. 143, S. 519. 1912; Bd. 147, S. 417. 1913; Bd. 168, S. 247 u. 445. 1916; Berl. klin. Wochenschr. 1919, S. 629. — HASEBROECK, K.: Über den extrakardialen Kreislauf usw. Jena 1914; Klin. Wochenschr. Bd. 2. 1923, S. 1697.
[5]) MARES: Pflügers Arch. f. d. ges. Physiol. Bd. 165, S. 159, 194, 337 u. 381. 1916.
[6]) HÜHNE, H.: Pflügers Arch. f. d. ges. Physiol. Bd. 165, S. 180. 1916.
[7]) HÜRTHLE, K.: Pflügers Arch. f. d. ges. Physiol. Bd. 147, S. 582. 1912; Dtsch. med. Wochenschr. 1913, S. 588; Pflügers Arch. f. d. ges. Physiol. Bd. 173, S. 158. 1919.
[8]) HESS: Pflügers Arch. f. d. ges. Physiol. Bd. 163, S. 555. 1916; Bd. 168, S. 439. 1917; Bd. 173, S. 243. 1919.
[9]) HÜRTHLE, K.: Dtsch. med. Wochenschr. 1913, S. 588.
[10]) MORITZ, F.: Zitiert auf S. 1205.
[11]) SCHOTT, ED.: Dtsch. Arch. f. klin. Med. Bd. 145, S. 49. 1924.
[12]) Auf die Koeffizienten, von denen die Gefäßweite im allgemeinen und bei einzelnen Organen im besonderen abhängt, kann in diesem Kapitel nicht eingegangen werden. Diesbezüglich sei auf andere Abschnitte dieses Handbuches verwiesen.
[13]) THOMA, R.: Zitiert auf S. 1214.

denden großen Venen ein weiteres Lumen haben als die aus den Kammern führenden Arterien, muß die mittlere Stromgeschwindigkeit in jenen geringer sein als in diesen, da sonst unmöglich in der Zeiteinheit ebensoviel Blut aus dem Herzen in die Peripherie getrieben werden könnte, als ihm in dieser Zeit durch die Venen wieder zufließt. In dem Capillargebiet muß die Stromgeschwindigkeit natürlich am geringsten sein, und in dem des großen Kreislaufs noch geringer als im Capillargebiet des kleinen. E. Koch[1]), der Fluorescein beim Menschen in eine Armvene injizierte, fand es beim gleichen Individuum nach 18 Sekunden in der Armvene der Gegenseite, aber schon nach 10 Sekunden in der Arterie der Ellenbeuge. Nach allen sonstigen experimentellen Erfahrungen entspricht der größte Teil dieses Zeitunterschiedes der Strömungsdauer im Capillargebiete. Das entspricht auch etwa der Beobachtung von Ed. Hering[2]), daß ein Blutteilchen bei Kreislaufsversuchen seiner Anordnung für den Durchgang durch das Capillargebiet etwa 5 Sekunden braucht.

Während in der Aorta z. B. die Stromgeschwindigkeit des Blutes mehrere hundert Millimeter in der Sekunde beträgt, beträgt sie im Capillargebiet des großen Kreislaufes nur noch Bruchteile eines Millimeters in der Sekunde[3]).

Dieser Umstand und der geringe Durchmesser der Capillaren (im Mittel etwa 10 μ) bedingt es, daß zum Stoffaustausch innerhalb des Capillargebietes zwischen Blut und Gewebe reichlich Zeit und Gelegenheit geboten ist. Die Zahlen, die man hier errechnen kann [G. N. Stewart[4]), O. Zoth[5])], sind ganz erstaunlich.

Stewart berechnet, daß 1 cmm Blut um durch eine Capillare von 10 μ Durchmesser hindurchzufließen ca. 6 Stunden braucht, 1 ccm 250 Tage. Zoth berechnet für 1 cmm je nach der Durchströmungsgeschwindigkeit ca. $4^1/_2$ bis 7 Stunden.

Neben dem anatomischen Bau sind es funktionelle Koeffizienten, die die Gefäßweite und damit die Strömungsgeschwindigkeit des Blutes in bestimmten Organen bestimmen[6]). Welches die Koeffizienten der Gefäßweite sind, wird in anderen Kapiteln dieses Handbuches besprochen werden. Gefäßverengerungen oder Gefäßerweiterungen vorübergehender Art, werden wohl stets nur oder vorwiegend bestimmte Gefäßgebiete betreffen. Ihr Einfluß auf die Strömungsgeschwindigkeit kann sich in mehrfacher Hinsicht geltend machen. Zunächst kann durch Weitenänderungen größerer Gefäßgebiete die Menge des dem Herzen zufließenden Blutes geändert werden und damit das Zeitvolumen der Kammern, von dem die Stromgeschwindigkeit mit abhängt (z. B. Verringerung des Zeitvolumens bei starker Erweiterung des Splanchnicusgefäßgebietes). Ferner können Gefäßweitenänderungen größerer Gefäßgebiete zu Änderungen des allgemeinen arteriellen Blutdruckes führen, der bekanntlich sowohl unmittelbar das Schlagvolumen der Kammern als auch den Tonus der extrakardialen Herznerven beeinflußt, und auf diesem Wege kann ebenfalls das Zeitvolumen der Herzkammern verändert werden. Schließlich werden durch Änderungen der Gefäßweite örtlich die Widerstände für den Blutstrom geändert, was auch stromaufwärts und strom-

---

[1]) Koch, E.: Zitiert auf S. 1210.
[2]) Hering, Ed.: Arch. f. physiol. Heilk. Bd. 12, S. 1. 1854.
[3]) Vgl. hierzu R. Tigerstedt (zitiert auf S. 1205), Bd. 3, S. 268ff.) und besonders R. Thoma: zitiert auf S. 1205); J. A. Tschuewsky (Pflügers Arch. f. d. ges. Physiol. Bd. 97, S. 210. 1903) fand die Stromgeschwindigkeit in der Arteria cruralis eines Hundes zu rund 18 cm/sec.
[4]) Stewart, G. N.: Manual of Physiology. London: Tyndall & Cox 1918. S. 85; Pflügers Arch. f. d. ges. Physiol. Bd. 204, S. 165. 1924.
[5]) Zoth, O.: Pflügers Arch. f. d. ges. Physiol. Bd. 199, S. 651. 1923.
[6]) Vgl. die Untersuchungen von J. A. Tschuewsky: Pflügers Arch. f. d. ges. Physiol. Bd. 97, S. 210, 289. 1903; ferner S. O. Romm: Ebenda Bd. 204, S. 396. 1924.

abwärts von der betreffenden Strecke der Gefäßbahn zu Änderungen der Blutströmung führen muß, soweit die Beeinflussung eines Stromgebietes nicht durch Weitenänderungen anderer in kompensatorischem Sinne wettgemacht wird[1]).

Die Verhältnisse liegen aber gerade bezüglich dieser Frage lange nicht so einfach, wie von älteren Autoren angenommen wurde. So hat TSCHUEWSKY[2]) Versuche über die Strömungsgeschwindigkeit in einer Carotis bei und nach Verschluß der anderen ausgeführt. Aber der Verschluß einer Carotis hat so verschiedenartige Folgen für den Kreislauf[3]), daß man aus derartigen Versuchen nur bei genauer Analyse Schlüsse ziehen könnte. Auch läßt die Tatsache der Weitenänderung eines Gefäßes noch nicht *ohne weiteres* beim intakten Individuum Schlüsse auf Änderungen der Blutströmungsgeschwindigkeit in dem betreffenden Gefäße selbst zu. Auch hierbei kommt es stets auf das Verhalten anderer Gefäßgebiete an[4]).

Bezüglich der Schwankungen der Blutstromgeschwindigkeit im Gebiet der Capillaren, sei auf das Werk von O. MÜLLER[5]) verwiesen.

Schließlich sei noch erwähnt, daß Änderungen in der zirkulierenden Blutmenge das Zeitvolumen der Kammern und damit die Strömungsgeschwindigkeit des Blutes beeinflussen können, und ebenso kann hier die Viscosität des Blutes für die Strömungsgeschwindigkeit von Bedeutung sein. Unter *pathologischen Verhältnissen* kann, wie E. KOCH[6]) und FR. O. HESS[7]) bei Herzinsuffizienz zeigen konnten, ein Aderlaß eine wesentliche Beschleunigung der pathologisch verlangsamten Stromgeschwindigkeit veranlassen, doch sind die Koeffizienten, die unter diesen Verhältnissen die Stromgeschwindigkeit beeinflussen, im einzelnen nicht klar. Die Verringerung der Blutmenge an sich ist hier gewiß größtenteils indirekt wirksam.

Alte Versuche ED. HERINGS[8]) ergaben, daß akuter Entzug nicht zu großer Blutmengen beim Pferd keine wesentliche Änderung der Kreislaufszeit bedingt. Nach großen Blutverlusten fand er die Kreislaufszeit oft, aber nicht immer verlängert. Doch dürfte da auch die Änderung der Ernährung des Herzens und damit des Zeitvolumens der Kammern eine Rolle gespielt haben. Überhaupt sei in dieser Hinsicht auch darauf verwiesen, was im vorangehenden Kapitel über die Beeinflussung des Zeitvolumens durch Blutentzug gesagt wurde. Es fiel auch HERING schon auf, daß nicht etwa die Frequenzänderung allein bei Blutentzug für die Änderung der Kreislaufszeit maßgebend ist, denn Frequenzsteigerung nach körperlicher Anstrengung war mit einer Verkürzung der Kreislaufszeit verbunden.

Daß Gefäßweitenänderungen, die die Stromgeschwindigkeit beeinflussen, in sehr ausgesprochenem Maße unter Einwirkung von Arzneimitteln auftreten können, sei hier nur nebenbei erwähnt, da diese Frage in dem Kapitel über Arzneiliche Beeinflussung der Blutgefäße dieses Handbuches genauer besprochen wird. Von neueren Untersuchungen, die sich z. B. mit der Beeinflussung der Kreislaufsdauer durch Arzneimittel befassen, sollen nur die von LANGLOIS und DESPOUIS[9]) sowie die von S. O. ROMM[10]) erwähnt werden.

---

[1]) BURTON-OPITZ, R.: Pflügers Arch. f. d. ges. Physiol. Bd. 129, S. 189. 1909 und Bd. 135, S. 205, 245. 1910; J. SCHMID: Pflügers Arch. f. d. ges. Physiol. Bd. 126, S. 165. 1909; sowie beim Lungenkreislauf S. O. ROMM: Ebenda Bd. 204, S. 402. 1924.
[2]) TSCHUEWSKY, J. A.: Pflügers Arch. f. d. ges. Physiol. Bd. 97, S. 210. 1903.
[3]) HERING, H. E.: Münch. med. Wochenschr. 1923, S. 1287; 1924, S. 1265. — KISCH, B.: Verhandl. d. 34. Kongr. f. inn. Med. 1922, S. 225. — KISCH, B. u. S. SAKAI: Pflügers Arch. f. d. ges. Physiol. Bd. 198, S. 86. 1923.
[4]) Vgl. E. WEBER: Zeitschr. f. d. ges. exp. Med. Bd. 8, S. 1. 1919.
[5]) MÜLLER, O.: Zitiert auf S. 1205.   [6]) KOCH, E.: Zitiert auf S. 1210.
[7]) HESS, FR. O.: Dtsch. med. Wochenschr. 1923, Nr. 29 u. 30.
[8]) HERING, ED.: Arch. f. physiol. Heilk. Bd. 12, S. 1. 1854.
[9]) LANGLOIS u. DEBOUIS: Journ. de physiol. et de pathol. gén. 1912.
[10]) ROMM, S. O.: Pflügers Arch. f. d. ges. Physiol. Bd. 204, S. 668. 1924.

4. Das Verhalten der Stromgeschwindigkeit und Kreislaufszeit unter normalen und abnormen Verhältnissen.

Es ist durchaus nicht beabsichtigt, hier alles zusammenzustellen, was in der Literatur über die Geschwindigkeit der Blutbewegung in den Gefäßen bekannt ist. Hierüber findet man Genaueres bei R. Tigerstedt[1]), bei R. Thoma[2]) sowie bezüglich der Capillaren, besonders bei Krogh[3]) und O. Müller[4]). Man findet dort auch Hinweise auf die zahlreichen Beobachtungen (z. B. die zahlreichen schönen Untersuchungen von G. N. Stewart), die die Änderungen der Strömungsgeschwindigkeit in einzelnen Organen unter normalen und pathologischen Bedingungen betreffen. Es ist nicht möglich, hier auf diese Fragen im einzelnen einzugehen. Dieser Hinweis muß genügen[5]).

Betrachtet man zunächst die Werte, die von verschiedenen Forschern mit dem Ed. Heringschen Verfahren und seinen verschiedenen Modifikationen gewonnen wurden, so ergibt sich, daß die Kreislaufszeit, die ja mit diesem Verfahren immer nur für ein bestimmtes Stromgebiet gemessen wird, zwar wie natürlich, für verschiedene Tierarten verschieden ist, aber doch gewissen Gesetzmäßigkeiten zu unterliegen scheint. Vierordt[6]) hat eine Abhängigkeit der so gemessenen Kreislaufszeit von der Schlagfrequenz des Herzens festgestellt. Er fand, daß ein Kreislauf etwa 26—29 Pulsen entspricht. Obwohl von einer *genauen* Gesetzmäßigkeit hierbei nicht die Rede sein kann, so ist doch, wie ein Blick auf die Tabelle zeigt, in der die Zahlen von Ed. Hering, Vierordt und E. Koch zusammengestellt sind, auffallend, daß die Vierordtsche Angabe ganz allgemein stimmt, obwohl bei den einzelnen untersuchten Arten von Lebewesen die Pulszahlen zwischen 55 und 354 in der Minute schwanken.

E. Koch gibt freilich an, daß in seinen zahlreichen Versuchen beim Menschen sich keine gesetzmäßige Abhängigkeit der Kreislaufszeit von der Pulszahl nachweisen ließ. Aber bei normalen Individuen werden die Unterschiede der Pulszahlen relativ nicht sehr große sein, und in pathologischen Fällen wirken eben außer der Schlagfrequenz des Herzens noch viele andere Faktoren auf die Stromgeschwindigkeit des Blutes ein, vor allem die Kraft mit der das Herz arbeitet und die hiervon abhängige Größe des Zeitvolumens. So ist es verständlich, daß beim insuffizienten Herzen trotz der oft wesentlich erhöhten Herzschlagzahl die Kreislaufszeit ganz wesentlich erhöht, also die Blutströmung sehr verlangsamt sein kann.

E. Koch hat in einer großen Zahl von Versuchen jedenfalls festgestellt, daß die Kreislaufszeit mit zunehmendem Alter schon normalerweise, wenn auch nicht sehr stark, so doch deutlich zunimmt. Während sie bei 21 gesunden Individuen zwischen 15 und 19 Jahren etwa 18,4 Sekunden betrug, war sie bei 18 ebensolchen zwischen 30 und 40 Jahren nicht ganz 21 Sekunden, bei 5 zwischen 70 und 80 Jahre etwa 22,6 Sekunden. Bei Kindern fand er die niedrigsten Zahlen, was den vorerwähnten Beobachtungen von G. N. Stewart an Hunden entsprechen könnte, obwohl Koch eine gesetzmäßige Beziehung zwischen Kreislaufszeit und Körpergewicht bei *erwachsenen* Menschen nicht feststellen konnte. Ein wesentlicher Unterschied zwischen den beiden Geschlechtern bezüglich der Kreislaufszeit, konnte nicht festgestellt werden. Auch konnte Koch beim Menschen, wie gesagt,

---

[1]) Tigerstedt, R.: Zitiert auf S. 1205 (Bd. III).
[2]) Thoma, R.: Zitiert auf S. 1205.   [3]) Krogh, A.: Zitiert auf S. 1205.
[4]) Müller, O.: Zitiert auf S. 1205.
[5]) Vgl. z. B. G. N. Stewart: Americ. journ. of physiol. Bd. 58, S. 278. 1921.
[6]) Vierordt, K.: Zitiert auf S. 1205.

nicht (wie dies VIERORDT und STEWART im Tierversuch feststellten) bestimmte Abhängigkeiten der Kreislaufszeit vom Körpergewicht finden, ebensowenig von der Körperlänge oder der Atmung.

Die Länge der *arteriellen* Strombahn scheint auch schon nach den HERINGschen und VIERORDTschen Versuchen für die Kreislaufszeit nicht von großer Bedeutung zu sein, da sich das Blut in den Arterien mit sehr großer Geschwindigkeit fortbewegt.

Alle derartige Feststellungen müßten aber erst noch durch zahlreiche Versuche erhärtet werden und leiden auch alle an dem Mangel, daß mit der ED. HERINGschen Methode eben nur die Stromgeschwindigkeit eines bestimmten Stromgebietes gemessen wird, während z. B. ganz wesentliche Änderungen der Stromgeschwindigkeit in anderen Stromarmen der Beobachtung entgehen. So ist es zu verstehen, daß unter bestimmten physiologischen Bedingungen (z. B. Nahrungsaufnahme, körperliche Arbeit) unter Umständen die Kreislaufszeit unbeeinflußt scheint, während uns die Messung des Zeitvolumens der Kammern darüber belehrt, daß sich die Kreislaufverhältnisse unter solchen Einwirkungen wesentlich verändert haben. So fand KOCH[1]) bei körperlicher Arbeit nicht immer eine Beschleunigung der Stromgeschwindigkeit. A. BORNSTEIN[2]), fand, wie auch schon HERING[3]), die Kreislaufszeit bei körperlicher Arbeit wesentlich verkürzt. Für Untersuchungen des Kreislaufs in dieser Hinsicht ist eben die Bestimmung des Zeitvolumens der Kammern mit Hilfe des gasanalytischen Verfahrens eine viel zweckmäßigere Methode. Wenn aber andererseits in krankhaften Fällen das Zeitvolumen aus irgendeinem Grunde stark absinkt, so wird dies, da die Stromgeschwindigkeit vom Zeitvolumen abhängt, zur Folge haben, daß die Kreislaufszeit länger wird und wir können dann aus ihr, wenn auch nur annähernd, Rückschlüsse auf Störungen des gesamten Blutumlaufes ziehen. Dies ist um so wichtiger, als die ED. HERINGsche Methode in all ihren Modifikationen für viele (besonders schwer herzkranke) Patienten weniger anstrengend ist als die gasanalytische Methode der Bestimmung des Zeitvolumens.

Unter den pathologischen Einflüssen, die die Dauer der Kreislaufszeit des Blutes beeinflussen, sind zunächst Erkrankungen des Herzens zu erwähnen. Während E. KOCH die Kreislaufszahl im Mittel bei Gesunden mit ca 21 Sekunden. (im Maximum mit 25) feststellte, fand er bei absoluter Kreislaufsinsuffizienz Werte bis 63 Sekunden. Doch müssen die klinischen Symptome der Kreislaufsinsuffizienz (z. B. Ödeme) nicht immer den Strömungsverhältnissen parallel verändert sein. Es stellen die Fälle relativer Kreislaufsinsuffizienz einen Übergang in ihren Stromgeschwindigkeitswerten von der Norm zu den genannten schweren (absoluten) Insuffizienzen dar. Die Bedeutung, die der Zustand des Herzens für die Stromgeschwindigkeit hat, läßt es auch verstehen, daß die Resultate, die KOCH bei Kranken mit hohem Blutdruck fand, je nach dem Kranken und der Krankheit verschieden waren. Im allgemeinen war die Blutdrucksteigerung mit einer Verlangsamung der Strömungsgeschwindigkeit verbunden, und zwar bei arteriosklerotischem Hochdruck in geringerem Maße als bei Nierenkranken mit Blutdrucksteigerung. Mitunter wurden aber normale Kreislaufswerte auch bei sehr hohem Blutdruck gefunden.

In Übereinstimmung mit den bekannten Veränderungen, die das Zeitvolumen bei Krankheiten erfährt, die mit einer Anämie einhergehen (PLESCH), konnte A. BORNSTEIN[4]) bei perniziöser Anämie, E. KOCH[5]) bei Anämie hochgradige Be-

---
[1]) KOCH, E.: Zitiert auf S. 1210.
[2]) BORNSTEIN, A.: Verhandl. d. 29. Kongr. f. inn. Med. 1912, S. 457.
[3]) HERING, ED.: Arch. f. physiol. Heilk. Bd. 12, S. 1: 1854.
[4]) BORNSTEIN, A.: Verhandl. d. 29. Kongr. f. inn. Med. 1912, S. 457.
[5]) KOCH, E.: Zitiert auf S. 1210.

schleunigungen der Stromgeschwindigkeit feststellen, bei der Polycythaemia rubra fand Koch eine deutliche Verzögerung (bis auf das Doppelte des Normalwertes). Welche Koeffizienten in solchen Fällen die für den Haushalt des Organismus sehr wertvolle Änderung der Stromgeschwindigkeit bedingen (Menge, Viscosität, chemische Beschaffenheit des Blutes, Verhalten der Blutgefäße, Ernährungszustand des Herzmuskels usw.), müßte erst durch genauere Untersuchungen festgestellt werden. Bemerkenswert ist jedenfalls, daß E. Koch in einem Fall zu verschiedenen Zeiten beim gleichen Patienten (perniziöse Anämie) Schwankungen der Kreislaufszeit feststellte, die den Schwankungen des Hämoglobingehaltes entsprachen.

Auch im Tierversuch ist als Folge von Anämisierung durch Blutentnahme eine Beschleunigung der Stromgeschwindigkeit des Blutes aus gasanalytischen Versuchen erschlossen worden [P. Morawitz und G. Denecke[1])].

Über den Einfluß des Fiebers auf die Stromgeschwindigkeit liegen widersprechende Angaben verschiedener älterer Autoren vor (Hüter[2]), Berus[3]), Wolff[4])]. E. Koch[5]) fand bei verschiedenen fieberhaften Erkrankungen die Stromgeschwindigkeit beschleunigt, in der Rekonvaleszenz nach solchen Krankheiten verringert. Jedenfalls wird die Art der Erkrankung und vor allem der Zustand des Herzens hierbei eine große Rolle spielen.

Inwieweit die Veränderungen der Kreislaufszeit, die sich bei Lungenerkrankungen feststellen lassen (siehe die nachfolgende Tabelle von E. Koch) unmittelbar auf die Beeinflussung des Lungenkreislaufs, inwieweit sie auf krankhafte Veränderungen der Herztätigkeit zu beziehen sind, müßte ebenfalls noch erst genauer untersucht werden.

Sehr bemerkenswert ist die Tatsache, daß Koch bei Diabetikern ganz wesentlich verlangsamte Stromgeschwindigkeiten feststellen konnte. Auf die Frage der Koeffizienten der Verlangsamung der Stromgeschwindigkeit bei Diabetes mellitus ist eine Antwort ohne genauere Untersuchungen noch nicht möglich. Es scheint mir mit Rücksicht auf diese Tatsache jedoch sehr wohl denkbar, daß die bekannte Erscheinung leichter *Ermüdbarkeit beim Diabetiker* nicht nur durch die Stoffwechselanomalie zu erklären ist, sondern auch durch die bis zu den Untersuchungen Kochs nicht sicher bekannte Verlangsamung der Blutzirkulation bei diesen Kranken. (Unter den 5 Fällen Kochs war bei einem die Kreislaufszeit an der oberen Grenze der Norm [24 Sekunden], bei den anderen allen deutlich erhöht, in einem Falle 43 Sekunden[6]).

Die folgende Zusammenstellung E. Kochs, zeigte seine Befunde beim Menschen bezüglich der Kreislaufsdauer von der Vene der Ellenbeuge einer Körperseite zu der gleichen Vene der anderen.

Auch der Einfluß therapeutischer Maßnahmen auf die Kreislaufszeit ist aus den Angaben A. Bornsteins[7]) und besonders klar aus der E. Kochschen Arbeit zu ersehen.

Die normale Ernährung jedes Organes, d. h. die Zufuhr aller für seine normale Tätigkeit nötigen Stoffe, ebenso wie die hierzu nötige Fortschaffung aller

---

[1]) Morawitz, P. u. G. Denecke: Zeitschr. f. exp. Pathol. u. Pharmakol. Bd. 91, S. 37. 1921. Vergl. auch Morawitz u. Röhmer: Dtsch. Arch. f. klin. Med. Bd. 94, S. 529. 1908.
[2]) Hüter: Allgemeine Chirurgie, S. 571.
[3]) Berus, A. W. C.: Virchows Arch. f. pathol. Anat. u. Physiol. Bd. 69, S. 153. 1877.
[4]) Wolff, E.: Inaug.-Dissert. Königsberg 1886.
[5]) Koch, E.: Zitiert auf S. 1210.
[6]) Wiechmann (Dtsch. Arch. f. klin. Med. Bd. 150, S. 186. 1926) hat jüngst freilich bei 7 Diabetikern mit dem E. Kochschen Verfahren normale Werte der Stromgeschwindigkeit festgestellt.
[7]) Bornstein, A.: Verhandl. d. 29. Kongr. f. inn. Med. 1912, S. 457.

der an Ort und Stelle gebildeten Stoffe, die normalerweise nicht an Ort und Stelle weiter umgesetzt werden, ist, soweit es sich um das Blut handelt, von 3 Faktoren abhängig: Von der Zusammensetzung der Blutflüssigkeit, von der Menge Blut-

Tabelle 1. Die Kreislaufszeit des Blutes in der Norm und unter pathologischen Verhältnissen. Nach E. KOCH[1]).

	Sekunden (0–65)
Norm	20–30
Kreislaufinsuffizienz	40–60
Kompensierte Vitien	20–30
Atherosklerose	22–32
Nephritische Hypertomie	22–35
Anämie	18–22
Polycythämie, Leukämie	35–50
Fieber	18–22
Postinfektiöse Rekonvaleszenz	22–30
Pneumonie	18–22
Lungentuberkulose	20–25
Pleuritiden	22–28
Emphysem	22–35
Ikterus	22–28
Diabetes	25–38

Tabelle 2. Die Beziehungen zwischen Kreislaufzeit und Pulsfrequenz bei verschiedenen Lebewesen.

Versuchsobjekt	Mittlere Kreislaufszeit	Mittlere Pulzfrequenz in 1 Minute	Zahl der Herzschläge während der Kreislaufszeit	Zahl der Versuche	Autor
Pferd	31,5	55	28,8	—	ED. HERING
Hund	16,7	96	26,7	20	K. VIERORDT
Junge Ziege	14,1	110	26	1	,,
Fuchs	8,2	172	23,5	2	,,
Igel	7,61	189	23,8	8	,,
Kaninchen	7,79	220	28,5	8	,,
Meerschweinchen	7,05	230	27,0	1	,,
Katze	6,69	240	26,8	7	,,
Junges Eichhörnchen	4,39	320	23,7	1	,,
Gans	10,86	144	26,0	2	,,
Strix flammea	10,73	150	26,8	1	,,
Ente	10,64	163	28,9	3	,,
Buteo vulgaris	6,73	282	31,6	4	,,
Strix noctua	6,56	216	23,6	1	,,
Rabe	5,92	280	27,6	1	,,
Huhn	5,17	354	30,5	4	,,
Gesunder Mensch im Alter v. 25–40 J.	20,9	72[2])	25,1	43	E. KOCH

[1]) KOCH, E.: Zitiert auf S. 1210.
[2]) Da KOCH die Pulszahl seiner Normalfälle nicht erwähnt, sei 72 als Mittelwert genommen.

flüssigkeit, die in der Zeiteinheit mit dem betreffenden Gewebe in Berührung kommt, und von jenen Faktoren, die, außerhalb der Blutflüssigkeit gelegen, einen Einfluß auf den Stoffaustausch zwischen ihr und den Körperzellen ausüben. Zu letzteren Koeffizienten gehört z. B. vor allem auch der kolloide Zustand der Gewebselemente.

Von diesen 3 Umständen interessierte uns im vorliegenden Kapitel lediglich der zweite. Er bedingt, daß die normale Funktion eines Organes ganz wesentlich von der mittleren Strömungsgeschwindigkeit des Blutes in den Gefäßen dieses Organes (insbesondere dem Capillargebiete) abhängen wird.

Diese ist unter anderem von der Gefäßweite abhängig, in erster Linie aber von der Tätigkeit des Kreislaufsmotors, des Herzens. Dessen normale Funktion, insbesondere seine weitgehende Anpassungsfähigkeit an veränderte Anforderungen des Organismus, ist wohl der wichtgste Koeffizient einer normalen Ernährung und Funktion aller Organe.

Als einen Ausdruck dafür, inwieweit das Herz imstande ist, seinen Aufgaben als Stoffwechselorgan in diesem Sinne zu genügen, können wir das Zeitvolumen der Kammern und die Stromgeschwindigkeit und Kreislaufszeit des Blutes betrachten.

Der arterielle und capillare Puls.

Von

WALTER FREY

Kiel.

Mit 34 Abbildungen.

Zusammenfassende Darstellungen.

Ältere Literatur: VOLKMANN, A. W.: Die Hämodynamik nach Versuchen. Leipzig 1850. — WEBER, E. H.: Ostwalds Klassiker der exakten Naturwissenschaften. Leipzig 1889. — FICK, A.: Die medizinische Physik. Braunschweig 1856. — WEBER, W.: Theorie der durch Wasser oder andere inkompressible Flüssigkeiten in elastischen Röhren fortgepflanzten Wellen. Ber. d. K. Sächs. Ges. d. Wiss. Bd. 18, S. 353. 1866. — LANDOIS: Die Lehre vom Arterienpuls. Berlin 1872. — MOENS, J.: Die Pulskurve. Leiden 1878. — MAREY: La circulation du sang. Paris 1881. — v. KRIES: Studien zur Pulslehre. Freiburg 1892. — v. FREY: Die Untersuchung des Pulses. Berlin: Julius Springer 1892.

Neuere Literatur: FRANK, O.: Der Puls in den Arterien. Zeitschr. f. Biol. Bd. 46, S. 441. 1905. — CHRISTEN, TH.: Die dynamische Pulsuntersuchung. Leipzig: Vogel 1914. — STRAUB, H.: Die dynamische Pulsuntersuchung. Abderhaldens Handb. d. biol. Arbeitsmethoden Bd. V/4, S. 407. 1922. — TIGERSTEDT, R.: Die Physiologie des Kreislaufs. Bd. III. Berlin 1922. — SAHLI, H.: Die Sphygmobolometrie oder dynamische Pulsuntersuchung. Kraus-Brugsch' Spez. Pathol. u. Therapie Bd. IV, S. 1475. 1925.

Vergleichbar einem elastischen Schlauchsystem fängt die Aorta mit ihren Ästen das vom Herzen ausgeworfene Blutquantum auf. Ruckweise geschieht die systolische Füllung vom Herzen her, unter hohem Druck, und ebenso diskontinuierlich strömt das Blut in den peripheren Gefäßen, um erst hier dann infolge der Trägheit und Viscosität des Blutes, unter dem Einfluß der engen Lumina und der elastischen Qualitäten der kleinen Arterien den rhythmischen Charakter der Fortbewegung einzubüßen. Die Capillaren pulsieren unter normalen Verhältnissen nicht mehr, das Blut strömt hier kontinuierlich unter relativ niedrigem Druck. Nur unter besonderen Bedingungen, speziell auch bei krankhaften Veränderungen der kleinen Arterien, dringt die Pulswelle durch, es kommt zum Auftreten des „Capillarpulses".

Die Arterialisation der Gewebe ist von größter Bedeutung für die Funktion derselben. Mehrleistungen der Organe sind automatisch mit einer stärkeren Zufuhr von sauerstoffreichem Blut verknüpft. Mit der Größe des Schlagvolumens wechselt die periphere Füllung der Gefäße. Innere Sekrete, Stoffwechselprodukte, endogene und exogene Toxine verändern ihre Weite und Dehnbarkeit. Die nervöse Versorgung der Gefäße greift zweckmäßig regulierend ein oder vermag sich unter krankhaften Bedingungen auch in höchstem Maße schädigend geltend zu machen.

Die *Frequenz* des Pulses orientiert über die Schlagfrequenz des Herzens, nur bei frustranen Kontraktionen desselben erscheint die Pulszahl niedriger. Die

Beschaffenheit der arteriellen Wandung ist nicht nur von Bedeutung für das zugehörige Organgebiet, sie erlaubt häufig auch weittragende Rückschlüsse auf den Zustand des ganzen Herzgefäßsystems. Die wichtigsten Faktoren für die periphere Zirkulationsgröße sind aber *Füllung* und *Druck* des arteriellen Pulses. Der Versuch zu einer exakten Bestimmung dieser beiden Größen hat seit jeher das Interesse der bedeutendsten Forscher auf sich gelenkt.

I. Der Volumpuls.

CHRISTEN[1]) unterscheidet am elastischen Schlauch 3 Elastizitätsgebiete. Ist der von außen ausgeübte Druck gleich dem Innendruck, so besitzt der Schlauch seine Nullform und sein Nullvolum. Die Wand ist entspannt, wird weder auf Biegung noch auf Dehnung beansprucht. Eine Zunahme des Außendrucks verschiebt die Wand nach innen, eine Verringerung des Außendrucks gegenüber dem Innendruck führt zu einer Bewegung der Wand nach außen. Ein Überwiegen des Außendruckes über den Innendruck treibt den Schlauch in sein II. Elastizitätsgebiet. Das II. Elastizitätsgebiet reicht vom Verschlußdruck bis zum Ausgleich zwischen Außen- und Innendruck. Wird der Schlauch durch das Zunehmen des Außendruckes schließlich voll zusammengedrückt, so bezeichnet man das als Verschlußdruck. Jede weitere Steigerung des Außendrucks ändert an der Form des Schlauchs nichts mehr. Dieses Gebiet, in welchem der Schlauch trotz Vergrößerung der Differenz $a-i$ seine Form unverändert beibehält, nennt CHRISTEN das I. Elastizitätsgebiet des Schlauches. Andererseits führt eine Steigerung des Innendruckes über den Außendruck in das III. Elastizitätsgebiet. Die Differenz $a-i$ erscheint jetzt negativ.

Unter natürlichen Verhältnissen bewegen sich die Arterien nur im III. Elastizitätsgebiet. Die systolische Füllung ist mit erheblicher Drucksteigerung verbunden und drängt die arterielle Wandung von ihrem diastolischen Nullvolum in ihr III. Elastizitätsgebiet. Die geringe Dehnbarkeit der Gefäße erlaubt eine nur sehr geringe Vergrößerung des Gefäßquerschnittes. Was man beim Pulsieren der Arterien sieht, sind viel mehr pulsatorisch zustande kommende Lage- als Volumänderungen der Arterien. Die systolischen Wandexkursionen der Aorta, durch leichtes Auflegen des palpierenden Fingers geprüft, sind verschwindend klein.

Die systolisch zustande kommende, plötzlich vom Herzen her gesetzte Mehrfüllung des Systems wird durch ein nahezu ebenso großes ruckweises Abfließen des Blutes aus dem peripheren Ende des Gefäßes in die Capillaren wieder ausgeglichen. Mit Recht — vergleiche auch die Ausführungen auf S. 1254 — betont SAHLI[2]), daß Schlauchwellen im Gegensatz zu Wasserwellen mit einer *fortschreitenden Bewegung der den Schlauch erfüllenden Flüssigkeit* verbunden sind. Die systolische Flüssigkeitsfüllung wechselt aber nicht als Ganzes momentan ihren Ort, wie in einem starren Kanalsystem, sie tut es sukzessive, von Querschnitt zu Querschnitt. Wenn Wellen in einer bestimmten Richtung fortschreiten, so gehen nach v. KRIES[3]) an jeder Stelle Schwankungen des

---

[1]) CHRISTEN: Zeitschr. f. klin. Med. Bd. 71, S. 390. 1910; Bd. 73, S. 55. 1911; Bd. 74, S. 477. 1911; Zeitschr. f. exp. Pathol. u. Therapie Bd. 9, S. 607. 1911; Schweiz. Rundsch. f. Med. 1911, Nr. 31, 32; Zentralbl. f. Herz- u. Gefäßkrankh. 1912, Nr. 12; Wien. med. Wochenschrift 1912, Nr. 15; Dtsch. Arch. f. klin. Med. Bd. 110, S. 382. 1913; Bd. 109, S. 515. 1913; Bd. 114, S. 465. 1914; Bd. 117, S. 111. 1915; Bd. 121, S. 384. 1917; Dynamische Pulsuntersuchung (Monographie). Leipzig 1914.

[2]) SAHLI: Kraus-Brugsch' Spez. Pathol. u. Therapie inn. Krankh. Bd. IV, S. 1475. 1925.

[3]) v. KRIES: Studien zur Pulslehre (Monographie). 1892.

Druckes und Schwankungen der Geschwindigkeit einander genau parallel. Rechnet man die Geschwindigkeit in derjenigen Richtung positiv, in der die Wellen fortschreiten, so wächst jedes Mal mit steigendem Druck auch die Geschwindigkeit und umgekehrt. Es findet dabei eine einfache quantitative Relation zwischen Druck- und Geschwindigkeitsveränderungen statt. Bezeichnet $\varDelta p$ die während einer gewissen Zeit stattfindende positive oder negative Druckänderung und $\varDelta v$ die gleichzeitige Veränderung der Strömung, so ist

$$\varDelta v = \frac{\varDelta p}{\delta \cdot a},$$

wobei δ das spezifische Gewicht der Flüssigkeit und a die Fortpflanzungsgeschwindigkeit der Wellen bezeichnet. In nicht zu engen Schläuchen sind nach dem Experiment die einfachen von der Theorie angenommenen Beziehungen zwischen Druck und Strömung tatsächlich mit größter Annäherung erfüllt. Die Fortpflanzungsgeschwindigkeit der Pulswelle beträgt ca. 9 m pro Sekunde, die Wellenlänge selbst ist also außerordentlich groß. An der Radialarterie tritt der Kopf der Welle nahezu zu gleicher Zeit auf wie in der Aorta. *Ebenso wie hier in der Aorta der diastolischen Füllung ein neues Volum hinzugefügt wird, so erfährt auch in der Peripherie die diastolische minimale Füllung einen plötzlichen Zuwachs um einen aliquoten Teil des Herzschlagvolums.*

CHRISTEN[1]) bezeichnet diesen letzteren Vorgang, den Volumunterschied zwischen diastolischem Minimum und systolischem Maximum, als „Füllung des Pulses", mit „Pulsvolum" diejenige gesamte Blutmenge, die während einer Pulsperiode einen gegebenen Arterienquerschnitt passiert. Die CHRISTENsche Definition bezeichnet mit Pulsvolum dasselbe, was man seit v. FREY[2]) „Strompuls" oder „Geschwindigkeitspuls" nannte. Besser reserviert man den alten Begriff Pulsvolum für das in einem gegebenen Arterienstück in einem gegebenen Zeitmoment vorhandene in ccm ausdrückbare Blutquantum. In der Diastole ist dieses Pulsvolum minimal, während der Arteriensystole maximal. Dieses maximale Pulsvolum entspricht dem klinischen Begriff der Pulsgröße und ist gleichbedeutend mit der im Moment der Systole bestehenden Weite des Gefäßstücks.

Das CHRISTENsche Pulsvolum ist nicht meßbar, weil die beim Menschen anwendbare Tachographie keine absoluten Werte für das zirkulierende Blut liefert, sondern nur die vorhandene zeitliche Differenz zwischen Zufluß und Abfluß darstellt. Die Ordinate des Tachogramms steht in keiner einfachen Beziehung zu der linearen Geschwindigkeit des arteriellen Blutstromes [CHRISTEN[3])]. Am Herzen läßt sich nach dem Vorgehen von H. STRAUB[4]) das registrierte Tachogramm intregrieren und in absoluten Maßen eichen, weil nur Flüssigkeit ausströmt. An den peripheren Arterien geht das nicht, weil hier Blut sowohl ab- wie zuströmt. Nur am Tier, nach Eröffnung der Arterie, läßt sich mittels des VIERORDTschen Hämotachometers oder des Hämodromographen von CHAUVEAU das in der Zeiteinheit zierkulierende Blut wenigstens theoretisch richtig ermitteln. Vielfache Schwierigkeiten bei Ausführung des Verfahrens (Gerinnungsvorgänge) haben auch beim Tier zu keinen praktischen Ergebnissen in größerem Ausmaß geführt.

---

[1]) CHRISTEN: Monographie 1914.
[2]) v. FREY: Die Untersuchung des Pulses (Monographie). Berlin 1892. — v. FREY u. KREHL: Dubois' Arch. 1890, Nr. 31; 1893, Nr. 17.
[3]) CHRISTEN: Zeitschr. f. exp. Pathol. u. Therapie Bd. 9, S. 607. 1911.
[4]) STRAUB: Dtsch. Arch. f. klin. Med. Bd. 118, S. 214. 1916. — STRAUB: Die dynamische Pulsuntersuchung (Monographie). Abderhaldens Handb. d. biol. Arbeitsmeth. Bd. V, S. 407. 1922.

Die Volumbolometrie nach SAHLI.

Zur unblutigen Messung der Pulsfüllung bediente man sich früher des *Plethysmographen*, in neuerer Zeit, seit 1907, des von SAHLI[1]) angegebenen und seither vielfach abgeänderten und verbesserten *Volumbolometers*.

Das plethysmographische Verfahren [vgl. GARTEN[2])] leidet unter dem großen Nachteil, daß der abfließende venöse Anteil des Blutstroms rechnerisch nicht zu fassen ist und außerdem die Ausschlaggröße in unübersehbarer Weise von der Höhe des angewandten Außendrucks und dem Wanddruck der Arterie abhängig ist. Die Volumbolometrie mißt die systolische Füllung eines 5 cm langen Stücks der Radialarterie. Der venöse Abfluß spielt keine Rolle. Die Radialarterie wird durch einen bestimmten Außendruck mittels einer Pelotte während der Diastole zum Verschluß gebracht und dann die unter der Einwirkung der Herzsystole zustande kommende Pulsfüllung ermittelt.

SAHLI nimmt den Außendruck so hoch, bis sein trägheitsfreies[3]) isotonisch arbeitendes Indexvolumeter maximale („optimale") Ausschläge gibt. Ist das der Fall, so kann erwartet werden, daß der abgelesene oder registrierte Ausschlag einer *Form- und Volumänderung des untersuchten Arterienstückes entspricht, die vom vollständigen Kollaps bis zur maximalen systolischen Entfaltung der Arterie reicht*. Der Außendruck ist in diesem Falle gleich dem systolischen Innendruck + dem Wanddruck. Als Wanddruck wird derjenige Druck bezeichnet, der von der elastischen Arterienwand ausgeht, wenn sie entweder über ihr Nullvolum hinausgedehnt oder unter ihr Nullvolum komprimiert wird. Das Maß des Wanddruckes ist im ersteren Falle der Dehnungskoeffizient, im zweiten Falle der Biegungskoeffizient der Arterie. Ist der Außendruck unteroptimal, so ist der Ausschlag kleiner, weil dabei ein größerer Teil der systolischen Pulsfüllung nach der Peripherie abströmt. Ist der Manschetten- oder Pelottendruck überoptimal, so erreicht die Arterie mit Hilfe des von innen nach außen wirkenden Innendruckes zusammen mit dem vom Biegungskoeffizienten abhängigen Wanddruck ihr Nullvolum nicht.

Man sieht, daß bei dem Verfahren die Größe des Wanddruckes resp. Verbiegungsdruckes für die Größe des zur Bestimmung des systolischen Pulsvolums nötigen Optimaldrucks von Einfluß ist. Ist der Biegungskoeffizient groß, d. h. die Dehnbarkeit der Wand gering, so erscheint der Optimaldruck relativ hoch. Umgekehrt ist der Optimaldruck bei sehr weichen, leicht dehnbaren Gefäßen relativ niedrig. Bleibt man bei der Ermittlung des *Pulsvolums*, so stört diese Tatsache nicht. Sie führt aber, wie leicht ersichtlich, sofort zu fehlerhaften Bestimmungen, wenn man aus dem Produkt Volum mal Optimaldruck die gelieferte Energie des Pulses errechnet. Das Verfahren liefert an sich „Bruttowerte", bei denen neben dem wesentlich interessierenden Blutvolum und dem von dem betreffenden Volum ausgeübten Innendruck die verschiedene Elastizität der

---

[1]) SAHLI: Dtsch. med. Wochenschr. 1907, Nr. 16, S. 628; 1910, Nr. 47, S. 2181; Zeitschr. f. klin. Med. Bd. 72, S. 1. 1911; Bd. 74, S. 230. 1911; Bd. 72, S. 214. 1911; Korrespondenzbl. f. Schweiz. Ärzte 1911, S.116; Dtsch. Arch. f. klin. Med. Bd.117, S.18. 1912; Bd.112, S.125. 1913; Bd. 117, S. 155. 1915; Bd. 122, S. 11. 1917; Bd. 140, S. 91. 1922; Bd. 151, S. 172. 1926; Lehrb. d. klin. Untersuchungsmeth., 6. Aufl. 1913; Kraus-Brugsch' Spez. Pathol. u. Therapie Bd. IV, S. 1475. 1925; Lehrbuch Bd. II, Teil 2, Anhang. 1920. S. 1298—1355.
[2]) GARTEN: Pflügers Arch. f. d. ges. Physiol. Bd. 104, S. 351. 1904.
[3]) Nach H. STRAUB (Klin. Wochenschr. Nr. 12. S. 533. 1927) besitzt das SAHLIsche Indexvolumeter „sehr große Trägheit". Nicht die Masse, vielmehr die wirksame Masse (= Masse mal Beschleunigung) sei für die Beurteilung der Trägheit eines Registrierinstruments wesentlich. Die dem Index mitgeteilten pulsatorischen Beschleunigungen sind allerdings relativ gering. SAHLI (Dtsch. Arch. f. klin. Med. Bd. 151, S. 181. 1926) nimmt an, die kinetische Energie des Index betrage etwa 0,0281 gcm. Die mit dem Volumbolometer aufgenommenen Kurven stimmen mit den Spiegelvolumbologrammen überein.

Arterienwand mit eine Rolle spielt. „Nettowerte" der Pulsenergie würde man erst erhalten, wenn der Wanddruck für sich bestimmt und vom Optimaldruck in Abzug gebracht werden könnte.

Einwandfrei wäre die alleinige Messung der systolischen Puls*füllung* allerdings auch erst dann, wenn im Moment des maximalen Indexausschlages kein Blut nach der Peripherie hin unter der komprimierenden Pelotte entweicht. Nun liegt aber der Optimaldruck immer mehr oder weniger weit unter dem mit den üblichen Methoden bestimmbaren maximalen Blutdruck. Je größer der Unterschied zwischen Maximal- und Optimaldruck, um so mehr Blut entgeht der Messung. Der Gipfel der systolischen, in die Zirkulation geworfenen Blutwelle resp. Blutmenge fließt unbehelligt nach der Peripherie ab, und ebenso muß schon ein Teil Blut der Messung entgehen während der Zeit, die bis zur Vollentfaltung der Arterie verstreicht. SAHLI[1]) hat diesem Punkt alle Beachtung geschenkt. Die abfließende Blutmenge läßt sich an Hand des absoluten Volumbologramms wenigstens annähernd ermitteln und als *Durchflußkorrektur* in Rechnung bringen.

Die Konstruktion des absoluten Volumbologramms geschieht in Analogie zu der des absoluten Drucksphygmogramms, indem man das Sphygmogramm nach dem Ergebnis der Volumbolometrie auf Volum eicht. Man behandelt zu diesem Zweck (vgl. Abb. 280) die Zeitabszisse gleich wie beim absoluten Drucksphygmogramm unter Verwendung von Millimeterpapier und Anwendung eines konventionellen Maßstabes, z. B. in der Weise, daß jeder halbe Zentimeter der Grundlinie eine zehntel Sekunde beträgt, und zeichnet dann an richtiger zeitlicher Stelle die dem Optimalvolum entsprechende Ordinate des Gipfels ein, z. B. so, daß jeder Zentimeter des Millimeterpapiers 0,025 ccm Pulsvolum entspricht (bd). Wenn man annimmt, daß schon während des Anstiegs ab eine gewisse Menge Blut nach der Peripherie abströmt, so geschieht das unter dem Einfluß des während jedes Zeitmoments des Anstiegs ab in der Arterie bestehenden Druckes, der vom Minimaldruck bis zum Maximaldruck wächst. e entspricht einem Mittelwert der Pulsamplitude. Das oben erwähnte Abfließen des Blutes während des Kurvenanstieges kann man sich nun so vorstellen, daß man annimmt, es erfolge unter dem vorhin konstruierten mittleren Überdruck e. Bei dieser Annahme gibt der Verlauf des absteigenden Kurvenschenkels bc nach SAHLI wenigstens annähernd darüber Aufschluß, wieviel während der Zeitdauer ad nach der Peripherie zu abfließt. SAHLI zieht von dem Punkte e eine Horizontale ef parallel der Kurvenbasis.

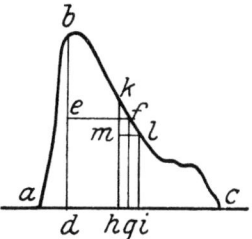

Abb. 280. Konstruktive Berechnung der Durchflußkorrektur aus dem absoluten Volumbologramm. (Nach H. SAHLI.)

Dieselbe schneidet den absteigenden Schenkel in dem Punkte f. Von f zieht man eine Senkrechte fg auf die Grundlinie und mißt dann auf jeder Seite des Fußpunktes g die Länge $ad/2$ auf der Grundlinie ab und erhält dadurch die Punkte h und i. kl stellt das dem Mitteldruck entsprechende Volumgefälle dar und km das unter dem Mitteldruck e während des Kurvenanstieges ab nach der Peripherie abgeflossene Blutquantum. Dieser Wert mk muß infolgedessen als Korrektur dem gemessenen optimalen Pulsvolum bd noch hinzugefügt werden.

SAHLI hält das der Messung entgegende Blutquantum in der Regel für so klein, daß es praktisch vernachlässigt werden könnte. Nur bei starker absoluter Tardität, d. h. langer Dauer des Anstieges, und starker Celerität des Abstieges der bolometrischen Volumkurve kann die fragliche Größe nach SAHLI klinische Bedeutung erlangen. Diese Überlegungen können an sich nur richtig sein, wenn der absteigende Schenkel der Volumkurve einzig und allein durch das Abfließen von Blut während der systolischen Pulsfüllung bedingt wäre. Die Ventrikel- und Aortendruckkurven zeigen aber auch schon einen Abfall vor dem Ende der Systole, so daß zentrale Vorgänge für die Form des absteigenden Schenkels wesentlich mit in Betracht kommen. Außerdem muß angenommen werden, daß der störende Durchfluß im Beginn der systolischen Drucksteigerung während des Anstiegs der Kurven größer ist als später, wo der intravasale Druck infolge des Volum-

---
[1]) SAHLI: Kraus-Brugsch' Spez. Pathol. u. Therapie Bd. IV, S. 1475. 1925.

verlustes zurückgegangen ist. Der absteigende Schenkel pflegt immer relativ langsam zur Grundlinie zurückzukehren. Man kann nicht ohne weiteres den absteigenden mit dem aufsteigenden Schenkel in Beziehung setzen. Auch hier sind also noch Einwände möglich. Der bei der Messung zustande kommende Fehler wird bei Anwendung der Durchflußkorrektur aber doch auf ein Minimum reduziert.

H. Straub[1]) bezeichnet das Bolometervolum als eine stark entstellte Funktion der Druckamplitude des Pulses. Sahli[2]) wundert sich mit Recht über ein derartiges Urteil. Durch den von außen wirkenden Optimaldruck, der im Moment der Systole dem Innendruck + Wanddruck das Gleichgewicht hält, bekommt die Arterie ihr „Null"volum. Die arterielle Wand ist entspannt, ihr Elastizitätskoeffizient, wie auch H. Straub zugibt, auf nahezu Null erniedrigt. Die Wand durchmißt die Strecke zwischen völligem Verschluß und völliger Entfaltung. Die dabei in dem 5 cm langen Arterienstück eintretende Füllung wird mit einem fast isotonisch arbeitenden Indexvolumeter gemessen. Der Elastizitätsfehler ist am Handgelenk, wo wenig Muskeln sind, an sich klein und fällt bei Anwendung der kleinen Radialispelotte noch weniger ins Gewicht. Um eine Druckbestimmung handelt es sich deshalb keineswegs. Sicherlich ist — der Ausdruck stammt von O. Frank[3]) — das Bolometer ein „unzulängliches Manometer". Es will aber auch kein Manometer sein.

Durch besondere technische Anordnung ist es Sahli gelungen, die Bewegung der Arterienwand vom Verschluß bis zur systolischen maximalen Entfaltung wenigstens zur Hauptsache richtig zu erfassen. Steigert man den Pelottendruck schrittweise, so kommt es im Bereiche des Minimaldruckes zunächst zu einer leichten Einbuchtung der Wand während der Diastole, die diastolisch-systolischen Ausschläge werden plötzlich größer. Bei noch höherem Außendruck wird die Einbuchtung immer stärker, und bei Erreichen des Verschlußdruckes berühren sich in der Diastole beide Wände. Bleibt man unter diesem optimalen Druck, so ist die diastolische Kompression unvollständig, das zur Entfaltung einströmende Blutquantum und der volumetrische Ausschlag sind dann auch „unteroptimal". Geht man über den Verschlußdruck hinaus, so kommt die Arterie systolisch nicht zu voller Entfaltung, und auch in diesem Fall erscheint das registrierte Volum „unteroptimal". Der dazwischenliegende Druckwert, der an dem maximalen Ausschlag des Indexvolumeters ersichtliche Optimaldruck, schafft aber einwandfreie Bedingungen, das registrierte Volum entspricht nun dem Inhalt der systolisch gefüllten Arterie.

Alle auf Messung eines kompressiblen Luftvolums gegründeten Apparate sind grundsätzlich, wie schon Christen[4]) erwähnt, mit dem „Elastizitätsfehler" behaftet. Christen stellt die Formel auf:

$$\frac{S}{C} = \frac{dV}{dP} \cdot \frac{B+P}{V} \cdot 100\%,$$

wobei S = die für die elastische Deformation geleistete Arbeit, C = die für die Erhöhung des Außendruckes geleistete Arbeit, V = Luftvolum des pneumatischen Systems, P = Außendruck, B = Barometerdruck.

Die vom Puls geleistete Arbeit A entspricht dann der Summe von $C + S$. In dem Sahlischen Volumbolometer ist der Elastizitätsfehler einmal dadurch verkleinert, daß die gebrauchte Pelotte, an der Radialis appliziert, mit Muskulatur wenig in Kontakt kommt, so daß die elastische Deformation der Weichteile hier keine große Rolle spielt. Und außerdem hat Sahli durch Anfügen eines Reservevolums zu dem registrierenden System dafür gesorgt, daß V relativ groß wird. Damit wird $B + P/V$ kleiner und damit auch der Elastizitätsfehler S.

---

[1]) Straub, H.: Abderhaldens Handb. d. biol. Arbeitsmeth. Bd. V, S. 407. 1922.
[2]) Sahli: Kraus-Brugsch' Spez. Pathol. u. Therapie. Zitiert auf S. 1227. Dtsch. Arch. f. klin. Med. Bd. 151, S. 172. 1926.
[3]) Frank, O.: Tigerstedts Handb. d. physiol. Methodik Bd. II (IV), S. 227.
[4]) Christen: Dtsch. Arch. f. klin. Med. Bd. 117, S. 111. 1915; Monographie 1904, S. 10.

H. STRAUB[1]) ist der Ansicht, die Bewegung des bei optimalem Druck entlasteten Gefäßabschnittes sei abhängig von der Zeitdauer der einsetzenden systolischen Drucksteigerung im Arterienrohr, von der Anfangsgeschwindigkeit der Masse und der Beschleunigung, die die Masse während der Beobachtung erfährt. STRAUB bezeichnet das Volumbolometer, wie oben schon erwähnt, als Manometer und das Bologramm als larvierte Blutdruckkurve. Er wendet infolgedessen auf das Instrument die für Manometer gültigen Grundsätze an, die zurückgehen auf die von SEEBECK[2]) abgeleitete Theorie erzwungener Schwingungen bei Einwirkung veränderlicher Kräfte. Die „dynamische Grundgleichung" sagt

$$P = Ex + M\frac{d^2 x}{dt^2} + K\frac{dx}{dt}$$

wobei P = einwirkende Kraft (Blutdruck), E = Elastizitätsmodulus, x = Ordinate des Kurvenpunktes, M = Masse, d^2x/dt^2 = Beschleunigung, K = Reibungskraft, dx/dt = Geschwindigkeit.

Es ist klar, daß nach dieser Gleichung die Größe der registrierten Ausschläge stark abhängig ist von der Geschwindigkeit und Beschleunigung der Masse M. Man kann aber beim Bolometer, bei dem sich Außen- und Innendruck das Gleichgewicht halten, und der Zweck der ganzen Apparatur die Aufrechterhaltung möglichster Isotonie ist, nicht wohl von einem druckregistrierenden Apparat sprechen. Das Volumbolometer ist ein volumregistrierendes System. Wie bei der isotonischen Kontraktion eines Muskels, so ist auch hier zwar der *Kurvenverlauf mit einem volumregistrierenden Instrument nur schwer einwandfrei zu erfassen, die Bestimmung des maximalen (optimalen) Punktes der Volumkurve aber wohl möglich.* Für die verschiedenen, das Herzvolum registrierenden Apparate ist das übrigens auch von STRAUB zugegeben worden: Es gestattet die Beziehung der Lagen der Maxima und Minima des Strom- und Druckpulses Schlüsse auf die Elastizität der Blutbahn und die Größe des „Windkessels".

SAHLI mißt mit seinem Volumbolometer die *optimale Füllung der Arterie, das sog. Einzelpulsvolum. Damit bestimmt sich zahlenmäßig, was der Praktiker palpatorisch schätzt.* Durch Multiplikation von Volum mal Pelottendruck berechnet SAHLI nun außerdem die *Arbeit* des Einzelpulses. Es wurde oben schon darauf hingewiesen, daß demgegenüber Bedenken bestehen, weil bei der Höhe des Optimaldruckes der Wanddruck, die verschieden große Biegungselastizität der Arterienwand, mit in Rechnung steht. SAHLI[3]) ermittelt durch Multiplikation des Einzelvolums mit der Pulsfrequenz ferner das *Minutenpulsvolum*. H. STRAUB[4]) erhebt demgegenüber wohl mit Recht Einspruch. Das gemessene Pulsvolum entspricht einer Optimalleistung der Zirkulation, die nur während einer kleinen Zeitdauer aufrechterhalten bleibt. Vorher und nachher, zur Zeit des aufsteigenden und absteigenden Astes der Bolometerkurve, ist die Füllung eine andere. Die Multiplikation mit der Frequenz der Pulsation, dieselbe als Minutenpulsvolum aufgefaßt, gäbe aus dem Grunde zu hohe Werte. Andererseits muß die Bestimmung infolge des Abfließens einer größeren Blutmenge während des absteigenden Schenkels der Volumbolometerkurve zu niedrige Werte ergeben. Das gemessene Pulsvolum hat mit dem während einer Pulsperiode die Arterie durchfließenden Blutmenge also direkt nichts zu tun.

HEDIGER[5]) bezeichnet das gemessene Volum als direktes Maß für die „Querschnittsamplitude" der Arterien. Besser hält man an dem Ausdruck „bolometri-

---

[1]) STRAUB, H.: Abderhaldens Handb. d. biol. Arbeitsmeth. Bd. V, S. 407. 1922.
[2]) SEEBECK: Poggendorfs Ann. d. Physik Bd. 62, S. 289. 1844.
[3]) SAHLI: Vgl. Lehrbuch Bd. II/2. 1920.
[4]) STRAUB: Abderhaldens Handb. Zitiert auf S. 1228.
[5]) HEDIGER: Dtsch. Arch. f. klin. Med. Bd. 138, S. 58. 1922; Bd. 138, S. 71. 1922; Bd. 141, S. 117. 1923.

sches Pulsvolum" fest, weil „Querschnittsamplitude" doch nur eine Flächengröße bezeichnen kann.

Mit HEDIGER müßte man zunächst die Ansicht für richtig halten, daß die Volumschwankungen der unter Druck befindlichen Arterie und das das gestaute Gefäßgebiet *durchströmende* Blutvolum prinzipiell auseinanderzuhalten seien. HEDIGER stellte an einem bestimmt zusammengesetzten Schlauchsystem fest, daß (1.) sich bei Änderung der zentralen Speisung (Schlagvolumen) Querschnittsamplitude und Durchflußvolum gleichsinnig ändern, wie das auch von vornherein zu erwarten war. Eine Steigerung des peripheren Widerstandes (2.) führt dagegen zu einem gegensätzlichen Verhalten, die periphere Durchströmung nimmt ab, während die Querschnittsamplitude eine Steigerung erfährt. Die Divergenz zwischen dem bolometrisch gemessenen Wert und dem Durchflußvolum ist eine Folge der mit wachsendem Widerstand zunehmenden Sperrung des Abflusses. Ein angeschlossener kollateraler Kreislauf nimmt auf Kosten des peripheren um ein weniges zu, während die Druckwerte sich auf ungefähr gleicher Höhe halten. Bei Erhöhung des Widerstandes in der kollateralen Strombahn (3.) kommt es zu einer gleichsinnigen Vermehrung des peripheren Durchflußvolums und der Querschnittsamplitude. Von Interesse ist schließlich (4.) der Einfluß eines künstlich nachgeahmten Pulses celer und tardus. Die erhaltenen Werte sind in der beigegebenen Tabelle eingetragen.

Tabelle 1. **Einfluß der Pulsform auf Pulsvolum und peripheres Durchflußvolum.** (Nach HEDIGER.)

Pulsform	Querschnitt-Amplit. (Pulsvolum)	Peripher. Durchflußvolum	Kollateral. Durchflußvolum	Speisung	Kollateral. Widerstand	Systol. Druck	Diast. Druck	Optimal. Stauungsdruck-
celer	4,0	15,2	30	600	4	50	38	42
tard.	3,9	20,0	32			50	40	42
celer	5,8	11,8	87	1200	2	54	34	45
tard.	5,6	15,5	90			54	36	45
celer	6,8	12,5	91	1800	2	66	38	50
tard.	6,8	15,4	94			66	38	52

Man sieht bei einem Pulsus celer außer einer gewissen Vergrößerung der Querschnittsamplitude ein deutliches Zurückbleiben des peripheren Durchflußvolumens im Vergleich mit dem Pulsus tardus. Je länger die Entfaltung des Schlauches dauert, d. h. je langsamer der Druckabfall erfolgt, umso größer ist das Durchflußvolum, ohne daß das in der Querschnittsamplitude wesentlich zum Ausdruck kommt.

SAHLI[1]) betont nun demgegenüber, daß die Versuchsbedingungen, wie sie von HEDIGER eingehalten wurden, in vivo kaum verwirklicht seien. Er bestreitet, daß etwa analog dem HEDIGERschen Versuch 2 bei gleichbleibendem Kaliber des bolometrierten Radialisstammes gerade nur stromabwärts vom Bolometer eine Verengerung der Strombahn zustandekommt. Wenn die Hände durch ihre Kälte eine lokal verminderte Zirkulation verraten, so findet man regelmäßig auch das Kaliber und das Pulsvolum der Radialis klein. Andererseits stellt SAHLI fest, daß bei der Volumbolometrie *eine distal von der untersuchten Arterie vorgenommene vollständige Kompression der Radialis die Größe der Bolometerausschläge nicht beeinflußt*. Die periphere Radialis muß bei solchen Versuchen allerdings bloß mit einem schmalen Gegenstand, z. B. dem schmalen Stiel eines Perkussionshammers, komprimiert werden,

---

[1]) SAHLI: Dtsch. Arch. f. klin. Med. Bd. 140, S. 91. 1922; Kraus-Brugsch' Spez. Pathol. u. Therapie Bd. IV, S. 1475. 1925.

damit eine Verfestigung der umgebenden Weichteile vermieden wird. Im Gegensatz zu dem von HEDIGER gebrauchten Schlauchsystem sind die Abflußwege am Vorderarm so reichlich, daß auch ein völliger Verschluß des distalen Gefäßteiles die dynamischen Verhältnisse im Bereich des oberhalb gelegenen Bolometers nicht wesentlich zu ändern vermag. Es trägt auch der Umstand dazu bei, daß das Bolometer sehr nahe an der Stelle appliziert wird, wo schon physiologisch infolge des zunehmenden Widerstandes des Radialis- und Ulnarisgebietes ausgiebige Wellenreflexionen stattfinden, die durch den künstlichen Verschluß nicht wesentlich verändert werden. Weiterhin wendet sich SAHLI gegen die scharfe Trennung des bolometrischen Pulsvolums gegenüber dem Stromvolum. Selbst bei völligem Verschluß des peripheren Gefäßes nimmt SAHLI an, daß die Strömung in dem untersuchten Arterienstumpf noch stattfindet. Es existiere genau derselbe Wellenstrom in dem Stumpf, wie in der unverschlossenen Arterie, nur mit dem Unterschied, daß das Puls- oder Stromvolumen, nachdem es in den Arterienstumpf eingedrungen ist, wegen des peripheren Arterienverschlusses nicht peripherwärts, sondern nach der Reflexion zentripetal abfließt und sich dann, wie oben schon bemerkt, ohne wesentliche Stauung auf die Kollateralen verteilt. „Da uns die Abfluß*richtung* gleichgültig ist, so wird die bolometrische Messung dieses Wellenstroms dadurch in keiner Weise beeinträchtigt, und sie gibt den nämlichen Wert wie in dem Fall, wo die Peripherie frei ist, sie entspricht also vollkommen dem klinischen Bedürfnis und bleibt ein Maß für die Beurteilung der Zirkulation". Die von HEDIGER[1]) gefundene und in Tab. 1 angeführte Veränderung des Durchflußvolumens und der Querschnittsamplitude bei Pulsus celer und Pulsus tardus führt SAHLI auf fehlerhafte Versuchsanordnung zurück. SAHLI bemängelt, daß bei der künstlichen Herbeiführung einer veränderten Pulsform der pulsatorisch gelieferten *Menge* der Flüssigkeit gar keine Aufmerksamkeit geschenkt sei, so daß man sie nicht als konstant betrachten könne. Ferner glaubt SAHLI, daß bei der künstlichen Herbeiführung eines Pulsus celer von HEDIGER Verhältnisse geschaffen worden seien, welche den Verhältnissen der Aorteninsuffizienz entsprechen. HEDIGER bringt an seinem Schlauchsystem eine seitliche Öffnung an, die mit einem Schlauchstück versehen und manuell im Rhythmus des Pulses geschlossen und geöffnet wird. Beim Verschluß wird die lebendige Kraft der in beständigem Fluß befindlichen Flüssigkeitssäule auf den ganzen unteren Leitungsinhalt übertragen und dabei jener Stoß ausgeübt, der die Herzsystole nachahmen soll. Die HEDIGERsche Versuchsanordnung hat nun die Wirkung, daß die Seitenöffnung bei der Erzeugung eines Pulses tardus viel länger verschlossen bleibt, als bei der Erzeugung des Pulses celer. Beim Pulsus celer fließt während jeder Pulsrevolution wesentlich mehr Flüssigkeit aus der Seitenöffnung ab, als bei der Erzeugung des Pulsus tardus. Es geht also in diesem Falle ein gewisses Stromvolum für die eigentliche Messung verloren. Der Einwand von SAHLI ist sicherlich gerechtfertigt, die beim Pulsus tardus in der Tabelle ersichtliche Vergrößerung des peripheren Durchflußvolums dadurch erklärt. Die bei der Aorteninsuffizienz von SAHLI außerdem noch angenommene rückläufige Wellenbewegung, welche der positiven Pulswelle unmittelbar auf dem Fuße folge und sie zum Teil zurücksauge, muß dagegen abgelehnt werden, wie unten näher ausgeführt ist. Die optimale Füllung und Dehnung der Arterie wird auch in diesem Falle richtig erfaßt.

Von großem Interesse sind die von SAHLI[2]) scheinbar erwiesenen Beziehungen zwischen Einzelpulsvolum und Schlagvolum des Herzens. SAHLI nimmt an, daß sich

---

[1]) HEDIGER: Dtsch. Arch. f. klin. Med. Bd. 138, S. 58. 1922; Bd. 141, S. 117. 1923.
[2]) SAHLI: Kraus-Brugschs Spez. Pathol. u. Therapie Bd. IV, S. 1475. 1925; Dtsch Arch. f. klin. Med. Bd. 122, S. 11. 1917; Bd. 140, S. 91. 1922.

die vom Herzen ausgeworfene Blutmenge auf die Arterien proportional der Größe der betreffenden Gefäßlumina verteilt. H. STRAUB[1]) wirft demgegenüber ein, daß der der Blutströmung von den einzelnen Gefäßen entgegengebrachte Widerstand außer von der Weite ihrer arteriellen Lumina vor allem auch von der Beschaffenheit der zugehörigen Capillaren abhänge. CHRISTEN[2]) zeigte überdies, daß das KIRCHHOFFsche Stromverteilungsgesetz für den natürlichen Kreislauf nur beschränkte Gültigkeit besitzt, weil die Strömung nicht als wirbelfrei betrachtet werden kann. Das zweite Argument ist stichhaltig, das erste aber kaum. Ein hoher capillärer Widerstand hindert wohl die Blut*strömung*, die Zirkulationsgröße, nicht aber die Füllung der davor gelegenen Arterien. Trotz vollkommenem Verschluß eines Schlauches füllt sich stromaufwärts das befindliche Stück in voller Abhängigkeit von Weite und Elastizität des Schlauches.

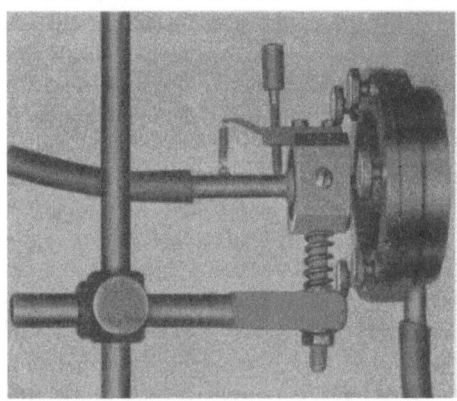

Abb. 281. Seitenansicht der beidseitig gleich belasteten Spiegelsegmentkapsel zur optischen Registrierung des Volumbologramms. (Nach SAHLI.)

Damit muß man, wenn der CHRISTENsche Einwand als unwesentlich bei Seite gelassen werden kann, wenigstens anerkennen, daß *das gemessene Pulsvolum einen bestimmten Teil der systolischen Aortenfüllung darstellt*. Die Flächeneinheit des Arterienquerschnittes dürfte überall dieselbe Füllung aufweisen. Wenn man sich durch *Arteriometrie*, bei der die lokalen Elastizitätskoeffizienten mit berücksichtigt werden, über die absolute Weite einer Radialis Aufschluß verschafft, so kann man *das registrierte Pulsvolum auf die Flächeneinheit des Arterienkalibers umrechnen*. Man erhält dann den sog. „reduzierten bolometrischen Wert" oder „bolometrischen Einheitswert". Diese auf die Flächeneinheit reduzierten Volumwerte des Pulses ändern sich bei Veränderungen der Herztätigkeit für alle größeren Gefäße des großen Kreislaufes bis hinunter zum Kaliber der Radialis in gleichem Sinne und im gleichen prozentualen Maß, auch bei Bestehen vasomotorischer Einflüsse oder anatomischer Kaliberanomalien. Der Sauerstoffbedarf der Organe schwankt innerhalb weiter Grenzen. Deshalb sind auch die reduzierten Volumpulswerte beim Menschen keineswegs etwa konstant, sondern durch Konstitution und das besondere Verhalten des Stoffwechsels stark beeinflußbar.

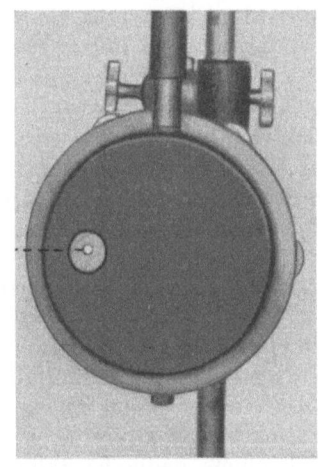

Spiegelchen

Abb. 282. Flächenansicht der beidseitig gleich belasteten Spiegelsegmentkapsel. (Nach SAHLI.)

Das gemessene Pulsvolum ist somit allerdings ein gewisses Maß für die periphere Zirkulationsgröße. Es kann aber nicht mit der während einer Pulsperiode die Arterie durchströmenden Blutmenge identifiziert und deshalb auch nicht mit

---

[1]) STRAUB: Abderhaldens Handb. d. biol. Arbeitsmeth. Bd. V, S. 407. 1922.
[2]) CHRISTEN: Monographie 1914.

dem Herzschlagvolum in feste Relation gebracht werden. Die bolometrische Volumkurve gibt im aufsteigenden wie im absteigenden Schenkel unrichtige Werte, weil sich die Elastizitätskoeffizienten hier beständig ändern und die betreffenden Kurvenpunkte nicht mit „optimalem" Außendruck aufgenommen sind. Außerdem müßte die Multiplikation des registrierten Volums mit der einer systolischen Pulsfüllung zukommenden Zeit durchgeführt werden, man müßte den Inhalt der von der Bolometerkurve umschriebenen Fläche errechnen. Erst dann könnte ein solches peripheres Stromvolum wenigstens annähernd ermittelt und durch Multiplikation mit der Minutenfrequenz des Herzens als Minutenpulsvolum bezeichnet werden. *Für die klinischen Erfordernisse ist aber auch schon die zahlenmäßige Erfassung der optimalen Füllung und Ausweitung der Radialarterie von sehr großem Werte.*

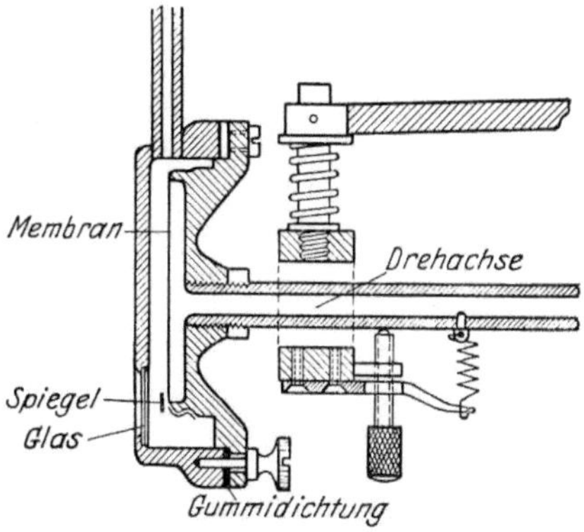

SAHLI[1]) hat die volumbolometrischen Ausschläge auch *graphisch registriert* unter Verwendung einer beiderseitig pneumatisch belasteten Membrankapsel.

Abb. 281—283 zeigen die optische Doppelkapsel, Abb. 284 ist das Schema, nach welchem die Vorrichtung mit dem Bolometer verbunden wird. Das Verfahren hat technische Vorläufer in PAHL, BERNDT, KAISER, MÜNZER, SCHULTHES, PACHOU und BERCZI (zit. nach SAHLI), und ist nach Art der FRANKSCHEN optischen Pulskapsel gebaut. H. STRAUB und CHR. KROETZ[2]) arbeiten mit einer ähnlich konstruierten Apparatur.

Abb. 283. Innere Einrichtung der beidseitig gleich belasteten Spiegelsegmentkapsel zur optischen Registrierung des Volumbologramms. Halbschematisch, teils Ansicht, teils Seitenschnitt. (Nach SAHLI.)

Die Kurven haben die Eigenschaft isotonischer Pulskurven. Es handelt sich um reine Volumausschläge, die im Verlaufe des Einzelpulses wenigstens in bezug auf die Lage des optimalen Ausschlages mit keiner merklichen Spannungszunahme der völlig entlasteten Arterienwand verbunden sind (Abb. 285). Die Arterienwand ist bei optimalem Außendruck äquilibriert und bewegt sich ohne zunehmenden Gegendruck gegen das große Luftreservoir hin. Die Kurven werden für alle Druckstufen von je 10—20 mm Hg aufgenommen und dann die höchste der erhaltenen Kurven der Volumberechnung zugrunde gelegt. Entweder vor oder nach

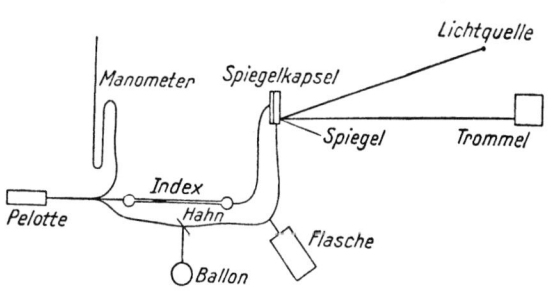

Abb. 284. Schema des Anschlusses der beidseitig gleich belasteten Spiegelsegmentkapsel an das Bolometer. (Nach SAHLI.)

der Kurvenaufnahme kann man die Eichung der Kurve vornehmen, indem man die Pelotte abklemmt und dann durch manuellen Druck auf den die Pelotte mit dem Indexmanometer verbindenden Schlauch dem Index eine Eichexkursion von 0,1 ccm gibt, die man auf der photographischen Trommel sich aufzeichnen läßt.

---

[1]) SAHLI: Lehrbuch Bd. II/2. 6. Aufl. 1922; Kraus-Brugschs Spez. Pathol. u. Therapie Bd. IV, S. 497. 1925.
[2]) STRAUB, H. u. CHR. KROETZ: Dtsch. Arch. f. klin. Med. Bd. 149, S. 230. 1925.

HEDIGER[1]) hatte schon vorher seinen Volumbolographen angegeben.

Derselbe besteht (Abb. 286) aus einem Gefäß in Form einer Flasche F, in deren weite Öffnung ein Glasrohr von T-Form luftdicht eingelassen ist. Der senkrechte Schenkel dieses Rohres taucht in Petroleum ein, mit einem Korkscheibchen als Schwimmer. Auf dem Kork sitzt ein Strohhalm, der am oberen Ende mit einem quergestellten verzinkten Draht N artiku-

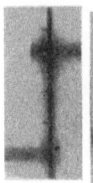
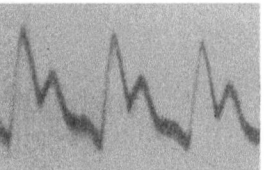
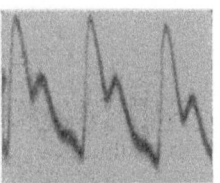
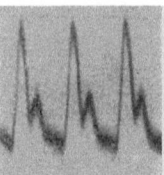

| Eichung 0,1 cm³ | 100 mm Hg | Optimaldruck 120 mm Hg Optimalpulsvolumen $1 = 0{,}14$ cm³ | 140 mm Hg |

Abb. 285. Optisch, mit beidseitig belasteter Spiegelsegmentmembran aufgenommenes Volumbologramm. (Isotonische Pulskurve der Radialis.) (Nach SAHLI.)

liert. Der obere Schenkel des Glasrohres ist an seinem einen Ausgang durch einen durchlochten Gummistopfen geschlossen, dessen Öffnung mit einer Gummimembran verklebt ist. Der Stahldraht durchsetzt diese Gummimembran und findet hier auch seinen Aufhänge- und Drehpunkt. Das Innere des T-Stückes kommuniziert durch die Röhre B mit dem Manschettenvolum (HEDIGER gebraucht an Stelle einer Radialispelotte eine Vorderarmmanschette), während der Flaschenansatz A die Luft in F mit einem großen Puffervolum verbindet. Zur Ingangsetzung des Instrumentes wird der Hahn H geschlossen. Die Manschettenpulse gelangen dann nur in das T-Stück und teilen dem Schwimmer die Volumschwankungen mit, die sich auf den Zeiger übertragen.

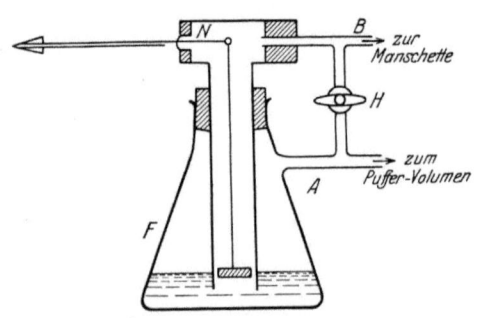

Abb. 286. Der Volumbolograph. (Nach HEDINGER.)

Die gesamte bewegte Masse beträgt 0,25 g, und HEDIGER ist der Ansicht, man erhalte mit seinem Verfahren eine reine Volumregistrierung. H. STRAUB[2]) lehnt die Apparatur ab. Die Verwendung einer graphischen Registrierung, bei der eine Schreibspitze auf dem berußten Kymographen schreibt, ist der Güte des Verfahrens nicht gerade förderlich.

Die praktischen Ergebnisse der Volumbolometrie.

DA CUNHA[3]) gibt für gesunde Kinder beiderlei Geschlechtes im Alter von 6—9 Jahren als Mittel des Einzelpulsvolums in der Radialis 0,06 ccm an. Für Erwachsene gelten nach DA CUNHA nebenstehende Normalzahlen.

HARTMANN[4]) sowie auch DUBOIS[5]) bedienten sich nicht der Volumbolometrie, sondern des älteren Verfahrens von SAHLI mit Bestimmung der Pulsarbeitswerte. Die ermittelten Pulsvolumina sind in diesem Fall nicht bei entspannter Arterie aufgenommen, das System arbeitet nicht isotonisch. Die erhaltenen Werte sind deshalb mit den nach dem neueren Verfahren bestimmten Volumgrößen nicht ohne weiteres zu vergleichen.

---

[1]) HEDIGER: Dtsch. Arch. f. klin. Med. Bd. 138, S. 72. 1922.
[2]) STRAUB, H.: Abderhaldens Handb. d. biol. Arbeitsmeth. Bd. V, S. 407. 1922.
[3]) DA CUNHA: Korrespondenzbl. f. Schweiz. Ärzte 1917, Nr. 46.
[4]) HARTMANN: Dtsch. Arch. f. klin. Med. Bd. 117, S. 86. 1915.
[5]) DUBOIS: Dtsch. Arch. f. klin. Med. Bd. 120, S. 79. 1916.

Tabelle 2.

Alter Jahre	Männer		Frauen	
	Einzelpulsvolumen (Mittelwert) ccm	Einzelpulsarbeit (Mittelwert) gcm	Einzelpulsvolumen (Mittelwert) ccm	Einzelpulsarbeit (Mittelwert) gcm
10—15	0,05	6,0	0,05	5,7
16—19	0,08	9,8	0,07	9,6
20—29	0,09	10,3	0,07	8,6
30—39	0,1	12,4	0,08	11,1
40—49	0,1	12,6	0,078	11,3
50—59	0,12	15,9	0,12	18,2
60 u. mehr	0,13	16,6	0,11	23,3

Mit dem neuen Instrument erhält man nach SAHLI um $1/3$ höhere Normalwerte.

REINHART[1]) äußert sich eingehend über die Eignung der „Sphygmovolumetrie" zu Bemessung der Systolengröße. Im Stehen findet er das Pulsvolum kleiner als im Liegen, entsprechend einer Abnahme der Herzgröße im Stehen (MORITZ, DIETLEN). Während der Abnahme des Schlagvolums beim VALSALVAschen Versuch nimmt das Pulsvolum um 75—80% ab. Bei Pulsus paradoxus und respiratorischer Arhythmie finden sich, entsprechend den kleineren Systolen im Beginn der Respiration, auch kleinere Pulsvolumina. In 60 Fällen ohne respiratorische Arhythmie zeigt die Sphygmovolumetrie bei Beginn der Inspiration fast ausnahmslos eine Abnahme des Pulsvolumens, wieder entsprechend der zu erwartenden Verkleinerung der Systole im Anfang der Inspiration. Bei Frequenzänderungen der Herzschlagfolge sind bei hohen Frequenzen die Pulsvolumina kleiner als bei langsamer Aktion des Herzens. Bei Kompensationsstörungen mit kleiner Systole und bei Lungenödem mit Versagen des linken Ventrikels, findet sich ein deutliches Kleinerwerden des Pulsvolumens. Mit Besserung der Zirkulation nimmt dasselbe wieder zu. Reinhard glaubt annehmen zu dürfen, daß unter Versuchsbedingungen, wo vasomotorische Veränderungen peripherer Art fehlen, die direkte Abhängigkeit des sphygmovolumetrisch bestimmten Pulsvolumens vom Schlagvolum des Herzens besteht. Sphygmovolumetrische Untersuchungen an gut kompensierten Herzfehlern ergeben, daß im allgemeinen einem Herzen mit großem Schlagvolum auch ein entsprechend großes Pulsvolum zukommt. Die einzelnen Klappenfehler besitzen keine absolut charakteristischen Werte, mit Ausnahme der Aorteninsuffizienz. Celerität und Tardität des Pulses sind mit dem Sphygmovolumeter sicher zu erkennen. Bei Kompensationsstörungen sind die Pulsvolumina klein und werden unter therapeutischen Maßnahmen unter Besserung der allgemeinen Zirkulation größer.

SELIG[2]) verwendet eine Methode von MÜNZER[3]), die ähnlich wie das SAHLIsche Verfahren, die isotonischen Bewegungen der Arterienwand unter optimalem Außendruck auf optischem Wege registriert, aber an Stelle einer Radialispelotte eine $3^{1}/_{2}$ cm Manschette verwendet. Bei normalen Männern von 20—30 Jahren beträgt das Pulsvolum 0,4—0,6 ccm, bei normalen Frauen desselben Alters 0,3—0,5 ccm. Mit zunehmendem Alter über das 40. Jahr hinaus beginnt das Pulsvolum an Größe zuzunehmen und erreicht Werte bis 0,8—1 ccm. Das erhöhte Pulsvolum steht mit der Blutdrucksteigerung in keiner direkten Beziehung. Nach Arbeitsleistung steigt das Pulsvolum oder fällt, und ebenso verhält sich die

---

[1]) REINHART: Dtsch. Arch. f. klin. Med. Bd. 127, S. 300. 1918; Bd. 129, S. 167. 1919.
[2]) SELIG: Zentralbl. f. Herz- u. Gefäßkrankh. Bd. 15, S. 218. 1923. — SELIG u. HELLER: Kongr. f. inn. Med. 1923, S. 113.
[3]) MÜNZER: Berlin. klin. Wochenschr. Jg. 48, S. 1422. 1921.

Frequenz durchaus verschieden. Der Organismus bedient sich im Einzelfalle verschiedener Regulationsmöglichkeiten.

SAHLI[1]) selbst äußert sich speziell bezüglich des Begriffs der

Celeritität und Tardität des Pulses.

Mit Hilfe des gewöhnlichen Sphygmogrammes und unter Benutzung des mittels des Volumbolometers gefundenen Wertes für das optimale Pulsvolum, konstruiert er ein „absolutes Volumsphygmogramm" und bringt den aufsteigenden Schenkel mit dem Einstrom der Füllung des 5 cm langen Arterienstückes in Zusammenhang, den absteigenden Schenkel mit der Entleerung desselben. SAHLI unterscheidet zwischen absoluter und relativer Celerität resp. Tardität. Im ersteren Falle beurteilt man das Verhalten des Pulses nur aus der in der Grundlinie dargestellten Zeit (Abb. 287), während die Begriffe der relativen Celerität und Tardität das Verhältnis der Höhe (Volumen) zur Grundlinie (Zeit) darstellt.

Relative Celerität des Anstieges ist besonders im absoluten Volumbologramm einigermaßen charakteristisch für die Aorteninsuffizienz, obschon sie eigentlich nur einen großen Puls markiert. Absolute Celerität des Anstieges, d. h. eine Verkürzung der Anstiegsdauer, kann bei Fällen mit Aorteninsuffizienz fehlen.

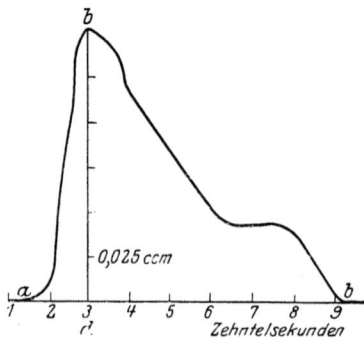

Abb. 287. Absolutes Volumbologramm zur Berechnung der Celerität und Tardität sowie des Effektes. 1 Teilstrich der Höhe = 0,025 cm³. (Nach SAHLI.)

Charakteristischer ist für die Aorteninsuffizienz das Verhalten des absteigenden Schenkels im absoluten Volumbologramm. Zwar ist die relative Celerität des absteigenden Schenkels abhängig von der Systolendauer und deshalb weniger zu verwerten, und auch die absolute Celerität des absteigenden Schenkels erscheint nach den Versuchen von SAHLI bei Aorteninsuffizienzen nicht besonders charakteristisch. Dagegen charakterisiert sich die Aorteninsuffizienz wenigstens in vielen Fällen im absteigenden Schenkel des absoluten Volumbologramms dadurch, daß der *erste* Teil des Abstieges besonders rasch erfolgt. SAHLI betont allerdings, daß diese „absolute Celerität des Anfangsteiles des absteigenden Schenkels bloß für die höheren Grade von Aorteninsuffizienz charakteristisch" ist. Diese eigentümliche Tatsache, welche in Widerspruch steht zu dem „spitzen" Puls einer jeden nicht durch gleichzeitige Stenose verdeckten Aorteninsuffizienz, dürfte darauf beruhen, daß bei dem Zustandekommen des absteigenden Schenkels gerade seines Anfangsteils, verschiedene Faktoren im Spiele sind. Man kann SAHLI[2]) kaum beipflichten, wenn er annimmt, daß sich bei der Aorteninsuffizienz nach der Vollendung der Füllung der Aorta sofort eine negative, durch den Rückstrom in das Herz bedingte Welle anschließe, welche das rasche Absinken der Kurve nach Erreichung des Gipfels bedinge. Ein Rückstrom von Blut kommt während der Ventrikelsystole nicht in Frage, weil der intraventrikuläre Druck erst im Beginn der Diastole unter den Aortendruck absinkt. Der erste Teil der absteigenden Kurvenlinie entspricht schon normalerweise einer gewissen Verlangsamung der Ventrikelentleerung resp. Aortenfüllung und dürfte auch bei der Aorteninsuffizienz mit einem Rückfließen des Blutes in keinem Zusammenhange stehen.

---

[1]) SAHLI: Kraus-Brugschs Spez. Pathol. u. Therapie Bd. IV, S. 1475. 1925.
[2]) SAHLI: Kraus-Brugschs Spez. Pathol. u. Therapie IV. 1527.

Die bei Aorteninsuffizienz vorhandene Celerität des absteigenden Schenkels beruht in erster Linie auf dem abnorm großen Schlagvolum einer Aorteninsuffizienz, das in derselben Zeiteinheit zu einer stärkeren Füllung des Gefäßsystems führt als in der Norm und damit „dem palpierenden Finger eine beträchtliche Beschleunigung erteilt" [v. Frey[1])].

Man sieht einen Pulsus celer häufig auch bei schlußfähigen Aortenklappen, wenn die Dehnbarkeit der Gefäße besonders ausgesprochen ist, z. B. im Fieber, auch bei Arteriosklerose.

An der volumbolometrischen Kurve ist nur der Gipfelpunkt einwandfrei und in absolutem Maße richtig. Der aufsteigende Schenkel ist deshalb zu beanstanden, weil Blut unter der registrierenden Pelotte durchfließt und so der Messung entgeht, während der absteigende Schenkel wenigstens in seinem Anfangsteil eine Mischung von Abstrom und Zustrom darstellt. Die Kurvenpunkte des aufsteigenden sowie des absteigenden Schenkels können auch deshalb nicht absolut richtig sein, weil sie nicht mit optimalem Außendruck bestimmt sind. Hält man sich bei dem ganzen Verfahren an die Beurteilung des optimalen Pulsvolums, so ragt die Aorteninsuffizienz durch die Größe der Ausschläge hervor, was schon von Reinhart, übrigens natürlich auch seit langem von Sahli betont wird und mit der klinischen Erfahrung beim Pulsfühlen in Übereinstimmung steht. Diese relative Celerität imponiert als spitzer Puls. Fehlt das abnorm große Pulsvolum bei Fällen von Aorteninsuffizienz, bei erlahmender Herzkraft, oder trifft das vergrößerte Schlagvolum auf wenig dehnbare, arteriosklerotisch veränderte Gefäße, so pflegt ein Pulsus celer auch nicht zustande zu kommen. Einzig bei gewissen Formen von Herzneurose, speziell beim Morbus Basedow, besteht ein Pulsus celer ohne Zunahme der absoluten Pulsgröße. In diesem Falle dürfte es sich um eine relative Celerität mit verkürzter Systolendauer handeln.

Eine absolute Tardität des aufsteigenden Schenkels ist für die Diagnose der Aortenstenose sehr wichtig. Der Kurvengipfel liegt abnorm weit nach rechts, die Arterie füllt sich relativ langsam und in geringem Maße. In Fällen von peripherer Arteriosklerose besteht häufig eine relative Tardität mit nicht verlagertem Kurvengipfel.

Capillarpuls.

Normalerweise wird der arterielle Puls durch die Arteriolen abgedrosselt, die Wellen erfahren unter normalen Verhältnissen an den engen Schlauchenden eine weitgehende Reflexion.

Die arterielle Welle dringt durch, wenn die systolische Füllung besonders groß ist. Voraussetzung dafür ist ein abnorm großes Herzschlagvolumen [Aorteninsuffizienz, Quincke[2])] oder eine ungewöhnlich große Weitbarkeit der arteriellen Endabschnitte (Tonusverminderung, Abnahme der elastischen Qualität der Arterienwand).

Außer der Aorteninsuffizienz geben nach von Noorden[3]) auch gewisse Fälle von Mitralinsuffizienz einen Capillarpuls, und ferner kann man das Phänomen bei fieberhaften Zuständen, Basedow, am Nagelglied der Finger oder über der geriebenen Stirnhaut feststellen. Jürgensen[4]) betont das Vorkommen von Capillarpuls schon im Vorstadium einer Infektionskrankheit, ohne Vorhandensein von Fieber und ebenso als Symptom nach Ablauf des Fieberstadiums, auch wenn am

---

[1]) v. Frey: Monographie 1892.
[2]) Quincke: Berlin. klin. Wochenschr. Jg. 5, S. 357. 1868.
[3]) v. Noorden: Charité-Ann. Bd. 15, S. 188. 1890.
[4]) Jürgensen: Zeitschr. f. klin. Med. Bd. 83, S. 291. 1916; Bd. 86, S. 410. 1918.

Herzen keine Veränderungen nachweisbar sind, so z. B. bei Lues. Eigentümlich ist das Vorkommen von Capillarpuls bei chronischer Nephritis und Arteriosklerose. In diesem Falle läßt die unelastische geschädigte arterielle Gefäßwand die Pulswelle durchdringen.

HERZ[1]) konnte durch seine Untersuchungen nachweisen, daß der sog. Capillarpuls häufig ein Puls der kleinsten Arterien der Fingerendglieder ist. Tiefe Inspirationen lassen bei Gesunden die capillaren Pulse verschwinden, nach Nahrungsaufnahme sollen sie besonders deutlich werden. Psychische Einflüsse (Kopfrechnen, Erregung bei einer Untersuchung) lassen die Nagelpulskurven sinken (Verengerung der kleinsten Arterien). Wärmewirkung begünstigt das Zustandekommen der Nagelpulse, Kälte setzt sie herab. JÜRGENSEN ist ebenfalls der Ansicht, was man bisher Capillarpuls genannt habe, sei nicht immer ein echter Puls der Capillaren, sondern der fortgeleitete Puls der kleinsten Arterien.

II. Druckpuls und Pulswelle.

Hand in Hand mit dem ruckweisen Fortschreiten einer durch das ausgeworfene Schlagvolum herbeigeführten Mehrfüllung des arteriellen Schlauchsystems pflanzt sich dank der Elastizität der Gefäßwände auch eine entsprechende Drucksteigerung „wellen"artig nach der Peripherie hin fort. Die in den einzelnen Gefäßabschnitten nachweisbare rhythmische Druckzunahme ist die Folge der eingetretenen Mehrfüllung. Die Hauptmenge der zugeführten Blutmasse fließt unter natürlichen Zirkulationsbedingungen sofort ab. Nur ein kleiner Teil drängt die arterielle Wandung über ihr diastolisches Volum hinaus in ihr III. Elastizitätsgebiet. Vom diastolischen minimalen Druck steigt der intraarterielle Druck so bis zu seinem systolischen Maximum. Abhängig ist die einsetzende Drucksteigerung von der Größe des in der Zeiteinheit einströmenden Volums, der Größe des Abflusses und dem von der Arterienwand geleisteten Widerstand.

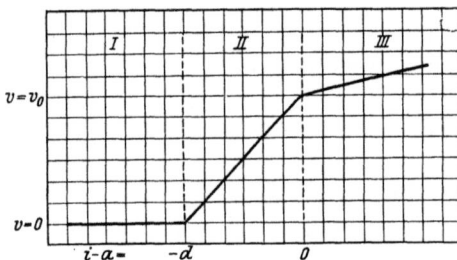

Abb. 288. Die Druckvolumkurve eines elastischen Schlauches bei steigendem Innendruck, die Druckdifferenz $i-a$ als Abszisse, das Volum des Schlauches v als Ordinate. (Nach CHRISTEN.)

Unter natürlichen Bedingungen ist die systolische Dehnung der Gefäßwand der Maßstab der eingetretenen Drucksteigerung. Die Volumkurve eines bei steigendem Innendruck sich entfaltenden Schlauches (Abb. 288), biegt bei Überwiegen des Innendrucks über den Außendruck sofort ab [CHRISTEN[2])], der Schlauch tritt in sein III. Elastizitätsgebiet; die durch den Druckzuwachs gesetzte Volumvermehrung des Schlauches ist sehr viel kleiner als im II. Elastizitätsgebiet. Die Form der Volumkurve ist dabei allerdings stark abhängig vom Elastizitätskoeffizienten der Wand. Ist der Schlauch sehr nachgiebig, so genügt schon ein geringes Überwiegen des Innendruckes über den Außendruck, um sein Volum deutlich zu vergrößern. Bei Arterien mit ihrer muskelstarken, mit elastischen Fasern mehr oder weniger reichlich versehenen Wandung, ist die Dehnbarkeit gering.

Wenn das Lumen bei einer inneren Drucksteigerung p um v zunimmt, so ist der „kubische Dehnungskoeffizient" $c = v/p$. Dieser Ausdruck entspricht der Dehnbarkeit des Schlauches. Er ist keine konstante Größe, vielmehr um so kleiner, je höher der Innendruck. c muß also

---

[1]) HERZ: Wien. Klinik 1896, H. 6 u. 7.   [2]) CHRISTEN: Monographie 1914.

richtigerweise dv/dp geschrieben werden. Der Quotient ist ein Maß der bestehenden Spannungselastizität der Wand und grundsätzlich verschieden vom „kubischen Biegungskoeffizienten", der bei der Einbuchtung der Schlauchwand bei Überwiegen des Außendruckes in Frage kommt. Die Biegungskoeffizienten sind meist viel größer als die Dehnungskoeffizienten, speziell ist das auch an den Arterien so.

Zur Bestimmung des systolischen resp. diastolischen Druckes führt man am Tier eine Kanüle ein und verbindet sie mit einem möglichst trägheitsfreien, möglichst gedämpften Manometer, nach Grundsätzen, wie sie vor allem von O. FRANK[1]) formuliert worden sind. Die Güte des Verfahrens ist außer der Leistungsfähigkeit des gebrauchten Manometers abhängig von den elastischen Qualitäten des gesamten Gefäßrohres, von der Trägheit der systolisch herausgeworfenen Blutmasse und deren Viscosität. Bei der unblutigen indirekten Druckmessung kommt dazu das Verhalten der Weichteile und der Einfluß des Elastizitätskoeffizienten der arteriellen Wandung. Je niedriger der Biegungskoeffizient, um so größer die Fehler bei der Druckbestimmung, weil der gesetzte Außendruck nicht nur den herrschenden Innendruck, sondern zugleich auch den von innen nach außen drängenden Wanddruck mit zu überwinden hat.

Die Entnahme eines inkompressiblen Volums aus einem verschlossenen Schlauch vermittels einer angesetzten Spritze erfordert eine Arbeit entgegen seiner Biegungselastizität. Der Betrag derselben ist gleich dem Produkt aus dem entleerten Volum v und dem bestehenden Wanddruck. Kann man annehmen, es verlaufe die Volumkurve im zweiten Elastizitätsgebiet gradlinig, d. h. ist die Volumabnahme des Schlauches beim Ansaugen mit der Spritze der Änderung des Wanddruckes proportional, so kann man, wenn der Schlauch sein ganzes II. Elastizitätsgebiet durchläuft, für den Wanddruck w das arithmetische Mittel zwischen Anfangswert und Endwert nehmen. Da der Anfangswert gleich Null ist, so beträgt dieser Mittelwert $w/2$. Wenn man $w/2 = m$ setzt, so ist die zur Entleerung des Schlauches nötige Arbeit $A = m \cdot v$. Aus der Formel ist ersichtlich, daß die zu leistende Arbeit um so größer ist, je höher der Wanddruck. In gleicher Weise verhält es sich, wenn der Schlauch nicht durch Aspiration, sondern durch eine Steigerung des Außendruckes entleert wird. Der Verschlußdruck, der bei Bestimmung des maximalen Blutdruckes bis zu völligem Verschluß des Gefäßes getriebene Außendruck, ist stark abhängig von der Biegungselastizität des Gefäßes, vom Wanddruck.

An diesem variierenden Einfluß des Wanddruckes krankt jede indirekte Sphygmomanometrie, die Bestimmung des Minimaldruckes ebenso wie die des Maximaldruckes. CHRISTEN[2]) macht auch darauf aufmerksam, daß der Verschlußdruck gerade bei widerstandsfähiger Wand sich sehr unscharf bestimmen läßt. Die „Ecken" des komprimierten Schlauches lassen sich schlecht verschließen.

Den zeitlichen Druckablauf in der Arterie zeigt das

Sphygmogramm.

Die Kurvenform, das vom Instrument verzeichnete Bild der im Verlauf einer Pulsperiode auftretenden intraarteriellen Druckschwankungen, ist in hohem Maße von der Güte der angewandten Apparatur abhängig, sehr zu beachten sind auch die Eigenschaften des ganzen angeschlossenen Röhrensystems. Die mit Hilfe der üblichen Hebelsphygmographen aufgenommenen Pulskurven stehen an Zuverlässigkeit und Deutlichkeit sehr zurück gegenüber dem FRANKschen Ver-

---

[1]) FRANK, O.: Zeitschr. f. Biol. Bd. 37, S. 483. 1899; Bd. 44, S. 445. 1903; Bd. 46, S. 441. 1905; Münch. med. Wochenschr. Jg. 42, S. 1809. 1903; Tigerstedts Handb. d. biol. Methodik Bd. II (IV), S. 227.
[2]) CHRISTEN: Monographie 1914.

fahren, das die im wesentlichen im III. Elastizitätgebiet sich abspielenden pulsatorischen Bewegungen der Arterienwand mittels der Spiegelsegmentkapsel (Lichthebel!) registriert. Die von älteren Autoren, wie Marey[1]), Chauveau[2]), Fick[3]), Fredericq[4]), Riegel[5]), v. Frey und Krehl[6,7]), v. Kries[8]), Hürthle[9]) publizierten Kurven sind zum Teil recht mangelhaft, verschiedene ihrer Ansichten waren nicht zu halten, in Wirklichkeit steht aber doch die ganze Lehre vom Puls auf dem Boden der von den genannten Autoren gelieferten ausgezeichneten Untersuchungen.

Der zentrale Puls.

Frank[10]) geht in seinen wichtigen, auf einwandfreier Methodik (Spiegelsphygmograph) basierenden Darlegungen vom zentralen Puls aus, der „Grundform" des arteriellen Pulses entsprechend dem Druckablauf im Bereich der Aortenwurzel.

Abb. 289 zeigt die Druckkurve, geschrieben mit einem optischen Spiegelmanometer mit der Schwingungszahl 104, bei relativ großer Empfindlichkeit, ohne störende Eigenschwingungen trotz geringer fiktiver Dämpfung. Alle die Erscheinungen, die früher nur mit Mühe zu entdecken waren und nur mit Hilfe weitgehender mathematischer Korrekturen, sind hier klar zu erkennen. Man sieht den außerordentlich raschen Druckanstieg mit der Anfangsschwingung, die systolische Hauptschwingung, die charakteristische spitze Incisur mit ihren Nachschwingungen, sowie vor dem Beginn der Ventrikelsystole die Vorschwingungen. Dazu kommen seichte Erhebungen sowohl während der Systole wie während des diastolischen Teiles der Kurve, die von Frank als Reflexionserhebungen bezeichnet werden. Die erste Hälfte des Aortenpulses stellt „ein recht getreues Abbild des Druckverlaufes in der Kammer dar" [v. Frey[7])], die Kurven haben die größte Ähnlichkeit mit den von Garten[11]) später aufgenommenen Ventrikeldruckkurven.

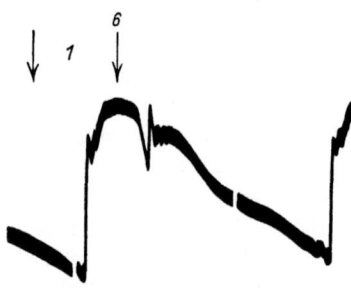

Abb. 289. Druckablauf in der Aorta beim Hund. Spiegelmanometer. Schwingungszahl 104. *1* Zweite Vorschwingung (Beginn der Anspannungszeit). *6* Systolischer Hauptteil der Druckkurve. (Nach O. Frank.)

Die *Anfangsschwingung* dauert 0,013—0,02 Sekunden. Sie ist meist als deutliche Zacke vorhanden, kann aber auch nur als plötzliche Verfeinerung der Kurvenlinie in Erscheinung treten, als ein Zeichen maximaler Beschleunigung des Druckanstieges. Sie hat den Charakter einer Eigenschwingung, kann keine Reflex-

---

[1]) Marey: La circulation du sang. 1881.
[2]) Chauveau u. Marey: Mém. de l'acad. de méd. Bd. 26, S. 43. 1863; Journ. de physiol. et de pathol. gén. Bd. 1, S. 377. 1899; Bd. 2, S. 125. 1900.
[3]) Fick: Die medizinische Physik. Lehrbuch. Braunschweig 1856; Zentralbl. f. d. med. Wiss. 1864, S. 786; Untersuch. a. d. physiol. Lab. d. Züricher Hochschule, Wien 1869, H. 1; Festschr. z. Säkularfeier Würzburg Bd. 1, S. 275. 1882; Verhandl. d. physikal.-med. Ges. Würzburg Bd. 20, S. 53. 1886.
[4]) Fredéricq: Travaux du laboratoire Bd. 2, S. 111. 1888.
[5]) Riegel: Volkmanns klin. Vorträge 1878, S. 144—145.
[6]) v. Frey u. Krehl: Dubois' Arch. Bd. 31. 1890.
[7]) v. Frey: Monographie 1892.
[8]) v. Kries: Monographie 1892.
[9]) Hürthle: Dtsch. med. Wochenschr. Bd. 13, S. 588. 1913; Pflügers Arch. f. d. ges. Physiol. Bd. 147, S. 509. 1912; Bd. 147, S. 582. 1912.
[10]) Frank: Zeitschr. f. Biol. Bd. 46, S. 441. 1905.
[11]) Garten: Zeitschr. f. Biol. Bd. 66, S. 23. 1916.

welle sein, weil die Zeit zu ihrer Entstehung dafür viel zu kurz ist. In der Aorta kommt es unter dem Druck der ausgeworfenen Blutmasse zu Eigenschwingungen, wie in einem angesetzten Manometer. Die Anfangsschwingung imponiert als ausgeprägte Zacke um so eher, je rascher und steiler der Anstieg der ganzen Kurve erfolgt. FRANK[1]) sah die Dauer der Schwingung mit der Größe der Tiere wechseln. So ist sie wahrscheinlich beim Menschen und Pferd länger als beim Hunde. Die Elastizität des Systems ist bei größeren Tieren kaum geringer, man muß eher annehmen, daß die größere wirksame Masse das Auftreten von Eigenschwingungen begünstigt. Das relative zeitliche Verhalten der einzelnen Wellen in der Pulskurve bleibt unabhängig von der Größe der Wellen.

Der *systolische Hauptteil* der Druckkurve entspricht dem, was FRANK unter der idealen Grundform des arteriellen Pulses versteht. Die Formen des Druckablaufes in der Aorta sind bei verschiedenen Tieren nicht wesentlich voneinander verschieden. Die FRANKschen Kurven zeigen die in den Kurven früherer Autoren enthaltenen verschiedenen systolischen Wellen nicht. „Sie existieren nicht" (O. FRANK). Diese systolischen Wellen sind nichts anderes als Eigenschwingungen des Manometersystems. Ihre Entdeckung an anderen Stellen des arteriellen Systems als in der Aorta ist ebenfalls durch fehlerhafte technische Registrierung vorgetäuscht worden. Diese Entstellung der Kurven bei Verwendung minder leistungsfähiger Instrumente sind, wie FRANK bemerkt, ein ausgezeichnetes Mittel, um die Schwingungszahl des Instruments nachträglich festzustellen.

Die *Incisur* des Aortenpulses imponiert als scharfe Einkerbung im absteigenden Schenkel der Druckkurve. Der systolische Hauptteil steigt entweder fast die ganze Systole hindurch stetig an, oder er sinkt, nachdem er sein Maximum erreicht hat, langsam ab bis zu einer Stelle, wo dieses Absinken rapid beschleunigt wird. Hier erfolgt die Druckabnahme weit schneller als in dem übrigen diastolischen Teil der Kurve. Es besteht für FRANK[2]) kein Zweifel, daß diese Drucksenkung durch eine Rückströmung des Blutes nach dem Herzen zu bedingt ist, eine Auffassung, die in Hinblick auf die von SAHLI[3]) geäußerten Ansichten bezüglich des Pulsus celer von Interesse ist. Gesetzt den Fall, die Aortenwurzel würde in dem Moment, in dem das schnelle Absinken beginnt, momentan ohne jeden Zeitaufwand durch eine feste Scheidewand vom Herzen abgesperrt, so würde von diesem Punkt ab, wie FRANK hervorhebt, der Druck geradeso wie in dem späteren diastolischen Teil absinken. Daß er rascher sinkt, könne nur dadurch bedingt sein, daß das Blut noch einen anderen Ausweg als nach den peripheren Arterien hin findet, d. h. es strömt offenbar nach dem Herzen zurück. Dieser Zeitmoment fällt auch zusammen mit dem Einsetzen eines diastolischen Geräuschs bei bestehender Aorteninsuffizienz. Im Moment der Incisur beginnt die Erschlaffung des Herzens oder die Diastole.

Diese genaue Feststellung des Zeitmomentes der Diastole könnte dadurch gestört werden, daß infolge von Wellenreflexionen in der Aortendruckkurve die Grundform des arteriellen Pulses verwischt wäre. FRANK bemerkt, in Übereinstimmung mit früheren Untersuchungen von v. KRIES[4]), daß allerdings Anhaltspunkte dafür bestehen, daß in der Nähe des erwähnten Punktes oder unmittelbar mit ihm zusammenfallend sich Reflexionserscheinungen einmischen. Aber entweder sind diese Einwirkungen so geringfügig, daß sie kaum zu konstatieren sind, oder wenn sie deutlich werden, doch nur zu seichten, langgestreckten Hebungen

---

[1]) FRANK: Zeitschr. f. Biol. Bd. 46, S. 441. 1905.
[2]) FRANK: Zeitschr. f. Biol. Bd. 46, S. 441. 1905.
[3]) SAHLI: Kraus-Brugschs Spez. Pathol. u. Therapie Bd. IV, S. 1475. 1925.
[4]) v. KRIES: Monographie 1892.

und Senkungen der Druckkurve führen, ohne daß dabei das Zustandekommen der Incisur gestört wird. FRANK glaubt, daß über den Moment, in dem der erwähnte Rückstrom eintritt, d. h. über den Moment des Beginnes der Diastole, bei genaueren Messungen kaum ein Zweifel von 0,003 Sekunden möglich sei. In dem Moment, in dem das Herz zu erschlaffen anfängt und der Druck unter den Aortendruck absinkt, flottieren mit dem rückwärts fließenden Blutstrom auch die Klappen zurück, die vorher durch den austretenden Blutstrom auseinander gedrängt der Aortenwand sich angelehnt hatten. Im Moment der Incisur erfolgt der Schluß der Klappen, es kommt zum Auftreten des zweiten Tons. Bis diese Stellung von den Klappen erreicht ist, findet wohl eine wirkliche Rückströmung des Blutes statt, FRANK ist aber auch der Ansicht, daß es dabei nicht notwendig sei, ein wirkliches Zurückfließen von Blut in den Ventrikel anzunehmen im Sinne einer partiellen Insuffizienz der Aortenklappen.

Die brüske Anspannung der Klappen führt zu dem Auftreten der *Nachschwingungen*. Geradeso wie im Anfang des systolischen Teiles Eigenschwingungen des elastischen Systems sich bemerkbar machen, so ist auch an dieser Stelle wegen der außerordentlichen Geschwindigkeitsänderungen, die hier stattfinden, Anlaß zum Auftreten von Eigenschwingungen der Registrierapparate gegeben. Die lebendige Kraft, die der Flüssigkeit durch die Rückströmung erteilt worden ist, wird erst nach 1 oder 2 Schwingungen wieder vernichtet. Die Schwingungsdauer der Nachschwingung scheint nach den Versuchen von FRANK kürzer zu sein als diejenige der Anfangsschwingungen, was sich daraus erklärt, daß im ersteren Falle weniger elastische Faktoren vorhanden sind, es fehlt vor allem die Elastizität der Herzwand, und bezüglich der wirksamen Masse fehlt der Inhalt des Ventrikels. Die Höhe und Dauer der Schwingungen scheint von der Höhe des Blutdrucks abhängig zu sein. Das Dekrement der Schwingungen wird von Frank zu ungefähr 0,98 berechnet, ist also ziemlich hoch. Wahrscheinlich rührt dies von der inneren Dämpfung der elastischen Wände her, bis zu gewissem Grade aber auch von der Viscosität des Blutes, deren reziproker Wert nach HÜRTHLE[1]) ca. 1300 beträgt.

Die *Vorschwingungen* des Aortenpulses haben eine verschiedene Genese. Abb. 290 demonstriert die Verhältnisse schematisch. Zunächst erscheint kurz vor der Hauptkurve eine sehr rasch verlaufende Schwingung, die von Punkt 3—4 reicht. Sie hat einen verschiedenen Abstand von der Hauptkurve je nach dem Druck, der zu Beginn der arteriellen Kurve herrscht. Die Schwingung kann nur mit Instrumenten mit hoher Eigenschwingungszahl registriert werden und ist deshalb früher meist nicht festgestellt worden. Die Welle charakterisiert den Beginn der Anspannungszeit des Ventrikels, den Beginn der isometrischen Periode der Ventrikelkontraktion. Die Dauer der Anspannungszeit ist von dem Druck im Aortensystem abhängig und um so länger, je höher der arterielle Druck. FRANK findet beim Hunde Werte von 0,0166—0,0300 Sekunden für die Anspannungszeit. Eine andere Vorschwingung liegt zwischen 1 und 2 des Schemas. Es handelt sich hier um eine sehr geringe Erhöhung der an sich diastolisch abfallenden Kurvenlinie. Die Welle fällt zeitlich mit der Vorhofskontraktion zusammen und muß

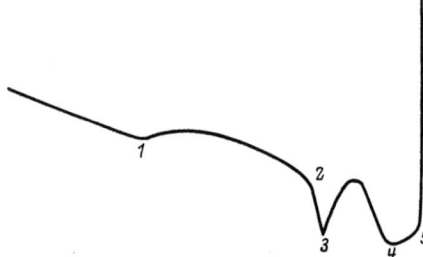

Abb. 290. Aortendruckkurve, schematisch. Erste (*1—2*) und zweite (*3—4*) Vorschwingung. (Nach O. FRANK.)

---

[1]) HÜRTHLE, zit. nach FRANK: Zeitschr. f. Biol. Bd. 46, S. 441. 1905.

die Folge einer leichten Druckerhöhung sein, die der sich kontrahierende Vorhof gegenüber dem Ventrikel bei seiner präsystolischen Kontraktion zustande bringt. Diese Drucksteigerung führt auch zu einer geringgradigen Verschiebung der Aortenklappe. Diese Vorschwingung ist umso deutlicher, je niedriger der arterielle Druck ist. Bei hohem Druck wird sie ganz unsichtbar, ganz im Gegensatz zu der obenerwähnten zweiten Vorschwingung. Der Elastizitätskoeffizient der Aortenklappe nimmt mit wachsender Spannung zu. Derselbe Druckunterschied, der zu beiden Seiten der Membran hervorgebracht wird, erzielt bei niedriger Spannung der Klappe eine größere Vorbauchung als bei höherer Spannung. Die Vorhofserhebung kann mit den später zu erwähnenden Reflexwellen des diastolischen Teiles der Pulskurve verschmelzen.

Die bei eröffentem Gefäß am Hund von FRANK[1]) festgestellten Eigenschaften des zentralen Pulses sind in Versuchen von C. TIGERSTEDT[2]) bestätigt worden, in denen an Kaninchen statt der Druckvariationen die von ihnen direkt abhängigen Veränderungen der Gefäßweite dadurch registriert wurden, daß an die freie

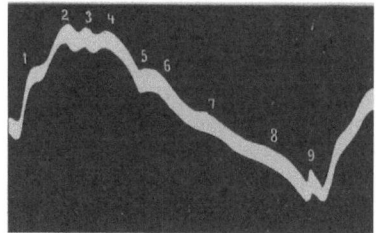 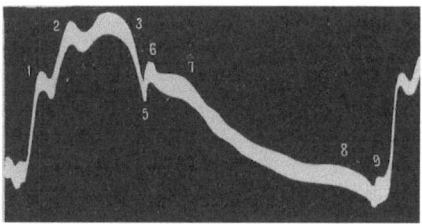

Abb. 291. Druckkurve der Aorta abdominalis beim Menschen. (Nach MÜLLER und WEISS.) Abb. 292. Druckkurve der linken Art. subclavia beim Menschen. (Nach MÜLLER und WEISS.)

Oberfläche des von unten unterstützten Gefäßes eine etwa 0,005 mm dicke Glassaite geklebt wurde, deren Oszillationen man bei 300—500maliger Vergrößerung photographisch registrierte. Mittels dieser Methode ließen sich die Volumvariationen selbst bei den allerkleinsten Arterien tadellos darstellen.

Die erwähnten Merkmale des zentralen Pulses lassen sich auch *beim Menschen* feststellen. So ist durch R. TIGERSTEDT[3]) sowie MÜLLER und WEISS[4]) mit Hilfe des FRANKschen Spiegelsphygmographen der Druckpuls der zentralen Arterien registriert worden. Abb. 291 zeigt eine Aortenkurve. Der menschliche Aortenpuls (Bauchaorta) hat in vielen Fällen gerade so wie der des Hundes eine durch Eigenschwingung des Gefäßes hervorgerufene Anfangsschwingung (1), wenn sie auch gelegentlich fehlt oder nur ganz schwach angedeutet ist. Ferner sieht man, wie beim Hund, einen rasch und stetig ansteigenden, etwas langsamer wieder absinkenden, meist mit einem runden Gipfel versehenen systolischen Hauptteil (2—5). Die Incisur ist wenig ausgesprochen, ist aber doch als tiefster Punkt des absteigenden Schenkels gewissermaßen als Knick erkennbar. Vor der Incisur (5) finden sich verschiedene Erhebungen, die als Zwischenschläge bezeichnet werden (3, 4), und nach der Incisur die Nachschwingung (6), sowie schwach ausgeprägte, als Reflexwellen aufzufassende Erhebungen im diastolischen Teil der Kurve. Vor Beginn des systolischen Hauptabschnitts liegt noch die scharf ausgeprägte, mit der Anspannungszeit zusammenfallende 2. Vorschwingung (9).

---
[1]) FRANK: Zeitschr. f. Biol. Bd. 46, S. 441. 1905.
[2]) TIGERSTEDT, C., in R. Tigerstedts Physiologie des Kreislaufs Bd. III, S. 211. 1922.
[3]) TIGERSTEDT, R.: Die Physiologie des Kreislaufs, Bd. III. Berlin 1922.
[4]) MÜLLER u. WEISS: Dtsch. Arch. f. klin. Med. Bd. 105, S. 320. 1912.

Die von Müller und Weiss[1]), Hess[2]), Wiggers[3]), Kaiser[4]) an Subclavia oder Carotis aufgenommenen Pulse (Abb. 292) zeigen im Prinzip dieselben Eigentümlichkeiten. Die Pulse sind durch periphere Einflüsse wenig entstellt. Der Hauptgipfel zeigt recht verschiedene Formen. Die Incisur ist deutlich ausgesprochen. In manchen Kurven tritt die mit 7 bezeichnete Welle stärker hervor als Zeichen einer durch periphere Reflexwellen hervorgerufenen Erhebung.

Der periphere Puls.

Von großer Wichtigkeit für die Analyse des peripheren Pulses ist die Frage nach der Bedeutung der Reflexwellen in den Kurven der zentral gelegenen Arterien. O. Frank[5]) erwähnt schon in der Aortendruckkurve zweierlei Bewegungen, die er als Reflexerscheinungen auffaßt. Das erste Zeichen einer derartigen Schwingung findet sich in der Gegend des Systolenendes als seichte Erhebung der Kurve, die sich aus dem stetigen und gleichmäßigen Ablauf des systolischen Hauptteils abhebt, unabhängig von den oben erwähnten hauptsächlichen Schwingungen. Frank gibt die Verhältnisse schematisch wieder (Abb. 293). 1, 2, 3 sind die von Frank als Reflexwellen bezeichneten Erhebungen. Aus einer zentralen Ursache können die Erhebungen nicht entstehen, denn abgesehen davon, daß die eben erwähnte erste Erhebung am Ende der Systole zu einer Zeit auftritt, in der von dem Herzen sicher keine Beschleunigung des Blutstroms zu erwarten ist, würde dann auch noch das Auftreten der in 2 und 3 sichtbaren Erhebungen in der Diastole der Erklärung bedürfen. Durch Trägheitskräfte, die aus den Bewegungen der in der Nähe des Herzens befindlichen Massen resultieren, kann die Erscheinung auch nicht hervorgerufen worden sein. Frank nimmt daher an, daß die Erhebungen in der Peripherie des arteriellen Systems entstehen und von dort nach dem Zentrum reflektiert werden. Ihr ganz bestimmtes zeitliches Auftreten und die ganz bestimmte Form der Wellen führt Frank weiter zu der Annahme, daß bestimmte Stellen des arteriellen Systems für die Entstehung derselben verantwortlich gemacht werden müssen. Berechnet man den Weg, den die Welle bis zu dem Zeitpunkt zurückgelegt haben wird, der mit dem Auftreten der Welle in dem Druckpuls zusammenfällt, so findet man bei einer Fortpflanzungsgeschwindigkeit der Welle von 7 m, daß die Welle bis zu diesem Moment (in ca. 0,15 Sekunden) eine Strecke von 0,15 m zurückgelegt haben könnte. Sie müßte also an einem Punkt reflektiert worden sein, der ca. 50 cm von der Aortenwurzel entfernt liegt. Dies würde sehr gut mit der Verzweigungsstelle der Aorta in die beiden Iliacae übereinstimmen. Die hinter der Incisur mehr oder weniger ausgeprägte Senkung der Kurve bringt O. Frank mit einer Reflexwelle in Zusammenhang, die von einem Punkte ausgeht, der 21 cm vom Zentrum entfernt liegt. Dies ist ungefähr die Länge der Carotisbahn bis zum Eintritt der Carotis in die Schädelhöhle. Schon Grashey hat in seinen Studien über Hirndruck (zit. nach Frank) bestimmt erklärt, daß besonders an dieser Stelle eine Reflexion stattfinden müßte.

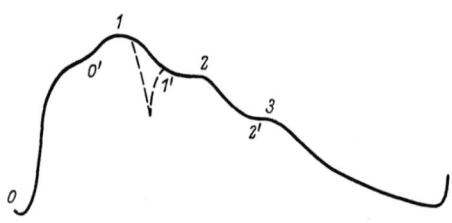

Abb. 293. Reflexionserscheinungen in der Aortendruckkurve. (Nach O. Frank.)

---

[1]) Müller u. Weiss: Dtsch. Arch. f. klin. Med. Bd. 105, S. 320. 1912.
[2]) Hess: Kongr. f. inn. Med. Bd. 28, S. 459. 1911.
[3]) Wiggers: Journ. of the Americ. med. assoc. Bd. 64, S. 1381. 1915.
[4]) Kaiser: Arch. néerland. de physiol. Bd. 1, S. 1. 1916.
[5]) Frank: Zeitschr. f. Biol. Bd. 46, S. 441. 1905.

Der periphere Puls ist von FRANK auf *blutigem Wege am Hund* registriert worden, und es zeigte sich sofort, daß *die Form des Druckpulses im Vergleiche mit dem Druckpulse zentraler Arterien eine außerordentliche Veränderung erfahren hat.* FRANK hielt es für ausgeschlossen, daß Pulsbilder, wie er sie in der Femoralis erhielt, je in der Wurzel der Aorta vorkämen.

In der am Oberschenkel des Hundes aufgenommenen Druckkurve fällt sofort das Fehlen aller kurzen Schwingungen auf, die in der Druckkurve der Aortenwurzel vorhanden sind. Es fehlen die Vorschwingungen vollständig und ebenso die Schwingungen nach der Incisur. An Stelle der Incisur findet sich eine langgezogene Einbiegung der Kurve, deren Minimum ebenso tief oder noch tiefer reicht als das Hauptminimum zu Beginn der arteriellen Kurve. Eine Anfangsschwingung fehlt. Wegen des Fehlens einer Incisur ist eine strenge Scheidung in einen diastolischen und einen systolischen Kurvenabschnitt nicht möglich. In dem letzten Teil des Pulses, der sicher schon dem diastolischen Teil des Aortenpulses entspricht, ist besonders auffallend, daß statt des langsamen Abfalls in der Aortenkurve hier eine fast horizontale, der Abszisse parallele Linie auftritt. Die Kurve kann sogar einen geringgradigen Anstieg zeigen. Vor allem stellte FRANK fest, daß die Pulsexkursion in Druckwerten gegenüber dem zentralen Puls vergrößert ist. Schon FICK stellte mittels des alten Sphygmographen fest, daß in kleinen Arterien (Tibialis) zuweilen die ganze Druckkurve zwischen die Maxima und Minima der Aortendruckkurve fällt. Die Minima liegen in den kleinen Arterien also evtl. höher als die Minima in der Aorta. Der Druckunterschied zwischen dem Maximum und dem Minimum betrug in Versuchen von FRANK bei dem zentralen Puls 38 mm Hg, bei dem peripheren Puls 63 mm Hg, und zwar war das durchgängig der Fall. FRANK beobachtete schließlich, daß das Druckmaximum in der Femoralis höher liegen kann als in der Aorta, in maximo um 5,8 mm Hg.

Daraus geht hervor, daß *die periphere Druckkurve aus dem zentralen Puls nicht durch einfache zentrifugale Fortpflanzung entstanden sein kann.* Durch Reibung dürfte die Veränderung nicht bedingt sein, weil diese nur zu einer Herabsetzung der Druckexkursionen Anlaß geben könnte.

Dikrote Welle (Nebenschlag).

Von besonderem Interesse ist die aus den FRANKschen Untersuchungen resultierende Tatsache, daß die als sanfte Einbiegung imponierende sog. *dikrote Welle nicht einer wellenförmigen Fortpflanzung der Incisur allein ihre Entstehung verdanken kann.* Sie ist zwar eine zentrifugal laufende positive Welle (vgl. R. TIGERSTEDT, Physiologie des Kreislaufes, Bd. III, S. 227ff.), das Minimum derselben steht aber nicht in demselben zeitlichen Abstand zum Anfang der Kurve, wie die Incisur zu Beginn der Aortendruckkurve. Außerdem könnte, wie oben schon bemerkt, durch Reibung der keilförmige Einschnitt der Incisur nur abgeflacht sein, dürfte nicht ausgedehnter werden als in der Aortenkurve; in der Kurve des peripheren Pulses erscheint die Incisur aber vertieft und von längerer Dauer.

v. KRIES[1]) bekämpfte schon die Ausdrücke ,,Klappenschlußelevation'' [HÜRTHLE[2]), HOORWEG[3])], ,,Schließungswelle'' [MOENS[4])], ,,Rückstoßelevation'' [LANDOIS[5])]. v. FREY[6]) betont die Unabhängigkeit der sekundären Erhebungen

---

[1]) v. KRIES: Monographie 1892.
[2]) HÜRTHLE: Pflügers Arch. f. d. ges. Physiol. Bd. 47, S. 17. 1890.
[3]) HOORWEG: Pflügers Arch. f. d. ges. Physiol. Bd. 46, S. 132; Bd. 47, S. 439. 1890; Bd. 52, S. 480. 1892.
[4]) MOENS: Die Pulskurve. Leiden 1878.
[5]) LANDOIS: Die Lehre vom Arterienpuls (Monographie). Berlin 1872.
[6]) v. FREY: Monographie 1892.

von der Höhe des Blutdruckes, welche mit der Vorstellung einer Klappenschluß-welle nicht vereinbar sei. Die einer Klappenschlußwelle entsprechende Drucksteigerung sollte durch die Stauung des in die Kammer zurückstürzenden Blutstroms entstehen. Sie müßte zweifellos umso beträchtlicher sein, je größer die Geschwindigkeit des regurgitierenden Blutes ist, was wiederum von der Spannung der Aorta abzuhängen hätte. Die Klappenschlußwelle müßte also mit steigendem Blutdruck immer deutlicher werden. Die Betrachtung der Aortenpulse läßt eine solche Abhängigkeit aber nicht beobachten, v. Frey kam vielmehr zu der Ansicht, daß die erste sowie auch die folgenden sekundären Erhebungen bei den niederen Werten des Blutdrucks (stets gleiche Pulsgröße vorausgesetzt) viel deutlicher auftreten. Dieselbe Erfahrung kann man auch in klinischen Fällen immer wieder machen. Übrigens hebt v. Frey hervor, daß die erste sekundäre Erhebung unter Umständen höher werden kann als der systolische Gipfel. Diese sicher konstatierte Tatsache ist nach v. Frey für sich allein schon gegen die sog. Klappenschlußwelle entscheidend. Wenn durch die Spannung der Aorta unmittelbar vor dem Klappenschluß ein Rückstrom des Blutes entstehen soll, so kann die Vernichtung dieser zentripetalen Strömung im günstigsten Falle die ursprüngliche Aortenspannung wiederherstellen.

Auf Grund dieser Beobachtungen suchen v. Kries sowohl wie v. Frey und Krehl[1]) die dikrotische Erhebung im wesentlichen als durch Wellenreflexion bedingt zu erklären. Immerhin muß die im zentralen Puls so charakteristische spitze Incisur, die häufig von kleinen Zäckchen als Ausdruck des zweiten Herztones gefolgt ist, doch zweifellos zusammenfallen mit einer brüsken Anspannung der Klappen, hervorgerufen durch einen kurzdauernden Rückfluß des Blutstromes. Diese plötzliche Unterbrechung des zentrifugalen Strömens muß die elastische Arterienwand in Schwingungen versetzen, die ihrerseits als Welle der Peripherie zustreben. Wenn im peripheren Puls die der Incisur entsprechende Welle nicht so scharf ausgeprägt ist, wie die Incisur selbst, so könnte man das, wie R. Tigerstedt[2]) erwähnt, teils mit einer allgemeinen Verflachung der Wellen bei ihrer Fortpflanzung erklären, teils mit einer Interferenz mit anderen Wellen in Zusammenhang bringen können, und zwar kämen sowohl die in der Peripherie des untersuchten Gefäßgebietes selbst entstandenen zentripetalen Wellen dabei in Betracht, als auch Wellen, die in anderen Gefäßgebieten reflektiert wurden und hier rechtläufig verlaufen. v. Kries betont das Verschwinden der Dikrotie nach Amylnitrit, wobei der größte Teil der Gefäße sich in einer so hochgradigen Erweiterung befindet, daß die Primärwelle nicht mehr reflektiert wird, und betrachtet diese Erscheinung als wichtigen Beweis gegen die Erklärung der Dikrotie aus zentralen Ursachen. Nach Hoorweg können nun die Erscheinungen auf der Höhe der Amylnitritwirkung durch den erleichterten Abfluß des Blutes in die erweiterten kleinsten Arterien und Capillaren bedingt sein sowie mit einer abnehmenden Herztätigkeit zusammenhängen. Wenn die aus dem Herzen bei jeder Systole herausgetriebene Blutmenge und zu gleicher Zeit auch der Widerstand in der Gefäßbahn abnimmt, so muß auch der Rückprall des Blutes gegen die geschlossenen Semilunarklappen abnehmen. Hoorweg ist deshalb der Ansicht, daß der Ausfall der Amylnitritversuche mit der zentralen Hypothese zur Erklärung der Dikrotie wohl vereinbar sei.

Man wird mit R. Tigerstedt annehmen dürfen, daß die Dikrotie des peripheren Pulses in der Tat als wellenförmig durch das arterielle System fortgepflanzte Nachschwingung des zentralen Pulses aufzufassen ist. Durch das plötzliche Einströmen des Blutes aus dem Herzen in die Aorta entsteht eine erste *positive*

---

[1]) v. Frey u. Krehl: Dubois' Arch. Bd. 31. 1890.
[2]) Tigerstedt, R.: Physiologie des Kreislaufes, Bd. III. Berlin 1922.

Welle, welche der primären Erhebung der Pulskurve entspricht. Wenn der Blutstrom aus dem Herzen aufhört, so wird sich von dem Aortenanfang aus eine *negative Welle* in zentrifugaler Richtung durch das arterielle System fortpflanzen. Wenn dann die Kontraktion des Herzmuskels aufhört und die Semilunarklappen nicht mehr von dem im Herzen noch befindlichen Blut und den Muskelpolstern unterstützt sind, so entsteht eine zweite zentrifugale negative Welle, und ein Teil des Aortablutes strömt gegen das Herz zurück. Geht das Herz gleich, nachdem das Blut ausgetreten ist, in die Diastole über, so folgen sich die beiden negativen Wellen unmittelbar aufeinander und können nicht jede für sich graphisch nachgewiesen werden. Da aber das zurückweichende Blut gegen die geschlossenen Semilunarklappen anschlägt, so entsteht im Anfang der Aorta auch eine *zweite zentrifugale positive Welle, welche die dirotische Erhebung veranlaßt*. Je nach dem Zustande der Gefäße werden die zentrifugalen Wellen in der Peripherie mit oder ohne Zeichenwechsel reflektiert. Wenn die Reflexion ohne Zeichenwechsel stattfindet und also die primäre positive Welle positiv reflektiert wird, so wird diese zentripetale positive Welle an den Semilunarklappen wiederum positiv reflektiert, wenn dieselben beim Eintreffen der Reflexwelle schon geschlossen sind. Die dadurch bedingte zweite zentrifugale Reflexwelle kann nicht einheitlichen Charakter haben angesichts der variierenden Wegstrecke, welche die Wellen in verschiedenen Arterienbahnen durchlaufen müssen und deshalb nicht gleichzeitig in der Aorta eintreffen. Unter der Voraussetzung einer Reflexion ohne Zeichenwechsel kann sich diese zentrifugale Reflexwelle zu der dikrotischen Welle addieren und dieselbe also höher machen. R. TIGERSTEDT erwähnt allerdings, daß aus den vorliegenden Erfahrungen kein Beweis dafür zu finden sei, daß die periphere Reflexion in der Regel ohne Zeichenwechsel geschehe.

Die wesentliche Ursache für das Aussehen der peripheren Pulskurve liegt nach FRANK[1]) in einer Reflexion der Wellen in der Peripherie und der Interferenz dieser Reflexwellen mit zentrifugalen Wellenzügen. Die Unterscheidung zwischen peripherem und zentralem Puls ist nicht scharf. Die Incisur verschwindet erst allmählich aus dem Pulsbild. Umgekehrt bildet sich vom Zentrum nach der Peripherie fortschreitend die Dikrotie des Pulses immer deutlicher aus.

Die Veränderungen des Pulses zeigen [vgl. auch BRÖMSER[2])] eine gewisse Ähnlichkeit mit der Entstellung des Druckablaufes, wie er durch elastische Manometer hervorgebracht wird. In Versuchen von FRANK[1]) mit einem elastischen Manometer mit einer geringen Schwingungszahl (10) zeigte schon der Puls der Aortenwurzel Entstellungen gegenüber dem wahren Druckablauf in der Aortenwurzel. Die kurzen Schwingungen verschwinden im Verlauf der Manometerröhre wie im arteriellen System, sie werden allmählich durch Eigenschwingungen des Systems gewissermaßen übertönt.

Auch der *menschliche Radialpuls* (Abb. 294) kann seinem Aussehen nach nur aus der Annahme von Reflexionen erklärt werden.

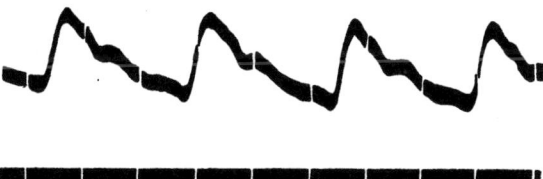

Abb. 294. Menschlicher Radialpuls. (Optischer Transmissionssphygmograph. (Nach O. FRANK.)

Durch einen mehr oder weniger deutlichen Einschnitt wird der absteigende Schenkel in 2 Teile geteilt. Für den Einschnitt selbst behält FRANK die Bezeichnung „Incisur" bei und nennt die darauf folgende

---

[1]) FRANK: Zeitschr. f. Biol. Bd. 46, S. 441. 1905.
[2]) BRÖMSER: Habilitationsschrift München 1918.

Erhebung „Nebenschlag". Vor der Incisur liegt der Hauptgipfel der Kurve (Hauptschlag), und daneben, unmittelbar vor der Incisur, eine als Zwischenschlag bezeichnete Erhebung. Die auffallend spitze Form des ganzen Pulses kann nicht durch zentrale Ursachen allein bedingt sein, denn eine derartige Form gibt es beim zentralen Pulse nicht. So fehlt in dem zu dem abgebildeten Radialpuls aufgenommenen Cubitalpuls desselben Individuums der spitze Gipfel. Die eigentümliche Form kommt durch Reflexionen oder Eigenschwingungen zustande. Dasselbe gilt für den Zwischenschlag und andere „sekundäre" Wellen im absteigenden Teil des Radialiskurve; denn an dieser Stelle findet sich im zentralen Puls keine entsprechende Erhebung. Der sich zur Incisur vertiefende Kurvenabschnitt ist allerdings zum Teil durch eine Fortleitung der Klappenschlußincisur mitbedingt, die Form der Incisur durch Wellenreflexionen aber stark entstellt. Es wurde schon erwähnt, daß die Incisur tiefer ist, es zeigt sich das auch bei Vergleich des Radialpulses mit dem Puls der Brachialis. Ähnlich kann man sagen, daß auch der Nebenschlag zum Teil durch zentrale Ursachen bedingt ist, in seiner Form aber durch periphere Einflüsse verändert. MÜLLER und WEISS[1]), A. WEBER[2]) sind derselben Ansicht.

Praktische Ergebnisse.

Mit dem FRANKschen Transmissions-Spiegelsphygmographen wurden von klinischer Seite zahlreiche Untersuchungen vorgenommen und die Form des Druckpulses unter normalen und pathologischen Bedingungen studiert. Die Ergebnisse haben den Pessimismus beseitigt, der sich gegenüber der sphygmographischen

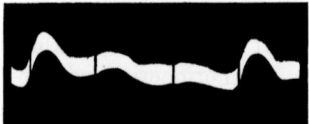

Abb. 295. Vor dem Bade.

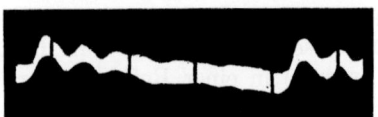

Abb. 296. Sofort nach Einlaufen des Bades.

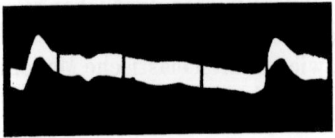

Abb. 297. 15 Minuten später.

Puls-frequenz	Maximal-druck	Minimal-druck	Amplitude	Pulsform Abb.
74	130	90	40	295
72	140	90	50	296
68	138	100	38	297

Abb. 295—297. Pulsform bei Anwendung von Kälte. 18 Jahre alter gesunder Mann, Vollbad von 25° C. (Nach VEIEL.)

Kurve seit den grundlegenden Feststellungen von VIERORDT[3]), MAREY[4]), v. FREY[5]), v. KRIES[6]) geltend gemacht hatte.

VEIEL[7]) untersuchte die Pulsform bei vorübergehenden *thermisch bedingten Änderungen des Kontraktionszustandes der Arterien*. Durch kühle Vollbäder, wie nach lokaler Applikation von Eis, ändert sich die Pulsform in charakteristischer Weise. Es kommt zu einer Verkleinerung des Hauptschlages, einem etwas stei-

---

[1]) MÜLLER u. WEISS: Dtsch. Arch. f. klin. Med. Bd. 105, S. 320. 1912.
[2]) WEBER, A.: Dtsch. Arch. f. klin. Med. Bd. 108, S. 311. 1913.
[3]) VIERORDT, zit. nach HERMANN: Handb. d. Physiol. Bd. IV.
[4]) MAREY: La circulation du sang. 1863.
[5]) v. FREY: Monographie 1892.
[6]) v. KRIES: Monographie 1892.
[7]) VEIEL: Dtsch. Arch. f. klin. Med. Bd. 105, S. 249. 1912.

leren Anstieg desselben, Zurücktreten der Dikrotie, deutlicherem Hervortreten des Zwischenschlages und dem Auftreten zahlreicher sekundärer Wellen (Abb. 295 bis 297). Bei Anwendung heißer Bäder wird die Pulsform umgekehrt weitgehend „vereinfacht" (Abb. 298—301). Im aufsteigenden Schenkel tritt keine Änderung auf, außer einer gewissen Größenzunahme. Der absteigende Schenkel zeigt eine stetig zunehmende Abflachung, die sekundären Wellen schwinden, die dikrote Welle wird immer kleiner wie nach Amylnitrit (v. KRIES), bis schließlich ein beinahe monokroter Puls resultiert. Nach Digitalis sah NAEGELE[1]) eine Vermehrung der „sekundären Wellen".

Die *Arteriosklerose* der peripheren Gefäße bringt die sekundären Wellen zum Verschwinden. Bei chronischer Nephritis mit und ohne Blutdrucksteigerung

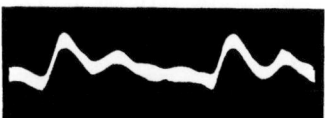

Abb. 298. Vor dem Bade.

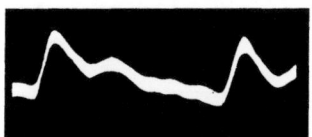

Abb. 299. 2 Minuten nach Einlaufen des Bades.

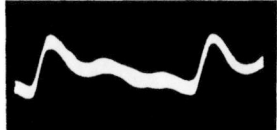

Abb. 300. 7 Minuten nach dem Einlaufen.

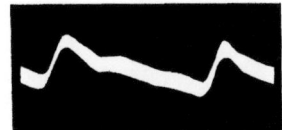

Abb. 301. 18 Minuten nach dem Einlaufen.

Abb. 298—301. Pulsform bei Anwendung von Wärme. 18jähriger gesunder Mann, dieselbe Versuchsperson wie bei Abb. 295—297. Vollbad von 40° C. (Nach VEIEL.)

	Pulsfrequenz	Maximaldruck	Minimaldruck	Amplitude	Pulsform Abb.
Vor dem Bade	72	130	90	40	298
2 Minuten nach Einlaufen des Bades	76	145	110	55	299
7 Minuten nach Einlaufen	80	140	95	55	300
18 Minuten nach Einlaufen	88	148	100	48	301

bei Neuropathen, und wie NAEGELE bei Digitalisierung, sehen wir umgekehrt sekundäre Wellen deutlicher werden und in vermehrter Zahl auftreten.

In den früheren Versuchen von WINTERNITZ[2]), mit Hilfe des alten Sphygmographen, wurde bei heißen Bädern neben Änderungen der Pulshöhe die dikrote Welle deutlicher, während VEIEL[3]) im Gegenteil die dikrote Welle mehr und mehr verschwinden sah. Wahrscheinlich ist die starke Reibung und Schleuderung der alten Hebelsphygmographen für diese Differenz verantwortlich zu machen. MAREY[4]), später RIEGEL[5]), haben bei Arteriosklerose Pulsformen gefunden, die sich durch steile, hohe Ascensionslinien auszeichnen mit sekundären Erhebungen nahe der Spitze, wobei die erste häufig die folgenden überragt (*anakroter Puls*) oder sich mit der Spitze zu einem abgerundeten Gipfel vereinigt. v. FREY[6])

---

[1]) NÄGELE: Zentralbl. f. Herz- u. Gefäßkrankh. 1911. Nr. 8.
[2]) WINTERNITZ: Die Hydrotherapie (Monographie). Wien 1890.
[3]) VEIEL: Dtsch. Arch. f. klin. Med. Bd. 105, S. 249. 1912.
[4]) MAREY: La circulation du sang. 1863.
[5]) RIEGEL: Volkmanns Samml. klin. Vorträge 1878, 144.
[6]) v. FREY: Monographie 1892.

spricht von einem *Pulsus rotundus*. Er erklärt das Hinaufrücken der sekundären Wellen des Sphygmographenpulses nach der Spitze zu mit der gesteigerten Fortpflanzungsgeschwindigkeit der Wellen in sklerotischen Arterien. Nach den spiegelsphygmographischen Versuchen von VEIEL sind bei Arteriosklerose die sekundären Wellen überhaupt wenig ausgesprochen, oft sieht man nur den abgerundeten Gipfel. Als Grund dafür nimmt VEIEL wohl mit Recht nicht die gesteigerte Fortpflanzungsgeschwindigkeit der Wellen, sondern vielmehr die verminderte Dehnbarkeit und Schwingungsfähigkeit der unelastisch gewordenen Gefäßwand an. Der Blutdruck spielt dabei keine Rolle.

FLASKAMPF[1]) prüfte die seit v. FREY[2]) und v. KRIES[3]) beobachtete Anakrotie nach, die im Radialpuls beim Heben des Arms, d. h. bei der Kompression oder lokalen Knickung der Subclavia eintreten solle. Die mit dem FRANKschen Apparat vorgenommenen Versuche ließen die Anakrotie vermissen, es kommt nur

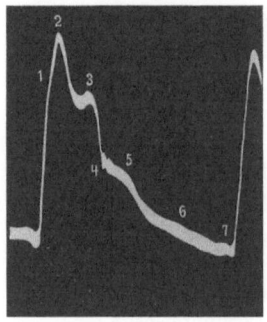 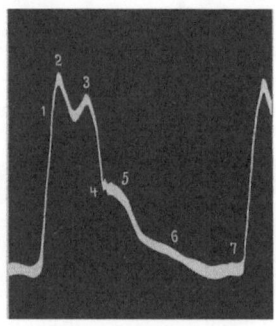 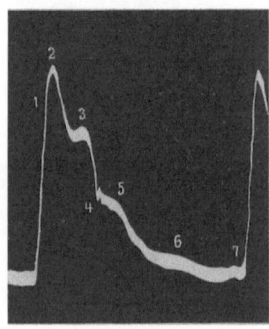

Abb. 302. Vor Auflegen des Eises.   Abb. 303. Nach Entfernen des Eises.   Abb. 304. $2^1/_2$ Min. später.

Abb. 302—304. Carotispuls bei lokaler Applikation von Eis. 1 Anfangsschwingung, 2 systolischer Hauptschlag, 4 Incisur, 5 Nachschwingung, 6 erste Vorschwingung, 7 zweite Vorschwingung. (Nach FRIBERGER und VEIEL.)

zu der schon von den obengenannten Autoren festgestellten Abnahme der dikroten Welle. Wahrscheinlich hat auch hier die Schleuderwirkung des alten Hebelsphygmographen zu unrichtigen Ergebnissen geführt.

FRIBERGER und VEIEL[4]) kommen in Kälte- und Wärmeversuchen an der Arteria carotis zu anderen Ergebnissen, wie sie von VEIEL am Radialpuls gemacht wurden. Der Kontraktionszustand der Carotis wurde durch *lokale*, $^1/_2$ *Minute dauernde Applikation von Eis* erhöht. Man sieht aus den beigegebenen Abbildungen (Abb. 302—304), daß die Reflexionswelle 3 höher rückt und größer wird, die Gipfelhöhe ist in der unter Eiswirkung stehenden Pulskurve etwas herabgesetzt. Fast immer fehlt die an der muskulösen peripheren Arterie so charakteristische Änderung der sekundären Wellen. Auch nach kalten Vollbädern sind die Änderungen des Carotispulses viel geringer als die des Radialpulses. Man sieht an der Carotis nur eine mäßige Verstärkung vorhandener Wellen, während an der Radialis bei kalten Vollbädern eine ganze Anzahl sekundärer Wellen neu auftreten. Die beiden Gefäßarten unterscheiden sich in ihrem anatomischen Aufbau. Die Radialarterie ist von muskulärem Typ, sie kann ihren Kontraktionszustand und ihren

---

[1]) FLASKAMPF: Inaug.-Dissert. Gießen 1907.
[2]) v. FREY: Monographie 1892.
[3]) v. KRIES: Monographie 1892.
[4]) FRIBERGER u. VEIEL: Dtsch. Arch. f. klin. Med. Bd. 107, S. 268. 1912.

Tonus, damit auch ihre Schwingungsfähigkeit, weitgehend ändern. Die mehr elastisch gebaute Carotis scheint ihren Kontraktionszustand und ihren Tonus weniger leicht alterieren zu können.

Die Arteriosklerose führt nach den Versuchen von FRIBERGER und VEIEL an der Carotis ebenso zu einer Abrundung der Pulsform wie an der Radialis, verwischt die Details und löscht die kleineren Wellen aus. Chronische Nephritiden ohne Arteriosklerose haben eine normale Pulsform.

GARTEN und KLEINKNECHT[1]) untersuchten den peripheren Puls mittels des FRANKschen Verfahrens und der von GARTEN selbst angegebenen Methode mit elektrischer Transmission, speziell die Veränderungen des Pulses bei Kompression des Oberarmes. Bei fortschreitender Kompression verschwindet erst der Zwischenschlag, dann der Nebenschlag. Heben des Armes bedingt dieselben Veränderungen.

Die ältere Literatur enthält zahlreiche Angaben über die

Pulswellengeschwindigkeit

in den Arterien.

Ein Ergebnis der zahlreichen, mittels des Sphygmographen ausgeführten Versuche [W. WEBER[2]), F. H. WEBER[3]), MOENS[4]), KORTEWEG[5]), v. KRIES[6]), CZERMAK[7]), LANDOIS[8]), GRUNMACH[9]), ROY[10]), KEYT[11])], ist die von MOENS aufgestellte und auch von spätern Untersuchern anerkannte Formel

$$V_p = k \sqrt{\frac{gEa}{\varDelta d}}.$$

Dabei bedeutet: V_p = Fortpflanzungsgeschwindigkeit der Pulswellen, k = eine Konstante, g = die Beschleunigung der Schwerkraft, E = den Elastizitätskoeffizienten der Röhrenwand, a = die Wanddicke der Röhre, d = den inneren Durchmesser der Röhre, $\varDelta$ = das spezifische Gewicht der Flüssigkeit.

Aus der Formel geht hervor, daß die Fortpflanzungsgeschwindigkeit der Pulswelle vom Elastizitätskoeffizienten der Arterienwand, von ihrer Wanddicke und von dem inneren Durchmesser der Arterie maßgebend bestimmt wird. Die v. KRIESsche Formel besagt dasselbe. FRIBERGER[12]) betont die prinzipielle Übereinstimmung der MOENSschen Formel mit den für die Fortpflanzungsgeschwindigkeit des Schalls in mit Flüssigkeit gefüllten Röhren von AUERBACH beobachteten Gesetzmäßigkeiten, wobei die Fortpflanzungsgeschwindigkeit ebenfalls eine Funktion des Elastizitätskoeffizienten der Röhrenwand und der Beziehung der Wanddicke der Röhre zu ihrem inneren Durchmesser ist.

Der Einfluß des Blutdruckes kommt in der Formel in dem Verhalten des Elastizitätsfaktors zum Ausdruck. Derselbe wächst bei zunehmendem Innendruck. FRIBERGER schließt daraus mit Recht, daß nur Fälle mit demselben systolischen Blutdruck miteinander verglichen werden dürfen.

MOENS mißt die Pulswellengeschwindigkeit an 2 Arterien, einmal bei ruhigem Atmen des Menschen, das andere Mal bei starkem Pressen (VASALVAscher Ver-

---

[1]) GARTEN u. KLEINKNECHT: Skandinav. Arch. f. Physiol. Bd. 43, S. 195. 1923.
[2]) WEBER, W.: Ber. d. K. Sächs. Ges. d. Wiss. Bd. 18, S. 353. 1866.
[3]) WEBER, E. H.: Ber. d. K. Sächs. Ges. d. Wiss., mathem.-physikal. Kl. Bd. 3. 1850.
[4]) MOENS: Die Pulskurve. Leiden 1878.
[5]) KORTEWEG: Wiedem. Ann. Bd. 5, S. 525. 1878.
[6]) v. KRIES: Monographie 1892.
[7]) CZERMAK: Gesammelte Schriften. Leipzig 1879.
[8]) LANDOIS: Monographie. Berlin 1872.
[9]) GRUNMACH: Dubois' Arch. 1879, S. 361, 419.
[10]) ROY: Journ. of physiol. Bd. 3. 1881.
[11]) KEYT: New York 1887.
[12]) FRIBERGER: Dtsch. Arch. f. klin. Med. Bd. 107, S. 280. 1912.

such). Derselbe bedingt eine ungenügende Füllung des Herzens, Sinken des Blutdrucks und eine Abnahme der Pulsverspätung.

Ruhiges Atmen	Valsalva
8,4 m/sek.	7,0 m/sek.
8,0 ,,	7,3 ,,
8,5 ,,	7,6 ,,

Am Tier (Ziege) wurde die Pulsverspätung zwischen Carotis und Cruralis gemessen vor und nach einer starken Vagusreizung. Die Pulsverspätung ist nach der Vagusreizung wesentlich geringer als vorher.

Tabelle 3.

	Vor der Vagusreizung						Während der Reizung	Nach der Reizung					
Pulsverspätung zwischen Carotis und Tibialis	0,66	0,75	0,75	0,75	1,0	0,75	kein Puls	2,0	2,0	1,5	1,2	0,75	0,66
Fortpflanzungsgeschwindigkeit	13,5	12	12	12	9	12		4,5	4,5	6	7,5	12	13,5
			(im Mittel 11,5)										

Über die Abhängigkeit der Pulsgeschwindigkeit von dem Blutdruck zitiert v. Frey[1]) Versuche von Grunmach an Tieren und Menschen. An Hunden wurde die Zeitdifferenz zwischen dem Herzstoß und dem Volumpuls der Hinterpfoten gemessen. Es wurden folgende Werte gefunden:

Normales Tier	0,158 Sekunde
Äthernarkose	0,180 ,,
Chloralhydrat	0,191 ,,
Morphiumnarkose	0,227 ,,
Durchschneidung des Halsmarkes	0,244 ,,
Nach Reizung des Rückenmarkes	0,136 ,,

Die Zahlen zeigen, daß sich mit dem Blutdruck auch die Fortpflanzungsgeschwindigkeit ändert, und zwar in gleichem Sinne.

Der maßgebendste Faktor für die Pulswellengeschwindigkeit in klinischen Fällen ist zweifellos der Elastizitätskoeffizient der Arterienwand. Sowohl Änderungen in der Kontraktion wie im Tonus der Muskulatur und ebenso regressive Störungen können die Dehnbarkeit vermindern und unter Zunahme des Elastizitätskoeffizienten die Pulswellengeschwindigkeit steigern. Unter Wärmeeinwirkung stieg in Versuchen von Grunmach die Pulsverspätung zwischen Carotis und Radialis von 0,07 auf 0,096 Sekunden (Eintauchen des Armes in Wasser von 33°R). Dieselbe Veränderung fand Grunmach[2]), als die Venen durch eine über den Oberarm gestülpte Kautschukmanschette in mäßigem Grade komprimiert wurden. Digitalis erhöht die Fortpflanzungsgeschwindigkeit [Naegele[3])], bei steigendem wie auch bei sinkendem arteriellem Mitteldruck resp. entsprechendem Verhalten der Druckamplitude. Unter Kälteeinwirkung nimmt die Pulswellengeschwindigkeit zu [Lommel[4])].

Auf Grund von Dehnungsversuchen berechnet Moens die *Fortpflanzungsgeschwindigkeit der Pulswelle in den größeren Arterien des Menschen* folgendermaßen:

---

[1]) v. Frey: Monographie 1892.
[2]) Grunmach: Dubois' Arch. 1879, S. 361, 419.
[3]) Naegele: Zentralbl. f. Herz- u. Gefäßkrankh. 1911, Nr. 8.
[4]) Lommel: Dtsch. Arch. f. klin. Med. Bd. 68. 1903.

Tabelle 4.

Aorta		Carotis		Radialis	
Wasserdruck in cm	F. G. in cm/sek	Wasserdruck in cm	F. G. in cm/sek	Wasserdruck in cm	F. G. in cm/sek
160		161		170	
	790		930		
138		144			
	814		528		909
113		130			
	511		533		
93		114			
	423		540	118	
73		97			
	354		387		571
52		81			
			391		
		64		61	

Die große Geschwindigkeit der Pulswellen bei chronischen Nierenschädigungen (GRUNMACH) führt FRIBERGER auf die Kombination regressiver Veränderungen der Gefäße mit vermehrter hypertonischer Wandspannung zurück. Die Entwicklung regressiver Metamorphosen bedingt auch ohne Blutdrucksteigerung die größere Pulswellengeschwindigkeit im Alter von über 45 Jahren. Die fühlbare Wandverdickung der Arterien gibt nach FRIBERGER keinen zuverlässigen Maßstab für die Stärke der Veränderungen, welche die Pulswellengeschwindigkeit maßgebend beeinflussen, obschon verdickte Arterien gleichaltriger Personen die Pulswellen etwas rascher fortleiten als zartwandige Gefäße. Verdickte Schlagadern mit wellenreichen Pulsen leiten die Pulswellen nach FRIBERGER langsamer fort als derartige Arterien mit wellenarmen oder trägen Pulsen.

LAUBRY, MOUGEOT und GIROUX[1]) stellten fest, daß die Pulswellengeschwindigkeit dem systolischen Blutdruck parallel geht. Wie FRIBERGER, betonen auch sie, daß der Verlust der Elastizität die Geschwindigkeit der Pulswelle herabsetzt. Dasselbe bewirkt eine circumscripte starke Kaliberänderung im arteriellen System.

WEITZ und HARTMANN[2]) machten Pulsaufnahmen in sitzender Stellung der Versuchsperson mit dem FRANKschen Apparat, appliziert am untersten Teil der Carotis und gleichzeitig der Radialis. Von 81 Fällen mit normalem Blutdruck hatten 10 Fälle zwischen 4—15 Jahren und 24 Fälle im Alter zwischen 16 und 26 Jahren eine durchschnittliche Pulswellengeschwindigkeit von 7,5 m pro Sek. Mit steigendem Alter nimmt die Pulswellengeschwindigkeit zu. 11 Fälle zwischen 46 und 55 Jahren und 10 Fälle über 55 Jahre ließen einen durchschnittlichen Wert von 8,0 m pro Sekunde registrieren. Fälle mit Hypertension, systolischen Druckwerten zwischen 180 und 230 und diastolischen Druckwerten zwischen 108 und 165 zeigten eine durchschnittliche Pulswellengeschwindigkeit von 12,4 m. Die höchste Geschwindigkeit betrug 14,5 m, dabei war es gleichgültig, ob eine periphere Arteriosklerose vorhanden war oder nicht. Im auffallenden Gegensatz dazu stehen die Aorteninsuffizienten, bei denen (9 Fälle) die durchschnittliche Pulswellengeschwindigkeit nur 5,5 betrug, die geringste 4,6 m. Auch bei kompensierten Fehlern war die Geschwindigkeit sehr gering, am geringsten bei solchen Fällen, bei denen der diastolische Druck besonders niedrig war. Den verlang-

---

[1]) LAUBRY, MOUGEOT u. GIROUX: Arch. des maladies du cœur, des vaisseaux et du sang Bd. 14. 1921.
[2]) WEITZ u. HARTMANN: Dtsch. Arch. f. klin. Med. Bd. 137, S. 91. 1921.

samenden Einfluß der Aorteninsuffizienz beschrieben schon HENDERSON[1]), MÜNZER[2]) und GRUNMACH[3]), letzterer allerdings nur bei gleichzeitiger Kompensationsstörung.

III. Die Pulsarbeit.

Während bei der Druckmessung ein bestimmter Außendruck als Kraft in Gleichgewicht gebracht wird mit einem gesuchten Innendruck und rein statische Gesichtspunkte maßgebend sind, hat man es hier mit der *Dynamik* des Pulses, mit der *Wirkung der Kräfte* zu tun.

Die Kraft steht in Relation zu der Fläche, wird dargestellt durch den Quotienten g/cm^2 und ausgedrückt in Atmosphären. Die Arbeit A der Kraft P ist abhängig vom Wege, der unter dem Druck der Kraft zurückgelegt wird. $A = P \cdot s$ Der Weg ist gleichbedeutend mit Bewegung, läßt sich auch ausdrücken durch $s = c \cdot t$, wobei c = Geschwindigkeit, t = Zeit. Andererseits durchläuft das unter einem bestimmten Druck stehende Flächenstück ein bestimmtes Volumen. Man nennt das mit CHRISTEN das „Bewegungsvolumen" V der Fläche. Die Arbeit eines Druckes steht mit diesem Volumen in fester Beziehung $A = t \cdot V$. Je größer die gedrückte Fläche, um so größer auch bei gleichem Weg die Leistung.

Bei der Systole erfährt die elastische Aorta eine plötzliche Mehrfüllung. Die vom Herzen aufgebrachte Arbeit P gleicht der Leistung eines Kolbens, den man um eine bestimmte Strecke, d. h. ein bestimmtes Bewegungsvolum entgegen einem bestimmten Druck vorschiebt. P = Schlagvolum mal Aortendruck. Der Puls ist dasselbe in verkleinertem Maßstab. Mit Recht bekämpft SAHLI[4]) — wenigstens in seinen letzten Arbeiten — die verwirrende Auffassung, die in dem alten E. H. WEBERschen Satz *unda non est materia sed forma materiae progrediens* ihren Ausdruck findet und sich auf die Wellenbewegung in Flüssigkeiten mit *freier Oberfläche* bezieht. Tatsächlich ist der Puls doch eine Materia progrediens, eine ruckweise nach der Peripherie sich fortpflanzende Mehrfüllung des Schlauches, verbunden mit rhythmischer Drucksteigerung. Schon v. VOLKMANN[5]) wendet sich gegen den WEBERschen Satz, indem er bemerkt (zit. nach R. TIGERSTEDT), daß, wo die Bewegung eines Fluidums durch elastische Röhren von einer Kraft ausgeht, welche nicht stetig, sondern stoßweise das zu bewegende Fluidum eintreibt, die Bewegung der Wellen und das Fließen in allen Fällen untrennbare Vorgänge seien. v. KRIES[6]) zeigte, daß in elastischen Röhren von genügender Weite die Änderungen der Geschwindigkeit und des Drucks an jeder Stelle einander proportional folgen. Erst wenn die Röhren so eng werden, daß die Reibung merklich wird, gehen die Änderungen von Druckgeschwindigkeit, wie v. FREY[7]) näher ausführt, nicht mehr genau parallel. FICK[8]) sagt: „Wenn im Anfang eines Schlauches, der bereits mit Flüssigkeit gefüllt ist, eine neue Flüssigkeitsmasse geworfen wird, so schreitet eine *Welle* durch den Schlauch fort, d. h. ein gewisser Bewegungsvorgang der kleinsten Teilchen pflanzt sich kontinuierlich von Teilchen zu Teilchen mit einer gewissen Geschwindigkeit fort, derart, daß nach Verlauf einer gewissen Zeit in einem gewissen Abstand weiter abwärts gelegene Teilchen in ähnlichen Bewegungszuständen begriffen sind als vor Ablauf dieser Zeit die zuerst ins Auge gefaßten. Wird der Anfang des Schlauches geschlossen,

---

[1]) HENDERSON: Zit. nach GRUNMACH.
[2]) MÜNZER: Kongr. innere Medizin 29. 1912.
[3]) GRUNMACH: Du Bois' Arch. 1879.
[4]) SAHLI: Kraus-Brugschs Spez. Pathol. u. Therapie Bd. IV, S. 1475. 1925.
[5]) v. VOLKMANN, zit. nach R. TIGERSTEDT: Die Physiologie des Kreislaufes, Bd. III. 1922.
[6]) v. KRIES: Monographie 1892.
[7]) v. FREY: Monographie 1892.
[8]) FICK, A.: Die medizinische Physik. Braunschweig 1856.

sobald durch denselben die neue Flüssigkeitsmasse eingetreten ist, so daß durch diesen nichts zurücktreten kann, so unterscheidet sich die entstehende Wellenbewegung von den Wellenbewegungen des Lichtes und Schalles besonders dadurch, daß sie nicht in einer *bloßen* Fortpflanzung eines Bewegungsvorganges besteht, sondern daß gleichzeitig eine Fortschaffung materieller Teilchen damit verbunden ist. Mit anderen Worten: nachdem die Welle den Schlauch durchlaufen hat und das Gleichgewicht wieder hergestellt ist, befinden sich die sämtlichen Flüssigkeitsteilchen nicht mehr an denselben Stellen wie vor Beginn der Bewegung, sondern sie sind im Sinne der Wellenfortschreitung um eine gewisse Strecke fortgeschoben. Bekanntlich kehren umgekehrt die Teilchen einer Äthermasse, nachdem diese von einem Lichtwellenzuge durchsetzt wurde, genau in ihre alten Gleichgewichtslagen zurück. Ebenso tun die Wasserteilchen einer ruhenden Wassermasse, an deren Oberfläche (etwa durch einen hineingeworfenen Stein) ein Wellenzug erregt wurde."

Die einer Pulsation entsprechende Arbeitsleistung, die „Energie des Pulsstoßes" [CHRISTEN[1])], ist demnach unter natürlichen Verhältnissen gleich dem Produkt aus Füllung mal dem herrschenden arteriellen Druck. Unter Füllung versteht man das dem Schlagvolum des Herzens entsprechende systolische Bewegungsvolum eines peripheren Arterienstückes, abhängig von der eintretenden Spannung der in ihr III. Elastizitätsgebiet hinübergedrängten Arterienwand.

Bolometrie nach H. Sahli.

SAHLI[2]) mißt das systolische Pulsvolum, d. h. die durch die systolische Pulsation eintretende maximale Füllung des in der Diastole durch den Druck der aufgesetzten Pelotte verschlossenen Gefäßes mit seinem isotonisch arbeitenden Indexvolumeter in Kubikzentimetern[3]), multipliziert den Wert mit dem angewandten „optimalen" Pelottendruck in cm Hg und berechnet daraus die Pulsarbeit in g/cm $A = V \cdot P \cdot 13{,}6$ gcm. Es wurde schon S. 1226 darauf hingewiesen, daß sich der Wert P zusammensetzt aus Innendruck und dem Druck, den die zu ihrer Nullage zurückstrebende künstlich verbogene Arterienwand entgegen dem Außendruck ausübt. Dieser sog. Wanddruck ist abhängig von den elastischen Qualitäten der Arterie. Man findet den Optimaldruck und damit die Arbeitswerte der Pulsfüllung nach dem Verfahren von SAHLI zu hoch. Der Fehler wird um so größer, je stärker die Widerstandskraft und Elastizität der Arterie.

Bei jugendlichen Gefäßen fand DA CUNHA[4]) die in Tab. 2, S. 1235 niedergelegten Arbeitswerte.

Die individuellen Werte weichen von den Mittelwerten ziemlich stark ab, und zwar ist hierfür weder das Alter noch das Körpergewicht noch auch die Körperlänge und wie die arteriometrischen Messungen von SAHLI ergaben, auch nicht das Arterienkaliber maßgebend. SAHLI hat für derartige individuelle Abweichungen den Begriff der „individuellen zirkulatorischen Konstitution" aufgestellt. Der kontinuierliche Anstieg aller Werte, der Volum- wie der Arbeitswerte des Radialpulses mit zunehmendem Alter, führt SAHLI zu der Annahme einer „senilen Hyperzirkulation", die darauf beruhen soll, daß infolge der geringen Leistungsfähigkeit und Assimilationsfähigkeit der Gewebe der Zirkulationsbedarf ein größerer ist als bei jugendlichem Gewebe. Diese senile Hyperzirkula-

---

[1]) CHRISTEN: Monographie 1914.
[2]) SAHLI: Lehrbuch Bd. II/2. 1922; Kraus-Brugschs Spez. Pathol. u. Therapie Bd. IV, S. 1475. 1925.
[3]) DE CUNHA: Korrespondenzbl. f. Schweiz. Ärzte 1917, Nr. 46.
[4]) Die älteren auf Messung eines kompressiblen Luftvolums begründeten Verfahren der SAHLIschen Bolometrie sollen hier nicht näher diskutiert werden.

tion könnte ein wesentlicher ätiologischer Faktor für das Zustandekommen der Arteriosklerose im höheren Alter sein.

SAHLI[1]) hat außer der Volumbolometrie auch noch die *Sphygmographie zur Berechnung der Pulsarbeit* benutzt. Das Verfahren basiert hier nicht auf einer Volum-, sondern einer Druckmessung, deren Wert mit der Hebelexkursion multipliziert den gesuchten Arbeitswert ergibt. Die durch den Puls am Sphygmographen geleistete Arbeit ist gleich dem Produkt aus Federspannung multipliziert mit der Exkursion der Pelotte als Weg, gemessen durch die Kurvenhöhe unter Berücksichtigung der Hebelvergrößerung. Man nimmt dabei an, daß die Dehnungskurve der elastischen Arterienwand gradlinig verläuft. In pathologischen Fällen ist eine derartige Voraussetzung kaum berechtigt.

Der JAQUETsche Sphygmograph ist in der Weise zum „Sphygmobolographen" eingerichtet worden, daß die Druckwerte der einzelnen numerierten Federspannungen durch die Fabrik in Form einer Tabelle nach absoluten Werten in Grammen geeicht wurden, und daß das Instrument mit einem Abszissenschreiber versehen wurde, der neun parallele Abszissen verzeichnet, deren Distanz jeweils einer Ortsveränderung der Pelotte von 0,05 cm entspricht. Nacheinander werden mit allen Federspannungen auf dem nämlichen Streifen kurze Kurven aufgenommen und dann für die Berechnung der optimal größten Arbeitsleistung diejenige Kurve mit den größten Ausschlägen genommen.

Energometrie nach TH. CHRISTEN.

CHRISTEN[2]) mißt die geleistete Pulsarbeit mittels des *Energometers*.

Die Bestimmung beruht auf der Messung eines inkompressiblen Bewegungsvolums und eines Druckes. Das Produkt ist gleich der Energie des „Pulsstoßes", d. h. der Gesamtheit der mechanischen Vorgänge, welche das Volum eines begrenzten Arterienstückes von seinem diastolischen Minimum auf sein systolisches Maximum bringen.

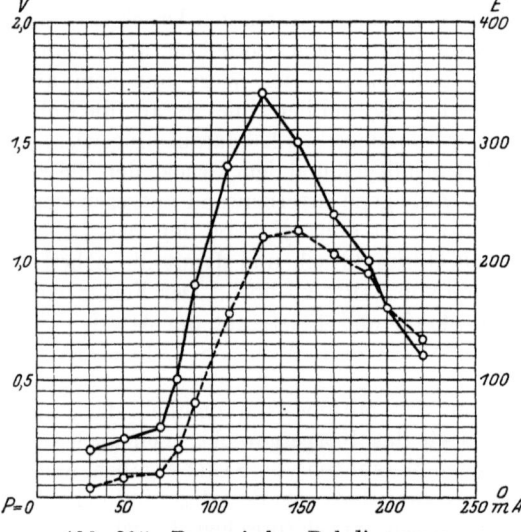

Abb. 305. Dynamisches Pulsdiagramm.
(Nach TH. CHRISTEN.)
Volumkurve —o—   Energiekurve ----o----

Im III. Elastizitätsgebiet der Arterien, d. h. unter natürlichen Zirkulationsbedingungen, ist der Innendruck stark abhängig von der Wandspannung, die nicht meßbar ist. Im II. Elastizitätsgebiet, d. h. nach künstlicher Steigerung des Außendrucks, ist der Innendruck = Außendruck minus Wanddruck. Diese beiden Größen sind nach CHRISTEN meßbar.

Die Füllung der Arterie wird nicht wie bei der Volumbolometrie von SAHLI in absoluten Werten bestimmt, d. h. mittels eines isotonisch registrierten Systems. CHRISTEN erinnert daran, daß zwei inkompressible Volumina bzw. Bewegungsvolumina gleich sind, wenn sie, in den gleichen geschlossenen Gasraum gebracht, dessen Druck um den gleichen Betrag erhöhen, sei der Gasraum starr oder elastisch begrenzt. In Verfolgung dieses Gesichtspunktes verbindet CHRISTEN den Luftraum seiner Manschette mit einer graduierten Spritze. In dem System befindet sich

---

[1]) SAHLI: Kraus-Brugschs Spez. Pathol. u. Therapie Bd. IV, S. 1475. 1925.
[2]) CHRISTEN: Monographie 1914. Zugleich auch Literatur S. 1224.

außerdem ein Metallmanometer, bei dem der Druck durch die elastische Verbiegung eines Metallstückes in cm Wasser gemessen wird. Von 100 mAt. aufwärts betragen die Fehler des Manometers weniger als 5%. Das gebrauchte Manometer hat eine Eigenschwingungszahl von $^1/_{20}$ Sekunde. Schiebt man nun den Stempel der Spritze gerade soweit vor, bis die gleiche Druckerhöhung erreicht ist, die vorher von der systolisch pulsierenden Arterie hervorgebracht

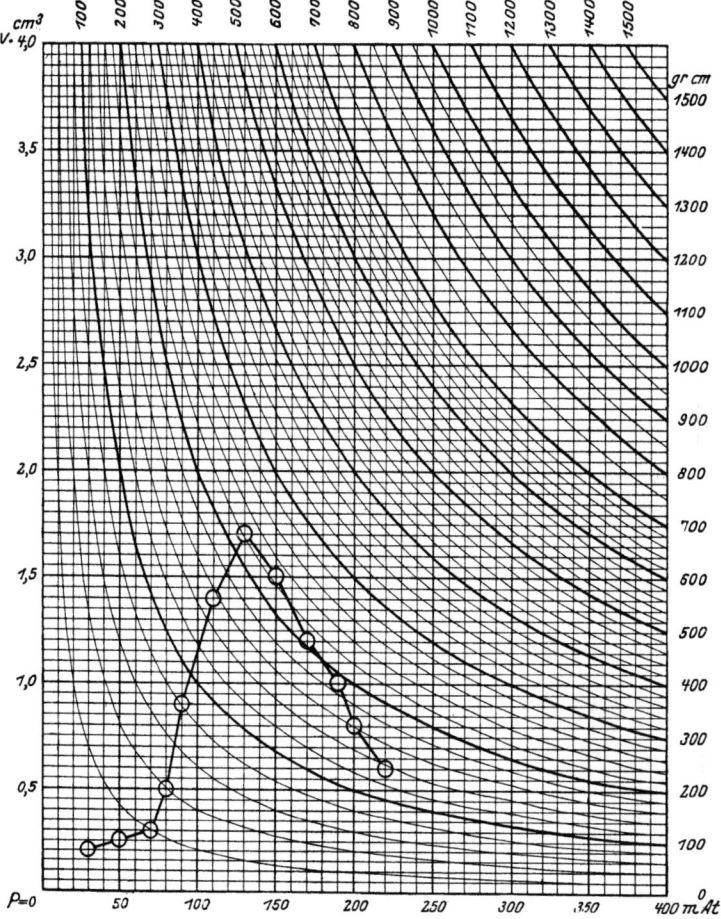

Abb. 306. Dynamisches Diagramm (Druckvolumkurve) in ein Hyperbelschema mit den entsprechenden Energiewerten eingetragen. Will man zu irgendeinem Wertepaar (Druck und Volum) den dazugehörigen Energiewert finden, so verfolgt man die durch diesen Punkt gehende Hyperbel bis an den rechten oder den oberen Rand der Figur und liest dort die gesuchte Energiegröße ab.

wurde, so muß der vom Kolben der Spritze zurückgelegte Weg resp. das betreffende Bewegungsvolum desselben gleich sein der durch die Herzsystole zustande gekommenen Füllung der Arterie.

Das Ergebnis der Messungen wird tabellarisch festgehalten oder besser in ein Koordinatensystem eingetragen, die verschiedenen angewandten Drucke als Abszisse, die dazugehörigen Volumwerte als Ordinate. So erhält CHRISTEN das sog. ,,dynamische Diagramm" (Abb. 305). Das Produkt der beiden Größen ist gleich der Pulsarbeit, in der Abbildung gestrichelt gezeichnet. Die Arbeitswerte können auch an Hand eines Hyperbelsystems für jeden Punkt der Volumkurve ohne weiteres abgelesen werden (Abb. 306).

Die erwähnte Messung liefert *Bruttowerte* für die Pulsenergie, weil die nach ihrer Kompression zum Nullvolum zurückfedernde Gefäßwand mitwirkt und so zu hohe in Wirklichkeit nicht existierende Werte ergibt. *Nettowerte erhält man erst nach Bestimmung des Wanddruckes.*

Unter Bruttowert der Füllarbeit versteht Christen die Gesamtenergie, die vom „Pulsstoß" (A) einerseits und vom Wanddruck (A^1) andererseits geliefert wird.

$P \cdot v$ ist dann $= A + A^1$.

Der Energiewert A^1, der sich bei belasteter Arterie ausschließlich auf die Arbeitsleistung der verbogenen Arterienwand bezieht, ist

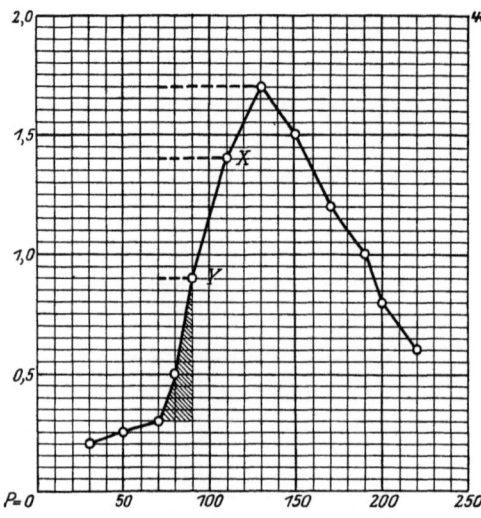

Abb. 307. Berechnung des Wanddrucks aus der Druckvolumkurve. Der aufsteigende Schenkel des Diagramms, vom „Knie" bis zum Gipfel entspricht der Lage der Arterienwand im II. Elastizitätsgebiet. In jedem Punkt des aufsteigenden Schenkels ist der Wanddruck der Arterie gleich der Horizontaldistanz zwischen Knie und dem zu dem betr. Volum gehörenden Punkt der Druckabszisse.

$$A_1 = \frac{d}{2} \cdot V_0,$$

wenn mit V_0 das entleerte Volum vom vollständigen Verschluß bis zur Nullform des Schlauches bezeichnet ist und d den Verschlußdruck bedeutet.

Die Nettoarbeit für vollständige Füllung eines leeren Schlauches mit dem Volum V_0 entgegen dem Manschettendruck P, ist also

$$A = P \cdot V_0 - A_1 = P \cdot V_0 - \frac{d}{2} \cdot V_0$$
$$= V_0 \left(P - \frac{d}{2} \right).$$

Entsprechend beträgt die Nettoarbeit der Füllung eines zum Teil schon gefüllten Schlauches mit dem Volum v

$$A = V_0 \left(P - \frac{w}{2} \right),$$

wobei w den Wert des vorhandenen Wanddruckes bedeutet.

Christen *berechnet den Wanddruck aus der Volumdruckkurve der Arterie* (Abb. 307). Bei steigendem Außendruck (Manschettendruck) werden die jeweils geleisteten pulsatorischen Volumwerte mittels des Energometers festgestellt und in ein Koordinatensystem eingetragen, die Druckwerte als Abszisse, die dazugehörigen Volumwerte als Ordinate. Verbindet man die Volumwerte zu einer Kurve, so erhält man das sog. dynamische Diagramm von Christen, das Auskunft gibt über den dynamisch wichtigen Zusammenhang zwischen der Füllung des Pulses und dem Manschettendruck. Der aufsteigende Teil dieses dynamischen Diagramms vom „Knie" bis zum Gipfel entspricht der Lage der Arterienwand im II. Elastizitätsgebiet, wobei für jeden Kurvenpunkt ein Gleichgewicht zwischen Innendruck und Wanddruck im Verhältnis zum Außendruck besteht. Das Knie ist der Übertritt der Wand vom III. in das II. Elastizitätsgebiet, das Kennzeichen für die Höhe des Minimaldruckes. Der Gipfel der Volumkurve wird erreicht, wenn bei bestimmtem Außendruck das Gefäß während der Diastole vollständig komprimiert ist und die systolische Welle die Arterie zu voller Entfaltung bringt. Alle Punkte des aufsteigenden Schenkels des Diagramms liegen im II. Elastizitätsgebiet der Arterie. Für jeden Punkt des aufsteigenden Schenkels der Volumkurve, d. h. bei jeder bestimmten Lage der Arterienwand, entspricht der Wanddruck der Horizontaldistanz zwischen Knie und dem zu dem fraglichen Volum gehörigen Punkt der Druckabszisse.

Wenn die Füllung z. B. von Y auf X steigt, von 0,9 ccm auf 1,4, so ist die Differenz 0,5 ccm, während der Außendruck von 90 auf 110 mAt gestiegen ist[1]). Für diese Differenz ist nur der Wanddruck verantwortlich.

Der Quotient 0,5 ccm/20 mAt = 25mm/mAt entspricht dem Biegungskoeffizienten der Arterie und gleichzeitig der trigonometrischen Tangente des Neigungswinkels des aufsteigenden Schenkels der Volumkurve (Abb. 308). Der Flächeninhalt des gestrichelten Dreiecks beträgt $w \cdot v/2$, der Ausdruck für die vom Wanddruck geleistete *Arbeit*.

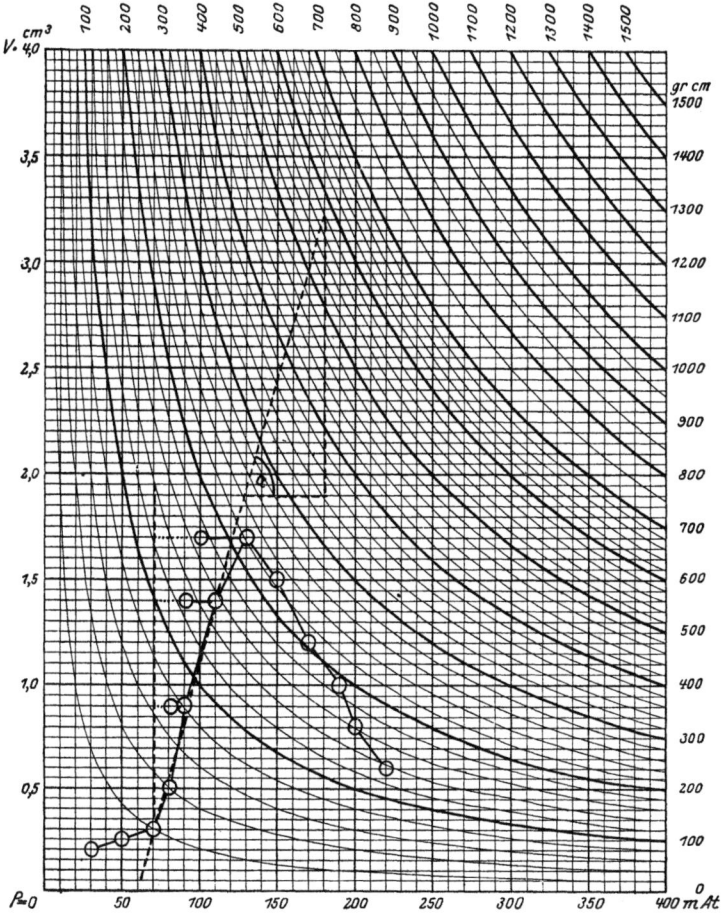

Abb. 308. Bestimmung des Nettowertes der Pulsenergie, unter Berücksichtigung des jeweils bestehenden Wanddrucks.

Will man für irgendeinen Punkt des aufsteigenden Schenkels im dynamischen Diagramm den Nettowert der Energie des Pulsstoßes bestimmen, so darf man nicht der durch diesen Punkt gehenden Hyperbel folgen — diese gibt deren Bruttowert an —, sondern man muß vorerst in horizontaler Richtung die Strecke $w/2$ nach rückwärts (links) zurücklegen (Abb. 308) und erst von dort aus der betreffenden Hyperbel folgen.

Die Berechnung der Nettowerte ist vor allem bei Arteriosklerotikern wertvoll.

Die gefundenen Werte für die Energie des Pulsstoßes stehen, weil am künstlich gestauten Puls ermittelt, in keiner direkten Beziehung zu der Energie des

---

[1]) 1 mAt = 1 g/cm².

physiologischen Pulsstoßes. Aber auch H. STRAUB[1]), der sich vielfach ablehnend verhält (s. unten), erkennt den Wert des Verfahrens an, das zahlenmäßig erfaßt, was der Praktiker nur schätzungsweise durch Palpation der Radialarterie bestimmt. Rückschlüsse auf die Leistung des Herzens sind nicht angängig, weil das ermittelte Volum wohl mit der systolischen Füllung der Aorta, nicht aber mit der pro Systole ausgeworfenen Blutmenge (Schlagvolum) in Beziehung steht. CHRISTEN hat sich auch ausdrücklich auf das periphere Problem der Zirkulation beschränkt.

H. STRAUB bezweifelt die Richtigkeit der dem CHRISTENschen Verfahren zugrunde liegenden Behauptung, daß zwei inkompressible Volumina gleich sind, wenn sie in den gleichen geschlossenen Gasraum gebracht, dessen Druck um den gleichen Betrag erhöhen, ganz unabhängig davon, ob dieser Gasraum elastisch oder starr begrenzt ist. Die Annahme CHRISTENS sei nur richtig unter statischen Verhältnissen und treffe bei raschen Volumänderungen nur im Falle der Trägheitsfreiheit des Systems zu. SAHLI[2]) hat denselben Einwand schon 1911 erhoben. STRAUB nennt das Energometer auch nicht trägheitsfrei. SAHLI[3]) hatte zu dem auf den ungünstigen Einfluß der Manschettenhülle und der umgebenden Weichteile hingewiesen. Ein und dieselbe Energiemenge hat nach SAHLI eine verschieden stark deformierende Wirkung auf die genannten elastischen Teile, je nachdem sie in Form des Pulses von innen oder in Form der Verschiebung des Spritzenstempels von außen einwirkt. Nun betont STRAUB selbst an anderer Stelle, daß der Puls keine Momentankraft ist, die im Kreislauf auftretende Energie der Bewegung (kinetische Energie) ist stets verschwindend klein gegenüber der auftretenden Spannungsenergie (potentielle Energie). Bei den Energietransformationen der dynamischen Pulsuntersuchung stammt also die auf das Meßinstrument übertragene und gemessene Energie nicht aus den Trägheitskräften bewegter Massen, sondern wohl in erster Linie aus den Spannungskräften der elastischen Gefäßwandung, die ihrerseits wiederum durch das Eindringen von Blut in das Gefäßsystem geweckt werden. Das CHRISTENsche Manometer hat eine Eigenschwingungszeit von $1/20$ Sekunden, die Trägheit des Meßinstrumentes, die H. STRAUB hervorhebt, kann also auch nicht groß sein.

Für die Beurteilung der Ergebnisse scheint mir unangenehmer die Verwendung einer Manschette wegen der dabei leicht eintretenden Störung der peripheren Zirkulation, die ihrerseits auf reflektorischem und chemischem Wege die Gefäßweite verändern könnte. Die übliche Applikation der CHRISTENschen Manschette am Unterschenkel hat den Nachteil, daß das Verhalten *zweier* Arterien geprüft wird, die sich in ihren Eigenschaften sehr verschieden verhalten können. Das Vorhandensein eines Metallmanometers ist auch zu beanstanden.

O. FRANK[4]) äußerte sich der Sphygmobolometrie gegenüber stark ablehnend, namentlich im Hinblick auf die ungünstigen Einwirkungen der bei der Druckmessung zu berücksichtigenden verschiedenen elastischen Faktoren (Wand der Gefäße, Binde-, Muskel- und Hautgewebe des Arms, Manschette, Röhrenverbindungen des Systems, Luftgehalt der Manschette). CHRISTEN[5]) hat experimentell und rechnerisch demgegenüber zu begründen versucht, weshalb die Elastizität von Teilen seines Drucksystems nicht stören soll. Das mit der Volumspritze der Manchette zugefügte Volum beansprucht nach CHRISTEN die fragliche Elastizität in derselben Weise wie das gesuchte Volum des „Pulsstoßes", wenn man trotz der Einwände von SAHLI davon absehen will, daß die Kompression das eine Mal von außen, das

---

[1]) STRAUB, H.: Abderhaldens Handb. d. biol. Arbeitsmeth. Bd. V, S. 407. 1922.
[2]) SAHLI: Zeitschr. f. klin. Med. Bd. 72, S. 214. 1911.
[3]) SAHLI: Kraus-Brugschs Spez. Pathol. u. Therapie Bd. IV, S. 1475. 1925.
[4]) FRANK, O.: Tigerstedts Handb. d. physiol. Methodik Bd. II (IV). S. 227.
[5]) CHRISTEN: Monographie 1914. Frühere Arbeiten (zitiert auf S. 1224).

andere Mal von innen d. h. vom pulsierenden Gefäß her erfolgt. Das CHRISTENsche Verfahren bestimmt nicht den Druckablauf während einer Pulsperiode sondern die maximale Volumänderung, die unter der Einwirkung eines bestimmten Außendruckes vom Puls im Manchettensystem erzeugt wird. Ebensowenig wie bei der Volumbolometrie ist also der Kurven*verlauf* beim CHRISTENschen Verfahren das Maßgebende, sondern das Volumen als Ordinate bei einem bestimmten Druck als Abszisse. Das ,,Diagramm" setzt sich dann zusammen aus einer größeren Zahl von Einzelmessungen, bei denen der jeweilige erzielte Volumausschlag festgehalten wird. Die Volumkurve des Einzelpulses selbst spielt bei der Energometrie gar keine Rolle.

H. STRAUB[1]) weist darauf hin, daß durch peripheres Abfließen von Blut während der Entfaltung der Arterie ein erheblicher, durch Korrektur nicht zu beseitigender Fehler in die Überlegungen eingeführt ist und glaubt, daß damit der Bolometrie ihre Grundlage entzogen sei. Dasselbe müßte auch der Fall sein für die Energometrie. Der Verlust ist um so größer, je langsamer die systolische Füllung der Arterie geschieht, und für schmale Manschetten resp. bei Verwendung einer Pelotte größer als bei breiten Manschetten. Die füllende Blutwelle erreicht das distale Ende der die Arterie komprimierenden Manchette im ersteren Falle rascher. War die Arterie in der Diastole völlig geschlossen, wie es bei Anwendung von Verschlußdruck der Fall ist, so spritzt die systolisch vorgetriebene Flüssigkeit bei schmaler Manschette evtl. hinaus, während das distale Ende der Arterie unter einer breiten Manschette noch verschlossen bleibt. CHRISTEN hat deshalb eine sehr breite Manchette genommen. Je kürzer der Füllungsvorgang dauert, um so sicherer wird das Ende verschlossen bleiben. Nun dauert die Systole ca. 0,3 Sekunden. Wenn man mit einer Pulswellengeschwindigkeit von 9 m pro Sek. rechnet, so hat die Welle in 0,3 Sekunde schon ca. 3 m zurückgelegt. Erst bei einer mehr als 3 m breiten Manschette würde eine systolische Welle also abgedrosselt werden können. Der bei Anwendung der KOROTKOFFschen auscultatorischen Methode hörbare Ton, der auftritt, sobald man sich mit dem Manschettendruck unterhalb des maximalen Blutdruckes befindet, spricht auch entschieden für eine brüske Anspannung der während der Diastole leer gelaufenen Arterie durch einen nicht abgedrosselten Wellenrest. Eine Durchflußkorrektur, wie sie SAHLI bei der Volumbolometrie ermittelt und in Rechnung gebracht hat, müßte auch bei dem CHRISTENschen Verfahren angebracht werden. Der von STRAUB gerügte Durchflußfehler bleibt also zunächst jedenfalls noch bestehen.

Ergebnisse der Energometrie.

Von klinischer Seite hat man sich seit der Publikation der ersten CHRISTENschen Arbeiten (1911) des Verfahrens in steigendem Maße bedient.

DROUWEN[2]) findet die durch das Energometer bestimmbare Energie des Pulsstoßes auch bei Herzgesunden *nicht konstant*. Muskelarbeit erhöht die Leistung Bei Herzhyperthrophie finden sich größere Werte, wenn die gesteigerte Arbeit des Herzens dem arteriellen System unmittelbar zugute kommt. Auch länger dauernde körperliche Anstrengungen hinterlassen eine Nachwirkung durch mehrere Tage hindurch im Sinne einer vermehrten Herzarbeit.

DROUWEN hat sich auch schon der Volumendruckkurve bedient. Dieselbe hat meist eine deutlich spitze Form, es finden sich aber auch Kurven mit plateauartigem Gipfel. Beide Formen werden durch Adrenalin nicht verändert. Bei Entstehung

---

[1]) STRAUB: Abderhaldens Handb. d. biol. Arbeitsmeth. Bd. V, S. 407. 1922.
[2]) DROUWEN: Dtsch. Arch. f. klin. Med. Bd. 112, S. 157. 1913.

des Plateaus dürfte es sich nach DROUWEN um eine verminderte Dehnbarkeit der Gefäße handeln. Außerdem gibt es Verschiedenheiten insofern, als die Kurve mehr oder weniger steil sein kann. Es hängt diese Erscheinung ebenfalls mit der verschiedenen Dehnbarkeit der Gefäße zusammen.

DUNCAN[1]) berichtet über den Einfluß verschiedener mechanischer Beanspruchung des Armes, an dem die energometrische Messung vorgenommen wird. Massage und passive Bewegungen sind ohne Einfluß. Die Wirkung aktiver Bewegungen ist ganz verschieden, die Pulsenergie erscheint bald bedeutend höher, bald niedriger. Kohlensaure Bäder von 29° während 10 Minuten führen beim Herzgesunden zu einer Steigerung der Pulsenergie (Abb. 309), allerdings während nur kurzer Dauer.

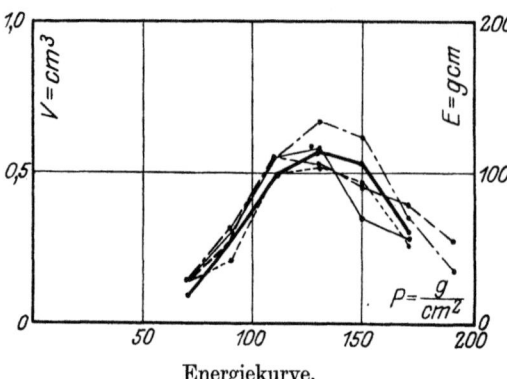

Energiekurve.

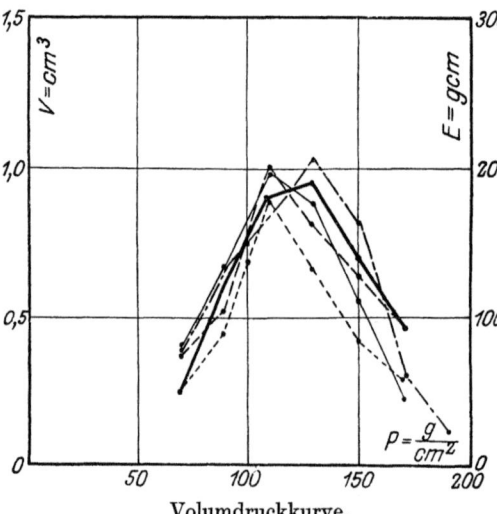

Volumdruckkurve.

Abb. 309. Wirkung von kohlensauren Bädern (10 Min., 29°). (Nach DUNCAN.)

	Puls	Blutdruck
——— vor dem Bade	12	147,5
—·—·— im Bade	63	157
▬▬▬ nach 10 Minuten	61	154
········ nach $1^{1}/_{4}$—$1^{1}/_{2}$ Stunden	61	149
······· nach 3 Stunden	69,5	149

Große Verdienste hat sich SCHRUMPF[2]) um den Ausbau der Energometrie erworben. Beachtenswert ist der Umstand, daß nach dessen Untersuchungen in vielen Fällen die subjektiven und auch objektiven Störungen der Patienten, besonders in Fällen von Aortensklerose und Arteriosklerose überhaupt, ferner bei den sog. nervösen Herzstörungen, endlich bei Vagotonie darauf zurückzuführen sind, daß das Herz unter Entfaltung einer unnötig starken Energie eine unnötig große Füllung der peripheren Arterien hervorruft, daß ferner bei präsklerotischer Hypertonie eine oft nicht besonders starke Füllung nur durch eine verhältnismäßig viel zu hohe Arbeit erreicht wird, Phänomene, die bei Besserung und Heilung des Leidens verschwinden. — Ferner zeigt sich, daß die Herabsetzung von Füllung und Arbeit nicht etwa immer durch Schonung des Herzens, sondern oft durch allmähliches Training desselben erreicht werden kann.

SCHRUMPF gibt die verschiedenen Formen von Volumkurven wieder, die bei gesunden Menschen von 20—50 Jahren vorkommen können (Abb. 310). Sie wechseln innerhalb gewisser Grenzen, die aus den beigegebenen Abbildungen ersicht-

---

[1]) DUNCAN: Dtsch. Arch. f. klin. Med. Bd. 112, S. 183. 1913.
[2]) SCHRUMPF: Dtsch. Arch. f. klin. Med. Bd. 113, S. 466. 1914; Zeitschr. f. klin. Med. Bd. 85, S. 73. 1917; Münch. med. Wochenschr. 1918, Nr. 13; Klinische Herzdiagnostik. Berlin: Julius Springer 1919.

lich sind, je nach Körpergröße, Gewicht, Entwicklung der Muskulatur, körperlichem Training. Der Gipfel der Volumkurve eines gesunden Menschen erreicht nie eine Höhe über 2,3 ccm bei einem Druck von höchstens 130 gcm und nie weniger als 1,2 ccm bei einem Druck von 80 gcm. Dabei handelt es sich um Ruhewerte unter möglichster Ausschaltung psychischer und körperlicher Störungen sowie vasomotorischer Reize (z. B. Kälte).

Abb. 311 zeigt, wie groß die individuellen Schwankungen des Pulses energometrisch gemessen bei ein und demselben Menschen sein können. Sie ist einer Reihe von Versuchen von SCHRUMPF entnommen über die Wirkung des *Alkohols* auf Herz und Gefäße. Kurve (1) ist die Normalkurve des betreffenden 32jährigen gesunden Mannes, aufgenommen nach einer Stunde ruhigen Liegens. Darauf erhielt der Betreffende, ohne daß er sich dabei bewegte, 120 g Kognak. Nach 10 Minuten ergab die Messung ein maximales Volum von 2,7 ccm, Arbeit 320 gcm; nach 25 Minuten Volum 3,1 ccm, Arbeit 420 gcm; nach 40 Minuten Volum 1,7 ccm, Arbeit 200 gcm. Erst nach 60 Minuten war die Kurve wieder normal. Die Messungen wurden alle 10 Minuten vorgenommen, nur 4 derselben sind in der Abbildung angeführt.

Abb. 312 gibt 3 Kurven von einer Mitralstenose (*a*), einer Mitralstenose mit Aorteninsuffizienz (*b*) und einer reinen endokarditischen Aorteninsuffizienz (*c*) wieder. Die 3 Fälle waren gut kompensiert und voll suffizient. Die beiden ersten Kurven sind nach SCHRUMPF nicht charakteristisch genug, um zu diagnostischen Zwecken verwertet werden zu können, wenn

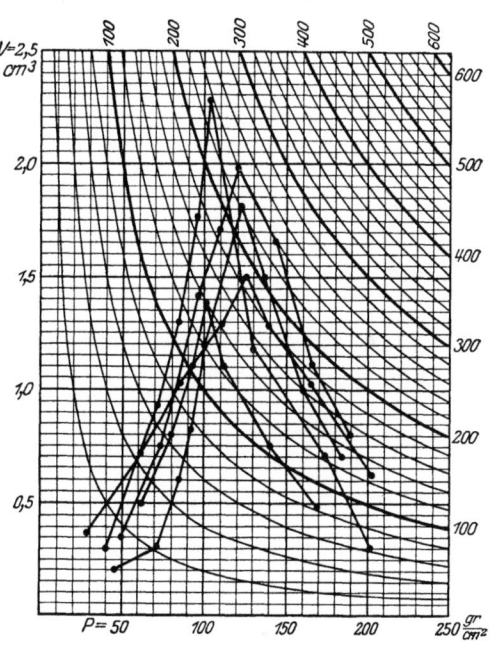

Abb. 310. Normale Energometerdiagramme. Männer mit völlig gesundem Zirkulationsapparat, zwischen 20 und 50 Jahren. (Nach SCHRUMPF.)

auch bei der Mitralstenose eine stumpfwinklige relativ niedrige Kurve zu finden ist. Die Kurve der gut kompensierten Mitralstenose und Aorteninsuffizienz sowie auch die der reinen Mitralinsuffizienz gehen den Normalkurven sehr ähnlich aus. Dagegen ist die Kurve der Aorteninsuffizienz nach SCHRUMPF recht charakteristisch und in allen klinisch klaren Fällen wiederkehrend. Sie ist in allen Fällen, bei denen keine Sklerosierung des Gefäßsystems mit im Spiele ist, steil, spitz und hoch; ihr Gipfel liegt meist zwischen 2,5 und 3,3 ccm und unterhalb eines Druckes von 150 g/cm².

Sehr charakteristisch ist die Kurve bei Fällen von Aorteninsuffizienz mit Sklerose der Aortenklappen und Erweiterung der Aorta ascendens. Abb. 313 stammt von einem solchen Falle. Sie ist, wie man sieht, die extreme Form einer endokarditischen Aorteninsuffizienzkurve mit steilem Aufstieg, sehr großer Höhe (die Volumspritze des Energometers reicht nicht aus, so daß der punktierte Gipfel der Kurve nur schätzungsweise dargestellt ist); der absteigende Schenkel der Kurve ist schräger als bei der endokarditischen Aorteninsuffizienz. Sowohl der Gipfel der Kurve wie auch die Kurve in ihrer Gesamtheit, liegen mehr nach rechts, d. h. im Bereiche höherer Druckwerte.

In der unteren Hälfte des absteigenden Astes sieht man eine Ausbiegung der Kurve nach rechts mit darauffolgendem steilerem Abfall. Dieses sog. „II. Knie" erklärt sich meines Erachtens durch das abnorm große systolische Pulsvolumen bei der Aorteninsuffizienz. Der Capillarpuls ist ein Beispiel dafür, daß die Gefäßwand systolisch abnorm stark gedehnt wird. Ohne jeden äußeren Gegen-

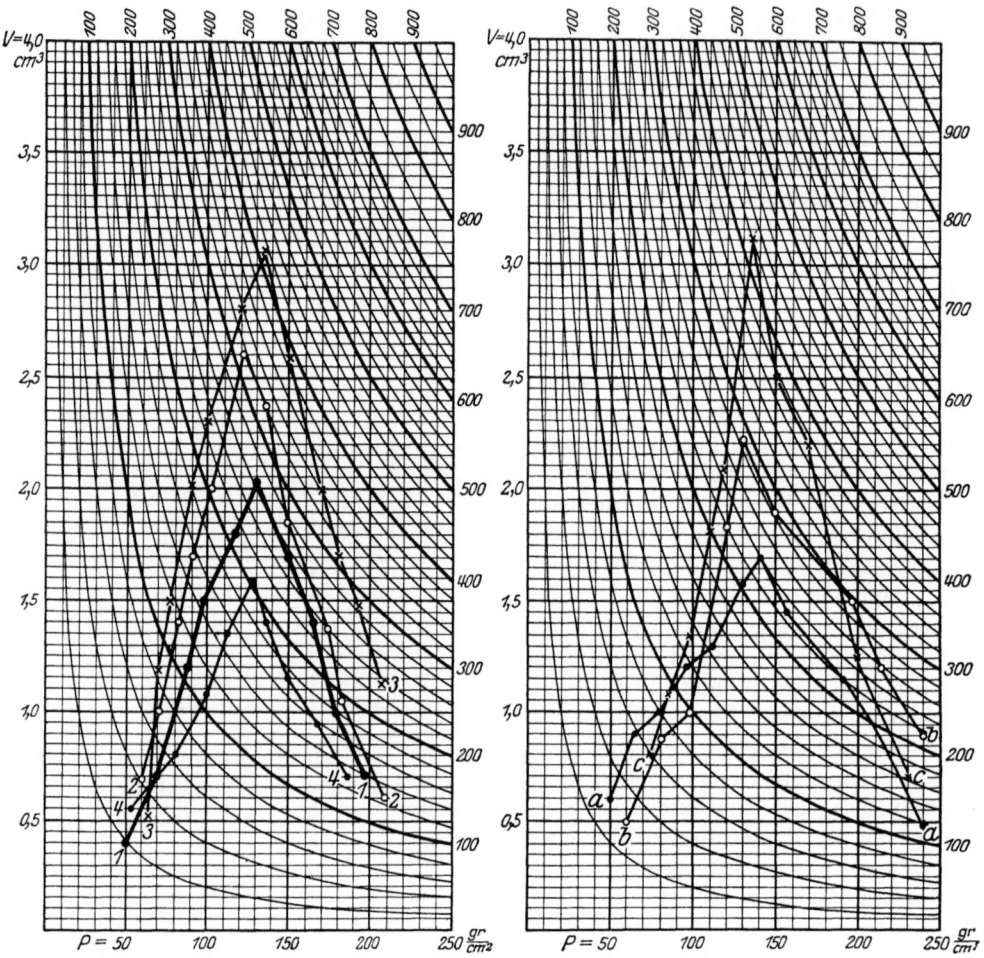

Abb. 311. Alkoholversuch (32jähriger gesunder Mann). Kurve *1* Normaldiagramm. Kurve *2* 10 Minuten nach Einnahme von 120 g Kognak. Kurve *3* 25 Minuten nach Einnahme von 120 g Kognak, Kurve *4* 40 Minuten nach Einnahme von 120 g Kognak. Wieder Kurve *1* 60 Minuten nach Einnahme von 120 g Kognak. (Pat. dauernd in Rückenlage.) (Nach SCHRUMPF.)

Abb. 312. Endokarditische Klappenfehler. *a* Mitralstenose, 26j., nach Gelenkrheumatismus. *b* Aorteninsuffizienz + Mitralstenose, 21j., nach Gelenkrheumatismus. *c* Aorteninsuffizienz, 42j., nach Gelenkrheumatismus. Wa. R. negativ. (Nach SCHRUMPF.)

druck fühlt man das Pulsieren der Gefäße und hört die durch die Erschütterung der Gefäße entstandenen „peripheren Gefäßtöne". Die Arterie geht unter dem Druck der großen Pulsfüllung weit über das II. Elastizitätsgebiet hinaus in das III. Elastizitätsgebiet, sie wird „gedehnt". Das „I. Knie" ist im dynamischen Diagramm, der Aorteninsuffizienz nach vorn verschoben. Der Gipfel erscheint ungewöhnlich hoch. Das im absteigenden Schenkel gelegene II. Knie tritt in dem Moment auf, wo der wachsende Außendruck ein Hinüberschlagen der Arterie vom II. in ihr III. Elastizitätsgebiet nicht mehr zuläßt. Die Arterie wird dann nur noch bis zu ihrem Nullvolum systolisch angefüllt. Damit kommt der von außen nach innen wirkende Dehnungsdruck in Wegfall. Das von Puls gelieferte Volum erscheint deshalb trotz des gesteigerten Außendruckes nun plötzlich auffallend groß.

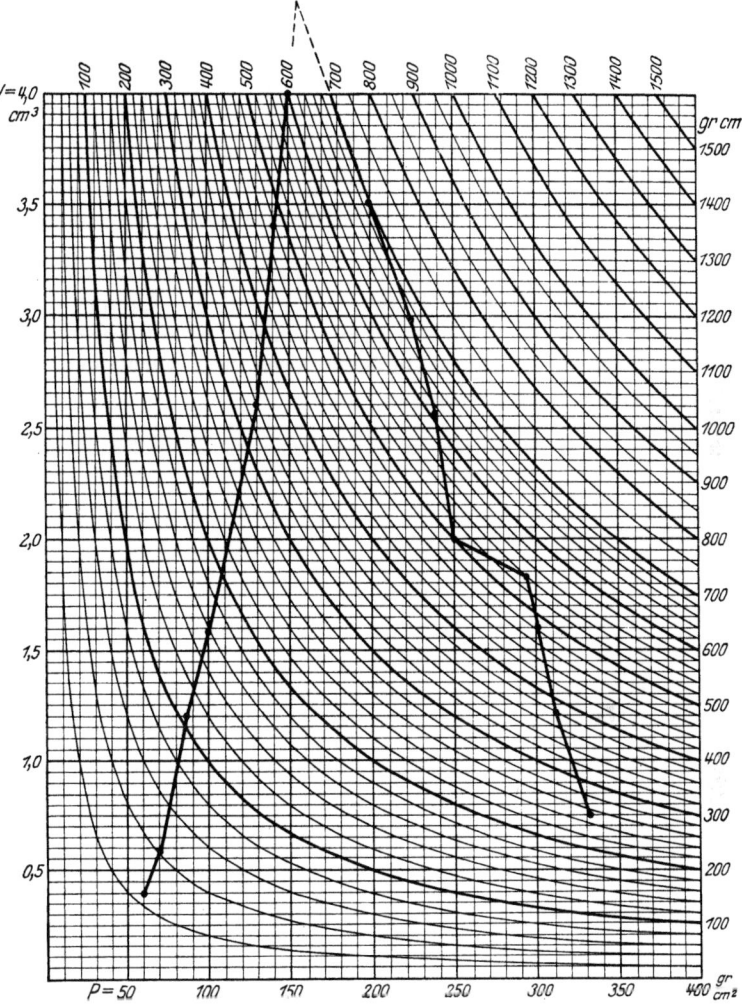

Abb. 313. Sklerose der Aortenklappe mit Aorteninsuffizienz, 51 j., 171 cm, 73,5 kg, Lautes diast. Aortengeräusch. Capillarpuls. Puls 88 i. d. M. Blutdruck 90—195 mm Hg. Wa. R. neg. Harn o. B. (Nach Schrumpf.)

Es ist klar, daß ein II. Knie sich auch dann zeigen kann, wenn die Elastizität des Arterienrohres gelitten hat. In diesem Falle wird der Außendruck ungewöhnlich hoch sein müssen, um eine relativ geringfügige diastolische Verbiegung der Arterie zu veranlassen. Das I. Knie liegt weit nach rechts. Die Wandung federt im Moment der systolischen Gefäßfüllung auch mit wenig Kraft zurück. Ein II. Knie stellt sich im absteigenden Schenkel der Volumkurve ein, ein plötzliches Anwachsen des gelieferten Volums, wenn bei steigendem Außendruck die diastolisch verbogene Arterie nun doch, nahe dem völligen Verschluß, mit einer gewissen Kraft von innen nach außen drängt. In diesem Falle läßt sich also aus der Lage des Knies die Höhe des Verschlußdruckes erkennen. SCHRUMPF sah das II. Knie in vielen Fällen von Arteriosklerose mit mehr oder weniger deutlicher peripherer Sklerose.

SPICKSCHEN berichtet über die Funktionsprüfung des Kreislaufes bei Kriegsteilnehmern mittels des Energometers. Die Energie des Pulsstoßes erscheint abhängig von der Größe des Herzens und ist bei größerem Herzen höher als bei kleinem. Der Gipfeldruck, bei dem die größte Füllung des Pulses gemessen wird, liegt bei Personen mit höherem Blutdruck, höher als bei Personen mit niedrigem Blutdruck. Die durch Muskelarbeit bedingte Steigerung der Blutzirkulation kommt beim Normalen in folgenden Mittelwerten zum Ausdruck:

	Volumen	Energie
vor der Arbeit:	1,47 ccm	184 g/cm
nach der Arbeit:	1,5 ccm	196 g/cm

SPICKSCHEN bespricht die Fälle mit überschießender Leistung des Kreislaufs, kleine untrainierte Herzen, Herzneurosen und die Klappenfehler. Auch die Energiewerte der Hyperthyreosen sind nach der Arbeit höher als gewöhnlich. Die übergroße Leistung ist unökonomisch und verbunden mit herabgesetzter körperlicher Arbeitsfähigkeit.

---

[1] SPICKSCHEN: Zentralbl. f. Herz- u. Gefäßkrankh. Nr. 23, S. 269. 1919.

Der normale Blutdruck.

Von

A. FLEISCH.

Tartu (Dorpat).

Mit 7 Abbildungen.

Zusammenfassende Darstellungen.

EYSTER, J. A. E.: Venous pressure and its clinical applications. Physiol. Rewiews. Vol. VI. S. 281. 1826. — GEIGEL, R.: Die klinische Bedeutung der Herzgröße und des Blutdruckes. Ergebn. d. inn. Med. u. Kinderheilk. Bd. 20, S. 1. 1921. — HORNER, A.: Der Blutdruck des Menschen. Wien 1913. — JANEWAY: The clinical study of bloodpressure. New York u. London 1903. — MÜLLER, FR.: Münch. med. Wochenschr. 1923, Nr. 1. — MÜLLER, O.: Der arterielle Blutdruck und seine Messung beim Menschen. Ergebn. d. inn. Med. u. Kinderheilk. Bd. 2, S. 367. 1908. — STOCKS und KARN: Blood pressure in early life. London 1924. — TIGERSTEDT, R.: Der kleine Kreislauf. Ergebn. d. Physiol. Bd. 2 II, S. 528. 1903. — TIGERSTEDT, R.: Der arterielle Blutdruck. Ebenda Bd. 6, S. 265. 1907. — TIGERSTEDT, R.: Physiologie des Kreislaufs. Bd. III u. IV. Berlin 1922 u. 1923. — MAC WILLIAM, J. A.: Blood pressures in man under normal and pathological conditions. Physiol. Reviews. Bd. 5, S. 303. 1925.

1. Die Bedeutung des Blutdruckes.

Damit eine Flüssigkeit durch ein Röhrensystem strömt wie das Blut durch das Gefäßsystem, ist ein Druckabfall längs der Strombahn notwendig; denn die Flüssigkeit strömt nur vom Orte des höheren zum Orte des niederen Druckes. Daraus folgt, daß der Druck, den wir irgendwo der Strombahn entlang messen, d. h. der Blutdruck, um so niedriger sein muß, je länger der vom Blute zurückgelegte Weg vom Herzen bis zum Messungspunkte ist. Die quantitativen und qualitativen Verhältnisse finden ihren Ausdruck im Strömungsgesetz von POISEUILLE, das für die, unter normalen Verhältnissen im Gefäßsystem vorhandene, gleitende Strömung gilt (siehe hierzu W. R. HESS, diesen Bd. S. 889):

$$V_s = \frac{q^2(P_1 - P_2)}{8\pi\eta l},$$

wobei V_s das Sekundenvolumen, q der Querschnitt und l die Länge des betreffenden Rohres ist. η bedeutet den Viscositätskoeffizienten der Flüssigkeit, P_1 den Druck am Anfang und P_2 den Druck am Ende der Bahn. Bezeichnen wir den Faktor $\frac{8\pi\eta l}{q^2}$, der den Widerstand der durchströmten Bahn repräsentiert, mit W, so reduziert sich die Formel auf $P_1 - P_2 = V_s \cdot W$. Betrachten wir den Kreislauf vom Herzen ausgehend bis wieder zum Herzen als Ganzes, so ist der am Ende des Kreislaufs herrschende Druck $P_2 = 0$. Unsere Gleichung lautet dann $P = V_s \cdot W$, wobei P der am Anfang des Systems, also der in der Aorta herrschende Blutdruck ist; W bedeutet dabei den Gesamtwiderstand des großen Kreislaufs, nämlich der Arterien, Capillaren und Venen, und V_s repräsentiert das Sekunden- bzw. das Minutenvolumen, das in das Gefäßsystem strömt, also das Minutenvolumen des Herzens, da, abgesehen von kleineren Volumschwankungen, alles vom Herzen ausgeworfene Blut in und durch das Gefäßsystem fließen muß. Damit sind die Bedingungen des Blutdrucks und seine quantitative Abhängigkeit von anderen Kreislauffaktoren festgelegt. *Der Blutdruck steigt und fällt einerseits mit dem Minutenvolumen des Herzens und andererseits mit dem Gesamtwiderstand der Strombahn.*

Die Richtigkeit dieser Beziehungen ist häufig genug experimentell festgestellt worden. Wenn z. B. durch rasche intravenöse Injektion von Flüssigkeit das Herzschlagvolumen vergrößert wird, so steigt, wenn die übrigen Kreislaufverhältnisse konstant bleiben, der arterielle Druck. Wenn umgekehrt durch Vagusreizung das Herzminutenvolumen kleiner wird, so sinkt der Blutdruck. Wie sehr eine Widerstandsvermehrung andererseits den Blutdruck in die Höhe treibt, zeigt die Gefäßverengerung durch Splanchnicusreizung. Und eine Widerstandsherabsetzung durch Gefäßerweiterung mittels Amylnitrit erzeugt eine bedeutende Druckabnahme [C. Tigerstedt[1])].

Es ist speziell von klinischer Seite immer wieder versucht worden, aus der Höhe des arteriellen Blutdrucks Rückschlüsse auf die einzelnen Faktoren des Kreislaufs, speziell auf die Funktionstüchtigkeit des Herzens, zu ziehen. Da der Blutdruck aber das Produkt aus Minutenvolumen des Herzens und Gesamtwiderstand des Kreislaufs ist, ist eine solche Schlußfolgerung ohne Kenntnis von anderen Faktoren ein Unding. Wesentliche Faktoren des Kreislaufs, wie Herzminutenvolumen und Gesamtwiderstand, können in entgegengesetztem Sinn in weiten Grenzen variieren, und der Bludruck braucht sich dabei überhaupt nicht zu verändern. Eine vorzügliche experimentelle Illustration hat Tigerstedt[2]) durch Bestimmung des Minutenvolumens und des Blutdrucks an Kaninchen gegeben. Dabei beobachtete er z. B., daß bei einem mittleren Blutdruck von 91—100 mm Hg das Minutenvolumen des Herzens, pro Kilogramm Körpergewicht berechnet, von 9—149 ccm variieren kann, und bei einem mittleren Blutdruck von 101—110 mm von 10—144 ccm. Und angesichts solcher Tatsachen wird immer wieder versucht, aus der Höhe des Blutdrucks allein auf das Minutenvolumen und die Leistungsfähigkeit des Herzens zu schließen!

Dabei ist zu bedenken, daß die den Blutdruck direkt bestimmenden Faktoren V_s und W ihrerseits wiederum von verschiedenen Momenten abhängig sind. In dem Herzminutenvolumen V_s sind enthalten: Herzfrequenz, Herzschlagvolumen. Den Gesamtwiderstand W beeinflussen: der Radius und die Länge jeder einzelnen Arterie, der Radius der durchströmten Capillaren, die Zahl der dem Blutstrom offenstehenden Capillaren, der Radius und die Länge der einzelnen Venen, die Viscosität des Blutes. Jeder einzelne dieser Faktoren kann einen maßgebenden Einfluß auf die Höhe des Blutdrucks ausüben. *Es ergibt sich somit als Resultat, daß der Blutdruck die Resultante aus vielen Faktoren darstellt, und daß die Höhe des Blutdrucks daher nichts aussagen kann über die Größe der einzelnen ihn bestimmenden Faktoren.* Deshalb dürfte die Massenproduktion von Blutdruckpublikationen ihren Grund viel weniger in der Bedeutung des Blutdrucks haben als in der einfachen und schnellen Bestimmungsmethode. Daß die Blutdruckwerte, die aus der Empirie als pathologische zu bewerten sind, für Diagnosestellung und Beurteilung einer Therapie von großer Bedeutung sind, soll selbstverständlich nicht bestritten werden.

Mit dieser hypertrophierten Bedeutung des Blutdrucks geht die Auffassung Hand in Hand, daß die verschiedenen den Blutdruck beeinflussenden Faktoren

---

[1]) Tigerstedt, C.: Skandinav. Arch. f. Physiol. Bd. 22, S. 173. 1909.
[2]) Tigerstedt, R.: Der arterielle Blutdruck. Ergebn. d. Physiol. Bd. 6, S. 292. 1907.

im Dienste der „*Blutdruckregulierung*" stehen. Es sind da vor allem zu nennen: gefäßerweiternde und gefäßverengernde Nerven, Adrenalin und Hypophysenextrakt. Wie der Blutdruck, so wird auch die Blutdruckregulierung fälschlicherweise als der Kardinalpunkt des Kreislaufs aufgefaßt. Unsere Auffassung geht dahin, daß diese den Kreislauf regulierenden Faktoren ganz andere Ziele verfolgen, nämlich in erster Linie die Dosierung des Minutenvolumens zu den einzelnen Organen. Weil sie in Erreichung dieses Zieles sekundär den Blutdruck beeinflussen können, ist es aber nicht angängig, sie als „blutdruckregulierende" Faktoren zu benennen. In Tat und Wahrheit kennen wir heute von einer Blutdruckregulierung noch sehr wenig. Nur der Nervus depressor steht im Dienste der Blutdruckregulierung, indem er, durch Blutdruckanstieg gereizt, Blutdrucksenkung zustande bringt. Wenn überhaupt eine spezielle Regulierung der Blutdruckhöhe vorhanden ist, was bis heute noch ganz unbewiesen ist, so scheint es uns, daß dieser Regulierung, verglichen mit anderen Kreislaufregulierungen, nur eine untergeordnete Bedeutung zukommen kann.

Die Erkenntnis, daß aus der Höhe des Blutdrucks keine Rückschlüsse auf die einzelnen Faktoren des Kreislaufs gezogen werden können, hat zu Versuchen geführt, dies mit Hilfe der Größe des diastolischen und des systolischen Druckes zu erreichen. So äußert sich PILCHER[1]), daß eine Gefäßverengerung sich durch Steigen des diastolischen und in geringerem Grade auch des systolischen Druckes kundgebe. Der Pulsdruck als Differenz zwischen systolischem und diastolischem Blutdruck würde bei Gefäßverengerung somit kleiner werden und bei Gefäßerweiterung größer. Anderseits aber ändert sich nach RECKLINGHAUSEN[2]) der Pulsdruck gleichsinnig mit dem Schlagvolumen, und nach OLIENSIS[3]) soll der diastolische Druck den Widerstand der Arteriolen und Capillaren, der systolische Druck hingegen die Kraft des Herzens repräsentieren. Die Verhältnisse liegen eben so, daß ceteris paribus eine Vergrößerung des Schlagvolumens wohl eine Vergrößerung des Pulsdrucks bewirkt, allerdings ohne Proportionalität. Aber wir können nicht umgekehrt aus einer Vergrößerung des Pulsdrucks eindeutig auf Vergrößerung des Schlagvolumens schließen, da andere, ebenfalls maßgebende Kreislauffaktoren wie Elastizität, Kontraktionszustand und Widerstand der Arterien in ihrer Intensität und Veränderung unbekannt sind. Wenn OLIENSIS behauptet, daß der diastolische Druck den Widerstand repräsentiere, so stimmt dies, aber nur für ein konstant bleibendes Minutenvolumen des Herzens; denn bei konstant bleibendem Widerstand verändert sich der diastolische Druck gleichsinnig mit dem Herzminutenvolumen. Weil eben diastolischer und systolischer Druck wie auch der Pulsdruck nicht durch einen sondern immer durch verschiedene Kreislauffaktoren bedingt sind, ist gegen all diese Rückschlüsse größte Vorsicht am Platze.

2. Die Höhe des arteriellen Blutdruckes.

Vergleich der blutigen mit der unblutigen Methode.

Während beim Tier die Höhe des Blutdrucks dank der blutigen Methode einfach zu bestimmen ist, sind wir beim Menschen auf die viel unsicherere unblutige Methode angewiesen. Alle für den Menschen praktisch verwerteten Methoden beruhen auf dem Prinzip, die Arterie durch einen Gegendruck von

---

[1]) PILCHER, J. D.: Americ. journ. of physiol. Bd. 38, S. 209. 1915.
[2]) RECKLINGHAUSEN: Arch. f. exp. Pathol. u. Pharmakol. Bd. 56, S. 1. 1907.
[3]) OLIENSIS, A. E.: Sources of error in the estimation of blood pressure. New York med. journ. Bd. 111, Nr. 9, S. 358. 1920.

außen zu komprimieren. Die Größe des äußeren Gegendrucks wird dann gleich dem zu suchenden intraarteriellen Druck gesetzt, wobei aber das Resultat wegen des Widerstandes der Weichteile und der eventuell vorhandenen Rigidität des Arterienrohres in'der Regel etwas zu groß ausfällt[1]). Immerhin haben gelegentliche Kontrollen der unblutigen Messungen durch die blutige Methode relativ gute Übereinstimmung gezeigt. So wurde die Methode von RIVA-ROCCI unter Verwendung der breiteren, von RECKLINGHAUSEN angegebenen Manschette durch MÜLLER und BLAUEL[2]) auf die Richtigkeit der Resultate geprüft, indem bei Amputation der Druck gleichzeitig blutig mit elastischem Manometer und unblutig gemessen wurde. Die erhaltenen Werte sind: Blutige Bestimmung in der Radialis ergibt 120, das andere Mal 121 mm Hg, während mit RIVA-ROCCI am gleichseitigen Oberarm in beiden Fällen 130 mm Hg erhalten wurde; in einem dritten Fall wird in der Brachialis blutig 109 mm und unblutig am anderen Oberarm 116—118 mm Hg gefunden. Gleichzeitige blutige und unblutige Bestimmungen wurden auch von DEHON, DUBUS und HEITZ[3]) ausgeführt, aber leider mit einem Hg-Manometer ohne Maximumventil, so daß ihre blutig gefundenen Resultate wegen der Trägheit des Hg-Manometers nicht dem systolischen Druck entsprechen. Ihre blutigen Maximaldrucke, die um 10—28 im Mittel um 16 mm Hg kleiner sind als der systolische Blutdruck mit RIVA-ROCCI, sind deshalb wohl etwas zu niedrig.

Die unblutige Methode liefert somit für den praktischen Gebrauch gut brauchbare Resultate, wenn auch ihre Werte etwas (ca. 10 mm Hg) zu groß sind. Natürlich liefert die unblutige Methode mit Kompression des Oberarmes nicht den hydrodynamischen Seitendruck des strömenden Blutes in der Arteria brachialis [GEIGEL[4])], sondern einen höheren Druck. Der gefundene Druck ist aber wegen Abgang der vielen Äste von Anonyma bzw. Subclavia niedriger als der Seitenwanddruck der Aorta (über Druckabfall in größeren Arterien siehe W. R. HESS, dieser Bd. S. 910 und 922).

Der Blutdruck in Abhängigkeit von Alter und Geschlecht.

Alle älteren Autoren [GUMPRECHT[5]), HENSEN[6]), TAWASTSTJERNA[7]) u. a.] stimmen darin überein, daß bei Kindern der Blutdruck um so niedriger ist, je jünger sie sind.

Neugeborene haben einen systolischen Druck von 55—60 mm und einen diastolischen von 35—40 mm Hg (s. Tabelle 1). Ein deutlicher Unterschied zwischen Mädchen und Knaben ist nicht vorhanden. Hingegen fanden REIS und CHALOUPKA, entsprechend den Verhältnissen beim Erwachsenen, daß schwere Neugeborene einen höheren Druck haben als leichtere.

Die Zunahme des Blutdrucks ist in den ersten Lebenstagen am größten (Tabelle 1: Mittlerer Blutdruck beim Neugeborenen 43, am 4. Lebenstag 59 und am 70. Lebenstag 78 mm Hg). Mit zunehmendem Alter wird die Blutdruckzunahme fortwährend geringer (s. Tabelle 2 und 3).

---

[1]) In bezug auf die verschiedenen Methoden sei auf die Handbücher der klinischen und physiologischen Untersuchungsmethoden verwiesen.

[2]) MÜLLER, O. u. BLAUEL: Kritik der Sphygmomanometer von GAERTNER und RIVA-ROCCI. Dtsch. Arch. f. klin. Med. Bd. 91, S. 517. 1907.

[3]) DEHON, DUBUS u. HEITZ: Cpt. rend. des séances de la soc. de biol. 1912, S. 789.

[4]) GEIGEL, R.: Die klinische Bedeutung der Herzgröße und des Blutdrucks. Ergebn. d. inn. Med. u. Kinderheilk. Bd. 20, S. 1. 1921.

[5]) GUMPRECHT: Zeitschr. f. klin. Med. Bd. 39, S. 387. 1900.

[6]) HENSEN: Dtsch. Arch. f. klin. Med. Bd. 67, S. 461. 1900.

[7]) TAWASTSTJERNA: Skandinav. Arch. f. Physiol. Bd. 21, S. 414. 1909.

Tabelle 1. Blutdruck beim Neugeborenen.

Alter	Syst. mm Hg	Diastol. mm Hg	Beobachter	Bemerkungen
Neugeboren	59	35	Nizzoli[1])	Knaben
,,	60	40	,,	Mädchen
,,	55	35	Balard[2])	—
,,	55	40	Rucker u. Counell[3])	
,,		43	Reis u. Chaloupka[4])	Durchschnitt
4. Lebenstag	59		,, ,,	,,
70. ,,	78		,, ,,	,,

Tabelle 2.
Durchschnittlicher systolischer Druck in den ersten Lebensjahren. Nach Leitão[5]).

Alter	Systol. Druck in mm Hg	Alter	Systol. Druck in mm Hg	Alter	Systol. Druck in mm Hg
1—2 Monate	66	6— 7 Monate	75	11—12 Monate	86
2—3 ,,	67	7— 8 ,,	78	12—24 ,,	87
3—4 ,,	70	8— 9 ,,	78	24—36 ,,	93
4—5 ,,	71	9—10 ,,	77	36—48 ,,	91
5—6 ,,	75	10—11 ,,	83	48—60 ,,	99

Tabelle 3.
Zunahme des Blutdruckes in den ersten Lebensjahren.
[Nach Nizzoli[6])].

Alter	Systol. mm Hg ♂	Systol. mm Hg ♀	Diastol. mm Hg ♂	Diastol. mm Hg ♀
Neugeboren	59	60	35	40
0—½ Jahr	67	67	43	42
½— 1 ,,	74	77	50	49
1— 2 Jahre	82	82	52	51
2— 3 ,, ...	84	84	54	54
3— 4 ,, ...	91	91	61	59
4— 5 ,, ...	100	93	67	59
5— 6 ,, ...	104	100	70	70
6— 7 ,, ...	97	100	65	67
7— 8 ,, ...	101	106	65	70
8— 9 ,, ...	106	109	69	73
9—10 ,, ...	111	112	77	72
10—11 ,, ...	117	118	74	76

Wie Tabelle 3 zeigt, ist bis zum 11. Lebensjahr ein deutlicher Unterschied zwischen Knaben und Mädchen nicht vorhanden. Fast alle Autoren [Faber und James[7]), Judson und Nicholson[8])] stimmen darin überein, daß bis zur Pubertät in bezug auf den systolischen Druck ein nennenswerter Geschlechtsunterschied nicht vorhanden ist.

---

[1]) Nizzoli, A.: Sul valore del rapporto sfigmoviscosimetro in pediatria. Pediatria Bd. 28, S. 368. u 419. 1920.

[2]) Balard, P.: La tension artérielle et l'oscillométrie chez le nouveau-né. Nourisson Jg. 9, S. 304. 1921.

[3]) Rucker, M. P. u. J. W. Counell: Blood pressure in the new-born. Americ. journ. of dis. of childr. Bd. 27, S. 6. 1924.

[4]) Reis, R. u. A. Chaloupka: Blood pressure in the new-born following normal and pathological labor. Surg. gynecol. a. obstetr. Bd. 37, S. 206. 1923.

[5]) Leitão: Arch. de méd. des enfants Bd. 16. 1913.

[6]) Nizzoli, A.: Sul valore del rapporto sfigmoviscosimetro in pediatria. Pediatria Bd. 28, S. 368 u. 419. 1920.

[7]) Faber u. James: The range and distribution of blood pressures in normal children. Americ. journ. of dis. of childr. Bd. 22, S. 7. 1921.

[8]) Judson u. Nicholson: Americ. journ. of dis. of childr. Bd. 8, S. 257. 1914.

Im Alter von 3—10 Jahren (JUDSON und NICHOLSON) zeigt der Anstieg des systolischen Druckes ungefähr einen geradlinigen Verlauf, was auch durch die Versuchsserien von FABER und JAMES bestätigt wird.

Neue Verhältnisse treten kurz vor und während der *Pubertät* auf. So kommt es zwischen dem 10. und 14. Lebensjahr zu einem rascheren Ansteigen des systolischen Druckes (JUDSON und NICHOLSON). Dabei tritt auch eine Divergenz zwischen männlich und weiblich ein, indem z. B. nach ALVAREZ[1]) im Alter von 16 Jahren der systolische Druck bei Frauen 118 mm und bei Männern aber 127 mm beträgt. Interessant ist das Resultat von ALVAREZ und BURLAGE[2]), daß der systolische Druck während der Pubertät abfällt, um dann später wiederum anzusteigen. So fand ALVAREZ bei Männern im 16. Jahr als systolischen Druck 127 mm, hingegen bei Männern im 30. Lebensjahr nur noch 118 mm als Durchschnittswert von sehr großen Versuchsreihen. Bei weiblichen Personen sank der Blutdruck von 118 mm bei 16 Jahren auf 111 mm bei 24 Jahren, um dann bei 40 Jahren wiederum auf 117 mm anzusteigen. Eine gute Illustration des Pubertätseinflusses gibt die Tabelle 4, worin der systolische Druck vom 9. bis zum 14. Lebensjahr rasch ansteigt, um dann vom 15. bis zum 20. Lebensjahr zuerst rascher und dann langsamer abzufallen. Dabei waren im Alter von 12 Jahren 24%, im Alter von 13 Jahren 58% der untersuchten Mädchen menstruiert, und im Alter von 14 Jahren, wo der durchschnittliche systolische Druck das Maximum beträgt, waren 90% menstruiert. Es findet sich somit eine *Koinzidenz zwischen Eintritt der Menstruation und höchstem systolischen Blutdruck*.

Tabelle 4. Blutdruck bei Mädchen. (Nach BURLAGE.)

Alter	Zahl der Fälle	Systol. Druck	Diastol. Druck	Alter	Zahl der Fälle	Systol. Druck	Diastol. Druck
9	65	105	63	18	175	112	74
10	77	109	66	19	193	112	75
11	122	109	65	20	181	110	74
12	92	114	69	21	137	110	73
13	100	119	71	22	62	110	75
14	90	124	77	23	35	106	73
15	116	123	74	24	16	111	76
16	75	119	74	25	13	113	75
17	121	115	76	26	14	111	73

Um eine Übersicht über die zahlreichen vorliegenden Blutdruckuntersuchungen zu erhalten, habe ich auf Grund der Daten der verschiedenen Autoren Kurven konstruiert, welche die ungefähre Abhängigkeit des mittleren systolischen und des mittleren diastolischen Blutdrucks vom Alter illustrieren sollen (Abb. 314).

Bei der Kurvenkonstruktion habe ich den großen Bestimmungsreihen und denjenigen, die mir als zuverlässiger erschienen, mehr Gewicht zugelegt als den anderen.

Der diastolische Druck verhält sich zum Teil ähnlich wie der systolische, zum Teil geht er aber seine eigenen Wege. Beim Neugeborenen beträgt der diastolische Druck, wie aus Tabelle 1 ersichtlich ist, 35—40 mm Hg. Er steigt dann in den ersten zwei Lebensjahren ziemlich rasch an, allerdings nicht um denselben Betrag wie der systolische Druck (s. Tabelle 3 und Abb. 314). Im vierten Lebensjahr beträgt er durchschnittlich 60 und im 8. Lebensjahr etwa 68 mm Hg.

---

[1]) ALVAREZ, W.: Blood pressure in university freshmen and office patients. Arch. of internal med. Bd. 26, S. 381. 1920. — ALVAREZ, W.: Blood pressures in fifteen thousand university freshmen. Ebenda Bd. 32, S. 17. 1923.

[2]) BURLAGE, S. R.: The blood pressures and heart rate in girls during adolescence. Americ. journ. of physiol. Bd. 64, S. 252. 1923.

Die Zunahme des diastolischen Druckes wird mit zunehmendem Alter immer geringer. Im Gegensatz zum systolischen Druck zeigen Mädchen und Knaben in bezug auf den diastolischen Druck ungefähr das gleiche Verhalten. Die kleinen Differenzen des einen Autors werden durch Differenzen in entgegengesetztem Sinne des anderen Autors wiederum ausgeglichen. Von allen Beobachtern wurde einheitlich gefunden, daß der diastolische Druck viel gleichmäßiger und konstanter mit zunehmendem Alter ansteigt als der systolische. Auch sind die Abweichungen vom Mittelwert beim diastolischen Druck kleiner als beim systolischen. Im weiteren zeigt der diastolische Druck durch die Pubertät keine Störung (JUDSON und NICHOLSON, BURLAGE). Wegen dieses *viel konstanteren Verhaltens des diastolischen Druckes* wird von verschiedenen Autoren empfohlen, bei Blutdruckbestimmungen dem diastolischen Drucke mehr Bedeutung zu schenken als dem labilen systolischen Druck.

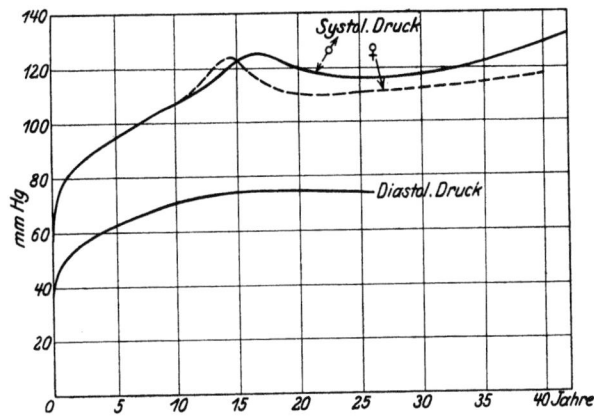

Abb 314. Kurven des systolischen und diastolischen Blutdruckes in Abhängigkeit vom Alter konstruiert auf Grund der Daten von NIZZOLI, LEITÃO, TAWASTSTJERNA, REIS und CHALOUPKA, FABER und JAMES, BALARD, RUCKER und COUNELL, ALVAREZ, BURLAGE. Da die Angaben der einzelnen Autoren z. T. nicht unwesentlich voneinander differieren und jeder Autor nur einen Bruchteil der Abszisse untersucht hat, dürfen die einzelnen Ordinaten der Kurven nur als ungefähre Mittelwerte aufgefaßt werden.

Die Größe des *Pulsdruckes*, d. h. der Differenz zwischen systolischem und diastolischem Blutdruck, ist aus Tabelle 1, 3 und 4 und aus Abb. 314 ersichtlich. Da der diastolische Druck mit zunehmendem Alter weniger rasch ansteigt als der systolische, so wird der *Pulsdruck mit zunehmendem Alter größer*. Er beträgt für den Neugeborenen im Mittel etwa 20 mm Hg, im 2. Lebensjahr 30, im 6. Lebensjahr 33, im 10. Jahr 37, im 14.—16. Jahr zwischen 42 und 50, um dann gegen das 22.—26. Lebensjahr auf ca. 40 abzufallen. Weitere Angaben über Pulsdruck sind im Kapitel „Puls" enthalten.

Der Blutdruck in Abhängigkeit von Körpergröße und Gewicht.

Während die Beziehung des Blutdrucks zum Alter seit langem häufige Berücksichtigung gefunden hat, sind die Untersuchungen über die Abhängigkeit des Blutdrucks von Gewicht und Körpergröße relativ spärlich. Und doch wäre es möglich, daß für die Zunahme des Blutdrucks nicht das Alter, sondern ein anderer damit gekoppelter Faktor, wie Größe oder Gewicht, maßgebend sein könnte. Auf jeden Fall haben diese beiden Faktoren ebenfalls einen Einfluß auf den Blutdruck.

HENSEN[1]) fand bei 11 weniger als 50 kg schweren Frauen für den systolischen Druck 128 mm Hg, bei 10 über 60 kg schweren Frauen hingegen 140 mm Hg. Ebenso beobachtete TAWASTSTJERNA[2]) bei schwereren Männern einen um 6 bis 15 mm höheren Druck als bei leichteren. Eine weitere Detaillierung in bezug

---

[1]) HENSEN; Dtsch. Arch. f. klin. Med. Bd. 67, S. 463. 1900.
[2]) TAWASTSTJERNA: Skandinav. Arch. f. Physiol. Bd. 21, S. 414. 1909.

auf Pubertätseinfluß schaffte Burlage[1]). Seine an Mädchen im Alter von 9 bis 26 Jahren gewonnenen Resultate sind in Tabelle 5 wiedergegeben.

Wie Tabelle 5 zeigt, steigt bei noch nicht menstruierten Mädchen der systolische Druck mit dem Körpergewicht sehr stark an. Bei menstruierten Mädchen

Tabelle 5.
Abhängigkeit des systolischen und diastolischen Blutdruckes vom Körpergewicht bei 9—26 jährigen Mädchen. Nach Burlage.

Gewicht in kg	A. Menstruiert		B. Nicht menstruiert		C. A und B gemeinsam		
	Mittel des systolischen Druckes	Zahl der Fälle	Mittel des systolischen Druckes	Zahl der Fälle	Mittel des systolischen Druckes	Zahl der Fälle	Mittel des diastolischen Druckes
18,3—22,9	—	—	81	3	81	3	58
22,9—27,4	115	2	104	37	104	39	61
27,4—32,0	115	1	105	104	105	105	63
32,0—36,5	110	8	109	82	109	90	67
36,5—41,0	113	47	113	74	113	121	69
41,0—45,5	114	97	120	47	116	144	71
45,5—50,0	114	228	119	28	114	256	73
50,0—54,6	113	306	124	10	114	316	74
54,6—59,2	113	276	120	2	113	278	74
59,2—63,7	114	127	—	—	114	172	76
63,7—68,2	115	82	126	1	115	83	77
68,2—72,8	115	33	137	1	116	34	77
72,8—77,3	125	15			125	15	82
77,3—81,9	123	17			123	17	80
81,9—86,4	119	6			119	6	75
86,4—91,0	124	2			124	2	87
91,0—95,5	135	1			135	1	90
95,5—100	128	1			128	1	80

hingegen hat das Gewicht, sofern es 72 kg nicht übersteigt, keinen Einfluß auf den systolischen Blutdruck. Erst wenn das Körpergewicht 72 kg übersteigt, treibt es den systolischen Druck in die Höhe. Da bei über 72 kg schweren Mädchen im allgemeinen sicher ein reichlicher Fettansatz vorhanden ist, so stimmt damit die Beobachtung von Faber[2]) überein, *daß der Fettgehalt des Individuums von Einfluß ist für die Höhe des systolischen Druckes.* An 1000 Gesunden von 20 bis

Tabelle 6. Abhängigkeit des Blutdruckes von der Körpergröße. Nach Burlage.

Körpergröße in cm	Systolischer Druck	Diastolischer Druck	Anzahl der Fälle	Körpergröße in cm	Systolischer Druck	Diastolischer Druck	Anzahl der Fälle
110	84	63	1	147,5	113	72	64
117,5	72	50	1	150	114	71	82
120	98	66	2	152,5	115	73	140
122,5	102	66	8	155	114	73	221
125	104	64	18	157,5	115	74	222
127,5	110	63	9	160	115	76	209
130	104	61	15	162,5	113	74	171
132,5	106	65	42	165	114	74	124
135	107	62	35	167,5	115	78	75
137,5	109	67	36	170	116	76	35
140	110	65	41	172,5	113	74	23
142,5	111	66	47	175	122	79	4
145	110	69	57	177,5	100	60	1

---

[1]) Burlage, St. R.: The blood pressures and heart rate in girls during adolescence. Americ. journ. of physiol. Bd. 64, S. 252. 1923.
[2]) Faber, A.: Readings of blood pressure of 1000 healthy individuals aged 20—25 years. Skandinav. Arch. f. Physiol. Bd. 45, S. 189. 1924.

25 Jahren fand FABER im Mittel für Fettarme 116,3 mm Hg systolischen Druck, für Normale 119,9 und für Fettreiche 121,1 mm Hg.

Auch zur Körpergröße zeigt der systolische Druck eine enge Beziehung, indem beide ebenfalls gleichsinnig variieren (Tabelle 6). Diese Beziehung soll nach BURLAGE so konstant sein, daß aus der Körpergröße besser als aus dem Alter auf den normalen Blutdruckwert geschlossen werden kann.

Der diastolische Druck steigt ebenso wie der systolische mit zunehmendem Gewicht und zunehmender Körpergröße (Tabelle 5 u. 6). Aber im Gegensatz zum systolischen zeigt der diastolische Druck in Abhängigkeit von Alter, Gewicht und Körpergröße ein viel konstanteres Verhalten.

Trotz den bisher sehr zahlreichen und an großem Material ausgeführten Blutdruckuntersuchungen herrscht heute noch gar keine Klarheit darüber, welchem der drei Faktoren, Alter, Gewicht und Körpergröße, überhaupt der bestimmende Einfluß auf die Blutdruckhöhe zukommt. Da im Stadium des Wachstums alle drei Faktoren sich gleichsinnig ändern, wäre es sehr wohl denkbar, daß nur einer der drei Faktoren der maßgebende ist. Zur Entscheidung dieser Frage wurde noch sehr wenig getan. BURLAGE hat durch statistische Bearbeitung seines Materials (9—26jährige Mädchen) festgestellt, daß der systolische wie der diastolische Druck in erster Linie in Korrelation steht mit dem Gewicht, in zweiter Linie mit der Körpergröße, währenddem keine primäre Korrelation existiert zwischen Blutdruck und Alter. Damit in Übereinstimmung fand FABER, daß bei Personen gleicher Größe der Druck mit dem Gewicht ansteigt. Bei Personen gleichen Gewichtes soll hingegen der Druck mit zunehmender Größe abfallen, weshalb FABER den Fettgehalt als den für den Blutdruck maßgebenden Faktor betrachtet.

Alle bis jetzt angegebenen Druckwerte für systolischen und diastolischen Druck sind arithmetische Mittel von einer großen Zahl von Individuen. Es kann nicht genug hervorgehoben werden, daß die *Streuung* eine große ist. So fanden BARACH und MARKS[1]) an 656 Männern im Alter von 15—31 Jahren für den systolischen Druck folgende Streuung:

Tabelle 7. **Streuung der Blutdruckwerte.**

Systolischer Druck in mm Hg	Zahl der Individuen	Systolischer Druck in mm Hg	Zahl der Individuen
90—100	7	130—140	153
100—110	23	140—150	95
110—120	112	150—160	45
120—130	204	über 160	17

ALVAREZ[2]) fand für Frauen zwischen 16 und 40 Jahren eine Variationsbreite des systolischen Drucks von 85—155 mm Hg, wobei in 50% der Fälle der systolische Druck zwischen 105 und 119 lag, bei einem Gesamtdurchschnittswert von 115 mm Hg. Bei Männern war die Variationsbreite 90—175 mm; 50% der Fälle hatte einen systolischen Druck zwischen 116,5 und 136,5 mm, der Gesamtdurchschnitt aller Männer betrug 125,5 mm Hg.

In bezug auf *Rassenverschiedenheit* fand CADBURY[3]), daß bei Chinesen der systolische und diastolische Druck niedriger ist als bei Europäern und Nordamerikanern von entsprechendem Alter, Körpergewicht und Körpergröße.

Der Blutdruck in höherem Alter.

Nach dem Abfall des systolischen Drucks im Pubertätsalter bleibt dieser während des 20.—30. Lebensjahrs ungefähr auf konstanter Höhe, um dann

---

[1]) BARACH u. MARKS: Arch. of internal med. Bd. 13, S. 649. 1914.
[2]) ALVAREZ: Zitiert auf S. 1272.
[3]) CADBURY, W.: The blood pressure of normal Cantonese students. Arch. of internal med. Bd. 30, S. 362. 1922.

aber nach dem 30. Lebensjahre zuerst langsam, dann rascher anzusteigen. So macht sich insbesondere im Alter über 60 Jahren dieser Altersanstieg stark bemerkbar, wie durch die Tabelle 8 von Wildt[1]) illustriert wird.

Tabelle 8.

Alter	Mittel des systolischen Druckes in mm Hg	Prozent der Fälle mit einem höheren Druck als 200 mm Hg	Alter	Mittel des systolischen Druckes in mm Hg	Prozent der Fälle mit einem höheren Druck als 200 mm Hg
60—64	137	2	75—79	152	7
65—69	143	3	80—84	148	12
70—74	148	6	85—89	162	14

Ebenso fand Wikner[2]) das Mittel des systolischen Drucks für Männer zwischen 50 und 60 Jahren zu 141, zwischen 60 und 70 Jahren zu 150 und bei über 71 Jahren zu 146 mm Hg. Für Frauen betrugen die entsprechenden Werte: 142, 151 und 165 mm Hg bei über 71 Jahren. Bei diesem Altersanstieg ist vor allem die sehr große Streuung der einzelnen Werte bemerkbar, wie aus den Untersuchungen von Thompson und Todd[3]) an 102 Fällen im Alter von 75 bis 92 Jahren hervorgeht (s. Tabelle 9).

Tabelle 9. Streuung der Blutdruckwerte im Alter.

Systolischer Druck	Zahl der Fälle	Diastolischer Druck	Zahl der Fälle	Pulsdruck	Zahl der Fälle
0—129	18	0— 29	3	30— 49	8
130—149	31	30— 49	0	50— 69	35
150—169	23	50— 69	22	70— 89	32
170—189	20	70— 89	54	90—109	17
190—209	7	90—109	21	110—129	7
210—229	1	110—129	2	130—149	2
230—249	2			150—169	0
				170—189	1

Nach Tabelle 9 haben rund 50% der Fälle einen systolischen Druck von 130—169 mm, 50% der Fälle einen diastolischen Druck von 70—89 und über die Hälfte der Fälle einen Pulsdruck zwischen 50 und 89 mm Hg.

Auch im hohen Alter gilt das gleiche wie im jugendlichen und mittleren Alter, daß nämlich der diastolische Druck viel konstanter ist und die kleinere Streuung aufweist als der systolische.

Die Ursache des hohen Druckes im Alter ist noch nicht eindeutig abgeklärt. Zweifellos spielt die Arteriosklerose eine wichtige ursächliche Rolle. Jedoch kann sich ihr Einfluß in zwei Richtungen geltend machen, nämlich in der tatsächlichen Erhöhung des Blutdruckes und in einer Fälschung der Messungsergebnisse durch die schwere Kompressibilität der sklerosierten Arterie. In bezug auf das letzte Moment soll allerdings nach v. Recklinghausen[4]) eine sklerosierte Arterie der Manschettenkompression keinen größeren Widerstand entgegensetzen als eine normale. Im gleichen Sinne äußert sich Hensen[5]); da er bei einem Moribunden mit Arteriosklerose der Brachialis einen systolischen Druck von nur 30—40 mm Hg findet, so schätzt er die Fälschung, die durch die Arterienrigidität bedingt sein kann, zu höchstens 20 mm Hg. Hingegen haben Untersuchungen von Mac William und Kesson[6]) gezeigt,

---

[1]) Wildt: Inaug.-Dissert. Leipzig 1912.
[2]) Wikner: Svenska läkaresällskapets handl. Bd. 42, S. 1489. 1916.
[3]) Thompson u. Todd: Old age and Bloodpressure Problems. Lancet Bd. 202, S. 503. 1922.
[4]) v. Recklinghausen: Über Blutdruckmessung beim Menschen. Arch. f. exp. Pathol. u. Pharmakol. Bd. 46, S. 78. 1901.
[5]) Hensen, H.: Beiträge zur Physiologie und Pathologie des Blutdruckes. Dtsch. Arch. f. klin. Med. Bd. 67, S. 436 (spez. S. 505). 1900.
[6]) Mac William u. Kesson: Heart Bd. 4, S. 287. 1913.

daß der Kontraktionszustand der Arterien eine große Rolle spielt für ihre Kompressibilität. Während eine Ochsencarotis in erschlafftem Zustande durch einen Außendruck von wenigen Millimetern Hg zur Kollabierung gebracht werden kann, muß für die Kollabierung des Gefäßes in kontrahiertem Zustande ein Außendruck aufgewendet werden, der bei Körpertemperatur bis zu 60 mm und bei Zimmertemperatur, wo der constrictorisch wirkende Kältereiz hinzukommt, bis zu 186 mm Hg betragen kann. Und beim Menschen hat MOUTIER[1]) bei Erzeugung des Kontraktionszustandes mittels elektrischer und mechanischer Reizung eine Erhöhung des durch das Kompressionsverfahren ermittelten Blutdruckes gefunden.

Es erscheint somit unzweifelhaft, daß die Kompressionsmethode gelegentlich Werte liefern kann, die wegen der schweren Kompressibilität der Brachialis weit über dem tatsächlichen Blutdruck liegen. Daß bei manchen hohen Blutdruckwerten im Alter der wechselnde Kontraktionszustand der Brachialis ein ursächliches Moment bildet, wurde auch daraus gefolgert, daß der hohe Altersblutdruck starken und auch raschen Schwankungen unterworfen ist. Schwankungen des systolischen und diastolischen Druckes um 30—40 mm Hg am gleichen Individuum unter gleichen äußeren Bedingungen sind keine Seltenheit, und MAC WILLIAM und KESSON beobachteten sogar einen Abfall des systolischen Druckes innert 6 Wochen von 210 zu 110 mm Hg.

So sind wir heute noch nicht genügend darüber orientiert, wieweit die gemessenen hohen Blutdruckwerte des Alters auf einer tatsächlichen Blutdruckerhöhung beruhen oder wieweit sie nur scheinbar durch das Kompressionsverfahren bedingt sind. Auf jeden Fall zeigen uns die bisherigen Erfahrungen, daß wir im Alter noch viel weniger als in der Jugend von einem „normalen" Blutdruckwert sprechen können. Hierfür sind die Schwankungen des einzelnen Individuums und die Streuung bei Berücksichtigung vieler Individuen zu groß. Die Zone der noch normalen Druckwerte muß breit angenommen werden.

Die Tagesschwankungen des arteriellen Blutdruckes.

Ähnlich wie die Körpertemperatur zeigt auch der systolische Blutdruck Schwankungen im Verlauf eines Tages. Diese Tagesschwankungen des arteriellen Drucks sind ziemlich konstante Phänomene, wurden sie doch von zahlreichen Untersuchern einheitlich bestätigt [KÜLBS[2]), BRUSH und FAYERWEATHER[3]), KYLIN[4])]. Der Durchschnittswert für die Größe dieser Tagesschwankungen beträgt etwa 10—20 mm Hg; HILL[5]) findet allerdings nur wenige Millimeter Hg, während JELLINEK[6]) dafür bis gegen 40 mm Hg beobachtete. Diese Tagesschwankungen zeigen einen bestimmten Zyklus, indem einmal während des Schlafes der Druck niedriger ist als während des wachen Zustandes. Auch Säuglinge zeigen schon dieses Verhalten [TRUMPP[7])]. Nach GIBSON[8]), KATSCH und PANSDORF[9]) sinkt der systolische Druck nach Beginn des Schlafes am stärksten ab, wobei die Drucksenkung wohl mit der Schlaftiefe parallel geht. In den ersten Stunden des Schlafes erreicht der Druck sein Minimum, um dann bis zur Stunde des Erwachens wieder allmählich zuzunehmen. Im Verlaufe des Vormittags steigt der systolische Druck weiter an, und er erreicht am Nachmittag bis gegen Abend sein Maximum.

---

[1]) MOUTIER: Cpt. rend. hebdom. des séances de l'acad. des sciences Bd. 142, S. 599. 1906 u. Bd. 150, S. 1138. 1910.

[2]) KÜLBS: Zur Pathologie des Blutdruckes. Dtsch. Arch. f. klin. Med. Bd. 84. 1905 u. Bd. 89. 1907.

[3]) BRUSH u. FAYERWEATHER: Americ. journ. of physiol. Bd. 5, S. 199. 1901.

[4]) KYLIN, E.: Über arterielle Blutdruckmessung. Hygiea Bd. 84, S. 217. 1922.

[5]) HILL, L.: Journ. of physiol. Bd. 22, Proc. S. 26. 1898.

[6]) JELLINEK: Zeitschr. f. klin. Med. Bd. 39, S. 470. 1900.

[7]) TRUMPP: Blutdruckmessungen an gesunden und kranken Säuglingen. Jahrb. f. Kinderheilk. Bd. 63. 1906.

[8]) GIBSON: Some lessons from the study of arterial pressure. Edinburgh med. journ. 1908, Nr. 23 u. März 1911.

[9]) KATSCH u. PANSDORF: Die Schlafbewegung des Blutdruckes. Münch. med. Wochenschrift 1922, Nr. 50, S. 1715.

Die Tagesschwankungen des diastolischen Druckes sind sehr viel geringer als diejenigen des systolischen und gelegentlich kaum vorhanden. Deshalb macht der Pulsdruck gleichsinnige Veränderungen durch wie der systolische Druck: der Pulsdruck ist während des Schlafes kleiner als während des Wachens. In Tabelle 10 sind diesbezügliche Untersuchungen zusammengestellt. Addis[1]) teilte seine Bestimmungen in zwei Gruppen. Gruppe I war in den frühen Morgenstunden aufgenommen, solange die Versuchspersonen noch im Bett waren und keine Nahrung aufgenommen hatten; die Bestimmungen der Gruppe II wurden während des Tages gemacht, aber ohne daß starke Arbeit vorausgegangen wäre.

Tabelle 10.

	Systolischer Druck	Diastolischer Druck	Pulsdruck	Herzfrequenz
Gruppe I	99	71	28	63
„ II	127	78	50	88

Die Druckschwankungen während des Tages werden weitgehend beeinflußt von der *Nahrungsaufnahme*, indem dabei meistens der systolische Druck um etwa 8 mm Hg erhöht wird und auf dem erhöhten Niveau ca. 1 Stunde verbleibt [Karrenstein[2]), Weysse und Lutz[3])]. Der diastolische Druck hingegen macht diese Steigerung nicht mit, sondern er kann sogar abfallen [Janeway[4])]. Es kommt somit zu einer Vergrößerung des Pulsdrucks während und nach den Mahlzeiten [Janeway, Erlanger und Hooker[5])]. Diese Blutdruckerhöhung durch Nahrungsaufnahme scheint ihren Ursprung vorwiegend in der Verdauungsarbeit zu haben, da die Zufuhr von $1/2-1$ l Wasser in den leeren Magen keine deutliche Blutdrucksteigerung zur Folge hat [H. Strauss[6])].

Verschiedene Einflüsse auf den arteriellen Blutdruck.

Wie im vorhergehenden Abschnitt gezeigt wurde, geht der systolische Blutdruck mit der Leistungsintensität des Organismus insofern einigermaßen parallel, als der Blutdruck während des Schlafes wesentlich niedriger ist als während des Tages. Auch während des Wachseins macht sich die Leistungsintensität geltend, indem z. B. beim Stehen der Druck höher ist als beim Liegen. So fanden Schneider und Truesdell[7]) als Mittelwert sehr großer Versuchsreihen beim *Liegen* 115 mm systolischen und 72 mm diastolischen Druck, beim *Stehen* hingegen 119 mm systolischen und 80 mm Hg diastolischen Druck.

Sehr zahlreich sind die Untersuchungen, die die Veränderungen des Blutdrucks bei *körperlicher Arbeitsleistung* zum Gegenstand haben[8]). Weitaus die meisten Autoren sind darin einig, daß während Körperarbeit der Blutdruck ansteigt. Die Ausschläge sind manchmal sehr bedeutende, so fand Masing[9]) Steige-

---

[1]) Addis: Blood pressure and pulse rate levels. Arch. of internal med. Bd. 29, S. 539. 1922.
[2]) Karrenstein: Blutdruck und Körperarbeit. Zeitschr. f. klin. Med. Bd. 50. 1903.
[3]) Weysse u. Lutz: Americ. journ. of physiol. Bd. 37, S. 330. 1915.
[4]) Janeway: The clinical study of blood-pressure. New York u. London 1904.
[5]) Erlanger u. D. R. Hooker: An experimental study of blood-pressure. John Hopkins hosp. reports Bd. 12, S. 224. 1909.
[6]) Strauss, H.: Zur Frage der Kochsalz- und Flüssigkeitszufuhr. Therapie d. Gegenw. Okt. 1903.
[7]) Schneider u. Truesdell: A statistical study of the pulse rate and the arterial blood pressures in recumbency, standing, and after a standard exercise. Americ. journ. of physiol. Bd. 61, S. 429. 1922.
[8]) Eine gute diesbezügliche Literaturzusammenstellung findet sich bei Tigerstedt: Physiologie des Kreislaufes. Bd. III, S. 123—127. Berlin 1922.
[9]) Masing: Dtsch. Arch. f. klin. Med. Bd. 74, S. 269. 1902.

rung des systolischen Drucks um 38—50 mm Hg; Lowsley[1]) beobachtete beim Arbeiten am stationären Fahrrad 15 Minuten nach Beginn durchschnittlich 33 mm Hg, wobei die größte Steigerung 65 mm Hg betrug. Mac Curdy[2]) erzielte während maximalen Anstrengungen Steigerungen des systolischen Drucks von durchschnittlich 70 mm Hg. Im großen und ganzen steigt der Druck um so mehr, je intensiver die Arbeitsleistung ist. Eine gute Orientierung hierüber gibt die Tabelle 11 nach Versuchen von Liljestrand und Stenström[3]). Diese Daten sind um so wertvoller, als eine genaue Analyse an zwei Personen nach verschieden großer Arbeitsleistung durchgeführt wurde unter gleichzeitiger Berücksichtigung des Sauerstoffverbrauchs. Die Blutdruckmessungen sind zudem in allen Fällen innert 10 Sekunden nach Beendigung der Arbeit ausgeführt worden, zu einer Zeit also, in der der Blutdruck noch auf voller Höhe ist.

Tabelle 11.
Versuchsperson N. S.

	Mittlere Geschwindigkeit in m pro Min.	Systolischer Druck mm Hg	Diastolischer Druck mm Hg	Pulsdruck mm Hg	Pulsfrequenz	Sauerstoffverbrauch in ccm pro Min.
Stehend	—	124,6	88,8	35,8	73,8	270
Gehend	78,3	132,5	95,0	37,5	88,8	1010
	95,3	134,2	94,1	40,1	92,4	1330
	113,0	142,3	98,6	43,7	94,8	1860
Laufend	184,5	161,5	97,5	64,0	127,2	3120
	236,6	168,6	101,7	66,9	141,3	3390
	264,3	164,0	102,4	61,6	153,4	3650

Versuchsperson G. L.

	Mittlere Geschwindigkeit in m pro Min.	Systolischer Druck mm Hg	Diastolischer Druck mm Hg	Pulsdruck mm Hg	Pulsfrequenz	Sauerstoffverbrauch in ccm pro Min.
Stehend	—	114,7	87,3	27,4	59,4	215
Gehend	63,0	118,0	83,0	35,0	58,8	530
	89,0	120,5	89,0	31,5	56,4	740
	120,2	126,0	86,4	39,6	82,8	1180
Laufend	183,2	132,7	88,7	44,0	115,2	1825
	235,3	132,4	96,0	36,4	134,8	2050
	260,7	136,3	93,6	42,7	131,0	2150

Wie aus Tabelle 11 ersichtlich, *steigt der systolische Druck um so stärker, je größer die geleistete Arbeit ist*; bei der ersten Versuchsperson um 40 mm Hg bei einer Steigerung des O_2-Verbrauchs um das 13,5fache; bei der zweiten Versuchsperson um 22 mm Hg bei einer Verzehnfachung des O_2-Verbrauchs. Aber auch der diastolische Druck wird um so höher, je größer die geleistete Arbeit ist, nur steigt er lange nicht um denselben Betrag wie der systolische. Daraus resultiert eine Vergrößerung des Pulsdrucks von 35,8 auf 61,6 im einen und von 27,4 auf 42,7 mm im anderen Falle.

In Übereinstimmung damit fanden Fantus und Staehelin[4]) durch Arbeit am Ergostaten außer Erhöhung des systolischen Drucks auch eine Vergrößerung des Pulsdrucks um 6—62 mm Hg. Der diastolische Druck hingegen bleibt im Durchschnitt aller Versuche ungefähr auf Ausgangshöhe. Diese Differenz zu den Befunden von Liljestrand und Stensrtöm ist wahrscheinlich darin begründet, daß Fantus und Staehelin ihre Messungen erst 1—2 Minuten nach Aufhören der Arbeit ausführten.

---

[1]) Lowsley: Americ. journ. of physiol. Bd. 27, S. 447. 1911.
[2]) MacCurdy: Americ. journ. of physiol. Bd. 5, S. 95. 1901.
[3]) Liljestrand, G. u. N. Stenström: Blutdruck und Pulsfrequenz beim Gehen und Laufen auf horizontaler Bahn. Skandinav. Arch. f. Physiol. Bd. 39, S. 207. 1919.
[4]) Fantus, B., u. R. Staehelin: Das Verhalten des Blutdrucks beim Menschen während der Erholung von Muskelarbeit. Zeitschr. f. klin. Med. Bd. 70, S. 444. 1910.

Wie schon angedeutet, geben einzelne Autoren [z. B. Peder[1]), v. Gertten[2])] an, *durch Arbeitsleistung Blutdrucksenkung* erhalten zu haben. Dabei ist aber gewöhnlich der Zeitpunkt der Messung nicht genügend in Berücksichtigung gezogen worden. Denn es ist eine häufig bestätigte Tatsache, daß die Drucksteigerung infolge Arbeitsleistung sehr rasch nach Aufhören der Arbeit wieder verschwindet und dann sogar sehr häufig eine Senkung des Drucks unter das Ausgangsniveau stattfindet. So erreicht nach Boas[3]) der Blutdruck bei mäßiger körperlicher Anstrengung sein Maximum $1/_2-1$ Minute nach der Arbeit und ist nach durchschnittlich 8 Minuten zum normalen Wert zurückgekehrt. In den obenerwähnten Versuchen von Fantus und Staehelin ist der systolische Druck nach 9—20 Minuten zur Norm zurückgekehrt. Bei intensiver Arbeit scheint der Druck nach Ende der Arbeit noch rascher abzufallen [Chailley-Bert et Langlois[4])]. Auch Schneider und Truesdell[5]) beobachteten, daß schon 2 Minuten nach der Arbeit fast die Hälfte der Fälle einen subnormalen systolischen Druck hatte.

Insbesondere *nach schweren und langandauernden körperlichen Anstrengungen tritt eine starke Drucksenkung* unter das Ausgangsniveau auf. So fanden Dietlen und Moritz[6]) nach einer 30stündigen Radrennfahrt folgende Werte für den systolischen Druck, wobei die Messungen 10—20 Minuten nach der Ankunft, also nach Sistieren der Arbeit, ausgeführt wurden.

Versuchsperson	1	2	3	4	5	6	7
Vor Arbeit ..	145	145	137	115	132	137	113
Nach Arbeit ..	120	135	123	112	108	115	120

Die durchschnittliche Senkung beträgt somit 13,3 mm Hg. Eine ähnliche Senkung, nämlich durchschnittlich 19 mm Hg unter das Ausgangsniveau, fanden Baldes, Heichelheim und Metzger[7]) nach einem 100-km-Dauermarsch, ohne aber leider den Zeitpunkt der Messung anzugeben.

Für die Deutung des Druckanstiegs bei Arbeitsleistung haben wir uns an die auf S. 1267 aufgeführte Formel $P = V_s \cdot W$ zu erinnern, wonach die Höhe des arteriellen Blutdrucks abhängig ist vom Produkte des Herzminutenvolumens mit dem peripheren Widerstand. Die Verhältnisse liegen nun so, daß bei Arbeitsleistung einerseits der periphere Widerstand wegen der Gefäßerweiterung absinkt, anderseits das Herzminutenvolumen größer wird. Da der Blutdruck bei Arbeit ansteigt, so können wir folgern, daß das Herzminutenvolumen relativ stärker gestiegen ist, als der periphere Widerstand gesunken. Aber weitere Schlußfolgerungen können wir aus dieser hundertfach bestätigten Drucksteigerung bei Arbeit nicht ziehen. Vor allem sagt uns diese Drucksteigerung allein gar nichts aus über die quantitativen Veränderungen der einzelnen Faktoren und über die Größe der Herzarbeit. Wenn bei Mitbestimmung des diastolischen Drucks

---

[1]) Peder, H.: Neue Versuche über die Bedeutung der Übung für die Leistungsfähigkeit der Muskulatur. Skandinav. Arch. f. Physiol. Bd. 27, S. 339. 1912.

[2]) v. Gertten: Skandinav. Arch. f. Physiol. Bd. 28, S. 22. 1913.

[3]) Boas: The interpretation of high blood pressure readings. Med. clin. of North America, New York Bd. 4, S. 257. 1920.

[4]) Chailley-Bert u. Langlois: Pression artérielle et travail musculaire. Cpt. rend. des séances de la soc. de biol. Bd. 84, S. 725. 1921.

[5]) Schneider u. Truesdell: Americ. journ. of physiol. Bd. 61, S. 429. 1922.

[6]) Dietlen u. Moritz: Über das Verhalten des Herzens nach langdauerndem und anstrengendem Radfahren. Münch. med. Wochenschr. 1908, S. 490.

[7]) Baldes, Heichelheim u. Metzger: Untersuchungen über den Einfluß großer Körperanstrengungen auf Zirkulationsapparat usw. Münch. med. Wochenschr. 1906, S. 1865.

dessen Sinken bei Arbeit festgestellt wird, so kann daraus auf eine Verminderung des peripheren Widerstandes infolge Gefäßerweiterung geschlossen werden, ohne daß aber über das Ausmaß dieser Veränderung etwas Sicheres ausgesagt werden könnte. Daß bei Arbeit die Gefäße erweitert und das Herzminutenvolumen erhöht wird, wissen wir aber längst viel präziser aus anderen, hauptsächlich direkten Bestimmungen. Es will mir scheinen, daß diese enorm zahlreichen Blutdruckuntersuchungen nur von sehr bescheidenem Werte sind, wenn nicht noch andere maßgebende Kreislauffaktoren, wie z. B. das Herzminutenvolumen, gleichzeitig mitbestimmt werden.

Die verschiedensten Zustandsänderungen, die auf den Körper einwirken, vermögen den Blutdruck vorübergehend zu beeinflussen. So bewirkt starker *Schweißausbruch* gewöhnlich eine Blutdrucksenkung. Ferner wird der Blutdruck im allgemeinen durch *Wärme* erniedrigt und durch *Kälte* erhöht; doch ist die Reaktion auch häufig umgekehrt [TEDESCHI[1])]. Auch der *atmosphärische Druck* ist von Einfluß. Wenn der Luftdruck in der Unterdruckkammer vermindert wird, so steigt der systolische und der diastolische Druck an [POTAIN[2]), FOSSAY und GARSAUX[3])]. Es ist jedoch nur die Zustandsänderung wirksam; denn wenn der Kammerdruck konstant auf 450 mm Hg belassen wird, so verschwindet die Hypertension wiederum. Auch die Einwirkung von Überdruck läßt den Blutdruck vorübergehend ansteigen [SCHÖPPNER[4])]. Eine dauernde deutliche Beeinflussung des Blutdruckes wurde weder im Höhenklima noch bei künstlichem Unterdruck beobachtet (siehe hierüber LOEWY[5]).

3. Der Blutdruck im Lungenkreislauf.

Der arterielle Blutdruck in den Lungenarterien ist an verschiedenen Tieren durch zahlreiche ältere Untersuchungen festgestellt worden. Eine gute Übersicht dieser Resultate gibt die Zusammenstellung von R. TIGERSTEDT[6]), die in Tabelle 12 wiedergegeben ist.

Wie aus Tabelle 12 ersichtlich, ist der Druck in den Pulmonalarterien variabler, als der arterielle Druck im großen Kreislauf. Auch die von den einzelnen Autoren gefundenen Mittelwerte weichen noch stark voneinander ab. Die angewandte Methode scheint nicht dafür verantwortlich zu sein, da ein systematischer Einfluß von künstlicher Atmung oder von Curareapplikation nicht zu ersehen ist. Eine Gesetzmäßigkeit geht aus dieser Tabelle 12 hervor, nämlich daß der arterielle Druck im Lungenkreislauf um so höher ist, je größer das Versuchstier ist (siehe dazu diesen Band S. 1298). Im übrigen können wir feststellen, daß der Blutdruck im Lungenkreislauf etwa $1/3$ bis $1/6$ des arteriellen Druckes im großen Kreislauf beträgt. Da das Minutenvolumen des rechten Herzens gleich demjenigen des linken ist, so kann entsprechend dem früher formulierten Gesetz $P = V_s \cdot W$ gefolgert werden, daß der Widerstand des Lungenkreislaufs nur etwa $1/3$ bis $1/6$ vom Gesamtwiderstand des großen Kreislaufs beträgt. (Im weiteren siehe den Abschnitt von W. R. HESS, dieser Bd. S. 930.)

---

[1]) TEDESCHI: E., La pressione arteriosa nell'uomo che lavora in ambiente ad elevate temperatura. Folia med. Jg. 6, S. 625. 1920.
[2]) POTAIN, C.: La pression artérielle. Paris 1902.
[3]) FOSSAY u. GARSAUX: Étude de la tension artérielle en atmosphère raréfiée. Cpt. rend. des séances de la soc. de biol. Bd. 84, S. 517. 1921.
[4]) SCHÖPPNER: Die Veränderung des Blutdruckes usw. Münch. med. Wochenschr. 1909, Nr. 33.
[5]) LOEWY, A.: Das Höhenklima, Handb. d. Balneol., med. Klimatolog. u. Balneographie. Bd. III, S. 223. Leipzig: G. Thieme.
[6]) TIGERSTEDT, R.: Physiologie des Kreislaufes. Bd. IV, S. 7. Berlin 1923.

Tabelle 12.

Tierart	Grenzwerte in mm Hg	Mittlerer Druck in mm Hg	Anmerkungen	Autor
Pferd	33—58	—	—	Colin[1])
Hund	27—31	29,6	künstl. Atmung kein Curare	Beutner[2])
,,	10—33	16,9	Curare	Lichtheim[3])
,,	16—24	19,4	,,	Openchowski[4])
,,	20—32	26,1	,,	Openchowski[5])
,,	14—30	ca. 22	,,	Bradford u. Dean[6])
,,	8—28	21,5	,,	Bayet[7])
,,	16—32	—	,,	Velich[8])
,,	10—25	16	,,	Wood[9])
,,	10—19	14	—	Tiegel[10])
,,	14—16	19,9	natürl. Atmung	Plumier[11])
,,	—	27,0	,, ,,	Wiggers[12])
Katze	7,5—24,7	17,6	künstl. Atmung ohne Curare	Beutner[2])
,,	9—23	14,4	künstl. Atmung mit Curare	Erikson[13])
Kaninchen	8,3—17,5	12,1	künstl. Atmung ohne Curare	Beutner[2])
,,	6—18	12,2	natürl. Atmung	Knoll[14])
,,	7—35	14,6	Curare	Mellin[15])
,,	14—23	15,9	natürl. Atmung	Mellin[15])

4. Die Druckschwankungen im Lungenkreislauf.

Wiggers[16]) bestimmte an natürlich atmenden Hunden den Druck und die Druckschwankungen im Lungenkreislauf. Der systolische Druck variierte dabei in den verschiedenen Experimenten von 32—60 mm um einen Mittelwert von 43,3 mm Hg. Der diastolische Druck schwankte um den Mittelwert von 11,9 mm mit den Extremen 6 und 21 mm Hg. Die von Wiggers gefundenen Zahlen für den Pulsdruck schwanken zwischen 10 und 43 mm Hg mit einem Mittelwert von ca. 24 mm. In dieselbe Größenordnung fallen die Werte von Giertz[17]) an Hunden, der für den Pulsdruck am einen Tier 20—23, am anderen 17—24 und am dritten Tier 13—20 mm Hg fand. Der *Pulsdruck* im Pulmonalkreislauf ist aber, wie Wiggers feststellte, sehr stark von der Herzfrequenz abhängig, indem mit zunehmender Herzfrequenz der Pulsdruck abnimmt, wie Tabelle 13 von Wiggers

---

[1]) Colin: Bull. de l'acad. de méd. de Paris 1874, S. 398.
[2]) Beutner: Zeitschr. f. rat. Med., N. F. Bd. 2, S. 97. 1852.
[3]) Lichtheim: Die Störungen des Lungenkreislaufes und ihr Einfluß auf den Blutdruck. S. 31. Berlin 1876.
[4]) Openchowski: Pflügers Arch. f. d. ges. Physiol. Bd. 27, S. 258. 1882.
[5]) Openchowski: Zeitschr. f. klin. Med. Bd. 16, S. 201 u. 404. 1889.
[6]) Bradford u. Dean: Journ. of Physiol. Bd. 16, S. 40. 1894.
[7]) Bayet: La circulation pulmonaire. S. 8. Bruxelles 1892.
[8]) Velich: Wien. med. Wochenschr. 1898, S. 12.
[9]) Wood: Americ. journ. of physiol. Bd. 6, S. 284. 1902.
[10]) Tiegel: Bruns' Beitr. z. klin. Chir. Bd. 76, S. 160. 1911.
[11]) Plumier: Arch. internat. de physiol. Bd. 1, S. 188. 1904.
[12]) Wiggers: Studies on the pulmonary circulation. Americ. journ. of physiol. Bd. 30, S. 233. 1912.
[13]) Erikson: Skandinav. Arch. f. Physiol. Bd. 19, S. 47. 1907.
[14]) Knoll: Sitzungsber. d. Akad. d. Wiss., Wien. Mathem.-naturw. Kl. III, Bd. 97, S. 207.
[15]) Mellin: Skandinav. Arch. f. Physiol. Bd. 15, S. 154. 1904.
[16]) Wiggers: Studies on the pulmonary circulation. Americ. journ. of physiol. Bd. 30, S. 233. 1912.
[17]) Giertz: Upsala läkareförenings forhandl. N. F. Bd. 22, Suppl. Bilagor, S. 28. 1916.

zeigt. Die Größe des Pulsdruckes steht offensichtlich in direkter Beziehung zur Größe des Herzschlagvolumens, indem die langsame Herzfrequenz durch ein größeres Schlagvolumen kompensiert wird. Das große systolische Schlagvolumen treibt dann den systolischen Druck stark in die Höhe, und während der sehr langen Diastole fällt der Druck auf ein tiefes diastolisches Niveau hinab. Deshalb ist der diastolische Druck um so höher, je größer die Pulsfrequenz ist.

Da der Druck abhängig ist von dem Produkt Herzminutenvolumen mal Widerstand, so folgt, daß Hemmung der Blutzufuhr zum rechten Herzen einen Abfall des Pulmonalisdruckes bewirkt. Wenn hingegen das Minutenvolumen durch vergrößerte Blutzufuhr zum rechten Herzen, wie z. B. durch leichte Kompression des Abdomens, erhöht wird, so muß der Pulmonalisdruck ansteigen. Auf Vergrößerung des Minutenvolumens ist wahrscheinlich auch die Drucksteigerung in der Lungenarterie zurückzuführen, die bei der Vermehrung des Blutvolumens durch Transfusion auftritt [ERIKSON[1])]. Andererseits bewirkt jede Vergrößerung des Widerstandes im Lungenkreislauf einen Anstieg des Pulmonaldrucks[2]). Hierher gehören z. B. Blähung der Lunge durch Überdruck, weil damit eine Kompression der Lungencapillaren verbunden ist, ferner die Rückstauung bei Insuffizienz des linken Herzens oder Unterbindung der einen Lungenarterie [LICHTHEIM, TIGERSTEDT[4])].

Tabelle 13.

Herzfrequenz	Diastolischer Druck in mm Hg	Systolischer Druck in mm Hg	Pulsdruck in mm Hg
25	6	54	48[3])
50	8	40	32[3])
70	10	36	26[3])
84	10	33	23
96	10	32	22
100	14	31	17
125	28	42	14
150	15	38	23
180	31	42	11

Da bei der *Atmung* Herzminutenvolumen und Widerstand Veränderungen erfahren, so muß eine Rückwirkung auf den Pulmonalisdruck eintreten. Aber diese Respirationsschwankungen des Pulmonalisdrucks sind in komplizierter Weise von folgenden Faktoren abhängig:

Faktor 1: Durch Herabdrücken des Zwerchfells bei der Inspiration erfolgt eine Kompression der Bauchgefäße und damit ein verstärkter venöser Zustrom zum rechten Herzen. Daraus resultiert ein vergrößertes Schlagvolumen des rechten Herzens, was sich im Sinne einer Drucksteigerung auswirkt. Tatsächlich beobachtete SCHAFER[5]) auch noch bei vollständig offenem Thorax respiratorische Schwankungen des Lungendrucks, die durch die Bewegungen des Zwerchfells bedingt waren.

Faktor 2: Während der Atmung sinkt bei der Inspiration der intrathorakale Druck tiefer unter den Atmosphärendruck, d. h. der intrathorakale Druck wird stärker negativ. Dadurch findet eine verstärkte Ansaugung von Blut aus den außerhalb des Thoraxraumes gelegenen größeren Körpervenen statt. Auch dieser zweite Faktor erzeugt eine Vergrößerung des Herzschlagvolumens und wirkt daher im Sinne einer Drucksteigerung im Pulmonalkreislauf.

Die beiden Faktoren 1 und 2 wirken also in gleicher Weise, indem sie während der Inspiration das Schlagvolumen des rechten Herzens vergrößern und damit

---

[1]) ERIKSON: Skandinav. Arch. f. Physiol. Bd. 19, S. 47. 1907.
[2]) BÜRGER: Klin. Wochenschr. 1926. Nr. 18 u. 19.
[3]) unter Vagusreizung.
[4]) TIGERSTEDT, R.: Skandinav. Arch. f. Physiol. Bd. 14, S. 272. 1903.
[5]) SCHAFER: A convenient Method of recording pulmonary Blood-Pressure. Quart. journ. of exp. physiol. Bd. 12, S. 136. 1919.

den Pulmonalisdruck in steigendem Sinne beeinflussen[1]). Es ist jedoch hervorzuheben, daß die Faktoren 1 und 2 ihre Wirksamkeit nicht sofort im Momente des Inspirationsbeginnes entfalten, sondern erst in einem vorgerückteren Stadium der Inspiration. Denn der intrathorakale Druck erreicht sein Minimum erst, nachdem $^1/_4$ bis $^1/_2$ der Inspirationsdauer verstrichen ist und bis das angesaugte respektive das durch die Zwerchfellabwärtsbewegung aus den Bauchvenen ausgepreßte Blut als vergrößertes Schlagvolumen des rechten Herzens erscheint, vergeht wiederum eine gewisse Zeit.

Es kommen nun aber noch die Faktoren 3 und 4 hinzu, welche im Sinne einer Erniedrigung des Pulmonaldrucks während der Inspiration wirksam sind.

Faktor 3: Nach heftiger Kontroverse[2]) über den Widerstand in der Gefäßbahn der Lunge in Abhängigkeit von der Respirationsphase darf heute angenommen werden, daß in der Hauptsache der Widerstand der Lungengefäße während der Inspiration fällt und während der Exspiration ansteigt. Dies wirkt in der Richtung einer Druckerniedrigung in der Pulmonalarterie während der Inspiration und Druckerhöhung während der Exspiration[3]).

Faktor 4: Die Schwankungen des intrathorakalen Druckes infolge der Respiration summieren sich zu dem durch die anderen Faktoren bedingten Druck in der Lungenarterie. Da der intrathorakale Druck negativ ist, so wird der Pulmonaldruck bezogen auf den Atmosphärendruck erniedrigt, und zwar stark erniedrigt während der Inspiration und schwächer erniedrigt während der Exspiration.

Eine biologische Bedeutung kommt indes diesen durch Faktor 4 bedingten Schwankungen des Pulmonalisdruckes nicht zu. Da sich diese Druckschwankungen auf den gesamten Pulmonalkreislauf erstrecken, haben sie auf den Pulmonalkreislauf ebensowenig Einfluß wie Schwankungen des Barometerstandes auf den Körperkreislauf.

Das Zusammenspiel dieser vier während der Atmung in ihrer Intensität fortwährend variierenden Faktoren bedingt nun die Höhe und Variationen des Pulmonaldrucks. Diese einzelnen Faktoren sind wohl in qualitativer aber nicht in quantitativer Hinsicht bekannt. Die experimentellen Untersuchungen haben sich nämlich viel weniger mit der Größe der einzelnen Faktoren als vielmehr mit dem Gesamtresultat, nämlich der Variation des Pulmonalisdrucks, befaßt. Dabei wurde durch PLUMIER[4]) und insbesondere durch WIGGERS[5]) folgendes festgestellt: Während einer Periode von Atemstillstand bleiben systolischer und diastolischer Druck konstant. *Bei der natürlichen Atmung des Hundes kommt es in der Regel im Beginne der Inspiration zu einer Drucksenkung*, die während des ersten und zweiten Herzschlags anhält. *Gegen Ende der Inspiration hingegen steigt der Pulmonalisdruck wiederum an. Die Exspiration erhöht den*

---

[1]) Die Vergrößerung des Schlagvolumens während der Inspiration wird bestritten von HENDERSON u. BARRINGER: Americ. journ. of physiol. Bd. 22, S. 402; Bd. 23, S. 345, u. Bd. 31, S. 361. 1913.

[2]) Vgl. hierzu DE JAGER: Pflügers Arch. f. d. ges. Physiol. Bd. 20, S. 456. 1879. — PLUMIER: Arch. internal de physiol. Bd. 1, S. 199. 1904. — CLOETTA, M.: Arch. f. exp. Pathol. u. Pharmakol. Bd. 63, S. 147. 1910, u. Bd. 66, S. 426. 1911. — CLOETTA, M.: Pflügers Arch. f. d. ges. Physiol. Bd. 152, S. 362. 1913. — BRUNS: Dtsch. Arch. f. klin. Med. Bd. 108, S. 472. 1912. — HESS: Ebenda Bd. 106, S. 478. 1912. — LOHMANN u. E. MÜLLER: Sitzungsber. d. Ges. d. Naturwiss. zu Marburg 1913, Nr. 4. — MÖLLGAARD: Fysiologisk Lungekirurgi. S. 245. Kopenhagen 1915.

[3]) EBERT: Arch. f. exp. Pathol. u. Pharmakol. Bd. 75, S. 394. 1914. — SCHAFER: Quart. journ. of physiol. Bd. 12, S. 395. 1920.

[4]) PLUMIER: Arch. internal de physiol. Bd. 1, S. 178. 1904.

[5]) WIGGERS, C.: Studies on the pulmonary circulation. Americ. journ. of physiol. Bd. 30, S. 233. 1912, u. Bd. 33, S. 36 u. 382. 1914; Bd. 35, S. 124. 1914.

systolischen und diastolischen Druck. Bereits gegen Ende der Exspiration oder dann während der Atempause nach der Exspiration fallen systolischer und diastolischer Druck wiederum ab.

Diese Verhältnisse gelten natürlich nur bei geschlossenem Thorax und natürlicher Atmung. Bei geöffnetem Thorax und künstlicher Atmung durch Überdruck fallen die Faktoren 1, 2 und 4, nämlich Vergrößerung der Blutzufuhr zum Herzen bei der Inspiration und die Superponierung des negativen intrathorakalen Druckes auf den Pulmonalisdruck weg. Dementsprechend variieren die erhaltenen Resultate sehr stark mit der angewandten Methodik.

5. Die Druckschwankungen im arteriellen System.

Die regelmäßigen Schwankungen des arteriellen Blutdrucks sind dreifacher Natur, nämlich Schwankungen I. Ordnung, die mit der Herzaktion parallel gehen; zweitens Schwankungen II. Ordnung synchron mit der Atmung, und drittens von Herz- und Atemfrequenz unabhängige Schwankungen III. Ordnung, die einen langsameren Verlauf besitzen.

Die von der Herzaktion herrührenden Schwankungen I. Ordnung, die *pulsatorischen Druckschwankungen*, sind im Kapitel „Puls" abgehandelt. Angaben über ihre Größe — den Pulsdruck — finden sich außerdem im Kapitel „Die Höhe des arteriellen Blutdrucks" (auf S. 1269 dieses Bandes). Zum Vergleich mit der Größe der anderen zwei Formen von Druckschwankungen sei nur angedeutet, daß die Größe des Pulsdrucks beim Menschen sowohl als auch bei Tieren in der Regel 25—40% des diastolischen Drucks beträgt.

Die Druckschwankungen II. Ordnung.

Während die Blutdruckschwankungen I. Ordnung synchron mit der Herztätigkeit verlaufen, bezeichnen wir als Druckschwankungen II. Ordnung diejenigen Wellen, welche synchron mit der Atmung sind, und zwar unbekümmert darum, ob sie mechanischen oder nervösen Ursprungs sind. *Der Ausdruck „Wellen II. Ordnung" ist somit ein Sammelname für alle mit dem Atmungsrhythmus synchronen Blutdruckwellen.*

Ihr Auftreten ist abhängig von der Frequenz der Atmung und der Art des untersuchten Tieres. Bei frequenter und wenig tiefer Respiration sind die Wellen II. Ordnung klein und können ganz verschwinden, umgekehrt werden sie prägnant bei langsamer und tiefer Atmung. Das beste Versuchsobjekt ist der Hund.

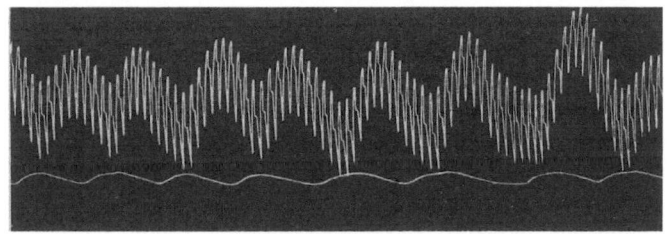

Abb. 315. Pulskurve vom Menschen mit Volumbolometer registriert. Untere Linie = Atmung, wobei Anstieg Inspiration bedeutet. Nach HEDIGER[1]).

Bei langsamer Atmung beim Hunde haben diese Wellen II. Ordnung folgenden Verlauf: Im Beginne der Inspiration sinkt der Aortendruck etwas ab und erreicht immer noch im Anfangsstadium der Inspiration sein Minimum. Im weiteren Verlaufe der Inspiration steigt nun der Aortendruck fortwährend an, und das Druckmaximum wird im Beginne der Exspiration erreicht. Darauf sinkt

---

[1]) HEDIGER, ST.: Die isotonische Registrierung des Pulses usw. Schweiz. med. Wochenschrift 1922, Nr. 43.

der Druck während des Restes der Exspiration ab und erreicht sein Minimum wiederum im Beginne der Inspiration. Wir haben somit eine Drucksteigerung während der Inspiration und Druckabfall während der Exspiration, aber mit einer Phasenverschiebung in dem Sinne, daß die Druckvariationen gegenüber der Atmungsphase zeitlich später auftreten. Darin ist es begründet, daß bei frequenter Atmung der durch die Inspiration ausgelöste Druckanstieg sich erst während der folgenden Exspiration geltend macht. Wegen dieser Phasenverschiebung kann bei frequenter Atmung der ganze Druckanstieg in die Exspiration fallen, wie dies beim Kaninchen die Regel ist.

Auch beim Menschen treten diese Schwankungen II. Ordnung gelegentlich sehr deutlich zutage [Müller und Blauel[1]), Konstantin und Soula[2]), Hediger[3])].

Die Analyse dieser Druckschwankungen hat einen sehr komplexen ursächlichen Mechanismus aufgedeckt. Die Verhältnisse sind dadurch noch komplizierter geworden, daß keine Einigkeit in bezug auf die Nomenklatur herrscht, indem von den verschiedenen Autoren unter Traube-Hering-Wellen, Sigmund-Mayer-Wellen, Wellen II. und III. Ordnung verschiedene Dinge verstanden werden. Es wird deshalb die Nomenklatur unter Zugrundelegung der Originalliteratur und Anlehnung an den häufigsten Gebrauch hier nochmals definiert.

An der Entstehung der Blutdruckwellen II. Ordnung können verschiedene Faktoren — mechanische und nervöse — beteiligt sein, wodurch verschiedene voneinander zu differenzierende Wellen entstehen.

a) Mechanische Atemwellen.

Damit werden diejenigen Wellen II. Ordnung bezeichnet, die ihre Entstehung nur den mechanisch wirksamen Faktoren verdanken. Als solche mechanische Faktoren sind zu nennen[4]):

1. Durch die intrathorakale Drucksenkung im Beginne der Inspiration wird der auf der Aorta, dem Herzen und den intrathorakalen Venen lastende äußere Druck geringer. Diese Gefäßabschnitte erfahren deshalb eine gewisse Volumzunahme. Die dadurch bewirkte Retention des Blutes im Thorax wirkt im Sinne einer Druckverminderung in den außerthorakalen Arterien im Beginne der Inspiration. In der gleichen Richtung wirkt die auf S. 1284 besprochene Erweiterung der Lungengefäße bei der Inspiration, indem wenigstens im Beginn der Inspiration Blut in den Lungengefäßen zurückgehalten wird.

2. Durch die intrathorakale Druckerhöhung im Beginne der Exspiration werden die intrathorakalen Venen, das Herz und die Aorta, etwas komprimiert. Der dadurch verstärkte Abfluß von Blut nach der arteriellen Seite wirkt druckerhöhend im Beginne der Exspiration. Auch hier macht sich die Verengerung der Lungengefäße bei der Exspiration dahin geltend, daß infolge dieser Kapazitätsabnahme der Zufluß zum linken Herzen vergrößert und dadurch der Druck, wenigstens im ersten Teil der Exspiration, erhöht wird.

3. Der in quantitativer Hinsicht jedenfalls überwiegende Faktor ist die Vergrößerung des Herzschlagvolumens durch die Inspiration infolge verstärkter Aspiration und Kompression der Bauchvenen. (Siehe hierzu: Faktor 1 und 2

---

[1]) Müller u. Blauel: Dtsch. Arch. f. klin. Med. Bd. 91, S. 517. 1907.
[2]) Constantin u. Soula: Les variations respiratoires de la pression artérielle. Presse méd. Jg. 29, S. 754. 1921.
[3]) Hediger, St.: Zitiert auf S. 1285.
[4]) Vgl. hierzu Einbrodt: Sitzungsber. d. Akad. d. Wiss., Wien. Mathem.-naturw. Kl. Bd. 40, S. 361. 1860. — Zuntz: Pflügers Arch. f. d. ges. Physiol. Bd. 17, S. 396. 1878. — Fredericq: Arch. de biol. Bd. 3, S. 96. 1882. — de Jager: Journ. of physiol. Bd. 7, S. 162. 1886.

für die Erzeugung der Pulmonalisdruckschwankungen auf S. 1283.) Diese den Blutdruck steigernde Vergrößerung des Herzschlagvolumens kann sich aber wegen der zeitlichen Verzögerung, die beim Passieren des rechten Herzens und des kleinen Kreislaufs auftritt, erst in einem späteren Stadium der Inspiration geltend machen.

4. Während der Exspiration hingegen ist durch den erhöhten intrathorakalen Druck der Blutzufluß aus den Körpervenen zum rechten Herzen gehemmt. Das daraus resultierende kleine Schlagvolumen wirkt sich im Sinne einer Drucksenkung aus.

Die Vergrößerung des Herzschlagvolumens während der Inspiration und seine Verkleinerung während der Exspiration sind aber Faktoren, deren Auswirkung nur mit zeitlicher Verspätung auftreten kann. Bei der tatsächlich vorhandenen Phasenverschiebung zwischen mechanischen Atemwellen und Respiration werden somit die beiden Faktoren 3 und 4 in erster Linie beteiligt sein.

Die sogenannte Erleichterung der Diastole während der Inspiration und ihre Erschwerung während der Exspiration [TALMA[1])] sind identisch mit den Faktoren 3 und 4. Die quantitative Auswirkung der Faktoren 3 und 4 wurde von LEWIS[2]) demonstriert. Erhöhung des intraperikardialen Drucks um 1 mm Hg senkt den arteriellen Druck um 8—9 mm Hg. Umgekehrt erzeugt Senkung des intrakardialen Drucks um 1 mm Blutdrucksteigerung um 8—9 mm Hg. Dieser Effekt tritt auch auf, wenn das Herz in einen Glasplethysmographen eingeschlossen ist und darin der Druck erhöht oder erniedrigt wird.

Daß die Blutdruckwellen II. Ordnung durch rein mechanische Faktoren, die mit der Atmung zusammenhängen, erzeugt werden können, geht aus verschiedenen Belegen hervor. So zeigte LEWIS, daß bei isolierter Eröffnung der Perikardialhöhle bei Katzen diese respiratorischen Blutdruckschwankungen verschwinden, um bei Verschluß der Perikardialhöhle wiederum zu erscheinen. Dieses Resultat zeigt auch, daß die Beeinflussung der Vorhofdiastole und der Blutaspiration zum Herzen durch den intrathorakalen Druck wohl den wesentlichen Faktor für die mechanischen Atemwellen darstellt. Ferner kommen diese Blutdruckwellen II. Ordnung auch beim vagotomierten Tier, bei dem das Rückenmark unterhalb des Ursprungs der Nervi phrenici durchschnitten ist, zum Vorschein. Auch künstliche Atembewegungen beim vagotomierten Tier durch Heben und Senken des Zwerchfells rufen die mechanischen Atemwellen hervor[3]).

Aus all dem muß geschlossen werden, daß die mit der Atmung synchronen Blutdruckwellen II. Ordnung, wie sie beim spontan atmenden Tier unter normalen Verhältnissen auftreten, zum größten Teil wenigstens bedingt sind durch die mechanischen Faktoren und deshalb in der Hauptsache mechanische Atemwellen sind.

Bei der Entstehung der Blutdruckwellen II. Ordnung können *nervöse Faktoren* eine zweifache Rolle spielen, nämlich durch Erzeugung der Traube-Hering-Wellen und durch Beeinflussung der Herzfrequenz.

b) Die Traube-Hering-Wellen.

TRAUBE[4]) beobachtete an curarisierten und vagotomierten Hunden beim Aussetzen der künstlichen Atmung Blutdruckwellen mit einer Frequenz von ca. 7 pro Minute. Er betrachtete sie als den Ausdruck einer Tätigkeit des Vasomotorenzentrums, das diese rhythmischen Impulse durch Irradiation vom

---

[1]) TALMA: Pflügers Arch. f. d. ges. Physiol. Bd. 29, S. 336. 1882.
[2]) LEWIS, TH.: Studies on the relationship between Respiration and Blood-pressure. Journ. of physiol. Bd. 37, S. 213 u. S. 9, Proceedings. 1908.
[3]) Vgl. auch MATHIEU: A propos des oscillations respiratoires d'origine mécanique de la pression artérielle. Cpt. rend. des séances de la soc. de biol. Bd. 83, S. 630. 1920.
[4]) TRAUBE: Zentralbl. f. d. med. Wiss. 1865, S. 880.

Atemzentrum erhalten solle. Hering[1]) untersuchte dieses Phänomen weiter und vertrat ebenfalls die Ansicht, daß das Atemzentrum, durch die Asphyxie mächtig angeregt, rhythmische Impulse auf das Vasomotorenzentrum übertreten lasse. *Als Traube-Hering-Wellen sind demnach Blutdruckwellen zu verstehen, die*

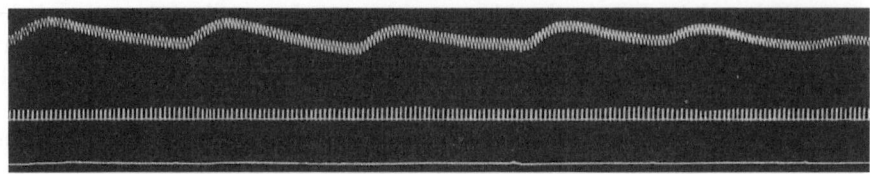

Abb. 316. Unvollständig curarisierter Hund, Vagi durchschnitten. Oberste Kurve = Carotisdruck, untere Linie = Atemkurve, auf der die rudimentären Bewegungen noch zu erkennen sind. Es besteht Synchronismus zwischen Traube-Hering-Wellen und den rudimentären Atembewegungen. [Nach Foà[2]).]

vasomotorischen Ursprungs sind und synchron mit der Atmung verlaufen, weil die Impulse in letzter Linie vom Atemzentrum ausgehen.

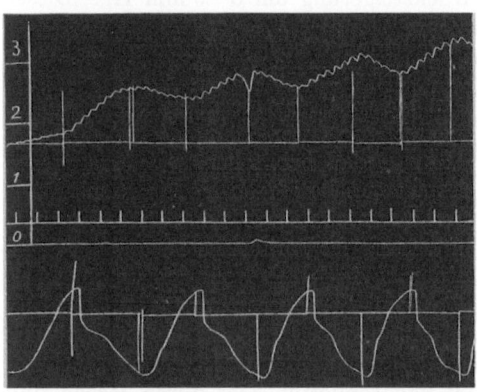

Abb. 317. Blutdruck mit Traube-Hering-Wellen = oberste Kurve. Hund in Morphiumnarkose, Phrenici und Vagi durchschnitten; Brust und Bauch sind breit eröffnet, damit keine mechanischen Atemwellen entstehen; die künstliche Atmung ist sistiert. Die spontanen Atembewegungen der Rippenstümpfe sind auf der untersten Kurve (Pneumograph) aufgezeichnet. [Nach Fredericq[3]).]

In der Folge ist dann durch Fredericq, Nolf und Plumier[3]) der sichere experimentelle Beweis dafür erbracht worden, daß diese Traube-Hering-Wellen vasomotorische Wellen sind, die synchron mit der rhythmischen Tätigkeit des Atemzentrums verlaufen. Wenn nämlich an einem Hunde der Thorax weit eröffnet wird, so daß die mechanischen Atemwellen vollständig verschwinden, so treten die Traube-Hering-Wellen synchron mit den unwirksamen Bewegungen der Rippenstümpfe auf. Auch beim nicht vollständig curarisierten Hunde sind die Traube-Hering-Wellen synchron mit den rudimentären, an sich unwirksamen Atembewegungen (siehe Abb. 316).

Daß es sich dabei um vasomotorische Wellen handelt, ist verschiedentlich gezeigt worden. Wenn beim asphyktischen curarisierten Hunde, bei dem die Traube-Hering-Wellen besonders stark sind, der Bulbus mittels Durchschneidung oder Unterbrechung des Blutkreislaufs (Traube, Fredericq) ausgeschaltet wird, so verschwinden die Traube-Hering-Wellen.

---

[1]) Hering: Sitzungsber. d. Akad. d. Wiss., Wien. Mathem.-naturw. Kl. Bd.'60, S. 829. 1869.
[2]) Foà, C.: Periodische Automatie des herzhemmenden und des vasomotorischen Bulbärzentrums. Pflügers Arch. f. d. ges. Physiol. Bd. 153, S. 513. 1913.
[3]) Fredericq, L.: De l'influence de la réspiration sur la circulation. Arch. de biol. Bd. 3, S. 55. 1882. — Plumier, L.: Étude sur les courbes de Traube-Hering. Travaux du Labor. de physiol. de Liège Bd. 6, S. 241. 1901. — Nolf u. Plumier: Réactions cardiovasculaires de l'asphyxie. Journ. de physiol. et pathol. gén. Bd. 6, S. 241. 1904.

Die Traube-Hering-Wellen sind besonders an Hunden ausgeprägt, die vagotomiert und asphyktisch sind. Sie können aber auch bei intakten Vagi und bei noch gut ventiliertem Blute auftreten. Beim Kaninchen sind sie selten vorhanden und nur schwach ausgeprägt. Die Traube-Hering-Wellen treten besonders dann auf, wenn die Tätigkeit des Atemzentrums verlangsamt ist (vagotomiertes Tier).

Wie FREDERICQ gezeigt hat, sind die Traube-Hering-Wellen in ihrer zeitlichen Beziehung zur Atmung gerade umgekehrt als die mechanischen Atemwellen. Während bei den mechanischen Atemwellen die Inspiration zu einem Druckanstieg führt, ist bei den Traube-Hering-Wellen die Inspiration von einer Drucksenkung und die Exspiration von einem Druckanstieg begleitet (Abb. 317).

Die Blutdruckschwankungen infolge der mechanischen Atemwellen können somit durch das Hinzutreten der Traube-Hering-Wellen in ihrem Ausmaße herabgesetzt werden.

Ob die Traube-Hering-Wellen schon unter normalen Verhältnissen in den Wellen II. Ordnung enthalten sind, ist noch nicht entschieden. BOTTAZZI[1]) spricht sich dafür, MASCHKE[2]) dagegen aus, ohne aber beweisend zu sein. MOUGEOT[3]) beobachtet die Traube-Hering-Wellen auch beim Menschen, indem in einem durch eine Manschette geschnürten Arm Volumschwankungen auftreten, die synchron mit der Atmung, aber umgekehrt wie die Aortadruckschwankungen sind.

c) Inspiratorische Beschleunigung der Herzfrequenz.

Speziell beim Hunde zeigt die Herzfrequenz rhythmische Änderungen synchron mit der Atmung. Diese Erscheinung, von FREDERICQ analysiert und deshalb häufig als *Fredericqsche Erscheinung* bezeichnet, kann wegen des Synchronismus mit der Atmung zu den Blutdruckwellen II. Ordnung gerechnet werden. Diese FREDERICQsche Erscheinung ist sehr deutlich beim Hunde, beim Menschen und Kaninchen jedoch nicht oder nur sehr schwach vorhanden und erst bei verstärkter Atmung deutlich. Unter Narkose verschwindet sie (FOÀ). Während der Inspiration steigt die Herzfrequenz, um während der Exspiration abzufallen. Das Verhältnis der Frequenz während der Inspiration zur Frequenz während der Exspiration ist beim Hunde häufig 2 : 1 und wurde von ADUCCO[4]) sogar zu 9 : 1 gefunden.

Es wurde zuerst von FREDERICQ[5]) gezeigt, daß die nach ihm benannte Erscheinung unabhängig ist von den Atembewegungen und den Faktoren, die die mechanischen Atemwellen erzeugen, indem die Herzfrequenzänderungen auch bei Hunden bestehen bleiben, bei denen Brust und Bauch weit eröffnet sind. Auch an curarisierten Hunden ohne Atembewegungen bleibt die FREDERICQsche Erscheinung bestehen (FOÀ zitiert auf S. 1288). Da die Erscheinung aber verschwindet, sobald die Vagi durchschnitten oder durch Atropin ausgeschaltet

---

[1]) BOTTAZZI: Zur Genese der Blutdruckschwankungen dritter Ordnung. Zeitschr. f. Biol. Bd. 47, S. 487. 1906.
[2]) MASCHKE, K.: Atemschwankungen des arteriellen Blutdruckes usw. Pflügers Arch. f. d. ges. Physiol. Bd. 173, S. 205. 1919.
[3]) MOUGEOT, A. u. P. PETIT: Les ondes plethysmographiques de périodicité respiratoire etc. Cpt. rend. des séances de la soc. de biol. Bd. 85, S. 989. 1921. — MOUGEOT, A.: L'origine périphérique des ondes plethysmographiques respiratoires chez l'homme, leur identification avec les ondes de Traube-Hering. Ebenda Bd. 86, S. 364. 1922.
[4]) ADUCCO: Arch. ital. de biol. Bd. 21, S. 412. 1894.
[5]) FREDERICQ, L.: De l'influence de la respiration sur la circulation. Arch. de biol. Bd. 3, S. 55. 1882.

sind [Fredericq, Schafer[1])], so wurde von den meisten Autoren an eine periodische Tätigkeit des Vaguszentrums gedacht. Und zwar handelt es sich höchstwahrscheinlich um eine Irradiation vom Atem- auf das Herzvaguszentrum, da in gewissen Versuchsbedingungen, wie Curarisierung, ein reflektorischer Ursprung abzulehnen ist. Außerdem aber scheint diese Fredericqsche Erscheinung auch rein reflektorisch erzeugt werden zu können [Hering, Bruns[2]), Blumenfeldt und Putzig[3])]. So führt jede Entfaltung der Lungen durch Aufblasen oder durch Ansaugung zur Steigerung der Pulsfrequenz.

Es ist gelegentlich [Fredericq, Henderson und Barringer[4])] versucht worden, diejenigen Blutdruckschwankungen, die wir als mechanische Atemwellen bezeichnet haben, als Folge dieser Fredericqschen Erscheinung zu deuten. Doch ist diese Anschauung unhaltbar, indem die mechanischen Atemwellen auch auftreten, wenn die Fredericqsche Erscheinung durch Vagotomie oder durch Atropin unterdrückt wird.

Man kann dieser Fredericqschen Erscheinung insofern eine Bedeutung zuschreiben, als diese Herzbeschleunigung während der Inspiration eine Anpassung bedeutet an den während der Inspiration gesteigerten Blutzufluß zum Herzen.

d) Interferenzwellen.

Interferenzwellen von sehr kleinen Exkursionen wurden zum erstenmal von Sigmund Mayer[5]) beschrieben an curarisierten Tieren, bei denen eine langsame Herzaktion mit relativ rascher künstlicher Atmung kombiniert war. Diese Interferenzwellen von S. Mayer haben einen artifiziellen Charakter und sind ohne weitere Bedeutung. Bei normaler Atmung an Mensch und Tier wurde von Trotter, Edson und Gesell[6]) eine Interferenz zwischen Atemwellen und Blutdruckwellen I. Ordnung beschrieben, wenn die Atemfrequenz ungefähr gleich der Pulsfrequenz ist. Diese Herz-Atem-Interferenzwellen erstrecken sich über so viele Pulsschläge, daß während dieser Zeit gerade ein Atemzug mehr oder weniger erfolgt als Pulsschläge.

Die Druckschwankungen III. Ordnung.

Als Druckschwankungen III. Ordnung sind diejenigen Wellen zu bezeichnen, die unabhängig von der Herzfrequenz und unabhängig von der Atemfrequenz sind und einem langsameren Rhythmus entsprechen als die Atemwellen. Von den meisten Autoren werden diese Wellen III. Ordnung auch als Sigmund-Mayersche Wellen bezeichnet.

Dieser Benennung als Sigmund Mayersche Wellen wurde kürzlich von Halliburton[7]) entgegengetreten, da Sigmund Mayer die von ihm publizierten Wellen als mit dem Atemrhythmus zusammenhängend betrachtet. Halliburton glaubt deshalb, diese Wellen zu den Traube-Hering-Wellen rechnen zu müssen. Als Sigmund-Mayer-Wellen will Halliburton die ebenfalls von S. Mayer beschriebenen Interferenzwellen bezeichnen. Da dadurch eine Verwirrung in der Benennung entsteht, ist eine eingehende Abklärung notwendig.

Als Traube und insbesondere Hering diejenigen Wellen beschrieben, die oben als Traube-Hering-Wellen bezeichnet wurden, achteten sie nicht genügend auf die zeitliche Koinzidenz mit dem Atmungsrhythmus. Dieser Mangel findet sich auch in der Abhandlung

---

[1]) Schafer, E. S.: The influence of the respiratory movements upon the blood-pressure in the pulmonary system. Quart. journ. of exp. physiol. Bd. 12, S. 395. 1920.
[2]) Bruns: Münch. med. Wochenschr. 1913, S. 2169.
[3]) Blumenfeldt u. Putzig: Pflügers Arch. f. d. ges. Physiol. Bd. 155, S. 447. 1914.
[4]) Henderson u. Barringer: The influence of respiration upon the velocity of the blood stream. Americ. journ. of physiol. Bd. 31, S. 399. 1912.
[5]) Mayer, Sigmund: Studien zur Physiologie des Herzens und der Blutgefäße. Sitzungsberichte d. Akad. d. Wiss., Wien. Mathem.-naturw. Kl. III, Bd. 74, S. 302. 1876.
[6]) Trotter, Robert, Philip Edson u. Robert Gesell: A comparasion of the waves of blood pressure produced by slow and by rapid breathing. Proc. of the soc. f. exp. biol. a. med. Bd. 19, S. 57. 1921.
[7]) Vgl. Halliburton: Traube Waves and Mayer Waves. Quart. journ. of exp. physiol. Bd. 12, S. 227. 1920.

von S. MAYER[1]), der die Atmung nicht mitregistrierte. Aus diesem Grunde sind in den von TRAUBE, HERING und MAYER publizierten Kurven zwei verschiedene Arten von Wellen enthalten, die dort nicht auseinander gehalten werden, nämlich die mit der Atmung synchronen Traube-Hering-Wellen und Druckschwankungen III. Ordnung mit wesentlich kleinerer Frequenz als die Atmung. Daß die von MAYER publizierten Kurven hauptsächlich Wellen III. Ordnung enthalten, ist bei genauer Betrachtung offensichtlich; denn seine Wellen haben am normal atmenden Kaninchen eine Frequenz von nur 6—9 und manchmal nur von 2 pro Minute. Zudem sind in einzelnen Kurven von MAYER 6—7 Atemwellen diesen Wellen III. Ordnung superponiert (s. Abb. 318). Aus diesem

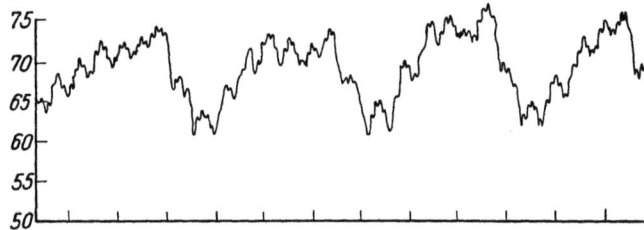

Abb. 318. Blutdruck eines spontan atmenden Kaninchens. Man erkennt die Wellen I. Ordnung (Herzaktion) als kleinste Zacken. Die Wellen II. Ordnung (synchron mit Atmung) umfassen ca. 4 Herzaktionen. Diese Wellen II. Ordnung selbst sind wiederum superponiert auf den langsamen Wellen III. Ordnung (= SIGMUND MAYERsche Wellen), die eine Frequenz von 9 pro Minute haben. Zeitmarken = 2 Sekunden. (Nach S. MAYER.)

Grunde ist die heute geläufige Bezeichnung SIGMUND MAYERsche Wellen für diese Wellen III. Ordnung gerechtfertigt und beizubehalten, wenn schon MAYER selbst die Differenzierung gegenüber den Traube-Hering-Wellen (mit Atemfrequenz) nicht durchgeführt hat. Auf keinen Fall sollten, wie HALLIBURTON vorschlägt, die ebenfalls von MAYER beschriebenen Interferenzwellen als MAYERsche Wellen bezeichnet werden. Für diese ist der von MAYER selbst gewählte Name, ,,Interferenzwellen", den ich hier akzeptiert habe, sehr geeignet.

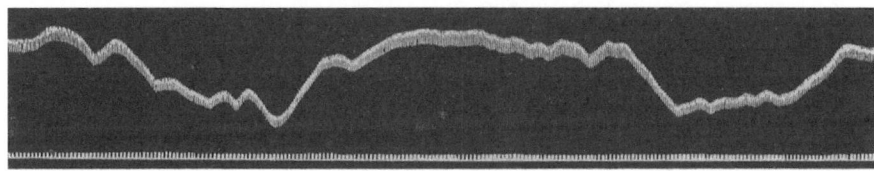

Abb. 319. Blutdruckkurve von einem curarisierten Hunde mit durchschnittenen Vagi. Künstliche Atmung mittels Lufteinblasung in die Lungen nach MELTZER-AUER. Die etwas unregelmäßigen Traube-Hering-Wellen sind auf die langsameren Wellen III. Ordnung aufgelagert.

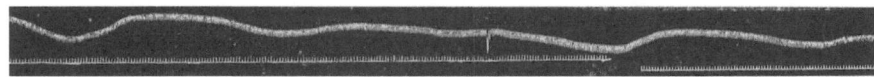

Abb. 320. stammt vom gleichen Tier nach Injektion von Chloral. Die Traube-Hering-Wellen sind verschwunden, während die Wellen III. Ordnung weiterbestehen. (Nach FOÀ.)

Diese Wellen III. Ordnung sind namentlich beim Kaninchen häufig stark ausgeprägt; sie haben gewöhnlich eine Frequenz von 6—9 pro Minute, sie können aber auch wesentlich langsamer sein (S. MAYER). Beim Kaninchen kann die Größe der Druckschwankung bis 40 mm Hg betragen. Der Rhythmus der Wellen III. Ordnung ist gelegentlich ganz regelmäßig, gelegentlich aber auch sehr unregelmäßig in bezug auf Dauer und Höhe der einzelnen Welle.

Auch am Hunde sind diese Wellen III. Ordnung von FOÀ[2]) in prägnanter Weise gefunden und von den Traube-Hering-Wellen scharf differenziert worden.

---

[1]) MAYER, SIGMUND: Studien zur Physiologie des Herzens und der Blutgefäße. Sitzungsberichte d. Akad. d. Wiss., Wien. Mathem.-naturw. Kl. III, Bd. 74, S. 302. 1876.
[2]) FOÀ, C.: Periodische Automatie des herzhemmenden und des vasomotorischen Bulbärzentrums. Pflügers Arch. f. d. ges. Physiol. Bd. 153, S. 513. 1913.

Da die Traube-Hering-Wellen eine raschere Frequenz haben, sind sie den Wellen III. Ordnung aufgelagert (Abb. 319). Eine weitere Differenzierung fand Foà insofern, als die Traube-Hering-Wellen durch Chloralnarkose zum Verschwinden gebracht werden können, während die Wellen III. Ordnung dabei bestehen bleiben (siehe Abb. 319 und 320).

Auch beim Menschen sind die Wellen III. Ordnung, namentlich bei sphygmobolometrischer Registrierung, gelegentlich sehr deutlich ausgeprägt [Hediger[1]), Mougeot und Petit[2])].

Diese Schwankungen III. Ordnung werden als Folge von Tonusschwankungen des Gefäßnervenzentrums um die Gleichgewichtslage betrachtet. Die dadurch hervorgerufenen rhythmischen Kontraktionen der Körperarterien, die in den spontanen Querschnittsschwankungen der Arterien des Kaninchenohres gut sichtbar sind, führen, wenn eine größere Zahl von Arterien gleichzeitig von einem constrictorischen Impuls getroffen wird, zu diesen Blutdruckschwankungen III. Ordnung. Da die Arterien auch bei nervöser Isolierung vom Vasomotorenzentrum noch spontane Querschnittsschwankungen zeigen, ist es möglich, daß auch die Peripherie unabhängig vom Vasomotorenzentrum solche Wellen III. Ordnung erzeugen kann (Foà).

Auch ist es möglich, daß langsame spontane Intensitätsschwankungen der Herzaktion bei der Entstehung der Wellen III. Ordnung mitbeteiligt sind.

Im folgenden ist eine Übersicht über die Einteilung und Benennung der Blutdruckwellen gegeben.

Übersicht der Blutdruckwellen.

I. Wellen I. Ordnung: Synchron mit Herzaktion.

II. Wellen II. Ordnung: Alle Wellen, die synchron mit der Atmung sind.

a) Mechanische Atemwellen: Durch die bei der Atmung mechanisch wirksamen Faktoren bedingt.

b) Traube-Hering-Wellen: Vasomotorische Wellen, durch Irradiation vom Atem- auf das Gefäßnervenzentrum bedingt und deshalb synchron mit dem Atmungsrhythmus.

c) Fredericqsche Erscheinung: Inspiratorische Beschleunigung und exspiratorische Verlangsamung der Herzaktion, durch Irradiation vom Atmungs- auf das Herzvaguszentrum bedingt unter eventueller Mitwirkung von Reflexen, die von der Lunge ausgehen.

d) Interferenzwellen zwischen Wellen I. und Wellen II. Ordnung.

III. Wellen III. Ordnung: Vasomotorische Wellen mit langsamerer Frequenz als die Atmung. Sie werden auch als Sigmund Mayersche Wellen bezeichnet.

6. Der Blutdruck in den Capillaren.

In bezug auf die Größe und das Verhalten des capillären Blutdrucks sind wir sehr viel weniger gut orientiert als über den arteriellen Blutdruck, insbesondere deshalb, weil die verfügbaren Methoden, mit zahlreichen Fehlern behaftet, nur ungefähre Werte liefern. Die erste Methode der Capillardruckbestimmung stammt von v. Kries[3]) und beruht darauf, daß die Haut an einer Körperstelle durch ein kleines Glasplättchen so stark belastet wird, bis sie infolge Kompression der Capillaren abblaßt. Es wird dabei die Annahme gemacht, daß die

---

[1]) Hediger, St.: Die isotonische Registrierung des Pulses usw. Schweiz. med. Wochenschrift 1922, Nr. 43.
[2]) Mougeot u. Petit: Sur les variations de deuxième et de troisième ordre de la pression artérielle chez l'homme d'après l'oscillographie. Cpt. rend. des séances de la soc. de biol. Bd. 85, S. 78. 1921.
[3]) v. Kries: Ber. d. sächs. Ges. d. Wiss., mathem.-physik. Kl. 1875, S. 148.

Capillaren dann kollabieren, wenn der äußere Belastungsdruck gleich dem Innendruck ist. Von Kries selbst hat die Fehler seiner Methode erkannt und betont, daß die erhaltenen Werte von 30—40 mm Hg nur approximative Resultate darstellen. Diese Zahlen sind namentlich deshalb zu groß, weil ein Teil des aufgewendeten Drucks zur Kompression und Deformation der Haut verwendet wird. Zudem ist die Druckbelastung der zentralen und peripheren Hautstellen eine sehr verschiedene.

Eine wesentliche Verbesserung bedeuten diejenigen Methoden, bei denen der äußere Druck nicht durch ein Glasplättchen, sondern durch Luft oder Flüssigkeit bewerkstelligt wird, deren Druck manometrisch gemessen wird. Dabei wird der ganze zu untersuchende Finger in eine Kammer von erhöhtem Druck gesteckt, oder der erhöhte Druck wirkt durch eine dünne, durchsichtige Goldschlägerhaut hindurch auf die zu untersuchende Hautstelle. Als Capillardruck wird dann derjenige Druck genommen, bei dem gerade ein merkbares Abblassen der Hautstelle eintritt [Basler[1])], oder bei dem die Haut nach vollständigem Blaßsein bei Druckerniedrigung wieder rot wird [v. Recklinghausen[2])]. Von Recklinghausen fand damit Werte von ca. 55 mm Hg, die zweifellos viel zu hoch sind, Basler dagegen einen Mittelwert von nur 6,9 mm Hg. Mit der Baslerschen Methode fand Goldmann[3]) den capillären Druck zu 4,4—6,6, im Mittel zu 6,2 mm Hg. Die Schwierigkeit dieser Methode besteht darin, daß wir nicht wissen, welche Gefäße beim Einsetzen der eben merkbaren Abblassung kollabieren. Es ist viel wahrscheinlicher, daß dies nicht die Capillaren, sondern der venöse subpapilläre Plexus ist. Da hier aber der Druck niedriger als in den Capillaren ist, werden dadurch zu kleine Werte erhalten. Anderseits aber treibt die notwendige Überwindung des Hautwiderstandes die Werte in die Höhe. Ein weiterer Fehler der Abblassungsmethode, auf den Hill[4]) hinweist, beruht darin, daß eine zu große Hautfläche zu lange komprimiert wird, wodurch Stauung des Blutes und Druckerhöhung eintritt..

Deshalb ist denjenigen Methoden der Vorzug einzuräumen, bei denen als Indicator nicht das Abblassen der Haut, sondern das Sistieren der Blutströmung in mikroskopisch beobachteten Capillaren verwendet wird. Es ist das Verdienst von Lombard[5]), diese Methode der Capillarmikroskopie eingeführt und auch für die Capillardruckmessung verwendet zu haben. Sie wurde dann verwendet und modifiziert von Basler[6]) und Kylin[7]). Mit dieser Methode wurden für den Capillardruck gefunden: 8—14 mm Hg von Kylin[7]) und Göbel[8]), und durchschnittlich 11 mm Hg von Secher[9]).

---

[1]) Basler, A.: Untersuchungen über den Druck in den kleinsten Blutgefäßen der menschlichen Haut. Pflügers Arch. f. d. ges. Physiol. Bd. 147, S. 393. 1912.

[2]) Recklinghausen, H. v.: Unblutige Blutdruckmessung. Arch. f. exp. Pathol. u. Pharmakol. Bd. 55, S. 490. 1906.

[3]) Goldmann, E.: Beeinflussung des Blutdruckes in den Capillaren der Haut durch verschiedene Temperaturen. Pflügers Arch. f. d. ges. Physiol. Bd. 159, S. 51. 1914.

[4]) Hill, L. u. James M. McQueen: The measurement of capillary blood-pressure in man. Brit. journ. of exp. pathol. Bd. 2, S. 1. 1921.

[5]) Lombard, W. P.: The blood pressure in the Arterioles, capillaries and small veins of the human skin. Americ. journ. of physiol. Bd. 29, S. 335. 1912.

[6]) Basler, A.: Ein Apparat zur Messung des Blutdruckes in der Capillarschlinge der Cutispapillen. Pflügers Arch. f. d. ges. Physiol. Bd. 173, S. 389. 1919.

[7]) Kylin, E.: Studien über das Verhalten des Capillardruckes im besonderen bei arteriellen Blutdrucksteigerungen. Zentralbl. f. inn. Med. Bd. 41, S. 505. 1920 und Bd. 42, S. 785. 1921. — Kylin, E.: On clinical determination of capillary tension. Acta med. scandinav. Bd. 57, S. 566. 1923.

[8]) Göbel, I.: Über die Schwankungen im Capillardruck. Klin. Wochenschr. Jg. 2, S. 2279. 1923.

[9]) Secher, K.: Klinische Capillaruntersuchungen. III. Ugeskrift f. laeger Jg. 83, S. 899. 1921.

Die gleiche Methode verwendeten DANZER und HOOKER[1]) und LIEBESNY[2]); aber als Kriterium nahmen sie nicht das Sistieren des Blutstroms bei Druckerhöhung, sondern das Einströmen des Blutes in die Capillaren bei Druckerniedrigung in der Kammer. Dabei erhielten DANZER und HOOKER für den mittleren Capillardruck 22,2 mm Hg und LIEBESNY an 42 kreislaufgesunden Personen Werte von 25—40 mm Hg. Diese Modifikation der Methode gibt aber zweifellos viel zu hohe Werte, da eine Stauung des Blutes mit Druckanstieg erzeugt wird.

Der Fehler, der durch die nötige Überwindung des Hautwiderstandes resultiert, haftet aber auch noch der LOMBARDschen Methode und ihrer Modifikation an. Deshalb versuchten HILL und MC QUEEN[3]) den Hautwiderstand zu bestimmen und vom direkt gemessenen Capillardruck in Abzug zu bringen. Dadurch erhielten sie einen Druck von nur 7,5—9 mm Hg in den kleinen Arterien und noch weniger für den Capillardruck.

Wenn auch die heute vorliegenden Capillardruckbestimmungen zuverlässiger sind als die mit der v. KRIESschen Methode ausgeführten, so sind sie doch noch keineswegs exakt, wie die Abweichungen der einzelnen Autoren zeigen. Deshalb wurde versucht, durch blutige Bestimmung ein objektives Urteil zu erhalten. Dabei erhielt BASLER[4]) durch Messung des Druckes des aus einer Stichwunde ausfließenden Blutes 6,6—9,5 mm Hg. Dieser Wert bedeutet somit den Blutdruck der dabei eröffneten kleinsten Gefäße der Haut. CARRIER und REHBERG[5]) stachen unter dem Mikroskop feine Glascapillaren in die Blutcapillaren des Nagelfalzes und bestimmten den Überdruck, bei dem eben kein Blut mehr in das Glasröhrchen eintritt. Sie fanden damit bei Lagerung der Hand 8 cm unter der Clavicula einen Capillardruck von nur 4,4 mm Hg.

Werte von nur 5 mm Hg scheinen indessen entschieden als zu klein, um als Normalwert zu gelten, da der Druck in den Venen des Handrückens gewöhnlich größer als 5 mm Hg gefunden wird. *Der normale Capillardruck dürfte somit, unter Ausschaltung des hydrostatischen Drucks gemessen, zwischen 6—14 mm Hg liegen.*

Das *Alter* scheint auf den Capillardruck ohne Einfluß zu sein; beim Säugling fand ROMINGER[6]) [7]) einen Mittelwert von 8,5 mm Hg.

Die *Schwankungen des Capillardrucks* im Verlauf der Untersuchung und im Verlauf des Tages sind nur gering [DANZER und HOOKER[1])]. Sie betragen nach ROMINGER und GÖBEL[8]) nur ca. 2—3 mm Hg.

Der arterielle Blutdruck hat keinen sicheren Einfluß auf den Capillardruck. Beide können sich parallel oder auch gegensinnig ändern [ROMINGER[7]), KYLIN[9])].

---

[1]) DANZER u. D. R. HOOKER: Determination of the capillary blood pressure in man with the micro capillary tonometer. Americ. journ. of physiol. Bd. 52, S. 136. 1920.

[2]) LIEBESNY, P.: Untersuchungen über die Capillardruckmessung. Pflügers Arch. f. d. ges. Physiol. Bd. 198, S. 215. 1923.

[3]) HILL u. MC QUEEN: Measurement of the capillary pressure in man. Journ. of physiol. Bd. 54, S. CXXXIII. 1921.

[4]) BASLER, A.: Pflügers Arch. f. d. ges. Physiol. Bd. 157, S. 345. 1914.

[5]) CARRIER u. REHBERG: Capillary and venous pressure in man. Skandinav. Arch. f. Physiol. Bd. 44, S. 20. 1923.

[6]) ROMINGER, E.: Über den arteriellen Blutdruck und den Capillardruck im Kindesalter. Arch. f. Kinderheilk. Bd. 73, S. 81. 1923.

[7]) ROMINGER, E.: Untersuchungen über den Capillardruck bei Kindern. Monatsschr. f. Kinderheilk. Bd. 24, S. 631. 1923.

[8]) GOEBEL, I.: Über die Schwankungen im Capillardruck. Klin. Wochenschr. Jg. 2, S. 2279. 1923.

[9]) KYLIN, E.: Eine Modifikation meines Capillardruckmessers sowie Referat der SECHERschen Nachuntersuchungen mit diesem Messer. Zentralbl. f. inn. Med. Bd. 42, S. 785. 1921.

Auch starke Veränderungen des Herzschlagvolumens und des Pulsvolumens sind ohne deutlichen Einfluß auf den Capillardruck (LIEBESNY).

Daß Behinderung des venösen Abflusses den Capillardruck in die Höhe treibt, ist klar und schon von v. KRIES und jüngstens wieder von DANZER und HOOKER bestätigt worden.

Hingegen ändert sich der an der Hand gemessene Capillardruck, wenn die Hand verschiedenen Temperaturen ausgesetzt wird [SCHILLER[1])]. Nach GOLDMANN[2]) ist eine Umgebungstemperatur von 25—30° indifferent. Wird die Temperatur über 30° erhöht oder unter 25° erniedrigt, so wird der Capillardruck in beiden Fällen erhöht.

7. Der Blutdruck in den Venen.

Da das Blut nur bei Existenz eines Druckgefälles strömt, so muß der Druck in Venen niedriger sein als in den Capillaren, und zwar um so niedriger, je näher die betreffende Vene dem Herzen ist. Bei sämtlichen Venendruckmessungen — blutigen und unblutigen — ist selbstverständlich streng darauf zu achten, daß der untersuchte Venenpunkt sich auf Herzhöhe, am besten auf Höhe des rechten Vorhofs, befindet, da sonst der hydrostatische Druck das Resultat fälscht. Bei blutigen Messungen muß zudem die Kanüle wandständig sein, damit keine Stauung des Blutes stattfindet.

Vergleichende Untersuchungen über den Druck in verschiedenen Venen wurden von BURTON-OPITZ[3]) am Hunde ausgeführt. Seine Resultate sind in Tabelle 14 wiedergegeben. In den Hirnvenen fand HILL[4]) beim morphinisierten Hunde 5—10 mm Hg.

Tabelle 14. **Druck in verschiedenen Venen des Hundes.**

Vena facialis sin.	5,1 mm Hg
Vena jugularis ext. sin.	0,4 mm Hg
Vena jugularis ext. dext.	−0,1 mm Hg
Vena cava sup. (peripher)	−1,4 mm Hg
Vena cava sup. (zentral)	−2,8 mm Hg
Vena femoralis sin.	5,4 mm Hg
Vena femoralis dext.	5,4 mm Hg
Vena saphena sin.	7,4 mm Hg
Vena brachialis dext.	3,9 mm Hg
Vena portae	8,9 mm Hg
Vena mesenterica	14,7 mm Hg
Vena gastro-lienalis	10,1 mm Hg
Vena renalis	10,9 mm Hg

Für die *Venendruckmessung beim Menschen* wurde am häufigsten die unblutige Methode verwendet, wobei derjenige äußere Druck bestimmt wurde, bei dem die untersuchte Vene kollabiert. Damit fand BASCH[5]) an den Venen des Handrückens einen durchschnittlichen Druck von 10,7 mm Hg. Am gleichen Ort fanden ebenfalls mit der unblutigen Methode BRISCOE[6]) 8 mm Hg und

---

[1]) SCHILLER, W.: Über den Einfluß der Temperatur auf den Druck in den Capillaren der Haut. Zentralbl. f. Physiol. Bd. 24, S. 391. 1911.

[2]) GOLDMANN, E.: Beeinflussung des Blutdruckes in den Capillaren der Haut durch verschiedene Temperaturen. Pflügers Arch. f. d. ges. Physiol. Bd. 159, S. 51. 1914.

[3]) RUSSELL BURTON-OPITZ: Über die Strömung des Blutes in dem Gebiete der Pfortader. Pflügers Arch. f. d. ges. Physiol. Bd. 129, S. 216. 1909.

[4]) HILL, L.: Hunterian oration on blood vessels and pressure. Lancet Bd. 198, S. 359. 1920.

[5]) v. BASCH: Wien. med. Presse 1904, S. 911; Arch. des sciences biol. Bd. 11, Suppl. S. 117. 1904.

[6]) BRISCOE, G.: Observations on venous and capillary pressures. Heart Bd. 7, S. 35. 1918.

HOOKER[1]) 6—19 mm Hg, wobei aber die Werte von HOOKER, wie er selbst angibt, infolge der angewandten Technik zu hoch sind.

Am Oberarm fanden mittels einer unblutigen Methode FRANK und REH[2]) einen Venendruck von 0,7—4,4 mm Hg.

Blutige Venendruckmessungen am Menschen durch Einstich einer Kanüle in die Vena mediana des Armes sind ausgeführt worden von MORITZ und v. TABORA[3]), ELPERS[4]) und VILLARET[5]). MORITZ und TABORA erhielten dabei an über 100 Individuen Werte zwischen 0,7 und 6,6 mm, gewöhnlich 3—6 mm Hg bei einem Mittelwert ihrer Bestimmungen von 3,8 mm Hg. ELPERS erzielte mit der gleichen Methode an 55 Herzgesunden Werte zwischen 1,5 und 8,8 mm bei einem Mittel von 4,8 mm Hg. Wesentlich höher sind die Zahlen von VILLARET, der für Männer 9,5 und für Frauen 8,8 mm Hg findet. In der Vena portae ist der Druck, da das Blut noch ein Capillarsystem zu passieren hat, höher; er wurde von SCHMID[6]) bei Hunden zu 6—20 mm Hg gefunden.

Die *Schwankungen des Venendrucks* bei der gleichen Versuchsperson im Verlauf von Tagen und Wochen sind nur sehr gering und betragen ca. 0,7—1,5 mm Hg.

Der Einfluß des Alters auf den Venendruck ist noch nicht abgeklärt. Während HOOKER ein ausgeprägtes Anwachsen des Venendruckes mit zunehmendem Alter feststellte (unblutige Methode), findet ELPERS bei blutiger Bestimmung keine Abhängigkeit vom Alter, und RÖTHLISBERGER[7]) konstatiert im Gegenteil eine Abnahme im Alter.

Arbeit treibt den Venendruck in die Höhe. Die Zunahme kann 100 und mehr Prozent betragen (HOOKER, ELPERS). Hingegen scheint der Venendruck vom arteriellen Druck unabhängig zu sein.

Von Einfluß sind Temperaturänderungen. Nach ELPERS steigt der Venendruck durch eine kalte Packung um durchschnittlich 27% und im Schwitzbade um durchschnittlich 77%.

Die Schwankungen des venösen Blutdruckes.

Die Ursachen, die die Höhe des venösen Blutdrucks verändern können, sind mannigfacher Art. Von Einfluß ist einmal das gesamte Blutvolumen, das sich im Venensystem befindet. Vergrößerung dieses Blutvolumens, wie bei Infusion einer reichlichen Menge Blut oder Kochsalzlösung, treibt den venösen Blutdruck in die Höhe [PLUMIER[8])]. In gleichem Sinne kann auch eine über weite Gebiete ausgebreitete Arterienkontraktion wirken, indem das dadurch verdrängte Blut das Füllungsvolumen der Venen erhöht. So beobachtete ROSENOW[9]), daß Adrenalineinspritzung den venösen Blutdruck erhöht. Umgekehrt setzen stärkere Blutentziehungen wegen Verkleinerung des Füllungsvolumens der Venen den venösen Blutdruck herab.

---

[1]) HOOKER, D. R.: The influence of age upon the venous blood pressure in man. Americ. journ. of physiol. Bd. 40, S. 43. 1916.

[2]) FRANK u. REH: Eine graphische Methode zur unblutigen Bestimmung des Venendruckes am Menschen. Zeitschr. f. exp. Pathol. u. Therap. Bd. 10, S. 241. 1912.

[3]) MORITZ u. v. TABORA: Über eine Methode, beim Menschen den Druck in oberflächlichen Venen exakt zu bestimmen. Dtsch. Arch. f. klin. Med. Bd. 98, S. 475. 1909.

[4]) ELPERS, L.: Venendruckmessungen nach MORITZ und TABORA. Inaug.-Dissert. Kiel 1911.

[5]) SCHMID: Pflügers Arch. f. d. ges. Physiol. Bd. 126, S. 165. 1905.

[6]) VILLARET, M., FR. SAINT-GIRONS u. G. JACQUEMIN-GUILLAUME: Contribution à l'étude clinique de la tension veineuse. Cpt. rend. des séances de la soc. de biol. Bd. 84, S. 80. 1921.

[7]) RÖTHLISBERGER, P.: Sur une nouvelle méthode pour la détermination de la pression veineuse. Rev. méd. de la Suisse Romande Bd. 41, S. 348—354. 1921.

[8]) PLUMIER: Arch. internat. de physiol. Bd. 8, S. 28.

[9]) ROSENOW, GEORG: Über die Wirkung von Gefäßmitteln auf den Venendruck des Menschen. Zeitschr. f. d. ges. exp. Med. Bd. 10, S. 333 u. S. 344. 1920.

Wenn die Einströmung des venösen Blutes ins rechte Herz behindert oder aufgehoben wird, so staut sich das venöse Blut, und der Venendruck steigt. So fand BURTON-OPITZ[1]), daß bei Vagusreizung wegen des Herzstillstandes der Druck in der Vena jugularis ext. von 0,2 auf 3,6 mm Hg ansteigt. Ebenso können Hustenstöße oder der VALSALVAsche Versuch (kräftige Exspirationsbewegung bei geschlossener Stimmritze) wegen Behinderung des venösen Zuflusses zum Herzen den Venendruck bis auf 30 mm Hg emportreiben (MORITZ und TABORA, zit. auf S. 1296). Der gleiche Mechanismus liegt vor bei der Drucksteigerung in den Venen durch Lungenaufblasung, indem durch die Kompression der Lungencapillaren der Blutstrom gehemmt und das Blut in den Venen gestaut wird. Auch wenn der Druck in der Perikardialhöhle gesteigert wird, steigt der venöse Druck, weil die Füllung des rechten Vorhofs gehemmt wird [BURTON-OPITZ[2]), KERPPOLA und WALLE[3])]. Umgekehrt erzeugen diejenigen Faktoren, die ceteris paribus das Minutenvolumen des Herzens vergrößern, eine Senkung des venösen Drucks. In diesem Sinne wirkt die Herzbeschleunigung nach Vagusdurchschneidung [DE JAGER[4])]. BURTON-OPITZ erhielt z. B. durch Vagusdurchschneidung eine Senkung des Druckes in der Vena jugularis ext. von + 0,2 auf − 0,4 mm Hg.

Der in einer Vene gemessene Druck ist, sofern der Venenquerschnitt konstant bleibt, auch abhängig von dem Minutenvolumen in der betreffenden Vene. Steigt dieses bei Erweiterung der korrespondierenden Arterie an, so muß sich der Venendruck erhöhen. Wird umgekehrt das Minutenvolumen verkleinert, z. B. durch Kompression der Arterie, so sinkt der Druck in der zugehörigen Vene.

Der in bezug auf Atmosphärendruck negative intrathorakale Druck erzeugt dauernd eine Aspiration des Venenblutes in die intrathorakalen Venen und setzt deshalb den Venendruck herab. Wenn durch Eröffnung der Brusthöhle der negative intrathorakale Druck aufgehoben wird, so muß deshalb der Venendruck ansteigen. So stieg in Versuchen von BURTON-OPITZ am Hunde der Druck in der Vena cava sup. durch Eröffnung der Brusthöhle von − 2,2 auf + 2,4 mm Hg.

Beträchtliche *Variationen des Venendrucks werden durch die Atmung* erzeugt. Der bei der Inspiration stärker negativ werdende intrathorakale Druck pflanzt sich auf die zentralen Venen fort und läßt dort während der Inspiration den Venendruck negativ werden, d. h. unter Atmosphärendruck sinken, weshalb bei Eröffnung der herznahe gelegenen Venen Luftaspiration eintritt. Während der Exspiration hingegen wird durch den höheren intrathorakalen Druck der venöse Zufluß zum Herzen verlangsamt, und der Venendruck steigt an. Die Größe dieser Druckvariationen in den Venen variiert vollständig mit der Intensität der intrathorakalen Druckschwankungen, also mit der Tiefe und Geschwindigkeit der Respiration. Diese respiratorischen Schwankungen des Venendrucks sind stark ausgeprägt in den großen herznahe gelegenen Venen und werden um so schwächer, je weiter die untersuchte Vene vom Herzen entfernt ist.

In umgekehrten Sinne hingegen bewegen sich *die respiratorischen Venendruckschwankungen an den unteren Extremitäten*. Die Ursache davon sind die intraabdominalen Druckschwankungen bei der Atmung. Bei Zunahme des Druckes in der Bauchhöhle werden nämlich die intraabdominalen Venen, worunter speziell die Vena abdominalis, komprimiert und dadurch der Rückfluß des Blutes aus den hinteren Extremitäten gehemmt. Als Konsequenz dieser Stauung muß eine Druckerhöhung in den Femoralvenen resultieren, die um so größer ausfällt, je stärker der intraabdominale Druck gesteigert wird. Da bei ausgeprägter

---

[1]) BURTON-OPITZ, R.: Americ. journ. of physiol. Bd. 9, S. 198. 1903.
[2]) BURTON-OPITZ, R.: Americ. journ. of physiol. Bd. 45, S. 67. 1917.
[3]) KERPPOLA u. WALLE: Skandinav. Arch. f. Physiol. Bd. 36, S. 278. 1917.
[4]) DE JAGER: Journ. of physiol. Bd. 7, S. 173. 1885.

diaphragmatischer Atmung der intraabdominale Druck bei der Inspiration ansteigt, so resultiert dabei wegen des gehemmten Rückflusses ein Anstieg des Femoralvenendrucks während der Inspiration [Wertheimer[1]), Eppinger und Hofbauer[2])]. Die respiratorischen Druckschwankungen in den zentralen Venen und in der Vena femoralis verlaufen in diesen Fällen in umgekehrter Richtung, nämlich inspiratorische Drucksenkung in den zentralen Venen, aber inspiratorischer Druckanstieg in den Venen der hinteren Extremitäten.

8. Der Blutdruck in vergleichend physiologischer Beziehung.

Die starken individuellen Schwankungen, die der arterielle Blutdruck beim Menschen aufweist, zeigen sich auch bei Tieren, weshalb ein zuverlässiger Wert des normalen Blutdrucks nur durch Serienbestimmungen gewonnen werden kann. Da große Serienmessungen bei Tieren nur selten zur Ausführung gelangten, sind die unten aufgeführten Blutdruckwerte meistens nur ungefähre. Hingegen sind die Schwankungen des Blutdrucks am gleichen Individuum während Tagen und Wochen gering, sofern immer unter denselben Bedingungen gemessen wird. So schwankte in einem Versuche von Pawlow[3]) am dressierten unnarkotisierten Hunde der arterielle Druck bei 5 Messungen innert 21 Tagen nur um 3 mm Hg.

Der arterielle Blutdruck bei Wirbellosen.

Bei den Wirbellosen wurden, je nach Tierart, sehr verschieden hohe Blutdruckwerte gefunden. Beim Hummer fanden v. Brücke und Satake[4]) als Mittelwert des arteriellen Druckes nur 8,5 mm Hg, wobei der Pulsdruck 0,7 bis 1,5 mm Hg betrug. Bei Anodonta wurde von Willem und Minne[5]) ein systolischer Druck im Herzen von 2,6 mm Hg beobachtet.

Bei den Cephalopoden sind von Fredericq[6]) und Fuchs[7]) Blutdruckbestimmungen ausgeführt worden. Bei Octopus vulgaris fand Fredericq in der Art. cephalica einen Druck von durchschnittlich 50—80 mm Hg. Fuchs findet für Octopus vulgaris und Eledone moschata einen Druck von 25—80 mm bei einem Mittelwert von ca. 40 mm Hg. Der Pulsdruck ist gewöhnlich 10 mm, kann aber bis 25 mm Hg betragen.

Der arterielle Blutdruck bei den poikilothermen Wirbeltieren.

Bei Fischen beträgt der Druck, nach dem Herzen gemessen, ca. 37 mmHg, nach den Kiemen gemessen aber nur noch ca. 8 mm Hg [Brünings[8])]. Schönlein[9]) fand am Torpedo gewöhnlich 16—18 mm Hg. Der Aal hingegen besitzt einen höheren Druck von 65—70 mm Hg [Légerot und Jolyet[10])]. In der Bauchaorta des Salmes fand Greene[11]) sogar Druckwerte von 47—120 mm Hg.

---

[1]) Wertheimer: Arch. de physiol. 1895, S. 118.
[2]) Eppinger u. Hofbauer: Zeitschr. f. klin. Med. Bd. 72, S. 154. 1911.
[3]) Pawlow, J.: Über die normalen Blutdruckschwankungen beim Hunde. Pflügers Arch. f. d. ges. Physiol. Bd. 20, S. 216. 1879.
[4]) Brücke, E. Th. v. u. J. Satake: Der arterielle Blutdruck des Hummers. Zeitschr. f. allg. Physiol. Bd. 14, S. 33. 1912.
[5]) Willem u. Minne: Mém. cour. publ. par l'acad. royal des sciences de Belgique. 4°. Bd. 57, Nr. 4, S. 8. 1898.
[6]) Fredericq, L.: La physiologie du poulpe commun. Arch. de zool. exp. Bd. 7, S. 560. 1878.
[7]) Fuchs, S.: Kreislauf bei den Cephalopoden. Pflügers Arch. f. d. ges. Physiol. Bd. 60, S. 173. 1895.
[8]) Brünings, W.: Kreislauf der Fische. Pflügers Arch. f. d. ges. Physiol. Bd. 75, S. 599. 1899.
[9]) Schönlein, K.: Blutkreislauf bei Fischen. Zeitschr. f. Biol. Bd. 32, S. 521. 1895.
[10]) Légerot u. Jolyet: Cpt. rend. des séances de la soc. de biol. 1872, S. 131 u. 234.
[11]) Greene: Bull. of the Bureau of Fisheries Bd. 24, S. 437. 1904.

Bei den Amphibien sind folgende Werte gefunden worden (Tabelle 15):

Tabelle 15.

Tier	Druck in mm Hg	Bemerkungen	Autor
Bufo terrestris	44	In Cruralis, Pulsdruck im Arcus aortae 16 mm Hg	Hofmeister[1]
Frosch	37—55	mittlerer Druck	Klug[2]
Frosch	40—50	Kanüle im Truncus arteriosus und Ductus aorticus	Jacobj[3]
Frosch	20—30	Kanüle im linken Aortenast	Straub[4]
Rana esculenta ...	40—60	In Aorta; Pulsdruck 10 bis 20 mm Hg	Schulz[5]
Frosch	30	mittlerer arterieller Druck	Kuno[6]
Winterfrosch	26	Messung im linken Truncus arteriosus Pulsdruck 3 mm Hg	Tawaststjerna[7]
Frosch	37	Durchschnittswert	

Für die Reptilien sind die Daten in Tabelle 16 zusammengestellt.

Tabelle 16.

Tier	Druck in mm Hg	Bemerkungen	Autor
Schildkröte, Süßwasser	30	—	Légerot u. Jolyet, zitiert auf S. 1298
Testudo graeca	30—50	—	
Schildkröte	23	—	Edwards[8]
Schlangen	65—70	—	Légerot u. Jolyet
Ringelnatter	70	—	"
Ringelnatter	83—95	Pulsdruck 15% des diastol. Druckes	Hofmeister[1] "

Eine klare Abhängigkeit des arteriellen Drucks von der Körpergröße der verschiedenen Arten oder gar von der phylogenetischen Entwicklungsstufe ist aus den vorhandenen Daten nicht offensichtlich.

Der arterielle Blutdruck der Vögel.

An Vögeln sind einige wenige, aber eingehende Blutdruckbestimmungen ausgeführt worden, die den relativ sehr hohen Blutdruck der Vögel demonstrieren. So fanden Riddle und Mathews[9] an der Ente durchschnittlich 159, bei der Gans 151 und beim Hahn 131 mm Hg, wobei die Druckmessung unter Äther-

---

[1]) Hofmeister, F.: Kreislauf der Kaltblütler. Pflügers Arch. f. d. ges. Physiol. Bd. 44, S. 367. 1889.

[2]) Klug: Arch. f. (Anat. u.) Physiol. 1880, S. 481.

[3]) Jacobj: Physiologie des Herzens usw. Arch. f. exp. Pathol. u. Pharmakol. Bd. 44, S. 377. 1900.

[4]) Straub, W.: Dynamik des Froschventrikels usw. Zeitschr. f. exp. Pathol. u. Therap. Bd. 1, S. 489. 1905.

[5]) Schulz, F. N.: Blutdruckregulation bei Rana esculenta. Zentralbl. f. Physiol. Bd. 19, S. 302. 1905.

[6]) Kuno, Y.: Blutdruck des Frosches. Pflügers Arch. f. d. ges. Physiol. Bd. 158, S. 1. 1914.

[7]) Tawaststjerna, A.: Kreislauf des Winterfrosches. Skandinav. Arch. f. Physiol. Bd. 36, S. 12. 1918.

[8]) Edwards, D. J.: Vasomotor Phenomena in the turtle. Americ. journ. of physiol. Bd. 33, S. 243. 1914.

[9]) Riddle, O. u. S. A. Mathews: Blood pressures of birds. Americ. journ. of physiol. Bd. 19, S. 108. 1907.

narkose meistens in der Carotis ausgeführt wurde. An der Taube fand ROGERS[1]) als Mittel zwischen systolischem und diastolischem Druck in der Brachialarterie durchschnittlich 118 mm Hg.

Die zahlreichen Untersuchungen von STÜBEL[2]), die den Carotisdruck bei den verschiedensten Vögeln im unnarkotisierten Zustand bei gleichzeitiger Berücksichtigung des Körpergewichts betreffen, sind in Tabelle 17 wiedergegeben. Es sind darin die Durchschnittswerte und ferner der gefundene kleinste und größte Druckwert in Millimeter Hg angegeben.

Tabelle 17.

Tierart	Zahl der Versuchstiere	Körpergewicht in g	Blutdruck in mm H g	Kleinster Druck	Größter Druck
Truthahn	1	8750	193	—	—
Geier	1	8310	171	—	—
Ente	5	2304	162	145	177
Hahn	10	2190	196	176	208
Henne	19	1770	164	126	215
Habicht	1	960	178	—	—
Milan	1	950	194	—	—
Stockente	4	785	179	152	204
Bussard	5	658	171	129	227
Sturmmöve	4	388	179	159	206
Nebelkrähe	4	360	147	129	158
Saatkrähe	5	341	151	121	184
Taube	1	237	145	—	—
Rötelfalke	1	159	103	—	—
Dohle	2	140	119	114	124

Aus den Untersuchungen von STÜBEL (Tabelle 17) geht hervor, daß der Blutdruck bei kleinen Vögeln wesentlich niedriger ist als bei großen. Die Vogelarten unter 500 g Körpergewicht ergeben einen Durchschnittswert von 140 mm H, die Arten über 500 g Körpergewicht hingegen 179 mm Hg. Bei manchen Versuchen stieg der Blutdruck ohne erkennbare Ursachen stark an und konnte 230—267 mm Hg erreichen.

Der arterielle Blutdruck der Säugetiere.

Vergleichend-physiologische Blutdruckbestimmungen hat in größerem Maßstab schon VOLKMANN[3]) ausgeführt. Seine Resultate sind zusammen mit denjenigen der späteren Untersucher in Tabelle 18 zusammengestellt.

[Über den arteriellen Druck in der Schwanzarterie des Pferdes siehe FONTAINE[4]) und in der Schwanzarterie des Rindes siehe GÖTZE[5])].

Wie aus Tabelle 18 ersichtlich ist, steigt der arterielle Blutdruck mit zunehmendem Körpergewicht der Tierart.

Auch der Druck in der Lungenarterie variiert, gleichsinnig mit dem Körpergewicht. Wenn aus den Daten der Tabelle 12 auf S. 1282 die Mittelwerte des Pulmonaldrucks berechnet werden, so erhält man für das Kaninchen 13,7, für die Katze 16,0, für den Hund 22,9 und für das Pferd ca. 45 mm Hg Druck in der Art. pulmonalis.

---

[1]) ROGERS, E. T.: Americ. journ. of physiol. Bd. 54, S. 355. 1921.
[2]) STÜBEL, HANS: Blutkreislauf bei verschiedenen Vogelarten usw. Pflügers Arch. f. d. ges. Physiol. Bd. 135, S. 261. 1910.
[3]) VOLKMANN: Die Hämodynamik. Leipzig 1850.
[4]) FONTAINE, J.: Die arterielle Blutdruckmessung beim Pferde. Arch. f. (Anat. u.) Physiol. 1919, S. 217.
[5]) GÖTZE, R.: Über indirekte Blutdruckmessungen an Haustieren, insbesondere an Rindern. Berlin. tierärztl. Wochenschr. Bd. 36, S. 293 u. 307. 1920.

Tabelle 18.

Tier	Mittel der Beobachtungen in mm Hg	Kleinster Druck	Größter Druck	Bemerkungen	Autor
Pferd	228	150	321	Die niedrigeren Werte alter Tiere sind weggelassen	siehe VOLKMANN
Schaf	177	156	206	,,	,,
Schaf	110 (systolisch)	—	—	diastol. Druck 52	MAC WILLIAM[2])
Schaf	110	—	—	Mitteldruck zwisch. systol. u. diastolisch	DRESBACH[3])
Kalb	157	133	177	—	VOLKMANN
Ziege	135	—	—	nur 1 Tier	,,
Ziege	126	—	—	nur 1 Tier systol. Druck	BARCROFT u. DUNN[4])
Hund	144	104	172	—	VOLKMANN
Hund	138	129	150	dressiert ohne Narkose	PAWLOW[5])
Hund	117[1])	90	149	—	HOSKINS u. WHEELON[6])
Katze	150	—	—	nur 1 Tier	VOLKMANN
Kaninchen . . .	99	—	—	2 Tiere	,,
Meerschweinchen	75	56	111	—	HARRINGTON[7])

VON HÖSSLIN[8]) hat auf theoretischem Wege eine Näherungsformel für die Beziehung Blutdruck zu Körpergewicht abgeleitet, die lautet: $D = d \cdot \sqrt[6]{K}$, wobei D den Blutdruck in dcm Hg, K das Körpergewicht in Kilogramm und d eine Konstante bedeutet, für die v. HÖSSLIN den Wert 3 annimmt. Nach der v. HÖSSLINschen Formel würden sich folgende zusammengehörende Werte für Blutdruck und Körpergewicht ergeben:

Blutdruck in mm Hg	60	80	100	120	140	150	170	200	228
Körpergewicht in kg	0,14	0,79	3,0	9,0	22,5	34	72,5	192	420

Eine gewisse Koinzidenz ist offensichtlich, jedoch sind auch starke Diskrepanzen vorhanden. So ist bekanntlich der Blutdruck bei der Katze wesentlich höher als beim ungefähr gleich schweren Kaninchen, und beim Menschen ist der Druck viel niedriger als dem Körpergewicht entspräche. Für die Aufstellung einer empirischen Formel zwischen Blutdruck und Körpergewicht sind die experimentellen Daten über Blutdruck noch ganz ungenügend, da die stark verschiedenen Einzelwerte in zu kleiner Zahl vorliegen. Zudem läßt sich bei Tieren der Einfluß der Narkose oder der Erregung nur ungenügend reduzieren. Die Untersuchung des menschlichen Blutdrucks hat ferner ergeben (s. S. 1269), daß außer dem Körpergewicht auch noch andere Faktoren mitbestimmend für die

---

[1]) Mittelwert von 21 Tieren, wobei an jedem 2—3 Bestimmungen an Carotis und Femoralis gemacht wurden.

[2]) MAC WILLIAM, MELVIN u. MURRAY: Blood pressure estimation by the auditory method. Journ. of physiol. Bd. 48, Proc. S. XXVII. 1914.

[3]) DRESBACH, M.: The blood pressure of sheep. Americ. journ. of physiol. Bd. 25, S. 433. 1909.

[4]) BARCROFT, J. u. J. S. DUNN: Journ. of physiol. Bd. 53, Proc. S. IV. 1919.

[5]) PAWLOW, J.: Über die normalen Blutdruckschwankungen beim Hunde. Pflügers Arch. f. d. ges. Physiol. Bd. 20, S. 216. 1879.

[6]) HOSKINS, R. G. u. WHEELON: Americ. journ. of physiol. Bd. 34, S. 81. 1914.

[7]) HARRINGTON, D. W.: The cardiac nerves in the guinea-pig. Americ. journ. of physiol. Bd. 1, S. 383. 1898.

[8]) HÖSSLIN, H. v.: Beitrag zur Mechanik der Blutbewegung. Dtsch. Arch. f. klin. Med. Bd. 66, S. 103. 1899.

Höhe des arteriellen Blutdrucks sind. Es ist somit höchst unwahrscheinlich, daß eine eindeutige Beziehung zwischen Blutdruck und Körpergröße überhaupt existiert.

Von der Vorstellung ausgehend, daß im natürlichen Gefäßsystem das Prinzip des kleinsten Kraftverbrauchs verwirklicht ist, leitete W. R. Hess[1]) auf theoretischem Wege verschiedene hämodynamische Gesetze ab. Diese basieren darauf, daß in der Querschnittsentwicklung eines Gefäßes, die von maßgebendem Einfluß auf die Blutdruckhöhe ist, sich zwei Prinzipien entgegenstehen, nämlich: das Gefäßsystem soll einerseits möglichst weit sein, damit der Bluttransport mit geringster Reibung vonstatten gehen kann, aber andererseits soll das Gefäßsystem möglichst eng sein, damit es wenig Raum beansprucht und die kalorischen Ausgaben des Organismus nur gering belastet. Von den durch Hess abgeleiteten Gesetzen entnehmen wir folgende Formel:

$$g = c \cdot \sqrt[4]{\frac{k^2 \eta^2}{q^2 Q}},$$

wobei g das Druckgefälle pro cm Wegstrecke, c eine Konstante, k den Wärmeverlust in Calorien pro Quadratzentimeter Körperoberfläche, η die Viscosität des Blutes, q der Querschnitt des Gefäßes und Q der Querschnitt des Körperteiles ist, durch den die Arterie fließt.

Aus dieser Formel geht hervor, daß das Druckgefälle g proportional ist $\sqrt{k}$; d. h. daß Tiere mit intensiverem Stoffwechsel ein größeres Druckgefälle haben müssen, entsprechend einem intensiveren Betrieb des Kreislaufes. Da die Summe der Druckgefälle längs der Strombahn gleich dem Aortendruck ist, so folgt, daß von zwei Tierarten mit gleichem Körpergewicht und sonst gleichen Bedingungen der Blutdruck um so höher sein muß, je intensiver der Stoffwechsel der betreffenden Tierart ist. Wir haben hiermit die exakte Formulierung des hohen Blutdrucks der Vögel. Da der Faktor k (= Wärmeverlust pro Quadratzentimeter Körperoberfläche) bei kleinen Individuen derselben Tierart größer ist als bei großen Individuen, so folgt, daß das Druckgefälle ceteris paribus sich umgekehrt mit der Körpergröße verändert. Wegen des größeren Druckgefälles haben deshalb kleine Individuen einen relativ hohen Blutdruck.

Der Druck in Capillaren und Venen.

Bei den Kaltblütlern ist der Capillardruck, entsprechend dem niedrigeren arteriellen Druck, kleiner als beim Menschen. So fand Hill[2]) bei Kröten, Kaulquappen, Fröschen und Schildkröten nur einen Capillardruck von 0,7—2,2 mm Hg.

Bei Fledermäusen im Winterschlaf fand Hill[3]) einen Capillardruck von 1,5—2,2 mm Hg.

Bei den höheren warmblütigen Tieren ist der Capillardruck von gleicher Größenordnung wie beim Menschen.

In bezug auf die Höhe des venösen Blutdrucks fand Hill bei der Fledermaus im Winterschlaf in den Flügelvenen unter 1 mm Hg. In Flügelvenen von Enten betrug der Durchschnittswert 4,4 mm Hg (Riddle und Mathews, zit. auf S. 1299). Bei den Säugetieren ist der Venendruck von ähnlicher Größe wie beim Menschen.

---

[1]) Hess, W. R.: Das Prinzip des kleinsten Kraftverbrauches im Dienste hämodynamischer Forschung. Arch. f. (Anat. u.) Physiol. 1914, S. 5.

[2]) Hill, L.: The capillary blood-pressure. Journ. of physiol. Bd. 54, Proc. S. XXIV. 1920.

[3]) Hill, L.: The pressure in the small arteries, veins and capillaries of the bat'wing. Journ. of physiol. Bd. 54, Proc. S. CXLIV. 1921.

Pathologie des arteriellen Blutdruckes.

Von

FRIEDRICH KAUFFMANN

Berlin.

Mit 12 Abbildungen.

Zusammenfassende Darstellungen.

BERGMANN, G. v.: Die Blutdruckkrankheit als Problem. Jahresk. f. ärztl. Fortbild. 1924, S. 22. — DURIG, A.: Der arterielle Hochdruck. Verhandl. d. dtsch. Kongr. f. inn. Med. 1923, S. 124. — FREY, W.: Die hämatogenen Nierenerkrankungen. Ergebn. d. inn. Med. u. Kinderheilk. Bd. 19, S. 518. 1920. — FREY, W.: Hypertonie als Reflexvorgang. Berlin. klin. Wochenschr. 1921, Nr. 40. — FAHR, TH.: Über die Beziehungen von Arteriolensklerose, Hypertonie und Herzhypertrophie. Virchows Arch. f. pathol. Anat. u. Physiol. Bd. 239, S. 41. 1922. — FAHRENKAMP, K.: Über „Hypertension". Ergebn. d. ges. Med. Bd. 5, S. 144. Berlin u. Wien: Urban & Schwarzenberg. — GALLAVERDIN: La tension artérielle en clinique. Paris 1920. — GEISBÖCK, F.: Die Bedeutung der Blutdruckmessung für die Praxis. Dtsch. Arch. f. klin. Med. Bd. 83, S. 363. 1905. — HARPUDER, K.: Arteriosklerose, Schrumpfniere und Blutdruck. Dtsch. Arch. f. klin. Med. Bd. 129, S. 74. 1919. — HENSEN, H.: Beiträge zur Pathologie des Blutdruckes. Dtsch. Arch. f. klin. Med. Bd. 67, S. 436. 1900. — HORNER, A.: Der Blutdruck des Menschen. Wien u. Leipzig: Perles 1913. — ISRAEL, A.: Klinische Beobachtungen über das Symptom der Hypertension. Volkmanns Samml. klin. Vortr., Inn. Med. Bd. IX, S. 854. 1907. — KAHLER H.: Die Blutdrucksteigerung, ihre Entstehung und ihr Mechanismus. Ergebn. d. inn. Med. u. Kinderheilk. Bd. 25, S. 265. 1924. — KYLIN, E.: Klinische und experimentelle Studien über die Hypertoniekrankheiten. Stockholm 1923. — KYLIN, E.: Die Hypertoniekrankheiten. Berlin: Julius Springer 1926. — LOEB, A.: Über Blutdruck und Herzhypertrophie bei Nephritikern. Dtsch. Arch. f. klin. Med. Bd. 85, S. 348. 1905. — MONAKOW, P. v.: Blutdrucksteigerung und Niere. Dtsch. Arch. f. klin. Med. Bd. 133, S. 129. 1920. — MÜLLER, FR. v.: Die Bedeutung des Blutdruckes für den praktischen Arzt. Münch. med. Wochenschr. 1923, Nr. 1, S. 1. — MUNK, FR.: Pathologie und Klinik der Nephrosen, Nephritiden und Schrumpfnieren. Berlin u. Wien: Urban & Schwarzenberg 1918. — MUNK, FR.: Über Arteriosklerose, Arteriolosklerose und genuine Hypertonie. Ergebn. d. inn. Med. u. Kinderheilk. Bd. 22, S. 1. 1922. — PAL, J.: Die Gefäßkrisen. Leipzig 1905. — PAL, J.: Arterieller Hochdruck. Klin. Wochenschr. 1923, Nr. 25, S. 1151. — ROMBERG, E. v.: Krankheiten des Herzens und der Blutgefäße. 3. Aufl. Stuttgart: Enke 1921. — ROMBERG, E. v.: Die Entwicklung der Lehre von der Hypertonie. Dtsch. med. Wochenschr. 1924, Nr. 49, S. 1710. — ROMBERG, E. v.: Welchen Anteil haben Herz und Vasomotoren an den als Herzschwäche bezeichneten Erscheinungen bei Infektionskrankheiten? Berlin. klin. Wochenschr. 1895, Nr. 51. — SCHMIDT, R.: Zur Kenntnis des „essentiellen Hochdruckes" und zur Kenntnis seines konstitutionellen Milieus. Med. Klinik 1916, Nr. 29, S. 765; 1923, Nr. 45. S. 1479. — TIGERSTEDT, R.: Physiologie des Kreislaufes. 2. Aufl. Berlin u. Leipzig 1922. III. Bd. — VAQUEZ: Maladies du coeur. S. 475ff. Paris 1921. — VOLHARD, FR. u. TH. FAHR: Die Brightsche Nierenkrankheit. Berlin 1914. — VOLHARD, FR.: Die doppelseitigen hämatogenen Nierenerkrankungen (Brightsche Krankheit). In MOHR-STÄHELIN, Handb. d. inn. Med. Bd. III, T. 2, S. 1149. — VOLHARD, FR.: Der arterielle Hochdruck. Verhandl. d. dtsch. Kongr. f. inn. Med. 1923, S. 134. — VOLHARD, FR.: Uber den Hochdruck; in „Hypertension". Ärztl. Fortbildungskursus in Bad Nauheim. Leipzig: Thieme 1926. — VOLHARD, FR.: Über die Pathogenese der Nephritis. Krankheitsforschung Bd. 1, S. 343. 1925. — WEITZ, W.: Zur Ätiologie der vaskulären Hypertension. Zeitschr. f. klin. Med. Bd. 96, S. 151. 1923. —

WEITZ, W.: Über die Bedeutung der Erbmasse für die Ätiologie der Herz- und Gefäßkrankheiten. In „Hypertension". Ärztl. Fortbildungskursus in Bad Nauheim. Leipzig: Thieme 1926. — WESTPHAL, K.: Untersuchungen über die Entstehungsbedingungen des genuinen arteriellen Hochdruckes. Zeitschr. f. klin. Med. Bd. 101, S. 545, 558, 566 u. 584. 1925.

Einleitung.

Eine Darstellung der Pathologie des Blutdruckes bereitet heute noch erhebliche Schwierigkeiten, besonders dann, wenn, dem Plan dieses Handbuches entsprechend, klinischen Fragestellungen weitgehend Rücksicht getragen werden soll. Trotz einer übergroßen Literatur ist an Tatsächlichem relativ wenig bekannt. Nicht nur über Auffassungen und Deutungen, sondern sogar über objektiv nachweisbare Veränderungen am kranken Menschen mit arterieller Hypertension herrscht heute keineswegs Einigkeit. Es ist keine Übertreibung, wenn man sagt, daß fast jeder Fall von arterieller Blutdruckerhöhung noch ein Problem für sich darstellt, dessen Lösung nur in den allerseltensten Fällen gelingt. Auch die Pathogenese jener Fälle, die wir heute in der Gruppe der essentiellen Hypertension zusammenzufassen pflegen, ist keineswegs einheitlicher Natur.

Ob im Gegensatz zur essentiellen Hypertension eine essentielle Hypotension als ähnlich zu bewertende Krankheitseinheit aufzustellen ist, ist bis heute noch nicht einmal entschieden.

Manche alte Streitfragen in dem Kapitel der arteriellen Hypertension erscheinen heute zwar in befriedigender Weise gelöst; aber an die Stelle der alten sind neue getreten. Anscheinend gesicherte Lehren sind im Laufe der letzten Jahre ins Wanken geraten. Hauptsächlich sind es unsere Vorstellungen über die Beziehungen der Blutdrucksteigerung zur Niere, die anscheinend eine grundsätzliche Umwälzung erfahren müssen.

Ganz besonders die Steigerung des arteriellen Blutdruckes stellt einen komplizierten Vorgang dar, bei dem verschiedene Abschnitte der Kreislauforgane mitwirken. Bei der Analyse eines unter derartigen abnormen Bedingungen arbeitenden Kreislaufes wird es darauf ankommen, den primären Angriffspunkt des zur Drucksteigerung führenden Reizes am Gefäßsystem festzustellen und daraus den gesamten Komplex der Folgeerscheinungen verständlich zu machen. Feststellung der Natur und des Ausgangspunktes jener Reize ist dann die weitere Aufgabe. Dabei ergeben sich enge Beziehungen zu anderen Abschnitten dieses Handbuches, unter denen die über die Blutversorgung der Organe, über die Reaktionen der Gefäße auf Reize, über die Pathologie der Kreislaufkorrelationen und über die Pharmakologie der Kreislauforgane die Hauptrolle spielen.

Eine erschöpfende Darstellung des Themas sollen die folgenden Ausführungen nicht bringen, eine solche würde den zur Verfügung stehenden Raum weit überschreiten. Vielmehr soll versucht werden, hauptsächlich solche Fragen zu berücksichtigen, die z. Zt. in einem gewissen Mittelpunkt des Interesses stehen. Dabei ist die Gliederung des Stoffes schwierig. Eine befriedigende Einteilung gibt es auch in der Klinik noch nicht. Wo aber für das Auftreten der Drucksteigerung z. B. mechanische Einflüsse, die zu intravasaler Blutverschiebung führen, oder nervöse Faktoren offenbar das wesentliche Moment darstellen, wurde dem wenigstens teilweise bei der Zuweisung zu einem Kapitel oder auch in der Reihenfolge der einzelnen Unterabschnitte Rechnung zu tragen versucht.

Die Reihe der praktischen Schwierigkeiten wird bereits eröffnet bei der Frage, ob im Einzelfall der Blutdruck als erhöht oder als erniedrigt anzusprechen ist. Besonders wollen einzelne Autoren bei bestehender Blutdrucksteigerung manche Begriffe erst dann in Anwendung bringen, wenn ein bestimmter Wert des Blutdruckes überschritten ist. So sprach VOLHARD[1]) von Hypertension, wenn der Wert über 140 mm Hg beträgt. R. SCHMIDT[2]) spricht von Hochdruck erst bei mehr als 190 mm, VAQUEZ[3]) von Hypertension bei einem Druck von 150 (Frau) bzw. 160 (Mann) mm, und ROMBERG[4]) will einem dauernd überschrittenen Wert von 160 mm Hg eine besondere Bedeutung freilich nur für pathogenetische Schlußfolgerungen zuerkennen. Uns will ein solches Vorgehen nicht berechtigt erscheinen. Wir pflegen auch nicht erst dann von Ikterus zu sprechen, wenn die Gelbfärbung der Haut einen bestimmten Grad erreicht hat. Ehe es zur permanenten Hypertension kommt, wird offenbar eine ganze Reihe von Stadien durchlaufen, deren erstes häufig durch besondere Labilität des Blutdruckes oder nur geringe Blutdruckerhöhung ausgezeichnet ist. Aber alle diese Stadien sind der uns mehr oder weniger als Krankheitseinheit entgegentretenden arteriellen Hypertension zuzurechnen. Jene Fälle mit nur gelegentlichen Blutdruckerhöhungen werden wir als zur „Blutdruckkrankheit" [G. v. BERGMANN[5])] disponiert auffassen. Solche oft noch jugendliche Kranke beanspruchen unser besonderes Interesse, da sie vielleicht außergewöhnliche Möglichkeiten einer Erweiterung unserer pathogenetischen Kenntnisse bieten (vgl. S. 1380). Mit Recht weist LICHTWITZ[6]) darauf hin, daß bei der Beurteilung der Blutdruckverhältnisse die Gesamtverfassung des Menschen in Rechnung zu stellen ist. Alter, Geschlecht, konstitutionelle Momente, Ernährungszustand sind zu berücksichtigen. Einen allgemein gültigen Normalwert des Blutdruckes gibt es nicht. Wenn LICHTWITZ bei einem an Migräne leidenden Mädchen einen Druck von 121 mm Hg fand, während ihr Normalwert unter 100 liegt, so hat er recht, wenn er sagt: Für ein solches hypotonisches Geschöpf bedeutet eine Steigerung um 25—30 mm Hg vielleicht einen größeren Ausschlag als für einen normaltonischen Menschen. Für die Frage des abnorm niedrigen Blutdruckes gilt das gleiche. Der jeweils gefundene Wert muß also auf den individuellen Grundwert bezogen werden. An dieser prinzipiellen Forderung sollte die Tatsache, daß der individuelle Grundwert in der Mehrzahl der Fälle unbekannt bleibt, nichts ändern.

I. Die arterielle Blutdrucksteigerung.

Für die Höhe des arteriellen Blutdruckes sind drei Faktoren maßgebend: Herzkraft, Gefäßinhalt und Widerstand. Wenn auch die Bedeutung jedes einzelnen Faktors nur im Zusammenhang mit jedem der übrigen, die gleichzeitig sich ändern können, zur Geltung kommt, so kann dennoch für Änderungen des arteriellen Blutdruckes bald der eine, bald der andere Faktor von besonderer Bedeutung zu sein. Theoretisch kann demnach eine *Blutdrucksteigerung* wesentlich bedingt sein

1. durch vermehrte Tätigkeit des Herzens,
2. durch Vermehrung des Gefäßinhaltes,
3. durch Erhöhung der Widerstände in der peripheren Blutbahn (Einengung der Strombahn, Viscositätsänderung des Blutes).

---

[1]) VOLHARD, FR.: Die doppelseitigen hämatogenen Nierenerkrankungen. In MOHR-STÄHELIN, Handb. d. inn. Med. Bd. III, 2. T., S. 1657.
[2]) SCHMIDT, R.: Zur Klinik des „essentiellen Hochdruckes" und zur Kenntnis seines konstitutionellen Milieus. Med. Klinik 1916, Nr. 29, S. 765.
[3]) VAQUEZ: Maladies du coeur. Paris 1921.
[4]) ROMBERG, E.: Über Arteriosklerose. Verhandl. d. dtsch. Kongr. f. inn. Med. 1904, S. 64 u. Dtsch. med. Wochenschr. 1924, Nr. 49, S. 1710.
[5]) BERGMANN, G. v.: Die Blutdruckkrankheit als Problem. Jahresk. f. ärztl. Fortbild. 1924, S. 22.
[6]) LICHTWITZ, L.: Über Hypertonie. Internat. ärztl. Fortbildungskursus Karlsbad. S. 118. Jena: Fischer 1922.

1. Beeinflussung des Blutdruckes durch veränderte Herztätigkeit.

Die Mehrzahl der Autoren, die sich mit der Frage nach der Beeinflussung des arteriellen Blutdruckes durch veränderte Tätigkeit des Herzens beschäftigen und z. T. eine solche Möglichkeit für die Entstehung einer Blutdruckerhöhung überhaupt leugnen, geben nicht an, was sie etwa unter vermehrter Herztätigkeit verstehen: Neben Steigerung des Schlagvolumens und der Frequenz, von denen im Einzelfalle das Minutenvolumen abhängig ist, wird auch eine veränderte Kontraktionsform des linken Ventrikels zu berücksichtigen sein.

Blutdrucksteigerungen mäßigen Grades dürften sehr wohl auf letztere Möglichkeit bezogen werden können. Denn je größer *der systolische Füllungszuwachs der Gefäße* ist und je rascher er erfolgt, um so steiler und höher muß die Kurve des systolischen Druckanstieges in den Arterien verlaufen. Die „Verstärkung" der Herztätigkeit der Nervösen z. B., die zu dem Gefühl des Herzklopfens Veranlassung gibt, ist schon von Fr. Müller[1]) im wesentlichen als Verkürzung der Systole erkannt worden. Diese Verkürzung betrifft in erster Linie die Austreibungszeit [Kauffmann[2])], während die Anspannungs- oder Verschlußzeit sich nicht ändert, gelegentlich sogar verlängert sein kann. Wenn, eigener Beobachtung entsprechend, bei einem nervösen jungen Mann zur Zeit des Herzklopfens ein Blutdruck von 155/84 gegenüber 124/79 mm Hg in der beschwerdefreien Zeit besteht, so wird für eine solche Blutdruckerhöhung, zumal sich die Pulsfrequenz nur wenig änderte, die beschleunigte Füllung des arteriellen Systems als blutdrucksteigerndes Moment nicht zu vernachlässigen sein.

Der Einfluß wechselnden *Schlagvolumens* auf die Höhe des arteriellen Blutdruckes läßt sich bei jeder unregelmäßigen Herztätigkeit, besonders bei Extrasystolen und der Arhythmia absoluta, aber auch z. B. beim Pulsus alternans erkennen. Je nach der Füllung des Pulses, d. h. also in diesem Falle je nach der Größe des Schlagvolumens, wechselt die Höhe des Blutdruckes von Pulsschlag zu Pulsschlag, wobei die Differenzen so hochgradig sind, daß von einer zuverlässigen Blutdruckmessung bei der Arhythmia absoluta überhaupt nicht die Rede sein kann. Trotz entgegengesetzter Ansicht anderer Autoren wird auch die Steigerung des systolischen Blutdruckes bei der Aorteninsuffizienz zu beträchtlichem Teil auf das vergrößerte Schlagvolumen zurückzuführen sein [Katsch[3])], das, wie wir wissen, in der gleichen Austreibungszeit ausgeworfen wird wie unter normalen Verhältnissen [Weitz[4])]. Im heißen Bade kommt es trotz ausgiebiger Gefäßerweiterung, die nach anfänglicher rasch vorübergehender Verengerung einsetzt, zu langdauernder Blutdrucksteigerung, weil Schlagvolumen und Minutenvolumen enorm zunehmen [Müller und Veiel[5])].

Bezüglich des Einflusses der *Herzfrequenz* auf die Höhe des Blutdruckes dürfte im wesentlichen die Ansicht von Tigerstedt[6]) zu Recht bestehen, daß nämlich keine festen Beziehungen zwischen Blutdruck und Pulsfrequenz anzunehmen sind. Die Ausführungen von O. Frank[7]) über den Einfluß *reiner Fre-*

---

[1]) Müller, Fr. v.: Einige Beobachtungen aus dem Perkussionskurs. Berl. klin. Wochenschr. 1895, Nr. 35, S. 757; und Nr. 36, S. 783.
[2]) Kauffmann, Fr.: Über die Entstehung des Herzklopfens bei Kranken mit arterieller Hypertension. Zeitschr. f. klin. Med. Bd. 100, S. 677. 1924.
[3]) Katsch, G.: Diskussionsbemerkung. Verhandl. d. dtsch. Kongr. f. inn. Med. 1923, S. 177.
[4]) Weitz, W.: Studien zur Herzphysiologie und -pathologie auf Grund kardiographischer Untersuchungen. Ergebn. d. inn. Med. u. Kinderheilk. Bd. 22, S. 402. 1922.
[5]) Müller, O. u. G. Veiel: Volkmanns Sammlg. Klin. Vortr. Bd. XI, S. 715. 1910.
[6]) Tigerstedt, R.: Die Physiologie des Kreislaufes Bd. III, S. 76. Berlin u. Leipzig 1922.
[7]) Frank, O.: Einfluß der Häufigkeit des Herzschlages auf den Blutdruck. Zeitschr. f. Biol. Bd. 41, S. 14. 1901.

quenzänderungen, d. h. Frequenzänderungen ohne Änderung im Ablauf der einzelnen Pulskurven, haben nur theoretische Bedeutung. Zwar würde bei unverändertem Schlagvolumen, wenn wir die vasomotorischen Regulationsvorgänge außer acht lassen, durch Frequenzsteigerung das Minutenvolumen zunehmen. Aber im allgemeinen gilt, daß das Schlagvolumen bei Frequenzänderung nicht konstant bleibt, bei Tachykardie z. B. entsprechend der Verkürzung der Anfüllungszeit abzunehmen pflegt. Durch diese gleichzeitig eintretende Änderung des Schlagvolumens wird der vermehrten Füllung des arteriellen Systems und der Blutdruckerhöhung entgegengewirkt. Bei der paroxysmalen Tachykardie wird daher der Blutdruck meist abnorm niedrig gefunden.

Bekannt ist die Tachykardie, die sich häufig bei Kranken im Stadium beginnenden arteriellen Hochdruckes entwickelt und manchmal als Initialsymptom vor der Erhöhung des Blutdruckes erscheint. MANNABERG[1]) hat die Möglichkeit erörtert, ob diese als ursächlicher Faktor für die Blutdrucksteigerung eine Rolle spielt. Der umgekehrte Zusammenhang erscheint jedoch nach gewissen experimentellen Ergebnissen und den Angaben der vergleichenden Physiologie des Kreislaufes wahrscheinlicher [KAUFFMANN[2])], wenn auch die in Betracht kommenden Beziehungen sehr verwickelt und die Angaben der Autoren oft einander widersprechend sind. BIEDERMANN[3]) fand die Schlagfrequenz des isolierten Schneckenherzens abhängig vom herrschenden Innendruck: betrug dieser 5 mm Wasser, so fand sich eine Frequenz von 11 Schlägen in der Minute; betrug er dagegen 15 mm Wasser, so stieg die Frequenz auf 36, bei einem Druck von 30 mm auf 50 an. Beim Wirbeltier sind die Einflüsse des Füllungsgrades und des Innendruckes auf die Schlagfrequenz des unversehrten Herzens freilich wesentlich geringer als bei wirbellosen Tieren, gelten aber auch hier in gewissen Grenzen. Vielleicht ist auch im menschlichen Organismus eine gewisse Abhängigkeit der Frequenz von der Wandspannung und vom Füllungsgrad für die Regulation des Kreislaufes von großer Wichtigkeit, weil durch das schnellere Schlagen die Füllung geringer und so eine Überdehnung der Herzwand, die den neuen Blutdruckverhältnissen noch nicht angepaßt ist, vermieden wird. Andere Beobachtungen über diese Beziehungen finden sich in dem Artikel von BETHE[4]).

Die „Ursache" für einen abnorm *niedrigen* Blutdruck kann sehr wohl im Herzen allein gelegen sein. — Daß veränderte Herztätigkeit in engen Grenzen den Blutdruck aber auch in die Höhe zu treiben vermag, wird man nicht ablehnen. *Wesentlich über die Norm gelegene Druckerhöhung kann aber durch ein noch so kräftiges Herz allein nicht erzeugt und unterhalten werden,* sondern nur entstehen, wenn die Widerstände in der Peripherie des Kreislaufes erhöht sind, und außerdem der Herzmuskel in der Lage ist, die infolgedessen bei jeder Kontraktion verlangte Mehrarbeit zu leisten. Versagt der Herzmuskel, so sinkt der Blutdruck in den Arterien ab. Mit Recht kann man daher die Höhe des Blutdruckes als ein Maß für die Leistungsfähigkeit des Herzens bezeichnen [VOLHARD[5])]. Bei engen

---

[1]) MANNABERG, J.: Weiteres über die Hochdrucktachykardie. Wien. Arch. f. inn. Med. Bd. 6, S. 147. 1923.
[2]) KAUFFMANN, FR.: Über Blutdruckschwankungen und ihre Bedeutung für den Organismus. In „Hypertension". Ärztl. Fortbildungskursus in Bad Nauheim, S. 51. Leipzig: G. Thieme 1926.
[3]) BIEDERMANN, W.: Beiträge zur allgemeinen Nerven- und Muskelphysiologie. Verhandl. d. Wien. Akad. d. Wiss. Bd. 89, III. Abt., S. 19, spez. S. 28. 1884.
[4]) BETHE, A.: Vergleichende Physiologie der Blutbewegung. Ds. Handb. Bd. VII, S. 1, spez. S. 37ff.
[5]) VOLHARD, FR.: Der arterielle Hochdruck. Verhandl. d. dtsch. Kongr. f. inn. Med. 1923, S. 136.

gespannten Gefäßen kann auch der geringe Füllungszuwachs eines kleinen Schlagvolumens beträchtliche Blutdruckerhöhung zur Folge haben [DURIG[1])].

Die alte Anschauung, daß verstärkte Herzaktion den wesentlichen ursächlichen Faktor arterieller Hypertension darstellen kann (vgl. S. 1366), wird heute fast allgemein abgelehnt. Nur GEIGEL[2]) nimmt auf Grund des Vorkommens einer rein konzentrischen Hypertrophie des Herzens mit unverändertem reduziertem Herzquotienten an, daß auch beim Menschen Fälle vorkommen, in denen das Herz primär zu vermehrter Arbeit angeregt wird durch Ursachen, die in ihm selbst angreifen (z. B. retinierte harnfähige Substanzen), ohne daß sich an der Gefäßbahn etwas geändert hätte. „Dann erzeugt das Herz zunächst einen erhöhten Anfangsdruck. Dieser gleicht sich aber, obwohl die Gefäßbahn an und für sich nur den gleichen Widerstand wie früher bieten würde, nicht oder nicht völlig aus. Vielmehr bringt das vermehrte Gefälle eine größere Blutgeschwindigkeit hervor, und dadurch wächst der Widerstand, der, wie man annehmen kann, mit dem Quadrat der Geschwindigkeit zunimmt." Auch GANTER[3]) nimmt in bestimmten Fällen, bei der Blutdruckerhöhung während Körperarbeit der Ungeübten oder bei der „roten" Hypertension VOLHARDS, nicht vermehrten Widerstand, sondern Vergrößerung des Schlag- bzw. Minutenvolumens als wesentliche Ursache der Drucksteigerung an.

2. Anomalien der Gefäßfüllung und Blutdruck.
a) Änderung der Gesamtfüllung.

Schon in älteren Arbeiten war erkannt worden, daß der arterielle Blutdruck bei vermehrter Füllung des Gefäßsystems seine normalen Grenzen nicht oder nur verhältnismäßig wenig überschreitet, sowie daß sich Mechanismen finden müssen, die bezwecken, nach Blutverlusten den Blutdruck auf möglichst normaler Höhe zu halten. WORM-MÜLLER[4]) transfundierte Hunden Blutmengen, die bis zu 12,7% ihres Körpergewichtes betrugen, ohne daß Blutdrucksteigerung auftrat. In ihren berühmten Tierversuchen stellten COHNHEIM und LICHTHEIM[5]) nach intravenöser Infusion großer Flüssigkeitsmengen keine oder eine nur sehr unerhebliche Blutdrucksteigerung fest, obwohl sie gleichzeitig eine beträchtliche hydrämische Plethora nachweisen konnten: Der Trockenrückstand des Blutes sank z. B. von 23 auf 9% ab. PAWLOW[6]) vermißte eine Erhöhung des Blutdruckes, auch wenn er seinen Hunden Fleischbrühe zu trinken gab, deren Menge bis zu $1/8$ des Körpergewichtes betrug. Dementsprechend wird auch am Menschen nach intravenöser Infusion großer Mengen physiologischer Kochsalz- oder Ringerlösung ein Ansteigen des arteriellen Blutdruckes vermißt [PLESCH[7]), BIERNACKI[8]) MORITZ[9])].

Nach derartigen Infusionen staut sich ein Teil der Flüssigkeit in den zentralen Venen und in der Leber an. Es findet im Experiment vermehrte Trans-

---

[1]) DURIG, A.: Der arterielle Hochdruck. Verhandl. d. dtsch. Kongr. f. inn. Med. 1923, S. 125.

[2]) GEIGEL, R.: Virchows Arch. f. pathol. Anat. u. Physiol. Bd. 229, S. 353. 1921.

[3]) GANTER, G.: Über den Blutdruck in seiner Abhängigkeit von Gefäßweite und Herztätigkeit. Dtsch. Arch. f. klin. Med. Bd. 151, S. 266. 1926.

[4]) WORM-MÜLLER: Ber. d. Kgl. Sächs. Ges. d. Wiss., Mathem.-physik. Kl. 1873, S. 573.

[5]) COHNHEIM, J. u. L. LICHTHEIM: Über Hydrämie und hydrämisches Ödem. Virchows Arch. f. pathol. Anat. u. Physiol. Bd. 69, S. 106. 1877.

[6]) PAWLOW, J.: Über die normalen Blutdruckschwankungen beim Hunde. Pflügers Arch. f. d. ges. Physiol. Bd. 20, S. 215. 1879.

[7]) PLESCH: Zeitschr. f. exp. Pathol. u. Therapie Bd. 6, S. 401. 1909.

[8]) BIERNACKI, E.: Über den Einfluß der subcutan eingeführten großen Mengen von 0,7proz. Kochsalzlösung auf das Blut usw. Zeitschr. f. klin. Med. Bd. 19, Suppl., S. 49. 1891.

[9]) MORITZ, F.: Handb. d. allg. Pathol. Bd. I, S. 50. 1913.

sudation in Brust- und Bauchhöhle statt, die Harnmenge nimmt zu. Bei langsamer Infusion kann die Steigerung der Harnsekretion genau parallel der Transfusion erfolgen. Aber es geht sicher nicht an, die Konstanterhaltung des Blutdruckes unter den oben genannten Bedingungen allein durch vermehrte Filtration, Osmose, Sekretion usw. erklären zu wollen: COHNSTEIN und ZUNTZ[1]) zeigten, daß der erniedrigte Gehalt des Blutes an Erythrocyten unmittelbar nach Beendigung einer Infusion mit dem berechneten weitgehend übereinstimmen kann; erst nach Ablauf einer Stunde wird wieder eine höhere Konzentration beobachtet. Die infundierte Flüssigkeit bleibt also eine Zeitlang in den Gefäßen. Unter gewissen Bedingungen, nämlich nach Infusion von Kochsalz- oder Ringerlösung, mag für die Konstanz des Blutdruckes die Viscositätsänderung des Gefäßinhaltes mit in Betracht zu ziehen sein. Fand doch TIGERSTEDT[2]) die Blutdruckerhöhung bei Infusion von Ringerlösung geringer als nach Infusion von Blut. Dieser Unterschied in der Wirkung bestand, obwohl bei der Infusion der Salzlösung im Gegensatz zur Bluttransfusion das Stromvolumen der Aorta stieg und somit ein Faktor wirksam wurde, der auch seinerseits auf Druckerhöhung abzielt.

Die Ursache der Blutdruckkonstanz kann im wesentlichen nur in regulatorischen Fähigkeiten der Gefäße gelegen sein. Die Sektion der Versuchstiere von WORM-MÜLLER[3]) ergab keine merkliche Füllungszunahme der Arterien, dagegen erwiesen sich die Venen besonders des Bauchraumes stark gefüllt. Aber an die Bedeutung der größeren Venen denkt er erst in zweiter Linie; vielmehr ist er der Ansicht, daß die vermehrte Blutmenge hauptsächlich dadurch im Gefäßsystem Platz findet, daß eine größere Anzahl von Capillaren und kleinen Venen als unter normalen Verhältnissen gefüllt wird, weil im letzteren Falle „höchstwahrscheinlich überall im Körper eine große Anzahl leerer oder wenig gefüllter Capillarnetze zur Verfügung stehen, die je nach den Bedürfnissen dem Blutstrom zugänglich gemacht werden können". Dies eine Annahme, die in den letzten Jahren hauptsächlich durch die Untersuchungen von KROGH als durchaus zu Recht bestehend erkannt worden ist. Für den Menschen ist auch durch neuere Mikrocapillarbeobachtungen der Nachweis geliefert worden, daß tatsächlich nach einer großen intravenösen Infusion mehr Capillaren als bisher sichtbar, also mehr Capillaren vom Blute durchströmt werden [NIECKAU[4])].

Unter gewissen Bedingungen kann die Konstanz des Blutdruckes bei abnorm starker Füllung des Kreislaufsystems auf einer Leistungsunfähigkeit des Herzens beruhen. Schon WORM-MÜLLER war bei seinen Versuchen die starke Füllung der rechten Herzhälfte mit Blut aufgefallen. Genauer studiert wurden die Verhältnisse von JOHANSSON und TIGERSTEDT[5]). Findet die Infusion langsam statt, so steigt das Schlagvolumen des Herzens an. Erfolgt die Infusion dagegen rasch, überschreitet der Zufluß zum Herzen infolgedessen eine gewisse Grenze, so kann es dazu kommen, daß das Schlagvolumen plötzlich sinkt. Das Herz kann, wie wir aus Beobachtungen am isolierten Kreislauf heute genauer wissen, unter dem Einfluß eines vermehrten venösen Zustromes insuffizient werden. Es kommt zu einer Überfüllung der Herzhöhle, der Herzmuskel ist nur noch imstande, eine kleinere Blutmenge in die Aorta zu werfen, was dann seinerseits zu Blutdrucksenkung führen muß. Insofern also, als das Herz nicht jede beliebige Blutmenge zu bewältigen vermag, ist die Konstanterhaltung des arteriellen Blutdruckes bei

---

[1]) COHNSTEIN, J. u. N. ZUNTZ: Untersuchungen über den Flüssigkeitsaustausch zwischen Blut und Gewebe usw. Pflügers Arch. f. d. ges. Physiol. Bd. 42, S. 303. 1888.

[2]) TIGERSTEDT, R.: Zur Kenntnis des Kreislaufs bei vermehrter Blutmenge. Skandinav. Arch. f. Physiol. Bd. 20, S. 197. 1907.

[3]) WORM-MÜLLER: Zitiert auf S. 1308.

[4]) NIECKAU, BR.: Ergebn. d. inn. Med. u. Kinderheilk. Bd. 22, S. 515. 1922.

[5]) JOHANSSON u. R. TIGERSTEDT: Skandinav. Arch. f. Physiol. Bd. 1, S. 394. 1889.

starker Füllungszunahme des Herzgefäßsystems tatsächlich bis zu gewissem Grade von der Leistungsfähigkeit des Herzens abhängig. Steigt nach einer Infusion der Blutdruck an, so ist auch dies natürlich ohne gute Leistungsfähigkeit des Herzens nicht möglich.

Auch in der menschlichen Pathologie pflegt abnorme Füllung des Gefäßsystems ohne Blutdruckerhöhung einherzugehen. Das lehren schon die genannten Beobachtungen nach Infusion von Salzlösung. Auch in der *Gravidität* kann Vermehrung der Gesamtblutmenge für erwiesen erachtet werden [FREY[1])]. Durch Auswaschen des Tierkörpers fanden SPIEGELBERG und GSCHEIDLEN[2]) bei trächtigen Tieren in der ersten Hälfte der Gravidität eine Blutmenge entsprechend 7,8% des Körpergewichtes, in der zweiten Hälfte dagegen eine solche von 10,5%. Beim Menschen fand ZUNTZ[3]) auf gasanalytischem Wege eine Blutmenge von 5,32% des Körpergewichtes, in der Schwangerschaft von 8,39%. Mit der Kongorotmethode GRIESBACHS wurde von KOCH und JAKOBOWITS[4]) eine Vermehrung der Gesamtblutmenge freilich vermißt, von anderen Autoren jedoch [FRIES, NEUBAUER, MAHNERT, GUISSAG und WENNER[5])] zu 10—15%, zuweilen zu 50% gegenüber den Werten bei Normalen bestimmt. Aber trotz dieser Vermehrung der Gesamtblutmenge, die am Herzen zu physiologischer Dilatation und Hyperthrophie führt, bleibt der Blutdruck in der Mehrzahl der Fälle im Ruhezustande unverändert. Die wesentliche Bedeutung der funktionellen, regulatorischen Gefäßdilatation wird freilich in der Gravidität dadurch wohl etwas eingeschränkt, daß große Blutmengen in den weiten Venen des schwangeren Uterus Platz finden.

Auch bei der *Polycythämie* ist der Blutdruck in sehr vielen Fällen keineswegs erhöht, obwohl die Gesamtblutmenge bedeutend vermehrt zu sein pflegt. Während die Blutmenge bei gesunden Menschen 82—85 ccm pro Kilo Körpergewicht beträgt, ist bei Kranken mit Polycythämie das doppelte Quantum, in einzelnen Fällen sogar mehr als das dreifache festgestellt worden [BROWN und GIFFIN[6])].

Dabei soll es sich bei den VAQUEZschen Formen in erster Linie um eine Vermehrung der Zellelemente handeln, während die Plasmamenge normal, leicht vermehrt oder sogar vermindert sein kann. Bei der GEISBÖCKschen Form dagegen besteht eine Polyämie, Gesamterythrocytenmasse und Plasmamenge sind in ungefähr gleichem Maße erhöht [SEYDERHELM und LAMPE[7])]. Auch die Viscosität des Blutes kann bis zum 10fachen des Normalwertes, ja bis zum 40,6fachen [UMBER[8])] vermehrt sein.

Bei derartigen Kranken läßt sich die Überfüllung des Gefäßsystems und auch die Anteilnahme der einzelnen Gefäßabschnitte an der Aufnahme der abnormen Blutmenge häufig ohne Schwierigkeiten feststellen. Schon beim bloßen Anblick erkennt man die blaurote Verfärbung der Haut und der Schleimhäute, in anderen Fällen steht die Gefäßerweiterung an den inneren Organen im Vordergrund (Milz, Leber, Niere, Lunge, Gehirn); häufig findet sich auch eine dilatative Vergrößerung des Herzens ohne Blutdrucksteigerung, lediglich als Folge der vermehrten Füllung [E. MEYER[9])]. Häufig ist eine auffallend starke Füllung sämtlicher Venen des Rumpfes, der Extremitäten und des Kopfes bemerkenswert. Besonders deutlich kann die starke Gefäßfüllung am Augenhintergrunde zu erkennen sein. Die Venen

---

[1]) FREY, W.: Herz und Schwangerschaft. Leipzig: Thieme 1923.

[2]) SPIEGELBERG, O. u. R. GSCHEIDLEN: Untersuchungen über die Blutmenge trächtiger Hunde. Arch. f. Gynäkol. Bd. 4, S. 112. 1872.

[3]) ZUNTZ, N.: Untersuchungen über die Gesamtblutmenge in der Gravidität und im Wochenbett. Zentralbl. f. Gynäkol. Bd. 39, S. 1365. 1911.

[4]) KOCH, R. u. M. JAKOBOWITS: Untersuchungen über die Blutmenge in der Gravidität. Klin. Wochenschr. 1922, Nr. 51, S. 2518.

[5]) Zit. nach KOCH u. JAKOBOWITS, s. oben.

[6]) BROWN u. GIFFIN: Americ. journ. of the med. sciences Bd. 166, S. 489. 1924.

[7]) SEYDERHELM u. LAMPE: Die Blutmengenbestimmung und ihre klinische Bedeutung. Ergebn. d. inn. Med. u. Kinderheilk. Bd. 27, S. 245. 1925.

[8]) UMBER, zit. nach HIRSCHFELD in SCHITTENHELM, A.: Die Krankheiten des Blutes usw. Berlin: Julius Springer 1925.

[9]) MEYER, E.: Über Herzgröße und Blutgefäßfüllung. Klin. Wochenschr. 1922, Nr. 1, S. 1.

sind enorm weit und geschlängelt [UTHOFF[1])]. Ihr Kaliber kann das zwei- bis vierfache des Normalen betragen, wobei die Verbreiterung nicht immer regelmäßig ist, vielmehr kommen spindelförmige Ausbuchtungen zur Beobachtung. Die Arterien können von normalem Kaliber, erweitert oder auch verengt sein. UTHOFF bezeichnet sie als vielleicht etwas weiter als normal. Die Füllungszunahme der Gefäße kann so beträchtlich sein, daß sich eine vorher blaue Iris kastanienbraun verfärbt. Daß diese Erscheinung nicht auf einer Blutung in das Irisgewebe, sondern auf enormer Erweiterung der Gefäße beruht, geht daraus hervor, daß nach dem Tode eine solche braune Iris wieder blau wird [BAQUIS[2])]. Genaueren Einblick gewährt auch hier die Capillarmikroskopie der Haut: Die Capillaren finden sich prall gefüllt, ebenso die subpapillären Plexus [O. MÜLLER[3]), NIECKAU[4])].

Bei der Polycythämie kann der ohne Frage erschwerten Blutströmung durch Weitung der Gefäße vollständig begegnet werden. Erst wenn die Gefäßerweiterung an die mögliche Grenze gelangt ist, stellt sich nach NAEGELI[5]) die Blutdrucksteigerung ein. Daß die von GEISBÖCK[6]) zuerst beschriebenen hypertonischen Polyglobulien heute wohl anders zu beurteilen sind, insofern die Polyglobulie möglicherweise eine Sekundärerscheinung darstellt bei Menschen mit arterieller Hypertension, sei hier nur erwähnt.

Auch nach großer Flüssigkeitszufuhr durch Trinken pflegt der Blutdruck im allgemeinen nicht in die Höhe zu gehen. MILLER und WILLIAMS[7]) haben freilich bei Schrumpfnierenkranken Blutdruckerhöhung beobachtet, wenn 6 Tage lang täglich 10 l Wasser getrunken wurden, also unter ganz extremen und unnatürlichen Bedingungen. Beim Diabetes insipidus, wo gelegentlich noch größere tägliche Flüssigkeitsaufnahme stattfindet, ist arterielle Hypertension keineswegs ein konstantes Symptom. Nach H. STRAUSS[8]) und E. MEYER[9]) findet sich beim Diabetes insipidus so gut wie nie ein vergrößertes Herz. Auch bei normalen Menschen wird der Blutdruck durch Trinken großer Mengen Wassers im allgemeinen nicht gesteigert [MAXIMOWITSCH und RIEDER[10])]. Wichtig ist dies für die Beurteilung des sog. Münchener Bierherzens, bei dem arterielle Hypertension und Herzvergrößerung nicht durch die vermehrte Flüssigkeitsmenge an sich, sondern offenbar durch die im Bier enthaltenen schädlichen Stoffe bewirkt werden.

Wie bei Gesunden so wird auch bei ödematösen Nierenkranken, bei denen die Gefäße abnorm durchlässig sind und daher eine hydrämische Plethora nicht zustande kommt, nach Trinken von $1^1/_2$ l Wasser Blutdrucksteigerung regelmäßig vermißt. Bei anderen Nierenkranken dagegen hat nach den Beobachtungen von DORNER[11]) Trinken der gleichen Flüssigkeitsmenge gelegentlich ganz beträchtliche Blutdruckerhöhung zur Folge. Anstiege um 60 mm Hg sind unter seinen Beispielen keine Seltenheit. Als Ergebnis zieht er aus seinen Versuchen den Schluß, daß bei nicht allzu starker Ödembereitschaft durch schnelle Wasserzufuhr beim

---

[1]) UTHOFF: Über einen ophthalmoskopischen Befund bei sog. Polycythämie. Klin. Monatsbl. f. Augenheilk. 1906, S. 449.

[2]) BAQUIS, zit. nach AXENFELD-ELSCHNIG: Handb. d. Augenheilk. Abt. I, S. 58. 3. Aufl. 1920.

[3]) MÜLLER, O.: Die Capillaren der menschlichen Körperoberfläche. Stuttgart: Enke 1922.

[4]) NIECKAU, BR.: Anatomische und klinische Beobachtungen mit dem Hautmikroskop. Dtsch. Arch. f. klin. Med. Bd. 132, S. 301. 1920.

[5]) NAEGELI, O.: Blutkrankheiten und Blutdiagnostik, S. 597. Leipzig: Veit & Co. 1912.

[6]) GEISBÖCK, F.: Die praktische Bedeutung der Blutdruckmessung. Verhandl. d. dtsch. Kongr. f. inn. Med. 1905, S. 97, ferner Dtsch. Arch. f. klin. Med. Bd. 83, S. 396. 1905.

[7]) MILLER u. WILLIAMS: Americ. journ. of the med. sciences Bd. 161, S. 327. 1921; ref. Ber. üb. d. ges. Physiol. Bd. 7, S. 439. 1921.

[8]) STRAUSS, H.: Zeitschr. f. exp. Pathol. u. Therapie Bd. 1, S. 408. 1905.

[9]) MEYER, E.: Fortschr. d. dtsch. Klinik Bd. 2, S. 271. 1910.

[10]) MAXIMOWITSCH u. RIEDER: Dtsch. Arch. f. klin. Med. Bd. 46, S. 329. 1890.

[11]) DORNER, G.: Über Beziehungen zwischen Blutdruck und Wasserzufuhr bei Nephritiden, insonderheit bei der Feldnephritis. Dtsch. Arch. f. klin. Med. Bd. 133, S. 21. 1920.

Nephritiker recht erhebliche Drucksteigerungen eintreten können, die auf Überfüllung der Gefäße beruhen und auftreten bei einem an sich durch den erhöhten Gefäßtonus starren System. Wahrscheinlich ist es eine Störung der in ihrer Bedeutung für die Blutdruckregulation seit den klassischen Arbeiten Ludwigs bekannten Funktion des Splanchnicusgebietes, die die wesentliche Voraussetzung für die Blutdrucksteigerung unter den angegebenen Bedingungen darstellt.

Im Gegensatz zu Dorner berichten Schill und Patai[1]) über Blutdrucksenkung nach Zufuhr von $1^1/_2$ l Wasser, die nur die Fälle mit erhöhtem Ausgangswert (über 160 mm Hg) zeigten. Die Blutdruckerniedrigung hielt oft tagelang an.

Es müssen offenbar ganz bestimmte Voraussetzungen erfüllt sein, damit plötzliche oder allmählich fortschreitende Vermehrung des Gefäßinhaltes, betreffe diese den Gesamtinhalt oder sei sie, wie noch auszuführen sein wird, nur relativ, durch Verschiebung des Blutes innerhalb des Gefäßsystems bedingt, zu arterieller Drucksteigerung führt. Im gesunden Organismus paßt sich die Weite der Gefäße der neuen Füllung meist sehr prompt an. Es kommt zu kompensatorischer Erweiterung bestimmter Gefäßprovinzen, hauptsächlich des Splanchnicusgebietes, der Muskulatur und speziell der großen und der kleinen Venen, die das wichtigste Blutreservoir darstellen, und schließlich des weiten Capillargebietes. Versagen aber diese Regulationseinrichtungen etwa unter dem Einfluß ungünstiger humoraler oder nervöser Impulse oder infolge eines erhöhten Autotonus der Gefäßmuskulatur selbst, so geht damit das normale Anpassungsvermögen verloren. Unter solchen Umständen kann dann intravasculäre Wasserretention und seröse Plethora zu Blutdruckerhöhung führen. Deren wesentliche Voraussetzung ist dann aber nicht so sehr in der veränderten Füllung als in der Störung der regulatorischen Funktion der peripheren Gefäße gegeben [Volhard[2])].

Wie außerordentlich prompt die Regulationsmechanismen im gesunden Organismus arbeiten, zeigt sich mit besonderer Deutlichkeit auch bei plötzlicher Verminderung der gesamten Blutmenge: Nach einem *Aderlaß*, der zu therapeutischen Zwecken in einer Größe von 300—500 ccm vorgenommen wird, pflegt beim Menschen eine Erniedrigung des Blutdruckes nicht oder nur in sehr geringem Grade zu erfolgen [Plehn[3]), Veil[4]), Bürger[5]), Frey[6])]. Die Gefäßweite paßt sich prompt der neuen verminderten Füllung an, während die Aderlaßhydrämie, die die alte Menge des Gefäßinhaltes wieder herstellt, sich erst allmählich entwickelt.

Derartigen vielfältigen Beobachtungen am Menschen entsprechen tierexperimentelle Erfahrungen. Tappeiner[7]) fand, daß bei Kaninchen ein Blutverlust von 1,3% des Körpergewichtes den arteriellen Blutdruck beträchtlich vermindert, daß dieser aber nach dem Ende der Blutentziehung aus dem Stande, auf den er durch die plötzliche Entleerung der Gefäße herabgegangen, einer neuen höheren Gleichgewichtszulage zustrebt, die weit über der das Leben bedrohenden Grenze liegt. Sogar nach noch größerer Blutentziehung, bis zu 3% und mehr des Körpergewichtes, erhöht sich der Druck nicht unwesentlich, ohne daß diese Blutdruckerhöhung etwa auf krampfhafte Gliederbewegungen zurückzuführen wäre.

---

[1]) Schill, E. u. J. Patai: Über die Beeinflussung des Blutdruckes durch den Wasserstoß. Wien. Arch. f. inn. Med. Bd. 10, S. 257. 1925.

[2]) Volhard, Fr.: Die doppelseitigen hämatogenen Nierenerkrankungen in Mohr-Stähelin: Handb. d. inn. Med. 1. Aufl., Bd. III, Tl. 2, S. 1284.

[3]) Plehn: Über große Aderlässe usw. Dtsch. Arch. f. klin. Med. Bd. 124, S. 321. 1918.

[4]) Veil, W. H.: Der gegenwärtige Stand der Aderlaßfrage. Ergebn. d. inn. Med. u. Kinderheilk. Bd. 15. 1917.

[5]) Bürger, M.: Physiologische Grundlagen, Indikationen und Wirkungen des Aderlasses. Klin. Wochenschr. 1925, Nr. 26, S. 1241.

[6]) Frey, W.: Herz und Schwangerschaft. S. 42. Leipzig: Thieme 1923.

[7]) Tappeiner: Ber. d. Kgl. Sächs. Ges. d. Wiss. Mathem.-physik. Kl. 1872, S. 193

Worm-Müller[1]) konnte bei normalen Hunden eine Blutentziehung von 1,6—2,82% des Körpergewichtes vornehmen, ohne eine nennenswerte Herabsetzung des Blutdruckes zu finden. Noch größerer absoluter Blutverlust konnte in der Regel ohne Erniedrigung des Blutdruckes ertragen werden von Tieren, bei denen durch eine vorhergehende Bluttransfusion die Gesamtblutmenge vermehrt worden war. Vergleicht man aber die restierenden Blutmengen nach den Aderlässen am unversehrten und an dem vorher überfüllten Tiere, so ergibt sich, daß die zur Erhaltung eines normalen Blutdruckes notwendigen Blutmengen in dem letzteren Falle weit größer, vielleicht um das Doppelte oder noch mehr vermehrt sein müssen, als im ersteren.

Die nach einem Aderlaß, während dessen der Druck auf einen niedrigeren Wert absinkt, rascheintretende Steigerung auf eine dann bestehen bleibende Druckhöhe ist keineswegs durch die Annahme eines Blutersatzes durch Gewebsflüssigkeit oder Lymphzufuhr erklärt. Vielmehr handelt es sich um vasomotorische Regulationsvorgänge, was auch daraus hervorgeht, daß bei Tieren mit durchschnittenem Halsmark eine entsprechende Erscheinung nicht zu finden sein soll. Neuere Untersuchungen haben freilich gezeigt, daß diese Angabe offenbar nicht zu Recht besteht, vielmehr dürfte der Regulationsmechanismus unabhängig vom zentralen Vasomotorenzentrum ablaufen. Durchtrennt man nämlich vor einem Aderlaß das Halsmark eines Kaninchens unterhalb des Vasomotorenzentrums, so vollzieht sich die Verkleinerung des Herzens und die Anpassung der Gefäße und auch der spätere Wassereinstrom in die Gefäße genau so wie beim normalen Tier [E. Meyer[2])].

Die Regulationsvorgänge an den peripheren Gefäßen wurden in besonderer Weise von Pawlow[3]) nachgewiesen. An Hunden, die so gezähmt waren, daß sie während der auf blutigem Wege an einer oberflächlichen Arterie in der Nähe des Kniegelenkes vorgenommenen Blutdruckmessung absolut ruhig dalagen, bestimmte er den Blutdruck vor und nach der Fütterung mit trockenem Brot oder trockenem Fleisch. Das Maximum der Blutdrucksenkung betrug dabei nur 10 mm Hg, obwohl zwei Bedingungen vorhanden waren, die dem Absinken des Blutdruckes günstig sein sollten: die beträchtliche Erweiterung der Splanchnicusgefäße beim Verdauungsakt und der Austritt ansehnlicher Mengen verschiedener Verdauungsflüssigkeiten aus der Blutbahn. Die Annahme, daß die Konstanz des Blutdruckes bei abdomineller Gefäßerweiterung durch gleichzeitige Gefäßverengerung in anderen Körperprovinzen erhalten würde, stützte er experimentell am Kaninchenohr: Erzeugte er durch Vorlagerung einer Darmschlinge aus der eröffneten Bauchhöhle eine starke Erweiterung der Eingeweidegefäße, so erfolgte jedesmal eine Verengerung der Gefäße am Ohr. Daß diese Verengerung nicht die Folge einer passiven Anämie ist, sondern unter dem Einfluß gefäßverengernder Nerven zustande kommen muß, wies Pawlow dadurch nach, daß er den N. sympathicus auf der einen Seite des Halses durchschnitt. Jetzt war an dem entsprechenden Ohr auch nicht die geringste Veränderung im Gefäßlumen wahrzunehmen, während am Ohrgefäß der unversehrten Seite die Lichtung sich bis zum völligen Verschwinden des beobachteten Gefäßzweiges verminderte.

b) Relative Füllungsänderungen durch intravasale Blutverschiebung.

Auch dann, wenn bei gleichbleibender Gesamtfüllung des Gefäßsystems zentrale Gefäßgebiete auf Kosten peripherer übermäßig gefüllt werden, also nur

---

[1]) Worm-Müller: Zitiert auf S. 1308.
[2]) Meyer, E.: Über Herzgröße und Blutgefäßfüllung. Klin. Wochenschr. Bd. 1, S. 1. 1922.
[3]) Pawlow, J.: Experimentelle Beiträge zum Nachweis des Akkommodationsmechanismus der Blutgefäße. Pflüg. Arch. f. d. ges. Physiol. Bd. 16, S. 266. 1878.

eine *intravasale Blutverschiebung* resultiert, pflegt Blutdrucksteigerung im allgemeinen auszubleiben. Werden z. B. durch Umwickelung mit Gummibinden nach dem Verfahren von PETER und JANSEN[1]) beide Beine und ein Arm blutleer gemacht, so daß das Blut aus diesen Extremitäten in andere Gefäßprovinzen im Innern des Körpers, die dabei stärker gefüllt werden, verdrängt wird — nach den Angaben von P. BRUNS[2]) gelingt es durch elastische Einwickelung eines Gliedes etwa 70% seines Blutgehaltes zu verdrängen, während ca. 30% noch in demselben zurückbleiben —, so steigt der Blutdruck, am freigebliebenen Arm gemessen, entweder gar nicht oder nur um 5—10 mm Hg an. Es muß sofort eine kompensatorische Erweiterung der Gefäße innerer Organe eingetreten sein. Das gleiche negative Ergebnis erhielten die Autoren übrigens auch bei solchen Kranken, bei denen an den der Untersuchung zugänglichen Gefäßen der Körperoberfläche arteriosklerotische Wandveränderungen bestanden. Auch dies ein Beweis für die auch sonst bekannte Tatsache, daß die Funktion der Gefäßmuskulatur bei ausgedehnter peripherer Arteriosklerose keineswegs in so hohem Grade geschädigt zu sein pflegt, wie man das nach den anatomisch nachweisbaren Veränderungen und auch z. B. nach den Beobachtungen von ROMBERG[3]) über die abnehmende Kontraktionsfähigkeit der Vorderarmarterien auf Kältereize bei zunehmender Sklerose der Wand annehmen könnte (vgl. hierzu auch S. 1327).

Im Tierexperiment fanden JANSEN, TAMS und ACHELIS[4]) ähnliche Resultate. Sperrung eines peripheren Stromgebietes (Art. femoralis, carotis) hat zwar zunächst eine Blutdrucksteigerung von 5—20% zur Folge, die um so größer ist, je ausgedehnter das gesperrte Stromgebiet. Diese Blutdrucksteigerung ist aber transitorischer Natur, da sie infolge kompensatorischer Erweiterung anderer Gefäßgebiete bald wieder mehr oder weniger völlig verschwindet. Wird aber ein so großes Stromgebiet wie das der Splanchnicusgefäße gesperrt, so erfolgt nicht nur die größte Blutdrucksteigerung, sondern diese bleibt auch konstant erhalten. Bei Einengung des Splanchnicusgebietes vermögen also die übrigen Gefäßgebiete, weder das periphere noch das pulmonale, eine hinlänglich ausgleichende kompensatorische Erweiterung aufzubringen.

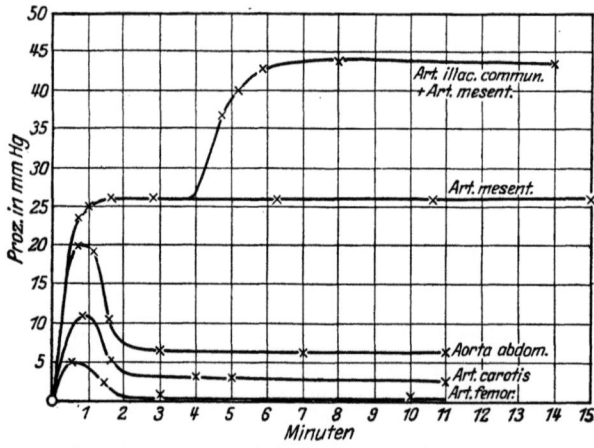

Abb. 321. Verhalten des Blutdruckes nach Ausschaltung verschiedener Gefäßgebiete. (Nach JANSEN, TAMS und ACHELIS.)

Wie bedeutungsvoll tatsächlich die Splanchnicusgefäße für die regulatorischen Vorgänge des peripheren Kreislaufes bei Füllungsschwankungen der Gefäßhöhle sind, geht aus den weiteren tierexperimentellen Befunden von JANSEN, TAMS und ACHELIS eindeutig hervor. Oben wurde bereits erwähnt, daß es nach Sperrung des Splanchnicusgebietes zu beträcht-

---

[1]) PETER u. JANSEN, zit. bei JANSEN, TAMS u. ACHELIS s. unten.
[2]) BRUNS, P.: Virchows Arch. f. pathol. Anat. u. Physiol. Bd. 66, S. 374.
[3]) ROMBERG, E.: Über Arteriosklerose. Verhandl. d. dtsch. Kongr. f. inn. Med. 1904, S. 64.
[4]) JANSEN, W. H., W. TAMS u. H. ACHELIS: Blutdruckstudien. I. Zur Dynamik des Blutdruckes. Dtsch. Arch. f. klin. Med. Bd. 144, S. 1. 1924.

licher und anhaltender Blutdrucksteigerung kommt. Wurde nun nach vorgenommener Sperrung des Splanchnicusgebietes ein weiteres peripheres Stromgebiet aus dem Kreislauf ausgeschaltet, z. B. die Art. iliac. commun., so resultiert nicht nur eine weitere Zunahme der Drucksteigerung, sondern diese Drucksteigerung bleibt jetzt ebenfalls konstant bestehen (vgl. Abb. 321).

Auf mangelnde Anpassungsfähigkeit infolge morphologischer oder funktioneller Veränderungen hauptsächlich der Splanchnicusgefäße führen JANSEN, TAMS und ACHELIS es ferner zurück, daß sie bei ihren Versuchen mit ESMARCHscher Blutleere an Menschen mit arterieller Hypertension im Gegensatz zu Gesunden beträchtliche Blutdruckerhöhung unter analogen Bedingungen gefunden haben. Schon die Verdrängung des Blutes aus einem Arme genügt, um einen sofortigen Blutdruckanstieg um 15—25 mm Hg zu erzielen, der sich dann in der Mehrzahl der Fälle auf der erreichten Höhe hält. Betrug die endgültige Blutdruckerhöhung bei Gesunden nach Einwickelung von 3 Extremitäten nur etwa 10 mm Hg, d. h. also ca. 6% der Ausgangshöhe, so ergab sich in der Mehrzahl der Versuche bei Hypertonikern eine anhaltende Blutdruckerhöhung um 30—40 mm Hg über den Ausgangswert, d. h. eine Steigerung um 15—20%. Daß aber auch bei bestehendem arteriellen Hochdruck im Splanchnicusgebiet noch regulatorisch wirksame Fähigkeiten erhalten sein können, geht daraus hervor, daß auch bei einzelnen derartiger Kranker der Druckanstieg nur transitorischer Art sein kann. Ja, in einer Reihe von Fällen setzt bei der Blutverdrängung aus den Extremitäten wie bei Normalen überhaupt keine nennenswerte Blutdrucksteigerung ein.

3. Blutdruck während des Geburtsaktes.

Hauptsächlich sind es mechanische Einflüsse auf weite Stromgebiete, speziell auf das Splanchnicusgebiet, die für den Anstieg und die Schwankungen des Blutdruckes während des Geburtsaktes Veranlassung geben. Darum sei dieses Kapitel hier angeschlossen. Wir verdanken genauere Kenntnis hierüber hauptsächlich den Untersuchungen von W. FREY[1]). Schon während der Wehen der *Eröffnungsperiode* pflegt sich eine mehr oder weniger deutliche Blutdruckerhöhung einzustellen. Ihr liegt nicht so sehr eine reflektorisch bedingte Kontraktion der kleinen Gefäße zugrunde, sondern es handelt sich in der Hauptsache um eine Verschiebung des venösen Blutes innerhalb des Gefäßsystems. Der Uterus wird bei seiner Kontraktion blutleer, der Inhalt der dichten und weiten Venengeflechte wird ausgepreßt. Dadurch kommt es zu einer plötzlichen Füllungszunahme der übrigen venösen Gebiete, die sich sofort dem Lungenkreislauf mitteilt, zu vermehrtem Blutangebot auch für den linken Ventrikel führt, und so unter Zunahme des Schlagvolumens den Blutdruck, meist freilich nur in geringem Grade, in die Höhe treibt.

Der *Blasensprung* bringt eine neue Situation. Durch Abfließen des Fruchtwassers erfährt der intraabdominelle Druck eine gewisse Verminderung. Die Venen im Bauchraum werden weit, ihre Füllung nimmt zu, der Rückfluß des Blutes zum rechten und dann auch zum linken Herzen nimmt ab. Der arterielle Blutdruck sinkt.

Ist die Blutdrucksteigerung während der Eröffnungsperiode meist nur gering, so kann sie bei den nun folgenden Preßwehen der *Austreibungsperiode* ein beträchtliches Maß annehmen, wie auch DONALDSON[2]) angibt, der auch im übrigen zu den gleichen Resultaten wie FREY gelangt ist. Für ihre Entstehung spielt zunächst wiederum der gleiche Faktor wie bei den Wehen der Eröffnungs-

---
[1]) FREY, W.: Herz und Schwangerschaft. Leipzig: Thieme 1923.
[2]) DONALDSON, M.: Ref. Zentralbl. f. d. ges. inn. Med. Bd. 10, S. 44. 1914.

periode eine Rolle, nämlich die vermehrte Füllung des venösen Systems infolge Auspressung der Uterusvenen. Jetzt werden freilich nicht nur diese exprimiert, sondern, da während der Preßwehen auch die Bauchpresse in Tätigkeit tritt, der ganze Abdominalinhalt also unter erhöhten Druck gerät, werden nunmehr auch die Venen des Splanchnicusgebietes gepreßt, so daß sich auch deren Inhalt auf die übrigen peripheren Bluträume verteilen muß. Die Steigerung des venösen Zuflusses zum rechten und fernerhin auch zum linken Herzen wird dadurch besonders groß. Zu diesen mechanischen Momenten gesellen sich dann noch die äußerst heftigen Schmerzen, die durch den Druck der vorwärtsdrängenden Frucht auf die den Cervicalkanal umgebenden Nervengeflechte ausgelöst werden. Dadurch kommt es reflektorisch zu allgemeiner Arteriolenkontraktion.

Ist die Geburt des Kindes beendet, so bringt die Veränderung der Blutverteilung erneut abnorme Blutdruckverhältnisse mit sich. Das Wesentliche ist jetzt die starke Verminderung des intraabdominalen Druckes. Die Venen werden in der leeren Bauchhöhle weit und füllen sich prall mit Blut, dessen Gesamtmenge durch den Blutverlust bereits eine Verminderung erfahren hat. Jetzt sammelt sich ein übermäßig großer Teil des Körperblutes in dem weiten Reservoir des Splanchnicusgebietes an, der Peripherie wird Blut entzogen. Der Rückfluß zum Herzen wird erheblich geringer, mit großer Übertreibung hat man wohl gesagt: In diesem Augenblick schlägt das Herz „leer". Tatsächlich sinken Füllung und Schlagvolumen des Herzens beträchtlich, der Puls wird klein, kaum fühlbar, oft tritt hochgradige Blässe ein und der arterielle Blutdruck sinkt ebenso ab wie dies bei zu raschem Ablassen von Ascitesflüssigkeit die gefürchtete Folge sein kann. Die Kenntnis dieses Mechanismus, der zu oft beträchtlicher Blutdrucksenkung führt, ist auch wichtig für die Therapie. Ein alt bewährtes mechanisch wirkendes Mittel bringt rasch beste Hilfe, nämlich die Kompression des Bauches, z. B. durch Auflegen eines Sandsackes. Das hat nicht so sehr deswegen zu geschehen, weil der Sandsack etwa die Kontraktion des jetzt leeren Uterus anzuregen vermag, wie früher gelehrt wurde; er bewirkt vielmehr einen Druckausgleich im Bauchraum, verhindert die Anschoppung des Blutes im Splanchnicusgebiet und trägt so zur Verhütung der gefahrvollen Blutdrucksenkung bei (vgl. auch S. 1407 dieses Artikels).

Während der Schwangerschaft ändert sich der Blutdruck nach FREY in 61% der Fälle nicht; steigt er an, so pflegt die Erhöhung nur gering zu sein; sie beträgt nur bei etwa einem Viertel normaler Fälle mehr als 10 mm Hg und überschreitet die Normalwerte Gesunder kaum. Treten Komplikationen ein (Schwangerschaftsnephritis, Eklampsie), so pflegt der Blutdruck, bei Eklampsie in besonderem Maße, in die Höhe zu gehen.

4. Blutdruck bei Steigerung des intraabdominellen Druckes.

Als Folge mechanischer Blutverschiebung innerhalb des Gefäßsystems kommt auch jene Blutdrucksteigerung wesentlich zustande, die sich durch Kompression des Bauches bzw. Erhöhung des intraabdominellen Druckes erzielen läßt [FREY[1]].

Wenn man den Bauchdruck bei Hunden oder Kaninchen dadurch in die Höhe treibt, daß man das uneröffnete Abdomen von außen her komprimiert, so kommt es neben Steigerung der Atemfrequenz und Steigerung des intrapleuralen Druckes zu einer mehr oder weniger beträchtlichen Erhöhung des arteriellen Blut-

---

[1] FREY, W.: Das Verhalten der arteriellen und venösen Blutzirkulation bei experimenteller Steigerung des intraabdominellen Druckes. Zeitschr. f. d. ges. exp. Med. Bd. 31, S. 49. 1923. (Hier weitere Literatur.)

druckes. In den Versuchen von FREY betrug diese Erhöhung 4—16 mm Hg. Gleichzeitig steigt der Venendruck an (vgl. Abb. 322).

Der gleiche Anstieg des Blutdruckes läßt sich durch Kompression der seitlichen Bauchpartien, also unter Schonung der Aorta abdominalis erzielen.

Werden Vagus, Sympathicus und Depressor am Halse beiderseits durchtrennt, so kommt die Blutdruckerhöhung ebenfalls in völlig unveränderter Weise zustande. Der Druck steigt also während der Kompression und fällt bei Nachlassen des Druckes ab, ob die Nerven intakt sind oder nicht. Für die Erhöhung des Blutdruckes können reflektorische Einflüsse vom Abdomen aus demnach keine Rolle spielen. Vielmehr scheint sie zum Teil die direkte Folge einer Kompression arterieller und venöser Gefäßgebiete und auch der Capillaren zu sein. Der Druck der Vena jugularis steigt bei Bauchkompression trotz Durchschneidung der Halsnerven ebenfalls an. Auch hierfür sind abdominelle Reflexe von keiner wesentlichen Bedeutung. Da der Venendruck auch dann sich erhöht, wenn ein künstlich gesetzter Pneumothorax eine gleichzeitige Veränderung des intrapleuralen Druckes verhindert,

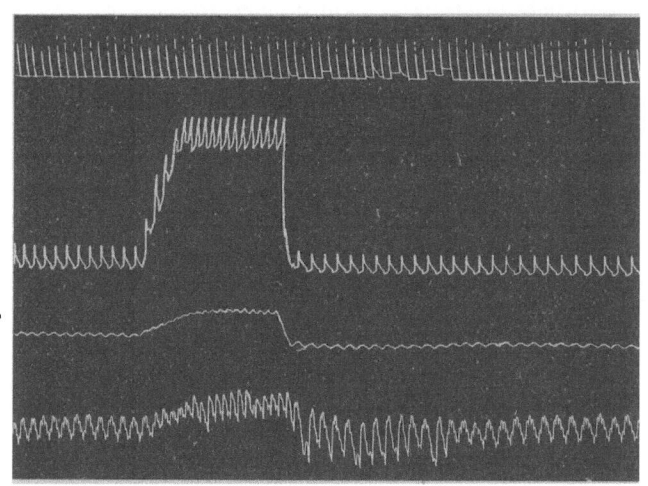

Abb. 322. Manuelle Kompression des Bauches. Von oben nach unten: Zeitschreibung, arterieller Druck, venöser Druck, Atmung. (Nach W. FREY.)

so ergibt sich, daß die manuelle Kompression des Bauches das allgemeine venöse System durch direktes Auspressen von Blut aus den venösen Capillaren in einen Zustand vermehrter Füllung versetzt.

Wird der gleiche Versuch unternommen nach Abklemmung der Aorta und der V. cava inf., so bleibt jegliches Ansteigen des arteriellen Druckes aus.

Die beim erhöhten intraabdominellen Druck zustande kommende Blutdrucksteigerung ist nicht nur eine Folge davon, daß mechanisch arterielles Blut aus dem Bauche in davorliegende Systeme hinübergedrängt wird, sondern die arterielle Drucksteigerung erklärt sich weiterhin aus einer Überfüllung des Venensystems mit Blut aus den venösen Capillaren des Bauches. Es kommt zu einer gewissen Überfüllung des kleinen Kreislaufes, womit auch dem linken Ventrikel eine erhöhte Blutmenge zur Verfügung gestellt wird. Auch beim Menschen führt Steigerung des intraabdominellen Druckes, wenn sie einen gewissen Grad erreicht, zu Blutdrucksteigerung. Bei Menschen, die zu Blutdrucksteigerung neigen, oder solchen mit ausgedehnter Arteriosklerose genügt infolge der mangelhaften Erweiterungsfähigkeit anderer Gefäßprovinzen zum gleichen Effekt eine Kompression des Bauches mäßigen Grades [PORGES und ADLERSBERG[1])].

---

[1]) PORGES u. ADLERSBERG: Diskussionsbemerkung. Verhandl. d. dtsch. Kongr. f. inn. Med. 1923, S. 178.

5. Blutdruck und Blutviscosität.

Erhöhte Viscosität kann nur neben anderen Faktoren oder bei Störung anderer Regulationen Hochdruck erzeugen [DURIG[1])]. Bei der *Polyglobulie* ist eine Steigerung der Blutviscosität bis zum 10-, ja bis zum 40,6fachen [UMBER[2])] des Normalwertes beobachtet worden. Der arterielle Blutdruck braucht aber bekanntlich keineswegs erhöht zu sein (vgl. S. 1310). Analoges gilt von Leukämien, besonders den myeloischen Formen, bei denen die abnorm reichlichen großen Blutzellen (Myelocyten) einen noch sehr viel stärkeren Anstieg der Viscosität bedingen als die kleinen Zellformen bei lymphatischer Leukämie [NAEGELI[3])].

Kohlensäure hat steigernden Einfluß auf die Blutviscosität, aber dyspnoische Herzkranke pflegen keinen erhöhten Blutdruck zu zeigen (vgl. S. 1355). Die Blutdrucksteigerung bei künstlicher *Dyspnoe* ist zwar hauptsächlich Folge von Gefäßverengerung im Splanchnicusgebiet. Daneben scheint aber nach den Beobachtungen von VOLHARD und HÜLSE[4]) auch der Zunahme der Blutviscosität eine gewisse blutdrucksteigernde Rolle zuzukommen.

Auch für die Blutdruckerhöhung nach experimenteller *Überfüllung der Gefäßhöhle* scheint nach TIGERSTEDT[5]) die Viscosität nicht ohne Bedeutung zu sein: Nach Infusion von Ringerlösung ist die schließlich auftretende Blutdrucksteigerung geringer als nach Infusion von Blut.

Andererseits sinkt der Blutdruck nach einem *Aderlaß* nicht oder nur wenig ab, obwohl Hydrämie und Abnahme der Viscosität die Folge sind. Bei der Glomerulonephritis mit Blutdrucksteigerung fanden HIRSCH und BECK[6]) sowie KLEBERGER[7]) die Viscosität nicht erhöht. Jedenfalls konnten sie einen Parallelismus zwischen Blutdrucksteigerung und Änderung der Viscosität nicht feststellen. Auch hat sich die Annahme, daß die Blutdrucksenkung nach Jodtherapie auf Viscositätsverminderung beruhe [O. MÜLLER und INADA[8])], als nicht zutreffend erwiesen [ADAM[9]), DETERMANN[10])].

6. Bedeutung der peripheren Gefäße für das Zustandekommen der Blutdrucksteigerung.

Maßgebend für Erhöhung des arteriellen Blutdruckes ist nach allgemein anerkannter Ansicht das Verhalten der Gefäße, die den Abfluß des Blutes nach der venösen Strombahn erschweren. Die pathologische Blutdrucksteigerung stellt somit eine Äußerung des peripheren Kreislaufes dar [HESS[11])]. Dabei erhebt sich zunächst die Frage, an welcher Stelle des Gefäßsystems die blutdruck-

---

[1]) DURIG, A.: Zitiert auf S. 1308, spez. S. 126.
[2]) UMBER, zitiert nach SCHITTENHELM: Die Krankheiten des Blutes und der blutbildenden Organe. Berlin: Julius Springer 1925.
[3]) NAEGELI, O.: Blutkrankheiten und Blutdiagnostik, 2. Aufl., S. 108. Leipzig 1912.
[4]) VOLHARD, FR. u. W. HÜLSE: Der Adrenalingehalt des Blutes bei der Blutdrucksteigerung durch Splanchnicusreizung und durch Asphyxie. Zeitschr. f. d. ges. exp. Med. Bd. 38, S. 524. 1923.
[5]) TIGERSTEDT, R.: Zur Kenntnis des Kreislaufes bei vermehrter Blutmenge. Skandinav. Arch. f. Physiol. Bd. 20, S. 197. 1907.
[6]) HIRSCH, C. u. C. BECK: Studien zur Lehre von der Viscosität (innere Reibung) des menschlichen Blutes. Dtsch. Arch. f. klin. Med. Bd. 69, S. 503. 1901.
[7]) KLEBERGER, K.: Über die Beziehungen des erhöhten Blutdruckes zu physikalischen Zustandsänderungen des Blutes. Zeitschr. f. exp. Pathol. u. Therap. Bd. 18, S. 251. 1916.
[8]) MÜLLER, O. u. R. INADA: Zur Kenntnis der Jodwirkung bei Arteriosklerose. Dtsch. med. Wochenschr. 1904, Nr. 48, S. 1751.
[9]) ADAM, H.: Zeitschr. f. klin. Med. Bd. 68, S. 177. 1909.
[10]) DETERMANN, H.: Das Verhalten der Blutviscosität bei Joddarreichung. Dtsch. med. Wochenschr. 1908, Nr. 20, S. 871. — Ferner DETERMANN u. BRÖKING: Beeinflußt Jodeinverleibung die Viscosität des Blutes? Ebenda 1912, Nr. 21.
[11]) HESS, W. R.: Schweiz. med. Wochenschr. 1923, Nr. 47, S. 1077.

steigernden erhöhten Widerstände gelegen sind, in der Aorta, in den mittleren Arterien, in den Arteriolen oder in den Capillaren. Ferner wäre in dem folgenden Kapitel die Natur der Veränderungen zu erörtern, die die Erhöhung des peripheren Widerstandes mit sich bringen.

Eine organische Erkrankung der *Aorta* im Sinne einer arteriosklerotischen Wandveränderung pflegt nur in seltenen Fällen zu einer Steigerung des Blutdruckes Veranlassung zu geben, die auch dann ein beträchtliches Ausmaß nicht erreicht, wenn die Aorta beinahe zu einem starren Rohr umgewandelt ist und ihre „Windkesselfunktion", wie man nach den anatomischen Veränderungen annehmen sollte, völlig darniederliegt. Ist eine Blutdrucksteigerung nachweisbar, so pflegt diese nur gering zu sein. Sie wird durch die Tatsache erklärt, daß die Einbuße an elastischer Dehnbarkeit, die nach den maßgebenden Untersuchungen STRASBURGERs[1]) bereits in den ersten Stadien der sklerotischen Wandveränderung nachweisbar ist, erhöhten Widerstand für die auszuwerfende Blutmenge auf der Höhe der Systole mit sich bringt und daher eine Steigerung des vom linken Ventrikel aufzubringenden systolischen Druckes notwendig macht. Denn in einem starren Rohr hat auch ein kleiner Füllungszuwachs eine unverhältnismäßig große Drucksteigerung zur Folge. Ferner bedingt die Schädigung der Windkesselfunktion „Arbeitsverlust", indem ein um so größerer Teil der Herzarbeit nicht zur Weiterbeförderung des Blutes während der Diastole aus den elastischen Kräften der Aortenwand verwendet werden kann, je geringer die Dehnung des Gefäßes bei gleicher aufgewendeter Deformationsarbeit war (HESS).

Aus experimentellen Untersuchungen ist bekannt, daß eine zunehmende Verengerung der Aorta anfänglich ohne Drucksteigerung im linken Ventrikel verläuft. An decerebrierten Hunden muß schon eine deutliche Verengerung der Aorta bewirkt werden, ehe es zu einer Vergrößerung des gesamten Widerstandes und demzufolge zu zentraler Drucksteigerung kommt [DE HEER[2])]. Auch bleibt das Schlagvolumen unverändert, solange durch die Verengerung der Widerstand noch nicht größer geworden ist. Nach DE HEER kann man sich die Sachlage durch die Verhältnisse in einem Rohr veranschaulichen, in dem 2 Diaphragmen in einem gewissen Abstand voneinander angebracht sind. Wenn man zuerst das 2. distale Diaphragma bis zu einem gewissen Grade verengert und hierauf das erste ebenfalls zu verengern beginnt, so wird der Widerstand im Anfang des Rohres zunächst nicht steigen, und er wird um so später in die Höhe gehen, je mehr das zweite distale Diaphragma eingeengt worden ist. In völliger Übereinstimmung hiermit steht denn auch der Befund, daß bei höherem Gefäßtonus bzw. höherem Blutdruck die erste Steigerung des Ventrikeldruckes infolge zunehmender Aortenkompression später, d. h. also erst bei stärkerer Stenosierung auftritt als bei niedrigem Gefäßtonus bzw. niedrigem Blutdruck, sowie die weitere Tatsache, daß bei Pulmonalstenosierung der Druck im rechten Ventrikel *sofort* mit Beginn der Kompression ansteigt. Denn der Tonus der Lungengefäße ist sehr niedrig.

Peripher von der Stenose pflegt der arterielle Blutdruck infolge von Gefäßerweiterung abzusinken, und zwar bereits ehe die Stenose eine Abnahme des Zeitvolumens verursacht. Diese Gefäßerweiterung muß reflektorisch von der Stelle aus hervorgerufen werden, wo die Aorta ascendens stenosiert wird, da die Erweiterung als ziemlich plötzliche Reaktion auf eine Kompressionsverstärkung eintritt, noch ehe durch die Verengerung der Widerstand erhöht wird.

Auch arteriosklerotische Wandveränderungen der *größeren* und *mittleren Arterien* haben trotz der Starre der Gefäßwand, der Verlängerung und Schlängelung des Gefäßrohres sowie der abnormen Rauhigkeit ihrer Innenwand und trotz der durch die Starre bedingten Verminderung der Windkesselfunktion, die ja nicht nur der Aorta zukommt, keine Blutdrucksteigerung zur Folge, wie es die alte und auch heute noch von vielen Ärzten vertretene Anschauung ge-

---

[1]) STRASBURGER, J.: Über die Elastizität der Aorta bei beginnender Arteriosklerose. Münch. med. Wochenschr. 1907, Nr. 15, S. 714.
[2]) DE HEER, J. L.: Pflügers Arch. f. d. ges. Physiol. Bd. 148, S. 1. 1912.

wesen ist. Schon die Herzwägungen von HASENFELD[1]) und C. HIRSCH[2]) hatten zu dem Ergebnis geführt, daß nur bei einem verhältnismäßig kleinen Teil der durch Schrumpfniere oder Klappenfehler nicht komplizierten Arteriosklerosen der linke Ventrikel hypertrophisch wird. Die gleichen Autoren zeigten, daß die Massenzunahme des linken Ventrikels, wenn sie vorhanden war, sich nur in bescheidenen Grenzen hält und hauptsächlich dann gefunden wird, wenn die Splanchnicusgefäße stark erkrankt waren. Andererseits stand die hochgradige Hypertrophie der Schrumpfnierenherzen hinsichtlich ihres Ausmaßes in keiner regelmäßigen Beziehung zu den arteriosklerotischen Wandveränderungen der Gefäße, so daß schon die Herzwägungen von HIRSCH es sicher erscheinen ließen, daß die Herzhypertrophie, d. h. der pathologisch-anatomisch faßbare Ausdruck zu Lebzeiten bestehender arterieller Drucksteigerung bei Schrumpfnieren nicht auf anatomischen Veränderungen der *größeren* Gefäße beruht (siehe hierzu weiter S. 1322).

Die großen und mittleren Arterien sind es also nicht, welche als Sitz für das Abflußhindernis aus den arteriellen Gefäßen wesentlich in Betracht kommen. Vielmehr herrscht soweit heute unter den verschiedenen Autoren Einigkeit, daß in *ausschlaggebender Weise die kleinen und kleinsten Äste der Arterien*, also diejenigen Abschnitte der Gefäßbahn, die auch normalerweise die Stellen des größten Widerstandes bilden, vielleicht auch die Capillaren verantwortlich zu machen sind.

Die Endstücke der Arterien, die *Arteriolen*, stellen diejenigen Abschnitte der arteriellen Strombahn dar, die durch eine besonders kräftige Schicht glatter Muskelfasern ausgezeichnet sind und in stärkstem Maße vasomotorischen Einflüssen unterliegen. Sie sind ferner die wohl mit einer Schleuse oder auch dem engen Mundstück eines Wasserschlauches verglichenen Strecken, die auch bei normalem Blutdruck den stärksten Druckabfall im gesamten Kreislauf bewerkstelligen. Ihre physiologische Aufgabe besteht darin, den Abfluß des Blutes in das weite Bett der Capillaren und den Druck in diesen zarten Gebilden zu regulieren, wobei wir davon absehen, daß die Tätigkeit der Arteriolen nicht die einzige Bedingung für die Füllung der funktionell selbständigen Capillaren darstellt.

Eine wie gewaltige Stauungswirkung auf den arteriellen Blutstrom, die sich in Blutdruckerhebung äußert, schon eine geringe Verengerung der Arteriolen, zumal das Blut in ihnen sehr rasch fließt, zur Folge haben muß, geht bereits aus der bekannten Formel von POISEUIL hervor, in welcher der Radius des Rohres in der 4. Potenz figuriert. Bei gleichem Druck würde durch eine halb so weite Röhre nur $1/16$ des Stromvolumens hindurchfließen. Die übrigen Faktoren, Viscosität und Druck, treten in der genannten Formel nur als einfache Größen auf. Verdoppelung der Blutviscosität würde bei gleichen Dimensionen eines engen Gefäßes das Stromvolumen nur auf die Hälfte herabsetzen, und ebenso würde eine Halbierung des Stromgefälles (Differenz von Anfang- und Enddruck im Gefäß) wirken.

Entgegen den alten Ansichten von FICK[3]), der die Orte des größten Widerstandes in den Anfängen des venösen Systems suchte, und jener von DONDERS[4]) und ROLLET[5]), die in dieser Hinsicht den Capillaren die Hauptrolle zuschrieben,

---

[1]) HASENFELD, A.: Über die Herzhypertrophie bei Arteriosklerose. Dtsch. Arch. f. klin. Med. Bd. 59, S. 193. 1897.
[2]) HIRSCH, C.: Über die Beziehung zwischen dem Herzmuskel usw. Dtsch. Arch. f. klin. Med. Bd. 68, S. 55. 1900.
[3]) FICK, A.: Über den Druck in den Blutcapillaren. Pflügers Arch. f. d. ges. Physiol. Bd. 42, S. 482. 1888.
[4]) DONDERS: Physiologie des Menschen, 2. Aufl., S. 131. 1859.
[5]) ROLLET, A.: Physiologie des Blutes und der Blutbewegung. Hermanns Handb. der Physiol. Bd. 4. 1880.

ist die maßgebende Bedeutung der Arteriolen durch GAD[1]), CAMPBELL[2]), SCHLEIER[3]) festgelegt worden (siehe hierüber Näheres in dem Artikel von W. R. HESS: Die Verteilung von Querschnitt, Widerstand, Druckgefälle und Strömungsgeschwindigkeit im Blutkreislauf in diesem Bande des Handbuches).

Die Verengerung der peripheren Gefäßabschnitte braucht nur minimal zu sein, um Blutdrucksteigerung zu bewirken [HESS[4])]. Die Aufteilung der arteriellen Gefäßäste erfolgt in der Weise, daß regelmäßig die Summe der Astquerschnitte größer ist als der Querschnitt vor der Teilung. „Diese peripherwärts fortgesetzte Zunahme der *Gesamtbreite* der arteriellen Strombahn wirkt einem allzu stark akzentuierten Widerstandsanstieg entgegen, wie es sonst infolge der peripherwärts fortschreitenden Verminderung der *Querschnitte der Einzelgefäße* in Erscheinung treten würde. Durch Rechnung läßt sich zeigen, daß in bezug auf das Ausmaß des Querschnittszuwachses ein *Widerstandsoptimum* besteht, und daß die Natur in der Ausbildung des Gefäßsystems dieses Optimum auch tatsächlich aufgefunden hat. Für die Pathologie des Kreislaufes heißt das, daß schon bloße Störungen in den optimalen Querschnittsverhältnissen zwischen Stamm und Ästen, selbst wenn sie nur innervatorisch bedingt sind, den Gesamtwiderstand des Gefäßsystems steigern müssen und damit das zentrale Blutdruckniveau in die Höhe drängen" (HESS). HESS ist ferner der Ansicht, daß schon *Behinderung der Gefäßweitbarkeit* bei vermehrtem Blutbedarf eines Organs ein blutdrucksteigerndes Moment darstellen kann.

Wieweit Veränderungen in den *Capillaren* als wesentlicher blutdrucksteigernder Faktor in Frage kommen können, ist heute noch eine unentschiedene Frage. Der Widerstand in den Capillaren ist verhältnismäßig gering, da sie *in ihrer Summe* dem Blute eine viel breitere Strömungsbahn zur Verfügung stellen als die Arterien (HESS). Es ist ferner zu bedenken, daß die Capillaren nur sehr dünnwandige Gebilde sind. Die Ansicht, die z. B. von KYLIN vertreten wird, daß Capillarveränderungen für die Entstehung arterieller Hypertension verantwortlich sein könnten, wird daher von der Mehrzahl der Autoren als unwahrscheinlich bezeichnet und abgelehnt [DURIG[5]), VOLHARD[6]), ROMBERG[7]), GOLDSCHEIDER[8]) u. a.].

7. Liegen der arteriellen Hypertension Gefäßveränderungen organischer oder funktioneller Natur zugrunde?

Organische Wandveränderungen der kleinen Gefäße als Ursache der Hypertension, und zwar speziell bei Schrumpfnieren, hatten zuerst GULL und SUTTON[9]) angenommen. Sie sprachen von einer Systemerkrankung der kleinen Gefäße,

---

[1]) GAD: Zentralbl. f. Physiol. Bd. 2, S. 33. 1888.
[2]) CAMPBELL, H.: The resistance to the blood-flow. Journ. of physiol. Bd. 23, S. 301. 1898/99.
[3]) SCHLEIER, J.: Der Energieverbrauch in der Blutbahn. Pflügers Arch. f. d. ges. Physiol. Bd. 173, S. 172. 1919.
[4]) HESS, W. R.: Zitiert auf S. 1318.
[5]) DURIG, A.: Der arterielle Hochdruck. Verhandl. d. dtsch. Kongr. f. inn. Med. 1923, S. 124.
[6]) VOLHARD, FR.: Der arterielle Hochdruck. Verhandl. d. dtsch. Kongr. f. inn. Med. 1923, S. 134.
[7]) ROMBERG, E. v.: Die Entwicklung der Lehre von der Hypertension. Dtsch. med. Wochenschr. 1924, Nr. 49, S. 1710.
[8]) GOLDSCHEIDER: Die essentielle Hypertonie und ihre Behandlung. Zeitschr. f. phys. u. diätet. Therapie Bd. 25, S. 4. 1921.
[9]) GULL u. SUTTON: On the pathology of the morbid state, commonly called chronic Brights disease, with contracted kidney („arterio-capillary-fibrosis"). Med.-chir. transactions Bd. 55, S. 273. 1872.

von einer Arterio-capillary-fibrosis und glaubten, die Schrumpfniere sei nur eine Teilerscheinung dieses ubiquitären Prozesses. Auch heute gibt es noch Autoren, welche die GULL-SUTTONsche Lehre als im wesentlichen zu Recht bestehend anerkennen und sie sogar über das Gebiet der Schrumpfniere hinaus verallgemeinern, so z. B. MÜNZER[1]), STRASSER[2]), KLEIN[3]). Auch FREY[4]) sagt: Der intraaterielle Blutdruck steigt im allgemeinen an, weil sich im Bereich gewisser Organbezirke mehr oder weniger diffuse Gefäßveränderungen ausgebildet haben. MUNK[5]) denkt ebenfalls eher an eine anatomische, wenn auch mit unseren heutigen Methoden noch nicht faßbare Veränderung (Alteration) als an eine Kontraktion der Gefäße. Auch FAHR[6]) ist der Ansicht, daß bei einer Koinzidenz von Arteriolosklerose und Hypertonie letztere die Folgeerscheinung darstelle. Freilich sei dabei hervorzuheben, daß mit der Arteriolensklerose, speziell der Nephrosklerose, die Ursache der Blutdrucksteigerung nicht erschöpft sei.

Von der Frage nach den Beziehungen zwischen Blutdrucksteigerung und *Arteriosklerose der größeren und mittleren Arterien* sei hier abgesehen (siehe auch S. 1319). Die gegenseitigen Beziehungen sind keineswegs restlos geklärt, und man kann FREY durchaus nicht zustimmen, wenn er sagt: „Die Beziehungen zwischen Arteriosklerose (dem Sinne nach denkt FREY in seinem Zusammenhang auch an Arteriolosklerose) und Blutdrucksteigerung liegen klar." Immerhin darf es heute als gesicherte Tatsache gelten, daß auch hochgradige Arteriosklerose der mittleren Arterien keineswegs Blutdruckerhöhung zur Folge hat. Die auch heute noch unter Ärzten vielfach verbreitete Annahme: Arteriosklerose, also Blutdrucksteigerung und umgekehrt, ist unrichtig. Bei jugendlichen Hypertonikern wird man nicht mehr oder jedenfalls nicht mehr im alten ursprünglichen Sinne von „*Präsklerose*" (HUCHARD) zu sprechen haben. Normaler Blutdruck schließt Arteriosklerose nicht aus. Ja aus den Untersuchungen von ROMBERG und SAWADA[7]) ist bekannt, daß unkomplizierte Arteriosklerose in der Mehrzahl der Fälle ohne Blutdrucksteigerung, häufig sogar mit abnorm niedrigem Blutdruck, einhergeht. Unter 98 sonst gesunden Arteriosklerotikern fanden sie 83 mit normalem Druck, 10 Fälle mit fraglich erhöhtem Druck, nur 5 wiesen Blutdruckwerte über 130—140 mm·Hg auf. Blutdrucksteigerung fand sich also nur in 12,3% der Fälle. Dies gilt für die hessische Bevölkerung, während in Schwaben [ROMBERG[8])] und ebenso in der Straßburger Bevölkerung [ISRAEL[9])] der Prozentsatz der Arteriosklerotiker mit erhöhtem Blutdruck etwas größer ist. Auch andere Autoren berichten über häufigere Kombination von Arteriosklerose und Hypertension. DUNIN[10]) fand unter 420 Arteriosklerotikern den Blutdruck nur 120 mal

---

[1]) MÜNZER, E.: Zur Lehre von den vasculären Hypertonien. Wien. klin. Wochenschr. 1910, Nr. 38; ferner Therapie d. Gegenw. 1921, Heft 12.
[2]) STRASSER: Permanente Hypertonie. Zeitschr. f. physikal. u. diätet. Therapie Bd. 23, S. 252. 1919.
[3]) KLEIN, O.: Dtsch. Arch. f. klin. Med. Bd. 138, S. 82. 1921.
[4]) FREY, W.: Arteriosklerose. Med. Klinik 1922, Nr. 16, S. 495.
[5]) MUNK, FR.: Über Arteriosklerose, Arteriolosklerose und genuine Hypertonie. Ergebn. d. inn. Med. u. Kinderheilk. Bd. 22, S. 1. 1922.
[6]) FAHR, TH.: Kurzer Beitrag zur Frage der Hypertonie. Berlin. klin. Wochenschr. 1921, Nr. 27, S. 730.
[7]) SAWADA, K.: Blutdruckmessungen bei Arteriosklerose. Dtsch. med. Wochenschr. 1904, Nr. 12, S. 425.
[8]) ROMBERG, E.: Über Arteriosklerose. Verhandl. d. dtsch. Kongr. f. inn. Med. 1904, S. 64 u. Dtsch. med. Wochenschr. 1904, Nr. 12, ferner: Krankheiten des Herzens und der Blutgefäße. 3. Aufl., S. 574. Stuttgart: Enke 1921.
[9]) ISRAEL, A.: Klinische Beobachtungen über das Symptom der Hypertension. Volkm. Samml. klin. Vortr., Inn. Med., Bd. IX, S. 854. 1907.
[10]) DUNIN, TH.: Der Blutdruck im Verlaufe der Arteriosklerose. Zeitschr. f. klin. Med. Bd. 54, S. 353. 1904.

normal oder erniedrigt, JANOWSKI[1]) dagegen in 72%, MORTENSEN[2]) in 88% seiner Fälle. Die Mehrzahl der Autoren vermißte Blutdrucksteigerung bei der überwiegenden Menge der Arteriosklerotiker [HENSEN[3]), HORNER[4]), GEISBÖCK[5]), FISCHER[6]), VOLHARD[7])], so daß der Satz heute zu Recht besteht: *zwischen Arteriosklerose* (gemeint ist die Arteriosklerose größerer und mittlerer Arterien) *und Blutdrucksteigerung besteht kein obligater Zusammenhang* [FR. MÜLLER[8]), v. BERGMANN[9])].

Daß man sehr häufig bei zu Lebzeiten bestehender Hypertension organische Gefäßveränderungen an den kleinsten Arterien im Sinne einer *Arteriolosklerose* nachweisen kann, steht fest. Es wird ferner auch nicht zweifelhaft sein, daß das Vorhandensein solcher organischer Wandveränderungen, die mit erheblicher Verengerung und Elastizitätsverlust, ja Obliteration des Gefäßlumens einhergehen können, bei sonst vorhandenen Bedingungen einen häufigen und wichtigen blutdrucksteigernden Faktor darstellen kann. Ob und wieweit dabei den Nierenarteriolen, die nach den kleinen Gefäßen der Milz — diese sind jedoch anders zu bewerten und in diesem Zusammenhang unberücksichtigt zu lassen (s. S. 1325) — zweifellos am häufigsten organisch verändert gefunden werden, eine besondere Stellung zukommt, ist heute noch nicht endgültig entschieden. Es ist bisher kein Beweis dafür erbracht worden, daß die Arteriolensklerose der Niere eine Erhöhung des Blutdruckes nicht zur Folge haben kann. Sicher ist freilich, wie auch MONAKOW[10]), ROSENBERG und MUNTER[11]) sowie BANSI[12]) beobachteten, daß es Fälle hochgradiger Sklerose der kleinen Nierengefäße gibt, ohne daß zu Lebzeiten des Menschen arterielle Hypertension und Herzhypertrophie bestanden hätten. Wenn häufig der typische Komplex von Veränderungen, Arteriolensklerose der Niere und arterielle Hypertension und als deren Folge Herzhypertrophie, gleichzeitig in demselben Organismus gefunden werden, so pflegt jedoch heute die Mehrzahl der Autoren jedenfalls für den Beginn des ganzen krankhaften Geschehens mehr der umgekehrten Annahme zuzuneigen, daß nämlich die *Blutdrucksteigerung*, die eine starke funktionelle Inanspruchnahme der kleinen Arterien mit sich bringt, als *ursächlicher Faktor für die Entstehung der organischen Gefäßveränderungen* zu bewerten ist. Möglicherweise stellen auch beide Erscheinungen den koordinierten Ausdruck einer gemeinsamen Schädlichkeit dar, die in einem stetig oder häufig sich wiederholenden Anreiz

---

[1]) JANOWSKI, W.: Der Blut- und Pulsdruck bei Arteriosklerose und Nephritis. Zeitschr. f. klin. Med. Bd. 80, S. 401. 1914.

[2]) MORTENSEN, M. A.: The relation of arterial hypertension to nephropathies. Med. record. Bd. 97, S. 475. 1920; ref. Kongr.-Zentralbl. f. d. ges. inn. Med. Bd. 12, S. 392. 1920.

[3]) HENSEN, H.: Beiträge zur Pathologie des Blutdruckes. Dtsch. Arch. f. klin. Med. Bd. 67, S. 436. 1900.

[4]) HORNER, A.: Der Blutdruck des Menschen. Wien u. Leipzig: Perles 1913.

[5]) GEISBÖCK, F.: Die Bedeutung der Blutdruckmessung für die Praxis. Dtsch. Arch. f. klin. Med. Bd. 83, S. 363. 1905.

[6]) FISCHER, J.: Über die Beziehungen zwischen anhaltender Blutdrucksteigerung und Nierenerkrankung. Dtsch. Arch. f. klin. Med. Bd. 109, S. 470. 1913.

[7]) VOLHARD, FR.: Die doppelseitigen hämatogenen Nierenerkrankungen (BRIGHTsche Krankheit). In MOHR-STÄHELIN: Handb. d. inn. Med. Bd. III, T. 2, S. 1149.

[8]) MÜLLER, FR. v.: Die Bedeutung des Blutdruckes für den praktischen Arzt. Münch. med. Wochenschr. 1923, Nr. 1, S. 1.

[9]) BERGMANN, G. v.: Die Blutdruckkrankheit als Problem. Jahresk. f. ärztl. Fortbild. 1924, S. 22.

[10]) MONAKOW, P. v.: Blutdrucksteigerung und Niere. Dtsch. Arch. f. klin. Med. Bd. 133, S. 129. 1920.

[11]) ROSENBERG, M. u. Fr. MUNTER: Dtsch. med. Wochenschr. 1924, Nr. 42, S. 1437.

[12]) BANSI, H. W.: Zur Hypertoniefrage. Klin. Wochenschr. 1925, Nr. 9, S. 409.

des Organismus zur Ausbildung einer Blutdruckerhöhung gegeben wäre [Jores[1]), Fr. v. Müller[2]), Hueck[3]), Herxheimer[4])].

Daß freilich dem Verständnis der organischen Gefäßwandveränderungen als einfache Folge der Hypertension noch große und so gut wie allgemein anerkannte Schwierigkeiten im Wege stehen, hat Romberg[5]) erst vor kurzem wieder betont. Er weist auf folgende Gegengründe hin: 1. die ausschließliche Entstehung der Arteriolensklerose in wenigen Gefäßgebieten, besonders in der Milz (s. hierzu später), Niere, Pankreas, Gehirn, während andere, z. B. Magen, Darm, Muskulatur, Haut in der Regel frei bleiben; 2. Fahrs Befund von der Verschiedenheit der Mediamuskulatur in den erkrankten und freien Gefäßbezirken: Bei Arteriolosklerose hyaline Degeneration der Muskeln, an den unter gleicher Druckwirkung stehenden, aber frei bleibenden übrigen Gefäßen dagegen kräftige hypertrophische Muskulatur; 3. das Auftreten von Arteriolensklerose in der Milz schon in jungen Jahren vor Beginn der Hypertension; 4. der Befund von Brogsitter[6]), daß die Darmarteriolen in der Regel frei bleiben und nur gelegentlich, und zwar besonders bei Erkrankungen des Darmes in typischer Weise verändert sein können. — Sicher sind örtliche Organeigentümlichkeiten, aber auch eine besondere individuelle, offenbar erbliche Disposition für die Entwicklung der Arteriolensklerose ebenso wie bei der Arteriosklerose der größeren Gefäße nicht zu vernachlässigen. Auch Fahr[7]) hält die ursächliche Bedeutung der Blutdrucksteigerung — als ausschlaggebenden Faktor — für die Entstehung der Arteriolensklerose für zweifelhaft, indem er hauptsächlich darauf hinweist, daß Arteriolensklerose der Niere bestehen kann, ohne daß zu Lebzeiten Blutdruckerhöhung vorhanden gewesen wäre und ferner nicht einzusehen sei, warum die Arteriolensklerose ätiologisch auf ein anderes Konto zu setzen sei wie die arteriosklerotischen Veränderungen an den großen Arterien. Fahr steht auf dem Standpunkt, daß die Arteriolensklerose in der Niere primär und unabhängig von der Hypertension auf Grund lokaler Einflüsse entsteht.

Ohne Zweifel lassen sich heute genug Gründe dafür anführen, daß organische, arteriolosklerotische Gefäßveränderungen die notwendige Voraussetzung arterieller Hypertension nicht darstellen. Vielmehr wird, wie schon Johnson[8]) meinte, heute von Pal[9]), Riegel[10]), Volhard[11]), Fr. Müller[12]), Romberg[13]), v. Bergmann[14]),

---

[1]) Jores, L.: Über die Beziehungen der Schrumpfnieren zur Herzhypertrophie vom pathologisch-anatomischen Standpunkt. Dtsch. Arch. f. klin. Med. Bd. 94, S. 1. 1908.
[2]) Müller, Fr. v.: Zitiert auf S. 1323.
[3]) Hueck, W.: Münch. med. Wochenschr. 1920, Nr. 19, S. 535 u. Nr. 20, S. 573.
[4]) Herxheimer, G.: Zur Frage der Arteriolosklerose. Zentralbl. f. allg. Pathol. u. pathol. Anat. Bd. 33, S. 111. 1923.
[5]) Romberg, E. v.: Die Entwicklung der Lehre von der Hypertonie. Dtsch. med. Wochenschr. 1924, Nr. 49, S. 1710.
[6]) Brogsitter, A. M.: Zur Anatomie der Splanchnicusgefäße beim Hochdruck. Münch. med. Wochenschr. 1924, Nr. 31, S. 1049.
[7]) Fahr, Th.: Über die Beziehungen von Arteriolensklerose, Hypertonie und Herzhypertrophie. Virchows Arch. f. pathol. Anat. u. Physiol. Bd. 239, S. 41. 1922.
[8]) Johnson, zit. nach Volharg, Fr.: Die doppelseitigen hämatogenen Nierenerkrankungen. Zitiert auf S. 1323 (spez. S. 1313).
[9]) Pal, J.: Über die Pathologie des Herz- und Gefäßtonus und seine therapeutische Beeinflussung. Wien. med. Wochenschr. 1922, Nr. 43, S. 1734. Ferner: Arterieller Hochdruck. Klin. Wochenschr. 1923, Nr. 25, S. 1151 (hier weitere Lit.).
[10]) Riegel, F.: Über den Einfluß akuter Nephritiden auf Herz und Gefäße. Beri. klin. Wochenschr. 1882, Nr. 23 u. 24. Ferner: Veränderungen des Herzens und des Gefäßsystems bei akuter Nephritis. Zeitschr. f. klin. Med. Bd. 7, S. 260. 1884.
[11]) Volhard, Fr.: Zitiert auf S. 1323. Ferner: Der arterielle Hochdruck. Verhandl. d. dtsch. Kongr. f. inn. Med. 1923, S. 134; spez. S. 162.
[12]) Müller, Fr. v.: Zitiert auf S. 1323.   [13]) Romberg, E. v.: s. o.
[14]) Bergmann, G. v.: Zitiert auf S. 1323.

KREHL[1]), KAHLER[2]), FAHRENKAMP[3]), O. MÜLLER[4]) und vielen anderen Autoren als gesichert angesehen, daß *die in den kleinen und kleinsten Gefäßen lokalisierten erhöhten Widerstände im wesentlichen funktioneller Natur* sein müssen.

Der Annahme, daß jeder dauernden Hypertensionen organische Gefäßveränderungen zugrunde liegen müssen, stehen zunächst die Befunde der pathologischen Anatomen entgegen. Von einer universellen Systemerkrankung kann gar keine Rede sein. Auch dann, wenn die Arteriolensklerose in zahlreichen Organen nachgewiesen werden kann, unter denen neben der Niere Milz, Pankreas, Leber, Gehirn, Retina die Hauptrolle spielen, pflegen solche Veränderungen in anderen Organen zu fehlen. (Bei der Betrachtung der *Milzarteriolen* im Zusammenhang mit arterieller Hypertension ist freilich zu bedenken, daß die Veränderungen der kleinen Milzgefäße schon im jugendlichen Alter allzu sehr verbreitet sind. Hier müssen frühzeitig einsetzende *lokale Gründe* maßgebend sein. Darum ist ihnen jede diagnostische oder ähnliche Bedeutung bei der Hypertension abzusprechen [HERXHEIMER[5]), FAHR[6])]; im Kapitel der arteriellen Hypertension spielen sie keine Rolle.) Die kleinen Gefäße der Skelettmuskeln, der Haut und des Fettgewebes findet man auffallenderweise so gut wie immer frei [JORES[7]), RICKER[8]), FAHR, WATANABE[9])]. Im Darm sieht man Arteriolenveränderungen meist nur geringfügiger Natur und nie diffus. Vermißt werden sie ferner im Magen, im Herzen und in der Lunge. Neben dem am häufigsten und am frühzeitigsten befallenen Organ der Niere lassen sich Arteriolenveränderungen in anderen Körperregionen nur in einem Teil der Fälle nachweisen. Ein Bild von der Verteilung der Arteriolenveränderungen auf die verschiedenen Organe gibt z. B. eine Zusammenstellung von HECHT[10]): In 59 Fällen fanden sich schwerere Arteriolenveränderungen nur in der Niere, 28 mal einigermaßen stärkere gleichzeitig in anderen Organen. Davon 15 mal nur im Pankreas, 4 mal nur in der Leber, 5 mal in Pankreas und Leber, 4 mal in anderen Organen.

Andererseits gibt es Fälle, in denen jahrelang eine arterielle Hypertension bestand und in denen auch sorgfältige histologische Untersuchung *nichts von anatomischen Gefäßwandveränderungen* aufzudecken vermag. Auch die Nierengefäße können in solchen Fällen völlig unverändert gefunden werden oder „man sieht nichts, was man nicht bei jeder beliebigen Niere in dem betreffenden Alter findet" (FAHR). Derartige Fälle sind von PAL[11]), G. B. GRUBER[12]), FAHR[13]), MONA-

---

[1]) KREHL, L.: Die Erkrankungen des Herzmuskels. Wien u. Leipzig 1913.
[2]) KAHLER, H.: Die verschiedenen Formen der Blutdrucksteigerung. Wien. klin. Wochenschrift 1923, Nr. 14/15, S. 265. Ferner: Die Blutdrucksteigerung, ihre Entstehung und ihr Mechanismus. Ergebn. d. inn. Med. u. Kinderheilk. Bd. 25, S. 265. 1924.
[3]) FAHRENKAMP, K.: Über „Hypertension". Ergebn. d. ges. Med. Bd. 5, S. 144. Berlin u. Wien: Urban & Schwarzenberg.
[4]) MÜLLER, O. u. G. HÜBENER: Über Hypertonie. Dtsch. Arch. f. klin. Med. Bd. 149, S. 31. 1925.
[5]) HERXHEIMER, G.: Zitiert auf S. 1324; ferner Verhandl. d. dtsch. pathol. Ges. 1912, S. 214.
[6]) FAHR, TH.: Über die Beziehungen von Arteriolensklerose, Hypertonie und Herzhypertrophie. Virchows Arch. f. pathol. Anat. u. Physiol. Bd. 239, S. 41. 1922.
[7]) JORES, L.: Zitiert auf S. 1324; ferner Virchows Arch. f. pathol. Anat. u. Physiol. Bd. 178, S. 367. 1904.
[8]) RICKER, G.: Beitr. z. pathol. Anat. u. z. allg. Pathol. Bd. 50, S. 578. 1911.
[9]) WATANABE, S.: Schweiz. med. Wochenschr. 1921, Nr. 34, S. 780.
[10]) HECHT, zit. nach HERXHEIMER: Zitiert auf S. 1324.
[11]) PAL, J.: Wien. klin. Wochenschr. 1919, Nr. 16, S. 437.
[12]) GRUBER, G. B.: Über die Frage der doppelseitigen hämatogenen Nierenerkrankung. Fortbildungsvortrag, Ärztl. Kreisverein Mainz. Ref. Klin. Wochenschr. 1923, Nr. 5, S. 232.
[13]) FAHR, TH.: s. o. (spez. S. 55f.).

Kow[1]), Loeb[2]), Riebold[3]), John[4]), Loehlein[5]), Fr. Müller[6]), Munk[7]), Herxheimer[8]) beobachtet worden. Sorgfältige Untersuchungen liegen auch von Walgreen[9]) vor. Es sind das die gleichen Fälle, die außerdem lehren, daß langdauernde Hypertension ohne Nierenveränderungen zu bestehen vermag. Schon aus diesem negativen Untersuchungsergebnis ist zu schließen, daß Hochdruck im wesentlichen funktionell bedingt sein *kann*.

Zugunsten funktioneller Zustandsänderungen als Grundlage der arteriellen Hypertension sprechen ferner die Verhältnisse bei der *postinfektiösen Glomerulonephritis* (Näheres siehe S. 1363 ff.). Hier pflegt der Blutdruck plötzlich und oft auf große Höhe hinaufzusteigen; häufig nur für wenige Tage, oft genug aber auch für Wochen. Bei dieser Erkrankung wird vorläufig niemand organische Gefäßveränderungen für den gesteigerten Blutdruck verantwortlich machen wollen.

Wichtige Stützen für die Auffassung funktioneller Genese liefern ferner die bei ungeschwächter Herzkraft zu beobachtenden *Blutdruckschwankungen*. Mit der Annahme organischer, also doch wohl irreparabler Gefäßveränderungen lassen sie sich nicht vereinbaren. Von welchem Ausmaß solche Blutdruckschwankungen, die jahrelang zu bestehen vermögen, sein können, zeigt Abb. 330 auf S. 1391. So akute und rasch vorübergehende Blutdrucksteigerung, wie sie bei tabischen Krisen, beim Schüttelfrost, im Schmerz, bei psychischer Erregung oder im Hochgebirge [Loewy[10])] auftreten können, sind in diesem Zusammenhang nicht zu verwerten; wohl aber die Beobachtung, daß jahrelang bestehende arterielle Hypertension gelegentlich eines fieberhaften Infektes oder im Anschluß daran auf normale Werte zurückgehen kann, ohne daß hierfür eine Herzinsuffizienz verantwortlich zu machen wäre. Daß nach solchen Einflüssen der Blutdruck dauernd normal bleibt, wie das v. Monakow beschrieben, dürfte freilich zu den Seltenheiten gehören. Absinken des Blutdrucks für die Dauer von Wochen sahen wir aber häufiger. Auch im Anschluß an eine Hirnblutung kann eine bisher permanente Hypertension plötzlich und für lange Zeit absinken, ohne daß der allgemeine Kreislauf darunter Not leidet. Ebenso z. B. die klimakterische Hypertension nach medikamentöser Behandlung (Ovarialpräparate). Auch die Wirkung anderer pharmakologischer Präparate, die nur an den Gefäßen oder dem Vasomotorenzentrum angreifen, ist nur durch die Annahme funktioneller Gefäßzustände erklärbar, so das Absinken des Blutdruckes durch Nitroglycerin und eine große Zahl anderer blutdrucksenkender Mittel.

Alle diese Tatsachen zwingen zu der Ansicht, daß die krankhafte Blutdrucksteigerung in der überwiegenden Mehrzahl der Fälle nichts Starres, durch anatomische Veränderungen Festgelegtes darstellen kann. Demnach stehen wir heute auf dem Standpunkt, daß zum mindesten im Beginn des Leidens die Zunahme der Widerstände in der Peripherie des Kreislaufes fast ausnahmslos Ausdruck pathologischer Kreislauf*funktion* ist [v. Bergmann[11])]. Die Ursache

---

[1]) Monakow, P. v.: Zitiert auf S. 1323.
[2]) Loeb, A.: Dtsch. Arch. f. klin. Med. Bd. 85, S. 348. 1905.
[3]) Riebold, G.: Münch. med. Wochenschr. 1917, Nr. 43, S. 1390.
[4]) John: Über das Vorkommen und die Bedeutung arterieller Hypertension. Med. Klinik 1913, Nr. 24, S. 942.
[5]) Loehlein, M.: Zur Nephrosklerosis arteriosklerotica. Med. Klinik 1918, Nr. 6, S. 136.
[6]) Müller, Fr. v.: Zitiert auf S. 1323.
[7]) Munk, Fr.: Zitiert auf S. 1322.
[8]) Herxheimer: Zitiert auf S. 1324 (spez. S. 115 f.).
[9]) Wallgren: Die Arterien der Nieren und der Blutdruck. Acta med. scandinav. Bd. 56, S. 345. 1922.
[10]) Loewy, A.: Beiträge zur Physiologie des Höhenklimas. Pflügers Arch. f. d. ges. Physiol. Bd. 207, S. 632. 1925; ferner Klin. Wochenschr. 1925, Nr. 17, S. 829.
[11]) Bergmann, G. v.: Zitiert auf S. 1323.

der arteriellen Hypertension ist anatomisch nicht faßbar [FR. MÜLLER[1])]. Wenn ISRAEL[2]) im Jahre 1907 schreibt: „wer will, braucht vorläufig den Begriff der funktionellen Hypertension nicht zu opfern", so stehen wir heute demgegenüber so, daß man ohne Übertreibung sagen könnte, für das Bestehen einer arteriellen Hypertension scheinen organische Gefäßveränderungen nur eine untergeordnete Rolle zu spielen. Man wird HERXHEIMER[3]) durchaus zustimmen können: Es mögen zunächst vorübergehende Blutdruckerhöhungen bestehen und diese die ersten Arteriolenveränderungen setzen. Vielleicht stellt die sich dann ausbildende anatomisch wahrnehmbare Arteriolensklerose der Nieren ihrerseits die Ursache für *dauernden* und hochgradigen Hochdruck dar. Aber auch in jenen Fällen, wo die Arteriolen ausgedehnter Gefäßgebiete organisch verändert sind, dürfte eine funktionelle Komponente an der Blutdrucksteigerung wesentlich mitbeteiligt sein. Anders nämlich läßt sich die häufig beobachtete Tatsache nicht deuten, daß auch in Fällen, wo zahlreiche Arteriolen sklerotisch verändert sind, der Blutdruck nicht erhöht zu sein braucht bzw. absinken kann, ohne daß gleichzeitig Zeichen von Herzinsuffizienz vorhanden sein müßten (MONAKOW). Zudem ist ja bekannt, daß *arteriosklerotische Gefäße ganz besonders zu Gefäßkontraktionen neigen*. — Diese Auffassung ändert natürlich nichts an der Tatsache, daß organische Gefäßveränderungen um so häufiger und um so ausgedehnter gefunden werden, je länger der arterielle Hochdruck besteht. Aber die Übergänge von funktioneller zu anatomischer Veränderung scheinen auch hier fließend zu sein; ein quantitativer Parallelismus zwischen Ausmaß der Arteriolensklerose und Blutdrucksteigerung besteht nicht.

Die *abnorme Kontraktionsbereitschaft arteriosklerotisch veränderter Gefäße*, die bereits aus klinischen Beobachtungen abzuleiten ist, hat in besonders schöner Weise ANITSCHKOW[4]) nachgewiesen. Bei seinen Untersuchungen über die Funktion der Gefäße isolierter Finger gesunder und kranker Menschen fand dieser Autor im Gegensatz zu manchen Infektionskrankheiten, wo die Kontraktionsfähigkeit der Fingerarterien herabgesetzt war, bei der Durchströmung der Gefäße von Arteriosklerotikern 5mal unter 8 Fällen eine erhöhte Gefäßreaktion im Sinne einer ausgesprochenen Neigung zu spastischer Kontraktion. Während Adrenalin 1:1 Million an normalen Arterien eine unvollkommene und rasch vorübergehende Kontraktion bewirkt, gab dieselbe Lösung z. B. bei einer an Apoplexia cerebri gestorbenen alten Frau eine totale Kontraktion der Fingergefäße. Auch auf Coffein erfolgte verstärkte Kontraktion.

Gegenüber der Annahme, daß der arteriellen Hypertension funktionelle Veränderungen der Gefäßmuskulatur zugrunde liegen, sind verschiedene Bedenken geäußert worden. So meint R. SCHMIDT[5]), daß eine rein funktionelle Entstehung des Hochdruckes wohl deswegen zu den größten Seltenheiten gehöre, weil sonst die arterielle Hypertension auch schon in früheren Dekaden, vor dem 40. Lebensjahr, häufiger beobachtet werden müsse. Fällen, bei denen die Gesamtheit der peripheren Gefäße unverändert sei, müsse man zweifelnd gegenüberstehen, wobei zu bemerken ist, daß SCHMIDT in den Fällen, wo dies tatsächlich der Fall ist, ähnlich wie MUNK mit der Möglichkeit rechnet, daß dennoch physikalische Veränderungen der Gefäße vorhanden sind, die aber mit unseren heutigen histologischen Methoden nicht nachgewiesen werden können. Tatsächlich ist aber das Vorkommen einer arteriellen, nicht renal bedingten Hypertension in der 3. und 4. Dekade, ja schon in der 2. Dekade, keineswegs eine wirkliche Seltenheit.

---

[1]) MÜLLER, FR. v.: Zitiert auf S. 1323.   [2]) ISRAEL: Zitiert auf S. 1322.
[3]) HERXHEIMER: Zitiert auf S. 1324.
[4]) ANITSCHKOW, S. V.: Über die Funktion der Gefäße isolierter Finger und Zehen am gesunden und kranken Menschen. Zeitschr. f. d. ges. exp. Med. Bd. 35, S. 43. 1923.
[5]) SCHMIDT, R.: Zur Klinik des „essentiellen Hochdruckes" und zur Kenntnis seines konstitutionellen Milieus. Med. Klinik 1916, Nr. 29, S. 765.

Des weiteren hat z. B. MÜNZER[1]) einen dauernden Verkürzungszustand der Arteriolenmuskulatur deswegen für unwahrscheinlich gehalten, weil er zu Ermüdungserscheinungen der Gefäßmuskeln führen müsse. Aber auch dieser Einwand ist nicht stichhaltig, da es sich offenbar um eine ganz besondere Tätigkeitsform der Gefäßmuskulatur handelt. Ein „Krampf" der Gefäßmuskulatur über längere Zeit hin kommt freilich nicht in Betracht. Vielmehr wird heute von der überwiegenden Mehrzahl der Autoren angenommen, daß es sich bei der Zustandsänderung der kleinen Gefäße, die Verengerung des Lumens und Vermehrung der peripheren Widerstände mit sich bringt, um eine veränderte Einstellung des *Ruhetonus* der kleinen Gefäßmuskeln handelt, um eine veränderte tonische Sperrung im Sinne der Physiologen GRÜTZNER[2]) und v. UEXKÜLL[3]). Ein solcher abnormer tonischer Verkürzungszustand, den auch DURIG[4]) in seinem Wiener Referat postuliert, führt bekanntlich nicht zu Ermüdung, besteht ohne meßbare Erhöhung des Stoffwechsels und der Wärmebildung und ist bioelektrisch durch eine andauernde, höchstens relativ langsamen Schwankungen unterliegende Potentialdifferenz ausgezeichnet. Diese von LOEB, FRANK[5]), KREHL, FR. MÜLLER, v. BERGMANN, WESTPHAL u. a. Autoren wiederholt geäußerte und von pathologischen Anatomen wie JORES und LOEHLEIN akzeptierte Ansicht, die besonders von PAL seit langem immer wieder postuliert wird, sollte schon deswegen nicht auf ernstlichen Widerstand stoßen, weil sich ja infolge der relativ zu geringen Blutmenge unsere Gefäßmuskeln das ganze Leben hindurch in einem funktionellen, hinsichtlich seiner Intensität Schwankungen unterworfenen tonischen Verkürzungszustand befinden und es sich demnach bei den Veränderungen, die der arteriellen Hypertension an den kleinen Gefäßen zugrunde liegen, nur um quantitative Besonderheiten, gewissermaßen nur um eine Übertreibung ihres physiologischen Dauerzustandes handelt. Ferner ist zu berücksichtigen, daß die Gefäßmuskeln wirkliche Tonusmuskeln im strengen Sinne der Physiologen sind [BETHE[6])]; denn keineswegs ist, wie vielfach angenommen wird, jeder glatte Muskel ein Tonusmuskel.

So sehr man PAL recht geben wird, daß auch an den kleinen Gefäßmuskeln zwei Funktionen zu unterscheiden und zunächst prinzipiell voneinander zu trennen sind, eine bewegende, kinetische und eine haltende, tonische [innere Sperrung nach v. UEXKÜLL, Versteifung nach v. KRIES[7])], so schwierig dürfte im Einzelfalle die Entscheidung sein, auf welcher der beiden, nach ihrem Effekt auf den Blutdruck beurteilt gleichsinnig wirkenden Veränderungen eine festgestellte Hypertension beruht. Sehr wohl wird man sich mit PAL vorstellen können, daß es sich gelegentlich um die Kombination beider Tätigkeitsformen handelt, daß auf eine erhöhte tonische Verkürzung eine spastische gleichsam superponiert sein kann; doch wird eine solche Vorstellung, die eine grundlegende Wesensverschiedenheit der beiden Tätigkeitsformen zur Voraussetzung hat, so lange

---

[1]) MÜNZER, E.: Zur Lehre von den vasculären Hypertonien. Wien. klin. Wochenschr. 1910, Nr. 38.

[2]) GRÜTZNER, P.: Die glatten Muskeln. Ergebn. d. Physiol. Bd. 3, 2. Abt., S. 12. 1904.

[3]) UEXKÜLL, J. v.: Die Verdichtung der Muskeln. Zentralbl. f. Physiol. Bd. 22, S. 33. 1909. — NOYONS, A. u. J. v. UEXKÜLL: Die Härte der Muskeln. Zeitschr. f. Biol. Bd. 56, S. 139. 1911.

[4]) DURIG, A.: Der arterielle Hochdruck. Verhandl. d. dtsch. Kongr. f. inn. Med. 1923, S. 124.

[5]) FRANK, E.: Bestehen Beziehungen zwischen chromaffinem System und der chronischen Hypertonie? Dtsch. Arch. f. klin. Med. Bd. 103, S. 397. 1911.

[6]) BETHE, A.: Die Dauerverkürzung der Muskeln. Pflügers Arch. f. d. ges. Physiol. Bd. 142, S. 308. 1911.

[7]) v. KRIES, J.: Bemerkungen zur Theorie der Muskeltätigkeit. Pflügers Arch. f. d. ges. Physiol. Bd. 190, S. 66. 1921.

problematisch bleiben müssen, ehe nicht das Wesen der beiden Veränderungen und ihre Beziehungen zueinander genauer aufgeklärt worden sind. Für den permanenten Hochdruck aber scheint die Bedeutung kinetischer Verkürzung der Muskelfasern von PAL überschätzt zu werden. Der Sauerstoffverbrauch müßte unter solchen Umständen nämlich ein ungeheurer sein und könnte nicht weit hinter jener Größe zurückbleiben, die BETHE unter Zugrundelegung einer solchen Annahme für normale Blutdruckverhältnisse errechnet hat: Die Gefäßmuskeln müßten ein Sechstel bis ein Viertel des ganzen Ruheumsatzes verbrauchen. „Das ist ein ganz unmögliches Verhältnis" (BETHE).

Auch die zu beobachtenden oft beträchtlichen Schwankungen des Blutdruckes können sehr wohl auf Schwankungen des Ruhetonus zurückgeführt werden und brauchen nicht kinetischen Ursprungs zu sein. Auch an anderen Organen, Magen, Blase, werden ja gewisse Volumänderungen mit Schwankungen der tonischen Einstellung ihrer glatten Muskelfasern in Zusammenhang gebracht. Nach BETHE[1]) scheinen Tonusschwankungen geradezu zu den primitiven Eigenschaften der Gefäße zu gehören, die auch bei solchen Organismen noch erhalten geblieben sind, bei denen die Fähigkeit zu rhythmischen Kontraktionen des Gefäßrohres in den Hintergrund getreten und als treibende Kraft nur an bestimmte, eng begrenzte Gefäßstellen (Herzen) lokalisiert ist.

Fragen wir, ob es klinischer Untersuchung gelingt, das Vorhandensein organischer Arteriolenveränderungen, etwa vom Augenhintergrund abgesehen, am lebenden Hypertoniker nachzuweisen, so ist zu sagen, daß dies heute nicht mit Sicherheit möglich ist. Versuche in dieser Richtung liegen zwar vor, aber sie führten bis jetzt zu keinem befriedigenden Resultat. Arteriolensklerose der Nieren braucht weder im Harn noch im Blut Veränderungen hervorzurufen. Bestehen neben andauernder Hypertension Störungen des Kohlehydratstoffwechsels im Sinne eines Diabetes, so kann man wohl an die Möglichkeit einer Arteriolensklerose des Pankreas als Ursache der Stoffwechselstörung denken, aber es braucht bei weitem nicht in jedem Fall ein solcher Zusammenhang tatsächlich vorzuliegen. Im Gegenteil, solche Fälle sind, wenn man die große Häufigkeit der arteriellen Hypertension bedenkt, nach unseren eigenen Beobachtungen relativ selten. Sicher geht es nicht an, den bei nüchternem Magen morgens im Bett gemessenen Blutdruck als den Ausdruck der organischen Gefäßveränderung und die Differenz bei späterer Messung am gleichen Tage als Kriterium der funktionellen Komponente, die an dem Gesamtbilde der Hypertension beteiligt ist, anzusehen, wie dies von DEUSSING[2]) und in ähnlicher Weise von RÖMHELD[3]) sowie MALTEN[4]) vorgeschlagen worden ist. Auch der morgendliche Blutdruck ist, wie u. a. die Beobachtungen über den Blutdruck im Schlaf erkennen lassen, funktionell bedingt. Nach H. E. HERING[5]) soll der durch den Carotissinusdruckversuch deutlich senkbare Teil des arteriellen Hochdruckes neurogener Natur sein.

---

[1]) BETHE, A.: Vergleichende Physiologie der Blutbewegung. Dieses Handb. Bd. VII, S. 1. 1926, spez. S. 32.
[2]) DEUSSING, R.: Zur Unterscheidung organisch bedingter und funktioneller Hypertonie. Med. Klinik 1913, Nr. 34, S. 1371.
[3]) RÖMHELD, L.: Zur Unterscheidung funktioneller und organischer Hypertonie. Münch. med. Wochenschr. 1923, Nr. 31, S. 1022.
[4]) MALTEN, H.: Über Arteriosklerose und präsklerotische Hypertonie. Münch. med. Wochenschr. 1923, Nr. 17, S. 530.
[5]) HERING, H. E.: Zur Analyse des arteriellen Hochdruckes beim Menschen mit Hilfe des beim Carotisdruckversuch auslösbaren drucksenkenden Gefäßreflexes. Münch. med. Wochenschr. 1925, Nr. 9, S. 339.

8. In welchen Gefäßprovinzen findet die Arteriolenkontraktion bei der arteriellen Hypertension statt?

Bezüglich der Frage, in welchen Gefäßprovinzen die Verengerung der Arteriolen stattfinden muß, um eine allgemeine Erhöhung des Blutdruckes zur Folge zu haben, ist seit den klassischen Arbeiten Ludwigs[1]) die dominierende Rolle des *Splanchnicusgebietes* bekannt. E. Weber[2]) fand bei elektrischer Reizung bestimmter Teile der Hirnrinde bei verschiedenen Tieren außer Drucksteigerung auch Volumabnahme der Bauchorgane infolge aktiver Kontraktion ihrer Gefäße und gleichzeitig Volumzunahme der Extremitäten. Wie das Tierexperiment so weist auch die Beobachtung am Menschen bei vasomotorisch bewirkter Änderung des Blutdruckes auf dieses große, vom Splanchnicus beherrschte Gebiet hin. Bei der asphyktischen und anämischen Vasomotorenreizung ebenso wie bei der durch Erregung sensibler Nerven, durch Muskelarbeit, Hirnreizung, psychische Vorgänge und geistige Arbeit bedingten Erregung erweitern sich sogar die Haut-, Muskel- und Hirngefäße, während das Splanchnicusgebiet eine überkompensierende Kontraktion erfährt und so die Blutdrucksteigerung bewirkt. Auch bei dem umgekehrten Vorgang, nämlich bei abnormer Blutdrucksenkung, wie sie im menschlichen Organismus z. B. unter dem Einfluß toxischer Schädigung des Vasomotorenzentrums hauptsächlich bei infektiösen Erkrankungen zustande kommt, findet man ganz entsprechend abnorme Erweiterung und Blutfülle im Splanchnicusgebiet, während in den peripheren Stromgebieten abnorme Blutleere herrscht.

In neueren Untersuchungen haben Jansen, Tams und Achelis[3]) die Frage nach der Bedeutung des Splanchnicusgebietes als Blutdruckregulator studiert. Während, wie bereits oben erwähnt, die Sperrung peripherer Stromgebiete (Art. femoralis, carotis) nur kurzdauernde und geringe Blutdrucksteigerung um 5 bis 20% zur Folge hat, bewirkt Sperrung des Splanchnicusgebietes die größte Drucksteigerung (um ca. 36%), die außerdem ohne transitorische Schwankungen konstant bestehen bleibt (vgl. S. 1314). Wenn auch die gewählte Versuchsanordnung nichts anderes als eine Änderung der Blutverteilung innerhalb des Gefäßsystems zur Folge hat, indem der Inhalt des Splanchnicusgebietes zum großen Teil auf andere Gefäßbezirke übergeleitet wird, so gestatten die Resultate dennoch die Schlußfolgerung, daß die nach Ausschaltung des Splanchnicusgebietes noch zur Verfügung stehenden Gefäßbezirke nicht genügen, um durch kompensatorische Erweiterung die vermehrte Füllung zu paralysieren und den Gesamtwiderstand auf das alte Niveau herabzusetzen.

Wichtig ist noch folgende Beobachtung, die ebenfalls die große Bedeutung des Splanchnicusgebietes stützt: Hat man zunächst eine Sperrung der Mesenterialarterien vorgenommen und fügt man nun noch eine solche eines anderen Gefäßgebietes, z. B. der Art. iliaca commun., hinzu, so erfolgt ein weiterer Druckanstieg, gemessen in der A. carotis, der sich aber dadurch von dem Effekt der gleichen Maßnahme bei freiem Splanchnicusgebiet unterscheidet, daß er nicht nur vorübergehend ist, sondern konstant erhalten bleibt, solange die Sperrung besteht.

Unter gewissen Umständen läßt sich die Beteiligung der Splanchnicusgefäße an der eintretenden Blutdrucksteigerung unmittelbar beobachten. So erwähnt z. B. Cushing[4]), daß er, wenn er bei seinen Tierversuchen über den

---

[1]) Ludwig: Lehrb. d. Physiol. Bd. II. 1856.
[2]) Weber, E.: Arch. f. Anat. u. Physiol. 1907, S. 293 u. 1908, S. 189.
[3]) Jansen, W. H., W. Tams u. H. Achelis: Zitiert auf S. 1314.
[4]) Cushing, H.: Physiologische und anatomische Beobachtungen über den Einfluß von Hirnkompression auf den intrakraniellen Kreislauf usw. Mitt. a. d. Grenzgeb. d. inn. Med. u. Chir. Bd. 9, S. 773. 1902.

Einfluß intrakranieller Drucksteigerung auf den Blutdruck das Abdomen eröffnete und eine Dünndarmschlinge freilegte, bei Steigerung der intrakraniellen Spannung und folgendem Blutdruckanstieg Verengerung der Gefäße, sowie der Blutdruck steigt, und Gefäßerweiterung sah, wenn die cerebrale Drucksteigerung entfernt wurde.

Beim Menschen haben JANSEN, TAMS und ACHELIS[1]) auch experimentell die Bedeutung der Splanchnicusgefäße durch warme und kalte Einläufe, d. h. also durch thermische Reize studiert: Nach Eingießung von 1 l physiologischer Kochsalzlösung von 12° in den Darm ergab sich eine Drucksteigerung um 16 bis 26%, während bei einer Temperatur der Einlaufflüssigkeit von 40° eine Blutdrucksenkung um 13,6—22,2% zur Beobachtung kam.

Neben dem Gebiet der Splanchnicusgefäße spielen aber möglicherweise auch andere Gefäßprovinzen eine Rolle. Ganz allgemein scheint dabei der Einfluß auf die Höhe des Blutdruckes um so größer zu sein, je größer die betreffende Gefäßprovinz bzw. je größer ihr Inhalt und demnach auch dessen Schwankungen bei verändertem Gefäßlumen sind. Im Angina-pectoris-Anfall, bei dem krampfartige Verengerung der Coronargefäße, also eines kleinen Gefäßbezirkes, das wesentliche ursächliche Moment darstellt, ist Blutdrucksteigerung kein regelmäßiges Symptom; wenn eine solche dennoch nachweisbar ist, wird immer noch die Erklärung richtig sein, daß sie nämlich mehr als reflektorische Folge des Schmerzes denn als unmittelbare Wirkung der örtlichen Gefäßverengerung zu bewerten ist. Von dem Verhalten des Blutdruckes beim intermittierenden Hinken gilt analoges.

Genauere Untersuchungen über ihren Einfluß auf den Blutdruck liegen über die *Hautgefäße* vor. Bekannt ist, daß die Hautgefäße im *Schüttelfrost* abnorm verengt sind. Schon aus der Tatsache, daß die Haut gleichzeitig sich kalt anfühlt, dürfen wir nach den Untersuchungen von KROGH den Schluß ziehen, daß an dem abnormen Kontraktionszustand wesentlich die Arteriolen beteiligt sind. Denn für die Temperatur eines Organs ist die Weite dieser Gefäßabschnitte maßgebend, während die Farbe in erster Linie vom Kontraktions- und Füllungszustand der Capillaren und kleinen Venen abhängig ist. Die Steigerungen des Blutdruckes, die im Schüttelfrost, z. B. im Beginn eines Malariaanfalles [BECHER[2]), BERLAND[3])] gefunden worden sind, halten sich jedoch nur innerhalb geringer Größen und erreichen selten 20 mm Hg.

Ebenso findet man im kalten Bad von 15° C, obwohl die Haut hochgradig blaß wird und Gänsehautbildung auftritt, und trotz der Kompression, die die Hautgefäße unter dem von außen wirkenden Druck des Wassers erfahren, nur geringes Ansteigen des Blutdruckes (um 8%), also sehr viel weniger als nach einem kalten Einlauf in den Darm.

Aus alledem geht hervor, daß die Hautgefäße die Höhe des Blutdruckes zwar zu beeinflussen vermögen, daß aber ihre Wirkung hinter der der Splanchnicusgefäße weit zurückbleibt.

Scheint auch durch die Beobachtungen von JANSEN, TAMS und ACHELIS nachgewiesen zu sein, daß auch beim Menschen isolierte Zusammenziehung der Splanchnicusgefäße Blutdrucksteigerung zur Folge haben kann, so ist dennoch die Frage als unentschieden zu bezeichnen, ob die anhaltende arterielle Hypertension und auch die Mehrzahl der vorübergehenden Blutdrucksteigerungen

---

[1]) JANSEN, TAMS u. ACHELIS: Zitiert auf S. 1314.
[2]) BECHER, E.: Über das Verhalten des Pulses im Malariaanfall. Dtsch. Arch. f. klin. Med. Bd. 125, S. 460. 1918.
[3]) BERLAND, A. S.: Zur Klinik des Herzgefäßsystems bei Malaria. Zeitschr. f. klin. Med. Bd. 103, S. 593. 1926.

beim Menschen die Folge einer Kontraktion allein der Eingeweidegefäße darstellen, oder ob eine Gefäßverengerung in allen Körperteilen anzunehmen ist. Die Befunde von HASENFELD[1]), der bei Arteriosklerose mittlerer Gefäße nur dann Herzhypertrophie fand, wenn die Splanchnicusgefäße hochgradig erkrankt waren, sind zu einer Entscheidung der Frage nicht zu verwerten, weil, abgesehen davon, daß arterielle Hypertension bei Arteriosklerose auch ohne Erkrankung des Splanchnicusgebietes vorkommt, die Blutdrucksteigerung wahrscheinlich nicht so sehr Folge jener organischen Gefäßveränderungen als vielmehr gleichzeitig bestehender funktioneller Gefäßverengerung anderer Körperpartien oder auch des Splanchnicusgebietes selbst darstellt.

Daß nicht jede Blutdrucksteigerung einzig und allein durch Verengerung der Splanchnicusgefäße zustande kommt, geht z. B. aus Beobachtungen von HEIDENHAIN[2]) und von BASCH[3]) hervor. Bei elektrischer Reizung der Medulla oblongata sahen diese Autoren eine viel stärkere Blutdrucksteigerung auftreten als nach sensibler Reizung, und stellten bei dieser „zentralen" Blutdrucksteigerung eine Kontraktion *aller* Körpergefäße fest. GRÜTZNER und HEIDENHAIN[4]) fanden das Splanchnicusgebiet für die reflektorisch nach Nervenreizung erfolgende Blutdrucksteigerung nicht unbedingt erforderlich.

Der Einwand, daß nach der DASTRE-MORATSchen Regel mit einer Gefäßverengerung der inneren Organe eine Erweiterung peripherer Stromgebiete Hand in Hand gehe, ist nicht stichhaltig, nachdem BAYLISS[5]) bei Blutdrucksteigerung infolge sensibler Hautreizung neben Verengerung der Splanchnicusgefäße gleichzeitig Kontraktion der Extremitätengefäße sah, unter der Voraussetzung, daß die passive Dehnung letzterer durch vorherige Blutentnahme verhindert wurde. Auch bei Depressorreizung hat er gleichzeitige Erweiterung der Bauch- und Extremitätengefäße festgestellt, Befunde, die ebenso wie andere die Gültigkeit der genannten Regel überhaupt in Frage stellen. Wenn andere Autoren unter ähnlichen Bedingungen neben Kontraktion der Eingeweidegefäße Erweiterung der Hautgefäße gefunden haben, so ist dieser Befund heute dahin geklärt, daß diese Erweiterung nicht einen aktiven, kompensatorischen Vorgang darstellt, sondern daß es sich um eine passive Dehnung der Hautgefäße unter dem Einfluß der vermehrten Füllung und des gesteigerten Druckes handelt [BAYLISS und BRADFORD[6])] (vgl. S. 1349). Die Entscheidung dieser Frage ist u. a. auch aus folgendem Grunde wichtig. Sollte es sich nämlich herausstellen, daß die Annahme von BAYLISS und BRADFORD zu Recht besteht, so dürften die Beobachtungen der Capillaren an der Haut, speziell am Nagelfalz, sehr viel weniger geeignet sein, auf Veränderungen der Gefäße in allen Gefäßprovinzen des Organismus schließen zu lassen, als von den meisten Autoren heute wohl angenommen wird. Es kann, worauf auch FR. MÜLLER[7]) hinweist, die Möglichkeit bestehen, daß die Capillarveränderungen am Nagelfalz nicht die Ursache der Blutdruckveränderung, sondern vielleicht nur eine Folgeerscheinung und ein sekundäres Symptom darstellen.

---

[1]) HASENFELD, A.: Über die Herzhypertrophie bei Arteriosklerose. Dtsch. Arch. f. klin. Med. Bd. 59, S. 193. 1897.

[2]) HEIDENHAIN, R.: Pflügers Arch. f. d. ges. Physiol. Bd. 3, S. 504. 1870 u. Bd. 5, S. 77. 1872.

[3]) v. BASCH, S.: Zeitschr. f. klin. Med. Bd. 3, S. 502. 1881.

[4]) GRÜTZNER, P. u. R. HEIDENHAIN: Einige Versuche und Fragen, die Kenntnis der reflektorischen Drucksteigerung betreffend. Pflügers Arch. f. d. ges. Physiol. Bd. 16, S. 54. 1878.

[5]) BAYLISS, W. M.: Journ. of physiol. Bd. 14, S. 303. 1893.

[6]) BAYLISS, W. M. u. I. R. BRADFORD: Journ. of physiol. Bd. 16, S. 1. 1894; spez. S. 19ff.

[7]) MÜLLER, FR. v.: Die Bedeutung des Blutdruckes für den praktischen Arzt. Münch. med. Wochenschr. 1923, Nr. 1, S. 1.

Die Bedeutung der Splanchnicusgefäße für die menschliche arterielle Hypertension ist noch nicht mit Sicherheit geklärt. Die Beobachtungen am Tier, die meist die Grundlage für die Beurteilung am Menschen abgeben, sollten nicht ohne weiteres auf den menschlichen Organismus übertragen werden. Im Hinblick auf die Bedeutung, die gelegentlich den Hautgefäßen offenbar (s. oben) zukommt, hat KREHL[1]) darauf hingewiesen, daß die nackte Haut des Menschen einerseits, das Fell der gewöhnlichen Versuchstiere andererseits zu einer völlig verschiedenen Entwicklung und funktionellen Bedeutung der Hautgefäße führen könne. Heute scheint die von FEDERN[2]), BIER[3]), KREHL, ROMBERG[4]) u. a. vertretene Ansicht am meisten Wahrscheinlichkeit für sich zu haben, daß zum mindesten anhaltende Blutdrucksteigerung nur durch eine Zusammenziehung aller Arteriolen oder der Arteriolen ausgedehnter Körperbezirke [DURIG[5])] zustande kommt.

VOLHARD[6]) dagegen ist der Ansicht, daß bei der arteriellen Hypertension des Menschen beides möglich ist: allgemeine Gefäßverengerung wie örtlich beschränkte Gefäßzusammenziehung. Er unterscheidet den „blassen" und den „roten" Hochdruck (s. Näheres S. 1387) und meint, daß sich bei jenem die Peripherie an der Gefäßkontraktion beteilige, bei diesem dagegen nicht. Vielmehr bestehe nur Kontraktion der Eingeweidegefäße, wobei möglicherweise wie bei der einmaligen und kurzdauernden Splanchnicusreizung im Tierversuch die Gefäße der Haut und anderer peripherer Stromgebiete passiv nachgeben.

9. Chemische Beeinflussung des Blutdruckes.

a) Adrenalin.

Unter den zahlreichen blutdrucksteigernden Substanzen kommt dem Adrenalin eine besondere Bedeutung zu, weil es sich um einen seiner chemischen Konstitution nach bekannten Stoff handelt, der im Organismus selbst, nämlich im Mark der Nebennieren gebildet wird.

Schon durch Hundertstel eines Milligramms pro Kilo Körpergewicht läßt sich beim Menschen wie bei Versuchstieren eine voll ausgeprägte Blutdruckwirkung erzielen. Die Steigerung des Blutdrucks kommt durch Verengerung der kleinsten Arterien aller Organe zustande, ein kompensatorisches Ausweichen des Blutes aus einzelnen Körperprovinzen in andere ist dabei nicht möglich: Nach Beobachtungen an Schädelverletzten bleibt z. B. das Hirnvolumen nach Adrenalininjektion konstant, oder es kommt in einzelnen Fällen zu Volumverminderung [HEUPKE[7])]. Die Kontraktion der Eingeweidegefäße läßt sich besonders schön am „Bauchfensterkaninchen" nach KATSCH[8]) beobachten. Auch der Capillardruck steigt an [KYLIN[9])]. Aus Untersuchungen an überlebenden Organen ist

---

[1]) KREHL, L.: Pathologische Physiologie. 8. Aufl. Leipzig: Vogel 1914.
[2]) FEDERN: Blutdruck und Darmatonie. Leipzig u. Wien 1894; ferner: Ursache, Diagnose und Behandlung der Arteriosklerose und ihre Folgen. Wien. Klinik 1905.
[3]) BIER, A.: Über die Ursachen der Herzhypertrophie bei Nierenkrankheiten. Münch. med. Wochenschr. 1900, Nr. 16, S. 527.
[4]) ROMBERG, E.: Die Entwicklung der Lehre von der Hypertonie. Dtsch. med. Wochenschrift 1924, Nr. 49, S. 1710.
[5]) DURIG, A.: Der arterielle Hochdruck. Verhandl. d. dtsch. Kongr. f. inn. Med. 1923, S.124.
[6]) VOLHARD, FR.: Der arterielle Hochdruck. Verhandl. d. dtsch. Kongr. f. inn. Med. 1923, S. 134.
[7]) HEUPKE, W.: Über die Einwirkung von Arzneimitteln auf die Gehirngefäße des Menschen. Zeitschr. f. d. ges. exp. Med. Bd. 44, S. 198. 1924.
[8]) KATSCH, G. u. BORCHERS: Das experimentelle Bauchfenster. Zeitschr. f. exp. Pathol. u. Therapie Bd. 12, S. 225. 1913. — Ferner KATSCH, G.: Pharmakologische Einflüsse auf den Darm. Ebenda S. 253.
[9]) KYLIN, E.: Die Hypertonie-Krankheiten. Berlin: Julius Springer 1926.

bekannt, daß nicht alle Gefäßprovinzen in gleichem Maße verengt werden. Nieren- und Darmgefäße werden stärker kontrahiert als die Gefäße der Haut und der Muskeln [OGAWA[1]]. Eine Ausnahme machen höchstens die Coronargefäße, die im Experiment nicht nur nicht verengt, sondern sogar erweitert werden [LANGENDORFF[2]], wie auch MORAWITZ und ZAHN[3]) bei ihren Untersuchungen am in situ befindlichen Herzen festgestellt haben: Das Stromvolumen der Kranzgefäße steigt unter der Wirkung des Adrenalins mehr an, als der Blutdrucksteigerung entspricht, und überdauert diese oft erheblich. Das ist nur bei einer von der Drucksteigerung unabhängigen Dilatation der Kranzgefäße möglich.

Der *Angriffspunkt* des Adrenalins liegt in der Peripherie des Gefäßsystems. Nach Isolierung einzelner Gefäßgebiete vom Gefäßnervenzentrum kommt der Adrenalineffekt in gleicher Weise zustande [LOEWY und MEYER[4]), PICK[5])] wie bei überlebenden Organen [OGAWA[6])] oder an ausgeschnittenen zirkulären Gefäßstreifen [O. B. MEYER[7])]. Die Wirkung beruht auf Erregung der spezifischen sympathischen Nervenendapparate. Nach LICHTWITZ und HIRSCH[8]) pflegt die Adrenalinwirkung im entnervten Gefäßgebiet stärker als im nichtentnervten zu sein.

Das *normale Blut* enthält Adrenalin dauernd in geringen Mengen, doch ist sein Nachweis hier schwierig und nicht ganz zuverlässig. Die zahlenmäßigen Angaben der Autoren sind daher wechselnd. Die Konzentration wird zu 1 : 400 000 [FRÄNKEL[9])] oder 1 : 2 000 000 [TRENDELENBURG[10])] angegeben. Solche Mengen sind zu gering, als daß der Adrenalingehalt auf chemischem Wege bestimmbar wäre. Man kann nur aus der Beobachtung seiner charakteristischen physiologischen Reaktionen auf seine Menge schließen. Zuerst ist es EHRMANN[11]) gelungen, das Adrenalin im Nebennierenvenenblut mittels seiner Froschaugenmethode nachzuweisen, neuerdings werden als Testobjekte isolierte Gefäßstreifen oder das LAEWEN-TRENDELENBURGsche Präparat, oft in seiner Modifikation nach PISSEMSKY benutzt. Alle Ergebnisse sind aber deswegen mit Vorsicht zu verwerten, weil neben dem Adrenalin noch andere gefäßverengernde Substanzen im Blutserum vorkommen.

Die sekretorische Tätigkeit der Nebenniere und damit der Gehalt des venösen Nebennierenblutes ist Schwankungen unterworfen. Der Adrenalingehalt sinkt nach doppelter Splanchnicusdurchschneidung stark ab; Reizung des Splanchnicus erhöht ihn [O'CONNOR[12]), VOLHARD und HÜLSE[13])], gleichzeitig nimmt der Adrenalingehalt der Nebennieren selbst ab [ELLIOT[14])]. Entsprechende Wirkungen lassen

---

[1]) OGAWA, S.: Beiträge zur Gefäßwirkung des Adrenalins. Arch. f. exp. Pathol. u. Pharm. Bd. 67, S. 89. 1912.

[2]) LANGENDORFF, O.: Zentralbl. f. Physiol. Bd. 21, Nr. 17, S. 551. 1908.

[3]) MORAWITZ, P. u. A. ZAHN: Untersuchungen über den Coronarkreislauf. Dtsch. Arch. f. klin. Med. Bd. 116, S. 364. 1914.

[4]) LOEWY, O. u. H. MEYER: Arch. f. exp. Pathol. u. Pharmakol. Bd. 53, S. 213. 1905.

[5]) PICK, F.: Arch. f. exp. Pathol. u. Pharmakol. Bd. 42, S. 399. 1899.

[6]) OGAWA: s. o.

[7]) MEYER, O. B.: Über rhythmische Spontankontraktionen von Arterien. Zeitschr. f. Biol. Bd. 61, S. 275.

[8]) LICHTWITZ u. HIRSCH: Adrenalinwirkung und peripherer Gefäßtonus. Dtsch. Arch. f. klin. Med. Bd. 99, S. 125. 1910.

[9]) FRÄNKEL, A.: Arch. f. exp. Pathol. u. Pharmakol. Bd. 60, S. 395. 1909.

[10]) TRENDELENBURG, P.: Arch. f. exp. Pathol. u. Pharmakol. Bd. 79, S. 154. 1916.

[11]) EHRMANN, R.: Über eine physiologische Wertbestimmung des Adrenalins und seinen Nachweis im Blute. Arch. f. exp. Pathol. u. Pharmakol. Bd. 53, S. 97. 1905.

[12]) O'CONNOR: Über die Abhängigkeit der Adrenalinsekretion vom Splanchnicus. Arch. f. exp. Pathol. u. Pharmakol. Bd. 68, S. 383. 1912.

[13]) VOLHARD, FR. u. HÜLSE, W.: Der Adrenalingehalt des Blutes bei der Blutdrucksteigerung durch Splanchnicusreizung und durch Asphyxie. Zeitschr. f. d. ges. exp. Med. Bd. 38, S. 524. 1923.

[14]) ELLIOT, T. R.: Journ. of physiol. Bd. 44, S. 374. 1912.

sich auch durch Reizung bestimmter bulbärer Zentren erzielen. Exstirpation der Nebenniere führt binnen weniger Stunden unter den Erscheinungen absinkender Körpertemperatur, Senkung des Blutzuckerspiegels und besonders des arteriellen Blutdruckes sowie hochgradiger Adynamie zum Tode. Auch bei Erkrankungen der Nebenniere, die mit Schwund des spezifischen Gewebes einhergehen, sinkt, z. B. beim Morbus Addison, der Blutdruck ab.

Ohne Zweifel kommt dem Adrenalin die Aufgabe zu, an der Unterhaltung und der Regulierung des Blutdruckes mitzuwirken, obwohl auch Stimmen laut geworden sind, die einen von den Nebennieren ausgehenden tonischen Einfluß auf die vasoconstrictorischen Sympathicusfasern leugnen [z. B. HOSKINS und MCCLURE[1])]. Dabei muß eine dauernde Sekretion von Adrenalin in die Blutbahn angenommen werden. Bei künstlicher subcutaner oder intravenöser Einverleibung von Adrenalin ist die Wirkung wohl infolge der raschen Zerstörung sehr flüchtig; dagegen gelingt es, durch Dauerinfusion eine anhaltende Wirkung zu erzielen.

Für das *Krankheitsbild der arteriellen Hypertension* des Menschen hat man nach dem Vorgange von SCHUR und WIESEL[2)] unter den chemischen Substanzen, die ursächlich in Frage kommen könnten, in erster Linie das Adrenalin verantwortlich machen wollen. Französische Autoren sprachen geradezu von einer Hyperepinephrie. VAQUEZ[3)] vertritt diese Ansicht noch neuerdings und denkt dabei an eine primäre Funktionsstörung der Nebennieren. Die Schädigung der Gefäße und der Nieren soll erst die Folge sein. Auch die Blutdrucksteigerung bei der akuten Glomerulonephritis hat man auf solche Weise erklären wollen: Von der erkrankten Niere aus sollten, etwa unter dem Einfluß retinierter harnfähiger Substanzen (SCHUR und WIESEL) oder mittels der bestehenden nervösen Verbindungen zwischen Niere und Nebenniere [JAKOBY[4)]], letztere zu erhöhter Tätigkeit und vermehrter Ausschüttung von Adrenalin angeregt werden.

Daß es Fälle von Hypertension gibt, bei denen die Annahme vermehrter Adrenalinausschwemmung als wesentlicher ursächlicher Faktor nicht ganz von der Hand zu weisen ist, legen die Beobachtungen an einzelnen Kranken mit Hypernephrom [VOLHARD[5)]] und Blutdrucksteigerung, andererseits auch solche Fälle nahe, bei denen eine chronische Nephritis bei gleichzeitig bestehendem Addison ohne Blutdrucksteigerung verlief, doch ist dabei zu bedenken, daß eine chronische Nephritis — auch im präurämischen und urämischen Stadium — mit fehlender Blutdrucksteigerung auch bei Kranken ohne Zerstörung der Nebennieren gar nicht so sehr selten vorkommt.

Heute kann man die Frage der Hyperadrenalinämie als Ursache der arteriellen Hypertension des Menschen als in dem Sinne entschieden ansehen, daß sie *nicht* besteht [E. FRANK[6)], KRETSCHMER[7)]]. Anatomisch findet man in den Nebennieren keine charakteristischen Veränderungen [ASCHOFF[8)]]. Das arterielle menschliche Blut besitzt auch bei den verschiedenen Formen von Hypertension nach den sorgfältigen Untersuchungen von HÜLSE[9)] am LAEWEN-TRENDELENBURGschen

---

[1)] HOSKINS, R. G. u. MCCLURE, C. W.: The relation of the adrenal glands to blood pressure. Americ. journ. of physiol. Bd. 30, S. 192. 1912.
[2)] SCHUR u. WIESEL: Wien. klin. Wochenschr. 1907, Nr. 40.
[3)] VAQUEZ: Maladies du coeur, S. 475ff. Paris 1921.
[4)] JAKOBY, C.: Arch. f. exp. Pathol. u. Pharmakol. Bd. 29, S. 171. 1892.
[5)] VOLHARD, FR.: Erkrankungen der Nieren usw. in MOHR-STÄHELIN: Handb. d. inn. Med. Bd. III, T. 2, S. 1149, spez. S. 1291.
[6)] FRANK, E.: Bestehen Beziehungen zwischen chromaffinem System und der chronischen Hypertonie des Menschen? Dtsch. Arch. f. klin. Med. Bd. 103, S. 397. 1911.
[7)] KRETSCHMER, W.: Arch. f. exp. Pathol. u. Pharmakol. Bd. 57, S. 423. 1907.
[8)] ASCHOFF, L.: Kritisches zur Lehre von der Nephritis usw. Med. Klinik 1913, Nr. 1, S. 13.
[9)] HÜLSE, W.: Zur Frage der Blutdrucksteigerung. II. Untersuchungen über gefäßverengernde Stoffe im Blut. Zeitschr. f. d. ges. exp. Med. Bd. 30, S. 268. 1922.

Präparat keine meßbaren gefäßverengernden Eigenschaften. Dieses negative Resultat gewinnt insofern besondere Bedeutung, als sich andererseits zeigen ließ, daß bei künstlicher Blutdrucksteigerung durch Adrenalininjektionen sich das Adrenalin im arteriellen Blute mühelos nachweisen läßt, selbst dann, wenn die injizierte Menge so gering ist, daß keine Blutdrucksteigerung eintritt.

Damit soll aber keineswegs gesagt sein, daß dem Adrenalin für die Aufrechterhaltung einer chronischen arteriellen Hypertension jegliche Bedeutung abgeht. Das chromaffine System gilt zwar als an der Entstehung der Hypertension nicht unmittelbar beteiligt; dagegen besteht durchaus die wiederholt geäußerte Möglichkeit, daß infolge bestimmter Veränderungen im Organismus und speziell von Zustandsänderungen der kleinen Gefäße die schon normalerweise und in physiologischen Mengen im Körper kreisenden, pressorisch wirkenden Substanzen (Adrenalin) zu vermehrter Wirksamkeit gelangen. Die arterielle Hypertension würde in solchen Fällen also bestehen, weil die Ansprechbarkeit des Erfolgsorgans auf Adrenalin oder andere noch nicht genauer studierten Stoffe aus irgendwelchen Gründen, sei es infolge vermehrter Produktion (postinfektiöse Nephritis), sei es infolge abnormer Retention sensibilisierender Substanzen, gesteigert ist. So ist z. B. bekannt, daß im Experiment schon Serum oder Plasma die Adrenalinwirkung zu verstärken vermag [MOOG[1]]. Menschenserum sensibilisiert bei Katzen für Adrenalin (vgl. Abb. 323); gleiche Wirkung erzielt man am Menschen, wenn man mit der subcutanen Adrenalininjektion eine intravenöse Injektion von 10 ccm Pferdeserum kombiniert [BILLIGHEIMER[2]]. In gleichem Sinne wirken Cholesterin [STORM VAN LEEUWEN und VAN DER MADE[3]), WESTPHAL[4]], Aminosäuren [ABDERHALDEN und GELLHORN[5]]. Auch Calcium verstärkt die Adrenalin-

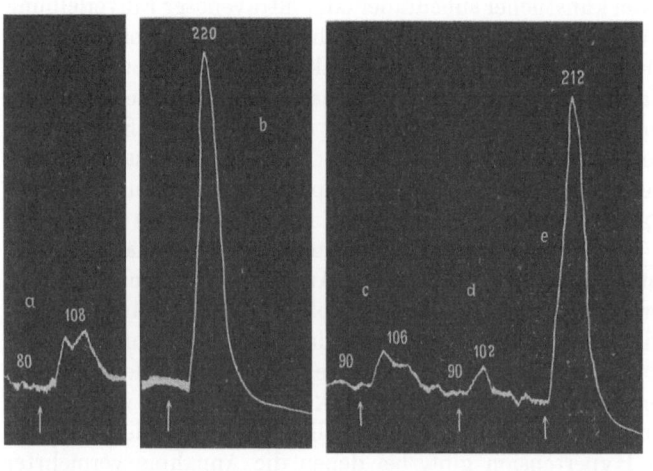

Abb. 323. Dekapitierte Katze. Blutdruck. Anormale Reaktion auf Adrenalin und Adrenalinserum. $a = 0{,}1$ mg Adrenalin in NaCl, $b = 0{,}1$ mg Adrenalin in Menschenserum (0,1), $c = 1$ ccm Menschenserum, $d = 0{,}1$ mg Adrenalin in NaCl, $e = 0{,}1$ mg Adrenalin in Menschenserum. (Nach STORM V. LEEUWEN und V. D. MADE.)

---

[1]) MOOG, O.: Über den gegenseitigen Synergismus von normalem Serum und Adrenalin am Froschgefäß. Arch. f. exp. Pathol. u. Pharmakol. Bd. 77, S. 346. 1915.
[2]) BILLIGHEIMER, E.: Einfluß der Ernährung auf Funktionen des vegetativen Nervensystems. Verhandl. d. dtsch. Kongr. f. inn. Med. 1922, S. 195.
[3]) STORM VAN LEEUWEN, W. u. V. D. MADE, M.: Experimentelle Beeinflussung der Empfindlichkeit verschiedener Tiere und überlebender Organe für Gifte. Arch. f. exp. Pathol. u. Pharmakol. Bd. 88, S. 318. 1920.
[4]) WESTPHAL, K.: Über den Einfluß des Cholesterins auf die Kontraktionsfähigkeit des isolierten Arterienstreifens. Zeitschr. f. klin. Med. Bd. 101, S. 566. 1925.
[5]) ABDERHALDEN, E. u. E. GELLHORN: Das Verhalten des Herzstreifenpräparates unter verschiedenen Bedingungen. Pflügers Arch. f. d. ges. Physiol. Bd. 199, S. 423. 1923.

wirkung [Kylin[1]), Billigheimer[2]), Dresel und Jakobovits[3])], wobei es freilich nach Dugge[4]) und ebenso nach Kylin[5]) nicht auf den absoluten Calciumgehalt ankommt. Vielmehr ist das Verhältnis des Calciums zu anderen Ionen, z. B. zum Kalium, maßgebend. Nach Schmidt[6]) kann die Adrenalinwirkung durch Calcium auch herabgesetzt werden. Kalium schwächt die Adrenalinwirkung ab [Kylin[7]), Fühner[8])], ebenso Magnesium (Leites[9])]. Na_2HPO_4 verursacht leichte Steigerung der Adrenalinwirkung und verlängert ihre Dauer [Leites[10])]. Nach Fröhlich und Pick[11]) kann Vorbehandlung mit Pepton oder Histamin [Schenk[12])] die gefäßverengernde Wirkung des Adrenalins aufheben. Sensibilisierend für Adrenalin wirkt auch Oxalsäure [Chiari und Fröhlich[13])].

Auch die Wasserstoffionenkonzentration beeinflußt die Blutdruckwirkung des Adrenalins. Am isolierten Kaninchenohr ergibt sich, daß die Adrenalinwirkung bei stärkerer Alkalität der Durchströmungsflüssigkeit (p_H 7,8—8,0) an Intensität zunimmt, Erhöhung des Säuregrades ($p_H = 5,2$—5,6) dagegen vermag sie abzuschwächen. Hierzu ist freilich eine Steigerung der H-Ionen bis zu einem unter 6,4 gelegenen p_H-Wert erforderlich [Alpern[14])]. Auch Hülse[15]) hatte gefunden, daß Alkali die Adrenalinempfindlichkeit des Laewen-Trendelenburgschen Präparates, und zwar im Sinne einer Potenzierung, verstärkt, während Säuren eine Abnahme der Adrenalinempfindlichkeit zur Folge haben. Ja, es kann unter dem Einfluß von Säuren (schwache Milchsäure) nach Adrenalinzufuhr Gefäßerweiterung resultieren [Heymann[16])], ein Phänomen, das Alpern und Sorkin[17]) bei Hunden auch nach intravenöser Injektion von 2 ccm Normalalkalilösung erzielen konnte.

Ganz allgemein kann man sagen, daß die Adrenalinwirkung abhängig ist von der Beschaffenheit des chemischen und physikalisch-chemischen Milieus. Abderhalden und Gellhorn sagen: Die Wirksamkeit des Adrenalins ist von 2 Faktoren abhängig: von der im Blute kreisenden Menge der übrigen Inkretstoffe, die adrenalinverstärkend wirken, sowie von anderen in Serum kreisenden Substanzen.

Von praktischer Wichtigkeit erscheinen Beobachtungen von Billigheimer[18]) über den Einfluß der Ernährungsweise auf die Adrenalinblutdruckreaktion beim

---

[1]) Kylin, E.: Klin. Wochenschr. 1925, Nr. 6, S. 260.
[2]) Billigheimer, E.: Vergleichende Untersuchungen über die Wirkung und Wirkungsweise des Calciums und der Digitalis. Zeitschr. f. klin. Med. Bd. 100, S. 411. 1924.
[3]) Dresel, K. u. M. Jakobovits: Klin. Wochenschr. 1922, Nr. 15, S. 1721.
[4]) Dugge: Adrenalin, Blutdruckkurve und Serumkalkspiegel. Beitr. z. Tuberkul., zit. nach Kylin auf S. 1333.
[5]) Kylin, E.: Der Gehalt des Blutes an Calcium und Kalium. Jönköping 1927.
[6]) Schmidt, A. K. E.: Arch. f. exp. Pathol. u. Pharmakol. Bd. 89, S. 144. 1921.
[7]) Kylin, E.: Zitiert auf S. 1333.
[8]) Fühner: Antagonismus und Synergismus. Dtsch. med. Wochenschr. 1926, Nr. 12, S. 473.
[9]) Leites, S.: Die Bedeutung einiger Elektrolyte für den Mechanismus der gefäßverengernden Wirkung des Adrenalins. Zeitschr. f. d. ges. exp. Med. Bd. 44, S. 319. 1925.
[10]) Leites, S.: Die Elektrolyte und die kardiovasculäre Adrenalinwirkung. Zeitschr. f. d. ges. exp. Med. Bd. 45, S. 641. 1925.
[11]) Fröhlich, A. u. E. P. Pick: Arch. f. exp. Pathol. u. Pharmakol. Bd. 84, S. 267. 1918.
[12]) Schenk, P.: Arch. f. exp. Pathol. u. Pharmakol. Bd. 89, S. 332. 1921.
[13]) Chiari, R. u. A. Fröhlich: Arch. f. exp. Pathol. u. Pharmakol. Bd. 64, S. 219. 1911.
[14]) Alpern, D.: Die Abhängigkeit der contractilen Reaktion der peripheren Gefäße von der H-Ionenkonzentration usw. Pflügers Arch. f. d. ges. Physiol. Bd. 205, S. 578. 1924.
[15]) Hülse, W.: Experimentelle Untersuchungen über die Bedingungen der Adrenalinwirkung. Zeitschr. f. d. ges. exp. Med. Bd. 30, S. 240. 1922.
[16]) Heymann, P.: Die treibenden Kräfte für den Flüssigkeitsstrom im Organismus. Arch. f. exp. Pathol. u. Pharmakol. Bd. 90, S. 336. 1921.
[17]) Alpern, D. u. E. Sorkin: Der Einfluß der Säuren und Basen auf die Blutdruckwirkung des Adrenalins usw. Zeitschr. f. d. ges. exp. Med. Bd. 45, S. 648. 1925.
[18]) Billigheimer, E.: Einfluß der Ernährung auf Funktionen des vegetativen Nervensystems. Verhandl. d. dtsch. Kongr. f. inn. Med. 1922, S. 194.

Menschen. Nach eiweißreicher Nahrung steigt der Blutdruck nach Injektion konstanter Adrenalinmengen deutlich höher an als nach Kohlehydratkost. Durch Hypophysin läßt sich auf den Kaninchenblutdruck eine Steigerung der Adrenalinwirkung erzielen [BÖRNER[1]), ROHMER[2])], während nach Exstirpation der Hypophyse die Adrenalinwirkung auf die Gefäße ausbleibt [NOGAKI[3])]. Thyreoidin scheint ebenfalls als Sensibilisator für Adrenalin zu wirken [KRAUS und FRIEDENTHAL[4]), SANTESSON[5])], Hypofunktion der Schilddrüse pflegt mit geringer Adrenalinempfindlichkeit einherzugehen, Basedowkranke erwiesen sich dagegen als sehr

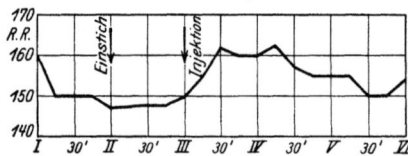

Abb. 324. Geringe Einstich- und Adrenalinreaktion (0,01 mg intravenös) bei kleiner Schilddrüse. [Nach K. WESTPHAL[6])].

empfindlich (vgl. Abb. 324 und 325). KYLIN[7]) fand nach Behandlung mit Parathyreoidin eine ganz beträchtliche Herabsetzung der Adrenalinwirkung, ja es kann sogar zu einer Umkehr der Wirkung, d. h. zu Blutdrucksenkung kommen.

Im akuten anaphylaktischen Schock des Hundes verliert Adrenalin seine Wirkung [BIEDL und KRAUS[8])], es resultiert weitere Blutdrucksenkung. Einem Meerschweinchen kann man im anaphylaktischen Schock die 4- bis 5fache sonst letale Dosis Adrenalin verabreichen, ohne daß der Tod eintritt [GALAMBOS[9])]. Während der Serumkrankheit des Menschen, die dem anaphylaktischen Schock nahesteht, hat TONIETTI[10]) ebenfalls

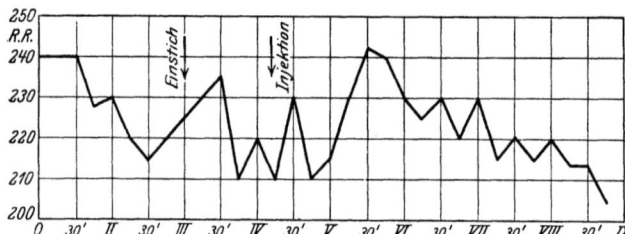

Abb. 325. Große Labilität des Hochdruckes mit starken Schwankungen und ausgesprochener Reaktion auf Einstich und auf Adrenalin (0,01 mg intravenös) bei Patient mit vergrößerter Schilddrüse und leichtem Exophthalmus. (Nach K. WESTPHAL.)

eine Umkehr der Adrenalinwirkung festgestellt; die Senkung betrug 10—30 mm Hg und hielt im Durchschnitt etwa 10 Minuten an, um dann auf den normalen Wert zurückzukehren (vgl. Abb. 326). Wichtig ist, daß die veränderte Empfindlichkeit gegenüber Adrenalin dem Evidentwerden der krankhaften Erscheinungen (Urticaria usw.) zeitlich vorangeht. TONIETTI ist geneigt, die inverse Wirkung des Adrenalins auf Änderung der Reaktionsfähigkeit des vegetativen Nervensystems während der Serumkrankheit zu beziehen.

---

[1]) BÖRNER, H.: Ursache der Steigerung der Adrenalinwirkung auf den Kaninchenblutdruck durch Hypophysenextrakte. Arch. f. exp. Pathol u. Pharmakol. Bd. 79, S. 218. 1916.

[2]) ROHMER, P.: Münch. med. Wochenschr. 1914, Nr. 24, S. 1339.

[3]) NOGAKI, zit. nach K. FROMHERZ: Neuere Forschungen zur Physiologie der Hypophyse. Klin. Wochenschr. 1925, Nr. 23, S. 1126.

[4]) KRAUS u. FRIEDENTHAL: Über die Wirkung der Schilddrüsenstoffe. Berlin. klin. Wochenschr. 1908, S. 238.

[5]) SANTESSON: Über den Einfluß einiger Thyreoideapräparate auf die Adrenalinempfindlichkeit. Skandinav. Arch. f. Physiol. Bd. 37, S. 185.

[6]) WESTPHAL, K.: Untersuchungen zur Frage der Entstehungsbedingungen des genuinen arteriellen Hochdruckes. Zeitschr. f. klin. Med. Bd. 101, S. 584. 1925, spez. S. 632.

[7]) KYLIN, E.: Der Gehalt des Blutes an Calcium und Kalium. S. 100f. Jönköping 1927.

[8]) BIEDL u. KRAUS: Handb. d. Technik u. Methodik d. Immunitätsforschung. Jena: Fischer 1911.

[9]) GALAMBOS: zit. nach TONIETTI (s. u.).

[10]) TONIETTI, FR.: Anaphylaxiestudien bei Mensch und Tier. Zeitschr. f. d. ges. exp. Med. Bd. 45, S. 1. 1925.

Die Reaktionsweise nach Adrenalinzufuhr hat man als eine Funktionsprüfung des Gefäßsystems verwendet, indem als Kriterium die resultierende Blutdruckänderung gilt [DRESEL[1]), BILLIGHEIMER[2]), KYLIN[3]) u. a.]. Beim Diabetes mellitus fanden KYLIN und LIDBERG[4]) erhöhte Adrenalinempfindlichkeit. Bei Nephrosen pflegt die Blutdrucksteigerung auf eine bestimmte Adrenalinmenge auffallend gering zu sein [WESTPHAL[5])], was besonders deswegen bemerkenswert ist, weil wegen der bei dieser Krankheit bestehenden Hypercholesterinämie nach den Erfahrungen am isolierten Gefäßstreifen eher eine besonders starke Erhöhung des Blutdruckes zu erwarten wäre. Die sonstigen physikalisch chemischen Verhältnisse in Blut und Gewebe scheinen es zu sein, die hier die sensibilisierende Wirkung des Cholesterins verhindern. Bei schweren Infektionskrankheiten findet sich ebenfalls eine sehr herabgesetzte Adrenalinempfindlichkeit der Gefäßwand, hier hat WESTPHAL auf die möglichen Beziehungen zum erniedrigten Cholesterinspiegel im Blute hingewiesen. Schließlich ist die Adrenalinempfindlichkeit herabgesetzt in der Gravidität [BARTHEL[6]), MAHNERT[7])].

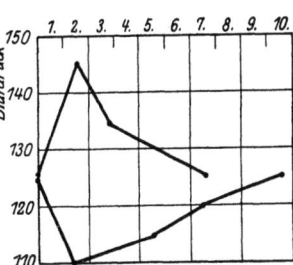

Abb. 326. Umkehr der Adrenalinwirkung bei der Serumkrankheit des Menschen. (Nach TONIETTI.)

Verschiedene Arten von Hypertension scheinen auf die gleiche Menge Adrenalin bald mit erheblicher, bald mit nur geringer Steigerung des Blutdruckes zu reagieren. Essentielle Hypertensionen scheinen im allgemeinen eine deutlich erhöhte Adrenalinwirkung auf den Blutdruck zu zeigen [WESTPHAL[8])], während sie bei der akuten Glomerulonephritis nur geringfügig zu sein pflegt. Doch finden sich auch entgegengesetzte Angaben: DEIKE und HÜLSE[9]) fanden bei nephritischen Hypertensionen erhöhte Adrenalinempfindlichkeit gegenüber Normalen und Fällen von essentiellem Hochdruck. Zu gleichem Resultat kam JANSEN[10]). HETÉNYI und SÜMEGI[11]) stellten bei Hypertonikern stets erhöhte Adrenalinempfindlichkeit fest, ohne Rücksicht auf die Form des Hochdrucks. KYLIN[12]) fand bei Kranken im ersten Stadium der essentiellen Hypertension, d. h.

---

[1]) DRESEL, K.: Die Blutdruckveränderungen nach Adrenalininjektion als Gradmesser für den Tonus im autonomen und sympathischen Nervensystem. Dtsch. med. Wochenschr. 1919, Nr. 35, S. 955.

[2]) BILLIGHEIMER, E.: Über die Wirkungsweise der probatorischen Adrenalininjektion. Dtsch. Arch. f. klin. Med. Bd. 136, S. 1. 1921.

[3]) KYLIN, E.: Die Hypertoniekrankheiten. Berlin: Julius Springer 1926.

[4]) KYLIN, E. u. M. LIDBERG: Über die intravenöse Adrenalinreaktion, besonders bei Diabetikern. Dtsch. Arch. f. klin. Med. Bd. 145, S. 373. 1924.

[5]) WESTPHAL, K.: Untersuchungen zur Frage der Entstehungsbedingungen des genuinen arteriellen Hochdruckes. Zeitschr. f. klin. Med. Bd. 101, S. 605. 1925.

[6]) BARTHEL, E.: Über die Adrenalinblutdruckreaktion bei Graviden. Inaug.-Diss. Frankfurt 1926.

[7]) MAHNERT, A.: Ein Beitrag zum Studium der Adrenalinblutdruckkurve in der Schwangerschaft usw. Zeitschr. f. d. ges. exp. Med. Bd. 42, S. 442. 1924.

[8]) WESTPHAL, K.: Zeitschr. f. klin. Med. Bd. 101, S. 605. 1925.

[9]) DEIKE, E. u. W. HÜLSE: Adrenalinversuche bei Hypertonien. Klin. Wochenschr. 1924, Nr. 38, S. 1724.

[10]) JANSEN, W. H.: Blutdruckstudien. III. Adrenalinversuche bei normalem Blutdruck und arteriellem Hochdruck. Dtsch. Arch. f. klin. Med. Bd. 147, S. 339. 1925.

[11]) HETÉNYI, S. u. S. SÜMEGI: Über die wirkliche Adrenalinempfindlichkeit der Hypertoniker. Klin. Wochenschr. 1924, Nr. 5, S. 188.

[12]) KYLIN, E.: Die Hypertoniekrankheiten. Berlin: Julius Springer 1926; ferner: Über die wirkliche Adrenalinempfindlichkeit, besonders bei der essentiellen Hypertonie. Med. Klinik 1925, Nr. 5; ferner: Die Adrenalinblutdruckreaktion und ihre klinische Bedeutung. Ergebn. d. ges. Med. Bd. 7.

bei solchen mit labiler Blutdruckkurve, Blutdrucksenkung (s. auch später). Ausführlicher auf das hierüber vorliegende, sich sehr widersprechende Beobachtungsmaterial einzugehen, scheint an dieser Stelle nicht erforderlich, zumal die Deutung der unterschiedlichen Wirkung in befriedigender Weise heute noch nicht möglich ist. Neben anderen spielen die Fragen der Dosierung, der Applikationsweise und schließlich der Resorptionsgeschwindigkeit [Hess[1])] des Adrenalins ohne Zweifel eine wichtige Rolle.

Jene Adrenalinblutdruckkurven, die den Anstieg erst nach initialer Senkung zeigen [vagotonische Kurve Dresels[2])] haben durch Westphal eine andere beachtenswerte Deutung erfahren, die wenigstens für einen Teil der Fälle zutreffen dürfte. Auf Grund ihrer Feststellung, daß die initiale Blutdrucksenkung stets mit einer starken Steigerung des Venendruckes einhergeht; ein Phänomen, welches die Autoren auf Kontraktion der Lungengefäße beziehen, hatten Deicke und Hülse[3]) die initiale Senkung der Kurve als Folge eines verminderten Schlagvolumens des linken Ventrikels aufgefaßt. Nach Westphal[4]) dagegen scheint die initiale Senkung nur durch die starke psychogene Beeinflußbarkeit des Blutdruckes, besonders bei essentiellen Hypertensionen, vorgetäuscht zu werden. Die psychische Erregbarkeit führt dazu, daß beim Anblick der Vorbereitungen zur Blutdruckprüfung mittels Adrenalininjektion der Blutdruck oft schon vorher ganz besonders in die Höhe schnellt oder sofort auf den Einstich hoch hinaufsteigt. Eine dann im gleichen Zeitpunkte wie der Einstich oder unmittelbar nach demselben erfolgende Adrenalininjektion kann infolgedessen leicht zu Täuschungen und zu einer Kompliziertheit der Kurve führen. Schaltet man dagegen die psychogene Reaktion der ersten Aufregung aus, indem man 2—5 Minuten nach dem Einstich ruhig weiter mißt und den Blutdruck abklingen läßt, und trennt man so die Reaktion auf den Einstichschmerz von der Injektion selbst, so erhält man für die Deutung weniger schwierige Kurven (vgl. Abb. 327). Die Stichreaktion steht häufig an Stärke der Wirkung kleiner Adrenalinmengen nicht nach. Anschläge von 10 bis 20 mm Hg sind dabei die Norm. Sie können bis zu 45, 55, ja 60 mm steigen. Gibt man dann erst nach einiger Zeit das Adrenalin, so pflegt sofort der Anstieg des Blutdruckes zu resultieren. Das initiale Absinken des Blutdruckes, das mit Beruhigung des Kranken eintritt und zu einer „vagotonen" Kurve führt, fällt dann fort.

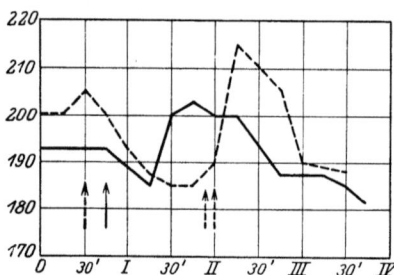

Abb. 327. Intravenöse Adrenalininjektion bei dem gleichen Hypertoniker. ── ↑ Einstich und gleichzeitige Injektion von 0,005 mg. ---- ↑ Einstich; ↑↑ spätere Injektion von 0,005 mg. (Nach K. Westphal.)

Von besonderem Interesse ist die Tatsache, daß keineswegs bei allen Menschen nach Adrenalininjektion Blutdrucksteigerung erfolgt. So ist z. B. im Senium das Adrenalin nur wenig wirksam, ja in einem Drittel der Fälle resultiert sogar Blutdrucksenkung, die mit dem im Alter überwiegenden Vagustonus in ursäch-

---

[1]) Hess, Fr. O.: Zur Adrenalinreaktion beim Menschen. Klin. Wochenschr. 1923, Nr. 33, S. 1553.

[2]) Dresel, K.: Die Blutdruckveränderungen nach Adrenalininjektion usw. Dtsch. med. Wochenschr. 1919, Nr. 35, S. 955; Zeitschr. f. d. ges. exp. Med. Bd. 37, S. 373. 1923.

[3]) Deicke, E. u. W. Hülse: Adrenalinversuche bei Hypertonien. Klin. Wochenschr. 1924, Nr. 38, S. 1724; Dtsch. Arch. f. klin. Med. Bd. 145, S. 360. 1924.

[4]) Westphal, K.: Untersuchungen zur Frage der Entstehungsbedingungen des genuinen arteriellen Hochdruckes. V. Teil. Zeitschr. f. d. ges. exp. Med. Bd. 101, S. 603. 1925.

liche Beziehung gebracht wird [ARNSTEIN und SCHLESINGER[1])]. Gleiches kommt auch bei jugendlichen Personen vor. Auch hier läßt sich nicht nur eine initiale Blutdrucksenkung, sondern gelegentlich langdauernde Blutdruckerniedrigung ohne Steigerung feststellen. BILLIGHEIMER fand dies unter 36 verschiedenartigen Kranken 3mal. Zwischen verschiedenen Formen der arteriellen Hypertension scheinen Unterschiede der Reaktionsfähigkeit zu bestehen. KYLIN[2]) fand bei 4 Kranken mit akuter Glomerulonephritis jedes Mal Blutdrucksteigerung. Von 16 Kranken mit essentieller Hypertension aber reagierten auf die gleiche Dosis 14 mit Absinken des Blutdruckes. Die Erniedrigung betrug bis zu 50 mm Hg, im allgemeinen 15—25 mm Hg. Die Ergebnisse eigener Untersuchungen[3]) gibt Tab. 1. Auch sie läßt einen deutlichen Unterschied der Reaktionsweise bei den

Tabelle 1. **Reaktionsweise verschiedener Formen von Hypertension auf Adrenalin.** (Eigene Beobachtung.)

	Zahl	Anstieg	Senkung	Unbeeinflußt
Essentielle Hypertension { wärmeüberempfindlich	9	1	8	—
nicht wärmeüberempfindlich	6	3	1	2
Renale Hypertension	14	12	—	2
Unbestimmte Hypertension { wärmeüberempfindlich	2	1	—	1
nicht wärmeüberempfindlich	20	14	1	5

verschiedenen Formen der arteriellen Hypertension erkennen. Unter 51 Hypertonikern erfolgte 10mal eine Blutdrucksenkung, also eine inverse Adrenalininjektion. Der Umstand, daß 8 von diesen letzteren Patienten in der Wärme nicht wie gesunde mit Blutdrucksenkung, sondern mit Blutdrucksteigerung reagierten, mag als ein anderes Symptom für die veränderten inneren Bedingungen und für Besonderheiten in der Reaktionsfähigkeit eines solchen Gefäßsystems zu betrachten sein. Über den Mechanismus derartiger inverser Adrenalinreaktionen ist genaueres vorläufig nicht bekannt. Daß Störungen im vegetativen Nervensystem [DRESEL[4]), BILLIGHEIMER[5]), KYLIN[6])], mit verändertem Erregungszustand der Nervenendigungen an den kleinen Gefäßen einhergehend, oder eine abnorme Säuerung der Gewebe [FREY[7]), HEYMANN[8])] die wesentlichen Faktoren der veränderten inneren Bedingungen darstellen könnten, ist unter Bezugnahme auf vorliegende experimentelle Erfahrungen anderer Autoren vermutungsweise geäußert worden [KAUFFMANN[9])].

Aus dem Experiment ist die Umkehr der Adrenalinwirkung auf das Gefäßsystem wohl bekannt. Am längsten die Umkehr nach Lähmung der Vasoconstrictoren durch Ergotoxin [DALE[10])]. Am LAEWEN TRENDELENBURGschen Präparat

---

[1]) ARNSTEIN u. SCHLESINGER: Ungewöhnliche Wirkungen des Adrenalins in höherem Alter. Wien. klin. Wochenschr. 1919, Nr. 49, S. 1179.
[2]) KYLIN, E.: Die Hypertoniekrankheiten. Berlin: Julius Springer 1926.
[3]) KAUFFMANN, FR.: Klinisch-experimentelle Untersuchungen zum Krankheitsbilde der arteriellen Hypertension. Zeitschr. f. klin. Med. Bd. 100, S. 702. 1924.
[4]) DRESEL, K.: Zitiert auf S. 1340.
[5]) BILLIGHEIMER, E.: Zitiert auf S. 1339.
[6]) KYLIN, E.: Zitiert auf S. 1339.
[7]) FREY, W.: Hypertonie als Reflexvorgang. Berlin. klin. Wochenschr. 1921, Nr. 40. — FREY u. HAGEMANN: Die experimentellen Grundlagen zu dem Begriff der Reflexhypertonie. Zeitschr. f. d. ges. exp. Med. Bd. 25, S. 273. 1921.
[8]) HEYMANN, P.: Die treibenden Kräfte für den Flüssigkeitsstrom im Organismus. Arch. f. exp. Pathol. u. Pharmakol. Bd. 90, S. 336. 1921.
[9]) KAUFFMANN, FR.: s. o.
[10]) DALE, H. H.: Journ. of physiol. Bd. 34, S. 163. 1906.

bleibt nach längerer Zeit fortgesetzter Durchleitung von adrenalinhaltiger Ringerlösung auf Steigerung der Adrenalinzufuhr weitere Gefäßverengerung aus, ja es kann sogar Gefäßerweiterung eintreten [BAUER und FRÖHLICH[1])]. Gefäße, die z. B. durch Acetylcholin unter starken vagalen Impulsen stehen, werden ebenfalls durch Adrenalin nicht verengert, sondern erweitert [KOLM und PICK[2])].

b) Hypophysin.

Gewinnt man schon aus der klinischen Beobachtung kranker Menschen immer wieder den Eindruck, daß Störungen der inneren Sekretion für das Zustandekommen der arteriellen Hypertension, besonders den essentiellen Formen, von großer Bedeutung sind, so haben unsere diesbezüglichen Kenntnisse, die im allgemeinen noch gering und nur durch spärliches exaktes Beobachtungsmaterial zu stützen sind, eine sehr wichtige Erweiterung erfahren durch experimentelle Ergebnisse von LEIMDÖRFER[3]). An narkotisierten und decerebrierten Katzen stellte dieser Autor nämlich fest, daß intralumbale Injektion von Hypophysin eine sehr viel stärkere und anhaltendere Blutdrucksteigerung zur Folge hat, als wenn das Hormon intravenös zugeführt wird. Von hochwirksamer Substanz ließ sich mit minimalen Mengen, die bei intravenöser Injektion entweder unwirksam oder nur schwach blutdrucksteigernd waren, eine mächtige Erhöhung des arteriellen Blutdruckes erzielen (80 bis 120 mm Hg). Erfolgte die intralumbale Injektion des Hypophysins nach Unterbindung des Rückenmarkes oberhalb der Injektionsstelle, so änderte sich der Blutdruck auch bei wiederholter Injektion nicht. Daraus zieht LEIMDÖRFER den Schluß, daß die Blutdrucksteigerung bei seiner Versuchsanordnung durch Reizung des in der Medulla oblongata gelegenen Vasomotorenzentrums zustande kommt.

Mit Recht weist LEIMDÖRFER auf die Bedeutung hin, die diesen Feststellungen auch für die menschliche Pathologie zukommen dürften. Französische Autoren hatten immer schon der Hypophyse eine gewisse Rolle in der Pathogenese der arteriellen Hypertensionen zugeschrieben. Aber man pflegte eine solche Möglichkeit wegen der geringen Wirkung bei der bisher ausschließlich studierten intravenösen (oder intramuskulären bzw. subcutanen) Injektion abzulehnen. Den Befunden LEIMDÖRFERS wird nun aber um so mehr Beachtung zu schenken sein, als durch Untersuchungen verschiedener Autoren wahrscheinlich gemacht worden ist, daß schon unter physiologischen Bedingungen der Hinterlappen der Hypophyse sein Sekret in den Liquor cerebrospinalis abgibt [DIXON[4]), TRENDELENBURG[5])], die Versuchsanordnung LEIMDÖRFERS den physiologischen Verhältnissen also weitgehend entsprach (vgl. auch S. 1382).

Die Blutdrucksteigerung *bei andersartiger Applikation* von Hypophysin ist seit OLIVER und SCHÄFER[6]) bekannt. Sie ist geringer als jene durch Adrenalin, aber von bedeutend längerer Dauer. Bei Fleischfressern (Hund und Katze) kommt es nach Hypophysin zunächst zu initialer Blutdrucksenkung, an die

---

[1]) BAUER, I. u. A. FRÖHLICH: Die Wirkung von Gefäßmitteln nach Adrenalinvergiftung. Arch. f. exp. Pathol. u. Pharmakol. Bd. 84, S. 33. 1919.

[2]) KOLM, R. u. E. P. PICK: Über Änderung der Adrenalinwirkung nach Erregung der vagalen Endapparate. Pflügers Arch. f. d. ges. Physiol. Bd. 184, S. 79. 1920.

[3]) LEIMDÖRFER, A.: Über Beziehungen des Hypophysen-Hinterlappens zur Blutdrucksteigerung. Wien. klin. Wochenschr. 1926, Nr. 2, S. 41; ferner Arch. f. exp. Pathol. u. Pharmakol. Bd. 118, S. 253. 1926. — Siehe außerdem HÜLSE, W.: Experimentelle Studien über den zentralen Ursprung der essentiellen Hochdrucke. Verhandl. d. dtsch. Kongr. f. inn. Med. 1927.

[4]) DIXON, W. E.: Journ. of physiol. Bd. 57, S. 129. 1923.

[5]) TRENDELENBURG, P.: Die Sekretion des Hypophysenhinterlappens in die Cerebrospinalflüssigkeit. Klin. Wochenschr. 1924, Nr. 18, S. 777.

[6]) OLIVER, G. u. E. A. SCHÄFER: Journ. of physiol. Bd. 18, S. 277. 1895.

sich dann eine nur geringe Blutdrucksteigerung anschließt; bei Pflanzenfressern dagegen erfolgt sofort kräftige Blutdruckerhöhung. Diese Differenz der Blutdruckbeeinflussung beruht nach MAUTNER und PICK[1]) darauf, daß bei Hund und Katze die in den Pituitrinpräparaten enthaltene histaminartige Substanz eine Sperre in den Lebervenen erzeugt, die bei Kaninchen ausbleibt. Infolge Kontraktion der muskulären Apparate der Vena hepatica kommt es zu Stauung in der Leber und damit zu verminderter Füllung des Herzens. Bei Vögeln bewirkt Hypophysin starken Abfall des Blutdruckes [PATON, NOËL und WATSON[2])].

Bei Wiederholung der Hypophysininkjetion in kurzen Abständen ($1/2$ bis 1 Stunde) bleibt die Blutdrucksteigerung aus [HOWELL[3])], ja es kann Blutdrucksenkung resultieren [SCHÄFER und VINCENT[4])].

Die nach intravenöser Gabe von 0,02 ccm Pituitrin beim Menschen eintretende Blutdruckveränderung geht jener bei Carnivoren parallel, wobei die initiale depressorische Wirkung vor dem längerdauernden Blutdruckanstieg noch regelmäßiger als bei Tieren zur Geltung kommt [CSÉPAI und WEISS[5])]. Besonders stark ist die Blutdrucksteigerung durch Hypophysin bei Senkung des Blutdruckes nach großen Operationen [JASCHKE[6]), KLOTZ[7])]. Bei Basedow und bei Hyperthyreosen ist die Pituitrinempfindlichkeit gesteigert, bei Dystrophia adiposo-genitalis und bei Hypothyreoidismus herabgesetzt. Nach eigenen Beobachtungen kann in seltenen Fällen bei arterieller Hypertension als alleiniger Hypophysinerfolg langdauernde Blutdrucksenkung resultieren.

c) Cholesterin.

Unter den Substanzen, denen eine sensibilisierende Wirkung für kontraktionserregende Stoffe auf die Gefäßmuskulatur zukommt, scheint das *Cholesterin* eine besondere Rolle zu spielen. Den Ausgangspunkt für die in den letzten Jahren angestellten klinischen und experimentellen Untersuchungen und die daraus abgeleiteten Vorstellungen bildeten Beobachtungen der pathologischen Anatomen. Schon im Jahre 1912 hatte VAN LEERSUM[8]) bei Nachprüfung älterer Versuche von STEINBISS[9]), die darauf abzielten, durch abnorme Fütterung arteriosklerotische Gefäßveränderungen zu erzeugen, gefunden, daß sich bei Kaninchen durch Fütterung von Leber- oder Nebennierenpulver sehr oft ein eklatanter, wochenlang nachweisbarer Blutdruckanstieg erzeugen läßt. Die Blutdrucksteigerung betrug etwa 30% des Ausgangswertes, wobei der normale Blutdruck des Kaninchens um 90 mm Hg zu liegen pflegt. Wurde in solchen Versuchsreihen wieder normale vegetabilische Nahrung eingeführt, so sank der Blutdruck zur Norm ab. Aus dem gleichen Jahre (1912) stammen auch die Beobachtungen von FAHR[10]), dem es mittels Milch und Eigelbfütterung gelang, ebenfalls beim Kaninchen Blutdrucksteigerung von 80/90 bis auf 140 mm Hg zu erzielen.

---

[1]) MAUTNER, H. u. E. P. PICK: Zur Analyse der Gefäßwirkung des Pituitrins. Arch. f. exp. Pathol. u. Pharmakol. Bd. 97, S. 306. 1923.

[2]) PATON, NOËL u. A. WATSON: The actions of pituitrin etc. on the circulation of the bird. Journ. of physiol. Bd. 44, S. 413. 1912.

[3]) HOWELL, W. H.: Journ. of exp. med. Bd. 3, S. 215 u. 245. 1898.

[4]) SCHÄFER, E. A. u. S. VINCENT: Journ. of physiol. Bd. 25, S. 87. 1899.

[5]) CSÉPAI, K. u. ST. WEISS: Über die Pituitrinempfindlichkeit des menschlichen Organismus. Zeitschr. f. d. ges. exp. Med. Bd. 50, S. 745. 1926.

[6]) JASCHKE, R. TH.: Münch. med. Wochenschr. 1912, Nr. 30, S. 1661.

[7]) KLOTZ: Med. Klinik 1913, Nr. 25, S. 992.

[8]) VAN LEERSUM, E. C.: Alimentäre Blutdruckerhöhung. Zeitschr. f. exp. Pathol. u. Therapie. Bd. 11, S. 408. 1912.

[9]) STEINBISS, W.: Über experimentelle alimentäre Atherosklerose. Virchows Arch. f. pathol. Anat. u. Physiol. Bd. 212, S. 152. 1913.

[10]) FAHR, TH.: Beiträge zur experimentellen Atherosklerose usw. Verhandl. d. dtsch. pathol. Ges. 1912, S. 234.

Als das in den verfütterten Substanzen auf den Blutdruck sowie auf die resultierenden organischen Wandveränderungen der Gefäße wirksame Prinzip wurde das Cholesterin erkannt. ANITSCHKOW[1]) sowie WACKER und HUECK[2]) gelang es nämlich, durch Fütterung von Cholesterin in Öl analoge Gefäßveränderungen zu erzeugen, wie sie durch die oben genannten, in ihrer Zusammensetzung komplizierten Stoffe hervorgerufen werden konnten. Besonders beweisend in diesem Sinne waren schließlich Experimente des Japaners KON[3]), der durch Darreichung von cholesterinfreier Leber keine arteriosklerotischen Wandveränderungen erzielen konnte, während ihm dies mit dem gewöhnlichen Verfahren von STEINBISS regelmäßig gelang. Daß dem Cholesterin als solchem schließlich auch Einfluß auf die Höhe des Blutdruckes zukommt, ist dann zuerst von M. SCHMIDTMANN[4]) gezeigt worden: Durch Zufuhr von Cholesterin in Öl (die Tiere erhielten 2mal wöchentlich 1 g Cholesterin) gelang es, wochenlang anhaltende Blutdrucksteigerung hervorzurufen. Zu analogem Resultat kam außer SCHÖNHEIMER[5]), DEICKE[6]) auch WESTPHAL[7]), der im einzelnen noch feststellte, daß die unter jenen Bedingungen auftretenden Blutdruckerhöhungen bei älteren Tieren deutlicher als bei jugendlichen zu sein pflegen. WESTPHAL hat ferner darauf aufmerksam gemacht, daß, wie Abb. 328 lehrt, der Blutdruckanstieg unter beträchtlichen Schwankungen erfolgt.

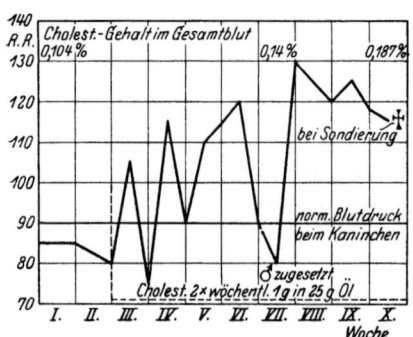

Abb. 328. Blutdruckkurve eines Kaninchens nach Cholesterinfütterung. (Nach K. WESTPHAL.)

Ausführlich äußert sich WESTPHAL über den Mechanismus einer solchen durch Cholesterindarreichung experimentell erzeugten Blutdrucksteigerung. Er glaubt, daß die beim Kaninchen durch Cholesterinfütterung zu erzielende Blutdruckerhöhung auf Einwirkung dieser im Blute dann vermehrt erscheinenden Substanz *auf die glatte Gefäßmuskulatur unmittelbar* bezogen werden muß; freilich nicht in dem Sinne, daß das Cholesterin selbst die Gefäßmuskulatur zur Kontraktion bringt. Vielmehr hatte schon STORM VAN LEEUWEN[8]) gezeigt, daß dem Cholesterin die Rolle eines Sensibilisators für mannigfache Substanzen, auch z. B. für Adrenalin, zukommt. So wird angenommen, daß auch für die Entstehung der Blutdruckerhöhung bei Verfütterung das Cholesterin nur sensibilisierende Fähigkeit für pressorisch wirkende Substanzen entfaltet.

Diese sensibilisierende Fähigkeit läßt sich am eindeutigsten am isolierten Gefäßstreifen nach der Methode von O. B. MEYER[9]) demonstrieren. Hängt man

---

[1]) ANITSCHKOW, N.: Über die Veränderungen der Kaninchenaorta bei experimenteller Cholesterinsteatose. Beitr. z. pathol. Anat. u. z. allg. Pathol. Bd. 56, S. 379. 1913.

[2]) WACKER, L. u. W. HUECK: Chemische und morphologische Untersuchungen über die Bedeutung des Cholesterins im Organismus. Arch. f. exp. Pathol. u. Pharmakol. Bd. 74, S. 432. 1913.

[3]) KON, zit. nach SCHMIDTMANN.

[4]) SCHMIDTMANN, M.: Experimentelle Studien zur Pathogenese der Arteriosklerose. Virchows Arch. f. pathol. Anat. u. Physiol. Bd. 237, S. 1. 1922.

[5]) SCHÖNHEIMER, R.: Über die experimentelle Cholesterinkrankheit der Kaninchen. Virchows Arch. f. pathol. Anat. u. Physiol. Bd. 249, S. 1. 1924.

[6]) DEICKE, O.: Beobachtungen an Kaninchen mit künstlicher Cholesterinzufuhr. Krankheitsforschung Bd. 3, S. 399. 1926.

[7]) WESTPHAL, K.: Experimentelle Erzeugung von arteriellem Hochdruck durch Cholesterinfütterung beim Kaninchen. Zeitschr. f. klin. Med. Bd. 101, S. 558. 1925.

[8]) STORM VAN LEEUWEN: Zitiert auf S. 1336.

[9]) MEYER, O. B.: Über rhythmische Spontankontraktionen von Arterien. Zeitschr. f. Biol. Bd. 61. S. 275.

nach dem Vorgange von WESTPHAL und HERRMANN[1]) von 2 belasteten Arterienstreifen, die in ihrem oberen Ende mit einem Schreibhebel in Verbindung stehen, den einen in Serum-Albumin-Tyrode-Lösung, den anderen in die gleiche Lösung mit Cholesterinzusatz, so zeigt sich, daß Adrenalin — ebenso auch Sauerstoffzufuhr — bei Anwesenheit von Cholesterin eine sehr viel bedeutendere Kontraktion des Streifens zur Folge hat. Auch hält die Kontraktion hier sehr viel länger an. Selbst nach 12 Stunden pflegt ein solcher Streifen noch über seine Ausgangslänge hinaus kontrahiert und nachweislich breiter als der Kontrollstreifen zu sein. Der nicht im Cholesterin befindliche Streifen erreicht den Höhepunkt der Verkürzung früher, und auch die Dehnung ist frühzeitiger wieder beendigt (vgl. Abb. 329).

Für die Erklärung dieses Phänomens erscheint der Nachweis WESTPHALS von Wichtigkeit, daß die Gesamtcholesterinmenge am Ende des Versuches in jenem Streifen, der in der Cholesterinlösung suspensiert war, auch nach reichlichem Wässern erhöht gefunden wird. Es scheint also zu einer Adsorption von Cholesterin in dem Gefäßstreifen gekommen zu sein. Aus diesen Befunden leitet WESTPHAL, indem er sich zum Teil auf Beobachtungen und Anschauungen von BRINKMANN und VAN DAMM[2]) an roten Blutkörperchen, sowie von EMBDEN und seinen Mitarbeitern[3]) an roten und weißen Muskelfasern beruht, folgende Vorstellung bezüglich der Wirkungsweise des Cholesterins ab: Die sensibilisierende Wirkung des Cholesterins ist bedingt durch eine gesteigerte Adsorption von hydrophobem Cholesterin an den Muskelfasergrenzschichten, die zu einer gesteigerten Kontraktionsbereitschaft infolge stärkerer Oberflächenwirkung und dann infolge der abdichtenden, isolierenden Eigenschaften dieses Lipoids zu einer Erschwerung der Wiederquellung und Verlängerung führt. Dauernd erhaltene Entquellung der Muskelfasern scheint das Wesen der Tonussperre darzustellen; als tonogene Substanz ist das an den inneren Oberflächen des Gefäßstreifens adsorbierte Cholesterin anzunehmen.

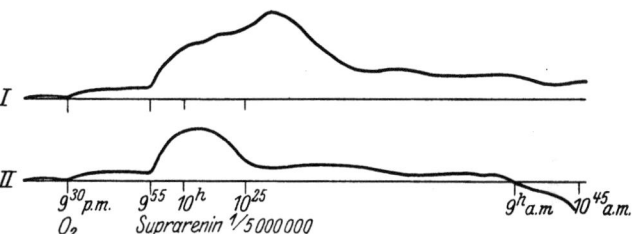

Abb. 329. Sensibilisierende Wirkung des Cholesterins für Adrenalin am überlebenden Gefäßstreifen (Rinder-Carotis). Beide Streifen befinden sich in 0,5%iger Serum-Albumin-Tyrodelösung, $I + 0{,}01\%$ Cholesterin. (Nach WESTPHAL und HERRMANN).

Weitere Versuche lehrten, daß die Adsorption von Cholesterin nicht nur von seiner absoluten Menge, sondern auch von der Art seines kolloidalen Lösungszustandes in der umgebenden Flüssigkeit und wohl auch von der Beschaffenheit der adsorbierenden Oberflächen abhängig ist. Dieser Umstand bringt es mit sich, daß, auf die menschliche Pathologie übertragen, die Verhältnisse von vornherein sehr kompliziert liegen dürften. Es kommt hier für die Blutdruckwirkung des Cholesterins, welches bei verschiedenen Formen der arteriellen Hypertension sehr häufig im Blute vermehrt gefunden wird, keineswegs nur auf

---

[1]) WESTPHAL, K. u. FR. HERRMANN: Über den Einfluß des Cholesterins auf die Kontraktionsfähigkeit des isolierten Arterienstreifens. Zeitschr. f. klin. Med. Bd. 101, S. 566. 1925.

[2]) BRINKMANN u. VAN DAMM: Studien zur Biochemie der Phosphatide. Biochem. Zeitschr. Bd. 108, S. 35. 1920.

[3]) EMBDEN, G. u. LAWACZECK: Über den Cholesteringehalt verschiedener Kaninchenmuskeln. Zeitschr. f. physiol. Chem. Bd. 125, S. 199. 1923. — EMBDEN u. LANGE: Untersuchungen über den Wechsel der Permeabilität an membranartigen Zellgrenzschichten und seine biologische Bedeutung. Klin. Wochenschr. 1924, Nr. 4, S. 129.

die Gesamtmenge des Cholesterins etwa im Blutserum an, sondern auf vermehrte oder verminderte Ausfällbarkeit desselben und die Adsorptionsmöglichkeiten in der Media der Gefäße.

Klinische Untersuchungen an sehr ausgedehntem Material haben denn auch gelehrt, daß es keineswegs angeht, sich über die Bedeutung des Cholesterins für die Entstehung dauernder arterieller Hypertension einfache Vorstellungen zu machen. Erhöhte Cholesterinwerte im Blute finden sich z. B. beim mechanisch bedingten Ikterus [v. BABARCZY[1]], bei Nephrosen, bei Krankheiten also, bei denen von Blutdrucksteigerung keine Rede zu sein pflegt. Auch in der Gravidität besteht ein Zustand von Hypercholesterinämie ohne arterielle Hypertension, dabei übrigens gleichzeitig verminderte Ansprechbarkeit auf Adrenalin [BARTHEL[2]]. Hier scheinen die übrigen chemischen und chemisch-physikalischen Verhältnisse eine erhöhte Adsorption in der Gefäßwand und damit das Zustandekommen der arteriellen Hypertension zu verhindern. In anderen Fällen, besonders solchen von essentieller Hypertension, scheint man an der Bedeutung des Cholesterins, und zwar des hydrophoben Anteils desselben, für die Höhe des Blutdruckes nicht zweifeln zu dürfen.

Unter 80 Fällen von essentieller Hypertension fand WESTPHAL den Cholesteringehalt des Blutserums 53mal erhöht, 18mal normal, 5mal erniedrigt; 4mal ergaben sich wechselnde Werte zwischen mittleren und erhöhten. Also in etwa 70% ließ sich eine Hypercholesterinämie nachweisen. Dabei fanden sich die erhöhten Werte nicht nur bei älteren Leuten in späteren Stadien der Erkrankung, wo man an einen Einfluß arteriosklerotisch veränderter Nieren auf den Cholesteringehalt des Blutes denken könnte, sondern auch in den frühesten Stadien zwischen dem 30. und 40. Lebensjahre und bei noch jüngeren Menschen. *Die Hypercholesterinämie scheint demnach ein primäres Moment darzustellen.*

An Bedeutung gewinnen diese Befunde durch die Tatsache, daß diejenigen Kranken mit essentieller Hypertension, die im Blutserum erhöhte Cholesterinwerte vermissen ließen, gewisse Besonderheiten boten: Teils bestanden Erscheinungen von Kreislaufinsuffizienz, teils Kachexie, 2mal war eine schwere Infektionskrankheit begleitend, Zustände also, bei denen ein Absinken des Blutcholesterins bekannt und häufig beobachtet worden ist. Demnach erscheint die Annahme nicht unberechtigt, bei diesen Kranken sei ein früher erhöhter Cholesteringehalt unter dem Einfluß des komplizierenden Momentes zurückgegangen. Ist diese Annahme richtig, so wird die Prozentzahl von Hypertensionen mit erhöhtem Cholesterinspiegel im Blute noch beträchtlich größer.

Über analoge Befunde wie WESTPHAL berichten PRIBRAM und KLEIN[3]), die ebenfalls in der überwiegenden Mehrzahl der Fälle von Hochdruck eine Hypercholesterinämie gefunden haben: nicht nur bei alten Individuen, sondern auch in Fällen mit starken Blutdruckschwankungen, z. B. im Klimakterium, also bei Kranken, die man heute als beginnenden Hochdruck auffassen darf. Auch PRIBRAM und KLEIN haben die Hypercholesterinämie in Fällen von Kreislaufinsuffizienz oder Kachexie vermißt.

Bei Kranken mit arterieller *Hypotension* kann der Cholesterinspiegel im Blute nach den Untersuchungen WESTPHALS deutlich, zum Teil erheblich herabgesetzt sein. „Die konstitutionelle Hypotension kann mit Hypocholesterinämie verknüpft sein."

[1]) v. BABARCZY, M.: Die Veränderungen des Cholesteringehalts im Blute bei Cholelithiasiskranken. Klin. Wochenschr. 1922, Nr. 37. S. 1828.

[2]) BARTHEL, E.: Über die Adrenalinblutdruckreaktion bei Graviden. Ing. Diss. Frankfurt a. M. 1926.

[3]) PRIBRAM, H. u. O. KLEIN: Über den Cholesteringehalt des Blutserums bei arteriosklerotischem Hochdruck. Med. Klinik 1924, Nr. 17, S. 572.

Bei bestehender Hypercholesterinämie entwickelt sich eine arterielle Hypertension nur unter bestimmten, ihre Ausbildung begünstigenden Bedingungen des endokrinen Apparates, des vegetativen Nervensystems, des Ionenmilieus. Auch ist intakte Herzkraft Voraussetzung. Außerdem sind nach WESTPHAL folgende Faktoren entscheidend:

1. Das Mengenverhältnis von Cholesterin zu Lecithin. Bei der genuinen Hypertension ist dieses anscheinend nicht zugunsten des Lecithins verschoben.

2. Das Verhältnis zu den Eiweißkörpern der Blutflüssigkeit. Neben der Möglichkeit direkter Einwirkung derselben auf den Tonus der Gefäßwand kann aus dem Ergebnis der direkten Ausschüttelbarkeit des Cholesterins aus dem Serum gefolgert werden, daß im Gegensatz zur unkomplizierten genuinen Hypertension und zum Diabetes mellitus bei Nephrosen, nach Infektionskrankheiten und bei Graviditäten in späteren Monaten die Schutzkolloidwirkung durch Vermehrung der Globulinfraktion und des Euglobulins im Serum gesteigert ist. Die Menge des hydrophoben Cholesterins ist entsprechend dem hohen Albumingehalt bei genuiner Hypertension also relativ vermehrt.

Unterstützend wirken für die Entstehung der Hypertension die physiologische Altersentquellung [SCHADE[1])] und die erhöhte Eindickung des Hypertonikerserums.

Keineswegs spielt das Cholesterin bei jeder Blutdrucksteigerung eine maßgebende Rolle. Die Hypercholesterinämie z. B. bei Nephritiden war schon lange bekannt [PORT[2]), PRIBRAM und KLEIN[3]), STEPP[4])], aber sie ist hier, wenn wir von den Nephrosen absehen, keineswegs häufig, und bei den verschiedenen Stadien der Glomerulonephritis scheinen Cholesterinstoffwechsel und Blutdruckerhöhung im allgemeinen nicht in irgendwelchen Wechselbeziehungen zu stehen. Trotzdem darf es heute wohl als gesichert angesehen werden, daß Hypercholesterinämie und essentielle Hypertension meist miteinander verknüpft sind, und daß der erhöhte Cholesterinspiegel sich auch bei den Jugendlichsten dieser Kranken findet, bei denen jeder Anhalt für eine primäre Erkrankung der Nieren fehlt.

d) Andere sensibilisierende Substanzen.

Schon in dem Abschnitt Adrenalin (s. S. 1333) wurden eine ganze Anzahl von Substanzen angeführt, die für dieses Hormon sensibilisierend auf die Gefäßwand einwirken. Jene Angaben seien durch folgende Befunde noch ergänzt:

HÜLSE[5]) hatte festgestellt, daß im Tierversuch eine bestimmte Adrenalinmenge einen bestimmten, bei Wiederholung des Versuches immer wieder gleichen Blutdruckanstieg hervorruft. Zusatz von normalem Blutserum änderte hieran nach seinen Angaben, die freilich mit denen anderer Autoren nicht übereinstimmen (s. S. 1336), so gut wie nichts. Setzte er aber Blutserum von Nephritiskranken zu, das sich selbst im Froschpräparat als unwirksam auf die Gefäßweite erwies, so trat bei der gleichen Adrenalinmenge eine deutlich größere Gefäßkontraktion auf. Es finden sich also im Nephritikerserum Stoffe vor, welche die Gefäßerregbarkeit in förderndem Sinne beeinflussen. Bei essentieller Hypertension

---

[1]) SCHADE, H.: Physikalische Chemie in der inneren Medizin. 3. Aufl. Dresden u. Leipzig.
[2]) PORT, FR.: Über Cholesterinämie bei Nephropathien. Dtsch. Arch. f. klin. Med. Bd. 128, S. 61. 1919.
[3]) PRIBRAM u. KLEIN: Zitiert auf S. 1346.
[4]) STEPP, W.: Über den Cholesteringehalt des Blutes bei verschiedenen Formen der Brightschen Krankheit. Dtsch. Arch. f. klin. Med. Bd. 127, S. 439. 1918.
[5]) HÜLSE, W.: Zur Frage der Blutdrucksteigerung. IV. Experimentelle Untersuchungen über die sensibilisierenden Eigenschaften des Hypertonikerserums. Zeitschr. f. d. ges. exp. Med. Bd. 39, S. 413. 1924.

ließen sich solche Eigenschaften nicht nachweisen. Geht diese Form des Hochdruckes aber in die genuine Schrumpfniere über, so besitzt auch solches Blut ausgesprochene, die Gefäßerregbarkeit steigernde Eigenschaften. Hinsichtlich der Natur der sensibilisierenden Substanzen ließ sich feststellen, daß es sich nicht um normale Endprodukte des Eiweißstoffwechsels handelt, denn der Blutdruck steht in keinem Verhältnis zur Höhe des Reststickstoffes und zur Störung der Nierenfunktion überhaupt. HÜLSE und STRAUSS[1]) hatten an peptonartige biurete Substanzen im Blute gedacht. Am LAEWEN-TRENDELENBURGschen Präparat stellten sie fest, daß Wittepepton die Adrenalinwirkung verstärkt, und zwar auch in Konzentrationen, in denen es selbst nicht gefäßverengernd wirkt. Die Annahme von HÜLSE und STRAUSS hat sich aber als irrtümlich erwiesen und beruht offenbar auf Fehlerquellen der Methode [VOLHARD[2])]. Vielleicht kommt biogenen, sympathicomimetisch wirkenden Aminen, wie sie BARGER und DALE[3]) unter den höheren Gliedern der Alkylamine und der Phenylalkylamine fanden, eine sensibilisierende Rolle zu. Auch das p-Hydroxyphenyläthylamin, im Darm entstehend, hat sympathicomimetische Wirkung [GRAHAM BROWN[4])]. Vgl. auch S. 1366f.

TANNHAUSER und WEISS[5]) fanden im Blute von Kranken mit exzessiver Blutdrucksteigerung ohne klinisch feststellbare Nierenerkrankung im Ätherextrakt eine Vermehrung von stickstoffhaltigen Substanzen. Im Chloroformextrakt des gleichen Blutes ist aus dem Verhältnis N : P ein Anstieg der stickstoffhaltigen, nicht lecithinartigen Stoffe errechenbar. Die Vermehrung der stickstoffhaltigen Substanzen im Ätherextrakt geht nicht parallel mit dem Reststickstoff, der stets normal war. Die genannten Autoren lassen die Frage offen, ob diese Stoffe unmittelbar die Blutdrucksteigerung bewirken, oder ob ihnen nur die Rolle sensibilisierender Substanzen zukommt. Zugunsten dieser letzteren Annahme spricht die Tatsache, daß es im Tierversuche nicht gelungen ist, durch fraktionierte Lipoidextrakte von menschlichem Hypertonikerblut Blutdrucksteigerung hervorzurufen.

10. Blutdruck bei Nervenreizung und im Schmerz; „Reflexhypertonie" von W. FREY.

Stärkere sensible Reizung hat in der Regel Blutdrucksteigerung zur Folge, wie aus zahlreichen experimentellen Untersuchungen bekannt ist; so nach Reizung des N. femoralis, des zentralen Ischiadicusstumpfes, des Trigeminus usw. Die Blutdruckerhöhung nach Auflegen einer Eisblase auf das Abdomen oder die bei Reizung der Unterseite des Zwerchfelles [EPPINGER[6])] oder nach Aufblähung des Magens [FUNDNER[7])] gehören ebenfalls hierher. Ferner zum

---

[1]) HÜLSE, W. u. H. STRAUSS: Zur Frage der Blutdrucksteigerung. V. Über die Wirkung höherer Eiweißspaltprodukte auf den Blutdruck und ihr Vorkommen im Blute bei hypertonischen Nierenkrankheiten. Zeitschr. f. d. ges. exp. Med. Bd. 39, S. 426. 1924.

[2]) VOLHARD, FR.: Über den Hochdruck in „Hypertension". Ärztl. Fortbildungskurs in Bad Nauheim. Leipzig: Thieme 1926. S. 12.

[3]) BARGER u. DALE, zit. nach LICHTWITZ, L.: Über Urämie. Klin. Wochenschr. 1923, Nr. 44, S. 2013.

[4]) BROWN, J. J. GRAHAM: Hypertonus of the sympathetic in relation to intestinal toxaemia. Edinb. med. journ. Bd. 24, S. 71. 1920; ref. Kongr.-Zentralbl. f. d. ges. inn. Med. Bd. 12, S. 1. 1920.

[5]) TANNHAUSER, S., u. WEISS: Untersuchungen über die Beziehungen stickstoffhaltiger Substanzen im Äther- und Chloroformextrakt des menschlichen Blutes zum Blutdruck. Klin. Wochenschr. 1923, Nr. 9, S. 388.

[6]) EPPINGER, H.: Zwerchfell. In Nothnagels Handbuch, 2. Aufl., Suppl.-Band.

[7]) FUNDNER: Über den Einfluß intraabdomineller Drucksteigerung und des Füllungszustandes des Magens auf den Blutdruck. Dtsch. med. Wochenschr. 1913, S. 646.

mindesten jene Fälle von Harnabflußbehinderung, bei denen die Blutdrucksteigerung reflektorisch bedingt ist (vgl. S. 1361); vielleicht auch einzelne Fälle von Blutdrucksteigerung im Glaukomanfall [LOEHLEIN[1])], wenngleich auch das Umgekehrte bekannt ist, daß nämlich der intraokulare Druck steigt in Abhängigkeit von arteriellem Druckanstieg. Die wechselseitigen Beziehungen zwischen intraokularem Druck und arteriellem Blutdruck scheinen noch nicht völlig geklärt zu sein [WESSELY[2]), HOROWITZ[3]), ZEEMANN[4])]. Jedenfalls ist Blutdrucksteigerung im Glaukomanfall, wie auch VAQUEZ[5]) beschreibt, keine Seltenheit.

Besonders stark und auffallend steil ist der Blutdruckanstieg bei Reizung der Hinterwurzeln der Dorsal- und der ersten drei Lumbalnerven [BRADFORD[6])]. Wie bei der Erstickung, so kommt auch die Blutdrucksteigerung bei Reizung sensibler Nerven in erster Linie durch Verengerung der Eingeweidegefäße zustande, während sich die Gefäße anderer Körperprovinzen (Gehirn, Haut, Muskeln) zu gleicher Zeit erweitern. Die alte Streitfrage, ob diese Erweiterung auf reflektorischem Wege [OSTROUMOFF[7])] oder passiv durch Verdrängung des Blutes aus den Eingeweidegefäßen zustande kommt, dürfte heute in dem Sinne entschieden sein, daß es sich um passive Erweiterung handelt [BAYLISS und BRADFORD[8])]. Nach Abklemmen der Aorta über dem Abgang der Art. coeliaca und der V. cava inferior, also nach Ausschaltung des Splanchnicusgebietes und der ganzen unteren Körperhälfte, bleibt Blutdrucksteigerung nach Nervenreizung nicht völlig aus. Das Splanchnicusgebiet ist also für derartige Blutdruckerhöhungen nicht unbedingt erforderlich [GRÜTZNER und HEIDENHAIN[9])].

Wieweit außer der reflektorischen Kontraktion ausgedehnter Gefäßgebiete eine vermehrte Ausschüttung von Adrenalin für den Mechanismus der Blutdrucksteigerung bei sensibler Reizung verantwortlich zu machen ist, bedarf noch weiterer Klärung. Von japanischen Autoren [SUGAWARA[10])] ist nachgewiesen worden, daß bei Hunden und besonders bei Katzen Reizung des N. medianus eine Erhöhung der Adrenalinausschüttung aus den Nebennieren auf das 2—5fache zur Folge hat. Analoge Beobachtungen nach Ischiadicusreizung stammen von ANREP[11]).

Genauer studiert ist der Mechanismus der Blutdrucksteigerung bei *Splanchnicusreizung:* Hier ist vermehrte Adrenalinausschüttung sichergestellt. Nach Exstirpation der Baucheingeweide mit Ausnahme der Nebennieren kommt die Blutdrucksteigerung nach Reizung der Splanchnici zwar noch zustande. Werden dann jedoch die Nebennieren unterbunden, so bleibt die Blutdruckerhöhung

---

[1]) LOEHLEIN, W.: Über Blutuntersuchungen bei Glaukomkranken. v. Graefes Arch. f. Ophth. Bd. 83, S. 547. 1912.
[2]) WESSELY, K.: Arch. f. Augenheilk. Bd. 83, S. 99. 1918.
[3]) HOROWITZ, J.: Über die Beziehungen zwischen Augendruck und Blutdruckschwankungen beim Menschen. Sitzungsber. d. physikal. med. Ges. zu Würzburg 1915, S. 51.
[4]) ZEEMANN: Herz- und Blutgefäßerkrankungen und Augenaffektionen. Ref. Zentralbl. f. inn. Med. 1923, Nr. 18, S. 300.
[5]) VAQUEZ: Maladies du cœur. S. 475ff. Paris 1921.
[6]) BRADFORD, J. R.: Journ. of physiol. Bd. 10, S. 400. 1899.
[7]) OSTROUMOFF, A.: Versuche über die Hemmungsnerven der Hautgefäße. Pflügers Arch. f. d. ges. Physiol. Bd. 12, S. 219. 1876.
[8]) BAYLISS u. BRADFORD: Journ. of physiol. Bd. 16, S. 1. 1894.
[9]) GRÜTZNER, P. u. R. HEIDENHAIN: Einige Versuche und Fragen, die Kenntnis der reflektorischen Drucksteigerung betreffend. Pflügers Arch. f. d. ges. Physiol. Bd. 16, S. 54. 1878.
[10]) SUGAWARA u. Mitarb.: Tohoku journ. of exp. med. Bd. 7, S. 1. 1926.
[11]) ANREP: On the part played by the suprarenals in the normal vascular reactions of the body. Journ. of physiol. Bd. 45, S. 307. 1912.

aus [Asher[1])]. Beobachtet man den Ablauf der Blutdrucksteigerung nach Splanchnicusreizung genauer, so zeigt sich, daß nach einer initialen Blutdruckerhebung der Blutdruck zunächst wieder absinkt, um dann erneut anzusteigen [Lehndorf[2])]. Dieser zweite Anstieg, während dem sich die peripheren Gefäße, die beim primären Anstieg passiv erweitert wurden (s. S. 1349), auch an einer entnervten Extremität aktiv zusammenziehen, ist offenbar als Adrenalinwirkung zu deuten, zumal er nach Unterbindung der abführenden Nebennierengefäße ausbleibt (Anrep). Auch am Laewen-Trendelenburgschen Präparat läßt sich bei Blutdrucksteigerung nach Splanchnicusreizung eine starke und anhaltende gefäßzusammenziehende Wirkung des arteriellen und eine noch stärkere des rechten Herzkammerblutes, wie es für die Adrenalinwirkung kennzeichnend ist, feststellen [Volhard und Hülse[3])].

Auch bei Reizung *zentraler Hirnpartien* kann Blutdruckerhöhung, aber auch Blutdrucksenkung [Dusser de Barenne und Kleinknecht[4])] zustande kommen. Durch Reizung der inneren Kapsel konnten Bechterew und Mislawsky[5]) Blutdrucksteigerung erzeugen, Budge[6]) durch Reizung der Großhirnschenkel. Enge Beziehungen zum Vasomotorenzentrum zeigt besonders auch die vordere Zentralwindung (Goldstein, s. S. 1393f.). Durch Reizung des Striatums (Paläostriatums) läßt sich Blutdrucksenkung erzielen [Dresel[7])].

Bei *Erhöhung des intrakraniellen Druckes* kann der arterielle Blutdruck gleichfalls ansteigen. Erfolgt die intrakranielle Drucksteigerung freilich *abrupt* bis auf die Höhe des arteriellen Druckes oder darüber hinaus, so resultiert Vagusreizung mit Sinken des Blutdruckes. Steigert man dagegen den Hirndruck *allmählich*, so kann der intrakranielle Druck auf die Höhe des Blutdruckes gebracht werden, ohne daß eine Veränderung der Atmung, der Pulsfrequenz und des Blutdruckes einzutreten braucht. Überschreitet der Hirndruck aber das Niveau des arteriellen Druckes, so steigt der Blutdruck an, und zwar so weit, daß er die Höhe der intrakraniellen Spannung um ein geringes übertrifft. Durch weitere schrittweise Steigerung der letzteren läßt sich der gleiche Vorgang immer aufs neue wiederholen, so daß der Blutdruck auf diese Weise zu großer Höhe getrieben werden kann. Maßgebend für diesen Vorgang der zentral bedingten Blutdrucksteigerung scheint die Anämie des Vasomotorenzentrums zu sein. Durchschneidung der Nn. vagi ist auf den Vorgang der Blutdrucksteigerung ohne Einfluß, ja die Höhe des Blutdruckes entspricht dann „noch mehr als vorher" der Steigerung der intrakraniellen Spannung. Nach Durchtrennung des Rückenmarkes in Höhe des Atlas oder Cocainisierung der Medulla in der Gegend des IV. Ventrikels

---

[1]) Asher, L.: Die innere Sekretion der Nebennieren und deren Innervation. Zeitschr. f. Biol. Bd. 58, S. 274. 1912.

[2]) Lehndorf: Über die Ursachen der typischen Schwankungen des allgemeinen Blutdruckes bei Reizung der Vasomotoren. Engelmanns Arch. 1908, S. 362.

[3]) Volhard, Fr. u. W. Hülse: Zitiert auf S. 1334. Siehe ferner auch Stewart, G. N.: The alleged existence of adrenalin in pathological sera. Journ. of exp. med. Bd. 15, S. 547. 1912. Ferner Zunz, E. u. P. Govaerts: Action hypertensive du sang carotidien recueilli pendant l'excitation du splanchnique. Cpt. rend. des séances de la soc. de biol. Bd. 88, Nr. 9, S. 652. 1923; ref. Kongr.-Zentralbl. f. d. ges. inn. Med. Bd. 30, S. 39. 1924.

[4]) Dusser de Barenne, J. G., u. F. Kleinknecht: Über den Einfluß der Reizung der Großhirnrinde auf den allgemeinen arteriellen Blutdruck. Zeitschr. f. Biol. Bd. 82, S. 13. 1924.

[5]) Bechterew u. Mislwasky: Über den Einfluß der zentralen Gehirnteile auf den Blutdruck und die Herztätigkeit. Neurol. Zentralbl. Bd. 5, S. 416. 1886.

[6]) Budge, J.: Das Zentrum der Gefäßnerven. Pflügers Arch. f. d. ges. Physiol. Bd. 6, S. 303. 1872.

[7]) Dresel, K.: Experimentelle Untersuchungen zur Anatomie und Physiologie des peripheren und zentralen vegetativen Nervensystems. Zeitschr. f. d. ges. exp. Med. Bd. 37, S. 373. 1923.

dagegen bleibt die Blutdruckerhöhung aus [Naunyn und Schreiber[1]), Cushing[2]), Burton-Opitz und Edwards[3])].

Altbekannt ist auch die Blutdruckerhöhung bei spontanen *Schmerzen*: bei tabischen Krisen kann der Blutdruck beträchtlich ansteigen (um 60 mm Hg und mehr), ebenso bei der Bleikolik. In anderen Fällen, bei Cholelithiasis oder Appendicitis, fand Curschmann[4]) nur geringe Erhöhung um etwa 10 mm Hg. Experimentelle Reizung der Haut (elektrische Schmerzreize) hat in der Mehrzahl der Fälle ebenfalls Blutdrucksteigerung zur Folge. Nur selten kommt es zu Blutdrucksenkung. Bei Nervösen und Hypertonikern pflegt die Blutdruckerhöhung auf den gleichen Reiz stärker auszufallen als bei Gesunden. Reizt man die Haut im Bereich organisch bedingter analgetischer Bezirke, so bleibt die Blutdruckerhöhung aus [Bing[5]), Curschmann]; ebenso bei hysterischer Analgesie.

Die Blutdrucksteigerung auf Schmerzreize geht nicht einen einfachen Reflexweg, sondern dürfte ein *Affektsymptom* darstellen: Der *psychische* Vorgang des Schmerzes und der Angst ist dabei von wesentlicher Bedeutung [Curschmann[6]), Martini und Graf[7])].

Den pressorischen stehen *depressorische Reflexe* gegenüber. Vagusreizung vermag den Blutdruck herabzusetzen, nach Vagusdurchschneidung steigt der Blutdruck unter normalen Bedingungen an. Nach Dowall[8]) kann die gleiche Maßnahme aber auch zu Blutdrucksenkung Veranlassung geben, nämlich dann, wenn z. B. durch Blutverlust oder unter dem Einfluß von Histamin der Venendruck herabgesetzt wurde. Am bekanntesten ist der *Depressorreflex* [Ludwig und Cyon[9])]. Reizung der in der Aortenwand gelegenen Endigungen dieses zentripetalen Nerven z. B. durch mechanische Dehnung der Aortenwand hat neben Pulsverlangsamung reflektorische Gefäßerweiterung nicht nur im Splanchnicusgebiet, sondern auch in anderen Gefäßprovinzen zur Folge [Bayliss[10]), Bradford[11])]; die Durchblutung der peripheren Organe nimmt zu [Sollmann, Torald und Pilcher[12])]. Der Depressor wirkt wie ein „Sicherheitsventil" gegen zu hohe Steigerung des Aortendruckes [Hirsch und Stadler[13])].

Auch Zug am zentralen Ende der Art. carotis communis [Sollmann und Brown[14])], besonders aber Druck auf den *Sinus caroticus* (Gegend der Teilungsstelle der Art. carotis communis) hat depressorische Wirkung auf die Gefäße

---

[1]) Naunyn, B. u. J. Schreiber: Arch. f. exp. Pathol. u. Pharmakol. Bd. 14, S. 32. 1882.
[2]) Cushing, H.: Physiologische und anatomische Beobachtungen über den Einfluß von Hirnkompression auf den intrakraniellen Kreislauf usw. Mitt. a. d. Grenzgeb. d. inn. Med. u. Chir. Bd. 9, S. 773. 1902.
[3]) Burton-Opitz u. Edwards: Über die durch Hirndruck verursachte Steigerung des Blutdruckes. Wien. med. Wochenschr. Jg. 61, S. 505.
[4]) Curschmann, H.: Schmerz und Blutdruck. Münch. med. Wochenschr. 1907, Nr. 42, S. 2074.
[5]) Bing, R.: Berl. klin. Wochenschr. 1906, Nr. 36, S. 1180.
[6]) Curschmann, H.: Wirkung des Schmerzes auf den Blutdruck. Münch. med. Wochenschr. 1926, Nr. 31.
[7]) Martini, P. u. Fr. Graf: Wirkung schmerzhafter Eingriffe auf den Blutdruck bei Gesunden, Nervösen und Hypertonikern. Münch. med. Wochenschr. 1926, Nr. 26, S. 1060.
[8]) Mc Dowall, R. J. S.: A vago-pressor reflex. Journ. of physiol. Bd. 59, S. 41. 1924. Siehe auch Reed, C.: Effects of bilateral vagotomy on blood pressure. Americ. journ. of physiol. Bd. 74, S. 61. 1925.
[9]) Ludwig u. Cyon: Ber. d. kgl. sächs. Ges. d. Wiss. Bd. 18, S. 307. 1866.
[10]) Bayliss: Physiol. of the depressor nerf. Journ. of physiol. Bd. 4, S. 303. 1893.
[11]) Bradford: Innervation of renal blood vessels. Journ. of physiol. Bd. 10, S. 398. 1889.
[12]) Sollmann, Torald u. J. D. Pilcher, The response of the vasomotor centre to depressor stimulation. Americ. journ. of physiol. Bd. 30, S. 369. 1912.
[13]) Hirsch u. Stadler: Dtsch. Arch. f. klin. Med. Bd. 81, S. 383. 1904.
[14]) Sollmann, T. u. E. Brown: The blood pressure fall produced by traction on the carotid artery. Americ. journ. of physiol. Bd. 30, S. 88. 1912.

zur Folge [H. E. HERING[1]]. Die Abnahme des arteriellen Blutdruckes ist dabei um so beträchtlicher, je höher der Blutdruck zuvor war. Das gilt auch in der menschlichen Pathologie für Kranke mit arteriellem Hochdruck. Die Blutdrucksenkung kann auch beim Menschen so stark sein, daß der Blutdruck innerhalb weniger Sekunden auf die Hälfte absinkt [KOCH[2]]. Arteriosklerotische Wandveränderungen erhöhen die Auslösbarkeit des Reflexes. Der gleiche Reflex ist nicht nur durch Druck von außen, sondern auch durch Dehnung der Sinusgegend infolge intravasaler Drucksteigerung auszulösen, wobei die Sinusreflexe anscheinend schon auf kleinere Druckschwankungen ansprechen als die Aortenreflexe (Depressor). Vermittelt werden die Sinusreflexe durch Nervenfasern, die vom Sinus zum Ganglion cervicale superius des Sympathicus ziehen. Ihnen entsprechen beim Menschen wohl die Nn. carotici externi.

Die Sinusreflexe sind tonische Reflexe, nach Enervierung der Sinusgegend steigt der Blutdruck an. Kombiniert man die Ausschaltung der Sinusreflexe mit Ausschaltung der Nervi depressores, die auch tonisch innerviert sind, so steigt bei Hunden der Blutdruck zu sehr hohen Werten. Die Blutdruckerhöhung erfolgt hier also lediglich *durch Wegfall depressorischer Einflüsse*[3]).

Besonderes Interesse beanspruchen auch jene Blutdruckerhöhungen, die ebenfalls nach *Reizung von Gefäßwänden* bzw. der dem Versorgungsgebiet entsprechenden *Gewebe* erfolgen können. In Anlehnung an ältere Untersuchungen von LATSCHENBERGER und DEAHNA[4]), HEGER[5]), KAUFMANN[6]) hat FREY[7]) mit HAGEMANN die Entstehungsbedingungen der Blutdrucksteigerung nach intraarterieller Injektion verschiedener Substanzen (Kohlensäure, Monokaliumphosphat, Milchsäure, Ammoniumcarbonat, Harnstoff) untersucht und vertritt auf Grund seiner im Tierexperiment gewonnenen Ergebnisse die Ansicht, daß die nach Injektion derartiger Substanzen zu beobachtende Drucksteigerung nicht, wie LATSCHENBERGER und DEAHNA angenommen, unter dem Einfluß veränderter intraarterieller Druckverhältnisse zustande kommt, sondern auf reflektorischem Wege durch Reizung der im Gewebe oder in den Capillaren liegenden sensiblen Nervenendigungen entsteht. Die Gefäßwand an sich scheint an dem Reflexvorgang nicht beteiligt zu sein, da man nach Injektion physiologischer Kochsalzlösung in die abgebundene Arterie auch unter hohem Druck eine Blutdrucksteigerung nicht beobachtet. Nach Durchschneidung des zugehörigen sensiblen Nerven bleibt nach Injektion von reizenden Substanzen in die Arterie die Erhöhung des Blutdruckes aus.

---

[1]) HERING, H. E.: Der Sinus an der Carotisteilungsstelle als Ausgangspunkt eines herzhemmenden Reflexes und eines depressorischen Gefäßreflexes. Verhandl. d. dtsch. Kongr. f. inn. Med. 1924, S. 217. Siehe hierzu die soeben erschienene Monographie: HERING, H. E.: Die Carotissinusreflexe auf Herz und Gefäße. Dresden u. Leipzig: Th. Steinkopff 1927.

[2]) KOCH, E.: Über den depressorischen Gefäßreflex beim Carotisdruckversuch am Menschen. Verhandl. d. dtsch. Kongr. f. inn. Med. 1924, S. 218.

[3]) An die Möglichkeit einer analogen Entstehung der Blutdrucksteigerung hat F. LOMMEL (Über Stenose des Aortenisthmus. Med. Klinik 1919, Nr. 36, S. 892) bei der Isthmusstenose der Aorta gedacht: „Ob die Hypertonie ursächlich mit der anatomischen Störung an der Aorta in Verbindung zu bringen ist, etwa durch Schädigung der ausgleichenden Wirkung des N. depressor, der nach KÖSTER seine Reize aus der Wand des Aortenbogens empfängt, bleibt fraglich." Zuerst ist eine solche Möglichkeit von BITTORF geäußert worden. (Dtsch. Arch. f. klin. Med. Bd. 81, S. 65. 1904).

[4]) LATSCHENBERGER, J. u. A. DEAHNA: Beiträge zur Lehre von der reflektorischen Erregung der Gefäßmuskeln. Pflügers Arch. f. d. ges. Physiol. Bd. 12, S. 157. 1876.

[5]) HEGER: zitiert nach FREY u. HAGEMANN: s. unten.

[6]) KAUFMANN, P.: Zur Frage über die zentrifugalen Nerven der Arterien. Pflügers Arch. f. d. ges. Physiol. Bd. 146, S. 231. 1912 u. Bd. 147, S. 135. 1912.

[7]) FREY, W. u. HAGEMANN: Die experimentellen Grundlagen zu dem Begriff der Reflexhypertonie. Zeitschr. f. d. ges. exp. Med. Bd. 25, S. 273. 1921.

Auf der Grundlage dieser experimentellen Beobachtungen stellt Frey[1]) den Begriff der *Reflexhypertonie* auf. Im besonderen ist er der Ansicht, daß auch beim Menschen mit analogen Entstehungsbedingungen für arterielle Drucksteigerung zu rechnen sei, daß, wie im Tierexperiment, besonders Anhäufung saurer Stoffwechselprodukte, z. B. solcher, die bei der *Muskelarbeit* entstehen (Milchsäure, Phosphorsäure), zu einer Säuerung der Gewebe, Reizung von sensiblen Nervenendigungen und auf reflektorischem Wege zu Blutdrucksteigerung führen könne.

Wenn wir hören, daß Frey im Experiment bei intraarterieller Injektion von 1 ccm N/50, d. h. einer etwa 0,2 proz. Milchsäurelösung, Blutdrucksteigerung auslösen konnte, also einer Menge, die wohl im Bereich physiologischer Konzentration liegen dürfte — Laquer[2]) fand im ermüdeten Froschmuskel 0,14—0,19%, als höchsten Wert 0,193 Milchsäure, Meyerhof[3]) bei Ermüdung durch Tetanus bis zu 0,24%, bei Ermüdung durch Einzelreize sogar bis zu 0,43% im Durchschnitt 0,3% Milchsäure —, so wird man der Ansicht Freys, *die Blutdrucksteigerung bei ermüdender Muskeltätigkeit des Menschen* sei nicht so sehr, wie man bisher angenommen [Masing[4]), Moritz[5]) u. a. (siehe hierzu S. 1359)], auf eine abnorme Funktion des Zentralnervensystems als vielmehr auf den Muskel, speziell auf die *übermäßige Bildung von Milchsäure* zu beziehen, durchaus Beachtung schenken.

Bei der funktionellen Blutdrucksteigerung der Kranken mit *Niereninsuffizienz* sollen nach Frey Harnstoff und kohlensaure Ammoniaksalze zu Reizung der peripheren Nervenendigungen und reflektorischer Erregung des Vasomotorenzentrums Veranlassung geben. Bei arteriolosklerotischen Gefäßveränderungen wird in erster Linie sauren Stoffwechselprodukten, die unter dem Einfluß ungenügender Blutversorgung (relative Anämie, Dyspnoë der Gewebe) besonders in tätigen Organen entstehen, die gleiche Rolle zugeschrieben.

Auch jene Blutdrucksteigerung, die nach *Kompression arteriovenöser Aneurysmen* beobachtet wird [Weber[6]), Caro[7]), Rieder[8])], hält Frey[9]) für nicht mechanisch, sondern reflektorisch bedingt, zumal er sie in seinem Falle nach Lumbalanästhesie ausbleiben sah. Auch hier soll der reflektorische Vorgang ausgelöst werden durch die Dyspnoë des Versorgungsgebietes, die dadurch zustande kommt, daß das sauerstoffreiche arterielle Blut vorzeitig in das venöse System abströmt. Andere Autoren teilen diese Ansicht freilich nicht. So lehnen Gerlach und Harke[10]), die ebenfalls bei Kompression eines arteriovenösen Aneurysmas Blutdruckerhöhung beobachteten, sie aber auch nach Lumbalanästhesie zustande kommen sahen, die reflektorische Entstehung der Blutdrucksteigerung ab. Sie sind geneigt, sich der Ansicht von Weber anzuschließen: Bei Kompression des Aneurysmas höre der Druckverlust, den das arterielle System durch die breite Verbindung mit der Vene erleide, auf. Drucksteigerung müsse daher eintreten, weil die kompensierende Tätigkeit der hypertrophischen Muskulatur des Herzgefäßsystems weitergehe.

---

[1]) Frey, W.: Hypertonie als Reflexvorgang. Berl. klin. Wochenschr. 1921, Nr. 40, S. 1186.

[2]) Laquer, F.: Hoppe-Seylers Zeitschr. f. physiol. Chem. Bd. 03, S. 66. 1914.

[3]) Meyerhof, O.: Die Energieumwandlungen im Muskel. Pflügers Arch. f. d. ges. Physiol. Bd. 182, S. 246 ff. 1920 u. Bd. 191, S. 134. 1921.

[4]) Masing, E.: Dtsch. Arch. f. klin. Med. Bd. 74, S. 253. 1902.

[5]) Moritz, O.: Der Blutdruck bei Körperarbeit gesunder und herzkranker Individuen. Dtsch. Arch. f. klin. Med. Bd. 77, S. 339. 1913.

[6]) Weber, A.: Beobachtungen am traumatischen Aneurysma arterio-venosum. Münch. med. Wochenschr. 1917, Nr. 13, S. 409.

[7]) Caro: Blutdrucksteigerung und Pulsverlangsamung bei Kompression traumatischer Aneurysmen. Mitt. a. d. Grenzgeb. d. Med. u. Chir. Bd. 24. 1917.

[8]) Rieder, W.: Herzschädigungen infolge arterio-venöser Aneurysmen. Arch. f. klin. Chir. Bd. 139, S. 597. 1926.

[9]) Frey, W.: Das Verhalten des Herzgefäßsystems bei Kompression arteriovenöser Aneurysmen. Münch. med. Wochenschr. 1919, Nr. 2, S. 39.

[10]) Gerlach, Fr. u. W. Harke: Ein Beitrag zur Frage der Entstehung der Blutdrucksteigerung und Pulsverlangsamung bei Kompression arteriovenöser Aneurysmen. Klin. Wochenschr. 1924, Nr. 22, S. 980.

EPPINGER, KISCH und SCHWARZ[1]) fanden bei experimenteller Kommunikation zwischen Bauchaorta und Vena cava inferior neben Zunahme der Herzfrequenz und Vergrößerung des Schlag- sowie des Minutenvolumens Blutdrucksenkung, die infolge Abnahme des peripheren Widerstandes erfolgt. Wurde die kurzschließende Verbindung zwischen den beiden Gefäßen wieder unterbrochen, so kehrten Herzfrequenz, Schlagvolumen und Blutdruck nahe zum ursprünglichen Niveau zurück.

Die Vorstellungen FREYS von der Reflexhypertension und ihrer praktischen Bedeutung sind vielfach auf Widerspruch gestoßen. Schon die Tatsache, daß bei Kranken mit chronischer Nephritis ohne Niereninsuffizienz Blutdrucksteigerung vorkommt, sollte zu denken geben.

11. Dyspnoe und Blutdrucksteigerung, einschließlich des Blutdruckes im Hochgebirge.

Ein wesentlicher Einwand, der sich ferner gegen die Reflextheorie von FREY erheben läßt, ist aus den Blutdruckverhältnissen bei dekompensierten Herzkranken, speziell solchen mit Dyspnoe, abzuleiten. Wenn nämlich tatsächlich der Gewebsdyspnoe eine so hervorragende Bedeutung zukommt, so müßte man, worauf auch VOLHARD[2]) hinweist, auch bei jener Gewebsdyspnoe, die bei Kreislaufinsuffizienz und in hohen Graden wohl auch beim Morbus coeruleus (Pulmonalstenose) vorliegt, eine Steigerung des Blutdruckes als konstantes Symptom erwarten. Zwar haben LANGERHANS[3]) und HENSEN[4]) als erste auf die Blutdrucksteigerung bei Dyspnoe des Menschen hingewiesen, aber diese Erscheinung tritt, wie die alltägliche klinische Beobachtung lehrt, keineswegs regelmäßig ein.

Daß im Tierversuch beginnende *Erstickung* zu heftiger *Erregung des Vasomotorenzentrums* führt, ist seit langem bekannt (TRAUBE[5]). Der Blutdruck steigt an hauptsächlich als Folge der Gefäßverengerung im Splanchnicusgebiet, während die Gefäße anderer Körperprovinzen (Haut, Muskulatur, Gehirn, Retina, Nebenniere) offenbar passiv [BAYLISS und BRADFORD[6]), TACHER[7])] erweitert werden [HEIDENHAIN[8])]. Nach Durchschneidung der Splanchnici ist die Blutdrucksteigerung nur ganz unbedeutend. GLEY und QUINQUAUD[9]) behaupten zwar, daß sich bei der Asphyxie auch die Haut- und Muskelgefäße an der Gefäßverengerung beteiligen. Neben der Gefäßkontraktion scheint für das Zustandekommen der Blutdruckerhöhung, wie VOLHARD und HÜLSE[10]) an kurarisierten Hunden fanden, die *Zunahme der Blutviscosität* eine Rolle zu spielen. Nach Ausgleich des Viscositätsunterschiedes zwischen Blutmischung und Durchströmungsflüssigkeit wird das Blut am LAEWEN-TRENDELENBURGschen Präparat fast völlig wirkungslos. Wieweit die Blutdrucksteigerung der Asphyxie außerdem durch eine vermehrte Adrenalinausschüttung

---

[1]) EPPINGER, H., FR. KISCH u. H. SCHWARZ: Experimentelle Untersuchungen über die Beeinflussung des Herzschlagvolumens und der Herzgröße durch „Kurzschluß" zwischen der arteriellen und der venösen Strombahn. Klin. Wochenschr. 1926, Nr. 18, S. 781.
[2]) VOLHARD, FR.: Der arterielle Hochdruck. Verhandl. d. dtsch. Ges. f. inn. Med. 1923, spez. S. 139f.
[3]) LANGERHANS: Zeitschr. f. physikal. u. diätet. Therapie Bd. 2, S. 28. 1899.
[4]) HENSEN, H.: Beiträge zur Pathologie des Blutdruckes. Dtsch. Arch. f. klin. Med. Bd. 67, S. 436. 1900.
[5]) TRAUBE: Zentralbl. f. med. Wissensch. 1864, S. 881.
[6]) BAYLISS u. BRADFORD: Journ. of physiol. Bd. 16, S. 19. 1894.
[7]) TACHER, H. C.: Dtsch. Arch. f. klin. Med. Bd. 97, S. 104. 1909.
[8]) HEIDENHAIN, R.: Erneute Beobachtungen über den Einfluß des vasomotorischen Nervensystems auf den Kreislauf und die Körpertemperatur. Pflügers Arch. f. d. ges. Physiol. Bd. 5, S. 78. 1872.
[9]) GLEY, E. u. A. QUINQUAUD: Topographie de la réaction vasomotrice asphyxique. Skandinav. Arch. f. Physiol. Bd. 43, S. 316. 1923.
[10]) VOLHARD, FR. u. W. HÜLSE: Zur Frage der Blutdrucksteigerung. III. Mitt. Der Adrenalingehalt des Blutes bei der Blutdrucksteigerung durch Splanchnicusreizung und durch Asphyxie. Zeitschr. f. d. ges. exp. Med. Bd. 38, S. 524. 1923.

als Erfolg der reflektorischen Splanchnicusreizung zustande kommt [SEARLES[1])], ist eine noch unentschiedene Frage. Eine sichere gefäßzusammenziehende Wirkung des arteriellen Blutes, die etwa auf vermehrten Adrenalingehalt bezogen werden könnte, gelang es VOLHARD und HÜLSE nicht nachzuweisen. Die Abnahme der Tropfenzahl, die das Blut im asphyktischen Zustande am LAEWEN-TRENDELENBURGschen Präparat verursacht, ist offenbar auf die erhöhte Viscosität zurückzuführen.

Bei kreislaufkranken Menschen gibt es im Stadium der Kreislaufinsuffizienz Blutdruckerhöhungen, die mit der gleichzeitig bestehenden schweren Dyspnoe in Beziehung gebracht worden sind. Trotz zunehmender Herzinsuffizienz kann der Blutdruck ansteigen und sich auf großer Höhe halten. In solchen Fällen sprach SAHLI[2]) von Hochdruckstauung. Mit Besserung des Kreislaufes — oft nach einer Digitalistherapie — und mit Verschwinden der Dyspnoe sinkt dann der Blutdruck ab. Fälle von Hochdruckstauung im Sinne SAHLIS sind aber relativ selten, ja es scheint die Frage nicht unberechtigt, ob sie überhaupt vorkommen. Denn daß bei Kranken mit arterieller Hypertension der Blutdruck nach wenigen Tagen Bettruhe absinkt, ist eine bekannte Tatsache, ohne daß hierfür eine wirkliche Erklärung in jedem Falle gegeben werden könnte. Bei bestehender Kreislaufinsuffizienz dürfte eine solche anscheinend spontane Blutdrucksenkung genau so erfolgen können, wie bei Hypertonikern mit intakter Herzkraft, und es ist deswegen nachträglich nur auf Grund der Kreislaufinsuffizienz und des abnorm hohen, dann rasch absinkenden Blutdruckes meist nicht zu entscheiden, ob der anfänglich hohe Blutdruck Folge der Dyspnoe bzw. der gleichen Blutveränderungen gewesen ist, die auch die Atemnot bewirkten, d. h. also, ob wirkliche Hochdruckstauung vorlag. Am ehesten wird „Hochdruckstauung" bei Kranken mit arterieller Hypertension zu erwarten sein. Denn bei verschiedenen Formen von Dyspnoe fand COBET[3]) die Blutdruckerhöhung bei Gesunden nur sehr gering, bei Menschen, bei denen bereits eine leichte Hypertension bestand, dagegen erheblich beträchtlicher (s. S. 1356). Kranke mit arterieller Hypertension scheinen also bei Dyspnoe leichter als Gesunde mit Blutdrucksteigerung zu reagieren, wie auch aus den Feststellungen von MOSLER[4]) hervorgeht, der bei Atemstillstand von etwa 25 Sekunden Dauer bei gesundem Kreislauf nur eine minimale (−5 mm Hg), bei Hypertonikern aber eine beträchtliche Drucksteigerung (−28 mm Hg) gefunden hat. Besteht der Begriff der Hochdruckstauung aber zu recht, so hält VOLHARD[5]) den Mechanismus der Extrasteigerung des Blutdruckes für so, daß infolge zunehmender Belastung des Herzmuskels durch Zunahme der Widerstände der systolische Kontraktionsvorgang sich der isometrischen Zuckung nähert, bei der nur noch eine Zunahme der Spannung möglich ist. Das Schlagvolumen sinkt immer mehr ab, bis schließlich, da eine Verkürzung der Muskelfasern immer weniger zustande kommt, keine Entleerung mehr erfolgt. Solange die Grenze der „absoluten Kraft" des Ventrikels nicht erreicht ist, nimmt der erzeugte Druck zu. In einem solchen Stadium relativer

---

[1]) SEARLES: Americ. journ. of physiol. Bd. 66, S. 408. 1923. Siehe auch A. TOURNADE u. M. CHABROL: La vasoconstriction observée au cours de l'asphyxie usw. Cpt. rend. des séances de la soc. de biol. Bd. 91, S. 873. 1924; ref. Kongr.-Zentralbl. f. d. ges. inn. Med. Bd. 39, S. 811. 1925.

[2]) SAHLI, H.: Verhandl. d. dtsch. Kongr. f. inn. Med. 1901, S. 49.

[3]) COBET, R.: Experimentelle Untersuchungen über die Beziehungen zwischen Blutdrucksteigerung und Dyspnoe. Dtsch. Arch. f. klin. Med. Bd. 143, S. 253. 1924.

[4]) MOSLER, E.: Der Atemstillstand in tiefer Inspirationsstellung. Zeitschr. f. klin. Med. Bd. 78, S. 133. 1913.

[5]) VOLHARD, FR.: Der arterielle Hochdruck. Verhandl. d. dtsch. Kongr. f. inn. Med. 1923, spez. S. 161. — VOLHARD, FR.: Die doppelseitigen hämatogenen Nierenerkrankungen, in MOHR-STÄHELIN: Handb. d. inn. Med. Bd. III, T. 2, spez. S. 1304.

Herzinsuffizienz und tonogener Dilatation steigt dann der Blutdruck trotz Verkleinerung des Schlagvolumens an.

Im allgemeinen kann man die Blutdrucksteigerung bei *dekompensierten Herzkranken*, besonders bei den jugendlichen unter ihnen, als sehr selten bezeichnen. An der KREHLschen Klinik fand FREHSE[1]) bei der Mehrzahl von 700 Herzkranken (Klappenfehler und Myokardinsuffizienzen), unter denen alle Grade von Kreislaufschwäche, von leichtester Stauung bis zur Stauung mit schwerster Dyspnoe, Cyanose, Ödem und Transsudatbildung vertreten waren, den arteriellen Blutdruck auf der Höhe der Stauung normal. 40 Kranke hatten einen Maximaldruck von unter 100 mm Hg. Bei 142 war der Blutdruck erhöht auf 150 mm und darüber. In einigen Fällen erreichte er Werte von 250 mm Hg. Sank in solchen Fällen der Blutdruck unter dem Einflusse der Behandlung ab, so schien dies nicht auf Besserung der Kreislaufverhältnisse bezogen werden zu können. Denn gelegentlich sank der Blutdruck, ohne daß sich die Zirkulation gebessert oder wesentlich verschlechtert hätte. Besonders sprach in jenem Sinne, daß fast regelmäßig der Blutdruck wieder bis zu seiner ursprünglichen Höhe stieg, wenn der Kranke nach Behebung der Kreislaufschwäche wieder längere Zeit außer Bett war und seiner gewohnten Beschäftigung nachging. Unter seinem großen Material hat FEHSE nur 5 Fälle gefunden, bei denen der anfänglich erhöhte arterielle Druck nach Wiedereintritt der Kompensation *dauernd* niedrig blieb. Da aber keiner dieser Kranken zur Zeit des hohen Blutdruckes an Dyspnoe litt, keiner cyanotisch war, nur bei 2 Stauungserscheinungen bestanden, so kommt schließlich FREHSE zu dem Schluß: Es wurde kein einziger Fall gefunden, bei dem Hochdruckstauung durch Steigerung des Vasomotorentonus infolge Dyspnoe entstanden wäre. Auch er zweifelt daher, ob es überhaupt eine Hochdruckstauung im Sinne SAHLIS gibt und meint, daß die Angaben anderer Autoren zum Teil wohl darauf beruhen, daß bei dekompensierten Herzkranken mit hohem Druck die Drucksteigerung schon auf Bettruhe und Schonungskost sehr häufig ganz beträchtlich nachläßt. „Die Dyspnoe und die dadurch bedingte Kohlensäureintoxikation scheint jedenfalls für die Entstehung der Hochdruckstauung praktisch keine Rolle zu spielen."

Damit soll aber keineswegs geleugnet werden, daß Sauerstoffmangel und Kohlensäureanreicherung im Blute Steigerung des Blutdruckes beim Menschen hervorzurufen vermag. Genauere Untersuchungen über die Beziehungen zwischen Blutdrucksteigerung und Dyspnoe liegen von COBET[2]) vor. An Kaninchen ließ sich zunächst bei durch Kohlensäureeinatmung erzeugter Dyspnoe feststellen, daß sich der Blutdruck im großen und ganzen umgekehrt proportional zum p_H-Wert des Arterienblutes verhält. Ob dabei die Verschiebung der Wasserstoffzahl oder, wie das neuerdings wieder von englischen Autoren [DALE und EVANS[3])] angenommen wird, die Erhöhung der Kohlensäurespannung des Blutes als solche den ausschlaggebenden Faktor darstellt, ließ sich hierbei nicht entscheiden.

Wird beim Menschen eine bis an die Grenze des Erträglichen gehende *Kohlensäuredyspnoe* erzeugt — die alveolare CO_2-Spannung war am Schluß der Versuche um 15—20 mm erhöht, der Wert für p_H reg. im Blut um 0,125—0,15 nach der sauren Seite verschoben — so fand COBET den Blutdruck bei Gesunden nur um 16—20 mm Hg angestiegen. Nur bei einer Versuchsperson, bei der bereits eine leichte Hypertension bestand, war die Blutdruckerhöhung beträchtlicher.

Bei *Sauerstoffmangeldyspnoe* — die alveolare Sauerstoffspannung war auf 50—30 mm Hg herabgesetzt — steigt der Blutdruck beträchtlicher, nämlich um

---

[1]) FREHSE, K.: Über den Blutdruck bei der Dyspnoe der Herzkranken. Dtsch. med. Wochenschr. 1922, Nr. 19, S. 621.

[2]) COBET, R.: Zitiert auf S. 1355.

[3]) DALE u. EVANS: Journ. of physiol. Bd. 56, S. 125. 1922.

20—32 mm Hg an, aber auch hier wurde ein Wert über 160 mm nur in einem Falle erzielt, bei dem an sich schon eine leichte Hypertension vorhanden war. Um eine mäßige Erhöhung des Blutdruckes, die dann offenbar auf mangelhafte Sauerstoffversorgung des Vasomotorenzentrums zu beziehen ist (um etwa 30 mm Hg), zu bewirken, muß bei intaktem Kreislauf der Sauerstoffgehalt des Arterienblutes um mindestens 25% des normalen, wahrscheinlich noch weiter herabgesetzt werden. Höhere Grade von Hypertension können durch Sauerstoffentziehung bei Gesunden wegen der dabei auftretenden unerträglichen Atemnot nicht erreicht werden.

Wurde Kohlensäureanhäufung und Sauerstoffmangel gleichzeitig hervorgerufen, wurden also Bedingungen hergestellt, die den Verhältnissen der Wirklichkeit bei Dyspnoe wohl am nächsten kommen dürften, so war der Blutdruckanstieg im Durchschnitt etwas größer als bei Sauerstoffmangel allein, doch wurde der Wert von 153 mm Hg nicht überschritten.

Auf O_2-Mangel zu beziehen ist auch jene *Blutdrucksteigerung*, die im *Hochgebirge* aufzutreten pflegt, wobei unentschieden bleibt, ob außerdem nicht noch andere Faktoren zu berücksichtigen sind (Strahlung, Umstimmung der endokrinen Formel, des Ionenmilieus usw.). Gegenüber dem Tieflande kann die Erhöhung 40 bis 50 mm Hg betragen. Sie ist meist um so beträchtlicher, je größer die Höhenlage, bei älteren Versuchspersonen stärker als bei jugendlichen. Sauerstoffatmung setzt den Blutdruck in wenigen Minuten auf die Tieflandwerte herab. Es wird angenommen, daß die Herabsetzung der O_2-Spannung im Blutplasma in der Höhe zu einem ungenügenden O_2-Übertritt durch die Capillaren des Vasomotorenzentrums in dieses führt und daß der auf diese Weise entstehende lokale O_2-Mangel die Erregung des Zentrums und damit die Blutdrucksteigerung veranlaßt [LOEWY[1]), GROSSMANN[2])].

Über die Wirkung *atmosphärischer Einflüsse* auf den Blutdruck ist sonst im allgemeinen nur wenig bekannt. Dennoch ist an ihr nicht zu zweifeln. Bei schwülem Wetter, vor Ausbruch eines Gewitters, maßen wir mehrfach bei fast allen Kranken einer Abteilung mit arterieller Hypertension höhere Blutdruckwerte als an anderen Tagen. Bei Barometersturz, wie ihn der *Föhn*[3]) mit sich bringt, pflegt der Blutdruck zu sinken. In einzelnen Fällen spielt nach Ansicht von KESTNER[4]) das Stickoxydul (NO_2) eine Rolle, welches der Autor beim sog. „Föhn aus freier Atmosphäre" und auch beim Sirokko in der Luft nachgewiesen hat. In Davos freilich ließ sich bei Föhnwetter Stickoxydul nicht auffinden. Nach den Beobachtungen von GIRNDT[5]) soll dem NO_2 eine blutdrucksenkende Wirkung nicht zukommen.

12. Beeinflussung des Blutdruckes durch Sauerstoffatmung.

Beim Tier und auch beim gesunden Menschen läßt sich durch Einatmung von Sauerstoff eine deutliche Beeinflussung des Blutdruckes nicht oder wenigstens

---

[1]) LOEWY, A.: Ein Beitrag zur Entstehung von Hypertonien. Klin. Wochenschr. 1925, Nr. 17, S. 829; ferner: Beiträge zur Physiologie des Höhenklimas. Pflügers Arch. f. d. ges. Physiol. Bd. 207, S. 632. 1925. Siehe auch GROBER, J.: Untersuchungen über den Einfluß der Höhenlage auf den Blutdruck. Zeitschr. f. d. ges. physikal. Therapie Bd. 32, S. 93. 1926. Ferner GOEBER, J.: Ebenda Bd. 31, S. 145. 1926.

[2]) GROSSMANN, M.: Über den Blutdruck im Hochgebirge. Zeitschr. f. klin. Med. Bd. 102, S. 86. 1926.

[3]) STÄHELIN, R.: Über den Einfluß der täglichen Luftdruckschwankungen auf den Blutdruck. Med. Klinik 1913, Nr. 22, S. 862. Siehe ferner PLUNGIAN, M.: Über die Wirkung atmosphärischer Einflüsse auf den Blutdruck. Inaug.-Dissert. Basel 1913.

[4]) KESTNER, O.: Wirkung der Strahlung auf den Blutdruck. Klin. Wochenschr. 1924, Nr. 13, S. 554. Ferner: Die Wirkung des Klimas auf den gesunden und kranken Menschen. 88. Versamml. dtsch. Naturforscher u. Ärzte; ref. Klin. Wochenschr. 1924, Nr. 49, S. 2270.

[5]) GIRNDT, O.: Wirkt Stickoxydul blutdrucksenkend? Pflügers Arch. f. d. ges. Physiol. Bd. 205, S. 313. 1924. Ferner LE BLANC u. O. GIRNDT: Wirkt Stickoxydiul blutdrucksenkend? Ebenda S. 322.

nicht regelmäßig feststellen [ARON und JACOBSON[1])], wohl aber hat GÄRTNER[2]) beim Tiere nach intravenöser O_2-Applikation eine Blutdrucksenkung um 20 mm Hg gefunden. Beim Menschen sahen GEORGI, GLASER, OHNSORGE und WINNIK[3]) bereits nach 5 Minuten langer Überventilation Herabsetzung des systolischen und meist auch des diastolischen Blutdruckes. Ebenso sah BÜRGER[4]) nach forcierter Tiefatmung (10 rasch aufeinanderfolgende tiefe Atemzüge) regelmäßig Absinken des Blutdruckes um 10—20 mm Hg, das er auf reflektorische Einflüsse vom Atemzentrum auf das Vasomotorenzentrum zurückführt.

Auch LOEWY[5]) vermißte eine Blutdruckwirkung der O_2-Atmung bei Menschen mit normalem Blutdruck. Handelte es sich aber um einen krankhaft gesteigerten Blutdruck z. B. als Erfolg des Aufenthaltes im Höhenklima, so ließ sich binnen 1 bis $1^1/_2$ Minuten Blutdrucksenkung um 40 mm Hg und mehr erzielen, wie die Beispiele der Tab. 2 zeigen:

Tabelle 2. Blutdruckwerte (nach LOEWY).

	1.	2.	3.	4.	5.	6.
vor O_2-Atmung	176	105/70	108/70	176/89	88/56	148/112
nach O_2-Atmung	126	102/74	93/65	135	84/57	132/110

An größerem Material hat SIMON[6]) die Blutdruckwirkung der O_2-Atmung studiert. Bei Normalen sah auch er eine Beeinflussung nicht. Bei Patienten mit arterieller Hypertension fand er im akuten Versuche bei einem Teil trotz gleichzeitig bestehender Funktionsstörung der Nieren Erniedrigung um bis zu 25 mm Hg, die noch nach längerer Zeit — bis zu 2 Stunden — nachweisbar war. Bei anderen wurde Blutdrucksenkung vermißt, ohne daß sich für das unterschiedliche Verhalten eine Erklärung finden ließ. Wurde bei verschiedenartigen Hypertensionen das Verhalten des Blutdruckes über Wochen hin verfolgt und mehrtägige Perioden täglich wiederholter O_2-Atmung eingeschaltet, so ließ sich bei einzelnen Kranken in den Tagen der O_2-Atmung deutliche Blutdrucksenkung erkennen. Nach Aussetzen der Behandlung ging der Blutdruck auf das Ausgangsniveau wieder hinauf. Über geringere Blutdruckwirkung der O_2-Atmung berichtet LACHS[7]).

Blutdrucksenkung, die mehrere Tage anhielt, als Wirkung der O_2-Atmung sahen bei Hypertonikern auch FULL und v. FRIEDRICH[8]); doch kann bei ihrer Versuchsanordnung, bei der O_2-*Überdruck*atmung zur Anwendung kam, der Erfolg zum Teil auch Wirkung des Überdruckes sein. Daß nämlich Überdruckatmung, offenbar infolge Kompression der Lungencapillaren und daher Verminderung des Blutangebotes zum linken Herzen, den arteriellen Blutdruck herabzusetzen vermag, ist schon von SOMMERBRODT[9]) nachgewiesen worden.

---

[1]) ARON u. JACOBSON: Berlin. klin. Wochenschr. 1901, Nr. 37 u. 38.
[2]) GÄRTNER, G.: Wien. klin. Wochenschr. 1902, Nr. 227, S. 691.
[3]) GEORGI, F., F. GLASER, K. OHNSORGE u. H. WINNIK: Zur Frage der humoralen Faktorenkoppelungen bei Überlüftungsversuchen usw. Klin. Wochenschr. 1926, Nr. 51, S. 2397.
[4]) BÜRGER, M.: Zitiert auf S. 1360.
[5]) LOEWY: Zitiert auf S. 1357.
[6]) SIMON, H.: Über die Beeinflussung des Blutdruckes durch Sauerstoff. Klin. Wochenschrift 1925, Nr. 40, S. 1910.
[7]) LACHS, S.: Studien über die Wirkung des Sauerstoffes auf den Blutdruck des Menschen. Zeitschr. f. klin. Med. Bd. 104, S. 394. 1926.
[8]) FULL, H. u. L. v. FRIEDRICH: Wirkung von Sauerstoffüberdruckatmung auf die Blutzusammensetzung. Klin. Wochenschr. 1923, Nr. 2, S. 69.
[9]) SOMMERBRODT, J.: Die reflektorischen Beziehungen zwischen Lungen, Herz und Gefäßen. Zeitschr. f. klin. Med. Bd. 2, S. 601. 1881.

13. Blutdruck bei Körperarbeit sowie beim Valsalvaschen Versuch.

Am tierischen Organismus haben zuerst ZUNTZ und HAGEMANN[1]), TANGL und ZUNTZ[2]), sowie KAUFMANN[3]) Steigerung des Blutdruckes während körperlicher Arbeit festgestellt. Später fand man, zunächst *im Anschluß* an Körperarbeit, das gleiche Phänomen auch beim Menschen [OERTEL[4]), MAXIMOWITSCH und RIEDER[5])], wobei freilich die Resultate nicht übereinstimmend waren [JELLINEK[6])]. Die ersten, die den Blutdruck *während* der Arbeit verfolgten, waren GREBNER und GRÜNBAUM[7]), die bei dosierter Arbeitsleistung an den HERZschen Widerstandsapparaten den Blutdruck sofort mit Beginn der Muskelleistung ansteigen sahen. Die Größe der Blutdruckerhebung sollte von der Größe der Arbeit, besonders im Verhältnis zur Leistungsfähigkeit der tätigen Muskeln, und auch von der Zeit abhängig sein, innerhalb der die Arbeit geleistet wird. Je häufiger die Arbeit ausgeführt und je größer die Übung wird, um so geringer pflegt die Blutdrucksteigerung zu sein. Nach Beendigung der Anstrengung fällt der Blutdruck mehr oder weniger rasch zur Norm und sinkt zuweilen unter dieselbe ab. Dabei geht das Verhalten des Blutdruckes jenem des Pulses nicht parallel [HILL und FLACK[8]), ALBU[9]), HERXHEIMER[10]), JAQUET[11])]. Der Blutdrucksteigerung bei Muskelarbeit, die trotz Gefäßerweiterung und Öffnung bisher ausgeschalteter Strombahnen in den tätigen Muskelgruppen zustande kommt, liegt im wesentlichen eine Kontraktion der Splanchnicusgefäße zugrunde, die nicht nur die Arterien, sondern auch die Venen betrifft. Unterstützend kommt der infolge der Pumpwirkung der Muskeln beschleunigte Rückfluß des venösen Blutes und die Erhöhung des Minutenvolumens hinzu.

Ein annäherndes Bild von dem Ausmaß der Blutdruckerhöhung nach dosierter Arbeit, bei der im Stehen ein im Knie gebeugtes Bein bis nahe zur momentanen Erschöpfung angehoben wurde, vermitteln die Resultate von BRUNS und ROEMER[12]). Die maximale Blutdrucksteigerung betrug

bis zu 1—10 mm Hg in 21,4% der Fälle
„ „ 11—20 „   „ 33,3% „   „
„ „ 21—30 „   „ 23,8% „   „
„ „ 31—40 „   „ 14,3% „   „
„ „ 41—50 „   „   2,4% „   „
„ „ 51—60 „   „   2,4% „   „
„ „ 61—70 „   „   2,4% „   „

---

[1]) ZUNTZ, N. u. HAGEMANN: Untersuchungen über den Stoffwechsel des Pferdes, S. 386. Berlin 1898.

[2]) TANGL, F. u. N. ZUNTZ: Über die Einwirkung der Muskelarbeit auf den Blutdruck. Pflügers Arch. f. d. ges. Physiol. Bd. 70, S. 544. 1898.

[3]) KAUFMANN, M.: Arch. de physiol. Bd. 4, S. 495. 1892.

[4]) OERTEL: Allgemeine Therapie der Kreislaufstörungen, 4. Aufl., S. 170. 1891.

[5]) v. MAXIMOWITSCH u. RIEDER: Untersuchungen über die durch Muskelarbeit und Flüssigkeitsaufnahme bedingten Blutdruckschwankungen. Dtsch. Arch. f. klin. Med. Bd. 46, S. 329. 1890.

[6]) JELLINEK, S.: Über den Blutdruck des gesunden Menschen. Zeitschr. f. klin. Med. Bd. 39, S. 447. 1900.

[7]) GREBNER u. GRÜNBAUM: Beziehungen der Muskelarbeit zum Blutdruck. Wien. med. Presse 1899, Nr. 49.

[8]) HILL, L. u. FLACK: Journ. of physiol. Bd. 38. 1909; Bd. 39. 1910.

[9]) ALBU, A.: Beiträge zur pathologischen Physiologie des Sports. Zeitschr. f. klin. Med. Bd. 78, S. 151. 1913.

[10]) HERXHEIMER, H.: Beiträge zur Entstehung des Trainingzustandes. Zeitschr. f. klin. Med. Bd. 103, S. 722. 1926.

[11]) JAQUET, A.: Muskelarbeit und Herztätigkeit. Basel: Reinhardt 1920. Hier weitere Literatur.

[12]) BRUNS, O. u. G. A. ROEMER: Der Einfluß angestrengter körperlicher Arbeit auf radiographische Herzgröße, Blutdruck und Puls. Zeitschr. f. klin. Med. Bd. 94, S. 22. 1922.

Weiterhin ist schon von MASING[1]) festgestellt worden, daß der Druck bei älteren Leuten mehr (—50 mm Hg) als bei jugendlichen (—38 mm Hg) ansteigt. Stellt sich im Verlaufe der Arbeit Atemnot und Schweißausbruch ein, so kann der Druck wieder sinken. Bei kranken Herzen tritt beträchtliche Blutdrucksteigerung bereits bei kürzerer Arbeitsdauer und geringerer Leistung als bei gesundem Kreislauf ein. Auch bei Hypertonikern steigt der Blutdruck bei Körperarbeit noch weiter an [EPPINGER, KISCH und SCHWARZ[2])].

Auch bei solchen Leistungen, bei deren Ausführung es zu Lungenpressung kommt, steigt wie beim *Valsalvaschen Versuch* der Blutdruck zunächst an, um dann freilich nach wenigen Sekunden abzusinken [BRUCK[3])].

Im Tierexperiment ist das Verhalten des Blutdruckes *beim Valsalvaschen Versuch* von BÜRGER[4]) verfolgt worden: Unmittelbar nach Steigerung des intrapulmonalen Druckes auf 16—20 mm Hg steigt beim Kaninchen der arterielle Druck für 2—3 Sekunden um 5 bis 10 mm Hg an, um dann sofort steil abzufallen (um 80—100 mm Hg, je nach der Höhe der intrapulmonalen Drucksteigerung). Halten sich die Druckwerte in der Lunge zwischen 10 und 20 mm Hg, so sieht man häufig noch während der Drucksteigerung in der Lunge einen langsamen Wiederanstieg des arteriellen Druckes, der aber nie den Ausgangswert erreicht. Unmittelbar nach Freigabe der Atmung kommt es für einen kurzen Moment zu einer abermaligen Drucksenkung um etwa 2 mm Hg, sodann aber schießt der Druck weit über die Ausgangslage hinaus. Bei langsamer Herzfrequenz kommt es jetzt zu gewaltigen Druckschwankungen, die offenbar den großen Einzelschlagvolumina entsprechen, die stets nach Wiederfreigabe der Atmung einsetzen. Innerhalb von 20—30 Sekunden fällt dann der arterielle Blutdruck zum Ausgangsniveau ab. Das umgekehrte Verhalten zeigt der *venöse Blutdruck*. Sofort nach Steigerung des intrapulmonalen Druckes kommt es zu Stauung des Blutes im rechten Herzen und im Gebiet der Cava superior. In der Vena jugularis steigt der Druck von wenigen Millimetern auf 90—100 mm Wasser und darüber an, um im Moment der Freigabe der Atmung wieder steil abzufallen. — Wird der intrapulmonale Durck auf über 35—40 mm Hg hinaufgetrieben, so kann der arterielle Druck bis fast auf Null absinken. — Auch nach doppelseitiger Vagusdurchschneidung ändert sich an dem Verhalten des Blutdruckes beim Valsalva nichts.

Beim Menschen ist das Verhalten des Blutdruckes im Valsalva je nach der Beschaffenheit der Kreislauforgane wechselnd. Kräftige normale und hypertrophische Herzen und schlaffe und asthenische Herzen verhalten sich verschieden.

Ob die Muskelarbeit von einer ganzen Extremität oder etwa nur von einem Finger geleistet wird, bedingt hinsichtlich der Höhe der erreichten Blutdrucksteigerung keinen nennenswerten Unterschied, vorausgesetzt, daß die Arbeit lange genug und trotz beginnender Ermüdung fortgesetzt wird [MORITZ[5])]. Daraus zog MORITZ ebenso wie MASING und früher schon in ähnlicher Weise STRICKER[6]) den Schluß, daß nicht die Größe der Arbeit, sondern der Grad der Ermüdung das Ausmaß der Blutdrucksteigerung bedingt. Je mehr Aufmerksamkeit und Willensanstrengung erforderlich, desto mehr steigt der Blutdruck an. Die Blutdrucksteigerung bei Körperarbeit ist also im wesentlichen durch psychische Einflüsse bedingt. Dieser Ansicht hat sich die Mehrzahl der späteren Autoren angeschlossen [KORNFELD[7]), KISSLING[8]), HILL[9])].

---

[1]) MASING, E.: Blutdruck des jungen und des bejahrten Menschen bei Muskelarbeit. Dtsch. Arch. f. klin. Med. Bd. 74, S. 253. 1902.

[2]) EPPINGER, H., FR. KISCH u. H. SCHWARZ: Arbeit und Kreislauf. Klin. Wochenschr. 1925, Nr. 23, S. 1101.

[3]) BRUCK, E.: Über den Blutdruck bei plötzlichen starken Anstrengungen. Dtsch. Arch. f. klin. Med. Bd. 91, S. 171. 1907.

[4]) BÜRGER, M.: Bedeutung des pulmonalen Druckes für den Kreislauf und den Mechanismus des Kollapses. Klin. Wochenschr. 1926, Nr. 18, S. 777 u. Nr. 19, S. 825.

[5]) MORITZ, O.: Blutdruck bei Körperarbeit gesunder und herzkranker Individuen. Dtsch. Arch. f. klin. Med. Bd. 77, S. 339. 1903.

[6]) STRICKER: Med. Jahrb. 1886.

[7]) KORNFELD: Über den Einfluß psychischer und physischer Arbeit auf den Blutdruck. Wien. med. Blätter 1899, Nr. 30—33.

[8]) KISSLING, M.: Über den Einfluß körperlicher Arbeit auf den Blutdruck. Inaug.-Dissert. Greifswald 1903.

[9]) HILL, L.: Arterial pressure in man while sleeping, resting, working. Journ. of physiol. Bd. 22, S. 26. 1898.

Der große Anteil, den psychische Faktoren an der Entstehung der Blutdrucksteigerung bei Muskelarbeit offenbar nehmen, geht aus Beobachtungen von KLEMPERER[1]) hervor, der in Hypnose durch Suggestion von Bewegung und Arbeit Blutdruckerhöhung erzielen konnte. WEBER[2]) zeigte, daß auch im Wachzustande die bloße Vorstellung einer bestimmten Bewegung genügt, um den Blutdruck in die Höhe zu treiben. Nur geringe Blutdruckerhöhung bei Arbeitsvorstellung hypnotischer Personen sahen DEUTSCH und KAUF[3]), die daher dem psychischen Faktor einen wesentlichen Einfluß absprechen. Wie sehr aber dennoch psychische Einflüsse, speziell der Erwartungseffekt, sich in Blutdrucksteigerung auswirken können, lehren Beobachtungen an Sportsleuten, bei denen die Blutdrucksteigerung im sog. „Startfieber" bekannt ist. So fand HERXHEIMER bei Teilnehmern am Deutschen Marathonlauf 1924 *vor Beginn* des Laufes Blutdruckwerte zwischen 118 und 150 mm Hg, bei Leuten, deren Blutdruck bei Körperruhe wie bei anderen gut trainierten Sportsleuten niedrig (90—110 mm Hg) zu sein pflegte. Diese Feststellungen sind ohne Zweifel von gewisser praktischer Bedeutung, auf die hier hingewiesen sei: Will man nämlich den Einfluß einer sportlichen Leistung auf den Blutdruck beobachten, so darf als „Ruhewert" nicht ein Wert genommen werden, der kurz vor Beginn der Leistung gewonnen wird. Auf die Nichtbeachtung dieser Verhältnisse sind wohl manche Widersprüche in der neueren Literatur über den Einfluß sportlicher Leistungen und des Trainingszustandes auf die Kreislauforgane zurückzuführen.

Über die Blutdrucksteigerung bei Körperarbeit als „Reflexhypertonie" (FREY) s. S. 1353.

14. Blutdruck und Harnabflußbehinderung.

Schon lange ist bekannt, daß im Tierexperiment Unterbindung der Ureteren neben bestimmten Nierenveränderungen Herzhypertrophie zur Folge hat [BRAUN[4])]. Bereits COHNHEIM[5]) berichtet von einem 11jährigen Knaben, bei dem beide Ureterenmündungen durch einen großen Blasenstein verlegt waren: neben doppelseitiger Hydronephrose fand sich eine enorme Hypertrophie des linken Ventrikels.

Es ist ein Verdienst von MONAKOW und MAYER[6]), auf die Erscheinungen wieder hingewiesen zu haben, die an Kranken mit Abflußerschwerung des Urins aus beiden Nieren, also vor allem bei Stenosen der Urethra (Narbenstenosen, Prostatahypertrophie, Tumoren oder anderen Behinderungen der Blasenentleerung) zu beobachten sind. Es handelt sich um Symptome, die, wenn wir von den uns hier besonders interessierenden Blutdruckverhältnissen absehen, früher schon von OTTOMAR ROSENBACH[7]), ferner auch von BRASCH[8]) beschrieben worden sind.

---

[1]) KLEMPERER, F.: Blutdruck- und Pulsuntersuchungen bei Gesunden und Kranken. Verhandl. d. dtsch. Kongr. f. inn. Med. 1907, S. 397.
[2]) WEBER, E.: Verhältnis von Bewegungsvorstellung zur Bewegung nach ihren körperlichen Allgemeinwirkungen. Monatsschr. f. Psychiatrie u. Neurol. Bd. 20. 1906.
[3]) DEUTSCH, F. u. E. KAUF: Psychophysische Kreislaufstudien. 1. Mitt. Über die Ursachen der Kreislaufänderungen bei Muskelarbeit. Zeitschr. f. d. ges. exp. Med. Bd. 32, S. 197. 1923.
[4]) BRAUN, L.: Zur Frage der renalen Herzhypertrophie. Dtsch. Arch. f. klin. Med. Bd. 141, S. 1. 1923. Hier weitere Literatur.
[5]) COHNHEIM: Allgemeine Pathologie, S. 353. 1. Aufl.
[6]) MONAKOW, P. v. u. MAYER: Über den Einfluß der Erschwerung des Harnabflusses auf die Nierenfunktion. Dtsch. Arch. f. klin. Med. Bd. 128, S. 20. 1919.
[7]) ROSENBACH, O.: Über Dyspepsie bei motorischer Insuffizienz des Harnapparates (urokinetische Dyspepsie). Ausgewählte Abhandlungen, herausgeg. v. W. GUTTMANN, Bd. II, S. 304. Leipzig: J. A. Barth 1909.
[8]) BRASCH, W.: Über die klinischen Erscheinungen bei langdauernder Anurie. Dtsch. Arch. f. klin. Med. Bd. 103, S. 488. 1911.

Neben schweren Störungen des Allgemeinbefindens, Restharn, Steigerung des Rest-N im Blute, Polyurie und Hyposthenurie bis zur echten acotämischen Urämie ist solchen Kranken nämlich meist eine beträchtliche Blutdruckerhöhung eigen, die schon relativ frühzeitig beobachtet werden kann und nicht ganz selten zur Fehldiagnose einer Schrumpfniere Veranlassung gibt. Beseitigt man die Störung der abführenden Harnwege, z. B. durch Katheterismus, so sinkt, wie auch O'Connor[1]) beobachtet hat, der Blutdruck in kurzer Zeit beträchtlich, oft sogar zur Norm ab. ,,Es muß also angenommen werden, daß die Blutdrucksteigerung in solchen Fällen auf Veränderungen beruht, die durch die Harnstauung mittelbar oder unmittelbar kausal bedingt und einer vollkommenen Reparation zugänglich sind" (Monakow und Mayer). Organische Veränderungen an den Gefäßen, etwa im Sinne einer Arteriolosklerose allein, können nicht in Betracht kommen. Vielmehr, so meinen Monakow und Mayer, müsse man annehmen, daß die Harnabflußbehinderung zu einer Störung der Nierenfunktion führe, etwa zur Retention noch nicht näher bekannter harnfähiger Stoffe. Diese sollen unmittelbar durch Angriff an der Gefäßmuskulatur oder auf dem Wege über das Nervensystem größere Gefäßprovinzen in den Zustand abnormer Kontraktion versetzen und so den Blutdruck in die Höhe treiben. Durch den therapeutisch günstig wirkenden Dauerkatheter soll es mit Ausschaltung des Hindernisses zu Wiederherstellung der normalen Nierenfunktion und zu Ausschwemmung der retinierten Stoffe kommen und daher der Blutdruck sinken.

Der Mechanismus, wie ihn Monakow und Mayer für die Veränderungen des Blutdruckes bei den genannten Krankheitszuständen annehmen, mag für eine Reihe von Fällen zutreffend sein, nämlich für solche, in denen der Blutdruck nach Einlegen des Dauerkatheters im Verlaufe von Tagen absinkt. Freilich bleibt der Einwand bestehen, daß wir auch heute noch keine harnfähigen Substanzen kennen, deren Retention zwingend zu Blutdrucksteigerung führt. Für eine große Anzahl der Fälle muß der Mechanismus aber ein wesentlich anderer sein. Kommt es doch vor, daß der hohe Blutdruck innerhalb von Minuten nach Ausschaltung des Abflußhindernisses sinkt [Full[2])], in einer Zeitspanne also, in welcher unmöglich die Ausscheidung retinierter und pressorisch wirkender Stoffe erfolgt sein kann. In solchen Fällen läßt sich dann weiter beobachten, daß die Höhe des Blutdruckes mit Füllung der Blase wieder zunimmt, derart, daß anscheinend bestimmten Spannungen der Blasenwand bestimmte Blutdruckhöhen entsprechen. Stellen sich schließlich bei gefüllter Blase Schmerzen ein, so haben diese einen weiteren akuten Blutdruckanstieg zur Folge. Für den gleichzeitig mit der allmählich zunehmenden Blasenfüllung innerhalb von Stunden erfolgenden Druckanstieg kann der Schmerz aber nicht als wesentlicher ursächlicher Faktor in Frage kommen, denn der Blutdruck steigt auch dann an, wenn, wie z. B. bei einem Tabiker, jegliche Schmerzempfindung fehlt, und jedes Gefühl über den Füllungszustand der Blase ausgeschlossen ist.

Um ein Beispiel anzuführen, so hatte ein 49jähriger Tabiker aus den Beobachtungen Fulls nach Bewegung einen Blutdruck von 185/105 mm Hg. Die stark gefüllte Blase überragte als fühlbarer Tumor die Symphyse, ohne daß der Patient eine Empfindung davon hatte. Der Kranke wurde zunächst ruhig niedergelegt, bis er nach etwa 5 Minuten einen konstanten Druck von 150/95 mm Hg aufwies. Dann wurden durch Katheterismus 980 ccm Urin entleert. Unmittelbar darauf wurde der Blutdruck zu 115/90 mm Hg bestimmt.

---

[1]) O'Connor, V. J.: Observations on the blood pressure in cases of prostatic obstruction. Arch. of surg. Bd. 1, S. 359. 1920.

[2]) Full, H.: Blutdruck und Harnabflußbehinderung. Berlin. klin. Wochenschr. 1920, Nr. 48. S. 1149.

FULL faßt wohl mit Recht eine solche, durch Entleerung der Blase rasch zu beseitigende Blutdrucksteigerung als einen reflektorisch bedingten Vorgang auf, wobei die afferente Bahn in den sensiblen Nerven der Blase zu suchen wäre. Außerdem scheint aber noch eine abnorme Ansprechbarkeit der kleinen Gefäße erforderlich zu sein, wie sie bei chronischer Hypertension und auch schon in deren frühesten Stadien von zahlreichen Autoren angenommen wird. Denn bei Gesunden läßt sich durch Füllung der Blase keineswegs regelmäßig Blutdruckerhöhung erzielen, vielmehr nur in vereinzelten Fällen und nur in beträchtlich geringerem Grad.

Länger bestehende Harnstauung bleibt meist nicht nur auf die Blase beschränkt, sondern setzt sich bis in das Nierenbecken und die Harnkanälchen fort. Gleichzeitige Füllung beider Nierenbecken bis zum Spannungsgefühl hat deutliche Blutdrucksteigerung zur Folge. Darum läßt OPPENHEIMER[1]) den afferenten Reflexschenkel nicht so sehr von der Blase als vielmehr vom Nierenbecken oder auch von den kleinen Nierengefäßen aus seinen Ursprung nehmen.

15. Blutdrucksteigerung und Niere.

Seitdem TRAUBE[2]) die Bedeutung des Blutdruckes am Krankenbett erkannt und bereits auf die Beziehungen zur Niere hingewiesen hatte, seitdem dann besonders RIEGEL[3]) und zwar ausschließlich auf Grund der Palpation des Pulses und von Pulskurven die schon in frühesten Stadien der Nephritis feststellbare Zunahme der Spannung des Arterienrohres nachgewiesen, ist die Frage nach den Beziehungen der krankhaften Blutdrucksteigerung zu Veränderungen an den Nieren ein zentrales Problem der menschlichen Pathologie gewesen. Von PÄSSLER und HEINECKE[4]) wurde gezeigt, daß es im Tierexperiment nach mechanischer Zerkleinerung der Niere, vorausgesetzt, daß sie zu einem gewissen Grade von Niereninsuffizienz führt — Resektion von zwei Drittel des Nierengewebes genügt hierzu nach ANDERSON[5]) noch nicht —, zu Blutdrucksteigerung und Herzhypertrophie zu kommen pflegt. In sorgfältigen statistischen Arbeiten von FISCHER[6]), SAWADA[7]) und HARPUDER[8]) wurde das häufige Zusammentreffen von Blutdrucksteigerung und Nierenkrankheit auch für den Menschen wiederholt nachgewiesen. So schien die obengenannte Frage in dem Sinne gelöst, daß man sagte, jede dauernde arterielle Hypertension über 160 mm Hg ist auf eine Nierenkrankheit zu beziehen [ROMBERG[9])]. Auch im Jahre 1924 sagt ROMBERG[10]): Anhaltende Blutdrucksteigerung mit zweifelloser 160 mm Hg überschreitender Erhöhung des Maximal-

---

[1]) OPPENHEIMER, R.: Harnstauung und Blutdruck. Dtsch. med. Wochenschr. 1923, S. 1458; ferner Zeitschr. f. Urol. Bd. 18, S. 144. 1924.

[2]) TRAUBE: Gesammelte Abhandl. Bd. 2. Berlin 1856.

[3]) RIEGEL, F.: Über den Einfluß akuter Nephritiden auf Herz und Gefäße. Berlin. klin. Wochenschr. 1882, Nr. 23 u. 24. Ferner: Veränderungen des Herz- und Gefäßsystems bei akuter Nephritis. Zeitschr. f. klin. Med. Bd. 7, S. 260. 1884.

[4]) PÄSSLER u. HEINECKE: Versuche zur Pathologie des Morb. Brightii. Verhandl. d. dtsch. pathol. Ges. Meran 1905.

[5]) ANDERSON, H. C.: The relation of blood pressure to the amount of renal tissue. Journ. of exp. med. Bd. 39, S. 707. 1924.

[6]) FISCHER, J.: Über die Beziehungen zwischen anhaltender Blutdrucksteigerung und Nierenerkrankung. Dtsch. Arch. f. klin. Med. Bd. 109, S. 469. 1913.

[7]) SAWADA, K.: Blutdruckmessungen bei Arteriosklerose. Dtsch. med. Wochenschr. 1904, Nr. 12, S. 425.

[8]) HARPUDER, K.: Arteriosklerose, Schrumpfniere und Blutdruck. Dtsch. Arch. f. klin. Med. Bd. 129, S. 74. 1919.

[9]) ROMBERG, E.: Über Arteriosklerose. Verhandl. d. dtsch. Kongr. f. inn. Med. 1904, S. 64.

[10]) ROMBERG, E.: Die Entwicklung der Lehre von der Hypertonie. Dtsch. med. Wochenschrift 1924, Nr. 49, S. 1710.

druckes mit Gleichbleiben oder Erhöhung des Minimaldruckes kennen wir, wenn wir von dem Druckanstieg in der oberen Körperhälfte bei Isthmusstenose der Aorta absehen, nur bei Nierenerkrankungen, im Experiment bei starker Verkleinerung der Nieren, in der menschlichen Pathologie bei Glomerulonephritis, bei Arteriolosklerose der Niere, Cystenniere, Beteiligung der Niere an Periarteriitis nodosa.

Heute dagegen wissen wir, daß die überwiegende Mehrzahl der Fälle von arterieller Hypertension nicht renalen Ursprunges ist. Aber auch von solchen Fällen sog. essentieller Hypertension abgesehen, haben sich unsere Vorstellungen von den Beziehungen der Blutdrucksteigerung zur Niere in vieler Hinsicht wesentlich geändert.

Zunächst läßt sich freilich nicht darüber streiten, daß eine Beteiligung der Niere bei Kranken mit arterieller Hypertension außerordentlich häufig nachweisbar ist. Das lehrt z. B. die Statistik von FISCHER[1]), der nicht einen einzigen Fall von dauernder Hypertension finden konnte, in dem sich nicht anatomisch ausgeprägte Nierenschädigung hätte nachweisen lassen. Seinen Schlußfolgerungen liegen 550 verschiedene Kranke zugrunde. Er fand, daß bei einer konstanten Drucksteigerung über 140 mm Hg in 67% der Fälle mit mehr oder weniger großer Wahrscheinlichkeit klinische Symptome für eine Erkrankung der Niere vorlagen, während solche in 23% fehlten. Berücksichtigte er nur diejenigen, bei denen der Blutdruck dauernd über 160 mm Hg gelegen war, so ließ sich klinisch in 96,4% dieser Fälle eine Beteiligung der Nieren auf Grund der klinischen Untersuchung annehmen. Nur in 3,6% war eine solche unwahrscheinlich.

An dem gleichen Material wie FISCHER, nämlich an der Bevölkerung von Tübingen und Umgebung hat FAHRION[2]) neuerdings die gleichen Untersuchungen über die Nierenbeteiligung bei Hypertension angestellt. Unter Berücksichtigung der Druckstufen von 140, 160 und 200 mm Hg gestalten sich seine Resultate folgendermaßen (vgl. Tab. 3):

Tabelle 3. (Nach FAHRION.)

Anzahl der Fälle	Blutdruck über mm Hg	Nierenbeteiligung vorhanden	nicht vorhanden
1763	140	814 = 46,2%	949 = 53,8%
davon 896	160	543 = 60,6%	353 = 39,4%
„ 274	200	231 = 84,3%	43 = 15,7%

Die folgende Tabelle 4 gibt die Resultate im einzelnen bei Kranken mit *innersekretorischen Störungen* verschiedener Art. Unter 514 derartigen Kranken fanden sich 178 mal, d. h. in 34,6% Druckhöhen, die sich dauernd über 140 mm Hg hielten. Von diesen zeigten 48, d. h. 27% Nierenbeteiligung, 130, d. h. 73%, nicht.

Tabelle 4. (Nach FAHRION.)

Klinischer Nierenbefund	absolute Zahl Blutdruck über	Diabet. mellit.	Adip. univ.	klimakt. Beschwerden	Prozentzahl aus		
					102 Fällen mit arterieller Hypert. Diabet. mellit.	43 Fällen mit arterieller Hypert. Adipos. univers.	33 Fällen mit arterieller Hypert. klimakt. Beschwerden
vorhanden	140	34	10	4	33,3	23,3	12,2
	160	21	5	3	20,6	11,5	9,09
	200	2	0	1	1,9	0	3,03
nicht vorhanden	140	68	33	29	66,6	76,7	87,8
	160	26	13	12	25,4	30,0	36,3
	200	1	1	1	0,98	2,3	3,03

[1]) FISCHER: Zitiert auf S. 1363.
[2]) FAHRION: Dissert. Tübingen 1925; zit. nach MÜLLER, O. u. G. HÜBENER: Dtsch. Arch. f. klin. Med. Bd. 149, S. 31. 1925.

Die Statistiken von FISCHER und FAHRION stimmen insofern überein, als bei beiden die Zahl der Fälle mit klinisch nachweisbarer Nierenschädigung mit der Höhe des Blutdruckes deutlich zunimmt, wobei selbstverständlich die Frage zunächst offenbleibt, was als Folge und was als Ursache anzusehen ist. Ein wichtiger Unterschied besteht jedoch darin, daß FISCHER nur in 23%, FAHRION dagegen in 53,8% der Fälle mit anhaltender Drucksteigerung über 140 mm Hg die Nierenbeteiligung bei Beurteilung auf Grund klinischer Untersuchung vermißt. Dieser Unterschied ist aber möglicherweise darauf zurückzuführen, daß FAHRION sein Material nach weiteren Gesichtspunkten aussuchte und besonders Erkrankungen des vegetativen Nervensystems und der endokrinen Drüsen mitberücksichtigt hat.

Schon frühzeitig hatte man erkannt, daß nicht alle Erkrankungen der Niere mit Blutdrucksteigerung einhergehen, sondern daß dies nur bei der Glomerulonephritis und bei den Schrumpfnieren der Fall ist, also bei Kranken, bei denen eine schwere Beeinträchtigung der Glomerulusdurchblutung festgestellt werden kann, nicht dagegen oder wenigstens im allgemeinen nicht bei tubulären Prozessen. Über die Beziehungen der Nierenveränderungen zur arteriellen Hypertension sowie über den Mechanismus der sog. renalen Blutdrucksteigerung ging jahrelanger Streit und auch heute kann von einer Einigkeit der Autoren keineswegs die Rede sein.

Die alte COHNHEIMsche Lehre, daß mechanische Widerstände der Blutzirkulation in der Niere gemeinsam mit einer hydrämischen Plethora des Blutes für die Blutdrucksteigerung verantwortlich zu machen seien, eine Ansicht, die auch heute noch von einzelnen Autoren vertreten wird [BRAUN[1])], war hauptsächlich durch die Versuche von ALWENS[2]) widerlegt worden: Trotz starker Kompression der Nieren in einem Onkometer war die resultierende Blutdrucksteigerung des Versuchstieres nur gering. Auch Verstopfung der kleinen Nierengefäße durch Paraffin ruft keine Blutdrucksteigerung hervor [SENATOR[3])]. Mit Recht wird daher, nicht zum wenigsten auch auf Grund der Versuche von KATZENSTEIN[4]), der nach unvollständiger Unterbindung der Nierenarterien nur minimale Blutdrucksteigerung sah, die mechanische Erklärung der Blutdruckerhöhung bei Nierenkrankheiten als unhaltbar bezeichnet (VOLHARD) und heute daher im allgemeinen abgelehnt. Auch wenn man nach TETZNER[5]) bei Katzen 5 ccm Paraffin unter die Kapsel der einen Niere injiziert und die andere Niere zwischen 2 Aluminiumplatten quetscht, also zweifellos bedeutende Durchströmungshindernisse setzt, ist der Blutdruck auch am 18. Tage nach der Operation noch nicht angestiegen. Widerstandserhöhung in begrenztem Gefäßbezirk, insbesondere der Niere, reicht nicht aus, um Steigerung des arteriellen Blutdruckes hervorzurufen. Auch von vollständiger Entfernung der Nieren ist Blutdrucksteigerung zwar eine häufige, aber keineswegs notwendige Folge [BACKMANN[6])].

---

[1]) BRAUN, L.: Zur Frage der renalen Herzhypertrophie. Dtsch. Arch. f. klin. Med. Bd. 141, S. 1. 1923.

[2]) ALWENS, W.: Experimentelle Untersuchungen über die Bedeutung der mechanischen Theorie der nephritischen Blutdrucksteigerung. Dtsch. Arch. f. klin. Med. Bd. 98, S. 137. 1909.

[3]) SENATOR, H.: Über die Beziehungen des Nierenkreislaufs zum arteriellen Blutdruck und über die Ursachen der Herzhypertrophie bei Nierenkrankheiten. Zeitschr. f. klin. Med. Bd. 72, S. 189. 1911.

[4]) KATZENSTEIN, M.: Experimenteller Beitrag zur Erkenntnis der bei Nephritis auftretenden Hypertrophie des linken Herzens. Virchows Arch. f. pathol. Anat. u. Physiol. Bd. 182, S. 327. 1905.

[5]) TETZNER: Diskussionsbemerkung. Verhandl. d. dtsch. Kongr. f. inn. Med. 1923, S. 183.

[6]) BACKMANN, L.: Einige Versuche über das Verhalten des Blutdruckes nach Nierenentfernung und Nierenverkleinerung. Zeitschr. f. d. ges. exp. Med. Bd. 4, S. 63. 1916.

Mosler[1]) sah diese Wirkung freilich in der überwiegenden Mehrzahl seiner operierten Kaninchen.

Vermehrte Herzarbeit, gesteigertes Schlagvolumen [Strasburger[2])] vermag die Blutdrucksteigerung bei Nierenkrankheiten ebenfalls nicht zu erklären. Neuerdings knüpft freilich Geigel[3]) an derartige alte Vorstellungen wieder an, verwirft die Lehre von der primären Hypertension und sieht die erste Veränderung in einer Erhöhung des Schlagvolumens, die sekundär zur Erhöhung des Blutdruckes führen soll (vgl. auch S. 1308).

Des weiteren hatte man geglaubt, die Blutdrucksteigerung hänge mit *veränderter Funktion der Niere* zusammen. Daß Wasserretention und *Hydrämie* keine wesentliche Rolle spielen, wie Jawein[4]) heute noch meint, war bereits seit den Untersuchungen von Cohnheim und Lichtheim[5]) bekannt. Nur wenn die Regulationsfähigkeit des Gefäßsystems bereits gestört ist, kann größere Wasserzufuhr Blutdruckerhöhung zur Folge haben (s. S. 1308ff.). Auch das *Kochsalz* ist ohne Bedeutung, obwohl einzelne Autoren auch heute noch auf diese Substanz neben dem Calcium, in fortgeschritteneren Fällen auch dem Kalium zurückgreifen und von einer salinen Insuffizienz der Nieren sprechen, die zu Plethora serosa führen soll. Der Hochdruck soll dann als Kompensationsvorgang bei fehlender Ödembereitschaft eintreten [Falta[6]) sowie Falta, Depisch und Högler[7])]. Man glaubte, daß, hauptsächlich bei Schrumpfnieren, andere harnfähige Substanzen (Harnstoff, Harnsäure, Kreatinin usw.) im Blute retiniert würden, die dann, sei es durch unmittelbare Einwirkung auf die Gefäße, sei es durch Reizung des Vasomotorenzentrums den Blutdruck in die Höhe treiben sollten [Ascoli[8]), Alwens[9]), Müller[10])]. Der wichtigste Einwand gegenüber einer derartigen Anschauung ist aber wohl der, daß hohe Grade von Blutdrucksteigerung vorkommen, ohne daß Erscheinungen einer Nierenfunktionsstörung nachweisbar wären. Die Hypertension kann dem Nierenschaden oft lange Zeit vorausgehen. Auch die Ambardsche Konstante braucht nicht erhöht zu sein (Guggenheimer[11]). Damit soll jedoch keineswegs gesagt sein, daß nicht doch chemische Substanzen, z. B. solche, die bei Niereninsuffizienz auftreten, zu Gefäßkontraktion und Blutdrucksteigerung Veranlassung geben können. Ganz besonders solchen Substanzen, denen man eine sensibilisierende Wirkung für andere blutdrucksteigernde Stoffe zuschreibt, wird in diesem Zusammenhang heute besondere Beachtung geschenkt (s. S. 1347). Daß Retentionsprodukte den Blutdruck in die Höhe zu treiben vermögen, dafür sprechen schon die Experimente von Pässler und Heinecke[12]), die Blutdrucksteigerung und Herzhypertrophie auftreten sahen, wenn sie durch Exstirpation der einen und hochgradige Verkleinerung der anderen Niere eine

---

[1]) Mosler, E.: Über Blutdrucksteigerung nach doppelseitiger Nierenexstirpation. Zeitschr. f. klin. Med. Bd. 74, S. 297. 1912.
[2]) Strasburger: Zeitschr. f. klin. Med. Bd. 54, S. 373. 1904.
[3]) Geigel, R.: Virchows Arch. f. pathol. Anat. u. Physiol. Bd. 229, S. 353. 1921.
[4]) Jawein: Berlin. klin. Wochenschr. 1920, Nr. 37, S. 869.
[5]) Cohnheim, J. u. L. Lichtheim: Über Hydrämie und hydrämisches Ödem. Virchows Arch. f. pathol. Anat. u. Physiol. Bd. 69, S. 106. 1877.
[6]) Falta: Diskussionsbemerkung. Verhandl. d. dtsch. Kongr. f. inn. Med. 1923, S. 181; ferner Klin. Wochenschr. 1923, Nr. 15, S. 722.
[7]) Falta, W., F. Depisch u. F. Högler: Über den permanenten arteriellen Hochdruck und seine Beziehungen zur Niereninsuffizienz. Wien. Arch. f. inn. Med. Bd. 6, S. 37. 1923.
[8]) Ascoli: Vorlesungen über Urämie. Jena 1903.
[9]) Alwens: Zitiert auf S. 1365.
[10]) Müller, Fr.: Verhandl. d. dtsch. pathol. Ges., Meran 1905.
[11]) Guggenheimer, H.: Verhalten der Ambardschen Konstante bei stationären Hypertonien usw. Dtsch. Arch. f. klin. Med. Bd. 137, S. 159. 1921.
[12]) Pässler u. Heinecke: Zitiert auf S. 1363.

erhebliche Niereninsuffizienz künstlich erzeugt hatten. Nach BECHER[1]) spielen vielleicht Phenol, das dann auch in freiem Zustande im Blut auftreten kann, und Phenolderivate bei chronischer Niereninsuffizienz eine Rolle. Von Eiweißabbauprodukten kommt nach CLOETTA und WÜNSCHE[2]) blutdrucksteigernde Wirkung nur solchen Substanzen zu, die keine Carboxylgruppe, dagegen eine freie oder alkylierte Aminogruppe enthalten.

Unter den harnfähigen retinierten Substanzen glaubte man, hauptsächlich im Hinblick auf die Untersuchungen von BACKMANN, jenen eine Hauptrolle zuschreiben zu dürfen, die man unter der Bezeichnung des *Rest-N* zusammenzufassen pflegt. Die klinische Erfahrung lehrt aber, daß trotz Rest-N-Erhöhung Blutdrucksteigerung ausbleiben kann, und daß es andererseits außerordentlich zahlreiche Fälle gibt, in denen oft extreme Blutdrucksteigerung ohne Rest-N-Vermehrung besteht. So sah z. B. FREY[3]) einen 51 jährigen Patienten, der bei dem extrem hohen Rest-N-Wert von 487 mg-% und sekundärer Schrumpfniere einen Blutdruck von 125 mm Hg aufwies. KYLIN[4]) beschreibt einen Kranken, der mit einem Rest-N von 124 mg-% an Urämie zugrunde ging, ohne daß Blutdrucksteigerung bestanden hätte. Solche Fälle sind, wie auch eigene Beobachtungen lehren, keineswegs allzu selten. Zwischen Blutaminosäuren und Blutdruckerhöhung ließen sich ebenfalls keine Beziehungen feststellen [BECHER[5])].

Auch der *Harnsäure* kann man eine ursächliche Rolle nicht zuschreiben. Zwar findet man sie sehr häufig im Blute der Hypertoniker vermehrt, aber bei der Gicht ist die arterielle Hypertension keineswegs ein konstantes Symptom, ebensowenig bei Leukämien, bei denen außerordentlich hohe Werte für die Blutharnsäure gefunden werden können. Die Hyperurikämie des arteriellen Hochdruckes dürfte vielmehr eine Folgeerscheinung, oft das Symptom einer Partialschädigung der Nierenfunktion darstellen. Künstliche Änderung des Harnsäurespiegels im Blut ist ohne Einfluß auf den Blutdruck [LITZNER[6])].

In anderer Richtung gehen die Anschauungen von CEELEN[7]), der glaubt, daß bei chronischer Nephritis durch bisher nicht sicher bekannte im Blute kreisende Giftstoffe bestimmte Zellgruppen in der Medulla oblongata, wahrscheinlich darunter auch die *Ganglienzellen des Vasomotorenzentrums* in einen chronischen Reizzustand versetzt werden, die schließlich zu einer Überanstrengung der Zellen und zum allmählichen Zerfall der einzelnen Elemente führt. So meinte er seine histologischen Befunde am besten erklären zu können. Die Ansicht CEELENs hat aber offenbar nur wenig Beachtung gefunden, vielleicht deswegen, weil er gleichzeitig über Veränderungen an den zuführenden Arterien berichtet, so daß der Untergang der Ganglienzellen möglicherweise Folge dieser Gefäßerkrankung sein könnte. Nachdem aber durch neuere Untersuchungen bekannt geworden ist, daß im postinfektiösen Zustand die Gefäßendothelien fast aller

---

[1]) BECHER, E.: Studien über die Pathogenese der echten Urämie, insbesondere über die Bedeutung der retinierten Phenole und anderer Darmfäulsnisprodukte. Zentralbl. f. inn. Med. 1925, Nr. 17, S. 369; siehe ferner auch Münch. med. Wochenschr. 1925, Nr. 40, S. 1676.

[2]) CLOETTA, M. u. F. WÜNSCHE: Über die Beziehungen zwischen chemischer Konstitution proteinogener Amine und ihrer Wirkung auf Körpertemperatur und Blutdruck. Arch. f. exp. Pathol. u. Pharmakol. Bd. 96, S. 307. 1923.

[3]) FREY, W.: Die hämatogenen Nierenkrankheiten. Ergebn. d. inn. Med. u. Kinderheilk. Bd. 19, S. 518. 1920.

[4]) KYLIN, E.: Die Hypertoniekrankheiten. S. 52. Berlin: Julius Springer 1926.

[5]) BECHER, E.: Zentralbl. f. inn. Med. 1925, Nr. 17, S. 369, spez. S. 380.

[6]) LITZNER, S.: Über die Beziehungen zwischen Blutharnsäurespiegel und Blutdruck. Zentralbl. f. inn. Med. 1925, Nr. 15, S. 330.

[7]) CEELEN: Zur Ätiologie der Herzhypertrophie bei Nierenkrankheiten. Berlin. klin. Wochenschr. 1917, Nr. 4, S. 92.

Gefäßprovinzen und so auch die der Hirngefäße eigentümliche, teils auch morphologisch erkennbare Veränderungen erfahren können[1]), wird man organischen Veränderungen im Bereich des Vasomotorenzentrums bei der Frage nach der Entstehung postinfektiöser Hypertensionen vielleicht doch erhöhte Aufmerksamkeit zu widmen haben.

Der Gegensatz der Meinungen und die Schwierigkeit, das Zustandekommen der nephritischen Hypertension zu erklären, wurde schließlich noch dadurch um weiteres vermehrt, daß anscheinend gewichtige Gründe beigebracht wurden, die geeignet waren, eine alte und anscheinend gesicherte Lehre zu erschüttern: Gerade bei derjenigen Krankheit, die bisher und auch noch von VOLHARD und FAHR[2]) in ihrer berühmten Monographie als sicherer Beweis für die ursächliche Bedeutung eines Nierenschadens für die Entstehung der arteriellen Hypertension angesehen wurde, ist es sehr zweifelhaft, ja unwahrscheinlich geworden, daß diese Ansicht den Verhältnissen der Wirklichkeit gerecht wird. So viel ich sehe, ist SCHLAYER[3]) der erste gewesen, der zum Ausdruck brachte, daß die Erkrankung der Niere bei akuter Nephritis möglicherweise nicht die Ursache des Hochdruckes, sondern nur eine Parallelerscheinung darstelle. SIEBECK[4]) faßt ebenfalls Hypertension und Nephritis als koordinierte Folgen ein und derselben Einwirkung (infektiös-toxisches Agens) auf. VOLHARD[5]) steht heute auf dem Standpunkt, daß wenigstens „*bei der akuten Glomerulonephritis das Kardinal-"symptom" der Blutdrucksteigerung nicht als Folge der Nierenerkrankung* anzusehen ist. KYLIN[6]) geht noch über VOLHARD hinaus und behauptet: „alle Versuche, die Entstehung einer Blutdrucksteigerung als Folge eines Nierenschadens zu erklären, sind mißglückt". Wird man sich der letzteren Ansicht, die ohne Zweifel zu weit geht, vorläufig nicht anschließen können, so scheint andererseits doch genügend Beobachtungsmaterial zugunsten der VOLHARDschen Ansicht zu sprechen und ferner zu lehren, daß es sich bei der Blutdrucksteigerung der akuten Glomerulonephritis und jener der sekundären Schrumpfniere um wesentlich verschiedenartige Vorgänge handelt.

NONNENBRUCH[7]) hatte beobachtet, daß bei der sog. Kriegsnephritis nicht nur Ödem, sondern auch Blutdrucksteigerung den Nierensymptomen zeitlich vorangehen kann. Auch VOLHARD[8]) sah die Hypertension gelegentlich vor der Albuminurie auftreten. Ganz besonders sind es Beobachtungen an Scharlachkranken, die in diesem Zusammenhang von Bedeutung sind. An derartigen Patienten wurde von KOCH[9]) bei fortlaufenden, täglich mehrmals wiederholten Blutdruckmessungen festgestellt, daß um die kritische Zeit des 14. bis 19. Tages eine mehr oder weniger deutliche Blutdrucksteigerung auftreten und daß es

---

[1]) Eine Zusammenstellung der wichtigsten dieser interessanten neueren Arbeiten findet sich in dem Referat von A. DIETRICH: Verhandl. d. dtsch. Kongr. f. inn. Med. 1925, S. 180; ferner auch bei FR. KAUFFMANN: Krankheitsforschung Bd. 2, S. 372 u. 448; Bd. 3, S. 263. 1926.

[2]) VOLHARD, FR. u. TH. FAHR: Die BRIGHTsche Nierenkrankheit. Berlin 1914.

[3]) SCHLAYER: Über die Quellen dauernder Blutdrucksteigerung. Münch. med. Wochenschrift 1913, Nr. 2, S. 63.

[4]) SIEBECK, R.: Über die Beurteilung und Behandlung Kranker mit hohem Blutdruck. Klin. Wochenschr. 1925, Nr. 5, S. 193.

[5]) VOLHARD, FR.: Der arterielle Hochdruck. Verhandl. d. dtsch. Kongr. f. inn. Med. 1923. — VOLHARD, FR.: „Hypertension." Ärztl. Fortbildungskurs in Bad Nauheim. Leipzig: Thieme 1926. — VOLHARD, FR.: Über die Pathogenese der Nephritis. Krankheitsforschung Bd. 1, S. 343. 1925.

[6]) KYLIN, E.: Zitiert auf S. 1367 (spez. S. 54).

[7]) NONNENBRUCH, W.: Nierenerkrankungen im Felde. Münch. med. Wochenschr. 1916, Nr. 31. — NONNENBRUCH, W.: Zeitschr. f. klin. Med. Bd. 87, S. 397. 1919.

[8]) VOLHARD, FR.: Verhandl. d. dtsch. Kongr. f. inn. Med. 1923, S. 149.

[9]) KOCH, FR.: Klinische Beobachtungen bei Scharlachnephritis. Zeitschr. f. klin. Med. Bd. 102, S. 182. 1925.

dann in einem Teil der Fälle einige Tage später zu Nierensymptomen (Albuminurie) kommen kann. In Analogie dazu fand KYLIN[1]), daß bei Scharlachkranken auch die Steigerung des Capillardruckes ungefähr 4—7 Tage vor den Urinveränderungen einer Glomerulonephritis beginnt. Die *pränephritische Blutdrucksteigerung* ist ferner auch von LUNDBERG[2]) sowie in eigenen Beobachtungen wiederholt festgestellt worden. Ja es gibt Fälle von postinfektiöser Blutdrucksteigerung, bei denen die Nierensymptome im Harn völlig ausbleiben, der Blutdruck aber nicht nur Tage, sondern Wochen hindurch erhöht bleiben kann. Analoges ist bei der Nephritis nach einer Angina zu beobachten. Die „peripheren Symptome" (KYLIN), das eiweißreiche Ödem und die Blutdrucksteigerung, stellen also diejenigen Veränderungen dar, die bei Kranken mit akuter postinfektiöser Glomerulonephritis zufrühst als krankhafte Symptome festgestellt werden können.

Die obengenannte Auffassung wird weiter gestützt durch gewisse Befunde, die sich bei histologischer Untersuchung ganz frischer Fälle von Glomerulonephritis an den Nieren und speziell an den Nierengefäßen erheben lassen. Schon älteren Autoren, wie KLEBS[3]), LANGHANS[4]), FRIEDLÄNDER[5]) war die Blutleere der Gefäßschlingen in der Glomerulis aufgefallen. REICHEL[6]) und auch LOEHLEIN[7]) beschreiben die Capillarschlingen als offen und leer; VOLHARD[8]) fand die Glomeruli ebenfalls äußerst blutarm, weit und leer, die entzündlichen Veränderungen an ihren Capillaren aber noch überraschend geringfügig. Solche histologische Bilder hatte VOLHARD ursprünglich so gedeutet, daß er einen Krampf der kleinen Nierenarterien, wohl als *Folge* der entzündlichen Vorgänge, annahm. Dieser Krampf sollte daran Schuld sein, daß alle Glomeruli beider Nieren und gewöhnlich auch die Vasa afferentia mehr oder weniger völlig blutleer gefunden wurden. Die allgemeine Gefäßkontraktion, die dann zu Blutdrucksteigerung führt, sollte die etwa reflektorisch bedingte oder auf dem Umwege über die Nebennieren zustande kommende *Folge* des renalen Gefäßkrampfes sein. Heute dagegen faßt VOLHARD die renale Ischämie, die sich übrigens durch Injektionspräparate beweisen läßt, und ebenso *die Blutdrucksteigerung als wesentliche Voraussetzung der entzündlichen Nierenveränderungen* auf. Weitere anatomische Stützen für die Lehre VOLHARDS sind neuerdings von KUCZYNSKI[9]) beigebracht, der auf Grund sorgfältiger histologischer Untersuchung von ganz frischen Fällen die im Verlauf einer Streptokokkeninfektion auftretende Glomerulonephritis ebenfalls auf einer Sperre der meisten Glomeruli infolge einer länger dauernden Zusammenziehung der Vasa afferentia entstehen läßt. Diese verbindet sich frühzeitig mit einem Abflußhindernis für das Glomerulusblut. Es soll zu starker Anhäufung von fermentreichen Blutplättchen und zu Gerinnung von Fibrin in den Glomerulis kommen. Autolytische Abbauvorgänge, die zu dem Auftreten peptonartiger Substanzen führen, sollen dann weiter Aktivierung und Wucherung der Endothelzellen sowie, hauptsächlich mittels chemotaktischer Einwirkung, die übrigen entzündlichen Veränderungen zur Folge haben.

---

[1]) KYLIN, E.: Zitiert auf S. 1367 (spez. S. 46).

[2]) LUNDBERG, zit. nach KYLIN, E., s. S. 1367.

[3]) KLEBS, E.: Handb. d. pathol. Anat. Bd. I, Abt. 2, S. 644ff. Berlin 1876.

[4]) LANGHANS, zit. nach VOLHARD: Krankheitsforschung Bd. 1, S. 343. 1925.

[5]) FRIEDLÄNDER: Über Nephritis scarlatinae. Fortschr. d. Med. Bd. 1, S. 81. 1883.

[6]) REICHEL: Über Nephritis bei Scharlach. Zeitschr. f. Heilk. Bd. 26 (neue Folge Bd. 6). 1905.

[7]) LOEHLEIN: Die Pathogenese der Nierenkrankheiten. Dtsch. med. Wochenschr. 1918, Nr. 31, S. 851.

[8]) VOLHARD, FR.: Zitiert auf S. 1368.

[9]) KUCZYNSKI, M. H.: Von den ersten Anfängen und der Heilung der Glomerulonephritis. Krankheitsforschung Bd. 1, S. 287. 1925.

Die Blutdrucksteigerung erscheint somit *nicht mehr als Symptom*, welches die akute Erkrankung der Nieren anzeigt; sondern die ihr zugrunde liegende allgemeine Gefäßkontraktion, für deren Existenz VOLHARD in der Blässe der Haut — die akute Glomerulonephritis ist das „Musterbeispiel des blassen Hochdruckes" — und der in schweren Fällen feststellbaren Verengerung der Netzhautarterien einen unmittelbaren Beweis sieht, scheint die *Ursache der akut-entzündlichen Nierenerkrankung* zu sein. Daß diese Anschauung nur für das akute Stadium Gültigkeit hat, bedarf besonderer Betonung. Denn bei genügender Schwere und Dauer des Gefäßkrampfes dürften sich organische Veränderungen der Nierengefäße entwickeln. Es entsteht ein chronisches Nierenleiden, in dem nach VOLHARD der Hochdruck *renal* bedingt erscheint.

Daß plötzliche Blutdruckerhöhungen bzw. die zugrundeliegenden Arteriolenkontraktionen tatsächlich die Gefahr einer Nierenschädigung in sich bergen — offenbar dann, wenn sich die Nierengefäße am allgemeinen Gefäßkrampf beteiligen —, lehrt mit besonderer Deutlichkeit eine Beobachtung von MONAKOW[1]): bei einem Kranken konnte häufig in dem während eines Anfalles plötzlicher Blutdrucksteigerung gelassener Harn Albumen gefunden werden, während der Harn sonst immer eiweißfrei war. Aus einer Schilderung von VOLHARD[2]) ergibt sich das gleiche: Bei einem sonst gesunden Mann trat in den ersten Urinproben nach einer Adrenalininjektion starker Eiweißgehalt auf, ja es wurden sogar massenhaft rote Blutkörperchen und granulierte Zylinder gefunden, also die Urinsymptome einer Nephritis. Die Eiweißausscheidung, die mehrere Tage lang 6—8 pro mille betrug, verlor sich nur sehr langsam im Verlaufe von Wochen und Monaten.

KYLIN, der in zahlreichen Punkten mit der Lehre VOLHARDS übereinstimmt, ist auf Grund seiner Capillardruckmessungen zu der Ansicht gelangt, daß allgemeine *Capillarveränderungen* die wesentliche Ursache der postinfektiösen arteriellen Hypertension und der akuten Glomerulonephritis darstellen. Er spricht geradezu von einer Capillaritis, die sich durch capillaroskopisch feststellbare Erweiterung der Hautcapillaren mit Neigung zum Bersten und zu Blutung, ferner durch erhöhte Durchlässigkeit der Capillarwände für Flüssigkeit, Kristalloide und Kolloide, sowie durch Erhöhung des capillaren Kompressionsdruckes kennzeichnet. Er schlägt vor, den Namen akute Glomerulonephritis durch die Bezeichnung *Capillaropathia acuta universalis* zu ersetzen, um damit zum Ausdruck zu bringen, daß es sich dabei nicht um eine Nierenkrankheit im engeren Sinne, sondern um eine allgemeine Capillarerkrankung handelt, von der die Nephritis nur eine Teilerscheinung darstellt. Mit Recht weist aber wohl VOLHARD darauf hin, daß die Haut des Nierenkranken ganz anders aussehen müßte, wenn es sich wirklich um eine entzündliche Erkrankung der Capillaren handelte. Die Drucksteigerung in den Capillaren sei Folge der gestörten Arteriolendurchblutung, eine Annahme, die dadurch gestützt würde, daß Adrenalin auch den Capillardruck ansteigen lasse.

Wie wird nun jene allgemeine Arteriolenkontraktion, deren örtliche Folge in den sauerstoffbedürftigen Nieren histologische Veränderungen im Sinne einer diffusen Glomerulonephritis sind, hervorgerufen? Diese Frage ist heute noch keineswegs eindeutig zu beantworten, wenngleich es sich voraussichtlich um einen chemisch-toxischen Mechanismus handeln wird. Bei der *Bleivergiftung* und bei den *Nierenerkrankungen der Schwangerschaft* (Eklampsie), die beide mit sicher nicht renal bedingter Blutdruckerhöhung einhergehen (VOLHARD), wird die

---

[1]) MONAKOW, P. v.: Blutdrucksteigerung und Niere. Dtsch. Arch. f. klin. Med. Bd. 133, S. 129. 1920.

[2]) VOLHARD, FR.: Verhandl. d. dtsch. Kongr. f. inn. Med. 1923, spez. S. 150.

allgemeine Gefäßkontraktion die Folge der Giftwirkung sein, wobei bei letzterer nicht nur kindliche Stoffwechselprodukte und besonders solche, die aus der Placenta sowie aus verschleppten Chorionepithelien stammen (proteinogene Amine), wesentlich in Betracht zu ziehen sein werden, sondern auch solche Abbausubstanzen, die dem erhöhten Stoffwechsel und dem vermehrten Zellzerfall des mütterlichen Organismus entstammen. FR. MÜLLER[1]) beschreibt einen Fall schwerer Bleivergiftung, bei dem die histologische Untersuchung der Nieren keinerlei krankhafte Veränderungen aufdecken konnte. Bei experimenteller akuter Bleivergiftung steigt besonders der Capillardruck an, erst später auch der arterielle Blutdruck, so daß BECKMANN[2]) geneigt ist, Kontraktionsvorgänge im Capillargebiet als Ursache der allgemeinen Drucksteigerung anzunehmen. Erst nachdem die Blutdrucksteigerung mehrere Tage bestand, trat erstmalig Eiweiß in dem Urin der Versuchstiere (Kaninchen) auf. Außer Schwellung und Kernarmut der Nierenepithelien fanden sich in den Nieren, speziell den Glomerulis, keine mikroskopischen Veränderungen.

Denken wir zunächst einmal an diejenigen Fälle von Glomerulonephritis, die im Gefolge infektiöser Erkrankungen (Angina, Pyodermie, Scharlach), also gleichsam als zweite Krankheit aufzutreten pflegen, so kann dabei als allgemeine Annahme gelten, daß die wesentliche Ursache der allgemeinen Gefäßkontraktion in toxisch wirkenden körperfremden und körpereigenen Substanzen zu suchen ist, die unter dem Einfluß des primären Krankheitsgeschehens gebildet werden und in der Blutbahn kreisen. Die Natur dieser Stoffe ist noch unbekannt.

Ein Moment sollte vielleicht mehr als bisher Berücksichtigung finden, nämlich die Tatsache des *Intervalles*, welches besonders bei der Scharlachnephritis [HÜLSE[3]), KOCH[4])], aber auch nach einer Angina besonders eindrucksvoll zu sein pflegt. Beim Scharlach tritt die Glomerulonephritis zwischen dem 12. und 22. Tage nach Ausbruch des Exanthems ein; kaum je früher, selten später. Ganz besonders dieses Intervall, welches auch KYLIN[5]) als bemerkenswert hervorhebt, gibt HÜLSE und auch KOCH Veranlassung, das Auftreten der Glomerulonephritis als *Allergiereaktion*, vielleicht im Sinne von SCHICK als Überempfindlichkeitserscheinung zu deuten. Über die Art der im Zusammenhang mit dem Krankheitsgeschehen des Scharlachs ablaufenden immunisatorischen Stoffwechselvorgänge sind wir heute freilich nur sehr unvollkommen orientiert, und wir wissen noch nicht, welche der mannigfachen Veränderungen, die der Gesamtorganismus im Verlaufe der Krankheit und der anschließenden Rekonvaleszenz erleidet, für das Auftreten der allgemeinen Gefäßkontraktion und der Blutdrucksteigerung bedeutungsvoll sind. Vielleicht wird man Resistenzschwankungen des menschlichen Organismus im Verlaufe eines Krankheitsgeschehens und den hiermit zusammenhängenden zellulären Reaktionen in den verschiedensten Gebieten des Organismus und speziell den Nieren erhöhte Aufmerksamkeit widmen müssen. Für die Klärung der Blutdrucksteigerung und der Pathogenese der Glomerulonephritis wäre es möglicherweise fördernd, wenn die interessanten und in vieler Beziehung wichtigen Versuche von KUCZYNSKI und WOLF[6]) über die experimentelle

---

[1]) MÜLLER, FR. v.: Die Bedeutung des Blutdruckes für den praktischen Arzt. Münch. med. Wochenschr. 1923, Nr. 1, S. 1.

[2]) BECKMANN, K.: Über die Beziehungen zwischen Blutdruck, Capillardruck und Nervenveränderungen im Tierexperiment. Dtsch. Arch. f. klin. Med. Bd. 149, S. 177. 1925.

[3]) HÜLSE, W.: Zur Frage der Blutdrucksteigerung. IV. T. Zeitschr. f. d. ges. exp. Med. Bd. 39, S. 413. 1924.

[4]) KOCH, FR.: Zitiert auf S. 1368.

[5]) KYLIN, E.: Zitiert auf S. 1367 (spez. S. 104).

[6]) KUCZYNSKI, M. H. u. E. K. WOLF: Untersuchungen über die experimentelle Streptokokkeninfektion der Maus. Berlin. klin. Wochenschr. 1920, Nr. 33, S. 777 u. Nr. 34, S. 804; ferner ebenda 1921, Nr. 29, S. 794.

Streptokokkeninfektion der Maus unter gleichzeitiger Kontrolle der Blutdruckverhältnisse wiederholt würden. Die Frage aber, die KYLIN[1]) aufwirft: Kann die akute Glomerulonephritis nicht eine spezifische Infektionskrankheit sein? wird man heute bereits verneinen dürfen, wenn auch unter den körperfremden Substanzen in erster Linie Streptokokken und ihren Toxinen neben den vielleicht noch wichtigeren körpereigenen Zell- bzw. Eiweißzerfallsprodukten eine Rolle zuzukommen scheint. Verfügen wir erst über genauere Kenntnisse von den letzteren Stoffen, so werden wir wahrscheinlich damit gleichzeitig jenen chemisch-toxischen Einflüssen nähergekommen sein, die auch VOLHARD für die allgemeine Gefäßkontraktion, besonders für die pränephritische bzw. postinfektiöse, und in ähnlicher auch KYLIN verantwortlich macht.

Sollte im vorstehenden nur kurz ausgeführt werden, daß unsere in der Literatur bereits vielfach und ausführlich zusammengestellten Auffassungen von den Beziehungen der Blutdrucksteigerung zur Niere offenbar grundsätzliche Änderungen zu erfahren haben, so wäre es andererseits völlig unrichtig, wollte man die Möglichkeit einer Blutdrucksteigerung als Folge eines primären Nierenschadens völlig bestreiten. Bei zu Unrecht erfolgter Entfernung der einzigen gesunden Niere steigt in der Regel der Blutdruck [VOLHARD[2])]. Auf die bekannten Tierversuche von PÄSSLER und HEINECKE sowie die anderer Autoren (s. o.) sei hier nur noch einmal hingewiesen. Das Analogon hierzu bilden in der menschlichen Pathologie wohl einzelne Fälle von Cystenniere und pyelonephritischer oder hydronephrotischer Schrumpfniere. VEIL[3]) fand in 3 Fällen sicherer Cystenniere regelmäßig Blutdrucksteigerung. FAHR[4]) beobachtete 6 derartige Fälle, von denen 4 unter den Erscheinungen der Niereninsuffizienz zugrunde gingen. In jedem dieser 4 Fälle bestand Hypertension und Herzhypertrophie. In den 2 Fällen, in denen die Blutdruckerhöhung fehlte, fand sich noch ausreichend funktionstüchtiges Nierenparenchym. Der Tod war aus anderen Ursachen eingetreten (Sepsis, Bronchopneumonie). Freilich kommen auch Fälle von doppelseitiger Cystenniere vor, bei denen der Blutdruck nicht erhöht, ja abnorm niedrig ist [R. SCHMIDT[5])]. Ferner weist FAHR auf Fälle hin, bei denen durch fortschreitende Verödung der Glomeruli allmählich Blutdrucksteigerung entsteht, z. B. bei ganz chronisch verlaufenden Fällen von Lipoid- und Amyloidnephrosen, ferner in den seltenen Fällen von primärer Endarteriitis der Nierenarterien (VOLHARD). Hier wäre es völlig gezwungen, eine andere als eine renale Genese der Hypertension anzunehmen, so unklar der Mechanismus im einzelnen auch noch sein mag. Jene Fälle, bei denen eine mechanische Verhinderung des Harnabflusses in den großen abführenden Harnwegen zu Blutdrucksteigerung führt [MONAKOW und MAYER[6]), FULL[7]), OPPENHEIMER[8])], werden in diesem Zusammenhang nicht zu nennen sein, weil hier die Blutdrucksteigerung, wie an anderer Stelle ausgeführt (s. S. 1361), in der Mehrzahl der Fälle wohl nicht von der Niere, sondern auf reflektorischem Wege von der Blase oder dem Nierenbecken ausgelöst wird. Analoges gilt von der Blutdruck-

---

[1]) KYLIN, E.: Zitiert auf S. 1367 (spez. S. 55).
[2]) VOLHARD, FR.: Verhandl. d. dtsch. Kongr. f. inn. Med. 1923, spez. S. 144.
[3]) VEIL, W. H.: Die klinischen Erscheinungen der Cystennieren. Dtsch. Arch. f. klin. Med. Bd. 115, S. 157. 1914.
[4]) FAHR, TH.: Über die Beziehungen von Arteriolensklerose, Hypertonie und Herzhypertrophie. Virchows Arch. f. pathol. Anat. u. Physiol. Bd. 239, S. 41. 1922.
[5]) SCHMIDT, R.: Zur Klinik des „essentiellen Hochdruckes" und zur Kenntnis seines konstitutionellen Milieus. Med. Klinik 1916, Nr. 29, S. 765.
[6]) MONAKOW, P. v. u. MAYER: Über den Einfluß der Erschwerung des Harnabflusses auf die Nierenfunktion. Dtsch. Arch. f. klin. Med. Bd. 128, S. 20. 1919.
[7]) FULL, H.: Blutdruck und Harnabflußbehinderung. Berlin. klin. Wochenschr. 1920, Nr. 48, S. 1149.
[8]) OPPENHEIMER, R.: Harnstauung und Blutdruck. Dtsch. med. Wochenschr. 1923, S. 1458.

steigerung bei Nephrolithiasis und Nierenbeckenkoliken. Doch dürfte es keinem Zweifel unterliegen, daß, wie auch VOLHARD meint, die Hypertension im Stadium der lange Jahre fortschreitenden chronischen Nephritis, der sekundären Schrumpfniere sowie der malignen Nephrosklerose, also den Fällen von „blassem Hochdruck" VOLHARDS, als renal bedingte Blutdrucksteigerung aufzufassen ist. „Wenn die Nephritis im akuten — funktionellen — Stadium *nicht* ausheilt, wenn der zu lange dauernde Gefäßkrampf *bleibende* Veränderungen in den Nierengefäßen und dauernde Durchblutungsstörungen in der Niere hinterlassen hat, so wird aus der *angiospastisch* bedingten Nephritis mit extrarenaler Blutdrucksteigerung, genau so bei der Schwangerschafts- und Bleiniere, eine *angiopathische* Nierenerkrankung mit *renal* bedingter Blutdrucksteigerung, eine sekundäre Hypertonie und eine sekundäre Schrumpfniere" (VOLHARD). Bei diesen letzteren Formen mag man in der Hypertension einen kompensatorischen Vorgang erblicken, der darauf abzielt, daß Blut durch die anatomisch veränderten und verengten Nierengefäße (Endarteriitis obliterans der sekundären Schrumpfniere bzw. Elastose der Arteriolen, die sich bei der genuinen Schrumpfniere infolge Abnahme der Muskelkraft und Mehrbeanspruchung der Gefäßwand auf Dehnungsreize einstellt) hindurchzutreiben und die Funktion der Niere zu erhalten. Aber dieser kompensatorische Vorgang trägt seinerseits wiederum zu einem verhängnisvollen Circulus vitiosus bei: Bei den chronischen angiopathischen Nierenerkrankungen erscheint die allgemeine Gefäßkontraktion einerseits als Folge der vasculären Nierenerkrankung, die Beteiligung der Nierengefäße an der allgemeinen Gefäßkontraktion andererseits als die Ursache des Fortschreitens der Nierenerkrankung bis zur Schrumpfniere. „Organische Nierengefäßverengerungen bewirken funktionelle, funktionelle bewirken organische."

Will man nach dem heutigen Stande unserer Kenntnisse die Beziehungen der arteriellen Hypertension zur Niere auf eine kurze Formel bringen, so kann man VOLHARD nur zustimmen, wenn er sagt: Die Vorstellung, daß jeder dauernde Hochdruck renal bedingt sei, ist zu eng. *Jeder dauernde Hochdruck steht aber in enger Beziehung zur Niere, er ist entweder die Folge oder die Ursache der Nierenerkrankung.*

16. Essentielle Hypertension.

Als FRANK[1]) im Jahre 1911 den Begriff der „essentiellen Hypertonie" prägte, wollte er damit eine Gruppe von Hypertensionen abtrennen, die nicht auf eine primäre renale Erkrankung zurückzuführen sind. Schon vorher (1909) war PAL[2]) für das Krankheitsbild einer „primären permanenten Hypertonie" mit Nachdruck eingetreten. R. SCHMIDT[3]) spricht von „essentiellem Hochdruck", MUNK[4]) von „genuiner Hypertonie". Man kann wohl sagen, daß die Existenz solcher Fälle heute allgemein anerkannt ist, wenn auch die Angaben über ihre Häufigkeit sich noch widersprechen. Auch ROMBERG[5]), der bisher einen durchaus ablehnenden Standpunkt in dieser Frage einnahm, hat auf dem Wiener Kongreß das Vorliegen guter Gründe zur Annahme einer essentiellen Hypertension anerkannt, indem er dabei auf den mangelnden Parallelismus von Nierenveränderung und Hochdruck sowie auf das häufige Fehlen klinisch nachweisbarer Nierenschädigung hinwies.

---

[1]) FRANK, E.: Bestehen Beziehungen zwischem chromaffinem System und der chronischen Hypertonie des Menschen? Dtsch. Arch. f. klin. Med. Bd. 103, S. 397. 1911.
[2]) PAL, J.: Über permanente Hypertonie. Med. Klinik 1909, Nr. 35 u. 36.
[3]) SCHMIDT, R.: Zur Klinik des „essentiellen Hochdrucks" usw. Med. Klinik 1916, Nr. 29, S. 765.
[4]) MUNK, FR.: Die Hypertonie als Krankheitsbegriff. Berlin. klin. Wochenschr. 1919, Nr. 51, S. 1205.
[5]) ROMBERG, E.: Diskussionsbemerkung. Dtsch. Kongr. f. inn. Med. 1923, S. 176.

Der exakte Nachweis solcher Fälle von essentieller Hypertension stößt freilich auch heute noch auf recht erhebliche Schwierigkeiten. Entscheidend vermag natürlich der pathologisch-anatomische Befund einer gesunden, auch von Gefäßveränderungen freien Niere zu sein. Aber ein solcher Befund ist im Verhältnis zu der großen Häufigkeit des Leidens nur selten erbracht worden und nach Lage der Dinge tatsächlich auch nur schwer zu liefern. Nach unserer heutigen Auffassung von der Entwicklung der arteriellen Hypertension wird nämlich eine gesunde Niere nur in den Anfangsstadien des ganzen krankhaften Geschehens zu erwarten sein, in einem Stadium nämlich, wo die Blutdrucksteigerung noch nicht zu histologisch nachweisbaren Veränderungen in den Nieren, speziell den Nierengefäßen, geführt hat. Solche Fälle gelangen naturgemäß nur selten zur Obduktion, da Kranke mit beginnender Blutdruckkrankheit nur an interkurrenten Erkrankungen zugrunde zu gehen pflegen, wenn sie nicht von einer Hirnblutung dahingerafft werden. Als Regel kann vielmehr gelten, daß der Pathologe bei klinisch als essentielle Hypertension aufgefaßten Fällen, auch wenn sie zu Lebzeiten keine krankhaften Nierensymptome zeigten, Nierenveränderungen im Sinne einer Arteriolosklerose findet. Und nun erhebt sich, man möchte fast sagen in jedem einzelnen Falle, der Streit nach Ursache und Wirkung. Dabei wird von klinischer Seite häufig vergessen, daß es pathologische Anatomen waren, die für derartige Nierenveränderungen, die schließlich zu dem Bilde der roten Granularniere von JORES[1]) bzw. der benignen Sklerose VOLHARDS Veranlassung geben, als wesentlichen ursächlichen Faktor neben im einzelnen noch unklaren örtlichen Bedingungen (lokale Abnutzung der Nierengefäße infolge besonderer Beanspruchung der Niere als Ausscheidungsorgan) die Blutdruckerhöhung gefordert haben. HERXHEIMER[2]) sagt: „Es mögen zunächst vorübergehende Blutdrucksteigerungen bestehen und diese die ersten Arteriolenveränderungen setzen, wobei man mit HUECK und klinischen Autoren an vasomotorische Nervenstörungen, d. h. an Gefäßspasmen denken kann." Die JOREssche rote Granularniere ist das anatomische Endstadium jener Entwicklungsreihe, die anscheinend bei einem ganz bestimmten konstitutionellen Milieu, das vererbbar ist und sich schon in früher Jugend durch Störungen der Gefäßfunktion dokumentieren kann, auf dem Wege über lokale Angiospasmen zu Anfallshypertension, schließlich zu Dauerhypertension führt.

Essentielle Hypertension ist ein klinischer Begriff. Was der pathologische Anatom findet, sind die Folgen dieses primären Krankheitsgeschehens. Es genügt auch nicht, die Hypertension nur als ein Symptom zu bewerten. Sie ist mehr als dies, insofern sie uns als Krankheitseinheit mit bestimmten, immer wiederkehrenden Folgeerscheinungen entgegengetreten ist. G. v. BERGMANN[3]) hat deswegen, über ähnliche Bestrebungen anderer Autoren (PAL, MUNK) hinausgehend, von *„Blutdruckkrankheit"* gesprochen. Die Diagnose einer essentiellen Hypertension wird dann zu stellen sein, wenn bei bestehender Blutdrucksteigerung Angaben über eine Glomerulonephritis in der Anamnese fehlen und wenn die Untersuchung der Niere, die sich in zweifelhaften Fällen auch auf die Nierenfunktion erstrecken soll [GOLDSCHEIDER[4])], eine Intaktheit derselben in dem Sinne ergibt, daß eine renale und — wie heute der ursprünglichen Definition FRANKS,

---

[1]) JORES, L.: Über die Beziehungen der Schrumpfnieren zur Herzhypertrophie vom pathologisch-anatomischen Standpunkt. Dtsch. Arch. f. klin. Med. Bd. 94, S. 1. 1908.

[2]) HERXHEIMER, G.: Zur Frage der Arteriolosklerose, Zentralbl. f. allg. Pathol. u. pathol. Anat. Bd. 33, S. 119.

[3]) BERGMANN, G. v.: Die Blutdruckkrankheit als Problem. Jahresk. f. ärztl. Fortbild. 1924, Februarheft S. 22.

[4]) GOLDSCHEIDER: Über das Wesen und die Behandlung krankhafter Blutdruckerhöhung. Internat. ärztl. Fortbildungskurs, Karlsbad 1922, S. 1.

aber unter gleichzeitiger Berücksichtigung unserer heutigen Kenntnisse von der „pränephritischen" Blutdrucksteigerung entsprechend hinzuzufügen ist — postinfektiöse Ursache der Blutdruckerhöhung ausgeschlossen werden kann. Kranke mit leichten Blutdruckschwankungen werden dabei nicht unberücksichtigt bleiben dürfen. Solche labilen Blutdruckverhältnisse sind nämlich sehr oft im Sinne bestehender Hypertensionsbereitschaft, also als die Anfangsstadien des krankhaften Geschehens, zu bewerten.

Zunächst zu den *pathologisch-anatomischen Befunden*: Wenn H. BORCHARDT hinsichtlich der Frage: Gibt es eine genuine Hypertension? auf Grund seines Obduktionsmaterials zu dem Schluß kommt: Es kann vom pathologischen Anatomen das Vorkommen einer genuinen Hypertension weder bewiesen noch widerlegt werden, so ist einer derartig resignierten Auffassung gegenüber, die freilich auch viel wahres enthält, darauf hinzuweisen, daß tatsächlich eine ganze Reihe von Fällen bekannt geworden sind, bei denen der pathologische Anatom trotz jahrelang bestehenden Hochdruckes an den Nierengefäßen jegliche krankhafte Veränderung vermißte. Wir selbst sahen eine Patientin, bei der während andauernder Beobachtung 12 Jahre hindurch eine erhebliche arterielle Hypertension bestand. Die Kranke ging an einer Hirnblutung zugrunde. Der pathologische Anatom (Prof. B. FISCHER-WASELS, Frankfurt a. M.) fand die Nieren völlig unverändert. Arteriolosklerotische Gefäßveränderungen fehlten. Nur an der Aorta und an größeren Körperarterien zeigten sich einzelne Lipoidflecke. Derartig lange Zeit hindurch beobachtete Fälle ohne organischen Nierenbefund gehören sicher zu den Seltenheiten. In einem anderen, nur kürzere Zeit hindurch beobachteten Fall war das Obduktionsergebnis dasselbe.

Von besonderer Bedeutung sind die Untersuchungen von WALLGREN[1]). Unter 128 Fällen von Hypertension und Herzhypertrophie fand er 31, bei denen die histologische Untersuchung der Nieren keine anderen Veränderungen aufwies, als dies bei anderen Individuen entsprechenden Alters ohne Blutdrucksteigerung zu sein pflegt. Er kommt zu dem Schluß, daß nicht so selten sog. primäre Hypertensionen vorkommen, in welchen die allgemeine Gefäßkontraktion nicht durch eine organische Verengerung der Nierengefäße ausgelöst sein kann. RIEBOLD[2]) beschreibt einen 20 Jahre hindurch beobachteten Patienten mit Hypertension, ebenfalls ohne Veränderungen der Nierengefäße. Über analoge Fälle berichten PAL, MUNK, MONAKOW, FAHR, HERXHEIMER, LOEB, JOHN, FR. MÜLLER[3]). Auch nach VAQUEZ[4]) kann die Hypertension ohne anatomische Veränderungen der Nieren bestehen, eine Ansicht, die auch von anderen französischen Autoren auf Grund histologischer Untersuchungen geteilt wird [MENETRIER, WIDAL und BOIDIN, FROIN und RIVET[5])].

Neben dem Befund klinisch gesunder Niere möchte ich für die klinische Diagnose der essentiellen Hypertension eine ganz besondere Bedeutung der *Anamnese* und dem *Beschwerdekomplex* zuschreiben. Eine große Anzahl von Patienten mit arterieller Hypertension — es sind meist die mit konstantem Hochdruck ohne stärkere Blutdruckschwankungen — leben freilich oft jahrelang ohne jede Beschwerde. Die Blutdruckerhöhung wird bei ihnen oft nur zufällig entdeckt. Andere, hauptsächlich solche mit starken Blutdruckschwankungen [KAUFFMANN[6])]

---

[1]) WALLGREN: Die Arterien der Niere und der Blutdruck. Akt. med. scandinav. Bd. 56, S. 356. 1922.
[2]) RIEBOLD, G.: Münch. med. Wochenschr. 1917, Nr. 43, S. 1390.
[3]) Diese Autoren sind zitiert auf S. 1325 f.
[4]) VAQUEZ: Maladies du coeur. S. 475 ff. Paris 1921.
[5]) Zit. nach VAQUEZ, s. oben.
[6]) KAUFFMANN, FR.: Über Blutdruckschwankungen und ihre Bedeutung für den Organismus in „Hypertension", S. 51. Leipzig: Thieme 1926.

bringen eine Fülle von Beschwerden vor. Achtet man genauer auf die Art der Klagen, so läßt sich feststellen, daß es immer wieder die gleichen sind, die von den verschiedenen Kranken angeführt werden [Pal[1]), Janeway[2]), Volhard[3]), Munk[4]), R. Schmidt[5]), Kauffmann[6]), Schulz und Biehn[7])]. Neben Herzklopfen und Atemnot spielt eine ganz große Rolle besonders bei Frauen die Migräne, die oft seit der Jugend, häufig bereits seit dem Kindesalter besteht. Ihr häufiges Vorkommen in der Anamnese von Kranken, die eine Apoplexie erleiden, ist schon lange bekannt. Ihre große Rolle bei Hypertensionen ist besonders von Lichtwitz[8]) und Hadlich[9]) betont. Die Bedeutung angiospastischer Vorgänge, die in vielen Fällen offenbar die Hauptrolle beim Migräneanfall spielen, ist zwar heute noch umstritten. Interessant ist aber, daß bei Menschen, die an Migräne leiden, Hypercholesterinämie häufig ist, eine Veränderung, die auf Grund der Untersuchungen von Westphal[10]) in engster pathogenetisch bedeutsamer Beziehung zur Entwicklung der essentiellen Hypertension steht. Der morgendliche Kopfschmerz, der gleich nach dem Erwachen aus dem nächtlichen Schlafe vorhanden ist und erst im Laufe des Vormittags allmählich verschwindet, ist ein weiteres, häufig geklagtes Symptom. Ferner Schwindelgefühl, das ebenso auf vasomotorischer Grundlage entstehen kann, wie rheumatische Beschwerden, die sich besonders bei Witterungswechsel einstellen, von J. Bauer[11]) als Hochdruckrheumatismus bezeichnet. Sehr häufig hört man, daß die Kranken überempfindlich sind gegen höhere Außentemperatur. Gewiß gibt es eine große Anzahl von Hypertonikern, die sich in der Wärme besonders gern aufhalten. Ihnen stehen aber andere gegenüber, die das warme Zimmer wie das warme Bad bewußt meiden. Untersucht man Kranke dieser Art genauer, so kann man bei ihnen häufig ein eigentümliches Verhalten des Blutdruckes feststellen. Der Blutdruck sinkt bei ihnen in der Wärme nicht wie im allgemeinen ab, sondern er verhält sich gerade umgekehrt: Er steigt in der Wärme oft ganz beträchtlich an [Kauffmann[12])]. Eine solche inverse Blutdruckwirkung der Wärme haben wir nie bei Kranken mit chronischer Nephritis gesehen, sondern stets nur bei solchen, bei denen es sich um eine essentielle Hypertension handelte: aber auch unter diesen keineswegs regelmäßig. Abnorme Ermüdbarkeit wird geklagt, die nicht nur bei geistiger Arbeit, sondern auch bei körperlicher Bewegung eintritt. Bei längerem Gehen ermüdet, wohl als Irradiationsphänomen vom Herzen aus, vor allem das linke Bein, ohne daß es hierbei zu Schmerzen zu kommen braucht wie beim intermittierenden Hinken. Auch der linke Arm ermüdet vorzeitig wie bei jener Klavierlehrerin, die wir sahen, und die deswegen ihren Beruf hatte aufgeben müssen. Kein Zweifel, daß es sich dabei um Folge-

---

[1]) Pal, J.: Arterieller Hochdruck. Klin. Wochenschr. 1923, Nr. 25, S. 1151.

[2]) Janeway: A clinical study of hypertensive cardiovascular disease. Arch. of internat. med. Bd. 12, S. 755. 1913.

[3]) Volhard, Fr.: Zitiert auf S. 1335.   [4]) Munk: Zitiert auf S. 1373.

[5]) Schmidt, R.: Zitiert auf S. 1373; ferner Med. Klinik 1923, Nr. 45, S. 1479.

[6]) Kauffmann, Fr.: Über die Häufigkeit einzelner wichtigerer Klagen und anamnestischer Angaben bei Kranken mit arterieller Hypertension. Münch. med. Wochenschr. 1924, Nr. 36, S. 1230.

[7]) Schulz, J. H. u. W. Biehn: Dtsch. med. Wochenschr. 1925, Nr. 1, S. 25.

[8]) Lichtwitz, L.: Über Hypertonie. Internat. ärztl. Fortbildungskurs Karlsbad 1922, S. 118.

[9]) Hadlich, E.: Über Blutdrucksteigerung und Nierenerkrankung auf dem Boden der Migräne. Dtsch. Zeitschr. f. Nervenheilk. Bd. 75, S. 125. 1922.

[10]) Westphal, K.: Untersuchungen zur Frage der Entstehungsbedingungen des genuinen arteriellen Hochdruckes. Zeitschr. f. klin. Med. Bd. 101, S. 584. 1925.

[11]) Bauer, J.: Zur Kenntnis des permanenten arteriellen Hochdruckes. Verhandl. d. dtsch. Kongr. f. inn. Med. 1921, S. 436.

[12]) Kauffmann, Fr.: Über die inverse Blutdruckwirkung der Wärme. Zeitschr. f. klin. Med. Bd. 100, S. 702. 1924.

erscheinungen mangelnder Anpassungsfähigkeit des hypertonischen Gefäßes bei vermehrtem Blutbedarf seines Versorgungsgebietes handelt. Die Kranken empfinden ferner Abnahme ihrer geistigen Spannkraft, abnorme Reizbarkeit stellt sich ein, verbunden mit Insuffizienzgefühlen den Anforderungen des Berufes oder des Haushaltes gegenüber. Das Gedächtnis nimmt ab. Auffallend ist ferner immer wieder die geringe Infektionsempfindlichkeit [Cholesterin?[1])] und die schwache Neigung zu Fieber, auch im Infekt. Vielfach hört man Angaben über Oligodipsie.

Nicht so sehr als Symptom der arteriellen Hypertension werden uns alle diese zum größten Teil an den vasomotorischen Apparat geknüpften Beschwerden zu gelten haben, sondern als *Ausdruck eines ganz bestimmten konstitutionellen Milieus, das zur Blutdruckkrankheit disponiert.* Hingewiesen auf diese Beschwerden sei hier deshalb, weil jede einzelne in pathogenetischer Beziehung heute noch ein Problem für sich darstellt. In klinischer Hinsicht sind die anamnestischen Angaben aber hauptsächlich deswegen von Bedeutung, weil sie neben der über Jahre sich erstreckenden Beobachtung des gleichen Kranken in besonderer Weise geeignet erscheinen, die Lehre von der renalen Bedingtheit jeder dauernden Hypertension zu erschüttern. Weist doch die Anamnese, die so oft nichts enthält von früherer Nierenkrankheit, immer wieder darauf hin, wie eng die bereits oben genannten Beziehungen sein müssen zwischen jener Konstitution, die sich schon in früher Jugend durch Störungen der Gefäßfunktion dokumentieren kann und jenen pathologischen Zuständen, die auf dem Wege über lokale Angiospasmen zu Anfallshypertension und Dauerhypertension und schließlich zu dem Krankheitsbilde der genuinen Schrumpfniere führen.

Die *Erblichkeit* des Leidens ist eine weitere Tatsache, die auf die große Bedeutung konstitutioneller Faktoren für die Entwicklung der arteriellen Hypertension hinweist. Bis vor kurzem war die Ansicht verbreitet, daß hereditäre Einflüsse für Erkrankungen der Kreislauforgane nur selten von Belang seien. Für die essentielle Hypertension hatte schon VOLHARD[2]) sehr auf das hereditäre Moment hingewiesen. Es sei auffällig, wie oft eine eingehende Anamnese Angaben zutage fördere, die darauf schließen lassen, daß für die Nierensklerose in manchen Familien eine auffällige Disposition besteht. Den exogenen Faktoren möchte er eine geringe, dem endogenen Faktor, der erblichen konstitutionellen Veranlagung, die allergrößte Bedeutung in der Ätiologie des essentiellen (roten) Hochdruckes zumessen. Neben PAL[3]) haben auch GOLDSCHEIDER[4]), R. SCHMIDT[5]) u. a. die Bedeutung familiärer Disposition betont; J. BAUER[6]) spricht von gewissen Affinitäten der Hypertension zu bestimmten konstitutionellen Eigentümlichkeiten und VAQUEZ[7]) sagt: „il faut mettre au premier plan le rôle de l'hérédité". Ohne Zweifel gibt es Hypertonikerfamilien. Der nachstehende Stammbaum stammt aus einer Darstellung VOLHARDS[8]). Besonders sorgfältige Untersuchungen in dieser Richtung verdanken wir WEITZ[9]), der seine Beobachtungen an der kleinbäuerlichen, seßhaften

---

[1]) Vgl. hierzu z. B. LEUPOLD, E. u. L. BOGENDÖRFER: Die Bedeutung des Cholesterins bei Infektionen. Dtsch. Arch. f. klin. Med. Bd. 140, S. 28. 1922.
[2]) VOLHARD, FR.: Zitiert auf S. 1335 (spez. S. 1656).
[3]) PAL, J.: Wien. med. Wochenschr. 1922, Nr. 43, S. 1738.
[4]) GOLDSCHEIDER: Zeitschr. f. physikal. u. diätet. Therapie Bd. 25, S. 8. 1921.
[5]) SCHMIDT, R.: Zitiert auf S. 1373.
[6]) BAUER, J.: Die konstitutionelle Disposition zu inneren Krankheiten. Berlin: Julius Springer 1917.
[7]) VAQUEZ: Zitiert auf S. 1375.
[8]) VOLHARD, FR.: Über den Hochdruck. In „Hypertension". Ärztl. Fortbildungskurs Bad Nauheim 1926, S. 16. Leipzig: Thieme.
[9]) WEITZ, W.: Zur Ätiologie der genuinen oder vasculären Hypertension. Zeitschr. f. klin. Med. Bd. 96, S. 151. 1923. Ferner: Über die Bedeutung der Erbmasse für die Ätiologie der Herz- und Gefäßkrankheiten. In „Hypertension", 1926, S. 38. Leipzig: Thieme.

Bevölkerung von Tübingen und von Tübingens Umgebung angestellt hat. Besonders interessant ist die Beobachtung an einem eineiigen Zwillingspaar von 63 Jahren. Bei diesem trat trotz größter Verschiedenheit der äußeren Lebensbedingungen im

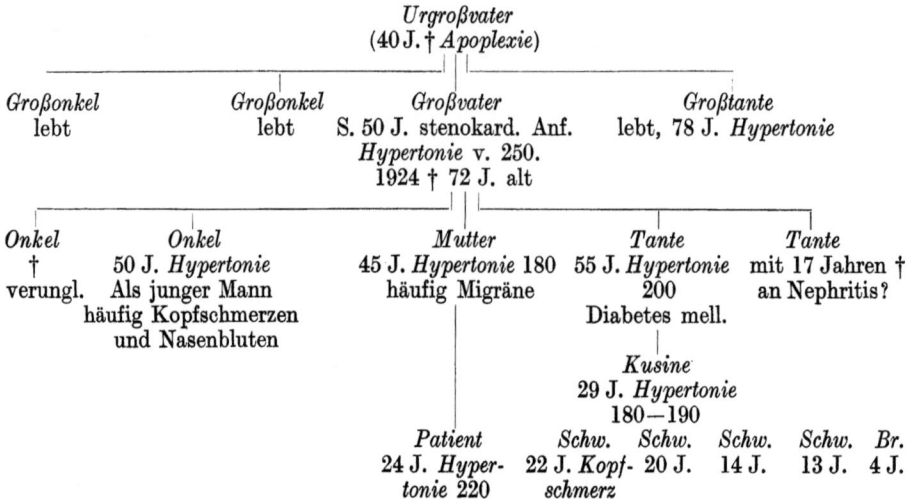

gleichen Lebensalter eine arterielle Drucksteigerung auf, die bei den beiden Schwestern fast übereinstimmende Blutdruckwerte erreichte. Die sonstigen Nachforschungen, die sich auf die Familien von 82 Hypertonikern beziehen, führten zu folgendem Resultat:

Todesfälle an Herzleiden und Schlaganfall kommen bei den Eltern von Hypertonikern viel häufiger als bei den Eltern beliebiger Personen vor. Es verloren eins ihrer Eltern oder beide an Schlaganfall oder Herzleiden:

im Alter	von 82 Hypertonikern	von 267 beliebigen Personen
bis zu 50 Jahren	11,0%	2,6%
zwischen 50 und 60 Jahren	15,9%	5,6%
zwischen 61 und 70 Jahren	36,6%	12,7%
über 70 Jahre	9,8%	9,4%

Der Tod an Schlaganfall oder Herzleiden erfolgt bei den Eltern der Hypertoniker in jüngerem Alter als bei den Eltern beliebiger Personen und bei den Eltern jüngerer Hypertoniker in früherem Alter als bei denen älterer Hypertoniker. Es vererbt sich also auch in gewissem Ausmaß die Neigung an der Hypertension frühzeitig zu erkranken und daran zu sterben. Von den an Herzleiden oder Schlaganfall gestorbenen Eltern

starben im Alter	der Hypertoniker	beliebiger Personen
bis zu 50 Jahren	15,0%	8,6%
von 51—60 Jahren	21,7%	18,3%
von 61—70 Jahren	50,0%	42,0%
über 70 Jahre	13,3%	30,9%

Die Eltern der Hypertoniker erreichten nur ausnahmsweise ein höheres Alter. Es besteht die Möglichkeit, daß an dem von WEITZ untersuchten Material stets eins der Eltern der Hypertoniker eine Hypertension hatte. Zahlenmäßig fand er dies bei 76,8% seiner Fälle bestätigt.

Blutdruckmessungen, die bei 93 Geschwistern von 82 Hypertonikern gemacht wurden, ergaben, daß die Prozentzahl der Hypertoniker unter ihnen viel größer war als bei zahlreichen beliebigen Personen. Nach dem 55. Jahre scheint die Hälfte der Geschwister der Hypertoniker an Hypertension zu leiden oder daran gestorben zu sein.

Hiernach und bei dem nachgewiesenen Vorkommen des Leidens durch 3 Generationen hindurch und in zahlreichen Seitenlinien folgt das Leiden wahrscheinlich einem einfachen dominanten Erbgang.

„Die äußeren Schädigungen, denen in der Ätiologie des Leidens eine Rolle zugesprochen wird, wirken wahrscheinlich so, daß sie eine latente Hypertension zu einer manifesten machen können". WEITZ scheint also anzunehmen, daß gleichsam die Disposition zur hypertonischen Gefäßreaktion vererbt wird[1]). Anderer Ansicht ist offenbar VOLHARD[2]), der mehr der Annahme zuneigt, daß das vererbt wird, was die hypertonische Reaktion auslöst. „Und hierbei muß der wichtige Faktor des *Alters* zu seinem Rechte kommen. Denn das wäre doch höchst merkwürdig, wenn die vererbte abnorme Ansprechbarkeit des Gefäßsystemes erst in der absteigenden Periode des Lebens in die Erscheinung träte, in der sonst die Erregbarkeit doch nachzulassen pflegt".

Man hat die arterielle Hypertension als eine ausgesprochene *Alterskrankheit* bezeichnet (VOLHARD). Unter 268 Patienten VOLHARDS befanden sich 164 im Alter von 51—70 Jahren, 204 jenseits des 50. Lebensjahres, 250 waren älter als 40 Jahre. Nur 15 fielen in die 30iger Jahre und nur 3 in das jüngere Alter[3]). Auch KYLIN[4]) hat die essentielle Hypertension eine Alterserkrankung genannt. FR. MÜLLER[5]) dagegen ist der Ansicht, daß die Hypertension sicher nicht als Alterskrankheit aufzufassen ist, die gleiche Meinung wird von PAL[6]) vertreten. Die Ansichten sind also noch entgegengesetzt.

Daß tatsächlich die Häufigkeit der arteriellen Hypertension mit steigendem Lebensalter zunimmt, steht außer Frage. Es gilt dies übrigens nicht nur für die essentielle Hypertension, sondern auch für die Blutdrucksteigerung bei Nierenkrankheiten. Nach der Feldnephritis sah SIEBECK[7]) bei älteren Mannschaften sehr viel häufiger eine chronische Hypertension sich entwickeln als bei jüngeren. Aber die Statistik scheint nur allzusehr geeignet zu sein, das Vorkommen der essentiellen Hypertension bei jugendlichen als ein sehr viel selteneres Ereignis hinzustellen als den Verhältnissen der Wirklichkeit entspricht. Wie häufig ein Hochdruck bei jugendlichen ist, geht z. B. aus einer jüngeren Zusammenstellung von MOOG und VOIT[8]) hervor, die an der Marburger Medizinischen Klinik im Zeitraum von $1\frac{1}{4}$ Jahren 16 Fälle mit Blutdruckwerten zwischen 140 und 215 mm Hg beobachtet haben bei Patienten, deren Lebensalter zwischen dem 16. und 28. Lebensjahre lag. Für unsere weiteren kausalen Kenntnisse ist dabei wichtig, daß bei der Mehrzahl dieser Fälle endokrine Störungen nachweisbar waren.

---

[1]) Von WIECHMANN und PAL ist neuerdings behauptet worden, daß diejenigen Menschen, die die Blutgruppe B oder AB besitzen, eine Disposition zur arteriellen Hypertension haben. (Dtsch. Arch. f. klin. Med. Bd. 154, S. 287. 1927.)

[2]) VOLHARD, FR.: Über den Hochdruck. In „Hypertension". Ärztl. Fortbildungskurs in Bad Nauheim 1926, spez. S. 16.

[3]) VOLHARD, FR.: Die doppelseitigen hämatogenen Nierenerkrankungen, in MOHR-STÄHELIN: Handb. d. inn. Med. Bd. III, T. 2, S. 1655.

[4]) KYLIN, E.: Zur Frage über die Ätiologie der essentiellen Hypertoniekrankheit. Klin. Wochenschr. 1925, Nr. 17, S. 806.

[5]) MÜLLER, FR. v.: Die Bedeutung der Blutdruckmessung für den praktischen Arzt. Münch. med. Wochenschr. 1923, Nr. 1, S. 1.

[6]) PAL, J.: Wien. klin. Wochenschr. 1922, S. 1734.

[7]) SIEBECK, R.: Über die Beurteilung und Behandlung Kranker mit hohem Blutdruck. Klin. Wochenschr. 1925, Nr. 5, S. 193.

[8]) MOOG, O. u. K. VOIT: Klinische Beobachtungen an jugendlichen Hypertonikern. Münch. med. Wochenschr. 1927, Nr. 1, S. 9. — Siehe auch HEIM: Dtsch. med. Wochenschr. 1900, Nr. 20, S. 320.

Die Auffassung der arteriellen Hypertension als Alterskrankheit birgt allzu leicht die Gefahr in sich, den Blick von der Hypertension der Jugendlichen abzuwenden oder sich im jugendlichen Einzelfalle mit dem Begriff des vorzeitigen Alterns zu begnügen. Es dürfte noch nicht erwiesen sein, ob man die histologisch feststellbaren Veränderungen der Gefäßwand, speziell der Präarteriolen (KOCH), die in Abnahme der Ringmuskulatur und Hypertrophie der Elastica bestehen, als vorzeitigen Alterungsprozeß deuten darf. VOLHARD möchte eine solche Auffassung auch nur für erlaubt, nicht für gesichert halten. Der Hochdruck im jugendlichen Alter beansprucht unser besonderes Interesse. Scheinen es doch gerade die *jugendlichen* Hypertoniker zu sein, bei denen die Forschung nach pathogenetischen Momenten den meisten Erfolg verspricht. *Das Problem des essentiellen Hochdruckes dürfte an der Hypertension der jugendlichen gelöst werden.*

Unter den Faktoren, die zu essentiellem Hochdruck führen, spielen ferner *endokrine Einflüsse* offenbar eine ganz große Rolle. Das geht schon aus der angeführten Statistik von FAHRION (s. S. 1364) und den bereits ebenfalls genannten Beobachtungen von MOOG und VOIT hervor. Im übrigen haben schon eine große Anzahl von Autoren auf diese offensichtlichen Beziehungen hingewiesen.

Seit langem bekannt ist die Blutdrucksteigerung im *Klimakterium*, die MUNK[1]) mit Recht als eine nach Art ihrer Entstehung, ihrer Symptome und ihres Verlaufes klassische Form der essentiellen Hypertension bezeichnet. Anhaltende Blutdrucksteigerung im Klimakterium ist zwar keineswegs die Regel [MOSBACHER und MAYER[2]), SEHFELD[3])], aber in einer neueren Zusammenstellung fand SEHFELD bei einem Viertel aller Frauen z. Zt. der Klimax mindestens abnorm starke Blutdrucklabilität. Deutlich hervortretend ist die klimakterische Blutdruckerhöhung in einer Statistik von GRIESBACH[4]) über die normalen Blutdruckwerte in den verschiedenen Lebensaltern: im 40., 50. und 60. Lebensjahr zeigen Männer im Durchschnitt 132, 142, 148 mm Hg, Frauen 133, *152*, 139 mm Hg. Schon BASCH[5]) kannte die Neigung zur „physiologischen Angiosklerose" im Klimakterium, HUCHARD glaubte, daß die klimakterischen Blutdruckschwankungen den Anfang des hypertonischen Dauerzustandes bildeten. Für das Zustandekommen der klimakterischen Blutdrucksteigerung hat besonders SCHICKELE[6]) auf die Bedeutung des Ausfalles des Ovariums hingewiesen. Er glaubte, daß der Ausfall eines depressorisch wirkenden Ovarialhormons zu einem Übergewicht antagonistisch wirkender anderer innersekretorischer Stoffe führe und so die Blutdrucksteigerung bei Ausfall der Ovarialfunktion zustande käme.

Auch KISCH[7]) hebt die Schwankungen des Blutdruckes im Klimakterium hervor, die auch WIESEL[8]) betont und für charakteristisch hält. Freilich trägt

---

[1]) MUNK, FR.: Über Arteriosklerose, Arteriolosklerose und genuine Hypertonie. Ergebn. d. inn. Med. u. Kinderheilk. Bd. 22, S. 1. 1922, spez. S. 44.

[2]) MOSBACHER, E. u. E. MAYER: Klinische und experimentelle Beiträge zur Frage der sog. Ausfallserscheinungen. Monatsschr. f. Geburtsh. u. Gynäkol. Bd. 37, S. 337. 1913.

[3]) SEHFELD: Klimakterium und Blutdruck. Zentralbl. f. Gynäkol. Bd. 45. 1926.

[4]) GRIESBACH: Beobachtungen über Blutdruck und dessen Verhalten bei Arbeiten in einigen gewerblichen Betrieben. Klin. Wochenschr. 1924, Nr. 10, S. 428.

[5]) Zit. nach ISRAEL: Zitiert auf S. 1322.

[6]) SCHICKELE, G.: Zur Deutung seltener Hypertonien. Med. Klinik 1912, Nr. 31, S. 1262. — SCHICKELE: Beiträge zur Physiologie und Pathologie der Ovarien. Arch. f. Gynäkol. Bd. 97. S. 409. 1912.

[7]) KISCH: Untersuchungen über Hypertonie im Klimakterium. Münch. med. Wochenschrift 1922, Nr. 29, S. 1082.

[8]) WIESEL, J.: Über Vasalgien und Hypertonien im Klimakterium. Med. Klinik 1924, Nr. 37, S. 1274.

er ähnlich wie O. SCHLESINGER[1]) und auch KAHLER Bedenken, eine besondere klimakterische Blutdrucksteigerung anzuerkennen.

Im Klimakterium praecox, infolge von Operation oder spontan entstanden, stellt sich auch die Blutdrucksteigerung entsprechend früher ein. Darreichung von Ovarialsubstanz vermag den Blutdruck in einer Reihe von Fällen herabzusetzen. Die Häufigkeit der Blutdrucksteigerung im Klimakterium wird auch von PELNAR[2]), F. MEYER[3]), KÜLBS[4]), ALVAREZ[5]) u. a. hervorgehoben, wobei letzterer der Ansicht ist, daß der Wegfall des Ovarialhormons nur eine ererbte Neigung zu Blutdrucksteigerung manifest mache. Die Blutdrucksteigerung bei Uterusmyomen (FR. MÜLLER), die häufiger nach operativer Entfernung als nach Röntgenbestrahlung verschwinden kann, ist vielleicht auch auf Dysfunktion der Ovarien zu beziehen [SEITZ[6])].

Den Schlüssel zum Verständnis der bei Ovarialausfall so oft eintretenden Hypertension glaubt WESTPHAL[7]) in der hierdurch bedingten Änderung des Cholesterinstoffwechsels zu sehen (s. hierzu S. 1343ff.). Die Vermehrung des Blutcholesterins nach Kastration, die auch WESTPHAL nachweisen konnte, ist bereits seit längerem bei Tier und Mensch bekannt.

Der gleiche Faktor, nämlich die Hypercholesterinämie, scheint nach WESTPHAL auch von Bedeutung zu sein für jene Blutdrucksteigerung, die bei Störungen der inneren Sekretion der *männlichen Keimdrüsen* nicht selten ist. Besonders von MUNK[8]) ist hierauf hingewiesen worden. Interessant sind die Beobachtungen von KYLIN[9]), der nach Injektion eines selbstbereiteten alkoholischen und enteiweißten Hodenextraktes deutlich blutdrucksenkende Wirkung beobachtet hat.

Eine andere Drüse mit innerer Sekretion, die zur Entwicklung der Hypertension offenbar Beziehungen hat, ist die *Schilddrüse*. Beim Basedow ist anhaltende Blutdrucksteigerung freilich selten, obwohl im Experiment Thyreoidin die Gefäße sensibilisierend für pressorisch wirkende Substanzen beeinflußt (vgl. S. 1338). Immerhin wurde der arterielle Blutdruck bei einer größeren Anzahl von Basedowkranken höher gefunden, als dem Alter der Kranken entsprach [TROELL[10])]. Größer scheint der Einfluß der Hypofunktion der Schilddrüse, wenngleich das ausgesprochene Myxödem mit niedrigem Blutdruck verläuft. Da häufig gleichzeitig Hypercholesterinämie besteht, so hat WESTPHAL auch für die Blutdrucksteigerung bei Hypothyreoidismus an eine Bedeutung jener Stoffwechseländerung gedacht. Lange Zeit hindurch fortgesetzte Thyreoidinfütterung vermag den Blutdruck und auch die Hypercholesterinämie herabzusetzen.

---

[1]) SCHLESINGER, O.: Klimakterische Blutdrucksteigerung. Berlin. klin. Wochenschr. 1921, Nr. 21. — SCHLESINGER, O.: Zur Frage der klimakterischen Blutdrucksteigerung. Ebenda 1921, Nr. 13, S. 304.
[2]) PELNAR, J.: Über die sog. klimakterische Neurose. Zeitschr. f. klin. Med. Bd. 82, S. 284. 1916.
[3]) MEYER, F.: Über klimakterische Blutdrucksteigerung. Med. Klinik 1920, Nr. 27.
[4]) KÜLBS, F.: Über Hypertonie. Dtsch. med. Wochenschr. 1922, Nr. 22, S. 717.
[5]) ALVAREZ: Arch. of internat. med. Bd. 26, 1920; zit. nach KAHLER, H.: Ergebn. d. inn. Med. u. Kinderheilk. Bd. 25, S. 265. 1924.
[6]) SEITZ, L.: Ovarialhormone und Wachstumsursachen der Myome. Münch. med. Wochenschr. 1911, Nr. 24, S. 2855. — Siehe auch WINTER: Myomherz. Zeitschr. f. Geburtsh. u. Gynäkol. Bd. 87, S. 225. 1924.
[7]) WESTPHAL, K.: Untersuchungen zur Frage der Entstehungsbedingungen des genuinen arteriellen Hochdruckes. Zeitschr. f. klin. Med. Bd. 101, S. 584. 1925.
[8]) MUNK, FR.: Die Hypertonie als Krankheitsbegriff. (Genuine Hypertonie.) Berlin. klin. Wochenschr. 1919, Nr. 51, S. 1205.
[9]) KYLIN, E.: Zur Frage der inneren Sekretion der Sexualdrüsen. Zeitschr. f. d. ges. exp. Med. Bd. 50, S. 318. 1926.
[10]) TROELL, A.: Blutdruck bei Morb. Basedowi. Zentralbl. f. inn. Med. 1926, Nr. 1.

Weitere Beispiele für die Bedeutung innersekretorischer Einflüsse für den essentiellen Hochdruck sind vielleicht die Fälle von *Hypernephrom* mit oft beträchtlicher Blutdruckerhöhung (s. hierzu S. 1335).

Klinisch weniger bekannt sind die Beziehungen der *Hypophyse* zur Blutdrucksteigerung. Besonders von französischen Autoren sind seit längerem ursächliche Beziehungen angenommen worden, während man sich in Deutschland im allgemeinen ablehnend verhielt. Dies wohl aus dem Grunde, weil jene Erkrankungen, bei denen die Hypophyse die Hauptrolle spielt (Akromegalie, hypophysärer Zwergwuchs, Diabetes insipidus) ohne charakteristische Änderungen des Blutdruckes verlaufen, dann aber auch wohl deshalb, weil durch Injektion von Hypophysin — von der intralumbalen abgesehen — nur unregelmäßige Resultate und meist nur geringe Blutdrucksteigerungen erzielt werden konnten. Seit den Beobachtungen LEIMDÖRFERS[1]) wird man aber eine solche Möglichkeit vermehrt berücksichtigen müssen (vgl. S. 1342). Neuerdings ist es HÜLSE[2]) mit Liquor cerebrospinalis von Fällen mit essentieller Hypertension gelungen, beim Hunde Blutdrucksteigerung hervorzurufen. Solchen Befunden wird man um so mehr Beachtung schenken, als von DIXON und TRENDELENBURG (s. S. 1342) wahrscheinlich gemacht wurde, daß das innere Sekret der Hypophyse tatsächlich in den Liquor cerebrospinalis auch unter physiologischen Verhältnissen abgegeben wird.

Sehr häufig ist arterielle Hypertension bei *pluriglandulären Störungen*, wie auch die Zusammenstellung von WESTPHAL lehrt. In solchen Fällen gelingt es in der Regel nicht, dieser oder jener Drüse die Hauptrolle zuzuschreiben. Eine genauere Differenzierung derartiger Störungen ist heute in befriedigender Weise meist nicht möglich. Die wechselseitigen Beziehungen unter den verschiedenen Drüsen sind außerordentlich eng. Abgesehen von ausgesprochenen Fällen wird man die Vermutung äußern dürfen, daß feinere diagnostische Methoden sehr viel häufiger hormonale Störungen bei der essentiellen Hypertension aufdecken würden, als heute vielleicht anzunehmen ist. Was bisher in dieser Beziehung am lebenden Menschen unserer Erkenntnis zugänglich ist, sind fast ausschließlich nur ganz große, extreme Anomalien.

Gegenüber den bisher genannten endogenen Faktoren treten fast alle weiteren, exogenen Einflüsse, denen man eine ursächliche Bedeutung für die Entstehung der essentiellen Hypertension zugeschrieben hat, in den Hintergrund. Unter den Giften steht die Rolle des *Bleis* außer Frage. Viel schwieriger dagegen ist die Entscheidung, welchen Einfluß man dem *Alkohol* zuzumessen hat. Bei starken Bier- oder Weintrinkern wird er nicht zu vernachlässigen sein. WEITZ[3]) kommt allerdings auf Grund seiner Feststellungen zu dem Schluß, daß eine Wahrscheinlichkeit für die ätiologische Rolle des Alkohols nicht besteht. Er stützt sich dabei auf die Tatsache, daß das männliche Geschlecht hinsichtlich der Häufigkeit der essentiellen Hypertension das weibliche nicht überwiegt. Unter den stärksten Trinkern Tübingens schien arterieller Hochdruck keineswegs häufig zu sein. NOORGAARDT[4]) fand bei 42 Alkoholikern keine vorzeitige Blutdrucksteigerung. Auch RAFF[5]) hat sie bei chronischen Alkoholikern in der Mehrzahl der Fälle vermißt. Im akuten Versuch ließ die Blutdruckmessung nach Alkoholzufuhr ein gesetzmäßiges Verhalten nicht erkennen [ENGELEN[6])].

---

[1]) LEIMDÖRFER, A.: Zitiert auf S. 1342.
[2]) HÜLSE, W.: Zitiert auf S. 1342.
[3]) WEITZ, W.: Zitiert auf S. 1377.
[4]) NOORGAARDT: Acta med. scandinav. 1924.
[5]) RAFF, K.: Blutdruckmessungen bei Alkoholikern usw. Dtsch. Arch. f. klin. Med. Bd. 112, S. 209. 1913.
[6]) ENGELEN, P.: Blutdruckmessungen nach Biergenuß. Deutsch. med. Wochenschr. 1922. Nr. 34, S. 1130.

Analoges gilt vom *Tabakabusus*, dem freilich einzelne Autoren auch heute noch eine große Rolle zuschreiben [FLEISCHMANN[1])]. Auch hier spricht die Häufigkeit der arteriellen Hypertension beim weiblichen Geschlecht *gegen eine wesentliche Bedeutung*, wenn auch die Giftwirkung des Nicotins auf Nervensystem und Gefäßapparat hinlänglich bekannt ist [vgl. PAWINSKI[2])]. Im Versuch sah JOHN[3]) besonders den diastolischen Druck ansteigen. STROOMANN[4]) glaubt, daß die Blutdrucksteigerung, die auch er z. B. nach dem Rauchen einer Zigarette sah, auf dem Umwege über vermehrte Ausschwemmung von Adrenalin in die Blutbahn zustande kommt.

Die Schlußfolgerungen über die *Lues* scheinen gewagt [VOLHARD[5])]. Auch MUNK[6]) kann ihr eine unmittelbare Rolle nicht zuerkennen, wie dies andere Autoren, z. B. ROSIN[7]), tun. Die luetische Arteriitis, die selten ist, sich wohl in der Umgebung von Gummen findet, nie aber über den ganzen Körper verteilt vorkommt, kommt kaum in Betracht. Wie weit die von WEISS[8]) und von JÜRGENSEN[9]) beobachteten Veränderungen an den kleinsten Gefäßen in diesem Zusammenhang zu bewerten sind, erscheint als noch ungelöste Frage. Immerhin ist es auffallend, daß beträchtliche arterielle Hypertension, und zwar, wir bestätigen damit eine Angabe VOLHARDS[10]), gerade bei jugendlichen Luetikern gar nicht so sehr selten vorkommt. Oft bestanden im Liquor die Symptome einer leichten cerebrospinalen Meningitis. In solchen Fällen haben wir uns die Frage vorgelegt, ob die Blutdrucksteigerung nicht vielleicht Folge spezifisch entzündlicher Veränderungen in der Gegend des Vasomotorenzentrums ist.

Weniger zweifelhaft dürfte die zentrale Bedingtheit auf dem Boden organischer (chronisch-entzündlicher) Veränderungen bei jenen permanenten Hypertensionen sein, die im Anschluß an eine *Encephalitis* beobachtet worden sind. LIEBERMEISTER[11]) berichtet über einen derartigen Fall; wir selbst sahen das gleiche bei einer 24jährigen Kranken, bei der der Blutdruck, zunächst unter großen Schwankungen, auf über 200 mm Hg stieg[12]). Mehrere derartige Fälle sind auch von Prof. GOLDSTEIN-Frankfurt a. M. beobachtet worden (mündliche Mitteilung).

Der *Ernährungsweise* wird man eine gewisse Bedeutung nicht absprechen dürfen, zum mindesten stellt Überernährung einen begünstigenden Faktor dar [VOLHARD[13])]. STRASSER[14]) spricht von ,,plethorischer Überfütterungshyper-

---

[1]) FLEISCHMANN, P.: Der hohe Blutdruck usw. Dtsch. med. Wochenschr. 1925, Nr. 50, S. 2059 u. Nr. 51, S. 2104.
[2]) PAWINSKI, J.: Über den Einfluß übermäßigen Rauchens (des Nicotins) auf die Gefäße und das Herz. Zeitschr. f. klin. Med. Bd. 80, S. 284. 1914.
[3]) JOHN, M.: Über die Beeinflussung des systolischen und diastolischen Blutdruckes durch Tabakrauchen. Zeitschr. f. exp. Pathol. u. Therapie Bd. 14, S. 352. 1913.
[4]) STROOMANN, G.: Über Adrenalinvermehrung im menschlichen Blut nach Nicotin. Verhandl. d. dtsch. Kongr. f. inn. Med. 1925, S. 418.
[5]) VOLHARD, FR.: Die doppelseitigen hämatogenen Nierenerkrankungen. In MOHR-STÄHELIN, Handb. d. inn. Med. Bd. III, Tl. 2, S. 1657.
[6]) MUNK, FR.: Zitiert auf S. 1381.
[7]) ROSIN, H.: Über den jetzigen Stand der Lehre von der Hypertonie. Dtsch. med. Wochenschr. 1921, Nr. 40, S. 1205.
[8]) WEISS, E.: Beobachtungen usw. der Hautcapillaren am lebenden Menschen. Dtsch. Arch. f. klin. Med. Bd. 119, S. 1, 1916.
[9]) JÜRGENSEN, E.: Mikrocapillarbeobachtungen und Puls der kleinsten Gefäße. Zeitschr. f. klin. Med. Bd. 86, S. 410. 1918.
[10]) VOLHARD, FR.: Der arterielle Hochdruck. Verhandl. d. dtsch. Kongr. f. inn. Med. 1923, S. 157.
[11]) LIEBERMEISTER: Diskussionsbemerkung. Verhandl. d. dtsch. Kongr. f. inn. Med. 1925, S. 246.
[12]) KAUFFMANN, FR.: Über Blutdruckschwankungen und ihre Bedeutung für den Organismus. In ,,Hypertension". Ärztl. Fortbildungskursus Bad Nauheim 1926, S. 59.
[13]) VOLHARD, FR.: Zitiert auf S. 1379 (spez. S. 1656).
[14]) STRASSER: Diskussionsbemerkung; ref. Klin. Wochenschr. 1923, Nr. 15, S. 722.

tension". Die häufige Kombination von *Fettsucht* und *Hochdruck* ist bekannt, ohne daß dabei aber in jedem Falle ursächliche Beziehungen anzunehmen wären. Im Gegenteil, in der Mehrzahl der Fälle ist die Fettsucht wohl nur als ein anderes, koordiniertes Symptom besonderer innerer Voraussetzungen aufzufassen, ähnlich wohl wie bei der Kombination von Hypertension und *Gicht*. BILLIGHEIMER[1]) hat gezeigt, daß eiweißreicher Kost für blutdrucksteigernde Reize sensibilisierende Wirkung zukommt. Andererseits ist der günstige Einfluß diätetischer Behandlung, besonders fleisch-, aber auch fettarmer Kost bekannt. Vegetarisch lebende Menschen sind aber vor der arteriellen Hypertension nicht geschützt [FLEISCHMANN[2])].

Eine ganz große Rolle spielen ohne Frage psychische Einflüsse [GOLDSCHEIDER[3]), v. BERGMANN[4]), SCHRUMPF und ZABEL[5]), J. BAUER[6]), R. KAUFMANN[7]), SCHRUMPF[8])]. Jene Menschen, die große Leistungen von Körper und Geist verlangen, stellen ein großes Kontingent der Hypertoniker dar. Menschen, die dauernd mit starkem Affekt arbeiten, die ungewöhnliche Willenskräfte aufzuwenden pflegen, neigen zu arterieller Hypertension. Innere Spannung und Angst treiben den Blutdruck in die Höhe. Einen lehrreichen Fall psychogener Blutdrucksteigerung beschreibt O. MÜLLER[9]): ein Herr von pyknisch-arthritischem Typ kam mit einem Blutdruck von 280 mm Hg und zeitweisem Lungenödem in die Klinik. Bettruhe und medikamentöse Behandlung besserten nicht. Eines Tages brachte der gemütlich sehr weiche Mann zur Sprache, daß er sich seiner Frau gegenüber schwer verfehlt habe und daß ihn diese „halbe Situation" entsetzlich drücke. Die unter dem Schutz des Krankenhauses ruhig und erfolgreich verlaufende Aussprache mit der Frau brachte einen Rückgang der Hypertension von 280 auf 150 mm Hg. Auch einige Jahre später fand sich der Blutdruck normal (130 mm Hg). Schon ein aufregendes Telephongespräch kann den Blutdruck — etwa um 40 mm Hg — in die Höhe treiben. Andererseits kann die Beseitigung der „Angst vor der Schrumpfniere" genügen, um den Blutdruck z. B. von 200 auf 140 mm Hg herabzusetzen. Von der Blutdrucksteigerung im Schmerz war bereits die Rede (s. S. 1351, ferner die Abb. 325). Ein reiches und gut beobachtetes Material ist kürzlich von FAHRENKAMP[10]) vorgelegt worden. Ein Traum läßt den im Schlaf tief gesunkenen Blutdruck plötzlich in die Höhe schnellen (KATSCH und PANSDORF, s. S. 1399). Durch hypnotische Beeinflussung läßt sich Blutdrucksteigerung [LENK[11])], auch Blutdrucksenkung (LIEBERMEISTER, KLEMPERER) erzielen. Bei psychisch Depressiven ist Blutdrucksteigerung nicht selten.

Eine heute wohl noch nicht in befriedigender Weise feststellbare Bedeutung kommt vielleicht auch Änderungen im *Ionenmilieu* des Organismus zu. Der

---

[1]) BILLIGHEIMER, E.: Einfluß der Ernährung auf Funktionen des vegetativen Nervensystems. Verhandl. d. dtsch. Kongr. f. inn. Med. 1922, S. 194.

[2]) FLEISCHMANN: Zitiert auf S. 1383.

[3]) GOLDSCHEIDER: Über das Wesen und die Behandlung krankhafter Blutdruckerhöhung. Internat. ärztl. Fortbildungskurs Karlsbad 1922, S. 1.

[4]) v. BERGMANN, G.: Die Blutdruckkrankheit als Problem. Jahresk. f. ärztl. Fortbild. 1924, S. 22.

[5]) SCHRUMPF u. ZABEL: Diagnostische Bedeutung der psychogenen Labilität des Blutdruckes. Münch. med. Wochenschr. 1911, Nr. 37.

[6]) BAUER, J.: Zitiert S. 1376.

[7]) KAUFMANN, R.: Über das leistungsunfähige Herz. (Über Herzneurosen.) Internat. ärztl. Fortbildungskurs Karlsbad 1921, S. 272. Jena: G. Fischer.

[8]) SCHRUMPF: Dtsch. med. Wochenschr. 1910, Nr. 51, S. 2385.

[9]) MÜLLER, O.: Die Capillaren der menschlichen Körperoberfläche. S. 120. Stuttgart: Enke 1922.

[10]) FAHRENKAMP, K.: Die psychophysischen Wechselwirkungen bei den Hypertonieerkrankungen. Stuttgart-Berlin-Zürich: Hippokrates-Verlag 1926.

[11]) LENK, E.: Blutdruck und Hypnose. Dtsch. med. Wochenschr. 1920, Nr. 39, S. 1080.

Ca-Gehalt des Blutes pflegt bei der essentiellen Hypertension vermindert [KYLIN[1]), JANSEN[2])], der Kaliumgehalt dagegen vermehrt zu sein (KYLIN). Das Verhältnis des K zum Ca ist also zugunsten des K verschoben. Spielt wirklich das Cholesterin in der an anderer Stelle (s. S. 1343) ausgeführten Weise bei dem Mechanismus der arteriellen Hypertension eine Rolle, so könnte das Ca dessen Wirkung unterstützen, K und auch Na dagegen von abschwächendem Einfluß sein [WESTPHAL[3])]. Von der HOFMEISTERschen lyotropen Reihe der Anionen könnte man bei einer starken Vermehrung der auf der extremen Seite der entquellenden Substanzen stehenden Sulfate und Acetate Unterstützung des Cholesterins, von dem auf dem entgegengesetzten Flügel stehenden Jod und Rhodan antagonistischen Einfluß zum Cholesterin erwarten. Daß dies für das Rhodan auch offenbar zutrifft und den Rhodansalzen daher therapeutische Bedeutung zukommt, ist von WESTPHAL[4]) in ausführlichen Untersuchungen dargelegt. Eine exakte Analyse des Ionenmilieus stößt heute aber noch auf sehr große Schwierigkeiten; in jedem Einzelfalle müßte man eine große Zahl von Ionen bestimmen; das mehr oder weniger willkürliche Herausgreifen einzelner könnte bei den weitgehenden Substitutionsmöglichkeiten und den wechselseitigen Beeinflussungen zu Überwertung der Befunde und zu irrtümlichen Schlußfolgerungen führen. (Vgl. auch S. 1400.)

Unsere weitgehende Unkenntnis über die pathogenetischen Momente und den Mechanismus der Blutdrucksteigerung im Einzelfalle kommt auch darin zum Ausdruck, daß trotz Anerkennung verschiedener Möglichkeiten eine rationelle *Einteilung der verschiedenen Formen von essentieller, ja ganz allgemein von arterieller Hypertension* bis heute nicht möglich ist. Die postinfektiöse Blutdrucksteigerung, die von akuter Nierenentzündung gefolgt sein kann, die Blutdrucksteigerung bei der Schrumpfniere, die man umgekehrt als Folge der Nierenveränderung aufzufassen neigt, die sicher nicht renal bedingte, sog. essentielle Hypertension, zu der nach der ursprünglichen Definition sinngemäß als Untergruppen auch die zentralnervös bedingte, die psychische Blutdrucksteigerung, die Blutdruckerhöhung bei der Bleivergiftung, bei innersekretorischen Störungen u. a. zu rechnen sind, wird man ohne weiteres als bestimmte Gruppen krankhafter Blutdrucksteigerung anerkennen. Trotz mancher Symptome, die sich auch auf Besonderheiten des Stoffwechsels beziehen (Cholesterin; Herabsetzung der Kohlehydrattoleranz, vorübergehende Glykosurie, Erhöhung des Blutzuckers bei der essentiellen Hypertension) und die bei einer Klassifizierung mit verwertet werden könnten, bleibt es vorläufig bei einem derartigen Aufzählen einzelner Möglichkeiten, ohne daß wir auch bei diesen in jeder Beziehung klar sehen. KÜLBS[5]) hat nach den von ihm als wahrscheinlich ursächliche Faktoren angesehenen Momenten 10 Gruppen der essentiellen Hypertension aufgestellt, dabei aber „Ursachen" angeschuldigt, die wir heute eher als einen Ausdruck jenes konstitutionellen Milieus aufzufassen pflegen, das zu Blutdrucksteigerung disponiert. Eine Einteilung in *kompensatorische* und *direkt pressorische* (nervös oder toxisch bedingte) Hyper-

---

[1]) KYLIN, E.: Über den Blutkalkspiegel bei der essentiellen Hypertonie. Zentralbl. f. inn. Med. 1924, Nr. 24. — KYLIN, E. u. G. MYHRMANN: Der Kaliumgehalt des Blutes und die K/Ca-Quote im Blutserum bei physiologischen und pathologischen Zuständen. Klin. Wochenschr. 1925, Nr. 39, S. 1870. — KYLIN, E.: Der Gehalt des Blutes an Calcium und Kalium. Jönköping 1927.

[2]) JANSEN, W. H.: Kalkstudien am Menschen. Dtsch. Arch. f. klin. Med. Bd. 144, S. 14. 1924 u. Bd. 145, S. 209. 1924.

[3]) WESTPHAL, K.: Untersuchungen zur Frage der Entstehungsbedingungen des genuinen arteriellen Hochdruckes. Zeitschr. f. klin. Med. Bd. 101, S. 584. 1925, spez. S. 636.

[4]) WESTPHAL, K. u. R. BLUM: Die Rhodantherapie des genuinen arteriellen Hochdruckes und ihre theoretische Begründung. Dtsch. Arch. f. klin. Med. Bd. 152, S. 331. 1926.

[5]) KÜLBS, F.: Über Hypertonie. Dtsch. med. Wochenschr. 1922, Nr. 22, S. 717.

tensionen [Fahr[1]] kann schon deswegen nicht befriedigen, weil im Einzelfalle der Nachweis der kompensatorischen Bedeutung der Blutdrucksteigerung kaum zu erbringen ist. Ziel unseres Ordnens wird es sein müssen, die Einteilung nach möglichst einheitlichen Gesichtspunkten vorzunehmen. Kylin[2]) geht bei der Einteilung von seinen Ergebnissen bei der Capillardruckmessung aus und unterscheidet eine Gruppe, bei der der Capillardruck oft beträchtlich (auf über 500 mm H_2O) erhöht ist (akute Glomerulonephritis, Scharlachnephritis, eklamptische Graviditätsnephritis) und die er daher als *„Capillarhypertonie"* bezeichnet. In Gegensatz dazu stellt er jene Formen, bei denen der Capillardruck, wenn nicht eine Herzinsuffizienz besteht, normal ist und die er daher *„reine Arterienhypertonie"* nennt. Für jene werden chemische Substanzen als maßgebend bezeichnet, während bei dieser die Arteriolenkontraktion auf nervösem Wege vermittelt werden soll. Wenn Kylin[3]) dann weiter die Hypertensionskrankheiten einteilt in die *essentielle Hypertension*, die *Capillaropathia acuta universalis* (akute Glomerulonephritis) und die *permanenten Hypertensionen*, so wird auch eine solche Gliederung kaum Zustimmung finden, da z. B. eine essentielle Hypertension sehr wohl eine konstante Höhe des Blutdruckes aufweisen kann, von dem Gesichtspunkt der Blutdruckkurve aus betrachtet also gleichzeitig als permanente Hypertension zu charakterisieren wäre.

In theoretischer Hinsicht befriedigender ist die Einteilung von Kahler[4]), der von der Feststellung ausgeht, daß bei einer Gruppe von Hypertonikern eine Lumbalpunktion von mehr oder weniger beträchtlicher Blutdrucksenkung gefolgt zu sein pflegt, bei anderen nicht. Zu letzterer Gruppe gehören z. B. die Nephritiden, zu ersterer einzelne Fälle sog. essentieller Hypertension. Im einzelnen ist die Einteilung Kahlers folgende:

A. *Funktioneller Hochdruck* (durch Kontraktion der Gefäßmuskulatur):
  I. *Zentrale Vasomotorenreizung* oder Tonussteigerung.
    1. Primär: a) *psychisch;*
            b) *mechanisch* (durch Hirndrucksteigerung);
            c) *läsionell* (durch organische Gehirnschädigungen in der Nähe der Gefäßzentren);
            d) *toxisch* (durch chemische, pressorisch wirkende Stoffe bedingt).
    2. Sekundär: *reflektorisch* (von den Gefäßen oder von bestimmten Organen aus). Hierher gehört auch die reflektorische Drucksteigerung bei Schädigung der Depressorendigungen.
  II. *Periphere Vasomotorenreizung* oder Tonussteigerung:
    1. Primär: *toxisch;*
    2. Sekundär: *reflektorisch* (durch periphere Reflexe von sämtlichen Gefäßen ausgehend).
B. *Anatomischer Hochdruck* (durch allgemeine oder sehr ausgedehnte organische Verengerung der Arteriolen).

Diese Einteilung Kahlers vermag jedoch heute deswegen nicht voll zu befriedigen, weil unsere klinischen Untersuchungsmethoden meist nicht gestatten,

---

[1]) Fahr, Th.: Kurze Beiträge zur Frage der Nephrosklerose. Dtsch. Arch. f. klin. Med. Bd. 134, S. 366. 1920.
[2]) Kylin, E.: Klinische und experimentelle Studien über die Hypertoniekrankheiten. Stockholm 1923.
[3]) Kylin, E.: Die Hypertoniekrankheiten. Berlin: Julius Springer 1926.
[4]) Kahler, H.: Die verschiedenen Formen von Blutdrucksteigerung. Wien. klin. Wochenschr. 1923, Nr. 14—15, S. 265; ferner: Die Blutdrucksteigerung, ihre Entstehung und ihr Mechanismus. Ergebn. d. inn. Med. u. Kinderheilk. Bd. 25, S. 265. 1924.

den einzelnen Fall dieser oder jener Gruppe zuzuordnen. Zudem muß die Trennung von funktionellem und anatomischem Hochdruck Bedenken hervorrufen, einmal deswegen, weil auch bei Vorhandensein von organischen Wandveränderungen funktionelle Gefäßzustände für die Höhe des Blutdruckes wirksam sind; dann aber auch wegen der Unmöglichkeit, zu Lebzeiten des Menschen den organischen vom funktionellen Anteil an der Höhe des Blutdruckes zu trennen (vgl. S. 1329). Wenn irgendwo, so sind fließende Übergänge zwischen den beiden Hauptgruppen KAHLERS sicher.

VOLHARD[1]) unterscheidet den *roten* und den *blassen Hochdruck*, wobei jener der Arterienhypertonie, dieser der Capillarhypertonie KYLINS (s. oben) entsprechen würde: Der Repräsentant des *roten* ist die essentielle Hypertension (benigne Sklerose), die einen *regulatorischen Charakter* tragen soll. Er erwägt die Möglichkeit, daß für ihr Zustandekommen eine vorwiegend *zentral* bedingte Kontraktion der Gefäße, hauptsächlich des Splanchnicusgebietes, maßgebend sei. Die Gefäße des Gehirns, des Herzens, der Haut, der Retina und der Nieren sollen von der Gefäßkontraktion ausgespart bleiben. Dem *blassen* Hochdruck (Glomerulonephritis, sekundäre Schrumpfniere) dagegen liegt neben der Anämie, die so gut wie immer vorhanden ist, eine krankhafte Zusammenziehung *aller* Gefäße zugrunde. Es handelt sich um einen chemisch-toxischen Vorgang zuungunsten der Peripherie, d. h. aller Organe und besonders der Niere. Im Blut lassen sich Stoffe nachweisen, die die Ansprechbarkeit der Gefäße z. B. auf Adrenalin steigern. Als sicherstes Kennzeichen des blassen Hochdruckes gilt die Retinitis angiospastica s. hypertonica.

Weitere klinische Differenzierungsmerkmale dieser VOLHARDschen Typen fanden auf Grund capillarmikroskopischer Untersuchung MÜLLER und HÜBENER[2]). Bei Kranken, die dem *roten* Hochdruck VOLHARDS entsprechen und bei denen Zeichen einer Nierenerkrankung fehlen, schildern die Autoren eine völlige Unordnung und Planlosigkeit in der Architektur der Arteriolen, Capillaren und kleinen Venen ähnlich jener, die O. MÜLLER als Kennzeichen der „vasoneurotischen Diathese" beschrieben hat. Das Zusammenspiel einzelner Gefäßabschnitte ist gestört, die Autoren sprechen von *Dysergie*. Besonders auffallend ist der Gegensatz zwischen den überaus eng kontrahierten, vielfach reichlich gewundenen arteriellen und den varicenartig erweiterten und auch abnorm gewundenen venösen Schenkeln, die bis zu dem ebenfalls mächtig dilatierten subpapillären Plexus deutlich erkennbar sind. Neben spastischen finden sich atonische Gefäßzustände. Die abnorme Röte der Haut scheint auf Überfüllung der venösen Seite des periphersten Gefäßgebietes zu beziehen zu sein. Sie besteht, ohne daß Erscheinungen einer Kreislaufinsuffizienz oder einer Erhöhung des Venendruckes nachweisbar wären.

Die Strömung in den Capillaren ist diskontinuierlich, vielfach körnig; Stasen sind häufig, eine Erscheinung, die mit abnormer Kontraktion der Arteriolen und der Anfänge der arteriellen Capillarschenkel in Zusammenhang gebracht wird. Weiter sind besonders an Brust, Oberarm und Lippe überaus stark geschlängelte und kontrahierte Capillarknäuel auffallend, ebenso ungewöhnlicher Reichtum an Anastomosen. Der Capillardruck ist normal.

Beim *blassen* Hochdruck dagegen entspricht die Ordnung und Planmäßigkeit im Gefäßaufbau weitgehend der bei Gesunden. Von Disproportion der Gefäßstruktur kann nicht gesprochen werden. Das Wechselbild von spastisch-

---

[1]) VOLHARD, FR.: Der arterielle Hochdruck. Verhandl. d. dtsch. Ges. f. inn. Med. 1923, S. 134.
[2]) MÜLLER, O. u. G. HÜBENER: Über Hypertonie. Dtsch. Arch. f. klin. Med. Bd. 149, S. 31. 1925.

atonischen Zuständen fehlt. Die Capillarschlingen zeigen entweder ein annähernd normales Verhalten oder sie sind im Vergleich zu Gesunden in beiden Anteilen, namentlich im arteriellen, eng kontrahiert. Die Strömung ist diskontinuierlich, ohne häufige Stasen, oft beschleunigt; Capillarknäuel fehlen. Vom subpapillären Plexus sind nur in einzelnen Körperprovinzen, z. B. an der Lippe, einige bescheidene Andeutungen sichtbar. Auch in diesen Fällen ist der Capillardruck niedrig, was auf Abdrosselung des arteriellen Hochdruckes in den Arteriolen zurückgeführt wird.

Die Einteilung VOLHARDS in einen blassen und einen roten Hochdruck läßt sich am Krankenbett durchaus durchführen. Sie wird auch insofern den Verhältnissen der Wirklichkeit offenbar gerecht, als eine rote Hautfarbe bei sekundären Schrumpfnieren sowie bei der akuten Glomerulonephritis tatsächlich zu den allergrößten Seltenheiten gehört. Blasse Hypertoniker mit klinisch gesunder Niere, auch ohne Nierenerkrankung in der Anamnese und ohne Retinitis hypertonika, kommen dagegen gelegentlich vor.

Die Schlußfolgerungen, die die genannten Autoren aus ihren Befunden ziehen, sind verschieden. Nach VOLHARD sprechen die Unterschiede im klinischen Bilde, wie bereits erwähnt, dafür, daß der Mechanismus des Hochdruckes in beiden Gruppen grundverschieden ist (s. oben S. 1387). MÜLLER und HÜBENER dagegen verwerten ihre mikroskopischen, von LANGE[1]) bestätigten, aber mit noch größerer Zurückhaltung in ihren Beziehungen zur arteriellen Hypertension gedeuteten Feststellungen, die freilich nur für einen Teil der Fälle Gültigkeit haben, in dem Sinne, daß sie sagen: Es gibt Hypertensionen ohne jeden Nierenbefund, die in ihrem peripherstem Gefäßabschnitt die unverkennbaren Anzeichen der konstitutionellen Vasoneurose darbieten. Innerhalb eines Jahres haben sie 50 derartige Fälle analysieren können. „Solche Fälle sind demnach nicht selten. Wir möchten sie als *konstitutionelle Hypertensionen* bezeichnen", ein Vorschlag, den z. B. auch KYLIN gemacht hat, den MÜLLER und HÜBENER aber mit Recht nur als eine Etappe auf dem Wege der weiteren Forschung aufgefaßt wissen wollen. Die beobachteten eigentümlichen und wechselvollen Bilder der kleinen und kleinsten Gefäße müssen an sich noch keineswegs vermehrte Widerstände in der Peripherie des Kreislaufes bedeuten und werden daher allein nicht zum Hochdruck führen. Denn wie viele Fälle von Vasoneurose in scheinbar ähnlicher morphologischer Stärke gibt es, bei denen die arterielle Drucksteigerung fehlt. „Es müssen noch weitere Momente zu dem disproportionierten ‚Idiotyp' des peripherstem Gefäßabschnittes hinzukommen, um allgemeine Blutdrucksteigerung (d. h. essentielle Hypertension, Verf.) auszulösen." Wir werden demnach die Vasoneurose, und zwar nicht nur, soweit sie capillarmikroskopisch zum Ausdruck kommt, gleichsam nur als *einen* offenbar vererbbaren Boden betrachten, auf dem es bei sonst vorhandenen Bedingungen zu arterieller Hypertension kommen kann.

Über diese sonst noch notwendigen Bedingungen für die Entstehung der essentiellen Hypertension herrscht heute noch Dunkelheit; nur das eine darf wohl als gesichert gelten, daß diese mehr auslösenden Faktoren mannigfacher Natur sein können, wobei es freilich den Anschein hat, als ob ihnen, wenigstens soweit es sich um exogene Einflüsse handelt, überhaupt nur untergeordnete Bedeutung zukommt. Es liegt nahe, in diesem Zusammenhang an das Asthma bronchiale zu erinnern, dessen bekannter Symptomenkomplex ebenfalls auf ganz verschiedene Weise entstehen kann: An der Möglichkeit reflek-

---

[1]) LANGE, FR.: Die Gestalt der Blutcapillaren bei Hypertonie. Dtsch. Arch. f. klin. Med. Bd. 152, S. 302. 1926.

torischer Genese — wobei auch bedingte Reflexe nicht unberücksichtigt zu lassen sind — zweifelt man heute ebensowenig wie an der Bedeutung klimatischer und psychischer Einflüsse oder allergisierender Substanzen. Aber mit der Berücksichtigung des einen oder des anderen dieser Faktoren wird man im Einzelfalle den Verhältnissen der Wirklichkeit nicht gerecht. Erst wenn es gelingt, gleichzeitig in das Geheimnis der Disposition Einblick zu gewinnen, die beim Einzelindividuum ohne Frage zeitlichen und quantitativen Schwankungen unterworfen ist, wird die Pathogenese des Asthma bronchiale und in analoger Weise die der einzelnen Fälle von essentieller Hypertension zu klären sein; zumal es den Anschein hat, als ob die essentielle Hypertension auf dem Boden rein endogener Faktoren sich entwickeln kann.

Mit Recht wird von KYLIN[1]) die Bedeutung des „*vegetativen Systems*" im Sinne von FR. KRAUS[2]) betont, wenn auch seine Vorstellungen im einzelnen kaum anzuerkennen sind. Die essentielle Hypertension ist keine vegetative Neurose, und es widerspricht alltäglicher Beobachtung am Krankenbett sowie unseren Kenntnissen vom vegetativen Nervensystem, sie gar als einen „Vagotoniezustand" zu bezeichnen. Trotzdem kommt dem vegetativen System offenbar eine ganz große Rolle zu, die wir heute schon deswegen anerkennen müssen, weil, wie bereits z. T. oben ausgeführt, an der Bedeutung seiner einzelnen Komponenten: endokriner Apparat, vegetatives Nervensystem, Ionenmilieu einschließlich des von diesem weitgehend abhängigen Kolloidchemismus des Körpers nicht gezweifelt werden kann. Im einzelnen aber liegen die Verhältnisse außerordentlich kompliziert; die Erkennung des primär wirksamen Faktors innerhalb dieser Trias stößt auf ganz besondere Schwierigkeiten, und zwar deswegen, weil die genannten Komponenten in ihren Wirkungen auf das periphere Erfolgsorgan innig miteinander verknüpft zu sein scheinen und die wechselseitige Beeinflussung der einzelnen Teilsysteme außerordentlich weitgehend ist. — Die Tätigkeit des regulierenden Zentrums, des gleichen, das auch die Höhe des Blutdruckes beim Gesunden garantiert, wird ferner bei keiner Erklärung der Hypertension außer acht zu lassen sein [v. BERGMANN[3])]. Daß schließlich auch Besonderheiten des peripheren Erfolgsorgans, etwa Änderungen an den Grenzmembranen z. B. unter dem Einfluß abdichtender Substanzen (Cholesterin), das primum movens für die Entstehung der essentiellen Hypertension darstellen können, ist der wesentliche Inhalt der WESTPHALschen Arbeiten[4]).

17. Die Blutdruckschwankungen und die Blutdruckkurve.

Wesentlich erweitert sind unsere Kenntnisse von der arteriellen Hypertension, seitdem man sich daran gewöhnt hat, den Blutdruck nicht nur einmal oder gelegentlich zu messen, sondern die Bestimmung täglich, ja mehrmals am gleichen Tage vorzunehmen. Schon lange war bekannt, daß der Blutdruck keineswegs so konstant ist, wie man etwa zu Zeiten DU BOIS-REIMONDS angenommme hatte. Auch beim Gesunden pflegt der Blutdruck abends höher zu sein als morgens. Schon in älteren Arbeiten von HENSEN[5]), KÜLBS[6]),

---

[1]) KYLIN, E.: Zur Frage über die Ätiologie der essentiellen Hypertoniekrankheit. Klin. Wochenschr. 1925, Nr. 17, S. 806.
[2]) KRAUS, FR.: Vegetatives System und Individualität. Med. Klinik 1922, Nr. 48.
[3]) v. BERGMANN: Zitiert auf S. 1384.
[4]) WESTPHAL, K.: Zitiert auf S. 1385.
[5]) HENSEN, H.: Beiträge zur Pathologie des Blutdruckes. Dtsch. Arch. f. klin. Med. Bd. 67, S. 436. 1900.
[6]) KÜLBS: Beiträge zur Pathologie des Blutdruckes. Dtsch. Arch. f. klin. Med. Bd. 89, S. 475. 1906.

GROSS[1]), LOEB[2]), ISRAEL[3]) oder ZABEL[4]) u. a. wurde die große Labilität besonders des krankhaft gesteigerten Blutdruckes auch bei der Nephritis [SCHLAYER[5])] betont. Nur durch häufige Messungen hatte PAL[6]) seine Beobachtungen gewonnen, die ihn den Begriff der pressorischen und depressorischen *Gefäßkrisen* einführen ließen, unter denen er eine abdominale (Bleikolik, Tabes), thorakale (Angina pectoris), cerebrale (Amaurose, Migräne, Aphasie, Apoplexie) und Extremitätenform (Claudicatio intermittens) unterscheidet. RAFF[7]) bringt Kurven von Alkoholikern mit Blutdrucksteigerung, die beträchtliche Schwankungen des systolischen Druckes und andererseits dessen Abfall binnen weniger Tage auf normale Werte zeigen. Aber erst seit den Beobachtungen von MOOG und SCHÜRER[8]) über die Blutdruckschwankungen bei der Kriegsnephritis hat man diesen wechselvollen Verhältnissen ein besonderes und berechtigtes Interesse geschenkt. Das praktische Ergebnis ist, daß wir heute wissen, daß eine einmalige Blutdruckmessung etwa in der Sprechstunde des Arztes zu völlig unrichtiger Auffassung über die herrschenden Blutdruckverhältnisse Veranlassung geben kann. Der Blutdruck kann unter dem Einfluß psychischer Erregung auf ungewöhnliche Höhe gelangt sein. Nach kurzer Zeit dagegen lassen sich wieder niedrige Werte finden. Unter solchen Umständen spricht VAQUEZ[9]) von baisse systolique. Jenen Vorschlag, der dahin ging, nur den niedrigsten Wert aus einer Anzahl wiederholter Messungen zur Beurteilung der Blutdruckverhältnisse heranzuziehen, lehnen wir ab. Ebensowenig geht es an, nur den höchsten Wert ins Auge zu fassen, wie KYLIN[10]) will, oder nur die morgens am nüchternen Patienten gemessenen Werte zu berücksichtigen. Nur das Gesamtbild, die Kenntnis der wirklichen Blutdruckverhältnisse, über die die Blutdruckkurve, sei sie nun in langer oder kurzer Zeit gewonnen, orientiert, läßt den Einzelfall richtig werten. Beträchtliche, rasch vorübergehende Blutdruckerhöhung, wie sie z. B. unter dem Einfluß psychischer Erregung oder aus mannigfachen anderen Anlässen zustande kommt, wird dem Arzt immer ein Hinweis sein, dem Blutdruck des betreffenden Kranken besondere Beachtung zu schenken. Oft genug werden die Schwankungen ein Frühsymptom beginnender Hypertension darstellen. — Die Wichtigkeit fortlaufender Blutdruckmessung bei der akuten Glomerulonephritis hat besonders auch LICHTWITZ[11]) betont, der den ganzen krankhaften Prozeß erst dann als abgeklungen betrachtet, wenn ein hypotonisches Stadium erreicht ist.

Neben KYLIN hat sich besonders FAHRENKAMP[12]) bemüht, verschiedene

---

[1]) GROSS, A.: Zur Kenntnis der pathologischen Druckänderungen usw. Dtsch. Arch. f. klin. Med. Bd. 74, S. 296. 1902.

[2]) LOEB: Über Blutdruck und Herzhypertrophie bei Nephritikern. Dtsch. Arch. f. klin. Med. Bd. 85, S. 348. 1905.

[3]) ISRAEL, A.: Klinische Beobachtungen über das Symptom der Hypertension. Volkmanns Sammlg. klin. Vortr. Inn. Med. Bd. 9, S. 854. 1907.

[4]) ZABEL: Plötzliche Blutdruckschwankungen und ihre Ursache. Münch. med. Wochenschr. 1910, Nr. 44, S. 2278.

[5]) SCHLAYER: Über die Quellen dauernder Blutdrucksteigerung. Münch. med. Wochenschr. 1913, Nr. 2, S. 63.

[6]) PAL, J.: Gefäßkrisen. Leipzig 1905.

[7]) RAFF, K.: Blutdruckmessungen bei Alkoholikern usw. Dtsch. Arch. f. klin. Med. Bd. 112, S. 209. 1913.

[8]) MOOG, O. u. J. SCHÜRER: Die Blutdruckkurve der Kriegsnephritis. Dtsch. med. Wochenschr. 1919. Nr. 17, S. 455.

[9]) VAQUEZ: Maladies du cœur. S. 475ff. Paris 1921.

[10]) KYLIN, E.: Die Hypertoniekrankheiten. S. 75. Berlin: Julius Springer 1926.

[11]) LICHTWITZ, L.: Über Hypertonie. Internat. Fortbildungskursus Karlsbad 1921, S. 118. Jena: Gustav Fischer 1922.

[12]) FAHRENKAMP, K.: Blutdruckkurven bei der Hypertonie. Med. Klinik 1923, Nr. 18; ferner: Tagesschwankungen des Blutdruckes bei Hypertonie. Ebenda 1921, Nr. 26; ferner: Über „Hypertension". Ergebn. d. ges. Med. Bd. V. S. 144.

Typen der Blutdruckkurve aufzustellen. Die Abgrenzung derselben wird immer etwas Willkürliches sein, fließende Übergänge kommen vor. Gewisse Extreme, die Wesentliches von Unwesentlichem trennen lassen, wird freilich jeder anerkennen:

Unter den durch tägliche Messung gewonnenen Blutdruckkurven gibt es solche, die auf großer Höhe (oft über 200 mm Hg) einen fast geradlinigen Verlauf, der Continua einer Fieberkurve vergleichbar, gelegentlich über Wochen hin zeigen. Stärkere Schwankungen des Blutdruckes erscheinen nicht, auch nicht als Folge therapeutischer Maßnahmen.

Ein zweiter Typ ist durch ganz besondere Schwankungen des Blutdruckes ausgezeichnet (vgl. Abb. 330). Die morgens und abends gewonnenen Werte können um mehr als 80, ja 100 mm Hg differieren, wobei die durchschnittliche Blutdrucksteigerung sich in mäßigen Grenzen hält. Auch kleinere Strecken, in denen Blutdruckschwankungen fehlen, kann man in einer solchen Kurve völlig vermissen.

Ein weiterer Typus zeigt ebenfalls ungewöhnliche Blutdruckschwankungen, die sich hier aber meist in engen Grenzen halten. Gleichzeitig ist der mittlere Blutdruck nur wenig gesteigert, so daß auf solche Kranke zutrifft, was KYLIN sagt: Sie sind mehr durch die Blutdrucklabilität als durch die Blutdrucksteigerung charakterisiert. Nach seelischer Erregung oder körperlicher Anstrengung kann es zu rasch vorübergehendem besonderen Ansteigen des Blutdruckes kommen. Solche Fälle sind es, in denen man häufig mehr von *Hypertensionsbereitschaft* sprechen wird.

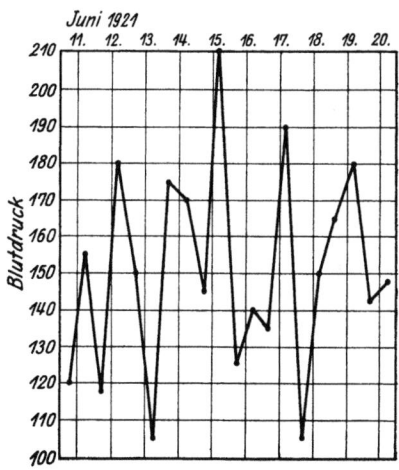

Abb. 330. Starke Schwankungen des systolischen Blutdruckes. (Eigene Beobachtung.)

Weiter gibt es Fälle, wie sie auch von FAHRENKAMP und KYLIN geschildert werden, deren Blutdruckkurve durch große Ungleichförmigkeit auffällt. Perioden großer Labilität wechseln mit Zeiten relativ geringer Blutdruckschwankungen ab, deren durchschnittliches Niveau bald hoch, bald niedrig gelegen ist.

Ein genauerer und richtigerer Einblick, wie rasch sich große Blutdruckschwankungen bei manchen Kranken, ohne daß eine äußere Ursache hierfür erkenntlich wäre, vollziehen können, läßt sich dann gewinnen, wenn man den Blutdruck etwa eine halbe Stunde lang in Abständen von einer halben oder einer Minute mißt. Dann kann man oft ein fortwährendes Auf und Nieder des kurvenmäßig registrierten Blutdrucks und große Differenzen zwischen den Werten zweier benachbarter Messungen feststellen, ohne daß diese etwa auf fehlerhafte Messungen bezogen werden können. Bald findet man bei gleichen Kranken 170, gleich darauf 120 mm Hg, und bei der dritten Messung ist der Blutdruck wieder auf einen höheren Wert hinaufgeschnellt. Differenzen von 30 oder 35 mm Hg zwischen zwei Messungen sind keineswegs Seltenheit, so daß man mit Recht von einer „vasomotorischen Ataxie" [SCHRUMPF[1])] sprechen kann. Eine Stütze dafür, daß diese Blutdruckschwankungen, die in Wirklichkeit sicher noch sehr viel rascher ablaufen, als wir heute mit unseren unzulänglichen Methoden erfassen können, nicht auf fehlerhafte Messungen zurückzuführen sind, geht daraus hervor, daß sich bei solchen Kranken sehr häufig große Schwankungen auch des Capillardruckes feststellen lassen. Wie LANDERER[2]), der über solche Beobachtungen berichtet, wird man annehmen dürfen, daß diese Schwankungen im Capillardruck mit dem wechselnden Kontrak-

---

[1]) SCHRUMPF, P.: Die psychogene Labilität des Blutdruckes und ihre Bedeutung für die Praxis. Dtsch. med. Wochenschr. 1910, Nr. 51, S. 2385.
[2]) LANDERER, R.: Zur Frage des Capillardruckes usw. Zeitschr. f. klin. Med. Bd. 78, S. 91. 1913.

tionszustand der Arteriolen zusammenhängen. Die Schwankungen des Capillardruckes sind offenbar nur ein anderes Symptom für jene wechselvollen Zustandsänderungen der präcapillaren Arterien, die andererseits in den geschilderten, rasch ablaufenden Druckschwankungen im arteriellen System zum Ausdruck gelangen.

Gemeinsam ist der überwiegenden Mehrzahl aller Blutdruckkurven, daß die Abendwerte höher als die Morgenwerte sind. Nach FAHRENKAMP und auch nach eigenen Beobachtungen läßt sich aber ein seltener weiterer Kurventyp herausheben, der durch das umgekehrte Verhalten ausgezeichnet ist: Die niedrigen Werte liegen am Abend, während die hohen des Morgens gemessen werden. Die Tagesschwankungen können dabei beträchtlich sein. Dieser Typus findet sich besonders bei Kranken mit sekundärer Schrumpfniere.

Sehen wir von dem letzten Kurventyp ab, so ist ferner hervorzuheben, daß im Laufe der Krankenbeobachtung die eine Kurvenart mehr oder weniger rasch in eine andere übergehen kann. Ein auf großer Höhe fixierter stabiler Hochdruck kann labile Form annehmen, derart, daß von einem bestimmten Zeitpunkt an mehr oder weniger große Remissionen in der Blutdruckkurve auftreten, wobei gleichzeitig, wenn man den Gesamtverlauf der Kurve betrachtet, eine deutliche Tendenz zur Senkung hauptsächlich des systolischen Niveaus erkennbar ist. Allmählich kann in günstigen Fällen auch ein solches Stadium der großen Labilität überwunden werden und die Blutdruckkurve sich der eines Normalen weitgehend annähern. Werden solche Kranke aus der Behandlung entlassen, pflegt der Blutdruck allmählich wieder die alte Höhe und den alten Charakter anzunehmen.

Hinsichtlich der Bewertung der Blutdruckkurven sei gegenüber andersartigen Auffassungen betont, daß ihre einzelnen Typen keineswegs für bestimmte Arten von Hypertension kennzeichnend sind. Nach KYLIN soll die Labilität des Blutdruckes bei der akuten Glomerulonephritis zurücktreten, während MOOG und SCHÜRER gerade bei dieser Krankheit auf sie aufmerksam gemacht hatten: *Ob stabile oder labile Blutdruckverhältnisse bestehen, ist nicht charakteristisch für eine bestimmte Ätiologie der Blutdruckkrankheit.*

Überhaupt entspricht eine scharfe Trennung von permanenter und vorübergehender oder durch große Schwankungen ausgezeichneter Hypertension den Verhältnissen der Wirklichkeit in sehr vielen Fällen nicht. Die Tagdruckkurve des Blutdruckes, die dabei hauptsächlich berücksichtigt wird, muß im Grunde unvollkommen erscheinen, denn wie viele Fälle von hochfixiertem Blutdruck, nach den Tageswerten beurteilt, gibt es, die während des nächtlichen Schlafes um 60, ja 80 mm Hg absinken. Sehr häufig wird es ferner von der Beobachtungsdauer abhängen, welcher Gruppe der eine oder andere Kranke auf Grund seiner Blutdruckkurve zuzurechnen ist. Auch nach 4- oder 5wöchiger Beobachtung kann ein konstanter Hochdruck in das „Stadium der amphibolen Kurven" gelangen. Wenn daher nach der Ansicht PALS zwischen transitorischer Drucksteigerung und dem dauernden Hochdruck sorgfältig zu unterscheiden ist, so gelingt eine Trennung offenbar nur in begrenztem Maße.

„*Der Übergang von Gefäßkrisen in dauernde Hypertension ist etwas ganz Gewöhnliches*" [FREY[1]]. Richtig scheint zu sein, daß bei Kranken mit essentieller Hypertension der Blutdruck durch besondere Labilität ausgezeichnet sein kann, ferner, daß bei dieser Art der Blutdrucksteigerung die Abendwerte regelmäßig über den Morgenwerten liegen. Wenn wir heute einen Kranken sehen, dessen Blutdruck starke Schwankungen aufweist, so werden wir diese sehr oft als Zeichen dafür betrachten, daß ein bestimmtes *Stadium* der Blutdruckkrankheit vorliegt. Hauptsächlich über Jahre sich erstreckende Beobachtungen am gleichen

---

[1] FREY, W.: Arteriosklerose. Med. Klinik 1922, Nr. 16, S. 455.

Kranken sind es, die zu der schon an anderer Stelle genannten Auffassung berechtigen, daß es eine mehr oder weniger kontinuierliche Entwicklungsreihe bei der essentiellen Hypertension gibt: Abnorme Vasolabilität stellt sich als die primäre krankhafte Erscheinung dar. Aus der Anfallshypertension entwickelt sich dann ein Stadium labiler Blutdruckerhöhung, wobei das mittlere Niveau von Jahr zu Jahr bald rasch, bald langsam steigt. Allmählich werden die Remissionen des Blutdruckes nach Ausmaß und Häufigkeit immer geringer, bis schließlich der auf großer Höhe fixierte Hochdruck resultiert.

Zu wenig scheint bisher beachtet zu sein, daß es auch Fälle gibt, die ohne Zweifel in die Gruppe der essentiellen Hypertension gehören und bei denen Monate hindurch hoher Blutdruck gefunden wurde, bei denen aber im Laufe der Zeit der Blutdruck völlig zur Norm zurückkehren und im Bereich der Norm bleiben kann. Derartiges kommt z. B. nach einem Infekt [MONAKOW[1])] oder nach Durchfall [FR. MÜLLER[2])] oder auch anscheinend spontan [SCHLAYER[3])] vor. Wir selbst verfügen über eine jetzt 38 jährige Kranke (Krankenschwester), bei der ebenfalls anscheinend spontan Analoges zu beobachten war: Im Jahre 1921 bestand während 6 wöchiger Krankenhausbehandlung (wegen Ulcus duodeni) ein Blutdruck zwischen 155 und 186 mm Hg. 1922 wurden Werte zwischen 138 und 163 mm Hg gemessen, im Februar 1923 nie Werte über 129 mm Hg. Seitdem zeigt die Patientin, deren Mutter im 60. Lebensjahr und deren beide Großeltern ebenfalls etwa im 60. Jahre am Schlaganfall gestorben sind, normale Blutdruckwerte.

18. Örtliche Differenzen des Blutdruckes, besonders unter krankhaften Bedingungen.

Im allgemeinen entspricht die am rechten Arm gemessene Höhe des Blutdruckes jener des linken Armes. Hauptsächlich unter krankhaften Bedingungen können aber Differenzen bestehen. Am bekanntesten ist wohl eine solche Blutdruckdifferenz beim *Aortenaneurysma*. Schon GEISBÖCK[4]) fand hier den Blutdruck am rechten Arm höher als am linken. Bei Kranken mit Aorteninsuffizienz pflegt im Liegen der Blutdruck am Unterschenkel höher als am Oberarm zu sein [ROLLESTON[5]), LESCHKE[6])]. Auch bei *Hemiplegikern* sind solche unterschiedlichen Blutdruckwerte beobachtet worden. PERITZ[7]) berichtet von Hirnverletzten, bei denen auf der geschädigten Seite der Blutdruck z. B. 168/138, auf der gesunden dagegen nur 148/112 mm Hg beträgt. Die zentrale Hirnschädigung betraf vorwiegend die hintere Zentralwindung und den Scheitellappen, auch die vordere Zentralwindung. GOLDSTEIN[8]) fand ebenfalls bei Hirnverletzten differente Blutdruckwerte. Der größte Unterschied betrug 21 mm Hg. Weiter fanden sich Differenzen von 18,10 und 6 mm. Die größte Zahl der Untersuchten zeigte nur die geringe Differenz von 2—3 mm. In allen

---

[1]) MONAKOW, P. v.: Blutdrucksteigerung und Niere. Dtsch. Arch. f. klin. Med. Bd. 133, S. 129. 1920.

[2]) MÜLLER, FR. v.: Die Bedeutung der Blutdruckmessung für den praktischen Arzt. Münch. med. Wochenschr. 1923, Nr. 1, S. 1.

[3]) SCHLAYER: Zitiert auf S. 1390.

[4]) GEISBÖCK, F.: Dtsch. Arch. f. klin. Med. Bd. 83, S. 387. 1905.

[5]) ROLLESTON, H.: On the systolic blood-pressure in the arm and leg in aortic incompetence. Heart Bd. 4, S. 83. 1912.

[6]) LESCHKE, E.: Differenzen bei der Blutdruckmessung usw. Dtsch. med. Wochenschr. 1922, Nr. 40. S. 1338.

[7]) PERITZ: Neurol. Zentralbl. Bd. 34, S. 140. 1915.

[8]) GOLDSTEIN, K.: Beobachtungen an Hirnverletzten. Münch. med. Wochenschr. 1918, Nr. 3 u. 4.

Fällen mit ausgesprochener Blutdruckerhöhung auf der kranken Seite lag ebenfalls eine Läsion in der Gegend der Zentralwindung vor, während bei Hinterhaupts-, Kleinhirn- oder Stirnhirnverletzungen beträchtlichere Differenzen vermißt wurden. Stets handelte es sich, wenn überhaupt Unterschiede bestanden, um Blutdruckerhöhung auf der kranken Seite, nie um Erniedrigung, und alle Fälle mit ausgesprochenen Differenzen waren schwere Spastiker. Die Erklärung des Phänomens läßt GOLDSTEIN offen: ob es sich um Einfluß der spastisch veränderten umgebenden Skelettmuskulatur oder um eine Veränderung im Kontraktionszustand des Gefäßrohres handelt. Das eine aber scheint dem Autor wahrscheinlich, daß irgendwelche Einflüsse, die besonders von der lädierten vorderen Zentralwindung ausgehen, bei der Blutdruckerhöhung der genannten Patienten eine Rolle spielen.

Auch BÖWING[1]) fand den Blutdruck bei frischen Hemiplegien auf der gelähmten Seite erhöht; bei alten kann er auch erniedrigt sein. Ebenso kann bei schlaffer oder spastischer Paraplegie an den Beinen gegenüber den Armen eine Blutdruckerhöhung gefunden werden, die der Autor als Folge des Ausfalls cerebraler Hemmungen auf die contractilen Elemente der Gefäßwand auffaßt. Bei einem Kranken mit unterer Plexuslähmung fand der gleiche Autor am gelähmten Arm eine Blutdruckerhöhung um 10 mm Hg gegenüber dem Gesunden.

Ebenfalls bei Hemiplegikern fanden ROTKY und KLEIN[2]) den arteriellen Blutdruck auf der rechten und linken Seite different. Unter 14 derartigen Kranken sahen sie ihn 3mal auf der gelähmten Seite höher (um 30—60 mm Hg). Einmal stellten sie aber auch Erniedrigung auf der gelähmten Seite fest. Unterschiede des diastolischen Druckes fanden sie ebenfalls häufig, meist im Sinne einer Herabsetzung auf der gelähmten Seite. Am regelmäßigsten aber fanden die Autoren Differenzen des Venendruckes, die nur in einem Falle vermißt wurden. Der Venendruck pflegt auf der gelähmten Seite höher als auf der gesunden zu sein. Der Capillardruck war in 8 Fällen auf der gelähmten Seite niedriger als auf der gesunden, 4mal war er dort höher.

Über Erhöhung des Blutdruckes auf der gelähmten Seite berichten auch KAHLER[3]) und FISCHER[4]), während PAL[5]) nach Apoplexien im Verlaufe vorgeschrittener Hypertensionen die Arterien auf der gelähmten Seite ganz weich fand.

Die Befunde BÖWINGS, sowie von ROTKY und KLEIN sprechen dafür, daß der Tonus der Skelettmuskulatur auf den Blutdruckwert nur von untergeordneter Bedeutung ist. Denn Erhöhung des Blutdruckes fand sich sowohl an spastischen Extremitäten wie an solchen mit schlaffer Lähmung. Ganz freilich wird man diesen Faktor nicht außer acht lassen dürfen, denn HERING[6]), der dem *Einfluß der Weichteile auf die Werte der Blutdruckmessung* besondere Beachtung geschenkt hat, fand bei Kriegsbeschädigten mit Schußverletzungen der einen oberen Extremität eine beträchtliche Herabsetzung des Blutdruckwertes auf der atrophischen Seite. Die Erniedrigung, die 3—13 mm Hg betrug, war um so größer,

---

[1]) BÖWING, H.: Zur Pathologie der vegetativen Funktionen der Haut. Dtsch. Zeitschr. f. Nervenheilk. Bd. 76, S. 71. 1923.
[2]) ROTKY, H. u. O. KLEIN: Studien über Venendruck,· Capillarströmungsdruck und Arteriendruck bei Hemiplegikern. Wien. Arch. f. inn. Med. Bd. 10, S. 585. 1925.
[3]) KAHLER, H.: Die Blutdrucksteigerung, ihre Entstehung und ihr Mechanismus. Ergebn. d. inn. Med. u. Kinderheilk. Bd. 25, spez. S. 336. 1924.
[4]) FISCHER, P.: Zur Frage differenter Blutdruckwerte im Bereich verschiedener Gefäßgebiete beim Menschen. Klin. Wochenschr. 1924, Nr. 18, S. 784.
[5]) PAL, J.: Arterieller Hochdruck. Klin. Wochenschr. 1923, Nr. 25, S. 1151.
[6]) HERING, E.: Über den Einfluß der Weichteile auf die Werte der Blutdruckmessung. Dtsch. Arch. f. klin. Med. Bd. 133, S. 306. 1920.

je vollkommener die Atrophie des Armes war. Besonders starke Herabsetzung fand sich in 2 Fällen mit kompletter Lähmung aller drei Armnerven; die Umfangsdifferenz gegenüber der normalen Extremität betrug 4—4,5 cm, die Herabsetzung des Blutdruckes am atrophischen Arm 12—13 mm. „Vielleicht ist hier ein direkter Einfluß der Nervenverletzung auf den Blutdruck nicht von der Hand zu weisen." So kommt HERING zu dem Schluß, daß die Höhe der Blutdruckwerte von der *Dicke* der umgebenden Weichteile, hauptsächlich aber auch von dem *Tonus*, unter dem die Gewebe, besonders die quergestreifte Muskulatur stehen, für die Höhe der Blutdruckwerte keineswegs ohne Bedeutung sind.

Über differente Blutdruckwerte berichtet auch BRÜNING[1]), der nach Exstirpation des Hals-Brustsympathicus auf der linken Seite — bei Angina pectoris — am rechten Arm stets höhere Werte als am linken fand. BRÜNING glaubt diese Erscheinung auf den durch die Operation erzielten Nachlaß der Gefäßkontraktion beziehen zu müssen.

Schließlich sind auch *psychische Impulse* im Sinne einer vorgestellten kräftigen Benutzung eines Armes nach den Beobachtungen WESTPHALs[2]) imstande, den Blutdruck auf der entsprechenden Seite um 10—15 mm Hg in die Höhe zu treiben, während er am anderen Arm nur wenig ansteigt oder unverändert bleibt. Über Blutdruckdifferenzen in verschiedenen Gefäßgebieten in Abhängigkeit von *hydrostatischen Einflüssen* siehe meinen Artikel „Einfluß des hydrostatischen Druckes auf die Blutbewegung usw." in diesem Bande des Handbuches S. 1430f.

19. Funktionsprüfungen und Reaktionseigentümlichkeiten des hypertonischen Gefäßsystems.

Einzelne Reaktionseigentümlichkeiten der Hypertoniker sind bereits an anderer Stelle dieses Artikels erwähnt worden, z. B. der wechselnde Erfolg einer Adrenalininjektion, die Neigung, auf größere Flüssigkeitszufuhr mit Blutdrucksteigerung zu reagieren, der Blutdruckanstieg bei mechanischer Blutverschiebung innerhalb des Blutgefäßsystems usw. Weitere Befunde seien hier angefügt.

a) Die Reaktion auf Nitroglycerin.

Beträchtliche Unterschiede der Reaktionsfähigkeit hat man feststellen können, als man sich für die Frage interessierte, wieweit dem hypertonischen Gefäß eine größere oder geringere Fähigkeit der Erschlaffung oder Entspannung erhalten geblieben ist, d. h. also die Fähigkeit, sich der normalen tonischen Einstellung wieder zu nähern. Auf diese Frage gibt der Nitroglycerinversuch [KAUFFMANN[3])] Antwort. Er prüft die vielseitig bedingte, sicher auch von organischen Wandveränderungen abhängige Funktion der Entspannungsbereitschaft der Gefäße.

Der Ausfall dieses Versuches ist keineswegs typisch für den Hochdruck einer bestimmten Ätiologie, wenngleich sich renale Hypertensionen im allgemeinen nur wenig empfindlich gegenüber Nitroglycerin erweisen.

Bei Kranken mit labilen Blutdruckverhältnissen sind Größe und zeitliche Dauer der reaktiven Blutdrucksenkung durch Nitroglycerin im allgemeinen von der Ausgangshöhe des Blutdruckes abhängig. Hoher Blutdruck geht bei solchen Kranken in der Regel mit starker reaktiver Blutdruckerniedrigung einher, während bei niedrigem Ausgangsniveau die Senkung auf die gleiche Dosis minimal sein kann. Die Entspannungsbereitschaft wechselt hier beim gleichen Kranken mit der Höhe des Blutdruckes.

---

[1]) BRÜNING, FR.: Die operative Behandlung der Angina pectoris usw. Klin. Wochenschrift 1923, Nr. 17, S. 777.
[2]) WESTPHAL, K.: Untersuchungen zur Frage der Entstehungsbedingungen des genuinen arteriellen Hochdruckes. Zeitschr. f. klin. Med. Bd. 101, S. 584. 1925, spez. S. 636.
[3]) KAUFFMANN, FR.: Die reaktive Blutdrucksenkung durch Nitroglycerin und ihre praktische Bedeutung. Zeitschr. f. d. ges. exp. Med. Bd. 42, S. 473. 1924.

Bei Kranken mit stabilem Hochdruck läßt der Nitroglycerinversuch erkennen, wie verschiedenartig die Entspannungsbereitschaft sein kann bei Patienten, deren Tagdruckkurve des Blutdruckes anscheinend übereinstimmt. Bei den einen bleibt die Höhe des Blutdruckes so gut wie unverändert, bei anderen tritt eine starke und oft langdauernde Senkung auf. Eine geringe Nitroglycerinwirkung pflegen Kranke mit einer Apoplexie zu zeigen, ebenso Kranke mit sekundärer Schrumpfniere, soweit sie eine entsprechende Tagesdruckkurve aufweisen.

Von besonderem Interesse sind die Änderungen der Entspannungsbereitschaft des Gefäßsystems beim gleichen Kranken. Untersucht man einen Patienten wiederholt in Abständen von Monaten, so kann man z. B. die abnehmende Entspannungsbereitschaft bei gleichbleibender mittlerer Blutdruckhöhe erkennen. Andererseits kann innerhalb kurzer Frist

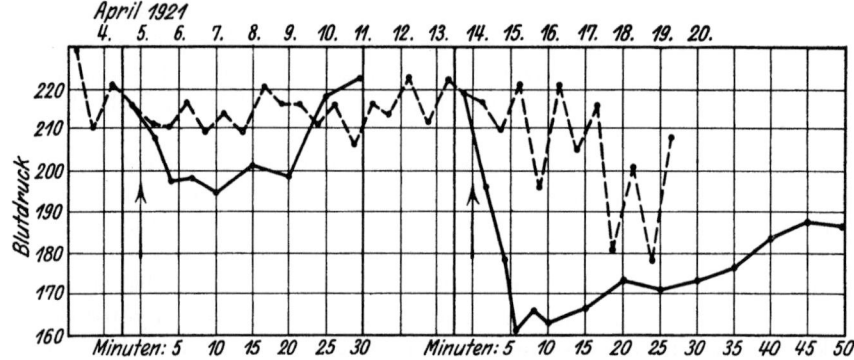

Abb. 331. Zunehmende Entspannungsbereitschaft des Gefäßsystems bei arterieller Hypertension. (Eigene Beobachtung.) Gestrichelte Kurve: Tagdruckkurve des systolischen Druckes. Ausgezogene Kurven: Blutdrucksenkung durch Nitroglycerin am 5. bzw. 14. April.

die Entspannungsbereitschaft zunehmen, wie Abb. 331 demonstriert: Der Nitroglycerinversuch ist also gleichsam imstande, noch latente Zustandsänderungen der Gefäße aufzudecken. Bei unverändert hohem Tagdruck kann sich in dem veränderten reaktiven Verhalten auf Nitroglycerin die zunehmende Entspannungsbereitschaft der Gefäße zeigen. Übereinstimmenden Werten des arteriellen Blutdruckes liegt also offenbar durchaus nicht immer eine gleiche funktionelle Einstellung der Gefäßmuskulatur zugrunde. Die Zähigkeit, mit welcher ein Blutdruckwert festgehalten wird, kann wechseln.

b) Die paradoxe Gefäßreaktion auf Abschnürung.

Diese von WESTPHAL[1]) angegebene Reaktion läßt sich erkennen, wenn man mittels einer Blutdruckmanschette etwa eine Minute lang die Arteria brachialis komprimiert. Während dieser Zeit entleert sich ein Teil der Capillaren, am Nagelfalz des gleichen Armes beobachtet, völlig; in anderen kommt es zur Stase. Dann wird nach Öffnen der Binde mit Hilfe des Capillarmikroskopes der Füllungsvorgang an den kleinen Nagelfalzgefäßen beobachtet. Bei Gesunden kommt es nach Freigabe des Blutstroms zu reaktiver Hyperämie, die bei Jugendlichen lebhafter ist als bei älteren Personen. Anders bei einer großen Anzahl von Hypertonikern: Es tritt eine deutliche Anämisierung der Capillaren ein, die nach Lösung der Arterienkompression längere Zeit, ja bis zu 20 Minuten anhalten kann. Die Capillaren bleiben völlig unsichtbar, das Gesichtsfeld tief blaß. Nur hier und da ist noch die Umbiegungsstelle und der venöse Schenkel einer Capillarschlinge wie vordem sichtbar.

Es führt also der gleiche Reiz, der beim Normalen Hyperämie zur Folge hat, bei einer großen Anzahl von Hypertonikern zu einer umgekehrten Reaktion. Diese inverse Reaktion des Hypertonikers zeigt, daß bei ihm die Erweiterungsfähigkeit der kleinen und kleinsten Gefäße offenbar aufs schwerste gestört ist.

---

[1]) WESTPHAL, K.: Die paradoxe Gefäßreaktion auf Abschnürung bei arteriellem Hochdruck. Zeitschr. f. klin. Med. Bd. 101, S. 545. 1925.

Vielmehr besteht eine abnorme Kontraktionsbereitschaft der Gefäßmuskulatur, und es muß nach WESTPHAL ferner ein Bremsmechanismus angenommen werden, der die einmal erfolgte Kontraktion lange Zeit aufrecht erhält. Die Ursache für dieses Phänomen sieht WESTPHAL in einer Neigung der Gefäßmuskulatur zur Einstellung auf eine höhere Tonuslage. Das Hineinschießen der Blutwelle nach Eröffnung der Arterienkompression, also ein Dehnungsreiz, soll entsprechend den experimentellen Beobachtungen von BAYLISS[1]) für diese Gefäße den Reiz zu einer noch stärkeren Kontraktion darstellen, wobei die Sperre hauptsächlich in den Arteriolen zu suchen sein wird. Hier bleibt der abnorme Kontraktionszustand lange Zeit bestehen, obwohl die im Capillargebiet entstehende Anämisierung als starker Dilatationsreiz wirksam werden müßte.

c) Die Verlängerung der sog. Nachströmungszeit.

Mit capillarmikroskopischer Methode hat LANGE[2]) die „Nachströmungszeit" an den Fingercapillaren beobachtet, d. h. diejenige Zeit, die vergeht, bis nach plötzlicher Sperrung der arteriellen Blutzufuhr am Oberarm die Strömung in den Capillaren zum Stillstand kommt. Im Gegensatz dazu wird die Zeit, die bis zum Wiederbeginn der Strömung in den Capillaren verstreicht, als „Einströmungszeit" bezeichnet. Bei Hypertonikern fand LANGE im Gegensatz zum Normalen (9 Sekunden) die Nachströmungszeit verlängert, sie betrug durchschnittlich 14 Sekunden. Unter dem Einfluß von Wärme nimmt die Nachströmungszeit bei Gesunden ab. Bei Hypertonikern dagegen ist das Umgekehrte zu beobachten, die Dauer der Nachströmung nimmt im Laufe einiger Minuten während der Wärmeeinwirkung ständig zu. Auch die Kälte hat inverse Wirkung, insofern sie die Nachströmungszeit fast augenblicklich verkürzt, während sie bei Gesunden verlängernden Einfluß hat. LANGE ist geneigt, diese beim Wärme- und Kälteversuch im Vergleich zur Norm umgekehrte Reaktion des Hypertonikers mit der leichteren Ansprechbarkeit hypertonischer Gefäße (Arterien und Arteriolen) auf die verschiedensten Einwirkungen zu erklären.

d) Die inverse Gefäß- bzw. Blutdruckwirkung der Wärme.

Bei der großen Unklarheit, die heute noch über die pathogenetischen Momente beim Krankheitsbilde der arteriellen Hypertension besteht, sollte der Möglichkeit derartiger inverser Reaktionen größere Beachtung geschenkt werden.

Wärme hat im allgemeinen Gefäßerweiterung zur Folge. Als erster hat jedoch R. SCHMIDT[3]) beobachtet, daß es Hypertoniker gibt, bei denen die in heißes Wasser getauchte Hand, ähnlich wie dies am Fuße von Kranken mit intermittierendem Hinken von SCHLESINGER[4]) gefunden wurde, nicht rot sondern blaß, „leichenfahl" wird. Ein weiterer derartiger Fall ist von KAUFFMANN[5]) beschrieben.

Auch von außen auf den ganzen Organismus einwirkende Wärme kann beim Hypertoniker in ihrer Auswirkung auf den Blutdruck inverse Gefäßreaktion zur Folge haben, so daß es statt zu Blutdrucksenkung zu Blutdrucksteigerung kommt. KAUFFMANN[5]) fand dies unter 28 Kranken im ganzen 12mal. Kranke mit chro-

---

[1]) BAYLISS, W. M.: Ergebn. d. Physiol. Bd. 5, S. 319. 1906.
[2]) LANGE, FR.: Funktionsprüfung der Arterien mit einer capillarmikroskopischen Methode. Dtsch. Arch. f. klin. Med. Bd. 148, S. 58. 1925.
[3]) SCHMIDT, R.: Über das konstitutionelle und symptomatische Milieu des essentiellen Hochdrucks. Med. Klinik 1923, Nr. 45, S. 1479.
[4]) SCHLESINGER, H.: Zur Klinik und Therapie des intermittierenden Hinkens. Med. Klinik 1921, Nr. 50, S. 1507; Weitere Beiträge zur Klinik des intermittierenden Hinkens. Dtsch. Zeitschr. f. Nervenheilk. Bd. 77, S. 184. 1923.
[5]) KAUFFMANN, FR.: Die inverse Blutdruckwirkung der Wärme. Zeitschr. f. klin. Med. Bd. 100, S. 702. 1924.

nischer Nephritis lassen dies Phänomen vermissen. Von 12 Kranken mit essentieller Hypertension dagegen, unter denen 8 bereits in der Anamnese angaben, sich bei warmer Außentemperatur unbehaglich zu fühlen und über eine ganze Reihe charakteristischer Beschwerden unter solchen Bedingungen berichteten, reagierten 9 mit Blutdruckerhöhung. Die Steigerung betrug bis zu 43 mm Hg. Ähnliches fand Arrak[1]), der das Verhalten des Blutdruckes im warmen Bade studierte. Während es auch hier in der Regel zu Blutdrucksenkung kommt, fand er in zwei Fällen Blutdrucksteigerung. Auch dies bei Patienten, die sich im warmen Bad schlecht fühlten.

Über die inneren Bedingungen für diese inverse Blutdruckwirkung der Wärme herrscht noch Unklarheit. Um eine Störung der Wärmeregulation, mit Wärmestauung einhergehend, scheint es sich nicht zu handeln. Es wird an eine Störung im vegetativen System, mit verändertem Erregungszustand der Nervenendigungen an den kleinen Gefäßen verbunden, oder an abnorme Säuerung der Gewebe [Frey[2])] gedacht (Kauffmann), die z. B. von Zak[3]) auch für das Zustandekommen der inversen Strychninwirkung etwa nach Anlegung der Esmarchschen Binde postuliert wird. Auch bei Kranken mit intermittierendem Hinken hat man am kranken Bein eigentümliche Modifikationen bzw. Inversionen vasomotorischer Reflexe, Angiospasmen bei Bewegung und Hitze gesehen [Schlesinger[4])]. Vasoconstriction infolge von Wärmereizen ist auch von Martin und Jakoby[5]) beobachtet worden, und auch die oben geschilderten capillarmikroskopischen Feststellungen von Lange[6]) über den inversen Einfluß der Wärme auf die sog. Nachströmungszeit gehören selbstverständlich hierher.

e) Störungen der Gefäßdurchlässigkeit bei Hypertonikern.

Veränderungen der Grenzmembranen an den Gefäßwänden im Sinne von vermehrter Abdichtung, z. B. durch Cholesterin, dürften möglicherweise folgende Reaktionseigentümlichkeiten bedingen. Injiziert man einem Gesunden hypertonische Glykoselösung, so pflegt der anschließende Flüssigkeitswechsel in spätestens 2 Stunden beendet zu sein. Anders bei gewissen Kranken mit arterieller Hypertension: Nach den Beobachtungen von Adler[7]) kann es zu einer starken Hydrämie kommen, die oft viele Stunden, ja mehrere Tage anhält. Die Blutverdünnung ist besonders langwährend bei solchen, die bei hohem Druck nur geringe Beteiligung der Nieren aufweisen. Bei sekundären Schrumpfnieren stellt sich zwar auch eine Hydrämie ein, doch ist sie hier von erheblich geringerer Dauer. Durch Darreichung von Jodkali läßt sich die Blutverdünnung in ihrer Dauer abkürzen, weniger stark durch Coffeinpräparate.

Auch nach einem *Aderlaß* hält die auftretende Hydrämie bei Kranken mit arterieller Hypertension abnorm lange an [Veil[8])]. Normalerweise dehnt sich diese höchstens bis zu 48 Stunden nach dem Eingriff aus; oft ist sie viel früher verschwunden. Bei der Hypertension dagegen kann sie wochenlang andauern. Veil bringt eine Kurve, auf der nach 10 Wochen die Rückkehr zu den früheren Serumeiweiß- und Hämoglobinwerten im Blute noch nicht eingetreten ist.

---

[1]) Arrak A.: Über die Blutdruckschwankungen bei Nierenkranken und ihre Ursachen. Zeitschr. f. klin. Med. Bd. 96, S. 453. 1923.
[2]) Frey, W.: Hypertonie als Reflexvorgang. Berlin. klin. Wochenschr. 1921, Nr. 40.
[3]) Zak: Weiterer Beitrag zur Kenntnis des Gefäßkrampfes beim intermittierenden Hinken. Med. Klinik 1923, Nr. 14, S. 454.
[4]) Schlesinger, H.: Zitiert auf S. 1397.
[5]) Martin u. Jacoby, ref. Kongreß-Zentralbl. Bd. 24, S. 548. 1922.
[6]) Lange, Fr.: Zitiert auf S. 1397.
[7]) Adler, E.: Klinisch-experimentelle Studien über die Gefäßfunktion bei arterieller Hypertonie. Verhandl. d. dtsch. Kongr. f. inn. Med. 1922, S. 258.
[8]) Veil, W. H.: Ergebn. d. inn. Med. u. Kinderheilk. Bd. 15, S. 156 u. 158. 1917.

Auf die gleichen inneren Bedingungen abnormer Gefäßabdichtung mag auch die klinisch feststellbare Herabsetzung der Entzündungsbereitschaft besonders Kranker mit essentieller Hypertension sowie die Verlängerung der „Blasenzeit" [GÄNSSLEN[1])] zurückzuführen sein: Unter einem Cantharidenpflaster von bestimmter Größe und Beschaffenheit kommt es erst nach sehr beträchtlich längerer Einwirkung des Pflasters zu Blasenbildung als bei gesunden Menschen.

20. Der Blutdruck im Schlaf.

In älteren Arbeiten, die sich mit den Blutdruckverhältnissen im Schlafe beschäftigen, finden sich widersprechende Angaben. So behauptete COLOMBO[2]), der Blutdruck stiege im Schlafe an. Der erste, der das Sinken des Blutdrucks im Schlafe nachgewiesen, war wohl TARCHANOFF[3]), der bei Hunden eine Erniedrigung um 30—50 mm Hg feststellte. HOWELL[4]) fand analoges beim Menschen und glaubte als Ursache eine Erweiterung der peripheren Hautarterien annehmen zu dürfen, wie er sie bei plethysmographischer Registrierung an seinem Unterarm feststellen konnte. HILL[5]) fand gleichfalls Blutdrucksenkung, ebenso BRUSH und FAYERWEATHER[6]), die ferner bereits nachwiesen, daß die maximale Senkung in den ersten beiden Stunden des nächtlichen Schlafes gelegen zu sein pflegt, und daß dann bis zum Morgen wellenförmiger Anstieg stattfindet. TRUMP[7]) stellte im Schlaf bei Kindern eine Blutdrucksenkung von ca. 10 mm Hg gegenüber dem Wachzustande fest, analoges KÜLBS[8]) bei Erwachsenen. Bei Geisteskranken fand KORNFELD[9]) im Trionalschlaf Blutdruckerniedrigung um bis zu 70 mm Hg, PILCZ[10]) bei gleichartigen Kranken 20—35 mm Hg. Wiederum lag der Tiefpunkt in den beiden ersten Schlafstunden.

Ausführlichere Untersuchungen liegen von BROOKS und CARROLL[11]) vor, die außer den bisher angeführten Befunden erwähnen, daß der Blutdruck beim Erwachen durchschnittlich 12 mm niedriger sei als am Abend. Ruhiger tiefer Schlaf gibt schnelleren und größeren Abfall; Unruhe, Träume und Schmerzen bedingen geringe Senkung. Sie glauben, daß es mehr die psychische als die körperliche Ruhe ist, die erniedrigend auf den Blutdruck einwirkt. In schlafloser Nacht kann der Blutdruck sogar steigen [BRUCE[12])].

Neuerdings ist das Interesse am Blutdruck im Schlafe wieder wachgeworden seit den Arbeiten von C. MÜLLER[13]). Dieser Autor fand Blutdruckabfall im Schlafe

---

[1]) GÄNSSLEN, M.: Münch. med. Wochenschr. 1923, Nr. 31, S. 1015.

[2]) COLOMBO, C.: Recherches sur la pression du sang chez l'homme. Arch. ital. di biol. Bd. 31, S. 345. 1899.

[3]) TARCHANOFF, zit. nach HOWELL (s. u.).

[4]) HOWELL, W.: Contribution to the Physiology of Sleep based upon plethysmographic experiments. Journ. of exp. med. 1897, S. 335.

[5]) HILL, L.: On Rest, Sleep and Work and the concomitant changes in the circulation of the blood. Lancet 1898, S. 282.

[6]) BRUSH u. FAYERWEATHER: Observations on the changes in bloodpressure during normal sleep. Americ. journ. of physiol. 1901, S. 199.

[7]) TRUMP, J.: Blutdruckmessung am gesunden und kranken Säugling. Jahrb. f. Kinderheilk. Bd. 63, S. 43. 1906.

[8]) KÜLBS: Beiträge zur Pathologie des Blutdrucks. Dtsch. Arch. f. klin. Med. Bd. 59, S. 457. 1907.

[9]) KORNFELDT, S.: Erfahrungen über Trional usw. Wien. med. Blätter 1898, Nr. 1—3.

[10]) PILCZ, A.: Über einige Ergebnisse von Blutdruckmessungen bei Geisteskranken. Wien. klin. Wochenschr. 1900, Nr. 12.

[11]) BROOKS u. CARROL: A clinical study of the effect of sleep and rest on bloodpressure. Arch. of internat. med. August 1912.

[12]) BRUCE, L. C.: Der allgemeine Blutdruck im Schlaf und bei Schlaflosigkeit. Scott. med. a. surg. journ. August 1900.

[13]) MÜLLER, C.: Die Messung des Blutdruckes am Schlafenden als klinische Methode, speziell bei der gutartigen (primären) Hypertonie und der Glomerulonephritis. Acta med. scandinav. Bd. 55. 1921.

bei normalen Männern um ca. 26, bei Frauen um 21 mm Hg. Im allgemeinen ist die Blutdrucksenkung um so größer, je höher der Blutdruck während des Tages im Wachzustande ist. Der diastolische Druck nimmt im Schlafe relativ weniger ab als der systolische. Der Pulsdruck wird also geringer. Als Ursache für die nächtliche Blutdrucksenkung postuliert MÜLLER Abnahme des Tonus der kleinen Arterien. Bei akuter Glomerulonephritis fand er im Anfangsstadium neben erhöhtem Tagdruck auch erhöhten Nachtdruck. Sinkt im Verlaufe der Krankheit der Tagdruck ab, so kann der nächtliche Blutdruck noch deutlich erhöht bleiben. Bei den sog. essentiellen Hypertensionen nimmt MÜLLER ein initiales latentes Stadium an, bei dem bei noch normalem Tagdruck die nächtliche Senkung abnorm gering sein soll.

Im wesentlichen bestätigt wurden diese Befunde von KATSCH und PANSDORF[1]), die mit eigener Methode nächtliche Blutdruckkurven gewannen, die sich über die ganze Zeit des Schlafes ausdehnten. In der Regel fanden sie den Tiefpunkt der Kurve zwischen 12 und 1 Uhr nachts. Oft sinkt der Minimaldruck nicht ab, immer ist seine Senkung unerheblicher als die des systolischen Druckes. Bei manchen Individuen, z. B. mit dekompensierten Herzfehlern, kann es sogar, und zwar gerade zur Zeit der größten Schlaftiefe, zu einer mäßigen Erhebung des Minimumdruckes kommen. In solchen Fällen wird die Blutdruckamplitude von zwei Seiten her eingeengt.

Auf Grund ihrer Beobachtungen an Hypertonikern verschiedener Art stellen KATSCH und PANSDORF zwei Typen nächtlicher Blutdruckkurven auf: Eine mit übernormaler, eine mit unternormaler Blutdrucksenkung. Zum ersteren gehören Kranke mit essentieller Hypertension mit zum Teil sehr hohem Tagdruck. Hier kommen Senkungen des Blutdruckes um 60, ja um 100 mm Hg vor. Demgegenüber stehen andere, bei denen die Blutdrucksenkung im Schlafe fehlt oder abnorm gering ist, wie z. B. bei Kranken mit acotämischer Urämie. Bis zu gewissem Grade läßt sich also die Bestimmung des Blutdruckes im Schlaf für eine Differenzierung hypertonischer Zustände verwerten. Bei der Frage nach dem Mechanismus stärkerer nächtlicher Blutdrucksenkung lassen die Autoren es unentschieden, ob mehr die Ausschaltung psychischer Reize oder mehr die umstimmende Reizbarkeit im Schlaf den entscheidenden Faktor darstellt.

Wie C. MÜLLER fand auch PANSDORF[2]) bei der akuten Glomerulonephritis geringe Schlafsenkung und geringe Einengung der Amplitude. Im übrigen kann gelten, daß die Amplitude um so größer bleibt, je erheblicher die renale bzw. kardiale Insuffizienz im einzelnen Falle ist. Daraus ergeben sich gewisse Anhaltspunkte für die Prognosestellung. Auch ist die systolische Senkung bei dekompensierten Herzen geringer als bei gesunden. Beim M. Addison mit niedrigem Tagdruck kann es zu beträchtlicher weiterer Senkung während des Schlafes kommen; es wurden Werte bis unter 30 mm Hg beobachtet. Bei Basedowkranken dagegen ist die nächtliche Senkung gering. Im Veronalschlaf ist die Blutdrucksenkung größer als im natürlichen Schlaf [BAMBERGER und WIECHMANN[3])].

21. Beeinflussung des Blutdruckes durch Elektrolyte.

Wenn auch die Beeinflussung des Blutdruckes bzw. der Gefäße durch Elektrolyte an anderer Stelle dieses Bandes eine ausführliche Darstellung erfahren wird (s. den Beitrag von B. KISCH: Pharmakologie der Gefäße und des Kreislaufes), so sei hier dennoch auf folgende Befunde aufmerksam gemacht:

---

[1]) KATSCH, G. u. H. PANSDORF: Die Schlafbewegung des Blutdruckes. Münch. med. Wochenschr. 1922, Nr. 50, S. 1715.

[2]) PANSDORF, H.: Inaug.-Diss. Frankfurt a. M. 1924.

[3]) WIECHMANN, E. u. J. BAMBERGER: Puls und Blutdruck im Schlaf. Zeitschr. f. d. ges. exp. Med. Bd. 41, S. 37. 1924.

Calcium führt nach intravenöser Injektion im allgemeinen zu Blutdrucksteigerung. LANGENDORFF und HUECK[1]) sahen bei langsamer Einspritzung von 5 ccm einer 2proz. $CaCl_2$-Lösung in die Jugularvene einer curarisierten Katze den Blutdruck von 134 auf zunächst 184 mm Hg ansteigen; bald darauf sank er auf 165 ab, um während der Versuchsdauer auf dieser Höhe konstant zu bleiben. Wiederholte Injektion der gleichen Dosis des Calciumsalzes hatte erneut Blutdruckanstieg auf 190 bzw. 184 mm Hg zur Folge. Die Wirkung beruht nicht nur auf einer bedeutenden Zunahme der vom Herzen geförderten Blutmenge [ROTHBERGER und WINTERBERG[2])], sondern es kommt außerdem, wie nach einer Adrenalininjektion, zu Kontraktion der Gefäßmuskulatur [ZONDEK[3]), BILLIGHEIMER[4]), DRESEL und JAKOBOVITS[5])]. Scheint doch sogar die sympathische Erregung der Gefäßmuskulatur durch Adrenalin erst auf dem Wege über eine Änderung der Calciumverteilung an den Zellmembranen im Sinne eines relativen Calciumübergewichtes zustande zu kommen (ZONDEK). Die Adrenalinwirkung nimmt ab, je weniger Calcium zugegen ist [SPIRO[6])], andererseits kommt dem Calcium sensibilisierende Wirkung für Adrenalin zu (vgl. S. 1336), wobei das Verhältnis des Ca zu anderen Ionen, z. B. zum Kalium, maßgebend ist.

Auch am Menschen hat intravenöse Zufuhr von Calcium (etwa 5 ccm einer 10proz. $CaCl_2$-Lösung) meist allerdings nur geringe Blutdrucksteigerung zur Folge [BILLIGHEIMER, BARATH[7]), LOEWENSTEIN[8]), KYLIN und NYSTRÖM[9]), JANSEN[10])]. Die Blutdruckerhöhung beträgt selten mehr als 10—20 mm Hg, sie hält in der Regel 10—20 Minuten an. Der diastolische Druck pflegt abzusinken.

Unter besonderen Bedingungen kann Calcium in gleichen Mengen aber auch blutdrucksenkenden Einfluß haben. Bei seinen Beobachtungen an Kaninchen bringt KRAUS[11]) die Blutdruckerniedrigung mit der durch Calcium bewirkten Neigung des Herzens zu systolischem Stillstand in Zusammenhang. Noch nicht in befriedigender Weise geklärt ist das Zustandekommen der Blutdrucksenkung nach Calciuminjektion bei Menschen mit arterieller Hypertension. Hier scheint Blutdruckerniedrigung sogar die Regel zu sein [LOEWENSTEIN, KYLIN und NYSTRÖM, DRESEL und JAKOBOVITS, SINGER[12])].

Kalium hat im allgemeinen blutdrucksenkende Wirkung, die ebenfalls durch gleichzeitige Beeinflussung des Herzens und der Gefäße zustande kommt. Das

---

[1]) LANGENDORFF, O. u. W. HUECK: Die Wirkung des Calciums auf das Herz. Pflügers Arch. f. d. ges. Physiol. Bd. 96, S. 473. 1903.

[2]) ROTHBERGER u. WINTERBERG: Über die Verstärkung der Herztätigkeit durch Calcium. Pflügers Arch. f. d. ges. Physiol. Bd. 142, S. 523. 1911.

[3]) ZONDEK, S. G.: Über die Bedeutung der Calcium- und Kaliumionen bei Giftwirkungen am Herzen. Arch. f. exp. Pathol. u. Pharmakol. Bd. 87, S. 342. 1920. — ZONDEK, S. G.: Untersuchungen über das Wesen der Vagus- und Sympathicuswirkung. Dtsch. med. Wochenschrift 1921, Nr. 50, S. 1520. — Siehe ferner: ZONDEK, S. G.: Die Elektrolyte. S. 165f. Berlin: Julius Springer 1927.

[4]) BILLIGHEIMER, E.: Vergleichende Untersuchungen über die Wirkung und Wirkungsweise des Calciums und der Digitalis. Zeitschr. f. klin. Med. Bd. 100, S. 411. 1924.

[5]) DRESEL, K. u. M. JAKOBOVITS: Untersuchungen über die theoretischen Grundlagen und die Indikationen der Calciumtherapie. Klin. Wochenschr. 1922, Nr. 15, S. 721.

[6]) SPIRO, K.: Über Calcium-Kaliumwirkung. Schweiz. med. Wochenschr. 1921, Nr. 20.

[7]) BARATH, E.: Untersuchungen über die Calciumwirkung beim Menschen. Zeitschr. f. d. ges. exp. Med. Bd. 45, S. 595. 1925.

[8]) LOEWENSTEIN, W.: Über die Beeinflussung des erhöhten Blutdruckes durch Calcium. Klin. Wochenschr. 1926, Nr. 9, S. 354.

[9]) KYLIN, E. u. G. NYSTRÖM: Blutkalkstudien. Teil VII. Zeitschr. f. d. ges. exp. Med. Bd. 45, S. 208. 1925.

[10]) JANSEN, W. H.: Kalkstudien am Menschen. Dtsch. Arch. f. klin. Med. Bd. 144.

[11]) KRAUS, FR.: Über die Wirkung des Calciums auf den Kreislauf. Dtsch. med. Wochenschrift 1920, Nr. 8, S. 201.

[12]) SINGER, G.: Das Calcium in der Herztherapie. Therapeut. Halbmonatsschr. 1921, H. 24, S. 758.

Herz findet man im ganzen „gebläht" [BRAUN[1]]. Bei Kaninchen tritt nach intravenöser Injektion von 0,02 g KCl (bei Katzen und Hunden 0,03—0,04 g) neben Pulsverlangsamung eine starke Blutdrucksenkung ein ganz nach Art jener, die als Erfolg einer Vagusreizung bekannt ist (BRAUN, ZONDEK). Bei ganz geringen Mengen (0,005—0,01 g) dagegen sah BRAUN bei Kaninchen als „ziemlich regelmäßigen" Befund geringe Blutdruckerhöhung.

Interessant und wichtig ist die blutdruckerniedrigende Wirkung des *Rhodans*, die, schon von PAULI[2]) und PAL[3]) erwähnt, von WESTPHAL[4]) gründlich studiert worden ist. Vermeidet man größere Dosen, die zu unangenehmen Nebenwirkungen Veranlassung geben können, so läßt sich durch 0,2 g Rhodankalium oder -natrium, 3mal am Tage längere Zeit hindurch gegeben, in etwa der Hälfte der Fälle von arteriellem Hochdruck das Blutdruckniveau herabsetzen. Gleichzeitige Kochsalzentziehung pflegt die Wirkung zu verstärken. Auch beim gesunden Menschen wirkt Rhodan blutdrucksenkend. Der therapeutische Vorschlag und die Vorstellungen WESTPHALS über die Wirkungsweise sind aufgebaut auf seine an anderer Stelle (vgl. S. 1343) ausgeführten Anschauungen über die Bedeutung des Cholesterins bei der Entstehung des Hochdruckes. Die Permeabilitätssteigerung der Grenzflächen der kleinen Gefäßmuskeln und die dann eintretende Wirkung auf die Binnenkolloide wohl im Sinne einer Quellung scheint für den dem Cholesterin entgegengesetzten Erfolg des Rhodans, jenes in der HOFMEISTERschen Reihe am äußersten Flügel der auf Gallerten quellend wirkenden Anionen stehenden Ions, das wesentliche zu sein. Die Schwierigkeit, die blutdrucksenkende Wirkung einer längere Zeit hindurch fortgesetzten Rhodanzufuhr zu erklären, mag daraus hervorgehen, daß im Experiment intravenöse Rhodaninjektion neben Bradykardie der klinischen Beobachtung entgegengesetzte Blutdruckwirkung, nämlich Blutdrucksteigerung zur Folge hat [PASCHKIS[5]), PAULI]. Am isolierten Gefäßstreifen ruft Rhodan in bis zu $1^0/_{00}$ Verdünnung hochgradige Kontraktion hervor, auch dann, wenn der Streifen schon vorher durch Adrenalin oder durch Adrenalin + Cholesterin verkürzt worden war [WESTPHAL, ELLINGER[6])].

Umstritten ist die Kreislaufwirkung des *Jods*. Der Einfluß auf die Blutviscosität wird von einzelnen Autoren geleugnet (s. S. 1318). Die therapeutisch oft günstige Wirkung nicht nur bei arteriosklerotischen, sondern auch angiospastischen Gefäßzuständen steht außer Frage. Aber am isolierten Gefäßstreifen hat Jod Kontraktion zur Folge (ELLINGER).

Sehr starke blutdrucksteigernde Wirkung kommt *Barium*salzen zu, die peripheren Angriffspunkt haben: der Erfolg tritt nach Ausschaltung des zentralen Vasomotorentonus [BOEHM[7])] und nach Lähmung der Vasoconstrictorenendigungen [HOLZBACH[8])] ebenso wie am isolierten Gefäßstreifen [O. B. MEYER[9])] ein.

---

[1]) BRAUN, L.: Über die Wirkung der Kalisalze auf das Herz und die Gefäße von Säugetieren. Pflügers Arch. f. d. ges. Physiol. Bd. 103, S. 476. 1904.
[2]) PAULI: Über Ionenwirkung in ihrer therapeutischen Anwendung. Münch. med. Wochenschr. 1903, Nr. 4.
[3]) PAL, J.: Die Gefäßkrisen. Leipzig 1905.
[4]) WESTPHAL, K.: Untersuchungen zur Frage der Entstehungsbedingungen des genuinen arteriellen Hochdruckes. Zeitschr. f. klin. Med. Bd. 101, S. 584. 1925. — WESTPHAL, K. u. R. BLUM: Die Rhodantherapie des genuinen arteriellen Hochdruckes und ihre theoretische Begründung. Dtsch. Arch. f. klin. Med. Bd. 152, S. 331. 1926.
[5]) PASCHKIS: Über die Wirkung des Rhodannatriums auf den tierischen Organismus. Med. Jahrb., Wien 1885, S. 553.
[6]) ELLINGER, F. P.: Über Anionenwirkung am überlebenden Arterienstreifen. Pflügers Arch. f. d. ges. Physiol. Bd. 211, S. 548. 1926.
[7]) BOEHM, R.: Arch. f. exp. Pathol. u. Pharmakol. Bd. 3, S. 216. 1875.
[8]) HOLZBACH, E.: Arch. f. exp. Pathol. u. Pharmakol. Bd. 70, S. 183. 1912.
[9]) MEYER, O. B.: Zeitschr. f. Biol. Bd. 48, S. 352. 1906.

Gegen *Wasserstoffionen* sind die Gefäße in einem auffallend großen p_H-Bereich unempfindlich. Lösungen, deren Wasserstoffzahl zwischen 5 und 7 liegt, sind auf das Gefäßsystem des LAEWEN-TRENDELENBURGschen Präparates ohne Einfluß. Stärkere Säuren und ebenso Laugen rufen Gefäßverengerung hervor, wobei in beiden Fällen die Wasserstoffionenkonzentration den maßgebenden Faktor darstellt [ATZLER und LEHMANN[1]]. Im übrigen sind die Angaben der Autoren über den Einfluß von Säuren und Laugen häufig widersprechend. Nach GASKELL[2]), KROGH[3]), ADLER[4]), FLEISCH[5]), HEYMANN[6]), HÜLSE[7]) u. a. haben schwache Säuren Gefäßerweiterung zur Folge; die gleiche Wirkung kommt am Kaninchenohr auch mit Kohlensäure gesättigter Ringerlösung zu, die in sehr starker Verdünnung gefäßverengernd wirkt. Kleine Alkalimengen erzeugen Gefäßverengerung (HEYMANN, FLEISCH, HÜLSE).

22. Blutdrucksteigerung und Schlaganfall.

Schließlich sei noch eine Erscheinung besprochen, die sehr häufig mit plötzlicher Blutdrucksteigerung in Zusammenhang steht, nämlich die *Hirnblutung*. Die Arbeiten der letzten Jahre haben zu einer wesentlich anderen Auffassung von der Entstehung dieses Prozesses geführt, der anscheinend so einfach zu erklären ist, der sich uns aber in Wirklichkeit als ein außerordentlich interessantes, in seinem Zustandekommen kompliziertes, vornehmlich vasomotorisch bedingtes Phänomen darstellt.

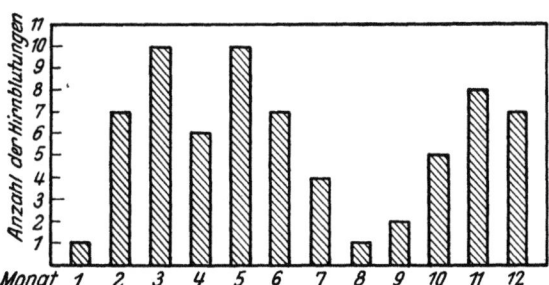

Abb. 332. Häufigkeit der Hirnblutungen, verteilt auf die einzelnen Monate des Jahres. (Eigene Beobachtung.)

Die häufige Verbindung von Hirnblutung mit arteriellem Hochdruck ist hinlänglich bekannt [LIPPMANN[8]), BÄR[9]), ROMBERG[10]), WESTPHAL[11])]. Besonderes Interesse verdienen die jahreszeitlichen Schwankungen in der Häufigkeit der Apoplexien [KAUFFMANN[12]), HANSE[13])].

In nebenstehender Abbildung handelt es sich um eine Darstellung der Häufigkeit der Hirnblutung, verteilt auf die einzelnen Monate des Jahres. Es sind dabei alle Apoplexien verzeichnet, die in den Jahren 1922/23 in die medizinische Klinik zu Frankfurt a. M. eingeliefert worden sind. Bei allen diesen 68 Kranken bestand eine arterielle Hypertension mit Ausnahme von 3 Fällen.

---

[1]) ATZLER, E. u. G. LEHMANN: Über den Einfluß der Wasserstoffionenkonzentration auf die Gefäße. Pflügers Arch. f. d. ges. Physiol. Bd. 190, S. 118. 1921.
[2]) GASKELL: Journ. of physiol. Bd. 3, S. 62. 1880.
[3]) KROGH: Journ. of physiol. Bd. 53, S. 399. 1920.
[4]) ADLER, L.: Arch. f. exp. Pathol. u. Pharmakol. Bd. 91, S. 81. 1921.
[5]) FLEISCH, A.: Pflügers Arch. f. d. ges. Physiol. Bd. 171, S. 77. 1918.
[6]) HEYMANN, P.: Über die Wirkung kleinster Säure- und Alkalimengen auf die Gefäße usw. Arch. f. exp. Path. u. Pharm. Bd. 90, S. 27. 1921.
[7]) HÜLSE, W.: Zur Frage der Blutdrucksteigerung. I. Zeitschr. f. d. ges. exp. Med. Bd. 30, S. 240. 1922.
[8]) LIPPMANN, A.: Apoplexie, Encephalomalacie und Blutung. Dtsch. med. Wochenschr. 1918, Nr. 33, S. 907.
[9]) BÄR, H.: Apoplexie und Hypertonie. Frankfurt. Zeitschr. f. Pathol. Bd. 30, S. 128. 1924.
[10]) ROMBERG, E.: Krankheiten des Herzens und der Gefäße. Stuttgart 1921.
[11]) WESTPHAL, K.: Über die Entstehung des Schlaganfalls. II. Teil. Dtsch. Arch. f. klin. Med. Bd. 151, S. 31. 1926.
[12]) KAUFFMANN, FR.: Zitiert auf S. 1376.
[13]) HANSE: Zur Klinik der Apoplexie. Dtsch. med. Wochenschr. 1925, Nr. 23, S. 938.

Die Häufung der Hirnblutungen im Frühjahr und Herbst ist imponierend: Frühjahr und Herbst scheinen kritische Zeiten für den Kranken mit arterieller Hypertension zu sein.

Auch subarachnoidale Blutungen, die nach den Beobachtungen von GOLDFLAM[1]) bei anatomischer Integrität der Gefäße infolge von vasomotorischen Störungen, also auf nervöser Basis, oft bei jugendlichen Individuen entstehen können, sollen eine ähnliche Häufung im Herbst und zu Anfang des Winters zeigen (GOLDFLAM).

Wir sehen in diesem Zusammenhange ab von denjenigen Fällen von Apoplexie, die durch einen syphilitischen oder embolischen Prozeß im Gehirn bedingt sind. Für die übrigen Fälle herrscht aber heute wohl die Vorstellung vor: Es platzen ein oder auch mehrere durch arteriosklerotische Prozesse veränderte Gefäße im Gehirn unter dem Einfluß der ja meist gleichzeitig vorhandenen Blutdrucksteigerung, und so entsteht die mehr oder weniger wichtige Teile des Gehirns schädigende Blutung. Aber man muß sagen, daß diese Anschauung den Verhältnissen der Wirklichkeit heute nicht mehr gerecht wird. Das lehrt die genaue Beobachtung der Vorgänge, die dem Schlaganfall am kranken Menschen vorausgehen und seinen Eintritt zu begleiten pflegen. Das lehrt ferner auch die genaue Untersuchung der pathologisch-anatomischen Veränderungen, die am Orte der Blutung und namentlich in deren Umgebung festzustellen sind.

Seit CHARCÔT und BOUCHARD[2]) herrschte die Anschauung vor, die Hirnblutung sei die Folge des Berstens eines sog. miliaren Aneurysmas, wie sie von KÖLLICKER[3]) an den kleinen arteriellen Gefäßen des Gehirns zuerst beschrieben worden waren. Bei einer Größe von 0,2—1 mm mit bloßem Auge sichtbar, hängen sie oft in kugeliger Gestalt an den kleinen Arterien. Sie finden sich nur selten vor dem 40. Lebensjahre vor. Schon im Jahre 1886 wurden sehr wichtige pathologisch-anatomische Befunde über diese miliaren Aneurysmen von LÖWENFELD[4]) mitgeteilt. Seine Ergebnisse lassen sich dahin zusammenfassen, daß es sich bei diesen Gebilden gar nicht um echte Aneurysmen, also um Ausbuchtung und Erweiterung der im übrigen intakten Gefäßwand handelt, sondern daß sie sog. Pseudoaneurysmen darstellen. Mit Nachdruck weist LÖWENFELD darauf hin, daß sich in ihrem Bereich die Gefäßwand schwer verändert zeigt, er findet schwere Degeneration der Media bis zu völligem Untergang der Muskelschicht. In vorgeschrittenen Stadien ist auch die Intima zerstört, relativ am seltensten erkrankt die Adventitia. Im adventitiellen Lymphraum fand er rote und weiße Blutkörperchen, stellenweise zu sog. Aneurysmata dissecantia in Gestalt kleiner Blutextravasate angehäuft. Zerreißungen der Gefäßinnenhaut sah er dabei nicht und nimmt daher Diapedese und kleinste Kontinuitätstrennung als Ursache der Blutextravasation an. Ganz die gleichen Veränderungen einer Gefäßwandnekrose kommen auch an Venen und Capillaren vor. Wenn sich derartige Veränderungen auch bei weitem am reichlichsten im Bereich apoplektischer Herde und deren Nachbarschaft fanden, so hat LÖWENFELD ihre ursächliche Bedeutung für die Hirnblutung dennoch bereits wesentlich eingeschränkt. Er hat die miliaren Aneurysmen — wie wir heute sagen müssen, mit völligem Recht — als Teil- oder Folgeerscheinung einer schweren Gefäßschädigung aufgefaßt. Je nach dem Grade der Schädigung kann entweder an umschriebener Stelle ein miliares Aneurysma, in anderen Fällen eine große

---

[1]) GOLDFLAM, S.: Beitrag zur Ätiologie und Symptomatologie spontaner subarachnoidaler Blutungen. Dtsch. Zeitschr. f. Nervenheilk. Bd. 76, S. 158. 1923.
[2]) CHARCÔT u. BOUCHARD: Nouvelles recherches sur la pathologie de l'hémorragie cérébrale. Arch. de physiol. normale et pathol. T. I. Paris 1868.
[3]) KÖLLIKER: Über blutkörperchenhaltige Zellen. Zeitschr. f. wiss. Zool. Bd. 1. 1849.
[4]) LÖWENFELD: Studien über Ätiologie und Pathogenese der spontanen Hirnblutung Wiesbaden 1886.

Blutung erfolgen. Zwischen dem miliaren Aneurysma mit seiner intramuralen Blutung, die nur die Adventitia intakt läßt, und der großen Hirnblutung bestehen also nur graduelle Unterschiede, sie sind als koordinierte Erscheinungen auf ein und derselben Grundlage, nämlich der Gefäßwand-, speziell der Medianekrose, aufzufassen.

Nach diesen Befunden LÖWENFELDs und späteren ähnlichen von PICK[1]) muß also die Frage nach der Entstehung der Hirnblutung ganz anders gestellt werden. Man darf nicht fragen, welche Momente ein miliares Aneurysma zum Platzen bringen, so daß die große Blutung erfolgt, sondern die Frage muß lauten: Wie kommt jene eigentümliche Gefäßwandschädigung zustande, die bald zum Aneurysma dissecans, bald zu der ausgedehnten Hirnblutung führt und die wir in keinem anderen Organ in ähnlicher Weise wie im Gehirn finden?

Das war das Problem, mit dem sich die neueren Arbeiten beschäftigen. Zunächst die von ROSENBLATH[2]). Indem ich Einzelheiten dieser wichtigen und hinsichtlich ihrer anatomischen Befunde mehrfach bestätigten Arbeit übergehe, ergibt sich als wesentliche Auffassung dieses Autors folgendes: Die Entstehung der Hirnblutung durch Ruptur eines größeren Gefäßes lehnt auch ROSENBLATH ab. Gegen eine solche Möglichkeit sprechen nicht nur Form und Ausdehnung der Blutung, sondern vor allem die Tatsache, daß sich in der Nachbarschaft derselben kleine und kleinste Hämorrhagien teils um die Gefäße herum, schon makroskopisch als kleine Blutpunkte erkenntlich, teils innerhalb der Gefäßwände finden. Die sog. Miliaraneurysmen betrachtet auch ROSENBLATH als eine mehr nebensächliche Veränderung, welche die nekrotische Gefäßwand erfahren kann. Die wesentliche Ursache der Hirnblutung und besonders der festgestellten Nekrosen, die vor Eintritt der Blutung vorhanden sind, sieht ROSENBLATH nun darin, daß er eine mit äußerst wirksamen chemischen Kräften ausgestattete Schädlichkeit annimmt, die plötzlich einen Gehirnbezirk befällt. Fermentative Kräfte, die unter dem Einfluß des infolge einer Niereninsuffizienz geänderten Stoffwechsels entstehen, sollen plötzlich frei werden und in kurzer Zeit große Hirnteile vernichten. Genaueres über diese pathologischen chemischen Kräfte ist ihm nicht bekannt. Nur das eine, so meint ROSENBLATH, dürfe man sagen, daß weder die Erhöhung des Blutdruckes noch die häufig vorhandene Arteriosklerose die Disposition zum Schlaganfall erklärt.

Gegenüber einer solchen Annahme unbekannter chemischer Stoffwechselprodukte hat sich nun neuerdings K. WESTPHAL[3]) die Frage vorgelegt, ob nicht die abnorme Gefäßfunktion der Hypertoniker die Entstehung der allgemeinen Gefäßwandnekrose und der oft damit verbundenen Gewebsschädigung der Gehirnsubstanz, also die notwendigen Voraussetzungen der Hirnblutung, erklären könnte. Ich kann hier nur kurz auf die klinischen Zusammenhänge zwischen vasomotorischen Erscheinungen im Gehirn und dem Eintreten des Schlaganfalles eingehen. Neben Angina pectoris, intermittierendem Hinken und RAYNAUD-artigen Erscheinungen, d. h. also vasomotorischen Phänomenen in anderen Körperpartien, finden wir in der Anamnese der Kranken mit Schlaganfall außerordentlich häufig Schwindelanfälle vasomotorischer Art und Kopfschmerzen. Wichtiger als diese und auch eindeutiger zu verwerten ist das häufige Auftreten von Hirngefäßkrisen, sog. pseudourämischen Anfällen VOLHARDS, oder wie man sie, da sie ja mit Urämie nichts zu tun haben, unter besserer

---

[1]) PICK, L.: Über die sog. miliaren Aneurysmen der Hirngefäße. Berl. klin. Wochenschr. Nr. 8, S. 325; Nr. 9, S. 382. 1910.

[2]) ROSENBLATH: Über die Entstehung der Hirnblutung bei dem Schlaganfall. Dtsch. Zeitschr. f. Nervenheilk. Bd. 61, S. 10. 1918.

[3]) WESTPHAL, K.: Über die Entstehung des Schlaganfalles. Teil I—III. Dtsch. Arch. f. klin. Med. Bd. 151, S. 1. 1926.

Charakterisierung ihres Wesens bezeichnen könnte, von angiospastischen Insulten. Oft kommt es zu eigentümlichen Häufungen solcher Phänomene. Ich sah einen Kranken mit einem Blutdruck von 180 mm Hg, der seit einigen Jahren viel unter Kopfschmerzen zu leiden hatte. Innerhalb der letzten $1^1/_2$ Jahre hat er zweimal während der Jagd auf dem rechten Auge für 5—10 Minuten die Sehfähigkeit völlig verloren. Mehrfach sind anfallsweise heftige Parästhesien in der rechten Hand aufgetreten, wiederholt auch im rechten Bein. Zweimal hat er auf der Straße wegen krampfartiger Schmerzen nicht weitergehen können. Bei diesem Kranken sehen wir also bald Spasmen der Arteria centralis retinae, bald solche in verschiedenen corticalen und subcorticalen Regionen, vielleicht auch in den Extremitäten selbst. Wir haben mehrere Kranke gesehen, die wiederholt vorübergehende Lähmungen, etwa einer Extremität oder einzelner Augenmuskeln, erlitten hatten, oder bei denen eine vorübergehende Aphasie aufgetreten war, ehe es schließlich zu der Hirnblutung kam. Von derartigen kurzdauernden, ohne Zweifel vasomotorisch bedingten Erscheinungen gibt es alle Übergänge zu solchen, die in ihrem klinischen Bilde völlig dem einer Apoplexie mit Halbseitenlähmung gleichen. Daß tatsächlich solche arterielle Gefäßsperre allein zu den Symptomen einer Hirnblutung führen kann, lehrt auch die Erfahrung der pathologischen Anatomen. Es gibt Fälle von Apoplexie mit allen klinischen Symptomen, bei denen jeder makroskopische pathologisch-anatomische Befund bei der Obduktion fehlt und weder Blutung noch weiße Erweichung festzustellen sind.

Westphal ist nun der Ansicht, daß solche arterielle Angiospasmen des Hypertonikers, dessen Gefäßsystem ja bekanntlich zu Spasmen in ganz besonderem Maße neigt, als ursächlicher Faktor für die Entstehung der Gefäßwandnekrose und der Nekrose der Hirnsubstanz in Frage kommen. Schon durch Pflüger und Langendorff ist bekannt, daß eine nur 2 Minuten anhaltende Ausschaltung der Blutzufuhr zum Gehirn in der grauen Substanz eine sehr ausgesprochene Säuerung zur Folge hat, die so hochgradig ist, daß sie blaues Lackmuspapier sofort rötet. Diese Säuerung begünstigt, wie man durch Untersuchungen anderer Autoren weiß, die Entstehung von Autolyseprozessen ganz außerordentlich. Sie wird von Westphal als die wesentliche Ursache der Gefäß- und Hirnsubstanznekrose angesehen. Wie außerordentlich leicht tatsächlich ausgedehnte Blutungen auftreten können in einem Gehirn, dessen Blutzirkulation geschädigt ist, lehrte besonders die folgende Beobachtung: Während der Operation einer Frau mit schwerer Peritonitis kam es zu einem 15—20 Minuten anhaltenden Stillstand der Herztätigkeit. Durch eine intrakardiale Adrenalininjektion gelang es den Chirurgen, die Herzaktion wieder herzustellen. Ohne das Bewußtsein wiedererlangt zu haben, ist diese Kranke 2 Tage später an den Folgen der Peritonitis gestorben. In ihrem Gehirn, dessen Blutzirkulation während des 15—20 Minuten dauernden Herzstillstandes also mehr oder weniger völlig darniedergelegen hatte, fanden sich bei der Obduktion in der weißen Substanz überall kleine Blutungen. Bei stärkerer Vergrößerung zeigten sich an den kleineren Gefäßen Kernschwund und andere degenerative Veränderungen der Media, besonders an den kleinen Venen, und es fanden sich diapedetische Blutungen rings um diese nekrotischen Gefäße herum. Ähnliche Veränderungen bestanden auch an den Arteriolen. Sicher darf man also sagen, daß mangelnde arterielle Blutversorgung sehr schnell zu einer Schädigung zahlreicher kleiner Hirngefäße führt. Ihre Media scheint gegen Sauerstoffmangel ganz besonders empfindlich zu sein. Liegen derartige Gefäßwandschädigungen vor, dann kann es sehr leicht zu kleineren und unter gewissen Bedingungen auch zu größeren Blutungen kommen.

Um die kleinen Gefäße eines Leichengehirnes an umschriebener Stelle zum Bersten zu bringen, bedarf es eines Innendruckes von einer solchen Höhe, wie sie im lebenden Organismus gar nicht in Frage kommen kann. Bei künstlicher Flüssigkeitsanfüllung und einem Druck von $1-2^{1}/_{2}$ Atmosphären — das entspricht einem Blutdruck von 1520 mm Hg — gelang es LAMPERT und MÜLLER[1]) unter 10 Hypertonikerleichen nur 2mal, eine deutliche Zerstörung von Gehirnsubstanz zu erzielen. Die geschilderte Gefäßwandnekrose stellt die notwendige, pathologisch-anatomisch gesicherte Voraussetzung der Hirnblutung dar. Diese Gefäßwandnekrose ist anscheinend die Folge plötzlich eintretender Anämisierung durch angiospastische Gefäßzustände.

Steigt dann der Blutdruck z. B. im Moment des Erwachens aus dem nächtlichen Schlaf, während einer nächtlichen Blutdruckkrise, beim Heben einer Last, beim Pressen während der Defäkation oder auch an einem warmen, schwülen Tag und kommt es zu einer sekundären Wiedereröffnung des arteriellen Gefäßes und erneuter Durchblutung, dann kann im Bereich der nekrotischen Gefäße eine Hirnblutung erfolgen.

Die alte Vorstellung, daß der hohe Blutdruck ein normales oder auch arteriosklerotisch verändertes Gefäß zum Bersten bringt, besteht heute nicht mehr zu Recht.

II. Der niedrige arterielle Blutdruck.

Im vorstehenden wurden bereits eine ganze Anzahl von Bedingungen angeführt, die zu abnorm niedrigem Blutdruck führen können. So die depressorischen Reflexe, die Einatmung von O_2, die Blutdrucksenkung nach Beendigung des Geburtsaktes, bei der paroxysmalen Tachykardie, bei Arteriosklerose der mittleren Arterien, die Blutdrucksenkung als inverse Reaktion auf im allgemeinen blutdruckerhöhende chemische Substanzen (Adrenalin, Hypophysin), die Blutdruckerniedrigung im Schlaf, beim VALSALVAschen Versuch; das häufige Vorkommen von abnorm niedrigem Blutdruck bei Kranken mit Vitium cordis.

Bei Herzinsuffizienz pflegt der arterielle Blutdruck abzusinken, der Capillardruck und auch der *Venendruck* steigt an, letzterer im allgemeinen um so mehr, je mehr der Motor des Kreislaufes darniederliegt. Betrachtet man mit MORITZ und TABORA[2]) als Normalwerte des Venendruckes 40—80 mm H_2O, so sind Erhöhungen auf das dreifache keine Seltenheiten. Bei leichter Herzinsuffizienz kann der Venendruck auch normal sein, ja sogar bei solchen Kranken, bei denen bei beträchtlicher Herzschwäche Ödeme, Stauungsleber und auch in der Ruhe Dyspnoe und Cyanose bestehen. Der klinisch meßbare Venendruck ist nämlich nicht als Gradmesser der Herzinsuffizienz zu verwerten, weil auf seine Höhe auch extrakardiale Faktoren von Einfluß sind [KROETZ[3])]. Unter diesen spielt der DONDERSsche Druck die Hauptrolle; ferner sind bei vasomotorisch leicht erregbaren Menschen Tonusschwankungen der Venenwand sowie die Beeinflussung der venösen Strombahn im Sinne einer Einengung durch die umgebenden Weichteile bei Fettleibigen und vielleicht auch bei starker Entwicklung der Muskulatur in Rechnung zu stellen. Die am ruhenden Kranken unter klinischen Verhältnissen vorkommenden Schwankungen der venösen Kohlensäurespannung sind

---

[1]) LAMPERT, H. u. W. MÜLLER: Bei welchem Druck kommt es zu einer Ruptur der Hirngefäße. Frankf. Zeitschr. f. Pathol. Bd. 33, S. 471. 1926.

[2]) MORITZ, F. u. D. v. TABORA: Über eine Methode, beim Menschen den Druck in oberflächlichen Venen exakt zu bestimmen. Dtsch. Arch. f. klin. Med. Bd. 98, S. 475. 1910.

[3]) KROETZ, CH.: Die Koeffizienten des klinisch meßbaren Venendruckes. Dtsch. Arch. f. klin. Med. Bd. 139, S. 325. 1922. — KROETZ, CH.: Von welchen Faktoren ist die Höhe des klinisch meßbaren Venendruckes abhängig? Verhandl. d. dtsch. Kongr. f. inn. Med. 1922, S. 434.

ohne merkbaren Einfluß auf die Höhe des Venendruckes (KROETZ). Ist aber der mittlere intrathorakale Druck abnorm niedrig, z. B. beim Lungenemphysem oder bei Kranken mit Narbenzug an der versteiften Thoraxwand, so zeigt der auffallend niedrige Venendruck nicht mehr den Grad der Herzinsuffizienz, sondern in erster Linie den Tiefstand des DONDERSschen Druckes an.

Auch auf das hypotonische Stadium der Blutdruckkurve bei der akuten Glomerulonephritis ist bereits hingewiesen worden.

Allgemein bekannt ist ferner die Blutdruckerniedrigung, die man bei kachektischen Kranken (Carcinom, Phthise), bei der Ödemkrankheit, hier oft mit Bradykardie verbunden und die Ödeme häufig überdauernd [LOMMEL[1])], bei perniziöser Anämie, im Kollaps, im Fieber zu finden pflegt. Auch bei Menschen mit arterieller Hypertension sinkt der Blutdruck im Fieber ab, um in der Mehrzahl der Fälle erst einige Zeit nach Schwinden der Temperatursteigerung (2—3 Wochen) auf die alte Höhe hinaufzugehen. Beim Mechanismus dieser Blutdrucksenkung scheint der Tonusnachlaß der kleinen Gefäße im Fieber [PAL[2])] die Hauptrolle zu spielen. Die Blutdruckerniedrigung im künstlich erzeugten Fieber hat man geradezu als Therapie der arteriellen Hypertension empfohlen [RUSZNYAK[3])].

Ferner findet man in etwa 75% der Fälle von Lebercirrhose den Blutdruck unternormal [EPPINGER[4])].

Auch bei *Intoxikationen* kann man abnorm niedrigen Blutdruck antreffen, z. B. beim Morphinismus [PAL[5])]. Wichtig ist die Blutdrucksenkung bei Chloroformnarkosen, die im wesentlichen, wenigstens anfänglich, auf Vasomotorenlähmung beruht. Die Abschwächung der Herztätigkeit stellt sich erst in späteren Stadien der Narkose oder bei höherem Chloroformgehalt des Blutes ein [ROSENFELDT[6]), BLEUEL[7])]. Den zentralen Ursprung der Blutdrucksenkung bzw. der peripheren Gefäßerweiterung beweisen die Beobachtungen von KNOLL[8]): Nach Durchschneidung der Gefäßnerven des einen Kaninchenohres erweitern sich bei Chloroforminhalation nur die Gefäße des intakten, noch innervierten Ohres. In Äthernarkose kann der Blutdruck lange Zeit normal bleiben.

Die wichtigsten Fälle von Blutdruckerniedrigung sind in der Klinik ferner zu beobachten bei Infektionskrankheiten und jenen Zuständen des Menschen, die dem anaphylaktischen Schock der Tiere nahestehen.

Die *Blutdrucksenkung bei Infektionskrankheiten*, besonders bei Ruhr, Typhus, Influenza, Diphtherie, stellt neben einer Leistungsschwäche des Herzens im wesentlichen den Ausdruck einer *Vasomotorenparese* infolge Lähmung der Gefäßzentren dar. Dies ist das wichtige Ergebnis tierexperimenteller Untersuchungen von ROMBERG[9]) sowie ROMBERG, PÄSSLER, BRUHNS und MÜLLER[10]), die als erste

---

[1]) LOMMEL: Bradykardie und Hypotonie. Dtsch. med. Wochenschr. 1919, Nr. 39. S. 1096.

[2]) PAL, J.: Wien. med. Wochenschr. 1920, Nr. 1 sowie Med. Klinik 1921, Nr. 17.

[3]) RUSZNYAK, ST.: Die Behandlung der Hypertonie mit Schwefelinjektionen. Klin. Wochenschr. 1923, Nr. 25, S. 1195.

[4]) EPPINGER, H.: Zur Klinik der Lebercirrhose. Verhandl. über Verdauungs- u. Stoffwechselkrankh. S. 257. Leipzig: G. Thieme 1926.

[5]) PAL, J.: Über die Pathologie des Herz- und Arterientonus und seine therapeutische Beeinflussung. Vortr. des ersten ärztl. Spezialkurses in Franzensbad 1922.

[6]) ROSENFELDT, M.: Arch. f. exp. Pathol. u. Pharmakol. Bd. 37, S. 52. 1896.

[7]) BLEUEL: Verhandl. d. dtsch. Kongr. f. Chir. 1901, S. 132.

[8]) KNOLL: Sitzungsber. d. Wien. Akad. d. Wiss. Bd. 78. 1878.

[9]) ROMBERG, E.: Welchen Anteil haben Herz und Vasomotoren an den als Herzschwäche bezeichneten Erscheinungen bei Infektionskrankheiten? Berlin. klin. Wochenschr. 1895, Nr. 51, S. 1109 u. Nr. 52, S. 1136.

[10]) ROMBERG, E. PÄSSLER, BRUHNS u. MÜLLER: Untersuchungen über die allgemeine Pathologie und Therapie der Kreislaufstörung bei akuten Infektionskrankheiten. Dtsch. Arch. f. klin. Med. Bd. 64, S. 652. 1899.

die Blutdruckerniedrigung bei Kaninchen auf der Höhe des Infektes mit Pneumokokken, Diphtheriebacillen und Pyocyaneus auf zentrale Lähmung der Gefäßnerven zurückgeführt haben. Hauptsächlich im Splanchnicusgebiet häuft sich das Blut an, der Kranke sieht — ein klinisch wichtiges Zeichen der Vasomotorenparese — blaß aus; infolge von vermindertem Blutangebot zum Herzen und Verkleinerung der Füllung und des Schlagvolumens sinkt der arterielle Blutdruck ab. Der Mensch verblutet sich gleichsam in seine eigenen Gefäße. Freilich ist beim Menschen auf der Höhe der Krankheit in der Regel auch das Herz geschädigt, und zwar nicht nur in sekundärer Weise. „Es leidet durch Infekte am häufigsten der ganze Kreislaufapparat. Bald treten die Erscheinungen von seiten des Herzens, bald die von seiten der Gefäße in den Vordergrund" [KREHL[1])].

Auch für die Blutdrucksenkung bei der Perforationsperitonitis spielt der gleiche Mechanismus der Vasomotorenparese die Hauptrolle [HEINECKE[2])]. Allerdings ist HOLZBACH[3]) neuerdings zu der Ansicht gelangt, daß die Blutdrucksenkung bei Infektionskrankheiten und bei der Perforationsperitonitis auf ähnliche Weise zustande komme wie jene bei Arsenik- oder Veronalvergiftung, nämlich durch Lähmung und stärkste Erweiterung der Capillaren. Infolge Dilatation der Haargefäße findet ein Abfluß großer Blutmassen in das weite Stromgebiet der Capillaren statt. Erst die dadurch resultierende fortschreitende Anämisierung der nervösen Zentralorgane soll dann sekundär Tätigkeit und Reaktionsfähigkeit der vasomotorischen Zentren in Mitleidenschaft ziehen. Die Gründe, die HOLZBACH für eine Intaktheit des Vasomotorenzentrums bei den genannten Zuständen anführt, erscheinen aber nicht stichhaltig[4]).

Das Absinken des Blutdruckes im *anaphylaktischen Schock* ist seit RICHET[5]) als ein konstantes und charakteristisches Symptom bekannt und bei den verschiedensten Tieren beobachtet worden. Ja, das Sinken des Blutdruckes kann nach den Feststellungen von ARTHUS[6]) das einzige Symptom des anaphylaktischen Zustandes sein. Auch beim Menschen ist die Erniedrigung des Blutdruckes bei der *Serumkrankheit* und der *Serumanaphylaxie* bekannt [SCHITTENHELM[7])], bei Zuständen also, die dem akuten bzw. protrahierten anaphylaktischen Schock des Tieres gleichzusetzen sind. Besonders ausgeprägt pflegt die Blutdrucksenkung bei der „sofortigen Reaktion" nach Reinjektion des Antigens zu sein. Nach LOSSET und BINET[8]) geht die Blutdruckerniedrigung der Serumkrankheit um 1—2 Tage voraus, ebenso die verminderte Empfindlichkeit des Gefäßsystems gegenüber Adrenalin [TONIETTI[9])].

Die Blutdrucksenkung im anaphylaktischen Schock ist peripheren Ursprungs, denn sie kommt auch nach Ausschaltung des Gehirns und des Rückenmarkes zustande. Im übrigen ist aber der Mechanismus bei den verschiedenen Tierarten keineswegs einheitlich, sondern je nach dem „Schockorgan" verschieden. Beim *Hunde* steht im anaphylaktischen Schock die Überfüllung der Darmgefäße

---

[1]) KREHL, L.: Pathologische Physiologie, S. 425. 12. Aufl. 1923.
[2]) HEINEKE, H.: Untersuchungen über die Todesursache bei Perforationsperitonitis. Dtsch. Arch. f. klin. Med. Bd. 69, S. 429. 1901.
[3]) HOLZBACH, E.: Experimentell-pharmakologische Studie zur Frage der peritonitischen Blutdrucksenkung. Arch. f. exp. Pathol. u. Pharmakol. Bd. 70, S. 183. 1912.
[4]) ROMBERG, E. v.: Krankheiten des Herzens und der Blutgefäße, S. 716. 3. Aufl. 1921.
[5]) RICHET, C.: Ann. de l'inst. Pasteur Bd. 26, S. 745. 1909.
[6]) ARTHUS: De l'immunité à l'anaphylaxie. Paris: Masson 1923.
[7]) SCHITTENHELM, A.: Die Serumkrankheit und die Serumanaphylaxie. In MOHR-STÄHELIN, 2. Aufl., Bd. I, T. 1, S. 1. 1925.
[8]) Zit. nach SCHITTENHELM, s. oben.
[9]) TONIETTI, FR.: Anaphylaxiestudien bei Mensch und Tier. Zeitschr. f. d. ges. exp. Med. Bd. 45, S. 1. 1925.

[BIEDL und KRAUS[1])], besonders der Leber, im Vordergrunde, die hier das primäre Schockorgan darstellt und bis auf das dreifache ihres Volumens anschwellen kann [SCHITTENHELM und WEICHARD[2]), WEIL[3])]. PICK und MAUTNER[4]) stellten fest, daß diese Blutstauung in der Leber Folge eines Krampfes des Muskelapparates an den Venae hepaticae ist, der zu Stauung in den Lebergefäßen führt. Die Blutfülle der übrigen Eingeweide ist zum Teil erst eine Folge davon. Infolge der Hyperämie der Bauchgefäße ist der venöse Rückfluß des Blutes zum Herzen vermindert, das Herz schlägt „leer", der periphere Blutdruck sinkt.

Anderer Ansicht ist MANWARING[5]), der den Krampf der Lebervenen ablehnt und meint, daß die Reinjektion des Antigens zu Produktion und Abgabe von gefäßerweiternd wirkenden Substanzen aus der Leber Veranlassung gibt. — Vielleicht ist auch das Vasomotorenzentrum nicht unbeteiligt. SPIEGEL und KUBO[6]) nahmen die Reinjektion sensibilisierter Hunde in die Arteria carotis in der Richtung gegen das Gehirn zu vor und sahen danach beträchtliche Blutdruckerniedrigung auftreten, die nach Injektion der gleichen kleinen Antigenmenge in die Vena jugularis ausblieb. Die Autoren nehmen an, daß das Antigen von der Arterie aus direkt in das Gehirn gelange und hier unmittelbar auf das Vasomotorenzentrum einwirke. Die Verminderung des Blutvolumens, die im anaphylaktischen Schock beim Hunde nachweisbar ist und die Blutdrucksenkung überdauert, spielt für letztere keine Rolle. Denn die Blutdruckerniedrigung erfolgt auch dann, wenn man das Blutvolumen durch Infusion von physiologischer Kochsalzlösung konstant erhält. Beide Erscheinungen, Blutdrucksenkung und Verminderung des Blutvolumens, verlaufen nicht parallel [SIMMONDS[7])].

Anders ist der Mechanismus bei *Kaninchen* und *Katzen*. Hier stellt die Kontraktion der Lungenarteriolen die primäre Veränderung dar, eine stärkere Leberstauung fehlt wenigstens zumeist. Mit Verminderung der Füllung und des Schlagvolumens des linken Ventrikels erfolgt die Blutdrucksenkung.

Die Blutdrucksenkung im anaphylaktischen Schock bzw. bei analogen Zuständen des *Menschen* scheint auf dem gleichen Mechanismus wie beim Hunde zu beruhen.

Erst in neuerer Zeit beginnt in der Klinik das Interesse wach zu werden für jene Hypotensionen, die bei sonst völlig gesunden Menschen beobachtet werden können. In solchen Fällen, bei denen auch keinerlei Kreislaufstörungen zu bestehen pflegen, spricht man von *essentieller Hypotension*. Ob diese Veränderung als ähnliche Krankheitseinheit zu bewerten ist wie das Gegenstück, die essentielle Hypertension, erscheint fraglich. Denn mit Recht weist wohl CURSCHMANN[8]) darauf hin, daß sie zwar als Abartung im Rahmen echter Konstitutionsmerkmale aufzufassen, aber nicht Krankheit und offenbar auch — im Gegensatz zum essentiellen Hochdruck — nichts krankheitsförderndes ist. Vielmehr scheint sie in vieler Beziehung eine vorteilhafte, weil schonende Eigenart zu sein.

Bei der Anerkennung eines zu niedrigen arteriellen Blutdruckes sind Rasseeigentümlichkeiten zu berücksichtigen. Bei Negern ist Hypotension nichts selteneres, häufiger als Hypertension[9]).

---

[1]) BIEDL u. KRAUS: Experimentelle Analyse der anaphylaktischen Vergiftung. Handb. der Technik u. Method. der Immunitätsforschung. Erg.-Bd. I, S. 255. 1911.

[2]) Zit. nach SCHITTENHELM, s. oben.

[3]) WEIL: Journ. of immunol. Bd. 2, S. 525. 1917.

[4]) MAUTNER, H. u. E. P. PICK: Münch. med. Wochenschr. 1915, S. 1141.

[5]) MANWARING, W. H.: Zeitschr. f. Immunitätsforsch. u. exp. Therapie Bd. 8, S. 1. 1911.

[6]) SPIEGEL, E. A. u. K. KUBO: Anaphylaxie und Nervensystem. Zeitschr. f. d. ges. exp. Med. Bd. 38, S. 458. 1923.

[7]) SIMMONDS, J. P.: Relation between blood volume and blood pressure in anaphylactic and peptone shock. Americ. journ. of physiol. Bd. 72, S. 1. 1925.

[8]) CURSCHMANN, H.: Zur Frage der „essentiellen Hypotension". Zeitschr. f. klin. Med. Bd. 103, S. 565. 1926.

[9]) Vgl. Zentralbl. f. inn. Med. 1923, Nr. 9, S. 149.

Die Ansicht, wann von Hypotension zu sprechen ist, wechselt bei verschiedenen Autoren; freilich nur in engen Grenzen. MUNK[1]) betrachtet als obere Grenze bei Männern (Frauen) unter 35 Jahren einen Wert von 100 (95) mm Hg, über 35 Jahre 115 (105) mm. MARTINI und PIERACH[2]) nehmen 105 bzw. 100 (Frauen) mm Hg als oberen Grenzwert an. Unter 70 mm Hg geht der systolische Blutdruck nur in Ausnahmefällen herunter. Der diastolische Druck macht die Senkung des systolischen weitgehend mit.

Die Hypotension als Kardinalsymptom eines im übrigen mit Bradykardie einhergehenden Symptomenkomplexes bei sonst gesunden Menschen ist zuerst von HERZ[3]) sowie von MÜNZER[4]) beschrieben. Später haben sich FR. MÜLLER[5]), PAL[6]), CURSCHMANN[7]), JOACHIM[8]), MUNK[9]), MARTINI und PIERACH[10]) mit der essentiellen Hypotension beschäftigt; im Auslande dagegen hat man schon seit längerem diesem Symptomenbilde größeres Interesse entgegengebracht[11]).

Liegt der arteriellen Blutdruckerhöhung im wesentlichen eine abnorme Verengerung der Arteriolen zugrunde, so scheint bei der arteriellen Hypotension — von Fällen mit Herzinsuffizienz ist hier nicht die Rede — Verringerung der Widerstände in den kleinsten Arterien die Hauptrolle zu spielen. Die Arteriolen scheinen abnorm weit zu sein. Als Folge dieser Erweiterung betrachten MARTINI und PIERACH ihren Befund, daß der Venendruck bei allen ihren Fällen erhöht war. Die Werte des Capillardruckes können erniedrigt sein; meist liegen sie an der unteren Grenze der Norm.

Die hauptsächlichste Klage, die Menschen mit arterieller Hypotension vorbringen, ist abnorme Ermüdbarkeit bei geistiger und körperlicher Arbeit. Das Gedächtnis ist schwach, die Konzentrationsfähigkeit gering. Es hat aber den Anschein, als ob diese Symptome durchaus nicht nur Folgen des niedrigen Blutdruckes darstellen, sondern wohl eher mit anderen Veränderungen im Organismus in Zusammenhang zu bringen sind: Störungen in der Anpassungsfähigkeit der Gefäße, die ja bei Menschen mit asthenischem Habitus häufig sind[12]) — asthenischer Habitus findet sich in der überwiegenden Mehrzahl der Hypotoniker — und innersekretorische Störungen werden dabei hauptsächlich zu berücksichtigen sein. Dazu kommt, daß es Menschen mit abnorm niedrigem Blutdruck gibt, die geistig sehr, ja ungewöhnlich regsam und unermüdlich sind; bei gut trainierten Sportsleuten und besonders solchen, die zu Rekordleistungen fähig sind, sind Blutdruckwerte an der unteren Grenze der Norm, ja unternormale Werte

---

[1]) MUNK, FR.: Der niedrige arterielle Blutdruck = arterielle Hypotension. Med. Klinik 1926, Nr. 37, S. 1403 u. Nr. 38, S. 1444.

[2]) MARTINI, P. u. A. PIERACH: Der niedrige Blutdruck und der Symptomenkomplex der Hypotonie. Klin. Wochenschr. 1926, Nr. 39, S. 1809 u. Nr. 40, S. 1857.

[3]) HERZ, M.: Über Bradykardie, Hypotonie und bradykardische Hypotonie. Wien. klin. Wochenschr. 1910, Nr. 21. S. 763.

[4]) MÜNZER: Vasculäre Hypotonien. Wien. klin. Wochenschr. 1910, Nr. 38, S. 1341.

[5]) MÜLLER, FR.: Die Bedeutung des Blutdruckes für den praktischen Arzt. Münch. med. Wochenschr. 1923, Nr. 1, S. 1.

[6]) PAL, J.: Der niedrige Blutdruck und die Blutdrucksenkung. Med. Klinik 1923, Nr. 13, S. 420; ferner Wien. med. Wochenschr. 1922, Nr. 43, S. 1742.

[7]) CURSCHMANN, H.: Zitiert auf S. 1410.

[8]) JOACHIM, G.: Münch. med. Wochenschr. 1926, Nr. 16, S. 648.

[9]) MUNK, FR.: s. o.

[10]) MARTINI, P. u. A. PIERACH: s. o.

[11]) Ein ausführliches Verzeichnis der ausländischen Literatur findet sich bei MARTINI u. PIERACH, s. oben.

[12]) Siehe hierzu das folgende Kapitel dieses Handbuches: Einfluß des hydrostatischen Druckes auf die Blutbewegung, Anpassung der Gefäße. Bei Menschen mit Habitus asthenicus sind die Änderungen der Blutverteilung unter dem Einfluß hämostatischer Kräfte besonders ausgesprochen.

durchaus die Regel. Doch finden sich in der Literatur auch entgegengesetzte Angaben [z. B. Barach[1)]. Im übrigen kann bei Hypotonikern Schwindelgefühl, Neigung zu Kopfschmerzen und Ohnmacht bestehen.

Fast alle Hypotoniker zeichnen sich durch *asthenischen Habitus* aus, doch kann ich die Angabe von Joachim bestätigen, daß es unter ihnen auch kräftig gebaute, gut genährte, zu Fettsucht neigende Menschen gibt. Als Symptom mangelhafter Anpassungsfähigkeit des Gefäßsystems ist häufig wohl die nicht selten auffallende Blässe des Gesichtes aufzufassen.

Bei jungen Menschen mit orthostatischer Albuminurie ist Hypotension häufig (Herz, Curschmann).

Unter den Faktoren, die für die Entwicklung der arteriellen Hypotension maßgebend sind, scheint zunächst die *Ernährungsweise* eine Rolle zu spielen. Während der Hungerjahre im Kriege schien die Hypotension besonders häufig zu sein, nicht nur, wenn es gleichzeitig zum Hungerödem kam. Lichtwitz[2)] ist geneigt, diese Hungerhypotensionen hauptsächlich auf den Mangel an vollwertigem Eiweiß in der Nahrung zurückzuführen. Vegetabilisches Eiweiß ist ärmer an aromatischen Aminosäuren (Tyrosin, Phenylalanin) und auch an Tryptophan als tierisches Eiweiß. Letzteres ist die Muttersubstanz des Schilddrüsenhormons, aus den aromatischen Aminosäuren bildet sich das Adrenalin. Schilddrüse und chromaffines System erhielten aus der unzulänglichen Nahrung nicht genügend Baustoffe für die Bildung ihrer Hormone.

Wie bei der Hypertension, so muß man auch beim niedrigen Blutdruck Störungen der inneren Sekretion eine wesentliche Bedeutung zuerkennen. Besonders die bradykardischen Hypotonien hat man auf eine Hypothyreose beziehen wollen [Herz, Zondek[3)]]. Das trifft aber nicht für alle Fälle zu: Der Grundumsatz ist oft nicht erniedrigt, der Herzbefund nicht charakteristisch, die für Hypothyreosen aufgestellten Eigenarten des Elektrokardiogramms brauchen nicht vorhanden zu sein; auch ohne Darreichung von Thyreoidin sah Curschmann in solchen Fällen den Blutdruck nur durch Ruhe, gute Ernährung und irgendein Suggestionsmedikament auf annähernd normale Höhe ansteigen. Andererseits sind die Beziehungen von Hypotension zu Schilddrüseninsuffizienz nicht zu leugnen. Das typische Myxödem pflegt mit niedrigem Blutdruck einherzugehen.

Auch beim Basedow ist niedriger Blutdruck nicht gerade selten. Züge von *Hyperthyreose* fanden Martini und Pierach sogar bei dem Großteil ihrer Kranken.

Die gleichen Autoren fanden bei den meisten Hypotonikern Hypofunktion der *Keimdrüsen*. Eine Hypoplasie des Uterus und der Adnexe ist häufig, ebenso abnorm geringe oder erloschene Potenz. Interessanterweise zeigte sich ferner die Sella turcica „fast durchweg" im Röntgenbilde verändert; bald war sie im ganzen klein, bald weit mit verengertem Ausgang, bald schienen Einlagerungen im Hirnanhang erkennbar. Die *Hypophyse* ist also offenbar sehr häufig verändert, was bei der tonussteigernden Funktion dieser Drüse (vgl. S. 1342) im Zusammenhang auch mit der Hypotension immerhin beachtenswert erscheint.

Als Kardinalsymptom bekannt ist der niedrige Blutdruck beim *Morbus Addison*, wo es gezwungen wäre, die Blutdrucksenkung nicht mit dem Ausfall des Adrenalins in Zusammenhang zu bringen. Blutdruckwerte von 70 oder 80 mm Hg sind hier keine Seltenheit. Im Schlaf kann der Blutdruck auch bei

---

[1)] Barach: Arch. of internat. med. Bd. 35, S. 151. 1925.
[2)] Lichtwitz, L.: Über Hypotonie. Internat. ärztl. Fortbildungskursus Karlsbad. S. 118. Jena: G. Fischer 1922.
[3)] Zondek, H.: Die Krankheiten der endokrinen Drüsen. Berlin: Springer 1923.

solchen Kranken noch weiter absinken, so daß extrem niedrige Werte beobachtet werden. Die Erniedrigung kann bis unter 30 mm Hg heruntergehen [KATSCH und PANSDORF[1])], wobei der niedrigste Wert für den diastolischen Druck nur wenig über 20 mm Hg beträgt. Wieweit der Faktor des *Adrenalinausfalles* aber bei der Mehrzahl der essentiellen Hypotensionen in Frage kommt, ist noch unentschieden. Französische Autoren gehen wohl zu weit, wenn sie den ganzen Symptomenkomplex ausschließlich auf eine „insuffisance surrénale" beziehen wollen [SCHNEIDER[2])]. Einzelne Symptome legen freilich immer wieder einen Zusammenhang mit der Nebenniere nahe: Die häufig bestehende muskuläre Leistungsschwäche, die abnorme Ermüdbarkeit, gastrointestinale Störungen. Dazu kommt, daß der Blutzucker regelmäßig [DRESEL[3])] oder doch in einem Teil der Fälle erniedrigt bzw. an der unteren Grenze der Norm gefunden wird (MARTINI und PIERACH). — Im Versuch pflegt die Blutdrucksteigerung, die sich durch Adrenalininjektion erzielen läßt, bei Hypotonikern auffallend gering zu sein.

Schließlich gibt es eine große Zahl von Menschen mit dauernd erniedrigtem Blutdruck, bei denen es sich um *pluriglanduläre Störungen* handelt.

Überblickt man die Beziehungen der Hypotension zu endokrinen Störungen, so herrscht zwar über das häufige Zusammentreffen beider Erscheinungen nur eine Stimme. Einzelheiten aber sind nur wenig bekannt; besonders muß es auffallen, daß die endokrinen Störungen bei Kranken mit abnorm niedrigem Blutdruck zum Teil offenbar die gleichen sind wie jene, denen andererseits auch eine gewisse Rolle für die Entstehung des arteriellen Hochdruckes zugeschrieben wird (vgl. S. 1380f.). Das ist aber vielleicht nur scheinbar der Fall, und darauf zurückzuführen, daß unsere diagnostischen Möglichkeiten gerade bei endokrinen Störungen, von krassen Fällen abgesehen, nur sehr beschränkt sind.

Wieweit etwa im Körper kreisende blutdrucksenkende Stoffe (Eiweißspaltprodukte, Cholin) bedeutungsvoll für die Entwicklung der Hypotension sind, darüber ist heute Zuverlässiges noch nicht bekannt.

Im Gegensatz zum essentiellen Hochdruck scheint die essentielle Hypotension häufig mit Hypocholesterinämie verknüpft zu sein [WESTPHAL[4])]. Die Blutkalkwerte fanden MARTINI und PIERACH nur ausnahmsweise erniedrigt, den Blutkaliumspiegel nur in einzelnen Fällen erhöht.

---

[1]) KATSCH, G. u. H. PANSDORF: Die Schlafbewegung des Blutdruckes. Münch. med. Wochenschr. 1922, Nr. 50, S. 1715.
[2]) SCHNEIDER: Rev. de méd. 1907, S. 970.
[3]) DRESEL, K.: Erkrankungen des vegetativen Nervensystems. In KRAUS-BRUGSCH: Handb. der Pathologie und Therapie Bd. X, S. 74, 149ff., 163. Berlin-Wien 1924.
[4]) WESTPHAL, K.: Untersuchungen über die Entstehungsbedingungen des genuinen arteriellen Hochdruckes. Zeitschr. f. klin. Med. Bd. 101, S. 584. 1925. Speziell S. 623.

Einfluß des hydrostatischen Druckes auf die Blutbewegung, Anpassung der Gefäße.

Von

FRIEDRICH KAUFFMANN

Berlin.

Mit 5 Abbildungen.

Zusammenfassende Darstellungen.

GEIGEL, R.: Energie der Lage und Blutkreislauf. Münch. med. Wochenschr. 1919. Nr. 17, S. 467. — HESS, W. R.: Gesetze der Hydrostatik und Hydrodynamik. Dieses Handb. Bd. 7, II. Teil, S. 889. — NICOLAI, G. FR.: Die Mechanik des Kreislaufes. In Nagels Handb. der Physiol. des Menschen Bd. I, S. 680. 1909. — TIGERSTEDT, R.: Physiologie des Kreislaufes. 2. Aufl. Berlin u. Leipzig 1922. — S. ferner: HESS, W. R.: Die Regulation des peripheren Blutkreislaufes. Ergebn. d. inn. Med. u. Kinderheilk. Bd. 23, S. 1. 1923.

Den Anteil, den die Contractilität des Herzens und der Gefäße an der Blutzirkulation nimmt, kann man mit zwei Worten so ausdrücken, daß vom Herzen hauptsächlich die Blutbewegung, von den Gefäßen die Blutverteilung abhängig ist [HENLE[1])]. Diese letztere wird nur dann eine vollkommene genannt werden dürfen, wenn der Blutbedarf eines jeden Organs unseres Körpers zu jeder Zeit, bei jeder Körperstellung und bei jedem Tätigkeitszustand hinlänglich gesichert ist. Zu diesem Zwecke bedarf es äußerst feiner Regulationsmechanismen, von denen es sich herausstellt, daß sie um so höher entwickelt sind, je komplizierter der Organismus gebaut ist und je mannigfacher die Anforderungen sind, die an die Kreislauforgane unter physiologischen Verhältnissen gestellt werden.

Notwendig sind fein abgestimmte Regulationsmechanismen in dem Bauplan des Zirkulationssystems ganz besonders deswegen, weil die Gefäße nicht nur elastische Röhren darstellen, in denen das Blut zirkuliert. Bald vielmehr erweitern sich die Gefäße, bald ziehen sie sich zusammen. Nimmt infolge Gefäßerweiterung die Blutfülle an einzelnen Stellen des Körpers zu, so wird, wie von W. R. HESS[2]) kürzlich eingehend dargestellt, anderen Körperregionen Blut entzogen. Ein derartiger prompter Ausgleich ist erforderlich, um den gesamten Kreislauf

---

[1]) HENLE, J.: Allgemeine Anatomie usw., S. 512. Leipzig 1841.
[2]) HESS, W. R.: Die Regulation des peripheren Blutkreislaufes. Ergebn. d. inn. Med. u. Kinderheilk. Bd. 23, S. 1. 1923. — Ferner: Über die periphere Regulierung der Blutzirkulation. Pflügers Arch. f. d. ges. Physiol. Bd. 168, S. 477. 1917. — Ferner dieses Handb. Bd. 7, II. Teil, S. 889.

dauernd suffizient zu erhalten. Ja, schon bei völliger Körperruhe würde von einem Blutkreislauf keine Rede mehr sein, wenn sich nicht die Muskeln sämtlicher Gefäße in einem dauernden tonischen Verkürzungszustand befinden würden, der zu einer funktionellen Einengung der gesamten Strombahn führt. Denn im Verhältnis zur anatomischen Weite des Gefäßsystems ist die vorhandene Blutmenge zu gering; den Gesetzen der Schwere folgend, würde sich das Blut in den tiefstgelegenen Körperteilen ansammeln; bei aufrechter Körperstellung, bei der mindestens zwei Drittel des Gefäßsystems unterhalb des Herzens gelegen sind, würde das Herz „leer" schlagen.

Bei der überragenden Bedeutung, welche dem peripheren Gefäßsystem für eine allen Anforderungen genügende Leistungsfähigkeit des Blutkreislaufes und so auch für den Ausgleich statischer Einflüsse ohne Zweifel zukommt, ist jedoch nie zu vergessen, daß, wenn wir von der Mitwirkung der *willkürlichen Muskulatur* bei der Blutbewegung einmal völlig absehen, auch anderen Kreislauffaktoren wichtige regulierende Aufgaben zukommen: ohne das Anpassungsvermögen des *Herzmuskels* (siehe den Artikel von DIETLEN im I. Teil dieses Bandes S. 316) würde der Organismus z. B. stärkerer Muskelarbeit gegenüber bald versagen. Als ein weiterer und wichtiger, die normale Blutbewegung regulierender Faktor ist die *Atmung* in Betracht zu ziehen, die mit ihrem thorakalen und abdominellen Apparat als Saug- und Druckpumpe den Abfluß des venösen Blutes aus den großen Venen besonders der unteren Extremitäten und dem großen Blutreservoir der Leber fördert. Alle diese Faktoren sind ferner so weitgehend voneinander abhängig, und die Tätigkeit oder Zustandsänderung eines Teiles beeinflußt auch die anderen in solchem Maße, daß die isolierte Betrachtung jedes einzelnen von ihnen stets unvollständig sein wird. Die funktionelle Einheit des Blutkreislaufes darf über einer Sonderbetrachtung einzelner Teile nicht vergessen werden. Darum werden auch die folgenden Ausführungen, die sich mit dem Einfluß mechanischer Faktoren, speziell des hämostatischen Druckes, auf die Blutbewegung beschäftigen, stets nur ein Unterkapitel unter dem allgemeineren von den Kreislaufregulationen und besonders der Blutverteilung bleiben.

Wenn es sich bei den Leitungsbahnen des menschlichen und tierischen Kreislaufes um ein System starrer Röhren handelte, so würde der hydrostatische Druck der Blutsäule für Blutbewegung und Änderungen der Blutverteilung keine Rolle spielen. Denn in einem starren Röhrensystem halten sich die statischen Kräfte an allen Stellen das Gleichgewicht. Da aber innerhalb des Organismus die elastische Gefäßwand gegen Schwankungen des Binnendruckes nachgiebig, die Weite der Blutgefäße demnach veränderlich ist, so ist tatsächlich eine Abhängigkeit der Blutströmung und der Blutverteilung von Einflüssen des hämostatischen Druckes festzustellen.

Bleiben die sonstigen Druckverhältnisse unberücksichtigt, so lastet im Organismus auf jeder Blutschicht die Masse des in vertikaler Richtung darüber befindlichen Blutes. Das ist z. B. für das Blut in den Füßen eines Menschen eine Säule, die von dort bis in die Höhe des rechten Vorhofes reicht, ein Druck also, der beim stehenden Erwachsenen immerhin dem durch die Herzarbeit in der Aorta erzeugten Blutdruck nur wenig nachsteht. Man könnte meinen, daß durch diesen recht erheblichen Gegendruck der Rückfluß in den Venen aus der unteren Extremität wesentlich erschwert und umgekehrt in den Venen des Oberkörpers erleichtert sei. Das ist jedoch in dieser Form nicht richtig. Denn es ist zu bedenken, daß das Blut in der unteren Extremität sich gleichsam in einem U-Rohr befindet [NICOLAI[1])], dessen Schenkel die Arterien und Venen, dessen Verbindungsstück die Capillaren darstellen. Das arterielle und venöse Blut balanciert sich gegenseitig, und es würde die Schwere der ganzen Blutsäule auf der arteriellen Seite gerade genügen, um den Inhalt der Venen von den Füßen bis zum Herzen zu treiben. Hängt ein Glied nach unten, so wird die Strömungsgeschwindigkeit des Blutes auf der arteriellen Seite durch die Schwerkraft beschleunigt, auf der venösen Seite im gleichen Maße verlangsamt. Bei erhobenem Glied erfolgt das Umgekehrte, die Blutbewegung wird auf der arteriellen Seite verlangsamt und auf der venösen beschleunigt, wieder ganz in dem gleichen Maße. Die Druckdifferenz, das Gefälle, welches die bewegende Kraft für die Blutbewegung darstellt, bleibt unverändert [GEIGEL[2])]. Die Arbeit, welche der Herzmuskel zu leisten hat, um das Blut in den Arterien in die Höhe zu treiben, d. h. also die Schwerkraft zu überwinden, ist die gleiche, welche das Blut beim raschen Herabströmen in den Venen leistet.

Man kann diese Verhältnisse leicht in einem Modell nachahmen, indem man auf einem um eine Achse drehbaren Brett eine starre Röhre in U-Form derartig befestigt, daß die beiden Schenkel in der Höhe der Achse beginnen. Durch den einen Schenkel erfolgt ein konstanter Einfluß von Flüssigkeit, durch den anderen, der in ein unter das Brett reichendes Glasrohr mündet, erfolgt der Ausfluß. Die Ausflußöffnung des Glasrohres darf bei Drehung des Brettes ihre Stellung im Raum nicht ändern. Durch eine Klemmschraube zwischen zu- und abführendem Schenkel des Systems wird der Widerstand der kleinsten Gefäße nachgeahmt. An diesem Modell läßt sich zeigen, daß die Ausflußmenge in gleichen Zeiten konstant bleibt, ob nun das Brett, welches das U-Rohr trägt, horizontal steht, in die Richtung nach der Vertikalen nach oben oder unten bewegt wird. Dies ist zu erwarten, da die Einwirkung der Schwere auf den Blutstrom in dem U-Rohr immer durch die entgegengesetzte Einwirkung auf den Strom in dem anderen Schenkel kompensiert wird [MORITZ und TABORA[3])].

Man hat behauptet, der arterielle Druck pflanze sich durch das Capillarsystem nicht fort. Demgegenüber ist mit GEIGEL darauf hinzuweisen, daß diese Annahme nicht zu Recht besteht. Für die Dynamik ist die Enge der Gefäße von größter Bedeutung, aber der Einfluß des Druckes, der Druckdifferenz zwischen arteriellem und venösem System, wird durch die dazwischen geschalteten Haargefäße nicht unwirksam. GEIGEL[4]) bringt folgenden anschaulichen Vergleich: Wenn man zähe Flüssigkeiten durch enge Maschen eines Filters beschleunigt hindurchpressen will, vergrößert man die Druckdifferenz zwischen beiden Seiten des Filters. Das kann man entweder dadurch erreichen, daß man die Flüssigkeit von oben durch einen verstärkten Druck hindurchpreßt oder man saugt das Filter von unten ab. Auf beide Weisen kommt man der beschleunigenden Wirkung der Schwerkraft zu Hilfe.

Nach einfachen hydrostatischen Gesetzen ist es — wenn man von der Reibung absieht — für die Zirkulation ganz gleichgültig, ob ein Teil, welcher von Blut durchströmt wird, höher oder tiefer als das Herz gelegen ist. *Der hydrostatische Druck trägt nichts zur Fortbewegung des Blutes unmittelbar bei, hindert sie aber auch nirgends* [NICOLAI[5])]. Wir sind nicht berechtigt, schlechthin zu sagen, daß die Rückströmung des Blutes von den unteren Extremitäten nach dem Herzen beim stehenden Menschen darum erschwert sei, weil das Blut in der Richtung nach oben fließen muß.

---

[1]) NICOLAI, G. FR.: Die Mechanik des Kreislaufes. In Nagels Handb. d. Physiol. d. Menschen, Bd. I, S. 680. 1909.

[2]) GEIGEL, R.: Lehrbuch der Herzkrankheiten, S. 30ff. München und Wiesbaden: Bergmann 1920.

[3]) MORITZ, F. u. D. v. TABORA: Über eine Methode, beim Menschen den Druck in oberflächlichen Venen exakt zu bestimmen. Dtsch. Arch. f. klin. Med. Bd. 98, S. 475. 1910.

[4]) GEIGEL, R.: s. o.

[5]) NICOLAI, G. FR.: s. o.

Dennoch wäre es, wie gesagt, falsch, den hydrostatischen Kräften jeden Einfluß auf die Blutbewegung und speziell die Blutverteilung abzusprechen. Für das durchströmte Glied ist nämlich der Einfluß des hydrostatischen Druckes nicht gleichgültig (GEIGEL). Im hängenden Bein addiert sich der hydrostatische zum hydrodynamischen Druck; je mehr der erstere steigt, um so mehr müssen die Gefäße im Sinne von Dehnung und demzufolge von Kapazitätsänderung beeinflußt werden.

Die Art und Weise, wie die hämostatischen Kräfte den Ablauf der Blutströmung beeinflussen, ergibt sich nach W. R. HESS[1]) aus folgendem: In einem verzweigten, in sich geschlossenen Leitungssystem mit elastischen Wandungen, wie es das Blutgefäßsystem darstellt, und einer Aufzweigung ebenfalls nach Art der Blutgefäße wird der zur Zirkulation angetriebene Flüssigkeitsstrom in die beiden Stromkreise des Ober- und Unterkörpers aufgeteilt. Die Stromvolumina, welche nach beiden Richtungen auseinandergehen, sind von dem Verhältnis der Widerstände in beiden Stromkreisen abhängig. Die Widerstände stehen ihrerseits unter dem Einfluß der Querschnitte. Unter solchen Umständen ist die Lagerung des Systems sehr wesentlich. Die Art der Aufteilung des Stromvolumens nach den beiden Zweigsystemen ist verschieden, je nachdem, ob das System horizontal oder vertikal gelegen ist. Im letzteren Falle bewirkt der statische Druck eine nach unten zunehmende Belastung der nachgiebigen Wandungen. Dadurch kommt es zu einer Ausweitung, welche von einer Widerstandsherabsetzung gefolgt ist. Im oberen Stromkreis greift hingegen eine Entlastung der Gefäßwandungen von dem dynamisch erzeugten Druck Platz, die Folge ist eine Verengerung. Der Effekt dieser doppelten Widerstandsänderung ist eine Umsteuerung des Blutstromes zugunsten des tiefergelagerten Abschnittes. Das Ausmaß dieser Änderung hängt einerseits von der Dehnbarkeit der Wandungen, andererseits von der Druckhöhe ab.

Infolge Gefäßerweiterung sammelt sich also bei aufrechter Körperstellung in der unteren Extremität eine größere Blutmenge als im Liegen an, wenn nicht auf dem Wege der Vasomotoren reaktive Veränderungen eintreten. Dies ist jedoch beim Menschen nicht in vollkommener Weise der Fall, denn das Fußvolumen nimmt infolge erhöhter Blutfülle nachweislich zu. Das führt notwendigerweise zu einer Änderung der Blutverteilung im ganzen Körper, denn die Blutmenge, welche den Füllungszuwachs in den unteren Extremitäten bildet, wird natürlich anderen Körpergebieten entzogen. Der gesunde menschliche Organismus vermag dank der örtlichen und allgemeinen Anpassungsfähigkeit der Gefäße diese indirekten Wirkungen der hämostatischen Einflüsse meist prompt und ohne Störung für die Tätigkeit lebenswichtiger Organe zu paralysieren. Wenn demnach ganz allgemein gesagt werden kann, daß der Kreislauf und speziell die Blutverteilung im menschlichen Körper in jeder beliebigen Körperlage suffizient bleibt, so ist andererseits, wie zu zeigen sein wird, feststehend, daß auch im völlig gesunden Organismus die Kompensationsvorgänge nicht so vollkommen sind, als daß nicht Änderungen der Blutverteilung, die sich auch an zentralen Teilen der Kreislauforgane geltend machen, nachgewiesen werden könnten. In anderen Fällen, im kranken oder durch besondere konstitutionelle Eigentümlichkeiten ausgezeichneten menschlichen Körper oder bei Tieren kann die Blutverteilung unter dem Einfluß von Lagewechsel so ungünstig werden, daß schwere Störungen und lebensbedrohliche Erscheinungen auftreten.

Die peripheren Regulationsmechanismen werden beim bald aufrecht stehenden, bald liegenden menschlichen Organismus in ganz besonderer Weise be-

---

[1]) HESS, W. R.: Die Regulation des peripheren Blutkreislaufes. Ergebn. d. inn. Med. u. Kinderheilk. Bd. 23, S. 1. 1923, spez. S. 13.

ansprucht, eine Tatsache, die sich auch im anatomischen Bau der Gefäßwände ausdrückt. Nach SOBOROFF[1]) stehen die Venen der unteren Extremität, die am häufigsten den stärksten hämostatischen Einflüssen ausgesetzt sind, hinsichtlich ihres Reichtums an Muskulatur höher als andere Venen des menschlichen Körpers. Keineswegs scheint es berechtigt zu sein, im Hinblick auf die Funktionstüchtigkeit der Kreislauforgane von einer Minderwertigkeit unseres Organismus infolge des aufrechten Ganges zu sprechen wie dies wohl gelegentlich geschehen ist [HARRENSTEIN[2])]. Im Gegenteil, im Vergleich zum tierischen erweist sich das menschliche Gefäßsystem von hervorragender Regulationsfähigkeit, und dies nicht zum wenigsten gegenüber den Einflüssen der Schwere. Sind doch im gesunden Organismus meist sogar besondere Methoden erforderlich, um im Einzelfalle die örtlichen und besonders die allgemeinen Änderungen der Blutverteilung bei Lagewechsel überhaupt nachzuweisen. Vollkommener als das menschliche scheint in dieser Beziehung nur das Gefäßsystem der Affen zu sein. Bei diesen Tieren, die bei ihren Kletterübungen die mannigfachsten Körperstellungen einnehmen und bei denen ständiger und extremer Wechsel der Körperlage gleichsam zu den normalen Bedingungen ihres Lebens gehört, ist sogar Überkompensation beobachtet worden [HILL[3])].

Bei anderen Tieren dagegen, bei denen unter natürlichen Bedingungen so extreme Lageveränderungen keine Rolle spielen, können unnatürliche Körperstellungen infolge ungenügender peripherer Regulationsvorgänge derartige Veränderungen des Blutkreislaufes zur Folge haben, daß von einem solchen überhaupt keine Rede mehr sein kann und die Tiere infolge der resultierenden Störung der Blutverteilung zugrunde gehen. Bindet man z. B. einen Aal oder eine Schlange auf ein Brett, legt das Herz zur Beobachtung frei, und richtet man sodann das Brett vertikal auf, so ist festzustellen, daß der rote Herzmuskel blaß wird. Das Herz schlägt „leer"; bald hört es zu schlagen auf, denn alles Blut häuft sich in den unteren Teilen des Körpers an und kehrt nicht mehr zum Herzen zurück (HILL). Hält man nach RAYNARD[4]) und SALATHÉ[5]) ein narkotisiertes Kaninchen aufrecht an den Vorderbeinen hängend, so sinkt nach wenigen Minuten der Druck in der Aorta beträchtlich ab. Auch hier wird das Herz fast blutleer. Das Gefäßsystem dieser Tiere ist nicht in der Lage, sich den veränderten hämostatischen Einflüssen, welche die aufrechte Stellung mit sich bringt, hinreichend anzupassen. Gleicht man jedoch die Wirkung der veränderten hydrostatischen Kräfte aus, z. B. dadurch, daß man beim aufrechthängenden narkotisierten Kaninchen durch Druck von außen (Bandagierung) das Abdomen des Tieres komprimiert (HILL), so schwinden die bedrohlichen Symptome sofort, da jetzt das Blut aus dem übermäßig gefüllten Splanchnicusgebiet verdrängt wird und sich wieder auf die blutarmen Gefäßprovinzen verteilen kann. Ja es genügt sogar, das Tier mit seinem hinteren Teil in Wasser zu senken, um den Kreislauf, solange sich der Tierkörper im Wasser befindet, in normaler Weise wieder herzustellen. Wilde Kaninchen und andere Säuger, deren Bauchmuskeln höheren Tonus haben, sterben unter den oben geschilderten Bedingungen erst nach

---

[1]) SOBOROFF, S.: Untersuchungen über den Bau normaler und ektatischer Venen. Virchows Arch. f. pathol. Anat. u. Physiol. Bd. 54, S. 137. 1872.

[2]) HARRENSTEIN, R. J.: Die Minderwertigkeit unseres Organismus infolge des aufrechten Ganges. Mitt. a. d. Grenzgeb. d. Med. u. Chir. Bd. 39, S. 163. 1926.

[3]) HILL, L.: The influence of the force of gravity on the circulation. Proc. of the roy. soc. of London, Ser. B. Bd. 57, S. 192. 1894. — HILL, L.: Influence of the force of gravity on the circulation of the blood. Journ. of physiol. Bd. 18, S. 15. 1895.

[4]) REYNARD: Recherches sur la congestion cérébrale. Thèse de Strasbourg 1868.

[5]) SALATHÉ: Influence de l'attitude verticale sur la circulation cérébrale. Trav. du lab. de Marey Bd. 3, S. 251. 1877.

Stunden, ein Beweis, daß für das Insuffizientwerden des Kreislaufes nicht nur die Beschaffenheit der Gefäße selbst, sondern auch andere Faktoren, die auf das Verhalten der Gefäße und besonders der Venen Einfluß haben, hier speziell die tonische Beschaffenheit der vorderen Bauchwand von Bedeutung sind. Ihr abnormes Nachgeben begünstigt die Wirkung der Schwerkraft auf die Gefäßwand.

Läßt man ferner nach dem Vorgang PIORRYS[1]) einen liegenden Hund verbluten, so geschieht es manchmal, daß die Blutung spontan steht, bevor das Tier tot ist. Es genügt jetzt, den Kopf des Hundes zu heben und dadurch die Hirnanämie zu verstärken, um das Tier im Augenblick sterben zu lassen. Hebt man umgekehrt einen nichtnarkotisierten Hund am Kopf in die Höhe, beginnt ihn bis zur Ohnmacht zu entbluten und schließt das Gefäß, so kommt er sofort wieder zu sich, wenn man den Kopf senkt.

Ähnlich wie bei der auf dem Brett fixierten Schlange läßt sich auch beim GOLTZschen Klopfversuch[2]) der Einfluß des hydrostatischen Druckes erkennen: Beobachtet man das bloßgelegte Herz eines Frosches einige Zeit nach einem anhaltenden Klopfversuch, so ist nach der eigenen Schilderung von GOLTZ die verminderte Füllung und das verminderte Schlagvolumen ohne weiteres festzustellen. Die Hohlvene bleibt fast völlig blutleer, da sich das Blut in den ihres Tonus beraubten Splanchnicusgefäßen anhäuft. „Der Zustand der Blutbewegung gleicht unter solchen Verhältnissen demjenigen, welcher nach ausgiebigen Blutverlusten beobachtet wird." Alle diese Erscheinungen einer starken Herabsetzung der Blutbewegung und speziell des venösen Rückflusses treten am handgreiflichsten hervor, wenn man nach Beendigung des Klopfversuches das Brettchen, auf welchem das Tier befestigt wurde, aufrecht hinstellt, so daß der Kopf des Frosches aufwärtsgerichtet ist. Der Einfluß der Schwere begünstigt die Anstauung des Blutes in den Bauchgefäßen. Daß für diesen Erfolg der Fortfall der vorderen Bauchwand von größter Bedeutung ist, bedarf auch hier kaum der Erwähnung.

Diesen anscheinend so selbstverständlichen Beobachtungen gegenüber, die sich freilich auf extreme Verhältnisse beziehen, ist zu betonen, daß es sich bei der Gesamtheit der Änderungen der Blutströmung und der Blutverteilung, die im tierischen und menschlichen Organismus unter dem Einfluß hämostatischer Kräfte zustande kommen, in Wahrheit um ein außerordentlich kompliziertes vasomotorisches Geschehen handelt. Dies wirkt sich an dem gesamten Kreislauf aus; passive Veränderungen und kompensatorische Vorgänge sind dabei oft so eng miteinander verknüpft, daß sie, besonders am unversehrten Organismus, kaum mit Deutlichkeit voneinander geschieden werden können. Die ganze Kompliziertheit der Verhältnisse geht in besonderer Weise aus den sorgfältigen Untersuchungen von KLEMENSIEWICZ[3]) hervor, die an der Schwimmhaut des Frosches bei verschiedenen Stellungen des Tierkörpers angestellt wurden.

Bei unversehrten Tieren zeigt sich beim Übergang aus der horizontalen Lage in eine der beiden senkrechten stets zunächst eine Verengerung der Schwimmhaut*arterien*. Von dieser muß angenommen werden, daß sie eine reflektorische Wirkung der Bewegung des Tieres auf den vasomotorischen Apparat darstellt. Denn jeder das Tier treffende Reiz, auch z. B. eine Drehung in horizontaler Richtung, hat ebenso wie leichte Berührung eine Gefäßkontraktion zur Folge. Nach Durchschneidung des Plexus ischiadicus bleibt diese re-

---

[1]) PIORRY: Recherches sur l'influence de la pesanteur sur le cours de sang. Arch. gén. de méd. Bd. 12, S. 527. 1826.

[2]) GOLTZ, FR.: Über den Tonus der Gefäße und seine Bedeutung für die Blutbewegung. Virchows Arch. f. pathol. Anat. u. Physiol. Bd. 29, S. 394. 1864.

[3]) KLEMENSIEWICZ, R.: Über den Einfluß der Körperstellung auf das Verhalten des Blutstromes und der Gefäße. Sitzungsber. d. Akad. d. Wiss., Wien. Mathem.-naturw. Kl., Abt. III, Bd. 96, S. 69. 1887.

flektorische Kontraktion an den Schwimmhautarterien aus. Mit der Änderung hydrostatischer Kräfte hat sie nichts zu tun. Sie ist nur von kurzer Dauer und geht dann in eine rhythmische Bewegung der Gefäßwand über. Letztere macht nach einiger Zeit (wenige Minuten bis 1 Stunde) einer bleibenden Erweiterung der Arterien Platz. Dabei ist in der Kopfstellung (Kopf unten) die Weite des Arterienlumens an der jetzt hochgelagerten Schwimmhaut stets größer als in der Beinstellung (Bein unten).

Auch an den Venen ist im allgemeinen eine Änderung der Gefäßweite bemerkbar, und zwar findet man ein und dieselbe Vene in Kopfstellung etwas weniger weit als in Beinstellung. Die Veränderung der Venenweite ist aber nicht immer mit derselben Regelmäßigkeit zu konstatieren wie die der arteriellen Gefäße.

Mit besonderer Schnelligkeit tritt nach der Aufrichtung des Frosches aus der Horizontalen in eine der beiden vertikalen Lagen eine Änderung der Blutfüllung und der Strömungsgeschwindigkeit des Blutes auf. Unmittelbar, nachdem das Versuchstier in *Kopflage* gebracht wird, erscheint der ganze beobachtete Gefäßbezirk der nunmehr hochgelagerten Schwimmhaut sehr anämisch. Diese Anämie ist durch einen relativ geringen Gehalt des strömenden Blutes an corpusculären Elementen charakterisiert (lokale Oligocythämie).

In den *Arterien* sieht man den Achsenstrom öfters durch einen sehr breiten POISEULLE-schen Raum von der Gefäßwand getrennt. Außerdem ist der Blutstrom nach kurzem Bestehen der Kopfstellung sehr verlangsamt. Die Strömung erfolgt bald kontinuierlich, bald pulsierend; letzteres ist häufiger der Fall.

In den *Venen* ist der Blutstrom gleich im Beginn der Kopfstellung sehr beschleunigt, um bei weiterer Dauer dieser Lage etwas an Geschwindigkeit wieder einzubüßen. Aber dennoch bleibt sie stets größer als in horizontaler Lage. Auch in den Venen entwickelt sich die lokale Oligocythämie. — In den *Capillaren* fließt das Blut in kontinuierlichem Strome. Die einzelnen Blutkörperchen sind meist durch größere Zwischenräume (Plasmastrecken) voneinander getrennt.

In der *Beinstellung* zeigt der Kreislauf an der Schwimmhaut die Erscheinungen der Stauungshyperämie. Die *Venen* sind strotzend mit Blut gefüllt. Hand in Hand mit dieser Stauung in den Venen stellt sich eine rhythmische Strömung ein, die sich an einigen Stellen zu deutlichem Venenpuls steigert. Die *Capillaren* sind an vielen Orten mit strömenden Blutkörperchen vollgepfropft, deren Strömungsgeschwindigkeit anfänglich beschleunigt ist, mit der Ausbildung der Stauung zwar rasch wieder abnimmt, mit Fortdauer der Beinlage aber stets größer als in der horizontalen oder Kopflage bleibt.

Die *Arterien* schließlich zeigen nach der erwähnten primären Verengerung eine Erweiterung, bis bei Andauer der Stellung erneut anhaltende Verengerung auftritt. Letztere wird hauptsächlich durch die Wirkung hämostatischer Kräfte auf periphere Apparate des vasomotorischen Systemes hervorgerufen (KLEMENSIEWICZ) und ist wohl als kompensatorischer Vorgang aufzufassen. Denn durch die Verengerung der Arterie werden die Widerstände vermehrt und der auf der inneren Oberfläche der Blutgefäße lastende Druckzuwachs vermindert.

Sehr viel rascher treten die Veränderungen an den Schwimmhautgefäßen unter dem Einfluß der Lageänderung ein, wenn man den Tieren vorher die Plexus ischiadici durchtrennt. Beim Übergang in Beinstellung bleibt dann die primäre Verengerung der Arterien aus. Im übrigen aber verlaufen die Veränderungen am Gefäßsystem in ganz ähnlicher Weise wie am unversehrten Tier. Bei langer Dauer des Versuches nimmt die Stauung in den Venen schließlich bis zu höchsten Graden zu. Dabei ist die Strömungsgeschwindigkeit aufs stärkste herabgesetzt, der Inhalt der überfüllten Venen wird nur mehr ruckweise fortgeschoben.

In Kopfstellung sieht man bei langdauernden Versuchen den Kreislauf in der erhobenen Schwimmhaut schließlich völlig darniederliegen. Der Blutstrom ist äußerst verlangsamt, ja in den Venen tritt Randstellung der weißen Blutkörperchen ein.

Da bei diesen Versuchen die Möglichkeit nicht ausgeschlossen werden konnte, daß auch nach Durchschneidung der Plexus ischiadici auf indirektem Wege eine Beeinflussung der Zirkulationsbedingungen in der Schwimmhaut durch andere noch unter dem vollen Einfluß der großen vasomotorischen Zentren stehende Gefäßbezirke zustande kommt (antagonistische Wirkung) oder bei der Drehung des Tieres auftretende Schwindelerscheinungen Rückwirkungen auf das Gefäßsystem ausüben könnten, hat KLEMENSIEWICZ die Schwimmhäute beider paralytischen Beine gleichzeitig beobachtet, indem das eine nach aufwärts, das andere nach abwärts gespannt wurde. Bei senkrechter Lage beider Schwimmhäute übereinander war es so möglich, den Einfluß der Schwere unabhängig vom Einfluß der Drehung zu beobachten. Im folgenden sei ein derartiges Versuchsergebnis von KLEMENSIEWICZ wiedergegeben[1]):

---

[1]) Bei diesem Versuch betrug die senkrechte Entfernung der beiden Schwimmhäute (Distanz der Gesichtsfeldmitten) 215 mm, die senkrechte Entfernung zwischen Herz und Gesichtsfeldmitte 107,5 mm. A_1 und A_2 = Arterien, V_1 und V_2 = Venen, C_1 und C_2 = Capillaren.

Obere **Schwimmhaut.** Untere

A_1 ist anfänglich ziemlich weit, wird aber immer *weiter*. In den Verzweigungen ist eine allmählich auftretende, sehr beträchtliche *Erweiterung* bemerkbar.	A_2 ist anfänglich *weit* und wird nach einiger Zeit unter Auftreten rhythmischer Bewegungen *eng*. Die kleinen Äste sind *eng*.
Der *Blutstrom* ist *langsam*. Es ist rhythmische Beschleunigung und Verzögerung (Puls) bemerkbar. Manchmal verschwindet derselbe, und der Blutstrom wird kontinuierlich.	Der *Blutstrom* ist *schnell* und kontinuierlich.
Der *Inhalt* der Arterien zeigt die Erscheinungen der Oligocythämie und des Plasmareichtums.	Der *Inhalt* der Arterien ist reich an roten Körperchen (Pleocythämie), arm an Plasma. Die kleinen Arterienäste sind vollgepfropft mit roten Blutkörperchen.
Seltene rhythmische Bewegungen.	
V_1, die Venenweite ist nicht viel von jener in der Horizontalstellung verschieden.	V_2, die Venenweite annähernd gleich jener der V_1.
Der *Blutstrom* ist schnell, schneller als in A_1, und kontinuierlich.	Der *Blutstrom* ist langsamer als in A_2 und rhythmisch beschleunigt (Venenpuls).
Die Oligocythämie ist anfänglich mäßig, nimmt aber rasch zu.	Inhalt sehr reich an roten Blutkörperchen.
Randstellung an einzelnen Stellen.	
C_1, die Capillaren sind mäßig gefüllt. Ihr Inhalt besteht aus wenigen Blutkörperchen und großen Plasmazwischenräumen. Der Blutstrom ist kontinuierlich.	C_2, die Capillaren sind vollgepfropft mit roten Blutkörperchen und zeigen eine sukzessive Vermehrung der *Anschoppung*. Die Blutbewegung erfolgt meist deutlich rhythmisch (Capillarpuls).

Verhältnis der Durchmesser von $A_1 : A_2 = 7 : 5$ (in Teilstrichen des Mikrometers).

Nach $1^1/_2$ stündiger Untersuchung wurde die ganze Vorrichtung umgedreht, so daß A_2, V_2 und C_2 nach oben, A_1, V_1 und C_1 nach unten zu liegen kommen.

Obere **Schwimmhaut.** Untere

A_2 wird anfänglich *eng* und macht viele starke rhythmische Wandbewegungen, welche oft zu so starken Verengungen führen, daß es zum Stillstand des Capillarkreislaufes kommt.	A_1 *erweitert* sich anfänglich noch mehr, aber nur für kurze Zeit (2 Minuten), dann wird sie unter rhythmischen Wandbewegungen *enger* und erreicht 4, 5, später 3 Teilstriche Durchmesser (früher 7).
Nach 5 Minuten beginnt die Erweiterung, welche rasch ihr Maximum erreicht.	Die Zeit, welche vergeht, bis die rhythmischen Bewegungen auftreten, ist in verschiedenen Versuchen verschieden. In manchen dauerte es über 20 Minuten, bevor dieselben auftraten und damit die anhaltende Verengerung einleiteten.
Blutstrom pulsierend, aber nicht immerwährend. Die Geschwindigkeit ist gering, so daß einzelne Blutkörperchen erkannt werden können.	*Blutstrom* kontinuierlich und schnell, so daß die Blutsäule ein gleichmäßig streifiges Ansehen besitzt.
Die *Oligocythämie* bildet sich rasch aus.	
V_2 zeigt schnellen, plasmareichen Blutstrom *ohne* Venenpuls.	V_1 zeigt anfangs schnellen Blutstrom, der reich an Körperchen ist.
	Von Zeit zu Zeit tritt Venenpuls auf, besonders dann, wenn eine Verengerungsperiode der Arterie abläuft. Allmählich bilden sich die Stauungserscheinungen mit Verlangsamung des Blutstromes aus.
C_2 führen wenig Blutkörperchen.	C_1 reich an Blutkörperchen, manchmal Capillarpuls.

Nach Ablauf von 40 Minuten erfolgt auf Berührung der Haut des Versuchstieres an verschiedenen Stellen des Körpers eine Verengerung der Arterien, welche oben schwach, unten stärker ausgebildet ist.

Obere	**Schwimmhaut.**	Untere
Nach Ablauf von 3 Stunden ist der *obere* Kreislauf schon sehr schwach Die Oligocythämie und der Plasmareichtum des Inhaltes sehr stark ausgeprägt und in der Vene deutliche *Randstellung* der Leukocyten.		Unten ist der Kreislauf unter den Erscheinungen einer beträchtlichen Hyperämie noch ganz wohlerhalten.

Verhältnis der Durchmesser von $A_2 : A_1 = 10 : 3$.
A_1 oben $= 7$, unten $= 3$; A_2 oben $= 10$, unten $= 5$.

Bei Andauer einer Lage entwickelt sich also ein charakteristisches, stationäres Bild des Kreislaufes: Bei *Kopfstellung*, d. h. bei *Hochlagerung* der Schwimmhaut, tritt in allen Gefäßen des beobachteten Gefäßbezirkes die Erscheinung der Anämie oder der lokalen Oligocythämie auf. Gleichzeitig ist Erweiterung der Arterien mit schließlich beträchtlicher Verlangsamung des Blutstromes in ihnen, deutlich sichtbarer Arterienpuls und schwache Füllung der engen Venen für diese Lage charakteristisch. Ebenso bewirkt andauernde *Beinstellung*, d. h. *Tieflagerung* der Schwimmhaut, eine bleibende Veränderung der Blutströmung und der Blutverteilung, welche durch Überfüllung der Gefäße mit roten Blutkörperchen, Verengerung der Arterien und Beschleunigung des Blutstroms in diesen Gefäßabschnitten nebst Verlangsamung der Strömung in den erweiterten Venen gekennzeichnet ist. Die anhaltenden Änderungen der Arterienweite, welche wesentlich auf den Einfluß der Schwere zurückzuführen sind, stellen ohne Zweifel kompensatorische Vorgänge dar, durch welche der Einfluß der Schwere auf den Blutstrom ganz oder teilweise ausgeglichen wird. Im Falle der Kopfstellung handelt es sich um Verminderung der Widerstände in den arteriellen Schwimmhautgefäßen, dadurch wird die arterielle Blutzufuhr begünstigt. Bei Beinstellungen dagegen werden durch Verengerung der Arterien die Widerstände vermehrt, die arterielle Blutzufuhr behindert, gleichzeitig der auf der Gefäßwand lastende Druck herabgesetzt und, wovon später noch die Rede sein wird (s. S. 1431 f.), ein allzu starker Druckanstieg in den zarten Capillaren vermieden. Diese kompensatorische Änderung der Gefäßweite ist, wie die Versuche von KLEMENSIEWICZ lehren, nicht an die Tätigkeit nervöser Zentralorgane gebunden, da sie auch nach Durchschneidung der peripheren Nervenstämme zustande kommt.

Analoge Änderungen der Blutströmung und der Blutverteilung treten unter dem Einfluß hämostatischer Kräfte auch im *menschlichen* Organismus ein. Jeder Wechsel in der Stellung unserer Glieder hat eine Verschiebung des hydrostatischen Indifferenzpunktes zur Folge. Die gesamte Blutverteilung ändert sich bei jedem Stellungswechsel.

Schon die Beobachtung mit bloßem Auge lehrt, daß die Venen am herabhängenden Glied anschwellen und sich abrunden, während sie am erhobenen Glied sich entleeren, dabei dünn und platt werden. Genauere Beobachtungen über den Füllungszustand der Venen in Abhängigkeit von der Lage des betreffenden Gliedes und die große Empfindlichkeit ihres Füllungszustandes gegenüber dem Einfluß der Schwere verdanken wir RANCKEN[1]). Hängt der Arm herab, so daß der Handrücken sich bei stehender Versuchsperson etwa 75 cm oberhalb des Fußbodens befindet, so erheben sich die dort gelegenen Venen um $1^1/_2$ bis 2 mm über das Niveau der umgebenden Haut. Wird der Arm in Schrägstellung abduziert, so daß der Handrücken sich 100 cm über dem Fußboden befindet, so vermindert sich die Prominenz der Venen um etwa $^1/_2$ mm. Bei 120 cm Höhe nimmt sie um einen weiteren $^1/_2$ mm ab. Ebenso bei Erhebung auf 130 cm. Im

---

[1]) RANCKEN, D.: Zur Kenntnis der Blutströmung in den Venen. Skandinav. Arch. f. Physiol. Bd. 24, S. 143. 1911.

Niveau des Schlüsselbeines erhebt sich die Vene gar nicht mehr über ihre Umgebung. Wird der Arm jetzt noch weiter gehoben, so sinkt die Vene zusammen und stellt sich als eine seichte Furche an der Hand dar. Diese Füllungsschwankungen laufen in sehr kurzer Zeit ab. Eine Vene, die den herabhängenden Handrücken um 2 mm überragt, pflegt nach Erheben des Armes in die Vertikale schon binnen 2 Sekunden unsichtbar geworden zu sein. Wird der Arm dann wieder gesenkt, so füllen sich die Venen des Handrückens innerhalb von 7 bis 8 Sekunden auf ihr früheres Volumen an.

Wird der Arm in einer Höhe von 140 cm über dem Erdboden festgehalten und erhebt sich die Versuchsperson dann auf die Zehen, ein Vorgang, bei welchem die Füllung der Venen in den unteren Extremitäten beträchtlich abnimmt, das dort angesammelte Blut sich daher auf die übrigen Gefäßprovinzen des Körpers verteilen muß, so schwellen die Venen des Handrückens innerhalb von 3 Minuten an. Wird wieder Grundstellung eingenommen, entleeren sich die Venen der Hand ebenso schnell, da die Kapazität der Beinvenen wieder steigt.

Auf gleiche Weise läßt sich nicht nur die Veränderlichkeit der Füllung, sondern auch die der Strömungsgeschwindigkeit beurteilen. Wenn man am herabhängenden Arm eines mageren Menschen durch einige kräftige zentripetale Streichungen die Venen des Unterarmes gründlich entleert, so kann es nach RANCKEN bis zu 20 Sekunden dauern, ehe die Venen sich bis zum Ellbogengelenk wieder gefüllt haben. Da sich die Venen von Querschnitt zu Querschnitt mit einem relativ großen Volumen anfüllen, steigt die Blutsäule nur langsam nach oben, wobei deren oberer Spiegel in allen miteinander kommunizierenden Venen auf gleicher Höhe steht. Wird dagegen der Arm, nachdem die Venen in herabhängender Stellung in gleicher Weise entleert wurden, in vertikale Stellung mit der Hand nach oben gebracht, so schießt das Blut schon nach einer Sekunde in dünnem Strahl mit großer Geschwindigkeit in die Venen ein.

Gleichsinnig wie in den großen Venenstämmen sind die Veränderungen an den kleinen und kleinsten Venen, wie sich bei mikroskopischer Beobachtung der kleinen Hautgefäße feststellen läßt: Am Fußrücken eines liegenden Menschen sehen wir nach PARRISIUS und WINTTERLIN[1]) meist einen weißen Untergrund an der Haut, von dem sich mehr oder weniger zahlreiche Papillarcapillaren, meist stärker geschlängelt als an den Fingern, abheben. Vom venösen subpapillären Plexus ist im allgemeinen nichts oder nur sehr wenig zu sehen. Das ändert sich schon beim sitzenden Menschen. Der Untergrund nimmt eine livide Verfärbung an, der subpapilläre Plexus tritt deutlich hervor. Auch die Papillarcapillaren werden in größerer Zahl sichtbar und sind in ihrem venösen Schenkel deutlich dicker. Im ganzen resultiert das Bild der venösen Stauung. Beim Übergang zur stehenden Stellung nehmen diese Veränderungen noch zu.

Trotz dieser ohne weiteres erkennbaren und ganz erheblichen Kapazitätsänderung der venösen Bluträume ist das Regulationsvermögen des peripheren Gefäßsystems so vollkommen entwickelt, daß im gesunden Organismus der allgemeine Kreislauf nicht notleidet und dies auch dann nicht der Fall ist, wenn es gelegentlich ungewöhnlicher Körperstellung zu anscheinend besonders ausgiebiger Füllungszunahme der Venen in den abhängigen Körperteilen kommt, z. B. beim Kopfhang oder beim Kopfstehen. Diese Füllungsänderungen der Gefäße, die unter dem Einfluß derartiger ungewöhnlicher Körperlagen beim einen mehr, beim anderen weniger auftreten, sind geeignet, auf eine für die Anpassungsvorgänge wichtige Eigenschaft des Gefäßsystems hinzuweisen, näm-

---

[1]) PARRISIUS, W. u. WINTTERLIN: Der Blutstrom in den Hautcapillaren in verschiedenen Körperregionen bei wechselnder Körperlage. Dtsch. Arch. f. klin. Med. Bd. 141, S. 243. 1923.

lich auf die Vervollkommnung der Anpassungsfähigkeit durch Übung. Während sich nämlich beim Ungeübten die Venen beim Kopfhang prall füllen, der Kopf sich livide verfärbt, kommt es z. B. beim Artisten, welcher berufsmäßig oft und mit großer Schnelligkeit extreme Lageänderung einnimmt, bei tiefgelagertem Kopf kaum zu erkennbarer Hyperämie.

Ferner genügen die regulatorischen Funktionen der peripheren Gefäße z. B. völlig, um auch bei aufrechter Körperhaltung eine hinreichende Blutversorgung der hochgelegenen Teile, besonders des Gehirns, zu gewährleisten. Bei längerem Stehen freilich können diese Regulationsvorgänge versagen: Auch bei völlig Gesunden kann es zu relativer Hirnanämie kommen, die sich bald in abnormer Ermüdbarkeit, bald im Nachlassen des Gedächtnisses [HILL[1])], bald in anderen Symptomen, die ebenfalls auf ungenügende Blutversorgung des Gehirns bezogen werden, wie z. B. in häufigem Gähnen, äußern. Es gibt sonst völlig gesunde geistige Arbeiter, die bei liegender Stellung auch geistig frischer und beweglicher sind und daher fast ausschließlich in liegender Stellung zu arbeiten pflegen. Weisen schon solche Feststellungen auf eine gewisse relative Beeinträchtigung der Blutversorgung des Gehirns bei aufrechter Körperhaltung hin, so läßt sich mit feineren Methoden zeigen, daß in der Tat recht erhebliche Änderungen der Blutverteilung im Organismus unter dem Einfluß hämostatischer Kräfte oder bei Änderung der Körperlage zustande kommen.

Das lehren zunächst die Beobachtungen von Mosso[2]), die gleichzeitig annähernde Auskunft über quantitative Verhältnisse zu geben vermögen. Mosso lagerte seine Versuchspersonen horizontal auf eine Tischplatte, welche auf einer transversalen Schneide balanciert. Die Versuchsperson legt sich derart nieder, daß sich die Tischplatte im Gleichgewicht befindet, d. h. horizontal steht. Damit die Wage bei jeder geringen Gewichtsveränderung nicht zu tief ausschlägt, wurde der Schwerpunkt durch ein unter der Tischplatte befindliches Gewicht tiefer gelegt. Trotzdem behielt die Wage einen solchen Grad von Empfindlichkeit, daß sich die Tischplatte im Rhythmus der Respiration noch deutlich bewegt: Den späteren Beobachtungen LEDDERHOSES[3]) über die Füllungsschwankungen der Venen in Abhängigkeit von dem Atmungsvorgang entsprechend, sinkt bei Inspiration die Fußseite, während sie bei der Exspiration steigt.

Kurze Zeit, nachdem sich die Versuchsperson auf die Tischplatte niedergelegt hat, ändert sich das zunächst ausbalancierte Gleichgewicht der Wage. Das Kopfende wird schwerer: die Blutmenge, die sich im Stehen unter dem Einfluß hämostatischer Kräfte in der unteren Extremität angesammelt hatte, verteilt sich jetzt gleichmäßiger über den ganzen Körper. Soll die Tischplatte jetzt weiterhin im Gleichgewicht erhalten werden, so muß das Fußende eine Belastung durch Gewichte erfahren. Auf diese Weise hat Mosso festgestellt, daß die Differenz der Blutfülle der unteren Extremitäten bei vertikaler und horizontaler Lage mehr als 100 ccm zu betragen pflegt.

Auf andere Weise kann man sich ein Bild von der Größe der Blutverschiebung in der unteren Extremität bei Übergang von horizontaler zu vertikaler Körperstellung machen durch ein Verfahren, welches von ATZLER und HERBST[4]) angewendet worden ist. Die *Volummessung der Füße* geschah in einer mit Wasser

---

[1]) HILL: Zitiert auf S. 1418.
[2]) Mosso, A.: Arch. ital. de biol. Bd. 5, S. 130. 1884.
[3]) LEDDERHOSE, G.: Studien über den Blutlauf in den Hautvenen unter physiologischen und pathologischen Bedingungen. Mitt. a. d. Grenzgeb. d. Med. u. Chir. Bd. 15, S. 355. 1906. Vgl. auch den Abschnitt dieses Handbuchs über die Funktion der Venenklappen, S. 1440 dieses Bandes.
[4]) ATZLER, E. u. R. HERBST: Die Schwankungen des Fußvolumens und deren Beeinflussung. Zeitschr. f. d. ges. exp. Med. Bd. 38, S. 137. 1923.

gefüllten Badewanne, die unten mit einem seitlich angebrachten vertikalen Glasrohr kommuniziert. An diesem kann mit Hilfe eines Kathetometers der jeweilige Wasserstand abgelesen werden, so daß sich nach Eichung des Apparates die Volumänderung in Kubikzentimetern angeben läßt. Auf diese Weise stellten die Autoren fest, daß schon einstündiges Sitzen im herabhängenden Fuß eine Zunahme von 0,90—1,21%, im Mittel 1,1% des ursprünglichen Volumens zur Folge hat. Beim Sitzen auf einem höheren Stuhl ergab sich der etwas größere Volumenzuwachs von 2,12%. In zahlreichen Versuchen mit einstündigem Stehen beträgt das Mittel der Volumzunahme 3,60%. Dabei betrug die Höhe der Herzbasis über dem Erdboden gemessen beim Sitzen auf einem niedrigen Stuhl 94,4 cm, auf einem hohen Stuhl 112,9 cm, im Stehen 132,2 cm. Nach einstündigem Stehen hat die Volumzunahme des Fußes ihren Höhepunkt noch nicht erreicht. Dies war meist erst zwischen der 2. und 3. Stunde der Fall. Nach dreistündigem Stehen war das Fußvolumen wieder kleiner.

Abb. 333 stammt aus der genannten Arbeit von ATZLER und HERBST und ist beim stehenden Menschen gewonnen. Im einzelnen zeigt sie, daß das Volumen des Fußes unter dem Einfluß des hydrostatischen Druckes erst rasch, dann, je mehr die Gefäßwand sich der Grenze ihrer Dehnbarkeit nähert, langsamer zunimmt, um nach einer Zeit von etwas mehr als 2 Stunden einen Maximalwert zu durchlaufen. Durch Hochlagerung der Beine wird die Volumzunahme rasch wieder zum Verschwinden gebracht. Nach einer halben, ja schon nach einer Viertelstunde Ruhe unter Beinhochlagerung ist die durch einstündiges Stehen herbeigeführte Volumzunahme wieder vollständig zurückgegangen.

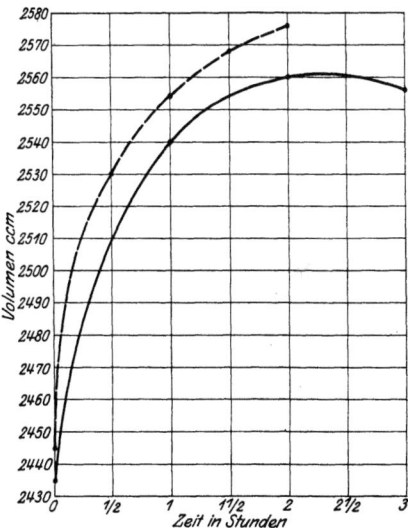

Abb. 333. Zunahme des Fußvolumens im Stehen gegenüber dem Liegen. (Nach ATZLER und HERBST.)

Die auf vermehrtem Blutgehalt beruhende Volumzunahme des Fußes nach einstündigem Stehen erwies sich abhängig von der Höhe der über ihr stehenden Blutsäule, d. h. sie ist bei großen Menschen beträchtlicher als bei kleinen.

Wurde während der *Gehbewegung* der Einfluß von hydrostatischem Druck plus Muskelbewegung studiert, so ergab sich auch unter solchen Bedingungen eine nicht unerhebliche Zunahme des Fußvolumens im Mittel um 1,99% des Ausgangswertes. In gleicher Weise wie bei mehrstündigem Stehen war auch hier nach einer Stunde die Volumsteigerung noch nicht zum Abschluß gelangt. Marschieren während einer zweiten Stunde verursacht weitere Volumzunahme, z. B. von 1,29 auf 2,14%. Mit den Durchschnittswerten nach einstündigem Stehen (3,60%) verglichen ergibt sich, daß die Volumzunahme nach *einstündigem Gehen von geringerem Ausmaß ist*.

Ließ man die Versuchsperson zunächst eine Stunde lang ruhig stehen und dann für die Dauer einer weiteren Stunde umhergehen, so zeigten die Messungen, daß die Volumzunahme, die beim Stehen eingetreten war, durch das Gehen z. B. von 3,22% bzw. 4,31% auf 2,65 bzw. 0,51% vermindert wird. Umgekehrt war die Volumvermehrung, die nach einstündigem Gehen zu beobachten war, durch nachfolgendes Stehen noch weiter bedeutend zu vermehren. Diese Befunde lassen die alte Erfahrung verständlich werden, warum plötzliche Ohnmacht sehr viel häufiger nach längerem Stehen als nach längerem Marsche, warum sie häufiger bei großen als bei kleinen Menschen erfolgt und auch daß Ödeme in der Knöchelgegend, sich besonders häufig nach langem Stehen, einstellen.

Offenbar wird also die unter dem Einfluß des hydrostatischen Druckes in der unteren Extremität gestaute Blutmenge dadurch vermindert, daß durch die Muskelbewegung der Abtransport des venösen Blutes verstärkt wird. Bei jedem Aderlaß kann man sich ja von der strömungsfördernden Wirkung der Muskelaktion überzeugen; genauer sind diese Einwirkungen z. B. von BURTON-OPITZ[1]) studiert. Am Fuß des lebenden Menschen haben das PARRISIUS und WINTTERLIN[2]) durch capillarmikroskopische Beobachtungen unmittelbar feststellen können. Im Stehen fanden sie bei ihren Beobachtungen am Fußrücken den Untergrund infolge starker Füllung der subpapillären venösen Plexus livide verfärbt. Ließen sie ihre Versuchsperson sich 20mal auf die Fußspitzen erheben, so sahen sie unter dem Einfluß dieser Muskelarbeit den Untergrund weiß werden, was auf einer besseren Entleerung der kleinen venösen Gefäße beruht. Ähnliche Wirkung ist durch verstärkte Atmung zu erzielen, wobei der thorakale Unterdruck, der Schwerkraft entgegen, auf den venösen Rückstrom begünstigend einwirken soll. Die Volumvermehrung des Fußes, die durch ruhiges Stehen bewirkt worden war, wurde in den Versuchen von ATZLER und HERBST durch eine weitere Stunde Stehens mit möglichst vertiefter Atmung von 3,92 auf 2,62% vermindert.

Auch durch gleichzeitige schwere Arbeit mit den Armen (Hantelstemmen) ließ sich die durch eine Stunde Stehen bewirkte Volumzunahme z. B. von 4,1% auf 3,14% reduzieren. Hier ist es der vermehrte Blutbedarf der Armmuskulatur, welcher gleichsam mit dem hydrostatischen Druck konkurriert und dessen Wirkung vermindert.

Sehr viel stärker als bei gesunden Menschen sind die unter dem Einfluß hämostatischer Kräfte auftretenden Veränderungen der Blutverteilung bei *Kranken* und *Rekonvaleszenten*, bei denen eine Schwäche des Gefäßsystems besteht, häufig aber wohl auch andere Hilfsapparate des Blutkreislaufes in Mitleidenschaft gezogen sind. Dies gilt hauptsächlich von der Muskulatur der vorderen Bauchwand, die ihren normalen Tonus einbüßen kann. Beträgt bei Gesunden nach einstündigem Sitzen die Volumzunahme des Fußes im Durchschnitt 1,11%, so fanden ATZLER und HERBST unter den gleichen äußeren Bedingungen bei Rekonvaleszenten bereits nach $^3/_4$ Stunden eine Vergrößerung des Bein- und Fußvolumens um 3,47 bzw. 4,71%. Durch Hochlagerung läßt sich diese Volumzunahme nur sehr viel langsamer rückgängig machen. Nach einstündiger Ruhe beträgt sie immer noch 2,07—3,17%.

Die gleiche abnorme Nachgiebigkeit der Gefäßwand erklärt im wesentlichen auch die bekannte Tatsache, daß Patienten, die längere Zeit das Bett gehütet haben, bei erstmaligem Aufstehen zu großer Müdigkeit und Ohnmacht neigen. Bei solchen Menschen kommt es zu hochgradiger Cyanose der unteren Extremitäten, die sich dann kalt anfühlen; es kann zu Ödemen kommen. Die Blutversorgung des Gehirns leidet infolge der Anstauung des Blutes in der unteren Extremität Not. Es tritt Blässe des Gesichts ein, Füllung und Schlagvolumen des Herzens nehmen so beträchtlich ab, daß der Puls fühlbar kleiner wird. Einnehmen der horizontalen Lage vermag diesen Zustand sofort zu bessern. Erstaunlich ist, wie rasch dieser Verlust der Anpassungsfähigkeit der Venen wieder wettgemacht zu werden pflegt. Schon nach drei- bis viermaligem Aufstehen

---

[1]) BURTON-OPITZ: Americ. journ. of physiol. Bd. 9, S. 180. 1903.
[2]) PARRISIUS, W. u. WINTTERLIN: Der Blutstrom in den Hautcapillaren in verschiedenen Körperregionen bei wechselnder Körperlage. Dtsch. Arch. f. klin. Med. Bd. 141, S. 243. 1923. Spez. S. 247.

ist das venöse Gefäßsystem in der Regel wieder so geübt, daß es kaum noch zu venöser Stauung und nicht mehr zu Ödemen kommt.

In ganz besonderer Weise gelangen die hämostatischen Kräfte bei dem lebensbedrohlichen Zustand der Vasomotorenparese zur Auswirkung, die z. B. bei den Influenza-Epidemien der letzten Jahre sehr häufig den tödlichen Ausgang veranlaßt hat. Seit den Untersuchungen von ROMBERG und PAESSLER[1]) wissen wir, daß die bei zahlreichen Infektionskrankheiten auftretende Kreislaufinsuffizienz nicht auf ein Versagen des zentralen Motors zu beziehen ist, vielmehr Folge einer toxischen Lähmung des vasomotorischen Zentrums darstellt. Mangels hinreichender nervöser Dauerimpulse verlieren die Gefäße ihre normale Wandspannung und werden dem Binnendruck gegenüber abnorm nachgiebig. Dabei ist es für den Endeffekt gleichgültig, ob die zur Gefäßlähmung führenden Gifte im Sinne der genannten Autoren an den vasomotorischen Zentren der Medulla oblongata oder etwa peripher unmittelbar an den Muskeln der kleinen Gefäße angreifen, wie dies HOLZBACH[2]) für das Zustandekommen der Vasomotorenparese bei der Peritonitis annimmt. Nach Ansicht dieses Autors liegt der Angriffspunkt der im Körper kreisenden Gifte in den Capillaren selbst. Infolge Dilatation der Haargefäße findet ein Abfluß großer Blutmassen in das weite Stromgebiet der abhängigen Körperpartien statt. Erst die dadurch resultierende fortschreitende Anämisierung der nervösen Zentralorgane soll dann sekundär Tätigkeit und Reaktionsfähigkeit der vasomotorischen Zentren in Mitleidenschaft ziehen.

Hat man unter solchen Umständen von einem Verbluten des Menschen in die eigenen Gefäße hinein gesprochen, so gilt bis zu gewissem Grade ähnliches, wenn der auf den Splanchnicusgefäßen ruhende intraabdominelle Druck plötzlich beseitigt wird. Schon bei jeder Laparotomie kann es zu einer den allgemeinen Kreislauf gefährdenden Anschoppung des Blutes in den Bauchgefäßen kommen. Sehr viel hochgradiger und in ihren Folgen bedrohlicher pflegt dieselbe aber dann zu sein, wenn der Druck, der auf den Gefäßen des Bauchraumes lastet, etwa durch einen Ascites oder durch einen graviden Uterus abnorm gesteigert gewesen ist und dann plötzlich zum Verschwinden gebracht wird, wie das bei raschem Ablassen der Ascitesflüssigkeit oder am Schluß der Austreibungsperiode beim Geburtsakt der Fall sein kann. Dann wird, wobei wiederum die Wirkung der Schwerkraft als begünstigender Faktor zu betrachten ist, der Puls klein, Einzel- und Minutenpulsvolumen sowie arterieller Druck sinken ab, wie nachstehende, der Monographie von FREY[3]) entnommene Tabelle lehrt:

Tabelle 1. (Nach FREY.)

Zeit	Einzelpulsvolumen	Minutenpulsvolumen	Frequenz	Maximaldruck
Vor der Geburt Wehenpause . .	0,11	10,5	96	130
Direkt nach der Geburt	0,11	8,3	76	120
5 Min. ,, ,, ,, ...	0,10	7,2	72	—
10 ,, ,, ,, ,, ...	0,10	7,2	72	120
30 ,, ,, ,, ,, ...	0,10	7,2	72	—

---

[1]) ROMBERG, E.: Welchen Anteil haben Herz und Vasomotoren an den als Herzschwäche bezeichneten Erscheinungen bei Infektionskrankheiten? Berlin. klin. Wochenschr. 1895, Nr. 51, S. 1109 u. Nr. 52, S. 1136. — Ferner v. ROMBERG, E.: Experimentelle Untersuchungen über die allgemeine Pathologie der Kreislaufstörung bei akuten Infektionskrankheiten. Dtsch. Arch. f. klin. Med. Bd. 64, S. 652. 1899. — Ferner PÄSSLER u. ROMBERG: Weitere Mitteilungen über das Verhalten von Herz und Vasomotoren bei Infektionskrankheiten. Verhandl. d. Deutschen Kongr. f. inn. Med. 1896, S. 256.

[2]) HOLZBACH, E.: Experimentell-pharmakologische Studie zur Frage der Behandlung der peritonistischen Blutdrucksenkung. Arch. f. exp. Pathol. u. Pharmakol. Bd. 70, S. 183. 1912.

[3]) FREY, W.: Herz und Schwangerschaft, S. 41, Tab. 22. Leipzig: Thieme 1923.

Die Kenntnis der Pathogenese jener Insuffizienzerscheinungen des Blutkreislaufes ist besonders wichtig für die Therapie. Diese hat nicht wesentlich am Herzmuskel anzugreifen: Gefäßmittel wie Coffein und Adrenalin oder besonders mechanische Maßnahmen, die den erniedrigten intraabdominellen Druck auszugleichen und der übermäßigen Füllung der Abdominalgefäße entgegen zu wirken geeignet sind, werden dem Herzen und dem übrigen peripheren Kreislauf ebenso vermehrte Blutmengen wieder zuführen wie dies andererseits auch durch Hochlagerung oder Wickeln der unteren, ja aller vier Extremitäten erzielt werden kann.

Oben wurde bereits auf die Beeinflussung zentraler Abschnitte des Blutkreislaufes durch Lageänderung hingewiesen: das Herz der aufgerichteten Schlange wird blaß und schlägt leer. Am Herzen des in vertikale Stellung (mit dem Kopf nach oben) gebrachten Frosches läßt sich die verminderte Füllung ohne weiteres erkennen [GOLTZ[1]), KLEMENSIEWICZ[2])]. Nach Einbinden einer Kanüle in den Herzbeutel eines Hundes stellte CAVAZZANI[3]) fest, daß, wenn das Versuchstier um eine durch das Niveau der Kanüle gehende Achse gedreht wurde, die Füllung des Herzens bei Übergang aus der Horizontalen in die Vertikale mit dem Kopf nach oben gerichtete Lage sehr erschwert, Füllung und Schlagvolumen dementsprechend verkleinert wurde. In vertikaler Stellung mit dem Kopf nach unten nahm dagegen die Füllung des Herzens beträchtlich zu.

In engster Beziehung mit diesen Füllungsschwankungen und Veränderungen des Schlagvolumens steht auch der Befund von CYBULSKI[4]), daß beim Hunde, wenn der Hinterkörper gehoben wird, der Blutdruck nicht allein in der Carotis, sondern auch in der Femoralis ansteigt. Wird dagegen der Vorderkörper des Tieres gehoben, so sinkt der Blutdruck in beiden Gefäßen ab.

Analoge Veränderungen sind am menschlichen Organismus beobachtet worden. Auch hier nimmt bei aufrechter Körperhaltung die Füllung des Herzens ab. Die röntgenologisch festgestellte Größe des Herzens ist im Stehen fast immer kleiner als in horizontaler Lage [MORITZ[5]), DIETLEN[6]), GROEDEL[7]), OTTEN[8])]. Fast regelmäßig verkleinert sich der Transversaldurchmesser des Herzens. Diese Verkleinerung betrug in den Beobachtungen von MORITZ im Minimum 0,4 cm, im Maximum 2,5 cm. Auch in anderen Dimensionen läßt sich eine Größenabnahme der Herzsilhouette nachweisen, so daß MORITZ eine Verkleinerung des Herzens um annähernd ein Viertel der ursprünglichen Größe annimmt. Die Verkleinerung steht in einem bestimmten Verhältnis zur Größe des Herzens (DIETLEN). Bei normal großen Herzen betrug die absolute Größenabnahme

---

[1]) GOLTZ, FR.: Zitiert auf S. 1419.

[2]) KLEMENSIEWICZ, R.: Zitiert auf S. 1419.

[3]) CAVAZZANI, E.: Lavori del laborat. di fisiol. del Stefani, Bd. 3, Nr. 5. 1893. — Arch. ital. de biol. Bd. 19, S. 394. 1893.

[4]) CYBULSKI: Zitiert nach TIGERSTEDT: Physiologie des Blutkreislaufes, S. 72, Bd. 3. 2. Aufl. Berlin u. Leipzig 1922.

[5]) MORITZ, F.: Über Veränderungen in der Form, Größe und Lage des Herzens bei Übergang aus horizontaler in vertikale Stellung usw. Dtsch. Arch. f. klin. Med. Bd. 82, S. 1. 1904.

[6]) DIETLEN, H.: Klinische Bedeutung der Veränderungen am Zirkulationsapparat bei wechselnder Körperstellung. Dtsch. Arch. f. klin. Med. Bd. 97, S. 132. 1909. — DIETLEN, H.: Herz und Gefäße im Röntgenbild, S. 124ff. Leipzig: Joh. Ambr. Barth 1923. Hier weitere Literatur. — S. ferner auch den Abschnitt von DIETLEN im 1. Teile dieses Bandes des Handbuches.

[7]) GROEDEL, FR. M.: Die Normalmaße der vertikalen Herzorthodiagraphie. Ann. d. städt. Krankenh. in München. 1908.

[8]) OTTEN, M.: Die Bedeutung der Orthodiagraphie für die Erkennung der beginnenden Herzerweiterung. Dtsch. Arch. f. klin. Med. Bd. 105, S. 370. 1912.

im Stehen durchschnittlich 20,5 qcm, bei mäßig vergrößerten 13, bei stark vergrößerten 11, bei abnorm vergrößerten und dekompensierten Herzen 8 qcm. Wenn demnach die Beschaffenheit des Herzmuskels *einen* Faktor darstellt, welcher die Größenänderung dieses Organs unter dem Einfluß der Lageänderung bedingt, so sind aber dennoch die Veränderungen der Herzsilhouette sicher nicht oder wenigstens nicht zum größten Teil allein von Bedingungen abhängig, die im Herzen selbst gelegen sind. Neben dem Tiefertreten des Zwerchfells und dem dadurch bedingten Zug am Herzbeutel und den großen Gefäßen sowie neben der Beschleunigung des Herzschlages im Stehen, die auch ihrerseits häufig zu verminderter Füllung, d. h. also zu Größenabnahme des Herzens führt, wird die wesentliche Ursache in der hydrostatischen Wirkung der aufrechten Stellung zu sehen sein, welche zu vermehrter Füllung der tiefgelegenen Teile und zu vermindertem Rückfluß des Blutes zum Herzen Veranlassung gibt. Analoges hatten schon BLUMBERG[1]) und WAGNER[2]) bei ihren Untersuchungen über den Einfluß der Schwere auf den Kreislauf angenommen. Für die Richtigkeit einer solchen Ansicht spricht die Tatsache, daß es durch festes Umwickeln der Beine mit elastischen Binden gelingt, die Herzverkleinerung im Stehen wesentlich zu vermindern. Denn durch die Umwickelung wird die statische Überfüllung der unteren Extremitäten verhindert (DIETLEN).

Auf gleiche Weise, nämlich durch Beeinträchtigung des zentralen Kreislaufes infolge Blutverschiebung bei Lagewechsel erklären sich auch die Befunde von REINHART[3]) und DA CUNHA[4]), welche unter Anwendung der SAHLIschen Volumbolometrie das Puls- und Minutenvolumen des stehenden Menschen kleiner fanden als im Liegen. REINHART stellte in einzelnen Fällen eine Verminderung der Einzelpulsvolumina um 45—50%, im Durchschnitt um 20—30% fest. Auch das Minutenvolumen nimmt ab. Einige Werte REINHARTS gibt Tabelle 2.

Aus der Amplitude des Plethysmogramms der Hand fand BURGER[5]) mit der WIERSMAschen Methode entsprechende, wenn auch zahlenmäßig geringere Differenzen. Die Ausschläge waren im Stehen um 15% kleiner als im Liegen. Auch er schließt auf eine Verkleinerung des Schlagvolumens im Stehen gegenüber im Liegen. Die zuverlässigsten Werte stammen wohl von LINDHARD[6]). Dieser bestimmte mittels der Stickoxydulmethode die vom linken Ventrikel ausgeworfene Blutmenge im Stehen, Sitzen und Liegen und fand im Stehen eine bedeutende Abnahme,

Tabelle 2. (Nach REINHART.)

Lage		Frequenz	Einzelpulsvolumen	Minutenpulsvolumen
I.	l.	80	0,15	12,0
	st.	84	0,10	8,4
II.	l.	74	0,14	10,36
	st.	80	0,08	6,4
III.	l.	70	0,10	7,0
	st.	96	0,05	4,8

---

[1]) BLUMBERG, R.: Über den Einfluß der Schwere auf Kreislauf und Atmung. Pflügers Arch. f. d. ges Physiol. Bd. 37, S. 467. 1885.
[2]) WAGNER, E.: Fortgesetzte Untersuchungen über den Einfluß der Schwere auf den Kreislauf. Pflügers Arch. f. d. ges. Physiol. Bd. 39, S. 371. 1886.
[3]) REINHART, A.: Über die Eignung der Sphygmovolumetrie zur Bemessung der Systolengröße. Dtsch. Arch. f. klin. Med. Bd. 127, S. 300. 1918.
[4]) DA CUNHA, D. J.: Beitrag zur Beurteilung der SAHLIschen Volumbolometrie nach Untersuchungen bei Gesunden. Korrespondenzbl. f. Schweiz. Ärzte 1917, Nr. 46, S. 1537.
[5]) BURGER, G. C. E.: Der Blutkreislauf nach Muskelarbeit. Zeitschr. f. d. ges. physikal. Therapie Bd. 28, S. 1. 1924.
[6]) LINDHART, J.: Effekt of Posture on the Output of the Heart. Skand. Arch. f. Physiol. Bd. 30, S. 395. 1913.

die bis 20,8% betrug. Über die Veränderlichkeit des Minutenvolumens in Abhängigkeit von der Körperlage gibt folgende Tabelle 3, die nach den Ergebnissen von LINDHARD zusammengestellt ist, Auskunft.

Tabelle 3.
Minutenvolumen in Litern. (Nach LINDHARD.)

Nr.	liegend	sitzend	stehend
I	4,3	3,3	—
II	4,3	3,7; 3,8	3,6
III	4,2	4,0; 4,1	3,5
IV	5,65	5,6	—
V	5,3	5,4	—
VI	7,2; 7,4	7,2	6,6
VII	4,2	4,6; 5,2	5,0

Schließlich hat man auch am Menschen infolge der verminderten venösen Blutzufuhr zum Herzen und des gleichsinnig veränderten Schlagvolumens ganz analoge Veränderungen des arteriellen Blutdruckes in Abhängigkeit von der Körperstellung beobachtet, wie oben für den tierischen Organismus beschrieben. Der Blutdruck pflegt im Stehen geringer zu sein als im Liegen. So fand z. B. JOHN[1]) bei Personen mit nicht nachweisbar erkranktem Herzgefäßsystem beim Übergang zu aufrechter Körperstellung ein Absinken des systolischen Druckes um 5—8, höchstens 10 cm H_2O. Stärkere Senkung fand WALDVOGEL[2]), der, freilich nicht regelmäßig, im Stehen eine Verminderung des maximalen Blutdruckes um mehr als 20 mm Quecksilber feststellte. REINHART[3]) fand bei 50% seiner Versuchspersonen eine leichte Abnahme (10—15 mm Hg des maximalen Blutdruckes im Stehen), in 36% blieb der Blutdruck unverändert, während 14% eine leichte Erhöhung zeigten.

Neben anderen Feststellungen, daß z. B. im Kniehang gegenüber dem Liegen die epigastrische Pulsation des Herzens zu verschwinden pflegt, oder daß die Herztöne im Kniehang häufig lauter sind, daß Geräusche auftreten oder auch verschwinden können, haben SCHOTT und SPATZ[4]) besonders die Beeinflussung des arteriellen und venösen Druckes an verschiedenen Gliedern im Liegen und im Kniehang studiert. Am *Arm* gemessen, steigt der systolische Druck im Kniehang gegenüber dem Liegen an, und zwar um 6—30 mm Hg, im Durchschnitt aller Fälle um 10 mm Hg. Der diastolische Druck nimmt hier ebenfalls zu, die Zunahme betrug 5—23 mm, im Durchschnitt 14 mm Hg. Nur bei einem Kranken mit arterieller Hypertension sank der Blutdruck um 8 mm Hg im Kniehang ab.

Auch der Venendruck (Vena cubitalis, in Vorhofhöhe gemessen) steigt an: um 0,5—20 cm Wasser, im Durchschnitt um 7 cm Wasser. Dabei geht eine besonders starke Erhebung des arteriellen Druckes keineswegs immer mit einer starken Druckerhöhung im venösen System einher, und umgekehrt findet sich manchmal eine starke Steigerung des venösen Druckes, ohne daß es gleichzeitig zu einer besonderen Erhöhung desselben auf der arteriellen Seite käme. Gesetzmäßigkeiten für dieses wechselnde Verhalten ergaben sich in den Untersuchungen der genannten Autoren nicht. Tabelle 4 bringt einige Beobachtungsresultate:

Hinsichtlich des arteriellen Druckes in den Beinarterien im Kniehang, im Stehen und im Liegen ergab sich folgendes (s. Tabelle 5): Mit den Verhältnissen

---

[1]) JOHN, M.: Über die Technik und klinische Bedeutung der Messung des systolischen und diastolischen Blutdruckes. Dtsch. Arch. f. klin. Med. Bd. 93, S. 542. 1908. Spez. S. 559.

[2]) WALDVOGEL: Wie prüfen wir in der Sprechstunde die Funktion des Herzens? Münch. med. Wochenschr. 1908, Nr. 32, S. 1677.

[3]) REINHART, A.: Über die Eignung der Sphygmovolumetrie zur Bemessung der Systolengröße. Dtsch. Arch. f. klin. Med. Bd. 127, S. 300. 1918.

[4]) SCHOTT, E. u. H. SPATZ: Beobachtungen am Kreislauf im Kniehang, insbesondere über das Verhalten des arteriellen Druckes in Armen und Beinen in dieser Körperlage sowie im Stehen und Liegen. Münch. med. Wochenschr. 1924, Nr. 49, S. 1709.

Veränderungen an den Arterien.

Tabelle 4. (Nach Schott und Spatz.)

Nr.	Alter	Arterieller Druck systolisch und diastolisch		Differenz Liegen—Kniehang systolisch und diastolisch	Venöser Druck		Differenz Liegen—Kniehang
		Liegen	Kniehang		Liegen	Kniehang	
1	15	110/75	122/88	+12/+13	10,1	21,0	+ 9,9
2	33	133/87	146/100	+13/+13	7,4	12,0	+ 5,6
3	17	110/60	128/68	+18/+8	11,8	12,4 (10,2 im Inspir.)	+ 0,6
4	22	140/95	128/72	+ 6/+9	7,7—8,1	21,8—22,7	+ 14,1
5	27	108/85	138/106	+30/+21	7,1—7,4	23,8—24,6	+ 17
6	48	167/103	159/105	− 8/−2	6,5—7,0	11,6—12,8	+ 6 (+ 7)
7	16	117/85	124/94	+ 7/+9	8,2—8,6	9,4—10,0	+ 1
8	13	106/71	118/80	+12/+9	12,2	14,6—15,5	+ 3,2
9	22	120/66	127/89	+ 7/+23	11,3	15,0—15,5	+ 4,2
10	22	139/77	148/97	+ 9/+20	11,1	9,2	+ 8

im Liegen verglichen, nimmt der an der Brachialarterie meßbare Blutdruck im Stehen ab, dagegen der in den Beinarterien zu. Im Kniehang nimmt der Druck in den Armarterien zu, in den Beinarterien dagegen erfolgt eine Abnahme des arteriellen Druckes. Diese Resultate lassen sich auch insofern im Sinne eines Bedingtseins durch hydrostatische Kräfte deuten, als die absoluten Zahlenwerte, die an den Beinen ermittelt wurden, größere Differenzen zwischen den einzelnen Körperlagen ergaben als an den oberen Extremitäten.

Tabelle 5. (Nach Schott und Spatz.)

Nr.	Systolischer Blutdruck am Arm			Systolischer Blutdruck am Bein		
	Stehen	Liegen	Kniehang	Stehen	Liegen	Kniehang
1	76	108	106	183	171	120
2	100	128	140	201	163	103
3	105	118	130	187	153	115
4	92	111	126	175	133	86
5	130	138	143	194	158	121
6	85	125	97	166	148	94
7	117	121	120	142	125	87
8	93	111	131	198	164	95
9	97	126	128	168	144	101
10	94	117	121	172	156	98

Veränderungen unter dem Einfluß hydrostatischer Kräfte an den verschiedenen Gefäßabschnitten.

1. Arterien.

Betrachten wir noch kurz die Veränderungen, die an den verschiedenen Abschnitten der peripheren Gefäße, den Arterien, den Capillaren und den Venen Platz greifen, so wirken die hämostatischen Kräfte zwar auf den Inhalt der Arterien und der Venen in gleichem Maße ein; im venösen Stromgebiet ist ihre Wirkung aber viel intensiver. Das hängt mit den Unterschieden in der Gefäßweite und der wechselnden Wandbeschaffenheit der arteriellen und venösen Gefäße zusammen.

Ein annäherndes Bild von der Größe der Schwankungen des Innendruckes bei wechselnder Körperstellung geben z. B. Messungen, die Kocher[1]) bei einem 38jährigen Kranken mit variköSen Venen vorgenommen hat. In der Nähe des Kniegelenkes ergab sich ein Venendruck, der im Stehen 94 cm H_2O, im Sitzen 26 cm, beim Schrägsitzen 15 cm H_2O betrug.

---

[1]) Kocher, Th.: Vereinfachung der operativen Behandlung der Varicen. Dtsch. Zeitschrift f. klin. Chir. Bd. 138, S. 113. 1916.

Durch den unter dem Einfluß hämostatischer Kräfte in herabhängenden Gliedmaßen zunehmenden Binnendruck wird auf die Wand der Gefäße ein Dehnungsreiz ausgeübt. Von ihm werden diejenigen Wandelemente betroffen, welche ganz allgemein dem Innendruck Widerstand leisten, d. h. also die Gefäßmuskulatur und nicht diejenigen Teile, an welche die elastischen Eigenschaften in engerem Sinne geknüpft sind. Diese werden vielmehr erst dann beansprucht, wenn die Muskulatur völlig erschlafft ist.

Daß die Veränderungen, welche z. B. unter dem Einfluß zunehmender hämostatischer Kräfte an den *Arterien* hinsichtlich ihrer Weite auftreten, nicht nur passiver Natur sind im Sinne einer Dehnung, die Erweiterung und Widerstandsverminderung in der arteriellen Strombahn bedeutet, sondern daß es sich um komplizierte vasomotorische Vorgänge handelt, bei denen es bald früher, bald später zu aktiver Tätigkeit der Arterienmuskulatur im Sinne von Kontraktionsvorgängen kommt, geht bereits aus den oben (vgl. S. 1419) geschilderten unmittelbaren Beobachtungen von KLEMENSIEWICZ[1]) an den Schwimmhautarterien des Frosches hervor. Dort sahen wir, daß die Arterien der tiefgelagerten Schwimmhaut sich zunächst erweitern, daß aber nach einer gewissen Latenzzeit (2—20 Minuten) unter rhythmischen Wandbewegungen eine Verengerung eintritt. Diese Verengerung kann nur als der Ausdruck einer kompensatorischen Tätigkeit der Gefäßmuskulatur, also als Anpassungserscheinung aufgefaßt werden. Das gleiche gilt von den Veränderungen an den Arterien der hochgelagerten Schwimmhaut. Diese werden im Anschluß an die Hochlagerung zunächst eng. Aber schon nach kurzer Zeit (5 Minuten) beginnt hier Gefäßerweiterung, die rasch ihr Maximum erreicht. Es resultiert also schließlich ein Dauerzustand, in welchem die Arterien der *tief*gelagerten Extremität *eng*, die der *hoch*gelagerten *weit* sind. Die Differenz der Gefäßweite kann dabei mehr als das Doppelte betragen.

Nur zum Beweis dafür, daß auch im menschlichen Organismus Kaliberänderungen der größeren Arterien bei Stellungswechsel der Glieder auftreten, seien einige Angaben von LINDHARD[2]) angeführt, der die Arterienweite (Arteria radialis) mittels des OLIVERschen Arteriometers bestimmte (Tabelle 6). Zwischen der Stellungsänderung und der Messung verliefen 10—12 Minuten.

Tabelle 6.
Weite der Art. Radialis. (Nach LINDHARD.)

	liegend	sitzend	Minutenvolumen liegend	Minutenvolumen sitzend
I.	1,2	1,6	4,3	3,7
	1,3	1,65		
II.	2,14	2,0	5,3	5,35

Diese Beispiele zeigen, daß die Arterien auf Stellungsänderung reagieren, daß die Reaktion aber individuell nach Art und Ausdehnung verschieden sein kann. Vielleicht wird mit der Möglichkeit zu rechnen sein, daß für die Differenzen auch zeitliche Momente eine Rolle spielen.

Wenn wir von der primären, auf reflektorischen Einflüssen beruhenden und nur kurze Zeit anhaltenden Verengerung absehen, die besonders bei KLEMENSIEWICZ hervorgehoben wird, die mit hämostatischen Einwirkungen im Grunde aber nichts zu tun hat, so wird bei allen Beobachtungen über die Veränderungen der Arterienweite bei Lagewechsel von initialer, meist sehr erheblicher Dilatation der Arterien unter dem Einfluß gesteigerter hämostatischer Kräfte gesprochen. Für die Phase der passiven Erweiterung sind hinsichtlich der Strömungsverhält-

---

[1]) KLEMENSIEWICZ, R.: Zitiert auf S. 1419.
[2]) LINDHARD, J.: Über das Minutenvolumen des Herzens bei Ruhe und bei Muskelarbeit. Pflügers Arch. f. d. ges. Physiol. Bd. 161, S. 233. 1915. Spez. S. 292.

nisse Experimente von FLEISCH[1]) von Wichtigkeit, die freilich von anderer Fragestellung, nämlich von der nach der relativen Überlegenheit rhythmischer Strömung in elastischen Röhren ausgehen.

Die Versuche wurden an in der Lumbalwirbelsäule vom übrigen Körper abgetrennten hinteren Extremitäten von frisch getöteten Meerschweinchen durchgeführt, seltener an lebenden, mit Chloral oder Äther narkotisierten Tieren. Einzelne Versuche wurden auch an unverletzten Kaninchen angestellt. Als Durchströmungsflüssigkeit diente sauerstoffgesättigte, körperwarme Ringerlösung. Druck- und Stromvolumen wurden mittels einer Stromuhr mit fortlaufender optischer Registrierung bestimmt. Die Beziehungen zwischen diesen beiden Größen wurden kurvenmäßig dargestellt, und zwar wird der Druck als Abszisse und das zugehörige Durchflußvolumen als Ordinate aufgetragen. Sämtliche Ordinatenpunkte, untereinander verbunden, ergeben die Kurve des Stromvolumens in Abhängigkeit vom Druck: *„relative Volumkurve"*, im Gegensatz zu der von der Stromuhr direkt registrierten „Volumkurve".

Wurde in diesen Versuchen FLEISCHs der Druck der Durchströmungsflüssigkeit erhöht, so kam es in allen Fällen zu einer passiven Erweiterung der Arterien, die zu einer Widerstandsherabsetzung führt: das an der Arterie registrierte Zuflußvolumen steigt daher an. Da bei der gewählten, den natürlichen Bedingungen entsprechenden Versuchsanordnung der größte Widerstand des Röhrensystems *vor* den Capillaren im arteriellen Gebiet, nämlich in den Endstücken der arteriellen Strombahn, den Arteriolen, gelegen ist[2]), so ist kein Zweifel, daß die festgestellte Widerstandsherabsetzung bzw. Gefäßerweiterung tatsächlich in der arteriellen Strombahn stattfinden muß.

Abhängig erwies sich der Verlauf der „relativen Volumkurve" von der Geschwindigkeit, mit welcher der Druckanstieg erfolgt. Findet er langsam, im Verlaufe von mehreren Minuten, statt, so resultiert eine nach oben konkave Kurve. Bei langsam ansteigendem Druck ergibt sich demnach ein Durchflußvolumen, das rascher zunimmt, als der Proportionalität entsprechen würde. In einem ähnlichen Versuche von HÜRTHLE[3]) ergab sich ebenfalls, daß die Stromstärke stärker wächst als der Druck.

Erfolgt dagegen der Druckanstieg in kurzer Zeit, so sehen wir an Stelle der nach oben konkaven einen nach oben konvexen Verlauf der relativen Volumkurve. In dem Versuch, der Abb. 334 zugrunde liegt, erfolgte der Druckanstieg binnen 6,5 Sekunden. Die Steigung der relativen Volumkurve nimmt mit zunehmendem Drucke ab, d. h. das Durchflußvolumen wächst langsamer, als dem Druck entsprechen würde. Zeitliche Verhältnisse spielen also für das Verhalten der Gefäßweite und der Blutbewegung bei Variationen des Innendruckes eine wichtige Rolle.

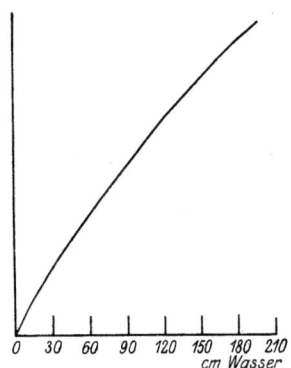

Abb. 334. „Relative Volumkurve". Der Druckanstieg erfolgte innerhalb 6,5 Sekunden. (Nach FLEISCH.)

Findet *bei Steigerung* des Durchströmungsdruckes eine Erweiterung der Strombahn statt, so besteht das registrierte Zuflußvolumen aus 2 Komponenten, nämlich aus dem tatsächlichen Durchflußvolumen durch das Organ und jenem Flüssigkeitsquantum, das zur

---

[1]) FLEISCH, A.: Die relative Überlegenheit der rhythmischen Durchströmungsart bei überlebenden Organen als Zeichen aktiver Fördertätigkeit der Arterien. Pflügers Arch. f. d. ges. Physiol. Bd. 174, S. 177. 1919. — Ferner A. FLEISCH: Der Einfluß rhythmischer Druckschwankungen auf die Widerstandsverhältnisse im Gefäßsystem. Pflügers Arch. f. d. ges. Physiol. Bd. 178, S. 31. 1920.
[2]) Siehe hierzu z. B. SCHLEIER, J.: Der Energieverbrauch in der Blutbahn. Pflügers Arch. f. d. ges. Physiol. Bd. 173, S. 172. 1919.
[3]) HÜRTHLE, K.: Analyse der arteriellen Druck- und Stromkurve des Hundes. Pflügers Arch. f. d. ges. Physiol. Bd. 162, S. 322. 1915.

Auffüllung der erweiterten Gefäße dient. Je rascher die Gefäßerweiterung erfolgt, um so mehr wird zunächst von der zufließenden Menge der Durchströmungsflüssigkeit zur Auffüllung der Gefäße verbraucht, und um so mehr ist es dieses Anfüllungsvolumen, welches die resultierende Kurve des Zuflußvolumens wesentlich beeinflußt. Bei *abnehmendem* Druck ist in der arteriellen relativen Volumkurve kein Anfüllungsvolumen enthalten, hier tritt daher der konkave Kurvenverlauf zutage (vgl. Abb. 335).

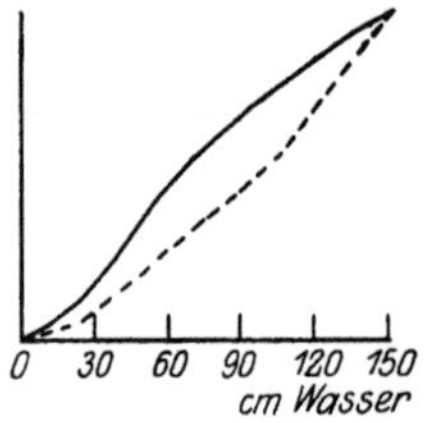

Wurde in den Versuchen von FLEISCH nicht nur das Zuflußvolumen, sondern auch das Abflußvolumen der Vene registriert, so ergab sich folgendes (vgl. Abb. 336): Die relative Volumkurve des Zuflusses zeigt den bekannten, die des Abflußvolumens dagegen einen konkaven Verlauf. Das arterielle und das venöse Zu- bzw. Abflußvolumen weisen also bei gleichem Druck Größenunterschiede auf: das venöse Ausflußvolumen bleibt hinter dem Zuflußvolumen zurück. Die Differenz von zwei entsprechenden Ordinaten der arteriellen und venösen Volumkurve ist gleich dem Überschuß des zuströmenden über das abfließende Flüssigkeitsquantum in dem entsprechenden Zeitmoment, also gleich dem Flüssigkeitsquantum, das zur Kapazitätsvergrößerung des Gefäßsystems verwendet wird.

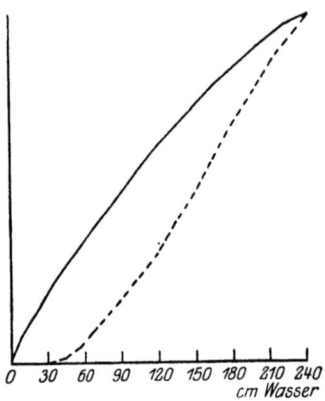

Abb. 335. Künstliche Durchströmung einer frischen Kaninchenniere. Die ausgezogene Kurve entspricht dem Druckanstieg, die gestrichelte dem Druckabfall. Druckanstieg und Druckabfall dauerten je 4 Sekunden. (Nach FLEISCH.)

Abb. 336. Relative Volumkurve, ausgezogen: das Zuflußvolumen; gestrichelt: das Abflußvolumen. (Nach FLEISCH.)

Abb. 337 gibt eine weitere Kurve wieder; der Druckanstieg erfolgte in 2,5 Sekunden. Der Anstieg des Druckes und des arteriellen Stromvolumens setzen genau im gleichen Zeitpunkt ein, nur steigt die Kurve des arteriellen Stromvolumens anfänglich rascher an. Die Kurve des venösen Stromvolumens dagegen beginnt ihren Anstieg erst 1 Sekunde nach Einsetzen der Drucksteigerung. Während nach Überschreiten des Druckmaximums Druck und arterielles Stromvolumen wiederum synchron abfallen, steigt das venöse Stromvolumen nach Überschreiten des Druckmaximums noch weiter an und erreicht seinen Höhepunkt erst 1,7 Sekunden später, um von da ab ganz langsam abzufallen. Die Kurve des venösen Stromvolumens zeigt also ein sehr ausgeprägtes Nachschleppen.

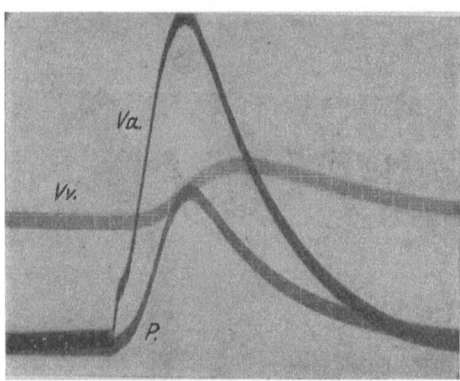

Abb. 337. Originalkurve einer künstlichen Durchströmung der hinteren Extremitäten eines Meerschweinchens. P ist die Druckkurve, Va das arterielle Stromvolumen, Vv das venöse Stromvolumen. Druckanstieg von 0 bis ca. 130 cm Wasser. Zeitmarken = 0,5 Sekunden. Dauer des Druckanstieges: 2,5 Sekunden. (Nach FLEISCH.)

Im Beginn des Druckanstieges wird das gesamte zuströmende Flüssigkeitsquantum zur Auffüllung des Gefäßsystems verbraucht, da die venöse Volumkurve auf der Nullinie verharrt. Während der Dauer des Druckanstieges nimmt die Kapazität zu, die Gefäßfüllung wächst. Je kürzer die Zeit des Druckanstieges bzw. des Druckabfalles ist, um so ausgesprochener ist die Diskrepanz zwischen arterieller und venöser Stromvolumkurve. Verläuft der ganze Prozeß innerhalb von 1—2 Sekunden, so wird der ganze Stromzuwachs zur Kapazitätsvergrößerung verbraucht. Der Abfluß aus dem Gefäßsystem beansprucht längere Zeit.

Früher oder später schließt sich bei Steigerung des Innendruckes an die erste Phase, die in Erweiterung der Arterien besteht, eine zweite der Gefäßverengerung an, die ohne Zweifel als Regulations- oder Kompensationsvorgang aufzufassen ist. Analog zu seinen Beobachtungen an der Froschschwimmhaut hat KLEMENSIEWICZ[1]) derartige Schwankungen der Arterienweite auch an den Gefäßen des Kaninchenohres festgestellt. Während hier die Arterien bei Beinstellung des unversehrten Tieres weit und in horizontaler Lage deutlich enger sind, tritt bei Tieflagerung des Kopfes und der Ohren anfänglich starke Füllung der Arterien auf. Nach etwa 8 Minuten beginnen jedoch rhythmische Bewegungen der Gefäßwand, die schließlich zu starker Verengerung führen.

Für den menschlichen Organismus finden sich analoge Angaben über die Weite der Arterien in Abhängigkeit von der Körperhaltung bei RECKLINGHAUSEN[2]). In einem Falle, in dem in der Hautfalte zwischen Daumen und Zeigefinger das oberflächlich gelegene Endstück der Arteria radialis und die Arteria princeps pollicis deutlich sichtbar waren, fanden sich diese Arterien bei hochgehobener Hand weiter als bei gesenkter Hand. Diese Unterschiede in der Gefäßweite waren zwar gering, aber immerhin so deutlich, daß auch drei andere Beobachter, unabhängig voneinander, zu dem gleichen Resultat gelangten.

In Übereinstimmung hiermit fand der gleiche Autor, daß einzelne Arterien des ersten und zweiten Fingergliedes, die bei hochgehobener Hand sehr deutlich zu palpieren waren, bei gesenkter Hand weniger deutlich oder ganz unfühlbar wurden. Die pulsatorische Volumänderung der Fingerarterien ist also bei hochgehaltener Hand größer als bei gesenkter. Dies ist aber nur denkbar, wenn die Gefäße im ersteren Falle erschlafft sind.

Im Zusammenhang mit weiteren sphygmographischen Beobachtungen kommt v. RECKLINGHAUSEN schließlich zu dem Schluß, daß die Arterien in der gehobenen Hand weiter, in der gesenkten Hand enger sind, daß also beim Heben Dilatation, beim Senken Kontraktion der Gefäße erfolgt. Diese Veränderungen sind so stark, daß sie die Wirkung des veränderten Innendruckes nicht nur ausgleichen, sondern überkompensieren.

2. Capillaren.

Im Hinblick auf die Zartheit der Capillarwände, die den Stoffaustausch zwischen Blut und Gewebe zu besorgen haben, besteht nach W. R. HESS[3]) die physiologische Notwendigkeit, daß der Innendruck dauernd auf einem relativ sehr niedrigen Niveau gehalten wird. Sonst müßte der Flüssigkeitsübertritt aus den Capillaren in die Gewebsspalten im Sinne einer Filtration einen größeren Umfang annehmen.

Diese Bedingung für eine normale Funktion der Capillarwände wird auch bei den verschiedenen Körperlagen aufrecht erhalten. Über die Schwankungen des Capillardruckes unter dem Einfluß wechselnder hämostatischer Kräfte hat bereits v. KRIES[4]) Beobachtungen angestellt, freilich mit einer Methode, die höchstens Annäherungswerte zu liefern vermag. Je nachdem, ob die Hand höher oder tiefer gehalten wurde, war der an der Dorsalseite des letzten Fingergliedes gemessene Capillardruck wechselnd. Dies zeigt die folgende Tabelle 7, in der nur die durchschnittlichen Werte berücksichtigt sind.

Der Capillardruck ist also um so größer, je tiefer die Hand gehalten wird. Dabei fällt freilich sofort auf, daß die Differenzen weit geringer sind, als den

---

[1]) KLEMENSIEWICZ, R.: Zitiert auf S. 1419.
[2]) v. RECKLINGHAUSEN: Unblutige Blutdruckmessung. Arch. f. exp. Pathol. u. Pharmakologie Bd. 55, S. 375, 412 u. 463. 1906.
[3]) HESS, W. R.: Zitiert auf S. 1414.
[4]) v. KRIES, N.: Über den Druck in den Blutcapillaren der menschlichen Haut. Verhandl. d. Kgl. sächs. Ges. d. Wiss. Bd. 27, S. 149. 1875. Spez. S. 155.

Höhenunterschieden der verschiedenen Lagen nach hydrostatischen Gesetzen entsprechen würde. Der Druck steigt nur in sehr viel geringerem Maße. Analoges fand KLEMENSIEWICZ[1]) an den kleinen Arterien der Froschschwimmhaut: Die Druckänderung entspricht niemals vollkommen jener, welche durch die volle Einwirkung der hydrostatischen Kräfte auf den Normaldruck in horizontaler Lage zu erwarten wäre. Immer sind auch dynamische Faktoren im Spiel.

Ähnliche Beeinflussung des Capillardruckes durch Schwankungen hydrostatischer Kräfte fand KYLIN[2]). Von Wichtigkeit erscheint seine folgende Beobachtung: Wird der Finger, an welchem die Messungen vorgenommen werden, plötzlich sehr stark (etwa bis zu 50 cm unterhalb des Schlüsselbeines) gesenkt, so steigt der Druck an, aber auch nach seinen Beobachtungen nicht dem hydrostatischen Druck entsprechend. Wird die Hand nun einige Zeit in dieser tiefen Lage gehalten, so sinkt der Druck wieder, um sich auf dicht oberhalb der Normalwerte (in Herzhöhe) gelegene Größen einzustellen (s. Tabelle 8).

Tabelle 7. Capillardruck in den Fingercapillaren. (Nach v. KRIES.)

Druck in mm H$_2$O	Senkrechter Abstand des Fingers unter Scheitelhöhe in mm
328	0
397	205
513	490
738	840

Woher kommt es, daß die Differenzen des Capillardruckes in verschiedenen Lagen nicht einfach gleich sind den hydrostatischen Druckwerten, die den Höhendifferenzen entsprechen? Die Antwort hierauf ist nach v. KRIES[3]) in folgendem zu suchen: „Im herabhängenden Arm werden die Gefäße im allgemeinen weiter als im erhobenen sein. Infolge der Kaliber- und Dehnbarkeitsdifferenzen wird aber auch in gleicher Höhe der Zuwachs der Durchmesser nicht überall derselbe sein; er wird vielmehr in den Arterien geringer als in den Venen ausfallen. Infolgedessen wird der Zufluß des Blutes zu den Capillaren weniger vermehrt, der Widerstand für den Abfluß aus den Capillaren dagegen bedeutend vermindert sein. Hieraus folgt, daß der von der Strömung als solcher abhängige Druck in den Fingercapillaren des herabhängenden Armes niedriger als in denen des erhobenen Armes sein muß. Demnach muß auch der gesamte Druck in den Capillaren der tiefgelagerten Hand weniger als die Summe der Drucke betragen, welche hervorgeht aus der Addition der Spannung in dem Strome der erhobenen Hand und der Last der Blutsäule, welche auf der herabhängenden ruht."

Tabelle 8. (Nach KYLIN.)

	Lage des Fingers unter dem Schlüsselbein in cm	Capillardruck am Finger
Vers. I	3	120
	10	140
	18	210
	50	340
		nach einigen Minuten: 250
Vers. II	0	95
	7	105
	15	170
	22	250
Vers. III	3	100
	10	120
	12	140
	40	360
		später 240

Da ferner eine Reihe von Beobachtungen dafür sprechen, daß die Arterien am herabhängenden Arm nicht nur nicht weiter, sondern — zum mindesten zu gewissen Zeiten — sogar enger werden, so ist hierin wohl ein weiteres Moment für die Erklärung der obigen Frage gegeben.

Genaueren Einblick in die Vorgänge an den kleinen und kleinsten Gefäßen als Folgen des Lagewechsels erhält man durch ihre unmittelbare Beobachtung mit dem Capillarmikroskop. Fast alle Autoren, die sich mit Mikrocapillarbeobachtungen beschäftigt haben, berichten, daß schon beim gesunden Menschen

---

[1]) KLEMENSIEWICZ, R.: Zitiert auf S. 1419.
[2]) KYLIN, E.: Klinische und experimentelle Studien über die Hypertoniekrankheiten. S. 25. Stockholm 1923.
[3]) v. KRIES, N.: Zitiert auf S. 1433.

der Blutstrom in den Papillarcapillaren zwar im allgemeinen kontinuierlich ist, daß es aber oft vorkommt, daß er plötzlich in einer Capillare stillsteht, um erst nach kürzerer oder längerer Zeit wieder in Gang zu kommen. In benachbarten Capillaren kann während dieser Zeit gute, kontinuierliche Strömung herrschen. Achtet man auf das Auftreten dieser Stasen in den Capillaren des Fußes, so ergibt sich über deren Häufigkeit und Dauer, je nach der Körperstellung des Menschen, nach den Beobachtungen von PARRISIUS und WINTTERLIN[1]) folgendes:

Die *Zahl der Stasen* ist am Fußrücken in der Regel größer als am Finger, und zwar schon bei liegender Stellung. Zwischen liegender, sitzender und stehender Stellung ist bezüglich der Stasenzahl, d. h. bezüglich der Zahl der Capillaren, in denen das Blut stagniert, kein wesentlicher Unterschied festzustellen.

Die *Dauer der Stasen*, die für die Gewebsernährung wichtiger ist, fanden die Autoren ebenfalls am Fußrücken des liegenden Menschen länger als am Finger. Im Sitzen zeigte sich kein wesentlicher Unterschied gegenüber der Stasenzeit im Liegen. Im Stehen dagegen nimmt sie ganz beträchtlich zu, wie aus Tabelle 9 hervorgeht.

Bei Menschen mit vasoneurotischen Störungen ergab sich völlige Ungesetzmäßigkeit, was auch für die Stasenzahl gilt.

Tabelle 9. Stasendauer in Abhängigkeit von der Körperlage; nach Beobachtungen an den Capillaren des Fußrückens. (In Proz. der Beobachtungsdauer von 5 Minuten.) (Nach PARRISIUS und WINTTERLIN.)

	Finger %	Fuß liegend %	Fuß sitzend %	Fuß stehend %
Gesunde	0	9	31	44
	6,8	20	43	71
	1,6	20	12	52
	4	24	37	57—72—90
	0	18—44	33	57—81
	1,3	37	81	100
Vasoneurosen	26	42	38	21
	22—90	14—64	47	55—60—70

Bei normalen Menschen stagniert also in stehender Körperhaltung in den Papillarcapillaren des Fußes das Blut meist zu über 50%, ja zu 90 und 100% bei einer Beobachtungszeit von 5 Minuten Dauer.

Auch die *Strömungsgeschwindigkeit* des Blutes in den Capillaren verlangsamt sich beim Übergang von liegender zu sitzender Stellung sichtlich, um beim stehenden Patienten noch bedeutend langsamer zu werden, so daß es manchmal schwer ist, den trägen Strom überhaupt noch als solchen zu erkennen (vgl. Tabelle 10). Hier und da allerdings sieht man auch jetzt schnelle, ja manchmal direkt jagende Strömung, doch ist dies regelwidrige Verhalten wieder meist nur bei schweren Vasoneurotikern der Fall.

Tabelle 10. Geschwindigkeit der Blutströmung in den Capillaren des Fußrückens in Abhängigkeit von der Körperlage. (Nach PARRISIUS und WINTTERLIN.)

	Finger Sek.	Fuß liegend Sek.	Fuß sitzend Sek.	Fuß stehend Sek.
Gesunde	$1-1\frac{1}{2}$	—	$4\frac{1}{2}-7$	$8-10$
	$\frac{1}{2}-\frac{3}{4}$	$2-3$	$4\frac{1}{2}-6$	7
	$1\frac{1}{2}-2$	4	—	$6-8$
Vasoneurosen	20	jagend	sehr träge	fast 0

Zur Erklärung der langen Stasenzeit in den Capillaren des Fußrückens und der Abnahme der Strömungsgeschwindigkeit beim stehenden Menschen wird angenommen, daß der Blutstrom, vielleicht um die zarten Haargefäße

---

[1]) PARRISIUS, W. u. WINTTERLIN: Der Blutstrom in den Hautcapillaren in verschiedenen Körperregionen bei wechselnder Körperlage. Dtsch. Arch. f. klin. Med. Bd. 141, S. 243. 1923.

vor zu hohem Druck zu schützen, durch die von HOYER[1]) entdeckten sog. „derivatorischen Kanäle" geleitet wird. Diese stellen direkte und weite (bis zu 50 μ Durchmesser) Kommunikationen zwischen kleinsten Arterien und Venen dar und ermöglichen es, daß das arterielle Blut, ohne das eigentliche Capillargebiet durchströmen zu müssen, direkt in die Bahnen der Venen übertreten kann. Dadurch werden die Capillaren, die ja nur durchströmt werden, wenn der Tätigkeitszustand des Versorgungsgebietes es erfordert, mehr oder weniger ausgeschaltet, der Kreislauf des Blutes unter Umgehung des Capillargebietes aber dennoch aufrecht erhalten. Der feinere Mechanismus dieser Umschaltung im einzelnen ist vorläufig noch unbekannt. Es wird an spastische Vorgänge im zuführenden präcapillaren Gefäßsystem [HINSELMANN[2])] oder in den Capillaren selbst, vielleicht nahe dem Abgang derselben aus der Arteriole [PARRISIUS und WINTTERLIN[3])], gedacht.

3. Venen.

In den Venen herrscht nur ein geringes Druckgefälle. Ihr Querschnitt ist größer als derjenige der Arterien desselben Versorgungsgebietes. Nach dem Druckgefälle zu urteilen, faßt die venöse Strombahn ungefähr das Drei- bis Vierfache des entsprechenden Arteriensystems [W. R. HESS[4])].

Während der Querschnitt der Arterien in jedem Funktionszustande ihrer Muskulatur kreisrund ist, ist das bei den Venen sehr oft nicht der Fall. An den Venen des Handrückens läßt sich dies ohne weiteres leicht beobachten: Bei erhobenem Arm sind die Venen platt und dünn, bei herabhängendem Arm schwellen sie nicht nur an, sondern werden auch kreisrund.

Diese Verhältnisse bringen es mit sich, daß bei den Venen innerhalb relativ weiter Grenzen eine Vergrößerung oder Verkleinerung des Lumens und der Kapazität möglich ist, ohne daß sich die Spannung der Wand ändert [GEIGEL[5])]. Weil die Venen für gewöhnlich durchaus nicht vollständig gefüllt und nicht von kreisförmigem Querschnitt sind, können sie leicht und ohne wesentliche Druckänderung noch viel mehr Blut aufnehmen, und andererseits können sich die Venen, solange sie nicht ganz abgeplattet sind, noch weiter entleeren, und zwar ohne jedes aktive Zusammenziehen der Wand. Die Wände einer Vene können ein Lumen = 0 umschließen, nämlich dann, wenn sie sich vollständig berühren. Andererseits kann die Vene, ohne daß die Wand stärker gespannt wird, ein großes Blutquantum aufnehmen, wobei die Wände nur einfach nachgeben. Die Füllung ist ohne jede weitere Spannung maximal, wenn der Querschnitt kreisförmig geworden ist [GEIGEL[5])]. Denn die Venenwand ist nicht sehr nachgiebig; ja, wie Beobachtungen an isolierten Venen gezeigt haben, sind Venen sogar weniger dehnbar als Arterien. In Untersuchungen von ROY[6]) ergab sich, daß der Inhalt einer Vene bei einem Innendruck, der zwischen etwas über 0 und 500 mm Wasser variierte, sich etwa wie 1 : 2 verhält. Da nun aber der Druck in den Venen unter physiologischen und natürlichen pathologischen Bedingungen eine Höhe von 500 mm Wasser = 37 mm Hg wohl niemals erreicht

---

[1]) HOYER, H.: Über unmittelbare Einmündung kleinster Arterien in Gefäßäste venösen Charakters. Arch. f. mikroskop. Anat. Bd. 13, S. 603. 1877.
[2]) HINSELMANN: Zitiert nach PARRISIUS und WINTTERLIN, zitiert auf S. 1437.
[3]) PARRISIUS, W. u. WINTTERLIN: Zitiert auf S. 1437.
[4]) HESS, W. R.: Zitiert auf S. 1414.
[5]) GEIGEL, R.: Lehrbuch der Herzkrankheiten. S. 30ff. München u. Wiesbaden: Bergmann 1920.
[6]) ROY: Journ. of physiol. Bd. 3, S. 136. 1881. — Ferner: Ebenda Bd. 3, S. 141. 1881 (zitiert nach TIGERSTEDT, R.: Die Physiologie des Kreislaufes, S. 41. 2. Aufl. Berlin u. Leipzig 1922).

— der höchste, von MORITZ und v. TABORA[1]) am Menschen beobachtete Wert für den Venendruck (z. B. bei Herzinsuffizienz) betrug 320 mm Wasser, der höchste von KROETZ[2]) beobachtete Wert 260 mm Wasser —, so folgt auch aus diesen Beobachtungen, daß die großen Füllungsschwankungen, welche im lebenden Organismus an den Venen vorkommen, weniger von Variationen des venösen Druckes als von Variationen der venösen Blutmenge bedingt sind (ROY). Die Blutmenge in einer vollständig und in einer unvollständig gefüllten Vene kann sehr verschieden groß sein; die Volumänderungen an den Venen vollziehen sich hauptsächlich innerhalb dieser Grenzen.

In den kreisrunden Venen eines herabhängenden Gliedes steigt der Innendruck an. Wird eine Vene unter solchen Bedingungen verletzt, so pflegt es zu einer starken, oft schwer stillbaren Blutung zu kommen, die zum Stehen zu bringen ist, sowie das Glied hochgelagert wird. Auch heute noch wird von zahlreichen Autoren (s. den folgenden Abschnitt über die Funktion der Venenklappen) die Ansicht vertreten, daß der Flüssigkeitsstrom in den langen Venen durch Klappen unterbrochen würde und daß diese Klappen, die das Blut nur gegen das Herz, nicht aber peripherwärts fließen lassen, die Blutsäule in einzelne Abschnitte zerlegen, daß daher der Druck in den peripheren Venen niemals eine mäßige Höhe überschritte, da die Last der Blutsäule abschnittsweise von den eingeschalteten Klappen getragen werde. Wir wissen aber heute, daß eine solche Funktion den Venenklappen nicht zukommt, schon aus dem Grunde nicht, weil die Klappen bei strömendem Blut gar nicht geschlossen sein können. Auch über die Bedeutung der Venenklappen bei andersartigen Beeinflussungen der venösen Blutströmung, z. B. bei der Muskelaktion, sind die Angaben der Autoren noch widersprechend. Im einzelnen ist von der Funktion der Venenklappen im folgenden Abschnitt die Rede.

---

[1]) MORITZ, F. u. D. v, TABORA: Über eine Methode, beim Menschen den Druck in oberflächlichen Venen exakt zu bestimmen. Dtsch. Arch. f. klin. Med. Bd. 98, S. 475. 1910.

[2]) KROETZ, CHR.: Von welchen Faktoren ist die Höhe des klinisch meßbaren Venendruckes abhängig. Verhandl. d. 34. Kongr. d. dtsch. Ges. f. inn. Med., S. 434. Wiesbaden 1922.

Funktion der Venenklappen.
(Einschließlich der Beziehungen der Venenklappen zur Entstehung der Varicen.)

Von

FRIEDRICH KAUFFMANN
Berlin.

Mit 4 Abbildungen.

Zusammenfassende Darstellungen.

LEDDERHOSE, G.: Studien über den Blutlauf in den Hautvenen unter physiologischen und pathologischen Bedingungen. Mitt. a. d. Grenzgeb. d. Med. u. Chir. Bd. 15, S. 355. 1906. — RANCKEN, D.: Zur Kenntnis der Blutströmung in den Venen. Skandinav. Arch. f. Physiol. Bd. 24, S. 143. 1911. — TIGERSTEDT, R.: Physiologie des Kreislaufes, III, S. 297 ff. 2. Aufl. Berlin u. Leipzig 1922.

Hinsichtlich des *Baues* und der *Anordnung* der Venenklappen sei auf den Beitrag von FLEISCH in diesem Bande des Handbuches hingewiesen. Das gleiche gilt bezüglich der sog. *Venenherzen* bei niederen Tieren.

An dieser Stelle soll von der Funktion der Venenklappen vor allem beim Menschen die Rede sein und nur so weit von derjenigen bei Säugetieren, die im übrigen mit der beim Menschen übereinstimmt, als den Klappen hier gelegentlich noch Aufgaben zufallen, die sie bei zahlreichen niederen Tieren fraglos besitzen, indem sie dort nämlich mit dazu beitragen, in rhythmisch sich kontrahierenden Gefäßen dem Blutstrom eine bestimmte Richtung zu erteilen. Auf diese Weise unterstützen die Venenklappen andere Vorrichtungen, deren Gesamtheit jenen Gefäßen die Funktion peripherer Herzen verleiht. Das einzig sichere Beispiel freilich, in dem bei Säugetieren den Venenklappen als wichtiger stromrichtender Bestandteil solcher peripherer Herzen in Blutgefäßen mit aktivem Anteil an der Vorwärtsbewegung des Blutstromes eine derartige Aufgabe zukommt, sind die seit WHARTON JONES[1]) bekannten, von LUCHSINGER[2]) u. a., besonders aber von HESS[3]) genauer studierten pulsierenden Venen der Fledermausflügel.

I. Die Venenklappen in den pulsierenden Venen der Fledermausflügel.

Diese pulsierenden Venen bieten das Bild eines aktiven Pulses in reinster Form. Nach HESS ist eine aktive Betätigung der Gefäße gerade bei der Fledermaus notwendig, weil die Stromgebiete der Flügel und der großen Ohren ganz

---

[1]) WHARTON JONES: Philosoph. transact. Bd. 1, S. 131. 1852.
[2]) LUCHSINGER: Von den Venenherzen in der Flughaut der Fledermäuse. Ein Beitrag zur Lehre vom peripheren Gefäßtonus. Pflügers Arch. f. d. ges. Physiol. Bd. 26, S. 445. 1881.
[3]) HESS, W. R.: Untersuchungen über den Antrieb des Blutstromes durch aktive Gefäßpulsationen. Pflügers Arch. f. d. ges. Physiol. Bd. 173, S. 243. 1919.

unverhältnismäßig weit ausgreifen. Der vom Herzen produzierte Druck muß in der Hauptsache den viel kürzeren Stromschleifen des Körpers dienen und reicht nicht aus, um die Widerstände auf den weiten Wegen nach den Capillargebieten der Flügel und von diesen zurück zu überwinden. Wegen dieser durchgreifenden Unterschiede in den Widerstandsverhältnissen der verschiedenen, an das gleiche blutspendende Zentrum angeschlossenen Stromgebiete sind akzessorische Herzen eingeschaltet. Die Frage, warum es die Venen und nicht die Arterien sind, welche die notwendige motorische Hilfe leisten, glaubt HESS dahin beantworten zu dürfen, daß im ersteren Falle die akzessorischen Herzen den Capillaren eine Druckentlastung, im letzteren aber eine Druckbelastung bringen würden. Unter diesen Umständen würde das Capillargebiet unter abnorm hohen Druck gesetzt; das würde u. a. für den Stoffaustausch ungünstig sein. Durch die aktive Rückführung des Blutes mittels Venenarbeit ist Überdruck im Capillarkreislauf umgangen.

Trotz der hier im einzelnen nicht näher zu erörternden, ohne Zweifel aber strömungsbegünstigenden Kontraktion der Venenmuskulatur in den Fledermausvenen ist der Effekt der peristaltischen Welle kein vollkommener, und zwar deshalb nicht, weil die durch die Muskeln zustande gebrachte Gefäßkontraktion ein Ausweichen des Blutes nach rückwärts meistens nicht vollständig verhindern kann. Es bleibt nämlich auf der Höhe der Systole noch eine nicht allzu enge Strombahn frei, durch welche hindurch das Blut unter der Wirkung der soeben in Kontraktion befindlichen Abschnitte Druckausgleich suchen und abströmen kann. Immerhin liegen die Verhältnisse so, daß eine bedeutende Bevorzugung des Abströmens in zentraler Richtung schon durch den Ablauf der peristaltischen Welle gegeben ist.

Die Unvollständigkeit des Erfolges in der Ausnutzung der Gefäßarbeit würde sich nun aber zweifellos in noch höherem Maße geltend machen als dies tatsächlich der Fall ist, wenn nicht Klappen in das pulsierende Venensystem eingeschaltet wären. Diesen kommt hier die Rolle „besonderer stromrichtender Vorrichtungen" zu (HESS).

Die Notwendigkeit eines Klappenapparates sowie seine spezielle Funktion ergeben sich zunächst aus der zeitlichen Folge in der Aktion der verschiedenen Gefäßabschnitte. Denn wenn auch in der Tätigkeit der Äste und der Stammvenen ein gewisser Synchronismus besteht, so erfolgt die Kontraktion der einzelnen peripheren Astvenen eines größeren Stammes dennoch keineswegs völlig gleichzeitig.

In dem von HESS gebrachten Beispiel ging das eine Astgefäß 0,31 Sekunden vor, das andere um 0,25 Sekunden nach dem Stammgefäß in Systole über. Die Systolen der beiden Äste fielen also um mehr als $1/_2$ Sekunde auseinander. Für die Entleerung der Äste in die Stammvene ist dies nicht hinderlich, da die Stammsystole etwas länger dauert als die Astsystole und auch der verspätete Ast mit seiner Systole noch *vor* Beginn der Stammsystole zu Ende ist. So ist eine für die propulsatorischen Erfolge der Gefäßperistaltik notwendige Voraussetzung der Assoziation aufeinanderfolgender Abschnitte im Sinne einer von der Peripherie nach dem Zentrum hin fortschreitenden Welle erfüllt.

Für das Auftreten von Klappen an bestimmten Stellen in diesem System hat es den Anschein, daß gerade die erwähnte zeitliche Differenz der systolischen Kontraktion maßgebend ist. Sie sind nämlich in demjenigen Ast vorhanden, welcher dem Nachbarast in der Systole ein wenig vorauseilt. Entsprechend dem früheren Beginn der Systole ist sie in diesem Ast auch schon zu einer Zeit abgeschlossen, zu welcher der sich ins gleiche Stammgefäß entleerende zweite Ast seine Systole noch zu Ende führt. In dieser Phase von Systole also in dem einen, Diastole in dem anderen Ast, müßte ein Teil des in den Stamm hineingepreßten Blutes in den bereits erschlaffenden ersten Ast zurückströmen, wenn nicht eine

Klappe den Rückfluß verhindern und das Blut zwingen würde, seinen Weg in zentraler Richtung zu nehmen. Tatsächlich ergab sich in den mikrokinematographischen Bildserien von Hess, daß der Klappenschluß in dem Moment erfolgt, wo der zugehörige Ast seine Systole zu Ende geführt hat. Er bleibt so lange bestehen, bis auch im Ast mit verspäteter Systole die Diastole vollkommen eingekehrt ist.

II. Funktion der Venenklappen bei den übrigen Säugetieren und beim Menschen.

a) Physiologischer Klappenschwund, Widerstandsfähigkeit der Klappen gegen Druck, Mechanismus von Öffnung und Schließung, Ansichten Harveys.

Wie bei allen anderen Säugetieren, so kommt auch beim Menschen den Blutgefäßen und speziell den Venen ein aktiver Anteil an der Vorwärtsbewegung des Inhaltes trotz gegenteiliger Ansicht einzelner Autoren nicht zu. Damit haben auch die Klappen an ihrer Funktion als stromrichtende Vorrichtungen wesentlich eingebüßt. Für die Blutströmung des ruhenden Körpers haben sie in diesem Sinne keinerlei Funktion. Wieweit ihnen eine solche unter bestimmten Bedingungen noch zukommt, z. B. bei der Muskelkontraktion, ist eine Frage, über welche in der Literatur auch heute noch differente Ansichten herrschen. Man hat die Venenklappen geradezu als rudimentäre Organe auffassen zu dürfen geglaubt.

Zugunsten einer derartigen Annahme spricht vielleicht die Feststellung von Bardeleben[1]), daß beim Menschen, nachdem bereits vom 3. Monat an eine Neubildung nicht mehr stattfindet, im Laufe des Lebens die Zahl der Venenklappen eine nicht unerhebliche Abnahme erfährt, und zwar bereits vom 5. Monat des Embryonallebens an, wenn nicht noch früher beginnend. Es kommt zu einer demnach physiologischen Insuffizienz der Klappen, für die Bardeleben als wesentlichen ursächlichen Faktor mechanische Einwirkungen betrachtet: mit zunehmendem Alter weisen die Klappen Löcher in ihren Segeln auf, sie atrophieren schließlich völlig und sind zuletzt nur noch als mikroskopisch sichtbarer Saum, entsprechend der ehemaligen Ansatzstelle an der Gefäßwand, vorhanden. Oft erkennt man diese Reste oder Spuren erst dann, wenn man die Stelle nach dem sog. Klappendistanzgesetz (Bardeleben) aufsucht. Nach Klotz[2]) verschwindet die ursprünglich vorhandene Klappenzahl mit zunehmendem Alter in einem steigenden Prozentsatz. Im 25. Lebensjahr sind bereits 17% der Klappen zugrunde gegangen. Im 48. Jahre 29%, im 54. 40%, im 70. 81%. Zuerst atrophieren die Klappen an den großen Hautvenen, aber auch an einzelnen tiefen Venen persistiert nur eine gewisse Anzahl. Das gilt z. B. auch von den Klappen der V. femoralis, in welcher nur sehr wenige Klappen erhalten bleiben.

Von Hieronymus Fabricius ab Aquapendente[3]) oder von Jakob Sylvius entdeckt, sind die wesentlichen Funktionen bzw. möglichen Leistungen der Venenklappen zuerst von W. Harvey[4]) festgelegt worden. Der von Aquapendente angegebene und an den bekannten, in zahlreiche Lehrbücher über-

---

[1]) Bardeleben, K.: Das Klappendistanzgesetz. Jenaische Zeitschr. f. Naturwiss. Bd. 14, S. 467. 1880.
[2]) Klotz: Untersuchungen über die V. saphena magna. Arch. f. Anat. u. Physiol. (Anatom. Abt.) S. 159. 1887.
[3]) H. Fabricius ab Aquapendente: Opera omnia anatomic. et physiol. Lipsiae 1687. S. 154 f.
[4]) Harvey, W.: Exercitatio anatomica de motu cordis et sanguinis in animalibus Frankof. 1628. Deutsche Übersetzung von Töply: Klassiker der Medizin, S. 71 ff. Leipzig 1910.

gegangenen Abbildungen erläuterte, fast von allen Autoren aber fälschlicherweise HARVEY zugeschriebene Versuch ist auch heute noch von grundlegender Bedeutung: Legt man oberhalb des Ellbogengelenkes eine Binde wie zum Aderlaß an, so treten im Verlauf der Venen am Unterarm, durch Abstände voneinander getrennt, und zwar nicht nur an den Verästelungsstellen, sondern auch zwischen ihnen gewisse Knoten auf. Diese rühren von den Venenklappen her. Drückt man die Vene an einer Klappe zu und entleert sie durch Streichen bis zur nächsten Klappe, so fließt kein Blut von der zentralen Seite dahin. Der zwischen den beiden Klappen liegende Teil der Vene bleibt ungefüllt, während das Gefäß oberhalb der Klappe Blut enthält. Versucht man mit der anderen Hand das Blut von dem gefüllten zentralen Abschnitt nach unten gegen den leeren Teil zu drücken, so findet man, daß das Blut keiner Gewalt weicht und nicht über die periphere Klappe zu pressen ist. Je mehr man vielmehr preßt, um so mehr wird die Vene vor der darunter gelegenen Klappe erweitert. Weiter distal aber bleibt die Vene leer. Nach Entfernung des Fingers an der unteren Klappe dagegen füllt sich die Vene von unten her sofort.

Hauptsächlich aus diesen Feststellungen hat HARVEY die Schlußfolgerung gezogen, die Klappen seien dazu geschaffen, zu verhindern, „daß sich das Blut nicht aus den großen in die kleinen Venen bewegt und sie auf diese Weise zerreißt oder ausweitet, und damit es nicht von der Körpermitte nach den Enden, sondern vielmehr von den Enden zur Mitte fortschreitet. Die dünnen Klappen verschließen sich leicht gegen rückläufige Bewegungen und unterdrücken jede Bewegung des Blutstromes in entgegengesetzter Richtung". Er meint ferner, daß sie der Blutbewegung von den dünneren nach den größeren Venen förderlich sind.

Die Beobachtungen HARVEYS bestehen auch heute noch zu vollem Recht. Die Venenklappen vermögen sich unter geeigneten Bedingungen fest zu schließen. Dies im Gegensatz zu den Klappen bei niederen Tieren, die fast immer insuffizient zu sein scheinen, z. B. beim Regenwurm. Die Insuffizienz der Klappen ist hier aber von Vorteil, weil nämlich auch unter physiologischen Verhältnissen häufig antiperistaltische Wellen an den Gefäßen ablaufen.

Die Bewegungen der zarten Klappen erfolgen rein passiv unter der Einwirkung des Blutstromes. Durch völligen Schluß sind sie imstande, eine rückläufige Bewegung des Gefäßinhaltes aufzuhalten: es ist durch zahlreiche Versuche als unmöglich erwiesen, eine normale Vene, in welcher Klappen vorhanden sind, vom zentralen Ende her aufzufüllen. Der Klappenschluß verhindert dies.

Schließen sich die Klappen, so erfolgt der völlige Abschluß nicht nur durch gegenseitiges Berühren der Klappenränder, sondern sie legen sich auch mit einem größeren Teil ihrer Segel aneinander.

Geschlossene Klappen sind imstande, einem sehr erheblichen Druck Widerstand zu leisten. Die Tabelle 1, welche die Erfahrungen DUCCESCHIS[1]) an menschlichen Leichenvenen enthält, stammt aus dem Lehrbuch TIGERSTEDTS. Sie gibt die Druckwerte an, bei welchen der Widerstand der Klappen überwunden wurde.

Tabelle 1.

Nr.	Vene	Druck in mm Hg	Anmerkung
I	Saphena int.	221	Ruptur
	Femoralis	69	
II	Cephalic. dextr.	33	
	Cephalic. sin.	12	
	Basilica	53	
	Femoralis sin.	182	
III	Saphena int.	261	Ruptur
	Basilic. sin.	102	
	Poplitea	201	Ruptur

[1]) DUCCESCHI: Arch. ital. di biol. Bd. 37, S. 151. 1902 (zitiert nach TIGERSTEDT: Physiologie des Kreislaufes Bd. 3, S. 303. 1922.

Sehr viel höhere Werte finden sich bei MORO[1]). An den oberen Klappen der V. saphena magna von menschlichen Leichen war ein Druck von 60—90 cm Hg, im Mittel 75 cm Hg, erforderlich. Wenn der Autor aber gleichzeitig den untersuchten Venenabschnitt an einer Dilatation unter dem Einfluß des erhöhten Innendruckes hinderte, so ergab sich, daß erst eine Druckerhöhung von 160—180 cm Hg, d. h. also von mehr als 2 Atmosphären, zur Ruptur der Klappen führte. Um Klappeninsuffizienz am Saphenastumpf und den V. communicantes zu bewerkstelligen, bedurfte es eines höheren Druckes als zur Sprengung der Klappe an der Einmündungsstelle der V. saphena magna erforderlich war, nämlich 80—110 cm Hg, im Durchschnitt 90 cm. Bleiben die Venen aber in dem sie umgebenden Gewebe eingebettet liegen, oder hindert man sie auf andere Weise an Dilatation, so läßt sich an den letztgenannten Klappen eine Ruptur erst bei einem Druck von durchschnittlich 170 cm Hg erzielen.

Auch an lebenden Hunden hat MORO die Resistenz der Klappen geprüft. Die Klappe an der Einmündungsstelle in die Vena femoralis wurde insuffizient bei 90 mm Hg, die Klappen am Venenstamm bei durchschnittlich 120 mm Hg. Zur Erzeugung einer Ruptur war es auch in diesem Falle notwendig, die Venen zu komprimieren, um ihre Dilatation zu verhindern. Dann mußte der Druck auf über 2 Atmosphären gesteigert werden. LOEWENSTEIN[2]) konnte an der V. saphena durch einen Innendruck von 500 mm Hg noch keine Insuffizienz der Klappen erzielen. Bei einer frischen V. saphena parva wurde durch eine Quecksilbersäule von 600 mm Hg zwar die Venenwand im Gebiete des Sinus zum Platzen gebracht, aber die Klappe selbst blieb unversehrt und suffizient. COENEN und WIEWIOROWSKI[3]) sahen nach Einbindung des zentralen Endes der V. femoralis an das periphere der gleichnamigen Arterie zwar einzelne obere Venenklappen durch den andrängenden arteriellen Blutstrom gesprengt und durchlässig werden, aber der arterielle Blutstrom war keineswegs imstande, alle Klappen in den Venen zu überwinden; vielmehr hielten sie die verkehrtläufige Strömung auf. Bei Leichenuntersuchungen stellten auch diese beiden Autoren große Widerstandsfähigkeit der Klappen fest. In verschiedenen Venen hielten die Klappen eine Druckhöhe von 130 bis mehr als 300 cm Hg aus, und zwar auch dann, wenn ein solcher Druck viele Stunden hindurch einwirkte. Dabei zeigte es sich, daß auch eine Dilatation der Vene, die zentral von der Klappe unter dem Einfluß des gesteigerten Innendruckes zustande kommt, ohne Einfluß auf die exakte Schlußfähigkeit derselben bleibt, ein Ergebnis, das im Gegensatz zu den Resultaten anderer Autoren steht. Im Alter nimmt die Widerstandsfähigkeit der noch funktionstüchtigen Klappen ab.

An der Schwimmhaut des Frosches fand ROTHMUND[4]), daß ein Druck von 140 mm Wasser, d. h. also der dreifache Betrag des arteriellen Blutdruckes beim Frosch, nicht hinreicht, um einen Tropfen Inhalt peripherwärts über eine Klappe hinaus in die Vene zu treiben.

Die Widerstandsfähigkeit der Venenklappen ist, wie aus den beigebrachten, im Experiment gewonnenen Zahlenangaben hervorgeht, größer als dies zur Bewältigung ihrer physiologischen Aufgaben erforderlich sein dürfte. Auch unter den Einflüssen, die z. B. im menschlichen Organismus wohl ohne Frage zu einem Schluß der Venenklappen führen können, nämlich bei der Muskelaktion, bei der es zu einer passiven Pumpwirkung auf den Veneninhalt kommt, werden wahrscheinlich nur sehr viel niedrigere Druckwerte auszuhalten sein.

Der Effekt einer *passiven Pumpwirkung* durch von außerhalb auf den Veneninhalt einwirkende Kräfte läßt sich leicht jederzeit demonstrieren: Wenn man bei herabhängender Hand eine Vene des Handrückens peripher mit einer Fingerkuppe verschließt und nun die herabhängende Hand wiederholt zur Faust ballt, so entleert sich die Vene deutlich. Dafür dürfte neben der Pumpwirkung, die von den tätigen Muskelgruppen unmittelbar auf die Venen ausgeübt wird, auch jene in Rechnung zu stellen sein, die von der sich straffenden Haut des Handrückens ausgeht.

Bei geöffneter Klappe legen sich die Segel niemals unmittelbar der inneren Gefäßwand an. Vielmehr bleibt zwischen beiden ein gewisser blutgefüllter

---

[1]) MORO, G.: Über die Pathogenese und die zweckmäßige Behandlung der Krampfadern der unteren Extremitäten. Beitr. z. klin. Chir. Bd. 71, S. 433. 1911.

[2]) LOEWENSTEIN, A.: Über die Venenklappen und Varicenbildung. Mitt. a. d. Grenzgeb. d. Med. u. Chir. Bd. 18, S. 161. 1908.

[3]) COENEN, H. u. WIEWIOROWSKI: Über das Problem der Umkehr des Blutstromes und die WIETINGsche Operation. Beitr. z. klin. Chir. Bd. 75, S. 313. 1911.

[4]) ROTHMUND, M.: Ist die experimentelle Umkehr des Blutstromes möglich? Berlin. klin. Wochenschr. 1912, Nr. 21, S. 982.

Spalt, der nach den Beobachtungen Ducceschis[1]) um so kleiner ist, je höher der Binnendruck steigt.

Wie außerordentlich leicht geschlossene Klappen sich zu öffnen vermögen, lehrt eine Beobachtung von Hasebroek[2]), die ich auch an einer Vene meines eigenen Handrückens leicht bestätigt finden konnte: Verschließe ich mit der Kuppe eines Fingers (Mittelfinger) eine Vene eine Strecke weit distal von einer Klappe (bei P der Abb. 338) und klopfe dann mit einem anderen Finger, z. B. mit der Kuppe des Daumens oder des Zeigefingers, am besten wiederholt auf die gleiche Vene zentral von der Klappe (bei M), so entleert sich die Venenstrecke distal der Klappe, allerdings nicht vollständig. Die geringe Saugwirkung, die man wohl als eine Funktion des Tonus der Venenwand ansprechen darf und die in Kraft tritt jedesmal beim Abheben des klopfenden Fingers, genügt, um die Klappe sich öffnen zu lassen. Dies Phänomen tritt auch dann zutage, wenn Hand und Arm nach abwärts gehalten werden.

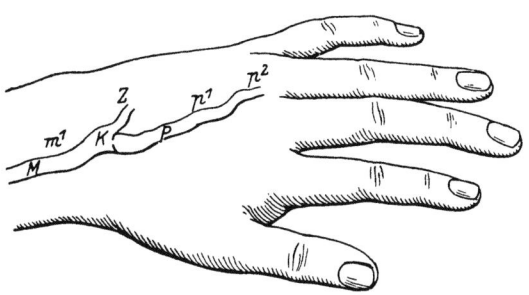

Abb. 338. (Nach K. Hasebroek.)

b) Venenklappen und hydrostatischer Druck.

Wieweit die von Harvey erkannte Funktion der Venenklappen im menschlichen Organismus unter natürlichen Verhältnissen eine Rolle spielt, sowie über die Bedingungen, die zu einem Klappenschluß unter physiologischen Einflüssen führen, herrscht auch heute noch nicht völlige Übereinstimmung. Wenn sich im Harveyschen Versuch z. B. am Handrücken der Klappenschluß ohne weiteres demonstrieren läßt, so ist nämlich zu bedenken, daß er dabei auf unnatürlichem Wege erzielt wird oder zum mindesten unter Bedingungen, die unter physiologischen Verhältnissen kaum je eine Rolle spielen.

Bei der Erörterung der Beanspruchung der verschiedenen Gefäßabschnitte durch hämostatische Kräfte (vgl. das Kapitel Einfluß des hydrostatischen Drucks auf die Blutbewegung usw., S. 1414 dieses Buches) ist angedeutet worden, daß sich auch heute noch bei einzelnen Autoren die Angabe findet, die Klappen seien geeignet, den Einfluß des hämostatischen Druckes abzuschwächen, indem sie gleichsam die lange venöse Blutsäule, z. B. in den Venen der unteren Extremitäten, in einzelne Abschnitte zerlegen. Beim stehenden Menschen soll auf jeder Klappe nur diejenige Blutsäule lasten, die bis zur nächsten über ihr steht. In diesem Sinne äußern sich z. B. Nobl[3]), Geigel[4]) und auch H. E. Hering[5]) in seiner neuen pathologischen Physiologie, indem er schreibt: „Eine wesentliche Erschwerung für den Blutstrom in vielen Venen bildet der Fortfall der Funktion der Venenklappen. Infolge ihrer Insuffizienz macht sich der Einfluß der Schwerkraft

---

[1]) Ducceschi: Zitiert auf S. 1443.
[2]) Hasebroek, K.: Über die Bedeutung der Arterienpulsation für die Strömung in den Venen und die Pathogenese der Varicen. Pflügers Arch. f. d. ges. Physiol. Bd. 163, S. 191. 1916.
[3]) Nobl, G.: Der variköse Symptomenkomplex, S. 57. Berlin-Wien: Urban & Schwarzenberg 1918.
[4]) Geigel, R.: Lehrbuch der Herzkrankheiten, S. 36. München u. Wiesbaden: J. F. Bergmann 1920.
[5]) Hering, H. S.: Pathologische Physiologie, S. 69. Leipzig: G. Thieme 1921.

besonders in jenen Venen geltend, in denen das Blut bei aufrechter Körperhaltung in einer der Wirkung der Schwerkraft gerade entgegengesetzten Richtung fließt."

Gegenüber einer solchen ohne Zweifel irrigen Annahme hat schon A. W. VOLKMANN[1]) darauf aufmerksam gemacht, daß eine Blutströmung in den Venen nur bestehen kann, wenn die Klappen geöffnet sind, und daß diese andererseits nur dann fähig sein könnten, Rückströmungen des Blutes zu hindern und eine Blutsäule zu tragen, wenn sie geschlossen sind. „Hieraus ergibt sich, daß, während das Blut zirkuliert — und das ist doch auch beim stehenden Menschen in den Beinvenen der Fall — von einer Wirkung der Venenklappen gegen die Schwere nicht die Rede sein kann."

Ganz besonders ist es dann LEDDERHOSE[2]), welcher unter Anerkennung der VOLKMANNschen Ansicht der Annahme enger Beziehungen zwischen Venenklappen und hydrostatischem Druck entgegentritt. Den allgemein verbreiteten Irrtum einer derartigen Auffassung führt er darauf zurück, daß die Autoren bei ihren Vorstellungen von einer stillstehenden Blutsäule ausgegangen sind, anstatt der Tatsache einer kontinuierlichen und raschen Strömung Rechnung zu tragen. Daß die Venenklappen lange Blutsäulen in einzelne Stockwerke abtrennen und dadurch eine entsprechende Verteilung des hämostatischen Druckes auf die Gefäßwand herbeiführen sollen, bezeichnet er als unhaltbar. In dieser Annahme hat LEDDERHOSE unzweifelhaft recht [vgl. auch TIGERSTEDT[3])], solange es sich um einen ruhenden bzw. um einen in einer beliebigen Stellung verharrenden Organismus handelt.

Ohne Frage würde es aber zu weit gegangen sein, wollte man behaupten, daß Änderung des hydrostatischen Druckes die Klappen überhaupt nicht beanspruche. Daß dies nämlich unter bestimmten Verhältnissen, nämlich bei Lageänderung der Glieder, dennoch der Fall sein kann, läßt sich an folgendem Versuch von RANCKEN[4]) zeigen: Hält man einen Arm so lange in die Höhe, bis sich die Venen gründlich entleert haben, bzw. nur noch ein dünner Blutstrom in ihnen fließt, und senkt man sodann den Arm schnell, so kann man bei einigen Venen die blauen Blutstreifen proximal, aber nicht distal von den Klappen deutlich und ohne weiteres beobachten. Auf der geschlossenen Klappe ruht dann eine nach oben unterbrochene Blutsäule, welche unbeweglich bleibt, bis sich die Vene durch Zufuhr von der Peripherie distal von der Klappe aufgefüllt hat und der distale intravenöse Druck so angestiegen ist, daß die Klappe geöffnet wird. LEDDERHOSE stellt sich vor, daß es auch unter solchen Bedingungen, d. h. also beim raschen Senken eines Gliedes, zu einer Unterbrechung der Blutströmung gar nicht komme. Daß dies indessen während der wenigen hier in Betracht kommenden Sekunden dennoch der Fall sein muß, geht nach RANCKEN auch daraus hervor, daß man die Vene an dem proximalen Ende ihres unsichtbaren Teiles zusammendrücken kann, ohne daß dadurch der distal vom Druckort gelegene Abschnitt durch eine eventuell auftretende Stauung schneller gefüllt würde.

Bei rasch erfolgendem Lagewechsel der Glieder, der von starken Füllungsänderungen der betreffenden Venen begleitet ist, kann es also sicher zu vorübergehendem Schluß der Venenklappen kommen. Eine bedeutende Rolle wird dabei die geringe Wandspannung der Venen spielen. Am erhobenen Glied wird die Vene, die abgeplattet, schlaff und hinsichtlich ihrer Wandspannung dem

---

[1]) VOLKMANN, A. W.: Die Hämodynamik. Leipzig: Breitkopf & Härtel 1850.
[2]) LEDDERHOSE, G.: Studien über den Blutlauf in den Hautvenen unter physiologischen und pathologischen Bedingungen. Grenzgeb. d. Med. u. Chir. Bd. 15, S. 355. 1906.
[3]) TIGERSTEDT: Physiologie des Kreislaufes Bd. 3, S. 302. 1922.
[4]) RANCKEN, D.: Zur Kenntnis der Blutströmung in den Venen. Skandinav. Arch. f. Physiol. Bd. 24, S. 143. 1911.

Inhalt nicht angepaßt zu sein pflegt, nur von einem dünnen Blutstrom durchflossen, welcher weder der anatomischen Weite noch dem funktionellen Verkürzungszustand ihrer Muskulatur entspricht. Bei Senkung des Gliedes geben die schlaffen Venenwände dem Einfluß des nach unten zunehmenden hämostatischen Druckes ohne weiteres nach. Bei langsamer Senkung genügt der Zufluß aus dem Capillargebiet, um hinreichendes Material zur Auffüllung der Venen zu liefern. Bei großer Geschwindigkeit des Lagewechsels ist der Zufluß aus der Peripherie dagegen nicht hinreichend, das Mißverhältnis zwischen venöser Füllung und Wandspannung daher bei der neuen Lage zunächst besonders groß. Das bereits in der Vene vorhandene Blut strebt sich in den tiefsten Teilen des Gefäßrohres anzusammeln, es kommt zu rückläufiger Strömung, die zu Klappenschluß führt. Dieser bleibt dann so lange bestehen, bis der peripher gelegene Abschnitt der Vene aufgefüllt ist und die Strömung in dem jetzt weiten Gefäß in normaler Weise vor sich gehen kann. Bleibt dann die Lage unverändert, so bleiben die Klappen, der Ansicht von VOLKMANN und LEDDERHOSE entsprechend, geöffnet. Einen Teil der Blutsäule tragen sie dann nicht.

Durch einen anderen Versuch, ebenfalls von RANCKEN angegeben, lassen sich diese wohl selbstverständlichen Verhältnisse noch weiter veranschaulichen. Wenn man z. B. durch eine Binde den venösen Blutstrom peripher unterbricht und das Blut in der Versuchsvene vom distalen nach dem proximalen Ende, aber nicht über die nächstfolgende Klappe hinaus, so verschiebt, daß die distale Hälfte der Vene leer, die proximale dagegen gefüllt ist, so ist das Verhalten des Gefäßinhaltes völlig von der Schwere abhängig: Bei horizontaler Lage des Armes bleibt die distale Hälfte leer, die proximale gefüllt, während bei gehobenem Arm die ganze Vene sich zentralwärts entleert. Bei herabhängendem Arm dagegen sammelt sich das Blut im distalen Teile an, während der proximale leer wird.

Besteht die Ansicht, daß es nur bei *rascher* Tieflagerung eines Gliedes zu vorübergehendem Klappenschluß kommt, zu Recht, so wird die Rolle, die v. BARDELEBEN hämostatischen Einflüssen für das Zustandekommen des physiologischen Klappenschwundes bei zunehmendem Lebensalter (s. o.) zuschreibt, einzuengen sein. BARDELEBEN nimmt an, daß, nachdem einmal einige Klappen eingegangen sind, die auf den distaleren Klappen lastende Blutsäule größer sei und diese übrigen Klappen deshalb um so schneller verschwinden. Daß derartige mechanische Einflüsse tatsächlich für den physiologischen Klappenschwund wesentlich in Betracht kommen, dürfte nach dem, was über die Klappenbeanspruchung bei Lagewechsel ausgeführt wurde, fraglich erscheinen.

c) Venenklappen und Muskelaktion.

Unter den Umständen, welche, von Einflüssen des hämostatischen Druckes abgesehen, innerhalb des Organismus zum Schluß der Venenklappen Veranlassung geben können, spielt ferner die Muskelaktion eine besondere Rolle. Vermag äußerer bei Muskelkontraktion auf die Venen zustande kommender Druck die distal gelegenen Klappen zum Schluß zu bringen?

Bei Erörterung dieser Frage ist es zunächst notwendig zu wissen, in welcher Weise die Strömung des Blutes in den vom tätigen Muskel distal gelegenen Venen durch dessen Aktion beeinflußt wird. Erst dann läßt sich entscheiden, wie diese veränderten Strömungsverhältnisse die Stellung der dort gelegenen Venenklappen in Mitleidenschaft ziehen. Die Einwirkung der Muskelkontraktion auf die Strömung in den proximalen Venen, die z. B. von BURTON-OPITZ[1] ge-

---

[1] BURTON-OPITZ: Americ. journ. of physiol. Bd. 9, S. 180. 1903.

nauer studiert und bei jedem Aderlaß ohne weiteres zu beobachten ist, bleibt in diesem Zusammenhang unberücksichtigt. Dies kann geschehen, weil es sich dabei um ein Phänomen handelt, welches ganz unabhängig von der Veränderung der Strömung in den distalen Venen und deren örtlichen Folgen zustande kommt.

Durch zahlreiche Versuche kann es zwar, wie bereits erwähnt, als gesichert gelten, daß rückwärts gerichtete Strömung in den Venen Klappenschluß bedingt. Es gibt aber Änderungen des venösen Blutstromes, die sehr wohl auch unter dem Einfluß der Muskelaktion zustande kommen können, die aber nicht als rückläufige Strömung, sondern als *Rückstauung* zu charakterisieren sind. Diese Rückstauung hat Klappenschluß nicht zur Folge.

Dies jedenfalls scheint das gesicherte Ergebnis der Beobachtungen von LEDDERHOSE zu sein, die sich zunächst auf die Volumschwankungen der Venen in Abhängigkeit vom Atmungsvorgang beziehen.

LEDDERHOSES Atmungsphänomen.

Das sog. Atmungsphänomen läßt sich im allgemeinen nur bei mageren Personen gut beobachten. Soweit sich die Feststellungen LEDDERHOSES[1]) auf die Venen der unteren Extremität beziehen, gebe ich seine Schilderung hier wörtlich wieder:

„Wird bei einem mit Varicen behafteten, in Rückenlage befindlichen Patienten das Bein so weit im Hüftgelenk gebeugt, daß die Varicen gerade noch schlaff gefüllt bleiben, bei etwas stärkerer Beugung sich aber entleeren würden, so beobachtet man, daß tiefe Inspiration Anschwellung der Varicen, tiefe Exspiration Abschwellung hervorruft. Wird das Bein im Hüftgelenk fast bis zum rechten Winkel gebeugt, so schiebt sich bei tiefer Inspiration eine Blutwelle in der kollabierten Saphena von der Leistengegend nach dem Knie hin vor; bei der Exspiration macht sie dann denselben Weg zurück. In manchen Fällen zeigt sich das geschilderte Phänomen auch am horizontal gehaltenen Bein, wenn der Patient flach liegt, nur selten, wenn er sitzt. Es tritt in der Regel nur bei vertiefter Atmung auf, doch wird es auch gelegentlich bei gewöhnlicher ruhiger Atmung beobachtet. An in der Kniegegend gelegenen Varicen lassen sich die respiratorischen Schwankungen am besten erkennen. Aber auch am Ober- oder Unterschenkel können sie am zylindrisch dilatierten, evtl. auch am normal weiten Stamme der Saphena oder an einzelnen größeren Varixknoten zutage treten. Die Ausdehnung, in der das Phänomen an der erkrankten Saphena sichtbar wird, ist verschieden. Meist erscheint es nur an einer circumscripten Stelle, wo die stärkste Erweiterung und Verdünnung der Wand besteht, es pflanzt sich aber auch über eine größere Venenstrecke fort. Auch in Bauchlage wurden am gebeugten Unterschenkel ebenso wie in Seitenlage am abduzierten Bein die geschilderten venösen Atmungsphänomene beobachtet.

Die Anschwellung der Varicen fällt nicht genau mit dem Beginn der Inspiration zusammen, sondern erscheint erst mehr oder weniger kurze Zeit nach Einsetzen derselben, während die Abschwellung mit dem Moment der beginnenden Exspiration zusammenzutreffen pflegt. Je mehr proximal die Varicen liegen, desto weniger differiert der Beginn der Inspiration mit der stärkeren Füllung. Wird der Patient aufgefordert, schnell zu atmen, so erfolgt auch An- und Abschwellung der Varicen entsprechend schnell. Doch kommt es mit zunehmender Beschleunigung des Atmens während und nach der Exspiration nur zu unvollkommener Entleerung. Es bleibt vielmehr eine stärkere Füllung der Varicen bestehen. Wird nach tiefer Inspiration der Atem angehalten, so dauert die eingetretene Volumenzunahme fort, bis die Exspiration beginnt. Wird die eingeatmete Luft nicht ruhig exhaliert, sondern kräftig ausgestoßen, so füllen sich die Varicen, nachdem sie bei vollendeter Inspiration eine kurze teilweise Abschwellung gezeigt hatten, sofort wieder an. In gleicher Weise erzeugen Hustenstöße Anschwellung der Varicen oder eine in der durch Hochhalten des Beines entleerten Saphena distalwärts fortschreitende Blutwelle. Druck auf Abdomen und Thorax macht die Varicen anschwellen; aber sie lassen, auch wenn sie durch einen solchen anhaltenden Druck ausgedehnt sind, die geschilderten Volumschwankungen bei der Atmung noch erkennen. Besonders gut kann man die Atmungsphänomene bei den großen Saphenavaricen beobachten, die im Cruralring ihren Sitz haben und bekanntlich zuweilen nur schwer von Schenkelbrüchen zu unterscheiden sind."

Als besonders wichtig ist hervorzuheben, daß die Atmungsphänome, deren Richtigkeit sich in einzelnen Fällen mühelos nachprüfen läßt, nicht nur an der

---

[1]) LEDDERHOSE, G.: Zitiert auf S. 1446.

varikös entarteten, sondern auch an der nur mäßig dilatierten Saphena und in solchen Fällen zustande kommen, bei denen die Venenklappen, wie die Prüfung ergibt, in normaler Weise funktionieren.

Es handelt sich bei dem Phänomen nach LEDDERHOSE offenbar um eine Wellenbewegung, um ein Fortschreiten der *Form* der Masse, jener Wellenbewegung entsprechend, die z. B. entsteht, wenn ein Stein ins Wasser geworfen wird, nicht so sehr um ein Fortschreiten der Masse, d. h. also des Gefäßinhaltes selbst. Das mit distalwärts fortschreitender Welle verbundene Anschwellen der Venen bei tiefer Inspiration bedeutet, daß sich dem Blutstrom ein Hindernis in den Weg gestellt hat. Dadurch ist Rückstauung erfolgt, welche, ohne daß die Strömung ihre zentripetale Richtung unterbricht oder ändert, von einer Flüssigkeitsschicht der benachbarten mitgeteilt wird, den Gesamtquerschnitt des durchlaufenden Querschnittes erweitert und dementsprechend dessen Blutgehalt vermehrt.

Das Wesentliche ist, daß Rückstauung des Blutes, wie sie z. B. bei der Inspiration an den Venen der unteren Extremität und ebenso bei Hustenstößen zustande kommt, durch die Klappen nicht aufgehalten wird und keinen Klappenschluß zur Folge hat.

Diese letztere Feststellung wird nun von LEDDERHOSE auch bei der Beantwortung der Frage nach dem Einfluß von Muskelaktion auf die distalen Venenklappen in den Vordergrund gerückt. Im Gegensatz zu der üblichen Meinung lehnt er einen Klappenschluß unter derartiger Einwirkung ab. Daß durch rückläufige Strömung Klappenschluß erfolgt, bezweifelt auch er keineswegs; dagegen bestreitet er, daß es bei Muskelkontraktion und der dabei erfolgenden seitlichen Pressung der Venen zu distal gerichteter Blutströmung kommt, vielmehr resultiere auch hier nur Rückstauung. Durch die Kompression der Venen bei der Muskelkontraktion werde gewissermaßen ein Wehr in der Strombahn etabliert, das sowohl bei kürzerem als bei längerem Bestehen eine wesentliche Störung der Zirkulation nicht herbeiführen könne. Distal von der verengten Stelle komme es zu Drucksteigerung, die das eingetretene Hindernis zu überwinden helfe. Da ferner in elastischen Röhren auf strömende Flüssigkeiten ausgeübter seitlicher Druck in derjenigen Richtung zu stärkerer Auswirkung komme, in der er den geringsten Widerstand findet, d. h. also in der Richtung des Blutstromes, so müsse schon aus diesem Grunde die Strombeschleunigung in den zentral gelegenen Venen resultieren. Der Mitarbeit der Klappen bedürfe es hierzu nicht. Er gibt zwar zu, daß bei Kompression der Venen dicht proximal von einer Klappe die Segel derselben gegen das Lumen des Gefäßes bewegt werden können, aber völliger Klappenschluß erscheint ihm auch unter solchen Bedingungen bei strömendem Blute unwahrscheinlich. Besonders sei ein solcher dann nicht anzunehmen, wenn die Druckwirkung entfernter von einer Klappe innerhalb des doch immerhin ziemlich weiten Zwischenraumes zwischen den einzelnen Klappen zustande komme.

Gegen die Notwendigkeit schlußfähiger Klappen für die Stromförderung durch Muskelaktion lasse sich ferner anführen, daß zahlreiche Venen, obwohl in ihnen dieses Phänomen zu beobachten ist, keine Klappen besitzen und daß im höheren Lebensalter die Klappen größtenteils zu verschwinden pflegen.

Die Annahme, daß die Stellung der Venenklappen bei Muskelaktion im wesentlichen unverändert oder geöffnet bleibe, soll freilich nach LEDDERHOSE zunächst nur für solche Fälle Geltung haben, in denen die intramuskuläre Kompression der Venen keine vollständige ist. Kommt es aber tatsächlich einmal zu einer völligen Sperrung der Strombahn, dann — so postuliert er weiter — sollen die peripheren Klappen sich tatsächlich schließen und die Funktion haben, durch ihren Schluß das vor der Sperrungsstelle gestaute Blut aufzuhalten und in einen Seitenast abzuleiten.

LEDDERHOSE schreibt den Klappen ganz allgemein nur eine höchst geringfügige Bedeutung für den Kreislauf zu. Die wesentliche Funktion, die er anerkennt, leitet er aus ihrer anatomischen Anordnung ab, daß sich nämlich in der Regel distal von einem venösen Seitenast eine Klappe befindet oder, umgekehrt ausgedrückt, daß proximal von der Einmündungsstelle eines Seitenastes eine Klappe vorhanden ist. Diese Anordnung, die freilich von KLOTZ und LÖHR[1]) bestritten wird, soll die Entleerung der Seitenbahnen in die Hauptbahn begünstigen, indem die offenstehenden Klappen Wehre darstellen, welche den Hauptstrom etwas aufhalten, dadurch das Einströmen des Blutes aus der Seitenbahn in den proximal von der Klappe gelegenen Teil der Hauptbahn erleichtern und Rückstauung in die Seitenbahn hinein verhindern. In der überwiegenden Mehrzahl der Fälle dagegen, in denen bei Lagewechsel der Glieder oder des ganzen Körpers der hydrostatische Druck in den Venen eine oft wesentliche Änderung erfährt, treten die Klappen seiner Meinung nach nicht in Aktion. Nur unter ganz bestimmten Bedingungen soll eine rückläufige Strömung durch Klappenschluß aufgehalten werden.

So viel dürfte zunächst an den Vorstellungen LEDDERHOSES richtig sein, daß für die zentralwärts gerichtete Strömungsbeschleunigung bei der Muskeltätigkeit die distal vom Muskel gelegenen Venenklappen nicht notwendig sind. Unter den Einwänden, die im übrigen aber gegen die Anschauungen LEDDERHOSES erhoben worden sind, dürfte ein Hinweis LOEWENSTEINS[2]) Beachtung verdienen, der sich gegen die Annahme LEDDERHOSES richtet, daß nämlich die offenstehenden Klappen gleichsam als Wehre in der beschriebenen, den Zustrom aus dem Seitenast begünstigenden Weise dienen. Das physikalische Experiment lehrt nämlich das Gegenteil: Je schneller der Hauptstrom fließt, um so größer ist seine ansaugende Kraft, um so leichter daher der Einstrom aus einer Seitenbahn. An ausgeschnittenen Venen hat LOEWENSTEIN diese Erscheinung geprüft und bestätigt.

Im übrigen spielt in den Anschauungen LEDDERHOSES über die Bewegungen der Venenklappen bei Muskelaktion der Grad der Venenkompression eine wesentliche Rolle: Ist die Kompression unvollkommen, soll Klappenschluß ausbleiben, da es nur zu Rückstauung kommt. Ist sie vollständig, könne Klappenschluß eintreten.

Demgegenüber dürfte jedoch darauf hinzuweisen sein, daß sehr viel wesentlicher als der Grad der Venenverengerung die Geschwindigkeit sein dürfte, mit welcher diese erfolgt. Je größer nämlich die Kompressionsgeschwindigkeit, um so eher wird ceteris paribus rückläufige Strömung und dementsprechend Klappenschluß resultieren. Erfolgt die Kompression dagegen langsam, so kommt es nur zu Rückstauung, und daß diese Klappenschluß nicht zur Folge hat, ist, wie gesagt, als sicheres Ergebnis des LEDDERHOSEschen Atmungsphänomens anzuerkennen.

Eine Stütze für die Annahme, daß es tatsächlich von der Geschwindigkeit der Muskelkontraktion bzw. Venenkompression abhängig ist, ob es zu rückläufiger Strömung in den peripher gelegenen Venen und infolgedessen zu Klappenschluß dortselbst kommt, dürften die folgenden Beobachtungen von BIER[3]) darstellen.

---

[1]) LÖHR, W.: Ein Beitrag zur Varicenbehandlung. Dtsch. Zeitschr. f. Chir. Bd. 165, S. 166. 1921.

[2]) LÖWENSTEIN, A.: Über die Venenklappen und Varicenbildung. Mitt. a. d. Grenzgeb. d. Med. u. Chir. Bd. 18, S. 161. 1908.

[3]) BIER, A.: Die Entstehung des Kollateralkreislaufes. Teil II. Der Rückfluß des Blutes aus ischämischen Körperteilen. Virchows Arch. f. pathol. Anat. u. Physiol. Bd. 153, S. 306. 1898.

Am Oberschenkel eines Hundes wird die V. und A. femoralis frei präpariert und jeder Nebenast genau unterbunden. Durch eine große Ligatur wird unter den freigelegten beiden Gefäßen hindurch das ganze Bein fest abgeschnürt, so daß kein anderweitiger Zu- oder Abfluß von Blut stattfinden kann. Auch der Knochen wird etwa in Höhe der Ligatur durchtrennt. Die Arterie wird durch eine Klemme verschlossen, die Vene mit einem Quecksilbermanometer in Verbindung gebracht. Wird die Klemme der Arterie jetzt gelöst, so fließt Blut in das Bein. Der Druck in der Vene steigt auf 108 bis 110 mm Hg an. Wird nunmehr die Arterie wieder verschlossen, so sinkt der Druck in der Vene in 10 Minuten wieder auf etwa 60 mm Hg ab.

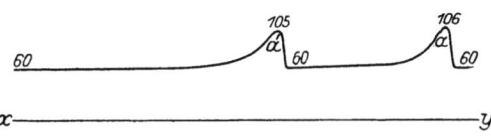

Abb. 339. (Nach BIER.) Die Kurve ist von rechts nach links zu lesen.

Wird jetzt der Fuß des operierten Beines mit der ganzen Hand umfaßt und kräftig gedrückt, so daß fast alles in ihm enthaltene Blut ausgepreßt wird, so steigt das Manometer z. B. auf 106 mm Hg an, um nach Aufhören des manuellen Druckes erst rasch, dann langsam wieder bis auf den Ausgangswert zurückzukehren. Wiederholung der Fußkompression zeitigt den gleichen Erfolg. Abb. 339 zeigt eine so gewonnene Kurve des venösen Druckablaufes. Aus ihr geht hervor, daß die Klappen in dem Augenblick, in welchem die Kompression des Fußes beendet war, keineswegs zum Schluß gekommen sind. Wäre dies nämlich eingetreten, so hätte höchstens ein geringer Druckabfall zustande kommen dürfen.

Aus dem Kurvenverlauf der Abb. 339 ist die in unserem Zusammenhang wichtige Tatsache zu entnehmen, daß das Blut nicht plötzlich oder stoßweise in

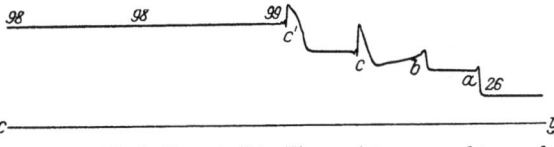

Abb. 340. (Nach BIER.) Die Kurve ist von rechts nach links zu lesen.

die entleerten Gefäße zurückkehrt, sondern allmählich. Ferner ist festzustellen, daß es zu einem Schluß der Klappen bei diesem Versuch nicht gekommen sein kann, denn dann hätte eine Entleerung der unter abnormem Binnendruck stehenden Vene nicht erfolgen können. Das Manometer wäre auf annähernd der gleichen Höhe verblieben. Daß aber andererseits wirklich alles verdrängte Blut wieder in den Fuß zurückgelaufen ist, geht daraus hervor, daß wiederholter Druck zu demselben Effekt führt wie der erste.

Wie eine Kurve aussieht, wenn die Klappen in den Venen unter sonst völlig gleichen Versuchsbedingungen sich schließen, geht aus Abb. 340 hervor: Bei a wurde

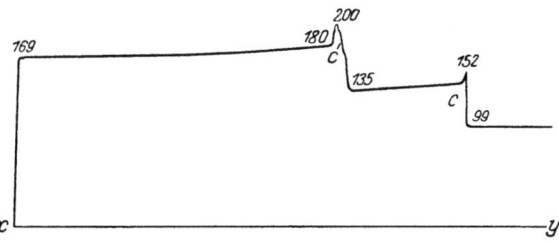

Abb. 341. (Nach BIER.) Die Kurve ist von rechts nach links zu lesen.

ein Druck auf den Fuß, bei b auf den Unterschenkel, bei c und $c\,1$ auf den Oberschenkel ausgeübt.

Auch bei solchen Tieren, bei denen die Klappen, solange der Venendruck keine höheren Werte erreichte, das Blut rückläufig durchließen, kann man Klappenschluß und dementsprechendes Verhalten des Druckes und der Strömung in den Venen unter sonst gleichen Bedingungen erzielen, und zwar dann, wenn der Druck sehr hoch getrieben wird und infolgedessen beim Nachlassen der Kompression von außen ein großes Druckgefälle resultiert (s. Abb. 341, bei c und $c\,1$ sehr starker Druck auf den Oberschenkel).

In der Regel aber war das Resultat ein solches, wie es in Abb. 339 wiedergegeben worden ist. Die Schlußfolgerungen BIERS sind daher folgende:

1. Von den beiden letzten Beispielen abgesehen, haben unter den gewählten Bedingungen die Venenklappen bei keinem Versuchstier dicht geschlossen.

2. Trotz der Venenklappen findet fast stets ein Rückfluß des Venenblutes statt. Je nach der Stelle, an welcher die manuelle Kompression ausgeübt wird, erweist sich die Art der Rückströmung verschieden, wobei das resultierende Druckgefälle für die Beeinflussung der Venenklappen maßgebend zu sein scheint: bei Druck auf den Fuß werden nur Capillaren und kleine Venen entleert; sie entfalten sich gegen das zurückkehrende Blut nur allmählich. Bei Druck auf den Unterschenkel sind schon größere Venen beteiligt, die sich schneller wieder entfalten, das resultierende Druckgefälle ist daher größer. Der Kurvenabfall in solchen Fällen steiler. Bei Druck auf den Oberschenkel aber werden neben Capillaren und kleinen Venen auch große Sammelvenen entleert, die schnell das zurückkehrende Blut wieder aufnehmen. Auf kurzer Strecke besteht ein großes Druckgefälle. In solchen Fällen strömt das Blut mit großer Energie zurück und bringt die Klappen zum Schluß. Nach BIER müssen wir uns demnach vorstellen, daß zum dichten Klappenschluß ein plötzlicher Stoß und rasche Rückströmung erforderlich sind, welche hier durch die Geschwindigkeit des Druckabfalles erzeugt wird, während dem allmählichen Rückfluß die Klappen kein Hindernis entgegenstellen. Freilich steht dieser letzte Befund im Gegensatz zu den Angaben fast aller übrigen Autoren, daß nämlich schon geringste rückläufige Strömung Klappenschluß hervorruft, doch hat das Ergebnis BIERS, worauf der Autor an anderer Stelle[1]) hinweist, nur für die tiefstgelegenen Venen Gültigkeit.

Abgesehen von der Geschwindigkeit der Muskelkontraktion und der Heftigkeit der Beeinflussung des Venenstromes kann es ferner von den Strömungs- und Füllungsverhältnissen der Venen vor Beginn der Muskelkontraktion abhängig sein, ob Muskelaktion zu Klappenschluß führt oder nicht. Das scheint jedenfalls aus einer Beobachtung RANCKENS[2]) hervorzugehen, der es im übrigen geradezu als eine allgemeine Regel bezeichnet, daß sich wenigstens einige Klappen bei der Muskelkontraktion schließen. Wenn man nämlich bei nach unten hängendem Arm die Unterarmmuskeln kräftig zusammenzieht, so beobachtet man längs der Venen deutlich die knotenähnlichen Erhebungen, die die geschlossenen Venenklappen kennzeichnen. Freilich besteht dieser Klappenschluß nur ganz kurze Zeit. Bei erhobenem Arm fällt der Versuch dagegen anders aus: Wie kräftig und anhaltend auch die Muskeln zusammengezogen werden, bei erhobenem Arm ist kein einziges Knötchen zu entdecken. Klappenschluß bleibt aus. RANCKEN glaubt, daß im letzten Falle die Bedingungen für den Abfluß des Blutes aus den Venen infolge der Einwirkung der Schwerkraft in der Richtung des Blutstromes so günstig sind, daß die distalen Venen durch das bei der Muskelarbeit in sie gepreßte Blut nicht genügend gefüllt werden, um Klappenschluß hervorzurufen.

Die Frage, ob Muskelaktion Schluß der distalen Venenklappen bedingt, kann anscheinend durchaus nicht einheitlich beantwortet werden. Von der Veränderung der Blutströmung in den zentral gelegenen Venen dürfte sie völlig unabhängig zu betrachten sein. Im Einzelfalle sind eine ganze Anzahl von Bedingungen dafür maßgebend, wieweit die Klappen infolge der Muskelaktion in ihrer Stellung verändert und zum Schluß gebracht werden. Unter diesen Bedingungen dürften die Geschwindigkeit der Muskelkontraktion und der Füllungszustand der Venen vor Beginn der Kontraktion die wichtigsten sein. Je rascher die Muskelkontraktion erfolgt, je größer ferner die Füllung der Venen vor deren

---

[1]) BIER, A.: Zitiert auf S. 1450.   [2]) RANCKEN, D.: Zitiert auf S. 1446.

Beginn, um so eher wird rückläufige Strömung und daher Klappenschluß resultieren. Daß dann der Schluß der distalen Klappen seinerseits zu einer durch besondere Intensität ausgezeichneten Strömungsbeschleunigung in den zentral gelegenen Venen unter dem Einfluß der Muskelkontraktion Veranlassung geben kann, wird als wahrscheinlich bezeichnet werden dürfen. Sicher geht es nicht an, an varikösen, also kranken Venen erhobene Befunde ohne weiteres auf gesunde, mit unversehrten Klappen begabte Venen zu übertragen. Die Annahme, daß die zwischen Muskeln gelegenen Venen als „passive Herzen" bei der Muskelarbeit wirksam sind und dabei auch den Klappen unter Umständen eine Bedeutung zukommt, wird als wahrscheinlich zu bezeichnen sein. Bei langsamer Muskelkontraktion und geringer Venenfüllung wird nur Rückstauung die Folge sein. Hier bleibt Schluß der Venenklappen aus. Notwendig sind die Venenklappen für die Begünstigung der venösen Strömung in den proximalen Venen durch die Muskeltätigkeit nicht.

Im übrigen erfahren die Verhältnisse noch dadurch eine weitere Komplikation, daß die Schlußfähigkeit der Klappen in verschiedenen Venen durchaus nicht übereinstimmend ist. BIER fand, daß bei seiner oben geschilderten Versuchsanordnung die Klappen der Hautvenen stets so gut wie vollkommen dicht schließen. Die spärlichen Klappen der tiefen Venen dagegen werden erst durch einen erheblichen Stoß, wie ihn nach BIERS Ansicht unter natürlichen Verhältnissen plötzliche Muskelbewegung, außergewöhnliche Lageveränderung u. dergl. hervorbringen können, geschlossen. Wieweit aber diese Unterschiede etwa auf Differenzen der anatomischen Struktur der Klappen oder etwa auf Unterschiede der anfänglichen Blutfüllung der Venen und des tätigen Muskels selbst zu beziehen sind, ist eine noch unentschiedene Frage.

III. Über die Beziehungen der Venenklappen zur Entstehung der Varicen.

Zusammenfassende Darstellungen.

BENDA, C.: Artikel „Venen" im Handb. d. spez. pathol. Anat. u. Histolog., herausgeg. v. HENKE u. LUBARSCH, Bd. 2, S. 787. 1924. Spez. S. 892ff. — MAGNUS, G.: Über Krampfadern und den varikösen Symptomenkomplex. Klin. Wochenschr. 1926, Nr. 32, S. 1449. — LEDDERHOSE, G.: Studien über den Blutlauf in den Hautvenen unter physiologischen und pathologischen Bedingungen. Mitt. a. d. Grenzgeb. d. Med. u. Chir. Bd. 15, S. 355. 1906. — LEHMANN, E.: Über Ätiologie, Pathogenese und histologische Struktur der Varicen. Frankf. Zeitschr. f. Pathol. Bd. 33, S. 300. 1925. — NOBL, G.: Der variköse Symptomenkomplex. 2. Aufl. Urban & Schwarzenberg 1918.

Mangelhafter Funktionsfähigkeit der Venenklappen hat man schließlich eine große Bedeutung für die Entstehung der Varicen zugeschrieben. Auf den ersten Blick könnten die ursächlichen Beziehungen durchaus eindeutig erscheinen, in dem einfachen, häufig geäußerten Sinne nämlich, daß Insuffizienz der Klappen Entstehung von Krampfadern zur Folge habe, d. h. von knotenartig, zylindrisch, spindel- oder sackartig gestalteten Erweiterungen des Venenlumens im Verlaufe ektatischer Gefäße [LEHMANN[1]]. Aber bei genauerer Betrachtung bleibt die Pathogenese der Varicen keineswegs so einfach. Zwar gibt es auch heute noch Autoren [HESSE und SCHAAK[2]], welche behaupten, die Klappeninsuffizienz gehe der Erweiterung der Venen zeitlich voran, sie sei die wesentliche Vorbedingung der Ektasie, die dann unter dem Einfluß erhöhten Binnendruckes zustande komme. Partien mit normalen Klappensegeln seien stets intakt. Die Ursache

---

[1]) LEHMANN, E.: Über Ätiologie, Pathogenese und histologische Struktur von Varicen. Frankf. Zeitschr. f. Pathol. Bd. 33, S. 300. 1925.
[2]) HESSE, E. u. W. SCHAAK: Die anatomisch-physiologische und klinische Bewertung der sapheno-femoralen Anastomosen bei Varicen usw. Beitr. z. klin. Chir. Bd. 124, S. 1. 1921.

der valvulären Insuffizienz sei eine angeborene Schwäche der Klappen. — Die Mehrzahl der heutigen Autoren dagegen weist in mehr oder weniger hohem Maße auf die Veränderungen der Venen*wand* als den wesentlichen ursächlichen Faktor hin. Schon VIRCHOW[1]) hatte neben vermehrtem Innendruck die Möglichkeit eines zu schwachen Gegendruckes der umliegenden Gewebe (Muskulatur) und schließlich eine zu wenig resistente Gefäßwand selbst unter den pathogenetischen Momenten der Varicen postuliert, Momente also, die zum Teil auf angeborenen Eigentümlichkeiten, die sicher eine Rolle spielen, beruhen können. Im ganzen ist zu sagen, daß auch heute die Pathogenese der Varicen und speziell die Bedeutung mechanischer Einflüsse sowie die der Venenklappen für deren Entstehung keineswegs endgültig geklärt erscheint. So führt z. B. BENDA[2]) in seiner neuesten Darstellung unseres Gegenstandes aus: Die Ätiologie der meisten Phlebektasien und Varicen ist recht dunkel, und gerade diejenige der Beinvaricen, der klinisch wichtigsten Form, hat dem Scharfsinn der Untersucher offenbar die größte Aufgabe gestellt.

Tatsächlich liegt eine Fülle von Erklärungsversuchen vor. Eine erschöpfende Darstellung derselben würde den Rahmen dieses Abschnittes weit überschreiten. Im wesentlichen soll es sich in diesem Zusammenhang um eine Würdigung mechanischer Einflüsse und der umstrittenen Bedeutung der Venenklappen innerhalb eines in Wahrheit komplizierten pathologischen Geschehens handeln. Funktionelle und anatomische Veränderungen erscheinen auf das engste miteinander verknüpft, ohne daß es möglich wäre, der einen oder der anderen den Vorrang zuzusprechen. Eine Erklärung jedenfalls, die sich allein auf die histologisch nachweisbaren Wandveränderungen ausgebildeter Varicen stützt, erscheint in der Tat aussichtslos [G. MAGNUS[3])].

Bezüglich der *Terminologie* ist zu bemerken, daß die Bezeichnungen Phlebektasie und Varicen meist zwar als ziemlich gleichbedeutend gebraucht werden, von einzelnen Autoren aber eine Trennung der beiden Begriffe versucht worden ist. KAUFMANN[4]) z. B. versteht unter Phlebektasie alle diffusen Erweiterungen, seien diese nun zylindrischer oder spindelförmiger Natur, unter Varicen dagegen umschriebene sack-, tonnen- oder knotenförmige Ausbuchtungen. SCHAMBACHER[5]) bezeichnet als Phlebektasie Venenerweiterung ohne morphologische Wandveränderung, als Varicen solche mit meist hochgradigen histologischen Strukturänderungen. BENDA stellt neuerdings folgende 3 Gruppen auf:

1. Diffuse gleichmäßige Erweiterungen des Venenrohres, die sich nach Art der betroffenen Vene, der Ausdehnung der Veränderung auf Stämme oder Verzweigungen als zylindrische, geschlängelte (serpentine) oder rankenförmige (cirrhoide) darstellen: *Phlebektasien*.

2. Diffuse, ungleichmäßige Erweiterungen, meist verbunden mit circumscripten ampullären Aussackungen: *Varicositäten*.

3. Phlebektasien und Varicositäten lokaler Venengebiete, die durch Verdrängung und Usur der einbettenden und benachbarten Gewebe Geschwulstcharakter annehmen: *venöse Angiome*.

Die einzelnen Gruppen kommen isoliert und kombiniert vor, und zwar nach BENDA in der Weise, daß zwar Phlebektasien häufig ohne Varicen und Angiome, Varicen dagegen höchst selten ohne Phlebektasien, sondern meist gleichzeitig und vermischt mit ihnen gefunden werden. Angiome sind oft isoliert, aber auch häufig mit Phlebektasien und Varicen kombiniert.

Zu den reinen Phlebektasien gehören in erster Linie die bei Verschluß von Venenstämmen auftretenden Venenerweiterungen. Ihre hauptsächlichen Beobachtungsstellen sind die Venen

---

[1]) VIRCHOW, R.: Über die Erweiterung kleinerer Gefäße. Virchows Arch. f. pathol. Anat. u. Physiol. Bd. 3, S. 427. 1851.

[2]) BENDA, C.: Artikel Venen im Handb. d. spez. pathol. Anat. u. Histolog., herausgeg. v. HENKE u. LUBARSCH, Bd. 2, S. 787. 1924. Spez. S. 892.

[3]) MAGNUS, G.: Über Krampfadern und den varikösen Symptomenkomplex. Klin. Wochenschr. 1926, Nr. 32, S. 1449.

[4]) KAUFMANN, E.: Über Phlebektasien des Uterus und seiner Adnexe. Zeitschr. f. Geburtsh. u. Gynäkol. Bd. 37, S. 201. 1897.

[5]) SCHAMBACHER, C.: Über die Ätiologie der varikösen Venenerkrankung. Dtsch. Zeitschr. f. Chir. Bd. 53, S. 575. 1899.

der Gliedmaßen, des Kopfes und Halses, die Hautvenen, Pfortaderverzweigungen und Pfortaderanastomosen. Auch Varicocelen sind meist nichts anderes als Phlebektasien.

Varicen finden sich überwiegend an der unteren Extremität, und zwar hier sehr viel häufiger an den oberflächlichen als an den tiefen Venen. Es pflegt sich um die mannigfachsten Kombinationen von Phlebektasien und Varicen zu handeln. Zwischendurch können einzelne Abschnitte der Venen anscheinend nur wenig oder gar nicht verändert sein: meist freilich findet sich an diesen Stellen Wandverdickung. Ferner finden sich Varicen am Verdauungsschlauch, auch hier meist mit Phlebektasien kombiniert, z. B. an den hämorrhoidalen Venen, ferner in der gleichen Kombination an den Venen des Oesophagus und des Magens, hier als wichtiges Symptom der Lebercirrhose bekannt. Seltene derartige Befunden sind beschrieben an den Coronarvenen, am Plexus prostaticus.

Die 3. Gruppe, die venösen Angiome, die man in vielen Fällen auch als Phlebektasien der kleinsten Gefäße bezeichnen könnte, und zu denen z. B. die Naevi vasculosi, die senilen Angiome zu rechnen sind, bleiben hier unberücksichtigt.

Hinsichtlich der *pathologisch-anatomischen Veränderungen der Venenwand* faßt BENDA das Ergebnis folgendermaßen zusammen: An den einfachen Phlebektasien sind keine wesentlichen histologischen Veränderungen außer einer allgemeinen Hypertrophie zu finden, an Varicositäten dagegen so ziemlich sämtliche pathologischen Veränderungen, die überhaupt auch sonst an den Venen vorkommen. „Die eigentlichen Varicen", sagt er, „bieten auf der Höhe ihrer Ausbildung, zumal im ampullären Abschnitt, ein wahres Museum aller Venenerkrankungen dar."

Die Häufigkeit des kombinierten Vorkommens und wohl auch die Möglichkeit, daß die eine Form (Varicen) aus der anderen (Phlebektasien) hervorgehen kann, weisen auf nahe Beziehungen zwischen Phlebektasie und Varicosität, auch in ätiologischer Beziehung, hin.

Von den anatomischen Verhältnissen sei hier im übrigen nur auf den bemerkenswerten Befund von G. MAGNUS[1]) hingewiesen, daß nämlich neben der vielgestalteten Krampfader ein anderes venöses Gefäß einherläuft, welches den langen Umweg der gewundenen Vene wie ein Richtsteig abschneidet. Dieses Gefäß ist nicht geschlängelt und nicht erweitert. Es hat eine gleichmäßig starke Wand und hat vor allem schlußfähige Klappen. Paraffin, welches vom zentralen Ende her eingespritzt wird, füllt die Krampfader sofort in ganzer Länge. In die gerade Kollaterale dringt es dagegen nur eine kurze Strecke ein und bleibt vor der ersten schließenden Klappe stehen. Die Deutung dieses an sich klaren Befundes macht große Schwierigkeit. Soll man dieses Stück normaler Vene als den Rest eines im übrigen degenerierten Komplexes oder als den Ausdruck eines Reparationsvorganges auffassen? Wird dieses Stück später auch zur Krampfader, oder bleibt es gesund?

Um von einer konkreten Anschauung auszugehen, so spielt im Rahmen der Varicenpathogenese das TRENDELENBURGsche Phänomen[2]) eine große Rolle. Dieses besteht bekanntlich darin, daß nach Abschwellen der Varicen infolge Elevation des Beines und nachfolgender Kompression der V. saphena an der Einmündungsstelle in die V. femoralis nach Senkung des Beines die V. saphena leer bleibt. Bei Aufhören der Kompression dagegen füllen sich die varikösen Venen sofort, und zwar von oben her.

Hauptsächlich auf Grund dieser Beobachtung nimmt TRENDELENBURG hinsichtlich der Entstehung von Krampfadern folgendes an: Die Schlußunfähigkeit der Klappen betrachtet er als wesentliche Ursache der Varicenbildung. Die venöse Blutsäule wird nicht mehr durch die Klappen in einzelne Stockwerke zerlegt, sondern sie lastet mit der Schwere ihrer ganzen Länge auf dem Quellgebiet, dessen Venen durch diese abnorme Beanspruchung allmählich überdehnt werden. Ganz besonders soll eine Insuffizienz der an der Einmündungsstelle der V. saphena magna in die V. femoralis gelegenen Klappen die Ursache sein. Diese ist auch von anderen Autoren häufig nachgewiesen worden. MORO[3]) z. B. fand bei 44% seiner Fälle Insuffizienz der Klappen an der genannten Stelle und glaubt sie als einzige Ursache für die Überlastung des oberflächlichen Venensystems und

---

[1]) MAGNUS, G.: Zirkulationsverhältnisse in Varicen. Dtsch. Zeitschr. f. Chir. Bd. 162, S. 71. 1921.

[2]) TRENDELENBURG, F.: Über die Unterbindung der Vena saphena magna bei Unterschenkelvaricen. Beitr. z. klin. Chir. Bd. 7, S. 195. 1890.

[3]) MORO, G.: Über die Pathogenese und die zweckmäßigste Behandlung der Krampfadern der unteren Extremität. Beitr. z. klin. Chir. Bd. 71, S. 420. 1911.

der Varicen ansprechen zu dürfen. Je weiter das Gefäß wird, desto schlechter schließen die Klappen. Schließlich kommt auf diese Weise ein Circulus vitiosus zustande.

Tatsächlich findet man in varikösen Venen die Venenklappen nicht nur häufig in atrophischem Zustand oder in geringerer Zahl als in der Norm vor, sondern die vorhandenen erweisen sich auch als insuffizient. Das wird durch das TRENDELENBURGsche Phänomen ebenso bewiesen wie durch die Durchspülungsversuche von HESSE und SCHAAK, MAGNUS und anderer Autoren: Eine variköse Vene kann man im Experiment mühelos vom zentralen Ende her z. B. an einem amputierten Bein füllen, während dies an einer normalen Vene auch bei hoher Druckanwendung infolge des eintretenden Klappenschlusses nicht gelingt.

Gegenüber der Angabe, daß die Zahl der Klappen in varikösen Venen vermindert sei, ist darauf aufmerksam zu machen, daß auch der gegenteilige Befund erhoben worden ist. SLAWINSKI[1]) hat nämlich bei sorgfältiger Präparation der Beinvenen an zahlreichen Leichen festgestellt, daß die Zahl der Venenklappen in den Varicen niemals vermindert, ja sogar auffallenderweise nicht selten gegen die Norm vermehrt erscheint. Bei einseitiger variköser Erkrankung der V. saphena magna ist die Zahl der Venenklappen am gesunden Bein oft kleiner als am erkrankten. Schon dies ein Befund, der ohne Zweifel geeignet erscheint, der immer wiederkehrenden Behauptung, die Phlebektasien entständen durch Stauung der venösen Blutsäule infolge *angeborenen Mangels* der Venenklappen, die Stütze zu entziehen.

Als weitere Zeichen der Klappeninsuffizienz in varikösen Venen sind noch folgende Symptome zu nennen: Komprimiert man nach PERTHES[2]) beim stehenden Patienten die variköse Saphena hoch oben und läßt den Kranken umhergehen, während die Kompression anhält, so entleert sich die volle Vene allmählich. Sie wird von dem Muskelspiel des gehenden Beines leergepumpt, da ihr der Zustrom von oben her gesperrt ist. Der Abstrom findet durch die Venae communicantes statt. Lagert man ein mit Varicen behaftetes Bein zunächst horizontal und senkt es dann allmählich, so läßt sich beobachten, daß, von dem Augenblick einer bestimmten Tieflagerung an, das Blut in die V. saphena von proximal nach distal zurückströmt, was nur bei Klappeninsuffizienz möglich ist. Der von HACKENBRUCH[3]) beschriebene „Fluktuationsstoß": ein im Gebiete der Saphena magna am Unterschenkel ausgeübtes Klopfen setzt die aufsteigende Blutsäule in Bewegung und ruft am Oberschenkel gleichfalls im Gebiet der Saphena einen deutlichen Fluktuationsstoß hervor, ist nach HESSE[4]) als Beweis der Klappeninsuffizienz abzulehnen, da das Symptom auch bei klappenschlußfähiger Vene beobachtet wird. Dagegen hält HESSE den Fluktuationsstoß in umgekehrter Richtung, d. h. zentrifugal für eine Klappeninsuffizienz für beweisend. SCHWARTZ[5]) hatte dieses Phänomen schon früher beschrieben. HACKENBRUCH fand ferner das sog. „Durchspritzschwirren": ein palpables Sausen in der Vene beim Husten, ein Phänomen, welches gestatten soll, sehr

---

[1]) SLAWINSKI, Z.: Beitrag zur Anatomie der Varicen der unteren Extremität. Über die Lokalisation der sackartigen Erweiterungen der V. saphena magna. Zentralbl. f. allg. Pathol. u. pathol. Anat. Bd. 10, S. 997. 1899.

[2]) PERTHES, G.: Über die Operation der Unterschenkelvaricen nach TRENDELENBURG. Dtsch. med. Wochenschr. 1895, Nr. 16, S. 253.

[3]) HACKENBRUCH: Zur Diagnose klappenschlußunfähiger Venen an der unteren Extremität. Verhandl. d. dtsch. Ges. f. Chir. Bd. 40, S. 262. 1911.

[4]) HESSE, E.: Über ein palpatorisches Symptom der Klappeninsuffizienz bei beginnenden und nicht sichtbaren Varicen. Beitr. z. klin. Chir. Bd. 85, S. 591. 1913.

[5]) SCHWARTZ: Varices. Traité de chirurgie. Zitiert nach FORST. Frankf. Zeitschr. f. Pathol. Bd. 17, S. 137. 1914.

geringe Grade von Klappenschlußunfähigkeit nachzuweisen. Auf andere Weise benützt Hesse die leichte palpatorische Wahrnehmbarkeit des rückläufigen Blutstromes zur Erkennung der Klappeninsuffizienz, besonders dann, wenn es sich um sog. unsichtbare Varicen handelt: Zunächst wird an der Innenseite des Knies die von außen nicht sichtbare Saphena aufgesucht und ihr Verlauf an der Haut mit einer Jodlinie markiert. Hierauf wird der Patient in horizontale Lage gebracht und genau wie beim Versuch Trendelenburgs nach Hochheben des Beines das Blut aus der Saphena herausgetrieben. Darauf wird der Saphenastamm in der Fossa ovalis komprimiert und der Patient in aufrechte Lage gebracht. Zwei Finger der freien Hand werden nunmehr auf die Jodlinie gelegt, die der unsichtbaren Saphena entspricht. Bei klappenschlußunfähiger Saphena findet ein Rückstrom des Blutes statt, dessen feinste Nuancen vom palpierenden Finger wahrgenommen werden.

Wie weit es möglich ist, durch einen festen zirkulären, besonders gleichmäßig angelegten Verband das Lumen der varikösen Venen zu verengen, „so daß die halbmondförmigen Klappen wieder schließen" [H. Fischer[1])], bleibe hier unentschieden. Tatsächlich scheint es aber durch solche Verbände zu gelingen, die Zirkulation in den erkrankten Venen wesentlich zu bessern, wie die mannigfachen therapeutischen Erfolge Fischers lehren. Durch den Druck der sich kontrahierenden Muskeln soll dann beim gehenden Menschen das Blut in den Venen immer wieder nach oben getrieben werden, der Patient in den vorher „bleischweren" Beinen eine wunderbare Erleichterung empfinden. Es soll auch durch die derartig gebesserte Zirkulation die Thrombenbildung wesentlich eingeschränkt werden. Da der Verband sehr fest angelegt wird, ist auch die Loslösung eines Thrombus und die Emboliegefahr vermindert.

Gegenüber diesen an ausgebildeten Varicen erhobenen Befunden ist aber zu betonen, daß mit den verschiedenen Feststellungen, die die Klappeninsuffizienz zwar ohne Zweifel beweisen, über den kausalen Zusammenhang gar nichts ausgesagt ist. Denn es müßte der Nachweis geliefert werden, daß die Insuffizienz der Klappen der Entstehung der Varicen zeitlich vorangeht und nicht Folge der Ektasie ist. Dieser Nachweis gelingt aber nicht. Aus dem gleichen Grunde geht es selbstverständlich nicht an, zugunsten einer solchen mechanischen Theorie und einer überragenden Bedeutung der Venenklappen die Tatsache anzuführen, daß Venenpartien mit normalen Klappen stets intakt seien. Auch Benda, der nicht zum wenigsten auf Grund anatomischer Klappenbefunde von Delbet[2]) sowie von Hesse und Schaak der Meinung ist, daß es nicht mehr zweifelhaft sein dürfte, daß der Zustand der Venenklappen eine überwiegende und ursächliche Bedeutung für die Genese der Phlebektasien und Varicen der unteren Extremitäten zu beanspruchen habe, sagt wenige Zeilen später:

„Selbstverständlich müssen wir uns darüber klar sein, daß alle Beobachtungen, die für die Bedeutung der Klappenanomalien bei der Pathogenese der Varicen sprechen, noch keinerlei Anhalt dafür geben, wie weit es sich im einzelnen Falle um angeborene oder erworbene, um vorgängige und sekundäre Veränderungen, kurzum, ob es sich um wirklich ätiologische oder nur begleitende, verschlimmernde Momente handelt. Noch weniger darf vergessen werden, daß selbst, wenn wir durch das Verhalten der Klappen der Ätiologie der Saphenavaricen nähergekommen sind, noch die Ursache der zwar weniger zahlreichen, aber doch immerhin vorhandenen gleichartigen Erkrankungen an anderen, schon normalerweise klappenarmen oder klappenlosen Venen dunkel bleibt."

Im Zusammenhang mit diesem ablehnenden Standpunkt ist nun noch der weitere Punkt wichtig, daß nämlich, wie ja bereits oben ausgeführt, die

---

[1]) Fischer, H.: Eine neue Therapie der Phlebitis. Betzdorf: E. A. Böckelmann 1910. — Ferner H. Fischer: Zur Therapie der Stauungen in den unteren Extremitäten und ihre Folgen. Ebenda, 1923. — S. auch H. Fischer: Eine neue Therapie der Phlebitis. Med. Klin. 1910, Nr. 30.
[2]) Delbet, M. R.: L'insuffisance valvulaire de la saphène interne. Sem. med. 1897, Nr. 47.

Venenklappen gar nicht die ihnen zugeschriebene Funktion besitzen. Bei strömendem Blute sind die Klappen geöffnet und daher nicht geeignet, die über ihnen stehende Blutsäule zu tragen [A. W. VOLKMANN[1]), LEDDERHOSE[2])]. Atrophieren die Klappen, so wird infolgedessen die Zunahme des auf der Gefäßwand lastenden Druckes auch beim stehenden Menschen nicht größer sein als bei schlußfähigen Klappen.

Gegenüber der unberechtigten Neigung einzelner Autoren, derartige mechanische, aus den Gesetzen der Schwerkraft abzuleitende Momente als wesentlichen pathologischen Faktor in den Vordergrund zu rücken, ist hervorzuheben, daß schon ROKITANSKY[3]) neben jenen Einflüssen eine ganze Reihe anderer als spezielle Ursachen der Varicen hat gelten lassen. So z. B. übermäßig angestrengte Tätigkeit eines Organs, ferner wiederholte Hyperämien und Entzündungen desselben wie auch Entzündung der Venenwand selbst. ROKITANSKY weist ferner darauf hin, daß man zwar von jeher mechanischen Hindernissen der venösen Blutströmung die größte Bedeutung zugeschrieben habe, daß aber eine Reihe von Fällen vorkomme, in denen sich kein mechanisches Hindernis erweisen lasse und die darum die Bedeutung dieses Faktors zweifelhaft machen müßten. Wenn z. B. auch die Venen abhängiger Teile öfter varikös sind als andere, so bleibt noch zu erklären, warum sie an dem einen Gliede häufiger sind als an dem anderen, oder warum sie es in dieser oder jener besonderen Gegend dieser Glieder sind und warum benachbarte Venen, die anscheinend unter denselben Bedingungen stehen, nicht erkranken. Von anderen bereits bei ROKITANSKY festgestellten Punkten wird noch unten die Rede sein, doch verdient im Hinblick auf neuere Beobachtungen über die Strömungsverhältnisse in variköses Venen schon hier folgende Feststellung erwähnt zu werden. Nachdem er zunächst hervorhebt, daß das Blut, ferne davon, zu stagnieren, mit auffallend großer Energie in den Varicen ströme, so daß die Blutstillung oft ungewöhnlich erschwert sei, fährt er fort: „Die Mehrzahl der Varicen verbreitet sich von den Venenwurzeln gegen die Stämme, was nur insofern geschehen kann, als der ungewöhnliche Puls des Blutes in diesen Gefäßen vom Herzen herkommt."

ROKITANSKY hat also in seinen aus dem Jahre 1844 stammenden Ausführungen so gut wie alle wesentlichen Probleme der Varicengenese berührt, die noch heute zur Diskussion stehen. Mit der Vorstellung der Varicen als dem Ergebnis passiver Dehnung des Gefäßes bei Behinderung oder Verschluß seines Abflusses kommt man keinesfalls aus.

Noch eine ganze Reihe weiterer Gesichtspunkte läßt sich anführen, die darauf hindeuten, daß die Varicenentstehung keineswegs allein als mechanische Frage betrachtet werden kann, Gesichtspunkte, die gleichzeitig geeignet sind, auf die Bedeutung anderer Momente hinzuweisen: Bei Angehörigen kleingebauter Rassen (Japaner, Mongolen) sollen Varicen so gut wie nie beobachtet werden [MIYAUCHI[4])]. Soll man hier wirklich annehmen, daß die Länge des Weges von der unteren Extremität bis zum zentralen Motor des Kreislaufes von entscheidender Bedeutung ist? Einer solchen Ansicht gegenüber dürfte der Hinweis genügen, daß schon bei Kindern, ja sogar bei Säuglingen [NOBL[5])] und kon-

---

[1]) VOLKMANN, A. W.: Die Hämodynamik. Leipzig: Breitkopf & Härtel 1850.

[2]) LEDDERHOSE, G.: Studien über den Blutlauf in den Hautvenen unter physilogischen und pathologischen Bedingungen. Mitt. a. d. Grenzgeb. d. Med. u. Chir. Bd. 15, S. 355. 1906. Spez. S. 399ff.

[3]) ROKITANSKY, K.: Spezielle pathologische Anatomie, Bd. 1, S. 644. 1. Aufl. 1844.

[4]) MIYAUCHI, K.: Häufigkeit der Varicen an Unterschenkeln der Japaner. Arch. f. klin. Chir. Bd. 100, S. 1079. 1907.

[5]) NOBL, G.: Der variköse Symptomenkomplex. 2. Aufl. Berlin-Wien: Urban & Schwarzenberg 1918.

genital [FORST[1]), HASEBROEK[2]) Varicen beobachtet worden sind. Andererseits müßten im Hinblick auf den physiologischen Klappenschwund [BARDELEBEN[3]), KLOTZ[4])] im Greisenalter sehr viel häufiger Varicen zur Beobachtung gelangen, als dies tatsächlich der Fall zu sein pflegt.

Weisen schon diese Befunde auf die Bedeutung konstitutioneller Eigentümlichkeiten hin, so wird die Rolle, die diesem Faktor ohne Frage zukommt, durch die Häufigkeit der *Heredität* in noch richtigeres Licht gesetzt. Bis zu 50 und 75%, nach MORO[5]) nur zu etwa 30%, sollen die Varicen, richtiger wohl eine entsprechende Disposition, vererbt sein [NOBL, MAGNUS[6])]. Diese besondere Disposition pflegt man dann in einer abnormen Beschaffenheit der Venenwand zu suchen. LÖHR fand unter 32 daraufhin befragten Patienten 19mal Krampfadern in der Familienanamnese. Man hat die Varicen als *ein* Symptom angeborener Bindegewebsschwäche aufgefaßt wegen des häufigen Zusammentreffens von Krampfadern mit Hämorrhoiden, Varicocelen, Plattfüßen, Hernien, Enteroptose und ähnlichen Erscheinungen mehr. Wie stark die Anlage zu Krampfadern in der Erbmasse verankert ist, geht mit besonderer Deutlichkeit auch aus der Tatsache hervor, daß sie bei eineiigen Zwillingen sehr häufig als gemeinsamer Befund erhoben werden [WEITZ[7])]. Von anderen Autoren wird auf die Häufung degenerativer Stigmen bei Varicenträgern hingewiesen [J. BAUER[8])]. Es geht ferner auch nicht an, die beim weiblichen Geschlecht so häufig in der *Gravidität* auftretenden Krampfadern mit Steigerung des intraabdominellen Druckes und Kompression der V. iliacae durch den schwangeren Uterus wesentlich erklären zu wollen. Vielmehr scheint das mechanische Moment keinerlei wichtige Rolle zu spielen. Ganz abgesehen davon, daß eine Druckerhöhung in der freien Bauchhöhle infolge der Nachgiebigkeit der gashaltigen Darmschlingen, dem Ausweichen des Zwerchfelles und der vorderen Bauchwand in der Schwangerschaft nicht einzutreten pflegt [FREY[9])], treten die Varicen häufig bereits, worauf ebenfalls von ROKITANSKY schon hingewiesen wurde, in den Frühstadien, bereits vor dem 3. Monat [B. FISCHER[10]), KAUTZKI[11])], auf, zu einem Zeitpunkt also, wo auch von einem Druck des Uterus auf die großen Venen noch gar keine Rede sein kann. Wäre tatsächlich der Druck des graviden Uterus die wesentliche Ursache der Varicenbildung, so wäre auch gar nicht einzusehen, warum nur ein Teil der Schwangeren,

---

[1]) FORST, E. W.: Über kongenitale Varicen. Frankf. Zeitschr. f. Pathol. Bd. 17, S. 137. 1914 (dort weitere Literatur über kongenitale Varicen S. 150).

[2]) HASEBROEK, K.: Über die Pathogenese der kongenitalen Varicen. Frankf. Zeitschr. f. Pathol. Bd. 22, S. 1. 1919.

[3]) BARDELEBEN, K.: Das Klappendistanzgesetz. Jenaische Zeitschr. f. Naturwiss. Bd. 14, S. 467. 1880.

[4]) KLOTZ: Untersuchungen über die Vena saphena magna. Arch. f. Anat. (u. Physiol.) 1887, S. 159.

[5]) MORO, G.: Über die Pathogenese und die zweckmäßige Behandlung der Krampfadern der unteren Extremitäten. Beitr. z. klin. Chir. Bd. 71, S. 433. 1911.

[6]) MAGNUS, G.: Zirkulationsverhältnisse in Varicen. Dtsch. Zeitschr. f. Chir. Bd. 162, S. 71. 1922.

[7]) WEITZ, W.: Über die Bedeutung der Erbmasse für die Ätiologie der Herz- und Gefäßkrankheiten. In „Hypertension", S. 38. Ärztl. Fortbildungskurs in Bad Nauheim. Leipzig: Thieme 1926.

[8]) BAUER, J.: Die konstitutionelle Disposition zu inneren Krankheiten, S. 328. Berlin: Julius Springer 1917.

[9]) FREY, W.: Herz und Schwangerschaft, S. 81. Leipzig: G. Thieme 1923.

[10]) FISCHER, B.: Über Entzündung, Sklerose und Erweiterung der Venen mit besonderer Berücksichtigung des elastischen Gewebes der Venenwand. Zieglers Beitr. z. pathol. Anat. u. z. allg. Pathol. Bd. 27, S. 494. 1900. — Ferner: Die Pathogenese der Phlebektasie. Arch. f. Dermatol. u. Syphilis Bd. 70, S. 195. 1904.

[11]) KAUTZKY: Die Regulation der Zirkulationsgröße. Die Bedeutung des extrakardialen Kreislaufes usw. Pflügers Arch. f. d. ges. Physiol. Bd. 171, S. 386. 1918.

warum vor allem häufig nur die V. saphena interna und nur die des einen Beines erkrankt. Höchst unverständlich wird es dann ferner auch sein, daß große intraabdominelle Tumoren, deren Druckwirkung auf die großen Beckengefäße sicher nachweisbar ist, nicht zu Varicenbildung führen. Immerhin ist es bemerkenswert, daß Runge[1]) den Venendruck in den Beinvenen schon in den ersten Monaten der Gravidität bis auf über das Doppelte des Normaldruckes erhöht fand. Diese Steigerung des Venendruckes soll mit fortschreitender Gravidität in immer höherem Maße zunehmen, so daß Runge in ihr durchaus ein ätiologisches Moment für die Entstehung der Varicen erblicken möchte Als wesentlicher Faktor dürfte aber wohl dennoch anzunehmen sein, daß die mannigfache Umstimmung des graviden Organismus gleichzeitig eine gesteigerte Disposition für die Entstehung der Krampfadern mit sich bringt, so daß möglicherweise schon bisher vorhandene, auf die Gefäßwand wirkende Einflüsse zu vermehrter Wirksamkeit gelangen. Die allgemeinen Veränderungen der Zirkulation während der Schwangerschaft, unter denen vielleicht in unserem Zusammenhang neben den genannten Befunden Runges über die Drucksteigerung in den Beinvenen auch die Vermehrung der Gesamtblutmenge nicht völlig außer acht zu lassen ist, dürften höchstens als ein begünstigendes Moment zu betrachten sein.

Daß ganz allgemein ebenso wie Klappeninsuffizienz Stauung des Blutstromes in den Venen an und für sich nicht das wesentliche Moment in der Kette der zur Varicenbildung führenden Faktoren darstellt, geht ferner auch aus verschiedenen weiteren Tatsachen hervor. Zunächst daraus, daß Varicen auch an solchen Stellen und unter solchen Umständen auftreten können, wo Stauung sicher nicht besteht. Es sind Varicen beobachtet worden am Arm, am Hals, vereinzelt im Gehirn [Berger[2])], am Trommelfell, an Lippe und Zunge. Ferner sind Varicen bei Zuständen, die nachgewiesenermaßen mit beträchtlicher Drucksteigerung im gesamten venösen System einhergehen, z. B. bei dekompensiertem Herzklappenfehler oder auch bei örtlicher venöser Stauung, keineswegs besonders häufig, wie es zu erwarten wäre, würde das mechanische Moment der Stauung einen wesentlichen Faktor bedeuten. Ja, in den meisten derartigen Fällen fehlen Varicen.

In dem gleichen negativen Sinne sprechen schließlich die Versuche, Varicen durch Steigerung des herrschenden Innendruckes auf experimentellem Wege zu erzeugen. v. Lesser[3]) versuchte bei Kaninchen durch Gipsbrei die Venenlichtung zu verschließen. Er erzielte auf diese Weise im Quellgebiet nur Ödeme und andere Stauungserscheinungen; Varicositäten aber blieben aus. Zancani[4]) setzte die Venen dadurch unter abnormen Innendruck, daß er bei Hunden durch Vereinigung der Arteria mit der V. femoralis in letzterer arteriellen Druck erzeugte. Varicen ließen sich auch auf diese Weise nicht hervorrufen. Ähnliche, ebenfalls an Hunden durchgeführte Versuche stammen von Fischer und Schmieden[5]). Diese Autoren schalteten ein Stück Vene (V. jugularis ext.) zwischen die Stümpfe einer durchtrennten Arterie (Art. carotis com.) durch doppelte zirkuläre Naht.

---

[1]) Runge: Über den Venendruck in Schwangerschaft, Geburt und Wochenbett. Münch. med. Wochenschr. Nr. 11, S. 350. 1924.

[2]) Berger, P.: Du traitement d. ulc. d. jambe p. l'incision circonférent. France méd. Paris Bd. 22, S. 329. 1875.

[3]) Lesser, L. v.: Über Varicen. Virchows Arch. f. pathol. Anat. u. Physiol. Bd. 101, S. 528. 1885.

[4]) Zancani, A.: Über die Varicen der unteren Extremität. Arch. f. klin. Chir. Bd. 96, S. 91. 1911.

[5]) Fischer, B. u. V. Schmieden: Experimentelle Untersuchungen über die funktionelle Anpassung der Gefäßwand. Histologie transplantischer Gefäße. Zeitschr. f. Pathol. Bd. 3, S. 8. 1909.

In einer anderen Versuchsreihe wurde die Art. carotis com. durchschnitten und ihr zentrales Ende auf das periphere Ende der gleichfalls durchschnittenen V. jugularis ext. aufgepflanzt, so daß die gesamten peripheren Äste der Vene als Arterien funktionieren mußten. Jedesmal stellte sich nach der Operation der Kreislauf auffallenderweise prompt wieder ein. Zu erkennbaren Störungen der Zirkulation kam es nicht. Trotzdem ließ sich auch nach einer Beobachtungsdauer von 86 Tagen keine Erweiterung der als arterielle Strombahn funktionierenden Venen feststellen. Strömte bei der Operation nach Lösung der vorübergehenden Abklemmung der arterielle Blutstrom in die Vene ein, so bläht sich diese zwar unter dem Einfluß des arteriellen Druckes zunächst gewaltig auf. Untersucht man aber nach einigen Wochen das Gefäß in situ, so ist diese Aufblähung nicht nur nicht stärker geworden, sondern die Vene ist im Gegenteil wieder enger, „sie hat sich dem Lumen der Arterie angepaßt". Auch diese Beobachtungen sprechen zugunsten der Ansicht, daß der erhöhte Innendruck allein nicht zur Ausbildung von Varicen führt.

Interessant sind die geweblichen Veränderungen, welche an solchen Venen, in denen arterieller Druck herrscht, außer der genannten Verengerung des Lumens festgestellt wurden und die als Ausdruck *funktioneller Anpassung* zu bewerten sind. Bei Betrachtung mit bloßem Auge erwies sich die Venenwand stärker und kräftiger geworden, mikroskopisch fand sich die Media regelmäßig auf das zwei- bis dreifache verdickt infolge Vermehrung der Muskelzellen und Zunahme des dichten Bindegewebes. Die elastischen Fasern dagegen erscheinen vermindert. In der Adventitia ist das Bindegewebe derber, die elastischen Fasern sind straff gespannt, Vermehrung derselben ließ sich auch hier nicht mit Sicherheit nachweisen. Es fällt auf, daß die Scheidung zwischen Media und Adventitia keine so scharfe mehr ist wie unter normalen Verhältnissen. Die ganze Adventitia erscheint näher und fester an die Media herangezogen, hauptsächlich dadurch, daß Züge der hypertrophischen Mediamuskulatur in die Adventitia heinein verlaufen. Die Intima ist meist völlig unverändert. Nur an einzelnen Stellen der implantierten Vene finden sich bindegewebige Verdickungen, und zwar in der nächsten Nähe der Nahtstelle, so daß die Autoren dieselbe mehr als Folge entzündlicher Veränderungen denn als Folge des erhöhten Innendruckes auffassen. Wo sich nämlich derartige bindegewebige Verdickungen zeigten, ließ sich regelmäßig eine Läsion der Gefäßwand, z. B. durch einen Faden, in nicht allzu großer Entfernung nachweisen. Die von den Nahtstellen entfernten Gefäßteile zeigten niemals Intimaverdickung.

Die Klappen der Venen, die unter derartigen abnormen Bedingungen hinsichtlich Druck und Strömung des Inhaltes stehen, waren am Ende der Beobachtungszeit noch sehr gut erhalten. Auffallenderweise wurde der Blutstrom, obwohl die Klappen der arteriellen Strömung entgegenstanden, offenbar gar nicht wesentlich durch sie behindert. Dagegen fand sich im Bereiche der Klappen, und zwar in allen Versuchen, die längere Zeit hindurch gedauert hatten, eine mehr oder weniger beträchtliche spindelzellige Verdickung der Intima, die so weit reicht, als sich die Klappe erstreckt. Die Verdickung erreicht vielfach die Dicke der Media, während diese selbst im Klappenbereich eher verschmälert als verdickt erscheint.

Auf die relativ geringe Bedeutung hämostatischer, also ebenfalls mechanischer Faktoren weist schließlich noch eine Beobachtung von TRENDELENBURG selbst hin. Der größte Durchmesser an den Erweiterungen variköser Venen findet sich nämlich nicht oberhalb, sondern unterhalb der Klappen, nicht zentral, sondern peripher von ihnen. Würden mechanische Faktoren ausschlaggebend sein, so müßten die Varixknoten oberhalb der Klappen angeordnet sein. Manche Autoren weisen, um die alte These zu retten, dieser Feststellung gegenüber darauf hin, daß das unmittelbar unter einer Klappe gelegene Stück der Venenwand augenscheinlich das schwächste und daher das am leichtesten dehnbare sei. Doch dürfte dieser Hinweis nur die notwendige Anerkennung enthalten, daß eben mechanische Faktoren allein zur Varixentstehung nicht genügen und noch andere Bedingungen erfüllt sein müssen. Im übrigen haben die anatomischen

Untersuchungen von LÖHR eine histologisch nachweisbare Schwäche der Gefäßwand an jener Stelle nicht aufgedeckt.

Der gleiche Befund, daß die varikösen Knoten als Ausbuchtungen *unterhalb* der Klappen entstehen, ist auch von SLAWINSKI bei seinen sorgfältigen Präparationen der Beinvenen erhoben worden. Die sackartigen Ausbuchtungen befanden sich meist am inneren Teile der Venenwand, am häufigsten am Oberschenkel, selten am Unterschenkel. Meist haben sie die Form eines Sackes mit abgerundetem Boden. Die Öffnung, die in den Sack führt, ist ebenso weit wie der größte Durchmesser des Sackes, manchmal ist sie auch viel enger, so daß dann die Ausbuchtung einem Divertikel ähnelt. 28mal lag der obere Abschnitt des Sackes um 1 cm distal von der Klappe, 4mal erreichte er die nächste proximale Klappe oder ragte über sie hinaus, so daß, wie auch LÖWENSTEIN[1]) beobachtete, die Klappe selber in das verbreitete Lumen mit einbezogen ist. Aber auch in letzterem Falle befand sich der breiteste Teil des Varix immer noch distal von der Klappe. Die nächste distale Klappe lag durchschnittlich 10 cm entfernt. Auf Grund dieser Feststellungen ist SLAWINSKI geneigt, nicht den Druck der oberen Blutsäule, sondern die Vis a tergo des von der Peripherie vordringenden Blutstromes als die wesentliche Ursache der Erweiterung anzusehen.

Eine solche Drucksteigerung von distal her, freilich durch ganz besondere Einflüsse bedingt, nimmt auch HASEBROEK[2]) als wesentlichen, zu Varicenbildung führenden Faktor an. Dieser Autor glaubt eine bestimmte Form und Lokalisation der varikösen Venenerweiterung, nämlich die soeben bereits erwähnten sackförmigen, immer distal von einer Klappe gelegenen Ausbuchtungen der Venenwand auf Grund von Modellversuchen mit seinen arteriopulsatorischen Wellenbewegungen und Druckschwankungen im Venensystem erklären zu können. TRENDELENBURG[3]) sowie LEDDERHOSE[4]) nahmen für diese Form eine lokale Schwächung der Venenwand an, auf welche als die lokal schwächste Stelle der hämostatische Druck dehnend wirksam werden soll, wobei freilich LEDDERHOSE auch noch Einflüsse von Wirbelbildung und unregelmäßiger Strömung postuliert. HASEBROEK hält seine Erklärung auf Grund seiner Versuche deswegen für einfacher und zutreffender, weil diese durch die arteriopulsatorischen Vorgänge über direkte Drucksteigerung von distal her verfügt.

An einem selbstkonstruierten Venensystem aus sehr dehnbarem Gummi, in welches Klappen eingeschaltet waren und bei dem die Pulsationen der Arterie durch Beklopfen eines dickeren Gummirohres, welches distal von dem Venensystem zu einer dasselbe speisenden MARIOTTEschen Flasche führt, mit einem Bleihämmerchen nachgeahmt wurden, kam HASEBROEK zu folgenden Resultaten:

1. Durch die der Versuchsanordnung entsprechend von distal her einsetzende Klopfwellenerregung entwickeln sich von einem gewissen proximal vorhandenen Druckwiderstand an, allmählich von distal nach proximal fortschreitend, klappendistale Anschwellungen unter gleichzeitiger Entstehung einer klappenproximalen Anschwellung hinter der letzten Klappe. Diese Anschwellungen sind anfangs gestreckt, kolbig, dehnen sich jedoch bald mehr und mehr in der Richtung auf die Klappen aus, um schließlich die Gestalt von

---

[1]) LÖWENSTEIN, A.: Über die Venenklappen und Varicenbildung. Mitt. a. d. Grenzgeb. d. Med. u. Chir. Bd. 18, S. 161. 1908.
[2]) HASEBROEK, K.: Über die Bedeutung der Arterienpulsationen für die Strömung in den Venen und die Pathogenese der Varicen. Pflügers Arch. f. d. ges. Physiol. Bd. 163, S. 191. 1916.
[3]) TRENDELENBURG, F.: Über die Unterbindung der Vena saphena magna bei Unterschenkelvaricen. Beitr. z. klin. Chir. Bd. 7, S. 195. 1890.
[4]) LEDDERHOSE: Zitiert auf S. 1458.

Blasen anzunehmen, die auf der Röhrenbasis derartig aufsitzen, daß ihre Basalöffnung ebenso groß wie ihr Längsdurchschnitt ist.

2. Die klappendistalen Anschwellungen stimmen in einem frühen Entwicklungsstadium mit der von LEDDERHOSE erwähnten Flaschenform, in ihrem späteren mit den von SLAWINSKI beschriebenen sackförmigen Gebilden der Varicen überein. Die Klappenproximale behält am längsten die mehr gestreckte Gestalt.

3. Die klappendistal lokalisierte Wandererweiterung erhält sich durch Druck- und Zugspannung der ausgedehnten Wandungen entgegen der Schwere.

4. Die klappendistale Anschwellung wird durch von distal her kommende Triebkräfte hervorgebracht, und zwar sowohl unmittelbar durch Druckwellen als unmittelbar durch Saugwellen, die Flüssigkeit von distal her nachschießen lassen.

5. Die klappenproximale Anschwellung wird durch von proximal her steigenden hydrostatischen Flüssigkeitsüberdruck (aus einer Bürette) infolge der von distal her wirkenden hammerpulsatorischen Triebmechanik erzeugt.

Diese Befunde lassen sich nun freilich nicht ohne weiteres auf die Venen der Haut und des Unterhautbindegewebes übertragen. Denn begleitende Arterien, von denen die arteriopulsatorischen Einwirkungen ausgehen könnten, fehlen hier, und andererseits sind es gerade die oberflächlichen Venen, welche die variköse Erweiterungen zeigen, während sie an den tiefen Venen, die von kräftigen Arterien begleitet sind, nicht oder nur ganz vereinzelt vorkommen. Diesen letzteren Umstand glaubt HASEBROEK durch die Annahme erklären zu können, daß die tiefen Venen durch das umgebende dicke Körpergewebe gegen Ausdehnung mehr geschützt sind als die oberflächlichen, welche nur von beweglicher Haut bedeckt sind. Um trotz der geschilderten Lokalisationsverhältnisse die Hypothese der arteriopulsatorischen Entstehung der oberflächlichen Venenerweiterungen zu stützen, hat HASEBROEK weitere Versuche angestellt. Deren Ergebnisse führten ihn zu der Ansicht, daß die arteriopulsatorischen Wellenbewegungen, die er für die tiefliegenden Venen als bewiesen erachtet, durch die zwischen diesen und den oberflächlichen Venen bestehenden Anastomosen zu letzteren fortgeleitet würden und hier, wie in seinem Modellversuch, nach Art eines hydraulischen Widders zur Wirksamkeit gelangten.

Gegenüber diesen Experimentalbefunden und Schlußfolgerungen HASEBROEKs sind freilich eine Reihe von Einwänden zu erheben. Nach BENDA[1]) wäre es vor allem erforderlich, daß die oberflächlichen Venen tatsächlich so wandungsschwach und ungeschützt sind, wie es HASEBROEK voraussetzt. Einer derartigen Annahme entspricht aber die histologische Erfahrung keineswegs. Nach LEHMANN[2]) ist die Bedeutung der Arterienpulsation für das Venensystem entsprechend den Untersuchungen von MAREY[3]) und MACKENZIE[4]) durchaus nicht sichergestellt. Aber selbst wenn man ihr Bestehen zugebe, so läuft die Welle unter physiologischen Verhältnissen das Arterienrohr entlang, während sie bei HASEBROEK nicht nur still steht, sondern auch in ihrer Stärke willkürlich gewählt wurde. Auffallend ist besonders die Wahl des Ortes distal der Klappe. Ferner erscheinen auch dadurch die Verhältnisse innerhalb des Organismus völlig andere als in HASEBROEKs Versuchen zu sein, als dort eine Beeinflussung im ganzen

---

[1]) BENDA, C.: Zitiert auf S. 1454.
[2]) LEHMANN, E.: Über Ätiologie, Pathogenese und histologische Struktur der Varicen. Frankfurt. Zeitschr. f. Pathol. Bd. 33, S. 300. 1925.
[3]) MAREY: La circulation du sang. Paris 1881. Zitiert nach W. LÖHR: Dtsch. Zeitschr. f. Chir. Bd. 165, S. 166. 1921.
[4]) MACKENZIE: Zitiert nach LEHMANN auf S. 1453.

Venenverlauf angenommen werden müßte, während bei HASEBROEK die Beeinflussung nur an umschriebener Stelle erfolgt. Schließlich sind, worauf LOEHR hinweist, die Anastomosen in vivo sehr eng und bieten daher einen großen Widerstand, so daß es auch aus diesem Grunde fraglich erscheinen muß, ob mit einer Fortleitung der an sich noch hypothetischen arteriopulsatorischen Wellen aus dem tiefen Venensystem in das oberflächliche überhaupt gerechnet werden darf.

Wenn man sich demnach den Ansichten HASEBROEKS gegenüber noch ablehnend verhalten wird, so würde es andererseits ohne Frage zu weit gegangen sein, wollte man jeglichen Einfluß des erhöhten Innendruckes unter den Faktoren, die zur Varicenbildung führen, leugnen. Daß dieser vielmehr tatsächlich eine Rolle spielt, geht ja bereits in unzweideutiger Weise aus der allgemein bekannten Bevorzugung der unteren Körperhälfte hervor. Zugunsten einer nicht völligen Bedeutungslosigkeit hämostatischer Einflüsse spricht auch die Feststellung, daß 12,7mal so häufig stehend Arbeitende an Varicen der unteren Extremitäten leiden als andere [SCHULTES[1])]. Für die Entstehung von Oesophagusvaricen oder Hämorrhoiden bei Strömungsbehinderung im Pfortadergebiet (Lebercirrhose) wird wohl kaum das mechanische Moment der Stauung zu leugnen sein, ebensowenig bei den Varicen, die bei raumbeengenden Prozessen im oberen Mediastinum am Schultergürtel und an den Oberarmen zu beobachten sind.

Andere Befunde, die zugunsten mechanischer Einflüsse angeführt werden, lassen höchstens bis zu einem gewissen Grade eine derartige Bewertung zu und scheinen kaum imstande, als ernsthafte Stütze angeführt zu werden. So die Mitteilung KELLINGS[2]), daß die Krampfadern häufig auf der Seite vorhanden sind, auf welcher der Träger zu schlafen pflegt. Der Druck des aufliegenden Beines soll den Abfluß aus dem anderen hemmen und so mit der Zeit die varikösen Erweiterungen hervorrufen. Abzulehnen ist die Ansicht, daß das Tragen eines Korsetts oder von Bruchbändern Varicen zur Folge haben soll. Auch bestehende Varicen werden dadurch nicht verschlimmert, im Gegenteil, derartige von außen durch Druck wirkende Einflüsse werden den Rückstrom des Blutes in den Venen eher hemmen. Für die vorwiegend linksseitige Lokalisation der Varicen des Plexus pampiniformis (Varicocele) dagegen mag tatsächlich erschwerter Blutabfluß maßgebend sein. Die linke V. spermatica interna ergießt sich erst in die linke V. renalis, während die rechte bereits die untere Hohlvene erreicht.

Wie seit ROKITANSKI und VIRCHOW wird man auch heute in den mechanischen Einwirkungen gesteigerten Innendruckes nur *einen* Faktor zu sehen haben, der bei sonst vorhandenen Bedingungen zu Venenerweiterung führen kann. Über Art und Bedeutung weiterer Einflüsse und vorbereitender Faktoren, die für deren Zustandekommen erfüllt sein müssen, besteht jedoch auch heute, von konstitutionellen Momenten abgesehen, noch keine endgültige Gewißheit. Definiert man die Phlebektasien in dem oben gegebenen Sinne BENDAS als diffuse Erweiterungen ohne wesentliche histologisch nachweisbare Wandveränderungen, nur durch Hypertrophie der Wandmuskulatur ausgezeichnet, so könnte man geneigt sein, für ihre Genese mechanische Faktoren in einen gewissen Vordergrund zu rücken, für die Varicen im BENDASchen Sinne dagegen in erster Linie Wandveränderungen zu postulieren. Es wäre dann weiter zu fragen, ob und wie weit etwa die Phlebektasie Bedingungen für das Auftreten von Wandveränderungen mit sich bringen könnte. Daß eine derartige Möglichkeit nicht völlig von der Hand zu weisen ist, dürfte unter anderem aus den eigentümlichen Strömungsverhältnissen abzuleiten sein, die in Krampfadern ohne Zweifel bestehen und die für die Venenwand

---

[1]) SCHULTES: Krampfadern und Beruf. Dtsch. med. Wochenschr. 1901, Nr. 32, S. 546.
[2]) KELLING, K.: Die Entstehung von Krampfadern. Therapie d. Gegenw. Bd. 60, S. 240. 1919.

wie für das umgebende Gewebe fraglos ungünstige Ernährungsbedingungen liefern. Hierauf wird sogleich zurückzukommen sein.

Alle derartigen theoretischen Betrachtungen müssen aber vorläufig so lange fruchtlos bleiben, als wir nicht sichere Kenntnisse über die Reihenfolge im Ablauf der Veränderungen besitzen. BENDA glaubt einen wesentlichen Faktor der Gestaltsveränderung in vermehrter Arbeitsleistung erblicken zu dürfen, der sich das Gefäßrohr durch Hypertrophie und Dilatation anpaßt. So erklärt sich wenigstens für einen Teil der Fälle, in denen ein mechanisches Hindernis der Strömung nicht nachweisbar ist, das gleichartige Bild der Phlebektasie. Es tritt dieses nämlich, wie schon ROKITANSKI wußte, auch dann zutage, wenn vermehrter Zustrom des Blutes erhöhte Anforderungen an die Leistungsfähigkeit des Gefäßes stellt, so in dem physiologischen Beispiele VIRCHOWS[1]), nämlich den Phlebektasien des graviden Uterus, in den Phlebektasien vieler Geschwülste, speziell solchen, die keine Kompression der Abflußbahn verursachen. Eine besondere Bedeutung erlangt dieser Faktor der vermehrten Funktion bei der Entstehung phlebektatischer Kollateralbahnen. Vergegenwärtigen müssen wir uns dabei, daß sich bei Verschluß eines Hauptstammes, wie der V. cava oder der Pfortader, nicht sich nur die Venen, deren direktes Abflußgebiet verlegt ist und bei denen man denken könnte, daß sie durch Stauung rein passiv erweitert werden, von den Veränderungen im Sinne der Erweiterung betroffen finden, sondern wir sehen, daß die vermehrte Inanspruchnahme die ganzen Anastomosen zu ektatischen Kollateralkreisläufen ausbaut, deren Gleichwertigkeit mit anderen Phelektasien sich durch die Tendenz zur Bildung echter Varicen kennzeichnet. Wahrscheinlich sind auch die Phlebektasien in der Gravidität in diese ätiologische Gruppe einzubeziehen, um so mehr, als sie, wie schon oben erwähnt, zu einer Zeit entstehen, wo mechanische Einflüsse nicht wesentlich in Frage kommen. Die Beobachtung KOWNATZKIS[2]), der nach rechtsseitiger Unterbindung der V. spermatica und hypogastrica bei der nächsten Schwangerschaft nur links Varicen auftreten sah, wird als Beweis dafür angesehen, daß die Ursache der Varicen in der Blutüberlastung der Iliaca mit der enorm vermehrten Blutmenge der genito-vesicalen Sammelvenen zu suchen ist.

Besondere Beachtung hat man seit VERNEUIL den *Anastomosen* zwischen oberflächlichem und tiefem Venensystem der unteren Extremitäten geschenkt. Experimentelle Untersuchungen von GIACOMINI[3]), HESSE und SCHAAK[4]), MORO[5]), LOEHR[6]) sprechen dafür, daß ihre physiologische Funktion offenbar in einer Entlastung des Venensystems der Haut durch das tiefe Venensystem zu sehen ist. An gesunden Venen hat man nämlich nachgewiesen, daß injizierte Stoffe aus den subcutanen Venen in die tiefen abgeleitet werden. Das Umgekehrte dagegen scheint nicht möglich zu sein. Andererseits hat GIACOMINI beobachtet, daß es bei Krampfadern im Gegensatz zu normalen Venen immer möglich ist, durch Injektion der tiefen die oberflächlichen Strombahnen zu füllen. Genauere Untersuchungen der V. communicantes ergaben dann, daß sie in solchen Fällen geschlängelt, dilatiert, auch wohl an Zahl vermehrt [DELBET[7])] und mit insuffi-

---

[1]) VIRCHOW, R.: Über die Erweiterung kleinerer Gefäße. Virchows Arch. f. pathol. Anat. u. Physiol. Bd. 3. S. 427. 1851.

[2]) KOWNATZKI: Die Venen des weiblichen Beckens. Wiesbaden 1907.

[3]) GIACOMINI: Osservazioni anat. per service allo studio della circolazione venosa della estr. infer. Acad. med. di Torino 1873. Zitiert nach MORO auf S. 1444.

[4]) HESSE u. SCHAAK: Zitiert auf S. 1453.

[5]) MORO: Zitiert auf S. 1444.

[6]) LOEHR, W.: Ein Beitrag zur Varicenbehandlung. Dtsch. Zeitschr. f. Chir. Bd. 165, S. 166. 1921.

[7]) DELBET, M. R.: L'insuffisance valvulaire de la saphéne interne. Sem. med. 1897, Nr. 47.

zienten Klappen versehen sind. Auf Grund dieser Feststellung hat man einen Rückfluß des venösen Blutes aus den tiefen in die oberflächlichen Venen angenommen und diese abnorme Strömungsrichtung in den Anastomosen als Ursache für eine funktionelle Überlastung des Hautvenensystems und demnach als Grundlage für die Ektasie dieser Venen angesehen. Ja man hat angenommen, daß die Ektasie der oberflächlichen Venen überhaupt bei anatomischen oder funktionellen Stromhindernissen der tiefen Venen gleichsam als Kollateralkreislauf für die letzteren entstanden sein könnten. Doch haben sich für derartige Annahmen keine genügenden Grundlagen beibringen lassen. Im Gegenteil konnten LEDDERHOSE[1]) und PERTHES[2]) zeigen, daß jene Anastomosen sowie die tiefen Venen selbst bei vorhandenen Varicen den Abfluß des Blutes aus dem oberflächlichen Venensystem bewerkstelligen können: Nach zentralem Abklemmen der erweiterten oberflächlichen Gefäße entleerten sie sich nämlich beim Gehen. Auch LOEHR glaubt, daß die Anastomosen für die Entstehung der Varicen in den Hautvenen im allgemeinen nur geringe Bedeutung haben. Dagegen betrachtet er sie als einen Hauptfaktor für die nach Operationen so häufigen Rezidive; denn die an sich engen Anastomosen werden am varikösen Bein so großkalibrig, daß der Zustrom von Blut in das Hautvenennetz aus der Tiefe ganz beträchtlich sein kann. Daß die Beteiligung der Anastomosen an den Zirkulationsverhältnissen variköser Venen wechselnd ist, lehrt die Erfahrung mit dem TRENDELENBURGschen Phänomen. Dieses ist nämlich kein konstantes Symptom, vielmehr fehlt es nach MORO in einer Reihe von Fällen völlig, und zwar sollen dies solche Fälle sein, in denen insuffiziente V. communicantes bestehen. Das traf bei den Beobachtungen MOROS in 56% der Gesamtzahl seiner Fälle zu. Unter solchen Umständen füllt sich die durch Elevation des Beines entleerte Vene trotz Kompression der oberen Saphena allmählich bei Senken der Extremität.

In neuerer Zeit hat man besonderes Gewicht auf die *Veränderungen der Venenwand* selbst gelegt. *Entzündliche Wandveränderungen* wurden auf Grund histologischer Untersuchungen hauptsächlich von B. FISCHER[3]) in den Vordergrund gerückt, nachdem erstmalig wohl von CORNIL[4]) die Varicen als das Ergebnis einer chronischen Entzündung der Venenwand aufgefaßt worden waren. Aus seinen anatomischen Untersuchungen glaubt FISCHER den Schluß ziehen zu dürfen, daß der erste Beginn der Varicenbildung sich in einer herdweisen entzündlichen Infiltration der Gefäßwand mit hochgradiger Zerstörung der elastischen Elemente zeigt. Die Gefäßwand wird ihrer Stütze, der elastischen Fasern, beraubt und gibt jetzt dem normalen Blutdruck nach. Eine fortlaufende Erweiterung der Vene soll die Folge sein. Unter Umständen kann außer entzündlicher Infiltration auch Zerstörung der Gefäßwand durch maligne Geschwülste denselben, die Widerstandsfähigkeit vermindernden Effekt haben. Überall liegt der Venektasie, so meint FISCHER, eine organische Wandererkrankung zugrunde, besonders derjenigen Wandbestandteile, welche die mechanischen Druckverhältnisse zu regulieren haben. Stauung kann nur dann eine pathologische Gefäßerweiterung zeitigen, wenn gleichzeitig die sonst eintretende Wandhyper-

---

[1]) LEDDERHOSE, G.: Zitiert auf S. 1446.
[2]) PERTHES, G.: Über die Operation der Unterschenkelvaricen nach TRENDELENBURG. Dtsch. med. Wochenschr. 1895, Nr. 16, S. 253.
[3]) FISCHER, B.: Über Entzündung, Sklerose und Erweiterung der Venen mit besonderer Berücksichtigung des elastischen Gewebes der Venenwand. Zieglers Beitr. z. pathol. Anat. u. z. allg. Pathol. Bd. 27, S. 494. 1900. — FISCHER, B.: Die Pathogenese der Phlebektasie. Arch. f. Dermatol. u. Syphilis Bd. 70, S. 195. 1904.
[4]) CORNIL: Sur l'anatomie pathologique des veines variqueuses. Arch. de physiol. Bd. 4. 1872.

trophie ausbleibt und an ihre Stelle eine Wanderkrankung tritt. Letztere soll das Wesentliche sein und in den allermeisten Fällen ohne jede vorausgegangene Stauung zu Gefäßerweiterung Veranlassung geben. Nachlaß des zerstörenden Prozesses oder auch eine zuweilen eintretende hochgradige Regeneration der elastischen Elemente kann der weiteren Ausdehnung des Gefäßes Schranken setzen.

Wir sehen an dieser Stelle davon ab, daß es gar nicht die elastischen Elemente sind, welche dem Innendruck Widerstand leisten. Dieser wird vielmehr von den tonisch verkürzten Muskelfasern getragen; die elastischen Bestandteile der Gefäßwand im engeren Sinne werden nämlich erst dann beansprucht, wenn die Muskulatur völlig erschlafft ist. Gegen eine wesentliche Bedeutung entzündlicher Wandveränderungen läßt sich dagegen anführen, daß Fälle bekannt sind, bei denen die histologische Untersuchung der varikösen Venenwand nicht nur alle drei Häute, sondern auch alle Elemente der normalen Venenwand als völlig erhalten zeigt [SLAWINSKI[1]), BENDA]. Daher ist zu folgern, daß eine initiale Zerstörung der Wand durch entzündliche Prozesse eine notwendige Voraussetzung für die Varicenentstehung nicht darstellt.

Der Theorie der entzündlichen Genese, die in milderer Form übrigens auch von HESSE und SCHAAK vertreten wird, stehen die Ansichten zahlreicher anderer Autoren gegenüber, die ihrerseits wiederum durchaus nicht einheitlicher Natur sind und die ebenfalls nur angedeutet werden können. *Degenerative Veränderungen* der Venenwand als primäre zu Varicen führende Vorgänge werden insbesondere von THOREL[2]) postuliert, ähnlich von SCAGLIOSI[3]), welcher bei histologischer Untersuchung die stärksten Veränderungen an den glatten Muskelfasern der Media gefunden hat. Diese boten sich teils als Vergrößerung und Verdickung der einzelnen Fasern, teils als hyaline und wachsartige Degeneration bis zur Nekrose dar. Das elastische Gewebe erkrankt erst später. Daher ist SCAGLIOSI der Ansicht, daß die Muskelfasern diejenigen Elemente der Media darstellen, die primär bei der Phlebektasie erkranken. Die Bedeutung *nervöser Einflüsse* betonen KASHIMURA[4]), BARDESCU[5]); an *Bakterientoxine* und andere *chemische Substanzen* denken ZESAS[6]), TAVEL[7]) u. a. BENDA glaubt die primäre Schädigung in denjenigen Elementen der Venenwand suchen zu müssen, welche normalerweise den Dehnungswiderstand und den Tonus der Venenwand gewährleisten, also in der Muskulatur. Die Befunde von SCAGLIOSI über hyaline Degeneration und Sklerose der Muskelfaser betrachtet er freilich nicht als bewiesen. Denn diese histologischen Merkmale sind nicht regelmäßig vorhanden. Dagegen weist BENDA auf die wohl sehr beachtenswerte Möglichkeit hin, daß eine Insuffizienz der Venenmuskulatur ebenso wie die Insuffizienz des Herz- oder Blasenmuskels auch ohne histologische Merkmale bestehen und etwa durch nervöse Schädigung oder Ernährungsstörungen von seiten der durch die Dehnung komprimierten Vasa nutrientia hervorgerufen werden könne.

---

[1]) SLAWINSKI, Z.: Zitiert auf S. 1456.
[2]) THOREL, CH.: Pathologie der Kreislauforgane des Menschen in Ergebn. d. allg. Pathol. u. pathol. Anat. Jg. 18, S. 1. 1915. Spez. S. 159ff.
[3]) SCAGLIOSI, G.: Über Phlebektasie. Virchows Arch. f. pathol. Anat. u. Physiol. Bd. 180, S. 161. 1905.
[4]) KASHIMURA, S.: Entstehung der Varicen der Vena saphena in ihrer Abhängigkeit vom Gefäßnervensystem. Virchows Arch. f. pathol. Anat. u. Physiol. Bd. 179, S. 373. 1905.
[5]) BARDESCU, N.: Eine neue operative Behandlung der varikösen Unterschenkelgeschwüre. Zentralbl. f. Chir. Bd. 26, S. 769. 1899.
[6]) ZESAS, V. G.: Varicenbildung und Infektionskrankheiten. Zentralbl. f. Chir. 1914, Nr. 23.
[7]) TAVEL, E.: Die Behandlung der Varicen durch künstliche Thrombose. Dtsch. Zeitschrift f. Chir. Bd. 116, S. 735. 1912.

Ein Moment, welches bei dem, wie oben erwähnt, möglichen Übergang der Phlebektasie zu Varicositäten von Einfluß sein mag, ist aus den Beobachtungen von G. MAGNUS[1]) über die Zirkulationsverhältnisse in Varicen abzuleiten. Mittels des Hämodromometers von VOLKMANN konnte er zeigen, daß in horizontaler Lage des Patienten das Blut in der varikösen Saphena zum Herzen fließt. Gelegentlich bestand Stillstand der Strömung. Bei aufrechter Körperhaltung oder sogar schon vorher, bei etwa 45° Neigung, dagegen fließt das Blut in umgekehrter Richtung, nämlich nach der Peripherie. Diese zentrifugale Strömung, die schon aus dem TRENDELENBURGschen Phänomen zu entnehmen ist, ist nicht nur eine momentane Erscheinung im Augenblick des Aufrichtens, sondern, und das ist das wesentliche Resultat der MAGNUSschen Beobachtungen, sie bleibt bei aufrechter Haltung bestehen. Feinere Untersuchungen lehrten, daß sich die Umkehr des Blutstromes bis in das Capillargebiet hinein erstreckt.

In diesen Zirkulationsverhältnissen, die es mit sich bringen, daß das Krampfaderblut, welches aus der V. femoralis stammt, ohne Passage der Lungen, also ohne Auffrischung seines Sauerstoffgehaltes, dieselbe Gewebspartie zweimal und öfter durchströmt, sieht MAGNUS eine Stütze für die Richtigkeit der schon von v. LESSER[2]) geäußerten Ansicht, daß es sich bei den Krampfadern ebenso wie bei zahlreichen ihrer örtlichen Folgeerscheinungen vielmehr um das Ergebnis von Nutritionsstörungen als von Zirkulationsstörungen handelt. Die mangelnde Sauerstoffversorgung der Gewebe trifft zunächst die Venenwand selbst. Diese wird geschädigt werden und degenerieren, und da die hochwertigsten Elemente am empfindlichsten sind — und das sind vielleicht ebenso wie in den Arterien auch in den Venen die Muskelfasern der Media —, so wird die Widerstandskraft der Wand immer mehr erlahmen.

MAGNUS betont ausdrücklich, daß das Rückfließen des Blutes selbstverständlich nicht die erste Ursache für die Bildung von Krampfadern ist. Diese bleibt vielmehr dunkel. Die Möglichkeit einer exakten Klärung der Pathogenese erscheint auch heute noch außerordentlich schwierig. Die Lösungsmöglichkeiten erscheinen vorläufig gering; gesteht doch BENDA kürzlich, er kenne nicht einmal einen Weg, um einwandfrei die formale Genese der Varicositäten zu verfolgen.

Nicht zu leugnen dagegen ist, daß die inverse Blutströmung, auch wenn sie selbstverständlich keine konstante Erscheinung ist, geeignet erscheint, eine ganze Reihe weiterer Veränderungen an Krampfaderbeinen verständlich zu machen; so die Tatsache, daß es auffallend selten aus varikösen Venen zu tödlichen Embolien kommt. Denn bei vertikaler Körperhaltung gelangt ein Embolus gar nicht zum rechten Herzen und in den kleinen Kreislauf hinein, sondern er wird zentrifugalwärts fortgeschleppt. Hier kann er allerdings infolge örtlichen Gefäßverschlusses schwerste Ernährungsstörungen, Gewebszerfall, Ulceration verursachen. Auch ohne die Annahme eines embolischen Verschlusses dürften die eigentümlichen Strömungsverhältnisse, unter denen auch die Verlangsamung der Strömungsgeschwindigkeit zu berücksichtigen ist, infolge ungünstiger Ernährungsbedingungen ihres anatomischen Quellgebietes Veranlassung zu Geschwürsbildung geben. Auch für die Ödeme, die häufig latent an varikösen Extremitäten bestehen, könnte die Erklärung mehr auf dem Boden der Ernährungsstörung als auf dem der Stauung an sich zu suchen sein. Die Tatsache, daß Hochlagerung der Beine zur Ausschwemmung derartiger Ödeme und Aus-

---

[1]) MAGNUS, G.: Zirkulationsverhältnisse in Varicen. Dtsch. Zeitschr. f. Chir. Bd. 162, S. 71. 1921.

[2]) LESSER, L. v.: Über Varicen. Virchows Arch. f. pathol. Anat. u. Physiol. Bd. 101, S. 528. 1885.

scheidung des retinierten Wassers durch die Nieren führt [KAUFFMANN[1])], spricht keineswegs gegen eine solche Annahme. Schließlich werden auch die Skelettmuskeln an varikösen Beinen unter ungünstiger Blutversorgung stehen. Bei ihrer Tätigkeit wird es, obwohl die arterielle Blutströmung unverändert ist, besonders leicht zu Sauerstoffmangel kommen, und es scheint nahe zu liegen, die Schmerzen in der Muskulatur, über welche Kranke mit Krampfadern so häufig und besonders bei funktioneller Beanspruchung der Muskeln bald beim Gehen, bald aber auch schon oder fast ausschließlich beim Stehen klagen — einzelnen Kranken tut gerade das Gehen wohl —, als ischämische Muskelschmerzen aufzufassen. Vielleicht, so meint MAGNUS, dürfte aus diesem Symptom die Bezeichnung „Krampfader" zu erklären sein.

Die verlangsamte Blutströmung in den ektatischen Venen stellt schließlich ein begünstigendes Moment für das Auftreten von intravasalen Gerinnungsvorgängen des Blutes dar. VIRCHOW[2]) hatte angenommen, daß Verlangsamung oder Aufhebung des Blutstromes die Hauptbedingung für die Gerinnung bedeute. Diese Ansicht besteht jedoch nicht zu Recht. Wenn man nämlich bei Tieren (Kaninchen, Meerschweinchen, Hunden) astlose Strecken einer Arterie oder Vene unter aseptischen Kautelen und möglichster mechanischer Schonung der Wand an zwei voneinander entfernten Stellen unterbindet, so bleibt die aus dem Blutstrom ausgeschaltete Blutsäule wochen- und monatelang flüssig, ja kommt überhaupt niemals zur Gerinnung, sondern wird allmählich in flüssigem Zustand resorbiert [v. BAUMGARTEN[3])]. Selbst völliger Stillstand des Blutes führt also an sich nicht zu intravasaler Gerinnung. Immer ist vielmehr eine Wandschädigung notwendige Voraussetzung [RIBBERT[4])]. Daß solche Wandveränderungen in varikösen Venen aber häufig sind, ist eine bekannte Tatsache. Auf Einzelheiten des thrombotischen Vorganges einzugehen, ist hier nicht der Ort. Es handelt sich dabei in Wahrheit um ein Phänomen, dessen Mechanismus keineswegs als geklärt gelten kann. Ein besonders interessantes, aber noch umstrittenes Problem ist neben den Veränderungen der Blutflüssigkeit die Bedeutung infektiöser Einflüsse. Hauptsächlich waren es kriegspathologische Erfahrungen, die lehrten, daß z. B. eine traumatische Schädigung der Gefäßwand nicht unbedingt zur Thrombose führt, vielmehr neben Verletzung und Zirkulationsstörung die Infektion im Vordergrund steht [DIETRICH[5])]. Die Erklärung dieses Zusammenhanges stößt aber heute noch trotz der erweiterten Kenntnisse, die wir über die Funktion und die Anteilnahme der Gefäßendothelien bei Allgemeininfektionen haben, auf beträchtliche Schwierigkeiten.

---

[1]) KAUFFMANN, FR.: Über den Diureseversuch unter Hochlagerung der Beine und seine diagnostische Bedeutung. Berlin. klin. Wochenschr. 1921, Nr. 42, S. 1246.
[2]) VIRCHOW, R.: Thrombose und Embolie. Ges. Abhandl. z. wiss. Med. Bd. 4, S. 323. Frankfurt 1855.
[3]) BAUMGARTEN, P. v.: Entzündung, Thrombose, Embolie und Metastase. S. 84. München: Lehmann 1925.
[4]) RIBBERT, H.: Über die Thrombose. Dtsch. med. Wochenschr. 1912, Nr. 34. S. 1577.
[5]) DIETRICH, A.: Die Thrombose nach Kriegsverletzungen. Jena: Fischer 1920. — Ferner: Die Entwicklung der Lehre von der Thrombose und Embolie seit VIRCHOW. Virchows Arch. f. pathol. Anat. u. Physiol. Bd. 235, S. 212. 1921.

Die mittlere Blutversorgung der einzelnen Organe.

Von

K. HÜRTHLE[1]

Tübingen.

Mit 4 Abbildungen.

Zusammenfassende Darstellungen.

NICOLAI, G.: Nagels Handb. d. Physiol. des Menschen Bd. I, S. 739—741. 1905. — TIGERSTEDT, R.: Die Physiologie des Kreislaufs. 2. Aufl. Bd. IV, S. 301—319. 1923.

A. Vergleichung des mittleren Widerstandes der einzelnen Organe.

Wenn der Darstellung des Gesamtkreislaufes noch eine Schilderung des Blutstromes in den einzelnen Organen folgt, wird man zunächst fragen, was diese bringen soll. Da der Blutkreislauf in einzelnen Organen zum Teil in Sonderabschnitten (Lungen-, Gehirn-, Coronarkreislauf), zum Teil bei der Funktion der betreffenden Organe (Harnsekretion u. a.) behandelt wird, kann eine systematische Darstellung sämtlicher am Blutstrom der einzelnen Organe bekanntgewordener Vorgänge hier nicht in Frage kommen; denn der größere Teil einer solchen würde in Wiederholungen bestehen. Was im folgenden zur Darstellung kommt, beschränkt sich daher im wesentlichen auf die mittlere Verteilung des Gesamtstromes auf die einzelnen Organe, sowie die vorkommenden Schwankungen um den Mittelwert, soweit sie zur Begründung des mittleren Wertes erforderlich sind[2].

Daß die mittleren Stromstärken in den einzelnen Organen nicht gleich sind und für jedes besonders festgestellt werden müssen, obschon die Bahnen parallel nebeneinander an die Aorta angeschlossen sind, beruht auf der Verschiedenheit teils der Größe der Organe, teils der Form der einzelnen Bahnen; sie unterscheiden sich durch Länge, Querschnitt und Zahl der einzelnen Äste oder durch ihren mittleren Gesamtquerschnitt. Von dieser Verschiedenheit hängt ab: erstens die *mittlere Stromstärke*, d. h. die in der Zeiteinheit durch die zuführende Arterie laufende Blutmenge; die Unterschiede zwischen den einzelnen Organen belaufen

---

[1] Der erste Entwurf dieses Beitrags stammt von Herrn Dr. J. SCHLEIER, Assistent am physiologischen Institut. Nach dessen Weggang hat Herr Privatdozent Dr. WACHHOLDER die Durcharbeitung und Ergänzung freundlichst übernommen. Für die darauf verwandte Arbeit spreche ich beiden Herren meinen Dank aus.

[2] Die Innervation der einzelnen Bahnen wird systematisch in Abschnitt ATZLER behandelt.

sich — auf Gewichts- und Druckeinheit bezogen — auf mehr als das Hundertfache. Daß die mittlere Stromstärke mit dem Wechsel zwischen Ruhe und Tätigkeit starke Schwankungen erleidet, ist für einzelne Organe quantitativ festgestellt und gilt wahrscheinlich (Knochen, Bindegewebe?) für alle. Aus der Kenntnis der Stromstärke und des Druckes am Anfang und Ende der Bahn läßt sich dann der den einzelnen Organen eigentümliche mittlere Stromwiderstand berechnen, der ja der Stromstärke umgekehrt proportional ist (s. S. 1474).

Ferner ist durch die Form und die Eigenschaften der Bahn die Form des Druckabfalls, die Größe der Geschwindigkeit in den einzelnen Abschnitten der Bahn, sowie die Beziehung von Druck und Geschwindigkeit im Laufe des einzelnen Pulsschlages bestimmt.

Was nun die *Methoden* betrifft, mit deren Hilfe die Blutversorgung der einzelnen Organe festgestellt worden ist, so sind es im allgemeinen dieselben, welche für die Untersuchung des Gesamtstromes gebraucht werden. Bei der Anwendung der Stromuhr zeigt sich aber die Schwierigkeit, daß viele Organe nicht *eine* zuführende Arterie oder abführende Vene besitzen, in der die Stromstärke ohne weiteres bestimmt werden könnte, sondern eine Anzahl von zu- und abführenden Gefäßen, die häufig noch Zweige zu Nachbarorganen abgeben. Beim Vorhandensein mehrerer Arterien muß die gesamte Blutversorgung des Organs aus dem experimentell in *einer* dieser Arterien bestimmten Wert nach geeigneten Grundsätzen berechnet werden (vgl. Schilddrüse S. 1489); bei Benutzung einer Vene müssen alle aus Nachbarorganen stammenden und in den benützten Stamm mündenden Venen abgebunden werden.

Eine weitere zur Untersuchung der Blutbewegung in den einzelnen Organen viel gebrauchte Methode besteht in der *Registrierung der Volumschwankungen der Organe*. Wir besitzen für diesen Zweck eine Anzahl der Form der einzelnen Organe angepaßter Plethysmographen. Diese Methode wird vorwiegend zur Untersuchung der Tonusschwankungen der Blutbahn benutzt und erlaubt an und für sich keine Messung der absoluten Stromstärken. Durch zeitweilige Abklemmung der abführenden Venen kann die Methode aber auch zur quantitativen Bestimmung der Blutversorgung eines Organs benutzt werden: „Stauungsplethysmographie"[1]).

Auch die am Menschen anwendbare Methode von v. KRIES[2]) zur Registrierung der pulsatorischen Geschwindigkeitsschwankungen ermöglicht keine Bestimmung der absoluten Stromstärken.

Bei den mehr oder weniger großen Mängeln, die allen diesen Methoden anhaften, ist der Hinweis von Wichtigkeit, daß es auf theoretischem Wege möglich ist, die absoluten Stromstärken und dazu noch die Änderungen von Druck und Geschwindigkeit längs einer Bahn zu *berechnen*, nämlich dann, wenn ein anatomisch richtiges Bild von der Form der Bahn, d. h. von den mittleren Dimensionen und der Zahl der einzelnen Äste vorliegt und wenn man einen bestimmten Druckwert am Anfang der Bahn zugrunde legt. Derartige Messungen der Blutbäume liegen in geringer Zahl und nicht ganz vollständig für einzelne Organe (Lunge, Darm, Leber) vor und liefern einen wertvollen Ersatz für die mangelnden experimentellen Feststellungen[3]). Es sei daher an dieser Stelle der Wunsch und die Hoffnung ausgesprochen, daß die anatomischen Bestimmungen der Form der Blutbahnen der einzelnen Organe vervollständigt und so die Einsicht in die Besonderheiten der Blutbewegung in den Organen von anatomischer Seite gefördert werden möge.

---

[1]) BRODIE u. RUSSEL: Journ. of Physiol. Bd. 32, S. XLVII. 1905.
[2]) v. KRIES: Arch. f. Anat. u. Physiol. 1887, S. 254.
[3]) SCHLEIER, J.: Pflügers Arch. f. d. ges. Physiol. Bd. 173, S. 174. 1919.

Tabelle 1.

Nr.	Autor	Versuchstier	Zahl der Versuche	Untersuchtes Organ	Methode
1	MARSHALL[1])	Hund	—	Lunge	Bestimmung des Minutenvolums
2	BURTON-OPITZ[2])	Hund	13	Magen	Stromuhr in der Vena gastrolienalis
3	BURTON-OPITZ[3])	Hund	10	Darm	Stromuhr in d. Vena mesenterica
4	BURTON-OPITZ[4])	Hund	10	Milz	Stromuhr in der Vena lienalis
5	BURTON-OPITZ[5])	Hund	2	Pankreas	Stromuhr in der Art. gastroduoden.
6	BURTON-OPITZ[6])	Hund	9 / 6	Leber { Art. / Pfortader }	Stromuhr in { Art. hepat. / Vena portae }
7	BURTON-OPITZ[7])	Hund	14	Niere	Stromuhr in der linken Vena renalis
8	BURTON-OPITZ[8])	Hund	8	Glandula submaxillaris	Stromuhr in der Vena jugul. extern.
9	TSCHUEWSKY[9])	Hund	5	Schilddrüse	Stromuhr in der Art carotis, Abklemmung der Nebenäste
10	BURTON-OPITZ[10])	Hund	5	Nebenniere	Stromuhr in der Vena suprarenalis
11	DUSSER DE BARENNE[11])	Hund	3	Herz	Isolierter Herzlungenkreislauf
12	DRINKER u. LUND[12])	Hund	3	Tibia	Messung der aus der Vene abfließenden Blutmenge
13	TSCHUEWSKY[13])	Hund	3	Musculus gracilis	Stromuhr in der Vena femor. post.
14	CHAUVEAU u. KAUFMANN[14])	Pferd	4	Musc. levator propr. labii sup.	Zählung der aus der Muskelvene fallenden Tropfen
15	JENSEN[15])	Kaninchen Hund	9 / 2	Gehirn	Stromuhr in der Art. carotis
16	KANEKO[16])	Hund	—	Auge	Wägung der aus der Vena vort. auslaufenden Blutmenge
17	MARSHALL[17])	Hund	—	Gesamtkörper	Bestimmung des Minutenvolums
18	TSCHUEWSKY[18])	Hund	7	Hintere Extremität	Stromuhr in der Art. cruralis
19	TSCHUEWSKY[19])	Hund	8	Kopf	Stromuhr in der Art. carotis

---

[1]) MARSHALL: Zitiert auf S. 1477, Fußnote 1.
[2]) BURTON-OPITZ: Pflügers Arch. f. d. ges. Physiol. Bd. 135, S. 228. 1910.
[3]) BURTON-OPITZ: Pflügers Arch. f. d. ges. Physiol. Bd. 124, S. 469. 1908.
[4]) BURTON-OPITZ: Pflügers Arch. f. d. ges. Physiol. Bd. 129, S. 189. 1909.
[5]) BURTON-OPITZ: Pflügers Arch. f. d. ges. Physiol. Bd. 146, S. 344. 1912.
[6]) BURTON-OPITZ: Quart. journ. of exp. physiol. Bd. 4, S. 113. 1911; Bd. 3, S. 297. 1910.
[7]) BURTON-OPITZ: Pflügers Arch. f. d. ges. Physiol. Bd. 123, S. 553. 1908.
[8]) BURTON-OPITZ: Americ. journ. of physiol. Bd. 30, S. 132. 1904.
[9]) TSCHUEWSKY: Pflügers Arch. f. d. ges. Physiol. Bd. 97, S. 280. 1903.
[10]) BURTON-OPITZ: Americ. journ. of physiol. Bd. 43, S. 409. 1917.

Vergleichung des mittleren Widerstandes der einzelnen Organe.

Tabelle 1.

7	8	9	10	11
Gewicht des Tieres Mittelwert kg (Min.—Max.)	Gewicht des Organes Mittelwert g (Min.—Max.)	Blutdruck mm/Hg	Stromvolumen ccm/Sek. Mittelwert (Min.—Max.)	Bemerkungen
13	173	23 in A. pulm.	28,5	
22,6 (16,0—30,2)	360	86,1 in A. crur. 12,2 in V. gastric.	1,23 (0,52—2,39)	
16,6 (9,5—25,8)	525 (445—640)	106 14,7 in V. mesent.	2,74 (1,62—4,68)	
18 (13—30)	98 (29—185)	97,8 10,1 in V. lien.	0,95 (0,28—2,29)	
17 u. 26	32 u. 34	92,6—126,5 in A. crur.	0,34—0,68	
19,1 (13—26)	556 (397—710)	93,4 in A. hepat. 10,8 in V. portae	2,39 (1,69—3,12) 4,47 (2,06—9,42)	
16,8 (11,2—26,0)	65 (40—92)	100 (geschätzt) 10,9 in V. renalis	1,46 (0,47—2,86)	
18,8 (10—33)	10,6 (8,5—17,0)	100 (geschätzt)	0,12 (0,04—0,29) 0,286 (0,11—0,63)	} in Ruhe } bei Chordareizung
27,0 (12,5—51,0)	2,76 (1,3—3,0)	104,5 in Carotis	0,272 (0,104—0,668)	
18,6 (15—21)	1,72 (0,85—2,60)	109,8 in A. fem. 9,5 in V. supraren.	0,142 (0,069—0,217)	
5,15 (3,5—6,25)	58 (36—75)	105	0,713	Die Zahlen der Spalten 7—10 stellen eine Zusammenfassung einzelner Angaben von D. d. B. dar, sind nicht direkt von ihm angegeben
12,6 (7,2—17,5)	59 (36—70)	122 in A. crur.	0,216	
33,7 (13,2—51,0)	78,2 (39,5—103)	108,8 in A. crur.	0,16 (0,1—0,221)	
—	—	100 (geschätzt)	17,5 (6,7—37,4) 85 (56,5—123,5)	Ruhe } Diese Werte beziehen sich auf 100 g und 1 Minute Kauakt }
2,74 (2,19—3,52)	10,5 (9,8—11,5)	101,6 118 u. 136	2,27 (1,0—4,64) 2,3	} pro 100 g Gehirn
—	4,8	95 (geschätzt)	6,5 mg pro Min.	
13	—	100 (geschätzt)	28,5	
13,7 (12,5—14,5)	1111 (972—1330)	77	0,627 (0,399—0,917)	
14,1 (19,7—11,2)	760 (625—1100)	92,6	0,337	} Pro 100 g Kopf

[11]) DUSSER DE BARENNE: Pflügers Arch. f. d. ges. Physiol. Bd. 188, S. 281. 1921.
[12]) DRINKER u. LUND: Americ. journ. of physiol. Bd. 62, S. 1. 1922.
[13]) TSCHUEWSKY: Pflügers Arch. f. d. ges. Physiol. Bd. 97, S. 210. 1903.
[14]) CHAUVEAU u. KAUFMANN: Cpt. rend. hebdom. des séances de l'acad. des sciences Bd. 104, S. 1126. 1887.
[15]) JENSEN: Pflügers Arch. f. d. ges. Physiol. Bd. 103, S. 171. 1904.
[16]) KANEKO: Pflügers Arch. f. d. ges. Physiol. Bd. 209, S. 122. 1925.
[17]) MARSHALL: Zitiert auf S. 1477, Fußnote 1.
[18]) TSCHUEWSKY: Pflügers Arch. f. d. ges. Physiol. Bd. 97, S. 210. 1903.
[19]) TSCHUEWSKY: Pflügers Arch. f. d. ges. Physiol. Bd. 97, S. 210. 1903.

Bei den anatomischen Methoden sei auch des Versuches von THOMÉ[1]) gedacht, als Maßstab für die mittlere Blutversorgung eines Organs den Durchmesser der zuführenden Arterie zu benutzen. Nach der später von THOMA[2]) begründeten Ansicht ist dieser eine Funktion der mittleren Geschwindigkeit in der Arterie. THOMÉ hatte als wahrscheinlich angenommen, daß die Stromstärken der dritten oder vierten Potenz des Radius proportional seien. Natürlich bedarf diese Annahme einer Prüfung, die durch Vergleich ihrer Ergebnisse mit den experimentell gefundenen Stromstärken vorgenommen werden kann. Nach den bisher vorliegenden Bestimmungen führen die THOMÉschen Messungen im allgemeinen zu denselben Werten der relativen Blutversorgung der Organe mit Ausnahme des Gehirns (s. S. 1490).

Zu den Ergebnissen übergehend, setzen wir an den Anfang der Darstellung einen Vergleich der mittleren Stromstärke oder, was auf dasselbe hinausläuft, des mittleren Widerstandes der Organe[3]). Da aber die mittlere Stromstärke der einzelnen Organe nicht allein von dem spezifischen Bau der Strombahnen abhängt, sondern auch von der absoluten Größe der Organe, ist es nicht angängig, aus den experimentell bestimmten Stromstärken den „spezifischen Widerstand" ohne weiteres abzuleiten. Es ist vielmehr notwendig, die Stromstärken zunächst für gleiche Massen der verschiedenen Organe zu berechnen; dazu wählen wir als Einheit eine Masse von 100 g. Die durch 100 g des Organs in der Zeit- und unter Druckeinheit fließende Blutmenge nennen wir das *spezifische Stromvolum* und bezeichnen als *spezifischen Widerstand* denjenigen, unter dem das spezifische Stromvolumen zustande kommt. Das Verhältnis zwischen Stromvolumen und Widerstand ist nun bekanntlich das, daß beide einander umgekehrt proportional sind. Wenn also das Stromvolumen durch die POISEUILLEsche Formel $Q = \dfrac{\pi \cdot r^4 \cdot 981 \cdot h}{8 \eta l}$ ausgedrückt wird, so ist der Widerstand $W = \dfrac{8 \eta l}{\pi \cdot r^4}$, wobei die treibende Kraft $981 \cdot h = 1$ gesetzt wird. Zum Vergleich der Organe könnte man dann deren äußere Widerstände durch Röhren von bestimmten Dimensionen darstellen, wobei man etwa den Querschnitt für alle Röhren gleich und nur deren Länge wechseln lassen würde. Da der Querschnitt in diesem Falle willkürlich gewählt werden müßte, ist es zweckmäßiger, als *Einheitsmaß des Widerstandes* eine bestimmte Durchflußmenge zu nehmen; wir wählen also eine Röhre, durch welche in einer Sekunde unter einem Druck von 1 cm Wasser 1 ccm destilliertes Wasser von 20° C strömt. Gibt man einer solchen Röhre einen Durchmesser von 1 cm, so würde ihre Länge rund 24 m betragen. Tabelle 1 enthält nun die SCHLEIERsche Zusammenstellung der vorliegenden Messungen der mittleren Stromstärken der einzelnen Organe. Für den Zweck der Berechnung der spezifischen Stromstärken und Widerstände sind sie zum Teil lückenhaft (häufig fehlt die Angabe des arteriellen Druckes, immer die der Viscosität des Blutes); sie mußten daher durch Schätzungen ergänzt werden. Neu aufgenommen sind zwei weitere Organe, Auge und Knochen, die inzwischen eine experimentelle Bearbeitung erfahren haben. Es fehlen aber noch Messungen des Blutstromes der äußeren Haut, der Lymphdrüsen, der meisten Sinnes- und der Geschlechtsorgane. Bei einzelnen Organen, (Muskel, Speicheldrüse) liegen Bestimmungen im ruhenden und tätigen Zustande vor. Einzelheiten über die Auswahl der in die Tabelle aufgenommenen Werte findet man bei den einzelnen Organen.

---

[1]) THOMÉ: Pflügers Arch. f. d. ges. Physiol. Bd. 82, S. 474. 1900.
[2]) THOMA: Pflügers Arch. f. d. ges. Physiol. Bd. 189, S. 282. 1921.
[3]) Siehe J. SCHLEIER: Pflügers Arch. f. d. ges. Physiol. Bd. 207, S. 540. 1923.

Aus Tabelle 1 wurden nun die in Tabelle 2 aufgeführten spezifischen Stromstärken und Widerstände der Organe in der angegebenen Weise berechnet; spezifische Stromstärke (sp. St.) bedeutet also die durch ein Organ von 100 g Gewicht und unter einem Druck von 1 cm Wasser in 1 Sekunde durchfließende Blutmenge von der Viscosität $\eta = 0{,}04$[1]); der spezifische Widerstand ist in Widerstandseinheiten WE angegeben, d. h., er wird verglichen mit dem Widerstand einer Röhre, durch welche in der Sekunde 1 ccm Wasser von der Viscosität $\eta = 0{,}01$ unter einem Drucke von 1 cm Wasser fließt.

Tabelle 2.
Spezifische Stromstärken in ccm/sek und spezifische Widerstände der einzelnen Organe in Widerstandseinheiten (WE).

	Spezifische Stromstärken	WE		Spezifische Stromstärken	WE
Lunge	0,6098	0,41	Milz	0,008127	31
Organe der Körperbahn:			Darm	0,004203	59
Schilddrüse	0,06934	3,6	Magen	0,00340	73
Nebennieren	0,06052	4,1	Leber (Arterie)	0,003384	74
Leber (Pfortader + Art.)	0,05749	4,3	Knochen	0,002215	113
Leber (Pfortader)	0,05411	4,5	Lippenmuskel (ruhend)	0,002144	116
Speicheldrüse (bei Chordareizung)	0,01984	13	Gesamtkörper	0,00175	143
Niere	0,01853	13	Musc. gracilis	0,00138	181
Gehirn	0,01332	19	Auge (Bulbus)	0,000016	15 600
Pankreas	0,01039	24	Auge (Tun. uvea)	0,00016	1 560
Lippenmuskel (tätig)	0,01042	24	*Körperteile:*		
Herzmuskel	0,008609	29	Kopf	0,002676	93
Speicheldrüse (Ruhe)	0,008324	30	Hintere Extremität	0,000540	464

Die Tabelle zeigt, daß die einzelnen Organe der Strömung einen sehr verschiedenen spezifischen Widerstand entgegensetzen. Die Lungenbahn bietet weitaus den geringsten Widerstand dar (s. S. 1477), dann folgen die Drüsen mit innerer Sekretion, darauf die Pfortaderbahn der Leber, die Bahnen von Niere und Gehirn, weiter der Herzmuskel und die Drüsen mit äußerer Sekretion, erst nach einem erheblichen Abstande Darm und Magen und dann mit einem großen Zwischenraume die ruhende Muskulatur. Überraschend ist die relativ große Blutversorgung des Knochens, welche die des ruhenden Muskels übertrifft (vgl. S. 1492).

Daß der Widerstand des Gesamtkörpers nahe dem Schluß der Tabelle steht und nicht etwa in der Mitte, rührt daher, daß die Organe, welche den größten Teil der Masse des Körpers ausmachen: Knochen und Muskeln, die letzten Stellen in der Tabelle einnehmen.

Es fragt sich nun, welcher Grad von Zuverlässigkeit von den Zahlen der Tabelle 2 erwartet werden kann, deren Ausgangswerte ja nicht nur von verschiedenen Individuen herrühren, sondern auch mit verschiedenen Methoden ermittelt worden sind und zum Teil durch Schätzungen ergänzt werden mußten. Zur Beantwortung dieser Frage wurde der Versuch gemacht, für einen Hund von 13 kg Gewicht und einen mittleren Blutdruck von 95 mm Hg die absoluten Stromvolumina der einzelnen Organe auf Grund ihrer absoluten Gewichte und ihrer spezifischen Stromvolumina zu berechnen und daraus die Summe der aus der Aorta abfließenden Blutmengen zu gewinnen. Da wir nun diese Summe auch aus anderen, nämlich den am Gesamttier angestellten Versuchen zur Bestimmung

---

[1]) Vgl. den Schluß des Beitrages S. 1495.

des Minutenvolums bzw. der mittleren Umlaufzeit des Blutes kennen, bildet der Vergleich der beiden Werte die Probe auf den Grad der Zuverlässigkeit der Einzelwerte. Ein solcher von Schleier durchgeführter Vergleich hatte nun ergeben, daß die Summe der Sekundenvolumina der Einzelorgane des Hundes 18,5 ccm betrug, während das aus einer Umfaufszeit von 1 Minute berechnete Sekundenvolumen desselben Hundes nur 16,6 ccm betrug. Der Unterschied wird dadurch noch etwas größer, daß unter den von der Aorta gespeisten Organen einige, insbesondere Haut und Knochen, fehlen, bei ihrer Einbeziehung also die Zahl von 18,5 ccm merklich größer wird. SCHLEIER glaubte die Differenz darauf zurückführen zu müssen, daß der für den Muskelstrom eingesetzte Wert zu groß sei. Wenn man nun aber den für den Knochen inzwischen ermittelten Wert und die noch nicht untersuchten Organe schätzungsweise einsetzt (s. Tab. 3), wird die Differenz so

Tabelle 3.
Verteilung des Aortenstromes auf die einzelnen Organe bei einem Hund von 13 kg.

1	2	3	4	5	6	7	8
Organ	Organgewicht in Prozenten des Körpergewichts	Autor für die Feststellung des prozentualen Organgewichts[1]	Organgewicht absolut g	Druckgefälle mm/Hg	Absolutes Stromvolumen ccm/Sek	Stromvolumen in Prozenten des Aortenstromes	Bemerkungen
Lunge	1,33	Ellinger-Baum	173	23	33	100	
Muskulatur (ruhend)	29	Schleier	3 770	95	6,7	21,6	
Gehirn	1	Ellinger-Baum	130	95	2,3	7,4	
Nieren	0,8	Burton-Opitz	104	95	2,5	8,0	
Darm	3,2	„	410	95	1,9	6,1	
Herz	1,12	Dusser de Barenne	145	95	1,6	5,1	
Leber (v. d. Art.)	2,9	Burton-Opitz	377	95	1,6	5,1	berechnet
Magen	1,3	„	169	95	0,66	2,0	
Milz	0,54	„	70	95	0,66	2,0	
Pankreas	0,15	„	19,5	95	0,23	0,08	
Nebennieren	0,01	„	1,3	95	0,10	0,03	
Speicheldrüsen	0,11	„	14,3	95	0,16	0,05	
Schilddrüse	0,01	„	1,3	95	0,12	0,04	
Skelett	26,7	Schleier	3 472	95	10,0	32,2	
Haut	16,75	„	2 177	95	3,88[2]	11,7	geschätzt spez. St. = 0,00048
Nicht aufgeführte Organe[3]	7,4	geschätzt	967	95	0,6	1,8	
Blut	7,7	geschätzt	1 000				
Summen	100		13 000		33,0	103	

groß, daß sie nicht auf den von SCHLEIER angenommenen Grund zurückgeführt werden kann. Man erhält dann nämlich für die Summe der Einzelströme den Wert von rund 33 ccm pro Sekunde, der also doppelt so groß ist wie der aus der Umlaufszeit berechnete von 16,6 ccm. Unter diesen Umständen muß man fragen, ob denn der letztere einwandfrei ist. Stellt man die zahlreichen, nach verschiedenen Methoden ausgeführten Untersuchungen über die Minutenvolumina der Tiere und des Menschen zusammen, so findet man sehr verschiedene Werte

---

[1]) Vgl. die Organgewichte bei JUNCKERSDORF: Pflügers Arch. f. d. ges. Physiol. Bd. 210, S. 351. 1925.
[2]) Geschätzt auf Grund der Annahme, daß die spezifische Stromstärke der Haut gleich der des ruhenden Skelettmuskels = 0,00138 sei.
[3]) Sinnes- und Geschlechtsorgane; Fett- und Bindegewebe.

(s. Umlaufszeit Bd. VII, S. 1205 u. f.). Da das Minutenvolumen auf das Kilogramm Tier berechnet mit zunehmendem Körpergewicht der Tiere kleiner wird, ist es für den vorliegenden Zweck geboten, sich auf Hunde mittleren Körpergewichts zu beschränken. Mit der als zuverlässig geltenden FICKschen Methode fanden nun GRÉHANT und QUINQUAUD an Hunden von 7—18 kg im Mittel ein Minutenvolum von 1500 ccm pro Kilogramm Tier, MARSHALL[1]) neuestens 1716 ccm, während STEWART mit seiner Injektionsmethode sogar auf einen Mittelwert von etwa 2500 ccm kommt; daraus berechnen sich die Sekundenvolumina der Aorta für den 13 kg schweren Hund zu 25, 28,5 bzw. 42 ccm und die mittleren Umlaufszeiten der gesamten Blutmenge zu 40, 35 bzw. 24 Sekunden. Die in Tabelle 3 berechnete Summe der Einzelströme mit 33 ccm pro Sekunde ist somit etwas (15%) größer als der nach der FICKschen Methode gefundene Wert (28,5 ccm) und 27% kleiner als der Wert von STEWART (42 ccm). Bei der Beurteilung dieser Abweichungen ist zu beachten, daß auch die FICKsche Methode bei verschiedenen Individuen recht verschiedene Werte liefert, darunter auch solche, die die Summe der Einzelströme (33 ccm) übersteigen und ferner, daß die STEWARTsche Zahl (42 ccm) wahrscheinlich zu groß ist; denn die Methode hat eine vollkommene Mischung der eingespritzten mit der strömenden Flüssigkeit zur Voraussetzung, und eine solche ist nicht wahrscheinlich. Die Probe auf die Zuverlässigkeit der Berechnung der mittleren Blutversorgung der Einzelorgane fällt daher so befriedigend aus, wie überhaupt erwartet werden kann, wenn die eine der Vergleichszahlen eine Summe von Werten darstellt, die an verschiedenen Individuen mit verschiedenen Methoden gewonnen sind und teilweise für den vorliegenden Zweck unvollständige Angaben enthalten, die durch Schätzungen ergänzt werden mußten und wenn die andere der Vergleichszahlen auch noch unsicher ist.

Der Zusammenstellung der spezifischen Stromstärken der Organe folgen nun einige kritische Bemerkungen über die Gewinnung der Minutenvolumina der einzelnen Organe sowie über die quantitative Bedeutung des Stromes der Bauchorgane für den Gesamtstrom.

B. Die Lungenbahn.

Die spezifische Stromstärke der Lunge wurde in der Weise ermittelt, daß das mittlere Sekundenvolum der Aorta (33 ccm), das mit dem der Art. pulmonalis übereinstimmt, für den Hund mit 13 kg und 173 g Lungengewicht für eine Lunge von 100 g und 1 cm Wasserdruck berechnet wurde.

Die Besonderheit des Lungenkreislaufes besteht darin, daß durch die Lunge, deren Masse nur etwa den 75. Teil des Körpergewichtes beträgt, in der gleichen Zeit ebensoviel Blut strömt, wie durch den gesamten übrigen Körper, und zwar unter einem Druck, der 5—6 mal kleiner ist als der Druck am Anfang der Körperbahn. Der äußere Widerstand der Lungenbahn muß also 5—6 mal kleiner sein als der der Körperbahn, da der innere Widerstand in beiden Bahnen derselbe ist. Eine Erklärung für diesen Unterschied findet man in der Vergleichung der Gefäßbahnen der Körperorgane mit der der Lungen. Die präcapillaren Arterien der Lungenbahn haben nämlich Durchmesser von etwa 80 μ, die entsprechenden der Körperbahn aber solche von 11—15 μ[2]). Da wir nun wissen, daß der Hauptdruckverlust in der Zone der präcapillaren Gefäße stattfindet, so gibt die Größe ihres Querschnittes die Erklärung für den geringen Druckverbrauch der Lungen-

---

[1]) MARSHALL JUN., E. K.: Americ. journ. of physiol. Bd. 72, S. 192. 1925.
[2]) MILLER: Journ. of morphol. Bd. 8, S. 165. 1893. — MALL, J. P.: Abh. d. math.-phys. Klasse d. sächs. Ges. d. Wiss. Bd. 14, S. 153. Leipzig 1888. — SCHLEIER, J.: Pflügers Arch. f. d. ges. Physiol. Bd. 173, S. 174. 1919.

bahn ab. Den Unterschied in dem Widerstande der Lungen- und Körperbahn hat schon CAMPBELL[1]) auf die relative Weite der Gefäße im arteriellen Abschnitte der Lungenbahn zurückzuführen versucht, ohne jedoch einen zahlenmäßigen Beleg für die Richtigkeit seiner Annahme zu erbringen.

Die MILLERschen Messungen sind von SCHLEIER auch dazu benutzt worden, Geschwindigkeit und Gefälle längs der ganzen Lungenbahn zu berechnen.

Über die mit den Phasen der Atmung einhergehenden Änderungen des Widerstandes der Lungenbahn s. Abschnitt HESS (Bd. VII, S. 903 u. f.).

C. Die Körperbahn.

I. Das Pfortadersystem.

a) Magen.

Über die Größe der Blutversorgung des Magens sind von BURTON-OPITZ[2]) Versuche an Hunden mit der registrierenden Stromuhr angestellt worden. Da die komplizierte, durch eine größere Anzahl von Stämmen erfolgende Blutzufuhr zum Magen eine Messung des Blutstromes von der arteriellen Seite her unmöglich macht, wurde die Stromuhr von OPITZ in die Vena gastrolienalis nach vorheriger Abbindung der Milzäste dieser Vene eingesetzt, so daß lediglich das vom Magen selbst stammende Blut der Stromuhr zugeführt wurde. Auf diese Weise wurde an 13 Hunden verschiedener Größe (16,0—30,2 kg) ein Stromvolumen von 0,52—2,39 ccm/Sek., im Mittel aus allen Versuchen 1,23 ccm/Sek. bei einem mittleren Magengewicht von 360 g festgestellt. Von den Bedingungen, unter welchen diese Werte gewonnen sind, fehlt in den Protokollen die Angabe über den *Füllungszustand des Magens* (wahrscheinlich bei leerem Magen, da die Tiere morphinisiert waren). Daß aber der Füllungszustand auf die Größe der Durchblutung von Einfluß ist, geht aus folgenden Versuchen von OPITZ hervor: Erhöht man den Inhalt des Magens durch Aufblasen mit Luft, so nimmt das Stromvolumen nach einer anfänglichen Schwellung, die von einer Quetschung der Gefäße durch die Dehnung der Wand herrührt, rasch ab. Die Blutbahn des gedehnten Magens bietet also der Strömung einen größeren Widerstand dar als die des leeren. Zu ähnlichen Ergebnissen gelangte TOMITA[3]), der die aus der Vena gastrolienalis bei verschiedenen Dehnungszuständen des Magens austretende Zahl von Blutstropfen bestimmte. Zur Erzeugung verschiedener Dehnungszustände wurde der Magen nach Verschluß von Kardia und Pylorus von einer Incisionsöffnung her aufgeblasen. Flossen bei leerem Magen in 20 Sekunden 40 Tropfen aus der Vene ab, so sank die Tropfenzahl in der gleichen Zeit bei mittlerer Aufblähung auf 33, bei starker auf 26 ab; bei stärkster Aufblähung wurde die Magenblutbahn völlig undurchgängig. Damit ist nicht gesagt, daß dieser Befund auf die normale Füllung des Magens übertragen werden darf; denn zwischen dieser und der künstlichen Aufblähung besteht der wesentliche Unterschied, daß im letzteren Falle Binnendrucke von 20—50 mm Hg erzeugt wurden, während bei der natürlichen Füllung erhebliche Druckwerte wegen Erschlaffung der Wandmuskulatur nicht auftreten. Die beobachtete Hemmung des Blutstromes ist aber doch wohl in der Hauptsache durch den erzeugten Binnendruck veranlaßt.

Anatomische Messungen über die *Form* und *Größe* der *Magenblutbahn* liegen nicht vor. Über die Verteilung der Gefäße innerhalb der Magenwand sind von JATROU[4]) unlängst Untersuchungen an Röntgenphotogrammen von Gefäß-

---

[1]) CAMPBELL, H.: Journ. of physiol. Bd. 23, S. 301. 1898/99.
[2]) OPITZ, B.: Pflügers Arch. f. d. ges. Physiol. Bd. 35, S. 205. 1910.
[3]) TOMITA: Zentralbl. f. Physiol. Bd. 20, S. 620. 1906.
[4]) JATROU: Dtsch. Zeitschr. f. Chir. Bd. 159, S. 196. 1920.

injektionspräparaten von Menschen- und Hundemagen angestellt worden, aus denen hervorgeht, daß Fundus und große Kurvatur besser mit Gefäßen versorgt sind als die kleine Kurvatur; an dieser fehlen auch die zahlreichen Gefäßanastomosen, die dort vorhanden sind.

b) Darm.

Über die Größe der Blutversorgung des Dünndarmes sind Versuche von BURTON-OPITZ[1]) angestellt worden. Zur Messung wurde in analoger Weise wie beim Magen eine registrierende Stromuhr benutzt, die in die Vena mesenterica eingesetzt wurde. Auf diese Weise wurde die Blutmenge, des gesamten Dünndarmes mit Ausnahme eines 10—15 cm langen Stückes, das an den Magen angrenzt und sein Blut der Vena pancreatica zusendet, gemessen. Die Messungen wurden an 10 Hunden von 9—26 kg Größe angestellt und ergaben, daß durch den im Mittel 525 g schweren Darm 2,74 ccm Blut in einer Sekunde strömten. Dabei betrug die Geschwindigkeit des Blutstromes im Stamm der Vena mesenterica im Mittel etwas über 8 cm/Sek.

Die Blutbahn des Hundes ist von I. P. MALL an Injektionspräparaten derart quantitativ ausgemessen worden, daß sie zur Berechnung von Druck und Geschwindigkeit längs der ganzen Bahn benutzt werden kann. Nimmt man die Geschwindigkeit im Stamme der Arterie mesenterica als bekannt an, so lassen sich daraus nach der POISEUILLEschen Formel nicht nur die Geschwindigkeiten in allen Abschnitten der arteriellen und venösen Bahn berechnen, sondern auch das Gefälle. Auf diese Weise wurden Drucke und Geschwindigkeiten in den einzelnen Abschnitten der Darmbahn von SCHLEIER[2]) berechnet. Das wesentliche Ergebnis dieser Berechnungen ist das, daß der Hauptdruckverbrauch in den präcapillaren Arterien stattfindet und am Anfange der Capillaren nur ein Druck übrigbleibt, der etwa $1/_{10}$ des arteriellen beträgt. Diese Berechnung befindet sich in guter Übereinstimmung mit den experimentellen Bestimmungen des Blutdruckes in sehr kleinen Arterien, die von BOGOMOLEZ ausgeführt wurden, sowie mit der blutigen Messung des Druckes in den Capillaren von REHBERG und CARRIER.

c) Pankreas.

Die Bestimmung der *mittleren Blutversorgung* der Drüse stößt auf erhebliche Schwierigkeiten und zu den Zahlen, die BURTON-OPITZ[3]) für den Blutstrom des Pankreas angibt, sei vorausbemerkt, daß sie sich nur auf 2 Versuche stützen. Da weder die arterielle Bahn aus einem, nur der Drüse zugehörenden Stamme besteht, noch die venöse sich zu einem Stamme sammelt, setzte OPITZ die Stromuhr in die Arteria gastroduodenalis ein und schaltete den zum Pförtner des Magens und zum Duodenum abzweigenden Anteil durch Abklemmen aus. Die beiden Hunde, an denen Opitz die Versuche anstellte, wogen 17 und 26 kg. Durch die 32 bzw. 34 g schwere Bauchspeicheldrüse strömten im Mittel pro Sekunde 0,34 und 0,68 ccm Blut bei einem Aortendruck von 92,6 bzw. 126,5 mm Hg.

Was die *Eigenart des Blutstromes im Pankreas* betrifft, so sei daran erinnert, daß diese Drüse der mikroskopischen Beobachtung am Lebenden zugänglich ist, da sie bei manchen Tieren als dünn ausgebreitetes Organ im Mesenterium liegt. Diese Eigenschaft wurde zuerst von KÜHNE und LEA[4]) benutzt, um die Blutversorgung und den Absonderungsvorgang der Drüse am lebenden Tiere zu untersuchen. Dabei zeigte sich, daß an zahlreichen Stellen, insbesondere in der Peripherie der Drüse, Läppchen vorkommen, die mit sichtbaren Gefäßen überhaupt

---

[1]) OPITZ, B.: Pflügers Arch. f. d. ges. Physiol. Bd. 124, S. 469. 1908.
[2]) SCHLEIER, J.: Pflügers Arch. f. d. ges. Physiol. Bd. 173, S. 174. 1919.
[3]) BURTON-OPITZ: Pflügers Arch. f. d. ges. Physiol. Bd. 146, S. 344. 1912.
[4]) KÜHNE u. LEA: Untersuch. a. d. physiol. Inst. Heidelberg Bd. 2, S. 448. 1882.

nicht versorgt sind, so daß viele Tausende von absondernden Zellen dem direkten Verkehr mit dem Blute entzogen und auf die lymphatische Ernährung angewiesen zu sein scheinen[1]). Eine zweite Eigentümlichkeit der Gefäßbahn besteht darin, daß zahlreiche Stellen durch eine ungewöhnliche Weite der Capillaren auffallen, die teils S-förmig, teils glomerulusartig verlaufen und sich bei künstlicher Injektion schon bei sehr geringem Drucke (30 mm Hg) stark füllen. Diese Gefäßbildungen liegen in Teilen der Drüse, die makroskopisch wie Sagokörner aussehen und mikroskopisch die bekannten LANGERHANSschen Inseln darstellen.

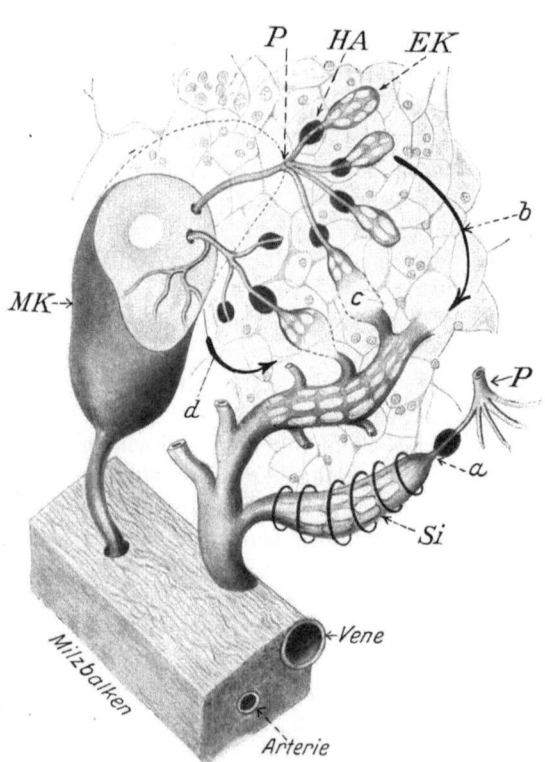

Abb. 342. Schema der Blutbahn der Milzpulpa. Die Blutbahn ist vom Reticulum der Pulpa umgeben, dessen Maschenräume im Verhältnis zu den Gefäßen zu groß gezeichnet sind. *MK* MALPIGHisches Körperchen. *P* Penizillus. *HA* Hülsenarterien. *EK* Endkammer der Arterie (mit Fenstern). *Si* Venöser Sinus mit Reifenfasern und gefenstertem Syncytium. *b* Möglichkeit der freien offenen Blutbahn in der Pulpa. *c* Möglichkeit der Zuordnung einer Arterie zu einer Vene (geordnete offene Blutbahn in der Pulpa). *d* Möglichkeit der Nebenschließung zwischen Knötchencapillaren und venösen Sinus. (Nach BRAUS: Anatomie des Menschen, Bd. II. 1924; Verbindung der Abb. 282 und 280.)

d) Milz.

Die Stromstärke in der Vena lienalis wurde von BURTON-OPITZ[2]) an 10 Hunden von 13—30 kg Körpergewicht mit der registrierenden Stromuhr bestimmt. Dabei ergab sich als Mittelwert bei einer Milzgröße von 29—185 g, im Durchschnitt 98 g, ein Sekundenvolumen von 0,95 ccm bei einem mittleren arteriellen Druck von 98 mm Hg, während der Druck in der Milzvene rund 10 mm Hg betrug. Die Blutversorgung der Milz ist also im Vergleich zum Magen und Darm von beträchtlicher Größe.

Eine Eigentümlichkeit der Milz sind die *rhythmischen Schwankungen ihres Volumens*, welche von ROY[3]), SCHÄFER und MOORE[4]), sowie von STRASSER und WOLF[5]) onkometrisch festgestellt wurden und vom Blutdruck unabhängig sind. Die Entstehung dieser Schwankungen wird man zunächst auf denselben Mechanismus zurückzuführen suchen wie in anderen Organen, d. h. auf vasomotorische Änderungen. Diese müßten aber im vorliegenden Falle auf die Milz beschränkt sein, wenn sie die Erklärung für die Volumenschwankungen abgeben sollten und sie

---

[1]) Vermutlich lag vorübergehender Verschluß der Arteriolen oder Capillaren vor.
[2]) BURTON-OPITZ: Pflügers Arch. f. d. ges. Physiol. Bd. 129, S. 189. 1909.
[3]) ROY: Journ. of physiol. Bd. 3, S. 203. 1890.
[4]) SCHÄFER u. MOORE: Journ. of physiol. Bd. 20, S. 1. 1896.
[5]) STRASSER u. WOLF: Pflügers Arch. f. d. ges. Physiol. Bd. 108, S. 590. 1905.

müßten entsprechende rhythmische Änderungen der Stromgeschwindigkeit zur Folge haben. Solche konnten aber von BURTON-OPITZ im Venenstrom nicht festgestellt werden. Dieser Befund ist jedoch nicht ganz entscheidend für das Fehlen vasomotorischer Schwankungen; denn es ist möglich, entweder, daß in den von OPITZ untersuchten Fällen Schwankungen der Milz nicht vorhanden waren, oder aber, daß das Ergebnis bei Registrierung der *arteriellen* Zufuhr anders ausfallen würde, d. h. daß periodische Schwankungen des Stromvolumens unabhängig vom arteriellen Druck auftreten würden. Wenn nämlich der arterielle Zustrom durch Erweiterung der kleinen Arterien verstärkt, der Überschuß von Blut aber im Organ zurückgehalten würde (durch Übertritt in die „Milzsinus"), müßte in der Vene eine Beschleunigung fehlen. Zur Klärung dieser Möglichkeit müßte daher neben der Aufzeichnung des Milzvolumens der arterielle Druck und Strom registriert werden.

Bei den Volumenschwankungen der Milz liegt aber noch eine andere Erklärungsmöglichkeit vor, nämlich die, daß sie nicht durch Änderungen der Kontraktion der Muskulatur der Blutgefäße zustande kommen, sondern durch Kontraktion der anderen Muskeln, die sich im Milzgewebe finden, nämlich in der Kapsel und den Milzbalken[1]). Die periodische Schwankung des Tonus dieser Muskulatur würde dann eine periodische Änderung in der Füllung der Hohlräume zur Folge haben, die der Milz eigen sind, der sog. Milzsinus.

Da die Milzsinus auch in das Volumen und die Strömung der Milz eingreifen, müssen wir etwas genauer auf die eigenartigen Gefäßverhältnisse der Milz[2]) eingehen, über die in der Literatur[3]) noch keine völlige Klarheit herrscht. Die kleineren Arterien der Milz haben das Besondere, daß sie von einer lymphoiden Scheide (einem Follikel) umgeben sind, mit der zusammen sie auf dem Querschnitt die „MALPIGHISCHEN Körperchen" (*MK* Abb. 342) bilden. Nach dem Austritt aus diesen zerfallen die Arterien in eine größere Zahl von Ästen, bilden einen sog. Penizillus (*P*). Vor oder im Penizillus erleidet die Arterie eine Veränderung: ihre Wand wird von einer Hülse (einem Syncytium von Zellen, das sonst im Bau der Gefäßwände nicht vorkommt) umgeben (Hülsenarterie *HA*) und ihre Lichtung auf etwa die Hälfte (von 15 auf 6—8 μ) verengt. Die Funktion der Hülsen ist nicht bekannt. BRAUS vermutet in ihr eine Vorrichtung zur Drosselung des Blutstroms. Dabei bleibt aber unklar, warum eine solche nicht durch das gewöhnliche Mittel, glatte Muskeln, hergestellt würde, namentlich weil BRAUS annimmt, daß die Drosselung wahrscheinlich durch nervöse Regulierung erfolge und nicht etwa durch den Gewebsdruck. Die Hülsenarterie wird von manchen wegen der Enge ihres Lumens als Capillare betrachtet, aber doch wohl besser mit BRAUS als spezifische Bildung der Milz angesehen, wobei dann eigentliche Capillaren in der Milz fehlen.

Aus der Hülsenarterie strömt das Blut wieder in eigenartige Gebilde, in eiförmige Endkammern (*EK*) oder Ampullen, deren Wand mit ovalen Fenstern versehen ist. Aus diesen geht der Strom weiter in die Milzsinus und in die Milzvenen (Balkenvenen), aber diese Verbindung ist noch recht wenig geklärt und vielleicht auch nicht einheitlich.

Die Milzsinus sind längliche, blutgefüllte mehr oder weniger gewundene Hohlräume [s. Abb. 342 (Si) u. 343] und bilden die Hauptmasse der roten Pulpa. Ihre Wand ist nicht die gewöhnliche Venenwand, sondern besteht aus „Längsstäben", entsprechend den Dauben eines Fasses, die durch Reifen zusammengehalten werden (s. Abb. 344 b obere Hälfte). Strittig ist, ob diese beiden Bestandteile noch durch ein gefenstertes Häutchen getrennt werden (untere Hälfte der Abb. 344 b).

---

[1]) Nach DE BOER und CARROL (Journ. of physiol. Bd. 59, S. 381. 1924) wird durch Adrenalin die gesamte glatte Muskulatur des Organs (der Kapsel und der Blutgefäße) zur Kontraktion gebracht, durch Hypophysenextrakt nur die der Gefäße.

[2]) Die folgende Darstellung der Pfade des Blutstroms durch die Milzpulpa fällt etwas aus dem Rahmen dieses Beitrages heraus, der sich auf die mittlere Blutversorgung der Organe beschränken soll; auf Wunsch des Herausgebers wurde sie aber beibehalten.

[3]) THOMA, S. R.: Virchows Arch. f. pathol. Anat. u. Physiol. Bd. 249, S. 110. 1924. — Neuere Literatur über *Milzstruktur* bei TAIT and CASHIN: Quart. journ. of exp. Physiol. Bd. XV. S. 421. 1925.

[4]) Nach Abschluß des Druckes erschienen: MILLS, ED.: The vascular arrangements of the Mammalian spleen. Quart journ. of exp. physiol. Bd. 16, S. 301. 1927. — BARCROFT, JOS.: Die Stellung der Milz im Kreislaufsystem. Ergebn. d. Physiol. Bd. 25, S. 818. 1926.

1482   K. Hürthle: Die mittlere Blutversorgung der einzelnen Organe.

Die Art der Verbindung der arteriellen Bahn mit den Sinus ist, wie gesagt, unklar und strittig. Die Möglichkeiten, welche die Ansichten verschiedener Milzforscher darstellen, sind in der Abb. 342 durch Pfeile oder punktierte Linien angedeutet.

Nach einer Ansicht geht die Hülsenarterie ohne weiteres in den Sinus und dieser in die Balkenvene über (bei a in Abb. 342). Die Bahn ist geschlossen, das Blut ergießt sich nicht in die Pulpa. In diesem Falle wird die Tatsache, daß in den Maschen der Pulpa stets rote und weiße Blutkörperchen angetroffen werden, mit der Annahme erklärt, daß diese Körperchen aus der geschlossenen Bahn durch die Fenster der Sinus austreten.

Demgegenüber steht die Möglichkeit, daß das Blut die geschlossene Bahn verläßt und frei durch die Maschen des Parenchyms in die Milzsinus gelangt. Für eine solche Bewegung sind wieder verschiedene Wege denkbar:

Entweder dringen Plasma und Körperchen durch die Lücken der Endkammern und die angrenzenden Maschen der Pulpa und von dieser in die Milzsinus, deren Wand ja gleichfalls Öffnungen enthält (Pfeil b des Schemas).

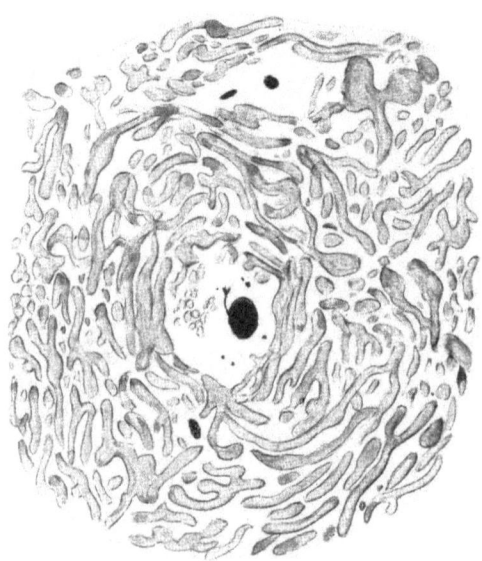 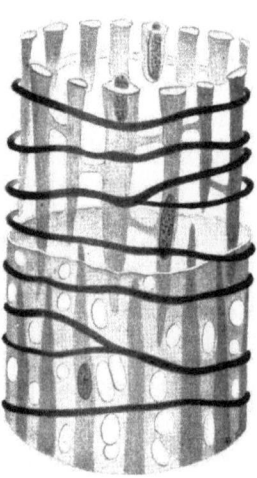

Abb. 343. Sinus der Milz von den Venen aus injiziert, grau; Arterien (Zentralarterien der Malpighischen Körperchen) schwarz. (Präpariert von Prof. Hoyer aus Braus: Anatomie.)

Abb. 344. Schema der Sinuswand, oberer Teil ohne, unterer Teil mit Häutchen. (Nach Braus.)

Oder der Weg ist strenger vorgeschrieben und führt von den Endarterien aus in zugeordnete Anfänge der Sinus (punktierte Bahn c). Schließlich besteht die Möglichkeit, daß (mit Umgehung des Weges durch den Penizillus) die capillaren Arterienverzweigungen des Malpighischen Körperchens ihren Inhalt durch die Maschen des Parenchyms in die Sinus befördern (Pfeil d).

Die technisch recht schwierige Darstellung der Verbindungen zwischen Arterien und Venen der Milzpulpa ist nicht nur für das Verständnis der Blutbewegung (Gefälle und Geschwindigkeit in den einzelnen Abschnitten der Bahn) von Bedeutung, sondern wesentlich auch für das Verständnis der morphologisch-chemischen Vorgänge in der Pulpa.

II. Die Leber.

Das aus den vorgenannten Organen abströmende Blut sammelt sich zur Pfortader, die sich in der Leber wieder in Capillaren auflöst. Daneben erhält die Leber noch Blut aus der Arteria hepatica. Da beide Strombahnen unter sehr verschiedenem Anfangsdruck stehen, aber in dieselben Venen (hepaticae) münden, kann theoretisch eine Vereinigung der Ströme erst an einem Punkte der Bahn stattfinden, an welchem der Druck in beiden gleich geworden ist; denn sonst würde der arterielle Strom in der Richtung nach der Pfortader zu getrieben werden. Diese Vereinigung findet nun nach den histologischen Untersuchungen[1]) an verschiedenen Punkten der Bahn statt: Ein Teil der Arterienäste, die sog. Rami vasculares, die die Wände verschiedener Röhren versorgen, und wahrscheinlich auch der größere Teil der Rami capsulares, welche sich im Überzug der Leber verzweigen, sammeln sich zu Venen, welche in kleine Pfortaderäste einmünden und damit „innere Wurzeln der Pfortader" bilden (Ri vasc. + caps. Abb. 345). Ein dritter Teil der Arterienäste spaltet sich zwischen den Leberinseln in feine Zweigchen, die sich mit den peripheren Capillaren der Inselchen vereinigen (Ri ins.). Hydrodynamisch würden sich also die beiden erstgenannten Teile der arteriellen Bahn von der letztgenannten dadurch unterscheiden, daß sie in verschiedenen Tiefen der Pfortaderbahn einmünden, wie das nebenstehende Schema zeigt. Wie sich der Gesamtstrom der Arterie auf die drei Versorgungsgebiete verteilt, ist nicht bekannt.

Bei diesem Zusammenhange der beiden Bahnen (der arteriellen und der Pfortaderbahn) ist die Möglichkeit einer *gegenseitigen Abhängigkeit* und *Beeinflussung* gegeben. Eine experimentelle Untersuchung dieser Frage ist von GAD[2]) in Angriff genommen worden, dessen Arbeit aber wenig bekannt geworden zu sein scheint; später haben OPITZ sowie MACLEOD und PEARCE die Frage weiter verfolgt.

GAD durchströmte die beiden Gefäße des ausgeschnittenen Organs künstlich mit Salzlösung, wobei er die Leber in einem Zustande zu erhalten suchte, „der

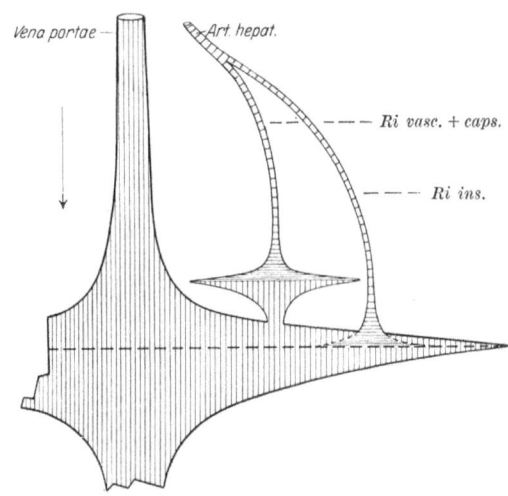

Abb. 345. Schema des Zusammenhanges der Art. hepatica mit der Vena portae in der Leber.

dem im lebenden Organismus bestehenden möglichst gleich kam". Zu diesem Zwecke brachte er die Leber in ein verschließbares Glasgefäß (mit Öffnungen für Zu- und Abfluß der Ströme), in dem ein Druck von 250 mm Wasser erhalten wurde. Die Pfortader wurde unter einem Drucke von 300 mm Wasser durchströmt, die Arterie unter einem $4^{1}/_{2}$ mal größeren (100 mm Hg). In der Lebervene wurde ein Widerstand (Federpose mit seitlichen Öffnungen) angebracht, „der qualitativ den Bedingungen des lebenden Organismus entspricht". Der Ausfluß aus der Lebervene wurde gemessen. Es zeigte sich nun, daß *durch Einschaltung des arteriellen Stromes die Strömung durch die Pfortader herabgesetzt wurde*, in einzelnen Fällen bis auf ein Drittel, in anderen Versuchen erheblich weniger. Zur Erklärung dieses Ergebnisses macht GAD die Annahme, daß die tonuslosen Äste der Arterie bei der Einschaltung des Druckes stark gedehnt werden und die Verzweigungen der Pfortader zusammendrücken. Wenn auch diese Erklärung für den vorliegenden Fall das Richtige trifft, scheint doch eine Übertragung auf das lebende Organ in dem Sinne, daß der Pfortaderstrom durch den arteriellen gebremst würde, nicht zulässig, weil die Bedingungen, unter denen die künstliche Durchströmung erfolgte, den natürlichen nicht entsprechen.

---

[1]) KÖLLIKER: Handbuch der Gewebelehre. 6. Aufl. Bd. III, S. 237. 1902.
[2]) GAD, JOH.: Studien über die Beziehungen des Blutstromes in der Pfortader zum Blutstrom in der Leberarterie. Dissert. Berlin 1873.

Nach vorliegenden Messungen[1]) steht die Leber in der Bauchhöhle nicht unter einem Drucke von 250 mm Wasser wie im GADschen Versuch, sondern unter einem um Null schwankenden; sie kann daher ihr Volumen schon bei geringen Schwankungen des Pfortaderdruckes ändern und tut dies tatsächlich (s. S. 1485/6). Bei der GADschen Anordnung kann sich die Leber aber nur ausdehnen, wenn ihr Binnendruck den Wert von 250 mm wesentlich übersteigt. Da nun im Pfortadersystem ein Druck herrschte, der nur 5 cm höher war als der auf der Leber lastende, müssen die Pfortaderäste durch die Einschaltung des arteriellen Druckes erheblich zusammengedrückt werden, während in der Bauchhöhle des lebenden Tieres, wo die Leber an der Vergrößerung ihres Volums nicht gehindert ist, eine Kompression der Pfortader durch die Leberarterie nicht eintreten wird. Ferner ist eine Einrichtung der Leber unseres Wissens nicht bekannt, die es rechtfertigen würde, bei der künstlichen Durchströmung einen Widerstand an der Einmündung der Lebervenen in die Cava anzubringen (gefensterte Federpose).

Ein weiterer zur Vorsicht mahnender Punkt in den GADschen Versuchen ist der, daß das quantitative Verhältnis des arteriellen zum Pfortaderstrom, das wir gleich etwa 1 zu 2 setzen dürfen (s. u.) in den Versuchen GADS (Tab. A) außerordentlich schwankt, in einem Falle (Vers. 1) so, daß der Pfortaderstrom kleiner ist als der arterielle, was im lebenden Tier nur unter abnormen Bedingungen vorkommen dürfte. Die GADschen Versuche bedürfen also der Nachprüfung.

Einige Versuche über den Einfluß des Pfortaderstromes auf den der Arterie sind von OPITZ[2]) am lebenden Tier angestellt worden. OPITZ hat während der Registrierung des Blutstromes durch die Leberarterie die Pfortader abgeklemmt. Ohne weitere Vorkehrung hat dies natürlich eine Anschoppung des Blutes im Wurzelgebiet der Pfortader (innere Verblutung) und damit ein Sinken des Aortendruckes zur Folge und dieses wieder eine Abnahme des Stromes der Arteria hepatica. In weiteren Versuchen hat aber OPITZ die Zurückhaltung des Blutes im Pfortadergebiet dadurch vermieden, daß er das Pfortaderblut nach Abklemmung der Pfortader durch eine zuvor hergestellte Verbindung in die Nierenvene leitete. Dabei zeigte sich, daß der Strom in der Art. hep. um 10—15% anschwoll. Das ist verständlich, weil nach der Abklemmung der Pfortader der Druck in den Lebercapillaren sinkt und damit auch der Widerstand im Verzweigungsgebiet der Leberarterie abnimmt (die sich ja auch in den Pfortaderstrom ergießt). Den Einfluß der Abklemmung der Leberarterie auf den Pfortaderstrom hat OPITZ nicht untersucht. Er wurde aber von MACLEOD und PEARCE[3]) geprüft, die den Ausfluß aus den Lebervenen am lebenden Tier maßen. Dabei fanden sie, daß der Ausfluß durch Abklemmung der Leberarterie um etwa 30%, durch Abklemmung der Pfortader aber um etwa 60% vermindert wurde. Man wird also den Anteil der Vene am Gesamtstrom doppelt so groß annehmen dürfen, wie den der Arterie. Daß die beiden Ströme sich gegenseitig beeinflussen, geht aus dem Versuch von OPITZ hervor, außerdem aus Versuchen von MACLEOD und PEARCE mit Reizung des Plexus hepat. Diese hatte zunächst eine Zunahme des Ausflusses aus den Lebervenen zur Folge, die wieder zurückging, ohne in Abnahme umzuschlagen, was auf aktive Kontraktion der Verzweigungen der Arterie und passive Dilatation der kleinen Lebervenen zurückgeführt wird. Bei Reizung des Plexus hepat. nach Abbindung der Leberarterien waren die Änderungen im Ausfluß weit weniger ausgesprochen oder fehlten ganz.

Über die *absoluten Werte der Blutversorgung der Leber* liegen Messungen von

---

[1]) WINKLER, FERD.: Pflügers Arch. f. d. ges. Physiol. Bd. 98, S. 163. 1903.
[2]) BURTON-OPITZ: Quart. journ. of exp. physiol. Bd. 4, S. 93. 1911.
[3]) MACLEOD u. PEARCE: Americ. journ. of physiol. Bd. 35, S. 87. 1914.

drei Autoren vor, deren Werte recht gut übereinstimmen. SCHMID[1]) hat bei der Katze die Größe des Pfortaderstromes mit Hilfe der Stromuhr zu 53,9 ccm pro 100 g Leber und Minute festgestellt. Den Strom der Art. hepat. hat er zwar nicht bestimmt, nimmt man ihn aber nach obigem zu der Hälfte des Pfortaderstromes an, so gelangt man zu einem Gesamtstrome von etwa 80 ccm pro 100 g Leber und Minute. Zu dem ganz ähnlichen Werte von 84,5 ccm gelangte BURTON-OPITZ[2]) beim Hunde ebenfalls mit Hilfe der Stromuhr, und zwar fand er für den arteriellen Strom 25,7 ccm und für den Pfortaderstrom 59,1 ccm. Zu einem etwas höheren Durchschnittswerte von rund 100 ccm gelangten MACLEOD und PEARCE, indem sie den Ausfluß aus den Lebervenen in die Vena cava maßen.

III. Die Bedeutung des Pfortaderstromes für den Gesamtstrom.

Der große Einfluß, den der Pfortaderstrom auf den Umlauf des Blutes ausübt und der sich an den Folgen der Abbindung der Pfortader sowie der Durchschneidung und der Reizung der Nn. splanchnici zeigt, beruht teils auf der Größe des Bruchteils, den der Pfortaderstrom vom Gesamtstrom bildet, teils auf der Größe der Veränderlichkeit der Bahn (der Gefäßquerschnitte), von welcher einerseits der Widerstand der Bahn, andererseits ihr Fassungsvermögen abhängt.

Zur Schätzung des Anteils, den das Gebiet der Pfortader gewöhnlich dem Aortenstrom entnimmt, diene die Berechnung von SCHLEIER[3]), durch welche die zu den einzelnen Organen gehenden Stromanteile für einen Hund von 13 kg ermittelt sind. Danach entnimmt bei einem Sekundenvolum der Aorta von 18,53 ccm das Gebiet der Pfortader 5,05 ccm, das ist mehr als ein Viertel (27%) des Gesamtstromes. Es ist daher einleuchtend, daß Druck und Strom der Aorta durch größere Abweichungen von diesem Mittelwerte stark beeinflußt werden müssen. Solche Abweichungen werden gewöhnlich durch Tonusschwankungen im Pfortadergebiet veranlaßt. Diese wirken in doppelter, nach kurzer Zeit sich umkehrender Weise auf den Aortenstrom: durch Änderung des Widerstandes und durch Änderung der Kapazität des Splanchnicusgebietes. Tritt z. B. eine Erhöhung des Tonus im Splanchnicusgebiet ein, so führt diese zu einer Abnahme des Fassungsvermögens der arteriellen und venösen Bahn, die ihren Überschuß nach dem Herzen abgeben und damit ein Anschwellen von Druck und Strom in der Aorta veranlassen. Nach kurzer Zeit haben die Gefäßquerschnitte einen neuen, der Tonuserhöhung entsprechenden kleineren Wert angenommen und nun wirkt die geschaffene Vergrößerung des Widerstandes im entgegengesetzten Sinne auf die Blutzufuhr zum rechten Herzen und damit auf den Aortenstrom, d. h. senkend[4]).

Was die absoluten Werte der beiden entgegengesetzt wirkenden Einflüsse betrifft, so kann der *Widerstand* durch Minderung des Tonus innerhalb der physiologischen Grenzen wahrscheinlich auf wenigstens die Hälfte des mittleren Wertes herabgesetzt, in entgegengesetzter Richtung aber auf sehr hohe Werte (wenigstens das 5fache) getrieben werden.

Über die möglichen *Änderungen des Fassungsvermögens der Organe des Splanchnicusgebietes* liegen eine Anzahl von Messungen vor, die teils am lebenden Tier, teils am frisch getöteten ausgeführt worden sind.

Am letzteren hat KRONECKER[5]) den Inhalt der Pfortaderbahn des Kaninchens bestimmt und ihr kleinstes und größtes Fassungsvermögen in folgender Weise zu ermitteln versucht: als kleinste Füllung wurde diejenige angesehen,

---

[1]) SCHMID: Pflügers Arch. f. d. ges. Physiol. Bd. 125, S. 527. 1908.
[2]) BURTON-OPITZ: Quart. journ. of exp. physiol. Bd. 4, S. 113. 1911.
[3]) SCHLEIER, Jos.: Pflügers Arch. f. d. ges. Physiol. Bd. 207, S. 542, Tab. 4. 1925.
[4]) Beispiel bei BURTON-OPITZ: Pflügers Arch. f. d. ges. Physiol. Bd. 129, S. 189. 1909.
[5]) KRONECKER: Tagebl. d. 62. Vers. d. Naturf. u. Ärzte, Heidelberg 1889, S. 311.

welche vorhanden war, wenn zuerst die Aorta des lebenden Tieres und darauf der Pfortaderstamm abgebunden wurde; als größte umgekehrt diejenige, welche bei gleich großen Kaninchen nach Abbindung der Pfortader entstand, der die Abbindung der Aorta folgte. Im letzteren Falle fanden sich im Pfortadersystem 24 ccm Blut, im ersteren nur 1—2 ccm. Da die Blutmenge der Tiere (deren Gewicht nicht angegeben ist) weniger als 100 ccm betragen haben dürfte, so würde die Blutmenge, die im Pfortadersystem untergebracht werden kann, ein Viertel der Gesamtblutmenge betragen; dabei ist nicht zu vergessen, daß der *Blutgehalt der Leber nicht* eingerechnet ist.

Um für die Schätzung des letzteren einige Unterlagen zu bekommen, wurden von mir selbst an einigen frisch getöteten Tieren Bestimmungen in der Weise vorgenommen, daß nach Verschluß der Lebervenen die in die Pfortader unter verschiedenem Druck eintretenden Flüssigkeitsmengen gemessen wurden.

Zu diesem Zwecke wurde die Vena cava dicht unterhalb der Leber abgeschnürt und über der Leber in der Brusthöhle durch eine Klemme geschlossen; über dieser wurde eine Kanüle in die Cava gelegt, eine zweite in die Pfortader. Letztere wurde durch einen Schlauch mit einem graduierten Glasrohr verbunden, das mit defibriniertem Blut gefüllt war; die Höhe des Flüssigkeitsspiegels wurde an einem Maßstab abgelesen, dessen Nullpunkt auf die mittlere Höhe der Leber eingestellt war. Die Versuche wurden an 2 Hunden und 2 Ratten ausgeführt. Der kleinere der beiden Hunde hatte ein normales Lebergewicht (s. die Tabelle), der größere, eine säugende Hündin, ein außergewöhnlich großes, und die Leber erwies sich als weniger dehnbar unter dem Einflusse des Pfortaderdruckes.

Tabelle 4.

Tiergewicht	Gewicht der entbluteten Leber		Kapazität der Leber					
	absolutes Gewicht g	in Prozent des Körpergewichts	Absolute Einflußmenge bei einem Drucke von ... cm H_2O			Einflußmenge in Prozenten des Lebergewichts bei einem Drucke von ... cm H_2O		
			20	40	50	20	40	50
Hund, 9,5 kg . . .	320	3,3	—	a) 150[1] b) 70	160	—	— 34	50
Hündin, 15,5 kg . .	920	6	140	200	—	15	22	—

Das Einfließen des Blutes in die Pfortader erfolgte nach Öffnung des Zuflusses anfangs rasch, dann immer langsamer, und war nach einer Minute kaum noch merklich. Nun wurden Druck und Volumabnahme im Zuflußrohr abgelesen, die Pfortader abgeklemmt und das Blut aus der Cava inf. abgelassen und gleichfalls gemessen. Die Abflußmenge betrug stets weniger als der Zufluß (höchstens $^3/_4$), die Leber gab die aufgenommene Blutmenge nur zum Teil wieder ab. Ferner nahm bei der Wiederholung des Zuflusses durch die Pfortader die einfließende Menge im Vergleich zu der vorhergemessenen ab. Zahlen von relativ gleicher Größe erhielten wir an den Rattenlebern.

Die Ergebnisse der Versuche können wir dahin zusammenfassen, daß auch die Leber erhebliche Kapazitätsänderungen zuläßt, deren Größe bei Drucken von 20—50 cm Wasser etwa 15—50% des Lebergewichtes beträgt, das gibt auf Blut umgerechnet $^1/_5$—$^1/_6$ der Gesamtblutmenge der Tiere. Dabei sind Änderungen in der Kapazität der arteriellen Bahn der Leber noch nicht berücksichtigt.

Bei dieser am toten Tier angewandten Methode ist im wesentlichen nur die durch die *Elastizität der Gefäße* und der sie umfassenden Gewebe bedingte Änderung des Fassungsvermögens bestimmt worden. Es wäre nun von Wichtigkeit zu wissen, wie weit sich dieses am lebenden Tiere unter dem Einflusse von *Tonusschwankungen der Gefäße* (Nervenreize, Gifte) ändern kann. Zu dieser Frage liegen Versuche von OPITZ vor, der mit der Stromuhr den Venenstrom verschiedener Strombahnen des Splanchnicusgebietes gemessen und das bei der künstlichen Erregung der Nerven zustande kommende Anschwellen des Stromes als

---

[1] a) erster, b) zweiter Versuch.

Maß für die Volumverkleinerung der betr. Strombahn angesehen hat. Auf diese Weise fand OPITZ[1]) bei der durchschnittlich 100 g schweren Milz von Hunden mittlerer Größe unter Splanchnicusreizung eine Verdrängung von 40 ccm Blut aus dem Organ oder 40% des Organgewichtes, beim Darme (ohne Duodenum und Magen) nur 20 ccm oder 4%[2]), und bei der Niere[3]) 6 ccm oder 9%. Die gesamte Kapazitätsänderung aller dieser Organe unter dem Einflusse der Splanchnicusreizung schätzt OPITZ auf 75 ccm, was etwa 5% der Gesamtblutmenge der von ihm verwandten Tiere betragen dürfte, also wesentlich weniger als bei der Änderung des Fassungsvermögen am tonuslosen Tiere gefunden wurde.

Nun ist Voraussetzung für die Richtigkeit der OPITZschen Berechnung, daß die Größe der normalen Durchströmung der Organe sich unter Splanchnicusreizung nicht ändert. Tatsächlich nimmt jedoch, wie sich aus der starken Abnahme des Venenstromes nach dem initialen Anschwellen ergibt, die durchströmende Menge infolge Widerstandserhöhung der Bahn durch die Reizung beträchtlich ab, und diese Abnahme muß schon in der Phase des Anschwellens des Venenstromes einsetzen. Die aus der Größe des Anschwellens des Venenstromes errechneten Werte der Kapazitätsänderung dürften demnach zu klein sein.

Wie groß dieser Fehler unter Umständen sein kann, ergibt sich daraus, daß SCHMID[4]) am gesamten Pfortaderstrom der Katze bei Reizung beider Splanchnici teils nur ein ganz geringes Anschwellen feststellen konnte, teils gar keines und nur ein starkes Absinken des Stromes auf ein Fünftel seines normalen Wertes. Die Auspressung des Inhalts scheint bei der Katze mehr oder weniger kompensiert zu werden durch die Abnahme der Stromstärke. Die wirkliche Größe der Kapazitätsänderung des Pfortadergebietes unter Splanchnicusreizung läßt sich demnach auf die genannte Art nicht feststellen.

Daß auch die von OPITZ gefundene Kapazitätsänderung der Milz zum Mindesten nicht die maximale ist, zeigen Untersuchungen von BARCROFT[5]), der ein Reihe von kleinen Metallhäkchen in die operativ bloßgelegte Milzkapsel versenkte und nach vollzogener Einheilung die Größe der Milz unter verschiedenen Eingriffen durch das Röntgenverfahren feststellte. Dabei ergab sich beispielsweise, daß das Volum der Milz bei körperlicher Bewegung auf die Hälfte abnimmt, d. i. auf Blut bezogen um mehr als ein Viertel der Gesamtblutmenge, und daß durch wiederholte Blutentziehungen das Milzvolum sogar auf ein Sechstel des ursprünglichen gebracht werden kann.

Schließlich sei der Vollständigkeit wegen noch auf eine andere am lebenden Tier verwandte Methode zur Bestimmung der durch Splanchnicusreizung verdrängten Blutmenge hingewiesen, die aber auch nicht einwandfrei ist. MALL[6]) registrierte am Hunde den Aortendruck und hielt diesen während der Splanchnicusreizung dadurch konstant, daß er aus einer Arterie die hierzu nötige Blutmenge abströmen ließ; er fand, daß die abgeflossene Menge 3—17% der Gesamtblutmenge betrug. Wäre nun die Verdrängung von Blut aus dem Splanchnicusgebiet die einzige Ursache der Drucksteigerung in der Aorta, so würde die zur Konstanthaltung des Aortendruckes erforderliche Abflußmenge aus der geöffneten Arterie gleich der verdrängten sein. Da aber der Aortendruck noch aus einem zweiten Grunde, nämlich wegen des wachsenden Widerstandes, steigt, muß der gefundene Wert zu groß ausfallen.

---

[1]) BURTON-OPITZ: Pflügers Arch. f. d. ges. Physiol. Bd. 129, S. 210. 1909.
[2]) BURTON-OPITZ: Pflügers Arch. f. d. ges. Physiol. Bd. 124, S. 469. 1908.
[3]) BURTON-OPITZ: Pflügers Arch. f. d. ges. Physiol. Bd. 123, S. 553. 1908.
[4]) SCHMID: Pflügers Arch. f. d. ges. Physiol. Bd. 125, S. 527. 1908.
[5]) BARCROFT: Naturwissenschaften Bd. 13, H. 16. 1925.
[6]) MALL: Arch. f. (Anat. u.) Physiol. 1892, S. 416.

Wir besitzen demnach zwar noch keine einwandfreie Methode, um die am lebenden Tiere mögliche Größe der Kapazitätsänderung des Pfortadergebietes festzustellen, aus den angeführten Messungen ergibt sich aber übereinstimmend, daß der überragende Einfluß der Bauchorgane auf den Gesamtstrom des Blutes zum großen Teile auf der Fähigkeit dieser Organe beruht, die Kapazität ihrer Blutbahnen weitgehend zu ändern[1]).

Darauf weist auch schon der histologische Bau der Wandungen der Pfortaderbahn hin: Die Darmvenen und ebenso die Verzweigungen der Pfortader in der Leber sind reichlich mit ringförmig verlaufenden glatten Muskeln, zum Teil auch mit Längsmuskeln versehen, noch reichlicher die Lebervenen, wenigstens beim Fleischfresser[2]).

Ein praktisch wichtiges *Beispiel* der Betätigung dieser Einrichtungen unter der Einwirkung von Giften haben wir neuerdings in der Aufklärung der Schockwirkung erhalten, die nach Einführung von Pepton, Histamin sowie im anaphylaktischen Schock auftritt und durch eine rasche und starke Senkung des arteriellen Blutdruckes ausgezeichnet ist. Die starke Vergrößerung der Leber, die dabei gefunden wurde, wies auf die Beteiligung dieses Organs am Sturze des Blutdruckes hin, und tatsächlich konnten MAUTNER und PICK[3]) am ausgeschnittenen Organ zeigen, daß die Lebervenen sich stark zusammenziehen, wenn die genannten Gifte der Flüssigkeit, mit der die Pfortader durchströmt wurde, zugesetzt wurden. Es gibt kein anderes Organ, was einen solchen Einfluß auf den Gesamtstrom auszuüben vermöchte, daher wird dem Pfortaderstrom mit Recht die größte Bedeutung für die Regulierung des Blutstromes zugeschrieben.

IV. Niere.

Über die *Größe der Blutversorgung* der Niere liegen zwei *Untersuchungen* vor, die eine von LANDERGREEN und TIGERSTEDT[4]), die andere von OPITZ und LUCAS[5]). Erstere fanden eine mittlere Durchblutung von 50 ccm pro Minute und 100 g Nierengewicht, letztere dagegen eine solche von 151 ccm, also den 3 fachen Wert. Dieser große Unterschied ist zum Teil durch Verschiedenheiten der angewandten Methodik bedingt. Beide haben zwar den Blutstrom mit der Stromuhr bestimmt, aber LANDERGRFEN und TIGERSTEDT führten die Stromuhr in die Arterie ein und benötigten hierzu 15 Minuten, OPITZ dagegen in die abführende Vene, wozu nur 6—8 Minuten erforderlich waren. Wir wissen aber, daß die Niere selbst gegen kurzdauernde Entziehungen der Blutzufuhr außerordentlich empfindlich ist und mit Störungen ihrer normalen Tätigkeit reagiert, die wahrscheinlich auf eine durch die Anämie hervorgerufene Vasokonstriktion zurückzuführen sind. Daß LANDERGREEN und TIGERSTEDT einen geringeren Wert fanden als OPITZ und LUCAS, dürfte demnach wohl durch die in ihren Versuchen doppelt so lange dauernde Anämie während des Einbindens zu erklären sein. Ob daneben noch die bei der Einführung der Stromuhr in die arterielle Bahn unvermeidliche Verletzung der Nerven, die bei Benutzung der venösen Bahn wegfällt, eine Rolle spielt, ist schwer zu entscheiden. Übrigens erhielten LANDERGREEN und TIGERSTEDT den niedrigen Wert nur an hungernden Tieren; durch Einführung harntreibender Mittel in die Blutbahn wurde er auf das Doppelte und darüber erhöht.

---

[1]) Über den Einfluß der Kompression der Lebervenen auf den Druck in der Aorta (Abfall um 26 bis 42%) und in der Vena portae (Steigerung um 100%) s. SIMONDS u. BRANDES: Americ. journ. of physiol. Bd. 72, S. 320. 1925.
[2]) SIMONDS: Americ. journ. of physiol. Bd. 65, S. 512. 1923.
[3]) MAUTNER u. PICK: Biochem. Zeitschr. Bd. 127, S. 72. 1922.
[4]) LANDERGREEN u. TIGERSTEDT: Skandinav. Arch. f. Physiol. Bd. 4, S. 241. 1893.
[5]) BURTON-OPITZ u. LUCAS: Pflügers Arch. f. d. ges. Physiol. Bd. 123, S. 553. 1908.

V. Speicheldrüsen.

Das *Minutenvolum der ruhenden Speicheldrüse* ist von BURTON-OPITZ[1]) derart bestimmt worden, daß er die Stromuhr bei Hunden in die Vena jugularis externa einführte und sämtliche Äste mit Ausnahme der von der Glandula submaxillaris kommenden unterband. Er fand so im Durchschnitt eine Durchblutung von 7,2 ccm pro Minute bei einem Drüsengewicht von 10,6 g (die Höhe des arteriellen Druckes ist nicht angegeben), das gibt 67,9 ccm für die Minute und 100 g Organgewicht. Aus Tab. 2 (S. 1475) ist ersichtlich, daß die spezifische Blutversorgung der Speicheldrüsen etwa von gleicher Größe ist wie die der Milz und wenig geringer als die des Pankreas. Die etwas größere Blutversorgung des letzteren dürfte auf die Einschaltung der LANGERHANSschen Inseln zurückzuführen sein, die ja sehr viel reicher mit Blut versorgt werden als das mit dem Ausführungsgang verbundene Drüsengewebe (s. S. 1479). Ob und wieweit die älteren Befunde von CL. BERNARD[2]) und LANGLEY[3]), die ein Minutenvolum von nur 3—5 ccm erhielten, sowie derjenige von v. FREY[4]), der 10—12 ccm fand, davon abweichen, läßt sich nicht sagen, da die Drucke und Organgewichte nicht angegeben sind.

Die Schwankungen der Blutversorgung der Speicheldrüse unter dem Einflusse der Gefäßnerven wurden schon von CL. BERNARD untersucht. Er fand, daß die aus der Vene abfließende Blutmenge bei Reizung der Chorda tympani etwa auf das 4fache des Ruhewertes stieg. Übereinstimmend fand OPITZ[1]) die durchfließende Blutmenge bei Reizung der Chorda tympani etwa 2—6mal so groß als normal, während Reizung des Sympathicus zu fast vollständigem Versiegen des Blutstromes führte. Erwähnt sei ferner der Befund von BARCROFT und MÜLLER[5]), daß bei Katzen der Blutstrom der Speicheldrüsen durch Yohimbin auf das 10fache seines ursprünglichen Wertes erhöht werden kann, daß aber dabei der Sauerstoffverbrauch nicht merklich in die Höhe geht. Dieses Ergebnis ist methodisch wichtig, weil es lehrt, daß aus dem Sauerstoffverbrauch eines Organs nicht ohne weiteres Rückschlüsse auf seine Durchblutung gezogen werden können.

VI. Drüsen mit innerer Sekretion.

Unter den Drüsen mit innerer Sekretion sind nur zwei auf die Größe ihres Blutstromes untersucht, nämlich Schilddrüse und Nebennieren. Bei der *Messung des Stromvolums der Schilddrüse* besteht die Schwierigkeit, daß die Arteria thyreoidea nicht allein der Schilddrüse, sondern auch den Muskeln der Umgebung Blut zuführt. Da die vollständige Abbindung dieser Muskeläste nicht möglich war, wurde ihr Anteil am Blutstrom der Art. thyreoidea von TSCHUEWSKY[6]) theoretisch auf Grund der Hypothese ermittelt, daß sich die Stromvolumina der Äste einer Arterie wie die vierten Potenzen ihrer Durchmesser verhalten. Die von TSCHUEWSKY angegebenen Zahlen sind also nicht rein experimentell gewonnen. Nach dieser Bestimmung ist die spezifische Durchblutung der Schilddrüse bei weitem größer als die aller anderen Organe, die Lunge ausgenommen (Tab. 2, S. 1475). Überraschend ist dieses Ergebnis aber nicht, da schon die anatomische Betrachtung der arteriellen Versorgung der Drüse auf eine ungewöhnlich starke Durchblutung schließen läßt[7]).

---

[1]) BURTON-OPITZ: Journ. of physiol. Bd. 30, S. 132. 1904.
[2]) BERNARD, CL.: Journ. de physiol. et de pathol. gén. Bd. 1, S. 649. 1858.
[3]) LANGLEY: Journ. of physiol. Bd. 10, S. 316. 1889.
[4]) v. FREY: Arb. a. d. physiol. Anstalt zu Leipzig Bd. 11, S. 103. 1876.
[5]) BARCROFT u. MÜLLER: Journ. of physiol. Bd. 44, S. 259. 1912.
[6]) TSCHUEWSKY: Pflügers Arch. f. d. ges. Physiol. Bd. 97, S. 280. 1903.
[7]) THOMÉ: Pflügers Arch. f. d. ges. Physiol. Bd. 82, S. 499. 1900.

Zur Feststellung der *Blutversorgung der Nebennieren* ließ Burton-Opitz[1]) das Venenblut dieses Organs durch die Stromuhr laufen und leitete, da die Nebennierenvene zu kurz ist, um zwei Kanülen aufzunehmen, das durchgeflossene Blut in die Nierenvene zurück. Dabei ergab sich, daß die Nebennieren bezüglich ihrer Blutversorgung nur wenig hinter der Schilddrüse zurückstehen.

Wir besitzen noch eine zweite indirekte Bestimmung der Blutversorgung der Nebennieren mit Hilfe des Sauerstoffverbrauches. Wir haben zwar oben bei der Speicheldrüse gesehen, daß es nicht ohne weiteres angängig ist, aus dem Sauerstoffverbrauch Schlüsse auf die Stromstärke zu ziehen, da beide durchaus nicht immer parallel gehen. Bei den Nebennieren stimmt aber der derart von Neumann[2]) bei einem arteriellen Druck von 130 mm Hg gefundene Wert von 300—800 ccm Blut pro Minute und 100 g Organgewicht mit dem von Opitz zu 490 cm ermittelten so gut überein, daß man annehmen darf, bei diesem Organ gehen Sauerstoffverbrauch und Stromstärke unter den im Versuch eingehaltenen Bedingungen parallel.

VII. Gehirn.

Zur Ermittlung der Größe der Blutversorgung des Gehirns haben Jensen[3]) und später Gayda[4]) den Blutstrom der Carotis interna mit Hilfe der Stromuhr registriert und die Gesamtversorgung des Gehirns durch Vergleich der Querschnitte der übrigen Arterien mit dem Querschnitt der untersuchten berechnet. Auf diese Weise kam Jensen zu einem Werte von 136 ccm Blut pro Minute und 100 g Kaninchenhirn bei einem mittleren Druck von 100 mm Hg. Für den Hund kam er auf 138 ccm, was mit dem von Gayda angegebenen Werte von 141 ccm fast übereinstimmt.

Mit dieser reichlichen Durchblutung scheint zunächst die Angabe von Hill[5]) in Widerspruch zu stehen, daß der Sauerstoffverbrauch des Gehirns ein sehr geringer sei. Es ist aber nicht notwendig, das Bestehen eines Widerspruches anzunehmen, denn wir wissen aus dem (S. 1489) angeführten Beispiele der Speicheldrüse, daß ein Parallelismus zwischen dem Sauerstoffverbrauch und der Blutversorgung eines Organs nicht zu bestehen braucht. Es ist daher wohl möglich, daß bei verschiedenen Organen das Verhältnis des Sauerstoffverbrauchs zur Stärke des Blutstroms normalerweise ein verschiedenes ist.

Dagegen weicht eine neue Angabe von Hou[6]) sehr stark von den obigen Werten ab. Hou bestimmte den Blutstrom des Gehirns in der Weise, daß er nach Unterbindung der „Hauptabflußvenen" die aus dem Torcular Herophili ausfließende Blutmenge maß. Er gibt im Mittel 23 ccm pro 10 Sekunden und 10 g Gehirn an, was 1380 ccm pro Minute und 100 g Gehirn entsprechen würde, also 10 mal soviel als die obigen Werte. Zur Kritik läßt sich bei der knappen Beschreibung der Technik vorläufig nichts sagen; im allgemeinen aber folgendes: Wären die Angaben von Hou richtig, so wäre die spezifische Blutversorgung des Gehirns die größte von allen Organen der Körperbahn, nämlich etwa 3 mal größer als die der Schilddrüse. So ist die Vermutung berechtigt, es liege ein Druckfehler vor, darin bestehend, daß die Berechnung nicht für 10, sondern für 100 g Gehirn gilt. Dann würde der Befund von Hou vollkommen mit dem von Jensen übereinstimmen.

Einer weiteren Unstimmigkeit in der Blutversorgung des Gehirns begegnen wir bei der Anziehung der Messungen von Thomé über das Verhältnis des Durch-

---

[1]) Burton-Opitz: Americ. journ. of physiol. Bd. 43, S. 408. 1917.
[2]) Neumann: Journ. of physiol. Bd. 45, S. 188. 1912.
[3]) Jensen: Pflügers Arch. f. d. ges. Physiol. Bd. 103, S. 171. 1904.
[4]) Gayda: Arch. di fisiol. Bd. 12, S. 235. 1914.
[5]) Hill: The physiology and pathology of the cerebral circulation. London 1896.
[6]) Hou: Journ. of biophysics Bd. 1, S. XL. 1924.

messers der unter natürlichem Druck gefüllten zuführenden Arterien zum Organgewicht[1]). Bei der Berechnung der Arteriendurchmesser pro 100 g Organgewicht ordnen sich die einzelnen Organe nach ihrem „spezifischen" Arteriendurchmesser in eine Reihe, welche im wesentlichen mit derjenigen übereinstimmt, die sich auf Grund der experimentell bestimmten spezifischen Stromstärken ergibt (Tab. 2, S. 1475), ausgenommen das Gehirn. Dieses würde auf Grund der Arteriendurchmesser eine vielmal geringere spezifische Blutversorgung haben als die Niere. Eine Aufklärung dieses Widerspruches steht noch aus.

VIII. Auge.

Über die Größe der Blutversorgung des Auges ist vor kurzem eine Untersuchung von KANEKO[2]) in der Weise vorgenommen worden, daß der Ausfluß aus einer der vier Venae vorticosae am Auge des Hundes gemessen wurde. Da diese Venen sehr klein sind, konnten die gewöhnlichen Methoden zur Messung der ausfließenden Blutmengen nicht benutzt werden. Das Blut wurde darum durch ein abgewogenes Stückchen Filtrierpapier aufgesaugt und durch Wägung bestimmt, die Zeit des Auffangens (2—3 Minuten) wurde mit der Stoppuhr festgestellt. Zur Gewinnung des Gesamtstromes wurde die ausgeflossene Menge mit 4 multipliziert. Dabei ergab sich, daß die Blutversorgung des Auges sehr gering ist, nämlich für einen Bulbus von 4,8 g Gewicht nur 6,23 mg pro Minute beträgt. Um den Vergleich mit anderen Organen zu ermöglichen, wurde die Blutversorgung für 100 g Organ und Kubikzentimeter pro Minute berechnet, dabei ergaben sich unter verschiedenen experimentellen Bedingungen die aus der folgenden Tabelle ersichtlichen Werte.

Zustand des Auges bzw. Eingriff	mg/Min.	ccm pro 100 g und Min.
Normal (Tageslicht)	6,23	0,12
Starke Beleuchtung	21,00	0,40
Die gleiche Beleuchtung mit Wärmefilter	13,20	0,25
Erwärmung auf 44° dunkel	10,20	0,19
Abkühlung auf 8°	5,04	0,095

Zum Vergleich sei bemerkt, daß 100 g eines wenig durchbluteten Organs, nämlich des ruhenden Muskels 12—17 ccm Blut pro Minute erhalten, also wenigstens 100 mal mehr als das Auge. Der auffallende Unterschied rührt ohne Zweifel daher, daß der größte Teil des Auges überhaupt keine oder äußerst spärliche Blutgefäße erhält. Nach einigen an jungen Hunden von uns angestellten Wägungen beträgt bei einem mittleren Gewicht des Bulbus von 2,7 g das Gewicht von Kammerwasser, Glaskörper und Linse 2,0 g und das Gewicht von Cornea und Sclera 0,45 g; somit bleiben für die blutdurchströmten Teile nur 2,7—2,45 = 0,25 g = rund 10% des Gesamtgewichtes des Bulbus übrig. Berechnet man für diese die Blutversorgung pro 100 g, so erhöht sich der Wert von 0,12 auf 1,2 ccm pro Minute; das ist aber immer nur der 9. Teil von dem, was die gleiche Menge ruhender Muskulatur erhält. Auch bei starker Belichtung erhöht sich der Tageswert nur wenig über das Dreifache. Der Blutwechsel im Auge ist somit, wenn die Angaben bestätigt werden, ein auffallend geringer. Da die Ausbreitung dieses Blutstromes in der Choriocapillaris eine sehr bedeutende ist, muß die Geschwindigkeit in diesem Capillargebiet eine ungewöhnlich geringe sein.

---

[1]) Die diesen Messungen zugrunde liegende Überlegung ist auf S. 1474 besprochen.
[2]) KANEKO: Pflügers Arch. f. d. ges. Physiol. Bd. 209, S. 122. 1925.

IX. Knochen.

Die bislang bestehende Lücke in der Blutversorgung des Skeletts ist neuestens durch eine Untersuchung[1]) ausgefüllt worden, welche zwar nicht die Blutversorgung des Knochens, sondern die Neubildung von Blutkörperchen durch das Knochenmark zum Zweck hatte, dazu aber die Kenntnis der durch den Knochen strömenden Blutmenge benötigte. Die Messung erfolgte durch Auffangen des aus der Knochenvene abströmenden Blutes. Zur Verwertung für den vorliegenden Zweck wurden die drei unter sich übereinstimmenden, bei natürlichem Blutstrom angestellten Versuche A, C, F, benutzt; ihre Ergebnisse lauten:

Versuch	Gewicht des Tieres kg	Gewicht der Tibia gr	Blutdruck mm/Hg	Stromvolum pro Min. ccm
A	13,2	70	145	15,0
C	7,2	36	116	8,8
F	17,5	70	105	15,3
Mittel . . .	12,6	59	122	13,0

Aus den Messungen ergibt sich eine spezifische Stromstärke der Tibia von 0,002 215, Die spezifische Stromstärke des Knochens ist somit größer als die der ruhenden Muskulatur (s. Tab. 2). Dieses Ergebnis ist überraschend, sofern man sich die Blutversorgung des Knochens geringer vorzustellen pflegt als die der Skelettmuskeln. Auch bei Thomé[2]) ist der relative Wert des Durchmessers der die Tibia versorgenden Arterie nur etwa halb so groß als beim Skelettmuskel; dabei ist allerdings zu bedenken, daß der Strom des tätigen Muskels den des Knochens um ein Mehrfaches übersteigt. Zur Berechnung der mittleren Blutversorgung des Skeletts wurde der an der Tibia gefundene Wert auf die übrigen Knochen übertragen, was strenggenommen nicht zulässig ist (nach Thomé ist der relative Durchmesser der den Unterkiefer versorgenden Arterie fast doppelt so groß wie der der Tibia). Unter der genannten Voraussetzung erfordert die Durchblutung des Skeletts mit 26,7% des Körpergewichts rund 10 ccm pro Sekunde, während die gesamte ruhende Muskulatur mit 29,5% des Körpergewichts nur 6,7 ccm beanspruchen würde.

X. Skelettmuskel.

Über die Größe der Blutversorgung der Skelettmuskulatur sind von Chauveau und Kaufmann[3]) Untersuchungen am nicht narkotisierten Tiere ausgeführt worden. Sie führten in die Vene des Musculus levator proprius labii superioris beim Pferd eine Kanüle ein und maßen die ausfließende Blutmenge in Ruhe und während eines Kauaktes. In 4 Versuchsreihen ergab sich dabei in der Ruhe eine mittlere Durchblutung von 17,5 ccm auf 100 g Muskulatur und 1 Minute berechnet. Diese Zahl erreichte während des Kauens den 5fachen Wert, das Blut floß dabei aus der Kanüle nicht mehr in Tropfen wie in der Ruhe ab, sondern spritzte in einem mit den einzelnen Kaubewegungen rhythmisch unterbrochenen Strahle hervor.

Zu etwas geringeren Werten kommt Tschuewsky[4]) (Tab. 1, S. 1472), der bei narkotisierten Hunden den Strom in der Art. femor. post. registrierte, um die Blutversorgung des Musc. gracilis zu ermitteln. Da aber die genannte Arterie

---

[1]) Drinker, C. u. K., C. Lund: Americ. journ. of physiol. Bd. 62, S. 1. 1922.
[2]) Thomé: Pflügers Arch. f. d. ges. Physiol. Bd. 82, Tab. I, II u. VII. 1900
[3]) Chauveau u. Kaufmann: Cpt. rend. hebdom. des séances de l'acad. des sciences, Paris 1887, Nr. 104, S. 1126.
[4]) Tschuewsky: Pflügers Arch. f. d. ges. Physiol. Bd. 97, S. 289. 1903.

nicht allein den Musc. gracilis versorgt, mußte der Anteil, der dem Muskel allein zufließt, wie bei der Schilddrüse (s. oben) rechnerisch bestimmt werden. Dabei fand TSCHUEWSKY eine Blutversorgung von 12 ccm pro Minute und 100 g ruhenden Muskels, eine Zahl, die fast um ein Drittel kleiner ist als die von CHAUVEAU und KAUFMANN gefundene. Der Unterschied dürfte darauf zurückzuführen sein, daß TSCHUEWSKY den Blutstrom eines Beinmuskels am narkotisierten und gefesselten Tiere untersucht hat, CHAUVEAU und KAUFMANN aber den Lippenmuskel eines normalen Tieres, der sich wohl immer in einer gewissen Spannung befindet und vielleicht auch durch die in der Vene liegende Kanüle reflektorisch etwas erregt war.

Zur Untersuchung der Änderung des Blutstromes bei der Tätigkeit reizte TSCHUEWSKY den Nerv. ischiadicus mit Induktionsströmen rhythmisch mit Hilfe eines Metronoms; dabei schwoll das Sekundenvolum, das am ruhenden Tier 1,96 ccm betragen hatte, während der Reizung auf 2,51 ccm an, um nach Schluß der Reizung weiter auf 2,75 ccm zu steigen. TSCHUEWSKY erhielt also ein Anschwellen des Stromes nur um 40%, während CHAUVEAU und KAUFMANN ein solches auf das Fünffache des Ruhewertes beobachteten. Der künstliche rhythmische Tetanus des Muskels führt also bei weitem nicht zu derjenigen Verstärkung des Blutstromes, die bei der natürlichen Tätigkeit eintritt.

Als mögliche Erklärung dieses Unterschiedes käme die weitere von TSCHUEWSKY gefundene Tatsache in Betracht, daß während eines gleichmäßig anhaltenden künstlichen Tetanus der Blutstrom des Muskels überhaupt keine Beschleunigung, sondern im Gegenteil eine Abnahme um etwa ein Drittel erfährt; augenscheinlich weil durch die künstliche Dauerzusammenziehung des Muskels der Widerstand der Blutbahn infolge einer Kompression der Gefäße erhöht wird. Die bei künstlichem Tetanus eintretende Gefäßkompression bildet aber wohl nicht den alleinigen Grund des Unterschiedes; denn CHAUVEAU und KAUFMANN beobachteten auch bei natürlichem Kauakt ein periodisches Abschwellen, ja eine Unterbrechung des Blutstromes während der Kontraktion. Es liegt daher die Vermutung nahe, daß bei der natürlichen Kontraktion eine Reizung der Dilatatoren mitwirkt.

XI. Coronarstrom.

Die Bestimmung der vom Herzmuskel beanspruchten Blutmenge oder der Größe des Coronarstromes begegnet *am lebenden Tier* erheblichen Schwierigkeiten. MORAWITZ und ZAHN[1]) versuchten diese in der Weise zu überwinden, daß sie vom rechten Herzohr aus eine Tamponkanüle in den Sinus coronarius vorschoben und die ausfließende Blutmenge maßen. Sie konnten auf diese Weise wertvolle Feststellungen über die Änderungen der Größe des Coronarstromes unter verschiedenen Umständen, z. B. verschiedenem Blutdrucke, Adrenalin u. a., machen; eine Verwertung der Versuche zur Bestimmung der absoluten Größe diesse Stromes ist aber leider nicht möglich; denn abgesehen davon, daß nach EVANS und STARLING[2]) durch den Sinus coronarius nur etwa 60% des gesamten Coronarstromes fließen, geben MORAWITZ und ZAHN die Herz- und Tiergewichte in ihren Versuchen nicht an und die ausfließenden Mengen meist nur in Tropfenzahl, so daß sich die spezifischen Blutvolumina nicht berechnen lassen. Weiterhin versuchte HENRIQUES[3]) die durch die Coronararterien fließende Blutmenge derart zu messen, daß er eine bestimmte Farbstoffmenge von der Carotis sin. aus mittels eines Katheters einmal in die linke Kammer und einmal in die Aorta dicht

---

[1]) MORAWITZ u. ZAHN: Zentralbl. f. Physiol. Bd. 26, S. 465. 1912; Dtsch. Arch. f. klin. Med. Bd. 116, S. 364. 1914.
[2]) EVANS u. STARLING: Journ. of physiol. Bd. 46, S. 413. 1913.
[3]) HENRIQUES: Biochem. Zeitschr. Bd. 56, S. 230. 1913.

über den Klappen injizierte und die in den beiden Fällen in die Art. cruralis gelangenden Farbstoffmengen miteinander verglich. Aus der Differenz errechnete er dann die durch den Coronarkreislauf abgeflossene Farbstoff- bzw. Blutmenge. Er kam so zu einem Coronarstrom von 119—163 ccm pro Minute und 100 g Herzgewicht; doch erscheinen die derart gewonnenen Werte bei der Anfechtbarkeit der Injektionsmethode zur Bestimmung der mittleren Geschwindigkeit des Blutstromes wenig zuverlässig.

Die übrigen drei in der Literatur niedergelegten Versuchsreihen zur Bestimmung des Blutbedarfs sind *am isolierten Herzen* angestellt. In der ersten von Bohr und Henriques[1]) ausgeführten Reihe hatte nur die linke Kammer Arbeit zu leisten, die rechte entleerte bloß die aus dem Coronarstrom abfließenden Blutmengen in ein Meßgefäß; dabei fanden sie ein Minutenvolum von 30 ccm für 100 g Herzgewicht, ein Wert, der später von Starling und von Henriques selbst für zu klein erklärt wurde. Die Gründe für den Fehlbetrag sind nicht festgestellt; vermutlich liegen sie in einer zu geringen Höhe des arteriellen Druckes, der von großem Einflusse auf den Coronarstrom (s. unten), in den Versuchen aber nicht angegeben ist. Evans und Starling[2]), welche die Aorta eines ausgeschnittenen, spontan schlagenden, bisweilen aber aussetzenden Herzens aus der Art. anonyma eines zweiten Hundes, des Spenders, unter einem Drucke von 75 bis 80 mm Hg speisten und teils das aus der Art. pulmon. abfließende Coronarblut, teils das aus dem Sinus coronarius gesondert aufgefangene Blut maßen, fanden ein Minutenvolum von 50—73 ccm für 100 g Herzgewicht, obgleich keine der beiden Kammern Arbeit zu leisten hatte und der arterielle Druck niedrig war.

Schließlich traf Dusser de Barenne[3]) am Starlingschen Herz-Lungenpräparat eine Anordnung zur Messung des Coronarstromes, bei der wenigstens die linke Kammer Arbeit zu leisten hatte; das die Coronarbahn durchlaufende Blut wurde aus dem rechten Vorhof durch die Vena cava sup. gesammelt und die Abhängigkeit der Stromstärke vom arteriellen Druck untersucht. Dabei fand er, daß das Minutenvolum für 100 g Herzgewicht bei einem arteriellen Druck von 105 mm Hg durchschnittlich 74 ccm beträgt und daß es bei steigendem Druck in stärkerem Maße zunimmt als der arterielle Druck. Aus dem genannten Mittelwerte ergibt sich eine spezifische Blutversorgung des Herzmuskels, welche etwa gleich der des tätigen Lippenmuskels bei natürlicher Innervation ist (s. Tab. 2, S. 1475). Es ist daher wahrscheinlich, daß dieser Wert auch für das normale im unversehrten Körper schlagende Herz gilt oder ihm sehr nahe kommt.

In einer unter Starlings Leitung angestellten Untersuchung von Nakagawa[4]) wird die Anpassung der Stärke des Coronarstroms an die Leistungen sowie an die Temperatur des Herzens vermißt. Daß der *Kontraktionszustand der Coronararterien* und damit die Durchflußmenge in besonderem Grade von der Sauerstoffspannung des Blutes abhängig ist, wird von Hilton und Eichholtz[5]) angegeben.

Zu der angeführten, von Morawitz und Zahn betonten Abhängigkeit der Stromstärke vom arteriellen Druck ist zu bemerken, daß sie keine Eigentümlichkeit der Coronarbahn, sondern eine allgemeine Eigenschaft der Blutbahnen darstellt und auf deren Elastizität beruht[6]). Das ergibt sich aus einem Vergleich mit der Abhängigkeit der Stromstärke vom arteriellen Druck in der hinteren Extremität

---

[1]) Bohr u. Henriques: Skandinav. Arch. f. Physiol. Bd. 5, S. 232. 1894.
[2]) Evans u. Starling: Zitiert auf S. 1493.
[3]) Dusser de Barenne: Pflügers Arch. f. d. ges. Physiol. Bd. 188, S. 281. 1921.
[4]) Nakagawa: Journ. of physiol. Bd. 56, S. 340. 1922.
[5]) Hilton u. Eichholtz: Journ. of physol. Bd. 59, S. 413. 1925.
[6]) Hürthle, K.: Pflügers Arch. f. d. ges. Physiol. Bd. 173, S. 168. 1918.

des Hundes, die, wie die folgende Zusammenstellung zeigt, auch bezüglich der quantitativen Änderung der Beziehungen mit steigendem Druck sich ähnlich verhält wie der Coronarstrom.

Tabelle 5.

Abhängigkeit der Stromstärke vom arteriellen Druck							
im Coronarkreislauf (DUSSER DE BARENNE)				in der hinteren Extremität (HÜRTHLE)			
Druck mm Hg	Min.-Volum ccm	Stromstärke pro Druck und Zeiteinheit (Sek.) in ccm	Differenzen	Druck cm Wasser	Strömstärke pro Druck und Zeiteinheit (Sek.) in ccm	Differenzen
89	28,6	0,00535	0,0034	30	0,0062	0,0028
107	56,2	0,00875	− 0,00185	60	0,0090	0,0023
147	61,0	0,0069	0,00005	90	0,0113	0,0017
166	70,3	0,00705	0,00093	120	0,0130	0,0011
189	90,5	0,00798	0,00182	150	0,0141	0,0005
209	123,4	0,0098	0,00008	180	0,0146	
245	145,4	0,00988				

In dieser Zusammenstellung ist die Stromstärke jeweils auf Druckeinheit berechnet. In starren Röhren, für die das POISEUILLEsche Gesetz gilt, würde der Quotient mit steigendem Druck gleichbleiben; im natürlichen Gefäßsystem wird er aber wegen der mit steigendem Druck zunehmenden Gefäßquerschnitte größer. Die Zunahme bleibt jedoch nicht konstant, weil die Dehnbarkeit der Gefäße mit steigendem Druck abnimmt.

Aus der Art der Abhängigkeit der Stromstärke vom Druck entnehmen wir noch *eine für die Bestimmung der spezifischen Stromstärke wichtige Vorschrift:* Enthält eine Versuchsreihe verschiedene, bei verschiedenem Druck gemessene Werte für das Stromvolum eines Organs, so ist es nicht angängig, die einzelnen Drucke und Volumina zur Berechnung eines Mittelwertes zu benutzen, vielmehr ist ein einzelnes Stromvolum einzusetzen, nämlich dasjenige, welches bei einem bestimmten, als Mittelwert geltenden Druck gewonnen worden ist; denn ein spezifisches Stromvolumen gilt immer nur für einen bestimmten arteriellen Druck. Allerdings darf das gewählte Stromvolum im Vergleich mit den anderen nicht aus der Reihe fallen, wie z. B. das beim Drucke von 107 mm Hg gemessene Stromvolum in der Tabelle von DUSSER DE BARENNE.

Die lokalen Kreislaufstörungen.

Von

J. Tannenberg und B. Fischer-Wasels

Frankfurt a. M.

Mit 37 Abbildungen.

Zusammenfassende Darstellungen.

v. Baumgarten: Entzündung, Thrombose, Embolie und Metastase. München 1925. — Cohnheim: Vorlesungen über allgemeine Pathologie. Bd. 1. Berlin 1887. — Ebbecke: Gefäßreaktionen. Ergebn. d. Physiol. Bd. 22, S. 473. 1923. — Ernst, P.: Die Pathologie der Zelle. Handb. d. allg. Pathol. (Krehl-Marchand) Bd. III, 2. Abt., S. 47. 1921. — Fischer, B.: Die Wirkungsmechanismen der lokalen Kreislaufstörungen nach experimentellen Untersuchungen von Jos. Tannenberg. Klin. Wochenschr. 1925, S. 1758. — Fischer, B.: Der Entzündungsbegriff. München 1924. — Hasebroek: Über den extrakardialen Kreislauf des Blutes vom Standpunkt der Physiologie, Pathologie und Therapie. Jena 1914. — Hess, W. R.: Die Regulierung des peripheren Blutkreislaufes. Ergebn. d. inn. Med. u. Kinderheilk. Bd. 23, S. 21. 1923. — Klemensiewicz: Die Entzündung. Jena 1908. — Kraus, Fr.: Insuffizienz des Kreislaufapparates. In: Spez. Pathol. u. Therapie inn. Krankh. (Kraus-Brugsch) Bd. IV, S. 90. Berlin u. Wien 1925. — Krogh: The Anatomy and Physiologie of Capillaries. New Haven: Yoll Univ. Press. 1922. — Krogh: Anatomie und Physiologie der Capillaren. Berlin 1924. — Lubarsch: Die allgemeine Pathologie. Bd. I. Wiesbaden 1905. — Marchand: Störungen der Blutverteilung. Im Handb. d. allg. Pathol. (Krehl-Marchand) Bd. II, 1. Abt., S. 218. 1912. — Marchand: Die örtlichen reaktiven Vorgänge. Ebenda Bd. IV, 1. Abt., S. 78. 1924. — v. Recklinghausen: Handb. d. allg. Pathol. d. Kreislaufs u. d. Ernährung. Stuttgart 1883. — Ricker, G.: Entwurf einer Relationspathologie. Jena 1908. — Ricker, G.: Pathologie als Naturwissenschaft. Berlin 1924. — Roux, W.: Der Kampf der Teile im Organismus. Leipzig 1881. — Schade: Die Entzündung. Verhandl. d. dtsch. pathol. Ges. 1923. — Tannenberg, J.: Experimentelle Untersuchungen über lokale Kreislaufstörungen. Frankfurt. Zeitschr. f. Pathol. Bd. 31, S. 173. 1925. — Tendeloo: Allgemeine Pathologie. Berlin 1919. — Thoma, R.: Lehrb. d. allg. pathol. Anatomie. Stuttgart 1894. — Thorel: Pathologie der Kreislauforgane. Ergebn. d. Pathol. (Lubarsch-Ostertag) Bd. 9/1, S. 936. 1903; Bd. 14/2, S. 471. 1911; Bd. 17/2, S. 90. 1915; Bd. 18/1, S. 1. 1915. Wiesbaden.

I. Einleitung.

Bevor wir zur Darstellung der Einzelphänomene der lokalen Kreislaufstörungen kommen, wollen wir versuchen, die Faktoren hervorzuheben, welche uns für das Verständnis der Entstehung, des Ablaufes und der Folgen solcher Störungen von *besonderer* Wichtigkeit zu sein scheinen. Wir werden niemals den Ablauf der pathologischen Kreislaufphänomene, der lokalen Kreislaufstörungen, verstehen können, wenn wir nicht den physiologischen Gefäßreaktionen volle Beachtung schenken, welche unter pathologischen Verhältnissen oft in anderer, abgeänderter Form nachweisbar sind.

Die Regulation des lokalen Kreislaufes ist unter physiologischen Bedingungen von verschiedenen Faktoren abhängig. Es machen sich Einflüsse lokaler und allgemeiner Art geltend. Der lokale Kreislauf wird nicht allein von lokalen Bedingungen bestimmt, sondern sehr wesentlich auch von dem augenblicklichen Zustand des Gesamtorganismus, von den Anforderungen, welche die verschiedenen Gefäßprovinzen an den Gesamtkreislauf stellen.

Illustriert wird dieses Zusammenwirken von verschiedenen Faktoren am besten durch den sog. Lovén-Reflex. Bei der Reizung des zentralen Endes eines durchschnittenen gefäßerweiternden Nerven tritt eine Gefäßverengerung in entfernten Hautgebieten ein. Ein weiteres, sehr treffendes Beispiel ist der sehr wechselnde Durchblutungszustand der Haut, welcher nicht allein von den lokalen Ernährungsbedürfnissen der Haut abhängt, sondern sehr weitgehend von dem Wärmehaushalt des Gesamtorganismus bestimmt wird. [SCHOENBORN[1]), FREUND und STRASMANN[2]), BARBOUR[3]).]

Vom Allgemeinzustand hängt es schließlich weitgehend ab, ob der Organismus auf einen lokalen Reiz mit einer schwachen oder starken Reaktion antwortet. Bei einem bereits erkrankten Körper können sonst kaum wirksame Reize zu den schwersten lokalen Kreislaufstörungen führen. Im Stadium der Allergie nach überstandenen Infektionskrankheiten z. B. kann es sowohl zu besonders starken wie besonders schwachen Reaktionen auf denselben lokalen Reiz kommen. Bestehende Allgemeinerkrankungen, wie Anämien, Leukämien oder Plethora vera, wie Hämophilie oder Morbus maculosus Werlhofii, bestehende Stauungszustände bei Herz- und Leberkranken werden das Bild der lokalen Kreislaufstörungen weitgehend im einzelnen Falle variieren können.

Von Bedeutung für die Stärke der lokalen Kreislaufstörung auf einen schädigenden Reiz hin, sind weiterhin auch eine Reihe von lokalen Umständen. Die Art der Arterienversorgung, ob Endarterien vorhanden sind oder reichlich anastomosierende Gefäße, ob die nervöse Versorgung gestört oder intakt ist, spielt z. B. die größte Rolle.

Die Beziehungen des Gesamtorganismus zu dem lokalen Gefäßbezirk werden in erster Linie aufrecht erhalten und vermittelt vom Gefäßnervensystem. Auf dem Reflexwege über das Rückenmark können lokale Kreislaufänderungen hervorgerufen werden. Daß auch das Großhirn lokale Kreislaufänderungen erzeugen kann, wissen wir aus den allbekannten Reaktionen der Gesichtsblässe oder Röte bei psychischen Affekten des Menschen. Auch bei Tieren, z. B. beim Kaninchen, lassen sich solche Reflexe nachweisen, die durch Erschrecken oder durch sensorische Reize, z. B. des Gehörs, ausgelöst werden können. Neben diesen Reflexvorgängen, welche die langen Nervenbahnen benutzen und echte Reflexe sind, laufen auch noch lokale Reflexvorgänge ab, auf deren Wesen wir noch näher einzugehen haben.

Neben dem Reflexweg besteht noch die Möglichkeit eines wechselseitigen Beziehungsaustausches zwischen Gesamtorganismus und lokaler Gefäßprovinz auf dem humoralen, dem Blut- und Lymphwege. Wir wissen, daß es im Körper eine Reihe inkretorischer Drüsen gibt, deren ins Blut abgegebene Sekrete von außerordentlicher Bedeutung für das Verhalten des Gefäßapparates in seinen verschiedenen Abschnitten sind. Das Adrenalin der Nebennieren, das Sekret der Hypophyse sind z. B. solche Produkte, welche von großem Einfluß auf den Gefäßtonus sind. Die einzelnen Gefäßprovinzen verhalten sich nicht gleichmäßig gegenüber diesen Stoffen. Während manche Gefäßabschnitte verengt werden, erweitern sich andere unter der gleichen Konzentration dieser Inkrete. Für die Gefäßregulation kommen aber nicht nur diese wenigen Drüsen als Sekretspender in Betracht, sondern die Stoffwechselprodukte eines jeden Gewebes sind für die lokale Gefäßweite und weiterhin für die Gefäßregulation des Gesamtorganismus von der größten Bedeutung. Die in jedem Gewebe entstehenden Stoffwechselprodukte, allgemeiner oder spezifischer Art, ihr Zusammenwirken mit den durch das Blut

---

[1]) SCHOENBORN: Zeitschr. f. Biol. Bd. 56. 1911.
[2]) FREUND u. STRASMANN: Arch. f. exp. Pathol. u. Pharmakol. Bd. 69, S. 12. 1912.
[3]) BARBOUR: Physiol. review. Bd. 1, S. 295. 1921.

herangeführten gefäßspezifischen Stoffen im Sinne einer Potenzierung oder Abschwächung, ihre Einwirkung auf das strömende Blut, die Elemente der Gefäßwand selbst und auf die diese beherrschenden Gefäßnerven, sowie umgekehrt, deren Einfluß auf das Gewebe und die Gefäßwand, schaffen ein Augenblicksbild des lokalen Kreislaufes, das die Resultante all dieser Wirkungen darstellt. In diesem Sinne werden wir bei der Analyse eines jeden physiologischen oder pathologisch veränderten physiologischen Vorganges immer die Reaktionen der einzelnen Faktoren in Betracht zu ziehen haben.

Theoretisch erwarten dürfen wir, daß eine lokale Kreislaufstörung durch Momente bedingt sein kann, welche an den verschiedensten Punkten des Systems angreifen, das durch sein Zusammenwirken den physiologischen Kreislauf beherrscht. Die Schädigung, welche zur lokalen Kreislaufstörung führt, kann primär am Blut, am Gewebe, kann primär an der Gefäßwand und ebenso am Gefäßnervensystem angreifen, oder an einer dieser Stellen besonders wirksam werden, und immer wird die Folge eine leichte oder schwerere Störung des ganzen Ablaufes sein. Aber andererseits sind die Beziehungen zwischen den genannten Elementen so eng und vielseitig, daß es wohl kaum eine Schädigung gibt, welche bei ihrer Einwirkung auf das Gewebe nicht auch auf die in dasselbe eingebettete Gefäßwand wirken müßte und ebenso auf die diese begleitenden Nerven und das strömende Blut. Je nach der Natur der Schädigung, nach ihrer Qualität und Quantität, nach der Konzentration des schädigenden Mittels, wird das eine Mal sein Einfluß auf das Gewebe selbst oder das strömende Blut, auf die Gefäßwand oder auf die Gefäßnerven im Vordergrund stehen, aber trotzdem auch auf die anderen Elemente nicht ohne Einfluß sein. Im folgenden wird es unsere nächste Aufgabe sein, festzustellen, welches die Elemente im einzelnen sind, auf die die verschiedenen Schädigungen einwirken können und wie sich die einzelnen Abschnitte des Kreislaufes bei den eintretenden Schädigungen verhalten. Von ganz besonderer Bedeutung für die Physiologie der Blutverteilung wird die Stelle des Kreislaufes sein, wo der Gefäßapparat sich in unzählige Röhren aufspaltet, wo das Gefäßsystem sich zu einer ungeheueren Oberfläche entfaltet und in die innigste Berührung mit dem Gewebe tritt, das Gebiet der Capillaren. Während das Herz der Motor des ganzen Kreislaufgetriebes ist und dem strömenden Blute als einzige, dem Kreislaufsystem selbst angehörende Kraftquelle dient, sind die Arterien die Verteilungsröhren, in denen das Blut in die verschiedenen Organprovinzen abfließt, aber Leitungsröhren, die automatisch veränderlich sind, ebenso wie die Venen, die Sammelröhren des Blutes. Die Capillaren sind einmal Zuleitungsröhren feinster Art mit eigner Automatie, aber zugleich auch der Ort, an dem sich im wesentlichen der Austausch zwischen Gefäßinhalt und Gewebe vollzieht.

Wir werden im folgenden zunächst den Gefäßapparat zu betrachten haben, an und in dem sich die Phänomene der lokalen Kreislaufstörungen abspielen. Dabei können wir in vielen Punkten auf das von A. FLEISCH bearbeitete Kapitel über Bau und Eigenschaften des peripheren Gefäßapparates in gleichem Bande dieses Handbuches verweisen.

II. Die Funktion und nervöse Versorgung.

A. Der Arterien.

Zusammenfassende Darstellungen.

BAYLISS: Innervation der Gefäße. Ergebn. d. Physiol. Bd. 1. 1902. — BETHE: Allgemeine Anatomie und Physiologie des Nervensystems. Leipzig 1903. — BOEKE: Innervationsprobleme, Zellbegriff und Organismus. Nervenregeneration und verwandte Innervationsprobleme. Ergebn. d. Physiol. Bd. 19, S. 448. 1921. — GLASER: Die Innervation der Blutgefäße, in L. R. MÜLLER: Die Lebensnerven. 2. Aufl., S. 191. Berlin 1924. — GOLDSCHEIDER: Das Schmerzproblem. Berlin 1920. — JORES, L.: Arterien, im Handb. d. spez. Pathol. Anat. u. Histol. (HENKE-LUBARSCH) Bd. II, S. 608. Berlin 1924. — KAUFMANN: Lehrb. d. spez. Pathol. Anat., 7.—8. Aufl., S. 72. Berlin u. Leipzig 1922. — KREIBICH: Die angioneurotische Entzündung. Wien 1905. — KROGH: Anatomie und Physiologie der Capillaren. S. 63. Berlin 1924. — LANGLEY: Das sympathische und verwandte nervöse System. Ergebn. d. Physiol. Jg. 2, S. 818. 1903. — LANGLEY: The autonom nervious system. Cambridge 1921; Berlin: Julius Springer 1922. — MARCHAND: Störungen der Blutverteilung, in Handb. d. allg. Pathol. (KREHL-MARCHAND) Bd. II. Leipzig 1912. — ODERMATT: Die Schmerzempfindlichkeit der Blutgefäße und die Gefäßreflexe. Bruns' Beitr. z. klin. Chir. Bd. 127, S. 1. Leipzig 1922. — RICKER: Pathologie als Naturwissenschaft. Berlin 1924. — TIGERSTEDT: Physiologie des Kreislaufes. Bd. III. Berlin u. Leipzig 1922/23. — WEBER, E.: Der Einfluß psychischer Vorgänge auf den Körper. Berlin 1910.

1. Eigenschaften der Arterienwand und deren funktionelle Bedeutung.

Die *Arterien* haben die Aufgabe der *Verteilung des Blutes*, das vom Herzen her seine Triebkraft erhält. Sie haben neben der notwendigen Festigkeit zwei wesentliche Eigenschaften, die es ermöglichen, daß das Blut unter einem Minimum von Herzkraft in die einzelnen Organe geführt wird, sie sind *dehnbar* und besitzen andererseits eine *geringe*, aber sehr *vollkommene Elastizität*, sie haben eine *große elastische Dehnbarkeit* [MARCHAND[1])]. So können sie von dem Blutstrom gedehnt werden, haben aber die Fähigkeit, ihre Ausgangslage sofort wieder einzunehmen. Dadurch wird ein elastischer Widerstand, eine Spannung der Arterienwand erzeugt, die es ermöglicht, daß das Blut den im Herzen durch die Systole erteilten Druck bis in die kleinen Arterien beibehält und dieser nicht gleichmäßig und verhältnismäßig rasch vom Herzen nach der Peripherie zu abnimmt, wie es bei einem Fließen des Blutes in starren Röhren sein müßte [TIGERSTEDT[2]), FLEISCH[3])].

Dazu kommt ihre aktive *Kontraktionsfähigkeit*. Diese ist gebunden an die mehr oder weniger starke zirkuläre Muskellage der Media. Durch die Variation des Querschnittes kann der Zufluß zu jedem Organ dessen Bedürfnissen entsprechend geregelt werden, arbeitende Teile des Körpers können durch Arterienerweiterung reichlich Blut erhalten, während sich die Gefäße der ruhenden Organe, deren Blutbedarf gering ist, verengen. So wird es möglich, daß der Organismus mit einer relativ kleinen Menge strömenden Blutes auskommen kann und trotzdem reichlich Blut an die Bezirke liefert, welche einen großen Bedarf haben. Die Blutmenge, welche in den Gefäßen zirkuliert, ist so gering, daß ein Verbluten in die Gefäße, in die Capillaren eintreten kann, wenn sich unter pathologischen Bedingungen sämtliche Capillaren eines größeren Verteilungsbezirkes, wie z. B. des Splachnicusgebietes, eröffnen. Auf diese Weise kann der Organismus mit einem Minimum an Herzkraft und einem Minimum an strömender Blutflüssigkeit, die Aufgaben des Kreislaufes bewältigen.

Dazu haben wir bei den Arterien zwei Typen zu unterscheiden: den elastischen und muskulären Typ (RANVIER). Zum elastischen Typus gehört die Aorta, Carotis, Subclavia und nach der Tierart wechselnd auch der obere Teil der Iliaca communis. Die übrigen Arterien gehören zum muskulären Typus, und zwar ist bei den kleineren Arterien die Muskelschicht verhältnismäßig stärker als bei den größeren. Die funktionelle Bedeutung dieses Unterschiedes erhellt am besten aus dem prozentualen Arbeitsverlust bei der Dehnung der Arterien (prozentual zu der für die Dehnung geleisteten Arbeit), wie ihn FLEISCH gefunden hat. Der Arbeitsverlust wird immer größer, je weiter das untersuchte Gefäß vom Herzen entfernt ist, je mehr es zum muskulären Gefäß wird, er nimmt von 1,08% im Aortenbogen auf 12,9% in der Arter. femoralis zu. Näher auf diese Verhältnisse einzugehen erübrigt sich, da FLEISCH sie im gleichen Bande ausführlich behandelt hat. Hier auch ausführliche Literatur, ebenso bei TIGERSTEDT, Physiologie des Kreislaufes. Bd. III, S. 36f. Berlin und Leipzig 1922.

---
[1]) MARCHAND, in KREHL-MARCHAND: Handb. d. allg. Pathol. Bd. II, S. 218. Leipzig 1912.
[2]) TIGERSTEDT: Physiologie des Kreislaufes. Bd. III, S. 256. Berlin u. Leipzig 1922.
[3]) FLEISCH: Schweiz. med. Wochenschr. 1920, Nr. 24.

Während die Arterien vom elastischen Typus im wesentlichen arbeitsparend wirken, können die muskulären Arterien ihr Kaliber für längere Zeit konstant halten, sie geben einer pulsatorischen Dehnung nicht so ausgiebig nach wie die elastischen Arterien und sie vermögen andererseits ihren Querschnitt in stärkerem Maße zu verengen oder zu erweitern als die elastischen Arterien. Sie sind deshalb im höheren Maße geeignet, sich den lokal wechselnden Bedürfnissen der Organe während der Arbeit und der Ruheperiode anzupassen.

Eine unerläßliche Vorbedingung dafür ist natürlich eine *ordnende Zentralstelle* im Organismus, mit der sämtliche einzelnen Gefäßprovinzen in Verbindung stehen und von der aus die Regulation der Gefäßweite beherrscht wird. Diese Zentralstelle steht mit den einzelnen Arterien durch Vasomotoren und sensible Nerven in Verbindung und so können reflektorisch durch denselben Reiz, der an einem Orte eine Gefäßerweiterung bedingt, an anderen Stellen des Körpers Gefäßverengerungen hervorgerufen werden (Lovénreflexe).

2. Die nervöse Versorgung der Arterien.

a) Die motorische Nervenversorgung.

Zur Orientierung über die Vasomotorenzentren, die verschieden starke Versorgung der einzelnen Gefäßgebiete mit Vasomotoren überhaupt, sei auf die vorstehende Abhandlung von E. Atzler über Gefäßreflexe und Vasomotoren in diesem Bande verwiesen.

Nerven an den Arterien haben mit Sicherheit zuerst Kölliker[1]), dann His, Beale[2]) nachgewiesen. Die Angaben einiger älterer Autoren sind unsicher. Luca[3]) (1810) bildet Nerven ab, die aber von neueren Autoren [Hirsch[4])] der Anordnung nach für Bindegewebsbündel gehalten werden, die vom peripheren Nerv zum Gefäß ziehen. Goering[5]) (1836) beschreibt bereits die Versorgung der Arterien der Extremitäten durch Zweige, die von den begleitenden Nerven abgehen, aber ohne Abbildungen. Diese Angaben werden zum Teil von Henle[6]) bestätigt. Nähere sichere Angaben finden sich bei Frey[7]) (1874/76). Die Arterien und die sie begleitenden Venen werden von dem ihnen zunächst liegenden Nervenstamm versorgt; die Hautvenen erhalten ihre Nerven von den Hautnervenästen. Einen Nervenplexus konnte Frey an den Gefäßen nicht nachweisen, abgesehen von der Vena basilica. Kramer und Todd[8]) (1914/15) bestätigen im wesentlichen diese Angaben. Sie achteten ebenso wie Lobstein[9]), Goering darauf, ob die Extremitätengefäße Nerven *direkt* aus dem Grenzstrang des Sympathicus erhielten. Sie konnten solche direkten Fasern *nur* für die *proximalen Teile* der Gefäße nachweisen, in der Peripherie erhielten die Gefäße ihre Nerven *nur auf dem Weg* über den *peripheren* Nerven.

Durch die Erfolge der *periarteriellen Sympathektomie* ist neuerdings die Frage der nervösen Arterienversorgung wieder aktuell geworden und hat einer Reihe von Autoren zu neuen genauen anatomischen Untersuchungen Veranlassung gegeben. Die Begründer dieser Operation, Leriche[10]), Brüning[11]), und weiterhin eine große Anzahl Chirurgen, Kappis[12]) u. a., erklärten sich ihre Erfolge dadurch,

---

[1]) Kölliker-Ebner: Handb. d. Gewebelehre. 1902.
[2]) Beale: Philos. transcat. of the roy. soc.of London Bd. 13. 1863.
[3]) Luca: Quaedam observ. anatomic. circa nervos arterias adeuntes et commitantes. Frankfurt 1810.
[4]) Hirsch: Arch. f. klin. Chir. Bd. 137, S. 281. 1925.
[5]) Goering: Diss. inaug. anat. physiol. de nervis vasa praecipue extremitatum adeuntibus. Jena 1836.
[6]) Henle: Handb. d. Nervenlehre d. Menschen, S. 575. Braunschweig 1879.
[7]) Frey: Arch. f. Anat. u. Physiol. 1874, S. 663; 1876, S. 662.
[8]) Kramer u. Todd: Anat. record Bd. 8, S. 243. 1914.
[9]) Lobstein, zit. nach Hirsch.
[10]) Leriche: Lyon chir. Bd. 18. 1921; Presse méd. Bd. 30, S. 1105. 1922.
[11]) Brüning, F.: Klin. Wochenschr. 1923, S. 67. — Brüning u. Stahl: Die Chirurgie des vegetativen Nervensystems. Berlin: Julius Springer 1924.
[12]) Kappis: Klin. Wochenschr. 1922, S. 2558.

daß sie durch die Arterienschälung, die Entfernung der Adventitia auf eine Strecke von 8—10 cm, Nervenfasern unterbrochen hätten, die von den Plexus der großen abdominalen Gefäße aus in der Adventitia längs der Extremitätenarterien kontinuierlich mit diesen und ihren Ästen verlaufen würden.

α) *Gibt es lange, kontinuierlich mit den Arterien verlaufende vasomotorische Nervenbahnen?*

aa) *Anatomische Untersuchungen.* Anatomisch sind nun solche direkten Nervenfasern, welche *ohne den* Weg über die peripheren Nerven vom Sympathicus *direkt* zu den Arterien ziehen und mit ihnen ihren Weg nehmen würden, an den großen Arterien der Extremitäten bis heute *nicht* nachgewiesen.

GLASER[1]) gibt an, daß die Gefäßnerven der Schädelhöhle, der Brust und der Bauchhöhle direkt von den Ganglien des Grenzstranges zu den Gefäßen gehen und hier in der Adventitia ausgedehnte Geflechte bilden, läßt es aber offen, wieweit nach der Peripherie diese Geflechte die Arterien selbst begleiten. Für die Gefäße der Extremitäten und der Haut des Rumpfes läßt er die postganglionären Fasern aus dem Grenzstrang an die Spinalnerven und mit ihnen zur Subcutis und zu den Gefäßen gelangen. O. HAHN und F. HUNCZEK[2]) haben dann neuerdings makroskopisch und unter Lupenbenutzung die Gefäßnerven an den Extremitäten präparatorisch dargestellt und sie bestätigen im wesentlichen die Ergebnisse der beiden Amerikaner TODD und POTTS[3]), die in den letzten Jahren dasselbe untersuchten.

Bei diesen präparatorischen Untersuchungen konnte gezeigt werden, daß die peripheren Nerven kleine Äste abzweigen, die zu den Arterien ziehen und deren Versorgung übernehmen. Lange, mit den Arterien verlaufende Bahnen stellten diese Autoren nicht dar. Zu demselben Ergebnis kam L. HIRSCH[4]) bei seinen präparatorischen Untersuchungen im Würzburger anatomischen Institut.

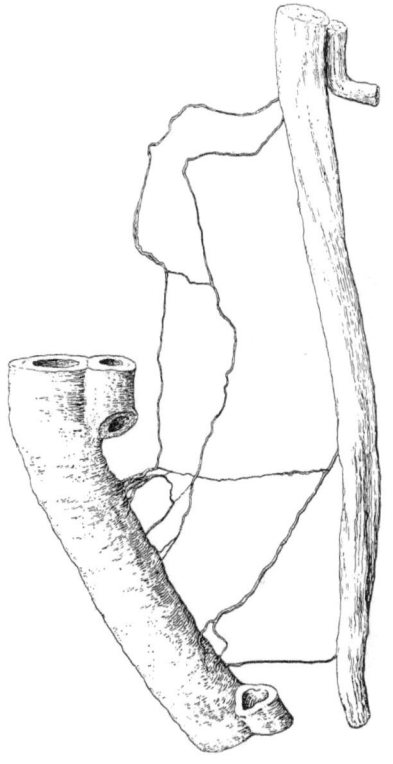

Abb. 346. Nervenversorgung der Art. poplitea. (Nach HIRSCH.)

Nur die proximalen Teile der Extremitätengefäße erhalten *direkte* Fasern aus den Grenzstrangganglien bzw. aus dem die Aorta umspinnenden Nervengeflecht. Die Arteria subclavia und der proximale Teil der Arteria axillaris erhalten Fasern aus dem mittleren und unteren Halsganglion. Auf die Art. iliaca communis setzten sich einige Fasern des Aortenplexus fort, aber sobald der Nerv. genitofemoralis in die Nähe der Arteria iliaca externa kommt, übernimmt er mit mehreren dünnen Ästchen die Versorgung des Gefäßes [vgl. auch BERGGLAS[5])].

Für den distalen Teil der Extremitätengefäße glaubt er den sicheren Nachweis erbracht zu haben, daß *sämtliche* mit der Lupe präparatorisch darstellbaren Nerven in der Adventitia *aus den peripheren Nerven kommen*. Ebenso glaubt er, gezeigt zu haben, daß die Versorgung der Arterienäste an einer Verzweigung *nicht*

---

[1]) GLASER: Zitiert auf S. 1499.
[2]) HAHN, O. u. F. HUNCZEK: Bruns' Beitr. z. klin. Chir. Bd. 133, S. 302. 1925.
[3]) TODD u. POTTS, zit. nach HAHN u. HUNCZEK.
[4]) HIRSCH, L.: Arch. f. klin. Chir. Bd. 137, S. 281. 1925.
[5]) BERGGLAS: Zeitschr. f. Anat. u. Entwicklungsgesch. Bd. 77, S. 481. 1921.

kontinuierlich durch Nerven erfolgt, welche den Arterienstamm begleitet haben, sondern gleich nach dem Abgang der Äste treten neue Nerven an diese heran.

bb) *Physiologische Untersuchungen.* Ebensowenig wie es bisher auf anatomischem Wege möglich war, an den Gefäßen kontinuierlich mit ihnen laufende Nerven nachzuweisen, hat das physiologische Experiment Anhaltspunkte für ihr Vorhandensein ergeben.

LANGLEY[1]) reizte bei Katzen den Lumbal-Sympathicus und konnte dabei an der Pforte immer deutlich das bekannte Blaßwerden durch die Kontraktion der Arterien beobachten. Schnitt er aber den *N. ischiadicus* durch, so blieb das Abblassen aus. Hieraus ergibt sich zum wenigsten *kein* Anhalt dafür, daß an den Gefäßen entlang direkte *sympathische* Fasern verlaufen. SCHILF[2]) untersuchte Hunde und Katzen daraufhin. Das Tier wurde unter Anwendung künstlicher Atmung curaresiert und ohne Narkose operiert. Die hintere Extremität befand sich vom Knie abwärts im Plethysmographen. Die Arteria femoralis und der Nervus femoralis wurden freigelegt. Elektrische Reizung des periarteriellen Gewebes ließ die plethysmographische Kurve als ein Zeichen eintretender Gefäßerweiterung ansteigen. Nach Durchschneidung des Nervus femoralis blieb eine abermalige Reizung ohne Erfolg. SCHILF erprobte noch eine andere Versuchsanordnung. In die Arteria femoralis wurde unterhalb des POUPARTschen Bandes eine Kanüle eingebunden und die Arterie mit Tyrodeflüssigkeit durchströmt. Die abfließende Flüssigkeit wurde aus der Vene nach außen abgeleitet, die Arterie war oberhalb der Einflußstelle unterbunden. Auf Reizung des periarteriellen Gewebes mit faradischen Strömen trat keine Änderung der Ausflußmenge ein, aus der man einen Rückschluß auf eine Gefäßverengerung hätte ziehen können. Dies wäre zu erwarten gewesen, wenn im periarteriellen Gewebe sympathische Fasern verlaufen würden, die von der Femoralis bis in den Unterschenkel ziehen würden.

Nach diesen Versuchen ist als sicher anzunehmen, daß zum wenigstens keine langen *sympathischen* Fasern die Gefäße begleiten.

Auch die Anschauungen anderer Autoren, welche *sensible* lange Bahnen an den Arterien vermuten [LÉRICHE[3]) u. a.], haben sich nicht halten lassen. DENNIG[4]) stellte in dieser Richtung Versuche am Hunde an.

An einem Hinterbein wurde der Nerv. femoralis 3 cm unterhalb des Lig. Pouparti, und der Nerv. ischiadicus in der Mitte des Oberschenkels durchschnitten. Die Arteria femoralis mitsamt der Vene wurden ohne Verletzung der Gefäßscheide freigelegt und durch einen darunter gezogenen Schlauch das ganze Bein mit Ausnahme dieses Gefäßstranges abgeklemmt. Dann wurde noch die Vena femoralis durch eine feine Arterienklemme für sich abgeklemmt. Jetzt wurde in die bereits vorher freigelegte Arteria tibialis $1/2$ ccm einer 5proz. Bariumchloridlösung injiziert.

Auf diese Injektion, auf welche die Tiere sonst mit stärksten Schmerzensäußerungen antworten [H. H. MEYER und FRÖHLICH[5]), HIRSCH, A. W. MEYER[6]) u. a.], trat keinerlei Schmerzreaktion ein.

An 3 Hunden wurde noch der folgende, außerordentlich beweisende Versuch unternommen: Die beiden Nerven des Beines wurden durchschnitten und nach 5—22 Tagen im Plethysmographen gemessen, ob sich bei Reizung der hinteren Rückenmarkswurzeln L 5—S 2 eine Gefäßerweiterung einstellen würde. Der Versuch verlief an den 3 Hunden im gleichen Sinne, es trat *keine* Gefäßerweiterung auf, während bei den Kontrolltieren auf Reizung der hinteren Wurzeln ebenso wie in den Originalversuchen von BAYLISS eine deutliche Reaktion erfolgte.

Als sich im Tierexperiment kein Anhalt für das Vorhandensein der langen, mit den Arterien ziehenden Bahnen finden ließ, griff man, um bei der Erklärung der Erfolge der periarteriellen „Sympathektomie" bleiben zu können, noch zu der Hypothese, daß die Nervenbahnen sich dann eben beim Menschen anders als

---

[1]) LANGLEY: Journ. of physiol. Bd. 58, S. 70. 1923.
[2]) SCHILF, E.: Klin. Wochenschr. 1924, S. 346.
[3]) LÉRICHE: Lyon chir. Bd. 18. 1921; Presse méd. Bd. 30, S. 1105. 1922.
[4]) DENNIG, H.: Klin. Wochenschr. 1924, Nr. 17, S. 727.
[5]) MEYER u. FRÖHLICH: Zeitschr. f. d. ges. exp. Med. 1922, Nr. 29, S. 87; Klin. Wochenschrift 1922, S. 1368.
[6]) MEYER, A. W.: Zentralbl. f. Chir. 1921, Nr. 49.

bei den Experimentierhunden verhielten (LÉRICHE und BRÜNING). Deshalb ist die Arbeit des Chirurgen O. WIEDHOPF[1]) besonders bedeutungsvoll, der nach Untersuchungen am Menschen und Tier zeigen konnte, daß hier in der nervösen Versorgung zunächst einmal keine tiefgreifenden Unterschiede bestehen und zum anderen, daß auch beim Menschen keine langen Arteriennervenbahnen vorhanden sein können.

WIEDHOPF hebt zunächst mit Recht hervor, daß die primäre Arterienverengung, welche sich sofort nach der Entfernung der Adventitia an der Arterie beobachten läßt, nur auf die Arterienstrecke beschränkt ist, an der die Arterienschälung vorgenommen wurde. Dies widerspricht durchaus der Annahme eines kontinuierlichen Nervenbahnenverlaufes an der Arterie. Wenn durch die LÉRICHEsche Operation sympathische Nervenfasern entfernt würden, dann müßte man eine sofortige Erweiterung der ganzen Arterie erhalten, wie man sie z. B. nach der Durchschneidung des Halssympathicus am Kaninchenohr beobachten kann. Beim Menschen tritt diese sofortige Gefäßerweiterung gleichfalls ein, wenn die sympathischen Nerven wirklich ausgeschaltet werden, z.B. durch Leitungsanästhesie des Plexus brachialis. Dabei kommt es zur Zunahme der Hauttemperatur um 4—5°. Wird nur der Nervus medianus ausgeschaltet, dann ist die Temperaturzunahme der Haut nur auf das Ausbreitungsgebiet dieses Nerven beschränkt.

WIEDHOPF zeigt weiter das Fehlen der langen Nervenbahnen in sehr eleganter Weise durch folgende Versuchsanordnung am Menschen. Wenn man das Volumen einer Hand im Plethysmographen registriert und nun fernab von dieser Extremität Schmerzreize oder Kältereize setzt, dann tritt ein rasch vorübergehendes Absinken des Handvolumens ein, weil die genannten Reize reflektorisch verengernd wirken. WIEDHOPF schaltet nun die drei sensiblen Nerven der Hand, den N. ulnaris, radialis und medianus, mit Novocainlösung aus. Dabei nimmt das Handvolumen zu, weil durch die Leitungsunterbrechung nicht nur die sensiblen und motorischen Nerven der Hand, sondern auch die der Gefäße ausgeschaltet werden. Wenn jetzt an den gleichen Stellen wie vorher Schmerz- oder Kältereize in gleicher Stärke gesetzt wurden, dann blieb jede Reaktion an der Hand im Plethysmographen aus. Dieser Versuch beweist in sehr schöner Weise, daß alle sympathischen, efferenten Gefäßnerven auch beim Menschen von den *peripheren* Nerven aus zu den Gefäßen ziehen und nicht noch außerdem lange Bahnen an den Arterien bestehen. Denn sonst hätte man unbedingt eine reflektorische Verengerung auch noch nach der Ausschaltung der Nervenstämme erwarten müssen. In plethysmographischen Versuchen mit Nervenausschaltung an der Hundepfote konnte WIEDHOPF auch hier Befunde erheben, die ganz in demselben Sinne sprechen.

Damit ist der *Beweis* weitgehend *erbracht*, daß beim Menschen die Nervenversorgung der Arterien nicht auf anderen Wegen erfolgt als beim Hunde. Zur Erklärung der Erfolge der LÉRICHEschen Operation müssen andere Momente herangezogen werden als die Ausschaltung von kontinuierlich mit den Arterien laufenden Nervenfasern. Uns scheint die Erklärung, die LÄWEN[2]) gibt, am wahrscheinlichsten. Er faßt die auf die Operation nach kurzer Zeit folgende Gefäßdilatation als reflektorisch bedingt auf, ausgelöst von reparativen Vorgängen in der Umgebung der operierten Arterienstrecke, und er beschränkt ihre Wirkung auf die Zeit bis zum Abschluß der Heilungsvorgänge an dieser Stelle.

β) *Beziehungen der motorischen Nervenfasern zu der Arterienwand.*

Über den feineren Bau der Nerven an den Arterien sind die Angaben nicht ganz einheitlich.

Die motorischen Nervenendigungen werden in der Form von feinen, marklosen Fasernetzen von einer Reihe von Autoren beschrieben [RAMON Y CAJAL, RETZIUS, KÖLLIKER[3]), LAPINSKY[4]) u. a. (KÖLLIKER-EBNER S. 639]. Die Mehrzahl der Autoren beschreiben ver-

---

[1]) WIEDHOPF, O.: Klin. Wochenschr. 1924, Nr. 17, S. 728; Bruns' Beitr. z. klin. Chir. Bd. 130, S. 399. 1923.
[2]) LÄWEN: Münch. med. Wochenschr. 1924, S. 191.
[3]) RAMON Y CAJAL, RETZIUS, KÖLLIKER, zit. nach MARCHAND in KREHL-MARCHAND: Handb. d. allg. Pathol. Bd. II, 1. Abt., S. 221. Leipzig 1912.
[4]) LAPINSKY: Arch. f. mikrosk. Anat. Bd. 65, S. 623. 1905.

schiedene Netze um die Gefäße, eines in der Adventitia, ein Grenzgeflecht zwischen Adventitia und Muscularis und ein Geflecht in der Muscularis. Diese verschiedenen Nervennetze sollen durch einzelne Anastomosen in Verbindung stehen.

Demgegenüber betont neuerdings L. Hirsch[1]), daß sich beim Menschen an den großen Extremitätengefäßen keine eigentlichen Nervennetze befinden, die auf eine bestimmte Schicht der Adventitia beschränkt wären, sondern in sämtlichen Schichten der Adventitia sollen sich parallel geschichtete Nervenbündel von sehr verschiedenem Kaliber nachweisen lassen. Besonders reichlich fand er Nerven um die Vasa vasorum angeordnet. Auch seine *mikroskopischen* Untersuchungen sprechen wie die Angaben der meisten anderen Autoren, gegen die

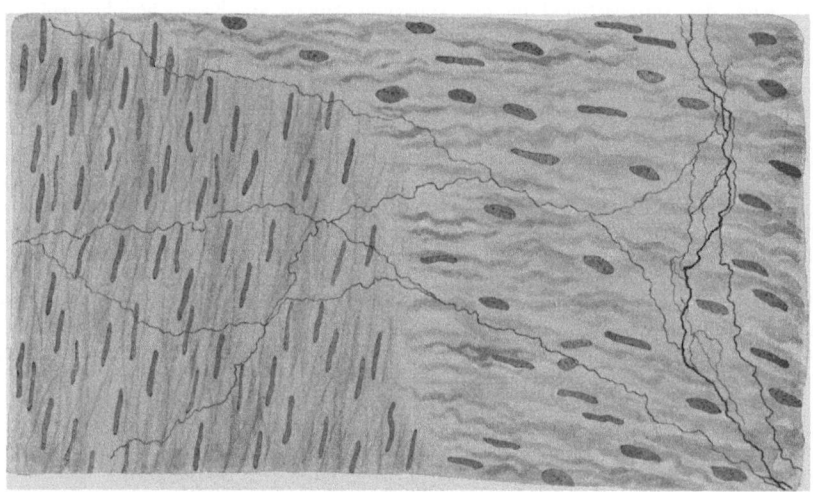

Abb. 347. Nervenbündel in den tieferen Schichten der Adventitia der Arteria femoralis, von dem einige Fasern zu dem Nervennetz auf der Ringmuskulatur ziehen. Bei 650facher Vergrößerung gezeichnet, auf ca. $^2/_3$ verkleinert. (Nach Hirsch.)

Annahme einer kontinuierlichen Begleitung eines Gefäßes durch eine Nervenfaser, wie es Bremer[2]) nach seinen Untersuchungen an den Zungengefäßen bei Amphibien behauptet.

Danach soll ein Nerv, der einmal an das Gefäß herangetreten ist, dasselbe nicht mehr verlassen. Hirsch konnte an Flachschnitten feststellen, daß Nerven zum Teil aus dem Bindegewebe an die Gefäße herantreten und sie auch wieder verlassen. Die Befunde von Hirsch an den Extremitätengefäßen decken sich mit denen von Ph. Stöhr[3]) an den Arterien der Pia und des Plexus chorioideus. Stöhr fand hier in der Adventitia parallel zur Längsachse der Gefäße gerichtete Bündel von vorwiegend marklosen und wenigen markhaltigen Nervenfasern, zwischen denen durch schräg verlaufende Fasern Verbindungen bestanden.

Alle Autoren sind darüber einig, daß in der *Media der Arterien* richtige Nervennetze vorhanden sind.

Lapinsky[4]) beschreibt zwei Netze in der Muscularis, Glaser eines, aus dem Fasern bis zur Intima ziehen sollen. Michailow[5]), Dogiel[6]), Stöhr, Hirsch u. a. beschreiben nur *ein* Nervennetz in der Muscularis. Doch sind die näheren Angaben auch hier verschieden. Nach Dogiel dringen die Fäden des Nervennetzes der Muscularis, das mit dem Geflecht

---

[1]) Hirsch: Arch. f. klin. Chir. Bd. 139, S. 225. 1926.
[2]) Bremer: Arch. f. mikrosk. Anat. Bd. 21, S. 165. 1882 u. Bd. 21, S. 663. 1882.
[3]) Stöhr, Ph.: Zeitschr. f. Anat. u. Entwicklungsgesch. Bd. 63, S. 562. 1922.
[4]) Lapinsky: Arch. f. mikroskop. Anat. Bd. 65, S. 623. 1905.
[5]) Michailow: Arch. f. mikroskop. Anat. Bd. 72, S. 540. 1908.
[6]) Dogiel: Arch. f. mikroskop. Anat. Bd. 52, S. 44. 1898.

der Adventitia in Verbindung steht, zwischen die Muskelzellen ein. Nach STÖHR und HIRSCH liegt das Nervennetz nur *oberflächlich* auf der Ringmuskulatur. In der Muskelschicht und erst recht in der Intima sollen sich Nervenfasern nicht mehr nachweisen lassen.

In diesen feinen Nervennetzen werden zahlreiche feine knopfförmige Anschwellungen oder dreieckige Verbreiterungen beschrieben, außerdem einzelne Fasern, die frei enden in der Form von Bäumchen, deren Zweigspitzen eine kleine Anschwellung tragen, oder lange gabelige Verzweigungen mit knötchen- oder blattähnlichen Verdickungen [KRIMKE[1]), LAPINSKY, GLASER, STÖHR].

Aber trotz der oft wiederholten Beschreibung dieser Endkörperchen oder Verdickungen der Nervennetze, von deren Vorhandensein wir uns bei vitaler Färbung mit Methylenblau auch am lebenden Tier leicht (an den kleinen Gefäßen des Mesenteriums und Pankreas des Kaninchens) überzeugen konnten, bleibt ihre Natur noch dahingestellt, und vor allem ist auch mit ihrem Nachweis das Problem, ob und wie die glatte Muskelfaser mit dem Nerv in *direkte* Verbindung tritt, noch keineswegs gelöst. Es ist durchaus noch nicht erwiesen oder sicher, daß eine direkte Verbindung vorhanden sein muß.

Bezeichnend für die Auffassung dieser beschriebenen nervösen Gebilde als Endkörperchen sind die Feststellungen von HOFFMANN[2]), BETHE[3]), DOGIEL, MICHAILOW, denen sich von den neuesten Untersuchern auch L. HIRSCH anschließt, daß um so *weniger* dieser Endigungen gefunden werden, je besser die Färbung gelungen ist, ja daß sie bei völlig gelungenen Färbungen sogar gänzlich fehlen können. Es läßt sich also nicht sicher abweisen, daß diese vielen in das Nervennetz eingelagerten Knötchen ebenso wie die freien „Endigungen" Kunstprodukte sind, die bei der Silberfärbung ebenso wie bei den vitalen Färbemethoden durch Schwellungen an den Nervenfasern oder durch postmortale Schädigungen bei der Fixierung bedingt sind. Bezeichnend ist die Angabe von HIRSCH: „Bei der systematischen Durchsicht meiner Präparate (über 500) fand ich zwei solcher knopfförmigen Anschwellungen an Capillaren, von denen eine sicher als Kunstprodukt erkannt werden konnte. Die Nervenfibrille war durch den Schnitt unterbrochen. Gleich nach der Anschwellung konnte man die Fibrille weiter verfolgen."

PH. STÖHR[4]) hat in der neuesten Zeit die Beziehungen zwischen glatten Muskelfasern und motorischen Nerven an der Harnblase des Menschen mit den modernsten Silbermethoden histologisch untersucht.

Gleichzeitig unterzieht er die Angaben und Methoden der älteren Autoren einer strengen Kritik und findet, daß weder die Methoden noch die Resultate der alten Autoren so sind, daß heute noch ihre Angaben über direkte Endigungen von Nervenfasern innerhalb der Muskelzellen in Betracht gezogen werden dürfen. Als verläßlich bleibt allein die Angabe von BOEKE[5]), der vor etwa 10 Jahren mit guter Methodik am Musculus ciliaris des Menschen das Eindringen von Nervenfasern in die Muskelfasern beobachtet hat und die Endigungen als ein feinstes Netzwerk beschrieb. STÖHR findet in der Harnblase zwischen den Muskelfasern ein feinstes terminales Netzwerk von marklosen Fasern und *gelegentlich* konnte er auch ein Eindringen von Nervenfasern in eine Muskelfaser beobachten und eine Aufsplitterung im Protoplasma zu einer Endigung in einem feinen Netzwerk.

Aber STÖHR selbst hebt hervor, daß von einer nervösen Versorgung *jeder einzelnen Muskelfaser* in diesem Sinne gar keine Rede sein kann. „Gerade in dieser Hinsicht habe ich Hunderte von Präparaten auf das genaueste durchgemustert mit dem Ergebnis, *daß wohl nicht einmal jede hundertste Muskelfaser mit einer nervösen Endigung ausgestattet ist.*" STÖHR verweist als Analogon ausdrücklich auf die Versorgung der *Gefäßmuskulatur* mit Nerven, bei der sich eine direkte Verbindung auch nicht hat nachweisen lassen.

---

[1]) KRIMKE: Die Nerven der Capillaren und ihre letzten Endigungen. Inaug.-Dissert. München 1884.
[2]) HOFFMANN: Arch. f. mikroskop. Anat. Bd. 70, S. 409. 1907.
[3]) BETHE: Allgemeine Physiologie und Anatomie des Nervensystems. Leipzig 1902.
[4]) STÖHR, PH.: Zeitschr. f. Anat. u. Entwicklungsgesch. Bd. 78, S. 555. 1926.
[5]) BOEKE: Zeitschr. f. mikroskop.-anat. Forsch. Bd. 2, S. 391. 1925; Proc. of the roy. acad. of science Bd. 27, S. 32. 1915; Proc. of the meeting of Saturday Bd. 17, S. 1. 1915; Med. Klinik 1925. — BOEKE: Innervationsprobleme, Zellbegriff und Organismus; Nervenregeneration und verwandte Innervationsprobleme, in Ergebn. d. Physiol. Bd. 19, S. 448. 1921.

Dabei ist außerdem noch zu bedenken, daß die feinsten intraprotoplasmatischen Nervenendigungen nur bei einer linearen Vergrößerung von über das Zweitausendfache sowohl bei BOEKE wie STÖHR nachweisbar waren. Daß dabei Täuschungen leicht möglich sind und feinste Gebilde, welche der Muskelfaser außen anliegen, für intracelluläre gehalten werden können, ist jedem, der einige Erfahrung in der Technik solcher Untersuchungen hat, ohne weiteres klar. STÖHR selbst ist sich dieser Möglichkeit sehr bewußt gewesen, wenn er von Untersuchungen bei solcher Vergrößerung sagt, ,,so ist hierbei gar wohl zu bedenken, daß wir Bilder bekommen, die nicht mehr ganz der Wirklichkeit entsprechen, was uns nötigt, unsere eigenen Angaben ebenfalls mit großer Vorsicht aufzustellen".

Während also eine sichere Verbindung der marklosen motorischen Fasern des Sympathicus mit den einzelnen Muskelelementen der Gefäßwand sich bisher anatomisch nicht hat nachweisen lassen und die Endigungen dieser Fasern als zweifelhaft angesehen werden müssen, sind in der Adventitia der Gefäßwand der Arterien sowie der Venen kleine Nervenendkörper nachgewiesen von typischem Bau, der dafür spricht, daß es sich um Endigungen *sensibler* Fasern handelt.

b) Die sensible Nervenversorgung.

Es sei zur näheren Orientierung auf die Abhandlung von ATZLER in diesem Bande verwiesen, ferner auf die Zusammenstellung der anatomischen Literatur von ODERMATT und die modernen Untersuchungen von STÖHR und L. HIRSCH.

Nach allem können wir heute als gesichert betrachten, daß tatsächlich sensible Endkörperchen in der Adventitia der Arterien und Venen vorkommen, und zwar meist in einer erheblichen größeren Menge, als sie in dem übrigen Gewebe gefunden werden, das diese Gefäße durchziehen. Daraus darf mit der größten Wahrscheinlichkeit geschlossen werden, daß sie etwas mit der sensiblen Versorgung der Gefäße selbst zu tun haben. Untersuchungen über die einzelnen Empfindungsqualitäten, welchen diese verschiedenen Endapparate dienen, stehen noch aus. Wie auch STÖHR betont, findet sich gerade an den Arteriolen eine reichliche Menge solcher sensibler Nervenendapparate.

Ziehen sensible Bahnen über die vorderen Wurzeln?

Nach den gesicherten Befunden von BAYLISS und seinen Nachuntersuchern, nach denen motorische zentrifugale Impulse über die *hinteren* Wurzeln das Rückenmark verlassen, ist in den letzten Jahren auch der Versuch gemacht worden, das BELLsche Gesetz, nach welchem die *Sensibilität* nur über die *hinteren* Wurzeln geleitet wird, umzustoßen. W. LEHMANN[1]) hat in den letzten Jahren auf Grund tierexperimenteller Beobachtungen behauptet, daß die visceralen, *sensiblen* Erregungen — damit auch solche, die von der Gefäßwand ihren Ausgang nehmen — auch über die *vorderen* Wurzeln zum Rückenmark geleitet werden können.

Die Annahme von LANGLEY[2]), daß das vegetative Nervensystem nur aus afferenten Bahnen besteht, trifft nur dann zu, wenn man, wie das LANGLEY und schon früher KÖLLIKER[3]) tat, die breiten markhaltigen Fasern, welche den sympathischen Bündeln beigemengt sind, als afferente *spinale* Nervenfasern betrachtet, die über das Spinalganglion und die *hinteren* Wurzeln in das Rückenmark ziehen. Daß solche sensiblen Fasern in vorwiegend sympathischen Nerven, wie z. B. im Splanchnicus, ziehen, geht vor allem aus den Beobachtungen von KAPPIS[4]) hervor. Durch Leitungsanästhesie des Splanchnicus konnte die Schmerzempfindlichkeit des Peritoneums gegen Zug aufgehoben werden. Es wird nun von zwei verschiedenen Seiten in jüngster Zeit eine Möglichkeit gezeigt, wie eine Verbindung solcher afferenten, im Sympathicus verlaufenden Fasern mit dem Rückenmark zustande kommen kann.

---

[1]) LEHMANN: Zeitschr. f. d. ges. exp. Med. Bd. 40. 1924.
[2]) LANGLEY: The autonom nervious system. Cambridge 1921; Berlin: Julius Springer 1922.
[3]) KÖLLIKER, zit. nach LEHMANN.
[4]) KAPPIS: Mitt. a. d. Grenzgeb. d. Med. u. Chir. Bd. 26. 1913.

O. Rossi[1]) hat neuerdings an Embryonen von Vögeln und Schweinen eine direkte anatomische Verbindung von den Zellen der Spinalganglien zu Fasern der Rami communicantes nachgewiesen. Damit wäre also der direkte Beweis für die alte Annahme von KÖLLIKER und LANGLEY erbracht, daß sensible Fasern aus den hinteren Wurzeln dem im übrigen motorischen Nerv. sympathicus beigemengt sind.

L. R. MÜLLER[2]) erwägt daneben noch die Möglichkeit, daß die im Sympathicus verlaufenden sensiblen Fasern nicht einfach mit einem Nervenfortsatz mit den Spinalganglienzellen in Verbindung stehen, wie die Fasern, welche z. B. die Hautsensibilität leiten, sondern daß solche sensiblen Sympathicusfasern an Spinalganglienzellen mit einem pericellulären und intracapsulären Nervenknäuel, einem Körbchen, endigten. Er denkt dabei daran, daß diese Spinalganglienzellen außerdem noch mit sensiblen, von der Haut kommenden Nervenfasern in der gewöhnlichen Weise in Verbindung stehen. „Die korbartige Aufsplitterung von *viszeralen* afferenten Fasern um Spinalganglienzellen, die ihre zentripetalen Erregungen von der Haut beziehen, könnte uns eine Erklärung für das Zustandekommen von hyperästhetischen Hautzonen bei Organerkrankungen liefern." L. R. MÜLLER stützt sich dabei auf Präparate von GREVING, die er in Abbildungen wiedergibt. Solche körbchenartigen Endgeflechte hat auch DOGIEL[3]) beschrieben. Aber er faßte sie nicht als Endkörbchen sensibler, sondern *sympathischer* Fasern auf.

Die Deutung dieser körbchenartigen Geflechte ist jedenfalls heute noch nicht mit Sicherheit klargestellt.

Wir haben in Präparaten, die L. HIRSCH auf unsere Veranlassung anfertigte, öfter besonders gut *an dicken Schnitten* sehen können, daß solche Geflechte, die zunächst wie sympathische Körbchen aussahen, doch weiter nichts waren, als ein einziger Nervenfortsatz, der sich nur in verschiedenen Windungen um die Zelle herumlegte, aber doch ganz deutlich als ein einziger Nervenfaden erkannt werden konnte. In dünneren Schnitten kann ein solcher Faden, wenn er nicht ganz auf dem Präparat verfolgt werden kann, sehr wohl den Eindruck machen, als ob ein richtiges Nervengeflecht vorhanden sei. Die Deutung dieser Körbchen durch MÜLLER, mit den darauf aufgebauten Folgerungen, macht unserer Meinung nach neue Untersuchungen notwendig zur völligen Klarstellung.

Die zweite Möglichkeit behauptet W. LEHMANN[4]), wie wir bereits erwähnt haben. Danach sollen die *sensiblen* Reize über den Sympathicus und mit dessen Fasern über die *vorderen* Wurzeln in das Rückenmark gelangen.

LEHMANN geht dabei aus von den Mißerfolgen der durch FÖRSTER bei Neuralgien und gastrischen Krisen angegebenen Durchschneidung der hinteren Wurzeln. Nach GROVES[5]) sollen die Fehlschläge dieser Operation bis zu 75% betragen; vgl. auch BENNETS[6]).

LEHMANN faßt die Sensibilität der Eingeweide des Abdomens im wesentlichen als eine Sensibilität der Gefäße auf. Deshalb interessieren seine Versuche auch besonders in diesem Zusammenhang.

Er baute auf den Experimenten von KAPPIS[7]) auf, der gezeigt hatte, daß auch für die Baucheingeweide die Sensibilität segmentär angeordnet ist.

Er durchschnitt bei 2 Hunden die hinteren Wurzeln von D 5—D 9. Danach waren die Bauchdecken empfindungslos geworden, während die Baucheingeweide und das Mesenterium seine Schmerzempfindlichkeit behalten hatten. Umgekehrt wurden bei einem Hunde die 5—6 vorderen Wurzeln beiderseits durchschnitten bei Erhaltung der hinteren Wurzeln. Dieser Hund zeigte bei der Laparatomie eine erhaltene Sensibilität der Bauchdecken, aber eine absolute Unempfindlichkeit des Magens und Duodenums, der oberen Darmabschnitte sowie der Gallenblasen- und Milzgegend.

---

[1]) Rossi, OTTORINO: Journ. of comp. neurol. Bd. 34, Nr. 5. Okt. 1922.
[2]) MÜLLER, L. R.: Verhandl. d. 37. Kongr. d. dtsch. Ges. f. inn. Med., Wiesbaden 1925, S. 55.
[3]) DOGIEL: Zitiert auf S. 1504.
[4]) LEHMANN: Klin. Wochenschr. 1924, S. 1895.
[5]) GROVES: Lancet 1911.
[6]) BENNETS: Med. chir. trans. Bd. 72, S. 329. 1889.
[7]) KAPPIS: Mitt. a. d. Grenzgeb. d. Med. u. Chir. Bd. 26. 1913.

Meyer und Fröhlich[1]) haben diese Versuche nicht bestätigt und auch auf die wechselnde Schmerzempfindlichkeit beim Menschen hingewiesen, sowie auf die zu hohen Novocaindosen bei diesem Versuch.

In der Tat scheint auch uns der letzte Versuch Lehmanns nicht sehr beweiskräftig. Ist es doch eine bekannte Tatsache, daß kurz nach Überstehen stärkerer Schmerzen, Schmerzen geringerer Intensität, die sonst sehr empfunden werden, auch beim Menschen kaum beachtet werden. Wir weisen nur darauf hin, daß Frauen nach der Geburt die Uteruskontraktionen, welche die Placenta gebären, kaum als schmerzhaft empfinden.

Lehmann hat demgegenüber neue Versuche angestellt, bei denen auch die Wurzeldurchschneidung nachher durch Sektionen kontrolliert wurden.

Er stellte nach dem Vorgang von Brüning und Gohrbrand[2]) einen hufeisenförmigen Bauchdeckenlappen mit unterer Basis her, der sämtliche Schichten einschließlich des Pertoneums umfaßte, und konnte so in einer zweiten Sitzung den Hautschnitt im anästhetischen Gebiet führen. Leiseste Kompression der Gefäße des Mesenteriums wurde aber als Schmerz empfunden. In einer dritten Sitzung wurden mindestens sechs hintereinander gelegene hintere Wurzelpaare durchschnitten von $D\,5 - L\,1$. 8 Tage später wurde bei 3 Hunden, die die Eingriffe überlebt hatten, wiederum die Bauchsensibilität geprüft und es konnte ein *Persistieren* derselben festgestellt werden. Die Sektionsbefunde bestätigten die Durchschneidung der entsprechenden Wurzeln.

Als weitere Stütze für seine Ansicht werden von Lehmann Versuche von Brüning und Gohrbrand[2]) herangezogen. Danach läßt sich die Bauchsensibilität durch Bepinseln der Bauchganglien mit Nicotin aufheben. Wenn diese Versuche bestätigt werden sollten, dann müßte man annehmen, daß die sensiblen Reize auf sympathischen Bahnen geleitet werden können, die in den sympathischen Ganglien umgeschaltet werden.

Shaw[3]) hat in jüngster Zeit dasselbe wie Lehmann auch für die Extremitäten erweisen wollen.

Er durchtrennte beim Kaninchen zunächst vier hintereinander gelegene dorsale Wurzeln und erhielt danach einen anästhetischen Hautbezirk, in dem das Tier aber auf Kneifen der tieferen Gewebe noch deutlich reagierte. Dann durchtrennte er die für die Extremitäten in Betracht kommenden 4.—7. Lumbal- und 1.—2. Sacralwurzeln, gleichzeitig quere Durchtrennung des Rückenmarkes darunter. Er erhielt dadurch eine vollkommene Unempfindlichkeit der Haut, während die Tiefensensibilität am Schenkel und Fuß erhalten blieb. Die Experimente waren allerdings nicht immer positiv, wurden aber autoptisch daraufhin kontrolliert, ob wirklich alle in Betracht kommenden hinteren Wurzeln durchtrennt waren. Um die Möglichkeit auszuschalten, daß der abdominale Sympathicus noch Reize oberhalb der durchschnittenen Wurzeln in das Rückenmark leitet, wurde einmal eine quere Durchschneidung des Rückenmarks oberhalb des 4. Lumbalsegmentes vorgenommen. Der Erfolg war eine komplette Lähmung und Anästhesie auf alle Reize an den hinteren Extremitäten. Das andere Mal wurde eine Durchschneidung der vorderen und hinteren 5.—7. Lumbal- und 1.—2. Sacralwurzel mit Durchschneidung des Rückenmarkes unterhalb der 2. Sakralwurzel vorgenommen. Auch hier vollkommene Lähmung und Anästhesie am entsprechenden Bein. Bestätigung der Durchschneidung durch nachfolgende Sektion. Diese Versuche scheinen auch für die Extremitäten die Anschauung von Lehmann zu stützen. Durch weitere Durchschneidungsexperimente am Rückenmark will Shaw auch gezeigt haben, daß die Leitung der durch die vorderen Wurzeln gehenden Empfindungen im Rückenmark sowohl in den homo- wie kontralateralen Seitensträngen verläuft.

Während Otfried Foerster[4]) auf Grund eines klinischen Falles sich im zustimmenden Sinne zu den Ansichten von Lehmann äußert, stehen andere Autoren diesen neuen Gedankengängen noch mit der *notwendigen* Skepsis gegenüber. Einmal ist zu betonen, daß auch bei einer Durchtrennung von vorderen und hinteren Wurzeln, wie sie in einer Reihe von Fällen auf Grund von Traumen beim

---

[1]) Meyer u. Fröhlich: Zeitschr. f. d. ges. exp. Med. 1922, Nr. 29, S. 87; Klin. Wochenschrift 1922, S. 1368.
[2]) Brüning u. Gohrbrand: Berlin. klin. Wochenschr. 1921, S. 1431.
[3]) Shaw: Brit. journ. of surg. Bd. 11, S. 648. 1924.
[4]) Foerster, O.: Verhandl. d. Ges. dtsch. Nervenärzte, Leipzig 1921, S. 173.

Menschen schon beobachtet werden konnten, auch mit autoptischer Nachkontrolle, doch Fälle bekannt geworden sind, in denen eine Schmerzempfindlichkeit der theoretisch anästhetisch sein sollenden Gebiete nachgewiesen werden konnte.

So teilt LEHMANN selbst solche Beobachtungen von FRAZIER[1]) und ZAAIJER[2]) mit. Danach muß man annehmen, daß eine viel weitergehende Versorgung der einzelnen peripheren Zonen durch verschiedene Segmente des Rückenmarks erfolgt, als man bisher auch nach den Ergebnissen SHERRINGTONS[3]), der die Überlagerung besonders betont, anzunehmen geneigt war. Damit werden natürlich auch die Befunde LEHMANNs zweifelhaft, die bisher in der Literatur nicht unwidersprochen geblieben sind, denen vielmehr auch aus jüngster Zeit Experimente mit anderen entgegengesetzten Resultaten gegenüberstehen.

Zunächst kommen hier die Untersuchungen von A. W. MEYER[4]) aus der chirurgischen Klinik in Heidelberg in Betracht. Er kann sich LEHMANN weder auf Grund ausgedehnter tierexperimenteller Untersuchungen anschließen, noch sprechen seine Erfahrungen am Menschen für dessen Auffassung.

Ebenso entschieden sprechen sich A. FRÖHLICH und H. H. MEYER[5]) gegen die Annahme von LEHMANN aus.

Sie haben in zahlreichen Versuchen am Hunde eindeutig feststellen können, daß für Harnblase, Rectum, distales und proximales Kolon, Dünndarm, sowie für die Arterien der Extremitäten die die Schmerzempfindung vermittelnden Fasern ausnahmslos durch die hinteren Rückenmarkswurzeln in das Zentralorgan eintreten, demnach die Natur und den Charakter von Spinalnervenfasern haben, die allerdings den vegetativen Nerven auf ihrem Weg vom Endorgan bis zum Eintritt in das Rückenmark beigemischt sind und von ihnen auf anatomischem Wege nicht isoliert werden können.

Auch der Arterienschmerz, wie er durch endoarterielle Injektion von Chlorbarium oder Senföl beim Hunde erzeugt werden kann, bleibt nach den Untersuchungen dieser Autoren bei vorheriger Durchtrennung der hinteren Wurzeln in den entsprechenden Segmenten aus.

Daß sensible Fasern den sympathischen Bahnen beigemischt sind, hat sich auch anatomisch, wie wir bereits erwähnt haben, aus den Untersuchungen von L. R. MÜLLER als wahrscheinlich ergeben. Danach tritt ein Teil der Rami communicantes albi, die zum Bereiche der Splanchnici gehören, in die hinteren Spinalwurzeln ein. Durch die Befunde von ROSSI scheint diese Annahme gesichert.

Ebenso teilt L. HIRSCH[6]) ganz neuerdings tierexperimentelle Befunde mit, die sich ganz den Ergebnissen von A. W. MEYER und FRÖHLICH und H. H. MEYER anschließen.

Alles in allem muß man auf Grund der vorliegenden Experimente sich gegenüber den Angaben von LEHMANN noch kritisch einstellen, und bevor nicht neue, völlig überzeugende Experimente vorliegen, welche die Angaben von LEHMANN bestätigen, muß daran festgehalten werden, daß zwar in den sympathischen Nerven sensible Fasern verlaufen (L. R. MÜLLER, KREHL, HOFFMANN u. a.), daß sie aber über die hinteren Wurzeln in das Rückenmark einstrahlen.

3. Die Schmerzempfindlichkeit der Arterien.

Wichtig sind die klinischen und physiologischen Beobachtungen, welche uns über die besondere Art der Arteriensensibilität unterrichten. W. ODERMATT[7]) hat jüngst in einer ausführlichen Studie unsere derzeitigen Kenntnisse darüber zu-

---

[1]) FRAZIER u. SKILLERN: Journ. of the Americ. med. assoc. Bd. 57, S. 1957.
[2]) ZAAIJER, zit. nach LEHMANN: Klin. Wochenschr. 1922, S. 1895.
[3]) SHERRINGTON: Journ. of physiol. Bd. 17, S. 211. 1894.
[4]) MEYER, A. W.: Zentralbl. f. Chir. 1921, Nr. 49.
[5]) FRÖHLICH, A. u. H. H. MEYER: Klin. Wochenschr. 1922, S. 1368; Zeitschr. f. d. ges. exp. Med. Bd. 29, S. 87 u. 192. 1922.
[6]) HIRSCH, L.: Verhandl. d. physikal.-med. Ges. zu Würzburg, NF. Bd. 50, S. 250. 1926.
[7]) ODERMATT, W.: Bruns' Beitr. z. klin. Chir. Bd. 127, S. 1. 1922.

sammengetragen. Sicher müssen wir annehmen, das nicht alle Reize, welche die sensiblen Endigungen aufnehmen, in Schmerzempfindungen umgesetzt werden und als solche empfunden werden, d. h. bis zur Gehirnrinde gelangen. Ein großer Teil der Reize, welche auf den zentripetalen Bahnen weitergeleitet werden, löst im Rückenmark und vielleicht noch früher (Axonreflexe LANGLEYS, auf die wir an anderer Stelle noch näher zu sprechen kommen werden) eine motorische Tätigkeit aus, endet also einfach als peripherer Reflex. Wir müssen es auch dahingestellt sein lassen, ob es an den Arterien spezifische Schmerznerven [v. FREY[1])] gibt, oder jeder *starke* Reiz, der die sensiblen Endkörperchen trifft als Schmerz empfunden wird. Näheres über diese Frage findet sich bei GOLDSCHEIDER[2]).

a) Schmerzauslösende Reize.

Wir haben zunächst kurz zu besprechen, welche Reizungen der Arterien schmerzerregend wirken. So ist es durch die Beobachtungen der Chirurgen auch am Menschen festgestellt, daß eine Ligatur der Arterie als schmerzhaft empfunden wird.

BIER[3]) hat das für die Mesenterialarterien vielleicht als erster angegeben. Aber nicht alle Arterien sind gleich schmerzhaft. So wird konstant ein Ligaturschmerz am vorderen Ast der A. thyr. sup. und an den großen Magenarterien angegeben, inkonstant nur am hinteren Ast der A. thyr. sup. und an der A. thyr. inf., ebenso an den Netz- und Mesenterialarterien. Während im allgemeinen die Arterien desto empfindlicher gegen die Ligatur sind, je größer sie sind, wird von der Carotis communis und iliaca angegeben, daß sie unempfindlich gegen Ligaturen sind, ebenso wie alle Venen. Der Ligaturschmerz tritt beim Knüpfen des Knotens für einen *kurzen* Moment auf und verschwindet dann sofort wieder. Er muß danach durch den Druck des Fadens ausgelöst werden und nicht durch den erhöhten Innendruck im abgesperrten Arterienrohr [ODERMATT[4])].

Neben dem Ligaturschmerz ist der Arterienschmerz bei intraarteriellen Injektionen gut studiert [GYANES[5]), HOTZ[6]), LANG[7]), ODERMATT u. a.]. Dabei hat sich herausgestellt, daß durchaus nicht alle Mittel, welche subcutan injiziert Schmerzen erregen, auch bei intraarterieller Injektion schmerzhaft sind.

Vuzin und höher konzentrierte (3 proz.) Novocainlösung sind z. B. chemische Mittel, die einen typischen Gefäßschmerz hervorrufen. Dagegen sind viele andere sonst gewebsreizende Mittel ohne Wirksamkeit vom Lumen der Arterie aus. So injizierte ODERMATT beispielsweise bei 2 Fällen von stenosierendem Oesophaguscarcinom künstlichen Magensaft in die Arteria gastroepiploica. Beide Male wurde die Injektion von 5 ccm dieser Lösung in die Arterie ohne Empfindung oder Schmerzen ertragen, dabei zeigte das eine Mal diese Arterie deutlichen Ligaturschmerz und das andere Mal entstand beim Herausziehen der Nadel ein *periarterielles* Infiltrat, das nach 2 Sekunden einen brennenden Schmerz auslöste. Ebenso scheinen die Arterien genau wie die Venen keine Schmerzempfindung für warm und kalt zu haben. So erlebte ODERMATT bei 12 intraarteriellen Injektionen von Lösungen zwischen 20—60° keinerlei Schmerzensäußerungen von seiten der Patienten.

Nach ODERMATTS überzeugenden Ausführungen, kann es sich bei der Schmerzerregung durch Vuzin und Novocain nur um eine direkte chemische Wirkung dieser Substanzen auf die sensiblen Nervenendigungen handeln.

Von seiten der Chirurgen ist gleichfalls gesagt worden, daß Arterienverletzung an sich schmerzauslösend wirkt. *Aber auch hier liegen die Verhältnisse nicht ganz einfach.*

---

[1]) v. FREY: Untersuchungen über die Sinnesfunktion der menschlichen Haut. Leipzig 1896.
[2]) GOLDSCHEIDER: Das Schmerzproblem. Berlin 1920.
[3]) BIER, A.: Hyperämie als Heilmittel. 1907.
[4]) ODERMATT: Zitiert auf S. 1509.
[5]) GYANES, zit. nach ODERMATT.
[6]) HOTZ: Bruns' Beitr. z. klin. Chir. Bd. 76, S. 812. 1911.
[7]) LANG: Dtsch. Zeitschr. f. Chir. Bd. 158, S. 390. 1926.

Scharfe Verletzungen wie Durchschneidungen von Arterien sind schmerzlos, während stumpfe Einwirkungen, wie z. B. Druck der Arterienklemme empfunden werden. Wichtig ist ferner, daß mechanische Reizung der Arterien*intima*, z. B. Kratzen derselben mit einer in die Arterie eingeführten Nadel, absolut *nicht* empfunden wird (ODERMATT u. a.). Andererseits gibt es einen Arterienschmerz bei Längsdehnung an denjenigen Arterien, welche auch gegen Ligaturen empfindlich sind [BRESLAUER[1]), ODERMATT]. Ebenso konnte ODERMATT einen starken Dehnungsschmerz beim Hund feststellen, wenn die Carotis durch einen in dieselbe eingeführten Gummischlauch erheblich gedehnt wurde. Andererseits werden im Gefäßsystem hohe Druckerhöhungen ohne Schmerzempfindung ertragen, wie z. B. die Druckerhöhung um $1/3$—$1/4$ des Eigendruckes, die KATZENSTEIN[2]) nach Unterbindung der Aorta fand. Aber trotzdem kommt es bei starken lokalen Dehnungen der Arterienwand, in größeren Arterien wenigstens, zu Schmerzempfindungen, wie aus den Erfahrungen bei Arterienembolien hervorgeht. Wenn es zu einer Einkeilung des Embolus kommt, dann läßt sich auch, in einer größeren Arterie wenigstens, ein entsprechender Schmerz nachweisen, der ausbleibt, wenn es nur zu einem teilweisen Verschluß der Arterie kommt.

b) Sitz der Schmerzempfindlichkeit.

Wir haben eine Reihe von Reizen kennengelernt, welche zu einer Schmerzempfindung in oder an den Arterien führen. Es ist jetzt die Frage, an welchem *Ort* es zu der Entstehung des Arterienschmerzes kommt. Da hat nun ODERMATT gezeigt, daß die *Intima* selbst als Ort der Schmerzempfindung *nicht* in Betracht kommen kann.

Einmal war mechanische Reizung derselben erfolglos, dann entstand nie ein Schmerz, wenn schmerzerregende Substanzen in eine Arterie injiziert wurden und die Abflußmöglichkeit in das Capillargebiet gleichzeitig verhindert war. Schließlich ließ sich zeigen, daß der Schmerz bei Injektionen in die Arterien *nicht sofort* nach oder bei der Injektion eintrat, sondern erst nach einer Latenzzeit von $1^1/_2$—$2^1/_2$ Sekunden, eine Zeit, welche dem Weg von der Injektionsstelle bis in das Capillargebiet entspricht.

Dagegen rufen *periarterielle* Injektionen derselben Flüssigkeiten *sofort* Schmerzhaftigkeit und Blutdruckänderungen hervor, die bei intraarterieller Injektion beide erst nach der angegebenen Latenzzeit erfolgen.

Wichtig ist auch, daß bei Zerstörung des periarteriellen Gewebes doch ein Schmerz bei Injektion reizender Substanzen in die Arterien eintritt, und zwar nach der gewöhnlichen Latenzzeit (ODERMATT). Diese Erkenntnis hat dazu geführt, daß wir mit ODERMATT annehmen müssen, daß die Schmerzentstehung bei intraarterieller Injektion erst im Capillargebiet der injizierten Arterie entsteht durch die hier vorhandenen sensiblen reizaufnehmenden Elemente.

Desgleichen ist die letzte Beobachtung von ODERMATT ein weiterer Beweis dafür, daß die Capillarnerven nicht lediglich Ausläufer des periarteriellen Plexus sind. Denn sonst hätte bei Zerstörung des periarteriellen Gewebes auch die Schmerzempfindung in ihnen erlöschen müssen.

4. Die direkte Reizwirkung auf die Arterienwand ohne Nervenvermittlung.

Während an allen Gefäßen des Körpers Nerven nachgewiesen werden konnten, steht ein solcher Nachweis an den Gefäßen noch aus, welche sich innerhalb der Substanz des Zentralnervensystems befinden.

PH. STÖHR[3]), der die Nervenversorgung der Gefäße der Pia neuerdings eingehend studiert hat, betont das wieder ausdrücklich. Er nimmt an, daß der gesamte *nervöse* Überwachungsdienst des für das Zentralnervensystem in Betracht kommenden Blutkreislaufes in die Pia verlegt worden ist. Ebenso ist es als sicher anzusehen, daß die Gefäße der Placenta nervenlos sind. Für die Regulation ihrer Weite spielt nach W. SCHMITT[4]) die Sauerstoffmenge des Blutes die größte Rolle.

---

[1]) BRESLAUER: Bruns' Beitr. z. klin. Chir. Bd. 121, S. 301. 1921.
[2]) KATZENSTEIN: Arch. f. klin. Chir. Bd. 76, S. 581. 1915.
[3]) STÖHR: Zeitschr. f. Anat. u. Entwicklungsgesch. Bd. 63, S. 562. 1922. — MÜLLER, L. H.: Die Lebensnerven. Bd. II, S. 220. Berlin 1924.
[4]) SCHMITT, W.: Münch. med. Wochenschr. 1922, S. 100; Zeitschr. f. Biol. Bd. 75. 1922.

Näheres über Gefäßreaktionen auf direkte Reize siehe in dem von ATZLER und LEHMANN bearbeiteten Kapitel in diesem Bande.

Die anatomischen Feststellungen der motorischen Nerven an den Gefäßen gibt uns letzten Endes noch keine Antwort darauf, ob die Gefäßnerven unbedingt notwendig sind zur Reizübermittelung an die Muskelfasern der Arterien oder ob die Muskulatur als solche auch selbständig mit Erweiterung oder Verengerung reagieren kann auf Reize, die von außen oder vom Gefäßinneren her entstehen.

Nach RICKER[1]) wäre das nicht anzunehmen. MARCHAND[2]) faßt Muskelfasern und Nervenendigungen als ein zusammengehöriges System auf und spricht von einem „*neuromuskulären System*". „Wenn man also von einer direkten Einwirkung auf die Gefäßwand spricht, so ist das im allgemeinen nicht so zu verstehen, als handle es sich dabei um eine Einwirkung auf die Muskulatur allein, sondern auf das ‚neuromuskuläre System', doch ist die erstere damit nicht ganz ausgeschlossen."

Wie wir im folgenden noch näher erörtern werden, halten wir durchaus eine direkte Einwirkung auf die Muskelfaser ohne Nerven für möglich und auch für physiologisch nicht bedeutungslos [TANNENBERG und B. FISCHER[3])]. Hier sei nur erwähnt, daß die Ergebnisse der Untersuchungen von W. SCHMITT[4]) an den Placentargefäßen und von STÖHR[5]) an denen des Gehirns in diesem Sinne gedeutet werden können, ebenso wie die seit den Durchschneidungsversuchen von GOLTZ bekannte Wiederherstellung des Tonus der vom Nerven abgetrennten Gefäße nach einiger Zeit. Außerdem spricht für diese unsere Annahme auch das Fehlen einer eintretenden Atrophie der glatten Muskulatur nach Ausschaltung der Nerven. Ein solcher Nachweis ist bis heute nach GLASER[6]) trotz vieler darauf verwandter Arbeit noch nicht geglückt.

B) Die Funktion und nervöse Versorgung der Venen.

Zusammenfassende Darstellungen.

BENDA: Venen, im Handb. d. spez. Pathol. Anat. u. Histol. (HENKE-LUBARSCH), Bd. II, S. 787. Berlin 1924. — KAUFMANN: Lehrb. d. spez. Pathol. Anat. Venen. 7. bis 8. Aufl., S. 114. Berlin u. Leipzig 1922. — TIGERSTEDT: Physiologie des Kreislaufs. Bd. II u. III. Berlin u. Leipzig 1922 u. 1923.

1. Eigenschaften der Wand.

Die Venen haben ebenfalls Teil an der Regulierung des peripheren Kreislaufes. Sie unterscheiden sich von den Arterien durch ihre größere Dehnbarkeit und ihr weniger promptes und ausgiebiges Antworten auf die verschiedensten Reize. Dies entspricht ihrem anatomischen Aufbau, bei dem die Muskulatur mehr zugunsten des elastischen Gewebes zurücktritt und nicht zu einer ununterbrochenen Ringmuskelschicht wie bei diesen angeordnet ist. Der Bau der Venen ist an den verschiedenen Körperprovinzen im übrigen kein einheitlicher. Näheres siehe bei KÖLLIKER[7]), EBERTH[8]), NAITO[9]), BENDA[10]), vgl. auch die vorstehende Arbeit von FLEISCH in diesem Bande.

Aber trotzdem sind sie keine einfachen elastischen Schläuche, welche die Arterien begleiten, sondern sie haben ähnlich wie diese einen eigenen selbständigen

---

[1]) RICKER, G.: Pathologie als Naturwissenschaft. Berlin 1924.
[2]) MARCHAND: Zitiert auf S. 1499.
[3]) TANNENBERG u. B. FISCHER: Frankfurt. Zeitschr. f. Pathol. Bd. 33, H. 1 u. 3. 1926.
[4]) SCHMITT, W.: Zitiert auf S. 1511.   [5]) STÖHR: Zitiert auf S. 1511.
[6]) GLASER: Zitiert auf S. 1499.
[7]) KÖLLIKER, zit. nach BENDA.   [8]) EBERTH: Zitiert nach BENDA.
[9]) NAITO: Verhandl. d. japan. pathol. Ges., 3. Tag, Tokyo 1913.
[10]) BENDA: Handb. d. spez. Pathol., Anat. u. Histol., Bd. II, S. 789. 1924.

Tonus, und ihre Weite wird nicht allein durch die Blutmenge bedingt, welche in sie hineinfließt. GOLTZ[1]) hat im Jahre 1864 durch einige klassische Versuche am Frosch gezeigt, daß den Venen ein Tonus zukommt, der ebenso wie der der Arterien vom Zentralnervensystem beherrscht wird.

Er unterband eine Mesenterialvene eines Frosches. Die Folge war eine deutliche Verengerung. Stellte er jetzt einen Klopfversuch an, so erweiterte sich diese Vene wie alle anderen und füllte sich von *rückwärts*, von den größeren, weiter herzwärts gelegenen Venen her mit Blut, während gleichzeitig in den Arterien der Blutdruck fast bis zum Verschwinden absank. Die Vene kann also, wie dieser Versuch zeigt, ihren Tonus unter gewissen Bedingungen verlieren. Bei intaktem Zentralnervensystem stellt sich der Tonus nach einiger Zeit wieder her, bei zerstörtem bleibt die Erweiterung bestehen.

Ein zweiter Versuch zeigt ganz dasselbe. Nach Unterbindung der Aorta sind die Mesenterialvenen fast leer, klopft man aber jetzt „mäßig stark, aber wiederholt auf Darm und Gekröse, so füllen sich die vorhin leeren Venen alsbald stark mit Blut, welches von der unteren Hohlvene her der normalen Richtung des Blutlaufes entgegen in sie eindringt".

Diese einfachen klaren Beobachtungen zeigen uns in überzeugender Weise, daß die Venen einen gewissen Tonus haben, daß ihre Weite nicht allein von dem Verhalten der Arterien und dem sie dehnenden Blutstrom abhängt.

NATUS[2]) äußert sich auf Grund von Beobachtungen am Pankreas des lebenden Kaninchens in ähnlichem Sinne. Die Venen verhalten sich bei lokaler Reizung im allgemeinen in bezug auf Verengerung und Erweiterung wie die Arterien, jedoch mit der Einschränkung, daß die Vene weit *geringeren* Schwankungen unterworfen ist als die Arterie, daß ihre Verengerung später auftritt und schließlich, daß bei der endlichen Erweiterung der Strombahn die Vene der Arterie vorangeht und sich ähnlich wie die Capillaren verhält.

Die Abhängigkeit der Venenweite von der Reizung peripherer Nerven haben THOMPSON[3]) und BARCROFT[3]) für die untere Extremität gezeigt, GLEY[4]) denkt an eine Wechselwirkung zwischen der Innervation der Arterien und Venen in einem Gefäßgebiet in dem Sinne, daß die letzteren erschlaffen, wenn der Druck in den ersteren ansteigt. MEYER[5]) und später GUNN und SHAVASSE[6]) zeigten mit der Methode des isolierten Gefäßstreifens, daß große Venen auf Adrenalin in starker Verdünnung sich verengen. DONEGAN[7]) zeigte die constrictorische Wirkung der sympathischen Nerven auf die Venen und er fand ebenfalls eine gefäßverengernde Wirkung auf Adrenalin noch in der Verdünnung 1:1 Million. S. W. ANITSCHKOW[8]) untersuchte dann in jüngster Zeit mit der KRAWKOWschen Durchströmungsmethode am abgeschnittenen Kaninchenohr den Einfluß vasomotorischer Gifte auf die kleinen Venen. Er fand bei isolierter Durchströmung der Venen eine aktive und isolierte Verengerung der kleinen Venen auf die Durchleitung von Adrenalin, Nicotin und Chlorbarium. Die Reaktion der Ohrvene auf die Gifte war aber bedeutend schwächer als die Reaktion der entsprechenden Arterie. Unter dem Einfluß lokaler Temperaturerhöhungen oder Einreibung der Haut über der Vene mit reizenden Substanzen wie Crotonöl trat eine Erweiterung der Venen ein.

Die nervöse Versorgung der Vena portae durch den Nerv. splanchnicus zeigten MALL, BAYLISS und STARLING, ihre Pharmakologie untersuchten EDMUNDS[9]), MORITA[10]), BERESIN[11]).

Als feststehend dürfen wir danach ebenso wie nach den Beobachtungen TANNENBERGS[12]) am Mesenterium und Pankreas des lebenden Kaninchens betrachten, daß die Venen die Fähigkeit haben, ihre Weite zu verändern, daß sie einen eigenen Tonus haben. Andererseits passen sie sich aber der in ihnen strömende Blutmenge leichter und widerstandsloser an als die Arterien und die

---

[1]) GOLTZ, FR.: Virchows Arch. f. pathol. Anat. u. Physiol. Bd. 29, S. 394. 1864.
[2]) NATUS: Virchows Arch. f. pathol. Anat. u. Physiol. Bd. 199, S. 65. 1910.
[3]) THOMPSON, BARCROFT, MALL, BAYLISS u. STARLING, zit. nach GLEY u. MARCHAND.
[4]) GLEY: Mécanisme physiol. des Troubles vasculaires. — BOUCHARD, CH.: Traité de pathol. génér. 1900, III, S. 211.
[5]) MEYER: Zeitschr. f. Biol. Bd. 48. 1906.
[6]) GUNN u. SHAVASSE: Proc. of the roy. soc. of London, Ser. B, Bd. 86, S. 192. 1913.
[7]) DONEGAN, J. F.: Journ. of physiol. Bd. 55. 1921.
[8]) ANITSCHKOW, S. W.: Pflügers Arch. f. d. ges. Physiol. Bd. 202, S. 139. 1924.
[9]) EDMUNDS: Journ. of pharmacol. a. exp. therapeut. Bd. 6, H. 5, S. 569. 1916.
[10]) MORITA, S.: Arch. f. exp. Pathol. u. Pharmakol. Bd. 78, S. 232. 1915.
[11]) BERESIN: Russky wratsch 1914, zit. nach ANITSCHKOW.
[12]) TANNENBERG: Frankfurt. Zeitschr. f. Pathol. Bd. 31, S. 173. 1925.

passive Dehnung durch den Blutdruck löst bei ihnen nicht, oder bei weitem nicht in dem Maße, eine Verengerung oder Steigerung des Tonus aus, wie bei den Arterien.

Bei der Beobachtung des Gefäßsystems an lebenden Tieren ist es sogar durchaus nicht leicht auseinanderzuhalten, wieweit die Reaktion der Vene bei ihrer großen elastischen Dehnbarkeit einfach eine Folge der Veränderung der Arterienweite und des davon abhängenden Blutdruckes ist, bzw. wieweit eine selbständige Reaktion der Venen vorliegt. Wenn beim Adrenalinversuch eine Verengerung der Venen eintritt, dann könnte das ebensogut eine Anpassung an die geringe in die Vene einströmende Blutmenge sein, wie eine direkte Folge der Wirkung des Adrenalins auf die Venenwand. Daß die Anpassung an die Blutmenge gerade bei der Vene eine große ist, zeigen Physostigminversuche TANNENBERGS[1]) an den Gefäßen des Pankreas und Mesenteriums des lebenden Kaninchens. Dabei konnte eine isolierte Verengerung der Capillaren beobachtet werden bei fast unveränderter Weite der Arterien. Es konnte durch die so verengten Capillaren nur wenig Blut in die Venen einströmen, und es zeigte sich daher die sonst ganz ungewöhnliche Erscheinung, daß die Venen enger wurden als die sie begleitenden Arterien.

Andererseits zeigen die Versuche von GOLTZ u. a. Autoren, wie wir erwähnt haben, in ebenso einwandfreier Weise, daß die Venen dennoch einen eigenen Tonus und ein selbständiges Reaktionsvermögen haben. Als weiteren Beweis dafür dürfen wir auf das Verhalten der oberflächlichen Venen an der menschlichen Hand hinweisen, deren wechselnde Weite sicher nicht allein von dem Verhalten der tiefer liegenden Arterien abhängt.

H. HEIMBERGER[2]) hat neuerdings an der menschlichen Haut mit dem Capillarmikroskop das Verhalten der kleinen Venen untersucht. Er setzt an den Venenwänden mit feinsten eingestochenen Glasnadeln leichte Stich- und Strichreize und setzte ebenso in unmittelbarer Nähe der kleinen Venen allerfeinste Tröpfchen von Adrenalin und Pituglandol ab. Er glaubt aus seinen Beobachtungen für die kleinsten Venen etwa auf dasselbe Verhalten schließen zu dürfen, wie er und andere es für die Capillaren mitgeteilt haben, also kleine umschriebene Verengerungen eines Teiles der Venenwand nach Anstich oder Einkerbungen nach mehrmaligem Streichen. Ebenso sah er einen Verschluß der kleinsten Venchen auf Adrenalin und Pituglandol.

Gegen diese Beobachtungen muß der Einwand erhoben werden, daß alle Veränderungen der Venenwand bei der am Menschen anwendbaren Versuchsmethodik nicht selbst wirklich gesehen werden, weil die Venenwand nicht gesehen werden kann, sondern nur durch Veränderungen der Breite und des Verhaltens des Blutfadens *erschlossen* werden. Die tatsächlichen Befunde sind deshalb mehrdeutig. So scheint es uns besonders, wenn wir die Form der Verengerungen in Betracht ziehen, welche HEIMBERGER abbildet, daß er nicht eine wirkliche, eng begrenzte Kontraktion an der kleinen Vene beobachtet hat, sondern vielmehr die erste Anlage eines kleinen Thrombus. Wir finden beim Vergleich mit den Bildern, welche wir im Tierexperiment gesehen haben, daß HEIMBERGERS Bilder eine viel größere Ähnlichkeit mit den Anfängen der Thrombose aufweisen als mit umschriebenen Venenkontraktionen. Auch bei dem plötzlichen Undurchgängigwerden der Venen auf Adrenalin und Pituglandol wissen wir nicht, ob die Deutung von HEIMBERGER die richtige oder die einzig mögliche ist. Wir möchten doch auch sehr daran denken, daß die Stase in den Capillaren, welche in das leere Venenstück einmündet, vielleicht das Primäre ist und daß das Leerwerden der Vene darauf bezogen werden muß, daß in dieselbe nach dem Eintritt der Stase keine roten Blutkörperchen mehr hineingelangen, sondern nur noch reines Plasma, das die Vene dann leer, d. h. unsichtbar erscheinen läßt.

Wenn wir nach dem, was wir vorher gesagt haben, auch eine bis zu einem gewissen Grade selbständige Regulationsfähigkeit der Venenwände für sicher halten, so glauben wir doch Versuche wie die von HEIMBERGER nicht als sehr beweiskräftig dafür ansprechen zu dürfen.

Anatomisch läßt sich in der Venenwand annähernd ein ebenso großer Reichtum an *Nervenfasern* feststellen wie in der Arterienwand [DOGIEL[3]), neuerdings L. HIRSCH[4])]. Ebenso sind auch sensible Endkörperchen in der Adventitia nach-

---

[1]) TANNENBERG: Zitiert auf S. 1513.
[2]) HEIMBERGER, H.: Zeitschr. f. d. ges. exp. Med. Bd. 47, S. 179. 1925.
[3]) DOGIEL, zit. nach HIRSCH u. ODERMATT.
[4]) HIRSCH, L.: Arch. f. klin. Chir. Bd. 137. 1925; Bd. 139. 1926.

gewiesen, dagegen nicht in der Intima. Die Intima ist ebensowenig schmerzempfindlich wie die der Arterien. Wir dürfen wohl auch annehmen, daß die sensiblen Endkörperchen in der Adventitia erheblich spärlicher vorhanden sind als an den Arterien.

ODERMATT[1]) gibt an, daß von einem Ligaturschmerz an den Venen nichts bekannt ist. Wie stark der Unterschied in der Sensibilität der Venen und Arterien ist, geht am einfachsten aus den Erfahrungen der intravenösen Injektionstechnik hervor. Hier wird, soweit wir vom Menschen sprechen können, der Einstich in die Vene selbst nicht empfunden, ebenso nicht die Beschädigung der Intima. Auch Druck auf eine Vene wird nicht oder kaum bemerkt und erregt keine schmerzhaften Sensationen. Sehr schön läßt sich die verschiedene Schmerzempfindlichkeit der Gefäße am Kaninchenohr zeigen. Einstiche oder Druck auf die Venen oder deren Umgebung werden hier nicht empfunden, das Tier reagiert kaum darauf, dagegen macht das Tier schon bei einem verhältnismäßigen leichten Druck auf die Mittelarterie des Ohres oder erst recht bei einem Einstich in dieselbe die heftigsten Abwehrbewegungen.

2. Bedeutung der kleinen Venen für den Wasseraustausch.

Eine wichtige Funktion der Venen, und zwar der kleinen Venen, die die Sammelbahnen der Capillaren darstellen, verdient näher besprochen zu werden. Sie scheinen für den Flüssigkeitsaustausch zwischen Gewebe und Blut eine große Bedeutung zu haben. A. FRÖHLICH und E. ZAK[2]) haben nach Versuchen am Frosch, TANNENBERG[3]) nach Versuchen am Kaninchen, darauf hingewiesen.

A. FRÖHLICH und ZAK fiel bei ihren Untersuchungen an der Froschzunge auf, daß in den größeren Venen unmittelbar nach der Vereinigung mittelgroßer Venen der dort vorhandene zellfreie Plasmastrom zu fehlen scheint.

Wenn wir auch glauben, daß dieses Fehlen nur ein scheinbares ist, das durch die zunehmende Wanddicke der Venen vorgetäuscht wird, so hat nichts destoweniger diese Beobachtung doch die genannten Forscher veranlaßt, genauer zu untersuchen, ob nicht etwa die kleinen oder mittelgroßen Venen an der Froschzunge der Ort sind, an dem ein Teil des Blutwassers die Blutbahn verläßt.

Sie injizierten zu diesem Zweck in die Vena abdominalis des Frosches Indigocarmin in Kochsalzlösung. Nach 15—20 Sekunden ist danach in den Zungenarterien das Plasma blau gefärbt. Während aber jetzt kein bemerkbarer Austritt von Flüssigkeit aus den Capillaren zu beobachten war, sahen sie kurze Zeit nach dem Erscheinen des blauen Blutes in den Venen, daß durch die Venenwandung die blaue Farbe in das farblose Gewebe austrat, und sich entlang den Venen blaue Streifen bildeten, die im Anfang nur entlang und parallel der Venen zu sehen waren und sich von da aus allmählich verbreiterten. In der Randzone der Zunge, welche im wesentlichen nur Capillaren enthält und keine Venen, trat dementsprechend die Färbung auch erst später auf. Nach $1^1/_2$ Minuten war die ganze Zunge gefärbt, so daß Unterschiede nicht mehr erkennbar waren. Ebenso konnten sie den Austritt von 10 proz. Ferrocyankalium und von Kongorot durch die Venen feststellen, während andere Farbstoffe, wie Säurefuchsin und Säuregrün, vorwiegend durch die Capillaren austraten.

An einem anderen Objekt konnte TANNENBERG direkt den Austritt von Blutwasser aus den Venen beobachten. Bei Beobachtungen des Kaninchenauges mit der GULLSTRANDschen Spaltlampe konnte gemeinsam mit METZGER der Austritt der Blutflüssigkeit und diese selbst an der Conjunctiva des Kaninchens gesehen werden. Das Licht der Spaltlampe genügte als Reiz, um einen solchen Flüssigkeitsaustritt zu veranlassen. Nach einiger Zeit der Belichtung bildeten sich um die kleinen Venen Mäntel von gelblicher Flüssigkeit, die sich allmählich in dem weißen Gewebe der Conjunctiva weiter parallel zu den Venchen ausbreiteten und sich dabei von dem weißen Hintergrund gut abhoben. Dabei wurde die Strömung in den kleinen Venen immer langsamer, immer mehr grobkörnig.

Wir werden auf diese Wasserabgabe durch die kleinen Venen bei der Bildung des entzündlichen Ödems noch zurückzukommen haben.

---

[1]) ODERMATT: Bruns' Beitr. z. klin. Chir. Bd. 127, S. 1. 1922.
[2]) FRÖHLICH, A. u. E. ZAK: Zeitschr. f. exp. Med. Bd. 42, S. 41. 1924.
[3]) TANNENBERG: Experimentelle Untersuchungen über lokale Kreislaufstörungen. III. Frankfurt. Zeitschr. f. Pathol. Bd. 31, S. 341. 1925.

FRÖHLICH und ZAK beobachteten auch an den Venen, und zwar stets in der Nähe der Einmündungsstellen zweier Venen, oberhalb oder unterhalb davon, *spontane zirkuläre Verengerungen*.

Von dem spontanen Auftreten zirkulärer Einschnürungsringe an kleinen Venen haben wir uns in eigenen Versuchen nie überzeugen können, weder am Frosch noch beim Kaninchen. Man sieht allerdings gelegentlich bei verlangsamter Strömung an der Einmündungsstelle einer kleinen Vene in eine größere Bilder, welche zu einer solchen Deutung Veranlassung geben können. Wenn eine kleine Vene in eine größere nicht direkt seitlich, sondern von unten her einmündet, dann kann bei schwacher Vergrößerung an der Stelle, an der die kleinere Vene unter die größere tritt, an dieser ein weißer Ring erscheinen, der als Einschnürungsring gedeutet werden kann. Erst bei stärkerer Vergrößerung erkennt man den wirklichen Sachverhalt, daß keine lokale Verengerung vorliegt, sondern daß die kleine Vene eine leichte Biegung macht und nicht direkt seitlich, sondern auf der Unterseite der größeren Vene einmündet und die lokale Verengerung durch die leichte Biegung der kleinen Vene vor der Einmündung vorgetäuscht war. Wieweit FRÖHLICH und ZAK in ihren Versuchen solche Bilder als lokale Verengerungen gedeutet haben, müssen wir dahingestellt sein lassen.

Kontraktionsvorgänge an den kleinen Venen wurden weiterhin für den Wasserhaushalt in der Leber für bedeutungsvoll gehalten. MAUTNER und PICK[1]) haben den kleinen Venen der Leber einen bedeutungsvollen Einfluß auf die Wasserabgabe aus dem Blut, auf die Lymphbildung zugesprochen, insbesondere bei den Carnivoren, wie Hund und Katze. Bei diesen Tieren tritt auf Pepton oder Histamin sofort eine Schwellung der Leber ein unter *sofortigem* Sistieren des *Abflusses* aus den Lebervenen, während der Zufluß zunächst noch weiter geht. Bei Adrenalinanwendung sistiert *zuerst* der *Zufluß*, die Leber schwillt nicht an, sondern wird sehr klein.

Die Autoren nehmen daher eine sperrende Kontraktion der kleinen Äste der Vena hepatica bei diesen Tieren an und machen diese Abdrosselung des Blutstromes auf der Venenseite für den erfolgenden Übertritt von Blutwasser in das Gewebe verantwortlich. Als anatomische Stütze für diese Fähigkeit der kleinen Lebervenen, sich so gut kontrahieren zu können, werden neuere Untersuchungen der Anatomen AREY und SIMONDS[2]) sowie JAFFÉS[3]) angeführt. Diese Autoren fanden allerdings nur beim Hunde und auch da nur, wenn die Leber gut entblutet war oder wenn ein Hund mit ECKscher Fistel untersucht wurde, an den Lebervenen mächtige, bisher unbekannt gebliebene Muskelwülste, die an den Ästen der Vena portae nicht vorhanden waren und welche in Parallele gesetzt werden zu den Gebilden, die MARESCH[4]) an den Venen der menschlichen Nebenniere und JOANNOVICS[5]) in den Lungenvenen fand. MAUTNER[6]) hat die Untersuchungen von MAUTNER und PICK weitergeführt und glaubt auch vor allem den Lungenvenen eine solche blutabdrosselnde Wirkung zuschreiben zu dürfen. Gerade bei den Tieren, die nicht über eine ausreichende Lebersperre verfügen, soll die Lungensperre besonders wirksam sein.

MAUTNER geht sogar noch erheblich weiter. Er glaubt, daß die genannten Schockgifte, wie Pepton und Histamin nicht nur an den Venen der Leber und Lunge angreifen, sondern auch an allen Venen des Körpers. So versucht er die starke Erweiterung der Capillaren und den Übertritt von Flüssigkeit in das Gewebe auf Histamin, welche DALE, DALE und LAIDLOW bei lokaler Anwendung feststellen konnten, durch eine Kontraktion der kleinen abführenden Venen zu erklären.

Ein solcher Erklärungsversuch muß als bisher unbewiesen abgelehnt werden. Wenn auch theoretisch die Möglichkeit besteht, daß durch Verschluß der kleinen abführenden Venen in den Capillaren eine Stauung entsteht, die bis zur Stase führen kann, so ist doch nach den experimentellen Untersuchungen lokaler Kreislaufstörungen, bei denen die kleinen Venen ebenso wie die anderen Abschnitte der peripheren Gefäßbahn übersehen werden konnten, bisher ein solches Verhalten der Venen niemals beobachtet worden.

---

[1]) MAUTNER u. PICK: Münch. med. Wochenschr. 1915, S. 1141; Biochem. Zeitschr. Bd. 127, S. 72. 1922; Arch. f. exp. Pathol. u. Pharmakol. Bd. 97, S. 306. 1923.
[2]) AREY u. SIMONDS: Anat. record Bd. 18, S. 219. 1920.
[3]) JAFFÉ, zit. nach MAUTNER.
[4]) MARESCH: Wien. klin. Wochenschr. 1921, S. 44.
[5]) JOANNOVICS, zit. nach MAUTNER.
[6]) MAUTNER: Wien. Arch. f. inn. Med. Bd. 7, S. 251. 1924.

Nicht direkt ablehnen können wir dagegen die Annahme MAUTNERS, daß bei manchen Tierarten eine Sperre in den kleinen Lebervenen auf Histamin oder Pepton eintritt, wenn der Beweis dafür auch noch nicht restlos erbracht ist. Es scheint uns entsprechend den Beobachtungen TANNENBERGS u. a. am Mesenterium näherliegend, auch die Leberschwellung im Pepton- und Histaminversuch auf einen verstärkten Flüssigkeitsaustritt durch die Capillaren zurückzuführen, bei gleichzeitiger maximaler Erweiterung derselben. Möglicherweise kommt es dabei auch zur Stasebildung in ihnen. Wir hätten dabei denselben Mechanismus der Histaminwirkung wie am Mesenterium, das direkter Beobachtung zugänglich ist. Das Sistieren des Abflusses wäre dabei hinlänglich geklärt. Aber da der Vorgang in der Leber selbst nicht direkt beobachtet, sondern nur erschlossen werden kann, so sehen wir zwar bisher keine Stütze für MAUTNERS Annahme und halten sie für sehr unwahrscheinlich, können sie aber nicht direkt widerlegen.

C) Die Funktion und nervöse Versorgung der Blutcapillaren.

Zusammenfassende Darstellungen.

EBBECKE: Endothelzellen, Rougetzellen und Adventitiazellen in ihrer Beziehung zur Contractilität der Capillaren. Klin. Wochenschr. 1923, S. 1341; Naturwissenschaften 1926, S. 1134. — HERZOG: Über die Bedeutung der Gefäßwandzellen in der Pathologie. Klin. Wochenschr. 1923, S. 730. — HEUBNER: Physiologie und Pharmakologie der Blutcapillaren. Ebenda 1923, S. 1965. — KROGH: Anatomie und Physiologie der Capillaren. Berlin 1924. — MARCHAND: Über die Contractilität der Capillaren und die Adventitiazellen. Münch. med. Wochenschr. 1923, S. 385, u. Handb. d. allg. Pathol. (KREHL-MARCHAND) Bd. IV/1, S. 176 u. 302. Leipzig 1924. — MÜLLER, O.: Die Capillaren der menschlichen Körperoberfläche. Stuttgart 1922. — MÜLLER, OTTFRIED: Ergebnisse der Capillarmikroskopie am Menschen. Klin. Wochenschr. 1923, S. 119. — MÜLLER, O.: Die Pathologie der menschlichen Capillaren. Naturwissenschaften 1926, S. 1137. — NIEKAU: Ergebnisse der Capillarbeobachtung an der Körperoberfläche des Menschen. Ergebn. d. inn. Med. u. Kinderheilk. Bd. 22, S. 479. 1922. — STEGEMANN: Vergessene Capillarbeobachtungen. Klin. Wochenschr. 1927, S. 412. — STÖHR: Mikroskopischer Beitrag zur Innervation der Blutcapillaren beim Menschen. Zeitschr. f. Zellforsch. u. mikroskop. Anat. Bd. 3, S. 431. 1926. — STRICKER: Vorlesungen über allgemeine und experimentelle Pathologie. Wien 1883. — TANNENBERG: Bau und Funktion der Blutcapillaren. Frankfurt. Zeitschr. f. Pathol. Bd. 34, S. 1. 1926. — TIGERSTEDT: Physiologie des Kreislaufes. Bd. III. S. 268. Berlin u. Leipzig 1922. — ZIMMERMANN: Der feinere Bau der Blutcapillaren. Zeitschr. f. d. ges. Anat. Bd. 68, S. 29. 1923, u. Berlin: Julius Springer 1923.

1. Aufgabe der Capillaren.

Die Blutcapillaren sind die wichtigste Stelle im peripheren Kreislaufsystem. Sie sind zunächst ebenso wie die Arterien, Zuleitungsröhren des Blutes. Dann aber sind sie die Stelle, an welcher der Austausch zwischen Blut und Gewebe sich abspielt. Die Nahrungsstoffe, welche im arteriellen Blut enthalten sind, ebenso wie der Sauerstoff, wandern durch die Capillarwand hindurch in das Gewebe. Andererseits werden die Stoffwechselprodukte des Gewebes, die Gewebsschlacken im weitesten Sinne, die gelösten wie die gasförmigen durch die Capillarwand hindurch an das strömende Blut abgegeben. Außerdem können durch die Capillarwand weitgehend körperfremde Stoffe, die an irgendeiner Stelle des Körpers in das Gewebe eingetreten sind, direkt in das Blut gelangen und so im ganzen Organismus verteilt werden. Physiologischerweise ist in der Darmschleimhaut die Resorption durch die Capillarwand hindurch am bedeutungsvollsten. Unter pathologischen Verhältnissen sehen wir an allen Stellen des Körpers die Capillaren diese Aufgabe erfüllen. Wir denken in erster Linie an die Resorption von Ödemen oder von in den Körper eingespritzten gelösten oder kolloiden Stoffen, z. B. Farbstoffen.

Die Capillaren müssen außerdem die Fähigkeit haben, sich an die Tätigkeit der Organe, in denen sie sich befinden, anzupassen. Alle Organe haben in der Ruhe einen geringen Stoffwechsel und bedürfen während der Tätigkeit mit seiner vielfachen Steigerung des Stoffwechsels gegenüber der Ruhelage einer stark vermehrten Durchblutung. Wir weisen in diesem Zusammenhang nur auf die Verhältnisse beim ruhenden und arbeitenden Muskel hin. Diese Variabilität der Tätigkeit kann natürlich nur möglich sein, wenn das Blutgefäßsystem und insbesondere der Teil, der in innigster Beziehung zu dem funktionierenden Gewebe steht, das Capillargefäßsystem gleichfalls kein starres Röhrensystem ist, sondern ebenfalls weitgehend sich der jeweiligen physiologischen Aufgabe anzupassen vermag.

Ebenso wie im einzelnen Organ wechselnde Anforderungen an den Austauschort zwischen Blut und Gewebe gestellt werden, ebenso sind die Anforderungen in den verschiedenen Organen des Körpers grundverschieden.

Wir wissen, daß die Durchlässigkeit, die Permeabilität der Blutcapillaren, in den verschiedenen Organen eine verschiedene sein muß. Im Knochenmark z. B. besteht physiologischerweise eine erhöhte Durchlässigkeit der Blutcapillaren gegen die morphologischen Bestandteile des Blutes, welche hier jederzeit aus ihren Bildungsstätten durch die Capillarwand in das Gefäßsystem eintreten können. In der Milz wiederum müssen die Capillaren für die roten Blutkörperchen durchgängig sein, die hier in der Pulpa abgebaut werden. Andererseits finden wir an allen Orten des Organismus unter pathologischen Bedingungen eine Durchlässigkeit der Capillaren, welche der eben geschilderten entspricht. Bei den verschiedensten Kreislaufstörungen kann es durch die intakte Wand der Capillaren zum Durchtritt von roten und weißen Blutkörperchen kommen. Während unter physiologischen Verhältnissen die Capillarwand die hochmolekularen Eiweißkörper des Blutes am Durchtritt in das Gewebe hindert, ist das schon unter physiologischen Bedingungen in der Leber und Milz nicht der Fall [STARLING[1])], unter pathologischen wiederum kann die Permeabilität an jeder beliebigen Stelle des Organismus zunehmen. Ein eindrucksvolles Beispiel dafür ist wohl das Kammerwasser des Auges, das physiologischerweise eine eiweißarme Flüssigkeit ist. Nach einer künstlichen Entleerung aber entsteht ein neues Kammerwasser, das eiweißreich ist und so unter gewissen Bedingungen auch reichlich Immunkörper enthält, welche man so künstlich in die Augenkammer gelangen lassen kann.

2. Die Bedeutung der Blutcapillaren.

Nachdem wir an nur einigen Beispielen die komplizierte, vielseitige Aufgabe kurz gezeichnet haben, welche das Blutcapillarsystem zu erfüllen hat, möchten wir ihre Bedeutung noch in einigen anderen Punkten kurz besprechen.

Die einzelne Blutcapillare ist ein winziges Röhrchen, das nicht ganz 1 mm Länge hat, sein Durchmesser ist etwa der eines roten Blutkörperchens, manchmal etwas größer, manchmal etwas kleiner. Aber ihre Bedeutung wird klar, wenn wir in Betracht ziehen, daß 1 ccm Blut 5 000 000 Erythrocyten enthält, daß die durchschnittliche Geschwindigkeit der capillaren Blutströmung etwa $^1/_2$ mm in der Sekunde ist [TIGERSTEDT[2])], daß also 1 ccm Blut, der durch ein einzelnes Capillarrohr fließen müßte, dazu eine Zeit von 4—7 Stunden nötig hätte [ZOTH[3])]. Dabei wissen wir, daß die Umlaufsgeschwindigkeit des Gesamtblutes, wie sich aus Farbstoffinjektionen ergeben hat, nur wenige Minuten dauert, so daß wir annehmen dürfen, daß jedes der in den etwa 5 l Blut beim erwachsenen Menschen enthaltenen Blutkörperchen während dieser Zeit einmal durch das Herz, Arterien-, Capillar- und Venensystem passiert. Das ist natürlich nur möglich dadurch, daß der Körper von zahllosen Capillaren durchsetzt ist.

Nach KROGH[4]) können in einem Muskelquerschnitt von $^1/_2$ qmm — etwa der Dicke einer kleinen Stecknadel — je nach der Tierart und dem Funktionszustande 700—4000 Blutcapillaren vorhanden sein. In anderen Organen, z. B. in den Darmzotten, können die Blutcapillaren noch dichter stehen, so daß ihre Oberfläche 82% [MALL[5])] oder 109% [VIMTRUP[6])]

---

[1]) STARLING: Journ. of physiol. Bd. 16, S. 224. 1894.
[2]) TIGERSTEDT: Physiologie des Kreislaufes. Bd. III, S. 268ff. Berlin u. Leipzig 1922.
[3]) ZOTH: Pflügers Arch. f. d. ges. Physiol. Bd. 199, S. 651. 1923.
[4]) KROGH: Anatomie und Physiologie der Capillaren, S. 8. Berlin 1924.
[5]) MALL: Abh. d. Sächs. Ges. d. Wiss., mathem.-phys. Kl. Bd. 14, S. 153. 1887.
[6]) VIMTRUP, zit. nach KROGH, S. 14.

der Epitheloberfläche beträgt. Noch dichter ist die Anordnung der Capillaren im Rete mirabile an der Sauerstoffdrüse des Aals [KROGH[1])]. In diesem Organ sind in einem Gebilde von der Größe eines Wassertropfens, in einem Volumen von 64 cmm, 88000 venöse und 11600 arterielle Capillaren vorhanden, deren Gesamtlänge auf 352 und 464 m zu berechnen ist.

Aus der durchschnittlichen Strömungsgeschwindigkeit des Blutes im Bereiche der Aorta von $^{1}/_{2}$ m, im Bereiche der Capillaren von $^{1}/_{2}$ mm in der Sekunde berechnet EBBECKE[2]) die Gesamtweite eines Gefäßes, das aus der Zusammenlegung aller Blutcapillaren des menschlichen Organismus entstehen würde.

Eine solche Gefäßhöhle müßte 1000mal weiter sein als die Aorta. Es ergibt sich mit diesem Bild vor Augen von selbst die Bedeutung dieser Gefäßhöhle für den Kreislauf, wenn wir uns vorstellen, daß ihre Weite nicht konstant ist, sondern durch äußere und innere Einflüsse auf das 10- und 20fache verengt und erweitert werden kann. Wir können uns leicht vorstellen, daß bei einer solchen Erweiterung des gesamten Capillarsystems, durch Capillargifte z. B., wie sie im Verlaufe von Infektionskrankheiten zur Wirkung kommen, oder wie sie HEUBNER[3]) in der Form der schweren Metallsalze gefunden hat, in dieser Gefäßhöhle sich alles Blut ansammelt und kein Rückfluß zum Herzen mehr erfolgt, so daß gewissermaßen eine Verblutung in die Capillaren hinein stattfindet.

Daß die Capillaren physiologischerweise nicht maximal erweitert sind, wissen wir bereits aus den Beobachtungen von LISTER[4]). Ihm fiel bereits 1858 bei der Beobachtung experimenteller Entzündung an der Froschschwimmhaut die starke Erweiterung der Capillaren auf. Dasselbe hatten ED. und E. H. WEBER[5]) 1847, GUNNING[6]) 1858, beobachtet. Auch die Versuche von WORM MÜLLER[7]) und ebenso Erfahrungen am Sektionstisch, sind dafür eine Bestätigung.

So fand WORM-MÜLLER[7]), daß der Blutdruck auch nach der Transfusion großer Flüssigkeitsmengen in eine Vene konstant blieb. Er erklärt diese Tatsache wohl mit Recht so, daß eine größere Anzahl von Capillaren, die bisher verschlossen waren, sich jetzt bei der vermehrten Blutfüllung eröffneten.

Ohne Schwierigkeiten und ohne das Aussehen der Leiche irgendwie zu verändern, können wir von einer Vene aus in das Gefäßsystem mehrere Liter Flüssigkeit einpumpen (Leichenkonservierung). Es entsteht dabei auch kein Ödem, keine Ansammlung von freier Flüssigkeit in den großen Körperhöhlen oder im subcutanen Fettgewebe, wenn nicht sehr große Mengen injiziert werden.

Wichtiger noch als die Beziehung der Capillarweite zur Aortengröße, Stromgeschwindigkeit und Blutmenge ist die Beziehung der Capillaroberfläche zum Gewebe. Denn die Capillaroberfläche insgesamt stellt die Fläche dar, an der sich die Austauschvorgänge zwischen Blut und Gewebe vollziehen.

Nach BÜRKER[8]) beträgt die Gesamtoberfläche der Blutcapillaren etwa 80 qm, eine Fläche, die etwa die gleiche Fläche hat, wie man sie für die innere Oberfläche der Lunge ausgerechnet hat [EBBECKE[2])]. Es ist ohne weiteres klar, daß eine Vergrößerung oder Verkleinerung einer so gewaltigen Fläche, daß die wechselnde Dichtigkeit eines so großen Filters für den Gesamtorganismus von der allergrößten Bedeutung sein muß.

Die Anpassung des Capillarapparates an seine Aufgaben in den verschiedenen Organen und Körperbezirken ergibt sich von selbst aus der morphologischen Betrachtung der Capillarformen.

In der Muskulatur finden wir parallelgerichtete langgestreckte Blutcapillaren, in den Darmzotten ein dichtes vielmaschiges Netz, in den Lungenalveolen gleichfalls die Aufsplitterung der kleinsten Arterien in ein vielmaschiges, enges, besenreiserartig verzweigtes, außerordentlich dichtes Netz, das man beim lebenden Frosch direkt unter dem Mikroskop

---

[1]) KROGH: Anatomie und Physiologie der Capillaren, S. 15. Berlin 1924.
[2]) EBBECKE: 89. Versamml. d. Ges. d. Naturforsch. u. Ärzte zu Düsseldorf 1926; Naturwissenschaften 1926, S. 1131.
[3]) HEUBNER: Arch. f. exp. Pathol. u. Pharmakol. Bd. 56, S. 370. 1907.
[4]) LISTER: Philosoph. transact. of the roy. soc. of London Bd. 148, S. 645. 1858.
[5]) WEBER, E. H.: Arch. f. Anat. u. Physiol. 1858, S. 466.
[6]) GUNNING: Arch. f. d. holländ. Beitr. z. Natur- u. Heilk. Bd. 1, S. 310. 1858.
[7]) WORM-MÜLLER: Ber. d. sächs. Ges. d. Wiss., mathem.-physik. Kl. 1873, S. 650.
[8]) BÜRKER: Naturwissenschaften 1923, S. 512.

beobachten kann [Holmgren[1]), Öhrwall[2]), Tannenberg[3]), Wertheimer[4]) u. a.], in der Niere die eigenartige Anordnung zum Glomerulusknäuel usw.

Die Bedeutung der Blutcapillaren für alle Vorgänge im Gewebe [vgl. die Abhängigkeit des Muskels von der Blutversorgung (Atzler u. Herbst[5])] erhellt ohne weiteres auch bei der Betrachtung von Ausheilungsvorgängen irgendwelcher Defekte bei der Narbenbildung. Es entwickelt sich alsdann ein Granulationsgewebe, das der Organisation, dem Abbau des zerstörten Gewebes dient und die Gewebslücke ausfüllt. Die ursprünglich vorhandenen Capillaren reichen bei weitem nicht aus, um den Stoffwechselvorgängen am Ort der Heilung gerecht zu werden. Der Organismus erledigt die Aufgabe, stärkere Blutmengen heranzuführen, nicht nur dadurch, daß die vorhandenen Capillaren maximal erweitert werden, sondern es werden neue Capillaren gebildet, die aus den vorhandenen auswachsen, und so eine viel ausgiebigere Durchblutung herbeiführen können, als durch die stärkste Erweiterung der Capillaren möglich wäre.

Wenn das Granulationsgewebe die Organisation des toten Materials beendet und somit seine Aufgabe erfüllt hat, dann nimmt die Capillarmenge ab, die neu entstandenen Capillaren veröden größtenteils und in der Narbe sind dann schließlich weniger Capillaren vorhanden als in dem ursprünglichen Gewebe, das einen größeren Stoffumsatz hatte als die bindegewebige Narbe.

Die Bedeutung der Dichtigkeit der Capillaren ergibt sich aus Berechnungen, die Krogh[6]) angestellt hat. Je dichter die Capillaren stehen, desto kleiner ist der Weg, den z. B. ein Sauerstoffmolekül zurückzulegen hat, bis es von der Capillaroberfläche zu dem Ort des Verbrauches, im extremsten Falle dem Mittelpunkt zwischen zwei Capillaren gelangt. Aus dieser Überlegung heraus ergibt sich die Bedeutung der Frage, ob der Organismus eine funktionelle Arbeitshyperämie, z. B. durch Erweiterung aller vorhandenen vorher bereits durchbluteten Capillaren hervorbringt, oder ob in der Ruhe ein Teil der Capillaren verschlossen ist und erst in der Arbeitsperiode für den Blutstrom durchgängig wird. Diese wichtige Frage werden wir im folgenden noch näher zu behandeln haben.

Bei der Wichtigkeit der Capillaren, sowohl für die Physiologie wie für die Pathologie des peripheren Kreislaufes, halten wir es für notwendig, die Momente genauer zu besprechen, welche wohl allen Capillarbezirken gemeinsam sind, während die Besonderheiten der Funktion und Morphologie der Capillaren hochwertiger Organe, wie Leber, Niere, Milz, nicht in den Kreis unserer Betrachtungen gehören und außerdem auch noch bei der Schwierigkeit direkter Beobachtungen an diesen Organen wenig erforscht sind.

3. Die Morphologie der Blutcapillaren.

Die Entdeckung der Capillaren erfolgte bereits im 17. Jahrhundert durch Marcello Malpighi[7]) (1661). Sie brachte den Abschluß des Streites über die 1628 aufgestellte Lehre Harveys vom geschlossenen Kreislauf des Blutes. Nähere Einzelheiten über den feineren Bau und die Funktion der Capillaren brachte erst die Zeit um 1850, dann um 1870, der Beginn des 20. Jahrhunderts und insbesondere das letzte Jahrzehnt.

Wie sich aus einer jüngst erschienenen historischen Studie von Stegemann[8]) ergibt, haben Physiologen an der Schwelle des 19. Jahrhunderts bereits nach Beobachtungen am

---

[1]) Holmgren: Festschrift für Ludwig 1874, S. 33.
[2]) Öhrwall: Skandinav. Arch. f. Physiol. Bd. 25, S. 1. 1910.
[3]) Tannenberg: Frankfurt. Zeitschr. f. Pathol. Bd. 31, S. 173. 1925.
[4]) Wertheimer: Pflügers Arch. f. d. ges. Physiol. Bd. 196, S. 412. 1922.
[5]) Atzler u. Herbst: Biochem. Zeitschr. Bd. 131, S. 20. 1922.
[6]) Krogh: Zitiert auf S. 1519.
[7]) Malpighi, Marcello: De pulmonibus epistola Bd. II, S. 1661; Opera omnia Bd. 2, S. 328. Leiden 1687.
[8]) Stegemann: Klin. Wochenschr. 1927, S. 412.

lebenden Objekt die Fähigkeit der Capillaren erkannt, sich selbständig zu erweitern und zu verengern. In erster Linie sind hier englische Autoren zu nennen, WILSON PHILIP (um 1800), THOMSON (1813), HASTINGS (1820), dann KOCH (1823), BURDACH (1825), WEDEMEYER (1828) in Deutschland. In den Abhandlungen von JOHANNES MÜLLER, DÖLLINGER, C. H. SCHULTZ, TREVIANUS, BAUMGÄRTNER und WEDEMEYER zwischen 1821/38 haben diese Untersuchungen ihre Würdigung erfahren.

Wir werden im folgenden den Bau der Capillaren, wie sie sich vor allem im Bindegewebe, der Muskulatur und im Mesenterium finden lassen, besprechen.

Die Capillaren bestehen aus einer strukturlosen Grundmembran [SCHAFFER[1]), STÖHR[2])], der innen sehr dünne Endothelzellen von vieleckiger oder länglich-rhombischer Gestalt anliegen. Durch Silberbehandlung lassen sich die Zellgrenzen mikroskopisch sichtbar machen, und es scheint dann, daß dieselben durch eine Art Kittsubstanz zusammengehalten werden. Früher nahm man an, daß in dieser Kittsubstanz Stomata, kleine Lücken vorhanden wären, welche bei der Silberbehandlung erscheinen. Durch sie sollte der Austritt von Flüssigkeit und Blutzellen unter bestimmten Bedingungen erfolgen können. Diese Annahme geht auf v. RECKLINGHAUSEN[3]) und J. ARNOLD[4]) zurück. Der erstere konnte solche Stomata mit der Silbernitratfärbung zwischen den Endothelzellen der Pleura und des Peritoneums zeigen, ARNOLD an den Capillaren und kleinen Venen. v. EBNER[5]) hat später diese Stomata als Kunstprodukte erklärt. Neuerdings setzt sich W. SCHULZE[6]), gestützt auf HEIDENHAINS Azanfärbung und Tuscheinjektionsversuche, wieder für ihr Vorhandensein, besonders in den Lymphknoten ein. Die Stomata sollen sich hier besonders in der Venenwand am Zusammenfluß mehrerer Capillaren zu kleinsten Venen finden und sollen die Gefäßwand in schräger Richtung durchsetzen, so daß sie ventilartig geschlossen sein können.

Sicher ist, wie wir besonders im späteren Abschnitt über die Diapedese der Blutkörperchen näher sehen werden, daß durch die intakte Wand der Capillaren und kleinen Venen weiße und rote Blutkörperchen hindurchtreten können, auch an anderen Orten als in den Lymphdrüsen, aber wir haben uns auch an den Abbildungen von W. SCHULZE nicht überzeugen können, daß dazu vorgebildete ventilartig verschlossene Löcher in der Gefäßwand vorhanden sein müßten. Es liegt uns näher, die „durchscheinenden" Stellen der Venenwand in diesen Abbildungen, wenn nicht als Kunstprodukte, dann als Stellen anzusehen, an denen vielleicht vor ganz kurzer Zeit ein Durchtritt von Blut- oder Lymphzellen erfolgt ist. Über den Mechanismus dieses Durchtrittes läßt sich unserer Meinung nach aus solchen Bildern nicht viel schließen. Wir haben keinen Anlaß, die primäre Existenz solcher Stomata anzunehmen, besonders bei Berücksichtigung der folgenden Untersuchungen von KROGH.

KROGH[7]) injizierte beim Frosch dialysierte und filtrierte chinesische Tusche, deren Teilchen etwa 200 $\mu\mu$ messen. Bei einer Erweiterung der Capillarwand durch Urethan hätten diese submikroskopischen Teilchen mit dem Plasma durch die Capillarwand hindurchtreten müssen, wenn in dieser Spaltöffnungen von mikroskopisch meßbarer oder erkennbarer Größe vorhanden gewesen wären. Das war aber nicht der Fall, es trat nur ungefärbtes Plasma aus und die Tuscheteilchen wurden quantitativ zurückgehalten.

Das Vorhandensein der *strukturlosen Außenhaut* der Grundmembran der Capillaren wird von manchen Autoren bezweifelt. So weist MARCHAND[8]) darauf hin, daß Befunde von G. HERZOG[9]) und ihm bei der Teilung der Endothelzellen zeigen, daß diese Membran, wenn

---

[1]) SCHAFFER: Lehrb. d. Histol. u. Histogenese. Bd. II. Leipzig 1922.
[2]) STÖHR: Lehrb. d. Histologie. Jena 1915.
[3]) v. RECKLINGHAUSEN: Handb. d. allg. Pathol. d. Kreislaufs usw., S. 80. Stuttgart 1883.
[4]) ARNOLD: Virchows Arch. f. pathol. Anat. u. Physiol. Bd. 53, S. 70. 1871; Bd. 54, S. 1. 1872; Bd. 58, S. 203. 1893.
[5]) v. EBNER: Abschnitt „Blutgefäße und Lymphknoten" in Köllikers Handb. d. Gewebelehre Bd. III. 1902.
[6]) SCHULZE, W.: Zeitschr. f. Anat. u. Entwicklungsgesch. Bd. 76, S. 421. 1925.
[7]) KROGH: Zitiert auf S. 1519.
[8]) MARCHAND: Münch. med. Wochenschr. 1923, S. 385; Handb. d. allg. Pathol. (KREHL-MARCHAND) Bd. IV/1, S. 126. Leipzig 1924; Beitr. z. pathol. Anat. u. z. allg. Pathol. Bd. 4. 1888.
[9]) HERZOG: Klin. Wochenschr. 1923, S. 648 u. 736; Beitr. z. pathol. Anat. u. z. allg. Pathol. Bd. 61, S. 325. 1916.

sie überhaupt vorhanden ist, von der jungen Zelle, die sich nach außen schiebt, leicht durchbrochen werden kann. Uns selbst scheint dieser Befund nicht gegen das Vorhandensein einer Grundmembran zu sprechen. Ihre leichte Durchlässigkeit ergibt sich ja ohnehin bereits aus den Beobachtungen des Durchtrittes von weißen und roten Blutkörperchen bei der Entzündung durch die Capillarwand, wie sie neben vielen anderen seit COHNHEIM[1]) von THOMA[2]), RICKER[3]), MARCHAND, TANNENBERG[4]) am Warm- und Kaltblüter festgestellt worden ist.

Befunde von TANNENBERG[5]) bei der Beobachtung des Mesenteriums am Frosch machen uns das Vorhandensein einer strukturlosen Grundmembran doch wahrscheinlich. Hierbei konnten Bilder beobachtet werden, welche dafür sprachen, daß die Endothelzellen die Fähigkeit haben, ihr Protoplasma zu dickeren konturierten Fortsätzen zusammenzuziehen und so eine Verengerung der Capillaren herbeizuführen. Wir werden später noch genauer auf diese Befunde zu sprechen kommen.

Außerdem findet sich an den Capillaren noch eine 3. Schicht, welche aus Zellen besteht, die den Capillaren in unregelmäßigem Abstand außen aufgelagert sind, und deren Natur noch nicht einheitlich gedeutet wird.

Diese Zellen sind zuerst von EBERTH[6]) im Jahre 1871 beschrieben worden. Er fand sie als eine zarte Adventitia an den stärkeren Capillaren der Nickhaut des Frosches. ROUGET[7]) beschreibt 1873 diese Zellen eingehender und setzt sie in Beziehung zu den Muskelzellen an den Arterien. Diese Zellen, welche vielfach als „Rouget"-Zellen heute in der Literatur bezeichnet werden, sollen Muskelzellen sein, die kontinuierlich von den Arterien auf die Capillaren übergehen, ihre Form bis zu gewissem Grad verändert haben, aber funktionell die Bedeutung einer Muskelhaut haben. ROUGET beobachtete diese Zellen auch an den Capillaren lebender junger Molchlarven. Nach ROUGET, dessen Arbeit unbekannt geblieben war, wurden 1902 diese Zellen von SIEGMUND MAYER[8]) wieder entdeckt und im Sinne von ROUGET gedeutet. Auch die Arbeit von MAYER konnte sich keine allgemeine Anerkennung verschaffen — sie beschränkte sich auf eine vorläufige Mitteilung, und die angekündigte Abhandlung ist nie erschienen. Andererseits lebten diese Zellen als Adventitialzellen in der Literatur weiter und hatten in der Lehre von der Entzündung durch die Arbeiten von MARCHAND[9]), RANVIER[10]), FRANÇOIS[11]), DOMINICI[12]), SAXER[13]), MAXIMOW[14]), TSCHASCHIN u. a. ihre große Bedeutung erlangt. Als Adventitialzellen wurden sie an allen Orten anerkannt, auch im Zentralnervensystem [NISSL, SPIELMEYER, MARCHAND[9])]. Als Rouget-Zellen oder „Pericyten", wie sie ZIMMERMANN[15]) nennt, wird ihr Vorkommen auch heute noch von manchen Autoren, so z. B. von RICKER[16]) am Mesenterium des Kaninchens, wie wir nach den Untersuchungen von TANNENBERG[5]) allerdings sagen müssen, mit Unrecht, geleugnet. Ihr Vorkommen an der Außenseite der Capillaren vieler Organe hat ZIMMERMANN[15]) neuerdings bei einer ganzen Reihe von Tieren durch anatomische Untersuchungen erwiesen. SCHALY[17]) zeigte dasselbe für das menschliche Auge in der neuesten Zeit.

---

[1]) COHNHEIM: Virchows Arch. f. pathol. Anat. u. Physiol. Bd. 40, S. 1. 1867.
[2]) THOMA: Lehrb. d. allg. pathol. Anat. Stuttgart 1894,
[3]) RICKER: Pathologie als Naturwissenschaft. Berlin 1924.
[4]) TANNENBERG: Zitiert auf S. 1513.
[5]) TANNENBERG: Frankfurt. Zeitschr. f. Pathol. Bd. 34, S. 1. 1926; Verhandl. d. dtsch. pathol. Ges., 20. Tagung 1925, S. 354; Zentralbl. f. Pathol. Bd. 35, S. 244. 1924. Dtsch. med. Wochenschr. 1926, Nr. 10.
[6]) EBERTH: Strickers Handb. d. Lehre v. d. Geweben, S. 205. Leipzig 1871.
[7]) ROUGET: Cpt. rend. hebdom. des séances de l'acad. des sciences Bd. 79, S. 559. 1873; Bd. 88, S. 916. 1879; Arch. de physiol. 1873, S. 656.
[8]) MAYER, SIEGMUND: Anat. Anz. Bd. 21, S. 442. 1902.
[9]) MARCHAND: Münch. med. Wochenschr. 1923, S. 385; Handb. d. allg. Pathol. (KREHL-MARCHAND) Bd. IV, S. 176, 302. 1924.
[10]) RANVIER: Cpt. rend. hebdom. des séances de l'acad. des sciences Jan. 1890, S. 165.
[11]) FRANÇOIS: Arch. de biol. Bd. 13. 1895.
[12]) DOMINICI: Arch. de méd. exp. Bd. 14. 1902.
[13]) SAXER: Merkel-Bonnet Anat. H. 19. 1896.
[14]) MAXIMOW: Arch. f. mikroskop. Anat. Bd. 67, S. 680. 1896; Bd. 73. 1909.
[15]) ZIMMERMANN: Der feinere Bau der Blutcapillaren. Berlin: Julius Springer 1923. Zeitschr. f. d. ges. Anat. Bd. 68, S. 29. 1923.
[16]) RICKER: Krankheitsforschung Bd. 1, H. 6. 1925.
[17]) SCHALY: Over het vorkommen van de cellen van Rouget op den wand van de capillairen in het oog van den mensch. Inaug.-Dissert. Groningen 1926.

Die Diskussion darüber, ob es sich bei diesen Zellen um Abkömmlinge der Endothelzellen handelt, wie MARCHAND und G. HERZOG meinen, oder ob diese Zellen wandernde Bindegewebszellen, Histiocyten, „Polyblasten", „ruhende Wanderzellen", sind, welche sich sekundär zufällig den Capillaren angelagert haben, ist noch nicht geschlossen.

E. R. CLARK und C. L. CLARK[1]) leiten neuerdings nach Beobachtungen an dem durchsichtigen Saum des Schwanzes von jungen lebenden Amphibienlarven diese adventitiellen Zellen von sternförmigen Bindegewebszellen ab. Diese sollen sich mit langsamen Kontraktionen im Gewebe fortbewegen und sich an eine Blutcapillare, mit der sie zufällig in Berührung kommen, unter Einziehung ihrer Fortsätze flach anlegen. Nach Tagen oder Wochen gehen dann von den Zellen spitze Fortsätze aus, welche die Capillaren umgreifen und flache Eindrucke in ihr hinterlassen. BENNINGHOFF[2]) hat die Abstammung dieser Zellen in einer gründlichen Studie mit guten Färbemethoden neuerdings untersucht. Er trennt die Adventitialzellen von den Muskelzellen ab. Auch die primitivsten, viel verzweigten Muskelzellen lassen nach seinen Untersuchungen Fibrillenpinsel erkennen, die durch fortgesetzten Zerfall und Teilung der Myofibrillen entstehen. Die Rouget-Zellen haben nun keine Myofibrillen, ihr Cytoplasma zeigt dieselben Eigenschaften wie andere Fibrocyten und läßt sich auch so von den verzweigten primitiven Muskelzellen abgrenzen. Immerhin kommt auch den Fibrocyten eine gewisse Contractilität unter besonderen Umständen zu. Die Voraussetzungen, unter denen bei solchen Zellen eine Muskelwirkung zu erwarten wäre, hält BENNINGHOFF[2]) für die Rouget-Zellen nicht für gegeben, wie wir später sehen werden, mit Unrecht.

Im übrigen müssen wir mit ihm, wie insbesondere auch mit MARCHAND[3]), KLEMENSIEWICZ[4]), OHNO[5]) aus dem ASCHOFFschen Institut, u. a. betonen, daß die Rouget-Zellen sich von der Muskelzelle scharf unterscheiden durch folgende Momente. Sie lösen sich leicht, besonders bei pathologischen Reizzuständen, von der Capillarwand ab und werden zu freien wandernden „Entzündungszellen". Außerdem speichern sie im Gegensatz zu glatten Muskelzellen leicht Vitalstoffe und Fett, in ähnlicher Weise wie die Histiocyten oder Fibrocyten. Andererseits sind die Rouget-Zellen aber auch keine Histiocyten, sondern nur ihre „abgelösten Reizungsformen" entsprechen den histiocytären Elementen (BENNINGHOFF).

Die morphologische Untersuchung konnte mit verfeinerten Methoden das Vorhandensein der Rouget-Zellen oder Adventitialzellen nachweisen. Ihre vielfache Funktion, besonders bei den Vorgängen der Entzündung, der Speicherung von Farbstoffen und Bakterien, haben experimentelle Arbeiten, die der Erforschung der Entzündung dienten [MARCHAND und seine Schule, v. BAUMGARTEN[6]), RIBBERT[7]), ASCHOFF-KIYONO[8]), GOLDMANN[9]) u. a.], gleichfalls mit der histologischen Methode erwiesen. Aber zur Entscheidung der Frage, ob die Adventitiazelle bei der Kontraktion der Capillaren von Bedeutung ist, hat diese Methode versagt. Entscheidend kann hierfür nur die Beobachtung am lebenden Tier und Menschen sein, deren Ergebnisse wir im folgenden zu betrachten haben.

4. Die selbständige Reaktionsfähigkeit der Capillaren.

a) Indirekte Beweise für die Selbständigkeit der Capillarfunktion.

Während es der morphologischen Forschung erst in der jüngsten Zeit geglückt ist, den Bau der Capillarwand in wesentlichen Zügen klarzustellen, reichen die

---

[1]) CLARK, E. R. u. C. L. CLARK: Americ. journ. of anat. Bd. 35. 1925.
[2]) BENNINGHOFF: Zeitschr. f. wiss. Biol., Abt. B: Zeitschr. f. Zellforsch. u. mikroskop. Anat. Bd. 4, S. 125. 1926.
[3]) MARCHAND: Zitiert auf S. 1522.
[4]) KLEMENSIEWICZ: Handb. d. biol. Arbeitsmeth. (ABDERHALDEN) Abt. 5, Teil 4, S. 1. 1923.
[5]) OHNO: Beitr. z. pathol. Anat. u. z. allg. Pathol. Bd. 72, S. 722. 1924.
[6]) v. BAUMGARTEN: Berlin. klin. Wochenschr. 1900, Nr. 39 u. 40.
[7]) RIBBERT: Virchows Arch. f. pathol. Anat. u. Physiol. Bd. 150, S. 391. 1891.
[8]) ASCHOFF-KIYONO: Verhandl. d. dtsch. pathol. Ges. 1913, S. 107; Folia haematol. Bd. 15, S. 383. 1913.
[9]) GOLDMANN: Bruns' Beitr. z. klin. Chir. Bd. 64. 1909.

Beobachtungen, welche eine Veränderlichkeit der Capillarweite zeigen, bis weit in die Mitte des vergangenen Jahrhunderts hinein.

Ed. Lister[1]), und E. H. Weber, Gunning[2]) beobachteten (1847—1858) eine starke Erweiterung von Capillaren bei der Entzündung, lehnten aber die selbständige Contractilität ab. Stricker[3]) hat als erster an der ausgeschnittenen Nickhaut des Frosches 1865 selbständige Capillarkontraktionen beobachtet. Es gelang ihm auch an Schwanz sehr junger Froschlarven durch kräftige elektrische Reize solche Verengerungen hervorzurufen, aber nicht mehr bei älteren Quappen. Seine Versuche konnten von Cohnheim[4]) aber nicht bestätigt werden. Daß sich die verschiedenen Capillaren eines mikroskopischen Gesichtsfeldes an der Froschschwimmhaut nicht alle auf denselben Druck entleeren, konnten Roy und Brown[5]) 1879 mit einem sinnreichen Apparat nachweisen. Mit einer ähnlichen Methode arbeitete neuerdings Liebesny[6]) am Menschen.

An die erste Beobachtung von Stricker schlossen sich eine Reihe Untersuchungen an, die die spontane Änderung der Capillarweite an der ausgeschnittenen überlebenden Nickhaut des Froschauges bestätigten. Es ließen sich auch Unterschiede in der Latenzzeit zwischen der Kontraktion von Arterien und Capillaren auf dieselbe Reizung feststellen. Die Arterien haben eine kurze Latenzzeit, die Capillarverengerung beginnt erst etwa 5 Sekunden später. In ähnlicher Weise wurde die Adrenalinwirkung an der ausgeschnittenen Nickhaut beschrieben und ebenso der Erfolg der elektrischen Reizung des Halssympathicus bei der in situ beobachteten Nickhaut.

Diese Befunde sind an die Namen Golubew[7]), Tarchanoff[8]), Steinach und Kahn[9]), Kukulka[10]), Mareš[11]), Gradinescu[12]), Heinen[13]), Ebbecke[14]) u. a. geknüpft. An den Capillaren des Katzenohres konnte Hooker[15]) 1920, am Kaninchenohr Krogh, Harrop und Rehberg[16]) dasselbe bestätigen. Über negative Befunde bei Faradisation berichten in neuerer Zeit G. Magnus[17]) und Hagen[18]), dagegen hatten auf andere Reize hin (45° warmes Wasser) A. Biedl[19]) 1894 bereits Capillarverengerung am Froschmesenterium beobachtet. Ebenso sahen Severini[20]) und Tomita[21]) bei vermehrter Sauerstoffzufuhr ein Engerwerden, bei vermehrter Kohlensäurezufuhr ein Weiterwerden der Capillaren.

Ebbecke insbesondere hat 1917 beim Studium des Dermographismus an der menschlichen Haut auf das verschiedene Verhalten von Arterien und Capillaren hingewiesen und eine selbständige Reaktionsweise der Capillaren wahrscheinlich gemacht.

---

[1]) Lister: Philosoph. transact. of the roy. soc. of London Bd. 148, S. 645. 1858.
[2]) Weber, Gunning, zit. nach Marchand.
[3]) Stricker: Vorles. üb. allg. u. exp. Pathol., S. 305ff. Wien 1877; Sitzungsber. d. Akad. d. Wiss., Wien. Mathem.-naturw. Kl. Bd. 52, 2. Abt., S. 379. 1865; Bd. 74, 3. Abt., S. 313. 1879.
[4]) Cohnheim: Virchows Arch. f. pathol. Anat. u. Physiol. Bd. 40, S. 1.
[5]) Roy u. Brown: Journ. of physiol. Bd. 2, S. 323. 1879.
[6]) Liebesny: Pflügers Arch. f. d. ges. Physiol. Bd. 198, S. 215. 1923.
[7]) Golubew: Arch. f. mikroskop. Anat. Bd. 5, S. 49. 1869.
[8]) Tarchanow: Pflügers Arch. f. d. ges. Physiol. Bd. 9, S. 407. 1874.
[9]) Steinach u. Kahn: Pflügers Arch. f. d. ges. Physiol. Bd. 97, S. 105. 1903.
[10]) Kukulka: Zeitschr. f. exp. Pathol. u. Therapie Bd. 21, S. 332. 1920.
[11]) Mareš: Pflügers Arch. f. d. ges. Physiol. Bd. 165, S. 381. 1916.
[12]) Gradinescu: Pflügers Arch. f. d. ges. Physiol. Bd. 152, S. 187. 1913.
[13]) Heinen: Zeitschr. f. d. ges. exp. Pathol. Bd. 32, S. 455. 1923.
[14]) Ebbecke: Pflügers Arch. f. d. ges. Physiol. Bd. 169, S. 1. 1917; Klin. Wochenschr. 1923, S. 1341; Münch. med. Wochenschr. 1921, S. 624.
[15]) Hooker: Americ. journ. of physiol. Bd. 54, S. 20. 1920.
[16]) Krogh, Harrop u. Rehberg: Journ. of physiol. Bd. 56, S. 179. 1922.
[17]) Magnus: Arch. f. klin. Chir. Bd. 120, S. 96. 1922.
[18]) Hagen: Zeitschr. f. d. ges. exp. Med. Bd. 14, S. 364. 1921 u. Bd. 26, S. 80. 1922.
[19]) Biedl, in Strickers Fragmente a. d. Geb. d. exp. Pathol., Wien 1894.
[20]) Severini: La contrattilità dei vasi capillari in relazione ai due gas dello scambio materiale. Perugia 1881; zit. nach Vimtrup.
[21]) Tomita: Pflügers Arch. f. d. ges. Physiol. Bd. 116, S. 299. 1907.

Die allmähliche Verschiebung der weißen und roten Fleckchen an marmorierter Haut bezieht er auf eine Änderung der Capillarweite. Das Nachblassen nach einem Strichreiz hält er ebenso für eine isolierte Capillarreaktion. Eine Arterienkontraktion sei erst durch einen stärkeren Reiz zu erzielen und trete nach ganz kurzer Latenzzeit auf, das Nachblassen dagegen nach einer langen Latenzzeit von 15—30 Sekunden. Ähnliches sah EBBECKE auch an inneren Organen. Die Farbe der Haut ist nach EBBECKES Untersuchungen ebenfalls im wesentlichen durch die Capillarweite, durch die Zahl der durchströmten Capillaren bestimmt, nicht durch die Weite der Arterien und durch die Schnelligkeit, mit der das Blut in ihnen fließt. Wir haben häufig warme und rote oder kalte und blasse Hände, sehr häufig aber auch warme und blasse oder kalte und rote Hände. Die Wärme und Kälte der Hände hängt von der Blutmenge ab, die in der Zeiteinheit durch die Haut hindurchfließt. Dabei braucht diese Blutmenge die Capillaren nicht zu passieren, sondern kann durch direkte arteriovenöse Verbindungen [HOYER[1]), GEHBERG[2]), Stromcapillaren [JAKOBJS[3]), RICKER, TANNENBERG u. a.] die Capillaren umgehen. Für das selbständige Verhalten der Capillaren spricht auch die lange bekannte und auch von EBBECKE hervorgehobene Erfahrung, daß bei Injektionsversuchen ein hoher Druck notwendig ist, um alle Capillaren zu durchspülen.

Daß nach einer Reizung zahlreiche, vorher nicht sichtbare Capillaren in Erscheinung treten, hat auch am Menschen die Erfahrung mit dem Capillarmikroskop gelehrt [OTFRIED MÜLLER und seine Schule, PARISIUS, NIEKAU, CARRIER aus KROGHS Institut, HAGEN[4]) u. v. a.]. An derselben Stelle, an der eben nur 2—3 Capillaren sichtbar waren, treten nach einem leichten Hautreiz 15—20 und mehr Capillaren auf bei gleichzeitiger Erweiterung von Arterien und Venen.

An anderen Objekten haben die unabhängige Erweiterung der Capillaren, unabhängig vom Verhalten der vorgeschalteten Arterie, HEUBNER[5]), RICKER[6]), COTTON, SLADE und LEWIS[7]), DALE und RICHARDS[8]), KROGH[9]) und seine Mitarbeiter, DOI[10]), FRÖHLICH und ZAK[11]), THOMAS LEWIS[12]) u. a. erkannt; besonders hervorzuheben sind dabei die mikroskopischen Beobachtungen von HEUBNER am Froschmesenterium nach Einspritzung von Goldsalzen in die Blutbahn, von RICKER am Mesenterium des lebenden Kaninchens bei Anwendung von mechanischen Reizen auf isolierte Capillarschlingen (1911) und vieler chemischer Reizmittel (1921), von EBBECKE an der Schwimmhaut des Frosches bei Austrocknungsversuchen, von KROGH an der Froschzunge in vielfachen Variationen, von TANNENBERG[13]) am Kaninchenmesenterium.

Aus solchen Versuchen, in denen es KROGH an der Froschzunge durch mechanische und chemische Reize sogar gelang, Teilstücke von Capillaren zur Erweiterung zu bringen, geht zum wenigsten hervor, daß die Capillaren einen Tonus haben, den sie verlieren können und der unabhängig von der Arterie ist. Trotzdem sind diese Befunde noch nicht als endgültige Beweise für die Fähigkeit der Capillaren sich selbständig zu verengern angesehen worden. Man hat daran gedacht, daß die *Capillaren* unter der Wirkung des angewandten Reizes einfach ihre Elastizität verloren hätten und dann passiv durch den Blutdruck gedehnt würden.

b) Gründe für die Ablehnung der Contractilität.

Gegen die allgemeine Anerkennung der Befunde, welche sich an die Beobachtung von STRICKER anschlossen, sprachen die Widersprüche in den Angaben der

---

[1]) HOYER: Arch. f. mikroskop. Anat. Bd. 13, S. 603. 1877.
[2]) GEHBERG: Internat. Monatsh. f. Anat. u. Phys. Bd. 2, S. 223. 1885.
[3]) JAKOBJ: Arch. f. exp. Pathol. u. Pharmakol. Bd. 86, S. 49. 1920.
[4]) HAGEN: Zitiert auf S. 1524.
[5]) HEUBNER: Arch. f. exp. Pathol. u. Pharmakol. Bd. 56, S. 370. 1907; Klin. Wochenschrift 1923, S. 1665.
[6]) RICKER: Krankheitsforschung Bd. 1, H. 6. S. 457, 1925; Beitr. z. pathol. Anat. u. z. allg. Pathol. Bd. 50, S. 579. 1911.
[7]) COTTEN, SLADE u. LEWIS: Heart Bd. 6, S. 227. 1917.
[8]) DALE u. RICHARDS: Journ. of physiol. Bd. 52, S. 110. 1918.
[9]) KROGH: Anatomie und Physiologie der Capillaren. Berlin 1924.
[10]) DOI: Journ. of physiol. Bd. 54, S. 227. 1920.
[11]) FRÖHLICH u. ZAK: Zeitschr. f. d. ges. exp. Med. Bd. 42, S. 41. 1924.
[12]) LEWIS, TH.: Heart Bd. 13, S. 1. 1926.
[13]) TANNENBERG: Zitiert auf S. 1522 und 1513.

verschiedenen Untersucher über den feineren Verengerungsmechanismus, den sie beobachtet haben wollten.

Weiterhin gab es zu allen Zeiten bis in die Gegenwart hinein gute Beobachter mit großer Erfahrung am lebenden Objekt, welche sich von der selbständigen Kontraktionsfähigkeit der Capillaren nicht überzeugen konnten. Wir nennen hier nur COHNHEIM, KLEMENSIEWICZ[1]), MARCHAND[2]), JAKOBJ[3]), HAGEN und OHNO[4]) aus dem ASCHOFFschen Institut. Zum Teil sind diese Forscher in ihrem ablehnenden Verhalten bestärkt worden durch die Unterschiede, welche zwischen Rouget-Zellen und echten Muskelzellen bestehen, wie wir im vorigen Abschnitt gesehen haben. Die Weite der vorgeschalteten Arterie, die Elastizität der Capillarwand und der Druck des Gewebes, in dem die Capillaren eingebettet liegen, sollen die Faktoren sein, welche die jeweilige Capillarweite bedingen.

Wir müssen deshalb den mikroskopischen Beobachtungen am lebenden Objekt, welche es gestattet haben, die *Capillarwand selbst zu sehen* und den feineren Verengerungsmechanismus zu studieren, unsere Aufmerksamkeit zuwenden. Durch diese Untersuchungen ist, wie wir annehmen, die Frage der selbständigen Kontraktionsfähigkeit der Capillaren in den letzten Jahren geklärt worden.

G. RICKER ist am Mesenterium des Kaninchens in ausgedehnten Untersuchungen zu der Feststellung einer „bis zu einem gewissen Grade selbständigen Reaktionsart" der Capillaren gekommen. Seine Anschauungen stützen sich auf eigene Untersuchungen 1911, auf Untersuchungen von NATUS[5]) 1910 und RICKER und REGENDANZ[6]) 1921 im wesentlichen. Die Capillaren erweitern sich bei Anwendung lokaler Reizmittel bei der Fluxion „zugleich und gleichsinnig" mit den Arteriolen, kleinen Arterien und Venen. Sie zeigen dasselbe „gemeinsame und übereinstimmende Reagieren" bei der Ischämie, aber ein abweichendes Verhalten bei „starker" lokaler Reizung. Dabei tritt Verengerung der Arterien und Erweiterung der Capillaren ein. Nach RICKERS Ansicht[7]) werden die Capillaren nicht durch Perithel- oder Adventitialzellen verengt, sondern die Capillaren verengen sich *ohne Fältelung* der Wand bei gleichbleibender Wandkontur. Nach RICKERS Vorstellung eröffnen sich bei der Fluxion, z. B. während der Arbeitshyperämie eines Organs, nicht bis dahin leere, in der Ruheperiode verschlossene Capillaren, sondern es tritt eine Erweiterung der ganzen Strombahn, der Arterie mit dem ganzen dazugehörigen Capillarnetz ein.

Aus KROGHS[8]) Untersuchungen mit Tuscheinjektionen in die Blutbahn und Auszählung der Tuschepunkte — der durchströmten Capillaren — am Querschnitt von ruhenden und arbeitenden Muskeln im histologischen Präparat hatte sich eine andere Vorstellung ergeben, die KROGH auch an der Froschzunge durch direkte Beobachtung bestätigt hat. TANNENBERG[9]) ist nach mikroskopischen Untersuchungen am Warm- und Kaltblüter (Froschzunge und Schwimmhaut und Kaninchenmesenterium-, Pankreas-, Fettgewebe) zu der gleichen Ansicht wie KROGH gekommen. Besonders wichtig dabei ist, daß er ebenso wie RICKER mit Vergrößerungen arbeitete, welche es erlaubten, die *Capillarwand selbst zu sehen*. Danach sind in der Ruheperiode eines Organs nur ein Teil der Capillaren durchströmt und in der Arbeitsperiode eröffnen sich neue bis dahin nicht durchströmte Capillaren. Wir lassen hier die Schilderung folgen, die TANNENBERG von dem normalen physiologischen Strömungscharakter der Capillaren im Mesenterium des Kaninchens gibt.

Hier kann man bei mäßig starker Vergrößerung in einem mikroskopischen Gesichtsfeld die Abgangsstellen von mehreren, von 2—3 Capillaren von derselben kleinen Arterie beobachten (s. beigegebene Abb.). Die Capillaren gehen hier von der Arterie in einem an-

---

[1]) KLEMENSIEWICZ: Die Entzündung. Festschrift. Jena 1908.
[2]) MARCHAND: Zitiert auf S. 1522.
[3]) JAKOBJ, W.: Arch. f. exp. Pathol. u. Pharmakol. Bd. 86, S. 49 u. Bd. 88, S. 333. 1920/21.
[4]) OHNO; Beitr. z. pathol. Anat. u. z. allg. Pathol. Bd. 72, S. 722. 1924.
[5]) NATUS: Virchows Arch. f. pathol. Anat. u. Physiol. Bd. 199, S. 1 u. Bd. 202. 1910.
[6]) RICKER u. REGENDANZ: Virchows Arch. f. pathol. Anat. u. Physiol. Bd. 231. 1921.
[7]) RICKER: Zitiert auf S. 1525, dort auch die übrige Literatur.
[8]) KROGH: Zitiert auf S. 1525. [9]) TANNENBERG: Zitiert auf S. 1522.

nähernd rechten Winkel ab und können bis zu ihrem Zusammenfluß zu kleinsten Venen, ohne Verschiebung des Objektes, beobachtet werden. In diesen aus derselben Arterie entspringenden Capillaren herrscht nun durchaus nicht immer der gleiche Strömungscharakter. Es ist auch nicht so, daß die Capillare, welche am weitesten herzwärts entspringt, immer am schnellsten durchflossen wird, sondern diese kann einen körnigen, langsamen Strömungscharakter zeigen, während die nächste weiter peripher abgehende Capillare so schnell durchströmt wird, daß ihr Blutfaden fein gestrichelt, homogen erscheint, wie der Blutfaden der vorgeschalteten Arterie. Die dritte, noch weiter peripher abgehende Capillare kann zu derselben Zeit fast leer erscheinen, nur hin und wieder tröpfelt gewissermaßen ein Blutkörperchen

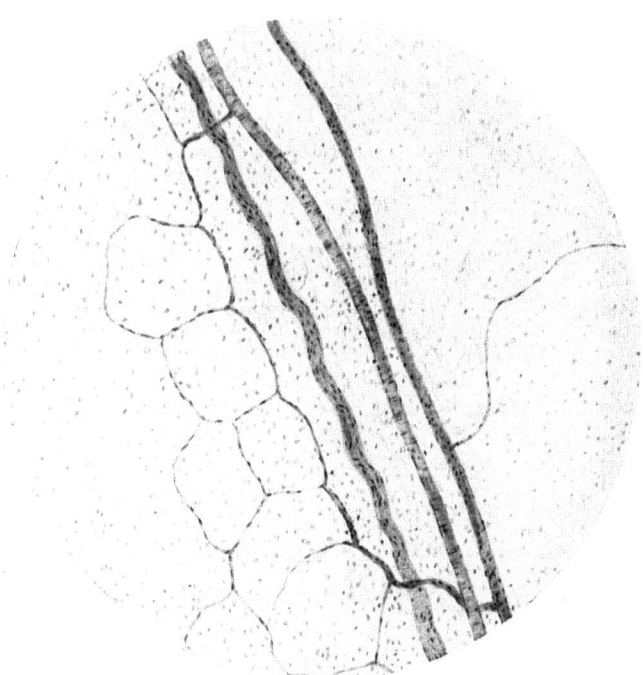

Abb. 348. Gehärtetes und gefärbtes Flächenpräparat des Kaninchenmesenteriums. Kleinste Arteriole, von der, in einem Gesichtsfeld übersehbar, mehrere Capillaren abgehen. *A*. Arterie, *N*. Nerv, *V*. Vene. (Nach TANNENBERG, aus: Verhandl. d. dtsch. pathol. Ges. 1925, S. 375.)

nach dem anderen, durch weite Plasmalücken vom vorhergehenden getrennt, in sie hinein. Die Wand der schneller durchströmten Capillaren zeigt glatte Konturen, während die *schlecht durchströmte, verengte* Capillare einen *ungleichmäßigen, wie zerknitterten Eindruck* macht. Die Strömungsgeschwindigkeit in den drei von derselben Arterie abgehenden Capillaren wechselt im Verlauf einer halben Stunde deutlich. Die schlecht durchströmte Capillare bekommt allmählich einen schnellen Strömungscharakter, während der Blutstrom in der zuerst schnell durchströmten allmählich immer langsamer wird und die Capillare schließlich für einige Zeit ganz verschwinden kann, um sich dann ebenso spontan wieder zu eröffnen.

Auch für andere innere Organe, außer dem Kaninchenpankreas, konnte der direkte Nachweis eines Wechsels in der Durchblutung erbracht werden. So sah RICHARDS[1]), daß die Zahl der durchbluteten Glomeruli an der Froschniere stark wechselte. Es gelang ihm, durch Diuretica viele neue Glomeruli sichtbar zu machen und er sah gleichzeitig in den einzelnen Glomeruli mehr Capillarschlingen durchblutet werden.

---

[1]) RICHARDS u. SCHMIDT: Americ. journ. of physiol. Bd. 71, S. 178. 1924.

c) Endgültige Klarstellung der selbständigen Capillarfunktion durch neuere Beobachtungen.

Der *feinere* Verengerungsmechanismus der Capillaren ist dann in neuerer Zeit von VIMTRUP aus dem Institut von KROGH am Kaltblüter und von TANNENBERG am Frankfurter Pathologischen Institut am Warmblüter studiert worden.

VIMTRUP beobachtete die Capillaren im Schwanz von lebenden jungen Molchlarven. Er fand, daß die spontanen Verengerungen der Capillaren immer an der Stelle beginnen, wo der Kern einer Rouget-Zelle liegt. Die Bewegungen dieser Zellen konnte er zwar nicht an diesem Objekt, aber an der Schwimmhaut von kleinen Fröschen beobachten. Bei elektrischer Reizung einer solchen Rouget-Zelle trat nach 15 Minuten Latenzzeit eine Zunahme der Lichtbrechung der Zelle auf, und einige Sekunden später sank der Kern der Zelle ein wenig in die Capillare ein, während an der gegenüberliegenden Wand kleine Einkerbungen zum Vorschein kamen. Nach 2—3 Minuten verloren diese Gewebe aber ihre normale Durchsichtigkeit und die Vorgänge waren nicht weiter verfolgbar.

TANNENBERG ging aus von der Beobachtung des eben geschilderten Objektes, der Abgangsstelle von Capillaren im Kaninchenmesenterium von einer kleinen Arterie. An der Abgangsstelle einer Capillare mit langsamer tröpfelnder Blutströmung konnte er bei stärkerer Vergrößerung ein spornartiges Gebilde, wie einen Stachel, in die Capillare hineinragen sehen, durch den das Capillarlumen zum größten Teil gegen den von der Arterie hier andrängenden roten Blutfaden abgeschlossen wurde. Der rote Blutfaden drängte diesen Sporn etwas in die Capillare hinein und buckelte sich mit einer halbmondförmigen Verwölbung so in die Abgangsstelle der Capillare hinein.

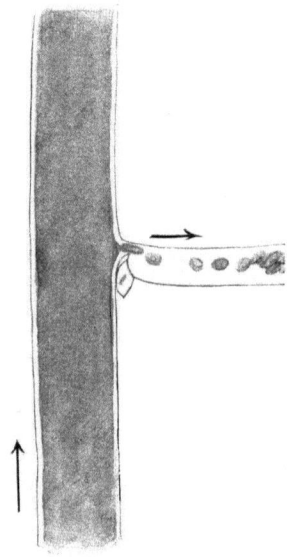

Abb. 349. Abgangsstelle einer Capillare mit tröpfelndem Strömungscharakter von der vorgeschalteten kleinen Arterie. Weitgehender Verschluß der Abgangsstelle durch einen Sporn, der sich in die Abgangsstelle hineinwölbt. (Nach TANNENBERG.)

Nur ab und an löste sich von dieser roten homogen erscheinenden Vorbuckelung des schnell strömenden roten Axialstromes der kleinen Arterie ein einzelnes Blutkörperchen ab, das sich unter starker Deformierung durch den engen Zwischenraum zwischen der Spitze des Sporns und der gegenüberliegenden Capillarwand in die Capillare hineinzwängte. Nach der Passage dieses Engpasses gewann das Blutkörperchen sofort seine Form wieder und floß langsam weiter. Während des Durchtrittes wurde die Spornspitze deutlich nach der Capillare umgebogen, schnellte aber wie eine Feder wieder in ihre alte Lage zurück, sowie das Blutkörperchen hindurchgetreten war, und die Capillare war wieder abgeschlossen, bis sich in dem Engpaß von neuem ein Blutkörperchen verfing und langsam in die Capillare hineingepreßt wurde.

Wurde in einem solchen Stadium ein erweiternd wirkender leichter Wärmereiz angewandt, dann konnte die allmähliche Rückbildung des verschließenden Sporns beobachtet werden.

Mit seinem Kleinerwerden nahm die Strömungsgeschwindigkeit entsprechend in der Capillare zu. Hatte sie einen Grad erreicht, bei dem ein Blutkörperchen nach dem anderen ohne größere Unterbrechung in die Capillare gelangte, so sah man den bereits erheblich kleiner gewordenen Sporn unter den vorbeifließenden Blutkörperchen direkt hin und her flottieren. Wenn der Sporn sich ganz zurückgebildet hatte, dann bildete die Capillarwand an der Abgangsstelle, auf eine Ebene projiziert gedacht, mit der Arterie an beiden Seiten einen rechten Winkel, die Capillarkontur war glatt und der Blutfaden ergoß sich von der Arterie her als gleichmäßiger homogener Faden, von einem schmalen hellen Plasmasaum umrahmt, in schnellem Strom in die Capillare.

Eine Einengung des Capillarlumens wurde gelegentlich von TANNENBERG auch im *Verlauf* einer Capillare beobachtet, in einiger Entfernung von ihrer weiten

Abgangsstelle. Besonders bei Anwendung von vitaler Färbung mit Trypanblau gelang es, festzustellen, daß der Sporn durch *Emporraffung der Capillarwand* gebildet wurde durch Zellen, die der Capillarwand an der Außenseite in nicht ganz regelmäßigen Abständen auflagen. Der Kern dieser Zellen ließ sich mit Trypanblau leicht anfärben, die ganze Zelle war bei einer mäßig verengten Capillare deutlich sichtbar. Ihre 4—5 protoplasmatischen Ausläufer hoben sich dann als ziemlich kräftige Vorsprünge an der Capillarwand ab. Dagegen läßt sich die Zelle in ihrer

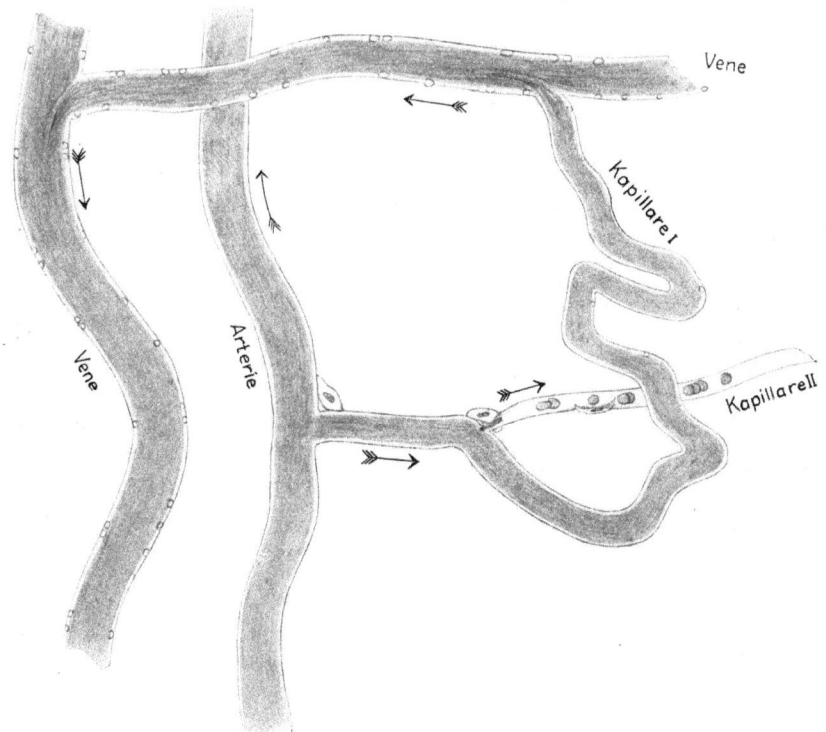

Abb. 350. Bei starker Vergrößerung eine weite (I) und eine enge (II) Capillare von ihrer Abgangsstelle bis zu ihrer Einmündung in eine kleine Vene übersehbar. An der Capillare II sieht man an den Stellen, an denen die Capillare von außen her von Zellen umfaßt wird, eine Längsfältelung der Wand. Im weiten Zustande hat Capillare II dieselbe Breite wie Capillare I. (Nach TANNENBERG.)

ganzen Ausdehnung bei einer weiten Capillare nur schlecht oder überhaupt nicht erkennen, weil sie dann zum größten Teil durch den undurchsichtigen Blutfaden verdeckt ist.

Es gelang TANNENBERG auch einige Male, die feineren Vorgänge in dieser „Capillarpförtnerzelle", wie er sie genannt hat, bei der Ausbildung und Wiedereinziehung des verschließenden Sporns mit Sicherheit zu beobachten.

Bei der Einstülpung des Zellfortsatzes gegen die Capillarwand, bei der Bildung des verschließenden Sporns, läßt sich in der Pförtnerzelle eine *Kernbewegung* beobachten. Der Kern bewegt sich dabei etwa um eine Strecke, die seinem Durchmesser entspricht, aus der Gegend des Zellfortsatzes weg, der zum Sporn gegen die Capillarwand eingebogen wird. Zugleich wird im Protoplasma der Zelle außerhalb des Kerns ein stark lichtbrechendes Körperchen sichtbar, das sich in derselben Richtung fortbewegt wie der Kern. Bei dem Verschwinden des Sporns läßt sich eine Bewegung des Kerns und dieses lichtbrechenden

Körperchens in der entgegengesetzten Richtung beobachten, also nach dem Fortsatz hin, der sich von der Capillarwand zurückzieht. Diese Feststellungen waren nur möglich, wenn bei gelungener vitaler Kernfärbung der Kern der Pförtnerzelle zu dem Kern einer Endothelzelle in Beziehung gesetzt werden konnte.

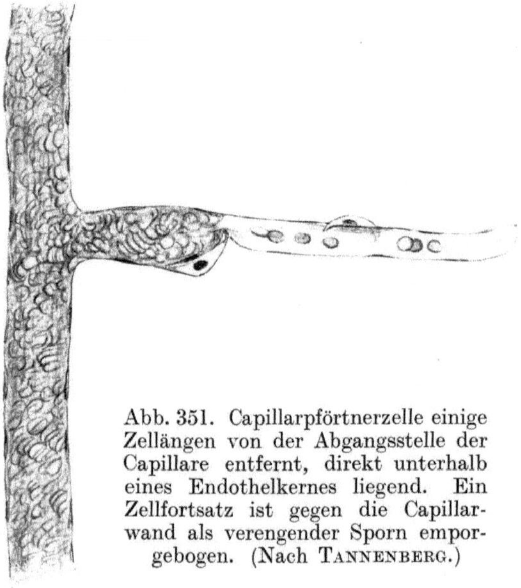

Die Ausbildung und Einziehung des Sporns, die durch leichte Kälte- und Wärmereizung wiederholt an derselben Stelle hervorgerufen werden konnte, ging dabei so langsam vor sich, wie wir es weder von der Kontraktion glatter oder quergestreifter Muskulatur kennen, sondern sie entsprach etwa dem Tempo von Zellbewegungen im Tierkörper. Bildung oder Einziehung des Sporns nahm unter den angegebene Reizen etwa 2 Minuten in Anspruch. Es läßt sich danach natürlich nicht behaupten, daß die Capillarerweiterung oder Verengerung immer so langsam vor sich geht, es ist dabei zu berücksichtigen, daß die angewandten leichten Reize auch nur langsam zur Wirkung gelangten.

Abb. 351. Capillarpförtnerzelle einige Zellängen von der Abgangsstelle der Capillare entfernt, direkt unterhalb eines Endothelkernes liegend. Ein Zellfortsatz ist gegen die Capillarwand als verengender Sporn emporgebogen. (Nach TANNENBERG.)

Die *unregelmäßige* Wandkontur einer *verengten* Capillare, ihr zerknittertes Aussehen, wird eben durch die mehr oder weniger starke Raffung der Capillarwand durch die außen aufgelagerten verengenden Pförtner-, Rouget- oder Adventitialzellen bewirkt, welche die Capillaren oft in schräger Richtung umgreifen und so meist nur auf einer Seite zusammenpressen. An der Seite, an der die Zelle außen liegt, konnte im mäßigen Kontraktionszustand der Capillare eine deutliche *Längsfältelung* der Capillarwand von TANNENBERG beobachtet werden.

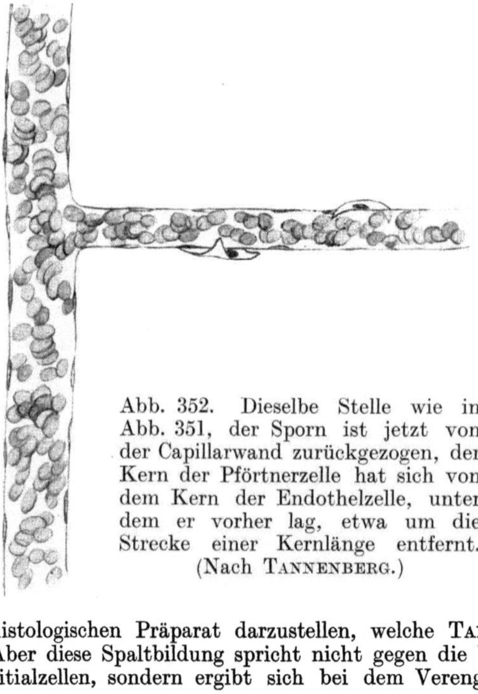

Wir müssen hier kurz auf die Gründe zurückkommen, aus denen BENNINGHOFF eine Kontraktionswirkung der Adventitialzellen an der Capillarwand ablehnt. Er konnte in seinen histologischen Präparaten feststellen, daß diese Zellen bei verengten Capillaren der Capillarwand gar nicht fest anliegen, sondern daß Spaltbildungen zwischen der Adventitialzelle und der Capillarwand zustande kommen. BENNINGHOFF ist es wohl zum ersten Male gelungen, diese Spaltbildung im

Abb. 352. Dieselbe Stelle wie in Abb. 351, der Sporn ist jetzt von der Capillarwand zurückgezogen, der Kern der Pförtnerzelle hat sich von dem Kern der Endothelzelle, unter dem er vorher lag, etwa um die Strecke einer Kernlänge entfernt. (Nach TANNENBERG.)

histologischen Präparat darzustellen, welche TANNENBERG in vivo beobachten konnte. Aber diese Spaltbildung spricht nicht gegen die Verengerung durch Wirkung der Adventitialzellen, sondern ergibt sich bei dem Verengerungsmechanismus, wie wir ihn nach

TANNENBERG eben geschildert haben, von selbst. Das eine Ende der Adventitialzelle bleibt in fester Verbindung mit der Capillarwand, das andere wird als Sporn emporgewölbt. Dabei wird die Capillarwand gerafft und hochgehoben, so daß zwischen Sporn und Capillarwand ein kleiner Spalt entsteht. Aus den beigegebenen Abbildungen nach TANNENBERG, besonders aus Abb. 349 wird es deutlich, wie bei dem angegebenen Mechanismus Spaltbildungen zwischen Capillarwand und Adventitialzelle zustande kommen. Aus der histologischen Beobachtung allein ist es nicht möglich, den Vorgang zu erkennen, und so können wir die Deutung verstehen, die BENNINGHOFF seinen Bildern gegeben hat. Wir möchten aber die schönen Bilder von BENNINGHOFF auch als Beweis dafür mit anführen, daß es bei der Capillarverengerung zu einer Fältelung der Capillarwand bei der Verengerung kommt, wie es TANNENBERG gegenüber RICKER hervorhebt.

Nach diesen Untersuchungen ist aber noch nicht gesagt, daß nun *jede* Capillarverengerung durch aufgelagerte Adventitialzellen bewirkt sein muß. Es scheint so, daß auch die Endothelzellen unter gewissen Bedingungen ihr Protoplasma zu konturierten plumpen Fortsätzen zusammenziehen und so durch eine Längsfältelung der Capillarhaut aus paraplasmatischer Substanz, in der sie eingebettet liegen, die Capillare verengern können. TANNENBERG hat am Froschmesenterium Bilder gesehen, welche ihm eine solche Deutung nahegelegt haben, doch bedarf es hier noch weiterer Beobachtung.

Es scheint auch, daß FR. KAUFFMANN[1]) an den Capillaren des Froschmesenteriums bei seinen Entzündungsversuchen unsere Capillarpförtnerzellen in Tätigkeit gesehen hat, ohne allerdings ihre funktionelle Bedeutung zu erkennen.

d) Die passive Capillarverengerung.

Neben dieser *aktiven* oder *echten* Capillarkontraktion, welche durch außen aufgelagerte Zellen bewirkt wird, müssen wir noch eine *passive Verengerung* der Capillaren unterscheiden (E. R. und E. L. CLARK, TANNENBERG). Während bei der *echten* Capillarkontraktion die eben genannten Autoren eine *wellige* Capillarkontur finden, bleibt bei der *passiven* Verengerung die Wandkontur *glatt, parallel*. Eine solche passive Verengerung scheint eine Folge der Elastizität der Capillarwand zu sein.

Sie tritt dann ein, wenn der Innendruck bei Kontraktion der vorgeschalteten Arterie nachläßt. Hierbei verengen sich *alle* Capillaren, die von *derselben* Arterie abgehen, gleichmäßig unter Beibehaltung ihrer glatten Wandkontur. Wir glauben, daß RICKER solche passiven Verengerungen beobachtet hat, wenn er die Längsfältelung der Capillaren in seinen Versuchen nicht feststellen konnte und gleichzeitig nur eine Kontraktion sämtlicher von einer Arterie abgehender Capillaren mitsamt dieser selbst beobachtet hat, dagegen die Verengerung und den Verschluß einzelner Capillaren in Abrede stellt. Auch die Beobachtungen OHNOS scheinen hierher zu gehören.

e) Stoffe mit spezifischer Wirkung auf die Capillaren.

Capillarerweiternde Stoffe sind in reicher Menge beschrieben. Im großen ganzen können wir sagen, daß alle Reize, welche zu einer Arterienerweiterung führen, in gleicher oder auch schon geringerer Konzentration oder Stärke eine Capillarerweiterung herbeiführen. RICKER und seine Schüler insbesondere, haben eine große Anzahl solcher Stoffe festgestellt. Bemerkenswert ist aber die Feststellung von DALE und RICHARDS[2]), daß Histamin bei manchen Tierarten zu einer Capillarerweiterung führt bei einer gleichzeitigen Kontraktion der Arterien.

Dagegen kennen wir wenige Mittel, welche isoliert eine Capillarverengerung herbeiführen, ohne gleichzeitige Beeinflussung der Arterien.

Eine verengende Wirkung, bei gleichzeitiger Arterienverengerung allerdings, wird dem *Adrenalin* von RICKER auf die Capillaren des Kaninchenpankreas zugeschrieben. Nach den Untersuchungen TANNENBERGS kann es sich aber dabei nur um eine scheinbare oder höchstens

---

[1]) KAUFFMANN, FR.: Frankfurt. Zeitschr. f. Pathol. Bd. 24, S. 183. 1921.
[2]) DALE u. RICHARDS: Zitiert auf S. 1525.

passive Capillarverengerung handeln. Dagegen hat Krogh einwandfrei feststellen können, daß das Adrenalin an der Froschschwimmhaut *keine* Capillarverengerung herbeiführt, sondern nur eine Verengerung der kleinen Arterien. Diese Angaben konnte Tannenberg bestätigen. Ebensowenig wie Tannenberg beim Kaninchen, konnten Fröhlich und Zak[1]) an der Harnblase der Maus eine Capillarverengerung auf Adrenalin nachweisen. Heubner[2]) fand eine solche an der Froschschwimmhaut, allerdings unregelmäßig, Hooker[3]) am Katzenohr, Carrier[4]) und Heimberger am Nagelwall des Menschen, Wertheimer[5]) am Froschmuskel und Darm. Bei diesen Untersuchungen ist aber zu bedenken, daß die Capillarwand hierbei nicht direkt gesehen werden konnte, sondern die Verengerung nur aus dem Verhalten des Blutfadens erschlossen werden mußte. Es ist dadurch keine exakte Unterscheidung zwischen wirklicher und scheinbarer Capillarverengerung möglich, weil die Capillare verschwindet, also verengt erscheint, wenn bei einer Verengerung der vorgeschalteten Arterie durch Adrenalin keine roten Blutkörperchen mehr in die Capillare eintreten, sondern nur noch ein farbloser Plasmastrom, die Capillare also leergewaschen wird (Krogh, Tannenberg u. a.).

Wir kennen eigentlich nur zwei chemische Mittel, welche eine *isolierte Verengerung* der Capillaren ohne gleichzeitige Arterienverengerung herbeiführen. Es ist das einmal nach den Untersuchungen von Krogh und Rehberg[6]) 1922 das Pituitrin. Tannenberg[7]) fand dann 1924 im Physostigmin ein Mittel, das am Kaninchenmesenterium (aber nicht beim Frosch!) eine *isolierte* Verengerung der Capillaren hervorruft, ohne gleichzeitige oder gleichschnelle Verengerung der kleinen Arterien.

Die Capillarverengerung ist hier so stark und so deutlich ausgesprochen, daß während derselben, bevor sich eine etwaige Arterienkontraktion anschließt, das Blut in den kleinen Arterien zum Stillstand kommt, weil der Abfluß in die Capillaren plötzlich versperrt wird. Dabei läßt sich gleichfalls die seltene Beobachtung machen, daß die Venen enger werden als die entsprechenden Arterien, aus demselben Grunde, weil ihnen kein Blut mehr zufließt.

5. Nachweis der veränderlichen Permeabilität.

Eine Durchlässigkeit der Capillaren für Wasser und krystalloide Substanzen ist an allen Stellen des Körpers vorhanden. Nach den Untersuchungen von Schulemann[8]), Clark[9]), denen sich auch Krogh[10]) anschließt, entspricht die Geschwindigkeit, mit der diese Stoffe durch die Capillarwand diffundieren, nahezu ihrer Diffusionsgeschwindigkeit in Wasser oder Gelatine. Anders verhält es sich mit Kolloiden. Für kolloide Substanzen sind die Capillarwände sehr undurchlässig. Lewis[11]) hat das durch Seruminjektionen nachgewiesen, bei denen er das subcutan injizierte Eiweiß im Blut erst nach $3^1/_2$ Stunden durch serologische Methoden nachweisen konnte. Daß die Undurchlässigkeit der Capillarwand aber keine absolute ist, läßt sich leicht nachweisen.

Das einfachste Beispiel dafür dürfte der Harnbefund bei einer Nierenschädigung sein. Durch die Capillaren des Glomerulus wird in solchen Fällen Eiweiß durchgelassen, das wir im Harn nachweisen können. Bei der histologischen Untersuchung von geschädigten Nieren, vielfach schon bei chronischen Stauungsnieren, können wir uns von der gesteigerten Durchlässigkeit der Glomeruluscapillaren gegen hochmolekulares Plasmaeiweiß durch den Befund von ausgeschiedenen körnigen Eiweißmassen im freien Kapselraum des Glomerulus überzeugen.

Die Veränderlichkeit der Capillardurchlässigkeit hat man überdies durch Farbstoffversuche nachgewiesen. Krogh vor allem hat versucht, durch exakte

---

[1]) Fröhlich u. Zak: Zitiert auf S. 1525.   [2]) Heubner: Zitiert auf S. 1525.
[3]) Hooker: Zitiert auf S. 1524.   [4]) Carrier: Americ. journ. of physiol. 1925.
[5]) Wertheimer: Pflügers Arch. f. d. ges. Physiol. Bd. 196, S. 412. 1922.
[6]) Rehberg, zit. nach Krogh: Anatomie und Physiologie der Capillaren. Berlin 1924.
[7]) Tannenberg: Zitiert auf S. 1522.
[8]) Schulemann: Biochem. Zeitschr. Bd. 80, S. 1. 1917.
[9]) Clark: Journ. of pharmacol. a. exp. therapeut. Bd. 16, S. 415. 1921.
[10]) Krogh: Zitiert auf S. 1525.
[11]) Lewis: Journ. of the Americ. med. assoc. Bd. 76, S. 1342. 1921.

Messung der Teilchengröße, welche in bestimmten Fällen das Capillarfilter passieren können, die Veränderlichkeit der Porenweite der Capillarwand nachzuweisen. KROGH findet eine Beziehung der Durchlässigkeit zu der Capillarweite.

Brillant-Vitalrot und Chicagoblau 6 B diffundieren durch die normale Capillarwand der Froschzunge oder Schwimmhaut nur langsam, aber überall, wo Capillaren etwas erweitert sind, waren sie von einer gefärbten Schicht dicht umsäumt. Weiter fand KROGH, daß gelöste Stärke, deren Teilchengröße auf etwa 5 $\mu\mu$ bestimmt wurde, von normalen Capillaren zurückgehalten wird, aber durch stark erweiterte Capillaren hindurchtritt. (Nachweis durch die Jodreaktion.) Andererseits konnte KROGH durch Injektion von chinesischer Tusche, deren Teilchengröße etwa 200 $\mu\mu$ ist, zeigen, daß die Capillarporen sich nicht bis zu dieser Größe erweitern können, auch nicht bei maximaler Durchlässigkeit gegen alle Plasmakolloide. Wie wir auf S. 1521 erwähnt haben, nimmt KROGH nicht an, daß die Durchlässigkeitssteigerung der Capillarwand durch die Erweiterungen von mikroskopisch nachweisbaren Spaltbildungen zwischen den Endothelzellen zustande kommt.

Daß die Veränderlichkeit der Capillardurchlässigkeit nicht allein von der Capillarweite abhängt, haben wir im Kapitel über Stase und Ödem besprochen. Erwähnt sei hier nur die veränderte Durchlässigkeit, welche MORAWITZ[1]) und DENECKE[2]) bei kranken Menschen am Arme feststellen konnten.

Im übrigen können wir nach Beobachtungen von TANNENBERG mit vitaler Trypanblaufärbung — einem kolloidalen Farbstoff — die Angaben von KROGH bestätigen, daß kolloidale Farbstoffe unter pathologischen Bedingungen die Capillarwand leichter passieren als unter physiologischen Verhältnissen bei verengten Capillaren. Diese Farbstoffversuche haben weiterhin eine vielfache Bestätigung erfahren, so auch von HOFF und LEUWER[3]). Diese Autoren fanden, daß in die Blutbahn injiziertes Kongorot z. B. die Haut nicht färbte, aber wenn auf irgendeine Weise eine Quaddel erzeugt wurde, dann war der Inhalt dieser Quaddel durch den kolloidalen Farbstoff gefärbt. Dasselbe zeigt übrigens auch schon der mehr oder weniger starke Eiweißgehalt einer Urticariaquaddel [EBBECKE[4])]. Mit ihm und den meisten anderen Autoren nehmen wir entgegen der Anschauung von WIRTZ[5]) an, daß das Eiweiß der Quaddelflüssigkeit aus der Blutbahn stammt, ebenso wie die Leukocyten, welche sich bei Anwendung einer blasenziehenden Substanz im Inhalt der Blase schon nach wenigen Stunden finden [von neueren Untersuchern FR. KAUFFMANN[6]), TANNENBERG[7])].

Durch diese Versuche und Beobachtungen ist der einwandfreie Nachweis erbracht, daß die Capillaren an jeder Stelle des Körpers ihre Durchlässigkeit verändern können und hochmolekulare Eiweißkörper unter pathologischen Verhältnissen passieren lassen, wie sie das unter physiologischen Verhältnissen bereits in der Leber tun [STARLING[8]), 1894].

6. Die nervöse Versorgung der Capillaren.

Seitdem BEALE[9]) im Jahre 1863 in der Harnblase vom Frosch zum erstenmal zwei marklose Nervenfasern in der Begleitung einer Capillare laufen sah, ist bis heute die Frage, ob es tatsächlich Capillarnerven gibt, oder ob diese Nerven nur zufällig in der Begleitung einer Capillare ziehen, von einer sehr großen Reihe von Untersuchern geprüft. Nicht minder viele Forscher haben sich damit beschäftigt, die Natur dieser Nerven — ob motorischer, sensibler oder sekretorischer Art — zu ergründen. Die Widersprüche in der sehr reichlich vorhandenen Literatur über dieses Thema, die auffällige, oft sehr scharfe Kritik, die die späteren Untersucher an den Befunden der früheren anlegen, die abweichenden Resultate der verschiedenen Färbemethoden — wobei jeder Untersucher nur seine eigne lobt und die bei einem anderen erfolgreiche unbrauchbar findet bzw. sie für die von

---

[1]) MORAWITZ und DENECKE: Münch. med. Wochenschr. 1921. S. 659.
[2]) DENECKE: D. Arch. f. klin. Med. Bd. 140, S. 179. 1922.
[3]) HOFF u. LEUWER: Zeitschr. f. d. ges. exp. Med. Bd. 51, S. 1. 1926.
[4]) EBBECKE: Verhandl. d. dtsch. pathol. Ges. 19. Tagg. 1923. S. 99.
[5]) WIRTZ: Arch. f. Dermatol. u. Syphilis Bd. 146, S. 153. 1924.
[6]) KAUFFMANN, FR.: Krankheitsforschung Bd. 2, S. 372. 1926.
[7]) TANNENBERG: Verhandl. d. dtsch. pathol. Ges. 1926.
[8]) STARLING: Journ. of physiol. Bd. 16, S. 224. 1894.
[9]) BEALE: Philosoph. transact. of the roy. soc. of London Bd. 13. 1863.

dem anderen abgebildeten Kunstprodukte verantwortlich macht —, endlich die Tatsache, daß es bis heute noch keine Methode gibt, welche immer auch in der Hand desselben und geübten Untersuchers an den Capillaren die gleichen Nervenbilder darstellt, läßt uns gleich zu Anfang dieses Kapitels zu der Feststellung kommen, daß hier noch keineswegs alles klar erforscht ist, trotz sehr viel darauf verwandter Arbeit.

Schon BEALE[1]) glaubte mit der Carminfärbung beim Frosch marklose Nervenfasern in Begleitung von Capillaren gesehen zu haben, und er setzt sie durch Endorgane bereits zu den Capillaren in Beziehung. Dasselbe er auch im Fledermausflügel. KLEIN[2]) läßt an der Froschzunge feinste Nervenfibrillen an den Capillaren endigen, GONIAEW[3]) beschreibt ein Endnetz von Nervenfasern zwischen und an den Gefäßschlingen und findet wenigstens in den gut gelungenen Präparaten keine freien knopfförmigen Endigungen. L. BREMER[4]) findet mit der von PH. STÖHR[5]) für veraltet gehaltenen Löwitschen Vergoldungsmethode an den Capillaren zwei marklose Nervenfasern, die anastomosieren oder langgezogene Touren um das Gefäß beschreiben können. Bei besonders gelungenen Präparaten findet er aber regelmäßig noch 1—2 feinere Fibrillen welche den Capillaren dicht aufliegen und mit ihr durch knopfförmige Verdickungen in Verbindung treten. Diese Endigungen liegen der Capillarwand auf, verlaufen nicht innerhalb der Capillarwand. KRIMKE[6]) will sogar Nervenzellen gesehen haben, offenbar Kunstprodukte oder Varicositäten von Achsencylindern. GAD[7]) und SIHLER, MEYER[8]), JORIS[9]), MICHAILOW[10]). GLASER[11]) beschreiben dann in der Folge Capillarnerven, welche in der Nachbarschaft von Capillaren verlaufen, auch sie girlandenartig umgeben, ohne aber in direkte Beziehung zu ihnen zu treten. Die alten Abbildungen von NESTEROWSKY[12]) und KALATSCHEWSKY[13]) sowie die von BODEZAT[14]) mit der Methylenblaumethode dargestellten Nerven dürfen nach STÖHR keine Bedeutung mehr beanspruchen, KESSEL[15]) und TOMSA[16]) finden beim Menschen die Capillaren von Nerven begleitet.

Von neueren Untersuchern fand HAGEN[17]) mit der vitalen Methylenblaumethode an den Capillaren nur auf kurze Strecken, wie er glaubt, zufällig, Nervenfasern, MICHAILOW findet *keine* Nervennetze, aber 1—3 feine variköse Nervenfasern an den Capillaren der Harnblase. Die oft erwähnten Capillarbilder von GLASER werden von OHNO[18]) nicht für beweisend gehalten, weil er die entsprechenden Gefäße nach den Abbildungen nicht für Capillaren, sondern für kleine Arterien hält. Aus demselben Grunde lehnt er die gleichen Bilder von ROBBERS ab, über die O. MÜLLER[19]) in seinem Capillarbuch berichtet. STÖHR hält die von GLASER dargestellten und viel zitierten Spiralfasern sogar ,,für ein durch aneinandergereihte Blutkörperchen hervorgetäuschtes Unding".

OHNO selbst arbeitete an Fröschen, und zwar am Mesenterium. Er benutzte die von KREIBICH[20]) angegebene Rongalitweißmethode neben der SCHULTZE-STÖHRschen[21]) Natronlauge-

---

[1]) BEALE: Zitiert auf S. 1533.
[2]) KLEIN: Quart. journ. of microscop. science Bd. 27, S. 543, 1872.
[3]) GONIAEW: Arch. f. mikroskop. Anat. Bd. 11, S. 479. 1875.
[4]) BREMER: Arch. f. mikroskop. Anat. Bd. 21, S. 663. 1882.
[5]) STÖHR, PH.: Zeitschr. f. Zellforsch. u. mikroskop. Anat. Bd. 3, S. 431. 1926.
[6]) KRIMKE: Die Nerven der Capillaren und ihre letzten Endigungen. Inaug.-Dissert. München 1884.
[7]) GAD: Du Bois' Arch. 1895.
[8]) MEYER: Arch. f. mikroskop. Anat. Bd. 17.
[9]) JORIS: Bull. de l'acad. roy. de méd. de Belg. (4) Bd. 20, S. 502. 1906.
[10]) MICHAILOW: Arch. f. mikroskop. Anat. Bd. 72, S. 540. 1908.
[11]) GLASER: Dtsch. Zeitschr. f. Nervenheilk. 1914, Bd. 50. — MÜLLER, L. R.: Die Lebensnerven. Berlin 1924.
[12]) NESTEROWSKY: Virchows Arch. f. pathol. Anat. u. Physiol. Bd. 63, S. 412.
[13]) KALATSCHEWSKY: Arch. f. mikroskop. Anat. Bd. 13.
[14]) BODEZAT: Anat. Anz. Bd. 30, S. 312. 1907.
[15]) KESSEL: Zentralbl. f. d. med. Wiss. Jg. 7, S. 356 u. 369. 1869.
[16]) TOMSA: Zentralbl. f. d. med. Wiss. Jg. 7, S. 562. 1869.
[17]) HAGEN: Zeitschr. f. d. ges. exp. Med. Bd. 14, S. 364. 1921; Bd. 26, S. 80. 1922.
[18]) OHNO: Beitr. z. pathol. Anat. u. z. allg. Pathol. Bd. 72, S. 722. 1924.
[19]) MÜLLER, O.: Die Capillaren der menschlichen Körperoberfläche. Stuttgart 1922.
[20]) KREIBICH: Berlin. klin. Wochenschr. 1913, S. 546.
[21]) SCHULTZE-STÖHR: Anat. Anz. Bd. 54, S. 529. 1921.

Silbermethode und der WEIGERTschen Markscheidenfärbung, und er findet bei der ersten Methode die schönsten Bilder. Dicht neben den Capillaren, meist beiderseits, findet er feine blau gefärbte Nervenfäserchen, um die größeren Gefäße herum ein prachtvolles Netzwerk, in dem die Fasern miteinander anastomosieren. Im Verlauf der Fasern treten punktförmige Verdickungen und kolbig aufgetriebene Endigungen in der Gefäßwand auf. Allerdings glückte dieser Nachweis nicht immer trotz eifrigen Suchens. Die Endigungen finden sich immer dicht an der Capillarwand, doch ließen sich niemals Nervenfibrillen im Protoplasma der Endothelien selbst nachweisen. Der Befund von TRICOMI ALLEGRA[1]) von Nervenfibrillen, die mit *intracellulärer* Schlingenbildung im Capillarendothel enden sollen, findet durch diese Untersuchungen jedenfalls keine Bestätigung.

OHNO kommt zu dem Resultat, daß die Capillarnerven jedenfalls keine *motorischen* Aufgaben haben, sondern höchstwahrscheinlich sensibler oder sekretorischer Natur sind.

Aus dem Institut von RICKER ist mehrfach darauf hingewiesen, daß die Capillaren von ein bis zwei Nervenfasern begleitet werden, welche, wie z. B. NATUS[2]) erwähnt, am Pankreas vom Kaninchen mit der vitalen Methylenblaufärbung dargestellt werden konnten. Diese Nerven sollen teilweise mit Knöpfchen auf dem Endothel enden und werden von RICKER und seinen Schülern als motorische Fasern angesprochen. Wir selbst haben bei Versuchen am Pankreas und Mesenterium des lebenden Kaninchens mit der vitalen Methylenblaumethode gleichfalls gelegentlich Nerven darstellen können, welche die Gefäße und auch die Capillaren umspinnen und in gewissen, fast gleichmäßigen Abständen kleinknotige Auftreibungen zeigten.

Näher mit dem Thema hat sich dann vor allem in jüngster Zeit PH. STÖHR[3]) befaßt. Er übt zunächst eine sehr eingehende Kritik an der älteren und auch jüngeren Literatur über Capillarnerven und zeigt, auf wie unsicherem Boden die verschiedenen Befunde noch stehen.

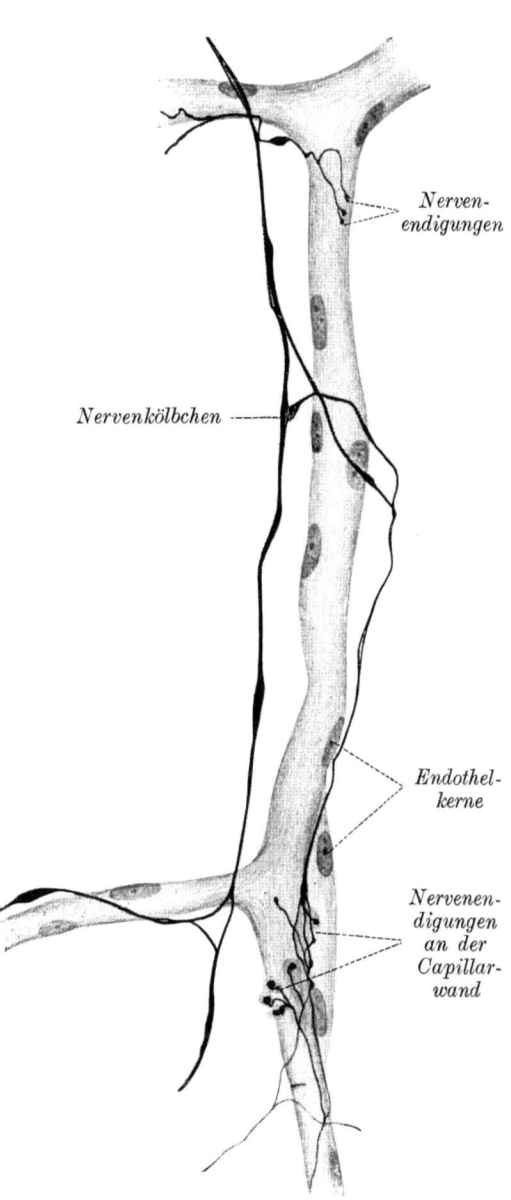

Abb. 353. Blutcapillare mit Nervenendigungen. O. SCHULTZEsche Silberfärbung. Aus der Tela chorioidea des menschlichen Gehirns. Präparat von D. PH. STÖHR JUN. (Aus: BRAUS, Anatomie.)

---

[1]) ALLEGRA: Anat. Anz. Bd. 25, S. 529. 1904.
[2]) NATUS: Virchows Arch. f. pathol. Anat. u. Physiol. Bd. 199, S. 1 u. Bd. 202, S. 417. 1910.
[3]) STÖHR, PH.: Zeitschr. f. d. ges. Anat. Bd. 63, S. 562. 1922; Bd. 64, S. 555. 1922; Bd. 78, S. 555. 1926; Zeitschr. f. Zellforsch. u. mikroskop. Anat. Bd. 3, S. 431. 1926.

Als Capillarnerven will er nicht jede Faser anerkennen, die ein Stück in der Begleitung einer Capillare läuft, sondern er verlangt, daß die Faser auf irgendeine Weise *in direktem Kontakt* mit der Capillarwand steht. So konnte er an Capillaren der Pia „unter Hunderten von Präparaten" allerdings nur zweimal von den begleitenden Nerven feinste Fäserchen sich abzweigen sehen, die auf der Capillarwand mit feinen Knöpfchen ihr Ende fanden. Vgl. auch L. Hirsch[1]) im Abschnitt „Arterien", S. 1505.

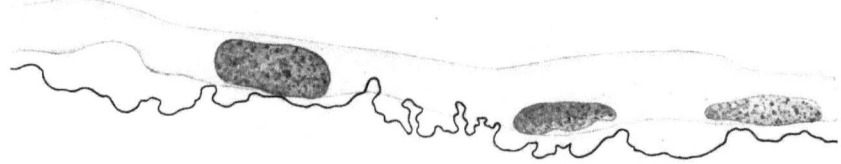

Abb. 354. Capillarnerv. 1200 × vergrößert. (Nach Stöhr.)

Stöhr sah weiterhin an den Capillaren der menschlichen Harnblase feinste marklose Nervenfäserchen von verschiedenem Kaliber, die der Capillarwandung streckenweise direkt aufgelagert waren, und er nimmt den engsten Kontakt dieser Fasern mit dem Endothel an.

Gleichzeitig hebt er aber hervor, daß die Capillaren sicher nicht während ihres ganzen Verlaufes von Nerven ohne Unterbrechung bekleidet werden. Ebenso wie zu den Arterien ziehen stets zu den Capillaren die Nerven aus dem umgebenden Gewebe herbei, vermischen sich entweder mit den schon vorhandenen Gefäßnerven oder versorgen das Gefäß isoliert.

Weiter gelang es Stöhr, Capillaren und zugehörige Nerven in größerer Anzahl in Schnitten vom Papillarmuskel eines neugeborenen Kindes darzustellen.

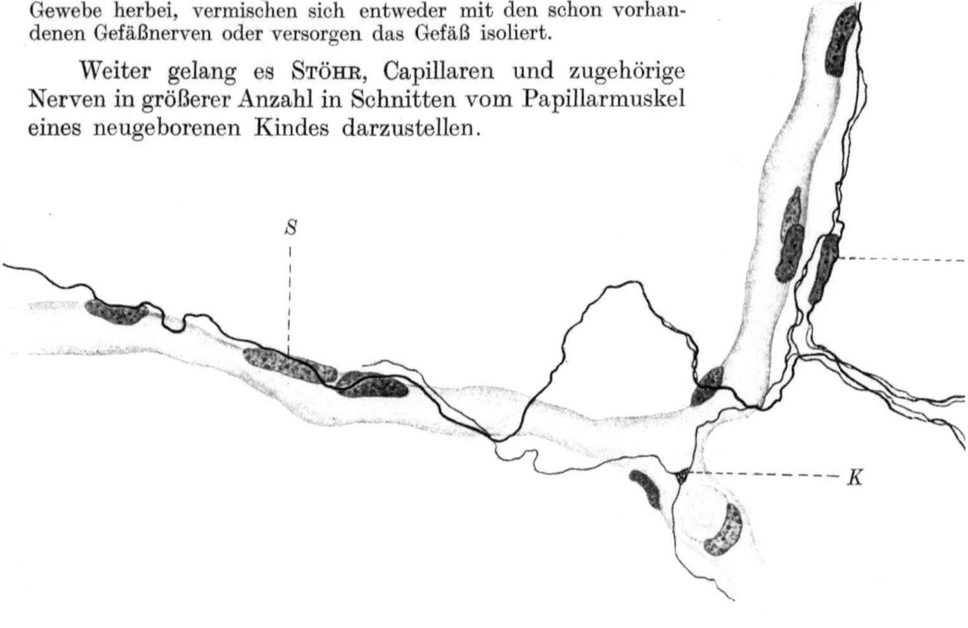

Abb. 355. Capillarnerven. S = Schwannsche Kerne, K = Knotenpunkt. 800 × vergrößert. (Nach Stöhr.)

Bezeichnend ist, daß Stöhr dieses selbst als einen glücklichen Zufall preist, während gewöhnlich die Nervenfasern und die Capillaren auch mit der Silbermethode nicht darstellbar seien. An diesem Präparat konnte Stöhr feststellen, daß die Capillarnerven sicher marklos und von äußerster Feinheit sind. Das häufigste Bild, das auf eine Beziehung zwischen Capillarwand und Nervensystem hindeutet, geben wir in der Abb. 354 nach Stöhr wieder. Eine feine Nervenfaser verläuft in nächster Nähe und in gleicher Richtung mit der Capillare,

---

[1]) Hirsch, L.: Arch. f. klin. Chir. Bd. 139. 1926.

ist dann stellenweise mit der Gefäßoberfläche in direktem Zusammenhang zu beobachten, d. h. es liegen eine Anzahl mäanderartige, unregelmäßige Bildungen der Nervenfaser zum Teil auf der Capillarwand.

Stöhr möchte diese Windungen als eine Oberflächenvergrößerung der reizempfindlichen Teile der Fasern auffassen.

Außerdem beschreibt und bildet Stöhr, siehe Abb. 355, einen netzartigen Zusammenhang dieser feinen Capillarnerven ab. Diese Fäserchen teilen sich unter Auflockerung ihrer Fibrillen an dreieckigen Knotenpunkten, und solche Knotenpunkte scheinen des öfteren mit der Capillarwand dicht verlötet zu sein.

Stöhr macht dann weiter eine sehr auffällige Angabe, er behauptet, daß selbst die allerfeinsten Capillarnerven niemals völlig isoliert verliefen, sondern stets von längsovalen, „offenbar Schwannschen Kernen" bekleidet seien. Sie berühren ihre Membran manchmal so eng oder haben sie so stark eingedrückt, daß Zweifel entstehen, ob die Fasern durch den Kern hindurchziehen oder nicht. Stöhr vergleicht dieses Verhalten mit dem von feinsten marklosen Fasern und Kernen, die er bei dem motorischen Endplexus in der menschlichen Harnblase gefunden habe. Er setzt Nervenfasern und Kerne in sichere Beziehung zueinander, konnte aber keine Spur eines Neurilemms bemerken. Stöhr findet solche Kerne häufig an Teilungs- oder Kreuzungsstellen von Fasern und er läßt diese Schwannschen Kerne sehr häufig der Capillarwand direkt aufliegen und kann sie leicht durch ihre größere Länge von den Endothelkernen unterscheiden. Er sieht in ihnen eine Möglichkeit, einen Reiz vom Nervengewebe auf die Endothelwand und umgekehrt zu übertragen.

Es ist nun sehr interessant, daß diese sog. *Schwannschen Kerne* nach den beigegebenen Abbildungen Stöhrs ihrer Lage, Größe und sonstigem Verhalten nach unbedingt zu identifizieren sind mit den Adventitialzellen an den Capillaren, welche von Eberth[1]), Rouget[1]) Vimtrup[1]), Zimmermann[1]), Tannenberg[1]) *beschrieben und von diesem auch beim lebenden* Warmblüter in voller Tätigkeit beobachtet werden konnten. Stöhr hat diese Zellen verkannt, wenn er schreibt, daß er an seinen Präparaten niemals contractile Elemente nachweisen konnte.

Als Gesamtresultat der Stöhrschen Beobachtung ergibt sich die Annahme eines geschlossenen Netzes von Capillarnerven, dessen Zugehörigkeit zum Gefäßsystem er durch das stellenweise direkte Aufliegen auf den Capillaren für erwiesen hält. Wenn auch der Nerv die einzelne Capillare wieder verläßt, so soll er doch das Capillarsystem nicht wieder verlassen. Neben diesem geschlossenen Endnetz glaubt Stöhr auch noch an das wirkliche Vorhandensein knopfförmiger Endigungen.

Stöhr erörtert bei der Besprechung der Befunde von Ohno und der älteren Autoren, daß die Knötchen, Verdickungen und freien Ästchen der Nerven Kunstprodukte oder unvollständig gefärbte Nervenfasern sein können. Wir wissen von Stöhr selbst, daß auch die moderne Silbermethode sicherlich nicht immer die Capillarnerven färbt, und wir haben uns an Präparaten, die L. Hirsch auf unsere Veranlassung mit dieser Methode herstellte, ebenso wie dieser Autor bereits früher bemerkte, von den vorkommenden Kunstprodukten und unvollständigen Färbungen hinreichend überzeugen können, so daß wir auch gegenüber den von Stöhr mitgeteilten Befunden von knopfförmigen Nervenendigungen eine kritische Einstellung bewahren.

Wenn wir unsere Kenntnisse über die Nervenversorgung der Capillaren nunmehr kritisch zusammenfassen, so können wir im wesentlichen auf das eingangs zu diesem Abschnitt Gesagte verweisen. Es scheint sicher zu sein, daß Capillarnerven vorhanden sind, dagegen fehlt noch eine immer sichere Methode des Nachweises. Die Beziehung der Nerven zu den Elementen der Capillarwand ist histologisch noch nicht geklärt. Interessant und wichtig scheint uns eine Bestätigung der Befunde von Stöhr, daß Nervenfasern durch Zellen oder Kerne von — wie wir meinen — contractilen Adventitialzellen ziehen. Das würde immerhin ein histologischer Anhalt für die motorische Natur dieser Nervenfasern sein. Im übrigen scheint uns die Annahme, daß diese Nervenfasern und Nervennetze die Be-

---

[1]) Siehe S. 1523 ff.

deutung von sensiblen, Reiz aufnehmenden Elementen haben (OHNO, STÖHR u. a.), bisher am wahrscheinlichsten.

Wir halten es mit MARCHAND sehr wohl für möglich, daß die motorischen Nerven ebenso wie die eigentliche Muskulatur an den kleinen Arteriolen ihr Ende finden.

Aber nach den schönen und bereits mehrfach bestätigten Untersuchungen von O. LOEWI[1]) können wir uns sehr wohl vorstellen, daß die Nervenerregung indirekt auf humoralem Wege durch die Blutflüssigkeit auch an den Capillarpförtner- oder Adventitialzellen ihre Wirkung entfalten kann. O. LOEWI[1]) gelang es, am Froschherzen bei Reizung des Nervus vagus Stoffe nachzuweisen, die bei einem zweiten Herzen den gleichen Effekt erzielten, wie die Reizung des entsprechenden Nerven. Neuerdings[2]) ist es ihm auch geglückt, es in hohem Grade wahrscheinlich zu machen, daß dieser Vagusstoff ein Cholinester ist, vielleicht sogar mit dem Acetylcholin identisch ist.

Bei dieser Vorstellung würde sich auch eine Erklärung für die auffallend lange Latenzzeit zwischen elektrischer Reizung z. B. und Capillarverengerung ergeben, abgesehen davon, daß wir im Vorhergehenden erfahren haben, daß die verengenden Zellen keine echten Muskelzellen sind und wir auch daher nicht deren Reaktionsgeschwindigkeit erwarten dürfen.

7. Die Capillaren bei pathologischen Zuständen.

Im letzten Jahrzehnt ist man eifrig bemüht gewesen, die Ergebnisse der tierexperimentellen Untersuchungen am Menschen zu bestätigen und für die menschliche Pathologie nutzbar zu machen. Vor allem verdanken wir OTFRIED MÜLLER[3]) und seinen Mitarbeitern, besonders E. WEISS[4]), NIEKAU[5]) und PARRISIUS[6]) eine Methode, durch die die Capillarmikroskopie an der menschlichen Haut in gesunden und kranken Tagen möglich geworden ist. Wenn man mit der hier anwendbaren Vergrößerung auch die Capillarwand nicht selbst sehen kann, sondern aus der Breite des roten Blutfadens und aus dem Strömungscharakter auf die Veränderungen der Capillaren schließen muß, so hat die Methode doch bereits eine willkommene Ergänzung der Erfahrungen des Tierexperimentes gebracht. Hingewiesen sei in diesem Zusammenhang besonders auf die neueren Untersuchungen von H. HEIMBERGER[7]) aus der MÜLLERschen Klinik, auf die Untersuchungen von JAKOBI und MAGNUS[8]) am lebenden Gehirn und die Arbeit von CHOU und DIETER[9]).

Es hat sich gezeigt, daß der Capillarkreislauf in Abhängigkeit von der Tageszeit, der Jahreszeit, von der gesamten konstitutionellen Bedingtheit des Menschen [HAGEN[10])] Veränderung erfahren kann. In der Gravidität [HINSELMANN[11])] bei vielen nervösen wie organischen Erkrankungen sind bestimmte Abweichungen

---

[1]) LOEWI, O.: Pflügers Arch. f. d. ges. Physiol. Bd. 189, S. 239. 1921; Bd. 193, S. 201. 1922; Klin. Wochenschr. 1923, S. 1840.
[2]) LOEWI, O.: Naturwissenschaften 1926, S. 994.
[3]) MÜLLER, OTFRIED: Die Capillaren der menschlichen Körperoberfläche in gesunden und kranken Tagen. Stuttgart 1922. — MÜLLER, OFRTIED: Ergebnisse der Capillarmikroskopie am Menschen. Klin. Wochenschr. 1923, S. 119.
[4]) WEISS, E.: Dtsch. Arch. f. klin. Med. Bd. 119. 1916; Münch. med. Wochenschr. 1916, S. 925.
[5]) NIEKAU: Ergebnisse der Capillarbeobachtung an der Körperoberfläche des Menschen. Ergebn. d. inn. Med. u. Kinderheilk. Bd. 22, S. 479. 1922.
[6]) PARRISIUS: Dtsch. Arch. f. klin. Med. Bd. 141, S. 243. 1922; Klin. Wochenschr. 1923, S. 1881.
[7]) HEIMBERGER, H.: Zeitschr. f. d. ges. exp. Med. Bd. 46—49. 1925—1926.
[8]) JAKOBI u. MAGNUS: Dtsch. med. Wochenschr. 1925, S. 1351.
[9]) CHOU u. DIETER: Pflügers Arch. f. d. ges. Physiol. Bd. 193, S. 459. 1922; Zeitschr. f. d. ges. exp. Med. Bd. 28, S. 239. 1922.
[10]) HAGEN: Zitiert auf S. 1524.
[11]) HINSELMANN: Zentralbl. f. Gynäkol. 1922, Nr. 36, S. 1426.

vom normalen Capillarbild beschrieben worden, so daß bereits versucht wird, das Capillarbild differentialdiagnostisch zu verwerten.

So hat O. MÜLLER[1]) typische Unterschiede im Capillarbereich der Haut bei Menschen mit sekundärer Schrumpfniere und primärem Hypertonus gefunden. Vor allem bei den Vasoneurosen hat sich ein typisches Capillarbild ergeben. Die Störungen in der Capillarzirkulation sind hier nicht einfach vasoconstrictorische oder dilatatorische, sondern der bunte Wechsel von Spasmen und Atonien beherrscht hier das Bild. MÜLLER spricht von einem spastisch-atonischen Symptomenkomplex. Weiter hat sich eine Abhängigkeit des Capillarbildes von den Erkrankungen der innersekretorischen Drüsen ergeben. Während die Verabreichung von Schilddrüsen-, Hypophysen-, Hoden-, Eierstock- oder Pankreaspräparaten beim Gesunden keine deutliche Störung im Capillarbild verursacht, kann man z. B. mit Insulin beim Diabetes bestehende Capillarveränderungen ausgleichen [O. MÜLLER[2])]. Ebenso haben sich bei ausschließlicher Fleischnahrung an den Capillaren bereits nach zehn Tagen Veränderungen nachweisen lassen [O. MÜLLER[2])]. Unterschiede im Capillarbild des Ulcus- und Carcinommagens sind von HEIMBERGER, SCHMINCKE und DUSCHL, aus der SAUERBRUCHschen Klinik, von FLÖRCKEN und ANSCHÜTZ nachgewiesen worden. Weiter ist typisch das Bild der Capillarlähmung bei schweren Infektionskrankheiten, im anaphylaktischen Schock, bei Vergiftungen mit Schwermetallen, unter der Wirkung von Röntgenstrahlen usw. Von besonderer Bedeutung scheint uns die erhöhte Capillardurchlässigkeit im Stadium vor dem Ausbruch einer Nephritis zu sein [O. MÜLLER[2]), VOLHARD, JÜRGENSEN, KYLIN[3])].

Wenn es auch klar ist, daß die für die verschiedenen Krankheitsformen typischen Bilder im einzelnen Falle leicht von zufälligen Begleitumständen überlagert und verändert werden können, so daß die typischen Bilder relative Seltenheiten sind, wie auch O. MÜLLER selbst betont, so ist die Methode doch bereits heute schon in zweifelhaften Fällen zu einem differentialdiagnostisch wichtigen Hilfsmittel geworden.

D. Die Arbeitsleistung der Gefäßwand.
Zusammenfassende Darstellungen.

FLEISCH, A.: Zusammenfassende Betrachtungen über die Frage nach der Existenz einer aktiven Förderung des Blutstromes durch die Arterien. Schweiz. med. Wochenschr. 1920, S. 460. — GRÜTZNER: Tätigkeit der Arterien. Münch. med. Wochenschr. 1907, S. 1802. — HASEBROEK: Über den extrakardialen Kreislauf des Blutes vom Standpunkt der Physiologie, Pathologie und Therapie. Jena 1914. — HASEBROEK: Über das Problem der selbständigen extrakardialen Blutbewegung. Berlin. klin. Wochenschr. 1919, Nr. 29, S. 678. — HESS, W. R.: Die Regulierung des peripheren Blutkreislaufes. Ergebn. d. inn. Med. u. Kinderheilk. Bd. 23, S. 21ff. 1923.

Die Frage, ob der periphere Gefäßapparat, insbesondere die Arterienmuskulatur und neuerdings auch die Capillaren zur Förderung des Blutstromes durch ihre Kontraktion beitragen, ist seit der ersten Beobachtung der sog. rhythmischen Arterienkontraktion am Kaninchenohr immer wieder bis in die neueste Zeit hinein Anlaß zu lebhaften Diskussionen gewesen.

In weiten Kreisen der klinischen Medizin wird gerne dem Gedanken Raum gegeben, daß alle unsere Gefäße in Wahrheit periphere Herzen sind.

Die physiologischen Beobachtungen, welche dieser Annahme zugrunde liegen, gehen auf SCHIFF zurück („Peristaltik" der Arterie des Kaninchenohres) und sind vor allem von GRÜTZNER[4]) im Sinne einer fördernden Arterienarbeit gedeutet worden. Vor allem HASEBROEK[5]) ist ein moderner Vertreter dieser Anschauung geworden. Nach GRÜTZNER soll bei der künstlichen Durchströmung frischer Nabelstrangarterien die Arterie bei gleichem Druck in der Normalrichtung besser durchgängig sein als umgekehrt [vgl. auch BRESLAUER[6])].

---

[1]) MÜLLER, O. u. HÜBNER: Dtsch. Arch. f. klin. Med. Bd. 149, S. 31. 1925.
[2]) MÜLLER, O.: 89. Versamml. d. Ges. dtsch. Naturforsch. u. Ärzte zu Düsseldorf 1926; Naturwissenschaften 1926, S. 1137; Die Pathologie der menschlichen Capillaren.
[3]) KYLIN: Klin. Wochenschr. 1923, S. 14.
[4]) GRÜTZNER: Die glatten Muskeln. Ergebn. d. Physiol. Bd. 3, S. 2. 1904; Münch. med. Wochenschr. 1907, S. 1802.
[5]) HASEBROEK: Berlin. klin. Wochenschr. 1919, Nr. 29, S. 678.
[6]) BRESLAUER: Pflügers Arch. f. d. ges. Physiol. Bd. 147, S. 117. 1912.

Für eine aktive Förderung des Blutes auch durch Capillararbeit haben sich Natus[1]), Hasebroek[2]), Kautsky[3]), Kylin[4]), Mareš[5]), Niekau[6]), Full[7]) u. a. ausgesprochen, vor allem auch G. Magnus[8]) auf Grund der Beobachtung, daß bei Abdrosselung der Gefäße am menschlichen Oberarm der Blutstrom in den Capillaren noch eine Zeitlang weitergeht. Magnus selbst sah eine solche Blutbewegung noch nach 28 Minuten. Die meisten anderen Autoren geben nur eine Zeit von wenigen Sekunden oder mehreren Minuten an [Weiss und Dieter[9]), Neumann[10]) u. a.]. Ebenso denkt Magnus an eine aktive motorische Funktion der Capillaren auf Grund der Beobachtung, daß am blutleer gemachten Arm die Capillarschlingen sich auf lokale Reize hin noch mit Blut füllen.

Auf die Literatur im einzelnen einzugehen, können wir an dieser Stelle unterlassen, da A. Fleisch in einem besonderem Kapitel in diesem Handbuche die Frage behandelt. Aber auch an dieser Stelle sei betont, daß von all den Momenten, welche als Beweise für eine Förderung des Blutstroms durch Arterien- oder Capillararbeit beim Säugetier und Menschen herangezogen worden sind, kein einziges einen wirklichen Beweis bildet.

R. W. Hess hat in einer eingehenden Kritik gezeigt, daß Arterienkontraktionen als Förderung des Blutstromes nur dann in Betracht kommen können, wenn sie den größten Teil des Lumens verengen oder bei peristaltischem Ablauf regelmäßig peripherwärts sich schneller fortbewegen würden als das in ihnen fließende Blut. Aber die Arterienkontraktionen laufen, wie sich nach Beobachtungen am Kaninchenohr ergibt, ganz unregelmäßig, ein- bis zweimal und noch seltener in der Minute ab, oft erst im Abstand von einigen Minuten, und von einer peristaltischen Bewegung kann nur ganz ausnahmsweise dabei die Rede sein.

Aus diesem Grunde, und vor allem, weil im Arteriensystem Klappen fehlen, welche eine Rückwärtswirkung — eine hemmende Wirkung der Arterienkontraktion — hindern würden, dürfen diese Kontraktionen nicht mit den arbeitleistenden blutfördernden Pulsationen des Fledermausflügels verglichen werden, welche in der Tat als periphere Herzen zu bezeichnen sind. Die Pulsamplitude in diesem Gefäßgebiet ist, wie besonders W. R. Hess[11]) gezeigt hat, viel ausgiebiger, und außerdem sind die aktiv pulsierenden Venen mit Klappen versehen. Ebenso unterscheiden sich die peristaltischen Kontraktionen des Dorsalgefäßes der Wür- und Insektenlarven durch die Schnelligkeit und Tiefe der Zusammenziehung, die fast bis zum Verschluß des Gefäßes führt, und den geordneten Ablauf an den einzelnen Abschnitten des Gefäßes von den Spontankontraktionen der Arterien bei höheren Tieren.

Das Argument, daß das Fördervolumen bei rhythmischen Druckschwankungen größer ist als bei konstantem Druck, das oft als Beweis für eine direkte Förderung des Blutstromes durch Gefäßarbeit herangezogen worden ist, hat seine Beweiskraft ebenfalls verloren, seitdem A. Fleisch[12]) und später Schleier[13]) gezeigt haben, daß die Überlegenheit der rhythmischen Durchströmungsart eine rein mechanische Konsequenz der Dehnbarkeit der Gefäßbahn ist und somit keinen Beleg darstellt für eine aktive Förderung des Blutstromes durch die Arterien.

---

[1]) Natus: Virchows Arch. f. pathol. Anat. u. Physiol. Bd. 199, S. 1. 1910.
[2]) Hasebroek: Dtsch. Arch. f. klin. Med. Bd. 102, S. 567. 1911.
[3]) Kautsky: Pflügers Arch. f. d. ges. Physiol. Bd. 171, S. 386. 1918.
[4]) Kylin: Zentralbl. f. inn. Med. Jg. 43, S. 297. 1922.
[5]) Mareš: Pflügers Arch. f. d. ges. Physiol. Bd. 165, S. 381. 1916.
[6]) Niekau: Ergebnisse der Capillarbeobachtung an der Körperoberfläche des Menschen. Ergebn. d. inn. Med. u. Kinderheilk. Bd. 22, S. 479. 1922.
[7]) Full: Klin. Wochenschr. 1922, S. 2322.
[8]) Magnus, G.: Münch. med. Wochenschr. 1921, S. 908; Arch. f. klin. Chir. Bd. 120, S. 96. 1922.
[9]) Weiss u. Dieter: Zentralbl. f. Herz- u. Gefäßkrankh. Jg. 12, S. 295. 1920.
[10]) Neumann: Berlin. klin. Wochenschr. 1920, S. 826.
[11]) Hess, W. R.: Korrespondenzbl. f. Schweiz. Ärzte 1914, Nr. 32; Pflügers Arch. f. d. ges. Physiol. Bd. 163, S. 555. 1916; Ergebn. d. inn. Med. u. Kinderheilk. Bd. 23, S. 21ff. 1923.
[12]) Fleisch, A.: Pflügers Arch. f. d. ges. Physiol. Bd. 174, S. 177. 1919; Bd. 178, S. 31. 1920.
[13]) Schleier: Pflügers Arch. f. d. ges. Physiol. Bd. 193, S. 610. 1922.

Ganz dasselbe wie für die fördernde Wirkung der Arterienmuskulatur gilt für die Kontraktion der Capillaren. Peristaltische Kontraktionen an Capillaren sind bei der menschlichen Capillarmikroskopie von einer Reihe von Autoren beobachtet [Parrisius[1]), Kylin[2]), Thaller und Draga[3]), Schickler und Mayer-List[4]), Pribram[5]), Halpert[6]) u. a.].

Diese peristaltischen Wellen brauchen übereinstimmend nach allen Untersuchern 6 bis 15 und mehr Sekunden, um sich über eine Capillare fortzupflanzen. Da normalerweise der Blutstrom in der Capillare viel schneller ist, ein Blutkörperchen durchfließt eine Capillare etwa in 1 Sekunde, so kann diese Capillarperistaltik nicht fördernd, sondern nur *hemmend* auf die Blutbewegung wirken. Schickler und Mayer-List teilen auch ausdrücklich mit, daß die peristaltische Kontraktion mit einer Stase beginnt.

Die Annahme einer blutfördernden Capillararbeit ist dann auch in der neueren Zeit von einer ganzen Anzahl von Autoren abgelehnt worden [Carrier[7]), Klingmüller[8]), Tannenberg[9]), Trendelenburg[10]), Burckhard[11]) u. a.).

Burckhardt[11]) weist 1922 in einer Diskussionsbemerkung darauf hin, daß der Capillarpuls mit der Herztätigkeit nicht ohne weiteres gleichgesetzt werden dürfe. Wenn keine Klappen da seien, finde nur ein Hin- und Herbewegen, keine Fortbewegung des Inhaltes statt. Demgegenüber bemerkt Trendelenburg[10]), daß der Klappenmechanismus nicht unbedingt notwendig sei. Die Kontraktionen könnten auch fördernd auf die Blutbewegung wirken, wenn sie schneller fortschreiten als die Blutströmung, erfolgen sie langsamer, dann wirken sie dagegen hemmend. O. Müller glaubt nach seinen capillarmikroskopischen Beobachtungen, daß eine fördernde und hemmende Wirkung durch die Capillarkontraktionen vorkomme.

Jakobi und Magnus[12]) schließen aus ihren capillarmikroskopischen Beobachtungen an der Pia lebender Tiere, daß die Gefäße an der Lokomotion des Blutes einen erheblichen Anteil haben. Sie sahen nämlich nach Abtrennung des Herzens noch mehrere Minuten deutlich träge und wurmförmige Strömung in den Gefäßen. Wir müssen dieses Phänomen aber als einen lokalen Druckausgleich auffassen und können den Schlüssen, welche die Autoren aus diesen Beobachtungen ziehen, deshalb nicht folgen.

Die objektiven Befunde der genannten Autoren, daß auch nach Abtrennung eines Stromgebietes noch lokale vasomotorische Reaktionen und Blutbewegung stattfinden können, sind dagegen zweifelsohne richtig und finden bereits in alten Beobachtungen ihre Bestätigung. Bereits H. Weber[13]), Schuler[14]) und Gunning[15]) haben gezeigt, daß nach einer Massenligatur am Oberschenkel des Frosches, die mit einem breiten Bande ausgeführt wurde, kein absoluter Stillstand des Blutes in den Schwimmhautgefäßen eintrat. Das Blut schwankt zunächst eine Zeitlang infolge von Kontraktionen der Arterien- und Venenmuskulatur noch hin und her und kommt erst nach einiger Zeit zur vollständigen Ruhe. Wenn jetzt an der Schwimmhaut ein schädigender Reiz gesetzt wird, so kommen trotzdem noch dieselben Zirkulationserscheinungen zustande, wie an der regelrecht von Blut durchströmten Schwimmhaut. Zunächst wird eine stärkere Füllung der Gefäße der vom Reiz betroffenen Stelle sichtbar, eine Hyperämie, dadurch, daß das Blut aus den benachbarten Capillaren, besonders aber aus den Arterien und den Venen hinströmt. v. Recklinghausen[16]) nimmt an, als Folge einer

---

[1]) Parrisius: Pflügers Arch. f. d. ges. Physiol. Bd. 191, S. 217. 1921; Dtsch. Zeitschr. f. Nervenheilk. Bd. 72, S. 310. 1921.
[2]) Kylin: Klin. Wochenschr. 1923, S. 14.
[3]) Thaller u. Draga: Wien. klin. Wochenschr. 1917, Nr. 22.
[4]) Schickler u. Mayer-List: Dtsch. med. Wochenschr. 1923, S. 1077.
[5]) Pribram: Münch. med. Wochenschr. 1920, Nr. 45.
[6]) Halpert: Zeitschr. f. d. ges. exp. Med. Bd. 11, S. 125. 1920.
[7]) Carrier: Americ. journ. of physiol. Bd. 61, S. 28. 1922.
[8]) Klingmüller: Zeitschr. f. d. ges. exp. Med. Bd. 46, S. 94. 1925; Zentralbl. f. inn. Med. 1925, S. 186.
[9]) Tannenberg: Zitiert auf S. 1522 und 1513.
[10]) Trendelenburg: Zentralbl. f. Chir. 1922, S. 1509.
[11]) Burckhard: Zentralbl. f. Chir. 1922, S. 1509.
[12]) Jakobi u. Magnus: Dtsch. med. Wochenschr. 1925, S. 1362.
[13]) Weber, H.: Arch. f. Anat. u. Physiol. 1852, S. 361.
[14]) Schuler: Würzburger Verhandl. 1854, S. 248.
[15]) Gunning: Arch. f. holländ. Beitr. 1857, S. 1, 305.
[16]) v. Recklinghausen: Zitiert auf S. 1521 (S. 58).

Erschlaffung, vielleicht nur einer Elastizitätsverminderung der Wandung der Capillaren einerseits und einer an den größeren Gefäßen entstehenden Kontraktion und dadurch bewirkten Drucksteigerung andererseits.

Die Annahme von BIER[1]), daß die Capillaren das Blut ansaugen könnten, hat sich bisher ebenfalls in keiner Weise durch Experimente stützen lassen, auch nicht durch die Untersuchungen von STEGEMANN (s. im folgenden Abschnitt über die spontane Blutstillung, S. 1663). Für Einzelheiten verweisen wir wieder auf den Abschnitt von A. FLEISCH. Erwähnt seien hier nur kurz Versuche, welche TANNENBERG und DASSEL[2]) angestellt haben, um die Ansaugungsfähigkeit der Capillaren zu prüfen.

Nach Unterbindung der Aorta, kurz vor der Teilungsstelle in die Art. iliaca, wurden beim Kaninchen sämtliche abgehenden Äste bis nach dem Abgang der Art. femoralis profunda unterbunden. Nachdem so eine Ischämie des Beines hergestellt war, wurde nach 40 Minuten in die eine Femoralis eine Kanüle eingebunden, welche mit körperwarmer, sauerstoffdurchperlter Ringerlösung in Verbindung stand. Es wurde nun untersucht, ob durch Ansaugung ein Einströmen von Ringerlösung in das anämische Bein nachweisbar wäre. Dies war aber nicht der Fall, sondern die Einflußmenge nahm proportional der Verminderung der Druckhöhe ab, war bei 48 cm Wasserdruck 8—10 ccm in der Minute, bei 30 cm 2—3 ccm und schon bei 6 cm Wasserdruck war ein Einfließen der Ringerlösung innerhalb von 3 Minuten überhaupt nicht mehr nachweisbar. In einem anderen Versuch, in dem ein kleiner Hautmuskelast, der von der Art. il. com. abgeht, nicht unterbunden war, hatte sich nach einer halben Stunde durch Erweiterung dieses Astes ein Kollateralkreislauf gebildet und dadurch in der Iliaca communis ein solcher Blutdruck wiederhergestellt, daß in dem eingebundenen Rohr bei einem Wasserdruck von 7 cm nicht nur keine Ringerlösung angesaugt wurde, sondern das Blut im Gegenteil in das Glasrohr eintrat. Erst bei Erhöhung des Druckes konnte ein Einfließen der Ringerlösung beobachtet werden.

Diese Versuche, welche auch mit körpereigenem Blut dasselbe Resultat ergaben, zeigen jedenfalls, daß die Ansaugungskraft der Capillaren keine bisher meßbare Größe darstellt.

Ebensowenig wie die Muskulatur der Arterien oder verengende Zellen der Capillaren hat die Venenmuskulatur eine Bedeutung für eine aktive Förderung des Blutstromes. Dagegen haben die Kontraktionen der Skelettmuskeln eine allgemein anerkannte Bedeutung für die Förderung des Blutes in den Venen. Diese Wirkung wird dadurch ermöglicht, daß die Venen Klappen haben und so ein Druck, der auf die Blutsäule ausgeübt wird, eine einseitige Richtung erhält. Im gleichen Sinne wird durch Bewegung in den Gelenken ein Druck auf die Hautvenen ausgeübt, der zur Blutförderung beiträgt. Vielleicht kann auch der pulsatorische Stoß des Blutes in den Arterien, der die Arterien als Ganzes leicht hin und her bewegt, als stromfördernde Druckwirkung auf begleitende Venen angesprochen werden [HASEBROEK[3])]. Die Skelettmuskeln können dem Blut in den Venen so kräftige Strömungsimpulse mitteilen, daß es bei einer Eröffnung der Venen zu einem Spritzen des Blutes kommt [M. KAUFMANN[4])].

III. Die einzelnen für die Gefäßfunktion wichtigen Faktoren.
A. Die Gewebsstoffwechselprodukte.
Zusammenfassende Darstellungen.

ADLER: Untersuchungen zur Pharmakologie der Gefäße. Arch. f. exp. Pathol. u. Pharmakol. Bd. 91, S. 81. 1921. — ATZLER: Über den Einfluß der Wasserstoffionen auf die Blutgefäße. Dtsch. med. Wochenschr. 1923, S. 1011. — ATZLER u. LEHMANN: Unter-

---

[1]) BIER: Virchows Arch. f. pathol. Anat. u. Physiol. Bd. 147, S. 256 u. 444. 1897; Bd. 153, S. 306 u. 434. 1898. Münch. med. Wochenschr. 1923, S. 104. Zentralbl. f. Chir. 1924, S. 2.

[2]) TANNENBERG u. DASSEL: Erscheint im Arch. f. klin. Chir. 1927.

[3]) HASEBROEK: Über den extrakardialen Kreislauf des Blutes vom Standpunkt der Physiologie, Pathologie und Therapie. Jena 1914.

[4]) KAUFMANN, M.: Arch. de physiol. norm. et pathol. 1892, S. 283.

suchungen über den Einfluß der Wasserstoffionenkonzentration auf die Blutgefäße von Säugetieren. Pflügers Arch. f. d. ges. Physiol. Bd. 197, S. 221. 1922. — ATZLER u. LEHMANN: Weitere Untersuchungen über den Einfluß der Wasserstoffionenkonzentration auf die Blutgefäße unter besonderer Berücksichtigung des Pufferungsgrades der Durchströmungsflüssigkeit. Ebenda Bd. 193, S. 463. 1922. — BAINBRIDGE: The Physiology of emuscular exercise. London 1919. — BAYLISS: The vasomotor system. London 1922. — BIER: Reiz und Reizbarkeit. Münch. med. Wochenschr. 1921, S. 1473 u. 1521. — BIER: Über einige wenig oder gar nicht beachtete Grundfragen der Ernährung. Ebenda 1923, S. 104, 197, 1007. — EBBECKE: Gefäßreaktionen. Ergebn. d. Physiol. Bd. 22, S. 473. 1923. — FLEISCH: Experimentelle Untersuchungen über die Kohlensäurewirkung auf die Blutgefäße von Säugetieren. Pflügers Arch. f. d. ges. Physiol. Bd. 171, S. 86. 1918. — LANGLEY: Autonomes Nervensystem. Berlin 1922. — MARCHAND: Der Stoffwechsel und die Wärmeproduktion bei der Entzündung. Handb. f. allg. Pathol. (KREHL-MARCHAND) Bd. IV, S. 181. 1924. — NEUBURGER: Die Anschauungen über den Mechanismus der spezifischen Ernährung. 1900. — PFEFFER: Pflanzenphysiologie. Leipzig 1904. — RICKER: Pathologie als Naturwissenschaft. Berlin 1924; Krankheitsforschung Bd. 1, H. 6, S. 470. 1925. — SCHADE: Die Entzündung. Verhandl. d. dtsch. pathol. Ges. 1923. — SCHILF: Über die Erregung autonom innervierter Organzellen durch nervöse und humorale Reize. Krankheitsforschung Bd. 2, S. 327. 1926. — TANNENBERG: Experimentelle Untersuchungen über lokale Kreislaufstörungen. Frankfurt. Zeitschr. f. Pathol. Bd. 31, S. 282. 1925. — WARBURG: Beiträge zur Physiologie der Zelle, insbesondere über die Oxydationsgeschwindigkeit in Zellen. Ergebn. d. Physiol. Bd. 14, S. 253. 1914.

1. Die Fähigkeit des Gewebes direkt auf Reize zu reagieren.

Die alte Attraktionstheorie von GALEN, BICHAT, REIL, die Vorstellungen von VIRCHOW[1]), die modernen Anschauungen von BIER[2]), haben den gemeinsamen Grundgedanken, daß das Gewebe, welches Nahrung oder Sauerstoff braucht, mehr oder weniger aktiv einen stärkeren Blutzufluß veranlassen könne. Denselben Gedanken vertreten für das arbeitende Organ GASKELL, GASKELL und LANGLEY, BAYLISS, VIERODT, THOMSON, VERWORN, STARLING, ASHER, WOOLEY u. v. a. VIERODT hatte bereits 1846 die Vorstellung, daß die Stärke des Blutzuflusses chemisch geregelt würde.

Bevor wir die Kräfte besprechen können, durch welche das Gewebe Einfluß auf die Stärke der Durchblutung und damit auch auf das Zustandekommen der lokalen Kreislaufstörungen gewinnen kann, müssen wir die Vorfrage behandeln: Bewegen wir uns auf dem Boden gesicherter Tatsachen mit der Annahme, daß vom Gewebe aus der Blutzufluß bestimmt oder wenigstens stark beeinflußt wird? Mit anderen Worten: wir müssen die „uralte" Frage [BIER[3])] stellen und behandeln, ernähren sich die Gewebe selbst oder werden sie ernährt.

BIER[3]) hat dieser Frage in neuerer Zeit wieder mehrere Abhandlungen gewidmet, NEUBURGER[4]) eine gute Zusammenstellung an der Schwelle des Jahrhunderts. RICKER[5]) hat im Jahre 1905 seine Lehre von der Relationspathologie aufgestellt und 1924 in seiner „Pathologie als Naturwissenschaft" eine eingehende Begründung versucht, nachdem 20 Jahre experimenteller Arbeit auf diese Fragen verwandt worden sind, TANNENBERG[6]) hat in mehrjähriger experimenteller Arbeit RICKERS Anschauungen zu widerlegen versucht.

Wir sehen aus dieser kurzen Zusammenstellung bereits, daß die uralte Streitfrage auch heute noch lebendig scheint.

Nach RICKERS Lehre kann das Gewebe nicht direkt gereizt werden, ein Reiz kann nur am Nervensystem angreifen, die Gewebsveränderungen entstehen nach vorausgegangener Reizung des Gefäßnervensystems in Abhängigkeit von der Art und Menge des Blutzuflusses.

---

[1]) VIRCHOW: Cellularpathologie. 4. Aufl., S. 334ff. 1871.
[2]) BIER: Münch. med. Wochenschr. 1923, S. 104, 197, 1007.
[3]) BIER: Münch. med. Wochenschr. 1921, S. 1473 u. 1521; 1923, S. 104, 197, 1006.
[4]) NEUBURGER: Die Anschauungen über den Mechanismus der spezifischen Ernährung. 1900.
[5]) RICKER: Pathologie als Naturwissenschaft. Berlin 1924.
[6]) TANNENBERG: Frankfurt. Zeitschr. f. Pathol. Bd. 31, S. 173. 1925.

Auf die experimentelle Widerlegung dieser Lehre sei hier nicht eingegangen (s. im folgenden Kapitel über die Bedeutung des Nerveneinflusses). Hier nur soviel: die Lehre RICKERS hat den alten Satz von VIRCHOW, „die Zelle ernährt sich selbst, sie läßt sich nicht ernähren", nicht widerlegt.

Das Nahrungsangebot allein genügt nicht, um Zellen oder Gewebe zum Wachstum, zur Vermehrung zu veranlassen. Die Zelle bedarf eines Reizes, der sie zu der Nahrungsaufnahme veranlaßt, den *nutritiven* Reiz VIRCHOWS.

Was als „nutritiver" Reiz wirksam werden kann, näher zu untersuchen, ist hier nicht unsere Aufgabe. Es sei dazu auf die Schriften von VIRCHOW, auf Abhandlungen von ORTH[1]), ROUX[2]), MARCHAND[3]) u. a. und neuerdings auf die Abhandlungen von BIER verwiesen.

Wir wollen hier nur einige Beispiele anführen, welche wir den neueren Abhandlungen von BIER entnehmen und welche uns illustrieren, daß Zellen trotz besten Nahrungsangebotes zugrunde gehen, wenn sie nicht gleichzeitig einen wirksamen Reiz erhalten, der sie zur Nahrungsaufnahme anregt, daß Gewebe trotz monatelanger künstlicher Hyperämie vollständig unverändert bleiben und von der überreichlich angebotenen Nahrung nur soviel entnehmen, wie vorher aus dem spärlichen Angebot.

Das nicht befruchtete Ei geht trotz des reichlichen Nahrungsangebotes zugrunde, während das befruchtete, gleichzeitig zur Nahrungsaufnahme erregt ist und sich bei dem gleichen Nahrungsangebot entwickelt. Der Muskel, dessen Nerv durchschnitten ist, atrophiert, eine *passive* Ernährung fertiger Körperteile ist „aussichtslos" (BIER). Es sind in der Literatur etwa 13 sichere Fälle von Muskelhypertrophie im Gefolge von chronischer venöser Hyperämie bekannt. BIER, der selbst eine Reihe davon untersuchen konnte, kommt zu dem Schlusse, dem wir durchaus zustimmen, daß diese Fälle etwas Besonderes sind, daß bei ihnen noch ein Reiz hinzugekommen sein muß, der die Muskulatur veranlaßte, von der überreichlich angebotenen Nahrung Gebrauch zu machen. Ähnlich liegen die Verhältnisse bei der häufiger beobachteten Knochenverlängerung und Verdickung bei chronischer Stauung, es sei hier als das bekannteste Beispiel auf die nicht selten entstehenden sog. Trommelschlägelfinger bei angeborenen Herzfehlern oder schweren Behinderungen des Lungenkreislaufes hingewiesen. Aber auch hier sind die Veränderungen sehr selten, wenn man die Häufigkeit der chronischen venösen Stauungen in Betracht zieht.

VIRCHOW begnügte sich mit der Vorstellung, daß ein Reiz, der eine „Gleichgewichtsstörung" der Zelle bewirkt, die Veranlassung zur Nahrungsaufnahme geben könne. Daß jede Erregung, jede Steigerung der Lebensvorgänge mit einem erhöhten Stoffumsatz vor sich geht, liegt nahe und wir werden später zu untersuchen haben, wie die vermehrten Stoffwechselprodukte auf den Gefäßapparat einwirken, zunächst sei der Blick auf eine Methode gerichtet, welche es einigermaßen quantitativ gestattet, die Intensität einer Stoffwechselsteigerung, den Erfolg eines Reizes zu messen.

Interessante Einblicke über die Entstehung vermehrter Stoffwechselprodukte auf Reize hin, welche das Gewebe treffen, hat uns die Messung von Oxydationsvorgängen im lebenden Gewebe gegeben, wie sie nach den Methoden von WARBURG[4]) ausführbar ist. Es hat sich gezeigt, daß die Zellatmung an das Erhaltensein der *Zellstruktur* gebunden ist. Nach Zellzerstörung ist Zellatmung nicht mehr nachweisbar. Bei der Untersuchung von Seeigeleiern nimmt die Oxydationsgeschwindigkeit mit der fortschreitenden Zellteilung stark zu, dagegen fällt sie um 90% nach der Zerstörung der Zellstrukturen ab.

Diese Erhöhung der Stoffwechselvorgänge im sich teilenden und wachsenden Ei, *bevor Blutgefäße und Nerven vorhanden sind*, zeigt uns, daß das Gewebe *primär* die Fähigkeit hat, auf Reize hin seinen Stoffwechsel zu verändern, und es ist uns

---

[1]) ORTH: Virchows Arch. f. pathol. Anat. u. Physiol. Bd. 200, S. 1. 1910.

[2]) ROUX, W.: Der Kampf der Teile im Organismus. Leipzig 1881; Arch. f. Entwicklungsmech. Bd. 96, S. 485. 1920.

[3]) MARCHAND: Handb. d. allg. Pathol. (KREHL-MARCHAND) Bd. IV., S. 85ff., 105, 489ff. Leipzig 1924. (Hier s. auch die Einzeluntersuchungen M.s und weitere Hinweise auf die Literatur.)

[4]) WARBURG: Ergebn. d. Physiol. Bd. 14, S. 253. 1914.

wahrscheinlich, daß später, wenn im wachsenden Organismus Blutgefäße und mit ihnen Nerven auftreten, die Zellen und das Gewebe ihre primären Eigenschaften behalten. Die Gewebsstoffwechselprodukte, welche primäre Folgen der Gewebsreizung sind, haben dann, wenn die Nahrungsstoffe der Zellen nicht mehr wie in den ersten Stadien der Entwicklung beim Ei in allernächster Nähe vorhanden sind, die Fähigkeit, die Blutbahn zu erweitern und sie schaffen so Nahrungsmittel und Sauerstoff aus weiterer Entfernung mit dem heranströmenden Blut herbei. Die Blutbahn und die sie versorgenden Nerven werden Hilfsmittel der Erhaltung des Gewebes, aber nicht seine Beherrscher.

Wenig einleuchtend ist es uns, daß die Zellen ihre ursprünglich vorhandene Fähigkeit, auf Reize zu reagieren, im Laufe der embryonalen Entwicklung verlieren sollen und dann *nur noch in Abhängigkeit vom Blut* und dem Gefäßnervensystem erst in *zweiter* Linie und nur durch dessen Vermittlung reagieren können, während die *primäre* Reaktion an den Strombahnnerven eintritt, wie das RICKER[1]) und seine Schule annehmen. Diese Meinung will uns um so weniger einleuchten, als wir im Experiment sehen, daß auch das Gewebe erwachsener Organismen die Fähigkeit, selbständig auf Reize zu antworten, *nicht* verloren hat. Wir sind vielmehr jederzeit in der Lage, an excidierten Gewebsstückchen, auch erwachsener Organismen, welche dem Einfluß der Zirkulation und des Nervensystems dauernd entzogen sind, Lebens- und Wachstumsvorgänge zu beobachten und wochen- und jahrelang zu erhalten. Solche Möglichkeiten hat uns die Gewebskultur, wie sie vor allem von HARRISON, CARREL, BURROW[2]) u. a. ausgebildet ist, gezeigt. Hier sehen wir Bindegewebs- und Epithelzellen, die unter den im Organismus gegebenen Lebensbedingungen sich der Blutbahn und des sie beherrschenden Nervensystems zur Ernährung bedienten, unter anderen Bedingungen sich ebenfalls ernähren und in früher ungeahnter Weise erhalten und vermehren.

Wir haben deshalb keinen Grund, anzunehmen, daß dasselbe Gewebe, das die Eigenschaft der primären Reaktionsfähigkeit auf Reize im früh-embryonalen Zustande bereits besitzt, sie verliert, sobald es der Wirkung der Ernährung durch das Blut unterliegt. Wir könnten uns bei dieser Annahme nicht vorstellen, daß das Gewebe erwachsener Organismen sie sofort nach der Excision aus dem Organismus im Explantat wiedergewinnen würde.

Interessant ist, daß die Erscheinung des erhöhten Zellstoffwechsels als Folge von Reizen auch bei Pflanzen ihre Analogien hat. So kann man bei *Aroideen* zur Blütezeit in den Blütenkolben sehr erhebliche Temperatursteigerungen beobachten. Bei einer Lufttemperatur von 15,4° C wurde die Temperatur der Keule auf 51,3° gebracht [PFEFFER[3])]. Auch bei Verletzungen von Pflanzen, z. B. der Kartoffelknollen, ist eine *vermehrte* Atmung und eine dadurch verursachte Temperaturerhöhung nachzuweisen, die sich auf die nächste Umgebung der Verletzung beschränkt, bei der Zwiebel sogar auf die ganze Frucht übergreifen soll. Die Wärmeproduktion soll nach dem Zerschneiden, ebenso wie die Atmung, nach PFEFFER ungefähr auf das Zehnfache steigen.

2. Stoffwechselprodukte als Einwirkungsmittel des Gewebes auf die Gefäße.

Wir werden im folgenden die Untersuchungen zu behandeln haben, welche zeigen, daß die Stoffwechselprodukte des Gewebes einen maßgeblichen Einfluß auf die Blutversorgung ausüben, daß sie nicht nur die Blutgefäße im Rahmen des Physiologischen zur Erweiterung bringen, sondern auch bei verstärktem Auftreten alle lokalen Kreislaufstörungen herbeiführen können, welche wir in besonderen Kapiteln im einzelnen zu besprechen haben.

Auf die große Bedeutung des Gewebszerfalls, der primären Nekrose für das Zustandekommen der Kreislaufreaktionen, wie wir sie bei der Entzündung eintreten sehen, hat bereits WEIGERT[4]) 1874, später LANDERER[5]) 1884 und dann

---

[1]) RICKER: Pathologie als Naturwissenschaft. Berlin 1924.
[2]) BURROW usw.: Literatur s. bei R. ERDMANN in diesem Handb. Bd. 14/1, S. 956. 1926 und Ergebn. d. Anat. Bd. 23. 1921.
[3]) PFEFFER: Pflanzenphysiologie, S. 837 u. 842. Leipzig 1904; zit. nach MARCHAND.
[4]) WEIGERT: Anat. Beiträge zur Lehre von den Pocken. Breslau 1874 u. 1875.
[5]) LANDERER: Die Gewebsspannung in ihrem Einfluß auf die Blut- und Lymphbewegung. Leipzig 1884.

mit besonderem Nachdruck E. NEUMANN[1]) 1889 hingewiesen. BIER ist später wohl der erste gewesen, der die Erkenntnis von der Bedeutung der Gewebsabbauprodukte und Eiweißzerfallsstoffe auch in der praktischen Medizin mit Nutzen verwandt hat.

BIER suchte eine Erklärung für die Erfolge der alten Versuche mit Transfusionen von Tierblut beim Menschen, wenn diese den Eingriff überlebten. Er ging von dem Gedanken aus, daß nicht die Transfusion des Tierblutes als solche die Besserung herbeigeführt hatte, sondern die Zersetzungsprodukte, welche beim Zerfall des Tierblutes im Organismus entstanden. Unter dieser Voraussetzung spritzte er im Jahre 1900 artfremdes Blut in die Vene, zum Unterschied gegenüber den alten Transfusoren aber in einer *geringen* Menge von wenigen Kubikzentimetern, und er sah in der Tat die Erfolge der Alten wieder, ohne deren Gefahren zu begegnen. Eine allgemeine Anwendung des Verfahrens konnte sich aber damals nicht durchsetzen.

BIER[2]) hat in der Folgezeit den Gedanken, daß Zersetzungsprodukte von arteigenem Gewebe, welche durch die verschiedensten Einspritzungen entstehen, von großer Bedeutung für den Ablauf der Lebensvorgänge sind, weiterhin mehrfach Ausdruck gegeben und durch seine Schüler[3]) vielfach Einzeluntersuchungen zu dieser Frage anstellen lassen. ,,Die Zersetzungsprodukte sind, neben den Einflüssen der Außenwelt die natürlichen Reize, die das Leben erhalten (,,Selbstregulierung"). Er sieht in ihnen, ebenso wie sein Mitarbeiter KISCH[4]), auch einen *nutritiven* Reiz, der das Gewebe und weiterhin den ganzen Organismus zur Aufnahme von Nahrungsstoffen veranlaßt, während es andererseits unmöglich ist, durch ein einfaches verstärktes Nahrungsangebot eine stärkere Aufnahme der Nahrung zu erzielen. Näheres s. im Kapitel über Hyperämie.

EBBECKE[5]) ist vor allem bei der Untersuchung der vasomotorischen Reaktionen der Haut dazu gekommen, den Stoffwechselprodukten des Gewebes die erste und primäre Rolle bei dem Zustandekommen der Kreislaufstörungen wie der Gefäßerweiterung überhaupt zuzuweisen.

Er konnte mittels einer elektrischen Meßmethode nachweisen, daß auf einen mechanischen oder galvanischen Reiz schon in den ersten Sekunden nach der Reizung die Epithelzellen der Epidermis eine Durchlässigkeitssteigerung erfahren, welche sich in einer Abnahme des elektrischen Gleichstromwiderstandes äußert. ,,Die elektrisch nachweisbare Gewebsreizung geht dem Auftreten der Rötung und erst recht der Quaddelbildung deutlich voraus, sie ist das primäre." Die Widerstandsabnahme gegen den elektrischen Strom wird durch eine Auflockerung von membranähnlich wirkenden Oberflächengrenzschichten der Zellen der Epidermis erklärt. Diese Auflockerung sei charakteristisch für jeden Reizzustand. Aus den auf den Reiz hin durchlässiger gewordenen Zellen können Eiweißabbauprodukte nach Art des Histamins leichter ausgeschieden werden, die capillarerweiternd wirken. Diese Stoffe sollen auch im Sinne von RÖSSLE histiolytisch, gewissermaßen verdauend wirken, oder auch chemotaktisch anlockend auf die weißen Blutzellen.

Nach EBBECKES Vorstellungen sind es vermehrt austretende Stoffwechselprodukte der Zellen, welche die Erweiterung der Gefäße hervorrufen. Diese Vorstellung würde sich ohne weiteres den alten Anschauungen der Cellularpathologie unterordnen, nach der der Entzündungsvorgang ein *primär cellulärer* Vorgang ist, eine Ernährungsstörung des Gewebes, die die Gefäßveränderungen sekundär nach sich zieht (VIRCHOW).

Die Frage, wieweit bei dieser Bildung von Stoffwechselprodukten rein *celluläre* Vorgänge in Betracht kommen, ist neuerdings wiederholt angeschnitten [W. HUECK[6])]. Auch nach MARCHANDS[7]) Anschauung sind die Zellen nicht die *alleinigen* Träger der Lebens-

---

[1]) NEUMANN: Beitr. z. pathol. Anat. u. z. allg. Pathol. Bd. 5, S. 64. 1889.
[2]) BIER: Münch. med. Wochenschr. 1921, Nr. 46 u. 47, S. 1473 u. 1521.
[3]) ZIMMER, A. u. E. SCHULZ: Münch. med. Wochenschr. 1923, S. 202.
[4]) KISCH: Münch. med. Wochenschr. 1923, S. 199.
[5]) EBBECKE: Pflügers Arch. f. d. ges. Physiol. Bd. 169, S. 1. 1917; Bd. 199, S. 196. 1923; Münch. med. Wochenschr. 1921, S. 624.
[6]) HUECK, W.: Beitr. z. pathol. Anat. u. z. allg. Pathol. Bd. 66, S. 330. 1920.
[7]) MARCHAND, in KREHL-MARCHAND: Handb. d. allg. Pathol. Bd. IV, S. 181. 1924.

vorgänge. Auch die Intercellularsubstanzen, die Umwandlungsprodukte des kernhaltigen Protoplasmas, sollen eigene Lebens- und Ernährungserscheinungen zeigen. Allerdings ist über den Stoffwechsel dieser Substanzen noch sehr wenig bekannt, und wir dürfen ihn nach dem Ausfall der erwähnten Messungen des O-Verbrauches als gering veranschlagen.

In diesem Sinne ist es auch zu verstehen, daß sämtliche Mittel, welche bei direkter Wirkung auf das Gefäß, z. B. vom Gefäßinneren her, stark verengernd wirken, nach Einspritzung in das Gewebe Gefäßerweiterung hervorrufen.

So bewirkt sogar Bariumchlorid nach Einspritzung unter die Haut eine Hyperämie [EBBECKE[1]), bestätigt durch TANNENBERG], trotzdem es bei direkter Gefäßwirkung noch verengend wirkt, sogar in einem Stadium, in dem durch Adrenalin eine Gefäßverengerung nicht mehr zu erreichen ist. EBBECKE[1]) betont, daß auch die gewöhnlichen mechanischen, thermischen und elektrischen Reize, welche glatte Muskeln zur Kontraktion bringen, *gefäßerweiternd* wirken, wenn sie nicht *allein* die Gefäße, sondern *das ganze Gewebe* treffen. In demselben Sinne sprechen die Versuche von LAEWEN und DITTLER[2]), welche bei der Durchspülung des Kaninchenohres mit Bakterientoxinen eine andere Wirkung fanden, wenn sie die Giftwirkung vom Gefäßinnern her oder von außen durch das Gewebe hindurch zur Wirkung kommen ließen. Das gleiche fand PISSEMSKI[3]) beim Studium der Wärmewirkung, die er vom Gefäßinnern oder von außen durch das Gewebe hindurch applizierte. Die Wirkung der Gewebsstoffwechselprodukte auf die Gefäßweite ist weiterhin durch eine Reihe von Experimenten gestützt.

Die Untersuchungen von DALE und RICHARDS[4]) und ihrer Mitarbeiter LEIDLAW[5]) und RICE[6]) haben ergeben, daß Eiweißderivate, vor allem das *Histamin*, eine *lokale* erweiternde Wirkung auf die Capillaren mit erheblicher Steigerung ihrer Durchlässigkeit bewirken. In ähnlicher Weise erhielten NATHAN und SACK[7]) durch Injektion von Extrakten aus Haut, die durch 3—5 Minuten lange Einwirkung des Lichtes der Quarzlampe gereizt war, Entzündungserscheinungen, die schneller eintraten, als bei Extrakten aus normaler Haut.

Als ein sehr wesentliches Moment, welches für eine Wirkung von Gewebsstoffwechselprodukten als auslösende Ursache für mikroskopisch nachweisbare Kreislaufstörungen spricht, hat TANNENBERG[8]) vor allem hervorgehoben, daß die *Spät-* oder *Zweitwirkung* eines Reizes in der Regel am Gefäßapparat *schwerere* Erscheinungen auslöst als die Erstwirkung. An der Tatsache selbst ist kein Zweifel. Sie ist von vielen Autoren beobachtet, besonders hervorgehoben von RICKER und seinen Schülern und von TANNENBERG..

TANNENBERG schließt sich damit der Meinung von JORES[9]), B. FISCHER[10]) u. a. an, welche bei ihren Untersuchungen über den Entzündungsbegriff zu derselben Auffassung gekommen sind. So hebt vor allem JORES[9]) bei der Besprechung der Entzündung nach Licht- und Wärmewirkung gegenüber von ASCHOFF hervor, daß bei diesen Reizen eine *direkte* wechselseitige Beeinflussung von exogener Schädlichkeit und Entzündungsvorgang unmöglich ist. Es können somit durch die Entzündung nicht die *exogenen* Schädlichkeiten beseitigt werden, sondern nur die Zerstörungen, welche sie im Gewebe angerichtet haben.

RICKER[11]) sieht auch in der Zweitwirkung noch eine später sich allmählich verstärkende Wirkung des Reizes am Gefäßnervensystem. Es steht das jedoch vollständig im Widerspruch mit den Erfahrungen, welche bei Vergiftungen von isolierten Gefäßpräparaten gemacht worden sind.

---

[1]) EBBECKE: Gefäßreaktionen. Ergebn. d. Physiol. Bd. 22, S. 473. 1923; Pflügers Arch. f. d. ges. Physiol. Bd. 169, S. 1. 1917.
[2]) LAEWEN u. DITTLER: Zeitschr. f. d. ges. exp. Med. Bd. 1, S. 3. 1913.
[3]) PISSEMSKI: Pflügers Arch. f. d. ges. Physiol. Bd. 156, S. 426. 1914.
[4]) DALE u. RICHARDS: Journ. of physiol. Bd. 52, S. 110. 1918/19.
[5]) DALE u. LEIDLAW: Journ. of physiol. Bd. 52, S. 352. 1918/19.
[6]) RICE: Journ. of exp. med. Bd. 33, S. 287. 1921.
[7]) NATHAN u. SACK: Arch. f. Dermatol. u. Syphilis Bd. 183, S. 381. 1922.
[8]) TANNENBERG: Zitiert auf S. 1543.
[9]) JORES: Frankfurt. Zeitschr. f. Pathol. Bd. 23, H. 3. 1920.
[10]) FISCHER, B.: Der Entzündungsbegriff. München: J. F. Bergmann 1924.
[11]) RICKER: Pathologie als Naturwissenschaft. Berlin: Julius Springer 1924. Dort nähere Angabe der Einzelarbeiten RICKERS und seiner Mitarbeiter.

Labei hat sich, wie besonders in den letzten Jahren von Krawkow[1]) gezeigt worden ist, erwiesen und herausgestellt, daß eine Giftwirkung nur solange nachweisbar ist, als sich das angewandte Gift in der Durchspülungsflüssigkeit befindet. Sobald das Gift durch nachgespülte Ringerlösung genügend ausgewaschen ist, kehrt das Gefäßpräparat zu seinem Ausgangszustand zurück.

Wir haben deshalb auch keinen Anlaß, anzunehmen, daß irgendwelche pharmakologische oder mechanische Reize auf das *Gefäßnervensystem* länger oder erheblich länger einwirken, als ihre Anwendungsdauer beträgt, vor allem wäre eine kontinuierliche Steigerung der Giftwirkung nach der Entfernung des Giftes auf einen und mehrere Tage hinaus nicht recht verständlich. Wenn deshalb die Kreislaufveränderungen 1 oder 2 Tage nach der akuten Reizwirkung für gewöhnlich ein schwereres Bild bieten als während der akuten Wirkung selbst, dann müssen wir annehmen, *daß irgend etwas vorhanden ist, das diesen Reizzustand des Gefäßnervensystems unterhält*. Wir haben in erster Linie daran zu denken, daß das pathologische oder vermehrte Stoffwechselprodukte des Gewebes sind, welche unter der einmaligen Einwirkung des Giftes entstehen und sich, *anders wie eine Nervenwirkung*, auch nach Verschwinden des Reizes noch vermehren.

Durch den einmaligen Reiz wird eine Stoffwechselstörung im Gefüge der Zelle bewirkt, an deren Folgen auch später noch, wenn der Reiz abgeklungen ist, Zellen zugrunde gehen, welche nicht direkt unter der Reizwirkung abgetötet, aber doch so geschädigt wurden, daß eine Restitutio ad integrum nicht möglich war. Es ist typisch für das Verhalten von einzelnen Zellen und Geweben, auch sicher nervenlosen, daß sie sich nach einer Reizwirkung, die nicht sofort abtötet, nur ganz langsam erholen oder einige Zeit nach Aufhören des Reizes an der erlittenen Schädigung zugrunde gehen. Wir können das z. B. in der schönsten Weise am explantierten Gewebe zeigen. So konnten wir in eigenen Versuchen an explantierten Hühnerherzen, deren Nährflüssigkeit mit Atropin in geringerer Konzentration vergiftet war, beobachten, daß das Gewebe unter der Atropinwirkung zwar seine Wachstumsfähigkeit und damit sein Leben nicht eingebüßt hatte — es wuchsen oft ebenso starke Fibroblastenkränze aus wie bei den normalen Kontrollstückchen —, aber die Giftwirkung zeigte sich an den Zellen in einem stark vermehrten Auftreten von lipoidhaltigen Vakuolen in den einzelnen Zellen, und weiter daran, daß die Stückchen nach wiederholten Umbettungen in giftfreie Nährmedien ihre Wachstums- und Lebensfähigkeit früher verloren als nicht geschädigte Kontrollen.

So sehen wir am Explantat nach einer Reizwirkung in der gleichen Weise ein Fortbestehen unter Aufrechterhaltung eines pathologischen Stoffwechsels, wie wir es für das Gewebe im Verband eines Organismus angenommen haben. Damit haben wir auch die Reize, welche fortwährend eine Wirkung am Gefäßnervenapparat und an der Gefäßwand selbst unterhalten können, während wir aus der Nervenphysiologie eine Wirkung nicht kennen, die den Reiz so erheblich überdauert, oder gar nach dessen Abklingen noch zunimmt. Als das Typische der Nervenwirkung sehen wir vielmehr immer die verhältnismäßig rasche maximale Wirkung auf einen Reiz, welche dann nach dem Verschwinden des Reizes auch ebenso verhältnismäßig schnell wieder abklingt.

Als Beispiel für den Wirkungsmechanismus von Reizen am Gefäßnervensystem können wir in diesem Sinne die alten Versuche von v. Frey[2]) anführen. v. Frey konnte an der Speicheldrüse des Hundes zeigen, daß eine gleichzeitige Constrictoren- und Dilatatorenreizung einen eigenartigen Ablauf nimmt, welcher, wie uns scheint, gewisse Rückschlüsse auf die Wirkungsdauer eines Reizes am Gefäßnervensystem zuläßt. Bei gleichzeitiger Reizung der constrictorischen und dilatatorischen Gefäßnerven tritt nämlich nicht eine Summationswirkung ein, bei der das Ergebnis gewissermaßen die Resultante der Reizstärke wäre, sondern es zeigt sich, daß die Reizwirkung an den beiden entgegengesetzten Nerven ein vollständig anderes Bild bietet. Nach der Constrictorenreizung wird schnell der Höhepunkt der Wirkung erreicht und die Wirkung geht schnell wieder verloren. Bei der Dilatatorenreizung wird der Höhepunkt der Wirkung nicht so schnell erreicht und die Wirkung hält etwas länger

---

[1]) Krawkow: Zeitschr. f. d. ges. exp. Med. Bd. 27, S. 127. 1922.
[2]) v. Frey: Arb. a. d. physiol. Anst. Leipzig 1876, S. 89.

an. So kommt es, daß bei gleichzeitiger Reizung der antagonistischen Gefäßnerven zunächst die Constrictorenwirkung überwiegt, und dann, wenn deren Höhepunkt überschritten ist, die Dilatatorenwirkung noch zum Vorschein kommt.

Diese Versuche sind von ASHER[1]) nachgeprüft und vollständig bestätigt worden. TANNENBERG[2]) konnte dann zeigen, daß ein Constrictorenreiz, der auf dem Höhepunkt einer Dilatatorenwirkung gesetzt wird, ebenfalls zunächst latent bleibt und nicht zum Vorschein kommt, so lange eine maximale dilatatorische Reizung unterhalten wird. Wird diese maximale Dilatatorenreizung aber nach $1/2$ bis höchstens wenig mehr wie 2 Minuten unterbrochen, so kann der vorher gesetzte Constrictorenreiz jetzt spontan noch zur Wirkung gelangen.

Die Versuche wurden in folgender Weise angestellt: Wenn man auf eine Arterie, so z. B. auf die Mittelarterie des Kaninchenohres, mit einer einfachen Präpariernadel einen Druckreiz setzt, dann entwickelt sich sofort danach ein fast verschließender Einschnürungsring an der Arterie, der einige Minuten lang nachweisbar ist. Wurde ein solcher Druckreiz auf die Arterie ausgeübt, während sich die Arterie infolge von Erwärmung durch eine elektrische Glühlampe in maximaler Dilatation befand, so entstand an der Druckstelle zunächst kein Einschnürungsring, sondern das Gefäß blieb überall maximal weit. Entfernt man aber $1/2$—2 Minuten, nachdem der Druck mit der Nadel ausgeübt war, das Ohr von der Lampe, so daß die maximale Dilatatorenreizung aufhörte, dann entstand jetzt noch nachträglich, ganz spontan an der vor 1—2 Minuten gedrückten Stelle der tiefe Einschnürungsring. Der Constrictorenreiz war also während der maximalen Dilatatorenerregung latent geblieben.

Aus solchen Versuchen kann erschlossen werden, wie lange etwa eine Wirkung nach Erregung des Gefäßnervensystens durch einmaligen Reiz anhält, und sie zeigen jedenfalls mit Sicherheit, daß der Höhepunkt der Nervenwirkung kurze Zeit nach der Reizwirkung erreicht wird und nicht erst nach Stunden oder Tagen eintritt. Ebenso hebt EBBECKE[3]) hervor, daß die Verlängerung der Latenzzeit eines Reizes in vielen Fällen auf die Zwischenschaltung eines Gewebsfaktors hinweist. „Am längsten ist die Latenz bei der Röntgen- und Radiumbestrahlung, wo sich ganz allmählich eine Art Zellerkrankung entwickelt, die sich von einem bestimmten Stadium an auch in der Gefäßwirkung äußert."

Wenn wir im vorstehenden aus der verstärkten Nachwirkung, aus der Zweitwirkung eines Reizes auf den Zirkulationsapparat auf die Zwischenschaltung von Gewebsstoffwechselprodukten geschlossen haben und uns damit vor allem mit EBBECKE in Übereinstimmung befinden, so hat sich auch bei dieser Anschauung kein Widerspruch mit der Vorstellung von SEMON[4]) ergeben.

Nach SEMON setzt unmittelbar nach der Reizanwendung die Erregung ein, die „synchrone Erregung". Nach dem Aufhören des Reizes erfolgt ein *rapider Abfall* der Erregungsstärke, ein Abklingen der Erregung von mehr oder weniger langer Dauer, die „*akoluthe*" Phase der Erregung. Die akoluthe Erregung ist die unmittelbare Fortsetzung der synchronen Erregung, „der sie sich unter rapidem Niveauabfall anschließt". „Einige Sekunden, höchstens Minuten nach Aufhören des Reizes, ist endlich die akoluthe Erregung vollständig ‚ausgeklungen' und von ihr als solcher ... ist durchaus nichts mehr nachzuweisen." Auf das Abklingen der Reizwirkung, der synchronen und akoluthen Phase der Erregung, folgt der „sekundäre Indifferenzzustand". Dieser unterscheidet sich von dem „primären" Indifferenzzustand, der vor der ersten Reizwirkung bestand, so gut wie überhaupt nicht, er ist mit ihm „so gut wie identisch", nur ist in ihm die *Reaktionsfähigkeit* auf *neue* Reize, insbesondere auf die *Wiederholung des ersten Reizes* eine andere.

Wir haben mit SEMON die Frage zu beantworten: Gibt es Fälle, in denen die reizbare Substanz (das Nervengewebe insbesondere und weiterhin alles lebende Gewebe ganz allgemein) nach Aufhören des Reizes gar nicht in den sekundären

---

[1]) ASHER: Zeitschr. f. Biol. Bd. 52, S. 298. 1909; Pflügers Arch. f. d. ges. Physiol. Bd. 193, S. 84. 1921.
[2]) TANNENBERG: Frankfurt. Zeitschr. f. Pathol. Bd. 31, S. 282. 1925.
[3]) EBBECKE: Pflügers Arch. f. d. ges. Physiol. Bd. 190, S. 230. 1921; Bd. 199, S. 197. 1923.
[4]) SEMON: Die Mneme, S. 12 u. 13 sowie S. 36. Leipzig 1911.

Indifferenzzustand zurücktritt? SEMON beantwortet diese Frage „uneingeschränkt mit nein".

„Natürlich können manche sekundäre Produkte der Erregung von der Art sein, daß sie durch das Aufhören der Erregung nicht ohne weiteres rückgängig gemacht werden. So können z. B. alle solche Produkte, die sich als Wachstumserscheinungen darstellen, nach Aufhören des Reizes und Verschwinden der Erregung überhaupt nicht mehr rückgängig gemacht werden, sondern sind dauernd fixiert." In demselben Sinne ist auch die „fortwirkende Induktion" von PFEFFER[1]) als Folge eines vorübergehenden Reizes aufzufassen. Die Reizwirkung schafft Produkte (Wachstumsprodukte), deren Vorhandensein nun ihrerseits den neuen Zuwachs als Reiz beeinflußt.

Unsere Auffassung, daß eine Nervenwirkung anders abläuft als die Folgen einer lokalen Schädigung, wie wir sie eben geschildert haben, wird durch SEMON hiermit glänzend bestätigt. Ebenso wie beim Wachstum durch den Reiz der Befruchtung Stoffe geschaffen werden (BATAILLON[2]), HABERLANDT[3])], welche ihrerseits als Reiz weiter wirken, ebenso entstehen auch nach einer lokalen schädigenden Reizung im Gewebe Stoffwechselprodukte, welche ihrerseits den Kreislaufapparat weiter beeinflussen. Nur so können wir es verstehen, daß in der Nachwirkungsperiode die Kreislaufstörungen schwerer zu sein pflegen als während der direkten Reizwirkung. Wenn wir die Nachwirkung als Fortsetzung der durch den ersten Reiz bewirkten Erregung auffassen wollten, dann müßten wir ein allmähliches, in kurzer Zeit erfolgendes Abklingen der Reizwirkung erwarten, wie im „akoluthen" Stadium von SEMON.

Auch durch folgenden Versuch macht EBBECKE[4]) die Mitwirkung der Gewebsstoffwechselprodukte bei dem Zustandekommen der lokalen vasomotorischen Reaktion an der Haut wahrscheinlich. Er fand, daß die L. V. R., welche an einem anästhetisch gemachten Finger durch einen mechanischen oder physikalischen Reiz hervorgerufen wurde, erheblich länger bestehen blieb als sonst, wenn der Finger anämisiert wurde, weil dann die entstandenen Stoffwechselprodukte nicht entfernt werden konnten [vgl. auch LEWIS und GRANT[5])].

Noch ein anderer Punkt weist auf die bedeutsame Mitwirkung der Gewebsstoffwechselprodukte bei der Entstehung und Unterhaltung einer Kreislaufstörung hin. Es ist das die außerordentlich *gleichförmige* und *gleichartige* Nachwirkung der allerverschiedensten schädigenden Reizmittel, welche auf ein Gewebe gebracht werden, mag ihre anfängliche Wirkung auch in einer Gefäßconstriction oder Gefäßerweiterung bestanden haben. Diese gleichförmige Nachwirkung, welche sich bei den verschiedensten Mitteln nur quantitativ unterscheidet, weist ganz eindringlich auf die Zwischenschaltung eines gemeinsamen Faktors hin, der unter dem Reiz sich mehr oder weniger schnell und reichlich entwickelnden Gewebsstoffwechselprodukte.

So hebt EBBECKE auch mit Recht hervor, daß infolge der gleichartigen Grundwirkung sich die verschiedenen Reizarten miteinander summieren können.

Eine Hautgefäßreaktion läuft an warmer Haut viel rascher und intensiver ab als an kühler. Auf eine durch mäßiges Reiben gereizte Hautstelle wirkt ein zweiter chemischer Reiz in verstärktem Maße. Ein Insektenstich, dessen Wirkung schon im Abklingen begriffen ist, wird durch ein Reiben oder Erwärmen, das an anderen Hautstellen nur ganz geringen Erfolg hat, zum starken Aufflammen gebracht. In demselben Sinne hat TANNENBERG die abgeänderte gefäßerweiternde und Stase hervorrufende Adrenalinwirkung bei vorher bereits gereiztem Gewebe erklärt.

Wie wichtig der Einfluß der Zwischenschaltung des Gewebes bei der Applikation von Reizen auf den Gefäßapparat ist, geht auch aus Durchspülungsversuchen hervor. Dabei wird eine mehr oder weniger gepufferte Nährlösung in

---

[1]) PFEFFER: Pflanzenphysiologie. Bd. II, S. 167. Leipzig 1904.
[2]) BATAILLON: Arch. de zool. exp. (5) Bd. 6, S. 101. 1910.
[3]) HABERLANDT: Sitzungsber. d. preuß. Akad. d. Wiss. 11. II. 1921, Nr. 8.
[4]) EBBECKE: Pflügers Arch. f. d. ges. Physiol. Bd. 190, S. 230. 1921; Bd. 199, S. 197. 1923.
[5]) LEWIS u. GRANT: Heart. Bd. 11, S. 209. 1924.

die Arterie zum Einströmen gebracht und die H-Ionenkonzentration der ausfließenden Durchströmungsflüssigkeit aus den Venen gemessen.

So haben ATZLER und LEHMANN[1]) zeigen können, daß das LAEWEN-TRENDELENBURGsche Froschpräparat die Fähigkeit hat, eine verschieden hohe H-Ionenkonzentration der Durchspülungsflüssigkeit der des normalen Blutes anzunähern. Sie konnten zeigen, daß das auch der Fall ist bei einer höheren H-Ionenkonzentration, als sie normalerweise im Blut herrscht. Dann trat die Flüssigkeit weniger sauer aus, als sie eingetreten war. FLEISCH[2]) hatte bereits früher an demselben Objekt gezeigt, daß eine alkalische, schwach gepufferte Lösung offenbar infolge Aufnahme von sauren Stoffwechselprodukten aus dem Gewebe gesäuert wird.

Auch die Versuche von HARROP[3]) zeigen die große Bedeutung der Zwischenschaltung des Gewebes für die Wirksamkeit eines Reizes auf die Gefäße.

Er erhielt bei der Anwendung von Puffergemischen mit verschiedener Wasserstoffionenkonzentration auf die Oberfläche von Froschzungen bei $p_H = 3,85$ keine Wirkung, auch bei $p_H = 2,96$ war der Erfolg noch fraglich und erst bei einer so starken Säuerung wie $p_H = 1,94$ trat eine deutliche Erweiterung der Capillaren ein, während nach den Untersuchungen von ATZLER und LEHMANN bei einer Wirkung des Säurereizes vom Arterieninnern her bereits bei ganz schwacher Säurekonzentration die Erweiterung nachweisbar ist.

Das Gleiche zeigen die Capillardruckmessungen von LEWIS[4]).

Er brachte kleine Hautgefäße zur Verengerung dadurch, daß er kleine Tropfen von Adrenalin auf die Haut des Armes brachte und mit einer feinen Nadel durch diese Tropfen in die Haut einstach. So entwickelten sich nach $1/2-1$ Minute kleine Abblassungsherde. Wenn jetzt durch eine Blutdruckmanschette der Venendruck gesteigert wurde, so zeigte sich, daß die kleinen kontrahierten Capillaren oder kleinen Venen einem Dehnungsdruck von 90—100 mm Hg Widerstand leisten konnten. Wurde aber der Adrenalinversuch am bereits gestauten Arm ausgeführt, so traten bei einem Venendruck von 40—50 mm Hg noch anämische Bezirke auf, aber bei einem Druck von 60 mm waren sie nicht mehr zu erzeugen.

Es zeigen diese Versuche, ebenso wie die von RICKER und TANNENBERG, daß am geschädigten Gefäßsystem die Adrenalinwirkung keine vollständige Kontraktion mehr herbeiführt. Wir glauben, diese verminderte Kontraktionsfähigkeit auf eine Ansammlung von erweiternden Stoffwechselprodukten im Gewebe während der Stauung beziehen zu dürfen.

Daß z. B. die vermehrte Herzaktion bei Muskelarbeit neben einer Nervenübermittlung auch durch ins Blut übergetretene Stoffwechselprodukte bewirkt werden kann, nimmt schon JOHANNSSON[5]) an.

Er fand auch nach Entnervung des Herzens noch in beschränktem Ausmaße eine motorische Beschleunigung bei Muskelarbeit. In demselben Sinne spricht sich L. HERING[6]) aus. Daß es vermehrte H-Ionen sind, welche ins Blut übertreten, wie das BOOTHBY[7]) angenommen hat, ist nach den Untersuchungen von LILJSTRAND[8]) und DOUGLAS und HALDANE[9]) abzulehnen. Sie fanden bei einer Steigerung der H-Ionenkonzentration im arteriellen Blut durch Beimischung von CO_2 zur Inspirationsluft keine Steigerung des Herzminutenvolumens.

In der jüngsten Zeit untersucht E. SCHILF[10]), wieweit autonom innervierte Organzellen durch nervöse und humorale Reize zur Reaktion gebracht werden können. Er geht von der bekannten Tatsache aus, daß der Sympathicus nicht nur auf die Gefäße vasoconstrictorisch wirkt, sondern auch Drüsen mit sekre-

---

[1]) ATZLER u. LEHMANN: Pflügers Arch. f. d. ges. Physiol. Bd. 193, S. 463. 1922.
[2]) FLEISCH: Zeitschr. f. allg. Physiol. Bd. 19. S. 310. 1922.
[3]) HARROP, nach KROGH: Anatomie und Physiologie der Capillaren, S. 107. Berlin: Julius Springer 1924.
[4]) LEWIS: Journ. of physiol. Bd. 58, S. 1. 1923.
[5]) JOHANNSSON: Skandinav. Arch. f. Physiol. Bd. 5, S. 20. 1893.
[6]) HERING, L., zit. nach HESS.
[7]) BOOTHBY: Americ. journ. of physiol. Bd. 37, S. 383. 1915.
[8]) LILJSTRAND: Skandinav. Arch. f. Physiol. Bd. 37, S. 180. 1919.
[9]) DOUGLAS u. HALDANE: Journ. of physiol. Bd. 56, S. 69. 1922.
[10]) SCHILF, E.: Krankheitsforschung Bd. 2, S. 327. 1926.

torischen Fasern versorgt. Bei der Reizung eines sympathischen Nerven werden demzufolge sekretorische und vasoconstrictorische Fasern gereizt. Man müßte also an der Drüse gleichzeitig eine Sekretion und eine Gefäßkontraktion erwarten. In Wirklichkeit aber erhält man als Erfolg der Reizung Sekretion der Drüsenzellen, aber statt Kontraktion eine *Dilatation* der Gefäße. Erweiternde Fasern in sympathischen Nerven sind bisher aber nicht nachgewiesen. Es gibt nun Mittel, z. B. das *Ergotoxin*, das nach seiner Injektion den Reizerfolg eines *erregenden* sympathischen Nervenimpulses verhindert.

Nach DALE[1]) erhält man an der Glandula submaxillaris nach Reizung des Sympathicus keine Gefäßerweiterung mehr, wenn man vorher durch eine Ergotoxinvergiftung die sekretorischen Drüsennerven gelähmt hat. Dieser Versuch zeigt in schöner Weise die Bedeutung der bei der Drüsentätigkeit entstehenden Stoffwechselprodukte für die Gefäßerweiterung. Daß neben dieser Wirkung auch noch ein Einfluß gefäßerweiternder Nerven anzunehmen ist, zeigen die folgenden Untersuchungen von GASKELL und BAYLISS.

GASKELL[2]) konnte am Muskel durch Curarevergiftung zeigen, daß die Gefäßerweiterung zwar im *wesentlichen* durch die sauren Stoffwechselprodukte des arbeitenden Muskels ausgelöst wird, daß aber dabei doch auch gleichzeitig mit den motorischen Fasern mitinnervierte gefäßerweiternde Nerven eine Rolle spielen. An der mit Atropin oder Ergotoxin vergifteten Speicheldrüse kann man trotz Unterdrückung der Drüsentätigkeit durch Reizung der Chorda tympani eine Gefäßerweiterung beobachten, welche nicht allein auf die Stoffwechselprodukte der Drüsen bezogen werden kann. BAYLISS[3]) zeigte, daß die Gefäßerweiterung so stark ist, daß gefäßerweiternde Fasern in der Chorda angenommen werden müssen: der *trotz* der Vergiftung *gesteigerte* Drüsenstoffwechsel — wie BARCROFT[4]) am erhöhten Sauerstoffverbrauch zeigen konnte — ist nicht so stark, um die Gefäßerweiterung erklären zu können. Nach Untersuchungen von HARRIS[5]) an der Zunge des Hundes kann hier jedoch eine funktionelle Hyperämie ohne Gefäßreflex zustande kommen.

Daß Produkte des inneren Stoffwechsels, wie z. B. das Cholin, Histamin, Thyramin und andere Aminosäuren, vor allem auf die Capillaren einen Einfluß ausüben, unabhängig von den Nerven, haben BARGER und DALE[6]) gezeigt, ebenso WERTHEIMER[7]) und BROUHA[8]). R. HUNT[9]) zeigte dasselbe für das Acetylcholin. Im Anschluß daran erörtert SCHILF die Frage, ob nicht eine Adrenalinwirkung auf die Zelle selbst nachweisbar sei, unabhängig von der Art ihrer Innervation. Diese Frage scheint von prinzipieller Wichtigkeit zur Entscheidung, ob Hormone oder Produkte des inneren Stoffwechsels nur auf dem Wege über Nervenendigungen oder auch auf *humoralem* Wege auf das Gewebe wirken können. Dafür, daß eine Adrenalinwirkung auf nervenlosen Zellen stattfinden kann, sind in der Literatur eine Anzahl Beobachtungen vorhanden. Es sei vor allem auf die Zusammenstellung von ATZLER und LEHMANN in diesem Bande verwiesen.

LANGLEY[10]) fand, daß das Amnion eines Hühnerembryos seine Bewegungen einstellte, wenn es mit Adrenalin in Berührung kam. Nach VERZÁR[11]) besitzt das Amnion von 3—5 Tage alten Hühnerembryonen keine Nerven. W. SCHMITT[12]) hat an den Gefäßen der Placenta, die auch nach histologischen Untersuchungen mit den neuesten Silbermethoden keine Nerven enthalten, die Adrenalinwirkung untersucht. Adrenalin hat an diesen Gefäßen keine so

---

[1]) DALE: Journ. of physiol. Bd. 34, S. 163. 1906.
[2]) GASKELL: Ludwigs Arbeiten Bd. 11, S. 45. 1876.
[3]) BAYLISS: The vasomotor system. London 1922.
[4]) BARCROFT: Cambridge univ. press. 1914, S. 320.
[5]) HARRIS, D. T.: Proc. of the roy. soc. of London Ser. B. Bd. 93, S. 384. 1922.
[6]) BARGER u. DALE: Journ. of physiol. Bd. 41, S. 13. 1910.
[7]) WERTHEIMER, E.: Pflügers Arch. f. d. ges. Physiol. Bd. 196, S. 412. 1922.
[8]) BROUHA: Cpt. rend. des séances de la soc. de biol. Bd. 90, S. 634. 1924.
[9]) HUNT, R.: Americ. journ. of physiol. Bd. 45, S. 197. 1918.
[10]) LANGLEY: Journ. of physiol. Bd. 33, S. 406. 1905.
[11]) VERZÁR: Pflügers Arch. f. d. ges. Physiol. Bd. 158, S. 419. 1914.
[12]) SCHMITT: Zeitschr. f. Biol. Bd. 75, S. 19. 1922.

typische constrictorische Wirkung wie an anderen Arterien, so daß man wohl recht geht mit der Annahme, daß die typische constrictorische Adrenalinwirkung ihren Angriffspunkt am Gefäßnervensystem hat. SCHMITT konnte in einer großen Reihe seiner Durchströmungsversuche überhaupt keine Adrenalinwirkung an den Placentargefäßen beobachten, in anderen nur eine geringfügige. Die Ergebnisse am Arterienstreifen fielen in dem gleichen Sinne aus, die Kontraktionen waren jedenfalls unvergleichlich *schwächer* als an anderen Arterien. Er will auf Grund seiner Versuche nicht entscheiden, ob die geringe Wirkung des Adrenalins als eine direkte Muskelwirkung aufgefaßt werden kann.

Aber nach den Untersuchungen von SCHILF soll auch an entnervten Organen eine Adrenalinwirkung vorhanden sein, so an Gefäßen des Ohres nach Entfernung des Ganglions stellatum.

Die Erklärung, daß die letzten Nervenenden, welche in die Zellen hineingehen, wie sie BOEKE[1]) histologisch nachweisen konnte, der Angriffspunkt des Adrenalins seien, kann keine allgemeine Anerkennung finden, denn einmal läßt sich auch eine Degeneration dieses „periterminalen Netzwerkes" innerhalb der Zelle nachweisen und trotzdem ist die Adrenalinwirkung weiter erhalten. SCHILF spricht sich ebenso wie FÜHNER und KÜLZ[2]) dagegen aus, daß dieses Netzwerk der Angriffsort des Adrenalins sei.

OKAMOTO[3]), der unter HÖBERS Leitung arbeitete, verlegt den Angriffspunkt der sog. „vegetativen" Gifte, so auch des Adrenalins, in die Zellkolloide. SCHILF spricht sich dafür aus, daß Adrenalin selbständig, unabhängig von nervöser Substanz, direkt auf die Zelle wirken kann, im Sinne von LANGLEY[4]), der sagte, daß „die Giftwirkung auf Zellverschiedenheiten zurückzuführen ist, die entwicklungsgeschichtlichen Ursprungs und unabhängig von der Natur des Nerven sind".

Mit dieser Anschauung glaubt SCHILF besser erklären zu können, warum Adrenalin in einigen Fällen dort nicht wirkt, wo eine sympathische Innervation vorhanden ist, oder dort einen Erfolg hat, wo sonst nur durch Erregung des Parasympathicus eine Wirkung zustande kommt. So werden z. B. die Schweißdrüsen von sympathischen Nerven versorgt, dagegen ist hier eine Wirkung des Adrenalins nach den Untersuchungen von SCHILF und MANDOUR[5]) nicht nachzuweisen.

Daß die Adrenalinwirkung nicht immer der Reizung eines sympathischen Nerven entspricht, zeigen auch Untersuchungen von ABDERHALDEN und GELLHORN[6]). Sie fanden am Herzen eine Adrenalinwirkung, Verlangsamung der Herzaktion, welche sich durch Atropin beseitigen ließ und danach als eine Vaguswirkung, eine parasympathische Wirkung aufgefaßt wurde.

In diesem Zusammenhange sei erwähnt, daß in ganz anderer Weise und unabhängig von diesen Ergebnissen auch TANNENBERG[7]) eine direkte Gewebswirkung des Adrenalins wahrscheinlich machen konnte.

Er fand, wie viele andere Untersucher [OGAWA[8]) RICKER, LOEFFLER und NORDMANN[9]) u. a.], als Nachwirkung der primären constrictorischen Gefäßwirkung des Adrenalins am Mesenterium eine Erweiterung der Gefäße. Diese Erweiterung wurde auf die Wirkung von Stoffwechselprodukten bezogen, die sich während der Gefäßverengerung im Gewebe angehäuft oder in vermehrtem Maße gebildet hatten. Solche Stoffwechselprodukte, die nach vorheriger Schädigung des Gewebes durch andere Mittel vorhanden sind, sind es auch, welche eine typische constrictorische Adrenalinwirkung verhindern oder modifizieren. Als direkte deutliche Gewebswirkung des Adrenalins konnte die Bildung sog. weißer Klümpchen im Blut — Agglutination von Thrombocyten — beobachtet werden, wenn Adrenalin angewandt wurde, nachdem das Gewebe schon vorher durch andere Mittel bis zu einem ge-

---

[1]) BOEKE: Zitiert auf S. 1505.
[2]) FÜHNER u. KÜLZ, in diesem Handb. Bd. 8/1, S. 299. 1925.
[3]) OKAMOTO, zit. nach SCHILF.
[4]) LANGLEY: Autonomes Nervensystem, S. 37. Berlin 1922.
[5]) SCHILF u. MANDOUR: Pflügers Arch. f. d. ges. Physiol. Bd. 196, S. 345. 1922.
[6]) ABDERHALDEN u. GELLHORN: Pflügers Arch. f. d. ges. Physiol. Bd. 196, S. 608. 1922.
[7]) TANNENBERG: Frankfurt. Zeitschr. f. Pathol. Bd. 31, S. 252ff. 1925.
[8]) OGAWA: Arch. f. exp. Pathol. u. Pharmakol. Bd. 67, S. 89. 1912.
[9]) LOEFFLER und NORDMANN: Virchows Arch. f. pathol. Anat. u. Physiol. Bd. 257, S. 119. 1925.

wissen Grade geschädigt war. Es ist das eine Wirkung des Adrenalins auf Gewebselemente, Bestandteile des strömenden Blutes, auf die ein direkter Nerveneinfluß nicht nachzuweisen ist und deren Beeinflussung durch das Adrenalin unter dem Mikroskop direkt nachweisbar war. In demselben Sinne zu verwerten wäre die Staseerzeugung durch Adrenalin bei bereits geschädigtem Gewebe, welche ebenfalls, wie wir an anderer Stelle (S. 1626) näher ausgeführt haben, nur als eine direkte kolloidchemische Wirkung auf die roten Blutkörperchen aufgefaßt werden kann.

TANNENBERG vertritt auch die Annahme, daß die primäre Gefäßerweiterung auf Adrenalin, welche an verschiedenen Organen bei geringer Konzentration des Mittels gefunden wurde, nicht als eine direkte Wirkung desselben auf das Gefäßnervensystem angesehen zu werden braucht, sondern dadurch erklärbar wird, daß das Adrenalin auf die lebenden oder überlebenden Gewebselemente dieser Organe bereits in einer Konzentration einwirkt, in der es noch nicht constrictorisch wirkt. Die dann entstehenden Stoffwechselprodukte wären die Ursache für die entstehende Gefäßerweiterung auf Adrenalin in geringer Konzentration.

SCHILF kommt ebenso wir wie zu der Vorstellung, daß sehr wohl humorale Reize auf die Organzellen ohne Vermittlung nervöser Substanz einwirken können. Er glaubt, daß Gifte oder pathologische Stoffwechselprodukte des Organismus Organzellen so stark beeinflussen können, daß dann Nervenreize, welche derartig veränderte Zellen antreffen, ganz andere Reaktionen als normalerweise hervorrufen.

In diesem Sinne faßt er die Herzbeschleunigung auf, welche an Stelle einer Verlangsamung nach Vagusreizung eintritt, wenn dem Tier vorher Nicotin injiziert wurde, oder die Dilatation der Gefäße auf Sympathicusreizung, wenn ein Durchströmungspräparat vorher mit größeren Adrenalindosen vergiftet wurde.

G. RICKER[1]) nimmt zu der Anschauung, daß Stoffwechselprodukte als primäre Reaktion des Gewebes auf einen Reiz entstehen können und ihrerseits die Kreislaufstörungen veranlassen, kritisch Stellung.

Er lehnt besonders die Versuche EBBECKES ab, weil sie nicht unter gleichzeitiger mikroskopischer Beobachtung angestellt seien. Die Erhöhung der Durchlässigkeit der Epidermiszellen, welche EBBECKE feststellen konnte und auf Grund seiner elektrischen Messungen für die primäre Reaktion hielt, betrachtet RICKER als etwas sekundäres. Die Reaktionen des Gefäßapparates sei das primäre. Hier trete durch Gefäßnervenreizung auf die mechanischen Reize ein peristaltischer Zustand ein mit erhöhter Liquordiapedese. Die Herabsetzung des elektrischen Hautwiderstandes sei dann durch sekundäre Flüssigkeitsaufnahme durch die Epithelzellen bedingt. „Es steht nichts der Annahme im Wege, daß in wenigen Sekunden die Epidermiszellen aus dieser Quelle Flüssigkeit schöpfen."

Diese Kritik RICKERS kann nicht als stichhaltig anerkannt werden. Denn die Herabsetzung des elektrischen Hautwiderstandes, die EBBECKE nachweisen konnte, verläuft in einer viel geringeren Latenzzeit als die Entstehung des peristatischen Zustandes. Trotzdem wären Untersuchungen erwünscht, bei denen die Messung des Gewebswiderstandes unter der Einwirkung eines Reizes bei gleichzeitiger mikroskopischer Beobachtung vorgenommen würde. Solche Untersuchungen stehen noch aus, aber trotzdem können wir den RICKERschen Einwänden keine Berechtigung zuerkennen.

Wir wollen davon absehen, weitere Beispiele aufzuzählen, welche auf die primäre Rolle der Gewebsstoffwechselprodukte bei der Entstehung einer Kreislaufstörung nach Gewebsreizung hinweisen.

Es sei auf die Versuche von FRISCH und STARLINGER, LÖHR, KOK, BÜRGER und GRAUHAN u. a. (s. das Kapitel „Stase") verwiesen, aus denen hervorgeht, daß einige Zeit nach dem Entstehen einer lokalen Kreislaufstörung, einer lokalen Entzündung bereits im Gesamtblut die Wirkung von aus dem Entzündungsgebiet aufgenommenen Substanzen an dem veränderten physikochemischen Verhalten des Gesamtblutes, an dem Verhalten des Reststickstoffes nachgewiesen werden kann.

---

[1]) RICKER, G.: Krankheitsforschung Bd. 1, S. 470. 1925.

Alles in allem scheint uns aus den angeführten experimentellen Beobachtungen und Überlegungen mit unabweislicher Sicherheit hervorzugehen, daß dem Gewebe durch seine Stoffwechselprodukte, welche es unter Wirkung eines Reizes irgendwelcher Art in vermehrter Menge oder auf pathologische Weise bildet, eine *primäre* und *wesentliche* Rolle bei dem *Ablauf* und der *Unterhaltung* der Kreislaufstörungen zukommt, ebenso wie beim Entstehen der physiologischen Gefäßreaktionen. Das Gefäßnervensystem hat demgegenüber nicht eine *primäre* Rolle, *wenn auch nichtsdestoweniger eine bedeutsame Aufgabe*. Dadurch, daß es auf Reize schnell reagiert und sie auf weite Entfernungen übertragen kann, trägt es sehr wesentlich dazu bei, nach einer erfolgten Gewebsreizung oder Schädigung den Blutstrom an der geschädigten Stelle zu vergrößern dadurch, daß nicht nur eine Erweiterung der Gefäße erfolgt, welche im Bereich der Gewebsschädigung liegen, sondern auch die vorgeschalteten zuführenden Arterienabschnitte erweitert werden. Nur so ist es möglich, daß in einem gereizten Gebiet ein stärkerer, beschleunigter Blutstrom einsetzt, eine aktive Hyperämie, welche nicht oder nicht so schnell zustande kommen könnte, wenn nur die kleinen Gefäße im gereizten Gebiet maximal eröffnet würden, die entsprechenden zuführenden Arterien aber verschlossen blieben. In einem solchen Falle könnte nicht arterielle Hyperämie und schneller Zustrom die Folge eines Reizes sein, sondern es müßte in der stark erweiterten terminalen Strombahn eine der Erweiterung entsprechende Verlangsamung der Strömung eintreten.

3. Die Art der wirksamen Stoffwechselprodukte.

Es wäre selbstverständlich von der größten Bedeutung, wenn wir über die Natur, die Art und Eigenschaften der einzelnen Gewebsabbauprodukte genaue Kenntnisse hätten. Es ist das aber im wesentlichen noch künftiger Forschung vorbehalten. Wir kennen einzelne isolierte Eiweißabbauprodukte sowie Gewebsstoffwechselprodukte, deren Eigenschaften auch genauer studiert sind, aber welche Stoffe im einzelnen bei einer mehr oder weniger starken Gewebsschädigung frei werden und zur Wirkung gelangen, ist im großen und ganzen noch unbekannt.

GASKELL[1]) war der erste, der den Nachweis erbrachte, daß ein Stoffwechselprodukt, welches bei der Arbeit des Froschmuskels erzeugt wird, die Milchsäure, die Fähigkeit hat, eine Gefäßerweiterung zu bewirken. Diese Angabe wurde in der Folgezeit bestätigt und erweitert. BAYLISS[2]) fand die Kohlensäure in der gleichen Weise wirksam. SCHWARZ und LEMBERGER[3]), HOOKER[4]), ISHIKAWA[5]) u. a. konnten allgemein durch Säuren Gefäßerweiterung herbeiführen. Aber auch Widersprüche blieben nicht aus, andere Autoren fanden statt Erweiterung Verengerung auf Einwirkung von Säure.

a) Die Bedeutung der H-Ionenkonzentration.

In der neueren Zeit, als man die Wirkung der aktuellen H-Ionen genauer erforschte, konnte es nicht ausbleiben, daß die Gefäßerweiterung und alle sich daran anschließenden Kreislaufstörungen auf eine Wirkung der vermehrten H-Ionenkonzentration im Gewebe bezogen wurden, wie es vor allem SCHADE mit seinen Mitarbeitern, FERRINGA, GRAEFF, REGENBOGEN u. a. taten. Die nähere Erforschung der Wirkung der H-Ionenkonzentration auf den Gefäßapparat, wie

---

[1]) GASKELL: Ludwigs Arbeiten Bd. 11, S. 45. 1876.
[2]) BAYLISS: Journ. of physiol. 1900/01, S. 32.
[3]) SCHWARZ u. LEMBERGER: Pflügers Arch. f. d. ges. Physiol. Bd. 141, S. 149. 1911.
[4]) HOOKER: Americ. journ. of physiol. Bd. 28, S. 361. 1911.
[5]) ISHIKAWA: Zeitschr. f. allg. Physiol. Bd. 16, S. 223. 1914.

wir sie in neuerer Zeit besonders A. FLEISCH[1]), ATZLER und LEHMANN[2]) und L. ADLER[3]) verdanken, hat uns Aufklärung darüber gebracht, weshalb die Versuche, welche sich an die Arbeiten von GASKELL anschlossen, zum Teil widersprechende Ergebnisse zeigten. Aus diesen neueren Arbeiten geht hervor, daß es bei der Gefäßwirkung auf die *aktuelle* H-Ionenkonzentration ankommt, welche nur durch entsprechende Puffergemische in der Durchströmungsflüssigkeit der Gefäße gleichgehalten werden kann. Wir verweisen auf die beigegebene Kurve, welche uns den Wirkungsmechanismus der H·-Ionenkonzentration auf den Kontraktionszustand der Gefäße veranschaulicht. Im übrigen sei zur näheren Orientierung auf das Kapitel von ATZLER und LEHMANN in diesem Bande verwiesen.

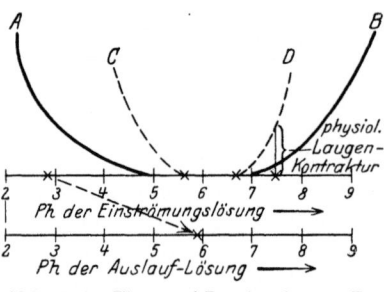

Abb. 356. Kurve AB zeigt im p_H-Bereich 5—7 den Kontraktionsgrad Null, d. h. die Gefäße sind maximal weit. (Nach ATZLER.)

b) Einwände gegen die überragende Bedeutung der H-Ionenkonzentration bei der chemischen Regulation des Kreislaufes.

Es soll mit dieser Betonung des Einflusses der H-Ionenkonzentration auf das Verhalten der Gefäße keineswegs gesagt sein, daß es im lebenden Organismus lediglich von der H-Ionenkonzentration abhängt, wie der Gefäßapparat reagiert. Auch ATZLER selbst geht in seinen Schlüssen nicht so weit. Daß die Verhältnisse im Leben komplizierter liegen, daß nicht jede Gefäßerweiterung und Hyperämie sich einfach auf Säurewirkungen zurückführen läßt, geht daraus hervor, daß viele organische stickstoffhaltige Spaltprodukte, welche bei dem Gewebsstoffwechsel entstehen, *unabhängig* von der H-Ionenkonzentration eine Gefäßerweiterung herbeiführen können [SCHADE[4]), EBBECKE[5]), GROLL[6]), TANNENBERG[7]) u. a.]. Es hat sich gezeigt, daß jede lokale Gewebsreizung, durch Säure sowohl wie durch Lauge, in der gleichen Weise eine Hyperämie herbeiführen kann, welche dann nicht auf die H-Ionenkonzentration, sondern auf die entstehenden Gewebsabbauprodukte bezogen werden muß.

So konnte EBBECKE zeigen, daß bei galvanischer Durchströmung der Haut mit Flüssigkeitselektroden die Rötung und Schwellung an der Kathode bei alkalischer Elektrodenflüssigkeit entsteht, an der Anode bei saurer, je nachdem die Hydroxylionen oder die Wasserstoffionen beim elektrolytischen Stromtransport in die Haut getrieben werden. Die Wirkung dieser entgegengesetzten Ionen ist „so gleichartig, daß es am nächsten liegt, sie auf die beiden gemeinsame Grundwirkung, nämlich die *Gewebsreizung* zurückzuführen".

KROGH suchte zusammen mit REHBERG[8]) zu bestimmen, ob die Anreicherung eines Gewebes mit Kohlensäure, mit anderen Worten die saure Natur der Gewebsstoffwechselprodukte, Ursache für eine einsetzende Hyperämie ist, oder ob der Sauerstoffmangel an sich, also das Auftreten von Gewebsstoffwechselprodukten überhaupt die Hyperämie bedingt.

Sie beobachteten zu diesem Zweck die Gefäße eines Kaninchenohres, während sie das Tier durch eine Trachealkanüle atmen ließen. Wenn sie den toten Raum der Lungen durch

---

[1]) FLEISCH, A.: Zeitschr. f. allg. Physiol. Bd. 19, S. 269. 1921.
[2]) ATZLER u. LEHMANN: Pflügers Arch. f. d. ges. Physiol. Bd. 193, S. 463. 1922. — ATZLER: Dtsch. med. Wochenschr. 1923, S. 1011.
[3]) ADLER, L.: Arch. f. exp. Pathol. u. Pharmakol. Bd. 91, S. 81. 1921.
[4]) SCHADE: Verhandl. d. dtsch. pathol. Ges. 1923.
[5]) EBBECKE: Gefäßreaktionen. Ergebn. d. Physiol. Bd. 22, S. 473. 1923.
[6]) GROLL: Krankheitsforschung Bd. 1 S. 59. 1925.
[7]) TANNENBERG: Frankfurt. Zeitschr. f. Pathol. Bd. 31. 1925.
[8]) KROGH u. REHBERG, zit. nach KROGH: Zitiert auf S. 1519.

das Ansetzen von 15 oder 35 ccm fassenden Röhren vergrößerten, so trat eine Cyanose des Blutes und eine Erweiterung der Ohrgefäße ein. In einem anderen Versuch ließen sie das Kaninchen aus einem Spirometer Luft mit 10% Kohlensäure einatmen. Es trat keine Hyperämie am Ohr auf, trotzdem der Gehalt der Ausatmungsluft auf 11,47% anstieg. Erst bei 14% Kohlensäuregehalt der Luft war eine Hyperämie festzustellen. Stellten sie aber den Versuch so an, daß sie das Tier unter Sauerstoffmangel brachten, während die ausgeatmete Kohlensäure entfernt wurde, dann sahen sie in dem Grade, wie der Sauerstoff abnahm und das Blut cyanotisch wurde, sich eine Hyperämie entwickeln. In diesem Versuch blieb der Kohlensäuregehalt der ausgeatmeten Luft 3,0%, also niedrig, wenn der Sauerstoffgehalt auf 7,17% gesunken und die Hyperämie deutlich ausgeprägt war.

In demselben Sinne sprechen auch die Untersuchungen von GROLL[1]), die dieser gemeinsam mit SIEGEL[1]) angestellt hat.

Hier konnte kein wesentlicher Unterschied der Entzündungswirkung von Silbernitrat festgestellt werden, wenn das eine geätzte Bein über 24 Stunden in eine stark verdünnte ($n/1000$) Milchsäurelösung, das andere in eine entsprechende alkalische Kaliumphosphatlösung gebracht wurde. Ebensowenig war beim Warmblüter ein Unterschied festzustellen, wenn auf iontophoretischem Wege sauer wirkende Kationen oder alkalisch wirkende Anionen in den Körper eingeführt wurden. Dieselbe Feststellung hatte bereits früher MOLENAR[2]) gemacht. Auch die Versuche mit Injektion von einem Farbstoff (Lichtgrün), der sich im lebenden Tier entfärbt und erst bei p_H 6—8 nach VERZAR[3]) wieder zum Vorschein kommt, ergaben, daß sich erst nach dem Stillstand der Zirkulation eine hinreichende H-Hyperionie ausbildet, um den Farbstoff sichtbar werden zu lassen, während die leichteren Störungen der Blutzirkulation sowohl durch iontophoretisch eintretende H- wie auch OH-Ionen bereits viel früher eintraten.

HESS[4]) weist darauf hin, daß die zwar sehr deutlichen Schwankungen des Stromvolumens, welche durch die Änderung der H-Ionenkonzentration bewirkt werden, nicht hinreichen, um die Änderungen zu erklären, welche *physiologischer* Weise vorkommen. Gegenüber der bei den künstlichen Durchströmungsversuchen erreichten Vermehrung des Stromvolumens um das Doppelte, kommen physiologische Schwankungen um den 6—8fachen Betrag vor. Er denkt deshalb ebenso wie EBBECKE und BAINBRIDGE[5]) auch an die Mitwirkung von stickstoffhaltigen Stoffwechselprodukten bei der physiologischen Gefäßerweiterung. Zu demselben Schluß sind MARKWALDER und STARLING[6]) gekommen.

Bei dem in langer Tätigkeit sich erschöpfenden Herzen des Herzlungenpräparates sahen sie das Coronarstromvolumen trotz andauernder guter Blutventilation zunehmen. Sie kommen daher zu dem Schluß, daß neben der CO_2 noch gefäßerweiternde Stoffwechselprodukte eine Wirkung entfalten, welche ventilatorisch nicht beseitigt werden können. Auch ROY und SHERRINGTON[7]) kommen bei ihren Untersuchungen am Gehirn zu einer Annahme der Mitwirkung von Stoffwechselprodukten bei der Gefäßerweiterung, und schließlich hat auch die experimentelle Nachprüfung und Weiterführung der Versuche von REGENBOGEN am Frankfurter pathologischen Institut durch MERK[8]) ergeben, daß wir die Kreislaufstörungen nicht ausschließlich auf die saure Natur der Gewebsabbau- und Stoffwechselprodukte beziehen dürfen (Näheres s. im Kapitel „Stase").

Wir können heute nicht mehr sagen als am Schluß des 2. Abschnittes dieses Kapitels. Wir wissen, daß die Stoffwechsel- und Gewebsabbauprodukte eine große Bedeutung für das Zustandekommen der Kreislaufstörungen haben, ebenso wie für die Regulation der physiologischen Blutverteilung, aber über die Natur der einzelnen Stoffe können wir heute noch so gut wie nichts aussagen.

---

[1]) GROLL u. SIEGEL: Krankheitsforschung Bd. 1, S. 59. 1925.
[2]) MOLENAR: Inaug.-Dissert. München 1910; zit. nach GROLL.
[3]) VERZAR: Arch. néerland. de physiol. Bd. 7. 1922.
[4]) HESS, W. R.: Zitiert auf S. 1540.
[5]) BAINBRIDGE: The Physiology of emuscular exercise. London 1919.
[6]) MARKWALDER u. STARLING: Journ. of physiol. Bd. 47, S. 275. 1913.
[7]) ROY u. SHERRINGTON: Journ. of physiol. Bd. 11, S. 85. 1890.
[8]) MERK: Inaug.-Dissert. Frankfurt a. M. 1927; Frankfurt. Zeitschr. f. Pathol. 1927.

B. Das Gefäßnervensystem.

Zusammenfassende Darstellungen.

BETHE: Anatomie und Physiologie des Nervensystems. Leipzig 1903. — CASSIRER: Die vasomotorischen Neurosen. 2. Aufl. 1912, und in Oppenheimers Lehrb. d. Nervenkrankh., Bd. I, S. 82. 7. Aufl. 1923. — ERNST: Die Pathologie der Zelle. Handb. d. allg. Pathol. Bd. III, Abt. 2, S. 47. 1921. — GROLL: Die Entzündung in ihren Beziehungen zum nervösen Apparat. Beitr. z. pathol. Anat. u. z. allg. Pathol. Bd. 70, S. 20. 1922. — JANUSCHKE: Über Entzündungshemmung. Wien. klin. Wochenschr. 1913, S. 869. — KROGH: Anatomie und Physiologie der Capillaren. Berlin 1924. — LANGLEY: The anatomic nervious system. Cambridge 1921. — MARCHAND: Die Störungen der Blutverteilung. Handb. d. allg. Pathol. (KREHL-MARCHAND) Bd. II. Leipzig 1912. — MARCHAND: Die sog. neurotischen Entzündungen. Ebenda Bd. IV, 1. Abt., S. 188. — MEYER-GOTTLIEB: Die experimentelle Pharmakologie. 7. Aufl. Berlin u. Wien 1925. — MÖNCKEBERG: Neurotische Atrophie. Handb. d. allg. Pathol. (KREHL-MARCHAND) Bd. III/1, S. 499. Leipzig 1915. — RICKER: Pathologie als Naturwissenschaft. Berlin 1924. — SAMUEL: Die trophischen Nerven. Leipzig 1860. — SPIESS: Die Bedeutung der Anästhesie in der Entzündungstherapie. Münch. med. Wochenschr. 1906, Nr. 8, S. 345.

1. Schwierigkeit der Abgrenzung der durch Nerven bedingten Gefäßreaktion.

Eine genaue Abgrenzung der Reaktionen des Gefäßapparates, welche unter der Mitwirkung des Gefäßnervensystems erfolgen, von denen, welche nach direkter Muskelreizung eintreten, hat sich bisher nicht ermöglichen lassen. Wir haben bereits früher auf die Schwierigkeiten des histologischen Nachweises der feinen Nervennetze in der Gefäßwand hingewiesen, auf die Unklarheit, welche über die Art der Nervenverbindung mit der glatten Muskulatur herrscht, ebenso wie über die Natur dieser Nervennetze selbst. Wir wissen nicht, ob es sich dabei um selbständige Nervennetze, Gangliennetze im Sinne BETHES[1], handelt, die auch ihre Funktion weiter erfüllen können, wenn sie von den höher gelegenen Nervenzentren abgetrennt sind. Ebensowenig wissen wir, ob es sich bei ihnen nur um constrictorische Endfasern handelt, oder ob auch dilatatorische Fasern in sie hineinmünden. Auch die vorliegenden Degenerationsversuche [LAPINSKY[2] 1906 und EUGLING[3] 1908], Durchschneidung aller nach einem peripheren Gefäßgebiet ziehender Nerven, und genaue histologische Untersuchung nach Ablauf der Degenerationszeit, haben keine absolute Klarheit gebracht. Sie haben es zwar recht wahrscheinlich gemacht, daß nach Durchschneidung der Nerven die peripheren Netze degenerieren, also nicht als periphere Gangliennetze angesehen werden dürfen, aber absolute Klarheit ist noch nicht vorhanden.

In den Durchschneidungsversuchen kehrte nach einiger Zeit der periphere Tonus der Arterien wieder. Aber neben der Annahme einer rein muskulären Entstehung des peripheren Gefäßtonus in diesen Fällen bleibt immer noch die Möglichkeit eines neurogenen Ursprungs, und es läßt sich gegen die Ansicht einer Reihe von Autoren, wie z. B. von BRODIE und DIXON[4], daß die letzten Nervenendigungen trotz Degeneration der Nervenbahnen erhalten bleiben, kein auf sichere Tatsachen gestützter Widerspruch erheben. In demselben Sinne will MARCHAND[5]) nicht von einer Reaktion der Gefäßmuskulatur sprechen, sondern von der Reaktion des neuromuskulären Systems. RICKERS[6] Standpunkt ist folgender: Da die Nervengeflechte 3 Wochen nach der Durchschneidung nur in

---

[1]) BETHE: Anatomie und Physiologie des Nervensystems. Leipzig 1903.
[2]) LAPINSKY: Virchows Arch. f. pathol. Anat. u. Physiol. Bd. 183, S. 1. 1906.
[3]) EUGLING: Pflügers Arch. f. d. ges. Physiol. Bd. 121, S. 275. 1908.
[4]) BRODIE u. DIXON: Journ. of physiol. Bd. 30, S. 476. 1904.
[5]) MARCHAND, in Handb. d. allg. Pathol. (KREHL-MARCHAND) Bd. II. Leipzig 1912.
[6]) RICKER u. REGENDANZ: Virchows Arch. f. pathol. Anat. u. Physiol. Bd. 231, S. 159. 1921.

der Adventitia geschwunden seien (EUGLING), so nimmt er an, daß die Nervennetze in der Muscularis und die Capillarnerven nicht degenerieren, sondern erhalten bleiben. Es ist dies bisher allerdings *in keiner Weise erwiesen*. Neue anatomische Untersuchungen mit modernen verbesserten Methoden sind in dieser Richtung notwendig.

Auch die pharmakologischen Untersuchungen haben in diesem Punkte nicht zu einer vollkommenen Klärung geführt. Insbesondere hat die Adrenalinwirkung, welche auch nach Durchschneidung und Degeneration der Gefäßnerven noch nachweisbar ist, zur Aufstellung verschiedenen Hypothesen über die enge Verknüpfung von Nerv und glatter Muskulatur geführt.

Diese letzten Nervenendigungen sollten stets vor der Degeneration bewahrt bleiben. In dem Sinne ist die „receptive Zwischensubstanz" LANGLEYS[1]) aufzufassen, an der das Adrenalin angreifen soll. Auch GOTTLIEB[2]) nimmt diesen Standpunkt ein. „Da wir uns den Zusammenhang zwischen Nerv und Muskel als einen ungemein innigen vorzustellen haben, und auch in der Degeneration kein Kriterium dafür besitzen, was zum Nerven gehört und was nicht, so kann auch diese Zwischensubstanz noch als ein Teil des Nervenendapparates in weiterem Sinne bezeichnet werden."

Daneben wird aber auch von pharmakologischer Seite angenommen, daß das Adrenalin die Muskulatur der Gefäßwand direkt angreifen kann. In diesem Sinne spricht sich HEINZ aus.

Er weist darauf hin, daß auch beim chloralisierten Gefäß die Adrenalinwirkung noch feststellbar ist. Vgl. hierzu auch die Ergebnisse von SCHILF und OKAMOTO unter HÖBER, welche wir im vorhergehenden Kapitel S. 1553 näher besprochen haben. Hier seien auch die Befunde von Arterionekrose beim Kaninchen von JOSUÉ und B. FISCHER[3]) bei chronischen Adrenalininjektionen erwähnt. Es kam in den Versuchen von FISCHER nicht nur in der Aorta des Kaninchens zu Wandnekrosen, sondern auch in kleineren Gefäßen, die keine eigenen ernährenden Arterien haben, so z. B. in Gehirngefäßen, so daß auch regelrechte Apoplexien entstanden. Bei diesen Versuchen möchten wir gleichfalls eine direkte Wirkung des Adrenalins auf die Arterienwand annehmen, wenn auch gerade bei der Entstehung der Apoplexie vielleicht eine Giftwirkung auf das Gewebe des Zentralnervensystems selbst in Betracht gezogen werden muß. Die Empfindlichkeit des Zentralnervensystems gegen Adrenalin zeigen z. B. die Versuche von LESCHKE[4]), der durch Betupfen des Zwischenhirns mit Adrenalin den sofortigen Tod des Versuchstieres herbeiführen konnte. Auch TANNENBERG[5]) glaubte eine direkte Adrenalinwirkung auf das Gewebe selbst und mithin auch auf die Gefäßwand annehmen zu müssen.

Unsere Anschauungen über die Wirkung der Gefäßnerven auf die Muskulatur sind durch die Untersuchungen von LOEWI[6]) und ASHER[7]) neuerdings entscheidend beeinflußt.

Danach könnte sich vielleicht ergeben, daß der Zusammenhang zwischen den Nervennetzen und der glatten Muskulatur gar nicht ein so sehr inniger ist, wie GOTTLIEB, RICKER, MARCHAND, STÖHR u. a. heute annehmen zu müssen glauben, und es erscheint uns möglich, daß der morphologische Zusammenhang in Wirklichkeit gar kein engerer ist, als sich heute aus den anatomischen Untersuchungen ergibt. Jedenfalls ist diese Frage noch durchaus offen und bedarf weiterer Untersuchungen.

Nach der Betrachtung der anatomischen Ergebnisse über das Verhältnis von Nerv und glatter Muskulatur, haben wir die Ergebnisse des physiologischen Experimentes und der klinischen Beobachtung zu betrachten. In den letzten

---

[1]) LANGLEY: The anatomic nervous system. Cambridge 1921.
[2]) MEYER-GOTTLIEB: Die experimentelle Pharmakologie als Grundlage der Arzneibehandlung. 7. Aufl. Berlin u. Wien 1925.
[3]) FISCHER, B.: Zeitschr. f. Psychol. u. Physiol. d. Sinnesorg. Bd. 62, S. 241; Münch. med. Wochenschr. 1905, Nr. 46; Berlin. klin. Wochenschr. 1907, Nr. 9.
[4]) LESCHKE, zit. nach L. R. MÜLLER: Die Lebensnerven. Berlin: Julius Springer 1924.
[5]) TANNENBERG: Frankfurt. Zeitschr. f. Pathol. Bd. 31. 1925.
[6]) LOEWI: Klin. Wochenschr. 1923, S. 1840.
[7]) ASHER: Zeitschr. f. Biol. Bd. 52, S. 298. 1909.

Jahren hat die Frage, wieweit das Gefäßnervensystem für das Zustandekommen von Gefäßreaktionen, physiologischen wie pathologischen, von Bedeutung ist, erneut eine ganze Anzahl von Autoren beschäftigt.

2. Die Bedeutung der sensiblen Nerven für die Gefäßreaktion.
a) Klinische und experimentelle makroskopische Beobachtungen.

Diese Arbeiten sind zu einem guten Teil angeregt einmal durch die Behauptung von Spiess[1]), daß man durch Lokalanästhesie den Ausbruch einer Entzündung verhüten, oder eine solche gar nach ihrem Ausbruch abbrechen könne infolge der Ausschaltung der sensiblen Nerven im Entzündungsgebiet. Spiess stellte sich auf Grund von günstigen Erfahrungen mit lokaler Anästhesierung vor, daß eine Reizung der *sensiblen* Nerven die wesentlichste Bedingung für das Ingangkommen des Entzündungsvorganges sei. Nicht minder anregend haben die Arbeiten des Pathologen Ricker[2]) und seiner Schule gewirkt.

Ricker ist in seinen Anschauungen noch viel weiter gegangen. Nach seiner Auffassung kann der Organismus eines Warmblüters, mit dem er sich im besonderen beschäftigt, nur durch Vermittlung des Nervensystems mit der Umwelt in Beziehung treten. Es kann nach seiner Auffassung niemals ein Reiz oder eine Einwirkung irgendeiner Art, es sei denn, daß sie zur direkten Vernichtung des Teiles eines Organismus führt, mit dem sie in Berührung tritt, auf Teile eines solchen, also auf Gewebe schlechthin, anders einwirken als auf dem Weg über das Nervensystem, insbesondere auch über das Gefäßnervensystem.

Nach dieser Auffassung sind alle Veränderungen, die wir unter dem Begriff der lokalen Kreislaufstörungen zusammenfassen können, mitsamt ihren Folgen nur der Ausdruck einer mehr oder minder starken Reizung des Gefäßnervensystems.

Diese Reizung führt entweder zu einer Erregung der antagonistisch wirkenden gefäßerweiternden oder gefäßverengenden Nerven, oder zur Lähmung einer dieser beiden Gruppen oder beider. Von den so zustande kommenden Erregungs- oder Lähmungszustand dieser beiden Nervengruppen hängen nach Ricker sekundär alle auch noch so komplizierten Vorgänge ab, die im Verlauf einer Kreislaufstörung zur Beobachtung kommen. Alle anderen Faktoren, die man bis dahin für das Zustandekommen dieser Zustände verantwortlich gemacht hatte, werden nur noch insoweit einer Betrachtung gewürdigt, als man eine Wirkung ihrerseits auf das Gefäßnervensystem erwarten darf, und werden im übrigen nur als nebensächlich mit den Vorgängen am Gefäßapparat und Gewebe jedenfalls nicht in direkter Beziehung stehend angesehen.

Ebenso wie die Behauptung von Spiess[1]), die in ihren Folgen von großer, auch klinischer Bedeutung sein mußte, wenn sie sich als richtig erwies, eine Reihe von Autoren veranlaßte, diese Frage experimentell mit möglichst exakten Methoden anzugehen, und so zu weitgehender Aufklärung geführt hat, ebenso sind durch die anscheinend experimentell gut gestützten und sehr weittragenden Behauptungen Rickers, die sich mit vielen dem Pathologen wie dem Kliniker bekannten Tatsachen nur schlecht vereinen ließen, eine Reihe von Untersuchungen veranlaßt worden, die in ihren Ergebnissen unsere Kenntnisse erweitert haben.

Wir werden zunächst im folgenden kurz die Arbeiten betrachten, die im Anschluß an die Theorien von Spiess und weiter von Ricker entstanden sind.

Spiess[1]) wies im Jahre 1906 nachdrücklich darauf hin, daß es gelingt, den Ausbruch von Entzündungen zu verhindern, oder auch schon bestehende Entzündungen abzuschwächen, wenn es gelingt, in dem betreffenden Gebiet eine dauernde Empfindungslosigkeit, eine dauernde Areflexie herzustellen. Als geeignet erwiesen sich ihm Orthoformpulver und Novocain. Es kommt auf zwei Punkte dabei besonders an, einmal die Empfindungslosigkeit muß möglichst vollkommen und andauernd sein, und dann dürfen die anästhesierenden

---

[1]) Spiess: Münch. med. Wochenschr. 1906, S. 345.
[2]) Ricker: Pathologie als Naturwissenschaft. Berlin 1924.

Mittel nicht auf die Vasomotoren einwirken, das normale Spiel der Vasomotoren darf nicht beeinflußt werden. Als Beweis für diese Annahme wird eine hundertfältige klinische Erfahrung angeführt nach Halsoperationen mit oder ohne Anwendung von schmerzstillenden Mitteln während der Nachbehandlung. Die heilende Wirkung der Antipyretica wird ebenfalls auf ihre anästhetische Wirkung bezogen. Ebenso wird der Erfolg der von BIER[1]) eingeführten Stauungshyperämie in einer anästhesierenden Wirkung des entstehenden Ödems auf die sensiblen Nervenendigungen gesehen.

BRUCE[2]) hat dann im Jahre 1910 tierexperimentell die SPIESSsche Hypothese zu erforschen gesucht.

Er fand nach Senfölversuchen am Auge, daß die Anfangsstadien der Entzündung, also Vasodilatation und abnorme Durchlässigkeit der Gefäße, nicht beeinflußt werden:
1. durch Rückenmarksquerdurchschneidung,
2. durch Durchtrennung der hinteren Wurzeln,
3. durch einfache Durchschneidung eines sensiblen Nerven peripher vom Wurzelganglion *vor dem Eintritt der Degeneration* der Nervenendigungen.
Dagegen blieb die Vasodilatation und das Ödem aus:
1. nach Durchtrennung eines sensiblen Nerven, distal vom Wurzelganglion *und nach Ablauf der zur Degeneration der Nervenendigungen notwendigen Zeit*,
2. *während der Dauer* der Ausschaltung sensibler Nervenendigungen durch lokale Anaesthetica.

BRUCE nimmt an, daß die initiale Gefäßerweiterung bei Beginn einer Entzündung wahrscheinlich ein *Axonreflex* sei.

Durch STRICKER und insbesondere durch BAYLISS[3]) wissen wir, daß die Vasodilatatoren morphologisch und physiologisch bisher von den sensiblen Nerven nicht zu trennen sind. Der Vorstellung des Axonreflexes [LANGLEY[4])] liegt folgende Annahme zugrunde: Der sensible Nerv teilt sich peripher in Fasern, welche zu sensiblen rezeptiven Endorganen, und andere, die zum Gefäß ziehen und dessen Erweiterung bewirken. Der Reflex läuft über die Bifurkation der sensiblen Faserendigungen derart, daß der Reiz seinen Weg vom sensiblen Endorgan den einen Schenkel der Bifurkation hinauf und den anderen hinab nimmt, *ohne daß eine Ganglienzelle* von dem Reiz berührt würde. BARDY[5]) konnte durch Nicotin den Axonreflex beseitigen. Er nimmt deshalb an, daß dieser Reflex über eine Ganglienzelle läuft, welche durch Nicotinwirkung ausgeschaltet werden kann. Diese Annahme ist nach KROGH[6]) einmal unwahrscheinlicher als die des einfachen lokalen Axonreflexes, weil man dann eine gleichzeitige und gleichstarke Reaktion aller von dieser Ganglienzelle innervierten Elemente erwarten müßte, und kein Grund dafür vorhanden sei, daß der gereizte Punkt immer die stärkste Reaktion gäbe. Zum anderen fehlt der Nachweis lokaler Ganglienzellen bisher vollständig.

Daneben erwägt BRUCE auch noch eine andere Möglichkeit unter Verzicht auf den hypothetischen Axonreflex. Er hält es für möglich, daß derselbe Reiz, der das sensible Ende der Gabel erregt, auch zu gleicher Zeit das vasodilatatorische Ende in Erregung setzt.

Nach dieser Annahme würde also die initiale Gefäßerweiterung bei einer Entzündung nicht etwas Sekundäres sein, das von der peripheren Erregung einer sensiblen Endigung abhinge, sondern zu der gleichen Zeit mit dieser Erregung erfolgen. Diese zweite Annahme hält BRUCE aber nicht für so wahrscheinlich, wie die des Axonreflexes, weil er bei den Anästhesierungsversuchen mit Alypin, einem Mittel, das die sensiblen Nerven lähmte, kurz nach der Instillation in das Kaninchenauge eine leichte Gefäßerweiterung auftreten sah, dasselbe Mittel hätte dann den einen Zweig der Endgabel erregt, den anderen gelähmt.

Auf diese erste Mitteilung von SPIESS, und besonders nach der experimentellen Analysierung der Befunde von SPIESS durch BRUCE, folgte in den nächsten Jahren eine ganze Reihe von experimentellen Untersuchungen und Beobachtungen am Menschen, welche die Befunde von SPIESS und BRUCE zunächst auf eine viel breitere Basis stellten.

---

[1]) BIER: Hyperämie als Heilmittel 1907.
[2]) BRUCE: Arch. f. exp. Pathol. u. Pharmakol. Bd. 63, S. 424. 1910.
[3]) BAYLISS: Journ. of physiol. Bd. 26, S. 173. 1900/01; Bd. 28, S. 220. 1902.
[4]) LANGLEY: Zitiert auf S. 1559.
[5]) BARDY: Skandinav. Arch. f. Physiol. Bd. 32, S. 198. 1918.
[6]) KROGH: Anatomie und Physiologie der Capillaren. Berlin 1924.

Eine Reihe von Arbeiten, vorwiegend von chirurgischer Seite, sind zu erwähnen, die im wesentlichen zu einer Verbreiterung der Basis beitrugen, auf der dann andere Autoren prinzipiellere Untersuchungen entwickeln konnten.

Es gehören hierher die Arbeiten von A. W. Mayer[1]) 1913, Wilms[2]) 1915, Naegeli[3]) 1919, Zenker[4]) 1919, Engelhardt[5]) Wehner[6]) u. a.

In derselben Zeit, bzw. schon einige Jahre vorher, wurden von einigen Autoren Untersuchungen angestellt, denen eine größere prinzipielle Bedeutung zukommt. Vor allem sind hier zu nennen die Arbeiten von L. R. Müller[7]) aus dem Jahre 1913, U. Ebbecke[8]) 1914—1917 und Breslauer[9]) aus den Jahren 1918—1920.

Bei den Untersuchungen von L. R. Müller über den Dermographismus zeigte es sich, daß sowohl der weiße wie der rote Dermographismus auch an entnervten Hautstellen zustande kommt; aber das sich an die gereizte Stelle im weiteren Umkreis anschließende *Reflexerythem* kommt nur zustande, wenn der Rückenmarksabschnitt erhalten ist, der das betreffende Gebiet versorgt.

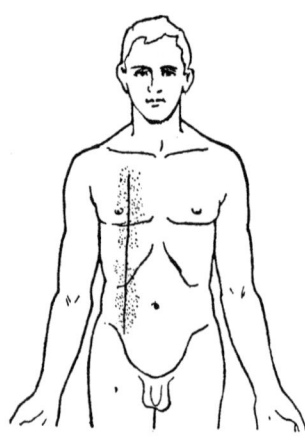

Abb. 357. Reflexerythem fehlt in der dem zerstörten Rückenmarkabschnitt entsprechenden Zone. (Nach L. R. Müller.)

Bei Fällen mit totaler Querschnittsläsion des Rückenmarks konnte Müller das in schöner und instruktiver Weise zeigen. Wenn er mit einem stumpfen Instrument einen Strich auf der Haut zog, der von oberhalb des anästhetischen Gebietes bis tief in das anästhetische Gebiet hineinreichte, dann erschien an der Strichstelle selbst überall die Hautreaktion, der Reflexhof blieb aber in den Segmenten aus, welche von der Stelle der Querschnittsläsion versorgt wurden. Weiter unterhalb trat das Reflexerythem im anästhetischen Gebiet jedoch wieder auf.

Es geht aus diesen Untersuchungen einwandfrei hervor, daß das Reflexerythem durch einen echten *über das Rückenmark* laufenden Reflex ausgelöst wird.

Die Schmerzempfindung, die auf denselben Bahnen geleitet wird, ist für das Zustandekommen des Erythems nicht notwendig. Dasselbe ergibt sich aus den Untersuchungen, die an narkotisierten Patienten — allerdings nur bei ziemlich oberflächlicher Narkose — angestellt wurden. Auch in der Narkose erfolgte dann, wenn die Sehnenreflexe schon aufgehoben sind, auf Stich noch eine reflektorische Nachröte. Ebenso fand Müller, daß bei psychogenen Sensibilitätsstörungen, auch wenn der Schmerz dabei nicht empfunden wurde, doch immer auf die entsprechend starken Reize die reflektorische Gefäßerweiterung auftrat.

Leider hat Müller keine Untersuchungen darüber angestellt, wie lange Zeit nach einer Querschnittsverletzung des Rückenmarkes die reflektorische Rötung in den Segmenten noch erhalten ist, welche von den zerstörten Rückenmarkssegmenten aus innerviert werden. Solche Untersuchungen wären für die Frage der hypothetischen Axonreflexe beim Warmblüter und Menschen wichtig.

Ebbecke konnte die wichtigen Ergebnisse von L. R. Müller bei seinen Untersuchungen über die lokale vasomotorische Reaktion (L.V.R) der Haut

---

[1]) Meyer, A. W.: Zentralbl. f. Chir. 1920, S. 974.
[2]) Wilms: Münch. med. Wochenschr. 1915, S. 1055; Bruns' Beitr. z. klin. Chir. Bd. 98, S. 609. 1916.
[3]) Naegeli: Zentralbl. f. Chir. 1919, S. 408.
[4]) Zenker: Münch. med. Wochenschr. 1919, S. 1167.
[5]) Engelhardt: Korrespondenzbl. Württ. Ärzte, Bd. 84, Nr. 14. 1914.
[6]) Wehner: Zentralbl. f. Chir. 1920, S. 569.
[7]) Müller, L. R.: Dtsch. Zeitschr. f. Nervenheilk. Bd. 47/48, S. 413. 1913.
[8]) Ebbecke: Pflügers Arch. f. d. ges. Physiol. Bd. 169, S. 1. 1917.
[9]) Breslauer: Dtsch. Zeitschr. f. Chir. Bd. 150, 1919; Berlin. klin. Wochenschr. 1918, S. 45; Zentralbl. f. Chir. 1919, H. 33/34; 1920, H. 21 u. 36; Münch. med. Wochenschr. 1920, Nr. 18.

bestätigen. An der durch Lokalanästheticis unempfindlich gemachten Hautstelle trat zwar eine Reaktion der gestrichelten Stelle selbst auf, aber das Reflexerythem in der Umgebung blieb aus, ebenso, wie es sich an der Oberfläche innerer Organe, wie Leber und Niere, nicht erzielen ließ. Auch die Versuche von FR. KAUFFMANN und KALK[1]) zeigen in schöner Weise, daß bei wirklicher Ausschaltung des Gefäßnervensystems eine Hyperämie dennoch, aber mit charakteristischer Abweichung in der Ausbreitungsform, zustande kommen kann.

Die Autoren spritzten 0,5 ccm Caseosan in die Haut beim Menschen ein und fanden, daß sich danach, abgesehen von der zuerst einsetzenden reflektorischen Rötung der Umgebung, eine *sekundäre* Rötung in der Umgebung der gesetzten Quaddel entwickelte, welche je nach dem Hautgebiet eine ganz charakteristische Form einnahm, bald bandförmig, rhombisch usw. war. Sie konnten eine Begrenzung des hyperämischen Feldes an der Haut entsprechend gewissen spinalen segmentalen Grenzlinien feststellen. So breitet sich dasselbe im allgemeinen nicht über die Medianlinie oder die sog. VOIGTschen Grenzlinien aus. Im Gebiet einer Infiltrationsanästhesie ging aber die physiologische Form der Hyperämie verloren, hier entstand immer nur ein runder Hof um die Quaddel herum.

BRESLAUER[2]) hat seine Untersuchungen ebenfalls am Menschen angestellt. Vor allem versuchte BRESLAUER durch seine Untersuchungen den Zwiespalt aufzuklären, der über den inneren Zusammenhang von Nervenapparat und Gefäßsystem zwischen den Ergebnissen der klinischen Erfahrung und der physiologischen Forschung besteht. „Die Klinik *braucht* eine Abhängigkeit der peripheren Zirkulation von der Nervendurchtrennung zur Erklärung der deutlich gestörten Gewebsernährung, die experimentelle Forschung aber hat eine solche unmittelbare Abhängigkeit nicht finden können."

BRESLAUER stellt seine Untersuchungen mit Senföl an, das er auf die Haut brachte. Auf der normalen Haut erzeugt ein Tropfen in etwa 2 Minuten ein entzündliches Feld oder auch eine leichte Schwellung, gleichzeitig mit heftigem Jucken und Brennen. Bei 8 Soldaten mit Durchtrennung des Ischiadicus am Oberschenkel wurden eine normale Hautstelle und eine solche im anästhetischen Gebiet des Unterschenkels mit Senföl betupft. Die Nervendurchtrennung lag *2½—4 Monate bis 2 Jahre* zurück. Am normalen Bein trat die gewöhnliche Hyperämie auf, an der anästhetischen Seite aber trat gar keine Verfärbung der gereizten Stelle ein, die *Haut blieb vollkommen unverändert*. Dagegen verlief die Senfölreaktion *kurze Zeit* nach der Nervenverletzung vollkommen normal, ebenso nach Unterbrechung des Nervenstammes durch Leitungsanästhesie, nach Ausschaltung des Großhirns, des Rückenmarks, der hinteren Wurzeln. Dagegen wurde die Reaktion durch lokale Anästhesie — Oberflächenanästhesie — abgeändert. Hier tritt, vorausgesetzt, daß die Anästhesie vollkommen ist und der Reiz des Senföls nirgends die Grenze des anästhetischen Feldes erreicht, keine entzündliche Reaktion ein. Während die Senfölhyperämie in solchen Fällen ausblieb, schien die Reaktionsfähigkeit der Gefäße auf *verengernde* Reize durchaus erhalten. Kältereize hatten immer eine Gefäßverengerung zur Folge, nach dem Abklingen des Kältereizes trat eine reaktive Hyperämie ein, trotzdem die Senfölhyperämie nicht zu erzeugen war. Ebenso war die Gefäßverengerung im anästhetischen Gebiet durch Adrenalin auslösbar. BRESLAUER faßt die reaktive Hyperämie auf den Kältereiz als eine Hyperämie durch Vasomotorenlähmung auf, während die Senfölhyperämie auf Dilatatorenreizung beruhen soll.

BRESLAUER bestätigte durch diese Befunde einmal die Untersuchungen von BRUCE und dann wies er nachdrücklich darauf hin, daß die Schmerzlosigkeit, nicht wie SPIESS annahm, das wesentliche und ausschlaggebende Moment für die Hemmung der Entzündung sei, sondern die Ausschaltung des peripheren Dilatatorenapparates. Für das Zustandekommen der anfänglichen „aktiven" Hyperämie sei es ganz gleichgültig, ob der Schmerz empfunden würde oder nicht, solange nur der periphere Dilatatorenapparat wirken könne. Auch der Befund von BRUCE, daß nach der Durchschneidung eines sensiblen Nerven eine gewisse Zeit vergehen muß, bis eine Degeneration der sensiblen Endigungen eingetreten ist, wenn eine Hemmung der Entzündung eintreten soll, wird durch BRESLAUER

---
[1]) KAUFFMANN, FR. u. H. KALK: Zeitschr. f. klin. Med. Bd. 96, S. 349. 1923.
[2]) BRESLAUER, F. D.: Zeitschr. f. Chir. Bd. 150, S. 50. 1918.

bestätigt. Dagegen zeigte er ebenso wie neuerdings LEWIS und GRANT[1]), daß, abgesehen von den ersten Stadien der Entzündung der „aktiven Hyperämie", die weiteren Stadien derselben durch Ausschaltung der sensiblen Nerven nicht beeinflußt werden.

BRESLAUER schließt sich aber nicht der Auffassung von BRUCE an, der die aktive Hyperämie als Wirkung eines *Axonreflexes* betrachtete, sondern er ist der Meinung, daß die *Dilatatorenendapparate selbst* durch die Degeneration nach Nervendurchschneidung ausgeschaltet würden ebenso wie nach lokaler Oberflächenanästhesie.

Er rechnet diese Apparate zum cerebrospinalen System im Gegensatz zu den constrictorischen Apparaten, die zum autonomen System gehörten und demzufolge gegenüber Giften sich auch anders verhielten wie die cerebrospinalen Fasern. Er glaubt daher, daß die Dilatatorenendigungen auch durch dieselben Gifte gelähmt werden wie die übrigen cerebrospinalen Fasern, also auch durch Lokalanästhesie, während das autonome System dagegen refraktär sei. Ursprung und trophisches Zentrum der Dilatatoren im Spinalganglion werden als Stütze dieser Auffassung betrachtet. BRUCE hatte diese Möglichkeit auch schon in Betracht gezogen, aber war von ihr wieder abgekommen, weil er sah, daß z. B. Alypin, ein Mittel, das vollkommene Anästhesie machte, gleichzeitig gefäßerweiternd wirkte. BRESLAUER kennt ebenso die gleichzeitig erweiternde Wirkung des Novocains und anderer ähnlicher anästhesierender Mittel. Ebenso haben wir uns in eigenen Versuchen davon überzeugen können, daß nach einer Umspritzung des Kaninchenohres mit Novocain zunächst eine maximale Gefäßerweiterung eintrat, die aber nach einigen Minuten wieder zurückging; das gleiche konnten wir übrigens auch bei der Allgemeinnarkose am Kaninchenohr beobachten. BRESLAUER läßt es offen, diesen anscheinenden Widerspruch zu erklären, der darin liegt, daß das Novocain einerseits die sensiblen Fasern lähmt, andererseits die dilatatorischen Elemente vor ihrer Lähmung zunächst reizt.

Uns scheint die Annahme möglich, daß die gefäßerweiternde Wirkung des Novocains oder Alypins keine Nervenwirkung, sondern eine direkte Wirkung auf die Gefäßwand ist, bzw. auf dem Umweg über Gewebsabbaustoffe zustande kommt. Es wäre dann der Vorgang so vorstellbar, daß zunächst (durch die Wirkung der Gewebsabbaustoffe oder des eingespritzten Giftes selbst) eine Herabsetzung des Tonus der Muskulatur erfolgte. Die einsetzende Hyperämie ist andererseits aber im Sinne einer Tonussteigerung wirksam und dürfte somit selbst die Ursache für den baldigen Rückgang der Hyperämie darstellen. Ein ähnliches Verhalten konnte GROLL[2]) bei Senfölversuchen an der Schwimmhaut beobachten. Zuerst entstand ein großes hyperämisches Feld im Umkreis des kleinen Tropfens, nach einiger Zeit ging die Hyperämie im Hof zurück, es trat hier eine spontane „Besserung" ein. GROLL denkt sich diese Besserung mit Recht durch den Abtransport der auch in den Hof vorgedrungenen Mengen des Senföles bewirkt.

Andererseits ist uns aber die Annahme noch näherliegend, daß die Wirkung auf die sensiblen Endigungen und auf die dilatatorischen Endapparate zwei ganz verschiedene Dinge sind. Wir wissen nur, daß die dilatatorischen Fasern dieselben Bahnen ziehen wie die sensiblen, aber nach dem, was wir im Abschnitt über die nervöse Versorgung der Arterienwand ausgeführt haben (vgl. S. 1500ff), möchten wir mit GROLL (s. im folgenden) die dilatatorischen Fasern *nicht* zum *cerebrospinalen* System, sondern zum *autonomen* rechnen. Wir hätten dann nur einen Unterschied in der Reaktionsweise der Dilatatoren und Constrictoren auf ein Reizmittel, wie er uns auch bei anderen geläufig, ist und die Tatsache, daß dasselbe Gift auf die sensiblen Endigungen lähmend, auf die Dilatatorenendigungen aber erregend wirkt, würde unserem Verständnis keine Schwierigkeit mehr machen.

b) Experimentelle mikroskopische Beobachtungen.

Die Gruppe von Untersuchungen, welche wir im folgenden zu besprechen haben, erhält ihre Bedeutung dadurch, daß die Kreislaufstörungen, welche nach Nervenausschaltung entstehen oder auf experimentelle Reize anders verlaufen als im normal innervierten Gebiet, nicht nur nach dem makroskopisch erkennbaren

---

[1]) LEWIS und GRANT: Zitiert auf S. 1550.
[2]) GROLL: Beitr. z. pathol. Anat. u. z. allg. Pathol. Bd. 70, S. 20. 1922.

Grad des entstandenen Ödems oder der Röte beurteilt, sondern durch *mikroskopische* Beobachtung näher analysiert wurden.

So hat sich GROLL[1]) eingehend mit der Frage beschäftigt, wieweit die Arterienreaktionen *reflektorisch* durch Reizung sensibler Nerven zustande kommen, bzw. wieweit eine Einwirkung auf den peripheren *neuromuskulären Apparat selbst* erfolgt. Er betont die Schwierigkeit dieser Frage und die Unmöglichkeit einer klaren Lösung mit den zur Verfügung stehenden Methoden. Wir können wohl den sensiblen Teil des Reflexbogens ausschalten, können aber doch nicht sagen, „ob nicht doch bei intakter Sensibilität auch eine reflektorische Einwirkung erfolgen würde".

Er stellte nach der Entfernung des Ischiadicus an der Froschschwimmhaut Beobachtungen an, welche die alten Versuche von LAPINSKY[2]) in wichtigen Punkten ergänzen. LAPINSKY hatte neben anderen Autoren gefunden, daß sich nach der Ischiadicusdurchschneidung der Gefäßtonus nach einiger Zeit wiederherstellte. Ihm, GROLL, scheint diese Wiederherstellung des Tonus aber nicht vollkommen zu sein, und er betont, daß die Zirkulation am gelähmten Bein eine ganze Reihe von unregelmäßigen Abweichungen aufweist, häufiger Wechsel der Arterienweite und der Geschwindigkeit der Strömung, häufiger Eintritt von Stasen, Auftreten von „aneurysmatischen" Gefäßausbuchtungen, sackförmiger und diffuser Art, von Kontraktionsringen und Schlängelungen der Gefäße, und dergleichen Unregelmäßigkeiten mehr. Zu betonen ist dabei allerdings mit BRESLAUER und auch nach unseren eigenen Erfahrungen, daß die Zirkulation in der Froschschwimmhaut sehr oft normalerweise ein wechselndes Bild bietet, so daß es im einzelnen Falle wohl sicher keinem Beobachter möglich ist, nach dem mikroskopischen Befunde allein zu sagen, ob es sich um ein normales Froschbein handelt oder um ein gelähmtes. Aber beim andauernden Vergleich des normalen Beines mit dem gelähmten, wie es GROLL tat, dürfte es wohl möglich sein, ein vermehrtes Auftreten der genannten wechselnden kleinen Kreislaufstörungen am gelähmten Bein festzustellen.

GROLL stellte zunächst nach Durchschneidung des Nerv. ischiadicus fest, daß durch Pilocarpin, Physostigmin und Wärme *vor der Degeneration* genau wie beim gesunden Frosch arterielle „irritative", d. h. auf Dilatatorenreizung beruhende Hyperämie eintritt.

Nach erfolgter Degeneration des Nerven, auch wenn die Ischiadicusdurchschneidung schon monatelang zurückliegt, tritt *neuroparalytische* Hyperämie nach Veronal, 10proz. Atropin, Tuberkulin und *Senföl* noch in der gleichen Art und Weise ein wie beim gesunden Bein. Bemerkenswerterweise war die *irritative* Hyperämie nach Pilocarpin, Ammoniak oder Wärmeapplikation in den Versuchen GROLLs auch nach der Degeneration des Nerven noch unverändert auslösbar. Nur die irritative Hyperämie nach Physostigmin ließ sich vom 7. Tage nach der Durchschneidung an nicht mehr hervorrufen.

GROLL findet demnach in seinen Versuchen *keinen Anhalt* für eine *reflektorische* Entstehung einer Hyperämie. Er nimmt für die Reize, welche eine „irritative" Hyperämie machen, auch nach der Degeneration der Nerven einen Angriffspunkt an erhaltenen Endpunkten dilatatorischer Gefäßnerven an. Er glaubt, daß diese vasodilatatorischen Nerven, welche der Degeneration weitgehend entgehen, unter dem Einfluß des parasympathischen Systemes stehen, nicht zum cerebrospinalen System gehören.

Die Versuche von GROLL stehen in einem gewissen Widerspruch mit den Ergebnissen von BRUCE und BRESLAUER.

GROLL sah eine *Änderung* der Hyperämie nach *Nervendurchschneidung und Degeneration* in seinen Versuchen an der Froschschwimmhaut *überhaupt nur* beim Physostigmin, bei dem die „irritative" Hyperämie nach der Nervendegeneration ausblieb. Nun liegen bei diesem

---

[1]) GROLL: Zitiert auf S. 1564.
[2]) LAPINSKY: Arch. f. mikroskop. Anat. Bd. 65, S. 3. 1905.

Gift die Verhältnisse aber durchaus nicht einfach, Physostigmin wirkt nicht immer nur auf die Vasodilatatoren ein. Wie aus den Versuchen von RICKER und REGENDANZ und von TANNENBERG besonders hervorgeht, läßt sich bin Kaninchen z. B. mit diesem Mittel überhaupt keine Gefäßerweiterung, sondern nur eine Gefäßverengerung erzeugen. Weshalb das beim Frosch nicht gelingt, sondern hier an der Schwimmhaut und auch am Mesenterium nur Erweiterung auftritt (GROLL, TANNENBERG) bzw. nach Nervendegeneration ausbleibt, ist vorläufig bei der komplizierten Wirkungsweise dieses Giftes noch nicht geklärt.

Wichtig sind auch GROLLS eigentliche Entzündungsversuche in diesem Zusammenhange. Der Entzündungsreiz wurde an beiden Schwimmhäuten gesetzt und eine mikroskopische Beobachtung sowie spätere histologische Untersuchung angeschlossen.

Als Entzündungsreize verwandte GROLL Senföl und 2proz. Argentum nitricum-Lösung, die auf die vorher mit einem Skalpell durchstochene Stelle der Schwimmhaut gebracht wurde. Die Durchschneidung des Ischiadicus lag in diesen Versuchen eine zur Degeneration hinreichende Zeit zurück, bis zu 80 Tagen.

GROLL konnte auch bei diesen Reizen an der Froschschwimmhaut *keine reflektorische* Ausbreitung der Hyperämie erhalten. Die erste Folge des Entzündungsreizes trat bei den Reizmitteln in *gleicher* Weise am neurotomierten wie am gesunden Bein auf und zwar nicht nur im Bereich des gesetzten Reizes, sondern auch im weiten Umkreis. Diese gleichmäßige Ausbreitung am gesunden und neurotomierten Bein, auch in der Umgebung, spricht nach GROLLS Auffassung *gegen* eine *reflektorische* Entstehung der hyperämischen Randzone. Er untersuchte die Hyperämie der Randzone noch näher, um ihren Charakter festzustellen durch faradische Reizung des Rückenmarkes. Auch am gesunden Bein entstand dabei keine Kontraktion der Arterien im Bereich der Randzone. GROLL faßt danach auch die Hyperämie der Randzone als eine *neuroparalytische* auf und es gibt nach seinen Untersuchungen beim Frosch überhaupt keine *reflektorisch* bedingte *irritative* Hyperämie.

Die Randzone sei durch ein allmähliches Vordringen des Reizmittels in die Peripherie des Herdes hervorgerufen. GROLL glaubt danach, „daß das Bestehen einer reflektorisch bedingten arteriellen irritativen Hyperämie im Anfangsstadium der Entzündung vielfach zu Unrecht angenommen und ihr Einfluß überschätzt wird".

GROLL hat auch seine Versuche und Überlegungen auf die Entstehung der Hyperämie beim Warmblüter ausgedehnt. Danach kommt er zu einer Ablehnung der Anschauung von BRESLAUER.

Er glaubt das Ausbleiben der Senfölhyperämie an den bereits mehrere Monate oder Jahre nach Ischiadicusdurchtrennung anästhetischen Gliedern auf eine *veränderte Durchlässigkeit* der in vieler Hinsicht schon makroskopisch veränderten Haut (BRESLAUER) dieser Glieder gegen das Senföl zurückführen zu müssen. GROLL zieht die veränderte Beschaffenheit der Haut als Ursache für die ausbleibende Senfölhyperämie auch deshalb in Betracht, weil schon normalerweise die Senfölwirkung von der Dicke der Hornschicht und der dadurch bedingten Durchlässigkeit der Haut beeinflußt wird. So sei der Senfölreiz an der Vola manus z. B. unwirksam, weil das Öl dort nicht einzudringen vermag.

Nicht ganz erklärt scheint uns durch diese Annahme das Ausbleiben der Senfölwirkung an der durch Oberflächenanästhesie unempfindlich gemachten Haut, wie BRESLAUER gezeigt hat.

GROLL bezweifelt ferner, daß die Senfölhyperämie eine *irritative* sei, denn an der Conjunctiva eines Warmblüters wurde die Hyperämie wenigstens in der ersten Zeit (Untersuchung bei Lupenvergrößerung) auch durch die stärkste Adrenalinlösung nicht aufgehoben.

Die Ergebnisse der Senfölversuche von BRUCE am Auge werden von GROLL auch in wesentlichen Punkten *nicht* bestätigt. Jedenfalls verhält sich das anästhetische Auge nach Senfölinstillation nicht „ganz normal", wie BRUCE angibt.

Nach Cocainisierung tritt allerdings nur eine geringe Chemosis ein (Meerschweinchenauge), aber es läßt sich mit bloßem Auge oder der Lupe dennoch „eine prompt einsetzende" Hyperämie beobachten, die GROLL für eine neuroparalytische hält.

Ebenso glaubt GROLL, daß auch nach Durchschneidung und Degeneration der sensiblen Nerven auch beim Warmblüter eine *„irritative"* Hyperämie zustande kommen kann, wenn der Reiz, der jetzt allerdings nicht mehr über den sensiblen Teil des Reflexbogens laufen kann, nur die Möglichkeit hat, bis zu den Vasomotoren vorzudringen.

Die Verhinderung der Senfölchemosis im anästhetischen Auge erklärt sich nach GROLL, dem wir uns hier anschließen möchten, durch die kolloid-chemische Wirkung der angewandten Mittel auf das Gewebe. Die anämisierende Wirkung der vorher in das Auge gebrachten Anästhetica, z. B. des Cocains, spielt dabei nicht die wichtigste Rolle, da auch andere Mittel, die zu einer Gefäßerweiterung führen, wie Veronal und auch 10% Atropin, dieselbe Wirkung, eine Herabsetzung des Senfölödems, hervorbringen. Überhaupt ist diese Wirkung nicht an die *anästhesierende* Wirkung des Mittels gebunden, sondern dasselbe läßt sich auch mit einer Reihe anderer Mittel erreichen (Adrenalin, Calcium- und Magnesiumsalze, Atophan, Chinin und eine Reihe anderer Mittel mehr). Die kolloidchemische Wirkung dieser verschiedenen Mittel stellt sich GROLL im Sinne der Anschauung von ELLINGER[1]) vor. Danach wirken alle diese Mittel auf den Quellungsdruck — das Wasseranziehungsvermögen — der gelösten Eiweißkörper des Blutes und der Gewebe.

In den Versuchen von GROLL hatten sich Resultate ergeben, welche die Mitwirkung des Nervensystems bei den Entzündungsvorgängen außerordentlich gering einschätzen ließen, und welche so gegenüber den Untersuchungen von SPIESS besonders scharfe Unterschiede zeigten. Sie veranlaßten eingehende experimentelle Untersuchungen des Frankfurter Pathologischen Institutes von TANNENBERG und DEGENER[2]), über die B. FISCHER[3]) auf der Würzburger Pathologentagung zum Teil berichtete.

Es wurden an der Schwimmhaut des Frosches Entzündungsversuche mit 10proz. Senföl angestellt, und zwar wurde vor Beginn des Senfölversuches auf einer Seite durch Aufpinseln von Cocain, Adrenalin und Chinin eine Lokalanästhesie hergestellt, bzw. Adrenalin und Chinin wurde angewandt, weil von diesen Mitteln gleichfalls antiphlogistische Wirkungen behauptet wurden. Es wurde dabei makroskopisch beobachtet, bzw. mit der Lupe, aber vor allem Wert auf die histologische Untersuchung gelegt. Es ergab sich bei diesen Versuchen, daß nur in den allerersten Stunden, vornehmlich beim Cocain, der Entzündungsablauf eine Änderung aufwies. Nach 10 Stunden war auch bei der mit Cocain vorbehandelten Schwimmhaut im Intensitätsgrad der Entzündung kein Unterschied mehr festzustellen, bei den beiden anderen Mitteln schon nach 2 Stunden nicht mehr.

Bei diesen Untersuchungen wurde aber auch gefunden, daß es keineswegs angängig ist, Versuche von der Froschschwimmhaut auf den Warmblüter zu übertragen. Denn es konnte festgestellt werden, daß die Durchlässigkeit der Froschhaut gegenüber dem Senföl eine ganz außerordentlich große ist.

Das Senföl dringt in solcher Menge durch die Haut ein, daß es wenige Stunden nach Beginn des Versuches schon im histologischen Schnitt innerhalb aller Schichten der Haut sichtbar ist, ja bereits in die Gefäße gelangt und als Lungenembolie ebenso wie in den Capillaren der Niere nachweisbar ist, später sogar in den Kanälchen der Niere nach seiner Ausscheidung eingebettet in hyaline Zylinder.

Nach diesen Befunden ist es uns erklärlich, daß GROLL keinen Unterschied im Entzündungsgrad an der anästhetischen und der nichtanästhetischen Schwimmhaut fand. Aber wir können daraus noch nicht den Schluß ziehen, daß das *reflektorische* Zustandekommen der Hyperämie überhaupt bedeutungslos für den Entzündungsvorgang ist, wie es GROLL tun möchte, wenn er sich gegen die Anschauungen von BRESLAUER und BRUCE wendet. Wir dürfen aus den Untersuchungen

---

[1]) ELLINGER: Klin. Wochenschr. 1922, S. 249; Münch. med. Wochenschr. 1920, Nr. 49.
[2]) TANNENBERG u. DEGENER: Frankfurt. Zeitschr. f. Pathol. Bd. 31, S. 385. 1925.
[3]) FISCHER, B.: Verhandl. d. dtsch. pathol. Ges., Würzburg, 20. Tagung. 1925.

von GROLL sowie TANNENBERG und DEGENER lediglich den Schluß ziehen, daß beim Frosch alle Entzündungsvorgänge bei lokaler chemischer Schädigung der Schwimmhaut gleichmäßig ablaufen, ob eine Nervenversorgung des betreffenden Gliedes vorhanden ist oder nicht; denn das Schädigungsmittel bzw. die durch dasselbe entstandenen Gewebsstoffwechselprodukte können hier leicht und schnell bis zu den Gefäßen vordringen. Dieses Eindringen der reizenden Substanzen geschieht offenbar so schnell, daß ein Unterschied zwischen einer reflektorischen Erregung und einer direkten Wirkung der erweiternden Substanzen kaum nachweisbar wird. Beim Menschen und beim Warmblüter ist es aber anders. Hier dringt das schädigende, erweiternd wirkende Agens nicht so schnell im Gewebe vor, und die initiale Hyperämie wird ebenso wie die Hyperämie des Hofes im wesentlichen auf dem Reflexwege hervorgerufen.

Weiter Klärung über die nervösen Reflexmechanismen bei lokalen Reizen haben insbesondere die Untersuchungen von KROGH[1]) und seinen Mitarbeitern am Frosch in den letzten Jahren gebracht.

Ihre Untersuchungen sind an der Schwimmhaut und an der *Froschzunge* bei *gleichzeitiger mikroskopischer Beobachtung* angestellt. Hier liegen die Verhältnisse aber offenbar anders als beim Warmblüter. Durch Cocainanästhesie wird zwar bei einem mechanischen Reiz mit einer Nadel das „Reflex"-Erythem aufgehoben wie beim Warmblüter, aber dies ist nicht der Fall nach einfacher Durchschneidung *sämtlicher Zungennerven*, sondern erst nach vollendeter Degeneration der Nerven. KROGH hält danach die Möglichkeit eines echten Reflexes für *ausgeschlossen*. Er nimmt einen lokalen nervösen Mechanismus an, an dem wahrscheinlich sensible Nervenendigungen beteiligt sind — Cocainisierung hebt die Reaktion auf — und andererseits jene Fasern, deren mechanische Reizung zur Erweiterung führt. KROGH nimmt daher beim Frosch einen *echten Axonreflex* an, wie BRUCE es für die Conjunctiva von Säugetieren getan hatte. Eine reflektorische Hyperämie läßt sich an der Froschzunge ebenfalls durch Reizung mit Silbernitrat erzeugen (REHBERG) und bleibt auch nach Durchschneidung der Zungennerven, solange die Degeneration noch nicht erfolgt ist, erhalten. Dagegen läßt sich ein Reflexerythem an der Frosch*schwimmhaut* durch *mechanische* Reizung *nicht* erzielen, wohl aber wiederum durch Reizung mit einem kleinen Silbernitratkrystall. Nach einer Latenz von etwa 10 Sekunden erweitern sich sämtliche Arterien zwischen den beiden Zehen, zwischen denen der Krystall gelegt ist, und oft außerdem eine beträchtliche Anzahl der Arterien zwischen den benachbarten Zehen. Einige Sekunden später tritt dann auch bei vielen zugehörigen Capillaren eine Erweiterung ein.

Dieses über die ganze Schwimmhaut ausgedehnte Reflexerythem muß durch einen *lokalen* nervösen Mechanismus erklärt werden, denn sein Auftreten wird durch eine Durchschneidung des Ischiadicus nicht im geringsten beeinflußt. An der Haut und Schwimmhaut des Frosches findet KROGH die Verhältnisse anders als an der Zunge bei mechanischer Reizung.

Während hier ein Reflexerythem auftritt wie beim Menschen beim Dermographismus, läßt sich ein solches an der Schwimmhaut nicht erzeugen. Eine scharf lokalisierte, sehr schwache mechanische Reizung kann Erweiterung einer Capillare über eine kurze Strecke hin verursachen, aber ein stärkerer Reiz bewirkt nicht Erweiterung über ein größeres Gebiet, sondern oft Zusammenziehung. Erweiterung wie Verengerung finden nach einer Latenzzeit von einigen Sekunden statt, und bei der Zusammenziehung beteiligen sich oft mehrere Nachbarcapillaren gleichzeitig, die von dem direkt unter dem Mikroskop gereizten Punkt mindestens mehrere Zehntel Millimeter entfernt sind, außerdem greift die Verengerung auch teilweise auf die zu den Capillaren gehörigen Arterien über. Eine Ausbreitung der Reaktionen über größere Entfernungen konnte er nur nach Reizung der Arterie selbst beobachten. Eine sehr schwache Reizung — sanftes Reiben mit einem weichen Haar über eine Arterie hin — erweitert die Arterie über eine Länge von mehreren Millimetern; ein Nadelstich, ein stärkerer Reiz, bringt dieselbe Arterienstrecke zur Verengerung.

KROGH glaubt nun folgende Reaktionen auf lokale nervöse Mechanismen zurückführen zu müssen: 1. Die Kontraktion von Arterien über *lange Strecken* nach starker mechanischer Reizung, 2. die Erweiterung der Arterien über *lange Strecken* nach schwacher mechanischer Reizung und das allgemeine Erythem

---

[1]) KROGH, A.: Anatomie und Physiologie der Capillaren. Berlin 1924.

nach chemischer Reizung. Er glaubt, daß diese Reaktionen durch einen Axonreflexmechanismus, sowohl im verengenden *sympathischen* wie im erweiternden *sensiblen* Fasersystem, zustande kommen. Ein genügend kräftiger mechanischer Reiz, der auf sympathische Fasern oder Fibrillen trifft, soll eine Erregungswelle in Gang setzen, die in beide Richtungen vom Reizpunkt aus verläuft, sich auf alle derselben Faser zugehörigen Fibrillen ausbreitet und Kontraktion aller von diesen Fibrillen versorgten Muskelzellen bewirkt. In ähnlicher Weise wird ein Netz dilatatorischer Fasern postuliert, das für chemische und mechanische Reize empfindlich ist.

KROGH stellte folgende Degenerationsversuche an, um diese Anschauungen zu prüfen:
1. *Ischiadicusdurchschneidung* an einem Froschbein: Die lokalen Reflexe wurden nach 40 Tagen nur abgeschwächt. Bei einigen wenigen Fröschen, die die Operation 100—150 Tage überstanden, waren die Reflexe fast wieder normal. Es wird nicht angegeben, ob etwa eine Regeneration der Nerven erfolgt war.
2. Operative Entfernung der *9.—10. Spinalganglien*: schwächte die Erweiterungsreaktion nach schwacher mechanischer Reizung für einen Zeitraum zwischen dem 50.—100. Tage oder 150. Tage nur ab.
3. Entfernung des *8.—10. Sympathicusganglions*: Nur Abschwächung der Kontraktionsreaktion für einen ähnlichen Zeitraum zwischen 50—120 Tagen.

KROGH nimmt an, daß bei diesen Versuchen noch eine gewisse Anzahl nervöser Verbindungen stehen geblieben waren, durch die nun eine Degeneration des peripheren Fibrillennetzes verhindert worden sei.

4. Entfernung des *Ischiadicus vom Knie aufwärts bis zum Wirbelkanal* und *gleichzeitige* Entfernung des *8.—10. Sympathicusganglions*: Völliges Fehlen des Erweiterungsreflexes nach 80 Tagen. Auf mechanische Reizung erfolgte jetzt keine Arterienerweiterung mehr, die Wirkung eines Silbernitratkrystalles blieb auf dem Bezirk beschränkt, in dem das Silbernitrat diffundierte und sich als Silberchlorid niederschlug. Dagegen blieb die *Arterienkontraktion* auf starke mechanische Reizung erhalten und war ganz normal.

KROGH möchte nach dem Erhaltenbleiben der Verengerungsreaktion auf ein Erhaltenbleiben und ein Vorhandensein eines sympathischen Netzwerkes von Fibrillen längs der Arterien schließen, die in diesen Versuchen nicht durchschnitten waren. Nur wenige Fasern, die erhalten bleiben, sollen die Degeneration dieses Netzwerkes verhindern können.

KROGH selbst ist sich der Eigenart des Gedankens der peripheren Nervennetze ohne Ganglienzellen, die aus anastomosierenden Fibrillen gebildet werden, bewußt, und möchte ihn nur als vorläufige Arbeitshypothese aufgefaßt wissen, ,,die in mehrfacher Beziehung histologisch sowohl wie physiologisch geprüft und bestätigt werden muß".

Seine Auffassung vom Vorhandensein lokaler *sympathischer* und *vasodilatatorischer* Axonreflexe beschränkt KROGH zunächst ausdrücklich auf den *Frosch*, während das Reflexerythem beim Säugetier durch einen echten Rückenmarksreflex zustande kommen soll. Zusammen mit REHBERG kann er am Kaninchenohr jedoch einen Reflexmechanismus nachweisen, den er als Axonreflex, als ,,Rudiment", auffaßt.

Am Kaninchenohr bewirkt eine unter dem Mikroskop vorgenommene leichte mechanische Reizung mit einer sehr dünnen Nadel oder einem Haar zunächst eine *sofort* eintretende Erweiterung der gereizten Capillarschlinge, dann nach einer wesentlich von der Temperatur des Ohres abhängenden Latenzzeit von nur wenigen Sekunden bis $1/2$ Minute Erweiterung umgebender Capillaren auf eine Entfernung von etwa 1 mm und schließlich Erweiterung der diese Capillaren versorgenden Arterie. Die zur Entstehung dieser Reaktion erforderliche Reizstärke ist so klein, daß sie auf der menschlichen Haut kaum fühlbar ist und kein Reflexerythem hervorbringt. Durchschneidung der vorderen und hinteren Ohrnerven hat keinen unmittelbaren Einfluß auf diese Reaktion, obwohl das Ohr empfindungslos geworden ist und das reflektorische Erythem aufgehoben ist. Mit fortschreitender Degeneration wird die beschriebene Reaktion nach 12 Tagen deutlich abgeschwächt und verschwindet nach 19 Tagen.

Diese Reaktion, „die so geringfügig ist, daß sie überhaupt nur mikroskopisch erkennbar ist", hält Krogh für ein „echtes physiologisches Rudiment".

Er stellt diese Reaktion an die Seite der von Bruce auf einen Axonreflex zurückgeführten Reaktionen, die Bardy später bestätigt hat; es fehlte jedoch bei diesen Untersuchungen die notwendige mikroskopische Beobachtung.

Ricker und Regendanz[1]) haben ebenfalls das Zustandekommen der pathologischen Kreislaufreaktionen nach Ausschaltung des Gefäßnervensystems durch Nervendurchschneidung oder Oberflächenanästhesie untersucht.

Bei Verwendung isotonischer Cocainlösung (5,8%) sahen sie am Kaninchenauge lediglich ein verzögertes Auftreten und eine geringere Ausdehnung des Ödems auf Senfölinstillation in den Conjunctivalsack. Bei Verwendung einer stärkeren hypertonischen Lösung (10%) wird die Wirkung des Senföls durch die Gefäßwirkung der hypertonischen Cocainlösung etwas modifiziert. Die partielle Stase, welche die hypertonische Cocainlösung erzeugt, wird durch das Senföl in eine allgemeine Stase verwandelt. Aber das Ödem bleibt auch in diesem Versuch gering. Nach Ablauf der Cocainwirkung treten die Erscheinungen so auf, als ob keine Anästhesierung erfolgt sei. Ähnlich verlaufen die Versuche mit Alypin. Auch bei vorheriger subcutaner Injektion von größeren Mengen von Chlorcalcium tritt zunächst eine Abschwächung der Ödemwirkung des Senföls ein.

Die genannten Autoren haben auch Untersuchungen nach Trigeminusdurchschneidung vorgenommen. Die Bedeutung ihrer Versuche besteht darin, daß sie die Wirkung dieses Eingriffes am Auge *mikroskopisch* beobachteten.

Sie finden als Folge der Durchschneidung eine Erweiterung der Strombahn und eine Verlangsamung des Blutstromes, die sich stellenweise und vorübergehend bis zur Stase steigern kann. In 3 Versuchen hielt dieser Strömungscharakter bis zum 22. Tage nach der Durchschneidung an. Bei dem so veränderten Strömungscharakter wurde dann die Senföleinträufelung 10—28 Tage nach der Durchschneidung des Trigeminus vorgenommen. Die Folge war immer allgemeine Stase und Erweiterung der oberflächlichen Strombahn, dagegen blieb das Ödem der Conjunctiva gering und trat verspätet auf.

Ricker und Regendanz glauben, daß das starke Ödem, wie es nach Senföl oder der Wirkung von warmen Wasser am Auge auftritt, *reflektorisch* zustande kommt.

Wir müssen im folgenden zunächst die Versuche näher betrachten, auf die die genannten Autoren ihre Anschauung von der *reflektorischen* Entstehung der verschiedenen Formen der Kreislaufstörungen gründen. Die experimentellen Grundlagen dazu bilden Verbrennungsversuche, welche mit einem glühenden Sondenknopf am Kaninchenauge vorgenommen wurden.

Dabei entstand an der Berührungsstelle zunächst ein verkohlter Bezirk und in dessen Umgebung eine schmale, undurchsichtig gewordene, homogene weiße Zone. Daran schloß sich bereits nach 2 Minuten, bei Beginn der mikroskopischen Untersuchung schon ausgebildet, ein mehrere Millimeter breiter Hof, in dem Stase bestand. Die Koagulation des Gewebes wird auf die Verbrennung direkt bezogen, die Stase im Hof wird als Folge der hier schon abgeschwächten Wärmewirkung bereits als ein vitaler Vorgang betrachtet, der durch die Wärmewirkung, welche in diesem Bezirk auf etwa 52—65° geschätzt wird, hervorgerufen ist. An diese Stasezone, den Hof, schließt sich nach außen weiter keine abgegrenzte Zone an, sondern die Gefäße sind außerhalb des Hofes in der Conjunctiva gleichmäßig erweitert und die Strömung ist beschleunigt. Aber bereits nach $3^{1}/_{2}$ Stunden hat sich eine Hyperämie und ein Ödem der ganzen Conjunctiva bulbi et tarsi entwickelt, es werden in der Conjunctiva außerdem an vielen Stellen Stase und Petechien beobachtet.

Die Entstehung dieser Kreislaufstörungen in der weiteren Umgebung wird nun von den genannten Autoren als eine *rein reflektorische* betrachtet.

Die primäre Wärmewirkung könne nicht mehr in Frage kommen, die Abkühlung durch das strömende Blut sei sicher so groß, daß man das annehmen dürfe, außerdem werde eine weitere zonenmäßige Abstufung der Reizfolge in der weiteren Umgebung vermißt, wie sie doch in der näheren Umgebung des Verbrennungsherdes vorhanden sei. Am 2. Tage nach

---

[1]) Ricker u. Regendanz: Virchows Arch. f. pathol. Anat. u. Physiol. Bd. 231, S. 1. 1921.

der Verbrennung hatte sich allerdings der Hof verbreitet durch eine Zone, welche sich durch Stase von der übrigen, erweiterten Strombahn der Conjunctiva ausgezeichnet, abgrenzen ließ. „Da auch hier eine örtliche Beziehung zur Brandstelle als Mittelpunkt bestanden hat, können wir nicht umhin, anzunehmen, daß es fortgeleitete Wärme, so gering auch ihre Höhe war, gewesen ist, die der *reflektorisch entstandenen* Kreislaufstörung am 2. Tage — durch eine Steigerung der Erregbarkeit, die die Wärme hat entstehen und fortbestehen lassen — zu dem beobachteten vorübergehenden Übergang des prästatischen Zustandes in Stase verholfen hat."

Die Autoren scheinen danach anzunehmen, daß hier im erweiterten Hof *zunächst reflektorisch* eine Kreislaufstörung entstanden sei, daß dann am 2. Tage nach der Verbrennung die geringe, am Tage vorher bis in diesen Bezirk fortgeleitete Wärme eine Nachwirkung gehabt habe, welche den *reflektorisch* entstandenen prästatischen Zustand in Stase übergeführt hätte, trotzdem diese geringe fortgeleitete Wärme am ersten Tage primär direkt hier keine Kreislaufstörung hervorgerufen habe!

Die Vorstellung, daß etwa *chemische* Reize, welche von der verbrannten Stelle ausgehen könnten, der schweren Kreislaufstörung in der weiteren Umgebung, im erweiterten Hof, zugrunde liegen könnten, wird von RICKER und REGENDANZ vollständig abgelehnt.

„Wir können diese Vorstellung nicht zulassen, denn das koagulierte und das verkohlte Eiweiß sind feste unlösbare Körper, von denen jenes zweifellos als Ganzes abgefallen ist (!), während die Kohle als spärliche feinste schwarze Körnchen noch nach 82 Tagen an der ursprünglichen Stelle im Gewebe anwesend war." Auf Grund dieser Versuche und Vorstellungen sind RICKER und REGENDANZ zu dem Schlusse gekommen, daß auch eine schwere peristatische, ja bis zur Stase führende Kreislaufstörung *rein reflektorisch* entstehen kann.

Diese Vorstellung übertragen sie auch auf die Entstehung der Senfölchemosis am Kaninchenauge und halten diese, wie schon bemerkt, für *reflektorischen* Ursprunges.

Sie finden es dann sehr leicht verständlich, daß zu den Folgen der Cocain- und Alypindarreichung und der Trigeminusdurchschneidung ein Ausbleiben dieses reflektorisch entstanden gedachten *Ödems* gehört; diese Einwirkungen verhindern eben das Zustandekommen des Reflexvorganges. Auch die Allgemeinwirkung des Chlorcalciums, welche die Senfölchemosis ebenfalls verhinderte, wird in demselben Sinne erklärt. Dieses Salz soll die Erregbarkeit des Nervensystems aufheben und so auch das Zustandekommen des Reflexes verhindern. Die Autoren stützten sich dabei auf Mitteilungen von MICKWITZ[1]) aus dem Jahre 1874, nach denen Katzen durch mittlere Gaben von $CaCl_2$ in volle Betäubung zu versetzen sind. In dem gleichen Sinne werden Untersuchungen von FRANKE[2]) und USENER[3]) angeführt, nach denen durch dieses Salz die Erregbarkeit des Nervensystems herabgesetzt werden soll.

Dagegen finden auch RICKER und REGENDANZ die lokale Wirkung auf einen *stärksten*, d. h. Stase erzeugenden Reiz am Orte der Reizung, selbst unter der Wirkung der lokal angewandten Anästheticis erhalten. Durch Chlorcalciumanwendung wird dagegen auch die lokale direkte Wirkung eines starken Reizmittels, wie Senföl, in ihren Versuchen abgeschwächt.

Diese Abschwächung wird damit erklärt, daß dieses Salz nicht nur die *reflektorische*, sondern auch die *direkte motorische Nervenerregbarkeit* herabsetzen soll. Bei den Versuchen mit Trigeminusdurchschneidung hatte sich ergeben, daß das Senföl bei diesen Tieren eine wesentlich länger andauernde oberflächliche Stase und Eiterung aus der Tiefe erzeugte als am normalen Auge. Diese Beobachtung wird dadurch erklärt, daß sich die oberflächliche Strombahn bereits in einem peristatischen Zustand infolge der Durchschneidung befand. Durch die noch dazukommende Senfölreizung mußte infolgedessen die direkte Wirkung eine stärkere als bei dem normalen Zustand der Strombahn sein, „nicht anders, wie wenn etwa ein Stoß ein Auge mit durchschnittenem Trigeminus trifft und stärkere Folgen hat wie an einem normalen Auge".

---

[1]) MICKWITZ, L.: Vergleichende Untersuchungen über die physiologische Wirkung der Salze der Alkalien und alkalischen Erden. Dissert. Dorpat 1874.
[2]) FRANKE, C.: Über die Giftwirkung der Calciumsalze. Dissert. Würzburg 1889.
[3]) USENER: Berlin. klin. Wochenschr. 1914, S. 1341.

Wir wollen uns hier zunächst nicht weiter auf eine Kritik der RICKERschen Anschauungen einlassen, wir weisen nur auf die wenig einleuchtende Erklärung der Abschwächung der direkten Senfölwirkung bei den Chlorcalciumtieren hin, die RICKER und REGENDANZ geben. Hier trat die Abschwächung ein, trotzdem der Reiz auf einen Gefäßapparat wirkte, der sich ebenso wie nach der Trigeminusdurchschneidung *nicht im normalen*, sondern bereits im *prästatischen* Strömungszustand befand.

Am Institut von LUBARSCH hat dann in den letzten Jahren SHIMURA in groß angelegten Untersuchungsreihen den Einfluß der Anästhesie und der Entnervung auf den Ablauf von experimentellen Kreislaufstörungen untersucht. Am Auge untersuchte er unter Benutzung des Hornhautmikroskopes den Einfluß der Oberflächenanästhesie und der Trigeminusdurchschneidung kürzere oder längere Frist, bis zu 1 Monat nach der Entnervung; ähnliche Versuche stellte er mit den verschiedensten Reizmitteln am anästhesierten oder entnervten Ohr sowie an den Extremitäten nach Ischiadicusdurchschneidung an. Das Ergebnis all dieser verschiedenen Untersuchungen schließt sich eng an die mehrere Jahrzehnte zurückliegenden Beobachtungen von SAMUEL an. Der Eintritt der Entzündungserscheinungen, wie Hyperämie und Ödem, war am anästhetischen oder entnervten Gliede oder auch bei Allgemeinnarkose zunächst etwas geringer oder verspätet, aber regelmäßig war die Dauer eine längere, der Verlauf vielfach ein schwererer.

Alles in allem zieht SHIMURA[1]) aus seinen Versuchen den Schluß, daß der Einfluß des Nervensystems auf Eintritt, Verlauf und Ausgang der entzündlichen Vorgänge nur ein „bescheidener und nicht immer ein regelnder ist, daß die entzündlichen Vorgänge sämtlich ohne Mitwirkung des Nervensystems zustande kommen können".

Interessant ist, daß SHIMURA ähnlich wie SNELLEN, WEBER, NASSE, DANILOWSKI und LIEK sowie SAMUEL fand, daß die anfangs nach der Sympathikektomie am Ohr besonders ausgesprochene Hyperämie bis zu einem gewissen Grade den Ausfall der sensiblen Nerven ausgleichen kann.

In der Arbeit von SHIMURA finden sich reichlich Hinweise auf die ältere Literatur über Entzündungsversuche an entnervten Gliedern, auf die hier nicht eingegangen werden kann. Es sei dazu ferner auf die älteren Literaturzusammenstellungen von LAPINSKY und SAMUEL[2]) vor allem verwiesen.

G. RICKER[3]) unterzieht in jüngster Zeit die Arbeiten der Autoren, welche an „entnervten" Gliedern Entzündungsversuche angestellt haben, einer eingehenden Kritik. So wendet er vor allem gegen die Cocain- und Novocainanästhesie von SHIMURA ein, daß diese Anaesthetica in der angewandten isotonischen Konzentration in der Zeit ihrer Einwirkung das Strombahnnervensystem weder reizen noch ausschalten, also erfolglos gewesen sein. Er begründet diese Kritik damit, daß das Mittel keine Änderung der Weite der Strombahn und der Geschwindigkeit ihres Inhalts veranlaßt habe. Eine solche trete aber ein z. B. bei einer Durchschneidung von Strombahnnervenfasern, wie er sie mit der Trigeminusdurchschneidung ausgeführt habe; hier entstand ein Reizzustand an der betroffenen Strombahn.

Diese Kritik RICKERS können wir nicht als berechtigt anerkennen. Denn es ist doch schließlich ein Unterschied, ob eine Anästhesierung durch Durchschneidung des Nerv. Trigeminus ausgeführt wird oder durch Einträufelung von isotonischer Cocainlösung, und wir dürfen keineswegs von vornherein ein gleiches Verhalten der Strombahn erwarten. Bei der Nervendurchschneidung wird im Augenblick der Durchschneidung ein starker Reiz gesetzt, der zu einer sofortigen starken Erweiterung der von diesem Nerven versorgten

---

[1]) SHIMURA, K.: Virchows Arch. f. pathol. Anat. u. Physiol. Bd. 251, S. 160. 1924.
[2]) Zusammenstellung der angeführten älteren Literatur bei SAMUEL: Ergebn. d. pathol. Anat. (LUBARSCH-OSTERTAG) 1895, sowie bei LAPINSKY: Virchows Arch. f. pathol. Anat. u. Physiol. Bd. 183, S. 1. 1906; Arch. f. mikroskop. Anat. Bd. 65; Dtsch. Zeitschr. f. Nervenheilk. Bd. 16.
[3]) RICKER, G.: Krankheitsforschung Bd. 1, S. 470. 1925.

Strombahn führt, wie wir das schon aus den alten Versuchen von LOVÉN wissen. Dieser Reiz fällt bei der Cocainanästhesierung natürlich weg und es ist deshalb auch nicht weiter verwunderlich, daß es schwer ist, stärkere Veränderungen der Strombahn mikroskopisch zu erkennen, während makroskopisch das Auge in den Versuchen SHIMURAS im ganzen etwas blasser erschien. Daß aber in der Tat die Anästhesierung durch Cocain wirksam war, zeigt einwandfrei der Ausfall der folgenden Reizversuche. Hier reagierte die Strombahn im Beginn deutlich anders als am normalen Auge und die Kreislaufstörungen kamen, wenn schließlich auch in derselben Weise, so doch *verspätet* zur Beobachtung.

Auf die übrigen Punkte der RICKERschen Kritik können wir hier nicht näher eingehen. Sie haben uns jedenfalls in keiner Weise davon überzeugen können, daß dem Gefäßnervensystem für das Zustandekommen der lokalen Kreislaufstörungen ein größerer Einfluß zukommt, als aus den Versuchen von GROLL, SHIMURA, TANNENBERG und DEGENER, sowie schon aus den alten Untersuchungen von SAMUEL u. v. a. mehr hervorgeht. Wir werden am Schlusse dieses Kapitels noch einmal im Zusammenhang auf die Lehre RICKERS und deren experimentelle Widerlegung einzugehen haben.

Wenn wir kurz die Ergebnisse überblicken, welche uns die in den beiden letzten Abschnitten besprochenen Untersuchungen gebracht haben, so kommen wir zu den folgenden Feststellungen. Prinzipiell kann es auch bei Ausschaltung aller Nerven, sowohl der sensiblen, schmerzperzipierenden, wie der motorischen Gefäßnerven zu lokalen Kreislaufreaktionen auf Reize kommen und damit auch zu allen Formen der lokalen Kreislaufstörung. Aber das Vorhandensein der Gefäßnerven, sowie der sensiblen, ist dennoch von großer Bedeutung, weniger für die Entstehung, als für die Ausbreitung und den Ablauf lokaler Kreislaufreaktionen und Störungen. Wir sehen das Reflexerythem, seine charakteristische Ausbreitung, nur bei erhaltener und intakter Innervation. Seine Bedeutung ist nicht gering. Die Wirkung einer streng lokalen Schädigung erstreckt sich so auf verhältnismäßig weite Gefäßstrecken, dadurch wird die Abwehrleistung, welche einer Hyperämie innewohnt, sofort vervielfacht, und schwere lokale Störungen können infolgedessen vielfach vermieden werden. Andererseits werden wir später sehen, daß den peripheren Nerven auch die Vermittlung trophischer Impulse obliegt, so daß die Bedeutung ihres Vorhandenseins auch aus diesem Punkte erhellt.

Die Frage nach dem *Mechanismus* der Wirkung des peripheren Gefäßnervensystems hat noch keine vollständige Klärung erfahren. Es hat sich ergeben, daß beim Warmblüter die Reizung sensibler Nervenendigungen durch einen langen, über das Rückenmark laufenden Reflex zu einer Reaktion am Gefäßapparat führt. Ein Axonreflex scheint hier nur als „Rudiment" nachweisbar zu sein. Die Änderungen im Ablauf des Erfolges einer Reizung nach Nervendurchschneidung und Degeneration sind nicht so sehr auf den Ausfall der sensiblen Endapparate zurückzuführen, als vielmehr auf die Degeneration der Endapparate der *dilatatorischen* Gefäßnerven. Diese rechnen wir trotz des gemeinsamen Verlaufes mit den sensiblen Fasern nicht zum cerebrospinalen, sondern zum *autonomen* System.

Beim Frosch hat sich außerdem ein peripherer Reflexmechanismus nachweisen lassen, der mit der größten Wahrscheinlichkeit als Axonreflex gedeutet werden darf. Auf einen adäquaten Reiz hin kann eine Gefäßreaktion entstehen, welche als die Folge der Ausbreitung des Reizes in einem *peripheren sympathischen Nervennetz* angesehen werden kann. Der gleiche Mechanismus ist in einem *dilatatorischen Nervennetz* möglich. Diese von KROGH ausgesprochenen Hypothesen bedürfen allerdings noch weiterer Bearbeitung.

Im folgenden Abschnitt werden wir Einwirkungen kennenlernen, welche vielfach denselben Erfolg am Gefäßapparat auslösen, wie die Ausschaltung der peripheren, vor allem der sensiblen Nerven. Diese Untersuchungen sind für uns zum Verständnis des Wirkungsmechanismus des Gefäßnervenapparates von besonderer Wichtigkeit, deshalb sei ihre nähere Besprechung hier angeschlossen.

c) Abänderung der lokalen Kreislaufreaktionen durch chemische Mittel mit demselben Erfolg wie durch Nervenausschaltung.

R. CHIARI und H. JANUSCHKE[1]) berichten 1910 über Versuche, welche sie, angeregt durch Befunde von A. E. WRIGHT[2]), unternahmen.

Dieser hatte im Jahre 1896 über Heilerfolge berichtet, welche er bei Urticaria nach Injektion von Tetanus- oder Diphtherietoxin durch Verabreichung von Kalksalzen erzielt hatte. Ebenso hatte er lokale Ödeme bei Pferden nach Einspritzung von virulenten Typhuskulturen und beim Menschen nach Injektion von abgetöteten Kulturen durch solche Kalkgaben hemmend beeinflussen können.

Die beiden genannten Autoren griffen die Versuche von WRIGHT auf, besonders da die chemisch-physikalische Forschungsrichtung gleichzeitig eine Erklärung gab, welche die Wirkungsweise der Calcium-Ionen verständlich zu machen schien.

OVERTON hatte bereits 1904 angenommen, daß die Kittsubstanz gewisser tierischer Gewebszellen durch Calciumentziehung gelockert und durch Kalkanreicherung wieder gefestigt werden kann. PAULI und HANDOWSKY[3]) und ebenso MARTIN FISCHER und GERTRUDE MOORE[4]) hatten 1910 gezeigt, daß Ca-Ionen auf Intercellularsubstanz sowie auf andere Kolloide quellungshemmend wirken.

Im Anschluß an diese Versuche und auf Grund der theoretischen Vorstellung, welche die Kolloidchemie darbot, untersuchten CHIARI und JANUSCHKE den Einfluß subcutan injizierten Calciumchlorids auf die Entstehung der Ödeme, die bei Hunden durch Vergiftung mit Jodnatrium und ähnlichen Substanzen gesetzmäßig in den Pleuren zu erzeugen waren. Sie fanden, daß die Pleuraergüsse danach bei den vergifteten Hunden und Meerschweinchen ausblieben, trotzdem die Tiere an der Vergiftung zugrunde gingen. Ebenso konnte die Entstehung des Ödems der Bindehaut bei Kaninchen nach Senfölinstillation in den Konjunktivalsack ganz verhindert oder sehr stark abgeschwächt werden, wenn der Organismus genügend mit Calciumsalzen angereichert wurde.

LUITHLEN[5]) fand dann neben einer Bestätigung der abschwächenden Wirkung der Kalksalze auf den Entzündungsvorgang auch eine Steigerung desselben durch die Injektion anderer Substanzen wie Salzsäure und oxalsaures Natron. LEO[6]) stellte bemerkenswerte Unterschiede in der Wirkungsweise der Kalksalze fest in Abhängigkeit von der Applikationsweise.

Die ersten Versuche von CHIARI und JANUSCHKE wurden dann weiterhin noch von A. MÜLLER und P. SAXL[7]) bestätigt. Diese Autoren verbanden die Injektion des 5proz. Calciumchlorids mit einer gleichzeitigen Injektion von 10% Gelatine.

K. KAYSER[8]) berichtet dann 1912 über analoge Befunde beim Menschen. Die katarrhalischen Schleimhauterscheinungen bei Heuasthma und Bronchialasthma konnten bei einer Reihe von Fällen durch eine dreitägige Kalkbehandlung zum Rückgang gebracht werden. VAN DER VELDEN[9]) sah unter der gleichen Behandlung ein Abheilen der katarrhalischen Erscheinungen infolge von Jodismus.

---

[1]) CHIARI u. JANUSCHKE: Wien. klin. Wochenschr. 1910, S. 427; Arch. f. exp. Pathol. u. Pharmakol. Bd. 65. 1911.
[2]) WRIGHT: Lancet 19. 9. 1896, S. 807.
[3]) PAULI u. HANDOWSKY: Biochem. Zentralbl. Bd. 24, S. 261. 1910.
[4]) FISCHER, M. u. G. MOORE: Biochem. Zentralbl. Bd. 9, S. 616. 1910.
[5]) LUITHLEN: Wien. klin. Wochenschr. 1911, S. 703.
[6]) LEO: Dtsch. med. Wochenschr. 1911, S. 5.
[7]) MÜLLER, A. u. P. SAXL: Therap. Monatshefte 1912, Nr. 11.
[8]) KAYSER, K.: Therap. Monatshefte 1912, Nr. 3.
[9]) VAN DER VELDEN: Münch. med. Wochenschr. 1912, S. 1411.

Khan Bahadur N. H. Choksy[1]) sah 1911 bei Orchitis, Rheumatismus und Neuritis schmerzstillende Wirkung von subcutaner Injektion von Magnesiumsulfat. Rosenbach[2]) konnte schon 1906 durch wiederholte Morphiumgaben Anginen günstig beeinflussen. Volland[3]) berichtet 1911 über gleich günstige Erfolge mit demselben Mittel bei beginnendem Schnupfen, Sick[4]) konnte dasselbe 1912 mit einem anderen Analgeticum erreichen, mit Aspirin. Binz[5]) hatte früher schon die Anwendung von Chinin bei eitrigen Prozessen empfohlen, 1912 sah W. Wolff[6]) günstige Erfolge mit diesem Mittel bei Urticaria infantilis. Bier sah bei der Anwendung der künstlichen Stauung die besten Erfolge, wenn die Stauung zugleich schmerzlindernd wirkte.

Alle diese Erfolge wurden zunächst von den meisten Autoren selbst oder von anderen mit der Hypothese von Spiess erklärt, daß das wesentliche für die Entzündungshemmung die Schmerzausschaltung sei.

Starkenstein und Wiechowski[7]) zeigten 1913, daß Atophan in gleicher Weise antiphlogistisch wirkt wie die Kalksalze. Zugleich konnten sie nachweisen, daß beide hemmend auf den Purinstoffwechsel wirkten. Sie glauben nicht, daß Atophan durch periphere anästhetische Wirkung entzündungshemmend wirke, aber auch der Zusammenhang dieser Wirkung mit der gleichzeitigen Wirkung auf den Purinstoffwechsel war nicht zu erweisen.

Januschke[8]) führt einige Jahre später diese Untersuchungen weiter. Er fand im Magnesium, dem nach Fischer und Moore nach dem Ca die stärkste entquellende Wirkung in der Ionenreihe zukommt, ein Mittel, das ebenso stark die Senfölchemosis hemmte als dieses selbst. Das gelang auch in kleinen, öfter wiederholten Dosen, welche keine narkotische Wirkung hatten. Äther, Morphium, Antipyrin, Natr. salicylicum, Chinin und Adrenalin (Fröhlich) zeigten sich schließlich in derselben Weise wirksam. Ebenso wurde die Beobachtung gemacht, daß bei so starker Vergiftung, daß die Versuchstiere hinfällig und kachektisch wurden, die Senfölchemosis gleichfalls ausblieb.

Januschke stellt sich auf Grund seiner Versuche nicht mehr ganz auf den von Spiess vertretenen Standpunkt, daß der *Wegfall der Schmerzempfindung* das wesentliche Moment für die Entzündungshemmung sei. Er zieht die Ergebnisse der Untersuchungen von Bruce in Betracht und nimmt einen etwas vermittelnden Standpunkt ein. Er glaubt, die Hemmung der Exsudation werde veranlaßt durch ,,*Narkose oder Lähmung der peripheren Entzündungs- oder wenigstens der Exsudationsapparate in der Bindehaut*". Daß nicht eine zentrale Ausschaltung der Schmerzempfindung in Frage komme, zeigen ihm die folgenden Versuchsergebnisse. Die Senfölchemosis wurde auch gehemmt, wenn er tief narkotisierte Kaninchen durch Injektion geeigneter Excitantien aus der Narkose aufweckte, so daß sie im Zimmer herumliefen. Angaben darüber, wie sich diese Tiere gegen andere Reize verhielten, ob eine allgemeine Herabsetzung der Schmerzempfindlichkeit bestand, die dann nach der Annahme des Verfassers peripher durch noch länger dauernde Lähmung der peripheren Nerven zu erklären wäre, werden leider nicht gemacht.

Von einem anderen Standpunkt aus geht Starkenstein[9]) an die Beurteilung und Kritik der Entzündungshemmung durch Injektion von anästhesierenden Substanzen. Starkenstein hatte 1913 zusammen mit Wiechowski auf die entzündungshemmende Fähigkeit des Atophans hingewiesen. Im Jahre 1919 betrachtete er diese Wirkung des Atophans nicht mehr als eine gerade diesem

---

[1]) Khan Bahadur N. H. Choksy: Münch. med. Wochenschr. 1911, S. 1029.
[2]) Rosenbach: Münch. med. Wochenschr. 1906, S. 1029.
[3]) Volland: Therap. Monatshefte 1911, Nr. 8.
[4]) Sick: Münch. med. Wochenschr. 1912, S. 1605.
[5]) Binz: Virchows Arch. f. pathol. Anat. u. Physiol. Bd. 46. 1869.
[6]) Wolff, W.: Münch. med. Wochenschr. 1911, S. 2135.
[7]) Starkenstein u. Wiechowski: Münch. med. Wochenschr. 1913, S. 107.
[8]) Januschke: Wien. klin. Wochenschr. 1913, S. 869.
[9]) Starkenstein: Münch. med. Wochenschr. 1919, S. 203.

Körper neben anderen ähnlich gebauten zukommende Fähigkeit, sondern er zieht zur Beurteilung dieser Fragen die Erfahrungen der unspezifischen Proteinkörpertherapie heran.

Ebenso wie die parenterale Aufnahme von artfremdem Eiweiß eine unspezifische, den ganzen Organismus ergreifende Wirkung hat (R. Schmidt, Weichardt), ebenso, meint Starkenstein[1]), müsse man die bis dahin für spezifisch wirksam gehaltenen, chemotherapeutischen Mittel darauf untersuchen, ob ihre Wirksamkeit nicht vielmehr in Wirklichkeit eine ganz andere sei, ob sie nicht, statt auf gewisse Mikroorganismen oder Organsysteme einzuwirken, vielmehr eine „omnicelluläre" Wirksamkeit hätten, bzw. wieweit eine solche Wirksamkeit neben ihrer spezifischen vorhanden sei. Starkenstein weist darauf hin, wie sich diese Anschauung langsam entwickelt hat. Das Kollargol z. B. sei zunächst als ein Specificum gegen Streptokokken angewandt worden, dann habe man auch seine Wirksamkeit beim Fleckfieber gefunden usw. In ähnlicher Weise ging es mit der therapeutischen Anwendung des Methylenblaues. Man müsse für eine Reihe solcher chemischen Heilmittel eine „gemeinsame, nichtspezifische, elementare Grundwirkung" annehmen.

Auch bei Mitteln, denen eine Hemmung der Entzündung zukomme, müsse man eine gemeinsame Grundwirkung annehmen. Denn diese Mittel gehörten weder einer einheitlich chemischen noch einer einheitlich pharmakologischen Gruppe an.

„Chinin, ätherische Öle, Ca-Salze, Atophan, Salicylate, Antipyrin, Magnesiumsulfat, Nicotin, Adrenalin, Serum, Plasma, Gelatine, Kieselsäure, Stärke wirken nach parenteraler Einverleibung entzündungshemmend."

Ebenso sah er eine Entzündungshemmung nach starken Gaben von Methylenblau, Fuchsin, weniger Eosin. Jod, ja sogar starke Gaben von physiologischer Kochsalzlösung, besonders aber von 3%, oder auch subcutane Injektionen von Aqua dest. waren im gleichen Sinne wirksam.

Charakteristisch für diese Art der Wirkungsweise ist, daß dabei physiologische Kochsalzlösung schwächer entzündungshemmend wirkte als die hypertonische oder hypotonische Salzlösung. Na-Phosphat- und Sulfatlösungen wirkten, in der gleichen Konzentration gegeben, ähnlich wie die NaCl-Lösung. In Parallele dazu gestellt, werden die bei venerischen entzündlichen Prozessen nachgewiesenen Heilungsvorgänge durch Milchinjektionen [Müller[2])], sowie die gleich günstige Wirkung solcher Injektionen bei Iritiden, Otitis und Polyarthritis. Starkenstein untersuchte dann im besonderen, wie die Permeabilität der Gefäße durch die Injektion von den verschieden antiphlogistisch wirkenden Mitteln beeinflußt wird. Er prüfte die Durchlässigkeit der Ciliargefäße am Auge gegenüber von Fluorescinnatrium nach dem Vorgange von P. Ehrlich und Rosenow[3]) 1916.

Die Kaninchen erhielten 1 Stunde nach der Injektion der zu prüfenden entzündungshemmenden Substanz 55 ccm einer 2,5proz. Fluorescinnatriumlösung pro Kilo Tier subcutan injiziert. Aqua dest., physiologische Kochsalzlösung, $CaCl_2$ und Milch nach *subcutaner* Injektion hemmten deutlich die Ausscheidung des Fluorescins in die vordere Augenkammer, ebenso 3proz. Kochsalzlösung bei *oraler* Verabreichung. Auffallenderweise aber wirkte die 3proz. Kochsalzlösung, *subcutan* gegeben, ebenso wie Atophan sehr stark im *entgegengesetzten* Sinne. Sie förderten den Durchschnitt sehr stark.

Rosenow untersuchte 1918 mit derselben Methodik die Wirkung des $CaCl_2$ und er kam zu den gleichen Resultaten wie Starkenstein bei diesem Salz. Er deutet die verzögerte Ausscheidung des Fluorescins wenigstens zum Teil damit, daß er annahm, das $CaCl_2$ verhindere die Resorption des Fluorescins. Durch Bestimmung der Geschwindigkeit und Vollständigkeit der Ausscheidung des Fluorescins mit dem Harn bei den verschieden vorbehandelten Tieren konnte Starkenstein erweisen, daß diese Annahme nicht zutrifft. Denn dasselbe erscheint am schnellsten und vollständigsten im Harn bei den mit Milch vorbehandelten Tieren, dann bei den mit $CaCl_2$ behandelten und erst an dritter Stelle bei den nicht vorbehandelten Kontrolltieren. Die Geschwindigkeit der Ausscheidung durch die Niere steht in einem direkten Gegensatz zu der Schnelligkeit, mit der die Ausscheidung in die Augenkammer erfolgt.

---

[1]) Starkenstein: Zitiert auf S. 1575.
[2]) Müller: Klin. Wochenschr. 1917 u. 1918.
[3]) Rosenow: Zeitschr. f. d. ges. exp. Med. 1916. Bd. 4, S. 426.

Bei sehr großen Gaben von 3proz. Kochsalzlösung oder $CaCl_2$ wurde die Fluorescinausscheidung in die vordere Kammer nicht gehemmt, sondern im Gegenteil gefördert, meist trat der Umschwung plötzlich ein, offenbar infolge einer plötzlichen Gefäßlähmung (STARKENSTEIN).

Die injizierten entzündungshemmenden Substanzen konnten auch gegen sonst tödliche Vergiftungen (Phenol, Strychnin) schützen.

STARKENSTEIN nimmt bei all diesen untersuchten Substanzen eine „omnicelluläre" Wirkung an (s. auch v. SZILLY[1]), v. GROER[2])], aber trotz der vielleicht gleichartigen Grundwirkung all dieser Mittel besteht doch unter ihnen, wie sich auch aus seinen Experimenten ergibt, ein quantitativer Unterschied. Als eine Teilerscheinung dieser omnicellulären Grundwirkung wird der antiphlogistische Effekt zahlreicher dieser Mittel angesehen. Genauere Untersuchungen, wie diese Mittel wirken, wo ihr Angriffspunkt am inneren Stoffwechsel ist, stehen noch aus.

Aus ähnlichen Überlegungen heraus, sucht GELINSKY[3]) die günstigen Ergebnisse von WEHNER und MEYER mit Novocaininjektion bei Erysipel zu erklären.

Weitergeführt haben uns die folgenden Untersuchungen, welche eine Analyse der sich widersprechenden Befunde von Entzündungsabschwächung durch Lokalanästhesie anstrebten.

Ganz besonders haben so die Untersuchungen von H. BIBERSTEIN[4]) und BIBERSTEIN und DE MORAES CARDOSO[5]) in neuester Zeit gezeigt, daß die *Lokalanästhesie* an sich nicht in der Lage ist, durch Ausschaltung des Nervensystems eine Entzündung, wie sie die Pirquetreaktion darstellt, abzuschwächen.

BIBERSTEIN hatte früher bereits festgestellt, daß die Anästhesierung mit 1 proz. Novocainlösung nicht imstande sei, die Tuberkulinreaktion gesetzmäßig aufzuheben oder abzuschwächen. DOELTER[6]) hatte bei Anwendung einer 2proz. Novocainlösung in der Folge eine Abschwächung dieser Reaktion gesehen, ein Ergebnis, das später von BIBERSTEIN und DE MORAES CARDOSO bestätigt werden konnte.

Die Autoren gingen nun der Ursache nach, um zu erforschen, weshalb die ebensogut anästhesierende 1proz. Novocainlösung keine Abschwächung der Pirquetreaktion hervorbringe, dagegen wohl die konzentriertere.

Sie untersuchten, da sie physikalische Ursachen für die verschiedene Wirkung annahmen, den Einfluß einer isomolekularen Kochsalzlösung, und sie fanden, daß die der 2 proz. Novocainlösung isomolekulare 0,43proz. Kochsalzlösung bei subcutaner Anwendung die Pirquet-Reaktion ebenfalls abzuschwächen vermochte, wenn auch nicht ganz so häufig wie die 2proz. Novocainlösung. Bei intracutaner Anwendung dagegen wirkten beide Lösungen auf die Reaktion gleichmäßig verstärkend ein. Bei der Anwendung von 1 proz. Novocainlösung und isomolekularer Kochsalzlösung waren gleichmäßige Reaktionen im Sinne einer Abschwächung nicht zu erzielen.

Aus all den Untersuchungen geht jedenfalls mit zwingender Notwendigkeit hervor, daß die *Anästhesie allein* eine gesetzmäßige Abschwächung einer Entzündung oder einer Kreislaufstörung überhaupt nicht bewirkt.

Zu demselben Schluß führen auch die Arbeiten von H. H. MEYER und P. FREUND[7]), der eigenartige Fall einer *Überempfindlichkeit* gegen Jod an einem hypästhetischen Bein bei einem Ischiaskranken, den FRIEDR. KAUFFMANN und WINKEL[8]) mitgeteilt haben, neuere

---

[1]) v. SZILLY: Münch. med. Wochenschr. 1918, S. 1716.
[2]) v. GROER: Therap. Monatshefte 1916, S. 21.
[3]) GELINSKY, Zentralbl. f. Chir. 1920, S. 1435.
[4]) BIBERSTEIN: Dtsch. med. Wochenschr. 1923, Nr. 4.
[5]) BIBERSTEIN u. DE MORAES CARDOSO: Dtsch. med. Wochenschr. 1926, S. 1165.
[6]) DOELTER: Dtsch. med. Wochenschr. 1924, Nr. 2.
[7]) MEYER, H. H. u. P. FREUND: Dtsch. med. Wochenschr. 1922, Nr. 37.
[8]) KAUFFMANN u. WINKEL: Klin. Wochenschr. 1922, S. 12.

Untersuchungen von GROLL[1]), von HERM. KÄSTNER[2]), BANGE[3]), die Mitteilung von LERMOYEZ und ALAJOUANINE[4]) und TONIETTI[5]), ebenso die Untersuchungen von LEHNER und RAJKA[6]), auf die im einzelnen einzugehen wir uns versagen möchten.

Nicht das Anaestheticum als solches hat die Abschwächung oder in geeigneten Fällen eine Steigerung der entzündlichen Reaktion bewirkt, *sondern die Veränderung des Gewebes und Zirkulationsapparates ist auf Eigenschaften der anästhesierenden Mittel zu beziehen, welche diese auch mit anderen, nicht anästhesierenden Mitteln teilen.* Welche Eigenschaften im einzelnen das sind, entzieht sich der exakten Kenntnis noch vollkommen. Daß die Ionenwirkung solcher Mittel auf das Gewebe und dessen Stoffwechsel ebenso wie auf die Durchlässigkeit und den Zustand des Gefäßapparates von großer Bedeutung ist, ist wahrscheinlich [EMBDEN, KRAUS[7]); ZONDEK]. Diese Wirkung erstreckt sich selbstverständlich auch auf den Gefäßapparat, aber es ist nicht die Lähmung des sensiblen Nerven, welche die Änderung im Entzündungsverlauf herbeiführt. Daß quellende oder entquellende Eigenschaften von anästhesierenden Substanzen für die Änderung der Kreislaufphänomene auf bestimmte Reize hin in Betracht kommen, darauf hat GROLL[8]) im Anschluß an die Untersuchungen von ELLINGER hingewiesen und er konnte so z. B. auch zeigen, daß das Coffein, welches keineswegs anästhesierende Eigenschaften hat, aber auf den Quellungszustand der Gewebskolloide einzuwirken vermag, eine deutliche Abschwächung der Entzündung herbeiführen kann. P. FREUND[9]) konnte bei seinen Salvarsaninjektionen nicht nur durch Beimengung verschiedener Anaesthetica bei subcutaner Injektion eine Entzündung hintanhalten, sondern auch wenn der Salvarsanlösung ohne Anaestheticum eine Gummilösung zugesetzt wurde. Es zeigt sich also, daß eine ganze Reihe verschiedener Momente in Betracht kommen, welche bei der Anwendung von Anaesthecitis zu einer Abschwächung eines Entzündungsvorganges führen können.

Wenn man den verschiedenen Einfluß der anästhesierenden Mittel im Sinne einer Verstärkung oder Abschwächung einer Kreislaufstörung in Betracht zieht, dann werden uns auch die klinischen Fälle verständlich, bei denen an entnervten Gliedern auf entzündliche Reize teils geringere Reaktionen des Gefäßapparates [Beobachtung von GAISBÖCK[10])], teils stürmischere (KAUFFMANN und WINKEL[11])] erfolgten als normalerweise. Im normal innervierten Gefäßgebiet erzeugt ein Reiz nicht nur eine streng lokalisierte Kreislaufstörung und Störung des Gewebsstoffwechsels im Sinne einer Mehrproduktion von Stoffwechselprodukten oder Produktion von abnormen Stoffwechselprodukten, sondern durch den Reiz selbst bzw. durch die Einwirkung der entstehenden Stoffwechselprodukte findet *auch auf reflektorischem* Wege eine Beeinflussung des Gefäßapparates statt. Dadurch wirkt der Reiz nicht nur auf das direkt betroffene Gefäßgebiet ein, sondern auch auf die blutzuführenden Gefäße, welche weiter entfernt von dem Reizungsorte sind und nicht direkt betroffen werden. Im anästhetischen Gebiet fällt diese Reflexwirkung natürlich fort. Der Reiz wirkt nur streng lokal ein, nur das direkt vom

---

[1]) GROLL: Zentralbl. f. allg. Pathol. u. pathol. Anat. 1923, Nr. 21.
[2]) KÄSTNER, H.: Zeitschr. f. d. ges. exp. Med. Bd. 45. 1924.
[3]) BANGE: Arch. f. klin. Chir. Bd. 127. 1923.
[4]) LERMOYEZ u. ALAJOUANINE: zit. nach TONIETTI.
[5]) TONIETTI: Arch. f. klin. Chir. Bd. 136. 1924.
[6]) LEHNER u. RAJKA: Klin. Wochenschr. 1925, Nr. 48; Arch. f. Dermatol. u. Syphilis Bd. 146, S. 253. 1925.
[7]) KRAUS siehe in KRAUS-BRUGSCH Bd. IV. 1925. Insuffizienz des Kreislaufapparates, S. 81.
[8]) GROLL: Beitr. z. pathol. Anat. u. z. allg. Pathol. Bd. 70, S. 19. 1921.
[9]) FREUND, P.: Arch. f. exp. Pathol. u. Pharmakol. Bd. 97, S. 54.
[10]) GAISBÖCK: Ztschr. f. klin. Med. Bd. 121.
[11]) KAUFFMANN u. WINKEL: Zitiert auf S. 1577.

Reiz betroffene Gefäßgebiet kann auf denselben reagieren, und es kann so leicht zu einem Mißverhältnis zwischen der Weite des betroffenen terminalen Gefäßgebietes und seiner zuführenden Arterie kommen. Wenn diese eng bleibt und das terminale Gefäßgebiet unter der Wirkung des Reizes und der auf diesen entstehenden Stoffwechselprodukte maximal erweitert wird, dann muß in dem terminalen Stromgebiet notwendigerweise eine Stromverlangsamung eintreten. Auf dieses verlangsamt strömende Blut können natürlich die Stoffwechselprodukte in stärkerer Intensität einwirken als auf einen schnell fließenden Blutstrom, und es kann so unter Umständen auf einen Reiz, der im normal innervierten Gebiet nur zu einer arteriellen Hyperämie führen würde, im nervenlosen Gebiet zur Stase kommen, durch deren Wirkung auf das Gebiet wiederum die Gewebsstörungen vermehrt werden, so daß letzten Endes eine stärkere Schädigung und damit stärkere reaktive Kreislaufstörungen erzeugt werden, als im normal innervierten Gebiet. Andererseits wissen wir nach den Untersuchungen von HEUBNER[1]), daß nicht alle Reizmittel den gleichen Angriffsort haben. Es gibt Mittel, welche besonders stark an der Capillarwand, am Gewebe, am Nervenapparat angreifen. Ein Mittel, das z. B. besonders stark auf die sensiblen Nerven wirkt und so am normal innervierten Gewebe eine stärkere reflektorisch bedingte Hyperämie herbeiführen wird, wird im anästhetischen Gewebe, wo diese Wirkung fortfällt, natürlich nur eine geringere Wirkung hervorrufen. Weiterhin ist zu beobachten, daß ein anästhetisches Gewebe, dessen Korrelation mit dem Gefäß- und Nervenapparat nicht so innig sein kann wie normalerweise, durch den Mangel dieser Korrelation Veränderungen erleidet. Im folgenden Abschnitt bei der Besprechung der sog. Trophoneurosen werden wir näher darauf zu sprechen kommen. Hier sei nur noch ein kurzes Wort über die therapeutische Bewertung der Entzündungsabschwächung durch Lokalanaestheticis gesagt. Wenn wir die Entzündung als eine Abwehrleistung betrachten, welche den Zweck hat, den Organismus von der schädigenden Einwirkung zu befreien, als Defensio im Sinne von ASCHOFF, GRÄFF, dann müßte man theoretisch jeden Versuch einer Entzündungshemmung, also auch den durch Lokalanästhesie als unbiologisch ablehnen. Aber in Wirklichkeit ist dem gar nicht so. Der Entzündungsvorgang ist zwar *meist* nützlich für den Gesamtorganismus, und dieser Erkenntnis verdankte BIER seine Erfolge, als er eine Steigerung der Entzündung zielbewußt als Heilmittel anwandte, aber die Entzündung muß das nicht immer sein. Es fällt uns das Verständnis dieser Ausnahmen nicht schwer, wenn wir den Entzündungsvorgang kausal analytisch betrachten (näheres s. bei B. FISCHER, Der Entzündungsbegriff, München 1924) und ihn einfach als eine lokale Reaktion auf die Gewebsschädigung ansehen: Bei dieser Betrachtungsweise, welche die Voraussetzung der Nützlichkeit nicht machen kann, werden wir versuchen müssen, die Ursache dafür zu erkennen, warum die Entzündung unter manchen Bedingungen schädlich sein und eine Abschwächung biologischer sein kann als eine künstliche Steigerung. Wir sehen in diesem Zusammenhange ganz ab von der theoretischen Wertung der Fälle, wo die Entzündung erst die Krankheit hervorruft, wie bei der Organisation der Thromben einer Endokartitis usw., sondern wir haben hier die Fälle im Auge, wo der Organismus sich in einem Zustande der von Fr. KAUFFMANN[2]) sog. (*positiven Anergie* befindet. Dabei werden ohne große Hyperämie und Entzündungserscheinungen die Schädigungen überwunden, welche der Organismus sonst nur unter starker Entzündung bewältigen kann. Es scheint uns auch, daß wir es im Körper mit einer lokalen positiven Anergie zu tun haben können, wenn wir an

---

[1]) HEUBNER: Zitiert auf S. 1617.
[2]) KAUFFMANN, FR.: Krankheitsforschung Bd. 2, S. 373 u. 448. 1926.

Beobachtungen denken, wie die von LÄWEN[1]) (ein fortschreitendes Erysipel wird durch einen Wall von davor injiziertem Serum zum Halten gebracht). Hier hat das anergische Gebiet die schädigende Einwirkung, die lebenden Streptokokken, überwunden, während das Erysipel vorher trotz der starken Hyperämie nicht zum Einhalt kam. Wir verweisen auch auf die im nächsten Kapitel besprochenen Versuche von TÖRÖK und seinen Mitarbeitern. Weiter werden wir dort die hyperergische Entzündung kennenlernen, bei der der Organismus auf eine Einwirkung mit besonders starker Entzündung reagiert. Es kann nun unter Umständen für den Organismus günstiger und zweckmäßiger sein, wenn es gelingt, das Gewebe, an dem sich eine heftige Entzündung abspielt, in das Reaktionsstadium einer positiven Anergie überzuführen, besonders, wenn der Entzündungsvorgang ein hyperergischer ist, der zu der Schädigung in keinem rechten Verhältnis steht. Aus den im letzten Abschnitt erwähnten Untersuchungen haben wir ersehen, daß bei der Abschwächung einer Entzündung durch Lokalanästhesie die Schmerzausschaltung an sich *nicht die Hauptrolle* spielt, sondern andere Vorgänge, welche durch das Anaestheticum im Gewebe bewirkt werden, maßgebend sind. Der Gedanke ist naheliegend, daß durch diese kolloidchemische Umstimmung des Gewebes ein Zustand erreicht wird, den wir als *lokale positive Anergie* bezeichnen dürfen. Mit dem Namen ist natürlich keine Erklärung gegeben, sondern nur die Fragestellung. Was bei der positiven Anergie im Gewebe vorgeht, wieso dabei Schädigungen überwunden werden, welche sonst nur unter starken Entzündungserscheinungen ausgeschaltet werden, das muß Aufgabe künftiger Forschung sein. Aber bei dieser Betrachtungsweise scheint uns der Versuch von SPIESS, eine Abschwächung der Entzündung bei manchen Schleimhauterkrankungen durch Oberflächenanästhesie herbeizuführen, durchaus berechtigt und beachtenswert. Es wird von der weiteren Erforschung der Reaktionszustände des Organismus und der Wirkungsweise der verschiedenen Mittel auf die lokale Reaktionsfähigkeit des Gewebes abhängen, wie weit es in Zukunft gelingt, für die Abschwächung des Entzündungsvorganges Indikationsstellungen zu finden.

PIESBERGER[2]) sucht neuerdings die veränderte Reaktion auf Entzündungsreize nach vorheriger Anwendung von Anästheticis dadurch zu erklären, daß er das anästhetische Gewebe als in seiner „Lebensfähigkeit gelähmt" betrachtet. Die angewandten Anaesthetica, wie Cocain, Chinin, Formaldehyd, Äther, Acitum tannicum usw., seien sämtlich Protoplasmagifte. Er betrachtet jedes von seinem Nervensystem getrennte Gewebe als ein „in seinen gesamten Lebensäußerungen gelähmtes". Wir können PIESBERGER in seiner Annahme nicht folgen und halten es auch nicht für glücklich, sich mit einer solchen Vorstellung zu begnügen. Aufgabe der Forschung muß es sein, die Bedingungen und Ursachen der veränderten Entzündungsreaktion bei Ausschaltung der Nerven näher aufzuklären. Vielleicht könnte die Messung des Sauerstoffverbrauchs eines derart vorbehandelten entzündeten Gewebes Aufklärung darüber geben, ob hier tatsächlich eine Verminderung des Stoffumsatzes vorhanden ist, beim Vergleich mit anderem entzündeten Gewebe, dessen O-Verbrauch GESSLER[3]) gemessen hat. Solange aber ein solcher Nachweis noch aussteht, sollte man nicht einfach von einer Abschwächung der Lebensfähigkeit eines mit einem Anaestheticum behandelten Gewebes sprechen, besonders da, wie wir eben gesehen haben, die Anergie eher als eine Steigerung aufgefaßt werden kann.

3. Die Throphoneurosen.

Die Krankheitsbilder der sog. neurotischen *Entzündungen* und der *Trophoneurosen* haben uns im Rahmen einer Abhandlung über die lokalen Kreislaufstörungen nicht um ihrer selbst Willen zu beschäftigen, sondern unsere Unter-

---

[1]) LÄWEN: Zentralbl. f. Chir. 1924. S. 2076.
[2]) PIESBERGER: Münch. med. Wochenschr. 1924, S. 37.
[3]) GESSLER: Arch. f. exp. Pathol. u. Pharmakol. Bd. 91. 1921; Bd. 92. 1922; Klin. Wochenschr. 1923, S. 1155.

suchung ist darauf beschränkt, die Zusammenhänge zwischen den genannten Störungen und den Kreislaufveränderungen zu ermitteln.

Als neurotische Entzündung werden die Keratitis neuroparalytica, der Decubitus acutus, die sog. Vaguspneumonie, der Herpes zoster, das Mal perforant und ähnliches bezeichnet, als Trophoneurosen Störungen, welche bei Sensibilitätsverlust in bestimmten Gebieten zustande kommen, wie schwere Gelenkdeformationen, Knochenatrophien, leichte Knochenbrüchigkeit nach Durchschneidung der hinteren Wurzel z. B. (BETHE), Änderungen im Wachstum der Federn nach dem gleichen Eingriff (TRENDELENBURG), Atrophie der Haut, Glanzhaut, fleckiges Ergrauen und Struppigwerden der Haare, Störungen im Wachstum der Nägel u. a. m. Hierher gehört auch das eigenartige Krankheitsbild der Myositis ossificans neurotica, das in den letzten Jahren eingehend untersucht worden ist.

Eingehende Bearbeitung haben die neurotischen Atrophien bei VIRCHOW[1]), COHNHEIM[2]), v. RECKLINGHAUSEN[3]), in der neueren Zeit von MÖNCKEBERG[4]), gefunden, hier auch reichliche Literaturangaben. Die neurotischen Entzündungen werden bei MARCHAND[5]) 1924 eingehend besprochen (Literatur), s. gleichfalls ERNST[6]) über die neurotischen Nekrosen (Literatur).

Die Beurteilung der Trophoneurosen verlangt die Erörterung der Vorfrage: Wird die Ernährung des Gewebes normalerweise von Nerven beeinflußt und beherrscht, abgesehen von dem Nerveneinfluß, der die spezifische Funktion des Gewebes regelt? Von der Beantwortung dieser Vorfrage hängt unsere Stellungnahme zum Problem der Trophoneurosen ab.

SAMUEL[7]) hatte 1860 nicht nur das Vorhandensein spezifisch trophischer Impulse, sondern auch *besondere* trophische Nerven angenommen. Diese Ansicht ist in der Folge vollständig verlassen worden. Schon v. RECKLINGHAUSEN hielt solche Nerven für überflüssig, COHNHEIM unterschied die aktiv tätigen Organe, Muskeln und Drüsen von den anderen Geweben, und für diese fand er keine zwingenden Erfahrungstatsachen, die auf einen direkten trophischen Einfluß des Nervensystems schließen ließen. W. ROUX[8]), ebenso VERWORN[9]), glaubte alles, was auf spezifische trophische Reize bezogen wird, besser auf andere Weise erklären zu können. Der *funktionelle* Reiz hat zugleich trophische Wirkung. Für die aktiven Organe, welche unter direkter motorischer Nerveneinwirkung stehen, ist der Gedanke naheliegend, bei den Organen mit passiver Funktion, Knochen und Bindegewebe sind die funktionellen Reize rein mechanischer Natur, Zug und Druck. Auch diese Reize sollen schon hinreichen, um besondere trophische Reize überflüssig zu machen. Daß die funktionellen Reize für die Ernährung wichtig sind, auch bei den passiven Geweben, geht schon aus den Befunden bei langer Ruhigstellung von Gliedern hervor, bei der es auch zur Inaktivitätsatrophie des Knochens kommt (v. RECKLINGHAUSEN, ROUX[8]), MÖNCKEBERG, hier ausführliche Literatur).

Soweit der Ausfall der funktionellen Reize die Krankheitsbilder nicht erklärt, welche man auf den Ausfall trophischer Impulse bezog, hielt ROUX vasomotorische Störungen für maßgebend.

Auch LANGENDORFF[10]) findet, es habe sich experimentell kein Anhaltspunkt für das Vorhandensein eines spezifisch trophischen Einflusses des Zentralnervensystems ergeben.

---

[1]) VIRCHOW: Die Cellularpathologie 1858.
[2]) COHNHEIM: Vorlesungen über allgemeine Pathologie. 2. Aufl. 1882.
[3]) v. RECKLINGHAUSEN: Handb. d. allg. Pathol. des Kreislaufs und der Ernährung. 1883.
[4]) MÖNCKEBERG: Neurotische Atrophie, in KREHL-MARCHAND: Handb. d. allg. Pathol. Bd. III, 1. Teil, S. 499. Leipzig 1915.
[5]) MARCHAND: Die sog. neurotischen Entzündungen, in KREHL-MARCHAND: Handb. d. allg. Pathol. Bd. IV, S. 188. 1924.
[6]) ERNST: KREHL-MARCHAND, Handb. d. allg. Pathol. Bd. III, 2. Teil, S. 47ff.
[7]) SAMUEL: Die trophischen Nerven. Leipzig 1860.
[8]) ROUX, W.: Ges. Abhandlungen über Entwicklungsmechanik. 1895.
[9]) VERWORN: Allgemeine Physiologie. 1922.
[10]) LANGENDORFF: Nagels Handb. d. Physiol. d. Menschen Bd. IV, S. 305. 1909.

Mönckeberg steht auf dem allgemeinen Standpunkt, daß es keine eigentliche trophischen Nerven gibt, daß vielmehr die funktionsleitende Bahn auch gleichzeitig die trophische Bahn ist. Die Tatsache, daß eine Inaktivitätsatrophie sehr langsam verläuft im Vergleich mit einer Muskelatrophie in einem gelähmten Gebiet (Cohnheim), kann in verschiedener Richtung erklärt werden, ohne einen spezifischen trophischen Reiz zu Hilfe nehmen zu müssen. Einmal zeigte Jamin[1]), daß ein ruhiggestellter Muskel noch immer eine verminderte Tätigkeit ausübt, während der gelähmte sich in völliger Ruhe befindet. Dann ist in Betracht zu ziehen, daß bei der Lähmung auch noch der Ausfall der Gefäßinnervation hinzukommt und die dadurch bedingten Störungen den beschleunigten Untergang wohl bewirken können. Die erhöhte Knochenbrüchigkeit bei Lähmungen oder an unempfindlichen Gliedern, wie bei Tabes oder Syringomyelie, haben sich ebenfalls ohne eine Annahme besonderer trophischer Nerven erklären lassen [M. B. Schmidt[2]), Rotter[3]), Schlesinger[4])]. Die Knochenatrophien nach experimenteller Nervenläsion wurden als Inaktivitätsatrophie erklärt [Salvioli[5]), Joachimsthal[6])]. Bei den neurotrophischen Atrophien der Haut spielen so viel andere Momente mit, daß auch hier eine Klärung bisher nicht erfolgt ist [Finger und Oppenheim[7])].

Bei der Beantwortung der Frage, ob spezifische trophische Reize angenommen werden müssen, gehen wir auf die Anschauung von Virchow[8]) über Reize und ihre Erfolge zurück.

„Jede Lebenstätigkeit setzt eine Erregung, wenn man will, eine Reizung voraus. Unter Erregbarkeit ist die Eigenschaft der lebenden Teile gemeint, vermöge welcher sie auf äußere Einwirkungen in Tätigkeit geraten. Es sind aber die verschiedenen Tätigkeiten, welche auf irgendeine äußere Einwirkung hervorgerufen werden können, wesentlich dreierlei Art." .... „Entweder handelt es sich bei dem Hervorrufen einer bestimmten Tätigkeit um die Verrichtung, oder um die Erhaltung, oder um die Bildung eines Teiles: Funktion, Nutrition, Formation."

Derselbe Reiz kann alle drei Vorgänge auslösen. Der Erfolg des Reizes ist nicht in seiner Intensität begründet, sondern „in der Verschiedenheit der Gewebsbestandteile, auf welche er einwirkt".

Der Opposition Weigerts[9]) gegen diese Reizeinteilung und Wirkung danken wir die scharfe Herausarbeitung der Tatsache, daß der Reiz *als solcher* nicht eine Wirkung im Sinne einer Zellfunktion hervorbringt (Herxheimer, B. Fischer, Ernst, Marchand u. a.), sondern daß der Reiz eine Störung, eine Schädigung setzt, welche ihrerseits Anlaß wird zu der Funktion der Zelle, die zu den verschiedensten Leistungen führt und vor allem so — da eine physiologische Störung durch die physiologischen Reize eben immer gegeben ist — zu einer ständigen Erneuerung der Zelle führt. Ribbert[10]) ist Weigert in seiner Anschauung weitgehend gefolgt. Er lehnt spezifische trophische Reize ab.

Ribbert kennt nur *funktionelle* Reize. Von dem Standpunkt aus, daß unter Funktion die Gesamttätigkeit der Zelle auf Reiz hin verstanden wird, stimmt Orth[11]), der statt der Gegensätze in der Anschauung das weitgehend Gemeinsame zwischen Virchow und Weigert herausarbeitet, Ribbert zu, daß es dann nur funktionelle Reize gibt. Aber das hat Virchow nicht mit seinem Ausdruck der funktionellen Reizung gemeint. Seine funktionellen Reize sind gewissermaßen nur eine Unterabteilung der Ribbertschen, „die man etwa als einfache funktionelle Reize bezeichnen würde", gegenüber den nutritiven funktionellen und formativ funktionellen.

---

[1]) Jamin: Experimentelle Untersuchungen zur Lehre der Atrophie gelähmter Muskeln. 1904.

[2]) M. B. Schmidt: Allgemeine Pathologie und pathologische Anatomie der Knochen, in Lubarsch-Ostertag: Ergebnisse der Pathologie Bd. IV. 1899.

[3]) Rotter: Dtsch. Arch. f. klin. Med. Bd. 36. 1887.

[4]) Schlesinger: Die Syringomyelie. Leipzig-Wien 1902.

[5]) Salvioli: Arch. per le scienze med. Bd. XX, Nr. 4.

[6]) Joachimsthal: Knochen- und Gelenkveränderungen bei Nervenaffektionen. Handb. d. pathol. Anat. d. Nervensystems. 1904.

[7]) Finger u. Oppenheim: Die Hautatrophien. 1910.

[8]) Virchow: Cellularpathologie. 4. Aufl., S. 334 u. 337. 1871.

[9]) Weigert: Neue Fragestellungen in der pathol. Anatomie. Naturforscherversammlung Frankfurt a. M. 1896. Gesammelte Abhandlungen Bd. I, S. 53 u. 306.

[10]) Ribbert: Das Wesen der Krankheit. 1909.

[11]) Orth: Virchows Arch. f. pathol. Anat. u. Physiol. Bd. 200, S. 5. 1910.

Trotzdem wird weitgehend ein trophischer Einfluß des Nervensystems auf das Gewebe angenommen [CASSIRER[1]), P. ERNST[2]), MARCHAND[3]) (Literatur)]. Diese Reize sollen dem Gewebe auf den sensiblen Bahnen als „antidrome" Reize im Sinne von BAYLISS zufließen.

Der Standpunkt von ERNST[2]), den er auch in neuester Zeit vertritt, ist am besten mit seinen eigenen Worten aus dem Jahre 1915 wiedergegeben.

„Daß es nutritive oder trophische Reize gibt, welche die Assimilation erhöhen, die Ernährung heben, ist kaum zu bezweifeln. Die Wirkung der Nährsalze auf Pflanzen und Bakterien, die Anregung des Lichtes auf die Chlorophyllbildung, des violetten Lichtes auf tierische Eier im Gegensatz zum roten und grünen oder zur Dunkelheit, die Rolle der Wärme bei der Bebrütung und im Treibhause sind wohl als Beispiele direkter nutritiver Reize aufzufassen."

Andererseits betont er die innigen Wechselbeziehungen zwischen Nutrition und Funktion. „Durch Beeinflussung der charakteristischen Funktion eines jeden Gewebes und nur dadurch reguliert das Nervensystem den Stoffwechsel der Zelle, d. h. jeder Nerv ist für das Gewebe, das er versorgt, sein trophischer Nerv, weil eben die von ihm zugeführten Impulse für das Gewebe Lebensbedingungen sind."

Nach MARCHAND[3]), der sich damit auch H. H. MEYER[4]) anschließt, haben die Gefäßnerven „zweifellos" „auch trophische Funktionen", deren Ausfall Veränderungen macht, welche nicht allein durch die Störungen der Zirkulation zu erklären sind.

Alle die genannten Autoren stimmen jedenfalls darin mit VIRCHOW überein, daß durch ein Mehrangebot an Nahrung, wie durch eine Hyperämie, die Zelle allein nicht zur Mehraufnahme gereizt wird. In diesem Zusammenhange sei auch RUBNER[5]) und HERXHEIMER[6]) neben anderen genannt, sowie BIER[7]), der sich auch besonders für das Vorkommen von spezifisch trophischen oder nur trophisch wirkenden Reizen einsetzt, ohne daß diese Reize gleichzeitig die spezifische Tätigkeit, die spezifische Funktion der Zelle, auslösten. Auch EBBECKE[8]) denkt an spezifische trophische Impulse, welche dem Gewebe, der Haut z. B. auf den sensiblen Bahnen zufließen.

So hält er es denn auch z. B. bei einer Erkrankung der Spinalganglien für denkbar, daß starke antidrome Reize an den peripheren Nervenendigungen oder in den zugehörigen Zellen Zersetzungsprodukte hervorrufen, welche ihrerseits dann eine Gefäßreaktion herbeiführen. Er lehnt deshalb die Notwendigkeit eines Axonreflexes ab. „Die sensiblen Nerven würden so als *sekretorische* und *trophische* Nerven wirken." Die entzündlichen Reaktionen auf ein in der Hypnose suggeriertes Trauma faßt er in diesem Sinne als „ein anormales Vorkommen antidromer Erregungen" auf, bildlich ausgedrückt, als einen hysterischen „Nervenklappenfehler".

Aus Versuchen von L. ASHER[9]) scheint sich ein gewisser, direkter trophischer Einfluß der Gefäßnerven auf das Gewebe zu ergeben. ASHER untersuchte nach Exstirpation des Ganglion cervicale superior beim Kaninchen die Permeabilitätsverhältnisse an der vorderen Augenkammer.

Nach dem Fortfall der sympathischen Innervation hätte man eigentlich erwarten sollen, daß die Permeabilität größer werden würde. Aber bei der Beobachtung der Ausscheidung von intraperitoneal injiziertem Fluorescin trat der Farbstoff später an der Seite in die Vorder-

---

[1]) CASSIRER: Die vasomotorisch-trophischen Neurosen. 2. Aufl. 1912.; Oppenheimers Lehrb. der Nervenkrankheiten. 7. Aufl. Bd. I, S. 82ff. 1923.
[2]) ERNST, P.: Pathologie der Zelle. Handb. d. allg. Pathol. (KREHL-MARCHAND) Bd. III, 1. Abt., S. 212 u. 213. Leipzig 1915. — ERNST, P.: Ebenda, 2. Abt., S. 47ff. Leipzig 1921.
[3]) MARCHAND: Handb. d. allg. Pathol. (KREHL-MARCHAND) Bd. IV, 1. Abt., S. 188ff.
[4]) MEYER, H. H., in MEYER u. GOTTLIEB: Die experimentelle Pharmakologie, 3. Aufl., S. 467. 1914.
[5]) RUBNER: Kraft und Stoff im Haushalt der Natur. Leipzig 1909.
[6]) HERXHEIMER: Beitr. z. pathol. Anat. u. z. allg. Pathol. Bd. 65, S. 1. 1919.
[7]) BIER: Münch. med. Wochenschr. 1923, S. 197.
[8]) EBBECKE: Pflügers Arch. f. d. ges. Physiol. Bd. 169, S. 1. 1916.
[9]) ASHER, L.: Klin. Wochenschr. 1922, S. 1559.

kammer über, an der das Ganglion exstirpiert war. Das gleiche ergab sich bei der refraktometrischen Bestimmung des Eiweißgehaltes bei einer zweiten Punktion der Vorderkammer. Der Eiweißgehalt des Kammerwassers war eine Stunde nach der ersten Punktion hier deutlich niedriger als auf der unbeschädigten Seite.

Andererseits hat GROLL in der neuesten Zeit, ebenso wie BRESLAUER, die Annahme von besonderen trophischen Reizen für überflüssig erklärt. Die Wiederherstellung des Tonus der Arterien einige Zeit nach der Nervendurchschneidung ist nach den Beobachtungen GROLLS an der Schwimmhaut des Frosches keine vollständige Wiederherstellung der normalen Zirkulation, sondern es treten in stark vermehrtem Maße Unregelmäßigkeiten in der Zirkulation auf, es kommt zu vermehrten und verlängerten Spontankontraktionen der Arterien, es kommt häufiger als normalerweise zum Auftreten von spontanen Stasen in den Capillaren. GROLL glaubt, diese unregelmäßige Zirkulation, die Bilder, welche wir am besten vielleicht mit dem spastisch-atonischen Symptomenkomplex (O. MÜLLER) an den Capillaren von „vasoneurotischen" Menschen vergleichen können, wären hinreichende Erklärung dafür, daß in einem Organ, dessen Zirkulation so verändert ist, alle möglichen pathologischen Veränderungen auftreten. Dazu kommt noch, daß in den Teilen, welche ihre sensible Versorgung verloren haben, eine Reaktion des Gefäßapparates auf die verschiedensten Reize nur unvollkommen erfolgt. Kleine lokale Schädigungen, welche im normal innervierten Gebiet eine deutliche Hyperämie auf dem Reflexweg herbeiführen, unter deren heilender Wirkung sie verschwinden, (BIER, BRESLAUER) haben im anästhetischen Gebiet eine ganz andere Bedeutung. Hier wirken die lokal entstehenden Gewebsabbauprodukte nur auf die Gefäße ein, mit denen sie direkt in Berührung kommen können, also vor allem auf die Capillaren. Aber da die reflektorische Erweiterung der zuführenden Arterien nicht in dem richtigen Ausmaß erfolgen kann, bringt die isolierte Erweiterung des Capillarbezirkes natürlich keine erhebliche Mehranfuhr von Blut zuwege, es kommt vielmehr im erweiterten Capillarbezirk leicht zu einer Strömungsverlangsamung oder gar zur Stase. Dadurch wird wiederum die Gewebsschädigung vergrößert. Auf diese Weise können sich auch die physiologischen kleinen schädigenden Einwirkungen, welche z. B. die Haut eines anästhetischen Gliedes treffen, zu pathologischen Einwirkungen gestalten. Die Folge davon sind Nekrosen, welche „spontan" entstanden scheinen, daran anschließend weiterhin entzündliche sowie atrophische und hypertrophische Veränderungen der verschiedensten Art. Die Vorgänge wären so leicht zu verstehen, und wir könnten uns so die verschiedenen sog. neurotrophischen Störungen weitgehend erklären. Aber trotzdem müssen auch wir heute sagen, die Frage, ob nicht außerdem spezifische trophische Reize wirksam sind, ist noch offen, denn die vorher erwähnten Ergebnisse von ASHER bei seinen Permeabilitätsuntersuchungen nach Exstirpation des Halssympathicus weisen doch auf eine spezifisch-trophische Funktion der Gefäßnerven hin. Wieweit sich diese erhobenen Befunde in anderer Richtung erklären lassen, muß vorläufig noch dahingestellt bleiben und bedarf jedenfalls weiterer experimenteller Forschung. Es ist ebenso vorläufig außerordentlich schwer, mit MARCHAND neben der spezifischen Funktion der Gefäßnerven noch spezifisch-trophische Aufgaben derselben für das Gewebe anzunehmen. Jedenfalls können wir uns über den Mechanismus einer solchen spezifisch-trophischen Funktion bisher keine recht begründeten Vorstellungen machen. Es wäre daran zu denken, daß die vorläufig noch hypothetischen Stoffe, welche am Erfolgsort in der Gefäßwand auf eine Nervenreizung entstehen (ASHER, LOEWI), auch auf das Gewebe selbst einwirken könnten. Wir könnten annehmen, daß diese Stoffe der Blutflüssigkeit sich beimischen und so in das Gewebe gelangen könnten, und so auf diese Weise auch eine Gewebsreizung im Sinne einer Nutrition (VIR-

CHOW) bewerkstelligen. Wir denken dabei an Vorstellungen, welche EMBDEN[1]) und seine Schule bei der Untersuchung der Muskeldurchlässigkeit gegen verschiedene Stoffe unter dem Einflusse von Ionenverschiebungen an der Oberfläche entwickelt haben.

Es sind eine ganze Reihe von *entzündlichen* Veränderungen beschrieben worden, bei denen eine primäre Affektion der Nerven zugrunde liegen sollte. Hierher gehört die sog. *Vaguspneumonie*, die nach Durchschneidung der Nervi vagi und der Rami recurrentes zustande kommen sollte.

Durch die Untersuchungen von MENDELSSOHN, L. TRAUBE, W. WUNDT, FRIEDLAENDER, O. FREY[2]) ist gezeigt worden, daß die wesentlichste Ursache dieser Pneumonien der Verlust der Sensibilität des Kehlkopfes bzw. die Lähmung der Stimmbänder ist, durch welchen die Reflextätigkeit aufgehoben wurde, und die Schädlichkeiten, welche mit der Atmungsluft in den Respirationstrakt kommen, hier ungehindert sich auswirken können, während ein trophischer Einfluß des Vagus auf das Lungenparenchym nicht nachgewiesen werden konnte. Das gleiche gilt für den Decubitus acutus bei Rückenmarks- und Gehirnkranken [SAMUEL[3]), ERB, MONAKOW, LEYDEN und GOLDSCHEIDER, WIETING[4]), A. DIETRICH[5])] und ebenso für das Mal perforant [ADRIAN, CASSIRER[6]), LEVY, ERNST[7])]. Störungen in der Sensibilität der betreffenden Organe sind die wesentlichsten Ursachen der Nekrose und der entzündlichen Erscheinung in derselben Weise wie bei der Keratitis neuroparalytica nach Trigeminuslähmung. Eintrocknungserscheinungen der Hornhaut und äußere Verletzungen haben sich hier als primäre Ursachen der Nekrosen und entzündlichen Störungen erweisen lassen. Nähere Literaturangaben siehe bei MARCHAND[8]), WILBRAND und SAENGER[9]), ERNST[10]), F. KRAUSE[11]).

Weiter sind „neurotische" Entzündungen in der Form von scharlachartigen Erythemen als bläschenförmige Eruptionen und Nekrosen beschrieben worden, welche das Gemeinsame haben, daß sie sich im Bereiche eines sensiblen Nervenastes auf der Haut ausbreiten und beschränken. Das klassische Beispiel für diese Erkrankungen ist der *Herpes zoster*.

v. BAERENSPRUNG[12]) hat zuerst gezeigt, daß bei dieser Hauterkrankung eine Erkrankung der entsprechenden Spinalganglien zugrunde liegt. WEIDNER, E. WAGNER, SATTLER, KAPOSI, LESSER u. a. haben den Befund bestätigt, CURSCHMANN und EISENLOHR sowie DUBLER[13]) haben in solchen Fällen statt der Erkrankung der Ganglien eine Neuritis des peripheren Nerven gefunden. Insbesondere DUBLER beschreibt das Fortschreiten der Entzündung in den peripheren Nervenästen bis in die Hautnervenzweige hinein.

Zur Erklärung dieser eigenartigen Erkrankungen gibt es mehrere Anschauungen. Ein Teil der Autoren nimmt eine primäre neurotrophische Störung der Haut mit folgenden reaktiv entzündlichen Erscheinungen an. Ein anderer Teil der Autoren sieht im Herpes zoster lediglich die Folge einer *angioneurotischen* Gefäßwandschädigung, die auf reflektorischem Wege zustande kommt [KREIBISCH[14])].

EBBECKE[15]) vor allem betont, daß die vasomotorische Störung allein zur Erklärung der entzündlichen Erscheinung nicht ausreicht. Er nimmt eine anormale rückläufige Er-

---

[1]) EMBDEN u. LANGE: Klin. Wochenschr. 1924, S. 129.
[2]) Zusammenstellung der Literatur vor allem bei MARCHAND: Handb. d. allg. Pathol. (KREHL-MARCHAND) Bd. IV, S. 190ff.
[3]) SAMUEL: Die trophischen Nerven. Leipzig 1860.
[4]) WIETING: Münch. med. Wochenschr. 1918, Nr. 12.
[5]) DIETRICH, A.: Virchows Arch. f. pathol. Anat. u. Physiol. Bd. 226, S. 18. 1919.
[6]) CASSIRER: Die vasomotorischen Neurosen. 2. Aufl. 1912.
[7]) ERNST: Zitiert auf S. 1583 (S. 53).
[8]) MARCHAND: Handb. d. allg. Pathol. (KREHL-MARCHAND) Bd. IV, 1. Abt., S. 191ff. 1924.
[9]) WILBRAND u. SAENGER: Die Neurologie des Auges. Bd. II. Wiesbaden 1901.
[10]) ERNST: Handb. d. allg. Pathol. (KREHL-MARCHAND) Bd. III, 2. Abt., S. 51.
[11]) KRAUSE, F.: Die Neuralgie des Trigeminus. Leipzig 1896; Med. Klinik 1923, S. 1595.
[12]) v. BAERENSPRUNG: Charité Annalen Bd. 9. 1861; 2. H. 1863.
[13]) DUBLER: Virchows Arch. f. pathol. Anat. u. Physiol. Bd. 96, S. 195. 1884.
[14]) KREIBICH: Die angioneurotische Entzündung. Wien 1905.
[15]) EBBECKE: Pflügers Arch. f. d. ges. Physiol. Bd. 169, S. 78. 1917.

regung des Hautstoffwechsels als Grundlage der vasomotorischen Erscheinungen an, VÖRNER[1]) ein Zusammenwirken einer toxischen Ursache und einer lokalen Steigerung der Reaktionsfähigkeit in einem bestimmten Nervengebiet. MARCHAND[2]), auf dessen Abhandlung wir zur genaueren Orientierung über die ältere Literatur verweisen, steht ebenso wie ERNST[3]) auf dem Standpunkt, „daß die entzündlichen Vorgänge die Bedeutung von reaktiven Veränderungen im Anschluß an vorausgegangene Schädigungen haben". Er schreibt den Gefäßnerven trophische Funktionen zu, deren Ausfälle nicht allein durch Störungen in der Zirkulation zu erklären sind. Es ist ihm sicher, daß zentrale Einwirkungen in peripherischen Organen entzündliche Veränderungen und Nekrosen zur Folge haben können, wenn es auch fraglich sein kann, ob diese zunächst in Zirkulationsstörungen, Hyperämie, ödematöser Schwellung, Blasenbildung oder in primären trophischen Störungen des Gewebes, vielleicht durch Aufhebung trophischer Regulationen, bestehen.

In den letzten Jahren hat die Frage des Herpes zoster in einer anderen Richtung eine gewisse Klärung erfahren, welche die Auffassung als eine reaktive Entzündung an der Haut bestätigt.

LANDOUZY[4]) hatte bereits 1883 in Frankreich, ERB[5]) 1885 in Deutschland den Gedanken ausgesprochen, daß der Herpes zoster *infektiöser* Natur sei. Nachdem es GRÜTER 1920 gelungen war, die Überimpfbarkeit des Herpes corneae febrilis nachzuweisen, und LÖWENSTEIN bald darauf die Übertragung des Herpes febril. der Haut des Menschen auf das Kaninchen zeigen konnte, vermochte LIPSCHÜTZ[6]) durch den Nachweis von eigenartigen Kerneinschlußkörperchen in den Zellen der erkrankten Haut die infektiöse Natur des Herpes zoster gleichfalls wahrscheinlich zu machen. Ähnlich wie die GUARNIERIschen Körperchen bei den Pocken, findet LIPSCHÜTZ in den Kernen des Epithels der erkrankten Hautstelle und ebenso auch in den Bindegewebszellen des Coriums eigenartige ovale, scharf begrenzte Gebilde, „Zosterkörperchen", welche er als Reaktionsprodukte des Kernes auf das ultravisible Herpesvirus auffaßt. Er findet diese Reaktionsprodukte auch in der erkrankten Cornea des Kaninchens wieder, auf welche die Krankheit zu übertragen ihm 1920 gelang, im Gegensatz zu GRÜTER, KRAUPA, BAUM u. a. Die Ergebnisse von LIPSCHÜTZ sind zwar noch in keiner Weise restlos anerkannt; DÖERR lehnt 1925 die Übertragbarkeit des Zoster auf die Kaninchen-Cornea ab, auch LIPSCHÜTZ kann sie nicht konstant nachweisen, aber es fehlt auch nicht an positiven Bestätigungen, wie von MARINESCU und DRAGANESCU[7]), SIMON und SCOTT[8]) und in einzelnen Fällen TRUFFI[9]), MARIANI[10]), CIPOLLA und BLANC und CAMINOPETROS[11]). Die mikroskopischen Befunde von LIPSCHÜTZ, die Zosterkörperchen, sind ebenfalls nicht immer in seinem Sinne von den Nachuntersuchern gedeutet worden. LUGER und LAUDA[12]) finden die Gebilde zwar, halten sie aber, ebenso wie PASCHEN, für Degenerationsprodukte des Kernes. Besonders wichtig für die vorliegende Frage wäre es, wenn die Beziehungen, welche KUNDRATITZ[13]) 1925 zwischen dem Herpes zoster und Varicellen gefunden hat, einwandfrei bestätigt werden könnten. Während eine Übertragung von Zostervirus auf die Haut des erwachsenen Menschen nicht gelingt, konnte er damit bei jungen Kindern typische Varicellen erzeugen. Von klinischen Gesichtspunkten aus hatte BÓKAY[14]) 1892 bereits auf eine Identität dieser beiden Erkrankungen geschlossen. KUNDRATITZ findet nach der Überimpfung bei Kindern ein Krankheitsbild, das bezüglich Inkubation, Erscheinungsform, Dauer, Ansteckungsfähigkeit vollkommen dem der Varicellen gleichkommt. Bei keinem der geimpften Kinder, welche vorher

---

[1]) VÖRNER: Arch. f. Dermatol. u. Syphilis Bd. 132, S. 428. 1921.
[2]) MARCHAND: Die sogenannten neurotischen Entzündungen. Handb. d. allg. Pathol. (KREHL-MARCHAND) Bd. IV, 1. Abt., S. 188.
[3]) ERNST: Handb. d. allg. Pathol. (KREHL-MARCHAND) Bd. III, 2. Abt., S. 47.
[4]) LANDOUZY: Semaine méd. 1883.
[5]) ERB: Zitiert nach LIPSCHÜTZ.
[6]) LIPSCHÜTZ, B.: Wien. klin. Wochenschr. 1920; Arch. f. Dermatol. u. Syphilis Bd. 136, 1921, u. Bd. 149. 1925; Zentralbl. f. Haut- u. Geschlechtskrankh. Bd. 21, S. 673. 1926 (Übersichtsreferat mit reicher Literaturangabe). — LIPSCHÜTZ u. KUNDRATITZ: Wien. klin. Wochenschrift 1925, S. 499.
[7]) MARINESCU u. DRAGANESCU: Rif. med. 1922, Nr. 51.
[8]) SIMON a. SCOTT: Americ. journ. of hyg. 1924.
[9]) TRUFFI: Pathologica Bd. 14, S. 565. 1922.
[10]) MARIANI: Policlinico, sez. prat. Bd. 29, S. 1193. 1922.
[11]) CIPOLLA, BLANC u. CAMINOPETROS: Zitiert nach LIPSCHÜTZ.
[12]) LUGER u. LAUDA: Klin. Wochenschr. 1925, S. 2372; Zentralbl. f. Bakteriol., Parasitenk. u. Infektionskrankh., Abt. 1, Orig. Bd. 91.
[13]) KUNDRATITZ: Wien. klin. Wochenschr. 1925, S. 499.
[14]) BÓKAY: Jahrb. f. Kinderheilk. Bd. 105. 1924.

Varicellen überstanden hatten, ging das Zostervirus an; andererseits waren die geimpften Kinder gegen Varicellenansteckung immun. Diese Befunde sind aber ebenfalls noch nicht ganz eindeutig, so konnten sie Stoehr und Lauda[1]) nicht bestätigen, und Sicard und Paraf[2]) konnten mit Zosterrekonvaleszentenserum nicht gegen Varicellen schützen.

Aber immerhin scheint sich doch aus den bisher vorliegenden Untersuchungen die infektiöse Natur der Zostererkrankung zu ergeben, wobei allerdings die Ansicht von Doerr[3]) erwähnt werden muß, nach der die positiven Impfergebnisse nicht unbedingt auf ein belebtes Virus hinweisen. In der neusten Zeit konnte Wohlwill[4]) an der Hand von 10 anatomisch untersuchten Fällen Stellung zum Zosterproblem nehmen.

Er findet stets eine Erkrankung des sensiblen Neurons, dabei am häufigsten das Spinalganglion mit erkrankt, aber nicht immer. Andererseits findet er vielfach eine Miterkrankung des Rückenmarks, eine „Poliomyelitis posterior", offenbar durch eine auf dem Wege der Nervenlymphbahnen aufsteigende Infektion.

Die Annahme, daß das Zostervirus durch die Haut eindringt und in den Lymphbahnen der Nerven aufsteigt, läßt sich aber anatomisch bisher nicht beweisen, da eine kontinuierliche Entzündung des ganzen Nerven bisher nirgends nachgewiesen werden konnte. Bisher ließen sich nur in der Peripherie perineurale Infiltrate in der Haut nachweisen, bzw. eine Neuritis und Perineuritis der Ciliarnerven (Meller[5]), Gilbert[6])], aber der größte Abschnitt des peripherischen Nerven wurde meist ganz frei von Entzündungserscheinungen gefunden. Immerhin ist die Möglichkeit des Aufstieges der Entzündung und des Virus in den Nervenlymphbahnen nach den tierexperimentellen Ergebnissen von Homén und Laitinen[7]) gegeben. Aber die anatomischen Befunde lassen einer Blutinfektion mit Ansiedlung in bestimmten Nervenabschnitten und einer absteigenden Entzündung oder Viruswanderung gleichfalls Raum. Immer ist beim Zoster eine *Erkrankung* des *sensiblen Neurons* nachweisbar, aber *diese allein* macht keinen Zoster, wie die vielen Erkrankungen desselben und des Spinalganglions insbesondere beweisen, welche ohne gleichzeitige Zostereruption an der Haut beobachtet sind. [Riesel[8]), Henneberg[9]), Weimann[10]), Wohlwill]. Bei der Annahme einer infektiösen Natur des Herpes zoster, wenn wir uns das Krankheitsbild durch Herabwandern oder Aufstieg des Virus in den Nervenlymphbahnen entstanden vorstellen, darf uns der Befund von entzündungsfreien Strecken der Nervenbahn nicht irre machen.

Wir wissen aus den tierexperimentellen Befunden von Homén und Laitinen und Orr und Rows[11]) einwandfrei, daß eine Virus- und Toxinwanderung in den Nervenlymphbahnen stattfinden kann, z. B. die des Tetanustoxins und des Lyssavirus, ja sogar, ohne daß diese im Verlauf des peripheren Nerven überhaupt irgendwelche Entzündungserscheinungen machen, wenn wir auch die Gründe dafür heute noch nicht klar übersehen können.

Wir müssen nach alledem den Herpes zoster als eine durch Infektion bedingte Krankheit auffassen, und insbesondere als eine reaktive Entzündung an der Haut, welche nicht allein durch Störung der Innervation bedingt ist.

---

[1]) Stoehr u. Lauda: Ges. f. inn. Med. u. Kinderheilk. 1926.
[2]) Sicard u. Paraf, zit. nach Lipschütz.
[3]) Doerr: Tag. d. dtsch. Vereinig. f. Mikrobiolog. zu Frankfurt a. M. 1925, 24. bis 26. Sept. Klin. Wochenschr. 1925, S. 2371.
[4]) Wohlwill: Dermatol. Wochenschr. 1923, S. 249; Zeitschr. f. d. ges. Neurol. u. Psychiatrie Bd. 89, S. 171. 1924.
[5]) Meller: Zeitschr. f. Augenheilk. Bd. 43, S. 450, u. Bd. 50, S. 2.
[6]) Gilbert: Zeitschr. f. Augenheilk. Bd. 89, S. 23.
[7]) Homén u. Laitinen: Beitr. z. pathol. Anat. u. z. allg. Pathol. Bd. 25, S. 4.
[8]) Riesel: Dtsch. med. Wochenschr. 1876, S. 272.
[9]) Henneberg: Klin. Wochenschr. 1922, S. 2479.
[10]) Weimann: Monatsschr. f. Psychiatrie u. Neurol. Bd. 50, S. 357.
[11]) Orr u. Rows: Rev. of neurol. a. psych. Mai 1907, u. Bd. 10, S. 405. 1912.

Daneben ist allen Chirurgen wie auch den Pathologen vom Sektionstisch her geläufig, daß an Gliedern, deren Sensibilität für längere Zeit ausgeschaltet war, eigenartig torpide, langsam verlaufende, aber auch schwer beeinflußbare Geschwüre entstehen, ähnlich wie der schwer heilende und kaum vermeidbare Decubitus bei Rückenmarksverletzten, die schweren Cystitiden bei den gleichen Kranken usw.

BRESLAUER betont in seinen Arbeiten mit Recht (siehe auch RICKER), daß die neuroparalytischen Entzündungen nie ohne äußere Schädlichkeiten entstehen, „aber ein normaler Decubitus heilt bei Druckausschaltung schnell, im anästhetischen Gebiet aber ausnehmend langsam".

BRÜNING[1]) entwickelt (1920) über die Ursache dieser langsamen Heilungstendenz der Geschwüre und Phlegmonen im anästhetischen Gebiet eine Vorstellung, die uns sehr beachtlich zu sein scheint.

LERICHE hatte (1920) als Ursache für die Entstehung dieser torpiden Geschwüre Störungen in der Sympathicusinnervation angesprochen. Auf Grund dieser Vorstellung führte er in solchen Fällen eine periarterielle Sympathektomie aus und sah gute Heilungserfolge. Es treten aber solche Geschwüre auch besonders dann auf, wenn die entsprechenden Nerven *völlig* durchtrennt sind und sich das proximale Ende zu einem Neurom ausgebildet hat.

BRÜNING entwickelte nun die Vorstellung, daß vielleicht gerade in der *Neurombildung* der Schlüssel zu dem rätselhaften torpiden Verhalten dieser Geschwüre liegen könnte. Er glaubte, Druck der schrumpfenden Narbe könne auf das wachsende Neurom als ein dauernder Reiz wirken, der vom zentralen Ende des durchtrennten Nerven aus auf dem Reflexweg über das Rückenmark auf den Sympathicus einwirken und dessen Tonus stören könne.

Auf Grund dieser Vorstellung entfernte er in zwei Fällen von Schußverletzung des Ischiadicus, viele Monate nach der Schußverletzung, zu einer Zeit, in der eine Wiederherstellung der Nerven nicht mehr zu erwarten war, die entstandenen Neurome und vereinigte die beiden Stümpfe. Die bis auf den Knochen gehenden großen, tiefen Geschwüre, welche vorher an den beiden anästhetischen Extremitäten bestanden hatten, besserten sich fast unmittelbar nach der Operation und heilten in 4 Wochen vollständig.

Die theoretische Überlegung, welche diesen Operationen vorausging, scheint uns deshalb besonders beachtenswert, weil sie an Vorstellungen erinnert, welche in der Physiologie als gesicherte Werte betrachtet werden.

Wir denken hier an den sogenannten LOVÉN-Reflex. LOVÉN hatte gefunden, daß bei der Reizung des zentralen Stumpfes eines durchtrennten sensiblen Nerven eine Gefäßverengerung in allen übrigen Gefäßgebieten eintritt; nur in dem Ausbreitungsgebiet dieses Nerven erfolgt eine Gefäßerweiterung. Beim Frosch kann man sich leicht von der Richtigkeit dieses Experimentes überzeugen, wenn man die Zirkulation in einer Schwimmhaut beobachtet und nun an irgendeiner Hautstelle einen schmerzhaften Reiz setzt.

Es könnte danach die Vorstellung von BRÜNING durchaus berechtigt sein. Allerdings fehlt noch die notwendige genaue Analyse, in welcher Weise ein solcher Neuronreflex wirksam wird, wenn in dem Ausbreitungsbezirk des gereizten zentralen Strumpfes des sensiblen Nerven, die sonst zu erwartende reflektorische Gefäßerweiterung unmöglich ist. Vielleicht läßt sich in solchen Fällen an Tieren eine Entscheidung treffen, ob gleichzeitig mit der Erregung in den dilatatorischen Nerven in den Zentren für die antagonistischen Nerven eine Tonusherabsetzung erfolgt. Für den günstigen Operationserfolg in diesen Fällen scheinen uns zwei Faktoren von Bedeutung, einmal die Ausschaltung des Neuroms, dessen Bedeutung aber noch nicht ganz sichergestellt erscheint, und dann vor allem die Operation an sich, mit ihrer Vernichtung von lebendem Zellmaterial, das, wie wir gesehen haben, in der gleichen Weise wirksam wird, wie eine Injektion artfremden Eiweißes.

---

[1]) BRÜNING: Zentralbl. f. Chir. 1920, S. 1433.

In diesem Zusammenhange sei auch auf das eigenartige Krankheitsbild der *Myositis ossificans neurotica* hingewiesen. Es ist das ein Krankheitsbild, das seit längerer Zeit bekannt, aber erst neuerdings eingehender bearbeitet worden ist.

Es handelt sich dabei um das Auftreten von pathologischen Muskelverknöcherungen bei Rückenmarksleiden. In erster Linie tritt diese Erkrankung als Begleiterscheinung der sogenannten „neuropathischen" Arthropathien bei Tabes und Syringomyelie auf. Die ossifizierenden Prozesse greifen häufig aus dem Bereiche des erkrankten Gelenkes heraus auf die Weichteile, insbesondere die Muskeln in der näheren oder weiteren Umgebung über. Oder es schließen sich Muskelverknöcherungen an die starken Callusbildungen bei den „neuropathischen" Spontanfrakturen an. Aber es sind auch Verknöcherungen von Sehnen, Bändern und vor allem von Muskeln als durchaus *selbständige* Befunde beschrieben worden, welche nicht durch das Übergreifen einer Knochenerkrankung entstanden sein können.

Bemerkenswert ist, daß die Erkrankung sich ausschließlich auf den Bereich der gestörten Innervation beschränkt [L. Pick[1])]. Während die Hauptgruppe dieser Erkrankungen bei Rückenmarksleiden, neuerdings insbesondere auch nach Schußverletzungen desselben beschrieben worden ist [Eichhorst, Küttner, A. Israel[2])], sind auch einige Fälle bei Gehirnerkrankungen mitgeteilt, bei Dementia paralytica (Goldberg), Hemiplegien (Steiner), sowie auch bei Erkrankungen des peripherischen Nerven selbst, bei Polyneuritis (Oppenheim).

Von besonderem Interesse ist ein Fall von L. Pick, bei dem eine Knochenbildung im Bereich des gelähmten Beines im *Epineurium des linken Nervus ischiadicus* auftrat, eine Knochenbildung, die auf 7,5 cm Länge den Nerven vollständig einscheidete. Ähnliche Fälle sind von Heberling[3]) und Deutsch[4]) beschrieben; von Wichtigkeit ist auch der Fall von O. Busse[5]). Hier war im Anschluß an eine septische Endometritis eine Periphlebitis ossificans entstanden. Aus den Beobachtungen von Busse und L. Pick vor allem ergibt sich mit Sicherheit, daß die Myositis ossificans neurotica durchaus nicht auf eine Absprengung und Verlagerung von Periostteilen zurückzuführen ist, wie das für die Muskelverknöcherung von Sudeck[6]) u. a. behauptet wird [siehe dazu die entgegenstehenden Befunde von Lubarsch[7]), Pollack[8]), Gruber[9])], sondern es handelt sich dabei, wenigstens im Falle von Pick, um eine einfache metaplastische Knochenentstehung aus dem Bindegewebe des Epineuriums. Auch stärkere entzündliche Veränderungen waren in diesem Falle nicht vorangegangen. Ebenso sind in dem Fall von A. Israel traumatische Insulte als maßgebend auszuschließen.

Die Erklärung der Myositis ossificans neurotica ist noch keineswegs klar. Die heterologe Knochenbildung tritt keineswegs in allen Fällen von Rückenmarkserkrankung ein, ebensowenig wie immer aus verkalkten Gewebsnekrosen Knochen gebildet wird. Nach Pick muß dazu noch „eine wie auch immer zu denkende individuelle Disposition" des Bindegewebes, und insbesondere des jungen wuchernden Bindegewebes kommen, in dem die Knochenbildung meist zustande kommt. Nähere Literatur s. bei A. Israel, L. Pick, G. B. Gruber, Ceillier[10]), Dejerine et Ceillier[11]).

Schädigung der Hirnrinde kann gleichfalls zu Ernährungsstörungen der Haut führen, wenn auch bisher nur wenige Beobachtungen bekannt sind. So wurde einseitiges Ergrauen des Kopfhaares bei Hemiplegie auf der betroffenen Seite beobachtet [Brissaud[12])], Decubitus acutus u. a. trophische Störungen der Haut

---

[1]) Pick, L.: Ziegl. Beitr. 69. 469. 1921.
[2]) Israel, A.: Fortschr. a. d. Geb. d. Röntgenstr. 27. 365. 1920.
[3]) Heberling: Münch. med. Wochenschr. 1916, S. 1339.
[4]) Deutsch: Münch. med. Wochenschr. 1917, S. 236.
[5]) Busse, O.: Virchows Arch. f. pathol. Anat. u. Physiol., Suppl. z. Bd. 226. 1919.
[6]) Sudeck: Dtsch. Zeitschr. f. Chir. Bd. 150, S. 105. 1919.
[7]) Lubarsch: Verhandl. d. dtsch. pathol. Ges. Bd. 3, S. 102. 1900; Berlin. klin. Wochenschrift 1921, S. 261.
[8]) Pollack: Virchows Arch. f. pathol. Anat. u. Physiol. Bd. 165, S. 129. 1901.
[9]) Gruber: Virchows Arch. f. pathol. Anat. u. Physiol. Bd. 233, S. 401. 1921.
[10]) Ceillier: Para-Odeo-Arthropathies des Paraplégiques. Paris 1920.
[11]) Dejerine et Ceillier: Ann. de méd. 1919, Nr. 6, S. 497.
[12]) Brissaud, zit. nach Lewandowsky: Handb. d. Neurologie Bd. III, S. 128. 1911.

und ihrer Anhangsorgane (CASSIRER). GOLDSTEIN[1]) konnte umschriebene Schwellungen und Verdickungen der Haut, Störungen im Nägelwachstum, verstärktes Wachstum sowie Ausfallen der Haare bei Schädigungen der Hirnrinde in den entsprechenden Gebieten von Kopf und Hand wiederholt nachweisen. GOLDSTEIN findet, daß das Ausbreitungsgebiet dieser Störungen dem der corticalen Sensibilitätsstörungen gleicht [vgl. auch MARBURG[2]), GERSTMANN[3])].

Andere vasomotorische Störungen bei Gehirnverletzten sind ebenfalls bekannt geworden. So halbseitiges Schwitzen auf der erkrankten Seite [NOTHNAGEL, CHARKOW, BICKELES und GERSTMANN[4]), GOLDSTEIN]. Das Schwitzen wird meist mit dem Bestehen eines einseitigen Spasmus in Verbindung gebracht, aber GOLDSTEIN hat auch Fälle von einseitigem Schwitzen ohne gleichzeitigen Spasmus beobachtet, auch auf dem Handrücken, sogar auch in Fällen *ohne* Lähmungen, bei denen ausschließlich sensible Störungen bestanden. Hierher gehören wohl auch die Beobachtungen von einer halbseitigen Steigerung des Blutdruckes, und zwar auf der erkrankten Seite meist bei Spastikern [PERITZ[5]), GOLDSTEIN].

Schon früher hatte MARCHAND[6]) ähnliche Beobachtungen mitgeteilt. So konnte er bei einem in komatösem Zustande befindlichen Manne mit multiplen Gehirncysticerken große Pemphigusblasen beobachten, die ohne jede lokale Verletzung auf der linken Hand entstanden waren.

Auch in anderen Organgebieten kann es nach dem Ausfall der sensiblen oder sensorischen Nerven zu ,,trophischen" Störungen kommen.

TUGENDREICH[7]) gibt an, bei Verletzung des Nervus sublingualis neben Anästhesie der Zunge und Trockenheit des Mundes mehrfach auch einen Zungenbelag auf der erkrankten Seite gesehen worden. BÖRNSTEIN[8]) aus dem Institut von GOLDSTEIN beschreibt dann 4 Fälle, bei denen sich noch Jahre nach der Gehirnverletzung ein einseitiger Zungenbelag beobachten ließ. Die Kranken hatten eine herdgekreuzte Hirnrindenverletzung im unteren Gebiet der Zentralwindungen (Gegend des corticalen sensiblen Zungenzentrums). Bei zwei Kranken waren nur erhebliche Sensibilitäts-, keine Motilitätsstörungen vorhanden. Bei den beiden anderen bestand vorwiegend eine motorische Störung. Der Zungenbelag war viel stärker bei den Fällen, bei denen die *motorische* Bewegungsfähigkeit erhalten, aber die *Sensibilität stärker beeinträchtigt* war. BÖRNSTEIN erklärt die Veränderungen der Zungenschleimhaut, deren sensible Nervenversorgung geschädigt war, ohne spezifische trophische Einflüsse anzunehmen, durch das Fehlen der funktionellen Reize.

In diesem Zusammenhange seien ganz kurz nur die sog. *sympathischen Entzündungen* erwähnt, die man eine zeitlang ebenfalls sich nur durch eine primäre Innervationsstörung des Gefäßapparates zu erklären vermochte.

Es gehören dahin die Entzündungen des Hodens und der Ovarien bei Parotitis epidemica, die sogenannte sympathische Ophthalmie, bei der nach einer vorausgegangenen perforierenden Verletzung des einen Auges nach Wochen und Monaten sich anscheinend von selbst eine schwere Erkrankung des anderen Auges entwickelt.

Wenn das Zustandekommen dieser Erkrankung auch heute noch keineswegs in allen Punkten aufgeklärt ist, so sind doch einige Mechanismen erkannt worden, welche uns das Verständnis dieser Prozesse nähergebracht haben. Hierher gehört einmal der Nachweis einer embolischen Verschleppung von Krankheitserregern,

---

[1]) GOLDSTEIN: Münch. med. Wochenschr. 1918, Nr. 3/4, S. 64 u. 104; desgl. M. FLAKE: Über die Abhängigkeit des Haarausfalls von Erkrankungen des Nervensystems, insbesondere von Verletzungen des Gehirns. Inaug.-Dissert. Frankfurt a. M. 1920. — GOLDSTEIN u. REICHMANN: Über praktische und theoretische Ergebnisse aus den Erfahrungen an Hirnschußverletzten. Ergebn. d. inn. Med. u. Kinderheilk. Bd. 18, S. 469. 1920.
[2]) MARBURG: Monatsschr. f. Psychiatrie u. Neurol. 1915.
[3]) GERSTMANN: Wien. med. Wochenschr. 1915, Nr. 26; Zeitschr. f. d. ges. Neurol. u. Psychiatrie. 1916.
[4]) BICKELES u. GERSTMANN: Neurol. Zentralbl. 1915, S. 770.
[5]) PERITZ: Neurol. Zentralbl. 1915.
[6]) MARCHAND: Handb. d. allg. Pathol. (KREHL-MARCHAND) Bd. II, 1. Abt., S. 250. Leipzig 1912.
[7]) TUGENDREICH, im Lehrb. d. Grenzgeb. d. Med. u. Zahnheilk. v. J. MISCH, 2. Aufl., S. 536. 1922.
[8]) BÖRNSTEIN: Zeitschr. f. d. ges. Neurol. u. Psychiatrie 1926.

dann die Erkenntnis der ausgedehnten Korrelationen der Drüsen mit innerer Sekretion untereinander und drittens ist die Erkenntnis der geweblichen Vorgänge bei der Anaphylaxie, bei lokaler Überempfindlichkeit von Geweben und Organen [RÖSSLE[1]), GERLACH[2]), JOANNOWICS[3])] zur Erklärung dieser Krankheitsbilder herangezogen werden. Zur näheren Orientierung sei auf MARCHAND[4]), v. SZILY[5]), verwiesen.

Insbesondere die sympathische Ophthalmie nach perforierenden Verletzungen eines Bulbus hat Anlaß zu Untersuchungen in verschiedenster Richtung gegeben. Die Schwierigkeit bestand vornehmlich darin, daß es bis vor kurzem noch nicht möglich war, beim Tiere ein ähnliches Krankheitsbild zu erzeugen.

Es werden neuerdings drei Theorien diskutiert. Die Theorie von GUILLERY[6]), welche annimmt, daß Abbauprodukte der erkrankten Uvea im Zusammenwirken mit tuberkulösen Toxinen, welche von irgendeinem latenten Herd stammen können, am nicht verletzten Auge die sympathische Entzündung bewirken können. Die experimentellen Grundlagen dieser Anschauung werden aber von Nachuntersuchern, wie von v. SZILY[7]), nicht bestätigt. Die zweite Theorie stützt sich auf die Anschauung von ELSCHNIG-BAIL und wird vor allem von WOODS[8]) verfochten. Sie betrachtet die sympathische Ophthalmie als eine anaphylaktische Erkrankung, bei der das abgebaute körpereigne Uvealgewebe oder Pigment eine Sensibilisierung herbeiführen soll. Gegen diese Theorie wird von v. SZILY vor allem eingewandt, daß sie das Ausbleiben einer sympathischen Ophthalmie nicht erklärt, wenn Uvealgewebe unter anderen Bedingungen zugrunde geht als im Anschluß an eine perforierende Verletzung.

v. SZILY selbst ist in der neusten Zeit gelungen, im Tierexperiment ein der sympathischen Ophthalmie entsprechendes Krankheitsbild zu erzeugen. Er faßte das eigenartige Krankheitsbild als eine Infektion auf, bei der der Erreger an dem Opticus entlang in das andere Auge wanderte.

Im Tierexperiment gelang es ihm bei einer besonderen Impftechnik, mit Virus von Herpes corneae ein Krankheitsbild zu erzeugen, das durch Überwandern entlang den Nerv. optici das zweite Auge ergriff. Seine Experimente sind von GIFFORD und LUCIC[9]) auch bereits bestätigt bei Verwendung von Virus des Herpes simplex. Nach den Ergebnissen der Erforschung des Herpes zoster scheint uns dieser Weg aussichtsreich (vgl. auch die anatomischen Untersuchungen des Nerv. optici von FUCHS[10])], wenn auch noch in vielen Punkten Schwierigkeiten bestehen. Zur näheren Orientierung weisen wir für die ältere Literatur auf die zusammenfassende Darstellung von PETERS im Handbuch von GRAEFE-SAEMISCH 1919 hin und auf die Darstellung von MARCHAND 1924. Die neueren Anschauungen siehe in den jüngsten Arbeiten von v. SZILY, die Herpes-Literatur findet sich bei DOERR[11]).

4. Die Lehre RICKERS und ihre experimentelle Widerlegung.

Wenn eine große Reihe der vorher genannten Autoren zu erweisen versucht hat, daß die lokalen Kreislaufstörungen in allen ihren Erscheinungsformen un-

---

[1]) RÖSSLE: Verhandl. d. dtsch. pathol. Ges., 17. Tagg. 1914, S. 18; 19. Tagg. 1923, S. 18.
[2]) GERLACH: Verhandl. d. dtsch. pathol. Ges. 1923, S. 126; Virchows Arch. f. pathol. Anat. u. Physiol. Bd. 247. 1923.
[3]) JOANNOWICS: Wien. klin. Wochenschr. 1920.
[4]) MARCHAND, im Handb. d. allg. Pathol. (KREHL-MARCHAND) Bd. IV, 1. Abt., S. 195. Leipzig 1924.
[5]) v. SZILY: Die Anaphylaxie in der Augenheilkunde. Stuttgart 1914.
[6]) GUILLERY: Zeitschr. f. Tuberkul. Bd. 38, S. 1. 1923; Arch. f. Augenheilk. Bd. 94, S. 143. 1924; Bd. 97, S. 125. 1926; Münch. med. Wochenschr. 1925. S. 298.
[7]) A. v. SZILY: Dtsch. med. Wochenschr. 1926, S. 1598; Klin. Monatsbl. f. Augenheilk. Bd. 72, S. 593. 1924.
[8]) WOODS, A. C.: Transact. of the sect. on ophth.; Journ. of the Americ. med. assoc. 1917, S. 133; Americ. journ. of ophth. Bd. 47, S. 161. 1918; Bd. 51, S. 451. 1922; Journ. of the Americ. med. assoc. Bd. 77, S. 1317. 1921.
[9]) GIFFORD a. LUCIC: Journ. of the Americ. med. assoc.; Transact. of the sect. on ophth. 1926, S. 65.
[10]) FUCHS: Zeitschr. f. Augenheilk. Bd. 56, S. 275. 1925.
[11]) DOERR, R.: Ergebnisse im Zentralbl. f. Ophthalm. 1925, S. 703 u. 833.

abhängig und ohne Mitwirkung des Zentralnervensystems wie der lokalen sensiblen und motorischen Gefäßnerven zustande kommen können, wenn auch normalerweise dem lokalen motorischen und sensiblen Nervenapparat unzweifelhaft eine wichtige Rolle beim Entstehen der Kreislaufstörungen zukommt, so müssen wir jetzt die Gedankengänge RICKERS eingehend besprechen, der eine völlig andere Auffassung vertritt und dieselbe durch ausgedehnte experimentelle Untersuchungen mit einer großen Schar von Mitarbeitern am lebenden Tier, vorwiegend am Pankreas und Mesenterium des Kaninchens zu erhärten gesucht hat. Nach seiner Auffassung sind alle Vorgänge im Organismus, welche auf Reize hin zustande kommen, an die Mitwirkung des Nervensystems gebunden, und zwar tritt das Nervensystem immer als *erstes* Glied in der Reihe der Vorgänge, welche auf einen Reiz eintreten können, in Aktion. *Alles andere Geschehen ist dann nicht mehr direkte Folge des einwirkenden Reizes*, sondern vollzieht sich nur noch in Abhängigkeit von dem in einen gewissen Erregungs- oder Lähmungszustand versetzten Nervensystem. Insbesondere das Strombahnnervensystem vermittelt die komplexen Vorgänge an den Geweben dadurch, daß es die Blutzufuhr zu den Geweben regelt, welche s*elbst primär nicht* auf einen Reiz von außen reagieren können, solange das Strombahnnervensystem nicht durch Lähmung infolge eines zu starken Reizes ausgeschaltet ist. Das Verhalten des Strombahnnervensystems gegenüber Reizen hat RICKER[1]) mit seinen Mitarbeitern NATUS[2]) und REGENDANZ[3]) vor allem erforscht und in dem sog. „Stufengesetz" seine Reaktionen festgelegt. Die letzte Form des Stufengesetzes, wie sie aus der Arbeit von RICKER und REGENDANZ 1921 hervorgegangen ist, ist die folgende:

Sie lautet wörtlich:

„I. *Schwache* Reizung bewirkt durch Dilatatorenreizung Erweiterung und Beschleunigung (Fluxion); die Constrictoren bleiben erregbar.

II. *Mittlere* Reizung ruft durch Constrictorenerregung Verengerung der Arterien und Capillaren mit Verlangsamung des Capillar- und Venenstromes hervor; stärkere Reizung dieser Art verschließt die kleinen Arterien und Capillaren und läßt den Venenstrom stillstehen (Ischämie).

III. *Starke* Reizung hebt die Erregbarkeit der Constrictoren auf und erregt die länger erregbar bleibenden, zuletzt aber ebenfalls der Lähmung verfallenden Dilatatoren; hierdurch entsteht zunächst (kurze) Erweiterung und Beschleunigung, doch macht sich ein hinzutretender Einfluß, vorgeschaltete Arterienverengerung, geltend, der aus der Beschleunigung eine (prästatische) Verlangsamung, die sich zur Stase steigern kann, hervorbringt."

Diesem Stufengesetz ordnen sich alle Reize unter, welche auf den Organismus zur Einwirkung kommen, in dem Sinne, daß es nicht auf die *Natur*, die *Qualität* des Reizmittels, sondern nur auf dessen *Stärke* ankommt. In Abhängigkeit von dem Strömungscharakter, welcher durch die Strombahnnervenreizung bedingt ist, findet eine Liquorexsudation oder Zelldiapedese statt, davon in Abhängigkeit kommt es dann zu den verschiedensten Gewebsreaktionen vom hypertrophischen Wachstum bis zum Untergang zur Nekrose.

RICKER kann sich nicht zu der Auffassung bekennen, daß im lebenden Organismus Reize *gleichzeitig* an den Zellen, am Gewebe und am Nervensystem, angreifen.

RICKERS Theorien sind eine Art Übertragung des ARNDT-SCHULZschen Grundgesetzes auf den Reizungsablauf am Gefäßnervensystem. Er hat die Ergebnisse, welche v. FREY und später ASHER bei gleichzeitiger elektrischer Reizung antagonistischer Gefäßnerven erhalten haben, verallgemeinert und auf chemische Reizmittel übertragen. RICKERS Experimente haben uns so gezeigt,

---

[1]) RICKER: Pathologie als Naturwissenschaft. Berlin 1924; Krankheitsforschung Bd. 1. 1925. Dort auch Angabe der Einzelarbeiten.
[2]) NATUS: Virchows Arch. f. pathol. Anat. u. Physiol. Bd. 199, S. 1. 1910; Bd. 202. 1910.
[3]) RICKER u. REGENDANZ: Virchows Arch. f. pathol. Anat. u. Physiol. Bd. 231, S. 1. 1921.

daß es eine große Zahl verschiedener Mittel gibt, die in geringer Dosis eine Gefäßerweiterung, in stärkerer eine Gefäßverengerung herbeiführen. Dieses Ergebnis RICKERscher Arbeit darf einen dauernden Wert beanspruchen, *wenn auch von einer Verallgemeinerung keine Rede sein kann*. RICKERS größter Trugschluß bei der Ausdeutung seiner experimentellen Beobachtungen scheint uns der folgende zu sein:

In seinen Versuchen hat er unter dem Mikroskop die Veränderungen des Kreislaufes beobachtet bei Verwendung von chemischen und physikalischen Reizmitteln, *welche auf das Gewebe aufgebracht wurden*. Er hat aber seine Ergebnisse so gedeutet, *als ob alle Veränderungen der Strombahn auf eine primäre Reizung der Gefäßnerven erfolgt wären. Dafür hat er aber niemals einen Beweis beigebracht*. Seine Versuchsanordnung unterscheidet sich von der der Physiologen v. FREY[1]) und ASHER[2]) grundlegend dadurch, daß diese ihre elektrischen Reize entfernt *von dem Erfolgsorgan* direkt am Nerven anbrachten, so daß eine gleichzeitige direkte Mitreizung des Gewebes ausgeschlossen war. Daß dieser Unterschied in der Versuchsanordnung von entscheidender Bedeutung ist, haben wir bereits im vorhergehenden Kapitel besprochen. So konnte EBBECKE[3]) nachweisen, daß selbst stark constrictorisch wirkende Mittel eine Gefäßerweiterung herbeiführen, wenn sie in das Gewebe injiziert werden, eine Angabe, die wir[4]) weitgehend bestätigen können.

Gegen die Richtigkeit des RICKERschen Stufengesetzes sprachen neben Bedenken, welche namhafte Pathologen, wie MARCHAND[5]), LUBARSCH[6]), RÖSSLE[7]), ASCHOFF[8]), HUECK[9]), B. FISCHER[10]) u. a. aussprachen, auch experimentelle Erfahrungen von GROLL[11]) an der Froschschwimmhaut.

So konnte GROLL bei abwechselnder Anwendung von Atropin- und Pilocarpinlösung eine mehrmals hintereinander auftretende Erweiterung und Verengerung nachweisen. Gegen diese Versuche hat RICKER[12]) vor allem eingewandt, daß sie beim Kaltblüter angestellt sind, und er wies mit Nachdruck außerdem auf die anderen Ergebnisse seiner Atropinversuche hin als die GROLLS und suchte deren Richtigkeit zu bekämpfen.

In der Folge ist dann von TANNENBERG[13]) das RICKERsche Stufengesetz an RICKERS Untersuchungsobjekt, dem Kaninchen, und außerdem am Frosch, erprobt worden. Diese Untersuchungen haben zu einer vollständigen *Ablehnung* und *Widerlegung* der RICKERschen Theorien geführt und auch in den anschließenden polemischen Erwiderungen ist es RICKER[14]) nicht gelungen, die experimentell von TANNENBERG beigebrachten Tatsachen zu widerlegen und seine Schlüsse als falsch zu erweisen. In den Versuchen TANNENBERGS ergab sich zunächst, daß keine ausreichenden Grundlagen vorhanden sind für die Annahme, daß die Ge-

---

[1]) v. FREY: Arb. a. d. physiol. Anstalt Leipzig 1876, S. 89. Bd. 11.
[2]) ASHER: Zeitschr. f. Biol. Bd. 52, S. 298. 1909; Pflügers Arch. f. d. ges. Physiol. Bd. 193, S. 84. 1921.
[3]) EBBECKE: Pflügers Arch. f. d. ges. Physiol. Bd. 199, S. 196. 1923.
[4]) TANNENBERG u. B. FISCHER: Frankf. Zeitschr. f. Pathol. Bd. 33, S. 91. 1926.
[5]) MARCHAND: Virchows Arch. f. pathol. Anat. u. Physiol. Bd. 234, S. 245. 1922; Bd. 237, S. 303. 1922; s. auch in KREHL-MARCHAND: Handb. d. allg. Pathol. Bd. IV. Leipzig 1924.
[6]) LUBARSCH: Verhandl. d. pathol. Ges. Göttingen 1923; Virchows Arch. f. pathol. Anat. u. Physiol. Bd. 250, S. 1. 1924.
[7]) RÖSSLE: Verhandl. d. dtsch. pathol. Ges. 1923; Jahresk. f. ärztl. Fortbild. 1918, Januarheft.
[8]) ASCHOFF: Münch. med. Wochenschr. 1922, S. 655.
[9]) HUECK: Münch. med. Wochenschr. 1922, S. 1325.
[10]) FISCHER, B.: Der Entzündungsbegriff. München 1924.
[11]) GROLL: Beitr. z. pathol. Anat. u. z. allg. Pathol. Bd. 70, S. 20. 1922.
[12]) RICKER: Beitr. z. pathol. Anat. u. z. allg. Pathol. Bd. 70, S. 527. 1922.
[13]) TANNENBERG: Frankf. Zeitschr. f. Pathol. Bd. 31, S. 173. 1925.
[14]) RICKER: Frankf. Zeitschr. f. Pathol. Bd. 33. 1925.

fäßdilatatoren nach einer Lähmung der Constrictoren durch lokal angewandte Reize länger erregbar bleiben als diese.

Alsdann konnten bei der direkten mikroskopischen Beobachtung der Froschlunge im durchfallenden Licht Ergebnisse gewonnen werden, die den von GROLL an der Froschschwimmhaut mit Atropin und Pilocarpin erhaltenen analog sind.

Bei abwechselnder ununterbrochener Bespülung mit O- und CO_2 gesättigter Ringerlösung trat immer abwechselnd Verengerung und Erweiterung der Lungenarterien ein. Der Wechsel in der Ringerlösung und damit der Reaktion der Arterien konnte vielfach hintereinander ununterbrochen an demselben Präparat beobachtet werden. Schon diese Versuchsergebnisse müssen ebenso wie die von GROLL als unvereinbar mit dem RICKERschen Stufengesetz angesehen werden.

An RICKERS Objekt selbst, am Pankreas und Mesenterium des lebenden Kaninchens, ergab das Studium der Atropinwirkung in Konzentrationen von 1 : 10 bis 1 : 6000 Resultate, welche weder mit den RICKERschen Angaben, noch mit dem RICKERschen Stufengesetz übereinstimmen. So konnte TANNENBERG *niemals ohne Vorbehandlung* die von RICKER behauptete konstriktorische Wirkung des Atropins in gewissen Konzentrationen auf die Gefäße des Kaninchens am angegebenen Ort feststellen. Auf Atropinanwendung allein erfolgte immer nur eine Gefäßerweiterung.

Es ist TANNENBERG in diesen Versuchen gelungen, durch abwechselnde Anwendung von Atropin und Adrenalin, sowie von Atropin und Pilocarpin den Mechanismus der Atropinwirkung am Gefäßnervensystem bei lokaler Anwendung aufzuklären. Atropin hebt die starke Gefäßverengerung nach Adrenalin nach einer ganz kurzen Latenzzeit wieder auf. Aber während der Erweiterungsperiode neu hinzugefügtes Adrenalin läßt wieder eine maximale Verengerung entstehen. Bei Anwendung eines Gemisches von Adrenalin und Atropin entsteht eine Verengerung mittleren Grades, welche durch Hinzufügen von Adrenalin zu einer maximalen Verengerung, zu einer vollen Adrenalinwirkung gesteigert werden kann. Wird dem Gemisch statt Adrenalin Atropin zugesetzt, so entsteht eine vollständige Erweiterung.

TANNENBERG nimmt nach diesen Versuchen an, daß das Atropin hier *überhaupt keine direkte Wirkung* auf das Gefäßnervensystem hat, sondern lediglich infolge Verdrängung anderer Mittel, welche am Gefäßnervensystem angreifen können (Adrenalin), wirkt. Derselbe Mechanismus der Atropinwirkung konnte auch am Froschmesenterium bei abwechselnder Anwendung von Atropin und Pilocarpin nachgewiesen werden.

Hier verdrängt das Atropin das gefäßerweiternde Pilocarpin von seinem Angriffsort und führt so eine Gefäßverengerung bis auf das Ausgangsmaß vor der Anwendung des Pilocarpins herbei. Diese Verengerung konnte dann durch nachträglich zugegebenes Adrenalin zu einer maximalen Gefäßkontraktion gesteigert werden, und es ist besonders interessant, daß während der Adrenalinwirkung zugesetztes Atropin von der gleichen Konzentration während der Pilocarpinwirkung jetzt umgekehrt wirkte. Es erfolgte jetzt eine Erweiterung der Arterie bis auf das Ausgangsmaß, das sie vor der Adrenalinanwendung hatte. Wir dürfen deshalb bei diesen Versuchen auch keine Lähmung der Gefäßdilatatoren annehmen, wie es GROLL tat, sondern es kann sich dabei nur um die Verdrängung wirksamer Gefäßnervengifte von ihrem Angriffspunkt durch das hier unwirksame Atropin handeln. Außerdem ergab sich in diesen Versuchen, besonders bei Anwendung des Atropins in stärkerer Konzentration, eine schädigende Wirkung des Giftes auf das Gewebe, welche auf dem Umwege über die dabei entstandenen Gewebsabbauprodukte zu einer sekundären Wirkung auf den Gefäßapparat führte. Kurz erwähnt sei hier, daß in kolloid-chemischen Modellversuchen von RIESSER und NEUSCHLOSZ[1]) sowie von SCHÜLLER[2]) gleichfalls eine verdrängende Wirkung des Atropins gegenüber anderen Giften von ihrem Angriffsort gezeigt werden konnte.

Auch ausgedehnte Physostigminversuche von TANNENBERG ergaben keinen Anhalt für die Richtigkeit und Allgemeingültigkeit des RICKERschen Stufengesetzes.

---

[1]) RIESSER u. NEUSCHLOSZ: Arch. f. exp. Pathol. u. Pharmakol. Bd. 92, S. 255. 1922; Bd. 93, S. 163; Bd. 94, S. 190. 1922.

[2]) SCHÜLLER: Arch. f. exp. Pathol. u. Pharmakol. Bd. 91, S. 125. 1921.

Am Kaninchenmesenterium und Pankreas konnte bei diesem Mittel in Konzentrationen von 1 : 100 bis 1 : 200 000 immer nur eine isolierte verengende Wirkung auf die Blutcapillaren festgestellt werden, neben einer gleichzeitigen starken Erregung der Darmperistaltik. Eine Arterienverengerung erfolgte bei den genannten Konzentrationen überhaupt nicht oder nur in sehr geringem Maße, während die Strömungsgeschwindigkeit des Blutes gleichzeitig stark abnahm infolge der durch die Capillarverengerung weitgehend verhinderten Abflußmöglichkeit. Dabei war die Verengerungsfähigkeit der Arterien wohl erhalten, denn auf einen hinzugegebenen Tropfen Adrenalin trat eine prompte, maximale Arterienkontraktion ein, sogar schneller als in einem gewöhnlichen Adrenalinversuch.

Ebensowenig wie für das Physostigmin ist das Stufengesetz für die Adrenalinwirkung anwendbar. Nach Ablauf der constrictorischen Adrenalinwirkung tritt eine Gefäßerweiterung mit Beschleunigung des Blutstromes ein, welche jedenfalls auf die Ansammlung von gefäßerweiternd wirkenden Stoffwechselprodukten zu beziehen ist.

TANNENBERG nimmt auch an, daß die primäre Gefäßerweiterung auf Adrenalin, wie sie von einigen Autoren bei sehr geringer Konzentration des Mittels beschrieben ist (Literatur siehe bei MEYER-GOTTLIEB, Handbuch der experimentellen Pharmakologie; ebenso TIGERSTEDT, die Physiologie des Kreislaufes), keine Nervenwirkung ist, sondern nur eine Folge der Gleichgewichtsstörung des Gewebes und der Entwicklung vermehrter Stoffwechselprodukte unter dem Reiz der geringen Adrenalingabe. Diese Annahme findet eine Stütze in dem unterschiedlichen Verhalten der Gefäße verschiedener Organe und Organteile bei der Durchströmung mit adrenalinhaltiger Nährflüssigkeit.

In einer eigens konstruierten einfachen Apparatur untersuchte TANNENBERG am Kaninchenohr bei natürlicher aufrechter Ohrhaltung des lebenden Tieres die Wirkung von *Wärme-* und *Kältereizen* auf den hier leicht zu beobachtenden Gefäßapparat. Auch diese Versuche brachten eine eindeutige klare Widerlegung des RICKERschen Stufengesetzes in derselben Weise, wie am Ohr ausgeführte *mechanische* Druckreize in Verbindung mit Wärmereizen, die durch Erwärmung des Ohres an einer einfachen elektrischen Glühlampe erzeugt wurden. Dabei ergab sich auch, daß die Wirkung eines Verengerungsreizes — hervorgerufen durch den Druck mit einer Präpariernadel auf die Ohrarterie — durch einen dazwischen geschalteten gefäßerweiternden Wärmereiz auf 1—2 Minuten unterbrochen werden konnte, um dann nach dem Abklingen des Dilatatorenreizes spontan wieder einzusetzen und in derselben Weise und in etwa derselben Zeit abzulaufen, wie ein nicht unterbrochener, lokal gesetzter Constrictorenreiz. Mit diesen Versuchen von TANNENBERG dürfte das RICKERsche Stufengesetz auf breiter experimenteller Basis widerlegt sein. Die Versuche TANNENBERGs bilden im übrigen eine Bestätigung und Erweiterung der von v. FREY und ASHER begründeten Theorie der Wirkung von Nervenreizen.

In diesem Zusammenhang sei erwähnt, daß Atropin auch die Fähigkeit hat, eine Gefäßerweiterung, welche durch elektrische Nervenreizung entstanden ist, auf den Ausgangspunkt zurückzuführen [GROLL[1])]. TANNENBERG[2]) versuchte das ebenfalls mit der eigenartigen Wirkungsweise des Atropins zu erklären, welche darin besteht, Mittel, welche am Gefäßnervensystem angreifen, von ihrem Angriffspunkt zu verdrängen. Er wies dabei auf die Theorie der Nervenwirkung von v. FREY[3]) und ASHER[4]) hin, nach der am Erfolgsort von beiden Arten der Gefäßnerven Substanzen gebildet werden, welche auf die Gefäßwand einwirken. Diese Anschauung hat durch die Untersuchungen von LOEWI[5]) eine weitere Stütze erhalten und ebenso in den experimentellen Ergebnissen von EMBDEN[6]), FR. KRAUS[7]) und ZONDEK. Diese konnten bis zu einem weitgehenden Grade eine gegenseitige Vertretbarkeit von Ionenänderungen und Nervenwirkung nachweisen.

---

[1]) GROLL: Zitiert auf S. 1593, und Verhandl. d. Ges. dtsch. Naturforsch. u. Ärzte, 88. Tagg., Diskussion zum Vortrag TANNENBERG.
[2]) TANNENBERG: Verhandl. d. Ges. dtsch. Naturforsch. u. Ärzte, 88. Tagg.
[3]) v. FREY: Zitiert auf S. 1593.   [4]) ASHER: Zitiert auf S. 1593.
[5]) LOEWI: Naturwissenschaften 1926, S. 994; Klin. Wochenschr. 1923, S. 1840.
[6]) EMBDEN: Zitiert auf S. 1585.
[7]) KRAUS, FR., in KRAUS-BRUGSCH Bd. IV, S. 90. 1923. Insuffizienz des Kreislaufapparates. (Hier auch die Einzelarbeiten dieser Autoren.)

Gegen die Arbeiten von TANNENBERG nimmt RICKER[1]) in zwei ausführlichen Entgegnungen Stellung und sucht seine Auffassung zu verteidigen. Aber wie wir[2]) zeigen konnten, ist es RICKER nicht geglückt, weder die experimentellen Tatsachen TANNENBERGS zu entwerten, noch seine Schlußfolgerungen zu entkräften. Wir haben zusammenfassend etwa wie folgt unseren Standpunkt formuliert:

Jede lokale Schädigung oder Reizeinwirkung auf den Organismus, auch die in physiologischer Reizqualität und -quantität, und die in den RICKERschen Versuchen angewandten Reizmittel lösen Reaktionen des Körpers durch drei Faktoren aus:
  1. durch die direkte Einwirkung auf das lebendige Gewebe und die lebendige Gefäßwand;
  2. durch die Einwirkung auf das Blut in den Gefäßen;
  3. durch die Einwirkung auf die nervösen Apparate des Gewebes, insbesondere der Gefäße.

Je nach der Reizquantität und -qualität kann jeder dieser drei Faktoren im Vordergrunde der Reaktionsart stehen, ja so gut wie vollständig das Reaktionsbild beherrschen. Trifft dies z. B. für den Faktor drei zu, so ergeben sich im allgemeinen die von RICKER aufgestellten Regeln, wie dies RICKER für eine Reihe Reizqualitäten und Reizquantitäten gezeigt hat — aber es trifft das eben in gar keiner Weise für *alle* Reizqualitäten und -quantitäten zu, wie wir einwandfrei zeigen konnten. Und das z. B. nannten wir die völlig unbegründete *Verallgemeinerung* des RICKERschen Stufengesetzes. Es gibt auch Reizqualitäten, wo die direkte Beeinflussung des Gewebes und des Blutes (die zweifellos auch in den RICKERschen Versuchen anzunehmen ist) ganz im Vordergrunde der lebendigen Reaktion steht und wo dann die RICKERschen Regeln *völlig* versagen. Daß die unter eins und zwei genannten Faktoren aber überhaupt keine Rolle spielen, daß es diese Faktoren im Reizgeschehen sozusagen, wie RICKER will, überhaupt nicht gibt, dafür ist RICKER den Beweis schuldig geblieben und der Gegenbeweis ist von uns erbracht.

LUBARSCH[3]) hat mit Recht in seinem Entzündungsreferat 1923 die Ergebnisse der Gewebszüchtung gegen die RICKERsche Anschauungen ins Feld geführt.

Aber dieser Feststellung von LUBARSCH, daß auch im explantierten Gewebe Zerfalls-, Wucherungs-, Wanderungs-, Aufsaugungs- und Speicherungserscheinungen auftreten, spricht RICKER[4]) für die Vorgänge im lebenden Organismus jede Bedeutung ab. „Es ist nicht nachgewiesen, daß im Körper Zellen wachsen, sich vermehren und Stoffe speichern können, ohne daß an der innervierten Strombahn etwas vor sich geht, das die Gewebsflüssigkeit beeinflußt."

RICKER wird mit solchen Argumentationen kaum Eindruck machen. Der Nachweis dieser Fähigkeiten der Zellen *sogar* außerhalb des Organismus ist einwandfrei erbracht, und es wäre RICKERS Aufgabe, erst einmal zu zeigen, daß die Zellen alle die Fähigkeiten *im* Organismus *verlieren*, und zu beweisen, daß die Vorgänge an der innervierten Strombahn und in der Gewebsflüssigkeit bei den Erscheinungen des Wachstums auch innerhalb des lebenden Organismus *das Primäre* sind. Es läßt sich das Gegenteil beweisen, und wie wir bereits an anderer Stelle erwähnt haben, zeigen, daß Wachstumserscheinungen und Zellvermehrung am lebenden Organismus, beim Embryo, viel früher auftreten, als eine Strombahn, noch dazu eine innervierte, vorhanden ist. Wir möchten auch an dieser Stelle auf das offenbar doch nicht von einem Strombahnnervensystem beherrschte Wachstum der Tumorzellen hinweisen, welches im lebenden Organismus so stark sein kann, daß die innersten Teile des Tumors nekrotisch werden, weil sie durch die mangelhafte Blutversorgung nicht genügend mit Sauerstoff usw. versorgt werden können. In diesen Zellen kann sicher von einer primären nervalen Reizung, welche für das Wachstum verantwortlich wäre, keine Rede sein. Hingewiesen sei in diesem Zusammenhange auch auf die scharfe Ablehnung der RICKERschen Relationspathologie durch A. BIER, in seinen Aufsätzen über Reize und Reizbarkeit, in der Münchn. med. Wochenschr. 1923.

---
[1]) RICKER: Frankfurt. Zeitschr. f. Pathol. Bd. 33. 1925/26.
[2]) TANNENBERG u. B. FISCHER: Frankfurt. Zeitschr. f. Pathol. Bd. 33. S. 91. 1925/26.
[3]) LUBARSCH: Verhandl. d. dtsch. Pathol. Ges. 1923.
[4]) RICKER: Krankheitsforschung Bd. 1. 1925.

Neuerdings haben LOEFFLER und M. NORDMANN[1]) aus dem RICKERschen Institut in umfangreichen und mit schwieriger Technik ausgeführten Untersuchungen an Maus, Ratte und Kaninchen das Verhältnis zwischen Blutkreislauf und Zelltätigkeit an der Leber eingehend studiert.

Sie haben das Verhalten der Pfortader- und Lebervenenästchen sowie der Lebercapillaren auf lokal angewandte mechanische und chemische Reize, vor allem auch den Blutkreislauf in der Leber in den verschiedenen Stadien der Verdauung sowie im Hunger untersucht. Ähnlich wie beim Pankreas konnten sie an der Leber beobachten, daß der lokale Kreislauf sich dem verschiedenen Grad der Organtätigkeit anpaßt. Bei der Magenverdauung besteht bei gemischter Kost in der Leber eine weite Strombahn mit langsamer Strömung. Die Stromgeschwindigkeit nimmt bei allmählich immer enger werdender Strombahn zu, je weiter die Verdauung fortschreitet und erreicht ihren Höhepunkt während der Dickdarmverdauung. Ferner ließ sich eine gesetzmäßige Abänderung des Strömungscharakters und der Gefäßweite in der Leber beobachten, wenn statt gemischter Nahrung eine einseitige Fett-, Kohlehydrat- oder Eiweißfütterung vorgenommen wurde. So finden die Autoren bei der Speicherung von Fett, Glykogen und Eiweiß in der Leber jeweils einen bestimmten Strömungscharakter, der ganz spezifisch diesen Vorgängen angepaßt sei. Bei einer Änderung des Strömungscharakters konnten sie an excidierten und histologisch untersuchten Leberstückchen auch eine Änderung in der Speicherung in den Leberzellen feststellen. Bei Vergiftung der Versuchstiere mit Chloroform, Phosphor, Phlorizin und Insulin sahen sie gleichfalls einen gesetzmäßigen Strömungscharakter in der Leber auftreten, wenn unter der Giftwirkung sich eine Fettleber entwickelte oder eine Glykogenausschüttung erfolgte. Diese Strömungsformen entsprachen ganz den Bildern, welche die Autoren bei den durch Nahrungsaufnahme oder Hunger jeweils erhaltenen Speicherungs- oder Abbauvorgängen in der Leber erhalten hatten. Die Anpassung der Strömungsform des Blutes an die Zelltätigkeit ging so weit, daß sie in den Capillaren des Zentrums der Leberläppchen eine andere Strömungsform beobachten konnten als in der Peripherie, wenn unter der Einwirkung einer Chloroformvergiftung eine zentrale Fettleber entstand. Die Autoren ziehen aus ihren Untersuchungen den Schluß, daß die Speicherungs- und Abbauvorgänge in den Leberzellen vom Verhalten der Strombahn beherrscht werden, in der Weise, daß die Nahrungsreize ebenso wie die angewandten Gifte das Nervensystem der Leberstrombahn treffen und *primär* beeinflussen. Die Folge davon sei die Einstellung der Strombahn auf eine ganz bestimmte Strömungsform. Die Strömungsform soll dann ihrerseits die Vorgänge beherrschen, welche sich in der Leberzelle abspielen. Die Einstellung der Strombahn auf eine bestimmte Strömungsform, welche durch eine primäre Einwirkung der Nahrungsstoffe auf das Strombahnnervensystem erfolgen soll, wird als *Ursache* der Vorgänge in den Leberzellen selbst angesehen.

Die Erforschung des Verhaltens der Strombahn bei den verschiedenen Tätigkeitsformen der Leber hat wichtiges Neuland eröffnet, aber es ist sehr fraglich, ob man sich den Schlüssen der Autoren, die aus diesen neuen Beobachtungen gezogen werden, anschließen kann, auch unter der Voraussetzung, daß die tatsächlichen Beobachtungen völlig gesichert sind. Daß bestimmte Beziehungen zwischen der Strömungsform des Blutes und der Tätigkeit der Leberzellen bestehen, ist nach diesen Untersuchungen anzunehmen. Aber keineswegs ist dadurch erwiesen, daß die Änderung des Strömungscharakters bei der wechselnden Zelltätigkeit das primäre und allein maßgebende ist. Wenn die Änderung der Strömungsform auf irgendwelche Reize hin heute schon mikroskopisch zu einer Zeit wahrgenommen werden kann, in der wir noch keine Möglichkeit haben, eine Änderung der Zelltätigkeit zu erkennen, so liegt das in der Unvollkommenheit unserer heutigen Methoden begründet, die uns nicht erlauben, aus dem morphologischen Verhalten der Zelle die Zelltätigkeit zu ersehen. Wir können eine Änderung im Verhalten der Zelle erst feststellen, wenn stärkere Einlagerungen erfolgt sind, bzw. wenn vorher vorhandene Einlagerungen verschwinden. Daß aber das Sichtbarwerden solcher Einlagerungen, z. B. von Fetttröpfchen in der Zelle, nicht den Beginn der Aufnahmetätigkeit von Fett in die Zelle anzeigt, geht ohne weiteres aus dem Verhalten der Darmepithelien

---

[1]) LOEFFLER u. NORDMANN: Virchows Arch. f. pathol. Anat. u. Physiol. Bd. 257, S. 119. 1925.

bei der Fettresorption hervor. Lange bevor wir histologisch Fetttröpfchen in den Darmepithelien nachweisen können, läßt sich resorbiertes Fett in den abführenden Lymphbahnen der Darmwand finden. Wir halten es deshalb nicht für erlaubt, zu schließen, daß die Änderung der Strömungsform das primäre und die Zelltätigkeit beherrschende sei, wie es LOEFFLER und NORDMANN tun, weil wir den Beginn einer Umstellung der Zelltätigkeit bisher nicht mit Sicherheit erkennen können. Weiter sei darauf hingewiesen, daß es an anderen Organen durch geeignete Mittel sehr wohl gelingt, ein Mißverhältnis zwischen Drüsentätigkeit und Strömungsform des Blutes hervorzurufen, so daß wir keineswegs sagen können, daß dieselbe Strömungsform immer derselben Zelltätigkeit zugeordnet sei bzw. diese hervorruft. So konnten wir z. B. am Pankreas bei lokaler Atropinanwendung eine hochgradige Hyperämie beobachten, bei gleichzeitiger Hemmung der Drüsentätigkeit, während sonst Hyperämie und Drüsenarbeit zusammen auftreten. In diesem Zusammenhange sei weiter auf die Seite 1552 erwähnten Beobachtungen anderer Autoren hingewiesen.

C. Die allergischen Zustände des Organismus.

Daß für das Zustandekommen und den Ablauf der verschiedenen Körperreaktionen und so auch der lokalen Kreislaufstörungen neben der von außen einwirkenden Ursache auch der *Zustand des Organismus* von der größten Bedeutung ist, ist eine Erkenntnis, die schon lange im Unterbewußtsein vieler Forscher vorhanden war, wenn man so sagen darf, die aber erst im letzten Jahrzehnt eine besondere Würdigung erfahren hat. Erst jetzt ist man daran gegangen, die Einzelbeobachtungen, welche in der Literatur hier und da zerstreut sind, zu sammeln, zu werten und diese Fragen systematisch zu untersuchen.

Ausgeprägte Immunitäts- und Anaphylaxiereaktionen des Gesamtorganismus hatte man in der sog. bakteriologischen Ära kennen und beachten gelernt; man hatte auch bereits lokale Reaktionen, Kreislaufreaktionen, bei hochsensibilisierten Tieren kennengelernt, doch diese Beobachtungen wenig gewertet, für Besonderheiten und Ausnahmen gehalten und gewissermaßen als Kuriosa betrachtet.

RÖSSLE gebührt das Verdienst, als erster *systematisch* den Einfluß der veränderten Immunitätslage auf den Ablauf lokaler Kreislaufreaktionen verfolgt zu haben.

Wir werden im folgenden zunächst

1. Die lokale Reaktion des allergischen Organismus gegen spezifische Antigene.

betrachten.

ARTHUS[1]) zeigte als erster, daß für Kaninchen das bei einmaliger Injektion ungiftige Pferdeserum bei mehrfacher Anwendung toxisch wirkt. Er spritzte Kaninchen alle 6 Tage subcutan 5 ccm Pferdeserum ein. Die ersten 3 Injektionen waren nach wenigen Stunden bereits völlig resorbiert, nach der vierten trat eine nach 2 Tagen noch nicht geschwundene Infiltration ein, ebenso nach der fünften, nur noch stärker und noch länger nachweisbar. Bei einer sechsten Injektion entstand ein Ödem und eine sich rasch vergrößernde Schädigung der Subcutis, die zu einer kompakten weißen aseptischen Masse umgewandelt wurde, welche über Wochen unverändert blieb. Nach einer siebenten Injektion waren die Erscheinungen noch gesteigert, über dem Infiltrat rötete sich die Haut rasch, wurde gangränös. Diese Erscheinungen waren streng spezifisch, sie traten

---

[1]) ARTHUS, M.: Cpt. rend. des séances de la soc. de biol. Bd. 55, S. 817. 1903; De l'anaphylaxie à l'immunité. Masson. Paris 1921.

nur ein, wenn immer das gleiche artfremde Serum angewandt wurde. Die ersten Injektionen konnten statt subcutan auch intraperitoneal gegeben werden. Diese Erscheinungen waren in der beschriebenen Art und Weise nur an der Brust- und Bauchhaut beim Kaninchen nachweisbar, am Ohr kam es bei der gleichen Behandlung nur zu einem Ödem. Auch beim Meerschweinchen konnten dieselben Reaktionen, wenn auch nicht so regelmäßig, beobachtete werden.

ARTHUS und BRETON[1]) stellten auch bereits histologische Untersuchungen der Injektionsstellen an. Sie fanden eine aseptische, in der Subcutis beginnende Nekrose, die später auf die Epidermis übergreift. Vor allen Dingen fand sich ein Ödem des Coriums mit Verbreiterung der Bindegewebsfasern und ziemlich reichlich Leukocyten.

NICOLLE[2]) und LEWIS konnten auch beim Meerschweinchen regelmäßig analoge Befunde finden wie ARTHUS beim Kaninchen.

Diese lokale Immunitätsreaktion war seitdem in der Literatur als das ARTHUSsche Phänomen bekannt und wurde als eine interessante Merkwürdigkeit gewertet bis im Jahre 1914 RÖSSLE[3]) die Frage aufgriff und ihr mit seinen Schülern FRÖHLICH, GERLACH und neuerdings KLINGE systematische Untersuchungen widmete.

RÖSSLE[3]) weist darauf hin, daß die ausgesprochenen Zustände der Immunität und der Anaphylaxie bekannt sind, daß sich aber mit den Reaktionen des allergischen Körpers, in dem weder der eine noch der andere Zustand voll ausgebildet ist, bis dahin nur wenige Autoren beschäftigt haben. Er betont, wie wichtig gerade diese Zustände, in denen der Organismus durch die Vorbehandlung mit artfremdem Eiweiß sensibilisiert ist, aber noch nicht zu einem ausgesprochenen Immunitätszustand gekommen ist, für das Verständnis vieler vom normalen abweichenden Körperreaktionen sein kann.

RÖSSLE stellte Untersuchungen an Meerschweinchen an, denen er Hühnerblutkörperchen subcutan einverleibte. Er fand, daß die erstmalige Injektion eine im großen und ganzen gesetzmäßig verlaufende resorptive Entzündung hervorrief, bei der das Hämatom von 1 ccm Hühnerblut in der Meerschweinchencutis in 6.-8 Tagen beseitigt bzw. abgekapselt wurde. Weiter fand er, daß sich beim normalen Tier „überwiegend die neutrophilen Leukocyten auf die fremden Blutzellen stürzten". Bei Wiederholung der subcutanen Injektionen, bzw. bei einer Erstinjektion in die Haut nach vorheriger intraperitonealer Injektion, ergab sich aber der auffallende Befund, daß die Beseitigung, die Auflösung des Hämatoms, bei diesen sensibilisierten Tieren eine erheblich schlechtere war als beim Normaltier. Weiter zeigte sich, daß die zelligen Elemente bei der wiederholten Injektion andere waren als bei der Erstbehandlung. RÖSSLE fand schon reichlich eosinophile Elemente im Anfangsstadium bald nach einer wiederholten Injektion nicht nur im fremden Blutherd, sondern auch reichlich in den Blutcapillaren des Granulationsgebietes, „weniger in diesen selbst, vor allem aber weit draußen, außerhalb der granulierenden Gewebsmasse im kollateralen Ödem". Weiter konnte er feststellen, daß auch die Lymphocyten bei wiederholten Injektionen vermehrt waren, und zwar waren die Lymphocyten gegenüber den eosinophilen Zellen immer mehr im Übergewicht, je höher die Allergie getrieben wurde. Außerdem sah RÖSSLE in diesen Entzündungsherden große einkernige Wanderzellen, die er für gewucherte und abgelöste Endothelzellen hält, welche aus den Gefäßen gleichzeitig mit den eosinophilen Zellen ausgetreten sein können. Weiter macht auch RÖSSLE ganz besonders auf das kollaterale Ödem aufmerksam, das sich in der Umgebung des Injektionsherdes des allergischen Tieres bildet und das ARTHUS bereits früher als das erste Anzeichen eines anaphylaktischen Zustandes angesehen hatte.

RÖSSLE betont, daß diese Reaktion bereits auftritt *bevor* sonstige Anzeichen eines allgemeinen anaphylaktischen Schockes nachweisbar seien.

Durch seinen Schüler FRÖHLICH[4]) hatte RÖSSLE am Mesenterium eines mit Serum sensibilisierten Frosches Versuche anstellen lassen, bei denen das flüssige oder getrocknete

---

[1]) ARTHUS u. BRETON: Cpt. rend. des séances de la soc. de biol. Bd. 55, S. 1479. 1903.
[2]) NICOLLE: Ann. de l'inst. Pasteur Bd. 21. 1907.
[3]) RÖSSLE: Verhandl. d. dtsch. pathol. Ges., 17. Tagg. 1914.
[4]) FRÖHLICH, A.: Über lokale gewebliche Anaphylaxie. Inaug.-Dissert. Jena 1914. Zeitschr. f. Immunitätsforsch. u. exp. Therapie, Orig. Bd. 20, S. 476. 1914.

Serum auf das ausgespannte Mesenterium gebracht wurde. Dabei zeigte sich, daß in den Capillaren an der betreffenden Stelle fast momentan Stase entstand, während die zuführenden Capillarschenkel sich mit reinem Plasma füllten. Von hier aus verbreitete sich die Entzündung in die Umgebung, und es ließ sich eine Erweiterung der kleineren und größeren Gefäße im Umkreis beobachten. Es kam zu einer besonders schnell und intensiv eintretenden Entzündung. In einer dritten Versuchsreihe wurde bei einem Meerschweinchen und Kaninchen, welche mit einem Bauchfenster nach KATSCH versehen waren und so mehrere Wochen am Leben erhalten wurden, der Eintritt einer allergischen Entzündung makroskopisch verfolgt, und zwar wurden die Tiere mit artfremdem Serum vorbehandelt. Bei so überempfindlich gemachten Tieren entstand eine mäßig heftige Peritonitis durch Reinjektion mit dem Serum der Vorbehandlung unter das Bauchfenster. RÖSSLE weist darauf hin, daß diese Peritonitis streng spezifisch war, während die Einspritzung artfremden Serums ohne spezifische Vorbehandlung an sich keine Veränderung der Bauchhöhle oder allgemeine Symptome machte.

RÖSSLE glaubt aus seinen Versuchen schließen zu können, „daß die Allergie im allergischen Organismus eine Eigenschaft aller Gewebe ist". Die prompte Entzündung wie er sie besonders am Froschmesenterium beobachten konnte, vor allem, die Giftisolierung durch Gefäßsperre, durch welche die Resorption des reinjizierten giftigen Eiweißes verlangsamt und hintangehalten werden wird, können geradezu als eine Schutzeinrichtung" betrachtet werden. Jedenfalls hält er die schnelle Entzündung für eines der feinsten Symptome der eingetretenen Allergie, auch bei den schwachen Graden. Die meist vereinzelten Befunde einer Reihe von Autoren in der Folge zeigten zunächst, daß in der Tat im allergischen sensibilisierten Organismus die Reaktionen des lokalen Gefäßapparates auf das Antigen der Vorbehandlung beschleunigt und verstärkt ablaufen. Hierher gehören Beobachtungen wie die folgenden.

METALNIKOW[1]) konnte bei anaphylaktischen Kaninchen und Meerschweinchen zeigen, daß Glascapillaren, welche Antigen enthielten und welche er den Tieren subcutan einverleibte, nach 10—24 Stunden mit Leukocyten gefüllt waren, im Gegensatz zu den Kontrollversuchen.

MAKAI[2]) erhielt bei Kindern bei mehrfacher subcutaner Injektion von Pferdeserum, die er täglich an verschiedener Stelle ausführte, taler- bis handtellergroße Schwellungen, die in 2—12 Stunden entstanden und in 8—24 Stunden wieder abblaßten. Ähnliche Befunde erhielten BOUCHÉ und HUSTIN[3]) am Menschen, ebenso v. PIRQUET und SCHICK[4]), sowie LUCAS und GAY[5]), sowie HEGLER[6]).

HEGLER teilte 1923 einen Fall von ARTHUS-Phänomen beim Menschen mit. Es handelt sich um eine 23 Jahre alte Frau, bei der am 11. Tage nach einer vorhergehenden Pferdeseruminjektion eine zweite Injektion gegeben wurde, in deren Anschluß sich eine hochgradige Schwellung in großer Ausdehnung entwickelte und in deren Verlauf es zur Nekrose an der injizierten Stelle kam. Als Besonderheit muß erwähnt werden, daß die Frau auf die erste Seruminjektion nach 7 Tagen mit einem starken Serumexanthem reagiert hatte. Daß die lokale Reaktion beim Menschen nicht regelmäßig erfolgt, zeigt ein zweiter Fall von HEGLER, bei dem am 15. Tage bei einer Reinjektion von Pferdeserum das Bild einer allgemeinen Anaphylaxie entstand, aber an der Injektionsstelle kein besonderer Befund nachzuweisen war.

Besonders GERLACH[7]) hat zunächst im Institut von RÖSSLE diese Fragen systematisch weiter untersucht. Er konnte durch histologische Untersuchung der Hautstelle, an der das Antigen bei dem sensibilisierten Tier injiziert worden war, zeigen, daß die lokale anaphylaktische Reaktion nicht auf einige Tierarten be-

---

[1]) METALNIKOW: Cpt. rend. des séances de la soc. de biol. 1921, und Ann. de l'inst. Pasteur Bd. 36. 1922.
[2]) MAKAI: Dtsch. med. Wochenschr. 1922.
[3]) BOUCHÉ u. HUSTIN: Presse méd. 1921, S. 29.
[4]) v. PIRQUET u. SCHICK: Die Serumkrankheit. Wien 1905.
[5]) LUCAS u. GAY: Indian journ. of med. reséarch. 1909, Nr. 20.
[6]) HEGLER: Kliwo 1923, Nr. 15.
[7]) GERLACH, W.: Studien über hyperergische Entzündung. Habilitationsschrift. Basel 1923; Virchows Arch. f. pathol. Anat. u. Physiol. Bd. 247, S. 294. 1923; Verhandl. d. dtsch. pathol. Ges. 1923, 19. Tagg., S. 126.

schränkt ist, sondern sich mit dieser Methode bei *allen* Tierarten nachweisen läßt, auch bei der Ratte und dem Hunde, Tierarten, von denen man glaubte, daß sie überhaupt nicht anaphylaktisch werden könnten, bzw. keine lokale anaphylaktische Reaktion gäben. Ebenso gelang ihm im Selbstversuch dieser Nachweis beim Menschen. Als Charakteristikum fand er wie schon ARTHUS die starke Verquellung des Bindegewebes und ein Ödem an der Injektionsstelle, dann aber vor allem den schnellen Eintritt der entzündlichen Reaktion, die schon 15 Minuten nach der Injektion des Serums histologisch in einer Anreicherung und Emigration von reichlichen Leukocyten an der Injektionsstelle nachweisbar war. GERLACH hält diese Reaktion für ein so feines Reagens der Anaphylaxie, daß sie als Beweis für das Vorhandensein eines anaphylaktischen Zustandes angesehen werden könne, auch wenn bei der einen oder anderen Tierart zur Zeit noch kein allgemeiner anaphylaktischer Schok auslösbar sei. Wichtig an GERLACHs Untersuchungen scheint uns zu sein, daß er die lokale anaphylaktische Reaktion nicht durch das Auftreten anderer Entzündungszellen als beim Normaltier charakterisiert findet, sondern nur durch die *Schnelligkeit* mit der der Entzündungsvorgang einsetzt.

„Seine Besonderheit liegt am raschen Ablauf der Erscheinungen in ihrer Stärke und im Verhalten des Bindegewebes".

Zu einer Zeit, in der beim Normaltier auf denselben Reiz hin eben die Leukocytenemigration richtig in Gang kommt, findet sich beim anaphylaktischen Tier bereits eine hochgradige Mobilisation von Endothelien und fixen Gewebszellen. Durch den schnelleren Ablauf des Entzündungsvorganges erklären sich auch die Befunde von RÖSSLE, der ursprünglich glaubte, die anaphylaktische Entzündung sei durch das Auftreten qualitativ anderer Exsudatzellen charakterisiert und ebenso die Befunde am kranken Menschen, über die FRIEDRICH KAUFFMANN vor einiger Zeit aus der Frankfurter Mediz. Klinik berichtete, und auf welche wir später noch zu sprechen kommen. Daß diese GERLACHsche Auffassung zutrifft, davon konnten wir uns in Versuchen am Mesenterium des lebenden Kaninchens, das mit Pferdeserum vorbehandelt war, überzeugen. Hier trat bei Anwendung des Antigens der Vorbehandlung nach sehr kurzer Zeit ($^1/_4$—$^1/_2$ Stunde) eine so starke Leukocytenemigration ein, daß die kleinen Venen und Capillaren förmlich von Leukocytenmänteln umgeben waren, auch an den kleinen Arterien eine Leukocytenemigration beobachtet werden konnte. Außerdem sah man bereits nach $1-1^1/_2$ Stunden die Deckzellen des Peritoneums, bzw. fixe Bindegewebszellen sich vergrößern, hervortreten und frei werden, Befunde, die wir sonst in so kurzer Zeit nicht wahrgenommen haben.

Wichtig scheint uns auch zu sein, daß GERLACH[1]) beim hochsensibilisierten Kaninchen und der Ratte Bilder gesehen hat, aus denen er auf einen besonders schnellen Verfall der in den Injektionsherd eingetretenen Leukocyten schließen zu können glaubt.

Der Gedanke liegt nahe, daß gerade durch den schnellen Leukocytenzerfall, durch deren freiwerdende Fermente, die Mobilisation der fixen Bindegewebszellen, der Endothelien und Adventitialzellen in Gang gebracht wird. Doch zeigen spätere Versuche GERLACHs[1]) an mit Benzol leukocytenfrei oder -arm gemachten Tieren, daß auch bei diesen eine außerordentlich schnelle Mobilisation der fixen Gewebselemente erfolgt.

Wenn auch prinzipiell bei allen untersuchten Tierarten der stürmische und schnelle Ablauf der lokalen Kreislaufstörungen bei vorheriger Sensibilisierung festgestellt werden konnte, so zeigt der Ablauf der Reaktion doch bei den verschiedenen Tierarten und auch in den verschiedenen Körperregionen bemerkenswerte Unterschiede.

---

[1]) GERLACH: Verhandl. d. dtsch. pathol. Ges. 1925, 20. Tagg., S. 272.

So fand GERLACH auch beim Meerschweinchen schon nach einmaliger sensibilisierender Vorinjektion auffallende Faserverquellung des Bindegewebes; beim Hund und Mensch steht nach einmaliger Sensibilisierung dagegen die Bindegewebsverquellung nicht so im Vordergrund.

Bei der Ratte konnte GERLACH im Prinzip das gleiche feststellen, doch kommt es hier nie zur Nekrose, wie am Kaninchenrücken, und die Verquellung des Bindegewebes wird niemals so stark.

Während beim Kaninchen an der Rückenhaut der auffallendste Befund beim ARTHUS-schen Phänomen die hochgradige Verquellung der Bindegewebsfasern ist, die nach GERLACH so stark ist, daß einzelne Fasern überhaupt nicht mehr erkannt werden können, findet sich beispielsweise am Ohr keine solche Verquellung. Hier tritt nur ein interstitielles Ödem auf, in dessen Maschen sich besonders in der Peripherie reichlicher Leukocyten vorfinden.

Was die Heilung der Nekrosen des ARTHUS-Phänomens anbetrifft, so fand GERLACH dieselbe im Gegensatz zu den älteren Angaben von ARTHUS nicht besonders verlangsamt.

Die Frage, wie lange nach einer einmal eingetretenen Allergie der Organismus die Fähigkeit behält, auf Zufuhr des Antigens mit einer starken lokalen Kreislaufreaktion zu antworten, hat GERLACH gleichfalls untersucht. In Übereinstimmung mit THOMSEN[1]) findet er, daß die erzielte Sensibilität nicht monate- oder jahrelang in gleicher Stärke anhält, sondern nach einem erreichten Maximum zunächst jäh, später langsam abnimmt.

Die Untersuchungen von GERLACH[2]) werden im wesentlichen auch durch einen amerikanischen Autor, OPIE[3]), bestätigt, wenn es diesem auch nicht gelang, das ARTHUSsche Phänomen an der Ratte und am Hund auszulösen.

Nach OPIE[4]) ist das ARTHUS-Phänomen nicht allein auf die Haut beschränkt, sondern kann auch an inneren Organen beobachtet werden. Er nimmt keine Beziehungen dieser lokalen Reaktion zum anaphylaktischen Schock an, sondern er sieht die Ursachen des ARTHUS-schen Phänomens in einer spezifischen Präcipitinbildung, die am Ort der Reinjektion zustande kommt und die Kreislaufstörungen, die Entzündung, verursacht.

Man hat auch versucht, das ARTHUSsche Phänomen an isolierten Organen zur Auslösung zu bringen.

Solche Versuche hat GERLACH unternommen an Beinen und Ohren von Kaninchen, die durch feste Umschnürung mit einem Gummischlauch für 4 Stunden vom Kreislauf abgetrennt waren. GERLACH fand, daß das ARTHUSsche Phänomen „in der gleichen Art und Weise am abgebundenen Ohr und Bein auftritt wie bei den Kontrollen". Nach Lösung der Ligatur kommt innerhalb von 24 Stunden nach der Erfolginjektion völlig das gleiche Bild zustande wie beim typischen ARTHUS-Phänomen. Auch bei einem Ohr, das nach der Methode von KRAWKOW mit Ringer-Lockelösung nach Abtragung vom Organismus durchströmt wurde, war es GERLACH[2]) wahrscheinlich, eine entsprechende Reaktion zu beobachten, doch konnte die Frage nicht mit Sicherheit entschieden werden. Für diese Frage sind die aus dem Institut von RÖSSLE hervorgegangenen Untersuchungen von KLINGE von Bedeutung.

KLINGE[5]) stellte seine Untersuchungen an Ohren, Lebern, Lungen, Nieren und Milz von Kaninchen an, bei denen im Leben durch bis 8malige Vorbehandlung eine starke Sensibilisierung erzeugt war und bei denen er sich in Stichproben von dem positiven Ausfall des ARTHUSschen Phänomens überzeugt hatte.

Die isolierten Organe wurden nach der KRAWKOWschen Methode mit sauerstoffdurchperlter Ringerlösung durchspült, der nach einiger Zeit das Antigen der Vorbehandlung zugesetzt wurde. Die Durchspülungen wurden 2 Stunden bis 7 Tage lang durchgeführt.

Das Ergebnis war im wesentlichen ein *negatives*. Das isolierte Ohr ergab ebenso wie die Leber, Lunge und Niere keine morphologischen Abweichungen gegenüber

---

[1]) THOMSEN: Zeitschr. f. Immunitätsforsch. u. exp. Therapie, Orig. Bd. 26. 1917.
[2]) GERLACH: Verhandl. d. dtsch. pathol. Ges., 20. Tagg. Würzburg, S. 272. 1925.
[3]) OPIE: Journ. of immunol. Bd. 9, S. 231. 1924.
[4]) OPIE: Journ. of immunol. Bd. 9, S. 259. 1924; Proc. of the soc. f. exp. biol. a. med. Bd. 21, S. 162. 1923.
[5]) KLINGE: Krankheitsforschung Bd. 3, S. 174. 1926.

den Organen normaler Kontrolltiere. Nur in den Milzfollikeln konnten nach Durchspülung mit spezifischem Serum bei den präparierten Kaninchen nekroseartige Bilder der Follikel, Zerfall von Lymphocyten und Phagocytose der Kerntrümmer in den geschwollenen Reticulumzellen der Follikel gefunden werden. Dieser Follikelzerfall in der Milz hatte sich erst im Verlauf der Durchspülung nach 12 Stunden ausgebildet, wie sich in einem Fall durch Vergleich von Milzstückchen ergab, welche nach 2 Stunden von der Milz abgeschnitten wurden.

Auch die *funktionelle* Gefäßprüfung hat am isolierten Kaninchenohr *keinen* Unterschied der Reaktion der Arterien von sensibilisierten und nichtsensibilisierten Tieren ergeben.

Wurde zuerst nach der Abtragung der Ohren einfache Ringer-Lockelösung und erst dann die Salzlösung mit dem Serum der Vorbehandlung hindurchgeleitet, so trat in dem Augenblick des Wechsels eine gleichmäßige Abnahme der Tropfenzahl ein, welche aus den Ohrvenen abfloß. Ein Unterschied zwischen Ohren von vorbehandelten und nicht vorbehandelten Tieren ließ sich nicht nachweisen, ebensowenig wie in der Zeit der Entstehung und in der Quantität des Ödems, das sich etwa nach 2-3 Stunden entwickelte. Das Ödem war ausgesprochen „interstitiell, Verquellungen der paraplasmatischen Substanzen, Bindegewebsfasern, Gefäßwandungen, Knorpel sind nicht zu sehen", während solche Faserquellung nach GERLACHS Untersuchungen gerade für das ARTHUS-Phänomen für charakteristisch gehalten werden.

Wir sehen also zusammenfassend aus den Beobachtungen der verschiedenen Untersucher (RÖSSLE, GERLACH, FRÖHLICH, OPIE), daß die Bedeutung der Allergie für den Organismus darin liegt, daß er befähigt ist, durch mit großer Beschleunigung einsetzende lokale Kreislaufreaktionen das nicht in die Blutbahn eingebrachte, spezifische Antigen zu isolieren und von einer Aufnahme durch die gewöhnlichen Resorptionswege fernzuhalten. Diese lokale Reaktion ist um so bemerkenswerter, als der in gleicher Weise vorbehandelte Organismus in der Lage ist, in die Blutbahn selbst eingebrachtes Antigen der Vorbehandlung in kürzester Zeit ohne nachweisbare celluläre Reaktionen zu zerlegen und aufzulösen, wie das neue Untersuchungen von GERLACH[1]) im Einklang mit früheren Untersuchungen von ASCHOFF[2]) gegenüber Angaben von ÖLLER[3]) und DOMAGK[4]) aufs Neue dargetan haben.

2. Die lokale Reaktion des allergischen Organismus gegen unspezifische schädigende Reize.

Weiterhin war die Frage nach dem Verhalten allergischer Tiere gegen unspezifische lokale Reize sehr naheliegend. In der Literatur liegen von VOLK[5]), KRAUS[5]), NICOLLS[5]) MANWARING[5]), HÜBNER[5]), FRIEDEMANN[5]) u. a. eine Reihe von Beobachtungen vor, aus denen hervorgeht, daß hochsensibilisierte Tiere gegen verschiedene interkurrente Infektionen sowie gegen eine Reihe anderer experimenteller, sonst nicht schwerer Schädigungen besonders empfindlich waren und daran zugrunde gingen. Andererseits zeigten Beobachtungen von SIEGMUND[6]) und ÖLLER[7]), daß das Reticulo-endotheliale System von Tieren, welche

---

[1]) GERLACH u. FINKELDEY: Verhandl. d. dtsch. pathol. Ges., 21. Tagg. 1926, S. 173.
[2]) ASCHOFF: Verhandl. d. deutsch. pathol. Ges., 21. Tagg. 1926, S. 181.
[3]) OELLER: Krankheitsforschung Bd. 1, S. 28. 1925.
[4]) DOMAGK: Verhandl. d. dtsch. pathol. Ges. 1925, S. 280, und Virchows Arch. f. pathol. Anat. u. Physiol. Bd. 253. 1923.
[5]) Zitiert nach DÖRR, in Weichards Ergebn. d. Hyg. Bd. 5, S. 71. 1922, sowie Ergebn. d. Immunitätsforsch. Bd. 1, S. 527. 1914.
[6]) SIEGMUND: Verhandl. d. dtsch. pathol. Ges., 19. Tagg. 1923, S. 114, und Verhandl. d. Ges. dtsch. Naturforsch. u. Ärzte, Leipzig 1922; Zentralbl. f. allg. Pathol. u. pathol. Anat. Bd. 33, S. 231. 1922.
[7]) ÖLLER: Verhandl. d. dtsch. pathol. Ges. 1923.

wiederholt mit Antigen vorbehandelt waren, auch unspezifische Mittel wie injizierte Tusche besonders schnell speicherte. Diese Beobachtungen stehen nicht isoliert da, sondern haben in den von MAGNUS[1]) zuerst beschriebenen sog. Gruppenreaktionen der Antikörper bei hoch und oft sensibilisierten Tieren ihr Gegenstück, Beobachtungen die durch WELLS und OSBORNE[2]) GORDON, DALE, DOERR und RUSS[3]), FRIEDBERGER und JARRÉ[4]) sichergestellt sind. Aus den Versuchen von SIEGMUND und OELLER ergibt sich nur, daß die erhöhte Reaktionsfähigkeit des Retikuloendothelapparates nicht nur gegen Antigen, sondern auch gegen Nichtantigene, also nicht eiweißartige Substanzen, nach einer intensiven Vorbehandlung nachweisbar ist.

Der Amerikaner AUER hat dann in den letzten Jahren den Einfluß des allergischen, im Besonderen des anaphylaktischen Zustandes auf den Ablauf lokaler Kreislaufstörungen untersucht, die durch ein unspezifisches Schädigungsmittel hervorgerufen waren.

AUER rieb Kaninchen, die sich im sog. protrahierten anaphylaktischen Schock befanden, nach intraperitonealer Injektion des Antigens (Pferdeserum) die Ohrlöffel mit Xylol ein, und sah dabei eine erheblich stärkere Reaktion als bei Normaltieren, eine Reaktion, die so stark war, daß es nach einigen Tagen bei diesen Tieren zu Krusten- und Borkenbildung und partiellen Nekrosen des Ohrlöffels kam.

AUER[5]) glaubte, diese stürmische Reaktion auf die Xyloleinreibung bei den Tieren im protrahierten anaphylaktischen Schock auch als eine spezifische anaphylaktische Reaktion, eine Antigen-Antikörperreaktion auffassen zu müssen, welche sich als ARTHUSsches Phänomen am Kaninchenohr abspielte. Er stellte sich dabei vor, daß der Organismus sich am Ohr gewissermaßen selbst mit dem ins Peritoneum eingeführte Antigen injizierte. Diese stärkere Heranführung des Antigens, welches im Bauchraum resorbiert wurde, glaubt AUER durch die Xylolhyperämie und den verstärkten Stoffwechsel, der durch das Xylol gereizten Epidermis veranlaßt. Gegen diese Vorstellung von AUER sprachen verschiedene Momente. Zunächst einmal ist es aus den Versuchen von GERLACH und ARTHUS bekannt, daß am Ohr bei direkter Injektion des Antigens nicht einmal Nekrose, sondern nur ein stärkeres Ödem auftritt. Es wäre deshalb eigenartig, daß in der Anordnung von AUER, die doch immerhin geringe Selbstinjektion mit Antigen eine so starke Wirkung hervorrufen sollte. Wir sind gemeinsam mit WIESBADER[6]) am Frankfurter Institut derselben Frage nachgegangen und haben durch TANNENBERG[6]) bereits über die Ergebnisse berichtet. Wir sind unter Anwendung einer Methode, welche eine Kreislaufstörung nicht so akut hervorruft wie das von AUER angewandte Xylol, auch zu anderen Ergebnissen und einer Vorstellung gelangt, welche auch die Ergebnisse von AUER zu erklären vermag.

Nachdem am Ohr mit der Xylolbehandlung in der AUERschen Anordnung keine ganz einwandfreien Resultate zu erzielen waren, stellten wir Versuche an der Rückenhaut des Kaninchens an, bei Tieren, welche sich in der gleichen Immunitätslage befanden wie die in den AUERschen Versuchen. Als unspezifisches Reizmittel wurde den Tieren ein Cantharidenpflaster aufgeklebt, dessen Wirkung 24 Stunden hindurch alle 2 Stunden kontrolliert wurde. Die Versuche wurden in mehreren Reihen mit reichlich Kontrollen an insgesamt 63 Tieren vorgenommen und ergaben, daß die allergischen Tiere auf den Reiz des Cantharidenpflasters eine viel geringere entzündliche Reaktion zeigten als die Normaltiere. Die Intensität der

---

[1]) MAGNUS: Zitiert nach DÖRR.
[2]) WELLS u. OSBORNE: Journ. of infect. dis. Bd. 19, S. 183. 1916.
[3]) RUSS: Zitiert auf S 1603, Fußnote 5.
[4]) FRIEDBERGER u. JARRÉ: Zeitschr. f. Immunitätsforsch. u. exp. Therapie, Orig. Bd. 30, S. 351. 1920.
[5]) AUER: Journ. of exp. med. Bd. 32, S. 472. 1920.
[6]) TANNENBERG u. WIESBADER: Verhandl. d. dtsch. pathol. Ges., 21. Tagg. 1926, S. 144.

entzündlichen Reaktion wurde nach der Stärke der Eiterung, der Rötung des Blasengrundes und der ödematösen Schwellung der Haut beurteilt, welche in diesen Versuchen zum Teil nach 24 Stunden exstirpiert wurde.

Beim Vergleich unserer Versuchsergebnisse mit den Befunden von AUER fällt zunächst der sehr verschiedene Ausfall dieser Versuche in die Augen. Bei näherem Studium der Arbeit von AUER findet sich aber ein Hinweis, der vielleicht die Differenzen erklären kann.

AUER konnte nämlich feststellen, daß die Xylolhyperämie und das *anfängliche* Ödem bei den anaphylaktischen Tieren gar nicht besonders stark, sondern schwächer war als bei den Normaltieren. Nur der Endausgang war ein erheblich schwererer. Damit bekommen die AUERschen Versuche ein ganz anderes Gesicht, und der schwerere Endausgang der Xylolentzündung reiht sich den alten Erfahrungen von SAMUEL[1]) an, der bei seinen Entzündungsversuchen am entnervten Kaninchenohr ein viel langsameres Ingangkommen der Entzündung beobachtete, aber dafür auch einen um so schwereren Ausgang.

Aus den Versuchen von AUER und unseren eigenen scheint sich das Gemeinsame zu ergeben, daß sich im sog. protrahierten anaphylaktischen Schock die Arterienmuskulatur der Hautmuskeläste in einem Zustand einer gewissen Tonuserhöhung befindet, der im allgemeinen latent bleibt, aber durch besondere Umstände, welche im allgemeinen zu einer Gefäßerweiterung führen, zum Vorschein gebracht werden kann, wie in diesen Versuchen z. B., wo durch die erhöhte Kontraktionsbereitschaft der Arterien der Eintritt der entzündlichen Hyperämie hintan gehalten, und damit der Ablauf der Entzündung verändert wird. Auf diesen veränderten Ablauf der Entzündung gegen unspezifische schädigende Reize möchten wir den Hauptwert legen. Von der Art des schädigenden Mittels wird es unserer Meinung nach abhängen, ob der Endausgang der hervorgerufenen Kreislaufstörung ein leichterer ist als bei normergischen Tieren, wie in unseren Versuchen, oder ein schwererer, wie in den Versuchen von AUER.

Zeigen diese Versuche deutlich den Einfluß eines gesetzmäßig erzeugten allergischen Zustandes — auf die Berechtigung des Namens „protrahierter anaphylaktischer Schock" [RÖSSLE[2]), GERLACH[3]), DÖRR[4])] einzugehen, ist hier nicht der Ort — so sind weiterhin in der Literatur eine Reihe von Befunden niedergelegt, welche einen abnormen Verlauf von Kreislaufreaktionen dartun, ohne daß man den veränderten Immunitätszustand des Organismus dafür immer in Betracht gezogen hätte.

So sind z. B. von HARTWIG[5]) 1923 an der Leiche die geweblichen Veränderungen nach Campherölinjektion untersucht worden. In 25% der Fälle fand er bei seinen Untersuchungen keine gewebliche Veränderung, ebensowenig wie an den Injektionsstellen von Coffein, Morphium, Diphtherieserum und unspezifischen Eiweißkörpern. In den übrigen Fällen fand HARTWICH an den Injektionsstellen hämorrhagische Entzündungen, entzündliches Ödem und Gefäßwandschädigungen in Form von Wandnekrosen und ihren Folgezuständen. Einen Zusammenhang zwischen bestimmten Erkrankungen und der Schwere der histologischen Veränderungen konnte er nicht beobachten, ja das eine Mal fehlten bei der Pneumonie jede Veränderungen, das andere Mal besteht eine schwere hämorrhagische Entzündung. Auch bei den Fällen mit histologisch negativem Befund waren mehrere Campherölinjektionen gemacht worden. Es ist natürlich schwer, ohne genaue Zeitangabe der Injektion ante mortem die Veränderungen von auch nur 2 Fällen miteinander zu vergleichen. Es scheint aber doch, daß wir die Befunde von HARTWICH im Sinne von KAUFFMANN[6]) zu deuten haben, die Immunitätslage des Organismus ist die Ursache für die Reaktionslosigkeit wie für die verschieden starke Entzündung. In diesem Zusammenhang sei auch auf die Untersuchungen von LUITHLEN hingewiesen, welche wir S. 1574 erwähnt haben.

---

[1]) SAMUEL: LUBARSCH-OSTERTAG, Ergebn. d. Pathol., 2. Abs., S. 64. 1895.
[2]) RÖSSLE: Verhandl. d. dtsch. pathol. Ges., 21. Tagg. 1926, S. 180.
[3]) GERLACH: Verhandl. d. dtsch. pathol. Ges., 21. Tagg., 1926, S. 181.
[4]) DÖRR: Weichhards Ergebn. d. Hyg. Bd. 5. 1922.
[5]) HARTWIG: Virchows Arch. f. pathol. Anat. u. Physiol. Bd. 240, H. 1/2. 1922.
[6]) KAUFFMANN, FRIEDR.: Krankheitsforschung Bd. 2, S. 373 u. 448. 1926.

Den Einfluß der Immunitätslage auf die Reaktionsweise des Kreislaufapparates gegen unspezifische, an sich immer gleichbleibende Reize hat in jüngster Zeit FRIEDRICH KAUFFMANN systematisch am Menschen untersucht.

Er ging so vor, daß er im Verlauf einer Erkrankung, vor allem bei Pneumonien, in den fieberhaften Stadien vor der Krisis, nach der Krisis und Tage und Wochen während der Rekonvaleszenz, die Reaktion des gleichen Reizmittels eines Cantharidenpflasters am Unterschenkel nach immer derselben Zeit (22 Stunden) untersuchte. Die Art des Exsudates, die Differenzierung der Zellen des Blaseninhaltes wurden im einzelnen untersucht.

Als wichtigste Ergebnisse für unsere Fragestellung dürfen wir die folgenden ansehen: Während des Fieberstadiums bei der Pneumonie, vor der Krisis also, ergab sich in der Reaktion gegen das Cantharidenpflaster ein Darniederliegen der cellulären Vorgänge als gemeinsames Charakteristicum. Lympho-histiocytäre Elemente wurden im Zellbild der Cantharidenblase meist völlig vermißt, ebenso die Eosinophilen. Einzig neutrophile Leukocyten werden gefunden. ,,Ist der Zustand des Kranken ungünstig, so gehen auch die durch letztere Zellart repräsentierten emigrativen Vorgänge auf ein Minimum zurück." Es kommt zum *negativ-anergischen* Stadium, eine Stufe, welche der völligen Vernichtung des Organismus vorausgeht. Dabei kann die flüssige Exsudation unverändert, ja verstärkt sein.

Es kann zu reinen serofibrinösen oder rein fibrinösen Exsudaten kommen. Ebenso wie die Kreislauf- und Zellreaktionen in der Zeit vor der Krisis gehemmt sind, sind auch die Resorptionsprozesse verlangsamt. Die fibrinösen Exsudate bleiben oft tagelang in unverändertem Zustand bestehen. ,,Erst mit Eintritt der Krise tritt Lösung des Fibrins und dann oft anscheinend beschleunigte Resorption des gesamten Blaseninhaltes ein."

Nach der Krise steigert sich in einer ersten Phase die Intensität der *cellulären* Vorgänge von Tag zu Tag. ,,An Stelle sero-fibrinöser bzw. fibrinöser Exsudate erscheinen solche ‚eitriger' Beschaffenheit. Beide Reaktionssysteme, die neutrophilen Blutzellen und die makrophagen Elemente der Gefäßwand nehmen in der Regel in etwa gleichem Ausmaß an dieser Steigerung der cellulären Vorgänge teil. Daher macht sich die Verschiebung des Zellbildes nur selten geltend, bevor diese Phase zunehmender Entzündungsfähigkeit im Stadium höchster Intensivierung und Beschleunigung des örtlichen Reaktionsablaufes ihren zeitlichen Abschluß erreicht. In diesem Stadium geht dann die Reaktionsfähigkeit, beurteilt nach dem Zellreichtum der Exsudate als Kriterium der Reaktionsgröße, weit über den individuellen Grundwert hinaus; die Haut ist überempfindlich geworden. Der höchste Grad solcher hyperergischer Entzündung ist schließlich in jenen Fällen gegeben, in denen es — vorübergehend — zu oberflächlicher Nekrose, Geschwürsbildung und Heilung unter einem Schorfe kommt."

An dieses Stadium einer zunehmenden ,,hyperergischen" Reaktionsweise des Organismus in der Rekonvaleszenz schließt sich ein weiteres Stadium bei fortschreitender Rekonvaleszenz an, in dem die Reaktionsgröße auf den gleichen Reiz im ganzen abnimmt. ,,Die Exsudate werden zellärmer und können erneut sero-fibrinöse Beschaffenheit zeigen. Schließlich wird als Begleiterscheinung durchaus günstiger Gesamtlage (unter unseren Fällen frühestens am 17. Tage nach der Krise) ein für den Körper günstig zu bewertender Zustand ‚*positiver*' *Anergie* erreicht. Nach dieser Phase örtlicher Unempfindlichkeit kehrt der Organismus bzw. die Haut in den Zustand normaler Entzündungsfähigkeit zurück. Erst jetzt, nachdem die ganze Kette allergischer Zustände durchlaufen ist, kann man frühestens von biologischer Heilung sprechen."

In der Gesamtheit zeigen uns die in diesem Abschnitt besprochenen Untersuchungen mit voller Klarheit, daß es nicht allein von dem Reiz abhängt, wie der Organismus auf eine lokale Schädigung reagiert, sondern wir erkennen, daß die Reaktionsweise des Organismus gegen unspezifische lokale Reize, daß die

Intensität und Qualität der lokalen Kreislaufstörungen weitgehend von der Gesamtlage, von der augenblicklichen „Disposition" abhängt. Wir können auf denselben Reiz im Stadium eines Darniederliegens der Abwehrkräfte eine minimale „anergische" Reaktion erhalten und in einem anderen Stadium eine besonsonders hochgradige Eiterung als Ausdruck dafür, daß der Organismus sich in einem Stadium gesteigerter Reaktionsbereitschaft befindet, wie z. B. in der Rekonvaleszenz nach Infektionskrankheiten. Andererseits kann eine Anergie auch eintreten, wenn der Organismus das Stadium der höchstgradigen Reaktionsbereitschaft überwunden hat, ohne daß diese Anergie dann der Ausdruck eines Darniederliegens der Abwehrkräfte wäre.

3. Die Bedeutung einer lokalen Allergie.

Im Jahre 1892 veröffentlichte S. SAMUEL[1]) eine eigenartige Beobachtung, welche er am Kaninchenohr gemacht hatte. Wenn nach Crotonölentzündung am Kaninchenohr diese vollständig abgelaufen war, aber die neue Haut noch ganz dünn war, dann entstand bei erneuter Anwendung von Crotonöl, auch bei täglich wiederholter, keine so schwere Entzündung mehr wie zuerst. Während es bei der ersten Entzündung zur Einschmelzung und Abstoßung der Haut kommen konnte, trat jetzt nur eine bald vorübergehende Erweiterung der Arterie ein, auf die keine weiteren Entzündungserscheinungen folgten. Diese relative „Immunität", besser Unterempfindlichkeit, nach einer Crotonölentzündung bleibt 4—5 Wochen bestehen. Danach erlangt das Ohr wieder seine normale Reaktionsfähigkeit.

Auch gegen andere Reize zeigte das Ohr nach einer überstandenen Crotonölentzündung eine herabgesetzte Reaktionsfähigkeit. So traten auf eine Wärmewirkung von 54° nur kleine flache Blasen auf, und zwar in viel geringerer Stärke als am normalen Ohr. Diese „Immunität" ließ sich auch erzeugen, wenn durch eine Sympathicuslähmung eine Erweiterung der Ohrarterie herbeigeführt war. SAMUEL denkt zur Erklärung dieses Phänomens an eine gewisse Veränderung der Gefäßwand. Er erwähnt auch eine Beobachtung von VIRCHOW[2]) aus der hervorgeht, daß gerade im Gegenteil im Bereich dickwandig gewordener Kollateralgefäße während der Entwicklung eines Kollateralkreislaufes eine besondere Neigung zu einer starken Entzündungsreaktion besteht.

In der Folgezeit sind diese Beobachtungen durch Einzelbefunde nach beiden Richtungen hin ergänzt und bestätigt worden (FÜRST, WERNER, JADASSOHN u. a.). So spricht JADASSOHN[3]) von einer Art „lokaler Immunität", welche infolge einer extern bedingten Quecksilberdermatitis gegen von innen her auf die Haut wirkendes Quecksilber entstand.

JADASSOHN, ROTHE und LEHNDORF[4]) finden nach mehrmaligen wiederholten intracutanen Injektionen von Morphium eine Art Gewöhnung, so daß nur noch unbedeutende Hautreaktionen entstehen. In der gleichen Weise stellen JADASSOHN[5]) und P. S. MEYER[6]) eine Gewöhnung vitiliginöser Hautstellen an ultraviolettes Licht und andere Reize fest. EBBECKE[7]), LEWIS und GRANT[8]), DUKE[9]) finden eine Abschwächung der Hautreaktion nach wiederholten mechanischen Reizen, LEWIS und GRANT auch nach Histamininjektionen, was EBBECKE nicht beobachten konnte. Dagegen findet dieser eine Abschwächung der Reaktion nach wiederholten Peptoninjektionen. Nach MERKLEN[10]) und EBBECKE bleibt die

---

[1]) SAMUEL, S.: Virchows Arch. d. pathol. Anat. u. Physiol. Bd. 127, S. 467, 1892.
[2]) VIRCHOW, R.: Berlin. klin. Wochenschr. 1891, S. 594.
[3]) JADASSOHN: Verhandl. d. dtsch. dermatol. Ges. 1895.
[4]) LEHNDORF: Berlin. klin. Wochenschr. 1914.
[5]) JADASSOHN: Klin. Wochenschr. 1923, Nr. 36 u. 37/38.
[6]) MEYER, P. S.: Arch. f. Dermatol. u. Syphilis Bd. 147, H. 2.
[7]) EBBECKE: Pflügers Arch. f. d. ges. Physiol. Bd. 169, S. 1. 1917; Ergebn. d. Physiol. Bd. 22, S. 401. 1923; Klin. Wochenschr. 1923, Nr. 37/38.
[8]) LEWIS u. GRANT: Heart Bd. 11, Nr. 3. 1924.
[9]) DUKE: Journ. of the Americ. med. assoc. 1924, S. 83.
[10]) MERKLEN: Prat. dermat. Bd. 4, S. 738. 1904.

Entwicklung von Quaddeln aus, wenn dieselbe Hautstelle 3—4 mal mit Nesseln in Berührung gebracht wird. PERTHES[1]) spricht von einer immunisierenden Wirkung von ultravioletten Strahlen auf die Haut. TÖRÖK und HARI[2]) erzielen im Gegensatz dazu nach wiederholten intracutanen Injektionen einer urticariogen Substanz Überempfindlichkeit der Haut, besonders große Quaddeln. HECHT[3]) untersuchte gegenüber diesen sich widersprechenden Befunden schon mehr systematisch. Er fand bei künstlicher Quaddelerzeugung bei der ersten Wiederholung eine besonders rasche Reaktion, bei der vierten Injektion dagegen fast Erlöschen der Empfindlichkeit und nur noch eine unbedeutende Reaktion.

LEHNER und RAJKA[4]) sehen bei einem 18jährigen Manne während einer Salvarsankur einen Herpes zoster auftreten. Später schließt sich eine fast generalisierte ekzematiforme Dermatitis an, bei der das Gebiet des abgeheilten Zosters ausgespart bleibt. Hier läßt sich auch durch intra- oder percutane Salvarsanapplikation keine Reaktion erzeugen, dagegen sonst überall. Gegen Morphium oder Tonogeninjektionen erfolgt jedoch auch an dieser Stelle eine Reaktion.

L. TÖRÖK, E. LEHNER und F. URBAN[5]) haben dann in den letzten Jahren diese Frage in systematischen Untersuchungen am Menschen geprüft. Wenn kleinste Mengen von urticariogener Substanzen *wiederholt* in *dieselbe* Hautstelle eingespritzt wurden — entweder nach vollständiger Rückbildung der vorherigen Quaddel — also in Zeitabständen von 24 Stunden oder auch in kurzen Abständen von $1/4$—1 Stunde, so läßt sich zumeist nach jeder der ersten 2—3 Injektionen eine *Steigerung* des Quaddelödems und des umgebenden hyperämischen Hofes feststellen. Werden die Injektionen noch weiter geführt, so geht diese Steigerung plötzlich in eine Abnahme der Reaktion über. Die Quaddel erreicht geringere Größe als die der ersten Injektion. Gelegentlich erfolgt die Abnahme der Reaktion auch allmählich. Ganz die gleiche Reaktion konnte bei wiederholter mechanischer Einwirkung auf dieselbe Stelle erhalten werden, oder durch Temperaturwirkung oder Faradisation. Bemerkenswert ist, daß auch Anämiereaktionen, wie sie durch intracutane Adrenalininjektionen oder durch Kälte hervorgerufen werden, unter den gleichen Bedingungen bei den ersten Wiederholungen zu, dann abnehmen sollen. Ebenso soll nach einigen Adrenalininjektionen die Kontraktion der Pilomotoren verschwinden. Senfölapplikationen, welche nach dem Verschwinden der ersten Wirkung wieder angewandt wurden, riefen ebenfalls nach den ersten Wiederholungen eine Steigerung der Hyperämie hervor, nach den späteren eine wesentliche Abschwächung.

Die Steigerung, ebenso wie die Abschwächung der Exsudation und Hyperämie fand auch dann statt, wenn in oder auf dieselbe Hautstelle Einwirkungen verschiedener Natur erfolgten. Immerhin war der Grad der Steigerung und Abschwächung bei Anwendung immer derselben Substanz etwas stärker, aber dennoch handelt es sich um eine unspezifische Reaktion.

Eine durch wiederholte Einwirkung gleicher Intensität „unterempfindlich" gewordene Stelle antwortet auf eine Steigerung der *Reizdosis* oder längere Anwendung der alten Dosis mit einer stärkeren Reaktion als nach der letzten Einwirkung und als nach der ersten Einwirkung. Auch der Effekt dieser verstärkten Dosis erfährt bei einer Wiederholung eine Steigerung, aber nur ein bis zweimal, bei weiteren Wiederholungen tritt schnell eine Abschwächung ein. Durch eine dritte Steigerung des Reizes läßt sich aber wiederum eine Verstärkung der Reaktion erreichen, welche aber durch eine Wiederholung sich gewöhnlich nicht mehr steigern läßt. In einzelnen seltenen Fällen entwickelte sich an der ganzen Hautoberfläche eine Überempfindlichkeit, während an der wiederholt behandelten Stelle eine Unterempfindlichkeit eintrat, und zwar gegenüber ein und derselben Substanz.

---

[1]) PERTHES: Münch. med. Wochenschr. 1924, S. 38.
[2]) TÖRÖK u. HARI: Arch. f. Dermatol. u. Syphilis 1902.
[3]) HECHT: Wien. klin. Wochenschr. 1920, S. 47.
[4]) LEHNER u. RAJKA: Wien. med. Wochenschr. 1924, S. 2286.
[5]) TÖRÖK, LEHNER u. URBAN: Krankheitsforschung Bd. 1, H. 5. 1925.

Wenn wir diese eigenartigen Reaktionen im Zusammenhang betrachten und unserem Verständnis näherbringen wollen, dann scheint es uns zweckmäßig, uns an die in einem vorhergehenden Abschnitte (Bedeutung des Gefäßnervensystems für das Zustandekommen der lokalen Kreislaufstörungen) besprochenen Versuche zu erinnern, in denen es geglückt ist, durch Nervendurchschneidung, aber auch durch die Injektion der verschiedensten Substanzen den Ausbruch von Entzündungen wenigstens zeitweise zurückzuhalten.

Eine Beobachtung von SAMUEL[1]) aus dem Jahre 1892 verdient in diesem Zusammenhang gleichfalls erwähnt zu werden. „Crotonisiert" man das eine Ohr eines Kaninchens und steckt das andere Ohr in kühles Wasser von 15° und darunter, so tritt während der ganzen Dauer dieser Immersion des gesunden Ohres auf dem crotonisierten Ohr keine Entzündung ein." Diese Versuche wurden bis 12 Stunden hindurch durchgeführt. Den gleichen Erfolg erhielt SAMUEL, wenn er das Kaninchen mit seinen Extremitäten in einer Schüssel mit kaltem Wasser setzte. Diese Fernwirkung trat auch ein bei Durchschneidung des Nervus auricularis major und minor, also der sensiblen Nerven des eingetauchten Ohres. SAMUEL lehnt es deshalb ab, die Reaktion als eine Reflexwirkung anzusehen. Die Gefäßweite am crotonisierten Ohr spielt nicht die Hauptrolle für die Unterdrückung der Entzündung, denn auch, wenn hier durch Sympathicuslähmung eine Gefäßerweiterung herbeigeführt wurde, blieb die Entzündung aus, solange das andere Ohr sich im kalten Wasser befand. Nach dem Aufhören der Abkühlung tritt die Crotonölentzündung ein, sie wird nur während der Zeit der Abkühlung unterdrückt. SAMUEL denkt an eine Lähmung der Leukocyten beim Durchfließen durch die Gefäßabschnitte, welche sich in dem kühlen Wasser befinden.

Auch aus dieser letzten Beobachtung geht einwandfrei hervor, daß der Ausbruch der Entzündung nicht von dem Intaktsein des Gefäßnervensystems abhängt, ja nicht einmal maßgeblich von der bestehenden Gefäßweite beeinflußt wird, sondern wir werden wieder wie an der obengenannten Stelle unser Augenmerk auf das kolloidchemische Verhalten des Gewebes und des Blutes richten müssen.

TÖRÖK, LEHNER und URBAN haben versucht, das Ansteigen und spätere Abfallen der Hautreaktion mit der Zuckungsleistung des ermüdenden Muskels zu vergleichen, bei dem auch auf wiederholten Reiz zunächst ein Anstieg der Zuckung in sog. Treppenform nachweisbar ist. Aber die Autoren betonen selbst, daß dieser Vergleich nicht über gewisse Äußerlichkeiten hinausgeht und daß damit das Wesen der lokalen Über- und Unterempfindlichkeit nicht berührt wird.

Sie sind in ihren Untersuchungen aber auf folgende Weise weitergekommen. Sie fanden, daß Serum, auch Eigenserum, Quaddelbildung hervorruft, dagegen entstand keine Quaddel, wenn sie das vollständige Blut injizierten, nebenbei gleichgültig, ob Eigen-, Menschen- oder sogar Tierblut. Sie fanden auch bei wiederholter Injektion keine verstärkte Reaktion, ebensowenig wie nach Injektion einer Aufschwemmung gewaschener Blutkörperchen.

Sie konnten nun die interessante und wichtige Feststellung machen, daß vorausgehende Injektion von Blut, oder Blutkörperchen, oder Oxyhämoglobin — nicht aber die hämoglobinfreien Stromata von gewaschenen Blutkörperchen — das Quaddelödem deutlich verminderten, welches auf eine 10 Minuten bis 24 Stunden später erfolgende Injektion urticariogener Substanzen entstand. Ebenso wurde die Anämie nach Adrenalininjektion herabgesetzt.

Die Wirkung dieser Blut- oder Hämoglobininjektionen erstreckte sich auf zweimal 24 Stunden. Wenn bei wiederholten Injektionen von quaddelerzeugenden Substanzen jedesmal 10 Minuten vorher eine solche Injektion erfolgte, dann wurde nicht nur jede Steigerung der Reaktion vermieden, sondern es trat gleich bei dem zweiten Male eine Abnahme derselben ein. Sie konnten weiter feststellen, daß eine vorhergehende kongestive Hyperämie dieselbe Wirkung hervorbrachte wie die Blutinjektionen.

Auf Grund dieser experimentellen Ergebnisse kommen die genannten Autoren zu der Vorstellung, daß die spontane Herabsetzung der Quaddelgröße

---

[1]) SAMUEL: Virchows Arch. f. pathol. Anat. u. Physiol. Bd. 127, S. 457. 1892.

usw. bei den späteren Wiederholungsinjektionen der verschiedensten Urticaria, Gefäßverengerung usw. erzeugenden Substanzen ihre Ursache habe in dem vermehrten Blutzufluß und der Anreicherung von Oxyhämoglobin an der Injektionsstelle, welche während der ersten Injektionen stattgefunden habe. In demselben Sinne spricht die Beobachtung von Lewis[1]), daß venöse Stauung eine Quaddelbildung an der Haut bis zu einem gewissen Grade hemmt. Wir müssen, uns danach vorstellen, daß am Ort einer heilenden Hautquaddel kolloidchemische Änderungen eintreten, vielleicht durch das Hämoglobin oder das Eisen desselben bedingt, welche die betreffende Hautstelle unempfindlich, reaktionsuntüchtig, anergisch machen gegen die verschiedensten Einwirkungen, auf die sonst eine Kreislaufreaktion erfolgt. Diese lokale Anergie kann, wie wir gesehen haben, auch entstehen durch Veränderungen kolloidchemischer Art des Blutes, wie wir sie in den Samuelschen Kälteversuchen annehmen müssen. Diese Beobachtungen können dann weiter eine Brücke bilden zu der lokalen unspezifischen An- und Hyperergie, welche Friedrich Kauffmann beobachtet hat, einer lokalen An- und Hyperergie hervorgerufen durch die Immunitätslage des Gesamtorganismus. Und letzten Endes sehen wir die schönste und deutlichste Einwirkung der Immunitätslage des Organismus bei der spezifischen allergischen Reaktion, bei dem Arthusschen Phänomen. Wenn wir so eine Linie sehen, so denken wir doch nicht daran die Unterschiede dieser verschiedenen Reaktionsweisen verwischen zu wollen, ebensowenig wie uns etwa die „kolloidchemische Umstimmung" des Gewebes eine Erklärung der Vorgänge bereits ist. Wir stehen hier vor Fragen und Zusammenhängen, deren Lösung noch reichlich experimentelle Arbeit erfordern wird.

IV. Die Hyperämie.

Wir unterscheiden zwei Arten von Hyperämie. Hyperämie, durch vermehrten Zufluß, die *arterielle* Hyperämie, und Hyperämie durch erschwerten Abfluß des Blutes, *Stauungs- oder venöse* Hyperämie.

A. Die arterielle Hyperämie.
1. Arbeitshyperämie, Farbe, Aussehen.

Die *arterielle* Hyperämie, vielfach auch als „aktive", „Wallungshyperämie" oder als Kongestion und Fluxion bezeichnet, finden wir bereits pyhsiologischerweise als Arbeitshyperämie. Wie wir schon aus der Betrachtung der Körperoberfläche wissen, wechselt der Zustand der Blutfüllung der Haut fortwährend. Wir sehen, wie die sonst blasse Haut sich nach einer anstrengenden Tätigkeit, nach einem längeren Lauf z. B. rötet, wir kennen die flüchtige Schamröte des Gesichtes usw. Das gleiche läßt sich an den inneren Organen beobachten. Auch hier kann man bei Drüsen, wie dem Pankreas z. B., das nicht dauernd in gleicher Weise tätig ist, verschiedene Färbungen feststellen, wir sehen in der Ruhe ein blasses, im Zustand der Tätigkeit ein gerötetes Pankreas [Kühne und Lea[2]), Ricker[3]) und seine Schüler, Tannenberg[4])]. Das gleiche gilt von der ruhenden und tätigen Muskulatur [Krogh[5])]. Die Rötung der Organe wird durch die stärkere Blutfüllung bedingt, und zwar unterscheidet sich die arterielle Hyperämie auch bereits durch die Farbe von der venösen. Diese hat durch das kohlen-

---

[1]) Lewis, Th.: Heart. Bd. 11, S. 119. 1924.
[2]) Kühne u. Lea, zit. nach Ricker.
[3]) Ricker: Pathologie als Naturwissenschaft. Berlin 1924.
[4]) Tannenberg: Frankfurt. Zeitschr. f. Pathol. Bd. 31. 1925.
[5]) Krogh: Anatomie und Physiologie der Capillaren. Berlin 1924.

säurereiche Blut ein dunkelrotes Aussehen, so daß die Haut und die Schleimhäute bei einer venösen Hyperämie bläulich livide aussehen. Die arterielle Hyperämie läßt hellrotes, sauerstoffreiches Blut durch die hyperämischen Bezirke strömen, die Haut und die Schleimhäute erscheinen dementsprechend hellrot, scharlachrot bis rosa. Durch die Erweiterung der Arterien und schnellere Durchströmung der Capillaren tritt eine Temperaturerhöhung ein, welche die Temperatur der Haut der der inneren Organe annähern kann.

Die gleichmäßig diffuse Färbung der Haut wird durch die Füllung der Capillaren bedingt, welche so klein sind, und so eng beieinander liegen, daß wir sie bei weitem nicht mit bloßem unbewaffneten Auge erkennen können. Nach KROGH finden sich etwa 700—4000 Capillaren in einem Muskelstückchen von der Dicke einer Stecknadel.

Im Ruhezustand eines Organes ist nur ein kleiner Teil der Capillaren geöffnet, d. h. mit Blut gefüllt, von Blut durchströmt. Die offenen Capillaren sind dazu nicht maximal weit, sondern eng und zeigen alle Übergänge von vollständig verschlossenen zu ganz offenen, durch die das Blut ohne Schwierigkeiten strömen kann. Es findet ein fortwährender Wechsel in der Weite der Capillaren statt, durch den es ermöglicht wird, daß allen Teilen des Gewebes in der gleichen Weise die dem Tätigkeitszustand angemessene Sauerstoff- und Nahrungsmenge zugeführt wird. In der Arbeitsperiode werden alle vorher geschlossenen Capillaren eines Organes oder Organbezirkes geöffnet, und das ganze Capillarsystem wird erweitert.

In ähnlicher Weise verhalten sich die zuführenden Arterien und abführenden Venen. Ein völliger Verschluß von kleinen Arterienästen wird physiologischerweise in der Ruhe nicht beobachtet, aber doch eine erhebliche Verengerung, die ganz dem Verhalten des zugehörigen Capillarnetzes entspricht.

Am Kaninchenpankreas und Mesenterium kann man z. B. bei der mikroskopischen Beobachtung des lebenden Tieres sehr schön sehen, daß zwei Endarterien, in die sich eine kleine Arterie im spitzen Winkel teilt, zunächst ungleiche Weite haben. Beobachtet man längere Zeit, so erkennt man, daß diese verschiedene Weite nur *funktionell* bedingt ist, denn allmählich tritt eine Änderung der Weite ein, die beiden ungleichen Arterienästchen können nach einiger Zeit gleich weit sein und schließlich kann das vorher engere Ästchen das weitere werden.

Diese Verhältnisse zeigen sich nicht nur in den Beobachtungen am lebenden Tier (RICKER, KROGH, TANNENBERG), sondern oft auch in Befunden am gehärteten Muskelpräparat nach intravitaler Tuscheinjektion, wie sie W. SCHULZE[1]) nach vorheriger Aufhellung beschreibt.

„Es ist auffällig, daß benachbarte Arterienästchen, die an und für sich nach der Zahl der aus ihnen entspringenden Capillaren für gleichwertig gehalten werden müssen, verschiedenes Kaliber besitzen. Es kommt ferner vor, daß bei guter Auffüllung der Nachbarcapillaren einzelne Capillarschlingen oder Schlingenteile leer sind."

Es besteht keine volle Einheitlichkeit der Autoren darüber, ob bei der Entstehung der Hyperämie vorher geschlossene Capillaren eröffnet werden, oder ob das ganze von einem kleinen Arterienast versorgte Capillarnetz nur als Ganzes sich erweitern oder verengen kann. Der Mechanismus der Hyperämie, wie wir ihn geschildert haben, ist durch die Untersuchungen von KROGH[2]) und seinen Mitarbeitern an der Muskulatur vor allem des Frosches, aber auch kleiner Säugetiere, erkannt worden.

KROGH stellte direkte Beobachtungen der oberflächlichen Capillaren an der ruhenden und sich kontrahierenden Muskulatur mit Hilfe eines Binokularmikroskopes an. Außerdem zählte er im histologischen Präparat die offenen Capillaren an Querschnitten von Muskeln bei Tieren, welchen vorher Tusche in die Blutbahn injiziert worden war. Bei ruhenden Muskeln fanden sich dabei nur wenige offene Capillaren, während solche Muskeln, die vorher tetanisiert waren, fast schwarz erschienen. An der Froschzunge zeigte KROGH dann, daß

---

[1]) SCHULZE, W.: Zeitschr. f. Anat. u. Entwicklg. Bd. 76, S. 421. 1925.
[2]) KROGH: Anatomie und Physiologie der Capillaren, S. 31 ff. Berlin: Julius Springer 1924.

ein Teil der Capillaren in der Ruhe wirklich verschlossen ist. Diese eröffneten sich bei einem Strichreiz, der auf der Venenseite begann, ganz allmählich von der Venenseite her. RICKER lehnt diese Annahme des Verschlusses einzelner Capillaren beim Warmblüter ab, es könne sich nur die ganze Strombahn eröffnen oder verschließen, wenngleich seine Schüler LOEFFLER und NORDMANN[1]) an der Leber auch eine verschiedene Weite der Capillarstrombahn in der Peripherie und im Zentrum eines Läppchens neuerdings unter bestimmten Bedingungen beobachtet haben. Diese Annahme RICKERS ist aber nach den Untersuchungen TANNENBERGS, der am Kaninchenmesenterium sowie am Fettgewebe und Pankreas dieses Tieres ein ähnliches Verhalten beobachten konnte wie KROGH an der Muskulatur, und bei Anwendung stärkerer Vergrößerungen auch die Einzelheiten der Capillarverengerung beschrieb, nicht aufrechtzuhalten (Näheres siehe im Kapitel über die Blutcapillaren).

Es kommt also bei der Hyperämie zu einer Eröffnung von vorher verschlossenen Capillaren und gleichzeitig zu einer Erweiterung des ganzen durchflossenen Capillarnetzes.

2. Die pathologische Hyperämie.

Die Verhältnisse, wie wir sie eben beschrieben haben, gelten zunächst für die physiologische Hyperämie, wie sie als Arbeitshyperämie in Erscheinung tritt. In der gleichen Weise aber sind sie für jede Form einer *pathologischen* Hyperämie zutreffend, ob sie als Folge eines lokalen schädigenden Reizes eintritt oder durch Reizung zentraler Zentren oder Nerven bedingt ist. Die pathologische Hyperämie unterscheidet sich von der physiologischen in keiner Weise *prinzipiell*, sondern nur *graduell*. Während diese sehr bald nach Beendigung der Arbeitsperiode wieder abklingt, sie nur einige, kurze Zeit überdauert, wie KROGH am Muskel gezeigt hat, und dann wieder in eine relative, physiologische Anämie übergeht, verhält sich jene anders. Die pathologische Hyperämie hält länger an, ihre Intensität hängt ebenso wie ihre Dauer von der Schwere der Schädigung ab, die das Gewebe getroffen hat. Davon wird auch ihr Ausgang bestimmt. Ist die Ursache nur eine sehr leichte Schädigung des Gewebes, dann kann die Hyperämie ohne weitere Zwischenstufen nach längerem oder kürzerem Bestand wieder zum normalen Durchströmungsgrad absinken. Ist aber der schädigende Reiz ein stärkerer gewesen, dann wird nicht nur die Hyperämie eine maximale sein, also an Intensität zunehmen, sondern es werden sich noch andere Erscheinungen einstellen, wie stärkerer Austritt von flüssigen und geformten Bestandteilen des Blutes in das Gewebe. Der schnelle Blutfluß, der im Beginn herrscht, kann allmählich in einen immer langsameren übergehen, es kann sich Stillstand des Blutes, Stase und Thrombose an die anfängliche Hyperämie anschließen mit allen Folgen für das Gewebe, welche diese Zustände bedingen.

Man hat versucht, die pathologische arterielle Hyperämie in Untergruppen einzuteilen, besonders nach dem Verhalten der Gefäßnerven hat man von „irritativer" oder „neuroparalytischer" Hyperämie gesprochen. Demgegenüber möchten wir hervorheben, daß die verschiedenen Arten der arteriellen Hyperämie keine Unterschiede prinzipieller, sondern nur quantitativer Art erkennen lassen, daß der Übergang der verschiedenen Arten von arterieller Hyperämie von der einfachen physiologischen Arbeitshyperämie an bis zum Stillstand des Blutes, ja bis zur Stase, ein fließender ist.

Nach MARCHAND[2]) kommt den *nervösen* Einwirkungen für die Entstehung der arteriellen Hyperämie ein großer Einfluß zu. Er teilt demgemäß die arterielle Hyperämie in die Untergruppen *irritative* oder neuroerethische oder dilatatorische Hyperämie, und *neuroparalytische* Hyperämie. Ihm schließen sich viele andere Autoren, so auch GROLL[3]), in neuerer Zeit an. Die *irritative* Hyperämie deckt sich mit RICKERS „Fluxion", die neuroparalytische entspricht

---

[1]) LOEFFLER und NORDMANN: Virchows Arch. f. pathol. Anat. u. Physiol. Bd. 257, S. 119. 1925.
[2]) MARCHAND: KREHL-MARCHAND, Handb. d. allg. Pathol. Bd. II, S. 247 ff.
[3]) GROLL: Beitr. z. pathol. Anat. u. z. allg. Pathol. Bd. 70. S. 20. 1922.

etwa dem prästatischen Zustand RICKERS. Das wesentlichste Unterscheidungsmoment ist die bei der *irritativen* Hyperämie erhalten gebliebene Erregbarkeit der Constrictoren. Diese wurde durch Adrenalin in RICKERS Versuchen, durch faradische Reizung von GROLL nachgewiesen.

Diese Unterscheidung in *irritative* und *neuroparalytische* Hyperämie scheint uns nur einen sehr theoretischen Wert zu haben. Im ausgesprochenen Falle wird es leicht sein, die Unterscheidung nach den angegebenen Merkmalen zu treffen, aber in den meisten Fällen wird die Entscheidung sehr schwer sein. KLEMENSIEWICZ[1]) hat sicher recht, wenn er in allen Fällen irgend *beträchtlicher* Entzündung eine paralytische Hyperämie findet, aber es ist sehr schwer zu sagen, wann im einzelnen Falle bei der Entzündung die Hyperämie aus der *irritativen* zu einer *paralytischen* wird und umgekehrt, wann die paralytische Hyperämie nur noch eine irritative ist, weil die Constrictorenerregbarkeit wiedergekehrt ist. Wie fließend die Übergänge sind, mögen zwei Beispiele erläutern.

GROLL fand bei der Aufträufelung von Ammoniak auf die Froschschwimmhaut am Tage der Schädigung eine *irritative* Hyperämie, erhaltene Constrictorenerregbarkeit, am nächsten Tage, ohne daß eine weitere Alteration stattgefunden hätte — eine *neuroparalytische* Hyperämie. TANNENBERG fand am Kaninchenohr folgendes Phänomen: Nach einem kräftigen Druck mit einer gebogenen Nadel auf die Arterie des Kaninchenohres entwickelt sich an der gedrückten Stelle der Arterie sofort, nach einem Bruchteil einer Sekunde, ein typischer tiefer Einschnürungsring. Setzte man einen solchen Reiz aber während einer stärkeren Hyperämie, die durch Erwärmen des Ohres durch eine elektrische Glühlampe erzeugt wurde, dann zeigte die maximal erweiterte Arterie zunächst keine Spur einer Kontraktion. Man müßte danach die Hyperämie für eine *neuroparalytische* halten. Unterbricht man aber die Erwärmung $1/2$ bis 2 Minuten, nachdem der Druck ausgeführt worden ist, dann entsteht jetzt noch, ganz *spontan*, an der vorher gedrückten Stelle ein Einschnürungsring. Es hat sich in diesem Fall also doch nicht um eine neuroparalytische, sondern nur um eine irritative Hyperämie gehandelt. Die maximale Dilatatorenreizung hat zunächst die Constrictorenreizung unterdrücken, aber nicht aufheben können, und diese kam noch nach dem Abklingen der Dilatatorenwirkung zur Geltung.

BIER[2]) hat den Ausdruck „*Reizverzug*" eingeführt, zur Bezeichnung der auffälligen Erscheinung, daß die auf den Reiz zu erwartende Reaktion nicht sofort, sondern erst nach mehr oder weniger langer Latenzzeit eintritt, die Bruchteile von Sekunden bis Jahre betragen kann.

So erleidet der Reiz der sichtbaren Sonnenstrahlen den geringsten Reizverzug, die chemischen Sonnenstrahlen haben bereits einen solchen von mehreren Stunden. Arbeiter aus Phosphorfabriken erkrankten mit einer Nekrose der Kieferknochen erst Jahre nachdem sie die Arbeit eingestellt hatten. Besonders deutlich tritt der Reizverzug in Erscheinung bei der Befruchtung. Hier kann bei Pflanzensamen ein „Keimverzug" von der Dauer einer Reihe von Jahren beobachtet werden; auch bei Tieren kommen ähnliche Dinge vor, so ein *Keimverzug* bei der Embryonalentwicklung des Rehes von 4 Monaten Dauer.

Mit dem Namen Reizverzug ist also nicht ein „*Verzug*" des *Reizes* gemeint, sondern der *Reizwirkung*. Der neue Ausdruck sagt für viele Fälle dasselbe, das bisher mit *Latenzzeit* bezeichnet wurde, für einige wie auch aus den wenigen von uns angeführten Beispielen hervorgeht, bedeutet er etwas anderes. Für das erste von uns angeführte Beispiel wäre Reizverzug mit Latenzzeit synonym, in den folgenden bezeichnet er die *auffällig lange Dauer* bis der Reiz zur *deutlich erkennbaren* Wirkung kommt. Denn bei all diesen Beispielen hat sich herausgestellt, daß die Wirkung des Reizes bald nach der Einwirkung beginnt, nach der gewöhnlichen Latenzzeit, daß sie aber außerordentlich *langsam* verläuft und so erst sehr spät oder überhaupt nur unter besonderen Bedingungen in Erscheinung tritt.

BIER hat eine Antwort auf die Frage, wodurch der „Reizverzug" bedingt ist, nicht gegeben, sie ist wohl auch Fall für Fall zu untersuchen. In unserem vorher geschilderten

---

[1]) KLEMENSIEWICZ: Die Entzündung. Jena 1908.
[2]) BIER: Münch. med. Wochenschr. 1923, S. 1006.

Versuch — die Unterdrückung einer lokalen Arterienkontraktion durch Einschalten eines Dilatatorenreizes für 1—2 Minuten und sein nachträgliches spontanes Inerscheinungtreten — haben wir ein Beispiel für einen „Reizverzug", dessen Ursache wir kennen.

Wir ersehen aus den oben angeführten Beobachtungen, wie *fließend* die Übergänge von der *irritativen* zu der *neuroparalytischen* Hyperämie sind, wie nach kurzer Zeit aus der irritativen, scheinbar von selbst, in Wirklichkeit infolge der fortgeschrittenen Gewebsveränderung eine neuroparalytische Hyperämie wird, und wie andererseits eine scheinbar neuroparalytische Hyperämie in Wirklichkeit doch nur eine irritative ist oder spontan in kürzester Zeit in eine solche sich verwandeln kann.

Da es, wie wir in einem anderen Abschnitt näher gesehen haben, von *untergeordneter* Bedeutung für die Entstehung der Hyperämie ist, ob das Gefäßnervensystem vorhanden oder ausgeschaltet ist, so möchten wir lieber eine (einfache) Hyperämie mit *Beschleunigung* der Strömung unterscheiden von einer Hyperämie mit *Verlangsamung* der Strömung. Solange die Strömung schnell bleibt, ist der Rückgang der Hyperämie ohne weiteres zum physiologischen Strömungscharakter möglich, wenn eine Verlangsamung der Strömung eingetreten ist, so ist das ein Zeichen dafür, daß größere Exsudationen im Bereich des hyperämischen Bezirkes stattgefunden haben, und die Rückkehr zum Ausgangsstadium kann sich nicht mehr so leicht vollziehen wie im ersteren Falle. Es muß erst durch fermentative Kräfte das Hindernis beseitigt werden, welches den Flüssigkeitsstrom im Gewebe aufhält. Dagegen spielt es keine große Rolle, wie sich das Gefäßnervensystem verhält, wie wir gesehen haben.

Wir haben die Berechtigung der von uns vorgeschlagenen Einteilung der arteriellen Hyperämie in eine mit beschleunigter und verlangsamter Strömung näher zu beleuchten. Auch bei der Hyperämie mit Beschleunigung der Strömung bleibt die Wirkung nicht nur auf das Gefäßsystem beschränkt. Es werden nicht nur die Capillaren sämtlich eröffnet und erweitert und das Venenblut noch sauerstoffreich gefunden, sondern es tritt auch eine stärkere Durchfeuchtung des Gewebes ein. Rogowitz[1]) hat gezeigt, daß bei einer auch nur mäßigen Hyperämie, die einige Zeit andauert, eine Beschleunigung des Lymphstromes des betreffenden Körperteils nachweisbar ist. Diese Angabe ist von Klemensiewicz[2]) bestätigt worden.

Er spritzte Kaninchen, denen an einer Seite die beiden Nervi auriculares und der Halssympathicus durchschnitten waren, eine Lösung von indigschwefelsaurem Natron bis zur Blaufärbung der sichtbaren Schleimhäute ein. Die Färbung trat an dem vasoparalytischen Ohr rascher und intensiver auf als an dem gesunden, und es entfärbte sich auch wieder rascher als das letztere. Auch nach Krogh und Harrop nimmt die Durchlässigkeit der Capillaren entsprechend ihrer Erweiterung zu (Näheres im Kapitel Capillaren, auch die Einschränkung durch Tannenberg siehe dort).

Aus diesen Versuchen ergibt sich, daß das Gewebe bei einer Hyperämie mit schneller Blutströmung einen schnelleren Flüssigkeitswechsel hat als vorher. Hier im Gewebe aber kann ein neuer Faktor von prinzipieller Bedeutung wirksam werden, welcher das ganze Bild der Hyperämie ändert, die schnelle Strömung in eine langsame verwandelt und schließlich zum Stillstand bringen kann. Der Flüssigkeitswechsel kann im Gewebe eine Störung erfahren, der in das Gewebe eingetretene „Ernährungsstrom" kann hier festgehalten werden. Klemensiewicz zeigte ausführlich an dem sinnreichen Körnerschen Kreislaufmodell, wie aus rein physikalischen Gründen die Abflußhinderung der Lymphe im Gewebe zu einer Verlangsamung des Ausflusses aus der Vene führen muß. Im Gewebe entstehen nach der Einwirkung von schädigenden Reizen Stoffwechselprodukte,

---

[1]) Rogowitz: Pflügers Arch. f. d. ges. Physiol. Bd. 36, S. 252.
[2]) Klemensiewicz: Die Entzündung. S. 38. Jena 1908.

welche durch ihre chemisch-physikalische Wirkung den Flüssigkeitsstrom hier zum Stocken bringen, das Gewebe reichert Wasser an. Dadurch entsteht einmal eine physikalisch-hämodynamisch bedingte Erschwerung des Blutstromes in den Gefäßen, zum anderen aber, besonders durch den fehlenden Rückstrom, eine Eindickung des Blutes in den Capillaren, welche durch die dadurch hervorgerufene Viscositätssteigerung ohne weiteres eine Verlangsamung nach sich zieht. Daß die Viscosität des Blutes auch durch die einwirkenden Stoffwechselprodukte selbst noch ungünstig beeinflußt wird, haben wir im Kapitel vorher besprochen und wir verweisen außerdem auf das folgende Kapitel über die Stase. Hier sei nur auf einige Farbstoffversuche hingewiesen, welche uns anzeigen, daß in der Tat der primäre Grund der Stromverlangsamung bei einer Hyperämie im Gewebe liegt, daß hier eine Stockung des Gewebsstromes stattfindet.

HOFF und LEUBER[1]) sahen nach Injektion von Kongorot nur das Gebiet an der Haut gefärbt, in dem sie eine Urticariaquaddel erzeugt hatten; nur hier war der Farbstoff ausgetreten und, darauf kommt es an, festgehalten worden.

KUSNETZOWSKY[2]) fand nach Injektion von Trypanblau eine Anhäufung des injizierten Farbstoffes an den gereizten Stellen der Haut des Peritoneums oder der Darmschlingen, wenn der Farbstoff gleichzeitig oder kurz nach Anwendung der Reize injiziert wurde. Chemische Mittel wirkten in demselben Sinne wie Wärmeapplikation.

Für das Gewebe und für die Beseitigung der hier entstandenen Schädigungen ist es äußerst gleichgültig, ob die Hyperämie durch Nervenreizung oder direkt entstanden ist. Von Bedeutung ist allein die *Menge* des Blutes, welche an den geschädigten Herd in der Zeiteinheit herangebracht wird. Davon hängt es ab, ob der Blutstrom fähig ist, den erhöhten Anforderungen des Gewebes an Sauerstoff zu genügen, ob er die entstehenden pathologischen Stoffwechselprodukte hinreichend verdünnen kann, und ob er die notwendigen Fermente zur Wiederherstellung des normalen Gewebszustandes herbeizuführen in der Lage ist. Wenn die Menge des herangebrachten Blutes nicht ausreicht, dann wird das Hindernis für den Flüssigkeitsstrom im Gewebe und als Folge davon auch in den Gefäßen immer größer, und es kommt notwendig zu einer Verlangsamung des Blutstromes bei weiten Gefäßen, ein Ausdruck für die Insuffizienz des lokalen Kreislaufes. Als Folge davon treten andere Vorgänge in der Umgebung des erkrankten Gewebsbezirkes ein. Nach dem Versagen der humoralen Kräfte, welche auf das leichteste in Bewegung zu setzen sind, müssen die cellulären Kräfte des Körpers zur Abwehr der entstandenen Schädigung herangezogen werden. Daß dieser Vorgang im einzelnen auch nur rein kausal zu verstehen ist, werden wir im Abschnitt über die Leukocytenauswanderung erfahren. Hier möchten wir zunächst die Untersuchungen besprechen, welche uns die Änderung der Blutmenge zeigen, die im Stadium der Hyperämie an den hyperämischen Bezirk herangebracht wird. Solche Untersuchungen liegen für die entzündliche Hyperämie von KLEMENSIEWICZ vor.

Durch direkte Messungen fand KLEMENSIEWICZ[3]) während der Zeit des hyperämischen Kreislaufes bei der Entzündung, sowohl im Entzündungsgebiet selbst wie in den zuführenden Arterien und abführenden Venen, eine Erhöhung des Blutdruckes, in der Arterie z. B. um 16 mm Hg, in der Vene um 30 mm Sodalösung.

Bei der experimentellen Entzündung an der Pfote von Hunden und Kaninchen war nach KLEMENSIEWICZ die Schenkelarterie des kranken Beines weit oberhalb des Entzündungsherdes meist enger als die des gesunden, um 0,2 mm z. B., während die Vene stets weiter war und eine deutliche Druckerhöhung erkennen ließ. Es mußte also die vermehrte Blutzufuhr durch eine schnellere Strömung bedingt sein. Das ergibt sich auch daraus, daß der Blutdruck in der engen Arterie nicht geringer war als in der weiteren. Aber mit KLEMEN-

---

[1]) HOFF u. LEUBER: Zeitschr. f. d. ges. exp. Med. Bd. 51, S. 1. 1926.
[2]) KUSNETZOWSKY: Zeitschr. f. d. ges. exp. Med. Bd. 44, S. 646. 1925.
[3]) KLEMENSIEWICZ: Die Entzündung. Jena 1908.

siewicz und Marchand[1]) müssen wir betonen, daß diese Verhältnisse sich in den verschiedenen Stadien der Entzündung verändern, Hand in Hand mit den Vorgängen im Entzündungsherd. Im akut entzündeten Stadium fließt durch den erkrankten Teil eine größere bis doppelte Blutmenge, welche am Venenausfluß gemessen wurde [Lawrence[2]), Cohnheim[3]), Klemensiewicz].

Um wieviel die Blutdurchströmung eines Gewebes beim Eintritt einer Hyperämie vermehrt werden kann, geht am besten aus den Untersuchungen über die Zählung der offenen Capillaren in ruhenden und arbeitenden Geweben und Organen hervor, welche wir ausführlich im Kapitel über die Blutcapillaren besprochen haben, auf das wir hier verweisen möchten.

Eine Folge starker Wasserbindung des Gewebes kann zunächst, wie wir gesehen haben, die Blutverlangsamung im hyperämischen Bezirk sein, weiterhin aber, wenn der erkrankte Bezirk nur groß genug ist, kann diese Wasserbindung zu einer Eindickung des Gesamtblutes, zu einer starken Verminderung der strömenden Blutmenge führen.

Besonders wichtig sind die starken Eindickungen des Blutes, starke Verminderung der absoluten Blutmenge bei Kindern, wie sie bei der Cholera infantum und ähnlichen Zuständen von Meyer, Salge, Bessau und Lust gefunden worden sind.

Es kann bei diesen Zuständen zu einer erheblichen Stagnation der Blutzellen in den Capillaren des großen Kreislaufs kommen, so daß vergleichende Zählungen 25% mehr Erythrocyten in den Capillaren ergaben als im Venenblut (Czerny, Straub, Bingel, Adolph, Wilbrandt u. a.). Dann haben besonders im Kriege englische und amerikanische Autoren die Bedeutung der Bluteindickung und der dadurch begünstigten Stase in peripheren Kreislaufgebieten erkannt [Cannon, Fraser, Hooper[4]), Bayliss, Erlanger und Gasser]. Es fanden sich im peripheren Capillarblut bei Fällen von Wundschock Blutkörperchenwerte, die um 50% höher waren als im Venenblut. Die genannten Autoren haben auf Grund dieser Befunde die Eindickung des Blutes in der Peripherie in den Vordergrund geschoben als Ursache für die Entstehung des Schockes, gegenüber der älteren Anschauung, welche den Wundschock durch eine Lähmung des Splanchnicusgebietes zu erklären suchte.

3. Ätiologie und Pathogenese.

Bei der Besprechung der Ätiologie der Hyperämie können wir nach den vorausgegangenen Kapiteln uns kurz fassen.

Die Hyperämie kann zentral bedingt sein, von der Hirnrinde aus durch psychische Einflüsse. Die Schamröte und das Auftreten von roten Flecken an Hals und Brust, besonders bei vasomotorisch leicht erregbaren Frauen sind die geläufigsten Beispiele dafür. Sie kann reflektorisch durch Reizung peripherer sensibler Nerven entstehen. Als Beispiel hierfür sei der Lovénreflex genannt. Nach der Durchschneidung eines sensiblen Nerven tritt bei elektrischer Reizung des *zentralen* Stumpfes in dem Ausbreitungsgebiet des Nerven eine Gefäßerweiterung ein. Als weiteres Beispiel sei auf das sog. Reflexerythem nach Hautreizung hingewiesen, wie wir es durch Müller, L. H., Ebbekce, Kauffmann und Kalk u. a. nach Hautreizen beim Dermographismus kennen gelernt haben. Als dritte Hauptgruppe hätten wir die Entstehung der Hyperämie auf Grund von chemischen, physikalischen, thermischen, kurz auf Grund von lokal zur Wirkung kommenden schädigenden Reizen der verschiedensten Art zu besprechen. Wir haben dabei diese Reize nach zwei Gesichtspunkten zu trennen.

Es gibt lokale Einwirkungen, welche an und für sich bereits gefäßerweiternd wirken, sei es durch eine direkte Einwirkung auf die Capillarwand oder auf die sensiblen Nerven.

---

[1]) Marchand, im Handb. d. allg. Pathol. (Krehl-Marchand) Bd. II, 1. Abt., S. 258. Leipzig 1912.

[2]) Lawrence, nach Marchand.

[3]) Cohnheim: Vorlesung über allgemeine Pathologie. 2. Aufl., S. 264. 1882.

[4]) Cannon, Fraser and Hooper: Journ. of the Americ. med. assoc. Bd. 70, S. 526. 1918.

Dieser Gruppe gegenüber stehen alle anderen lokal zur Wirkung kommenden Reizmittel, welche eine Hyperämie herbeiführen, die wir am besten als „reaktive" charakterisieren. Alle diese Mittel vermögen eine Gewebsschädigung herbeizuführen und veranlassen auf diesem Umwege eine Hyperämie, selbst wenn die einzelnen Reize bei direkter Wirkung auf das Gefäß eine hochgradige Gefäßverengerung herbeiführen können.

Auf die Besprechung des Wirkungsmechanismus der verschiedenen Reizmittel näher einzugehen ist hier nicht der Ort, wir verweisen zum Teil auf früheres, im Kapitel Capillaren Gesagtes, zum anderen auf die ausführliche Besprechung von MARCHAND im Handb. d. Allgem. Pathol. Bd. 2, Abt. 1, S. 252 ff., s. ferner auch KROGH: Anatomie und Physiologie der Capillaren.

In neuerer Zeit hat vor allem HEUBNER[1]) versucht, den Angriffsort und damit den Wirkungsmechanismus der einzelnen Reiz- und Schädigungsmittel näher zu bestimmen. Er versuchte die wirksame Grenzkonzentration der einzelnen Mittel für die Reizung der Hornhautnerven, für die Quaddelbildung an der Haut als Ausdruck der Capillarschädigung und für die Blasenbildung als Ausdruck einer abtötenden Zellwirkung zu bestimmen. Veratrin und die Pfefferstoffe sind danach fast reine Nervengifte, Dionin und Coffein fast reine Gefäßgifte, Cantharidin, Digitoxin und wahrscheinlich alle Saponinstoffe fallen in die Gruppe der reinen Zellgifte. Histamin ist ein Capillar- und Nervengift, Arsenik Capillar- und Zellgift, Senföl wirkt auf alle drei untersuchten Elemente zugleich.

Kurz sei hier die Bedeutung der sog. **kollateralen** Hyperämie erwähnt.

Man nahm früher an, es müsse eine kollaterale Hyperämie, eine Hyperämie der benachbarten Teile entstehen, wenn ein Ast einer Arterie plötzlich verschlossen würde. In der Folgezeit hat man erkannt, daß die Verhältnisse dabei nicht einfach mechanisch, hämodynamisch geregelt werden, sondern daß das Blut in anderer Weise, durch das Wirksamwerden anderer Kräfte, umgeleitet wird. Bei der Besprechung des Kollateralkreislaufes sind wir näher auf diese Frage eingegangen. Ebenso hat man den vermehrten Blutzustrom zu der erhaltenen Niere nach einseitiger Nierenexstirpation unter dem Begriff der kollateralen Hyperämie einbezogen. Auch hier hängt aber der vermehrte Zustrom nicht einfach von mechanischen Bedingungen ab, sondern es dürfte die Ursache in der chemischen Änderung des Blutes zu suchen sein, welche nach der einseitigen Nierenexstirpation eine Höchstarbeit der erhaltenen Niere bedingt und damit auch den vermehrten Blutzufluß zu dieser. Wie die Regulation dieses Affluxus erfolgt, sei hier dahingestellt, es bleibt für unsere Auffassung gleichgültig, ob die Mehrarbeit der erhaltenen Niere durch Nervenimpuls bedingt wird, weil das an Abbauprodukten reichere Blut zentrale Erregungen veranlaßt, oder ob das Blut direkt durch seinen erhöhten Gehalt an ausscheidungsfähigen Substanzen auf die Niere wirkt.

B. Die venöse Hyperämie.

1. Kennzeichen.

Schon rein äußerlich kann man in einem oberflächlich gelegenen Gebiet eine venöse Hyperämie von einer arteriellen Hyperämie unterscheiden. Bei der arteriellen Hyperämie sehen wir eine hellrote Färbung der Haut (Beispiel: Schamröte), bei der venösen Hyperämie dagegen zeigt die Haut z. B. eine livide bläuliche Färbung, wie sie am ausgesprochensten bei angeborenen Herzfehlern zu sehen ist. Solche Personen zeigen eine direkt blaue Färbung der Schleimhäute der Lippen und der Fingernägel z. B. statt des gewöhnlichen roten bis rosa Tones.

In derselben Weise kommt die blaue Färbung bei Lungenkranken, besonders bei ausgedehnten Pneumonien, zur Beobachtung. Leichenorgane, in denen im Leben eine venöse Stauung geherrscht hat, zeigen eine typische dunkel- bis schwarzrote Färbung, welche am deutlichsten wohl auf dem frischen Durchschnitt einer Stauungsmilz zu erkennen ist. Bei längerem Stehen an der Luft verändert sich diese Färbung durch Oxydation des Hämoglobins, und die Schnittfläche bekommt ein hellrotes Aussehen.

Beim Zustandekommen der venösen Hyperämie an einem Glied kann zunächst, solange der arterielle Zufluß noch vorhanden ist, eine *Temperatur*erhöhung

---

[1]) HEUBNER: Verhandl. d. dtsch. pathol. Ges. 1923; Arch. f. exp. Pathol. u. Pharmakol. Bd. 107. 1925.

vorhanden sein, ebenso wie bei der arteriellen Hyperämie, aber allmählich tritt mit der Zunahme der Stauung und der Einschränkung des arteriellen Zuflusses eine mehr oder weniger starke Abkühlung des Gliedes ein. Ein weiteres Merkmal der venösen Hyperämie ist die *Volumenzunahme*, die durch die immer stärker werdende Füllung der Venen und Capillaren bedingt ist, sowie durch eine immer stärker werdende Transsudation, die zu einem richtigen Stauungsödem werden kann.

2. Entstehungsursachen.

Venöse Hyperämie kann entstehen 1. durch *Abflußbehinderung* des Blutes auf der Venenseite oder 2. durch *Behinderung* des *Zuflusses* von der Arterienseite her.

Als Ursache können die allerverschiedensten Momente in Betracht kommen, Verlegung der großen Venenstämme durch Druck von außen, durch Geschwülste, Aneurysmen, enges Strumpfband u. dgl. Ferner können Lumenverengerungen der Venen in demselben Sinne wirken; an die Thrombose und die Verengerung des Lumens bei deren Organisation ist in erster Linie dabei zu denken.

In demselben Sinne wirkt die Lähmung eines Beines begünstigend für das Zustandekommen einer venösen Stauung, weil die Muskelarbeit wegfällt, der für die Fortbewegung des Blutes in der Vene eine große Bedeutung zukommt. Ebenso wirkt eine durch einen Klappenfehler bedingte oder relative Insuffizienz der Tricuspidalklappe des Herzens. Es kommt dabei statt zu einer Ansaugung des Blutes der großen Hohlvenen in der Diastole zu einer Stauung desselben in sie hinein, zu einer Abflußbehinderung.

Wichtig ist die Frage, ob auch im lebenden Organismus *spontan* entstehende oder durch abnormen Ablauf irgendwelcher Lebensvorgänge veranlaßte Kontraktionen von Venen vorkommen, welche eine länger anhaltende Stauung bewirken können.

MARCHAND[1]) hält das keineswegs für ausgeschlossen, er hält es bei Betrachtung der kräftigen Muskulatur der Hautvenen und ihrer oft bis zum Verschluß führenden Kontraktionen für besonders wahrscheinlich, daß im Sinne von M. WEISS[2]) solche Kontraktionen vorkommen. Spontane Venenkontraktionen, Schnürringe an kleinen Venen haben an der Froschzunge auch FRÖHLICH und ZACK[3]) in neuerer Zeit beobachtet, doch stimmen wir diesen Autoren in der Deutung ihrer Befunde nicht zu. (Näheres siehe Venen.) Ebenso hält RÖSSLE[4]) es für möglich, daß durch Venenkontraktionen Stase erzeugt werden kann. Wir selbst stehen diesen Annahmen ziemlich skeptisch gegenüber. Bei der Kontraktion größerer Venen, abgesehen von den Hauptstämmen, ist der Abfluß durch die zahlreich vorhandenen Anastomosen in der Regel gewährleistet, und bei kleineren Venen haben wir im Tierexperiment niemals solche starken Verengerungen gesehen. Wir finden auch bei RICKER[5]), der über eine außerordentlich große Erfahrung der Kreislaufphänomene am lebenden Tier verfügt, keine dahingehende Beobachtung. RICKER lehnt strikt eine Staseentstehung durch Venenkontraktion ab.

Denselben Erfolg wie die Abflußbehinderung der Hauptvenenstämme hat der *verminderte Zufluß* des Blutes von der Arterienseite her, wie er zustande kommt aus allgemeinen Ursachen, z. B. bei Herzfehlern oder allgemeiner Insuffizienz des Herzens.

An die Klappenfehler, an den dekompensierten Hypertonus, haben wir in erster Linie zu denken, dann aber auch an die Krankheitsbilder, welche mit Erhöhung des Widerstandes im Lungenkreislauf einhergehen, wie das Emphysem, die Kyphose, Lungenschrumpfungen nach chronischen Bronchektasien und bei chronischer Tuberkulose, sowie unter der Wirkung

---

[1]) MARCHAND, in KREHL-MARCHAND, Handb. d. allg. Pathol. Bd. 2, S. 269. Leipzig 1912.
[2]) WEISS, M.: Zeitschr. f. Heilk. Bd. 3, S. 233. 1882.
[3]) FRÖHLICH u. ZACK: Zeitschr. f. d. ges. exp. Med. Bd. 42, S. 41. 1924.
[4]) RÖSSLE: Verhandl. d. dtsch. pathol. Ges. 1923.
[5]) RICKER: Zitiert auf S. 1610.

eines Pneumothorax. In demselben Sinne wirkt auf den Kreislauf erschwerend eine Drucksteigerung im Thorax bei chronischen Behinderungen der Exspiration, wie beim Asthma, oder der Husten bei der chronischen Bronchitis.

Dazu kommt, daß bei vielen dieser allgemeinen Kreislaufinsuffizienzen eine beträchtliche Vermehrung der Gesamtblutmenge des Körpers vorhanden ist [v. RECKLINGHAUSEN[1]), BOLLINGER, PLESCH, SEYDERHELM und LAMPE, GRIESBACH], so daß eine starke Füllung des Gefäßapparates besteht, aber mit schlecht ventiliertem, sauerstoffarmen Blut.

Die Ausschaltung eines Arterienastes durch einen Embolus oder durch endarteriitische Prozesse, wie sie im Verlauf der Lues z. B. auftreten, oder die Verengerung durch Intimaverdickung bei der Arteriosklerose wirkt in demselben Sinne. Die Folgen der Ausschaltung einer Arterie hängen davon ab, eine wieweitgehende arterielle Anastomosenverbindung vorhanden ist, welche die Lumenverlegung teilweise oder ganz ausgleichen kann.

Auch durch einen *funktionellen* Verschluß eines Arterienastes kann es zu einer Stauungshyperämie kommen, wie sich bei der Beobachtung eines einfachen Adrenalinversuches an der Froschschwimmhaut ergibt.

Das aufgeträufelte Adrenalin bewirkt eine Verengerung und einen Verschluß der Schwimmhautarterien. Dabei kommt es fast zum Stillstand des Venenblutes bzw. zu einer sehr starken Verlangsamung der Strömung. Bei dem völligen Verschluß der Arterien und der bestehenden Abflußmöglichkeit der Venen kann von einem erhöhten Druck in diesen keine Rede sein. Trotzdem sieht man, wie nach einiger Zeit, etwa nach 10—15 Minuten, allmählich das Blut rückwärts von den Venen her in die Capillaren eintritt und diese allmählich unter maximaler Erweiterung vollständig mit stillstehenden roten Blutkörperchen ausfüllt. Die Capillaren werden unter der Einwirkung des Adrenalins hier nicht verengt, sondern behalten die Weite bei, die sie vor dem Beginn des Versuches hatten. Erst allmählich, nach längerer Abdrosselung des Arterienblutes, werden sie bei der einsetzenden Gewebsasphyxie erweitert, so daß aus den Venen Blut selbst unter einem ganz verringerten Druck in sie eindringen kann, während sonst das unter einem viel stärkeren Druck stehende Blut von der Arterie her nicht stark genug ist, sämtliche Capillaren zu eröffnen oder die offenen maximal zu dehnen.

3. Folgen der venösen Hyperämie.

a) Verhalten der Arterien.

Während bei einer Abflußbehinderung, wie sie z. B. künstlich durch Unterbindung der Venen herbeigeführt werden kann, die Venen und Capillaren sich nach einiger Zeit prall, maximal mit Blut füllen, verhalten sich die Arterien ganz anders. Schon v. BRACKEL[2]), ein Schüler RICH. THOMAS, konnte das experimentell am Frosche zeigen. Nach Venenunterbindung tritt eine *Verengerung* der entsprechenden Arterie ein. Dasselbe konnte RICKER[3]) am Kaninchenohr beobachten, und auch wir können diese Beobachtung an demselben Objekt nach Unterbindung der abführenden Venen bestätigen. Es entwickelt sich dann innerhalb von wenigen Stunden ein Ödem des ganzen Ohres mit multiplen Petechien in der Haut. Dabei sind die Arterien nicht, wie man erwarten sollte, voll gefüllt, sondern im Gegensatz zu den prall gefüllten Venen stark kontrahiert, kaum zu erkennen.

b) Verhalten der Venen und Capillaren.

Die erste Folge einer Stauung ist die Erweiterung der Venen, welche dem Blutdrucke nur einen geringen Widerstand entgegensetzen. Anders bereits die Capillaren. Sie erweitern sich nicht sofort unter der Wirkung des venösen Druckanstieges, sondern erst allmählich. Es muß eben außer der mechanischen Druckwirkung noch etwas hinzukommen, die Wirkung der sich im schlecht ernährten

---

[1]) Näheres siehe bei GRIESBACH in diesem Handbuche.
[2]) v. BRACKEL: Experimentelle Untersuchungen über venöse Stauung. Inaug.-Dissert. Dorpat 1893.
[3]) RICKER: Pathologie als Naturwissenschaft. S. 56. Berlin 1924.

und unter Sauerstoffarmut gesetzten Gewebe entwickelnden Stoffwechselprodukte. Es sei zur Illustration auf die Beschreibung des vorher erwähnten Adrenalinversuches an der Froschschwimmhaut verwiesen. Gleichzeitig mit der so bewirkten Erweiterung kommt es zu einer Durchlässigkeitssteigerung der Capillaren und kleinen Venen, welche eine Vorbedingung des *Ödems* und der *Diapedese* der roten Blutkörperchen sowie der Stase wird. Auf die nähere Beschreibung dieser Vorgänge gehen wir hier nicht ein. Wir haben sie in besonderen Abschnitten besprochen. Angeschlossen sei hier die Besprechung der Verhältnisse bei der Verlegung der großen Venenstämme.

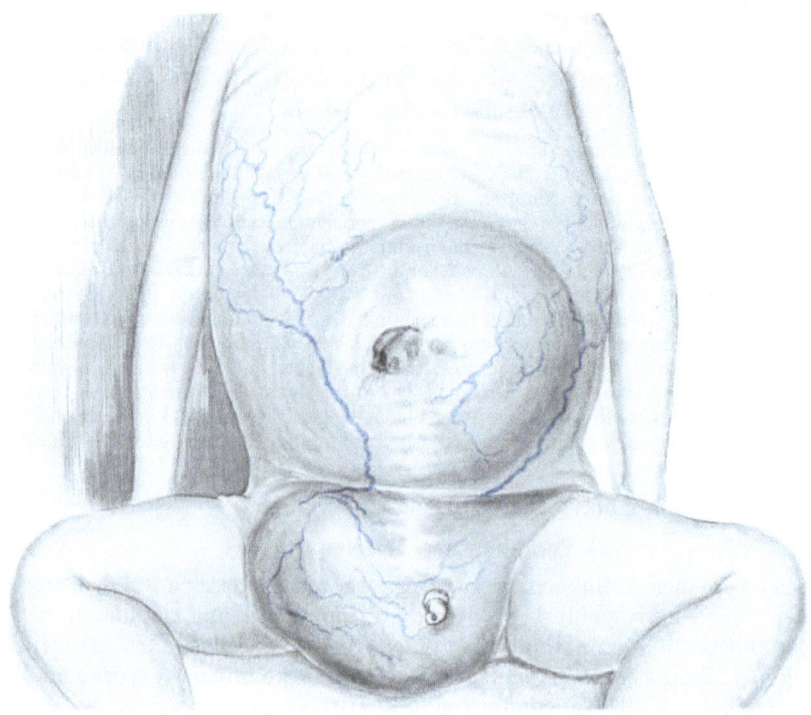

Abb. 358. $2^{1}/_{2}$ Jahre altes Kind. Undifferenziertes Blastom der Prostata. Kollateralkreislauf zwischen Cava sup. u. inf. Letztere durch den Tumor völlig komprimiert, Anus praeternat. (S. 694/1922 des Frankfurter Pathologischen Institutes.)

Der venöse Kollateralkreislauf.

Ein venöser Kollateralkreislauf braucht sich in den meisten Fällen nicht zu entwickeln, da seine Funktion schon durch die zahlreichen normalen und großen Venenanastomosen gewährleistet ist. Die kleineren Venen haben im allgemeinen so gute Verbindungen miteinander, daß, wie man bei der Beobachtung am lebenden Objekt leicht feststellen kann, der Blutstrom oft spontan in den Venen umkehrt und einen anderen Weg nimmt durch kollaterale Bahnen, in denen die Druckverhältnisse für den Abfluß im Augenblick aus irgenwelchen Gründen günstiger liegen.

Auch die Klappen bilden kein absolutes Hindernis für die Stromumkehr. So konnte z. B. MARCHAND in den größeren Venen der Froschzunge direkt beobachten, daß hier der Blutstrom bei einer Stauung teilweise noch zwischen den gespannten Klappen hindurchgeht, während sich in den Klappentaschen Wirbel bilden. Es macht deshalb für die Blutabfuhr auch gar nichts aus, wenn beispielsweise an den Extremitäten die oberflächlichen Venen verlegt oder unterbunden werden. Dem Blute stehen durch die tiefen Venen noch reichlich Abflußbahnen zur Verfügung.

Anders aber liegen die Verhältnisse, wenn die Venenhauptstämme, wie die Cava inferior, die V. iliacae oder die Pfortader oder viele ihrer Äste verlegt werden. Dann muß es zu beträchtlichen Blutstauungen im peripheren Venengebiet

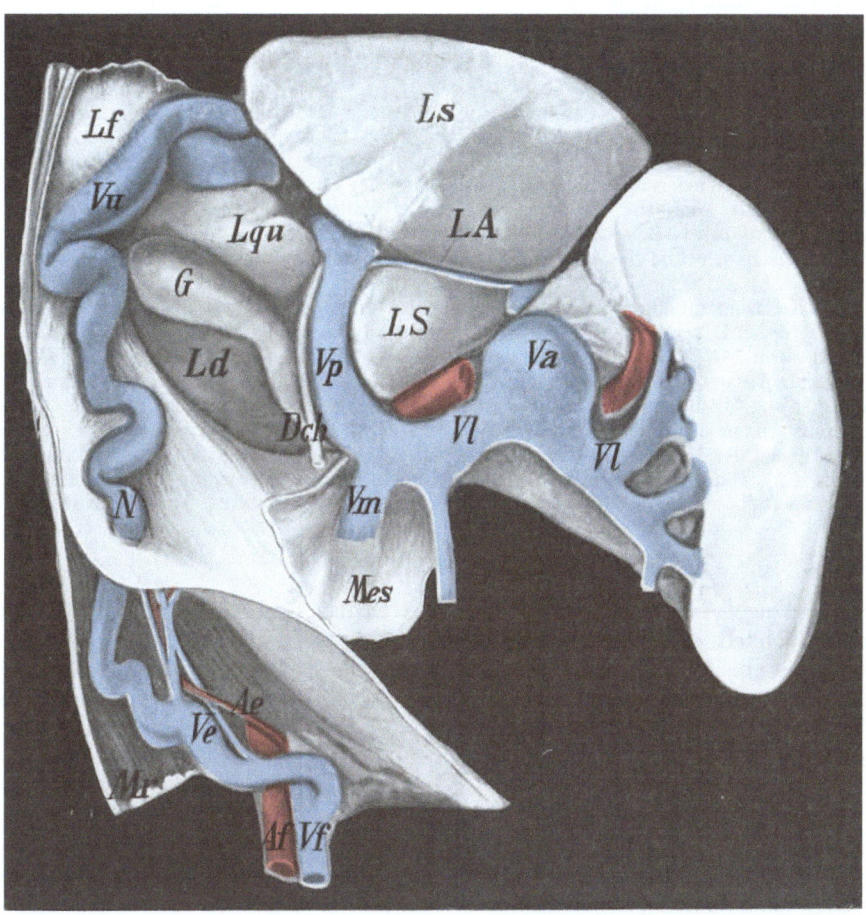

Abb. 359. Ausbildung eines Kollateralkreislaufes zwischen Pfortader und Vena cava inferior durch Persistenz der stark erweiterten Vena umbilicalis. (Nach REINHARDT.)

kommen. Tritt der Verschluß eines Hauptstammes plötzlich ein, durch eine Thrombose beispielsweise, die sich schnell entwickelt und den ganzen Stamm verschließt, dann ist die Folge meist der Tod. Bei langsamem Eintritt der Verlegung, wie sie ebenfalls durch Thrombose oder durch das Wachstum von komprimierenden Tumoren möglich ist, bildet sich dagegen ein venöser Kollateralkreislauf aus. Die Ursache dafür ist allein die Drucksteigerung in der Vene peripher von dem Hindernis. Das Blut benützt deshalb alle Venen, mit denen irgendwelche Verbindungen bestehen in gleicher Weise. Wir verweisen auf die beigegebenen Abbildungen. Es kann dabei zu einer starken Füllung, zur Vergrößerung und zum

Wachstum bereits vorhandener kleiner Venenbahnen kommen. So können insbesondere starke Vergrößerung der Venen der Bauchwand eintreten bei Verschluß der Cava inferior oder der V. iliacae.

Besonders die Vv. epigastric. führen dann über die Vv. mammar. intern. und intercostales das Blut der unteren Hohlvene in die Vena azygos (hemiazygos) und Cava sup. über [THOMAS[1]), GILBERT et VILLARET[2]), GLOBIG[3])]. Bei Verlegung der oberen Hohlvene kann das Blut über die erweiterten Hautvenen am Hals und Thorax und über die Vv. Mammar und Epigastricae abgeleitet werden [KAUFMANN[4])].

Ebenso kann es bei der Verlegung der kleinen Pfortaderäste oder bei Thrombose des Stammes bei der Lebercirrhose zur Erweiterung der kollateralen Venen kommen. Von wesentlicher Bedeutung für die Blutabfuhr sind aber dabei die *hepatofugalen* Kollateralen.

Der am meisten benutzte Weg ist der von der V. port., V. coron. ventr. sinist., Vv. oesophag. sup., Vv. intercostal., V. azygos oder hemazygos, V. cava superior. Außerdem kann es zu einer Wiedereröffnung und Erweiterung der im Ligamentum teres verlaufenden Vena umbilicalis kommen. So kann in seltenen Fällen auch ein *Caput Medusae* entstehen. Damit wird die starke Erweiterung und Schlängelung oberflächlicher Venen der vorderen Bauchwand bezeichnet, welche in radiärer Anordnung nach dem Nabel zu streben.

Die Kollateralenbildung kann noch verstärkt werden durch Verwachsungen des Netzes mit der vorderen Bauchwand, die man auch künstlich durch die TALMAsche Operation herbeizuführen strebt. Neben dem hepatofugalen Kollateralkreislauf bei Einengung der Pfortaderäste kann nach L. PICK[5]) auch ein „hepatopetaler" Kollateralkreislauf entstehen, der von Bedeutung für die Aufrechterhaltung der Leberfunktion werden kann. Aus dem Omentum minus senken sich dabei „akzessorische Pfortadern" direkt in die Leber ein. Sie stehen mit den Venen der Magenwand und des Duodenums in Anastomosenverbindung. Literatur über die Entstehung des Kollateralkreislaufes nach Pfortaderverlegung bei JOSSELIN DE JONG, KASPAR, besonders bei ENDERLEN, HOTZ und MAGNUS-ALSLEBEN, THOMAS, WALKER[6]).

c) Verhalten des Gewebes.

Die Folgen einer venösen Hyperämie für das Gewebe hängen neben der Empfindlichkeit des Gewebes vor allem von dem Grade und der Dauer der Hyperämie ab. Eine Hyperämie von kürzerer Dauer, bei der die Blutbewegung nicht vollständig aufgehoben wird, wird von den meisten Organen ohne weiteres ertragen und ist nach BIERS Vorangang weitgehend therapeutisch verwertet worden. Es kommt dabei höchstens zu einem Ödem geringen Grades ohne schädliche Folgen. Dagegen sind die Folgen ganz andere, wenn mehr oder weniger plötzlich eine zuführende Arterie verschlossen wird, der Kreislauf nicht durch kollaterale Bahnen aufrecht erhalten werden kann, und von den größeren Venen her von rückwärts Blut in den anämisierten Bezirk einströmt. Es kann sich so das Bild des hämorrhagischen Infarktes entwickeln. Bestehen venöse Stauungszustände chronischer Art, wie z. B. bei Herzfehlern, bei denen aber die Zirkulation nicht vollständig aufgehoben ist, dann entwickeln sich im Gewebe als Folge atrophische und hypertrophische Prozesse.

---

[1]) THOMAS: Beitrag zur Differentialdiagnose zwischen Verschluß der Pfortader und der unteren Hohlvene. Bibl. medic. D. 1, H. 2. 1895.
[2]) GILBERT et VILLARET: Rev. de méd. 1907, Nr. 4.
[3]) GLOBIG: Über rekanalisierte Thrombose der unteren Hohlvene usw. Inaug.-Dissert. Jena 1914.
[4]) KAUFMANN: Lehrbuch der speziellen pathol. Anatomie. Berlin u. Leipzig 1922.
[5]) PICK, L.: Virchows Arch. f. pathol. Anat. u. Physiol. Bd. 197. 1909.
[6]) JOSSELIN DE JONG: Mitt. a. d. Grenzgeb. d. Med. u. Chir. Bd. 24, S. 4—5. 1914. — KASPAR: Dtsch. Zeitschr. f. Chir. Bd. 156. 1920. — ENDERLEN, HOTZ u. MAGNUS-ALSLEBEN: Zeitschr. f. d. ges. exp. Med. Bd. 3, S. 19. — SAXER: Zentralbl. f. Pathol. 1902, Nr. 15. — WALKER: Dtsch. Zeitschr. f. Chir. Bd. 168. 1922.

α) *Der hämorrhagische Infarkt.*

Der hämorrhagische Infarkt ist ein Störungsbild, das in der Mitte steht zwischen der Wiederherstellung des Kreislaufes nach einem Arterienverschluß durch Entwicklung eines arteriellen Kollateralkreislaufes und dem Bild der anämischen Nekrose, des anämischen Infarktes.

Ein hämorrhagischer Infarkt entsteht dann, wenn von den kollateralen Arterien oder von den Venen von rückwärts her noch Blut in den Herd, dessen Arterie verschlossen ist, eindringen kann, und eine Zirkulation zustande kommt, aber die Durchblutung nicht ausreicht, um den Anforderungen des Gewebes zu genügen. Es kommt zur Entwicklung von pathologischen Stoffwechselprodukten, die Capillaren werden unter deren Einwirkung durchlässig, zunächst für die feindispersen, dann für die hochmolekularen Eiweißkörper und schließlich für die roten Blutkörperchen. Während so die Zirkulation zunächst noch stark verlangsamt weiter geht, kommt es zu einer immer stärkeren Durchblutung des langsam absterbenden Gewebes. Hand in Hand damit entsteht in den Capillaren allmählich Stase. Bei der Entwicklung eines hämorrhagischen Infarktes verläuft der ganze Absterbevorgang langsam. Die Stase entwickelt sich nur allmählich, denn nur so kann es zu einer vollständigen Durchtränkung des Gewebes mit Blut kommen. Geht das Gewebe so schnell zugrunde, daß das eindringende Blut sofort in den Capillaren in Stase gerät, dann kann sich nur ein anämischer Infarkt entwickeln, die Durchblutung des Gewebes bleibt aus. Näheres s. im Abschnitt Anämie unter Kollateralkreislauf und anämischer Infarkt. Im Verlauf der Infarcierung kommt es zum Untergang des betroffenen Gewebsabschnittes und des ausgetretenen Blutes. Näheres s. im Abschnitt über Blutung.

Anschließend seien die besonderen Entstehungsbedingungen hämorrhagischer Infarkte in den verschiedenen Organen erörtert.

Vor allem plötzliche Verschlüsse von Endarterien im COHNHEIMschen Sinne führen zu Infarcierungen. Unter Endarterien sind solche Arterienäste zu verstehen, die in ihrem Ausbreitungsbezirk sich nur in Capillaren aufsplittern und mit Nachbararterien in keiner oder doch *funktionell* ungenügender Anastomosenverbindung stehen. Praktisch am häufigsten kommen Arterienverschlüsse durch Embolie in der *Lunge* vor. Diese Embolien entstammen gewöhnlich Thrombosen der Beinvenen oder des rechten Herzens.

Die Lungenarterien sind als Endarterien zu betrachten, doch pflegt sich gerade bei ihnen durch die Ausbreitung in ein weites Capillarnetz, das eng mit dem der benachbarten Äste verbunden ist, ein Ausgleich herzustellen. Von Bedeutung ist weiter, daß in der Lunge noch ein zweites Arteriensystem, vorhanden ist, die Bronchialarterien. Durch diese günstige arterielle Versorgung der Capillargebiete der Lunge kommt es bei einem Verschluß eines Arterienastes bei *normalen* allgemeinen Kreislaufverhältnissen nicht zu stärkeren Störungen, sondern die Zirkulation kann von den benachbarten Arterien her unter genügend hohem Druck aufrechterhalten werden.

Ganz anders liegen aber die Verhältnisse, wenn ein solcher Arterienverschluß mit einer allgemeinen Kreislaufschwäche zusammentrifft. Dann ist der Druck des Blutes, das aus dem Capillargebiet eines benachbarten Arterienastes in das des verschlossenen eintritt, nicht mehr genügend, um die Strömungswiderstände in einem so verlängerten Capillargebiet zu überwinden. Es entwickelt sich ein hämorrhagischer Infarkt. Dabei erfolgt die Diapedeseblutung in die Alveolarwände und ebenso in die Alveolen hinein, die prall ausgefüllt werden.

Typisch ist, daß die hämorrhagischen Infarkte in der Lunge meist in frischem Zustande angetroffen werden. Das zeigt uns, daß der allgemeine Kreislauf bereits stark beeinträchtigt sein muß, bevor es in diesem Organ mit seinen breiten capillären Verbindungen und seiner doppelten arteriellen Versorgung zu einem Infarkt kommt.

In der gleichen Weise kommt es bei einem Verschluß von Mesenterialarterien zu einer hämorrhagischen Infarcierung von *Darmabschnitten*. Obwohl die Anastomosen der großen Arterien hier sehr zahlreich sind, reichen sie nicht aus, um das Blut unter dem notwendigen Druck durch das Capillargebiet zu treiben, wenn der eigentliche Versorgungsast verlegt ist.

Dieses eigenartige Versagen der kollateralen Verbindungen der Darmgefäße betont BIER besonders gegenüber dem Verhalten der Blutgefäße der Haut, welche, z. B. wenn das Gewebe unter Sauerstoffmangel gestanden hat, in ausgesprochenem Maße die Fähigkeit hätten arterielles Blut „anzulocken", während die inneren Organe kein „Blutgefühl" hätten.

Wir[1]) haben an anderer Stelle verschiedentlich gezeigt und auch in der vorliegenden Abhandlung besprochen, wie wir das „Blutgefühl" der Capillaren und des Gewebes (BIER) zu deuten haben. Wenn wir mit einem einfachen Ausdruck die Fähigkeit zu einer starken reaktiven Hyperämie kennzeichnen wollen, dann wäre nichts gegen den Ausdruck einzuwenden. Aber die vielfach schlagwortartige Anwendung dieses Begriffes hat wohl mehr dazu beigetragen, sich mit einem schönen Wort als Erklärung für unbekannte Vorgänge zu begnügen, als daß es zur näheren Erforschung dieser angeregt hätte.

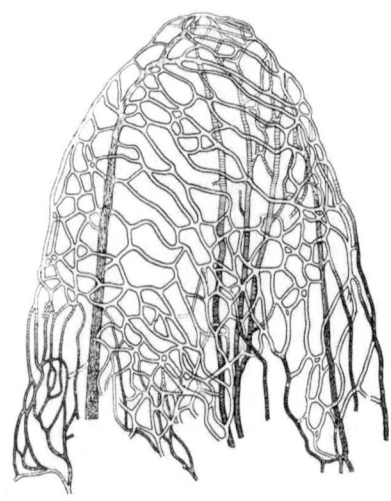

Abb. 360. Zotte aus dem Kaninchendünndarm mit dem Capillarnetz einer Seite. 68fache Vergrößerung. (Nach KROGH-EBBECKE: Capillaren.)

Aber auch der Darm reagiert auf lokale Reize in der gleichen Weise mit einer lokalen Hyperämie und anschließenden entzündlichen Veränderungen, wie z. B. die Haut. Das andersartige Verhalten bei dem Verschluß einer Arterie wird am besten klar, wenn wir die *funktionelle Beanspruchung* des Gefäßapparates hier und dort vergleichen und ebenso das morphologische Substrat dazu, welches wir in der Anordnung und Zahl der auf gleichem Raum vorhandenen Capillaren finden.

An der Haut sehen wir mit dem Capillarmikroskop in einem mikroskopischen Gesichtsfelde ganz wenige Capillarschlingen. Außerdem wissen wir, daß diese Capillarschlingen weiter keine Verzweigungen eingehen, sondern nach einem kurzen gestreckten Verlauf haarnadelartig umbiegen und in eine kleine Vene einmünden.

Wenn wir dagegen das Bild eines Capillarbaumes in einer Darmzotte betrachten, so finden wir, daß sich die kleine Endarterie in ein vielmaschiges enges Capillarnetz aufsplittert, bei dem aus den einzelnen Capillaren viele sekundäre Capillaren entspringen, wie es besonders die nebenstehende Abbildung illustriert.

Wir sehen leicht, daß es eines hohen arteriellen Blutdruckes bedarf, um das Blut in diesem vielverzweigten Capillarnetz in Fluß zu halten. Wir können uns daher vorstellen, daß besonders in der Arbeitsperiode des Darmes, wenn das Capillarnetz überall eine Erweiterung erfährt, die kollateralen Anastomosen nicht mehr ausreichen, um auch ein erweitertes anschließendes Capillargebiet, dessen eigne Arterie verschlossen ist, noch hinreichend zu versorgen, besonders wenn wir in Betracht ziehen, daß das Blut in den kollateralen Venen unter einem ziemlich hohen Druck steht und in das Capillargebiet eindringt, dessen direkter arterieller Ast ausgeschaltet ist.

---

[1]) TANNENBERG: Frankfurt. Zeitschr. f. Pathol. Bd. 31 u. 36. — FISCHER, B.: Klin. Wochenschr. 1925. S. 1758.

Außerdem ist daran zu denken, daß tiefe peristaltische Kontraktionswellen, welche über den Darm ziehen, eine Erschwerung des lokalen Kreislaufes herbeiführen können. Es kann dadurch leicht zu Arteriendrosselungen kommen, welche am normal versorgten Darm wohl belanglos bleiben, aber wenn die eigentliche Versorgungsarterie verschlossen ist, hinreichen können, um die durch die genannten anderen Faktoren erschwerte Zirkulation vollständig zum Stillstand zu bringen.

So wird es dann, wenn die stärkere Beanspruchung während der Arbeitsperiode kommt, hier leicht zu Insuffizienzerscheinungen kommen. Die tätigen Epithelien werden nicht mehr hinreichend mit Sauerstoff versorgt, es entstehen kreislaufschädigende Abbauprodukte, welche zur Exsudation führen und damit die Einleitung zur hämorrhagischen Infarcierung geben.

Im Prinzip ist dagegen, wenn die lokalen Bedingungen einigermaßen günstig sind, auch eine Kollateralkreislaufentwicklung am Darm möglich (KATZENSTEIN), wir verweisen auch auf die beigegebene Abbildung S. 1693, aber die Bedingungen dafür liegen hier viel ungünstiger als z. B. in den Extremitäten, weil einfach der Blutbedarf hier am Darm um so viel höher ist, und es daher leichter bei mangelhafter Versorgung zu Insuffizienzerscheinungen kommen muß.

In der *Leber* führt der Verschluß von Pfortaderästen oder auch der allmähliche Verschluß einer ganzen Pfortader nicht zu hämorrhagischen Infarcierungen, solange die Leberarterie erhalten bleibt, welche die Ernährung des Gewebes aufrecht erhalten kann. Aber ist der Verschluß eines Pfortaderastes mit dem Verschluß eines Astes der Leberarterie kombiniert (zwischen den Ästen der Leberarterie bestehen gute Anastomosenverbindungen), oder kommen andere prädisponierende Momente, wie Sklerose der Leberarterie, allgemeine Kreislaufinsuffizienz und venöse Stauung, hinzu, so kann sich auch in der Leber ein roter sog. ZAHNscher Infarkt entwickeln. (Dagegen führt der Verschluß des Stammes der Leberarterie zur anämischen Nekrose.) Wir finden dann einen umschriebenen dunkelroten, annähernd dreieckigen keilförmigen Herd, dessen Basis der Leberoberfläche zugekehrt ist. Die Herde zeigen mikroskopisch die größte Ähnlichkeit mit dem Bild einer hochgradigen Stauungsleber. Die Zeichnung des Leberläppchens kann dabei zunächst erhalten sein, aber im Zentrum des Acinus sehen wir die starke Erweiterung der kleinen Zentralvene und von dort nach der Peripherie des Läppchens, immer schmäler werdend, die prall mit Blut gefüllten Capillaren. Die Leberbälkchen gehen dabei im umgekehrten Verhältnis, also im Zentrum am stärksten, zugrunde. Der erhöhte Druck des Blutes und der sich einstellende Sauerstoffmangel sind die wesentlichsten Ursachen.

Im Gehirn kommt es bei Verschluß einer Arterie gleichfalls zu einer venösen Stauungshyperämie, durch die sogar die Äste der verschlossenen Arterie zuweilen stärker als die der anderen Seite gefüllt sind, und ebenso können dabei hämorrhagische Infarcierungen zustande kommen. Man sieht besonders in der Rinde makroskopisch viele kleine Blutpunkte nebeneinanderstehen, welche dem betroffenen Bezirk ein rot gesprenkeltes Aussehen verleihen.

Die Literatur über hämorrhagische Infarcierung ist von MARCHAND im 2. Band seines Handb. d. allgem. Pathol. zusammengestellt (S. 277ff.), so daß wir darauf verweisen möchten. Weiterhin finden sich Zusammenstellungen von NEUTRA[1]), DECKART[2]), WILMS[3]) und POMMER[4]). Ebenso sei auf die Darstellung in KAUFMANNs Lehrb. d. spez. Pathol. verwiesen.

β) Atrophische und hypertrophische Gewebsveränderungen.

Zu beschäftigen haben uns hier kurz die im Gefolge von chronischen venösen Hyperämien auftretenden, langsam einsetzenden Atrophien von Gewebsbestandteilen, und andererseits gelegentlich zur Beobachtung kommende hypertrophische Wachstumsvorgänge. Als Beispiel für die erste Gruppe sei auf die Atrophie der Leberbälkchen bei der Stauungsleber hingewiesen. Die Atrophie betrifft die am höchsten differenzierten Gewebsbestandteile, die Leberzellen, sie ist am stärk-

---

[1]) NEUTRA: Über die Erkrankungen der mesenterialen Gefäße. Sammelref. Zentralbl. f. d. Grenzgeb. d. Med. u. Chir. Bd. 5, S. 705. 1902.
[2]) DECKART: Mitt. a. d. Grenzgeb. d. M. d. u. Chir. Bd. 5, S. 511. 1900.
[3]) WILMS: Der Ileus. Dtsch. Chir. v. BERGMANN u. BRUNS. Lieferg. 46b. 1906.
[4]) POMMER: Virchows Arch. f. pathol. Anat. u. Physiol. Bd. 200, S. 522. 1910.

sten im Zentrum der Läppchen, an der Einmündung der Capillaren in die Vena hepatica. Hand in Hand mit der Atrophie des hochwertigen Parenchyms geht dabei eine Vermehrung des interstitiellen Bindegewebes. Nach Rössle[1]) kann die Atrophie nicht allein die Folge einer Anämisierung oder von Sauerstoffmangel sein, sondern die Druckempfindlichkeit des Protoplasmas muß mindestens mit als Ursache in Betracht gezogen werden. Daß mechanischer Überdruck allein Atrophie herbeizuführen vermag, hat in der neueren Zeit vor allem Jores[1]) am Knochen gezeigt und zwar unter Bedingungen, bei denen die Ernährung durch den Druck nicht beeinträchtigt war.

Aber noch interessanter sind die hypertrophischen Veränderungen, welche unter der Wirkung länger bestehender venöser Stauungszustände entstehen können. Nach Bier[1]) werden solche Knochenveränderungen an und für sich gar nicht so selten beobachtet; am bekanntesten ist wohl die Entstehung der sog. Trommelschlägelfinger, der Verbreiterung der Endglieder der Fingerphalangen bei chronischen Stauungszuständen wie bei angeborenen Herzfehlern oder ausgedehnten und langer Zeit bestehenden Bronchektasien. Auf entsprechende Veränderungen der Haut haben Hess und Kerl[2]) hingewiesen. Was letzten Endes der auslösende Reiz für diese Wachstumsvorgänge ist, wissen wir nicht. Sicher ist jedenfalls, daß es die *Hyperämie als solche nicht* ist [Bier, Rössle[3]) u. a.]. Wäre das der Fall, dann müßten hypertrophische Wachstumsvorgänge bei den häufigen Stauungsvorgängen auch chronischer Art etwas alltägliches sein. Das ist aber ganz und gar nicht der Fall. Sondern ihr Befund ist auch, wenn man ein großes Material übersieht, eine Seltenheit. In demselben Sinne spricht sich auch Bier aus, der auf diese Dinge besonders geachtet hat. Nach seinen Mitteilungen aus dem Jahre 1923 sind im ganzen etwa 13 sichere Fälle von Muskelhypertrophie bei chronischen Stauungen bekannt geworden. Die Stauungen waren durch Venenthrombosen bewirkt, Bier selbst konnte zwei solcher Fälle beobachten. Experimentell gelang es Bier ebensowenig wie anderen, durch auch über Monate fortgeführte Stauung eine lokale Hypertrophie zu erzeugen. Näher auf die Reize einzugehen, durch welche in den verschiedensten Fällen lokale Wachstumsvorgänge angeregt werden können, erübrigten sich für uns, da Rössle in diesem Handbuch diese Fragen näher behandelt hat.

V. Die Stase.

Stase ist vom einfachen Blutstillstand deutlich dadurch zu unterscheiden, daß die roten Blutkörperchen zu einer auch bei stärkster Vergrößerung am lebenden Objekt homogenen, dunkelroten Säule konglutinieren, in der die einzelnen Erythrocyten nicht mehr zu erkennen sind. Während im stillstehenden Blut die einzelnen Zellen gut erkennbar bleiben, ist bei der Stase ein neues Moment hinzugekommen, die Konglutination oder Aggregation der Blutkörperchen.

Thoma erklärt das Verschwinden der Zellgrenzen bei der Stase in einfacher Weise durch die Tatsache, daß Strukturen, welche aus Gebilden bestehen, die kleiner sind als die halbe Länge einer violetten Lichtwelle (0,0002 mm), mit Hilfe unserer optischen Instrumente überhaupt nicht mehr gesehen werden können, auch wenn man die Vergrößerungsziffer der Mikroskope beliebig steigert. Sowie also die Menge des Blutplasmas, welche sich zwischen den einzelnen konglutinierten roten Blutkörperchen befindet, kleiner wird als 0,0002 mm, können diese Flüssigkeitsschichten nicht mehr erkannt werden, und die Stasesäule erscheint aus diesem Grunde homogen.

Ein einfacher Blutstillstand kann durch Verschluß der zuführenden Arterie bzw. der abführenden Vene zustande kommen. Dabei braucht auch nach längerer

---

[1]) Bier: Münch. med. Wochenschr. 1923, S. 104.
[2]) Hess und Kerl: Münch. med. Wochenschr. 1921. S. 232.
[3]) Rössle: Bd. XIV. d. Handb., S. 945.

Zeit keine Konglutination der Blutkörperchen einzutreten. Ja, das Blut in doppeltunterbundenen, völlig unbeschädigten Arterienstrecken kann, wie v. BAUMGARTEN[1]) gezeigt hat, tage- und wochenlang flüssig bleiben, ohne daß eine der Stase ähnliche Erscheinung an den roten Blutkörperchen zu bemerken wäre. Trotzdem „Stillstand" eigentlich nur eine wörtliche Übersetzung von Stasis ist, verbinden wir mit diesen beiden Worten zwei völlig verschiedene Begriffe. *Die Stase ist ein kolloidchemisches Problem im Gegensatz zu dem rein mechanisch bedingten Blutstillstand.*

Der Blutstillstand ist allerdings der optimale Strömungscharakter, bei dem die Stase zustande kommt, aber absoluter Blutstillstand ist nicht zur Entwicklung der Konglutination der roten Blutkörperchen erforderlich. Wenn die übrigen Bedingungen gegeben sind, kann die Konglutination der roten Blutkörperchen auch bereits in ganz verlangsamt strömendem Blut entstehen, wenigstens ihren Anfang nehmen. Als solche Anfänge der Stase müssen wir zusammengeballte Häufchen von roten Blutkörperchen ansehen, welche sich bei der Beobachtung in vivo in kleinen Venen beobachten lassen, die ein geschädigtes Gebiet durchfließen, kurz bevor es zum völligen Stillstand und zur vollständigen Stase kommt [NATUS[2])]. Außerdem kann man sehr schön in Capillaren, in denen sich bereits in einem Teil Stase entwickelt hat, das Wachsen der Stasesäule beobachten. Wenn die Abgangsstelle einer solchen Stasecapillare von der vorgeschalteten Arterie weit offen ist, dann erkennt man in dem Blut zwischen der Stasesäule und der durchströmten Arterie kleine hin und her gehende va et vient-Bewegungen des Blutes, und man kann beobachten, wie die in dem Plasma suspendierten Blutkörperchen sich ganz allmählich an die Stasesäule anlagern und mit ihr verschmelzen. Es können in einer solchen Capillare auch primär mehrere Bruchstücke von Stasezylindern entstehen, die, voneinander getrennt, im spärlichen Plasma leicht hin und her bewegt werden und gelegentlich miteinander noch nachträglich verschmelzen.

Nichtsdestoweniger treten die Bedingungen, welche zur Konglutination der roten Blutkörperchen, zur Stase führen, im wesentlichen erst ein, wenn das Blut zum Stillstand gekommen ist.

Andererseits kann unter der Wirkung starker Reizmittel so schnell Stase entstehen, auch aus schnellster Strömung, daß das Blut gleichsam erst durch den Eintritt der Stase zum Stillstand kommt. Jedenfalls erfolgen in solchen Fällen, wie wir sie bei der Anwendung von Nitroglycerin beispielsweise sahen, Blutstillstand und Stase gleichzeitig bei vollständig weiter Strombahn.

Die Entwicklung von Stase tritt in Capillaren, kleinen Venen und kleinen Arterien ein. Ob das Blut auch in größeren Gefäßen in Stase geraten kann, ist unsicher, direkte Beobachtungen darüber liegen nicht vor.

Die Stase ist andererseits auch von der Blutgerinnung abzugrenzen.

Mit der Konglutination der roten Blutkörperchen sind keine Gerinnungsvorgänge verbunden, es kommt nicht zur Ausscheidung von Fibrinfäden, die etwa die Blutsäule zusammenhalten würden, im Gegenteil, in geronnenem Blut sind die einzelnen Blutkörperchen nicht so nahe aneinander gelagert, daß sie mikroskopisch nicht voneinander abgegrenzt werden könnten. Andererseits ist die Konglutination der roten Blutkörperchen, die Stase, kein irreversibler Vorgang. Wenn die Ursachen, durch welche Stase erzeugt worden ist, weggefallen, dann tritt wieder eine Lösung der Stase ein, die einzelnen Blutkörperchen werden wieder frei und soweit man nach den mikroskopischen Beobachtungen sagen kann, lassen sie keine Veränderungen der Form, keine Beschädigungen, wie Hämoglobinverlust usw., erkennen.

Die Diagnose Stase kann mit Sicherheit nur bei der Beobachtung in vivo gestellt werden. Am histologischen Präparat ist es mit Sicherheit nicht möglich, Stase von Blutstillstand zu unterscheiden.

Durch Schrumpfung infolge von Wasserentziehung kann die vorher bestehende Stase im histologischen Präparat gelöst erscheinen, man kann jedes einzelne Blutkörperchen erkennen. Andererseits sieht man oft, besonders im Gehirn, die Capillaren mit homogenen Blutzylindern erfüllt, ohne daß man daraus auf eine im Leben vorhandene Stase schließen dürfte.

---

[1]) v. BAUMGARTEN: Verhandl. d. dtsch. pathol. Ges., 5. Tagg. 1902, S. 37. Berlin: Reimer 1903.
[2]) NATUS: Virchows Arch. f. pathol. Anat. u. Physiol. Bd. 199, S. 1. 1910.

Die Schwierigkeit der Diagnose „Stase" im histologischen Präparat ergibt sich daraus, daß die Gewebe derselben Leiche, wie BENEKE[1]) feststellte, für Wasser eine sehr verschiedene Anziehungskraft haben. Am stärksten ist die des Gehirns, und so erklärt sich, daß der Blutinhalt der Capillaren und kleineren Gefäße im Gehirn und Rückenmark im histologischen Präparat häufig als homogener roter Zylinder vom Aussehen eines Stasethrombus erscheint, offenbar aber erst postmortal durch Wasserentziehung entstanden ist.

A. Die Entstehungsursachen der Stase.

1. Historisches.

Bereits F. v. RECKLINGHAUSEN[2]) trennt die Stase scharf vom einfachen Blutstillstand, der Blutstockung, der Stagnation. In seinem Handbuch der allgemeinen Pathologie des Kreislaufes und der Ernährung aus dem Jahre 1883 findet sich eine ausgezeichnete Zusammenstellung der älteren Literatur. Die älteren Untersuchungen sind zum größten Teil am Frosch, an der Schwimmhaut und am Mesenterium, angestellt, während eingehende Untersuchungen am Warmblüter noch fehlen oder nur spärlich sind.

Bei der Zusammenstellung der Mittel, durch die die Stase erzeugt werden kann, kommt v. RECKLINGHAUSEN bereits zu dem Schluß, „daß der Eintritt der Stase keineswegs mit einer und derselben Veränderung der lokalen Zirkulation im allgemeinen zusammenhängt; selbst bei den starken Agentien, den Alkalien und Säuren, sehen wir — die Stase *gleich rasch zustandekommen*, obwohl *die arteriellen* Gefäße nach der Anwendung *der Alkalien* zunächst sich *energisch kontrahieren* und den Blutstrom verlangsamen, während bei der Anwendung von *Säuren* auch in starker Dosis von *vornherein eine Erweiterung der zuführenden* Gefäße und damit *eine Beschleunigung des Blutstromes* einsetzt. Die übrigen aufgeführten Substanzen, welche Stase erzeugen, bewirken im ersten Moment der Störungen, d. i. *zu derjenigen Zeit, wo auch die Stase eintritt, Gefäßdilatationen* und Beschleunigung des Blutstromes; nur einige Metallsalze (Sublimat) machen vielleicht eine Ausnahme. *Die sonst naheliegende Vorstellung* [BRÜCKE[3])], *als ob die Stase zustande käme hauptsächlich oder allein dadurch, daß die Blutzufuhr in dem Gefäßgebiet vermindert oder aufgehoben würde, ist daher nicht ausreichend.* Denn GUNNING[4]) sah die Stase nicht selten eintreten ohne jede gleichzeitige Veränderung im Lumen der Gefäße." ... „Die Anämie begünstigt wohl die Stase insofern, als die Stase erzeugenden Mittel um so energischer einwirken können, da das Gewebe, welches sie durchtränken, weniger ausgespült und infolgedessen weniger vor ihrer Einwirkung geschützt wird. Bei aufgehobener Blutbewegung in dem Beine, welches ligiert ist, bringen, wie HERMANN WEBER[5]) gezeigt hat, Tartarus natron., Ferrocyankali, schwefelsaure Alkalisalze und essigsaures Zink, Stase zuwege, obwohl sie bei guter Blutbewegung so gut wie unwirksam sind. Aus diesen Verhältnissen ziehen wir den Schluß, daß die Stase zwar durch die Stärke der Blutzufuhr, durch die Weite der arteriellen Gefäßbahnen in dem behandelten Gewebe beeinflußt wird, daß sie aber unmittelbar in Veränderungen begründet ist, welche in den mit Flüssigkeit gespeisten Kanälen des Gewebes selbst, speziell in den Blutcapillaren, zustande kommen."

v. RECKLINGHAUSEN kommt dann, ebenso wie später THOMA[6]), zu dem Schluß, daß die Wasserverarmung des Blutes die wesentlichste Ursache für die Entstehung der Stase ist. Die Wirkung aller Stase erzeugenden Mittel beruht im wesentlichen, so ungleich sie auch in mancher Beziehung ist, „entweder auf einer Verdichtung der Flüssigkeit in dem behandelten Gewebe, des Gewebssaftes und namentlich des Blutes oder aber auf Veränderungen der chemischen Struktur derselben."

---

[1]) BENEKE: Die Thrombose, in Handb. d. allg. Pathol. (KREHL-MARCHAND), Bd. II, II. Abt., S. 181. Leipzig 1913.
[2]) v. RECKLINGHAUSEN: Handb. d. allgemeinen Pathologie des Kreislaufs und der Ernährung, S. 53, 56, 66. Stuttgart 1883.
[3]) BRÜCKE: Sitzungsber. d. Wien. Akad. 1849; Zeitschr. f. physiol. Heilk. Bd. 10, S. 493.
[4]) GUNNING: Arch. f. d. holl. Beitr. 1857, I, S. 305.
[5]) WEBER, H.: Arch. f. Anat. u. Physiol. 1837, S. 267 u. 450; 1847, S. 232.
[6]) THOMA: Lehrb. d. allg. pathol. Anatomie, S. 390. Stuttgart 1894.

„Da wir wissen, daß chemische Eingriffe, aber auch schon Konzentrationsveränderungen, ganz besonders die feine Organisation der Zellen angreifen und zerstören, ihre physikalischen Eigenschaften ändern, so werden beiderlei Modifikationen wohl zur Herstellung der Stase beitragen. Da nun in der Empfindlichkeit die Zellen des Blutes obenan stehen, jedenfalls den Zellen der Gefäßwandung, den Zellen des Bindegewebes, den Zellen des bedeckenden Epithels sicher nicht nachstehen, da ferner in der Stase zunächst eine sichtbare Veränderung des Gefäßinhalts sich faktisch darstellt, so werden wir wohl auf die Veränderung der Blutkörperchen als das primäre Moment den Schwerpunkt zu legen haben und somit behaupten dürfen, daß die Agentien Stase erzeugen, indem sie die Blutkörperchen weniger beweglich machen."

R. Thoma[1]) sieht ebenfalls im Wasserverlust des Blutes die Hauptursache der Stase, daher ihre Entstehung nach Einwirkung wasserentziehender Mittel auf das Gewebe [Wharton Jones[2]), H. Weber[3]), Schuler[4]), Buchheim[5]), Vierodt[6]), Gunning[7]) u. a.]. Aber da auch durch Crotonöl, eine Substanz, welche selbst nicht wasseranziehend wirkt, Stase zu erzeugen ist, muß er noch eine Mitwirkung der Gefäßwandschädigung annehmen, eine durch das Mittel bewirkte Durchlässigkeitssteigerung. Einer solchen Gefäßwandalteration schreibt vor allem dann Cohnheim[8]) eine erhöhte ursächliche Bedeutung zu.

In der neueren Zeit hat vor allem Ricker mit seinen Schülern sich mit dem Problem der Stase beschäftigt und die Stase als die wichtigste und folgenschwerste aller Kreislaufstörungen stark in den Vordergrund gestellt. Für Ricker ist die Stase ein Phänomen, das von einem Reizungs- oder Lähmungszustand der *Strombahnnerven* bedingt wird.

In einer ersten Theorie der Staseentstehung aus dem Jahre 1910 von Natus[9]) aus dem Rickerschen Institut wird die Stase auf eine Lähmung der „Arbeitsleistung" der Gefäß- und Capillarwand zurückgeführt, die bedingt ist durch die Lähmung der constrictorischen und dilatatorischen Nerven dieser Strombahn. Diese unhaltbare Erklärung hat Ricker im Jahre 1921 in einer Arbeit mit Regendanz[10]) durch eine andere ersetzt. Ein plötzlich zustande kommender Verschluß einer Arterie soll in dem zugehörigen Capillargebiet, ebenso wie in den abführenden Venen, nur Blutstillstand bedingen, nicht aber Stase. Tritt aber unter irgendeinem Reize bei bestehender Erweiterung der terminalen Strombahn „nachträglich, sei es auch in kürzester Frist", eine sehr starke Verengerung oder ein Verschluß des zuführenden Arterienastes ein, so bewirkt dieser (*nach der Erweiterung* der Capillaren, wenn auch nur wenig langsamer als diese selbst, erfolgende) Arterienverschluß keinen einfachen Blutstillstand, sondern Stase.

Gegen diese zweite, von Ricker[11]) auch heute noch vertretene Auffassung der Entstehung der Stase lassen sich ebenso berechtigte Einwände erheben, wie gegen die frühere, von Ricker selbst aufgegebene Theorie.

So wendet Rössle[12]) mit Recht ein, daß Stase im allgemeinen nicht gleichzeitig und gleichmäßig in allen von der vorgeschalteten verengten Arterie abgehenden Capillaren eintritt, sondern in einzelnen Capillaren früher, in anderen später zu beobachten ist. Die von Ricker dafür zur Erklärung herangezogene Verengerung der vorgeschalteten Arteriole in einem solchen Falle ist *hypothetisch* und nicht durch Beobachtung erwiesen.

---

[1]) Thoma: Zitiert auf S. 1628.
[2]) Wharton Jones: Guy's hosp. reports Serie 2, Vol. 7, Teil 1.
[3]) Weber, H.: Arch. f. Anat. u. Physiol. 1852.
[4]) Schuler: Verhandl. d. physik.-med. Ges. Würzburg Bd. 4. 1854.
[5]) Buchheim: Arch. f. physiol. Heilk. 1855.
[6]) Vierodt: Arch. f. physiol. Heilk. 1855. Zusatzbemerkg.
[7]) Gunning: Zitiert auf S. 1628.
[8]) Cohnheim: Vorlesungen Bd. 1, S. 245/46.
[9]) Natus: Virchows Arch. f. pathol. Anat. u. Physiol. Bd. 199, S. 1. 1910; Bd. 202, S. 417. 1910.
[10]) Ricker u. Regendanz: Virchows Arch. f. physiol. Anat. u. Physiol. Bd. 231, S. 1. 1921.
[11]) Ricker: Pathologie als Naturwissenschaft. Berlin 1924; Frankfurt. Zeitschr. f. Pathol. Bd. 33. 1925.
[12]) Rössle: Verhandl. d. dtsch. pathol. Ges., 19. Tagg. 1923; Jahresk. f. ärztl. Fortb. Jg. 15, S. 1. 1924.

Durch eine experimentelle Nachprüfung der RICKERschen Anschauungen am Pankreas und Mesenterium des lebenden Kaninchen durch TANNENBERG[1]) konnte RICKERS Auffassung durch zahlreiche Tatsachen widerlegt werden. Es konnte nachgewiesen werden, daß Stase sowohl bei gleichzeitiger Verengerung der Capillaren bzw. ihrer Abgangsstellen von den Arteriolen des Mesenteriums entstehen (in Versuchen mit Bariumchlorid), wie auch bei einem Zustand *maximaler Erweiterung, sowohl der Capillaren wie der zuführenden Arterien und der abführenden Venen* (Versuche mit Nitroglycerin und Wärme) eintreten kann. Es kann danach das Problem der Stase nicht auf eine langsam oder schneller eintretende vorgeschaltete Verengerung der Strombahn im Sinne von RICKER zurückgeführt werden, besonders, da von TANNENBERG bei Anwendung von Physostigmin dasselbe Verhalten der Strombahn an den Capillaren und vorgeschalteten Arterien wie bei Anwendung von Bariumchlorid beobachtet werden konnte, *ohne daß Stase eintrat.*

Weiterhin konnte durch Versuche am Ohrlöffel des Kaninchens wie am Pankreas und Mesenterium gezeigt werden, daß die einem Stasebezirk vorgeschaltete Arterienverengerung vielfach nicht Ursache, sondern *die Folge* der im weiter peripher folgenden Ausbreitungsbezirk der Arterie *bereits vorher* entstandenen Stase ist. Diese vorgeschaltete Arterienverengerung wurde von TANNENBERG als Folge einer lokalen Drucksteigerung angesehen. Der Blutstrom in der Arterie wird durch die Stase in ihrem Ausbreitungsgebiet aufgehalten, so daß sich die ganze, dem Blutstrom innewohnende Energie an der dem Stasebezirk vorgeschalteten Stelle der Arterienwand in Seitendruck auf diese Wand umsetzen muß. Auf diese lokale Drucksteigerung reagiert die Arterie mit einer lokalen Kontraktion.

Ob es sich dabei um eine Gefäßnervenreizung oder eine direkte Muskelreizung handelt, ist noch nicht restlos geklärt, doch sprechen nach unserer Anschauung viele und berechtigte Gründe dafür, die Druckerhöhung als reine Muskelreizung zu betrachten. Es ist bekannt, daß die glatte Muskulatur gegen Dehnung sehr empfindlich ist. Besonders hervorgehoben ist das von BAYLISS[2]). Es scheint überhaupt eine Eigenart der glatten Muskulatur zu sein, auf erhöhte Dehnung mit Kontraktion zu antworten (BOTAZZI, DIXON, STEWART, STRAUB, ENGELMANN u. a. [Literatur bei BAYLISS]). So zeigte ENGELMANN am herausgeschnittenen Ureter nach Reizung das Auftreten von Kontraktionswellen, die nach beiden Seiten hin sich fortsetzten, was unter dem Einfluß einer Ganglienzellwirkung nicht zu erwarten wäre.

Für die Bedeutung der Drucksteigerung als Ursache für das Zustandekommen der Kontraktion der Arterienmuskulatur sprechen auch die folgenden Versuche von STEGEMANN[3]), deren Ausfall allerdings vom Verfasser anders gedeutet wurde:

Freilegung der Art. femoralis vom POUPARTschen Bande bis in die Kniekehle beiderseits bei einem Hunde. Unterbindung sämtlicher Äste auf der rechten Seite, dagegen sorgfältige Schonung auf der linken Seite. Jetzt Unterbindung des Hauptstammes beiderseits am Eintritt in die Kniekehle. Darauf wurde die ihrer Kollateralen beraubte linke Arterie in ihrem ganzen Verlauf deutlich enger befunden als die rechte, deren Seitenäste unversehrt geblieben waren.

Auch JONES[4]) hat schon beobachtet, daß die Arterienstrecke herzwärts von einer Unterbindungsstelle durch den Blutdruck nicht verbreitert wurde, wie man eigentlich erwarten sollte, und er berichtet über eine gleiche Beobachtung, die HALLER[5]) nach experimentellen Unterbindungen machte.

Das Problem der Stase kann also nicht einfach durch mechanische Kreislaufbehinderung erklärt werden, ebensowenig wie durch Plasmaverarmung allein. TANNENBERG brachte das kolloid-chemische Problem der Stase in Beziehung zu dem ebenfalls kolloid-chemischen Problem der verschieden schnellen Sedimentierungsgeschwindigkeit der roten Blutkörperchen im Blut von Gesunden und Kranken und zeigte, daß in kolloid-chemischen Änderungen der Blutflüssigkeit und der Oberfläche der roten Blutkörperchen der Grund dafür zu suchen ist,

---

[1]) TANNENBERG: Frankfurt. Zeitschr. f. Pathol. Bd. 31, S. 285. 1925.
[2]) BAYLISS: Ergebn. d. Physiol. Bd. 5. 1906 (Die Innervation der Gefäße); Journ. of physiol. Bd. 28. 1901.
[3]) STEGEMANN: Dtsch. Zeitschr. f. Chir. Bd. 188, S. 344.
[4]) JONES: Zitiert auf S. 1663.
[5]) HALLER: zit. nach JONES.

warum einmal das Blut nach kürzestem Stillstand, oder bevor es überhaupt recht zur Ruhe gekommen ist, ja sogar plötzlich bei schneller Strömung in Stase gerät, das andere Mal eine Viertelstunde und länger im lebenden terminalen Gefäßsystem bei mikroskopischer Beobachtung im einfachen Stillstand verharren kann, ohne daß Stase erfolgt.

Die vorher erwähnten Ausführungen von v. RECKLINGHAUSEN zeigen uns, daß die Erklärung der Stase durch RICKER infolge einer Verengerung der vorgeschalteten Arterien bei weiter terminaler Strombahn in der Ansicht von BRÜCKE ihren Vorläufer hat. Sie bringen bereits durch die, wenn auch nur beim Kaltblüter gewonnenen experimentellen Erfahrungen GUNNINGS eine ausreichende Widerlegung dieser Ansicht.

2. Die Stase als kolloid-chemisches Problem.

a) Ursachen für die Suspensionsstabilität der Blutkörperchen in vivo und in vitro.

Nachdem wir gezeigt haben, daß die Stase nicht einfach auf Vorgänge in der Gefäßwand zurückgeführt werden kann, die in Abhängigkeit vom Gefäßnervensystem stehen, sondern daß die Stase vor allem ein *kolloid-chemisches* Problem ist und sich dadurch vom einfachen Blutstillstand unterscheidet, wollen wir versuchen, ihre Ursachen im einzelnen zu analysieren, soweit wir dazu heute schon in der Lage sind.

Wir haben zuerst die Frage zu beantworten, warum die roten Blutkörperchen, deren spezifisches Gewicht größer ist als das des Plasmas, im ungeschädigten Gefäß in der Schwebe bleiben und nicht zu Boden sinken.

In erster Linie hält die Blutströmung die Blutkörperchen in der Schwebe. Die Strömungsgeschwindigkeit im Gefäß nimmt von der Peripherie nach der Mitte hin kontinuierlich an Schnelligkeit zu. Die einzelnen Blutkörperchen, welche ja notwendigerweise alle mit einer anderen Durchschnittsebene in eine Strömungsschicht von derselben Geschwindigkeit eintauchen, werden so aneinander vorbeigewirbelt. Bei verlangsamter Strömung, wenn man die einzelnen Blutkörperchen unter dem Mikroskop erkennen kann, sieht man besonders schön bei den großen Blutkörperchen des Frosches, daß sie durch die Strömung nicht nur in die Länge gestreckt, sondern auch um sich selbst gedreht werden, und zwar ständig um eine andere Achse.

Die Tatsache, daß die roten Blutkörperchen im Axialstrom fließen, ist seit den ältesten Beobachtungen am lebenden Gefäßpräparat bekannt. SCHKLAREWSKY[1]) hat gezeigt, daß es ein allgemeines Gesetz ist, daß spezifisch schwerere, kleine Körperchen in der Mitte der Strombahn innerhalb einer Röhre fließen, und zwar werden bei Aufschwemmungen von verschieden schweren Substanzen immer die spezifisch schwereren Körperchen mehr in der Mitte schwimmen, während die leichteren näher nach dem Rande zu fließen. Er hat das durch Strömungsversuche in Glasröhren unter Anwendung verschiedener Substanzen gezeigt. Eine Erklärung dafür hat HESS[2]) versucht. Die roten Blutkörperchen sind zu groß, als daß sie mit allen sie direkt umgebenden Flüssigkeitsschichten eine einheitliche fortschreitende Bewegung ausführen können. Ihre Geschwindigkeit ist der Mittelwert der Geschwindigkeit der verschiedenen Flüssigkeitsschichten, in welche sie eintauchen. Dabei ist zu beachten, daß die Strömungsgeschwindigkeit in der Mitte immer am schnellsten ist, während die Flüssigkeitsschichten, welche direkt an die Wand angrenzen, sich vollständig oder nahezu vollständig in Ruhe befinden. Näheres hierzu siehe bei TIGERSTEDT[3]). Wir haben uns vorzustellen, daß die Blutkörperchen gegenüber den vorbeiströmenden Flüssigkeitsschichten sich in relativer Ruhe befinden. Die Ablenkung der Flüssigkeitsschichten, welche an den Blutkörperchen vorbeifließen, sich relativ zu ihnen in Bewegung befinden, ruft einen Reak-

---

[1]) SCHKLAREWSKY: Pflügers Arch. f. d. ges. Physiol. Bd. 1, S. 603. 1868.
[2]) HESS: Arch. f. (Anat. u.) Physiol. 1912, S. 211; vgl. auch THOMA: Dtsch. Arch. f. klin. Med. Bd. 99, S. 573.
[3]) TIGERSTEDT: Physiologie des Kreislaufes. Bd. III. Berlin u. Leipzig 1922.

tionsdruck auf diese hervor. Die zentralen Flüssigkeitsschichten suchen die Blutkörperchen in die Peripherie, die peripheren in die Mitte des Rohres zu drücken. Der Reaktionsdruck der peripheren Flüssigkeitsschichten überwiegt infolge der Abnahme der gegenseitigen Verschiebung der einzelnen Flüssigkeitsschichten vom Rand nach der Achse hin, so daß die Blutkörperchen in den Axialstrom gedrängt werden, und der Randstrom aus reiner plasmatischer Flüssigkeit besteht. Je *schneller* die Strömung ist, desto stärker werden die Blutkörperchen in der Mitte zusammengedrängt, desto *breiter* wird der zellfreie plasmatische Randstrom.

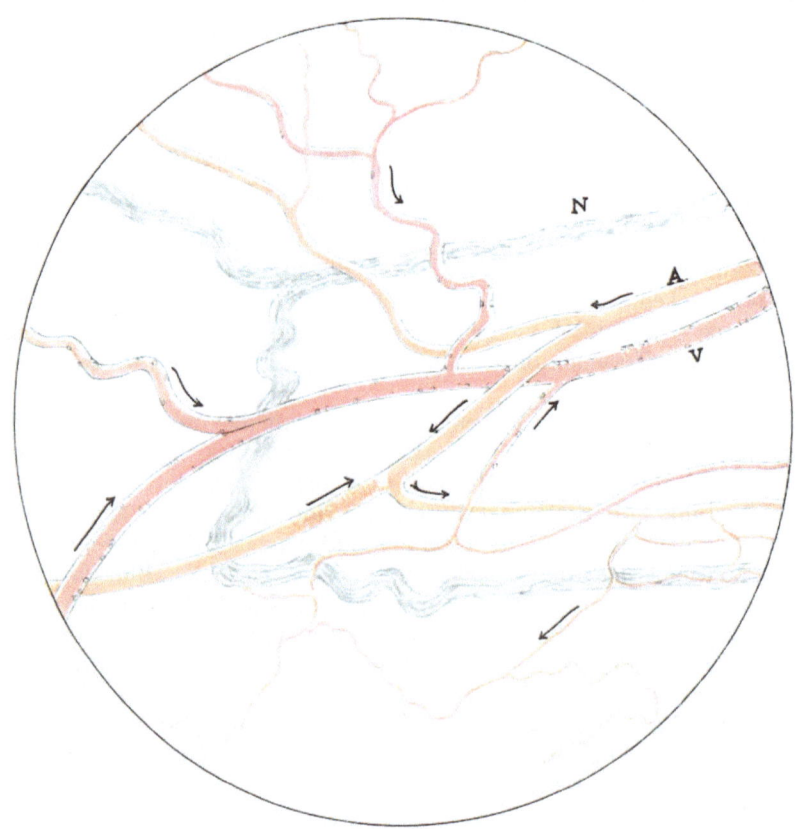

Abb. 361. Zeichnung eines mikroskopischen Gesichtsfeldes aus dem Mesenterium des Kaninchens. Anastomose zweier kleiner Arterien. Aus der Anastomosenstelle entspringt eine dritte Arterie. Der Blutdruck in der von rechts kommenden Arterie ist stärker, so daß die Strömung in der von links kommenden kurz vor der Anastomosenstelle verlangsamt und grobkörnig wird. Von den Arterien gehen in annähernd rechtem Winkel Capillaren ab, die sich in weitere Schlingen aufteilen. Das Blut in den Arterien hat einen gelbroten Farbton, in den Venen einen mehr dunkelroten. Im Randstrom der Venen rollen Leukocyten. *A* Arterie. *V* Vene. *N* Nerv. (Nach TANNENBERG: Frankfurter Zeitschrift Bd. 31.)

Aber auch, wenn die Strömung ausgeschaltet ist, bei vollständigem Stillstand des Blutes können die Blutkörperchen oft recht lange Zeit, 10—15 Minuten, in der Schwebe bleiben, ohne sich zu senken oder zu einer Stasesäule zu konglutinieren. Ein solches Verhalten läßt sich im stillstehenden Blut der Venen während eines typischen Adrenalinversuches beobachten (RICKER, TANNENBERG).

Wir werden das Verhalten der Blutkörperchen im Plasma mit dem einer beliebigen kolloidalen Lösung vergleichen können. Dabei werden, sofern es sich um ein Suspensionskolloid handelt, die Kolloidteilchen durch ihre elektrische Ladung, durch die sie sich gegenseitig abstoßen, in der Schwebe gehalten, und es wird so eine Zusammenballung vermieden.

Nun hat bereits HÖBER[1]) 1904 als erster für die roten Blutkörperchen eine elektrische Ladung in vitro nachgewiesen. Diese gleichsinnige elektrische Ladung verhindert die Agglutination der Blutkörperchen aneinander, und so ist offenbar die elektrische Ladung, welche der Schwerkraft entgegenwirkt, ein sehr wesentlicher Grund für die Suspensionsstabilität der roten Blutkörperchen, auch im stillstehenden Blute.

Diese Stabilität ist aber nicht immer dieselbe. Bei der Beobachtung am lebenden Objekt sehen wir bald nach kürzerem, bald nach längerem Blutstillstand die roten Blutkörperchen konglutinieren und zu einer homogenen Stasesäule verschmelzen.

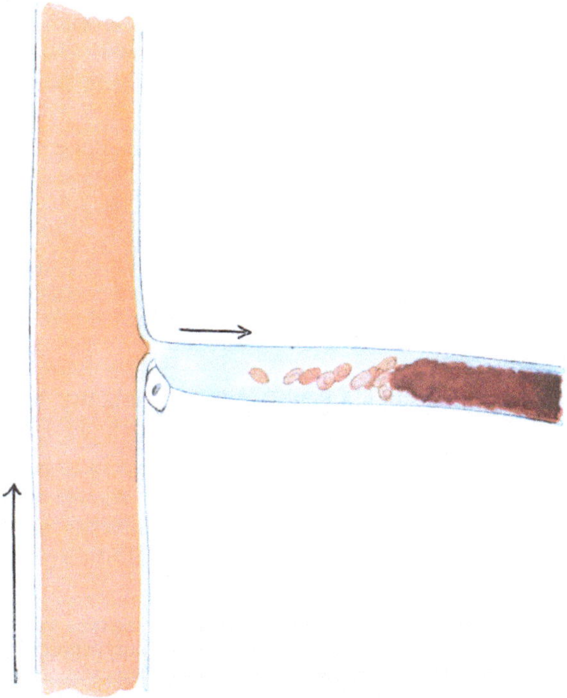

Bei Anwendung sehr starker Reizmittel, z. B. des Nitroglycerins, kann auch, selbst wenn das Präparat bei schnellster Blutströmung am Kaninchenmesenterium angewandt wird, in den oberflächlichen Capillaren in einem Bruchteil einer Sekunde, geradezu schlagartig Stase entstehen (TANNENBERG). In anderen Fällen, z. B. in einem Adrenalinversuch nach vorausgegangener geringgradiger anderweitiger Schädigung des Mesenteriums, können die Blutkörperchen verhältnismäßig lange Zeit stillstehen, oder sich vielmehr unter leichten Oszillationen im Plasma hin und her bewegen, dann aber allmählich immer mehr aneinanderrücken. Schließlich legen sie sich geldrollenartig aneinander und verschmelzen zu einer homogenen Stasesäule. Es können unter solchen Umständen mehrere Stasezylinder in einer Capillare entstehen, die durch größere Plasmalücken voneinander getrennt sind und im Plasma, im Lumen

Abb. 362. Bild aus dem Mesenterium des Kaninchens. Staseentstehung in einer Capillare, deren Abgangsstelle von der vorgeschalteten Arterie gleichzeitig verengt ist. Die Stasesäule hat eine dunkelrote Farbe, im Gegensatz zu den noch im Plasma schwimmenden gelbroten einzelnen Blutkörperchen. Das Plasma ist durch vitale Färbung mit Trypanblau blau gefärbt, auch bereits im Randstrom der kleinen Arterie. In dieser ist ein gleichmäßig schneller Blutstrom. Der rote Blutfaden wölbt sich in die Abgangsstelle der Capillare hinein vor. Diese ist aber so verengt durch eine schematisch angedeutete Zelle, welche außen aufliegt, daß nur hin und wieder ein rotes Blutkörperchen in die Capillare hineingelangen kann. (Nach TANNENBERG: Frankfurter Zeitschrift Bd. 31.)

des Gefäßes noch leicht hin und her bewegt werden. An diese Stasesäule lagern sich dann ganz allmählich die noch freien roten Blutkörperchen an, und so wachsen sie, bis keine freien Erythrocyten mehr da sind.

Die einmal entstandene Stasesäule läßt sich durch ihre *tiefrote* Farbe von den mehr gelblichroten, nicht konglutinierten roten Blutkörperchen unterscheiden (s. Abb. 362).

---

[1]) HÖBER: Pflügers Arch. f. d. ges. Physiol. Bd. 99, S. 586. 1903; Physikalische Chemie der Zelle und der Gewebe. Leipzig. 1922/24.

Der Färbungsunterschied zwischen Stase und fließendem Blut ist nach KROGH[1]) folgendermaßen zu erklären. In der Stasesäule wird das sonst undurchsichtige, lackfarbene Blut durchsichtig. Im normalen Blut wird ein Lichtstrahl jedesmal beim Übergang von einem Blutkörperchen zum Plasma und umgekehrt gebrochen, bei so dicht zusammengepreßten Blutkörperchen wie bei der Stase aber geht der Lichtstrahl in gerader Linie hindurch und erleidet nur eine Absorption, wie beim Durchgang durch eine Hämoglobinlösung.

Die Beobachtungen von TANNENBERG, denen wir hier in der Schilderung gefolgt sind, zeigen, daß es bei der Entstehung der Stase nicht immer auf eine sehr schnelle und starke *Erweiterung* der Gefäße mit *großem* Wasserverlust ankommt, wie KROGH und HARROP[2]) nach Untersuchungen an der Froschzunge annehmen, sondern daß Stase auch bei mittelweiten oder sogar verengten Gefäßen entstehen kann.

Der Wasserverlust des Blutes konnte in diesen Fällen auch nicht als das wesentlichste Moment angesehen werden, jedenfalls war er nicht so hochgradig, daß das Plasma zum größten Teil verschwunden gewesen wäre, denn sowohl die einzelnen Butkörperchen wie die frisch entstandenen Stasezylinder zeigten gewöhnlich bis zum Wiedereintritt stärkerer Strömung nach dem Abklingen der Adrenalinwirkung leichte oszillierende Bewegungen im Plasma, das aus den verengten Arterien offenbar noch zuströmte, während die morphologischen Blutelemente zurückgehalten wurden. TANNENBERG konnte auch durch Auftäufeln von 1—2 proz. Trypanblaulösung eine Blaufärbung des Plasmas erzielen und so sein Vorhandensein auch auf diese Weise sicherstellen.

b) Ursachen für die Senkungsbeschleunigung der roten Blutkörperchen in vitro und ihre Beziehung zur Stase.

Wir haben es bei der Stasebildung in vivo mit denselben Verhältnissen zu tun, wie sie in neuester Zeit zuerst wieder von FAHRÄEUS[3]) im Reagensglas untersucht worden sind. FAHRÄEUS machte auf die verschiedene Geschwindigkeit aufmerksam, mit der die roten Blutkörperchen in vitro bei verschiedenen Krankheitszuständen sedimentierten.

Diese verschiedene Geschwindigkeit hängt im wesentlichen von der mehr oder weniger schnellen Konglutination der einzelnen Blutkörperchen zu größeren Aggregaten ab, wie bereits NASSE 1836 erkannt hat. Diese Aggregate, deren Volumen um vieles größer ist als das der einzelnen Blutkörperchen, sinken aus diesem Grunde entsprechend der STOKESschen Formel auch schneller zu Boden als das einzelne Blutkörperchen.

Die verschiedene Geschwindigkeit der Stasebildung ist zu der wechselnden Sedimentierungsgeschwindigkeit der roten Blutkörperchen von TANNENBERG in Beziehung gesetzt worden. Es haben für uns deshalb in diesem Zusammenhang auch die klinischen und kolloid-chemischen Untersuchungen erhöhtes Interesse, welche die Ursachen für die verschieden schnelle Aggregatbildung der Erythrocyten in vitro in den einzelnen Fällen zu ergründen suchten. Die Aufklärung der physiko-chemischen Forschungsrichtung in dieser Frage ist zwar noch keineswegs erschöpfend, läßt aber das Staseproblem bereits in einem anderen Lichte erscheinen.

Wir haben die Bedeutung der elektrischen Ladung für die Suspensionsstabilität der Erythrocyten bereits erwähnt [HÖBER[4]) 1904]. Aber trotzdem ist ihre Suspension nicht ein sog. Suspensionskolloid, das nur so lange in der Schwebe gehalten wird, als es elektrisch geladen ist und um so stärker ausflockt, je mehr seine Ladung abnimmt bis es schließlich am iso-elektrischen Punkt irreversibel ausfällt.

Die Suspensionsstabilität der roten Blutkörperchen hängt sehr wesentlich von dem Zustand der Flüssigkeit ab, in der sie suspendiert sind, von der Zusam-

---

[1]) KROGH: Zitiert auf S. 1610. (S. 195.)
[2]) KROGH u. HARROP: Cpt. rend. des séances de la soc. de biol. Bd. 84, S. 325. 1921.
[3]) FAHRÄEUS, in Abderhaldens Handb. d. biol. Arbeitsmethoden; Biochem. Zeitschr. Bd. 89, S. 355. 1918.
[4]) HÖBER u. MOND: Klin. Wochenschr. 1922, S. 2412.

mensetzung des Blutplasmas [Höber¹) und seine Mitarbeiter]. Ihre Aggregation zu größeren Häufchen ist nur der Ausdruck der „verschiedenen Plasmastabilität" [Sachs und v. Oettingen²)].

Die roten Blutkörperchen adsorbieren aus dem Plasma die darin enthaltenen verschiedenen Eiweißfraktionen. Ihre Eiweißhülle hängt also von dem quantitativen Verhältnis der Eiweißkörper des Plasmas ab und damit auch die Größe ihrer elektrischen Ladung. Die verschiedenen Eiweißkörper des Plasmas haben bei der physiologischen Reaktion schon eine verschieden starke elektrische Ladung infolge der verschiedenen Lage ihres iso-elektrischen Punktes. Bei einer Zunahme der H-Ionenkonzentration des Plasmas haben die Globulinteilchen eine größere Neigung ihre elektrische Ladung abzugeben und auszuflocken als die Albuminteilchen, weil ihr iso-elektrischer Punkt der physiologschen H-Ionenkonzentration des Plasmas näher liegt und deshalb bei zunehmender Säuerung eher erreicht wird. Auch bei den hydrophilen Kolloiden — als solche sind die Eiweißkörper zu betrachten — liegt das Ausflockungsoptimum am isoelektrischen Punkt.

Daher hängt die Stabilität der Blutkörperchensuspension in einem hohen Grade von dem quantitativen Verhältnis der Albumin-Globulin-Fraktion des Plasmas ab, aus dem die adsorbierte Eiweißhülle besteht.

Andererseits gibt es verschiedene Stoffe, welche die Viscosität des Plasmas steigern und dadurch die Sedimentierungsgeschwindigkeit beschleunigen, ohne die elektrische Ladung herabzusetzen [Linzenmeier³), W. und H. Löhr⁴)]. Diese Beschleunigung kommt nach Höber so zustande, daß die stark viscösen Stoffe an die Oberfläche der Erythrocyten adsorbiert werden und sie dadurch stärker befähigen, bei gegenseitiger Berührung aneinander festzukleben. Durch die erhöhte Viscosität wird die Reibung vergrößert, und es kann so zu einem Stadium kommen, in dem die vergrößerte Reibung die Abstoßung durch die gleichsinnig elektrische Ladung überwindet. Nicht alle Stoffe, die viscös sind, beschleunigen übrigens die Senkungsgeschwindigkeit (Linzenmeier).

Eigentlich sollte man bei einer Zunahme der Viscosität eine Verminderung der Senkungsgeschwindigkeit erwarten, aber wenn die Aggregatbildung der Blutkörperchen zustande kommt, dann sinken diese zusammengeballten Häufchen trotz des erhöhten Widerstandes des viscöseren Plasmas schneller zu Boden als einzelne Blutkörperchen.

Außerdem haben W. und H. Löhr⁵) u. a. zwischen der Senkungsbeschleunigung und der Erniedrigung der Oberflächenspannung des Plasmas einen Parallelismus gefunden. Noch andere Faktoren, wie z. B. der Cholesterin: Lecithinquotient [Kürsten⁶)], sind von Bedeutung für die Plasmastabilität.

Wir sehen also eine ganze Reihe von verschiedenen Faktoren⁷), welche die Plasmastabilität und damit die Senkungsgeschwindigkeit beeinflussen können, ohne daß wir heute schon klar überblicken, welche Bedeutung den einzelnen Faktoren zukommt. Die Zunahme der Viscosität des Blutplasmas, die Herabsetzung seiner Oberflächenspannung, die Verschiebung der Globulin-Albumin-Fraktion nach der Globulinseite hin dürfen als die wesentlichen Ursachen für die Beschleunigung der Konglomeration und damit der Senkungsgeschwindigkeit angesehen werden, ohne daß wir im einzelnen bereits sagen könnten, durch welche Stoffe diese physiko-chemischen Änderungen des Blutplasmas hervorgerufen werden.

Wir haben nun zu untersuchen, ob wir berechtigt sind, innerhalb der Blutbahn, in vivo, Veränderungen des Plasmas in gleicher Richtung anzunehmen,

---

¹) Höber u. Mond: Zitiert auf S. 1634.
²) Sachs u. v. Oettingen: Münch. med. Wochenschr. 1921, S. 351.
³) Linzenmeier: Pflügers Arch. f. d. ges. Physiol. Bd. 181, S. 169. 1920; Bd. 186, S. 272. 1921; Arch. f. Gynäkol. Bd. 113. 1920.
⁴) Löhr, H.: Zeitschr. f. d. ges. exp. Med. Bd. 27, S. 1. 1922.
⁵) Löhr, W. u. H. Löhr: Zeitschr. f. d. ges. exp. Med. Bd. 29, S. 139. 1922.
⁶) Kürsten, zit. nach Fahraeus.
⁷) Näheres s. bei Höber: Blutkörperchensenkungsgeschwindigkeit in diesem Handbuch

welche uns die verschiedene Geschwindigkeit erklären könnten, mit der im einzelnen Falle Stase entsteht. Untersuchungen von W. und H. LÖHR scheinen uns hier von Bedeutung.

Die Autoren fanden nach sterilen Operationen und chirurgischen Erkrankungen, die mit einem Zerfall von Eiweiß einhergehen — Frakturen, Appendicitiden usw. —, eine erhöhte Senkungsgeschwindigkeit der roten Blutkörperchen. Nach intravenöser und intramuskulärer Injektion von Eiweißkörpern oder Adrenalin und Pilocarpin konnten sie bereits nach 1 bis 2 Stunden den Nachweis einer deutlichen Senkungsbeschleunigung erbringen. Bei den Injektionen nicht eiweißartiger Körper, wie die letztgenannten, trat die Wirkung etwas später auf. Nach Ansicht der Autoren entstehen hierbei im Gewebe Eiweißabbauprodukte, welche erst sekundär nach ihrer Aufnahme in die Blutbahn die genannte Wirkung hervorrufen.

Parallel mit der Beschleunigung der Senkungsgeschwindigkeit ging eine Zunahme der relativen Viscosität des Plasmas, eine Erniedrigung der Oberflächenspannung und eine Verschiebung der Albumin-Globulin-Fraktion nach der Globulinseite. Nach völlig sterilen Operationen ergaben sich diese Veränderungen mit sicherer Konstanz, nach einmaliger Eiweißinjektion nicht immer mit derselben Regelmäßigkeit.

M. BÜRGER und GRAUHAN[1]) konnten mit anderen Methoden diese Ergebnisse bekräftigen. Sie fanden bei solchen Eingriffen eine Vermehrung des Reststickstoffs im Blut.

Die Veränderungen im chemisch-physikalischen Verhalten des Gesamtblutes in den vorerwähnten Fällen dürfen wohl mit einigem Recht auf die Wirkung von Gewebs- und Eiweißabbauprodukten zurückgeführt werden, die am Ort der Frakturen oder Injektionen vom Blut resorbiert sind. Wir dürfen mit TANNENBERG annehmen, daß die Stoffe, welche in der Lage sind, die Konglutinationsfähigkeit der Erythrocyten im Gesamtblut zu fördern, auch an ihrem Entstehungsort, wo sie in erheblich verstärkter Konzentration auf das vorbeifließende Blut einwirken, dieselbe Wirkung entfalten und so Ursache zur Konglutination der Erythrocyten in vivo, zur Stasebildung werden. Ihre Einwirkung auf das Blut vollzieht sich im Verlauf der Capillaren.

Da wir morphologisch im Bau der Capillaren zwischen arteriellem und venösem Ende keine Unterschiede feststellen können, müssen wir erwarten, daß solche stasefördernden Stoffe an der Stelle zuerst zur Wirkung gelangen, an der sie die längste Zeit auf das strömende Blut einwirken konnten. Wir würden also den Eintritt von Stase bzw. das Auftreten der ihr oft vorausgehenden Strömungsphänomene — wie starke Verlangsamung und ein ungeordnetes Strömen des Blutes — zuerst in der venösen Hälfte der Blutcapillaren oder in den kleinsten Venen erwarten.

Diesen Anforderungen entsprechen nun in der Tat die Beobachtungen TANNENBERGS bei seinen Versuchen am Mesenterium und Pankreas des lebenden Kaninchens im Frankfurter Pathologischen Institut. Bei Anwendung der verschiedensten lokalen Schädigungen wurde oft, bei noch schneller Strömung in den kleinsten Arterien und den Anfangsteilen der Capillaren, beobachtet, daß die Strömung immer grobkörniger wurde, je weiter die Capillare venenwärts betrachtet wurde. In solchen Fällen konnte dann schließlich in der einen und anderen Netzcapillare, die ihr Blut nicht direkt aus einer kleinen Arteriole, sondern aus einer anderen Capillare erhielt, die Strömung unter Konglutination der Blutkörperchen zum Stillstand kommen, Stase eintreten. Dasselbe konnte an der *Froschlunge* direkt beobachtet werden. Hier löst sich eine kleine Endarterie büschelförmig in ein großes Netz von zahlreichen kleinen Capillaren auf. Immer tritt nun bei langsamer Entstehung der Stase dieselbe in Capillaren an der Peripherie des Netzwerkes auf, welche am weitesten von der Arterie entfernt sind, niemals zuerst in den Capillaren, welche mehr in der direkten Linie zwischen

---

[1]) BÜRGER u. GRAUHAN: Zeitschr. f. d. ges. exp. Med. Bd. 27, S. 97. 1922; Bd. 35. S. 16. 1923; Bd. 42, S. 345. 1924.

Arterie und Vene liegen. Dabei können Arterie, Capillarnetz und Vene *während der ganzen Beobachtung dieselbe Weite* behalten, so daß der Eintritt der Stase nur auf die Veränderung des Blutes bezogen werden kann, welche dasselbe auf seinem Weg durch das Capillarnetz erfährt.

Die Frage, welcher Art die Gewebsabbauprodukte sind, welche das Blut im Sinne einer Staseentstehung verändern, ist noch nicht geklärt. Es ist ganz sicher, daß die Vermehrung der H-Ionenkonzentration dabei eine Rolle spielt.

Eine vermehrte H-Ionenkonzentration kann nach BECHHOLD[1]) sehr wohl die chemischphysikalischen Veränderungen des Blutplasmas herbeiführen, wie sie in den in vitro Versuchen bei erhöhter Senkungsgeschwindigkeit der Blutkörperchen gefunden wurden. Sie kann eine Erhöhung der Plasmaviscosität und eine sogar noch erheblichere des Gesamtblutes durch stärkere Quellung der Blutkörperchen herbeiführen. Daß das Blut auf dem Wege von der Arterie zur Vene eine Vermehrung seiner Säuerung erfährt, wissen wir aus den Untersuchungen von MICHAELIS und KRAMSZTYK[2]), PECHSTEIN[3]), SCHADE[4]) und seinen Mitarbeitern, HASSELBALCH und LUNDSGAARD[5]) u. v. a. Daß diese Säuerung im geschädigten Gebiet mit seiner erhöhten Einschwemmung von Gewebsabbauprodukten eine besonders starke ist, dürfen wir wiederum nach Untersuchungen von SCHADE und seinen Mitarbeitern, sowie von FODOR und FISCHER[6]), aus der VOLHARD'schen Klinik, u. a. erwarten.

Es ist deshalb nicht erstaunlich, daß von einer Reihe von Autoren in der Vermehrung der H-Ionenkonzentration am Ort der Staseentwicklung die letzte Ursache für die Entstehung der Stase gesehen wurde [WOOLEY[7]), REGENBOGEN u. a.]. Unserer Ansicht nach geht diese Vorstellung über den Boden der gesicherten Tatsachen hinaus. Auch SCHADE betont in seinem Entzündungsreferat, daß physiko-chemische Änderungen der vorher beschriebenen Art vermutlich durch Eiweißabbauprodukte, Seifen und andere Stoffe, welche beim Gewebsabbau entstehen können, in erheblich stärkerem Maße erzeugt werden können, als durch H-Ionenvermehrung. Denselben Standpunkt vertritt TANNENBERG. Wir verweisen zur näheren Orientierung auf den vorhergehenden Abschnitt über die Bedeutung der Gewebsabbauprodukte für die Entstehung der lokalen Kreislaufstörung. Hier sei nur noch das Ergebnis der Untersuchungen von MERK[8]) erwähnt, die auf unsere Veranlassung unternommen wurden, und die Ansicht von REGENBOGEN, der die Wirkung der H-Ionenkonzentration für die Staseentstehung in den Vordergrund geschoben hat, im einzelnen auch experimentell widerlegt.

c) Die Bedeutung der pathologischen Gewebsabbauprodukte für die Entstehung der Stase.

Daß es im wesentlichen die pathologischen Gewebsabbauprodukte sind, welche die Kreislaufstörungen herbeiführen und unterhalten, geht auch daraus hervor, daß nach Anwendung eines lokalen Reizes auch nach der Entfernung des Reizmittels die Kreislaufstörung weitergeht.

Ja die Nachwirkung oder die Zweitwirkung ist gewöhnlich stärker als die Wirkung während der Reizanwendung selbst [RICKER[9]), TANNENBERG[10])]. Wir können uns das mit

---

[1]) BECHHOLD: Die Kolloide in Biologie und Medizin. Dresden 1919.
[2]) MICHAELIS u. KRAMSZTYK: Biochem. Zeitschr. Bd. 62, S. 180. 1914.
[3]) PECHSTEIN: Biochem. Zeitschr. Bd. 68, S. 140. 1915.
[4]) SCHADE: Verhandl. d. dtsch. pathol. Ges. 19. Tagg., 1923, S. 69. — SCHADE: Die physikalische Chemie in der inneren Medizin. Dresden 1920.
[5]) HASSELBALCH u. LUNDSGAARD: Biochem. Zeitschr. Bd. 38, S. 84. 1912.
[6]) FODOR u. FISCHER: Zeitschr. f. d. ges. exp. Med. Bd. 29, S. 1 u. 465. 1924.
[7]) WOOLEY: Cincinnati Lancet-Clinic, 5. April 1913; Zentralbl. f. Pathol. Bd. 26, S. 217. 1915.
[8]) MERK: Inaug.-Dissert. Frankfurt a. M. 1927. Erscheint in der Frankfurt. Zeitschr. f. Pathol. 1927.
[9]) RICKER u. REGENDANZ: Virchows Arch. f. pathol. Anat. u. Physiol. Bd. 231, S. 1. 1921.
[10]) TANNENBERG: Zitiert auf S. 1630.

TANNENBERG nur so erklären, daß durch den angewandten Reiz eine Reihe von Zellen so geschädigt ist, daß sie sich nicht wieder erholen konnten und nach einiger Zeit an der Nachwirkung zugrunde gehen. Solange solche Zellen vorhanden sind, müssen auch vermehrte Eiweißabbauprodukte entstehen, welche die Kreislaufstörung unterhalten.

Die Wirkung der unter einem Reiz entstehenden pathologischen Stoffwechselprodukte ist eine vielseitige. Wir haben neben der direkten Wirkung auf das strömende Blut, welche wir soeben besprochen haben, noch in Betracht zu ziehen, daß durch sie das kolloid-chemische Verhalten des Gewebes selbst sowie der Gefäßwand verändert wird. Die Verlangsamung der Blutströmung, welche wir im Stadium vor der Staseentstehung beobachten können —, in dem peristaltischen Zustand RICKERS — wird sehr wesentlich bedingt durch eine verstärkte Wasserabgabe an das Gewebe.

Den Austritt von Flüssigkeit in das Gewebe und diese selbst konnte TANNENBERG[1]) gemeinsam mit METZGER an der Frankfurter Augenklinik direkt bei mikroskopischer Untersuchung der Kaninchenconjunctiva mit der GULLSTRANDschen Spaltlampe am lebenden Tier beobachten. Als Reiz genügte dazu allein das Licht der Spaltlampe. Nach einiger Zeit der Belichtung entstanden um die kleinen Venen herum Mäntel von gelblicher Flüssigkeit, die sich allmählich in dem weißen Gewebe der Conjunctiva weiter ausbreiteten und sich von diesem bei der Beobachtung gut abhoben. Dabei wurde die Strömung in den Gefäßen immer mehr grobkörnig.

Die erhöhte Durchlässigkeit der Capillaren für Wasser kann nicht allein von der Weite der Capillaren abhängen, wie es KROGH und HARROP[2]) annehmen, denn dann wäre es nicht einzusehen, wieso es zu Wasseransammlungen im Gewebe kommt und weshalb die ausgetretene Flüssigkeit nicht wieder auf dem Lymph- oder Blutwege verschwinden würde. Es müssen im *Gewebe selbst* Kräfte wirksam werden, welche das ausgetretene Blutwasser festhalten. Im Abschnitt über das Ödem werden wir genauer hierauf zu sprechen kommen. Wir glauben, daß durch die pathologischen Gewebsprodukte das kolloid-chemische Verhalten des Gewebes so verändert wird, daß es die Fähigkeit bekommt, Wasser an sich zu reißen.

Auch Beobachtungen von L. ASHER[3]) und LEWIS und GRANT[4]) sprechen dafür, daß die Gefäßpermeabilität nicht einfach eine Funktion der Gefäßweite ist. So konnte ASHER nach Entfernung des Ganglion cervicale superior beim Kaninchen, also nach Fortfall der sympathischen Innervation, welcher eine Gefäßerweiterung nach sich zieht, feststellen, daß die Gefäßdurchlässigkeit gegen injizierten Farbstoff oder Bluteiweiß nicht zugenommen, sondern deutlich abgenommen hatte.

Diese Veränderung des Gewebes erklärt uns auch Beobachtungen von alten Untersuchern, welche wir vorher besprochen haben. Man hatte früher schon vielfach die Stase auf eine Wasserverarmung des Blutes zurückgeführt, besonders auf Grund von Versuchen mit wasserentziehenden Stoffen. Als es aber auch gelang, durch wasserunlösliche Stoffe, wie z. B. reizende Öle, Stase zu erzeugen, reichte diese Erklärung nicht aus.

Die Wasserentziehung des Blutes erfolgt eben nicht direkt durch das Reizmittel, sondern das *geschädigte Gewebe selbst* reißt Blutwasser in vermehrter Menge an sich.

Die Fähigkeit der pathologischen Gewebsabbauprodukte, die Oberflächenspannung herabzusetzen, erklärt uns auch die vermehrte Durchlässigkeit der Gefäßwand, vermehrt nicht nur gegen Wasser und Salze, sondern auch gegen hochmolekulare Plasmabestandteile, ohne daß es doch zu einer irreversiblen Schädigung der Capillarwand zu kommen brauchte.

Modellversuche von BRINKMANN und SZENT-GYÖRGYI[5]) am Ultrafilter mit Hämoglobinaufschwemmung haben gezeigt, daß das Ultrafilter für diese Kolloidteilchen durchgängig wurde, wenn der kolloidalen Lösung eine Substanz zugesetzt wurde, welche die Oberflächenspannung erniedrigte. Nach dem Auswaschen dieser Lösung waren die Ultrafilter wieder undurchgängig für das Kolloid, während die Durchgängigkeit für Wasser selbst sich nicht änderte

---

[1]) TANNENBERG: Zitiert auf S. 1630.
[2]) KROGH u. HARROP: Proc. of the physiol. soc. Journ. of physiol. Bd. 54. 1921.
[3]) ASHER, L.: Klin. Wochenschr. 1922, S. 1559.
[4]) LEWIS und GRANT: Zitiert auf S. 1550.
[5]) BRINKMANN u. v. SZENT-GYÖRGYI: Biochem. Zeitschr. Bd. 139, S. 261. 1923.

Wir haben hier in diesem Versuche ein schönes Analogon zu der reversiblen Durchlässigkeit der Capillarwand für hochmolekulare Eiweißstoffe unter der Wirkung von pathologischen Gewebsabbauprodukten, welche gleichfalls im Sinne einer Herabsetzung der Oberflächenspannung wirken.

Wenn wir zusammenfassen, so sehen wir die Ursache der Stase in einer *kolloid-chemischen Änderung des Blutes*, welche zu einer Verminderung der kolloidalen Plasmastabilität führt. In demselben Sinne wirkt die gleichzeitige *Wasserentziehung des Gewebes* auf das Blut und die *erhöhte Gefäßdurchlässigkeit*. All diese Momente können auf *einheitliche* Ursachen zurückgeführt werden, auf die Entstehung von vermehrten oder pathologischen Gewebsstoffwechselprodukten. Welche Gewebsstoffwechselprodukte im einzelnen dafür in Frage kommen, ist noch unklar und muß das Ziel künftiger Forschung bleiben. Wir können heute nur im wesentlichen die Tatsache registrieren, daß auch schon bei geringen Schädigungen des Gewebes vermehrte Stoffwechselprodukte gebildet werden, daß ein erhöhter Stoffumsatz stattfindet. Wir dürfen das aus den Messungen des Sauerstoffverbrauchs an entzündetem Gewebe erschließen, die GESSLER[1]), HAUBERRISER[2]) angestellt haben, und bei denen der Sauerstoffverbrauch stets vermehrt gefunden wurde.

Gegenüber der Wirkung dieser Gewebsabbauprodukte tritt das angewandte Mittel, durch das die Stase im einzelnen Falle erzeugt wird, mehr oder weniger stark in den Hintergrund. *Es kommt auf die Größe und Nachhaltigkeit der Gewebsschädigung an, welche durch das jeweils angewandte Mittel hervorgerufen wird.*

Nach unserer Auffassung ist es aus den angeführten Gründen auch nicht berechtigt, zwischen *mehreren Arten* von Stase zu unterscheiden, sondern letzten Endes wird die Stase immer durch die gleichen Momente herbeigeführt. Ein mechanisch bedingter Blutstillstand führt auch, wie wir gesehen haben, nach längerer Zeit nicht zur Stase, wenn die kolloid-chemischen Bedingungen im Blute nicht gegeben sind.

Wir können uns deshalb auch der von RÖSSLE[3]) gegebenen Einteilung der Stase in eine „chemisch-physikalisch bedingte Obturationsstase" und eine „Strangulationsstase", vor „sphincterartig verschlossenen Stellen der Capillaren", nicht anschließen. Auch die „Strangulationsstase" ist letzten Endes durch dieselben Momente bedingt wie die „Obturationsstase". Die Sauerstoffverarmung und Kohlensäureanreicherung im Gewebe führen in diesem Falle zu einer Schädigung des Gewebes, durch welche die chemisch-physikalischen Vorbedingungen für die Stase geschaffen werden.

3. Das Verhalten der Pigmentzellen in der Froschhaut bei Staseentstehung.

Eine interessante Beobachtung an der Froschschwimmhaut beim Eintritt von Stase möchten wir in diesem Zusammenhang nicht unerwähnt lassen, weil sie uns auch zeigt, daß während der Staseentstehung im Gewebe gleichzeitig biologische Veränderungen vor sich gehen. Wir meinen das Verhalten der Pigmentzellen in der *Froschhaut*.

Bereits F. v. RECKLINGHAUSEN[4]) berichtet über das Verhalten der Pigmentzellen in der Schwimmhaut des Frosches beim Eintritt von Stase und findet, daß sich dieselben ausbreiten, Stern- oder Netzform annehmen. In der übrigen Schwimmhaut können die Pigmentzellen dabei ihre Kugelform behalten, so daß der Stasefleck infolge der ausgebreiteten Pigmentzellen sich schon für das bloße Auge als dunkler Fleck abhebt. Besonders interessant ist eine Beobachtung von LISTER[5]), der zeigen konnte, daß derselbe Gegensatz der Färbung sogar noch an einem vollständig ausgeschnittenen Schwimmhautstück durch Anwendung

---

[1]) GESSLER: Arch. f. exp. Pathol. u. Pharmakol. Bd. 92, S. 273. 1922.
[2]) HAUBERRISER: Zeitschr. f. exp. Med. Bd. 29, S. 200. 1922.
[3]) RÖSSLE: Jahresk. f. ärztl. Fortbild. Jg. 15, S. 1. 1924.
[4]) v. RECKLINGHAUSEN: Zitiert auf S. 1628. (S. 70.)
[5]) LISTER: Philosoph. transact. of the roy. soc. of London Bd. 143, S. 645. 1859.

eines Reizmittels (Senf) auf eine umschriebene Stelle hergestellt werden kann. Er schließt daraus, daß die Stase nicht die direkte Ursache dafür sein kann, daß die Pigmentkörper die Sternform annehmen, sondern ein *unmittelbarer* Effekt des staseerzeugenden Mittels auf die Pigmentkörper vorliegt.

In neuerer Zeit fand TANNENBERG und ebenso W. JAKOBY bei Staseversuchen an der Froschschwimmhaut das gleiche Verhalten der Pigmentzellen. Die vorher zu dunklen Punkten zusammengezogenen Zellen breiteten während der Staseentstehung ihre Fortsätze weit aus, EBBECKE beschreibt das umgekehrte Verhalten.

B. Die Folgen der Stase.

Die Stase ist nach den Beobachtungen von v. RECKLINGHAUSEN, R. THOMA, RICKER und seinen Schülern, TANNENBERG u. a. ein reversibler Zustand, der vollständig wieder verschwinden kann. Stase muß also kein Dauerzustand sein, der zum Untergang der Blutkörperchen, des Gefäßchens und des von ihm versorgten Gewebes führen müßte.

R. THOMA gibt in seinem Lehrbuch der Allgemeinen Pathologie schöne Bilder wieder, welche er bei der Wiederauflösung einer Stasesäule beobachten konnte. Diese Bilder entsprechen weitgehend der Wirklichkeit. Die Wiederauflösung einer Stasesäule kann ganz langsam vor sich gehen, so daß ein Blutkörperchen nach dem anderen von der Stasesäule gewissermaßen losgewaschen wird, sie kann aber auch sehr rasch erfolgen, wenn sich z. B. die Strömungsverhältnisse in den vorgeschalteten Gefäßbezirken schnell ändern, so daß die Gewebsstoffwechselprodukte, welche die Stase veranlaßt haben, schnell verdünnt und fortgeschwemmt werden können. So kann man eine schnelle Lösung der Stasesäule z. B. nach Ablauf der Adrenalinwirkung beobachten, wenn aus irgendwelchen Gründen — infolge einer anderweitigen *leichten* Gewebsschädigung — dabei Stase entstanden war, sobald nach Ablauf der Adrenalinwirkung durch die erweiterte Arterie wieder reichlich Blut heranströmt (TANNENBERG).

Wir haben aber in dem mikroskopischen Bild bei der Untersuchung der Stase in vivo keinen Anhaltspunkt dafür, ob eine eben entstandene Stasesäule, sich sehr bald wieder lösen wird, oder ob die Blutkörperchen bereits so starke Veränderungen erlitten haben, daß sie dem Untergang anheimfallen. Nur die Folgezeit nach dem Zustandekommen der Stase bringt die Entscheidung über ihr weiteres Schicksal und damit über das des Gefäßes und des benachbarten Gewebes. Löst sich die Stase wieder, dann tritt sehr bald eine Restitutio ad integrum ein, bleibt sie bestehen, entsteht Dauerstase, dann verfällt die Blutsäule mitsamt dem Gefäßchen und dem davon versorgten Gewebsabschnitt der Nekrose.

Eben entstandene Stase kann man auch durch experimentelle Eingriffe wieder zur Lösung bringen. GENZMER und SAMUEL[1]) haben das zuerst gezeigt. REGENBOGEN[2]) hat diese Versuche in der neueren Zeit bestätigt. Er glaubte, es käme darauf an, die am Ort der Staseentstehung herrschende H'-Hyperionie durch Alkalien abzusättigen. MERK[3]) konnte dann bei der Weiterführung dieser Versuche an unserem Institut zeigen, daß jede Hyperämie, welche zur Verdünnung der lokal angereicherten Gewebsabbauprodukte führt, die Stase zu lösen vermag. Diese Hyperämie kann auch statt durch Alkalien durch Injektion von Aqua dest. oder verdünnter Essigsäure erreicht werden. Danach läßt sich die Vorstellung von REGENBOGEN von der großen Bedeutung der lokalen H'-Hyperionie für die Entstehung der Stase nicht mehr aufrechterhalten.

Die Schwierigkeit, die Stase im histologischen Präparat nachzuweisen, darf uns nicht verführen, ihre Bedeutung für den Organismus gering einzuschätzen. In älterer Zeit ist ihre Bedeutung für die Entzündung vielleicht überschätzt, in neuerer wahrscheinlich unterschätzt worden. BRÜCKE identifizierte Entzündung mit Stase. v. RECKLINGHAUSEN wies auf die engen Beziehungen der Stase

---

[1]) GENZMER u. SAMUEL: Zentralbl. f. d. med. Wiss. 1882.
[2]) REGENBOGEN: Frankfurt. Zeitschrift f. Pathol. Bd. 35, S. 111. 1927.
[3]) MERK: Ebenda 1927.

zur „Mortifikation und Infarktbildung einerseits, zu der Entzündung andererseits" hin, ohne in den Fehler BRÜCKES zu verfallen. Da sich die Stase wieder lösen kann, ohne weiter Folgen nach sich zu ziehen, wäre es falsch, sie immer in direkte Beziehung zu den Entzündungsvorgängen setzen zu wollen.

RICKER hat neuerdings der Stase wieder die Hauptrolle bei der Entstehung der entzündlichen Kreislaufstörungen zugeschrieben. Dabei werden die Stase wie die nach ihrer Lösung einsetzenden Kreislaufstörungen — die starke poststatische Leukocytenauswanderung usw. — in ganz einseitiger Weise auf eine primäre Reizung der Strombahnnerven zurückgeführt. Von diesen primären Kreislaufstörungen werden alle Gewebsveränderungen in Abhängigkeit gebracht.

Diese Vorstellung ist, wie wir gesehen haben, unhaltbar und experimentell widerlegt. Wir haben allen Anlaß, eine primäre Gewebsschädigung bei den lokal applizierten Reizstoffen anzunehmen. Dabei wird es aber für das durch den Reiz primär schon beeinflußte Gewebe durchaus nicht gleichgültig sein, ob in den Gefäßen Stase eintritt oder nicht. Für das Zustandekommen der entzündlichen Reaktion kommt eben weder der Einfluß des schädigenden Reizes allein auf das Gewebe oder die Gefäßwand oder das Gefäßnervensystem in Betracht, sondern die Wirkung wird ausgelöst

1. durch die direkte Einwirkung auf das lebendige Gewebe und die lebendige Gefäßwand,

2. durch die Einwirkung auf das Blut in den Gefäßen,

3. durch die Einwirkungen auf die nervösen Apparate des Gewebes, insbesondere der Gefäße.

Je nach der Reizqualität und Quantität kann jeder dieser drei Faktoren im Vordergrund stehen, ja so gut wie vollständig das Reaktionsbild beherrschen. Trifft das z. B. für den Faktor 3 zu, so ergeben sich im allgemeinen die von RICKER in seinem Stufengesetz aufgestellten Regeln, aber allgemein können diese Regeln keine Geltung beanspruchen. [Näheres s. in den Arbeiten von TANNENBERG und FISCHER[1])].

Bei der Bedeutung der zahlreichen experimentellen Beobachtungen RICKERS und seiner Schule, welche dem steigenden Bedürfnis nach Klarstellung der Vorgänge im lebenden Organismus entgegenkommt, halten wir es für notwendig, auch in diesem Zusammenhang näher auf RICKERS Gedankengänge einzugehen.

Die wesentlichen Punkte aus RICKERS Vorstellungskreis über die Bedeutung des Strombahnnervensystems für die Kreislaufstörungen, und vor allem deren Folgen für das Gewebe, werden wir im folgenden wiedergeben.

Eine *direkte*, unmittelbare Wirkung auf das Gewebe haben nach RICKERS Ansicht nur solche Reize, welche durch ihre unmittelbare Einwirkung *zerstörend, vernichtend* wirken. Starke mechanische, zerstörende Gewalt, starke chemische Reize, die sofortige Koagulation oder Verätzung hervorrufen, physikalische Einflüsse, Hitze, der elektrische Strom usw. können so unmittelbar zerstörend auf das Gewebe, die Gefäßwand mitsamt dem Blut einwirken. Aber alle anderen nekrobiotischen Vorgänge sind nach RICKER nicht auf eine direkte Wirkung der schädigenden Reize selbst auf das Gewebe zu beziehen, sondern bei nicht direkt zerstörend wirkenden Schädigungen erkennt er nur eine Wirkung auf das Gefäßnervensystem an. Durch dieses werden dann Veränderungen im Strömungscharakter des Blutes bis zum Stillstand, zur Stase hervorgerufen. Davon wiederum hängen erst die Gewebsveränderungen, die nekrobiotischen Vorgänge ab. RICKER erkennt somit den nicht zerstörenden Einwirkungen der Außenwelt *nur* eine direkte Wirkung auf das Nervensystem zu, und nur *sekundär*, auf dem Umweg

---

[1]) TANNENBERG: Frankfurt. Zeitschr. f. Pathol. Bd. 31, S. 173. 1925. — TANNENBERG u. B. FISCHER: Ebenda Bd. 33, S. 91. 1925; Klin. Wochenschr. 1925, S. 1758.

über dieses, können solche Reize das Gewebe beeinflussen. Diese Auffassung RICKERs muß zum besseren Verständnis an einigen Beispielen erläutert werden, weil sonst Mißverständnisse bei der so völlig anderen Auffassungsweise der pathologischen Vorgänge ,wie wir es sonst gewöhnt sind, nicht ausbleiben können.

Es sei zunächst angeführt, wie sich RICKER die Entstehung der Pankreas- und Fettgewebsnekrosen vorstellt. Nicht eine Verdauung des lebenden Gewebes ist das Wesentliche, sondern diese ist *unmöglich*, solange die Beziehung zwischen Gewebe und Blut nicht durch vorher entstandene Stase aufgehoben ist. Das Wichtige ist, daß ausgetretener Pankreassaft (ob aktiviert oder nicht, ist gleichgültig) *primär* als „starker" Reiz auf das Gefäßnervensystem einwirkt und dadurch Stase hervorruft. Erst alsdann tritt die Verdauung des Gewebes ein. Das gleiche gilt nach RICKER auch für die Entstehung des runden Magengeschwürs. Die Vorstellung, daß die präulcerösen Kreislaufstörungen durch eine direkte mechanische Beeinflussung der Zirkulation durch Abklemmung der Arterien oder Venen zustande kommen könnten, lehnt RICKER ab. Selbst eine Pfortaderstauung würde nicht als einfacher mechanischer Vorgang zu werten sein, sondern die Stauung würde als Reiz auf das Gefäßnervensystem wirken, auf diesem Wege eine Verengerung der zuführenden Arterien herbeiführen und mithin auf das Gewebe auch *nur auf dem Umwege über das Gefäßnervensystem, nicht aber direkt einwirken*. Aber das alles soll für die Entstehung des Geschwürs *nicht* in Betracht kommen, ebensowenig natürlich wie etwa die Einwirkung des verdauenden Magensaftes auf einen anämischen Bezirk der Magenschleimhaut. Die Entstehung des Magengeschwürs kommt beim Menschen durch *primäre* Staseentwicklung zustande, der im vorhergehenden höchstgradigen prästatischen Zustande die Infarcierung des Gewebes durch die per diapedesin austretenden roten Blutkörperchen vorausgehen kann. Eine direkte Reizung der Nerven der Magenwandstrombahn ist als Ursache der Stase möglich, wird aber beim Menschen für selten gehalten. Die Staseentwicklung wird vielmehr für gewöhnlich *reflektorisch* entstanden gedacht. Dabei kommt es nach RICKER nicht auf die Stärke der peripherischen Reizquelle an, sondern auf die besondere Empfindlichkeit der Reflexendstation in der Magenschleimhaut. Diese wird als Teilzustand einer „allgemeinen vegetativen Neurose" angesehen, doch wird auch das Vorkommen einer isolierten Neurose des Magens für möglich gehalten. Bei der als reflektorisch entstanden gedachten Stase in einem Magenbezirk steht nach RICKER „nichts der Auffassung im Wege, daß auf diesem Boden (isolierte Magenneurose) die Stase und Diapedesisblutung im Magen auch auf psychischem Wege entstehen kann".

Erst nach der Staseentstehung kann der Magensaft auf das Gewebe der Schleimhaut, das seine Beziehung zum strömenden Blut verloren hat, einwirken und es auflösen.

Als drittes Beispiel sei angeführt, wie sich RICKER die *Epityphlitis*entstehung vorstellt. *Keine primäre* Wirkung des Darmsaftes, eingedrungener Bakterien oder deren chemischer Produkte, sondern nur eine *reflektorisch entstandene rote Stase* in der Schleimhaut des Wurmfortsatzes kann das Primäre sein. „Niemand hat bisher den Beweis des Gegenteils erbracht, insbesondere Bakterien auch nur im frühesten erreichbaren Stadium in der Appendixwand nachgewiesen." „Die rote Stase läßt dann in der oberflächlichen Schicht des Segmentes oder in allen Schichten, und indem sich namentlich im tieferen Teil nach Lösung der Stase die Eiterung in der früher geschilderten Weise einstellt, die Nekrose des Gewebes entstehen und öffnet früher oder später den Mikroorganismen des Appendixinhaltes die Bahn ins Innere des Organs und darüber hinaus." Also erst in *zweiter Linie* kommt die Wirkung der Bakterien in Betracht, ihr Eindringen in den Organismus und ihre vernichtende Wirkung auf das Gewebe sind erst möglich, nachdem das Gewebe seine Beziehungen zum fließenden Blut durch die Staseentstehung verloren hat.

An diesen Beispielen mag es genügen. Wir haben nur kurz auf S. 1570 zu verweisen, auf der wir gezeigt haben, daß die Annahme einer rein *reflektorischen* Entstehung der Stase, die RICKER von seinen Versuchen an der Conjunctiva gewonnen hat, in keiner Weise ausreichend begründet ist. Demgemäß müssen auch alle Annahmen, welche RICKER darauf aufbaut, als unbewiesene Hypothesen gelten. Abgesehen davon bleiben auch sonst noch reichlich offene Fragen bei einem gründlichen Durchdenken der RICKERschen Anschauungen.

Nicht recht verständlich ist es, warum die reflektorisch entstandene Stase immer nur an einzelnen begrenzten Bezirken der Magenschleimhaut auftritt und nicht einigermaßen gleichmäßig überall im Magen. Weiter wissen wir, daß beispielsweise in das Peritoneum injizierte Bakterien oder kleinste Fremdkörper von Makrophagen aufgenommen werden, nach Injektion in die Blutbahn von den an der Wand festhaftenden Zellen des Reticulo-Endothels. Diese Zellen können die phagocytierten Mikroorganismen vernichten, gehen aber bei genügender Virulenz derselben an den primär aufgenommenen Bakterien zugrunde.

Diese Zellen gehören zum Gewebe, sie sind zum Teil wenigstens feste, wandständige Elemente der Capillarwand — außerdem wird von einigen Autoren (ROSENTHAL, HERZOG u. a.) allen Endothelien die Fähigkeit der Speicherung von Mikroorganismen oder anderen ähnlich großen Substanzen zugestanden. Es ist nun bisher auch von RICKER in keiner Weise erwiesen, daß diese Zellen *nicht primär* speichern und an ihrem aufgenommenen Inhalt zugrunde gehen oder schwer geschädigt werden könnten, bevor eine erhebliche Störung ihrer Relation zum Blute eingetreten ist. Die Reizung des Gefäßnervensystems nach der Speicherung von Mikroorganismen durch Capillarwandzellen, welche ausreicht, um Stase herbeizuführen — nach RICKER können ja nur in diesem Falle die Bakterien ihre Wirkung auf Gewebselemente entfalten —, dürfte wohl immer etwas *Sekundäres* sein, das der Aufnahme der Mikroorganismen und der Schädigung der Capillarwandzellen folgt. Denn sonst könnte es wenigstens bei Bakterien, welche keine Eigenbewegung haben, nicht zu einem Eindringen und zu einer Aufnahme in die Endothelien kommen.

Wie wenig berechtigt RICKERS Vorstellung z. B. für die Pathogenese der Appendicitis ist, zeigt neuerdings auch die Untersuchung aus dem ASCHOFFschen Institut von RUF[1]) an Frühfällen dieser Erkrankung, auf welche wir hier nur kurz verweisen möchten.

Weiter hier auf RICKERS Anschauungen einzugehen, welche in seinem Buche Pathologie als Naturwissenschaft S. 97ff. zusammengefaßt sind — dort auch Angabe der zahlreichen Einzelarbeiten RICKERS und seiner Schüler —, müssen wir uns hier versagen. Wir weisen nur noch auf zwei Punkte hin.

Ebenso wie die rote Stase Nekrose herbeiführen kann, kann das auch die von RICKER sog. „weiße Stase", bei der das Gefäßchen mit Leukocyten vollgepfropft ist. Dadurch wird in derselben Weise wie durch die rote Stase die Beziehung zwischen Blut und Gewebe unterbrochen, auch die Auswanderung der Leukocyten soll in diesem Stadium aufgehoben sein. Wir haben im Kapitel über die Leukocytenauswanderung mitgeteilt, daß wir auch während der sog. weißen Stase noch Leukocytenauswanderung beobachten konnten, und wir können ebensowenig für die Entstehung der roten Stase, wie für die der weißen Stase RICKERS Auffassung teilen.

Die Bedeutung der Stase für die Entwicklung von Nekrosen ist nichtsdestoweniger eine große. Es ist ganz klar, daß der Relation zwischen Blut und Gewebe für alle Lebevorgänge die größte Bedeutung zukommt. Dabei ist für die Vorgänge selbst nebensächlich, ob wir uns diese Relation im RICKERschen Sinne vorstellen, d. h. ob wir bei dem Ablauf der Lebensvorgänge die Reizung des Gefäßnervensystems immer zeitlich an die erste Stelle setzen, oder ob wir auch eine direkte primäre Einwirkung auf das Gewebe annehmen.

Sicher ist, daß dem Gefäßnervensystem eine wichtige Rolle zukommt. Es überträgt die Wirkung der vom Gewebe ausgehenden Reize auf einen größeren Bezirk der Strombahn, als es den nur langsam diffundierenden Stoffwechselprodukten allein möglich wäre, und es macht so die Beziehungen zwischen Gewebe und Blutbahn zu besonders innigen und fein abgestuften. Nach seiner Ausschaltung treten, wie wir in einem anderen Kapitel gesehen haben, leichter als bei seinem Vorhandensein Störungen in den Beziehungen zwischen Blut und Gewebe ein.

Die Stase, die schwerste Störung dieser Beziehungen, hebt die Relation zwischen Blut und Gewebe vollständig auf; so ist es ganz natürlich, daß Schädigungen, welche das Gewebe treffen, während in den Gefäßen Stase besteht, in anderer, viel schwererer Weise wirksam werden, als wenn das fließende Blut seine abschwächende Wirkung ausüben kann. So wenig wir damit die Bedeutung der Stase verkennen, so wenig dürfen wir aber, wenn wir auf dem Boden der Tatsachen bleiben wollen, ihre Bedeutung so hoch stellen, daß wir alle nekrobiotischen Vorgänge im Gewebe auf eine primäre Stase beziehen.

VI. Die Blutung.

Wir haben grundsätzlich zwei Arten von Blutungen zu unterscheiden, die Blutung durch Kontinuitätstrennung der Gefäßwand, die *Rhexisblutung*

---

[1]) RUF: Beitr. z. pathol. Anat. u. z. allg. Pathol. Bd. 75. 1926.

(Hämorrhagia per rhexin), und die Blutung durch die intakte Gefäßwand hindurch, *Diapedesisblutung* (Hämorrhagia per diapedesin).

Den alten Begriff des Blutaustritts durch Auseinanderweichen der Wand bei krankhaften Veränderungen kleinerer Gefäße (H. per diaeresin) möchte MARCHAND[1]) für die spontan, fast unter den Augen des Beobachters entstehenden, oft sehr umfangreichen Blutungen wieder aufnehmen, die sich weder durch eine Zerreißung größerer Gefäße, noch durch Diapedese erklären lassen. Die von MARCHAND beschriebenen Fälle sind zwar sehr eigenartig, aber eine genauere Aufklärung des Blutungsmechanismus ist bisher nicht erfolgt. Im Experiment konnte bisher ein stärkeres Auseinanderweichen der Wandelemente größerer Gefäße nicht beobachtet werden. Andererseits wissen wir nach den Untersuchungen von COHNHEIM, RICKER, TANNENBERG, daß Diapedeseblutungen aus Capillaren und kleinsten Venen auch größeren Umfang annehmen können. Wir möchten deshalb den Begriff der Diaeresisblutung bis zu ihrer experimentellen mikroskopischen Beobachtung mit v. RECKLINGHAUSEN, RICKER u. a. ablehnen.

In der klinischen Medizin insbesondere hat sich eine Nomenklatur eingebürgert, welche aus dem Namen den Ort der Blutung ersehen läßt, ohne etwas über die Art derselben aussagen zu wollen. So bezeichnet man mit *Epistaxis* eine Blutung aus der Nase, mit *Hämoptöe* oder *Hämoptyse* eine Lungen-, mit *Hämatemesis* eine Magen-, mit *Metrorrhagie* eine Uterus-, mit *Hämaturie* eine Harnblutung. Blutungen in die Haut werden als *Petechien*, in die Schleimhaut als *Ekchymosen* bezeichnet, flächenhafte Blutungen als *Suffusion* oder *Sugillation*, ein größerer Erguß wird *Hämatom* genannt. In derselben Weise spricht man von *Hämatothoraxperikard, -metros, -kolpos*, ausgedehnte Hirnblutungen werden als *Apoplexie* bezeichnet, in ähnlicher Weise wird von einer *perirenalen Apoplexie* gesprochen.

A. Die Rhexisblutung.

Bei der *Blutung durch Rhexis* haben wir zu unterscheiden zwischen den traumatischen Zerreißungen der Gefäßwand und den Zerreißungen durch Arrosion, die allmählich zustande kommen. Außerdem ist zu erörtern, ob eine Zerreißung von Blutgefäßen durch plötzlichen Druckanstieg spontan entstehen kann.

1. Blutung durch traumatische Zerreißung der Gefäßwand.

Eine Blutung durch traumatische Zerreißung der Gefäße kommt besonders bei scharfer Durchtrennung der Gefäße zustande. Besonders heftig und anhaltend ist eine solche Blutung, wenn dabei das Gefäß nicht vollständig durchtrennt wird, sondern nur eine seitliche Verletzung erleidet. Dadurch wird die Blutstillung erschwert, weil eine Retraktion des Gefäßes unmöglich wird. Wir kommen im Abschnitt über Blutstillung auf diese Momente näher zu sprechen. Durch Einwirkung stumpfer Gewalt können ebenfalls Zerreißungen selbst größerer Gefäße eintreten, aber es braucht dabei nicht zu einer stärkeren Blutung zu kommen, weil durch die stumpfe Gewalteinwirkung in einer größeren Gefäßstrecke ein segmentärer Gefäßkrampf ausgelöst werden kann, der eine Blutung vollständig verhindert. Näheres siehe gleichfalls im Abschnitt über Blutstillung.

Blutungen nach Schnitt- und Stichverletzungen werden im allgemeinen aus oberflächlich gelegenen Arterien am häufigsten erfolgen, doch kommen gelegentlich auch solche Verletzungen aus tiefgelegenen, sonst unzugänglichen Arterien vor, so beschreibt B. FISCHER[2]) z. B. einen Fall einer tödlichen Blutung einige Monate nach Stichverletzung einer Coronararterie. Stumpfe Einwirkungen können dagegen auch an den tiefen, im Bauch- und Brustraum gelegenen Arterien Zerreißungen mit tödlichen Blutungen herbeiführen, so kommen auch Zerreißungen der Aorta bei Brustquetschungen vor, selbst wenn der knöcherne Thorax unverletzt bleibt [STEINBERG[3]), BERBLINGER[4])]. Schußverletzungen können zu mehr oder

---

[1]) MARCHAND, in KREHL-MARCHAND: Handb. d. allg. Pathol. Bd. II, S. 282. Leipzig 1912.
[2]) FISCHER, B.: Frankfurt. Zeitschr. f. Pathol. Bd. 4, S. 124. 1910.
[3]) STEINBERG, zit. nach JORES auf S. 1645.
[4]) BERBLINGER: Vierteljahrsschr. f. gerichtl. Med. Bd. 52 u. Kriegspathol.-Tagung d. dtsch. pathol. Ges. 1916, S. 40.

weniger hochgradigen Gefäßzerreißungen führen. Nach M. B. SCHMIDT[1]) kann das Gefäß auch einreißen, wenn das Geschoß hart am Gefäß vorbeigeht, ohne es selbst zu treffen. Nähere Einzelheiten und Literatur über Schußverletzungen siehe bei M. B. SCHMIDT, über traumatische Verletzungen bei REVENSTORF[2]) sowie bei JORES[3]).

Es muß bei den traumatischen Verletzungen der Gefäßwand, selbst der Aorta, nicht immer zu schweren oder in letzterem Falle zu tödlichen Blutungen kommen, sondern es kann sich ein traumatisches Aneurysma entwickeln, daß dann unter Umständen noch nach Wochen oder Monaten zum Tode führt. Ältere Literaturzusammenstellung bei PERTHES[4]), neuere bei R. H. JAFFÉ[5]).

2. Blutung durch Arrosion.
a) Aus großen Arterien.

Von noch größerer Wichtigkeit als die Blutungen nach traumatischer Gefäßverletzung sind die, welche durch *Arrosion* einer Gefäßwand, insbesondere einer Arterie zustande kommen. Als Ursache hierfür kommen in erster Linie alle *geschwürigen* und *jauchigen* Prozesse in Betracht, welche zu einer schnellen Gewebseinschmelzung führen können. Die Arrosionsblutung ist deshalb von so großer Bedeutung, weil in ihr Gebiet die sog. Nachblutungen einbegriffen sind, welche nach der chirurgischen Behandlung eitriger oder jauchiger Wunden entstehen können. So hat vor allem der Krieg reichlich Gelegenheit gebracht, bei eiternden und phlegmonösen, infizierten Wunden Nachblutungen zu sehen. Der Zerfallsprozeß greift auf die Arterienwand selbst über, bringt sie zur Einschmelzung und ebenso die Thromben, welche in unterbundenen Arterien, z. B. nach Amputationen sich gebildet hatten. Ein Gewebe, das sich nach einer Infektion in einem entzündlichen Zustand befindet, ist gegen Druck in einem viel höheren Grad empfindlich als das normale Gewebe. So ist es auch keine Seltenheit, daß es bei einer schweren Entzündung der Trachea unter dem Druck einer Trachealkanüle zur Nekrose, zum Zerfall der Schleimhaut kommt und dabei auch kleine Arterien mit eingeschmolzen werden, oder es selbst zur Arrosion der Arteria anonyma oder selten der Carotis kommt, aus der dann eine tödliche Nachblutung erfolgen kann [MARCHAND[6]), TAUTE, MARTINA].

Gegenüber den Blutungen bei septischen und phlegmonösen Prozessen sind Arrosionsblutungen bei der Lungentuberkulose relativ selten.

Hier kommt es besonders aus Arterien, welche Kavernen durchziehen und deren Wand eingeschmolzen wird, ziemlich häufig zu Arrosionsblutungen, wenn auch wiederum tödliche Blutungen relativ selten sind. Ebenso ist die Blutung im Verhältnis zur Häufigkeit der tuberkulösen Kavernenbildung ziemlich selten [PAULI[7])]. Die Arterien werden unter dem Einfluß der spezifischen tuberkulösen Infektion im allgemeinen früher thrombosiert, ehe es zu einer Einschmelzung der Wand kommt. Wenn eine Blutung zustande kommt, dann ist wohl auch vielfach die Mitwirkung einer Mischinfektion im Spiele.

Von größerer Bedeutung sind Arrosionsblutungen, welche aus Arterien im Grunde eines Magengeschwürs entstehen können. Hier ist neben der Infektion die verdauende Kraft des Magensaftes von Bedeutung. Unter seiner Einwirkung

---

[1]) SCHMIDT, M. B.: Schußverletzungen der Gefäße. Handb. d. ärztl. Erfahrungen im Weltkrieg Bd. 8, S. 314. Pathol. Anat. 1921.
[2]) REVENSTORF: Mitt. a. d. Grenzgeb. d. Med. u. Chir. Bd. 14, S. 425. 1905.
[3]) JORES, L.: Arterien, im Handb. d. spez. Pathol., Anat. u. Histol. (HENKE-LUBARSCH) Bd. II, S. 671. 1924.
[4]) PERTHES: Bruns' Beitr. z. klin. Chir. Bd. 19. 1897.
[5]) JAFFÉ, R. H.: Zentralbl. f. Pathol. Bd. 29, S. 353. 1918.
[6]) MARCHAND, im Handb. d. allg. Pathol. Bd. II, 1. Abt., S. 287ff. (hier auch Literatur).
[7]) PAULI: Virchows Arch. f. pathol. Anat. u. Physiol. Bd. 77, S. 69. 1879; ebenso siehe THOREL: Ergebn. d. Pathol. (LUBARSCH-OSTERTAG) Bd. 9, S. 936. 1903; Bd. 11, S. 458. 1907; Bd. 14, S. 471. 1910; Bd. 18, S. 1. 1915.

kann die erkrankte Wand der Arterie, wenn das Ulcus bis an sie vorgedrungen ist, angedaut werden, und es können dann, selbst aus kleineren Gefäßen, tödliche Blutungen stattfinden, weil durch den Magensaft die Bildung eines verschließenden Thrombus immer wieder verhindert wird. Ebenso sind die Blutungen aus Arterien in Darmulcera bei Typhus gefährlich. Auch durch den eigenartigen Prozeß der Periarteriitis nodosa [KUSSMAUL und R. MAIER[1])] kann es gelegentlich zur Arrosion einer Arterie mit nachfolgender Blutung kommen.

Maligne Tumoren können dann Veranlassung zu Arrosionsblutungen geben, wenn sie bis in die Nähe von größeren Arterien vorgedrungen sind, in ihnen Zerfallsprozesse entstehen und vor allem, wenn es sich um infizierte, verjauchte Tumoren handelt. So sind Fälle von Aortenblutung durch verjauchende Oesophaguscarcinome mitgeteilt [MARCHAND[2])]. Gegenüber den relativ häufigen Blutungen infolge Arrosion von Gefäßen durch *verjauchte* Tumoren, Carcinome, sind größere Blutungen durch Einbruch eines Tumors, der eine besondere Neigung zum Einwuchern in die Gefäße zeigt, relativ selten. So kommen beim Chorionepitheliom z. B. wohl kleinere Blutungen in die Tumorknoten selbst vor, aber die Arrosion größerer Gefäße wird doch kaum beobachtet.

So bemerkt schon CRUVEILHIER, daß tödliche Blutungen beim Magenulcus häufiger sind als beim Magencarcinom. ZAHN, BÜGNOY und LANCEREAUX[3]), WEYRAUCH, KNAUT, HART und ASKANAZY[4]) haben dann Fälle beschrieben, in denen es durch Tumorarrosion zu tödlichen Blutungen aus großen Arterien, meist aus der Aorta kam. ZAHN[5]) dachte dabei als Ursache an eine krebsige Infiltration der Arterienwand. HART[6]) weist auf den fast ausnahmslos vorhandenen jauchigen Verfall der Geschwulst hin, wenn es zur Arrosion einer Arterie kommt. ASKANAZY findet dann, daß das Eindringen von Krebsnestern in die Arterienwand — dieses erfolgt an und für sich nur außerordentlich selten und betrifft fast immer nur die Adventitia — an und für sich durchaus nicht zu einer aneurysmatischen Erweiterung und zur Zerreißung der Arterienwand zu führen braucht, solange die eingewachsenen Krebszellnester am Leben bleiben. Die Arrosion der Arterie durch Tumor kommt vielmehr immer durch Nekrose zustande und eine reaktive entzündliche Einschmelzung, welche diese nach sich zieht.

Bemerkenswert ist ferner, daß der nekrotisierende Prozeß in einem Tumor in der Nähe einer Arterie sich ohne jede Invasion von Tumorzellen auf das Gefäßrohr fortsetzen und so seine Einschmelzung herbeiführen kann.

Die Ursache der Nekrosen in den bösartigen Tumoren ist nicht allein durch die mangelhafte und unregelmäßige Gefäßversorgung der Tumoren zu erklären, sondern ASKANAZY hält sie für eine spezifische Erscheinung, „die er den unbekannten ätiologischen Potenz zur Last fällt, die — als entfernter Vergleich! — wie der Tuberkelbacillus wieder zerstört, was sie aufgebaut hat". Abgesehen davon können natürlich im einzelnen Falle mechanische, traumatische und sekundär infektiöse Faktoren Ursache der Tumornekrosen werden.

Durch Druck allein kommt es im allgemeinen nicht zu solchen Zerstörungen der Arterienwand, daß eine Blutung einträte, wenn auch SOURDAT[7]) einen Fall erwähnt, bei dem es durch den Druck einer Exostose der Tibia zu einer Arrosion einer Arterienwand gekommen ist.

Abscesse und eiterige Entzündungen pflegen große Arterien im allgemeinen nicht so leicht einzuschmelzen, während Blutungen aus kleineren nach dem Übergreifen von eiterigen Prozessen häufiger sind [PALAZZO, JORES[8])]. So sind Blutungen aus den Halsgefäßen durch

---

[1]) KUSSMAUL u. R. MAIER: Arch. f. klin. Med. Bd. 1, S. 484. 1866.
[2]) MARCHAND: Zitiert auf S. 1645.
[3]) LANCEREAUX: Soc. anat. de Paris 1861, S. 226.
[4]) ASKANAZY: Die Pathogenese der tödlichen Blutungen aus Krebsen. Zentralbl. f. Pathol. Bd. 33, Sonderband, Festschrift für M. B. SCHMIDT, S. 386. 1923.
[5]) ZAHN: Virchows Arch. f. pathol. Anat. u. Physiol. Bd. 117. 1889.
[6]) HART, C.: Zeitschr. f. Krebsforsch. Bd. 3. 1905.
[7]) SOURDAT: Bull. et mém. de soc. de chir. de Paris 1912.
[8]) JORES: Zitiert auf S. 1645.

Übergreifen von vereiternden Halslymphdrüsen [HANNEMÜLLER[1])], von Halsabscessen [LÜBBERS[2])], von peritonsillären Abscessen [LEBRAM[3]), LANGE[4])] beschrieben, aus der A. iliaca bei retrocoecalen Abscessen von WEINKAUFF.

Tuberkulöse Knochencaries kann ebenfalls gelegentlich auf eine Arterienwand übergreifen und so eine starke oder tödliche Blutung herbeiführen, z. B. bei tuberkulöser Caries des Schläfenbeines Arrosion der Carotis im Canalis caroticus (JORES) oder die Perforation der Aorta durch einen von der Brustwirbelsäule ausgehenden tuberkulösen Absceß [SCHNYDER[5])]. Dahin gehören auch die Fälle von NANN und BAUER sowie die Arrosion der Pulmonalarterie durch ein zerfallendes Gumma im Falle von FITTJE[6]).

Durch Gelegenheitsursachen kann es ebenfalls unter bestimmten Bedingungen zu stärkeren Arrosionsblutungen kommen, so z. B. wenn Fremdkörper in eine Arterienwand eindringen und infolge anhaftender Infektionserreger es nicht zu einer Einheilung oder Thrombose kommt, sondern zu einer phlegmonösen Eiterung der Arterienwand [BARKOW, ALTMANN, CHIARI, KOLISKO[7]), QUINCKE, v. SCHRÖTTER, TURNER].

Ebenso wie eine Zerstörung der Gefäßwand zustande kommen kann durch einen eitrigen oder jauchigen Prozeß, welcher von außen angreift und die Wand zur Einschmelzung bringt, kann es auch zur Zerstörung der Gefäßwand kommen durch Prozesse, welche sich in der Wand des Gefäßes in der Intima oder Media etablieren und von da aus die Wand zur Zerstörung und Einschmelzung bringen.

Es sei hier auf die mykotischen Intimaulcerationen hingewiesen, welche den endokarditischen Prozessen gleichwertig sind und zu tiefen Ulcerationen führen können. Fälle von BERGÉ[8]), BIZOT, BUHL, BARBACCI, HEYDLOFF, REICHE, neuerdings von SIEGMUND[9]) gehören hierher. Ebenso kann das seltene Vorkommen von Abscessen in der Aortenwand zur Ruptur und tödlichen Blutung führen [STUMPF[10]), EPPINGER, SPENGLER, STÜBLER, KAHLDEN, WITTE, KORITSCHONER], ferner die Vereiterung von Ästen der Pulmonalarterie nach Grippe [OBERNDORFER[11]), BORST[12])].

In Betracht kommen weiter alle möglichen Prozesse, vor allem die *Lues*, welche zu einer Zerstörung der Arterienwand führen und nach Bildung von Aneurysmen Veranlassung zu tödlichen Blutungen geben können. Wir brauchen hier auf die näheren Verhältnisse bei der Aneurysmaentstehung nicht einzugehen, weil das in einem besonderen Kapitel in diesem Handbuch besprochen ist.

Es sei nur erwähnt, daß der Einschmelzungsprozeß, welcher von außen oder innen her die Arterienwand zerstört, zunächst eine mehr oder weniger starke lokale Verdünnung der Wand schafft, welche dann durch den Druck des Blutes wie ein kleines Säckchen nach außen vorgebuckelt wird. In der Wand von Lungenkavernen lassen sich solche Arrosionsaneurysmen häufiger nachweisen. Auf dieser Aneurysmawand können sich thrombotische Auflagerungen bilden, welche oft, wenn die ganze Arterienwand bereits zerstört ist, allein die Wand des Aneurysmasäckchens bilden. Nach dem Durchbruch dieser oft außerordentlich dünnen Aneurysmensäckchen kommt es dann zur Blutung. Literatur über Arrosionsaneurysmen, besonders der Aorta, bei SINNGRÜN[13]) und SCHLAGENHAUFER[14]).

b) Aus großen Venen.

Aus den *Venen* kann es unter ähnlichen Bedingungen ebenfalls zu starken, ja tödlichen Arrosionsblutungen kommen. Die Vorbedingung dafür ist, daß in

---

[1]) HANNEMÜLLER: Inaug.-Dissert. Kiel 1901; zit. nach JORES.
[2]) LÜBBERS: Zeitschr. f. Ohrenheilk. u. Erkrank. d. oberen Luftwege Bd. 66.
[3]) LEBRAM: Zeitschr. f. Ohrenheilk. u. Erkrank. d. oberen Luftwege Bd. 51. 1905.
[4]) LANGE: Charité-Ann. Bd. 32. 1908.
[5]) SCHNYDER: Korrespondenzbl. f. Schweiz. Ärzte 1918, Nr. 20, S. 655.
[6]) FITTJE: Inaug.-Dissert. Kiel 1904; zit. nach JORES.
[7]) KOLISKO, zit. nach MARCHAND: Zitiert auf S. 1645. Weitere Literatur bei THOREL, JORES.
[8]) BERGÉ: Lit. bei STUMPF; s. auch JORES: Zitiert auf S. 1645.
[9]) SIEGMUND: Zentralbl. f. Pathol. u. pathol. Anat. Bd. 35, S. 276. 1925.
[10]) STUMPF: Beitr. z. pathol. Anat. u. z. allg. Pathol. Bd. 56, S. 417. 1913.
[11]) OBERNDORFER: Münch. med. Wochenschr. 1918, Nr. 30.
[12]) BORST: Münch. med. Wochenschr. 1918, Nr. 48, S. 1342.
[13]) SINNGRÜN: Inaug.-Dissert. Jena 1916.
[14]) SCHLAGENHAUFER: Zentralbl. f. Pathol. Bd. 29, S. 421. 1918.

dem betreffenden Venengebiet ein Stauungszustand besteht, der eine stärkere Blutung ermöglicht bzw. daß es sich um einen Hauptvenenstamm handelt. In Betracht kommt hier besonders das Gebiet der Venenplexus im unteren Oesophagus bei Lebercirrhose und das Gebiet der oberflächlichen Beinvenen, bei denen sich, besonders bei Frauen nach mehrmaligen Schwangerschaften, leicht Varicen zu bilden pflegen. Kommt es jetzt in der darüberliegenden Haut oder Schleimhaut zu ulcerösen Prozessen, die relativ häufig sind bei der Empfindlichkeit der in ihrer Ernährung durch die Stauungszustände schwer geschädigten Gewebe, so kann es leicht zu Arrosionsblutungen kommen, wenn der Prozeß auf die erweiterte und verdünnte Venenwand übergreift. In derselben Weise kann es aus stark erweiterten Hämorrhoidalvenen durch häufige Wiederholung der an und für sich geringfügigen Blutung zum Exitus kommen (MARCHAND).

c) Aus kleinen Gefäßen.

Neben der massigen Blutung aus großen Arterien und Venen hat in den letzten Jahren insbesondere die Erforschung der Pathogenese von Blutungen aus den *kleinen Gefäßen* Fortschritte gemacht und Bedeutung gewonnen. Den Mechanismus der Diapedeseblutung werden wir in einem besonderen Abschnitt besprechen. Hier sei nur die Bedeutung der Blutung aus kleinen Gefäßen, kleinen Arterien und Venen erörtert, insbesondere im Zusammenhang mit der Gehirnblutung und der Blutung in das Nierenbett.

Es hat sich herausgestellt, daß die großen massigen Gehirnblutungen, welche das klinische Bild der Apoplexie hervorrufen, im allgemeinen nicht durch die Ruptur eines großen Gefäßes zustande kommen, sondern, daß sie sich aus multiplen Blutungen aus kleinen Arterien, Venen und Capillaren zusammensetzen.

Schon HASSE[1]) hat 1855 betont, daß mit Sicherheit die Berstung eines größeren Gefäßes innerhalb des Gehirns kaum jemals gefunden sei. An den kleinen Gehirngefäßen haben dann KOELLIKER, PESTALOZZI, VIRCHOW, HESCHEL und PAULICKI und insbesondere CHARCOT und BOUCHARD[2]) kleine aneurysmatische Bildungen beschrieben, deren Ruptur dann eine Zeitlang als Ursache des Schlaganfalls angesehen wurde [ZACHER, WEISS, EICHLER und RINDFLEISCH, MONAKOW[3]) und PÖHLMANN]. LÖWENFELD[4]) hat dann in der Folgezeit neben den Miliaraneurysmen schon auf *degenerative* Veränderungen der Muskelschicht der kleinen Arterien hingewiesen und deren Bedeutung gegenüber den miliaren Aneurysmen in den Vordergrund geschoben. Die Bedeutung der miliaren Aneurysmen als Ursache für die Gehirnblutung trat aber weiterhin durch die Untersuchungen von PICK[5]) und seines Mitarbeiters ELLIS in den Hintergrund, da sie nachweisen konnten, daß es sich dabei meistens nicht um echte Aneurysmen, sondern um extramurale Hämatome handelte, welche durch Fibrin, verändertes Hirngewebe und undeutlich gewordene Elemente der zerrissenen Gefäßwand begrenzt wurden. PICK sieht in der *Arteriosklerose* das ätiologisch wichtigste Moment für die Entstehung dieser kleinen Hämatome und der Gehirnblutung überhaupt, während er die Medianekrosen von LÖWENFELD nicht näher in Betracht zieht.

In der neueren Zeit hat vor allem ROSENBLATH[6]) die nähere Untersuchung der Hirnblutung wiederaufgenommen und gezeigt, daß sie mit Wahrscheinlichkeit nicht aus der Ruptur eines größeren arteriellen Gefäßes entsteht, sondern aus multiplen kleinen Blutungen zusammenfließt.

---

[1]) HASSE: Krankheiten des Nervenapparates. Virchows spez. Pathol. u. Therapie Bd. IV, 1. Abt. 1855.
[2]) CHARCOT u. BOUCHARD: Nouvelles recherches sur la pathologie de l'hemorrhagie cerebrale. Arch. de physiol. norm. et pathol. Bd. 1. Paris 1868.
[3]) MONAKOW: Gehirnpathologie. Nothnagels Handb. d. spez. Pathol. u. Therapie Bd. IX. Wien 1905.
[4]) LÖWENFELD: Studien über Ätiologie und Pathogenese der spontanen Hirnblutung. Wiesbaden 1886.
[5]) PICK: Berlin. klin. Wochenschr. 1910, Nr. 3 u. 3.
[6]) ROSENBLATH: Dtsch. Zeitschr. f. Nervenheilk. Bd. 61, S. 10. 1918.

Form und Ausdehnung der Blutung, ihr Beschränktbleiben auf bestimmte Abschnitte des Gehirns, der häufig fehlende Durchbruch in die Ventrikel (Näheres hierüber siehe in der Arbeit von PHIL. SCHWARTZ[1]) aus unserem Institut] sprechen sehr für diese Ansicht. ROSENBLATH nahm als auslösendes Moment für die plötzlich einsetzende Blutung die Mitwirkung einer „mit äußerst wirksamen chemischen Kräften" ausgestatteten Schädlichkeit an, welche plötzlich in einem Gehirnbezirk zur Wirkung kommen sollte. Vor allem bei chronischer Nephritis sollten solche fermentativ wirksamen Kräfte entstehen können, welche in kurzer Zeit ganze Hirnteile vernichten sollten. Der *Blutdrucksteigerung* und der vorhandenen *Arteriosklerose* schreibt ROSENBLATH keine größere Bedeutung zu.

In der neuesten Zeit ist dann etwa gleichzeitig in unserem Institut von WESTPHAL und BÄR und im Kölner Pathologischen Institut von LINDEMANN die Morphologie der Gehirnblutung untersucht worden. Das gemeinsame beider Arbeiten ist die Feststellung von Veränderungen der Wand der kleinen Arterien, welche besonders die Muskularis betreffen und zu einer weitgehenden Zerstörung der Wand führen, so daß es, aus der so veränderten Wand der kleinen Arterien, Capillaren und Venen zu multiplen Diapedese- und Rhexisblutungen kommt, welche dann zu einer einheitlich imponierenden Blutmasse zusammenfließen.

Die Ergebnisse von LINDEMANN und WESTPHAL und BÄR[2]) unterscheiden sich dadurch, daß LINDEMANN[3]) die Gefäßveränderungen zur Arteriosklerose in Beziehung setzt, während die anderen Autoren die von ihnen gefundene „Angionekrose" und „Arterionekrose" als etwas besonderes ansehen, das keine direkte Beziehungen zur Arteriosklerose hat. Sie ziehen vielmehr als primäre Ursache in Betracht plötzlich einsetzende Anämisierung durch angiospastische und arteriosklerotische Funktionsstörungen an den Gehirnarterien. Eine sekundäre Wiedereröffnung des arteriellen Gefäßes führt dann die Durchblutung des betroffenen Abschnittes herbei.

Wir kommen im folgenden Abschnitt bei der Besprechung der Anämie und ihre Folgen auf diese Dinge näher zu sprechen. Hier sei nur angedeutet, daß es uns durchaus möglich erscheint, daß es zu spastischen Störungen in umschriebenen Gefäßbezirken des Gehirnes kommt, wenn schwerwiegende Störungen des Gesamtstoffwechsels und vor allem des vegetativen Nervensystems vorliegen, wie wir sie beim Bestehen eines Hypertonus annehmen dürfen. Unter solchen Bedingungen kann es wahrscheinlich zu spastischen Kontraktionen kommen, welche bis zum Untergang des Gehirngewebes bestehen bleiben.

Ebenso wie bei den Gehirnblutungen spielt offenbar bei den *Massenblutungen in das Nierenlager* die Blutung aus den kleinen Gefäßen eine große Rolle, wenn zweifelsohne auch viele perirenale Hämatome durch Ruptur größerer Gefäße zustande kommen können. Ausführliche Literatur findet sich bei COENEN[4]), RICKER[5]), LÄWEN[6]) und in der neueren Zeit besonders bei BALÓ[7]) und PRYM[8]).

Daß *Blutungen aus Geschwülsten* der Leber wie aus Carcinommetastasen, Sarkommetastasen und auch aus Cavernomen und Adenomen unter gewissen Bedingungen so hochgradig werden können, daß sie den Tod herbeiführen, geht aus der Zusammenstellung der einschlägigen Fälle von W. BRESSLER[9]) hervor; hier auch ausführliche Literaturangaben, ebenso vergleiche ASKANAZY[10]).

Bei **plötzlicher, intravenöser Drucksteigerung** kann es im Bereich der kleinsten Venen oder Capillaren der Schleimhäute und Haut des Kopfes, des Halses und der Arme sowie der Conjunctiva bulbi zu kleinen Blutaustritten kommen,

---

[1]) SCHWARTZ, PH.: Journ. f. Psychol. u. Neurol. Bd. 32, S. 312. 1926.
[2]) WESTPHAL u. BÄR: Dtsch. Arch. f. klin. Med. Bd. 151, S. 1. 1926.
[3]) LINDEMANN: Virchows Arch. f. pathol. Anat. u. Physiol. Bd. 253, S. 27. 1924.
[4]) COENEN: Bruns' Beitr. z. klin. Chir. Bd. 70, S. 494. 1910. — COENEN u. SILBERBERG: Bruns' Beitr. z. klin. Chir. Bd. 130, S. 374. 1923.
[5]) RICKER: Beitr. z. pathol. Anat. u. z. allg. Pathol. Bd. 50, S. 579. 1911.
[6]) LÄWEN: Dtsch. Zeitschr. f. Chir. Bd. 113, S. 369. 1912.
[7]) BALÓ: Beitr. z. pathol. Anat. u. z. allg. Pathol. Bd. 73, S. 598. 1925.
[8]) PRYM: Virchows Arch. f. pythol. Anat. u. Physiol. Bd. 251, S. 451. 1924.
[9]) BRESSLER, W.: Frankfurt. Zeitschr. f. Pathol. Bd. 25, S. 277. 1921.
[10]) ASKANAZY: Zitiert auf S. 1646.

welche ihrem Aussehen nach nicht ohne weiteres erkennen lassen, ob sie infolge von Zerreißungen der kleinsten Gefäße entstanden sind, oder als Diapedeseblutung angesprochen werden müssen. Solche Blutungen kommen vor bei plötzlicher, sehr starker Thoraxkompression, bei der das Blut plötzlich in die großen Venen zurückgeworfen wird, ebenso bei plötzlichen starken Hustenanfällen, bei denen eine erhöhte Drucksteigerung innerhalb des Thorax entsteht.

Besonders bei Thoraxkompressionen ist ein eigenartiger Symptomenkomplex von Stauungsblutungen den Chirurgen wohlbekannt. PERTHES hat dafür den Namen „Druckstauung" geprägt (1900), und seit den ersten Veröffentlichungen durch PERTHES[1]) und BRAUN ist der Symptomenkomplex besonders für die Chirurgen ein geläufiger geworden. Bei gewaltsamen heftigen Kompressionen des Thorax oder des Abdomens, oder bei heftigen Kraftanstrengungen, wie bei Ringern [HEDINGER[2])], entstehen vor allem in der Haut, den Schleimhäuten und seltener in den tieferen Geweben der oberen Körperhälfte, besonders des Kopfes und des Halses, multiple Ekchymosen, ohne daß das Trauma diese Gegenden selbst getroffen hätte. Dabei bleiben der Rumpf und die unteren Extremitäten regelmäßig frei von diesen Blutungen. Es handelt sich dabei nach histologischen Untersuchungen ASCHOFFS um kleine Blutungen, die hauptsächlich in der Cutis, weniger reichlich in der Subcutis lokalisiert sind.

Vor allem ist auch gewöhnlich die Conjunctiva befallen.

Charakteristisch ist weiter, daß diejenigen Hautstellen, auf die ein Druck von außen eingewirkt hat, durch Kleidungsstücke z. B. wie Hemd, Kragen oder Hosenträger, von Blutungen frei bleiben und sich meist scharf gegen ihre dunkelgefärbte Umgebung abheben. Vor allem die Haut und Schleimhaut des Mundes und Pharynx und der Trachea zeigen diese Ekchymosen, während die tieferen Gewebe im allgemeinen weniger beteiligt sind. Charakteristisch ist ferner, daß das *Gehirn* im allgemeinen von diesen Blutungen verschont bleibt, nur REUBOLD[3]) konnte einmal auf der Pia flächenhafte Blutaustritte beobachten. In der neueren Zeit hat LEUPOLD[4]) einen Fall beobachten können, bei dem es im Gehirn zu multiplen kleinen Ekchymosen gekommen war.

Der Wert dieser Beobachtung wird aber erheblich eingeschränkt durch die Angabe von LEUPOLD, daß der Junge, der den Unfall erlitt, von einem Lastwagen überfahren zu werden, bei dem Unfall von dem Lastwagen herabgestürzt und dabei auf den Kopf gefallen ist. Es muß also hier eine gleichzeitige Commotio cerebri angenommen werden, bei der es, wie wir insbesondere aus den Untersuchungen RICKERS[5]) an einem reichen Kriegsmaterial wissen, zu multiplen, kleinen Diapedeseblutungen kommen kann. Ebensowenig wie durch den Fall von LEUPOLD ist durch den neuerdings mitgeteilten Fall von BANTELMANN[6]) die allgemeine Erfahrung widerlegt, daß bei diesen Blutungen das Gehirn frei bleibt. Denn auch im Falle von BANTELMANN lagen besondere Verhältnisse vor, es war hier gleichfalls zu einer Commotio cerebri gekommen, wie aus der Tatsache der sofortigen Bewußtlosigkeit und dem Befund einer „Beule" am rechten Scheitelbein hervorgeht.

Bemerkenswert ist, daß nicht nur an der Haut die Stellen frei von Blutungen bleiben, welche einem Gegendruck durch fest anliegende Kleidungsstücke ausgesetzt sind, sondern daß an den Schleimhäuten der Halsorgane sich gleichfalls ein Freibleiben von Blutungen an den entsprechenden Stellen finden kann (MILNER, LEUPOLD).

Für alle diese Blutungen ist es typisch, daß sie sich im Gebiet der Cava superior und zwar besonders in dem klappenfreien der Jugularis entwickeln. Die Blutung kommt so zustande, daß bei der Kompression des Rumpfes eine Blutwelle rückläufig in die Jugularis hineingetrieben wird, hier eine akute Überdehnung und vielleicht auch Zerreißung der kleinen Gefäße herbeiführt. Das Gebiet der Jugularis ist besonders prädisponiert, weil hier Venenklappen fehlen, welche den Anprall des Blutes abschwächen könnten. Das Freibleiben des Gehirns, welches doch auch zum Quellgebiet der Jugularis gehört, ist offenbar

---

[1]) PERTHES: Dtsch. Zeitschr. f. Chir. Bd. 50. 1899 u. Bd. 51. 1899.
[2]) HEDINGER: Schweiz. med. Wochenschr. 1922. S. 833.
[3]) REUBOLD, nach LANGE: Dtsch. Zeitschr. f. Chir. Bd. 120. 1913.
[4]) LEUPOLD: Frankfurt. Zeitschr. f. Pathol. Bd. 21, S. 258. 1918.
[5]) RICKER: Virchows Arch. f. pathol. Anat. u. Physiol. Bd. 226, S. 180. 1919.
[6]) BANTELMANN: Frankfurt. Zeitschr. f. Pathol. Bd. 25, S. 385. 1921.

durch die besonderen Verhältnisse an der Einmündung des Sinus sigmoideus in die Jugularis interna erklärbar [PAYR[1])]. Es ist hier gleichsam ein Ventil geschaffen dadurch, daß die Jugularis interna an ihrem Anfangsteile eine kolbige Erweiterung, den Bulbus jugularis internus besitzt, in den der Sinus sigmoideus von unten her schräg einmündet. Dadurch wird der weitere Rückstrom des Blutes bis in die Hirnvenen verhindert. Nähere Literatur vor allem bei LEUPOLD.

Andererseits kommen kleine Blutungen vor durch **Verminderung des äußeren Druckes,** Blutungen, welche durch Ansaugung entstehen, so z. B. beim Übergang aus einem Raum mit stark erhöhtem Luftdruck in die gewöhnliche Atmosphäre, wie es bei Caissonarbeitern vorkommt (MARCHAND, Literatur).

Dabei ist allerdings in Betracht zu ziehen, daß der Mechanismus hier auch ein anderer sein kann. Es kann beim plötzlichen Übergang in eine Umgebung mit niederem Luftdruck zu einem Freiwerden von vorher unter dem erhöhten Druck gelösten Blutgasen und so zu kleinen Luftembolien kommen, welche ihrerseits Anlaß für die Blutung sind.

Die kleinfleckigen Blutaustritte an den serösen Häuten der Brustorgane, dem Epikard, dem Perikard und der Lungenoberfläche bei Neugeborenen und auch bei plötzlich verstorbenen älteren Kindern werden von MARCHAND zum Teil ebenfalls in diese Rubrik gerechnet.

Sie finden sich fast regelmäßig bei Neugeborenen, die kurz vor oder in der Geburt gestorben sind und bei denen mit *vorzeitigen* Atembewegungen gerechnet werden kann. Dadurch kann es zur Ansaugung des Blutes kommen. Solche Blutungen kommen auch vielfach bei Erwachsenen, bei Erstickungstod, bei den verschiedenartigsten Krampfzuständen vor, nach CHRISTELLER[2]) in 45% aller Sektionen. Sie können nicht durch eine Drucksteigerung in der Art. pulm. allein erklärt werden, weil sie sich auch an Stellen der Brusthöhle finden, die ihr Blut nicht aus der Pulmonalarterie erhalten. MARCHAND hält die Entstehung der Blutaustritte durch inspiratorische Ausdehnung des Thorax für die nächstliegendste Erklärung, während die allgemeine Blutdrucksteigerung im Erstickungszustand als begünstigendes Moment in Betracht gezogen wird. Nähere Angaben und Literatur siehe bei MARCHAND[3]) und CHRISTELLER[2]). Hinzugefügt sei nur, daß neuerdings PHIL. SCHWARTZ[4]) die Blutungen in die Kopfschwarte und in die Gehirnsubstanz, welche bei Kindern, besonders bei Frühgeburten unter der Geburt eintreten, als Ansaugungsblutungen aufgefaßt.

Daß Blutaustritte durch Ansaugung bewirkt werden können, geht am einfachsten aus der Betrachtung einer Hautstelle hervor, auf welche man einige Zeit einen Schröpfkopf oder eine BIERsche Saugglocke hat wirken lassen. In dem hyperämischen Bezirk kann es dann nach längerer oder kürzerer Dauer zu multiplen kleinen Blutaustritten kommen.

3. Die spontane Zerreißung großer Gefäße durch gesteigerten Blutdruck.

Die Frage, ob eine spontane Zerreißung *gesunder* Gefäße im Organismus durch plötzlich gesteigerten Blutdruck etwa vorkommt, kann auch heute noch nicht als geklärt betrachtet werden.

Nach den alten Versuchen von G. GRÉHANT und QUINQUAUD[5]) ist es bereits als unwahrscheinlich zu betrachten. Sie konnten feststellen, daß die Carotis eines Hundes erst bei einem Druck von 7—11 Atmosphären zerriß, also bei einem 35—56mal höheren Druck. als während des Lebens in dieser Arterie herrscht. Für die Carotis eines Menschen waren ähnliche Drucke erforderlich, selbst die eines 84jährigen Mannes hielt einen Druck bis 3,3 Atmosphären aus. Vgl. FLEISCHS Arbeit in diesem Bande.

Diese Versuche zeigen uns eindeutig, daß besondere Verhältnisse vorliegen müssen, wenn es bei anscheinend gesunden Menschen bei verhältnismäßig geringfügigen Anlässen zu Zerreißungen der Aorta mit nachfolgenden tödlichen Blu-

---

[1]) PAYR, zit. nach LEUPOLD.
[2]) CHRISTELLER: Zieglers Beitr. z. pathol. Anat. u. z. allg. Pathol. Bd. 67, S. 505. 1920.
[3]) MARCHAND, in KREHL-MARCHAND: Handb. d. allg. Pathol. Bd. II, 1. Abt., S. 285.
[4]) SCHWARTZ, PH.: Zeitschr. f. Kinderheilk. Bd. 40. 1925.
[5]) GRÉHANT u. QUINQUAUD: Journ. de l'anat. et de la physiol. Bd. 21, S. 287. 1885.

tungen kommt. Wir müssen zur Erklärung auf eine bereits bestehende Erkrankkung der Aortenwand zurückgreifen.

Es läßt sich dabei wohl denken, daß die Veränderung derart ist, daß wir sie mit unseren heutigen Methoden nicht nachweisen können. Diese Ansicht hat B. FISCHER im Anschluß an einschlägige Mitteilungen von Aortenzerreißungen durch BUSSE[1]), DIETRICH, WALZ, LUBARSCH auf dem 10. Pathologentag nachdrücklichst vertreten. Die normale Aorta erträgt nach FISCHERS Ansicht, ohne zu reißen, einen Druck, wie er im Leben unter normalen Bedingungen überhaupt nicht eintreten kann. FISCHER weist auf Degenerationen an den elastischen Fasern hin, welche er in einem ähnlichen Falle feststellen konnte. Ähnliches sah DIETRICH. Wir verweisen für die ältere Literatur auf MARCHAND. In der neueren Zeit sind Fälle von Spontanruptur der Aorta von PASCHKIS[2]), LAWES[3]), SCHÄCHTLEIN[4]), FURNO[5]), SCHÖPPLER[6]), JAFFÉ und STERNBERG[7]), LÖFFLER, JENNER[8]), BINDER[9]) mitgeteilt. Eine plötzliche Drucksteigerung wird als auslösendes Moment angesehen, von einigen Autoren wird aber ebenso wie von FISCHER eine Wanderkrankung postuliert, andere glauben die Ruptur nach den Versuchen von OPPENHEIM durch die plötzliche Drucksteigerung allein erklären zu können.

FR. OPPENHEIM[10]) hat in den letzten Jahren die Frage der Aortenzerreißlichkeit wieder experimentell geprüft. Er findet, daß die Rißstellen bei den sog. Spontanrupturen immer an *typischer* Stelle liegen, immer kurz hinter den Aortenklappen, und glaubt, daß dieses Moment gegen eine Erkrankung der „spontan" zerreißenden Aortenwand und für die ursächliche Wirkung einer plötzlichen Steigerung des Aortendruckes sprechen würde. In Versuchen an der Leiche konnte er aber auch ein Bersten der Aorta nur bei sehr hohen Drucken feststellen. Seine niedrigsten Zahlen sind 700 mm Hg bei einer alten Frau, Ruptur an der Stelle einer eingelagerten Kalkplatte in der Brustaorta, und 2070 mm Hg bei einer an Peritonitis verstorbenen Frau.

Daß solche Hochdrucke im Leben ohne Mitwirkung besonderer traumatischer Umstände durch Muskelanstrengung oder Aufregungen allein, wie sie bei den Fällen von sog. spontaner Aortenruptur gewöhnlich beschrieben werden, bewirkt werden können, müssen wir für völlig ausgeschlossen halten; besonders wenn wir in Betracht ziehen, daß der höchste Druck in der Aorta bei einem gesunden Menschen nicht über 150—160 mm Hg betragen dürfte (TIGERSTEDT, LANDOIS, ROSEMANN) und beim Hypertonus ein Druck von 250—260 mm schon einen außergewöhnlich hohen Wert darstellt.

OPPENHEIM weist noch darauf hin, daß die Aorta an der Leiche wahrscheinlich eine höhere Widerstandskraft habe als im Leben. Er betont, daß es verhältnismäßig leicht sei, bald nach dem Tode eine Nierenarterie mit der Hand zu zerreißen, während das längere Zeit danach kaum möglich sei.

Auch diese Versuche von OPPENHEIM zeigen also, daß mindestens für eine gesunde Aorta ein Berstungsdruck notwendig ist, der etwa 7 mal so groß ist, als er im Leben je beobachtet wurde.

Die Fälle, in denen es zu einer Zerreißung der Aorta bei abgestürzten Fliegern gekommen ist [BENEKE, SIEGMUND, POL, ANDERS, BEITZKE, GIERKE, SCHÖPPLER, HERZOG, BORST, GRUBER[11]) s. Literatur!], dürfen nicht als Beweis dafür herangezogen werden, daß intravital der notwendige Berstungsdruck in der Aorta doch erreicht werden könnte.

---

[1]) BUSSE: Verhandl. d. dtsch. pathol. Ges., 10. Tagg. 1906, S. 144.
[2]) PASCHKIS: Med. Klinik Bd. 51. 1925.
[3]) LAWES: Wien. klin. Wochenschr. 1925, S. 29.
[4]) SCHÄCHTLEIN: Dtsch. Zeitschr. f. d. ges. gerichtl. Med. Bd. 5. 1925.
[5]) FURNO: Arch. di patol. e clin. Bd. 3, Lief. 1. 1924.
[6]) SCHÖPPLER: Münch. med. Wochenschr. 1921, S. 459.
[7]) JAFFÉ u. STERNBERG: Vierteljahrsschr. f. gerichtl. Med. Bd. 57. 1919.
[8]) JENNER: Virchows Arch. f. pathol. Anat. u. Physiol. Bd. 226. 1919.
[9]) BINDER: Med. Klinik 1919, Nr. 43.
[10]) OPPENHEIM: Münch. med. Wochenschr. 1918, S. 1234.
[11]) GRUBER: Kriegspathol.-Tagung d. dtsch. pathol. Ges. 1916, S. 34; vgl. auch JORES, in HENKE-LUBARSCH: Zitiert auf S. 1645.

Bei einem Absturz aus größerer Höhe kann im Augenblick des Aufschlages durch das gegen den Aortenbogen aufprallende Blut ein so gewaltiger Druck entstehen, daß der im Experiment angewandte Wasserleitungsdruck um ein Vielfaches übertroffen wird. Das gleiche ist der Fall, wenn bei einer Thoraxkompression auf den Brustkorb plötzlich mit großer Gewalt ein direkter Druck ausgeübt wird. So hat R. JAFFÉ[1]) einen Fall beobachtet, bei dem es nach einer Kompression zwischen den Puffern zweier Eisenbahnwagen zu einer Sprengungsruptur des Herzens selbst gekommen war, ohne Skelettverletzung des Thorax. Solche Fälle, bei denen unter außergewöhnlichen Bedingungen in der Tat ein gewaltiger Druck im Herzen oder in der Aorta erreicht wird, dürfen aber nicht zur Erklärung von Aortenrupturen herangezogen werden, in denen die Ruptur bei einem verhältnismäßig geringfügigen Anlaß erfolgte. Hier müssen wir immer eine vorher bestehende Erkrankung der Aortenwand postulieren.

In neuerer Zeit haben an unserem Institut LAMPERT und MÜLLER[2]) von beiden Carotiden aus Durchspülungen des Gehirns vorgenommen mit der Absicht, den Druck festzustellen, bei dem die kleinen Gehirnarterien zum Zerreißen kommen.

Dabei konnte nur 4 mal bei 30 Fällen ein Platzen kleinerer Gefäße in der Gehirnsubstanz *selbst bei einem Druck von 1—2 Atmosphären* festgestellt werden, das ist ein Druck, der den normalen Blutdruck etwa um das 5—10fache übertrifft. Dabei handelte es sich 2mal um Fälle mit Lues und 2mal um Hypertonie. Aus den Versuchen kann aber nicht geschlossen werden, daß diese Erkrankungen eine besondere Zerreißlichkeit der Gefäße bedingen, denn in der Mehrzahl solcher Fälle konnten die Autoren trotz eines Druckes von $2^1/_2$ Atmosphären keine Zerreißungen erzielen. Einen höheren Druck wandten sie nicht an, da sehr oft bei $2^1/_2$ Atmosphären die freigelegte Carotis meist an der Verzweigungsstelle in interna und externa platzte, besonders bei atheromatösen Carotiden.

Ebensowenig wie bei LAMPERT und MÜLLER traten bei den Versuchen anderer Autoren, welche ganze Organe durchspülten, meist unter geringerem Druck als normal und mit einem anderen Untersuchungsziel als die Zerreißlichkeit der Gefäße zu bestimmen, solche Zerreißungen auf [ANITSCHKOW[3]), CRAINICIANU[4]), KRAWKOW[5]), SAKUSOW[6]), SCHKAWERA[7]), RIGO[8])].

4. Die neurotische Blutung.

Die Bedingungen, unter denen es zu einer Blutung auf neurotischer Grundlage kommen kann, sind keineswegs geklärt. Nach RICKERS[9]) Vorstellung können alle Kreislaufstörungen, also auch Blutungen durch Diapedese, auf reflektorischem Wege zustande kommen, und zwar Blutungen durch Diapedese ausschließlich im peristatischen Zustand. Diapedeseblutungen sind nach seiner Auffassung nur unter nervaler Beeinflussung der Strombahn möglich, er lehnt deshalb eine besondere neurotische Blutung ab. Nach MARCHAND[10]) ist es unzweifelhaft, daß es Hämorrhagien durch Einwirkung der Nerven gibt. Die Tatsachen, die die Rolle der Gefäßnerven bei der Blutung sicher beweisen, sind allerdings spärlich, die Wahrscheinlichkeit ihrer Mitwirkung nach MARCHAND aber in vielen Fällen sehr groß.

MARCHAND unterscheidet eine „angioparalytische" Blutung im Anschluß an eine vorausgehende entsprechende Hyperämie neben einer „angioerethischen" Blutung im Verlauf einer „irritativen, dilatatorischen" Hyperämie. So sieht er die menstruelle Blutung als unter

---

[1]) R. JAFFÉ: Münch. med. Wochenschr. 1917, S. 742.
[2]) LAMPERT u. MÜLLER: Frankfurt. Zeitschr. f. Pathol. Bd. 33, S. 471. 1926.
[3]) ANITSCHKOW: Zeitschr. f. d. ges. exp. Med. Bd. 35, S. 43. 1923.
[4]) CRAINICIANU: Virchows Arch. f. pathol. Anat. u. Pathol. Bd. 238, S. 1. 1922.
[5]) KRAWKOW: Zeitschr. f. d. ges. exp. Med. Bd. 27. 1922.
[6]) SAKUSOW: Verhandl. d. Petersb. therapeut. Ges., Febr. 1922.
[7]) SCHKAWERA: Verhandl. d. Petersb. therapeut. Ges. ,1923.
[8]) RIGO: Frankfurt. Zeitschr. f. Pathol. Bd. 31. 1924.
[9]) RICKER: Pathologie als Naturwissenschaft. Berlin 1924.
[10]) MARCHAND, in KREHL-MARCHAND: Handb. d. allg. Pathol. Bd. II, S. 304. 1912. Hier ältere Literatur.

Nerveneinfluß stehend an und er rechnet die sog. vikariierenden Menstrualblutungen, welche als Nasenbluten, als Magen- und Bronchialblutungen, als Blutungen aus der Mamma, als Hautblutungen, besonders bei nervös Veranlagten und hysterischen Individuen auftreten, in dieselbe Kategorie. Beobachtungen von OPPEL, STILLER, HAUPTMANN, BIRCHER wären hierzu zu rechnen. Besondere Bedeutung dürfen dabei die capillarmikroskopischen Untersuchungen von HINSELMANN[1]) und LINZENMEIER[2]) aus neuerer Zeit beanspruchen, welche an menstruierenden und graviden Frauen angestellt sind und welche ein besonders gehäuftes Auftreten von Blutstillständen und Stasen an den Capillaren des Nagelwalles gezeigt haben.

Daß Haut- und Schleimhautblutungen durch Suggestion im hypnotischen Zustand, sogar durch Autosuggestion eintreten können, ist wiederholt angegeben worden [BERNHEIM[3]), KREIBISCH[4]), SATTLER[5]), TITTEL, HEBRA, GENDRIN[3]), EBERS[6]), v. FRANQUE IMREDY]. Näheres s. im Abschn. Trophoneurosen S. 1589.

Hier sei nur bemerkt, daß wir bei der Entstehung der Menstruationsblutungen größeren Wert als auf eine Nervenwirkung auf die *direkte Hormonwirkung* legen, welche die auf solche Stoffe abgestimmte Uterusschleimhaut beeinflußt und so verändert, daß sekundär die Blutungen zustande kommen, ebenso wie direkte hormonale Wachstumswirkungen z. B. an den Mammae beobachtet werden.

B. Die Diapedeseblutung.

Unter Diapedese der roten Blutkörperchen verstehen wir den Durchtritt derselben durch die intakte Gefäßwand.

STRICKER[7]) hat diesen Vorgang wohl zuerst beobachtet, aber nicht richtig erkannt. Er glaubte, es finde eine aktive Aufnahme der roten Blutkörperchen durch das Protoplasma der Endothelzellen statt. COHNHEIM[8]) studierte den Vorgang eingehend nach Unterbindung der Schenkelvenen beim Frosch und faßte ihn als eine Folge der Drucksteigerung auf, ebenso E. HERING[9]), der in dem Vorgang eine direkte Filtration sah. PRUSSAK[10]), ARNOLD[11]), THOMA[12]), v. ZIELONKO[13]), MARCHAND[14]) u. a. haben dann die Beobachtung des Durchtritts der roten Blutkörperchen durch die Capillarwand beim Frosch bestätigt, THOMA auch beim Warmblüter. Bei ARNOLD, THOMA und MARCHAND finden sich besondere anschauliche Schilderungen des Vorganges. Bei MARCHAND siehe auch die ältere Literatur.

Die Diapedese roter Blutkörperchen wurde meist nach zeitweiliger Unterbindung der Froschzunge beobachtet. Nach dem Lösen derselben traten dann allenthalben rote Blutkörperchen durch die Capillarwand hindurch, wie man glaubte durch vorgebildete Stomata (Näheres s. S. 1521). Der Blutdruck und eine Alteration der Capillarwand (COHNHEIM) wurden meist als Ursachen der Diapedese angesehen.

In der neueren Zeit sind diese älteren Beobachtungen durchaus bestätigt worden und zwar auch durch direkte mikroskopische Beobachtung beim Warm-

---

[1]) HINSELMANN: Zentralbl. f. Gynäkol. 1925, S. 1426.
[2]) LINZENMEIER: Pflügers Arch. f. d. ges. Physiol. Bd. 181, S. 169. 1920; Bd. 186, S. 272. 1921; Arch. f. Gynäkol. Bd. 113. 1920.
[3]) BERNHEIM: Die Suggestion. Kap. 4. Leipzig u. Wien 1888.
[4]) KREIBICH: Die angioneurotische Entzündung. Wien 1905.
[5]) SATTLER: Die Basedowsche Krankheit. Bd. I. Leipzig 1909.
[6]) EBERS: Hämatidrosis. Breslau 1856.
[7]) STRICKER: Sitzungsber. d. Akad. d. Wiss., Wien. Mathem.-naturw. Kl. II, Bd. 52, S. 379. 1865.
[8]) COHNHEIM: Virchows Arch. f. pathol. Anat. u. Physiol. Bd. 42, S. 220. 1867. — COHNHEIM: Untersuchungen über die embolischen Prozesse. Berlin 1872.
[9]) HERING: Sitzungsber. d. Akad. d. Wiss., Wien. Mathem.-naturw. Kl. II, Bd. 56. 1867 u. Bd. 57, S. 170. 1868.
[10]) PRUSSAK: Sitzungsber. d. Akad. d. Wiss., Wien. Mathem.-naturw. Kl. II, Bd. 56.
[11]) ARNOLD: Virchows Arch. f. pathol. Anat. u. Physiol. Bd. 58, S. 203. 1873.
[12]) THOMA: Virchows Arch. f. pathol. Anat. u. Physiol. Bd. 74, S. 360. 1878.
[13]) v. ZIELONKO: Virchows Arch. f. pythol. Anat. u. Physiol. Bd. 57, S. 436. 1873.
[14]) MARCHAND, in KREHL-MARCHAND: Handb. d. allg. Pathol. Bd. II, S. 293. 1912.

blüter [FOCKE[1]), RICKER[2]) und seine Schüler, TANNENBERG[3]) u. a.]. Diapedeseblutung tritt bei einem langsamen, chaotischen Strömungscharakter ein, bei dem der Strom nicht mehr in roten Axsial- und plasmatischen Randstrom gesondert ist, wenn gleichzeitig eine gewisse Schädigung der Wand erfolgt, die durchaus reversibel sein kann, aber eine Durchlässigkeitssteigerung herbeiführt.

COHNHEIM und ARNOLD stellten bereits fest, daß bei der Stase neben den roten Blutkörperchen nur ausnahmsweise auch weiße Blutkörperchen durch die Capillarwand hindurchtreten. Es hat das seinen Grund darin, daß in dem Strömungszustand, in dem es zur Erythrodiapedese kommt, die Sonderung des Blutstromes in einen zellfreien Plasma- und roten Axialstrom aufgehoben ist, daß vielmehr bei der stark verlangsamten Strömung ein chaotischer Strömungscharakter herrscht, bei dem rote und weiße Blutkörperchen durcheinanderwirbeln. Bei der verhältnismäßigen Minderzahl der Leukocyten im Blute kommt es deshalb nicht oder kaum auf die eben beschriebene Weise zu einem Austritt derselben ins Gewebe.

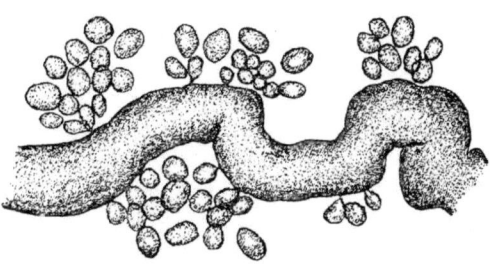

Abb. 363. Stasis und Diapedesis. Capillaren der Froschzunge nach Unterbindung der Venen. (Aus THOMA: Lehrb. d. allg. Pathol.)

Der Durchtritt der roten Blutkörperchen kann einzeln erfolgen, wie es sich besonders bei den großen Blutkörperchen des Frosches gut beobachten läßt, meist treten aber auch hier ziemlich schnell eine kleine Anzahl von Blutkörperchen an derselben Stelle durch die Capillarwand hindurch. Beim Warmblüter ist das da Typische, wie besonders TANNENBERG zum Unterschiede gegenüber der Leukocytendurchwanderung hervorgehoben hat. Auch RICKER kennt ebenso wie THOMA, auf dessen beigegebene Abbildung verwiesen sei, das Durchtreten von roten Blutkörperchen in kleinen Gruppen durch die Gefäßwand, „in Strahle".

Die Diapedeseblutung ist nach RICKER nur auf die Capillaren beschränkt, aber TANNENBERG konnte sie auch an den kleinen Venen beobachten. Hier treten sie vielfach sogar früher auf als an den Capillaren, wie sich bei der Beobachtung am Mesenterium des lebenden Kaninchens ergeben hat.

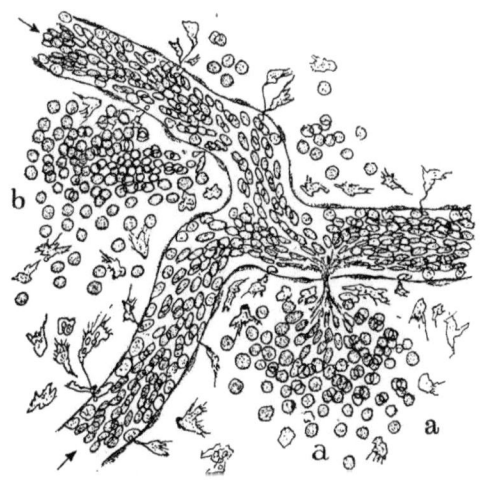

Abb. 364. Mesenterium des Hundes. Bei a Diapedesisblutung im Strom. b in gleicher Weise entstandene Ekchymose, die Öffnung in der Capillarwand wieder geschlossen. Zugleich besteht Auswanderung der Leukocyten. (Aus THOMA: Lehrb. d. allg. Pathol.)

RICKER übt an der älteren rein mechanischen Erklärungsweise der Diapedese der roten Blutkörperchen eine Kritik, die in vielen Punkten berechtigt ist.

---

[1]) FOCKE: Zeitschr. f. klin. Med. Bd. 70. 1910.
[2]) RICKER u. KNAPE: Med. Klinik 1912, Nr. 31. — RICKER: Dtsch. Zeitschr. f. Chir. Bd. 120, S. 601. 1913; s. auch Pathologie als Naturwissenschaft.
[3]) TANNENBERG: Frankfurt. Zeitschr. f. Pathol. Bd. 31, S. 351. 1925.

Die alte Vorstellung, daß die Diapedese eine Folge einer Venenstauung und zwar einfach des dadurch *erhöhten Druckes* im Capillarsystem sei, ist nicht richtig, wenigstens ist der *erhöhte Stauungsdruck nicht*, auch nach unserer Auffassung nicht, der alleinige Grund der Diapedese. Die Vorgänge bei der Stauung sind viel komplizierter. Wir verweisen auf das im Abschnitt über venöse Hyperämie Gesagte.

Nach RICKER ist auch „der Begriff der Veränderung der Eigenschaften und des Gefüges der Gefäßwand als Ursache, und zwar primärer Ursache", von Liquordiapedese und ebenso Erythrodiapedese *„nicht brauchbar und aufzugeben"*.

Aber RICKER macht seinerseits auch rein *mechanische* Ursachen für die Diapedeseblutung verantwortlich, einfach einen bestimmten Grad der Strömungsgeschwindigkeit, der abhängig ist von einer mehr oder weniger starken Verengerung der zuführenden vorgeschalteten Arterie, bedingt durch Reizung des Gefäßnervensystems. Hierin können wir RICKER keineswegs folgen.

Daß die langsame Strömung allein nicht Ursache der Diapedese sein kann, ergibt sich aus den Beobachtungen TANNENBERGS am Mesenterium und Pankreas des lebenden Kaninchens. Hier kann man in Capillaren, deren Abgangsstelle verengt ist, während sie selbst weit genug sind, um die Blutkörperchen ungehindert durchfließen zu lassen, alle Grade von Stromverlangsamung beobachten, ohne daß dabei eine Diapedese zustande kommt.

Wir sehen die wesentliche Ursache der Diapedese der roten Blutkörperchen in einer Schädigung der Capillarwand, durch welche deren Durchlässigkeitssteigerung bewirkt wird. Insbesondere die Einwirkung pathologischer Gewebsstoffwechselprodukte kann eine solche, *durchaus reversible* Capillarschädigung herbeiführen (vgl. das Kapitel Stase). Andererseits kann dasselbe auch durch toxische Substanzen bewirkt werden, welche im Blute kreisen, wie z. B. bei den verschiedensten Infektionskrankheiten, oder nach der Einspritzung von Giften, z. B. von Salvarsan (RICKER und KNAPPE). Es braucht dabei am Orte der Diapedeseblutung gar kein erhöhter Blutdruck zu herrschen, sondern sogar der verminderte Druck, wie er oft bei experimentellen Bedingungen herrscht, genügt vollkommen, wenn nur die Capillarwandschädigung vorhanden ist. Dagegen erfolgt ohne dieselbe auch bei Drucksteigerung keine Diapedese, ebenso wie nach eingetretener Stase die Diapedese aufhört. Wir verweisen zur Illustration auf einen Atropinversuch TANNENBERGS, der an einem leicht geschädigten Mesenterium und Pankreas des Kaninchens angestellt wurde.

Auf Anwendung von Adrenalin entstand hier eine Kontraktion der etwas größeren Arterien, es trat aber kein völliger Verschluß ein. Im weitgebliebenen Capillargebiet entwickelte sich auf den Adrenalinreiz eine Stase des Blutes, so daß die weiten Capillaren von roten, homogenen Zylindern ausgefüllt waren. Bevor wieder eine spontane Lösung der Adrenalinkontraktion der Arterien eintrat, welche mit der größten Wahrscheinlichkeit auch wieder die Stase gelöst hätte, wurde auf das Objekt Atropin aufgetropft. Die Folge war eine schlagartige *Erweiterung der Arterien*, die Stase wurde gelöst und es setzte in den Capillaren nach wenigen Sekunden bereits zunächst eine schnelle Strömung ein. Aber die Capillarwand hatte offenbar unter dem Einfluß des Atropins noch eine Veränderung erfahren, denn unter den Augen des Beobachters (mikroskopische Beobachtung) entwickelte sich nun unter gleichmäßiger Verlangsamung der Strömung eine hämorrhagische Infarcierung des Mesenterialfeldes, insbesondere des beobachteten Pankreasläppchens. Die Capillarwände schienen geradezu allenthalben durchlässig geworden zu sein und setzten dem Durchtritt der roten Blutkörperchen keinen Widerstand mehr entgegen. In ganz kurzer Zeit hatte der starke diapedetische Austritt der roten Blutkörperchen zu einer direkten hämorrhagischen Infarcierung geführt.

Dieser Versuch zeigt uns einmal die große Bedeutung der Gefäßwandschädigung und andererseits, daß es auf eine mehr oder weniger starke Abdrosselung des Blutes im Sinne RICKERS durch eine vogeschaltete Arterienverengerung gar nicht ankommt. Denn hier trat die besonders starke Infarcierung nicht während einer Verengerung der Arterie ein, sondern während ihrer maximalen Erweiterung. Der dadurch gesteigerte Blutdruck führte zu einer besonders starken Diapedeseblutung, während wir bei niedrigem Druck meist nur kleine Blutungen sehen.

Nachdem eine kleine oder größere Gruppe von roten Blutkörperchen an einer Stelle die kleine Vene oder Capillare verlassen hat, kommt die Blutung an dieser Stelle meist zum Stillstand. Es blutet im allgemeinen nicht fortgesetzt aus derselben kleinen Öffnung der Capillarwand. Wir glauben das einfach dadurch erklären zu können, daß durch die ausgetretenen Blutkörperchen und die sie begleitende Flüssigkeitsmenge der Druck im Gewebe ansteigt, die lokale Gewebsspannung so groß wird, wie der geringe noch in der Capillare bei der schon sehr verlangsamten Strömung herrschende Druck. Herrscht unter gewissen Bedingungen z. B. durch maximale Erweiterung der zuführenden Arterie ein stärkerer Druck in den Capillaren, wie wir es bei Atropinanwendung bei schon geschädigtem Kreislauf sahen, dann kann auch die Diapedesisblutung sehr umfangreich werden.

Zum Schluß wollen wir kurz die Bedeutung der Diapedeseblutung für die Pathologie besprechen. Wir haben bereits bemerkt, daß insbesondere nach den Beobachtungen RICKERS die Diapedeseblutung einen früher ungeahnten Umfang annehmen kann, RICKER hält sogar tödliche Blutungen per diapedesin durchaus für möglich und führt im Verein mit seinen Schülern KNAPPE und NORDMANN[1]) größere Parenchymblutungen und Blutungen in Hohlorgane wie den Darm und unter anderem auch tödliche Blutungen in den Herzbeutel ausschließlich auf Diapedese der Blutkörperchen ohne irgendwelche Gefäßverletzung zurück.

Nach NORDMANN[1]) sollen eine Reihe in der Literatur beschriebener Aneurysmata dissecantia nicht durch einen primären Riß in der Intima und den inneren Teilen der Media zustande gekommen sein, sondern ihre Entstehung massigen Diapedeseblutungen der capillären Gefäße der Aortenwand selbst verdanken. In diesen Fällen — er selbst teilt einen solchen mit — ließ sich auch bei mikroskopischer Untersuchung keine Verletzung der Intima feststellen. Wenn sich wie im Falle WEGELINS[2]) — multiple Aneurysmata in einem Falle von Eklampsie — erst auf Serienschnitten eine Intimaverletzung nachweisen ließ, so ist diese Verletzung nach NORDMANN mit größerer Wahrscheinlichkeit auf einen sekundären Durchbruch der Blutung in das Gefäßinnere zu beziehen. Schon vorher hatte KRUCKENBERG[3]) eine ähnliche Entstehungsweise von Aneurysmen angenommen. Zu dieser Kategorie von Gefäßwandblutungen, von kleinsten petechialen Blutungen bis zu den größten und massigsten Aneurysmen, werden Fälle von BABES und MINORESKU[4]), KRUCKENBERG[3]), die „mikroskopischen Aneurysma dissecans" von ERNST[5]), die Fälle von REITTER[6]) und WEGELIN gerechnet.

Wenn solche ausgedehnten Blutungen auch im allgemeinen seltene Vorkommnisse sind, so sind die Diapedeseblutungen im Gefolge von Traumen und Vergiftungen, besonders im Gehirn, von der größten Bedeutung. Der Krieg hat Gelegenheit geboten, daß Auftreten solcher Blutungen im Gehirn nach Gewalteinwirkung, wie nach Verschüttungen z. B., zu studieren.

Es ist bekannt, daß nach Commotio cerebri noch wochen- und monatelang Störungen nervöser Art auftreten, welche man vielfach geneigt war, als rein funktionell, psychisch bedingt, anzusehen. Außerdem sind Fälle bekannt geworden, in denen sich nach einem larvierten Krankheitszustand, noch lange Wochen nach dem Trauma, schwerere Blutungen anschlossen, welche zum Tode führten. RICKER[7]) hat in einer ganzen Reihe solcher Fälle im Gehirn zerstreut vielfache Diapedeseblutungen feststellen können, so daß zum wohl angenommen werden darf, daß die „nervösen" Beschwerden solcher Menschen zum Teil wenigstens auf eine organische Grundlage zurückgeführt werden müssen.

Auch massige Blutungen im Gehirn, wie wir sie bei der typischen Apoplexie finden, sind mit der größten Wahrscheinlichkeit, wie sich aus den neueren Unter-

---

[1]) NORDMANN: Dtsch. Arch. f. klin. Med. Bd. 147, S. 100. 1925.
[2]) WEGELIN: Berlin. klin. Wochenschr. 1909, Nr. 47.
[3]) KRUCKENBERG: Beitr. z. pathol. Anat. u. z. allg. Pathol. Bd. 67, S. 329. 1920.
[4]) BABES u. MINORESCU: Beitr. z. pathol. Anat. u. z. allg. Pathol. Bd. 48, S. 221. 1910.
[5]) ERNST: Verhandl. d. dtsch. pathol. Ges. 1904.
[6]) REITTER: Dtsch. Arch. f. klin. Med. Bd. 119.
[7]) RICKER: Virchows Arch. f. pathol. Anat. u. Physiol. Bd. 226. 1919.

suchungen ergeben hat [Rosenblath[1]), Lindemann[2]), Dietrich[3]), Westphal und Bär[4]) u. a.] sicherlich zum Teil konfluierte Diapedeseblutungen (näheres s. vorher). Ebenso ist die Purpura hämorrhagica (Wernicke) im Gehirn, die bei chronischem Alkoholismus und nach verschiedenartigen Vergiftungen gefunden wird, auch nach Salvarsaninjektion gelegentlich vorkommt [Jakob[5]), Wechselmann[6])], eine multiple auftretende Diapedeseblutung.

Im Gehirn sind außerdem noch andere Formen kleiner Blutungen bekannt, welche sich im histologischen Bild von der gewöhnlichen Diapedeseblutung unterscheiden, die sog. *Ringblutungen*. Bei der Diapedeseblutung findet man ein Häufchen Erythrocyten, welches die Gefäßwand, aus der sie ausgetreten sind, schalenartig oder wie eine Kugel umgibt. Bei der Ringblutung ist das typische, daß sich am Gefäß zunächst eine kugelförmige homogene *nekrotische* Zone befindet und erst diese wird von den Blutkörperchen an der Grenze nach dem Gesunden hin schalenartig eingekapselt.

Dietrich[7]) und Kirschbaum[8]) haben in den letzten Jahren diese Blutungen näher untersucht. Ihre Entstehung wird auf verschiedene Art erklärt. Ein Teil der Autoren sieht den homogenen Innenhof als primär, ein anderer als sekundär entstanden an, so M. B. Schmidt[9]), der die Ringblutungen zuerst genauer studiert hat. Er glaubte, daß sie immer aus Kugelblutungen entständen und nimmt an, daß die Blutkörperchen — entsprechend der zuerst von Arnold gegebenen Vorstellung — durch den nachstürzenden Plasmastrom in die Peripherie, vom Gefäß abgedrängt werden. Denselben Standpunkt nehmen Ricker, Öller[10]) u. a. ein. Die anderen Autoren, so vor allem Dietrich und Kirschbaum, sehen in der Nekrose des Gefäßes das Primäre. Grohndal spricht von einem hämorrhagischen Infarkt in die z. B. bei Fettembolie entstandene Nekrose. In der Umgebung des Gefäßes soll aus *benachbarten*, angrenzenden Capillaren eine Blutung erfolgen, welche die Nekrose dann schalenartig umgibt. Dietrich und Kirschbaum nehmen an, daß das Blut zwar aus dem Gefäß stammt, um welches sich die Nekrose gebildet hat, halten aber die Nekrose ebenfalls für das Primäre. Sie konnten an Serienschnitten feststellen, daß die Blutung immer am Rande des nekrotischen Innenhofes an die zur Ringblutung gehörige, meist prallgefüllte Präcapillare herantritt und dann an dieser entlang häufig noch nach beiden Seiten als einfache Diapedeseblutung verläuft. Die Blutung soll in das feste koagulierte Gewebe nicht mehr eindringen können. Weiter wird als Beweis für die primäre Entstehung des nekrotischen Innenhofes, so z. B. von W. Weimann[11]), bei einigen Vergiftungsfällen, besonders bei der Kohlenoxydvergiftung, darauf hingewiesen, daß überall zwischen den Ringblutungen *perivaskuläre Nekrosen der Marksubstanz* mit deutlichem reaktivem Gliawald am Außenrand vorkommen. Es sollen so alle Übergänge von reinen Nekrosen mit vereinzelten Blutkörperchen am Rande zu den echten Ringblutungen vorkommen. Diese einfachen Koagulationsnekrosen wurden ebenfalls von M. B. Schmidt, Grohndal, Rosenblath, Spielmeyer[12]) gesehen. Neben Dietrich haben zum Teil schon früher Rosenblath, Wohlwill, Spielmeyer, Weimann u. a. dessen Erklärungsweise der Ringblutung angenommen und vertreten.

Nach Talajeff[13]) wäre auch die Bildung von Hämatomen im Herzen durch postmortale mechanische Schädigung möglich. Er konnte solche Hämatome am Herzen von frischen Kinderleichen durch den Druck mit einer Pinzette hervorrufen, wie er meint durch postmortale Kontraktion der Gefäße des Myocards.

---

[1]) Rosenblath: Dtsch. Zeitschr. f. Nervenheilk. Bd. 61, S. 10. 1918.
[2]) Lindemann: Virchows Arch. f. pathol. Anat. u. Physiol. Bd. 253, S. 27. 1925.
[3]) Dietrich: Verhandl. d. dtsch. pathol. Ges. 1924.
[4]) Westphal u. Bär: Dtsch. Arch. f. klin. Med. Bd. 151. S. 1. 1926.
[5]) Jakob: Zeitschr. f. d. ges. Neurol. u. Psychiatrie, Orig. Bd. 19. S. 189, 1913.
[6]) Wechselmann: Münch. med. Wochenschr. 1917, Nr. 11.
[7]) Dietrich: Zeitschr. f. d. ges. Neurol. u. Psychiatrie Bd. 68. S. 351. 1921.
[8]) Kirschbaum: Frankfurt. Zeitschr. f. Pathol. Bd. 23, S. 444. 1920.
[9]) Schmidt, M. B.: Beitr. z. pathol. Anat. u. z. allg. Pathol., Suppl. Bd. 7. 1905.
[10]) Langbein u. Öller: Dtsch. Zeitschr. f. Nervenheilk. Bd. 45. 1912.
[11]) Weimann, W.: Dtsch. Zeitschr. f. d. ges. gerichtl. Med. Bd. 1, S. 543. 1922.
[12]) Spielmeyer: Zeitschr. f. d. ges. Neurol. u. Psychiatrie Bd. 25, H. 4/5; Histopathologie des Nervensystems. Berlin: Julius Springer 1922.
[13]) Talajeff: Sitzungsber. d. 2. allruss. Pathologentagung in Moskau, Sept. 1925; Zentralbl. f. Pathol. Bd. 38, S. 254. 1926.

C. Die Folgen der Blutung.

Mit Sicherheit läßt sich nicht angeben, wieviel Blut ein Mensch auf einmal verlieren kann, ohne daran zugrunde zu gehen. Nach IMMERMANN[1]) ist im allgemeinen ein Blutverlust, welcher die Hälfte der Blutmenge erreicht, tödlich, nach HAYEM kann ein Blutverlust von $^1/_{18}$ des Körpergewichts überstanden werden. Diese Zahlen sind allerdings nach den modernen Bestimmungen der Gesamtblutmenge als unwahrscheinlich hoch zu bezeichnen. Die Beschaffenheit des Herzens und der Gefäße und vor allen Dingen die Geschwindigkeit, mit der die Blutung erfolgt, sind von der größten Bedeutung. Ein Erwachsener kann bei raschem Verlust von 50% seines Blutes sterben, während er einen größeren, in Pausen einsetzenden Blutverlust noch überstehen kann [PALTAUF[2])]. Die mangelhafte Füllung des Gefäßsystems ist im ersten Fall wohl die direkte Todesursache. Der Mensch, welcher einer an akuten Blutung zugrunde gegangen ist, zeigt nicht so blasse, ausgeblutete Organe, wie wir sie bei den chronischen Anämien finden können.

Die erste Folge der Blutung ist eine Abnahme des Blutdruckes, welche bei größeren Blutverlusten auf längere Zeit bestehen bleiben kann. WORM-MÜLLER[3]) fand beim gesunden Tier bei Blutentziehung von 1,6—2,8% des Körpergewichts keine besondere Herabsetzung des Druckes in der Carotis. Aber bei Wiederholung der Blutentnahme konnte plötzlich ein starkes Sinken des Druckes eintreten.

Die alte Annahme, daß die Gesamtmenge des Blutes beim Menschen $^1/_{13}$ des Körpergewichts beträgt, welche sich auf direkte Messungen von WELCKER und BISCHOFF (1854) stützt und im allgemeinen als wahr unterstellt wird, hat sich in der neuen Zeit nicht bestätigen lassen. Die Ursache davon sind Fehlerquellen der Methodik, welche in den verflossenen 70 Jahren allmählich erkannt und ausgemerzt wurden. Die modernen Methoden, wegen deren Einzelheiten die Arbeit von GRIESBACH[4]) in diesem Handbuch, die Physiologie des Kreislaufes von TIGERSTEDT, Bd. IV, die Originalarbeiten von PLESCH[5]) und die Monographie von v. DOMARUS[6]) einzusehen sind, haben diese Fehlerquellen aufgedeckt und eine andere Methodik entstehen lassen. Durch die indirekten Farbstoffmethoden ist es auch beim lebenden Menschen möglich geworden, Blutmengenbestimmungen auszuführen. Wir können aber auch heute noch nicht sagen, daß die Ergebnisse der verschiedenen Methoden sich vollständig decken. Für die normale Blutmenge beim Menschen geben PLESCH im Durchschnitt $^1/_{19}$ des Körpergewichtes an, HALDANE und SMITH[7]) kommen auf ein Durchschnittsgewicht von $^1/_{20,9}$, SEYDERHELM und LAMPE $^1/_{11,4}$, GRIESBACH $^1/_{13,2}$ bei Männern, $^1/_{15}$ bei Frauen, HALDANE und DOUGLAS $^1/_{12,8}$, KEITH $^1/_{11,4}$. Die Unterschiede in den Ergebnissen erklären sich durch die verschiedenen Methoden. Die Schwierigkeit der Feststellung wird am besten beleuchtet durch die Angabe von GRIESBACH, daß es den jeweiligen Autoren bei den Kontrollen ihrer indirekten Methode mit der direkten Messung im Tierexperiment immer gelungen sei, eine gute Übereinstimmung der Methode zu finden. Bei den immerhin nicht unbeträchtlichen Differenzen ergibt sich von selbst eine gewisse Skepsis gegenüber den Messungen, welche bei pathologischen Zuständen ausgeführt sind, bei denen die in Betracht kommenden Fehlerquellen an und für sich noch stark vergrößert sind (siehe dazu auch die Abhandlung von VEIL[8]) in den Ergebnissen der inneren Medizin und Kinderheilkunde 1923, S. 648].

In diesem Zusammenhang interessieren die Messungen der Gesamtblutmenge nach Blutungen. Bei einmaligen größeren Blutentziehungen wird die Blutflüssigkeit, das Plasma, sehr schnell wieder ersetzt, anscheinend erfolgt sogar eine Vermehrung der Blutmenge [SMITH, OERUM, PLESCH, VEIL[9]), WHIPPLE, HOOPER

---

[1]) IMMERMANN: Anämie in Ziemssens Handb. d. spez. Pathol. u. Therapie Bd. 13, 1.
[2]) PALTAUF: Handb. d. allg. Pathol. Bd. II. 1. Abt. 1912. (S. 120 u. 121).
[3]) Nach MARCHAND: Handb. d. allg. Pathol. Bd. II, 1. Teil, S. 233.
[4]) GRIESBACH, W.: Über die Gesamtbutmenge. Dieses Handb.
[5]) PLESCH: Zeitschr. f. exp. Pathol. u. Therapie Bd. 6, S. 380. 1909; Zeitschr. f. klin. Med. Bd. 93, S. 241. 1922.
[6]) v. DOMARUS: Methodik der Blutuntersuchung. Berlin: Julius Springer 1921.
[7]) HALDANE u. SMITH, vgl. bei GRIESBACH.
[8]) VEIL: Ergebn. d. inn. Med. u. Kinderheilk. 1923, S. 648.
[9]) VEIL: Der Aderlaß. Ergebn. d. inn. Med. u. Kinderheilk. 1921.

und ROBSCHEID[1])]. Bei chronischen Blutungen kann dagegen eine Verminderung der Blutmenge eintreten. So fand PLESCH Mengen bis zu 1802 ccm = 3,3% des Körpergewichts, GRIESBACH bei einem chronischen Magenulcus eine Verminderung der Blutmenge auf 2919 ccm. Der Kranke wurde geheilt und vermehrte während der Behandlung seine Blutmenge auf 4032 ccm.

Die Verminderung des Blutdrucks wird bis zu einem gewissen Grad kompensiert durch die Kontraktion der Arterien, welche nach jeder stärkeren Blutung einsetzt, offenbar zentral bedingt durch Reizung des Vasomotorenzentrums.

Gleichzeitig erfolgt eine Wiederauffüllung der Gefäße durch Einstrom von Gewebslymphe (GOLTZ, KRONECKER und SANDER, SCHWARZ, HÜNERFAUTH, LYON, KLEMENSIEWICZ u. a.).

Daß der Einstrom von Gewebswasser direkt in die Blutbahn erfolgt, geht aus einer Anzahl von Beobachtungen hervor.

So fand LESSER[2]), daß die Blutverdünnung auch eintrat, wenn der Ductus thoracicus unterbunden war. KLEMENSIEWICZ[3]) sah bei mikroskopischer Beobachtung der Froschschwimmhaut während eines Blutverlustes zuerst Verengerung, dann wieder Erweiterung der Capillaren auftreten. Nach STARLING[4]) erfolgt die Blutverdünnung auch nach Entfernung der Baucheingeweide, bleibt aber nach intravenöser Injektion von Zucker aus.

In der gleichen Weise ist bei Blutverlust wie auch bei der Anämie eine Kompensation durch eine Beschleunigung des Herzschlages möglich [KRAUS, später MORAWITZ und DENECKE[5])]. Nach PLESCH kann die normale Umlaufzeit des Blutes von 55 auf 13,5 Sek. verkürzt werden. Ebenso findet er ähnlich wie neuerdings FAHR und RONZONE[6]) eine Vergrößerung des Schlagvolumens auf das $2^{1}/_{2}$fache. Der Sauerstoffbedarf des Anämischen wird noch vergrößert durch die vermehrte Muskeltätigkeit bei der Atmungs- und Herzarbeit (PLESCH, FR. KRAUS).

Bei Anämien findet demgemäß eine erhöhte Ausnutzung des Sauerstoffs im Gewebe statt. Der O-Verlust im Capillargebiet bei Anämien schwankt zwischen 41,73% und 86,8% gegenüber 34% in der Norm [MORAWITZ und RÖHMER[7])].

Der Sauerstoffgehalt des normalen arterialisierten Menschenblutes beträgt 16 bis 21 Vol.-%. Erst bei den schwersten Anämien sinkt er. Nach den Untersuchungen von BOHR, FR. KRAUS, KOSSLER und SCHOLZ[8]), E. MÜLLER, PLESCH u. a. hängt die Sauerstoffkapazität des Blutes nicht allein von dem Hämoglobingehalt ab, wahrscheinlich spielt der Salzgehalt der Erythrocyten und die Zusammensetzung des Blutes [BARCROFT[9])] eine bedeutende Rolle. Vielleicht spielen Schwankungen des Eisengehaltes des Hämoglobins mit [DAVID[10]), FREUND[11]) und SEILLER].

Die Wiedervermehrung der roten Blutkörperchen kann, selbst nach schweren Blutverlusten, in wenigen Wochen den Ausgangszustand erreichen, ja sogar ihn überschreiten [NEUMANN[12]), LITTEN und ORTH], Alter und Geschlecht sowie die Art der Ernährung [WHIPPLE, HOOPER und ROBSCHEIT[13])] sind neben der Größe des

---

[1]) WHIPPLE, ROBSCHEIT u. HOOPER: Americ. journ. of physiol. Bd. 53, S. 151. 1920.
[2]) LESSER: Leipziger Arbeiten 1874, S. 153.
[3]) KLEMENSIEWICZ: Sitzungsber. d. Akad. d. Wiss., Wien. Mathem.-naturw. Kl. III, Bd. 96. 1887.
[4]) STARLING, nach A. ELLINGER: Bildung der Lymphe. Ergebn. d. Physiol. Bd. 1, S. 355. 1902.
[5]) MORAWITZ u. DENECKE: Arch. f. exp. Pathol. u. Pharmakol. Bd. 91, S. 37. 1921.
[6]) FAHR, G., u. RONZONE, E.: Arch. of internal med. Bd. 29, S. 331. 1922.
[7]) MORAWITZ u. RÖHMER: Dtsch. Arch. f. klin. Med. Bd. 94. 1908.
[8]) KRAUS, KOSSLER u. SCHOLZ: Arch. f. exp. Pathol. u. Pharmakol. Bd. 42, S. 323. 1899.
[9]) BARCROFT u. CAMIS: Journ. of physiol. Bd. 39, S. 118. 1909. — BARCROFT u. ROBERTS: Ebenda S. 143. — BARCROFT u. ORBELI: Ebenda Bd. 41, S. 355. 1910.
[10]) DAVID: Dtsch. Arch. f. klin. Med. Bd. 94, S. 426. 1908.
[11]) FREUND: Wien. klin. Wochenschr. 1903.
[12]) NEUMANN: Zeitschr. f. klin. Med. Bd. 3. 1881.
[13]) WHIPPLE, HOOPER u. ROBSCHEIT: Ber. a. d. Hooper Stiftung. Bd. 5. 1919—20. San Franzisko.

Blutverlustes für die Dauer der Regeneration von Bedeutung (BIERFREUND). Dagegen führen chronische Blutverluste leicht zu Anämien, doch ist es hier wieder von der größten Bedeutung, ob es sich dabei um anderweitig Kranke oder um gesunde Individuen handelt. Bei gesunden Hunden konnte QUINCKE[1]) in 4—5 Monaten die doppelte Menge ihres Blutes regenerieren lassen. Pferde in Serumsgewinnungsanstalten können bei Aderlässen im Abstand von 4 Wochen im Laufe einiger Jahre ihr Körpergewicht an Blut verlieren [PALTAUF[2])].

Nach PALTAUF[3]) kann ein gewisser Sauerstoffmangel allein ohne Verlust von Blutzellen als Reiz für das Knochenmark zur Neubildung von roten Blutkörperchen genügen. Da nach ONAKA die Sauerstoffzehrung junger Blutkörperchen unter der Einwirkung von Arsen vermindert wird, so denkt PALTAUF sich auch die durch Arsen nachweisbare Steigerung der Erythropoese (BETTMANN, ZWETKOFF) durch die oxydationshemmende Wirkung dieses Giftes mit veranlaßt. Auch ein gewisser Grad von Sauerstoffmangel, wie er künstlich beim Atmen durch eine Saugmaske (KUHN) oder in verdünnter Luft entsteht, soll auf die gleiche Weise die Blutbildung anregen. Allerdings lehnt er die Mitwirkung von anderen Stoffen, wie sie beim Zerfall von Blutkörperchen entstehen, nicht ab. Versuche von CARNOT und DEFLANDRE[4]) sowie von ITAMI[5]) lassen sich wohl nicht anders deuten.

D. Die Veränderungen des ausgetretenen Blutes.

Das aus den Gefäßen ausgetretene Blut verfällt dem Untergang. Die erste Veränderung erfolgt durch den Eintritt der Gerinnung, welche unter der Wirkung des Gewebssaftes ziemlich schnell zustande kommt.

Es ist früher die Ansicht verbreitet gewesen, daß das Blut innerhalb von serösen Höhlen nicht gerinnt. Man hatte das daraus erschlossen, daß man noch Stunden und Tage nach der erfolgten Blutung in den serösen Höhlen, im Brust- und Bauchraum z. B., den ausgetretenen Bluterguß in flüssigem Zustande vorfand. Diese Ansicht hat sich aber als irrig erwiesen. Das in den serösen Höhlen befindliche Blut bleibt auch nach der Entnahme ungerinnbar, weil es bereits geronnen ist, das Fibrin ist ausgefällt. Wir wissen das durch die Untersuchungen von HENSCHEN, HERZFELD und KLINGER[6]) und ISRAEL[7]), welche nachweisen konnten, daß es in den serösen Höhlen zu einer Ausfällung des Fibrins unter ähnlichen Bedingungen kommt, wie beim Schütteln von frisch entnommenem Blut mit Glasperlen oder beim Schlagen mit einem Stab. Das Fibrin wird dabei von den übrigen Blutbestandteilen getrennt und es bleibt ein flüssiges Serum mit den morphologischen Blutbestandteilen übrig.

An die Gerinnung selbst schließen sich Veränderungen der roten Blutkörperchen an. Dabei ist zu bemerken, daß die roten Blutkörperchen sich durchaus nicht gleichmäßig verhalten. Es scheint, daß unter gewissen Bedingungen die Blutkörperchen tage- und wochenlang unverändert erhalten bleiben können.

Im allgemeinen sind aber schon bald Veränderungen der einzelnen Zellen zu bemerken, es treten Quellungs- und Schrumpfungsvorgänge ein, die Körperchen verlieren ihre Scheibenform, werden kugelig oder erhalten Stechapfelform und es treten punktförmige Kondensierungen des Blutfarbstoffes in ihnen auf. Gleichzeitig schließt sich eine Auslaugung des Blutfarbstoffes, des Hämoglobins an. In der Nachbarschaft eines größeren Hämatoms, besonders in der Nähe einer apoplektischen Blutung im Gehirn, wird das an die Blutung angrenzende Gewebe von dem ausgetretenen Blutfarbstoff durchtränkt, es kommt zum Auftreten von gelblichen Hämoglobinstreifen. Dasselbe sehen wir an der Haut, an der regenbogenartigen Färbung, welche eine Hautstelle nach einem Bluterguß erhält.

Im weiteren Verlauf schließen sich chemische Umsetzungen des Blutfarbstoffes an. Wir verdanken die Aufklärung über die Umwandlung des Blutfarbstoffes in Pigmente vor allem den Untersuchungen von VIRCHOW[8]), LANGHANS,

---

[1]) QUINCKE: Arch. f. klin. Med. Bd. 33, S. 21.
[2]) PALTAUF: Zitiert auf S. 1659 (S. 122).
[3]) PALTAUF: Zitiert auf S. 1659 (S. 100 u. 101).
[4]) CARNOT u. DEFLANDRE: Cpt. rend. hebdom. des séances de l'acad. des sciences 1906.
[5]) ITAMI: Arch. f. exp. Pathol. u. Pharmakol. Bd. 60, S. 76. 1909.
[6]) HENSCHEN, HERZFELD u. KLINGER: Bruns' Beitr. z. klin. Chir. Bd. 104, S. 196. 1916.
[7]) ISRAEL: Mitt. a. d. Grenzgeb. d. Med. u. Chir. Bd. 30. 1918.
[8]) VIRCHOW: Virchows Arch. f. pathol. Anat. u. Physiol. Bd. 1, S. 379. 1847.

Rindfleisch, Arnold, Cordua, Neumann)[1], M. B. Schmidt, Lubarsch, Dürck, Leupold[2]) und Hueck[3]). Zur genaueren Orientierung sei insbesondere auf die zusammenfassende Arbeit „Die pathologische Pigmentierung" von W. Hueck im Handb. d. Allgem. Pathol. Krehl-Marchand, Bd. 3, Abt. 2, 1921. S. 298 verwiesen. Hier auch ausführliche Literaturangaben.

Bei der chemischen Umwandlung des zugrundegehenden Blutes treten *Pigmente* dreierlei Art auf: 1. ein eisenhaltiges Pigment von amorpher scholliger Beschaffenheit und goldgelber bis dunkelbrauner bis fast schwarzer Färbung, das Hämosiderin; 2. Pigmente von der gleichen morphologischen Beschaffenheit, welche sich von dem erstgenannten durch das Fehlen der Eisenreaktion unterscheiden, aber gemeinsame chemische Reaktionen mit dem als Lipofuscin bezeichneten sog. Abnutzungspigment aufweisen (Hueck); 3. eisenfreie, rhombisch krystallinische Abbauprodukte von ziegel- bis rubinroter Farbe, welche nach Virchow als *Hämatoidin* bezeichnet werden und größte Ähnlichkeit mit dem Gallenfarbstoff Bilirubin haben, wenn sie auch chemisch nicht vollständig diesem entsprechen.

Beim Zugrundegehen von Blut können die genannten Pigmente nur unter der Mitwirkung des Gewebes entstehen und zwar entsteht aus einem Hämatom in den Grenzbezirken, da wo das ausgetretene Blut in eine innige Beziehung zum Gewebe steht, aus dem Blutfarbstoff in erster Linie das unter 1. genannte eisenhaltige Pigment, das Hämosiderin. In einer Zone weiter nach dem Innern kommt es daneben zur Bildung von Hämatoidin und in den inneren Zonen, wenn es überhaupt zu einer Pigmentbildung kommt, nur zur Bildung von Hämatoidin.

E. Neumann insbesondere hat an Hand eines Schemas diese Verhältnisse klar auseinandergesetzt. Eine genauere Aufklärung über den chemischen Prozeß bei der verschiedenartigen Pigmentbildung ist noch nicht erfolgt. Neumann denkt daran, daß im lebenden Gewebe eintretende Oxydations-, im absterbenden Gewebe entstehende Reduktionsvorgänge die Ursache für die Bildung der beiden verschiedenen Pigmentarten sind. Jedenfalls wissen wir aus den Autolyseversuchen von Leupold, die im Institut von M. B. Schmidt[4]) angestellt sind, daß in steril der Autolyse überlassenem Blut eine Pigmentbildung nicht erfolgt, sicher keine Bildung eines eisenhaltigen Pigments, jedenfalls auch nicht die Bildung von Hämatoidin, wenn auch v. Recklinghausen glaubte, Hämatoidinkrystalle morphologisch in autolytisch zersetztem Froschblut nachweisen zu können.

Die Untersuchungen von Leupold haben aber ergeben, daß die Bildung von Hämosiderin zustande kommen kann, wenn dem Autolysat Bakterien oder lebensfrisches Gewebe, Nierenstückchen, für einige Zeit zugesetzt wurden. Es treten also bei der Bildung des Hämosiderins Stoffe in Wirkung, welche vom Gewebe abgegeben werden. Über die Art dieser Stoffe wissen wir im übrigen noch nichts näheres.

Die Bildung des Hämosiderins kann nach einer erfolgten Blutung bereits am zweiten bis dritten Tage durch die Eisenreaktion nachweisbar sein. Sie erfolgt nicht nur intracellulär, sondern auch in den „Saftspalten" des Gewebes.

Die Schollenbildung und Granulabildung des Hämosiderins ist offenbar etwas Sekundäres. Das Hämoglobin, welches die Zelle und das Gewebe zunächst in einem unsichtbar dünnen Strom durchdrängt, wird unter der aktiven Wirkung der Zelle nach seiner Umwandlung in Hämosiderin an den Zellgranulationen kondensiert. Schließlich können so aus den feinen Granula grobe Schollen entstehen, welche, auch wenn sie im Innern der Zellen liegen, wohl als liegengebliebene Schlacken bezeichnet werden dürfen (P. Ernst). Das einmal gebildete Hämosiderinpigment kann an seinem Bildungsort jahrelang unverändert liegen

---

[1]) Neumann, E.: Blut und Pigmente. Jena: Fischer 1917.
[2]) Leupold: Beitr. z. pathol. Anat. u. z. allg. Pathol. Bd. 59, S. 501. 1914.
[3]) Hueck: Die pathologische Pigmentierung, in Krehl-Marchand: Handb. d. spez. Pathol. Bd. III. Abt. 2, S. 298. 1921.
[4]) Schmidt, M. B.: Virchows Arch. f. pathol. Anat. u. Physiol. Bd. 115, S. 397. 1889; Ergebn. d. Pathol. Bd. 1, 2. Abt. 1895 u. Bd. 3, 1. Abt. 1897.

bleiben und so Anlaß zu pigmentierten Narben, pigmentierten Cysten, z. B. im Gehirn, geben, welche ein untrüglicher Hinweis für eine abgelaufene Blutung sind.

Das Hämatoidin entsteht als ein rhombischer, krystallinischer, eisenfreier Körper, jedenfalls *außerhalb von Zellen*. Wenn die Krystalle dennoch in Zellen gefunden werden, so ist anzunehmen, daß sie sekundär von Zellen des Granulationsgewebes, Makrophagen, aufgenommen worden sind.

Das Auftreten von Pigmentkörnern, welche morphologisch durchaus dem Hämosiderin gleichen, sich aber von diesem grundlegend durch die negative Eisenreaktion unterscheiden, ist den einschlägigen Untersuchern seit langem bekannt. M. B. SCHMIDT insbesondere hat auf dieses Verhalten hingewiesen und er glaubte, alle Stadien von Übergangsbildern zwischen dem eisenhaltigen und nicht mehr eisenhaltigen braunen Blutpigment zu finden. Er dachte also daran, daß das eine ein Umwandlungsprodukt des anderen sein könnte. W. HUECK versuchte aber auf Grund von weitergehender histochemischer Analyse diese dem Hämosiderin morphologisch so ähnlichen Pigmente als etwas prinzipiell anderes abzutrennen. Dieses Pigment hat alle wesentlichen Eigenschaften der fetthaltigen Abnutzungspigmente und wird von HUECK deshalb den Lipofuscinen zugerechnet.

Von diesen drei Pigmenten, welche beim Abbau von Blut entstehen, ist regelmäßig immer nur das Hämosiderin nachweisbar. Wieweit sich die Annahme von HUECK allgemeine Anerkennung verschaffen wird, steht noch dahin. Vergleiche dazu die Untersuchungen von LUBARSCH[1]) und seinem Schüler STRÄTER[2]).

Nicht alle ausgetretenen Blutkörperchen gehen an Ort und Stelle zugrunde. Ein kleiner Teil wird mit dem Lymphstrom verschleppt und gelangt in die regionären Lymphdrüsen. Hier werden dann die Blutkörperchen besonders in den peripheren Randsinus von den Endothelien aufgenommen und abgebaut [HERING[3]), SALTYKOW[4])]. Bald nach einer frischen Blutung sind Erythrocyten selbst hier noch nachweisbar, später findet man nur liegengebliebenes Eisenpigment als Überrest. Besonders bei chronischen Blutungen kann eine schon makroskopisch deutliche Pigmentierung der regionären Lymphdrüsen entstehen, so z. B. bei Magen- und Darmgeschwüren. Vor allem kann auch das am Ort der Blutung freigewordene Hämoglobin resorbiert werden und direkt oder auf dem Lymphwege in das Blut gelangen. Im Serum kann dann spektroskopisch Hämatin nachweisbar sein [SCHUMM[5]), SCHOTTMÜLLER[6]), THORMÄLEN[7]), BINGOLD[8])] und so eine Diagnose innerer Blutungen z. B. auch eine Differentialdiagnose zwischen Pneumonie und hämorrhagischem Infarkt ermöglichen.

VII. Die spontane Blutstillung.

JEAN LOUIS PETIT[9]) suchte bereits im Jahre 1731 die Blutstillung experimentell zu erforschen. Er kam zu der Annahme, daß die blutende Arterie durch die Bildung eines der Arterienmündung außen aufsitzenden (couvercle) und eines im Innern des Gefäßlumens entstehenden Koagulums (bouchon) verschlossen werde. Diese Vorstellung schließt sich an die alte GALENsche an. Seine Ansicht wurde teils abgelehnt, teils angenommen. MORAND[10]), ebenso KIRKLAND[11]), GOOCH[12]), WITHE[13]), JONES[14]) sahen in der *Retraktion* und *Kontraktion*

---

[1]) LUBARSCH: Zentralbl. f. Pathol. Bd. 13, S. 881. 1902; Berlin. klin. Wochenschr. 1917, S. 65.
[2]) STRÄTER: Virchows Arch. f. pathol. Anat. u. Physiol. Bd. 218, S. 1. 1914.
[3]) HERING: Zitiert auf S. 1654 (1867/68).
[4]) SALTYKOW: Zeitschr. f. Heilk. Bd. 21. 1900.
[5]) SCHUMM, O.: Zeitschr. f. physiol. Chem. Bd. 80, 87 u. 97, S. 32. 1916.
[6]) SCHOTTMÜLLER, Münch. med. Wochenschr. 1914. S. 230.
[7]) THORMÄLEN: Mitt. a. d. Grenzgeb. d. Med. u. Chir. Bd. 30. 1918.
[8]) BINGOLD: Verhandl. d. dtsch. Ges. f. inn. Med. 1922. S. 55.
[9]) PETIT, J. L.: Mem. de l'acad. roy. des sciences. Paris 1731, S. 90 u. Bd. 32, S. 388.
[10]) MORAND: Mem. de l'acad. roy. des sciences. Paris 1736, S. 321.
[11]) KIRKLAND: Essay on the method of suppressing hemorrhages from dividet arteries. 1736.
[12]) GOOCH: Chir. works Bd. 1, S. 172. 1766.
[13]) WITHE: Casis in surgery, S. 179.
[14]) JONES: Über den Prozeß, den die Natur einschlägt, Blutungen aus zerschnittenen und angestochenen Arterien zu stillen. (Englisch.) Übersetzt von SPANGENBERG. Hannover 1813.

der verletzten Arterie ausreichende Momente, welche den Gefäßverschluß herbeiführen könnten. Ja Jones geht soweit, daß er ein Blutkoagulum, welches sich am Ende einer verletzten Arterie bildet, mehr für schädlich als für zweckentsprechend für die Blutstillung hält. Ledderhose[1]) in jüngster Zeit schließt sich in diesem Punkte Jones an. Nach seiner Erfahrung wird öfter das langsame Aussickern und Ausfließen von Blut aus Wundhöhlen, die durch Verletzung oder Operation entstanden sind, durch geronnene Blutkoagula in der Wundhöhle geradezu unterhalten. Die Blutung hörte auf verschiedene blutstillende Mittel nicht auf, sondern erst als die Blutgerinnsel aus der Wundhöhle entfernt wurden. Pouteau[2]), der Gefäßstümpfe erst längere Zeit nach der Verletzung (1—3 Wochen danach) untersuchte, hielt eine plastische Infiltration des Arterienendes für das Hauptverschlußmittel. J. Bells[3]) sah in der entzündlichen Verwachsung der inneren Arterienschichten den Hauptgrund des Blutstillstandes. Die Verwachsung sollte durch den Druck des Blutergusses im perivasculären Gewebe gefördert werden. Jones[4]), der sich im Jahre 1805 näher mit der Frage an einem großen experimentellen Material beschäftigt hat, unterzieht die Ansichten der älteren Autoren einer eingehenden Kritik. Die Autoren haben richtig beobachtet, die Verschiedenheit ihrer Meinung erklärt sich aus der *zeitlichen* Verschiedenheit der Untersuchung der verletzten Gefäße. Nach Jones ist das Koagulum, welchem eine Bedeutung für den Gefäßverschluß zukommt, kein Blutcoagulum, sondern ein „Lymphcoagulum", das von den inneren und mittleren Schichten der Arterienwand gebildet wird. Dieses ist fest mit dem Rand der durchschnittenen Intima verbunden und bildet eine Scheidewand zwischen dem inneren und äußeren Blutkoagulum an der Arterie. Das äußere Blutkoagulum hat einen gewissen Wert für die provisorische Blutstillung, das innere dagegen nicht. Dieses haftet gewöhnlich auch der Intima nicht fest an, sondern flottiert frei im Gefäß und sitzt nur an der Basis seiner kegelförmigen Gestalt am verletzten Gefäßende fest auf.

Im Zeitalter der mikroskopischen Anatomie, welche einige Jahrzehnte nach Jones begann, wurden diese makroskopischen Beobachtungen geringer gewertet.

Virchow verwarf die Annahme eines Lymphergusses am verletzten Arterienende und setzte die Stagnations*thrombose* an seine Stelle. Thiersch und Waldeyer[5]) wiesen auf die Bedeutung der Wucherung des Gefäßendothels an den verletzten Gefäßen hin. Roser[6]) sieht in der Gerinnung des Faserstoffes, und zwar in der dabei auftretenden Zusammenziehung des Blutkuchens die Hauptbedingung für die spontane Blutstillung. Die von Nelaton[7]) angenommene blutungsverhindernde Spontantorsion der zerrissenen Arterien kann Roser nicht bestätigen. An dieses Zeitalter schloß sich die Periode, in der durch die Untersuchungen von Loeb[8]), Zahn[9]), Eberth und Schimmelbusch[10]), Aschoff[11]) und seinen Schülern sowie vielen anderen die Blutplättchenthrombose näher erforscht wurde und man erkannte, daß die Blutgewinnung bei einer Thrombenbildung nicht das Primäre ist, sondern sich erst an die Bildung des weißen Blutplättchenthrombus anschließt.

In neuerer Zeit stellte es sich aber immer klarer heraus, daß die Gerinnungsfähigkeit des Blutes oder seine Fähigkeit, Thromben zu bilden, nicht allein maßgebend für die Dauer einer Blutung sind. Es müssen zu diesen allgemeinen Faktoren noch lokale Vorgänge hinzukommen, um eine spontane Blutstillung herbeizuführen.

---

[1]) Ledderhose: Dtsch. med. Wochenschr. 1921, S. 1206.
[2]) Pouteau: Melang. de chirurg., übersetzt von Rumpelt. Dresden u. Warschau 1764, S. 203.
[3]) Bells, J.: Über die Natur und Heilung der Wunden. Übersetzt von Leune. Leipzig 1798.
[4]) Jones: Zitiert auf S. 1663.
[5]) Thiersch u. Waldeyer, zit. nach v. Gaza: Bruns' Beitr. z. klin. Chir. Bd. 118.
[6]) Roser: Arch. f. klin. Chir. Bd. 12, S. 222. 1869.
[7]) Nelaton, zit. nach Roser.
[8]) Loeb: Virchows Arch. f. pathol. Anat. u. Physiol. Bd. 173. S. 35. 1903; Bd. 176. S. 10. 1904; Bd. 185, S. 160. 1906.
[9]) Zahn: Virchows Arch. f. pathol. Anat. u. Physiol. Bd. 62, S. 81. 1875.
[10]) Eberth u. Schimmelbusch: Die Thrombose nach Versuchen und Leichenbefunden. Stuttgart 1888.
[11]) Aschoff: Virchows Arch. f. pathol. Anat. u. Physiol. Bd. 130, S. 93. 1892; Beitr. z. pathol. Anat. u. z. allg. Pathol. Bd. 52. 1912.

Die Lehre, welche die *Blutungszeit* im wesentlichen auf die herabgesetzte Blutgerinnungsfähigkeit bezog, darf heute nach den Untersuchungen von SAHLI[1]), WERNER SCHULTZ[2]), STEPHAN[3]), HAYDEN, SCHEDE, SCHEFFER, DUKE[4]), MORAWITZ[5]), KÜSTER[6]), NIGST[7]) u. a. im wesentlichen als überwunden gelten. Blutungszeit und Gerinnungszeit sind verschiedene Dinge und müssen besonders bestimmt werden (DUKE). [Nähere Literatur bei KÜSTER, W. SCHULTZ, NIGST, STEGEMANN[8]).]

Es gibt nach den Untersuchungen der genannten Autoren Fälle von Hämophilie mit verkürzter oder normaler Gerinnungszeit und zwar zur Zeit der hartnäckigsten Blutungen. ROSKAM[9]) vor allem und in Deutschland STEPHAN haben besonders gezeigt, daß die Blutungszeit sehr wesentlich von *lokalen* Faktoren abhängt.

So konnte Stephan bei einem hämophilen Knaben während einer kaum stillbaren Blutung aus einer kleinen Zungenverletzung beobachten, daß eine größere Incision am Ohr nach wenigen Minuten aufhörte zu bluten. Ähnliche Fälle beobachteten HAYDEN, W. SCHULTZ und SCHEFFER[10]), DUKE, MORAWITZ[11]) u. a. Andererseits kann es bei Ikterus zu einer Verlängerung der Blutgerinnungszeit kommen bei normaler Blutungszeit und umgekehrt, ebenso wie auch dabei eine verschieden lange Zeit dauernde Blutung an verschiedenen Stellen der Körperoberfläche bei traumatischen Verletzungen beobachtet wurde (SCHULTZ und SCHEFFER). Dementsprechend hat auch die Therapie, welche darauf ausging, bei verlängerter Blutungszeit die Blutgerinnungsfähigkeit zu steigern, nur sehr wenig Erfolge aufzuweisen (NIGST). Schließlich ging die Abnahme der Blutungszeit nach Injektion blutstillender Mittel wie Gelatine, Serum usw. nicht mit einer Abnahme der Gerinnungszeit parallel [STROMBERG[12])].

Nach vergleichenden Untersuchungen von LOEB[13]) kommt es auch bei niederen Tieren nicht durch Gerinnung zur Stillung einer Blutung, sondern durch Verschluß der Gefäßwand durch Blutzellelemente. Auch die Lehre, daß die Thrombose die alleinige und wesentliche Vorbedingung für das Aufhören einer Blutung sei, daß ein Gefäßverschluß nur oder im wesentlichen durch Thrombose stattfinde [VIRCHOW, KOCHER[13]) u. v. a.] hat einer anderen Auffassung allmählich weichen müssen.

NOTTA[14]), REINHARDT[15]), PIROGOFF[16]), BILLROTH[17]), MARCHAND[18]), STICH und FROMME[19]), v. GAZA[20]), MAGNUS[21]), WIETING, STEGEMANN[22]) u. a. haben sich gegen diese Auffassung ge-

---

[1]) SAHLI: Zeitschr. f. klin. Med. 56. 264. 1905; Dtsch. Arch. f. Klin. Med. Bd. 99. S. 518. 1910.

[2]) SCHULTZ, W.: Ergebn. d. inn. Med. u. Kinderheilk. Bd. 16, S. 32. 1918; Klin. Wochenschrift 1922; Med. Klinik 1923; Verdauungs- u. Stoffwechselkrankh. Bd. 8, H. 6.

[3]) STEPHAN: Münch. med. Wochenschr. 1920. S. 309 u. 992; 1921. S. 746; Dtsch. med. Wochenschr. 1920. Nr. 25; Berl. klin. Wochenschr. 1921. S. 317.

[4]) DUKE: Journ. of the Americ. med. assoc. 1910; Arch. of internal med. Bd. 10 u. 11.

[5]) MORAWITZ: Med. Klinik 1920.

[6]) KÜSTER: Ergebn. d. inn. Med. u. Kinderheilk. Bd. 12, S. 666; 1913. Habilitationsschr. Breslau 1911.

[7]) NIGST: Schweiz. med. Wochenschr. 1922, Nr. 47, 48, 49, 50.

[8]) STEGEMANN: Arch. f. klin. Chir. Bd. 122, S. 759; Bruns' Beitr. z. klin. Chir. Bd. 127, S. 675. 1922; Dtsch. Zeitschr. f. klin. Chir. Bd. 188, S. 313. 1926.

[9]) ROSKAM: Arch. internat. de physiol. Bd. 20, S. 241. 1922.

[10]) SCHULTZ u. SCHEFFER: Berlin. klin. Wochenschr. 1921, S. 789.

[11]) MORAWITZ: Dtsch. med. Wochenschr. 1926, S. 1371; Med. Klinik. 1920, S. 1285.

[12]) STROMBERG, zit. nach MORAWITZ.

[13]) KOCHER: Arch. f. klin. Chir. Bd. 11, S. 660.

[14]) NOTTA: Thèse de Paris 1850.

[15]) REINHARD: Dtsch. Klinik 1851, Nr. 36.

[16]) PIROGOFF: Grundzüge der allgemeinen Kriegschirurgie. 1864.

[17]) BILLROTH: Berlin. klin. Wochenschr. 1871, S. 87.

[18]) MARCHAND: Dtsch. Chir. Bd. 16. Stuttgart 1901. Der Prozeß der Wundheilung, S. 35.

[19]) STICH u. FROMME: Ergebn. d. Chir. u. Orthop. Bd. 16.

[20]) v. GAZA: Bruns' Beitr. z. klin. Chir. Bd. 118, S. 493. 1920.

[21]) MAGNUS: Zentralbl. f. Chir. 1922, S. 1509; Arch. f. klin. Chir. Bd. 120. 1922; Bd. 125. 1923; Bd. 130, S. 237. 1924.

[22]) STEGEMANN: Dtsch. Zeitschr. f. Chir. Bd. 188, S. 313; Bruns Beitr. z. klin. Chir. Bd. 127, S. 675. 1922.

wandt und Beweismaterial dagegen zusammengetragen; so finden STICH und FROMME an der Verletzungsstelle größerer Gefäße nur selten Thromben, MARCHAND konnte bei der Untersuchung von Zungenamputationswunden in den Gefäßen keine eigentlichen Thromben finden. KÜTTNER[1]) findet bei 600 Schußverletzungen größerer Gefäße nicht einmal Thromben. MAGNUS kann bei seinen unter dem Mikroskop vorgenommenen Gefäßdurchschneidungen keine Thrombenbildung beobachten, ebensowenig STEGEMANN[2]), wenigstens nicht in der entscheidenden Phase, in der die Blutung zum Stehen kommt. Eine Abhängigkeit der Schnelligkeit des Blutungsstillstandes von der Menge der Blutplättchen hat sich trotz vieler darauf verwandter Mühe zahlreicher Untersucher nicht nachweisen lassen (STEGEMANN).

In neuerer Zeit hat sich durch die Untersuchungen einer ganzen Reihe von Autoren ergeben, daß die aktive Tätigkeit der Gefäßwand für die Blutstillung wichtiger oder ebenso wichtig ist als der Verschluß der Wunde durch einen Thrombus. WIETING[3]), STEGEMANN, W. SCHULTZ[4]), F. HERZOG[5]), MORAWITZ, MAGNUS, G., BERNUTH[6]), TANNENBERG[7]) u. a. haben diese Auffassung vertreten und zum Teil durch Beobachtungen am Menschen oder experimentelle Untersuchungen erhärtet. Es sei besonders auf die Beobachtungen von MAGNUS sowie von HERZOG hingewiesen.

Daß man die Kontraktion der Arterien als bedeutsames Moment für die Blutstillung auch früher schon in Betracht gezogen hat, geht am besten aus MARCHANDS[8]) Darstellung aus dem Jahre 1901 hervor. W. SCHULTZ spricht neuerdings von einer *„Selbststeuerung"* des Capillarsystems, welche zur Blutstillung beiträgt. Er versteht darunter das Zusammenwirken aller vom *Gefäßinhalt* unabhängigen Kräfte: Zusammenziehung, Einrollung, Verklebungsfähigkeit durchschnittener Gefäßenden, Wirkung der Gewebsspannung, nervöse Einflüsse u. a. m. im Bereich des capillären wie des benachbarten Gefäßsystems. BIER[9]) hat ebenfalls zu den Versuchen von MAGNUS) in jüngster Zeit Stellung genommen. Er kann sich MAGNUS allerdings nicht vollständig anschließen.

BIER stimmt MAGNUS durchaus darin bei, daß der Kontraktion der durchschnittenen Arterien eine große Bedeutung für die spontane Blutstillung zukommt, aber damit sieht er diesen Vorgang noch nicht erschöpfend erklärt. Während er ebenso wie MAGNUS auch die spontane Zusammenziehung kleinerer und mittlerer Arterien gesehen hat, hat er dieses doch niemals in stärkerem Grade bei einer durchschnittenen größeren Arterie feststellen können, so nie bei einer *glatt durchschnittenen Arteria femoralis*. Daß noch andere Vorgänge bei der spontanen Blutstillung mitspielen — vor allem die *Blutansaugung der Capillaren* —, scheint BIER unabweißlich zu sein. Er führt zur Bekräftigung Operationsbeobachtungen bei Arteriosklerotikern an.

„Amputiert man an so erkrankten Beinen unter künstlicher Blutleere, läßt diese geraume Zeit sitzen und löst sie dann, so bemerkt man sehr häufig folgendes: Es entsteht eine sehr lebhafte reaktive Hyperämie des Gliedes bis an den Wundrand der Lappen, aber es fließt kein Blut von der Wundfläche, obwohl die Lichtungen der starren Arterien weit offen stehen. Erst allmählich fangen die Arterien an, unbedeutend zu spritzen. Hier schöpft das blutbedürftige Gewebe durch eine Saugwirkung der Capillaren das Blut vollständig aus den Arterien, bis das Gewebe sich gesättigt hatte."

Diese Beobachtung von BIER ist aber auch ganz anders deutbar. An der Durchschneidungsstelle braucht keine Kontraktion der Arterie aufzutreten, wenn das große Gefäß mit einem scharfen Schnitt durchtrennt wird. Aber nach den Beobachtungen von KÜTTNER und BARUCH (Segmentärer Gefäßkrampf s.

---

[1]) KÜTTNER, zit. nach MAGNUS.
[2]) STEGEMANN: Zitiert auf S. 1665.
[3]) WIETING: Bruns' Beitr. z. klin. Chir. Bd. 126.
[4]) SCHULTZ, W.: Zitiert auf S. 1665.
[5]) HERZOG, F.: Virchows Arch. f. pathol. Anat. u. Physiol. Bd. 256, S. 1. 1925.
[6]) v. BERNUTH: Arch. f. Kinderheilk. Bd. 76, S. 54. 1925.
[7]) TANNENBERG: Verhandl. d. dtsch. pathol. Ges. 1927.
[8]) MARCHAND: Zitiert auf S. 1665.
[9]) BIER: Virchows Arch. pathol. Anat. u. Physiol. Bd. 147. 1897; Bd. 15. 1898; Zentralbl. f. Chir. 1924, S. 2.

unter Anämie S. 1701) sowie nach unseren eignen experimentellen Erfahrungen, welche auch denen von KROGH entsprechen, entsteht nach Druck auf eine Arterie eine lokale Kontraktion, welche die Arterie mehr oder weniger, sogar vollständig verschließen kann. Danach darf erwartet werden, daß an der Stelle des Beines, an welcher der ESMARCHsche Schlauch längere Zeit liegt, eine Arterienkontraktion entsteht. Diese ist an der Durchschneidungsstelle nicht sichtbar, kann aber Ursache dafür sein, daß aus dem hier klaffenden Arterienstumpf zunächst kein Blut abfließt, sondern erst allmählich, wenn die lokale, weiter zentral gelegene Verengerung sich löst.

Dagegen löst sich die Kontraktion der kleinen Arterienäste, welche das Blut nach den anämischen Hautlappen führen, viel früher, vielleicht schon während der Zeit der Blutabsperrung (vgl. „Kollateralkreislauf" S. 1692), weil aus dem anämischen Gebiet erweiternde nervöse Impulse auf die Arterienwand einwirken, welche nach der Absetzung des Beines an der Hauptarterie nicht mehr zustande kommen können.

STEGEMANN hat dann in jüngster Zeit die gegenwärtigen Ansichten über die Bedeutung der Blutgerinnung und Thrombenbildung für den Stillstand einer Blutung einer eingehenden Kritik unterzogen, und er kommt zu einer Ablehnung der bisher allgemein für wichtig gehaltenen Momente als *wesentliche* Ursache für den Blutungsstillstand, ebenso wie er der Kontraktion der Gefäße und der Retraktion des Gewebes in seiner neueren Arbeit nicht mehr einen so wesentlichen Einfluß zuschreibt wie früher. STEGEMANN[1]) aus der KIRCHNERschen Klinik stützt seine neuen Anschauungen, welche sich eng an die BIERschen Vorstellungen anschließen, auf breit angelegte experimentelle Untersuchungen, die er am Mesenterium von Meerschweinchen und Kaninchen erhoben hat.

Das Ergebnis seiner Versuche, bei denen er die Blutstillung an Capillaren, kleinsten und kleinen Arterien und Venen des Mesenteriums beobachtete, war überraschend. Nicht Kräfte, welche am Ort der Gefäßdurchschneidung wirksam werden, sollen die Blutung zum Stillstand bringen, wie Thrombusbildung, lokale Kontraktion usw., sondern diese Faktoren sind nebensächlich und von sekundärer Bedeutung. Das Wesentliche für die Blutstillung ist, daß das Blut durch andere Kräfte von der Gefäßwunde abgelenkt und in blutbedürftige Gewebsstellen geleitet wird. STEGEMANN denkt offenbar an die von BIER angenommene Fähigkeit anämischer Gewebe Blut aktiv anzusaugen. Er meint dieselben Käfte, welche einen Kollateralkreislauf zustande brächten, würden auch die Ablenkung des Blutes von der Gefäßwunde bewirken. Abgesehen von den rein theoretischen Bedenken, welche gegen diese Anschauung bestehen, können wir die Folgerungen STEGEMANNs auch durch eigene experimentelle Beobachtungen (TANNENBERG und HERRMANN[2]) an demselben Objekt widerlegen.

Zweifellos richtig sind die Beobachtungen STEGEMANNs, nach denen es sofort nach der Durchschneidung zu einem Hinströmen des Blutes auch aus den Nebenästen zu der Verletzungsstelle kommt und später zu einer Umkehr des Blutstromes wieder in die normale Richtung, während gleichzeitig ein Stillstand der Blutung eintritt. Aber diese Umkehr ist nach unseren Ergebnissen *nicht das Primäre*, sondern der Ausdruck davon, daß an der Verletzungsstelle Widerstände für das ausfließende Blut entstehen, welche allmählich größer werden und dem Druck des ausfließenden Blutes schließlich allmählich das Gleichgewicht halten — Zeitpunkt des „unschlüssigen" Hin- und Herschwankens des Blutstromes in der Richtung zur Verletzungsstelle und von ihr weg. Allmählich werden die Widerstände für das Austreten des Blutes an der Verletzungsstelle so stark, daß sie vom Blutdruck nicht mehr überwunden werden und das Blut in dem Arterienstück zwischen Verletzungsstelle und der Abgangsstelle des nächsten weiter zentral abgehenden Arterienastes zum Stillstand kommt.

---

[1]) STEGEMANN: Dtsch. Zeitschr. f. Chir. Bd. 188, S. 314. 1926.
[2]) TANNENBERG u. HERRMANN: Arch. f. klin. Chir. 1927; TANNENBERG: Verhandl. d. dtsch. pathol. Ges. 1927.

Die Faktoren, welche den Stillstand bewirken, sind nach unseren Beobachtungen am lebenden Tier die folgenden:

1. *Die Retraktion der durchschnittenen Arterie*. Diese zieht sich stärker zurück als das umgebende Gewebe. Die Folge davon ist, daß sich ein Teil des ausströmenden Blutes in das Gewebe einwühlt und die Gefäßwunde von einem Hämatompolster umgeben wird. Gleichzeitig schlagen sich die Blutplättchen aus dem ausströmenden Blut im Gewebe nieder und rufen Gerinnungserscheinungen in diesem Hämatom hervor. Daß es sich bei diesem Hämatom nicht um einfach ausgetretenes Blut handelt, sondern daß es die Struktur eines Thrombus hat, hat Ribbert[1]) gezeigt.

2. Der *Druck des gerinnenden Hämatoms* auf das durchschnittene Gefäß und die Bildung eines *Thrombus* in der Gefäßwunde. Durch die polsterartige Auftreibung des Gewebes, in dem die Gefäßwunde liegt wird infolge des hier entstehenden und gerinnenden Hämatoms ein sich fortwährend verstärkender Gegendruck vom Gewebe auf das blutende Gefäß ausgeübt.

3. Die *Kontraktionsvorgänge an dem durchschnittenen Gefäß*. Sie spielen gleichfalls eine bedeutende Rolle. Wenn wir die Durchschneidung unter Aussetzung der Überströmung mit einem nicht sehr scharfen Messerchen vornahmen, dann kam es durch die Druckwirkung des Messers zu einer Kontraktion der beiden Stümpfe der durchschnittenen Arterien, welche auch an den größten Mesenterialarterien der Katze eine Blutung zunächst vollständig verhinderte. Dabei war das periphere Arterienende anscheinend nur wurstzipfelartig verschlossen. Es konnte hier kein deutlicher Kontraktionsring beobachtet werden und trotzdem reichte die anscheinend nur geringe wurstzipfelartige Verengerung im Verein mit der Retraktion der Arterie aus, um eine Blutung aus dem peripheren Ende hintanzuhalten. Das zentrale Ende der durchschnittenen Arterie dagegen zeigte in der Ausdehnung von etwa $1-1^1/_2$ mm eine Kontraktion, welche vollständig zum Verschluß der Arterie führte. Der Blutdruck in diesem Gefäßstumpf war dabei so stark, daß man deutlich unter dem Mikroskop ein pulsatorisches Hin- und Herschlagen des ganzen verschlossenen Arterienendes beobachten konnte.

In einem solchen Versuch ließen wir 1 Minute nach der Durchschneidung etwas wärmere als normale, 41° C warme Ringerlösung über das Präparat laufen. Jetzt konnte man beobachten, wie sich innerhalb der nächsten 1—2 Minuten unter der Wirkung der Wärme der Kontraktionsring am zentralen Ende der durchschnittenen Arterie erweiterte und es zu einer Blutung kam, welche erst nach Bildung eines polsterartigen Hämatoms im Gewebe und dessen Gerinnung zum Stehen kam.

Der folgende Versuch beweist weiter ganz klar und eindeutig, daß die Kräfte, welche die Blutung zum Stillstand bringen, an *der Verletzungsstelle selbst* zur Wirkung kommen und nicht in einer Ablenkung des Blutstromes von der Verletzungsstelle weg in bedürftigere Gebiete zu suchen sind.

Nachdem an einer durchschnittenen Arterie die Blutung unter den angegebenen Erscheinungen zum Stillstand gekommen war und der Blutstrom zwischen Verletzungsstelle und dem nächsten weiter zentral abgehenden Ast ebenfalls stillstand, durchschnitten wir den bereits durchschnittenen Ast zwischen erster Durchschneidungsstelle und seiner Abgangsstelle von der nächst größeren vorgeschalteten Arterie noch ein zweites Mal. Der Erfolg war eine zweite Blutung an der zweiten Durchschneidungsstelle, welche genau in derselben Zeit und unter genau demselben Bilde zum Stillstand kam, wie die Blutung aus der ersten Durchschneidung.

Wenn tatsächlich Kräfte vorhanden sind, welche das Blut ohne Zuhilfenahme etwaiger Widerstände an der Durchschneidungsstelle von dieser ablenken könnten, dann hätten wir bei der zweiten Durchschneidung dieses durch die hypothetischen Kräfte außer Funktion gesetzten Gefäßabschnittes *keine* Blutung

---

[1]) Ribbert: Virchows Arch. f. pathol. Anat. u. Physiol. Bd. 220, S. 133. 1915.

mehr erwarten dürfen oder eine wesentlich geringere. Der umgekehrte tatsächliche Verlauf zeigt uns aber mit voller Sicherheit, daß solche Kräfte, welche STEGEMANN annimmt, in Wirklichkeit nicht vorhanden sind bzw. sich in keiner Weise nachweisen lassen.

Welcher der drei Faktoren, die wir aufgeführt haben, für die Blutstillung der wichtigste ist, scheint uns ziemlich müßig zu untersuchen. Je nach der Größe des verletzten Gefäßes, je nach der Art der Verletzung, ob stumpf oder scharf, wird bald das eine Moment, bald das andere in den Vordergrund treten. Bei der Verletzung einer einzelnen Capillare genügt unter Umständen, bei einem geringen Füllungsgrade allein die Kontraktion des Capillarrohres, um eine Blutung zu verhindern oder zu stillen oder auch die in der Capillare entstehende Stase. Aber schon bei einer Verletzung, wie sie ein gewöhnlicher Nadelstich darstellt, treten die anderen genannten Faktoren in Tätigkeit, der tamponierende Druck des im Gewebe entstehenden Hämatomes von thrombusartigem Bau, die Bildung eines Thrombus in der Gefäßwunde, sowie Retraktion- und Kontraktionvorgänge am Gefäß selbst, kurz die Faktoren, welche SCHULTZ unter dem Begriff der „Selbststeuerung des Capillarsystems" zusammengefaßt hat.

VIII. Die Leukocytenauswanderung.
A. Die Leukocytenauswanderung nach Beobachtungen am lebenden Tier (Kaninchen, Frosch).

Die Leukocytenauswanderung verläuft unter einem ganz anderen, viel komplizierteren Bilde als der Austritt der roten Blutkörperchen aus dem Gefäß. Während die roten Blutkörperchen meistens ziemlich schnell, meist sogar in Gruppen das Gefäß verlassen, kann sich die Auswanderung der Leukocyten für die einzelne Zelle längere Zeit, 5 Minuten bis $1/_2$ Stunde und länger hinziehen. Ein Austritt von roten Blutkörperchen erfolgt nur, wenn eine stärkere Kreislaufstörung bereits eingetreten ist, wenn das Blut in der Gefäßbahn bereits ungeordnet *stark verlangsamt* fließt. Dagegen kann die Leukocytenauswanderung bereits zu einer Zeit einsetzen, wenn der Kreislauf noch seinen physiologischen Strömungscharakter zeigt.

Die *erste* Phase des Austrittes der Leukocyten ist ihr Sichtbarwerden im plasmatischen Randstrom der kleinen Venen. Es ist ein weitverbreiteter Irrtum, daß die Leukocyten normalerweise bereits ganz allein infolge ihres spezifischen Gewichtes im Randstrom fließen. In einem nichtgeschädigten Strömungsgebiet treten im plasmatischen Randstrom der Gefäße keine Leukocyten auf. Ihr Erscheinen dort zeigt den Beginn einer Kreislaufstörung an. Es ist das durch die Beobachtungen von W. JAKOBJ[1]) an der Froschschwimmhaut und TANNENBERG[2]) am Kaninchenmesenterium sichergestellt. Die Leukocytenauswanderung läßt sich leicht im CONHEIMschen Versuch am Froschmesenterium und in derselben Weise am Mesenterium des Kaninchens beobachten bei Anwendung der THOMAschen Überströmungstechnik mit körperwarmer physiologischer Kochsalzlösung. Es ist dabei nur notwendig einen ganz gelinden Reiz einwirken zu lassen, bei längerer Beobachtung genügt sogar der verhältnismäßig kleine Reiz der Belichtung und der Überströmung mit körperwarmer physiologischer Kochsalzlösung, um eine Leukocytenauswanderung herbeizuführen. Bald nach Beginn der Beobachtung ist die Strömung in den kleinen Arterien gleichmäßig schnell, fein gestrichelt, in den entsprechenden kleinsten Venen herrscht fast derselbe

---

[1]) JAKOBJ, W.: Zeitschr. f. exp. Pathol. u. Pharmakol. Bd. 86, S. 73. 1920.
[2]) TANNENBERG: Frankfurt. Zeitschr. f. Pathol. Bd. 31, S. 351. 1925.

Strömungscharakter, die etwas gröbere Strichelung läßt aber immerhin erkennen, daß das Blut hier doch etwas langsamer fließt. Erst nach einiger Beobachtungszeit sieht man im weißen plasmatischen Randstrom der Vene ab und zu ein weißes Blutkörperchen auftreten (vgl. dazu die nebenstehende Abbildung). Diese zunächst spärlich auftretenden Leukocyten sind rund, rollen an der Wand entlang und haften hier und da einmal ganz kurze Zeit, einen Bruchteil einer Sekunde, werden aber dann sofort wieder weiter gerollt. Dieses kurze Stehenbleiben und Weiterrollen der Leukocyten im Randstrom an der Wand des Gefäßes läßt sich *zunächst nur in den kleinen Venen* beobachten, trotzdem die Blutgeschwindigkeit in ihnen keine wesentlich geringere zu sein scheint, als in den entsprechenden kleinen Arterien. In den Capillaren herrscht in diesem Anfangsstadium der Beobachtung in den einzelnen Schlingen eine verschieden schnelle,

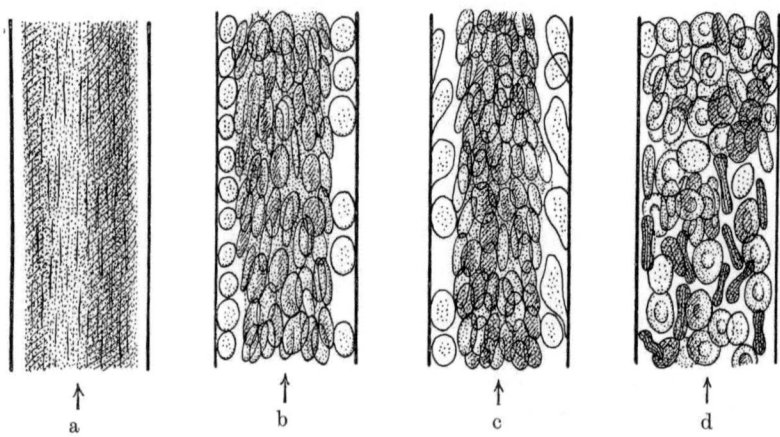

Abb. 365a—d. a) Verhalten des Blutstromes bei normaler Stromgeschwindigkeit. b) und c) Mäßige Stromverlangsamung. d) Starke Verzögerung des Stromes. Zwischen b) und c) besteht der Unterschied, daß in b) die weißen Zellen an der Innenfläche der Wand entlang rollen, während sie bei c) zumeist an der Wand adhärieren. Schematisch.
(Nach Thoma.)

im großen ganzen etwas langsamere Strömung als in den Arterien und Venen. Die Blutgeschwindigkeit in den Capillaren hängt von ihrer Weite ab, besonders von der Weite ihrer Abgangsstelle von den kleinen Arterien. Es werden jetzt noch alle Übergänge von weiten zu ganz verschlossenen Capillaren gefunden. Die ganz weit offenen Capillaren sind schnell, feinschlägig, für die optische Beurteilung fast ebenso schnell wie die Venen und Arterien durchströmt. In den schnell durchströmten Capillaren sieht man dabei ebenso wie in den kleinen Venen einen, entsprechend der Gefäßgröße, natürlich nur ganz schmalen hellen, plasmatischen Randstrom. Andere Capillaren zeigen in derselben Zeit einen stark verlangsamten, tröpfelnden Strömungscharakter. In all diesen Capillaren, die mit so ganz verschiedener Geschwindigkeit durchströmt werden sind in der Zeit, in der in den kleinen Venen schon Leukocyten im Randstrom beobachtet werden können, noch keine Leukocyten sichtbar.

Bei längerem Bestehen des leichten Reizzustandes wird — während sich die Stromgeschwindigkeit noch nicht optisch bemerkbar geändert zu haben braucht —, die Zahl der Leukocyten im Randstrom der kleinen Venen allmählich immer größer. Sie rollen auch nicht mehr so schnell vorbei wie anfangs, als man sie nur einzeln auftreten sah. Die Zeit ihres Haftens an der Wand wird allmählich länger. Es hat den Anschein, daß die Leukocyten klebriger geworden sind. Bei stärkerer Vergrößerung bemerkt man auch, daß an den Leukocyten während ihres Haftenbleibens an der Wand Formveränderungen eintreten. Die Strömung versucht, den zum Stillstand gekommenen Leukocyten wieder mit sich fortzureißen. Man kann jetzt gleichsam einen Kampf zweier Kräfte beobachten, die an dem weißen Blutkörperchen angreifen. Es scheint eine Kraft den Leukocyten an der Gefäßwand festzuhalten, während eine andere, die Strömung, ihn abzureißen und fortzuführen sucht. Die Kraft, die ihn festhält, ist zunächst größer Er bleibt an der Wand haften, aber er verliert seine runde Form und wird von der Strömung um ein Mehrfaches seines Durchmessers in die Länge gezogen. Dabei wird der Teil des Leukocyten, der den Kern enthält, von dem Anhaftungspunkt am weitesten weggezogen. Aus der vorher kugeligen Zelle wird so ein lang ausgezogener Kegel. Dieser Zustand kann Bruchteile von Sekunden, kann aber auch über viele Minuten andauern. Das weiße Blutkörperchen verliert dabei seine Kugelform manchmal nur eben, es erhält gleichsam einen dreieckigen Schwanz, um dann sofort von der Strömung wieder losgerissen und weitergerollt zu werden. Andere haften länger und werden auf das Doppelte und Dreifache ihrer ursprünglichen Länge ausgezogen. Im Beginn der Beobachtung dauert der Stillstand an der Wand meist nur kürzere Zeit. Der Leukocyt wird wieder fortgerissen, an der Gefäßwand herumgerollt und man sieht bei der ersten Drehung deutlich, wie der Schwanz, der am innigsten mit der Wand in Berührung stand, der Kugel nachklappt. Aber schon nach der ersten Umdrehung hat der Leukocyt seine runde Form wieder, er rollt weiter, manchmal aber nur eine kurze Strecke und derselbe Vorgang des Haftenbleibens spielt sich wieder von neuem ab. Manchmal kann man beobachten, wie ein eben losgerissener Leukocyt anscheinend durch den roten Axialstrom hindurch, in Wirklichkeit aber um ihn herum im plasmatischen Randstrom auf die andere Seite gewirbelt wird. Das fortwährende Haftenbleiben und Losgerissenwerden der immer zahlreicher werdenden weißen Blutkörperchen im durchströmten Gefäß bietet, wie schon die ersten Beobachter hervorgehoben haben, ein außerordentlich reizvolles und abwechslungsreiches Bild, so daß es schwer wird, seine Aufmerksamkeit auf eine Zelle zu konzentrieren.

Je länger der leichte Reiz anhält, je länger die Beobachtung ausgedehnt wird, desto zahlreicher werden die Leukocyten in den Gefäßen des Gesichtsfeldes; sie rollen immer träger und werden nach meist 1—2 Umdrehungen immer wieder festgehalten. Sie werden dabei immer mehr in die Länge gezogen. In den kleinen Venen haben sich die festhaftenden Leukocyten allmählich so angehäuft, daß die die ganze Wandfläche überkleiden. Einzelne werden immer noch losgerissen, aber andere treten sofort an ihre Stelle. In den allerkleinsten postcapillären Venen läuft der Vorgang in derselben Weise ab, nur treten hier die Leukocyten in geringerer Menge auf und zwar immer spärlicher, je weiter wir sie capillarwärts verfolgen. In den Capillaren selbst sieht man in dem schmalen Randstrom zwischen Wand und rotem Blutfaden jetzt bereits auch ab und zu (verhältnismäßig selten) einen Leukocyten auftauchen und zum Halten kommen. Er wird hier sofort ganz platt gedrückt, stark in die Länge gezogen und im nächsten Augenblick von der bei starker mikroskopischer Vergrößerung noch rasend schnell erscheinenden Strömung wieder abgerissen uud weitergewirbelt. Trotzdem sieht man auch hier bei so schnell erscheinender Strömung einzelne Leukocyten festhaften, aber im Vergleich zu dem gleichzeitigen massenhaften Auftreten der Leukocyten in den kleinen und kleinsten Venen ist ihr Auftreten in den Capillaren doch nur ein spärliches. Auch in Capillaren, welche eine körnige Blutströmung zeigen, ohne daß ein Plasmastrom zu erkennen wäre, kann es zum Haften von weißen Blutkörperchen kommen.

So sahen wir gelegentlich in einer Capillare mit körnigem Strömungscharakter auf einmal den Blutstrom stocken. Bei genauerer Betrachtung mit starker Vergrößerung konnte man dann sehen, daß der größte Teil des Capillarlumens von einem fest haften gebliebenen Leukocyten verstopft war, den genügend in die Länge zu strecken die langsame Strömung in der Capillare offenbar nicht die Kraft hatte, so daß die roten Blutkörperchen aufgehalten wurden. Im Prinzip laufen also an den Capillaren bei der Leukocytenauswanderung dieselben Vorgänge ab wie in den kleinen Venen.

Die an der Gefäßwand festsitzenden, langausgezogenen Leukocyten verändern zunächst ihre Form nicht mehr. Nach einiger Zeit jedoch kann man beobachten, wie die an der Wand festhaftende Blutzelle ganz allmählich in die Wand ein- und durch diese hindurch ins freie Mesenterium tritt. Der Vorgang erfolgt immer in derselben Weise ganz gesetzmäßig. Die Zelle tritt nicht senkrecht auf

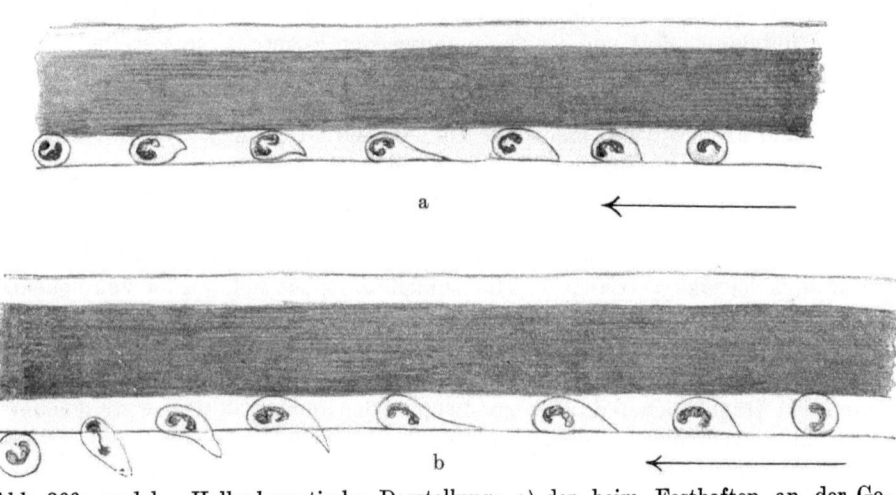

Abb. 366a und b. Halbschematische Darstellung: a) der beim Festhaften an der Gefäßwand und wieder Abgerissenwerden der Leukocyten zur Beobachtung kommenden Bilder. b) Die Auswanderung der Leukocyten aus dem Gefäß entgegen der Stromrichtung. (Nach TANNENBERG: Frankfurter Zeitschrift Bd. 31.)

dem kürzesten Weg durch die Wand hindurch, sondern entgegen der Stromrichtung. Sie wird gleichsam an ihrem Schwanz hinausgezogen, der abgerundete Teil der Zelle mit dem Kern bleibt am längsten innerhalb des Gefäßes, und läßt sich hier als ein Kügelchen, das immer kleiner und kleiner wird, beobachten. Zuletzt sieht man den Rest des Leukocyten im Gefäßlumen nur als kleines rundes Pünktchen, das dann schnell verschwindet (vgl. die beigegebenen Abbildungen). Die Zeit, welche die Auswanderung beansprucht, kann eine sehr verschiedene sein und ist deshalb mühsam zu bestimmen, weil es verschieden lange dauern kann, bis ein festhaftender Leukocyt mit dem eigentlichen Durchtritt beginnt.

Allmählich, wenn die Strömung unter dem Einfluß einer leichten Schädigung, oft erst nach stundenlanger Beobachtung, in den Capillaren gleichmäßiger und im ganzen verlangsamt ist, läßt sich auch in den *Capillaren* eine Leukocytenemigration beobachten, und zwar zunächst in dem venösen Teil, dann im arteriellen Teil der Capillarschlinge und schließlich setzt die Auswanderung der Leukocyten bereits in den kleinsten Arterien ein.

Solche Beobachtungen konnten wir am Mesenterium des Kaninchens in der gleichen Weise machen wie am Froschmesenterium und an der Froschschwimmhaut (TANNENBERG). Hier ist es sogar unter gewissen Bedingungen sehr leicht, sich von der Anreicherung, dem Festhaften und dem Eintritt der Leukocyten auch in die Arterienwand zu überzeugen. Man hat nur nötig, eine Froschschwimmhaut austrocknen zu lassen. Dabei entwickelt sich allmählich an den kleinen Venen und Capillaren eine Leukocytenemigration, aber schließlich tritt in den kleinen Capillaren rote Stase ein. Im Gefolge davon entwickelt sich eine Verengerung der zuführenden Arterien, die schließlich so weit geht, daß im Arterienrohr keine roten Blutkörperchen mehr fließen, sondern nur noch ein farbloser Plasmastrom vorhanden ist, kurz bevor die Verengerung zum vollständigen Verschluß wird. In dieser Zeit kann man die Arterienwand selbst gut beobachten, welche sonst durch den undurchsichtigen roten Blutfaden dem Blick entzogen ist. Man erkennt dabei leicht, daß an der Arterienwand an vielen Stellen weiße Blutkörperchen sitzen, die bereits mehr oder weniger tief in die Wand eingetreten sind, also bereits zu einer Zeit, als hier der Blutstrom noch verhältnismäßig schnell war, zum Haften gekommen waren.

Auch RÖSSLE[1]) erwähnt in seinem Referat über die Entzündung, daß der Durchtritt der Leukocyten bei besonders heftiger Entzündung zweifellos auch an den Arterien erfolgen könne.

Über den *Ort der Auswanderung* hatte sich in den letzten Jahren zwischen RICKER[2]) und MARCHAND[3]) eine Diskussion entsponnen, in der MARCHAND nach den Beobachtungen ENGELMANNS[4]) einen Durchtritt an den Capillaren für möglich hielt, RICKER den Durchtritt dagegen streng auf die kleinsten Venen beschränkte. Durch die Beobachtungen TANNENBERGS beim Warm- und Kaltblüter dürfte dieser Streit entschieden sein.

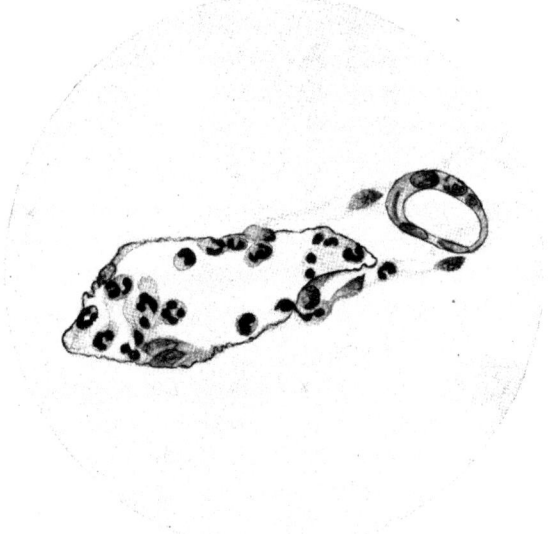

Abb. 367. Zeichnung eines Serienschnittes aus einem Pankreasstückchen, das während einer Laparatomie exstirpiert wurde, während einer sehr starken Leukocytenauswanderung. Ein Leukocyt durchsetzt in schräger Richtung die Wand einer kleinen Vene. (Nach TANNENBERG: Frankfurter Zeitschrift Bd. 31.)

Ebenso wie es für die Leukocytenauswanderung eine Prädilektionsstelle gibt, die kleinen Venen, an denen die Auswanderung besonders reichlich, aber nicht ausschließlich stattfindet, wie wir gesehen haben, so gibt es auch eine *Stromgeschwindigkeit*, welche optimale Bedingungen für die Auswanderung bietet. Aber dieser Strömungscharakter — etwas verlangsamte Strömung mit Erhaltenbleiben der Trennung von rotem Blutfaden und plasmatischem Randstrom — ist *nicht die Ursache der Emigration*, sondern *nur ein begünstigender Umstand*.

Wir finden normalerweise oft einen solchen Strömungsachrakter in den Capillaren und kleinen Venen, ohne daß es deshalb zur Leukocytenemigration kommt. Andererseits kann die Emigration auch bei anderen Strömungsbedingungen stattfinden, bei aufgehobener Strömung sogar, wie schon WALLER[5]) am toten Tier feststellte, und dann auch bei schneller Strömung. Im allgemeinen wirkt eine schnelle Blutströmung natürlich der Auswanderung entgegen, weil die festhaftenden Leukocyten von einem schnelleren Blutstrom leichter wieder von der Wand abgerissen und mit fortgeführt werden als von einem langsamen Strom. Aber ein absolutes Hindernis ist eine schnelle Blutströmung keineswegs. Wir haben gelegent-

---

[1]) RÖSSLE: Verhandl. d. dtsch. pathol. Ges. 1923, 19. Tagg.
[2]) RICKER: Virchows Arch. f. pathol. Anat. u. Physiol. Bd. 237, S. 281. 1922.
[3]) MARCHAND: Virchows Arch. f. pathol. Anat. u. Physiol. Bd. 237, S. 303. 1922.
[4]) ENGELMANN: Beitr. z. pathol. Anat. u. z. allg. Pathol. Bd. 13, S. 64. 1893; Inaug.-Dissert. Dorpat 1891.
[5]) WALLER: Philosoph. mag. 1846, I, II.

lich auch bei schneller Strömung Leukocyten zum Haften kommen sehen und sind mit MARCHAND darüber einig, daß Leukocyten, welche bereits zum Teil in die Wand eingetreten sind, ihre Auswanderung trotz Eintretens einer schnellen Strömung beenden. Auch MARCHAND[1]) konnte nicht bestätigen, daß der Wiedereintritt einer schnellen Strömung mit einem Schlage die begonnene Auswanderung unterbricht und betont das ausdrücklich.

Im wesentlichen ist der Vorgang der Leukocytenauswanderung seit COHNHEIMS[2]) Wiederentdeckung der von WALLER[3]) bereits gesehenen Emigration von den meisten Beobachtern so dargestellt worden, wie wir es eben getan haben, aber auch bis in die neueste Zeit hinein, hat es nicht an Beobachtern gefehlt, welche die Leukocytenemigration überhaupt leugneten [FR. KAUFFMANN[4])] bzw. in manchen Punkten anderer Ansicht sind, als wir es eben dargestellt haben.

Besonders VON MÖLLENDORFF[5]) hat in der neuesten Zeit wieder die Frage gestellt, „ob denn wirklich alle in typischer Randstellung angetroffenen Leukocyten aus dem Blute stammen, also nach außen durchwandern, ob nicht ein großer Teil der im Lumen dieser Gefäße vorliegenden Zellformen umgekehrt aus der Gefäßwand in das Lumen übergetreten ist". Wenn er es nach den vorliegenden Beobachtungen auch nicht abweisen kann, daß tatsächlich eine Auswanderung vorkommt, so erscheint es ihm doch „sehr zweifelhaft", daß wirklich polymorphkernige Leukocyten auswandern, es sollen vielmehr Monocyten und Makrophagen sein. Eine einwandfreie Beantwortung dieser Zweifel ist unserer Ansicht nach nicht allein durch histologische oder in vitro Untersuchungen möglich, es bedarf vielmehr vor allem der Beobachtung am *lebenden* Tier, bezw. der Verbindung der histologischen Untersuchung an in vivo beobachteten excidierten Gewebsstückchen damit. Aus solchen Untersuchungen geht ohne weiteres hervor, daß wenigstens im Beginn der Entzündung die große Mehrzahl der in den kleinen Venen und Capillaren sich anhäufenden Zellen aus dem Blute stammt und durch die Wand hindurch in das Gewebe wandert. Eine Einwanderung von Zellen von außen oder eine Loslösung von Wandzellen der kleinen Gefäße kommt in den frühen Entzündungsstadien *quantitativ* daneben überhaupt nicht in Betracht. Daß die auswandernden Zellen in den früheren Stadien im wesentlichen polymorphkernige Leukocyten sind, müssen wir gleichfalls entgegen von v. MÖLLENDORFF festhalten. Zur Illustration sei auf die vorstehende Abbildung (367) aus einer Arbeit von TANNENBERG verwiesen. Hier konnte beim lebenden Kaninchen die Entstehung eines starken leukodiapedetischen Zustandes von Beginn an beobachtet werden. Als die Leukocytenauswanderung einen hohen Grad erreicht hatte, wurde das beobachtete Stückchen excidiert, sofort gehärtet und in Serienschnitte zerlegt. Die einzelnen Schnitte, von denen wir einen hier abbilden, zeigen die starke Anhäufung von polymorphkernigen Leukocyten und deren Auswanderung in das Gewebe. Durch die Kombination der in vivo Beobachtung mit der histologischen Untersuchung hat sich eindeutig feststellen lassen, daß der Vorgang in der angegebenen Weise verläuft und nicht umgekehrt.

B. Indirekte Beweise für die Leukocytenauswanderung.

Wenn wir auch der Beobachtung am lebenden Objekt die größte Beweiskraft für eine tatsächlich vorkommende Leukocytenemigration zuschreiben

---

[1]) MARCHAND, in KREHL-MARCHAND: Handb. d. allg. Pathol. Bd. IV, S. 333. Leipzig 1924.
[2]) COHNHEIM: Virchows Arch. f. pathol. Anat. u. Physiol. Bd. 40, S. 1. 1867; Vorlesungen über allgemeine Pathologie. 2. Aufl. 1882.
[3]) WALLER: Zitiert auf S. 1673.
[4]) KAUFFMANN: Frankfurt. Zeitschr. f. Pathol. Bd. 24, S. 183. 1921; s. die Kritik von MARCHAND: Ebenda Bd. 24, S. 706. 1921.
[5]) v. MÖLLENDORFF: Klin. med. Wochenschr. 1927, S. 135.

müssen, so ist es doch notwendig, da die Emigration bis in die neuere Zeit immer wieder angezweifelt worden ist, auch Arbeiten anzuführen, die einen *indirekten* Beweis für die Leukocytenauswanderung darstellen. Solche Untersuchungen haben UNGER und WISOTZKI[1]) in neuerer Zeit angestellt. Bei gleichzeitiger Entnahme von Blut aus Arterie und Vene fanden die Autoren in der zum Entzündungsherd führenden Arterie mehr Leukocyten als in der herausführenden Vene. Sie machten ihre Untersuchungen am Menschen mit eitrigen Prozessen.

WESTPHAL[2]) beobachtete im KAUFMANNschen Institut die Leukocytenauswanderung im COHNHEIMschen Versuch am Froschmesenterium nach vorhergehender intravitalen Färbung mit Neutralrot. Dabei gelingt wenigsten bei einem Teil der Leukocyten eine Granulafärbung und die Auswanderung konnte so leichter beobachtet werden. Ähnliche Untersuchungen mit intravitaler Färbung haben früher schon RANVIER, ARNOLD, PLATO und besonders HABERLAND mit Erfolg ausgeführt. WESTPHAL konnte nun zeigen, daß bei Fröschen, welche mit Benzol leukocytenarm gemacht waren, mit der SCHULTZE-GRÄFFschen Methode der Oxydasereaktion nach einem länger ausgedehnten COHNHEIMschen Versuch keine Leukocyten mehr im Entzündungsgebiet nachzuweisen waren. Die bei normalen Fröschen austretenden Leukocyten können danach nicht von primär im Gewebe vorhandenen Zellen abgeleitet werden.

Auch aus einer ganzen Reihe von Entzündungsversuchen, bei denen histologische Methoden angewandt wurden, ergibt sich mit Sicherheit, daß in den Anfangsstadien der Entzündung eine Leukocytenauswanderung stattfindet. Wir verweisen hier auf Untersuchungen, welche MARCHAND[3]), v. BÜNGNER[4]), HERZOG[5]), YATSUSHIRO[6]) unter RIBBERT[7]) und viele andere angestellt haben. Schon nach 2 Stunden finden sich an der dem Fremdkörper benachbarten Seite der kleinen Venen reichlich Leukocyten, oft schon in mehreren Schichten, nach 4—10 stündiger Dauer nach Einführung der Fremdkörper, welche in diesen Versuchen verwandt wurden (Stärkekörner, Hollundermark, Schwammstückchen, Aleuronatmehl), waren die Leukocytenschichten an der Innenfläche der kleinen Venen noch dicker geworden, daneben fanden sich immer zahlreich werdende Emigrationsbilder (RIBBERT).

C. Erklärungsversuche für die Auswanderung.
1. Physikalische Theorien.

Sehr naheliegend ist die Vorstellung, daß der Druckdifferenz zwischen Gefäßinnerem und Gewebe, also dem *Blutdruck* eine große Rolle bei der Emigration der Leukocyten zukomme. Diese Vorstellung wird denn auch vielfach vertreten und ist auch von den Entdeckern oder Wiederentdeckern der Auswanderung angenommen worden, von HERING[8]) und COHNHEIM[9]). Auch in der neueren Zeit

---

[1]) UNGER u. WISOTZKI: Dtsch. med. Wochenschr. 1921, Nr. 22, S. 625.
[2]) WESTPHAL: Verhandl. d. dtsch. pathol. Ges., 19. Tagg. 1923, S. 80, u. Frankfurt. Zeitschr. f. Pathol. Bd. 30, S. 1. 1924.
[3]) MARCHAND: Handb. d. allg. Pathol. (KREHL-MARCHAND) Bd. IV, 1. Abt., S. 321; Beitr. z. pathol. Anat. u. z. allg. Pathol. Bd. 4. 1888.
[4]) v. BÜNGNER: Beitr. z. pathol. Anat. u. z. allg. Pathol. Bd. 10, S. 321. 1891.
[5]) HERZOG, G.: Beitr. z. pathol. Anat. u. z. allg. Pathol. Bd. 61. 1916.
[6]) YATSUSHIRO: Frankfurt. Zeitschr. f. Pathol. Bd. 12, S. 80. 1913.
[7]) RIBBERT: Dtsch. med. Wochenschr. 1910, S. 2174.
[8]) HERING: Sitzungsber. d. Akad. d. Wiss., Wien. Mathem.-naturw. Kl. II, Bd. 56, 1867 u. Bd. 57. 1868.
[9]) COHNHEIM: Virchows Arch. f. pathol. Anat. u. Physiol. Bd. 40, S. 1. 1867; Bd. 45, S. 333. 1869; Bd. 41, S. 220. 1867; Vorlesungen über Pathologie, 2. Aufl., S. 278; Ges. Abhandlungen. Berlin 1885, S. 401.

hat diese Vorstellung noch viele Anhänger, so vor allem RICKER und KLEMENSIEWICZ[1]). Dieser schließt aus Durchleitungsversuchen am toten Gefäßsystem, die er zusammen mit GLAX angestellt hat, daß der Leukocytenaustritt ebenso wie die Diapedese der roten Blutkörperchen als Auspressungsphänomene aufzufassen sind. Auch LUBARSCH[2]) und SCHRIDDE[3]) schreiben dem Blutdruck eine bedeutende Rolle für die Auswanderung der Leukocyten zu. Aber schon COHNHEIM sah sich genötigt, noch eine molekulare Alteration der Gefäßwand neben der Druckwirkung anzunehmen. Demgegenüber betont MARCHAND[4]), der die Auswanderung wie VIRCHOW[5]) und v. RECKLINGHAUSEN[6]) für eine aktive Lebensäußerung der weißen Blutzelle hält, daß die Auswanderung zum mindesten *durch die zusammengesetzte Wand der kleinen Venen nicht durch ein einfaches Hindurchgepreßtwerden* erklärt werden kann. Auch unsere Beobachtungen sprechen entschieden dagegen, die Auswanderung als im wesentlichen durch den Blutdruck bedingt anzusehen.

Denn wir konnten beobachten, daß ein weißes Blutkörperchen, dessen Auswanderung bereits angefangen hatte, diese auch vollendete, selbst wenn inzwischen Stase in dem Gefäßchen entstanden war (TANNENBERG). Dagegen müssen wir mit KLEMENSIWICZ und RICKER[7]) betonen, daß die Leukocytenauswanderung im allgemeinen aufhört, wenn die Strömung so verlangsamt wird, daß ein ungeordneter chaotischer Strömungscharakter eintritt. Dabei können die spärlichen Leukocyten einmal nicht mehr an die Wand gelangen, zum anderen aber finden bei einem solchen Strömungscharakter fortwährend Umdrehungen der einzelnen im Gefäß langsam vorbeifließenden Blutkörperchen um ihre eigene Achse statt, so daß sie fortwährend aneinanderstoßen und durcheinanderwirbeln. Die Leukocyten, die bereits an der Wand sitzen, aber noch nicht in dieselbe mit einem Fortsatz eingetreten sind, werden dadurch wieder abgerissen und mit fortgewirbelt.

Weiter konnten wir feststellen, daß in Gefäßchen, welche vollständig mit weißen Blutkörperchen angefüllt waren, und in denen keine Strömung mehr bemerkbar war, die Auswanderung nicht unterbrochen wurde, sondern ruhig weiterging (TANNENBERG).

Daß der Blutdruck nicht der Hauptfaktor für die Auswanderung der roten Blutkörperchen ist, sondern daß, wenn man so sagen darf, ein „aktiver" Zellvorgang von größerer Bedeutung ist, zeigen Beobachtungen, welche schon im Jahre 1884 von LAVDOWSKY[8]) angestellt sind, und welche wir wiederholt bestätigen konnten. In Gefäßabschnitten des Froschmesenteriums, in welchen die Strömung zur Ruhe gekommen ist und in denen sich nur reines Plasma befindet mit wenigen Leukocyten, kann man manchmal sehen, wie einzelne Leukocyten nach einer Seite hin fächerartig Protoplasmafortsätze aussenden und an der Innenfläche des Gefäßes sich über verhältnismäßig große Strecken fortbewegen, an der Wand entlang kriechen. Das konnte nicht nur in der Stromrichtung, sondern auch *entgegen* derselben von LAVDOWSKY und uns selbst wiederholt festgestellt werden. Auch LAVDOWSKY spricht bereits nach diesen Beobachtungen dem Blutdruck einen größeren Einfluß auf die Emigration ab.

Man hat versucht, sich das Phänomen der Leukocytenauswanderung auf ganz verschiedene Weise zu *erklären*. Schon für das Randständigwerden der Leukocyten in den Gefäßen des Entzündungsgebietes werden diametral entgegengesetzte Faktoren verantwortlich gemacht. SCHADE[9]) glaubt diesen Vor-

---

[1]) KLEMENSIEWICZ: Die Entzündung. Jena 1908.
[2]) LUBARSCH: Entzündung in Aschoffs pathol. Anat. Teil I, S. 576. 1919.
[3]) SCHRIDDE: Studien und Fragen zur Entzündungslehre. Jena 1910.
[4]) MARCHAND, in KREHL-MARCHAND: Handb. d. allg. Pathol. Bd. IV, S. 332. 1924.
[5]) VIRCHOW: Cellularphatologie. 4. Aufl. 1871.
[6]) v. RECKLINGHAUSEN: Handb. d. allg. Pathol. d. Kreislaufs u. d. Ernährung. Deutsche Chirurgie, Lief. 2 u. 3. Stuttgart 1883.
[7]) RICKER: Die Pathologie als Naturwissenschaft. Berlin 1924; Frankfurt. Zeitschr. f. Pathol. Bd. 33. 1925.
[8]) LAVDOWSKY: Virchows Arch. f. pathol. Anat. u. Physiol. Bd. 97, S. 177. 1884.
[9]) SCHADE, NEUKIRCH u. HALPERT: Zeitschr. f. d. ges. exp. Med. Bd. 24, S. 11. 1921. — SCHADE: Physikochemie in der inneren Medizin. Leipzig 1921. — SCHADE: Verhandl. d. dtsch. pathol. Ges., 19. Tagg. 1923.

gang als ein rein „physikalisches" Phänomen als Folge der Schwerkraft bei entsprechend verlangsamter Strömung ansehen zu sollen, SCHWYZER[1]) dagegen erklärt es eben so physikalisch, aber durch das Schnellerwerden der Strömung.

Nach DONDERS[2]) und GUNNING[3]) haben die Leukocyten ein leichteres spezifisches Gewicht als die roten Blutkörperchen. SCHKLAREWSKY[4]) konnte dann durch Strömungsversuche in Glasröhren zeigen, daß in einem Flüssigkeitsstrom, dem Teilchen von verschiedenem spezifischen Gewicht beigemengt waren, immer die spezifisch schwereren Teilchen im Achsenstrom erscheinen, die leichteren aber mehr in der Peripherie, in der Nähe der Gefäßwand. Bei Strömungsversuchen mit Blut in Glasröhren mit abwechselnd engen und weiten Stellen sah er, daß die weißen Blutkörperchen in den weiten Abschnitten, in denen eine etwas langsamere Strömung herrschte, sich anhäuften.

Diese Versuche werden meist als eine Erklärung für das Randstelligwerden der Leukocyten herangezogen. Sie sind auch tatsächlich bis zu einem gewissen Grad eine richtige Erklärung, aber ausschließlich oder auch nur im wesentlichen kann die Anreicherung von Leukocyten, die in einzelnen Venen das Gefäßchen so stark verstopfen kann, daß überhaupt keine roten Blutkörperchen mehr hindurchfließen können, nicht durch diese einfachen Versuche erklärt werden. Noch viel weniger können diese Experimente die *Durchwanderung* der Leukocyten mit all ihren Einzelheiten erklären, wie es SCHKLAREWSKY versucht. Schon THOMA[5]), der die Versuchsanordnung SCHKLAREWSKYS selbst mit beobachten konnte, wandte sich wieder dem lebenden Objekt zu, weil er die Versuche nicht für exakt genug hielt. Neben den weißen Blutkörperchen sah er auch immer rote Blutkörperchen im Randstrom auftreten. KLEMENSIEWICZ[6]) hebt dann mit Recht hervor, daß die Leukocyten sich auch absolut im strömenden Blut bei Entzündungsvorgängen vermehren können. Diese Vermehrung kann nun durch die Theorie von SCHKLAREWSKY in keiner Weise erklärt werden. Wir müssen aber annehmen, daß auch die absolute Vermehrung der Leukocyten von den Vorgängen am Entzündungsherd abhängt.

Die Erscheinung der *Leukocytenvermehrung im Gesamtblut* bei bestehenden lokalen eitrigen Prozessen im Organismus ist von einer ganzen Reihe von Autoren untersucht worden. [Wir verweisen auf die Angaben von MARCHAND[7])].

RIEDER, BILLROTH, BUCHNER, RÖMER, v. LIMBECK, REINERT, HALLA, LAEHR, BAUER, TÜRK, NÄGELI, GOLDSCHEIDER und JAKOB, LÖWIT, WEIGERT, JOAS haben eine Vermehrung der Leukocyten nicht nur bei schweren eitrigen Prozessen wie Pneumonie, Erysipel, Peritonitis u. ä. gefunden, sondern zum Teil auch bei toxischen, nicht infektiösen Entzündungen wie bei Terpentinabscessen u. dgl. Nach LÖWIT soll zunächst unter dem Einfluß resorbierter Toxine eine Zerstörung von Leukocyten stattfinden, der dann die verstärkte Regeneration folgt, in ähnlichem Sinne spricht sich dessen Schüler JOAS aus. Doch hält MARCHAND eine vorherige Verminderung jedenfalls nicht für alle Fälle für notwendig. WEIGERT kommt bereits unserer heutigen Auffassung am nächsten. Die ins Blut gelangten Reizstoffe sollen chemotaktisch einen vermehrten Übertritt von Leukocyten aus dem Knochenmark ins Blut veranlassen.

SCHWYZER hat das Randstelligwerden der Leukocyten mit dem anfänglichen Schnellerwerden der Strömung bei der Entzündung erklären wollen. Diese Ansicht ist unhaltbar, denn sonst müßten sich ja die Leukocyten immer ganz besonders zahlreich in den kleinen Arterien anhäufen, und das widerspricht allen vorliegenden Beobachtungen.

Schon R. THOMA[5]) versuchte die Fortbewegung der Leukocyten nach einer bestimmten Richtung hin durch die Wirkung einer einseitig herabgesetzten

---

[1]) SCHWYZER: Biochem. Zeitschr. Bd. 60, S. 155 u. 447. 1914.
[2]) DONDERS: Physiologie des Menschen. Leipzig 1859.
[3]) GUNNING: Arch. f. d. holl. Beitr. Bd. 1.
[4]) SCHKLAREWSKY: Pflügers Arch. f. d. ges. Physiol. Bd. 1, S. 603 u. 657. 1868.
[5]) THOMA: Virchows Arch. f. pathol. Anat. u. Physiol. Bd. 62, S. 74; Lehrb. d. allg. pathol. Anat., Stuttgart 1894.
[6]) KLEMENSIEWICZ: Die Entzündung. Jena 1908.
[7]) MARCHAND, in KREHL-MARCHAND: Handb. d. allg. Pathol. Bd. IV, S. 345—346.

Oberflächenspannung zu erklären. HAMBURGER[1]), FREI[2]), TRAUBE[3]), in neuerer Zeit vor allem SCHADE[4]) u. a. sind seiner Auffassung gefolgt.

2. Die Bedeutung der H-Ionen.

GRÄFF[5]) hat an Nabelschnüren von Neugeborenen eine Leukocytenwanderung entgegen dem Gefälle der H-Ionenkonzentration gefunden. Er nahm danach an, daß die Leukocyten nach der Richtung wandern, in der die stärkste H-Ionenkonzentration herrscht.

Dieselbe Ansicht vertritt FERINGA[6]) und REGENBOGEN[7]). KAMIYA[8]) ging dann auf GRÄFFS[5]) Veranlassung im ASCHOFFschen Institut an eine experimentelle Prüfung dieser Auffassung. FERINGA hatte festgestellt, daß die Erniedrigung der p_H in der Peritonealflüssigkeit nach Injektion saurer Substanzen nur kurze Zeit, etwa 45 Minuten, nachweisbar ist, dann ist bereits ein Ausgleich erfolgt und die Peritonealflüssigkeit zeigt keine höhere p_H mehr als normalerweise. Dasselbe konnte KAMIYA feststellen; er fand den Ausgleich sogar schon früher, nach 30—45 Minuten.

Er fand weiter, daß der Anstieg der p_H in keiner Weise mit dem Höhestadium der Leukocytenauswanderung zusammenfällt. Er konnte das an den Exsudatzellen in der gleichen Weise wie am gehärteten Mesenterium zeigen. Während die H'-Ionenkonzentration nach spätestens 2 Stunden wieder zur Norm zurückgekehrt war, setzte die Leukocytenemigration in den ersten 2 Stunden nur spärlich ein, wurde erst später deutlich und erreichte ihren Höhepunkt erst mehrere Stunden später. Durch diese Untersuchungen hat sich eine *direkte* Beziehung der H'-Ionenkonzentration zur Leukocytenauswanderung jedenfalls nicht erweisen lassen.

Dasselbe Ergebnis hatten die unter GROLLS Leitung angestellten Untersuchungen von L. SIEGEL[9]).

Er tauchte Froschschwimmhäute, an denen ein lokaler Entzündungsreiz gesetzt war, in stark verdünnte Säure und Alkalilösungen, derart, daß er den einen Schenkel des Frosches in $n/1000$-Milchsäure-, den anderen in $n/1000$-Kaliumphosphatlösung über 24 Stunden hielt. Dabei ließ sich an beiden Beinen im wesentlichen keine Änderung im Entzündungsablauf „speziell in der Leukocytenemigration" feststellen. Dasselbe Ergebnis hatten Versuche am Warmblüter, bei denen auf iontophoretischem Wege an einer Hautstelle eine H+, an einer anderen eine OH-Hyperionie erzeugt wurde.

3. Die Bedeutung der Stoffwechselprodukte.

Nach SCHADE bestimmt die Fähigkeit der H-Ionen, die Oberflächenspannung der Leukocyten herabzusetzen, in den Versuchen von GRÄFF ihre Wanderungsrichtung. Im Organismus entstehen aber an den Stellen, nach denen hin eine Leukocytenwanderung erfolgt, noch andere oberflächenaktive Stoffe, die sogar viel stärker wirksam sind als die H-Ionen, z. B. Seifen und verschiedene Eiweißabbauprodukte.

Diesen wird deshalb auch für die Auswanderung noch eine größere Bedeutung zugesprochen als den H-Ionen. Auch EBBECKE[10]) schließt sich SCHADE an. Wir werden auf

---

[1]) HAMBURGER u. DE HAAN: Biochem. Zeitschr. Bd. 24, S. 304. 1910. — HAMBURGER: Physikalisch-chemische Untersuchungen über Phagocyten. Wiesbaden 1912.
[2]) FREI: Schweiz. Arch. f. Tierheilk. Bd. 54, S. 221. 1912.
[3]) TRAUBE: Biochem. Zeitschr. Bd. 10. 1908.
[4]) SCHADE: Zitiert auf S. 1676.
[5]) GRÄFF: Münch. med. Wochenschr. 1922, S. 1721.
[6]) FERINGA u. DE HAM: Pflügers Arch. f. d. ges. Physiol. Bd. 197, S. 404. 1922.
[7]) REGENBOGEN: Frankfurt. Zeitschr. f. Pathol. Bd. 35, S. 111. 1927; Nederlandsch tijdschr. v. geneesk. 1. Hälfte, 1925, Nr. 18.
[8]) KAMIYA: Pflügers Arch. f. d. ges. Physiol. Bd. 199, S. 365. 1925.
[9]) SIEGEL, L.: Krankheitsforsch. Bd. 1, S. 59. 1925.
[10]) EBBECKE: Pflügers Arch. f. d. ges. Physiol. Bd. 199, S. 196. 1923.

diese Auffassung bei der Besprechung der Durchwanderung durch das Gefäß zurückkommen, müssen zunächst aber untersuchen, durch welche Kräfte die Leucoyten mit der Wand in Berührung gebracht werden.

Die alte Vorstellung, daß die Leukocyten normalerweise schon im Randstrom der kleinen Venen fließen und dabei in direkte Berührung mit der Wand kommen, an dieser entlang rollen, läßt sich nach den Beobachtungen von JAKOBJ an der Froschschwimmhaut und insbesondere von TANNENBERG an verschiedenen Gefäßgebieten von lebenden Kalt- und Warmblütern nicht aufrechterhalten.

Damit werden auch die Erklärungsversuche von SCHKLAREWSKY hinfällig, welcher den Unterschied im spezifischen Gewicht zwischen roten und weißen Blutkörperchen als Ursache der Randströmung der Blutkörperchen ansah. Im normalen Blut sind im Randstrom keine Leukocyten sichtbar, auch nicht bei mehr oder weniger stark verlangsamter Strömung. So weist TANNENBERG besonders darauf hin, daß auch im Verlauf eines Adrenalinversuches am Mesenterium des lebenden Kaninchens, wenn in den Venen alle Stadien einer Blutströmung vom Stillstand bis zu schneller, homogener Strömung beobachtet werden können, das Auftreten von Leukocyten vermißt wird, trotzdem alle Grade der Stromgeschwindigkeit durchlaufen werden, welche als Optimum für eine Leukocytenanreicherung gefunden wurden. Ebenso werden normalerweise in den Capillaren mit verlangsamter Strömung keine Leukocyten wandständig. Andererseits konnte unter anderen Bedingungen auch bei schneller Strömung ein Randständigwerden beobachtet werden, sogar auch unter gewissen Verhältnissen in den kleinen Arterien (RÖSSLE, TANNENBERG).

Es muß deshalb noch etwas dazu kommen, ein neuer Faktor neben der Veränderung der Strömungsgeschwindigkeit, der die Leukocyten mit der Wand in Berührung bringt und an ihr haften läßt. TANNENBERG zieht als maßgebend dafür *Quellungsvorgänge* an den Leukocyten in Betracht, durch die ihr spezifisches Gewicht dem des Plasmas angeglichen wird. Dadurch wird das Randstelligwerden ermöglicht.

Zum Verständnis dieser Anschauung wollen wir auf Versuche von THOMA[1]) aus dem Jahre 1875 zurückgreifen. Er konnte beobachten, daß Leukocyten, welche sich im Gewebe in Wanderstellung befanden, sich sofort abrundeten, wenn er das Gewebe statt mit physiologischer Kochsalzlösung mit 1,5proz. überspülte (Frosch). Außerdem fand er, daß die Auswanderung aus den Gefäßen sofort aufhörte, sobald er in dem Lymphsack oder in die Blutbahn 3proz. Kochsalzlösung injizierte. THOMA glaubte danach, es sei ein gewisser Wasserreichtum der Umgebung eine Vorbedingung zu einer Pseudopodienbildung der Leukocyten. Wir denken vor allem an Entquellungsvorgänge, welche durch die angewandten Salzlösungen herbeigeführt wurden.

Durch die Untersuchungen der Kolloidchemie [BECHHOLD[2]), MICHAELIS[3]), HÖBER[4]), LOEB[5]) u. v. a.] haben wir die früher ungeahnte Bedeutung von Quellungs- und Entquellungsvorgängen im Organismus kennen gelernt. H-Ionen und OH-Ionen, die verschiedenen Neutralsalze haben abhängig von ihrer Zusammensetzung aus An- und Kationen eine quellende oder entquellende Wirkung auf Proteine. Die Wirkung der Salze ist eine andere, wenn sie auf unbehandelte oder bereits vorher durch Säure gequollene Proteine einwirkt. Sie ist dann immer eine entquellende [M. H. FISCHER[6]), PAULI und HANDOWSKY[7]) FODOR und G. H. FISCHER[8]) u. a. m.].

---

[1]) THOMA: Zitiert auf S. 1677.
[2]) BECHHOLD: Die Kolloide in Biologie und Medizin. Dresden 1919.
[3]) MICHAELIS u. KRAMSZTYK: Biochem. Zeitschr. Bd. 62, S. 180. 1914.
[4]) HÖBER: Physikalische Chemie der Zelle und der Gewebe. Leipzig 1922/24.
) LOEB: Biochem. Zeitschr. Bd. 33, S. 489. 1911; Bd. 39, S. 167. 1912; Journ. of biol. chem. Bd. 32, S. 147; Pflügers Arch. f. d. ges. Physiol. Bd. 88, S. 68. 1901; Americ. journ. of physiol. Bd. 6, S. 411. 1902.
) FISCHER, M. H.: Pflügers Arch. f. d. ges. Physiol. Bd. 125, S. 99. 1908; Das Ödem. Dresden: Steinkopf 1917.
[7]) PAULI u. HANDOWSKY: Biochem. Zeitschr. Bd. 18, S. 340. 1909; Bd. 24, S. 239. 1910.
[8]) FISCHER, G. H. u. FODOR: Zeitschr. f. d. ges. exp. Med. Bd. 29, S. 1 u. 465. 1924.

Solche Entquellungsvorgänge scheinen uns in den Versuchen von THOMA an der Oberflächenschicht der Leukocyten stattgefunden und die Abrundung veranlaßt zu haben. Daß quellend wirkende oberflächenaktive Stoffwechselprodukte bei lokalen Schädigungen entstehen und in das Blut hineingelangen, haben wir bei der Besprechung der Stase bereits erörtert; es sei darauf verwiesen. Nach den Untersuchungen von ELLINGER[1]) und seiner Schule dürfen wir annehmen, daß diese saueren Stoffwechselprodukte auch auf die im Solzustand befindlichen Proteine des Blutes einwirken. Nach HOEBER und KANAI[2]) sind die Leukocyten ebenso wie die roten Blutkörperchen im Blut von einer Eiweißhülle umgeben, die sie sich durch Adsorption angelagert haben. Wir dürfen deshalb annehmen, daß dieser Eiweißmantel ebenfalls der Quellung unterliegt, wenn quellungsfördernde saure Stoffwechselprodukte in das Plasma gelangen. Auf diese Weise wird ein Ausgleich zwischen spezifischem Gewicht des Plasmas und der Leukocyten erreicht, das die Randstellung ermöglicht. Die Angleichung des spezifischen Gewichtes wird noch dadurch begünstigt, daß, wie wir auch im Kapitel Stase näher besprochen haben, gleichzeitig das Blut eine Eindickung erfährt, weil das geschädigte Gewebe in stärkerem Maße Wasser an sich reißt als das normale. Gleichzeitig werden damit zunächst die wenig dispersen Eiweißkörper in das Gewebe gelangen, so daß ein eingedicktes, an hochmolekularen Eiweißkörpern reiches Plasma übrig bleibt, das gleichzeitig eine starke Zunahme seiner Viscosität erfährt. In diesem, in seiner Zusammensetzung veränderten Blut werden dann die Leukocyten randstellig und kommen mit der Wand in direkte Berührung.

Es entspricht ganz dem, was wir bei der Stromverlangsamung im Stasekapitel ausgeführt haben, daß die Leukocyten zuerst in den kleinen Venen an die Wand gelangen und daß auch hier zuerst die Auswanderung einsetzt, denn auf dem Weg zwischen kleinster Arterie und Vene, im Bereiche der Capillaren, erfahren ja die Leukocyten und das Blut die chemisch-physikalischen Veränderungen, welche die Auswanderung ermöglichen. Erst später, wenn die Anreicherung der wirksamen Gewebsabbauprodukte hochgradiger geworden ist, sehen wir die gleiche Wirkung schon nach kürzerer Einwirkung auf das strömende Blut, die Leukocytenauswanderung setzt auch in den Capillaren, zuerst in ihren venösen, später auch in ihrem arteriellen Teil ein, schließlich auch in den kleinen Arterien (TANNENBERG).

Um das Haftenbleiben der Leukocyten an der Gefäßwand zu erklären nimmt KLEMENSIEWICZ eine primäre Ausscheidung von Fibrin aus dem Blute an die Gefäßwand an, die Bildung einer Niederschlagsmembran, wie er sie zur Erklärung der Anfänge der Thrombusentstehung eingeführt hat. Wir halten diese Annahme bisher nicht für genügend durch Beobachtungen gestützt und glauben sie auch für das Verständnis des Klebrigwerdens der Leukocyten entbehren zu können.

Wenn das weiße Blutkörperchen durch die Veränderung der Plasmastabilität, durch die Quellung der Eiweißkörper an seiner Oberflächenschicht direkt mit der Gefäßwand in Berührung kommt, dann läßt sich unserer Ansicht nach die vermehrte Klebrigkeit durch die allgemeine Viscositätszunahme des Plasmas erklären. Wir selbst haben uns jedenfalls bei der mikroskopischen Beobachtung nicht von dem Vorhandensein eines Häutchens aus Gallertfibrin an der Venen- oder Capillarwand überzeugen können, durch das das weiße Blutkörperchen festgehalten würde.

Wir kommen nun zur Besprechung des Auswanderungsvorganges selbst. Solange das weiße Blutkörperchen an der Wand des Gefäßchens entlang weiterrollt, kann von einer einseitigen Herabsetzung der Oberflächenspannung durch von außen eindringende oberflächenaktive Substanzen keine Rede sein. Aber

---

[1]) ELLINGER: Klin. Wochenschr. 1922, S. 249. — ELLINGER, HEYMANN u. KLEIN: Arch. f. exp. Pathol. u. Pharmakol. Bd. 91, S. 1. 1921. — ELLINGER u. HEYMANN: Ebenda Bd. 90, S. 336. 1921.
[2]) HÖBER u. KANAI: Klin. Wochenschr. 1923, S. 209.

wenn der Leukocyt zum Haften gekommen ist, dann wird sich allerdings an der Seite, an welcher er an der Gefäßwand festsitzt, der Einfluß der von außen eindringenden oberflächenaktiven Substanzen geltend machen. Diese, jetzt erst einseitige Herabsetzung der Oberflächenspannung der festhaftenden Zelle kann als Kraft gewertet werden, welche beim Durchtritt der Leukocyten von Bedeutung ist.

Auf die Frage, ob die Leukocyten die Gefäßwand durch vorgebildete Stomata verlassen, gehen wir hier nicht ein, wir verweisen dazu auf das Kapitel über den Bau der Blutcapillaren und die Diapedese der roten Blutkörperchen. Hier sei nur gesagt, daß wir es für wahrscheinlich halten, daß die Leukocyten durch Ultraporen zwischen den Endothelzellen die Gefäßwand verlassen können unter dem Einfluß oberflächenaktiver Substanzen, welche im Gewebe auf die durch den Reiz entstandene Schädigung entstehen und welche die Poren, ohne sie zu erweitern, für Blutkörperchen durchgängig machen können, in Analogie zu den Ergebnissen kolloidchemischer Arbeiten, welche wir an dem genannten Ort erwähnt haben.

Wir haben bei der Besprechung der Stase gefunden, daß es für ihre Entstehung nicht so sehr auf die Natur der angewandten Reizmittel ankommt, als vielmehr auf die Art und Weise ihrer Wirkung auf das Gewebe, auf die Qualität und Quantität der entstehenden Gewebsabbauprodukte. Dieselben Verhältnisse finden wir auch bei der Leukocytenauswanderung. Es liegen eine Reihe experimenteller Untersuchungen vor, aus denen sich ergibt, daß es im wesentlichen *körpereigene Abbauprodukte* sind, welche die Leukocytenauswanderung veranlassen.

So injizierte FERINGA[1]) bei Kaninchen die verschiedensten Lösungen in das Abdomen. Wenn er sie nach einer Stunde durch Punktion wiedergewann, so enthielt die Punktionsflüssigkeit immer annähernd die gleiche Menge von Leukocyten, ganz gleich, ob er physiologische Kochsalzlösung, Zucker- oder Ringerlösung, ein Ultrafiltrat von Rinderserum oder auch arteigenes Kaninchenserum injiziert hatte. Dasselbe Resultat ergab auch die Injektion von Paraffin und Olivenöl. P. WAGNER[2]) aus dem Frankfurter pathologischen Institut kam zum gleichen Resultat. Dasselbe Ergebnis hatten die Untersuchungen KAMIYAS aus dem ASCHOFFschen Institut und ebenso auch die älteren Untersuchungen von BRISCOE[3]), WEIDENREICH[4]) und KIYONO[5]), die bei allen möglichen chemischen und physikalischen Insulten eine Leukocytenemigration in der Bauchhöhle nachweisen konnten.

In gleichem Sinne sprechen auch die Untersuchungen von GERLACH[6]), der schon durch physiologische Kochsalzlösung an der Injektionsstelle eine mäßige Leukocytenauswanderung erhalten konnte. Ebenso fand DOLD[7]) und seine Mitarbeiter bei Injektionen in Gelenkhöhlen von Kaninchen Leukocytenauswanderung bei Verwendung aller Arten von art- und körpereigenen, sterilen, wässerigen Organauszügen.

Selbst vollständig aseptischer Untergang von körpereigenem Gewebe kann zu einer lokalen Leukocytenauswanderung und darüber hinaus zu einer Vermehrung der Leukocyten im Blute führen.

So beschreibt HOESSLI[8]) in drei Fällen von intraperitonealer Blutung bei Tubargravidität und bei einer menstruellen Ovarialblutung eine starke Leukocytose im Blut (20—30000). Dasselbe trat ein, wenn Kaninchen eine mäßige Menge Blut entnommen und ins Peritoneum oder in die Haut injiziert wurde. Bei intraperitonealer Injektion erfolgte ein rasches Ansteigen der Leukocytenzahl bis zu erheblichen Werten, bei der subcutanen Injektion war der Anstieg nur geringer. H. DOLD[9]) konnte an Kaninchen, Hunden und Meerschweinchen

---

[1]) FERINGA: Pflügers Arch. f. d. ges. Physiol. Bd. 199, S. 365. 1923. — FERINGA u. DE HAAN: Ebenda Bd. 197, S. 404. 1922.
[2]) WAGNER: Frankfurt. Zeitschr. f. Pathol. Bd. 27, S. 290. 1922.
[3]) BRISCOE: The origin of the complement in the peritoneal cavity. Festschr. f. ORTH. Berlin 1903.
[4]) WEIDENREICH: Die Leukocyten und verwandte Zellformen. Wiesbaden 1911.
[5]) KIYONO: Die vitale Carminspeicherung. Jena 1914.
[6]) GERLACH: Verhandl. d. dtsch. pathol. Ges., 19. Tagg. 1923, S. 126; Virchows Arch. f. pathol. Anat. u. Physiol. Bd. 247, S. 294. 1923.
[7]) DOLD: Dtsch. Arch. f. klin. Med. Bd. 117, S. 206. 1915. — DOLD u. RADOS: Dtsch. med. Wochenschr. 1913, Nr. 31; Zeitschr. f. d. ges. exp. Med. Bd. 2, H. 3. 1913. — DOLD u. OGATA: Zeitschr. f. Immunitätsforsch. u. exp. Therapie, Orig. Bd. 13, H. 6. 1912.
[8]) HOESSLI: Mitt. a. d. Grenzgeb. d. Med. u. Chir. Bd. 27, H. 4. 1914.
[9]) DOLD, H.: Berlin. klin. Wochenschr. 1916, S. 1292.

im Anschluß an experimentell erzeugte, sterile, innere Blutungen gleichfalls eine deutliche Leukocytose beobachten. Diese erreichte nach 8—24 Stunden ihren Höhepunkt und war nach 4 Tagen wieder verschwunden. Dold nimmt eine Resorptionsleukocytose an, die von leukotaktisch wirkenden Eiweißabbauprodukten hervorgerufen sei.

Nach diesen Untersuchungen können wir sagen, daß die Wirkung der injizierten Substanzen auf das strömende Blut jedenfalls nicht im Vordergrund stand, sonst hätte man Unterschiede in der Leukocytenmenge erwarten dürfen. Daß eine Wirkung von Stoffwechselprodukten in diesen Fällen anzunehmen ist, machen weitere Versuche von Feringa höchstwahrscheinlich. Er erhielt immer eine größere Leukocytenmenge in seinem Punktat, wenn das Tier mit irgendeiner Lösung vor nicht zu langer Zeit schon einmal intraperitoneal vorbehandelt worden war.

Wenn wir die lokale Auswanderung der Leukocyten am Ort der Gewebsschädigung im wesentlichen auf die hier entstehenden Gewebsabbauprodukte zurückgeführt haben, so gibt uns diese Vorstellung auch eine Erklärung für die *absolute Vermehrung* der Leukocyten im strömenden Blut, wie sie bei lokalen Entzündungen gefunden wird.

Wir können uns leicht vorstellen, daß dieselben Abbauprodukte, welche die Leukocytenauswanderung lokal bewirken, nach ihrem Übertritt in das Blut auch zu einer verstärkten Einschwemmung von Leukocyten aus ihren Bildungsherden oder den inneren Organen bewirken. Daß in der Tat schon bei leichtem Gewebszerfall nach sterilen Operationen, Injektionen von Eiweißsubstanzen usw. sich im Gesamtblut Veränderungen kolloidchemischer Natur nachweisen lassen, wissen wir durch Untersuchungen von W. und H. Löhr[1]) sowie durch die Befunde von vermehrtem Reststickstoff in diesen Fällen [Bürger und Grauhan[2])].

U. Friedemann und A. Schönfeld[3]) sind auf Grund von Beobachtungen der Pseudopodienbildung der Leukocyten auf dem Objektträger zu der Vorstellung gekommen, daß die Auswanderung der Leukocyten durch das Viscositätsgefälle zwischen dem Gefäßlumen nach dem Gewebe verursacht wird. Sie nehmen an, daß die Gewebsflüssigkeit viel eiweißärmer sei als das Plasma und so ein Viscositätsgefälle zustande käme. Wir können uns den Autoren hier nicht ganz anschließen, einmal, weil unsere Kenntnisse über das Verhältnis von Blut- und Gewebsviscosität noch unvollkommen sind, zum anderen aber wissen wir, daß in den Fällen, in denen tatsächlich ein solches Gefälle besteht, wie beim Vorhandensein von Ödem, eine stärkere Leukocytenanreicherung im Gewebssaft oder in den Gefäßen des ödematösen Gebietes nicht gefunden wird. So fand auch Gräff eine Leukocytenauswanderung immer nur in entquollenen Nabelschnüren, niemals in stark ödematösen. Die Versuche von Feringa sprechen auch nicht zugunsten der erwähnten Theorie, denn selbst wenn reine Kochsalzlösung injiziert wurde, so enthielt sie nach einer Stunde bereits etwa 1% Eiweiß.

In welcher Weise eine Flüssigkeit wie physiologische, körperwarme Kochsalzlösung z. B. auf das Gewebe schädigend einwirkt, wissen wir im einzelnen noch nicht. Loeb hat wohl zuerst auf die Giftigkeit reiner Kochsalzlösung für das lebende Protoplasma hingewiesen und gezeigt, daß diese Giftigkeit durch antagonistisch wirkende zweiwertige Ionen aufgehoben werden kann.

Seitdem haben wir durch die Arbeiten einer großen Reihe von Autoren vieles über eine antagonistische Wirkung von ein- und zweiwertigen Ionen erfahren. Wir wissen, daß das Fehlen von bestimmten Ionen für den Ausfall von vielen biologischen Funktionen ausschlaggebend sein kann. Wir möchten hier nur auf die Arbeiten von Loeb, Höber[4]), Gellhorn[5]), M. H. Fischer[6]), Lillie[7], Kotte[8]), Neuschloss[9]), W. Oswald[10]), Pauli und Han-

---

[1]) Löhr, W. u. H.: Zeitschr. f. d. ges. exp. Med. Bd. 29, S. 130. 1922.
[2]) Bürger u. Grauhan: Zeitschr. f. d. ges. exp. Med. Bd. 27, S. 97. 1922; Bd. 35, S. 16. 1923; Bd. 42, S. 345. 1924.
[3]) Friedemann u. Schönfeld: Biochem. Zeitschr. Bd. 80, S. 312. 1918.
[4]) Höber: Zitiert auf S. 1633.
[5]) Gellhorn: Pflügers Arch. f. d. ges. Physiol. Bd. 193, S. 576. 1922; Bd. 200, S. 559. 1923.
[6]) Fischer, M. H.: Pflügers Arch. f. d. ges. Physiol. Bd. 125, S. 99. 1908.
[7]) Lillie: Journ. of gen. physiol. Bd. 3, S. 783. 1921.
[8]) Kotte: Wissensch. Meeresuntersuch., N. F., 17. Abt., Kiel, Nr. 2. 1914.
[9]) Neuschloss: Pflügers Arch. f. d. ges. Physiol. Bd. 181, S. 40. 1920.
[10]) Oswald, W.: Pflügers Arch. f. d. ges. Physiol. Bd. 106, S. 568. 1905.

DOWSKY, HERBST[1]), WARBURG[2]), EMBDEN[3]) und seine Schule, FR. KRAUS und ZONDEK[4]) u. v. a. hinweisen. Es sind durch diese Arbeiten eine Fülle von Tatsachen bekanntgeworden, welche die Bedeutung der Salzzusammensetzung für den Ablauf der verschiedensten Vorgänge am lebenden Protoplasma erweisen. Dabei sind wir aber von einem genauen Einblick in das Wesen des Geschehens noch weit entfernt, wenn auch gerade FR. KRAUS und seine Schule nach dem Vorgange von EMBDEN viele Vorgänge im lebenden Organismus bei Mensch und Tier zum „Ionenmilieu" bereits in direkte Beziehung setzen konnten. Die Schwierigkeit erhellt am besten daraus, daß unsere kolloidchemischen Erfahrungen, wie auch HÖBER betont, im allgemeinen an einfachen Kolloiden in Modellversuchen gewonnen wurden. Beim lebenden Organismus, im Protoplasma aber haben wir Kolloidgemische der kompliziertesten Zusammensetzung vor uns.

Wir können deshalb heute über die feineren Vorgänge der Ionenwirkung auf die lebende Substanz noch nicht viel aussagen (vgl. hierzu auch die Arbeiten von EMBDEN und LANGE), sondern wir müssen uns mit der Registrierung der Tatsache begnügen, daß in das Gewebe eingebrachte körperfremde Substanzen — auch aus dem Körperzusammenhang gelöste, körpereigene Substanz muß in diesem Zusammenhang als körperfremd betrachtet werden — in der Lage sind, den Gewebsstoffwechsel so zu beeinflussen, daß Stoffwechselprodukte entstehen, die die verschiedensten Vorgänge am Gefäßapparat auslösen können. Vom eiweißarmen Transsudat über die eiweißreicheren Exsudate, ohne und mit Leukocytenwanderung, bis zum völligen Stillstand der Blutströmung, bis zur Stase führt so eine Linie, welche durch die Einwirkung von Gewebsabbauprodukten auf den Gefäßapparat beherrscht wird.

4. Die Auswanderung als vitaler Vorgang.

MARCHAND sieht in der Leukocytenauswanderung trotz aller in Betracht kommenden physikalischen und mechanischen Momente, deren Einfluß er nicht verkennt, einen vitalen aktiven Vorgang. „Als das Wesentliche bleibt doch die *Reizbarkeit* des *Protoplasmas* bestehen, dessen Bewegungen durch physikalisch chemische Ursachen ausgelöst werden."

MARCHAND steht den kolloidchemischen Erklärungsversuchen der Leukocytenauswanderung ziemlich skeptisch gegenüber. Er glaubt, die lebende Substanz der Zellen bewahre ihre Selbständigkeit gegenüber der umgebenden Flüssigkeit, solange die Oberfläche nicht durch physikalische oder chemische Einflüsse geschädigt oder die Zelle abgestorben sei. Auch die Fähigkeit der elektiven Aufnahme von verschiedenen Farbstoffen spreche dafür. Dann macht er geltend, daß die physikochemischen Erklärungen in keiner Weise ausreichen und verständlich machen, daß je nach der Entzündungsursache in dem einen Fall oder in einem bestimmten Stadium nur die neutrophilen Leukocyten die Gefäße verlassen, im anderen die kleinen einkernigen Lymphocyten oder die großen einkernigen Zellen.

Sicherlich ist anzuerkennen, daß die lebende Zelle kein einheitliches Kolloidgemisch darstellt wie etwa ein kleines Klümpchen Gelatine, sondern daß im Innern der Zelle vielleicht scharf voneinander abgesetzte und sich verschieden verhaltende kolloide Systeme vorhanden sind. Aber andererseits lagern sich an die Gesamtoberfläche dieser Systeme, an die Außenseite der Zellen, die Eiweißkörper an, welche im Blute vorhanden sind, und diese werden den kolloid-chemischen Gesetzen der Quellung und Entquellung, der Wirkung einer herabgesetzten Oberflächenspannung durch Veränderung des Ionengehaltes im Blute unterliegen. Weiter dürfen wir auch nach den vielversprechenden Untersuchungen von EMBDEN[3]) annehmen, daß die im Blute vorhandenen Ionen in die Zelle hinein

---

[1]) HERBST: Arch. f. Entwicklungsmech. Bd. 9, S. 424. 1900; Bd. 17, S. 440. 1904.
[2]) WARBURG: Hoppe-Seylers Zeitschr. f. physiol. Chem. Bd. 57, S. 1. 1908; Bd. 60, S. 443. 1909; Bd. 66, S. 305. 1910.
[3]) EMBDEN u. LANGE: Klin. Wochenschr. 1924, S. 129.
[4]) KRAUS, FR. u. ZONDEK: in Kraus-Brugsch Bd. IV, S. 90. 1923.

ihren Weg finden, bzw. nach ihrem Eindringen die Durchlässigkeit der Oberflächenmembranen ändern — auch die der Kolloidgemische im Innern der Zelle, wenn diese gegeneinander abgegrenzt sein sollten, wie es nach der BÜTSCHLISCHEN Lehre von der Schaum- oder Wabenstruktur des Protoplasmas möglich ist —. Auf diese Weise können auch hier dieselben Kräfte wirksam werden wie an der äußeren Oberfläche. Näher auf diese Verhältnisse einzugehen, müssen wir uns hier versagen. Es ist heute keineswegs soweit, daß wir so komplizierte Lebensvorgänge wie die Bewegung der Leukocyten mit unseren Erfahrungen schon restlos erklären können, aber wir sehen vielleicht doch schon die Richtung, aus der wir weitere Aufklärung erwarten dürfen.

Auch die Auswanderung verschiedenartiger Leukocyten bei verschiedenen Entzündungszuständen wird unserem Verständnis allmählich nähergebracht, und wir haben keinen Anlaß, andere als chemisch-physikalische, kolloidchemische Veränderungen des Blutes bzw. der in demselben kreisenden oder eingedrungenen Stoffe zur Erklärung heranzuziehen, wenn wir auch von einer restlosen Einsicht in diese Vorgänge noch weit entfernt sind. Durch die Arbeiten von RÖSSLE[1]), GERLACH[2]) SIEGMUND[3]), OELLER[4]) TANNENBERG[5]) und FR. KAUFFMANN[6]) neben anderen ist gezeigt worden, daß die verschiedene Immunitätslage des Organismus dafür verantwortlich zu machen ist, welche Art von Entzündungszellen produziert werden und mit welcher Schnelligkeit ihre Emigration erfolgt. Daß ein immunisatorischer Zustand wiederum sich auf kolloid-chemische Änderungen in den Körperflüssigkeiten und Zellen gründet, dürfen wir annehmen, wenn wir auch noch am Anfang des Erkennens dieser Vorgänge stehen.

D. Die weiße Stase.

Nach RICKER gibt es auch eine *weiße* Stase. Dabei sind die kleinen Gefäße nicht mit roten, sondern mit weißen Blutkörperchen angefüllt. RICKER glaubt die weiße Stase auch auf eine Verengerung des vorgeschalteten Arterienbezirks zurückführen zu müssen, welche während eines starken leukodiapedetischen Zustandes in der terminalen Strombahn, besonders im poststatischen Zustand eintritt. Diese Annahme RICKERS ist nicht erwiesen, auch von dem Autor nicht aus eigener Beobachtung abgeleitet, sondern sie gründet sich auf einen Analogieschluß von der Entstehung der roten Stase. Wir können der RICKERschen Annahme nicht folgen. Wenn wir den Ausdruck „weiße Stase" überhaupt beibehalten, so müssen wir betonen, daß darunter weiter nichts zu verstehen ist, als eine sehr starke Anreicherung von Leukocyten in einem Gefäß, *die ohne jede vorgeschaltete Arterienverengerung zustande kommen kann.*

Am Frosch ist es auch in vivo leicht, sich vom Entstehen der weißen Stase und von den Strömungsverhältnissen dabei im Experiment ein Bild zu machen (TANNENBERG). Wenn man das Mesenterium nur lange genug — wir haben diesen Zustand nach 4—6 Stunden schon bei Winter- und Frühjahrsfröschen gesehen — unter der Wirkung eines leichten Reizes beobachtet, dann sieht man einzelne kleine Venen, die derart mit Leukocyten in mehreren Schichten übereinander angefüllt sind, daß dadurch die Gefäßlichtung fast verstopft ist und zellige Elemente kaum noch hindurchgelassen werden. Die kleine Vene wird nur noch von einem dünnen Plasmastrom durchflossen und gelegentlich sieht man darin einzelne rote Blutkörperchen, die sich durch den engen Raum unter fortwährenden Form-

---

[1]) RÖSSLE: Verhandl. d. dtsch. pathol. Ges. 17. Tagg. 1914.
[2]) GERLACH: Virchows Arch. f. pathol. Anat. u. Physiol. Bd. 247, S. 294. 1923.
[3]) SIEGMUND: Verhandl. d. dtsch. pathol. Ges. 1923, 19. Tag; Klin. Wochenschr. 1922, Nr. 52.
[4]) OELLER: Krankheitsforsch. Bd. 1. S. 28, 1925.
[5]) TANNENBERG: Verhandl. d. dtsch. pathol. Ges. 1926.
[6]) KAUFFMANN, FR.: Krankheitsforsch. Bd. 2, S. 372, 1926.

veränderungen geradezu mühsam hindurchzwängen. Solche Stellen fallen bei einem länger beobachteten Objekt schon bei schwacher Vergrößerung durch den tröpfelnden Blutstrom auf, an der Stelle, wo eine solche Vene in eine größere einmündet. Bei stärkerer Vergrößerung erkennt man dann in den massenhaft angesammelten Leukocyten in der Vene den Grund für diese starke Behinderung des Blutstromes. Solche Stadien sind unzweifelhaft die allerletzten Vorstadien einer weißen Stase und kommen zustande, ohne daß irgendeine Verengerung der vorgeschalteten Arterien zu beobachten wäre.

Es gibt noch andere Verhältnisse, unter denen ein Gefäßabschnitt vollständig mit weißen Blutkörperchen angefüllt werden kann. Wenn in einer Capillare, die rechtwinklig von einer kleinsten Arterie abgeht, aus irgendwelchen Gründen rote Stase entstanden ist, während in der kleinen Arterie noch Strömung herrscht, aber in ihrem Randstrom schon Leukocyten sichtbar sind, dann reicht die Stasesäule in der Capillare gewöhnlich nicht bis an die Arterie heran. Die proximalste Capillarstrecke zwischen Stasesäule und Abgangsstelle von der Arterie bleibt mit reinem Plasma gefüllt. Unter solchen Bedingungen sieht man dann, wie durch die offene Abgangsstelle der Capillare ein Leukocyt nach dem andern aus dem Randstrom der kleinen Arterie in die Capillare hineingerät und zunächst in dem nur mit Plasma gefüllten Raum langsam herumgewirbelt wird, ohne wieder in die Arterie hineinzugelangen. Allmählich kann so dieser ganze, zunächst mit reinem Plasma gefüllte, proximale Teil der Stasecapillare mit Leukocyten angefüllt werden. Solche Bilder sind von W. Jakobj[1]) am Frosch beobachtet worden, und er erklärt sich auf diese Weise auch die Entstehung des weißen Kopfteiles eines roten Thrombus, wenn auch nicht mit Recht, da ein echter Thrombus nicht aus Leukocyten, sondern aus Blutplättchen aufgebaut wird. Denselben Mechanismus der Leukocytenanreicherung haben Fröhlich[2]), Fröhlich und Zack[3]) am Frosch beobachten können, wir selbst am Kaninchenmesenterium.

Bei der sog. weißen Stase sind die in einem Gefäßabschnitt angesammelten Leukocyten keineswegs in ähnlicher Weise aneinander agglutiniert wie die roten Blutkörperchen bei der roten Stase, sondern die einzelne Zelle behält noch durchaus ihre Bewegungsfähigkeit, und die Auswanderung der Leukocyten aus einem solchen ganz mit Leukocyten angefüllten Gefäß kann in stärkstem Maße stattfinden. Wir haben das am Kaninchenmesenterium erweisen können dadurch, daß wir gelegentlich ein Stückchen Gewebe, bei dem wir in vivo, besonders bei einer wiederholten Laparotomie, weiße Stase beobachteten, exstirpierten, sofort härteten und in Serienschnitte zerlegten. Wir konnten so auch im histologischen Präparat an den ganz mit Leukocyten vollgestopften kleinen Venen zahlreiche weiße Blutkörperchen, mitten in der Emigration begriffen, in der Wand nachweisen.

E. Die Rückwanderung der Leukocyten in das Gefäß.

Ob Leukocyten auch wieder in die Gefäße einwandern können, ist nicht mit absoluter Sicherheit erwiesen, aber in hohem Grade wahrscheinlich, denn es findet ja andauernd eine Einwanderung von Leukocyten aus ihren Bildungsstätten in die Gefäße bereits unter physiologischen Verhältnissen statt. Cesaris Dehmel[4]) nimmt eine Rückwanderung von Leukocyten in die Gefäße des Entzündungsherdes an, Galeotti[5]) spricht sich gegen diese Annahme aus, während Marchand[6]) prinzipiell den Wiedereintritt für möglich, aber bei der akuten Entzündung einen Eintritt von Leukocyten entgegen dem Exsudatstrom für wenig wahrscheinlich hält.

---

[1]) Jakobj, W.: Arch. f. exp. Pathol. u. Pharmakol. Bd. 86, S. 49. 1920 u. Bd. 88, S. 333. 1921.
[2]) Fröhlich, A.: Zeitschr. f. Immunitätsforsch. u. exp. Therapie, Orig., Bd. 1. Rössle u. A. Fröhlich: Verhandl. d. dtsch. pathol. Ges. Bd. 17, S. 281. 1914.
[3]) Fröhlich, A. u. Zak: Zeitschr. f. exp. Med. Bd. 42, S. 41. 1924.
[4]) Cesaris-Dehmel: Fol. haematol. Bd. 1. 1920 (zit. nach Marchand).
[5]) Galeotti: Rif. med. 1920 (zit. nach Marchand).
[6]) Marchand, in Krehl-Marchand: Handb. d. allg. Pathol. Bd. IV, S. 321.

IX. Die lokale Anämie.

Unter lokaler Anämie verstehen wir die verminderte Blutdurchströmung eines Organes. Ein solcher Zustand kann physiologisch sein in der Ruheperiode arbeitender Organe, wie in Drüsen und Muskeln. Als Dauerzustand ist er auch hier pathologisch und zieht Veränderungen des betroffenen Organes nach sich. Den höchsten Grad der Anämie, wenn der Blutzufluß überhaupt aufgehört hat und die Gefäße verschlossen sind, bezeichnen wir nach VIRCHOW als *Ischämie, Blutsperre.*

A. Kennzeichen.

Die Symptome der Anämie ergeben sich aus dem Fortfall der Funktion einer stärkeren Blutdurchströmung. Die Organe, besonders deutlich die Haut, werden blaß, die Eigenfarbe der Organe, welche durch den Blutgehalt stark beeinflußt und normalerweise verdeckt wird, kommt deutlicher zum Vorschein. Das Volumen der Organe nimmt ab, an den einzelnen Gliedern durch plethysmographische Untersuchungen deutlich nachweisbar, die anämische Teile, besonders wenn es sich um Teile von Extremitäten handelt, werden kühl, ihre Temperatur nimmt um mehrere Grade ab.

B. Entstehungsursachen.

1. Allgemeine (allgemeine Anämie, kollaterale Anämie, Lähmungen).

Die lokale Anämie kann Teilerscheinung einer allgemeinen Anämie sein, z. B. nach großen Blutverlusten oder bei Herzfehlern, wie Aortenstenose oder überhaupt bei Zuständen von Herzinsuffizienz. Am nachhaltigsten macht sich eine solche Anämie am Gehirn geltend, sie kann hier Ohnmacht und den Tod sogar herbeiführen. Besonders ausgesprochen treten die Erscheinungen der Hirnanämie im Stehen auf und sind vielfach schon durch Hinlegen zu beseitigen. In diesen Zusammenhang gehört auch die sog. *kollaterale Anämie.* Sie kann eintreten, wenn in ein größeres Gefäßgebiet plötzlich durch stärkere Druckentlastung, wie z. B. durch schnelle Ascitesentleerung im Abdomen, der größte Teil des Gesamtblutes einströmt. Plötzliche Hirnanämie kann die nächste Folge sein.

Die Blutzufuhr zu einem Organ wird vor allem durch die Tätigkeit desselben beeinflußt. Hört die Tätigkeit auf, kommt es z. B. zur Lähmung eines Gliedes, einer Extremität, so sinkt auch die Blutzufuhr.

Durch das Fehlen der funktionellen Beanspruchung der Muskulatur bleibt der Blutzufluß auf dem Ruheniveau dauernd erhalten. Ja, er wird noch geringer als an einem normalen in Ruhe befindlichen Gliede, weil auch die unwillkürlichen Bewegungen wegfallen, welche im ruhenden Gliede stattfinden und Anlaß zu reicherer Durchblutung werden.

2. Lokale Ursachen.

a) Vermehrter Abfluß.

Lokale Anämie kann bei intaktem Gesamtkreislauf einfach durch vermehrten Abfluß des Blutes bei gleichbleibendem Zufluß entstehen, z. B. in einem senkrecht erhobenen Arm [MORAWITZ[1])]. Doch spielt diese Art der Entstehung nur eine untergeordnete Rolle gegenüber der Entwicklung einer Anämie durch *verminderten Zufluß* des Blutes.

Der Blutzufluß zu einem Organ oder Gliede kann gehindert sein durch einen Druck, welcher auf dem ganzen Organ lastet, durch Kompression, wie sie durch

---

[1]) MORAWITZ: Klinische Untersuchungen über Blutverteilung und Blutmenge bei Gesunden und Kranken. Volkmanns Samml. klin. Vortr. Nr. 462. 1907.

Ex- oder Transsudate an der Lunge oder im Abdomen oder in der Schädelhöhle möglich ist. In der gleichen Weise können Wucherungen von Tumoren, schrumpfendes Narbengewebe, artefizielle Abschnürungen, elastische Einwicklungen, Verbände, Ligaturen usw. wirksam werden. Durch den gleichmäßigen Druck werden in erster Linie die Capillaren blutleer gemacht, während die Arterien noch offen bleiben und die Zirkulation durch direkte arteriovenöse Verbindungen weitergehen kann. Erst bei stärkerem Drucke werden auch die Arterien verschlossen, z. B. bei Anwendung der ESMARSCHschen Binde oder des MOMBURGschen Schlauches zur Aortenkompression.

b) Verminderter Zufluß.

α) *Durch organische Arterienverengerung.*

In der gleichen Weise wirken die *Erkrankungen der Gefäßwand*, welche allmählich zu einer Verdickung derselben und zur Einengung des Lumens führen, wie die Arteriosklerose, Endarteriitis obliterans, Arteriitis nodosa, Ablagerung von Hyalin und Amyloid in der Gefäßwand, in die Wand einwuchernde Tumoren, Intimatuberkel u. dgl. Ganz plötzlich kann ein Arterienrohr vollständig oder teilweise verschlossen werden durch Emboli, welche entweder in dem nach der Peripherie immer enger werdenden Arterienrohr eingekeilt werden oder an einer Teilungsstelle als sog. reitende Emboli hängen bleiben. Neben diesen durch äußere Faktoren oder anatomische Einwirkungen zustande kommenden lokalen Anämien sind von der größten Bedeutung die Anämien, welche durch einen *funktionellen* teilweisen oder vollständigen Verschluß des Arterienrohres, durch eine mehr oder weniger ausgiebige und lang anhaltende Kontraktion der Arterien entstehen.

β) *Durch funktionelle Arterienverengerung.*

Wir haben in dieser Gruppe zu unterscheiden zwischen den Arterienkontraktionen, welche 1. auf Grund bekannter lokaler Reize mechanischer, physikalischer, thermischer, chemischer oder elektrischer Natur entstehen, 2. den Einwirkungen, welche vom Zentralnervensystem aus zustandekommen und einer dritten Gruppe, deren Ursache offenbar im peripheren betroffenen Organ gelegen ist, deren Genese wir aber noch keineswegs im jeden Falle vollständig überschauen.

Ad 1. Es ist nicht unsere Absicht, den Wirkungsmechanismus aller bekannten lokal anwendbaren Reizmittel hier abzuhandeln. Dazu sei auf die ältere Zusammenstellung von MARCHAND[1]), auf die neuere Arbeit von EBBECKE[2]), auf das Buch von KROGH[3]), auf die zusammenfassende Darstellung seiner Arbeiten von RICKER[4]), auf dessen Einzeluntersuchungen sowie auf die Einzelarbeiten von TANNENBERG[5]) verwiesen.

Wir wollen nur kurz das Gemeinsame des Wirkungsmechanismus aller lokal zur Anwendung kommenden constrictorisch wirkender Substanzen besprechen. Je nach ihrer Natur bewirken sie sämtlich eine mehr oder weniger lang anhaltende, lokale Kontraktion der Arterie. Es macht dabei einen großen Unterschied aus, ob sie vom Gefäßinneren her zur Wirkung kommen oder durch das Gewebe hindurch auf das Gefäß einwirken. In diesem letzteren Falle wird die reine Gefäßwirkung immer von einer Schädigung des Gewebes begleitet sein, welche unter Umständen so hochgradig sein kann, daß während oder noch nach dem Verschwinden der Gefäßwirkung ein Untergang des Gewebes und Stase oder

---

[1]) MARCHAND, in KREHL-MARCHAND: Handb. d. allg. Pathol. Bd. II, 1. Abt., S. 240ff. 1912.
[2]) EBBECKE: Ergebn. d. Physiol. Bd. 22, S. 401. 1923.
[3]) KROGH: Anatomie und Physiologie der Capillaren. Berlin 1924.
[4]) RICKER: Pathologie als Naturwissenschaft. Berlin 1924.
[5]) TANNENBERG: Frankfurt. Zeitschr. f. Pathol. Bd. 31, 33 u. 36. 1925/26.

Vernichtung des Blutes in den Capillaren sich anschließen kann. Allen diesen Mitteln ist weiter gemeinsam, daß es nicht möglich ist, durch sie eine Arterienkontraktion von so langer Dauer zu erzeugen, daß *allein* dadurch das von der Arterie versorgte Gewebe vernichtet werden könnte. Immer, wenn ein Arterienverschluß bei Anwendung irgendeines Reizmittels zum Untergang des Gewebes führt, läßt sich eine *gleichzeitige* Schädigung des Gewebes durch das angewandte Mittel selbst nachweisen.

Das gilt z. B. auch für die Kältewirkung, welche eine nachhaltige Kontraktion der Arterien herbeiführen kann. Aber nicht die Arterienkontraktion selbst führt zur Frostgangrän, sondern die gleichzeitige Schädigung des Gewebes durch die herabgesetzte Temperatur. Dabei ist wichtig, daß es zum Entstehen der Frostgangrän gar nicht Temperaturen bedarf, welche unter Null Grad liegen, sondern es genügt eine länger wirkende Temperatur von einigen Grad über Null [Marchand[1])]. Dagegen braucht ein richtiges Gefrieren des Gewebes, wie es z. B. in der Chirurgie für kurze Zeit mit dem Chloräthylspray geschieht, für das Gewebe gar nicht weiter schädlich zu sein. In der Gewebskultur haben sich dazu interessante Analogien und Ergänzungen ergeben. Eine Abkühlung von Warmblüterkulturen auf Null Grad ist für das Weiterwachstum der Kultur weniger schädlich als eine Einwirkung von Zimmertemperatur [R. Erdmann[2]), eigene Erfahrungen].

Ein weiterer Punkt ist hervorzuheben. Die Wirkung eines Reizmittels ist wenigstens bei den Versuchen am lebenden Tiere an den Gefäßen von verschiedenem Kaliber verschieden. Die kleinen Arterien kontrahieren sich bereits auf schwächere Reize als die großen (Ricker, Tannenberg u. a.). Andererseits tritt bei einer Steigerung des Reizes oder Wiederholung desselben vielfach eine Erweiterung der kleinen Arterien ein, während die großen noch verschlossen bleiben können. Es scheint uns, daß diese Divergenz im wesentlichen durch die Mitwirkung von Gewebsstoffwechselprodukten infolge der gleichzeitigen Gewebswirkung der Mittel entsteht, welche auf die kleinen Gefäße natürlich besonders intensiv wirken können. Untersuchungen in dieser Hinsicht an *isolierten* kleinen und größeren Gefäßen stehen noch aus.

Ad. 2. Kontraktionsvorgänge an den peripheren Arterien können weiterhin durch direkte Reizung des Vasomotorenzentrums ausgelöst werden. Vergiftung mit Strychnin (Marchand) kann hier als spezifischer Reiz wirken, dann aber vor allem die Kohlensäure bei der Asphyxie.

So tritt beim Eintritt des Todes eine mächtige Kontraktion aller Arterien der Haut, aber auch des Splanchnicusgebietes ein, wie wir im Experiment vielfach beobachtet haben (vgl. auch Ricker). Ein weiteres Beispiel für die zentral bewirkte periphere Arterienkontraktion ist die Verengerung der Hautgefäße beim Schüttelfrost, offenbar durch Reizung des Vasomotorenzentrums durch im Blute zirkulierende pyrogene Substanzen (Marchand). Es spielt hier sicher auch die Mitwirkung eines besonderen Wärmezentrums [Schoenborn[3]), Freund und Strasmann[4]), Barbour[5])] eine Rolle, durch das die Kontraktion der Arterien auf die Hautgefäße beschränkt wird, während bei der Asphyxie z. B. auch die Splanchnicusgefäße mitverengt werden. In diesem Zusammenhang sei auch bemerkt, daß bei der Reizung der hinteren Wurzeln, also der Dilatatoren, auch nur die Hautgefäße der betreffenden Extremität erweitert werden, wie Bayliss[6]) feststellen konnte, dadurch, daß die Erweiterung der Gefäße bei seinen Messungen ausblieb, wenn er das betreffende Froschbein enthäutet hatte.

Von wie großer Bedeutung die zentralbedingte Gefäßverengerung sein kann, beleuchten klar die neuen Versuche von Starling[7]) und seinen Mitarbeitern. Dabei hat sich gezeigt, daß eine schlechte Blutversorgung des Gehirns, des Vasomotorenzentrums, zu einem erheblichen Anstieg des allgemeinen Blutdruckes

---

[1]) Marchand, in Krehl-Marchand: Handb. d. allg. Pathol. Bd. II, 1. Abt., S. 241.
[2]) Erdmann, R., in diesem Handbuch Bd. XIV, S. 956. 1926.
[3]) Schoenborn: Zeitschr. f. Biol. Bd. 56. 1911.
[4]) Freund u. Strasmann: Arch. f. exp. Pathol. u. Pharmakol. Bd. 69.
[5]) Barbour: Physiol. rev. Bd. 1, S. 295. 1921.
[6]) Bayliss, zit. nach Ebbecke: Zitiert auf S. 1687.
[7]) Starling: Brit. med. journ. Nr. 3390, S. 1163. 1925.

führt, infolge einer allgemein einsetzenden, zentral bewirkten Arterienkontraktion. Diese Versuche scheinen uns von der größten Bedeutung für das Verständnis der bisher so unklaren Ätiologie des Krankheitsbildes der Hypertonie.

Auf *reflektorischem* Wege, sei es über das Vasomotorenzentrum in der Medulla oder über untergeordnete Zentren im Rückenmark, kann es ebenfalls zu lokalen Gefäßverengerungen kommen. Es sei nur auf die Blässe bei Furcht hingewiesen, bei der die Erregung des Reflexes in der Hirnrinde zustande kommt; weiter seien hier die reflektorisch eintretenden Gefäßverengerungen erwähnt, die TANNENBERG[1]) am Kaninchenmesenterium beobachten konnte, wenn das Tier durch plötzlichen eintretende laute Geräusche erschreckt wurde. Ganz allgemein kann man sagen, daß jeder sensible Reiz, der an irgendeiner Stelle der Hautoberfläche gesetzt wird, ebenso wie jeder akustische Reiz, oder überhaupt jeder Reiz, welcher die Aufmerksamkeit erregt, sich besonders an der Haut der Extremitäten durch den Eintritt einer vorübergehenden reflektorisch entstandenen Gefäßverengerung nachweisen läßt.

Auf die Literatur können wir hier im einzelnen nicht eingehen, wir möchten nur erwähnen, daß A. Mosso[2]) bereits 1884 diese reflektorisch zustande kommenden Verengerungen in ausgedehnter Weise beobachtet hat, nachdem BROWN-SÉQUARD und THOLOZAN[3]) 1858 wohl als erste die reflektorische Arterienverengerung an einer Hand beobachtet hatten, wenn sie ein Stück Eis mit der anderen in Berührung brachten. Am Frosch sind Verengerungen der Schwimmhautarterien nach sensibler Reizung irgendeiner Hautstelle oder des Auges und Ohres von PICK[4]) und STEPANOW[5]) beobachtet. Entsprechendes haben nach den Feststellungen von A. Mosso am Menschen HALLION und COMTE[6]), O. MÜLLER[7]) (Kältereaktion am Arm), E. G. MARTIN und JAKOBY[8]), E. WEISS[9]), MOOG und KAUFMANN[10]), BRUNS und KÖNIG[11]) u. a. mitgeteilt. Die große Zahl der einzelnen Untersuchungen hier mitzuteilen, welche reflektorische Verengerungen in den verschiedensten Gefäßgebieten nach der Reizung der verschiedensten sensiblen Nerven ergeben haben, würde unseren Rahmen überschreiten. Es sei auf die gute Zusammenstellung der Literatur über solche Reflexe im 4. Band der Physiologie des Kreislaufes von TIGERSTEDT[12]) verwiesen.

Wir möchten in diesem Zusammenhange nur erwähnen, daß wahrscheinlich auf Rechnung solcher Reflexe vielfach anfängliche Gefäßkontraktionen vorübergehender Art zu setzen sind, die bei Anwendung lokaler Reizmittel entstanden, welche an und für sich erweiternd wirken. Die Bedeutung dieser eben erwähnten reflektorischen Arterienverengerungen ist im allgemeinen für unsere Betrachtungen keine besonders große, da die Verengerung meist vorübergehender Natur ist, aber ihre Kenntnis ist wichtig zum Verständnis des Mechanismus mancher pathologischen Gefäßreaktion. Im besonderen Falle, wie z. B. bei der reflektorisch eintretenden Anurie der gesunden Niere nach Entfernung einer kranken, können diese Reflexe auch selbst pathologische Bedeutung gewinnen.

3. Wir werden im folgenden zunächst das Auftreten und die Bedeutung von lokalen segmentären Arterienkontraktionen behandeln, welche längere Zeit bestehen bleiben, als die eben genannten Gefäßreflexe.

---

[1]) TANNENBERG: Zitiert auf S. 1687.
[2]) MOSSO, A.: Arch. ital. de biol. Bd. 5, S. 1. 1884.
[3]) BROWN-SÉQUARD u. THOLOZAN: Journ. de la physiol. 1858, Nr. 1, S. 497.
[4]) PICK: Arch. f. Anat. u. Physiol. 1872, S. 574.
[5]) STEPANOW: Skandinav. Arch. f. Physiol. Bd. 38, S. 3. 1918.
[6]) HALLION u. COMTE: Arch. de physiol. 1894, S. 387.
[7]) MÜLLER, O.: Dtsch. Arch. f. klin. Med. Bd. 105; Dtsch. med. Wochenschr. 1906, Nr. 38 u. 39.
[8]) MARTIN u. JAKOBY: Americ. journ. of physiol. Bd. 59, S. 394. 1922.
[9]) WEISS, E.: Zeitschr. f. d. ges. exp. Med. Bd. 19. 1918; Zentralbl. f. Herz- u. Gefäßkrankh. 1920, Nr. 23.
[10]) MOOG u. KAUFMANN: Zeitschr. f. d. ges. exp. Med. Bd. 29, S. 114. 1922.
[11]) BRUNS u. KÖNIG: Zeitschr. f. d. ges. physikal. Therapie. Bd. 24. 1920.
[12]) TIGERSTEDT: Physiologie des Kreislaufes Bd. IV, S. 211 ff. Berlin u. Leipzig 1923.

Es seien zunächst die *segmentären* Arterienkontraktionen genannt, welche sich vielfach bei schweren Kreislaufstörungen in dem Ausbreitungsbezirk der Arterie vorfinden, wie vor allem bei Stase. RICKER sieht diese segmentären Kontraktionen vorgeschalteter Arterienabschnitte als Ursache der lokalen Kreislaufstörungen, insbesondere der Stase an. TANNENBERG konnte dagegen den Nachweis bringen, daß sie nicht Ursache, sondern Folge der Kreislaufstörungen sind und infolge der lokal eintretenden Drucksteigerung in der Arterie zustande kommen. Näheres s. im Kap. STASE. Anschließend an diese lokalen Arterienkontraktionen sei auf krampfhafte Verschlüsse kleiner Arterien in verschiedenen Organgebieten hingewiesen, welche aus *endogenen*, uns im wesentlichen unbekannten Ursachen entstehen. An den Arterien der Extremitäten, vor allem aber an den Gehirnarterien und Coronararterien sind sie häufig und klinisch besonders wichtig. Die spastischen, lange anhaltenden und vielfach mit krampfhaften Schmerzen verbundenen Konträktionen, treten meist nicht an gesunden Arterien oder bei gesunden Personen auf, sondern betreffen häufiger bereits arteriosklerotisch erkrankte Gefäße oder konstitutionell erkrankte Menschen. Mit WIETING können wir den Ausdruck ,,angiospastische Diathese" für die krankhafte Störung der Konstitution gebrauchen, bei der es zum Auftreten lang anhaltender Gefäßspasmen in verschiedenen Organgebieten kommt, wenn wir auch noch weit davon entfernt sind, die der ,,angiospastischen Diathese" zugrunde liegenden krankhaften Veränderungen des Organismus zu übersehen.

C. Folgen der lokalen Anämie.

Die Folgen der lokalen Anämie werden ganz verschieden sein können. Die *Empfindlichkeit des betroffenen Organes* spielt in erster Linie eine Rolle. Das Gehirn erträgt eine Anämie von wenigen Minuten nicht mehr, das Rückenmark ist nach Unterbindung der Aorta abdominalis auf 1 Stunde rettungslos abgestorben, ganz allgemein sind die Parenchymzellen mit hochentwickelter Funktion am empfindlichsten, in der Niere sterben z. B. die Epithelien der Tubuli contorti am schnellsten ab, während das Bindegewebe eine viel längere Zeit eine Anämie zu ertragen imstande ist, so kann das abgebundene Ohr nach 24 Stunden noch erholungsfähig sein. Von besonderer Bedeutung ist aber der *Zustand* des *Gewebes*, welches eine Anämie ertragen muß. Bei bereits erkranktem oder geschädigtem Gewebe kann eine Blutabsperrung, welche unter normalen Verhältnissen ohne weiteres ertragen wird, verhängnisvoll werden. Wir weisen nur auf die Entstehung eines Decubitus bei Infektionskrankheiten hin. Hier genügt der leichte Druck des Gliedes oder Rumpfes auf die Unterlage, um die Haut und vor allem die Muskulatur gegen die durch den Druck bewirkte Capillaranämie so empfindlich zu machen, daß das Gewebe untergeht [DIETRICH[1]]. Erwähnt sei in diesem Zusammenhange auch die experimentelle Erzeugung von Lungeninfarkten, welche B. FISCHER[2] nur bei Zusatz von giftigen, gewebsschädigenden Stoffen zu dem intravenös injizierten Öl gelang, während einfache Ölinjektionen erfolglos blieben. Andererseits ist sehr bemerkenswert, daß es nicht gelingt, mit den Substanzen, welche einmal einen Infarkt erzeugt haben, bei wiederholten Injektionen dasselbe zu erreichen. Das Gewebe und der Gefäßapparat haben sich an die Schädigung angepaßt und werden jetzt nicht mehr in derselben Weise geschädigt als das erstemal (B. FISCHER).

Erwähnt sei ferner die alte Erfahrung, daß Embolien von Pulmonalarterienästen nur dann zu Lungeninfarkten führen, wenn der *Gesamtkreislauf* gleich-

---

[1] DIETRICH: Die Thrombose nach Kriegsverletzungen. Kriegs- u. Konstitutionspath. 2. Heft. Jena 1920.

[2] FISCHER, B.: Frankfurt. Zeitschr. f. Pathol. Bd. 27. 1922.

zeitig insuffizient ist. Sein Zustand ist hier wie überhaupt ganz allgemein von der größten Bedeutung für die Folgen einer lokalen Gefäßsperre.

So spielt das höhere Alter auch eine durchaus begünstigende Rolle beim Zustandekommen der hämorrhagischen Lungeninfarkte. Neben TENDELOO[1]) und KAUFMANN[2]) weisen vor allem ROUSSY und LEROUX[3]), sowie HEDINGER und CHRIST[4]) auf die Häufung der hämorrhagischen Lungeninfarkte im Alter hin. KAUFMANN erwähnt auch, daß bei älteren Leuten in der Lunge sonst ganz ungewöhnliche ischämische Nekrosen ohne gleichzeitig bestehende Stauung vorkommen können.

In den Arbeiten von KUSSMAUL und TENNER[5]), BROWN-SEQUARD, HAYEM und BARRIER[6]), COHN[7]), SCHIFFER[8]), EHRLICH und BRIEGER[9]), SPRONK[10]), SINGER und MÜNZER, MÜNZER und WIENER, ROTHMANN[11]), KATZENSTEIN[12]), FRÉDÉRIQ und COLSON, MOMBURG[13]), TRENDELENBURG, LITTEN[14]), v. WERRA[15]), ISRAEL[16]), BRODERSEN, WEIGERT-Heidelberg, LESER, MARCHAND[17]), RICKER[18]), LUBARSCH[19]) finden sich nähere Angaben darüber, wielange die verschiedenen Organe eine Abdrosselung vom fließenden Blute ertragen. (Literatur besonders bei LUBARSCH, MARCHAND.)

Weiter ist von der größten Bedeutung der *Zeitfaktor*, die Schnelligkeit, mit der ein Verschluß eines arteriellen Gefäßes eintritt. Auch wenn alle übrigen Bedingungen günstig sind, führt ein plötzlicher Verschluß der Pulmonalarterie durch einen großen Embolus zum Tode.

Ebenso wie der Zustand des Gewebes und des Gesamtkreislaufes, ist auch der *Zustand des Gefäßapparates* im besonderen in den von der lokalen Blutsperre betroffenen Geweben oder Organen von Bedeutung. Vor allem das *Alter* spielt dabei die größte Rolle. Während sich beim Embryo letzten Endes jedes Capillarrohr zu einem großen Arterienstamm umbilden kann — vgl. die Blutversorgung embryonal verlagerter Organe aus neu entwickelten Arterien an abnormer Stelle [Lit. bei GRUBER[20]), Mißbildungen der Nieren im Handb. d. spez. Pathol. HENKE-LUBARSCH; B. FISCHER[21]), Arterien der Nebenlunge] — und auch im jugendlichen Alter kleine Gefäße zu dickwandigen Arterien auswachsen können, ist das im Alter, besonders wenn die Gefäße hochgradig arteriosklerotisch verändert sind, nicht mehr möglich.

Neben diesen mehr allgemeingültigen Faktoren ist natürlich auch die normale anatomische Gefäßversorgung eines Organes von Bedeutung für die Folgen, welche ein Verschluß anrichtet. Hier kommt es wesentlich darauf an, ob das

---

[1]) TENDELOO: Allgemeine Pathologie. Berlin 1919.
[2]) KAUFMANN: Lehrb. d. spez. pathol. Anatomie. Berlin u. Leipzig 1922.
[3]) ROUSSY u. LEROUX: Ann. de méd. Bd. 9. 1921.
[4]) HEDINGER u. CHRIST: Zentralbl. f. Pathol. 33. Sonderbd., S. 355. 1923.
[5]) KUSSMAUL, A. u. TENNER: Moleschotts Untersuch. zur Naturlehre 1857, III, 1.
[6]) HAYEM u. BARRIER: Arch. de physiol. norm. et pathol. Bd. 10, S. 1. 1887.
[7]) COHN, B.: Klinik der embolischen Gefäßkrankheiten. Berlin 1860.
[8]) SCHIFFER: Zentralbl. f. d. med. Wiss. 1869, Nr. 37/38.
[9]) EHRLICH u. BRIEGER: Zeitschr. f. klin. Med., Suppl.-Bd. 7, S. 155. 1884.
[10]) SPRONK: Arch. de physiol. norm. et pathol. (4) Bd. 1, S. 1. 1888.
[11]) ROTHMANN: Neurol. Zentralbl. Bd. 18, S. 2, 62. 1899.
[12]) KATZENSTEIN: Arch. f. klin. Chir. Bd. 76, S. 581. 1905.
[13]) MOMBURG: Verhandl. d. 38. Kongr. f. Chir. Bd. 2, S. 220. 1909.
[14]) LITTEN: Zeitschr. f. klin. Med. Bd. 1, S. 31. 1880.
[15]) v. WERRA: Virchows Arch. f. pathol. Anat. u. Physiol. Bd. 88. 1882.
[16]) ISRAEL: Virchows Arch. f. pathol. Anat. u. Physiol. Bd. 123, S. 510. 1891.
[17]) MARCHAND, in KREHL-MARCHAND: Handb. d. allg. Pathol. Bd. II, 1. Abt., S. 239 ff. 1912.
[18]) RICKER: Pathologie als Naturwissenschaft. Berlin 1924.
[19]) LUBARSCH: Die allgemeine Pathologie. Wiesbaden 1905.
[20]) GRUBER, in E. SCHWALBE: Die Morphologie der Mißbildungen des Menschen und der Tiere. Jena 1927, und in HENKE-LUBARSCH Bd. 6, 1. Teil, S. 1. 1925.
[21]) BERT, P. u. B. FISCHER: Frankfurt. Zeitschr. f. Pathol. Bd. 6, S. 27. 1911.

Organ durch Endarterien im COHNHEIMschen Sinne versorgt wird, wie z. B. Herz, Niere, Milz oder Gehirn und Retina, oder ob von vornherein breite arterielle Anastomosen vorhanden sind, wie an der Hand z. B., oder wenigstens ausgedehnte capilläre Verbindungen, wie in der Lunge zwischen Arterie pulmonal. und Bronchialarterien oder der Leber zwischen Art. hepatica und Pfortader. Noch wichtiger als das morphologische Bestehen von Endarterien ist das Vorhandensein von *funktionellen* Endarterien. So können die anscheinend weiten Anastomosen zwischen den Mesenterialarterien dennoch nicht den hohen Anforderungen genügen, welche der Darm an die Blutversorgung stellt, und es treten hier bei Verstopfung von Ästen Zustände ein, als ob die Darmarterien Endarterien wären. Näheres über das Verhalten der Endausbreitung der Arterien in den verschiedenen Organbezirken siehe bei COHNHEIM[1]), HEUBNER[2]), DURET[3]), CHARCOT[4]), MOUCHET[5]), SPALTEHOLZ[6]), SPALTEHOLZ und C. HIRSCH[7]), LITTEN[8]) KÜTTNER[9]) und MARCHAND[10]), KATZENSTEIN[11]), LIEK[12]) [hier[10]) auch Zusammenstellung der Literatur].

Von dem Zusammenwirken der im vorstehenden im einzelnen besprochenen Faktoren wird es abhängen, ob nach einem Gefäßverschluß der Untergang des betroffenen Gewebsabschnittes eintritt oder ob eine ausreichende Blutversorgung durch Bildung eines *Kollateralkreislaufes* zustande kommen kann. Wir werden im folgenden zunächst die Entstehungsbedingungen des Kollateralkreislaufes besprechen.

1. Der Kollateralkreislauf.

Wird ein Arterienast verschlossen, welcher mit anderen Arterien breite arterielle Verbindungen hat, so kann das Blut durch die Anastomosen ohne weiteres in die Arterie peripher von der Verschlußstelle gelangen, das Gewebe wird ohne jede Störung weiter genügend versorgt. Aber auch, wenn nur schmale arterielle Anastomosen oder gar nur capilläre Verbindungen im Ausbreitungsgebiet zweier Arterien bestehen, kann sich unter günstigen Bedingungen, wie wir vorher besprochen haben, ein Kollateralkreislauf entwickeln. Die kleinen, vorher unbedeutenden Verbindungsäste können sich erweitern und in wenigen Wochen zu dickwandigen Arterien heranwachsen, welche den Blutkreislauf im Ausbreitungsgebiet der verschlossenen Arterie ohne weiteres bewerkstelligen können. Schon nach wenigen Tagen — schon 6 Tage nach einer experimentellen Femoralisunterbindung z. B. (NOTHNAGEL) — lassen sich in der Wand der kleinen Arterien, welche dem Kollateralkreislauf dienen, echte Wachstumsvorgänge nachweisen. Zu welch großen Gefäßen vorher kleine Kollateralbahnen auswachsen können und wie selbst im jugendlichen Alter die Verlegung der Aorta durch die Entwicklung eines Kollateralkreis-

---

[1]) COHNHEIM: Untersuchungen über die embolischen Prozesse. Berlin 1872.
[2]) HEUBNER: Die luetische Erkrankung der Gehirnarterien. Leipzig 1874; Zentralbl. f. d. med. Wiss. 1872, Nr. 52.
[3]) DURET: Arch. de physiol. norm. et pathol. 1874.
[4]) CHARCOT: Lécons sur les localisations dans les maladies du cerveau. Paris 1876.
[5]) MOUCHET: Internat. Anat.-Kongr. Brüssel 1910.
[6]) SPALTEHOLZ: Verhandl. d. anat. Ges. 1907, S. 141; 1908, S. 169; Verhandl. d. dtsch. pathol. Ges. 1909, S. 121.
[7]) HIRSCH, C. u. W. SPALTEHOLZ: Dtsch. med. Wochenschr. 1907, Nr. 10.
[8]) LITTEN: Virchows Arch. f. pathol. Anat. u. Physiol. Bd. 63, S. 284. 1875.
[9]) KÜTTNER: Virchows Arch. f. pathol. Anat. u. Physiol. Bd. 73, S. 476. 1878.
[10]) MARCHAND, in KREHL-MARCHAND: Handb. d. allg. Pathol. Bd. II, 1. Abt., S. 237. Leipzig 1912.
[11]) KATZENSTEIN: Arch. f. klin. Chir. Bd. 76, S. 581. 1905.
[12]) LIEK: Virchows Arch. f. pathol. Anat. u. Physiol. Bd. 220, S. 275; Berlin. klin. Wochenschr. 1911, S. 1471.

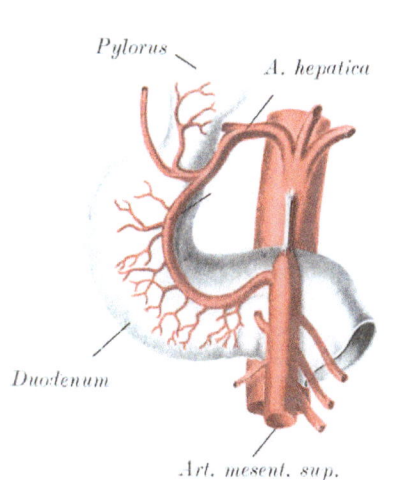

Abb. 368. Verschluß der oberen Gekröspulsader. (Nach TIEDEMANN.)

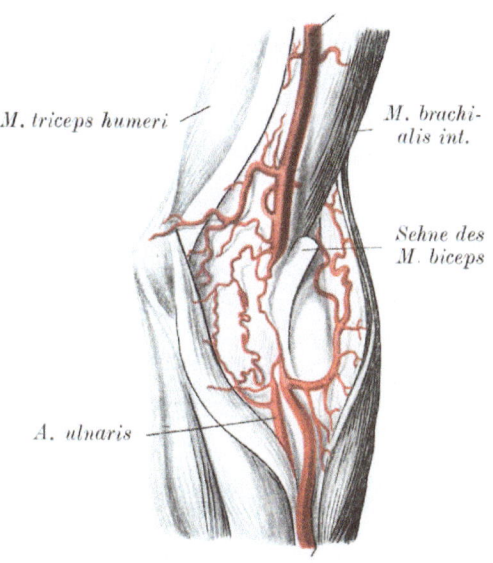

Abb. 369. Verschluß des unteren Teiles der linken Oberarmpulsader. (Nach TIEDEMANN.)

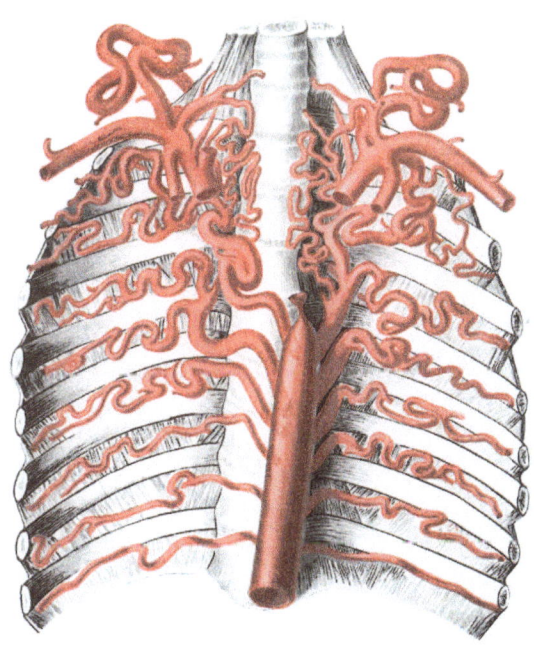

Abb. 370.

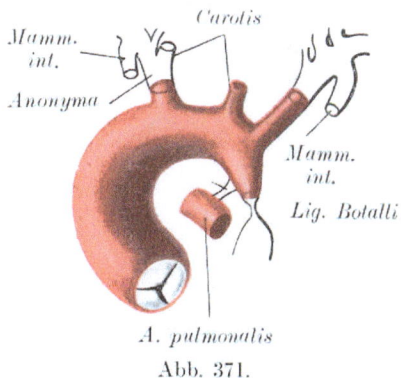

Abb. 371.

Abb. 370 und 371. Verschluß der Aorta am 4. Brustwirbel. (Nach A. MECKEL.)

Abb. 368—371. Arterieller Kollateralkreislauf.

laufes ausgeglichen werden kann, zeigen besser als lange Beschreibungen die beigegebenen Abbildungen.

Es sind eine Reihe von Experimenten und Überlegungen angestellt worden, um das Zustandekommen eines Kollateralkreislaufes zu erklären.

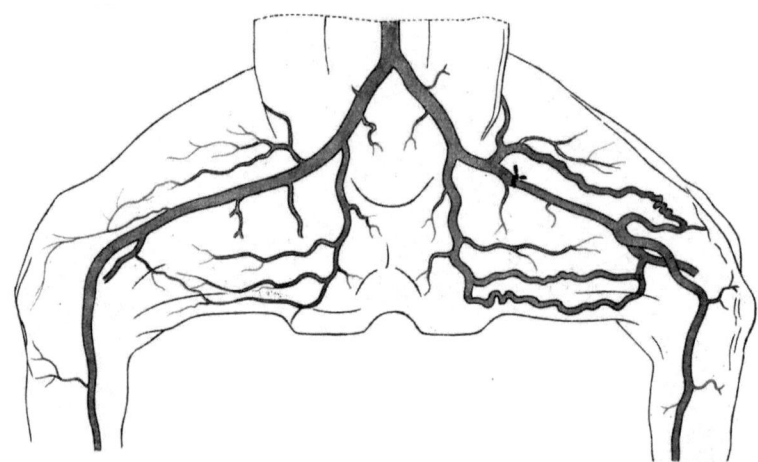

Abb. 372. Unterbindung der Art. femoral. sinist. beim Kaninchen unterhalb des Abganges der Art. circumflex. med. und der Art. prof. femor. Tötung des Tieres und Injektion des Präparates von der Aorta aus 8 Wochen nach der Unterbindung. (Gezeichnet nach NOTHNAGEL: Zeitschr. f. klin. Med. Bd. 15, S. 42. 1889.)

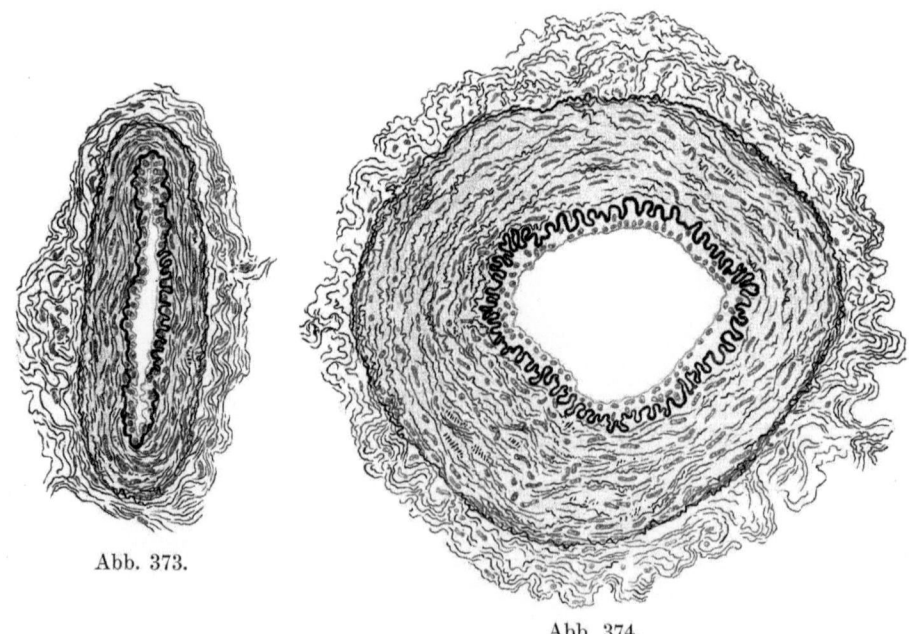

Abb. 373.

Abb. 374.

Abb. 373 und 374. Querschnitte aus korrespondierenden Stellen der linken und rechten Art. prof. femor. 8 Wochen nach Unterbindung der linken Art. femoral. Dicke der Muskulatur der Media r. 36 μ, 1,90—100 μ.

Aus manometrischen Feststellungen von O. WEBER[1]) in der Carotis eines Hundes geht hervor, daß der Blutdruck herzwärts von der Unterbindungsstelle der Arterie ansteigt und peripher davon stark abfällt. Diese Untersuchungen sind bestätigt von KATZENSTEIN[2]), OFFERGELD[3]) und entsprechen auch den Feststellungen von VOLKMANN[4]) bei seinen Strömungsversuchen in einem System verzweigter Röhren mit fester Wandung. Bei Verschluß eines Astes ergab sich eine Drucksteigerung in den benachbarten sowie eine Zunahme der Strömungsgeschwindigkeit vor allem in den Ästen, welche von dem gleichen Stamme abgingen wie der vorschlossene Ast. Es nimmt deshalb nicht Wunder, wenn man in dieser Drucksteigerung im Gefäßsystem vor der Verschlußstelle zunächst den alleinigen Grund für das Zustandekommen eines Kollateralkreislaufes gesehen hat, wie z. B. TALMA[5]), FISCHER[6]). Aber schon v. RECKLINGHAUSEN[7]) hebt das Unzulängliche dieser Anschauung hervor, denn sie erklärt nicht, weshalb gerade die kleinen Äste, welche in das durch den Arterienverschluß anämisch gewordene Gebiet führen, so besonders stark erweitert werden, daß sie in wenigen Wochen unter Umständen sich um das Vielfache ihres vorherigen Umfanges vergrößern. Neben dem erhöhten Druck denkt v. RECKLINGHAUSEN vor allem an die Mitwirkung des Druckabfalles in dem Ausbreitungsgebiete der kleinen Arterienäste, welche vom Stamme oberhalb der Unterbindung abgehen und in das anämisch gewordene Gebiet führen. In demselben Sinne bewegen sich die Gedankengänge NOTHNAGELS[8]). Auch nach ihm ist das stärkere „*Stromgefälle*" in den zum anämischen Bezirk führenden Ästen die *wesentliche* Ursache für das Zustandekommen eines Kollateralkreislaufes.

Eine zentrale Drucksteigerung als wesentlichste Ursache konnte er durch schöne Unterbindungsversuche an der Femoralvene des Kaninchens ausschließen. Er konnte zeigen, daß sich von den herzwärts von der Unterbindungsstelle abgehenden Arterienzweigen gerade diejenigen erweiterten, welche den durch die Ligatur anämisch gemachten Bezirk versorgten. Dagegen wurden Arterienäste, auch wenn sie unmittelbar zentral von der Ligaturstelle abgingen, aber in durch die Unterbindung nicht anämisierte Bezirke führten, nicht erweitert.

Mit diesen Versuchen war klar erwiesen, daß die *Drucksteigerung vor der Verschlußstelle* nicht das wesentliche Moment für die Erweiterung der dem Kollateralkreislauf dienenden Äste sein konnte.

GOLDENBLUM[9]), ein Schüler THOMAS[10]) und dieser selbst, suchen ebenso wie THÖLE[11]) in dem Reiz der Strombeschleunigung auf die Gefäßwand, bewirkt durch das erhöhte Stromgefälle, die Ursache der Erweiterung dieser Arterienäste. Dieser Anschauung von THOMA, daß eine Arterienverengerung oder Erweiterung von der Geschwindigkeit des in derselben strömenden Blutes abhängig sei, ist TANNENBERG[12]) auf Grund seiner mikroskopischen Beobachtungen an kleinen anastomosierenden Arterien im Mesenterium des lebenden Kaninchens entgegengetreten. Danach kann die Erweiterung der den Kollateralkreislauf bildenden Arterienäste nicht mehr einfach auf die in diesen eintretende Strombeschleunigung infolge des verstärkten Stromgefälles erklärt werden.

---

[1]) WEBER, O.: Die Gewebskrankheiten im allgemeinen und ihre Rückwirkung auf den Gesamtorganismus. BILLROTH-PITHA, Handb. d. Chir. Bd. I, S. 1. 1865.
[2]) KATZENSTEIN: Arch. f. klin. Chir. 1905.
[3]) OFFERGELD: Dtsch. Zeitschr. f. Chir. Bd. 58, S. 217. 1907.
[4]) VOLKMANN: Beitr. z. Chir. 1875, S. 219; Zentralbl. f. Chir. 1881, Nr. 51.
[5]) TALMA: Pflügers Arch. f. d. ges. Physiol. Bd. 23, S. 231. 1880.
[6]) FISCHER: Sperimentale 1905.
[7]) v. RECKLINGHAUSEN: Handb. d. allg. Pathol. d. Kreislaufes u. d. Ernährung, S. 45ff. Stuttgart 1883.
[8]) NOTHNAGEL: Zeitschr. f. klin. Med. Bd. 15, S. 42. 1889.
[9]) GOLDENBLUM: Versuche über Kollateralkreislauf usw. Inaug.-Dissert. Dorpat 1889.
[10]) THOMA: Virchows Arch. f. pathol. Anat. u. Physiol. Bd. 204, S. 1. 1911.
[11]) THÖLE: Das vitalistisch teleologische Denken in der heutigen Medizin. Stuttgart 1909.
[12]) TANNENBERG: Frankfurt. Zeitschr. f. Pathol. Bd. 31, S. 325ff. 1925.

Gegenüber diesen mechanischen Erklärungen des Kollateralkreislaufes, denken andere Autoren vorwiegend an eine nervöse Umschaltung, so STEFANI[1]), LATSCHENBERGER und DEAHNA[2]) und auch MARCHAND[3]). ,,Die Entstehung der kollateralen Hyperämie ist also nicht einfach der Effekt eines gesteigerten Druckes, sondern einer veränderten Innervation, wahrscheinlich einer Reizung der Dilatatoren".

Nach ROUX[4]) und OPPEL[5]) wird die Blutzufuhr zu dem abgedrosselten Gewebe und die Erweiterung der Kollateralen durch den Stoffwechsel im Parenchym durch Nervenvermittelung bewirkt, während die hämodynamischen Verhältnisse von geringerer Bedeutung sind. Einen ähnlichen Standpunkt vertritt TANNENBERG[6]). Durch die Stoffwechselprodukte im anämischen Gebiet entstehen nervöse Impulse, welche zu einer Erweiterung der Arterienäste führen, die mit diesem Gebiete in Verbindung stehen.

MARCHAND[7]) hält diese Erklärung nicht für alle Fälle für ausreichend. Er glaubt z. B. bei der Kollateralentwicklung nach kongenitalem Verschluß der Aorta, wo es sich um Bildungsvorgänge handelt, welche zum Teil noch in das fötale Leben fallen, sei eine Regulierung durch anämische peripherische Teile durchaus nicht verständlich, und er meint dasselbe bei einem Verschluß großer Arterien im späteren Leben annehmen zu müssen. ,,Man kann hier nur an eine nervöse Regulierung der Dilatation gewisser Gefäßgebiete denken, die durch veränderte hämodynamische Verhältnisse veranlaßt wird."

Wir können uns MARCHAND in der Wertung der hämodynamischen Bedingungen nicht anschließen, sondern wir glauben, daß auch bei embryonal verlagerten oder überschüssig angelegten Organen die Ausbildung der Gefäße zunächst im wesentlichen durch die Stoffwechselprodukte, durch den *Bedarf* der wachsenden Organe veranlaßt wird. Hämodynamische Bedingungen mögen dafür maßgebend sein, welches von den vielen gleichwertigen embryonal angelegten Gefäßen eines Organes schließlich zum allein blutzuführenden, zur Arterie wird, aber die Bildung der Gefäße selbst dürfte auch im Embryo nicht von hämodynamischen Bedingungen abhängig sein. Werden doch alle Gefäße auch embryonal zunächst als Capillaren angelegt. Vgl. hierzu auch RÖSSLE (Wachstum der Organe, dieses Handb. Bd. XIV, S. 935).

Danach müssen wir festhalten, daß wir hämodynamische Bedingungen, die zu einer Gefäß*erweiterung* führen, bisher nicht kennen; denn eine Druckerhöhung allein führt, wie seit BAYLISS, wiederholt in den letzten Jahren, besonders von TANNENBERG betont ist, nicht zu einer Arterienerweiterung, sondern zu einer *Verengerung*.

AUGUST BIERS[8]) Verdienst ist es, vor etwa 30 Jahren bei der Erforschung der Bedingungen des Kollateralkreislaufes, den Blick auf das anämische *Gewebe* gewandt zu haben. Er knüpft dabei an die alte Attraktionstheorie an und kam zu der Vorstellung, welche er auch heute noch mit Nachdruck vertritt, daß die Capillaren, oder wie er sich heute ausdrückt, das anämische Gewebe das Blut ansaugt.

Seine Anschauung gründet sich auf ausgedehnte Tierexperimente, in denen er durch einen ESMARCHSCHEN Schlauch an einer hinteren Extremität den Blutstrom für eine gewisse Zeit abschnürte. Nach der Lösung des Schlauches erfolgte eine *reaktive Hyperämie* des Beines ganz in derselben Weise wie am normalen Bein, wenn dieses auch nur noch durch die Gefäße mit dem Gesamtorganismus in Verbindung stand und alle übrigen Weichteile und insbesondere die Nervenstämme durchtrennt waren.

Diese Versuche, welche durch die Beobachtungen von HARRIS[9]) neuerdings ergänzt werden, zeigen, daß der *Nerveneinfluß* bei dem Zustandekommen der

---

[1]) STEFANI, zit. nach MARCHAND.
[2]) LATSCHENBERGER u. DEAHNA: Pflügers Arch. f. d. ges. Physiol. Bd. 2, S. 209. 1891.
[3]) MARCHAND, in KREHL-MARCHAND: Handb. d. allg. Pathol. Bd. II, 1. Abt., S. 264ff. Leipzig 1912.
[4]) ROUX: Der Kampf der Teile im Organismus. S. 158. Leipzig 1881.
[5]) OPPEL: Über die gestaltliche Anpassung der Blutgefäße. — OPPEL u. ROUX: Theorie der Gestaltung der Blutgefäße einschließlich des Kollateralkreislaufes. S. 118. Leipzig 1910.
[6]) TANNENBERG: Zitiert auf S. 1695.   [7]) MARCHAND: Siehe oben S. 267.
[8]) BIER: Virchows Arch. f. pathol. Anat. u. Physiol. Bd. 147 u. 153. 1897/98.
[9]) HARRIS: Proc. of the roy. soc. of London, Ser. B. Bd. 93, S. 384. 1922.

Hyperämie nach einer vorübergehenden Anämie *entbehrt werden kann*, daß im anämischen Gewebe selbst die Bedingungen zu einer Gefäßerweiterung entstehen, durch die Blut zu dem anämischen Gewebe geführt wird, und sie haben ihre Beweiskraft auch heute noch gegenüber den Anschauungen, welche in erster Linie hämodynamische Bedingungen für die Entstehung eines Kollateralkreislaufes in den Vordergrund stellen, wenn wir auch keineswegs (siehe unseren Abschnitt über die Capillarfunktion und Blutstillung) der Anschauung BIERS beitreten können, daß durch eine Ansaugung, durch eine aktive Capillararbeit das Blut in den anämischen Bezirk geleitet wird.

KATZENSTEIN[1]) insbesondere hat die Anschauung von BIER bekämpft. Er erklärt das Zustandekommen des Kollateralkreislaufes im wesentlichen durch rein hämodynamische Momente, ohne daß er dabei dem Nerveneinfluß eine Bedeutung beimißt. Er hat über die Feststellungen von WEBER hinausgehend in seinen Unterbindungsversuchen an der Aorta, den A. iliacae, femorales usw. gefunden, daß der Blutdruck zentral von der Unterbindungsstelle nicht nur im Augenblick der Unterbindung ansteigt, sondern *dauernd* erhöht ist, sogar nach einiger Zeit stärker wird als kurz nach der Unterbindung, bis es zu einer vollen Ausbildung des Kollateralkreislaufes gekommen ist. Erst dann, nach Wochen oder Monaten, fällt der Blutdruck wieder auf den Ausgangswert ab. Der folgende Versuch, den er anstellte, soll gegen die *Bedeutung des Nerveneinflusses* für das Zustandekommen eines Kollateralkreislaufes sprechen. Durchschneidung des Nerv. cruralis und Ischiadicus bei einem Hunde an einer Seite so hoch als möglich. Nach 8 Tagen herrscht in beiden Femoralarterien ein gleich hoher Druck. Jetzt werden beide Femoralarterien unterbunden. Nach weiteren 4 Tagen ist peripher von der Unterbindungsstelle auf beiden Seiten kein Druckunterschied festzustellen. Der dauernde Anstieg des Blutdruckes zentral von der Unterbindungsstelle soll im wesentlichen durch eine vermehrte Herztätigkeit bewirkt werden. Der so immer hochbleibende Blutdruck soll zusammen mit der Druckdifferenz zentral und peripher von der Unterbindungsstelle die vorher bereits vorhandenen kleinen kollateralen Verbindungen erweitern und zum Wachstum bringen. KATZENSTEIN erklärt die reaktive Hyperämie, welche BIER nach zeitweiliger Blutabdrosselung erhalten hat, gleichfalls rein hämodynamisch. Nach dem Lösen des abdrosselnden Schlauches soll das Blut infolge seines hohen Druckes einfach in das Gefäßgebiet mit dem ganz niedrigen Druck jenseits der Abdrosselung hineinschießen und nach dem Ausgleich des Druckes soll die Hyperämie wieder verschwinden. Weiter macht er gegen BIER geltend, daß bisher die Entstehung einer reaktiven Hyperämie im wesentlichen nur für die Haut nachgewiesen sei, nicht aber für die Muskulatur oder für den Darm, und doch könne auch hier ein Kollateralkreislauf zustande kommen.

Die Einwände von KATZENSTEIN gegen die BIERschen Anschauungen lassen sich aber nicht aufrecht erhalten, abgesehen davon, daß seine rein hämodynamische Erklärung auch physikalisch nicht befriedigt. Wenn die reaktive Hyperämie in den Versuchen BIERS tatsächlich rein hämodynamisch bedingt wäre, dann müßte die *Dauer* derselben immer die gleiche sein, unabhängig davon, ob die Absperrung kurze oder lange Zeit bestanden hat. Aus den neuen Untersuchungen von LEWIS und GRANT[2]) wissen wir aber, daß die reaktive Hyperämie nach zeitweiliger Unterbrechung des Blutstromes am menschlichen Arme in einer genauen Abhängigkeit von der *Dauer* der künstlichen Anämie steht. Die reaktive Hyperämie tritt erst ein, wenn eine Anämie von mindestens 5 Sekunden unterhalten war, sie dauert etwa die Hälfte bis dreiviertel der Zeit der Anämie. Diese Untersuchungen sprechen doch sehr für unsere Auffassung, daß es die Gewebsstoffwechselprodukte sind, welche die reaktive Hyperämie erzeugen. In demselben Sinne spricht, daß die genannten Autoren eine gleiche Hyperämie eintreten sahen, wenn sie keine Anämie herbeiführten, sondern nur eine Venenstauung durch geringeren Druck in der Blutdruckmanschette erzeugten. Hier sind die hämodynamischen Bedingungen völlig andere, aber die Stoffwechselprodukte häufen sich gerade so an wie bei einer künstlichen Anämie. Gegen die hämodynamischen Theorien spricht noch die folgende Erwägung. Rein mechanisch könnte nach einer Unter-

---

[1]) KATZENSTEIN: Dtsch. Zeitschr. f. Chir. Bd. 77, S. 189. 1905.
[2]) LEWIS u. GRANT: Heart Bd. 12, S. 73. 1925.

bindung nur die vermehrte Blutmenge im Gefäßsystem zentral von der Unterbindungsstelle Ursache des erhöhten Blutdruckes werden. Nun verfügt aber der Organismus sehr weitgehend über die Möglichkeit, eine Plethora auszugleichen, und die Blutdrucksteigerung noch 4 Tage nach einer Femoralisunterbindung, wie sie KATZENSTEIN z. B. fand, bleibt unerklärt, abgesehen davon, daß es im Experiment nicht gelingt, durch Vermehrung der Blutmenge eine Blutdrucksteigerung hervorzurufen. Ebenso wäre es unverständlich, daß der Druckanstieg *nicht sofort* sein Maximum erreicht, sondern sich erst ganz allmählich entwickelt. Nach KATZENSTEIN setzt bei Femoralisunterbindung z. B. nach einem schnell vorübergehenden Druckanstieg die dauernde, bis zu 10—15 mm Hg steigende Blutdruckerhebung erst nach $1/2$—1—2 Stunden ein und bleibt dann bis zur vollen Entwicklung der Kollateralen bestehen. In demselben Sinne spricht es, daß bei Menschen, welchen eine Extremität amputiert wurde, eine dauernde Blutdrucksteigerung nicht beobachtet wird. Dabei ist festzuhalten, auch nach MARCHAND, daß sich nach Unterbindung großer Gefäße in der Nähe des Herzens eine Herzhypertrophie entwickeln kann, welche zu der Blutdruckerhöhung während der Wochen, in denen sich der Kollateralkreislauf bildet, beiträgt. Aber auch diese Hypertrophie ist ebensowenig wie das Auswachsen der kleinen kollateralen Gefäßchen unter Umständen zu großen Stämmen hämodynamisch bedingt, sondern wir denken auch hier an eine reflektorisch bewirkte Antreibung des Herzens, vermittelt durch Reflexe, die ihren Ursprung in den durch die Unterbindung schlechter versorgten Gewebsprovinzen haben.

Wir können auch der Meinung von KATZENSTEIN nicht zustimmen, daß der Darm zu keiner reaktiven Hyperämie befähigt sei. Bei unseren experimentellen Untersuchungen am Kaninchenmesenterium, ebendasselbe gilt für den Frosch, haben wir uns vielmehr vom Gegenteil überzeugt. Wenn eine Darmschlinge eine Zeitlang außerhalb des Abdomens gelagert ist, wird sie hyperämisch, auch wenn sie vor Insulten möglichst geschützt bleibt und ebenso vor Abkühlung. Man kann den Unterschied in der Durchblutung gegenüber dem Darm in der Bauchhöhle leicht feststellen, wenn man die anschließende Darmschlinge herauszieht, welche gewöhnlich durch ihre Blässe sich gut abhebt. Die Gründe, weshalb die reaktive Hyperämie hier am Darm nicht so augenfällig in Erscheinung tritt, wie z. B. an der Haut, haben wir im Kapitel Hyperämie besprochen (vgl. S. 1624).

Auch den *Venen* wurde bei der Entwicklung eines Kollateralkreislaufes eine gewisse Bedeutung zugesprochen. Von ihnen aus sollte rückwärts eine Blutfüllung und Durchströmung des anämischen Bezirkes erfolgen (BRÜCKE[1]), VIRCHOW[2]), WEBER[3]) und insbesondere COHNHEIM]. Gegen eine allzugroße Bedeutung dieses Rückwärtsstromes sprachen sich aber schon auf Grund ihrer Beobachtungen an der Froschschwimmhaut und Zunge ZIELONKO[4]) und KOSSUCHIN[5]) aus. In neuerer Zeit wird der günstige Einfluß einer Veneneinengung, einer Venenstauung für das Zustandekommen eines ausreichenden Kollateralkreislaufes von E. NEY[6]), PROPPING[7]), BROOKS und KIRBY[8]) betont. Man fand, daß der unterhalb der Unterbindungsstelle einer Arterie zunächst stark gesunkene Blutdruck durch Einengung der abführenden Venenbahnen wieder erheblich steigt.

2. Die Infarktbildung.

Wir haben im vorhergehenden Abschnitt die Möglichkeiten besprochen, über die der Körper verfügt, um die Folgen einer Absperrung der Blutzufuhr

---

[1]) BRÜCKE, zit. nach v. RECKLINGHAUSEN.
[2]) VIRCHOW: Handb. d. spez. Pathol. u. Therapie Bd. I, S. 122—127. 1854.
[3]) WEBER: Billroth u. Pithas Handb. d. allg. u. spez. Chir. Bd. I, S. 181, 186. 1865.
[4]) ZIELONKO: Virchows Arch. f. pathol. Anat. u. Physiol. Bd. 61, S. 267.
[5]) KOSSUCHIN: Virchows Arch. f. pathol. Anat. u. Physiol. Bd. 68, S. 449.
[6]) NEY, E.: Rev. de chir. Jg. 32, Nr. 12. 1913.
[7]) PROPPING: Münch. med. Wochenschr., Feldärztl. Beil. 1917. S. 598.
[8]) BROOKS und KIRBY: Journ. of the Americ. med. assoc. Bd. 80. 1923.

zu einem Organbezirk zu umgehen. Bei einer vorübergehenden Anämie wird die drohende Schädigung durch einen Blutzufluß von der Umgebung, durch eine rasch einsetzende reaktive Hyperämie wieder ausgeglichen. Bleibt der Gefäßverschluß dauernd bestehen, so entwickelt sich aus der reaktiven Hyperämie ein dauernder Kollateralkreislauf. Die Faktoren, deren günstiges Zusammentreffen für die Bildung eines Kollateralkreislaufes notwendig ist, sind in der Einleitung dieses Kapitels näher erörtert.

Liegen die Verhältnisse bei einem Arterienverschluß aber ungünstig, so stirbt das abgesperrte Gewebe ab, weil ein Blutzufluß von der Umgebung überhaupt nicht oder zu spät eintritt. Ungünstige Verhältnisse können durch sehr verschiedene Faktoren bedingt sein:

a) Es sind keine oder völlig ungenügende *arterielle Anastomosen* vorhanden (*Endarterien* COHNHEIMS). Günstige Fälle für den Kollateralkreislauf haben wir im Arcus palmaris, plantaris, im Circulus arteriosus Willisii (Carotis), bei den zahlreichen Anastomosen der Hautarterien, Muskelarterien usw. Selbst die Arteria femoralis kann unterhalb der Arteria profunda unterbunden werden, weil zahlreiche Muskelanastomosen vorhanden sind. Auch wenn im Capillargebiet ungewöhnlich reichliche Anastomosen vorliegen, kann sich ein Kollateralkreislauf leicht entwickeln (Beispiel Lunge). Ungünstig sind die anatomischen Verhältnisse für den Kollateralkreislauf in Niere, Milz, Gehirn, Retina. Als funktionelle Endarterien trotz anatomischer Anastomosen müssen z. B. die Coronar- und Mesenterialarterien gelten.

b) Von Wichtigkeit ist die *Ausdehnung der Verstopfung*. Ganze Ausgüsse von Arterienbäumen, wie sie bei septischen Embolien zuweilen vorkommen und experimentell leicht zu erzeugen sind, verhindern jeden Kollateralkreislauf.

c) Von ebensolcher Wichtigkeit sind *Zustand und Triebkraft des Herzens*. Jeder Gefäßverschluß ist bei Herzschwäche gefährlich.

d) Von Bedeutung ist auch der Zustand der Gefäßwände (Jugend, Alter, Sklerose) und ihre Anpassungsfähigkeit. Beim Embryo kann selbst der Aortenverschluß durch Kollateralkreislauf ausgeglichen werden.

e) Sind *Capillaren* und *Gewebe* bereits *geschädigt* (Stauung, Gifte), so tritt die Gewebsnekrose bereits ein, bevor die reaktive Hyperämie zur Wirkung kommt (besonders große Infarkte in der nephritischen Niere). Nicht nur der augenblickliche Zustand, sondern die lokale Empfindlichkeit des Gewebes überhaupt sind hier von Bedeutung. Je nach der Höhe der Differenzierung und funktionellen Leistung sind die Organgewebe ganz verschieden empfindlich. Je länger sie die Unterbrechung der Sauerstoffzufuhr ertragen, um so leichter kann jede Schädigung verhindert werden. Während die Ganglienzellen die Unterbrechnug der Sauerstoffzufuhr kaum länger als 2 Minuten ertragen, können Niere, Darm, Milz eine Blutleere von 1—3 Stunden, das Ohrläppchen bis zu 24 Stunden und auch die Extremitäten viele Stunden (ESMARCHsche Blutleere) ohne dauernde Schädigung vertragen.

f) Für die Folgen ausschlaggebend ist häufig auch die *Schnelligkeit des Verschlusses*. Kommt dieser nicht durch eine plötzliche Embolie, sondern durch langsam fortschreitende Verengerung zustande, so ist die Zeit zur Anpassung gegeben und ganz ungewöhnliche Anpassungen werden möglich, z. B. Totalverschluß einer ganzen Coronararterie, ausgedehnteste Verschlüsse der Hauptstämme der Pulmonalarterien ohne tödliche Folgen [GALLI[1]), CRAINICIANU[2]), HEITZMANN[3])].

---

[1]) GALLI: Münch. med. Wochenschr. 1903, S. 1146.
[2]) CRAINICIANU: Virchows Arch. f. pathol. Anat. u. Physiol. Bd. 238, S. 1. 1922.
[3]) HEITZMANN: Virchows Arch. f. pathol. Anat. u. Physiol. Bd. 223, S. 57. 1917.

Erlischt der Kreislauf im Verbreitungsgebiete der verschlossenen Arterie, so beginnt das Gewebe je nach der Empfindlichkeit mehr oder weniger rasch abzusterben, es tritt trübe Schwellung, degenerativer Zerfall und schließlich vollständige Nekrose des Gewebes in erster Linie der hochdifferenzierten Zellen, des Parenchyms, ein. Die Stützzellen, Bindegewebe und Gefäße sind natürlich widerstandsfähiger und folgen erst später nach.

So entsteht die *anämische Nekrose* (anämischer Sequester RICKER). Diese Bezeichnung ist richtiger als die ältere des anämischen Infarkts (infarcire = hineinstopfen), die höchstens für den hämorrhagischen Infarkt zutrifft. Die Gestalt der anämischen Nekrose entspricht natürlich in der Größe dem Verbreitungsgebiete der verschlossenen Arterien, ist aber etwas kleiner, da ein mehr oder weniger großes Randgebiet von Nachbargefäßen noch versorgt wird. Ist nur ein kleiner Bezirk von der Ischämie betroffen, dann braucht nur das spezifische Parenchymgewebe zugrunde zu gehen, während das im Herde befindliche Bindegewebe erhalten bleibt. Ist aber ein größerer Bezirk betroffen, so verfällt er als ganzes der Nekrose. Der Herd entspricht natürlich auch in seiner *Form* dem Ausbreitungsbezirk der verschlossenen Arterie, ist demnach meist dreieckig, keilförmig, in der Niere mehr rechteckig (Art. arcuata). Der ganze Herd ist blaß, springt zunächst etwas über die Oberfläche des Organes hervor, da das absterbende Gewebe Wasser an sich reißt infolge der zunehmenden Säuerung. Das absterbende Gewebe quillt durch Wasseraufnahme auf und auch dadurch wird der Einstrom von Blut von der Venenseite her verhindert. Es verfällt schließlich als Ganzes der Gerinnung, es tritt eine *Koagulationsnekrose* im Sinne WEIGERTS ein. Im aufquellenden Gewebe zersetzt sich das Blut: schmierig rötliche Farbe; der Infarkt tritt etwas über der Oberfläche vor. Dann schließt sich eine *Entquellung* an, das Wasser wird wieder abgegeben, ähnlich wie nach der Gerinnung von Blut eine Auspressung von Serum stattfindet. Am Rande der Nekrose entwickelt sich nun bald die schmale rote Zone der reaktiven Hyperämie. Zwischen dieser und dem Herd selbst sieht man makroskopisch bereits vielfach eine schmale Zone von gelber Farbe. Diese wird von Leukocyten gebildet, die aus der Umgebung einwandern und meist stark verfettet sind — daher die gelbe Färbung —, einmal durch Aufnahme von Fettsubstanzen aus dem untergegangenen Gewebe und dann durch die mangelhafte Verbrennung des Fettes infolge des hier im Grenzgebiete herrschenden Sauerstoffmangels. Durch die Diffussionsströme von den Gefäßen der hyperämischen Zone aus und durch den Transport der Leukocyten vollzieht sich eine gewisse geringe Resorption von Bestandteilen des Infarktes, er wird *ausgelaugt*, schließlich ganz blaß und *entfärbt*.

Am Rande des infarzierten Herdes setzen jetzt, vom Stützgewebe und Gefäßapparat ausgehend, Organisationsvorgänge ein. Durch den Organisationsprozeß wird der Infarkt immer mehr verkleinert und es kann nach einiger Zeit an seiner Stelle nur noch eine tief eingezogene, bindegewebige Narbe — oft mit Resten der Nekrose im Zentrum — vorhanden sein, wie wir das an der Milz und Niere häufig sehen. Im Herzfleische entwickelt sich in entsprechender Weise eine Narbe, welche wir als Schwiele bezeichnen.

Für den ganzen Ablauf der Erscheinungen ist die primäre Gerinnung der sämtlichen Eiweißkörper des absterbenden Gewebes von besonderer Bedeutung. Sie hängt unmittelbar ab von der primären physikalisch-chemischen Struktur der Organgewebe und von ihrem Fermentgehalte. Es gibt aber Organe, die in dieser Beziehung anders gebaut sind und bei denen regelmäßig beim Absterben keine Eiweißgerinnung, sondern im Gegenteil eine völlige *Verflüssigung* des Gewebes auftritt: Kolliquationsnekrose. In erster Linie ist hier das gesamte Nervensystem zu nennen, besonders das zentrale. Hier führt die Ischämie stets zur typischen

Erweichung, Verflüssigung des Gewebes und zur Bildung von Cysten mit geringen Organisationsvorgängen in der Wand. Auch nach Zerstörungen im perirenalen Fettgewebe kann es statt zur Gerinnung zur Verflüssigung des Gewebes und Bildung von Cysten kommen [BALÓ[1])].

Anämische Nekrosen finden sich sehr häufig in Niere, Milz, Herz, Gehirn, Extremitäten; selten sind sie in der Leber (bei traumatischen Zerreißungen zahlreicher Gefäße), im Rückenmark und an anderen Stellen. Anämische Nekrosen kommen *nicht* vor in der Zunge, im Gesicht, in der Harnblase, den Genitalien, der Nebenniere und den Muskeln.

In anderen Organen, wie Lunge und Darm, kommt es unter ähnlichen Bedingungen zur Entstehung eines hämorrhagischen Infarktes, den wir im Zusammenhang mit der venösen Hyperämie bereits besprochen haben.

Komplizierte Erklärungen für die Entstehung der verschiedenen Infarktformen sind nicht nötig. Kommt bei einem Arterienverschluß ein Blutstrom von der Umgebung in genügender Schnelligkeit und Reichlichkeit zustande, so bleiben alle Folgen aus und es entwickelt sich der *Kollateralkreislauf*.

Ist aber die Blutzuströmung zu langsam oder in ihrem Abfluß stark gehemmt (Stauung), so stirbt das Gewebe ab, bevor eine genügende Zirkulation eingetreten ist, und wir erhalten den *hämorrhagischen Infarkt*. Tritt überhaupt kein hinreichender Blutzufluß ein, so entsteht *die anämische Nekrose*. Ob der eintretende Blutzufluß hinreichend ist, hängt im Einzelfalle auch von allen früher genannten Faktoren ab, insbesondere auch von dem Zustande und der Empfindlichkeit des Gewebes.

Selbstverständlich werden alle Erscheinungen anders ablaufen, wenn der verschließende Embolus infiziert ist (Abszeßbildung), oder die Nekrose selbst infiziert wird (Gangränbildung).

Nähere Literatur besonders bei LUBARSCH, THOREL, im Abschnitt Kollateralkreislauf und in der Einleitung dieses Kapitels (lokale Anämie).

3. Die Bedeutung funktioneller Gefäßverschlüsse.

a) Im gesunden Organismus.

Es muß in diesem Zusammenhange die Frage gestellt werden, ob unter *physiologischen* Bedingungen im Organismus eine Arterienkontraktion auftreten kann, welche solange anhält, daß in dem Versorgungsgebiete dieser Arterie Stase und in Abhängigkeit davon Untergang des Gewebes eintritt. Von besonderem Werte sind hier die Beobachtungen, welche KÜTTNER und BARUCH[2]) im Kriege neben anderen anstellten und die sie unter dem Begriffe des „segmentären Gefäßkrampfes" zusammenfaßten. Schon die älteren Kriegschirurgen, an erster Stelle zu nennen wäre hier PIROGOFF[3]) 1864, haben die auffallende Beobachtung gemacht, daß große Gefäßwunden mit zerrissenen Arterien nicht bluten. Im Weltkrieg ist nun diese Erscheinung genau untersucht worden. Nach einem Trauma einer Extremität durch Schuß oder Verschüttung, wurde in einer ganzen Reihe von Fällen das Glied unterhalb der verletzten Stelle kalt und blaß gefunden, *auch* an den großen Arterien war kein Puls mehr fühlbar. Alles sprach dafür, daß hier eine Verletzung der Hauptarterie vorlag, besonders wenn das Trauma schon 16—20 Stunden zurücklag. In einer Reihe von solchen Fällen wurden Absetzungen der Glieder vorgenommen, aber zum Erstaunen der Chirurgen war in solchen Fällen oft weder eine Thrombose noch eine Verletzung der Arterien

---
[1]) BALÓ: Beitr. z. pathol. Anat. u. z. allg. Pathol. Bd. 73, S. 598. 1925.
[2]) KÜTTNER u. BARUCH: Bruns' Beitr. z. klin. Chir. Bd. 120, S. 1. 1920.
[3]) PIROGOFF: Grundzüge der allgemeinen Kriegschirurgie. 1864.

festzustellen. Wenn mit dem operativen Eingreifen gewartet wurde, dann stellte sich nach einiger Zeit schließlich wieder eine Durchblutung der Extremität ein, und alle Erscheinungen gingen zurück. Solche Fälle sind im Kriege zuerst von Kroh[1]), dann fast gleichzeitig von Vianney[2]), Küttner und Baruch[3]), Lacoste und Ferrier, Maury und Daban, Ducastaing, Soubeynan, Abadie, Delbet, Fiolle, Lériche et Policard[4]) Tuffier beobachtet (Literatur bei Küttner und Baruch).

So wurde in manchen Fällen 16—20 Stunden nach dem Trauma der Puls nur schwach gefühlt, in einem Falle sogar nach 27 Stunden. Wenn die Wunde freigelegt und die Arterie verfolgt wurde, dann fand man in der Gegend des Traumas eine ganz *umschriebene, taillenförmige Verengerung* der Arterie, meist auf eine Strecke von 2—5 cm, gelegentlich auch einmal auf 10 cm. Der Übergang des verengten Teiles in den normalen erfolgte sowohl am zentralen wie distalen Ende der Verengerung ziemlich unvermittelt. Die Verengerung selbst konnte verschiedene Grade zeigen, sie konnte so sein, daß noch eine gewisse Blutmenge in den peripheren Teil des Gefäßrohres gelangen konnte, aber sie konnte auch vollständig sein, so daß weder ein Puls zu fühlen war, noch Blutung erfolgte.

Es war dabei gelegentlich die Carotis communis bis auf Gänsekieldicke, die Art. femoralis in der Höhe des Scarpaschen Dreiecks bis auf die Dicke einer Stricknadel, die Art. brachiales fadenförmig verengt und von der Konsistenz einer harten Schnur oder eines Nervenstranges.

Bemerkenswert ist aber, daß bei all den Fällen, welche von den verschiedenen Autoren beschrieben sind, in keinem einzigen Falle eine *sichere Nekrose* als Folge dieser langanhaltenden spastischen Arterienkontraktion eingetreten ist.

Ein Fall von Veau[5]) kann dafür gleichfalls nicht in Betracht kommen, denn die hier eingetretene Nekrose ist nach Küttner und Baruch ohne Zweifel auf einen schnürenden Gipsverband zurückzuführen.

Wir dürfen es danach bei einem sonst *gesunden* Arteriensystem für ausgeschlossen halten, daß eine durch äußere schädigende Reize, wie auch immer sie beschaffen sein mögen, erzeugte Arterienkontraktion bis zur Nekrose, zum Untergang des von ihr versorgten Gebietes erhalten bleibt.

Bemerkenswert scheint uns dabei ein Fall von Küttner und Baruch zu sein, bei dem 6 Stunden nach der Verwundung die Carotis communis in der Gegend des Schußkanals in etwa 3 cm Länge taillenförmig bis auf Gänsekieldicke verengt war. Die Arterie war nicht vollständig verschlossen, sondern ließ deutlich Blut hindurch, wenn auch unter vermindertem Druck, so daß die Arterie peripher von der verengten Stelle nicht pulsierte. Der Verwundete klagte über migräneähnliche Beschwerden (Hemicranie und Flimmerskotom). Am nächsten Tage aber war der halbseitige Kopfschmerz ebenso wie das Flimmern verschwunden.

Also auch da, wo ein besonders empfindliches Gebiet wie das Zentralnervensystem, durch die Arterienkontraktion von der Blutversorgung ausgeschaltet ist, bleibt die Verengerung der Arterie nicht bis zu einer irreparablen Schädigung bestehen, sondern wird vorher gelöst, wie wir glauben möchten, reflektorisch durch Reize, die von dem seiner Ernährung beraubten Gebiete ausgehen und an der Arterienmuskulatur zur Wirkung gelangen.

Die sich infolge der Sauerstoffarmut im Gewebe ansammelnden Stoffwechselprodukte bewirken durch Nervenreizung eine Wiedereröffnung der kontrahierten Arterie. Es haben diese Erfahrungen am gesunden Menschen also dasselbe gezeigt, wie die Erfahrungen des Tierexperimentes, welche wir vorher besprochen haben. Es wirken hier dieselben Kräfte, welche nach einer endgültigen Arterienverlegung Ursache zur Bildung eines Kollateralkreislaufes werden.

Zu vergleichen und auf ähnliche Ursachen zurückzuführen wie der traumatische segmentäre Gefäßkrampf von Küttner und Baruch ist die lokale Gefäßkontraktion, welche sich

---

[1]) Kroh: Bruns' Beitr. z. klin. Chir. Bd. 108. 1917.
[2]) Vianney: Soc. de chir. 23. 7. 1918; Presse méd. 27. 2. 1919.
[3]) Küttner u. Baruch: Zitiert auf S. 1701.
[4]) Lériche u. Policard: Soc. de chir. 6. 5. 1919.
[5]) Veau: Soc. de chir. 23. 7. 1918.

anfänglich nach der LÉRICHEschen Operation, der Arterienschälung einstellt. Es ist unserer Ansicht nach der gleiche Reiz, der zu einer Kontraktion der Arterienwand Veranlassung gibt. KÜTTNER und BARUCH stellten bei ihren Fällen fest, daß der segmentäre Gefäßkrampf sich nicht ganz gleichmäßig löst, die Kurve des Blutdruckes steigt nicht kontinuierlich bis zur Norm an, sondern es treten Remissionen ein, in denen die Verengerung wieder stärker wird. Weiterhin folgt auf den Krampf eine Periode der Gefäßerweiterung analog der reaktiven Hyperämie eines Gliedes nach künstlicher Blutleere mit dem ESMARCHschen Schlauch. Die Autoren erörtern auch die Möglichkeit, daß es nach diesem akut ablaufenden Krampf bei einem pathologisch labilen Gefäßsystem zu einer permanenten Form, zu einer Art RAYNAUDschen Krankheit kommen kann. Es wird das von BERTHLEMY angenommen, von LÉRICHE z. B. abgelehnt.

b) Unter pathologischen Bedingungen.

Während sich aus den Beobachtungen am Menschen und im Tierexperiment übereinstimmend ergeben hat, daß *unter physiologischen* Bedingungen ein Arterienkrampf niemals bis zum Untergange des von der Arterie versorgten Gewebes bestehen bleibt, ist das unter pathologischen Verhältnissen etwas ganz anderes. Wir kennen in dieser Hinsicht alle Übergänge vom Gesunden zum typisch Kranken. Trotzdem sind wir weit entfernt davon, die Ursachen zu kennen, welche im einzelnen Falle Schuld sind, daß eine irgendwie entstandene Arterienkontraktion sich nicht vor dem Zustandekommen einer schweren Gewebsschädigung wieder löst.

Als den leichtesten Grad einer solchen pathologisch lange andauernden Arterienkontraktion haben wir die sog. „Marmorhand" oder „toten Finger" anzusehen, eine plötzlich einsetzende, hochgradige Anämie, die einen oder mehrere Finger infolge geringfügiger Ursache, wie leichte Kältereize oder psychischer Erregung, befallen kann. Der Zustand ist sehr schmerzhaft und kehrt nach einiger Zeit wieder zur Norm zurück. Besonders Frauen mit leicht erregbarem Vasomotorenapparat sind betroffen [REIL[1]), WINIWARTER, CHARRIN, NOTHNAGEL, BOYER]. Am bekanntesten sind die Fälle von *symmetrischer Gangrän* der Finger beider Hände, der Zehen, auch aller 4 Extremitäten, gelegentlich auch der Nasenspitze, der Ohrläppchen. Solche Fälle sind zuerst von RAYNAUD[2]) beschrieben, und seitdem wird das Krankheitsbild mit seinem Namen bezeichnet. RAYNAUD sah als Ursache der Gangrän eine krampfhafte Kontraktion der Arterien an, ohne morphologische Veränderungen derselben. Diese Annahme ist in der Folge vielfach bestätigt (zitiert bei MARCHAND) und durch capillarmikroskopische Beobachtungen neuerdings ergänzt worden [LÉRICHE ET POLICARD[3]), HALPERT[4]), PRIBRAM[5])]. Auch bei Kindern und Säuglingen sind solche Fälle beobachtet [COMBY[6]), BECK[7]), BARMWATER[8]) u. a.]. Im Falle von BECK, bei dem eine Gangrän beider Hände und Füße eingetreten war, konnten die Arterien durch B. FISCHER genauestens untersucht werden [siehe die Mitteilungen von KOLISCH[9]) aus unserem Institute].

Es handelte sich um ein 6 Monate altes Mädchen, bei dem eine anatomische Verstopfung der Arterien und Venen sich nach der Sektion durch genaueste makro- und mikroskopische Untersuchung ausschließen ließ. Eine geringe hyperplastische Wucherung der Arterien-

---

[1]) REIL: Arch. f. d. Physiol. Bd. 8, S. 59. 1908. Die ältere Literatur s. bei MARCHAND: Zitiert auf S. 1696 (S. 243ff.), bei CASSIRER u. MONRO.
[2]) RAYNAUD: De l'asphyxie locale et de la gangrenesymetrique des extremits. Thèse de Paris 1862.
[3]) LÉRICHE ET POLICARD: Lyon chir. Bd. 18, S. 214. 1921.
[4]) HALPERT: Zeitschr. f. d. ges. exp. Med. Bd. 11, S. 125. 1920.
[5]) PRIBRAM: Münch. med. Wochenschr. 1920, S. 1284.
[6]) COMBY: Arch. de méd. des enfants Bd. 8. 1905.
[7]) BECK: Jahrb. f. Kinderheilk. Bd. 72. 1910.
[8]) BARMWATER: Wien. klin. Wochenschr. Jg. 8. 1925.
[9]) KOLISCH: Frankfurt. Zeitschr. f. Pathol. Bd. 5, S. 571. 1910.

intima kann als bedeutungsvoll für die Entstehung der Gangrän nicht in Betracht kommen. Wir verweisen auf die Abbildungen bei BECK und KOLISCH. Im Falle von BARMWATER handelte es sich um ein noch jüngeres Kind. Ein 9 Tage altes Kind zeigte schon bei der Geburt „trophische" Störungen der Haut, Blasenbildungen. Nach Zerfall der Blasen entwickelte sich an den unteren Extremitäten das Bild der symmetrischen Gangrän. Außerdem fanden sich folgende Mißbildungen: ein Defekt im Vorhofseptum, ein offener Ductus Botalli und eine Isthmusstenose der Aorta.

In neuerer Zeit ist von klinischer Seite das Krankheitsbild der auf Gefäßspasmen zurückzuführenden Störungen vielfach näher bearbeitet worden. So hat von chirurgischer Seite vor allem WIETING[1]) auf diese Störungen aufmerksam gemacht. Er spricht von „endogenen Gefäßspasmen" auf Grund einer „angiospastischen Diathese". Es kann sich dabei um ein allgemein reizbares Gefäßsystem oder um ein nur örtlich überempfindliches handeln. Gemeinsam ist den spastischen Zuständen, welche sich klinisch als „Angina" äußern im Sinne der Angina pectoris, als Grundlage in der Regel ein schon veränderter Gefäßapparat, zur Angiosklerose neigende oder schon von ihr ergriffenen Arterien. Die Angina pectoris ist der Typus der angiospastischen Erscheinungen in der inneren Medizin, die Angina cruris der in der Chirurgie, der die sog. RAYNAUDsche Krankheit, die „Angina manus", an den oberen Extremitäten entspricht. KRAUPA und HAHN[2]) bezeichnen dasselbe Krankheitsbild am Auge als „akute angiospastische Ophthalmie". Diese Angiospasmen an den Extremitäten sollen auch ohne schwere Wand- oder Inhaltsveränderungen (Thrombose und Arteritis obliterans) zur Nekrose des peripheren Teiles führen können, „wenn auch nicht gerade im einmaligen Anfall, so doch in Häufung mehrerer".

WIETING teilt ausführlich die Krankengeschichte eines Mannes mit, bei dem 6 Jahre nach einer länger mit Fieber und Bewußtlosigkeit einhergehenden Erkrankung eine Gangrän der großen Zehe eintritt. Nach lokaler Amputation Weiterschreiten der Gangrän, so daß beide Oberschenkel hoch amputiert werden mußten. Nach 10 Monaten entwickeln sich in den Händen ohne besondere Veranlassung zunächst attackenweise Schmerzen, die nach 2 Monaten dauernd werden mit Remissionen und Exacerbationen. Die Haut beider Hände in den Handtellern ist geschwollen, häufiger Wechsel von Blässe und livider Rötung in Flecken und Herden. Beginnende Gangrän an einem Finger. Die Untersuchung der Gefäße an dem amputierten Finger zeigt außer einer Verdickung der Muscularis keine Veränderung. WIETING führt die Extremitätennekrose in diesem Falle auf Gefäßspasmen zurück.

Er reiht dann Nekrosen der Ohren und Nase, sowie eine von ihm selbst beschriebene Penisnekrose auf angiospastischer Grundlage als Teilerscheinung einer „angiospastischen Diathese" an diesen Fall an, desgleichen Infarkte in Organen, deren Arterien Endarteriengebiete sind, wie Herz, Nieren und Intestina.

Ein weiterer Fall WIETINGS, in dem ein 50jähriger Mann seit einigen Jahren an plötzlich auftretenden Kolikschmerzen litt, ist offenbar ein Grenzfall, bei dem der Spasmus in einem Gefäßgebiet so stark geworden war, daß zu einer Operation geschritten werden sollte, aber auf dem Operationstisch trat eine spontane Lösung des Spasmus ein, und der Patient ging gesund von dannen.

Den Begriff der „angiospastischen Diathese" WIETINGS möchten wir durchaus für angebracht halten als Sammelbegriff für die Erscheinung, daß bei manchen Menschen die Arterien auf einen leichten Reiz mit einer außergewöhnlich starken Kontraktion reagieren. Tabakmißbrauch, Arteriosklerose als Aufbrauchskrankheit, sowie Dysfunktion endokriner Drüsen, besonders der Nebennieren und Hypophyse, werden als Ursache für diese Diathese ins Feld geführt. Was letzten Endes die Ursache für die krankhafte Kontraktionsbereitschaft und Fähigkeit der Arterien ist, wissen wir heute noch nicht hinreichend. STÄMMLER[3]) und ebenso ORMÖS[4]) fanden bei einigen Fällen von RAYNAUD und Angina pectoris

---

[1]) WIETING: Bruns' Beitr. z. klin. Chir. Bd. 126, S. 1. 1922.
[2]) KRAUPA und HAHN: Klin. Monatsbl. f. Augenheilk. Bd. 66, S. 829. 1921.
[3]) STÄMMLER: Dtsch. med. Wochenschr. 1924, H. 15, S. 457.
[4]) ORMOS: Dtsch. med. Wochenschr. 1924, S. 1640.

in den operativ entfernten Halsganglien des Sympathicusstranges anatomische Veränderungen degenerativer und chronisch-entzündlicher Art. Vielleicht kann durch solche pathologischen Reizzustände die Übererregbarkeit der peripheren Vasomotoren erklärt werden. Doch waren auch Fälle ohne solche Veränderungen vorhanden. Es bedarf hier also noch weiterer Untersuchungen.

Andererseits hat ANITSCHKOW[1]) andere, gesteigerte Reaktionen arteriosklerotischer menschlicher Fingerarterien beschrieben, MUCK[2]) an der Nasenschleimhaut hypertonischer Menschen abgeänderte Adrenalinreaktionen festgestellt. Besonders bei dem Krankheitsbilde des Hypertonus gibt es Umstellungen des Gefäßapparates. Bei so erkrankten Menschen wird der Eintritt von Nekrosen, Erweichungen und Blutungen im Gehirn auf Grund vasomotorischer Ursachen, eines Spasmus der kleinen Gefäße angenommen [WESTPHAL[3])].

Wodurch diese Spasmen bedingt werden, steht, wie gesagt, noch dahin. Es sei aber bemerkt, daß sich gelegentlich im Anschluß an Infektionskrankheiten, wie Malaria [H. FISCHER[4])], Typhus [SCHULZ[5])], Typhus exanthemicus (H. FISCHER), Urticaria [LUSTIG[6])], Fälle von symmetrischer Gangrän entwickelt haben. Die Änderung der Immunitätslage des Organismus scheint danach nicht ohne Bedeutung für ihre Entstehung zu sein. Dadurch dürfte dann nicht nur die Umstimmung des Gefäßapparates, sondern auch die Änderung der Widerstandskraft des ganzen Gewebes verständlicher werden. Andererseits zeigen Untersuchungen am Muskel von ZAK[7]), daß ein verlängerter Gefäßkrampf durch Stoffwechselprodukte des Muskels, also primäre Gewebsveränderungen bewirkt werden kann. Ebenso weisen Beobachtungen von NEUDA[8]) auf eine primäre Gewebsveränderung bei der Entstehung des „intermittierenden" Hinkens hin. Es wird Aufgabe künftiger Forschung sein, hier weiter Klärung zu schaffen.

Während man in der klinischen Medizin schon seit längerer Zeit dazu neigt, eine Reihe der verschiedenartigsten Krankheitszustände, welche anfallsweise auftreten, schließlich zum örtlichen Gewebstod führen, und dadurch unter Umständen, wenn sie sich in lebenswichtigen Organen, wie Herzen oder im Gehirn abspielen, auch den Tod des Individuums herbeiführen können, auf rein vasomotorische Einflüsse zurückzuführen, auf *spastische* Zustände in den Arterien dieser Gebiete, sind die pathologischen Anatomen bisher einer solchen Auffassung mit berechtigter Skepsis gegenübergetreten. Immer wieder zeigt sich am Sektionstische, daß weitaus der größte Teil solcher Nekrosen, wie sie besonders als Herzmuskelnekrosen, als Niereninfarkte, evtl. als Erweichung im Gehirn in Erscheinung treten, nicht auf *rein* funktionelle Momente bezogen werden dürfen. Je genauer untersucht wird, desto öfter werden Verschlüsse der betreffenden Arterien festgestellt, seien es solche embolischer Art bei bestehenden Endocarditiden oder seien es arteriosklerotische Veränderungen der Gefäße mit nachfolgender Thrombose, z. B. der Coronararterien. Doch mehren sich in jüngster Zeit Stimmen, welche eine spastische Kontraktion der Arterien auch für die Infarktentstehung verantwortlich machen.

So wird von GRUBER und LANZ[9]) eine Beobachtung mitgeteilt, bei der sich bei einem 29 Jahre alten Epileptiker 4 Tage vor dem Tode Symptome einer Angina pectoris einstellten und der Tod im epileptischen Anfall erfolgte. Bei der Sektion fand sich eine ausgedehnte ischämische Herzmuskelneurose in der Kammerscheidewand und der Vorderwand des linken

---

[1]) ANITSCHKOW: Zeitschr. f. d. ges. exp. Med. Bd. 36, S. 236. 1923; Arch. f. klin. u. exp. Med. Bd. 4/6, S. 113. Moskau 1922.
[2]) MUCK: Münch. med. Wochenschr. 1925, S. 1543 u. 1967.
[3]) WESTPHAL u. BÄR: Dtsch. Arch. f. klin. Med. Bd. 151, S. 1. 1926.
[4]) FISCHER, H.: Arch. f. klin. Chir. Bd. 18, S. 335. 1875.
[5]) SCHULZ: Dtsch. Arch. f. klin. Med. Bd. 35, S. 183. 1884.
[6]) LUSTIG: Münch. med. Wochenschr. 1908, Nr. 44.
[7]) ZAK: Wien. Arch. f. klin. Med. Bd. 2, S. 405. 1921; Med. Klinik 1921, S. 454.
[8]) NEUDA: Wien. klin. Wochenschr. 1923, S. 268.
[9]) GRUBER u. LANZ: Arch. f. Psychiatrie u. Nervenkrankh. Bd. 61. 1920. — GRUBER: Zentralbl. f. Herz- u. Gefäßkrankh. 1924, S. 16.

Ventrikels. Dabei waren die Coronargefäße überall zart, nirgends verstopft und undurchgängig.

OBERNDORFER[1]) untersuchte dann seine Sektionsfälle genauer in Beziehung zu dem Symptomenkomplex der Angina pectoris, wie ihn WENKEBACH abgrenzt. Er fand, daß organische Coronarverengerungen und Verschlüsse sowie Muskelnekrosen in der Mehrzahl der Fälle von Angina pectoris, welche an dieser Krankheit zugrunde gehen, in ausgesprochenster Weise vorhanden sind. Andererseits wurden aber auch schwere Fälle, die protrahiert verliefen, beobachtet, ohne daß irgendwelche Muskelveränderungen oder Veränderungen an den Coronararterien nachweisbar waren.

OBERNDORFER[1]) sieht sich daher zu dem Schluß gedrängt, daß Spasmen, krampfartige Zusammenziehungen der Coronararterien, die anfallsweise auftreten, die Grundlage des ganzen Symptomenkomplexes der Angina pectoris sind. Er glaubt auch, das häufige Vorkommen von Herzmuskelinfarkten ohne Embolie oder Thrombose, das Vorkommen von akuten degenerativen, fettigen Infiltrationen im Herzen auf solche Gefäßspasmen zurückführen zu dürfen. Ebenso möchte er die starke Sklerose der Coronararterien, welche meist bei älteren Leuten, die an Angina pectoris gelitten haben, gefunden werden, auf solche Spasmen zurückführen, in derselben Weise, wie die bei RAYNAUDscher Erkrankung gefundene, schließlich zur Obliteration führende Gefäßerkrankung. *„Die Gefäßsklerose ist eben hier wie dort eine sekundäre, der falschen Innervation, der Überarbeit der Gefäßwand folgende Erkrankung."* Ob als Ursache dieser falschen Innervation Erkrankungen der Ganglien des Sympathicus [STÄMMLER[2])] angenommen werden dürfen, ist noch nicht sicher erwiesen, da solche Ganglienveränderungen auch sonst bei älteren Leuten gefunden werden. Auch bei der Entstehung von Herzmuskelinfarkten ohne nachweisbare Gefäßerkrankung hat neben der „nervösen" Veranlagung der individuell in verschiedener Weise ausgebildete Anastomosenkreislauf zwischen den einzelnen Herzarterien [SPALTEHOLTZ[3]), CRAINICIANU[4]), GRUBER] seine Bedeutung.

RICKER[5]) lehnt es ab, Nekrosen eines Gewebes auf spastische Vorgänge in der Arterie zurückzuführen. Nach seinen vielfachen experimentellen Untersuchungen spielt zwar das funktionelle Moment in der Beziehung zwischen Gewebe und Gefäßapparat die größte Rolle. Doch glaubt er, daß *Gewebsnekrosen* nur die Folge einer „länger bestehenden *Dauerstase"* in den Capillaren sein können.

NEUBÜRGER[6]) spricht funktionellen vasomotorischen Störungen, für die wir keinen anatomischen Nachweis erbringen können, in erster Linie Gefäßspasmen, die größte Bedeutung für die Entstehung von Gehirnblutungen und Erweichungen zu, besonders bei Leuten in jüngeren Jahren mit Hypertonie und Urämie, aber auch in Fällen ohne zunächst deutlich ersichtliche Ursache. In diesen Fällen fehlen im Gehirn durchweg histologisch erkennbare Gefäßveränderungen.

Eine abnorme Einstellung der Gefäßinnervation, wie sie als Grundlage der Hypertonie von v. BERGMANN[7]), PAL[8]), MUCK, KAUFFMANN, WESTPHAL angenommen wird, soll auch bei der Entstehung der Apoplexie eine wichtige Rolle spielen. Auf dieser Grundlage kommen Reize, welche beim Gesunden indifferent bleiben, zu einer pathologischen Auswirkung. Bei der Urämie wird den retinierten, harnfähigen Substanzen eine ähnliche Wirkung auf die Gefäße zugeschrieben. In anderen Fällen soll eine allgemeine hämorrhagische Diathese Ursache der Hirnblutung sein (17 jähriger Jüngling, NEUBÜRGER). Ähnliche Fälle von Gehirnblutung bei jungen Personen ohne irgendeine vorhergehende Erkrankung sind weiter

---

[1]) OBERNDORFER: Münch. med. Wochenschr. 1925, S. 1495.
[2]) STÄMMLER: Med. Ges. Göttingen 19. I. 1922; Klin. Wochenschr. 1922, S. 605; Therapie d. Gegenw., Okt. 1922; Beitr. z. pathol. Anat. u. z. allg. Pathol. Bd. 71. 1923; Zeitschr. f. ärztl. Fortbild. 1923, Nr. 24; Dtsch. med. Wochenschr. 1924, S. 457; 1925, S. 603. — PANOFSKY u. STÄMMLER: Dermatol. Wochenschr. 1924, Nr. 17.
[3]) SPALTEHOLZ: Die Arterien der Herzwand. Leipzig 1924.
[4]) CRAINICIANU: Virchows Arch. f. pathol. Anat. u. Physiol. Bd. 238, S. 1. 1922.
[5]) RICKER: Zitiert auf S. 1691.
[6]) NEUBÜRGER: Jahresk. f. ärztl. Fortbild., Jan. 1926, S. 13.
[7]) v. BERGMANN, Jahresk. f. ärztl. Fortbild. 1924, H. 2.
[8]) PAL: Klin. Wochenschr. 1923, S. 1151; 1925, Nr. 42, S. 199; Gefäßkrisen. Leipzig 1905.

von NEUBÜRGER, BÄR[1]) u. a. beschrieben. Die Erkrankungen traten aus voller Gesundheit ein, die Betroffenen starben im ersten Anfall, und bei der Sektion fand sich dann eine größere Gehirnblutung. In einem Falle BÄRS war bei einem neurotisch veranlagten Individuum 5 Jahre vorher ein Trauma mit Commotio cerebri vorausgegangen, von dem der Patient sich aber wieder erholt hatte, um dann aus voller Gesundheit mit einer Apoplexie zusammenzubrechen.

Nach RICKER[2]) soll eine volle Wiederherstellung eines einmal schwer gereizten Gefäßgebietes allerdings unmöglich sein, es sei „nicht zweifelhaft, daß ein von einem sehr starken Reiz betroffen gewesenes Stromgebiet nie wieder ein ganz normales Verhalten der Strombahnnerven gewinnt", „auch eine mechanische Beeinflussung des Zentralnervensystems in seiner Strombahn, wie sie eine Commotio hinterläßt, kann eine Spätapoplexie entstehen lassen". Diese Gedankengänge haben sicherlich einen wahren Kernpunkt, aber in ihrer allgemeinen Form scheinen sie uns zu weit zu gehen. Gewiß besteht längere oder kürzere Zeit nach einer schweren Schädigung eines Gefäßgebietes eine besondere Empfindlichkeit desselben gegen die verschiedensten Reize, und es ist RICKERS Verdienst, zusammen mit REGENDANZ durch genaue mikroskopische Beobachtung diese abnorme Reaktion noch viele Tage nach dem Ablauf des Traumas am Kaninchenauge beobachtet zu haben.

Wir können aber nicht wie NEUBÜRGER, diese RICKERsche Anschauung, wie sie in den angeführten Sätzen wiedergegeben ist, ohne weiteres akzeptieren. Es scheint uns verfehlt, diese Beobachtungen, welche sich am Kaninchenauge auf den Zeitraum von einigen Wochen erstreckten und bei denen durch die in kurzen Zwischenräumen erfolgenden Untersuchungen immer wieder neue Reize gesetzt wurden, in einem solchen Ausmaße auf die menschliche Pathologie zu übertragen.

Im allgemeinen sehen wir doch, daß nach Verletzungen in einigen Wochen eine Heilung erfolgt. Das vernichtete Gewebe wird durch eine Narbe ersetzt, das angrenzende aber erreicht seine normale Beschaffenheit und Funktionsfähigkeit wieder. Wenn also 5 Jahre nach einem Trauma mitten aus voller Gesundheit heraus eine Apoplexie eintritt, dann scheint uns ein Zusammenhang mit dem früheren Trauma zunächst *unbewiesen*, besonders, wenn in der Zwischenzeit keinerlei Beschwerden bestanden haben. Der Mann in dem Falle von BÄR galt übrigens als schwerer Vasoneurotiker.

In diesem Zusammenhang sei bemerkt, daß nach neueren Untersuchungen von KOLLE[3]) Infektionen mit der Syphilisspirochäte längere Zeit latent bleiben können. Es sei auch an die Gedankengänge von JOANNOVICS[4]) erinnert, der meinte, fermentativ wirksame Abbauprodukte langsam zerfallender Organe könnten unter besonderen Umständen größere Einschmelzungen in demselben Organ anrichten.

Aber bei diesen Untersuchungen handelt es sich um Beobachtungen, welche unter den besonderen Umständen des Experimentes zwar ihre Gültigkeit haben, deren allgemeine Anwendung zur Erklärung besonderer, seltener Fälle der menschlichen Pathologie aber noch keineswegs möglich ist.

NEUBÜRGER bezieht auch eine größere frische weiße Erweichung im Bereich der Stammganglien bei einem gesunden Manne, der nach einem Sturz auf den Kopf nach 2 Tagen starb, auf einen primären Spasmus der Gefäße. In diesem Falle wurde keine Gefäßerkrankung, keine große Hämorrhagie, keine Thrombose, nicht die geringste Verletzung am Schädel, der Dura und der Gehirnoberfläche gefunden. Fälle von SIEGMUND[5]) und DREYFUS[6]) werden in dieselbe Gruppe gerechnet. Doch scheint uns diese Erklärung nicht zutreffend. Wir glauben vielmehr in solchen Fällen eine direkte Schädigung der Gehirnsubstanz annehmen zu dürfen, welche ihrerseits dann Stase, Blutungen usw. bedingt.

RICKER, dem NEUBÜRGER in diesem Punkte folgt, hat die kleinen Blutungen nach Gehirnerschütterung durch eine *primäre* mechanische *Reizung* des *Strombahnnervensystems* des Gehirns erklärt. Die eintretenden Stasen und kleinen Blutungen sollen dann Ursache für die kleinen Nekrosen werden, die man nach Gehirnerschütterung bei genauer Untersuchung finden kann. Ganz abgesehen davon, daß den Gehirngefäßen nach den modernen Untersuchungen STÖHRS

---

[1]) BÄR: Frankfurt. Zeitschr. f. Pathol. Bd. 30. 1924.
[2]) RICKER: Virchows Arch. f. pathol. Anat. u. Physiol. Bd. 226. 1919.
[3]) KOLLE: Klin. Wochenschr. 1926, S. 1849.
[4]) JOANNOVICS: Wien. klin. Wochenschr. 1920, S. 649.
[5]) SIEGMUND: Virchows Arch. f. pathol. Anat. u. Physiol. Bd. 241. 1923.
[6]) DREYFUS: Zeitschr. f. d. ges. Neurol. u. Psychiatrie Bd. 7. 1911.

ebenso wie den Gefäßen der Placenta Gefäßnerven fehlen, scheint uns diese Vorstellung bei objektiver Würdigung der Befunde ungerechtfertigt. Wenn bei einer Gehirnerschütterung der von dem Trauma betroffene Mensch momentan bewußtlos liegen bleibt, wie das besonders im Kriege eine alltägliche Beobachtung war, dann ist es doch gezwungen, sich diese Wirkung auf einem Umwege über den Gefäßapparat vorzustellen. Nein, die *Gehirnsubstanz*, die Ganglienzellen selbst, werden durch das Trauma *direkt* beeinflußt und erleiden Veränderungen. Dabei ist zu beachten, daß wir über die Art der Veränderungen nicht viel wissen, wir können nur sagen, daß sie so stark sein können, daß die Zellen momentan ihre Funktion vollständig einstellen — Eintritt des sofortigen Todes nach Trauma oder Verlust des Bewußtseins nach weniger schwerer Einwirkung. Daß auch eine weniger starke Erschütterung und Schädigung der Zelle, die nicht zum sofortigen Tode oder längerem Verlust des Bewußtseins führt, in den nächsten Stunden und Tagen in einer Störung des Zellebens sich bemerkbar macht, eine Abgabe vermehrter und veränderter Stoffwechselprodukte veranlaßt und auch an den nächsten Tagen noch zum Absterben der Zellen führen kann, ist eigentlich selbstverständlich und reiht sich dem Verhalten anderer Gewebe ohne weiteres an. Wir weisen nur auf das bei der Besprechung der Bedeutung der Gewebsstoffwechselprodukte über die im allgemeinen stärkeren Veränderungen in der Periode der Nachwirkung oder Zweitwirkung eines Reizes Gesagte hin. Wir erinnern auch an die Messungen von EBBECKE, nach der bei Hautzellen die Durchlässigkeit sich nach einem irgendwie bedingten Reiz verändert, vergrößert. So kann sicherlich durch die Gewebsschädigung allein die Zirkulationsstörung *sekundär* bewirkt werden, welche RICKER und mit ihm NEUBÜRGER u. a., wie uns scheint ungerechtfertigt, in den Vordergrund schieben. Es liegt uns fern in den gegenteiligen Fehler zu verfallen und die Bedeutung dieser Zirkulationsstörungen zu unterschätzen. Selbstverständlich kann ebenso wie das Gewebe selbst, der in demselben eingebettete Kreislaufapparat gleichzeitig von dem Trauma geschädigt werden.

Aber die erste Folge des Traumas, welche wir gerade bei den schweren Fällen von Gehirnerschütterung gut beobachten können, ist so einwandfrei an die Störung des *Gehirngewebes* gebunden, daß wir keinen Anlaß haben, anzunehmen, bei geringeren Schädigungen fände hier überhaupt keine Alteration statt oder eine solche würde sich nur auf den Gefäßapparat beschränken. Dafür fehlt eben bisher jeder Beweis. Die einsetzenden Gefäßstörungen nach einem Trauma werden sicherlich im Sinne eines Circulus vitiosus wirksam werden können. Wir dürfen annehmen, daß an manchen Stellen das Gewebe sich wieder erholen würde, wenn der Gefäßapparat intakt geblieben wäre. Aber wenn dieser durch das Trauma und durch die Einwirkung pathologischer Stoffwechselprodukte noch dazu geschädigt wird, dann kann es zu Stasen und kleinen Blutungen kommen, welche weitere Nekrosen des Gewebes nach sich ziehen können. Auch der von SIEGMUND mitgeteilte Fall einer Commotio dürfte in demselben Sinne verstanden werden.

Andererseits soll mit diesen Ausführungen nicht gesagt werden, daß es nie zu einer besonders starken Reizwirkung am Gefäßapparat kommen könnte, die dann das Krankheitsbild beherrscht. Bei dem Geburtsvorgang z. B. scheint es auch uns mit GABRIEL[1]), SCHWARTZ[2]), SIEGMUND[3]), WOHLWILL[4]) u. a. wahrscheinlich, daß die Druckverminderung des vorliegenden Teiles zuerst am Gefäßapparat angreift und Stockungen in der Zirkulation herbeiführt. Die Natur des Reizes ist hier eben so, daß zuerst das Blut dem Drucke nachgeben kann und daß durch seine Anschoppung Zirkulationsstörungen und in deren Gefolge Gewebsveränderungen eintreten können.

---

[1]) GABRIEL: Virchows Arch. f. pathol. Anat. u. Physiol. Bd. 234, S. 197. 1921.
[2]) SCHWARTZ: Zeitschr. f. Kinderheilk. Bd. 29. 1921; Bd. 31. 1922.
[3]) SIEGMUND: Virchows Arch. f. pathol. Anat. u. Physiol. Bd. 241, S. 297. 1923.
[4]) WOHLWILL: Zeitschr. f. d. ges. Neurol. u. Psychiatrie Bd. 68, S. 71. 1920.

Daß für das Auftreten von Blutungen und Erweichungen in bestimmten Gebieten des Gehirns bei verschiedenen Infektionen und Intoxikationen sowie auch bei der gewöhnlichen Apoplexie das vasculäre Moment in erster Linie beteiligt ist und nicht eine besondere elektive Empfindlichkeit des Parenchyms, nehmen in der neueren Zeit eine Reihe von Autoren an [NEUBÜRGER[1]), HILLER[2]), A. MAYER[3]), SCHWARTZ[4]), KOLISKO[5]), JAKOB und GRINKER[6]), SPIELMEYER[7]) u. a.]. Besonderheiten im Verlauf der Gefäße in bestimmten Gehirnteilen, dadurch bedingte schlechte Ausgleichsmöglichkeiten bei eintretenden Zirkulationsstörungen sollen die Erklärung dafür sein, daß manche Hirnteile, wie das Pallidum oder das Ammonshorn, die Prädilektionsstellen für die Angriffspunkte mancher exogener und endogener Schädigungen sind.

Capillarmikroskopische Beobachtungen von JAKOBI und MAGNUS[8]) an der Pia mater, die bei Tieren nach Trepanation freigelegt war, werden dafür als Beweis angesehen, daß bei Gefäßschädigungen, wie sie durch Embolien zustande kommen, neben den embolisierten Gefäßen auch andere, nicht direkt betroffene Gebiete durch spastische Kontraktionen verengt sein können. Es ist dabei aber an die Untersuchungen TANNENBERGS zu erinnern, der zeigte, daß bei verschlossenen Gefäßgebieten auch in den zuleitenden Arterien durch lokale Druckerhöhung Kontraktionen zustande kommen. Daß solche Kontraktionen jedoch bis zum Untergang des Gewebes bestehen blieben, hat sich bis heute allerdings im Tierexperiment in keinem Falle zeigen lassen und ist auch durch die Untersuchungen der genannten Autoren im Experiment bisher *in keiner Weise bewiesen*.

Auch für die Niere wird die Annahme gemacht, daß es rein auf der Grundlage eines funktionellen spastischen Gefäßverschlusses zu Infarkten kommen könne. Nach FAHR[9]) wäre dieses nur zu erwarten, wenn sich durch den Spasmus in der Arterie eine Thrombose bilden würde, welche dann ihrerseits Ursache für die Nekrose wäre.

Aber NEUBÜRGER glaubt in einem Falle einen „mächtigen, bereits einige Tage alten, mehr als das obere Drittel des Organes einnehmenden" anämischen Infarkt sowie mehrere kleine Infarkte auf einen arteriellen Gefäßspasmus zurückführen zu dürfen. Es handelte sich um einen 24 jährigen Mann, der eine Bauchquetschung mit Leberruptur und starker Blutung in die Bauchhöhle erlitten hatte, an der er am 5. Tage zugrunde ging. NEUBÜRGER denkt dabei an einen segmentären Gefäßkrampf der Nierenarterien im Sinne von KÜTTNER und BARUCH[10]) und WINTERSTEIN[11]).

In ähnlicher Weise soll nach Auffassung der Münchener Schule (NEUBÜRGER) im Anschluß an die Vorstellungen von RICKER die primäre vasculäre Reizung Ursache für das Zustandekommen von Myokardveränderungen sein, wie sie nach Leuchtgasvergiftung im Anschluß an die Befunde von WOHLWILL[12]) im Gehirn ZONDEK[13]), LIEBMANN[14]), G. HERZOG[15]) GEY[16]), STRASSMANN[17]), GÜRICH[18]) aus dem Institut von EUG. FRÄNKEL beschrieben haben. Aber bei der näheren Betrachtung der Fälle ergibt sich kein Anhalt für diese Anschauung. Wenn bei solchen Vergiftungsfällen der Gefäßspasmus auf toxischer Grundlage als das Primäre angesehen wird (HILLER und MEYER aus der Münchener Forschungsanstalt für Psychiatrie, SPIELMEYER), dann bleibt immer unklar, warum in einem Organ wie im Gehirn oder Herzen nicht alle Gefäße des gleichen Kalibers in gleicher Weise befallen sind. Da-

---

[1]) NEUBÜRGER: Zeitschr. f. d. ges. Neurol. u. Psychiatrie Bd. 97. 1925. Klin. Wochenschr. 1925.
[2]) HILLER: Zeitschr. f. d. ges. Neurol. u. Psychiatrie Bd. 93. 1924.
[3]) MAYER, A.: Zentralbl. f. d. ges. Neurol. u. Psychiatrie Bd. 42. 1925.
[4]) SCHWARTZ: Zitiert auf S. 1708.
[5]) KOLISKO: Wien. klin. Wochenschr. 1893. Nr. 11.
[6]) GRINKER: Zeitschr. f. d. ges. Neurol. u. Psychiatrie Bd. 98, S. 433. 1925.
[7]) SPIELMEYER: Zentralbl. f. d. ges. Neurol. u. Psychiatrie Bd. 42. 1925.
[8]) JAKOBI u. MAGNUS: Dtsch. med. Wochenschr. 1925, S. 1362.
[9]) FAHR, in LUBARSCH-HENKE: Handb. d. spez. Pathol. Bd. VI, 1. 1925.
[10]) KÜTTNER u. BARUCH: Zitiert auf S. 1701.
[11]) WINTERSTEIN: Schweiz. med. Wochenschr. 1925, Nr. 17.
[12]) WOHLWILL: Zeitschr. f. d. ges. Neurol. u. Psychiatrie Bd. 25. 1909.
[13]) ZONDEK: Dtsch. med. Wochenschr. 1919, Nr. 23.
[14]) LIEBMANN: Dtsch. med. Wochenschr. 1919, Nr. 43.
[15]) HERZOG, G.: Zentralbl. f. Pathol. Bd. 35, Nr. 8/9. 1920; Münch. med. Wochenschr. 1920, S. 558.
[16]) GEY: Virchows Arch. f. pathol. Anat. u. Physiol. Bd. 251, S. 95. 1924.
[17]) STRASSMANN: Wien. klin. Wochenschr. 1921, Nr. 40.
[18]) GÜRICH: Münch. med. Wochenschr. 1925, Nr. 51.

gegen kennen wir aus den pharmakologischen Untersuchungen z. B. bei der Narkose sehr wohl die verschieden starke Empfindlichkeit der einzelnen Gehirnteile, ja einzelner Zellgruppen. So hat sich auch Gürich aus dem Institut von Fränkel nicht auf den Standpunkt stellen können, daß bei den Myokardveränderungen nach Leuchtgasvergiftung ein Gefäßspasmus das Primäre sei. Er nimmt eine direkte Zellschädigung durch das wirksame Gift selbst an.

Daß die Gefäßversorgung für den Grad der Schädigung von Bedeutung sein kann, ebenso wie die funktionelle Beanspruchung verschiedener Teile desselben Organes, möchten wir dagegen betonen. Der Endgefäßapparat und das Gewebe sind derart aufeinander eingespielt, daß Störungen an dem einen auch unweigerlich Veränderungen am anderen nach sich ziehen. Aber es geht nicht an und ist willkürlich die Veränderung des Gefäßapparates an die erste Stelle zu setzen. Es sei in diesem Zusammenhange noch einmal auf die eben erwähnten Beobachtungen eines segmentären Gefäßkrampfes hingewiesen, über die Küttner und Baruch auf Grund ihrer Kriegserfahrungen, Winterstein an Hand von Friedensmaterial neuerdings berichtet haben. Diese schweren Verengerungszustände führen nicht zum Untergang des Gewebes, wenn sie bei gesunden Menschen zustande kommen. Wenn aber gleichzeitig ein Gift einwirkt, dann haben wir eine direkte Mitschädigung des Gewebes solange anzunehmen, bis das Gegenteil im Experiment bewiesen ist. Wir haben schon darauf hingewiesen, daß die Verhältnisse beim kranken Menschen sehr wohl andere sein können. Hier kann ein Gefäßspasmus wohl einen Migräneanfall [Richter[1]), Muck] herbeiführen, oder auch pseudoapoplektische Insulte [Groedel und Hubert[2])], oder sogar bis zur richtigen Apoplexie führen (Westphal), oder Ursache einer Opticusatrophie werden [Abadie[3])]. Aber in diesen Fällen ist durch die bestehende Grundkrankheit oder abnorme Konstitution der Zustand des Gewebes sowohl, wie die Reaktionsfähigkeit der Gefäße pathologisch verändert. In diesem Zusammenhange sei auch auf die experimentelle Erzeugung von chronischen Magengeschwüren beim Affen durch chronische Behandlung mit Pilocarpin hingewiesen, die Nakashima[4]) in Anlehnung an die Vorstellungen von v. Bergmann erreichen konnte. Aber wie die Gefäßwand dabei verändert ist, haben diese Untersuchungen nicht gezeigt. Es wäre noch festzustellen, ob nicht Veränderungen in der Arterienwand dabei eintreten.

Ein anhaltender Gefäßkrampf wird vor allem von Volhard[5]) als *primärer*, das Krankheitsbild einleitender, pathogenetisch im Vordergrunde stehender Faktor bei der *diffusen Glomerulonephritis* angenommen. Nach unseren vorhergehenden Erörterungen halten wir es wohl für möglich, daß es in einem bereits erkrankten Organismus — die Glomerulonephritis ist eine Nachkrankheit — zu Gefäßspasmen von solcher Dauer kommen kann, daß das Krankheitsbild der Glomerulonephritis entsteht. Auf die sehr bestechenden Grundlagen der Volhardschen Theorie wie auf die Einwände, die von seinen Gegnern erhoben werden, können wir im Rahmen dieser Arbeit nicht näher eingehen.

Wenn wir die Ergebnisse dieses Kapitels überblicken, dann müssen wir feststellen, daß die Bedeutung einer funktionellen Arterienkontraktion, eines Arterienspasmus, mag er bedingt sein wie er will, im *gesunden* Organismus eine *ganz andere* ist als in einem unter irgendwelchen *krankhaften Bedingungen* stehenden Körper. Im *gesunden* Körper wird der Spasmus immer wieder gelöst, ehe es zu stärkeren geweblichen Schädigungen durch die Absperrung der Blutzufuhr

---

[1]) Richter: Zeitschr. f. d. ges. Neurol. u. Psychiatrie Bd. 97. 1925.
[2]) Groedel und Hubert; Dtsch. med. Wochenschr. 1925. Nr. 25.
[3]) Abadie: Clin. ophth. Bd. 14. 1925.
[4]) Nakashima: Zeitschr. f. d. ges. exp, Med. Bd. 47, S. 1. 1925.
[5]) Volhard: Die doppelseitigen hämatogenen Nierenerkrankungen. Berlin 1918. Ebenso im Handb. d. inn. Med. von Mohr-Staehelin. 1918. S. auch Fahr, in Henke-Lubarsch: Handb. d. spez. pathol. Anat. 1926.

kommt. Dieselben Kräfte, welche die Bildung eines Kollateralkreislaufes veranlassen und welche maßgebend sind für die Entstehung einer reaktiven Hyperämie, sind auch in der Lage, den Spasmus wieder zu beseitigen.

Anders im kranken Körper. Schon wenn das exogene Reizmittel, welches Anlaß zur Arterienkontraktion wird, eine gleichzeitige stärkere Gewebsschädigung bedingt, kann es während des Bestehens des Spasmus zum Gewebsuntergang kommen, oder das Gewebe so geschädigt werden, daß es nach der Wiedererweiterung der Arterie dennoch zugrunde geht.

Steht der Organismus unter pathologischen Bedingungen, liegt eine „angiospastische Diathese" vor, so daß es zu lang anhaltenden Arterienspasmen aus endogener Ursache kommt, dann sind diese Bedingungen sicher auch für das Gewebe nicht gleichgültig und wir dürfen unter der Einwirkung der gleichen endogenen Schädigung auch eine Herabsetzung der Widerstandskraft des Gewebes erwarten. Bei dieser Vorstellung werden uns vielleicht die Befunde von Gewebsnekrosen und Gangrän auf spastischer Grundlage verständlich. Daß wir von einer Klärung hier noch weit entfernt sind, ergibt sich aus der ganzen Darstellung. Wir halten es aber für wichtig, den Unterschied zwischen der Bedeutung einer spastischen Arterienkontraktion im gesunden und kranken Organismus stark zu betonen, weil unserer Meinung nach gerade in diesem Punkte weitere experimentelle Forschung nutzbringend einsetzen kann.

X. Das lokale Ödem.
Zusammenfassende Darstellungen.

ASHER: Die Bildung der Lymphe. Biochem. Zentralbl. Bd. 4, S. 1. 1905/06; Der physiologische Stoffaustausch zwischen Blut und Geweben. Jena 1909. — ELLINGER: Die Bildung der Lymphe. Asher-Spiros Ergebn. d. Physiol. Bd. 1, S. 355. 1902. — EPPINGER: Zur Pathologie und Therapie des menschlichen Ödems. Berlin 1917. — HAMBURGER: Osmotischer Druck und Ionenlehre. Bd. II. Wiesbaden 1904. — HOEBER: Physikalische Chemie der Zelle und der Gewebe. 2. Hälfte, S. 781. Leipzig 1924. — KLEMENSIEWICZ: Die Pathologie der Lymphströmung. Handb. d. allg. Pathol. (KREHL-MARCHAND) Bd. II, 1. Teil, S. 345. 1912. — KLEMENSIEWICZ: Verhandl. d. Ges. dtsch. Naturforsch. u. Ärzte, 84. Vers. Münster 1912, S. 327. Leipzig 1913. — LOEB, L.: Edema. Med. Monographs Bd. III. Baltimore: Williams a. Wilkins Comp. 1923. — LUBARSCH: Über pathologische Morphologie und Physiologie des Ödems. Verhandl. d. Ges. dtsch. Naturforsch. u. Ärzte, Leipzig 1913. S. 343. LUBARSCH: Die allg. Pathol. Bd. I, S. 108. Wiesbaden 1905. Die Wassersucht und die wässerigen Ergüsse. — MEYER, L. F.: Ernährungsstörungen und Salzstoffwechsel beim Säugling. Ergebn. d. inn. Med. u. Kinderheilk. Bd. 1, S. 317. 1908. — MORAWITZ u. NONNENBRUCH: Pathologie des Wasser- und Mineralstoffwechsels. Handb. d. Biochem. d. Menschen u. d. Tiere von C. OPPENHEIMER, 2. Aufl., Bd. VIII, S. 256. 1925. — NONNENBRUCH: Pathologie und Pharmakologie des Wasserhaushaltes einschließlich Ödem und Entzündung. Dieses Handb. Bd. XVII, S. 223. 1926. — RÖSSLE: Ödem usw. Jahresk. f. ärztl. Fortbild. 1918. Janh. — SCHADE: Wasserstoffwechsel, in Oppenheimers Handb. d. Biochemie, 2. Aufl., Bd. VIII. S. 149. 1925. — SCHADE: Die physikalische Chemie in der inneren Medizin. Dresden u. Leipzig 1923. — SIEBECK, R.: Physiologie des Wasserhaushaltes. Dieses Handb. Bd. XVII, S. 161. 1926. — STARLING: The production and absorption of Lymph. Schaefers Textbook of Physiol. Bd. 1, S. 285. London u. Edinburgh 1898. — STRAUSS: Die Nephritiden. 2. Aufl. Berlin u. Wien 1917. — VEIL: Physiologie und Pathologie des Wasserhaushaltes. Ergebn. d. inn. Med. u. Kinderheilk. Bd. 23, S. 648. 1923. — VOLHARD: Die doppelseitige hämatogene Nierenerkrankung. In MOHR u. STAEHELIN: Handb. d. inn. Med. Bd. III, S. 2. Berlin 1917. Dasselbe als Monographie Berlin 1918. — ZIEGLER, K.: Das Ödem in seiner Bedeutung für die Klinik. Verhandl. d. Ges. dtsch. Naturforsch. u. Ärzte, Leipzig 1913. S. 352. — K. ZIEGLER: Histol. Untersuchungen über das Ödem der Haut und des Unterhautzellgewebes. Beitr. z. pathol. Anat. u. z. allg. Pathol. Bd. 36. S. 435. 1904.

A. Begriffsbestimmung.

Unter Ödem verstehen wir die Ansammlung von Flüssigkeit in den Gewebsspalten oder serösen Höhlen. An der Haut, im Unterhautzellgewebe sprechen wir von *Anasarka*, in den serösen Höhlen von *Hydrops*, in der Bauchhöhle im besonderen von Ascites, ferner von Hydrothorax, -pericard, -cephalus. Wir haben das intercellulär und interstitiell liegende Ödem von der Quellung der Gewebselemente selbst zu unterscheiden. Die Beziehungen beider sind noch durchaus ungeklärt, wir werden später darauf einzugehen haben.

Ein Verständnis der Vorgänge bei der Ödembildung wird erst möglich, wenn wir eine Einsicht in die Vorgänge beim normalen Wasserwechsel zwischen Blut und Gewebe gewonnen haben. Wir können hier auf diese Frage im einzelnen nicht eingehen. Es sei dazu auf die Abhandlungen von SIEBECK über die Physiologie und von NONNENBRUCH über die Pathologie und Pharmakologie des Wasserhaushaltes in diesem Handbuche (Bd. 17, S. 161 und 223) verwiesen. In dieser letzteren Abhandlung ist auch bereits eine Darstellung des Ödems gegeben, auf die wir für viele Einzelheiten verweisen, auf welche wir hier nicht eingehen.

B. Die für die Ödembildung wichtigen Eigenschaften des Gewebes, der Capillaren und der Körperflüssigkeiten.

Die Kräfte, welche den normalen Wasseraustausch zwischen Blut und Gewebe beherrschen, sind erst ganz allmählich erkannt und in den Bereich der Betrachtung gezogen worden. Ihr Zusammenspiel und das Substrat, an dem sie wirksam werden, ist aber ein so verwickeltes und kompliziertes, daß wir auch heute noch weit entfernt davon sind, alle Beobachtungstatsachen erklären zu können, welche beim normalen und pathologischen Wasserstoffwechsel zwischen Blut und Gewebe eintreten können. Der Wasserwechsel zwischen Blut und Gewebe spielt sich zwischen zwei komplizierten kolloidalen Substanzen ab, von denen die eine ein flüssiges Kolloid, das Blut, die andere ein festes Kolloid, das Gewebe, ist. Diese werden ihrerseits durch eine kolloidale Membran voneinander getrennt, die Capillarwand. Weder das Gewebe noch das Blut sind aber einheitliche kolloidale Körper, nicht einmal einheitliche Gele oder Sole, sondern im Blute haben wir in der Form der morphologischen Blutbestandteile feste Gewebselemente von untereinander verschiedener Beschaffenheit und Reaktionsfähigkeit, im Gewebe, dessen strukturelle Elemente ebenfalls verschiedener Art sind, haben wir daneben mit einem Sol, der Gewebsflüssigkeit, zu rechnen. Wir haben also innerhalb und außerhalb der Blutbahn komplizierte und untereinander verschiedene Gemische von festen und flüssigen Kolloiden. Diese sind ihrerseits nicht durch eine in ihrem Wesen immer gleichbleibende Membran geschieden, sondern diese, die Capillarwand, selbst ist, wie wir früher gesehen haben, ein außerordentlich kompliziertes Gebilde, dessen Permeabilität, das ist in diesem Zusammenhange das wichtigste, hochgradig veränderlich ist. Die am Ort eines Wasserwechsels miteinander in Beziehung tretenden Kolloidkomplexe stehen ihrerseits mit dem Gesamtorganismus in innigstem Zusammenhange und erfahren durch das Nervensystem, das am Gewebe und an der Gefäßwand angreifen kann, und durch spezifische Hormone Veränderungen. Wir haben bisher nur das Substrat gekennzeichnet, zwischen dem sich der physiologische und pathologische Wasserwechsel vollzieht. Von einer eingehenden Kenntnis der Zusammensetzung und der Eigenschaften der hier in Betracht kommenden Kolloidsysteme sind wir aber noch weit entfernt, und somit werden bei den zu behandelnden Fragen weite Lücken unserer Erkenntnisse offenbar werden. Wir halten es für wichtig, zu betonen und voranzustellen, daß für die Frage des Wasserwechsels und des Ödems insbesondere keiner der 3 Teile des morphologischen Substrates, Gewebe, Capillarwand, Blut, übersehen und für gering und bedeutungslos angesehen werden darf, wie es vielfach abwechselnd mit dem einen oder anderen in der Literatur geschehen ist und geschieht.

Außer den Blutcapillaren sind in das Gewebe noch die Lymphcapillaren eingebettet. Das Lymphgefäßsystem kann im ganzen als ein Ast des Blutgefäßsystems betrachtet werden. Beim Menschen und den höheren Säugetieren haben wir zwei Hauptlympghefäße, in denen sich alle übrigen sammeln, den Truncus lymphaticus dexter und den Ductus thoracicus. Beide münden in die großen Halsvenen und führen dem Blut die Lymphe des ganzen Körpers zu. Die einsinnige Bewegung des Lymphstromes wird durch zahlreiche Klappen in den Lymphbahnen bewirkt. Als treibende Kräfte kommen Muskelkontraktionen der Lymphgefäße sowie Ansaugungsvorgänge infolge der Druckschwankungen im Thorax in Betracht. Dagegen ist es noch nicht geklärt, durch welche Kräfte die Gewebsflüssigkeit in die Lymphcapillaren übertritt.

Die Lymphcapillaren enden blind im Gewebe und stehen mit den Blutcapillaren in keiner direkten Verbindung [KÖLLIKER, v. EBNER, MAC CALLUM[1])].

Früher nahm man an, es gäbe sog. Vasa serosa, welche nur zellfreies Blut aus den Blutcapillaren in die Lymphcapillaren überleiteten. Diese Vasa serosa sind aber weiter nichts als zeitweilig verengte echte Blutcapillaren [KLEMENSIEWICZ[2]), KROGH[3]) u. a.], eine direkte Gefäßverbindung zwischen Blut und Lymphcapillaren besteht nicht, ebensowenig wie es, abgesehen von den Ultraporen der Capillarwand, eine offene Kommunikation zwischen den Saftkanälchen des Gewebes und den Lymphcapillaren gibt. Saftkanälchen in dem Sinne, daß begrenzte, präformierte und unverändert vorhandene Kanälchen im Gewebe nachweisbar wären, gibt es gleichfalls nicht, sondern die Gewebeflüssigkeit zirkuliert in feinen capillären Spalten zwischen den festen Gewebsbestandteilen (KLEMENSIEWICZ, hier nähere Einzelheiten und ältere Literatur). Als Adnexe, aber nicht als Teile der Lymphbahnen, sind die großen serösen Körperhöhlen anzusehen.

Theoretisch sind drei verschiedene Flüssigkeiten zu unterscheiden, welche bei dem Flüssigkeitsaustausch zwischen Blut und Gewebe eine Rolle spielen. Der Transsudatstrom, der durch die Capillarwand hindurchtritt, die Gewebsflüssigkeit selbst und die in den Lymphcapillaren eingetretene Lymphe. Der Transsudatstrom ist aber als solcher nicht rein zu erhalten, denn die durch die Capillarwand austretende Flüssigkeit erfährt sofort eine Änderung durch die außen an der Capillarwand befindliche Gewebsflüssigkeit.

ASHER[4]) hat insbesondere gezeigt, daß die Menge und die Zusammensetzung der Gewebsflüssigkeit und damit auch der abfließenden Lymphe von dem Verhalten der Gewebe abhängt. Durch die Tätigkeit der Gewebe wird der stärkste Lymphfluß veranlaßt. Es kommt dabei einmal zu einer stärkeren Durchblutung der tätigen Gewebe, andererseits zu einem stärkeren Stoffwechsel in den arbeitenden Geweben selbst und damit zu einer vermehrten Ausscheidung von Stoffwechselprodukten, welche sich dem Transsudatstrom aus den Capillaren beimischen und dessen Zusammensetzung so ändern, daß die abfließende Lymphe dem Blutplasma weder in ihrem Salz-, Wasser- noch in ihrem Eiweißgehalte entspricht.

C. Die Kräfte, welche den Wasseraustausch zwischen Blut und Gewebe bewirken.

Von den Kräften, welche für den Übertritt eines Transsudationsstromes aus dem Blute in das Gewebe von Bedeutung sind, ist zuerst die Rolle des Blutdruckes von LUDWIG[5]) richtig erkannt worden. Der Druckunterschied zwischen

---

[1]) MAC CALLUM: Arch. f. Anat. u. Physiol. 1903; Bull. of the John Hopkins hosp. Bd. 1, S. 14.
[2]) KLEMENSIEWICZ, in KREHL-MARCHAND: Handb. d. allg. Pathol. Bd. II, S. 345, 1. Abt. Leipzig 1912.
[3]) KROGH: Anatomie und Physiologie der Capillaren. S. 55. Berlin 1924.
[4]) ASHER: Biochem. Zentralbl. Bd. 4, S. 1. — ASHER: Der physiologische Stoffaustausch zwischen Blut und Geweben. Jena 1909.
[5]) LUDWIG: Lehrb. d. Physiol. d. Menschen Bd. II. Leipzig u. Heidelberg 1861.

Blut und Gewebe sollte im arteriellen Teil der Capillaren einen Transsudationsstrom in das Gewebe treiben (Filtrationstheorie).

Im Bereich des venösen Capillarteiles sollte ein Teil wieder in die Capillaren zurücktreten, weil hier allmählich der Außendruck — durch die Gewebsspannung hervorgerufen [LANDERER[1])] — höher wird als der Druck in den Capillaren selbst. Ein anderer Teil des ausgetretenen Blutwassers sollte in die Lymphcapillaren abfließen.

Die Unzulänglichkeit dieser Anschauung wurde vor allem von HEIDENHAIN[2]) erkannt, der demgegenüber den Endothelien die Aufgabe einer Sekretion des Transsudatstromes zuschrieb. Es besteht aber keine Notwendigkeit, den Flüssigkeitswechsel durch die Capillarwand mit diesem Begriff zu bezeichnen, denn einmal dürfen wir unter „Sekretion" nur einen komplizierten, noch keineswegs in seinem Wesen aufgeklärten, rein biologischen Begriff sehen (KLEMENSIEWICZ), und dann sehen wir morphologisch an den Endothelien der Capillaren keine Veränderungen, wie wir sie sonst bei secernierenden Drüsenzellen finden können. Später hat man neben den mechanischen Kräften des Druckunterschiedes zwischen dem Blutdruck und dem durch die Gewebsspannung (LANDERER) bewirkten Außendruck andere Kraft kennengelernt, welche von maßgebender Bedeutung für den Wasseraustausch durch die Capillarwand sind, die *osmotischen* Druckkräfte und den von SCHADE[3]) sog. *onkotischen* Druck. Während man unter dem osmotischen Druck bekanntermaßen die Kraft versteht, mit der die echt gelöste Moleküle durch eine semipermeable, nur für Wasser, nicht für Salze durchgängige Membran Wasser anzuziehen vermögen, versteht SCHADE unter „onkotischem Druck" die Kraft, mit der echte Kolloide Wasser an sich ziehen können. Diese Kraft war bisher als Quellungsdruck der Kolloide bezeichnet und als eine Eigenschaft der festen Kolloide angesehen worden. Nach dem Vorauftgang von ELLINGER[4]) aber ist auch den flüssigen Kolloiden eine wasseranziehende Kraft zuzuschreiben, welche aber ihrem Wesen nach nicht ohne weiteres mit dem Quellungsdruck der festen Kolloide gleichzusetzen ist. Der *onkotische* Druck SCHADES ist ein Oberbegriff für den Quellungsdruck flüssiger und fester Kolloide.

Wir dürfen als gesichert betrachten, daß mechanischer, osmotischer und onkotischer Druck bei der Entstehung jedes Ödems mitwirken und von Bedeutung sind. SCHADE versucht bereits die verschiedenen Ödeme nach der Art der Mitwirkung dieser 3 Faktoren einzuteilen. Aber trotz allem hat uns die Erkenntnis der Bedeutung dieser Faktoren noch nicht verstehen gelehrt, wie es im Gewebe zum Ödem, ja nicht einmal, wie es zum normalen Wasserwechsel kommt.

Wie wird der Verschluß der Blut- und Lymphcapillaren verhindert, wenn der Gewebsdruck stärker wird als der Blutdruck?

Schwierigkeiten sind vor allem durch den Ausfall von an sich sehr sinnreichen Modellversuchen von KOERNER[5]) und KLEMENSIEWICS[6]) entstanden, dadurch, daß man deren Bedeutung überwertet und nicht beachtet hat, daß bei der lebenden Capillarwand ganz andere Verhältnisse vorliegen.

Bei diesen Modellversuchen, in denen die lebende Capillarwand durch ein Stück für Wasser durchlässigen toten Darmes ersetzt wurde, hatte sich ergeben, daß es zum Verschluß des Darmrohres an seinem „venösen" Ende kam, wenn hier der Außendruck, der in dem

---
[1]) LANDERER: Gewebsspannung. Leipzig 1884.
[2]) HEIDENHAIN: Pflügers Arch. f. d. ges. Physiol. Bd. 49, S. 209. 1891.
[3]) SCHADE: Verhandl. d. dtsch. Ges. f. inn. Med. Bd. 36, S. 54. 1924. — SCHADE u. MENSCHEL: Zeitschr. f. klin. Med. Bd. 96, S. 279. 1923.
[4]) ELLINGER: Verhandl. d. dtsch. Ges. f. inn. Med. 1922.
[5]) KOERNER: Die Transfusion im Gebiete der Capillaren. Wien 1874.
[6]) KLEMENSIEWICZ: Zitiert auf S. 1713. Hier Literatur und Einzelarbeiten.

Versuche dem Gewebsdruck entspricht, stärker wird als der hier noch vorhandene Innendruck der im Rohre strömenden Flüssigkeit. Es ist aus diesen Versuchen gefolgert worden, daß beim Lebenden im venösen Capillarteile statt eines Rückstromes von Gewebswasser durch den stärkeren Gewebsdruck ebenfalls ein Verschluß der Capillaren erfolgen müsse. SCHADE und MENSCHEL meinen, weder der höhere Gewebsdruck, noch der osmotische Druck könne unter Berücksichtigung dieser erwähnten Versuche einen Wiedereintritt von Wasser im venösen Capillarteile bewerkstelligen, sondern das könne nur durch den onkotischen Druck geschehen. Das ist aber an sich ebensowenig denkbar. SCHADE hat dann später mit verschiedenen Mitarbeitern unter Verwendung künstlicher kolloidaler Röhren, welche für Eiweiß undurchlässig waren, den Capillarkreislauf nachgeahmt. Es stellte sich dabei heraus, daß in der Tat eine wasseranziehende Wirkung, ein onkotischer Druck der im Serum gelösten Eiweißkörper nachweisbar war. Aber auch dieser Modellversuch kann nicht ohne weiteres mit dem Verhalten der Capillarwand in vivo verglichen werden. Es fehlt vor allem die Veränderlichkeit der Wand, die in vivo unter gewissen Bedingungen auch für Eiweiß durchlässig werden kann. Ebenso sind die komplizierten Elastizitätsverhältnisse der Capillarwand nicht berücksichtigt.

Zum Unterschiede gegenüber den erwähnten Modellversuchen von KOERNER und KLEMENSIEWICZ wird die Capillarwand in ihrem venösen Teile in vivo nicht zusammengedrückt und verschlossen, wenn der Gewebsdruck stärker wird als der Blutdruck, sondern die Capillare ist hier sogar weiter als in ihrem arteriellen Anteil, ein Unterschied, den z. B. KLEMENSIEWICZ selbst nicht übersehen hat. Die Kräfte, welche die Capillarwand in ihrem venösen Anteil offenhalten, trotzdem sie nach dem erwähnten Modellversuch hier verschlossen gedacht werden könnte, sind nicht ohne weiteres klar. Feste bindegewebige Verankerung im Gewebe kann es nicht sein, denn wie wir im Abschnitt über den Bau der Capillaren gesehen haben, kann es zu starken Verengerungen und zum Verschluß ganzer Capillaren, also auch ihrer venösen Teile kommen.

Wir möchten nach Beobachtungen am lebenden Objekt daran denken, daß dieselben Zellen, welche unter anderen Bedingungen durch Emporwölben ihrer Fortsätze gegen die Capillarwand eine Verengerung herbeiführen, auch ein Offenbleiben der Capillare bedingen können, wenn sich ein solcher Fortsatz von der Capillarwand entfernt und im Gewebe haftet, während die übrigen Zellteile der Capillarwand noch anliegen. Solche Bilder haben wir vielfach gesehen, aber wir haben diese Bilder bisher nicht so systematisch untersucht und verfolgt, daß wir diese Erklärungsweise schon für gesichert halten könnten.

Es wäre auch daran zu denken, daß im venösen Teil der Capillare durch vermehrte Quellung der Capillarwand ein Elastizitätsverlust und gewissermaßen eine Steifung der Wand eintritt, welche die Capillarwand trotz des stärkeren äußeren Druckes offen hält. Dabei müßten wir annehmen, daß auch schon im arteriellen Teil der Capillare Gewebsstoffwechselprodukte — entgegen dem Transsudationsstrome nach Maßgabe ihres Partialdruckes — durch die Capillarwand in das Blut treten können und so durch ihre Einwirkung von innen und außen her eine Veränderung der Capillarwand im venösen Teile herbeiführen.

Andererseits ist es aber durchaus noch nicht sicher, ob die Verhältnisse so einfach liegen, wie man, auf die Filtrationstheorie aufbauend, bis heute angenommen hat. Es scheint uns bisher nicht erwiesen, daß der Capillardruck im Verlaufe der kurzen Capillarstrecke so stark absinkt, daß der Innendruck im venösen Anteil geringer werden müßte als der Außendruck, der Gewebsdruck. Ebenso ist es nicht erwiesen, daß der Flüssigkeitsstrom im wesentlichen nur im arteriellen Teil der Capillare in das Gewebe geht und nicht auch im venösen. Es liegen im Gegenteil Beobachtungen vor, welche zeigen, daß auch schon unter physiologischen Bedingungen im venösen Teil der Capillaren, ja durch die kleinsten Venchen noch ein Flüssigkeitsstrom in das Gewebe geht. So zeigen die Farbstoffversuche von FRÖHLICH und ZAK[1]) bei Beobachtung der Froschzunge, daß gewisse Farbstoffe nicht zuerst im Bereiche der Capillaren, sondern im Bereiche der kleinsten

---

[1]) FRÖHLICH u. ZAK: Zeitschr. f. d. ges. exp. Med. Bd. 42, S. 41. 1924.

Venchen die Blutbahn verlassen. Wir selbst haben uns unter pathologischen Bedingungen von dem Austritt von Flüssigkeit durch die kleinen Venchen direkt überzeugen können. Weiter ist hier daran zu erinnern, daß die morphologischen Blutelemente unter pathologischen Bedingungen — auch die, welche nur unter der Wirkung des Blutdruckes die Blutbahn verlassen —, dies in erster Linie im Bereich des venösen Teiles der Capillaren oder der kleinsten Venchen tun (s. die entsprechenden vorausgehenden Abschnitte).

Wenn SCHADE[1]) und seine Mitarbeiter bei Verwendung von 2 m langen Röhrchen aus kolloidalen Substanzen einen Punkt fanden, bei dem der Außendruck stärker wurde als der Innendruck, so ist damit noch keineswegs gesagt, daß das bei den kurzen Capillaren des Organismus ebenfalls der Fall ist. Wichtig scheint uns zu sein, daß SCHADE einen Einstrom der isotonischen Salzflüssigkeit in die Modellcapillare mit kolloidaler Wand, welche mit Serum durchströmt war, bereits an einer Stelle nachweisen konnte, an der der Innendruck noch stärker war als der Außendruck. Er bezieht dies mit Recht auf die Wirkung des onkotischen Druckes der Serumeiweißkörper, welche einem gewissen Innendruck entgegen Wasser anziehen könnten. Ob der onkotische Druck des Gesamtblutes unter natürlichen Bedingungen nicht hinreicht, um trotz des im arteriellen Teil der Capillare herrschenden Innendruckes Stoffe aus dem Gewebe aufzunehmen, scheint uns noch nicht untersucht zu sein.

Wir hätten dann einen viel komplizierteren Mechanismus des Wasser- und Stoffaustausches an der Capillarwand anzunehmen, als es auch nach den an und für sich schon komplizierten Modellversuchen erscheint. Wir hätten dann am arteriellen Capillarteil mit einem Einstrom und Ausstrom von Flüssigkeit und Salzen zu rechnen und ebenfalls am venösen Capillarteil. Dabei wäre es wohl denkbar, daß der Blutdruck in allen Teilen der Capillaren stärker bleibt als der Gewebsdruck. Weiter ist es gut denkbar, daß an beiden Teilen der Capillarwand verschiedene Stoffe von innen nach außen und umgekehrt gehen. Wir wissen aus älteren Versuchen von HELD[2]) bereits, daß tierische lebende Membranen vielfach nur nach *einer Richtung* hin durchgängig sind. KLEMENSIEWICZ denkt in diesem Zusammenhang auch an die Darmwand. Aber es ist zu bemerken, daß die Durchlässigkeit nach einer bestimmten Richtung hin nichts unabänderlich Feststehendes ist. Wir können an der Darmwand unter pathologischen Bedingungen z. B. sehr wohl umgekehrte Verhältnisse finden, statt Resorption von Flüssigkeit Ausscheidung. E. WERTHEIMER[3]) hat im Institut von ABDERHALDEN in den letzten Jahren diese Verhältnisse der reversiblen Permeabilität an der Froschhaut näher untersucht und gefunden, daß die gerichtete Durchlässigkeit der Froschhaut für Wasser und bestimmte Salze und Krystalloide unter der Einwirkung von bestimmten Ionengemischen umschlagen kann und sich nun gerade umgekehrt verhält wie vorher. Solche Verhältnisse wären an der Capillarwand durchaus in Betracht zu ziehen. Wenn im arteriellen Teil der Capillare bereits gewisse Gewebsstoffwechselprodukte in die Capillare eindringen können, dann befindet sich die Wand des venösen Capillarteiles bereits in einem anderen Ionen- und Kolloidmilieu als die des arteriellen Teiles, und ihre Durchlässigkeit kann demzufolge eine quantitativ und qualitativ andere, auch anders gerichtete, sein. Wir glauben, daß solche Änderungen von größerer Bedeutung sein können als selbst die Änderungen des Innendruckes im Verlaufe der kurzen Capillarstrecke. Damit soll dessen Bedeutung keineswegs gering eingeschätzt werden, besonders nicht unter pathologischen Bedingungen, wie wir später sehen werden.

Wie der Einstrom der nicht mehr von den Blutcapillaren aufgenommenen Gewebeflüssigkeit in die Lymphcapillaren bewerkstelligt wird, ist vorläufig noch

---

[1]) SCHADE: Zitiert auf S. 1714 (1924).
[2]) HELD: Monatsschr. f. Psychiatrie u. Neurol. Bd. 26, S. 411. 1909.
[3]) WERTHEIMER: Pflügers Arch. f. d. ges. Physiol. Bd. 201, S. 488. 1923.

ganz unklar. Hier herrschen die Bedingungen scheinbar besonders rein vor, welche KOERNER und KLEMENSIEWICZ im Experiment verwirklicht haben. Hier ist a priori kein Innendruck vorhanden, der größer sein könnte als der Gewebsdruck. Und doch werden die Lymphcapillaren nicht zusammengepreßt, sondern es kann in sie Gewebswasser eindringen und als Lymphe abfließen [direkte Beobachtungen von E. L. und E. R. CLARK[1]]. Es muß also, da hier ein onkotischer Innendruck als wasseranziehendes Moment nicht gut angenommen werden kann, daran gedacht werden, daß der Turgor der Lymphwandendothelien die Lichtung trotz des außen auf den Zellen lastenden Gewebsdruckes aufrecht erhält, und daß der Gewebsdruck dann die Lymphe in die Capillare durch die Ultraporen der Wand eintreiben kann. Wir dürfen uns in diesem Zusammenhange auch erinnern, daß im Organismus noch an anderen Stellen feine Lumina bestehen, welche eigentlich durch den Druck des umgebenden Gewebes verschlossen sein müßten, in die aber dennoch sogar kolloidale Flüssigkeiten abgeschieden werden können. Wir erinnern nur an die zwischen den Zellen der Leber liegenden feinen Gallencapillaren.

Wir haben aus dieser kurzen Übersicht bereits zur Genüge gesehen, wie kompliziert die Verhältnisse für den einfachen Wasseraustausch bereits liegen, und wie wenig sie für uns bereits klar übersehbar sind. Es sei zu allem noch mit einem Worte darauf hingewiesen, daß sowohl die flüssige Kolloidmasse, welche in der Blutbahn fließt, wie das Gewebe sich unter physiologischen Bedingungen in einem Zustande von Wasserhunger befinden. Das muß der Fall sein, weil sowohl durch den Blutdruck wie den Gewebsdruck eine Sättigung der Kolloide mit Wasser verhindert wird. Es hat sich das bis zu einem gewissen Grade bereits auch im Experiment erweisen lassen. Nach SCHADE und seinen Mitarbeitern quillt jedes Gewebe, selbst wenn man es in körpereigene Flüssigkeiten einlegt. SCHADE[2]) hat auch bereits an Geweben und Kolloiden versucht zu messen, wie stark die Wasseranziehung durch äußeren mechanischen Druck verhindert werden kann.

D. Die für die lokale Ödementstehung wichtigen Faktoren.

In anscheinend sehr ansprechender und einfacher Weise hat in neuerer Zeit HÜLSE[3]) den Wassertransport und die Ödementstehung erklären wollen. Seine Ausführungen lassen sich aber mit den gesicherten tatsächlichen Beobachtungen, welche von ihm als unwesentlich und falsch angesehen werden, nicht in Einklang bringen. Er vereinfacht sich durch seine Annahmen die komplizierten Verhältnisse sehr, kommt aber auch damit übrigens nicht zu einer vollständigen Erklärung der tatsächlichen Vorgänge.

Es gibt nach ihm nur zwei kolloide Systeme, welche aneinander angrenzen, das Blut und das Gewebe. Die Capillarwand ist die Grenzlamelle des einen Systems, des Gewebes. Ein wirklicher Ernährungsstrom, der vom Blut aus die Capillarwand durchdringt, ist nicht vorhanden, es gibt überhaupt nur einen innerhalb des Gewebes selbst, in dessen soliden Bestandteilen ablaufenden Wassertransport. Dementsprechend kommt es im Stadium des Präödems zu einer Quellung der Gewebselemente selbst, aus diesen werden dann Wassertropfen frei, welche erst sekundär zwischen den Gewebsbestandteilen abgelagert werden. Ein intercellulärer Wassertransport ist überhaupt nicht vorhanden. Das feste Gewebskolloid füllt die Räume zwischen Blut- und Lymphcapillaren vollständig aus.

Abgesehen davon, daß auch HÜLSE nicht zu erklären vermag, wie es immer wieder von neuem zur Quellung des Gewebes und darauf zur Entquellung, zur Abscheidung von Flüssigkeit in die Gewebsspalten oder serösen Höhlen beim

---

[1]) CLARK, E. L. u. E. R.: Anat. record. Bd. 21, S. 127. 1921.
[2]) SCHADE u. MENSCHEL: Zitiert auf S. 1714.
[3]) HÜLSE: Virchows Arch. f. pathol. Anat. u. Physiol. Bd. 225, S. 234. 1918; Klin. Wochenschr. 1923, S. 63.

Ödem kommt, steht seine Vorstellung vollkommen in der Luft. A. Dietrich[1]) hat das insbesondere mit vollem Recht betont. Wenn wir auch nicht annehmen, daß die Spalträume zwischen den Gewebselementen mit den Lymphcapillaren direkt anastomosieren, so haben wir capilläre Räume zwischen den Gewebsbestandteilen, in denen die „Ernährungsflüssigkeit" kreisen kann, auch nach dem Schema und den Darlegungen von Hueck[2]) anzunehmen, und das Gegenteil ist durch Hülses Weglegnung nicht bewiesen. Andererseits sind seine Vorstellungen über das Präödem bisher weder durch genauere Angaben noch durch eine Nachprüfung erhärtet. Wir haben bisher nur durch Dietrich erfahren, daß es sich in seinen eigenen Ödemversuchen genau umgekehrt verhielt, wie Hülse meint. Die intercelluläre Wasserablagerung war zuerst nachweisbar, die Quellung der Gewebselemente ist etwas Sekundäres.

Die Vorstellung von Hülse baut auf der Theorie des Ödems auf, welche M. H. Fischer[3]) geschaffen hat, bzw. vorher schon J. Loeb[4]). Das Bedeutungsvolle an dieser Theorie ist, daß sie den Blick nachhaltig auf das *Gewebe* gewandt hat und in dessen Verhalten die Ursache für das Ödem sucht. M. H. Fischer identifizierte aber fälschlicherweise Ödem mit Gewebsquellung, und er sah ferner die Ursache für die Quellung in einer Säuerung des Gewebes. Beides hat sich nicht aufrechterhalten lassen, insbesondere hat sich aus den Untersuchungen einer ganzen Reihe von Autoren ergeben, daß eine Gewebssäuerung, wie sie unter physiologischen Verhältnissen vorkommen kann, nicht zu einer Quellung, sondern vielmehr zu einer Entquellung der Gewebselemente führt [Schade[5]), Belák[6]), Freudenberg und György[7]), Borak[8]), Oehme[9]), Meier-Gollwitzer[10])]. Gegen die Gleichsetzung von Ödem und Gewebsquellung haben sich vor allem Marchand[11]), Lubarsch, Dietrich gewandt.

Wir übersehen im einzelnen Falle keineswegs die Ursachen, welche zum Ödem führen, und wir halten es aus diesem Grunde auch nicht für angezeigt, die Ödeme bereits nach ihren Entstehungsursachen einzuteilen. Bei dem Stande unserer Kenntnisse müßten wir eigentlich jede Art oder wenigstens die Hauptformen des Ödems für sich besprechen und zu analysieren versuchen, welche Faktoren im einzelnen Falle bei der Entstehung mitgewirkt haben. Eine solche Besprechung dürfte aber den Rahmen dieses Buches übersteigen, wir verweisen dazu auf ältere Darstellungen, wie sie von Klemensiewicz im Handbuch von Krehl-Marchand gegeben sind, sowie von Klemensiewicz, Lubarsch und K. Ziegler auf der Versammlung Deutscher Naturforscher und Ärzte 1913, ferner auf die Darstellung des Ödems bei Nierenkrankheiten in der Monographie von Volhard, sowie auf Nonnenbruchs Darstellung in Bd. 17 dieses Handbuches. Wir werden hier nur versuchen, die Bedeutung der einzelnen für die Ödementstellung wichtigen Faktoren zu besprechen.

1. Die Veränderung des Gewebes und der Blutcapillaren.

Das Problem des Ödems liegt in erster Linie im Verhalten des Gewebes. Hier wird die aus der Blutbahn ausgetretene Wassersalzlösung zurückgehalten

---

[1]) Dietrich, A.: Virchows Arch. f. pathol. Anat. u. Physiol. Bd. 251, S. 533. 1924; Verhandl. d. dtsch. pathol. Ges. 1926, S. 156.

[2]) Hueck: Beitr. z. pathol. Anat. u. z. allg. Pathol. Bd. 66, S. 330. 1920.

[3]) Fischer, M. H.: Das Ödem. Übersetzt. Dresden 1910; Oedema and Nephritis. New York 1921.

[4]) Loeb, J.: Pflügers Arch. f. d. ges. Physiol. Bd. 71, S. 467. 1898.

[5]) Schade u. Menschel: Zitiert auf S. 1714.

[6]) Belák: Biochem. Zeitschr. Bd. 143, S. 512. 1923.

[7]) Freudenberg u. György, zit. nach Freudenberg: Monatsschr. f. Kinderheilk. Bd. 24, S. 273. 1923.

[8]) Borak: Biochem. Zeitschr. Bd. 135, S. 480. 1923.

[9]) Oehme: Verhandl. d. dtsch. Ges. f. inn. Med. 1924, S. 48.

[10]) Meier-Gollwitzer: Klin. Wochenschr. 1923, S. 1827.

[11]) Marchand: Zentralbl. f. Pathol. Bd. 22, S. 625. 1911.

und aus uns heute noch vielfach unklaren Gründen abgelagert und am Wiedereintritt in die Blut- oder Lymphbahn gehindert.

Es kann sich dabei vielfach um eine primäre Retention von Salzen handeln, zu deren Lösung das Wasser dann gewissermaßen sekundär gebraucht wird. Näheres über diese Frage siehe bei NONNENBRUCH in diesem Handbuche.

Wie wenig geklärt die Verhältnisse bei der Wasserretention sind, geht am besten aus folgenden Beobachtungen hervor. Bei jeder aktiven Hyperämie findet ein verstärkter Übertritt eines Transsudationsstromes in das Gewebe statt, aber ebenso ist der Abfluß verstärkt, so daß es nicht zu einem Ödem kommt. Es zeigen das Färbeversuche, welche ROGOWITZ[1]) angestellt hat.

Nach Sympathicusdurchschneidung an einem Ohr trat bei einem Kaninchen als Folge der Hyperämie eine *schnellere Färbung* und ebenso eine *schnellere Entfärbung* mit einem in die Blutbahn eingespritzten Farbstoff ein als am normalen, nicht hyperämischen Ohr. Andererseits aber läßt sich durch anhaltende Reizung des peripheren Stumpfes des durchschnittenen Nerv. lingualis ein Ödem der betreffenden Zungenhälfte erzeugen [OSTROUMOFF, COHNHEIM, HEIDENHAIN[2]), MARCACCI[3])].

Diese Versuche zeigen uns, daß vom Nerven aus eine Veränderung im Gewebe zu erzeugen ist, welche zur Zurückhaltung einer Wasser- und Salzlösung, zum Ödem führt. Wir haben in der menschlichen Pathologie in den *neurotischen* Ödemen Analogien zu diesen experimentellen Ergebnissen.

Die Bedeutung der Gewebsveränderung für die Ödementstehung geht weiterhin noch aus einer Reihe von anderen Beobachtungen hervor, wenn wir auch dabei ebensowenig das Wesen der Veränderung heute schon erklären können wie bei der Entstehung der Ödeme nach Nervenreizung. COHNHEIM und LICHTHEIM[4]) haben in ihren klassischen Versuchen gezeigt, daß Ödem durch eine einfache Hydrämie nicht entsteht, wenigstens nicht an den Prädilektionsstellen der spontanen Ödeme, im Bindegewebe der Muskulatur und im Unterhautzellgewebe, auch nicht bei stärkster Infusion von Salzlösung. Es entwickelte sich in diesen Versuchen aber an der Haut ein Ödem, wenn hier eine leichte Schädigung, wie ein Jodanstrich gleichzeitig mit der Infusion der Salzlösung gesetzt wurde. Das gleiche ging dann aus den Versuchen von MAGNUS[5]) hervor. Die hydrämische Plethora durch Infusion von physiologischer Kochsalzlösung ließ beim normalen Tier kein Hautödem eintreten, ein solches entstand aber bei der Durchspülung toter Tiere sowie nach Vergiftung der Tiere mit Arsen, Chloroform, Äther usw. ebenso wie nach der Ausschaltung der Niere. Dasselbe zeigt eine Beobachtung von R. THOMA[6]). Bei Durchspülung an der Leiche durch die Art. femor. erhielt er bei einem alten Arteriosklerotiker bereits mit 4 l Durchspülungsflüssigkeit ein starkes Beinödem, dagegen entstand bei einem jüngeren Individuum mit normalen Gefäßen Ödem erst nach Durchleitung von 17 l.

In diesem Versuch spielt freilich neben dem Alter die Gefäßerkrankung eine Rolle. COHNHEIM betonte besonders die Bedeutung der Gefäßwandalteration und ebenso MAGNUS, doch kann die erhöhte Durchlässigkeit der Gefäßwand, die zweifelsohne eine hohe Bedeutung hat, allein nicht erklären, weshalb durch die durchlässiger gewordene Wand nicht auch ein starker Rückstrom aus dem Gewebe in die Blutbahn erfolgt. EPPINGER[7]) hat versucht, die Wasserspeicherung im Gewebe durch den vermehrten Austritt von Bluteiweißkörpern bei einer Ge-

---

[1]) ROGOWITZ: Pflügers Arch. f. d. ges. Physiol. Bd. 36.
[2]) HEIDENHAIN: Arch. f. Anat. u. Physiol. 1883, S. 174.
[3]) MARCACCI: Sperimentale Bd. 52. 1883.
[4]) COHNHEIM u. LICHTHEIM: Virchows Arch. f. pathol. Anat. u. Physiol. Bd. 69, S. 106. 1877.
[5]) MAGNUS: Arch. f. exp. Pathol. u. Pharmakol. Bd. 42. 1899.
[6]) THOMA, R.: Jahrb. d. allg. pathol. Anat. Stuttgart 1894. S. 423.
[7]) EPPINGER: Zur Pathologie und Therapie des menschlichen Ödems. Berlin 1917.

fäßwandalteration zu erklären. Es kann kein Zweifel daran bestehen, daß entgegen der heute vielfach vertretenen Ansicht die Blutcapillaren für Eiweiß durchlässig werden können und Bluteiweißkörper in das Gewebe treten. Es geht das einwandfrei aus Durchströmungsversuchen am Froschpräparat hervor, welche von ELLINGER[1]) und seinen Schülern, sowie von FREUND[2]) angestellt worden sind. Dabei hat sich gezeigt, daß die verwandte Salzlösung am normalen Präparat ohne Eiweiß wieder ausfloß, daß sie aber eiweißhaltig wurde, wenn das Präparat mit Arsen vergiftet wurde. In der gleichen Weise konnte ein Austritt von Serumeiweißkörpern in das Gewebe bei Durchspülung mit Blutserum nachgewiesen werden. Trotz alledem vermag aber die Theorie von EPPINGER die Ödementstehung nicht zu erklären, denn die Ödeme sind durchaus nicht reich an Eiweiß, sondern können sehr stark sein und dabei doch nur sehr geringe Eiweißmengen enthalten. Dagegen läßt sich in allen Ödemen ein mehr oder weniger großer Kochsalzreichtum nachweisen, der den des Blutserums erheblich übertrifft. Näheres über die Beschaffenheit der Ödemflüssigkeit s. bei NONNENBRUCH in diesem Handbuche.

HÜLSE hat versucht, die Wasseransammlung im Gewebe damit zu erklären, daß die primäre Gewebsquellung, welche nach ihm das Ödem einleitet, auch die Capillaren des Lymph- und Blutgefäßsystems betreffen würde. Es entstünden dann geblähte, gequollene Schlingen, welche undurchlässig seien. Er vergleicht sie mit den Bildern der Glomerulischlingen bei der Nephritis. Diese Angaben bedürfen aber noch durchaus der Bestätigung.

Richtig ist, daß das Gewebe beim Bestehen eines hochgradigen Ödems blutarm ist. Durch die stark gesteigerte Gewebsspannung wird die Blutdurchströmung in den Capillaren zweifelsohne erschwert. Jedoch sind die Befunde von HÜLSE bisher von anderer Seite nicht erhoben worden, und ebenso ist es durchaus fraglich, ob diese Blutarmut bereits bei der Entstehung des Ödems eine Rolle spielt oder als eine Folge des Ödems angesehen werden muß.

In diesem Zusammenhange haben wir die Entstehung von Ödem nach Gewebsschädigung durch exogene und endogene Gifte weiter zu betrachten. Für die Wirkung der exogenen Gifte haben wir in den Versuchen von MAGNUS bereits Beispiele besprochen. In diese Gruppe gehören die Ödeme, welche nach den verschiedensten äußeren Einwirkungen entstehen können, wie z. B. flüchtige Hautödeme nach der Einreibung von Styrax, Petroleum, bei manchen empfindlichen Leuten nach der Anwendung von Jodoform, die Ödeme nach Insektenstichen, Schlangenbissen usw. Ferner die lokalen Ödeme nach der subcutanen Injektion von Bakterien und Giften, wie z. B. des Diphtherietoxins. Diese Ödeme bilden den Übergang zu den echt entzündlichen Ödemen, wie sie durch jede lokale Gewebsschädigung erzeugt werden können. Solche Ödeme können auch im Verlaufe von Allgemeininfektionen auftreten. Es handelt sich dann allerdings nicht mehr um eine reine lokale Gewebsschädigung, sondern die allgemeine Capillarschädigung und das Daniederliegen der Herzkraft wirken als unterstützende Momente.

Als eine durch Gewebsumstimmung, -veränderung, wenn auch in einer von uns noch nicht faßbaren Weise zustande gekommen, müssen wir die sog. anaphylaktischen oder idiosynkratischen Ödeme auffassen, welche nach Injektionen von artfremdem Serum als Serumkrankheit auftreten, sowie die Urticaria bei empfindlichen Personen nach dem Genusse von Krebsen oder Erdbeeren.

Daß *endogene* Gifte Stoffwechselstörungen erzeugen können, welche zu Ödemen führen, geht z. B. aus der Beobachtung von L. ADLER[3]) hervor. Er konnte experimentell bei Kaulquappen Ödem durch Exstirpation der Epiphyse erzeugen.

---

[1]) HEYMANN: Arch. f. exp. Pathol. u. Pharmakol. Bd. 90, S. 27. 1921.
[2]) FREUND: Arch. f. exp. Pathol. u. Pharmakol. Bd. 95, S. 206. 1922.
[3]) ADLER, L.: Arch. f. Entwicklungsmech. Bd. 40, S. 18. 1914.

Die kachektischen Ödeme, wie sie bei chronischen Anämien bei Krebs und Malariakachexie auftreten, sowie die Hungerödeme, gehören ebenfalls in diese Gruppe, wenn auch hier wiederum allgemeine Zirkulationsstörungen infolge Schwächung der Herzkraft von Bedeutung sind.

Die nephritischen Ödeme wären als wichtigste ebenfalls dieser Gruppe zuzurechnen. Gerade das nephritische Ödem bietet eine Reihe von Eigentümlichkeiten, welche zeigen, daß bei ihm die Gewebsschädigung eine wesentliche Ursache spielt. Die Lokalisation des Ödems, welche vielfach im Gesicht beginnt, zeigt, daß hier nicht einfache hämodynamische Ursachen das Wesentliche sind, ebensowenig wie der vielfach bestehenden Hydrämie die Hauptursache beigemessen werden kann. Die Retention von harnfähigen Substanzen durch die Erkrankung der Niere spielt in der Genese dieser Ödeme eine bedeutende Rolle, aber daneben zweifelsohne auch die Gewebs- und Capillarschädigung, welche durch dasselbe Gift erzeugt ist, wie die Nierenerkrankungen selbst.

2. Die Abflußbehinderung im Lymph- und Blutgefäßsystem.

Es lag nahe, in der Behinderung des Abflusses im Blut- und Lymphgefäßsystem die Ursache der Wasserretention im Gewebe zu suchen. Die Untersuchungen in dieser Richtung haben zwar für viele Fälle die Bedeutung dieses Faktors gezeigt, doch hat sich immer wieder ergeben, daß Ausnahmen vorhanden sind, welche zeigen, daß die Abflußbehinderung allein von seiten des Gefäßapparates bei der Ödementstehung nicht das Wichtigste ist. Durch Verlegung der Lymphbahn allein läßt sich überhaupt kein Ödem erzeugen, entgegen der Annahme von ALQUIER[1]) z. B., selbst dann nicht, wenn man alle zugänglichen Lymphgefäße eines Gliedes unterbindet, wie das COHNHEIM[2]) experimentell am Hunde getan hat. Nur bei Verlegung des Ductus thoracicus entwickelt sich Ascites und Anasarka (KLEMENSIEWICZ). Dagegen kann die Verlegung der Lymphbahn ein prädisponierendes Moment für Ödeme werden, welche aus anderen Ursachen entstehen. So sehen wir vielfach nach der Ausräumung der Lymphdrüsen in den Achselhöhlen bei Mammacarcinomen Ödeme an dem entsprechenden Arme. Dabei dürfte die allgemeine Umstimmung des Organismus durch die Resorption von Gewebsstoffwechselprodukten während der Heilung der großen Wundfläche für die Ödembereitschaft eine Rolle spielen. Auch die Unterbindung einzelner Venen eines Gliedes führt im allgemeinen nicht zum Ödem, trotz der dadurch hervorgerufenen Drucksteigerung im Venensystem dieses Gliedes. Ein solches tritt allerdings dann auf, wenn *alle* abführenden Venen unterbunden werden [COHNHEIM, LUDWIG und TOMSA[3]) u. a.]. Es entwickelt sich dabei aber kein einfaches eiweißarmes Ödem, wie wir es bei allgemeinen Kreislaufstörungen infolge von Herzfehlern oder Kachexie, oder bei Nierenerkrankungen finden, sondern wir können dieses Ödem lediglich mit dem entzündlichen Ödem vergleichen, denn es kommt hier nach einiger Zeit zum Austritt von eiweißreicher Blutflüssigkeit, und bei länger anhaltender Unterbindung treten auch rote Blutkörperchen durch die Capillarwand in das Gewebe über.

Immerhin ist die Drucksteigerung im Venensystem ein prädisponierendes Moment für die Ödementstehung. Das geht am besten daraus hervor, daß bei allgemeinen Kreislaufstörungen sich beim Menschen immer in den Teilen zuerst und am stärksten ein Ödem entwickelt, in denen die Stauung durch den hydrostatischen, durch die Schwerkraft bedingten Druck des Blutes, besonders stark ist, wie besonders an den unteren Extremitäten. In diesen tiefsten Stellen des

---

[1]) ALQUIER: Rev. de méd. 1922. Nr. 1, S. 19.
[2]) COHNHEIM: Vorlesungen über Pathologie. Berlin 1882.
[3]) LUDWIG u. TOMSA: Sitzungsber. d. Akad. d. Wiss., Wien. Bd. 46; Med. Jahrb. d. Ges. d. Ärzte, Wien 1863, 4. Heft.

Körpers lastet auf dem Capillarblut ein Druck, der dem einer Wassersäule bis zur Höhe des Herzens entspricht. Der kolloidosmotische Druck des Blutes muß physiologischerweise deshalb in diesen Gebieten höher sein als der Druck der auf den Capillaren lastenden Wassersäule, wenn es nicht gerade an den tiefsten Stellen des Organismus zu einem erheblichen Austritt von Wasser und Salzen aus den Capillaren in die Gewebe kommen soll und damit zu einer Wasserverarmung des Blutes. Es könnte so an diesen Stellen zu einem einfachen Filtrationsödem kommen, wenn gleichzeitig der Gewebsdruck so stark wird, daß dadurch die Lymphcapillaren verschlossen werden und ein Abstrom der ausgetretenen Flüssigkeit verhindert wird. Über welche Einrichtungen der Organismus im einzelnen verfügt, um an seinen tiefsten Stellen normalerweise eine Ödembildung zu verhindern, ist noch keineswegs restlos geklärt.

In diesem Zusammenhang ist die Mitteilung von Krogh[1]) interessant, daß Elefant und Giraffe die einzigen Tiere sind, die ihr Herz in einer höheren Ebene tragen als der Mensch. Bei der Giraffe liegt das Herz 2,5 m über dem Erdboden, und der kolloid-osmotische Druck des Blutes muß daher einem Wasserdruck von dieser Höhe zunächst einmal die Wage halten, um ein einfaches Filtrationsödem in den Beinen zu vermeiden.

Es liegen bereits einige exakte Messungen vor, welche den durch die Stellung statisch bedingten Druck des Venenblutes festgestellt haben. So haben am Kroghschen Institut Carrier und Rehberg[2]) den Capillardruck direkt gemessen durch Einstechen einer Glascapillare in eine Capillare der Fingerhaut. Dabei wurde der Druck durchaus in Abhängigkeit von der Lage der Hand gefunden. Befand sich die Hand 20 cm über bis 7 cm unter dem Schlüsselbein, so war der Capillardruck konstant gleich 4,5 cm Wasser. Wurde die Hand aber tiefer gesenkt, so ergab sich ein Druckanstieg, der bei 36 cm unterhalb des Schlüsselbeins einer Wassersäule von 32 cm entsprach. Aus diesen Versuchen ergab sich weiter, daß der Capillardruck konstant blieb, wenn sich die Hand oberhalb eines gewissen Niveaus befand. Das ist erklärlich, weil in dem Augenblick, in dem der hydrostatische Blutdruck wegfällt, keine Kraft mehr vorhanden ist, die zu einer Erhöhung des Venendruckes hätte führen können. Die Lagestellung, bei der der Capillardruck konstant wird, befindet sich bereits etwas unterhalb der Herzebene. Es ist das dadurch zu erklären, daß im Thorax ein geringer negativer Druck herrscht, der die Hautvenen schon zum Kollabieren bringt, bevor sie die Herzebene überschritten haben. Im gleichen Sinne sprechen die Untersuchungen von Goldschmidt und Light[3]). Sie fanden beim herabhängenden Arm eine Cyanose durch Füllung der Venen, aber ohne Abnahme der Sauerstoffsättigung des Venenblutes. Die Erweiterung und vermehrte Füllung der Venen war durch den hydrostatischen Druck bedingt. Eine Anpassung der Blutgeschwindigkeit und der Arterien an den Wechsel des hydrostatischen Druckes konnten sie gleichfalls nachweisen. So fanden sie nach dem Hochheben des Armes einen Anstieg der Sauerstoffsättigung des venösen Blutes, der dadurch eintrat, daß die Venen und Capillaren sofort von dem hydrostatischen Druck entlastet werden und kollabieren, sobald der Arm über die Herzhöhe hinausgehoben wird. Die Reaktion der Arterie, welche danach mit einer Verengerung reagiert, erfolgt aber nicht so schnell wie der vermehrte Abfluß des Blutes.

Die Untersuchungen von Carrier und Rehberg an der Hand hatten, ebenso wie die früheren Untersuchungen von v. Recklinghausen und Hooker[4]) (1911) ergeben, daß der Venendruck etwas hinter dem nach hydrostatischen Berechnungen zu erwartenden zurückbleibt und vor allem, daß er erheblich schwankt. Nach Hookers Untersuchungen haben sich diese Schwankungen aufklären lassen. Sie fallen nämlich fort, wenn man den Venendruck an einem gelähmten Bein bestimmt, und sie werden nach Kroghs[1]) Beobachtungen einigermaßen konstant, wenn man das untersuchte Bein, auf einem Fuße stehend, etwa 5 Minuten frei herunterhängen läßt. Die Erklärung ist die, daß im bewegten Bein durch die Muskelkontraktionen die Blutförderung in den Venen stark angefacht wird, wobei durch die Venenklappen die Vorwärtsbewegung gefördert und der hydrostatische Druck weitgehend ausgeschaltet werden kann. Krogh spricht in diesem Sinne von der Wirkung einer „Venenpumpe", deren Bedeutung so groß ist, daß die leichten unwillkürlichen Muskelbewegungen eines aufrechtstehenden Menschen hinreichen, um den hydrostatischen Druck um ca. 40 cm Wasser herabzusetzen.

---

[1]) Krogh: Anatomie und Physiologie der Capillaren. S. 219. Berlin 1924.
[2]) Carrier u. Rehberg: Skandinav. Arch. f. Physiol. 1922; zit. nach Krogh (S. 180ff.).
[3]) Goldschmidt u. Light: Americ. journ. of physiol. Bd. 73, S. 173. 1925.
[4]) Hooker: Americ. journ. of physiol. Bd. 28, S. 235. 1911.

Ganz allgemein muß das Blut in seinem kolloid-osmotischen Druck gewissermaßen eine variable Reserve besitzen, die es ermöglicht, trotz eines annähernd gleichmäßig hohen Druckes in den Capillaren nicht nur kein Wasser abzugeben, sondern andererseits sogar noch Wasser durch die Capillarwand hindurch aufzunehmen. Das findet z. B. regelmäßig nach starken Blutungen statt. Das Blut ergänzt sich zunächst durch Flüssigkeitsaufnahme aus den Geweben. Welche Kräfte das Gewebswasser in die Capillaren einströmen lassen, ohne daß man eine Erhöhung des kolloid osmotischen Druckes im Verlaufe der Blutung ohne weiteres annehmen kann, steht noch dahin. Daß das Blut aus dem Gewebe nach Blutverlusten im wesentlichen Wasser als Salzlösung mit sehr wenig Eiweiß aufnimmt, hat Scott[1]) gezeigt und damit die früheren Ergebnisse von Asher, Leathes[2]) Starling und Tubby[3]) bestätigt.

In der gleichen Weise zeigt die direkte Resorption von in das Gewebe injizierten Flüssigkeiten, einfachen Salzlösungen, ins Blut, daß der kolloid osmotische Druck des Blutes und der Gewebe eine leicht *veränderliche* Größe ist. Wir wissen aus den Feststellungen der Kolloidchemie, daß die Salze, besonders wenn sie ionisiert vorhanden sind, von größter Bedeutung für den Quellungsdruck der Eiweißkörper sind. Näher können wir hier auf diese Frage nicht eingehen, wir können nur vermuten, daß solche Salzwirkungen vorhanden sind, welche die Wasserabgabe bzw. Wasseraufnahme durch die Capillarwand hindurch in das Blut ermöglichen. Vorstellbar wäre freilich noch ein anderer Mechanismus; man könnte mit Bier[4]) den Capillaren eine Saugwirkung zuschreiben und annehmen, daß gewissermaßen in die sich erweiternden Capillaren bei Mangel an einströmenden Blut Gewebswasser durch Saugwirkung eingefüllt würde. Gegen diese Möglichkeit spricht allerdings viel, wie wir an anderer Stelle gesehen haben, wir haben bis heute keinerlei Beweise für diese Annahme (vgl. S. 1542).

Klemensiewicz[5]) hat an der Froschschwimmhaut nach stärkeren Blutungen das Verhalten der Capillaren direkt beobachtet. Es kommt als Folge derselben hier zu einem Stillstand der Blutströmung infolge Kontraktion der Arterien. Während dieser Anämie trat allmählich eine Erweiterung der Capillaren ein. Klemensiewicz glaubte aus seinen Beobachtungen schließen zu dürfen, daß die Capillarerweiterung durch einen Einstrom von Gewebswasser in die Capillare entstanden sei. Einzelne Blutkörperchen, welche sich in den Capillaren befanden, wurden dabei nämlich nicht hin und her bewegt, sondern blieben an Ort und Stelle. Klemensiewicz meint, es hätte eine Bewegung dieser Blutkörperchen stattfinden müssen, wenn das Plasma aus den Arterien oder Venen in die Capillare eingeströmt wäre. Daß es zu einer Capillarerweiterung während einer lokalen Gewebsasphyxie kommt, geht auch aus eigenen Beobachtungen an der Froschschwimmhaut während eines Adrenalinversuches hervor und wird auch von Lewis und Grant[6]) angenommen.

Wenn die Deutung von Klemensiewicz richtig ist, dann müssen wir annehmen, daß die Capillaren nicht nur durch den Blutdruck passiv erweitert werden können, sondern auch durch Veränderungen ihrer Wand gewissermaßen selbsttätig, aktiv. Ob diese Erweiterung durch die Tätigkeit der Adventitiazellen zustande kommt oder durch Quellung der Wandelemente selbst, durch welche eine vermehrte Widerstandsfähigkeit der Capillarwand gegen den von außen her auf sie einwirkenden Gewebsdruck geschaffen werden müßte, steht noch dahin.

Wenn auch nach dem vorher Erörterten der Mechanismus des Wiedereinstromes von in das Gewebe transsudierter Flüssigkeit in das Blut- und Lymph-

---

[1]) Scott: Journ. of physiol. Bd. 50, S. 157. 1916.
[2]) Leathes: Journ. of physiol. Bd. 19, S. 1. 1895.
[3]) Starling u. Tubby: Journ. of physiol. Bd. 16.
[4]) Bier: Virchows Arch. f. pathol. Anat. u. Physiol. Bd. 147. 1897 u. Bd. 153. 1898.
[5]) Klemensiewicz: Zitiert auf S. 1713. (1912, S. 412).
[6]) Lewis u. Grant: Heart Bd. 12, S. 79. 1925.

gefäßsystem noch keineswegs geklärt ist, so ist doch die Wirkung des erhöhten Venendruckes, wie er aus hydrostatischen Ursachen an den unteren Extremitäten in Erscheinung tritt, für die Wasserretention im Gewebe als ein stark unterstützendes Moment zu werten. Das geht z. B. bereits aus den Messungen des Umfanges der Unterschenkel hervor, welche Atzler[1]) bei gesunden Menschen am Morgen und Abend vorgenommen hat. Dabei war regelmäßig der Umfang am Abend deutlich meßbar vergrößert, offenbar als Folge einer Wasserretention, die durch die tagsüber aufrechte Haltung bedingt ist. Diese noch im Bereich des Physiologischen liegenden Erscheinungen bilden den Übergang zu den durch Stauung bedingten Ödemen der Unterschenkel bei allgemeiner Kreislaufinsuffizienz. Da, wo zu der durch allgemeine Ursachen bedingten venösen Stauung noch die durch hydrostatische Verhältnisse bedingte hinzukommt, entsteht das Ödem. Es muß allerdings auch hier daran gedacht werden, daß das Gewebe der tiefliegenden Teile infolge der darniederliegenden Zirkulation am schlechtesten mit Sauerstoff versorgt wird und daß die dadurch bedingte Ernährungsstörungen des Gewebes Hilfsursache der Ödeme werden kann.

Als Stauungsödem ist auch das *Lungenödem* aufzufassen, wenn wir von den toxisch oder bakteriell bedingten Ödemen absehen, welche z. B. eine Pneumonie einleiten. Es entwickelt sich dann, wenn aus irgendwelchen Ursachen, z. B. Verschluß einer Coronararterie, der linke Ventrikel erlahmt oder seine Tätigkeit einstellt, während der rechte Ventrikel noch kräftig weiter arbeitet. Cohnheim und Welch[2]) haben im Experiment durch Unterbindung des linken Vorhofes auf Stauung zurückzuführendes Lungenödem erzeugen können. Aber auch hier liegen die Verhältnisse nicht so einfach, daß Lungenödem sich proportional der Stauung im Lungenkreislauf entwickelte. So finden wir im allgemeinen bei den stärksten Graden von Stauungslungen, wie sie sich allmählich bei einer Mitralstenose entwickeln, kein Lungenödem [Lubarsch[3])], trotzdem es in solchen Lungen vielfach zu kleinen Diapedeseblutungen kommt. Eine Erklärung dafür vermögen wir nicht zu geben, wenn auch daran zu denken ist, daß eine Mitralstenose sich im allgemeinen sehr langsam entwickelt und Gewebsveränderungen in dem gestauten Organ nach sich zieht, welche zu einer Verdickung der Capillarwände führen [K. Koester[4])]. Wir müssen uns damit begnügen, festzustellen, daß der Lungenkreislauf sich an die veränderten Bedingungen bei der Stauung *anzupassen* vermag, und so ein Kreislauf ohne Ödem gewährleistet wird. Wir können aber keineswegs erklären, wie der Organismus diese Anpassung bewerkstelligt, wir haben hier dieselben ungelösten Fragen, wie bei dem Einstrom von Gewebswasser in die Blutbahn nach ausgedehnten Blutungen, oder wie bei der Verhinderung eines Filtrationsödems an den Beinen sehr großer Tiere. Denn, wenn sich auch eine bindegewebige Wandverdickung der Blutgefäße in der Stauungslunge entwickelt, so zirkuliert in dieser doch der aus den Gefäßen austretende Ernährungsstrom und der Wiedereintritt der ausgetretenen Flüssigkeit in die unter Stauungsdruck stehende Blutbahn ist durch die Wandverdickung der Gefäße keineswegs zu erklären. Die Seltenheit eines Ödems in einer chronischen Stauungslunge im Gegensatz zu dem eigentlich regelmäßigen Befund von Ödem an den unteren Extremitäten bei dekompensierten chronischen Herzfehlern, illustriert uns wieder deutlich die Bedeutung des Verhaltens der Gewebe. In den mit Sauerstoff schlecht versorgten Geweben der Beine entwickeln sich die Ödeme bei der Stauung, dagegen vermag die chronische Stauung im Lungengewebe,

---

[1]) Atzler: Verhandl. d. Ges. dtsch. Naturforsch. u. Ärzte, 88. Vers. Innsbruck 1924.
[2]) Welch: Virchows Arch. f. pathol. Anat. u. Physiol. Bd. 72, S. 375. 1878.
[3]) Lubarsch: Zitiert auf S. 1711. (1912).
[4]) Koester: Dtsch. med. Wochenr. S. 413. 1904.

dessen Versorgung mit sauerstoffreichem Blut eine besonders gute ist, im allgemeinen kein Ödem zu erzeugen.

Am besten geklärt scheinen uns die Entstehungsbedingungen des Ödems bei der akuten Entzündung. Dabei sehen wir die Bedeutung der Gewebsschädigung für die Ödementstehung am klarsten. Eine Entzündung tritt als Folge einer mehr oder weniger starken Gewebsschädigung ein. Die dabei im Gewebe frei werdenden Abbau- und Zerfallsprodukte haben ein starkes Wasserbindungsvermögen und bewirken gleichzeitig eine Durchlässigkeitssteigerung der Capillarwand. So kann es zu einem Eintritt von Bluteiweißkörpern in das Gewebe kommen. Durch deren Quellungsdruck wird die hier infolge der Zerfallsprozesse herrschende osmotische Hypertonie [SCHADE[1])] noch vermehrt und wir haben somit bei dem entzündlichen Ödem schon heute faßbare Hinweise für die gesteigerte Wasserbindungsfähigkeit der am Entzündungsorte im Gewebe vorhandenen Gele und Sole. Wenn das biologische Geschehen im Entzündungsherd auch heute noch keineswegs restlos chemisch physikalisch analysiert werden kann (vgl. die Untersuchungen von H. MEYER[2]) und SCHATZ[3])], so stellen sich dem Verständnis des entzündlichen Ödems doch weniger Schwierigkeit entgegen als dem der einfachen Ödeme, bei denen wir am Orte ihrer Entstehung bisher keine derartige deutliche Veränderung und Verschiebung der Kolloidmassen und Salze des Blutes und Gewebes nachweisen können.

E. Die Folgen des Ödems.

Ödeme können durch ihren Sitz direkt lebensbedrohend werden und den Tod verursachen, wie z. B. ausgedehntes Lungenödem, Gehirn- und Glottisödem. Sie können ferner bei längerem Bestand und besonderer Größe stärkere Veränderungen an den benachbarten Organen durch Druck von außen hervorrufen, wie Kompression und Atelektase der Lunge, Tiefstand des Zwerchfelles und Verlagerung des Herzens bei Pleuratranssudaten.

Die Gewebe selbst, welche ödematös werden, erfahren mit der Zeit schwere Veränderungen, besonders leicht und nachhaltig wiederum die hoch differenzierten Anteile, die eigentlichen Parenchymzellen, während die Bindegewebszellen sich leichter wieder erholen. Schädigungen der Niere, des Gehirns, auch der Muskulatur können so zustande kommen, die Albuminurie bei chronischer Stauung, die Migräne, der Lumbago darf als Folge von mehr oder weniger lang anhaltender Ödemschädigungen angesehen werden (QUINCKE). In der Lunge finden sich sehr bald im Ödem gequollene, verfettete, abgestoßene Alveolarepithelien. Bei chronischem Lungenödem kann es zur Vermehrung des Bindegewebes kommen und zu einer so reichen Abstoßung und Verfettung der Alveolarepithelien, daß die Herde schon makroskopisch durch die zahlreichen gelblichen Stippchen, die mit verfetteten Epithelien angefüllten Alveolen, auffallen. Ganz allgemein kommt es bei längerem Bestand eines Ödemes zur Quellung der Gewebselemente, die diffus das Protoplasma betrifft oder zum Auftreten von Vakuolen in den Zellen führen kann und schließlich den Untergang veranlaßt. Die Bindegewebsfasern quellen ebenfalls, sie werden breit, erscheinen hyalin und nehmen die WEIGERTsche Fibrinfärbung an (fibrinoide Entartung E. NEUMANNS). Auch die elastischen Fasern nehmen an der Quellung teil, werden breiter, sie erscheinen bei der spezifischen Färbung blasser, schließlich kann es zum körnigen Zerfall kommen (LUBARSCH).

---
[1]) SCHADE: Verhandl d. dtsch. pathol. Ges. 1923.
[2]) MEYER, H.: Arch. f. klin. Med. Bd. 85, S. 149. 1905.
[3]) SCHADE: Verhandl. d. dtsch. Ges. f. inn. Med. 1925, S. 355.

Ferner ist bedeutungsvoll, daß länger bestehende Ödeme einen günstigen Boden für Infektionen schaffen. So kann an der Haut den Bakterien ein Eindringen durch die Auflockerung der Gewebselemente ermöglicht werden (chronische Unterschenkelgeschwüre), an einen länger bestehenden Ascites schließt sich oft, besonders bei der Lebercirrhose, eine Peritonitis an, nach oder selbst ohne lege artis durchgeführte Punktionen (Auflockerung der Darmwand), aus einem Lungenödem kann eine Pneumonie werden bei Infektion auf dem Bronchialwege. Ebenso wie für die Ödemflüssigkeit selbst die Resorption gehindert ist, besteht während eines Ödems auch eine Hemmung der Resorption anderer in das Gewebe eingespritzter Substanzen, die sich noch tagelang am Injektionsart nachweisen lassen [REICHEL[1])]. Der häufigste Ausgang des Ödems ist seine Rückbildung, die Resorption. Über die Kräfte, welche die Resorption herbeiführen, können wir noch nicht viel sagen, solange wir noch keinen näheren Einblick in die Entstehungsursachen des Ödems haben. Ist die Ausscheidungsinsuffizienz der Niere für Kochsalz z. B. die Ursache des Ödems gewesen, dann kann eine kochsalzarme Diät die Ödeme zur Ausschwemmung bringen, mit der Überführung eines Herzfehlers in das Stadium der Kompensation schwinden auch die Ödeme wieder, während flüchtige Ödeme, welche vielfach vasomotorisch ausgelöst werden können, mit dem Nachlassen des Arterienkrampfes wieder zurückgehen. Ganz allgemein muß bei der Resorption eine Veränderung der Quellungsfähigkeit des Blutes eintreten, in dem Sinne, daß es Wasser aus dem ödematösen Gewebe aufnehmen kann. Im einzelnen bleiben aber die Vorgänge am Kolloidsystem des Blutes wie des Gewebes dabei noch aufzuklären.

XI. Die Thrombose.
Zusammenfassende Darstellungen.

ASCHOFF: Thrombose und Embolie. Verhandl. d. Ges. dtsch. Naturforsch. u. Ärzte, 83. Vers. Karlsruhe 1911, S. 344. — ASCHOFF: Vorträge über Pathologie: Über Thrombose. S. 230. Jena 1925. — ASCHOFF, v. BECK, DE LA CAMP und KRÖNIG: Beiträge zur Thrombosefrage. Leipzig: Vogel 1912. — v. BAUMGARTEN: Die sog. Organisation des Thrombus. Leipzig 1877. — v. BAUMGARTEN: Entzündung, Thrombose, Embolie und Metastase. München 1925. — BENDA: Venen, im Handb. d. spez. Pathol., Anat. u. Histol. (HENKE-LUBARSCH), S. 811. Berlin 1924. — BENEKE: Die Thrombose, in Handb. d. allg. Pathol. (KREHL-MARCHAND) Bd. II, Abt. 2, S. 130. 1913. — BORST: Chronische Entzündung und Pathologie. Organisation. Ergebn. d. Pathol. Jg. 4, S. 461. 1897. — COHN: Klinik der embolischen Gefäßkrankheiten. Berlin 1860. — DIETRICH: Die Thrombose nach Kriegsverletzungen. Jena: Fischer 1920. — EBERTH u. SCHIMMELBUSCH: Die Thrombose nach Versuchen und Leichenbefunden. Stuttgart 1888. — FRANK: Die essentielle Thrombopenie. Berlin. klin. Wochenschr. 1915. Nr. 18 u. 19, S. 454 u. 490. — FREUND: Die Pathologie des Blutes. Handb. d. allg. Pathol. Bd. II, 1. Abt. — HANSER: Thrombose und Embolie. Ergebn. d. allg. Pathol. u. pathol. Anat. Bd. 2, S. 193. 1921. — HOFMANN: Über Blutplättchenzählung. Dtsch. med. Wochenschr. 1926, S. 862. — LESCHKE: Klinik und Pathogenese der thrombopenischen Purpura (WERLHOFsche Krankheit). Ebenda 1925, S. 1352. — LUBARSCH: Die Pfropfbildung (Thrombose). Die allg. Pathol., S. 140ff. Wiesbaden 1905. — LUBARSCH: Thrombose und Infektion. Berlin. klin. Wochenschr. 1918, S. 225. — LUBARSCH: Thrombose und Embolie. Jahreskurse für ärztliche Fortbildung 1916, Januarheft. — MANTEGAZZA: Moleschotts Untersuch. z. Naturlehre 1876. — MERKEL: Die Beteiligung der Gefäßwand an der Organisation des Thrombus. Habilitationsschr. Erlangen 1908. — MORAWITZ: Die Gerinnung des Blutes. Handb. d. Biochemie von C. OPPENHEIMER Bd. II, 2. Hälfte, S. 39. 1908. — NAEGELI: Blutkrankheiten und Blutdiagnostik. 1922. — RIBBERT: Die Phlebolithen. Virchows Arch. f. pathol. Anat. u. Physiol. Bd. 223, S. 339. 1917. — RIBBERT: Über die Thrombose, über den Aufbau der Thrombose. EULENBURGS Realenzyklopädie. — RITTER: Über die Bedeutung des Endothels für die Entstehung der Venenthrombose. Jena 1926. — SCHMIDT, ALEX: Die Lehre von den fermentativen Gerinnungserscheinungen. Dorpat 1877. — SCHRIDDE: Die Entstehung der Blutplättchen. Dtsch. med. Wochenschr. 1911,

---

[1]) REICHEL: Zentralbl. f. inn. Med. 1898.

S. 2408. — SCHULTZ: Therapie und Prognose des Morbus Werlhof. Ebenda 1925, S. 1355.
— THOREL: Ref. i. d. Ergebn. d. allg. Pathol. u. pathol. Anat. Bd. 9, 11, 14, 18. 1903—1915.
— VAQUEZ: De la Thrombose cachétique. Paris: Steinheil 1890. — VIRCHOW: Veränderungen des Thrombus. Ges. Abhandl. S. 325. — VIRCHOW: Phlogose und Thrombose im Gefäßsystem. Ebenda S. 458ff. — WEIGERT: Thrombose. EULENBURGS Realenzyklopädie. 1889.
— WYDLER: Bau und Ossifikation von Venensteinen. Inaug.-Dissert. Zürich 1911. —
ZIEGLER: Lehrb. d. allg. Pathologie. Jena 1905.

A. Begriffbestimmung und Morphologie.

In einem vorstehenden Kapitel haben wir das Phänomen der Stase kennengelernt, welches seinem Wesen nach eine Konglutination der roten Blutkörperchen aneinander ist. Die Eigenart dieses Prozesses ist in seiner Reversibilität gegeben. Die Leukocytenauswanderung und die sog. weiße Stase sind die typische Reaktionsform der Leukocyten auf Gewebsschädigung. Wir haben erfahren, daß Stase wie Leukocytenauswanderung bedingt werden durch eine lokale Veränderung des strömenden Blutes, welche ihrerseits von dem Verhalten des Gewebes weitgehend abhängt, besonders von der Einwirkung pathologischer Gewebsabbau- und Stoffwechselprodukte.

Im folgenden werden wir das Verhalten der *Blutplättchen* unter der Einwirkung der verschiedensten Schädigungen zu besprechen haben, welche das Gewebe und das Blut treffen. Das Wesen der Thrombose ist aber nicht damit erschöpft, daß die Blutplättchen unter der Einwirkung bestimmter Schädigungen konglutinieren, *sondern gerade die Vorgänge, welche sich an die Konglutination der Blutplättchen anschließen, sind die wesentlichen Faktoren zur Erzeugung eines Pfropfes an der Gefäßwand im strömenden Blute*. Der *Untergang* der konglutinierten Blutplättchen, die dadurch bedingten *Gerinnungsvorgänge* und der sich *anschließende Untergang* von festgehaltenen weißen und roten Blutkörperchen schaffen das Gebilde, welches wir als *Thrombus* bezeichnen.

Es wirken also bei der Ausscheidung eines festen Pfropfes im strömenden Blut innerhalb der Gefäßbahn, bei der Entstehung eines Thrombus, eine ganze Reihe von Faktoren zusammen. Aber der Vorgang beginnt mit einer Zusammenballung von Blutplättchen und ihrem Niederschlag an der Gefäßwand. Alles andere, das sich anschließt und als eine lokale Koagulationsnekrose der abgeschiedenen und an der Wand haftenden Blutbestandteile angesehen werden kann, ist die Folge der primären Plättchenkonglutination.

Auf der grundlegenden Arbeit RUDOLPH VIRCHOWS[1]) über Thrombose und Embolie bauen sich unsere heutigen Kenntnisse über das Wesen dieser schweren Zirkulationsstörungen auf, wenn sich auch in vielen und entscheidenden Punkten unsere Ansichten seit VIRCHOW gewandelt haben. VIRCHOW hielt die Thrombose für eine im Gefäßsystem ablaufende Blutgerinnung *während des Lebens* gegenüber der postmortalen Bildung der Leichengerinnsel. Vor allem aber verdanken wir ihm die Unterscheidung zwischen *autochthon* entstandenen *Thromben* und abgerissenen und in andere Gefäßgebiete verschleppten Thrombusteilen, den *Emboli*. LUBARSCH[2]) versteht unter Thromben „während des Lebens innerhalb von Blutgefäßen aus Blutbestandteilen an dem Befundorte entstandene feste Gebilde". Damit ist die scharfe Unterscheidung der Thromben von den postmortalen oder außerhalb des Gefäßapparates entstehenden Blutgerinnseln ebenso wie von den verschleppten Thromben, den Embolien, ausgesprochen. Mit LUBARSCH fassen wir die charakteristischen Unterschiede zwischen Thromben und postmortalen Gerinnseln in folgende 4 Hauptsätze zusammen.

---

[1]) VIRCHOW, R.: Ges. Abhandl. Bd. 5. Phlogose und Thrombose im Gefäßsystem, S. 458ff.

[2]) LUBARSCH, O.: Die allgemeine Pathologie. S. 140ff. Wiesbaden 1905.

1. Die Thromben sind fast stets — auch wenn sie noch frisch sind — trockener, fester, brüchiger und weniger elastisch als die Gerinnsel.

2. Ihre Oberfläche ist fast niemals vollkommen glatt und spiegelnd, sondern zum mindesten feinkörnig, häufig deutlich gerieffelt oder gerippt.

3. Auf dem Durchschnitt zeigen die frischen Thromben einen ungleichmäßigen, oft deutlich geschichteten Bau, indem farblose mit roten Schichten abwechseln.

4. Die Blutgerinnsel liegen frei in der Gefäßlichtung, ohne der Wand anzuhaften; nur wo die besondere Beschaffenheit des Blutraumes es bedingt (Herzmuskeltrabekel, Herzohr, Venenklappen) können sie mit der Unterlage verfilzt sein; die Thromben haften zum mindesten an einer Stelle deutlich der Blutgefäßwandung an.

Diese Unterscheidungsmerkmale ermöglichen nach LUBARSCH auch die Diagnose ganz frischer Thromben; selbst ganz frische, experimentell erzeugte Thromben zeigen von vornherein eine größere Brüchigkeit und trocknere Beschaffenheit als postmortale Gerinnsel.

Diese makroskopischen, verhältnismäßig deutlichen Unterschiede sind im innersten Wesen der beiden Bildungen begründet, wie wir bei der Besprechung des feineren morphologischen Aufbaues von Thrombus und Leichengerinnsel sehen werden. Aber trotzdem kann die Unterscheidung eines Thrombus von einem Leichengerinnsel unter Umständen schwierig sein, so besonders bei agonal entstandenen Thrombosen.

1. Die postmortalen Leichengerinnsel.

Die Leichengerinnsel, wie wir sie in den Herzhöhlen und großen Venen finden, sind nicht ohne weiteres mit den Gerinnungsprodukten von Blut gleichzusetzen, welches aus den Gefäßen ausgetreten ist.

Während ausgetretenes und im Reagensglas aufgefangenes Blut vom Rande her und ziemlich schnell erstarrt, tritt die postmortale Blutgerinnung erheblich langsamer ein. Vor allem macht sich ein gerinnungshemmender Einfluß der Gefäßwand geltend [BRÜCKE[1]), MORAWITZ[2])], der eine Gerinnung in den Capillaren überhaupt verhindert, in den großen Venen und im Herzen sie in der Mitte der Blutsäule beginnen läßt, so daß die Gerinnsel frei im Gefäßlumen liegen. Nähere Einzelheiten über die Morphologie der Gerinnung und ausführliche Literatur siehe bei BENEKE[3]). Dazu kommt noch, daß die Verteilung der Blutkörperchen und des Plasmas in den Gerinnseln nicht der Verteilung derselben im Leben zu entsprechen braucht. Da die Gerinnung an den verschiedenen Stellen des Gefäßsystems verschieden schnell einsetzt und vor allem in den einzelnen Fällen sehr verschieden sein kann, so macht sich der Einfluß des spezifischen Gewichtes der einzelnen Blutbestandteile geltend, die roten Blutkörperchen sinken zu Boden, die weißen steigen nach oben und in der obersten Schicht sammelt sich reines Plasma. Außerdem wird die Morphologie der Gerinnsel noch beeinflußt von Strömungsvorgängen in den Gefäßen nach dem Tode. Es tritt innerhalb der Gefäße eine Blutverschiebung ein nach dem Gesetze der Schwerkraft, welche z. B. zum Auftreten der Totenflecke an den abhängigen Teilen des Körpers führt.

Die genannten Faktoren bedingen das verschiedene Aussehen der Blutgerinnsel. Wir haben 3 verschiedene Erscheinungsformen zu unterscheiden:

1. Das weiße Koagulum, Fibrinkoagulum oder Speckhaut,
2. das rote Koagulum, Cruor, Erythrocytenkoagulum,
3. eine Mischform, welche abwechselnd beide Bestandteile enthält.

1. Die *Speckhaut* entsteht bei langsamer postmortaler Gerinnung des Blutes in des Herzhöhlen und großen Venen, wenn der Gerinnungsvorgang so langsam verläuft, daß die roten Blutkörperchen sich entsprechend ihrem höheren spezifischen Gewichte vor Eintritt der Gerinnung zu Boden senken können. Sie findet

---
[1]) BRÜCKE, E.: Virchows Arch. f. pathol. Anat. u. Physiol. Bd. 17. 1857.
[2]) MORAWITZ: Handb. d. Biochemie. 1908.
[3]) BENEKE: Zitiert auf S. 1726.

sich daher als oberste Schicht der Blutgerinnsel und überzieht oft auch in dünner Schicht richtige Thromben, wie Møller[1]) betont. Daraus ergibt sich auch die gerichtsärztliche Bedeutung der Speckgerinnsel für die Beurteilung der Stellung der Leiche [Paget[2]), Aschoff[3]), Marchand[4])]. Die Farbe des Gerinnsels ist reinweiß bis gelblich. Die letzteren sind ödematös, wasserreicher (Lubarsch). Mikroskopisch bestehen diese Gerinnsel aus einem dichten Netzwerk feiner oder gröberer Fibrinfäden mit eingestreuten Haufen von Blutplättchen und zerstreut liegenden oder oberflächlich gruppierten polymorphkernigen Leukocyten, die in der Regel gut erhalten sind. Das Fibrin ist oft strahlig angeordnet, geht von Plättchenhaufen aus, von sog. Koagulationszentren [Hauser[5]), Zenker[6])]. An der Oberfläche kann das Fibrinnetz besonders dicht sein oder mit der Oberfläche parallelgehende Streifung aufweisen.

2. Die reinen *Cruorgerinnsel* sind dunkel-, oft schwarzrot, weich, weniger elastisch als die Speckhaut, ihre Oberfläche ist blank, glatt und sie lösen sich ebenso wie die weißen Gerinnsel von der Gefäßwand ohne Spuren zu hinterlassen. Sie bestehen vorwiegend aus roten Blutkörperchen, deren Form durch die gegenseitige Abplattung meist etwas verändert, polygonal ist und sie enthalten nur wenig Leukocyten, besonders in den unteren Teilen. Fibrin findet sich oft nur spärlich in kleinen Fadenhaufen, „Koagulationszentren" oder als ein so zartes feines Netzwerk, daß es mit der Fibrinfärbung sich oft nicht nachweisen läßt (Møller).

3. Neben diesen beiden ausgesprochenen Formen kommt als häufigste das *gemischte oder bunte Koagulum* vor. Dieses bietet auch die größte Verwechselungsmöglichkeit mit Thromben. Seine Farbe kann den reinen Cruorgerinnsel ähneln, die Oberfläche ist meist glatt. Doch hat Rost[7]) darauf aufmerksam gemacht, daß man mit der Lupe in vielen Fällen eine feine Rippenzeichnung erkennen kann.

Meistens zeigen diese Koagula eine einfache Schichtung, eine weißgelbe Schicht an der Oberfläche und darunter Cruorgerinnsel. Gelegentlich sieht man abwechselnd mehrere Schichten, so daß eine gewisse Ähnlichkeit mit einem Thrombus entsteht. Besonders schwierig kann es sein, diese Koagula von Thromben zu unterscheiden, wenn sie gebogen und mehrere Koagula zusammengelötet sind, oder wenn besonders dünne Koagula bei einer Gefäßteilung aufgerollt, durch vielleicht sekundäre Koagulation leicht an die Wand geklebt sind. Es kann dann sehr schwierig sein, eine sichere makroskopische Diagnose zu stellen (Møller). Die mikroskopische Untersuchung aber zeigt ähnliche Bilder, wie wir sie bereits bei der Speckhaut und dem Cruorgerinnsel beschrieben haben, und ermöglicht die Diagnose. Wir haben schon die Untersuchungen von Rost kurz vermerkt, die unter der Leitung von Schmorl angestellt sind. Danach kann die Riffelung der Oberfläche nicht immer mit voller Sicherheit zur Unterscheidung von Thromben und Leichengerinnseln dienen, weil auch an den letzteren Zeichnungen vorkommen können, welche Ähnlichkeit mit der Riffelung eines Thrombus haben. An diese Arbeit schließen sich Untersuchungen von Ribbert[8]) und Tendeloo[9]) an, die erweisen sollten, daß die Leichengerinnsel, insbesondere die Speckhautgerinnsel nicht postmortal, sondern bereits in der Agonie zustande kämen. Die Ansicht dieser drei zuletztgenannten Autoren hat sich aber keine allgemeine Anerkennung verschaffen können. Wir möchten uns insbesondere Møller anschließen, wenn er betont, daß im allgemeinen die feine Rippenbildung an den Gerinnseln leicht von der kräftigen und tiefergehenden Riffelung der Thromben zu unterscheiden ist, besonders auf einen Durchschnitt.

---

[1]) Møller, P.: Beitr. z. pathol. Anat. u. z. allg. Pathol. Bd. 71, S. 27. 1923.
[2]) Paget: Gaz. méd. 1841.
[3]) Aschoff: Beitr. z. pathol. Anat. u. z. allg. Pathol. Bd. 63, S. 1. 1916.
[4]) Marchand: Zentralbl. f. allg. Pathol. u. pathol. Anat. Bd. 27, Nr. 9. 1916 u. 20.
[5]) Hauser, G.: Virchows Arch. f. pathol. Anat. u. Physiol. Bd. 154, S. 335. 1898; Zentralbl. f. Pathol. Bd. 10, S. 937. 1899.
[6]) Zenker, K.: Beitr. z. pathol. Anat. u. z. allg. Pathol. Bd. 17, S. 448. 1895.
[7]) Rost: Beitr. z. pathol. Anat. u. z. allg. Pathol. Bd. 52. 1912.
[8]) Ribbert: Dtsch. med. Wochenschr. 1916, S. 2.
[9]) Tendeloo: Münch. med. Wochenschr. 1917, S. 613.

Mikroskopisch entsprechen die Koagulumrippen kleinen Verdickungen des Fibrinnetzes, während die Thrombenrippen die freien Kanten von weißen Blutplättchenbälkchen sind. Daß die Koagula kurz vor dem Tode sich bereits bilden, nimmt auch LUBARSCH[1]) und BENEKE[2]) an. Besonders gegenüber den Ansichten von RIBBERT und TENDELOO ist ASCHOFF[3]) an der Hand eines ausgedehnten Sektionsmaterials im Kriege auf diese Frage eingegangen. Er betont einmal die altbekannte Tatsache, daß die Verteilung der Fibringerinnsel und des Cruors im Herzen und in den großen Gefäßen eine deutliche Abhängigkeit von der Stellung der Leiche zeigt. Außerdem konnten bei *frühzeitigen* Sektionen Gerinnsel entweder gar nicht oder nur andeutungsweise gefunden werden. Nach den Untersuchungen von MARCHAND[4]) und ASCHOFF bleibt das Blut bis zu einer halben bis einer Stunde nach dem Tode flüssig, wenn nicht ganz besondere Verhältnisse vorliegen. Auf Grund von Tierexperimenten kommen wir im wesentlichen zu derselben Auffassung. MØLLER hat diese Frage gleichfalls an menschlichem Sektionsmaterial untersucht, und zwar im Gegensatz zu den Kriegsuntersuchungen von ASCHOFF bei gewöhnlichen Krankenhaussektionen. Er fixierte 40 Leichen etwa eine halbe Stunde nach dem Eintritt des Todes durch Einspritzen von Formalin in die Brust- und Bauchhöhle. In so fixierten Leichen findet er das Blut in eine gleichmäßige halbfeste Masse von schwarzroter Farbe verwandelt, der jede Schichtung vollständig fehlt, ebenso wie jede Speckhautbildung. Man muß nach diesen Untersuchungen, die besonders von MØLLER an Leichen mit durchschnittlich recht langer Agonie durchgeführt wurden, annehmen, daß die Speckhautgerinnsel frühestens etwa eine halbe Stunde nach Eintritt des Todes entstehen. Das schließt natürlich nicht aus, daß die Rippenbildung an dem Leichengerinnsel gleichfalls durch Strömungen im Blut veranlaßt werden, die noch nach Eintritt des Todes stattfinden. Der Eintritt der Totenstarre besonders in den Atemmuskeln, im Herzen und in der Arterienmuskulatur, der Druckausgleich im Gefäßgebiet, der Einfluß der Schwerkraft werden von vielen mit Recht dafür verantwortlich gemacht. Daß in der Tat nach Eintritt des Todes bzw. nach der Herausnahme von Gewebsstückchen aus dem Körper in diesen noch 10—20 Minuten lang Blutbewegungen durch Arterienkontraktion zustande kommen können, haben direkte mikroskopische Beobachtungen von MAGNUS[5]) u. a. gezeigt. Das gleiche konnte TANNENBERG feststellen, wenn er beim Eintritt des Todes die Blutgefäße des Kaninchens beobachtete. Die Gerinnung geht meist von sog. *Koagulationszentren* aus, welche sich besonders in den Speckgerinnseln finden, aber auch reichlich in den kleineren Gefäßen der verschiedensten Organe inmitten von Gerinnseln gefunden werden. Diese sog. Gerinnungszentren (HAUSER, ZENKER), die besonders bei LUBARSCH[1]) und BENEKE[2]) schön abgebildet sind, bestehen aus Anhäufungen zusammengeballter Blutplättchen und sind oft von einer mehr oder weniger vollständigen Lage von Leukocyten begrenzt. So können sie gelegentlich auch mitten zwischen roten Blutkörperchen in Lungenarterien oder Lebervenen von frisch getöteten und sofort sezierten Kaninchen gefunden werden. Wir möchten deshalb annehmen, daß diese Gerinnungszentren, diese kleinen Häufchen von Blutplättchen mit einem Leukocytenrand, nicht immer postmortale Gebilde sind, sondern bereits während des Lebens entstehen können. Wir werden dazu veranlaßt, weil diese Klümpchen tatsächlich in ihrem Aufbau vollständig kleinen soliden weißen Thromben gleichen, wie sie sich im strömenden Blut beim lebenden Tier beobachten lassen (EBERTH und SCHIMMELBUSCH, RICKER, TANNENBERG). Ebenso spricht ihr Auftreten in den Gefäßen frisch getöteter Tiere für ihre intravitale Entstehung. Andererseits soll nicht behauptet werden, daß alle sog. Gerinnungszentren intravital entstehen. Wenn es sich um einfache Zusammenballungen von Plättchen handelt, dann können diese sehr wohl erst postmortal entstehen, allein unter dem Einfluß der sich nach dem Gesetz der Schwerkraft verteilenden Blutbestandteile. Zu Gerinnungszentren werden diese Plättchenkonglutinate aber wohl immer erst nach dem Tode, wenn sie abzusterben beginnen und sich unter dem Einfluß der aus ihnen freiwerdenden Fermente die Gerinnung anschließt.

2. Die Morphologie der Thromben.

Seit langem werden nach dem makroskopischen Aussehen zwei Hauptformen von Thromben unterschieden, die *weißen* und *roten* Thromben, daneben eine Mischform oder Übergangsform, die *gemischten oder geschichteten Thromben*. Außerdem kennt man noch einige Formen, die beim Menschen nur in den mikroskopisch

---

[1]) LUBARSCH: Die allgemeine Pathologie. Wiesbaden 1905.
[2]) BENEKE: Beitr. z. pathol. Anat. u. z. allg. Pathol. Bd. 7. 1890; Handb. d. allg. Pathol. (KREHL-MARCHAND) Bd. II, 2. Abt. 1913.
[3]) ASCHOFF: Beitr. z. pathol. Anat. u. z. allg. Pathol. Bd. 63, S. 1. 1916.
[4]) MARCHAND: Zentralbl. f. allg. Pathol. u. pathol. Anat. Bd. 27, Nr. 9 u. 20. 1916.
[5]) MAGNUS: Arch. f. klin. Chir. Bd. 120. 1922 u. Bd. 125 u. 130.

sichtbaren Haargefäßen und kleinen Venen einiger parenchymatöser Organe vorkommen oder sich gelegentlich als zarte schleierartige Auflagerungen an rauhen Stellen von großen Arterien oder Herzklappen finden, die körnigen oder *reinen Blutplättchenthromben* und die *hyalinen* und *reinfädigen Thromben*.

Vielfach wird auch von *Leukocytenthromben* gesprochen, wenn man kleine Venen und Capillaren mit Leukocyten vollständig erfüllt sieht. Es handelt sich dabei um den höchsten Grad der Leukocytenansammlung (weiße Stase RICKERS), wir wir ihn im Kapitel über die Leukocytenauswanderung besprochen haben. Wir sind ebenso wie BENEKE der Meinung, daß diese Form den Namen Thrombus eigentlich nicht verdient. Es handelt sich dabei um ein Übergangsstadium. Entweder verlassen die Leukocyten das Gefäßchen durch Emigration bald wieder, oder sie gehen zugrunde und erscheinen dann als *hyaline* Thromben.

Bei den *Geschwulstthromben* handelt es sich im wesentlichen um ein Einwachsen von Tumormassen in das Gefäßlumen. Der makroskopische „Thrombus" besteht in den meisten Fällen nur zum geringsten Teil aus abgeschiedenen Blutbestandteilen, sondern hauptsächlich aus Geschwulstgewebe, das z. B. den Totalverschluß der V. cava herbeiführen kann (BENEKE). Immerhin können sich auf embolisch verschleppten Geschwulstteilchen Thrombusmassen niederschlagen [M. B. SCHMIDT[1])], und ebenso kann ein im Gefäß weiterwachsender Geschwulstthrombus von echtem thrombotischen Material in mehr weniger dicker Schicht überdeckt werden. Die verschiedenen Tumorarten sollen dabei ein verschiedenes Verhalten zeigen, z. B. Rundzellensarkome überhaupt keinen thrombotischen Niederschlag bedingen (BENEKE, S. 230). Sicher ist dabei von der größten Bedeutung, ob in dem Geschwulstthrombus Nekrosen entstehen oder nicht. Im ersteren Falle dürfen wir immer einen reichlicheren thrombotischen Niederschlag auf der Geschwulstmasse erwarten.

Die *roten und weißen Thromben* und deren *Mischform* spielen für die Pathologie des Menschen die Hauptrolle.

BENEKE[2]) nennt diese Thromben nach ihren Entstehungsbedingungen *Stagnations-* und *Pulsionsthromben*. Diese Begriffe decken sich annähernd mit der *Koagulations-* und *Konglutinations*thrombose [EBERTH und SCHIMMELBUSCH[3])] oder *Gerinnungs-* und *Anhäufungs*thrombose ASCHOFFS[4]), eben sowie mit HAYEMS[5]) „*Thrombose per stasin* bzw. *par battage*". LUBARSCHS Auffassung vom Wesen der Thrombose verträgt sich nicht mit der Einteilung von EBERTH und SCHIMMELBUSCH, denn diese Einteilung hat zur Voraussetzung die Selbständigkeit und Zellnatur der Blutplättchen. Nach LUBARSCHS Auffassung dagegen, welche auf WEIGERT zurückgeht und der sich auch BENEKE anschließt, ist das Wesen der Thrombose im wesentlichen ein Absterbevorgang der Blutzellen mit nachfolgender Umwandlung des flüssigen Blutes in den festen Aggregatzustand. Wir halten dagegen in Übereinstimmung mit ZAHN[6]), BIZZOZERO[7]), EBERTH und SCHIMMELBUSCH, RICKER[8]) u. a. die Blutnekrose nicht für das *Primäre* bei der Pfropfbildung, wenn auch für eine frühe und wichtige Folgeerscheinung der primären Konglutination der Blutplättchen aneinander oder an die Gefäßwand. Wir möchten uns der Einteilung von EBERTH und SCHIMMELBUSCH in *Koagulations-* und *Konglutinationsthrombose* anschließen, weil diese uns das Wesen der Thrombusentstehung am besten zu bezeichnen scheint.

Die verwandten, aber ihrem Wesen nach verschiedenen Phänomene der *roten* und *weißen Stase* möchten wir von der Thrombose abgrenzen, wir haben diese Zustände in besonderen Kapiteln besprochen.

---

[1]) SCHMIDT, M. B.: Die Verbreitungswege der Carcinome. Jena 1913.
[2]) BENEKE: Zitiert auf S. 1730.
[3]) EBERTH u. SCHIMMELBUSCH: Die Thrombose. Stuttgart 1888.
[4]) ASCHOFF: Virchows Arch. f. pathol. Anat. u. Physiol. Bd. 130. 1892; Verhandl. d. Ges. dtsch. Naturforsch. u. Ärzte, 83. Vers. Karlsruhe 1911, S. 344.
[5]) HAYEM: Arch. de physiol. norm. et pathol. Bd. 3, S. 188.
[6]) ZAHN: Virchows Arch. f. pathol. Anat. u. Physiol. Bd. 62. 1875; Bd. 115. 1889.
[7]) BIZZOZERO: Virchows Arch. f. pathol. Anat. u. Physiol. Bd. 90. 1882.
[8]) RICKER: Pathologie als Naturwissenschaft. Berlin 1924.

Die histologische Untersuchung der häufigsten Thromboseformen beim Menschen, in den großen Venen, in Aneurysmen, in den Herzhöhlen, hat gezeigt, daß *reine* Abscheidungs- oder Konglutinationsthromben hier nicht vorkommen, ebenso wie reine Gerinnungsthromben beim Menschen außerordentlich selten sind, wenn sie überhaupt ohne artifizielle Beeinflussung vorkommen können. (Aschoff). Es hat sich gezeigt, daß auch die makroskopisch weiß erscheinenden Teile des Thrombus, einen komplizierten Aufbau zeigen. Wir wissen, daß die weißen Anteile dieser gemischten Thromben das Produkt einer Abscheidung von Plättchen aus dem Blute sind, während die roten Anteile durch die Gerinnung entstehen und alle Elemente des Blutes enthalten können. Zwischen weißen und rotem Anteil eines Thrombus bestehen wichtige genetische Beziehungen. Wir verdanken deren Kenntnis den grundlegenden Untersuchungen von Mantegazza[1]) und Zahn. Seit den experimentellen Beobachtungen dieser Untersucher wissen wir mit Sicherheit, daß der weiße Anteil des Thrombus *primär* entsteht. Es wird durch Abscheidungsvorgänge aus dem *strömenden*, nicht dem stillstehenden Blute gebildet. Erst an seine Entstehung schließt sich die Bildung des roten Anteiles an, durch Gerinnungsvorgänge, welche dann eintreten, wenn der weiße Abscheidungsthrombus des Lumens des Gefäßes versperrt und dadurch das Blut bis zum nächsten Seitenast zum Stillstand bringt. Neben dem mechanischen Moment des Stillstandes wirken bei der Gerinnung noch Fermente mit, welche aus dem Abscheidungsthrombus frei werden und auf das benachbarte stillstehende oder auch noch strömende Blut einwirken. So kommt es in diesem sehr bald zu Gerinnungsvorgängen, während im stillstehenden Blut an und für sich eine Gerinnung wochenlang ausbleiben kann [v. Baumgarten[2])].

Bizzozero zeigte dann als erster, daß die von Hayem und ihm entdeckten Blutplättchen den weißen Abscheidungspfropf aufbauen und nicht die Leukocyten, wie es noch Zahn annahm. Die Erkenntnis von Bizzozero hat durch die Arbeiten von Eberth und Schimmelbusch vor allem, dann weiter durch Baumgarten, Lubnitzky[3]), Ziegler[4]) u. v. a. eine glänzende Bestätigung erfahren.

Die von Zahn unter v. Recklinghausen gefundene Beziehung zwischen weißem und rotem Anteil eines Thrombus sind in der Folge von Aschoff und dessen Schülern Ferge[5]), Derewenko[6]), Zurhelle[7]) besonders gestützt und bestätigt worden. Die Arbeiten dieser Autoren und ebenso die Ribberts haben zur Kenntnis der feineren Morphologie der Thromben vieles beigetragen.

Diese Untersuchungen haben uns gelehrt, daß die Verteilung der Farben an einem Thrombus besonders in einer Vene eine ganz *gesetzmäßige* ist. Der proximale Teil des Thrombus, der zuerst entstanden ist, der sog. *Kopfteil*, ist von weißer Farbe. An ihn schließt sich ein gemischtfarbiger *Halsteil* an, der allmählich in den immer mehr einheitlich roten *Schwanz* des Thrombus übergeht. Kopf und Halsteil, besonders der Kopfteil, können klein sein. Der Schwanz bildet meist die Hauptmasse des Thrombus und hat oft ein Vielfaches der Länge der anderen Teile.

Die makroskopisch erkennbaren Riffelungen, netz- und strichförmigen Zeichnungen (Zahn) des Thrombus finden sich gerade am Kopf- und Halsteil und verschwinden allmählich im Schwanz. Diese Zeichnungen treten als „feine, heller gefärbte Erhebungen" im

---

[1]) Mantegazza: Gazz. med. lombard. 1869; Ann. univ. di med. 1871; Moleschotts Untersuch. z. Naturlehre 1876.
[2]) Baumgarten: Zentralbl. f. d. med. Wiss. 1877; Berlin. klin. Wochenschr. 1886; Verhandl. d. dtsch. pathol. Ges. Bd. 5. 1903.
[3]) Lubnitzky: Die Zusammensetzung des Thrombus in Arterienwunden. Inaug.-Dissert. Bern 1884.
[4]) Ziegler: Lehrb. d. allg. Pathologie. Jena 1905.
[5]) Ferge: Med.-naturwiss. Arch. Bd. 2, S. 351. 2. Abt. 1909.
[6]) Derewenko, W. N.: Beitr. z. pathol. Anat. u. z. allg. Pathol. Bd. 48. 1910.
[7]) Zurhelle, E.: Beitr. z. pathol. Anat. u. z. allg. Pathol. Bd. 47. 1910.

gemischtfarbigen Halsteil, unterbrochen von den rötlich gefärbten Lücken, besonders deutlich hervor. Das mikroskopische Bild bei einem Längsschnitt durch den Thrombus zeigt, daß jene zierlichen Oberflächenleisten nichts anderes sind als die Gipfel von Balkensystemen, die in zierlichster Gliederung wie ein Korallenstock [ASCHOFF[1])] das Gerippe des ganzen Thrombus bilden. Diese Bälkchen bestehen in einem frühen Untersuchungsstadium aus feinkörnigen Massen, wolkigen Anhäufungen von Blutplättchen. Sie werden von einem feinen Saum gelapptkerniger Leukocyten überkleidet, welche sie von den roten Blutkörperchen abgrenzen, die die Zwischenräume zwischen den einzelnen Balken ausfüllen. Nach ASCHOFF und FERGE[2]) folgen sich diese weißen Balken in ziemlich regelmäßigen Zwischenräumen, bilden gruppenförmige Lamellensysteme, innerhalb deren die Balkenrichtung eine gleiche oder doch ähnliche, durch den Blutstrom gerichtete ist; sie zeigen Seitenbälkchen, deren Richtung auf der einen Seite der Hauptbalken nach abwärts, auf der anderen Seite nach aufwärts geht. Doch kommen auch

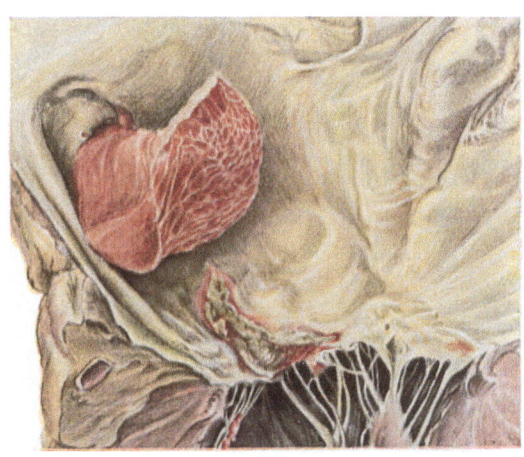

Abb. 375. Thrombus im linken Herzohr bei rekurrierender Endokarditis der Mitralis mit Stenose. Strichförmige Zeichnung und Riffelung der Oberfläche. (Frankfurt. Pathol. Inst. S. 1130, 1913.)

hierbei Unregelmäßigkeiten vor. Nach der Spitze, dem Kopf des Thrombus zu, werden die Plättchenbalken immer plumper, die blutgefüllten Lücken verschwinden allmählich, und schließlich fließen die Balken zu einer *gemeinsamen Masse*, dem rein weißen Spitzenteil zusammen. Innerhalb der Plättchenbalken kann Fibrin so gut wie völlig fehlen (ASCHOFF). Es spannt sich in fädigen Netzen zwischen den Bälkchen des Lamellensystems girlandenförmig aus und schließt die roten Blutkörperchen in seinen Maschen ein, welche diese Zwischenräume ausfüllen.

Wir sehen, daß auch der Kopfteil ein kompliziert zusammengesetztes Gebilde ist. Die Farbe geht allmählich nach dem Schwanzteil immer mehr in ein einheitliches Rot über, je größer die Zwischenräume zwischen den Lamellen werden, und je mehr Blutkörperchen hier eingelagert sind. Die Farbe kann schließlich makroskopisch ganz dunkelrot sein, und nur mikroskopisch können wir an dem Vorhandensein der typischen lamellären Schichtung noch die Natur des Thrombus erkennen. Diese lamelläre Schichtung verliert sich im Schwanzteil schließlich vollständig.

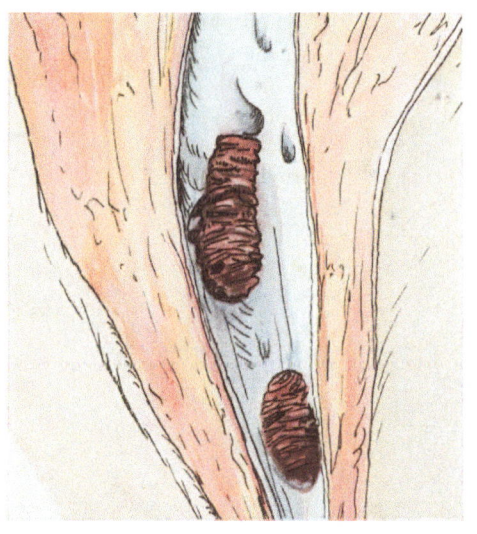

Abb. 376. Thromben in einer Femoralvene mit starker Riffelung der Oberfläche. (Eigene Beobachtung.)

Wir haben hier alsdann einen reinen Gerinnungsthrombus vor uns, der alle Blutbestandteile in normaler Zusammensetzung enthalten kann. Plättchen sind zwar

---

[1]) ASCHOFF: Zitiert auf S. 1731. [2]) FERGE: Zitiert auf S. 1732.

auch dann noch häufig zu kleinen Häufchen zusammengeballt, aber eine typische Schichtung ist nicht mehr zu erkennen. Diese rein roten Thromben bilden sich im stillstehenden Blut und sind von Gerinnseln für sich allein nicht zu unterscheiden, solange sie frisch sind. Nach einem Alter von 24 Stunden sind sie mit der anliegenden Gefäßwand verklebt und sind so von den lose im Gefäße liegenden Gerinnseln zu unterscheiden.

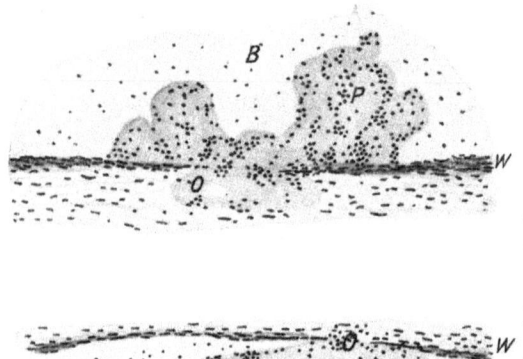

Rein rote Gerinnungsthromben kommen für sich allein nur unter besonderen Bedingungen vor, wenn in die Gefäßbahn fermentreiche Flüssigkeiten, wie frisch defibriniertes Blut oder toxische Substanzen, wie Äther, in größerer Menge injiziert werden (ausführliche Literaturzusammenstellung s. bei BENEKE, S. 1730).

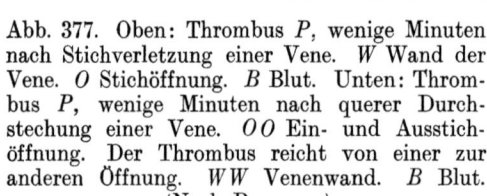

Abb. 377. Oben: Thrombus P, wenige Minuten nach Stichverletzung einer Vene. W Wand der Vene. O Stichöffnung. B Blut. Unten: Thrombus P, wenige Minuten nach querer Durchstechung einer Vene. OO Ein- und Ausstichöffnung. Der Thrombus reicht von einer zur anderen Öffnung. WW Venenwand. B Blut. (Nach RIBBERT.)

Häufig finden wir in langen thrombosierten Venen eine Schichtung des Thrombus, bei der weiße und rote Stellen miteinander abwechseln. Wir haben es in solchen Fällen mit zusammengesetzten Thromben zu tun.

An einen primären obturierenden weißen Thrombus schließt sich ein roter Schwanz an, d. h. das stillstehende Blut gerinnt bis zu der Einmündung des nächsten Venenastes, hier trifft das strömende Blut aus diesem Ast auf den roten Schwanzteil, und es kann sich daraus wieder ein weißer Plättchenthrombus abscheiden, der wiederum einen anschließenden roten Gerinnungspfropf erzeugt. Durch das Zusammentreffen von strömendem Blut und einem roten Gerinnungspfropf kann auch ein Teil dessen Oberfläche mit einem dünnen Plättchenüberzug bedeckt werden, besonders wenn es dem Blut gelingt, bei einer stärkeren Erweiterung der Vene sich zwischen Thrombus und Venenwand einzuwühlen. Es können so, wie VIRCHOW und BENEKE bemerken, durch später nachströmendes Blut richtige Rillen an der Seite eines Thrombus gegraben werden.

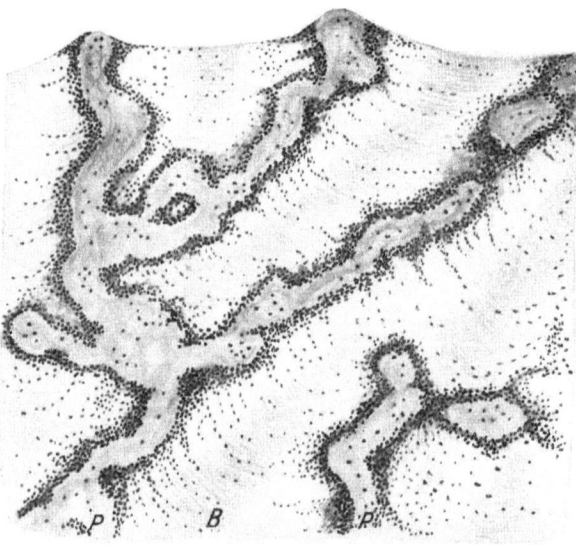

Abb. 378. Aus einem balkenförmig gebauten Thrombus. P grau gehaltene Plättchenbalken, von den als dunkle Körnchen wiedergegebenen Leukocyten umrandet. Die helleren Züge bestehen aus girlandenförmig angeordnetem Fibrin und roten Blutkörperchen (B). (Nach RIBBERT.)

In anderer Form sehen wir, wie sich in Aneurysmen Abscheidungs- und Gerinnungsthromben in vielen Lagen nacheinander abwechselnd bilden können, so daß blätterteigartige Bilder entstehen.

Reine Plättchenthromben kommen dagegen beim Menschen nicht häufig vor. Im Tierexperiment sind sie vor allem bei der direkten mikroskopischen Beobachtung der Thrombenbildung in kleinen Venen häufig gesehen worden. Beim Menschen finden sie sich an den Herzklappen bei Endocarditis verrucosa, an der Aortenintima und vor allem in Capillaren parenchymatöser Organe, welche sie ganz erfüllen. Sie zeigen keine besondere Architektur. An sie schließen sich vielfach auf beiden Seiten *rein fibrinöse* Thromben an.

Das gleiche gilt von den *hyalinen* Thromben. Sie können verschiedener Genese sein. Es kann sich bei ihnen um Stase in Capillaren handeln, welche zur Dauerstase geworden ist. Es erfolgt dann eine Kongelation der aneinander agglutinierten Erythrocyten, in welche meist auch die Capillarwand bald mit einbezogen wird. Das Hämoglobin kann durch Hämolyse bald verschwinden, und es läßt sich dann dem hyalinen Pfropf nicht mehr ansehen, ob er aus Erythrocyten oder anderen Zellen entstanden ist. In der gleichen Weise können hyaline Thromben aus kongelatinierten Plättchenthromben entstehen oder aus Leukocyten, welche das kleine Gefäßchen völlig angefüllt hatten. An sie schließt sich ebenso wie an die reinen Plättchenthromben auf beiden Seiten meist eine wenig hochgradige Fibrinbildung an. Ihre Hauptfundorte sind neben der Haut und den Schleimhäuten vor allem die parenchymatösen Organe, wie Leber, Niere, Lunge, Gehirn, sowie die malignen Tumoren. Sie kommen vor allem vor, wenn sich *Gewebsnekrosen* entwickeln. In den Gefäßen des nekrotischen Gewebes und am Rande der Nekrosen sind sie leicht zu finden. Besonders im frischen Präparat sind sie durch ihren gleichmäßigen Glanz auffallend und leicht nachweisbar (BENEKE). Sie kommen ferner vielfach als Teilerscheinung in großen gemischten Thromben vor, wenn diese ein gewisses Alter erreicht haben. Dann findet man völlig zu homogenen Massen zusammengesinterte, hyalin gewordene oder kongelatinierte Teile. Außerdem werden sie als die häufigste Thrombusform in *größeren* Arterien gefunden. Sie erscheinen hier als ganz flache, durch den schnellen Blutstrom abgeglättete und polierte, feine, oft schleierartige Auflagerungen. LUBARSCH hält ihr Vorkommen für ziemlich selten, aber BENDA[1]) betont, daß ihre Verbreitung entschieden eine große sei. Dadurch, daß der schnelle Blutstrom ihre Oberfläche abglättet, scheinen manche Auflagerungen der Innenwand an den großen Gefäßen von Endothel überkleidet, während die genauere histologische Untersuchung zeigt, daß die Abdeckung nicht durch Endothel, sondern durch eine feine Schicht eines hyalinisierten Thrombus erfolgt ist. So sind nach seinen Untersuchungen die anscheinend thrombusfreien Wandveränderungen in den großen Arterien meist mit dünnen abgeglätteten hyalinen Thromben bedeckt. Das gleiche konnte er für die spiegelnd glatte Oberfläche der tuberkulösen Intimaerkrankung der Gefäße nachweisen (1898), vor allem für die großen WEIGERTschen Venentuberkel.

Für die ältere Literatur sei vor allem auf die Darstellung von LUBARSCH, BENEKE und THOREL verwiesen, neuere Literatur in der Zusammenstellung von HANSER.

3. Die sekundären Veränderungen des Thrombus.

Die sekundären Veränderungen, welche an einem Thrombus eintreten, wenn er auch nur einige Zeit besteht, machen immer mit großer Sicherheit eine Unterscheidung von postmortalen ähnlichen Bildungen möglich.

---

[1]) BENDA: Venen, im Handb. d. spez. Pathol., Anat. u. Histol. (HENKE-LUBARSCH) Bd. II, S. 811. Berlin 1924.

Diese Vorgänge lassen sich unter den beiden Begriffen der *Organisation* und der *fermentativen Erweichung* zusammenfassen.

Beide Vorgänge gehen Hand in Hand, aber sie treten, je nach der Lage des Falles, in verschiedener Stärke auf. Die Organisation geht von der Gefäßwand aus. Die Vorbedingung dafür ist, daß der Thrombus mit der Gefäßwand in möglichst breiter Berührung steht. Bei einem Thrombus, der nur an einer kleinen Stelle mit der Gefäßwand zusammenhängt und, ohne das Gefäß zu obturieren, im Lumen größere Strecken weitergewachsen ist, werden die Organisationsvorgänge immer wenig entwickelt sein. Dagegen treten sie am stärksten in Erscheinung, wenn der Thrombus das ganze Gefäß ausfüllt und so in möglichst breiter Berührung mit der Gefäßwand steht. Die Bedeutung der Berührungsfläche läßt sich am besten aus der Beobachtung ersehen, daß Thromben, welche annähernd gleichzeitig entstanden sind, nach einiger Zeit ein ganz verschieden weit vorgeschrittenes Stadium der Organisation zeigen können. So kann der primäre Thrombus in einer Femoralvene bereits fast völlig organisiert sein, während bald nach seiner Entstehung ein von ihm abgerissenes und verschlepptes Stück in der Pulmonalarterie noch zum größten Teile aus zellfreiem Hyalin besteht [BENEKE[1], S. 244]. Für die Geschwindigkeit des Organisationsvorganges ist es aus einem anderen Grunde noch von großer Bedeutung, ob der Thrombus das Gefäßlumen völlig verschließt oder nicht.

Die erste Folge der Thrombenbildung nach dem Absterben der im Thrombus niedergeschlagenen Blutzellen ist, wie wir bereits bei der Entstehung des anämischen Infarktes besprochen haben, eine Abgabe von Wasser, wie sie von BENEKE auch durch Wägung festgestellt werden konnte. Infolgedessen tritt eine allmähliche Verkleinerung des Thrombus ein und damit eine Entspannung der Gefäßwand. Diese Entspannung selbst scheint aber ein wirksamer Anreiz für die Entwicklung des organisierenden Granulationsgewebes zu sein. Es hat sich zeigen lassen, daß die Intimawucherung in einer doppelt unterbundenen Gefäßstrecke viel stärker ist, wenn das Gefäß leer, also entspannt ist, als wenn es mit Blut gefüllt ist [PEKELHARING[2], BENEKE].

Die Organisation des Thrombus, sein Ersatz und seine Aufsaugung durch ein zell- und gefäßreiches Granulationsgewebe, ein Vorgang, der schon den älteren Pathologen wohl bekannt war, ist vor allem von v. BAUMGARTEN[3]) erforscht und im wesentlichen klargestellt worden.

Während die ältere Generation sich darüber stritt, ob die im Thrombus auftretenden Zellen und Gefäße durch eine Umwandlung von thrombotischem Material in Zellen und Gefäße entstehen könnten oder aus den im Thrombus eingeschlossenen Leukocyten, wurde durch die Arbeiten von BUBNOFF[4]), einem Schüler von v. RECKLINGHAUSEN, COHN[5]), WALDEYER[6]), THIERSCH[7]), TSCHAUSOFF[8]) mit Sicherheit erwiesen, daß die Bestandteile des Thrombus sich selbst nicht an der Organisation beteiligen, sondern die neu erscheinenden Zellen von außen, von der Gefäßwand her, in das thrombotische Material eingewachsen oder eingewandert sind. Volle Klarheit brachte aber erst die ausgezeichnete Untersuchung v. BAUMGARTENS[9]) aus dem Jahre 1877. Nach den Untersuchungen v. BAUMGARTENS sollte man nicht mehr von einer *Organisation*, sondern von einer *Substitution* des Thrombus sprechen, von einer Substitution durch neues gefäßhaltiges Granulationsgewebe, das seinen Ausgang von der Gefäßwand nimmt.

---

[1]) BENEKE: Die Thrombose, im Handb. d. allg. Pathol. (KREHL-MARCHAND) Bd. II, 2. Abt. S. 238. Leipzig 1913.
[2]) PEKELHARING: Beitr. z. pathol. Anat. u. z. allg. Pathol. Bd. 8, S. 245. 1890.
[3]) v. BAUMGARTEN: Die sog. Organisation des Thrombus. Leipzig 1877.
[4]) BUBNOFF: Virchows Arch. f. pathol. Anat. u. Physiol. Bd. 44. 1868; Zentralbl. f. d. med. Wiss. 1897, Nr. 48.
[5]) COHN: Klinik der embolischen Gefäßkrankheiten. Berlin 1860.
[6]) WALDEYER: Virchows Arch. f. pathol. Anat. u. Physiol. Bd. 40, S. 391. 1867.
[7]) THIERSCH: Handb. d. allg. u. spez. Chir. Bd. I, 1. Abt., S. 531. Erlangen 1867.
[8]) TSCHAUSOFF: v. Langenbecks Arch. Bd. 2, S. 184. 1869.
[9]) v. BAUMGARTEN: Entzündung, Thrombose, Embolie und Metastase. München 1925.

Es entsteht durch eine Wucherung des Gefäßwandendothels, soweit dieses nicht an der Stelle der Thrombusbildung zugrunde gegangen ist, und vor allem von den innerhalb der Gefäßwand vorhandenen Vasa vasorum aus.

Von hier aus wandern Leukocyten in die thrombischen Auflagerungen ein. Ihnen folgen freigewordene Capillarendothelien, Adventitiazellen, frei bewegliche Wanderzellen, in der Gefäßwand selbst vorhandene „fixe" Bindegewebszellen, welche zu wuchern, sich zu vergrößern und abzulösen beginnen, nach. Gleichzeitig sprossen von den in der Gefäßwand vorhandenen Capillaren neue junge Blutcapillaren aus, welche sich alsbald erweitern und vermehren können. So kommt ein an weiten Capillaren und Fibroblasten reiches Granulationsgewebe zustande.

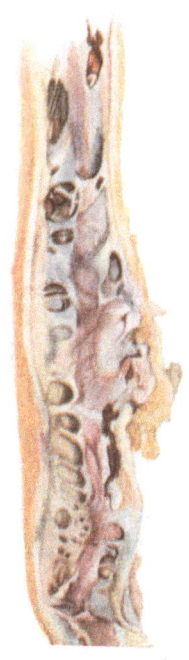

Abb. 379. Rekanalisierte Thrombose der V. femoralis. 47j. Mann. S. 950/11.

Diese Vorgänge dürfen nach den bestätigenden Untersuchungen einer großen Reihe von Autoren heute als gesichert gelten [PFITZER, RAAB, BURDACH, PICK[1]), HEUKING und THOMA[2]), BÖTTCHER, BENEKE[3]), PEKELHARING, ORTH, SOKOLOFF, BORST[4]), MARTIN HEYDE u. a.], wenn im einzelnen auch noch Streitfragen vorhanden sind, wie z. B., ob das Gefäßendothel die Fähigkeit hat, Bindegewebe zu bilden [BAUMGARTEN[5]), HEYDE[6]) u. a.] oder nicht und nur vermag, freie Oberflächen mit einem einschichtigen Zellhäutchen zu überkleiden [MUSCATELLO[7]), MERKEL[8])]. Das in den Thrombus eindringende Granulationsgewebe vermag in längerer oder kürzerer Frist die thrombotischen, abgestorbenen Massen vollkommen zu beseitigen, und wir sehen dann, wie bei jedem Granulationsgewebe, dessen Aufgabe erfüllt ist, Rückbildungsvorgänge eintreten. Der Capillarreichtum nimmt ab, ebenso der Zellreichtum, und es entwickelt sich in dem verschlossenen Gefäß ein Narbengewebe, das immer mehr schrumpft und schließlich bei lange zurückliegenden Thrombosen, besonders, wenn sie nicht völlig obturierend waren, nur als eine feine, oft filigranartig durchbrochene, dünne bindegewebige Auflagerung an einer Seite der Gefäßinnenfläche gefunden wird, während das Gefäßlumen längst wieder für den Blutstrom durchgängig geworden ist.

Aber nicht immer braucht der Ausheilungsvorgang ein so vollkommener zu sein oder sich in dieser Richtung zu entwickeln. Wir haben bereits bemerkt, daß es durch die Wasserabgabe des abgestorbenen Thrombus in einer völlig obturierten Vene zu besonders starker und schneller Entwicklung des organisierenden Granulationsgewebes kommt. Dieses kann, während es von allen Seiten in den Thrombus hineinsproßt, in der Mitte des Gefäßes sich begegnen und miteinander in Verbindung treten. Es wird so das ganze Gefäßlumen durch ein einheitliches, gefäßreiches Granulationsgewebe ausgefüllt. Bei der dann später eintretenden narbigen Schrumpfung des Granulationsgewebes kann so eine Schrumpfung und ein narbiger Verschluß des ursprünglichen Gefäßes bewirkt werden. Das kann besonders

---

[1]) PICK: Zeitschr. f. Heilk. Bd. 6. 1886.
[2]) HEUKING u. THOMA: Virchows Arch. f. pathol. Anat. u. Physiol. Bd. 109. 1887. (Literatur!)
[3]) BENEKE: Beitr. z. pathol. Anat. u. z. allg. Pathol. Bd. 8. 1890. — BENEKE: Die Thrombose, in KREHL-MARCHAND: Handb. d. allg. Pathol. Bd. II, 2. Abt., S. 130. 1913.
[4]) BORST: Chronische Entzündung und pathologische Organisation. Ergebn. d. Pathol. Jg. 4, S. 461. 1897.
[5]) v. BAUMGARTEN: Zitiert auf S. 1736.
[6]) HEYDE: Arb. a. d. pathol. Inst. zu Tübingen Bd. 5, S. 302. Leipzig 1906.
[7]) MUSCATELLO: Mem. del R. Ist. Lombardo do scienz. e lett. Bd. 19, S. 205. Mailand 1903.
[8]) MERKEL: Die Beteiligung der Gefäßwand an der Organisation des Thrombus. Habilitationsschr. Erlangen 1908.

leicht eintreten, wenn das Blut aus der verschlossenen Vene inzwischen durch gute kollaterale Verbindungen einen leichten Abfluß gefunden hat. Andererseits kann es auch in dem Organisationsgewebe zur Ausbildung von weiten, ziemlich großen Gefäßen kommen, so daß in der Vene selbst ein kavernöses Gebilde entsteht, durch das eine kollaterale Verbindung der durch den Thrombus getrennten Venenhälften zustande kommt und bestehen bleibt (Rekanalisation des Thrombus). Solche Ausgänge sind in Femoralvenen und Lungenarterien auf dem Sektionstisch nicht sehr selten, sie sind auch in der Pfortader von einer Reihe von Autoren gesehen und beschrieben worden [Versé[1]), Pick[2]), Risel[3]), Köbrich[4]), Emmerich[5]), Beneke[6])].

Die Frage, wie die Durchgängigkeit, die *Rekanalisation* eines einmal durch einen Thrombus verschlossenen Gefäßes wieder zustandekommt, hat zu verschiedenen Meinungen Veranlassung gegeben.

Nach Beneke[6]) tritt eine Gefäßneubildung nicht nur von den Capillaren der Vasa vasorum aus ein, sondern es werden auch von dem Endothel des thrombosierten Gefäßes, vom offenen Gefäßlumen aus, Capillaren in die Thrombusmasse hinein entsandt, welche mit den aus der Gefäßwand stammenden Capillaren kommunizieren und schließlich sich auf deren Kosten so verbreitern sollen, daß die alte Gefäßlichtung streckenweise wiederhergestellt wird. Wenn auch die Capillarbildung vom Gefäßendothel nicht anerkannt wird, so nimmt doch auch Borst[7]) eine Wiedereröffnung der im substituierenden Granulationsgewebe neuentstandenen Gefäße in das alte Gefäßlumen an. Wir müssen diese Vorstellungen als nicht erwiesen vor allem mit v. Baumgarten[8]) ablehnen. Dieser konnte überdies ebenso wie Virchow[9]) durch Injektionsversuche keine direkte Kommunikation zwischen dem offenen Gefäßlumen und den Gefäßen des Organisationsgewebes feststellen.

Außerdem scheint uns die Notwendigkeit einer solchen Kommunikation zur Erklärung der Rekanalisation gar nicht vorhanden zu sein. Virchow hat bereits betont, daß bei noch frischen Thromben das Blut sich wieder in die Thrombusmassen einwühlen und so gewissermaßen einen Durchbruchskanal schaffen kann. Wir dürfen auch an diese Wirkung des Blutes bei älteren Thromben denken. Wir wissen, daß neben dem Prozeß der Organisation und Substitution noch ein anderer Vorgang in den Thrombusmassen abläuft, die autolytische, sog. *puriforme Erweichung*. Diese wird ohne den Einfluß von Bakterien, durch proteolytische Fermente bewirkt, die beim Zerfall der im Thrombus vorhandenen Leukocyten frei werden (Fr. Müller, E. Müller, Jochmann u. a.). Unter der Einwirkung dieser autolytischen Vorgänge wird das thrombotische Material in eine weiche, detritusartige, zellfreie Masse verwandelt, die mehr oder weniger stark verflüssigt werden kann. Während die Vorgänge der Organisation sich am Rande des Thrombus, an seiner Außenseite entwickeln, da, wo er dem Gefäße aufsitzt und das Granulationsgewebe von da allmählich gegen die Mitte vorwächst, nimmt der Erweichungsprozeß gerade im Inneren des Thrombus seinen Anfang, besonders leicht in leukocytenreichen weißen Thromben. Unter Umständen kann die Erweichung im Inneren eintreten und während derselben Zeit sich an der Außenseite neues thrombotisches Material auflagern. Das kommt besonders bei den großen Thromben vor, welche sich in den Herzhöhlen entwickeln. Diese können im Inneren vollständig erweicht sein (puriforme Erweichung) und verdienen daher bis zu einem gewissen Grade den Namen „Eiterbälge" (Virchow), wenn wir auch dabei beachten müssen, daß die flüssige Masse in ihrem Inneren

---

[1]) Versé: Beitr. z. pathol. Anat. u. z. allg. Pathol. Bd. 40. 1907.
[2]) Pick: Virchows Arch. f. pathol. Anat. u. Physiol. Bd. 197. 1909.
[3]) Risel: Dtsch. med. Wochenschr. 1909.
[4]) Köbrich: Inaug.-Dissert. Kiel 1903.
[5]) Emmerich: Frankfurt. Zeitschr. f. Pathol. 1912. X, 3.
[6]) Beneke: Zitiert auf S. 1730. (S. 241.) (hier auch Literaturangaben).
[7]) Borst: In Aschoffs Lehrb. d. pathol. Anat., 3. Aufl., S. 614. 1913.
[8]) v. Baumgarten: Zitiert auf S. 1736.
[9]) Virchow: Ges. Abhandl., S. 325.

nur eine grobe, makroskopische Ähnlichkeit mit flüssigem Eiter hat, in Wirklichkeit aber nicht aus Leukocyten, Eiterkörperchen besteht, sondern aus Detritusmassen.

RIBBERT[1]) hält im Gegensatz dazu, auch zu BENEKE, den breiigen Inhalt dieser Eiterbälge, als welche die weißen Herzthromben erscheinen können, für nichts anderes als erhaltene Plättchen. Bei der histologischen Untersuchung solcher Eiterbälge fand er im Innern die balkenförmige Struktur aus Plättchen mit anhaftenden Leukocyten deutlich erhalten. Fibrin fand sich nur reichlicher in den Oberflächenschichten, daher soll diese eine größere Festigkeit besitzen, während die Plättchen im Innern locker gefügt seien. RIBBERT meint, die Eiterbälge würden meist nicht alt genug, um die Annahme eines autolytischen molekularen Zerfalls im Innern zu rechtfertigen.

Wenn bei der Organisation vom Rande her ein Granulationsgewebe in den Thrombus vorwächst, in der Mitte Erweichungsprozesse vor sich gehen, dann können wir uns leicht vorstellen, daß es dem Blute, das gegen den Thrombus im Gefäß andrängt, schließlich gelingt, sich in diese erweichenden Massen einzuwühlen und den alten Weg im Gefäß wieder zu bahnen. Wenn so die thrombotischen Massen, teils durch Organisation vom Rande her, teils durch Ausspülung, weggeschafft sind, dann fällt für das eingewucherte zell- und gefäßreiche Granulationsgewebe der weitere Wachstumsanreiz fort, und es treten Rückbildungsvorgänge in diesem ein, welche allmählich, je weiter die Narbenbildung vorschreitet, das Lumen des vorher verschlossenen Gefäßes wieder freigeben. Bei dieser Vorstellung brauchen wir nicht eine Kommunikation der Gefäße des Granulationsgewebes und der Lichtung des Gefäßes anzunehmen, für die bisher der Nachweis fehlt.

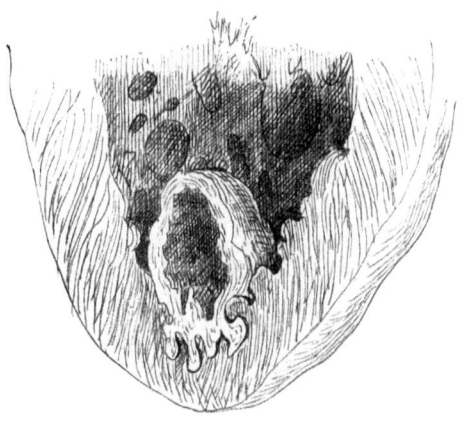

Abb. 380. Thrombus der linken Herzspitze, zentral erreicht, Präparat der Bonner Sammlung. Sagittalschnitt, linke Hälfte.

Auf Kosten dieser fermentativen Veränderungen im abgestorbenen Thrombus sind auch folgende Phänomene zu setzen, welche an jedem etwas älteren Thrombus beobachtet werden können. Während Blut in einem doppelt abgebundenen Gefäßstück längere Zeit erhalten bleibt, besonders lange die roten Blutkörperchen (v. BAUMGARTEN), verhält es sich im Thrombus anders. Nachdem einmal der Untergang der Blutplättchen begonnen hat, schließt sich die Nekrose und der Zerfall der weißen und roten Blutkörperchen hier bald an. Es sind dabei die Zerfallsprodukte der Plättchen, wahrscheinlich freiwerdende Fermente, von größter Bedeutung. Die roten Blutkörperchen geben vor allem ihr Hämoglobin ab, es tritt Hämolyse ein. Im Bereich des einwuchernden organisierenden Granulationsgewebes kann dasselbe zu Hämosiderin umgewandelt werden, in der Mitte des erweichenden Thrombus wird es in Hämatoidinkrystalle verwandelt. Näheres siehe im Abschnitt über Blutungsfolgen S. 1661. Die Folge dieser Hämolyse ist eine *Entfärbung* des Thrombus, so daß ältere Thromben im allgemeinen nicht mehr rot aussehen, sondern mehr gelbweiß, und makroskopisch wieder Ähnlichkeit mit frischen Plättchenthromben haben können.

Diese Organisationsvorgänge gestatten ebenso wie die Erweichung eines Thrombus dessen sichere Unterscheidung von postmortalen Gerinnseln. Neben diesen Formen der sekundären Umwandlung können noch einige andere Prozesse eintreten, welche gleichfalls nur an Thromben, nie an postmortalen Gerinnseln nachweisbar sind. Wenn sich in dem Thrombus und der Venenwand primär oder

---

[1]) RIBBERT: Handb. d. spez. Pathol., Anat. u. Histol. (HENKE-LUBARSCH) Bd. II, S. 272. 1924.

sekundär Bakterien angesiedelt haben, dann kann es unter deren Einfluß neben der puriformen zu einer echten *eitrigen Erweichung* des Thrombus kommen durch reichliche Infiltration des Thrombus und der Venenwand mit Leukocyten. Es kommt dabei gleichzeitig zu einer eitrigen Entzündung der Gefäßwand, von der Massen von Leukocyten in den Thrombus einwandern und dessen Einschmelzung und Erweichung herbeiführen können.

Bei Thromben, welche nur mit einem geringen Teil ihrer Oberfläche an der Gefäßwand oder im Herzen festhaften, kann sich im allgemeinen ein stärkeres organisierendes Granulationsgewebe nicht entwickeln. Dagegen kommt es häufig an der freien Oberfläche solcher Thromben zur Einlagerung von Kalksalzen.

So finden wir an der freien Oberfläche von endokarditischen Thromben die Neigung zur Verkalkung [BENEKE[1]), RIBBERT]. Wir haben diese Erfahrung gleichfalls bei der Untersuchung von endokarditischen Thromben oft gemacht. In besonderem Ausmaße neigen aber Thromben in den Venen des Ligamentum latum, des Plexus uterinus und Prostaticus zur Verkalkung. Hier kommt es zur Bildung von sog. *Venensteinen*. Es handelt sich dabei oft um multipel vorhandene kleine bis erbsengroße, runde, konzentrisch geschichtete, verkalkte Kugelthromben, welche meist nicht in Venenbuchten, sondern in Venen mit normalem Lumen gefunden werden und durch feine Bindegewebsstiele mit der Gefäßwand in Verbindung stehen können [LUBARSCH[2]), BENEKE]. LUBARSCH fand sie unter 1930 Sektionen 43 mal im Plexus prostaticus, 34 mal im Plexus pampiniformis, 9 mal in Venen der Darmmucosa, 6 mal in Milzvenen, 3 mal in varikösen Unterschenkelvenen, 1 mal in einem intrahepatischen Pfortaderast und in einer kleinen Lungenvene. WAGNER, ZAHN, BOSTROEM fanden sie in Herzvenen, ESCHER in Varicen des Septums. WYDLER fand in 30% seiner Fälle Ossificationen. Die Verkalkung kann jedenfalls bereits am eingedickten Thrombusmaterial eintreten. Andererseits kann es aber auch zu Verkalkungen des sich rückbildenden organisierenden Granulationsgewebes kommen [WYDLER[3]), RIBBERT[4])]. ZINSERLING[5]) vergleicht den Verfettungs- und Verkalkungsprozeß bei in Organisation befindlichen Thromben mit den Vorgängen an Herzklappen und der Gefäßwandung bei der Arteriosklerose. Er findet Lipoide hauptsächlich an der freien Oberfläche des Thrombus, und bei verstärkter Verfettung beobachtet er hier, besonders an Herzthromben, ebenso wie bei der Arteriosklerose, die Einlagerung von Kalksalzen.

4. Unterscheidungsmerkmale zwischen Thrombus und Embolus.

Wir haben im folgenden die Unterschiede zwischen einem autochthon entstandenen Blutpfropf, einem Thrombus, und einem im Gefäßsystem verschleppten, abgerissenen Stück eines solchen zu besprechen. Die Unterscheidung kann sehr schwierig sein, denn das abgerissene Thrombusstück setzt sich aus demselben Material zusammen, wie der autochthone Thrombus. Außerdem pflegen meist nicht alte Thromben zu zerreißen und verschleppt zu werden, sondern meist ziemlich frische. Diese sind außerordentlich fermentreiche Gebilde und rufen deshalb an der Stelle des Gefäßsystems, an welcher sie festgehalten werden, sekundäre Thrombenbildung hervor. Der häufigste Fundort von Embolien sind die Lungenarterien, da die Thrombosen sich ja in der übergroßen Mehrzahl in den Venen des großen Kreislaufes entwickeln. Bei offenem Foramen ovale können allerdings Emboli in diesem selbst wie auch in den Schlagadern des großen Kreislaufes gefunden werden. In diese können Emboli vor allem von Thromben aus den Höhlen des linken Herzens gelangen, das gleiche ist in den Lungenarterien bei Thromben im rechten Herzen möglich.

Der Nachweis einer Venenthrombose allein kann nicht entscheidend dafür sein, ob ein in Frage stehendes Gerinnsel ein autochthoner Thrombus oder ein Embolus ist. Denn

---

[1]) BENEKE: Zitiert auf S. 1730. (S. 237. 280).
[2]) LUBARSCH, zit. nach BENEKE.
[3]) WYDLER: Bau und Ossification von Venensteinen. Inaug.-Dissert. Zürich 1911.
[4]) RIBBERT: Die Phlebolithen. Virchows Arch. f. pathol. Anat. u. Physiol. Bd. 223, S. 339. 1917 u. zitiert auf S. 1739. (1924).
[5]) ZINSERLING: Virchows Arch. f. pathol. Anat. u. Physiol. Bd. 258. 1926.

dieser Nachweis kann, wie z. B. Møller[1]) hervorhebt, nichts darüber aussagen, ob ein anscheinend autochthoner Thrombus sich nicht auf der Basis eines Embolus erst gebildet hat. Andererseits können erfahrungsgemäß bei den einzelnen Sektionen nicht alle Venengebiete nachgesehen werden, die als Quellgebiet eines Embolus in Betracht kämen. Außerdem ist die Möglichkeit immer gegeben, daß sich ein Venenthrombus vollständig ablöst und so seine Ursprungsstelle nicht mehr aufgefunden werden kann.

Dagegen können im Pfropf selbst und in seinem Verhalten zu der Wand des Gefäßes, in dem er gefunden wird, Kennzeichen vorhanden sein, die eine sichere Entscheidung zwischen Thrombus und Embolus ermöglichen.

1. Seit R. Virchow wird ein Propf allgemein für embolisch gehalten, wenn er lose, ohne Verbindung mit der Gefäßwand in einem Gefäß gefunden wird.

2. Der an der Wand *festsitzende* Pfropf kann durch die Unabhängigkeit seiner Struktur von der Form des Gefäßlumens, in dem er gefunden wird und den örtlichen Stromverhältnissen als Embolus erkannt werden. Er kann zusammengefaltet, mehrfach aufgerollt, doppelt oder in Achtertouren gelegt sein. Außerdem kann er den Abdruck von Gefäßverzweigungen, von Venenklappen [Bang[2])] und ähnliches zeigen, das mit der Gestalt des Gefäßes am Fundort nicht erklärbar ist.

3. Ein Mißverhältnis zwischen Altersumwandlung des Thrombus und den Veränderungen der umgebenden Gefäßwand ermöglicht gleichfalls meist schon makroskopisch die Unterscheidung (Virchow, Lubarsch).

4. Møller weist neuerdings darauf hin, daß das Verhalten des Sporns an einer Gefäßteilungsstelle, auf der ein Pfropf aufliegt, ein Unterscheidungsmerkmal zwischen Thrombus und Embolus sein kann. Nur bei einem hängengebliebenen Embolus findet sich der Sporn an der Teilungsstelle umgebogen. Dagegen ist die Ausglättung der Falten der Lamina elastica interna als Kennzeichen für Emboli [Neddersen[3])] nur in vereinzelten Fällen frischer, obturierender Embolie verwertbar. Es ergeben sich also vier wesentliche Unterscheidungsmerkmale, von denen jedes einzelne zur sicheren Unterscheidung von Thrombus und Embolus genügt.

Neben diesen vier Momenten, welche einen Embolus erkennen lassen, hebt in jüngster Zeit A. Schönig[4]) aus dem Aschoffschen Institut noch hervor, daß auch die Verteilung der Farben des Pfropfes oft eine makroskopische Unterscheidung ermögliche. Bei einem Thrombus in einer Vene entsteht herzwärts ganz gesetzmäßig ein weißer Agglutinationspfropf, an den sich ein gemischter oder roter Gerinnungspfropf peripherwärts anschließt. Findet man nun in einer Vene einen Pfropf, der zentralwärts rot ist, peripher aber weiß, dann kann es sich um einen Embolus handeln, der durch retrograden Transport in die Vene gelangt ist. Dieses Merkmal ist aber ein ziemlich unsicheres und überhaupt nur anwendbar, wenn es sich um einen einfachen und außerdem noch jungen Pfropf handelt. Durch kollateralen Zustrom und Einmündung von Nebenästen kann die gesetzmäßige Farbenverteilung des einfachen frischen autochthonen Thrombus sehr kompliziert werden. Das gleiche können eintretende Altersveränderungen des Thrombus bewirken, welche zur Entfärbung vorher roter Teile führen können.

Alle die angeführten Merkmale ermöglichen meist schon makroskopisch die Unterscheidung zwischen Thrombus und Embolus, aber immer werden zweifelhafte Fälle übrig bleiben, die durch mikroskopische Untersuchungen zu klären sind. Aufbau und Richtung der Lamellensysteme im Verhältnis zu der Gefäßwand und der dort herrschenden Strömungsrichtung ermöglichen dabei oft noch die Unterscheidung.

Wir haben bisher in kurzen Strichen dargestellt, wie ein Thrombus makroskopisch und mikroskopisch aussieht, durch welche Momente er sich von einem

---

[1]) Møller: Beitr. z. pathol. Anat. u. z. allg. Pathol. Bd. 71, S. 27. 1923.
[2]) Bang: Jagttagelser og Studier over dödelig Embolie og Thrombose i Lungearterierne. Disputats. Köbenhaven 1880; zit. nach Møller.
[3]) Neddersen: Über einen Fall umfangreicher Thrombose der Pulmonalarterie. Inaug.-Dissert. Gießen 1908.
[4]) Schönig: Beitr. z. pathol. Anat. u. z. allg. Pathol. Bd. 72, S. 580. 1924.

Leichengerinnsel und einem Embolus unterscheiden läßt, und kommen nunmehr in den folgenden Abschnitten auf die Entstehungsursachen eines Thrombus näher zu sprechen. Dabei ergibt sich als erste Aufgabe, die Untersuchungen zu besprechen, welche die Natur der Blutplättchen klargestellt haben.

B. Die Blutplättchenfrage.

Die ganze Anschauung vom Wesen der Thrombose steht und fällt mit der Auffassung, die wir uns vom Wesen der Blutplättchen machen, wie schon 1905 LUBARSCH betont hat.

LUBARSCH[1]) selbst leugnet mit vielen anderen, vor allem mit ARNOLD und SCHWALBE, die Selbständigkeit und Zellennatur der Blutplättchen. Er faßt sie als Zerfallsprodukte von roten und weißen Blutkörperchen auf und sieht demzufolge in einer *primären Blutnekrose* das Wesen der Thrombose. HANSER[2]) weist 1921 darauf hin, daß keineswegs alles, was wir im mikroskopischen Bild eines Thrombus in plättchenähnlicher Größe, Form und Farbe sehen, auch tatsächlich Plättchen sein müssen. Er erinnert dabei an seine Befunde in Gefäßstrecken, die längere Zeit doppelt unterbunden waren, und betont, daß er in solchen Gefäßstrecken plättchenähnliche Zerfallsprodukte finden konnte, die zweifelsohne von roten und weißen Blutkörperchen abzuleiten waren.

Wenn auch keineswegs daran zu zweifeln ist, daß in einem länger bestehenden Thrombus plättchenartige Zerfallsprodukte von weißen und roten Blutkörperchen auftreten, so ist es doch andererseits ebenso sicher, daß diese Zerfallsprodukte mit dem Aufbau des Thrombus an sich nichts zu tun haben, sondern etwas Sekundäres sind. Andererseits ist an der Selbständigkeit der Blutplättchen und an ihrem Vorhandensein im normalen strömenden Blute unserer Meinung nach nicht mehr zu zweifeln.

Für die Selbständigkeit sprachen sich TSCHISTOWITSCH, KOPSCH, ARGUTINSKY, MONDINO und SALA, ASCHOFF[3]), MARCHAND, PALTAUF[4]) u. a. aus, insbesondere nach den Untersuchungen von DEETJEN und DEKHUYZEN. ASCHOFFS Schüler DEREWENKO[5]) lehnte insbesondere nach seinen Untersuchungen die Vorstellungen von SCHWALBE[6]) ab. Er konnte in doppelt unterbundenen Gefäßen niemals einen Plättchenthrombus finden, sondern bei entsprechender Reizung der Gefäßwand entstanden immer nur körnige Gerinnungen des Plasmus, die sich vom Plättchen unterscheiden ließen, wenn die Bilder sich gelegentlich auch ähnlich sahen.

1. Gründe für die Deutung der Plättchen als Zerfallsprodukte und als selbständige Blutelemente.

Daß die Blutplättchen von einer Reihe von Autoren mit Zerfallsprodukten von roten und weißen Blutkörperchen vielfach gleichgestellt wurden, hat seinen Grund nicht zum wenigsten in den stark voneinander abweichenden Ergebnissen der Untersucher, welche sich der Ausstrichmethoden bedienten, um die Zahl- und morphologischen Verhältnisse der Blutplättchen zu erkennen. So beschreibt z. B. ZELLER[7]) zwölf verschiedene Formen von Plättchen, jede Untersuchungsmethode ergab andere Plättchenformen und andere Plättchenzahlen.

Fast jeder Autor, der sich mit den Blutplättchen näher befaßte, sah sich genötigt, eine eigene Untersuchungsmethode zu schaffen. Wir nennen hier nur aus den letzten Jahren

---

[1]) LUBARSCH: Die allgemeine Pathologie. Wiesbaden 1905.
[2]) HANSER: Ergebn. d. allg. Pathol. u. pathol. Anat. Jg. 19, Bd. 2, S. 193. 1921.
[3]) ASCHOFF: Dtsch. med. Wochenschr. 1910, Nr. 8.
[4]) PALTAUF, in KREHL-MARCHAND: Handb. d. allg. Pathol. Bd. II, 1. Abt., S. 207. 1912 (Literatur); vgl. auch BENEKE: Ebenda Bd. II, 2. Abt., S. 136. 1913.
[5]) DEREWENKO: Beitr. z. pathol. Anat. u. z. allg. Pathol. Bd. 48, S. 123. 1910.
[6]) SCHWALBE: Lubarsch-Ostertags Ergebn. Bd. 8, I, S. 150. 1902. ; Festschr. f. ARNOLD, Beitr. z. pathol. Anat. u. z. allg. Pathol. 1905. Supplementbd.
[7]) ZELLER: Dtsch. med. Wochenschr. 1921, S. 505.

die verschiedenen Methoden von V. SCHILLING[1]), DEGKWITZ[2]), PETRI[3]), BACKMAN), SCHENK), WEIKSEL[4]), BANNERMAN, PAGNIEZ und MOUZON[5]), THOMSEN[6]), MÜLLER, SPITZ, VAN HERWERDEN[7]), FLÖSSNER[8]) und eine Reihe anderer.

Bei den gebräuchlichen klinischen Untersuchungsmethoden von FONIO[9]) und DEGKWITZ werden etwa 2—300000 Plättchen, bei den unter Leitung von F. B. HOFMANN von FLÖSSNER ausgearbeiteten Methode 760000 für den Mann und 682000 für die Frau (Mittelwerte) im Kubikmillimeter Blut gefunden. Die Schwierigkeit der Ausstrichmethode, welche gegenüber ziemlich einheitlichen Ergebnissen der Beobachter am lebenden Tier zu so stark wechselnden Ergebnissen geführt hat, wird durch die außerordentliche Empfindlichkeit und den leichten Zerfall der Blutplättchen hervorgerufen.

AYNAUD zeigte vor allem die außerordentliche Empfindlichkeit der Plättchen gegen Gewebssaft. Er entnahm das Blut aus der Vene mit paraffinierter Spritze und untersuchte es auf heizbarem Objektische im hängenden Tropfen auf vaseliniertem Deckgläschen. Dabei stellten sich ihm die Plättchen als runde bis ovale, scharf begrenzte, äußerst dünne planparallele Scheiben dar, deren Gestalt ebenso konstant war wie die der roten und weißen Blutkörperchen. Ihre Größe schwankte zwischen 2—5 μ.

Demgegenüber werden von anderen Autoren die Plättchen als außerordentlich vielgestaltig geschildert. Dieselben Verschiedenheiten der Meinungen finden sich auch über die feinere Struktur der Blutplättchen. Ein Teil der Autoren kennt eine hyaline, homogene Außensubstanz und eine körnige, kernähnliche Innensubstanz [RAUSCHENBACH (1882), SCHIMMELBUSCH (1885), DETERMANN (1898), WLASSOW (1894), HELBER (1905), WRIGHT[10]) (1906), PAPPENHEIM (1901), ASCHOFF (1911), NAEGELI (1912)], andere wieder schreiben den Plättchen einen richtigen Zellkern zu [MONDINO und SALA[11]) (1889), PETRONE (1899), FOÀ (1889), CZERMAK (1893), KOPSCH[12]) (1901), DECKHUYZEN[13]) (1901), ARGUTINSKY[14]) (1900), DEETJEN[15]) (1919)], ganz abgesehen von den Autoren, welche in den Plättchen weiter als mehr oder weniger veränderte Kerne selbst sehen wollen, wie MAXIMOW[16]) (1899), SCHMAUCH[17]) (1899), PREISICH und HEIM[18]) (1904), HELBER[19]) (1905) und SCHILLING (1912 und 1921). DEGKWITZ erklärt diese sich widersprechenden Befunde vor allem mit der Schwierigkeit der Untersuchung.

Mit seiner Methode konnte er nachweisen, daß die Blutplättchen dünne, *scharf umrandete*, runde bis ovale Scheiben von leicht grünlichem Glanze sind. Ihre Größe schwankte zwischen 2—5 μ im Durchmesser.

Alle Plättchen haben die gleiche Struktur: In einer homogenen, schwach basophilen Grundsubstanz liegen gleichmäßig verteilt feine, stärker basophile Granula. Sie haben keinen Kern. Die Differenzierung in einen Innen- und Außenkörper ist bereits der Ausdruck einer Schädigung durch Mängel der Gewinnungsmethode. Sie haben als Ganzes auch nicht die Struktur von Kernen und verhalten sich färberisch nicht wie Kerne. Eine Membran konnte ebenfalls nicht nachgewiesen werden.

---

[1]) SCHILLING, V.: Dtsch. med. Wochenschr. 1918, S. 1354; 1920, S. 1274.
[2]) DEGKWITZ: Folia haematol. Bd. 25, S. 153. 1920.
[3]) PETRI: Cpt. rend. des séances de la soc. de biol. Bd. 90, S. 881. 1924.
[4]) WEIKSEL: Münch. med. Wochenschr. 1924, S. 291.
[5]) PAGNIEZ u. MOUZON: Cpt. rend. des séances de la soc. de biol. Bd. 85, S. 157. 1921.
[6]) THOMSEN: Acta med. scandinav. Bd. 53, S. 507. 1920.
[7]) VAN HERWERDEN: Journ. of the Americ. med. assoc. Bd. 76, S. 723. 1921.
[8]) FLÖSSNER: Zeitschr. f. Biol. Bd. 78, S. 37 u. 25. 1923.
[9]) FONIO: Korrespondenzbl. f. Schweiz. Ärzte 1918, S. 1300; 1915, S. 1504 u. 1564.
[10]) WRIGHT: Virchows Arch. f. pathol. Anat. u. Physiol. Bd. 186, S. 55. 1906.
[11]) MONDINO u. SALA: Arch. ital. Bd. 12. 1889.
[12]) KOPSCH: Anat. Anz. Bd. 19. 1901.
[13]) DECKHUYZEN: Anat. Anz. Bd. 19. 1901.
[14]) ARGUTINSKY: Anat. Anz. Bd. 19/21. 1901.
[15]) DEETJEN: Hoppe-Seylers Zeitschr. f. physiol. Chem. Bd. 63. 1909; Verhandl. d. dtsch. pathol. Ges. 1909.
[16]) MAXIMOW: Arch. f. Anat. u. Physiol. 1889.
[17]) SCHMAUCH: Virchows Arch. f. pathol. Anat. u. Physiol. Bd. 156. 1899.
[18]) PREISICH u. HEIM: Virchows Arch. f. pathol. Anat. u. Physiol. Bd. 178. 1904.
[19]) HELBER: Arch. f. klin. Med. Bd. 132. 1905.

Nach diesen, mit einwandfreier Technik erhobenen Befunden von DEGKWITZ[1]) sind unserer Meinung alle Versuche, die Plättchen mit unter die verschieden gestaltigen Zerfallsprodukte zu rechnen, wie sie in Thromben z. B. gefunden werden können, erledigt, und die Blutplättchen sind mit derselben Sicherheit als besondere, normalerweise vorhandene Blutbestandteile anzusehen wie die roten Blutkörperchen. Ganz in demselben Sinne wie die Ergebnisse von DEGKWITZ, der auch die WRIGHTsche Theorie für die wahrscheinlichste hält, sprechen auch neuerdings Befunde von GÁSPÁR[2]), SEELIGER[3]) u. a.

F. B. HOFMANN[4]) hat neuerdings versucht, Aufklärung darüber zu schaffen, wie es kommt, daß man mit den gebräuchlichen klinischen Methoden [FONIO[5]), DEGKWITZ] auch um einen gewissen konstanten Mittelwert schwankende Zahlen bekommt, welche sehr viel niedriger sind als die mit der Methode seines Schülers FLÖSSNER gefundenen, der ähnlich hohe Zahlen fand wie von früheren Untersuchern nur KEMP und CALHAUN[6]), LAURENS und SOOY[7]) oder Brodie und RUSSEL[8]), ZELLER[9]), gelegentlich SCHILLING[10]).

Sein Schüler BOSHAMER[11]) fand mit den verschiedenen Untersuchungsmethoden bei demselben Menschen so stark abweichende Befunde, wie sie den Durchschnittszahlen der Urheber der Methoden entsprechen. Als Ursache findet er vier verschiedene Formen von Blutplättchen, welche in ihrer Resistenz außerordentlich verschieden sind, so daß die wenig resistenten bei den gebräuchlichen Methoden überhaupt nicht in Erscheinung treten.

BOSHAMER unterschied je nach Größe und Form vier verschiedene Arten von Plättchen: 1. kleine, bis zu $1/4$ Erythrocytengröße; 2. mittelgroße, runde bis spindelförmige, von $1/4$ bis $2/3$ Erythrocytengröße. Die weniger resistenten Blutplättchen sind nun nach BOSHAMERS Befund die kleinen Formen, die nur bis $1/3$ der Größe eines Erythrocyten erreichen. Diese bilden bei der Zählung nach FLÖSSNER ungefähr die Hälfte aller Blutplättchen, während sie bei der Zählung nach FONIO und DEGKWITZ an Menge weit hinter den mittelgroßen Thrombocyten zurücktreten. Ihre Zahl sank in einem Versuch von BOSHAMER von 375000 bei der FLÖSSNERschen Methode auf 40—50000 bei den anderen Methoden, während die Zahl der mittelgroßen, die nach FLÖSSNER 329000 betrug, bloß auf 225—236000 zurückging. Aus den Versuchen, die BOSHAMER im Anschluß an diesen Befund durchgeführt hat, muß man ferner schließen, daß die kleinen Blutplättchen Jugendformen sind, weil bei starker Regeneration regelmäßig die Zahl der kleinen Plättchen zuerst erhöht ist. So ist es der Fall nach Injektion von Saponin oder von Antiplättchenserum. In beiden Fällen vermehren sich nach dem anfänglichen Thrombocytensturz zunächst die kleinen Thrombocyten, während der Wiederanstieg der stäbchenförmigen und mittelgroßen Plättchen langsamer vor sich geht. Allerdings treten daneben als Zeichen überstürzter Neubildung (STAHL, DEGKWITZ) zuerst auch Riesenplättchen auf, was zu einer anfänglichen Vermehrung auch der Zahl der großen Plättchen führt. Ferner betrifft die Zunahme der Thrombocyten nach Exstirpation der Milz, wie BOSHAMER zeigen konnte, zuerst die kleinen Formen und erst später die größeren. Besonders auffällig wird das, wenn man den Tieren kurz vor der Milzexstirpation eine Eiweißlösung, Milch, Serum oder Yatrencasein injiziert. Dann schlägt der auf diese Injektionen sonst folgende Thrombocytensturz sofort nach der Milzexstirpation plötzlich in eine außerordentliche Vermehrung der Thrombocyten um, wobei Zahlen von $1^1/_2$—2 Millionen Blutplättchen im Kubikmillimeter Blut erreicht werden, von denen weitaus die meisten kleine Formen sind. Führt man die Injektion am entmilzten Tier aus, so steigt die Thrombocyten-

---

[1]) DEGKWITZ: Folia haematol. Bd. 25, S. 153. 1920.
[2]) GÁSPÁR: Frankfurt. Zeitschr. f. Pathol. Bd. 34, S. 460. 1926.
[3]) SEELIGER: Folia haematol. Bd. 29, S. 23. 1923.
[4]) HOFMANN, F. B.: Dtsch. med. Wochenschr. 1926, S. 862.
[5]) FONIO: Dtsch. Zeitschr. f. Chir. Bd. 117, S. 176. 1912.
[6]) KEMP u. CALHAUN: Arch. ital. de biol. Bd. 36, S. 82. 1901; Americ. journ. of physiol. Bd. 5, S. 4. 1901.
[7]) LAURENS u. SOOY: Proc. of the soc. f. exp. biol. a. med. Bd. 22, S. 114. 1924.
[8]) BRODIE u. RUSSEL: Journ. of physiol. Bd. 21, S. 390. 1897.
[9]) ZELLER: Zeitschr. f. d. ges. exp. Med. Bd. 10, S. 103. 1919.
[10]) SCHILLING: Dtsch. med. Wochenschr. 1918, S. 1354; 1920, S. 1274.
[11]) BOSHAMER, zit. nach HOFMANN.

zahl anstatt abzufallen von vornherein bis auf das 3—4fache an, und zwar betrifft die Vermehrung in der ersten Zeit wieder nur die kleinen Thrombocyten, während die größeren erst in den folgenden Tagen an Zahl zunehmen. Ähnliche Beobachtungen ergeben sich auch nach starken Blutverlusten, so daß also die Annahme BOSHAMERS, daß die kleinen Formen den zuerst regenerierten Jugendformen entsprechen, gut gestützt erscheint.

Scheint es, als ob von dieser Seite her jetzt Klarheit in das sich widersprechende Chaos der Befunde der morphologischen Blutplättchenuntersuchungen gebracht wird, so haben andererseits im letzten Jahrzehnt, und besonders auch in den letzten Jahren eine Reihe anderer Methoden die Gewißheit erbracht, daß die Blutplättchen selbständige Elemente sind.

a) Beweise für die Selbständigkeit.

α) Ergebnisse der direkten mikroskopischen Beobachtung am lebenden Tier.

An erster Stelle sind in der Beweiskette die Befunde zu nennen, welche bei der *direkten mikroskopischen Beobachtung* des Gefäßapparates *beim lebenden Tier* erhoben worden sind, und welche sich an die Namen von BIZZOZERO[1], EBERTH und SCHIMMELBUSCH[2], HEINZ[3] AYNAUD[4], LAKER[5], KLEMENSIEWICZ[6], RICKER[7], TANNENBERG[8], POLETINI[9] u. a. knüpfen. Von diesen Untersuchern konnten besonders bei einem bestimmten Strömungscharakter des Blutes Blutplättchen im Randstrom direkt wahrgenommen werden.

Die Bilder, welche sich bei der Bildung eines kleinen Thrombushügels im lebenden, von Blut durchströmten Gefäß beobachten lassen, scheinen uns besonders beweiskräftig für die Eigennatur und Selbständigkeit der Plättchen. Die Entstehung der kleinen Thrombushügel an der Gefäßwand läßt sich im allgemeinen beobachten, während noch eine Scheidung des Blutstromes in roten Axial- und hellen plasmatischen Randstrom vorhanden ist. Der kleine Thrombus wächst von der Gefäßwand her gegen die Mitte des Lumens als ein blendend weißer Hügel vor, ohne zunächst, bevor das Lumen hochgradig verengt ist, überhaupt mit dem roten Axialstrom in Berührung zu kommen. Es wäre zu erwarten, daß sich besonders bei der lokalen Schädigung, durch welche diese Thrombusabscheidung veranlaßt wurde, in dem Thrombushügel Hämoglobinreste nachweisen ließen, wenn die Plättchen Zerfallsprodukte von roten Blutkörperchen wären. Aber davon kann gar keine Rede sein, schon die rein weiße Farbe spricht sehr dagegen.

β) Ergebnisse serologischer und immunisatorischer Untersuchungen.

In der Beweiskette seien als nächst wichtigstes Glied hier eine ganze Reihe serologischer Untersuchungen angeschlossen, welche gleichzeitig eine Stütze der WRIGHTschen Theorie sind, welche die Plättchen von den einkernigen Knochenmarksriesenzellen, den Megakaryocyten ableitet.

Es gelingt, spezifische Antisera gegen Erythrocyten, Leukocyten und Blutplättchen herzustellen.

So fanden F. ROSENTHAL und C. FALKENHEIM[10], daß Erythrocytenimmunsera vor allem Agglutinine gegen Erythrocyten, viel weniger gegen Leukocyten und gar nicht gegen Plättchen enthalten. Plattchenimmunserum agglutiniert Leukocyten und Plättchen gleich

---

[1] BIZZOZERO: Virchows Arch. f. pathol. Anat. u. Physiol. Bd. 90, S. 261. 1882; Zentralbl. f. d. med. Wiss. 1882, Nr. 2, 10, 20 u. 32; ebenda 1883.

[2] EBERTH u. SCHIMMELBUSCH: Die Thrombose nach Versuchen und Leichenbefunden. Stuttgart 1888.

[3] HEINZ: Beitr. z. pathol. Anat. u. z. allg. Pathol. Bd. 29. 1901.

[4] AYNAUD: Le globulin de l'homme. Paris 1900.

[5] LAKER: Virchows Arch. f. pathol. Anat. u. Physiol. Bd. 116. 1899; Sitzungsber. d. K. Akad. d. Wiss. zu Wien 1882.

[6] KLEMENSIEWICZ: Beitr. z. pathol. Anat. u. z. allg. Pathol. Bd. 63. 1917.

[7] RICKER: Pathologie als Naturwissenschaft. Berlin 1924.

[8] TANNENBERG: Frankfurt. Zeitschr. f. Pathol. Bd. 31. 1925.

[9] POLETINI: Folia haematol. Bd. 2, S. 47. 1921.

[10] ROSENTHAL, F. u. C. FALKENHEIM: Arch. f. exp. Pathol. u. Pharmakol. Bd. 92. 1922; Verhandl. d. Ges. f. inn. Med. 1921, S. 544.

stark, Erythrocyten ganz schwach oder gar nicht. Leukocytenimmunsera richten sich hauptsächlich gegen Leukocyten und Plättchen, in sehr geringem Grade gegen Erythrocyten. Es bestehen also starke Differenzen im serologischen Verhalten zwischen Blutplättchen und roten Blutkörperchen. Ebenso zeigen auch die Korrelate der Plättchen im Vogelblute, die Spindelzellen, nur mit den Leukocyten, nicht aber mit den kernhaltigen Erythrocyten gemeinsame serologische Eigenschaften. Diese Untersuchungen sprechen vor allem gegen die Annahme von V. SCHILLING, daß die Spindelzellen weiter nichts seien als kernlose, schattenhafte rote Blutkörperchen. In der gleichen Richtung sind die Ergebnisse von F. R. MENNE[1]) zu verwerten. Zur Prüfung der Spezifität der Plättchen als Antigene wurden Präcipitations- und Agglutinationsversuche mit Antileukocyten und Antiplättchenserum gegenüber verschiedenen Blutelementen ausgeführt, dabei erwiesen sich beide Antisera als streng spezifisch. Aus den Präcipitationsversuchen ergab sich auch eine deutliche Verschiedenheit zwischen Leukocyten und Blutplättchen. Schon ältere Versuche von LEE und ROBERTSON[2]) sprechen in demselben Sinne. Auf Injektionen von Antiplättchenserum erhielten die Autoren beim Meerschweinchen einen in jeder Hinsicht der akuten Form der menschlichen Purpura haemorrhagica entsprechenden Zustand mit Fehlen bzw. Verringerung der Blutplättchen. Dagegen hätte man eine Vermehrung derselben und einen ausgedehnteren Zerfall der Erythrocyten erwarten dürfen, wenn die Blutplättchen von diesen abzuleiten wären.

Das gleiche zeigen die Untersuchungen von S. PH. BEDSON[3]). Er stellte ebenfalls spezifische Antisera gegen Blutplättchen, weiße und rote Blutkörperchen her und konnte mit ihnen deutliche Unterschiede im serologischen Verhalten dieser drei morphologischen Blutbestandteile nachweisen, die für deren Selbständigkeit sprechen. Dasselbe konnte auch JOHNSTON[4]) zeigen. Er erhielt ebenso wie viele andere Autoren nach der Injektion von Plättchenantiserum Zustände von purpuraartigen Hämorrhagien. Bei wiederholten Injektionen solcher Antisera blieb der Plättchensturz schließlich aus, aber dies geschah nur, wenn Plättchenantisera genommen wurden, die immer von derselben Tierart stammten. Bei wiederholten Injektionen von Plättchenantiserum, das von *verschiedenen* Tierarten gewonnen war, trat immer derselbe Plättchensturz und Hämorrhagien ein wie bei der ersten Injektion. In jüngster Zeit haben die beiden genannten Autoren gemeinsame Untersuchungen veröffentlicht[5]), welche diese Befunde noch weiter erhärten. Sie stellten Antisera gegen Lymphdrüsen, Knochenmark, Reticuloendothel und Milz her und untersuchten die Wirkung dieser Antisera auf Knochenmarksriesenzellen und Blutplättchen. Die Organe stammten vom Meerschweinchen, die Antisera erzeugten sie beim Kaninchen. Nur Antisera von Knochenmark und Milz führte bei der Injektion beim Meerschweinchen zu einem Plättchensturz. Die beiden Autoren beziehen die Milzwirkung auf deren Gehalt an Plättchen, sie halten nach diesen Untersuchungen das Knochenmark für den normalen Bildungsort der Blutplättchen.

Die Blutplättchen zeigen ferner ein besonderes, von den übrigen Blutzellen abweichendes Verhalten bei *Immunitätsvorgängen* im Körper.

Bereits 1906 hat TSCHISTOWITSCH[6]) die Meinung geäußert, daß die Blutplättchenvermehrung in der Rekonvaleszenz nach fieberhaften Infektionskrankheiten mit der Bildung von Immunkörpern zusammenhängen könne. SAWTSCHENKO-MATSCHENKO[7]) äußert sich 1908 ähnlich. GRUBER und FUTAKI[8]) bringen dann 1907 zuerst tatsächliche Grundlagen für diese Annahme. Sie fanden, daß die Blutplättchen von Pferden, Kaninchen und Ratten primär einen außerordentlich wirksamen Stoff gegen Milzbrandbacillen enthielten.

Sie fanden einen deutlichen Unterschied in der Wirksamkeit der Plättchen- und Leukocytenstoffe, so daß sie es danach ablehnen, die Plätchen als Abkömmlinge der Leukocyten anzusehen. Die Blutplättchen des Huhnes z. B. geben unter keinen Umständen milzbrandfeindliche Stoffe ab, während die Leukocyten desselben Tieres eine außerordentlich ergiebige Quelle für solche Stoffe sind. Andererseits geben die Leukocyten des Kaninchens in der Regel an Serum keine bactericiden Stoffe ab, während durch dasselbe Serum aus den Plättchen

---

[1]) MENNE, F. R.: Journ. of infect. dis. Bd. 31, S. 455. 1922.
[2]) LEE u. ROBERTSON: Journ. of med. research Bd. 33, Nr. 3. 1916.
[3]) BEDSON, S. PH.: Journ. of pathol. a. bacteriol. Bd. 24, S. 469. 1921.
[4]) JOHNSTON, M. E.: Brit. journ. of exp. pathol. Bd. 5, S. 261. 1924.
[5]) BEDSON u. JOHNSTON: Journ. of pathol. a. bacteriol. Bd. 28, S. 101. 1925.
[6]) TSCHISTOWITSCH: Russky wratsch 1906, Nr. 45; Folia haematol. 1907, Nr. 3.
[7]) SAWTSCHENKO-MATSCHENKO: Folia serol. Bd. 1. 1908; Wratschebnaja Sas 1909, Nr. 18.
[8]) GRUBER u. FUTAKI: Münch. med. Wochenschr. 1907, S. 249; Dtsch. med. Wochenschr. 1907, Nr. 39.

dieser Tiere solche bactericiden Stoffe reichlich erhalten werden. Andererseits konnten die Autoren auch im Verhalten der von den Plättchen und den Leukocyten abgegebenen bactericiden Stoffe weitere deutliche Unterschiede nachweisen.

WERBITZKI[1]) bestätigte 1911 diese Befunde. Es wurde festgestellt, daß bactericide Plättchenstoffe nur gegen Milzbrand und seine nächsten Verwandten, Bact. mycoides und Bact. subtilis, nachweisbar waren, aber eigentümlicherweise fanden sich diese sehr wirksamen Stoffe nur in den Plättchen solcher Tiere, die einer Milzbrandinfektion rettungslos erliegen. DEGKWITZ[2]) nimmt an, daß gleich beim Beginn einer Infektionskrankheit reichlich Plättchen verbraucht werden, vielleicht beim Ablauf eines immunisatorischen Vorganges zwischen den Infektionserregern und den Plättchen. Er gründet diesen Schluß darauf, daß im Beginn der Infektionskrankheit niedere Plättchenzahlen gefunden wurden, während gleichzeitig reichlich Regenerationsformen auf eine stärkere Bildung hinwiesen. Daß der Plättchensturz nicht auf das Fieber, die erhöhte Temperatur zu beziehen ist, wie sie im Beginn von akuten Infektionskrankheiten vorhanden ist, ergaben weitere Versuche. Fieber an sich, das durch Injektion von eiweißfreiem HEILNERschen Knorpelextrakt hervorgerufen wurde, ergab nämlich ebensowenig Plättchenabfall, wie die Temperaturerhöhung des Tieres durch Halten im Wärmekasten. Dagegen erfolgte immer ein Plättchensturz wie bei einer akuten Infektionskrankheit, wenn dem Tier eine Infektion oder überhaupt artfremdes Eiweiß parenteral beigebracht wurde, das als Antigen wirksam sein konnte. Aber nach der Injektion von körpereigenem oder arteigenem Eiweiß erfolgte ebensowenig eine Reaktion, wie nach parenteraler Injektion der nicht antigen wirkenden Eiweißkolloide Leim und Gelatine.

Plättchensturz im Tierexperiment bei der Injektion von Toxinen, z. B. Diphtherietoxin, hatten schon früher DUKE[3]) und SAWTSCHENKO-MATSCHENKO beschrieben. Durch DEGKWITZ wissen wir, daß dieser Plättchensturz mit seiner nachfolgenden Vermehrung der Plättchen durch passive Immunisierung aufgehoben werden kann.

Auch die Versuche, die DEGKWITZ mit Injektion von Tuberkulin anstellte, zeigen, daß die Plättchen bei den immunisatorischen Vorgängen im Organismus eine Rolle spielen, ohne daß aber ihre Aufgabe schon klar zu umreißen wäre. Bei tuberkulösen Tieren und Menschen war der Plättchensturz nach Tuberkulin viel stärker und vor allem viel anhaltender als bei normalen.

Bestätigt werden die Plättchenbefunde von DEGKWITZ bei Infektionskrankheiten auch von H. REIMANN[4]) und BANNERMAN[5]).

In diesem Zusammenhange sei auch kurz die sog. RIECKENBERGsche Reaktion besprochen. RIECKENBERG[6]) beschrieb 1917 eine Immunitätsreaktion der Blutplättchen bei experimenteller Trypanosomeninfektion.

Wurde das Blut von Ratten, die von einer Naganainfektion geheilt waren, nach Zusatz einer gerinnungshemmenden Citratlösung mit den entsprechenden Trypanosomen zusammengebracht, so näherten sich die Plättchen nach kurzer Zeit den Trypanosomen, verklebten mit ihnen, mauerten sie ein und machten sie dadurch schnell unbeweglich.

Es handelt sich dabei um eine *streng spezifische* Reaktion der Blutplättchen bei immunisierten Tieren, die nur wirksam ist gegen den Trypanosomenstamm der Vorbehandlung und nichts zu tun hat mit der Agglomeration der Trypanosomen, die auch durch Immunsera bewirkt werden kann oder auch durch normales Pferdeserum. Dabei kommt es aber niemals zu der Reaktion der Blutplättchen. MARIE RICHTER[7]) untersuchte wenige Jahre darauf das RIECKENBERGsche Phänomen unter Verwendung banaler Eitererreger. Es ergab sich aber, daß Kaninchen, die mit Strepto- oder Staphylokokken vorbehandelt waren, keine Reaktionen zwischen Blutplättchen und Erregern im Sinne der RIECKENBERGschen Reaktion erkennen ließen. Es darf danach keineswegs einfach angenommen werden, daß eine Thrombose nach Infektion einfach durch eine Zusammenballung der Blut-

---

[1]) WERBITZKI: Zeitschr. f. Hyg. Bd. 68. 1011.

[2]) DEGKWITZ: Zeitschr. f. d. ges. exp. Med. Bd. 11, S. 144. 1920.

[3]) DUKE: Journ. of the Americ. med. assoc. Bd. 65, S. 19. 1915.

[4]) REIMANN: Journ. of exp. med. Bd. 40, S. 553. 1924.

[5]) BANNERMAN: Lancet Bd. 207, S. 593. 1924; Brit. journ. of exp. pathol. Bd. 5, S. 16. 1924.

[6]) RIECKENBERG, H.: Zeitschr. f. Immunitätsforsch. u. exp. Therapie, Orig. Bd. 26, S. 53. 1917.

[7]) RICHTER, M.: Zeitschr. f. Immunitätsforsch. u. exp. Therapie, Orig. Bd. 32, S. 186. 1921.

plättchen um die Infektionserreger herum stattfindet und so die Thrombose einleitet.

γ) Das Verhalten der Plättchen bei Blutkrankheiten.

Das Verhalten der Blutplättchen bei den *Anämien* und den *lymphatischen* und *myeloischen Leukämien*, das ganz und gar nicht parallel geht mit dem Verhalten der übrigen Blutelemente, spricht ebenfalls für die Selbständigkeit der Plättchen und wieder gleichzeitig für die Richtigkeit der WRIGHTschen Theorie[1]), welche die Plättchen von den Knochenmarksriesenzellen ableitet.

Danach erstrecken sich die Fortsätze dieser Riesenzellen, die Granulahaufen enthalten, in die Capillaren hinein und zerfallen hier in kleine Zellen, die Thrombocyten, die in ihrer Mitte solche Granulaballen enthalten, sog. SCHRIDDEsche[2]) Granula. Besonders OGATA[3]) aus der ASCHOFFschen Schule, sowie SCHRIDDE, hat diese Befunde in schönen histologischen Untersuchungen bestätigt.

DEMEL[4]) kommt nach seinen Untersuchungen ebenfalls bis zu einem gewissen Grad zu einer Bestätigung der WRIGHTschen Theorie. Er findet in der Milz von jungen Katzen Megakaryocyten, welche in das Lumen der Gefäße treten. Hier sollen sich ihnen aus dem Blutplasma Stoffe anlagern, welche sie vollends ausreifen lassen. Aus diesem am Zellprotoplasma niedergeschlagenen Material sollen die Plättchen gebildet und wieder vom Zellrand ins Blut abgestoßen werden. Andererseits sei auf die Kritik der Wrightschen Theorie durch PÉTRI[5]) neuerdings hingewiesen.

Als Beweis für die WRIGHTsche Theorie darf nach NAEGELI[6]) angesehen werden, daß bei perniziöser Anämie die Plättchen im Blute völlig fehlen und gleichzeitig Riesenzellen im Knochenmark sehr selten sind.

Die Abnahme der Blutplättchen bei der Anaemie perniciosa ist in der Folgezeit als regelmäßig beschrieben worden, ein Moment, das sehr gegen die Annahme spricht, welche die Plättchen als Zerfallsprodukt anderer Blutzellen ansieht; denn dann hätte man sie bei diesen Erkrankungen, wenn nicht absolut, so doch wenigstens relativ im Verhältnis zu den übrigen Blutzellen vermehrt finden müssen.

Neben vielen anderen erhoben WRIGHT und GRAM[7]) bei der Anämie diesen direkt als typisch zu bezeichnenden und allgemein bestätigten Befund. Besonders bemerkenswert ist der Befund von MAGGESI[8]) bei einem Fall von Anaemia perniciosa. In der letzten Zeit der Beobachtung war neben einem immer zunehmenden Sinken der Erythrocytenzahlen ein völliges Verschwinden der Blutplättchen festzustellen. Nach dem Tode war dann ein völliges Fehlen der Knochenmarksriesenzellen bei der histologischen Untersuchung nachweisbar. CRAWFORD[9]) fand ebenso wie bei der perniziösen Anämie auch bei den lymphatischen Leukämien eine Verminderung der Plättchen, dagegen eine Vermehrung bei myeloischer. Dasselbe konnten MINOT und BUCKMAN[10]) bei 75 Fällen von chronischer myeloischer und 50 Fällen lymphatischer Leukämie beobachten, die sie zum Teil über 3 Jahre beobachten konnten. Sie fanden normale oder erhöhte Plättchenzahlen bei den myeloischen Leukämien, dabei eine gewisse Unabhängigkeit von den übrigen Blutelementen. Bei den lymphatischen Leukämien fanden sie in der Hälfte der Fälle eine deutliche Abnahme, ebenso immer bei den akuten Leukämien. Andererseits ist ein Fall von KAZNELSON[11]) in diesem Zusammenhang besonders interessant. Er berichtet über einen Fall von aplastischer Anämie ohne

---

[1]) WRIGHT: Virchows Arch. f. pathol. Anat. u. Physiol. Bd. 186, S. 55. 1906.
[2]) SCHRIDDE: Dtsch. med. Wochenschr. 1911, S. 2408; Zentralbl. f. Pathol. Bd. 22, S. 20. 1911.
[3]) OGATA: Beitr. z. pathol. Anat. u. z. allg. Pathol. Bd. 52, S. 120. 1912.
[4]) DEMEL, C.: Arch. ital. di emathol. e sierol. Bd. 5. I, S. 104. 1924.
[5]) PÉTRI: Act. path. et. microb. scandin. Bd. 2., S. 23. 1925.
[6]) NAEGELI: Verhandl. d. dtsch. pathol. Ges. 17. Tagg.; Zentralbl. f. Pathol. Bd. 25, S. 433. 1914; Blutkrankheiten und Blutdiagnostik. 1922.
[7]) GRAM: Arch. of internal med. Bd. 25, S. 325. 1920.
[8]) MAGGESI: Rif. med. 1920, S. 650.
[9]) CRAWFORD: Lancet Bd. 207, S. 595. 1924.
[10]) MINOT u. BUCKMAN: Americ. journ. of the med. sciences Bd. 169, S. 477. 1925.
[11]) KAZNELSON: Verhandl. d. Ges. f. inn. Med. 1922, S. 557.

Regenerationsformen von Erythrocyten, bei dem sich aber eine normale Plättchenzahl fand. Bei der Sektion ließen sich nun reichlich Megakaryocyten, aber keine kernhaltigen roten Blutkörperchen nachweisen.

Einer der ersten Untersucher, welcher die Angaben von WRIGHT nachgeprüft hat, BUNTING[1]), fand gleichzeitig auch einen weitgehenden Parallelismus zwischen der Zahl der Blutplättchen im Blute und der Megakaryocyten im Knochenmark nach experimentellen Eingriffen (Saponinvergiftung, Infektionen, toxische Anämien). Außerdem konnte er 11 Fälle von HODGKINscher Erkrankung untersuchen. Dabei ergab sich eine starke Vermehrung der Blutplättchen, im Knochenmark fand sich in einigen Fällen, die untersucht werden konnten, eine abnorme Zahl der Megakaryocyten. Für die Vermehrung derselben sprach außerdem der Befund von vielen Riesenzellenembolien in den Lungen. Diese Ergebnisse werden in der neuesten Zeit von KATSUNUMA[2]) glänzend bestätigt.

KATSUNUMA hat im besonderen das Verhalten der Blutplättchen und der Megakaryocyten im Knochenmark mit der v. GIERKESCHEN Modifikation der Oxydasereaktion untersucht. Er findet dabei ein gleichsinniges Verhalten der Plättchen und der Megakaryocyten. Beide erscheinen mit feiner Oxydasegranula bestäubt. Besonders deutlich waren diese Befunde bei der myeloischen Leukämie und beim Fetus, während sich im normalen Blute der Nachweis schwerer führen ließ. Besonders beweisend für den Parallelismus der beiden Zellarten sind ferner die experimentellen Untersuchungen von KATSUNUMA.

Durch tägliche Entnahme von 10 ccm Blut und subcutane Injektion verschiedener Blutgifte erzeugte er eine künstliche Anämie bei Kaninchen. Die Untersuchung des Knochenmarks vom Femur und des Blutes in bestimmten Zeitabständen ergab eine Vermehrung der Megakaryocyten, welche in kleinen Gruppen gefunden wurden, gegenüber ihrem vereinzelten Auftreten beim normalen Tier. Dementsprechend war eine Vermehrung der Blutplättchen festzustellen. Die Oxydasereaktion fiel auch in diesen Versuchen deutlich und gleichsinnig aus. Insbesondere sind die Oxydasebefunde von KATSUNUMA unvereinbar mit der Kerntheorie von SCHILLING, denn Oxydasegranula sind bisher im Zellkern nicht nachgewiesen.

HAYEM[3]) und sein Schüler REYNE fanden bereits (1881) bei der *posthämorrhagischen Anämie*, bald nach der Blutung, eine beträchtliche Vermehrung der Plättchen, welche der Vermehrung der Blutkörperchen *vorausging*, ebenso BIZZOZERO. Nach HAYEM findet sich ebenso wie in der Rekonvaleszenz nach Infektionskrankheiten auch bei der *Chlorose* eine Vermehrung der Plättchen. Diese Feststellung ist später vielfach bestätigt worden [LEUBE, MUIR, GRÄBER, v. LIMBECK, ZURHELLE[4]) u. a.].

Es scheint uns besonders wichtig, die Neigung zu Thrombosen bei den verschiedenen Blutkrankheiten zu diesen Feststellungen in Beziehung zu setzen. So ist es seit langem bekannt, daß bei der *Chlorose* mit ihren vergrößerten Plättchenzahlen eine auffallende Neigung zu Thrombosen besteht [BIRCH-HIRSCHFELD[5]), PALTAUF[6])]. Veränderungen der Knochenmarksriesenzellen haben sich bei dieser Krankheit allerdings nicht nachweisen lassen [KAHLER[7]), GRAWITZ, PALTAUF]. Andererseits ist bei der Anaemia perniciosa entsprechend dem geringen Plättchengehalt des Blutes eine Thrombose ein höchst seltener Befund.

Auch das Verhalten der Plättchen bei der WERLHOFSCHEN Krankheit zeigt ihre Selbständigkeit. Seit der ersten daraufhin gerichteten Untersuchung von

---

[1]) BUNTING: Journ. of exp. med. Bd. 11. 1909; Bull. of the John Hopkins hosp. 1911.
[2]) KATSUNUMA: Folia haematol. Bd. 32, S. 29. 1926.
[3]) HAYEM, zit. nach PALTAUF: Die Blutplättchen, in Handb. d. spez. Pathol. (KREHL-MARCHAND) Bd. II, 1. Abt., S. 207. 1912.
[4]) ZURHELLE: Beitr. z. pathol. Anat. u. z. allg. Pathol. Bd. 47. 1910.
[5]) BIRCH-HIRSCHFELD: Verhandl. d. Kongr. f. inn. Med. 1892.
[6]) PALTAUF, in KREHL-MARCHAND: Handb. d. allg. Pathol. Bd. II, 1. Abt., S. 72. 1912.
[7]) KAHLER, zit. nach KAHANE: Die Chlorose. Berlin u. Wien 1901.

Brohm im Jahre 1881 bis zu Leschke[1]) 1925 haben alle Untersucher, als die wichtigsten seien nur genannt Deny 1887, Hayem, Bensaude und River, W. W. Duke 1910—1912, E. Frank[2]), Eppinger, Kaznelson[3]) W. Schultz[4]) u. a., das starke Absinken der Blutplättchenzahlen bis herunter zu Zahlen von 30—3000 im Kubikmillimeter Blut gefunden, während ein ähnliches Verhalten der anderen morphologischen Bestandteile des Blutes nicht nachweisbar ist.

Man hat das Fehlen der Blutplättchen besonders nach den Untersuchungen von E. Frank[2]) längere Zeit als den pathogenetischen Hauptfaktor bei dieser Erkrankung angesehen, bis dann in den letzten Jahren neben anderen Klinger, Morawitz, Stepp, Katsch[5]), vor allem Leschke in der Thrombopenie beim Morb. Werlhof mehr ein der Capillarschädigung koordiniertes Symptom der Erkrankung sieht. Wieso es zu dem Plättchenschwund kommt, ist letzten Endes noch nicht erklärt.

Wir wissen auch aus den Untersuchungen im Anschluß an die Erforschung des Morb. Werlhof, daß die Blutplättchen mit der Gerinnungszeit des Blutes nichts zu tun haben, aber andererseits hat sich ergeben, daß die Retraktibilität des Blutkuchens eng an das Vorhandensein der Blutplättchen geknüpft ist. Die Irretraktilität des Blutkuchens beim Morb. Werlhof, war schon Hayem und Bensaude und River, Duke u. a. bekannt. In den letzten Jahren haben dann ferner Opitz und Schober[6]), Kaznelson, Hirschfeld[7]), Weil, Bocage und Coste[8]) gezeigt, daß beim Fehlen der Blutplättchen zwar eine Gerinnung des Blutes, aber keine Retraktion des Blutkuchens eintritt.

δ) *Das Verhalten der Plättchen bei der Vitalfärbung.*

Für die Selbständigkeit der Plättchen und ihr Vorhandensein im strömenden normalen Blute hat auch die Anwendung der *Supravitalfärburg* beweisende Ergebnisse gebracht. O. Flössner[9]) konnte feststellen, daß die Blutplättchen das gleiche Verhalten zeigen wie die Spindelzellen der Amphibien, wenn er sie mit chemischen Agenzien, Salzen, Säuren, Narkoticis Farbstoffen usw. behandelte. Er fand, daß sie ebenso wie die Plättchen am besten in Tyrodeflüssigkeit konserviert werden. Sie werden von allen Säuren mit Ausnahme der Essigsäure angegriffen und zeigen auch gegenüber den Narkoticis dieselben Veränderungen wie die Plättchen. Die H-Ionenkonzentration der Tyrodelösung entspricht etwa der der Blutflüssigkeit. Bei der Supravitalfärbung konnte Flössner eine Färbung der Lymphocyten und Plättchen erreichen, während die anderen Blutelemente, besonders die Erythrocyten, bei der angewandten Konzentration ungefärbt blieben.

Flössner beobachtet auch genau die Veränderungen, welche die Plättchen in der Tyrodelösung eingehen. Zunächst wird die Gerinnung und Agglutination der Plättchen gehemmt. Die Plättchen zeigen Birnenform mit einem oder zwei Fortsätzen und zeigen Brownsche Molekularbewegung. Nach etwa 20 Minuten wird ein Teil der Plättchen fest und unbeweglich, und das Plättchen breitet sich aus. Nach $1/2$ Stunde weist das Protoplasma

---

[1]) Leschke: Dtsch. med. Wochenschr. 1925, S. 1352. — Leschke u. Wittkower: Monographie über Morb. Werlhof (Literatur). Im Erscheinen.
[2]) Frank, E.: Berlin. klin. Wochenschr. 1915, Nr. 18/19, S. 454 u. 490; Nr. 37 u. 41; 1916, Nr. 21; Ergebn. d. ges. Med. Bd. 3, S. 171. 1922.
[3]) Kaznelson: Arch. f. klin. Med. Bd. 122, S. 72. 1917; Bd. 128, H. 2. 1918; Wien. klin. Wochenschr. S. 1451. 1916.
[4]) W. Schultz: Die Purpuraerkrankungen. Ergeb. d. inn. Med. u. Kinderhlk. 1919. Bd. 16, S. 32. (Literatur!).
[5]) Katsch: Münch. med. Wochenschr. 1918. S. 897.
[6]) Opitz u. Schober: Jahrb. f. Kinderheilk. Bd. 103, S. 189. 1923.
[7]) Hirschfeld: Zitiert S. 1751.
[8]) Weil, Bocage u. Coste: Journ. de physiol. et de pathol. gén. Bd. 20, S. 391. 1922.
[9]) Flössner: Zitiert auf S. 1743.

eine große Zahl von Körnchen auf. Diese sollen später an den Rand wandern, während das Innere strukturlos wird. Nach einiger Zeit treten an der Peripherie des Plättchens Fibrinfäden auf. Schließlich tritt an der Seite des Plättchens eine hyaline Substanz aus, die später zerfließt, so daß von dem ganzen Plättchen nur wenig glänzende runde Körnchen übrigbleiben.

Bei Urethannarkose trat keine Veränderung ein. Bei Äther wurde ein großer Teil der Plättchen agglutiniert. Bei Chloroformnarkose ebenfalls. DEGKWITZ[1]) konnte ebenfalls eine supravitale Färbung der Blutplättchen erzielen. Dasselbe teilen in der neuesten Zeit H. HIRSCHFELD und HITTMAIER[2]) mit.

Sie erhielten besonders gute Erfolge bei Verwendung von Brillantkresylblau, ebenso bei Azur. Die Thrombocyten färbten sich dabei sehr rasch und stark, so daß man rasch einen ausgezeichneten Überblick über eine etwa vorhandene Thrombopenie oder Cytose gewinnen konnte. Chromo- und Plasmomer sind bei der Färbung deutlich unterschieden, und ersteres erscheint durch die intensivere Färbung fast kernähnlich. Ebenfalls wichtig sind die Ergebnisse, die STAHL[3]) in der neuesten Zeit bei der Anwendung von Joddämpfen erhielt. Setzte er frische Blutausstriche Joddämpfen aus, so traten in den Plättchen große braune Schollen auf, die größer waren als die Leukocytengranula, und von denen er vermutet, daß sie aus Glykogen bestehen. Die gleichen Schollen fanden sich auch im Protoplasma der Knochenmarksriesenzellen, während sie in den anderen morphologischen Blutelementen nicht in der gleichen Weise vorhanden waren.

So sind auch die Ergebnisse der supravitalen Färbemethoden ein Beweis für die Selbständigkeit der Blutplättchen geworden, und sie zeigen ebenso wie die serologischen Methoden, daß dieselben eine deutliche Wesensverschiedenheit gegenüber den roten und weißen Blutkörperchen im strömenden Blute besitzen.

ε) Das Verhalten der Plättchen bei schädigenden Reizen.

In gleicher Weise zeigen die reichlichen experimentellen Untersuchungen mit Saponin- oder Pyridinvergiftung, bei der die Blutplättchen in einer spezifischen Weise betroffen werden, daß sie ein besonderer Blutbestandteil sind.

So fand FIRKET[4]) beispielsweise, daß bei der Saponinvergiftung die Plättchen verschwinden. Auch bei der Unterbrechung der Vergiftung blieb die Plättchenverminderung zunächst bestehen. FIRKET fand nun, daß die Megakaryocyten durch das Saponin gleichfalls geschädigt waren. Sie hatten die Fähigkeit verloren, Trypanblau zu speichern, und wiesen keine Granula auf. Solange sie sich in diesem „lymphoiden" Stadium befanden, traten keine Plättchen im Blut auf, erst wenn nach einigen Tagen die Megakaryocyten wieder granuliert waren, fanden sich auch wieder Blutplättchen.

Wie verschieden das Verhalten der Leukocyten und der Blutplättchen sein kann, sei kurz an Hand der Untersuchung einiger Autoren demonstriert.

ECKER, KLINE und DE CALUWE[5]) fanden bei subcutaner Einspritzung von Benzol beim Kaninchen wie viele andere Autoren eine starke Abnahme der Leukocyten, auf unter 1000 im Kubikmillimeter, während die Blutplättchen *keine* Abnahmen zeigten. Dann konnte CATTOPETTI[6]) in der hämoklasischen Krise neben der Leukopenie auch eine Verminderung der Plättchen nachweisen, aber während die Leukopenie 20—40 Minuten nach der Milchaufnahme eintrat, entwickelte sich die Thrombopenie erst nach $1^1/_2$—2 Stunden. Bei Lebercirrhose blieb die Leukopenie öfter aus, aber trotzdem kam es zu einer ungeschwächten Plättchenverminderung.

Durch geeignete Dosen einer Röntgenbestrahlung konnte LESCHKE[7]) ebenso wie durch Agarinjektionen eine isolierte Herabsetzung der Blutplättchen erzielen.

---

[1]) DEGKWITZ: Folia haematol. Bd. 25, S. 153. 1920; Zeitschr. f. d. ges. exp. Med. Bd. 11, S. 144. 1920.
[2]) HIRSCHFELD u. HITTMAIER: Folia haematol. Bd. 31, S. 137. 1925.
[3]) STAHL: Virchows Arch. f. pathol. Anat. u. Physiol. Bd. 257, S. 392. 1925.
[4]) FIRKET: Arch. ital. de biol. Bd. 32, S. 539. 1922.
[5]) ECKER, KLINE u. DE CALUWE: Journ. of infect. dis. Bd. 31, S. 368. 1922.
[6]) CATTOPETTI: Rif. med. 1923, S. 722.
[7]) LESCHKE: Dtsch. med. Wochenschr. 1925, S. 1352.

Ebenso hat sich ein besonderes Verhalten der Blutplättchen einer Reihe anderer Vergiftungen, bei Erwärmung, bei verschiedenen besonderen Körperzuständen, wie der Menstruation, der Gravidität, nachweisen lassen, das in keiner Weise mit dem Verhalten der übrigen corpusculären Blutelemente parallel ging. Das gleiche tritt bei gewissen pathologischen Zuständen, der Anaphylaxie, beim Morb. Werlhof, bei sämtlichen Infektionskrankheiten auf, wie wir bereits besprochen haben. Alle diese Ergebnisse, die sich an die Namen von Firket[1]), Beskow[2]), Bianchini[3]), Bedson[4]), Leder[5]), Wittkower[6]), Degkwitz, Schultz, Rösler[7]), Gaviati[8]), Weil[9]), Pletnew[10]), Stahl, Leger[11]), Bunting[12]), Nagy[13]), Laura[14]), Zeller, Roskam[15]), Zunz und Govaerts[16]), Pesci[17]) u. v. a. küpfen, haben jeden ernsthaften Zweifel daran, daß die Plättchen mehr als einfache Zerfallsprodukte von Blutbestandteilen sind, widerlegt und ihre Abstammung von den Megakaryocyten wahrscheinlich gemacht.

b) Gegen die Selbständigkeit der Blutplättchen erhobene Einwände.

Trotz des reichen vorliegenden experimentellen Materials und der anderen besprochenen Momente, welche eine Selbständigkeit der Blutplättchen beweisen und ihre Abstammung von den Megakaryocyten im hohen Maße wahrscheinlich machen, ist auch in neuerer Zeit noch ihre Abstammung von den Erythro- oder Leukocyten behauptet worden.

Ernstere Einwände gegen die Theorie von J. H. Wright erhebt in einer Reihe von Arbeiten in den letzten Jahren V. Schilling[18]). Danach sollen die Plättchen ausgestoßene Kerne einer Anzahl jüngerer Erythrocyten sein. Wir haben die Unwahrscheinlichkeit dieser Theorie bereits erwähnt. Hier sei darauf hingewiesen, daß die Schillingsche Theorie von den Nachuntersuchern mit Schillings Untersuchungstechnik als unbewiesen abgelehnt wird.

In dieser Weise äußert sich z. B. E. Brieger[19]), der wohl Bilder erzielen konnte, die in jeder Weise mit den von Schilling abgebildeten übereinstimmten, deren Deutung aber durchaus nicht im Sinne von Schilling erfolgen mußte. Es scheint bei diesen Bildern am wahrscheinlichsten, daß Blutplättchen, die mehr oder weniger ganz an Erythrocyten angelagert waren, Schilling zu der nicht beweisenen und, wie Brieger glaubt, mit der angewandten Technik nicht beweisbaren Annahme geführt zu haben, daß er eben aus den Erythrocyten ausschlüpfende Plättchenkerne vor sich habe. Zu demselben Ergebnis kommt Degkwitz[20]), dem unter anderem auch Originalpräparate Schillings vorgelegen haben.

---

[1]) Firket: Cpt. rend. des séances de la soc. de biol. Bd. 87, S. 84. 1922; Arch. de biol. Bd. 32, S. 539. 1922.
[2]) Beskow: Cpt. rend. des séances de la soc. de biol. Bd. 91, S. 1092. 1924.
[3]) Bianchini: Atti d. reale accad. dei fisiocrit. in Siena Bd. 13, S. 9. 1922; Pathologica Bd. 14, S. 230 u. 235. 1922.
[4]) Bedson u. Johnston: Journ. of pathol. a. bacteriol. Bd. 28, S. 101. 1925.
[5]) Leder: Med. Klinik 1922, S. 1320.
[6]) Wittkower: Zeitschr. f. d. ges. exp. Med. Bd. 25, S. 73. 1921.
[7]) Rösler: Wien. Arch. f. inn. Med. Bd. 2, S. 281. 1921.
[8]) Gaviati: Haematologica Bd. 1, S. 273. 1920.
[9]) Weil, Bocage u. Coste: Journ. de physiol. et de pathol. gén. Bd. 20, S. 391. 1922.
[10]) Pletnew: Zeitschr. f. klin. Med. Bd. 93, S. 285. 1922.
[11]) Leger: Arch. de maladies du cœur, des vaisseaux et du sang 1920, S. 494.
[12]) Bunting: Journ. of the John Hopkins hosp. Bd. 31, S. 439. 1920.
[13]) Nagy: Zeitschr. f. klin. Med. Bd. 100, S. 630. 1924.
[14]) Laura: Arch. f. Gynäkol. Bd. 119, S. 110. 1923.
[15]) Roskam: Arch. internat. de physiol. Bd. 20, S. 241—330. 1922.
[16]) Zunz u. Govaerts: Cpt. rend. des séances de la soc. de biol. Bd. 85, S. 248. 1921.
[17]) Pesci: Ann. de l'inst. Pasteur Jg. 35, S. 315. 1921.
[18]) Schilling, V.: Virchows Arch. f. pathol. Anat. u. Physiol. Bd. 234, S. 548. 1921; Dtsch. med. Wochenschr. 1918, S. 1354; 1921, S. 861.
[19]) Brieger: Dtsch. med. Wochenschr. 1920, S. 1053.
[20]) Degkwitz: Dtsch. med. Wochenschr. 1921, S. 12.

Wenn die Befunde von DEGKWITZ auch alle nicht ohne weiteres in den Rahmen der WRIGHTschen Theorie passen und noch vieles in der Blutplättchenfrage ungeklärt ist, so scheint nach allem doch die Lösung nicht in der von SCHILLING vermuteten Richtung zu liegen. In derselben Weise dürfte die Annahme von WINOGRADOW[1]), der die Plättchen von zerfallenden Bestandteilen der Erythrocyten abzuleiten sucht, vom Oxychromatin, abzulehnen sein. Ebenso möchten wir die Theorie von MARCHESINI[2]) für unbegründet halten. Er schreibt den Megakaryocyten nur phagocytäre Eigenschaften zu; sie sollen geschädigte Blutkörperchen ebenso wie injizierte Blastomyceten speichern. Diese zerfallenden Erythrocyten sollen dann von den Megakaryocyten wieder ausgestoßen und als Plättchen an das Blut abgegeben werden. Gegen die Theorie, welche die Blutplättchen aus dem Zerfall der verschiedensten Zellen herleitet und die immer wieder in verschiedener Aufmachung gebracht wird [EREDE[3]), PIANESE[4]), H. J. ARNDT[5]) u. a.], weist auch B. POLETTINI[6]) nach, daß sie sich im strömenden Blut normaler Tiere regelmäßig finden lassen, bei exakter Untersuchungstechnik, und von Degenerationsprodukten anderer Blutelemente leicht unterschieden werden können. In den verschiedenen Organen bestehen quantitative Unterschiede. Beim lebenden Tier konnten sie im aufgespannten Flügel von Fledermäusen beobachtet werden [zuerst von LAKER[7]) 1882]. Wurde ein abgebundenes Stück einer Jugularvene vom Meerschweinchen oder Kaninchen herausgeschnitten und sofort in Methylalkohol fixiert, so waren die Blutplättchen in regelmäßiger Verteilung im Jugularvenenblut zu finden. Diese Verteilung und ihre Menge änderte sich auch nicht, wenn die Gefäßwand unmittelbar nach der Unterbindung, aber noch kurz vor der Herausnahme mit Argentum nitricum geätzt wurde. Dieses Konstantbleiben der Menge spricht gegen ihre Ableitung von Zerfallsprodukten anderer Blutzellen.

Zu einer eigenartigen, bisher aber noch unbestätigten Auffassung der Blutplättchen kommt PERRONCITO[8]), die sich in gleicher Weise gegen die Zerfallstheorie wie gegen die Theorie von WRIGHT wendet. Er erklärt die Bilder von WRIGHT und anderer Autoren als Adsorptionsbilder oder Speicherungsbilder der Megakaryocyten, und er erklärt die Plättchen als selbständige Gebilde, die vor allem die Fähigkeit haben, sich durch Teilung zu vermehren. Im Blut, das unter allen Kautelen aufgefangen wurde, konnte eine allmähliche Vermehrung der Plättchen nach Pyridinzusatz nachgewiesen werden, ähnlich wie ein solcher Anstieg intra vitam nach Injektion dieser Substanz nachgewiesen wurde. Es scheint uns trotz und gerade wegen der Übergangsformen geboten, daran zu denken, daß PERRONCITO entweder Zerfallsprodukte anderer Blutzellen als Blutplättchen oder sich auflösende Plättchen als in Teilung angesehen hat. Doch steht eine entsprechende Nachprüfung noch aus. Ebensowenig können seine Befunde an Tieren, denen er wiederholt defibriniertes Blut injiziert hatte, an und für sich überzeugen. Wichtiger erscheint uns seine Angabe entgegen der von WRIGHT, daß die Blutplättchen im Blute schon zu einer Zeit nachweisbar sind, in welcher noch keine Megakaryocyten vorhanden sind. Demgegenüber muß aber auf die älteren Untersuchungen von BROWN[9]) verwiesen werden, nach denen beim Embryo weniger hochdifferenzierte Zellen als die Megakaryocyten an der Plättchenbildung teilnehmen, sogenannte Prämegakaryocyten, hyperplastische endotheliale Zellen des Knochenmarkes, der Milz und des Blutes.

H. J. ARNDT kommt nach Untersuchungen von Blutplättchen von Hund, Katze, Pferd und Rind unter Anwendung der Methode von FONIO zu einer Anerkennung der erythrocytogenen Theorie des Plättchenabstammung. Besonders veranlaßte ihn die Vielgestaltigkeit der Plättchen, ihre Anisocytose, dazu. Diese Befunde scheinen ihm wenigstens nicht für die Theorie von WRIGHT zu sprechen. Nach den Untersuchungen von DEGKWITZ und FLÖSSNER und BOSHAMER muß aber angenommen werden, daß es sich bei dieser Vielgestaltigkeit der Plättchen zum Teil um Kunstprodukte handelt, die der Untersuchungsmethode zur Last fallen.

Ebensowenig wie die Untersuchungen von ARNDT haben uns die Untersuchungen von SCHILSKY[10]) von der Richtigkeit der erythrocytogenen Theorie (SCHILLING) zu überzeugen vermocht. Auch nicht, wie wir bereits erwähnt haben, die Modifikation der Theorie in der

---

[1]) WINOGRADOW: Folia Haematol. Arch. Bd. 18, S. 207. 1914.
[2]) MARCHESINI: Arch. ital. di ematol. e sierol. Bd. 3, S. 193. 1922.
[3]) EREDE: Policlinico, sez. med. Bd. 28, S. 203. 1921.
[4]) PIANESE: Haematologica Bd. 1.
[5]) ARNDT, H. J.: Arch. f. wiss. u. prakt. Tierheilk. Bd. 52, S. 316. 1925.
[6]) POLETTINI: Haematologica Bd. 2, S. 47. 1921.
[7]) LAKER: Sitzungsber. d. K. Akad. z. Wien. 1882.
[8]) PERRONCITO: Haematologica Bd. 2, S. 510. 1921; Bd. 1, S. 265. 1920; Bd. 1, S. 111. 1920.
[9]) BROWN: Journ. of exp. med. Bd. 18, Nr. 3. 1913.
[10]) SCHILSKY: Zeitschr. f. klin. Med. Bd. 91, S. 256. 1921.

Form von Marchesini. Die Abstammung der Plättchen von den Leukocyten vertritt wiederholt L. Riess[1]) auf Grund der Ergebnisse der Romanowsky-Färbung. Außerdem sollen chemische Untersuchungen dafür sprechen; die Plättchen sollen in der Hauptsache aus Nucleohiston bestehen, demselben Körper, dem Lilienfeld in den Leukocytenkernen nachgewiesen hat. Ebenso kommt auf Grund von nach Pappenheim gefärbten Präparaten Komocki[2]) zu einer ähnlichen Auffassung. Die Blutplättchen sollen sich durch Knospung aus den einkernigen Leukocyten bilden und aus Teilen von Kernprotoplasma bestehen. Die Leukocytengranula sollen vom Kern abstammen. Wir können diesem Autor keineswegs folgen und dürfen wohl annehmen, daß seine Bilder durch An- oder Überlagerung von Plättchen durch Leukocyten entstanden sind.

Wenn wir die Ergebnisse der in diesem Abschnitt besprochenen Untersuchung überblicken, so scheinen Zweifel an der Selbständigkeit der Blutplättchen nicht mehr berechtigt. Vor allem aber hat sich ergeben, daß dieses dritte morphologische Element des Blutes eine Empfindlichkeit gegen exogene wie endogene Schädigungen besitzt, welche es scharf von den Erythrocyten und Leukocyten trennt. Sein besonderes Verhalten bei den Infektionskrankheiten wie bei den verschiedenartigen Anämien und Blutkrankheiten geht bis zum gewissen Grade parallel mit dem Auftreten von Thrombosen. Vor allem die große Zahl der vorhandenen Plättchen scheint ein Zustandekommen von Thrombosen in gewissen Stadien der Infektionskrankheiten zu begünstigen, ihr Fehlen trifft mit dem Fehlen von Thrombosen bei Erkrankungen zusammen, bei denen man ein gehäuftes Auftreten von Thrombosen erwarten sollte, wie vor allem bei der perniziösen Anämie. Beneke erwägt, ob die häufige Lokalisation der Thromben in den Beinvenen nicht durch das reichliche Vorhandensein von Blutplättchen bedingt ist, welche hier aus dem Knochenmark durch die Vena profunda femoris eingeschwemmt werden. Doch liegen nähere Untersuchungen bisher nicht vor. Nachdem uns die neueste Zeit in den Methoden der Plättchenzählung der Schüler Hoffmanns, Flössner und Boshamer exakte Methoden gebracht hat, dürfen wir für die Zukunft von der näheren Bestimmung der Plättchenzahlen, vor allem der verschiedenen Formen bei verschiedenen Krankheiten und Immunitätszuständen weitere Aufklärung erwarten, welche zum Verständnis des Problems der Thrombose beitragen kann.

C. Die Entstehungsbedingungen der Thrombose.

1. Historisches.

Bevor wir auf die modernen Anschauungen eingehen, wollen wir einen kurzen historischen Überblick über die Entwicklung dieser Anschauungen geben.

Rudolf Virchow[3]) hatte gegen die alte Hunter-Andral-Cruveilhiersche Lehre zu kämpfen, welche den Thrombus als ein entzündliches, von der erkrankten Gefäßwand ausgeschiedenes Produkt ansah. Er erkannte, daß der Thrombus von den Elementen des strömenden Blutes gebildet wurde, und sah die Thrombose als einen einfachen intravitalen Blutgerinnungsvorgang an, der im wesentlichen durch einen Blutstillstand oder eine starke Verlangsamung der Blutströmung bewirkt wurde. Zahn[4]) war gleichzeitig mit Mantegazza[5]) der erste, der gegenüber der Lehre von Virchow die primäre Entstehung des „weißen" Thrombus am lebenden Tier erkannte. Er zieht bereits die Stromverlangsamung für die Entstehung des weißen Thrombus nur als *begünstigendes* Moment in Betracht, während

---

[1]) Riess: Arch. f. exp. Pathol. u. Pharmakol. Bd. 90, S. 318. 1921.
[2]) Komocki: Virchows Arch. f. pathol. Anat. u. Physiol. Bd. 248, S. 21. 1924.
[3]) Virchow, R.: Gesammelte Abhandlungen zur wissenschaftlichen Medizin. Frankfurt a. M. 1855. II. Über den Faserstoff, S. 57. IV. Thrombose und Embolie. Veränderungen des Thrombus, S. 323.
[4]) Zahn, W.: Virchows Arch. f. pathol. Anat. u. Physiol. Bd. 62. 1875; Internat. Beitr. z. wiss. Med. Festschr. f. Virchow. Bd. 2. Berlin 1891.
[5]) Mantegazza: Moleschotts Untersuchungen zur Naturlehre. 1876; Gazz. med. lombard. 1869; Ann. univ. di med. 1871.

seiner Ansicht nach Blutstillstand überhaupt nur zu *roten* Thromben führen kann. Als wesentliche Bedingung für die Thrombenentstehung sieht er das Vorhandensein rauher Oberflächen an, an die sich die weißen Blutkörperchen, welche seiner Ansicht nach den Thrombus aufbauen, ansetzen können. Solche rauhe Oberflächen können durch Endothelverletzungen oder in das Gefäß eingeführte benetzbare Fremdkörper gegeben sein. Eine Verbindung zwischen der ZAHNschen und VIRCHOWschen Auffassung strebte die Theorie von WEIGERT[1]) und WELCH[2]) an, welche sich auf die Entdeckung von ALEX. SCHMIDT[3]) stützte, nach der die weißen Blutkörperchen auch bei der Blutgerinnung eine bedeutsame Rolle spielen. Die weißen Blutkörperchen, welche den primären Thrombus bildeten, sollten sich nach dieser Anschauung in Fibrin umwandeln.

An diese Periode schließt sich die Entdeckung der Blutplättchen durch HAYEM[4]) und BIZZOZERO[5]) an und die Erkenntnis BIZZOZEROS, daß diesen die Rolle zukomme, welche ZAHN bisher den weißen Blutkörperchen bei der Thrombusbildung zugeschrieben hatte. LUBNITZKY[6]) und vor allem EBERTH und SCHIMMELBUSCH[7]) bestätigten in ausgedehnten experimentellen Untersuchungen am Mesenterium von Warmblütern diese Entdeckung gegenüber nicht ausgebliebenen Angriffen. Sie hielten eine gewisse *Stromverlangsamung* in erster Linie dafür unerläßlich, daß die Plättchen in den Randstrom und an die Gefäßwand gelangten. An der geschädigten Wandstelle erfahren nach ihrer Ansicht die Blutplättchen eine „viscöse Umwandlung", durch die sie klebrig werden und an der Wand haften bleiben. Ihrer Ansicht nach sind die weißen Plättchenthromben und Blutgerinnungsvorgänge Dinge, die gar nichts miteinander zu tun haben.

Die Rolle, welche EBERTH und SCHIMMELBUSCH den Blutplättchen für die Thrombusbildung zuschrieben, wurde vor allem von LÖWIT bestritten, aber vergeblich; andererseits hat sich ihre Annahme, daß die Blutplättchen nichts mit der Blutgerinnung zu tun hätten, nicht aufrechterhalten lassen, sondern hier konnte die ursprüngliche Ansicht von BIZZOZERO später vor allem durch MORAWITZ[8]), BÜRKER[9]), DEETJEN[10]) und viele andere bestätigt werden, nach der durch den Zerfall von Plättchen der Blutgerinnungsvorgang ausgelöst wird, so daß wir heute die Beziehungen zwischen weißem und rotem Thrombus klar sehen, wie wir es bereits im einleitenden Abschnitt dargestellt haben.

v. BAUMGARTEN[11]) hat weiterhin bereits 1877 den Nachweis erbracht, daß eine Ruhigstellung des Blutes *an sich* niemals zu einer Gerinnung des Blutes führt, dadurch daß er, später zusammen mit seinen Schülern BÖTTCHER[12]) und RIZOR[13]), in sorgsam aseptisch doppelt unterbundenen Gefäßen das Blut wochen- und monatelang flüssig erhalten konnte. Diese Versuche von v. BAUMGARTEN haben nach anfänglichem Widerspruch durch v. RECKLING-

---

[1]) WEIGERT: Virchows Arch. f. pathol. Anat. u. Physiol. Bd. 79, S. 87. 1880; Fortschr. d. Med. Bd. 6, S. 193. 1887; Thrombose. Eulenburgs Realenzyklopädie 1889.

[2]) WELCH: Thrombosis and Embolism. Albutts System of med. 1899; Transact. of the pathol. soc. of Philadelphia Bd. 13. 1887.

[3]) SCHMIDT, ALEX.: Die Lehre von den fermentativen Gerinnungserscheinungen. Dorpat 1877; Zur Blutlehre. Leipzig 1892; Weitere Beiträge zur Blutlehre. Wiesbaden 1895.

[4]) HAYEM: Arch. de physiol. norm. et pathol. (2) Bd. 5. 1878/79; Cpt. rend. hebdom. des séances de l'acad. des sciences Bd. 97, S. 6; Gaz. méd. de Paris 1883, S. 125.

[5]) BIZZOZERO: Virchows Arch. f. pathol. Anat. u. Physiol. Bd. 90. S. 261. 1882; Zentralbl. f. d. med. Wissenschaften 1882, Nr. 2, 10, 20, 32; ebenda 1883.

[6]) LUBNITZKY: Die Zusammensetzung des Thrombus in Arterienwunden in den ersten fünf Tagen. Inaug.-Diss. Bern 1885.

[7]) EBERTH und SCHIMMELBUSCH: Die Thrombose nach Versuchen und Leichenbefunden. Stuttgart 1888.

[8]) MORAWITZ: Arch. f. klin. Med. Bd. 79, S. 1. 1903; Bd. 79, S. 432. 1904; Die Gerinnung des Blutes. Handb. der Biochemie von C. OPPENHEIMER. Bd. II, 2. Hälfte, S. 39. 1908.

[9]) BÜRKER: Pflügers Arch. f. d. ges. Physiol. Bd. 102, S. 36. 1904; Zentralbl. f. Physiol. Bd. 21, Nr. 20.

[10]) DEETJEN: Virchows Arch. f. pathol. Anat. u. Physiol. Bd. 164. 1901; Zeitschr. f. Chem. Bd. 63. 1909; Verhandl. d. dtsch. pathol. Ges. 13. Tagung Jena 1909.

[11]) v. BAUMGARTEN: Die sog. Organisation des Thrombus. Leipzig 1877; Virchows Arch. f. pathol. Anat. u. Physiol. Bd. 78. 1879; Berlin. klin. Wochenschr. 1886, Nr. 24; Verhandl. d. dtsch. pathol. Ges. 5. Tagung. 1902, S. 37. Berlin: Reimer 1903.

[12]) BÖTTCHER: Untersuchungen über die histologischen Vorgänge und das Verhalten des Blutes in doppelt unterbundenen Gefäßen. Inaug.-Diss. Königsberg 1887; Beitr. z. pathol. Anat. u. z. allg. Pathol. Bd. 2, S. 199. 1887.

[13]) RIZOR: Über das Verhalten der im doppelt unterbundenen Gefäßen enthaltenen Blutelemente. Inaug.-Diss. Tübingen 1903.

Hausen[1]) heute ihre volle Bestätigung und Anerkennung gefunden. v. Baumgarten erklärt sich das Flüssigbleiben des Blutes mit der zuerst von Brücke[2]) ausgesprochenen Ansicht, daß die intakte lebende Gefäßwand einen gerinnungswidrigen Einfluß auf das Blut ausübt, ohne daß es allerdings bis heute möglich wäre, diesen Einfluß genauer zu präzisieren. Wenn die Gefäßwand erkrankt oder abstirbt, geht dieser Einfluß verloren, und das eingeschlossene Blut gerinnt. v. Baumgarten schreibt der *Gefäßwandveränderung* im weiteren Verfolg dieser Anschauungen auch für die Entstehung der weißen Thrombose die größte Bedeutung zu, eine Stromverlangsamung wird als unterstützendes Moment anerkannt, aber v. Baumgarten schreibt ausdrücklich: „Stromverlangsamung *allein*, ohne oder mit Wirbeln und Wellen, veranlaßt niemals Thrombenbildung, weder rote noch weiße Thromben."

Andererseits hat das mechanische Moment der *Stromverlangsamung* in der Geschichte der Thromboselehre sehr oft im Vordergrunde gestanden. Von Zahn und Eberth und Schimmelbusch wird es durchaus betont; v. Recklinghausen sieht dann ein weiteres wichtiges genetisches Moment in der Änderung der Stromform bei der Verlangsamung, im Auftreten von „Stromwirbeln"; Zahn denkt sich die oberflächliche Riffelung des Thrombus durch das Auftreten „stehender Wellen" entstanden; Aschoff[3]) erklärt den ganzen Aufbau, den „Korallenstockbau", des Thrombus durch gesetzmäßig, besonders an den Klappen eintretende Wirbel und Wellenbewegungen im Blute bei eintretender Stromverlangsamung. Ihm schließt sich besonders auch Beneke an. Demgegenüber hält vor allem Ribbert[4]) diese Wirbel- und Wellentheorie für überflüssig. Er glaubt den ganzen komplizierten Bau des Thrombus durch *primäre* Veränderung, Rauhigkeiten und Ungleichheiten der Gefäßwand erklären zu können.

Auf der anderen Seite wurde besonders von französischen Autoren der *Infektion* eine besondere Bedeutung für die Thrombusentstehung zugesprochen, und zwar in dem Sinne, daß eine infektiös bedingte Gefäßwanderkrankung die Vorbedingung der Thrombose sei [Cornil[5]), Widal[6]), Vaquez[7])]. Ihnen hat sich von deutschen Autoren im wesentlichen nur Kretz[8]) uneingeschränkt angeschlossen, daneben eine Reihe von Gynäkologen, wie Schauta[9]), Latzko, Veit[10]), Bumm, Fromme.

Wir können als Zusammenfassung dieses kurzen historischen Überblickes mit Lubarsch[11]) sagen, daß die Entstehungsursachen des Thrombus in einer *Verlangsamung* der Blutströmung, in einer *Veränderung* oder Schädigung der *Gefäßwand* und in einer *Veränderung der Blutflüssigkeit* selbst gesucht wurden und auch heute noch zu suchen sind. Nur in der Wichtigkeit, welche jedem dieser drei Momente beigemessen wird, unterscheiden sich die Autoren auch heute noch.

2. Thrombose als physiologisches Geschehen und als Krankheit.

Bei der Besprechung der Pathogenese der Thrombose haben wir vor allem zu unterscheiden zwischen der Thrombose als normale, man könnte sagen, *physiologische* Folge einer Gefäßwandverletzung und der Thrombose, welche zu einer *Krankheit* wird. Die Thrombose bei einer Gefäßwandverletzung ist eine echte Abscheidungsthrombose. Der Thrombus baut sich aus Plättchenlamellensystemen

---

[1]) v. Recklinghausen: Handb. d. allg. Pathol. des Kreislaufs u. d. Ernährung. Stuttgart 1883; Deutsche Chirurgie, Lfg. 2 u. 3. 1883.

[2]) Brücke: Virchows Arch. f. pathol. Anat. u. Physiol. Bd. 12, S. 81. 1857.

[3]) Aschoff: Virchows Arch. f. pathol. Anat. u. Physiol. Bd. 130, S. 93. 1892; Beitr. z. pathol. Anat. u. u. z. allg. Pathol. Bd. 52. 1912; Dtsch. med. Wochenschr. 1912. — Aschoff, v. Beck, de la Camp und Krönig: Beiträge zur Thrombosefrage. Leipzig: Vogel 1912.

[4]) Ribbert: Dtsch. med. Wochenschr. 1912, Nr. 34 u. 48; Virchows Arch. f. pathol. Anat. u. Physiol. Bd. 220, S. 133. 1915.

[5]) Cornil et Ranvier: Manuel d'histologie pathologique, S. 550. Paris 1873.

[6]) Widal: Étude sur l'infection puerpérale. Thèse de Paris 1889.

[7]) Vaquez: De la Thrombose cachetique. Paris: Steinheil 1890; Clin. méd. de la charité Paris. 1894.

[8]) Kretz: Med. Klinik 1909, S. 41.

[9]) Schauta: Ausgew. Kapitel aus d. Geburtsh. u. Gynäkol. 1911.

[10]) Veit und Latzko: Verhandl. d. Ges. dtsch. Naturf. u. Ärzte Bd. 2, S. 224. 1908.

[11]) Lubarsch: Die allgemeine Pathologie. Bd. I, 6. Kap. Wiesbaden 1905; Berlin. klin. Wochenschr. 1918, S. 225; Thrombose und Embolie. Jahresk. f. ärztl. Fortbild. 1916, S. 17.

in der Gefäßwand auf, die von Leukocyten bekleidet sind, enthält zwischen diesen Lamellen mehr oder weniger reichlich rote Blutkörperchen und Fibrinnetze, ganz, wie wir es bei der Besprechung des Aufbaues der Abscheidungsthromben gesehen haben. *Dieser Thrombus bleibt aber streng lokalisiert.* Er erzeugt keinen größeren Gerinnungspfropf. *Anders dagegen der Thrombus, welcher zu einer Krankheit wird.* Zu seiner Entstehung bedarf es vielfach überhaupt keines besonderen äußeren Anlasses, oder die äußere Ursache kann so geringfügig sein, daß sie offenbar in einem starken Mißverhältnis zu ihren Folgen steht. Der wesentliche Unterschied zwischen der physiologischen Thrombose und der Thrombosekrankheit ist im Wachstum des Thrombus gegeben. An die erste Agglutination von Plättchen an einer umschriebenen Stelle der Gefäßwand schließt sich bei der Thrombosekrankheit eine oft ungemein schnell erfolgende Vergrößerung des abgeschiedenen Pfropfes an. Diese kann zunächst durch weitere Abscheidung von Blutplättchen aus dem vorbeiströmenden Blute erfolgen, bis der Abscheidungspfropf das ganze Gefäßlumen verlegt hat und dann die stagnierende Blutsäule zur Gerinnung bringt. An diese kann sich an der Stelle, wo ein einmündender Ast neues strömendes Blut heranbringt, wieder ein Abscheidungsthrombus, ein Plättchenthrombus anlagern, der seinerseits wiederum Anlaß zu Gerinnungsthromben gibt. So kann innerhalb von wenigen Stunden ein ganz großer Venenstamm, wie die Femoralvene oder die Iliaca oder selbst die Cava inferior verlegt werden. Ja, die Neigung zur Thrombosebildung kann so stark sein, daß es zur Bildung von Gerinnungsthromben gar nicht des Stillstandes, der Stagnation der Blutsäule bedarf. Im strömenden Blute können sich um kleine wandständige Thromben große Gerinnungsthromben bilden. Wir sehen solche Verhältnisse vor allem in den Herzohren, besonders rechts. Es ist unsere Aufgabe, im folgenden die Bedingungen zu erörtern, welche Anlaß zu dieser eben geschilderten krankhaften Vergrößerung kleiner lokaler Thromben werden oder spontan zur Bildung von Thrombosen führen. Dabei haben wir wiederum folgende Gesichtspunkte zu beachten. Trotzdem wir berechtigt sind, bei der Bildung von wachsenden Thromben, welche oft genug *spontan* entstehen, von einer Krankheit zu sprechen, welche sich im Blut abspielt, ist diese Krankheit *lokalisiert*, Thromben entstehen nicht in allen Teilen der Blutbahn gleichzeitig oder gleich oft, sondern wir sehen, daß immer *bestimmte* Gefäßabschnitte befallen und bevorzugt sind. Das geht ohne weiteres aus den statistischen Untersuchungen hervor, von denen nur die von LUBARSCH[1]) angeführt sei.

Unter 1932 Sektionsfällen fanden sich im linken Herzen und in den Schlagadern 149 mal Thromben, im ganzen 7,6%, dagegen in den Venen und im rechten Herzen 584 mal, gleich 30,1%. Davon waren die Venenthromben 241 mal, also fast in der Hälfte der Fälle in der Ven. femoralis lokalisiert; in den Beckenvenen wurden sie sogar noch reichlicher gefunden, 283 mal. Es sind das statistische Zahlen, welche mit den Erfahrungen an jedem größeren Sektionsmaterial überhaupt übereinstimmen dürften. Es werden deshalb bei der Besprechung der Pathogenese der Thrombose die Ursachen für die bestimmte Lokalisation nicht außer acht gelassen werden dürfen.

3. Die Blutgerinnung.

Wir haben bei der Besprechung der Morphologie der Thromben sowie im Vorstehenden wiederholt gesehen, eine wie große Bedeutung lokale *Blutgerinnungsvorgänge* für das Wachstum der Thromben haben.

Trotzdem erübrigt es sich für uns, in diesem Zusammenhang näher auf die Frage der Blutgerinnung selbst einzugehen. Wir verweisen dazu auf die einschlägige Arbeit von FONIO, Bd. VI in diesem Handbuch. Hier sei nur so viel bemerkt, daß die Blutgerinnung im allgemeinen nicht mehr als ein fermentativer Vorgang aufgefaßt wird, sondern als ein physikalischer Vorgang im Blute, bei dem es sich um die gegenseitige Ausfällung mehrerer Kolloide

---

[1]) LUBARSCH: Zitiert auf S. 1756. (1905 und 1916, S. 37).

handelt (NOLF). Eine Gerinnung kann auch im zellfreien Plasma zustande kommen, doch ist es unzweifelhaft, daß zerfallende Zellen, vor allem Leukocyten und Plättchenzerfall in besonderem Maße die Bedingungen der gegenseitigen Ausfällung der Kolloide schaffen. Wir verweisen zur Illustration nur auf die morphologischen Befunde in Leichengerinnseln, bei denen die Fibringerinnung von Plättchen- und Leukocytenhaufen ihren Ausgang nimmt. Näheres siehe im Abschnitt über die Morphologie der Leichengerinnsel, S. 1728.

4. Die Bedeutung der Stromverlangsamung und der Wellen und Wirbel im strömenden Blut.

Wir werden zuerst die Ansicht der Autoren näher betrachten, welche die Thrombusentstehung *rein mechanisch*, durch Stromverlangsamung bzw. durch infolge davon einsetzende Wirbelbildung zu erklären suchen. Diese Ansicht ist besonders von ASCHOFF und seinen Schülern begründet und verfochten und hat sich einen weiten Kreis von Anhängern verschafft.

Wie ASCHOFF[1]) sich die Pathogenese der Thrombose vorstellt, geht am besten aus den folgenden in der Diskussion mit RIBBERT niedergeschriebenen Sätzen hervor:

„Ich habe stets zwischen der *Struktur* des Thrombus und dessen *Entstehung* unterschieden, aber auch auf ihre innigen Beziehungen hingewiesen. Die *Struktur* ist bedingt durch die Existenz der Stromlinien, ob wirbelartig oder nicht; die *Entstehung* ist bedingt durch die *Verlangsamung* des Stromes, ob wirbelartig oder nicht, da die mit stärkerer Füllung einhergehende Verlangsamung die Turbulenz der Strömung mindert. ... Erst die Verlangsamung des Stromes mit seinen weiteren Folgen bedingt die Zusammenlagerung der Plättchen in der Richtung der Stromlinien, ob wirbelartig oder nicht. Das Haften der Plättchen an der Wand ist im wesentlichen eine Funktion der Zeit."

ASCHOFF geht damit erheblich weiter in der Wertung der Stromverlangsamung und der Wirbel und Wellen für die Thrombusgenese als sein Vorläufer ZAHN, der die Stromverlangsamung nur als begünstigendes Moment bei einer bestehenden Gefäßwandschädigung ansah und den abgeschiedenen Thrombus nur durch die stehenden Wellen des Blutes in der bekannten charakteristischen Weise umformen ließ. ASCHOFF[2]) hat versucht, durch Modellversuche seine Anschauung weitgehend zu stützen.

Durch Versuche im Flußbaulaboratorium von REHBOCK konnte ASCHOFF, wenn er die Strömung des Flusses durch Einschaltung von Wehren verlangsamte, zeigen, daß von dem Flusse mitgeführte Sinkstoffe „in bestimmten, wohl Schwingungen der Wassermassen entsprechenden Systemen" abgelagert werden.

Bei Einschaltung eines Wehres in einen Strom kommt es bei entsprechender Verlangsamung des Stromes zur Bildung einer „*Walze*", in welcher das Wasser rückwärts fließt. Im Bereich dieser „Walze" fand ASCHOFF die Ablagerung der dem Wasser beigemengten Sägespäne in „streifigen und netzförmigen Verdichtungen". Bei einer schrägen Anordnung des Wehres, womit die Verhältnisse im Gebiet der Venenklappen als Modellversuch untersucht wurden, entstehen „anscheinend 2 Walzen, die eine innerhalb, die andere außerhalb der Klappe". An der Berührungsspitze beider werden die Thromben entstehen, meint ASCHOFF[3]), und bringt damit die Beobachtung von FERGE in Einklang, daß der Thrombus nicht in der Tiefe, sondern am Rande der Klappe sich zuerst bildet. Weiter weist ASCHOFF als Modell für die Thrombenentstehung auf die Sandbankbildung beim Zusammenfluß zweier ungleicher Ströme hin. „Zunächst findet, wenn es sich um Fließen in Röhren handelt, eine vorübergehende Verlangsamung im sog. Übergangsgebiet statt. Fließt der Strom aus dem kleinen Nebenfluß zu langsam, so kommt es an der seiner Einmündung entsprechenden Stelle zur Sandbankbildung. Das stimmt mit den Befunden am Menschen sehr wohl überein."

Diese Modellversuche werden von ASCHOFF in dem Sinne gewertet, die Bedeutung der *Stromverlangsamung* für die Thromboseentstehung ganz besonders hervorzuheben. In demselben Sinne betont er die Tatsache, daß die Thrombose im Venengebiet, in dem die Stromgeschwindigkeit geringer ist als in den Arterien,

---

[1]) ASCHOFF: Dtsch. med. Wochenschr. 1912, S. 2058 u. 2457.
[2]) ASCHOFF: Beitr. z. pathol. Anat. u. z. allg. Pathol. Bd. 52. 1912.
[3]) ASCHOFF: Thrombose und Embolie. Verhandl. d. Ges. dtsch. Naturforsch. u. Ärzte, 83. Tagg. 1911, S. 344. Leipzig: Vogel.

soviel häufiger eintritt und auch hier wieder, meist an besonderen Prädilektionsstellen, in den Unterschenkelvenen, den proximalen Klappengebieten der Vena Femoralis, den Beckenvenen, den Blutleitern der harten Hirnhaut und den Herzohren vor allem.

Die besondere Neigung der Herzohren und der Klappengegend der Venen wird mit der „umschriebenen Erweiterung" in diesen Gegenden erklärt. Für das Herzohr bedarf es zur Erklärung keines weiteren Hinweises; als Beweis, daß auch an der Klappengegend leicht eine umschriebene Erweiterung auftreten kann, werden die neueren Untersuchungen von FERGE[1]) angeführt, durch welche die schon von KÖLLIKER und EPSTEIN gemachte Angabe bestätigt wird, „daß im Gebiet der Klappentaschen die Venenwand der Muskulatur so gut wie ganz entbehren kann." ASCHOFF[2]) schließt daraus, daß hier bei jedem Rückstrom eine ampulläre Erweiterung die Folge sein muß. Diese physiologischen Momente, welche sicherlich zu einer *Verlangsamung* des Blutstromes führen können, können nun noch, wie ASCHOFF weiter betont, durch pathologische Momente verstärkt werden, wie „lokale Kompression der Vene durch Geschwulst, durch den schwangeren Uterus, durch komprimierende Verbände, durch eine Hydronephrose usw." Weiter wird in diesem Zusammenhang das „nicht seltene Vorkommen der Nierenvenenthrombose bei Amyloid der Glomeruli" gewertet. „Die Nierenvenenlichtung wird zu weit für das Blut, welches bei der Einengung der Glomerulusblutbahn die Niere zu durchströmen vermag." Mangelhafte Aktion des Herzens verstärkt noch diese Verlangsamung der Strömung in geeigneten Fällen. Auch die topographische Lagerung der Venen kann nach ASCHOFF eine Verlangsamung der Strömung begünstigen, so die mehrfache Kompression der linken Vena iliaca durch die Arterienstämme (Art. iliaca dextra, Art. sac. media, Art. hypogastric. sinistra).

In ähnlicher Weise kann der Druck von entzündeten Ureteren die Venae iliacae komprimieren. „Nicht die Stagnation, sondern die Retardation ist die Ursache dieser Thrombenbildung, die als Abscheidungspfröpfe, richtiger noch als Anhäufungspfröpfe bezeichnet werden müssen."

Wenn ASCHOFF auch in dieser Stromverlangsamung, wie sie durch allgemeine oder umschriebene Erweiterung der Gefäßbahn herbeigeführt wird, die wesentliche und hauptsächliche Ursache der Thrombenbildung sieht, so kann er doch nicht umhin, auch eine gewisse Veränderung der Blutplättchen anzunehmen, welche deren Zusammenballung verständlich machen (s. besonders auch die Arbeit seines Schülers KUSAMA[3]). „Daß die Plättchenhaufen überhaupt so leicht entstehen, das muß allerdings an einer bestimmten Viscosität derselben liegen, wobei Fällungsphänome im Sinne der Agglutination auch eine Rolle spielen können." „Diese Viscosität der Plättchen hängt mit von der physikalisch-chemischen Beschaffenheit der umgebenden Flüssigkeit, in diesem Falle des Blutplasmas, ab."

Hier liegt unserer Meinung aber gerade der Kernpunkt des Problems der Thrombose, den alle Autoren, welche der Stromverlangsamung die Hauptrolle in der Ätiologie der Thrombose zuschreiben, zwar zum Teil empfunden haben, aber mehr oder weniger bewußt oder unbewußt umgehen. Die Blutverlangsamung *an sich* bringt ebensowenig wie der völlige Blutstillstand eine Agglutination der Blutplättchen zustande, sondern das ist nur möglich durch eine gleichzeitige chemisch-physikalische Änderung des Blutes, in dem diese Plättchen suspendiert sind. Erst wenn diese Veränderung vorhanden und dadurch die „visköse Metamorphose" der Plättchen ermöglicht ist, spielt eine optimale Stromverlangsamung eine wichtige Rolle bei dem Zustandekommen der Thrombose.

Wenn die Blutverlangsamung die wesentlichste Ursache der Thrombose wäre, dann müßten wir doch gerade an den Stellen des Körpers, an denen physiologisch eine besonders langsame Strömung herrscht, häufig Thromben finden, so vor allem in der Leber mit ihrem außerordentlich langsamen Blutstrom, oder im Knochenmark und in der Milz. Das ist aber ganz und gar nicht der Fall. Es muß also noch etwas dazu kommen, das für die Thrombusentstehung in allen Fällen wesentlich ist, eine allgemeine Blutschädigung oder Veränderung. Wir werden später näher darauf zu sprechen kommen.

---

[1]) FERGE: Med.-naturwiss. Arch. Bd. 2, 2. Abt. 1909.
[2]) ASCHOFF: Vorträge über Pathologie: Über Thrombose, S. 230. Jena 1925.
[3]) KUSAMA: Beitr. z. pathol. Anat. u. z. allg. Pathol. Bd. 55, S. 459. 1913.

Hier sei aber betont, daß den *mechanischen* Ursachen, wenn auch nicht die ausschließliche Schuld an der Thrombusentstehung, *so doch eine große, der der Blutveränderung nur wenig nachstehende Bedeutung zukommt*. Darauf weist erstens die von ASCHOFF, LUBARSCH, BENEKE u. v. a. hervorgehobene und bereits besprochene Lokalisation der Thromben hin. Zweitens das gehäufte Auftreten der Thrombose bei Zuständen *allgemeiner Kreislaufschwäche*, durch die die durch lokale Ursachen bedingte Verlangsamung noch erheblich verstärkt wird. Das gehäufte Vorkommen der Thrombose im *Alter* allein illustriert bereits die große Bedeutung der Abschwächung der Kraft des Kreislaufes für die Entstehung der Thrombose.

Es sei hier auf die übereinstimmenden statistischen Erhebungen am Sektionsmaterial von LUBARSCH und am klinischen Material von ZURHELLE[1]) verwiesen.

Es fanden sich Venenthrombosen

im Alter von	bei LUBARSCH	bei ZURHELLE
21—30 Jahren	8,6%	8,6%
31—40 „	11,6%	11,4%
41—50 „	13,35%	17,2%
51—60 „	19,7%	14,2%
61—70 „	20,1%	2,9%

Die Unstimmigkeiten der beiden Statistiken in den letzten Altersstufen ist dadurch zu erklären, daß die Zahlen von ZURHELLE an einer gynäkologischen Klinik erhoben sind, an der Operationen im höheren Alter naturgemäß seltener werden.

Noch eindeutiger sind die Zahlen LUBARSCHs über Schlagaderthrombosen; von 432 Fällen entfallen auf die Jahresklassen über 50 Jahre 322, also 74,5%. Dagegen sind Thrombosen bei Kindern überaus selten und regelmäßig durch besondere lokale Erkrankungen oder schädigende äußere Einwirkungen bedingt, wie z. B. Thrombose der Vena magna Galeni als Folge des Geburtstraumas [SCHWARTZ[2]), SIEGMUND[3]) u. a.], oder Thrombose des Hirnsinus und der Vena jugularis bei Otitis media und Aufmeißelung des Mittelohres. In demselben Sinne spricht für die Bedeutung der Stromverlangsamung und der infolge derselben auftretenden Wellen und Wirbelbildungen der therapeutische Erfolg der Gynäkologen und Chirurgen seit der Einführung der frühzeitigen Bewegungstherapie nach Entbindungen und Operationen. Bei langer Bettruhe und besonders bei absolutem Stilliegen, wie es früher für eine Reihe von Tagen nach Entbindungen oder abdominalen Operationen gefordert wurde, kommt es sehr leicht zu einer starken Beeinträchtigung der Strömungsgeschwindigkeit des Blutes in den unteren Extremitäten, weil die den Blutstrom erheblich fördernde Muskeltätigkeit wegfällt. Seitdem die Gynäkologen dazu übergegangen sind, schon am ersten oder zweiten Tage nach der Geburt aktive oder passive Bewegungen der unteren Extremitäten im Bett ausführen zu lassen — welche natürlich immer dem Allgemeinbefinden angepaßt sein müssen — ist die Zahl der Thrombosen im Wochenbett und nach Operationen ganz erheblich zurückgegangen. Es sei hier vor allem auf die Statistiken von KLEIN und KRÖNIG[4]) verwiesen.

Während vor Einführung der Frühbewegung oder des Frühaufstehens KLEIN bei 2500 Wöchnerinnen 4mal Thrombose und 1mal Embolie auftreten sah, RIELÄNDER und ZURHELLE ähnliche Zahlen fanden, etwa 0,48% der Fälle, änderte sich das Bild nach Einführung der Frühbewegung so, daß KLEIN unter 2525, KRÖNIG unter 2400 Wöchnerinnen überhaupt keine Thrombose mehr sahen. Noch deutlicher sind die Zahlen nach gynäkolo-

---

[1]) ZURHELLE: Monatsschr. f. Geburtsh. u. Gynäkol. Bd. 29. 1909.
[2]) SCHWARTZ: Zeitschr. f. Kinderheilk. Bd. 29. 1921; Bd. 31. 1922.
[3]) SIEGMUND: Virchows Arch. f. pathol. Anat. u. Physiol. 241. S. 237. 1923.
[4]) KRÖNIG: Thrombose und Embolie. Verhandl. d. Ges. dtsch. Naturforsch. u. Ärzte, Karlsruhe 1911. 83. Versamml. Leipzig 1911.

gischen Operationen. Hier war früher eine Thrombose bei dem Material von KLEIN in 1,2%, von FRANZ in 1,8% entstanden; nach der Einführung des Frühaufstehens fand KRÖNIG nur noch in 0,4% der Fälle Thrombosen. Über ähnliche Zahlen berichten RIES und BOLD. Diesen Statistiken aus dem Jahre 1911 seien die Erfahrungen einiger Frauenkliniken aus der neuesten Zeit angefügt, welche im großen und ganzen dasselbe an einem größeren Vergleichsmaterial zeigen.

So fand JASCHKE[1]) an dem Material ein und derselben Frauenklinik nach Einführung des Frühaufstehens eine Verminderung der Thrombosehäufigkeit von 2,63% auf 1,75%, der Häufigkeit der tödlichen Embolien von 1,4% auf 0,6%. Durch Stärkung der Herzkraft durch systematische Digitalisierung der Patientinnen vor und nach der Operation gelang es sogar, noch weiter die Häufigkeit der postoperativen Thrombose auf 0,6%, die der Embolie auf 0,35% herabzusetzen (4170 Operationen).

SEIPP[2]) findet unter 19 693 Geburten der Frankfurter Frauenklinik 180 Fälle von Thrombosen (0,91%), davon einen Fall mit Lungenembolie, der zum Tode führte. Betroffen wurden in 70,5% Mehrgebärende. Bei einem hohen Prozentsatz bestanden bereits ante partum Varicen. Aktive Bewegungen der Extremitäten vom ersten Wochenbettstage an und Aufstehen vom 4. bis 5. an wurden prophylaktisch empfohlen. EIDELS[3]) fand unter 1250 Fällen der Kieler Klinik 64mal (0,53%) Thrombosen im Wochenbett. Sechsmal wurden Embolien beobachtet. Vergl. auch die Sammelstatistik von HOLZMANN[4]).

Dabei ist besonders zu berücksichtigen, daß eine Verbesserung der Asepsis, wie sie durch die Einführung der Gummihandschuhe in die operative Technik erfolgt ist, nach der Statistik von ZWEIFEL[5]) so gut wie ohne Einfluß auf die Zahl der postoperativen Thrombosen geblieben ist.

Wenn wir die eben besprochenen Momente in Betracht ziehen, dann ist es nicht weiter verwunderlich, daß die pathogenetische Bedeutung der Stromverlangsamung weitgehende Anerkennung gefunden hat und von vielen in die vorderste Linie gestellt wird [ASCHOFF, BENEKE[6]), LUBARSCH u. v. a.]. Aber es ist bei aller Anerkennung der Bedeutung der mechanischen Momente doch hervorzuheben, daß sie *allein keine Thrombosen machen*, sondern daß noch etwas hinzukommen muß, das die erhöhte Agglutinationsfähigkeit der Blutplättchen schafft.

Bis zu einem gewissen Grade läßt sich diese Erkenntnis bereits aus der Anschauung von BENEKE[6]) ersehen, der im übrigen die Gedankengänge ASCHOFFS selbst weitgehend vertritt.

Nach v. DÜRING[7]), v. TABORA u. a. bleiben Thromben bei Massenligaturen aus, z. B. nach Umschnürung der Weichteile des Oberschenkels, trotz der dadurch eintretenden Kompression der Gefäße. Ebenso veranlassen anhaltende Kompressionen einzelner Gefäßgebiete oder Gefäßstämme, wenn dabei keine Wandverletzung auftritt, keine Thrombose (ESMARCHsche Blutleere, anhaltendes Liegen auf einer Stelle, Gefäßkompression durch Tumoren, Uterusmyome usw.).

Diesen Beobachtungen entsprechen die von TANNENBERG[8]), JAKOBJ[9]) bei der mikroskopischen Beobachtung der kleinen Gefäße erhobenen Befunde, daß *Verlangsamung der Strömung allein nicht* ausreicht zum Randstelligwerden der Leukocyten, sondern daß im wesentlichen andere Momente dafür in Betracht kommen. Trotzdem in dem Ausbreitungsgebiet der durch Massenligatur abgeschnürten oder eingeengten Arterien und gestauten Venen Raum für alle möglichen Wellen und Wirbelbildung gegeben wäre, trotzdem das Gefäßgebiet, um mit ASCHOFF zu reden, hier für das einströmende Blut zu weit geworden ist, trotzdem kommt es hier nicht zur Thrombose. BENEKE, der es für möglich und wahrscheinlich hält, daß durch Wirbelbildung und durch stehende Wellen ganz allein auf Grund der dadurch

---

[1]) JASCHKE: Monatsschr. f. Geburtsh. u. Gynäkol. Bd. 73, S. 347. 1926.
[2]) SEIPP: Über Thrombosen im Wochenbett. Inaug.-Diss. Frankfurt a. M. 1924.
[3]) EIDELS: Über Thrombose und Embolie im Wochenbett. Inaug.-Diss. Kiel 1923.
[4]) HOLZMANN: Schweiz. med. Wochenschr. 1924, Nr. 25.
[5]) ZWEIFEL: Arch. f. Gynäkol. Bd. 92. 1910.
[6]) BENEKE: Handb. d. allg. Pathol. Bd. II, 2. Abt., S. 130. Leipzig 1913.
[7]) v. DÜRING: Zeitschr. f. Chir. Bd. 22. 1885.
[8]) TANNENBERG: Frankfurt. Zeitschr. f. Pathol. Bd. 31. 1925.
[9]) JAKOBJ: Arch. f. exp. Pathol. u. Pharmakol. Bd. 98, S. 55. 1923; Bd. 86, S. 49. 1920; Bd. 88, S. 333. 1921.

gegebenen mechanischen Momente Thromben von der bekannten typischen Form entstehen können, und der die mechanischen Ursachen ganz besonders stark in den Vordergrund stellt, muß anerkennen, daß die genannten Beobachtungsergebnisse für die rein mechanische Auffassung der Thrombusgenese „schwer erklärlich" sind. Er sieht in ihnen den Beweis dafür, „daß bei intakter Gefäßwand und normalem Blut mindestens gröbere Agglutinate der Plättchen auch an Stellen variierter und geschwächter Stromkraft nicht zustande zu kommen brauchen, sowie sie auf unbenetzbaren (paraffinierten) Fremdkörpern ausbleiben" [Freund[1])]. Auch Vaquez[2]) konnte bei durch Blutentziehung anämisch gemachten Hunden und Kaninchen durch vielstündige Chloroformnarkose keine Unterbindungsthromben erzielen, ebensowenig Renault[3]) bei starkem Wasserverlust.

Beneke betont bereits deutlich die Schwierigkeit, die „konkurrierenden chemischen und physikalischen Ursachen" bei der Thrombusentstehung auseinanderzuhalten, sie greifen überall zeitlich und räumlich ineinander, weil die Blutelemente, um deren Veränderung sich alles dreht, von einer Empfindlichkeit sind, zu deren Verständnis unsere groben chemisch-physikalischen Vorstellungen kaum ausreichen.

Bedeutungsvoll scheint uns das Wort von Beneke am Schlusse des Kapitels „Formen der vorwiegend mechanischen Thrombose beim Menschen" zu sein:

„Aber so stark auch das ursächlich mechanische Moment in den Formen der Pulsionsthrombose zum Ausdruck kommt, man darf darüber nicht vergessen, daß der Zelluntergang mit seinen chemischen Ursachen und Folgen von Anfang an ein integrierendes Glied in der Geschichte auch dieser Pfropfbildung darstellt. Die jedesmalige Variation der Strömung wirkt nur dann Thrombus-bildend, wenn sie die Gelegenheit zum lokalen Untergang der einzelnen Blutbestandteile, speziell der Plättchen und Leukocyten, mit sich bringt."

Und weiter:

„Die Blutnekrose der mechanisch bedingten Thromben entsteht in dem Augenblick, in welchem die mechanischen Ursachen imstande sind, durch die Agglutination der Plättchen autolytische Giftproduktionen zu veranlassen und derartig scharf zu lokalisieren, daß chemotaktische Leukocytenansammlung und -nekrose, Fibrinbildung usw. sich anschließen können, so daß das Wachstum des Pfropfes bis zu bestimmten Dimensionen ermöglicht wird. *In letzter Linie ist also auch der mechanische Thrombus ein chemischer.*"

Beneke denkt in erster Linie nicht an Veränderungen der Blutzusammensetzung durch bakterielle oder toxische oder auch autotoxische Stoffwechselprodukte, sondern er nimmt an, daß die wirksamen chemischen Substanzen, die die Zusammenballung und Verklebung der Plättchen herbeiführen, innerhalb der mechanisch entstandenen Wirbel und stehenden Wellen „inmitten des Blutes, aus dessen eigenen Bestandteilen" entstehen. Diese toxischen Substanzen können hier eine Thromben-bildende Wirksamkeit entfalten, weil sie eben durch die normale Blutbewegung nicht verdünnt werden und die in dem Wirbel befindlichen Plättchen daher dauernd diesen autotoxischen Substanzen ausgesetzt sind.

In diesem Zusammenhange sei auch die Ansicht Rickers[4]) besprochen.

Nach Rickers Auffassung ist die Thrombenbildung ebenso wie die Leukocytenauswanderung und die Diapedese der roten Blutkörperchen zwangsläufig an das Auftreten eines gewissen Strömungscharakters — abhängig vom Gefäßnervensystem — gekoppelt, und er lehnt demzufolge strikt die Entstehung der Thrombose durch direkte Einwirkung eines Schädigungsmittels auf das strömende Blut ab. Ebenso glaubt er nicht, daß Strukturveränderungen der Wand allein für die Thrombenentstehung verantwortlich gemacht werden können und weiter lehnt er in Konsequenz seiner Anschauung die Auffassung von Lubarsch und Beneke ab, die in der Thrombose eine primäre Blutnekrose sehen. Ricker hält den Zerfall der thrombusbildenden Blutelemente für etwas Sekundäres.

Diese Vorstellung Rickers, welche außer der Stromverlangsamung keine anderen Bedingungen zur Erklärung der Plättchenagglutination heranzieht, kann nicht befriedigen.

---

[1]) Freund: Handb. d. allg. Pathol. Bd. 2, 1. Abt. 1912.
[2]) Vaquez: Zitiert auf S. 1756.   [3]) Renault, zit. nach Beneke.
[4]) Ricker: Pathologie als Naturwissenschaft. Berlin 1924.

5. Die Bedeutung der Gefäßwandschädigung.
a) Als mechanisches Stromhindernis.

Eine zweite Gruppe von Autoren, als deren Vorkämpfer RIBBERT zu bezeichnen ist, legt auf die *lokalen Veränderungen* der Gefäßwand das größte Gewicht unter den Thromboseursachen und stellt dieses Moment in den Vordergrund. RIBBERT[1]) glaubt, eine irgendwie bedingte Rauhigkeit der Gefäßwand könne die *an sich klebrigen Plättchen* zum Haften bringen und so ebenfalls rein mechanisch, eine Thrombose herbeiführen. Er erklärt auch den eigenartig geschichteten Aufbau des Thrombus durch die primäre, infolge der mechanischen Wandveränderung bedingte *unregelmäßige* Plättchenablagerung und lehnt die Wellen- und Wirbeltheorie von ASCHOFF demgemäß als überflüssig auf das schärfste ab.

Der Stromverlangsamung schreibt RIBBERT eigentlich nur eine passive Rolle bei der Thrombusentstehung zu. Sie „trägt das ihrige dazu bei, daß die auf den Unebenheiten haftenden Plättchen nicht sogleich wieder weggerissen werden, und daß sich immer neue auf die schon vorhandenen festsetzen können".

Diese Auffassung hat RIBBERT im Tierexperiment gewonnen, dadurch, daß er die Vena jugularis beim Kaninchen freilegte, die Wand ätzte und nach kurzer Zeit das entsprechende Venenstück untersuchte. Er fand an der geschädigten Wand mehrere kleine Plättchenpolypen aufsitzen. Weiter macht er gegen die Wirbeltheorie ASCHOFFS geltend, daß bei Fäden, welche er durch Gefäße hindurchzog, *nicht nur* an der *Rückseite* — wenn hier auch in stärkerem Maße —, sondern auch an der Vorderseite sich thrombotische Niederschläge bilden.

Den Vergleich der Wirkung der Venenklappen mit der von in den Strom eingeschalteten Wehren (ASCHOFF) lehnt er ab, weil die Klappen nicht starr in den Blutstrom hinein ständen, sondern sich beständig hin und her bewegten. Infolgedessen kämen hier niemals länger andauernde gleichbleibende Wirbel und stehende Wellen vor, wie an festen Wehren.

Weiter wendet RIBBERT gegen die Anschauung von ASCHOFF ein, daß er im aufsteigenden Bogen der Aorta auf einer durch schwielige syphilitische Endarteriitis veränderten Intima eine Anzahl kleinerer und größerer Thromben fand, die alle einen sehr zierlichen lamellären Bau und eine Riffung der Oberfläche zeigten. Er weist darauf hin, daß an dieser Stelle bei dem schnellen Blutstrom doch kaum eine Wirbel- und Wellenbildung im Blut angenommen werden könnte.

Ohne eine Annahme von Walzen- und Wirbelbildung kann nach RIBBERT der eigenartige lamellöse Bau der Thromben allein durch die Verlangsamung der Blutströmung nicht erklärt werden. Er glaubt deshalb, den eigenartigen Aufbau allein in Abhängigkeit von der „Beschaffenheit der Gefäßwand" erklären zu müssen. „Diese ist nie völlig eben. Sie bietet bald hier bald dort den Plättchen Gelegenheit festzukleben, sei es auf zackigen unregelmäßigen Vorsprüngen, sei es in irgendwelchen Vertiefungen, aus denen sie durch den Blutstrom nicht sofort wieder ausgeschwemmt werden können. Die Plättchen lagern sich also meist *ungleichmäßig, an getrennten* Orten, ab, und damit ist die Grundlage für den weiteren Aufbau gegeben."

Mit dieser Auffassung von RIBBERT scheint uns allerdings seine Annahme schwer vereinbar, daß die unterste Schicht des Thrombus auf der Gefäßwand keinen lamellösen Aufbau zeigt, sondern gleichmäßig aussieht, wie ein Niederschlag von Gerinnungsprodukten.

RIBBERTS Einwände haben ASCHOFFS Wirbel- und Wellentheorie als beste Erklärung der eigenartigen Struktur des Thrombus nicht erschüttern können. So kann seine Anschauung vor allem nicht den *gesetzmäßigen* Bau des Thrombus, die im wesentlichen gleiche Richtung und Stellung der Primär- und Sekundärlamellen erklären [ASCHOFF[2]), BENEKE]. Seine Untersuchungen haben allerdings gezeigt, und das ist ihr Wert, daß alle Einzelheiten der Architektur des Thrombus

---

[1]) RIBBERT: Dtsch. med. Wochenschr. 1912, Nr. 34, S. 1577, u. Nr. 48, S. 2270; Die Thrombose. In Eulenburgs Realenzyklopädie.
[2]) ASCHOFF: Dtsch. med. Wochenschr. 1912, S. 2058 u. 2457.

nun doch noch nicht durch Aschoffs Theorie erklärbar sind, wie z. B. die Bildung des Thrombus auf allen Seiten eines in die Blutbahn eingebrachten Fremdkörpers Ebenso betont er mit Recht, daß selbst, wenn die Aschoffsche Theorie der Wirbelbildung richtig sei, es nicht geklärt wäre, wieso die Plättchen nun zum Haften kämen. „An der Möglichkeit des Haftens hängt aber, *ganz allein an ihr*, die Frage der Thrombose", und er findet, daß die Wandveränderung die Frage geradezu ausgezeichnet erklären könne.

Hierin stimmen wir Ribbert durchaus zu, an der Möglichkeit des Haftens der Blutplättchen aneinander und an der Gefäßwand liegt das Problem der Thrombose, aber diese Möglichkeit ist durch die Unebenheit der Gefäßwand rein mechanisch allein ebensowenig gegeben wie allein durch eine gewisse Verlangsamung der Strömung. Die Plättchen an sich sind *keineswegs klebrig* und haften ohne weiteres auch nicht an den Vorsprüngen und Unebenheiten der Gefäßwand.

Wenn dem so wäre, dann müßte man bei der mikroskopischen Beobachtung kleiner Gefäße im lebenden Tierkörper, an den Vorsprüngen der Capillaren, wie sie Heinen[1]) und Tannenberg[2]) beschrieben haben (s. Kapitel über den Bau der Blutcapillaren), bei der hier oft herrschenden sehr langsamen Strömung ein Festhaften von Plättchen beobachten können. Davon kann aber in Wirklichkeit auch bei sehr verlangsamter Strömung keine Rede sein.

Die Plättchen sind an sich eben durchaus nicht klebrig, ebensowenig oder ebensoviel wie die Leukocyten, aber sie können es unter gewissen Bedingungen, bei Schädigungen oder eintretender Veränderung der Blutflüssigkeit werden. Dann kleben sie aneinander und haften an der Wand, ob diese nun Rauhigkeiten aufweist oder nicht. Nur als begünstigende Momente können wir solche Unebenheiten der Gefäßwand ansehen, maßgebend *höchstens* für die *Lokalisation* des Thrombus, aber nicht für seine Genese.

b) Die Bildung einer primären Fibrinmembran an der geschädigten Gefäßwand.

Die Möglichkeit des Haftenbleibens der Blutplättchen an der Gefäßwand hat nun in den letzten Jahren Klemensiewicz[3]) in anderer Weise zu erklären versucht, in dem er gleichfalls davon absieht, den Plättchen an sich die dafür notwendige Klebrigkeit zuzuschreiben.

Klemensiewicz ging davon aus, daß bei der Blutgerinnung immer zuerst eine gallertartige Veränderung des flüssigen Plasmas eintrete, eine Umwandlung des Sol- in den Gelzustand. Die Ausscheidung von Fibrinnadeln, ein Vorgang, der als Krystallisation bezeichnet worden ist, ist nach ihm erst ein sekundäres Ereignis. Ebenso spielen die Blutzellen, die Blutplättchen, nicht die primäre Rolle, die ihnen seit Bizzozero zugeschrieben worden ist. Er glaubte im Blutstropfen außerhalb des Gefäßes eine ganze Zeitlang die Spindelzellen des Salamanderblutes unverändert beobachten zu können und ebenso gelang es ihm, an der durch Druck beschädigten Gefäßwand ein Festhaften von Spindelzellen zu beobachten,

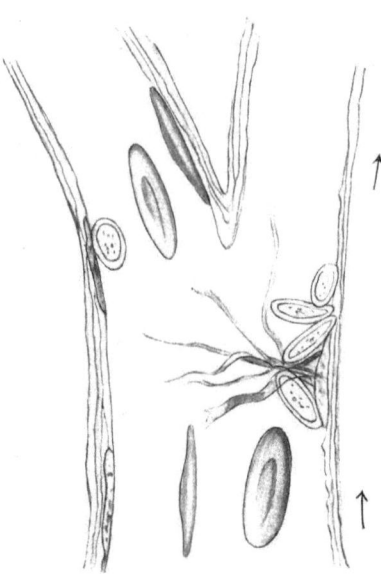

Abb. 381. Kleine Mesenterialarterie von Salamander mac. Erste Anlage des Thrombus mit im Blutstrom flottierenden Fasern und Häutchen der *„gallertigen Auflagerung"* an der verletzten Stelle. (Gezeichnet nach Klemensiewicz.)

---

[1]) Heinen: Zeitschr. f. d. ges. exp. Med. Bd. 32. 1923.
[2]) Tannenberg: Frankfurt. Zeitschr. f. Pathol. Bd. 34, S. 1. 1926.
[3]) Klemensiewicz: Beitr. z. pathol. Anat. u. z. allg. Pathol. Bd. 63. 1917.

die während der Zeit der Beobachtung ihre Form nicht veränderten. Gleichzeitig beobachtete er an der geschädigten Stelle gallertartige Fasern und Bänder, die zwischen den Spindelzellen von dem verlangsamten Strom hin und her bewegt wurden. Er hält diese Bänder nicht für Degenerationsprodukte von Spindelzellen, sondern für eine primäre Ausscheidung von Gallertfibrin. KLEMENSIEWICZ glaubt, daß sich im strömenden Blut in derselben Weise ein primäres Gallerthäutchen bildet und die Thrombose einleitet, wie es LAKER beobachtete, wenn er einen Tropfen Blut auf einen Objektträger brachte. „Die verschiedene physikalische Beschaffenheit der Blutbestandteile ist die Bedingung dafür, daß am ehesten die platten, spindelförmigen Elemente des Amphibienblutes von der Faserstoffgallerte festgehalten werden und an der Verletzungsstelle haften bleiben." „Viscöse Metamorphosen oder andere als Absterbe- und Auflösungserscheinungen zu deutende Veränderungen farbloser Formelemente des Blutes, die außerhalb der Blutbahn beobachtet wurden, sind an den intravasculär untersuchten Formelementen nicht nachweisbar. Auch die den frisch angebildeten Thrombushügel zusammensetzenden farblosen Formelemente zeigen noch lange Zeit die Beschaffenheit normaler Zellen." „Eine besondere spezifische stoffliche Veranlagung einer oder der anderen Art von Formelementen des Blutes für die Thrombusbildung besteht nicht. Das gilt uneingeschränkt nur für die erste Anlage des Thrombus." „Veränderung der Blutbeschaffenheit bedingen Veränderungen in der Thrombusbildung. Betrifft die geänderte Blutbeschaffenheit den Gehalt an verschiedenen Formelementen, so entspricht die Thrombusbildung diesen Verhältnissen (Leukocytenthrombus)." Verminderte Gerinnbarkeit des Blutes oder gänzlicher Mangel der Gerinnungsfähigkeit trifft mit Verminderung oder Mangel der Thrombusbildung zusammen."

Mit diesen Sätzen ist im wesentlichen die von KLEMENSIEWICZ vertretene Anschauung gekennzeichnet. Es ist mehr oder weniger Zufall, je nach dem Vorhandensein der Zellen im Blute, ob sich Leukocyten- oder Plättchenthromben entwickeln, das Wesentliche ist die gallertige Niederschlagsmembran an der verletzten oder geschädigten Gefäßwandstelle.

Diese Vorstellung von KLEMENSIEWICZ findet in manchen, früher von RIBBERT[1]) erhobenen Befunden eine gewisse Stütze.

So sah RIBBERT bei seinen Thromben nach Ätzung der Gefäßwand die unterste Schicht des Thrombus von einer gleichmäßigen Lage von Gerinnungsprodukten gebildet. Desgleichen bildet RIBBERT neuerdings (1924) Thromben bei Endokarditis ab, bei denen er nachweisen konnte, daß sich fädige Gerinnungsprodukte (Fibrin) selbst in das aufgelockerte Gewebe der Klappe hineinerstreckten und erst darauf der eigentliche Plättchenniederschlag entstand. Aber auch bei den Endokardthromben ist das nicht immer der Fall. Und RIBBERT selbst bildet Thromben ab, bei denen die Plättchenwolken ganz unvermittelt an das Endothel angrenzen.

Wir können uns durchaus vorstellen, das an einer lädierten Stelle der Gefäßwand aus dem vorbeiströmenden Blutplasma Eiweißteilchen ausgefällt, präzipitiert werden, ja, daß es sogar zur richtigen Fibringerinnung auch in den innersten Schichten der geschädigten Gefäßwand kommt, soweit diese von dem Plasmastrom vom Lumen her ernährt wird. Unter solchen Bedingungen mag gelegentlich eine Membran aus echtem und Gallertfibrin im Sinne von KLEMENSIEWICZ das Primäre sein, auf der sich dann der Plättchenthrombus entwickelt. Wir müssen aber betonen, daß *das keineswegs immer so sein muß oder bei der Thrombose im allgemeinen so ist.*

Wir haben Thromben unter mikroskopischer Beobachtung zustandekommen sehen, bei der die Gefäßwand selbst keine Spur irgendeiner Verletzung zeigte, bei der die entsprechende Gefäßstelle nach dem Fortspülen des Thrombus genau so eben und intakt aussah wie die benachbarten, und bei der die Thrombenbildung sicher durch eine primäre Plättchenagglutination an der Gefäßwand erfolgte. Wir weisen in diesem Zusammenhange auch auf unsere Beobachtungen über das Randständigwerden und Haftenbleiben der Leukocyten an der Gefäßwand hin (s. den entsprechenden Abschnitt) und haben hier wie dort keinen Anhalt dafür, daß an der Gefäßwand primär eine Fibrinmembran entstanden war.

---

[1]) RIBBERT, in HENKE-LUBARSCH, Handb. d. spez. Pathol., Anat. u. Histol. Bd. II, S. 216 u. 217. Berlin 1924.

Außerdem müssen wir betonen, daß es doch nicht so ganz von der Blutzusammensetzung abhängt, ob der Thrombus aus Plättchen oder Leukocyten aufgebaut wird, die in der "primären Niederschlagsmembran" haften bleiben. Wir haben in dem ebengenannten Abschnitt gesehen, wie ein Leukocytenthrombus zustande kommt, eine sog. weiße Stase entsteht, und wir betonen, daß hier andere Entstehungsbedingungen vorherrschen als bei der Thrombusentstehung, wie wir später noch genauer sehen werden.

Folgender Versuch von DE LA CAMP[1]) und MORAWITZ scheint uns ebenfalls sehr gegen die Bedeutung der primären Membran aus Gallertfibrin im Sinne von KLEMENSIEWICZ zu sprechen.

Ein Kaninchen wurde durch wiederholte schnell aufeinanderfolgende Aderlässe und Reinjektion des inzwischen defibrinierten Blutes blutplättchenfrei gemacht, so daß in dem Blute jedenfalls keine Plättchen mehr nachweisbar waren, während die roten und weißen Blutkörperchen gut erhalten schienen. Bei dem Tiere wurden nun an verschiedenen Gefäßen Ätzungen vorgenommen, doch entwickelte sich jetzt kein Thrombus, weder aus weißen noch aus roten Blutkörperchen.

A. DIETRICH[2]) hat die erste Anlage des Thrombus beim *Warmblüter* untersucht, allerdings nicht durch unmittelbare Beobachtung des Gefäßes am lebenden Tiere.

Er untersuchte an einer doppelt unterbundenen Gefäßstrecke das Verhältnis von Gefäßwand und Inhalt bei Beginn der Thrombose, indem er nach Ausspülen des Blutes die einzelnen Bestandteile, die für die Thrombenbildung in Betracht kommen, in das Gefäß hineinbrachte und gleichzeitig die Wand schädigte. Unter solchen Bedingungen konnte er feststellen, daß die *Gefäßwand* selbst im Sinne der alten französischen Autoren CRUVEILLIER usw. kein fibrinöses Exsudat liefert. Bei gerinnungsfähigem *Plasmainhalt* aber bildete sich ein Fibrinbelag, der an der Wand am dichtesten war und allmählich in lockere Gerinnsel überging. Bei alleinigem Einbringen von Fibrinogen entstand kein solcher Belag, wohl aber wenn gleichzeitig inaktives Serum oder Leberextrakt dazu gegeben war. "Die geschädigte Gefäßwand befördert somit die Fibrinabscheidung im Sinne der Gewebskoaguline [LOEB[3])]."

DIETRICH[2]) ist der Ansicht, daß solche Vorgänge einer Fibrinabscheidung auch beim ersten Beginn der Thrombusentstehung von Bedeutung sein könnten, mit anderen Worten, er meint, unter dem Einflusse der *geschädigten Gefäßwand* könne aus dem Plasma eine *primäre Fibrinniederschlagsmembran* zustande kommen, in der dann sekundär die Blutzellen haften blieben, etwa im Sinne von KLEMENCIEWICZ.

c) Die Bedeutung der Gefäßwandschädigung für die Entstehung der Arterienthromben.

Wir haben schon hervorgehoben, daß die Bedeutung der Blutstromverlangsamung für die Thrombusgenese am besten durch die Häufigkeit der Thromben in den Venen und die Seltenheit derselben in den Arterien illustriert wird. Aber andererseits muß uns die Tatsache, daß überhaupt in den Schlagadern eine Thrombose vorkommen kann, davor bewahren, der Stromverlangsamung die ausschlaggebende Rolle für die Entstehung der Thromben zuzuschreiben. Denn wenn wir die Strömungsgeschwindigkeit in der Aorta oder in den größeren Schlagadern mit der der größeren Venen vergleichen, besonders der oberflächlich gelegenen an den unteren Extremitäten oder solcher, deren Klappen teilweise oder vollständig funktionsuntüchtig geworden sind, dann können wir uns nicht vorstellen, daß es während des Lebens, besonders in den großen Schlagadern, jemals zu einer Strömungsverlangsamung kommen kann, wie sie in solchen

---

[1]) DE LA CAMP: Verhandl. d. Ges. dtsch. Naturforsch. u. Ärzte, 83. Vers. Karlsruhe 1911.
[2]) DIETRICH, A.: Verhandl. d. pathol. Ges. 18. Tagg. 1921, S. 239. Jena: Fischer.
[3]) LOEB: Virchows Arch. f. pathol. Anat. u. Physiol. Bd. 173. 1903; Bd. 176. 1904; Bd. 185, S. 160. 1906; Beitr. z. chem. Physiol. u. Pathol. Bd. 5. 1904; Bd. 8. 1906; Bd. 9. 1907.

Venen normalerweise herrscht. Und doch können in den Schlagadern Thromben entstehen, trotz der besonders in der Aorta immer vorhandenen großen Geschwindigkeit des Blutstromes.

Gerade bei der Arterienthrombose muß sicherlich den Wandveränderungen eine erhöhte Bedeutung für das Zustandekommen der Thrombose beigemessen werden. Auch JORES[1]) stellt sich in seiner zusammenfassenden Abhandlung über die Arterienerkrankungen auf diesen Standpunkt. Er verweist vor allem auf die Zusammenhänge von Arteriosklerose und Thrombose. Namentlich in kleineren Arterien (Arterien des Gehirns, des Herzens, der unteren Extremitäten) tritt eine obtrurierende Thrombose nicht selten als Folge der Arteriosklerose auf. In der Aorta entwickeln sich wandständige Thromben an solchen Stellen, an denen „fettige Usuren" oder „atheromatöse Geschwüre" bestehen, während die von glatter Innenhaut überzogenen Verdickungen, Verfettungen und Verkalkungen in der Regel keinen Anlaß zur Thrombose geben.

Daß auch andere Wanderkrankungen Anlaß zur Entstehung von Thromben geben können, zeigen experimentelle Untersuchungen von TALKE[2]) (Staphylokokkenkulturen in der Umgebung der Arterien ließen Thromben entstehen), v. BAUMGARTEN[3]) sah Thrombosen an Gehirnarterien bei syphilitischer Endarteriitis, WALTER[4]) bei Periarteriitis nodosa, SEURIG[5]) sah Aortathrombose nach Anwendung des MOMBURGschen Schlauches, und zwar gerade an der *Stelle der Kompression*. Wir möchten diese Thrombose, ebenso wie die Arterienthromben, welche unter dem Druck komprimierender Geschwülste entstehen, auf die Wandschädigung beziehen, welche die komprimierten Arterienstellen durch Zusammenpressen der ernährenden Gefäße erlitten haben. In dem gleichen Sinne möchten wir den Befund von WITTE[6]) verwerten, der einen wandständigen Thrombus auf einer nekrotischen Stelle der Aorta fand, die infolge eines auf die Gefäßwand übergreifenden tuberkulösen Herdes entstanden war. Hierher gehört auch die Thrombusbildung in der Arteria centralis, die oft auf dem Boden der Arteriosklerose erfolgt (JORES), doch findet sich hier nach der Zusammenstellung von HARMS[7]) auch gelegentlich eine Thrombusbildung ohne nachweisbare Wanderkrankung. Weiter gehört hierher das häufige Vorkommen von Arteriothrombosen bei infektiösen Erkrankungen, nach JORES eine alte Erfahrung, die durch Beobachtungen bei Staphylo-Streptokokkenmykosen bei septischer Endokarditis [EICHHORST[8])], bei puerperaler Infektion [MANDEL[9])], bei Scharlach (EICHHORST), bei Influenza [Lit. bei THOREL[10])], Appendicitis [EICHHORST, LEYDEN[11])] illustriert wird. Erwähnt sei hier auch das häufige Vorkommen von Thrombose des offengebliebenen Ductus Botalli bei Infektionserkrankungen der Neugeborenen, wie Nabelinfektionen [RÖDER[12])].

Nach CHIARI[13]) spielt die Arteriosklerose auch eine größere ursächliche Rolle bei der Entstehung der relativ winzigen Thrombosen an den Teilungsstellen der Arteria carotis, ebenso nach HAHN[14]) in den Gekrösearterien. INGEBRIGTSEN[15]) nimmt für 2 Fälle von Thrombosen die Arteria mesenterica sup. syphilitische Endarteriitis als Ursache an.

Für die Entstehung der Thrombose in den verschiedensten Arteriengebieten wird danach vornehmlich die Arteriosklerose beschuldigt, so für die unteren Extremitäten (nach

---

[1]) JORES: Handb. d. spez. Pathol. LUBARSCH-HENKE Bd. II, S. 619. Berlin 1924.
[2]) TALKE: Bruns' Beitr. z. klin. Chir. Bd. 36. 1902.
[3]) v. BAUMGARTEN: Virchows Arch. f. pathol. Anat. u. u. Physiol. Bd. 73. 1878, 1879; Arch. f. Heilk. Bd. 16. 1875; Verhandl. d. pathol. Ges., 6. Tagg., S. 200. 1903.
[4]) WALTER: Frankfurt. Zeitschr. f. Pathol. Bd. 25, S. 306. 1921.
[5]) SEURIG: Über 7 Fälle von ausgedehnter autochtoner Aortenthrombose. Inaug.-Diss. München 1910.
[6]) WITTE: Beitr. z. pathol. Anat. u. z. allg. Pathol. Bd. 36, S. 192. 1904.
[7]) HARMS: v. Graefes Arch. f. Ophth. Bd. 61, S. 1. 1905.
[8]) EICHHORST: Dtsch. Arch. f. klin. Med. Bd. 70. 1001; Bd. 80. 1904.
[9]) MANDEL: Wien. med. Wochenschr. 1901, Nr. 27.
[10]) THOREL: Zus.-Ref. in Ergebn. d. allg. Pathol. u. pathol. Anat. Bd. 9, S. 936. 1903; Bd. 11, S. 458. 1907; Bd. 14, S. 471. 1910; Bd. 18, S. 1. 1915.
[11]) LEYDEN: Berlin. klin. Wochenschr. 1890, Nr. 14.
[12]) RÖDER: Arch. f. Kinderheilk. Bd. 30.
[13]) CHIARI: Verhandl. d. dtsch. pathol. Ges. 9. Tagg., S. 326. 1905.
[14]) HAHN: Inaug.-Diss. München 1889.
[15]) INGEBRIGTSEN: Zentralbl. f. allg. Pathol. u. pathol. Anat. Bd. 26, S. 313. 1915.

Jores), für die Art. haemorrhoidalis sup. [Adenot[1])], für die Art. gastroepiploica [Tüngel[2]), Gerhardt[3]), Litten[4])], für die Gehirnarterien (Jores). Hier sah auch Saathoff[5]) Thrombose infolge äußerer Gewalteinwirkung und geringer Arteriitis. Weiter wird die Arteriosklerose als Ursache der Thrombenbildung in Anspruch genommen für die Coronararterien (Jores), für die Arteria centr. retinae (Jores, Harms), für die Pulmonalarterie (Moenckeberg[6])].

Wenn wir all den Autoren auch darin beistimmen können, daß eine Wanderkrankung bei der Entstehung der Arterienthromben von der größten Bedeutung ist, so darf jedoch die Arteriosklerose sicherlich nicht als wichtigster Faktor in den Vordergrund gestellt werden. Denn wir sehen in weitaus der Mehrzahl der Fälle bei arteriosklerotischen Veränderungen der Arterienwand, wo sie auch immer eintritt, keine Thromben auftreten; wenn sich an atheromatösen Geschwüren der Aorta z. B. ein größerer Thrombus niederschlägt, dann ist das nach unseren und wohl auch nach den allgemeinen Sektionserfahrungen die Ausnahme (vgl. Lubarsch). Wir nehmen deshalb an, daß eine gewisse Blutveränderung hinzukommen muß, welche bereits eine gewisse „viscöse Metamorphose" der Plättchen bewirkt, bevor es an arteriosklerotischen Herden zu einer Thrombenbildung kommt.

So sehen wir denn auch vor allem, daß Arterienthromben auf atheromatösen Geschwüren zustande kommen, wenn durch eine *Infektionskrankheit*, wie durch eine Pneumonie, neben einer allgemeinen Schwächung des Kreislaufes Veränderungen in der Blutzusammensetzung entstanden sind.

Wir können es vielleicht verstehen, daß sich im allgemeinen die atheromatösen Geschwüre nicht mit Thromben bedecken, trotz der oft ziemlich großen Unebenheiten, welche sie an der Gefäßwand darstellen, wenn wir in Betracht ziehen, daß der Grund der atheromatösen Geschwüre mit fettigen Massen ausgekleidet ist und so eine glatte Oberfläche geschaffen wird, welche geringe Haftmöglichkeiten für die Plättchen bietet (Freund).

Besonders Lubarsch[7]) wendet sich gegen die alleinige oder vorwiegend ursächliche Bedeutung der Wandveränderungen und Wandrauhigkeiten für die Entstehung der Thrombose. Mit Recht hebt er hervor, daß bei der Atherosklerose mit Verkalkung und fettigem Zerfall sehr viel häufiger Thrombosen *vermißt* als gefunden werden. Er bekämpft auch die Annahme von Thorel[8]), daß herdförmige fibröse Endophlebitiden in der Vena femoralis oder in der Vena iliaca [Nagayo[9])] oder Phleboskleresen Anlaß für die Entstehung von Thromben an den genannten Orten geben würden. Er weist demgegenüber darauf hin, daß man gar nicht so selten in derselben Vene an *unveränderten* Stellen Thromben finden könne, in der gleichzeitig thrombenfreie, schon makroskopisch erkennbare phlebosklerotische Herde zu finden seien. Lubarsch hebt ferner hervor, daß er bei zahlreichen Untersuchungen von Venentuberkeln bei Miliartuberkulose niemals Thromben gefunden habe, sondern mikroskopisch immer nur eine Endo- und Mesophlebitis tuberculosa caseosa. Er verweist dabei auf ähnliche negative Befunde von Schmorl. Demgegenüber betont Benda[10]) auch wieder in der neuesten Zeit, daß er vielfach die Weigertschen Venentuberkel mit einer Schicht hyaliner Thrombusmasse überkleidet findet.

Weiter nimmt er nach seinen eigenen Untersuchungen an, daß die vielen Endotheldefekte in den Gefäßen oft nur scheinbar seien. Zum Teil sei das Endothel noch erhalten, aber nur schwer nachweisbar, zum anderen seien die Defekte aber vielfach von einer dünnen

---

[1]) Adenot: Rev. de méd. Mars 10. 1890; zitiert nach Zentralbl. f. allg. Pathol. u. pathol. Anat. 1890, S. 772.
[2]) Tüngel: Virchows Arch. f. pathol. Anat. u. Physiol. Bd. 16. 1859.
[3]) Gerhardt: Jenaische Zeitschr. f. Naturwiss. Bd. 3. 1867.
[4]) Litten: Virchows Arch. f. pathol. Anat. u. Physiol. Bd. 63. 1875.
[5]) Saathoff: Dtsch. Arch. f. klin. Med. Bd. 84, S. 384. 1905.
[6]) Moenckeberg: Virchows Arch. f. pathol. Anat. u. Physiol. Bd. 171, S. 141. 1903.
[7]) Lubarsch: Zitiert auf S. 1756. (1916, S. 36).
[8]) Thorel, in Lubarsch-Ostertag: Ergebn. d. Pathol. Jg. 18, Abt. 1, S. 61.
[9]) Nagayo u. Nakayama: Dtsch. med. Wochenschr. 1912, S. 16.
[10]) Benda: Die Venen. In Henke-Lubarsch: Handb. d. spez. pathol. Anat. u. Histol. Bd. II, S. 804. Berlin 1924.

Lage eines hyalinen Thrombus überzogen, der durch die abschleifende Wirkung des raschen Blutstromes in den Schlagadern klein bleibe, aber eine Ausglättung der Gefäßwand bewirke. Eine andere Funktion hält er auch für das intakte Endothel nicht für erwiesen.

d) Die Bedeutung der Funktionsstörung der Gefäßinnenhaut für die Thrombusentstehung.

Ganz klar von der rein oder vorwiegend mechanischen Erklärung der Thrombose durch ASCHOFF und RIBBERT rückt v. BAUMGARTEN[1]) ab, dem wir seit den siebziger Jahren des vergangenen Jahrhunderts bis in die neueste Zeit wichtige Beiträge zum Problem der Thrombose verdanken. Er gehört auch zu der Gruppe der Autoren, welche die *Gefäßwandschädigung* unter den Entstehungsursachen der Thrombose an die erste Stelle setzen, aber nicht deshalb, weil dadurch mechanisch, im RIBBERTschen Sinne den Blutplättchen Haftungsmöglichkeiten geboten werden, sondern weil mit der Zerstörung der inneren Gefäßwandschicht eine wesentliche Funktion der Gefäßwand verlorengeht.

v. BAUMGARTEN schreibt der lebenden intakten Gefäßwand eine gerinnungshemmende Wirkung zu, die er nicht im Sinne von FREUND einfach durch die Glätte der intakten Wand erfüllt sieht, sondern er denkt an eine direkt „antifermentative, d. h. Fibrinferment bindende oder zerstörende Wirkung" der Gefäßwand. Er denkt dabei an eine Absonderung von „Antithrombinen" im Sinne von BRÜCKE, deren Vorkommen durch MORAWITZ[2]) und FULD[3]) erwiesen und deren Entstehung aus dem Gefäßendothel nach Versuchen von GUTSCHY[4]), NOLF[5]), DOYON[6]) wahrscheinlich sei, wenn auch die Möglichkeit ihrer Entstehung aus anderen Elementen (Gewebszellen, Leukocyten) nicht unmöglich sei. Andere Autoren, LOEB[7]), vor allem auch LUBARSCH[8]), halten aber die Absonderung irgendwelcher gerinnungshemmender Substanzen vom Gefäßendothel für unerwiesen.

Weiter hat v. BAUMGARTEN, unserer Ansicht nach mit Recht, das Wesen des Thrombosevorganges in der Tatsache erkannt, daß die Blutplättchen nicht ursprünglich klebrig sind und deshalb an der Wand haften bleiben, sondern durch eine „chemische, protoplasmaschädigende" Wirkung der veränderten Gefäßwand *klebrig werden*.

„Durch die von der geschädigten lebenden Gefäßwand ausgehende chemische Schädigung lebender geformter Blutelemente, auf welcher die Bildung des Plättchenthrombus wesentlich mit beruht, wird der Prozeß der Plättchenthrombose aus der Reihe rein mechanischer Vorgänge in die Grenzgebiete zwischen mechanischen und biochemischen Prozessen versetzt."

In diesem Zusammenhange seien auch die neuen Untersuchungen von RITTER[9]) erwähnt, der sich bemüht, die besondere Bedeutung des Endothels, insbesondere des Endothels der Venen am Ort der Thrombusentstehung für die Genese der Thrombose zu erweisen. Die bemerkenswerten Untersuchungen scheinen uns aber trotzdem zu so weitgehenden Schlüssen, wie RITTER aus ihnen zieht, nicht zu berechtigen.

RITTER versucht am Endothel der Venen bei der Thrombusentstehung mit neuen Methoden morphologisch faßbare Veränderungen nachzuweisen, welche einen Rückschluß auf die veränderte Funktionsfähigkeit dieser geschädigten Endothelien gestatten würden.

---

[1]) v. BAUMGARTEN: Entzündung, Thrombose, Embolie und Metastase im Lichte neuerer Forschung. München 1925.
[2]) MORAWITZ: Die Gerinnung des Blutes. Handb. d. Biochemie von C. OPPENHEIMER. Bd. II, 2. Hälfte, S. 39. 1908.
[3]) FULD und SPIRO: Hofmeisters Beitr. Bd. 5, S. 171. 1904.
[4]) GUTSCHY: Beitr. z. pathol. Anat. u. z. allg. Pathol. Bd. 34. 1903.
[5]) NOLF: Arch. internat. de physiol. Bd. 3. 1905/6; Bd. 4/7. 1906/8.
[6]) DOYON: Zitiert nach BAUMGARTEN.
[7]) LOEB: Hofmeisters Beitr. Bd. 5, H. 11 u. 12.
[8]) LUBARSCH: Zitiert auf S. 1756.
[9]) RITTER: Über die Bedeutung des Endothels für die Entstehung der Venenthrombose. Jena 1926.

In der von v. GIERKE entdeckten, von GRÄFF modifizierten Oxydasereaktion zur Darstellung der *labilen* Gewebsoxydasen, die sich zum Unterschied von den Leukocytenoxydasen nur im frischen Präparat nachweisen lassen, fand RITTER eine Methode, mit der es ihm gelang, in den Endothelzellen feinere Stoffwechselstörungen nachzuweisen, die mit den bisherigen Methoden nicht erkennbar waren.

So fand er ein Verschwinden der labilen Endotheloxydasegranula nach Eiweißbehandlung der Tiere, nach intravenöser Injektion der verschiedensten Gifte, zu einer Zeit, in der sonst keine Veränderungen am Endothel nachweisbar waren. Auch bei paravasaler Infektion ließ sich durch Änderung der Vitalfärbung eine Endothelschädigung nachweisen, ebenso konnte die Durchwanderung injizierter Stoffe selbst durch größere, doppelt unterbundene freipräparierte Venenstücke nachgewiesen werden.

Es ist bei diesen Versuchen allerdings zu bedenken, daß diese freipräparierten Venenstücke nicht ohne weiteres mit normalen, vom Blut durchströmten und ernährten Venen verglichen werden dürfen. Es ist möglicherweise bei den geschädigten Venen eine erhöhte Durchlässigkeit vorhanden.

Aus seinen Versuchen schließt RITTER, daß schon durch leichte Schädigungen Veränderungen an den Endothelzellen erzeugt werden können, welche mit den gewöhnlichen histologischen Methoden nicht nachweisbar sind. Er glaubt nun, daß die Veränderungen des Endothels bei der Resorption von Eiweißzersetzungsprodukten aus zerfallendem, körpereigenem Gewebe oder Hämatomen in ähnlicher Weise wirksam sein und bei genügender Intensität der Wirkung Anlaß zur Thrombose an der geschädigten Wandstelle werden könnten.

Um eine entgiftende Wirkung des Endothels der Venen nachzuweisen, füllte RITTER frische Venen oder Arterien von eben getöteten Rindern oder Pferden mit Rizinlösung, Tetanus- und Diphtherietoxin sowie mit Aufschwemmungen von Staphylo- und Streptokokken und injizierte diese Toxine nach mehrstündigem Bebrüten bei Körpertemperatur seinen Versuchstieren: Kaninchen, Mäusen, Meerschweinchen. Es stellte sich aber heraus, daß die verschiedenen angewandten Mittel durch den Aufenthalt in den frischen Gefäßen und durch die Berührung mit den Venenendothelien *keine* erkennbare Abschwächung erfahren hatten. Sie sind also ebenso zu werten wie die Versuche LOEBS gegenüber denen von GUTSCHY.

Alle diese Versuche RITTERS haben aber, so wertvolle Beiträge sie auch für unsere Kenntnisse der Biologie der Venenwand gebracht haben, die primäre Rolle der Schädigung des Endothels für die Entstehung der Thrombose nicht erwiesen. Daß eine Schädigung der Venenwand, auch in einem so geringen Maße, daß wir es sofort nach der Schädigung mit unseren bisherigen Methoden nicht direkt nachweisen konnten, Anlaß zur Thrombusbildung werden kann, ist bereits seit langem bekannt und unbestritten. Aber daß eine Gefäßverletzung, nuch stärkerer Art, als sie RITTER erzeugt hat, im allgemeinen nur einen kleinen, eng begrenzten Thrombus hervorruft, steht ebenso fest. Für die Frage, weshalb ein Thrombus über das übliche, physiologische Maß hinauswächst und zur Krankheit wird, haben diese und ähnliche Untersuchungen keine Klärung gebracht, ebenso wie sie nicht erwiesen haben, daß r e g e l m ä ß i g bei der Venenthrombose eine *primäre* Endothelschädigung zugrunde liegt.

In diesem Zusammenhange wäre auch auf die Ansichten von A. DIETRICH[1]) einzugehen, die dieser Autor wiederholt über das Wesen der Thrombose entwickelt hat. Er faßt die Thrombose als einen *reaktiven* Vorgang auf, der durch eine Störung des Verhältnisses von Blut und Gefäßwand ausgelöst wird. Dabei spielen *infektiöse* Einflüsse praktisch die wichtigste Rolle, sei es, daß sie die Gefäßwand angreifen oder durch unmittelbare oder mittelbare Veränderung der Blutbeschaffenheit die Thrombenbildung begünstigen.

---

[1]) DIETRICH, A.: Virchows Arch. f. pathol. Anat. u. Physiol. Bd. 235. 1921; Bd. 254, S. 830. 1925.

DIETRICH[1]) hebt hervor, daß wir durch die experimentellen Untersuchungen von KUCZYNSKI[2]), OELLER[3]), SIEGMUND[4]) u. a. erfahren haben, daß an der Reaktion auf Allgemeininfektion die Gefäßendothelien den Hauptanteil haben, und zwar in wechselnder Ausbildung, je nach dem Gegenseitigkeitsverhältnis von Erreger und Körper, der Immunitätslage. Endothelveränderung wäre danach nicht nur ein Ausdruck einer lokalen Schädigung durch Mikroorganismen, sondern „ist der Ausdruck der abgestimmten Reaktion auf örtliche oder allgemeine Einwirkung".

Der Auffassung der Thrombose als eines *reaktiven* Vorganges im Sinne von *Dietrich* können wir uns nicht anschließen. Wir verkennen keineswegs die Bedeutung der Endothelveränderungen, wie sie im Verlauf einer Infektionskrankheit sich ausbilden können, aber dennoch sehen wir das Wesen der Thrombose nicht in einem *reaktiven* Vorgang, sondern wir müssen die primäre Konglutination der Blutplättchen, an die sich deren Untergang, Gerinnungsvorgänge und schnell eintretende Absterbevorgänge der festgehaltenen Blutbestandteile anschließen, als etwas *Passives* auffassen. In der vermehrten Bildung der Blutplättchen in der Rekonvaleszenz nach Infektionskrankheiten, ebenso wie in der Endothelaktivierung, könnten wir allein einen reaktiven Vorgang des Organismus auf eine erlittene Schädigung erblicken. Aber die Vermehrung der Blutplättchen braucht, ebenso wie die Endothelveränderung, keine Vorbedingung sine qua non für die Thrombose zu sein.

6. Die Bedeutung der Blutveränderung.

Wir haben gesehen, daß Stromverlangsamung *allein* keine Thrombosen zu erzeugen vermag. Die Versuche, eine Gefäßwandschädigung als notwendigen Faktor für die Thromboseentstehung heranzuziehen, können ebenfalls nur für eine kleine Anzahl von Fällen befriedigen. Es kann vielfach bei geeigneter Stromverlangsamung auch an normalen Gefäßwänden zur Ausscheidung von Thromben kommen, wenn die Blutplättchen bereits leicht agglutinierbar sind. *Ein Faktor, welcher für die Thrombusentstehung*, vor allem aber für das Wachsen eines Thrombus, d. h. für die Entstehung der Thrombosekrankheit, *immer notwendig ist, ist die Veränderung der Blutflüssigkeit in dem Sinne, daß eine erhöhte Viscosität der Blutplättchen bewirkt wird*. Diese erhöhte Klebrigkeit der Plättchen beruht offenbar auf einer Schädigung derselben. Wir dürfen nun nicht erwarten, an allen Stellen des Gefäßapparates bereits geschädigte oder gleich stark geschädigte Plättchen zu finden. Die Plättchen können überall im Blute geschädigt, verändert sein, z. B. nach einer Infektionskrankheit oder nach einer sonstigen allgemeinen Schädigung, welche den Organismus trifft. Es wird dann nur eines verhältnismäßig geringen Anlasses bedürfen, um diese bereits veränderten Plättchen an einer Stelle der Strombahn zur Zusammenballung und zum Untergange zu bringen mit den besprochenen Folgen, welche einen typischen Thrombus entstehen lassen. Unter solchen Bedingungen kann es bei geringem äußeren Anlaß zur Bildung größerer, schnell wachsender Thromben kommen. Die erhöhte Stromverlangsamung kann so an den Prädilektionsstellen zur Thrombose führen, während die Stromverlangsamung allein unwirksam ist. Unter den gleichen Bedingungen kann es in Arterien an atheromatösen Geschwüren zur Abscheidung von Thromben kommen, wie in der Aorta bei Pneumonie z. B., ohne daß wir Anlaß haben, hier eine Verlangsamung der Blutströmung als Ursache von wesentlicher Bedeutung anzunehmen, während wir gleichfalls wissen, daß derartige

---

[1]) DIETRICH, A.: Zitiert auf S. 1770.
[2]) KUCZYNSKI: Virchows Arch. f. pathol. Anat. u. Physiol. Bd. 239, S. 185. 1922.
[3]) OELLER: Krankheitsforschung Bd. 1. 1925; Med. Klinik 1924, S. 230.
[4]) SIEGMUND: Verhandl. d. pathol. Ges. Bd. 19. 1923; Zentralbl. f. allg. Pathol. u. pathol. Anat. Bd. 35. 1924.

Wandveränderungen an sich nicht zu größeren Thromben Veranlassung geben, wenn auch die Häufigkeit des Vorkommens flacher, hyaliner Thromben an so veränderten Wandstellen umstritten ist.

Wenn wir andererseits eine lokale, eng begrenzte Thrombose nach Gefäßwandschädigung oder Verletzung entstehen sehen, so kann kein Zweifel bestehen, daß wir es hier gleichfalls mit einer allerdings lokal beschränkten Veränderung der Blutflüssigkeit zu tun haben. Aus der zerrissenen Gefäßwunde mischen sich dem Blute Gewebszerfallstoffe bei, welche die Plättchen, mit denen sie in Berührung kommen, aufquellen, klebrig werden lassen und so lokal zur Anhäufung bringen. Hier sind diese Stoffe nur streng lokal wirksam, weil sie durch das strömende Blut hinreichend verdünnt werden und schließlich, wenn die Gefäßwunde durch den Abscheidungsthrombus überdeckt ist, überhaupt nicht mehr in dasselbe gelangen werden. Die obersten Schichten eines solchen Thrombus werden dann durch relativ erhaltene Plättchen oder Leukocyten gebildet, welche offenbar nicht so schnell wie die direkt auf der Wunde liegenden Plättchen absterben oder überhaupt erhalten bleiben und so die fermentreiche, zerrissene Gewebsstelle gegen den Blutstrom abschließen. Auf diese Weise ist das Lokalbleiben solcher Thromben beim Menschen und im Tierexperiment zu erklären.

Während wir gesehen haben, daß es durch eine *Blutstromverlangsamung* allein unmöglich ist, Thromben zu erzeugen, bei einer *Gefäßwandverletzung* oder Schädigung aber immer *lokale Veränderungen des strömenden Blutes* bei der Thrombusentstehung beteiligt sind, *gelingt es im Experiment, durch Veränderung der Blutflüssigkeit allein Thrombosen zu erzeugen.* Damit soll nicht gesagt werden, daß bei der Spontanentstehung des Thrombus beim Menschen solche Bedingungen vorliegen. Hier wirken wohl in den meisten Fällen die beiden Faktoren Blutveränderung und Stromverlangsamung zusammen. Aber das Experiment zeigt uns doch, daß die Blutveränderung das wesentliche Moment bei der Thrombusentstehung ist.

Wenn wir betont haben, daß die Veränderung und Schädigung der Plättchen im allgemeinen nicht an allen Stellen des Organismus eine gleich große und gleichsinnige ist, so möchten wir das noch an dem analogen Verhalten der Leukocyten erläutern. Wie wir in dem entsprechenden Kapitel näher ausgeführt haben, sehen wir, wie sich die Leukocyten, während sie einen geschädigten Gewebsbezirk durchfließen, in diesem Gebiet im Capillarblut verändern, wie sie allmählich klebrig werden und wie sie schließlich zuerst in den kleinsten Venen zweiter Ordnung, dann später in den noch kleineren erster Ordnung und schließlich in den Capillaren selbst zum Haften kommen. Dabei dürfte sich die Strömungsgeschwindigkeit umgekehrt verhalten, in den Venen zweiter Ordnung größer sein als in den kleineren und in den Capillaren.

Die Tatsache, daß die Plättchen gleichfalls in einem geschädigten Gewebsbezirk verändert werden, welchen sie durchströmen, und daß die Veränderung derart sein kann, daß es in der abführenden Vene zur Thrombenbildung kommt, während an anderen Stellen des Kreislaufes eine solche Schädigung nicht stattfindet, erschwert es außerordentlich, die Veränderungen des Blutes exakt zu bestimmen, welche zu einer Plättchenagglutination führen. Aus diesem Grunde haben die Untersuchungen des Blutes, welche diese Veränderung ermitteln wollten, bisher im allgemeinen kein ermutigendes Ergebnis gehabt und sind durchweg mehrdeutig gewesen. Es wird notwendig sein, Veränderungen desjenigen Blutes zu untersuchen, das den Teil des Gefäßsystems durchströmt, in dem es häufig oder unter bestimmten experimentellen Bedingungen zur Thrombose kommt. Solche Untersuchungen stehen aber noch aus, soviel wir sehen.

a) Thrombose bei Blutkrankheiten.

In diesem Zusammenhange sei zunächst erwähnt, daß es Blutkrankheiten gibt, welche sich durch eine besondere Neigung zu Thrombosen auszeichnen, so vor allem die Chlorose (BIRCH-HIRSCHFELD, DE LA CAMP u. a.) und die sekundäre Anämie nach stärkeren Blutungen, ebenso wie die myeloische Leukämie. Bei diesen

Bluterkrankungen ist eine Vermehrung der Blutplättchen nachgewiesen [PALT-AUF[1]), BENEKE], dagegen treten erfahrungsgemäß selten bei der perniziösen Anämie, bei der Plättchenmangel herrscht, Thromben auf, doch brauchen sie nicht vollständig auszubleiben [KATSCH[2])]. Trotz der erhobenen Plättchenbefunde sind die Ursachen, weshalb es bei der Chlorose und sekundären Anämie häufig zur Thrombose kommt, nicht klar und sind in verschiedener Richtung gesucht worden [DE LA CAMP, BENEKE[3])].

Die Kreislaufschwäche bei der Chlorose einerseits und das erhöhte Schlagvolumen bei der Anaemia perniciosa [KRAUS[4])] andererseits, könnten als thrombosefördernd oder -hemmend in Betracht kommen. Bei den Leukämien wurde an eine Gefäßwandschädigung durch Infiltratbildung gedacht (DE LA CAMP), ferner der Druck der geschwollenen inneren Organe auf die Gefäße usw. als Kreislaufhindernis in Betracht gezogen, so daß die vorliegenden Befunde bei Blutkrankheiten jedenfalls nicht in bestimmter Richtung zu verwerten sind. Das gleiche gilt von den Bestimmungen des Fibrin- und Fibrinogengehaltes des Blutes und den Beziehungen, welche man zwischen Thrombose und Blutungs- und Gerinnungszeit gesucht hat. Alle diese untersuchten Faktoren haben kein einheitliches Ergebnis gehabt. Wenn man den tieferen Gründen nachgeht, so lassen sich auch die Ursachen dafür zum Teil wenigstens aufdecken. Daß Blutungs- und Gerinnungszeit nicht dasselbe ist, hat sich aus den Untersuchungen des letzten Jahrzehntes klar ergeben [DUKE[5]), SCHULTZ u. a.; Näheres siehe im Abschnitt über spontane Blutstillung]. Dann ist offenbar die Gerinnungszeit des Blutes an verschiedenen Körperstellen nicht gleich, aus den vorher bereits erörterten Gründen. Daß es sich für die Blutungszeit so verhält, ist durch eine ganze Reihe von Beobachtungen direkt erwiesen (Näheres am genannten Orte, S. 1665). Bei der Bestimmung des Fibrin- und Fibrinogengehaltes bei Infektionskrankheiten wird es andererseits sehr auf das Stadium der Krankheit ankommen, da es sich nach dem verschiedenen Ausfall von Entzündungsversuchen im Verlauf und Ausheilungsstadium von Infektionskrankheiten bei demselben Patienten (KAUFFMANN) erwarten läßt, daß auch die qualitative Zusammensetzung der Blutflüssigkeit Änderungen erfährt, die sich mit unseren heutigen Mitteln nachweisen lassen (Näheres siehe im Abschnitt über Allergie, S. 1598). Wir verzichten darauf, die Untersuchungen über Fibrinogenbestimmung im einzelnen aufzuführen. Es sei auf die Arbeit von DE LA CAMP verwiesen, auf die Zusammenstellung von BENEKE sowie auf HAUSER.

Neue systematische Untersuchungen in dieser Richtung bei denselben Kranken in allen Stadien der verschiedenen Infektionskrankheiten könnten vielleicht innigere Beziehungen zwischen den genannten Faktoren und der Thrombose aufdecken, als wir heute zu übersehen vermögen.

b) Die Bedeutung der Infektion.

Weitaus die größte Bedeutung von allen Faktoren, welche eine Schädigung, eine Veränderung des Blutes herbeiführen können, so daß eine Thrombose entsteht, kommt den *Infektionen* zu. So hat es denn auch fast immer eine Reihe von Autoren gegeben, welche die Infektion unter den Thrombusursachen an die erste Stelle setzten, ja behaupteten, ohne Infektion gäbe es keine Thrombose.

v. BAUMGARTEN kann mit Recht das Verdienst für sich in Anspruch nehmen, seit Ablehnung der akuten Gefäßentzündung durch VIRCHOW als direkte Entstehungsursache der Thrombose, „den bedeutenden Einfluß der Infektion auf das Eintreten dieses pathologischen Vorganges" als einer der ersten hervorgehoben zu haben, dadurch, daß er zeigte, daß bei einem streng aseptischen Verfahren das Blut in doppelt unterbundenen Gefäßstrecken „ausnahmslos dauernd flüssig bleibt, während bei nichtaseptischer Operationsmethode das Blut in den unterbundenen Gefäßen häufig geronnen gefunden wird". Die französischen Autoren CORNIL[6]), WIDAL[7]), VAQUEZ[8]) gehen so weit, daß sie annehmen, ohne eine Infek-

---

[1]) PALTAUF: Zitiert auf S. 1749 (Literatur).
[2]) KATSCH: Monatsschr. f. Geburtsh. u. Gynäkol. Bd. 73, S. 343. 1926.
[3]) BENEKE: Zitiert auf S. 1761.
[4]) KRAUS: Insuffizienz des Kreislaufapparates, in KRAUS-BRUGSCH Bd. IV, S. 95. Berlin 1925. (Literatur.)
[5]) DUKE: Zitiert auf S. 1665. [6]) CORNIL et RANVIER: Zitiert auf S. 1756.
[7]) WIDAL: Zitiert auf S. 1756. [8]) VAQUEZ: Zitiert auf S. 1756.

tiöse Gefäßwandentzündung könne es nicht zur Thrombose kommen. In diesen Arbeiten sind wieder starke Anklänge an die alten Lehren von HUNTER, ANDRAL, CRUVEILHIER, welche eine Exsudation der Gefäßwand in das Gefäßlumen hinein annahmen.

Von den deutschen Pathologen war es nur KRETZ[1]), der den vorgenannten französischen Autoren so weit zustimmte, daß er den Grundsatz anerkannte, „ohne Infektion keine Thrombose", auf Grund seiner Erfahrung, daß er unter 6500 Sektionen niemals ohne vorausgegangene Infektion Thrombose auftreten sah.

Von den deutschen Autoren kamen auf Grund ihrer Erfahrungen während des Krieges BORST[2]) und DIETRICH[3]) dazu, der Infektion eine größere Bedeutung für die Entwicklung einer Thrombose zuzusprechen. Beide Autoren kamen zu denselben Ergebnissen. *Nicht für die erste Entstehung eines Thrombus war die Infektion von Bedeutung, sondern für die Weiterentwicklung, für das Wachstum.* War keine Infektion im Spiele, so entwickelten sich nach Amputationen nur geringfügige, kleine, örtliche Pfröpfe. Wenn in Amputationsstümpfen ein Thrombus die Größe von 1 cm erreicht oder übertrifft, ist sicher Infektion im Spiele (DIETRICH). Das Fortschreiten lokaler Thrombose in größere Stämme wird durch Infektion bedingt. Die bakterielle Beteiligung an der Thrombose kann in *Gefäßwandschädigung* von außen oder innen (CORNIL, WIDAL, VAQUEZ), in *Beeinflussung des Blutes* lokal oder allgemein (KRETZ), also auch in Form von Fernwirkung zustandekommen (DIETRICH, v. BAUMGARTEN). Die Ansicht dieser Forscher, welche *nicht die Entstehung* der Thrombose, sondern nur ihre *Weiterentwicklung zu einer praktisch gefährlichen Krankheit* der Infektion zuschieben, läßt sich sehr wohl vereinbaren mit den Anschauungen, welches LUBARSCH bereits früher und dann wieder in den letzten Jahren über die Rolle der Infektion für die Thrombusgenese entwickelt hat. LUBARSCH[4]) lehnt die zu weitgehende Ansicht der oben genannten französischen Autoren und von KRETZ mit Recht ab. Andererseits hebt er hervor, daß in sehr vielen Fällen von Thrombose, besonders der Blutadern, der Sitz der Thrombenbildung dort ist, wo in der *Nachbarschaft* oder im *Quellgebiet* infektiöse Prozesse sich abspielen, so daß ursächliche Beziehungen zum mindesten sehr wahrscheinlich sind. LUBARSCH[4]) schreibt den Spaltpilzen dabei eine vielseitige Wirkung zu, insbesondere betont er ihre zerstörende Wirkung auf die Blutkörperchen und ihre Wirkung auf das Knochenmark, durch die es zu einer oft erheblichen Ausschwemmung von Riesenzellkernen aus dem Knochenmark komme. Besonders den Streptokokken wird diese Wirkung in starkem Maße zugesprochen, und dementsprechend werden auch besonders nach solchen Infektionen Thrombosen gefunden (LUBARSCH). Bei LUBARSCH findet sich eine Zusammenstellung der Literatur über die Beziehungen von Infektionen zur Thrombose und eine kritische Wertung der bakteriologischen Untersuchungen.

Nicht jeder Thrombus, aus dem sich Spaltpilze züchten lassen, muß auf infektiöser Grundlage entstanden sein. Es können sich in dem schon vorher entstandenen Thrombus im Blute kreisende Erreger angesiedelt haben, ein Hinweis, dem sich auch DIETRICH anschließt. Ebenso können in einem Pfropf, der ursprünglich Keime enthalten hat, die Keime zugrunde gegangen sein, so daß die bakteriologischen Befunde weder absolut beweisend für die infektiöse Entstehung eines Pfropfes sind, noch eine solche auszuschließen gestatten.

Der Wirkungsmechanismus der Bakterien bei der Thrombusentwicklung ist im einzelnen noch nicht hinreichend aufgeklärt. Eine direkt gerinnungserregende Wirkung (KRETZ) hat sich nach den Untersuchungen von DIETRICH[5]) nicht aufrecht erhalten lassen.

---

[1]) KRETZ: Zitiert auf S. 1756.
[2]) BORST: Pathologische Organisation, in ASCHOFFS Lehrbuch der pathol. Anat. Bd. I, S. 641. 1919.
[3]) DIETRICH: Die Thrombose nach Kriegsverletzungen. Jena: Fischer 1920.
[4]) LUBARSCH: Zitiert auf S. 1756.
[5]) DIETRICH: Verhandl. d. dtsch. pathol. Ges., 15. Tagg., S. 372. 1912.

Im Gerinnungsversuch erwiesen sich die Extrakte aller geprüften pathogenen und nichtpathogenen Bakterien unwirksam; anders allerdings bei der Injektion in das Blut einer abgebundenen Venenstrecke. Hier riefen die Extrakte, und zwar auffallenderweise besonders die der *nichtpathogenen* Erreger, Gerinnung des Gefäßinhaltes hervor. Aber diese Versuche, bei denen relativ große Mengen bakterieller Stoffe auf verhältnismäßig kleine Mengen ruhenden Blutes zur Einwirkung kamen, dürfen nicht ohne weiteres auf die Verhältnisse bei der natürlichen Infektion übertragen werden [BAUMGARTEN[1])]. Daß hier die Verhältnisse anders, komplizierter, liegen, beweisen die unsicheren Ergebnisse der experimentellen Thrombenerzeugung durch tierische Allgemeininfektion (LUBARSCH, DIETRICH), beweisen auch die Erfahrungen aus der menschlichen Pathologie, daß gerade die schwersten Fälle von Pyämie, abgesehen von kleinen endokarditischen Thromben an den Schließungslinien der Herzklappen, ganz ohne Thrombosen zu verlaufen pflegen [BAUMGARTEN, LUBARSCH, HANSER[2]) u. a. m.].

Die Veränderung der Blutzusammensetzung bei Infektionen oder während heftiger Infektionskrankheiten führt im allgemeinen nicht zur Thrombose, sondern bei den Infektionskrankheiten ist es gerade die Zeit der *Rekonvaleszenz*, wie immer betont wird, in der die Thrombosen am häufigsten sind.

Tierexperimentelle Untersuchungen.

Der Ausfall der Tierexperimente, in denen man versucht hat, durch Injektionen von Bakterien oder deren Toxinen Thromben zu erzeugen, entspricht den Beobachtungen beim Menschen, daß die Thrombosehäufigkeit durchaus nicht parallel der Schwere der Infektion geht, oder dem Höhepunkt der Infektionskrankheit entspricht, ja, daß die schweren und tödlichen Infektionen meist ohne Thromben verlaufen. Wir werden diese Versuche kurz zu besprechen haben, trotzdem wir durch sie noch keine klare Vorstellung vom Wesen der Thrombusentwicklung erhalten haben.

Die meisten Versuche, in denen durch Injektion von Bakterien oder Bakteriengiften in die Blutbahn die Erzeugung von Thromben angestrebt wurde, hatten ein negatives Ergebnis. Positive Erfolge hatte zunächst LOEB[3]) bei Injektion von Staphylotoxin (Staphylokokkengift). Bei der Verwendung anderer Bakteriengifte waren die Ergebnisse sehr unsicher oder negativ. Nach BENEKE entspricht das Ergebnis von LOEB der allgemeinen Erfahrung der Serologen bei Verwendung der verschiedensten Bakteriengifte. JAKOWSKI[4]) hatte bereits früher bei Injektionen von Diphtherie-, Typhus-, Colibacillen, seltener bei Anwendung von deren Toxinen, „bisweilen Koagula" im Blute nachweisen können. Richtige Thromben erhielt er aber nur, ebenso wie FROMME[5]), wenn er durch Abbinden die Strombahn in der Vene einengte. In ähnlicher Weise konnte LUBARSCH[6]) durch unvollständige Zuschnürung von Venen und nachträglicher Infektion mit Staphylokokken, Streptokokken, Pneumokokken, Diphtherie und Colibacillen an den verengten Stellen bisweilen geschichtete rote Thromben erzeugen, ebenso HELLER[7]) besonders mit Colibacillen. Große Mengen, in die freie Blutbahn injiziert, waren ohne Erfolg, an Stellen künstlicher Stauung oder Endothelläsion entstand schon bei schwacher Blutinfektion eine Thrombose. v. BARDELEBEN[8]) erzielt selbst durch reichliche Streptokokkeninfektion im freien Blut keine Thromben, sondern nur in durch Abbinden gestauten Venen, wenn den eingeschlossenen Kokken Zeit zur selbständigen Weiterentwicklung geblieben war. Agglutination und Zerstörung der roten Blutkörperchen, Leukolyse und Fibrinbildung war dann die Folge.

In all diesen bisher besprochenen Versuchen gelang es durch Bakterieninjektionen, *wenn überhaupt*, nur rote Gerinnungsthromben zu erzeugen. In neuerer

---

[1]) v. BAUMGARTEN: Zitiert auf S. 1769.
[2]) HANSER: LUBARSCH-OSTERTAG, Ergebnisse der Pathologie u. pathol. Anat. Jg. 19 (2), S. 147. München u. Wiesbaden 1921.
[3]) LOEB: Virchows Arch. f. pathol. Anat. u. Physiol. Bd. 173. 1903.
[4]) JAKOWSKI: Zentralbl. f. Bakteriol., Parasitenk. u. Infektionskrankh., Abt. 1, Orig. Bd. 25. 1899.
[5]) FROMME: Verhandl. d. Ges. dtsch. Naturforsch. u. Ärzte 1908, II, 2, S. 292.
[6]) LUBARSCH: Allg. Pathol. Bd. 1. 1905.
[7]) HELLER: Beitr. z. klin. Chir. 1909, S. 65.
[8]) v. BARDELEBEN: Arch. f. Gynäkol. Bd. 83. 1907.

Zeit gelang es DIETRICH[1]) durch Injektion von hämolytisch wirkenden, agglutinierenden oder präzipitierenden Stoffen *bei verengter Blutbahn* typische Abscheidungsthromben zu erzeugen. Alle derartig wirkenden Stoffe, bzw. die Produkte ihrer Einwirkung bedingen nicht einfache Gerinnung des Blutes — wie sie auch im Reagensglasversuch die Gerinnung nicht fördern —, sondern alle erzeugen Thromben, zeigen Abscheidung der Formelemente neben der Gerinnung. Auch nach DIETRICHS Ergebnissen hängt die thrombenbildende Wirkung von Bakterienextrakten *nicht* von der *Virulenz* oder der hämolytischen Kraft der Bakterien ab. Es ergab sich nur, daß die Stoffe, welche im ruhenden Blute rote Gerinnungsthromben hervorriefen, bei verengter Strombahn einen typischen Abscheidungsthrombus mit lamellärer Plättchenablagerung hervorbrachten, der dem menschlichen Thrombus entspricht.

c) Die Bedeutung resorbierter Gewebszerfallprodukte.

Die folgenden Versuche werden uns zeigen, daß gerade Stoffe, welche beim *Zerfall und Untergang von Gewebe* entstehen, in besonderem Grade befähigt sind, Thromben hervorzubringen. Wir glauben auch, daß die Rolle der Infektion für die Thrombose in erster Linie darin besteht, daß durch die Wirkung der Spaltpilze und ihrer Toxine an vielen Stellen des Körpers Gewebsschädigungen erzeugt werden, daß dadurch reichlich körpereigene Gewebsabbauprodukte dem Blute beigemischt werden, und daß diese von ganz besonderer Wirksamkeit auf die Blutplättchen sind. Wir möchten diesen Faktor sogar höher werten als die Schwächung des Kreislaufes durch die Infektion, welche sicher eine große Bedeutung hat (vgl. auch FELLNER im folgenden). Aber wir sehen ja die Thrombose im allgemeinen nicht auf dem Höhepunkt der Krankheit eintreten oder bei den schwersten Infektionen, wenn die Kreislaufschwäche besonders hoch ist und oft weitgehende Vasomotorenlähmungen bestehen, sondern gerade im Stadium der Rekonvaleszenz. In diesem Stadium aber steht der Organismus nicht mehr unter der direkten Bakterien- oder Toxinwirkung, sondern es werden gerade jetzt die durch die Krankheit geschädigten Zellen und Gewebe in stärkerem Maße abgebaut und durch Regeneration ersetzt. Die dabei dem Blute in vermehrtem Maße zufließenden Gewebsstoffwechsel und Abbauprodukte sind aber gerade das für die Plättchenschädigung wichtigste Moment.

DÜRING konnte nachweisen, daß die Gerinnung des Blutes in einem aseptisch doppelt unterbundenen Gefäß sehr bald eintrat, wenn er ein *Hämatom* in dessen Nachbarschaft setzte, aus dem gerinnungsfördernde Stoffe in die unterbundene Gefäßstrecke hineingelangen konnten. Das gleiche zeigte LOEB durch Injektion von Gewebsextrakt in eine solche Gefäßstrecke („*Koaguline*"). Daß durch die Venenwand hindurch aus der Umgebung Stoffe resorbiert werden können, geht aus diesen Beobachtungen hervor, ebenso wie aus den Verfettungen der Gefäßwand, welche DIETRICH fand, wenn eine Vene durch ein Gebiet hindurchzog, in dem Zerfallprozesse stattfanden, eine Verfettung, die er nach anderen Untersuchungen mit Recht als „resorptiv" anspricht. In demselben Sinne sprechen neuere Versuche von RITTER, welche wir bereits besprochen haben (s. S. 1769).

FELLNER[2]), VOELKER, BERNHEIM u. a. haben dann gezeigt, daß die Injektion von Extrakten aus Organgeweben oder von autolytischen Zerfallsprodukten in

---

[1]) DIETRICH: Pathol. Zentralbl. Bd. 13, S. 462. 1912.
[2]) FELLNER: Münch. med. Wochenschr. 1912, S. 537. Diskussion zum Vortrag H. V. KLEIN: Die puerperale und postoperative Thrombose und Embolie. Geburtsh.-Gynäkol. Ges. Wien, 23. Mai 1911; Gynäkol. Rundschau Bd. 6, S. 86. 1912.

die Blutbahn allein hinreicht, um Thromben entstehen zu lassen, ohne daß dazu eine Stromverlangsamung oder Wandschädigung notwendig gewesen wäre.

FELLNER fand, daß Thymusextrakt intravenös injiziert, den Tod durch Thrombose des linken Herzens herbeiführt, ebenso Extrakt von Gehirn, Placenta, Uterus und Eihaut Besonders wirksam waren schon kleine Mengen von Uterusextrakt. FELLNFR führt vor allen Dingen die *Thrombosen* im Wochenbett auf die Resorption von Kinase aus Uterusbestandteilen zurück. Experimentell fand er bei Gehirnoperationen, daß sich stärkste Blutungen aus dem Gehirnsinus durch Aufträufeln von einigen Tropfen Uterusextrakt sofort zum Stehen bringen ließen und schnell ein großer Thrombus entstand. Hierbei entsteht primär ein Fibrinpfropf, der den weiteren Anlaß zur Verklebung der Plättchen bildet.

FELLNER nimmt nach diesen Beobachtungen an, daß bei der Thrombose die *Gerinnung* das Primäre sei und in erster Linie in Betracht gezogen werden müsse. So wertet er auch den Einfluß von Infektionen. Nicht die Bakterientoxine, sondern die durch den Gewebszerfall freiwerdenden und in das Blut gelangenden Thrombokynasen sind das Maßgebende für die Thrombusentstehung.

VOELKER[1]) sieht die Hauptursache der postoperativen Thrombose in versteckten Hämatomen, welche im Operationsgebiet zurückbleiben.

Er suchte diese Anschauung experimentell zu begründen dadurch, daß er Tieren Blut entnahm, dieses einige Tage körperwarm aufhob — also der Autolyse überließ — und es dann demselben Tiere wieder injizierte. Es entstanden bei den so behandelten Tieren nunmehr ausgedehnte Thrombosen im Herzen und Embolien in der Lunge. BERNHEIM[2]) zerrieb die Gefäßwände von Hunden unter Zusatz von Kaolin und stellte daraus einen Preßsaft her. Es zeigte sich, daß durch diesen Preßsaft in kurzer Zeit Hundeblut zur Gerinnung gebracht werden konnte.

Die Versuche zeigen, daß es in der *Gefäßwand* selbst, ebenso wie in der Muskulatur und den anderen Organen, welche FELLNER untersucht hat, Bestandteile gibt, welche im Sinne von Thrombokinasen wirken. Die Untersuchungen von BERNHEIM können uns das Verständnis der Thrombosen, welche nach lokaler Ätzung von Gefäßwänden entstehen, näher bringen. Wir dürfen darnach annehmen, daß von der durch Ätzung geschädigten Gefäßwand aus besonders wirksame, gerinnungsfördernde chemische Stoffe in das vorbeiströmende Blut gelangen. Vielleicht geben diese Versuche auch eine Erklärung dafür, daß gerade nach an sich so relativ harmlosen Operationen, wie Myomentfernungen, relativ häufig Thromben beobachtet werden, wenn wir annehmen, daß gerade bei diesen Operationen eine stärkere Resorption von plättchenschädigenden und gerinnungsfördernden Substanzen aus zugrunde gehender Muskulatur stattfinden kann.

Es ist dabei allerdings in Betracht zu ziehen, daß bei den Myomkranken, welche zur Operation kommen, vielfach chronische Blutungen bestanden haben, so daß eine bestehende sekundäre Anämie eine gewisse Bedeutung für die häufigen Thrombosen nach Myomoperationen haben kann (KRÖNIG).

Die Versuche von *Gefäßtransplantationen* mit körpereigenem, körperfremdem, arteigenem und artfremdem Material zeigen weiterhin in besonders schöner Weise, von wie großer Bedeutung eine lokale Veränderung der Blutflüssigkeit für die Thromboseentstehung werden kann, unter Bedingungen, bei denen ein Einfluß der Stromgeschwindigkeit bedeutungslos ist.

Bei *autoplastischen* Transplantationen erfolgt ein glattes Einheilen der überpflanzten Gefäßstücke, nur an den Nahträndern entstehen kleine Plättchenauflagerungen. Bei *homoioplastischen* geht das verpflanzte Wandstück langsam zugrunde, doch entstehen keine größeren Thromben. Solche entwickelten sich aber regelmäßig bei *heteroplastischen* Überpflanzungen.

---

[1]) VOELKER: Verhandl. d. dtsch. Ges. f. Chir., 43. Kongr. Berlin 1914; Zentralbl. f. Chir. 1914, S. 3 (Beilage).
[2]) BERNHEIM: Journ. of the Americ. med. assoc. 1910, Nr. 4; ref. Münch. med. Wochenschrift 1910, S. 2490.

Solche Versuche sind ausgeführt von Smith[1]), Carrel[2]), Guthries[3]), Stich[4]), vor allem von Enderlen und Borst[5]) und B. Fischer und Schmieden[6]), neuerdings von Sato[7]) aus dem Lubarschschen Institute.

Das unter der immunbiologischen Wirkung des Blutes absterbende überpflanzte, artfremde Gewebe führt durch seine Zerfallsprodukte die notwendige Veränderung der vorbeiströmenden Plättchen herbei, um sie zum Haften zu bringen. Dasselbe ist der Fall, wenn das überpflanzte Material infiziert ist, dann treten auch bei arteigenem Material größere Thromben auf, welche von der Nahtstelle ausgehen (Sato).

Mechanische Verhältnisse, wie eine primäre Stromverlangsamung oder die primäre Rauhigkeit der Gefäßwand an der Operationsstelle, spielen bei der Entwicklung dieser Thromben sicher keine wesentliche Rolle, denn diese Verhältnisse dürften an und für sich bei allen Arten von Transplantationen dieselben sein.

Aber das chemische oder physiko-chemische Verhalten des Plasmas, welches mit einem eigen- oder fremdgeweblichen Transplantat in Berührung kommt, ist verschieden. Die Blutveränderung kann natürlich nur da, wo das Blut direkt mit dem körperfremden Gewebe in Austauschbeziehungen tritt, einen gewissen, zu einer Plättchenagglutination hinreichenden Grad erreichen und wird an weiter entfernten Stellen durch die Verdünnung, welche die wirksamen Substanzen im strömenden Blut erfahren, unwirksam werden.

d) Die Ergebnisse der direkten mikroskopischen Beobachtung der Thrombusentstehung beim lebenden Tier.

Insbesondere die Ergebnisse der *direkten mikroskopischen Beobachtung* des *Gefäßapparates* beim *lebenden* Tiere, wie sie Tannenberg[8]) im Anschlusse an die Rickerschen Untersuchungen anstellte, haben uns neben den vorerwähnten Gründen die Blutveränderungen für die Thrombusentstehung höher werten lassen, als es heute vielfach geschieht.

Diese Untersuchungen Tannenbergs schließen sich im allgemeinen den am lebenden Tiere bei mikroskopischer Beobachtung erhobenen Befunden von Zahn, Eberth und Schimmelbusch und Ricker und seinen Mitarbeitern bestätigend an. In einem Punkte aber von prinzipieller Bedeutung gehen seine Ergebnisse über die Befunde der genannten Autoren hinaus.

Eberth und Schimmelbusch halten einen bestimmten Grad der Stromgeschwindigkeit für die wesentliche Bedingung der Abscheidung der Blutplättchen, ebenso wie nach ihrer Auffassung ein bestimmter Grad der Strömungsgeschwindigkeit die Leukocyten in den Randstrom treten läßt. Ricker und seine Mitarbeiter haben diese Auffassung noch weiter ausgebaut und noch schärfer vertreten. Danach ist der jeweilige Grad der Stromgeschwindigkeit, und davon abhängig alles Geschehen, das sich im Innern der Blutbahn abspielt, eine einfache Funktion des Reizungszustandes des Gefäßnervensystems, während eine direkte Einwirkung auf die Gefäßwand und die in ihr zirkulierende Blutmasse nicht möglich ist.

Demgegenüber konnte Tannenberg besonders in Adrenalin- und Atropinversuchen beim Kaninchen den sicheren Nachweis erbringen, daß der Grad der

---

[1]) Smith: Langenbecks Archiv 1906.
[2]) Carrel: Stud. of the Rockefeller Inst. for med. res. 1911, S. 12.
[3]) Guthries: Science Bd. 27. 1908.
[4]) Stich: Dtsch. med. Wochenschr. 1908, S. 312; Beitr. z. pathol. Anat. u. z. allg. Pathol. Bd. 46. 1909; Beitr. z. klin. Chir. Bd. 62. 1909, u. Bd. 53. 1907.
[5]) Borst: Verhandl. d. dtsch. pathol. Ges. 1913; Zeitschr. f. Chir. Bd. 99. 1909; Münch. med. Wochenschr. 1910, S. 36.
[6]) Fischer, B., und Schmieden: Frankfurt. Zeitschr. f. Pathol. Bd. 3, S. 8. 1909.
[7]) Sato: Über die Beziehungen zwischen Gefäßwandschädigung, Infektion und Thrombose. Virchows Arch. f. pathol. Anat. u. Physiol. Bd. 257. 1925.
[8]) Tannenberg: Frankfurt. Zeitschr. f. Pathol. Bd. 31 u. Bd. 33. 1925.

Strömungsgeschwindigkeit für das Zustandekommen der verschiedenen Kreislaufphänomene, wie Stase, Leukocytenauswanderung, Erythrodiapedese und ebenso auch der Bildung der kleinsten Thromben *nicht* das *wesentliche* Moment darstellt. Es gelang bei Anwendung stärkerer Atropinkonzentration (5—10%), auch bei maximal schneller Blutströmung kleine Blutplättchenthromben zu erzeugen. Damit soll natürlich nicht gesagt werden, daß die Art der Blutgeschwindigkeit in den gereizten Gefäßgebieten ohne Bedeutung für die Entstehung der kleinsten Thromben ist. In *Über*einstimmung mit den vorher genannten Autoren konnte TANNENBERG ebenfalls feststellen, daß *meistens* ein gewisser Grad der Stromverlangsamung vorhanden ist, wenn es zu der Bildung der kleinen Thromben kommt, aber *daß diese Stromverlangsamung nicht die Conditio sine qua non ist, zeigen die Versuche, in denen auch bei maximal schneller Blutströmung die Thrombenbildung auftrat.* Es gibt sicher ein *Optimum* einer Stromverlangsamung, bei der besonders leicht bei entsprechender Blutschädigung eine Thrombose auftritt. Aber die Stromverlangsamung allein kann die Thrombose nicht machen, ebensowenig wie eine Strombeschleunigung bei optimaler Schädigung der Blutplättchen, deren Zusammenballung und damit ihre Abscheidung verhindern kann. Für die *Ausdehnung des Prozesses*, für das *Wachstum* der *Thrombose* ist vor allem die am Schädigungsorte herrschende Stromgeschwindigkeit von ausschlaggebender Bedeutung, nicht für die Entstehung selbst.

In demselben Sinne spricht der Hinweis von DIETRICH[1]), daß Anämie, Marasmus und Kreislaufschwäche in zahlreichen Fällen von septischen Infektionen *ohne* Thrombenbildung in gleich hohem Grade ausgeprägt sind, wie in anderen Fällen, in denen es an den bekannten Prädilektionsstellen zur Thrombose kommt.

Man müsse deshalb in den Thrombosefällen noch nach einem anderen, weiteren Faktor suchen, den auch er in der *Änderung der Blutbeschaffenheit* sieht. In welchem Sinne, kann vorläufig noch nicht beantwortet werden, doch erhofft DIETRICH von der Untersuchung der blutbildenden Organe entsprechende Aufklärung.

e) Die Art der zur Thrombusentstehung notwendigen Blutveränderung.

In diesem Zusammenhange muß hervorgehoben werden, daß nicht *jede* Blutschädigung zu einer Thrombose Anlaß gibt. Man kann durch Injektion von Giften in die Blutbahn sofort Thromben erzeugen. Es sei hier vor allem auf die Beobachtungen von HANAU[2]), LOEB[3]) u. a. hingewiesen. HANAU sah bei langsamer Injektion von *Äther* in die Ohrvene eines Kaninchen nach wenigen Minuten weiße Thromben im Herzen. Das gleiche konnte ASCHOFF beim Menschen beobachten. In einem Falle trat nach einer intravenösen Ätherinjektion in eine Armvene, die zum Zwecke der Narkose gegeben war, innerhalb von wenigen Minuten der Exitus ein und es fand sich bei der sofort angeschlossenen Sektion ein roter Thrombus, der von der Vene bis in das rechte Herz reichte. Aber andererseits gibt es eine ganze Reihe von Blutgiften, welche zu schwerer Blutzerstörung führen und doch keine Thrombose nach sich ziehen. Es sei hier nur auf MARCHANDS[4]) Beobachtung bei Injektion von chlorsaurem Kali in die Blutbahn verwiesen. Dabei tritt eine schwere Zerstörung der roten Blutkörperchen ein, aber keine Thrombose. Ebenso kann Thrombose bei anderen schweren Blutschädigungen ausbleiben, die zu einer Zerstörung der Leukocyten vor allem führen, wie Röntgenbestrahlung von gewisser Dauer und Intensität (HELBER

---

[1]) DIETRICH: Kriegs- und Konstitutionspathologie. H. 2. 1920.
[2]) HANAU: Fortschr. d. Med. 1886/87, S. 4 u. 5.
[3]) LOEB, L.: Univ. Pennsyl. med. Bull. 1906, Nov.
[4]) MARCHAND: Virchows Arch. f. pathol. Anat. u. Physiol. Bd. 77. 1879.

und LINSER, Versuche bei Ratten). Es sei in diesem Zusammenhange vor allem auch auf die Untersuchungen von KUSAMA[1]) aus dem ASCHOFFschen Institut über die toxische Thrombose verwiesen.

Daß alle möglichen Einwirkungen auf den Organismus, welche zu einem allgemein oder auch nur lokal gesteigerten Gewebszerfall und damit zu einer lokalen oder auch allgemeinen Blutveränderung führen, Thromben im Gefolge haben können, geht bereits aus der Zusammenstellung von BENEKE[2]) hervor. Hitze und Kältewirkung, Einwirkungen von elektrischen Strömen [ZAHN[3]), JANSEN[4]), BENEKE] und ultravioletten Strahlen [ASKANAZY[5])] seien in diesem Zusammenhange nur genannt. Aber auch bei diesen Schädigungen zeigt sich eine gewisse Analogie zu der Wirkung der Infektionen. Ähnlich wie bei schweren Infektionen, finden wir bei tödlichen Verbrennungen und ebenso tödlicher Abkühlung keine besondere Neigung zu Thrombosen [GOLDSCHEIDER und JAKOB[6])].

Nach allem ist die Frage nach der *Art der Blutveränderung*, welche die Agglutination der Plättchen herbeiführt, berechtigt. Wissen wir darüber schon etwas Näheres?

Wir wissen aus experimentellen Untersuchungen, daß es anscheinend keine spezifischen, bestimmten, qualitativ verschiedenen Veränderungen der Blutflüssigkeit zu sein brauchen, welche die Stase, die Leukocytenauswanderung und schließlich die Plättchenverklumpung und Abscheidung, die Thrombose herbeiführen, sondern *dieselbe qualitative* Blutveränderung, scheint *in verschiedener quantitativer Abstufung* die isolierte Reaktion der verschiedenen morphologischen Blutbestandteile hervorrufen zu können.

Wir denken hier an die Untersuchungen von EBERTH und SCHIMMELBUSCH, RICKER und seine Mitarbeiter, TANNENBERG u. a. und schließlich an die Ergebnisse der Beobachtungen von DIETRICH, welcher fand, daß dieselben chemischen Mittel, welche bei stagnierendem Blute allgemeine *Gerinnung* der stillstehenden Blutsäule veranlaßten, bei langsam fließendem Blute nur auf die Blutplättchen wirkten und so typische Abscheidungsthromben hervorriefen.

Wir haben hier dieselben Verhältnisse, wie sie schon EBERTH und SCHIMMELBUSCH bei ihren Beobachtungen am Mesenterium schildern. Bei schwerer Schädigung des Mesenteriums entstand zunächst Stase — Agglutination der Erythrocyten —, wenn die Schädigung durch Verdünnung und Abschwemmung des Reizmittels so weit abgenommen hatte, daß die Stase sich wieder löste, dann trat sekundär in dem neu hinzuströmenden Blut die Abscheidung der Plättchen auf. Die Konzentration des schädigenden Mittels — aufgebrachte chemische Mittel oder pathologische Stoffwechselprodukte — war nicht mehr stark genug, um die Erythrocyten zusammenzuballen, genügte aber noch, um die Agglutination der Plättchen herbeizuführen.

Auf die Frage, wie es kommt, daß dieselbe qualitative Blutveränderung das eine Mal bei einer bestimmten Größe — vermutlich der geringsten — auf die Blutplättchen, bei einer anderen auf die Leukocyten und schließlich auf die Erythrocyten *isoliert* wirkt, können wir eine klare Antwort noch keineswegs geben. Wir verfügen höchstens über Analogien aus dem kolloidchemischen Verhalten verschiedener Gewebsbestandteile gegenüber den gleichen Konzentrationen von einwirkenden Säuren- und Salzlösungen, wie sie sich aus den Untersuchungen von M. H. FISCHER[7]), SCHADE[8]) und seinen Mitarbeitern, DIETRICH[9]) u. a. er-

---

[1]) KUSAMA: Zitiert auf S. 1759.   [2]) BENEKE: Zitiert auf S. 1761.
[3]) ZAHN: Virchows Arch. f. pathol. Anat. u. Physiol. Bd. 60. 1875.
[4]) JANSEN: Beitr. z. pathol. Anat. u. z. allg. Pathol. 1907.
[5]) ASKANAZY: ASCHOFFS Lehrb. d. allg. Pathol. Bd. I. 1912.
[6]) GOLDSCHEIDER und JAKOB: Zeitschr. f. klin. Med. Bd. 25. 1894.
[7]) FISCHER, M. H.: Pflügers Arch. f. d. ges. Physiol. Bd. 125, S. 99. 1908.
[8]) SCHADE: Die physikalische Medizin in der inneren Medizin. — SCHADE und MENSCHEL: Zeitschr. f. klin. Med. Bd. 96. 1923.
[9]) DIETRICH: Virchows Arch. f. pathol. Anat. u. Physiol. Bd. 251. 1924; Verhandl. d. dtsch. pathol. Ges. 1926, S. 156.

geben haben, in denen eine verschieden starke Quellungsfähigkeit der vorwiegend elastischen und kollagenfaserigen Gewebe, des Bindegewebes und der Muskulatur, des Herzmuskels und des Perikards nachgewiesen worden sind unter der Wirkung *derselben* H'-Ionenkonzentration.

Kompliziert werden diese Verhältnisse noch dadurch, daß die verschiedene Quellungsfähigkeit dieser Gewebsarten noch größere Divergenzen zeigt, wenn der gleichen Säurekonzentration noch andere Ionen in Form von Salzen in gleicher Menge zugesetzt werden [FISCHER und FODOR[1]) und FODOR und FISCHER[1])]. In bisher unveröffentlichten Versuchen konnten sich bei dieser Anordnung TANNENBERG und G. LANGEBARTELS davon überzeugen, daß Stückchen von Körpermuskulatur und Sehnen bei einer gewissen Konzentration an Gewicht zunahmen, quollen, wenn auch ungleich stark, daß aber, wenn nach 24 Stunden den Gemischen die gleiche Salzmenge zugesetzt wurde, sich beide Gewebsarten vollständig ungleich verhielten, derart. daß bei der einen Gewebsart die Quellung weiterging, das Gewicht zunahm, bei der anderen dagegen eine Entquellung und eine Gewichtsabnahme eintrat.

In Analogie zu diesen Ergebnissen ist vielleicht die Vorstellung erlaubt, daß die 3 verschiedenen morphologischen Blutelemente ein Optimum ihrer Reaktionsfähigkeit bei einem bestimmten Konzentrationsgrad von dem Blute beigemischter abnormer Stoffwechselprodukte zeigen, so daß bei einer bestimmten Konzentration einmal die roten, dann die weißen Blutkörperchen und schließlich die Blutplättchen in eine für unsere Mittel nachweisbare Reaktion treten. Dazu kommt noch, daß wir noch durchaus im unklaren darüber sind, ob die Natur der abnormen Stoffwechselprodukte, die unter einem Reize entstehen, in allen Phasen während der Schädigung und ihren Nachwirkungen die gleiche bleibt, also *nur* eine *quantitative* Änderung erfolgt oder ob auch, wie es uns möglich und sogar wahrscheinlich ist, im Verlaufe einer Gewebsschädigung noch *qualitative* Änderungen in den an das Blut abgegebenen Stoffwechselprodukten eintreten. Es liegen hier also noch ganze Bündel ungelöster Fragen, zu deren Aufklärung die kolloidchemische Forschungsrichtung uns berufen zu sein scheint.

Aus diesen Beobachtungen ergibt sich weiter die Notwendigkeit, nicht so sehr die nachweisbaren Veränderungen im Gesamtblute, als den Faktor zu betrachten, welcher für die Abscheidung der Plättchen zu einer Thrombusmasse erforderlich ist, sondern es ist vielmehr notwendig, im Blut, das aus einem Gefäßbezirk entnommen ist, in dem sich gerade eine Thrombose entwickelt, die Untersuchungen über die Zusammensetzung der Blutflüssigkeit anzustellen. Wir verkennen nicht die Schwierigkeit dieser Forderung, glauben aber dieselben um so nachdrücklicher erheben zu müssen, wenn wir die sich durchaus widersprechenden Ergebnisse der bisher angestellten Untersuchungen über Vermehrung oder Verminderung der Plättchen, der Leukocyten oder Erythrocyten, des Fibrinogengehaltes oder anderer Bestandteile des Blutes betrachten, welche bei der Thrombose im Allgemeinblut angestellt worden sind. Wir verweisen auf die zusammenstellenden Arbeiten von BENEKE[2]), THOREL[2]), HANSER[2]), in denen diese Ergebnisse im einzelnen ausgeführt sind.

Wir haben bei der Thrombusentstehung bis zu einem gewissen Grade mit analogen Verhältnissen zu rechnen, wie wir sie bei der Leukocytenanreicherung und Auswanderung in einem bestimmten Gefäßgebiete finden, das einer Schädigung ausgesetzt war. Ebenso wie dabei eine Untersuchung des Gesamtblutes bzw. einer Blutprobe, welche an einer davon weit entfernten Stelle entnommen ist, uns keinen Aufschluß darüber zu geben vermag, in welchem Verhältnis die verschiedenen Blutbestandteile sich an dem Orte befinden, an dem eine stärkere Leukocytenemigration stattfindet und im Gesamtblut höchstens ein ganz schwaches

---

[1]) FISCHER und FODOR: Zeitschr. f. d. ges. exp. Med. Bd. 29, S. 1. 1924, und Bd. 29, S. 465. 1924.

[2]) Siehe auf S. 1726.

Abbild der am Orte der Schädigung eintretenden Veränderungen nachweisbar ist (Veränderung der Oberflächenspannung des Plasmas oder der Senkungsgeschwindigkeit der Erythrocyten), ebenso kann auch bei der Bildung eines Thrombus im Gesamtblut nur ein ganz schwaches, unzuverlässiges Abbild der Veränderungen erwartet werden, welche sich am Orte der Thromboseentstehung im Blute entwickelt haben.

7. Die besondere „Disposition" zur Thrombose.

Von MENDEL ist der Krankheitsbegriff der *Thrombophilie* geprägt worden. Es wird darunter ein Krankheitsbild verstanden, das ein Gegenstück zur Hämophilie bildet. Fälle wie die von EICHORST, DESSAUER, LINDENER werden dazu gerechnet, bei denen sich, nachdem einmal eine Thrombose überstanden war, aus den geringsten Anlässen neue ausgedehnte Thrombosen entwickelten. In Wirklichkeit aber gibt es wohl keine Fälle, bei denen sich das wiederholte Auftreten von Thrombosen nicht aus den jedesmal wieder zusammentreffenden begünstigenden Umständen, wie Kreislaufschwäche und der durch den jedesmaligen Anlaß wieder bedingten Blutschädigung erklären ließe, so daß das Krankheitsbild von DE LA CAMP, LUBARSCH u. a. auch nicht anerkannt wird, während BENEKE es zwar für möglich, aber nicht genügend gestützt hält. Das gleiche gilt von der individuellen Disposition zur Thrombose (v. RECKLINGHAUSEN). Es handelt sich dabei nicht um eine Disposition zur Thrombose, sondern um konstitutionell minderwertige Menschen mit mehr oder weniger starker Kreislaufinsuffizienz oder Stoffwechselanomalien, wie Neigung zu Diabetes, Gicht und ähnlichen Krankheiten, bei denen eine Änderung der Blutzusammensetzung vorhanden ist, welche Thrombosen begünstigt. Zu erwähnen sind in diesem Zusammenhange auch die Fälle, bei denen es aus außerordentlich leichtem Anlaß zu großen Thrombosen kommt, z. B. gerade in Zeit der Erholung, der Rekonvaleszenz, z. B. nach schweren Infektionskrankheiten. Ebenso wie es in manchen Stadien der Allergie auf geringe Reize zu starken Eiterungen kommen kann (Näheres s. im Abschnitt der Allergie, S. 1598), kann auch in diesen Fällen eine Art Allergie bestehen. Durch die ungewohnte körperliche Betätigung während solcher Erholungspausen wird der allgemeine Stoffwechsel angefacht, es kommt zu erhöhtem Abbau von Körpergewebe, gleichzeitig zu verstärkter Regeneration und erhöhtem Anbau. Dabei kann es wohl zu reichlichem Übertritt von Stoffwechselprodukten in den Kreislauf kommen, welche eine erhöhte Agglutinationsfähigkeit der Plättchen schaffen und somit die Disposition zur Thrombose. Das Verhalten der Plättchen in den Stadien der Allergie bedarf dringend der Untersuchung. Es lassen sich daraus sicher vielfache Aufklärungen erwarten, gerade für das Verständnis der Thrombose, welche unter besonderen Umständen, bei anscheinend geringfügiger äußerer Ursache entsteht.

8. Kurze Zusammenfassung.

Eine gesonderte Besprechung der speziellen *Ätiologie* der Thrombose möchten wir nicht geben. Es sei dazu auf die Arbeit von BENEKE sowie auf die ältere Arbeit und später, in neuerer Zeit mehrfach erfolgten Äußerungen LUBARSCHS verwiesen. LUBARSCH unterscheidet Thrombosen 1. aus *mechanischen* Ursachen, 2. die *infektiöse und infektiös-toxische* Thrombose, 3. die *toxische* Thrombose, mit den Unterabteilungen der *exo-* und *autotoxischen* Thrombose. BENEKE ist mit seiner Einteilung noch mehr in die Einzelheiten gegangen. Es scheint uns dieses in dem vorliegenden Zusammenhange nicht notwendig, besonders da wir gesehen haben, daß jede Thrombose, gleich aus welcher Ursache sie zustande kommt, als *wesentlichste* Vorbedingung eine *Schädigung*, eine Veränderung des

Blutes hat, derart, daß die Plättchen dadurch zur Agglutination fähig gemacht werden. Durch *Strömungsverlangsamung* allein kann das ebensowenig erreicht werden wie durch Änderung der Stromform, durch Wellen- oder Wirbelbildung. Andererseits kann eine solche Änderung des strömenden Blutes durch alle möglichen exogenen und endogenen Faktoren hervorgerufen werden. Durch die Blutveränderung, welche sich nur auf kleine Teile des strömenden Blutes zu erstrecken braucht, ist hier die unbedingt notwendige Vorbedingung zur Thrombose gegeben. Davon, ob die Blutveränderung nur einen kleinen Teil des strömenden Blutes betrifft, wie bei einer lokalen Gefäßwandverletzung, oder ob es sich um eine allgemeine Schädigung des Blutes von stärkerem Ausmaße handelt, die an der Stelle, an der lokal die günstigsten Bedingungen gegeben sind, zur Agglutination der Plättchen führt, hängt im wesentlichen auch das *Wachstum* des Thrombus ab, ob ein heilsamer rein lokaler, eine Gefäßwunde z. B. abschließender Blutpfropf entsteht oder eine fortschreitende Thrombose, eine *Krankheit*. Verlangsamung der Strömung und Änderung der Strömungsform sind als unterstützende Faktoren für das *Wachstum* des Thrombus hoch einzuschätzen und vielfach bestimmend für seine Lokalisation. Ebenso ist die *Strömungsform* bestimmend für die *Architektur*, für den besonderen Aufbau des Thrombus. Der Gefäßwandschädigung können wir dagegen höchstens für eine bestimmte Art von Thromben Bedeutung für die Lokalisation zuerkennen.

Das Wesen der spontan entstehenden Thrombose in den großen Gefäßen und im Herzen des Menschen ist in der primären Konglutination der Blutplättchen gegeben und in mehr oder weniger ausgedehnten Absterbevorgängen der konglutinierten Plättchen und der benachbarten Teile des strömenden Blutes, welche sich anschließen. Damit haben wir deutlich ausgesprochen, daß wir die Fibringerinnung im allgemeinen nicht für das Primäre bei der Thrombose halten, wenn sie auch in besonderen Fällen einmal der einleitende Vorgang sein kann.

XII. Die Embolie.
Zusammenfassende Darstellungen.

ASCHOFF, v. BECK, DE LA CAMP und KRÖNIG: Beiträge zur Thrombosefrage. Leipzig: Vogel 1912. — v. BAUMGARTEN: Die sog. Organisation d. Thrombus. Leipzig 1877; Entzündung, Thrombose, Embolie und Metastase im Lichte neuerer Forschung. München 1925. — BORST: Pathol. Organisation, in ASCHOFFS Lehrbuch d. pathol. Anat. Bd. I, S. 641. 1919. — HANSER: Thrombose und Embolie. LUBARSCH-OSTERTAG: Ergebn. d. Pathol. u. pathol. Anat. Jg. 19 (2), S. 147. Wiesbaden u. München 1921. — LANDOIS, F.: Die Fettembolie. Ergeb. d. Chir. u. Orthop. Bd. 16, S. 99. 1923. — LUBARSCH: Thrombose und Embolie. Jahreskurse für ärztliche Fortbildung 1916, Januarheft. — RECKLINGHAUSEN: Handb. d. allg. Pathol. d. Kreislaufes u. d. Ernährung. Stuttgart 1883. — THOREL: Pathologie der Kreislauforgane. Zus. Ref. in Ergebn. d. allg. Pathol. u. pathol. Anat. Bd. 9, 11, 14, 18. 1903—1915. — VIRCHOW: Gesammelte Abhandlungen zur wissenschaftlichen Medizin. Bd. II. Frankfurt a. M. 1855. — WELCH: Thromboses and Embolism. Albutts System of med. 1899; Transact. of the pathol. soc. of Philadelphia Bd. 13. 1887.

Unter Embolie verstehen wir die Verschleppung von Substanzen in der Blutbahn, welche unter *physiologischen* Bedingungen überhaupt nicht im Blute vorhanden sind. Gleichzeitig verbinden wir mit dem Begriffe der Embolie die Vorstellung, daß das verschleppte Material, der Embolus, an seinem Fundort das betroffene Gefäß mehr oder weniger vollständig verschließt, entweder als eingekeilter oder auf einem Gefäßsporn reitender Embolus. Praktisch am wichtigsten ist die Embolie abgerissener Thrombusteile. Daneben kennen wir die Fettembolie, die Embolie von Gewebsteilen oder Zellen, die Kalk- und Pigmentembolie, die Luft- oder Gasembolie, sowie die embolische Verschleppung von Fremdkörpern oder Parasiten, welche in die Blutbahn gelangt sind.

A. Die Thrombo-Embolie.

Wir haben bei der Besprechung der Morphologie der Thrombose bereits die Merkmale hervorgehoben, welche eine Unterscheidung von autochthon entstandenen und verschleppten Thromben ermöglichen, und verweisen darauf.

1. Häufigkeit und Lokalisation.

Embolien von abgerissenen Thrombusteilen kommen naturgemäß am häufigsten in den Lungenarterien vor, einmal weil Thromben an und für sich am häufigsten in den Venen des großen Kreislaufes entstehen und die Verschleppung gleichsinnig mit dem Blutstrom die wichtigste Art der Embolisierung ist. Andererseits hat sich aus statistischen Untersuchungen (LUBARSCH) ergeben, daß Thrombusteile von primären Herz- oder Schlagaderthromben in einem geringeren Prozentsatze verschleppt und embolisiert werden als Venenthromben. Über die Häufigkeit von Embolien bei Thrombosen können die klinischen Beobachtungen keine sichere Auskunft geben, da die klinische Diagnose einer Embolie sehr unsicher ist und nur die schweren oder tödlichen Embolien mit einiger Sicherheit erkannt werden können. Auch das ist aber nicht einmal immer möglich. Die anatomischen Untersuchungen haben ergeben, daß etwa in 60—70% aller Fälle von Venenthromben, in etwa 42% aller Herz- oder Schlagaderthrombosen Embolien vorkommen [LUBARSCH[1]), BENEKE[2]), v. BAUMGARTEN, HANSER[3])]. In diesen Arbeiten siehe auch Zusammenstellungen der klinischen Statistiken. Die geringere Zahl der Embolisierung abgerissener Thrombusteile aus Herz- oder Arterienthromben ist offenbar darauf zurückzuführen, daß diese in dem starken Blutstrom der Arterien vielfach zersplittert werden, so daß sie nicht mehr zu Gefäßverstopfung führen können. Der Versuch von KRETZ[4]), aus der Lage des von der Embolie betroffenen Astes der Lungenarterien den Sitz der primären Thrombose zu bestimmen, hat sich nicht bestätigen lassen [LUBARSCH, GEORGI[5]), HOFMANN[6]), REYE[7]), BEITZKE[8]), RIBBERT[9]), GANTER, ALWENS und FRICK[10]), SCHÖNBERG[11]), RUPP[12])].

Im großen Kreislauf werden von Embolien am meisten die Arterien von Milz, Niere und Gehirn betroffen. Es braucht sich dabei nicht immer um abgerissene Thrombusteile aus dem Herzen, den Klappen oder den größeren Schlagadern zu handeln, sondern es kann unter besonderen Bedingungen auch zur Verschleppung von Thromben aus den Venen des großen Kreislaufes in dessen Arterien kommen. Wir sprechen dann von *paradoxer* oder *gekreuzter* Embolie, deren Vorbedingung ein offenes Foramen ovale zwischen linkem und rechtem Vorhof oder ein Septumdefekt zwischen den Ventrikeln ist. Ein offenes Foramen ovale, wenn auch meist mit kleiner Öffnung, ist ein häufiger Sektionsbefund, nach ZAHN in 19,5%, nach KLOBE sogar in 45% der Fälle.

---

[1]) LUBARSCH: Jahresk. f. ärztl. Fortbild. 1916, Januarheft; Allgemeine Pathologie Bd. I. Wiesbaden 1905.
[2]) BENEKE: Handb. d. allg. Pathol. Bd. II, S. 2. Leipzig 1913.
[3]) HANSER: Ergebn. d. allg. Pathol. u. pathol. Anat. Jg. 19, S. 240. 1921.
[4]) KRETZ: Virchows Arch. f. pathol. Anat. u. Physiol. Bd. 220, S. 179. 1915. Verhandl. d. dtsch. pathol. Ges. 15. Tagg. S. 273. 1912.
[5]) GEORGI: Beitr. z. pathol. Anat. u. z. allg. Pathol. Bd. 54, S. 401. 1912; Verhandl. d. dtsch. pathol. Ges. Bd. 15, S. 273. 1912.
[6]) HOFMANN: Beitr. z. pathol. Anat. u. z. allg. Pathol. Bd. 54, S. 622. 1912.
[7]) REYE: Zentralbl. f. Pathol. 1912, S. 1025.
[8]) BEITZKE: Verhandl. d. dtsch. pathol. Ges. Bd. 15, S. 281. 1912.
[9]) RIBBERT: Virchows Arch. f. pathol. Anat. u. Physiol. Bd. 213, S. 17. 1913.
[10]) ALWENS und FRICK: Frankfurt. Zeitschr. f. Pathol. Bd. 25, S. 315.
[11]) SCHÖNBERG: Zentralbl. f. Pathol. Bd. 27, S. 73. 1916.
[12]) RUPP: Arch. f. klin. Chir. Bd. 115, S. 689. 1921.

Fälle, in denen der losgerissene Venenthrombus bei der Sektion im offenen Foramen ovale selbst vorgefunden wurde, sind eine ganze Reihe beschrieben, zuerst von Zahn[1]), dann von Hauser[2]), Versé[3]) u. a., wir geben in der nebenstehenden Zeichnung die Abbildung eines selbstbeobachteten Falles wieder.

Neben dieser Verschleppung von Thromben, welche gleichsinnig mit dem Blutstrom erfolgt, ist auch eine Verlegung von Venen des großen Kreislaufes durch *retrograden* Transport des Embolus möglich.

Es kann das der Fall sein, wenn zwei Venenströme von ungleicher Stärke aufeinandertreffen, von denen der eine emboliefähiges Material mit sich führt und in die Vene, deren Blutstrom schwächer ist, eindringt. Vor allem kann das zustande kommen, wenn plötzliche Drucksteigerungen im Innern des Thorax eintreten, so daß das Blut der Cava inferior plötzlich in die kleineren Venen zurückgestaut wird. Am häufigsten wird dabei die Nierenarterie

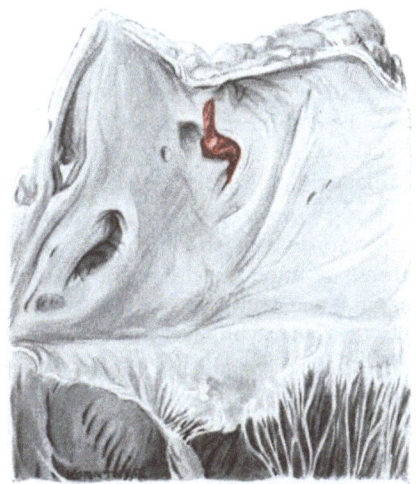

Linkes Herz.   Rechtes Herz.
Abb. 382. Embolus im Foramen ovale.

[Beneke[4])] von retrograd verschleppten Embolien betroffen. Heller, v. Recklinghausen, Ernst[5]), Lubarsch[6]) haben die Bedeutung krampfhafter plötzlicher Atemstörungen, welche den abgerissenen und im Blute schwimmenden Pfropf mit einem Schlage rückwärts embolisieren können, besonders betont.

Ribbert[7]) hält es dagegen für unmöglich, daß eine plötzliche Rückstauung des gesamten in der Vena cava vorhandenen Blutes möglich sei, wie uns scheint aber mit Unrecht. Denn bei der starken Erweiterungsfähigkeit und Nachgiebigkeit der Venenwand ist das wohl denkbar. Außerdem konnte von Lubarsch u. a. im Experiment das Anprallen von in das Blut eingespritzten Weizenkörnern bei Atmungsstörungen an der Wand der Nierenvenen direkt beobachtet werden. Der Modellversuch Ribberts, der einen allmählichen retrograden Transport kleiner Teile im Randstrom beweisen sollte, ahmt aber nur die Verhältnisse nach, wie sie bei einer Insuffizienz der Tricuspidalis vorhanden sind, bei der während der Systole Blut in die Venen zurückgepreßt wird. Andererseits haben Modellversuche von Bouma[8]) nachgewiesen, daß in der Tat ein retrograder allmählicher Transport bei rhythmischer Blutansaugung möglich ist. Danach ist an der Möglichkeit eines allmählichen

---

[1]) Zahn: Rev. méd. de la Suisse rom. 1881.
[2]) Hauser: Münch. med. Wochenschr. 1888.
[3]) Versé: Verhandl. d. pathol. Ges. Bd. 13. 1909.
[4]) Beneke: Zitiert auf S. 1784 (S. 304).
[5]) Ernst: Virchows Arch. f. pathol. Anat. u. Physiol. Bd. 151. 1898.
[6]) Lubarsch: Zitiert auf S. 1784 (1916, S. 60).
[7]) Ribbert: Zentralbl. f. Pathol. Bd. 8. 1897; Rindfleisch-Festschrift. Leipzig 1907.
[8]) Bouma: Virchows Arch. f. pathol. Anat. u. Physiol. Bd. 171, S. 8. 1903.

retrograden Transportes kleiner Teile nicht mehr zu zweifeln, auch ohne das gleichzeitige Bestehen stärkerer Atmungsstörungen. Diese Annahme hat bereits ARNOLD gemacht, die Annahme, daß aber ausschließlich ein allmählicher retrograder Transport vorkomme (RIBBERT), hat sich nicht bestätigen lassen. Im großen und ganzen ist die Bedeutung des retrograden Transportes eine geringe. Über ihre Bedeutung für die Meläna neonatorum z. B. vgl. v. FRANQUÉ[1]).

2. Ursachen der Embolie.

Wir haben im folgenden die Ursachen zu betrachten, welche ein Abreißen von Thrombusteilen und deren embolische Verschleppung ermöglichen. In erster Linie ist dabei auf den fortwährenden *Wechsel* der Strömungsgeschwindigkeit hinzuweisen, welcher in einer Vene herrscht, in der sich ein Thrombus bildet. ZAHN, RICKER, TANNENBERG u. a., welche die Thrombusbildung unter dem Miskroskop am lebenden Tiere beobachteten, sahen immer wieder, wie die eben gebildeten kleinen Thromben von der Venenwand durch einen spontanen Wechsel, durch eine Zunahme der Stromgeschwindigkeit wieder von der Wand abgerissen und verschleppt wurden. Ganz allgemein ist eine Verschleppung am leichtesten möglich, wenn die Verbindung des Thrombus mit der Gefäßwand nur eine lockere oder auf eine kleine Stelle beschränkt ist. Es werden also frische, nur an der Klappe wandständige Thromben besonders leicht abreißen können. Das gleiche ist der Fall, wenn ein Thrombus in eine andere Vene hinein vorwächst. Der Blutstrom, welcher ihn dann von der Seite trifft, wird sicher in den meisten Fällen Stücke von dem noch weichen Thrombusmaterial abreißen und verschleppen. Solche kleinen frischen Embolien können dann in den Lungenarterien durch Apposition weiterwachsen (RIBBERT). Die Schwankungen der Geschwindigkeit des Venenstromes werden aber nicht allein durch den Blutdruck der mehr oder weniger erweiterten zuführenden Arterie hervorgerufen, sondern insbesondere in den großen, direkt in die Cava inferior einmündenden Venen, vor allem auch durch die Schwankungen des negativen Druckes im Thorax, der eine mehr oder weniger starke Ansaugung des Blutes bewirkt. Ferner kann eine Beschleunigung des Blutstromes in den Venen, welche zum Ablösen eines Thrombus führt, durch Muskelkontraktionen in dem betreffenden Gliede bedingt sein. Wie stark blutantreibend Muskelkontraktionen wirken können, haben wir in einem anderen Zusammenhange besprochen. So nimmt es dann auch nicht wunder, daß Embolien häufig bei plötzlichen Bewegungen, beim ersten Aufstehen [PETRÉN[2])], bei der Defäkation usw. vorkommen und im Schlafe im allgemeinen sehr selten, wenn nach LUBARSCH auch vereinzelt beobachtet sind.

3. Die Folgen der Embolie.

Die Folgen einer Embolie hängen ganz von der Größe des verlegten Gefäßes, von dem allgemeinen Zustande des Kreislaufes, von der Empfindlichkeit des betroffenen Organes und von der Schnelligkeit ab, mit der die Gefäßverlegung eintritt. Wenn das embolisierte Stück des Thrombus groß genug ist und die Hauptstämme der Pulmonalarterie plötzlich verlegt, ist der Eintritt des Todes die direkte Folge. Auf die anderen Möglichkeiten, die Bildung hämorrhagischer, anämischer Infarkte oder eines Kollateralkreislaufes können wir hier nicht eingehen. Es sei auf die entsprechenden Abschnitte verwiesen. Es seien hier nur die besonderen Folgen betont, wenn der Embolus infiziert ist und lebende, virulente Bakterien enthält. Solche Thromben neigen an und für sich leicht zum Zerbröckeln, und somit ist die Gefahr der Embolie bei ihnen besonders groß.

Am Orte der Embolie entsteht dann nicht nur eine einfache Kreislaufstörung, sondern die Infektionserreger entfalten ihre Wirkung, und es kommt zu einer ähnlichen Erkrankung wie an der Ursprungsstelle des Embolus. Ähnliches erfolgt, wenn mit dem Blutstrom viru-

---

[1]) v. FRANQUÉ: Dtsch. Zeitschr. f. Nervenheilk. Bd. 60, S. 173. 1918.
[2]) PETRÉN: Bruns' Beitr. z. klin. Chir. Bd. 79 u. 84.

lente, wachstumsfähige Stückchen von Geschwulstthromben verschleppt werden, es kann dann weit entfernt von dem Ort des primären Tumors sich ein Tumor von demselben Bau aus dem verschleppten Material entwickeln. Wir sprechen in solchen Fällen von *Metastasen*. Aber andererseits ist es zur Metastasenbildung nicht unbedingt notwendig, daß durch die Verschleppung von infektiösem oder Tumormaterial Arterien oder Capillaren verstopft werden. Insbesondere die Infektionserreger können, selbst wenn sie einzeln oder in kleinsten Mengen in das Blut gelangen, nach Aufnahme in Capillarendothelien sich vermehren und metastatische Eiterungen veranlassen, ohne daß eine eigentliche Embolie vorausgegangen wäre.

Wenn infektiöses Material mit einem abgerissenen Thrombusstück verschleppt wird, so ist die Form des entstehenden Abscesses davon abhängig, ob der Embolus in einer sog. Endarterie oder in einer Nichtendarterie festgehalten wird. Bei den Nichtendarterien, bei denen eine weitgehende Blutversorgung durch Kollateralen möglich ist, entwickelt sich ein etwa kreisrunder Abszeß, bei dem die Eiterung in der Mitte des Herdes beginnt, denn die Leukocyten können durch die Kollateralgefäße bis an den Ort des infizierten Embolus herangebracht werden. Bei einer Endarterie ist das aber nicht möglich. Hier kommt es zu einer hämorrhagischen Infarcierung des Gewebes, in dessen Mitte eingeschlossen der infizierte Thrombus liegt. Von ihm aus kann keine leukocytäre Reaktion erfolgen, es geht unter der Wirkung der Ernährungsstörung und der Bakterien zugrunde. Die Bakterien wachsen in dem nekrotisierten Gewebe weiter, und erst am Rande des meist keilförmigen Infarktes kommt es zur Leukocytenansammlung. Von hier aus dringen die Leukocyten dann allmählich in den infizierten Infarkt ein und bringen diesen zur Einschmelzung, so daß in den späten Stadien die Unterschiede wieder verschwinden. Im Beginn des Prozesses liegt bei einem infizierten Infarkt das Eiterzentrum nicht in der Mitte, wie bei einem Abszeß, sondern am Rande, da, wo das gesunde Gewebe an den nekrotischen Infarkt angrenzt.

Eine chirurgische Therapie der embolischen Verstopfung von Lungen- oder peripheren Arterien ist nur unter besonders günstigen Bedingungen von Erfolg begleitet. Näheres siehe in der Arbeit von EINAR KEY. Stockholm 1922. Einen erfolgreich operierten Fall einer Embolie der Art. iliaca teilt JEFFERSON[1]) mit. Über die Behandlung der Embolien der Mesenterialarterien s. LEVY-WEISSMANN[2]).

Eine dauernd erfolgreiche Operation einer Embolie der Pulmonalarterie (TRENDELENBURGsche Operation) ist von KIRSCHNER[3]) 1924 zum ersten Male geglückt. Die 38 jährige Patientin war nach $1/4$ Jahr wieder gesund und arbeitsfähig.

B. Die Fettembolie.

Eine Fettembolie kommt vor allem zustande, wenn bei einer Fraktur von langen Röhrenknochen aus den Fettzellen Fett frei wird und in großtropfiger Form in das Blut hineingelangt. Dagegen tritt im allgemeinen eine Fettembolie nicht ein, wenn Fett in feintropfiger Verteilung, wie z. B. nach der Nahrungsaufnahme, reichlich im Blute vorhanden ist. Gerade das Freiwerden von Fett im Knochenmark ist besonders wichtig für die Genese von Fettembolien, vor allem von Fettembolien im größeren Ausmaße, während bei Zertrümmerung von subcutanem Fettgewebe, insbesondere nach glatter Durchschneidung, nur vereinzelte Embolien gefunden werden (RIBBERT, LUBARSCH). Als Grund dafür wird im allgemeinen in der Literatur angenommen, daß die Capillaren und Venen des Knochenmarkes nicht die Möglichkeit hätten, zu kollabieren, weil sie in ein starres Gefüge eingebettet seien. Wie möchten aber vor allem darauf hinweisen, daß im Knochenmark normalerweise bereits eine dauernde Einschwemmung von zelligen Elementen in die Blutgefäße durch die Capillarwände hindurch stattfindet. Es besteht also hier im Vergleich zu anderen Organen eine erhöhte Durchlässigkeit der Capillarwände, die natürlich auch dem im Gewebe frei gewordenen Fett es leichter als anderen Ortes ermöglicht, in das Blut zu gelangen. Nach Verbrennungen hat OLBRYCHT[4]), bei Nephritis KATASE[5]) auch ohne Knochenverletzung reichlich Fettembolie nachgewiesen.

---

[1]) JEFFERSON: Brit. med. journ. Nr. 3387.
[2]) LEVY-WEISSMANN: Gaz. des hôp. 1924, Nr. 68.
[3]) KIRSCHNER: Arch. f. klin. Chir. Bd. 133, S. 312. 1924.
[4]) OLBRYCHT: Dtsch. Zeitschr. f. d. ges. gerichtl. Med. Bd. 1, S. 642. 1922.
[5]) KATASE: Korrespondenzbl. f. Schweiz. Ärzte, Bd. 47. 1917. Heft 18.

Die Einschwemmung von Fett im Knochenmark in das Blut kommt nicht nur bei Frakturen zustande, sondern es genügen dazu mehr oder weniger starke *Erschütterungen* des Knochens (tierexperimentelle Untersuchungen von RIBBERT[1]), LUBARSCH[2]). Besonders wichtig ist, daß auch Entzündungen des Knochenmarkes, wie vor allem die infektiöse eitrige *Osteomyelitis*, zu einer Fettembolie führen können. Die Drucksteigerung im entzündeten Knochenmark und die Zerstörung von Fettzellen lassen Fett frei werden und pressen es in die Gefäße hinein. Die große Bedeutung dieser Fettembolien liegt darin, daß mit den Fetttropfen auch infektiöses Material verschleppt werden kann, durch das am Orte der Embolie, vor allem in den Lungen eine metastatische Eiterung veranlaßt werden kann.

Daß auch auf dem Lymphwege, z. B. aus dem Peritoneum oder der Pleurahöhle resorbiertes Fett, Fettembolien veranlassen kann, ist sicher erwiesen, wenn es danach im allgemeinen auch nicht zu so hochgradigen Embolisierungen kommt wie bei Knochenmarkserkrankungen [ZENKER[3]), WEBER, WILMS, FRITZ u. a.]. Die Fettresorption auf dem Lymphwege ist beim Warmblüter infolge der vorhandenen Lymphdrüsen für die Embolie nicht von allzu großer Bedeutung [E. O. P. SCHULTZE, WEGELIN[4]) und dessen Schüler KOJO[5])]. Aber beim Frosch ist sogar eine Fettembolie nach Aufnahme von Fett durch die intakte Haut hindurch möglich [TANNENBERG und DEGENER[6]), B. FISCHER[7])].

Der Ort der Fettembolie ist im wesentlichen wieder die Lunge, in der es zu einer so hochgradigen Verlegung der Capillaren kommen kann, daß dadurch z. B. nach komplizierten Frakturen der Tod herbeigeführt wird. Das zeigen auch die experimentellen Untersuchungen [REUTER, B. FISCHER[8])]. Selbst wenn im Tierexperiment in eine Arterie, die Carotis z. B., Olivenöl eingespritzt wurde, fand sich ein großer Teil des Fettes in der Lunge wieder.

B. FISCHER denkt vor allem daran, daß in der Lunge normalerweise viele Capillaren vorhanden sind, welche nicht am Kreislauf teilnehmen, so daß die Ablagerung hier besonders leicht eintreten kann, ohne daß dadurch der Blutdruck im Lungenkreislauf wesentlich beeinflußt würde. So konnte auch LICHTHEIM[9]) feststellen, daß man etwa bis zu zwei Drittel des Lungenkreislaufs ausschalten kann, ohne daß es zu einer Drucksteigerung in der Pulmonalarterie und im Herzen kommt.

REUTER[10]) hebt hervor, daß die Lungencapillaren durch ihre lockere Lagerung, ihre große Dehnungsfähigkeit — weil kein Gewebe einen starken Gegendruck ausübt — besonders als Sammeldepots für die in die Blutbahn gelangten Fetttropfen geeignet sind, vor allem aber, daß die Blutdruckverhältnisse sie besonders dazu disponieren. Beim Kaninchen herrscht z. B. in der Aorta ein Druck von 100—120 mm Hg, in den Capillaren des großen Kreislaufes 33 mm, dagegen in der Pulmonalis nur ein Druck von 12—15 mm Hg. So werden die Fetttropfen sich an der Stelle des geringsten Druckes besonders leicht sammeln können.

Daneben kommen auch stärkere Fettembolien anderer Organe vor, wichtig sind vor allem die des *Gehirns*, welche unter komatösen Zuständen gelegentlich auch zum Tode führen.

Zum Zustandekommen dieser Embolien ist ein offenes Foramen ovale nicht unbedingt notwendig, wie MEIXNER[11]), FROMBERG[12]), NAVILLE[13]) und FROMBERG annehmen, sondern

---

[1]) RIBBERT: Dtsch. med. Wochenschr. 1890, S. 26.
[2]) LUBARSCH: Zitiert auf S. 1784.
[3]) ZENKER: Beitr. z. norm. u. pathol. Anat. d. Lunge. 1862.
[4]) WEGELIN: Schweiz. med. Wochenschr. 1923, Nr. 6.
[5]) KOJO: Studien über Fettembolie. Bern: Haupt 1922.
[6]) TANNENBERG und DEGENER: Frankfurter Zeitschr. f. Pathol. Bd. 31, S. 385. 1925.
[7]) FISCHER, B.: Verhandl. d. dtsch. pathol. Ges. 1925.
[8]) FISCHER, B.: Verhandl. d. dtsch. pathol. Ges., 17. Tagg. 1914.
[9]) LICHTHEIM, zit. nach HANSER.
[10]) REUTER: Frankfurt. Zeitschr. f. Pathol. Bd. 17, S. 205. 1915.
[11]) MEIXNER: Vierteljahrsschr. f. gerichtl. Med. u. öffentl. Sanitätswesen 1910, Suppl.-H., S. 17.
[12]) FROMBERG: Mitt. a. d. Grenzgeb. d. Med. u. Chir. Bd. 26, S. 23. 1913.
[13]) NAVILLE et FROMBERG: Arch. de méd. exp. et d'anat. pathol. Bd. 25, S. 405. 1913.

Embolien im großen Kreislauf und so auch im Gehirn können einfach dadurch entstehen, daß Fettembolie durch die Lungencapillaren hindurch wandern [RIBBERT[1]), BÜRGER[2]), TURNER[3]), LINGELBACH[4]), GRÖNDAHL[5]), SCHULTZE[6]), WILKE, SIEGMUND[7]), LUBARSCH u. a.). Schon der klinische Verlauf, den besonders eingehend GRÖNDAHL[5]) geschildert hat — ihm schließen sich in den wesentlichen Punkten an WEBER, GAUGELE, BÜRGER, SIEGMUND, AMBERG u. a. m. —, spricht dafür, daß sekundär, ohne daß ein offenes Foramen ovale notwendig wäre, aus dem in den Lungencapillaren angesammelten Fett ein Übertritt in den großen Kreislauf erfolgen kann. Die Gehirnsymptome stellen sich meist erst nach einem oft mehrere Stunden betragenden Intervall ein, das unerklärt bliebe, wenn es sich um eine paradoxe Embolie handelte, welche durch ein offenes Foramen ovale erfolgt. Besondere Momente können eine Drucksteigerung im Pulmonalkreislauf herbeiführen und so das Fett durch die Lungencapillaren hindurchpressen, wie eine Hypertrophie des rechten Herzens bei Mitralstenose (Fall von LINGELBACH), oder wenn sich eine Steigerung der Herzaktion reflektorisch einstellt als Folge der plötzlichen Verlegung reichlicher Lungencapillaren (TURNER).

Als anatomische *Folge* von Fettembolien im Gehirn finden wir vielfach kleine Blutungen in der Umgebung der embolisierten Gefäßchen, welche das Bild der Purpura haemorrhagica machen können. In der Lunge fehlen solche Blutungen meist auch bei hochgradiger Fettembolie. Sie entstehen im Experiment nur, wenn das Fett gewebsschädigende Substanzen enthält. Es besteht daher auch die Möglichkeit einer therapeutischen Anwendung intravenöser Kampheröleinjektionen (B. FISCHER[8]).

Es kommt vor allem auf die *Menge* des embolisierten Fettes an, ob überhaupt irgendwelche Symptome entstehen. Aus einer Beobachtung von FIBIGER[9]) haben wir einen Anhalt, welche embolisierte Fettmenge vom Menschen noch ertragen werden kann. Nach einer zufällig erfolgten intravenösen Injektion von 50 g Öl, traten zunächst nur Symptome von Dyspnöe und Bewußtlosigkeit ein, später aber erfolgte doch der Exitus. Kleine vereinzelte embolisierte Fetttropfen werden überhaupt zu keinen Störungen führen, sondern nach einiger Zeit durch das Blut verseift und abgebaut oder auch in die Gefäßwandzellen aufgenommen, besonders in der Leber [RÖSSLE[10]), eigene Beobachtungen).

Auch in der Niere kann es zu Fettembolien kommen, an welche sich dann eine Fettausscheidung mit dem Urin anschließen kann. Dieselbe ist durch klinische Beobachtungen sichergestellt, wie auch v. BAUMGARTEN[11]) gegenüber andersartigen Behauptungen, die sich auf Tierexperimente stützen, hervorhebt. Wir selbst haben beim Frosch die Fettausscheidung durch die Nieren bei Fettembolie einwandfrei beobachten können.

Eine Zusammenstellung der Literatur, auf die wir hier nicht weiter eingehen können, findet sich bei KOJO, v. BAUMGARTEN, vor allem bei BENEKE und HANSER.

---

[1]) RIBBERT: Korrespondenzbl. f. Schweiz. Ärzte 1894; Dtsch. med. Wochenschr. 1900, Nr. 26; Über Embolie, RINDFLEISCH Festschrift, S. 172. Leipzig 1907.
[2]) BÜRGER: Med. Klinik 1915, S. 996.
[3]) TURNER: Russky Wratsch Bd. 13, S. 597. 1914; Arch. f. Orthop., Mechanotherap. u. Unfallchirurg. Bd. 13, H. 4.
[4]) LINGELBACH: Über Fettembolie. Inaug.-Diss. Gießen 1915.
[5]) GRÖNDAHL: Zeitschr. f. Chir. Bd. 111, S. 56. 1911.
[6]) SCHULTZE: Arch. f. klin. Chir. Bd. 111, S. 753. 1919.
[7]) SIEGMUND: Dtsch. militärärztl. Zeitschr. 1918, H. 21/22; Münch. med. Wochenschr. 1918, S. 1076.
[8]) FISCHER, B.: Münch. med. Wochenschr. 1922. S. 814, vgl. auch URTEL, Klin. Wochenschr. 1922, S. 371; LEV: Dtsch. Med. Wochenschr. 1922, S. 155; GOLD u. LÖFFLER: Zeitschr. f. d. ges. exp. Med. Bd. 38, S. 153. 1923.
[9]) FIBIGER: Nord. med. Ark. Bd. 2, Nr. 1, S. 19. 1901.
[10]) RÖSSLE: Verhandl. d. pathol. Ges. Bd. 11. 1907.
[11]) v. BAUMGARTEN: Entzündung, Thrombose, Embolie und Metastase, S. 180. München 1925.

C. Die Zell-, Gewebs- und Pigmentembolie.

Gewebszellembolien sind an und für sich keine Seltenheit. Unter physiologischen Bedingungen kommt aber im allgemeinen nur eine Verschleppung von Chorionzellen vor, und zwar zu jeder Zeit der Schwangerschaft. Vor allem aber unter der Geburt und besonders bei der puerperalen Eklampsie, bei der sie auch zuerst gefunden wurden [SCHMORL[1])]. Bei dieser Erkrankung vor allem kommt es auch zur Verschleppung von ganzen abgerissenen Placentarzotten, während sonst meist nur die syncytialen Elemente verschleppt werden [SCHMORL, VEIT[2]), LUBARSCH[3])].

Die häufigsten Gewebszellenembolien überhaupt sind Embolien von Knochenmarkriesenzellen, von Megakariocyten, und dann erheblich seltener von Osteoklasten [ASCHOFF[4]), LUBARSCH[5])]. Ein Übertritt von Megakariocyten in die Blutbahn findet bei allen möglichen Reizzuständen des Organismus statt, welche auf das Knochenmark wirken können. Bei der Häufigkeit solcher Reizzustände, welche bei jeder Infektion vorhanden sind, sich im Experiment bereits durch Chloroformnarkose erzeugen ließen (ASCHOFF), ist das Auffinden von embolisierten Knochenmarksriesenzellen oder Riesenkernen allein in den Lungencapillaren an und für sich nicht schwierig. Seltener ist schon eine Verschleppung von *Knochenmarksgewebe* mit Fettzellen usw. [LUBARSCH, LENGEMANN[6])]. Es ist dazu eine schwere Erschütterung oder Zerstörung von Knochenmarksgewebe die Voraussetzung. Dasselbe gilt für die Embolisierung von Leberzellen [TURNER[7]) JÜRGENS[8]), KLEBS[9]) u. a.], oder gar Leber*gewebe* [ZENKER[10]), SCHMORL[11]), LUBARSCH]. Nur bei Zerstörung von Lebergewebe, wie sie nach Traumen, kleinen Blutungen, so vor allem auch bei der Eklampsie vorkommen kann, kommt es zu einer Verschleppung von einzelnen oder zusammenhängenden Leberzellen in der Blutbahn.

Es wirkt bei der Verschleppung von aus dem Verbande losgerissenen Leberzellen oder Zellgruppen besonders stark die ansaugende Kraft des Thorax mit, die sich hier stark geltend machen kann.

Bei Traumen sind auch Verschleppungen anderer Gewebsbestandteile möglich, z. B. quergestreifter Muskelfasern [WERKGARTNER[12])]. Als Kuriosum sei erwähnt die Embolisierung einer Coronararterie durch Kleinhirnsubstanz [ABRIKOSSOFF[13])].

Die embolisierten Zellen gehen in den Lungencapillaren, wo sie festgehalten werden, meist bald zugrunde, selten kommt es zur Wucherung von verschleppten Elementen, wie es eigentlich nur von SCHMORL bei verschleppten Chorionzellen beobachtet ist. Meist finden sich in der Umgebung der embolisierten und zugrundegehenden Zellen oder Gewebsstückchen kleine hyaline oder Fibrinpfröpfe. Anders verhalten sich verschleppte Zellen und Teile von Tumoren. Hier kann sich der

---

[1]) SCHMORL: Zentralbl. f. allg. Pathol. u. pathol. Anat. Bd. 2; Pathol.-anat. Untersuch. über Puerperaleklampsie. Leipzig 1893; Arch. f. Gynäkol. Bd. 65. 1902; Verhandl. d. Ges. dtsch. Naturforsch. u. Ärzte 1897, 2. Teil, 2. Hälfte, S. 21 u. 111; Verhandl. d. dtsch. pathol. Ges., 8. Tagg. 1904; Münch. med. Wochenschr. 1912, Nr. 39.
[2]) VEIT: Die Verschleppung von Chorionzotten. Wiesbaden 1905.
[3]) LUBARSCH: Die allg. Pathol. Bd. I. Wiesbaden 1905.
[4]) ASCHOFF: Virchows Arch. f. pathol. Anat. u. Physiol. Bd. 134. 1893.
[5]) LUBARSCH: Zitiert auf S. 1784.
[6]) LENGEMANN, zit. nach LUBARSCH: Zitiert auf S. 1784.
[7]) TURNER: Transact. of the pathol. soc. of London. 1884.
[8]) JÜRGENS: Berlin. klin. Wochenschr. 1886, S. 519.
[9]) KLEBS: Beitr. z. pathol. Anat. u. z. allg. Pathol. Bd. 2. 1887.
[10]) ZENKER: Dtsch. Arch. f. klin. Med. Bd. 42. 1888.
[11]) SCHMORL: Dtsch. Arch. f. klin. Med. Bd. 42. 1888.
[12]) WERKGARTNER: Dtsch. Zeitschr. f. d. ges. gerichtl. Med. Bd. 1. 1922.
[13]) ABRIKOSSOFF: Zentralbl. f. Pathol. Bd. 24, S. 244. 1913.

verschleppte Geschwulstteil zu einer Metastase entwickeln, wenn auch vielfach
Tumorzellen in den Lungencapillaren, in die sie verschleppt sind, zugrunde gehen
(M. B. SCHMIDT[1]). Näher möchten wir hier auf die komplizierten Verhältnisse
bei der Entstehung von Geschwulstmetastasen nicht eingehen. Wir verweisen
auf die Darstellung der Metastasenbildung bei Geschwülsten von B. FISCHER-
WASELS in diesem Handbuche Bd. 14, S. 1739. 1927.

Neben den Gewebsembolien können noch *andere körpereigene* Substanzen
mit dem Blute in entfernte Organe verschleppt und hier festgehalten werden.

Es kann zur embolischen Verschleppung von abgerissenen verschleppten Klappen-
teilen des Herzens kommen, bei Endocarditis ulcerosa z. B. (VIRCHOW), oder zur Verschleppung abgerissener verkalkter Teile von atheromatösen Geschwüren der Aorta.

Weiterhin wären hier *Pigmente* zu nennen, welche nach Zerfall von Blutbestandteilen
entstehen und vor allem in die Milz und Leber verschleppt und hier gespeichert werden.
Dasselbe kann geschehen mit Pigmenten von melanotischen Tumoren oder mit dem Pigment,
das von den Malariaparasiten im Organismus erzeugt wird. Diese in feindisperser Form in
den Kreislauf gelangenden Stoffe führen nun nicht zu einer eigentlichen Embolie mit Verstopfung des Gefäßlumens, sondern sie werden von den Uferzellen der Blutcapillaren, besonders in Milz und Leber, aufgenommen und festgehalten, ohne daß dadurch die
Blutbahn verstopft würde. Dieser Vorgang der *Speicherung*, der in Analogie zu setzen
ist mit der Ausschwemmung von Krankheitserregern und körperfremden feindispersen
Teilchen, dürfte in dem Kapitel über vitale Speicherung ausführlicher behandelt sein,
so daß wir darauf verweisen können.

D. Die Gas- und Luftembolie.

Eine Luft- oder Gasembolie kann einmal entstehen, wenn im Blute oder in
den Geweben gelöstes Gas frei wird, oder wenn nach Eröffnung der Blutbahn,
insbesondere der großen Venen, von außen her Luft in die Blutbahn gelangt.

Die Erkenntnis des ersten Weges und des Krankheitsbildes, das dadurch entstehen
kann, geht auf LEYDEN[2]) (1879) zurück. Wenn ein Mensch sich unter stark erhöhtem Luftdruck eine längere Zeit hindurch aufhält, wie das z. B. bei den Caissonarbeitern der Fall ist,
dann werden im Blut und ebenso in den Gewebsflüssigkeiten [ZUNTZ[3])] entsprechend dem
erhöhten Luftdruck auch erheblich größere Mengen Luft gelöst als unter normalem Luftdruck. Findet ein plötzlicher Übergang in einen Raum mit gewöhnlichem Luftdruck statt,
so wird ein Teil der bisher im Blut und den Geweben gelösten Luft frei, besonders Stickstoff,
es entstehen Gasblasen im Blut, welche im Gehirn oder Rückenmark Capillaren verstopfen
und so zu dem Untergang empfindlicher Teile führen können, welche eine längere Ernährungsstörung nicht ertragen. So sind bei den Caissonarbeitern vor allem Krankheitsbilder wie
Myelitis beschrieben worden, bis man die Gefahr des *plötzlichen* Übergangs aus Räumen
mit hohem Luftdruck in solche mit tiefem erkannt und durch eine *allmähliche* Herabsetzung
des Luftdruckes vermeiden gelernt hat. Näheres vor allem in der Monographie von HELLER,
MAGER und v. SCHRÖTTER[4]).

Die Möglichkeit der Luftembolie ist weiter gegeben, wenn in der Nähe des
Thorax größere Venenstämme verletzt werden. Bei den Inspirationsbewegungen
des Thorax kann unter solchen Bedingungen Luft in größeren Mengen angesaugt
werden, vor allem bei Verletzungen der großen Halsvenen, welche durch die
Halsfascie bis zu einem gewissen Grade klaffend gehalten werden. Aber auch bei
Verletzung anderer Venen ist eine stärkere Luftembolie möglich, wenn gleichzeitig Luft unter einem gewissen *Drucke* vorhanden ist, welche in die Venen eintreten kann.

So ist von BORST[5]) ein Fall von Luftembolie nach Magenverletzung und dadurch hervor-
gerufenem Pneumoperitoneum bei gleichzeitiger Verletzung der Vena iliaca mitgeteilt. In
ähnlicher Weise kann es bei Abtreibungsversuchen zu einem Eindringen von größeren Mengen

---

[1]) SCHMIDT, M. B.: Die Verbreitungswege der Carcinome. Jena: Fischer 1903.
[2]) LEYDEN: Arch. f. Psychiatrie Bd. 9. 1879.
[3]) ZUNTZ: Fortschr. d. Med. Bd. 15.
[4]) HELLER, MAGER und v. SCHRÖTTER: Luftdruckerkrankungen. Wien 1900; Pflügers
Arch. f. pathol. Anat. u. Physiol. Bd. 67; Zeitschr. f. klin. Med. Bd. 32, Suppl. 1897.
[5]) BORST, zit. nach HANSER.

von Luft in die Blutbahn kommen, wenn Luft zwischen Uteruswand und Placenta eingepreßt wird [Photakis[1]), Neidhardt[2]), Richter[3]), Schoo[4]), Göczy[5]), Gongh[6])]. Ebenso ist diese Gefahr bei der Lösung einer Placenta praevia gegeben sowie bei der Injektion von zu großen Mengen von Gas, z. B. Sauerstoff, in das Gewebe, wie man es zu therapeutischen Zwecken bei der Gasphlegmone versucht hat. Auersperg[7]), Simmonds[8]), Frankenthal[9]), Borchers[10]), Gärtner[11]) u. a. haben dabei tödliche Folgen beschrieben. Auch durch das Gas, welches bei der Gasphlegmone selbst entsteht, soll in einem Falle von Schmid[12]) eine Embolie bewirkt sein.

Die durch die Venen eingetretene Luft sammelt sich im rechten Herzen, vermischt sich mit dem Blute, es entsteht so eine schaumige Masse, welche bei der Kontraktion des Herzens nicht mehr vorwärts getrieben wird. Es können auch gleichzeitig die Lungenarterien und Capillaren mit schaumigem Blute angefüllt werden, das einer Vorwärtsbewegung einen unüberwindbaren Widerstand entgegensetzt, so daß es zum Exitus kommt, weil das Herz erlahmt, welches bei der erhöhten Arbeitsleistung gleichzeitig durch die Verlegung der Lungen unter Sauerstoffmangel gesetzt wird [v. Baumgarten[13]), Lubarsch[14]), Jehn und Naegeli[15])].

Weitere Gefahren entstehen durch Luftembolie, wenn die Luft in den großen Kreislauf gelangt. Das kann nach Passage der Lunge geschehen, oder durch ein offenes Foramen ovale, oder wenn Luft in der Lunge in das Blut eintritt, vor allem in die Lungenvenen [Viggazo[16])].

Brauer hat in neuerer Zeit vor allem diesen Modus erörtert, der von außerordentlicher Wichtigkeit bei Lungenoperationen oder bei der Anlage eines Pneumothorax werden kann. Viele unglückliche Zufälle bei diesen Operationen, vielfach als „Pleuraschock" bezeichnet, sind nach Brauer[17]) als eine Folge von Luftembolien anzusehen, welche durch Anstechen oder Anreißen von Lungenvenen erfolgten. In diesem Zusammenhang sind auch die alten Untersuchungen von Bichat[18]), bestätigt von Marchand[19]), Beneke[20]) und Fuks[21]), von besonderem Interesse. Bichat konnte zeigen, daß bereits ein gewisser Grad von Überdruck, durch künstliche Einblasung von Luft in die Lungen erzeugt, genügt, um einen Eintritt von Luft in die Capillaren hervorzurufen, welche im Verlauf des großen Kreislaufes frei wird, als Embolie in Erscheinung treten und den Tod der Versuchstiere zur Folge haben kann. Dazu ist nicht einmal ein sonderlich starker Überdruck notwendig, sondern ein Druck, wie er bei Atmungsanstrengungen, bei Hustenstößen gewöhnlich erreicht wird, ist nach Ewald und Kobert größer als der im Experiment erforderliche Überdruck.

Aber der *Zeitfaktor* und damit die *Menge* der in die Blutbahn gelangten Luft spielt die Hauptrolle beim Entstehen der Luftembolien. Wenn bei einem kurzen

---

[1]) Photakis: Vierteljahrsschr. f. gerichtl. Med. u. öffentl. Sanitätswesen Bd. 50, 3. Folge, S. 193.
[2]) Neidhardt: Zeitschr. f. Medizinalbeamte 1915, S. 111.
[3]) Richter: Monatsschr. f. Gynäkol. u. Geburtsh. Bd. 39, S. 620. 1914.
[4]) Schoo: Nederlandsch tijdschr. v. geneesk. Bd. 1, Nr. 7. 1910.
[5]) Göczy: Gyógyászat 1924, Nr. 51.
[6]) Gongh: Surg., gynecol. a. obstetr. 1924, Juli.
[7]) Auersperg: Wien. med. Wochenschr. 1916, S. 1452.
[8]) Simmonds: Virchows Arch. f. pathol. Anat. u. Physiol. Bd. 217, S. 226. 1914.
[9]) Frankenthal: Münch. med. Wochenschr. 1915, Nr. 19, Feldärztl. Beilage, S. 663.
[10]) Borchers: Münch. med. Wochenschr. 1915, S. 1338.
[11]) Gärtner: Münch. med. Wochenschr. 1915, Feldärztl. Beilage, S. 764.
[12]) Schmid: H. H.: Wien. klin. Wochenschr. 1915, S. 1317.
[13]) v. Baumgarten: Zitiert auf S. 1789.
[14]) Lubarsch: Die allgemeine Pathologie. 7. Kapitel, S. 202. Wiesbaden 1905.
[15]) Jehn u. Naegeli: Zeitschr. f. d. ges. exp. Med. Bd. 6, Heft 1. 1918.
[16]) Viggazo: Zentralbl. f. Chir. 1925, S. 1816.
[17]) Brauer: Dtsch. Zeitschr. f. Nervenheilk. Bd. 45, S. 276. 1912; Kongr. f. inn. Med. Wiesbaden 1913.
[18]) Bichat: Zit. nach Fuks.
[19]) Marchand: Zit. nach Hanser.
[20]) Beneke: Verhandl. d. dtsch. pathol. Ges., 1. Tagg., S. 263.
[21]) Fuks: Luftembolie im großen Kreislauf. Inaug.-Diss. Halle 1913.

Hustenstoß nur wenig Luft in die Blutbahn gepreßt wird, dann ist das im allgemeinen ohne Bedeutung, weil die Luft sehr bald durch Resorption im Blut und in den Geweben verschwindet, wenn aber längere Zeit, Stunden hindurch, auch nur ein geringer Überdruck vorhanden ist, dann ist die Gefahr der Luftembolie im großen Kreislauf, im Gehirn und den Coronararterien (GUNDERMANN [1]) vor allem, viel größer.

Vor allem kommt es auf den *Druck* an, unter dem die Luft in die Blutbahn gelangt. So kann man durch schnelle Injektion von Luft in eine Ohrvene den plötzlichen, sofortigen Tod des Versuchstieres herbeiführen (5 ccm genügen bei einem Kaninchen), während bei ganz langsamer Injektion größere Mengen vertragen werden (so werden vom Pferd bis 8 l vertragen [KITT [2]]). Es erfolgt dann offenbar eine Ausscheidung durch die Lungen. Literatur bei BENEKE, S. 333.

BENEKE und FUKS betonen, daß bei Kindern mit Atmungskrämpfen leicht ein Übertritt von Luft in die Lungencapillaren und damit der Tod an Luftembolie erfolgen könne. Doch ist die Zahl solcher Fälle, in denen die Luftembolie als Todesursache sicher nachgewiesen werden konnte, beschränkt geblieben. Wenn HANSER daran denkt, daß die bei Neugeborenen „nicht so selten" gefundenen Nekroseherdchen im Gehirn vielleicht von Luftembolien herrühren, so weisen wir demgegenüber darauf hin, daß diese Nekrosen, nach den Untersuchungen von SCHWARTZ [3]) u. a. durch geburtstraumatische Ansaugungsblutungen entstanden, hinreichend erklärt worden sind.

Erwähnen möchten wir die Versuche, in denen es gelang, die Luftembolie im peripheren Kreislaufe am lebenden Tiere direkt zu beobachten.

STARGARDT [4]) hat solche Beobachtungen am Augenhintergrund von Kaninchen und Affen angestellt, denen Luft in die Carotis injiziert wurde. Sofort nach der Injektion konnten kleine Luftbläschen in den Netzhautarterien beobachtet werden, die sich gleichzeitig stark verengerten. Nach 1—2 Minuten Abblassen der Papille, die schließlich schneeweiß wird. Am Fundus wird ein silberglänzendes Netzwerk sichtbar, die Capillaren, in die die Luft eindringt; nach zwei weiteren Minuten erscheint die Luft in den Venen, und die Capillaren werden wieder frei. Die Embolie ist also nur von kurzer Dauer gewesen und dürfte höchstens eine vorübergehende Sehstörung hinterlassen haben. Direkt mit dem Capillarmikroskop haben W. JAKOBI und G. MAGNUS [5]) am Gehirn von Versuchstieren den Ablauf einer Luftembolie beobachtet. Sie fanden prinzipielle Unterschiede zwischen dem Ablauf einer Fettembolie einerseits und dem einer Tusche- oder Luftembolie andererseits. Bei diesen „wird das Blut nicht nur aus den Gefäßen verdrängt, sondern es kommt daneben zu Gefäßkontraktionen auch in gar nicht durch den Vorgang betroffenen Gebieten. Ganz anders verläuft die Fettembolie. Die Fettkugeln schwimmen überall mitten im Blut, und wo sie das Lumen verstopfen, reicht die Blutsäule stromauf und stromab bis an diese Kugeln heran". Wir selbst haben Luftembolien in den Gefäßen des Frosches auftreten sehen, wenn wir auf das Mesenterium Wasserstoffsuperoxyd aufgossen. Wir konnten dabei beobachten, daß die Luftblase im Gefäß bei der Systole von dem andrängenden Blut zusammengedrückt wurde, bei der Diastole sich aber wieder wurstartig verlängerte und das Blut wieder zurückdrängte. Das eingedrungene Gas bildete jedenfalls ein vollständiges Stromhindernis, so daß das Blut schließlich in Stase geriet. Es wird natürlich immer auf die Kraft des Kreislaufes, auf die Höhe des Blutdruckes ankommen, ob eine Luftembolie ein absolutes Hindernis bildet oder von dem andrängenden Blut mit fortgeführt werden kann. Interessant sind jedenfalls die Unterschiede, welche JAKOBI und MAGNUS beobachtet haben und sie fordern zu weiteren Untersuchungen heraus.

Auf die klinische Bedeutung und Symptomatologie der Luft und Gasembolie näher einzugehen, ist hier nicht der Ort. Besonders die Pariser Schule hat sich seit MAGENDIE lebhaft an ihrer Erforschung beteiligt. Näheres, auch Zusammenstellung der älteren und neueren Literatur bei BENEKE, HANSER und v. BAUMGARTEN.

---

[1]) GUNDERMANN: Mitt. a. d. Grenzgeb. d. Med. u. Chir. Bd. 33, H. 3. 1921.
[2]) KITT: Lehrb. d. allg. Pathol. 3. Aufl. 1912.
[3]) SCHWARTZ, PH.: Zitiert auf S. 1651.
[4]) STARGARDT: Beitr. z. Klin. d. Tuberkul. Bd. 28, S. 479. 1913.
[5]) JAKOBI und MAGNUS: Dtsch. med. Wochenschr. 1925, S. 1361.

E. Die Embolie körperfremder Substanzen.

Fremdkörper, welche in die Blutbahn eingebrochen sind, können gleichfalls verschleppt werden und Anlaß zu Embolien geben. In Betracht kommen Nadeln oder, wie im Kriege vor allem, Geschosse und Teile von solchen, sowie Kleiderfetzen u. dgl.

Borst teilt in seinen „Pathologisch-anatomischen Erfahrungen über Kriegsverletzungen" solche Beobachtungen mit, welche dann von Dominicus[1]) und Kiderlen[2]) näher bearbeitet worden sind. Kathe[3]), Freund und Caspersohn[4]), Specht[5]), Jaffé[6]) und Hirsch[7]) haben ähnliche Fälle beobachtet [Zusammenstellung bei Kiderlen, Hirsch, Hanser[8])]. Das Projektil kann dabei mit und gegen den Blutstrom verschleppt werden. Ein häufiger Fundort ist die Aorta abdominalis. Das Geschoß braucht nicht sofort nach der Verwundung verschleppt zu werden. Es kann zunächst im Herzen oder Gefäß festsitzen, durch die einsetzende Eiterung aber allmählich gelöst und dann vom Blutstrom verschleppt werden, so daß dann später als Folge der Verschleppung ein plötzlicher Exitus erfolgt. So trat in einem Falle von Kiderlen am 15. Tage nach der Verwundung erst infolge von Geschoßembolie ein plötzlicher Tod ein. Klinisch ist eine Geschoßembolie gelegentlich auch zu diagnostizieren und dann evtl. auch einer chirurgischen Therapie zugänglich. Schloffer[9]), Henes[10]), Rubesch[11]) haben solche Fälle beschrieben.

Ganz von der Art der verschleppten Substanzen wird es abhängen, ob sich um sie am Orte der Embolie ein einfacher blander Thrombus bildet oder eine abscedierende Eiterung. Das gleiche gilt von injizierten Ölen und Fetten, welche reizende Substanzen enthalten. Neben diesen recht seltenen Vorkommnissen ist eine Verschleppung von *Kohlepigment* mit dem Blute häufiger. Sie tritt dann ein, wenn eine anthrakotische Lymphdrüse erweicht und in eine Lungenvene einbricht, oder wenn es, wie z. B. beim Lungenemphysem, zu einer Atrophie der Alveolarwände kommt und damit zu einer Verschleppung des hier abgelagerten Kohlepigments und Aufspeicherung in den inneren Organen, besonders der Milz und Leber. Ob der Blutweg dabei bevorzugt wird [Askanazy[12])] oder es sich im wesentlichen um einen Transport auf dem Lymphwege handelt [Weintraud, Lubarsch[13])], ist noch nicht restlos klar.

Interessant ist, daß auf dem Blutwege auch eine Reihe von *lebenden* Parasiten verschleppt werden können, ohne daß sich um dieselben Thromben bilden, so z. B. das Distoma haematobium (Bilharzia), der Blutparasit des Pferdes, Strongylus armatus (Olt, Eppinger), ferner Eier von Schistosomum japonicum (Tsuchiya), sowie Ecchinokokkusblasen (Litten), Leberegel, Tänienfinnen sowie Trichinen, das Anchylostoma duodenale u. a. m. Näheres s. bei Beneke.

---

[1]) Dominicus: Über Herzschüsse, mit besonderer Berücksichtigung der Verschleppung der Geschosse. Inaug.-Diss. München 1917.
[2]) Kiderlen: Über embolische Projektilverschleppung. Inaug.-Diss. München 1916.
[3]) Kathe: Dtsch. med. Wochenschr. 1915, S. 284.
[4]) Freund und Caspersohn: Münch. med. Wochenschr. 1915, S. 1199.
[5]) Specht: Münch. med. Wochenschr. 1917, S. 892.
[6]) Jaffé: R.: Münch. med. Wochenschr. 1917, S. 893.
[7]) Hirsch: Münch. med. Wochenschr. 1918, S. 733.
[8]) Hanser: Zitiert auf S. 1784. (S. 324).
[9]) Schloffer: Beitr. z. klin. Chir. Bd. 37, S. 669. 1903.
[10]) Henes: Münch. med. Wochenschr. 1919, S. 46.
[11]) Rubesch: Beitr. z. klin. Chir. Bd. 80, S. 394. 1912.
[12]) Askanazy: Zentralbl. f. Pathol. Bd. 17, S. 642.
[13]) Lubarsch: Zitiert auf S. 1784. (S. 61).

Die theoretischen Grundlagen der Hyperämiebehandlung.

Von

V. SCHMIEDEN

Frankfurt a. M.

Zusammenfassende Darstellungen.

BIER: Hyperämie als Heilmittel. 5. Aufl. Leipzig: F. C. W. Vogel 1907. — JOSEPH, E.: Lehrbuch der Hyperämiebehandlung akuter chirurgischer Infektionen. Leipzig: W. Klinkhardt 1911.

Bevor BIER mit seiner seit Anfang der neunziger Jahre des vorigen Jahrhunderts ausgearbeiteten Lehre hervortrat, gab es noch keine bewußte, freilich vielfach eine rein unbewußte Anwendung künstlich erzeugter Hyperämie zu Heilzwecken. Da von ihm selbst und seinen Schülern alle wesentlichen Einzelheiten der theoretischen Hyperämielehre und ihre praktische Erprobung am Krankenbett durchgearbeitet sind, so deckt sich die hier vorliegende Zusammenfassung fast mit einem Referat der zahlreichen Schriften BIERS und insbesondere seines Lehrbuches: „Hyperämie als Heilmittel", in welches hinein im Laufe seiner mannigfachen Auflagen alle Ergänzungen und Erweiterungen hineingearbeitet sind, die aus der wissenschaftlichen Diskussion über seine epochemachende Lehre hervorgingen. Freunde des Verfahrens und seiner Idee sowie grundsätzliche Gegner haben in gleicher Weise lehren helfen, allgemein biologische Vorgänge in einer ganz neuen Beleuchtung zu sehen. JOSEPH hat in seinem 1911 erschienenen Lehrbuch der Hyperämiebehandlung die Summe der Arbeiten zusammengefaßt und BIERS Lehren sehr wesentlich ergänzt. Er konnte in zahlreichen Experimenten wichtige Beweise für die Theorien der Hyperämiebehandlung erbringen.

BIERS wissenschaftliche Großtat liegt in der Rolle begründet, die er der Entzündung im Drama der Lebensvorgänge zugewiesen hat. „Der Endzweck des physiologischen Vorganges der Entzündung bedeutet nichts weniger als die Erhaltung eines Korperteiles oder gar des Lebens". Diese Worte entnehme ich einer ganz modernen Arbeit BIERS [1924][1]), in der er in Durchführung seiner Idee die Entzündung die örtliche Kraftleistung, das Fieber die Höchstleistung des ganzen Körpers nennt, beide im Grunde wesensgleich; beide von „ursprünglicher und urwüchsiger Gewalt". Beide sind als „die weitaus wichtigsten Erscheinungen der Pathologie", die großen allgemeinen Heilmittel gegen jedweden Angriff auf die Vitalität des Gesamtorganismus oder seiner Teile. Während sie vor BIERS Lehren als ein Ausdruck der Krankheit angesehen wurden, erblickt er in ihnen den Inbegriff der Heilkräfte des Körpers, begabt mit den Fähigkeiten der

---

[1]) BIER: Höchstleistungen durch Daseinsnotwendigkeiten. Münch. med. Wochenschr. 1924, Nr. 38.

Schmerzstillung, der Bakterienabtötung, der Immunisierung, der Resorption, der Auflösung, des Wiederaufbaues und der Ernährung. Er nennt sie die zu besonderen Zwecken in gesammelter Energie bis zur Höchstleistung durchgeführte Steigerung physiologischer Lebensvorgänge, und bezeichnet dasjenige Individuum als minderwertig und dem Untergange geweiht, das diese Reaktion nicht aufbringen kann (Versagen der natürlichen Schutzkräfte des Organismus).

Wie in der Hauptsache, so hat diese Auffassung der Entzündung auch in ihrer Anwendung auf die Einzelfragen eine teleologische Grundidee. In ihrer Auswirkung auf die Praxis, die BIER[1]) als erster zu wagen die Konsequenz hatte, mußte sie umstürzend wirken, und so hat er zielbewußt mit der Irrlehre der Antiphlogose aufräumen müssen, ehe er damit beginnen konnte, die heilbringende Entzündung zu Heilzwecken hervorzurufen oder zu steigern. Hierbei bedurfte es jedoch nicht der grundsätzlichen Änderung aller bestehenden Heilmethoden; es zeigte sich vielmehr, daß manches empirisch richtig und schon lange — wenn auch unbewußt — ganz im Sinne der neuen Lehre geschehen war, nur die richtige Deutung fehlte. Hatte man unter dem Einfluß dieser Lehre erst einmal das Prinzip der Zweckmäßigkeit in den Vorgängen der Entzündung erkannt, so lag die Schlußfolgerung nicht fern, daß eine mangelhaft ausgebildete Entzündung gesteigert werden könne und müsse. Man steigert sie, indem man die Hyperämie vermehrt, die nicht nur ihr deutlichstes Symptom ist, sondern der allgemeine Ausdruck lokal gesteigerter Gewebstätigkeit.

Es war ein langer und schwerer Kampf, bis die wissenschaftlich arbeitenden Ärzte, später die reinen Praktiker und zuletzt sogar die gebildete Laienwelt überzeugt werden konnte, daß man die unter der BIERschen Therapie rasch anwachsenden allgemeinen Entzündungserscheinungen als nützlich und zweckentsprechend anzusehen hat. Heute ist die Hochflut der Hyperämieliteratur überwunden, die Lehre BIERS ist durchgedrungen, sie hat viele wichtige praktische Konsequenzen hinterlassen und wirkt befruchtend weiter; sie dürfte ähnlich der Zeit, in welcher sich die Cellularpathologie VIRCHOWS auswirkte, die große Arbeitshypothese noch für längere Zeit bleiben.

Was bedeutet Hyperämie? Sie ist keineswegs überall mit beschleunigtem Blutumlauf gleichbedeutend; vielmehr ist sie oftmals mit zielbewußter Verlangsamung desselben verbunden. Aus dieser Überlegung heraus entstanden die den Naturvorgängen abgelauschten, durch technische Maßnahmen angestrebten Hauptformen: *1. die aktive, im wesentlichen arterielle, 2. die passive, im wesentlichen venöse Hyperämie* (Stauungshyperämie). Kombinationen beider Formen kommen vor. Für den Lungenkreislauf freilich bedeutet eine passive Stauungshyperämie nicht die Rückstauung venösen, sondern arteriellen Blutes.

Um die aktive oder arterielle Hyperämie hervorzurufen, waren im Experiment folgende Einwirkungen denkbar: künstliche Sympathicuslähmung, ferner reaktive Hyperämie nach Blutleere, Funktionsvermehrung oder passive Massage, chemische Einflüsse oder *Hitzewirkung*. Für die Therapie am Menschen kam nur die letzte in Frage; der arterielle Blutstrom übernimmt unter ihrem Einfluß die Rolle des Kühlstromes und erzeugt die Schweißproduktion. Wenn die Lehre zu Recht besteht, daß dieser Blutstrom auch tiefer gelegenen Teilen im Sinne der Hyperämiewirkung zugute komme, so mußte er, wenn anders nicht doch die Vorstellung der Dekongestionierung tieferer Teile das Richtige traf, auch in seiner Tiefenwirkung nachgewiesen werden. Zahlreiche Studien und Experimente waren auf diesen Nachweis gerichtet. Bauchdeckenerhitzung bewirkte starke

---

[1]) BIER: Über den Einfluß künstlich erzeugter Hyperämie. Mitt. a. d. Grenzgeb. d. Med. u. Chir. Bd. 7, H. 2 u. 3. 1900.

Hyperämie der darunterliegenden Darmschlingen (KLAPP), Volumenmessungen überhitzter Glieder zeigten höhere Werte, wobei BIER die Vermittlung des Nervensystems durch folgenden Versuch ausschließen konnte:

„Einem weißen Ferkel, welches sich in tiefer Äthernarkose befindet, präpariere ich Arteria und Vena femoralis des einen Hinterbeines rein aus ihrer Scheide. Darauf durchschneide ich sämtliche übrigen Weichteile bis auf den Knochen, indem ich alle blutenden Gefäße unterbinde. Das Glied ist also nur noch durch den Knochen und die beiden Hauptadern mit dem übrigen Körper in Verbindung, und insbesondere sind alle Nerven durchschnitten. Jetzt bringe ich das Glied in einen Heißluftkasten und sehe, daß die Hyperämie in genau derselben Form auftritt, wie an dem nicht abgeschnittenen Beine. Gerade so schnell verschwindet die Hyperämie auch wieder, vorausgesetzt, daß man eine Verbrennung vermieden hat. Auch alle drei Grade der Verbrennung lassen sich an diesem Gliede hervorrufen."

Auch reaktive Hyperämie, d. h. vermehrter Blutandrang nach künstlich erzeugter Blutleere an einer Extremität, entsteht ohne Mitwirkung des Zentralnervensystems. Der arterielle Charakter kann in diesen Fällen dadurch nachgewiesen werden, daß bei starker Hitzehyperämie die eröffneten Venen das Blut pulsatorisch ausströmen lassen. Verhinderte BIER durch Stauung der Venen diesen lebhaften Blutumlauf bei gleichzeitig angewendeter Hitze, so konnten nur wesentlich geringere Hitzegrade vertragen werden. Das Geiche konnte von anderen Autoren durch ähnliche Experimente bewiesen werden. Auch führte die örtliche Steigerung des arteriellen Blutumlaufes in einer Extremität zu einer geringgradigen, aber nachweisbaren gleichzeitigen Hyperämie der übrigen Extremitäten unter Blutabgabe aus den Gefäßgebieten der inneren Organe.

Bei den praktischen Anwendungen in Form von hyperämisierenden Heißluftbädern und Heißluftduschen ergab sich SCHREIBER[1]) und bei Nachprüfungen auch BIER das Gesetz, daß die Schweißproduktion nicht bei den höchsten ertragbaren Temperaturen am stärksten ist, sondern bei mittleren. Die lokale Anwendung von Hitze ruft nicht nur an Ort und Stelle die beschriebenen Veränderungen des Blutstromes hervor, sondern erhöht auch die allgemeine Körperwärme, die Puls- und die Atemfrequenz; an Ort und Stelle wird die Temperaturempfindlichkeit herabgesetzt, so daß leichteste Grade von Verbrennungen unbemerkt bleiben; später werden sie durch Hautpigmentierung (Zerfall roter Blutkörperchen) manifest, oder gar durch Verbrennungen 2. Grades (Blasenbildung); Kopfweh, Collapserscheinungen und Schlaflosigkeit deuten im weiteren Gefolge die Beeinflussung des Zentralnervensystems an; hierzu gehört auch die Verstärkung der Menses und das Auftreten von Nasenbluten.

Ein völlig anderes Bild bietet die passive, die venöse, die Stauungshyperämie; sie war in der Behandlung der Knochenbrüche schon vor BIER von PARÉ, v. DUMREICHR, NICOLADONI, THOMAS, HELFERICH angewendet, und wird durch milde Gummibindenabschnürung erzielt, die in keiner Weise den arteriellen Blutstrom beeinträchtigen, sondern nur den Blutabfluß aus dem betreffenden Gebiete verlangsamen soll. Diese Form der Hyperämie ist der entzündlichen vergleichbar, bei welcher ebenfalls der Blutstrom verlangsamt ist. — Bei schon bestehender Entzündung tritt die künstliche passive Hyperämie besonders stark auf. Verstärkt man im Experiment diese Stauung in übertriebener Weise, so verläßt das Blut schließlich das Capillarsystem völlig und sammelt sich in den erweiterten Hauptvenen an. Die Extremität selbst wird blaß und sieht nach anfänglicher

---

[1]) SCHREIBER: Über Heißluftapparate und Heißluftbehandlung. Zeitschr. f. diätet. u. physikal. Therapie Bd. 5, H. 2.

blaucyanotischer Färbung schließlich völlig blutleer und blaß aus. Solche Grade der „Stauung" sind falsch und leiten die Gewebsnekrose ein; auch erzeugen sie Schmerzen heftigster Art, anstatt vorhandene Schmerzen zu mildern. Blut und Lymphe beteiligen sich bei richtigen Graden der Stauung in gleicher Weise an der Zirkulationsverlangsamung. JOSEPH[1]) hat in zahlreichen Experimenten, bei welchen er die Tätigkeit des Lymphstromes durch eingespritzte Depots von Farbstoffkörnern nachwies, zeigen können, daß der Lymphstrom durch die Stauungsbinde völlig aufgehalten werden kann. Ebenso geht es mit Bakterien und Toxinen. Bei stärker zunehmender Stauungseinwirkung flutet der Lymphstrom sogar nachweisbar peripherwärts zurück, so daß es zur Ausschwemmung aus vorhandenen Wunden kommen kann. Gelegentlich kommen kleine Blutextravasate zustande, die späterhin fleckige Pigmentierung hinterlassen infolge der Blutzersetzung. Auf keinen Fall soll Hämolyse im Blute des Stauungsgebietes auftreten. (Hämoglobin darf im Serum nicht, ebenso kein Albumen im Urin erscheinen). Außer der Bindenstauung kann an örtlich umschriebener Stelle das gleiche durch Anwendung von Schröpfgläsern oder durch Saugapparate für ganze Gliedabschnitte erzielt werden. Da dies Verfahren auch besonders bei Entzündungen Anwendung findet, die durch spontanen Aufbruch oder operative Eröffnung mit der Außenwelt in offener Verbindung stehen, so wirkt die Saugkraft direkt entgiftend, wie das Aussaugen der Schlangenbisse usw. Auch bei den Saugapparaten lehnt BIER strikte die Wirkung im Sinne eines Derivans ab, sondern nimmt an und beweist auch, daß infolge der Saugwirkung auch die tiefgelegenen Venen stärker gefüllt werden. Beweis für die vermehrte Gesamtblutfülle eines Beines, in welchem durch Saugapparatanwendung Hyperämie hervorgerufen wurde, ist die Tatsache, daß Kleinerwerden des Pulses, Blässe des Gesichts und Ohnmacht dabei eintreten kann, während in dem hyperämisierten Gliede das subjektive Gefühl der Hitze entsteht.

Im Einklang mit der geschilderten Auffassung der Hyperämiewirkung hat man in der Heilwirkung hyperämisierender Umschläge und chemischer Reizmittel, Senfteig, Jod usw. nicht eine blutableitende Beeinflussung der tieferen Körpergewebe zu erblicken, sondern hat auch hier eine Hyperämie anzunehmen.

Die BIERschen Auffassungen stehen hier durchaus im Gegensatz zu den experimentell gestützten Ansichten von ZÜLZER[2]), SCHÜLLER[3]), WECHSBERG[4]); sie stehen jedoch im Einklang mit der Arbeit SCHEDES[5]), der bei Jodpinselungen der Haut im Tierexperiment eine Hyperämiewirkung bis ins Knochenmark hinein nachweisen konnte, und ebenso mit der klinisch täglich nachzuprüfenden Tatsache, daß bei akuter Entzündung an den Organen der Bauchhöhle schon der Bauchdeckenschnitt viel stärkeren Blutreichtum erkennen läßt, als bei normaler Bauchhöhle.

Die klinisch beobachteten Einwirkungen der Hyperämie sind nur zum Teil theoretisch verständlich; zum Teil ist ihre Erklärung hypothetischer Natur bzw. umstritten. Im Vordergrunde steht bei der arteriellen Hyperämie die Beschleunigung des Blutstromes, welche die Resorption und Wegschwemmung von Giftstoffen zu befördern vermag, und beim Stauungsödem der passiven Hyperämie die Verdünnung der Gifte in der Lymphflüssigkeit. Die letztere ist in ihrer schmerzstillenden Wirkung der Infiltrationsanästhesie vergleichbar. Sind diese An-

---

[1]) JOSEPH, E.: Einige Wirkungen des natürlichen Ödems. Münch. med. Wochenschr. 1905, Nr. 40.

[2]) ZÜLZER: Über die Wirkung der ableitenden Mittel. Dtsch. Klinik Bd. 17, S. 127. 1865.

[3]) SCHÜLLER: Über die Einwirkung einiger Arzneimittel auf die Gehirngefäße. Berlin. klin. Wochenschr. 1874, S. 294.

[4]) WECHSBERG: Über den Einfluß usw. Zeitschr. f. klin. Med. Bd. 37, S. 360.

[5]) SCHEDE: Über die feineren Vorgänge usw. Arch. f. klin. Chir. Bd. 15, 1873.

schauungen richtig, so muß der Schmerz des unbehandelten Panaritiums nicht mehr auf dem Blutandrang, sondern auf der Toxinwirkung der Bakterienprodukte beruhen. Daß künstlich vermehrte Blutfülle die Gefahr bakterieller Infektion herabsetze, hat NÖTZEL[1]) an zahlreichen Tierexperimenten erwiesen. Milzbrand und Streptokokkeninfektion, hervorgerufen durch Einimpfung auf gestaute Extremitäten, verliefen wesentlich gutartiger als bei Vergleichstieren oder konnten völlig unterdrückt werden. An diese ursprünglichen Feststellungen schloß sich eine große Diskussion und zahlreiche Nachprüfungen mit sehr verschiedenen Ergebnissen an; sehr deutlich trat dabei die Schwierigkeit des Vergleiches der Tierexperimente mit den spontanen Entzündungsvorgängen am Menschen hervor. Es folgten daher interessante Prüfungen über die bakterientötenden Eigenschaften der Ödemflüssigkeit und ebenso des Blutserums im Stauungsblut. Besonders bedeutungsvoll sind ferner WESSELYS[2]) Untersuchungen am Kammerwasser des Auges von Tieren, bei welchen er durch warme Umschläge eine Hyperämie erzeugt hatte; er wies stark vermehrten Eiweißgehalt und bei immunisierten Tieren starke Anhäufung von Antikörpern im Kammerwasser nach. Zahlreiche andere Experimente haben die bakterientötende Eigenschaft der Hyperämie studiert, ich erwähne hier nur den Nachweis der vermehrten Leukocytenanhäufung im Stauungsgebiet. Bei offenen Wunden bedeutet gleichzeitig der Austritt von vermehrten Wundprodukten eine Entlastung im Sinne der Entgiftung. Wichtig ist ferner der Nachweis JOSEPHs, daß das Ödem der akuten Entzündung selbst bakterienfrei ist. Ebenso wies er nach, daß das Stauungsödem steril ist; er fand in gewissen Stadien des entzündlichen Ödems eine auffallende Armut an Leukocyten; er nimmt an, daß hier eine Leukocytenauflösung stattfindet. Die starke Ödemzunahme bei liegender Stauungsbinde bezieht er zum Teil auf eine sekretorische Tätigkeit der Capillarendothelien, zum Teil auf Serumdurchlässigkeit der Wände. In diesem Ödem findet eine chemische Entgiftung des Giftes statt, die in der Stauungspause alsdann in stark verdünntem Zustande, gelegentlich unter den Erscheinungen eines aseptischen Resorptionsfiebers, aufgesaugt werden. Auch in diesen Stadien ist das Stauungsödem bakterienfrei, wie auch das in den Venen in den Körper zurückflutende Blut. Allen Versuchen, die Wirkung der Hyperämie auf eine *einzelne* experimentell festgestellte Tatsache zu beziehen, stellt BIER die Auffassung der Entzündung als eines biologischen Gesamtvorganges entgegen, den er einen physiologischen Abwehrvorgang nennt. Diesen zu steigern, ist sein therapeutisches Ziel.

Aus den bisherigen Feststellungen ergibt sich schon die Tatsache, daß auf Grund sorgfältiger Studien die Eignung ganz bestimmter Hyperämieformen für ganz bestimmte Krankheitszustände genau erforscht werden mußte. Der Kampf um Leben und Existenz der Gewebe kann aber nur so lange erfolgreich geführt werden, solange das Gewebe noch am Leben ist. Daraus ergibt sich die ungeheure Bedeutung der richtigen Wahl des Zeitpunktes und zugleich der Wert der Prophylaxe mit Hilfe der Hyperämiebehandlung.

Zahlreiche Versuche BIERS und KLAPPS[3,4]) waren der Frage der resorbierenden Wirkung der Hyperämie gewidmet. Unter Zugrundelegung der physiologischen Tatsache, daß wasserlösliche Bestandteile durch die Blutbahn, körperliche und

---
[1]) NÖTZEL: Über die bakteriologische Wirkung der Stauungshyperämie. Arch. f. klin. Chir. Bd. 60, H. 1.
[2]) WESSELY: Experimentelles über subconjunctivale Injektionen. Dtsch. med. Wochenschr. 1903, S. 7 u. 8.
[3]) KLAPP: Über Bauchfellresorption. Mitt. a. d. Grenzgeb. d. Med. u. Chir. Bd. 10, H. 1 u. 2.
[4]) KLAPP: Über parenchymatöse Resorption. Arch. f. exp. Pathol. u. Pharmakol. Bd. 47, S. 86.

fettlösliche Substanzen durch die Lymphwege resorbiert werden, gelang der Nachweis, daß *aktive arterielle* Hyperämie starke resorbierende Wirkung besitze, während Stauuungshyperämie durch das im Gewebe zurückgehaltene Ödem zunächst nur eine Verdünnung der Gifte erzeugen kann (JOSEPH).

Aus den Versuchen von KOHLHARDT[1]) ergibt sich, daß man eine sonst absolut tödliche Dosis von Cocain ohne Schaden in die Extremitäten von Versuchstieren einspritzen kann, wenn man durch Anlegen einer Bindenumschnürung den Blutstrom abgesperrt hatte. Würde nach 10 Minuten die Binde gelüftet, so bleiben die Tiere trotzdem am Leben, weil inzwischen das Gift in seiner Wirkung durch die Körpergewebe abgeschwächt wird.

JOSEPH wies an zahlreichen Experimenten nach, daß das Capillarendothel in hervorragendem Maße an der Bindung von Toxinen beteiligt ist, welche in die Blutbahn eingedrungen sind.

Blutbahnen und Lymphbahnen können einander unter besonderen Verhältnissen bis zu einem gewissen Grade vertreten.

In der menschlichen Pathologie stehen nun aber auch feste Bestandteile oder Gewebsinfiltrationen zur Verfügung, an denen die resorbierende Wirkung der Hyperämie studiert werden kann (Autolyse). Wenn schon der „physiologische" Vorgang der Entzündung diese Dinge zu erweichen, zu verflüssigen und so der Resorption zugänglich zu machen imstande ist, so vermehrt die künstliche Hyperämie diese Fähigkeit in sichtbarer Weise; letztere allein jedoch ist ebenfalls bereits bis zu einem gewissen Grade imstande, eine einschmelzende Wirkung auf pathologische Gewebsprodukte auszuüben. Die stärkste Wirkung übt nach dieser Richtung hin der Eiter mit seinen Eiterkörperchen aus. Einzelne Feststellungen darüber, ob bei den Formen der arteriellen Hyperämie solche der Resorption bedürfende Produkte in wasserlösliche Form übergeführt und damit zur Resorption auf dem Blutwege vorbereitet werden, stehen noch aus.

In einem interessanten Abschnitt seines Lehrbuches „Hyperämie als Heilmittel" bearbeitet BIER auch die bedeutsame Frage, ob Stauungsblutfülle bei längerem Bestehen bessere Ernährung und damit vermehrtes Wachstum eines Gliedabschnittes oder innerer Körperorgane hervorrufen könne. Hierfür finden sich unzweifelhafte Beweise insbesondere an Hand der meßbaren Zunahme des Knochenwachstums unter den geschilderten Verhältnissen; chronisch reizende Krankheitsprozesse oder experimentell angewandte Stauung wurden zur Feststellung dieses vermehrten Wachstums benutzt. Es würde zu weit führen, hier an dieser Stelle die praktischen Ergebnisse aus der Literatur zusammenzustellen, welche zeigen, daß unter Umständen eine künstliche Steigerung des Längenwachstums der Extremitätenknochen erreicht werden kann. Nachgewiesen ist der Einfluß auf die Callusbildung bei Frakturen [HELFERICH[2])]. Ganz geringe Einwirkungen der beschriebenen Art weist die aktive Hyperämie auf. BIER schließt sich der grundsätzlichen Auffassung von ROUX an, welcher annimmt, daß nur die Organe mit passiven Funktionen (Stützgewebe und Deckepithelien) niemals aber solche mit aktiven Funktionen (Muskeln, Nerven, absondernde Epithelien) durch Vermehrung der Nahrungszufuhr zu vermehrtem Wachstum angeregt werden können. Insbesondere ist es aussichtslos, fertige Körperteile allein durch künstliche Hyperämie hypertrophisch zu machen, desgleichen nicht innere Organe.

Wesentlich stärker ist der Einfluß aktiver und passiver Hyperämie auf die Regenerationsvorgänge. BIER hat durch eine mühevolle Literaturzusammenstel-

---

[1]) KOHLHARDT: Über die Entgiftung des Cocains im Tierkörper. Langenbecks Arch. Bd. 64.

[2]) HELFERICH: Über künstliche Vermehrung der Knochenneubildung. Arch. f. klin. Chir. Bd. 36, S. 783.

lung und durch eigene Beobachtung erwiesen, daß hier eine stark beschleunigende und anfachende Einwirkung nicht zu bezweifeln ist, freilich ebenfalls nur mit Bezug auf die Gruppe der Gewebe mit passiven Funktionen. Diese Leistung ist am deutlichsten bei der gewebsproduzierenden Wirkung akuter Entzündungen, wo mehr als nötig Ersatzgewebe entstehen kann, das später wieder resorbiert werden muß (Gefäßneubildung usw.). Hier ist passive Hyperämie (Stromverlangsamung) das wirksame Agens. Am deutlichsten läßt sich dies bei dem Studium der Callusbildung des gebrochenen Knochens erforschen.

Die gegebene Zusammenfassung konnte nur in großen Hauptzügen die Gedankengänge BIERS wiedergeben. Zahlreiche Einzelheiten ergaben sich bei der praktischen Nutzanwendung des Verfahrens am Krankenbette. Wenn auch BIERS Lehre von den krankhaften Prozessen der Gewebe die VIRCHOWsche Cellularpathologie als Grundlage anerkennt, so hat sie doch durchaus den Charakter humoralpathologischer Vorstellungen; ja sie bildet in gewissem Sinne eine Verschmelzung beider, indem sie die gegenseitigen Einwirkungen zwischen den Körpersäften in der Theorie und in der praktischen Nutzanwendung berücksichtigen lehrte.

Vergleichende pathologische Physiologie der Kreislauforgane.

Von

JOHANNES NÖRR

Gießen.

Mit 26 Abbildungen.

Zusammenfassende Darstellungen.

ACKERKNECHT, EBERHARD: Kreislauforgane Bd. 4 und 5 des Handbuchs der speziellen pathologischen Anatomie der Haustiere von ERNST JOEST. Berlin 1925. — ELLENBERGER-SCHÜTZ: Jahresbericht über die Leistungen auf dem Gebiete der Veterinärmedizin. Berlin 1882—1922. — FRÖHNER, EUGEN und WILHELM ZWICK: Lehrbuch der speziellen Pathologie und Therapie der Haustiere. Stuttgart 1922. — HUTYRA, FRANZ und JOSEPH MAREK: Spezielle Pathologie und Therapie der Haustiere. Jena 1922. — KITT, THEODOR: Lehrbuch der allgemeinen Pathologie für Tierärzte und Studierende. 5. Aufl. Stuttgart 1921. — KITT, THEODOR: Lehrbuch der pathologischen Anatomie der Haustiere. Stuttgart 1925. — MAREK, JOSEPH: Klinische Diagnostik der inneren Krankheiten der Haustiere. Jena 1922. — STANG, VALENTIN und DAVID WIRTH: Enzyklopädie der Tierheilkunde und Tierzucht. Berlin und Wien 1926.

Während eine unabsehbare Anzahl einzelner Abhandlungen Fragen aus der pathologischen Kreislaufphysiologie des Menschen behandelt, sind es der Arbeiten für dasselbe Thema bei den Tieren ungleich weniger. Es mag dies seinen Grund darin haben, daß einerseits Erkrankungen der Zirkulationsorgane von Tieren klinisch nicht ganz dieselbe Rolle spielen wie beim Menschen; andererseits stößt hier, ganz abgesehen von der meist mangelhaften oder oft fehlenden Anamnese, die in klinischen Fällen auch zu wissenschaftlicher Ausbeute notwendige Untersuchung mit feineren Apparaten auf vielerlei, manchmal unüberwindbare Schwierigkeiten. Immerhin liegen über die bei Tieren vorkommenden Störungen der Zirkulationsorgane eine ganze Anzahl Beobachtungen vor, die in Ursache und Wirkung vielerlei Wertvolles bieten.

Was die einzelnen Tierarten anlangt, so werden sich diesbezügliche Funktionsstörungen am ehesten beim Pferde bemerkbar machen, nachdem es bei ihm stets auf Zugleistungen oder rasche Gangarten ankommt. Bei den Wiederkäuern, die man außerdem auch in der Regel nicht sehr alt werden läßt, stehen nur in verhältnismäßig geringem Umfang die körperliche Arbeitsleistung, dagegen meist Fleisch-, Milch- oder Wolleproduktion im Vordergrund des Interesses; die hier in großer Anzahl über den Zirkulationsapparat vorliegenden Befunde sind mehr pathologisch-morphologischer Natur, wie sie sich durch die Schlachtung ergeben. Ähnlich liegen die Verhältnisse beim Schwein. Über die wieder unter wesentlich anderen Bedingungen lebenden Hunde, die ja häufig ein hohes Alter erreichen, haben wir verhältnismäßig wenige, jedoch einige interessante Befunde. Wichtig in bezug auf den Vergleich mit den Beobachtungen beim Menschen ist in allen Fällen die Tatsache, daß eine Reihe gleicher Funktionsstörungen auch bei Tieren beobachtet werden kann, wo alle durch menschliche Lebensweise bedingten Faktoren, wie Genußgifte, Sorgen, Ärger, geistige oder sexuelle Überanstrengung, Sport usw. von vornherein als Ursache in Wegfall kommen. Umgekehrt ergeben sich durch die spezifischen Leistungen mancher Tierarten und durch nur ihnen eigentümliche Erkrankungen besonders auch infektiöser Art hier eine ganze Reihe von Besonderheiten.

Gefäße.

Eine Betrachtung der Zirkulationsstörungen wird nicht nur die des Gesamtkreislaufes, sondern auch die örtlicher Natur berücksichtigen müssen. Gerade die letzteren nehmen in Gestalt von Thrombose und Embolie bei allen Haustieren einen breiten Raum ein und spielen hier besonders beim Pferde, da sie zu der häufigsten inneren Erkrankung des Pferdes, der *Kolik*, enge Beziehungen haben, eine recht wichtige Rolle. Die Larven eines den Equiden eigenen, zu den Nematoden gehörigen Parasiten, des Strongylus armatus, der in geschlechtsreifem Zustand in der Darmwand des Pferdes lebt, kommen mit dem Futter oder Trinkwasser in den Pferdekörper und gelangen nach der jetzt vorherrschenden

Annahme nach Durchbohrung der Darmwand auf dem Wege des Blutkreislaufes, nach anderen direkt zwischen den Gekrösblättern in die Arteria mesenterica cranialis und setzen sich, wohl begünstigt von den dort herrschenden Blutwirbeln, besonders in ihrer Fortsetzung, der Arteria caecocolica, an der Gefäßwand fest; hier rufen sie Arteriitis und Thrombose hervor. Nach BOLLINGER[1]), dem wir die ersten eingehenden Untersuchungen darüber verdanken, findet sich die Arterienthrombose im Gebiete des Darmes als blande Thrombose bei 90—94% *sämtlicher* erwachsener Pferde. Welche Folgen es für den betroffenen Teil des Kreislaufes hat, wenn entweder losgelöste Stücke des Thrombus als Embolie in die peripheren Darmarterien gelangen oder sich der Thrombus vom Stamm in die einzelnen Arterienäste fortsetzt oder das Lumen der ganzen vorderen Gekrösarterie durch den Thrombus vollkommen ausgefüllt wird, hängt, abgesehen vom Grad und der Dauer der Einengung und der Geschwindigkeit, mit der sie erfolgt, von den jeweils zur Verfügung stehenden Kollateralbahnen ab. Die Meinungen über die die Blutzirkulation des Darms störende Wirkung der Thrombose beim Pferd gingen ziemlich weit auseinander, bis MAREK[2]) einwandfrei feststellen konnte, daß sich eine Kreislaufstörung im Darme „erst beim plötzlichen Undurchgängigwerden mindestens in 3 Anastomosebogen auslaufender benachbarter Dünndarmarterien oder solcher Arterien des kleinen Kolons, desgleichen beim Verschluß mindestens einer Grimmdarm- oder Blinddarmarterie nahe ihrer Ursprungstelle oder an zwei nicht sehr nahe liegenden Stellen bei etagenartiger Anordnung der Emboli" entwickelt. Der Verschluß der Gekrösarterie wirkt nach ihm zunächst erregend auf die Darmperistaltik; bei andauernder Anämie werden jedoch die Darmbewegungen träger, um nach 1—2 Stunden ganz zum Stillstand zu kommen. Je nachdem im abgeschlossenen Gefäßbezirk gar kein oder nur ein ungenügender Kollateralkreislauf vorhanden ist, entsteht Nekrose oder ein hämorrhagischer Infarkt, die beide zur *Darmlähmung* führen. Letztere bedingt Stagnation des Darminhalts, abnorme Gärungen und starke Gasentwicklung, was hinwiederum Achsendrehungen, Invagination und Incarceration zur Folge haben kann. Die Meinung BOLLINGERS, daß die Hälfte der tödlich endigenden Kolikfälle auf Thrombose zurückzuführen sei, hat sich indes nicht bestätigt; immerhin stehen nach FRÖHNER[3]) 5% dieser beim Pferd so bedeutsamen Krankheit mit Thrombose in unmittelbarem Zusammenhang. Wie die ausgedehnten Versuche MAREKS an 50 Hunden und 11 Pferden ergaben, ruft die Verlegung der Gekrösarterien Kreislaufstörungen im Darm nur bei bedeutender Blutdrucksenkung und dadurch veranlaßter wesentlicher Abnahme der Strömungsgeschwindigkeit hervor.

Auch mehr oder weniger starke *Bewegungsstörungen* durch Thrombose, meist im hinteren Ende der Bauchaorta und in den aus ihr entspringenden Art. iliacae, femorales und hypogastricae, gehören beim Pferde nicht zu den Seltenheiten. Je nach dem Ort und dem Grade der Verlegung tritt durch lokale Zirkulationsstörung bei der Bewegung ein- oder beiderseitige Schwäche in der Hinterhand auf, die sich in kurzer Zeit bis zum völligen Zusammenknicken und Niederstürzen des Tieres steigern kann. Diese „*intermittierende Lahmheit*" verschwindet nach einer Ruhepause des Tieres in allen Fällen, um bei der nächsten Bewegung von neuem aufzutreten. Auch beim Hund[4,5]) konnte intermittierendes Hinken durch Thrombose der Schenkelarterie und, wie JOEST[6]) mitteilt, in einem Fall

---

[1]) BOLLINGER: Die Kolik der Pferde und das Wurmaneurysma der Eingeweidearterien. München 1870.
[2]) MAREK: Arch. f. wiss. u. prakt. Tierheilk. Jg. 33. 1907.
[3]) FRÖHNER: Monatshefte f. prakt. Tierheilk. Jg. 14 u. 16.
[4]) COQUOT u. LEBLOIS: Recueil de méd. vét. 1920, S. 129.
[5]) BALL: Journ. de méd. vét. Bd. 62, S. 705.
[6]) JOEST: Bericht über die Tierärztliche Hochschule zu Dresden 1911, S. 148.

von Lähmung der Nachhand dieses Tieres ein Wurmaneurysma in der Arteria brachiocephalica und daneben eine retrograde Embolie der Bauchaorta unmittelbar vor ihrer Teilungsstelle beobachtet werden. Die Zahl der darüber und über die nicht so häufige Thrombose von Gefäßen der vorderen Extremität [Art. subscapularis, brachialis[1])] vorliegenden Beobachtungen ist bei der mannigfachen Modifikationsmöglichkeit des Ortes und Grades der Thrombose eine außerordentlich große; viele davon beziehen sich auf Armeepferde.

Neben dem Befund an der hypämischen Extremität werden beim jeweiligen Anfall auch Allgemeinerscheinungen beobachtet. Während die kranke Extremität trocken bleibt und sich kühl anfühlt, stellt sich allgemeiner Schweißausbruch ein; die Tiere zeigen große Angst und als Folge davon starkes Herzklopfen bei hoher Frequenz. Da sich bei der oft rücksichtslosen Inanspruchnahme der Tiere dieser Vorfall wiederholt, dürften die weiterhin in diesem Zusammenhang oft genannten Symptome Dyspnöe, Zittern und Krämpfe auf eine durch diese allzu starke Inanspruchnahme des Herzens bedingte Herzschwäche zurückzuführen sein.

Wenn auch die bekannte intermittierende Lahmheit der Pferde in den allermeisten Fällen durch Thrombose bedingt wird, können ausnahmsweise auch andere, die Blutzufuhr in die betreffende Extremität störende Krankheitszustände schuld daran sein. So berichtet FRÖHNER[2]) über 2 Fälle, von denen der eine durch ein die Becken- und Schenkelarterie komprimierendes *Lymphosarkom*, der andere durch angeborene *Aortenstenose* bedingt war. Der letztere Fall, der als Gefäßalteration hier besonderes Interesse verdient, wich in seinen klinischen Erscheinungen nicht von den durch Thrombose bedingten ab. Bei der Sektion fand sich in der Höhe der 10. Intercostalarterie eine Verengerung der Aorta, die an der 11. Intercostalarterie ihre engste Stelle hatte. In dieser Gegend zeigte die Aorta zahlreiche Falten und Wülste, die in der Längsrichtung der Aorta verliefen. Hinter der Verengerung zeigte die Aorta nicht mehr ihre elastische Beschaffenheit, sondern bildete ein schlaffes Rohr mit zusammengefallenen Wänden. Die durch die genannten Faktoren bedingte Bewegungsstörung erklärt sich leicht durch die infolge O_2-Mangels und Blutdruckerniedrigung bedingte mangelhafte Oxydation und die Ansammlung von Milchsäure und CO_2, wodurch ungenügende Kraftentfaltung, baldige Ermüdung und schließlich lähmungsartige Schwäche der betroffenen Extremität eintritt. Wie wenig eine teilweise Thrombose der hinteren Aorta die Leistungsfähigkeit beeinträchtigt, geht aus einem von GRATIA[3]) beschriebenen Fall hervor, wo das betreffende Pferd noch 2 Tage vor der Sektion einen Weg von 130 km zurücklegte. Dagegen sah GLÖCKNER[4]) bei Carotidenthrombose Schlingbeschwerden, pfeifendes Atmen und später Lungenemphysem, SIEGEN[5]) durch thrombische Obliteration der linken Halscarotis, der Carotis interna und ihrer Hals- und Gehirnäste epileptiforme Anfälle bei stärkerer Trabbewegung des betreffenden Pferdes.

Während, wie erwähnt, beim Pferde in der Regel Thrombosen unter dem Einfluß der Larven von Sclerostomum bidentatum entstehen, gibt beim Hund bisweilen Filaria immitis dazu Veranlassung. Ätiologisch kommen fernerhin Kompression der Arterien durch Geschwülste[6]), durch Exostosen[7]), ferner

---

[1]) MERKT: Wochenschr. f. Tierheilk. Jg. 48, S. 261.
[2]) FRÖHNER: Monatshefte f. prakt. Tierheilk. Jg. 14 u. 16.
[3]) GRATIA: Ann. de méd. vét. 1906, S. 489.
[4]) GLÖCKNER, s. HUTYRA u. MAREK: Pathologie und Therapie der Haustiere. Bd. II, S. 776. Jena: G. Fischer 1922.
[5]) SIEGEN: Ann. de méd. vét. 1881, S. 667.
[6]) FRÖHNER: Monatshefte f. prakt. Tierheilk. Bd. 14.
[7]) PIRL: Arch. f. Tierheilk. Bd. 11, S. 468.

Quetschungen der Gefäßwand[1]), Aderlässe, intravenöse Injektionen, besonders von dem bei der Brustseuche der Pferde so ausgiebig angewandten Salvarsan[2]) und von Kollargol, und endlich besonders akute Entzündungen[3,4]) in Betracht. *Verstopfung der großen Venenstämme durch Thromben* entstehen durch Kompression von vergrößerten Lymphknoten, Tumoren, tuberkulösen Geschwülsten und Abscessen und durch Endophlebitis. Thrombose der Pfortader haben MOLLEREAU[5]) und RINSER[6]) beschrieben; letzterer fand nach der Schlachtung der anämischen Pferde Sklerostomenlarven in den Thromben. Bei einer anämischen Kuh, die Inappetenz, Albuminurie und komatöse Zustände zeigte, fand SPANN[7]) einen Thrombus an der Pfortaderverästelung in der Leber. ALBRECHT[8]) sah Thrombose der vorderen Hohlvene beim Pferd, HARMS[9]) und BITARD[10]) der hinteren Hohlvene beim Rind und verschiedene französische Autoren Hohlvenenthromben beim Hund.

Was die funktionellen Störungen der großen Venenstämme durch Thrombose anbelangt, so kann, wie beobachtet wurde, Thrombose der Pfortader neben Beeinträchtigung der Magen- und Darmbewegung beim Rind schwere Indigestion, Kolikerscheinungen und Lebercirrhose zur Folge haben; eine Verengerung oder der Verschluß der vorderen Hohlvene muß eine venöse Stauung im Bereiche der Venen des Kopfes, Halses, der Vorderbeine und des Thorax bedingen, die zur ödematösen Infiltration und zu Hydrothorax Veranlassung geben kann, während Thrombose der hinteren Hohlvene entsprechende Erscheinungen im Bereiche der hinteren Körperhälfte und auch Ascites im Gefolge haben kann, wenn die fragliche Stelle zwischen Herz und Leber liegt.

Von den Thromben in den Herzgefäßen, -hohlräumen und an den -klappen wird später bei Besprechung der im Herzen selbst gelegenen Funktionsstörungen des Kreislaufs noch die Rede sein. Hier sei nur erwähnt, daß gewöhnlich Thrombenteile aus der rechten Herzhälfte die bei Haustieren verhältnismäßig häufige *Thrombose der Lungenarterie* bedingen; KÄPPEL[11]) hat bei 9% der von ihm untersuchten, meist älteren Schlachtpferde Lungenarterienthrombose gefunden. Bei seinen eingehenden Nachforschungen nach der Herkunft der Thromben konnte er ermitteln, daß bei 38 damit behafteten Tieren in 24 Fällen die Embolie aus thrombosierten Venen des *Präputiums* (11 Fälle), des *Euters* und der hinteren Extremität stammte. Auffallend ist die große Beteiligung der Präputialvenen; daß sich in ihnen bei 25% aller männlichen Kastraten Thromben finden, hängt wohl mit der nach der Kastration meist auftretenden, zum Teil hochgradig ödematösen Anschwellung des ,,Schlauches" zusammen.

Für Lungenarterienthrombose kommen außerdem noch andere Entstehungsursachen in Betracht; so können sie bedingt sein durch abgebrochene Injektionsnadeln[12]), durch Haare nach einem Aderlaß[13]), durch Parasiten[14]), durch Pneumonie[15]), durch Emboli aus den thrombosierten Placentarvenen im Puerperium — Rind[16]) — durch Emboli aus thrombosierten Halsvenen — Hund[17]) – und durch Embolie nach Endokarditis der rechten Atrioventrikularklappen – Huhn[17]).

---

[1]) BOULAY: Recueil de méd. vét. 1851.   [2]) TETZNER: Zeitschr. f. Veterinärk. 1914, S. 225.
[3]) BRODERSEN: Maanedskr. f. Dyrlaeger Bd. 24, S. 498.
[4]) VENERHOLM: Zeitschr. f. Tiermed. 1897.
[5]) MOLLEREAU: Arch. vét. d'Alfort 1881, S. 493.
[6]) RINSER: Tijdschr. v. Diergeneesk. Bd. 46. 1919.
[7]) SPANN: Wochenschr. f. Tierheilk. 1906.
[8]) ALBRECHT: Zeitschr. f. Tiermed. 1902, S. 428.
[9]) HARMS: Zeitschr. f. Tiermed. 1910, S. 106.   [10]) BITARD: Progr. vét. 1906.
[11]) KÄPPEL: Zeitschr. f. Tiermed. 1904, S. 321; Berlin. tierärztl. Wochenschr. 1918, Nr. 42.
[12]) PREVOT: Bull. de la soc. centr. de méd. vét. 1908, S. 625.
[13]) ZSCHOKKE, s. HUTYRA u. MAREK: Pathologie und Therapie der Haustiere, S. 778. Jena: G. Fischer 1922.
[14]) FEREZ: Progr. vét. 1900.   [15]) LORSCHEID: Berlin. tierärztl. Wochenschr. 1917, S. 315.
[16]) GRAWERT: Berlin. tierärztl. Wochenschr. 1920, S. 188.
[17]) HUGUENIN: Schweiz. Arch. f. Tierheilk. 1916.

Je nach der Beschaffenheit des Thrombus in der Lunge und seinem Sitze sind die Folgen für das betroffene Tier verschieden. Vollkommene Verlegung der Lungenarterie oder ihrer beiden Hauptäste muß natürlich in kurzer Zeit zum Erstickungstode führen. Doch sind bisher solche Fälle nicht beschrieben worden. Im übrigen kommen als Folgeerscheinungen alle Stufen behinderter Atmung, von geringen Atembeschwerden, die sich nur bei Bewegung oder Arbeit äußern, bis zur hochgradigen Dyspnöe, auch im Zustand der Ruhe, und zum Erstickungsanfall in Betracht.

In der forensischen Tiermedizin spielt der Begriff der „*Dämpfigkeit*", im Gesetz definiert als *eine durch einen chronischen unheilbaren Krankheitszustand der Lungen oder des Herzens bedingte Atembeschwerde* eine große Rolle. Als Herzdämpfigkeit wird sie uns später noch weiter beschäftigen. Es liegt nahe, Fälle von umfangreicher embolischer Thrombose der Lungenarterie dem Begriff der Lungendämpfigkeit zu subsummieren, da bei der Ausschaltung größerer Bezirke der respirierenden Lungenoberfläche auch im Zustand der Ruhe schon erhöhte Atemfrequenz und bei Lauf oder Arbeitsleistung hochgradige inspiratorische Dyspnöe entsteht, die dem letalen Ausgang zuneigt. Die dauernde funktionelle Mehrbelastung des Herzens hat Hypertrophie des rechten Ventrikels zur Folge, während klinisch die Herzfrequenz in der Ruhe etwa 52 und nach Bewegungen bei stark gespanntem Puls und pochendem Herzschlag 80—100 Minutenschläge zeigt. Nachdem allerdings mit der Schrumpfung oder Kanalisation oder dem Wandständigwerden des Thrombus die Atembeschwerde wieder ganz oder teilweise verschwinden kann, kommt der im Gesetz (s. oben) postulierte Begriff der „Unheilbarkeit" in Wegfall.

Bei der Frage der Embolie müssen auch die bei Tieren so mannigfach und in erheblichem Umfang beobachteten *Geschwulstembolien*, zum Teil die Ursache der Metastasen maligner Geschwülste auf dem Blutwege, ferner die so außerordentlich bedeutungsvollen *Parasiten- und Bakterienembolien* und die *Fett- und Fremdkörperembolien* Erwähnung finden, da sie durch den Blutkreislauf vermittelt werden. Durch ihre Folgeerscheinungen gehören sie indes zu anderen Kapiteln; eine örtliche Störung des Blutkreislaufes bedingen im wesentlichen nur die bereits besprochene *Embolie von Thromben* und außerdem noch die *Embolie von Luft*. Letztere hat, ganz abgesehen von Operationen, auch in Hinsicht auf die in vielen Gegenden zu bestimmten Zeiten an den größeren Haustieren vorgenommenen und dort nahezu rituell gewordenen *Aderlässe* sowie auf die therapeutisch so beliebten intravenösen Infusionen erhöhtes Interesse. Im Gegensatz zu frühereren, die Gefahr überschätzenden Mitteilungen vertragen nach RICHTERS[1]) eingehenden Versuchen Pferde 1000 und mittelgroße Hunde 20 ccm Luft, intravenös injiziert, ohne jeden Schaden; die Lunge wirkt hier als natürlicher Schutz des Organismus. Größere Dosen führen infolge Verstopfung der Arteria pulmonalis und ihrer Verzweigungen durch die mit Blut vermischte Luft zur Unterbrechung der Zirkulation und zu Gehirnanämie; der eintretende Tod erfolgt durch Atemstillstand, während das Herz weiterschlägt; er ist also kein Herztod, wie man früher annahm, weil man eine Zeitlang bei der Sektion die Hauptmasse der Luft im rechten Herzen und letzteres stark aufgetrieben fand (RICHTER).

Eine Einengung der Strombahn bedingen auch Gefäßerkrankungen, und unter ihnen wohl am meisten die *Arteriosklerose* großer Gefäße; je nach dem Grade, in welchem die Elastizität der Gefäßwandung vermindert ist, kann diese Verengerung eine nur relative oder auch eine absolute sein. Während beim Menschen die mit Arteriosklerose und Atherosklerose bezeichneten Krankheiten nach dem

---

[1]) RICHTER: Arch. f. wiss. u. prakt. Tierheilk. Bd. 31.

40. Lebensjahre mit unter die häufigsten Todesursachen gerechnet werden, ist die bei Tieren vorkommende Erkrankung in diesem Sinne mit der menschlichen nach Form und Ausdehnung nicht zu vergleichen. Außerdem ist noch mehr wie für den Menschen auch bei Tieren der Name Arteriosklerose ein Sammelbegriff, ohne einheitliche Natur. Für die wechselnde klinische Rolle, die die Arteriosklerose beim Menschen und bei Tieren spielt, ist nichts charakteristischer als die Tatsache, daß es in der Humanmedizin über dieses Thema eine unabsehbare Anzahl von Veröffentlichungen gibt, während sich die in der Tiermedizin darüber vorliegenden Arbeiten ohne Mühe überblicken lassen.

Die überwiegende Mehrzahl der letzteren ist pathologisch-anatomischer Natur. Von den vergleichenden Arbeiten seien die von LYDING[1]), KÖLLISCH[2]), ZINSERLING[3]) und KRAUSE[4]) genannt. Arteriosklerose beim Pferd haben NOAK[5]), WILHELM[6]), beim Rind PRIETSCH[7]), RASCHKE[8]), HAFNER[9]), bei Axishirschen LÜPKE[10]), beim Schaf LIGNIÈRES[11]), SIVORI[12]), TORRANCE[13]), beim Kalb GULDNER[14]), beim Schwein JOEST und HARZER[15]), beim Hund STRAUCH[16]) und beim Wild (Hirsche, Gemsen, Wildschweine, Hase) PARISOT[17]) beschrieben.

Von vornherein sind bei Tieren zwei Formen zu unterscheiden: eine *allgemeine* und eine *herdförmige* Arteriosklerose. Letztere kommt besonders im Bereich der Aorta vor und hier wiederum am häufigsten beim Pferd, wo sie unter der Einwirkung der erwähnten Sklerostomen auf entzündlicher Grundlage entsteht. Entzündungsreize durch Filarien bewirken Aortensklerose bei Büffeln[18]), solche durch Tuberkulose Endoarteriitis bei Pferden[19]) und Periarteriitis der Aorta beim Hunde[20]); die von LÜPKE bei Hirschen, von GULDNER beim Kalb und von JOEST bei Schweinen beobachtete Periarteriitis nodosa, die sich in allen Arterien bis in den kleinsten Blutgefäßen des großen Blutkreislaufes hinein vorfand, dürfte wohl auch auf entzündlicher Grundlage beruhen, führt uns aber mit der Art ihrer Verbreitung im Körper zur zweiten Form der Arteriosklerose bei Tieren, bei der die Veränderungen sich auf weite Arterienbezirke erstrecken. Wenngleich man sie auch bei jüngeren Tieren, außerdem *häufiger bei pflanzenfressenden* und auch bei wild lebenden Tieren beobachtet, muß sie ähnlich wie beim Menschen als *Alterserscheinung* aufgefaßt werden. Ein Unterschied besteht zwischen beiden nur insofern, als hier Fettmetamorphose mit Atheromatose der Intima sehr selten ist und es hier eher zur Verkalkung kommt als beim Menschen. Im übrigen betreffen die Veränderungen bei Pferd und Rind vorwiegend die Intima, beim Hund die Media[1]). Nach KRAUSE[4]) findet man bei alten, über 18 jährigen Pferden in der Aorta abdominalis eine Verdickung der Intima und in der Media der Brustaorta alter Pferde stets Kalkablagerungen, bei Rindern

---

[1]) LYDING: Zeitschr. f. Tiermed. Bd. 11, S. 359.   [2]) KÖLLISCH: Dissert. Bern 1910.
[3]) ZINSERLING: Virchows Arch. f. pathol. Anat. u. Physiol. 1913, H. 1.
[4]) KRAUSE: Beitr. z. pathol. Anat. u. z. allg. Pathol. Bd. 70, H. 1.
[5]) NOAK: Ber. üb. d. Veterinärwesen in Sachsen 1911, S. 71.
[6]) WILHELM: Ber. üb. d. Veterinärwesen in Sachsen 1911, S. 72.
[7]) PRIETSCH: Ber. üb. d. Veterinärwesen in Sachsen 1908, S. 66.
[8]) RASCHKE: Dtsch. tierärztl. Wochenschr. 1918, S. 435.
[9]) HAFNER: Bad. Mitt. Bd. 12, S. 145; Mitt. d. Vereins bad. Tierärzte Bd. 12, S. 145.
[10]) LÜPKE: Verhandl. d. dtsch. pathol. Ges. 1906, S. 149.
[11]) LIGNIÈRES: Rev. gén. de méd. vét. Bd. 20, S. 1.
[12]) SIVORI: Rev. gén. de méd. vét. Bd. 19, S. 237. 1912.
[13]) TORRANCE: Americ. vet. review Bd. 42, S. 284.
[14]) GULDNER: Virchows Arch. f. pathol. Anat. u. Physiol. 1915, S. 366.
[15]) JOEST u. HARZER: Beitr. z. pathol. Anat. u. z. allg. Pathol. 1921, S. 85.
[16]) STRAUCH: Beitr. z. pathol. Anat. u. z. allg. Pathol. Bd. 61, S. 532.
[17]) PARISOT: Congr. pathol. comp. Bd. 2, S. 344. 1912.
[18]) CAROUGEAU u. MAROTEL: Rev. gén. de méd. vét. Bd. 20, S. 447.
[19]) RAUTMANN: Berlin. tierärztl. Wochenschr. 1915, S. 473.
[20]) PETIT: Bull. de la soc. centr. de méd. vét. 1914, S. 168.

schon vom 2. Lebensjahr ab eine zentripetal fortschreitende Intimaverdickung der Bauchaorta und vom 3.—4. Lebensjahr ab sowie bei alten Ziegen stets eine Verkalkung an der Aorta, bei älteren Hunden regelmäßig Intimaverdickungen, die schließlich die ganze Aorta erfassen.

Was die Ätiologie betrifft, so kommen Schädigungen, wie sie Alkohol, Nicotin und Coffein sowie Lues und Gicht bedingen, von vornherein in Wegfall. Auch die Vererbung einer Anlage kommt hier wohl nicht in Frage. Die starken *Blutdruckschwankungen*, wie sie beim Menschen eine Abnützung der Gefäße bedingen, machen sich am meisten beim Pferd bei seinen oft übermäßigen Arbeitsleistungen geltend, und so sehen wir bei ihm häufig arteriosklerotische Veränderungen in der *Aorta*, und dort besonders am *Aortenbogen*, der den stärksten Anprall des Blutstromes aufzufangen hat. In Frage kommen ätiologisch bei Tieren wohl auch die vielerlei *Infektionskrankheiten* mit ihren Bakteriengiften sowie *Autotoxine* bei unsachgemäßer Fütterung und Haltung. In dieser Hinsicht ist besonders die Angabe[1]) interessant, daß in Argentinien bei Schafen eine als Arteriosklerose anzusprechende Erkrankung mit 20—30% Mortalität enzootisch auftrat. Sie kommt dort nur in den niederen Prärien vor, beginnt im Herbst, dauert den Winter über an, um im Frühjahr wieder zu verschwinden. Als klinische Befunde werden dabei Atembeschwerden, Erstickungsanfälle und apoplektischer Tod bei raschen Bewegungen beschrieben. Soweit in den übrigen obenerwähnten Arbeiten klinisch Symptome bei Arteriosklerose verzeichnet werden, sind sie wenig charakteristisch. Bei den Schweinen[2]) sah man Hinfälligkeit, Appetitlosigkeit und ausgesprochene Lähmungen, bei den Hirschen[3]) allmählich zunehmende Verdauungsstörungen unter dem Bildes des chronischen Darmkatarrhs, fortschreitende Abmagerung und langsam dauerndes Siechtum. Bei Pferd und Rind sind ja infolge der Größenverhältnisse Gefäßwandveränderungen im Endbereich der Aorta abdominalis und ihrer Verzweigungen rectal feststellbar. Dort fühlt man wohl auch am besten den trägen und dabei doch kräftigen Puls, nachdem durch die Einengung der Strombahn infolge der verminderten Ausdehnungsfähigkeit oder Starrheit der Gefäßt die Widerstandserhöhung für den linken Ventrikel meist Hypertrophie desselben zur Folge hat.

Handelte es sich bisher in der Frage der lokalen Funktionsstörungen, die im Gefäßsystem begründet liegen, um Einwirkungen, die eine *Einengung der Strombahn* bedingen, müssen wir uns im folgenden mit den Faktoren beschäftigen, die zu einer *Erweiterung der Strombahn* führen.

Das Thema der *Aneurysmen* bei Haustieren nimmt in der klinischen Literatur viel Raum ein. Wie beim Menschen sind auch hier solche der *Aorta* häufig. Beim Pferd sind es neben diesen besonders die der Gekrösarterien, die als die bekannten sog. *Wurmaneurysmen* in direkter Beziehung zu der bereits obenerwähnten, durch Strongylus armatus bedingten Gefäßalteration und zur Thrombose stehen. In maximo sind beim Pferd nicht selten Erweiterungen an der Aorta abdominalis bis zu Manneskopfgröße gesehen worden[4,5]). Wie leicht solche Atrophie der Wirbelkörper hervorrufen können, liegt auf der Hand. In einem Falle[6]) brach das Aneurysma nach dem Rectum durch und führte zur Verblutung in diesem Darmteil. Aortenaneurysma sind weiterhin beschrieben beim Schaf[7]), beim

---

[1]) Lignières: Zitiert auf S. 1809.   [2]) Joest: Zitiert auf S. 1809.
[3]) Lüpke: Zitiert auf S. 1809.
[4]) Feldmitteilungen. Zeitschr. f. Veterinärk. Jg. 29, S. 86.
[5]) Schmidt: Arch. f. wiss. u. prakt. Tierheilk. Bd. 15, S. 295.
[6]) Labat u. Cadéac: Rev. vét. 1883, S. 105.
[7]) Hanzo: Mitt. a. d. tierärztl. Praxis in Preußen 1881, S. 53.

Rind[1,2]), beim Hund[3]); in letzterem Fall wird die Entstehung mit dem dabei vorgefundenen Spiroptera sanguinolenta in Zusammenhang gebracht, dessen Toxine die Gefäßwand, besonders die Media, schädigen sollen.

Aneurysmen der Arteria mesent. cranialis und caudalis beim Schwein, in einem Falle kindskopfgroß und mit Ascites und Hydrothorax im Gefolge, beschrieben LEIBENGER[4]) und KOCH[5]), ein solches der Arteria occipitalis, das in den Luftsack einbrach, bei einer Stute FRAIS und BARBIER[6]), mehrere ungleich große der Arteria facialis bei der Kuh VOGEL[7]), ein solches der Carotis mit Todesfolge nach Berstung beim Pferd STEINMEYER[8]), der Arteria pharyng. beim Pferd BLAISE[9]), der linken Hauptarterie des linken Flügels beim Huhn mit Todesfolge durch Verblutung RAVENEL[10]). Bei dem von mir[11]) beschriebenen Pferde bestand eine Erweiterung des *gesamten arteriellen Systems*, so daß man auch die Arterien z. B. der Lippen pulsieren sehen konnte und der caudale Teil der Aorta abdominalis kinderarmstark war (vgl. Abb. 383 und 391).

Aneurysmata arterio-venosa, die im übrigen keinerlei Störungen bei den betreffenden Tieren zur Folge hatten, wurden an der Carotis und Jugularis beim Hund[12]) und an der Arteria und Vena coccygea beim Ochsen[2]) beobachtet.

Venenerweiterung der Vena thoracica externa (Sporader) ist beim Pferde[13,14]), der Vena thoracica interna beim Maultier[15]), der Pfortader beim Pferd[16]), der Ohrvenen beim Rinde[17]) beschrieben. Bei Hunden[18]) und bei Pferden[19]), besonders bei alten, fetten Tieren[20]), kommen auch *Hämorrhoiden* vor, die jedoch klinisch keine nennenswerte Rolle spielen. Auch durch *Gravidität* kann beim Pferde Venenerweiterung bedingt sein[21]); bei der betreffenden Stute entstanden im 6. Trächtigkeitsmonat auf beiden Seiten des rechten Sprunggelenkes variköse Geschwülste, die sich immer mehr vergrößerten, nach der Geburt aber rapid abnahmen, um dann wieder ganz zu verschwinden.

Während *Varicen bei Haustieren klinisch* ziemlich *bedeutungslos* sind, da sie wenig funktionelle Störungen bedingen, beobachtet man bei Arterienaneurysmen je nach Sitz und Umfang recht verschiedene Folgen. Durch große Aneurysmen werden natürlich die benachbarten Organe entsprechend gedrückt und es kann bei solchen der Aorta zu *Wirbelusuren* kommen. Bei Rupturen von Aneurysmen kommt es zu *Blutung* oder zur *Verblutung*. Die beim Pferd häufige Erweiterung der Aortenursprungstelle hat leicht *Insuffizienz der Aortenklappen* zur Folge. In solchen Fällen sowohl, als auch beim Vorhandensein von Thromben in Aneurysmen, soweit sie das Lumen der letzteren stark verengern, tritt um so eher Hypertrophie des linken Herzens ein, je näher die betreffende Stelle dem Herzen liegt.

Als klinische Befunde bei Aneurysmen werden, von lokalen Störungen abgesehen, allgemeine Körperschwäche, Abmagerung oder die Anzeichen innerer

---

[1]) KAMMERER: Mitt. d. Vereins bad. Tierärzte 1881, S. 75.
[2]) PIOT-BEY: Bull. de la soc. centr. de méd. vét. Bd. 59, S. 170.
[3]) HAYTHORN u. RYAN: Journ. of med. research Bd. 35.
[4]) LEIBENGER: Wochenschr. f. Tierheilk. Bd. 51.
[5]) KOCH: Österr. Monatsschr. f. Tierhcilk. 1902.
[6]) FRAIS u. BARBIER: Rev. gén. de méd. vét. Bd. 21, S. 183.
[7]) VOGEL: Berlin. tierärztl. Wochenschr. 1898, Nr. 39.
[8]) STEINMEYER: Zeitschr. f. Veterinärk. 1890.   [9]) BLAISE: Recueil de méd. vét. 1886.
[10]) RAVENEL: Ref. Jahresber. d. Veterinärmed. 1900.
[11]) NÖRR: Berlin. tierärztl. Wochenschr. 1922, Nr. 34.
[12]) BOURNAY: Rev. gén. de méd. vét. Bd. 24, S. 603.
[13]) FRÖHNER: Monatshefte f. prakt. Tierheilk. Bd. 15, S. 209.
[14]) BAMBACHER: Zeitschr. f. Veterinärk. Jg. 29.
[15]) FERGUSSON: Americ. vet. review Bd. 39, S. 575.
[16]) CHARDIN: Recueil de méd. vét. 1881.
[17]) MAGNUSSEN: Svensk vet. tidskr. 1919, S. 75.
[18]) UTZ: Mitt. d. Vereins bad. Tierärzte 1873, S. 116.
[19]) ECKART: Wochenschr. f. Tierheilk. 1899, S. 312.
[20]) SCHRECK: Americ. vet. med. Bd. 14, S. 316. 1919.
[21]) SACKIN: Ref. Jahresber. d. Veterinärmed. 1903.

Blutungen bzw. plötzliche Verblutung beschrieben. Diagnostisch wichtig ist die Wahrnehmung summender, blasender, reibender oder sausender Geräusche, die man über oder in der Gegend von Aneurysmen hören kann.

Für die Entstehung von Gefäßerweiterungen kommen zwei Momente in Betracht; einmal *erhöhter Blutdruck* und zum anderen *Veränderung der Gefäßwand.*

Prädisponierend wirken vor allem arteriosklerotische Prozesse, wozu dann noch als auslösender Faktor die dauernde Blutdrucksteigerung kommt; dies macht die Tatsache erklärlich, daß Aortenaneurysmen besonders bei Pferden, und unter diesen wieder vornehmlich bei Omnibus- und Jagdpferden[12]) anzutreffen sind. Von den Schichten der Gefäße hat die Media den meisten Blutdruck auszuhalten. Sind nun hier die elastisch muskulösen Elemente geschädigt oder gar zerstört, muß es zur Erweiterung des betreffenden Gefäßes kommen. Kleinere Erweiterungen können durch entsprechendes Eingreifen der Intima oder Adventitia kompensiert werden. Die Gefahr der Aneurysmen liegt in ihrem Wachsen und auch in eventueller Ruptur.

Solche grobe Kontinuitätsstörungen der Gefäße bei Tieren haben ja zumeist Erkrankungen der Gefäßwand zur Voraussetzung, wobei wiederum eine rasch eintretende starke Blutdruckerhöhung als auslösendes Moment in Frage kommt. So kommen die *Rupturen von Gefäßen* zustande gelegentlich des *Deckaktes*[1,2]) (Aortenursprung, Pferd), bei *heftigem Anziehen*[3]) (Lungenarterie, Pferd), bei *zu schwerer Last* [Aorta abdominalis, Pferd[4])], Truncus aorticus, Zugochse[5]), bei *Hindernisrennen*[6]) (Vena cava caudalis, Pferd), beim *Geburtsakt*[7]) (Aorta abdominalis, Stute) sowie besonders durch das zu Operationszwecken notwendige sog. *Abwerfen* der Pferde [Aortenursprung[8,9]), Arteria axillaris[10])], wo als auslösendes Moment neben der durch die Aufregung der Tiere bedingte Blutdruckerhöhung auch noch die *Wucht des Niederfallens* in Betracht kommt. Sehr bemerkenswert ist die Tatsache der nicht nur beim Pferde, sondern auch beim Rind so häufigen Rupturen am *Aortenursprung*. Der Anfangteil der Aorta und auch der Lungenarterie sind deswegen Prädilektionsstellen für Rupturen dieser Gefäße, weil sie entsprechend den Klappensäcken nur dünne Wände besitzen; so beträgt z. B. die Wandstärke der Aorta des Pferdes hier stellenweise nur 1 mm gegen eine spätere Dicke von 5—7 mm. Grüner[11]) fand in 32 Fällen den *Riss* am Aortenursprung *stets quer* in einer Ausdehnung von wenigstens $^1/_3$ des Gefäßumfanges und stets an der gleichen Stelle, 1—2 cm über den Semilunarklappen, an der Abgangsstelle der Aorta vom linken Ventrikel. Einige Autoren vertreten die Ansicht, daß Rupturen an dieser Stelle auch bei vollkommen gesunder Aortenwand nur durch den übermäßig erhöhten Blutdruck zustande kommen können und heben ausdrücklich hervor, daß sie keinerlei Entzündungen oder Entartungserscheinungen an der geborstenen Stelle bemerken konnten. Nach den experimentellen Erfahrungen über die Festigkeit normaler Gefäße erscheint es mir doch fraglich, ob der Blutdruck allein imstande ist, die Sprengung dieser wenn auch dünnen Gefäßwand zu bewirken; indes erscheint es begreiflich, daß auch ganz geringfügige, makroskopisch noch lange *nicht wahrnehmbare Struktur-*

---

[1]) Tombari: Veterinarius 1882, S. 74.   [2]) Sequens: Veterinarius Jg. 15, Nr. 8.
[3]) Schwarzmeier: Wochenschr. f. Tierheilk. Jg. 41, S. 13.
[4]) Prietsch: Ber. üb. d. Veterinärwesen in Sachsen 1882, S. 35.
[5]) Gal: Allatorvosi Lapok 1908, S. 197.
[6]) Piot-Bey: Bull. de la soc. centr. de méd. vét. 1884.
[7]) Brocherion u. Foucault: Bull. de la soc. centr. de méd. vét. 1884.
[8]) Sigl: Wochenschr. f. Tierheilk. Bd. 49, S. 8.
[9]) Cadéac: Journ. de méd. vét. Bd. 20, S. 205.
[10]) Block: Berlin. tierärztl. Wochenschr. Jg. 7, S. 285.
[11]) Grüner: Ref. Jahresber. d. Veterinärmed. 1911.

veränderungen an dieser Stelle sofort die entsprechende Disposition zu Rupturen schaffen. So fanden auch andere Autoren[1,2,3]) in Fällen von spontaner Ruptur am Aortenursprung dort Degenerationserscheinungen, Segmentation, Schwellungen oder Auflockerung.

Die Festigkeit der Aortenwand kann auch durch *einseitige Ernährung* leiden, wie es für mehrere an Aortenruptur plötzlich gestorbene junge Schweine desselben Wurfes angenommen wurde[4]). Gefäßwandschädigung durch *Spiroptera sanguinolenta* wurde beim Hund[5]) *Sklerostomenlarven* beim Pferd[6]) als disponierende Ursachen bei Rupturen gefunden. Ferner können auch größere Abscesse[7,8]), *Sarkome* [Pferd[9]), Kuh[10])] und *Wirbelexostosen*[11]) in der Nachbarschaft der Aorta die Veranlassung zu Rupturen großer Gefäße abgeben; eine spitze Exostose der Wirbelsäule bedingte beim Sprung eines Pferdes eine Verletzung der Vena cava caudalis mit innerer Verblutung[12]), ein spitzer Knochen in der Speiseröhre des Hundes[13]) und ein spitzer Fremdkörper im Oesophagus des Pferdes[14]) tödliche Perforationen der Aorta. Durch *Gewalteinwirkungen* können nicht nur oberflächlicher gelegene Gefäße bersten, wie die Arteria thorac. externa[15]) beim Pferde, die Milchader beim Rind[16]) durch einen Heugabelstich, oder die Arteria thyreoidea[17]) beim Hund durch einen Fußtritt, sondern auch durch Schlag in die Unterrippengegend die Pfortader des Pferdes[18]).

Im günstigsten Falle kommt es bei Rupturen zur hämorrhagischen Durchtränkung der Umgebung oder zu Hämatomen, im ungünstigen Falle tritt durch dauernde Blutungen langsames oder durch die plötzliche Zerreißung großer Gefäße rascher Verblutungstod ein, dem plötzlich eintretende Schwäche, Unfühlbarwerden des Pulses, Kälte der Extremitäten, Taumeln und Niederstürzen vorausgeht. — Wie GRÜNER[19]) durch Untersuchung von fast 1000 Pferden berechnen konnte, ist die *Zerreißung der Aorta* in 3,4% aller plötzlichen Todesfälle bei diesem Tier die unmittelbare Todesursache. Erfolgt bei einem größeren Blutverlust kein Verblutungstod, kommt es zunächst zu einer Blutdrucksenkung; die sichtbaren Schleimhäute der Tiere haben durch Hypämie einen porzellanartig weißlichen Farbton, die Haut fühlt sich kühl an, und es kann neben Schweißausbruch zu Unruheerscheinungen und Krämpfen kommen, bis durch Aufnahme von Gewebsflüssigkeit in das Blut und durch Änderung der Herztätigkeit und des Gefäßtonus eine Kompensation eintritt.

Herz.

Haben wir uns bisher mit den Funktionsstörungen des Kreislaufes beschäftigt, soweit sie in pathologischen Verhältnissen des *extrakardialen Gefäßsystems* begründet liegen, wird im folgenden von denjenigen die Rede sein, die mit dem Herzen selbst in unmittelbarem Zusammenhang stehen. Entsprechend seiner

---

[1]) SEQUENS: Zitiert auf S. 1812.   [2]) GRÜNER: Zitiert auf S. 1812.
[3]) CASPARINI: Arch. scient. di reale soc. nation. vet. Bd. 8, S. 85.
[4]) PRÖSCHOLD: Ber. a. d. Gesundheitsamt d. Landwirtschaftskammer Pommern 1916.
[5]) MEGNIN: Bull. de la soc. centr. de méd. vét. 1886.
[6]) DURIEUX: Ann. de méd. vét. 1885.   [7]) MONOD: Recueil de méd. vét. 1894, S. 189.
[8]) BÜHRMANN: Arch. f. wiss. u. prakt. Tierheilk. Bd. 12, S. 283. 1886.
[9]) HUGUENIN: Schweiz. Arch. f. Tierheilk. Bd. 58, S. 246.
[10]) NOAK: Ber. üb. d. Veterinärwesen in Sachsen 1893.
[11]) GASSNER: Mitt. d. Vereins bad. Tierärzte Jg. 27, S. 72.
[12]) LAGAILLARD: Rev. vét. 1914, S. 328.   [13]) LIVESEY: Vet. journ. Bd. 66.
[14]) CUILLÉ u. SENDRAIL: Rev. vét. 1898, S. 746.
[15]) PRÖGER: Ber. üb. d. Veterinärwesen in Sachsen Jg. 33, S. 63.
[16]) WÖLFFER: Berlin. tierärztl. Wochenschr. Jg. 26.
[17]) JOHNE: Ber. üb. d. Veterinärwesen in Sachsen Jg. 26, S. 63. 1881.
[18]) EHLERS: Berlin. tierärztl. Wochenschr. Jg. 5, S. 4.   [19]) GRÜNER: Zitiert auf S. 1812.

doppelten Aufgabe, sowohl den *Körper*, als auch besonders *sich selbst* fortwährend mit Blut zu versorgen, können wir Störungen unterscheiden, die die *Blutgefäße des Herzens* betreffen und solche, die mit dem *bindegewebigen Herzskelett*, mit der *eigentlichen Muskulatur*, mit dem *spezifischen Muskelsystem* des Herzens und endlich mit dem *Herzbeutel* zusammenhängen. Diese Einteilung ist eine rein äußerliche, anatomische; in ihrer Tätigkeit greifen alle diese Teile innig ineinander und bedingen sich zum Teil gegenseitig so sehr, daß vielfach Ursache und Wirkung kaum zu trennen sind.

An den Gefäßen des Herzens können sich natürlich alle jene Veränderungen abspielen, wie wir sie bereits oben im übrigen Gefäßsystem kennen gelernt haben.

Coronarthrombose der Arteria coronaria sinistra[1]) wird bei einem 5jährigen Pferde beschrieben, das sich plötzlich nicht mehr erheben konnte; nach dem bald darauf erfolgten Tode fand sich ein das Lumen dieses Gefäßes fast vollständig ausfüllender frischer Thrombus; bei einem Esel, der plötzlich ohne vorherige Krankheitserscheinungen gestorben war, konnte eine durch Strongylus armatus bedingte Thrombose der linken Kranzarterie[2]) bei sonst vollkommen intakten Organen ermittelt werden. Da die Anastomosen der Kranzarterien nicht sehr zahlreich sind, wird der Verschluß dieser für die Ernährung des Herzens so wichtigen Gefäße um so schwerwiegendere Folgen für das betroffene Tier haben, je rascher er erfolgt.

Eine mit einem Schlage das Lumen verschließende Embolie wird den Tod rascher bedingen als eine sich langsamer entwickelnde Thrombose. Günstigerenfalls geben sie Veranlassung zu Aneurysmenbildung. Die beim Menschen seltenen *Coronaraneurysmen* sind besonders bei Rindern[3,4]) beobachtet worden, in einem Fall im Anschluß an eine durch Strongylus micrurus bedingte Thrombose. Abgesehen von der Störung der Blutzirkulation im Herzen und der evtl. Kompression benachbarter Teile durch Aneurysmen wird durch sie die Gefahr lebensbedrohender *Rupturen der Kranzgefäße* heraufbeschworen. MAGNIN[5]) beschreibt eine solche der Arteria coron. dextra und SMITH[6]) eine der Arteria coron. sinistra beim Pferde.

Daß auch *Rupturen der Vena coronaria* beim Pferde nicht selten sind, müssen wir einer Mitteilung STÜVENS[7]) entnehmen; bei 25 plötzlichen Todesfällen schwerer Zugpferde, die in seiner Amsterdamer Praxis ohne vorhergehende Krankheitssymptome während der Arbeit bei plötzlicher Überanstrengung zusammenbrachen und bald in komatösem Zustand verendeten, fand er fast immer eine Ruptur der Coronarvene, wobei die betroffene Stelle stets rund war und einen Durchmesser von 2—20 mm hatte. Da dieser Befund in der mir zugänglichen Literatur keine Parallelen aufweist und in einem gewissen Gegensatz zu dem von GRÜNER[8]) steht, dürfte dabei eine vielleicht mit der dortigen Gegend oder Pferderasse zusammenhängende besondere Prädisposition vorliegen.

Daß auch Herzgefäße durch Fremdkörper von der Haube her (s. S. 1824) verletzt werden können, sah JOEST[9]) bei einer vor ihrem plötzlichen Tod scheinbar völlig gesunden Kuh, bei der ein 7 cm langer Nagel die Vena cordis media durchbohrt hatte. Wohl durch Gefäßrupturen im Herzmuskel selbst oder unter dem Epicard entstehen öfter *Hämatome*; solche Hämatome von Taubeneigröße sind beim Esel[10]) und beim Rind[11]) beschrieben worden.

---

[1]) BRAUN: Münch. tierärztl. Wochenschr. Jg. 57, S. 227. 1913.
[2]) CADIOT: Bull. de la soc. centr. de méd. vét. 1893, S. 57.
[3]) PIOT-BEY: Bull. de la soc. centr. de méd. vét. 1909, S. 175.
[4]) PRIETZSCH: Ber. üb. d. Veterinärwesen in Sachsen 1884.
[5]) MAGNIN: Recueil de méd. vét. Bd. 10, S. 693. [6]) SMITH: Vet. journ. Bd. 10, S. 76.
[7]) STÜVEN: Tijdschr. v. Diergeneesk. 1915, S. 19. [8]) GRÜNER: Zitiert auf S. 1812.
[9]) JOEST: Ber. üb. d. Veterinärwesen in Sachsen 1906.
[10]) MONOD: Bull. de la soc. centr. de méd. vét. Bd. 84, S. 210.
[11]) VOGEL: Berlin. tierärztl. Wochenschr. 1906.

Über Verblutungen in das Perikard wird weiter unten noch ausführlich zu reden sein.

Seine andere Aufgabe, den *Körper* mit Blut zu versorgen, kann das Herz nur erfüllen, wenn es einen steten Blutkreislauf zu unterhalten vermag. Um denselben in der stets gleichen Richtung zu gewährleisten, bedarf es der exakten Tätigkeit der verschiedenen Klappensysteme, die in den entsprechenden Perioden der Herzrevolution entweder vollkommen geschlossen oder so weit geöffnet sein müssen, daß sie kein Hindernis für den Blutstrom bilden.

Eine ungenügende Klappenarbeit kann zunächst begründet sein in *Anomalien der Klappen* und des Klappenapparates, zu dem auch Sehnenfäden, Papillarmuskeln und Querbalken — ACKERKNECHT[1]) hat über ihr Zusammenarbeiten verschiedene Studien veröffentlicht — gehören. So sah BEHRENS[2]) eine *siebartige Durchlöcherung* der aufs Doppelte vergrößerten Mitralklappen mit Herzhypertrophie und Dilatation bei einem Pferd, das klinisch systolische Aftergeräusche gezeigt hatte, GOEDECKE[3]) bei einem 3 jährigen Pferd mit Anasarka und Ascites eine Mitralabnormität, die darin bestand, daß statt der zwei sechs sehr kurze Zipfel vorhanden waren, deren Sehnenfäden sich ausschließlich am freien Rand der Klappen und nicht an der unteren Fläche derselben inserierten. Die Folge dieses congenitalen Bildungsfehlers waren Mitralinsuffizienz, weiterhin Tricuspidalinsuffizienz auf dilatatorischer Basis, rascher Kräfteverfall, Tod. KITT[4]) beschreibt eine angeborene Abnormität beim Fohlen, bei der keine Differenzierung in einzelne Zipfel zu sehen war, sondern die Klappe durch eine im Zentrum durchlöcherte, membranöse Scheibe repräsentiert wurde, was zu einer ringförmigen Stenose der Atrioventrikularöffnung führte. Der Vollständigkeit wegen seien hier auch noch die im übrigen kaum gröbere Störungen bedingenden *Vesiculae haematicae valvulares*[5]) erwähnt; diese sog. Klappenhämatome, die ACKERKNECHT[6]) als eine Art Hemmungsmißbildung auffaßt, sind genauer am Pferd und Hund[7]), ferner auch am Schwein[8]) studiert worden. Am weitaus häufigsten sind Ventilstörungen an den Klappen im Gefolge von Endokardentzündungen, die zu Fibrinauflagerungen auf den Klappen und zu geschwulst- oder warzenähnlichen Verdickungen führen und dadurch Schrumpfung und Atrophie der Klappen sowie Verkürzung der Sehnenfäden bedingen können.

Entzündungen werden in überwiegender Mehrzahl durch Infektionskrankheiten hervorgerufen; die beim Menschen hier zumeist in Frage kommende Polyarthritis rheumatica bildet bei Tieren nur selten, und zwar in der Hauptsache beim Rind den Ausgangspunkt für *Klappenfehler*. Das Rind nimmt auch insofern eine Ausnahmestellung ein, als bei ihm das *rechte* Herz überhaupt häufiger in diesem Sinne an Endocarditis valvularis erkrankt als das linke, im Gegensatz zum Menschen und den übrigen Haustieren, wo die *linke* Herzhälfte vorzugsweise betroffen ist. Beim Rind sind die Erreger besonders *Nekrosebakterien*[9]), die meist Tricuspidalalteration bedingen, sowie *Rauschbrand-*[10]) und *Pyogenesbacillen*[11]) oder deren Toxine; beim Schwein sind es die sich besonders im linken Herzen lokalisierenden *Rotlaufbacillen*, ferner die *Erreger der Schweineseuche und*

---

[1]) ACKERKNECHT: Wien. tierärztl. Monatsschr. Jg. 6. 1919; Anat. Anz. Bd. 56, Nr. 17. 1923; Arch. f. (Anat. u.) Physiol. 1918.
[2]) BEHRENS: Arch. f. wiss. u. prakt. Tierheilk. 1893.
[3]) GOEDECKE: Dtsch. tierärztl. Wochenschr. 1908.
[4]) KITT: Pathologische Anatomie der Haustiere. Bd. II. Stuttgart: Enke 1911.
[5]) KITT: Pathologische Anatomie der Haustiere. Stuttgart: Enke 1911.
[6]) ACKERKNECHT: In Joests Pathol. Anat. d. Haustiere Bd. IV.
[7]) KOWANZ: Dtsch.-österr. tierärztl. Wochenschr. Jg. 3, Nr. 22. 1921.
[8]) BREUER: Husszemle Jg. 2. 1907.   [9]) LAZITCH: Dissert. Bern 1921.
[10]) RAVENNA: Clin. vet. 1920.
[11]) NIEBERLE: Zeitschr. f. Milch- u. Fleischhyg. Jg. 32, S. 97. 1922.

Schweinepest. Klappenalterationen im Anschluß an die beim Rind so häufigen *Metritiden* sind nicht selten [1,2,3]). *Brustseuche* [4]), *Influenza* [5]) und *Druse* [6]) sind die Infektionskrankheiten, die zu Endocarditis valvularis beim Pferd führen; bei der Vorliebe, deren sich dieses Tier zur Serumgewinnung erfreut, kann es nicht wundernehmen, daß die Mehrzahl aller „Serumpferde" an Klappenfehlern leidet. Beim Hunde, der von allen Haustieren am häufigsten an Klappenfehlern — 5% der über 1 Jahr alten Hunde sind damit behaftet[7]) — erkrankt, liegt diesen fast stets *chronische Endokarditis* mit bindegewebigen Klappenverdickungen zugrunde, die entweder mit Staupe oder sonstigen *Infektionskrankheiten* in ätiologischem Zusammenhang stehen oder bei Gebrauchshunden eine Folge dauernd *angestrengter Arbeit* sind. COPPEL[8]) hat sie näher studiert; nach ihm sind sie so häufig, daß sie als Abnutzungserscheinung aufgefaßt werden können; sie rufen aber wegen des geringen Grades ihrer Ausbildung keine klinisch nachweisbaren Störungen in der Funktion des Herzens hervor. Hier seien die interessanten Befunde erwähnt, daß FRÖHNER[9]) und JENSEN[10]) eine *ansteckende* Form von Endocarditis ulcerosa beim Hund beobachtet haben, und daß BURKE[11]) bei einer Anzahl von Hunden desselben Wurfes Endokarditis auftreten sah, so daß bei diesem Tier auch eine *Vererbung*[12]) von Klappenfehlern in den Bereich der Möglichkeit gezogen werden muß.

Während bei Ziege, Schaf, Katze und Kaninchen Klappenendokarditis nur ganz vereinzelt zur Beobachtung gelangten, gehören Herzklappenfehler beim Geflügel[13]) nicht zu den Seltenheiten. Über die Lokalisation der Veränderungen an den Segelklappen bei Haustieren gibt die vergleichende Abhandlung von ACKERKNECHT[14]) genauere Auskunft.

Vereinzelt sind die Fälle, wo Herzklappenfehler entstehen infolge Endoarteriitis und Arteriosklerose[15]) — Pferd —, Klappenüberdehnung[16]) — Aortenklappen, Pferd — und Thromben[17]) in der Klappengegend.

Eine Schlußunfähigkeit der Klappen kommt häufig auch zustande, trotzdem sie selbst vollkommen intakt sind, infolge mangelhafter Funktion des Myokards und bei Dilatation des Herzmuskels mit übermäßiger Erweiterung der Ostien im Verlauf schwerer Erkrankungen, die mit Herzschwäche oder chronischer Myokarditis einhergehen.

Ist der Schluß der Klappen mangelhaft oder die Weite ihrer Öffnung ungenügend, bedingen die dadurch entstehenden Störungen der Blutströmung eine Mehrarbeit der entsprechend beteiligten Herzteile und die Entstehung von Dilatationen bzw. die Ausbildung von Hypertrophie. Durch letztere kann der Klappenfehler ausgeglichen, kompensiert werden. Ein Kompensationsvorgang ist auch die bei manchen Klappenfehlern beobachtete, wohl reflektorische Änderung der Schlagzahl in dem Sinne, daß z. B. bei einer Aortenstenose durch Herabsetzung der Schlagzahl eine Verlängerung der Systole und damit der Austrei-

---

[1]) FUMAGALLI: Giorn. di reale soc. ed accad. vet. ital. 1907.
[2]) DEMESTRIA: Giorn. di reale soc. ed accad. vet. ital. Bd. 55, S. 793. 1906.
[3]) SCHERPER: Vet. journ. Bd. 10, S. 76.
[4]) KUHN: Ber. üb. d. Veterinärwesen in Sachsen 1903, S. 190.
[5]) CARTER: Vet. journ. Bd. 43, S. 247.
[6]) BOLTEN: Americ. vet. med. assoc. Bd. 51, Nr. 4.
[7]) CADIOT: Recueil de méd. vét. 1892, S. 568.   [8]) COPPEL: Dissert. Leipzig 1909.
[9]) FRÖHNER: Monatshefte f. prakt. Tierheilk. Nr. 5, S. 171.
[10]) JENSEN: Maanedskr. f. Dyrl. Bd. 10, S. 65.
[11]) BURKE: Vet. journ. 1883, S. 78.   [12]) AVEROUS: Rev. vét. Bd. 24, S. 540. 1899.
[13]) HARTL: Zeitschr. f. Tiermed. Bd. 6, S. 450. 1902.
[14]) ACKERKNECHT: Virchows Arch. f. pathol. Anat. u. Physiol. Bd. 240, S. 87.
[15]) JARMAI: Allatorvosi Lapok 1922, Nr. 2.
[16]) ZSCHOKKE: Schweiz. Arch. f. Tierheilk. Bd. 49.   [17]) BALL: Journ. de méd. vét. 1911.

bungszeit eintritt, während bei Aorteninsuffizienz, wo der Rückfluß des Blutes nicht so erheblich sein kann, wenn das Herz schneller schlägt, umgekehrt häufig eine Erhöhung der Herzfrequenz eintritt. So erfolgte in einem Fall von hochgradigster Aorteninsuffizienz beim Pferde[1]) der Herzschlag in auffallender Konstanz mit 60 Schlägen pro Minute (gegen ca. 36 in der Norm); dieser Fall ist auch insofern bemerkenswert, als dabei im sackartig erweiterten Aortenanfangsteil wandständige, bewegliche Thromben vorhanden waren, die durch ihre ganze Anlagerung ventilartig wirken und so die fehlende Aortenklappenfunktion wenigstens einigermaßen ausgleichen konnten.

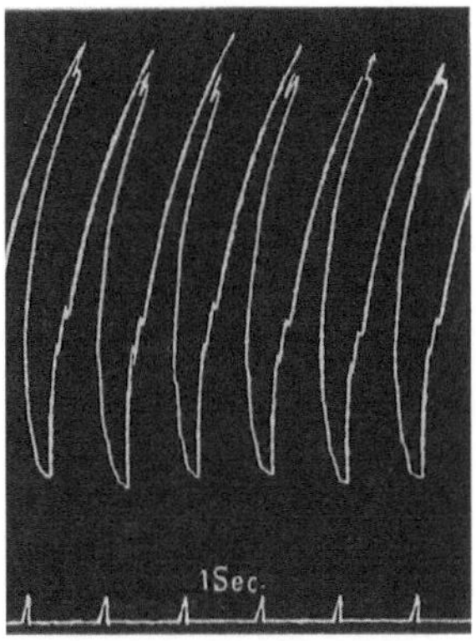

Eine Folge von Klappenfehlern ist das Auftreten abnormer Geräusche an Stelle oder neben den „Herztönen", und man unterscheidet hier nach ihrem zeitlichen Auftreten systolische und präsystolische Geräusche. Die Insuffizienzgeräusche sind in der Regel weicher als die Stenosengeräusche; im übrigen besteht keine Parallele zwischen dem Grade der Störung und der Intensität des Geräusches.

In den aufgenommenen Pulskurven zeigen sich namentlich bei Aortenklappenfehlern charakteristische Besonderheiten. So ist bei Aorteninsuffizienz der Puls schnellend, hüpfend (Abb. 383), entsprechend den sehr großen und plötzlichen Druckschwankungen, während bei Aortenstenose wegen der hier verlangsamten Ventrikelkontraktion und der Behinderung der Blutausströmung in die Aorta die Pulswelle langsamer ansteigt und abfällt.

Abb. 383. Sphygmogramm vom Endteil der Aorta abdominalis eines Pferdes mit hochgradiger Aortenklappeninsuffizienz und starker Hypertrophie des linken Ventrikels; vgl. Kurve 391.

Die beiden häufigsten Klappenfehler des Pferdes sind die Aorten- und die Mitralinsuffizienz. Im Elektrokardiogramm kann man bei der ersteren mit Extremitätenableitung eine sehr hohe, steile, rasch verlaufende Initialschwankung und niedere A- und F-Zacken, bei der Mitralinsuffizienz mit Thoraxableitung eine sehr hohe und breite Vorhofschwankung finden[2]).

Bei dem erwähnten gesetzlichen Hauptmangel der „Dämpfigkeit" der Pferde (Definition s. S. 1808) werden als Ursache der Herzdämpfigkeit neben Herzdilatation besonders Klappenfehler genannt, weil sie *Stauungen* im Blutkreislauf und dadurch erhebliche und chronische Atembeschwerden bedingen können.

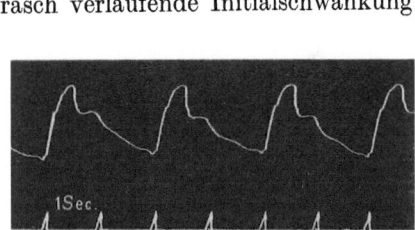

Abb. 384. Aortensphygmogramm von einem gesunden Pferde.

Die durch einen Klappenfehler bedingten Stauungen im Kreislauf können auch zu *akuter Gehirnhyperämie* und *schweren Erregungszuständen* unter dem Bild hochgradiger Gehirnerkrankung führen (eig. Beob. b. Pferd).

Besonders schlimm werden die Folgen sein, wenn Klappenfehler plötzlich entstehen durch *Klappenruptur*[3,4]) oder *Sehnenfädenzerreißung*[5,6,7]), da dann die

---

[1]) Nörr: Berlin. tierärztl. Wochenschr. 1922, Nr. 34.
[2]) Nörr: Berlin. tierärztl. Wochenschr. 1920, Nr. 18.
[3]) Cantini: Nuovo ercol. 1897, S. 28.   [4]) Unguhart: Vet. Bd. 69, S. 805.
[5]) Lustig: Jahresber. d. Hannoverschen Hochschule 1884/85 S. 70.
[6]) Schmieder: Zeitschr. f. Veterinärk. 1906, S. 281.   [7]) Campbell: Vet. rec. 1907.

Anforderungen an die Leistung einzelner Herzteile so rasch wachsen, daß eine Kompensation nur schwer oder gar nicht möglich ist. Während in einem Fall beim Pferd die Zerreißung einer ganzen Reihe von Sehnenfäden im Bereiche der Mitralis unter ausgebreiteten Ödemen erst nach einigen Wochen zum Tode führte, erfolgte bei einem ermüdeten Jagdhund durch einen starken Sprung Ruptur einer Aortenklappe und rascher Tod. Rasch tödlich verlaufen auch die Fälle, in denen ein Ostium im Herzen *plötzlich vollkommen verlegt* wird. So wurde bei einem plötzlich verstorbenen Hund eine die linke Vorhofkammeröffnung fast verschließende, gestielte, polypöse Neubildung[1]) gefunden und bei einer ebenfalls plötzlich verendeten Kuh ein von der Wand der linken Herzkammer losgelöstes Fibrosarkom[2]), das die Aorta völlig verstopft hatte.

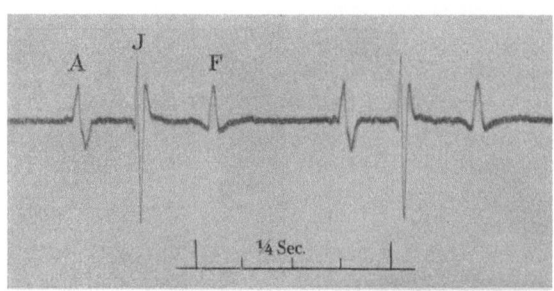

Abb. 385. Elektrokardiogramm eines Pferdes mit Mitralinsuffizienz. Thoraxableitung. Atriumschwankung auffallend groß; vgl. Kurve 386 von gesundem Pferd.

Im Zusammenhang mit den durch Klappenveränderung bedingten Herzfehlern sind auch noch solche anzusprechen, die durch gehemmte oder fehlerhafte Entwicklung entstanden sind. Dazu gehört im Bereich der Kammern das seltenere bei Hund[3]), Pferd[4]) und Rind[5]) beobachtete Verbleiben einer Öffnung im Kammerseptum, das *Foramen interventriculare persistens*, oder das Verbleiben einer membranös gefensterten Lücke zwischen beiden Kammern, das sog. Foramen persistens membranaceum, das Csokor[4]) bei 8% aller sezierten Pferde und Bräuer[6]) auch beim Hund gefunden hat. — Gar nicht selten ist die Erscheinung des *Foramen ovale persistens*, das entweder allein oder mit einer der beiden obengenannten Abnormitäten bei Pferd, Rind, Schaf und Hund[6,7,8]) vergesellschaftet vorkommt, sowie auch das Offenbleiben des Ductus Botalli. Stroh[9])

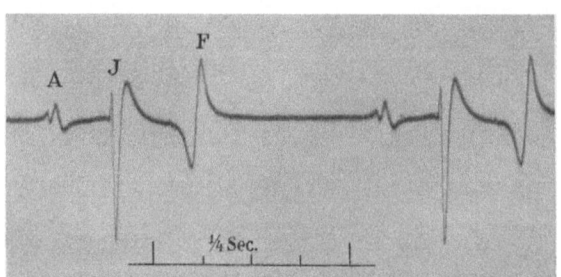

Abb. 386. Elektrokardiogramm eines gesunden Pferdes. Thoraxableitung, bei der die Initialschwankung tief nach unten geht. Der Atriumkomplex A besteht aus einer kleineren, wohl von der Hohlvene, und einer gleichgerichteten vom Vorhof herrührenden größeren Zacke. Finalschwankung auffallend diphasisch.

---

[1]) Jungers, zitiert nach Fröhner-Zwick: Pathologie und Therapie der Haustiere. S. 413. Stuttgart: Enke 1915.
[2]) Hink, zitiert nach Fröhner-Zwick: Pathologie und Therapie der Haustiere. S. 413. Stuttgart: Enke 1915.
[3]) Magnin: Recueil de méd. vét. Bd. 63, S. 900.
[4]) Csokor: Monatsschr. d. Vereins d. Tierärzte Österr. Jg. 10, H. 11.
[5]) Huynen: Ann. de méd. vét. 1908, S. 391.
[6]) Bräuer: Ber. üb. d. Veterinärwesen in Sachsen Jg. 36, S. 51.
[7]) Brandt: Arch. f. wiss. u. prakt. Tierheilk. 1884.
[8]) Walley: Journ. of comp. pathol. a. therapeut. Bd. 5, S. 367.
[9]) Stroh: Münch. tierärztl. Wochenschr. 1923, Nr. 18.

hat bei 3—4 Wochen alten Kälbern in 50,3%, bei $1/_2$—$1\,^1/_2$ Jahre alten Jungrindern in 23% und bei älteren Kühen in 16% der untersuchten Fälle das Foramen ovale in der verschiedensten Ausdehnung offen gefunden, so daß nach ihm *dem Rind*, vielleicht den Wiederkäuern überhaupt, eine beträchtlich verzögerte Verwachsung und ein häufiges Offenbleiben des Foramen ovale *eigentümlich* zu sein scheint.

Die Folge eines kongenitalen Defektes des Septum ventriculare des Pferdes ist Herzdämpfigkeit, d. h. kardiale Dyspnöe; trotzdem können die Tiere lange damit leben. Erhält infolge kongenitaler Defekte der große und kleine Blutkreislauf nur Mischblut, so tritt innerhalb 1—2 Tagen nach der Geburt der Tod durch O_2-Mangel ein. Während des kurzen Lebens[1]) besteht hochgradige Körperschwäche, so daß sich die Tiere nur mit Mühe bewegen und manchmal kaum aufrecht erhalten können. Bei Foramen ovale persistens allein werden in der überwiegenden Zahl der Fälle wohl keine ins Gewicht fallenden Zirkulationsstörungen hervorgerufen, wenn es sich nicht um erhebliche Öffnungen handelt. Küst[2]) fand bei einem 6 Wochen alten Schaflamm mit einer markstückgroßen Kommunikation zwischen den beiden Arterien in der Ruhe schon angestrengte Atmung, die sich bei der geringsten Anstrengung zu hochgradigster Atemnot mit Erstickungsanfällen steigerte.

Nach der Besprechung der am Klappenapparat des Herzens vorkommenden Störungen wenden wir uns in folgendem zu seiner Muskulatur, deren Leistungsfähigkeit für den ganzen Kreislauf von allergrößter Bedeutung ist.

Der Herzmuskel ist befähigt, sich der wechselnden Größe der von ihm verlangten Arbeit anzupassen. Treten jedoch Mehranforderungen dauernd oder wenigstens sehr häufig an ihn heran, so beantwortet er sie mit einem Dickerwerden seiner Muskelfasern, er hypertrophiert. So können Körperbewegung und andere Muskelarbeit rein physiologisch eine akkomodative *Herzhypertrophie* zur Folge haben. Es ist eine bekannte, auf anatomische Befunde gestützte Tatsache, daß bei Arbeitstieren das Herz verhältnismäßig größer und schwerer gefunden wird als bei anderen, eine Erscheinung, die auch besonders auffallend bei Rennpferden zutage tritt, die wiederum ein relativ erheblich höheres Herzgewicht aufweisen als gewöhnliche Zugpferde. Darüber liegen viele Zahlen von Wägungen und Messungen vor, die in weiten Grenzen schwanken. Die Verhältnisse des Herzgewichtes zum Lebendgewicht des Körpers hat besonders SCHUBERT[3]) eingehend bei Pferd, Rind und Hund untersucht. Bei den oft genannten Versuchen von KÜLBS[4]) hatte von zwei Hunden desselben Wurfs, Geschlechts und Gewichts der eine, der 6 Monate auf einem Göpel täglich bis zu dreimal eine Stunde laufen mußte, bei der Tötung ein 152 g schweres, der ohne Arbeit gehaltene Kontrollhund ein nur 99 g schweres Herz. Bei Wildkaninchen und zahmen, in engen Käfigen gehaltenen Stallkaninchen betrug nach Untersuchungen desselben Autors die Differenz des Herzgewichtes 25%.

Im Gegensatz hierzu steht die durch pathologische Zustände bedingte *kompensatorische Hypertrophie*, die infolge anhaltender *Zirkulationsstörungen* entsteht, wie sie besonders bei Klappenfehlern, Gefäßalterationen, dann bei Herzmuskelerkrankungen, Verwachsungen von Pleura und Perikard, bei Lungen- und bei Nierenerkrankungen auftreten. So findet man sie bei dem die gewöhnliche Abnutzungskrankheit älterer Zugpferde bildenden chronischen alveolären Lungenemphysem, wo das Herz dauernd gegen den durch Alveolarsepten- und -gefäßschwund und Einengung der Lungenblutbahn erhöhten Widerstand arbeiten muß und, ätiologisch noch nicht ganz geklärt, bei der bei älteren Hunden

---

[1]) WALLEY: Zitiert auf S. 1818. [2]) KÜST: Dtsch. tierärztl. Wochenschr. 1920, S. 358.
[3]) SCHUBERT: Dissert. Leipzig 1909.
[4]) KÜLBS: Im Handb. v. MOHR-STAEHELIN. Berlin: Julius Springer 1914.

so außerordentlich häufigen chronischen Nephritis, jedoch nur in der ersten Zeit der Erkrankung; später tritt gewöhnlich Dilatation des hypertrophierten Herzens ein.

Der durch die Hypertrophie geschaffene Ausgleich kann nämlich durch zu hohe Anforderungen an den Herzmuskel wieder verlorengehen, indem Erweiterung des hypertrophierten Herzmuskels und damit Dekompensation eintritt.

Eine solche *Dilatation* entsteht häufig auch im Anschluß an kompensierte Klappenfehler beim Pferde, wenn solchen Tieren zu hohe Arbeitsleistungen zugemutet werden.

Die chronische Herzdilatation gehört ebenfalls mit zu den Zuständen, die den schon öfter erwähnten Hauptmangel „Dämpfigkeit" der Pferde bedingen können; sie verursacht in diesem Fall eine chronische kardiale Dyspnöe.

Akute primäre Herzerweiterung, wobei der Herzmuskel nach vorübergehender Erweiterung nicht zur Norm zurückkehrt, beobachtet man als Folge von Überanstrengungen des Herzens, wenn der Herzmuskel keine Zeit hatte, sich ihnen durch Hypertrophie anzupassen. Dies ist besonders bei Pferden der Fall, an die ungewohnte, zu hohe und zu langdauernde Anforderungen im Zug oder unter dem Reiter gestellt werden oder die sich z. B., wie dies öfters vorkommt, nachts mit den Beinen in die eigenen Anbinde- oder Flankierbaumanhängevorrichtungen verfangen und in dem Bestreben, sich frei zu machen, immer weiter verwickeln und hierbei in unter Umständen stundenlanger, äußerst aufgeregter Muskelarbeit ihr Herz überanstrengen. Ähnlich verhält es sich wohl bei der Kolik des Pferdes, wobei die Tiere ununterbrochen scharren, sich niederwerfen und herumwälzen, wozu noch die durch die enormen Schmerzen und die Aufregung hochgradig erhöhte Herzfrequenz und sicher auch noch den Herzmuskel schädigende, im Darm resorbierte Autotoxine kommen. Schwächung des Herzmuskels tritt ein durch Bakterientoxine, wie dies besonders bei der Brustseuche der Pferde und bei der bösartigen Form der Aphthenseuche der Rinder sowie bei dem großen Heer von Vergiftungen der Fall ist. Im Kriege, wo durch den außerordentlich großen Mangel brauchbarer Futtermittel die meisten Pferde unserer Armee stark unterernährt waren, fand man[1,2] bei Sektionen auch den Herzmuskel unterernährt und seine Wände schlaff und dünn. Solche Herzen waren natürlich den erhöhten Anforderungen des Krieges nicht gewachsen und wiesen starke Dilatationen auf. Ähnlich liegt der Fall bei der infektiösen Anämie der Pferde, bei der, abgesehen von dem Einfluß der Toxine dieser Infektionskrankheit, die Ernährung des Herzmuskels stark leidet. Die Erscheinungen und Folgen der Dilatation fallen klinisch mit dem Begriff der *Herzschwäche* zusammen, ein Zustand, bei dem das Herz seine Aufgabe, den Körper und sich selbst mit Blut zu versorgen, nur mangelhaft erfüllen kann. Dadurch sinkt der arterielle Druck bei gleichzeitigem Steigen des venösen. Je geringer die Differenz zwischen beiden wird, desto geringer wird die Stromgeschwindigkeit in den Gefäßen, worunter Sauerstoffversorgung und Kohlensäurebeseitigung im Körper leiden. Das gerade gegenüber diesen Mängeln sehr empfindliche Atemzentrum antwortet darauf mit einer beschleunigten und verstärkten Atmung, und so finden wir neben Herzklopfen, beschleunigtem, schwachem und arhythmischem Puls Mattigkeit, leichtes Schwitzen und besonders *Dyspnöe* unter den Symptomen von akuter Herzschwäche beschrieben. Dazu kommen bei länger andauernder Herzschwäche die Erscheinungen chronischer Blutstauung, die zu Cyanose, Schwindel, Bronchitis und endlich zu Ödemen und anderen hydrophischen Zuständen führen kann. Hier ist noch erwähnenswert, daß die Gebärparese des Rindes, jene eigenartige puerperale Erkrankung, die in einer sich rasch über den ganzen Körper

---

[1] SCHMIDT, J.: Ber. üb. d. tierärztl. Hochschule zu Dresden 1919, S. 143.
[2] LOHRSCHEIDT: Dtsch. tierärztl. Wochenschr. 1918, Nr. 29.

ausbreitenden motorischen und sensiblen Lähmung mit schwerer Somnolenz besteht und über deren noch nicht völlig geklärte Ätiologie eine Reihe von Hypothesen vorliegen, von POMAYER[1]) auf „eine primäre, ätiologisch allein zu beschuldigende Insuffizienz des ganzen Herzens" zurückgeführt wird.

Dilatationen sehen wir besonders häufig auf dem Boden von *Degenerationen und Entzündungen des Myokards*, die eine schwere Schädigung des Herzmuskels und seiner Arbeitskraft bedingen und über die hier noch näher zu sprechen ist.

Die durch mürbe Konsistenz und lehmartige Verfärbung des Herzmuskels gekennzeichnete Myodegeneratio cordis ist bei Haustieren eine außerordentlich häufige Erscheinung bei *Überanstrengung des Herzens*, bei *Infektionskrankheiten* und bei *Vergiftungen*. Bemerkenswert ist hier der jüngst beobachtete[2]) Todesfall eines Pferdes infolge akuter heftiger Degeneration des Herzmuskels ca. 12 Stunden nach einer zwecks chirurgischen Eingriffs vorgenommenen Narkose mit 120 g Chloralhydrat als Clysma und 180 g Chloroform. Die akuten Herzmuskelentzündungen, die im Gegensatz zum Menschen bei Haustieren verhältnismäßig selten vorkommen, sind gewöhnlich infektiösen Ursprungs. Hier kommt in erster Linie in Betracht das große Heer der *septikämischen Erkrankungen* bei *Seuchen*, wie Milzbrand, Malleus, Schweinerotlauf, Septicaemia pluriformis usw. Ferner ist besonders die sog. *bösartige* Form der *Aphthenseuche* beim Rind durch die schweren entzündlichen Veränderungen charakterisiert, die sie gerade am Herzen hervorruft. *Druse* und *Brustseuche* der Pferde sowie *Staupe* der Hunde haben nicht selten Myokarditis zur Folge. Bei Kälbern sah ZSCHOKKE[3]) nach längeren *Eisenbahntransporten* eine hochgradige Myokarditis auftreten, so daß die Tiere wegen Hinfälligkeit und Atemnot notgeschlachtet werden mußten, wobei er den wie gekocht aussehenden Herzmuskel fleckig oder ganz grauweiß verfärbt fand. *Tuberkulöse* Myokarditis wird beim Rind beobachtet[4,5]).

Aus der akuten Myokarditis entwickelt sich nicht selten eine chronische mit Bildung von „Herzschwielen", die nach ACKERKNECHT[6]) viel häufiger im linken Herzen, also im Gebiet der Arteria coronaria sinistra, zu sehen sind. Sie kommen beim Rind gewöhnlich im Anschluß an Aphthenseuche vor, sind beim Pferd[7]) nicht selten und werden auch beim Kamel[8]) beobachtet. Sie können die Wandungen des Herzens so verdünnen, daß es zu Ausbuchtungen nach außen, zu Herzaneurysmen[9]) und zu Herzrupturen kommt.

Die eitrige Myokarditis entsteht entweder metastatisch beim Pferd im Anschluß an eitrige Gelenk- und Sehnenscheidenentzündungen[10]), an Druseabszesse[11]) oder bei Pyämie[12]), beim Rinde nach eitriger Omphalophlebitis[13]) und Metritis, wobei diese *Herzabszesse* meist im Kammerseptum, aber auch in der Ventrikel- und Vorhofwand[14]) gefunden werden, oder sie entsteht traumatisch durch Fremdkörper, die vom Magen her nach Durchbohrung von Zwerchfell und Perikard ins Herzfleisch eingedrungen sind, eine Erscheinung, über die noch eingehender berichtet wird. Die vielerlei *Tumoren*, die man im Herzen finden kann und von

---

[1]) POMAYER: Die Gebärparese des Rindes. Berlin: Schoetz 1919.
[2]) FRICK: Dtsch. tierärztl. Wochenschr. 1919, Nr. 29.
[3]) ZSCHOKKE: Ber. üb. d. Veterinärwesen in Sachsen 1916, S. 191.
[4]) RONZA: Il. mod. zooiatro 1914, S. 134.
[5]) BERGSTRAND: Tidskr. f. Veterinärmed. Jg. 10, S. 145.
[6]) ACKERKNECHT: In Joests Pathol. Anat. d. Haustiere, Bd. IV. Berlin: Schoetz.
[7]) DENNHARDT: Ber. üb. d. Veterinärwesen in Sachsen 1909, S. 69.
[8]) BURKE: The vet. journ. Bd. 23, S. 11.   [9]) STOLZ: Jahresber. d. Veterinärmed. 1881.
[10]) JACOULET: Recueil de méd. vét. Bd. 8, S. 337.
[11]) SELLNIK: Berlin. tierärztl. Wochenschr. 1922, Nr. 38.
[12]) SKELTON: The veterinarian vet. 1883, S. 305.
[13]) DIEM: Wochenschr. f. Tierheilk. Bd. 48, S. 313.
[14]) MATTOZZI: Clin. vet. Jg. 15, S. 151.

denen *Fibrosarkome* und beim Pferd *Melanosarkome* die häufigsten sind, gehören zu den mehr umschriebenen Veränderungen im Herzen, sowie die Hämatome und auch die Alterationen durch *Parasiten*, besonders durch die bei Haustieren so häufigen *Echinokokken*. Hühnerei- bis männerfaustgroß findet man sie im Kammerseptum oder in der Wand des linken Ventrikels bei Rindern; PALAT[1]) sah sie an der Basis des linken Herzens in der Nähe der Kranzfurche bei einem plötzlich gestorbenen Omnibuspferde. Zystizerken in Rinderherzen sind ein häufiger Befund bei Schlachttieren. Bei Ferkeln, die an Atemnot litten, fand HENEBERK[2]) im Myokard des linken Ventrikels und des Kammerseptums grau-weiße multiple Herde, die sich bei mikroskopischer Untersuchung als Kalkeinlagerungen erwiesen; einen gleichen Befund von Myokardverkalkung konnte IVANIC[3]) am Kaninchenherzen feststellen.

Im Gegensatz zum Menschen, wo bisher nur *ein* einwandfreier Fall[4]) beschrieben wurde, kommen bei Haustieren, besonders beim Pferde, gar nicht selten *echte Verknöcherungen* vor. Es findet sich ja schon normalerweise beim Pferde, Schwein und Fleischfresser im Faserring des Aortenursprungs ein Herzknorpel (Cartilago cordis) eingelagert, der bei alten Tieren leicht verknöchert; auch beim Rinde liegen ebendort zwei platte Herzknochen (osa cordis), die auch beim Hirsch und Elefanten normalerweise gefunden werden.

Bei den bisher beobachteten Verknöcherungen am Herzen, die früher[5]) für Verkalkungen angesprochen wurden, handelt es sich, wie JOEST[6]) nachweisen konnte, um echte Ossifikationen; nach diesem Autor ist es stets die Muskulatur des rechten Vorhofes, die ergriffen ist; immer fand er, wenn überhaupt Verknöcherung vorhanden war, das rechte Herzohr davon betroffen. Bei Pferden kommt dieser Zustand in allen Lebensaltern, im übrigen aber auch beim Rind[7]) und Hund[6]) vor. Der dabei stets mehr oder weniger dilatierte Vorhof ist in schwereren Fällen vollkommen starr und knochenhart.

Bei der Frage der Ätiologie dieser eigenartigen Erscheinung muß man an einen Dehnungsreiz durch die häufigen und oft jähen Blutdrucksteigerungen denken, denen gerade Pferde als *die* Arbeits- und Sporttiere ausgesetzt sind; nach JOEST[6]) kommen außerdem Veranlagung — das Pferd zeigt nicht selten circumscripte Verknöcherung in der Skelettmuskulatur —, erhöhter Kalkstoffwechsel besonders bei Heufütterung und „örtliche Disposition des Stützgewebes im Pferdeherzen zur Bildung organisierter Hartsubstanzen" in Frage. Daß gerade der rechte Vorhof ergriffen wird, stimmt gut damit überein, daß von Dilatationen überhaupt gern die rechte Herzhälfte betroffen wird. Auch ist meines Erachtens ein Zusammenhang der beim Pferd so sehr häufigen Überleitungsstörungen (ca. $1/6$ *aller* Pferde ist damit behaftet!) mit dieser Erscheinung nicht ganz unwahrscheinlich, da es dabei durch den häufigen Kammersystolenausfall zu einer starken Mehrbelastung der Vorhöfe kommt, die den dünneren und deshalb nachgiebigeren rechten besonders in Mitleidenschaft zieht.

Alle diese letztgenannten Zustände und Erkrankungen beeinträchtigen naturgemäß die Tätigkeit des Herzmuskels; mehr oder weniger häufig handelt es sich nur um Schlachtbefunde, ohne daß merkwürdigerweise vorher sinnfällig wahrnehmbare klinische Erscheinungen vorausgegangen wären.

Besonders auffallend ist es, daß in verschiedenen Fällen von Vorhofverknöcherung die Pferde bis zum letzten Tage arbeiteten und keine dem Besitzer

---

[1]) PALAT: Bull. de la soc. centr. de méd. vét. 1882.
[2]) HENEBERK: Wien. tierärztl. Monatsschr. 1922, S. 44.
[3]) IVANIC, zitiert von HENEBERK: Wien. Tierärztl. Monatsschr. 1922, S. 44.
[4]) TOPHAM: Brit. med. journ. 1906.   [5]) STOSS: Zeitschr. f. Tiermed. 1888, S. 301.
[6]) JOEST: Virchows Arch. f. pathol. Anat. u. Physiol. 1924.
[7]) ROSSIGNOL: Schweiz. Arch. f. Tierheilk. Bd. 40, S. 228. 1898.

wahrnehmbaren Zeichen von Krankheit verrieten. Allerdings wird bei anderen wieder von Dämpfigkeit, also von chronischen Atembeschwerden, gesprochen, wobei es schwer zu entscheiden ist, ob es sich um die in einer Lungenerkrankung liegende Ursache der Verknöcherung oder um ihre Folge handelt. Auch ödematöse Schwellungen[1,2]) werden dabei als klinische Erscheinungen beschrieben. Nur in einem Fall[2]) wird auch „unregelmäßiger Herzschlag" erwähnt, obwohl doch für die Erregungsbildung und Leitung außerordentlich wichtige Teile des spez. Muskelsystems meist von der Verknöcherung mindestens stark in Mitleidenschaft gezogen oder sogar gänzlich zerstört sein müssen. Und dabei werden von NOCARD[3]) in 3 Fällen von totaler und partieller Verknöcherung die Herzgeräusche und auch die Herzbewegung als „normal" beschrieben!

Hämatome, Tumoren in größerer Ausdehnung oder größere Parasiten in erheblicher Anzahl bedingen eine starke Beeinträchtigung der Herztätigkeit bis zur Herzschwäche, wenn die gesunden Teile nicht durch Hypertrophie den Schaden ausgleichen können. Echinokokken haben oft Atrophien in der Herzmuskulatur, Herzaneurysmen und Rupturen zur Folge. Letztere entstehen auch häufig durch Abszesse. Überhaupt nehmen unter den Ursachen von plötzlichem Tod bei Tieren *Herzrupturen* einen breiten Raum ein.

Wir müssen hier *Spontanrupturen* und *traumatische* unterscheiden. Letztere können unmittelbar durch Verletzung entstehen, wie beim Rind durch Fremdkörper aus der Haube oder unter dem Einfluß einer stumpfen Gewalt auf den Brustkorb. So sah THUM[4]) als Folge eines Hornstoßes in die Herzgegend bei einer Kuh neben Zerreißung der Intercostalmuskeln eine durchdringende Zerreißung der rechten Kammerwand und noch einen Riß in der gegenüberliegenden Herzwand, ohne daß die äußere Haut oder das Perikard verletzt war. Spontane Herzrupturen entstehen meist sekundär auf dem Boden von Degeneration und Atrophie des Myokards oder chronischer Myokarditis, beim Vorhandensein von Klappenfehlern[5]), Herzaneurysmen, Parasiten[6]), Geschwülsten[7]), Abszessen usw., wobei übermäßige Erhöhung des Blutdrucks durch ungewöhnliche Arbeitsleistung[8]), Sturz[9,10]), starke Kontraktion der Bauchpresse, z. B. beim Geburtsakt[11]), Erschrecken[12]), Aufregung und Schmerzen bei Operationen[13]) auslösende Ursachen darstellen. Die bei Pferden, Mauleseln, Rindern, Schafen, Schweinen und Hunden beobachteten Rupturen des Myokards betrafen gewöhnlich eine Ventrikelwand, seltener die einer Vorkammer, vereinzelt das Kammerseptum.

Die Folge von Herzrupturen im weiteren Sinne, zu denen auch die bereits beschriebenen der Kranzgefäße gehören, ist zunächst die *Ansammlung von Blut im Herzbeutel*, wodurch das ohnehein schon durch den *Blutverlust* und besonders durch den *Muskelriß* stark geschädigte Herz komprimiert und an der diastiolischen Erweiterung gehindert wird, so daß in der Regel plötzlicher oder rascher Tod erfolgt. Dies ist auch der Fall bei den bereits obenbeschriebenen Rupturen

---

[1]) CHUCHU: Recueil de méd. vét. 1884, S. 236.
[2]) ISSEPONI: Schweiz. Arch. f. Tierheilk. Bd. 40, S. 31.
[3]) NOCARD: Bull. de la soc. centr. de méd. vét. 1884, S. 236.
[4]) THUM: Monatshefte f. prakt. Tierheilk. 1911, S. 128.
[5]) SCHRAPE: Dtsch. tierärztl. Wochenschr. 1921, S. 50.
[6]) SCOTTI: Nuovo ercol. Bd. 6, S. 154.
[7]) HUGUENIN: Schweiz. Arch. f. Tierheilk. Bd. 58, S. 246.
[8]) VIVIEN: Wochenschr. f. Tierheilk. Bd. 49, S. 181.
[9]) DOLLAR: Vet. Bd. 69, S. 670.
[10]) MALEVAL: Recueil de méd. vét. Bd. 81, S. 508.
[11]) SIGL: Wochenschr. f. Tierheilk. Bd. 49, S. 8.
[12]) HAAS: Münch. tierärztl. Wochenschr. Bd. 54, S. 292.
[13]) O'CONNER: Vet. journ. 1906.

der Aorta oberhalb der Klappen. ACKERKNECHT[1]) hat für diesen Vorgang den treffenden Ausdruck „intraperitoneale Erdrosselung" geprägt.

Eine je nach dem Grade solcher Flüssigkeitsansammlung verschieden starke Behinderung der Diastole tritt ferner ein durch Hydroperikardium sowie durch Exsudate in den Herzbeutelraum, bei exsudativen Entzündungen des Perikards. *Perikarditis* entsteht selten primär, häufig jedoch sekundär bei allen Haustieren im Gefolge einer großen Reihe von Infektionskrankheiten und beim Rinde häufig traumatisch, wobei es meist auch zu einer Verletzung des Herzmuskels kommt. Da diese *traumatische Karditis und Perikarditis*, die auch bei kleinen Wiederkäuern vorkommt, die häufigste Herzkrankheit des Rindes ist, ist eingehender darüber zu sprechen.

In der Gewohnheit der Rinder, alle zugänglichen Gegenstände zu belecken und auch abzuschlucken und in der oberflächlichen Art, womit beim Wiederkäuer das erstmalige Kauen erfolgt, sowie in der geringen Empfindlichkeit der Zunge dieser Tiere und in den nach rückwärts gerichteten Zungenpapillen, die das Zurückgleiten von Fremdkörpern aus der Zunge verhindern, und auch in ihrem relativ geräumigen Pharynx liegt es begründet, daß zufällig ins Futter geratene spitze metallische Gegenstände, besonders Nägel und Drahtstücke, aber auch Wetzsteine u. dgl., in den Magen gelangen und hier in dem am meisten brustwärts liegenden Teil, der bienenwabenähnlich mit Leistchen versehenen Haube, Reticulum, stecken bleiben. Durch die Kontraktionen der Haube vorwärts getrieben, durchbohren diese Fremdkörper nun erst die Haubenwand, dann das anliegende Zwerchfell und den Herzbeutel und dringen schließlich auch ins Herz selbst ein, das von der Haube *nur 2 cm* entfernt liegt.

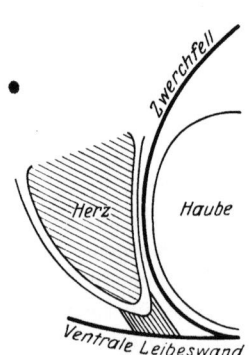

Abb. 387. Schema der Lage von Haube, Zwerchfell und Herzbeutel beim Rinde. (Nach JOEST.)

Neben einer traumatischen Retikulitis und einer traumatischen circumscripten Peritonitis und Pleuritis zu beiden Seiten des Zwerchfells, auf die nicht näher eingegangen zu werden braucht, kommt es dabei am Zirkulationsapparat im wesentlichen zu flüssigen oder festen Exsudaten in den Herzbeutel und zu Verdickungen desselben, sowie zu Verwachsungen von Herzbeutel und Herz und endlich zur Verwundung des Herzmuskels. Zwischen Haube und Herzbeutel ist dann oft ein offener Kanal vorhanden, durch den Fäulnisgase von der Haube her in den Herzbeutelraum eindringen können. Durch das oft sehr reichliche Exsudat (10—15 Liter) wird der Herzbeutel stark ausgedehnt und das *Herz*, besonders die nachgiebigeren *Vorkammern* und die größeren *Venen*, erheblich *komprimiert*. Im Herzen selbst sieht man Herzwunden, myokardische Herde oder Herzabszesse.

Die Folgeerscheinungen sind je nach der Ausbreitung und dem Sitz der Veränderungen verschieden. Exsudatmassen bzw. Fäulnisgase, aus dem Myokard eingedrungen oder im Herzbeutel selbst entstanden, beeinträchtigen zunächst die Funktion des Herzens von außen her, ebenso wie später Verwachsungen zwischen Herz und Herzbeutel. Circumscripte Myokarditis oder Herzabscesse lassen mehr oder weniger größere Partien kontraktiler Substanz für die Tätigkeit des Herzens ausfallen. Durch die Mehrleistung der erhaltenen Herzabschnitte kommt es zu Hypertrophien und später zur Dilatation. Andererseits kann auch der Herzmuskel der Kompressionsatrophie anheimfallen. Leider

---

[1]) ACKERKNECHT: In Joests Pathol. Anat. d. Haustiere, Bd. IV. Berlin: Schoetz.

liegen auch hier keine eingehenderen pathologisch-physiologischen Arbeiten vor, obwohl gerade dieser Erkrankungskomplex in dieser Hinsicht eine lohnende Ausbeute verspräche.

Klinisch beobachtet man im Beginn der Perikarditis einen frequenten, stark pochenden, auch in größerer Entfernung vom Tier deutlichst hörbaren Herzschlag, der mit Zunahme des Exsudats undeutlicher wird. Die oft sehr schmerzhafte Perkussion ergibt eine Vergrößerung der Herzdämpfung und infolge des Pneumopericardiums einen diagnostisch wichtigen tympanitischen Ton, die Auskultation läßt oft plätschernde, glucksende, gurgelnde, mit dem Herzschlag synchrone Flüssigkeitsgeräusche hören.

Die Insuffizienz des Herzmuskels bedingt Stauungen im kleinen Kreislauf und passive Lungenhyperämie mit hörbarer Atemfrequenz, die sich bis zu hochgradiger Atemnot mit stürmischen Atembewegungen steigern kann. Infolge des Druckes, den das Exsudat im Herzbeutel auf die Venen ausübt, kommt es zu starker Füllung der großen Venen, besonders der Jugulares, und oft zu ausgebreiteten Ödemen am Halse, Vorder-, Unterbrust und Bauchgegend. Der Zustand läßt meist eine Schlachtung der Tiere ratsam erscheinen; selten kommt es zum natürlichen Tod durch Perforation des Herzens und innere Verblutung. In manchen Fällen nimmt die Erkrankung dadurch einen günstigen Ausgang, daß der Fremdkörper in der Herzgegend unter oder in die äußere Haut und von da unter Abszedierung nach außen gelangt[1,2]).

Bei anderen Tieren sind nur ganz vereinzelte Fälle von traumatischer Perikarditis und Karditis bekannt geworden. Beim Pferde waren Rippenbrüche[3,4]), ein im Oesophagus in der Herzgegend steckengebliebener harter Lupinenstengel[5]), eine 8 cm lange Stopfnadel[6]), beim Hunde und Schwein Nähnadeln[7,8,9]) die Ursachen.

Spontane *Zerreißungen* des Perikards sind sehr selten. Bemerkenswert ist hier die Beobachtung GRAALS[10]), der bei einem 1 Jahr alten Jungrind, das intra vitam „Symptome einer Herzaffektion" gezeigt hatte, die Herzspitze in einem Riß des Herzbeutels *eingeklemmt* fand, wobei letzterer tief in die Herzmuskulatur einschnitt, was natürlich zu einer schweren Behinderung der Herzfunktion führen mußte.

Weiterhin sind hier noch verschiedene Zustände zu nennen, die ebenfalls eine Kompression des Herzens bedingen. Bei der außerordentlichen Häufigkeit der Tuberkulose beim Rinde können Geschwülste solcher Herkunft an der Herzbasis oder vom Brustbein oder vorderem Mittelfellraum her das Herz in seiner Bewegungsfreiheit hemmen. Dasselbe ist der Fall bei stark vergrößerten Thymusdrüsen[11]), Neubildungen und Hernien.

Endlich ist noch von Interesse ein von MALJANTOWITSCH[12]) beobachteter Fall von *Verlagerung des Herzens* in die Bauchhöhle bei einer Kuh. Dabei war das Herz stark in die Länge gezogen, der Herzbeutel mit dem Netz verwachsen; Aorta, Arteria pulmonalis und Lungenvenen traten durch das weit nach vorne ausgebuchtete Zwerchfell in die stark verkleinerte Brusthöhle, um zu den Wirbeln

---

[1]) BEAUVAIS: Rev. vét. Jg. 19, S. 188.
[2]) BERNER: Mitt. d. Vereins bad. Tierärzte Jg. 23, S. 41.
[3]) SOSCHESTWENSKIJ: Ref. Jahresber. d. Veterinärmed. 1910 (russisch).
[4]) KINSLE: Americ. vet. review Bd. 41, S. 89.
[5]) JÄHNKE: Zeitschr. f. Veterinärk. 1918, H. 3.
[6]) LEWIN: Mil.-vet. Zeitschr. Bd. 6, S. 18.
[7]) BORG: Svensk. vet. tidskr. 1913.
[8]) PETIT: Bull. de la soc. centr. de méd. vét. Bd. 59, S. 281.
[9]) TEETZ: Zeitschr. f. Milch- u. Fleischhyg. 1904.
[10]) GRAAL: Finsk. vet. tidskr. Bd. 14; ref. ELLENBERGER-SCHÜTZ.
[11]) NAUDIN: Rev. gén. de méd. vét. Bd. 17, S. 570. 1911.
[12]) MALJANTOWITSCH: Russ. tierärztl. Rundschau Jg. 4.

bzw. in die Lunge zu gelangen. Leider fehlt jede Angabe von Beobachtungen intra vitam, da es sich auch in diesem Falle, wie bei einer Reihe anderer (s. ACKERKNECHT[1])], nur um einen Schlachtbefund handelte.

Schließlich sind noch die mit dem *spezifischen Muskelsystem* des Herzens in Zusammenhang stehenden Störungen der Herztätigkeit zu besprechen.

Über das anatomische Substrat des Erregungsleitungssystems bei Haustieren, deren Herzen ja im wesentlichen zu seiner Erforschung herangezogen worden sind, liegt eine große Reihe von Veröffentlichungen vor; es sei hier nur auf die letzte vergleichende Arbeit von *Zimmermann*[2]) verwiesen.

Mit dem spezifischen Muskelsystem im Herzen steht der Rhythmus des Herzens und sein Kontraktionsablauf in innigster Verbindung. Als Schrittmacher des Herzens pflegt jetzt allgemein der Sinusknoten zu gelten, obwohl es elektrokardiographische Befunde beim Pferde[3]) wahrscheinlich machen, daß wenigstens bei diesem Tier die Vene vor dem Sinusknoten und Vorhof schlägt (vgl. Abb. 386). Entsprechend den entweder nomotop vom Reizursprung oder heterotop von irgendeinem anderen Punkte des Herzens ausgehenden Impulsen können wir auch *Änderungen in der nomotopen Reizbildung* und *Störungen durch heterotope Reizbildung* unterscheiden. Da am Ursprungsorte der Herzautomatie der Rhythmus des Herzschlages diktiert wird, so ist von ihm einerseits die Schlagfrequenz, andererseits auch die regelmäßige Aufeinanderfolge der einzelnen Schläge abhängig: die Frequenz kann *erhöht* oder *herabgesetzt* sein oder die Reizbildung kann *unregelmäßig* erfolgen; endlich kann sich auch das letztere mit einem der beiden ersten kombinieren. Die normale Durchschnittsfrequenz der Herzschläge bei einer sehr großen Reihe von Tieren und ihre durch Geschlecht, Rasse, Körperbau, Verdauung, Trächtigkeit, Außentemperatur und Körperbewegung bedingten physiologischen Schwankungen finden sich in meiner Arbeit[4]) über den Blutkreislauf. Hier sei nur die Tatsache erwähnt, daß das Pferd normalerweise genau die *halbe* Zahl der Herzfrequenz des Menschen aufweist, so daß also die beim Pferde in Krankheitsfällen gar nicht seltene Frequenzhöhe von 120 Schlägen in der Minute einer menschlichen Schlagzahl von 240 Minutenschlägen entsprechen würde. Eine solche *Tachykardie* beim Pferde deutet natürlich auf schwere Herzschwäche hin, wie sie besonders bei allen Haustieren bei fieberhaften und Infektionskrankheiten meist mit entzündlichen oder degenerativen Vorgängen am Herzmuskel vorkommt. Schwere Darm- und Bauchfellentzündungen, die Brustseuche der Pferde, der Milzbrand des Rindes, der Rotlauf des Schweines und alle Arten septikämischer Erkrankungen pflegen mit besonders hoher Herzfrequenz einherzugehen. Bei der durch physische Einflüsse hervorgerufenen Tachykardie sei erwähnt, daß besonders edle Pferde, aber auch manche andere junge und erregbare Tiere außerordentlich leicht auf alle in ihren Gesichtskreis tretenden, ungewohnten Erscheinungen mit einer beträchtlichen Steigerung der Herzfrequenz reagieren, was bei einer Untersuchung solcher Tiere zu berücksichtigen ist. Forensisch wichtig beim Pferd ist ein übermäßig hohes Ansteigen der Herzschlagzahl nach mäßiger Bewegung — 100—120 Schläge gegen 60—80 normal — bei gleichzeitig schwachem Pulse, Vergrößerung der Herzdämpfung und auffallender Atembeschleunigung, zur Feststellung des gesetzlichen Fehlers „Herzdämpfigkeit", einer auf chronischer Herzerkrankung beruhenden unheilbaren Atembeschwerde.

---

[1]) ACKERKNECHT: In Joests Pathol. Anat. d. Haustiere, Bd. IV.
[2]) ZIMMERMANN: Berlin. tierärztl. Wochenschr. 1924, Nr. 4.
[3]) NÖRR: Zeitschr. f. Biol. Bd. 61. 1913.
[4]) NÖRR: Der Blutkreislauf. Ellenberger-Scheunerts Lehrb. d. Physiol. d. Haustiere. Berlin: Parey 1924.

Eine gleichmäßige *Herabsetzung* der Schlagzahl hinwiederum, *eine Bradykardie*, findet man häufig bei einem anderen gesetzlichen Fehler der Pferde, bei dem meist auf Hydrocephalus internus chronicus beruhenden „Dummkoller". Die dabei durch Steigerung des intrakraniellen Druckes bedingte Reizung des Vaguskernes ruft nämlich in fortgeschritteneren Fällen eine auf der herzhemmenden Wirkung des Vagus beruhende Bradykardie hervor. Ähnlich verhält es sich bei anderen Gehirnerkrankungen und Geschwülsten im Gehirn, wie überhaupt die übermäßige Erregung der herzhemmenden Fasern des Vagus zentral, in ihrem Verlauf oder reflektorisch die häufigste Ursache der Bradykardien bildet[1]). Da bei den vielerlei in der Literatur beschriebenen Fällen von Pulsverlangsamung bei Tieren keine graphischen Befunde vorliegen, ist eine nähere Differenzierung nicht möglich. So handelt es sich wahrscheinlich bei der früher beobachteten Herabsetzung der Schlagzahl bei Pferden auf 9 bis 20 oder bei Hunden auf 18—20 Schläge nicht um „Bradycardia vera", sondern um den Ausfall von Kammersystolen oder ganzen Herzschlägen; so konnte ich den von FRÖHNER[2]) mit 12 Pulsen verzeichneten Fall beim Pferde im Ekg als durch partiellen Herzblock verursacht differenzieren, bei dem die Kammer regelmäßig nur auf jeden dritten, vom Vorhof kommenden Reiz ansprach. In allen Fällen von Frequenzen unter 28 Minutenschlägen beim Pferde konnte ich unerhebliche Unregelmäßigkeiten feststellen, im Sinne von nicht respiratorischen und respiratorischen Sinusarrhythmien, letzteres besonders bei alten Pferden.

Beim Hund ist die *Sinusarrhythmie* so häufig, daß man sie fast als die ge-

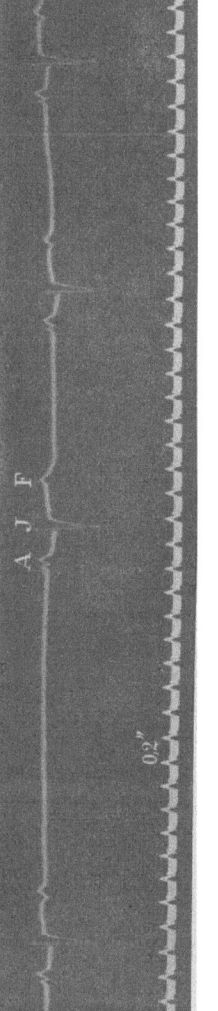

Abb. 388. Pferd. Thoraxableitung. (Rechte Vorderbrust-Regio apicis.)

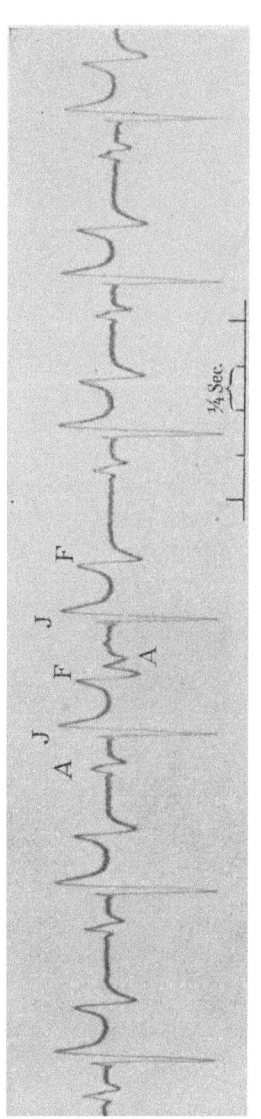

Abb. 389. Nach 3 gewöhnlichen Schlägen eine atrioventrikuläre Extrasystole. Pferd. Thoraxableitung.

---
[1]) ALBRECHT: Wochenschr. f. Tierheilk. 1895, S. 225.
[2]) FRÖHNER: Klinische Untersuchungsmethoden für Tierärzte. S. 63. Stuttgart: Enke 1912.

wöhnliche Schlagart ansehen kann; daß sie hier auf Vaguseinfluß beruht, zeigt das Regelmäßigwerden des Herzschlages bei Frequenzerhöhung; beim ruhig schlafenden Hunde beobachtet man respiratorische Sinusarrhythmie[1]; das Pferdeherz schlägt nach den Ergebnissen des Ekg im allgemeinen in sehr exaktem

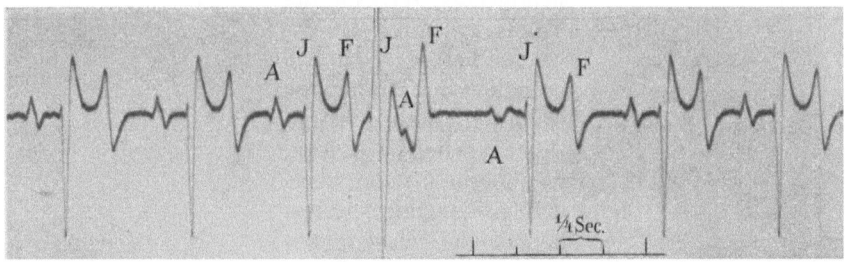

Abb. 390. Nach 3 gewöhnlichen Schlägen eine ventrikuläre Extrasystole. Pferd. Thoraxableitung.

Rhythmus, doch kommen auch Sinusarrhythmien mit und ohne Beziehungen zur Atmung vor[2]).

Manchmal kann ein Sinusreiz ganz ausfallen, wodurch längere Pausen in der Herztätigkeit entstehen, so daß klinisch partieller Herzblock vorgetäuscht werden kann. Im Ekg entstehen dadurch Bilder, die auch als sinoaurikulärer Block gedeutet werden können (Abb. 388).

Im Gegensatz zu den keine Störung des eigentlichen Herzmechanismus bedingenden Sinusarrhythmien rufen die durch heterotope Reizbildung entstehenden Unregelmäßigkeiten in der Schlagfolge eine mehr oder weniger starke Funktionsstörung der Herztätigkeit hervor. Hier wären zunächst die *Extrasystolen* zu nennen, die beim Pferd aurikulärer, atrio-ventrikulärer (Abb. 389) und ventrikulärer (Abb. 390) Herkunft sein können.

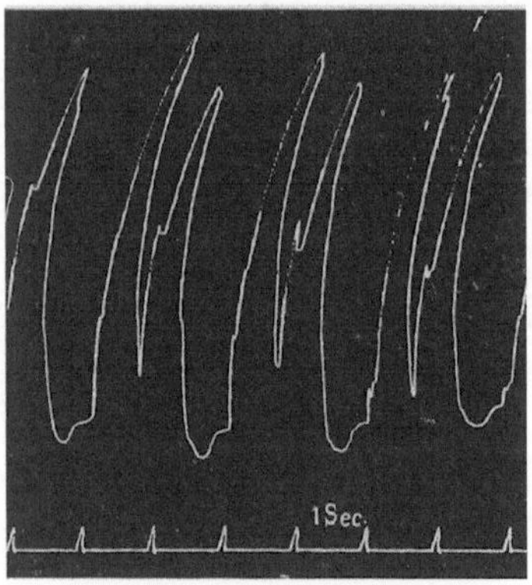

Ich fand sie gelegentlich eines zu anderen Zwecken unternommenen Versuches als *Zufallsbefund* bei einem anscheinend vollkommen herzgesunden und leistungsfähigen Pferde (Abb. 392), sonst aber nur im Verlaufe schwerer, meist mit Herzschwäche einhergehender *Erkrankung* dieses Tieres, wobei sie auch häufig „frustran" waren. 40% der von mir mit Extrasystolen behafteten gefundenen Pferde starben oder wurden notgeschlachtet. Bei an Angina, Pneumonie und Gastroenteritis erkrankten Pferden, wo mit der Verschlimmerung des Leidens vorzeitige Systolen auftraten, verschwanden sie bei beginnender Genesung.

Abb. 391. Extrasystolische Bigeminie. Pferd mit Aorteninsuffizienz und Herzhypertrophie.

Im übrigen sind sie eine häufige Begleiterscheinung von *Herzkrankheiten*, wo sie auch regelmäßig an Stelle jedes zweiten (Abb. 391) oder dritten Schlages auftreten können[3,4]).

---

[1]) LEWIS: Der Mechanismus der Herzaktion. Wien u. Leipzig: Safar 1912.
[2]) NÖRR: Monatshefte f. prakt. Tierheilk. Bd. 34. Stuttgart: Enke 1924.
[3]) MAREK: Klinische Untersuchungsmethoden für Tierärzte. Jena: G. Fischer 1922.
[4]) NÖRR: Berlin. tierärztl. Wochenschr. 1922, Nr. 34.

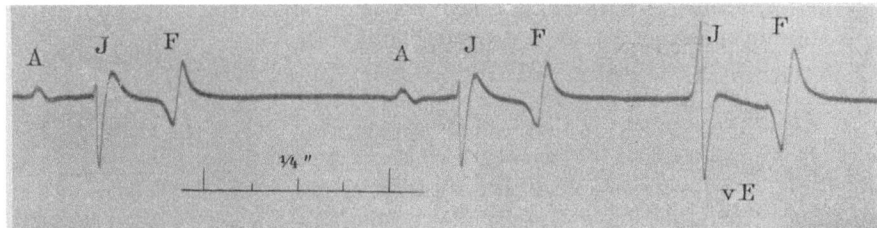

Abb. 392. Pferd. Thoraxableitung. Nach 2 normalen Schlägen die ventrikuläre Extrasystole *vE*. 2mal typische Vorhof- (*A*) und Kammer- (*J + F*) Schwankungen, das drittemal atypisches *J + F* und Fehlen von *A*.

Extrasystolen können bei Pferden auch mit Arrhythmia perpetua (Abb. 393) oder mit Pulsus alternans[1]) zusammen vorkommen.

Auf solche heterotope Reizbildung müssen wohl auch die meisten Fälle von *paroxysmaler Tachykardie* zurückgeführt werden, die beim Pferde sowohl auf

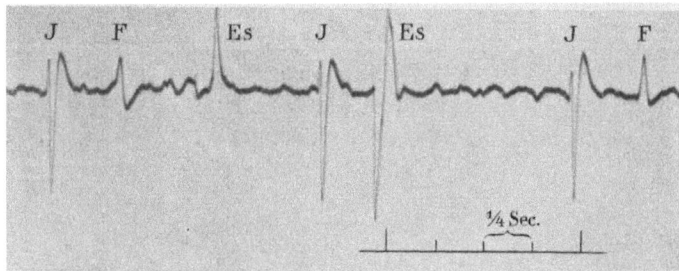

Abb. 393. Vorhofflattern mit Extrasystolen. Pferd. Ableitung: Rechte Vorderbrust-Regio apicis.

nervöser Basis, als auch in Fällen organischer Herzerkrankung vorkommt; so zeigen Pferde nach überstandener Brustseuche noch eine Neigung zu paroxysmaler Tachykardie[2]). Ich konnte bei einem Pferd mit schwerer Aorteninsuffizienz Anfälle von Herzjagen mit gegen die Norm um das *Siebenfache* erhöhter Fre-

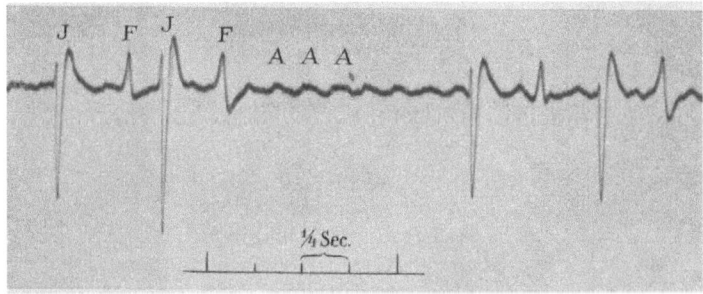

Abb. 394. Pferd. Thoraxableitung. Kammerschwankungen ungleich. Arrhythmia perpetua.

quenz (240 Minutenschläge) elektrokardiographisch aufnehmen. Während der Anfälle verriet das Pferd äußerlich nicht das geringste Zeichen von Unbehagen,

---

[1]) NÖRR: Monatshefte f. prakt. Tierheilk. Bd. 34.
[2]) Statist. Veterinärber. üb. d. preuß. Armee 1900, S. 147.

während nach anderen Autoren die Tiere dabei in Blick und Benehmen große Angst zeigen sollen.

Heterotoper Genese ist auch die auf *Vorhofflimmern und -flattern* beruhende Arrhythmia perpetua, die bei älteren Pferden nicht selten ist (Abb. 393—396).

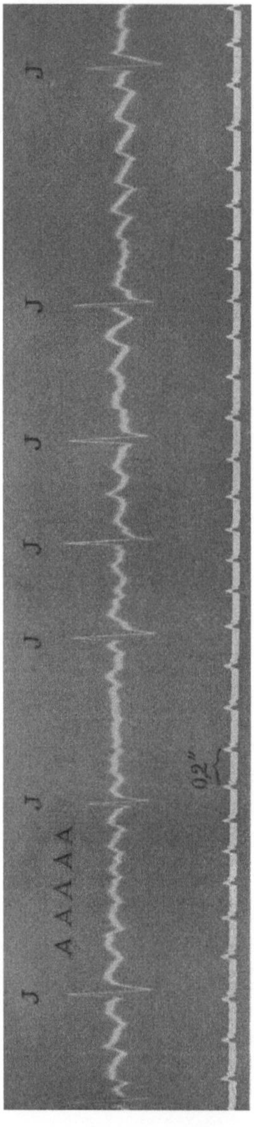

Die Vorhoftachysystolie bei Vorhofflattern kann dabei eine Frequenz von 400 Schlägen pro Minute aufweisen; Vorhofflattern und Vorhofflimmern gehen häufig ineinander über. Eigenartig ist, daß dieser Zustand längere Zeit hindurch, sogar jahrelang, ohne jeden merklichen Nachteil für das Pferd bestehen kann, ohne es auch nur irgendwie in seiner Leistungsfähigkeit zu beeinträchtigen.

Roos[1]) beschreibt „Vorhoffibrillation" bei Pferden und Hunden; bei den Pferden ergab die Zerlegung in einem Falle Bindegewebsneubildung in der Vorkammermuskulatur und körnige Beschaffenheit des Hisschen Bündels, im anderen Falle, wo das Pferd plötzlich gestorben war, nur Vergrößerung des Herzens und Hypertrophie der linken Kammer.

In mehreren Fällen fiel mir eine regelmäßige Gruppenbildung von Kammerschlägen auf, wodurch klinisch partieller Herzblock vorgetäuscht werden kann (Abb. 396).

Zu einer geordneten Herztätigkeit gehört außer einer normalen Reizbildung auch eine ordnungsmäßige Weiterleitung der Erregung bis zur Kammer bzw. das rechtzeitige Ansprechen derselben auf die vom Vorhof herkommende Erregung. Störungen dieser Funk-

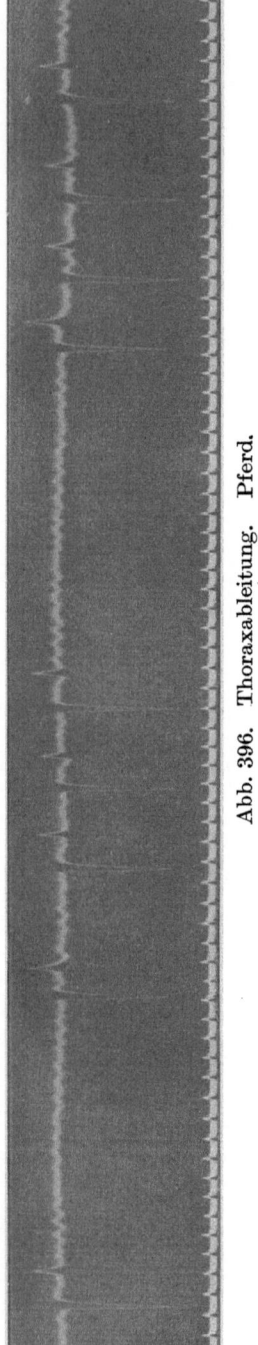

Abb. 395. Pferd. Extremitätenableitung (rechtes Vorderbein — linkes Hinterbein).

Abb. 396. Thoraxableitung. Pferd.

---

[1]) Roos: Tijdskr. f. Diergeneesk. Bd. 49. 1922.

tionen pflegen wir als Herzblock oder *Überleitungsstörung* zu bezeichnen. Letztere sind die beim Pferde weitaus häufigste Form der Arhythmie; 16%[1]), nach anderen sogar 19%[2]) aller Pferde sind damit behaftet. Unter 100 Fällen von Herz- und Pulsarhythmie beim Pferde konnte ich[3]) 62 mal Überleitungsstörungen feststellen. Manche der erhaltenen Ekge könnten als von sino-aurikulärem Block zweiten Grades herrührend gedeutet werden. Die weitaus überwiegende

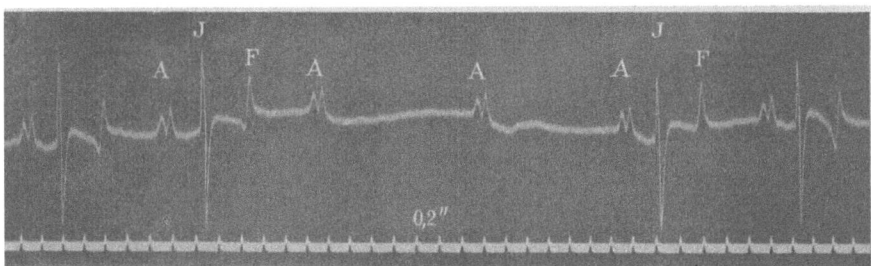

Abb. 397. Nach 2 normalen Schlägen 2mal hintereinander Ausfall der Kammerschläge.

Mehrzahl entfällt auf atrioventrikuläre Leitungsstörungen zweiten Grades mit Kammersystolenausfall. In 6% der Fälle handelte es sich um den jeweiligen Ausfall zweier Schläge hintereinander (Abb. 397 und 398).

Von der regelmäßig auftretenden Form (Abb. 398—401) ist die mit Pulstrigeminie besonders häufig (Abb. 400 u. 401).

Das $As-Vs$-Intervall, das beim Pferde normalerweise eine Dauer von 0,25″ hat, kann bei den Schlägen vor einer Intermission ad maximum eine Länge von 0,55 Sekunden aufweisen (Abb. 402).

Der auf partiellem Herzblock beruhende regelmäßige oder unregelmäßige Ausfall von Kammer- bzw. Pulsschlägen ist häufig ein Zufallsbefund bei der

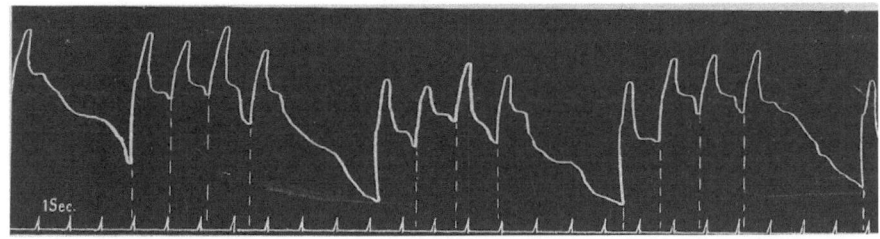

Abb. 398. Aortensphygmogramm. Pferd. Pulsquadrigeminie durch regelmäßigen Ausfall jedes 5. und 6. Schlages.

klinischen Untersuchung. Dabei können sich die Pferde viele Jahre lang der besten Gesundheit und Leistungsfähigkeit erfreuen. Bei Frequenzerhöhung verschwindet das Aussetzen, ist auch sonst oft sehr labil. So verschwand es z. B. bei Pferden sofort beim Geräuch des Elektrographenmotors oder bei Paßpferden, wenn sie voneinander getrennt wurden, außerdem stets bei subkutanen Injektionen von Atropin. Man könnte alle diese Fälle als Vagotonien ansprechen. Ätiologisch müßte man bei der Häufigkeit des Vorkommens beim Pferde an die ebenfalls so sehr häufigen Magendarmalterationen des Pferdes (Kolik) denken. Im übrigen konnte ich die Entstehung von partiellem Herzblock bei diesem Tier

---
[1]) Nörr: Zeitschr. f. Biol. Bd. 61. 1913.
[2]) Wester: Tijdschr. v. Diergeneesk. Bd. 41, S. 733. 1914.
[3]) Nörr: Monatshefte f. prakt. Tierheilk. Bd. 34. Stuttgart: Enke 1924.

beobachten im Verlauf einer fieberhaften Phlegmone, sein Verschwinden nach Genesung von Bronchitis und Gastroenteritis catarrhalis subacuta, sein Entstehen und sein Verschwinden im Verlauf je eines Falles von Bronchopneumonie, Meteorismus intestinorum, und Coryza contagiosa bzw. nach Heilung dieser Krankheiten.

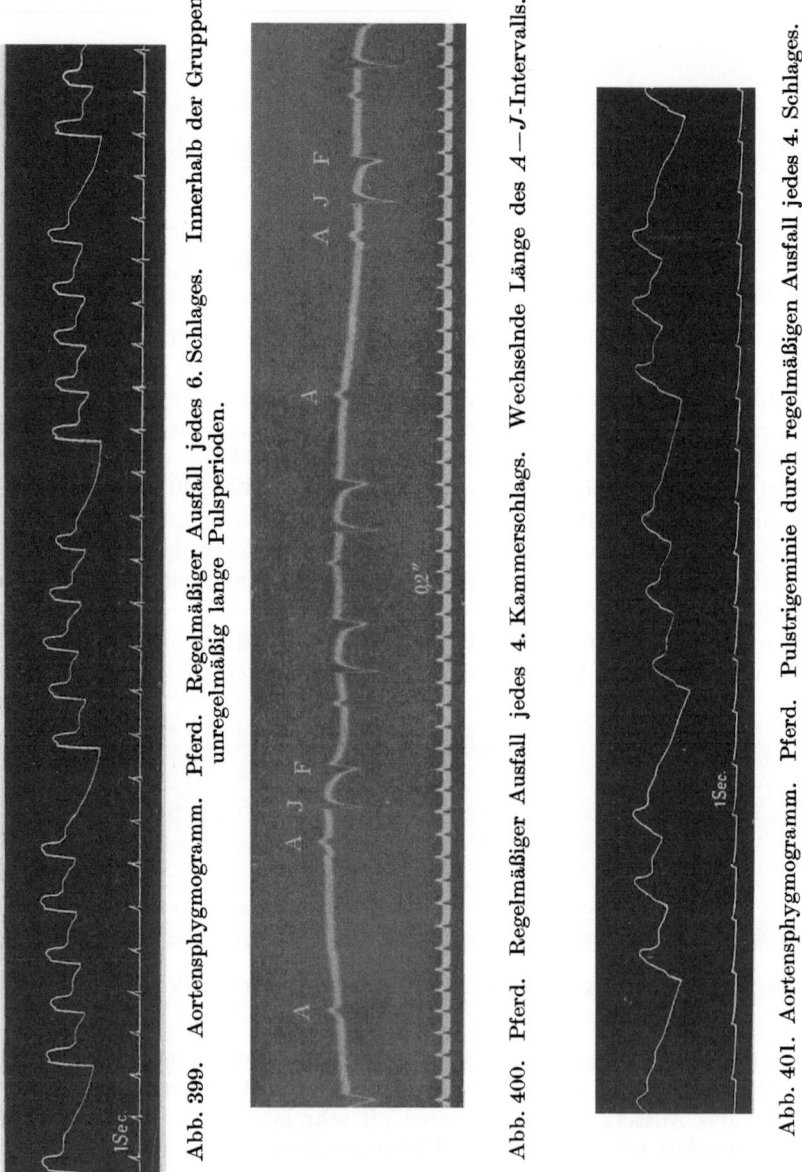

Abb. 399. Aortensphygmogramm. Pferd. Regelmäßiger Ausfall jedes 6. Schlages. Innerhalb der Gruppen unregelmäßig lange Pulsperioden.

Abb. 400. Pferd. Regelmäßiger Ausfall jedes 4. Kammerschlags. Wechselnde Länge des $A-J$-Intervalls.

Abb. 401. Aortensphygmogramm. Pferd. Pulstrigeminie durch regelmäßigen Ausfall jedes 4. Schlages.

Auch einige Fälle von *totalem Herzblock* bzw. ADAM-STOKESchem Symptomenkomplex bei Haustieren sind beschrieben worden[1,2,3,4]), wobei die in 3 Fällen vor-

---

[1]) BANG, G. u. O. PETERSEN: Monatshefte f. prakt. Tierheilk. Bd. 31, S. 385. 1920.
[2]) CHARLIER: Echo vet. 1913, Nr. 10.
[3]) LIENAUX u. HERMANS: Ann. de méd. vét. 1910, S. 663.
[4]) WIRTH, D.: Wiener tierärztl. Monatsschr. 1927, H. 1.

genommene histologische Untersuchung leukocytäre Infiltration des HISschen Bündels und seiner Schenkel ergab. Ich konnte bisher 2 Fälle von ADAM-STOKEschem Symptomenkomplex beim Pferd beobachten, wobei die Tiere klinisch *Unruhe, Bewußtlosigkeit, Taumeln* und *Niederstürzen* zeigten. Zwischen den

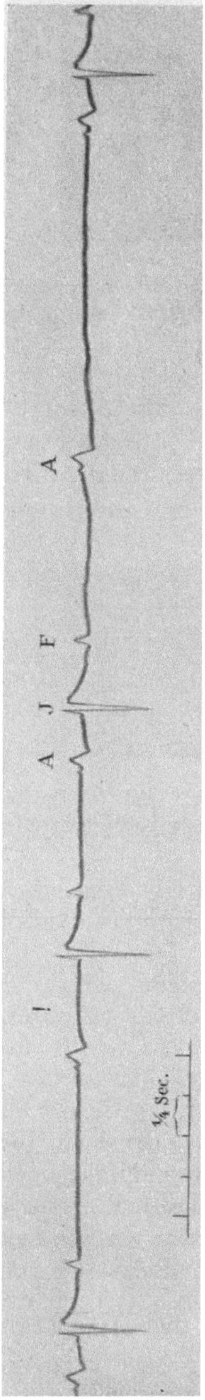

Abb. 402. Pferd. Überleitungsstörung. Beim 2. Herzschlag A—J-Intervall stark verlängert.

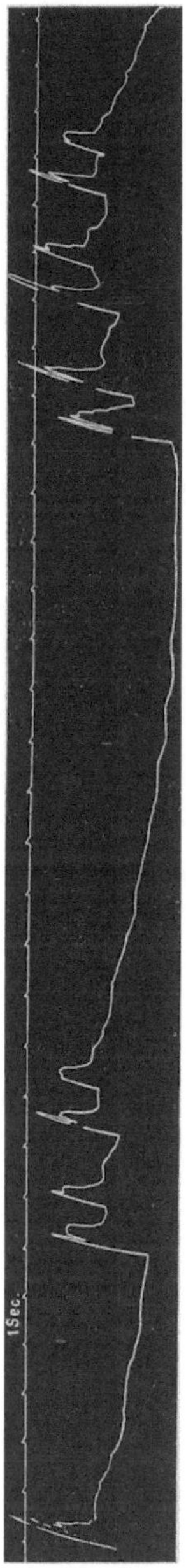

Abb. 403. Aortensphygmogramm. Pferd.

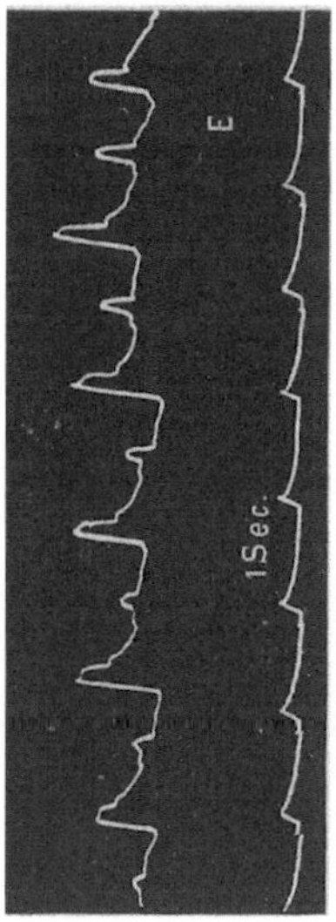

Abb. 404. Aortensphygmogramm. Pferd. Die kleinen Wellen werden von Schlag zu Schlag kräftiger. Bei E Ende des manifesten Alternans und Übergang in den latenten; s. Kurve Abb. 405.

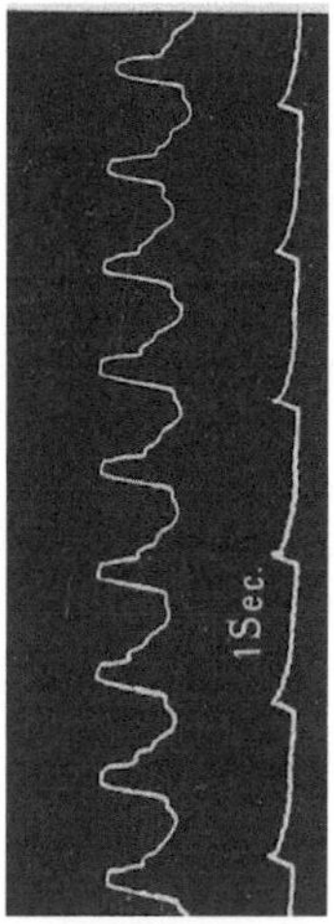

Abb. 405. Latenter Alternans. Fortsetzung der Schlagfolge in Abb. 404.

meist in Form der Bigeminie auftretenden Pulsschlägen konnten in dem einen Fall Pausen in maximo bis zu 25 Sekunden gezählt werden. Nach dieser Pause erfolgte beim Ausbleiben des Pulses ein Anfall. Das vom zweiten Pferde an der Aorta abdominalis aufgenommene Sphygmogramm zeigt eine Pulspause von 12 Sekunden (Abb. 403).

Eine besondere Stellung unter den Arhythmien nimmt der auf Herzalternation beruhende *Pulsus alternans* ein, bei dem keine Rhythmusstörung des Herzens, sondern nur eine solche des Pulses vorhanden ist, indem die jeweils kleinere Welle meist verspätet an die Peripherie gelangt. Über Pulsus alternans bei Haustieren

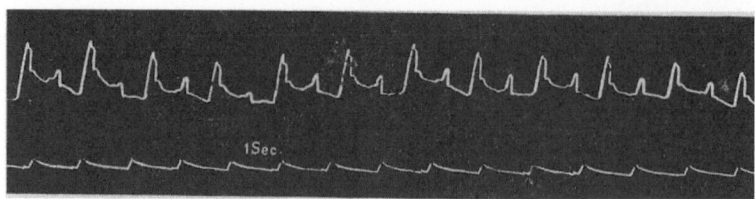

Abb. 406. Pulsus alternans. Aortensphygmogramm von einem Pferd mit Obstructio, Dilatatio et Ruptura oesophagi, Gangraena pulmonum, Myodegeneratio et Dilatatio cordis, einen Tag vor dem Tode aufgenommen.

liegen bis jetzt nur meine Beobachtungen beim Pferde vor[1]). Er trat dort bei lebensbedrohenden Erkrankungen bzw. sub finem vitae und bei Frequenzhöhen vom $2^1/_2$- bis weit über 3fachem der normalen Durchschnittsfrequenz des Pferdes auf. In einem Falle wurde er stets durch Extrasystolen bedingt, wobei ihn die

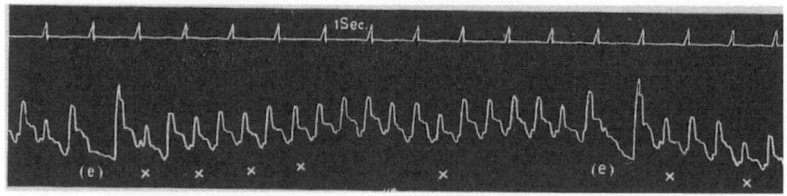

Abb. 407. Aortensphygmogramm. Pferd mit Magendarmentzündung. Bei (e) frustrane Extrasystole. × kleinere Wellen des Pulsus alternans, deutlich verspätet eintreffend.

postextrasystolische Systole einleitete (Abb. 407). Bei Frequenzabnahme ging die Alternansperiode in gleichmäßige und regelmäßige Schlagfolge über (Abb. 404 u. 405).

Die kleinere, schwächere Welle des Pulsus alternans konnte an den gewöhnlichen zum Pulsfühlen beim Pferd benutzten Arterien — Maxillaris externa, Transversa faciei usw. — oft nicht sinnfällig wahrgenommen werden, so daß man dort den Eindruck der Pulshalbierung hatte; bei der beim Pferd vom Rectum aus der untersuchenden Hand leicht zugänglichen Aorta abdominalis konnte man die schwächeren und stärkeren Pulswellen auch ohne graphische Hilfsmittel gut differenzieren.

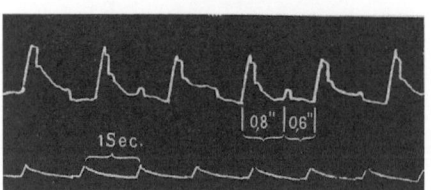

Abb. 408. Aortensphygmogramm. Pferd. Pulsus alternans.

Im Sphygmogramm erschienen die kleineren Wellen mit einer Verspätung bis zu 0,2 Sekunden (Abb. 408).

Im Ekg zeigten sich typische Formen in regelmäßiger Schlagfolge mit streckenweisem Alternieren der Kammeranfangs- und Kammerendschwankung.

---

[1]) Nörr: Monatshefte f. prakt. Tierheilk. Bd. 34. Stuttgart: Enke 1923.

Anhang.
Herzbeutel- und Herzchirurgie.

# Herzbeutelfunktion und Herzbeutelerkrankungen unter Berücksichtigung der Rückwirkungen auf die physiologische Funktion.

Von

LUDOLPH BRAUER und **HERMANN FISCHER**
Hamburg.   Frankfurt a. M.

Mit 22 Abbildungen.

Zusammenfassende Darstellungen.

ACHELIS: Über adhäsive Perikarditis und über den Verlust der beim Übergang aus der horizontalen zur aufrechten Körperhaltung normalerweise eintretenden Vertikalverschiebung des Herzens. Dtsch. Arch. f. klin. Med. Bd. 115. 1914. — D'AGATA: Experimenteller Beitrag zur Chirurgie und physikalischen Pathologie des Herzbeutels. Arch. f. klin. Chir. Bd. 98. 1912. — AMERIO: Contributo Clinico-Sperimentale etc. Atti d. XI. Congr. med. internat. Roma Bd. 4. 1894. — BAMBERGER: Über Perikarditis. Virchows Arch. f. pathol. Anat. u. Physiol. 1856. S. 348. — BARNARD: The functions of the pericardium. Journ. of physiol. Vol. 22. 1898. — BAUER: Die Krankheiten des Herzbeutels. v. Ziemßens Handb. d. spez. Pathol. u. Therapie (2) Bd. VI. 1879. — BAEUMLER: Behandlung der Erkrankungen des Herzbeutels. Penzoldt-Stintzings Handb. d. ges. Therapie (4) Bd. III. 1909. — BLECHMANN: Les épanchements du péricarde. Ann. de méd. et chirurg. infant. Jg. 17, Nr. 13. 1913. — BOUILLAUD: Traité des maladies du cœur. 2. Aufl. Paris 1841. — BRAUER: Untersuchungen am Herzen. 21. Kongr. f. inn. Med. Wiesbaden 1904. — BRAUER: Cardiolysis. Med. Ann. Bristol 1908, S. 303; Verhandl. d. dtsch. Ges. f. Chir. 32. Kongr. 1903. — BRAUER: Herzbeutelverwachsungen, ihre Erkennung und Behandlung. Münch. med. Wochenschr. 1909, Nr. 39. — BRAUER: Die Erkrankungen des Perikards. Fr. M. Groedels Atlas u. Grundriß d. Röntgendiagnose i. d. inn. Med. München 1924. — BRAUER: Die Behandlung der Herzbeutelentzündungen und -verwachsungen. Med. Überseehefte Jg. 1, Nr. 1. Hamburg 1914. — BRAUER: Die Kardiolysis und ihre Indikationen. Zentralbl. f. Chir. 1903, Nr. 36. — BRAUER: Über chronisch-adhäsive Mediastino-Perikarditis und deren Behandlung. Münch. med. Wochenschr. 1902, Nr. 49. — BRAUER: Die Kardiolysis und ihre Indikationen. Arch. f. klin. Chir. Bd. 71. 1903. — BRAUS: Anatomie des Menschen. Bd. II. Berlin: Julius Springer 1924. — BRÜCKE: Vorlesungen über Physiologie. Bd. I. Wien 1874. — CURSCHMANN, HCH.: Zur Beurteilung und operativen Behandlung großer Herzbeutelergüsse. Dtsch. Klin. a. Eingang d. 20. Jahrh. Bd. 4. — DELORME: Sur un traitement chirurg. de la symphyse cardiopericardique. Gaz. des hôp. civ. et milit. 1898, Nr. 125. — DELORME: Symphyse cardiaque et cardiolyse. Progr. méd. Jg. 52, Nr. 30. 1924. — DIEMER: Über Kalkablagerungen an den serösen Häuten des Herzens. Zeitschr. f. Heilkunde Bd. 20. 1899. — FELIX, W.: Herzbeutel und Herztätigkeit. Dtsch. Zeitschr. f. Chir. Bd. 190. 1925. — FRIEDREICH: Krankheiten des Herzens. In Virchows Handb. d. spez. Pathol. u. Therapie 1867, 2. Aufl., S. 128. — FRIEDREICH: Zur Diagnose der Herzbeutelverwachsungen. Virchows Arch. f. pathol. Anat. u. Physiol. Bd. 29. — GAIRDNER: On the favourable terminations of pericarditis and specially on adhaesions of the pericardium. Month. Journ. med. sciences Edinburgh 1851. — GIRARDEAU: Des pericardites. Paris 1893; Brit. med. journ. Bd. 1, S. 1498. 1900. — GULEKE: Verhandl. d. Ges. dtsch. Naturforsch. u. Ärzte. Düsseldorf 1926. — HAMBURSIN: Nouvelle observation de pericardite etc. Bull. de l'acad. de méd. de Belgique Bd. 4, S. 990. 1870. — HEITLER: Herzstörungen durch Reizung des Perikards. Med. Klinik 1910, S. 974; Wien. klin. Wochenschr. 1898, Nr. 3 u. Nr. 8. — HUTINEL: Symphyse du pericarde. Gaz. hebdom.

des sciences méd. et de chir. Nouvelle ser. Bd. 6, S. 61. 1901. — HESS: Über Stauung und Entzündung in der Leber und in den serösen Höhlen. Habilitationsschrift. Marburg 1902. — KELLY: On multiple serositis etc. Transact. of the college of physicians of Philadelphia Bd. 24. 1902. — KLOSE: Beiträge zur Chirurgie des Herzens und des Herzbeutels. Arch. f. klin. Chir. Bd. 124. 1923. — KLOSE: Die reine Synechie und der plastische Ersatz des Herzbeutels. Tl. 1: Arch. f. klin. Chir. Bd. 117, 1921 u. Ebenda Tl. 2: Bd. 119, 1922. — KUSSMAUL: Über schwielige Mediastinoperikarditis. Berl. klin. Wochenschr. 1873, Nr. 37 bis 39. — LEHMANN u. SCHMOLL: Pericarditis adhaesiva im Röntgenogramm. Fortschr. a. d. Geb. d. Röntgenstr. Bd. 9. 1903. — LESCHKE: Die Erkrankungen des Herzbeutels. In Kraus-Brugschs Spez. Pathol. u. Therapie inn. Krankheiten Bd. IV. Berlin u. Wien 1925. — LEUDET: Recherches anatomo-pathol. et clin. sur les péricardites secondaires. Arch. gén. de méd. de Paris 1862, Tl. 2. — LUCIANI: Physiologie des Menschen. Bd. I. Jena 1905. — LUNDMARK: Ett bidrag till perikardiets kirurgi. Nordisk med. arkiv. 1911, Abtlg. 2. — LÜDKE-SCHLAYER: Lehrbuch der pathologischen Physiologie. Leipzig 1922. — MAZZONE: Contributo sperimentale alla pericardiektomia. Clin. chirurg. 1912, Nr. 2. — NOBÉCOURT: Péricardites chroniques et symphyses du péricarde chez les enfants. Journ. de méd. de Paris Jg. 33, Nr. 37. 1913. — ORTNER: Über Concretio und Accretio cordis. Med. Klinik 1907, Nr. 37. ORTNER: Zur Genese und Bedeutung echter systolischer Spitzenstoßeinziehungen. Dtsch. med. Wochenschr. 1908, Nr. 15. — ORTNER: Zur Klinik der Concretio et accretio cordis. Wien. klin. Wochenschr. 1908, Nr. 14. — PAGET: Surgery of the chest. London 1896. — PARLAVECCHIO: Experimentelle Perikardiektomie und ihre möglichen therapeutischen Anwendungen. Dtsch. Zeitschr. f. Chir. Bd. 98. 1909. — PICK: Über chronische, unter dem Bilde der Lebercirrhose verlaufende Perikarditis. Zeitschr. f. klin. Med. Bd. 29. — POTAIN: Adhérence du péricarde, triple bruit du cœur, impulsion diastolique. Bull. soc. anat. Bd. 31. 1856. — REHN, E.: Zur Chirurgie der Herzbeutelentzündungen usw. Bruns' Beitr. z. klin. Chir. Bd. 106. 1917. — REHN, L.: Zur experimentellen Pathologie des Herzbeutels. Arch. f. klin. Chir. Bd. 102. 1913. — REHN, L.: Über perikardiale Verwachsungen. Med. Klinik Jg. 16, Nr. 39. 1920. — REHN, L.: Die Chirurgie des Herzens und des Herzbeutels. Berl. klin. Wochenschr. 1913, Nr. 6. — REHN, L.: Zur experimentellen Pathologie des Herzbeutels. Verhandl. d. dtsch. Ges. f. Chir. 1913. — REHN, L.: Die perikardialen Verwachsungen im Kindesalter. Arch. f. Kinderheilk. Bd. 68. — REHN, L.: Im Handb. d. prakt. Chirurgie von GARRÉ, KÜTTNER u. LEXER. Bd. II. 1924. — RIEGEL: Krankheiten des Herzbeutels. In Nothnagels Spez. Pathol. u. Therapie. Bd. II. Wien 1894. — RIEGEL: Über extraperikardiale Verwachsungen. Berlin. klin. Wochenschr. 1877, Nr. 45. — v. ROMBERG: Lehrbuch der Krankheiten des Herzens und der Blutgefäße. 3. Aufl. Stuttgart 1921. — ROSE: Herztamponade. Dtsch. Zeitschr. f. Chir. Bd. 20. 1884. — ROSENBACH: Zur Lehre von der Symptomatologie der Perikarditis usw. Dtsch. med. Wochenschr. 1882, S. 587. — RUHEMANN: Die Beziehungen des Phrenicus zu Perikard und Pleura pericardiaca. Verhandl. d. Anat. Ges. 34. Versamml. in Wien April 1925; Ergänzungsheft zum Anat. Anzeiger Bd. 60. — SACCONAGHI: Die klinische Diagnose der Herzbeutelverwachsung. Leipzig 1923. — SAUERBRUCH: Chirurgie der Brustorgane. Bd. II. 1925. — SCHAPOSCHNIKOFF: Zur Frage über Perikarditis. Mitt. a. d. Grenzgeb. d. Med. u. Chir. Bd. 2. 1897. — SCHMIEDEN: Die Heilung der schrumpfenden Perikardialsynechie durch Exstirpation des Herzbeutels. Acta chir. scandinav. Bd. 57, H. 3. 1924. — SCHMIEDEN: Neue Ergebnisse bei der Exstirpation des Herzbeutels. Verhandl. d. dtsch. Ges. f. Chir. 1925. — SCHMIEDEN u. H. FISCHER: Die Herzbeutelentzündung und ihre Folgezustände. Ergebn. d. Chir. u. Orthop. Bd. 19. 1926. — v. SCHRÖTTER: Erkrankungen des Herzbeutels. Nothnagels spez. Pathol. u. Therapie Bd. II. Wien 1894. — SINNHUBER: Die Erkrankungen des Herzbeutels und ihre Behandlung. Berlin 1911. — SKODA: Über die Erscheinungen, aus denen sich die Verwachsung des Herzens mit dem Herzbeutel am lebenden Menschen erkennen läßt. Zeitschr. d. Ges. d. Ärzte Wiens Bd. 1. 1852. — SMITH, ELSWORTH: Cardiolysis for chronic mediastinico-pericarditis. Med. clin. of North America St. Louis Bd. 4, Nr. 3. 1920. — SPANGENBERG: La sinfisis pericardiac y la operacion de Brauer. Semana méd. 1925, Nr. 1. — STOLTE: Über Herzbeutelverwachsungen im Kindesalter. Jahrb. f. Kinderheilk. Bd. 89. 1919; Verhandl. d. Ges. dtsch. Naturforsch. u. Ärzte Düsseldorf 1926. — TANDLER: Lehrbuch der systematischen Anatomie. Leipzig: Vogel 1918/23. — TERRIER ET REYMOND: Chirurgie du cœur et du péricarde. Paris 1898. — THORNBURN: Cardiolysis in heart disease. Brit. med. journ. Jan. 1910. — TIGERSTEDT: Lehrbuch der Physiologie des Menschen. 9. Aufl. Leipzig: Hirzel 1920. — TIGERSTEDT: Physiologie des Kreislaufes. 2. Aufl. Berlin u. Leipzig: Ver. wiss. Verl. 1921. — TRAUBE: Zur Lehre von der Verwachsung des Herzens mit dem Herzbeutel. Ges. Beitr. z. Pathol. u. Physiol. Bd. 2 u. 3. Berlin 1871. — TÜRCK: Beiträge zur Diagnostik der Concretio pericardii. Wien. klin. Wochenschr. 1901, Nr. 37—40. — UMBER: Perikardiomediastinale Verwachsungen und Kardiolyse. Therapie d. Gegenw. Januar 1905. — UMBER: Herzbeutelentzündung und kardiomediastinale Verwachsungen. Dtsch. Klinik am Eingang d. 20. Jahrhunderts Bd. 4. — VAQUEZ u. BORDET: Le cœur et l'aorte. 3. Aufl. 1920. — VENUS: Die chirurgische Behandlung der Perikarditis. Zentralbl. f. d. Grenzgeb. d. Med. u. Chir. 1908. — VIRCHOW: Akute Fettmetamorphose des Herzfleisches bei Perikarditis. Virchows Arch. f. pathol. Anat. u. Physiol. 1858, S. 266. — VOLHARD u. SCHMIEDEN: Über Erkennung und Behandlung der Umklammerung des Herzens durch schwielige Perikarditis. Klin. Wochenschr. 1923, Nr. 1. — WENCKEBACH: Beobachtung bei exsudativer und adhäsiver Perikarditis. Zeitschr. f. klin. Med. Bd. 71. 1910. — WENCKEBACH: Über pathologische Beziehungen zwischen Atmung und Kreislauf am Menschen. Samml. klin. Vorträge N. F. 1907, Nr. 465/66. — WENCKEBACH: Some points in the pathology and traitement of adhaerent pericardium. Brit. med. journ. Bd. 1. 1907. — WEISS: Über die Verwachsung des Herzens mit dem Herzbeutel. Medizin. Jahrbücher 1876, S. 1. — WILLIAMSON: Pericarditis with effusion. Arch. of internal med. Bd. 25, S. 206. 1920.

Wie der Herzbeutel in der Fachliteratur überhaupt eine bescheidene Rolle spielt, ist er bisher auch ein Stiefkind der Physiologie gewesen. Erst die Probleme, wie sie durch pathologische Veränderungen des Perikards und ihre Auswirkungen auf den Kreislauf aufgeworfen wurden, drängten zum Studium seiner normalen Funktion und ihrer Beeinflussung durch das krankhafte Geschehen. — So waren es klinische Fragestellungen, welche richtunggebend die Erforschung der Perikardphysiologie beeinflußten, und Beobachtungen am Krankenbett wirkten bahnbrechend in der Erschließung wichtiger physiologischer Fragen.

1. Entwicklungsgeschichtliche und anatomische Vorbemerkungen.

Das Herz liegt im Herzbeutel, als ob es sich in ihn von oben und hintenher eingestülpt hätte. Diese Formulierung erleichtert das Verständnis der funktionellen und topographischen Beziehungen zwischen Herz und Herzbeutel, entspricht aber nicht der tatsächlichen Entwicklung.

Die beiden Leibeshöhlenhälften liegen anfänglich zu beiden Seiten des Herzschlauches. Das Herz hat zu dieser Zeit, ebenso wie das Darmrohr, eine doppelte Befestigung mit der Wand seiner Höhle, und zwar durch die ventrale und dorsale Duplikatur. Wir können also ein Mesokardium ventrale und dorsale unterscheiden. Während beim Darm stellenweise beide Mesenterien das dorsale und ventrale erhalten bleiben oder nur das ventrale zugrunde geht, gehen beim Herzen später beide Mesokardien fast völlig verloren. Die Aufwindung des Herzschlauches und die außerordentlich verschiedenartige Verstärkung und Vergrößerung der Herzteile, welche den Vorhöfen und den Kammern entsprechen, ist dadurch besonders erleichtert. Anfang und Ende des Herzschlauches legen sich später ganz zusammen, wie aus der Abbildung ersichtlich ist, und dieser Herzpol trägt allein noch Reste des Mesokardiums und hat deshalb allein noch eine feste Verbindung mit der Wand des Abschnittes der Leibeshöhle, welche sich von Brust- und Bauchhöhle als Perikardialhöhle abtrennt. Arterien und Venen der Herzschleife teilen sich auf in die spätere Aorta und Arteria pulmonalis auf der einen und die späteren Lungen- bzw. Hohlvenen auf der anderen Seite. Beide Gefäßgruppen sind je durch eine Krause des Perikards zusammengefaßt. Das viscerale Blatt der Leibeshöhle wird zum Myoepikard, das parietale Blatt zum Herzbeutel[1].

Es ist eine Reihe von Entwicklungsstörungen des Herzbeutels beschrieben worden. Meist fehlte der linke Teil des Herzbeutels, so daß das Herz von der linken Pleura mediastinalis nicht getrennt war. Die verschiedenen, in der Literatur beschriebenen Herzbeuteldefekte waren von wechselnder Größe. Die Kenntnis dieser Bildungsstörungen ist für die Auffassung der Herzbeutelfunktion von gewisser Bedeutung (s. unten).

---

[1] Einzelheiten s. BRAUS: Anatomie des Menschen. II. Bd. Berlin 1924.

Der besonderen Darstellung der Herzbeutelfunktion seien noch einige anatomische Bemerkungen vorausgeschickt.

Der Herzbeutel besteht im wesentlichen aus zwei Schichten, einer inneren Tunica serosa und einer äußeren Tunica fibrosa. TANDLER fügt noch als dritte Schicht das epiperikardiale Bindegewebe hinzu. Die fibröse Schicht ist ein Geflecht von kollagenen Bindegewebsfasern, die in allen Richtungen verlaufen und eine außerordentlich feste Membran bilden. Nach LUSCHKA ist die Tunica fibrosa als eine Fortsetzung der Fascia endothoracica aufzufassen. — Das Epikard ist wesentlich zarter und besteht nur aus dem Endothel und einer spärlichen Bindegewebsschicht. Sie überzieht den größten Teil der Herzoberfläche und

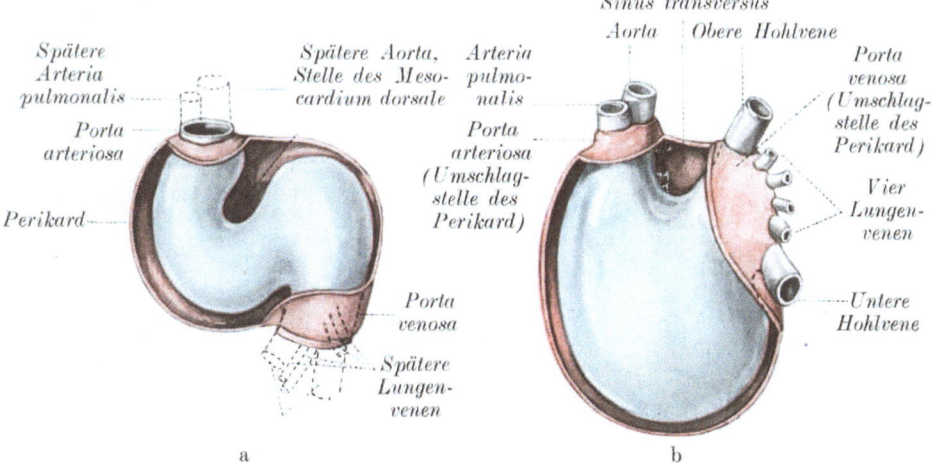

Abb. 409a und b. Herz mit Herzbeutel, Seitenansicht, Schema. a) Herzschleife, b) fertiges Herz. Parietales Blatt rot, viscerales Blatt blau. Die dem Beschauer zugewendete Seite des Herzbeutels ist bis auf einen Teil an der Porta arteriosa und Porta venosa abgetragen, welcher wie ein Umschlagskragen die Gefäße umgibt. Die definitiven Gefäße sind in Abb. 409a in die ursprünglichen durch Strichelung eingetragen.
(Aus BRAUS, Anatomie II.)

Abschnitte der ein- und austretenden großen Gefäße. An der Herzwand liegt es dem Myokard unmittelbar und fest an, so daß es kaum gelingt, es scharf zu trennen.

Der Herzbeutel hat die Form eines Kegels mit nach oben gelegener Spitze. Die Basis, die Facies diaphragmatica, liegt dem Zwerchfell und damit auch dem linken Leberlappen an. Die Spitze des Kegels reicht bis zum Aortenbogen, etwa 1—2 cm unterhalb der Abgangsstelle der Arteria anonyma. Der durch den Herzbeutel gebildete Kegel liegt exzentrisch und ist auch oben nach rechts geneigt, so, daß die rechte Seitenfläche nahezu senkrecht abfällt und auch mit der Herzbasis einen rechten Winkel bildet, während die linke Seitenfläche mit der Herzbasis einen Winkel von etwa 40—50° bildet. Sie springt somit weiter nach der linken Brustfellhöhle vor, und es ergeben sich breitere Lagebeziehungen zur linken Pleura mediastinalis. Rein topographisch betrachtet gewinnt der Herzbeutel Beziehungen außer zu Zwerchfell und Sternum zu den beiden Pleuren, den Organen des hinteren Mediastinums und dem Thymus. Nur in einem schmalen Streifen der Vorderfläche, Pars sternocostalis, zwischen den abwärts auseinanderweichenden vorderen Rändern der Brustfellsäcke, hat das Herz eine direkte Berührung mit Sternum und Rippen. Diese Berührungsfläche ist von etwa dreieckiger Form — Trigonum pericardiacum — und ist in ihrer Lage und Ausdehnung schon unter normalen Verhältnissen großen Schwankungen unterworfen (s. Abb. 410); vorzüglich ist das natürlich bei allen krankhaften Prozessen an Herz, Herzbeutel, Lungen und Pleuren der Fall. Bei Lungenemphysem verkleinert sich die Berührungsfläche, indem sich die Lungenränder vor das Herz schieben. Bei schrumpfenden Prozessen in den Lungen sehen wir auf der anderen Seite eine Verbreiterung der den Rippen und dem Brustkorb anliegenden Partien des Herzbeutels. Auf die Verhältnisse bei Ergüssen in den Herzbeutel wird weiter unten zurückzukommen sein.

Im Bereich seiner Pars sternocostalis bleibt das parietale Blatt des Herzbeutels von der knöchernen Brustwand durch die Reste der hier stark verdünnten und aufgelockerten Fascia endothoracica und den Musculus transversus thoracis getrennt. — Bindegewebige Anheftungen am Brustbein findet

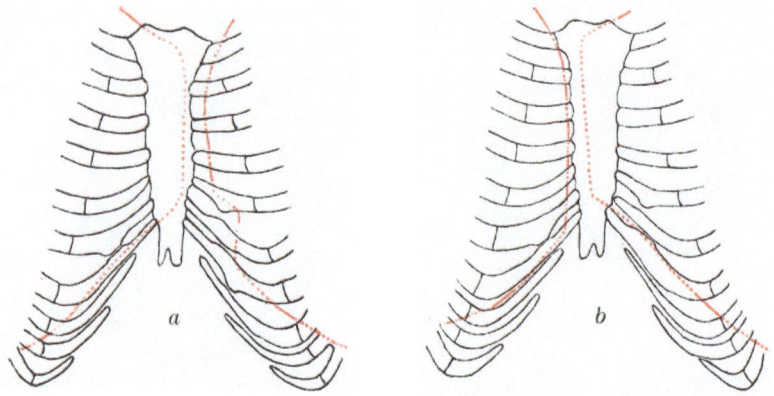

Abb. 410a und b. Normale Verschiebung der Pleuragrenzen an der vorderen Brustwand. a) nach links, b) nach rechts. (Nach TANJA.)

hier ferner der Herzbeutel durch die Ligamenta sternopericardiaca (superius et inferius) —, an seinem vorderen und lateralen Umfang liegen dem Herzbeutel beim Kinde Teile des Thymus, beim Erwachsenen dessen Fettkörper an.

Die Pars diaphragmatica pericardii ist mit der Zentralsehne und dem nach vorne angrenzenden Teil der Pars muscularis des Zwerchfelles fest verwachsen. Die Anheftungsfläche ist von rechts hinten nach links vorn etwas geneigt. Rechts und dorsal von ihr tritt die untere Hohlvene durch das Zwerchfell und gelangt nach kurzem freien Verlauf in den Perikardialsack. Durch eine Lücke zwischen Pars sternalis und Pars costalis der Zwerchfellmuskulatur, die sog. LARREYsche Spalte, tritt das Perikard in Beziehung zur Bauchhöhle. — Weitaus den größten Teil des parietalen Perikards bildet seine Pars mediastinalis, sie steht nach beiden Seiten mit der Pleura mediastinalis durch lockeres Bindegewebe in Zusammenhang, in dem die Nervi phrenici und die Vasa pericardiacophrenica verlaufen. — Dorsal grenzt der Herzbeutel an die Aorta thoracica, Vena azygos und die Speiseröhre. Nur bei pathologischen Veränderungen kann das Perikard in unmittelbare Beziehung zur Wirbelsäule treten (Kyphoskoliose usw.). Der Oesophagus kann eine leichte Eindellung der hinteren Herzbeutelfläche bewirken, die sich beim Schlucken von großen Bissen verstärkt. Auf die Lagerung des Herzens, seine Fixation und die wichtigen Beziehungen zum Herzbeutel wird weiter unten bei Besprechung der Funktion des Perikards näher einzugehen sein.

Der Herzbeutel enthält eine geringe Menge klar seröser Flüssigkeit — Liquor pericardii.

An einzelnen umschriebenen Stellen finden sich die sog. Perikardialsinus. Es sind spaltförmige „Räume", ihre Wände liegen gewöhnlich aneinander, da der normale Herzbeutel nur 20—25 ccm Flüssigkeit enthält, sein Fassungsvermögen insgesamt jedoch 150—200 ccm beträgt. — Schneidet man den Herzbeutel auf, so kann man den Finger an der Basis des Herzens so zwischen den Gefäßen hindurchstecken, daß die Fingerkuppe auf der anderen Seite wieder herauskommt. Man befindet sich dabei in dem Sinus transversus, der zwischen Porta arteriosa (welche die Arterien umfaßt) und der Porta venosa (welche, wie oben erwähnt, die Venen umfaßt) hindurchführt. Für die schnelle Orientierung in dem Gewirr von Gefäßen, welche an der Basis des Herzens frei werden, gibt der Sinus transversus, worauf BRAUS besonders aufmerksam macht, dem Untersucher eine große Hilfe. Man kann gleich die Gruppen der Venen und Arterien voneinander trennen. Dieser Sinus hat entwicklungsgeschichtlich eine besondere Bedeutung. Wir erinnern an die obenerwähnte Trennung des Herzschlauches und die Aneinanderlagerung des venösen und arteriellen Schlauchendes. Die untere Hohlvene entfernt sich sehr weit von den übrigen Venen, und die Umschlagsfalte des Herzbeutels reicht hier sehr weit abwärts, ein wichtiges Moment, wie wir unten sehen werden, für die Fixation des Herzbeutels und damit des Herzens.

Eine weitere Tasche des Perikards, welche zwischen den rechten und linken Lungenvenen an der Hinterseite des Herzens zu finden ist, ist der Sinus obliquus, außerdem gibt es noch eine Reihe von kleinen blinden und sehr variablen und bedeutungslosen Taschen an der Gefäßwurzel. — Die Sinus sind von Bedeutung für die Art der weiter unten zu erwähnenden Ausbreitung von Ergüssen im Herzbeutel. Eine besondere Bedeutung für die normale Funktion des Herzbeutels kommt ihnen aber anscheinend nicht zu.

Zwischen Herzbeutel und Brustfell ist der vom Halsnervengeflecht kommende Nervus phrenicus eingelagert. Er gelangt dicht vor der Lungenwurzel an das Perikard und läuft dem Zwerchfell zu. Er ist von der Pleurahöhle aus zu sehen, da er durch die dünne Pleurabedeckung hindurchschimmert. In ihrer Lage zum Herzbeutel zeigen die Nn. phrenici beachtenswerte Verschiedenheiten. Rechterseits ist der Verlauf des Nerven ein annähernd senkrechter — von der Einmündungsstelle der Vena cava superior in den rechten Vorhof an, entsprechend der lateralen Wandung des rechten Vorhofes. Der N. phrenicus sin. dagegen verläuft in weitem lateralwärts gehendem Bogen dem linken stumpfen Herzrand entlang, er liegt somit auch weiter nach vorn. — Diese topographischen Beziehungen sind weniger von Bedeutung für die Funktion des Perikards als für die Klinik der Herzbeutelerkrankungen. Bei den eitrigen Herzbeutelentzündungen kann der N. phrenicus in Mitleidenschaft gezogen und in seiner Funktion erheblich beeinträchtigt werden. Zwerchfellähmung als Folgezustand einer Perikarderkrankung ist deshalb keine Seltenheit.

Ob vom Phrenicus Äste zum Perikard verlaufen, ist viel umstritten worden. In der klassischen Arbeit von LUSCHKA[1]) wurden diese Äste nachgewiesen. ZUCKERKANDL[2]) und RÜDIGER konnten LUSCHKAS Befunde bestätigen. L. R. MÜLLER[3]) bestritt die Empfindlichkeit des Herzbeutels für mechanische und Entzündungsreize und führt als Begründung an, daß „weder das viscerale noch das parietale Blatt des Perikardiums von Nerven aus dem cerebrospinalen

---

[1]) LUSCHKA: Müllers Archiv 1860; Denkschrift d. Kais. Akad. d. Wiss. Mathem.-naturw. Kl. Bd. 17. 1859.
[2]) ZUCKERKANDL: Sitzungsber. d. Akad. d. Wiss., Wien. Mathem.-naturw. Kl., Bd. 62. 1870.
[3]) MÜLLER, L. R.: Das vegetative Nervensystem. Berlin: Julius Springer 1920.

System versorgt werden". Ferner hat WILLI FELIX[1]) den intrathorakalen Verlauf des Phrenicus an Embryonen mit einer Scheitelsteißlänge von 20,2—62 mm untersucht und gab an, daß der Nervus phrenicus den Thorax ohne Astbildung zur Pleura costalis, mediastinalis oder zum Perikard durchzieht. Auch nach der Erfahrung des Präparierens soll der Phrenicus keinen Ast zum Perikard abgeben. Das, was man anfänglich als Perikardäste des Phrenicus angesehen hatte, soll sich später als feinste Verzweigungen der Arteria pericardiacophrenica herausgestellt haben.

Es widersprechen diese Anschauungen den klinischen Erfahrungen. Es ist zunächst einmal nicht verständlich, warum das Perikard unempfindlich sein soll, während die Pleuren doch so hoch empfindlich sind. So stellen sich denn auch bei entzündlichen Zuständen des Herzbeutels oft schmerzhafte Empfindungen ein. Es sei weiter erinnert an die oft stenokardischen Schmerzattacken bei Perikarditis. Bei Punktionen des Herzbeutels wird die Berührung des Perikards mit der Nadel als schmerzhaft empfunden. Es ist ferner, wie bei den Entzündungen der Pleuren, bei Perikarditis der Druck auf die Intercostalräume in der Ausdehnung des entzündeten Herzbeutels sehr schmerzhaft. Empyeme des Perikards können zu heftigen epigastrisch lokalisierten Schmerzen mit reflektorischer Defense führen, so daß oft Laparotomien wegen Annahme einer Erkrankung des Oberbauches vorgenommen werden. Schließlich sei hier noch auf eine Beobachtung hingewiesen, wie sie nicht selten bei linksseitiger Thorakoplastik gemacht werden kann (BRAUER). Es wiederholt sich jeweilig die Erfahrung, daß die Kranken bei Entfernung der linken 6. und oft auch noch der 5. Rippe über Schmerzen in der Herzgegend, über Herzschmerzen klagen, die sie zu dem Ausruf „mein Herz, mein Herz" veranlassen. Die Schmerzempfindung tritt auch bei guter Intercostalanästhesie auf. Ein direkter Druck auf das Herz ist bei der Lagerung des Kranken kaum anzunehmen, dagegen sind Zerrungen am Perikard, die als Schmerzen empfunden werden, nicht auszuschließen. Bei rechtsseitiger Plastik fehlt diese Schmerzäußerung, offenbar weil hier das Operationsfeld nicht bis an den Herzbeutel heranreicht. Eine Reflexwirkung ist bei der Anästhesierung der Intercostalnerven kaum anzunehmen.

Die schönen Untersuchungen von BRAEUCKER[2]) sprechen für eine sehr reichliche Nervenversorgung des Herzbeutels. Was zunächst die von LUSCHKA beschriebenen Phrenicuszweige anbetrifft, so konnte BRAEUCKER nach einer mündlichen Mitteilung diese Angaben durchaus bestätigen. Auf seinen Abbildungen sieht man, daß außer den Phrenicuszweigen noch zahlreiche Fädchen vom Herzgeflecht und von den Nervengeflechten der benachbarten großen Gefäße auf den Herzbeutel hinüberziehen. In einer neueren Arbeit stellt BRAEUCKER einen Teil der Rückfläche des Herzbeutels dar, der insbesondere vom Vagus und vom Plexus oesophageus reichlich mit Nervenzweigen versorgt wird.

RUHEMANN[3]) hat die Frage der Herzbeutelinnervation auch noch einmal sehr sorgfältig nachgeprüft und fand des öfteren die gesuchten Rami pericardiaci. Mitunter beginnen die Äste erst in Höhe des Perikards, mitunter auch schon kranial vom Herzbeutel. Die überaus zahlreichen Verzweigungen dieser Rami pericardiaci erstreckten sich über die Gesamtfläche des rechten wie des linken Perikardabschnittes. Sie enden hier und da frei, häufig auch in terminalen

---

[1]) FELIX, W. jun.: Dtsch. Zeitschr. f. Chir. Bd. 171.
[2]) BRAEUCKER: s. SAUERBRUCH: Chirurgie der Brustorgane. II. Bd. (Abbildungen von BRAEUCKER). Berlin: Julius Springer 1925. — Der Brustteil des vegetativen Nervensystems. Brauers Beitr. z. Klin. d. Tuberk. Bd. 66, H. 1. 1927.
[3]) RUHEMANN: Verhandl. d. Anat. Ges. 34. Versamml. in Wien. April 1925. Erg.-Heft zum Anat. Anz. Bd. 60.

Körperchen, von denen RUHEMANN insgesamt 16 durch Silberimprägnation darstellen konnte. RUHEMANN fand dieselben vorwiegend auf der linken Seite in der Nähe des Gefäßnervenstranges als auch in der Nähe des Ligamentum sternopericardiacum. Seine weitere Nervenversorgung erhält der Herzbeutel vom Vagus und Sympathicus, vom Ggl. stellatum, dem Plexus cardiacus, Plexus diaphragmaticus und Plexus aorticus.

Die Gefäßversorgung des Perikards erfolgt durch Äste der Aa. pericardiacophrenicae und der Aa. diaphragmaticae superiores, ferner können sich beteiligen Äste der Aa. oesophageae, bronchiales und thymicae.

Für die pathologischen Beziehungen des Perikards zu den Nachbarorganen ist von besonderer Bedeutung das System der Lymphgefäße. Nach FRANCKE,

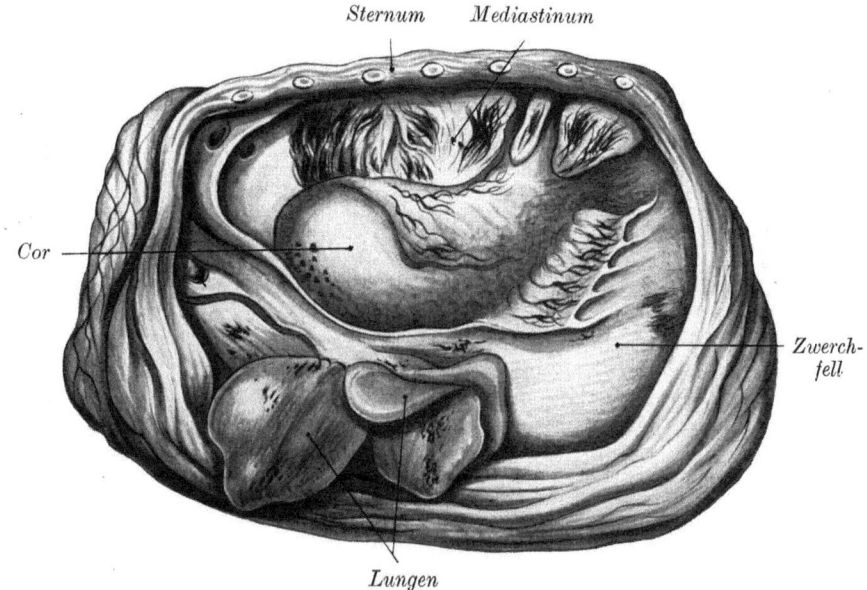

Abb. 411. Rechte Thoraxseite 48 Stunden nach Injektion von 1 ccm Pelikantusche in den Herzbeutel eines Hundes. Verbreitung der Tusche in den Lymphwegen zum oberen und unteren Mediastinum auf die Lungenserosa und gegen das Zwerchfell hin. (Nach REHN.)

BOIT[1]), GORINSTEIN[2]), REHN[3]), KLOSE[4]) und HOMUTH ziehen die Abführwege über einige auf dem Herzbeutel liegende Knoten zu den Lymphwegen des vorderen und hinteren Mediastinums, ferner nach abwärts auf das Zwerchfell (s. Abb. 411).

Diese Befunde konnte der eine von uns (FISCHER) nach Injektion von Tusche in den Herzbeutel des Hundes bestätigen. — Bei Injektion in den Herzmuskel erfolgte nach BOIT der Abfluß im Mediastinum posticum zwischen den großen Gefäßen und dem Oesophagus. Nach den von FRANCKE und BOIT erhobenen experimentellen Befunden, die durch die REHNsche Klinik bestätigt wurden, wird die Lymphe aus den Lungen wie dem Pleuraraum zum Teil über das Perikard in den mediastinalen Lymphsammelraum geleitet. Eine Keim-

---

[1]) BOIT: Bruns' Beitr. z. klin. Chir. Bd. 86, H. 1. 1913.
[2]) GORINSTEIN: Bruns' Beitr. z. klin. Chir. Bd. 86, H. 1. 1913.
[3]) REHN: Arch. f. klin. Chir. Bd. 102, H. 1. 1913.
[4]) KLOSE: Arch. f. klin. Chir. Bd. 119, H. 3. 1922.

übertragung von Lungen und Pleura auf den Herzbeutel ist somit anatomisch auf dem Wege der Lymphbahnen sehr wohl denkbar.

Da für die meisten tierexperimentellen Untersuchungen über die Herzbeutelfunktionen Hunde herangezogen werden, sei hier in diesem Zusammenhange darauf hingewiesen, daß bei Hunden der Situs wesentlich anders ist. Die geringe Kenntnis der Abweichungen ist wohl die Ursache der großen technischen Schwierigkeiten, von denen frühere Untersucher berichten. Die Topographie des Herzbeutels beim Hunde ist von ELLENBERGER und BAUM[1]) sorgfältig dargestellt worden. Beim Hunde ist das Perikard durch die beiden Pleurablätter von dem Sternum abgeschieden. Es ist deshalb unmöglich, beim Hunde vom Thorax aus zum Perikard zu gelangen, ohne wenigstens eine Brustfellhöhle zu eröffnen. Nur der extraperitoneale epigastrische Weg gestattet, Verletzungen der Pleura zu vermeiden.

2. Normale Funktion des Herzbeutels.

a) Mechanisch funktionelle Beziehungen zu den Nachbarorganen, mechanisch funktionelle Bedeutung für das Herz und die großen Gefäße.

Die wichtigste Funktion des Herzbeutels ist zweifellos in erster Linie rein mechanischer Art. — In seinen mechanischen Beziehungen zu den Nachbarorganen hat der Herzbeutel im allgemeinen die Aufgabe, die einzelnen Organe vom Herzen abzutrennen und ihm gesicherte Raum- und Lageverhältnisse im Brustraum zuzuteilen, die normal nur wenig veränderlich sind und gegen krankhafte Zustände der Nachbarorgane immerhin einigen Schutz gewähren. — Durch die innigen Lagebeziehungen mit breiter Anheftung an die Pleurae mediastinales, vordere Thoraxwand, hinteres Mediastinum und Zwerchfell wird der Herzbeutel ausgespannt gehalten, der allseitig wirkende elastische Zug bewirkt ferner eine gewisse Versteifung der Herzbeutelwandung. Durch diese allseitig flächenhafte Einlagerung des Herzbeutels im Mediastinum wäre bei normalem Zustand der Lungen und den konstant wirkenden seitlichen elastischen Zugkräften allein schon dafür gesorgt, daß der Herzbeutel wie eine Spinne in der Mitte ihres Netzes festgehalten würde. Es bedarf jedoch keiner besonderen Betonung, daß eine derartige Fixation allein für die Stabilität des Systems nicht zureichend wäre. Geringe Verschiebungen in den elastischen Zugkräften, etwa der Lungen, würden schon bedeutende Veränderungen der Herzlage im Gefolge haben. (Abknickung der Venen bei Verdrehung und Lageveränderungen, die gleichbedeutend wären mit sehr erheblichen Zirkulationsstörungen.) Erst die drei obengenannten besonderen Fixationspunkte des Perikards (Zwerchfell, Sternum, Gefäßwurzel) bedingen eine solide Verankerung des Herzbeutels und gewährleisten dem Herzen eine unter normalen Verhältnissen zureichende Stabilität seiner Lage. Entsprechend der Fixation des Herzbeutels findet sich auch die Gestaltung seiner Form im ganzen von dem Zustand der benachbarten Organe entscheidend beeinflußt. In erster Linie formgebend wirkt hier naturgemäß die Gesamtgestaltung des Brustkorbes und die davon abhängige Lage und Stellung des Zwerchfells. Unter normalen Bedingungen ist die durch die verschiedenartigen erwähnten Verbindungen bedingte Lage des Herzbeutels zur Körperachse bei den verschiedenen Individuen gleich, und zwar bildet die Längsachse des Herzens mit der Längsachse des menschlichen Körpers nach BRAUS im Stehen immer einen Winkel von 40°. Die Herzachse geht sowohl schräg von rechts oben nach links unten, wie auch schräg von hinten oben nach vorn unten. —

---

[1]) ELLENBERGER u. BAUM: Die Anatomie des Hundes. Berlin 1891.

Bei asthenischem Habitus sind die beiden wichtigsten Gruppen von Fixationspunkten, auf der einen Seite die Gefäßwurzeln, auf der anderen die Anheftung an Zwerchfell und Sternum, vor allem durch die starke Abwärtsverlagerung des Zwerchfells im Stehen weit auseinander gezogen. Es kommt so zu einer von der normalen schrägen Lagerung wesentlich abweichenden, im ganzen steilen und in der Längsrichtung verzogenen Herzbeutelform. Das Herz nimmt, da es den Herzbeutel ausfüllt, dann dessen Form an (Pfeilherz, Tropfenherz). Bei abgeflachtem und am ausgeprägtesten bei gleichzeitig hochgestelltem Zwerchfell, wie dies bei emphysematischem Habitus, schwangeren Frauen und alten Leuten die Regel ist, findet sich der Herzbeutel quer und in die Breite gelagert (Querstellung des Herzens, „Querherz").

Die Gesamtkonfiguration des Herzbeutelinnenraumes wird nun weiter beeinflußt durch die Respiration. Seine Wandungen folgen, wenn auch nur in geringem Ausmaße, dem inspiratorischen von Brustwand und Zwerchfell ausgeübten Zug. Der mit der Ein- und Ausatmung wechselnde Zustand der Lungenspannung wirkt in gewissem Grade ein auf Form und Kaliber der Herzbeutelhöhle. Das Centrum tendineum und damit auch der Herzbeutelboden bleiben zwar bei ruhiger Atmung so gut wie unbeweglich, bei verstärkter Einatmung tritt jedoch das Centrum tendineum herab, die seitlichen Wandungen erfahren eine vermehrte Versteifung, es öffnen sich bis zu einem gewissen Grade die Komplementärsinus, insbesondere ist dies der Fall bei dem Spalt, der sich zwischen dem der vorderen Brustwand angehefteten Teil des Perikards — dem Trigonum pericardiacum — und Zwerchfell spitzwinklig einschiebt. Er öffnet sich durch Abflachung des Zwerchfellanteils und das Herz drängt sich hinein. Bei der Exspiration legen sich die Blätter wieder aneinander.

Wie schon erwähnt, bewirkt der Herzbeutel eine Abtrennung des Herzens von den übrigen Thoraxorganen und teilt ihm gesicherte Raum- und Lageverhältnisse zu. Das Herz selbst hat seine Hauptbefestigung rechts zwischen den Eintrittsstellen der beiden Hohlvenen. Mit dem Zwerchfell ist es durch die Vena cava inferior fest verbunden, nach oben stellt die Wurzel der großen Gefäße einen wichtigen Fixationspunkt dar (s. Abb. 412).

Die Gefäßwurzeln mit ihren vielen teils zum Hals, teils zu den Extremitäten ziehenden Verzweigungen sind beträchtlich, aber doch elastisch beweglich im Thorax fixiert. — Eine Befestigung des Herzens durch die Gefäßwurzel allein würde immer noch größere seitliche und auch ausgiebige Drehbewegungen gestatten. Erst der Herzbeutel bewirkt eine bis zum gewissen Grade solide und gesicherte Lage des Herzens, und zwar begrenzt er durch seine eigene Befestigung am Zwerchfell, Sternum,

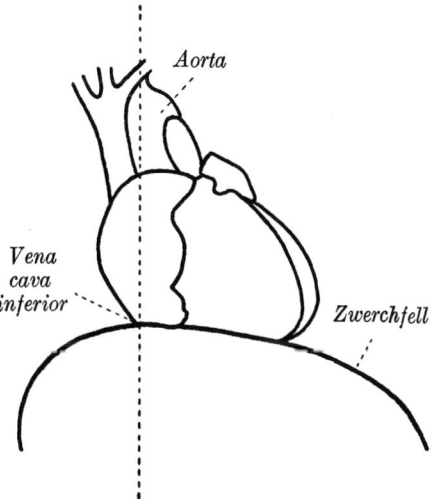

Abb. 412. Fixationslinie des Herzens. (Nach CURSCHMANN.)

Gefäßwurzel seitliche Lageverschiebungen des Herzens, ferner aber vereinigt und verstärkt er die Fixationspunkte des Herzens selbst und behindert so übermäßige Drehbewegungen. In Betracht kommen hier in erster Linie die durch die Perikardkrause gegebenen Verhältnisse. — Wie schon ausgeführt, bewirkt sie eine Zusammenfassung der Gefäßgruppen an der Herzbasis. Diese entwicklungsgeschichtlich bedingte anatomisch eigenartige Anordnung des Herzbeutelumschlages bewirkt zunächst einmal eine Verbindung der an der oberen und unteren Hohlveneneinmündung gelegenen Fixationspunkte des Herzens mit Einschluß der Eintrittsstellen der Vv. pulmonales dextrae. Als weiteres für die Fixation nicht unwesentliches Moment tritt zu dieser Vereinigung der Pole der Herzachse eine Verstärkung dieser Längsachse durch die Herzbeutelduplikatur. Schließlich ist bemerkenswert, daß diese Längsachse eine nicht unbeträchtliche, in der Querrichtung verlaufende seitliche Verstrebung erfährt, durch die an den Vv. pulmonales sinistrae gelegene Umschlagsfalte des Perikards (s. Abb. 413).

Es bedarf keines besonderen Hinweises, daß durch die Herzbeutelduplikatur auch für eine Verstärkung und Versteifung der Gefäßwandungen gesorgt ist. Auf die für diese Gefäßstämme wichtigen funktionellen Auswirkungen des Perikardumschlages werden wir weiter unten noch zu sprechen kommen.

Trotz dieser weitgehend soliden Befestigung des Herzbeutels und Herzens kann von einer absoluten Fixation des Systems nicht die Rede sein. Schon unter physiologischen Bedingungen ist es nicht unbeträchtlichen Verlagerungen ausgesetzt. So bedingt der Wechsel der Körperhaltung insbesondere zwischen Stehen und Liegen weitgehende Veränderungen. — Zu besonders eindrucksvollen Lageänderungen können pathologische Prozesse führen. Treten bei krankhaften Vorgängen im Thorax Kräfte auf, welche erhebliche Druck- oder Zugwirkungen auf das Mediastinum ausüben, so sehen wir oft bedeutende Verlagerungen des Herzens. Bei Tumoren des Mittelfelles, des Pleuraraumes und auch der Brustwand, vor allem aber bei pathologischer Ansammlung von Flüssigkeit und Luft in den Brustfellhöhlen wie auch bei Schrumpfungsprozessen in Lungen und Pleura sind Verschiebungen und Verziehungen des Herzens zu beobachten. Derartige Lageänderungen des Herzens können zu schweren Störungen seiner Funktion Veranlassung geben, und zwar beruht der Grad dieser funktionellen Beeinträchtigung wiederum auf der Eigenart der Fixation des Herzens im Herzbeutel. — Die unbeweglichste Stelle des Herzbeutels und damit auch des Herzens ist die rechte hintere Ecke dort, wo die untere Hohlvene durch das Foramen pro Vena cava des Zwerchfelles durchtritt. Ihr kurzer intrathorakaler Verlauf gestattet ihr nur geringe Beweglichkeit. Bei starker Druckwirkung von rechts, z. B. Ergüssen im rechten Brustfellraum, wird es leicht zu Abknickungen der unteren Hohlvene und Eindellung des rechten Vorhofes kommen können. Anders liegen die Verhältnisse bei Druckeinwirkung von links. Das Herz erleidet infolge seines eigenartigen anatomischen Einbaues in den Herzbeutel mit seiner Verlagerung nach rechts von oben gesehen zugleich eine Drehung im Sinne des Uhrzeigers von links nach rechts, damit ist ihm ein größerer Spielraum bei Druckwirkungen von links, etwa bei linksseitigem Pleuraexsudat, gewährleistet. Auf diese Verhältnisse wurde zuerst von LEICHTENSTERN[1]) in neuerer Zeit von GRÄFF[2]) hingewiesen. Durch Druck von unten, z. B. bei hochgradigem Meteorismus, können ebenfalls Verlagerungen des Herzens zustande kommen. Auch hierbei bedingt die Fixation der unteren Hohlvene zugleich eine Verdrehung des Herzens, und zwar nach oben, so daß die Herzspitze höher liegt als der rechte Vorhof. Auf die daraus resultierenden, nicht selten erheblichen Störungen der Herztätigkeit ist von WENCKEBACH[3]), ROEMHELD[4]) und v. ROMBERG hingewiesen.

---

[1]) LEICHTENSTERN: Dtsch. Arch. f. klin. Med. Bd. 21. 1878.
[2]) GRÄFF: Bericht a. d. mittelrhein. Chirurgenvereinig. 30. Juli 1920.
[3]) WENCKEBACH: Samml. klin. Vortr. d. inn. Med. 1907, Nr. 140/141.
[4]) ROEMHELD: Zeitschr. f. phys. u. diät. Therapie 1912, S. 16.

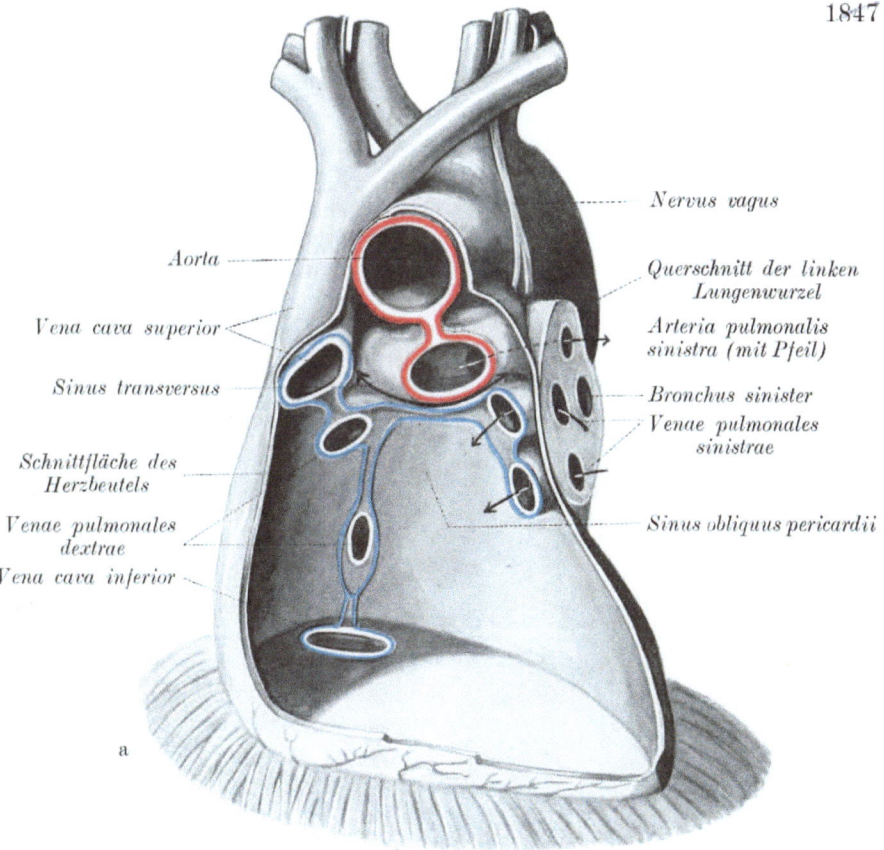

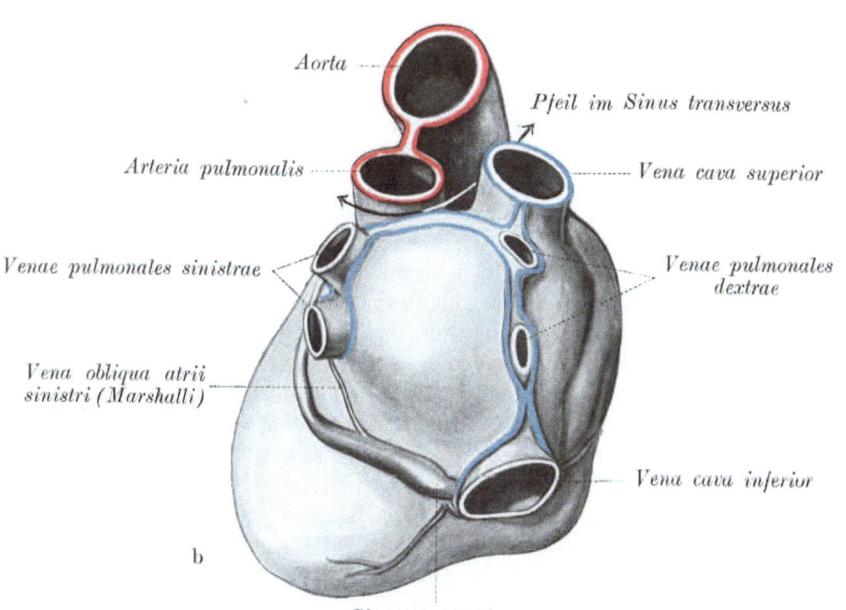

Abb. 413a und b. Herzbeutel und Herz. a) Hinterwand des Herzbeutels. Der Schnitt ist in beiden Abbildungen an der Umschlagstelle des Perikards in das Epikard angebracht. Rot: Umschlagstelle an der Porta arteriosa. Blau: Umschlagstelle an der Porta venosa. Der Doppelpfeil folgt dem Sinus transversus. (Aus Braus: Anatomie II.)

Mit der rein mechanischen Bedeutung des Herzbeutels als Fixationsorgan des Herzens hängt aufs engste seine Aufgabe zusammen, dem Herzen bei seinen Bewegungen als Gleitorgan zu dienen. Der Herzbeutel gibt dem Herzen eine gewisse Bewegungsrichtung, er wirkt gewissermaßen als Gleitschiene für das Organ, insbesondere bei seiner Versteifung in der Längsachse. Durch die Endothelbekleidung der Tunica serosa und seine dauernde Befeuchtung mit Liquor pericardii ist dafür gesorgt, daß das Aneinandergleiten der Flächen sich möglichst reibungslos vollzieht und so die Herzbewegungen mit einem Minimum von unproduktiv verbrauchter Energie vonstatten gehen.

In seiner Rolle als Hülle und Gleitorgan sah man im allgemeinen die Bedeutung des Herzbeutels erschöpft. Erst neuerdings wird wiederum ein weiteres funktionelles Moment mehr in den Vordergrund gestellt, auf das bereits BARNARD[1]) im Jahre 1898 auf Grund experimenteller Untersuchungen hingewiesen hat. Es ist die Ansicht, daß eine der Aufgaben des Herzbeutels darin bestehe, als Stützorgan für das Herz zu dienen. — Anatomisch begründet scheint diese Funktion in der Art seiner geweblichen Struktur. Bei Betrachtung der beiden Schichten des Herzbeutels — der Tunica serosa und fibrosa — deutet der Bau der Tunica fibrosa auf eine starke Wandfestigkeit. Ihr Geflecht von kollagenen in allen Richtungen verlaufenden Bindegewebsfasern bildet eine derbe Membran, die, wenn sie einmal gespannt ist, eine weitere Dehnbarkeit nicht ohne weiteres zuläßt, und so das Kaliber des Herzbeutels garantiert. BARNARD machte nun folgende Beobachtungen.

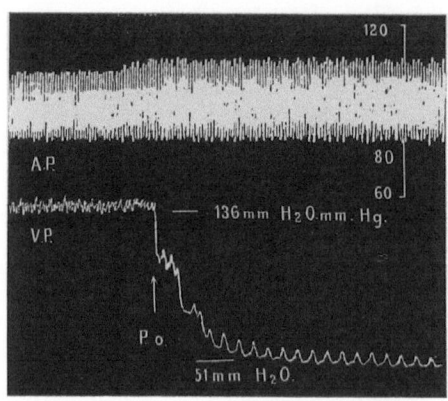

Abb. 414. Druckveränderungen in der V. cava superior (V.P.) und der Aorta (A.P.), nach Eröffnung (P.o.) der Perikardialhöhle. Von links nach rechts zu lesen. (Nach KUNO.)

Die Herzbeutelmembran erträgt ohne zu bersten einen Druck von mindestens zwei Atmosphären. Das vom Herzbeutel nicht gestützte Herz zerreißt bei einem inneren Druck von $^3/_4$—1 Atmosphäre. Im Experiment am Katzenherzen stellte er ferner folgendes fest. Nach Schlitzung des Herzbeutels wölbte sich das Herz insbesondere während der Diastole durch die Herzbeutelöffnung vor. Ein Katzenherz faßte bei unversehrtem Herzbeutel 12 ccm; wenn der Herzbeutel durchschnitten wurde, konnten bei demselben Druck noch 11 ccm in das Herz (hauptsächlich den rechten Vorhof und die rechte Kammer) hineingetrieben werden. BARNARD folgert aus seinen Experimenten, daß der Herzbeutel einer zu starken Erweiterung insbesondere des rechten Herzens vorbeugt. KUNO[2]) hat die Beeinflussung des Kreislaufs durch Eröffnung der Perikardialhöhle am Hunde näher untersucht. Er gelangt zu folgenden Feststellungen. Nach Perikarderöffnung kommt es zu einer Drucksenkung in den zentralen Venen bei gleichzeitiger Drucksteigerung in der Aorta (vgl. Abb. 414).

Der Druck in der Lungenarterie steigt nach Eröffnung des Perikards, solange die Zufuhr von venösem Blut mäßig ist. Offenbar wegen zu starker Dehnung der rechten Kammer nimmt er bei vermehrter Zufuhr dagegen ab. Stellt sich nach Eröffnung des Herzbeutels bei reichlicher venöser Zufuhr eine übermäßige

---

[1]) BARNARD: Journ. of physiol. Bd. 22 (Ref.) S. 43. 1898.
[2]) KUNO: Journ. of physiol. Bd. 50, S. 1. 1915.

Erweiterung ein, so wird die Herztätigkeit unregelmäßig und es treten an der Oberfläche des Herzens in der Vorhofscheidewand und besonders in der inneren Wand der linken Kammer Blutungen auf. — Die Perikarderöffnung hat auf das Minutenvolumen des linken Herzens einen größeren Einfluß bei langsamer Schlagfolge als bei einer schnellen, wie das aus folgenden Versuchen KUNOS hervorgeht.

Nach BARNARD und KUNO soll die durch den Herzbeutel bewirkte Unterstützung der rechten Kammer auch für die Leistungsfähigkeit der rechten Artrioventrikularklappe von Wichtigkeit sein und einer relativen Insuffizienz dieser Klappe vorbeugen. — Diesen experimentellen Befunden BARNARDS und KUNOS entsprechen Beobachtungen, wie sie von klinischer Seite gemacht wurden. So weist SAUERBRUCH zur Erläuterung der für das Herz wichtigen wand-

Einfluß der Perikarderöffnung auf das Minutenvolumen des linken Herzens. (Nach KUNO.)

Nr.	Pulsfrequenz	Minutenvolumen; ccm	
		Perikard geschlossen	Perikard eröffnet
1	hoch	1300	1360
	niedrig	725	1520
2	hoch	2400	2600
	niedrig	1340	2060
3	hoch	1965	1760
	niedrig	950	1930

stützenden Funktion des Herzbeutels auf die von ihm bei Hund und Mensch beobachtete Erscheinung hin, daß nach Durchtrennung seines Sackes das Herz in Diastole hervorspringt. Dieselbe Beobachtung machte KLOSE. Alle Hohlräume des Herzens, besonders die rechtsseitigen, sollen am Volumen zunehmen und es soll zu Tricuspidalinsuffizienz kommen können. — In neuester Zeit ist WILLY FELIX dieser Frage wiederum experimentell nachgegangen. Unter gleichzeitiger Registrierung des Blutdruckes untersuchte er die Auswirkung der verschiedenen Eingriffe am Herzbeutel auf die Tätigkeit des gesunden Herzens sowie nach künstlich gesetztem Herzfehler. Er gelangt zu den Feststellungen, daß der Herzbeutel der „rechten Kammer ein kleineres Volumen aufzwingt, als ihrem größten Fassungsvermögen entspricht und damit deren schwache Muskulatur unterstützt". Bei gesunden wie künstlich kranken Herzen wirkt Verengerung des Herzbeutels verkleinernd auf den Ausschlag der Herzbewegungen. — Sie vermindert die Herztätigkeit. Bei künstlich gesetzten Herzfehlern wurde insbesondere für die Insuffizienzen der Artrioventrikularostien eine Beeinflussung durch Perikarderweiterung im Sinne der Vermehrung der Herztätigkeit festgestellt.

Diesen Ansichten widersprechen die Beobachtungen von angeborenem Mangel oder Defekt des Herzbeutels, die keinerlei krankhafte Erscheinungen darboten (FABER). Sie wurden fast immer erst bei Sektionen festgestellt. Auch bei Versuchen mit Herzbeutelexstirpation [AMERIO[1]), KLOSE] verhielten sich die Tiere nach grobklinischen Beobachtungen völlig normal. PARLAVECCHIO[2]) sah allerdings nach Perikardektomie Abmagerung der Tiere und Hypertrophie der linken Herzkammer. — Bei kritischer Betrachtung klinischer und experimenteller Beobachtungsresultate nach Eröffnung und teilweiser Entfernung des Herzbeutels ergeben sich mancherlei Einwände. Das Herz gerät nach Eröffnung seines Beutels zunächst einmal schon rein mechanisch unter gänzlich andere Bedingungen. Es wird das System seiner Fixation nicht unwesentlich beeinträchtigt und insbesondere ihm gewissermaßen seine Gleitschiene genommen, so daß ein Vorspringen des Herzens in die Herzbeutelöffnung durchaus erklärlich ist. Ferner ist bei Bewertung der Kreislaufbeeinflussung durch eine Perikardektomie folgendes zu berücksichtigen. Das in seiner serösen Hülle unter be-

---
[1]) AMERIO: Contributo Clinico-Sperimentale etc. Atti d. XI. Congr. med. internat. Roma Bd. 4. 1894.
[2]) PARLAVECCHIO: Dtsch. Zeitschr. f. Chir. Bd. 98. 1909.

stimmten Druck- und Temperaturverhältnissen völlig geschützt liegende Zentralorgan der Zirkulation wird plötzlich durch den Eingriff der ganzen Summe atmosphärischer Einwirkungen ausgesetzt. Sie bedingen ohne Zweifel mancherlei Reizwirkungen auf den Herzmuskel, so daß Änderungen seiner Tätigkeit verständlich erscheinen. Daß dabei offenbar schon der Wechsel der Temperatur auf Epikard und Muskel von gewisser Bedeutung ist, konnte der eine von uns (H. Fischer) im Experiment am Kaninchenherzen beobachten (noch nicht veröffentlicht). Einspritzung einer geringen Menge abgekühlter physiologischer Kochsalzlösung in den Herzbeutel führte mehrfach zu sofortigem Blutdruckanstieg. — Der Nachweis einer irgendwie wesentlichen Stützfunktion des Herzbeutels entbehrt somit bislang einer zureichenden Begründung. Beim normalen und hypertrophischen Herzmuskel scheint die Annahme einer Stützungsaktion des Herzbeutels, dessen Widerstand gegenüber dem kräftigen Herzmuskel doch immerhin verschwindend gering ist, nicht einleuchtend. Bei akuter Vergrößerung des Herzens und Überdehnung seines Muskels wie etwa bei myokarditischen Prozessen und narbig degeneriertem, dilatiertem Herzmuskel dürfte dagegen eine Funktion des Herzbeutels im Sinne der Wandstützung nicht ohne weiteres von der Hand zu weisen sein. Immerhin bleibt es dann nicht verständlich, warum bei chronisch dilatiertem Herzen der Herzbeutel nicht auch eine seiner funktionell vermehrten Beanspruchung entsprechende Verstärkung seiner geweblichen Struktur erkennen läßt.

Im Rahmen der Betrachtung mechanisch funktioneller Auswirkungen des Herzbeutels bleibt nun noch die Frage, welche Rolle dem Herzbeutel als Saugvorrichtung für das Herz zukommt. Schönlein[1]) konnte bei den Selachiern einen ausgeprägten Aspirationsdruck im Perikardialraum nachweisen. Die Wandungen des Perikards sind hier allseitig durch muskulöse, knorpelige und sehnige Gebilde versteift und in Spannung gehalten. Das Herz füllt den Hohlraum des Perikards nur zum geringen Teil aus. Durch manometrische Messungen wies Schönlein bei der Torpedo nach, daß hier in der Perikardhöhle ein beträchtlicher negativer Druck vorliegt; es betrug das Druckminimum —5, das Druckmaximum — 2 cm Wasser. Nach Eröffnung des Perikards stellte sich starke Abnahme von Blutdruck und Pulsvolumen ein, während Aussaugen der Höhle sofort wieder zum Anstieg von Druck- und Pulsumfang führte. — Brünings[2]) machte an einem Knochenfisch, dem Leuciscus dobula, folgende Beobachtungen. Es bestand im Gegensatz zu dem Verhalten bei den von Schönlein untersuchten Fischen beim Leuciscus in der Perikardialhöhle ein atmosphärischer Druck. Dieser Druck ließ rhythmische Schwankungen erkennen. Ferner war bei unverletztem Perikard zu beobachten, wie kammersystolisch jedesmal eine Einziehung des Perikards erfolgte, worauf es bei der Diastole wieder in seine Gleichgewichtslage zurückkehrte. — Das Perikard stellt hier einen gewissermaßen starren Raum dar, dessen mechanisch funktionelle Rolle für die Herztätigkeit von ausschlaggebender Bedeutung ist. Jede Kontraktion der Herzkammer muß mit Entleerung ihres Inhaltes aus dem starren Raum des Perikards zugleich eine Ansaugung bewirken, die wiederum eine Aspiration von Blut von den Venensinus in den Vorhof zur Folge hat. — Die Beeinflussung der Kapazität des Perikardraumes und Füllung des Herzens durch die Respiration, wie sie schon Brünings hervorgehoben hatte, wurde von Kolff[3]) bei anderen Teleostiern näher untersucht. Die inspiratorische Ausdehnung des Perikardialraumes bedingt für das Herz vermehrte Zufuhr von Blut, die exspiratorische Verkleinerung der Perikard-

---

[1]) Schönlein: Zeitschr. f. Biol. Bd. 32, S. 533. 1895.
[2]) Brünings: Pflügers Arch. f. d. ges. Physiol. Bd. 75, S. 614. 1899.
[3]) Kolff: Pflügers Arch. f. d. ges. Physiol. Bd. 122. 1908.

höhle unterstützt die Blutförderung in die Aorta. — Nach TIGERSTEDT ist dieselbe Rolle, welche die Perikardialhöhle bei den Fischen spielt, bei den Säugetieren der Brusthöhle zuzuteilen mit den bekannten Auswirkungen des negativen Druckes in erster Linie auf rechtes Herz, Vorhöfe und intrathorakale Venen und der hierdurch bedingten Erleichterung der Bluteinströmung. — Gegen diese Auffassung wendet sich neuerdings HAUFFE[1]) und betont seinerseits wiederum die vorwiegend selbständige Bedeutung des Herzbeutels als Saugorgan.

Ausgehend von der Annahme, daß das Herz nicht wesentlich eine Druckpumpe darstellt, daß vielmehr irgendwo eine immer neu einwirkende Saugvorrichtung vorhanden sein müsse, hinter der die Druckwirkung zurücktritt, fordert HAUFFE eine Einrichtung, welche mittels der vorhandenen Kräfte — der Bewegung der Vorhof- und Kammerwände — jedesmal neu in Tätigkeit tritt und dabei das Blut in das Herz zurückbefördert. Es ergibt sich somit für HAUFFE die Fragestellung, wie eine die Ansaugung auf das Venengebiet bewirkende diastolische Erweiterung des vorher zusammengezogenen Muskels jedesmal zustande kommt, welche Kraft die Entfaltung jedesmal neu bewirkt. In dem Komplex der hier in Frage stehenden Kräfteeinwirkungen und ihrem Zusammenspiel betont er die Wichtigkeit des Nachweises einer durch den Einbau des Herzens in den Herzbeutel bedingten Saugwirkung als diastolisch wirksame und damit entfaltende Kraft im System. Druckbestimmungen, die HAUFFE durch Punktion des Herzbeutels beim lebenden Hammel vornahm, ergaben etwa $-4^1/_2$ cm Wasser. Der vorhandene Unterdruck ist dadurch veranlaßt, daß der Herzbeutel in den Brustraum mit tieferem Unterdruck eingelassen ist und eine Folge davon ist, daß seine Wände nach außen gespannt sind, so daß er wie eine relativ starre Membran auf den Inhalt wirkt. Der gesamte Herzbeutelinhalt ist demnach eine zeitlich gleich groß bleibende Masseneinheit, ähnlich wie der Schädelinhalt in der knöchernen Kapsel. — Wird ein Teil des beweglichen Inhaltes entfernt, so muß anderswoher ein massenausgleichender Zulauf erfolgen. Nach HAUFFE bildet somit erst Herzbeutel und Herz zusammen eine Maschine in Form einer Membran-Saug- und Druckpumpe. Die Zusammenziehung des einen Herzteiles ist als gleichzeitig wirksame Kraft für die Entfaltung des anderen örtlich getrennten einzusetzen. Die starren Wände der Pumpe werden vom Herzbeutel dargestellt, der verschiebliche membranöse Stempel von der abwechselnd sich zusammenziehenden Vorhofs- und Kammermuskulatur.

Daß eine derartige Betonung der Saugfunktion des Herzbeutels nicht den tatsächlichen Verhältnissen beim Menschen entspricht, daß sie für die Herzleistung wie für den Gesamtkreislauf nicht diese überragende Rolle spielt, ergibt sich ohne weiteres aus den obenerwähnten Beobachtungen über angeborenen teilweisen oder völligen Mangel des Herzbeutels wie auch aus den experimentellen Befunden bei Herzbeutelexstirpation. Die Herztätigkeit ließ keinerlei Störungen erkennen, der Kreislauf verhielt sich normal. Ja sogar die vollkommene Umgestaltung und Beseitigung nicht nur der im Herzbeutel selbst herrschenden mechanischen Momente, sondern die gänzliche Ausschaltung der intrathorakalen Druckauswirkungen auf das Herz überhaupt lassen eine merkliche Beeinträchtigung der Herzleistung und Störung der „Maschine" nicht erkennen. Das zeigen zur Genüge die klinischen Erfahrungen bei Drainage des Herzbeutels. Noch eindrucksvoller war die Erkenntnis einer weitgehenden Unabhängigkeit des Herzens von seinem Beutel, wie sie sich für den einen von uns (FISCHER) aus Beobachtungen nach Dekortikation des Herzens ergab. — Bei schwieliger Perikarditis mit schwartiger Ummauerung und schrumpfender Umklammerung des Herzens durch das narbige Schwielengewebe des Herzbeutels wurde in einer Reihe von Fällen eine weitgehende Entfernung des Herzbeutels vorgenommen (SCHMIEDEN). Das Herz lag so mit Vorder- und Seitenflächen vollkommen frei zutage und wurde nun lediglich mit einem türflügelförmigen Hautlappen bedeckt, nachdem an den vier Ecken je ein Drain in die Wundhöhle eingeführt war. Das Herz entbehrte nunmehr bei seiner Tätigkeit nicht nur jeder Unterstützung durch einen Herzbeutel, sondern es war durch die tagelang liegende Drainage auch den atmosphärischen Druckeinwirkungen vollkommen schutzlos ausgesetzt,

---

[1]) HAUFFE: Münch. med. Wochenschr. 1926, Nr. 41/43.

so daß auch von einer Einwirkung der intrathorakalen Druckverhältnisse nicht die Rede sein konnte. Trotzdem kam es nun nicht etwa zu störenden Beeinträchtigungen der Herzleistung, wie sie bei dem geschädigten Herzmuskel ganz besonders zu erwarten gewesen wären. Der vorher durch die schwielig narbige Fesselung des Herzens aufs schwerste darniederliegende Kreislauf erholte sich überraschend schnell. Ja sogar neu hinzutretende, durch Komplikationen bedingte schwerste Belastung des Kreislaufs wurde von dem seines „Hilfsmechanismus" beraubten, völlig schutzlos freiliegenden Herzen ohne weiteres bewältigt, wie die folgende höchst erstaunliche Beobachtung zeigt.

Bei einem 5 Jahre alten Knaben wurde wegen schwieliger Perikarditis mit schwerer Kreislaufstörung, insbesondere stärkster Einflußstauung, die Entrindung des Herzens durch Perikardektomie vorgenommen (SCHMIEDEN). Nach wohlgelungener Operation, bei der wiederum das von seinen Perikardschwielen befreite Herz lediglich mit einem Hautlappen bedeckt wurde, kam es zur Entwicklung einer Pneumonie, linksseitiger Pleuritis und vollkommener Vereiterung der Wundhöhle. Die Wundränder der Hautdecke wichen auseinander, so daß ein großer Teil der Herzwundhöhle mit dem darin sichtbar zutage liegenden kräftig pulsierenden Herzen freilag. Dieser Zustand dauerte mehrere Wochen, bis es allmählich zur Ausheilung und Verschluß der Wundhöhle kam. Nach Abklingen der wochenlang anhaltenden hoch fieberhaften Temperatur kam es rasch zu einem Ausgleich der Kreislaufstörungen, welche vor der Operation bestanden hatten. Eine starke Ausschwemmung setzte ein, die Diurese stieg mächtig an, die Ödeme schwanden restlos. Zugleich war auch eine Verminderung der gewaltigen Leberschwellung festzustellen. Cyanose und Dyspnöe sind gänzlich geschwunden. Der Knabe ist geheilt, den Anforderungen des täglichen Lebens völlig gewachsen und zeigt bis auf einen geringen kaum noch nachweisbaren Rest von Ascites jetzt $1^1/_2$ Jahre nach der Operation keinerlei Zirkulationsstörungen mehr.

Die Beobachtungen zeigen, wie weit das Herz in der Lage ist, unabhängig von Hilfsmechanismen seinen Leistungen nachzukommen. Es geschieht dies offenbar auf dem Wege der Anpassung. Es zeigt sich aber, daß weder eine Saugfunktion des Herzbeutels selbst noch auch die von TIGERSTEDT betonte Ansaugung von seiten der Brusthöhle als ein für die Herzleistung ausschlaggebendes Moment zu bewerten ist. Der Zustand des Perikards bei den Fischen, wie auch die Rolle, die ihm hier als ein für die Herzleistung unentbehrlicher Faktor zuzuschreiben ist, kann offenbar nicht in dem Maße auch für die Verhältnisse beim Menschen herangezogen werden. Wäre dies der Fall, so müßte hier wie dort der plötzliche Ausfall eines für den Ablauf der Herzfunktionen derart wesentlichen Momentes die bedrohlichsten Zirkulationsstörungen zur Folge haben. — Erfüllt das Perikard bei den Fischen gewissermaßen als mehr weniger selbständiges Organ eine für die Tätigkeit des Herzens unentbehrliche Funktion im Sinne der Ansaugung, so daß ihr Ausfall bei Eröffnen der Perikardhöhle zu den schwersten Kreislaufstörungen führt, so liegen beim Menschen offenbar andere Verhältnisse vor. Der Herzbeutel hat hier seine Selbständigkeit weitgehend eingebüßt, er spielt nicht mehr die Rolle eines selbständigen Organes mit unmittelbarer Beeinflussung der Herztätigkeit. Er stellt nicht, wie bei den Fischen, eine relativ starre Höhle dar, sondern vermittelt als ein dem Herzen allseitig anliegender Sack infolge der Adhäsion zwischen seiner Wandung und der Herzoberfläche die Zugwirkung des Thorax auf das Herz. Daß diese Zugwirkung besteht, ist genügend bekannt und röntgenologisch erkennbar in der Verbreiterung des Herzschattens, insbesondere nach rechts bei verstärkter Inspiration. — Ist der Herzbeutel schwielig verdickt, so kann die Lösung der Adhäsion durch Luftzutritt deutlich erkennbar werden. — So war in einem Falle bei Exstirpation des schwielig verdickten und verwachsenen Herzbeutels ein laut schlürfendes Geräusch vernehmbar — so daß zunächst an Pleuraeröffnung gedacht wurde — als bei der Excision eine nicht verwachsene Herzbeutelpartie erreicht und eröffnet wurde.

Daß diese Zugwirkung des Thorax, die sich vermittels Adhäsion vom Herzbeutel auf das Herz überträgt, gewisse für die Herzleistung erleichternde Bedingungen schafft, daß ihre Auswirkungen insbesondere auch als Unterstützung der Diastole anzusehen ist, bedarf keiner Betonung. Eine überragende funktionelle Wirksamkeit im Sinne einer für das Herz unentbehrlichen Saugkraft scheint ihr indessen nicht zuzukommen.

Eine mechanisch funktionelle Bedeutung des Herzbeutels für die großen Gefäße ist durch ihren Einbau in das Perikard ohne weiteres gegeben. Bei Betrachtung der anatomischen Beziehungen von Gefäßen und Perikardumschlag ist zunächst beachtlich, daß der Einbau der Arterien — Aorta und Lungenarterien — sich ganz anders gestaltet wie der der Venen. Die Arterienstämme sind völlig einbezogen. An der Aorta reicht die Tunica serosa bis nahe an die Abgangsstelle der Arteria anonyma heran. Dem Ligamentum arteriosum folgend, umschließt sie auch die Lungenarterie an ihrer Gabelung. Es liegt daher die ganze Aorta ascendens wie der ganze Stamm der Lungenarterie intraperikardial — gemeinsam von der Serosa umkleidet. Dieses anatomische Verhalten dürfte auch entsprechende funktionell mechanische Auswirkungen zur Folge haben. Bei den von Perikard umschlossenen und so verstärkten Wandungen müssen sich andere Spannungszustände ergeben, als sie in den mehr peripherwärts gelegenen Teilen herrschen. Es liegt nahe, hier an eine Mechanik nach Art der Pufferwirkung zu denken, die als spannungsausgleichende Verstärkung der Gefäßwand beim Rückstoß der Blutsäule in Aktion treten würde. — Die großen Venenstämme — Hohlvenen wie Lungenvenen — zeigen ein gänzlich anderes Verhalten. Nur ein Teil ihrer Einmündungsstelle ist von Serosa überzogen, ein Teil liegt extraperikardial. Die beiden Hohlvenen sind innerhalb des Herzbeutels vorn und zu beiden Seiten von Serosa überzogen, hinten dagegen nicht. Recht kompliziert und wechselnd gestaltet sich die Überkleidung der Lungenvenen. Im allgemeinen tragen sie ihre Serosabedeckung auf der Vorder-, Ober- und Unterfläche, nicht auf der Hinterfläche. — Durch diesen Einbau im Herzbeutel erfahren die Venenwände eine gewisse Spreizung und Versteifung. Ein für die Mechanik der Venenwandungen besonders wichtiges Moment beruht ferner darin, daß die Umschließung mit Perikard nicht allseitig besteht, daß vielmehr gewisse Wandpartien regelmäßig spaltförmig frei sind. So ist dafür gesorgt, daß die Gefäßwand trotz ihrer Versteifung dennoch Volumenschwankungen leicht und in genügendem Ausmaße nachzukommen vermag. Dieser Zustand garantiert somit den Venen neben der Sicherung ihrer Stabilität einen zureichenden Spielraum ihrer Kapazitätsschwankungen.

b) Einfluß des Herzbeutels auf Regelung der Herzschlagfolge.

Die Frage, ob eine reflektorische Beeinflußbarkeit der Herztätigkeit vom Herzbeutel aus besteht, ist noch völlig ungeklärt. — Über die Schmerzempfindlichkeit des Perikards haben wir oben bereits gesprochen. — BOUILLAUD führte schmerzhafte Empfindungen bei Perikarditis auf entzündliche Mitbeteiligung des parietalen Brustfells zurück. — Die von BÄUMLER beschriebene Druckempfindlichkeit des Epigastriums bei Perikarditis ließe sich durch direkte Reizung der unteren Intercostalnerven erklären. PETER nimmt an, daß die Schmerzen auf einer Irradiation bzw. Verbreitung der Entzündung auf die Intercostalnerven beruhen. Nach FELIX sollen Empfindungen bei Eingriffen am Perikard vom Zerren des Phrenicusstammes herrühren. — Wie schon ausgeführt, wäre es aber unverständlich, daß dem Herzbeutel Schmerzempfindung fehlen sollte bei der hohen Empfindlichkeit der anderen serösen Häute. So betont auch LESCHKE, daß eine Irradiation auf die Intercostalnerven nur für eine Minderzahl der Fälle zutreffe, daß die Schmerzen dagegen in der Mehrzahl auf das entzündete

Perikard selbst zu beziehen seien. Neben den meist kontinuierlich bestehenden perikarditischen Schmerzen kommt es nicht selten zu Anfällen, die denen bei Angina pectoris durchaus gleichen, mit Todesangst, Beschleunigung der Herztätigkeit und schwersten Kollapszuständen — sie sind als reflektorische Begleiterscheinungen der Herzbeutelentzündung aufzufassen. — Auch HEITLER weist darauf hin, daß die Arhythmie im Beginn der Perikarditis, die insbesondere von BAMBERGER hervorgehoben wird, wie ferner manche schweren Erscheinungen im Verlauf der Perikarditis mit einer Reizung des Perikards in Zusammenhang zu bringen sind. Es wurde ferner klinisch wie experimentell einwandfrei beobachtet, daß bei Eingriffen am Perikard Störungen in der Herzschlagfolge auftreten, sie äußern sich in Wechsel der Frequenz, Unregelmäßigkeit des Rhythmus und können zu völligem Stillstand der Herztätigkeit führen [REHN, SAUERBRUCH, D'AGATA, KLOSE, HARRIGAN[1]) u. a.]. — Von Wichtigkeit ist für diese Frage auch die Beobachtung HENSCHENS[2]). In einem Falle von Herzstillstand bei der Operation eines Schwerverletzten injizierte er $1^1/_2$ ccm einer 1 promill. Adrenalinlösung in den Herzbeutel. „Sofort nach der Injektion spannt sich das schlaffe stillstehende Herz an, nimmt seine Aktion kräftig auf unter regelmäßiger Schlagfolge." HENSCHEN empfiehlt deshalb zur Herzwiederbelebung neben der intrakardialen auch die intraperikardiale Injektion von Herzreizmitteln. — Experimentell hat sich mit den Auswirkungen von Perikardreizung auf die Herztätigkeit vor allem HEITLER beschäftigt. In einer Reihe von Versuchen an Hunden stellte er fest, daß die mechanische wie elektrische Reizung des Perikards (Epikard) Arhythmie erzeugt, und daß die Arhythmie nicht eintritt, wenn das Perikard vor der Reizung mit 10 proz. Cocainlösung bestrichen wird.

Bei mechanischer Reizung des Myokards, selbst bei schweren Eingriffen wie starkes Zerren, Zerreißen desselben, trat keine Arhythmie auf. Bei elektrischer Reizung des Myokards stellte sich Arhythmie erst bei Applikation von starken Strömen ein, schwache Ströme, welche auf das Perikard appliziert starke Arhythmien zur Folge hatten, waren auf das Myokard wirkungslos. Auch die Form der Arhythmie ist bei Reizung des Myokards verschieden von der Arhythmie bei Reizung des Perikards. Bei Reizung des Perikards machte das Herz kleinere und größere Kontraktionen in kürzeren und längeren Intervallen, bei Reizung des Myokards macht das Herz wogende Bewegungen von größerer und geringerer Intensität. Wurden mit einer Nadel über die Oberfläche des linken Ventrikels mehrere Striche gezogen, so trat sogleich Flimmern ein und das Herz starb ab. Es erwies sich somit das Perikard bei mechanischer und elektrischer Reizung empfindlicher als das Myokard. Bei Reizungsversuchen mit Crotonöl war das Verhalten umgekehrt — die Störungen bei Reizung des Myokards waren hier intensiver als bei Reizung des Perikards. Sowohl das Bestreichen des Perikards mit Crotonöl als auch die Injektion von Crotonöl in den Herzmuskel erzeugten Pulsverlangsamung und Arhythmie, jedoch waren diese Erscheinungen bei Reizung des Herzmuskels intensiver, die Störungen blieben bestehen nach Injektion von Crotonöl in den Herzmuskel — das Herz starb ab, während bei Perikardreizung meist die Erscheinungen zurückgingen. — Auch die bei operativen Eingriffen, z. B. Herznaht, zu beobachtenden Störungen der Herzaktion, wie Unruhe, Tanzen des Herzens, bezieht HEITLER eher auf Reizzustände des Epikards als auf solche des Muskels und empfiehlt deshalb zur Hintanhaltung dieser die Operation erschwerenden Erscheinungen, das Perikard zu cocainisieren.

Im Gegensatz zu diesen Feststellungen HEITLERs stehen die Untersuchungen von WILLY FELIX. Er konnte bei einer Reihe von Versuchen weder mit Unterbrechung noch Reizung der Herzbeutelnerven eine Beeinflussung der Herzschlagfolge feststellen und kommt zu dem Ergebnis, daß dem äußeren Herzbeutelblatt keine Bedeutung für die Regelung der Herzschlagfolge zukommt. Für die Entstehung der Unregelmäßigkeiten des Herzschlages gibt FELIX die Erklärung, daß das Herz selbst bei Eingriffen an seinem Beutel unter neue mechanische Bedingungen gerät und die Störungen seiner Tätigkeit auf plötz-

---

[1]) HARRIGAN: Ann. of surg. Bd. 57. 1913.
[2]) HENSCHEN: Schweiz. med. Wochenschr. 1920, Nr. 14.

lichen Volumenveränderungen beruhen, aber nicht durch im Perikard ausgelöste Reflexe bedingt sind. — Auch die Frage, welche Rolle dem Epikard bei der Beeinflussung der Herztätigkeit zukommt, ob die Innervation des Epikards irgendwie an der Regelung der Herzschlagfolge teilhat, ist von FELIX nochmals experimentell geprüft worden.

Er fand Beeinträchtigung des Herzrhythmus, wenn er Stiche auf die Herzwand so stark ausführte, daß es zur Eindellung kam — das Herz stand dann einen Augenblick still und nach der Pause traten 1—3 vermehrte Kontraktionen ein. Bei feingesetzten Stichen auf die Herzwand, die nicht zur Einbuchtung führten, blieb dagegen der Rhythmus gleich, Cocainisieren des Epikards hatte auf diese Gesetzmäßigkeit keinen Einfluß. Es traten Störungen der Herztätigkeit nur auf, wenn der mechanische Reiz die Herzwand einbuchtete, d. h., wenn das Myokard in Mitleidenschaft gezogen wurde. Vom Epikard konnten sie künstlich nicht hervorgerufen werden. FELIX schließt trotzdem eine Teilnahme des Epikards an der Regelung der Herzschlagfolge nicht aus und betont, daß das Epikard Nerven enthält, die nicht sensibel zu sein brauchen, aber trotzdem afferent zu leiten vermögen. Die stetigen Volumänderungen des Herzens könnten für diese zentripetale Bahn den adäquaten Reiz darstellen, und es ließe sich im Epikard der Ausgangspunkt eines auf das Herz wirkenden Reflexes vermuten. Daß das Herz seine regelmäßige Schlagfolge auch nach Ausschalten der Nerven des Epikards durch Cocainisieren beibehält, spräche nicht gegen eine derartige Epikardfunktion, „weil der Takt vom Vagus und Sympathicus, vom Reizleitungssystem und wahrscheinlich auch vom Myokard beherrscht wird".

FELIX bedauert mit Recht, daß HEITLER nicht klar angegeben hat, wie Myokard und Epikard streng isoliert mechanisch oder elektrisch beeinflußt wurden. Dieser Hinweis ist unseres Erachtens für alle diese Fragestellung betreffenden experimentellen Untersuchungen von besonderer Wichtigkeit. Es handelt sich ohne Zweifel um eine ganze Reihe komplizierter, für uns noch gänzlich unübersehbarer Vorgänge mit gegenseitiger Beeinflussung von Perikard, Epikard und Herzmuskel, so daß experimentelle Feststellungen mit isoliert wirkenden Reizen zur Analysierung der physiologischen Funktionen dieser einzelnen Organteile sehr erwünscht wären. — Bislang bleibt manches gänzlich unerklärlich, das zeigten uns eine Reihe eigener Beobachtungen (FISCHER). Im Experiment beim Hund und Kaninchen waren — nicht immer, aber mehrfach — beim Fassen und Anheben des Perikards Rhythmusänderungen und in einem Fall Herzstillstand zu beobachten. Die Störung kann als eine vom Perikard ausgehende Reflexwirkung angesehen werden. Es ist aber keineswegs auszuschließen, daß es dabei auch zu einer Einengung des Bewegungsspielraumes, der dem Herzen in seinem Beutel zur Verfügung steht, gekommen war und so eine Volumenänderung insbesondere an den dünnwandigen Vorhöfen im Sinne einer partiellen Herzpressung bewirkt wurde. Zu bedenken ist ferner, daß man beim Fassen des Perikards meist auch einen gewissen Zug an der Anheftungsstelle im Bereich des Herzbeutelumschlages an der Herzbasis ausübt und damit auch direkt einen Reiz am Herzmuskelsystem setzt, ein Vorgang, wie er in allerdings weit verstärktem Maße bei der Luxation des Herzens zustande kommt. Daß derartige Zugwirkungen in der Gegend der Herzbasis für die Herzschlagfolge von Bedeutung sind, zeigte eine klinische Beobachtung (FISCHER, noch nicht veröffentlicht). Bei einem Fall mit partiellen Verwachsungen des Herzbeutels wurde die operative Lösung der Adhäsionen vorgenommen (SCHMIEDEN). Nach Eröffnung des Herzbeutels sah man beim Anheben seines im ganzen schwielig verdickten parietalen Blattes, wie von der Vorderfläche des Conus arteriosus ein breiter bandförmiger Verwachsungsstrang zum Herzbeutel zog. Die Herztätigkeit bot einen völlig unregelmäßigen Rhythmus. Nach Durchtrennung des Stranges setzte alsbald regelmäßige Schlagfolge ein. Es fand sich noch eine weitere Verwachsung des Herzens mit seinem Beutel an der Spitze, die jedoch keine Beeinträchtigung des Herzrhythmus erkennen ließ. Es bleibt bislang ungeklärt, ob die Störung der

Herzschlagfolge als Folgeerscheinung der Zugwirkung am Epikard oder Herzmuskel anzusehen ist. — Daß Reize, die ausschließlich das Myokard treffen, von Einfluß auf die Schlagfolge des Herzens sind, zeigten ebenfalls Beobachtungen, wie sie mehrfach bei der Exstirpation der Perikardschwielen gemacht werden konnten (SCHMIEDEN, H. FISCHER). Ein Rhythmuswechsel von eindrucksvoller Gestaltung setzte ein, sobald an dem teilweise gelösten Schwielenstück ein gelinder Zug ausgeübt wurde. SCHMIEDEN hat die Eigenart dieser Änderung der Herzschlagfolge mit dem Gangwechsel eines Kraftwagengetriebes verglichen. Der normale Rhythmus setzte alsbald nach Aufhören des Zuges wieder ein. Als Ursache können hier Volumenänderungen des Herzens bei der noch bestehenden schwieligen Einmauerung nicht in Betracht kommen. Auszuschließen ist ferner die Annahme reflektorischer Beeinflussung vom Epikard oder Perikard aus. Bei dieser unförmigen zentimeterdicken narbigen Schwielenmasse konnte schon rein anatomisch von dem Begriff eines Perikards nicht mehr die Rede sein, viel weniger noch waren von diesem Gebilde irgendwelche physiologischen Funktionen zu erwarten. Die beim Zug an der Schwiele beobachteten Störungen der Herzschlagfolge sind somit am ehesten auf direkten myogenen Reiz zu beziehen. — Wieweit der Herzmuskel allein, gänzlich isoliert vom Epikard, auf mechanische Reize anspricht, ließ sich weiter in folgender Beobachtung feststellen (SCHMIEDEN, H. FISCHER).

Nach einer weitgehend an Vorder- und Seitenflächen des Herzens — mit Entfernung des schwieligen Epikards — durchgeführten, völlig gelungenen Entrindung bei schwieliger Perikarditis kam es infolge Überdehnung des rechten Herzens zum Herzstillstand. Auf intrakardiale Injektion von Adrenalin nahm allein das linke Herz für kurze Zeit seine Tätigkeit wieder auf — das rechte Herz stand nach wie vor in maximaler Überdehnung still. Nach erneutem völligen Stillstand auch des linken Herzens war nun zu beobachten, wie sowohl auf Massage, wie nach Aussetzen der Massage auf Einstechen einer Nadel in den linken Herzmuskel jedesmal sich vereinzelte Kontraktionen des linken Herzmuskels einstellten, bis dann auch am linken Herzen auf keine Weise mehr eine Aktion hervorzurufen war. — Es handelte sich hier somit um einen seines Perikards wie Epikards völlig entkleideten Herzmuskel, der isoliert vorübergehend auf mechanische Reize ansprach.

Welche Bedeutung wir dem Epikard bei der Regelung der Herzschlagfolge zuzuweisen haben, wissen wir nicht, daß aber der Herzmuskel ohne irgendwelche vom Epikard oder Perikard ausgehenden Einflüsse den Rhythmus bei seiner Aktion beibehält, ergibt sich schon aus der klinischen Betrachtung der Fälle mit schwieliger Perikarditis. Dem in seiner geweblichen Struktur gänzlich narbig umgestalteten Epikard sind irgendwelche physiologischen Funktionen nicht mehr beizumessen. Trotzdem ist in diesem Krankheitsbilde die Regelmäßigkeit der Herztätigkeit eine selten vermißte Erscheinung. — Durch den operativen Eingriff der Perikardektomie wird nun gar das Myokard seiner perikardialen wie epikardialen Umkleidung zum größten Teil beraubt, trotzdem zeigt der postoperative Verlauf nicht nur keinerlei Störungen der Herzschlagfolge, sondern das Herz ist nach der Befreiung aus seinen Fesseln sogar in der Lage, die schweren Kreislaufstörungen, wie sie vorher bestanden, zu beseitigen und auch erhöhten Anforderungen dauernd nachzukommen.

Es handelte sich bei diesen Ausführungen um die Feststellung, daß der Herzmuskel nach Isolierung vom Epikard auf mechanische Reize anspricht, wie auch besonders um den Nachweis, daß er befähigt ist, allein ohne den Hilfsmechanismus einer etwaigen reflektorischen Beeinflussung durch das Epikard seine regelmäßige Schlagfolge einzuhalten. — Diese Tatsache spricht für die große Anpassungsfähigkeit des Herzens und die Beherrschung seines Rhythmus durch Vagus, Sympathicus, Reizleitungssystem und Herzmuskel, schließt aber dennoch nicht aus, daß normalerweise auch das Epikard an dieser Regulierung unterstützenden Anteil nehmen kann. — Die bisherigen experimentellen Versuche, die zur Feststellung gewisser, vom Perikard und Epikard ausgehender reflektorischer Beeinflussung der Herztätigkeit unternommen wurden, bieten, wie wir sahen, in ihren Ergebnissen derartige Widersprüche und gegensätzliche Folgerungen, daß der Fragenkomplex weiterer exakter experimenteller Untersuchungen bedarf. Es handelt sich dabei offenbar um derart feinste Auswirkungen auf die Herzaktion, daß sie durch geringgradige Fehlerquellen in den Versuchsbedingungen verdeckt werden können. So sahen wir, wie das Herz bereits durch Eröffnung seines Beutels unter gänzlich andere mechanische und atmosphärische Verhältnisse gerät, so daß auch das Ansprechen auf reflektorische Reize dadurch beeinflußt sein muß. Weiter müssen sich unseres Erachtens nicht übereinstimmende Versuchsresultate ergeben bei verschiedener Durchführung der künstlichen Atmung. Auf eine gleichmäßige Gestaltung der intrapulmonalen Druck- und Spannungszustände ist sorgfältig zu achten. Sie sind je nach dem Verhältnis der Weite der Trachealröhre zur Lichte der Trachea großen Schwankungen unterworfen.

3. Die Erkrankungen des Herzbeutels unter Berücksichtigung der Rückwirkungen auf die physiologische Funktion.

Sehen wir bei den Erkrankungen des Perikards ab von den geweblichen Umgestaltungen durch Neubildungen, welche, abgesehen von räumlichen Veränderungen, für die Beeinträchtigung der physiologischen Funktion nichts Charakteristisches darbieten, so kommen hier in erster Linie in Betracht die akuten Entzündungen und ihre Folgezustände. — Entzündliche Erkrankungen des Herzbeutels können in ihrer Rückwirkung auf die physiologische Funktion sich gänzlich verschieden verhalten. So sieht man die schwersten Folgezustände perikarditischer Genese bei Kranken, deren Leiden sich fast gänzlich ohne jedes auf Herzbeutelerkrankung hinweisende Zeichen entwickelt hatte. Je nach der akuten oder chronischen Entstehungsweise, nach Art und Menge eines Ergusses, zeigen sich die größten Verschiedenheiten. Der Zustand des Herzmuskels, sonstige, das Leiden begleitende Komplikationen, insbesondere die Grundkrankheit, tragen bei zur Ausprägung eines Krankheitsbildes von völlig symptomenfreier Gestaltung bis zu jenen Stadien, in denen schwerste Erscheinungen von seiten des Herzens die Szene beherrschen.

a) Akute Entzündungen.

Bei der akuten Entzündung des Herzbeutels folgt dem Stadium der Hyperämie die Ausschwitzung von Flüssigkeit und Fibrin. Bleibt die Flüssigkeitsausscheidung zurück, so haben wir das Bild der Pericarditis sicca. Die Fibrinausscheidung führt zu mehr minder dicken Auflagerungen auf Epi- und Perikard. In diesem Fibrinmantel treten besonders am linken Herzrand durch die Bewegungen des Herzens Gruppierungen in zotten- und leistenförmigen Gebilden zutage. Das klinische Symptom des perikardialen Reibens wie das anatomische Bild des sog. Zottenherzens bieten zur Genüge einen Einblick in die Störung der normalen Gleitfunktion des Herzbeutels. Der durch die Rauhigkeit und Trockenheit der Herzbeutelwandung bedingte Verlust der normalen, fast reibungslosen Gleitfähigkeit der Perikardflächen hat einen die Herzleistung nicht unwesentlich beeinträchtigenden unproduktiven Mehrverbrauch an Energie zur Folge. Die entzündliche Lockerung der Gewebe dürfte ferner für die Fixation des Systems nicht ohne Einfluß sein, so daß Lageänderungen leichter möglich sind. — Nicht selten ist eine Änderung der Herzaktion zu beobachten in Form gesteigerter und unregelmäßiger Herztätigkeit. Diese Erscheinung ist — wie wir schon ausführten — in der Mehrzahl der Fälle als perikardiale Reflexwirkung aufzufassen. Es ist jedoch zu berücksichtigen, daß sie auch mitbedingt sein kann durch die auf das Myokard fortschreitende Entzündung (VIRCHOWS Randmyokarditis).

Vielseitiger und eindrucksvoller gestaltet sich die Beeinträchtigung der physiologischen Funktion, wenn die Entzündung des Herzbeutels mit Ergußbildung einhergeht. Hier können gewisse mechanische Momente, die normalerweise für Erleichterung und Unterstützung der Herztätigkeit in Betracht kommen, geradezu verhängnisvolle Auswirkungen für die Herzaktion zeitigen. Im Vordergrunde steht hier die vielfach für die normale Funktion betonte Bedeutung des Perikards, als Widerlager zu dienen. Wie schon erwähnt, beruht sie auf der Unnachgiebigkeit der Tunica fibrosa; sie läßt eine Dehnbarkeit des Herzbeutels über ein gewisses Maß nicht zu. Das normale Fassungsvermögen des Herzbeutels ist beim Erwachsenen nach Aufnahme von 150—200 ccm Flüssigkeit erreicht. Diese Erweiterungsfähigkeit beruht auf Entfaltung der Komplementärräume. Eine weitere Ausdehnung kann nur erreicht werden, wenn die Herzbeutelwandung über ihre anatomische und mechanische Nachgiebigkeit hinaus beansprucht wird. So lassen sich etwa 600—800 ccm — WILLIAMSON bezeichnet als Höchstmaß 655 ccm — unter Druck einspritzen. — Diese Angaben beziehen sich auf die Ausdehnbarkeit des unveränderten Perikards, wie sie etwa bei Blutungen in den Herzbeutel nach Herzverletzungen in Betracht kommt. — Entzündliche Prozesse am Herzbeutel werden jedoch von tiefgehenden Veränderungen der geweblichen Struktur begleitet, die zu einer Lockerung und größeren Nachgiebigkeit der Perikardialwandung gegen das wachsende Exsudat führen. So können entzündliche Ergüsse eine Menge bis zu 3 l erreichen. CURSCHMANN hat in einem Falle 2800 ccm entleeren können, bei dem durch die Sektion bestätigt wurde, daß es sich in der Tat nur um ein perikardiales Exsudat gehandelt hatte. — Ist beim normalen oder entzündlich veränderten Herzbeutel ein gewisser Spannungszustand der Wandung erreicht, so setzt sich dieser in erhöhten Druck der Flüssigkeit um. Bei weiterer Füllung des Herzbeutels müssen sich dann Rückwirkungen auf die Herztätigkeit ergeben, die schwere Störungen des Kreislaufs heraufbeschwören — die Gefahr des gespannten Perikards. Sie wurde schon von MORGAGNI erkannt und fand später ihren Ausdruck in der sog. Herztamponade ROSES, dem Herzdruck REHNS. Es handelt sich bei diesem Zustande weniger um eine mechanische Kompression des Herzens selbst, als vielmehr um die Behinderung des venösen Zuflusses zum Herzen durch Einengung der Venenlichtung und Beeinträchtigung der diastolischen Füllung der Vorhöfe — das Herz pumpt sich leer (REHN). Die Folgen sind Steigerung des Druckes in den Venen und Senkung im arteriellen System. — Wird nach dem Vorschlag COHNHEIMS in den Herzbeutel des Hundes rasch Öl eingeführt, so kommt es, sobald ein gewisser Spannungszustand erreicht ist, zu einem Druckanstieg in der Vena jugularis und Druckabfall in der Art. femoralis. Bei weiterer Vermehrung des intraperikardialen Druckes nehmen die Störungen zu bis zum völligen Erlöschen des Kreislaufes. Wird die Flüssigkeit aus dem Herzbeutel schnell beseitigt, so kommt es rasch zur Wiederherstellung des normalen Kreislaufes. Von FRANK, LAGROLET[1]), KNOLL, SAUERBRUCH wurden diese Beobachtungen bestätigt (s. Abb. 415).

Entsprechend der Auswirkung dieser mechanischen Momente bietet das klinische Bild der Herztamponade bemerkenswerte Verschiedenheiten — je nach dem Verhalten des Herzbeutels und der Zeit, in der die Ergußbildung zur

---

[1]) LAGROLET: Thèse Paris 1878.

vollen Entwicklung gelangt. Ausschlaggebend ist vor allem die Zeitdauer. Je akuter die Tamponade entsteht, um so stürmischer sind die klinischen Erscheinungen. So kann etwa eine Blutung in den geschlossenen normalen Herzbeutel in einer Gesamtmenge von 200—300 ccm für den Kreislauf bereits verhängnisvoll werden, während bei langsamer Entwicklung eines entzündlichen Ergusses und entsprechender Vergrößerung des Herzbeutels manchmal erst Flüssigkeitsmengen von 2—3 l zu bedrohlichen Erscheinungen führen. — Bei langsam anwachsendem Exsudat und langer Dauer der Herztamponade erleidet auch der Herzmuskel selbst Schädigungen, die seine physiologische Leistung aufs schwerste beeinträchtigen können. Es ist bei Beurteilung der beim perikardialen Exsudat auftretenden Kreislaufstörungen zu bedenken, daß diese nicht allein auf mechanischer Behinderung der Herztätigkeit beruhen, daß vielmehr auch das Myokard entzündlich geschädigt ist. — So zeigte sich bei ex-

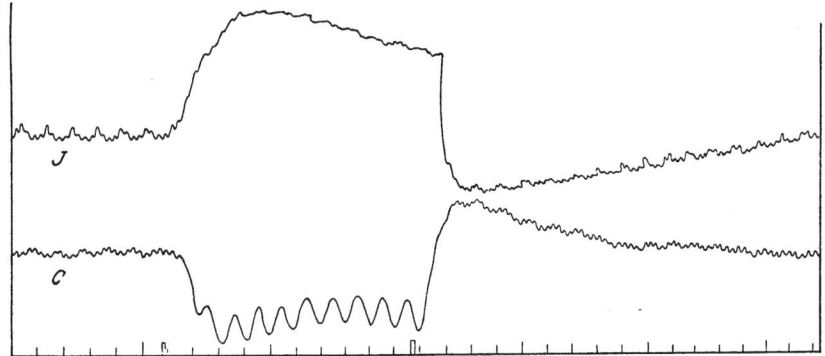

Abb. 415. Aufblasen des Perikards (zwischen den beiden Marken) beim Kaninchen. *J* Druck in der vena Jugul. ext., *C* in der Carotis com. Zeit in Sekunden. Die großen, zwischen den Marken liegenden Schwankungen sind durch die künstliche Atmung bedingt. Von links nach rechts zu lesen. (Nach KNOLL.)

perimenteller Erzeugung von Perikarditis, wie sie von VOGT aseptisch durch Terpentininjektion und infektiös durch Injektion von Staphylokokken hervorgerufen wurde, daß bei der infektiösen Form die Herzschwäche bedrohlicher in Erscheinung trat und der Verlauf schwerer war, daß dagegen die aseptische Form gutartiger verlief. — Abgesehen von dieser entzündlichen Mitbeteiligung des Myokards kommt es ferner durch anhaltende Stauungszustände im Bereich der Coronarvenen zu Ernährungsstörungen des Muskels.

Der tödliche Ausgang bietet alle die für einen Herztod charakteristischen Zeichen. Als warnende Vorboten sehen wir rasche Verschlechterung der Pulsqualität. Da das Fassungsvermögen des Herzens durch Behinderung des venösen Einflusses wesentlich herabgemindert ist, kann eine ausreichende Funktion nur durch Vermehrung der Frequenz noch aufrechterhalten werden. Als Folge der mangelhaften diastolischen Füllung des Herzens findet sich ferner ein auffallend weicher Puls. Die Dyspnöe nimmt erheblich zu, die Halsvenen schwellen an, Cyanose und quälende Angstzustände stellen sich ein. In den Lungen kommt es infolge Schwäche der rechten Kammer rasch zu bedrohlichem Lungenödem. Der Zustand drängt zum raschen Eingreifen.

Mit den Einwirkungen des Ergusses auf die Spannung der Herzbeutelwandung ist aufs engste verknüpft eine Beeinflussung der Fixation des Herzens. Wird die zwischen Herzbeutel und Herz bestehende Adhäsion durch die Flüssigkeitsschicht aufgehoben, so gewinnt das Herz eine größere Beweglichkeit in seinem Beutel. Es mag darauf die bei manchen Kranken mit Pericarditis exsudativa zu beobachtende Empfindlichkeit gegen Lagewechsel beruhen, das Herz gibt im Exsudat bei Lagewechsel seiner Schwere leichter nach und diese Lageänderung des Herzens bedingt schmerzhafte Empfindungen (BRAUER).

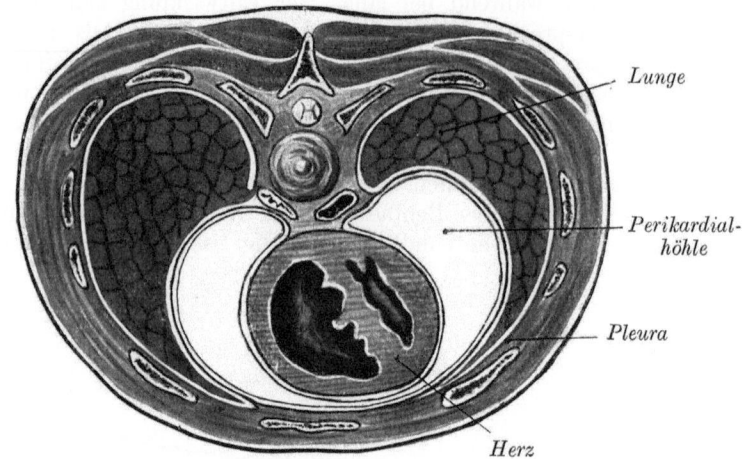

Abb. 416. Horizontalschnitt durch die Brustorgane bei perikardialem Erguß. Das Herz ist an die Brustwand gedrängt. (Nach CURSCHMANN.)

Über das Verhalten der Herzlage zum Exsudat waren die Ansichten lange Zeit sehr verschieden. Man nahm früher an, daß das Herz im Exsudat nach hinten sinke. Die von SCHAPOSCHNIKOFF[1]) an der Leiche vorgenommenen Untersuchungen ergaben jedoch bei Anwendung von Flüssigkeiten, deren spezifisches

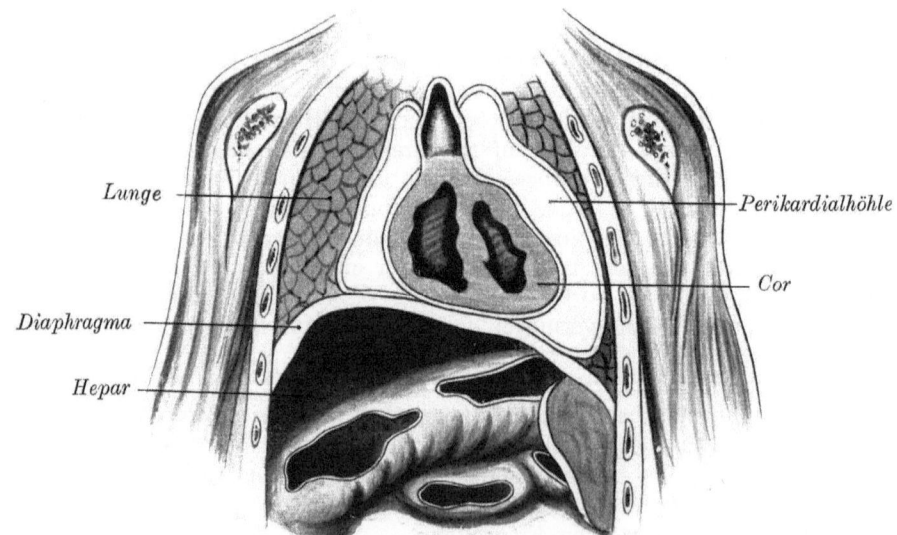

Abb. 417. Frontalschnitt bei großem Herzbeutelexsudat; zeigt linksseitigen Zwerchfelltiefstand, die Lage des Herzens und ihre räumlichen Beziehungen zur rechten und linken Exsudathälfte. (Nach CURSCHMANN.)

---

[1]) SCHAPOSCHNIKOFF: Mitt. a. d. Grenzgeb. d. Med. u. Chir. Bd. 2. 1897.

Gewicht dem der gewöhnlichen Exsudatflüssigkeiten entsprach, daß das Herz bei Rückenlage der Leiche sich in dem künstlichen Erguß nicht senkte. Es stieg vielmehr nach vorn und schwamm auf der Flüssigkeit. SCHAPOSCHNIKOFF sucht die Ursache in der Elastizität der großen Gefäße, durch die ein Zug auf das Herz in der Richtung nach vorn und oben ausgeübt werde. Eine Reihe anderer Autoren bestätigten diese Feststellungen. So zeigten auch die in neuerer Zeit von WILLIAMSON an frischen Leichen durchgeführten Untersuchungen, daß in einem Großteil der Fälle die Vorderfläche des Herzens frei von Flüssigkeit bleibt. Zur Erklärung dieser Tatsache wird von CURSCHMANN, REHN, SAUERBRUCH auf die anatomische Einfügung des Herzens im Herzbeutel hingewiesen. Die Verankerung des Herzens an seiner Basis gestattet nur eine ganz bestimmte Veränderung seiner Lage. Am beweglichsten ist die linke untere Herzpartie, und zwar können weitgehende

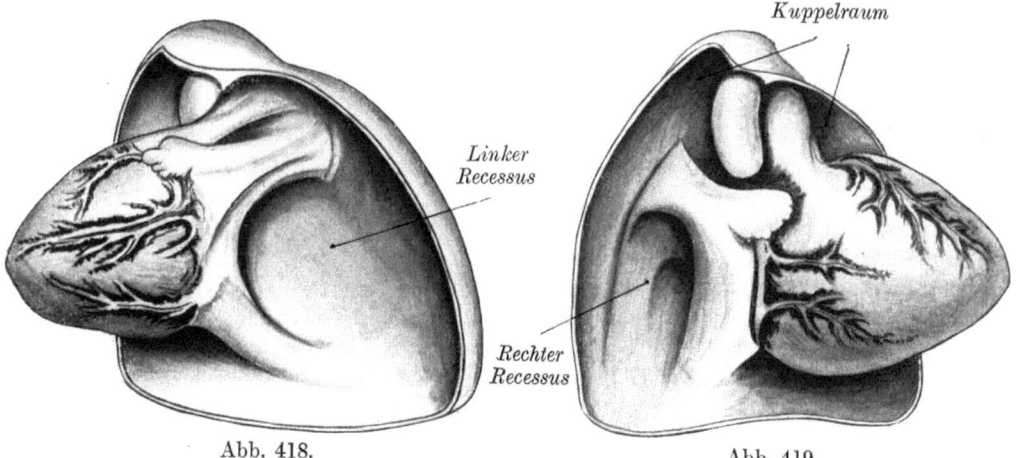

Abb. 418 und 419. Das Herz nach rechts (Abb. 418) und links (Abb. 419) gezogen, um die Recessus des Herzbeutels zu demonstrieren. (Nach REHN.)

Lageänderungen dieser Teile zustande kommen im Sinne der Hebung und Drehung um die von der Aorta zur Vena cava inferior verlaufende Herzachse. Bei starken Ergußbildungen verbietet nun die vordere Brustwand eine irgendwie erhebliche Ausbuchtung des Herzbeutels nach vorn. Die Hauptmasse des Exsudats sammelt sich vielmehr in den seitlichen, unteren und vor allem auch in den hinteren Partien des Herzbeutels (s. Abb. 416 u. 417).

Die anatomische Gestaltung der hinteren Perikardwand schafft insbesondere für die Konfiguration des Herzbeutels bei großen Ergüssen besondere Verhältnisse. Die in das Lumen des Herzbeutels weit vorspringende Längsleiste, gebildet von unterer und oberer Hohlvene und der verbindenden rechten Vorhofpartie, teilen die hintere Wand des Perikards in zwei Teile, in einen rechten kleineren und linken größeren. Eine weitere Falte, von den Lungenvenen gebildet, verläuft quer vom Lungenhilus der einen Seite zu dem der anderen. Bei starker Füllung des Herzbeutels springen diese Falten stark hervor und schaffen die Formierung von Abteilungen, die sich seitlich von den Falten weit ausbuchten. Es lassen sich so ein linker und rechter Recessus sowie ein oberer Kuppelraum (REHN) unterscheiden (s. Abb. 418 u. 419).

Die frühzeitige Ansammlung des Exsudats in diesen Recessus hat zur Folge, daß nur ein Überdruck von hinten zustande kommt, so daß das Herz im Perikardialexsudat der vorderen Brustwand dicht anliegt und vorn in Berührung mit dem Herzbeutel bleibt. — Das erklärt die Tatsache, daß man bei großen Ergüssen fast ausnahmslos Reibegeräusche an der vorderen Brustwand hört und bei ihrem Verschwinden ein stärkerer Druck genügt, um sie wieder hörbar zu machen. — Es kann durch diese Eigenart der Herzlage ferner leicht zu einer Unterbrechung der Kommunikation zwischen rechter und linker Exsudathälfte kommen, sodaß bei Punktion des linken Recessus die gleichzeitige Entleerung des rechten erschwert sein kann.

Durch den Druck des Exsudates werden meistens auch die Nachbarorgane in Mitleidenschaft gezogen. Das Zwerchfell wird besonders linksseitig oft nach unten gedrückt. Die Lungen werden unter gleichzeitiger Retraktion ihrer Ränder erheblich komprimiert. Der Druck des Ergusses auf den Oesophagus kann Schlingbeschwerden und reflektorisches Erbrechen im Gefolge haben. Bei der Überdehnung des Herzbeutels kommt es ferner nicht selten durch Zerrung des Phrenicus zu quälendem Singultus.

b) Folgezustände der Herzbeutelentzündungen.

Als Folgezustände perikardialer Entzündungen können sich je nach Art und Dauer der primären Erkrankung, in erster Linie aber sicherlich nach Maßgabe gewisser konstitutioneller und konditioneller Momente Veränderungen des Herzbeutels ergeben, die von den leichtesten Graden gestörter Funktion bis zu den schwersten Beeinträchtigungen der Herzleistung alle Übergänge erkennen lassen.

Kommt es nach Entzündungen des Herzbeutels zu einfacher Verwachsung seiner Blätter und ist das Verwachsungsbindegewebe von zarter lockerer Beschaffenheit, so hat das Perikard die Gleitfähigkeit seiner Wandungen eingebüßt. Irgendwelche bemerkenswerten Rückwirkungen auf die physiologische Funktion braucht dieses Ereignis aber trotzdem nicht zu bedingen. Die in ihrer Struktur im wesentlichen unveränderten geschmeidigen Perikardblätter folgen den Volumschwankungen des Herzens, ohne seine Tätigkeit zu behindern, seine Leistungsfähigkeit zu beeinträchtigen. WENCKEBACH kennzeichnet den Zustand mit der geringen Behinderung der Hand im Handschuh.

Von größerer Bedeutung für die mechanische Funktion des Herzbeutels sind die Folgezustände, bei denen es zu narbig schwartiger Umgestaltung der Herzbeutelstruktur selbst gekommen ist. Derartige Zustände einer Verdickung und Versteifung des Herzbeutels allein können sich nun ohne Zweifel entwickeln, ohne daß zugleich auch Verwachsungen mit dem Herzen bestehen. In klinisch reiner Form sind sie bisher noch nicht beschrieben worden.

In dem einen von uns beobachteten Falle bestand neben Verdickung zugleich eine Verkürzung der linken Herzbeutelpartie. — Es handelte sich um ein damals 13 Jahre altes Mädchen, bei dem im Alter von 7 Jahren eine Caries der 6. linken Rippe aufgetreten war. Nach mehrfachen operativen Eingriffen wurden wegen andauernder Fistelung 12 Röntgenbestrahlungen vorgenommen. Der Prozeß kam zur Ausheilung und die Patientin fühlte sich jahrelang wohl. Im 12. Lebensjahre stellten sich dann Beschwerden von seiten des Herzens ein. Sie bestanden in anfallsweise auftretenden heftigem Herzklopfen und Beklemmungsgefühl in der Herzgegend, besonders in der Frühe nach dem Aufstehen und bei geringen Anstrengungen. Der klinische Befund ergab außer einer etwa handtellergroßen schwieligen Narbenpartie vorn unterhalb der linken, fast vollkommen unentwickelten Brustdrüse mit Einziehung und deutlicher Pulsation keinerlei Besonderheiten, vor allem auch nicht von seiten des Herzens. Die Röntgenuntersuchung ergab eine breite strangartige Verwachsung zwischen Herzbeutel und Zwerchfell, durch die das Perikard linksseitig an das Zwerchfell herangezogen und gerafft war. Das Zwerchfell ließ eine Ausziehung nach oben erkennen (s. Abb. 420.)

Bei der Operation fand sich der Herzbeutel vorwiegend linksseitig stark verdickt und verkürzt und durch harte Schwielenstränge am linken Zwerchfellschenkel fixiert. Bei der Durchtrennung der Narbenfessel wurde das Perikard eröffnet. In ihm fand sich eine geringe

Menge Flüssigkeit — keine Verwachsung im Innern. Nach Trennung der Perikardschwiele vom Zwerchfell gewann die Herzaktion sichtbar an Ausdehnung. Die Patientin hat seit der Operation ihre Beschwerden völlig verloren. — Es war in diesem Falle offenbar durch die früheren Entzündungsvorgänge an der Brustwarze zu einer entzündlichen Mitbeteiligung des Perikards gekommen. Durch die zahlreichen Röntgenbestrahlungen wurde ein Vernarbungs- und Schrumpfungsprozeß an dem mit dem linken Zwerchfellschenkel verwachsenen Herzbeutel eingeleitet. Die Ausbildung dieses Zustandes fiel im vorliegenden Fall zugleich in die Zeit stärksten Körperwachstums. Die starke Aplasie der linken Brustdrüse zeigte die Entwicklungsbehinderung des Organs durch die Röntgenbestrahlungen. Es liegt somit nahe, hier auch an ein Zurückbleiben der Entwicklung des Herzbeutels zu denken, zu der sich dann noch die schwielig narbige Umwandlung seiner Struktur gesellte. Alle Momente wirkten mit bei der Fixation und Hochzerrung des Zwerchfelles. Die Beschwerden von seiten des Herzens waren zweifellos darauf zurückzuführen, daß das Zwerchfell durch die verdickte und verkürzte linke Herzbeutelpartie an der Herzbasis und den Gefäßstämmen einen dauernden Zug ausübte.

Eine andere Beobachtung (V. SCHMIEDEN und H. FISCHER, noch nicht veröffentlicht), bei der sich eine schwartige Verdickung und Versteifung des Herzbeutels feststellen ließ, betraf einen Patienten mit Mitralstenose, Dilatation des rechten Herzens und vereinzelten partiellen Adhäsionen. Recht eindrucksvoll war hier röntgenologisch zu beobachten, wie eine Versteifung der Herzbeutelwandung die Auswirkung des inspiratorischen Thoraxzuges auf das Herz verhindert. Im Beginn stärkster Inspiration war nicht eine Spur von Verbreiterung des Herzschattens, insbesondere des rechten Vorhofes, festzustellen, während das Gefäßband durch Anschoppung der Vena cava sup. vor dem Herzen sich sichtlich erweiterte. Offenbar behindert ein verdickter, derber Perikardialsack

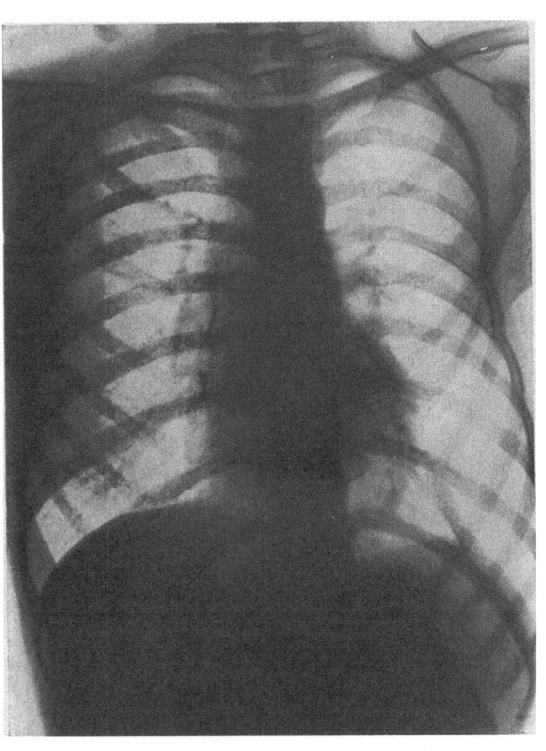

Abb. 420. Herzbeutel linksseitig mit dem Zwerchfell verwachsen und geschrumpft, Zwerchfell stark ausgezogen. (Nach SCHMIEDEN und FISCHER, aus: Ergebn. d. Chir. Bd. 19.)

die Anpassung der Herzgröße an die intrathorakalen Druckverhältnisse. — Bei der Operation war ein gleichmäßig verdicktes, lederartig derbes Perikard festzustellen und je an der Herzspitze und am Conus arteriosus ein Verwachsungsstrang zwischen Herz und Herzbeutel.

Ein derartig verdicktes und versteiftes parietales Perikard wird sich der Herzoberfläche nicht wie normal anschmiegen. Es steht gewissermaßen mehr minder selbständig im Raum und isoliert das Herz gegenüber den Zugwirkungen des Thorax. Ein solcher Zustand wird in verstärktem Maße in Erscheinung treten, wenn es nun noch zu Kalkablagerungen in den Herzbeutel kommt, es entsteht das oftmals groteske Bild des „Panzerherzens". Besteht keine Verwachsung mit dem Herzen, so ergeben sich auch keine Behinderungen der Herztätigkeit, wie das aus manchen Beobachtungen von Herzbeutelverkalkung hervorgeht. So zeigte ein von v. HECKER[1]) mitgeteilter Fall von ausgedehntem

---

[1]) v. HECKER: Fortschr. a. d. Geb. d. Röntgenstr. Bd. 31. 1924.

Panzerherz keinerlei Störungen von seiten des Herzens, weder subjektive noch objektive (s. Abb. 421).

Andere Fälle von Panzerherz boten das Bild ausgesprochener schrumpfender Herzbeutelsynechie mit all ihren störenden Folgen auf die Herztätigkeit — wir werden später bei Besprechung dieser Formen von Herzbeutelverschwielung noch näher darauf einzugehen haben.

Führen bei Verwachsung der Herzbeutelblätter die Bewegungen des Herzens zur teilweisen Lösung der Adhäsionen, oder waren diese von vornherein nur stellenweise vorhanden, so kommt es nicht selten zur Bildung strangartiger Gebilde zwischen Herz und Herzbeutel, insbesondere an der Herzspitze. Diese Stränge sind von zarter fädiger Beschaffenheit, die durch die beständigen Bewegungen des Herzmuskels wieder gelöst werden können, oder aber sie sind derbe fibröse bandartige Gebilde, die sich den Zugwirkungen des Herzens gegenüber als genügend widerstandsfähig erweisen. Diese strangartigen Adhäsionen innerhalb des Herzbeutels, wie auch solche, die eine Verbindung zu den benachbarten Organen, zur Brustwand und Zwerchfell, herstellen, brauchen gleichfalls keinerlei störende Einwirkungen auf die Tätigkeit des Herzens zu bedingen, solange sie den Herzbewegungen folgen. Führen sie aber etwa durch narbige Schrumpfung zu einer Zerrung eines Herzteiles oder gar Einschnürung eines Herzabschnittes, so entwickeln sich nach und nach zunehmende Störungen der Herzarbeit. So sah SAUERBRUCH bei einer Kranken eine bleistiftdicke Rinne des rechten Vorhofes, die durch Schnürung eines Verwachsungsstranges entstanden war.

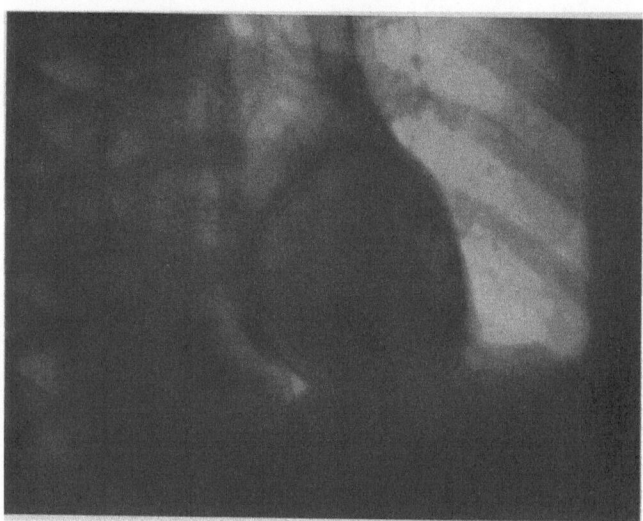

Abb. 421. Panzerherz. (Nach v. HECKER.)

Die durch die Störungen der Herztätigkeit bedingten Klagen der Kranken sind wenig charakteristisch, sie bestehen in regelmäßig auftretenden Herzbeschwerden, Beklemmungen und Stechen in der Herzgegend, besonders bei bestimmten Bewegungen des Rumpfes, bei tiefer Einatmung und überhaupt bei körperlichen Anstrengungen. Bezeichnend ist besonders das Empfinden, nicht durchatmen zu können. Der klinische Befund ist oft gänzlich negativ, sodaß unseres Erachtens derartige Störungen gewiß nicht selten als nervöse Herzleiden angesprochen werden. TRÉMOLIÈRE und CAUSSADE[1]) haben sich neuerdings mit diesem Krankheitsbild beschäftigt, nach ihnen finden sich diese Erscheinungen in 2% der Herzleiden. Die Zeitdauer bis zur Ausbildung der Adhäsionsbeschwerden berechnen sie auf nicht über 5 Jahre. — Wir selbst beobachteten mehrfach derartige strangförmige Adhäsionen. Besonders eindrucksvoll war die Auswirkung einer derartigen Fixation zu erkennen, in einem Fall, bei dem sich etwa ein Jahr nach abgeheilter eitriger Perikarditis allmählich leichte Herzstörungen einstellten, die in der Folgezeit mehr und mehr zunahmen. Sie bestanden in Atemnot bei geringen Anstrengungen, Herzklopfen und dem Gefühl der Beklemmung in

---

[1]) TRÉMOLIÈRES u. CAUSSADE: Presse méd. 1918, H. 19.

der Herzgegend, besonders bei tiefer Einatmung. — Bei der klinischen Untersuchung war ein deutlicher Pulsus paradoxus feststellbar, sonst fanden sich jedoch keine Störungen von seiten des Herzens. Die röntgenologische Untersuchung ergab nun folgendes: Die Durchleuchtung ließ erkennen, daß das Herz bei tiefster Inspiration langgezogen wurde und wie gleichzeitig an der linken Kontur seine Ausschläge flacher und weniger ergiebig waren. Synchron mit der Herzaktion war am linken Zwerchfell unterhalb der Herzspitze ein deutliches Zupfen zu erkennen. Es bestand hier offenbar eine Fixation der Herzspitze am Zwerchfell. Der Durchleuchtungsbefund wurde durch die Röntgenaufnahmen bestätigt (s. Abb. 422 und 423).

Man sieht auf der dorsoventralen Aufnahme (Abb. 422) ein deutliches strangartiges Gebilde etwas einwärts von der Herzspitze zur linken Zwerchfellkuppe verlaufen. Die Frontalaufnahme gibt über Lage und Ausdehnung dieser Adhäsion noch bessere Auskunft (Abb. 423). Zipfelartig erhebt sich aus dem Zwerchfellschatten ein dreieckiges Schattengebilde und verschmilzt an seiner Spitze mit dem Herzschatten. Die Beschwerden des Patienten, wie das Zustandekommen des Pulsus paradoxus, beruhten offenbar auf einer Beeinträchtigung der Herzaktion durch Zug des Adhäsionsstranges. — Zur Beseitigung dieser Störung wurde in diesem Falle nicht die Durchtrennung des Stranges, sondern Lähmung des linken Zwerchfelles durch Vereisung des linken Phrenicus vorgenommen. Der Patient hat seine Beschwerden verloren.

Die Auswirkungen eines Adhäsionszuges auf die Herztätigkeit ist verschieden, je nach der Lage der Anheftungsstelle am Herzen. So konnten wir (H. FISCHER) Unregelmäßigkeit der Herzschlagfolge beobachten bei Fixation der Verwachsung in Gegend der Herzbasis. Ist dagegen die Herzspitze durch narbige Fessel am linken Zwerchfellschenkel fixiert, so muß es

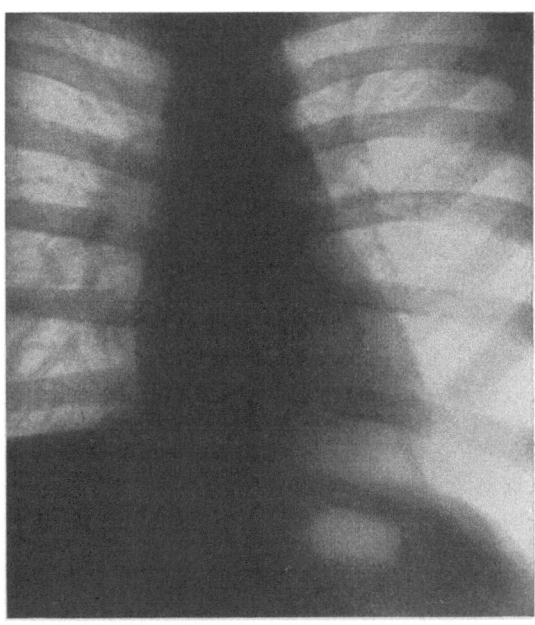

Abb. 422. Strangförmige Herzbeutelverwachsung. Sagittalaufnahme. (Nach SCHMIEDEN und FISCHER, aus: Ergebn. d. Chir. Bd. 19.)

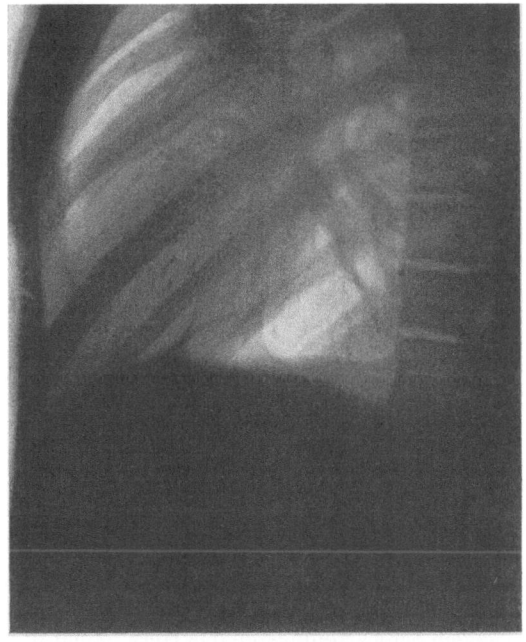

Abb. 423. Strangförmige Herzbeutelverwachsung. Frontalaufnahme. (Nach SCHMIEDEN und FISCHER, aus: Ergebn. d. Chir. Bd. 19.)

naturgemäß bei der Inspiration zu einer Längsverziehung des Herzens zwischen seiner Verankerung an der Basis und dem tiefer tretenden Zwerchfellschenkel kommen. Es wird sich daraus eine Störung der Herzleistung ergeben, wie sie röntgenologisch in einer Verminderung der Bewegungsausschläge direkt zu er-

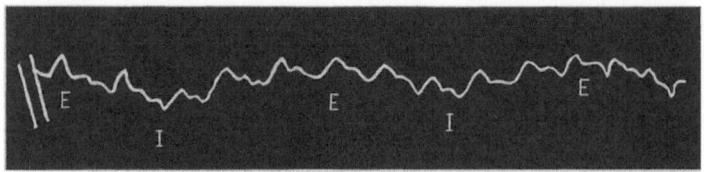

Abb. 424. Pulsus paradoxus. *I* Inspiration, *E* Exspiration. (KUSSMAUL.)

kennen ist, und wie sie klinisch in einer inspiratorischen Verkleinerung des Pulses ihren Ausdruck findet, dem sog. Pulsus paradoxus (s. Abb. 424).

Führte der Entzündungsprozeß im Herzbeutel zur Obliteration der Herzbeutelhöhle und nun auch gleichzeitig zu einer völligen Umgestaltung im anatomischen Substrat der Perikardblätter, so findet sich an Stelle des Herzbeutels

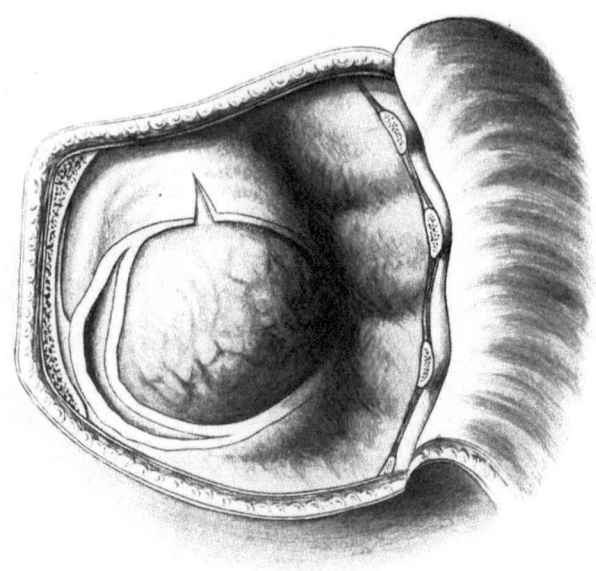

Abb. 425. Zeichnung bei der Operation (Perikardexstirpation) einer schwieligen Perikarditis. Operationsphase nach teilweiser Entfernung des Schwielenpanzers. Eröffnete Restexsudathöhle am rechten Herzen. (Nach SCHMIEDEN und FISCHER, aus: Ergebn. d. Chir. Bd. 19.)

ein derbes callöses Narbengewebe von oft knorpelharter Konsistenz und mächtiger Dickenentwicklung. Bis zu den großen Gefäßen hinauf ummauern diese unförmigen Schwartenmassen das Herz. Zeigt nun dieser Prozeß narbiger Schwielenbildung nicht zugleich auch eine Neigung zur Schrumpfung und Einschnürung des Herzens, so kann man sich vorstellen, daß ein derartig an seinem schwartigen Perikard allseitig fixierter Herzmuskel eine ausgesprochene systolische Behinderung aufweist, so daß bei genügender Füllung des Herzens seine Entleerung beeinträchtigt ist.

In den meisten Fällen jedoch geht mit der schwieligen Ummauerung des Herzens eine geradezu bösartige Schrumpfung des Narbengewebes einher; und

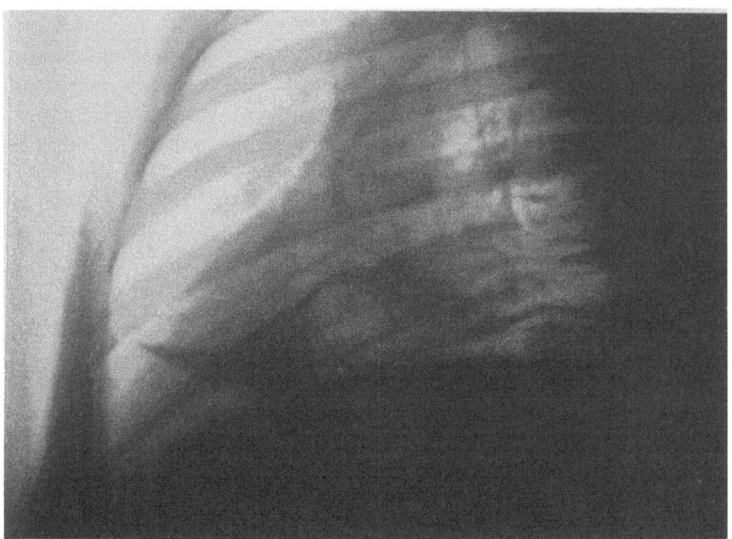

Abb. 426. Aufnahme im zweiten schrägen Durchmesser zeigt Spange zum Sternum und Aufhellung im Schwielenpanzer (Restexsudathöhle). (Nach SCHMIEDEN und FISCHER, aus: Ergebn. d. Chir. Bd. 19.)

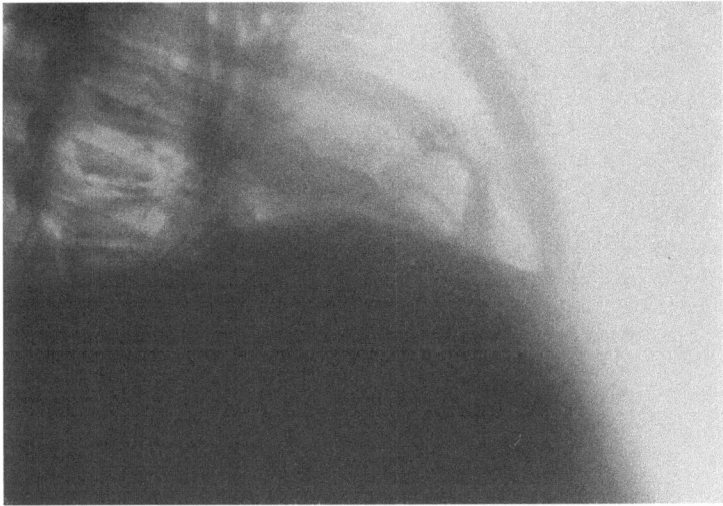

Abb. 427. Aufnahme im linken schrägen Durchmesser. Restexsudathöhle dem rechten Herzen anliegend. (Nach SCHMIEDEN und FISCHER, aus: Ergebn. d. Chir. Bd. 19.)

zwar betrifft diese narbige Veränderung und Schrumpfung, wie uns (H. FISCHER) vor allem die operative Autopsie lehrte, sowohl das äußere perikardiale, wie oft auch das epikardiale Blatt des Herzbeutels. Es fanden sich in manchen Fällen die Herzbeutelblätter in weiter Ausdehnung gar nicht miteinander verwachsen. Es zeigte sich dann besonders auch das Epikard gewaltig verdickt, den Muskel umklammernd. Zwischen den Herzbeutelblättern fanden sich ferner nicht selten mehr minder reichliche Mengen von Flüssigkeit. Sie war von klarer bernsteinfarbener Beschaffenheit oder hatte ein mehr bräunlich schmutziges Aussehen. Zuweilen enthielt sie breiige rahmähnliche mit bröckligen Kalkkonkrementen durchsetzte Massen. Diese Spalträume fanden sich ausschließlich am rechten Herzen, von hier aus schalenförmig mehr minder weit das Herz umgreifend. Es ließ sich von ihnen aus eine Grenzlinie verfolgen, die zwischen den verdickten Herzbeutelblättern weiterverlief und in der diese auf weite Flächen voneinander trennbar waren. Bemerkenswert war, daß die schwielig veränderten Perikardblätter ihre größte Dickenentwicklung in der Umgebung der Flüssigkeit also am rechten Herzen zeigten und nach links zu an Stärke rasch abnahmen (siehe Abb. 425).

Die Frage nach der Bedeutung dieser Spalträume wirft zugleich die Frage auf nach ihrer Entstehung. Es handelt sich offenbar um ein Restexsudat, das auch röntgenologisch erkennbar ist (s. Abb. 426 u. 427).

Seine rechtsseitige Ansammlung ist aus den bisherigen Ausführungen ohne weiteres verständlich. Die Lagerung des Herzens im Erguß, seine Annäherung an die vordere Brustwand begünstigt eine Abkapselung, die ruhige Lage im rechten Herzbeutelwinkel ermöglicht sein Verweilen. Der Exsudatreiz führt bald zu Strukturveränderungen der Perikardblätter, deren zunehmende Verschwielung und Verdickung wiederum die Resorption der Flüssigkeit verhindert. Dort, wo das Exsudat am längsten verweilt, also am rechten Herzen, findet sich auch als Ausdruck der längeren Einwirkung des Reizes die stärkere Veränderung der Struktur, vermehrte Dickenentwicklung und hyaline Umwandlung der Perikardblätter. Am linken Herzen, wo das Exsudat offenbar durch die stärkeren Herzbewegungen am frühesten verdrängt wird, ist auch die Schwiele am schwächsten entwickelt.

Die geschilderten pathologisch-anatomischen Befunde führen weiter zu folgenden Feststellungen. Es kommt in vielen Fällen auf das Vorhandensein einer Herzbeutelverwachsung als solche gar nicht so an. Es drängt sich vielmehr bei Betrachtung der anatomischen Verhältnisse der Eindruck auf, daß lediglich die Verdickung und narbig callöse Umgestaltung des Epikards vollauf genügt zur Erklärung der herzstörenden Auswirkungen in diesem Krankheitsbilde.

Ein solcher Prozeß narbiger Umklammerung (BRAUER) mit unmittelbarer Auswirkung auf den Zentralmotor der Zirkulation muß naturgemäß, je nach dem Grade seiner Entwicklung, zu schweren und schwersten Störungen des Kreislaufs führen: und zwar ist zu bedenken, daß ein solcher Zustand narbiger Einschnürung das Herz nicht nur in seinen Bewegungen, sondern auch, wie das REHN betont hat, den Herzmuskel in seiner Ernährung beeinflußt. Oft erst lange Zeit nach dem Abklingen akuter Entzündungsprozesse, oder auch ohne daß in der Vorgeschichte eine akute Perikarditis feststellbar wäre, kann sich schleichend und zunächst völlig symptomlos ein Leiden entwickeln, das gekennzeichnet ist durch die allmähliche Ausprägung seiner Symptome. Ein derart ausgesprochen langsames Fortschreiten der Funktionsstörungen des Herzens ist bei Betrachtung der anatomischen Veränderungen durchaus verständlich. Allmählich entwickelt sich die Schwielenbildung, allmählich kommt es zur Schrumpfung und Einengung. Hat die Umklammerung des Herzens durch die Schwielenmassen einen gewissen Grad erreicht, so kommt es zu charakteristischen Kreislaufstörungen und Ausprägung eines Krankheitsbildes von außerordentlich eindrucksvoller Gestaltung, wie es von VOLHARD[1]) in neuerer Zeit in unübertrefflicher Weise dargestellt wurde. — Nach einem Stadium allgemeinen Krankheitsgefühls mit Mattigkeit, Appetitlosigkeit, Kurzatmigkeit bei geringen Anstrengungen werden die Kranken bald bettlägerig und schließlich gänzlich bewegungsunfähig. Im klinischen Bild tritt jetzt in den meisten Fällen eine Erscheinung in den Vordergrund, die nun monate- und selbst jahrelang die Szene beherrschen kann. Sie besteht in einer oft gewaltigen Leberschwellung, nicht selten mit Druckempfindlichkeit des Organs und der Entwicklung eines starken Ascites. Dieser „Ascites praecox" ist sehr charakteristisch. Er tritt auf, oft lange bevor noch Ödeme an den Beinen sich einstellen. Daß diese Erscheinungen der außergewöhnlich starken Leberschwellung und des Ascites in keiner Weise im Verhältnis stehen zur allgemeinen venösen Stauung, ist verständlich, wenn wir bedenken, daß die Umschwielung den schwachen Muskel des rechten Herzens in der Regel am frühesten und in stärkerem Maße befällt, während sich der kräftige Muskel des linken Ventrikels der Umklammerung noch lange Zeit zu erwehren vermag. Dem Kreislauf bleibt so lange eine gewisse vis a tergo gewahrt, die in dem zwischengeschalteten Pfortadersystem frühzeitig bedeutend an Auswirkung verliert. Dazu kommt, daß die Leber imstande ist, gewaltige Blutmengen mit Leichtigkeit aufzunehmen und rasch anzuschwellen. Ferner sind gewisse, die Blutströmung am Einfluß der unteren Hohlvene unmittelbar störend beeinflussende mechanische Momente in Betracht zu ziehen, auf die wir noch einzugehen haben. — Neben diesen äußerst charakteristischen Erscheinungen des großen Bauches, der Leberschwellung und des oft riesigen Ascites bestehen nun auch eigentümliche Stauungszustände im Bereich der oberen Körperhälfte. Auffällig ist die Beteiligung des Gesichts. Zu einer mehr minder ausgeprägten Cyanose gesellt sich in manchen Fällen eine oft starke ödematöse Schwellung der ganzen Gesichtshaut, insbesondere auch der Augenlider. Ein starkes Hervortreten der gestauten Halsvenen, die im Sitzen und Stehen nicht leerlaufen und bisweilen einen doppelten Kollaps systolisch und diastolisch erkennen lassen, nicht selten wassersüchtige Durchtränkung der vorderen Brustwand, insbesondere der unteren Brustbeinpartien, vervollständigen das Bild. Beim Vornüberbeugen des Körpers bekommt die Haut der vorderen Brustwand bisweilen cyanotisches Kolorit. Als Ausdruck der Stauung im Brustraum besteht meist doppelseitiger Hydrothorax. Ihm scheint, wie der Stauung im Lungenkreislauf überhaupt, nach unseren Beobachtungen für manche Fälle eine besondere pathognomonische Bedeutung zuzukommen. Wir werden darauf später eingehen.

Bald kommt es nun auch zur Ödembildung an den Beinen. Sie sind nicht nur an den Unterschenkeln nachweisbar, sondern reichen gewöhnlich über die Oberschenkel hinauf bis zur Bauchhaut und hinten über die Kreuzbeingegend. Das Unterhautgewebe der Oberschenkel findet sich nicht selten von brettharter Beschaffenheit. Scrotum und Penis können ebenfalls riesige Ödembildung aufweisen.

Diese gewaltigen Stauungserscheinungen und Hydropsien bringen die Kranken in einen beklagenswerten Zustand. Neben einem Oppressionsgefühl in der Herzgegend besteht quälendste Atemnot, Druckbeschwerden in der Magengegend, Appetitlosigkeit, das Gefühl der Völle und Schwere im Leib. Die Kranken sind völlig bewegungsunfähig und so monate- und jahrelang ans Bett gefesselt.

Das Vorkommen von Angina pectoris, wie es von NEUSSER[2]) betont wird, und das auf Verengerung der Kranzarterien durch die Verwachsungen beruhen soll, haben wir niemals beobachtet. LESCHKE hält die seltene Erscheinung für

---
[1]) VOLHARD: Klin. Wochenschr. 1923, Nr. 1.
[2]) NEUSSER: Angina pectoris. Wien u. Leipzig 1904.

eine Komplikation mit echter Coronarsklerose und meint, daß die Concretio an ihrem Zustandekommen unbeteiligt ist.

Was all diesen Erscheinungen zugrunde liegt, ist eine hochgradige Behinderung der diastolischen Entfaltung des Herzens, und zwar in erster Linie des rechten Herzens.

Das klinische Bild bietet ähnliche Verhältnisse wie bei der Tricuspidalinsuffizienz und Insuffizienz des rechten Herzens. Was aber das ,,klinische Bild der Umklammerung des Herzens kennzeichnet, ist das auffallende Mißverhältnis zwischen den hochgradigen, offensichtlich kardialen Stauungserscheinungen und dem geringfügigen objektiven Herzbefund" [VOLHARD].

Die mechanische Behinderung durch Schwielenbildung beeinträchtigt zunächst die Tätigkeit des rechten Herzens. Daß sich am rechten Vorhof am häufigsten Narben finden, haben schon WELS, ORTNER[1]) und ASCHOFF betont. Seine bedeutend schwächere Muskelaktion begünstigt zunächst einmal, wie wir gesehen haben, zugleich mit den sich meist hier findenden Exsudatresten, die Ausbildung der Schwarten. Ist die Verschwielung eingetreten, dann wird die muskelschwache Wandung des rechten Herzens schon bald nicht mehr befähigt sein, den Widerstand zu überwinden, während der kräftige linke Ventrikel noch lange Zeit durch Mehrarbeit der Umklammerung Herr bleibt und sich der Behinderung seiner Aktion zu wehren weiß. Es kommt somit zunächst zu einer Einschränkung der diastolischen Entfaltung des Herzens. Wie schon erwähnt, findet sich ein ähnlicher Zustand wie bei Tricuspidalinsuffizienz, nur daß dort das Blut durch die Schlußunfähigkeit der Klappen in den Vorhof zurückgeworfen wird, während es sich hier infolge der behinderten Tätigkeit des rechten Vorhofes schon vor diesem aufstaut. Damit muß sich eine Rückstauung im Stromgebiet der Vena cava superior und inferior entwickeln. Es ist nun hierbei nicht nur die mangelnde diastolische Entfaltung des rechten Herzens ursächlich beteiligt, sondern auch die systolische Vorhofsarbeit. Darauf hat L. REHN besonders aufmerksam gemacht. Fußend auf den Untersuchungen von KEITH[2]) und TANDLER weist er darauf hin, daß die systolische Konfiguration des rechten Vorhofes einmal ein Zurückströmen des Blutes in den Hohlvenen verhindert dadurch, daß benachbarte Vorhofabschnitte sich ventilartig aneinanderlegen. Eine weitere Aufgabe der Vorhofmuskulatur besteht darin, daß sie den Vorhof systolisch in die rechte Kammer entleert. Der verwachsene Vorhofsmuskel vermag nun diese Aufgaben nur mangelhaft zu erfüllen. Seine Insuffizienz, bedingt durch die Verwachsungen, hindert ihn an der völligen Entleerung des Vorhofes. Es bleibt am Ende der Systole ein Rest Blut zurück. Zugleich aber findet infolge des mangelhaften Ventilverschlusses ein Zurückströmen des Blutes in die Hohlvene statt. Die in den Hohlvenen angestaute Blutmenge setzt den Vorhof unter erhöhten Druck, füllt ihn stärker als normal, es entsteht diastolischer Überdruck. Da der Vorhof sich infolge der Umklammerung nicht zu erweitern vermag, ist eine Kompensation unmöglich.

Wie der rechte Vorhof, kann auch der rechte Ventrikel seiner Aufgabe nicht in genügender Weise nachkommen. Nach L. REHN haben wir guten Grund anzunehmen, daß die Systole des dünnwandigen rechten Ventrikels durch die Verwachsungen schwer beeinträchtigt wird, da er ja noch genötigt ist, einen Abschnitt des Zwerchfellbodens mitzubewegen. Es kann ferner zu einer Insuffizienz der Tricuspidalklappe kommen infolge direkter Verhinderung des Klappenschlusses durch die Verwachsungen oder starke Dilatation des rechten Ventrikels. So wird sich infolge nicht genügender Entleerung seines Inhaltes auch hier allmählich diastolische Überfüllung entwickeln.

---

[1]) ORTNER: Wien. klin. Wochenschr. 1908.   [2]) KEITH: Lancet (1) 1904.

Der linke Ventrikel wird zwar durch die Umklammerung ebenfalls in seiner Tätigkeit behindert, aber dank seiner kräftigen Muskulatur wird er sich lange den erhöhten Leistungen anpassen können. Dem Kreislauf bleibt so ein gewisses Maß der vis a tergo lange Zeit gewahrt.

Das rechte Herz hat dagegen dauernd unter stärkster Belastung zu arbeiten, und da auch dem rechten Ventrikel durch die Verwachsungen eine Kompensation versagt ist, wirkt die ganze Stauung restlos auf die großen Venenstämme zurück. VOLHARD sagt dazu: „Ich sehe den wichtigsten und ausschlaggebenden Hinweis in der hochgradigen Venenstauung bei kleinem Herzen. Eine derartige Venenstauung ist bei dehnbarem Herzen und normalem Herzbeutel undenkbar ohne eine gewaltige Erweiterung des rechten Vorhofes und der rechten Kammer, und gerade das Fehlen dieser der Venenstauung entsprechenden Überfüllung des rechten Herzens beweist, daß ein Hindernis für die diastolische Füllung des rechten Herzens vorliegen muß und sichert die Diagnose. Dieses ungemein charakteristische Bild der zentralen Stauung, der Stauung vor dem Herzen, die ich als ‚Einflußstauung' bezeichnet habe, gestattet die Pseudolebercirrhose sofort von der echten Lebercirrhose zu unterscheiden und ebenso von der chronischen tuberkulösen Peritonitis, und umgekehrt werden wir aus der Einflußstauung auch da die schwielige Perikarditis erkennen, wo der kardiale Ascites mit einer tuberkulösen Peritonitis vergesellschaftet ist, was ja auch bei echter Lebercirrhose nicht selten vorkommt." Von POLLITZER[1]) ist die Abflußhemmung aus der Hohlvene neuerdings unter dem Namen Adiastolie eingehend beschrieben.

Wie dieser Zustand der schwer beeinträchtigten Diastole, insbesondere durch die Überfüllung der gestauten Halsvenen, zutage tritt, so ist sie auch an den gestauten Venen des erhobenen Armes zu erkennen. Die Messung des Venendruckes nach MORITZ-TABORA ergibt sehr hohe Werte von 200—300 mm Wasser, die das Mehrfache des Normalen betragen (VOLHARD). Starke Stauungserscheinungen im Lungenkreislauf mit immer wiederkehrender doppelseitiger Ergußbildung in den Brustfellhöhlen deutet nach unseren Erfahrungen darauf hin, daß auch das linke Herz von der Einmauerung in verstärktem Maße betroffen ist, daß somit auch vor dem linken Herzen eine Einflußstauung besteht.

Die äußerst ungenügende Diastole und Verkleinerung des Schlagvolumens bringt auch eine mangelhafte Blutspeisung des arteriellen Systems mit sich. Der Blutdruck ist demgemäß niedrig, die Amplitude gering, der Puls klein und weich, aber nach unseren Erfahrungen meist regelmäßig. Kommt es nun bei einer derartigen schwieligen Ummauerung des Herzens zu Kalkablagerungen in dem Schwielenmantel, so haben wir wiederum das Bild des „Panzerherzens", das nun aber in seiner Auswirkung auf den Kreislauf keinerlei Ähnlichkeit mit der oben beschriebenen Form des Panzerherzens aufweist, bei dem Störungen von seiten des Herzens in keiner Weise in Erscheinung traten. Diesem durchaus gegensätzlichen Verhalten im klinischen Bild des Panzerherzens liegt ohne Zweifel eine charakteristische Gestaltung des anatomischen Substrates zugrunde. Auch hier ist die Struktur der vorliegenden geweblichen Veränderungen am besten durch Vergegenwärtigung ihrer Entstehung zu erschließen. Da scheint nun folgendes wesentlich zu sein. Nach Art und Ausdehnung der abgeklungenen Entzündung spielt auch für die Ablagerung von Kalksalzen die Hauptrolle die Konstitution und Kondition des Organismus. Für die Entwicklung des hier in Rede stehenden pathologischen Prozesses ist aber als weiteres Moment in erster Linie der Zeitpunkt zu berücksichtigen. Geschieht die Kalkablagerung in dem entzündlich verdickten Herzbeutel, *bevor* es zu einer innigen Verlötung der Perikardblätter

---

[1]) POLLITZER: Med. Klinik Bd. 20. 1924.

und Entwicklung jener schrumpfenden Schwarte gekommen ist, also etwa noch im späten Exsudatstadium, so wird diese frühzeitige Inkrustation von vornherein bestimmenden Einfluß auf die weitere Formgebung gewinnen. Der inkrustierte Herzbeutel verliert von vornherein die Fähigkeit, sich innig dem Herzen anzuschmiegen und es dann narbig einzuschnüren. Er steht gewissermaßen im Raum und läßt dem Herzen einen gewissen Spielraum für seine Bewegungen, dazu kommt, daß eine absolute Starre des inkrustierten Gewebes auch bei gleichzeitiger Ablagerung der Kalksalze ins Epikard durch die Herzbewegungen behindert wird. Es muß sich eine Art Schuppenpanzer ausbilden, wie ihn v. HECKER beschrieben hat, und als Endergebnis entwickelt sich jenes Bild einer scheinbar schwersten Einmauerung des Herzens bei vollkommen ungestörter Funktion des Organs. Eine gänzlich andere anatomische Gestaltung wie klinische Bedeutung gewinnt ein Panzerherz, wenn seine Entwicklung in späteren Ausheilungsstadien der Herzbeutelentzündung einsetzt. Eine schwielignarbige Schwarte liegt bereits dem Herzen in enger Umklammerung an. Die ihr eigene bösartige Tendenz zur Schrumpfung hat schon einen Zustand bedrohlicher Aktionsbehinderung für das Herz geschaffen, und nun erst beginnt eine Ablagerung von Kalksalzen in diese Narbenfessel. Es leuchtet ein, daß in diesen Fällen ein Panzerherz nur eine mehr minder bedeutende Erscheinungsform der Herzbeutelsynechie darstellt.

Die geschilderten Folgezustände der Herzbeutelentzündung betrafen im wesentlichen das Narbenbild des Herzbeutels selbst, die sog. inneren Herzbeutelverwachsungen. Es bedarf jedoch keiner Betonung, daß je nach dem launischen und wechselvollen Ablauf der Vorkrankheit auch die narbig schwieligen Umgestaltungen keine bestimmte Grenze erkennen lassen. So finden sich mancherlei fließende Übergänge von der Obliteration des Perikards bis zu den Formen, bei denen nun auch die Umgebung des Herzbeutels von dem Verschwielungsprozeß in weiter Ausdehnung mitgegriffen ist und bei denen nun weitere auf Beeinflussung der Herzleistung hinweisende eindrucksvolle Erscheinungen zutage treten. Je nach dem Vorherrschen der Symptome, wie sie sich aus den verschiedenen Verschwielungszuständen ergeben, lassen sich unterscheiden die inneren von den äußeren perikardialen Verwachsungen, der Mediastinopericarditis adhaesiva (BRAUER). — Nach VOLHARD sind zwei Spielarten zu unterscheiden, je nachdem die äußeren Verwachsungen des verödeten Herzbeutels mit der Brustwand oder die Schrumpfung des schwielig verdickten Herzbeutels das klinische Bild beherrschen. — In fast allen Fällen, auch der sog. inneren Herzbeutelverwachsungen, findet sich eine mehr oder minder breite Verlötung des Herzens mit dem Zwerchfell, das macht das Auftreten des oben beschriebenen Pulsus paradoxus verständlich, wie er in manchen derartigen Fällen zu beobachten ist. Sein Zustandekommen mag gelegentlich darauf beruhen, daß die inspiratorisch sich anspannenden Adhäsionen zu einer vorübergehenden Behinderung der Blutströmung in den großen Gefäßstämmen führen, häufiger aber läßt sich röntgenologisch beobachten, wie mit der am Zwerchfell verlöteten Herzspitze der linke Ventrikel kraftvoll längs verzogen wird und wie dabei seine Bewegungsausschläge an Intensität abnehmen.

Fast immer sind auch die Pleuren in den Verschwielungsprozeß mit einbezogen. Die respiratorische Verschieblichkeit der Lungengrenzen ist damit aufgehoben. Daß auch das Herz selbst die passive Änderung seiner Lage bei Wechsel der Körperhaltung völlig verloren hat, ist schon als Folge seiner breiten Fixierung am Zwerchfell verständlich.

Weitere Momente für die funktionelle Behinderung der Herztätigkeit ergeben sich, wenn die Verwachsungen nun auch zur Brustwand übergreifen. —

Bewirken die sich quer durch das Mediastinum von vorn nach hinten ausspannenden Verwachsungen eine Fixation des unteren Sternalteiles, so ergibt sich bei der Inspiration eine mangelnde Hebung der vorderen Brustwand, worauf WENCKEBACH hingewiesen hat (s. Abb. 428). Das Sternum hat seine normale Beweglichkeit verloren und bleibt bei der Inspiration zurück.

Eine lordotische Verbiegung der Wirbelsäule bei der Einatmung wurde von STOLTE bei Kindern beobachtet. Bedenken wir, daß auch das Zwerchfell durch narbige Fixation in seiner respiratorischen Beweglichkeit schwer beeinträchtigt ist, daß ferner die elastische Spannung der Lungen auf das schwielig ummauerte Herz ohne Auswirkung bleibt, so bedeutet die mangelhafte Exkursionsfähigkeit der Thoraxwandung einen fast völligen Verlust wichtiger Hilfskräfte für die Füllung des Herzens.

Außerordentlich schwere Behinderungen für die Herzfunktion müssen nun zutage treten, wenn zwischen Herz und Brustwand durch breite Verlötung eine innige Verbindung zustande gekommen ist. Der Schwerpunkt der herzstörenden Momente liegt bei dieser Form in der Belastung der Systole. Ein an sich noch kräftiger Herzmuskel — in erster Linie wohl der linke Ventrikel — ist gezwungen, bei jeder Systole die starre knöcherne Brustwand mitzuschleppen. Wir sehen bei diesen Formen breite herzsystolische Einziehungen der vorderen Thoraxwand, denen diastolisch ein kraftvolles Vorfedern der Brustwand folgt — diastolisches Brustwandschleudern

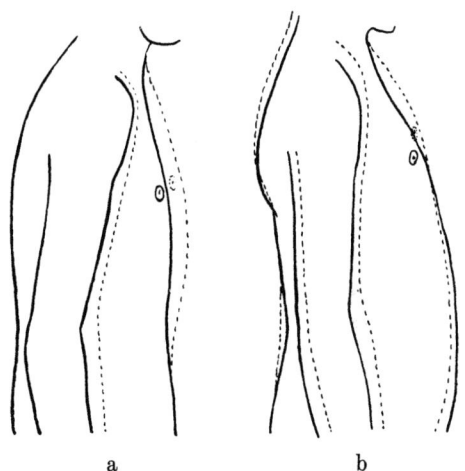

Abb. 428. Atembewegungen (nach Profilphotographien). Inspiration: punktiert. Exspiration: gerade. a) normales respiratorisches Profil. b) bei adhäsiver Perikarditis. (Nach WENCKEBACH.)

(BRAUER). Infolge der Brustwandeinziehungen und des diastolischen Vorschleuderns besteht dauernde Bewegung, das sog. Schaukelphänomen. Den Ablauf der Brustwandbewegung im Verhältnis zu Pulsbeginn und Rückstoßelevation zeigt die Kurve *II* in Abb. 429, wie sie BRAUER von der Brustwand eines Patienten mit Mediastinopericarditis adhaesiva gewonnen hat.

Mit dem diastolischen Vorfedern der Brustwand ist eine laute Tonbildung verknüpft. Der Ton liegt dicht hinter dem zweiten Ton und veranlaßt somit einen deutlichen Galoppklang — sog. Schleuderton (BRAUER). Daß diese Tonbildung nicht etwa durch die diastolisch vorfedernde Brustwand zustande kommt, daß sie vielmehr eine Funktion der Diastole ist, ergibt sich aus der Beobachtung, daß selbst nach breit ausgeführter Kardiolysis, d. h. nach breiter Entfernung der das Herz deckenden Rippen der Galoppton noch deutlich bestehen bleibt. Ebenso ist auch der diastolische Stoß eine Funktion der eigentlichen Diastole (BRAUER).

Eine weitere Belastung der systolischen Herzarbeit bedeutet ferner die Verwachsung mit dem Zwerchfell. So kann man im Röntgenbild beobachten, wie das Zwerchfell gezwungen ist, den pulsatorischen Bewegungen des Herzens zu folgen (DIETLEN). — Auch die von BROADBENT beschriebene systolische Einziehung der 9. bis 11. linken Rippe neben der Wirbelsäule soll durch Hochzerrung des Zwerchfelles bei der Systole entstehen und hauptsächlich von Verwachsungen zwischen Herzbeutel und Zwerchfell herrühren.

Es ist einleuchtend, daß ein Herzmuskel, der imstande ist, die durch Verwachsungen bedingten Hemmungen zu überwinden, also etwa kraftvolle Brustwandbewegungen auszulösen, noch über große Reservekraft verfügen muß. Mit der Zeit muß jedoch die gewaltige und dauernde systolische Mehrbelastung den Herzmuskel zum Erlahmen bringen, wenn nicht die der systolischen Entleerung sich entgegenstellenden Hindernisse beseitigt werden. — Diese Befreiung des Herzens von der Mehrarbeit, die ihm aus der systolischen Einziehung der knöchernen Brustwand erwächst, wird, wie die Erfahrung lehrt, erreicht dadurch, daß man den knöchernen Rippenring sprengt und dem Herzen statt der natürlichen knöchernen Decke eine weiche, seinen Bewegungen leicht nachgebende Bedeckung schafft („Kardiolysis" [BRAUER]). Durch den Eingriff wird erreicht, daß derjenige beträchtliche Teil der Herzkraft, der bislang für die nutzlose Bewegung des Brustkorbes verwandt wurde, wieder der allgemeinen Zirkulation verfügbar wird.

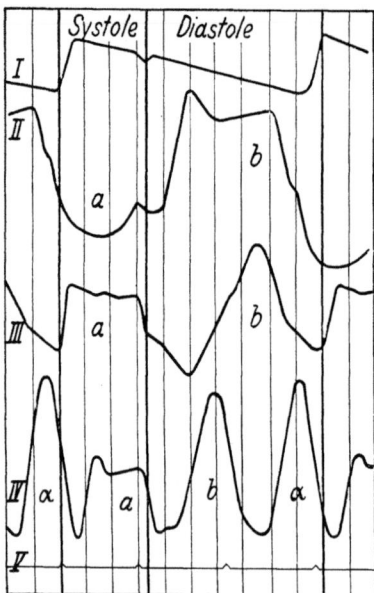

Abb. 429. *I* Carotis (Schema). *II* Brustwandbewegung bei Mediastinopericarditis adhaesiva. Die Einziehung beginnt mit der systolischen Umformung des Herzens, ist mit dem Beginn der Austreibungszeit vollendet. Mit Beginn der Diastole, aber deutlich nach dem 2. Herztone, setzt das diastolische Vorfedern ein. *III* und *IV* Brustwandfedern bei Galopprhythmus im Verlaufe der Schrumpfniere. *III* Mit noch leidlicher Kompensation, *a* der systolische Herzstoß, *b* der diastolische Herzstoß, mit dem 3. Tone, dem Galopptone, zusammenfallend. *IV* Mit sehr starker Dekompensation, bei α wird die Vorhofswelle bemerkbar. *a* und *b* wie sub *III* —. Durch diese mehrfachen Erschütterungen entsteht das Gefühl der Vibration der Brustwand. *V* Zeichenmarkierung ($^{1}/_{5}$ Sek.).
(Nach BRAUER.)

Ein anderer Weg zur Erleichterung der Herztätigkeit ist einzuschlagen bei den Formen schwieliger Perikarditis, die nicht durch systolische Behinderung der Herztätigkeit gekennzeichnet sind, denen vielmehr die Schrumpfung der Schwielen und Umklammerung des Herzmuskels als herzstörende Momente zugrunde liegen, und bei denen somit eine hochgradige Behinderung der diastolischen Entfaltung des Herzens im Vordergrunde steht. — Hier kann nur die Befreiung des Herzmuskels von der umklammernden Schwarte zum Ziele führen — die Dekortikartion oder Entrindung des Herzens (DELORME, L. REHN, VOLHARD, SCHMIEDEN). Eindrucksvoll ist nach der Exstirpation des schwieligen Perikards zu beobachten, wie sich der befreite Herzmuskel in das Schwielenfenster vordrängt und wie er mit der fortschreitenden Entrindung mehr und mehr sein freies Spiel wieder gewinnt. — Zu bedenken ist aber, daß die plötzliche Befreiung der Diastole, insbesondere des rechten Herzens, verhängnisvoll werden kann, wenn es sich um einen atrophischen, myokarditisch entarteten Herzmuskel handelt. Einem solchen Muskel wird durch Entfernung der Perikardschwiele zugleich mit seiner Fessel seine Stütze genommen, an die er sich gewöhnt hat und die er noch notwendig braucht. Die ausgiebige Diastole wird dann durch keine kräftige Systole in Schranken gehalten, es kommt zur Überdehnung des Muskels. In solchen Fällen ist von einer Entrindung des rechten Herzens Abstand zu nehmen und nur die Befreiung des linken Herzens von seinem Schwielenpanzer durchzuführen (SCHMIEDEN, H. FISCHER). — Divertikelartig wölbt sich in solchen Fällen der nirgends behinderte hypertrophische linke Ventrikel vor und läßt bei der Röntgendurchleuchtung freies Spiel seiner Bewegungen erkennen (s. Abb. 430).

Die Erfahrung hat gelehrt, wie das Herz nach Befreiung aus seinem Schwielenpanzer seine Leistungsfähigkeit wiedergewinnt. Es kommt zu einer völligen Wiederherstellung des vorher aufs schwerste gestörten Kreislaufes.

Hat der Prozeß der Verschwielung im Mittelfellraum weitere Ausbreitung gewonnen, so kann sich das Bild einer einzigen großen Narbengeschwulst ergeben mit völliger Verwischung der anatomischen Grenzen der einzelnen Gebilde des

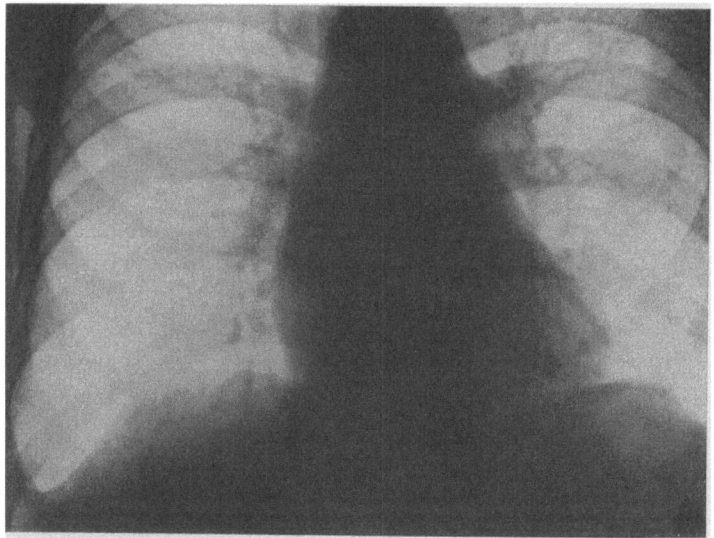

Abb. 430. Zustand 6 Jahre nach linksseitiger Entrindung. Man beachte das starke divertikelartige Vorspringen des linken Ventrikels.

Mediastinums. Es ist einleuchtend, daß auch die mediastinalen Organe durch die schwielige Einmauerung und Umklammerung in ihrer Funktion notleiden. — Es sei zunächst in diesem Zusammenhang kurz auf folgende Beobachtung (H. FISCHER, noch nicht veröffentlicht) hingewiesen.

Bei der Untersuchung jugendlicher Patienten mit schwieliger Perikarditis — es handelt sich bisher um zwei junge Männer und ein Mädchen, sämtlich im Alter von 18 Jahren —, bei denen der Beginn der Erkrankung etwa 3—4 Jahre zurücklag, ergab sich die auffallende Erscheinung, daß alle ohne Ausnahme eine ausgesprochene Unterentwicklung der sekundären Geschlechtsmerkmale aufwiesen. Es war bei grazilem Körperbau mit langen Extremitäten ein völliges Fehlen der Behaarung der Scham- und Achselgegend festzustellen. — Das Mädchen, noch nicht menstruiert, zeigte ferner unterentwickelte kindliche Mammae. Bei der operativen Autopsie fand sich das vordere Mediastinum, insbesondere auch in seinen oberen Bezirken, als ein massiges Schwielenbett vor. Bei einem der Fälle, der zur Sektion kam, ergab die Untersuchung des Thymus eine fast völlige Einbettung des Organs in callös schwartiges Narbengewebe. Das histologische Bild ließ Eindringen der Schwielenmassen in das Thymusparenchym und vor allem auch narbige Umschnürung der Gefäße erkennen. — Wechselbeziehungen zwischen Thymus und dem übrigen endokrinen System, vor allem den Keimdrüsen, sind bekannt. Es liegt nahe, daß Störungen der Thymusfunktion im Pubertätsalter, wie sie in den beobachteten Fällen als Folge mediastinaler Verschwielungsprozesse anzunehmen sind, gewisse Rückwirkungen auf die Keimdrüsen mit störender Beeinträchtigung der geschlechtlichen Entwicklung zeitigen können. Diese Befunde — beim Menschen bisher noch nicht erhoben — würden im Gegensatz zu der Ansicht einer Reihe von Autoren mit den Befunden von U. Soli[1]) im Einklang stehen, der bei thymuslosen Hähnen, Kaninchen und Meerschweinchen eine Verminderung des Hodengewichtes gegenüber den Kontrolltieren feststellen konnte.

Durch derartige mediastinale Verschwielungen müssen ferner in besonderem Maße auch die Gefäße in Mitleidenschaft gezogen werden. Der oben geschilderte, für die Stabilität und Ermöglichung der Kapazitätsschwankungen besonders zweckmäßige anatomische Einbau der Gefäße im Herzbeutel erfährt naturgemäß eine völlige Umgestaltung durch die schwielig narbigen Veränderungen. Wir sehen Verziehungen, Abknickungen und Einengung des Gefäßlumens. So findet sich nicht selten eine durch Narbengewebe bedingte Stenosierung der Vena cava inferior an der Stelle ihres Durchtrittes durch das Zwerchfell. SAUERBRUCH beobachtete starke Verengerung der oberen Hohlvene, ja sogar der Speiseröhre durch derbe feste mediastinale Schwielenmassen.

---

[1]) Soli: Presse méd. 1907; Arch. ital. de biol. Bd. 47, S. 115. 1907.

Die Herzchirurgie unter Berücksichtigung physiologischer Fragestellungen.

Von

LUDOLPH BRAUER und HERMANN FISCHER.
Hamburg.   Frankfurt a. M.

Mit 2 Abbildungen.

Zusammenfassende Darstellungen.

AXHAUSEN: Die chirurgische Behandlung der Herzkrankheiten. Fortschr. d. Med. 1910, Nr. 31. — BECK, C.: Die chirurgischen Krankheiten der Brust. Berlin 1910. — BECK, C.: Congr. d. Americ. med. assoc. St. Paul 6. Juni 1901. — BECK, B. v.: Cardiolysis. Verhandl. d. dtsch. Ges. f. Chir. 1904. Arch. f. klin. Chir. Bd. 73. — BECK, B. v.: Zur Kardyolysis bei chronisch adhäsiver Mediastinoperikarditis. Dtsch. med. Wochenschr. 1906, Nr. 46. — BRAUER: Die Kardiolysis und ihre Indikationen. Arch. f. klin. Chir. Bd. 71. 1903. — BRAUER: Verhandl. d. dtsch. Ges. f. Chir. 32. Kongr. 1903. — BRAUER: „Kardiolysis." Med. Ann. Bristol 1908, S. 303. — BRAUER: Über chronisch-adhäsive Mediastinoperikarditis und deren Behandlung. Münch. med. Wochenschr. 1902, Nr. 49. — DELORME: Sur un traitement chirurg. de la symphyse cardio-pericardique. Gaz. des hop. civ. et. milit. 1898, Nr. 125. — FISCHER, H.: Zur Frage der schwieligen Perikarditis, ihrer Erkennung und Behandlung. Schweiz. med. Wochenschr. Jg. 56, Nr. 20. — GIORDANO: La chirurgia del pericardio et del cuore. Neapel 1900. — KREHL: Pathologische Physiologie. Leipzig: Vogel 1912. — KUNO, YAS: The Significance of the Pericardium. Journ. of physiol. Bd. 50. 1915/16. — LONGO: Chirurgia del cuore. Gazz. degli ospedali e dello clin. 1899. — LÜDKE-SCHLAYER: Lehrbuch der pathologischen Physiologie. Leipzig: Barth 1922. — REHN, E.: Die Chirurgie des Herzbeutels, des Herzens und des großen Gefäßstammes im Felde. Bruns' Beitr. z. klin. Chir. Bd. 106, H. 5. 1917. — REHN, L.: Chirurgie des Herzbeutels, des Herzens und der großen Blutgefäße in der Brusthöhle; in: Handbuch d. prakt. Chirurgie von GARRE, KÜTTNER, LEXER. Bd. II. 1924. — ROST: Pathologische Physiologie des Chirurgen. 2. Aufl. Leipzig: Vogel 1921. — SAUERBRUCH: Chirurgie der Brustorgane. Bd. II. 1925. — SCHMIEDEN und H. FISCHER: Die Herzbeutelentzündung und ihre Folgezustände. Ergebn. d. Chir. u. Orthop. Bd. 19. 1926. — TIGERSTEDT: Physiologie des Kreislaufs. 2. Aufl. Berlin und Leipzig 1921. — VOLHARD und SCHMIEDEN: Über Erkennung und Behandlung der Umklammerung des Herzens durch schwielige Perikarditis. Klin. Wochenschr. Jg. 2, Nr. 1. 1923.

Die Entwicklung der Herzchirurgie hat in neuerer Zeit bemerkenswerte Fortschritte zu verzeichnen. Sie ist nicht mehr im wesentlichen eine Chirurgie der Herzverletzungen allein, ihr Rahmen hat sich zweifellos erweitert und umfaßt eine Reihe von Eingriffen, welche mit dem Ziele einer unmittelbaren Beeinflussung der Herzarbeit unternommen werden. Mit dieser fortschreitenden Ausgestaltung der Chirurgie des Herzens ergeben sich mancherlei neuere gewichtige physiologische Fragestellungen.

1. Chirurgisches Vorgehen bei Perikardveränderungen.

Betrachten wir zunächst die von der näheren Umgebung des Herzens ausgehenden Störungen seiner Tätigkeit und die zu ihrer Beseitigung erforderlichen chirurgischen Maßnahmen, so erfordern die im Abschnitt „Perikardfunktion" gegebenen Darlegungen besondere Beachtung. Bei den Erkrankungen und Funktionsveränderungen des Herzbeutels wurde erörtert, welche eingreifenden Rückwirkungen auf das Herz selbst durch Perikardveränderungen hervorgerufen werden. — Die mit Ergußbildung einhergehenden perikardialen Entzündungsprozesse führen bei starker Flüssigkeitsansammlung im Herzbeutel zu den Erscheinungen der Herztamponade. Es handelt sich dabei in erster Linie um eine Beeinträchtigung der diastolischen Füllung der Vorhöfe, eine Abdrosselung der Blutzufuhr zum Herzen. Sehen wir bei den entzündlichen Ergußbildungen, entsprechend ihrem mehr oder weniger langsamen Anwachsen und der zunehmenden Dehnbarkeit des entzündlich veränderten Herzbeutels, eine mehr allmähliche Entwicklung dieser herzstörenden Auswirkungen, so tritt dieser Zustand mit allen Zeichen eines katastrophalen lebensbedrohenden Ereignisses in Erscheinung bei den Blutungen in den Perikardialsack, da bei ihnen die Ergußbildung bei unverändertem Herzbeutel in kürzester Zeit zustande kommt. — Wie für die Entstehung und Auswirkung der Herztamponade, so sind auch bei Durchführung operativer Maßnahmen zu ihrer Beseitigung wichtige physiologische Erwägungen zu berücksichtigen. Bei großen perikardialen Exsudaten steht das Herz, insbesondere die Vorhöfe, unter einer beträchtlichen Druckwirkung. Wird nun durch Perikardiotomie der Erguß rasch entleert, so kommt es zu einer plötzlich vermehrten Füllung der Herzkammern und als deren Folge zu einer nicht unbeträchtlichen Steigerung der Herzarbeit. Es werden somit bei raschem Eintritt dieses Wechsels in der Herzbelastung derart erhöhte Anforderungen an das Organ gestellt, daß ihnen der geschädigte und geschwächte Herzmuskel in seinen Leistungen nicht nachzukommen vermag. So kann allzu rasche Entleerung zu lebensbedrohender Herzschwäche führen. Es muß deshalb für eine allmähliche Anpassung der Herzarbeit an die gesteigerten Ansprüche gesorgt werden und der Abfluß des Ergusses langsam erfolgen, am besten durch vorausgehende Punktion und Heberdrainage. Um Lufteintritt in den Herzbeutel (Pneumoperikard) bei seiner Eröffnung zu vermeiden, ist, sobald der Exsudatdruck nachläßt, nach v. Eiselsberg Überdruck anzuwenden. Der Herzbeutel wird so durch den allseitigen Lungendruck gleichsam ausgepreßt.

Weitere physiologisch bemerkenswerte Fragestellungen ergeben sich aus der Chirurgie der Herzbeutelverwachsung und -verschwielung. Die hier in Betracht kommenden, nach Lage und Ausdehung der Adhäsionen verschiedenen mechanischen Störungen der Herztätigkeit, haben wir eingehend dargelegt. Die Anzeige für das operative Vorgehen zu ihrer Beseitigung ergibt sich aus den im Einzelfalle vorliegenden, mit genügender Deutlichkeit erkennbaren herzstörenden Veränderungen. — Bei den strangförmigen Verwachsungen ist der Weg chirurgischen Eingreifens besonders klar vorgezeichnet. Die operative Freilegung und Durchtrennung des Adhäsionsstranges, wie sie von Sauerbruch und Schmieden mehrfach ausgeführt wurde, beseitigt die mechanisch oder reflektorisch bedingten Störungen. Findet sich die Verwachsung, wie das meist der Fall ist, an der Herzspitze, so liegt hier das wesentliche mechanisch behindernde Moment in der Erschwerung der systolischen Verkürzung des Organs und der Belastung der Systole durch Hochzerren des Zwerchfells — besonders bei der Inspiration. — Erscheint nun das obengeschilderte Vorgehen einer direkten Durchtrennung etwa wegen gleichzeitig bestehender sonstiger Erkrankung zu eingreifend, so können andere Überlegungen zum Ziele führen. Eine Beseitigung der Zugwirkung am Herzen läßt sich anstatt durch Entfernung des Adhäsionsstranges mittelbar erreichen dadurch, daß man das Widerlager der Verwachsung am Diaphragma beseitigt durch Lähmung des linken Zwerchfells. Mit dem Sistieren des Zwerchfellzuges und Höhertreten der Zwerchfellkuppe muß auch eine Entspannung des Adhäsionsstranges am Herzen eintreten und so seine Zugwirkung aufhören — wie das aus den schematischen Darstellungen in Abb. 431 hervorgeht.

Dieses Verfahren wurde von dem einen von uns[1]) im Jahre 1924 durchgeführt bei einem Patienten, bei dem als Folgezustand einer eitrigen Perikarditis eine Verwachsung mit ausgesprochenen Störungen der Herzaktion — Längsverziehung des Herzens, Pulsus paradoxus — sich entwickelt hatte und bei dem nun gleichzeitig eine tuberkulöse Spondylitis bestand. Auf Grund der Erwägung jedoch, daß durch endgültige Lähmung des

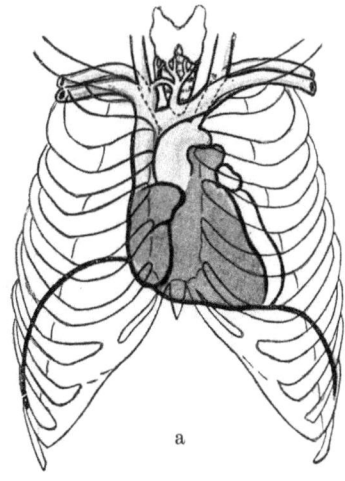
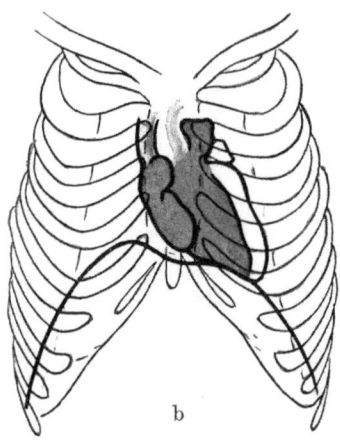

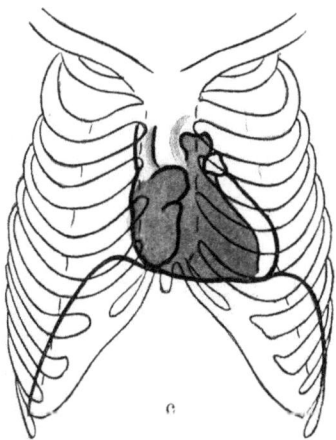

Abb. 431. a) Normale Verhältnisse. b) Darstellung der Einwirkung des Zwerchfellzuges bei Verlötung der Herzspitze in Inspirationsstellung bei gleichzeitiger Systole. c) Inspirationsstellung, aber Phrenicotomie links, wodurch die Dehnung des Herzens verhindert wird. (Nach SCHMIEDEN und FISCHER aus: Ergebnisse der Chirurgie. Bd. 19.)

linken Zwerchfells ein Organ geopfert wird mit wichtigen Funktionen für die Tätigkeit der Lungen, des Herzens und der Baucheingeweide, wurde von einer Durchtrennung des linken Phrenicus zunächst abgesehen und nur eine temporäre Ausschaltung des linken Zwerchfells durch Vereisung des Phrenicus vorgenommen und der Erfolg abgewartet. Sollte nach Wiedereinsetzen der Zwerchfellfunktion der Adhäsionszug seine herzstörenden Auswirkungen erneut entfalten, so konnte eine Dauerlähmung des Zwerchfells immer noch durchgeführt werden. Mit dem vollständigen Stillstand des linken Zwerchfells nach Vereisung seines Nerven schwanden schlagartig die Beschwerden des Kranken — ein Pulsus paradoxus war nicht mehr feststellbar. Die Zwerchfellähmung hielt volle 14 Wochen an, dann zeigte die Röntgendurchleuchtung beginnende Wiederkehr der Funktion des Diaphragmas. Bemerkenswert ist, daß nun ein Wiederauftreten der früheren Herzstörungen

---

[1]) FISCHER, H.: Schweiz. med. Wochenschr. Jg. 56, Nr. 20.

ausblieb. Offenbar hatte der volle drei Monate andauernde Lähmungszustand des linken Zwerchfells zu einer Umgestaltung der geweblichen Struktur im Bereich der Insertionsstelle des Verwachsungsstranges am Zwerchfell geführt. Die für eine genügende Auswirkung des Adhäsionszuges notwendige innige Anheftung des Narbenstranges am Zwerchfell ging verloren, sein herzstörender Einfluß trat nicht mehr auf. Das Röntgenbild ließ die Adhäsionsstränge mit ihren Verziehungen der Herz- und Zwerchfellkontur nicht mehr erkennen. — Die Lähmung des Diaphragmas durch Phrenicotomie wird auch von Sauerbruch[1]) für die durch Verwachsungen bedingten Herzbeschwerden der Tuberkulösen als das gegebene Verfahren bezeichnet.

Kompliziertere Verhältnisse ergeben sich für die Anzeige chirurgischen Eingreifens bei den schweren Behinderungen der Herzaktion durch totale schwielige Herzbeutelsynechie. Richtunggebend für das operative Vorgehen zur Befreiung der Herzarbeit sind die im Vordergrunde stehenden Störungen. Sie können wie wir darlegten, vorwiegend bedingt sein durch Belastung der Systole oder durch Behinderung der diastolischen Entfaltung des Herzens. — Tritt die Umklammerung zurück, herrscht jener Zustand vor, der durch die Verwachsungen des Herzens mit der Umgebung, in erster Linie mit der vorderen Brustwand charakterisiert ist, so wird sich auch vorwiegend eine systolische Behinderung ergeben. Bei diesen Krankheitszuständen ist es ja von besonderem physiologischen Interesse, zu beobachten, welche bedeutenden Kräfte dem Herzmuskel über seine normale Belastung hinaus zur Verfügung stehen. Er ist gezwungen, monate- und jahrelang bei seiner Systole einen ausgedehnten Bezirk der vorderen Brustwand mitzuschleppen. Für diese vorwiegend systolische Form der Herzbehinderung durch schwielige Perikarditis hat Brauer im Jahre 1902 seine Operation der „Cardiolysis" angegeben und gezeigt, auf welch einfachem und ungefährlichem Wege das Herz von dieser Belastung befreit, wie die freiwerdenden Kräfte der Zirkulation wieder verfügbar gemacht werden können. Sein Vorschlag lautet: „Man möge durch Sprengung des knöchernen stark elastischen Rippenringes das Herz funktionell entlasten. Dieses Ziel soll nicht erreicht werden durch die tiefeingreifende Operation ausgedehnterer Lösung der Verwachsungen, sondern dadurch, daß man dem Herzen statt der natürlichen knöchernen Decke eine weiche Bedeckung schafft. Die Zweckmäßigkeit des Verfahrens liegt darin, durch möglichst einfache Technik das Herz von der Belastung zu befreien, die ihm aus der systolischen Einziehung der Brustwand erwächst, weil das Herz nicht befähigt ist, auf die Dauer die ungeheure Mehrarbeit zu leisten, mit jeder Systole den elastischen knöchernen Thorax einzuziehen" (Brauer).

Die operative Durchführung der „Kardiolyse" gestaltet sich so, daß linksseitig je nach den vorliegenden Verhältnissen die knorpeligen und knöchernen Anteile der 3. bis 6. evtl. auch der 7. Rippe in einer Ausdehnung von 8—10 cm entfernt werden. Zur Verhütung einer Neubildung der resezierten Rippenteile ist möglichst auch das hintere Periost mit fortzunehmen. Das Verfahren hat weiteste Verbreitung gefunden und die Erfahrung hat gelehrt, wie die Ersparung der bei der Brustwandeinziehung nutzlos vergeudeten Kräfte des Herzmuskels dem Kreislauf zugute kommt und sich eine Kompensation der Herzarbeit erreichen läßt. Die Dekompensationserscheinungen schwinden, vermehrte Diurese setzt ein, der Ascites und die Leberschwellung gehen zurück. „Patienten, die nur noch bei dauernder Digitalisierung und bei größter Körperschonung leidlich ihr Dasein fristen konnten, sind lange Jahre relativ beschwerdefrei und arbeitsfähig geworden." (Brauer.)

L. Rehn hat, von der Annahme ausgehend, daß bei Kindern die nachgiebigen Rippen dem Herzen keinen so starren Widerstand entgegensetzen und daß hier eine Beengung des Organs im Vordergrund der Störungen steht, an Stelle der Kardiolyse Brauers für Kinder die Sternoschisis praecardiaca vorgeschlagen. Es wird bei diesem Eingriff das Brustbein der Herzgegend entsprechend gespalten, und zwar vom rechten Angulus sternoxiphoideus nach links oben bis in den dritten Intercostalraum. Eine allgemeine Anwendung hat der Vorschlag nicht gefunden.

---

[1]) Sauerbruch: Chirurgie der Brustorgane. Bd. II. 1925.

Grundsätzlich anders gestalten sich die Störungen der Herzmechanik bei den Formen schwieliger Perikarditis, bei denen — ob mit oder ohne Verwachsung zur Brustwand — die schwielige Ummauerung des Herzens auch gleichzeitig mit narbigen Schrumpfungsprozessen einhergeht. Der Herzmuskel wird eng umklammert und geradezu eingeschnürt, das bedeutet den Verlust einer genügenden diastolischen Entfaltung des Organs. Mit der fortschreitenden Entwicklung des Leidens kommt es zur Ausbildung der Kreislaufstörungen, wie wir sie im Abschnitt über „Herzbeutelfunktion" eingehend dargelegt haben. Zur Wiederherstellung physiologischer Verhältnisse des aufs schwerste behinderten Blutumlaufes ergibt sich für den Chirurgen die Aufgabe, das Herz von seinen Fesseln zu befreien, es aus seinem Schwielenpanzer auszulösen und ihm so das freie Spiel seiner Kapazitätsschwankungen wieder zu garantieren. — Die Idee zur Beseitigung dieser Abdrosselung des Herzmotors, knüpft sich an die Namen DELORME und BECK. Sie bestand in dem Vorschlage, die Verwachsungen zwischen Herz und Herzbeutel zu lösen. Der Ausbau dieser theoretischen Überlegungen zu einer zielbewußten operativen Maßnahme mit wohlbegründeter Anzeige ist jedoch erst der Initiative von REHN, VOLHARD, SCHMIEDEN, SAUERBRUCH zu verdanken, sie besteht in der Befreiung des Herzens aus seinen Narbenfesseln durch Exstirpation des schwielig verdickten und geschrumpften Perikards. Eindrucksvoll ist bei der Operation zu beobachten, wie sich der von seinem Schwielenpanzer befreite Herzmuskel in das geschaffene Schwielenfenster vordrängt, wie seine Bewegungsausschläge mit fortschreitender Entrindung ausgiebiger werden und der anfangs in seiner Umklammerung blaß, anämisch aussehende Muskel sich mehr und mehr rötlich färbt und besser durchblutet erscheint. — Komplikationen können sich ergeben bei der Entrindung als reflektorische Rhythmusstörungen durch den Zug am Herzmuskel. Sie sind meist vorübergehend, die normale Schlagfolge stellt sich bald wieder her. Am schwerwiegendsten und fast immer zum tödlichen Ausgang führend ist ein Einreißen der Herzwand bei der Schwielenablösung — ein Ereignis, das besonders an dem dünnwandigen rechten Herzen zu befürchten ist. Eine nicht minder schwere Komplikation bedeutet das Eintreten eines Herzstillstandes als Folge der akuten Überdehnung des Herzmuskels. Ein solches Ereignis weist daraufhin, daß bei der Entrindung des Herzens auf das physiologische Zusammenspiel der einzelnen Herzabschnitte größte Rücksicht zu nehmen ist. Von SCHMIEDEN und H. FISCHER sind diese Verhältnisse eingehend dargelegt worden. Es ist bei der Entrindung des Herzens zu bedenken, daß ein von der Umschnürung seines Schwielenpanzers befreiter Herzabschnitt infolge seiner nunmehr bedeutend ergiebigeren diastolischen Entfaltung eine beträchtlich vermehrte Arbeit zu leisten hat. Dieser Gesichtspunkt ist in erster Linie für die Tätigkeit der muskelschwachen rechten Kammer zu berücksichtigen. Kann ihre Muskulatur die einströmenden Blutmassen nicht aus eigener Kraft bewältigen, so kommt es zur Überdehnung des Muskels und zur Insuffizienz der Tricuspidalklappe. — Für die Leistung der rechten Kammer ist nun von ausschlaggebender Bedeutung das Verhalten des linken Herzens. Hat die linke Kammer, die sich dank ihrer kräftigen Aktion lange Zeit einer bedrohlichen Umklammerung durch die Perikardverschwielung zu erwehren vermag, noch eine gewisse Leistungsfähigkeit bewahrt, so wird sie als gewissermaßen vorgeschaltete Schleuse das rechte Herz entlasten. Die Erfahrung hat gelehrt, daß in solchen Fällen eine Entrindung des rechten Herzens ohne Schaden durchführbar ist. Liegen die Verhältnisse jedoch so, daß eine gleichmäßige Einmauerung des ganzen Organs mit fast völligem Fehlen der Bewegungsphänomene und einer Einflußstauung auch vor dem linken Herzen auf eine gleichzeitig bestehende starke Leistungsminderung auch der linken Kammer hindeutet, so ist größte Vorsicht geboten. Beim interpleuralen Vorgehen vom Mediastinum aus gelangt man zuerst an den rechten Ventrikel. Beginnt man hier mit der Entrindung, ohne vorher den linken Ventrikel befreit zu haben, so kann eine Überdehnung der rechten Kammer die Folge sein. wie das die in der SCHMIEDENschen Klinik gemachte Beobachtung zeigt. Der Muskel des rechten Herzens hat mit seiner Fessel zugleich seine Stütze verloren, die er noch notwendig braucht, mehr und mehr vergrößert sich dieser Herzteil unter der Last der andrängenden Blutmassen, ballonartig nimmt sein Umfang zu. Die übermäßige diastolische Erweiterung wird durch keine kräftige Systole in Schranken gehalten. Es kommt zum Herzstillstand als Folge der Überdehnung des Herzmuskels. — Es ist deshalb bei der Dekortikation des Herzens ein schematisches Vorgehen unbedingt zu vermeiden. Es ist immer erst mit der Befreiung des linken Herzens zu beginnen und die weitere Ausdehnung der Dekortikation im Bereiche des rechten Herzens von den jeweils vorliegenden Verhältnissen im physiologischen Zusammenspiel der einzelnen Herzabschnitte abhängig zu machen. Eine Anschauung über den Zustand des Herzens, wie er durch einen derartig gestalteten Eingriff geschaffen wird, gestattet die bei einer solchen Operation gewonnene Skizze in Abb. 432.

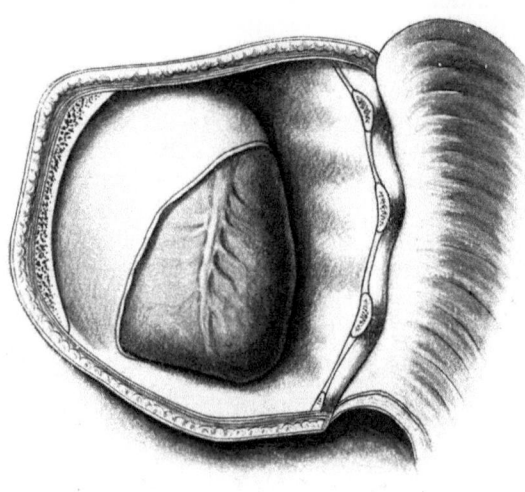

Abb. 432. Operationsskizze nach linksseitiger Entrindung.

Von besonderem physiologischen Interesse dürfte der Hinweis sein, daß ein auf diese Weise von seinem Schwielenpanzer nur teilweise befreites Herz seine normale Leistungsfähigkeit nahezu völlig wiedergewinnt, daß die schweren Dekompensationserscheinungen fast restlos schwinden.

2. Chirurgie der Herzverletzungen.

Zusammenfassende Darstellungen.

ALLEN, D. S., and E. A. GRAHAM: Intracardiac Surgery — A New Method. Journ. of the Americ. med. assoc. Bd. 79. 1922. — BIRCHER: Konservative oder radikale Herzchirurgie. Arch. f. klin. Chir. Bd. 97, H. 4. 1912. — BODE: Versuche über Herzverletzungen. Bruns' Beitr. z. klin. Chir. Bd. 19, H. 1. — CAPPELEN: Vulnis Cordis. Sutur af Hjertet. Norsk magaz. f. laegevidenskaben Bd. 11. 1896. — COHNHEIM: Allgemeine Pathologie. Berlin: Hirschwald 1877. — DSCHANELIDZE: Die Herzwunden nach dem Material des Petri-Paul-Stadtkrankenhauses zu St. Petersburg. Russki Wratsch 1913, Nr. 44. — ELSBERG: Herzwunden und Herznaht. Bruns' Beitr. z. klin. Chir. Bd. 25. 1899. — FARINA: Discussion. Zentralbl. f. Chir. Bd. 23. 1896. — FISCHER, G.: Die Wunden des Herzens. Arch. f. klin. Chir. Bd. 9. 1868. — GÖBELL: Über Herzschußverletzungen. Ebenda Bd. 79. — HAECKER: Experimentelle Studien zur Pathologie und Chirurgie des Herzens. Ebenda Bd. 84. 1907. — HESSE, E.: 21 operativ behandelte Verletzungen des Herzens. Verhandl. d. dtsch. Ges. f. Chir. 1911. — HESSE, F.: Über geheilte Stichverletzungen des Herzens. Ebenda 1911. — KLOSE: Beiträge zur Chirurgie des Herzens und des Herzbeutels. Arch. f. klin. Chir. Bd. 124, H. 2. — KRONECKER und SCHMEY: Le centre de coordination des mouvements du ventricle du coeur. Semaine méd. Paris 1884, June 26. — KÜTTNER: Die Operationen am Brustkorb, in: Chirurg. Operationslehre von BIER, BRAUN, KÜMMEL. Leipzig 1920. — LOISON: Des

blessures du péricarde et du coeur et de leur traitement. Rev. de chir. 1899, Nr. 1. —
REHN, L.: Über penetrierende Herzwunden und Herznaht. Arch. f. klin. Chir. Bd. 55. 1897.
— REHN, L.: Verhandl. d. Ges. dtsch. Naturforsch. u. Ärzte 1896. — SAUERBRUCH: Die
Verwendbarkeit des Unterdruckverfahrens bei der Herzchirurgie. Verhandl. d. dtsch. Ges.
f. Chir. Bd. 36. 1907. — SAUERBRUCH und SCHUMACHER: Technik der Thoraxchirurgie.
Berlin 1911. — SCHEPELMANN: Versuche zur Herzchirurgie. Arch. f. klin. Chir. Bd. 97.
1912. — SCHUSTER: Über Verletzungen der Brust durch stumpf wirkende Gewalt. Prag.
Zeitschr. f. Heilk. Bd. 1. 1880. — SIMON: Über Schußverletzungen des Herzens. Dtsch.
Zeitschr. f. Chir. Bd. 115, H. 3—4. — TUFFIER: La Chirurgie du coeur. 5. Kongr. de la
soc. int. de Chir., Paris 1920. — DEL VECCHIO: Sutura del Cuore. Rif. med. Bd. 2, Nr. 79.
1895. — WENDEL: Zur Chirurgie des Herzens. Arch. f. klin. Chir. Bd. 80, H. 1.

Gewichtige physiologische Ergebnisse resultieren aus den Beobachtungen
der Chirurgen bei Herzverletzungen. Schon ihre Entstehung ist nicht selten von
gewissem physiologischen Interesse. Das gilt vor allem von den Läsionen des
Herzens durch stumpfe Gewalt. Kann doch schon ein Stoß gegen die Herzgegend
den sofortigen Tod zur Folge haben — ein Reflextod. Kommt es zu starker
Kompression der Thorax, so können Rupturen des Herzens entstehen. Das Herz
wird insbesondere bei jugendlichem elastischen Brustkorb zwischen Brustbein
und Wirbelsäule gequetscht. Da die Blutmasse aus dem Herzen nicht rasch genug entweichen kann, gerät sie unter stärkste Spannung und sprengt die Herzwand. — Durch indirekte Gewalt, insbesondere beim Sturz aus großer Höhe,
kann es zu Rißverletzungen des Herzens, zu Zerreißungen der Klappen, ja selbst
zum völligen Abreißen des Organs an seiner Basis kommen. Der beim Sturz
erworbenen lebendigen Kraft des Organs wirkt der beim Aufprall wirksam
werdende, in entgegengesetzter Richtung sich auswirkende Gegenstoß der Wirbelsäule entgegen. — Sehen wir ab von derartigen schweren Läsionen des Herzens,
so ist bei den für ein chirurgisches Eingreifen in Frage kommenden Herzverletzungen zunächst die Tatsache bemerkenswert, wie sie den Ärzten und Jägern
seit langem bekannt und neuerdings durch die Kriegserfahrungen vielfältig bestätigt ist, daß Herzstiche oder -schüsse keineswegs unmittelbar zum Tode zu führen brauchen — im Gegensatz zu den sofort tödlichen Verletzungen der großen
Schlagadern. So erzählt HYRTL von einem Hirsch, der nach einem Herzschuß
noch durch den Königssee schwamm. Wie selten Menschen mit Herzverletzungen
sofort sterben, geht aus den Statistiken von FISCHER und LOISON hervor. Nur in
etwa 30% der Fälle mit Herzverletzungen tritt der Tod sofort ein. Entscheidend
für den Ausgang einer Herzverletzung ist neben der Art der anatomische Sitz
und besonders die funktionelle Bedeutung der verletzten Stelle am Herzen. Besonders gefährlich sind Verletzungen des Reizleitungssystems. So hat nach den
Versuchen v. KRONECKER und SCHMEY eine Läsion des HISschen Bündels beim
Tiere den sofortigen Tod zur Folge. Bei Durchtrennung des HIS-TAVARAschen
Reizleitungsbündels kommt es zum Stillstand des Ventrikels, während die Vorhöfe noch weiter arbeiten. Besonders gefährliche Stellen sind ferner der SPANGOROsche Punkt (in der vorderen Längsfurche der obere Drittelpunkt), die Basis
des Herzohres und endlich die Coronararterien.

Für den tödlichen Ausgang kommen, abgesehen von den oben erwähnten,
den sofortigen Tod bedingenden Momenten, weiterhin in erster Linie ursächlich
in Betracht, die Verblutung bei breiter Kommunikation der Verletzungsstelle
nach außen oder in den freien Brustraum und ferner die Herztamponade. Im
ersteren Falle unterscheidet sich das klinische Bild in keiner Weise von dem bei
Verletzung einer großen Schlagader, es ist ein reiner Verblutungstod. Hat die
Verletzung zu keiner breit offenen Verbindung der Herzwunde mit dem Brustraum und Thoraxwand geführt, und hat das Blut keinen genügenden Abfluß aus
dem Herzbeutel, so kommt eine Verblutung nicht in Frage. Es entwickeln sich
die Erscheinungen der oben beschriebenen Herztamponade. Der Kranke braucht

durchaus keine Zeichen einer erheblichen Anämie darzubieten. Trotzdem ist der Puls klein und unregelmäßig, die Atmung flach und frequent, das Gesicht cyanotisch. Unruhe, Angstzustände, Konvulsionen stellen sich ein, endlich verfällt der Kranke in Koma. — Für das Zustandekommen einer Blutung aus dem Herzen in den geschlossenen Herzbeutel ist noch die Beobachtung von großem theoretischen wie praktischen Interesse, daß es zu Läsionen der Herzwand kommen kann, bei völlig unversehrtem Pericard, wie es bei Schüssen mehrfach beobachtet ist. Ein in seiner Durchschlagskraft erlahmendes Geschoß treibt das Perikard zipfelförmig in die Herzmuskulatur vor, ohne das elastische Herzbeutelblatt selbst zu verletzen. Das Geschoß, wie der Perikardzipfel werden zurückgestoßen, es besteht eine Wunde in der Herzwand. — Wie die Herzwunden selbst, führen auch Verletzungen der Art. coronaria des Herzens zur Herztamponade. Es bedarf keiner Betonung, daß Schwere der klinischen Erscheinungen und Verlauf der Herzwunden beeinflußt werden von Nebenverletzungen, wie etwa der Ausbildung eines Pneumothorax, Hämothorax, Verletzungen der Lungen und anderer Organe. Für die Stärke der Blutung aus einer Herzwunde ist von ausschlaggebender Bedeutung ihr Sitz und die Art ihrer Entstehung. Oft kommt es nur langsam zu reichlichem Blutaustritt, gelegentlich auch in Schüben, nach vorhergehender Verlegung etwa einer Stichwunde. Die beste Vorstellung von der verschiedenartigen Wirkungsweise von Herzstichverletzungen erhält man aus der Betrachtung an Tieren mit unter gutem Überdruckverfahren freigelegtem Herzen. Es zeigt sich nun zunächst ein großer Unterschied, je nachdem muskelschwache oder -starke Herzteile stechend verletzt werden, je nach der Form und vor allem der Verweildauer des stechenden Instrumentes. Ein kurzer Stich, selbst mit breitem Scalpell schnell vor- und zurückgeführt, hat bei Durchdringung der starken Muskelwand des linken Ventrikels zwar einen kurzdauernden, oft jedoch nur einmalig vorsprudelnden Blutschuß zur Folge. Es kommt kaum zur Nachblutung, die dann meist bald völlig sistiert. Stärker und oft dauernd und breit spritzend blutet die Wunde, wenn das Messer eine Zeitlang im Herzen verblieb oder wenn ein dreikantiger Dolch verwendet wurde. Weniger gewaltsam aber nachhaltiger, bluten Verletzungen des rechten Herzens oder der Vorhöfe. Bei schnellendem Einstich in den linken Ventlikel, haben die sich durcheinanderschiebenden Herzmuskelfasern wie „Schieberventile" alsbald den Stichkanal wieder verschlossen. Zum Studium der ventrikulären Muskelschichtung und funktionellen Faserverschiebung sind solche Stichverletzungen nicht uninteressant. Es dürfte sich auch empfehlen. die Blutextravasate im Muskel etwa nach vorher eingespritzten Corpuscula zu verfolgen, um so die durch Herzkontraktionen bewirkte Verschiebung kennenzulernen (BRAUER). — Die Ausflußgeschwindigkeit des Blutes aus Herzwunden, namentlich des linken Herzens, soll nach SAUERBRUCH auch mit dem Grade der Lungenblähung zusammenhängen, sie läßt in dem Maße nach, wie die Lunge zusammensinkt. — Bei den Ergüssen in den Herzbeutel sind außer ihren obengeschilderten rein mechanischen Auswirkungen sicherlich auch reflektorische, für Herz- und Gefäßinnervation und -funktion wichtige Vorgänge im Spiel, die keineswegs genügend geklärt sind und — wie wir das schon betonten, dringend sorgfältiger experimenteller Studien bedürfen. Manche sich widersprechende Versuchsergebnisse fallen den Störungen zur Last, die bei fehlerhafter künstlicher Beatmung in den so wichtigen Wechselbeziehungen zwischen Herz und Lunge zustandekommen. Unzweifelhaft kann hier eine natürlichere, den physiologischen Verhältnissen, wenn nicht absolut, so doch sehr weitgehend entsprechende Versuchsanordnung förderlich sein, wie sie in einem fehlerfreien, die Folgen des offenen Pneumothorax beseitigenden Druckdifferenzverfahren gegeben sind. Es muß für eine absolute Konstanz der die

Lungen in normaler Blähung haltenden Druckdifferenz gesorgt sein! Bei der Inspiration darf es über der Trachea zu keinem Druckabfall, bei der Exspiration zu keiner auch noch so kurz dauernden Drucksteigerung kommen. Im System muß jede Stenosierung des Luftstromes fehlen, die Rohre müssen also weit genug, der An- und Abstrom der Luft (bei Erhaltung der Druckkonstanz im Vergleich zur Außenfläche der Lunge) völlig unbehindert sein. Es darf nicht zu einem Rückpendeln kohlensäureüberreicherter Luft kommen.

Der Ausgang einer Herzverletzung gestaltet sich, wie wir sahen, in einer Reihe von Fällen, sofort tödlich. Ein gewisser Prozentsatz heilt spontan — nach den Statistiken von FISCHER und SIMON 10—15%, nach LOISON von den Schußverletzungen 2,7%. Jedoch sind diese Zahlen, wie REHN hervorhebt, bei der Unsicherheit der Diagnose sehr anfechtbar. — Bei den Spontanheilungen handelt es sich in der Regel um kleine Herzwunden. Am günstigsten sind die Bedingungen bei Stich- und Schnittverletzungen, ungünstiger bei Schußverletzungen, die als Rißquetschwunden gewöhnlich eine Schädigung der Umgebung aufweisen und bei denen vielfach eine hydrodynamische Auswirkung mit im Spiele ist.

Die Stellungnahme des Chirurgen ist eindeutig bei den Fällen mit schweren Erscheinungen, hier ist die sofortige Freilegung des Herzens und Naht der Wunde unbedingtes Erfordernis. — Die Naht des verletzten Herzens wurde zuerst von L. REHN, FARINA und CAPPELEN im Jahre 1896 fast gleichzeitig ausgeführt, nachdem von BLOCK[1]) bereits im Jahre 1882 in Tierversuchen die Grundlage einer erfolgreichen Herzchirurgie geschaffen und durch weitere experimentelle Arbeiten von ROSENTHAL, DEL VECCHIO und SALOMONI die Ergebnisse BLOCHS bestätigt waren. Im Falle von CAPPELEN lag eine nicht perforierende Herzwunde vor. Die von FARINA und CAPPELEN operierten Kranken starben, der Patient REHNS genas und wurde arbeitsfähig. — Seitdem ist die Operation der Herznaht das Allgemeingut der modernen Chirurgie geworden. Insbesondere ist der Weltkrieg ein vortrefflicher Lehrmeister für diesen jungen Zweig der Chirurgie gewesen. Trotzdem gibt es eine Reihe von Chirurgen, welche mehr für ein abwartendes Verhalten eingetreten sind. Andere wiederum nehmen den entgegengesetzten Standpunkt ein und wenden sich scharf gegen ein Zuwarten.

In seiner Entschließung zur Operation wird der Chirurg in Zweifel gebracht bei den scheinbar leichten Fällen. Wie L. REHN hervorhebt ist jedoch zu bedenken, wie rasch sich ein anscheinend leichter Fall zum Tode wenden kann. So ist über Patienten berichtet, die mit nicht operierter Herzverletzung schon außer Gefahr schienen und eines Tages tot zusammenbrachen. Auch Fälle von wochenlang dauerndem chronischen Herzdruck können in gleicher Weise zum tödlichen Ende führen, wie solche mit akuter Herztamponade. Es ist ferner zu bedenken, daß ein Patient mit gut vernähter Herzwunde für die Zukunft besser daran ist als ein solcher mit spontan geheilter Wunde — Gefahr des Herzaneurysmas (REHN). Auch eine durch Infektion bedingte Komplikation des Heilverlaufs, wie etwa eine eitrige Perikarditis — ist bei baldiger operativer Freilegung rechtzeitig zu erkennen und so leichter zu beseitigen.

Über den Ablauf einer Spontanheilung sind wir gut unterrichtet. Ein Blutgerinnsel verstopft zunächst den Wundkanal, es wird später organisiert und es kommt zur Ausbildung einer bindegewebigen Narbe. Die Widerstandsfähigkeit derartiger Verklebungen ist naturgemäß gegenüber Blutdrucksteigerungen sehr gering, sie können sich lösen und tödliche Nachblutung kann die Folge sein. Anders mögen sich bezüglich der Spontanheilung Verletzungen, insbesondere der linken Herzwand, verhalten, die mit kurzschnellendem Stich gesetzt wurden. Wie wir oben ausführten, ist bei ihnen damit zu rechnen, daß die sich kulissenartig übereinanderschiebenden Herzmuskelfasern alsbald für einen mehr soliden

---

[1]) BLOCK: Verhandl. d. dtsch. Ges. f. Chir. 1882, 11. Kongr., T. I, S. 108.

Verschluß des Stichkanals sorgen. Es wären somit die Schußverletzungen des Herzens in bezug auf ihre spontane Dauerheilung im allgemeinen ungünstiger zu beurteilen, als die Stichwunden.

Dieser Ansicht entspricht auch die Statistik von LOISON. Er fand unter 90 Stichwunden 11, unter 110 Schußverletzungen des Herzens nur 3 Spontanheilungen.

Aus all den dargelegten Erwägungen ergibt sich der von der überwiegenden Mehrzahl der Autoren vertretene Standpunkt, bei Herzverletzungen einzugreifen, sobald sich Pulsverschlechterung, zunehmende Blässe des Gesichtes oder die Zeichen einer Herztamponade einstellen.

Das operative Verfahren ist nicht einheitlich; es hat sich dem jeweiligen Fall anzupassen und sich insbesondere zu richten nach der Schwere der Erscheinungen. Bei Verblutungsgefahr ist das Herz ohne oder mit Eröffnung der Pleura freizulegen. Ist der Zustand nicht zu besorgniserregend, besteht nur mäßiger Herzdruck, so kann sich der Operateur Zeit nehmen, und falls die Lunge nicht mit verletzt ist, auf Freilegung des Herzens ohne Eröffnung der Pleura bedacht sein. Die Anwendung des Druckdifferenzverfahrens wird von manchen Chirurgen gerühmt, von anderen ohne Schaden unterlassen. Besteht ein stark gespanntes Perikard, so ist wegen der obenerwähnten schädlichen Rückwirkung auf das Herz die Entleerung nicht plötzlich, sondern mehr allmählich zu gestalten. Meist stellt sich nach Freilegung des Herzbeutels eine starke Blutung aus der Verletzungsstelle des Perikards ein. Nach breiter Eröffnung des Herzbeutels gelangt die Operation in ein Stadium höchst gefahrdrohender Momente. Eine profuse Blutung kann im Augenblick das Operationsgebiet überschwemmen und die Lage der Herzwunde verdecken. Es kann der Verblutungstod auf dem Operationstisch eintreten. Manche Patienten starben kurz nach der Operation oder erlagen bei der Widerstandslosigkeit des Organismus infolge des Blutverlustes einer Infektion.

Alles kommt somit darauf an, die Blutung zu beherrschen. Komprimiert man das Herz selbst, so entsteht Delirium cordis. L. REHN hat eine Methode angegeben, die es ermöglicht, auch die stärkste Blutung bis zur Naht der Wunde zum Stillstand zu bringen — die Kompression des rechten Vorhofes. Die Vorhofkompression wird vom Hundeherzen bis zu $1^{1}/_{2}$ Minuten ertragen, das menschliche Herz ist viel toleranter (KLOSE). Auf Grund von Tierversuchen wurde von HAECKER und SAUERBRUCH die Blutstillung durch Kompression der Hohlvenen empfohlen. Sie wird mit der Hand vorgenommen, so daß die Venen zwischen Zeige- und Mittelfinger abgeklemmt werden können. Durch den Handgriff kann auch das Herz gut zur Naht eingestellt und gehalten werden. In gewissen Fällen genügt zur Blutstillung auch ein Anziehen des Herzens nach außen und abwärts in Richtung der Herzachse. Es werden dadurch die Hohlvenen mehr winklig gestellt und abgeknickt. Die Herznaht kann sehr schwierig sein, insbesondere an den Herzohren. WILMS schlug vor, das Herzohr abzuschnüren. Dies Verfahren ist bei dem rechten Herzohr mit Rücksicht auf die sich hier findenden Reizleitungszentren nicht unbedenklich. Bei Ausführung der Herznaht ist ein Hinweis GÖBELLs beachtlich. Bei der Empfindlichkeit des Muskelgewebes und seiner Neigung zur Nekrotisierung kann es zu Aneurysmabildung der Herzwand kommen. Er verwirft deshalb die weitere Muskelgebiete umschnürende Tabaksbeutelnaht. Bei der Naht der Herzwunde kommt es nach REHN nicht so sehr darauf an, das Endokard zu vermeiden, als vielmehr die Wundränder nicht zu weit in die Naht zu nehmen. Die Naht wird mit runden Nadeln und feiner Seide ausgeführt — das Nachgeben einer Katgutnaht infolge Resorption des Catgut hat in einem Falle den Tod zur Folge gehabt. Die Frage, in welcher Phase der Herzaktion die Naht angelegt werden soll, wird nicht einheitlich beantwortet. Manche Autoren raten, nur in der Diastole zu nähen, andere empfehlen den rechten Ventrikel in Diastole den linken in Systole zu versorgen. Beim Knoten des Fadens soll, um Ernährungsstörungen des Muskels möglichst zu vermeiden, nicht zu scharf angezogen werden. Schneidet der Faden ein, so ist eine Plastik aus dem

Herzbeutel vorzunehmen, oder nach LÄWENS Vorschlag ein Muskelstück aufzunähen. Während der Naht kann sich Unregelmäßigkeit der Herzschlagfolge einstellen, die meist vorübergeht, sobald man das Herz, falls die Blutung es irgend erlaubt, in seine natürliche Lage zurückverlegt und ihm so eine Ruhepause gestattet. Bedenklicher ist ein Herzstillstand bei Anlegen der Naht am Vorhof oder in der Gegend der Herzganglien (Ventrikelseptum, Sulcus coronarius); er schwindet meist erst auf besondere Herzreize. — Die Heilung geht ohne aktive Beteiligung der Muskelfasern vor sich — Herzwunden heilen bindegewebig. Es ensteht schließlich eine widerstandfähige Narbe. Jedoch ist zu betonen, daß sie lange Zeit dehnbar bleiben, dem Herzinnendruck nachgeben und zum Aufplatzen oder zur Entwicklung eines Aneurysmas führen kann.

Besonderer Erwähnung bedarf noch die Frage, wie sich der Chirurg bei Verletzungen der Art. coronaria verhalten soll. Anatomische Studien verschiedener Autoren[1]) zeigen, daß die Art. coronaria nicht, wie COHNHEIM und v. SCHULTHESS-RECHBERG[2]) meinten, Endarterien sind. Die Kranzarterien anastomosieren nahe der Oberfläche reich miteinander. Es ziehen an den Teilen, wo das Myokard dick ist, auch Äste in die Tiefe und gehen innerhalb der Muskulatur und besonders unter dem Endokard, zahlreiche Anastomosen ein (SPALTEHOLZ). Nach NUSSBAUM[3]) finden sich ferner im subepikardialen Bindegewebe arteriovenöse Anastomosen, durch die das Blut direkt von den Arterien in die Venen abgeleitet werden kann. Auch die Perikardgefäße anastomosieren mit den Coronargefäßen. — Über die Wirksamkeit dieser Anastomosen bei Zirkulationsunterbrechung in einer Kranzarterie gehen nun die Ansichten der einzelnen Autoren weit auseinander. Nach COHNHEIM und v. SCHULTHESS-RECHBERG hat die Unterbindung eines größeren Kranzarterienastes fatale Folgen. Auf Unterbindung eines der großen Kranzarterienäste beim Hunde kam es bald zu arythmischer Herztätigkeit, flimmernden Bewegungen und tödlichem Herzstillstand. Zur Erklärung dieser Erscheinungen nehmen die Autoren nicht an, daß sie lediglich auf dem Mangel an sauerstoffhaltigem Blute beruhen, sondern eher der Wirkung eines besonderen, während des Gefäßverschlusses gebildeten Herzgiftes zuzuschreiben seien. Im Gegensatz zu diesen Untersuchungsergebnissen stehen die Feststellungen einer Reihe anderer Autoren. So fanden FENOGLIO und DROGOUL[4]) durchaus nicht immer die von COHNHEIM und v. SCHULTHESS-RECHBERG beschriebenen Erscheinungen. PORTER[5]) fand sie nur bei Verschluß des Stammes der linken Coronararterie, vermißte sie aber sehr oft nach Verschluß der rechten oder eines Astes der linken Coronararterie. So trat bei Verschluß des R. descendens ein Stillstand unter 39 Versuchen nur 11mal auf. Noch günstiger sind die Versuchsergebnisse von SMITH[6]). Von HIRSCH und SPALTEHOLZ[7]) wurden an 7 Hunden und 2 Affen nach bleibendem Verschluß des R. descendens der linken Kranzarterie nicht die geringsten Funktionsstörungen festgestellt. — Aus den verschiedenen Versuchsergebnissen ist ersichtlich, daß in den Folgen ihrer Ausschaltung unter den verschiedenen Ästen der Coronararterie große Unterschiede bestehen. Die Unterbindung des R. circumflexus ist am gefährlichsten, dann folgt die des R. descendens. Auffällig ist, daß die Ligatur des Ramus

---

[1]) MICHAELIS: Zeitschr. f. klin. Med. Bd. 24. 1893. — SPALTEHOLZ: Dtsch. med. Wochenschrift 1907, Nr. 20.
[2]) COHNHEIM und v. SCHULTHESS-RECHBERG: Arch. f. pathol. Anat. Bd. 85. 1881.
[3]) NUSSBAUM: Arch. f. mikr. Anat. Bd. 80. 1912.
[4]) FENOGLIO und DROGOUL: Arch. ital. di biol. Bd. 9. 1888.
[5]) PORTER: Zentralbl. f. Physiol. Bd. 22. 1896.
[6]) SMITH: Arch. of internal. med. Bd. 22, S. 8. 1918.
[7]) HIRSCH und SPALTEHOLZ: 24. Kongr. f. inn. Med. 1907.

septi, der nach KAHN[1]) das Reizleitungssystem versorgt, nach den Befunden von PORTER kein Kammerflimmern verursacht. Von großer Wichtigkeit sind in diesem Zusammenhange die Mitteilungen von HESSE und DZANELIDZE.

Unter 10 Fällen von Verletzung der Herzgefäße, über die HESSE berichtet, wurde einmal die Art. coronaria sin. ohne Schaden in der Kranzfurche des linken Ventrikels unterbunden, achtmal der R. descendens der gleichen Arterie. Von diesen Verletzten traten nur bei einem später Herzstörungen auf, deren Zusammenhang mit der Unterbindung jedoch fraglich war. Bei der nach 5 Jahren vorgenommenen Sektion eines anderen Verletzten erwies sich die unterbundene Arterie auf 3 cm hin verödet, die Wand der linken Kammer war in der Septumgegend verdünnt, die Muskulatur hier graurot gefärbt. Ohne Folgen blieb die Unterbindung der Intraventrikular-Arterie bei einem Fall mit Verletzung des rechten Vorhofes. Auch die Unterbindung eines Coronarvenenzweiges führte zu keinen Störungen, der Verletzte war noch nach 9 Jahren völlig gesund. — Die Mitteilungen DZANELIDZES über 535 Fälle von Herzverletzungen aus dem Schrifttum der letzten 25 Jahre geben dagegen weit ungünstigere Resultate. Von 43 Verletzungen der Coronargefäße starben 25.

Es ist somit anzunehmen, daß bei Unterbindung eines größeren Astes der Coronararterie zwar die akute Gefahr eines Herzstillstandes vermieden werden kann, daß aber Infarktbildung und spätere Herzruptur immerhin zu befürchten sind. Bei peripherer Verletzung der Kranzgefäße kann die Unterbindung ohne Bedenken vorgenommen werden. Hier kommt offenbar ein rascher Ausgleich der Zirkulationsstörung durch die Anastomosen zustande, bevor Gewebsschädigungen sich einstellen. Die Bindung eines Hauptstammes ist ohne Zweifel verhängnisvoll. Die ausgedehnte Ischämie des Herzmuskels muß zu seiner Lähmung führen. REHN empfiehlt deshalb, den Versuch, die Hauptstämme mit zirkulärer Naht zu versorgen.

Für das chirurgische Vorgehen bei Fremdkörpern im Herzen ist zunächst von größter praktischer Wichtigkeit, daß gröbere Fremdkörper, die im Herzen stecken — wie Messerklingen, Dolche usw. — niemals eher entfernt werden dürfen, bis das Herz freigelegt und alles zur Versorgung der Verletzungsstelle vorbereitet ist. Schwerste Blutung führt bei vorzeitiger Entfernung zum sofortigen Tode. REHN sagt dazu: „Es steckt in den alten Überlieferungen ein ganz richtiger Kern und man darf der Erzählung vom Tode des Epaminondas und des Julianus Apostata Glauben schenken. Höchstwahrscheinlich hätte die Kaiserin von Österreich länger gelebt, wenn man ihr die Eisenfeile nicht aus dem Herzen gerissen hätte. Es ist eine bekannte Erfahrung, daß im Moment der Extraktion den schneidenden Instrumenten ein heftiger Blutstrahl zu folgen pflegt. Es kann zwar keinem Zweifel unterliegen, daß das Instrument bei jeder Herzbewegung lädiert, aber es fixiert auch das Herz und vor allen Dingen, es verstopft die Herzwunde." — Kleine Fremdkörper können im Herzen einheilen, so wurden Nadeln in Herzwand und Herzhöhle eingeheilt gefunden. Das gleiche gilt von Kugeln. TRENDELENBURG beobachtete unter dem Röntgenschirm in einem Falle tanzende Schrotkörner in der Herzkammer, in einem anderen eine Kugel. Es kann embolische Verschleppung zustandekommen. Sie ist in zahlreichen Fällen festgestellt worden. So stellt KIDERLIN[2]) nicht weniger als 20 Projektilverschleppungen zusammen, und zwar handelte es sich sowohl um Embolien vom Herzen in das Gefäßsystem, wie umgekehrt, um Verschleppung von diesem in das Herz. Auffällig war oft zu beobachten, wie wenig klinische Erscheinungen selbst durch frei bewegliche Körper im Herzen hervorgerufen werden, falls sie nicht an bestimmten, für die Innervation und Automatie des Herzens wichtigen Stellen lokalisiert sind.

Für die Anzeige zur operativen Entfernung eines Projektils ist größte Zurückhaltung geboten. Die operative Sterblichkeit ist groß — nach einer Angabe KLOSES über 15 Be-

---

[1]) KAHN: Pflügers Arch. f. d. ges. Physiol. Bd. 140. 1911, und Bd. 163. 1916.

[2]) KIDERLIN: Über embolische Projektilverschiebung. Inaug.-Diss. München 1916.

obachtungen bis 20%. Ruska[1]) hat folgende Indikation aufgestellt: Bei symptomlos verlaufenden Herzsteckschüssen soll man nichts tun, bei mittelschweren abwarten, bei schweren und progredienten Erscheinungen operieren. Der Sitz des Fremdkörpers ist natürlich vorher vollkommen zuverlässig zu lokalisieren. Der Operateur muß bei seinem Vorgehen die Zonen, durch deren Schädigung ein sofortiger Herzstillstand hervorgerufen wird, auf das sorgfältigste vermeiden.

Der weitere Verlauf nach Herznaht wird naturgemäß entscheidend beeinflußt durch die nicht seltenen Komplikationen, wie Perikarditis, Pleuritis, evtl. auch Spätblutung, Lungenembolie und Herzschwäche. Bei glattem Heilverlauf wird die Herztätigkeit von den Wundheilungsvorgängen im Herzmuskel überraschend wenig beeinflußt. Die Herzaktion ist gleichmäßig, kräftig, von regelmäßigem Rhythmus. Stellt sich gesteigerte Erregbarkeit des Organs ein, so ist sie meist psychisch bedingt und vorübergehend. Von organisch durch Narbenbildung verursachten Störungen der Herztätigkeit sind besonders Erscheinungen von Arhythmie und Pulsverlangsamung — ja sogar Herzblock ist beobachtet — erwähnenswert. Sie entstehen, wenn der Vernarbungsprozeß im Bereiche der nervösen Herzzentren oder des Reizleitungssystems sich abspielt. — Eine sehr interessante, diese Zustände betreffende Beobachtung wird von Sauerbruch mitgeteilt. Mehrfach sind Klappenfehler nach Herzverletzungen festgestellt worden. Wie eine Beobachtung Huismans[2]) zeigt, können sie durch nichtvernarbte Septumwunden vorgetäuscht werden. — Verhältnismäßig oft kommt es ferner zu perikardialen Verwachsungen.

Die Resultate der operativen Behandlung der Herzwunden zeigen immer noch eine hohe Sterblichkeit. So berechnet Rehn die Mortalität mit 60%, Hesse nach einer Zusammenstellung von 219 Fällen operativ behandelter Herzverletzungen mit 68,75%. Daß Schnitt- und Stichwunden prognostisch günstiger sind als Schußwunden, ergibt sich aus der Statistik Simons. Die Mortalität betrug bei Hieb und Schnitt 49,5, bei Schüssen 61%. Ferner ist die Prognose bei Operation der linken Kammer wesentlich günstiger als die der rechten. Stark beeinträchtigt werden die operativen Erfolge durch sekundäre Infektion. Nach Rehn gingen an ihr 30%, nach Grasmann[3]) 50% zugrunde.

3. Operative Behandlung der Klappenfehler des Herzens.

Zusammenfassende Darstellungen.

Beck and Cutler: A Cardiovalvulotome. Journ. of exp. med. Bd. 40. 1924. — Bernheim, B. M.: Experimental Surgery of the Mitral Valve. Bull. of the John Hopkins hosp. Bd. 20, Nr. 217. 1909. — Bondi und Müller: Befunde bei experimenteller Tricuspidalinsuffizienz. Wien. klin. Wochenschr. 1911. — Brunton, Lauder: Preliminary Note on the Possibility of Treating Mitral Stenosis by Surgical Methods. Lancet Bd. 1. 1902. — Carrel: On the Experimental Surgery of the Thoracic Aorta and the Heart. Transact. of the Americ. surg. assoc. Bd. 28. 1910. — Carrel: Ultimate Results of Aortic Transplantations. Journ. of exp. Med. Bd. 15. 1912. — Carrel: Experimental Operations on the Orifices of the Heart. Transact. of the Americ. surg. assoc. Bd. 32. — Carrel et Tuffier: Etude anatomo-pathologique expérimentelle sur la chirurgie des orifices du coeur. Presse méd. Bd. 22. 1914. — Cushing and Branch: Experimental and Clinical Notes on Chronic Valvular Lesions in the Dog and Their Possible Relation to a Further Surgery of the Cardiac Valves. Journ. of metabolic research Bd. 12. 1907—1908. — Cutler and Levine: Cardiotomy and Valvulotomy for Mitral Stenosis. Boston med. a. surg. journ. Bd. 188. 1923. — Cutler, Levine and Beck: The Surgical Treatment of Mitral Stenosis. Arch. of surg. Bd. 9, Nov. 1924. — Felix, W.: Herzbeutel und Herztätigkeit. Dtsch. Zeitschr. f. Chir. Bd. 190. 1925. — Hasenfeld und Romberg: Über die Reservekraft des hypertrophischen Herzmuskels und die Bedeutung der diastolischen Erweiterungsfähigkeit des Herzens. Arch. f. exp. Pathol. u. Pharmakol. Bd. 39. 1897. — Jeger: Die Chirurgie der Blutgefäße und des Herzens. Berlin: Hirschwald 1913. — Klebs: Über operative Verletzungen der Herzklappen und deren

---

[1]) Ruska: Wien. klin. Wochenschr. 1916, Nr. 23.
[2]) Huismans: Münch. med. Wochenschr. 1916, S. 993.
[3]) Grasmann: Münch. med. Wochenschr. 1908, Nr. 46.

Folgen. Prag. med. Wochenschr. 1876, Nr. 2. — LANCET: Surgical Operation for Mitral Stenosis. Lancet Bd. 1. 1902. — LEBSCHE: Versuche über Ausschaltung und Ersatz der Aorta. Dtsch. Zeitschr. f. Chir. Bd. 190. 1925. — PRIBRAM: Die operative Behandlung der Mitralstenose. Arch. f. klin. Chir. Bd. 142. 1926. — ROSENBACH: Über artificielle Herzklappenfehler. Arch. f. exp. Pathol. u. Pharmakol. Bd. 9. 1878. — SCHEPELMANN: Zur Chirurgie der Segelklappenstenose des Herzens. Münch. med. Wochenschr. Bd. 60. 1913. — TOLLEMER: Traitment chirurgical du retrecissement Mitral. Presse méd. Bd. 1. 1902.

Die Bemühungen, die Herzchirurgie über die operative Behandlung der Herzverletzungen hinaus auf sonstige Erkrankungen des Organs auszudehnen, stehen nach wie vor durchaus noch im Stadium der Versuche. Über die Anwendbarkeit und physiologische Auswirkung gewisser Eingriffe am Herzen, etwa bei kongenitalen Mißbildungen oder Herzklappenfehlern läßt sich, obwohl sie in einigen wenigen Fällen am menschlichen Herzen bereits ausgeführt sind, ein Urteil noch nicht gewinnen. — Die experimentelle Herzchirurgie hat in neuerer Zeit ohne Zweifel gewisse, zum weiteren Ausbau ermunternde Fortschritte aufzuweisen. Ihre Entwicklung ist verknüpft mit den Namen einer Reihe von Autoren, unter denen auf die Arbeiten von BLOCH, ROSENBACH, HAECKER, CARREL, JEGER, SCHEPELMANN und LEBSCHE besonders hingewiesen sei. — Zur experimentellen Erzeugung von Klappenfehlern ging ROSENBACH so vor, daß er auf dem Wege durch die großen Gefäße die Klappen erreichte. So gelang es ihm, nach Einführen einer Sonde in die Carotis die Aortenklappen zu durchstoßen. Zur Erzeugung einer Mitral- bzw. Tricuspidalinsuffizienz führte er durch die Carotis bzw. Jugularis eine von KLEBS angegebene Sonde mit versteckten Messerchen. — Valvulotom — ein, mit dem er die Klappensegel verletzte. Er konnte feststellen, daß bei diesen experimentellen Klappenfehlern die plötzlich erhöhten Widerstände durch Mehrarbeit des Herzens sofort ausgeglichen werden. Eingriffe mit dem Ziele einer teilweisen Entfernung der Herzwand, Eröffnung der Herzhöhlen, um Einblick in das Herzinnere zu gewinnen, setzen teilweise oder vorübergehende völlige Blutleere des Herzens voraus. BLOCH ging zu diesem Zweck so vor, daß er Stücke der Herzwand ligierte und dann entfernte. ELSBERG resezierte Teile des Ventrikels nach Abschnürung durch Tabaksbeutelnaht — seine Resultate wurden bisher nicht bestätigt. — HAECKER resezierte ein Stück des rechten Vorhofes nach Abklemmung dieses Teiles mit folgender Ligatur — das Tier blieb am Leben. Nach Abklemmung der Hohlvenen gelang es ihm, ein Stück aus dem rechten bzw. linken Ventrikel zu entfernen. Ferner konnte er einem Hunde, dem er nach Eröffnung des rechten Ventrikels das Septum ventriculorum durchtrennte, am Leben erhalten. Eindringen von Luft in die Herzhöhle mit nachfolgender Luftembolie (BODE) sah HAECKER nie. — Die Kompression beider Hohlvenen wird nach LÄWEN und SIEVERS $3^3/_4$ Minuten lang ertragen. Der Coronarkreislauf bleibt zunächst erhalten. Die Autoren halten es ferner für wahrscheinlich, daß während der Hohlvenenconstriction auch der kleine Kreislauf in Gang bleibt. Beim Kaninchen brachten sie, während die Hohlvenen abgeklemmt waren, in den linken Ventrikel corpusculäre Elemente (Pyocyaneuskulturaufschwemmungen und Zinnoberemulsion). — Entnahmen sie nun aus der Art. pulmonalis, der Lunge und der Leber steril Blut, so wuchs auf allen Platten Pyocyaneus. Es waren ferner im Blute sowie in Organstückchen aus Lunge, Niere und Gehirn (nicht in der Leber) Zinnoberkörnchen nachweisbar. — An Allgemeinerscheinungen stellen sich ein als Folge der Hirnanämie, Krämpfe schnappende Atemzüge, Schwinden der Corneareflexe. Nach Lösung der Kompression kommt es zunächst zu starker Herzdilatation, das Herz arbeitet unregelmäßig und oberflächlich, der Blutdruck steigt an und bleibt eine Weile abnorm hoch. — CARREL klemmte den ganzen Herzstiel mit weichen Klemmen ab. Die Abklemmung wurde besser vertragen, wenn das Blut vor der Operation mit Sauerstoff angereichert war und konnte $2^1/_2$ Minuten lang durchgeführt werden. Ist Luft in den linken Ventrikel und Aorta eingedrungen, so muß diese vor Abnahme der Klemmen wieder ausgesaugt werden. Sie wird sonst nach Wiederherstellung der Zirkulation in die Coronararterien geschleudert und bewirkt Herzflimmern und baldigen tödlichen Ausgang.

Versuche, Herzklappenfehler auf operativem Wege günstig zu beeinflussen, gehen zurück auf den Vorschlag LAUDER BRUNTONS, der im Jahre 1902 die Anregung gab, die Stenose der Artrioventrikularklappen durch Erweiterung wieder durchgängig zu machen und so in die funktionell günstigere Insuffizienz umzuwandeln. — Der zu diesem Zewck einzuschlagende Weg kann, wie oben geschildert, durch die großen Gefäße oder unmittelbar durch die Herzwand führen. HAECKER verlor bei dem Versuche, nach Eröffnung des Herzens unter Blutleere die Klappenzipfel zu resezieren, sämtliche Versuchstiere, dagegen gelang ihm folgendes Verfahren. Es wurde eine mit einem Catgutfaden armierte große Nadel dicht oberhalb der Aortenventrikulargrenze ein- und unterhalb wieder ausgestochen. Nach Knoten des Fadens wurde so das mitgefaßte Klappensegel an der Kammerwand fixiert. Es trat ein typisches systolisches Geräusch auf — der Hund lebte 12 Tage und ging an Pleuritis und Perikarditis zugrunde. — Eine einfachere Methode zur Erzeugung einer Insuffizienz der Arterioventrikularklappen wurde von BRUNTON und TOLLEMER angegeben. Ein gestieltes Messerchen wird in den Ventrikel eingestochen und so eine Durchtrennung der Klappen bzw. Sehnenfäden vorgenommen. Unter 25 nach dieser Methode operierten Tieren konnten CUSHING und BRANCH 11 am Leben erhalten. — SCHEPELMANN ging auf folgende Weise vor. Er faßte die Herzspitze mit einem dicken Faden, ging mit einem ,,Chordotom" zwischen 2 parallel zueinander durch die Herzoberfläche gelegten Seidenfäden in den Ventrikel ein und durchschnitt die Sehnenfäden. — Die Erzeugung einer Stenose der Aorta versuchte HAECKER mittels Schnürnaht, die er um die Aorta unmittelbar nach ihrem Austritt aus dem Herzen anlegte. Ein Versuch gelang, es stellte sich ein systolisches Geräusch ein. Der Hund lebte 12 Tage und starb dann an sekundärer Blutung. — BERNHEIM stellte eine Mitralstenose auf die Weise her, daß er einen Teil der Klappenbasis mit gekrümmter Nadel faßte und durch Ligatur verengte — 10 Tiere von 30 blieben am Leben und wurden nach einer Woche bis 4 Monaten getötet. In einem Falle konnte er eine so erzeugte Mitralstenose durch Discission der Mitralklappen kompensieren. CARREL erzielte eine Erweiterung der Pulmonalarterie durch Einpflanzung eines aus der Vena saphena entnommenen rechteckigen Stückes. Ferner gelang es ihm, nach Eröffnung der Aorta die Semilunarklappen zu kauterisieren, sowie die Klappen der Pulmonalarterie einzuschneiden und wieder zu vernähen. JEGER versuchte, durch Implantation einer Vene zwischen Anonyma und linkem Ventrikel dem Blute aus dem Ventrikel auf diesem Wege Abfluß in die Aorta zu verschaffen. Der Hund lebte 4 Tage, ging dann an Pleuritis zugrunde. Es sei ferner hingewiesen, auf die von LEBSCHE über Ausschaltung und Ersatz der Aorta vorgenommenen Untersuchungen. Um eine längere Ausschaltung der Aorta ascendens zu ermöglichen, wandte er ein Verfahren an, das in der unmittelbaren Überleitung des Blutes aus dem linken Ventrikel in die Aorta descendens besteht. Es gelang auf diese Weise, mehrere Versuchstiere am Leben zu erhalten bei 6—8 Minuten dauerndem völligen Verschluß der Aorta ascendens.

Der Anwendbarkeit operativer Eingriffe an den Herzklappen beim Menschen stehen hindernd die Bedingungen entgegen, unter denen sie hier durchzuführen sind. Ein chirurgisches Vorgehen bei Herzklappenfehlern wird immer erst dann berechtigt erscheinen, wenn bereits schwerste Dekompensationserscheinungen des Herzens bestehen, die jeder internen Behandlung trotzen. Die Aussichten auf erfolgreiche Durchführung der Operation werden somit von vornherein getrübt durch den ungünstigen Allgemeinzustand des Kranken, wie die Bedingungen, unter denen im besonderen das Herz selbst den operativen Eingriff zu ertragen hat. — Doyen[1]) machte in einem Falle von kongenitaler Pulmonalstenose den Versuch, vom Ventrikel aus die Klappe zu schlitzen. Die Operation führte kurz nach dem Eingriffe zum Tode. Bei einer Aortenstenose ging Tuffier[2]) so vor, daß er durch eine kleine Incision in die Kammerwand den Finger einführte und so stumpf die Stenose dehnte. Es soll eine Besserung erzielt worden sein. — Cutler, Levine und Beck berichteten 1924 über 4 Operationen, die bei Mitralstenose ausgeführt wurden.

Es fand bei diesen Operationen ein von Cutler angegebenes Instrument, das „Cardiovalvulotom", Verwendung, mit dem es gelingt, ein Stück aus dem verengten Klappenring herauszustanzen. Zwischen zwei an der Herzspitze angelegten Haltefäden wird die Herzwand mit dem Messer bis auf das Endokard durchtrennt. Nach Lagerung des Herzens in die linke Hand wird dann das einem Troikart ähnliche Instrument in den linken Ventrikel eingeführt und bis in den Vorhof vorgeschoben. Unterhalb seiner Spitze findet sich an dem Instrument eine Mulde, in die das Klappensegel zu liegen kommt. Durch Tasten mit Zeige- und Mittelfinger der das Herz umgreifenden linken Hand kann die richtige Lagerung des Instrumentes kontrolliert werden. Wird nun das Valvulotom geschlossen, so fährt der scharf geschliffene äußere Mantel gegen die Spitze und ein in der Kerbe des Instruments liegendes Stück des Klappenringes wird herausgestanzt. Das Instrument wird sodann in geschlossenem Zustand aus dem Herzen entfernt. Einige Nähte schließen die kleine Herzwunde.

Von den 4 operierten Patienten starben 2 bald nach der Operation, einer lebte 5 Tage, ein junges Mädchen blieb in gebessertem Zustande am Leben. — Ein Dehnungsversuch bei Mitralstenose wurde 1925 von Souttar[3]) gemacht. Er ging in das linke Herzohr durch einen kleinen Einschnitt mit dem Finger ein, derart, daß sich das Herzohr wie ein Handschuh über den Finger stülpte und das Ausströmen von Blut verhinderte. Der Finger wurde in die Mitralklappe eingeführt und dehnte so das Ostium. Der Eingriff verlief ohne Störungen und soll zu einer wesentlichen Besserung geführt haben. — Über eine weitere Operation bei Mitralstenose berichtete 1926 Pribram. Er führte die Operation in Anlehnung an das Cutlersche Verfahren durch. Es gelang ihm, ein Stück aus der stenosierten Klappe, die außerordentlich derb war, auszustanzen. Pribram betont die auffallend geringe Blutung bei Ausführung des Eingriffes und schildert, wie die Konfiguration des Herzens nach Beseitigung des Hindernisses sich vollständig änderte. Der früher geblähte Vorhof wurde kleiner, während der Ventrikel anschwoll. Das Herz schlug ruhig und kräftig, als ob kein Eingriff an ihm vorgenommen war.

Der Zustand der Patientin nach der Operation war zunächst sehr zufriedenstellend, der Blutdruck stieg an, die Cyanose schwand. Es stellte sich jedoch bald hohes Fieber ein und am 6. Tage nach der Operation ging die Patientin zugrunde. Wie die Obduktion ergab, handelte es sich um eine frische rezidivierende Endokarditis an den beträchtlich stenosierten Aortenklappen.

Pribram weist auf eine Feststellung besonders hin, welche eine Beobachtung Cutlers bestätigt, daß nämlich das Herz ein Trauma viel besser übersteht, „wenn man es vorher sanft malträtiert hat". Er habe, bevor er zur Klappendurchtrennung schritt, das Herz einige Male nach rechts und links verlagert, etwas massiert und dann wieder in sein Bett zurückverlagert. Während das Herz beim ersten Anlegen des Haltefadens stark arhythmisch schlug, habe es den folgenden Eingriff anstandslos vertragen. Ferner hebt Pribram hervor, daß

---

[1]) Doyen: Franz. Chirurg. Kongr. 1913.
[2]) Tuffier: Presse méd. 22. März 1914.
[3]) Souttar: Brit. med. journ. 1925, Nr. 3379, S. 603—606.

der Einwand WENCKEBACHS, der durch die lange Stenose insuffiziente Muskel des linken Ventrikels, sei nicht mehr imstande, die Mehrarbeit zu leisten, zwar theoretisch begründet sei, sich aber praktisch nicht als stichhaltig erwiesen habe. Die Frage der sog. Inaktivitätsatrophie des Muskels sei somit nicht genügend begründet. — Nach den vorliegenden, allerdings noch spärlichen Ergebnissen, scheint trotz der bislang wenig erfreulichen Resultate der operative Weg zur Beseitigung einer Klappenstenose gangbar zu sein. Ein weiterer Ausbau des Verfahrens erscheint um so mehr aussichtsreich, als die Erfahrung lehrt, daß der Eingriff auch einem kranken Herzen zugemutet werden kann. — Bei der chirurgischen Behandlung von Herzklappenfehlern ist aber unseres Erachtens neben der operativen Entfernung eines Widerstandes am Klappenapparat noch ein anderer Gesichtspunkt beachtenswert, auf den in diesem Zusammenhange noch ganz kurz hingewiesen sei. — Auf Grund experimenteller Untersuchungen und klinischer Beobachtungen ergaben sich für den einen von uns (FISCHER, noch nicht veröffentlicht) gewisse Anhaltspunkte, daß bei einem stark vergrößerten Herzen gewisse Raumbehinderungen und Lageverschiebungen im Spiele sind, welche durch Verdrängung gewisser Teile des Organes und evtl. Verdrehung ungünstig auf die Arbeit des Herzens und die Blutströmung in den großen Gefäßen einwirken. Diese mit den Raumverhältnissen des Thorax aufs engste zusammenhängenden, die Herztätigkeit beeinflussenden mechanischen Momente wären durch einen etwa im Sinne der Kardiolyse nach BRAUER durchführbaren Eingriff gefahrlos zu beseitigen. Einer Eröffnung des Herzbeutels, die von mehreren Autoren zur Besserung der Herzarbeit empfohlen wurde, ist zu widerraten aus Gründen, die wir im Abschnitt über Herzbeutelfunktion eingehend dargelegt haben. Es dürfte dagegen die Sprengung bzw. Fensterung des knöchernen Thorax für gewisse, auf Raumbeengung des vergrößerten Herzens zu beziehende Störungen des Blutumlaufes in Erwägung zu ziehen sein, sei es als selbständiger Eingriff oder aber als vorbereitende Maßnahme für eine das Klappenhindernis direkt angreifende Operation.

4. TRENDELENBURGsche Operation bei Embolie der Arteria pulmonalis.

Zusammenfassende Darstellungen.

KIRSCHNER: Ein durch die Trendelenburgsche Operation geheilter Fall von Embolie der Art. pulmonalis. Arch. f. klin. Chir. Bd. 133. 1924. — LÄWEN und SIEVERS: Experimentelle Untersuchungen über die chirurgisch wichtigen Abklemmungen der großen Gefäße in der Nähe des Herzens usw. Dtsch. Zeitschr. f. Chir. Bd. 94. 1908. — RIEDEL: (Erfolgreiche) Operation der Embolie der Lungenarterie. Verhandl. d. dtsch. Ges. f. Chir. 1909, Tl. I. — SCHUMACHER: Klinische und experimentelle Beiträge zur operativen Behandlung der Lungenembolie. Zentralbl. f. Chir. 1913, Nr. 54. — SCHUMACHER: Beitrag zur Trendelenburgschen Operation bei Lungenembolie. Bruns' Beitr. z. klin. Chir. Bd. 90, H. 2. 1914. — SIEVERS: Ein Fall von Embolie der Lungenarterie nach der Methode von Trendelenburg operiert. Dtsch. Zeitschr. f. Chir. 1908, H. 3. — TRENDELENBURG: Über die operative Behandlung der Embolie der Lungenarterie. Verhandl. d. dtsch. Ges. f. Chir. 37. Kongr. 1908. — TRENDELENBURG: Zur Operation der Embolie der Lungenarterien. Dtsch. med. Wochenschr. 1908, Nr. 27.

Im weiteren Sinne ist auch die Lungenembolieoperation nach TRENDELENBURG der Herzchirurgie zuzurechnen. — Auf Grund von Versuchen an der Leiche und am Tier gelangte TRENDELENBURG zu der Feststellung, daß es möglich ist, die in die Art. pulmonalis hineingeschleuderten und die großen Gefäßäste verschließenden Thromben zu entfernen. — Im Jahre 1907 berichtete er über Tierversuche, bei denen er nach Freilegung des ganzen Herzens den Conus arteriosus des rechten Ventrikels incidiert, von hier aus eine weite Kanüle in die Pulmonalis eingestochen und mittels Saugspritze Emboli aus der Pulmonalis herausbefördert hatte. Weitere Versuche zeigten, daß eine Incision der Pulmonalis und Extraktion der Pröpfe mit einer Polypenzange sich einfacher gestaltete. Auf dem Chirurgenkongreß im Jahre 1908 demonstrierte TRENDELENBURG das Herz eines Kalbes, bei dem er mit Erfolg ein Stück Lungengewebe, das von der Jugularis aus in den Kreislauf gebracht war, aus dem linken Ast der Art. pulmonalis entfernt hatte. Das Tier wurde 3 Monate nach der Embolieoperation getötet. An der Pulmonalis war die Incisionswunde gut verheilt, die Seidenfäden von Gewebswucherung überdeckt, völlig eingeheilt.

Die Operation gestaltet sich nach TRENDELENBURGS Angaben beim Menschen so, daß nach Durchtrennung bzw. teilweiser Entfernung der 2. und 3. Rippe am Sternalansatz und Eröffnung des Herzbeutels eine geknöpfte Sonde durch den Sinus pericardii durchgeführt wird. An der Sonde wird ein dünner Gummischlauch befestigt und dieser durch den Sinus pericardii gezogen, so daß er nun hinter Aorta und Pulmonalis liegt. Durch Zug an den Schlauchenden nach vorne und unten kann man nun die Gefäße hervorziehen und partiell oder vollständig komprimieren, durch Nachlassen des Zuges die Kompression augenblicklich wieder aufheben. Unter starker Kompression des Gefäßes wird die Wand der Pulmonalis eröffnet und die Polypenzange in Stamm und Äste der Arterie eingeführt, um die Embolie zu fassen und zu extrahieren. Ist der Zweck erreicht, so wird die Incisionsstelle mit einer seitlich angelegten Klemmzange geschlossen. Über der Klemmzange läßt sich dann die Naht der Arterienwunde bewerkstelligen. Sie wird mit dichtstehenden Seidenknopfnähten, welche die Intima mit fassen, ausgeführt.

Für die Durchführung der TRENDELENBURGschen Operation ist die zeitweilige Unterbrechung des Blutstromes im kleinen Kreislauf notwendige Vorbedingung. Sie läßt sich auf verschiedenen Wegen erreichen — durch Kompression der Lungenarterie, Abklemmung der Hohlvenen oder endlich durch die von REHN empfohlene Kompression des rechten Vorhofes. Die Kompression der Art. pulmonalis wird nach den Versuchen von LÄWEN und SIEVERS nicht länger als $^3/_4$ Minute vertragen, während die Abklemmung der Hohlvenen nach SAUERBRUCH und HAECKER bis zu 10 Minuten durchführbar ist. Dieser Unterschied ist nach TRENDELENBURG darin begründet, daß bei der Venenabklemmung das rechte Herz durch die Coronarvenen noch eine genügende Menge Blut zugeführt bekommt, um einen, wenn auch minimalen Kreislauf, aufrecht erhalten zu können, während dieser bei Kompression der Pulmonalis ganz aufgehoben wird. Die Constriction der Hohlvenen erfordert nun die Freilegung des Herzens, bedeutet somit eine zeitraubende und eingreifende Maßnahme. TRENDELENBURG wählte als einfachste und in kürzester Zeit ausführbare Methode die temporäre Kompression der Lungenarterie und da sich am Menschen die Art. pulmonalis schlecht von der Aorta trennen läßt umschnürte er gleichzeitig die Aorta mit. — Der Eingriff muß rasch durchgeführt werden — Incision, Extraktion der Emboli und das Zuklemmen der Gefäßwand darf nicht länger als $^3/_4$ Minute dauern. Nach TRENDELENBURG sind meistens sogar schon 30 Sekunden ausreichend. Im anderen Falle kann man auch nach Ablauf dieser Zeit die Öffnung in der Arterienwand provisorisch zuklemmen, den Blutstrom durchlassen und nach einigen Minuten den Eingriff wiederholen.

Für die Anzeige zur Operation hat TRENDELENBURG klare Richtlinien gegeben. Kommt es bei der Embolie sofort zu vollständigem Abschluß der Pulmonalis, so tritt der Tod fast momentan ein und eine Operation kommt nicht mehr in Betracht. TRENDELENBURG hebt hervor, daß nach seiner Erfahrung diese plötzlichen Todesfälle seltener sind als die Fälle, bei denen der Abschluß zunächst nur ein partieller ist und der Tod erst nach $^1/_4$ Stunde oder später eintritt. — Der Tod erfolgt nach VIRCHOWS Tierversuchen durch rasch fortschreitende Herzlähmung infolge der mangelhaften Versorgung der Kranzarterien mit sauerstoffhaltigem Blute und Stauung in den Kranzvenen. Der rechte Ventrikel wird stark dilatiert und schließlich steht das Herz in Diastole still. — Auf Grund seiner Statistik kommt TRENDELENBURG zu dem Schlusse, daß bei mindestens der Hälfte der Fälle etwa 15 Minuten zu Gebote stehen, um einen Versuch mit der Operation zu machen. — Als wichtige Hilfsmaßnahme kommt in erster Linie die künstliche Sauerstoffatmung während und nach der Abklemmung der Stammgefäße in Betracht. LAEWEN und SIEVERS haben ihre Bedeutung experimentell erwiesen. Während der Abschluß der Aorta und Pulmonalis von den Versuchstieren ohne diese Hilfe nur $2^1/_2$ Minuten ertragen wurde, stieg die Zeit bei Anwendung künstlicher Atmung auf $3^1/_2$—4 Minuten. Von SIEVERS, KRÜGER und SCHUMACHER wurde ferner von Herzmassage gute Wirkung beobachtet.

Die Erfolge der Operation waren sämtlich nur vorübergehend. Keiner der operativ angegangenen Fälle überlebte den 6. Tag, bis es KIRSCHNER 1924 gelang, eine Patientin mit schwerster Embolie der Art. pulmonalis durch die TRENDELENBURGsche Operation zu retten (KIRSCHNER, Chir. Kongr. 1924).

5. Herzwiederbelebung und therapeutische Herzpunktionen.

Zusammenfassende Darstellungen.

ARABIAN, H.: Contribution à l'étude du massage du coeur etc. Thèse de Genève 1903. — BACHLECHNER: Die intrakardiale Injektion. Ergebn. d. Chir. u. Orthop. Bd. 16. 1923. — BATELLI: Le rétablissement des fonctions du coeur etc. Journ. de physiol. et de pathol. gén. 1900. — v. CACKOVIC: Über direkte Massage des Herzens als Mittel zur Wiederbelebung. Arch. f. klin. Chir. Bd. 88. 1909. — ESCH: Zur Frage der unmittelbaren Einspritzung von Arzneimitteln in das Herz. Münch. med. Wochenschr. 1916, Nr. 22. — GANG, M.: Punktion des Herzens als therapeutischer Eingriff. Med. Klinik 1923, H. 47. — GALLET: Le massage du coeur. Journ. de chir. et Ann. de la soc. belge de chir. 1902, Nr. 11. — GOTTLIEB: Über die Wirkung des Nebennierenextraktes auf Herz und Blutdruck. Arch. f. exp. Pathol. u. Pharmakol. Bd. 38. 1896, u. Bd. 43. 1899. — D'HALLUIN, M.: Le massage du coeur. Presse méd. 1904, Nr. 44. — HENSCHEN: Die Wiederbelebung des Herzens durch peri- und intrakardiale Injektion usw. Schweiz. med. Wochenschr. 1920, Nr. 14. — JEHN und NÄGELI: Experimentelle Untersuchungen über Luftembolie. Zeitschr. f. exp. Med. Bd. 6. 1918. — KULIABKO: Studien über die Wiederbelebung des Herzens. Pflügers Arch. f. d. ges. Physiol. Bd. 90, und Zentralbl. f. Physiol. 1902, Nr. 13. — LANGENDORFF: Untersuchungen am überlebenden Herzen. Pflügers Arch. f. d. ges. Physiol. Bd. 61. 1895. — LATZKO: Luftembolie bei Eklampsie. Zentralbl. f. Gynäkol. 1916, Nr. 16. — LÄWEN und SIEVERS: Experimentelle Untersuchungen über die Wirkung von künstlicher Atmung, Herzmassage, Strophantin und Adrenalin auf den Herzstillstand usw. Dtsch. Zeitschr. f. Chir. Bd. 105. 1910. — MAUCLAIRE et ZESAS: Le massage direct du coeur dans le collapsus chloroformique. Arch. internat. de chir. Bd. 3, Tl. 1. 1906. — PRUS: Über die Wiederbelebung in Todesfällen infolge von Erstickung, Chloroformvergiftung und elektrischem Schlage. Wien. klin. Wochenschrift 1900, Nr. 20/21. — VAN DEN VELDEN: Die intrakardiale Injektion. Münch. med. Wochenschr. 1919, Nr. 10. — VELICH: Kritische und experimentelle Studien über die Wiederbelebung von tierischen und menschlichen Leichen entnommenen Herzen. Ebenda 1903, Nr. 33. — WATSON: An experimental study of the affects of puncture of the heart in cases of chloroform narcosis. Journ. of the Americ. med. assoc. 1887. — WINTER: Wien. klin. Wochenschr. 1905, S. 525. — WREDE: Über direkte Herzmassage. Verhandl. d. dtsch. Ges. f. Chir. 42. Kongr. 1913. — ZESAS: Über Massage des freigelegten Herzens bei Chloroformkollaps. Zentralbl. f. Chir. 1903, Nr. 22. — ZESAS: Zur Frage der Herzmassage bei Chloroformkollaps. Wien. klin. Wochenschr. 1904, Nr. 32.

Die Frage der Wiederbelebungsfähigkeit des Herzens ist für die Herzchirurgie von ganz besonderer Bedeutung. Abgesehen von Zwischenfällen bei operativen Maßnahmen am Herzen selbst, sieht sich der Chirurg auch sonst nicht so selten in die Lage versetzt, bei plötzlichem Stillstand eines an sich noch funktionstüchtigen Herzens dies letzte Mittel der Herzwiederbelebung anzuwenden, um das entschwindende Leben zu retten. Denken wir an das katastrophale Ereignis eines Narkosetodes, eines plötzlichen Todes bei Thymus persistens, bei Schockzuständen nach schweren Traumen, starkem Blutverlust, nach eingreifenden intraabdominellen Operationen. — Daß es gelingt, durch künstliche Reizung ein stillstehendes Herz wieder zum Schlagen zu bringen und bei Durchströmung mit geeigneter Nährflüssigkeit noch verhältnismäßig lange Zeit in Tätigkeit zu erhalten, zeigten die Versuche von LOCKE[1]), KULIABKO[2]), ROSENHEIM[3]) und HERING[4]). Als wirksame, auch klinisch brauchbare Maßnahme zur Wiederbelebung des Kreislaufes erwies sich die Massage des Herzens. Schon v. BETZOLD[5]) stellte fest, daß ein nach Unterbindung der Kranzarterien stillstehendes Kaninchenherz durch Massage zu neuer Tätigkeit angeregt wurde. Von SCHIFF[6]), MICHAELIS[7]), PRUS[8]), BATELLI[9]) u. a. wurde die Wirkung dieser Maßnahme, der SCHIFF die Bezeichnung „Ciculation artificielle" gab, experimentell geprüft und bestätigt.

PRUS gelang es, durch künstlich nachgeahmte rhythmische Herzkontraktionen mittels Massage bei 100 Versuchstieren 55mal das Herz in Bewegung zu setzen. Der Wiedereintritt der Herzfunktion schwankte zwischen 15 Sekunden und 2 Stunden. — Beim Menschen wurde dies Verfahren nach einer Mitteilung von ZESAS Ende der achtziger Jahre zuerst von NIEHANS angewandt. Ihm folgte 1898 TUFFIER, der bei einem plötzlichen Todesfall nach Operation das Herz freilegte und massierte. Der Eingriff hatte zunächst Erfolg. Nach kurzer Zeit jedoch kam es zum völligen Erlöschen der Herzfunktion. Seitdem haben sich die Beobachtungen gehäuft. v. CACKOVIC stellte 1909 bereits 46 Fälle zusammen, bei denen die Herzmassage ausgeführt wurde. In 17 Fällen war der Eingriff erfolgreich, und zwar war unter diesen in 9 Fällen ein Dauererfolg zu verzeichnen, während in 8 Fällen das Herz nach kürzerer oder längerer Zeit seine Tätigkeit wieder einstellte.

Über die Wirkungsweise der Herzmassage bestehen verschiedene Theorien. Sie soll die Entleerung des Herzens bewerkstelligen, die durch übermäßige Ausdehnung seiner Höhlen gehemmt wurde und die Unterhaltung eines gewissen Blutkreislaufs im Gefäßsystem ermöglichen. Nach GALLET[10]) kommt es zwar zu einer Art Flut- und Ebbebewegung, aber ein Kreislauf soll nicht zustande kommen. Demgegenüber betont D'HALLUIN[11]), daß der Blutdruck in den Arterien während der Massage eine kontinuierliche Höhe behält, daß das Gesicht der Patienten sich rötet, die Reflexe an den Augen wiederkehren, spontane Atmung auftritt. WREDE fand die Beobachtungen D'HALLUINS am Mensch und Tier bestätigt. Nach seinen experimentellen Untersuchungen neigt er zu der Ansicht, daß tatsächlich ein Blutkreislauf, wenn auch ein herabgesetzter, zustande kommt. Nach SCHIFF ist die Unterhaltung eines gewissen Blutstromes in den Kranzgefäßen ursächlich besonders in Betracht zu ziehen. Als wichtigstes Moment hat wohl die rein mechanische Reizung des Herzmuskels zu gelten. Grundbedingung für die Wirksamkeit eines jeden Versuches zur Herzwiederbelebung ist ja auch, daß der Herzmuskel noch reizbar ist und seine nervösen Zentren nicht gelähmt sind. Es dürfen ferner bei dem Individuum keine mit dem Leben unvereinbaren organischen Veränderungen bestehen. Eine weitere unumgängliche Bedingung zur Wiederbelebung ist, daß das Blut genügend sauerstoffhaltig ist. Es muß somit für freie Atemwege und gute künstliche Atmung gesorgt sein.

---

[1]) LOCKE: Zentralbl. f. Physiol. Bd. 15. 1901.
[2]) KULIABKO: Pflügers Arch. f. d. ges. Physiol. Bd. 90, S. 467. 1902, und Bd. 97, S. 540. 1903.
[3]) ROSENHEIM: Zentralbl. f. Physiol. Bd. 19, S. 737. 1905.
[4]) HERING: Pflügers Arch. f. d. ges. Physiol. Bd. 99, S. 248. 1903.
[5]) v. BETZOLD: Untersuchungen aus dem physiologischen Laboratorium in Würzburg. Bd. 2. 1867.
[6]) SCHIFF: Ges. Beitr. z. Physiol. Bd. 3, S. 11.
[7]) MICHAELIS: Zeitschr. f. klin. Med. Bd. 24. 1893.
[8]) PRUS: Arch. de med. exp. 1901, S. 354.
[9]) BATELLI: Journ. de physiol. 1900, S. 443.
[10]) GALLET: Journ. de chir. et ann. de la soc. belge de chir. 1902, Nr. 11.
[11]) D'HALLUIN: Presse méd. 1904, Nr. 44.

Auf diese Maßnahme wird besonders von WREDE hingewiesen, sie hat „die Minderwertigkeit der Zirkulation durch um so reichlichere Sauerstoffzufuhr auszugleichen". Gegebenenfalls ist eine Tracheotomie oder Intubation vorzunehmen. Als weitere unterstützende Maßnahme hat die Erhöhung des Blutdruckes zu gelten, sie kann erreicht werden durch Kompression des Abdomens bei erhöhtem Becken, Einwickeln der Gliedmaßen, durch Bekämpfung der Vasoconstrictorenlähmung durch Injektion von Adrenalin, die Infusion physiologischer Kochsalzlösung. — Ausschlaggebend für einen Dauererfolg der Wiederbelebung ist schließlich der Zeitraum, in dem mit der Massage begonnen wurde. Dauert die Zirkulationsunterbrechung längere Zeit, so nimmt das Zentralnervensystem seine Funktionen nicht mehr auf. Nach WREDE hat ein Zeitraum von 10—15 Minuten wenigstens beim Chloroformtod als die obere Grenze der Toleranz zu gelten — wir werden auf diese Frage weiter unten noch zu sprechen kommen. — Eine zulange durchgeführte Massage des Herzens kann zu Schädigung des Herzmuskels führen.

WREDE hat in einem Fall das Herz $1^1/_2$ Stunden lang massiert, bis es endlich rhythmisch wieder zu schlagen anfing. Der Patient starb am dritten Tage. Neben einer eitrigen Perikarditis fand sich eine eigentümliche Fleckenbildung im Myokard. Es handelte sich um fleckweise verstreute Nekrosen mit Zerreißung und scholligem Zerfall der Muskelfasern.

Für die Ausführung der direkten Massage des Herzens gibt es drei Wege. Bei der thorakalen Methode wird nach Freilegung des Herzens mit oder ohne Eröffnung des Perikards so vorgegangen, daß die Herzkammern zwischen Daumen und den übrigen Fingern nach Art der Systole und Diastole etwa 60—70mal in der Minute rhythmisch komprimiert werden. Kommt es etwa bei einer Laparotomie zum Herzstillstand, so wird die Massage zweckmäßig von der Bauchhöhle aus vorgenommen. MAUCLAIRE empfahl 1901 transdiaphragmal vorzugehen. Der Zugang zum Herzen geht vom Oberbauch aus. Vor Magen und Leber wird die Hand zur Zwerchfellkuppe geführt, sie gelangt dann nach stumpfer Durchtrennung des Diaphragmas von hinten her an das Herz heran. Das Verfahren ist nur etwa sechsmal zur Anwendung gekommen. Einfacher gestaltet sich die subdiaphragmatische Methode nach LANE. Die Hand wird nach Beiseiteschieben des linken Leberlappens gegen die Mitte des Zwerchfells vorgeführt, mit dem erschlafften Diaphragma zusammen wird das Herz gefaßt und rhythmisch komprimiert.

In manchen Fällen kann schon die indirekte Herzmassage durch rhythmische Kompression des Brustkorbes und Beklopfen der Herzgegend in Verbindung mit künstlicher Atmung zum Ziele führen.

Ein anderes aussichtsreiches Verfahren zur Wiederbelebung des Kreislaufes besteht in der Maßnahme, durch Einspritzung wirksamer pharmakologischer Mittel unmittelbar in das Herz, den erlahmenden oder bereits stillstehenden Herzmuskel zu erneuter Tätigkeit anzuregen. Eine reizauslösende Wirkung auf den Herzmuskel kann bereits durch Einstechen einer Nadel erzielt werden — eine Beobachtung, die schon im Mittelalter bekannt war. — Durch Einwirkung schwachen galvanischen Stromes läßt sich dieser Reiz des Nadelstiches noch wirksamer gestalten.

Injektionen wurden von LATZKO seit 1904 am Menschen öfters erfolglos versucht. Auf Grund experimenteller Versuche wurde 1905 von WINTER die Einspritzung von Adrenalin in das Herz in Verbindung mit künstlicher Atmung bei Chloroformasphyxie empfohlen. VAN DEN VELDEN begann 1906 zuerst mit der klinisch systematischen Durchführung der intrakardialen Injektion von arzneilichen Mitteln bei inneren Erkrankungen. Seitdem ist das Verfahren vielfach zur Anwendung gekommen und es ist bisher über eine stattliche Zahl von Fällen berichtet worden, bei denen es gelang, das stillstehende Herz durch eine intrakardiale Injektion wieder zum Schlagen zu bringen, die Funktionen des Organismus erneut anzufachen. BACHLECHNER gibt in seiner dieses Gebiet umfassenden Bearbeitung einen Überblick über 25 Fälle, bei denen es gelang das Leben zu erhalten.

Als Reizmittel wurden verwandt: Campher, Coffein, Digitalisstoffe, Strophantin, Nebennieren- und Hypophysenpräparate. Als machtvollstes Erregungsmittel des Herzens erwies sich das Adrenalin. Von VELICH und GOTTLIEB wurde zuerst auf die Wiederbelebung des Herzens durch Adrenalin hingewiesen. Sein Angriff erfolgt an den sympathischen Nervenendapparaten des Herzens. Eine Schädigung des Herzens durch die direkte Einspritzung des Adrenalins ist nach Läwen und Sievers nicht anzunehmen, wie dies bei Strophantin, Campher, den Digitalisstoffen und Coffein der Fall ist. Ferner ist, wie Winter und Gottlieb zeigen, bemerkenswert, daß das Adrenalin am Herzen eine antagonistische Wirkung gegenüber dem Chloroform entfaltet. Neben der sofortigen anregenden Einwirkung auf den Herzmuskel kommt weiter in Betracht die durch Adrenalin bewirkte Erweiterung der Kranzgefäße, wie sie schon von Langendorff am isolierten künstlich durchbluteten Herzen festgestellt wurde, und ferner die Verengerung der Gefäße des großen Kreislaufes. Da die Wirksamkeit des Adrenalins nur von kurzer Dauer ist, empfiehlt Henschen den Zusatz von Pituitrin. Als optimale Reizdosis der Nebennierenpräparate wird $1/2-1$ ccm der Lösung 1 : 1000 angegeben. Die Injektion erfolgt in den rechten oder linken Ventrikel, die Herzwand, oder nach Henschen auch intraperikardial. Als wirksamste Methode gilt die Einspritzung in die Herzkammer. — Nebenverletzungen können zustande kommen durch Verletzung der Pleura und Lungen — so verlor Esch[1]) eine Kranke viele Stunden nach erfolgreicher Adrenalininjektion an Pneumothorax. Eine Verletzung der Kranzgefäße scheint nicht beobachtet zu sein. Nachblutung aus dem Stichkanal ist bei sorgsamer Technik nicht zu befürchten. Gewisse Teile des Reizleitungssystems sind auf alle Fälle zu vermeiden. Von Henschen werden als Gefahrzonen angegeben, die Scheidewand der Vorhöfe und Ventrikel, die Zone des His-Tawaraschen Bündels, der Spangorosche Punkt, die Basis des Herzohres, die hintere Hälfte der arioventrikulären Grenzzone. Als einfachste und Nebenverletzungen am sichersten vermeidende Methode wird von Bachlechner die Injektion im 4. linken Intercostalraum parasternal in die Höhle des rechten Ventrikels angegeben. Erst wenn Blut aspiriert wird, soll die Injektion langsam vorgenommen werden.

Wie die Herzmassage, so hat auch die intrakardiale Injektion nur dann Aussicht auf Erfolg, wenn es sich um einen funktionstüchtigen Herzmuskel handelt. Die Fähigkeit des Muskels auf pharmakodynamische Reize anzusprechen, wird wesentlich herabgesetzt, wenn er schon längere Zeit unter der Einwirkung von Excitantien gestanden hat und seiner Reservekräfte schon beraubt ist. Völlig aussichtslos scheint der Versuch der Herzwiederbelebung zu sein, wenn es sich nicht um einen infolge Lähmung der sympathischen Ganglienzellen atonischen Herzmuskel handelt, sondern die Herzerschlaffung auf einer mechanischen Leistungsfähigkeit des myokarditisch entarteten Herzmuskels beruht. Es bot sich uns (Fischer) dazu eine eindrucksvolle Beobachtung am operativ freigelegten Herzen, auf die wir im Abschnitt über Herzbeutelfunktion unter einem anderen Gesichtspunkte bereits hingewiesen haben.

In einem Fall schwerster schwieliger Ummauerung des Herzens war die Perikardextirpation und Aushülsung des Herzens vorgenommen (Schmieden). Nach gelungener Befreiung des Herzens war jedoch in diesem Falle noch vor Beendigung der Operation zu beobachten, wie das rechte Herz sich zusehends vergrößerte; ballonartig nahm sein Umfang zu, es kam zu einer Überdehnung des myokarditisch entarteten Herzmuskels. Es erfolgte Herzstillstand. Nach vergeblicher Entlastungspunktion des rechten Herzens waren Wiederbelebungsversuche durch mechanische Reize, direkte Massage des Herzmuskels, elektrische Reizung, Injektion von Adrenalin in Muskel und Kammer des rechten Herzens wirkungslos. Erst die Injektion von Adrenalin in den linken Herzmuskel und Strophantin in die linke Herzhöhle hatte nach wenigen Sekunden Erfolg. Die damit erzielte Wiederbelebung hatte nun ein sehr eigenartiges Ergebnis. Nicht das ganze Herz nahm seine Tätigkeit wieder auf — das rechte Herz stand nach wie vor in maximaler Überdehnung still und nur das linke Herz kam wieder zum Schlagen. Es wurden etwa 30 regelmäßige kräftige Kontraktionen gezählt, dann erlahmte auch der linke Ventrikel. Mittlerweile waren 15 Minuten seit Beginn

---

[1]) Esch: Münch. med. Wochenschr. 1916, Nr. 22.

des Herzstillstandes vergangen. Die Wiederbelebungsversuche wurden noch weitere 15 Minuten fortgesetzt, und noch zweimal konnte eine isolierte Aktion des linken Herzens für kurze Dauer wahrgenommen werden, und zwar nach Massage wie auch nach Aussetzen der Massage auf Einstechen einer Nadel in den linken Herzmuskel. Dann war auch am linken Herzen auf keine Weise mehr eine noch so schwache Aktion hervorzurufen.

Es hatte somit der noch funktionstüchtige mechanisch nicht überdehnte Muskel des linken Herzens allein die Fähigkeit bewahrt, auf den Wiederbelebungsreiz — wenn auch nur vorübergehend — anzusprechen. Bei dem schwielig entarteten und überdehnten rechten Herzen konnte dagegen keinerlei Reizwirkung erzielt werden.

Für einen Dauererfolg der intrakardialen Injektion ist wichtige Vorbedingung ihre frühzeitige Anwendung. War bei noch funktionstüchtigem Muskel die Wiederbelebung des Herzens von Erfolg, gelang die Wiederherstellung des Kreislaufs, so ist damit eine Wiederbelebung des Organismus noch nicht gewährleistet.

Diese Fragen haben neben ihrer klinischen Bedeutung auch ein nicht geringes physiologisches Interesse, es erscheint deshalb angebracht, näher darauf einzugehen. Der Organismus war eine Zeitlang von der Zirkulation ausgeschaltet. Die Unterbrechung des Blutumlaufes bedingt eine Schädigung der Organe. Ihre Empfindlichkeit gegen vollständige Sperre der Blutzufuhr ist verschieden. So wird bekanntlich eine Zirkulationssperre von den Extremitäten lange Zeit ohne Schaden ertragen (ESMARCHsche Blutleere!). Das Herz selbst kann als sehr widerstandsfähig bezeichnet werden. Eine außerordentliche Empfindlichkeit ist dagegen dem Gehirn zuzuschreiben. — Nach kurzdauerndem Herzstillstand wird offenbar die rasch wieder in Gang gekommene Zirkulation alsbald für Ausschaltung der funktionellen Störungen und Wiederherstellung geweblicher Veränderungen sorgen. Bei längere Zeit dauerndem Kreislaufstillstand stellen sich dagegen irreparable Veränderungen ein. Die Zeitspanne in der eine Wiederbelebungsfähigkeit der Nervenzentren noch besteht, wird mit etwa 10 Minuten beziffert, nach 15 Minuten soll es nur selten, nach 20 Minuten überhaupt nicht mehr gelingen, die Funktionen des Zentralnervensystems wieder zu erwecken. Nach Ablauf dieser Zeit liegen nach BATELLI und WREDE irreparable Veränderungen im Großhirn vor. Nach den Versuchen von KUSSMAUL und TENNER soll sogar schon nach 3—4 Minuten dauernder völliger Anämisierung das Gehirn nicht mehr erholungsfähig sein. Auch nach SAND sollen zum Zustandekommen degenerativer Zellveränderungen am Gehirn bereits 3 Minuten Ruhe der Zirkulation genügen. Unter den Zentren selbst bestehen offenbar Verschiedenheiten in ihrer Widerstandsfähigkeit. So sah S. MAYER[1]) an Kaninchen nach 10—15 Minuten dauernder Anämisierung nie Wiederkehr willkürlicher Bewegung, nur Atemzentrum und Vasomotorenzentrum waren noch nach $1/2$ Stunde durch Wiederherstellung der Blutzufuhr zu beleben.

Es ist somit anzunehmen, daß wir nach Herzstillstand mit gewissen, wenn auch vorübergehenden Schädigungen des Gehirns immer zu rechnen haben, und es finden sich denn auch in den Mitteilungen über erfolgreiche Herzwiederbelebungen nicht so selten Reizerscheinungen von seiten des Gehirns mitgeteilt.

So beobachtete GREUEL[2]) eigentümliche Krampfzustände — krampfhafte Inspirationen, Gesichtsverzerrungen. Er legt diese Erscheinungen zum Teil dem in toxischen Dosen gegebenen Adrenalin, zum Teil dem durch den Herzstillstand bedingten Sauerstoffmangel zur Last. Bei HENSCHEN finden sich in 2 Fällen trotz Wiederkehr der Herztätigkeit innerhalb 10 Minuten Anzeichen schwerer Rindenschädigung, die sich in langdauerndem Koma,

---

[1]) MAYER, S.: Zit. nach WESTPHAL: Dtsch. Arch. f. klin. Med. Bd. 151, H. 1/2, S. 82. 1926.

[2]) GREUEL: Berlin. klin. Wochenschr. 1921, Nr. 47.

in einem Fall mit Erregungszuständen, äußerte. — FRENZEL[1]) berichtet über das Auftreten schwersten Erregungszustandes 2 Stunden nach der Operation bei noch tief bewußtlosem Patienten mit allgemeiner motorischer Erregung ohne klonische oder tetanische Erscheinungen. Der Zustand dauerte etwa eine Stunde lang. Nach 11 Stunden stellte sich nochmals ein Erregungszustand ein und noch 2 Tage später war zu beobachten, wie der Kranke auf alles nur sehr langsam reagierte. Bei einem von ESCH mitgeteilten Falle bestand nach Wiederkehr völlig regelmäßiger Herzaktion und spontaner Atmung tiefe Bewußtlosigkeit, die Cornealreflexe blieben erloschen. Die Operation konnte fortgeführt werden, obwohl kein Narkoticum mehr gegeben wurde. Eine weitere, diese Frage betreffende Beobachtung findet sich in der Mitteilung von W. FÖRSTER[2]). Bei einer in Lokalanästhesie vorgenommenen Kropfoperation kam es zu Herz- und Atmungsstillstand. Der todähnliche Zustand dauerte gut 5 Minuten. Nach gelungener Wiederbelebung durch intrakardiale Injektion konnte die Operation wie in tiefer Narkose fortgeführt werden. Bemerkenswert war ferner, daß die Psyche der Patientin in den ersten Tagen vollständig aus dem Geleise war. Sie war sehr unruhig, versuchte den Verband abzureißen und war oft kaum im Bett zu halten, so daß ohne Pantopon-Atrinal, Chloralklysmen, Scopolamin nicht auszukommen war. Der Zustand erinnerte am ehesten an Delirium tremens. Die Patientin wußte noch 4 Tage nach der Operation nicht, daß sie operiert worden war, redete irr und wurde erst 8 Tage nach der Operation klarer. Förster ist der Ansicht, daß offenbar die Schädigung des Hirngewebes durch die Blutleere für das Zustandekommen dieser Hirnstörungen am ehesten anzuschuldigen sei. — Im Rahmen dieser Betrachtung von Störungen des Zentralnervensystems nach Herzwiederbelebung scheint folgende eigene Beobachtung [FISCHER[3])] bemerkenswert. Bei der Operation einer 27 Jahre alten Patientin mit eitriger, von den Adnexen ausgehender Peritonitis kam es zu völligem Stillstand der Herztätigkeit und Atmung. Nach vergeblichen 15 Minuten lang durchgeführten Wiederbelebungsversuchen mit Herzmassage von der Bauchhöhle aus, gelang es bei fortgesetzter künstlicher Atmung durch intrakardiale Adrenalininjektion Herztätigkeit und spontane Atmung wieder in Gang zu bringen. Nach der so gelungenen Wiederbelebung bot sich nun ein sehr eigenartiges Bild. Bei fortdauernder völliger Bewußtlosigkeit bestand ein tonischer Krampfzustand mit vereinzelten klonischen Zuckungen, hochgradiger Nackensteifigkeit, Streckkrämpfe der Beine und gesteigerte Sehnenreflexe ohne Zeichen von Pyramidenbahnunterbrechung. Die Atmung war unregelmäßig, bisweilen vertieft und aussetzend und schien durch den Krampfzustand der Atmungsmuskulatur außerordentlich erschwert. Der Zustand dauerte 12 Stunden, dann ließ die Herztätigkeit nach, die Atmung ähnelte mehr und mehr einem dem CHEYNE-STOCKESschen ähnlichen Typus — es kam wiederum zu Herz- und Atemstillstand. Nach nochmaliger intrakardialer Adrenalininjektion wiederholte sich dasselbe Bild — das Herz nahm seine Tätigkeit wieder auf, die spontane Atmung kehrte zurück, blieb aber weiter ungleichmäßig, oft von längeren Atempausen unterbrochen, und zugleich war auch jener oben beschriebene Krampfzustand wieder zu beobachten. Es war naheliegend, als Ursache dieses Krampfzustandes zirkulatorische Störungen des Gehirns anzunehmen. Es handelte sich offenbar nach längerem Stillstand des Kreislaufes um einen mit zirkulatorisch und wahrscheinlich auch toxisch bedingtem Hirnödem und Hirnschwellung einhergehenden hirndruckähnlichen Zustand. Es wurde deshalb eine Lumbalpunktion vorgenommen. Sie ergab einen Druck von 220 mm Wasser im Liegen. Nach Ablassen von 30 ccm klaren Liquors änderte sich nun das Bild fast augenblicklich. Die klonischen Zuckungen verloren sich gänzlich, der tonische Krampfzustand ging mehr und mehr zurück, die vorher krampfhafte und ungleichmäßige Atmung wurde ruhig und gleichmäßig. Der Puls war voll und kräftig. Nach einigen Stunden waren auf Schmerzreize Abwehrbewegungen festzustellen und es wurde schon an Wiederkehr des Bewußtseins gedacht. Am nächsten Tage jedoch allmähliches Erlahmen des Kreislaufs, der Puls wird klein und frequent — und etwa 36 Stunden nach der Operation und dem ersten Herzstillstand tritt der Exitus ein. — Erwähnt sei noch, daß sich in dem am letzten Tage entnommenen Urin massenhaft granulierte Zylinder und Eiweiß fanden, während der Urin vor der Operation normalen Befund geboten hatte. Der Sektionsbefund des Gehirns [WESTPHAL[4])] ergab zahlreiche Blutungsherdchen vorwiegend in der weißen Substanz und ausgesprochene Nekrotisierungserscheinungen an den Gefäßwänden.

Diese bisher wohl einzigartige Beobachtung vermittelt uns mancherlei Aufschlüsse über das durch den Kreislaufstillstand bedingte krankhafte Geschehen. — Eine vollständige Unterbrechung der gesamten Zirkulation führt ohne Zweifel zu einer Schädigung der Organe. Diese braucht klinisch nicht in

---

[1]) FRENZEL: Münch. med. Wochenschr. 1921, Nr. 24.
[2]) FÖRSTER: Münch. med. Wochenschr. 1920, Nr. 31.
[3]) FISCHER, H.: Arch. f. klin. Chir. Bd. 146. 1927.
[4]) WESTPHAL: Dtsch. Arch. f. klin. Med. Bd. 151. 1926.

Erscheinung zu treten. Ihrem Grade nach ist sie abhängig in erster Linie von der Zeitdauer der Kreislaufsperre. Weiter aber spielen hier zweifellos auch Konstitution und Kondition des Organismus eine wichtige Rolle, das zeigen die nach relativ kurzer Dauer des Herzstillstandes beobachteten Störungen der Hirnfunktionen, wie etwa in dem von FÖRSTER mitgeteilten Falle, bei dem der todähnliche Zustand kaum 5 Minuten dauerte. — Am ehesten durch die Kreislaufschädigung getroffen zeigt sich das hochempfindliche Gewebe des Zentralnervensystems. Daß aber bei längerer Dauer der Zirkulationsunterbrechung auch die übrigen Organe erheblichen Schaden leiden, zeigt unser Fall, bei dem sich schwere Störungen der Nierenfunktion feststellen ließen. — Das Hirngewebe wird durch die Kreislaufsperre zunächst eine gewisse Ödematisierung erfahren; hält der ischämische Zustand länger an, so kommt es zu den schweren, oben beschriebenen Schädigungen der Gefäße und Blutungen. Wieweit diese Folgeerscheinungen rückbildungsfähig sind, entzieht sich vorerst unserer Kenntnis. Bei kurzdauerndem Herzstillstand scheint die erneut in Gang gebrachte Zirkulation alsbald für die Fortschaffung des Ödems und Wiederherstellung normaler Verhältnisse zu sorgen. Kam es nach längerer Dauer der Kreislaufsperre zu derartigen Veränderungen, wie wir sie beobachteten, so dürfte eine Rückbildungsmöglichkeit sehr zweifelhaft sein. — Da die Hirnerscheinungen offenbar mit Erhöhung der Liquorspannung und hirndruckartigen Symptomen einhergehen, ist nach der günstigen Auswirkung in unserem Falle eine Entlastung des Hirndruckes durch Lumbal- oder Suboccipitalpunktion empfehlenswert. Sie scheint nicht unwesentlich zur baldigen Behebung der lokalen Zirkulationsstörungen des Gehirns nach Wiederkehr der Herztätigkeit beizutragen. Ferner aber wäre in Erwägung zu ziehen, ob mit der Entnahme des Liquors nicht etwa auch toxische Produkte mit entfernt werden, wie sie durch den darniederliegenden Stoffwechsel der Gewebe bedingt sein könnten. — Es erinnert das Bild in mancher Hinsicht an die von ZANGEMEISTER[1]) bei Eklampsie beobachteten Zustände, die er ja auch durch operative Entlastung des Hirndruckes günstig beeinflußte.

Wie bei der Herzmassage, ist auch ein Wiederbelebungsversuch mit intrakardialer Injektion durch geeignete Hilfsmittel, wie künstliche Atmung, intravenöse Infusion, Kopftieflagerung, zu unterstützen. — SAUERBRUCH weist ferner hin auf die große Bedeutung gleichzeitiger Anwendung von Herzmassage und intrakardialer Injektion. — Bei Beurteilung der mit Herzwiederbelebung erzielten Erfolge ist noch ein Einwand bemerkenswert, der von SAUERBRUCH besonders hervorgehoben wird. Er betont, daß es immer schwer zu entscheiden bleibe, ob das Herz bei allen geheilten Kranken wirklich ausgesetzt habe. Das Schwinden der Töne und des Radialpulses beweisen noch keineswegs sicheren Tod, er habe sich überzeugt, daß trotz Aufhören der Atmung und trotz klinischen Herzstillstandes das freigelegte Organ noch Kontraktionen ausführte.

Punktionen der Herzhöhle werden auch sonst zur Besserung der Herzarbeit auf Grund bestimmter Anzeigen vorgenommen. So wurde die Vorhofspunktion mehrfach ausgeführt bei der Luftembolie, der gefürchteten Komplikation operativer Eingriffe, bei denen es zur Eröffnung großer Venen kommt. Das Eindringen kleiner Luftmengen in das Venensystem scheint keine gefährlichen Folgen zu haben. Die Aspiration größerer Luftmengen kann dagegen in kurzer Zeit zum Tode führen. Die Todesursache ist bisher nicht eindeutig geklärt, sie kann in verschiedenen Momenten beruhen. Erstickung erfolgt wenn sich die Luft im rechten Herzen ansammelt und nun das Herz nicht fähig ist, die in ihm enthaltene Luftblase weiterzubefördern [COHNHEIM[2])]. Es kommt dann zu einer Unterbre-

---

[1]) ZANGEMEISTER: Zeitschr. f. Geburtshilfe u. Gynäkol. Bd. 79.
[2]) COHNHEIM: Arch. f. klin. Chir. Bd. 111. 1919.

chung des Kreislaufes im rechten Herzen. — Der tödliche Ausgang kann ferner als Reflextod aufzufassen sein. ,,Wie bei Verschleppung von Venenthromben in die Lungenschlagader der Fremdkörperreiz an sympathischen und Vagusfasern der Gefäßwand einen Reiz auslösen kann, so wirkt auch in die Arterie eingetretene Luft. Der Tod erfolgt reflektorisch durch Vaguserregung. Es wären diese Fälle in Parallele zu stellen, zu jenen Beobachtungen, bei denen ein kleinster Thrombus, der vom rechten Herzen in einen Ast der Arteria pulmonalis hineinjagt und sofortiges Lebensende bedingt. Nicht die Aufhebung der Arterialisierung in der Lunge, nicht das Versagen des rechten Herzens gegenüber der Mehrarbeit nicht die Verstopfung von Coronar- oder Hirnarterien, sondern lediglich der Gefäßwandreflex, wirkt verderblich. Man darf annehmen, daß auch bei der Luftembolie diese Form des Todes häufiger ist, als bisher vermutet wurde." (SAUERBRUCH). In seltenen Fällen können beim Übertritt von Luft vom kleinen in den großen Kreislauf einzelne Luftbläschen in Hirnarterien gelangen und durch Lähmung lebenswichtiger Zentren zum Hirntod führen. — Als vorbeugende und nach schon erfolgtem Lufteintritt in die Vene auch therapeutisch erfolgreiche Maßnahme wird von SAUERBRUCH die Anwendung des Druckdifferenzverfahrens mit starkem Überdruck empfohlen. — Luft im rechten Herzen kann durch Punktion beseitigt werden. Der Eingriff wurde schon von SENN und WATSON 1884 bzw. 1887 mit gutem Erfolg ausgeführt, auch von JEHN und NÄGELI wurde experimentell die Punktion der rechten Kammer mit anschließender Aspiration der eingedrungenen Luft vorgenommen. In ihrer Empfindlichkeit gegen Luftembolie verhalten sich die Tiere sehr verschieden. So zeigten Versuche GUNDERMANNS[1]), daß sich die Luft stundenlang und länger im rechten Herzen halten kann, ohne daß das Tier stirbt. Diese Tatsache ist bei Beurteilung der Punktionserfolge zu berücksichtigen.

Eine andere Anzeige zur Herzpunktion ergibt sich bei hochgradiger Stauung im rechten Herzen zum Zwecke der Entlastung des Organs. BRÜHL[2]) empfiehlt die Herzpunktion, namentlich bei Überdehnung des rechten Herzens, sie ermöglicht es, nach WALLACE-MILNE, bei der Pneumonie als zentraler Aderlaß die Überdehnung des erlahmenden rechten Herzens, die ,,Schlagkrise", zu beheben. Dieser Autor sah nach einer solchen Entlastungspunktion bei einer Patientin, welche infolge schwerer dekompensierter Mitralinsuffizienz bereits pulslos in der Agone lag, vorübergehende, einige Stunden dauernde Wiederkehr des Pulses und des Bewußtseins. Mit der Absicht, eine Perikardpunktion auszuführen, geriet SLOAN[3]) mit dem Troikart versehentlich in die rechte Herzkammer. Es entleerten sich etwa 300 ccm Blut. Dieser unfreiwillige ,,zentrale Aderlaß" führte zu einer wirksamen Entlastung des überdehnten rechten Herzens, die Kranke genas. — In letzter Zeit wurde die Entlastungspunktion von MARCEL GANG als therapeutischer Eingriff erneut empfohlen. Der schon erlahmende stark dilatierte rechte Vorhof nahm bei einem seiner Kranken nach der Punktion seine Tätigkeit wieder auf und wurde der Digitaliswirkung zugänglich.

---

[1]) GUNDERMANN: Mitt. a. d. Grenzgeb. d. Chir. u. Med. Bd. 33.
[2]) BRÜHL: Progr. méd. 1888, S. 478.
[3]) SLOAN: Edinburgh med. journ. Febr. 1895.

Sachverzeichnis.

Absceß, embolischer 1787.
Accelerans, Reizung des 409.
—, vergleichend 60.
— und Vorhofflimmern und Flattern 673.
Acceleranseinfluß auf das Elektrokardiogramm 426.
Acceleranserregung durch Chinin 780.
Acceleranstonus 324, 362.
Acceleranszentrum, Sitz des 413.
„Acceleration sinusale intermittente" 603.
Acetylcholin und Gefäße 887.
Aconitin, Wirkung auf die Gefäße des Atmungsappatates 1005.
ADAM-STOKESscher Symptomenkomplex bei Haustieren 1832.
Aderlaß 1398.
—, Blutdruck nach 1312.
Adrenalin, Angriffspunkt des 978, 1334.
— (und verwandte Körper), Blutdruck und Gefäßwirkung 1037.
— und Froschherz 769.
— und Gefäße 979—985, 1037.
— und (nervenfreie) Gefäße 1553.
— und Gefäße des Atemapparates 1003, 1021.
— — — des Gehirns 1015.
— — — des Hodens 1037.
— — — der Milz 1023.
— — — der Niere 1028.
— und Genitalgefäße 1036.
— und Glomerulonephritis 1339.
— und Haut- und Muskelgefäße 1023.
— und Herzgröße 313.
— und Herzkontractilität 850.
— und Herzreizbildung 768.
— und (arterielle) Hypertension 1335.
— und (essentielle) Hypertension 1339.

Adrenalin und Herzhypertrophie 342.
—, Nachweis im Blut 1334.
— und Schwangerschaft 1339.
— und Warmblüterherz 770.
Adrenalinausschüttung nach sensibler Reizung 1349.
Adrenalingehalt des Blutes 1334.
— — — nach Splanchnicusdurchschneidung 1334.
— — — nach Splanchnicusreizung 1334.
Adrenalinsekretion 478.
Adrenalinsensibilisierung der Gefäße 1336.
Adrenalinveränderungen der Gefäße 1095.
Adrenalinvergiftung, chronische und Gefäße 1097.
Adrenalinwirkung, Abhängigkeit von H-Ionenkonzentration 1337.
— (Blutdruck), Abschwächung durch Salze 1337.
—, Inversion der 1341.
— bei Krankheiten 1339.
— im Senium 1340.
— auf Zellen (unabhängig von der Innervation)1552.
Adrenalinüberempfindlichkeit der Gefäße 1112.
Adventitia der Arterien 869.
Äther, Wirkung auf Blutdruck und Gefäße 1057.
—, Wirkung auf die Gefäße des Gehirns 1017.
—, Wirkung auf Haut- und Muskelgefäße 1026.
Äthernarkose, Blutdruck 1408.
Akardie 115.
—, normale Herzseptierung 117.
Akkomodationsbreite des Herzens 316.
Albuminurie und Blutdrucksteigerung 1370.
—, orthostatische 1412.
Aleudrin, Blutdruckwirkung 1063.

Alkaloide, Wirkung auf die Herzreizbildung 774.
Alkohol, Wirkung auf Blutdruck und Gefäße 1050.
—, Wirkung auf die Gefäße des Atmungsapparates 1006.
—, Wirkung auf die Gefäße des Gehirns 1018.
—, Wirkung auf Haut- und Muskelgefäße 1026.
Allergie (lokale und spezif.), Antigene 1598.
— (lokale), Bedeutung 1607.
— (lokale und unspezif.), Reize 1603.
Allergiereaktion (Glomerulonephritis) 1371.
„Alles-oder-nichts-Gesetz" (Evertebraten) 40.
— (Herz) 555.
— (Medusen) 43.
Allorhythmie, extrasystolische 618.
— durch Leitungsstörung 639.
Alter und (lokale) Kreislaufstörungen 1691.
— und Ödemneigung 1719.
— und Stromgeschwindigkeit des Blutes 1218.
Alternans (Herz) 559.
— der Reizleitung (Herz) 640.
AMBARDsche Konstante (Niere) 1366.
Ammoniak (und Ammoniumsalze), Blutdruck und Gefäßwirkung 1068.
—, Wirkung auf Gefäße des Atemapparates 1004.
Ammonium und Herzreizbildung 738.
Amphioxus, Gefäßsystem 19.
Amylnitrit, Wirkung auf die Gefäße des Atmungsapparates 1007.
Amyloidnephrosen 1372.
Anämie durch (funktionelle) Arterienverengerung1687.
—, erzeugende Gifte, Wirkungsmechanismus 1687.

Anämie und (lokale) Folgen 1690.
— und Herzhypertrophie 343.
—, kollaterale 1686.
—, lokale 1686.
—, lokale bei Lähmungen 1686.
—, perniziöse, Blutdruckerniedrigung 1408.
— des Vasomotorenzentrums 1350.
Anästhesie und Entzündungsabschwächung 1577.
— und Entzündungssteigerung 1578.
Anakrotie 1250.
Anaphylaktischer Schock 517, 1338.
— —, Blutdruck 1408, 1409.
Anasarka 1711.
Aneurysma (Definition) 1134.
—, arteriovenöses 514, 1152.
— atriovenosum 1176, 1182.
— dissecans 1134, 1147, 1404.
—, Lokalisation 1135.
—, miliares 1404.
—, Pathogenese und Ätiologie des 1145.
— spurium 1134.
—, (klinische) Symptome 1151.
—, traumatisches 1146, 1645.
— varicosum 1152.
„Anfangszuckung" (des Muskels bei frequenter Reizung) 58.
Angina pectoris 397.
— —, Anfall 1331.
— —, (chirurgische) Therapie 400.
— — nervosa 398.
Angioma racemosum 1134.
Angiomalacie 1089, 1110.
Angiome, venöse 1454.
Angiosklerose, physiol. 1380.
Angiospasmus bei Arteriosklerose 1327.
Angiospastischer Insult 1406.
Angiospastische Nephritis 1373.
Anionen, Einfluß auf die Erregungsleitung im Herzen 804.
—, Einfluß auf Reizbildung im Herzen 736, 753.
Anneliden, Gefäßsystem 13.
Annuli fibrosi des Herzens 86.
Anpassung (Herz) 316.
Anstrengungsvergrößerung (Herz) 320.
Anstrengungsverkleinerung (Herz) 324.
Aorta, Druckablauf in der, beim Hund 1240.

Aorta, (abdominalis), Druckkurve der 1243.
—, Isthmusstenose 1364.
—, Isthmustheorie der 129.
—, „reitende" 127.
—, rechtskammerige, beim Menschen 120.
—, Zerreißung bei Pferden 1813.
„Aortalgie" 398.
Aortenabklemmung 488.
Aortendruckkurve, Reflexionserscheinungen 1244.
Aortenerschlaffungswelle 223, 229.
Aorteninsuffizienz 235, 264, 354.
Aortenligamente 87.
Aortenöffnungswelle 223.
Aortenostium, angeborene Stenose des 128.
Aortenpuls, Anfangsschwingung des 244.
Aortenpuls, Incisur des 223, 244, 249 u. 1241.
—, Nachschwingungen 1242.
—, Vorschwingen des 243, 1242.
Aortenreflexe 1352.
Aortenruptur 1148.
Aortenstenose 264.
Aortenveränderungen, Blutdruck bei 1319.
Aortenwand, funktionelle Strukturen der 1116.
Aortenwurzel, Stromkurve der 247.
Aortenzerreißung bei (abgestürzten) Fliegern 1652.
— beim Pferd 1813.
—, spontane 1651.
Aplysia, Herz 39.
Apocodein, Blutdruck- und Gefäßwirkung 1047.
Apoplexie 1131, 1648.
—, perirenale 1649.
—, (jahreszeitliche) Schwankungen in der Häufigkeit der 1403.
Arbeit und Blutdruck 1278.
— und Schlagvolumen des Herzens 1199.
Arbeitsdiagramm (Herz) 259.
Arbeitshyperämie (Herz) 1610.
Arbeitshypertrophie (Herz) 333.
Arbeitsreaktion (Herz) 325.
Arbeitsverlust (im Gefäßsystem) 1319.
Arhythmia absoluta 1306.
Arhythmie, respiratorische 492.
Arhythmien, Verhalten der Herztöne bei 296.
Ariolimax, Herznerven 61.

Arrosionsaneurysmen 1647.
Arrosionsblutung 1645.
Arteria venosa 64.
Arterielle Blutdrucksteigerung 1305.
— Hypertension (als Alterskrankheit) 1379.
— — bei Jugendlichen) 1379.
— —, anatomische Befunde bei 1325.
— —, (mangelhafte) Anpassungsfähigkeit der Gefäße 1315.
— —, Anpassungsfähigkeit der Gefäße, Störung der, bei 1317.
— —, Einteilung der verschiedenen Formen 1385.
— — und endokrine Störungen 1379, 1380.
— —, Erblichkeit 1377.
— —, Nierenbeteiligung 1364.
— —, bei pluriglandulären Störungen 1382.
— —, Stoffwechseländerungen bei 1385.
— —, bei (eineiigen) Zwillingen 1378.
Arterieller Blutdruck im Kniehang 1430.
Arterieektasie 1135.
Arterien 75.
—, Aktionsströme 1078.
—, Bau der 866.
—, Blutfüllung nach dem Tode 1154.
—, Dehnbarkeit der 875.
—, Dehnungszyklen 876.
—, Druckschwankungen in den 1285.
—, Elastizität 1071, 1120.
— bei (venöser) Hyperämie 1619.
—, (motorische) Nerven 1500.
—, (sensible) Nervenversorgung 1506.
—, Nervenversorgung beim Menschen 1503.
—, Funktion, nervöse Versorgung 1498.
—, Kontraktionsfähigkeit 1499.
—, Peristaltik 1539.
—, Reaktionsfähigkeit von verschiedenem Kaliber 1688.
—, Spontanrupturen 1652.
Arteriendehnung (rhythmische), Arbeitsverlust bei 876.
Arterienhypertonie, reine 1386.
Arterienkontraktionen, pathologische 1703.
—, segmentäre 1689.

Arterienkontraktionen, spontane und myogene Natur der 996.
— nach Verwundung 1702.
Arteriennerven, (feinerer) Bau 1503.
—, Endkörperchen 1505.
Arterienquerschnitt und Blutdruck 1082.
Arterienreaktionen, pathologisch veränderte 1705.
Arterienschmerz 1509.
—, auslösender Reiz 1510.
Arterienstreifen, Spontankontraktionen 1076.
Arteriensystem, Wandbelastung 867.
Arteriensystolen 1077, 1081.
Arterienthromben und Gefäßwandschädigung 1766.
Arterientypen 1499.
Arterienverengerung, zentral bedingt 1688.
—, reflektorische 1689.
Arterienwand, Arbeitsleistung der 1074.
—, Eigenschaften 1499.
—, elastisches Gewebe und Muskulatur 869.
—, (direkte) Reizbarkeit 1511.
Arterienweite, hydrostatischer Druck 1431.
Arterienzerreißung, spontane 1651.
Arterio-capillary-fibrosis 1322.
Arteriolen 880, 934.
Arteriolenkontraktion, Zustandekommen der 1370.
Arteriolenverengerung, Lokalisation bei arterieller Hypertension 1330.
Arteriometrie 1232.
Arteriopulsatorische Wellenbewegung HASEBROEKS 1462.
Arteriosklerose 1088, 1096, 1098, 1124, 1323.
—, Anpassungsfähigkeit der Gefäße, Störung der, bei 1317.
—, Blutdrucksteigerung bei 1319, 1323.
—, experimentelle 1106.
—, Fettablagerungen 1104.
—, Gefäßfunktion bei 1314, 1327.
—, Häufigkeit in den verschiedenen Organen 1325.
— bei Haustieren 1808.
— der Kinder 1104.
—, klinische Abgrenzung 1101.

Arteriosklerose, klinische Nachweisbarkeit 1329.
—, mechanische Faktoren als Ursache 1109.
— in der Milz 1325.
—, Nerveneinflüsse als Ursache 1111.
— des Pankreas 1329.
—, Pathogenese 1103.
—, Sympathicusveränderungen 1112.
— bei Tieren 1102.
—, vasomotorische Störungen als Ursache der 1114.
Arteriovenöse Anastomosen 77.
Arthropoden, Gefäßsystem 15, 28.
—, Herznerven 61.
ARTHUSsches Phänomen beim Menschen 1599, 1600, 1601.
— — an (isolierten) Organen 1602.
Arzneimittel (Herz) 721.
Ascidienherz 46, 48.
ASCHOFF-TAWARAscher Knoten 102.
Aspirationshypothese der aktiven Förderung der Blutbewegung 1072.
„Astblock" (Reizleitungssystem des Herzens) 657, 660.
Asthenischer Habitus 1412.
Asthma cardiale 397.
Asystolie 559.
Atemapparat, Gefäße des 1005.
— und (verschiedene) Pharmaca 1005.
Atemarhythmie 601.
Atemfrequenz 494.
— und Stromgeschwindigkeit des Blutes 1214.
Atemwege, Reflexe von dem 500.
Atemwellen des Blutdruckes 1286.
Atmen, periodisches 518.
Atmosphärischer Druck und Herzfrequenz 497.
Atmungsapparat, pharmakologische Reaktionen an den Gefäßen des 1002.
Atmungsphänomen von LEDDERHOSE 1424.
Atonische Zuckungsform des Herzens 373.
Atrioventrikuläre Knoten 610.
Atrioventrikularindex 148.
Atrioventrikularklappen, embryonale Entwicklung 167.

Atrioventrikularklappen Form der geschlossenen 187.
—, Größenverhältnis zu den Arterien 178.
—, Muskulatur derselben 182.
—, Morphologisches über 170.
—, Physiologisches 178, 188.
—, präsystolische Vorbereitung ihres Schlusses 183ff.
—, Ruhestellung derselben 185.
—, Übergangsformen 166.
Atrioventrikularklappeninsuffizienz, Geräusche bei derselben 199.
—, muskulär bedingte 199, 200.
—, physiologische 190.
Atrioventrikularsystem 97.
Atrioventrikulartrichter 88.
Atropin, atrioventrikuläre Schlagfolge nach 785.
—, Haut- und Muskelgefäße 1027.
—, Vaguserregung, periphere 784.
—, Wirkungsorte des 783.
Atropinresistenz (Herz) 784.
Auge, Blutversorgung 1491.
Auscultation 267.
Ausnützungskoeffizient für O_2 (Kreislaufregulierung) 329.
„Ausströmungsteil" des linken Ventrikels 172.
Austreibungszeit (Spitzenstoß) 223, 228.
„Austrittsblockierung" (Extrasystole) 621.
Automatie, atrioventrikuläre 538, 627.
—, Herz 404, 523.
— —, anatomische Grundlage 579.
— (vasomotorische) Zentren 942.
Automatiezentren des Herzens, vergleichend 44.
Auxomerie der Leitung (Herz) 576.
Axonreflex 943, 1561.
—, beim Warmblüter 1569.
Axonreflexmechanismus 1569.

Baisse systolique 1390.
Bakterientoxine und Gefäßkollaps 1179, 1191.
Baldrian, Wirkung auf die Gefäße des Hodens 1037.
Barytsalze, Wirkung auf die Gefäße des Atemapparates 1005.
Basedow, Blutdrucksteigerung 1381.

Bdellostoma (Extrasystole) 41.
—, Pfortaderherz 26.
BELLsches Gesetz und antidrome Nerven 954.
Bierherz, Münchener 1311.
Biogenetische Situation eines lebenden Gebildes 713.
— Umstimmung 722.
„Blasser Hochdruck" (VOLHARD) 1373.
Bleivergiftung, Blutdrucksteigerung 1340.
—, Capillardruck bei 1371.
Blut und Nährlösungen, Eigenschaften 472, 473.
—, Sauerstoffgehalt nach Blutung 1660.
—, Veränderung des extravisierten 1661.
Blutbahn, offen und geschlossen 11.
Blutbestandteile, organische 477.
Blutbewegung, Aufgaben der 4.
— durch Flimmerepithel 10.
—, vergleichende 3.
Blutcapillaren, Ansaugungskraft 1542.
—, Bedeutung der 1518.
—, Durchmessermenge 1518.
—, Funktion 1528.
— — und nervöse Versorgung 1517.
—, Granulationsgewebe 1526.
—, Grundmembran 1522.
—, historische 1520.
—, Morphologie 1520.
—, — bei Krankheiten 1538.
—, Muskelzellen (ROUGET-Zellen) 1522.
—, nervöse Versorgung 1533.
—, Ödem 1714.
—, Pericyten 1522.
—, (veränderliche) Permabilität 1522.
—, selbständige Reaktionsfähigkeit 1523.
—, Stoffe, mit Wirkung auf 1531.
—, Stomata 1521.
Blutcapillarenverengerung, aktive, passive 1531.
Blutdruck, Alter und Geschlecht, Abhängigkeit von 1270, 1275.
— und Aderlaß 1312.
— und Arbeit 1278, 1359.
—, arterieller 1269.
— —, niedriger 1307, 1407.
— —, Pathologie des 1303.
— —, Tagesschwankungen des 1277.
— und Atemstillstand 1355.

Blutdruck, Atemwellen 1286.
— und atmosphärische Einflüsse 1357.
— und Bäder 1306.
—, Bariumwirkung 1402.
— nach (intravasaler) Blutverschiebung 1313.
— und Blutviscosität 1318.
—, Calciumwirkung 1401.
— der Capillaren 1292.
—, chemische Beeinflussung des 1333.
— der Ciliargefäße, Messung des 926.
—, (örtliche) Differenz des 1393.
—, Einflüsse auf den 1278.
— und Elektrolyte 1400.
— und Ernährung 1383.
—, Erniedrigung des 936.
— im Föhn 1357.
— und Geburtsakt 1315.
— und Gefäßfüllung 1308.
— und Harnabflußbehinderung 1361.
— und Herzfrequenz 1306.
— und Herzhypertrophie 1122.
— und Herztätigkeit 1306.
— im Hochgebirge 1354.
— und Hypnose 1361, 1384.
— nach Infusionen 1308.
— und intraabdominaler Druck 1316.
—, Jodwirkung 1402.
— und Kaliumwirkung 1401.
— und Körpergewicht 1301.
—, Körpergröße und Gewicht Abhängigkeit von 1273.
— bei Kreislaufinsuffizienz 1355.
— im Lungenkreislauf 1281.
— und Nachgeburtsperiode 1316.
— bei Nervenreizung 1348.
— der Netzhautarterien (Messung) 927.
—, Nicotinwirkung 937.
— und Niere 1366.
— und Nierenentfernung 1365.
—, Nierengefäße, Unterbindung der 1365.
—, —, Verstopfung der 1365.
—, Nierenkompression 1365.
—, normaler 936, 1267.
—, Pathologie des 1303.
—, Rhodanwirkung 1402.
— und Sauerstoffatmung 1357.
— der Säugetiere 1300.
— im Sehnerv 1348.
— im Schlaf 1399.
— und Schwangerschaft 1316.

Blutdruck und Splanchnicus 1331.
— bei Sportsleuten 1361.
— und Stoffwechsel 1302.
—, Vaguswirkung auf den 1351.
— beim VALSALVAschen Versuch 1359.
— bei Varicen 1150.
— in den Venen 1295.
— im Venensystem und Ödem 1722.
—, vergleichend physiologisch 1298.
— der Vögel 1299.
— bei Wirbellosen 1298.
Blutdruckänderungen am (denervierten) Herzen 488.
— am (normal innervierten) Herzen 489.
Blutdruckbeeinflussung von der Blase aus 1363.
— vom Nierenbecken aus 1363.
Blutdruckdifferenz beim Aortenaneurysma 1393.
— bei Aorteninsuffizienz 1393.
— bei Hemiplegie 1393.
— und hydrostatische Einflüsse 1395.
Blutdruckerhöhung bei Bleikolik 1351.
— und depressorische Einflüsse 1352.
— nach Gefäßwandreizung 1352.
— bei Körperarbeit 1308.
—, Magenaufblähung 1348.
— bei (spontanen) Schmerzen 1351.
— bei Zwerchfellreizung (Unterseite) 1348.
Blutdruckerniedrigung im anaphylaktischen Schock, Mechanismus der 1409.
— bei kachektischen Kranken 1408.
— bei Ödemkrankheit 1408.
Blutdruckgefälle s. unter Druckgefälle.
Blutdruckkurve 1389.
—, diagnostische Bedeutung 1392.
Blutdruckmessung, Einfluß der Weichteile auf die Werte der 1394.
—, Methodisches 1270.
Blutdruckregulierung 1269.
Blutdruckschwankungen 1389.
— bei Kriegsnephritis 1390.
Blutdrucksenkung 488.
— nach Depressorreizung 1351.

Blutdrucksenkung bei Hypertensionen durch O_2-Atmung 1358.
— durch Katheterismus 1362.
—, Perforationsperitonitis 1409.
— bei Überventilation 1358.
Blutdrucksteigerung nach Adrenalinwirkung 1333.
— als Affektsymptom 1351.
— bei Alkoholismus 1382.
— (arteriovenöser) Aneurysmen, nach Kompression von 1353.
— bei Aortenveränderungen 1319.
— bei Arteriosklerose 1319, 1322, 1353.
— bei Bleivergiftung 1370, 1382.
— (Capillaren) 1321.
— bei Cystenniere 1372.
— bei Encephalitis 1383.
— bei Endarteriitis der Nierenarterien 1372.
— bei Erstickung 1354.
— im Glaukomanfall 1349.
— bei Glomerulonephritis 1368.
— bei Hautgefäßekontraktion 1331.
— und Herz 488.
— bei (dekompensierten) Herzkranken 1356.
— im Hochgebirge 1357.
— und Hypophysenwirkung 1342.
— bei hysterischer Analgesie 1351.
— und innere Sekretion 1364.
— bei intrakranieller Drucksteigerung 1350.
—, Ionenmilieu, Bedeutung des 1384.
— und (männliche) Keimdrüsen 1381.
—, klimakterisch 1380.
— bei Lipoid- und Amyloidnephrosen 1372.
— und Lues 1383.
—, Mechanismus bei sensibler Reizung 1349.
— bei (ermüdender) Muskeltätigkeit des Menschen 1353.
— bei Nephrolithiasis 1373.
— bei niedrigem Ausgangsniveau 488.
— und Niere 1363, 1365.
— bei Nierenerkrankungen der Schwangerschaft 1370.
— bei Nierenexstirpation 1372.
— bei Niereninsuffizienz 1353.

Blutdrucksteigerung organische oder funktionelle 1321.
— und periphere Gefäße 1318.
—, postinfektiöse 1368.
—, psychische Einflüsse 1384.
— nach Scharlach 1371.
— und Schilddrüse 1381.
—, Schlaganfall 1403.
— und Schlagvolumen des Herzens 1366.
—, sensibilisierende Stoffe im Nephritikerserum 1347.
—, Splanchnicusgebietes, Bedeutung des 1314.
— und Stickoxydul 1357.
— bei Tabakabusus 1382.
— bei Uterusmyomen 1381.
— durch (organische Veränderung) des Vasomotorenzentrums 1367.
— bei zentraler Reizung 1350.
Blutdruckwellen 1285, 1292.
Blutdruckwerte, Streuung der 1275.
Blutdruckwirkung von Pharmaca, Analyse der 999.
Bluteindickung und Schock 1616.
Blutfüllung des Gewebes 1155.
— des Herzens beim Tod 1156.
— des Herzens nach dem Tod 1156.
Blutgefäße, derivatorische Kanäle 881.
—, Eigenschaften, tonische 32.
—, Laugencontractur, physiologische 973.
—, Peristaltik 15, 27.
— und Stromgeschwindigkeit des Blutes 1215.
—, Verzweigung der 869.
Blutgefäßsystem, hämodynamische Bedingtheit des 81.
—, Querschnitt im 904.
—, Urtypus 12.
Blutgefühl der Extremitäten der inneren Organe 1624.
Blutgehalt der Lungen 253.
Blutgifte, Blutdruck- und Gefäßgifte 1045.
Blutkalkgehalt 1102.
Blutkörperchen, Menge nach Blutung 1660.
—, Suspensionsstabilität 1631.
Blutkreislauf, Druckgefälle im 904.
—, Geschichte der Erforschung des 63.

Blutkreislauf und Lebertätigkeit 1597.
—, Widerstand im 904.
Blutmenge nach Blutung 1660.
—, Verteilung der 310.
Blutmotoren, akzessorische 11, 20.
—, embryonale 28.
—, Koordination der, vergleichend 44.
Blutpigmente 1662.
Blutplättchen und Blutkrankheiten 1748.
— und Immunitätsvorgänge 1746.
—, intravitale Beobachtung 1745.
—, Kerntheorie 1753.
—, Selbständigkeit 1745.
— bei Vergiftung 1751.
—, Vitalfärbung 1750.
—, WRIGHTsche Theorie 1748.
Blutplättchenfrage 1742.
Blutplättchenthromben 1731.
Blutregeneration nach Blutung 1661.
Blutsenkung, Hypostase 1155.
Blutstillung, spontane 1663.
Blutstrom, aktive Förderung des 1071.
— in der Pfortader 1478, 1485.
Blutstromgeschwindigkeit 1182, 1204.
— im Capillargebiet 1217.
Blutströmungsgeschwindigkeit s. unter Strömungsgeschwindigkeit.
Blutung durch Arrosion 1645.
— bei Commotio cerebri 1650, 1708.
—, Folgen der 1659.
— aus (kleinen) Gefäßen 1648.
— aus Geschwülsten 1649.
— bei Hämophilie 1665.
—, innere, und Hämatin im Serum 1663.
—, menstruelle 1653.
— bei Neugeborenen durch Ansaugung 1651.
—, neurotische 1653.
—, postmortale 1658.
— durch Suggestion 1654.
— durch Tumoren 1646.
— aus Venen 1647.
Blutungen, agonale 1651.
Blutungszeit und Gerinnungszeit 1665.
Blutverlust, akuter 1659.
—, chronischer 1659.
Blutverschiebung bei Einwickeln von Gliedern 1314.

Blutverschiebung, Größe der 1314.
— durch Lagewechsel 311.
Blutversorgung der einzelnen Organe 1470.
Blutviscosität 1354.
— und Blutdruck 1318.
Blutwellen, antiperistaltische 28.
Blutzirkulation bei Diabetikern, Verlangsamung der 1220.
Bolometrie (H. SAHLI) 1255.
Brachiopoden, Blutbewegung 10.
Bradykardie 598.
— bei Haustieren 1827.
—, puerperale 519.
Bradykardische Hypotonie 1411.
Branchiofugale und branchiopetale Schlagrichtung des Herzens 25.
Bulbo-auricular-Leiste (Herz) 100.
Bulbusreflex (Auge) 412.
„Bündelblock" (Herz) 657.

Calciumherz 381.
Campher und Herzreizbildung 772.
— und Vagusreizung 773.
Capillaren s. Kapillaren.
Cardiolysis 1880.
Carotidenthrombose 1806.
„Carotisdruckversuch"(Herz) 599.
Carotissinusdruckversuch (Herz) 1329.
Carotissinusreflex (Herz) (HERING) 1351.
„Central fibrous body" des Herzens 87.
Cephalopoden, Gefäßsystem 17, 25.
„Champ cordal" (Herzentwicklung) 130.
Chinaalkaloide, Einwirkung auf die Herzreizbildung 777, 809.
Chinin (Versuche am LANGENDORFHERZEN) 1012.
—, Wirkung auf Gefäße der Milz 1023.
Chloralhydrat, Blutdruck und Gefäßwirkung 1062.
— und Herzreizbildung 760.
Chloralurethan, Kreislaufwirkung 1064.
Chloräthyl, Blutdruck- und Gefäßwirkung 1059.
Chloroform und Atmungsapparat 1007.
—, Blutdruck- und Gefäßwirkung 1059.

Chloroform und Gehirngefäße 1018.
— und Haut- und Muskelgefäße 1027.
— und Schlagvolumen des Herzens 1179.
Chloroformnarkose, Blutdruck 1408.
Cholesterin und arterielle Hypertension 1346.
—, Ausschüttelbarkeit des 1347.
—, Blutdruckwirkung 1343.
Cholesterinfütterung und Arteriosklerose 1117.
Chronaxie des Herzens 572.
Chylusgefäße 1158.
„Circus movement" des Herzens 549.
— — — —, Einwände gegen die Theorie des 684.
Cocainvergiftung und Herz 780.
Coelenteraten (Gastrovascularsystem) 5.
Cölom (Säftebewegung) 9.
COHNHEIMscher Versuch am Froschmesenterium 1669.
Concretio pericard 363.
Contractilität der Capillaren 884.
— des Herzens 555.
— des Herzmuskels, Pharmakologie der 826.
Conus arteriosus 173.
Conusklappen bei Fischen 165—166.
Copepoden, Herz 10.
Coronaraneurysmen bei Rindern 1814.
Coronargefäße, pharmakologische Reaktionen der 1009, 1334.
Coronarkreislauf 485.
— und Adrenalinwirkung 982.
— und Hypertrophie 341.
— und Temperatur 994.
Coronarstrom, Blutversorgung 1493.
Coronarthrombose beim Pferd 1814.
Coronarvenenruptur beim Pferd 1814.
Corpus-luteum-Auszüge, Wirkung auf Gefäße der Leber 1022.
Crista supraventricularis 173.
Cruorgerinnsel 1729.
Crustaceen, Gefäßsystem 17, 25.
Curarevergiftung und Vaguswirkung auf das Herz 411.
Cyanosis alba 125.

Dämpfigkeit (Atembeschwerden beim Pferd) 1808.
Darm, Blutstrom 1479.
Darminfarkt 1624.
DATRE-MORATsche Regel der Blutverteilung 1332.
Decortication des Herzens 1881.
Decubitus bei Infektionskrankheiten 1690.
— und Neurombildung 1588.
— bei Rückenmarksverletzten 1588.
Delphocurarin, Herzwirkungen des 794.
Depressor als Sicherheitsventil 1351.
Depressorische Reflexe 1351.
Depressorresektion bei Aortalgie 400.
Dermographismus 989, 1562.
Diabetes insipidus, Blutdruck bei 1311.
Diapedeseblutung 1654, 1657.
Diaphragma (Insekten) 35.
Diastasis (HENDERSON) 246.
Diastole, aktive 243.
—, aktive (Evertebraten) 33.
—, Dynamik der 250.
—, passive (Evertebraten) 36.
—, Wesen der 375.
Diastolisches Brustwandschleudern 1873.
Diathese, angiospastische 1690.
Differentialelektrode, CLEMENSsche 422.
Differentialsphygmograph 1174, 1211.
Diffusions-Totenflecke 1155.
Digitalis, Blutdruck- und Gefäßwirkung 1051.
—, diastolische Wirkung der 376.
— und Gefäße des Atemapparates 1004.
— und Gehirngefäße 1016.
— und Haut- und Muskelgefäße 1024.
Digitalis-Cocain-Antagonismus am Herzen 372.
Digitaliskörper, Wirkung auf die Coronargefäße 1011.
Digitalisstoffe und Erregungsleitung im Herzen 805.
—, Herzcontractilität 845.
— und Herzreizbildung 763.
Digitonin, Wirkung auf den Atemapparat 1005.
—, Wirkung auf die Coronargefäße 1011.
—, Wirkung auf Haut- und Muskelgefäße 1024.
Dikrote Pulswelle (Nebenschlag) 1245.

Dilatatorenendapparate der Blutgefäße 1564.
Dilation s. unter Herz.
Diphtherieherz 357.
Dissoziationstheorien des Herzflimmerns 676.
Divertikel des Darms bei Wirbellosen 7.
DONDERSscher Druck (Venendruck) 1407.
Druck, hydrostatischer, im Blutkreislauf 889.
—, onkotischer, Wirkung auf die Capillarwand 1714.
Druckablauf in der rechten Kammer, abhängig von der linken 250.
Druckgefälle in Art. mesent. 917.
— in den (feinen) Arterien 927.
— im arteriellen System 925.
— im Blutkreislauf 904, 922.
— in den Capillaren 928.
— in den Ciliargefäßen 926.
— Gefäßsystem 924.
— hydrodynamisches, im Blutkreislauf 894.
— im Pfortadersystem 928.
— und Strombahn 924.
— im venösen System 928.
Druckpuls 1238.
Druckschwankungen in den Arterien 1285.
Druckstauung bei Thoraxkompression 1650.
Drucksteigerung, plötzliche, intravenöse 1649.
Druckverhältnisse in einem durchströmten Rohr 894.
Druckvolumkurve (TH. CHRISTEN) 1257.
Drüsen, endokrine, Blutversorgung 1489.
—, —, Erkrankungen der 343.
Drüsenextrakte, Gefäßwirkung der 987.
Ductus arteriosus (BOTALLI), offener 129.
— thoracicus, Verschluß 1721.
Durchspritzschwirren an Venenklappen 1456.
Durchströmung, rhythmische 1079.
Durchströmungsgröße von Organen, Messung der 1000.
Dynamik des Herzens (allgemein) 413.
— des (muskelschwachen) Herzens 261.
— des Herzens (Frosch) 238.

Dynamik der Klappenfehler des Herzens 264.
— des Pulses 1254.
Dyspnöe und Blutdrucksteigerung 1354, 1356.
Dytiscus-Herz 35.

Echinokokken im Herzen 1822.
Endokarditis, chronische, bei Haustieren 1816.
Eigenrhythmus quergestreifter Muskeln 55.
Einatmungsluft, CO_2-Anreicherung der 497.
Einflußdruck und Entleerungswiderstand am isolierten Herzen 484.
„Einströmungsteil" des rechten Ventrikels 173.
Einzelpulsvolumen 1427.
— und Körperlage 1429.
Einflußstauung im Herzen 1871.
Einzelschlagvolumen 1189.
Eklampsie (Blutdruck) 1316.
— (Gefäßkontraktion) 1370.
Ektasie, variköse 1133.
Elastica interna 866.
Elastizität der Gefäße, hydrodynamisch betrachtet 903.
— — — und Kreislauf 914.
— der Venen 877.
Elektrokardiogramm (Evertebraten) 37.
Elektrolyte, Beeinflussung des Blutdruckes durch 1400.
Embolie 1783.
— der Arteria pulmonalis, TRENDELENBURGsche Operation bei 1893.
—, Folgen 1787.
— gekreuzte 1784.
— bei Haustieren 1804.
— körperfremder Substanzen 1793.
— von Luft 1808.
—, Operation 1787.
—, paradoxe 1784.
—, Ursachen 1786.
Embolus, retrograder Transport 1785.
—, Thrombus 1740.
Embryonale Blutmotoren 28.
Embryonales Herz 53.
Endarterien 76, 1623, 1692.
Endarteriitis der Nierenarterien 1372.
Endocarditis chronica bei Haustieren 1816.
Endothel der Gefäße 865.
Endothelschädigung und Thrombose 1770.

Energetik der Gefäßelastizität 876.
Energometrie (TH. CHRISTEN) der Pulsarbeit 1256.
Entlastungspunktion des Herzens 1902.
Entleerungskardiogramm 232.
Entspannungsbereitschaft der Gefäße 1395.
Entzündung, anergische und hyperergische 1606.
— und Lokalanästhesie 1560.
—, sympathische 1590.
—, Verhinderung durch Anästhesie 1567.
Entzündungsabschwächung, Bedeutung 1580.
Epigastrische Pulsation des Herzens 1430.
Epithelkörperchen, Wirkung auf Gefäße der Leber 1022.
Ergotamin, Blutdruck und Gefäßwirkung 1047.
— und Lebergefäße 1022.
Ergotoxin und Atmungsapparat 1005.
— und Blutdruck 1341.
Erholungsreaktion 325.
Ermüdbarkeit bei Diabetikern 1220.
Ermüdung (Herz) 350.
Erregbarkeit (direkte) von Organzellen 1552.
Erregungsleitung (Herz) 565.
— —, anatomische Grundlage 579.
— —, Pharmakologie der 798.
— —, Schädigung durch Koronarverschluß 804.
Erregungsleitungssystem (Herz) bei Haustieren 1826.
Erregungsniveau quergestreifter Muskeln 55.
Erschöpfungsreaktion des Herzens 325.
Erstickung und Blutdrucksteigerung 1354.
— und Herzarbeit 495.
Essentieller Hochdruck 514, 1373.
Essentielle Hypertensions-Anamnese und Beschwerdekomplex 1375.
— Hypertension, Capillarbefunde 1387.
— — und vegetatives System 1389.
— Hypotension 1373, 1410.
—, Beschwerden bei 1411.
Etappentheorie von de Boer (Herzflattern) 684.
Exkretionsorgane wirbelloser Tiere 7.

Explantate des embryonalen Herzens 54.
Extrasystole, Evertebraten 39.
Extrasystolen bei Haustieren 1828.
—, Kreisbewegung als Ursache der 623.
—, Art der Rhythmusstörung 603.
— an (automatisch tätigen) Herzteilen 541.
— bei Medusen 43.
Evertebraten (Blutbewegung) 3.

Fernaufnahme des Herzens 315.
Fettembolie 1787.
Fettsucht und Blutdruck 1384.
Fibrilläre Zuckungen (Skelettmuskel) 54.
Fibrosarkome im Herzen 1822.
FICK-HORVATHsches Moment bei Herzhypertrophie 346.
Fieber, Blutdruckerniedrigung 1408.
—, Herzschlagfrequenz 516.
— und Stromgeschwindigkeit 1220.
Filterblättchen zur Analyse von Herzgiftwirkungen 731.
Fische, Gefäßsystem 20.
Fixation des Herzbeutels und Herzens 1845.
Flatterbewegungen (Herz), Frequenz der 671.
Flatter- und Flimmerbewegung, Koordination und Inkoordination 671.
Flimmerbewegung, Frequenz der 670.
Flimmerepithel als Blutmotor 10.
Flimmerfähigkeit des Herzens 666.
Flimmern, Beeinflussung der Vorhöfe und Kammern beim 668.
— (Herz), Beseitigung des 675.
— bei Chloroformnarkose 759.
— —, Entstehung des 665.
— —, experimentelle Erzeugung von 665.
— und Flattern, Wesen des 674, 676.
—, Flattern, Wühlen, Wogen und Begriffsbestimmung, Bilder von 663.
—, Nebenverwundungstheorie 396.

Flimmertheorie (Herz) von GARREY 682.
— — von LEWIS 682.
Flügelmuskeln (Insektenherz) 34.
Fluktuationsstoß bei Herzklappeninsuffizienz 1456.
Föhn und Blutdruck 1357.
Foramen interventriculare persistens bei Haustieren 1818.
— ovale persistens bei Haustieren 1818.
„Forminsuffizienz" (Herz) 710.
Foetus, Herzfrequenz 457.
FREDERIQsche Erscheinung (Herzschlagfrequenz) 1289.
Fremdkörper im Herzen 1889.
Frequenzabnahme des Herzens durch Kalium 726.
Frequenzänderungen (Herz) 258.
Frequenzoptimum des Schlagvolumens 1186.
„Füllung des Pulses" 1225.
Füllungsdruck, venöser 1183.
Funktionsprüfung des Gefäßsystems 1339.
Funktionsprüfungen des (hypertonischen) Gefäßsystems 1395.

Ganglientheorie der Herztätigkeit 580.
Gangrän, symmetrische 1703.
Gasanalytisches Verfahren zur Bestimmung von Schlag- und Zeitvolumen 1169.
Gasembolie 1791.
Gasgehalt des Blutes 1170.
GASKELLscher Versuch (Herz) 404.
Gastrovascularsystem 5.
Gaswechsel des Herzens 430.
Gebärparese des Rindes und Herzinsuffizienz 1820.
Geburtsaktes, Blutdruck während des 1315.
Gesamtzeitvolumen bei Klappenfehlern 1202.
Gefäße, Abgangsstellen der, und Blutstrom 935.
—, Alkali-Einfluß 1403.
—, Anpassung der 1414.
—, Anpassungsfähigkeit der, Einfluß der Übung auf 1424.
— bei Depressorreizung 1332.
— des Digestionstraktes (Darm-, Leber-, Milzgefäße) 1020.
—, Elastizität der 871.

Gefäße, des Gehirns 1014.
— bei Hautreizung 1332.
— des Herzens 1009.
— (rhythmische), Kontraktionen der 12, 996.
— (sensorische), Nervenendigungen der 936.
— der Niere und Nebenniere 1028.
—, Reflexe der 934, 935.
—, Reaktionen auf mechanische Reize 988.
—, Störungen in der Anpassungsfähigkeit der 1411.
Gefäßapparat, Bauplan des 23.
—, peripherer 865.
—, Spätwirkung eines Reizes 1547.
—, Untersuchungen am intakten 968.
—, zentralisierter und segmentaler 23.
Gefäßelastizität in bezug auf Kreislauf 914.
Gefäßfunktion, wichtige Faktoren 1542.
Gefäßklappen 29.
Gefäßkollaps 1191.
Gefäßkontraktionen, reaktive 1077.
—, rhythmische 1073.
—, spastische, im Gehirn 1649.
Gefäßkorrelationen, pharmakologische Beeinflussung der 1037.
Gefäßkrampf bei Leuchtgasvergiftung 1709.
— bei Nephritis 1710.
Gefäßkrisen 1390.
Gefäßlähmung 1427.
Gefäßnerven, trophischer Einfluß 1583.
—, vasoconstrictorische 945.
—, vasodilatattorische 945.
—, vergleichend 60.
—, Wirkungsweise 1595.
Gefäßnervensystem, peripheres, Bedeutung 1573.
Gefäßperistaltik 27, 1075.
Gefäßpulsation 1075.
Gefäßquerschnitt siehe unter Querschnitt.
Gefäßradius 867.
Gefäßreaktionen, paradoxe, auf Abschnürung 1326.
— auf direkte Gefäßreizung 1558.
— (pathologische), bei Gehirnverletzung 1590.
—, mikroskopische Beobachtung 1564, 1594.
— auf O, CO_2, Atropin, Pilocarpin, Physostigmin 1594.

Gefäßreaktionen, reflektorische Entstehung 1565.
— auf sensible Nerven 1560.
— im (protrahierten und anaphylaktischen) Schock 1605.
— auf Wärme und Kälte, Druckreize 1595.
Gefäßreflexe, inverse, bei intermittierendem Hinken 1398.
Gefäßreiz, Adrenalin als 978.
Gefäßrupturen 1131.
— bei Haustieren 1812.
Gefäßspannung 891.
Gefäßstämme, Bedeutung des Herzbeutels für die 1853.
Gefäßsystem, Funktionsprüfung des 1339.
—, geschlossenes 11.
—, offenes 10.
Gefäßsystole 1081.
Gefäßtonus 1328.
— und p_H-Konzentration 943.
— und Stoffwechselprodukte 943.
—, Zentrum 940.
Gefäßveränderung nach Cholesterinfütterung 1343.
Gefäßveränderungen im Gehirn bei Stillstand der Zirkulation 1406.
Gefäßverschlüsse, funktionelle beim Gesunden 1701.
Gefäßwand, Arbeitsleistung 1539.
—, Ernährung der 1113.
Gefäßweite 1216.
Gefäßweitenänderungen und Stromgeschwindigkeit 1217.
Gefäßwiderstand s. unter Widerstand.
Gehirn, Blutversorgung 1490.
—, Gefäße des 1014.
Gehirnblutung durch Arterienkontraktion 1706.
Gekrösarterienverschluß und Darmperistaltik 1805.
Generationsapparat, Gefäße des 1036.
Genitalgefäße, pharmakologische Reaktionen der 1036.
Genuine Hypertonie 1373.
Gerinnungsthromben 1735.
Gerinnungszeit, Blut 1665.
Gesamtblutmenge 309.
— nach Blutungen 1660.
Gesamtquerschnitt der Strombahnen 1215.
Gesamtschlagvolumen (Herz) 1162.
Gesamtzeitvolumen (Herz) 1163.

Geschlecht und Herzschlagfrequenz 460.
—, Schlagvolumen, Abhängigkeit vom 1197.
Geschwindigkeit s. auch Strömungsgeschwindigkeit.
Geschwulstthromben 1731.
Gewebe, Ernährung 1543.
— bei (venöser) Hyperämie 1622.
— (direkte), Reaktionsfähigkeit 1543.
Gewebsdyspnoe 1354.
Gewebsembolie 1789.
Gewebsreaktion, primäre auf Reiz 1643.
Gewebsreiz und Capillarerweiterung 991.
— und Dermographismus 990.
Gewebsstoffwechselprodukte, Bedeutung für den lokalen Kreislauf 1542.
Gewebsveränderung durch Nerveneinfluß 1719.
Gifte, entzündungshemmende 1575.
— und Herznervensystem 436.
Glomerulonephritis und Blutdruck 1368.
— Capillarveränderungen bei 1370.
—, hypotonisches Stadium 1390.
—, postinfektiöse 1326.
Glyoxylsäure, Herzwirkung 715.
GOLTZscher Klopfversuch 1419, 1513.
Granularniere (rote JONsche) 1374.
Gravidität, Blutdruck bei 1310.
— Blutmenge bei 1310.

HABERLANDTsche Versuche am intrakardialen Nervensystem 442.
Halbierungsgesetz (Herzfrequenz) 641.
Hämatin im Serum 1663.
Hämatome bei Haustieren 1814.
Hämorrhoiden bei Haustieren 1811.
Hamosiderin 1662.
Hämotoidin 1662.
Hämodromometer 1165, 1208.
Hämorrhoiden 1464.
Hämostatische Kräfte, Einfluß der, im menschlichen Organismus 1422.

Hämotachographie zur Messung der Blutstromgeschwindigkeit 1211.
Harnsäure (Blutdrucksteigerung) 1367.
Harnstoff, Wirkung auf die Gefäße der Niere 1034.
Hautcapillaren, Einfluß der Temperatur auf 995.
Hautgefäße, bei (arterieller) Hypertension 1333.
— und Kälte 995.
Hautgefäßreaktion, Stoffwechselprodukte 1550.
Hemiakardie 115.
Hemmung des Herzens durch den Nervus vagus 445.
Hemmungswirkung der Extrasystolen und Kalisalze 726.
Herpes zoster als throphische Störung 1585.
Herz, allgemeines 523.
—, Anpassung durch Hypertrophie 339.
—, akzessorisches 16, 18, 20, 33.
—, Atrophie des 156.
—, Bindegewebskörper, zentrale 87.
—, Blutfüllung nach dem Tode 1154.
—, Blutleere, experimentelle 1890.
—, Blutversorgung 1493.
—, Ca-Na-Antagonismus 731.
—, Dehnbarkeit, diastolische, Veränderungen 361.
— Dehnungskurven 259.
— (hypertrophisches), Dehnungskurve 349.
—, Dilatation 353.
—, kompensatorische 354.
—, primäre 367.
—, — durch Tonusmangel 361.
—, Druckgefälle im 1190.
—, embryonales 28, 53.
—, Ermüdung des 406.
—, Erregung, sympathische 324.
—, Form des 308.
—, Formbeständigkeit des 364.
— (variable), Füllung des 415, 1183.
—, Gefäße des 1009.
—, Gefäßreflexe 501.
—, Gestalt des 154.
—, Gewicht des gesunden 142.
—, Hypertrophie des 156.
—, — und Frequenzsteigerung 338.
—, hypertrophisches, Versagen des 350.

Herz, Index, funktioneller 148.
—, Innendruck und Frequenz (Evertebraten) 38.
—, Interferenzdissoziation 629.
—, Ionenantagonismus 723.
—, Irrigationskoeffizienten 389.
—, Isochorie 238.
—, isoliertes, Temperatureinfluß 480.
—, Isorhythmie der elektrischen und mechanischen Kurven 679.
—, Kapazität 153.
—, Koordinationszentrum 676.
—, Länge, Breite, Dicke 150.
—, Längsdissoziation 549, 651, 656.
—, Latenz bei künstlicher Reizung 552.
—, Leerschlagen 1418.
—, Leistungsfähigkeit und Blutdruck 1268.
—, Mißbildungen des 218.
—, normo-, hyper- und hypotonisches 365.
—, pathologisch, Maß und Gewicht 154.
—, peripheres 1071.
—, Pharmakologie des 713.
—, Plethysmographie als Verfahren zur Bestimmung des Schlagvolumens 1167.
—, Proportionalgewicht 155, 332.
—, Prozentualgewicht im Vergleich zum Körpergewicht 144.
—, Reservekraft 253, 261, 317, 345.
—, Rißverletzungen 1883.
— der Säugetiere, funktioneller Bau des 85.
—, Schlagrichtung 25.
—, Schwangerschaftsveränderungen 149.
—, Stillstand des 406.
—, Stoffwechsel 689, 690, 1203.
—, Tonusschwankungen 32.
—, vergleichend-physiologisch 27.
—, Volumen des 152.
—, Wärmebildung 689, 703.
— (Größe des), bei den Wirbeltieren 132.
—, Wirkungsgrad 707.
—, Zuckerstoffwechsel 699.
Herzabscesse bei Haustieren 1821.
Herzabteilung, Füllung einer und ihr Schlagvolumen 1180.

Herzabteilungen, Zeitliche Beziehungen der Vorgänge in den einzelnen 247.
Herzaneurysma 395.
Herzarbeit, Form der 330.
Herzbewegungen, vergleichend 44.
Herzbeutel, Anatomie 1839.
—, Aspiration bei Arthropoden 36.
—, Entwicklungsgeschichte 1838.
—, Entwicklungsstörungen 1838.
— als Gleitorgan 1848.
— und Herzfunktion 363.
—, Lagebeziehungen 1839.
—, Restexudat im 1868.
— als Saugorgan 1851.
—, Stützorgan 1848.
Herzbeutelchirurgie 1877.
Herzbeutelentzündung, Folgezustände 1862.
Herzbeutelerkrankungen 1857.
Herzbeutelform 1839.
Herzbeutelfunktion, normale 1844.
Herzbeutelinnervation 1841.
Herzbeutelkonfiguration, respiratorische Beeinflussung der 1845.
—, Mangel des 1851.
Herzbeutelverschwielung, systolische Behinderung des Herzens bei 1880.
Herzbeutelverwachsung, partielle 1864.
—, Zwerchfellähmung bei 1878.
Herzbeutelwandung, Dehnbarkeit 1858.
Herzbewegung, Ursprungsort der 584.
Herzblock, atrioventrikulärer 637.
— bei Haustieren 1831.
—, kompletter 575, 651.
—, partieller 575, 638.
— —, Wirkung ausfallender Reize 577.
— und Schlagvolumen 1202.
—, totaler nach Digitaliswirkung bei 767.
Herzbräune und Coronararterien 398.
Herzchirurgie, experimentelle 1890.
Herzdämpfigkeit 1808, 1826.
Herzdilatation, Begriff derselben 203.
— und Hypertrophie 205.
— beim Pferd 1820.
Herzdilatatoren (muskulöse) bei Cladoceren und Insekten 33.

Herzentwicklung bei den Thorakopagen 130.
Herzerholung 359.
Herzerkrankungen 157.
Herzermüdung 359.
Herzerstarkung 335.
Herzerweiterung durch Affekte 358.
—, Ausbleiben der 363.
— durch Herzgifte 356.
—, Stabilisierung durch Hypertrophie 349.
Herzerweiterungen beim Sportstraining 359.
Herzexplantate 54.
Herzfehler, kongenitale 218.
Herzfettgewebe 153.
Herzflimmern und Herzflattern s. unter Flimmern und Flattern.
Herzform, diastolische, Fixierung durch Eingipsen 184.
Herzfrequenz und Ammoniumsalze 739.
— (Evertebraten) 37.
—, Gruppenbildung nach Kaliumzufuhr 743.
—, inspiratorische Beschleunigung 1289.
—, Temperaturwirkung, reflektorische 482, 484.
Herzfüllung 310.
Herzfunktionen, pharmakologische Beeinflußbarkeit des 716.
Herzgefäße und p_H 975.
Herzgeräusche 267.
— und Herztöne, zeitliche Verhältnisse 303.
—, Registrierung 273.
—, Schwingungsfrequenz, Stärke, Charakter, Fortleitung derselben 301.
—, Ursachen ihrer Entstehung 299.
Herzgewicht, absolut und relativ 145.
— der Amphibien 134.
— Erwachsener 143.
— der Fische 133.
— und Größe (Literatur) 141.
— der Homöothermen 135.
— im (wachsenden) Körper 144.
—, proportionales 335.
—, relatives Wachstum des 145.
— der Reptilien 135.
Herzgröße 136, 308, 1428.
— und Füllung 313.
— und Körpergewicht 309.
— und Körpergröße 1184.
— und Körperhaltung 312.

Herzgrößenbestimmung 314.
Herzhämatome bei Haustieren 1814.
Herzhöhlen, Druckschwankungen in den 239.
Herzhypertrophie 711.
— bei Arteriosklerose 1320.
—, Gestaltveränderung bei 156.
— bei Haustieren 1819.
—, idiopathische 337.
— durch Dehnungsreize 346.
—, dilatative 333, 351.
— einzelner Herzabschnitte 336.
— und Herzgifte 342.
— und Herzstoffwechsel 343.
—, konzentrische 351, 1308.
— und Körperwachstum 345.
—, mechanisch bedingte 336.
— bei Nierenverkleinerung 1363.
— und Protoplasmaschwäche 353.
— bei Sklerose der Splanchnicusgefäße 1326, 1332.
—, Ursachen 342.
—, Vorteile der 348.
Herzinsuffizienz, Definition der 1203.
Herzkammer, alternans 1177.
—, Erregungsausbreitung 594.
—, Druckablauf in beiden 241.
—, Eigenfrequenz der 470.
—, Füllung der 1179.
—, Volumschwankungen der 245.
Herzkammerautomatie nach Digitalis 766.
Herzkammerbasis, Tachigramm der 245.
Herzkammerbradysystolie 784.
Herzkammerflimmern nach Adrenalin 771.
— durch Kaliumsalzzufuhr 730.
Herzkammerhormon 537.
Herzkammerreaktion, „positiv inotrope" 564.
Herzkammersystole, Dauer bei verschiedener Frequenz 546.
Herzkammertachykardie 630.
Herzklappen siehe auch Klappen.
— (Physiologie und allg. Pathologie) 29, 30, 158.
—, (Haustiere), Anomalien d. 1815.

Herzklappen, Ersatz durch tuberöse Bildungen 163.
—, Morphologie derselben im Tierreich 161.
— der (höchststehenden) Säuger 168.
Herzklappenanomalien bei Haustieren 1815.
Herzklappenersatz durch Muskelkontraktionen 161.
Herzklappenfehler 199, 201, 512.
— und Dilatation 204.
—, dynamische Folgen 202.
—, intracardialer Druck bei denselben 209.
—, Kombinationen von solchen 216.
—, Kompensationsvorgänge bei denselben 210ff.
—, operative Behandlung der 1889, 1891.
— und Schlagvolumen 219, 1192, 1201.
— und Zeitvolumen der Kammer 1202.
Herzklappenschluß, Zacke des Vorhofdruckes 240.
Herzklappenveränderungen, Lokalisation (Haustiere) 1816.
Herzklopfen 1306, 1376.
Herzknorpel bei Tieren 1822.
Herzkraft und Nervensystem 362.
Herzmassage, Wirkungsweise der 1896.
Herzmißbildungen, Folgen für den Kreislauf der 114.
Herzmuskel, Anpassungsfähigkeit des 385.
—, chemische Zusammensetzung des 341.
—, Dehnbarkeit des 1186.
—, Erregbarkeit, Pharmakologie 813.
—, Faserverlauf 88, 96.
—, Form in verschiedenen Kontrationsphasen 94.
Hermuskelfasern, biogenetischer Zustand der, als Koeffizient des Schlagvolumens 1176.
Herzmuskeltonus 1186.
Herzmuskelveränderung bei Leuchtgasvergiftung 1709.
Herzmuskulatur, Latenzstadium, Strophantin 849.
Herznaht 1885, 1886.
Herznerven, Abhängigkeit von den chemischen Bedingungen 433.
—, extrakardiale 616, 1178.
— und Flimmern und Flattern 672, 674.

Herznerven, Inhibitorische, vergleichend 60.
—, Reizung der 405.
— und Refraktärphase 549.
—, (zentraler) Tonus der 410.
—, vergleichend 60.
Herznervenreizung und Ionenabgabe 431.
Herznervensystem und biogenetischer Zustand 724.
Herznervenwirkung, antagonistische 446.
—, humorale Übertragbarkeit der 446.
—, Symptomatologie 405.
—, Theorie der 440.
Herzperiodendauer, Ausmaß der Schwankungen der 464.
Herzpharmakologie, Analyse in der 717.
Herzpunktion, therapeutische 1895.
Herzreflexe 411.
Herzreizbildung, (Einfluß der) Anionen 753.
— und Coniin 776.
—, heterotope 749.
— und Kohlensäure 752.
— und Purinderivate 796.
— und Strontiumsalze 746.
— und H·-Konzentration 752.
Herzreizbildungsstellen 721.
Herzruptur 395.
Herzrupturen bei Haustieren 1823.
Herzschatten, Verkleinerung bei Frequenzsteigerung 1185.
Herzschlag, Frequenz des 449, 464.
Herzschlagfolge, Einfluß des Herzbeutels auf die 1853.
Herzschlagfrequenz, Adrenalin 468, 477.
—, Analyse der 464.
— und Geschlecht 460.
— und Grundumsatz 461.
— und Insulin 480.
— und Körperlänge 460.
—, Lageveränderung 508.
—, Minutenfrequenz 451.
—, periodische Änderungen 494.
— und Physostigmin 468.
— und Pituitrin 480.
—, psychische Beeinflussung der 503.
—, reflektorische Beeinflussung der 498.
— und Reizbildungsstelle 471.
— und Schlagvolumen 1185.
— und Stoffwechselgröße 461.

Herzschlagfrequenz, Tagesschwankungen der 462.
—, Vagusdruckversuch 468.
— bei Wirbeltieren 453.
Herzschlauch, Torsion des 118.
—, Umformung des 97.
Herzschuß 1883.
Herzschwäche 344, 357, 511, 720.
— bei Haustieren 1820.
— und Schlag- und Zeitvolumen 1178.
Herzschwielen bei Haustieren 1821.
Herzseptierung 117.
Herzsilhouette und Körperhaltung 1428.
Herzskelett (Anatomie) 86.
Herzspitze (Frosch) 39.
Herzstichverletzungen 1884.
Herzstillstand, Schädigungen der Organe durch 1899.
—, Schädigung des Zentralnervensystems bei 1897.
— bei Vorhofsnaht 1887.
Herztamponade 1878.
Herztätigkeit, Ausgangspunkt der 468.
— und Neutralsalze und Ionen 719.
Herztetanus, Evertebraten 39.
Herztheorien 49.
Herzthromben 1738.
Herztöne 267, 291.
— bei Arhythmien 296.
— im Kniehang 1430.
—, Registrierung 273.
—, Schwingungszahl, Dauer, Stärke, Spaltung u. Verdoppelung derselben 296.
—, Ursachen ihrer Entstehung 292.
Herztonschwingungen 240.
Herztonus 313, 363, 364, 561.
Herzübung 329.
Herzvergrößerung 231.
Herzverkleinerung im Stehen 1429.
Herzverknöcherung bei Haustieren 1822.
Herzverlagerung bei Tieren 1825.
Herzverletzungen, Chirurgie der 1882, 1886.
—, Spontanheilung nach 1885.
Herzwachstum 309, 341.
— und Alter 334.
Herzwiederbelebung 1895.
—, Hilfsmaßnahmen bei 1901.
Herzwunden, Heilung der 1887.

H-Ionenkonzentration, Gefäßwirkung der 1555.
Hirnanämie 1686.
—, relative 1424.
Hirnarterien, Abklemmung sämtlicher 486.
Hirnblutung, Blutdrucksenkung nach 1326.
— nach Gefäßruptur 1648.
— als vasomotorisches Phänomen 1405.
Hirndruck 517.
Hirngefäßkrisen 1405.
Hirngefäße, pharmakologische Reaktionen der 1014.
—, Zerreißung 1407.
Hirnkreislauf, Abklemmung beider Carotiden 486.
Hirnverletzung und vasomotorische Hautreaktionen 1589.
Hirnvolumen nach Adrenalininjektion 1333.
Hirudineen, Gefäßsystem 13
Histamin, Blutdruck- und Gefäßwirkung 888, 1031, 1045.
Hochdruck, blasser und roter (VOLHARD) 1333, 1387.
— und Fettsucht 1384.
Hochdruckrheumatismus 1376.
Hochdruckstauung 1355.
Hochgebirge, Blutdrucksteigerung im 1326.
Holokardie bei Zwillingen 115.
Horizontallage und Herzarbeit 327.
Hormone und Herznervensystem 436.
Hühnchenherz 28.
Hungerhypotension 1412.
Hungerödem 519.
Hydrämie 1366.
Hydrodynamik, Gesetze der 889.
Hydronephrose 1361.
Hydrops 1711.
Hydrostatik, Gesetze der 889.
Hydrostatischer Druck und Blutcapillaren 1416.
— — und Blutverteilung 14, 17.
— — und Einzelpulsvolumen 1429.
— — und Füllungsschwankungen der Armvenen 1422.
— — und Herzfüllung 1428.
— — und Hirndurchblutung 1424.
—, Kompensation durch Gehbewegung 1425.

Hydrostatischer Druck und Minutenpulsvolumen 1429.
— —, Modellversuch 1416.
— — und Muskelbewegung 1426.
— — und Vasomotorenparese 1427.
— — und vasomotorische Einflüsse 1419.
Hyperämie 1616.
—, aktive arterielle 1800.
—, arterielle 1610.
—, Folgen der venösen 1619.
— und Gefäßdurchlässigkeit und Blutmenge 1615.
—, irritative 1565.
— — neuroparalytische 1612.
—, kollaterale, venöse 1617.
—, pathologische 1612.
—, reaktive 1696.
—, venöse, Entstehungsursachen 1618.
— und Strömungsgeschwindigkeit 1614.
Hyperämiebehandlung 1795.
Hypercholesterinämie 1106, 1346, 1376, 1413.
Hyperepinephrie 1335.
Hypernephrom und Blutdrucksteigerung 1335, 1382.
Hypertension, Ca-Gehalt im Blut 1413.
— und Diabetes 1329.
— und funktionelle Bedingtheit 1327.
— und Gicht 1384.
—, K-Gehalt im Blut 1413.
— bei Negern 1410.
—, patholog.-anatom. Befunde 1375.
—, Tonussteigerung der Gefäßmuskulatur 1328.
Hypertensionsbereitschaft 1375, 1391.
Hyperthyreose 520, 1412.
Hypertonie, primäre permanente 1373.
Hypertonikerfamilien 1377.
Hypertonikern, Störungen der Gefäßdurchlässigkeit bei 1398.
Hypertrophie s. Herzhypertrophie.
Hyperurikämie und Blutdruck 1367.
Hypnal, Kreislaufwirkung 1063.
Hypophyse, Blutdrucksteigerung 1382.
— und Puls 439.
Hypotension, Beziehungen bei endokrinen Störungen 1412.
— und Blutdruck 1346.

Hypophyse und Blutdruck 1412.
Hypophysenauszüge, Wirkung auf die Gefäße der Niere 1030.
Hypophysenvorderlappen, Wirkung auf Gefäße der Leber 1022.
Hypophysin und Blutdruck 1342.
Hypotase in Eingeweiden 1155.
Hypothyreose und Blutdruck 1412.
Hypoxämie 1204.
Hysteresis von Arterien 876.

Ikterus und Herzschlag 519.
„Inadäquatheit" von Muskelform, Muskelmasse und Arbeitsform 710.
Inaktivitätsatrophie (Herz) 329.
Infarkt durch Arterienkontraktion 1705.
—, Entstehungsbedingungen 1698.
—, hämorrhagischer 1623.
Infarktbildung 1698.
Infektion, Blutdrucksenkung 1326.
— und Herzfrequenz 515.
Infektionskrankheiten, Blutdruck 1408.
Infundibularteil des rechten Ventrikels 111.
Insekten, Gefäßsystem 15.
Insektenherz 34.
Insuffizienz des Herzens 254.
— der Herzklappen 1193, 1202.
— der Venenklappen bei Varicen 1455.
Interferenzwellen, beim Blutdruck 1290.
Intermittierenden Hinken, Blutdruck beim 1331.
Intrakardiale Injektion, Herzwiederbelebung durch 1897.
— —, Technik 1898.
Intermittierende Lahmheit 1805.
Intima der Gefäße 865.
Intimaverdickung, hyperplastische 1089.
Intoxikation und Blutdruck 1408.
Intrakardiales Nervensystem 402.
Jodthyreoglobulin und Herznerven 438.

Ionenwirkungen auf das Herz 718, 722.
— auf Herznerven 434.
— auf den Skelettmuskel 55.
Isobarie des Herzens 238.
Isometrische Zuckung des Muskels 238.
Isotonische Zuckung des Muskels 238.
Isthmus s. Aorta.

KAHLERS Einteilung der Hypertension 1386.
Kalitachykardien 731.
Kalium (Herzwirkung) 715, 725, 733.
Kammer s. Herzkammer.
Kapillaren, aktive Förderung der 1083.
—, anatomisch 76.
—, Anordnung, Zahl und Dimension 882.
—, Aufgabe der 1517.
—, Bau der 878.
— und Blutregulierung 935.
—, Contractilität der 884.
—, Durchlässigkeit 1638.
—, Druckgefälle in den 928.
— bei (venöser) Hyperämie 1619.
— (rhythmische), Kaliberänderungen der 997.
Kapillardruck 1292, 1369, 1407.
—, Schwankungen 1391.
Kapillardrucksteigerung durch Adrenalin 1333.
Kapillarformen 1519.
Kapillarhypertonie 1386.
Kapillaritis 1370.
Kapillarkontraktion 880.
Kapillarkontraktionen, peristaltische 1085.
Kapillarmikroskopie 885.
Kapillaropathia acuta universalis 1370, 1386.
Kapillarpförtnerzelle 1529.
Kapillarpuls 1237.
Kardiogramm, Anspannungszeit 225.
Kardiolysis 1874.
Karditis traumatica bei Wiederkäuern 1824.
Kationen, Einfluß auf das Herz 725, 799, 814.
Katheterismus und Blutdruck 1362.
Kavernose Ektasie (Blutgefäße) 1133.
Keimdrüsen und Hypertonie 1412.
Kiemenherzen 18, 26.
Klappen s. auch Herzklappen.
—, Bedeutung für den Kreislauf 158.

Klappenähnliche Vorrichtungen, Bedeutung für den Kreislauf 158.
Klappenapparat zwischen Kammern und großen Arterien 192.
Klappenapparat zwischen Vorhöfen und Venen 170.
Klappenapparate, wirbellose 29, 30.
Klappenbildungen, Störungen der 128.
Klappendistanzgesetze (BARDELEBEN) 1442.
Klappeninsuffizienzen, Vereinbarkeit mit dem Kreislauf 160.
Klappenfehler, experimentelle Erzeugung eines 1891.
— bei Haustieren 1815.
Klappenruptur bei Haustieren 1817.
„Klappenschlußelevation" 1245.
Klappenschwund, physiologischer 1442.
Klimakterium, Blutdrucksteigerung im 1326.
— und Hypertension 1380.
Klopfversuch, GOLTZscher und Venenerweiterung 1513.
Knochen, Blutversorgung 1492.
„Knotenrhythmus" (Herz) 538.
Kohlenoxyd, Blutdruck und Gefäßwirkung 1050.
Kohlensäure, Blutdruck- und Gefäßwirkung 1049.
— und Gefäße des Atemapparates 1004.
— und Gefäße des Gehirns 1017.
— und Herzreizbildung 754.
— und Haut- und Muskelgefäße 1024.
Kohlensäuredyspnoe 1356.
Kolik, Pferd 1804.
Kollateralkreislauf 76, 1692.
— am Damm 1625.
—, venöser 1620.
Kollaps, Blutdruckerniedrigung 1408.
Kompensationseinrichtungen des Herzens 254.
Kompensationsvorgänge bei Herzklappenfehlern 210 ff.
Kompensatorische Pause (Medusen) 43.
„Konservativismus" der Blutgefäße 113.
Konstitutionelle Hypertension 1388.

Konstitutionsanomalien (Herz) 308.
Kontraktionsbereitschaft der Arterien 1130.
Kontraktionskraft des Herzens 261.
Kontraktionsrückstand, Herz 243, 376.
Kontraktionsstärke (Herz) 414.
Kopfschmerz, morgendlicher und Blutdruck 1376.
Körpergewicht und Blutdruck 1301.
— und Blut-Stromgeschwindigkeit 1214.
— und Zeitvolumen des Herzens 1194.
Körperhaltung, Einfluß auf Schlag und Zeitvolumen des Herzen 1197.
Körperlage und Minutenpulsvolumen 1429.
Körperlänge und Herzschlagfrequenz 460.
Krampfader, Herkunft der Bezeichnung 1469.
Kranzarterien (Coronargefäße) 387.
—, Sperrung der 395.
— bei Sympathicusreizung 391.
—, Verletzungen der 1887.
Kranzgefäße und Herzreizbildung 724.
—, pharmakologische Reaktionen der 1009.
—, Typus 392.
— bei Vagusreizung 391, 393.
Kranzgefäßdurchblutung, Abhängigkeit vom Aortendruck 390.
—, Größe der 388.
— bei Herzflimmern 391.
— und Herzfrequenz 390.
—, Mechanismus 387.
— und Schlagvolumen 391.
Kreislauf, embryonaler 73.
—, inverser 15, 19, 27, 46.
—, klappenähnliche Vorrichtungen, Bedeutung der für den 158.
—, Kurzschluß 510.
—, lokaler und allergische Zustände 1598.
— — und Allgemeinzustand 1497.
— —, Regulation 1496.
—, nutritorischer 117.
—, respiratorischer 117.
— und (aufrechte) Stellung 327.
Kreislauforgane, vergleichende pathologische Physiologie 1804.

Kreislaufreaktionen, lokale, Beeinflußbarkeit durch Pharmaka 1574.
Kreislaufregulierung, nervöse 325.
Kreislaufinsuffizienz, Definition der 1182, 1203.
— und Stromgeschwindigkeit 1219.
Kreislaufstörungen, lokale 1496.
— —, reflektorische Entstehung 1576.
Kreislaufschema 24.
Kreislaufwiderstand s. unter Widerstand.
Kreislaufzeit 1205.
— bei Diabetikern 1220.
— und pathologische Einflüsse 1219.
— und Pulsfrequenz 1221.
Krieg und Herz 332.
Kriegsherz 359.
Kriegsnephritis und Blutdruck 1368.
Krötenherzen, Beeinflussung durch Ca 833.

Lactacidogen, Herzmuskel 720, 1177.
Larynxdruckversuch, Herzschlag 599.
Lebensalter, Foetus, Herzschlagfrequenz 457.
Leber, Blutversorgung 1482.
Lebergefäße, Wirkung des Adrenalins auf 983.
Lebervenen, Schockgifte 1516.
LEDERHOSES Atmungsphänomen 1448.
Leibeshöhle, primäre 9.
Leichengerinnsel 1728.
—, aganale Entstehung 1729.
Leitfähigkeit im Kalt- und Warmblüterherzen 426.
Leitungsstörung im Vorhof 636.
—, Wesen der, Herz 649.
Leukocyten, Auswanderung bewirkende Stoffe 1681.
—, Auswanderung, Strömungsoptimum 1673.
— bei Blutungen 1681.
—, Ort der Auswanderung 1673.
—, Rückwanderung in das Gefäß 1685.
—, Vermehrung bei lokalen Entzündungen 1682.
Leukocytenauswanderung 1669.
—, Erklärungsversuch 1675.
Leukocytenthromben 1731.
Limulus, Herznerven 61.
Limulusherz 36, 41, 51, 403.

Lipämie 1103.
Lipoidinfiltration, Arteriosklerose 1104.
Lippenklappen des Herzens 164.
Lokalanästhesie, Wirkungsmechanismus auf die Gefäßnerven 1564.
LUCIANIsche Perioden 531, 603, 623.
— — im Froschherzstreifen nach Cocain 780.
Luetische Arteriitis 1383.
Luftembolie 1791, 1808.
—, Todesursache bei 1901.
Luminal, Blutdruckwirkung 1064.
Lungen, Blutgehalt der 253.
Lungenarterienthrombose bei Haustieren 1807.
Lungenbahn, Blut 1477.
Lungengefäße, Wirkung des Adrenalins auf 982.
—, pharmakologische Reaktionen 1002.
Lungeninfarkt 1623.
Lungeninfarkte im Alter 1691.
Lungenkreislauf, Blutdruck im 1281.
—, Druckschwankungen im 1282.
Lungenödem 1724.
Lungenvenen, Ringmuskulatur desselben 169.
Lymphbildung- und -bewegung 347.
Lymphgefäße, große Stämme 1157.
— und Totenflecke, Abbildungen vom 1158.
Lymphgefäßsystem, Entdeckung des 72.
—, Geschichte der Erforschung des 63.
— des Herzbeutels 1843.
Lymphcapillaren, Ödem 1714.
Lymphstauung 1158.

Magen, Blutstrom 1478.
Magengeschwür, Kreislaufstörung 1642.
Malariaanfall, Blutdrucksteigerung im 1331.
Marmorhand 1703.
Media der Arterien 869.
Medianekrose, Arterien 1405.
Mediastinopericarditis adhaesiva 1872.
Mediaverkalkung, Arterien 1095.
Medulla oblongata, vasomotorisches Zentrum in der 941.
Medusen (Extrasystolen) 43.
—, Reizbildungsstätten 48.

Melanosarkome im Herzen 1822.
Menstruationssklerose 1098.
Metachloral, Kreislaufwirkung 1063.
Milz, Blutstrom 1480.
Minutenfrequenz und Periodenlänge (Herz) 452.
Minutenpulsvolumen 1427.
Minutenvolumen, Herz 491, 1162, 1229.
— im Hochgebirge, Herz 1204.
— des Kreislaufes 461.
—, reduziertes, Herz 1195.
Mißbildungen des Herzens 218.
Mitralinsuffizienz 234, 265.
Mitralis, Aortensegel desselben 172.
Mitralstenose 265.
Mollusken, Gefäßsystem 17.
—, Herznerven 60.
Morbus Basedowi, Minutenvolumen, Herz 1204.
— coeruleus, Minutenvolumen, Herz 1203.
— — (Pulmonalstenose) 1354.
Morphin, Wirkung auf Haut- und Muskelgefäße 1027.
Morphinismus, Blutdruck 1408.
„MUNKsches Phänomen" 535, 623.
Muscarin, Einfluß auf Herzreizbildung 786.
Musculi alares (Insektenherz) 34.
Muskelfaser, glatte, und Nervenendigung 1505.
Muskeln, glatte, rhythmische Bewegungen 50.
—, quergestreifte, Eigenrhythmen 55.
Muskelsystem, spezifisches, des Herzens 97.
Muskeltätigkeit bei Herzkranken 508.
Mutterkorn, Gefäße des Atmungsapparates 1005.
Myodegeneratio cordis 1202.
Myogene Erweiterungen, Herz 354.
— Herztheorie 49.
Myogenie, Herz 441.
Myokarditis bei Haustieren 1821.
Myositis ossificans neurotica 1589.
Myxödem, Pulsfrequenz 522, 1412.

Na-Ca-Antagonismus beim Herzen 737.

Nabelstranggefäße 1083.
Nachröten, arterielhyperämisches 990.
Nahrungsaufnahme, Herzschlagfrequenz 505.
—, Zeitvolumen, Herz 1190.
Narkotica der Fettreihe, Contractilität des Herzens 841.
— —, Erregungsleitung, Herz 805.
— —, Herzreizbildung 758.
Nebennierengefäße, pharmakologische Reaktionen der 1036.
Nemertinen, Gefäßsystem 13.
Nephridialsystem 8.
Nephritis, chronische, Capillarbefunde 1387.
Nephrocirrhosis arteriolosclerotica 1126.
Nerven, antidrome, Vasomotoren 954.
—, extrakardiale 403.
—, gefäßverengernde 949.
—, trophische, Kreislaufstörung 1581.
Nervenbahnen, sensible, mit den Arterien verlaufend 1502.
—, und vordere Wurzeln, Arterien 1506.
—, vasomotorische, lange 1501.
Nervenendigungen an Blutcapillaren 1535.
Nervennetze an Arterien 1504.
—, periphere, lokale Kreislaufstörung 1569.
Nervus glossopharyngeus, depressorische Fasern 937.
— phrenicus, anatomisch 1841.
Neurogene Herztheorie 49.
Neurogenie, Herzschlag 441.
Neurosen, vasomotorische 1130.
Nicotin, Gefäße des Atmungsapparates 1005.
— Wirkung auf Gefäße des Hodens 1037.
— — — der Milz 1023.
Niere, Blutstrom 1488.
Nierengefäße, pharmakologische Reaktionen der 1028.
Nierenkranke (Blutdruck nach Trinken) 1311.
Nierensklerose 1126.
Nitroglycerin, Hypertoniker 1395.
Nodus valvulae atrioventricularis dexter (HENLE) 87.

O-Gehalt der Einatmungsluft, allmähliche Herabsetzung des 497.

Ödem und Blutdruck 1722.
—, Folgen, Kreislaufstörung 1725.
—, kachektisches 1721.
—, lokal 1711.
Ödeme, nephritische 1721.
Ödementstehung, wichtige Faktoren 1717.
Oesophagusvaricen 1464.
Ohnmacht, Herzfrequenz 518, 1425.
Oligo- und Hydrämie 310.
Oligocythämie, lokale 1422.
Oligodipsie 1377.
OLIVERsches Arteriometer 1432.
Ophthalmie, sympathische 1591.
Opiumalkaloide, Wirkung auf Herzreizbildung 781.
Organe (isolierte), Gefäßreaktion bei Durchspülung 1128.
Organextrakte, Blutdruck und Gefäßwirkung 1045.
Orthodiagraphie, Herz 314, 320.
Osmotischer Druck der Nährlösung und Herzwirkung 719.
Ostia venosa, systolische Verengerung derselben 172 ff.
Ostien, arterielle 152.
—, venöse, Umfang und Weite der 151.
Ostium venosum dextrum 172.
— — sinistrum 171.
Oszillationsfrequenz durch Vagusreizung 683.
Ovarialauszüge, Wirkung auf Gefäße der Leber 1022.
Ovarialpräparate, Blutdruck 1326.
Ovarialsklerose 1098.

Paläostriatum 1350.
Pankreas, Blutstrom 1479.
Pankreasnekrosen 1642.
Panzerherz 1863.
Papillarmuskel, Anordnung derselben 177.
—, funktionelle Bedeutung 180.
„Parasystolie" 621.
—, intermittierende 623.
Paroxysmale Tachykardie 1307.
Pepton, Wirkung auf Gefäße der Leber 1022.
Periarteriitis nodosa 1364.
— — bei Tieren 1809.
Pericarditis episteno-cardica 395.
— traumatica bei Wiederkäuern 1824.

Perikard der Fische 26.
Perikardektomie, Überdehnung des Herzens bei 1881.
Perikardialsinus 1841.
Perikardiotomie 1874, 1878, 1881.
Perikardraum, Crustaceen 17, 36.
Perikardveränderungen, chirurgisches Vorgehen bei 1877.
Perikardzerreißung bei Haustieren 1825.
Peristaltik, abgehackte (Blutmotoren) 28.
— von Blutgefäßen 15, 27.
— an Capillaren 1085.
—, fortlaufende, Blutmotoren 28.
Peristaltische Welle der Gefäße 1074.
Peritonealtuben 18, 26.
Perkussion, topographische 308.
Permeabilitätssteigerung von Grenzschichten und Arteriosklerose 1118.
PERTHESsches Phänomen 1456.
Pfortaderherz, Bdellostoma 26.
Pfortadersystem und Blutbewegung 26, 1478.
Pharmakologie der Contractilität der Herzmuskulatur 826.
— der Erregbarkeit der Herzmuskulatur 813.
— der Erregungsleitung im Herzen 798.
— der Gefäße und des Kreislaufs 1012.
— des Herzens 712.
— der Herzreizbildung 724.
Phlebectasis anastomotica 1133.
Phlebektasien 1133, 1454.
— in der Gravidität 1465.
Phlebosklerose 1102.
Phoronis, Gefäßsystem 47.
Pigmentembolie 1789.
Pigmentzellen in der Froschhaut bei Blutgefäßstasen 1639.
Pilocarpin, Wirkung auf Genitalgefäße 1036.
—, Wirkung auf Haut und Muskelgefäße 1027.
Pirquetreaktion bei Lokalanästhesie 1577.
PITOTsche Röhren, Strömungsgeschwindigkeit des Blutes 1174, 1211.

Pituitrin, Blutdruck und Gefäßwirkung 888, 1043.
Plathelminten (Gastrovascularsystem) 6.
Plethora 310.
Plethorische Überfütterungshypertension 1383.
Plethysmographen 1209.
Plethysmographie und Blutstromgeschwindigkeit 1174, 1208.
Plexus pampiniformis 1464.
Pluriglanduläre Störungen 1413.
Pneumothorax (Blutdruck) 1317.
Polychäten, Gefäßsystem 13.
Polycythaemia rubra 1220.
Polycythämie, Blutdruck bei 1310.
Portalherzen, Bdellostoma 33.
Präautomatische Pause 533, 651.
Pränephritische Blutdrucksteigerung 1369.
Präsklerose (HUCHARD) 1095, 1322.
Prostatahypertrophie und Blutdruck 1361.
Protoplasmahysteresis und Arteriosklerose 1118.
Pseudoalternans 559.
Pseudoreflexe, Vasomotoren 943.
Pseudourämische Anfälle 1405.
Psychische Depression, Blutdrucksteigerung 1384.
Psychische Erregung, Blutdrucksteigerung 1326.
„Pufferungspotenz" des Gewebes 972.
Pulmonalarterie, Atresie der 131.
—, Stenose der 127, 131.
Pulmonalisdruck 1282.
Pulmonalsklerose 1124.
Puls, Anfangsschwingung des zentralen 1240.
—, arterieller 1223.
— bei Arteriosklerose 1128.
— nach Blutverlust 1660.
—, capillärer und arterieller 1223.
—, Celerität des 1236.
—, peripherer 1244.
—, Tardität des 1236.
—, zentraler 1240.
Pulsarbeit 1229, 1254.
Pulsation der Vene 1153.

Pulsdiagramm, dynamisches 1256.
Pulsdifferenz 1152.
Pulsdruck 1269.
Pulsenergie, Nettowerte der 1259.
Pulsform bei Anwendung von Kälte 1248.
— — Wärme 1249.
Pulsfrequenz (Evertebraten) 37, 38.
— beim Stehen 326.
„Pulsstoß" 1258.
Pulsus alternans 1306.
— — beim Pferd 1834.
— paradoxus 1866.
— rotundus 1250.
Pulsvolumen 1162, 1226.
Pulswelle 1238.
Pulswellengeschwindigkeit 1251.
Pulszahl und Stromgeschwindigkeit 1214.
Pumpwirkung der Muskeln 1359.
—, passive, auf den Veneninhalt 1444.
Purkinjefäden, Automatie 540.
Purkinjefasern, Kontraktion 573.
PURKINJEsche Fasern, pharmakologisches Verhalten der 112.

Querdissoziation, Herzblock 651.
Querschnittsflächen der Arterienlumina 919.
Querschnittsverteilung von Arterien und Venen 920, 921, 928.
— der Gefäße und Strömungsgeschwindigkeit 915.

Radialpuls 1247.
Radioaktivität und Automatie 528.
RAYNAUDsche Gangrän 1703.
Reciprocal beating oder rhythm 642.
„Reciprocating rhythm" 549.
Reflexbogen, Angriffspunkt, Gefäßreflexe 955.
—, die efferenten Fasern, Gefäßreflexe 944.
—, Zentren des, Gefäßreflexe und Vasomotoren 938.
Reflexe, depressorische 937.
—, pressorische 937.
Reflexerythem 944, 1562.
— an Froschschwimmhaut 1568.
Reflexhypertonie 1348, 1353.

„Refractoriness partial" 549, 579.
Refraktäre Periode, Einfluß des intrakardialen Nervensystems 428.
Refraktärphase, Verkürzung der, Herz 679.
Refraktäre Phase, Herz 543.
Refraktärstadium, Evertebraten 39.
— verlängertes, von Muskeln 55.
Regenwurm, Gefäßsystem 47.
Reibung, innere, im Blutkreislauf 913.
Reiz, Wirkungsmechanismus am Gefäßnervensystem 1548.
Reizbildungsstätten der Blutmotoren 45.
Reizbildungszentren, Herz 539.
„Reizflimmern", Herz 673.
Reizleitung in geschädigtem Herzgewebe 575.
—, Störungen der, Herz 633.
Reizleitungssystem des Herzensstammes 102.
—, Verletzungen des, Herz 1883.
Reizstärke, Beziehungen zur Reizbarkeit des Herzmuskels 550.
Reizversuch 1615.
Residualblut 1182.
Resorption, parenterale, und Kreislaufstörung 1723.
Resorptionsleukocytose 1682.
Respirationsapparat und Kreislauf 25.
Respirationsschwankungen des Pulmonalisdruckes 1283.
Restblut und Herzdynamik 253.
— der Kammern 1189.
— -N (Blutdrucksteigerung) 1367.
REYNOLDsche Formel 900, 912.
R.G.T.-Regel, Herz 258.
Rhexisblutung 1643, 1644.
„Rhythm of development" 533.
Rhythmen quergestreifter Muskeln 55.
Rhythmik als allgemeine Eigenschaft der lebenden Substanz 49.
RICKERS Lehre und Widerlegung 1591.
— Stufengesetz 1592.
RIECKENBERGsche Reaktion 1747.

Ringblutungen 1658.
ROUGETsche Zellen 885.
Rückengefäß bei Würmern 1075.
Rückstauung des Blutes in den Venen 1448.
„Rückstoßelevation", Puls 1245.
Ruhetonus der kleinen Gefäßmuskeln 1328.
Rupturen von Gefäßen bei Haustieren 1812.
— des Herzens 1883.
— der Vena coronaria beim Pferd 1814.

Salpen, Gefäßsystem 19.
Salpenherz 46, 48.
Salzgehalt des Blutes, Herzfrequenz 476.
— der Nährflüssigkeiten, Herzschlagfrequenz 473.
Salzkombination als Nährlösung, Herz 722.
Saponin, Wirkung auf Gefäße der Leber 1022.
Sapotoxin, Wirkung auf die Gefäße des Atemapparates 1005.
Sarkoplasma und Herztonus 369.
Sartorius, Eigenrhythmus 56.
Sauerstoffmangeldyspnoe 1356.
Säugetiere, Blutdruck der 1300.
Saugfunktion der Capillaren 1073.
Schallregistrierung, elektrische Methoden 286.
—, optische Methoden 277.
—, Theorie 271.
Scheidewand-Nervenpräparat nach HOFMANN 407.
Schemata der Kreislauforgane 24.
„Schenkelblock" 657.
Schilddrüse, Wirkung auf Gefäße der Leber 1022.
Schildkrötenherz, Tonusschwankungen 33.
Schlaf (Blutdruck) 1399.
Schlagaderthromben 1760.
Schlagfrequenz der einzelnen Herzabschnitte und Pulszahl 452.
—, Herz 313.
— des Herzens (Evertebraten) 37.
— und Stoffwechsel 325.
Schlagvolumen bei Anämien 1204.
—, Arrhythmia perpetua 1163.
—, Berechnung des 1169.

Schlagvolumen, Bestimmung nach BORNSTEIN 1172.
— — nach FICK 1170.
— — nach FLESCH 1171.
— — nach KROGH-LINDHARDT 1173.
— — nach STEWART 1169.
— und Blutdruck 1306.
—, Dehnbarkeit des Herzens 1187.
— einer Herzabteilung 1161.
— beim Herzkammeralternans 1177.
—, Körperstellung 311, 1429.
— bei Leukämie 1204.
— bei Mitralinsuffizienz 1203.
— bei Mitralstenose 1203.
—, pharmakologische Beeinflussung 1189.
— bei Steigerung des venösen Druckes 1181.
—, Viscosität des Blutes 1187.
—, Vorhöfe 1192.
—, zirkulatorische 1202.
—, zirkulatorisches, bei Aortenstenose 1162.
Schlag- und Zeitvolumen unter normalen und abnormen Bedingungen 1191, 1196.
— — —, Funktionsstörungen der Herzklappen 1201.
— — —, Körperlage 1197.
Schlängelung der Arterien 1101.
Schlauchstethoskop 271.
Schlauchwellen 1224.
Schlauchzellen 1254.
Schleudertan, Herz 1873.
Schmerz, Blutdrucksteigerung bei 1326.
Schmerzempfindlichkeit, Arterien 1509.
Schnürringe an Capillaren 1085.
Schock und Bluteindickung 1616.
„Schockgifte", Art der Wirkung 1184.
Schockorgan 1409.
Schüttelfrost, Blutdrucksteigerung bei 1326.
„Schutzblockierung" 622.
Schwangerschaftshypertrophie, Herz 339.
Schwangerschaftsnephritis (Blutdruck) 1316.
Schwangerschaftsveränderungen des Herzens 149.
SCHWEIGGER-SEIDELsche Hülsen 881.
Schwellung, systolische Arterien 1080.

Schwielige Perikarditis 1867.
Schwimmen, Trainingsschlagvolumen 1200.
Schwindelgefühl auf vasomotorischer Grundlage 1377.
Sclerostomum bidentatum, Thrombosen durch 1806.
Secale, Gefäße des Atmungsapparates 1005.
—, Gefäße der Niere 1032.
Segelklappen des Herzens, allgemeine Physiologie 165.
Sehnenfädenzerreißung bei Haustieren 1817.
Sekundenherztod 397.
Sekundenvolumen, Herz 1162.
Selbststeuerung des Herzens 527.
Semilunarklappen, Bau derselben 193.
—, physiologische Insuffizienz 198.
—, Stellung im Flüssigkeitsstrom 195.
Senfölhyperämie 1566.
Septum atriorum secundum 168.
Septum intermedium 130.
— membranaceum 87.
Septumbildung, unvollständige, Herz 122.
— —, Mischungscyanose 125.
Septumdefekt 117.
—, Zirkulationsstörung bei 124.
—, subaortaler 128.
Serumanaphylaxie 1409.
Serumkrankheit, Blutdruck 1409.
SIGMUND-MAYERsche Wellen 1290.
Sinusarrhythmie bei Haustieren 1827.
Sinusausschaltung, Herz 373.
Sinushormon, Herz 537.
Sinusklappen 164.
Sinusknoten 536.
—, Ausschaltung 586.
—, Gefäßversorgung des 112.
Sinusknotenarterien, Abbindung 538.
Sinusvorhofblock 633.
Sinusvorhofintervall 592.
Skelettmuskel, Blutversorgung 1492.
—, Dynamik des 237.
Sklerose, benigne (VOLHARD) 1374.
Sklerostomenlarven beim Pferd 1813.
„Sinusreflex", Carotis 599, 1352.
Somnal, Blutdruckwirkung 1064.

Spannungsmaximum, isometrisches, dessen Bedeutung für das Schlagvolumen 1179.
Spannungsmomente, diastolische 346.
—, systolische 346.
Speckhaut 1728.
Speicheldrüsen, Blutstrom 1489.
Sphygmogramm 1239.
Spiroptera sanguinolenta beim Hund 1813.
Spitzenstoß, Anspannungszeit 223.
—, Entstehungsursache 222.
— bei krankhaft veränderten Herzen 231.
—, Kardiogramm 221.
—, Palpation 221.
—, Registrierung 221.
Splanchnicusgebiet, arterielle Hypertension 1333.
—, Blutdrucksteigerung 1330.
—, Blutdrucksteigerung 1349.
Splanchnicusreizung und Herz 490.
Splanchnomegalie 353.
Spongien (Kanalsystem) 5.
STANNIUSsche Ligatur 404, 533.
Startfieber, Blutdrucksteigerung 1361.
Stase, allgemeine Physiologie 1626.
—, Entstehungsursachen 1634.
—, experimentelle Lösung 1640.
—, Folgen 1640.
—, reflektorische Entstehung 1642.
—, weiße 1643, 1684.
Stasendauer, Abhängigkeit von der Körperlage 1437.
Stauungshyperämie 1796.
Stenose des Aortenostiums, Offenbleiben des Ductus arteriosus 129.
— der Pulmonalarterie 131.
Sternalschmerz, Aortensklerose 398.
Stickstoffatmung, Herzerweiterung 358.
Stoffwechsel und Blutdruck 1302.
—, Herz 689, 690.
Stoffwechselprodukte, Gefäßwirkung 1555.
—, lokaler Kreislauf 1543.
Stoffwechselstörungen, Arteriosklerose 1106.
Stromarbeit, Herz 896.

Strombreite der venösen und der arteriellen Bahn (vergleichend) 928.
— und Strömungsgeschwindigkeit 906, 915.
Strömen von Flüssigkeiten in Röhren 893.
Stromgeschwindigkeit des Blutes 904, 1205.
—, Diabetes mellitus 1220.
— und Kreislaufszeit 1218.
—, Verfahren, um Änderungen der, — festzustellen 1207.
—, Koeffizienten der, Blut 1213.
— des Blutes, Größe der 1216.
Stromkurve der Vorhofkammergrenze 247.
Stromuhren, Blut 1164, 1208.
Stromuhr, Eichung des Blutstromes mit Hilfe einer 1164.
—, registrierende 1167.
Strömung in den Capillaren 1121.
—, gleitende 899, 912.
— bei Varicen 1150.
—, wirbelnde 899.
Strömungsantrieb, Mechanik des 1074.
—, Muskelschläuche 1074.
Strömungsgeräusche in Gefäßen 912.
Strömungsgeschwindigkeit im arteriellen und venösen System (vergleichend) 929.
—, kritische 900, 912.
— und Querschnittsverteilung der Gefäße 915.
Strömungsgesetz von POISEULLE und Blutkreislauf 901, 911, 914.
Stromvolumen des Blutes 1205.
— und Strömungsgeschwindigkeit, Blut 895.
Stromweg, Blut 1206.
Stromzeit des Blutes 1205.
Strongylus armatus in den Gefäßen 1804.
Subarachnoidale Blutung 1404.
Sympathektomie, periarterielle 1500.
Systole, antiperistaltische 27.
—, Dynamik der 248.
Systole, Verkürzung der 418, 1306.
Systolendauer 418.
Systolischer Rückstand 355.
— Tonus 378, 380.

Tabische Krisen, Blutdrucksteigerung bei 1326.
Tachogramm der Herzkammerbasis 239.

Tachographen 1209.
Tachographie 1174.
Tachykardie 600.
— und Blutdruck 1307.
—, paroxymale 1191.
—, —, bei Haustieren 1829.
Tachysystolie, Theorie der 678.
Tardität des Pulses 1236.
TAWARAscher Knoten 538.
Taschenklappen des Herzens 164.
Technologische Betrachtung der Zirkulationsapparate 21.
Teleröntgenographie, Herz 315.
Temperatur, Einfluß auf das Zeitvolumen der Herzkammern 1198.
—, Herznervenwirkung 483.
—, isoliertes Herz 480.
— (Einfluß), Pulsfrequenz, Evertebraten 38.
Tetanus (allgemeine Physiologie des Herzens) 556.
—, oscillierender 56.
Thromboembolie 1784.
Thrombose 1151, 1726.
— bei Anaemia perniciosa 1749.
— und Arteriosklerose 1122, 1767.
— und Asepsis 1761.
— und Blutgerinnung 1777.
— bei Blutkrankheiten 1772.
— und Blutschädigung 1771.
— und Blutveränderung 1762.
— bei Chlorose 1749.
—, Disposition zur 1782.
—, Frühaufstehen nach Operationen 1760.
— und Gefäßtransplantation 1777.
— und Gefäßwandschädigung 1763.
— und Gewebszerfallprodukte 1776.
— bei Haustieren 1804.
—, Historisches 1754.
—, hyaline 1735.
— und Infektion 1773.
—, Intimaverletzung 1768.
— bei Kindern 1760.
— und Kolik 1804.
— als Krankheit 1756.
— bei Kreislaufschwäche 1760.
— und Lahmheit 1805.
— und Lebensalter 1760.
— der Lungenarterien (Haustiere) 1807.
—, Morphologie 1927.

Thrombose, primäre, Fibrinmembran 1764.
— durch Sclerostomum bidentatum 1806.
—, Stromverlangsamung, Entstehung bei 1758.
—, Unterscheidung von Gerinnseln 1728.
—, Wirbeltheorie 1758.
—, Zusammenfassung 1782.
Thromboseentstehung, mikroskopische Beobachtung 1778.
Thrombus, Bau 1733.
—, Embolus 1740.
—, Erweichung 1736.
—, Fibringehalt 1733.
—, geschichteter 1730.
—, Organisation 1736.
—, roter 1730.
—, sekundäre Veränderungen 1735.
—, weißer 1730.
Thrombusentstehung, notwendige Veränderung 1779.
Thymusauszüge, Wirkung auf Gefäße der Leber 1022.
Tod, Verhalten der Gefäße beim 1154.
Tonus und CO_2 382.
— und Dehnungskurve, Herzmuskel 374.
—, diastolischer 377.
— (Dynamik des Herzens) 260.
— der Gefäße, Wiederherstellung und Nervendurchschneidung 1584.
— und Giftwirkung 382.
— der Herzaktion 383.
— der Herzgestalt 383.
,,Tonus der Herzmuskulatur'' 827.
Tonus und Contractilität des Herzmuskels 827.
— als klinischer Begriff 384.
— als Reflexvorgang 371.
Tonuseigenschaft, Sitz der 372.
Tonusnachlaß und Dilatation, Herz 378.
Tonusschwankungen (Blutgefäße) 32.
— als primitive Gefäßeigenschaften 1329.
Tonussteigerung durch Vorhofsdehnung 370.
,,Tonusvariationen'', Herz 368.
Totenflecke, Lagerung der Leiche 1155.
Totenstarre und Herztonus 366.
— des Herzens 1156.

Trabecula septomarginalis 130.
Tracheaten, Gefäßapparat 24.
Training (Pulsfrequenz) 508.
Transplantation eines Venenstückes in eine Arterie 1140.
Transversaldurchmesser des Herzens 1428.
TRAUBE-HERING-Wellen 1287.
Trauma und Arteriosklerose 1115.
Traumatische Karditis und Perikarditis 1824.
TRENDELENBURGsche Operation, Erfolge der 1895.
TRENDELENBURGsches Phänomen 1455, 1468.
Treppe, Evertebratenherz 42.
,,Treppe der Leitfähigkeit'', Herz 578.
Treppenphänomen (Medusen) 43.
Trichterhormon, Herz 538.
Triebkräfte, extrakardiale 347.
,,Triebwerk'' des Herzens 89.
Trigeminusdurchschneidung, Kreislauf 1570.
Tricuspidalis, Konussegel derselben 173.
Trinken von Flüssigkeit, Blutdruck 1311.
Troikartmanometer 239.
Trophocöltheorie 9.
Trophoneurosen 1580.
— bei Gehirnverletzung 1590.
Tunicaten, Gefäßsystem 19.
Tunicatenherz 46.
Tyramin, Wirkung auf Gefäße des Atemapparates 1004.

Überdruckatmung, Blutdruck 1358.
Überempfindlichkeit gegen Wärme, Blutdruck 1376.
Überkompensation des hydrostatischen Drucks 1418.
Überleitungsstörungen durch Digitalis 806.
—, Herz 31.
— bei Haustieren 1831.
,,Übermaximale Zuckungen'' (Evertebraten) 41.
Überventilation, Blutdrucksenkung 1358.
,,Ultimum moriens'' 532.
Umlaufszeit des Blutes 1205, 1206.
Unterstützungszuckung 238.
Urethan, Kreislaufwirkung 1064.

„Ursprungsreize" 565.
Usur, fettige 1094.
Uterus, Reflexe vom 501.

Vagosympathicus, Reizung des, Herzaktion 419.
Vagus, Einfluß des, auf das Vorhofflimmern 672.
Vagusbradykardie 600.
„Vagusdruckversuch" 599.
Vaguserregung durch Kalisalze 732.
— durch Nicotin 775.
Vaguslähmung 784.
Vaguspneumonie 1585.
Vagusreizung 373.
Vagus- und Sympathicusherzen 379.
Vagustonus, Pulsfrequenz 411, 455.
Vaguswirkung und Circus movement 683.
VALSAVAscher Versuch, Blutdruck 1360.
— —, röntgenologische Beobachtungen beim 1181.
— —, Schlagvolumen 1181.
Valvula Eustachii 168.
— Thebesii 168.
— Vienssenii 169.
Varicen, anatomisches Bild der 1141.
—, Bakterientoxine 1467.
—, (inverse) Blutströmung in 1468.
—, Definition 1133.
—, Disposition bei 1459.
—, Druckerhöhung als Ursache der 1137.
— und Gravidität 1459.
— bei Haustieren 1811.
—, Heredität der 1459.
—, Innendruck 1460.
— an klappenlosen Venen 1144.
—, kongenital 1459.
—, Lokalisation 1135.
— — zu Venenklappen 1462.
—, nervöse Einflüsse 1467.
— und Ödeme 1468.
—, Pathogenese und Ätiologie 1136.
—, Rasseneigentümlichkeiten 1458.
—, (Ansicht) ROKITANSKY 1458.
— bei Säuglingen 1458.
— und Stauung des Blutstroms 1460.
—, Thrombose in 1469.
—, Zahl der Venenklappen in 1456.
—, Zirkulationsverhältnis 1468.

Varicenentstehung, Bedeutung mechanischer Einflüsse 1464.
—, entzündliche 1466.
Varicenterminologie 1454.
Varicocele, Blutbewegung 1464.
Varix aneurysmaticus 1152.
Varixknoten 1133.
Vasa serosa 1713.
Vasoconstrictoren des Gehirns 949.
— der Kranzgefäße 950.
— der Lunge 950.
Vasoconstrictorenreize 488.
Vasomotoren und Gefäßreflexe 934.
Vasomotorenlähmung 313.
Vasomotorenparese 1408, 1427.
Vasomotorenzentrum, toxische Schädigung des 1330.
Vasomotorische Ataxie 1391.
— Nerven, Nachweis der (Durchschneidungsreiz) 945.
— Störungen als Ursache der Arteriosklerose 1114.
— Zentren, Lokalisation 938.
—, Unterschiede zwischen den 941.
Vasoneurotische Diathese 1387.
Vena arteriosa 64.
Venen (geschichtlich) 76.
— und Adrenalin 985.
—, aktive Förderung der 1087.
—, Bau der 870, 1154.
—, Blutfüllung nach dem Tode 1154.
— und Blutregulierung 935.
—, Druckablauf in den großen 244.
—, Festigkeit der 878.
—, Funktion und nervöse Versorgung 1512.
— als „passive Herzen"1453.
—, kleine, und Wasseraustausch 1515.
—, Saugwirkung der 1445.
—, Schmerzempfindlichkeit 1515.
—, spontane, zirkuläre Verengerungen 1516.
—, Tonus 1513.
— und Vorhöfe, Absperrvorrichtungen zwischen den 168.
Venendruck 1295, 1407.
— und DONDERscher Druck 1407.
— bei Herzinsuffizienz 1407.
— im Kniehang 1430.

Venendruck, Messung 357.
—, Steigerung bei Bauchkompression 1317.
—, Steigerung, Gravidität 1460.
—, VALSALVAscher Versuch 1360.
Venenfüllung und hydrostatischer Druck 1438.
Venenherzen des Fledermausflügels 33, 1075.
Venenklappen 30, 870.
—, angeborner Mangel 1456.
—, (Tierversuche) BIER 1451.
—, Funktion 1440.
— und hydrostatischer Druck 1445, 1464.
—, Lageänderung der Glieder 1446.
— und Muskelaktion 1447.
— in den pulsierenden Venen der Fledermausflügel 1440.
—, Regenwurm 1443.
— als stromrichtende Vorrichtungen 1441.
—, (Beziehung zur Entstehung der) Varicen 1453.
Venenklappeninsuffizienz, Nachweis der 1456.
Venensperre der Lebervenen 1516.
— und Schockgifte 1516.
Venensystem, Anastomosen zwischen oberflächlichem und tiefem 1465.
Venenwand, Entzündung der (Varicenbildung) 1466.
—, degenerative Veränderungen 1467.
—, Veränderungen der, pathologisch-anatomisch (Varicenbildung) 1455.
Venodilatatoren 956.
Venomotoren 955.
Venöse Angiome 1454.
Venöser Druck, Herzschlagfrequenz 490.
„Ventricular escape" 651.
Ventrikel, Kapazität bei Krankheit 155.
—, linker, Verhältnis zu Nieren bei Krankheit 155.
—, Gewichtsverhältnis bei Krankheit 155.
—, linker, Verhältnis zum Körpergewicht 147.
— und Vorhöfe, Gewichtsverhältnis der beiden zueinander 147.
Veratrin, Herzwirkungen des 794.
Verdauungswege, Reflexe von dem, Herzschlagfrequenz 500.

Vergleichende pathologische Physiologie der Kreislauforgane 1804.
Verletzungen des Reizleitungssystems, Chirurgie 1883.
Veronal, Kreislaufwirkung 1064.
Verschluß einer Coronararterie und Schlagvolumen 1177.
Vesiculae haematicae valvulares bei Haustieren 1815.
Vifferal, Kreislaufwirkung 1063.
Viscosität des Blutes bei Polycythämie 1310.
— — und Schlagvolumen 1187.
— im Blutkreislauf, Strömungsgeschwindigkeit 913.
Vitale Färbung der Gefäße und Gefäßwandernährung 1113.
Vitamine und Ernährung des Herzens 1177.
Vögel, Blutdruck der 1299.
Volumbestimmung des Herzens 315.
Volumbologramm (nach SAHLI) 1233.
Volumbolograph (HEDINGER) 1234.
Volumbolometrie nach SAHLI 1226, 1429.
Volumelastizität der Arterien 871.
Volumpuls 1224.
Vorhof, Ablauf der Erregung 589.
Vorhöfe, Druckablauf in beiden 239.
Vorhofflattern, a.-v. Block 645.
— bei Haustieren 1830.
Vorhofsflimmern bei Haustieren 1830.
—, Schlagvolumen 1192.
Vorhofkammerverbindung, anatomisch 101.
Vorhoftonus 445.

Wachstumshypertrophie, Herz 343.
Wanddruck, arterieller 1258.
— und Volumenbolometrie 1226.
Wandfasern des Herzschlauches 101.
Wandspannung, Einfluß, Pulsfrequenz, Evertebraten 38.
— der Gefäße, allgemein physiologisch 891.
Wandstärke der Arterien, allgemein-physiologisch 866.
Wärmebildung, Herz 689, 703.
Wasseraustausch, Venen 1515.
„Wassergefäßsystem" 5.
Wasserlungen(Holothurien) 7.
Wasserstoffionen, Einfluß auf die Erregungsleitung im Herzen 803.
—, Einfluß auf die Erregbarkeit der Herzmuskulatur 818.
—, Gefäßwirkung 1403.
Wasserstoffionenkonzentration und Herzreizbildung 751.
Wehenpause, Herz 1427.
WENCKEBACHsches Muskelbündel 108.
WENCKEBACHsche Periode 639.
Widerstand im Blutkreislauf 904, 906.
— — — (Verteilung) 922.
— der Gefäße, allgemeinphysiologisch 901.
—, hydrodynamischer (Theorie) 896.
— der Lungengefäße 1284.
— der (einzelnen) Organe, Blutversorgung 1470.
Widerstände, Einfluß der arteriellen, auf das Schlagvolumen 1178.
Widerstandsfähigkeit der Klappen gegen Druck 1442.
Widerstandsoptimum der Gefäße 1321.

Wiederbelebungsfähigkeit des Herzens 1895.
Wirbelbildung in Gefäßen 912.
Wirbeltiere, Blutdruck bei den poikilothermen 1298.
Wundernetz 78.
Wundschock, Herzschlagfrequenz 517.
Wurmaneurysma beim Pferd 1806.

Yohimbin, Wirkung auf die Gefäße der Leber 1022.

Zeitvolumen, Herz 1175, 1189.
— einer Herzabteilung 1161.
— im Hochgebirge, Herz 1199.
— der Kammern als eine Funktion des Stoffwechsels 1191.
— und Nahrungsaufnahme 1199.
— und Temperatureinflüsse 1198.
— der Vorhöfe 1193.
Zellembolie 1789.
Zentren, vasomotorische, Unterschiede zwischen den 941.
Zentrum, vasomotorische Lokalisation des 938.
Zirkulationsapparat, technologisch betrachtet 21.
Zirkulationsapparat, Zweckmäßigkeit 21.
Zirkulationsorgane, Leistungsfähigkeit der 27.
Zuckerstoffwechsel des Herzens 699.
Zuckungen, fibrilläre 54.
Zuckungsgesetze der natürlichen Zuckungsform des Herzens 238.
Zungenklappen des Herzens 164.

If you have any concerns about our products,
you can contact us on
ProductSafety@springernature.com

In case Publisher is established outside the EU,
the EU authorized representative is:
**Springer Nature Customer Service Center GmbH
Europaplatz 3, 69115 Heidelberg, Germany**

Printed by Libri Plureos GmbH
in Hamburg, Germany